中国肿瘤整合诊治指南

CACA Guidelines for Holistic Integrative Management of Cancer

樊代明 / 主编

图书在版编目(CIP)数据

中国肿瘤整合诊治指南 / 樊代明主编. -- 天津：天津科学技术出版社, 2022.5
 ISBN 978-7-5576-9974-1

Ⅰ.①中… Ⅱ.①樊… Ⅲ.①肿瘤—诊疗—指南 Ⅳ.①R73-62

中国版本图书馆 CIP 数据核字(2022)第 045118 号

中国肿瘤整合诊治指南
ZHONGGUO ZHONGLIU ZHENGHE ZHENZHI ZHINAN

策划编辑：方　艳
责任编辑：韩　瑞　张建锋　冀云燕
责任印制：兰　毅

出　版：	天津出版传媒集团 天津科学技术出版社
地　址：	天津市西康路 35 号
邮　编：	300051
电　话：	(022)23332390
网　址：	www.tjkjcbs.com.cn
发　行：	新华书店经销
印　刷：	天津中图印刷科技有限公司

开本 787×1092　1/16　印张 148　字数 3 700 000
2022 年 5 月第 1 版第 1 次印刷
定价：1680.00 元

编 委 会

总主编
樊代明

总副主编
郝希山　詹启敏　于金明　王红阳　赫　捷　张岂凡　季加孚
李　强　郭小毛　徐瑞华　朴浩哲　吴永忠　王　瑛

脑胶质瘤
主　编　江　涛
副主编　马文斌　蒋传路　尤永平　毛　颖　邱晓光　康春生　李　刚　毛　庆
　　　　杨学军　秦智勇　刘志雄　王伟民　魏新亭　李文斌　刘云会　于如同
　　　　余新光　康德智　牟永告

髓母细胞瘤
主　编　陈忠平　孙晓非
副主编　卞修武　赵世光　马　军　夏云飞　张俊平

中枢神经系统生殖细胞肿瘤
主　编　陈忠平　张　荣
副主编　卞修武　赵世光　马　军　夏云飞　张俊平

中枢神经系统转移瘤
主　编　陈忠平　肖建平
副主编　卞修武　赵世光　马　军　夏云飞　张俊平

原发性中枢神经系统淋巴瘤
主　编　陈忠平　朴浩哲
副主编　卞修武　赵世光　马　军　夏云飞　张俊平

脑膜瘤

主　编　陈忠平　徐建国
副主编　卞修武　赵世光　马　军　夏云飞　张俊平

鼻咽癌

主　编　郎锦义　胡超苏　马　骏
副主编　卢泰祥　易俊林　朱晓东　林少俊　陈晓钟　冯　梅

口腔颌面黏膜恶性黑色素瘤

主　编　郭　伟　孙沫逸　任国欣　吴云腾
副主编　王丽珍　唐瞻贵　孔蕴毅　郭传瑸　何　悦　李龙江　孟　箭

头颈肿瘤

下咽癌编委会

主　编　房居高
副主编　潘新良　钟　琦　李晓明　董　频　何时知　王　茹

喉癌编委会

主　编　房居高
副主编　钟　琦　李晓明　潘新良　董　频　何时知　王　茹

鼻腔鼻窦恶性肿瘤编委会

主　编　房居高
副主编　潘新良　李晓明　文卫平　张　罗　鲜军舫　董　频　孙　艳　钟　琦
　　　　李云霞

头颈部恶性肿瘤的中医诊治编委会

主　编　房居高
副主编　李　平　钟　琦　刘业海

眼睑皮脂腺癌

主　编　范先群　贾仁兵

视网膜母细胞瘤

主　编　范先群
副主编　贾仁兵　黄东生　赵军阳

结膜黑色素瘤

主　编　范先群　贾仁兵

泪腺腺样囊性癌

主　编　范先群　贾仁兵
副主编　孙丰源

葡萄膜黑色素瘤

主　编　魏文斌　范先群
副主编　项晓琳　贾仁兵

甲状腺癌

主　编　葛明华　高　明　程若川
副主编　王　宇　关海霞　刘绍严　陈晓红　林岩松　郑传铭　郑向前　秦建武
　　　　耿　刚　詹维伟

肺癌

主　编　陆　舜　王　俊　王长利　程　颖

胸腺肿瘤

主　编　方文涛
副主编　毛伟敏　陈　椿　陈　岗　陈克能　傅剑华　韩泳涛　于振涛　王　洁

乳腺癌

主　编　吴　炅
副主编　江泽飞　王永胜　金　锋　张　瑾　张清媛

食管癌

主　编　于振涛　毛友生
副主编　陈克能　刘俊峰　傅剑华　韩泳涛

肝癌

主　编　陈敏山

胃癌

主　编　徐惠绵
副主编　梁　寒　沈　琳　何裕隆　陈　凛　王振宁

胰腺癌

主　编　虞先濬
副主编　刘续宝　傅德良　郝继辉　秦仁义　邵成浩　陈汝福　徐　近

胆囊癌

主　编　李　强　姜小清
副主编　彭承宏　刘颖斌　戴朝六　韩　风　胡　冰　罗　明　刘厚宝　李　斌

胃肠间质瘤

主　编　李　勇（河北）
副主编　曹　晖　何裕隆　李　健　梁　寒　秦叔逵　沈　琳　叶颖江

神经内分泌肿瘤

主　编　陈　洁　聂勇战　吴文铭
副主编　李　洁　李景南　楼文晖　谭煌英　虞先濬

结肠癌

主　编　王锡山
副主编　顾　晋　丁克峰　房学东　沈　琳　徐忠法　许剑民　王贵玉

直肠癌

主　编　王锡山
副主编　顾　晋　丁克峰　房学东　沈　琳　徐忠法　许剑民　王贵玉

肛管癌

主　编　王锡山
副主编　顾　晋　丁克峰　房学东　沈　琳　徐忠法　许剑民　王贵玉

腹膜肿瘤

主　编　崔书中
副主编　朱正纲　王西墨　梁　寒　李　雁　丁克峰　林仲秋　姜小清　陶凯雄
　　　　张相良

肾癌

主　编　李长岭
副主编　陈立军　张爱莉　齐　隽　李　响　韩苏军

尿路上皮癌

主　编　姚　欣
副主编　李宁忱　杨　勇　史本康　周芳坚

前列腺癌

主　编　叶定伟
副主编　邢金春　魏少忠　魏　强　潘铁军

宫颈癌

主　编　周　琦
副主编　盛修贵

卵巢癌

主　编　吴小华
副主编　张师前

子宫内膜癌

主　编　刘继红
副主编　吴令英　陈晓军

外阴癌

主　编　林仲秋
副主编　王　静

阴道癌

主　编　王丹波
副主编　李　力

子宫肉瘤

主　编　朱笕青
副主编　高雨农

妊娠滋养细胞肿瘤

主　编　向　阳
副主编　尹如铁

淋巴瘤

主　编　石远凯
副主编　王华庆　张清媛　冯继锋　黄慧强　张会来　李小秋　高玉环

白血病

主　编　王建祥　李建勇　邱录贵　纪春岩
副主编　周剑峰　秘营昌　魏　辉　徐　卫

多发性骨髓瘤

主　编　邱录贵
副主编　安　刚　蔡　真　陈文明　侯　健

软组织肉瘤

主　编　蔡建强　牛晓辉　沈靖南
副主编　陈　静　金　晶　邵增务　屠重棋　张晓晶　张　星

骨肉瘤

主　编　郭　卫
副主编　李建民　沈靖南

骨巨细胞瘤

主　编　郭　卫
副主编　牛晓辉　肖建如　蔡郑东　于秀淳

软骨肉瘤

主　编　郭　卫
副主编　叶招明　李建民　邵增务

尤文肉瘤

主　编　郭　卫
副主编　张伟滨　郭　征　屠重棋

黑色素瘤

主　编　郭　军
副主编　梁　军　林桐榆　刘基巍　牛晓辉　潘宏铭　秦叔逵　斯　璐　吴　荻
　　　　张晓实

儿童及青少年横纹肌肉瘤

主　编　马晓莉　王焕民　倪　鑫　汤永民
副主编　段　超　苏　雁　成海燕　刘志凯　黄东生　汤静燕

肝母细胞瘤

主　编　袁晓军　吴晔明　赵　强　王焕民　汤永民　汤静燕
副主编　王　珊　何乐健　吕　凡　孙晓非　董岿然　顾劲扬　高　举　高　亚
　　　　张翼鷟　刘玉峰

神经母细胞瘤

主　编　赵　强　王焕民　吴晔明　汤永民　汤静燕
副主编　闫　杰　王　珊　袁晓军　高怡瑾　李璋琳　孙晓非　曹嫣娜　金润铭
　　　　张翼鷟　刘玉峰

多原发和不明原发肿瘤

主　编　胡夕春
副主编　巴　一　潘宏铭　陆建伟　马　飞　史艳侠　张红梅　罗志国

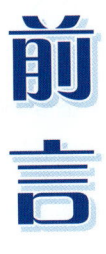

2017年，中国抗癌协会换届，第八届理事会承前启后，开启了新征程。我们为自己提出五年的"施政纲领"：在学会发展上，倡导"忘记过去，等于背叛；不谋未来，就是误业"，意即新一届理事会要尊重历史，继承传统，在此基础上主动谋事，且谋大事。在学术发展上，倡导"肿瘤防治，赢在整合"，意即用整体整合医学（Holistic Integrative Medicine，HIM）的理念，整合资源，整合知识，整合实践，从而推进中国肿瘤事业跨越式发展，冲出亚洲，影响世界。

从那时起，五年过去了，中国抗癌协会的各项工作都取得了长足进步，广而概之，做了五件大事，且做成了五件大事。

第一，建大军，即扩大会员队伍。2017年，那时协会会员仅5万余人，与全国肿瘤领域的庞大队伍很不相称，经过积极动员，特别是本会的影响，现在会员已逾31万人，是过去的6倍。因此，这支队伍自然成了肿瘤学界，不仅是中国而且是世界上名副其实最大的学术队伍。专委会也由过去的48个扩展到近100个，特别是新成立的青年理事会，他们杰出的工作可圈可点，成了下届理事会名副其实的后备军。

第二，开大会，即召开学术大会。每年召开一次中国肿瘤学大会（CCO），参众从2018年沈阳的18000余人，到2019年重庆的32000余人，到2020年广州的26000余人，广州的参会人数受到新冠疫情影响。2021年郑州的大会注册人数达46000余人。年会有众多特点，比如主旨报告是由3000~5000人参加的预备会从上百个报告中选出，每年7~9个，这些报告者多数成了当年的院士候选人，其中有3人当选中国工程院院士。大会还同时与UICC、美国及东盟学术组织联办分会。大会期间还在承办省市举办百场以上科普大会，总参众甚至超主会场人数。主会场同时举办线上同步直播，线上参众最多逾300万人。因此，这样的大会自然成了肿瘤学界，不仅是中国而且是世界名副其实最大的肿瘤大会。

第三，写大书，即编写学术著作。我国近四十年来，尚无一本系统全面的整合肿瘤学专著，协会组织700余位专家成功编写《整合肿瘤学》鸿篇巨著，该书共4650页、672万字，分成6卷，重16千克，经科学出版社和世界图书出版公司共同出版后在业界引起强烈反响。因此，这样的专著自然成了肿瘤学界，不仅是中国而且是世界最大型的整合肿瘤学专著。

第四，立大规，即编撰诊治指南。中国肿瘤的发病人数约占世界的1/4，死亡人数约占世界的1/3。长期以来中国并无自己独特的或并无由自己数据编成的临床诊治指南，多数是参考美国NCCN和欧洲ESMO指南，且为零散出版并未系统成册。但中国肿瘤病人在发病上有很多独特特征且诊断防治上有很多独到之处，非常有必要立足中国的数据资料编撰制定自己的指南。我们组织协会的2266位专家，编写完成《中国肿瘤整合诊治指南》，即CACA指南。内容包括53种肿瘤，总字数达370万字，中文版于2022年出版，并正在翻译成英文版。待英文版出版后，定会形成NCCN、ESMO和CACA在世界肿瘤学领域三部指南三足鼎立，三支力量优势互补，三驾马车并驾齐驱，共同为人类战胜癌症贡献力量。

第五，办大刊，即办学术刊物。正如前述，中国正在"建大军、开大会、写大书、立大规"，有丰富的病例资源和难得的学术经验，有必要办一本综合的肿瘤学刊物向世界同行介绍。目前中国抗癌协会旗下主办的几本英文期刊，都是专业或专科性的，因此，很有必要办一本综合的有中国特色的英文杂志。经过2年的准备，并与Springer Nature合作将于2022年开始出版《Holistic Integrative Oncology》，即整合肿瘤学杂志，已邀请到60多位外籍编委，其中含诺奖获得者。这本杂志主要分为四部分：第一部分用5%的版面刊登世界肿瘤概览（World Cancer Highlight），旨在介绍近3个月全世界肿瘤学界重大突破；第二部分用40%的版面刊登某个癌种（如胃癌或乳腺癌）的CACA指南，主要介绍临床诊疗；第三部分用35%的版面刊登同一肿瘤的文献综述，主要介绍基础研究；第四部分用20%的版面刊登1~2篇同一肿瘤的原著论文，主要介绍其最先进研究成果。

2022年是本届理事会的最后一年，我们即将发起的一个活动，叫"开大讲"，即组织全国范围内CACA指南的解读推广。每次活动讲一个肿瘤，以胃癌为例，题目叫"胃癌整合诊治前沿（MDT to HIM on Gastric Cancer）"。每次由5~6位专家讲解，具体包括三方面内容：一讲胃癌概述，二讲胃癌的指南要点，三讲胃癌研究方向。

"雄关漫道真如铁，而今迈步从头越"。我们这届理事会可以说是倾情同志，倾力同道，心无旁骛，殚精竭虑，为中国的肿瘤事业做出了力所能及的贡献，借《中国肿瘤整合诊治指南》出版发行之际交上这份完美的答卷。但是，后面的路还很长，困难还很多，"唯有牺牲多壮志，敢教日月换新天"。我们还会秉承"忘记过去，等于背叛；不谋未来，就是误业"的大志，我们还会高举"肿瘤防治，赢在整合"的大旗，我们更会一天天、一代代这样想下去，这样干下去，直至永远。这就是中国抗癌协会，这就是中国抗癌大军所有的将士们。

中国抗癌协会理事长 樊代明
2022 年 2 月 3 日

目录

脑胶质瘤

第一章　概述 ········· 003

第二章　流行病学 ········· 004

第三章　诊断与评估 ········· 005
　第一节　临床表现 ········· 005
　第二节　影像学检查 ········· 006
　第三节　组织病理与分子病理整合诊断 ········· 007

第四章　常规治疗策略 ········· 013
　第一节　总体建议 ········· 013
　第二节　外科手术治疗 ········· 013
　第三节　放疗 ········· 017
　第四节　药物治疗 ········· 021
　第五节　特殊建议 ········· 023
　第六节　临床疗效评估与随访 ········· 026
　第七节　肿瘤复发与进展 ········· 026
　第八节　支持性治疗 ········· 027
　第九节　中医药治疗 ········· 028

第五章　新型辅助治疗策略 ... 029
第一节　肿瘤电场治疗 ... 029
第二节　分子靶向治疗 ... 029
第三节　免疫治疗 ... 030

第六章　康复及缓和治疗 ... 032
第一节　常见康复治疗策略 ... 032
第二节　脑胶质瘤患者的缓和治疗 ... 034

参考文献 ... 037

髓母细胞瘤

第一章　概述 ... 043

第二章　流行病学 ... 044

第三章　预防 ... 045
第一节　环境因素 ... 045
第二节　遗传因素 ... 045

第四章　早诊和筛查 ... 046
第一节　遗传咨询和遗传检测 ... 046
第二节　定期颅脑MRI检查 ... 046

第五章　诊断 ... 047
第一节　临床表现 ... 047
第二节　影像学诊断 ... 047
第三节　病理组织学诊断 ... 049
第四节　分子分型 ... 051
第五节　分期评估和临床分期 ... 053
第六节　危险分层 ... 054

第六章　初诊髓母细胞瘤的治疗 ... 056
第一节　手术治疗 ... 056

第二节　放射治疗 ··· 057
　　第三节　常规化疗 ··· 061
　　第四节　初诊髓母细胞瘤的治疗流程 ·· 065
　　第五节　结合分子亚型危险分层的临床研究 ·· 065

第七章　复发髓母细胞瘤的治疗 ·· 067
　　第一节　手术 ··· 067
　　第二节　放疗 ··· 067
　　第三节　挽救化疗 ··· 068
　　第四节　靶向治疗 ··· 069
　　第五节　免疫治疗 ··· 069

第八章　康复管理 ·· 070
　　第一节　肿瘤本身和治疗所致的远期副作用 ·· 070
　　第二节　远期副作用的管理 ··· 070

第九章　中医治疗 ·· 071
　　第一节　病因病机 ··· 071
　　第二节　中医治疗 ··· 071

第十章　随访 ·· 073

参考文献 ·· 074

中枢神经系统生殖细胞肿瘤

前言 ··· 083

第一章　概述 ·· 084
　　第一节　发病率 ·· 084
　　第二节　病理 ··· 084
　　第三节　诊断与分型 ·· 087
　　第四节　治疗原则 ··· 089
　　第五节　首程治疗与后继探查手术 ·· 095
　　第六节　脑积水的处理 ··· 096

第二章　松果体区 GCTs ········· 097
第一节　临床表现 ········· 097
第二节　影像学表现 ········· 097
第三节　诊断与鉴别诊断 ········· 098
第四节　治疗 ········· 098

第三章　鞍区 GCTs ········· 100
第一节　临床表现 ········· 100
第二节　影像学表现 ········· 100
第三节　诊断与鉴别诊断 ········· 101
第四节　治疗 ········· 101

第四章　丘脑基底节区 GCTs ········· 105
第一节　临床表现 ········· 105
第二节　影像学表现 ········· 105

第五章　双灶或多灶 GCTs ········· 107

第六章　治疗后复发或播散的 GCTs ········· 108
第一节　初次诊断为纯生殖细胞瘤 ········· 108
第二节　初次诊断为分泌型 GCTs ········· 108

第七章　GCTs 的中医辨证诊治 ········· 111
第一节　中医病因病机 ········· 111
第二节　中医治疗 ········· 111
第三节　治疗后的辨证治疗 ········· 113

参考文献 ········· 114

中枢神经系统转移瘤

第一章　脑转移瘤 ········· 121
第一节　脑转移瘤的筛查和诊断 ········· 121
第二节　BM 的治疗 ········· 126
第三节　随访与监测 ········· 135

第二章　椎管内转移瘤 ······ 136
第一节　椎管内转移瘤的筛查和诊断 ······ 136
第二节　椎管内转移瘤的治疗 ······ 138
第三节　随访与监测 ······ 140

参考文献 ······ 141

原发性中枢神经系统淋巴瘤

第一章　流行病学 ······ 153

第二章　预防 ······ 154

第三章　早诊筛查 ······ 155

第四章　诊断 ······ 156
第一节　临床表现 ······ 156
第二节　影像学表现 ······ 156
第三节　鉴别诊断 ······ 158
第四节　病理学检查 ······ 158
第五节　小结 ······ 161

第五章　治疗 ······ 163
第一节　治疗前评估 ······ 163
第二节　外科治疗 ······ 164
第三节　内科治疗 ······ 166
第四节　放疗 ······ 172
第五节　中医治疗 ······ 173
第六节　PCNSL治疗反应评估 ······ 177

第六章　康复预后 ······ 180
第一节　预后 ······ 180
第二节　康复治疗 ······ 181

第七章　随访 ······ 183
第一节　随访意义 ······ 183

第二节　随访时间 ·183
　　第三节　随访项目 ·183

参考文献 ·186

脑膜瘤

前言 ·195

第一章　流行病学 ·196

第二章　病因与危险因素 ·197
　　第一节　电离辐射 ·197
　　第二节　激素 ·197
　　第三节　基因突变 ·198
　　第四节　年龄与性别 ·198
　　第五节　代谢状况 ·198
　　第六节　其他疾病 ·198

第三章　病理学 ·199
　　第一节　大体组织特点 ·199
　　第二节　显微组织特点 ·199
　　第三节　分子病理特点 ·200
　　第四节　脑膜瘤分级 ·200

第四章　临床表现 ·202

第五章　影像学评估 ·203
　　第一节　常规影像学检查 ·203
　　第二节　分子影像 ·205
　　第三节　智能化诊断 ·205
　　第四节　鉴别诊断 ·206

第六章　治疗策略 ·208
　　第一节　观察 ·208
　　第二节　手术治疗 ·208

第三节 放疗 ·· 209
第四节 药物治疗 ·· 210
第五节 中医治疗 ·· 210
第六节 治疗流程图 ·· 211

第七章 随访及预后 ··· 212
第一节 随访策略 ·· 212
第二节 预后 ·· 212

第八章 特殊人群脑膜瘤 ··· 214
第一节 妊娠合并脑膜瘤 ·· 214
第二节 儿童脑膜瘤 ·· 215
第三节 老年脑膜瘤 ·· 215

第九章 未来研究方向 ··· 216
第一节 多组学诊断方式 ·· 216
第二节 临床前模型建立 ·· 216
第三节 新兴的治疗方式 ·· 217

参考文献 ··· 218

鼻咽癌

第一章 流行病学 ··· 227

第二章 发病因素 ··· 228

第三章 早期筛查 ··· 229

第四章 诊断 ··· 230
第一节 临床表现及体征 ·· 230
第二节 实验室及影像学检查 ·· 231
第三节 病理检查及免疫组化 ·· 232

第五章 多学科与整合诊治（MDT to HIM）····································· 233
第一节 评估主体 ·· 233

第二节　诊断与鉴别···237
　　第三节　预后相关因素···238
　　第四节　治疗···239

第六章　治疗后的随访及复查···265
　　第一节　总体目标···265
　　第二节　严密随访···265

第七章　特殊类型鼻咽癌··268

第八章　NPC诊疗展望···269

参考文献··273

口腔颌面黏膜恶性黑色素瘤

第一章　概述··285

第二章　口腔颌面黏膜黑色素瘤流行病学·························286
　　第一节　预防要养成良好生活习惯······························286
　　第二节　筛查办法···287

第三章　口腔颌面黏膜黑色素瘤临床及病理特点·················288

第四章　口腔颌面黏膜黑色素瘤的临床分期······················290

第五章　口腔颌面黏膜黑色素瘤的诊断····························292

第六章　口腔颌面黏膜黑色素瘤治疗································293
　　第一节　冷冻消融治疗···293
　　第二节　口腔颌面黏膜黑色素瘤的外科治疗·················293
　　第三节　口腔颌面黏膜黑色素瘤的辅助治疗·················294
　　第四节　口腔颌面黏膜黑色素瘤的放射治疗·················294
　　第五节　中医药治疗··294
　　第六节　复发或转移性口腔颌面黏膜黑色素瘤的治疗·····296

第七章　口腔颌面黏膜黑色素瘤全程康复与随访 ······ 298

第八章　初治口腔颌面黏膜黑色素瘤诊治流程 ······ 299

参考文献 ······ 300

头颈肿瘤

第一章　下咽癌 ······ 309
第一节　下咽癌的筛查和诊断 ······ 309
第二节　早期下咽癌的治疗 ······ 312
第三节　局部中晚期下咽癌的治疗 ······ 314
第四节　复发/转移性下咽癌的诊疗 ······ 315
第五节　下咽癌合并同期食管癌的诊疗 ······ 316
第六节　下咽癌患者的康复、随访 ······ 318

第二章　喉癌 ······ 319
第一节　喉癌的筛查和诊断 ······ 319
第二节　喉癌的治疗及预后 ······ 325
第三节　喉癌的康复及治疗后管理 ······ 328

第三章　鼻腔鼻窦恶性肿瘤 ······ 330
第一节　概述 ······ 330
第二节　病变部位及病理特征 ······ 331
第三节　颈部淋巴结的处理 ······ 334
第四节　鼻腔鼻窦恶性肿瘤中其他少见恶性肿瘤 ······ 335
第五节　鼻腔鼻窦恶性肿瘤的鼻内镜手术 ······ 335
第六节　鼻腔鼻窦恶性肿瘤放疗-化疗-整合治疗的应用 ······ 336
第七节　生物治疗 ······ 337
第八节　预后和随访 ······ 337

第四章　头颈部恶性肿瘤的中医诊治 ······ 339
第一节　中医辨证思路 ······ 339
第二节　中医分证论治 ······ 340
第三节　中医外治法 ······ 340

参考文献 ······ 342

眼睑皮脂腺癌

第一章 眼睑皮脂腺癌流行病学和发病机制 ... 355
第一节 流行病学 ... 355
第二节 发病机制 ... 355

第二章 SC 的检查和诊断 ... 357
第一节 SC 的症状与体征 ... 357
第二节 SC 的检查 ... 358
第三节 SC 病理检查 ... 359
第四节 SC 分期分级 ... 360
第五节 SC 鉴别诊断 ... 361

第三章 局限性 SC 的治疗 ... 363
第一节 原发灶治疗 ... 363
第二节 区域性淋巴结清扫 ... 366
第三节 术后辅助治疗 ... 366

第四章 局部复发 SC 的治疗 ... 368

第五章 远处转移性 SC 的治疗 ... 369

第六章 SC 的多学科整合诊治（MDT to HIM） ... 370
第一节 MDT to HIM 设置 ... 370
第二节 MDT 人员组成及资质 ... 370

第七章 SC 随访 ... 371
第一节 总体目标 ... 371
第二节 随访节点 ... 371
第三节 随访内容 ... 371

参考文献 ... 373

视网膜母细胞瘤

第一章 视网膜母细胞瘤病因和发病机制 ... 379

第二章　RB检查和诊断·······380
第一节　RB临床表现·······380
第二节　RB辅助检查·······381
第三节　RB分期·······384
第四节　RB鉴别诊断·······387

第三章　RB治疗·······389
第一节　眼内期RB治疗·······389
第二节　眼外期RB治疗·······392
第三节　转移期RB治疗·······393

第四章　随访·······395

第五章　早期筛查、早期诊断和科普宣传·······396

第六章　关注患儿康复，提高生活质量·······397

参考文献·······398

结膜黑色素瘤

第一章　结膜黑色素瘤流行病学·······403

第二章　CM危险因素和需警惕的因素·······404
第一节　危险因素·······404
第二节　需警惕的因素·······404

第三章　CM诊断·······405
第一节　CM临床表现·······405
第二节　CM专科检查·······405
第三节　CM影像检查·······406
第四节　CM病理检查·······406
第五节　CM临床分期分级·······410

第四章　局限性CM治疗·······412
第一节　手术治疗·······412

第二节　术中或术后辅助治疗 ···································· 413

第五章　局部浸润或局部转移性CM治疗 ···································· 414
　　第一节　手术治疗 ···································· 414
　　第二节　二期整复治疗 ···································· 414
　　第三节　区域性淋巴结清扫 ···································· 415
　　第四节　辅助治疗 ···································· 415

第六章　局部复发或转移的治疗 ···································· 417

第七章　远处转移的治疗 ···································· 418

第八章　CM多学科整合诊治 ···································· 419
　　第一节　MDT to HIM 设置 ···································· 419
　　第二节　MDT人员组成及资质 ···································· 419

第九章　CM的康复及随访策略 ···································· 420
　　第一节　总体目标 ···································· 420
　　第二节　随访手段 ···································· 420
　　第三节　常见问题处理 ···································· 421

参考文献 ···································· 422

泪腺腺样囊性癌

第一章　泪腺腺样囊性癌流行病学和发病机制 ···································· 431

第二章　LGACC诊断 ···································· 432
　　第一节　LGACC症状 ···································· 432
　　第二节　LGACC诊断 ···································· 432

第三章　LGACC的CT检查 ···································· 434
　　第一节　LGACC的CT特点 ···································· 434
　　第二节　影像鉴别 ···································· 434

第四章　LGACC 的 MRI 检查 ·················· 436
第一节　LGACC 的 MRI 特点 ·················· 436
第二节　影像鉴别 ·················· 436

第五章　LGACC 病理检查 ·················· 438
第一节　LGACC 病理亚型 ·················· 438
第二节　LGACC 组织病理学报告内容 ·················· 439
第三节　免疫组织化学和分子病理检测 ·················· 439
第四节　LGACC 分期 ·················· 439

第六章　LGACC 治疗 ·················· 441
第一节　LGACC 治疗原则 ·················· 441
第二节　LGACC 手术治疗 ·················· 441
第三节　LGACC 放射治疗 ·················· 442
第四节　LGACC 化学治疗 ·················· 443

第七章　LGACC 局部复发与转移诊疗 ·················· 445
第一节　LGACC 术后复发与转移的检查及评估 ·················· 445
第二节　LGACC 复发与转移的治疗 ·················· 446

第八章　LGACC 多学科整合诊疗 ·················· 447
第一节　MDT to HIM 设置 ·················· 447
第二节　MDT 人员组成及资质 ·················· 447

第九章　LGACC 患者随访与康复 ·················· 448
第一节　总体目标 ·················· 448
第二节　随访节点 ·················· 448
第三节　随访内容 ·················· 448

参考文献 ·················· 450

葡萄膜黑色素瘤

前言 ·················· 457

第一章　发病机制 ·················· 458

第二章 检查诊断·460
- 第一节 症状和体征·460
- 第二节 眼科检查·461
- 第三节 影像学检查·461

第三章 诊断与鉴别诊断·465
- 第一节 与视盘黑色素细胞瘤相鉴别·465
- 第二节 与脉络膜转移癌相鉴别·465
- 第三节 诊断性眼内肿瘤活检·466

第四章 国际分期·467

第五章 治疗·470
- 第一节 敷贴放射治疗·470
- 第二节 经瞳孔温热疗法·470
- 第三节 质子束放射疗法·471
- 第四节 肿瘤切除·471
- 第五节 眼球摘除·471
- 第六节 眶内容物剜除·472
- 第七节 UM转移后的全身治疗·472

第六章 随访及预后·474

参考文献·476

甲状腺癌

第一章 前言·481

第二章 甲状腺癌的流行病学与筛查·482
- 第一节 流行病学·482
- 第二节 甲状腺癌的筛查·483

第三章 甲状腺癌的诊断·484
- 第一节 临床表现·484
- 第二节 影像学诊断·484

第三节　实验室诊断 ······ 485
第四节　穿刺 ······ 486
第五节　分子检测 ······ 487
第六节　人工智能 ······ 488

第四章　甲状腺癌的治疗 ······ 489
第一节　甲状腺癌多学科整合诊疗原则 ······ 489
第二节　甲状腺癌的治疗目标 ······ 489
第三节　外科治疗 ······ 490
第四节　术后评估 ······ 498
第五节　分化型甲状腺癌的术后 ^{131}I 治疗 ······ 503
第六节　术后内分泌治疗 ······ 508
第七节　放射治疗 ······ 512
第八节　非手术治疗 ······ 514
第九节　系统治疗 ······ 515
第十节　中医药治疗 ······ 519

第五章　甲状腺癌的康复与随访 ······ 522

参考文献 ······ 528

肺癌

第一篇　非小细胞肺癌

第一章　流行病学 ······ 549

第二章　早期发现 ······ 551

第三章　肺癌的诊断 ······ 552

第四章　LC 的治疗 ······ 558

第五章　LC 的康复 ······ 595

第六章　LC 分期整合治疗总则 ······ 597

参考文献 ······ 601

第二篇　小细胞肺癌

第一章　SCLC的流行病学 ··· 608

第二章　SCLC的早期发现 ··· 609

第三章　SCLC的诊断 ··· 610

第四章　SCLC的治疗 ··· 612

第五章　SCLC的康复 ··· 623

参考文献 ··· 624

胸腺肿瘤

第一章　前言 ··· 631

第二章　流行病学 ··· 632
　　第一节　纵隔占位常见类型 ··· 632
　　第二节　胸腺上皮源性肿瘤的流行病学特征 ··· 632

第三章　纵隔占位的预防与筛查 ··· 634

第四章　诊断与分期 ··· 635
　　第一节　纵隔占位的临床鉴别诊断 ··· 635
　　第二节　胸腺上皮源性肿瘤的病理诊断 ··· 637
　　第三节　胸腺上皮源性肿瘤的临床病理分期 ··· 639

第五章　胸腺上皮源性肿瘤的治疗 ··· 640
　　第一节　手术治疗 ··· 640
　　第二节　辅助治疗 ··· 643
　　第三节　进展期肿瘤的治疗方式 ··· 645

第六章　康复 ··· 647
　　第一节　术后康复 ··· 647

第二节　中医药的应用 ·· 647

第七章　随访策略 ··· 648

第八章　附录 ·· 649

参考文献 ·· 654

乳腺癌

前言 ·· 663

第一章　乳腺癌流行病学 ··· 664
第一节　乳腺癌发病和死亡 ·· 664
第二节　中国女性乳腺癌发病和死亡 ·· 664
第三节　中国女性乳腺癌疾病特征 ··· 665
第四节　乳腺癌高危因素 ·· 665

第二章　乳腺癌筛查 ··· 667
第一节　乳腺癌筛查的定义、目的及分类 ··· 667
第二节　女性参加乳腺癌筛查的起始和终止年龄 ··································· 667
第三节　用于乳腺癌筛查的措施 ·· 668
第四节　一般风险女性乳腺癌筛查指南 ·· 670
第五节　乳腺癌高危人群筛查意见 ··· 670

第三章　乳腺癌诊断 ··· 672
第一节　常规乳腺X线摄影检查和报告规范 ··· 672
第二节　乳腺超声检查和报告规范 ··· 675
第三节　常规乳腺MRI检查和报告规范 ··· 678
第四节　影像引导下的乳腺组织学活检指南 ··· 681

第四章　治疗–早期乳腺癌篇 ·· 684
第一节　浸润性乳腺癌保乳治疗临床指南 ·· 684
第二节　乳腺癌前哨淋巴结活检临床指南 ·· 685
第三节　乳房重建与整形临床指南 ··· 688

第四节　乳腺原位癌治疗指南 ·· 689
　　第五节　早期乳腺癌全身治疗指南 ·· 691

第五章　治疗-晚期乳腺癌篇 ·· 702
　　第一节　晚期乳腺癌解救性全身治疗临床指南 ······························ 702
　　第二节　终末期乳腺癌姑息治疗临床指南 ···································· 708

第六章　乳腺癌患者随访、康复和中医治疗 ···································· 713
　　第一节　随访和评估 ··· 713
　　第二节　临床处理和康复指导 ·· 715
　　第三节　乳腺癌的中医药治疗 ·· 719

第七章　附录 ··· 721

参考文献 ··· 734

食管癌

第一章　概述 ··· 741

第二章　EC的诊断与鉴别诊断 ·· 744
　　第一节　临床表现 ··· 744
　　第二节　诊断方法 ··· 744
　　第三节　食管分段和EC分类 ··· 747
　　第四节　鉴别诊断 ··· 747

第三章　EC治疗前临床分期 ··· 749
　　第一节　原发肿瘤（primary tumor，T）定义 ······························ 749
　　第二节　区域淋巴结转移（regional lymph nodes，N）定义 ············ 750
　　第三节　远处转移（distant metastasis，M）定义 ························· 750
　　第四节　肿瘤分化程度（grade of differentiation）定义 ·················· 750
　　第五节　第八版 EC TNM 分期 ·· 751

第四章　EC病人术前风险评估 ·· 753
　　第一节　EC病人术前检查与风险评估的关系 ······························· 753

第二节　EC病人术前风险评估 ··· 753

第五章　可切除EC的手术治疗原则 ··· 756
　　第一节　胸段EC及胃食管交接区癌的治疗原则 ·························· 756
　　第二节　颈段EC的治疗原则 ··· 756

第六章　机器人EC切除 ·· 759
　　第一节　基本定义 ·· 759
　　第二节　适应证 ··· 759
　　第三节　手术路径选择 ··· 760
　　第四节　麻醉及体位 ·· 760
　　第五节　Trocar位置 ·· 761
　　第六节　RAE手术非计划事件 ··· 761

第七章　腔镜EC切除及吻合方式 ·· 763
　　第一节　EC微创手术的适应证和禁忌证 ····································· 763
　　第二节　EC微创手术方式 ··· 764
　　第三节　EC吻合方式 ··· 765

第八章　EC系统性淋巴结清扫方法与原则 ·· 767
　　第一节　EC淋巴结分组标准 ··· 767
　　第二节　系统性淋巴结清扫 ·· 769

第九章　EC术后并发症诊断与处理 ··· 771
　　第一节　吻合口瘘 ·· 771
　　第二节　消化器替代物坏死 ·· 773
　　第三节　消化道气管/支气管瘘 ·· 773
　　第四节　声带麻痹 ·· 774
　　第五节　肺部感染 ·· 775
　　第六节　急性呼吸窘迫综合征 ··· 775
　　第七节　乳糜胸 ··· 776

第十章　EC病理分型 ··· 779
　　第一节　EC病理术语和定义 ··· 779

第二节　EC的大体分型 ·················780
　　第三节　EC的病理类型及分级 ············780
　　第四节　新辅助治疗后根治术标本的病理学评估 ···781

第十一章　早期EC内镜治疗 ··················782
　　第一节　治疗原则 ····················782
　　第二节　适应证和禁忌证 ················782
　　第三节　治疗 ······················784

第十二章　EC化疗原则 ····················786
　　第一节　进展期EC的化疗 ················786
　　第二节　局限期EC的化疗 ················787

第十三章　EC的放射治疗 ···················789
　　第一节　EC根治性放疗 ·················789
　　第二节　EC术前放疗 ··················791
　　第三节　EC术后放疗 ··················791
　　第四节　EC姑息性放疗 ·················792
　　第五节　正常组织 ····················792
　　第六节　放疗常见毒副反应 ···············793

第十四章　EC新辅助治疗 ···················794
　　第一节　新辅助治疗的适应证 ··············794
　　第二节　新辅助治疗方式的选择 ·············794
　　第三节　新辅助治疗方案 ················795

第十五章　EC免疫及靶向治疗 ·················799
　　第一节　EC免疫治疗 ··················799
　　第二节　EC靶向治疗 ··················801

第十六章　EC的最佳支持治疗 ·················802
　　第一节　营养诊断 ····················802
　　第二节　营养治疗适应证 ················802
　　第三节　营养治疗途径 ·················803

第四节 营养治疗通路 ································· 803

第五节 营养素 ··· 804

第六节 改善食欲 ····································· 804

第七节 维持吞咽功能 ······························· 804

第八节 运动 ·· 804

第九节 家庭营养治疗 ······························· 805

第十节 疗效评价 ····································· 805

参考文献 ·· 806

肝癌

前言 ·· 817

第一章 流行病学概述 ································· 818

第二章 防——肝癌的病因与预防 ················ 820

第一节 肝癌的病因 ·································· 820

第二节 肝癌的预防 ·································· 822

第三章 筛——筛查及遗传学 ······················· 826

第一节 肝癌的筛查 ·································· 826

第二节 肝癌的遗传相关因素 ····················· 827

第四章 诊——肝癌的诊断 ··························· 829

第一节 临床表现 ····································· 829

第二节 疾病史和家族史 ··························· 829

第三节 体格检查 ····································· 830

第四节 实验室检查 ·································· 830

第五节 肿瘤标记物 ·································· 831

第六节 影像学检查 ·································· 832

第七节 肝癌的病理学诊断 ······················· 835

第八节 肝癌的临床诊断标准及路线图 ······· 839

第九节 分期 ·· 840

第五章 治——肝癌的治疗 ... 842
第一节 肝癌的外科治疗 ... 842
第二节 肝移植术 ... 847
第三节 局部消融治疗 ... 848
第四节 经动脉化疗栓塞术 ... 850
第五节 肝动脉灌注化疗 ... 854
第六节 放射治疗 ... 854
第七节 系统治疗 ... 856

第六章 康——全程康复管理 ... 862
第一节 随访 ... 862
第二节 全程康复管理 ... 863

第七章 附录 ... 866

参考文献 ... 875

胃癌

第一章 胃癌的预防与筛查 ... 895
第一节 流行病学 ... 895
第二节 病因学 ... 895
第三节 高风险人群 ... 896
第四节 人群筛查 ... 897
第五节 胃癌的三级预防 ... 898

第二章 胃癌的诊断 ... 899
第一节 临床表现 ... 899
第二节 血清学检查 ... 900
第三节 内镜诊断 ... 900
第四节 影像学检查与诊断 ... 902
第五节 腹腔镜诊断与分期 ... 904
第六节 病理诊断 ... 905

第三章 胃癌的治疗 ... 911
第一节 内镜治疗 ... 911

第二节　外科手术治疗 … 912
第三节　胃癌的药物治疗 … 924
第四节　放疗 … 931
第五节　特殊类型胃癌的治疗 … 933

第四章　胃癌的康复 … 936
第一节　随访 … 936
第二节　营养评估与治疗 … 937
第三节　快速康复 … 939
第四节　术后护理 … 942
第五节　中医中药治疗 … 944
第六节　心理康复 … 946

参考文献 … 948

胰腺癌

第一章　流行病学 … 959

第二章　诊断 … 960
第一节　临床表现 … 960
第二节　实验室检查 … 960
第三节　影像学检查 … 961
第四节　内镜检查 … 963
第五节　腹腔镜探查 … 963
第六节　病理学诊断 … 964
第七节　临床诊断标准 … 964

第三章　预防及筛查 … 965
第一节　危险因素 … 965
第二节　预防 … 967
第三节　筛查 … 967

第四章　治疗 … 969
第一节　分期和整合评估 … 969

第二节　外科治疗 972
　　第三节　化疗 975
　　第四节　放疗 977
　　第五节　靶向和免疫治疗 979
　　第六节　其他治疗 980
　　第七节　合并远处转移PC治疗的整合决策 983
　　第八节　局部进展期PC治疗的整合决策 985
　　第九节　可切除PC治疗的整合决策 986
　　第十节　交界可切除PC治疗的整合决策 988

第五章　康复 990
　　第一节　术后康复 990
　　第二节　术后随访 990
　　第三节　术后复发的治疗 991

参考文献 993

胆囊癌

前言 1007

第一章　流行病学 1008

第二章　预防及筛查 1010
　　第一节　胆囊结石 1010
　　第二节　胆囊息肉样病变 1011
　　第三节　黄色肉芽肿性胆囊炎 1011
　　第四节　瓷化胆囊 1012
　　第五节　萎缩胆囊 1012
　　第六节　胆胰管汇流异常及/或先天性肝外胆管囊肿 1012

第三章　诊断 1013
　　第一节　临床症状 1013
　　第二节　实验室诊断 1013
　　第三节　影像学诊断 1013

  第四节 术中病理诊断 ······1014
  第五节 肿瘤分期 ······1014

第四章 治疗 ······1017
  第一节 外科治疗 ······1017
  第二节 系统治疗 ······1020
  第三节 康复治疗 ······1022

参考文献 ······1024

胃肠间质瘤

第一章 概述 ······1033

第二章 流行病学 ······1034

第三章 胃肠间质瘤的诊断与鉴别诊断 ······1035
  第一节 胃肠间质瘤的临床表现 ······1035
  第二节 胃肠间质瘤的影像学表现 ······1035
  第三节 胃肠道间质瘤的内镜诊断 ······1037
  第四节 胃肠间质瘤的病理诊断 ······1038

第四章 小胃肠间质瘤 ······1046
  第一节 小胃肠间质瘤的定义和流行病学 ······1046
  第二节 小胃肠间质瘤的诊断 ······1047
  第三节 小胃肠间质瘤的治疗 ······1047
  第四节 小GIST的监测和随访 ······1049

第五章 手术治疗 ······1051
  第一节 活检原则 ······1051
  第二节 手术适应证 ······1052
  第三节 手术原则 ······1052
  第四节 手术方式 ······1053
  第五节 GIST并发症及手术并发症的处理 ······1056

第六节 酪氨酸激酶抑制剂新辅助治疗 ………………………………………………… 1057

第六章 术后辅助治疗 ………………………………………………………………………… 1058

第七章 复发转移性胃肠间质瘤药物治疗 ………………………………………………… 1059
第一节 一线治疗 …………………………………………………………………………… 1059
第二节 伊马替尼标准剂量失败后的治疗选择 …………………………………………… 1059
第三节 三线治疗 …………………………………………………………………………… 1060
第四节 四线治疗 …………………………………………………………………………… 1060
第五节 影像学疗效评估 …………………………………………………………………… 1060

第八章 胃肠间质瘤患者营养治疗指南 …………………………………………………… 1062
第一节 概述 ………………………………………………………………………………… 1062
第二节 医学证据 …………………………………………………………………………… 1063
第三节 推荐意见 …………………………………………………………………………… 1066

第九章 胃肠间质瘤患者的心理护理 ……………………………………………………… 1068
第一节 概述 ………………………………………………………………………………… 1068
第二节 实施细则 …………………………………………………………………………… 1068

第十章 GIST的多学科整合诊疗 …………………………………………………………… 1070
第一节 MDT to HIM学科组成、协作目的及临床获益 ………………………………… 1070
第二节 协作目的及临床获益 ……………………………………………………………… 1070
第三节 各学科在MDT to HIM诊疗中的作用 …………………………………………… 1071
第四节 原发局限性及复发和（或）转移性GIST的MDT to HIM策略 ………………… 1074

第十一章 随访 …………………………………………………………………………………… 1077

参考文献 ………………………………………………………………………………………… 1078

神经内分泌肿瘤

第一章 概述 ……………………………………………………………………………………… 1089

第二章 临床表现 ………………………………………………………………………………… 1091
第一节 功能性神经内分泌肿瘤的临床表现 ……………………………………………… 1091

  第二节 非功能性神经内分泌肿瘤的临床表现 ·································· 1093
  第三节 遗传综合征相关性神经内分泌肿瘤 ······································ 1094

第三章 诊断 ··· 1096
  第一节 实验室诊断 ··· 1096
  第二节 常规影像诊断 ·· 1097
  第三节 分子影像诊断 ·· 1098
  第四节 内镜诊断 ·· 1100
  第五节 病理诊断 ·· 1101
  第六节 NENs的分期 ·· 1103
  第七节 胃神经内分泌肿瘤的分型诊断 ··· 1107

第四章 治疗 ··· 1109
  第一节 内镜治疗 ·· 1109
  第二节 外科治疗 ·· 1110
  第三节 内科治疗 ·· 1117
  第四节 PRRT治疗 ··· 1122
  第五节 神经内分泌肿瘤肝转移的介入治疗 ··································· 1123
  第六节 NENs的放疗 ·· 1124
  第七节 其他治疗 ·· 1126

第五章 NENs的多学科诊疗原则 ·· 1128

第六章 NENs的预防及早筛 ·· 1129

第七章 预后及随访 ··· 1130

参考文献 ·· 1131

结肠癌

第一章 流行病学 ··· 1145

第二章 预防与筛查 ··· 1146
  第一节 预防措施 ·· 1146

第二节　筛查 1148

第三章　诊断 1150
　　第一节　临床表现 1150
　　第二节　疾病史和家族史 1150
　　第三节　体格检查 1150
　　第四节　实验室检查 1150
　　第五节　全结肠镜检查 1151
　　第六节　影像学检查 1151
　　第七节　开腹或腹腔镜探查术 1152
　　第八节　病理学诊断 1152

第四章　治疗 1153
　　第一节　MDT to HIM 原则 1153
　　第二节　非转移性CC的治疗 1153
　　第三节　CC肝转移的治疗 1159
　　第四节　CC其他部位转移的治疗原则 1165
　　第五节　局部复发CC的治疗 1167
　　第六节　中医药治疗 1167

第五章　全程康复管理 1169
　　第一节　随访 1169
　　第二节　全程康复管理 1170

参考文献 1172

直肠癌

第一章　流行病学 1183

第二章　预防与筛查 1184
　　第一节　预防措施 1184
　　第二节　筛查 1186

第三章　诊断 1188

第一节　临床表现 ··· 1188

第二节　疾病史和家族史 ····································· 1188

第三节　体格检查 ··· 1188

第四节　实验室检查 ·· 1188

第五节　全结肠镜检查 ······································· 1189

第六节　影像学检查 ·· 1189

第七节　开腹或腹腔镜探查术 ······························ 1190

第八节　病理学诊断 ·· 1190

第四章　治疗 ··· 1192

第一节　MDT to HIM 原则 ································· 1192

第二节　非转移性 RC 的治疗 ······························ 1192

第三节　RC 肝转移的治疗 ·································· 1200

第四节　RC 其他部位转移的治疗原则 ··················· 1206

第五节　局部复发 RC 的治疗 ······························ 1208

第六节　中医药治疗 ·· 1210

第五章　全程康复管理 ································· 1212

第一节　随访 ·· 1212

第二节　全程康复管理 ······································· 1213

参考文献 ·· 1215

肛管癌

第一章　流行病学 ······································· 1227

第二章　预防与筛查 ··································· 1228

第三章　诊断 ··· 1229

第一节　疾病史和家族史 ···································· 1229

第二节　临床表现 ··· 1229

第三节　体格检查 ··· 1229

第四节　实验室检查 ·· 1229

第五节　影像学检查 ·· 1230

第六节　病理学诊断 ·· 1230

第四章　治疗······1233
第一节　鳞状细胞癌的治疗及评估······1233
第二节　黑色素瘤治疗······1236
第三节　腺癌······1237

第五章　全程康复管理······1238
第一节　随访······1238
第二节　全程康复管理······1239

参考文献······1241

腹膜肿瘤

第一章　腹膜肿瘤概述······1247
第一节　腹膜肿瘤分类······1247
第二节　腹膜肿瘤的发病机制······1248
第三节　腹膜肿瘤临床表现······1250
第四节　腹膜肿瘤诊断······1250
第五节　腹膜肿瘤治疗现状······1250

第二章　腹膜肿瘤的预防及筛查······1252
第一节　腹膜肿瘤的预防······1252
第二节　腹膜肿瘤的筛查······1253

第三章　腹膜肿瘤的诊断······1256
第一节　原发性腹膜肿瘤的诊断······1256
第二节　继发性腹膜肿瘤的诊断······1263

第四章　腹膜肿瘤的治疗······1274
第一节　CRS联合HIPEC······1274
第二节　原发性腹膜肿瘤的治疗······1277
第三节　继发性腹膜肿瘤的治疗······1279
第四节　腹膜肿瘤其他疗法······1290
第五节　CRS联合HIPEC的并发症······1292

第六节　CRS联合HIPEC的疗效评价 ··· 1292

第五章　临床随访及预后 ··· 1293
　　第一节　腹膜肿瘤随访 ·· 1293
　　第二节　腹膜肿瘤预后 ·· 1294

参考文献 ·· 1295

肾癌

第一章　流行病学 ·· 1303

第二章　预防及筛查 ·· 1304
　　第一节　预防 ·· 1304
　　第二节　筛查 ·· 1304

第三章　诊断 ·· 1306
　　第一节　临床表现 ·· 1306
　　第二节　实验室及细胞学检查 ··· 1307
　　第三节　影像学检查 ··· 1307
　　第四节　肾囊性肿物的Bosniak分类 ··· 1308
　　第五节　肾肿瘤穿刺活检 ··· 1308
　　第六节　组织病理学 ··· 1309

第四章　局限性RCC的治疗 ·· 1312
　　第一节　手术治疗 ·· 1312
　　第二节　其他治疗 ·· 1313

第五章　局部进展期RCC的治疗 ··· 1315
　　第一节　手术治疗 ·· 1315
　　第二节　术前新辅助治疗 ··· 1316
　　第三节　术后辅助治疗 ·· 1316
　　第四节　康复 ·· 1317

第六章　晚期/转移性RCC的治疗 ······ 1318
第一节　预后风险评估 ······ 1318
第二节　治疗 ······ 1319

第七章　随访 ······ 1327

参考文献 ······ 1329

尿路上皮癌

第一章　概述 ······ 1335
第一节　相关定义 ······ 1335
第二节　流行病学 ······ 1335
第三节　病因及危险因素 ······ 1336

第二章　UC的病理及组织变型 ······ 1338
第一节　UC的病理类型 ······ 1338
第二节　UC组织变型及临床意义 ······ 1339
第三节　膀胱UC的TNM分期 ······ 1339
第四节　UTUC的TNM分期 ······ 1340

第三章　UC的诊断 ······ 1342
第一节　膀胱UC的诊断 ······ 1342
第二节　UTUC的诊断 ······ 1350

第四章　尿路上皮癌的治疗及随访 ······ 1353
第一节　非肌层浸润性膀胱UC的治疗及随访 ······ 1353
第二节　肌层浸润性膀胱UC的治疗及随访 ······ 1363

第五章　上尿路上皮癌的治疗及随访 ······ 1379
第一节　UTUC的外科治疗 ······ 1379
第二节　UTUC的新辅助治疗及术后辅助治疗 ······ 1382
第三节　UTUC的放疗 ······ 1386
第四节　UTUC的随访 ······ 1387

第六章　晚期UC的治疗 ······ 1388

第一节　晚期UC的一线治疗 ······ 1388

第二节　晚期UC二线及二线后治疗 ······ 1390

第七章　膀胱非UC的病理分型、治疗及随访 ······ 1394

第一节　膀胱非UC的病理类型 ······ 1394

第二节　鳞状细胞癌 ······ 1395

第三节　腺癌 ······ 1397

第四节　肉瘤 ······ 1405

第五节　未分化癌（小细胞癌 Small cell carcinoma） ······ 1407

第六节　混合细胞癌（尿路上皮肿瘤的变异） ······ 1408

第七节　其他类型 ······ 1409

参考文献 ······ 1411

前列腺癌

第一章　流行病学 ······ 1435

第二章　PC的筛查和诊断 ······ 1436

第一节　PC的筛查 ······ 1436

第二节　PC的症状 ······ 1436

第三节　PC的诊断方法 ······ 1437

第四节　前列腺穿刺 ······ 1438

第五节　PC的病理学评价 ······ 1439

第六节　PC的分期 ······ 1439

第七节　PC的中医诊断 ······ 1441

第三章　局限性PC的治疗 ······ 1442

第一节　极低危 ······ 1442

第二节　低危 ······ 1443

第三节　中危 ······ 1443

第四节　高危和极高危 ······ 1444

第五节　区域淋巴结转移（任何T，N1，M0） ······ 1445

第四章　PC根治性治疗后复发的诊疗 …… 1447
第一节　PC根治术后复发的诊疗 …… 1447
第二节　PC根治性放疗后复发的诊疗 …… 1449

第五章　转移性PC的诊疗 …… 1451
第一节　转移性激素敏感性PC的诊疗 …… 1451
第二节　非转移性去势抵抗性PC（M0CRPC）的诊疗 …… 1453
第三节　转移性去势抵抗性PC的诊疗 …… 1454
第四节　骨相关事件的预防 …… 1456

第六章　PC的中医药诊疗 …… 1457
第一节　PC的中医诊断 …… 1457
第二节　PC的中医药治疗 …… 1458
第三节　PC的其他中医特色疗法 …… 1459

第七章　PC的康复治疗 …… 1460

参考文献 …… 1461

宫颈癌

第一章　概述 …… 1471

第二章　宫颈癌预防 …… 1472
第一节　预防策略 …… 1472
第二节　预防方法 …… 1473

第三章　宫颈癌诊断 …… 1478
第一节　临床症状 …… 1478
第二节　体检 …… 1478
第三节　辅助检查 …… 1479
第四节　病理诊断 …… 1480
第五节　分期 …… 1481

第四章　宫颈癌治疗基本原则 …… 1485
第一节　手术治疗 …… 1486

第二节 放疗 1488
第三节 化疗 1492
第四节 各期治疗选择 1493
第五节 根治术后辅助治疗 1496
第六节 复发宫颈癌治疗 1497
第七节 营养状态评估及治疗 1498
第八节 传统中医药治疗 1499

第五章 宫颈癌康复 1502
第一节 围手术期快速康复 1502
第二节 治疗后康复 1503

第六章 随访 1506

第七章 特定情况与特殊类型宫颈癌治疗 1507
第一节 保留生育功能宫颈癌治疗 1507
第二节 妊娠期CC治疗 1509
第三节 意外发现CC的术后治疗 1510
第四节 宫颈神经内分泌癌（NECC）的治疗 1511

参考文献 1512

卵巢癌

前言 1519

第一章 筛查与遗传基因检测 1520
第一节 筛查 1520
第二节 遗传基因检测 1521

第二章 组织病理分类 1523

第三章 分期 1528

第四章　诊断原则和依据 ... 1530
第一节　诊断原则 ... 1530
第二节　诊断依据 ... 1531

第五章　初始治疗 ... 1537
第一节　初始治疗评估主体 ... 1537
第二节　手术治疗 ... 1537
第三节　辅助化疗 ... 1540
第四节　初治OC的靶向药物与维持治疗 ... 1544

第六章　复发后的治疗 ... 1546
第一节　复发性OC分型 ... 1546
第二节　复发性OC的处理原则 ... 1546
第三节　复发性OC的系统治疗 ... 1547
第四节　单纯CA125升高的处理 ... 1549

第七章　预后与随访 ... 1550
第一节　预后 ... 1550
第二节　随访目的 ... 1550
第三节　无症状患者随访间隔 ... 1550
第四节　随访内容 ... 1550

第八章　营养治疗 ... 1552

第九章　中医中药治疗 ... 1553
第一节　OC的中医症候诊断 ... 1553
第二节　中医中药治疗方法 ... 1554

第十章　附录 ... 1557

参考文献 ... 1561

子宫内膜癌

| 第一章　概述 | 1567 |

第二章　流行病学特征	1568
第一节　发病趋势	1568
第二节　地区分布	1568
第三节　人群分布特点	1568

| 第三章　发病因素 | 1570 |

第四章　预防及筛查	1573
第一节　遗传咨询	1573
第二节　子宫内膜癌患者Lynch综合征的筛查	1573
第三节　Lynch综合征患者的管理	1574

第五章　诊断	1575
第一节　症状与体征	1575
第二节　肿瘤标记物检测	1575
第三节　影像学检查	1576
第四节　组织病理学检查	1578
第五节　复发的诊断	1579

第六章　分期与分子分型	1581
第一节　手术病理分期	1581
第二节　病理分类及分子分型	1582

第七章　治疗	1586
第一节　治疗基本原则	1586
第二节　手术治疗	1587
第三节　放疗	1593
第四节　系统治疗	1599
第五节　靶向治疗及免疫治疗	1602
第六节　复发性EC的治疗	1606

第八章　营养治疗与中医调理 ... 1612
第一节　营养治疗 ... 1612
第二节　中医调理 ... 1614

第九章　随访 ... 1620
第一节　康复随访 ... 1620
第二节　特殊人群随访 ... 1622
第三节　要点小结 ... 1623

第十章　附录 ... 1624

参考文献 ... 1627

外阴癌

前言 ... 1639

第一章　筛查 ... 1640

第二章　诊断 ... 1641
第一节　病史询问 ... 1641
第二节　全身体检 ... 1641
第三节　妇科检查 ... 1641
第四节　组织病理学检查 ... 1641
第五节　辅助检查 ... 1642

第三章　分期 ... 1644

第四章　治疗 ... 1645
第一节　手术治疗 ... 1645
第二节　放疗 ... 1647
第三节　全身治疗 ... 1648

第五章　复发外阴癌的治疗 ... 1650
第一节　局限于外阴的临床复发（淋巴结阴性） ... 1650

第二节　淋巴结复发或远处转移 ··· 1650

第六章　其他类型的外阴恶性肿瘤 ·· 1652
第一节　外阴恶性黑色素瘤 ··· 1652
第二节　外阴基底细胞癌 ··· 1655
第三节　外阴前庭大腺癌 ··· 1656
第四节　外阴前庭大腺的腺样囊性癌 ··· 1656
第五节　外阴佩吉特病 ·· 1657

第七章　营养治疗 ·· 1659

第八章　中医调理 ·· 1661
第一节　外阴恶性肿瘤术后中医调理 ··· 1661
第二节　病因病机 ··· 1661
第三节　外阴癌术后的中医辨治方法 ··· 1662
第四节　术后并发症的中医药治疗 ··· 1664
第五节　常用中成药 ·· 1665

第九章　随访 ··· 1666

第十章　附录 ··· 1667

参考文献 ·· 1669

阴道癌

第一章　流行病学 ·· 1675
第一节　原发性阴道癌（PVaC） ··· 1675
第二节　继发性阴道癌（SVaC） ··· 1676

第二章　预防与筛查 ·· 1678
第一节　预防 ·· 1678
第二节　筛查 ·· 1678

第三章　诊断 ··· 1680
第一节　原发性阴道癌（PVaC） ··· 1680

第二节　继发性阴道癌（SVaC） ······ 1685

第四章　治疗 ······ 1686
第一节　原发性阴道癌（PVaC） ······ 1686
第二节　继发性阴道癌（SVaC） ······ 1693

第五章　康复 ······ 1695
第一节　手术后性功能康复 ······ 1695
第二节　放疗后康复 ······ 1696
第三节　心理康复 ······ 1696
第四节　中医辅助康复 ······ 1698

第六章　预后及随访 ······ 1699

参考文献 ······ 1703

子宫肉瘤

第一章　流行病学及筛查 ······ 1709

第二章　诊断 ······ 1710
第一节　子宫肉瘤的组织病理分类 ······ 1710
第二节　临床表现 ······ 1712
第三节　临床检查 ······ 1713
第四节　肿瘤分期 ······ 1713

第三章　治疗 ······ 1715
第一节　初始治疗 ······ 1715
第二节　复发性US患者的治疗 ······ 1717
第三节　靶向治疗和免疫治疗 ······ 1719
第四节　治疗方案选择 ······ 1719

第四章　康复 ······ 1721
第一节　患者教育及心理辅导 ······ 1721
第二节　中医药 ······ 1721

第五章　随访计划 ··· 1723

参考文献 ··· 1724

妊娠滋养细胞肿瘤

前言 ··· 1729

第一章　筛查 ··· 1730

第二章　诊断 ··· 1731
 第一节　详细询问病史 ·· 1731
 第二节　全身体检 ·· 1733
 第三节　妇科检查 ·· 1733
 第四节　组织病理学检查 ·· 1734
 第五节　辅助检查 ·· 1735
 第六节　GTN 的临床诊断 ··· 1737

第三章　分类及分期 ··· 1738
 第一节　GTD 的病理分类及描述 ·· 1738
 第二节　GTN 分期 ··· 1741

第四章　治疗 ··· 1743
 第一节　手术治疗 ·· 1743
 第二节　化学药物治疗 ·· 1746
 第三节　放疗 ··· 1750
 第四节　介入治疗 ·· 1751

第五章　高危耐药和复发 GTN 的处理 ·· 1753
 第一节　高危 GTN 的耐药和复发标准 ······································ 1753
 第二节　耐药和复发 GTN 治疗方案选择 ··································· 1753
 第三节　手术治疗在耐药和复发 GTN 中的价值 ························· 1754

第六章　随访 ··· 1755
 第一节　葡萄胎清除后的随访 ·· 1755

第二节 IM和CC化疗后的预后及随访 ······ 1755
第三节 PSTT的预后及随访 ······ 1756
第四节 ETT患者的预后及随访 ······ 1756

第七章 其他问题处理 ······ 1757
第一节 葡萄胎的良性转移问题 ······ 1757
第二节 再次葡萄胎问题 ······ 1757
第三节 残余葡萄胎 ······ 1757
第四节 GTD后的妊娠问题 ······ 1757
第五节 双胎之一合并葡萄胎的管理 ······ 1758

第八章 营养治疗与中医论治 ······ 1759
第一节 营养治疗 ······ 1759
第二节 中医论治 ······ 1760

第九章 附录 ······ 1765

参考文献 ······ 1766

淋巴瘤

第一章 淋巴瘤的诊疗总则 ······ 1771
第一节 淋巴瘤的病理分类 ······ 1771
第二节 淋巴瘤的分期 ······ 1781
第三节 淋巴瘤的治疗前评估 ······ 1782
第四节 淋巴瘤的预后评价 ······ 1783
第五节 淋巴瘤的疗效评价 ······ 1783
第六节 淋巴瘤患者的随访 ······ 1785

第二章 霍奇金淋巴瘤 ······ 1787
第一节 病理诊断 ······ 1787
第二节 分期 ······ 1788
第三节 治疗前评估 ······ 1789
第四节 预后评价 ······ 1790
第五节 治疗 ······ 1791

第三章 弥漫大B细胞淋巴瘤 1794
第一节 病理诊断 1794
第二节 分期 1794
第三节 治疗前评估 1795
第四节 预后评价 1795
第五节 治疗 1797

第四章 滤泡性淋巴瘤 1799
第一节 病理诊断 1799
第二节 分期 1800
第三节 治疗前评估 1801
第四节 预后评价 1801
第五节 治疗 1802

第五章 边缘区淋巴瘤 1805
第一节 病理诊断 1805
第二节 分期 1806
第三节 治疗前评估 1806
第四节 预后评价 1807
第五节 治疗 1807

第六章 套细胞淋巴瘤 1812
第一节 流行病学 1812
第二节 预防及筛查 1812
第三节 诊断 1813
第四节 分期 1814
第五节 治疗前评估 1814
第六节 预后评价 1815
第七节 治疗 1815

第七章 慢性淋巴细胞白血病/小淋巴细胞淋巴瘤 1819
第一节 病理诊断 1819
第二节 分期 1820
第三节 治疗前评估 1820

第四节　预后评价 ··· 1821
　　第五节　治疗 ··· 1822

第八章　T细胞淋巴瘤 ·· 1826
　　第一节　病理诊断 ··· 1826
　　第二节　分期 ··· 1827
　　第三节　治疗前评估 ··· 1827
　　第四节　预后评价 ··· 1828
　　第五节　治疗 ··· 1828

参考文献 ·· 1831

白血病

第一章　前言 ·· 1843
　　第一节　流行病学 ··· 1843
　　第二节　预防与筛查 ··· 1844
　　第三节　诊断 ··· 1846

第二章　成人急性髓系白血病 ··· 1848
　　第一节　成人急性髓系白血病的诊断 ··· 1848
　　第二节　成人急性髓系白血病及其并发症的治疗及护理 ························· 1850
　　第三节　成人AML的随访 ··· 1858

第三章　成人急性淋巴细胞白血病 ··· 1859
　　第一节　成人ALL的诊断 ··· 1859
　　第二节　WHO 2016关于前体淋巴细胞肿瘤分类 ································ 1861
　　第三节　成人ALL的治疗 ··· 1862
　　第四节　成人ALL的康复和随访 ·· 1872

第四章　成人慢性髓性白血病 ··· 1874
　　第一节　慢性髓性白血病的检查和诊断 ··· 1874
　　第二节　CML治疗 ··· 1876
　　第三节　CML疗效监测 ·· 1878
　　第四节　CML治疗策略调整 ··· 1880

第五节　CML 其他治疗 ·· 1881
第六节　停止 TKI 治疗的筛选标准 ··················· 1882
第七节　TKI 药物不良反应的管理 ··················· 1883
第八节　TKI 药物与其他合并用药的管理 ······ 1885
第九节　TKI 药物治疗期间的妊娠管理 ·········· 1886
第十节　CML 心理健康管理 ······························· 1887

第五章　慢性淋巴细胞白血病 ·· 1889
第一节　流行病学 ··· 1889
第二节　CLL 筛查 ··· 1889
第三节　CLL 诊断 ··· 1890
第四节　CLL 的治疗 ··· 1893
第五节　CLL 的支持治疗 ····································· 1897
第六节　CLL 中医中药治疗 ································· 1897
第七节　CLL 的疗效标准 ····································· 1900
第八节　CLL 的随访与康复 ································· 1901

参考文献 ·· 1902

多发性骨髓瘤

第一章　多发性骨髓瘤概述和流行病学 ·· 1915

第二章　多发性骨髓瘤的筛查和诊断 ·· 1916
第一节　多发性骨髓瘤的高危因素和筛查 ······ 1916
第二节　多发性骨髓瘤的临床表现 ··················· 1916
第三节　MM 诊断所需检测项目 ······················· 1917
第四节　MM 的诊断标准 ····································· 1921
第五节　MM 的分型 ··· 1922
第六节　MM 的分期及危险度分层 ··················· 1922

第三章　MM 的治疗 ·· 1924
第一节　治疗时机 ··· 1924
第二节　治疗策略 ··· 1924

第四章　适合移植的初诊 MM 的治疗 ··········1926

- 第一节　治疗原则 ··········1926
- 第二节　移植患者的筛选 ··········1926
- 第三节　移植前的诱导治疗 ··········1926
- 第四节　移植时机的选择 ··········1927
- 第五节　自体造血干细胞动员、采集和保存 ··········1927
- 第六节　预处理方案的选择 ··········1928
- 第七节　ASCT 后造血重建 ··········1928
- 第八节　自体移植后的巩固治疗 ··········1929
- 第九节　自体移植后的维持治疗 ··········1929
- 第十节　异基因造血干细胞移植在 MM 中的地位 ··········1929

第五章　不适合移植初诊 MM 的治疗 ··········1930

- 第一节　老年人身体状况评估 ··········1930
- 第二节　治疗 ··········1931

第六章　复发/难治 MM（RRMM）··········1933

- 第一节　治疗原则 ··········1933
- 第二节　首次复发 MM 的治疗 ··········1934
- 第三节　多次复发 MM 的治疗 ··········1934

第七章　MM 的康复和支持治疗 ··········1936

- 第一节　骨病 ··········1936
- 第二节　肾功不全 ··········1937
- 第三节　凝血/血栓 ··········1937
- 第四节　高钙血症 ··········1939
- 第五节　贫血 ··········1940
- 第六节　神经炎 ··········1940
- 第七节　感染 ··········1940
- 第八节　高黏血症 ··········1941

第八章　MM 的中医药治疗 ··········1942

- 第一节　辨证论治 ··········1942
- 第二节　对症论治 ··········1943

第九章　MM的疗效评估 ····· 1944
第一节　传统的IMWG疗效评估 ····· 1944
第二节　IMWG微小残留病疗效评估 ····· 1946

第十章　少见浆细胞疾病的诊断与治疗 ····· 1947
第一节　淀粉样变性 ····· 1947
第二节　POEMS综合征 ····· 1951
第三节　具有肾功能意义的M蛋白血症（MGRS） ····· 1954
第四节　原发浆细胞白血病（PPCL） ····· 1955
第五节　孤立性浆细胞瘤 ····· 1957

第十一章　随访与监测 ····· 1958
第一节　冒烟型骨髓瘤 ····· 1958
第二节　孤立性浆细胞瘤 ····· 1958
第三节　活动性骨髓瘤 ····· 1958

第十二章　科普与患者教育 ····· 1959

参考文献 ····· 1960

软组织肉瘤

第一章　流行病学 ····· 1965

第二章　诊断与分期 ····· 1966
第一节　诊断 ····· 1966
第二节　分期 ····· 1967

第三章　治疗 ····· 1969
第一节　外科治疗 ····· 1969
第二节　药物治疗 ····· 1969
第三节　放疗 ····· 1971
第四节　其他治疗 ····· 1972
第五节　复发及转移的诊治 ····· 1973
第六节　MDT to HIM团队建立和管理实施 ····· 1974

第四章　康复及随访 ··· 1978

参考文献 ··· 1979

骨肉瘤

第一章　流行病学 ·· 1989
　　第一节　临床特点 ·· 1989
　　第二节　预后因素 ·· 1989

第二章　预防及筛查 ··· 1991

第三章　诊断 ·· 1992
　　第一节　辅助检查 ·· 1992
　　第二节　病理学特点 ··· 1992

第四章　治疗 ·· 1994
　　第一节　概述 ··· 1994
　　第二节　外科治疗详解 ·· 1997

第五章　康复 ·· 2005

参考文献 ··· 2006

骨巨细胞瘤

第一章　流行病学 ·· 2021

第二章　预防及筛查 ··· 2022

第三章　诊断 ·· 2023
　　第一节　影像学诊断 ··· 2023
　　第二节　活检及病理学诊断 ··· 2023

第四章　治疗 ·· 2026
　　第一节　治疗原则 ·· 2026

第二节　治疗方法 ·· 2026
　　第三节　不同分期GCT的治疗原则 ·· 2028
　　第四节　四肢病灶外科治疗 ·· 2028
　　第五节　骨盆环GCT（骨盆、骶骨） ·· 2031
　　第六节　脊柱GCT ··· 2035
　　第七节　随访与监测 ··· 2036

第五章　康复 ·· 2037

参考文献 ·· 2038

软骨肉瘤

第一章　流行病学 ·· 2049

第二章　筛查及预防 ··· 2050

第三章　诊断 ·· 2051
　　第一节　临床诊断 ··· 2051
　　第二节　病理学诊断 ··· 2052

第四章　治疗 ·· 2054
　　第一节　治疗原则 ··· 2054
　　第二节　治疗方法 ··· 2055
　　第三节　不同部位的外科手术 ·· 2056

第五章　预后及康复 ··· 2061

第六章　总结 ·· 2062

参考文献 ·· 2063

尤文肉瘤

第一章　流行病学 ·· 2073
　　第一节　概述 ·· 2073

第二节　预后因素 ·· 2074

第二章　预防及筛查 ·· 2075

第三章　诊断 ·· 2076

第四章　治疗 ·· 2078
　　第一节　治疗原则 ·· 2078
　　第二节　随访与监测 ··· 2078
　　第三节　治疗方法说明 ·· 2079

第五章　康复 ·· 2090

参考文献 ··· 2091

黑色素瘤

第一章　概述 ·· 2107
　　第一节　流行病学 ·· 2107
　　第二节　预防及筛查 ··· 2107

第二章　诊断原则 ·· 2109
　　第一节　病理诊断原则 ·· 2109
　　第二节　影像诊断原则 ·· 2110

第三章　MM分期 ·· 2111

第四章　MM外科手术原则 ··· 2114
　　第一节　原发灶手术 ··· 2114
　　第二节　前哨淋巴结活检 ··· 2115
　　第三节　淋巴结清扫术 ·· 2115
　　第四节　指南推荐 ·· 2116

第五章　MM的辅助治疗 ·· 2118
　　第一节　传统辅助治疗 ·· 2118

第二节　免疫和靶向辅助治疗 ··2118
第三节　淋巴结辅助放疗原则 ··2120
第四节　不同亚型MM辅助治疗原则 ··2120

第六章　MM的晚期治疗 2123
第一节　药物治疗 ···2123
第二节　特殊病灶的处理 ··2136
第三节　特殊类型的处理 ··2138

第七章　黑色素瘤的康复 2141
第一节　术后患者的康复 ··2141
第二节　晚期患者的康复 ··2141

参考文献 2143

儿童及青少年横纹肌肉瘤

第一章　概述 2157
第一节　病因及流行病学 ··2157
第二节　RMS的基因易感性 ···2157
第三节　RMS的早诊和筛查 ···2159

第二章　RMS的诊断 2160
第一节　临床表现 ···2160
第二节　RMS的影像学检查 ···2161
第三节　RMS的活检 ···2162
第四节　RMS的病理诊断 ···2164
第五节　RMS的分子病理检测 ···2166
第六节　RMS分期 ···2167
第七节　RMS的危险度分组 ···2168

第三章　RMS的全身治疗 2170
第一节　低危组RMS的化疗 ···2170
第二节　中危组RMS的化疗 ···2171
第三节　高危组RMS的化疗 ···2171

第四节　难治复发RMS的全身治疗 ·················· 2172

第四章　RMS的局部治疗 ·················· 2174
　　第一节　RMS的手术治疗 ·················· 2174
　　第二节　RMS转移病灶的手术治疗 ·················· 2176
　　第三节　RMS的放疗 ·················· 2176

第五章　特殊部位RMS的治疗 ·················· 2179
　　第一节　头颈部中枢侵犯组RMS的治疗 ·················· 2179
　　第二节　胆道RMS的治疗 ·················· 2181
　　第三节　子宫、阴道及外阴RMS的治疗 ·················· 2183

第六章　RMS幸存者的长期随访 ·················· 2188
　　第一节　整体随访策略 ·················· 2188
　　第二节　头颈部RMS随访 ·················· 2188
　　第三节　泌尿系统RMS随访 ·················· 2189

参考文献 ·················· 2190

肝母细胞瘤

第一章　概述 ·················· 2201

第二章　预防 ·················· 2203
　　第一节　环境因素 ·················· 2203
　　第二节　遗传因素 ·················· 2203
　　第三节　孕期其他因素 ·················· 2203

第三章　早诊和筛查 ·················· 2205

第四章　诊断 ·················· 2206
　　第一节　临床表现 ·················· 2206
　　第二节　影像学检查 ·················· 2206
　　第三节　肿瘤标志物 ·················· 2207
　　第四节　诊断标准 ·················· 2208

第五节　肝母细胞瘤临床分期 ··2212

　　第六节　危险度分组 ··2214

第五章　初诊肝母细胞瘤的治疗 ···2218

　　第一节　手术治疗 ···2218

　　第二节　化学治疗 ···2219

　　第三节　肝移植 ··2224

　　第四节　其他治疗方式 ···2225

　　第五节　初诊肝母细胞瘤的治疗流程 ··2228

第六章　进展/复发肝母细胞瘤的治疗 ···2229

　　第一节　手术治疗 ···2229

　　第二节　化疗 ···2229

　　第三节　肝移植 ··2230

　　第四节　姑息性放疗 ··2230

第七章　随访 ···2231

参考文献 ···2232

神经母细胞瘤

第一章　概述 ··2239

第二章　神经母细胞瘤的流行病学与筛查 ···2240

　　第一节　流行病学 ···2240

　　第二节　筛查 ···2240

第三章　神经母细胞瘤的诊断 ···2241

　　第一节　临床表现 ···2241

　　第二节　病理组织学 ··2242

　　第三节　分子生物学 ··2243

　　第四节　诊断 ···2244

　　第五节　治疗前分期及危险度分组 ··2245

第四章　神经母细胞瘤的治疗 ······2248
- 第一节　神经母细胞瘤多中心、多学科整合诊疗原则 ······2248
- 第二节　神经母细胞瘤规范诊疗原则 ······2248
- 第三节　低危组治疗计划 ······2249
- 第四节　中危组治疗计划 ······2250
- 第五节　高危组治疗计划 ······2251
- 第六节　手术治疗 ······2253
- 第七节　放疗 ······2254
- 第八节　免疫治疗 ······2255

第五章　神经母细胞瘤的康复与随访 ······2257
- 第一节　疗效评估标准 ······2257
- 第二节　治疗并发症 ······2259
- 第三节　随访策略 ······2260

参考文献 ······2261

多原发和不明原发肿瘤

第一章　原发灶不明肿瘤 ······2269
- 第一节　原发灶不明肿瘤诊疗总则 ······2269
- 第二节　原发灶不明肿瘤的诊断原则 ······2271
- 第三节　原发灶不明肿瘤的治疗原则 ······2280
- 第四节　原发灶不明肿瘤的随访原则 ······2289

第二章　多原发肿瘤 ······2290
- 第一节　多原发肿瘤的诊疗总则 ······2290
- 第二节　多原发肿瘤的诊断原则 ······2292
- 第三节　多原发肿瘤的治疗原则 ······2295
- 第四节　多原发肿瘤的随访原则 ······2296

参考文献 ······2298

脑胶质瘤

名誉主编

樊代明

主　编

江　涛

副主编

马文斌　蒋传路　尤永平　毛　颖　邱晓光

康春生　李　刚　毛　庆　杨学军　秦智勇

刘志雄　王伟民　魏新亭　李文斌　刘云会

于如同　余新光　康德智　牟永告

编写组组长

王　磊　张　伟

编　委（姓氏笔画排序）

王　政　王引言　王志亮　王　裕　王　樑

方晟宇　刘　幸　刘彦伟　李守巍　李连旺

李冠璋　杨　沛　吴陈兴　张传宝　张　忠

陈宝师　单　侠　保肇实　柴睿超　游　赣

樊　星　颜　伟

第一章

概述

　　脑胶质瘤（Glioma）是一种起源于神经胶质细胞的肿瘤，是最常见的原发性颅内肿瘤，约占所有脑肿瘤和中枢神经系统肿瘤的30%，以及所有恶性脑肿瘤的80%。脑胶质瘤具有高致残率、高复发率特征，严重威胁患者生命，影响患者生活质量，给患者个人、家庭乃至社会带来沉重的经济和心理负担。

　　随着分子遗传学检测技术的进步和大量临床试验的开展，脑胶质瘤的分型越来越清晰，传统诊疗方案及新型诊疗方案也逐渐精确化、标准化。针对中国人群，本指南结合国内长期以来的脑胶质瘤研究成果和国际最新进展，旨在形成适合中国医生的、针对中国人群的脑胶质瘤临床诊疗指南，使国内相关从业人员能够与时俱进，更好地服务于脑胶质瘤患者，并推进国内脑胶质瘤临床医学与基础研究发展。

第二章 流行病学

根据全球最新统计，2016年全球累计有330000例中枢神经系统肿瘤病例和227000例死亡病例。中国是中枢神经系统肿瘤发生病例和死亡病例最多的三大国家之一。胶质瘤是中枢神经系统原发恶性肿瘤中最常见的组织学类型，它来源于星形胶质细胞、少突胶质细胞和室管膜胶质细胞，全世界每年每10万人中约有5~6例发病。男性发病率约为女性发病率的1.5~1.6倍。恶性胶质瘤的总体预后与患者年龄、基础状况、肿瘤级别、肿瘤部位、切除程度、分子变异、治疗反应和社会家庭等多种因素相关。总体来讲，中国人群低级别胶质瘤（WHO 2级）、间变性胶质瘤（WHO 3级）和胶质母细胞瘤（WHO 4级）的中位生存时间分别约为78.1、37.6和14.4个月。

第三章 诊断与评估

第一节 临床表现

脑胶质瘤缺乏特异性临床症状，主要包括颅内压增高、神经功能和认知功能障碍以及癫痫发作。

1 颅内压增高

主要由肿瘤占位效应引起，表现为头痛、呕吐和视乳头水肿。头痛是颅内压增高最常见的表现形式，部位多在额部和颞部，可向前后扩散，头痛程度与颅内压增高程度密切相关，并可随肿瘤生长进行性加重。头痛剧烈时可伴恶心及喷射性呕吐，严重者可导致体重下降和水电解质紊乱。颅内压增高患者查体可见视乳头充血、水肿，长期颅内高压者可继发视神经萎缩，导致视力下降甚至失明。急性颅内压增高可引发意识障碍、基础生命体征不稳等脑疝相关征象，危及患者生命。

2 神经功能和认知功能障碍

脑胶质瘤可直接刺激、压迫和破坏大脑皮层及皮层下结构，导致神经功能和认知功能障碍。其临床表现与肿瘤累及的脑功能区直接相关：肿瘤累及初级运动感觉区，可引起对侧肢体活动和感觉障碍；累及优势半球语言区（Broca区、Wernicke区）、弓状束，可引起运动性和感觉性语言功能障碍；累及视觉皮层及视觉传到通路，可引起视力视野异常；累及下丘脑可引起内分泌障碍；累及脑干则可引起颅神经功能障碍、交叉麻痹、意识障碍等症状。此外，肿瘤位于额叶、颞叶及胼胝体者，可引起认知功能、执行能力、记忆及情感等功能障碍。

3 癫痫

脑胶质瘤因肿瘤的直接压迫、浸润或异常代谢，常可继发癫痫发作症状。胶质瘤相关癫痫发病率高，65%~90%的低级别胶质瘤和40%~64%的高级别胶质瘤患者伴有癫痫发作。癫痫发作可表现出多种形式，主要包括全面性发作或部分性发作，其发作类型与肿瘤所在的部位有关。位于额叶者多数表现为全身大发作；位于颞叶、海马者常表现为幻嗅、幻听等精神性发作。伴有癫痫发作患者，常需结合脑电图检查确诊及明确癫痫灶位置，给予相应抗癫痫治疗。

第二节 影像学检查

神经影像学检查对脑胶质瘤的诊断和治疗非常重要。首先是用于定位诊断，确定肿瘤大小、范围与周围重要结构（包括重要动脉、皮质静脉、皮质功能区及神经纤维束等）的毗邻关系及形态学特征等，这对制定脑胶质瘤手术方案具有重要作用；其次是提出功能状况的诊断要求，如肿瘤生长代谢、血供状态及对周边脑组织的侵袭程度等，这对术后的综合疗效评估具有关键作用。

1 CT

主要显示肿瘤病变组织与正常脑组织的密度差值；特征性密度表现如钙化、出血及囊性变等；病变累及部位、水肿状况及占位效应等；含有少突成分的胶质瘤往往伴有散在斑片状钙化，CT显示钙化明显优于MRI，可辅助判断肿瘤性质。

2 MRI

是术前诊断脑胶质瘤最重要的常用影像学检查，能够显示肿瘤出血、坏死、水肿组织等不同信号强度差异及占位效应，并可显示病变的侵袭范围。除基础T1、T2、增强T1等常规序列，多模态MRI序列如DWI、PWI、MRS等，不仅能反映脑胶质瘤的形态学特征，还可体现肿瘤组织功能及代谢状况。DWI高信号区域提示细胞密度大，代表高级别病变区；PWI高灌注区域提示血容量增多，多为高级别病变区；MRS中胆碱（Cho）和Cho／N-乙酰天门冬氨酸（NAA）比值升高，与肿瘤级别呈正相关。DTI、BOLD等功能MRI序列，可明确肿瘤与重要功能皮层及皮层下结构的关系，为手术切除过程中实施脑功能保护提供证据支持。

3 PET

不同级别脑胶质瘤的PET成像特征各异。目前广泛使用的示踪剂为^{18}F-氟脱氧葡萄糖（^{18}F-FDG）。低级别脑胶质瘤一般代谢活性低于正常脑灰质；高级别脑胶质瘤的代谢活性可接近或高于正常脑灰质，但不同级别脑胶质瘤之间的^{18}F-FDG代谢活性存在较大重叠。氨基酸肿瘤显像具有良好的病变本底对比度，对脑胶质瘤的分级评

价优于 ^{18}F-FDG，但仍存在一定重叠。临床诊断怀疑脑胶质瘤拟行活检时，可用PET确定病变代谢活性最高的区域。与 ^{11}C-MET 相比，^{18}F-FDG 具有更高的信噪比和病变对比度。而氨基酸PET可提高勾画肿瘤生物学容积的准确度，发现潜在的被肿瘤细胞浸润/侵袭的脑组织，联合常规MRI有助于准确界定脑胶质瘤的放疗靶区。

第三节 组织病理与分子病理整合诊断

1 WHO中枢神经系统肿瘤分类标准（2021版）

脑胶质瘤是一组具有胶质细胞表型特征的神经上皮肿瘤的总称。2021年发布的第五版《WHO中枢神经系统肿瘤分类》，整合了肿瘤的组织学特征和分子表型，提出了新的肿瘤分类标准。这一标准是目前脑胶质瘤诊断及分级的重要依据（表1-3-1）。

表1-3-1 2021版WHO中枢神经系统胶质瘤分类标准

成人型弥漫性胶质瘤
星形细胞瘤，IDH突变型
少突胶质细胞瘤，IDH突变伴1p/19q联合缺失型
胶质母细胞，IDH野生型
儿童型弥漫性低级别胶质瘤
弥漫性星形细胞瘤，MYB或MYBL1变异型
血管中心型胶质瘤
青少年多形性低级别神经上皮肿瘤
弥漫性低级别胶质瘤，MAPK信号通路变异型
儿童型弥漫性高级别胶质瘤
弥漫性中线胶质瘤，H3 K27变异型
弥漫性大脑半球胶质瘤，H3 G34突变型
弥漫性儿童型高级别胶质瘤，H3野生和IDH野生型
婴儿型半球胶质瘤
局限性星形细胞胶质瘤
毛细胞型星形细胞瘤
有毛细胞样特征的高级别星形细胞瘤
多形性黄色星形细胞瘤
室管膜下巨细胞星形细胞瘤
脊索样胶质瘤
星形母细胞瘤，伴MN1改变
室管膜肿瘤
幕上室管膜瘤
幕上室管膜瘤，ZFTA融合阳性型

幕上室管膜瘤，YAP1融合阳性型
后颅窝室管膜瘤
后颅窝室管膜瘤，PFA组
后颅窝室管膜瘤，PFB组
脊髓室管膜瘤
脊髓室管膜瘤，MYCN扩增型
黏液乳头型室管膜瘤
室管膜下瘤

2 脑胶质瘤常用分子病理检测指标

根据2021版《WHO中枢神经系统肿瘤分类标准》与中枢神经系统肿瘤分类分子信息和实践方法委员会（the Consortium to Inform Molecular and Practical Approaches to CNS Tumor Taxonomy，cIMPACT-NOW）的推荐建议，胶质瘤的病理诊断应整合组织学分型和相关分子标记物。组织病理学可以为胶质瘤提供基本的形态学诊断，分子病理学可提供更多的肿瘤分子遗传学变异特征，可直接影响临床预后及治疗方案的选择。尽管如此，分子病理学诊断并不能完全取代组织病理学诊断，后者仍是病理诊断的基石，目前常规推荐用于胶质瘤分子病理诊断及治疗指导的分子标记物。见表1-3-2。

表1-3-2 胶质瘤常用分子病理学检测指标推荐

标志物	遗传学变异	检测方法	诊断价值	预后意义
IDH1	突变（R132H/C/L/S/G）	免疫组化，Sanger测序，焦磷酸测序，二代测序	胶质瘤分类的关键分子变异；可鉴别WHO 1级胶质瘤与胶质增生	提示预后相对良好；在临床试验中常作为重要分组指标；与MGMT启动子甲基化密切相关；对放疗和烷化剂相对敏感；潜在的治疗靶点（例如Ivosidenib）
IDH2	突变（R172K/M/G/W）	Sanger测序，焦磷酸测序，二代测序		
染色体1p/19q	联合缺失	FISH，PCR，甲基化芯片/表达谱芯片/二代测序相关方法	少突胶质细胞瘤的关键变异	提示预后相对良好；对于放疗和烷化剂相对敏感
H3 K27	突变（K27M）	免疫组化，Sanger测序，二代测序	诊断弥漫性中线胶质瘤，H3K27突变型的关键参考指标	预后相对较差；可作为潜在治疗靶点（例如EZH2抑制剂）
H3 G34	突变（G34R/V）	免疫组化，Sanger测序，二代测序	弥漫性中线胶质瘤，H3K27突变型	生存期比IDH突变型胶质母细胞瘤略长，但比IDH突变型WHO 4级胶质瘤短
ATRX	突变	免疫组化Sanger测序，二代测序	ATRX核表达缺失和/或p53突变阳性，可在不检测1p19q的情况下诊断为IDH突变型星形细胞瘤	相对于IDH突变型胶质母细胞瘤预后较好

续表

标志物	遗传学变异	检测方法	诊断价值	预后意义
TP53	突变	免疫组化Sanger测序，二代测序	ATRX核表达缺失和/或p53突变阳性，可在不检测1p19q的情况下诊断为IDH突变型星形细胞瘤。可用于鉴别弥漫或非弥漫性WHO 1级胶质瘤及胶质增生	
CDKN2A/B	纯合性缺失	FISH，qPCR，MLPA，甲基化芯片/表达谱芯片/二代测序相关方法	组织学缺少坏死和微血管增生的星形细胞瘤，IDH突变，WHO 4级胶质瘤的诊断指标之一	在IDH突变型胶质瘤中预后较差
TERT	启动子突变（C228T/C250T）	Sanger测序，焦磷酸测序，二代测序	在少突胶质细胞瘤和胶质母细胞瘤中常见；在缺少组织学坏死和微血管增生的情况下，是胶质母细胞瘤，IDH野生型，WHO4级的诊断指标之一	在IDH野生型胶质瘤中预后较差；在IDH突变型胶质瘤中预后较好
染色体7/10	+7/-10	FISH，二代测序，微阵列芯片	在缺少组织学坏死和微血管增生的情况下，是胶质母细胞瘤，IDH野生型，WHO4级的诊断指标之一	在IDH野生型胶质瘤中预后较差
EGFR	扩增	FISH，数字PCR，二代测序，微阵列芯片	星形细胞瘤，IDH突变型，WHO 4级胶质瘤的诊断指标之一；胶质母细胞瘤，IDH野生型，WHO 4级胶质瘤的诊断指标之一	
	EGFRvⅢ重排	RT-PCR，数字PCR，免疫组化MLPA，二代测序	EGFRvⅢ发生在约半数EGFR扩增的胶质母细胞瘤中	靶向治疗的潜在靶点
BRAF	突变（BRAF V600E）	免疫组化Sanger测序，焦磷酸测序，二代测序	在多种胶质瘤中出现，包括表皮型胶质母细胞瘤	靶向治疗的靶点（例如vemurafenib）
MGMT	启动子区甲基化	甲基化特异性PCR，焦磷酸测序，甲基化微阵列		在胶质母细胞瘤中预后较好；TMZ治疗效果较好；与IDH突变和G-CIMP亚型相关
FGFR	融合基因（FGFR-TACC）	Sanger测序，qPCR，二代测序	在星形细胞瘤，IDH野生型，WHO 4级和胶质母细胞瘤，IDH野生型，WHO 4级中出现	可作为靶向治疗的潜在靶点（例如FGFR抑制剂）
MET	融合基因（PTPRZ1-MET）突变（METex14）	Sanger测序，qPCR，二代测序	在星形细胞瘤，IDH野生型，WHO 4级和胶质母细胞瘤，IDH野生型，WHO 4级中出现	在继发性胶质母细胞瘤（星形细胞瘤，IDH突变型，WHO 4级）中预后较差；可作为治疗靶点（例如MET抑制剂）

续表

标志物	遗传学变异	检测方法	诊断价值	预后意义
miR-181d	高表达	microRNA 表达谱芯片，qPCR，原位杂交染色		在胶质母细胞瘤中表达较高时，对TMZ化疗效果较好
TSC1/2	突变	Sanger测序，二代测序	诊断室管膜下巨细胞星形细胞瘤的特异性标志物	mTOR信号通路抑制剂（如依维莫司）治疗靶点
ZFTA	基因融合（C11orf95-RELA）	FISH，二代测序	诊断C11orf95融合阳性型幕上室管膜的特异性标志物	发生该融合的幕上室管膜瘤患者预后相对较差
YAP1	基因融合（YAP1-MAMLD1）	FISH，二代测序	诊断YAP1融合阳性型幕上室管膜的特异性标志物	发生该融合的幕上室管膜瘤患者预后相对较好
MYCN	扩增	FISH，二代测序	诊断MYCN扩增型脊髓室管膜的特异性标志物	发生该扩增的脊髓室管膜瘤患者预后相对较差
NF1	突变	Sanger测序，二代测序	在视路胶质瘤和IDH野生型胶质母细胞瘤中突变频率较高	携带该突变的毛细胞型星形细胞瘤预后相对较好

备注：FISH，荧光原位杂交技术；PCR，聚合酶链式反应技术；qPCR，定量聚合酶链式反应技术；MLPA，多重连接依赖探针扩增技术。

3 脑胶质瘤整合病理诊断流程

当前推荐的胶质瘤整合病理诊断流程见图1-3-1，主要整合了脑胶质瘤的组织学分型和分子特征。分子特征可以提供肿瘤生物学行为相关信息，并可对患者预后或治疗反应进行初步判断，已被推荐进入临床实践的诊断。根据cIMPACT-NOW的推荐意见，非特指（NOS，Not otherwise specified）的诊断是指以下情况：①无法进行WHO诊断所必需的诊断检测；②必要的诊断检测失败。未知类型（NEC，Not elsewhere classified）的诊断是指已经进行了必要的分子检测（例如IDH1/2和1p/19q状态），但结果并不能适配到WHO现有类型。另外，对肿瘤恶性度级别的诊断，cIMPACT-NOW还建议以阿拉伯数字（1-4）取代原来的罗马数字（Ⅰ-Ⅳ）。

对IDH1/2突变状态，如果免疫组化检测显示IDH1 R132H突变蛋白阴性，并且测序亦提示IDH1 R132和IDH2 R172基因突变为阴性，则可做出IDH野生型诊断。值得注意的是，55岁以上罹患胶质母细胞瘤中几乎不存在IDH1 R132H和IDH2突变，因此，此类患者在IDH1 R132H免疫组化检测结果阴性情况下，无需进一步测序。

少突胶质细胞瘤/间变性少突胶质细胞瘤以IDH突变和染色体1p/19q联合缺失为特征，并根据组织学特征分别诊断为WHO 2级或3级，其他诊断性指标还包括TERT启动子突变、CIC和/或FUBP1突变等。然而，分子变异在少突胶质细胞瘤分级诊断中的作用尚未明确，有报道称染色体9p21位点CDKN2A纯合性缺失与此类型患者的不良预后有关。少突星形细胞瘤因缺乏特征性的分子遗传学变异，不再纳入单独的胶质瘤亚型。

根据IDH基因突变状态，弥漫性星形细胞瘤分为两大类：IDH野生型和IDH突变型。IDH野生型星形细胞瘤常具有"胶质母细胞瘤样"的基因突变和拷贝数变异，例如EGFR、PDGFRA、CDK4、MDM2和MDM4扩增，PTEN、NF1、RB1、CDKN2A/B突变或缺失，染色体10q缺失以及PI3K基因扩增或突变等。根据cIMPACT-NOW的推荐建议，IDH野生型星形细胞瘤如果伴有EGFR扩增、染色体7号获得/10号缺失或者TERT启动子突变（胶质母细胞瘤的典型分子特征），即使缺乏坏死和/或微血管增生，则诊断为"胶质母细胞瘤，IDH野生型，WHO 4级"。另外，上皮样胶质母细胞瘤（胶质母细胞瘤的新变种）、巨细胞胶质母细胞瘤和胶质肉瘤也归类于IDH野生型胶质母细胞瘤。

IDH突变型星形细胞瘤常伴有ATRX和TP53突变，以及染色体17q杂合性缺失，此类肿瘤的预后优于IDH野生型星形细胞瘤。根据cIMPACT-NOW的推荐建议，IDH突变型星形细胞瘤目前分为三个类型：星形细胞瘤，IDH突变型，WHO 2级；星形细胞瘤，IDH突变型，WHO 3级（取代"间变性星形细胞瘤，IDH突变型，WHO 3级"）；星形细胞瘤，IDH突变型，WHO 4级（取代"胶质母细胞瘤，IDH突变型，WHO 4级"）。术语"胶质母细胞瘤"不再用于指IDH突变型星形细胞瘤，因为这些肿瘤尽管在组织学特征上与IDH野生型胶质母细胞瘤类似，但在遗传学特点上差异显著。除了已确定的组织学特征（如坏死和/或微血管增生）外，CDKN2A/B纯合性缺失提示预后不良，是WHO 4级IDH突变型星形细胞瘤的重要标志物。因此，具有微血管增生或坏死或CDKN2A/B纯合性缺失的IDH突变型星形细胞瘤，在临床和遗传特点上均不同于IDH野生型胶质母细胞瘤，cIMPACT-NOW建议将这些肿瘤诊断为"星形细胞瘤，IDH突变型，WHO 4级"。

弥漫性中线胶质瘤，H3 K27变异型，WHO 4级被定义为位于中线结构的弥漫性胶质瘤，如丘脑、脑桥、脑干和脊髓，H3 K27me3表达缺失，进一步可分为H3 K27变异型、EGFR突变型和H3野生/EZHIP过表达型。这类肿瘤包括先前称为弥漫性桥脑胶质瘤（DIPG）的肿瘤。H3 K27变异也存在于其他类型脑肿瘤中，包括室管膜瘤、毛细胞型星形细胞瘤、小儿弥漫性星形细胞瘤和节细胞胶质瘤等。因此，术语"弥漫性中线胶质瘤，H3 K27变异型，WHO 4级"应仅用于弥漫性、中线部位（例如丘脑、脑干和脊髓等）并伴有H3 K27变异的胶质瘤，而不适于H3 K27变异的其他肿瘤。另外，弥漫性大脑半球胶质瘤，H3 G34突变型，WHO 4级被认为是一种新的恶性胶质瘤亚型，临床预后较差，其特征是H3F3A第34位密码子发生错义突变。

MGMT启动子甲基化的诊断价值有限，但伴MGMT启动子甲基化的胶质瘤对烷化剂敏感，可用于指导胶质母细胞瘤或其他IDH野生型胶质瘤是否使用烷化剂化疗。

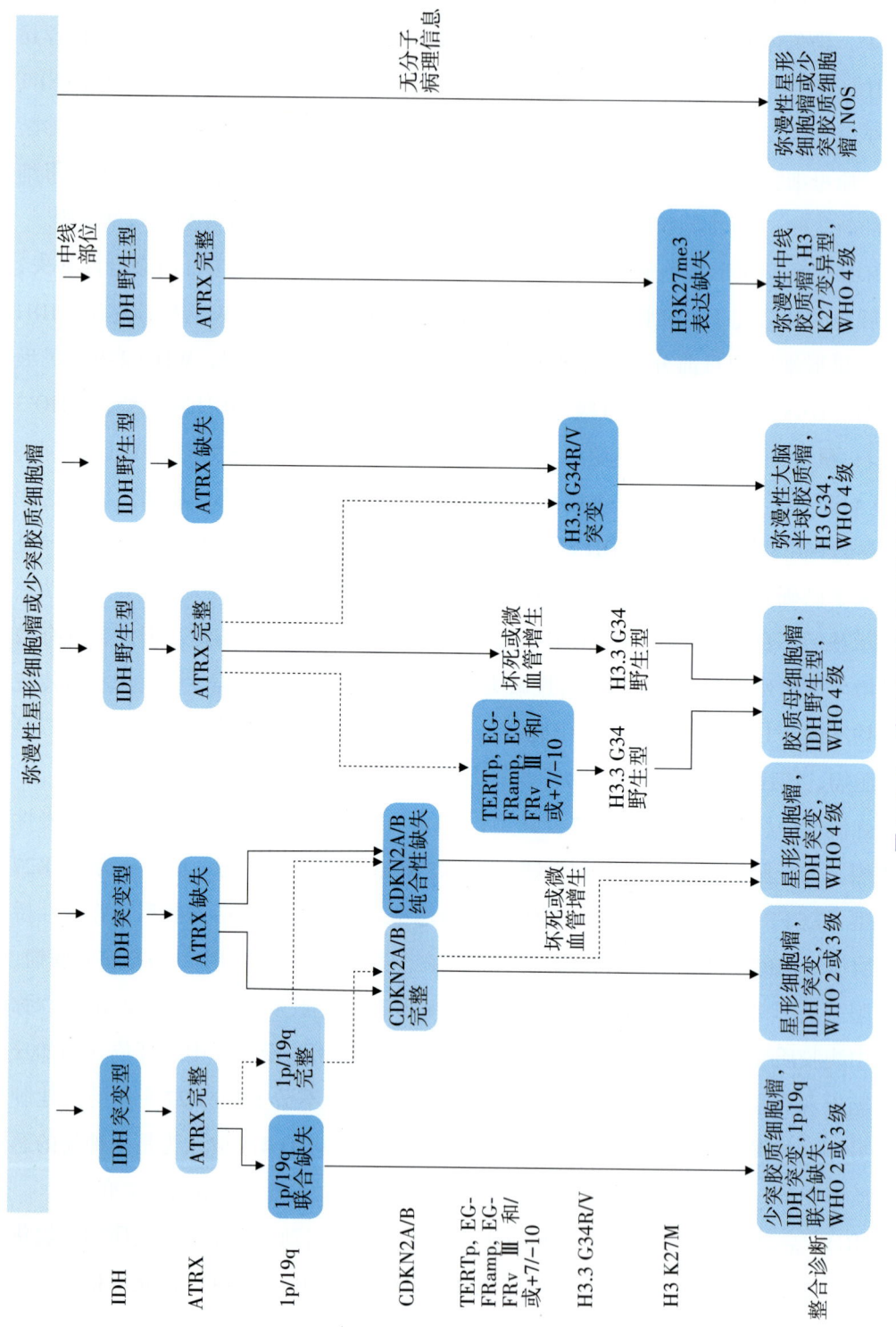

图1-3-1 胶质瘤整合病理诊断流程

第四章 常规治疗策略

第一节 总体建议

脑胶质瘤的治疗需要开展多学科整合诊治（MDT to HIM），包括手术切除、放化疗、系统性治疗和支持治疗等。在脑胶质瘤的治疗过程中，需整合考虑患者年龄、基础状态、病情状态和肿瘤综合分型等因素。

患者确诊时的年龄和病情状态是与成人胶质瘤生存预后最主要的影响因素。此外，肿瘤的分子遗传学特征，特别是染色体1p/19q联合缺失和IDH突变状态，在过去的胶质瘤分类中具有很强的预后价值，而且自2016年以来，已成为脑胶质瘤分型分类标准的重要依据。由于目前绝大多数成人胶质瘤需要接受烷化剂为基础的化疗，因此，MGMT启动子甲基化状态也成为另一个最重要的预后因素。

第二节 外科手术治疗

外科手术是脑胶质瘤的首选治疗，原则是最大范围安全切除肿瘤（maximal safe resection），目的包括：解除占位征象和缓解颅内高压症状；解除或缓解因脑胶质瘤引发的相关症状，如继发性癫痫等；获得病理组织和分子病理，明确诊断；降低肿瘤负荷，为后续整合治疗提供条件。

1 手术治疗方式

脑胶质瘤的手术治疗方式主要分为肿瘤切除术和病理活检术。

1.1 肿瘤切除术适应证和禁忌证

（1）适应证：CT或MRI提示颅内占位；存在明显颅内高压及脑疝征象；存在由肿瘤占位引起的神经功能障碍；有明确癫痫发作史；患者自愿接受手术。

（2）禁忌证：严重心、肺、肝、肾功能障碍及复发患者，一般状况差不能耐受手术；其他不适合接受神经外科开颅手术的禁忌证。

1.2 病理活检术适应证和禁忌证

（1）适应证：合并严重疾病，术前神经功能状况差；肿瘤位于优势半球，广泛浸润性生长或侵及双侧半球；肿瘤位于功能区皮质、白质深部或脑干部位，无法满意切除；需鉴别病变性质。

（2）禁忌证：严重心、肺、肝、肾功能障碍及复发患者，一般状况差不能耐受手术；其他不适合接受神经外科手术的禁忌证。

2 功能区胶质瘤手术策略

现代神经科学认为大脑的功能区分布是高度复杂的拓扑网络结构，各部分之间既相对独立又高度统一，所有认知功能都是这个巨大网络内互动的结果。功能区胶质瘤往往侵犯拓扑网络结构的关键节点或连接，可直接或间接造成运动、语言、认知和记忆等神经功能损伤。

唤醒状态下切除脑功能区胶质瘤手术已被国内外神经外科视为最大限度安全切除脑功能区胶质瘤的重要技术。适应证主要包括：①病变累及脑功能区或手术切除范围涉及脑功能区皮质及皮质下白质纤维的胶质瘤；②年龄>14周岁；③无明确精神病史或严重精神症状；④意识清醒，认知功能基本正常，术前能配合完成指定任务。禁忌证主要包括：①年龄<14周岁（相对禁忌）或心理发育迟滞者；②明确精神病史；③认知功能差，术前不能配合完成指定任务者；④严重心、肺、肝、肾功能障碍不能进行手术者；⑤其他不适合接受神经外科开颅手术的禁忌证；⑥拒绝接受唤醒手术者；⑦睡眠呼吸暂停综合征病人。

2.1 术前影像学检查与评价

术前多模态影像学检查可帮助临床医师了解病变侵袭范围及其与周围功能结构的关系，正确判定病变与脑功能区的相对边界，有利于制定个体化最优手术方案。强烈推荐：T1、T2、Flair、T1增强、BOLD、DTI检查。推荐：MRA、MRV、PWI检查。

（1）血氧水平依赖功能磁共振（BOLD-fMRI）：

该技术具有无创伤性、无放射性、可重复性，及较高的时间和空间分辨率；经处理可显示功能区域激活图，可用于术前感觉运动区、语言区定位和优势半球定侧的支持证据。当MRI提示肿瘤与功能区距离过近时（<4 mm），fMRI定位不准确的概率会显著增高。因此，需谨慎对待这类病人的定位结果。

（2）扩散张量成像（DTI）及纤维束追踪：利用成像水分子扩散的各向异性计算得到空间图像并可追踪纤维走行。常用DTI技术显示的白质纤维包括：投射纤维（皮质脊髓束、皮质脑干束和丘脑辐射），联络纤维（弓状束、上纵束、下纵束、下额枕束、钩束、额斜束）和联合纤维（胼胝体）。

2.2 术中影像学技术

强烈推荐：神经导航系统。推荐：可使用术中MRI、术中超声等。

（1）神经导航：将术前获得的结构及功能影像通过神经导航，辅助确定手术入路与定位目标区域。尤其使用术中导航确定中央沟等重要解剖结构，有利于缩短术中功能定位时间。

（2）术中MRI：术中磁共振可纠正脑移位，实时更新导航，判断肿瘤是否残留以及显示功能区、纤维束与残留病变之间的位置关系，其有助于提高胶质瘤的切除程度。唤醒麻醉和术中磁共振两种技术的整合，有助于最大程度安全切除功能区脑胶质瘤。

（3）术中超声：操作简单，实时性好，能通过骨窗实时指导术者对病变的定位及其切除程度的判定，易于推广。使用高频多普勒超声，还能同时提供病变周围及内部血流情况。超声造影可观察肿瘤血流灌注情况及增强特点，对识别边界有一定帮助。其缺点是图像易受切面、空气、水肿带等影响。

2.3 术中脑功能定位技术

强烈推荐直接电刺激定位功能区皮质及皮质下功能通路。推荐：神经导航结合术前功能磁共振（BOLD、DTI）；皮质体感诱发电位定位中央沟，持续经皮质运动诱发电位监测运动通路完整性。

病变切除策略在保留重要功能结构前提下，同时注意保护正常动脉及脑表面重要引流血管，选择适当的手术入路可实现最大限度切除病变。通常先切除重要功能区附近肿瘤，切除过程持续监测病人功能状态。对可疑存在皮质下重要功能通路，应及时进行皮质下电刺激，以及时发现重要皮质下功能结构并予以妥善保护。切除病变时，可用术中磁共振扫描、术中超声、荧光造影等技术观察，确认有无残余肿瘤。

3　围手术期处理

（1）术前处理：若术前出现明显颅内高压症状，应及时给予脱水药物缓解颅内高压；若存在明显脑积水，可考虑先行脑室腹腔分流术或脑室穿刺外引流术。

（2）术后处理：需根据颅内压情况选择是否用脱水药物降颅压治疗，并适当使用激素稳定神经功能状态；若术后出现发热，需及时腰椎穿刺采集脑脊液化验，积极防治颅内感染；术后应常规监测电解质，积极纠正电解质紊乱；对幕上脑胶质瘤，术后常规应用抗癫痫药物预防癫痫发作。

4 新型手术辅助技术

新型手术辅助技术有助于准确判定脑胶质瘤的边界范围，提高手术切除程度并实施术中脑功能保护，进而最大程度地降低术后神经功能障碍的发生率。

推荐：常规神经影像导航、功能神经影像导航、术中神经电生理监测技术（例如，皮质功能定位和皮质下神经传导束定位）和术中MRI实时影像技术。多模态神经导航联合术中皮质及皮质下定位，可进一步提高手术安全性，保护神经功能，有利于最大范围安全切除。可推荐术中肿瘤荧光显像技术和术中B超实时定位技术。

血氧水平依赖性（BOLD）fMRI是一种术前定位大脑功能区的方法，可用于皮层和皮层下脑功能区评估及手术方案的制定，最近一项队列研究报道ZOOMit-BOLD fMRI成像技术（一种新的MRI序列，具有高分辨率的特点），可能会取代传统的BOLD序列来识别手部运动区，特别适用于胶质瘤直接侵犯手运动区的情况。此外，常规功能磁共振成像的准确性受肿瘤到运动皮层距离的影响，当从肿瘤至手区的最短距离≤4 mm时，常规fMRI定位手区准确性明显下降，应谨慎使用术前fMRI数据制定手术计划。对于功能区脑胶质瘤，强烈建议行术中唤醒开颅手术。

5 脑胶质瘤手术切除程度的判定

肿瘤切除程度是脑胶质瘤生存预后的重要影响因素之一，强烈推荐脑胶质瘤术后24-48小时内复查MRI，高级别脑胶质瘤以MRI增强、低级别脑胶质瘤以T2/FLAIR的容积定量分析为标准，并以此作为判断后续治疗疗效或肿瘤进展的基线（RANO标准）。以此将肿瘤切除程度分为4个等级：即全切除、次全切除、部分切除及活检，但目前标准尚不统一。

6 脑胶质瘤分子特征与手术获益

在分子神经病理学时代，最新研究证实弥漫性胶质瘤中分子生物标志物与肿瘤切除程度密切相关。随着基于术前影像学的分子亚型分析或术中快速分子病理学技术的发展，目前可在术前或术中进行脑胶质瘤的分子病理学诊断。对于某些分子病理亚型的肿瘤，全切除（GTR）甚至超全切除是必需的，而对于另一些分子病理亚型，全切除不但不能提高生存获益，反而会增加术后并发症风险。

一项对WHO 2级胶质瘤的回顾性研究，按IDH突变状态进行分组研究显示，提高肿瘤切除程度可明确延长IDH野生型患者的生存期，但并不能延长IDH突变型患者的生存期。还有研究发现，提高肿瘤切除程度可延长弥漫性星形细胞瘤患者的总体生存期，但对于有IDH突变和染色体1p/19q联合缺失的少突胶质细胞瘤患者的生存期则无明显影响。因此，对于IDH突变和1p/19q联合缺失的弥漫性胶质瘤，在制定手术方案时，应充分考虑肿瘤位置和全面功能保护，通常不建议以功能受损为代价强行全切除。另外，为了进一步提高手术效果，建议通过超全切除（即切除范围超出MRI显示异常范围）来减少残余肿瘤细胞数量，特别是对于IDH野生型星形细胞瘤。

对于WHO 3-4级胶质瘤，最大程度切除MRI T1增强区域可明显改善生存期。一项针对新诊断胶质母细胞瘤的临床队列研究发现，无论IDH突变与否和MGMT启动子甲基化状态如何，手术切除增强区域肿瘤都可明显延长生存期。而对于较为年轻（≤65岁）的胶质母细胞瘤，在手术切除肿瘤增强区域的基础上进一步扩大切除非增强区域，可进一步延长生存期。因此，对65岁以上新诊断胶质母细胞瘤患者，建议最大程度手术切除肿瘤增强区域；而对65岁以下患者，则建议在保证功能的情况下最大程度切除肿瘤增强区域和非增强区域。

综上所述，弥漫性脑胶质瘤患者的手术治疗策略及推荐证据级别见图1-4-1。脑胶质瘤患者接受外科手术治疗后，应特别鼓励有条件及符合条件的患者在不同疾病阶段参加适当可行的临床试验。

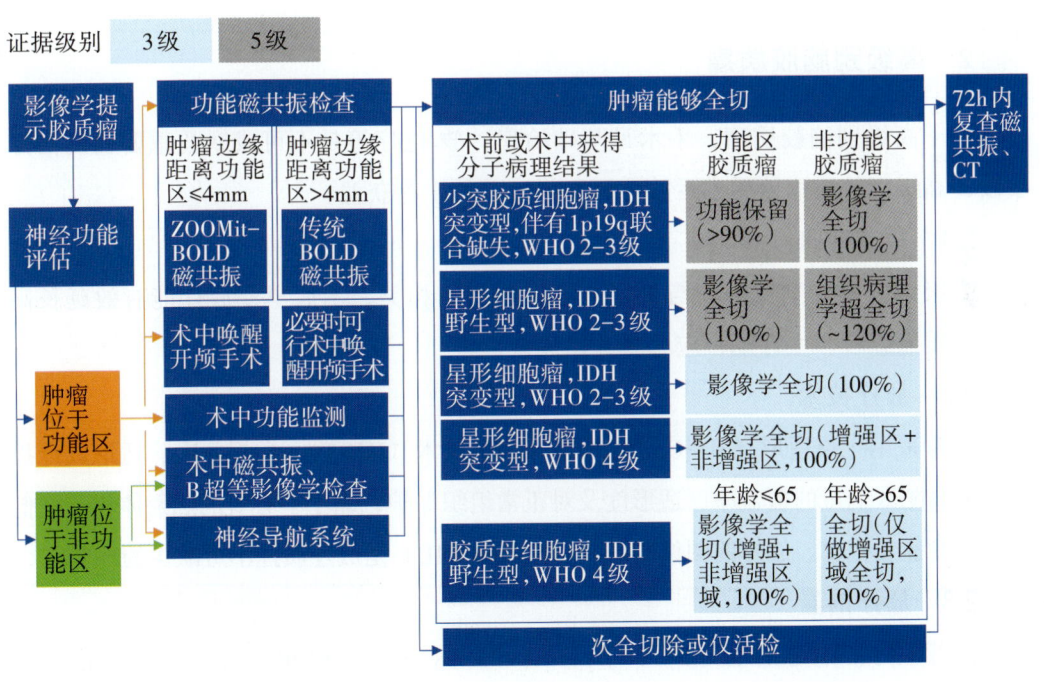

图1-4-1　弥漫性脑胶质瘤的手术治疗策略与推荐证据级别

第三节　放疗

放疗通常是在明确肿瘤病理后，采用6~10MV直线加速器，常规分次、择机进行。立体定向放疗（SRT）不适用于脑胶质瘤的初治。

1　低级别脑胶质瘤

低级别胶质瘤术后放疗适应证、最佳时机、放疗剂量等一直存在争议，目前通常根据预后风险高低来制订治疗策略。

（1）危险因素：年龄≥40岁、肿瘤未全切除、瘤体大、术前神经功能缺损和IDH野生型等是预后不良因素。对于肿瘤未全切除或年龄≥40岁者，推荐积极行早期放疗和（或）化疗。年龄<40岁且肿瘤全切除的患者，可选择密切观察，肿瘤进展后再行治疗。

（2）放疗剂量：强烈推荐低级别胶质瘤放疗的总剂量为45~54 Gy，分次剂量1.8~2.0 Gy。但对于IDH野生型低级别胶质瘤可能需要提高剂量到59.4~60 Gy，而随着适形调强放疗和分子分型在临床普遍应用，进一步提高放疗剂量（54~59.4 Gy）可能对于低级别胶质瘤有效，尤其对于分子病理定义的星形细胞瘤或MGMT启动子非甲基化患者。分次剂量超过2.0 Gy会增加发生远期认知障碍的风险。

（3）靶区确定：大体肿瘤靶区（gross tumor volume，GTV）主要是根据手术前后MRI T2/FLAIR异常信号区域，正确区分肿瘤残留和术后改变，推荐以GTV外扩1~2 cm作为低级别胶质瘤的临床靶区（clinical tumor volume，CTV）。

2　高级别脑胶质瘤

对于高级别脑胶质瘤，手术是基础治疗，放/化疗等是不可或缺的重要辅助治疗手段，高级别胶质瘤接受术后放疗可取得显著的生存获益。

2.1　放疗时机

高级别胶质瘤生存时间与放疗开始时间密切相关，术后早期放疗能有效延长高级别胶质瘤患者、生存期，应尽早开始放疗。

2.2　放疗技术

推荐采用三维适形（3D-CRT）或适形调强技术（IMRT），常规分次、适形放疗技术可提高靶区剂量的覆盖率、适形度及对正常组织保护，缩小不必要的照射体积，降低晚期并发症发生率。放疗前图像验证（CBCT或EPID）是放疗质控不可缺少的环节。

2.3　放疗剂量

推荐放疗照射总剂量为54~60 Gy，1.8~2.0 Gy/次，分割30~33次，每日1次，肿瘤体积较大和（或）位于重要功能区及WHO 3级间变性胶质瘤，可适当降低照射总剂量。尽管3D-CRT或IMRT能够提高靶区适形度，减少正常组织受量，最大限度地缩小照射体积，能够给予靶区更高的放疗剂量，但提高剂量后的疗效尚未得到证实，盲目提高照射总剂量或提高分次量，应十分慎重。

2.4　靶区确定

高级别胶质瘤放疗靶区争议至今，焦点主要是最初的CTV是否需要包括瘤周的水肿区。美国肿瘤放疗协会（RTOG）推荐 CTV1 需包括瘤周水肿区外 2 cm 区域，给予 46 Gy，缩野后 CTV2 需在 GTV 外扩 2 cm，剂量增至 60 Gy。2018 年美国国家综合癌症网络（NCCN）指南推荐 MRI T1 增强或 T2/FLAR 异常信号为 GTV，外扩 1~2 cm 形成 WHO 3 级胶质瘤的 CTV，而外扩 2~2.5 cm 形成 GBM 的 CTV。CTV 外扩 3~5 mm 形成计划靶区（planning target volume，PTV）；而 T2/FLAR 显示的水肿区建议包括在一程的 CTV1 中（46 Gy/23 f），二程增量区（Boost：14 Gy/7 f）应仅仅包括残余肿瘤或术后瘤腔外扩 2.0 cm 形成的 CTV2。Ⅱ期临床试验证实包括或不包括水肿区域在肿瘤控制和生存期上无明显差异，欧洲癌症研究和治疗组织（EORTC）推荐的 CTV 设定并不强调一定要包括所有瘤周水肿区。

靶区勾画原则是在安全的前提下，尽可能保证肿瘤达到 60 Gy 的照射剂量，应参考术前和术后 MRI，正确区分术后肿瘤残存与术后改变。在临床实践中，医生应根据靶区位置、体积、患者年龄和 KPS 评分等因素整合考虑，灵活运用以上关于靶区设定的建议，平衡照射剂量、体积与放射性损伤之间的关系。

2.5 联合放化疗

放疗和 TMZ 同步应用：

（1）GBM

强烈推荐成人初治者放疗联合 TMZ（75 mg/m²）同步化疗，并随后 6 个周期 TMZ 辅助化疗，在放疗中和放疗后应用 TMZ，可显著延长生存期，这一协同作用在 MGMT 启动子区甲基化患者中最为明显。

（2）间变性脑胶质瘤

对于存在 1p/19q 联合缺失者对化疗和放疗更敏感，放疗联合 PCV 化疗是一线治疗方案。目前 TMZ 对 WHO 3 级肿瘤的治疗初步显示疗效，且副反应更少。研究 TMZ、放疗和 1p/19q 联合缺失三者关系的 2 项大型临床随机试验正在进行中，中期结果显示：对于无 1p/19q 联合缺失者，放疗联合 12 个周期 TMZ 化疗，显著改善生存期。IDH 和 TERT 启动子区突变与预后密切相关，IDH 野生型伴或不伴 TERT 启动子区突变患者，临床预后最差，应加强放化疗强度，在 WHO 2 级胶质瘤中也同样存在这样的现象。间变性胶质瘤放疗应根据患者一般状态、分子生物学标记和治疗需求等采用个体化治疗策略，治疗选择包括术后单纯放疗、放疗结合 TMZ 同步和（或）辅助化疗等。

3 室管膜肿瘤

手术是室管膜肿瘤首选治疗方法。室管膜肿瘤全切后多数学者主张无需辅助治疗，部分切除的室管膜瘤和间变性室管膜瘤是放疗适应证。而对放疗后短期复发或年幼不宜行放疗者，选择化疗作为辅助治疗，但疗效并不确定。室管膜肿瘤术后三周，需行全脑全脊髓 MRI 和脑脊液脱落细胞学检查，无脑或脊髓肿瘤播散证据者，局部放疗，反之则推荐全脑全脊髓放疗。

局部放疗：根据术前和术后MRI确定肿瘤局部照射范围，常采用增强T1像或FLAIR/T2加权像上异常信号为GTV，CTV为GTV外放1~2cm，每日分割1.8~2.0 Gy，颅内肿瘤总剂量为54~59.4 Gy，脊髓区剂量45 Gy。肿瘤位于脊髓圆锥以下时，总剂量可提高至60 Gy。

全脑全脊髓放疗：全脑包括硬脑膜以内的区域，全脊髓上起第一颈髓、下至尾椎硬膜囊，全脑全脊髓照射总剂量36 Gy，1.8~2.0 Gy/次，后续颅内病灶区缩野局部追加剂量至54~59.4 Gy，脊髓病灶区追加剂量至45 Gy。

4 复发脑胶质瘤

评估复发脑胶质瘤再放疗的安全性时，应充分考虑肿瘤的位置及大小。由于复发前多接受过放疗，对于复发的较小病灶回顾性研究多采用立体定向放射外科治疗（SRS）或低分割SRT技术，而对于传统的分割放疗研究多集中在体积相对较大的复发病灶，应充分考虑脑组织的耐受性和放射性脑坏死的发生风险。放疗联合药物治疗可推荐贝伐珠单抗及TMZ，联合治疗能够延长部分患者的PFS和OS。

5 放射性脑损伤

放疗对脑组织损伤依据发生时间和临床表现分为三种类型：急性（放疗后6周内发生）、亚急性（放疗后6周至6个月发生）和晚期（放疗后数月至数年）。

5.1 急性和亚急性放射损伤

急性和亚急性放射损伤可能为血管扩张、血脑屏障受损和水肿所致。急性损伤表现为颅高压征象，如恶心、呕吐、头痛和嗜睡等。常为短暂而且可逆，应用皮质类固醇可缓解症状。有时MRI可表现为弥漫性水肿。亚急性放射性脑损伤表现为嗜睡和疲劳，通常可在数周内自愈，必要时予皮质类固醇类药物治疗控制症状。

5.2 晚期放射损伤

晚期放射反应常为进行性和不可逆的，包括白质脑病、放射性坏死和其他各种病变（多为血管性病变）。放疗总剂量、分割剂量等与白质脑病的发生直接相关。非治疗相关因素包括一些使血管性损伤易感性增加的伴随疾病，如糖尿病、高血压及高龄等，均可使白质脑病的发生率增加。同步化疗是另一个危险因素。脑胶质瘤TMZ同步放化疗后假性进展发生率明显增高，其本质是早期放射性坏死。放疗最严重的晚期反应是放射性坏死，发生率约为3%~24%。放疗后3年出现高峰。放射性坏死的临床表现与肿瘤复发相似，如初始症状再次出现，原有神经功能障碍恶化和影像学出现进展的、不可逆的强化病灶，周围有相关水肿。减少放射损伤根本在于预防，合理规划照射总剂量，分次量及合适的靶区体积可有效减少放射性坏死发生率。

第四节 药物治疗

化疗可提高脑胶质瘤患者生存期。对于高级别脑胶质瘤，由于其生长及复发迅速，积极有效的个体化化疗更有价值。其他药物治疗手段还包括分子靶向治疗、免疫治疗等，目前均尚在临床试验阶段。鼓励有条件及符合条件的患者，在不同疾病阶段参加药物临床试验。

1 基本原则

（1）肿瘤切除程度影响化疗效果。推荐化疗应在最大范围安全切除肿瘤的基础上进行。

（2）术后应尽早开始化疗和足量化疗。在保证安全的基础上，采用最大耐受剂量的化疗以及合理的化疗疗程，可获得最佳的治疗效果，同时应注意药物毒性和患者免疫力。

（3）选择作用机制不同及毒性不重叠的药物进行联合化疗，减少耐药的发生率。

（4）根据组织病理和分子病理结果，选择合适的化疗方案。

（5）某些抗瘤药物和抗癫痫药物会产生相互影响，同时使用时应酌情选择或调整化疗药物或抗癫痫药物。

（6）积极参与有效可行的药物临床试验。

2 低级别脑胶质瘤

目前对于低级别脑胶质瘤的化疗还存在一定争议，主要包括：化疗时机、化疗方案的选择、化疗与放疗次序的安排等。根据目前证据，对于有高危因素的低级别脑胶质瘤患者，应积极考虑包括化疗在内的辅助治疗。伴有1p/19q联合缺失的患者，可优先考虑化疗，而推迟放疗的时间。高风险低级别脑胶质瘤的推荐化疗方案包括：PCV方案；TMZ单药化疗；TMZ同步放化疗。

3 高级别脑胶质瘤

3.1 经典化疗方案

（1）Stupp方案：在放疗期间口服TMZ 75 mg/m²/d，连服42天；间隔4周，进入辅助化疗阶段，口服TMZ 150~200 mg/m²/d，连用5天，每28天重复，共6个周期。

（2）PCV方案：甲基苄肼（PCB）60 mg/m²/d第8~21天，洛莫司汀（CCNU）110 mg/m²/d第1天，长春新碱（VCR）1.4 mg/m²第8、29天，8周为1个周期。

可用于胶质瘤治疗的化疗药物还有卡莫司汀、伊立替康、依托泊苷、顺铂、卡铂和环磷酰胺等。

3.2 WHO 3级胶质瘤化疗

对于WHO 3级胶质瘤，目前尚无标准方案，推荐在分子病理指导下选择放疗联合TMZ辅助化疗，放疗同步联合辅助TMZ化疗，放疗联合PCV化疗，或参加可行的临床试验。

对于具有1p/19q联合缺失的WHO 3级少突胶质细胞瘤，推荐放疗联合PCV方案化疗，放疗联合同步或者辅助TMZ化疗；对于无1p/19q联合缺失者，推荐放疗联合辅助TMZ化疗。

对于KPS<60的WHO 3级胶质瘤，推荐短程放疗或常规放疗联合TMZ化疗。

3.3 GBM化疗（年龄≤70岁）

对于KPS≥60的患者，若存在MGMT启动子区甲基化，推荐常规放疗加同步和辅助TMZ化疗加或不加电场治疗，还可推荐常规放疗加同步和辅助替莫唑胺联合洛莫司汀化疗，或接受可行的临床试验；对于MGMT启动子区非甲基化和甲基化情况不明确者，推荐放疗加同步和辅助TMZ化疗加或不加电场治疗，单纯标准放疗，或接受可行的临床试验。

对于KPS<60的患者，推荐在短程放疗的基础上，加或不加同步和辅助TMZ化疗；存在MGMT启动子区甲基化的患者，也可单独采用TMZ化疗，或姑息治疗。

3.4 间变性室管膜瘤的化疗

通常在肿瘤复发或出现全脑全脊髓播散的情况下选择化疗，常用药物包括：铂类药物、依托泊苷、洛莫司汀、卡莫司汀以及TMZ等，或接受可行的药物临床试验。

4 复发脑胶质瘤

目前尚无针对标准治疗后复发脑胶质瘤的标准化疗方案。如为高级别复发脑胶质瘤，强烈建议接受适当可行的临床试验；如果无合适的临床试验，可采用以下方案：

（1）低级别脑胶质瘤复发后可选方案：①放疗加辅助PCV化疗；②放疗加辅助TMZ化疗；③放疗联合同步和辅助TMZ化疗；④既往没有TMZ治疗史的患者还可以使用TMZ；⑤洛莫司汀或卡莫司汀单药化疗；⑥PCV联合方案；⑦以卡铂或者顺铂为基础的化疗方案；⑧如有BRAFV600E激活突变或NTRK融合者可推荐相应的靶向药物。

（2）WHO 3级胶质瘤复发后可选方案：①TMZ；②洛莫司汀或卡莫司汀；③PCV联合方案；④贝伐单抗；⑤贝伐单抗加化疗（卡莫司汀/洛莫司汀、TMZ）；⑥依托泊苷；⑦以卡铂或顺铂为基础的化疗方案；⑧如有BRAFV600E激活突变或NTRK融合者可推荐相应的靶向药物。

（3）GBM复发后可选方案：①贝伐单抗；②TMZ；③洛莫司汀或卡莫司汀；④PCV联合方案；⑤瑞戈非尼；⑥贝伐单抗加化疗（卡莫司汀/洛莫司汀、TMZ）；⑦依托泊苷；⑧以卡铂或顺铂为基础的化疗方案；⑨如有BRAFV600E激活突变或NTRK融合者可推荐相应的靶向药物。

第五节　特殊建议

1　星形细胞瘤，IDH突变型，WHO 2级

一般来讲，具有以下特征的患者被认为是低风险的患者：年龄≤40岁、KPS评分≥70、轻度或无神经功能缺损、少突胶质细胞瘤或少突星形细胞瘤、肿瘤尺寸<6cm、染色体1p/19q联合缺失，以及IDH1/2突变。对于低风险患者，应在肿瘤全切除后接受观察，定期随访，并且应在与患者及其家人进行充分讨论后，再考虑是否需要在后期进行辅助治疗，才能做出最终决策。

高危WHO 2级胶质瘤的适用术后辅助治疗策略，即放疗联合化疗，或是辅助PCV方案或是同步/辅助TMZ化疗。

2　IDH野生型WHO 2级胶质瘤

除其他类型的WHO 2级胶质瘤外（例如儿童型弥漫性胶质瘤），IDH野生型WHO 2级胶质瘤适用高危IDH突变型WHO 2级胶质瘤相似的术后辅助治疗，通常建议使用替莫唑胺（TMZ）或PCV方案进行辅助化疗。放疗的时机选择通常取决于多种因素，例如年龄和肿瘤切除程度。在RTOG 9802试验中，年龄在40岁以下并接受了肿瘤全切术或40岁以上的WHO 2级胶质瘤患者，在放疗的基础上，接受联合化疗（PCV）的患者的无进展生存期和总体生存期比单独接受放疗的生存期更长。NRG Oncology / RTOG 0424试验显示，与历史对照相比，在放疗基础上增加TMZ化疗可使患者获得3年总体生存获益。以下研究还证明，对于接受TMZ化疗和放疗的高危低级别胶质瘤，MGMT启动子甲基化是独立的预后标志物。

3　少突胶质细胞瘤，IDH突变型，WHO 3级

间变性（WHO 3级）胶质瘤患者的标准治疗方案包括最大程度的安全手术切除或活检，然后放疗（每次分割计量为1.8至2.0 Gy，总剂量为60Gy）和辅助化疗。化疗方案根据患者的特征而有所不同，例如KPS、1p/19q联合缺失或MGMT启动子甲基化。对于1p/19q联合缺失的间变性少突胶质细胞胶质瘤，两项大型随机临床试验[欧洲癌症研究与治疗中心（EORTC）26951和RTOG 9402]显示，第一时间接受PCV化疗的患者，无论是再放疗之前或之后，与仅接受放射治疗的患者相比，患者总生存期更长。改良版CODEL临床试验正在进行中，对放疗加辅助PCV化疗与放疗加同步

或辅助TMZ化疗两种治疗方案进行比较。

4　星形细胞瘤，IDH突变型，WHO 3级

对于星形细胞瘤，IDH突变型WHO 3级，EORTC 26053试验（CATNON）的中期分析表明，放疗加12疗程TMZ化疗的患者比未接受TMZ化疗的患者具有更长的总生存期。此后，TMZ维持治疗即可作为WHO 3级胶质瘤的治疗标准，但同步TMZ化疗的价值尚不清楚。

5　胶质母细胞瘤，IDH野生型，WHO 4级

胶质母细胞瘤，IDH野生型，WHO 4级占GBM的绝大部分（约90%）。巨细胞胶质母细胞瘤、胶质肉瘤和上皮样胶质母细胞瘤的三种形态学变种也包括在该诊断中，尽管针对这些变种没有具体的治疗建议。但是，约50%的上皮样胶质母细胞瘤具有可靶向的BRAF V600E突变，其作为治疗靶点的价值需要系统地评估。

自从EORTC-NCIC的一项关于对比单纯放疗与放疗联合同步/辅助TMZ化疗的随机Ⅲ临床试验结果发布以来，最大安全切除术以及放疗加同步/辅助TMZ化疗的治疗方案已被广泛认为是新诊断GBM患者的标准治疗方案（Stupp方案）。在老年GBM患者中，一项随机临床试验（患者年龄65～90岁）还表明，在短程放疗（40 Gy分成15次）中联合TMZ化疗，患者生存时间比仅短程放疗有所延长（9.3个月对7.6个月）。迄今为止，已证明剂量密集方案TMZ化疗，将辅助TMZ化疗延长至6个周期以上，以及联合贝伐单抗均不能为患者带来更多的生存获益。

GBM患者的放疗标准剂量为60 Gy（每次分割计量为1.8～2.0 Gy）。在老年人（年龄≥70岁和KPS≥70）中，50 Gy的放疗（每次分割计量为1.8 Gy）方案，可适度延长患者生存期（中位生存期：29.1周 vs. 16.9周），而没有降低生活质量或认知水平。超分割放疗（15次，40 Gy）是老年GBM患者的标准放疗方案，尤其是在MGMT状态未知或未甲基化的情况下。

肿瘤电场治疗（TTFields）是以中等频率（200kHz）交替出现的低强度电场，产生抗有丝分裂作用，从而以有限的毒性抑制肿瘤细胞分裂。一个针对新诊断GBM的随机Ⅲ期临床试验显示，与标准Stupp方案相比，在辅助TMZ化疗期间使用TTFields治疗可延长患者无进展生存期和总生存期。

6　星形细胞瘤，IDH突变型，WHO 4级

星形细胞瘤，IDH突变型，第4级，既往定义为继发性GBM，其病史较长或以前有较低级别的弥漫性胶质瘤病史，且发生于相对年轻的患者中。尽管这些患者的总体预后优于IDH野生型GBM，但通常采用相似的方法进行治疗。

7 弥漫性中线胶质瘤，H3 K27突变型，WHO 4级

这种肿瘤类型包括儿童和成人中发生在脑干、丘脑和脊髓部位的大多数弥漫性胶质瘤。对于该类型胶质瘤的治疗，外科手术的效果非常有限，而且由于这些肿瘤临床罕见，相关临床试验较少，放射治疗以外其他治疗方法的获益情况尚未明确。在这些肿瘤中，MGMT启动子通常是非甲基化的，患者的临床预后很差。推荐治疗方案包括：①单纯放疗54~60 Gy（每次分割计量为1.8~2 Gy）；②Stupp同步放化疗方案。肿瘤复发或进展后，可采用洛莫司汀、TMZ或贝伐单抗进行尝试性治疗。

8 弥漫性大脑半球胶质瘤，H3 G34突变型，WHO 4级

这种肿瘤类型大多发生于青少年和年轻成人，以前被归类为IDH野生型GBM，而且MGMT启动子区甲基化的发生率较高，因此，推荐治疗方案为替莫唑胺标准同步放化疗方案。肿瘤复发或进展后，可采用洛莫司汀、TMZ或贝伐单抗进行尝试性治疗。

综上所述，脑胶质瘤临床综合诊疗流程与推荐证据级别见图1-4-2。

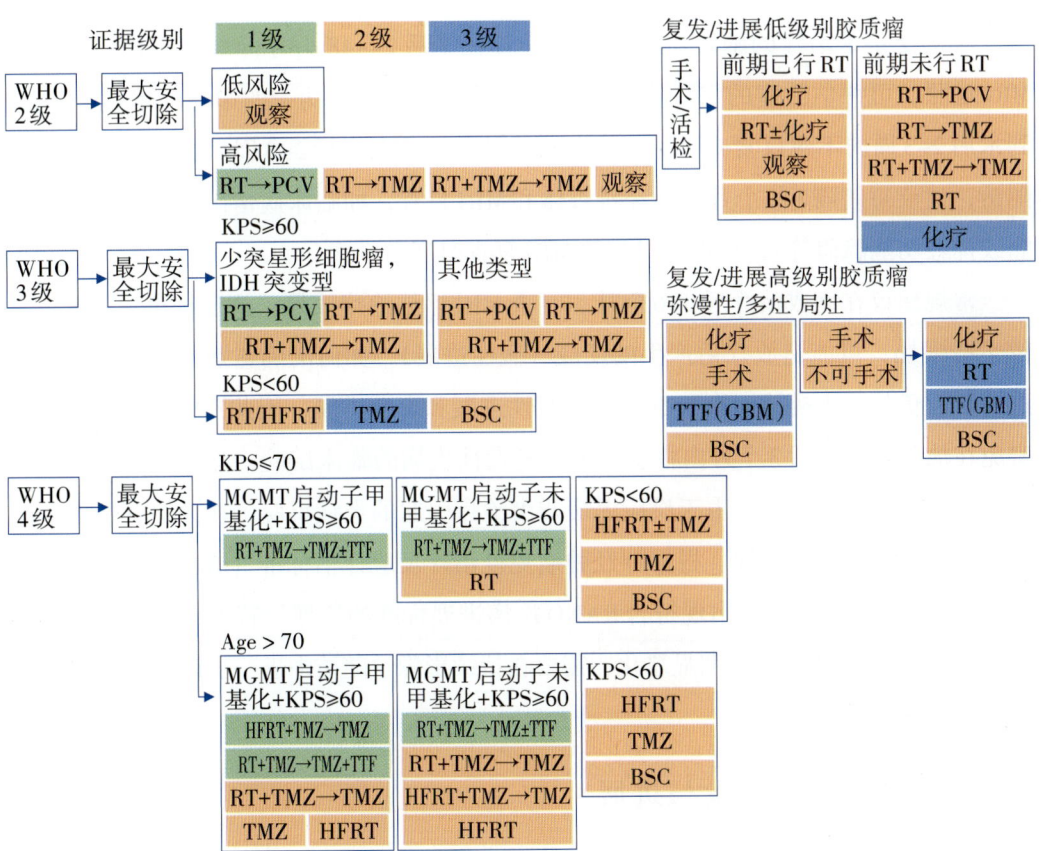

图1-4-2 脑胶质瘤临床综合诊疗流程与推荐证据级别

备注：RT，radiotherapy，放疗；PCV，procarbazine, lomustine and vincristine regimen，甲基苄肼、洛莫司汀和长春新碱方案；TMZ，temozolomide，替莫唑胺；BSC，best supportive care，最优支持治疗；HFRT，hypo-fractionated radiotherapy，超低分割放疗；KPS，Karnofsky performance status，KPS评分；TTF，tumor-treating fields，肿瘤电场治疗。

第六节　临床疗效评估与随访

神经肿瘤治疗反应评估工作组（RANO）主要致力于改善神经肿瘤反应评估质量和治疗终点选择，特别对各项临床试验的评估工作。目前，脑胶质瘤治疗反应的评估主要依据RANO标准（表1-4-1）。

表1-4-1　神经肿瘤临床疗效评价方法（RANO标准）

标准	完全缓解（CR）	部分缓解（PR）	疾病稳定（SD）	疾病进展（PD）
T1增强	无	缩小≥50%	变化在−50%至+25%之间	增加≥25%
T2/FLAIR	稳定或减小	稳定或减小	稳定或减小	增加
新发病变	无	无	无	有
激素使用	无	稳定或减少	稳定或减少	不适用*
临床症状	稳定或改善	稳定或改善	稳定或改善	恶化
需要满足条件	以上全部	以上全部	以上全部	任意一项

备注：在出现持续的临床症状恶化时，即为疾病进展，但不能单纯地将激素用量增加作为疾病进展的依据。

对接受手术治疗的脑胶质瘤患者，推荐在术后24~48小时行MRI检查，与术前MRI对照，可评估肿瘤的切除程度。考虑到手术相关影像伪差的影响，术后48小时到术后2~3周内不建议复查MRI。首次术后复查推荐在术后2~3周后进行，随后规律随访，建议每间隔3~6个月行神经科查体和MRI复查，如临床病情出现变化（出现癫痫或神经功能障碍等），可视情况调整MRI复查时间与频次。

常规建议在完成治疗后3~6个月，复查MRI评估治疗效果。放疗结束后4-8周影像学增强灶，可能是放疗后产生的反应（假性进展）。如何准确鉴别放疗反应和肿瘤进展目前仍是一个挑战。由于难以区分假性进展和真性进展，因此RANO工作组建议避免在放化疗完成后3个月内将患者纳入复发性疾病的临床试验，除非证实为真性肿瘤复发。对于免疫疗法，由于反应迟缓或由治疗引起的炎症反应，在评估其影像学改变方面也具有独特的挑战。根据神经肿瘤免疫治疗反应评估标准（iRANO）建议，在开始免疫治疗后6个月内出现符合RANO疾病进展标准的影像学特点（包括出现新病灶），如果其临床表现没有明显恶化，需要在持续影像学随访中进一步评估治疗反应。

第七节　肿瘤复发与进展

目前，脑胶质瘤复发/进展后的治疗标准并不统一。常用治疗选择包括再次手术切除、再次放疗、洛莫司汀或贝伐单抗等系统性治疗，以及支持治疗等，具体取决于患者年龄、神经功能状态、KPS评分、复发/进展模式和先前的治疗方法等。

当患者处于以下情况时，将考虑第二次手术：

（1）有症状但范围局限的病变；

（2）第一次手术后超过6个月或第一次手术切除不完全的早期复发/进展。

在第二次手术（或无法行第二次手术）之后，通常可对先前未接受过放疗者进行放疗，或者如果新病变不在先前放疗的目标范围内，则从第一次放疗开始至少间隔12个月。对于放疗后复发或进展且未接受过化疗的肿瘤，可考虑使用烷化剂药物（通常是TMZ或亚硝基脲）化疗。对于接受过TMZ治疗者，可选择改变给药方案再次化疗，尽管化疗反应性可能仅限于具有MGMT启动子甲基化的肿瘤。亚硝基脲类药物，包括卡莫司汀（BCNU）、洛莫司汀（CCNU）和福莫司汀，也曾报道可用于治疗复发胶质瘤。在用于试验性治疗复发胶质瘤的各种分子靶向药物中，贝伐单抗（血管内皮生长因子抑制剂）已在北美获准用于治疗复发GBM，尽管贝伐单抗对总生存期的改善十分有限。然而，在多项随机临床试验中，目前尚无足够证据表明TMZ再治疗、亚硝基脲、贝伐单抗、再次放疗或肿瘤电场治疗可延长复发GBM患者的生存期。

第八节 支持性治疗

胶质瘤患者通常在整个疾病过程中遭受严重的、进行性的神经功能障碍。随着疾病的发展，患者需要更高水平的护理和社会性支持。支持性治疗和姑息性治疗也适用于KPS较低、病灶较大或多灶的胶质瘤患者，尤其是在活检后无法进一步治疗的患者。

癫痫发作是胶质瘤患者的常见症状，需长期抗癫痫治疗。原则应以控制癫痫发作的最低药物剂量为目标，以避免副作用并最大程度地减少药物与药物之间的相互作用。左乙拉西坦因其安全性和与其他常用药物的相互作用相对较少，目前被常规推荐用于胶质瘤患者。无癫痫病史的患者，除围手术期外，不建议常规使用抗癫痫药。

皮质类固醇激素常用于控制肿瘤相关水肿，改善临床症状。无颅内压增高或无水肿相关神经功能缺损者，无需使用类固醇激素。对于无症状患者，不需要在肿瘤切除后进行长期的类固醇治疗或在放疗期间预防脑水肿。为避免长时间使用类固醇相关的副作用（例如淋巴细胞减少、感染、骨质疏松症和库欣综合征等），建议尽量减少皮质类固醇激素的使用甚至停用。

胶质瘤患者发生血栓栓塞事件的风险明显增加（1年时发生率高达20%）。多种因素可导致这种风险增加，包括神经功能缺损、类固醇激素的使用、放化疗以及胶质瘤细胞释放的血管活性分子等，但不建议行预防性抗凝治疗。如出现可疑症状，则应尽早排除深静脉血栓形成和肺栓塞可能。对于已经发生深静脉血栓的患者，除非有禁忌证，通常需用低分子肝素长期治疗。

在疾病过程中早期进行姑息治疗很重要，对某些患者而言最好的治疗即是支持性治疗。改善患者症状，例如疲劳、情绪和行为障碍、认知障碍等，应尽早实施更高层级的护理和看护，以改善患者生活质量。

第九节　中医药治疗

目前，中国传统医学多认为脑胶质瘤发病多由脏腑精气亏虚和内外邪气侵犯等综合因素所致，与风、痰、热、毒、虚、瘀、浊等致病因子上犯于脑有关，正虚邪实。临床表现为气郁痰结、气滞血瘀、肝肾阴虚及气阴两虚等。在治疗方面，相关学者对传统中药汤剂对于脑胶质瘤的治疗效果进行了诸多探索，也收获了部分临床效果。

中医药作为中国传统文化的精髓，千百年来经久不衰，是我国独特的卫生健康资源，传统中药是我国天然的药物资源库。通过现代工业技术从中筛选提取出单体成分，成为化学药物，是继承和发扬中药价值的重要途径。当前提取的部分中药活性成分，能够通过抑制细胞周期、诱导凋亡、抑制血管增生和阻断细胞侵袭和迁移等多种机制对胶质瘤细胞进行拮抗和/或杀伤，具有一定的临床应用潜力。然后，目前大多数治疗脑胶质瘤的中药制剂或有效成分仍处于临床前研究阶段，其关键仍在于有效成分难以有效穿透血脑屏障，也是当下研究人员需要深入探讨和创新的重点。

中医辨证以及中西药治疗脑胶质瘤可有效减轻临床症状，并能减轻化疗和放疗的毒副作用。脑胶质瘤术前证候则以阴虚生风和气滞血瘀及气阴不足为主，核心病机为肝阴血不足，化风挟瘀壅脑，本虚标实，虚实夹杂，以邪实为主要矛盾，治疗上从肝论治，以熄风、祛瘀等攻邪为主，辅以养阴柔肝；术后证候为心脾两虚、气阴不足、肝肾阴虚，核心病机为心脾两虚，水饮瘀血内阻，本虚标实，以本虚为主要矛盾，治疗上从心脾论治，以补气养血扶正为主，辅以化瘀利水。

同时，中药还能够通过补益脾肾、调和气血和活血化瘀等功效，改善患者基础健康状态，为患者创造更好的治疗条件，提高患者生活质量。

第五章

新型辅助治疗策略

第一节 肿瘤电场治疗

肿瘤治疗电场（TTFields）是一种通过抑制肿瘤细胞有丝分裂发挥抗瘤作用的治疗方法，用于脑胶质瘤的电场治疗系统是一种便携式设备，通过贴敷于头皮的转换片产生中频低场强肿瘤治疗磁场。目前研究显示肿瘤电场治疗安全有效，副作用小，且对生活质量无明显影响，推荐用于新诊断GBM和复发高级别脑胶质瘤的辅助治疗。由于肿瘤电场治疗的疗效与患者佩戴设备的总时长有关，因此，采用电场治疗必须考虑患者的病情状态、治疗依从性及预期生存期等临床因素。

第二节 分子靶向治疗

随着肿瘤分子遗传学的不断发展，医学肿瘤学的研究也取得了巨大进步。目前，受体酪氨酸激酶（RTK）-PI3K、TP53和RB信号通路被认为是恶性胶质瘤最为常见的癌症变异通路。在临床试验中，一些常见的癌基因（例如RTKs）已被用作胶质瘤的治疗靶点，但目前效果仍不理想。EGFR已作为多种受体酪氨酸激酶抑制剂（TKIs）的治疗靶点。Depatuxizumab mafodotin（Depatux-M）是一种由针对活化EGFR的抗体（ABT-806）结合毒素单甲基奥瑞斯汀-F的复合物。一项Ⅱ期临床试验显示，Depatux-M与TMZ联合治疗EGFR扩增的复发胶质母细胞瘤初步效果肯定。然而，Depatux-M与标准疗法联合用于EGFR扩增的新诊断胶质母细胞瘤的Ⅲ期临床试验，却因治疗无效而提前终止，研究者在中期分析中未观察到试验组任何生存获益。在一系列的Ⅱ/Ⅲ期临床试验中，其他RTK-PI3K通路抑制剂所显示出的疗效也非常有限。一项随机Ⅱ期临床试验证实，与CCNU相比，瑞戈非尼（Regorafenib，VEGFR-2和多激酶靶点抑制剂）可提高复发GBM患者的生存率。

融合基因/蛋白通常是由染色体易位产生的，并产生了新功能。自首次报道FG-

FR3-TACC3融合基因以来，胶质瘤领域已有多种致癌融合基因的报道。一些临床前期或早期临床试验已经证实，这些融合基因有望成为胶质瘤的治疗靶点。FGFR-TACC融合基因在IDH野生型Ⅱ级或Ⅲ级胶质瘤中的发生比例为3.5%，在GBM中的比例为2.9%，该融合基因与IDH突变和EGFR扩增互斥，而往往伴随CDK4扩增。既往研究报道FGFR3-TACC3阳性的胶质瘤接受FGFR抑制剂治疗具有一定疗效，目前关于FGFR抑制剂的临床研究正在进行之中。MET融合基因（例如TFG-MET、CLIP2-MET和PTPRZ1-MET）存在于约10%的儿童GBM和约15%的成人继发性GBM患者（PTPRZ1-MET）中，实验研究发现MET抑制剂可抑制异种移植瘤模型中伴有MET融合基因的肿瘤生长，也有临床研究应用MET抑制剂治疗伴有MET融合基因的小儿GBM患者（克唑替尼）和继发性GBM患者（伯瑞替尼），这种药物可导致肿瘤体积缩小并减轻患者症状。GBM中也经常发生EGFR融合基因（EGFR-SEPT14，3.7%；EGFR-PSPH，1.9%），临床前研究发现，EGFR-SEPT14融合基因可激活STAT3信号通路，与EGFR抑制剂的敏感性有关。MGMT融合基因（例如NFYC-MGMT、BTRC-MGMT和SAR1A-MGMT）在复发GBM中也有报道，这与肿瘤克隆进化有关，也可作为潜在治疗靶点。

IDH1/2基因突变在胶质瘤中较为常见，大多数低级别胶质瘤都伴有IDH1 R132和IDH2 R172位点的突变。IDH1突变后导致2-羟基戊二酸的合成，该代谢产物可通过调节细胞死亡、表观基因组和细胞代谢对肿瘤产生重大影响。在临床前研究中，已证实多种IDH1/IDH2抑制剂可发挥肿瘤抑制作用。在一项I期临床试验研究中，对于IDH突变的进展性胶质瘤患者接受依维替尼（AG-120）药物治疗，可抑制增强部分肿瘤的生长并延长患者PFS，同时该药物具有良好的安全性。对于这些IDH1/IDH2抑制剂（例如AG-120、AG-221、AG-881、BAY1436032和DS-1001b）的临床安全性尚处于临床前期研究阶段，但后续的临床试验将会提供更多关于药物安全性和毒性反应的临床信息。

尽管目前关于恶性胶质瘤的靶向治疗尚未显示出明显的生存获益，但采取标准治疗方案与新型治疗方法相整合的多模式治疗，可能会改善胶质瘤患者的生存预后和生活质量。

第三节　免疫治疗

目前针对GBM的免疫治疗方法包括肿瘤疫苗接种、溶瘤病毒、免疫检查点抑制剂和CAR-T细胞治疗等。通过诱导胶质瘤患者主动的免疫微环境，并增强其适应性免疫系统的抗胶质瘤活性，接种疫苗被认为是一条希望之路。疫苗接种依赖于适应性免疫系统对肿瘤抗原的处理、提呈、识别和攻击等免疫过程，相关的肿瘤抗原主要包括胶质瘤特异性相关肽和肿瘤溶解产物等。目前EGFRvⅢ、IDH1-R132H、TERT等变异蛋白相关的疫苗研究，已经完成或正在进行Ⅱ/Ⅲ期临床试验。一项关于EGFRvⅢ疫苗的大规模Ⅲ期临床试验（n=745，ACT Ⅳ，NCT01480479）证实相关疫苗效果并不理想，但另外一些Ⅱ期临床试验（ACTIVATe，NCT00643097；Heat-Shock，NCT00905060）则显示疫苗接种组患者有显著生存优势。

溶瘤病毒利用靶细胞中抑癌基因的失活或缺陷选择性地感染肿瘤细胞，在其内大量复制并最终摧毁肿瘤细胞。同时它还能激发免疫反应，吸引更多免疫细胞来继续杀死残余癌细胞。一项Ⅱ期临床试验（BrTK02，NCT00589875）显示溶瘤病毒治疗能够使胶质瘤患者显著获益。但迄今为止，尚无针对溶瘤病毒治疗的大规模Ⅲ期临床试验。最近一项关于重组脊髓灰质炎病毒（PVSRIPO）治疗复发性GBM的研究表明，接受PVSRIPO治疗的患者其2年和3年存活率均高于对照组。

免疫检查点抑制剂是免疫检查点的抗体，可减少免疫检查点对T细胞活化的负性调节，从而增强T细胞的肿瘤杀伤作用。过去几年中，免疫检查点抑制剂已在某些癌症中取得了重大突破。胶质母细胞瘤中免疫检查点PD-1/PD-L1呈高表达状态，然而，利用免疫检查点抑制剂治疗新诊断和复发GBM的临床试验结果并不令人满意。例如，PD-1抑制剂Nivolumab用于治疗复发GBM（CheckMate-143）和MGMT未甲基化的新诊断GBM（CheckMate-498），该两项Ⅲ期临床试验结果均为阴性。近期研究关于Nivolumab联合贝伐单抗治疗复发GBM的Ⅲ期临床试验也表明，患者整体生存期并未明显改善。然而，两项最新研究采用术前PD-1抑制剂新辅助治疗方案，结果显示复发GBM患者具有良好的局部免疫反应，并且生存率也有所改善。

嵌合抗原受体（CAR）T细胞疗法使用表达嵌合抗原受体的工程化T细胞，这些T细胞含有针对T细胞活化域的抗体的抗原识别域。最近的一项病例研究报道，患有复发多灶性胶质母细胞瘤的患者在接受了IL13Rα2 CAR-T细胞治疗后，颅内和脊髓内的所有肿瘤病灶均有不同程度消退，这种临床反应持续了7.5个月，而且未观察到3级以上的毒性作用。目前，多种肿瘤标志物已经作为CAR-T细胞的靶标用于胶质瘤的治疗，例如EGFRvⅢ、HER2、EphA2、CD70、GD2和B7H3等。相关临床试验表明，CAR-T细胞可浸润到肿瘤组织中并被激活，继而发挥作用。尽管当前用于胶质瘤的免疫治疗结果令人失望，然而，应用免疫联合疗法并在微环境中逆转局部免疫抑制可能是未来更有希望的治疗策略。

第六章

康复及缓和治疗

脑胶质瘤患者术后大多存在不同程度的生理功能和社会心理方面的障碍，这些障碍限制了患者的日常活动和社会参与度，降低了患者的生活质量。合理适度的康复治疗能够有效降低脑胶质瘤相关致残率，是脑胶质瘤临床管理中不可或缺的重要环节。此外，脑胶质瘤患者在整个疾病发展过程中需要全面的缓和治疗（palliative care），适当的缓和治疗可以有效减轻脑胶质瘤患者的症状负担，并改善患者（特别是终末期患者）及看护人员的生活质量。以上两类治疗的临床管理同样需要脑胶质瘤治疗团队的关注。

第一节 常见康复治疗策略

脑胶质瘤患者康复治疗涉及多学科跨领域的合作，需要遵循集体协同的工作模式，其康复治疗策略涵盖范围也较广，具体如下：

1 运动障碍治疗

脑胶质瘤患者的运动功能障碍并非一定由胶质瘤本身造成，也可能是也可能是手术切除、放疗以及化疗的并发症。其康复治疗以运动疗法为主，包括正确体位的摆放、关节活动度练习、肌力训练、耐力训练、神经肌肉促进技术训练、平衡及协调性训练、步态训练和呼吸训练等。运动疗法的时机、种类、强度以及持续时间应当与患者的临床状态相符。

对于身体条件能支持正常锻炼的胶质瘤患者，包括美国运动医学学院（The American College of Sports Medicine）、美国癌症协会（American Cancer Society）以及英国运动与运动科学协会（British Association of Sport and Exercise Science）的各专家组织建议每周进行至少150分钟的中等强度或75分钟的高等强度有氧运动，并进行两组主要肌群的强化锻炼。

此外，基于脑功能拓扑网络学说，针对部分术后出现运动功能障碍的患者，可采用经颅磁刺激的方式，对重要的功能网络节点进行刺激，促进这些重要节点的功能重塑，加快脑功能拓扑网络结构的恢复，缩短患者术后一过性功能障碍的持续时间，减少永久性功能障碍发生率。

2　感觉障碍治疗

在脑胶质瘤患者中，感觉障碍通常是由包括初级感觉皮质在内的体感通路的直接损伤引起的。例如，化疗诱导的神经病变可能伴有严重的本体感觉丧失，使患者无法正常行走或进食。在有效治疗原发肿瘤或停用引起并发症的化疗药物后，感觉障碍可能会得到明显缓解或改善。患有感觉障碍的患者需要接受适当的康复治疗以防止其感觉功能进行性下降，物理疗法通常是针对患者的静态姿势、转移和步态进行训练，并鼓励患者更多的依赖视觉而不是感觉去感知周围环境。此外，可以训练患者在行走和上下楼梯时使用拐杖一类的辅助设备，通过手持辅助设备接受的触觉刺激可以补偿其下肢本体感觉敏锐度的降低。

3　言语-语言障碍治疗

言语-语言障碍包括构音障碍及失语症等，需要根据患者言语-语言评定的结果分别采用促进言语功能恢复的训练和非言语交流方式的使用训练。前者包括语音训练、听觉理解能力训练、口语表达训练等，后者包括手势语、画图、交流板、交流手册及电脑交流装置使用训练。

4　吞咽障碍治疗

约2/3（63%）的脑肿瘤患者在早期康复治疗中会出现吞咽障碍，吞咽障碍通常都会逐渐改善，50%的患者在出院时可以恢复正常饮食。吞咽障碍的康复治疗策略主要包括营养摄入途径的改变、促进吞咽功能恢复的康复训练、食物性状和进食体位的调整、吞咽康复相关的康复护理和教育四个方面。

5　认知障碍治疗

脑胶质瘤及其相关治疗可以导致认知功能的跨领域损害，并可能影响患者的生活质量。认知障碍可由胶质瘤本身、胶质瘤相关癫痫、治疗（手术、放疗、抗癫痫药物、化疗或应用皮质类固醇药物）以及心理因素引起，多表现为记忆缺陷（主要是工作记忆）、执行功能、注意力、定向力和视空间功能障碍等。认知康复是基于大脑的神经可塑性原则的一种康复治疗，旨在改善各类认知领域，如注意力、记忆、语言和执行/控制方面的功能。既往研究已证实，规范的认知康复有助于脑胶质瘤患者认知功能的改善。认知康复治疗的内容主要包括增强对认知缺损认识和理解的教育、减少认知缺损所造成影响的适应性治疗及针对认知缺损的修复性治疗，其中适应性和修复性治疗应以患者的生活方式和工作需要为导向。

6 心理治疗

针对脑胶质瘤患者出现的焦虑和抑郁，可通过心理干预的方法来缓解和消除。对于中、重度焦虑或抑郁患者可酌情给予抗焦虑和抑郁的药物。同时应兼顾对患者的家属、护工的心理支持和教育。

7 作业治疗

作业治疗是指以应用与日常生活、工作有关的各种作业活动或工艺过程中的某个运动环节作为训练方式，以最终提高患者在生活自理、工作及休闲活动上的独立能力为目的的治疗方法。主要包括维持日常生活所必需的基本作业治疗、创造价值的作业治疗、消遣性或文娱性作业治疗、教育性作业治疗及辅助支具使用训练等。

8 康复工程

对于脑胶质瘤患者的肢体无力和平衡障碍，可以通过康复工程制作各种辅助器具，以改善患者的日常生活能力。如：用佩戴踝足矫形器来改善足下垂，用宽基底的四脚杖、标准助行器或半助行器来增加支撑面从而降低步行或站立时的跌倒风险等。

9 药物治疗

患者康复治疗过程中出现肢体痉挛或疼痛、肺部及尿路感染、抑郁或焦虑等症状时，酌情使用一些对症药物是很有必要的。但与此同时，应当慎重使用对症支持性药物，因为这些药物可能是导致认知功能障碍的潜在原因。此外，不建议基于预防或治疗认知功能下降的原因对脑胶质瘤患者进行相关药物治疗。

10 祖国传统医学和其他康复治疗

也可选择针灸、推拿和拳操用于脑胶质瘤患者的康复。患者在手术前后、放疗或化疗期间，应给予充分的营养支持和护理。

第二节 脑胶质瘤患者的缓和治疗

缓和治疗，旧称"姑息治疗"，是给予生存期有限的患者（包括恶性肿瘤以及非肿瘤患者，如恶性肿瘤被确诊为晚期时、慢性充血性心力衰竭晚期、慢性阻塞性肺疾病末期等）及家属全面的综合治疗和照护，尽力保障终末期患者的生存质量，同时也帮助其家属渡过这一艰难时期的治疗形式。缓和治疗的主要目的不是延长生命或治愈疾病，而是减轻患者症状，维持或改善其功能和生活质量。世界卫生组织指出，缓和治疗"应在疾病早期，与其他旨在延长生命的疗法结合使用"。由于大多数脑胶质瘤患者无法治愈，因此缓和治疗在这一患者群体中显得尤为重要，特别是在生命终末期阶段。根据欧洲神经肿瘤协会（EANO）在2017年发布的胶质瘤患者缓和治疗指南，生命终末期被定义为临终前的最后3个月。

1 缓和治疗的基本原则

临床医师在进行缓和治疗的过程中需注意以下基本原则：

（1）以患者为中心 而非以患者家属为中心。

（2）关注患者的意愿、舒适和尊严 而非首先考虑患者家属的意愿、舒适和尊严。

（3）不以治愈疾病为焦点 因为需要缓和治疗的疾病基本已被认定难以甚至无法治愈。

（4）接受不可避免的死亡 除了患者本人及家属，医务人员更需要学会接受死亡接近的事实，并做出积极的应对和准备，而非试图以"先进的医疗科技手段"抗拒死亡。

（5）不加速也不延缓死亡 不应该使用药物加速患者死亡（如安乐死），也不应该对死亡进程已经无法逆转的患者使用各种手段试图延缓其死亡进程。死亡是自然的过程，应该得到尊重，而非"用科技对抗"。

2 缓和治疗过程中的症状管理

症状控制是缓和治疗的基础和核心内容。减轻症状，尽可能让患者保持身体上的舒适，是在心理、社会等其他层面对患者进行照顾的基础。胶质瘤患者根据疾病性质、部位、治疗等的不同，其临床症状也具有较强的个体差异。其中头痛、癫痫、静脉血栓、疲劳、情绪和行为障碍是常见的问题。对症处理是帮助终末期患者的第一步，对症处理的方案需要随患者病情变化不断调整，直至达到最佳效果。

3 脑胶质瘤患者生命终末期的护理

（1）谵妄。大多数脑胶质瘤患者在疾病终末阶段会出现意识障碍，在临终前3个月，71%的患者中可观察到意识障碍，而在临终前1周，该比例会上升到95%。有研究显示奥氮平、利培酮、阿立哌唑和氟哌啶醇对治疗谵妄都有较好的效果。然而近期有更高级的循证医学证据表明，利培酮和氟哌啶醇对接受缓和治疗患者的谵妄症状并无显著效果。对于出现谵妄症状的脑胶质瘤患者，首先应尝试明确其谵妄的潜在原因并予以对因治疗，如谵妄仍难以控制，可尝试用低剂量氟哌啶醇治疗。

（2）营养与呼吸支持。吞咽困难是脑胶质瘤患者生命终末期最常见的症状之一。吞咽困难会影响患者进食、进水、口服药物。此外，由于唾液吞咽困难，还会导致误吸，使患者出现呼吸系统症状。目前来看，在脑胶质瘤患者生命终末阶段，肠外营养和补液并不能使其明显获益，而伴发的呼吸系统症状也并无行之有效的治疗药物。

（3）预立治疗规划。预立治疗规划是医师与患者为其即将到来的生命终末期制订医疗护理目标的过程。对脑胶质瘤患者来说，由于认知障碍、精神错乱、沟通困难、意识丧失以及神经症状的快速发展，患者参与治疗决策的能力会不断下降。预立治疗规划有助于改善患者的疾病管理，提高终末期医护工作的质量，提高患者及家属的满意度，并降低患者家属的压力、焦虑和抑郁情绪。

（4）医患沟通与组织工作。医务人员有义务告知患者及家属，面对"终点"的选项并不是唯一。使患者及家属有选择的机会，除了在重症监护病房（ICU）接受气管插管/心脏按压/电击等有创救治措施，还可选择不采用有创救治措施、尽量减轻患者离去时的痛苦。患者及家属有权利知道如何让自己或亲人尽量少痛苦地离去。医务人员可以组织患者家属进行讨论，围绕相关问题进行沟通，无论最终作何选择，医务人员的工作基本都能获得患者及家属的认可。

参考文献

[1] 国家卫生健康委员会医政医管局. 脑胶质瘤诊疗规范（2018年版）[J]. 中华神经外科杂志，2019年3月，35（3）：217-39.

[2] PATEL A P, FISHER J L, NICHOLS E, et al. Global, regional, and national burden of brain and other CNS cancer, 1990 - 2016: a systematic analysis for the Global Burden of Disease Study 2016 [J]. The Lancet Neurology, 2019, 18（4）：376-93.

[3] JIANG T, TANG G F, LIN Y, et al. Prevalence estimates for primary brain tumors in China: a multi-center cross-sectional study [J]. Chin Med J（Engl），2011, 124（17）：2578-83.

[4] OSTROM Q T, CIOFFI G, WAITE K, et al. CBTRUS Statistical Report: Primary Brain and Other Central Nervous System Tumors Diagnosed in the United States in 2014-2018 [J]. Neuro Oncol, 2021, 23（12 Suppl 2）：iii1-iii105.

[5] SUCHORSKA B, GIESE A, BICZOK A, et al. Identification of time-to-peak on dynamic 18F-FET-PET as a prognostic marker specifically in IDH1/2 mutant diffuse astrocytoma [J]. Neuro Oncol, 2018, 20（2）：279-88.

[6] LOUIS D N, WESSELING P, PAULUS W, et al. cIMPACT-NOW update 1: Not Otherwise Specified（NOS） and Not Elsewhere Classified（NEC）[J]. Acta Neuropathol, 2018, 135（3）：481-4.

[7] LOUIS D N, GIANNINI C, CAPPER D, et al. cIMPACT-NOW update 2: diagnostic clarifications for diffuse midline glioma, H3 K27M-mutant and diffuse astrocytoma/anaplastic astrocytoma, IDH-mutant [J]. Acta Neuropathol, 2018, 135（4）：639-42.

[8] BRAT D J, ALDAPE K, COLMAN H, et al. cIMPACT-NOW update 3: recommended diagnostic criteria for "Diffuse astrocytic glioma, IDH-wildtype, with molecular features of glioblastoma, WHO grade IV" [J]. Acta Neuropathol, 2018, 136（5）：805-10.

[9] ELLISON D W, HAWKINS C, JONES D T W, et al. cIMPACT-NOW update 4: diffuse gliomas characterized by MYB, MYBL1, or FGFR1 alterations or BRAF（V600E）mutation [J]. Acta Neuropathol, 2019, 137（4）：683-7.

[10] BRAT D J, ALDAPE K, COLMAN H, et al. cIMPACT-NOW update 5: recommended grading criteria and terminologies for IDH-mutant astrocytomas [J]. Acta Neuropathol, 2020, 139（3）：603-8.

[11] LOUIS D N, WESSELING P, ALDAPE K, et al. cIMPACT-NOW update 6: new entity and diagnostic principle recommendations of the cIMPACT-Utrecht meeting on future CNS tumor classification and grading [J]. Brain Pathol, 2020, 30（4）：844-56.

[12] ELLISON D W, ALDAPE K D, CAPPER D, et al. cIMPACT-NOW update 7: advancing the molecular classification of ependymal tumors [J]. Brain Pathol, 2020.

[13] 《中国中枢神经系统胶质瘤诊断与治疗指南》（编写组）. 中国中枢神经系统胶质瘤诊断与治疗指南（2015）[J]. 中华医学杂志，2016, 96（7）.

[14] HU H, MU Q, BAO Z, et al. Mutational Landscape of Secondary Glioblastoma Guides MET-Targeted Trial in Brain Tumor [J]. Cell, 2018.

[15] JIANG T, NAM D H, RAM Z, et al. Clinical practice guidelines for the management of adult diffuse gliomas [J]. Cancer Lett, 2020.

[16] WELLER M, VAN DEN BENT M, PREUSSER M, et al. EANO guidelines on the diagnosis and treatment of diffuse gliomas of adulthood [J]. Nat Rev Clin Oncol, 2021, 18（3）：170-86.

[17] APPAY R, DEHAIS C, MAURAGE C A, et al. CDKN2A homozygous deletion is a strong adverse prognosis factor in diffuse malignant IDH-mutant gliomas [J]. Neuro Oncol, 2019, 21（12）：1519-28.

[18] SHIRAHATA M, ONO T, STICHEL D, et al. Novel, improved grading system（s）for IDH-mutant

astrocytic gliomas [J]. Acta Neuropathol, 2018, 136 (1): 153-66.

[19] 中国脑胶质瘤协作组. 唤醒状态下切除脑功能区胶质瘤手术技术指南（2018版）[J]. 中国微侵袭神经外科杂志, 2018, 23 (08): 383-8.

[20] 中国医师协会脑胶质瘤专业委员会. 胶质瘤多学科诊治（MDT）中国专家共识 [J]. 中华神经外科杂志, 2018, 34 (02): 113-8.

[21] 江涛, 王引言, 方晟宇. 全面解析运动功能网络的拓扑性质与保护机制 [J]. 中华神经外科杂志, 2020, 36 (02): 109-11.

[22] ALTIERI R, MELCARNE A, DI PERNA G, et al. Intra-Operative Ultrasound: Tips and Tricks for Making the Most in Neurosurgery [J]. Surg Technol Int, 2018, 33: 353-60.

[23] FANG S, BAI H X, FAN X, et al. A Novel Sequence: ZOOMit-Blood Oxygen Level-Dependent for Motor-Cortex Localization [J]. Neurosurgery, 2020, 86 (2): E124-E32.

[24] LI L, WANG Y, LI Y, et al. Role of molecular biomarkers in glioma resection: a systematic review [J]. Chin Neurosurg J, 2020, 6: 18.

[25] LU C F, HSU F T, HSIEH K L, et al. Machine Learning-Based Radiomics for Molecular Subtyping of Gliomas [J]. Clin Cancer Res, 2018, 24 (18): 4429-36.

[26] KORIYAMA S, NITTA M, KOBAYASHI T, et al. A surgical strategy for lower grade gliomas using intraoperative molecular diagnosis [J]. Brain Tumor Pathol, 2018, 35 (3): 159-67.

[27] DING X, WANG Z, CHEN D, et al. The prognostic value of maximal surgical resection is attenuated in oligodendroglioma subgroups of adult diffuse glioma: a multicenter retrospective study [J]. J Neurooncol, 2018.

[28] WIJNENGA M M J, FRENCH P J, DUBBINK H J, et al. The impact of surgery in molecularly defined low-grade glioma: an integrated clinical, radiological, and molecular analysis [J]. Neuro Oncol, 2018, 20 (1): 103-12.

[29] MOLINARO A M, HERVEY-JUMPER S, MORSHED R A, et al. Association of Maximal Extent of Resection of Contrast-Enhanced and Non-Contrast-Enhanced Tumor With Survival Within Molecular Subgroups of Patients With Newly Diagnosed Glioblastoma [J]. JAMA oncology, 2020, 6 (4): 495-503.

[30] LIU Y, LI Y, WANG P, et al. High-dose radiotherapy in newly diagnosed low-grade gliomas with nonmethylated O (6) -methylguanine-DNA methyltransferase [J]. Radiat Oncol, 2021, 16 (1): 157.

[31] LIU Y, LIU S, LI G, et al. Association of high-dose radiotherapy with improved survival in patients with newly diagnosed low-grade gliomas [J]. Cancer, 2021, Online ahead of print.

[32] National Comprehensive Cancer Network. NCCN Clinical Practice Guidelines in Oncology: Central Nervous System Cancers (Version 1.2018) [J]. 2018.

[33] INTERGROUP RADIATION THERAPY ONCOLOGY GROUP T, CAIRNCROSS G, BERKEY B, et al. Phase III trial of chemotherapy plus radiotherapy compared with radiotherapy alone for pure and mixed anaplastic oligodendroglioma: Intergroup Radiation Therapy Oncology Group Trial 9402 [J]. J Clin Oncol, 2006, 24 (18): 2707-14.

[34] VAN DEN BENT M J, TESILEANU C M S, WICK W, et al. Adjuvant and concurrent temozolomide for 1p/19q non-co-deleted anaplastic glioma (CATNON; EORTC study 26053-22054): second interim analysis of a randomised, open-label, phase 3 study [J]. Lancet Oncol, 2021, 22 (6): 813-23.

[35] BELL E H, ZHANG P, FISHER B J, et al. Association of MGMT Promoter Methylation Status With Survival Outcomes in Patients With High-Risk Glioma Treated With Radiotherapy and Temozolomide: An Analysis From the NRG Oncology/RTOG 0424 Trial [J]. JAMA oncology, 2018, 4 (10): 1405-9.

[36] LIANG S, FAN X, ZHAO M, et al. Clinical practice guidelines for the diagnosis and treatment of

adult diffuse glioma-related epilepsy [J]. Cancer medicine, 2019, 8 (10): 4527-35.

[37] TAN A C, ASHLEY D M, LOPEZ G Y, et al. Management of glioblastoma: State of the art and future directions [J]. CA Cancer J Clin, 2020, 70 (4): 299-312.

[38] 邓婷婷, 王云启, 许康. 脑复康方改善神经胶质瘤术后的疗效及安全性观察 [J]. 肿瘤药学, 2019, 9 (02): 308-11.

[39] 黄子明, 马玉杰, 曹海红, 等. 中药复方在脑瘤治疗中的临床应用与实验研究进展 [J]. 辽宁中医杂志, 2021, 48 (01): 198-202.

[40] 王维, 张路阳, 赵子龙, 等. 刺芒柄花素抑制胶质瘤细胞的增殖和迁移 [J]. 现代肿瘤医学, 2018, 26 (23): 3735-9.

[41] 马鹏举, 李祥生, 汲乾坤, 等. 柴胡皂甙d上调CDKN1B抑制脑胶质瘤细胞增殖的机制研究 [J]. 中医药信息, 2019, 36 (01): 5-10.

[42] 海岳东, 白爽, 王育民, 等. 蒙药乌力地格抑制胶质瘤裸鼠移植瘤生长的研究 [J]. 中国实验诊断学, 2018, 22 (11): 1981-5.

[43] 张炜, 全昆, 宋祖琪, 等. 山奈酚抑制EMT阻断神经胶质瘤细胞侵袭和转移 [J]. 时珍国医国药, 2020, 31 (05): 1097-101.

[44] 白若冰, 荔志云, 任海军. 中医中药在脑胶质瘤治疗中的作用研究 [J]. 2018, 31 (1): 134-7.

[45] DONO A, MITRA S, SHAH M, et al. PTEN mutations predict benefit from tumor treating fields (TTFields) therapy in patients with recurrent glioblastoma [J]. J Neurooncol, 2021.

[46] CANCER GENOME ATLAS RESEARCH N. Comprehensive genomic characterization defines human glioblastoma genes and core pathways [J]. Nature, 2008, 455 (7216): 1061-8.

[47] VAN DEN BENT M, EOLI M, SEPULVEDA J M, et al. INTELLANCE 2/EORTC 1410 randomized phase II study of Depatux-M alone and with temozolomide vs temozolomide or lomustine in recurrent EGFR amplified glioblastoma [J]. Neuro Oncol, 2020, 22 (5): 684-93.

[48] LASSMAN A, PUGH S, WANG T, et al. ACTR-21. A RANDOMIZED, DOUBLE-BLIND, PLACEBO-CONTROLLED PHASE 3 TRIAL OF DEPATUXIZUMAB MAFODOTIN (ABT-414) IN EPIDERMAL GROWTH FACTOR RECEPTOR (EGFR) AMPLIFIED (AMP) NEWLY DIAGNOSED GLIOBLASTOMA (nGBM) [J]. Neuro Oncol, 2019, 21 (Supplement_6): vi17-vi.

[49] CHINNAIYAN P, WON M, WEN P Y, et al. A randomized phase II study of everolimus in combination with chemoradiation in newly diagnosed glioblastoma: results of NRG Oncology RTOG 0913 [J]. Neuro Oncol, 2018, 20 (5): 666-73.

[50] LOMBARDI G, DE SALVO G L, BRANDES A A, et al. Regorafenib compared with lomustine in patients with relapsed glioblastoma (REGOMA): a multicentre, open-label, randomised, controlled, phase 2 trial [J]. Lancet Oncol, 2019, 20 (1): 110-9.

[51] DI STEFANO A L, PICCA A, SARAGOUSSI E, et al. Clinical, molecular, and radiomic profile of gliomas with FGFR3-TACC3 fusions [J]. Neuro Oncol, 2020, 22 (11): 1614-24.

[52] BAO Z S, CHEN H M, YANG M Y, et al. RNA-seq of 272 gliomas revealed a novel, recurrent PTPRZ1-MET fusion transcript in secondary glioblastomas [J]. Genome Res, 2014.

[53] MELLINGHOFF I K, ELLINGSON B M, TOUAT M, et al. Ivosidenib in Isocitrate Dehydrogenase 1-Mutated Advanced Glioma [J]. J Clin Oncol, 2020, 38 (29): 3398-406.

[54] KARPEL-MASSLER G, NGUYEN T T T, SHANG E, et al. Novel IDH1-Targeted Glioma Therapies [J]. CNS Drugs, 2019, 33 (12): 1155-66.

[55] 中国医师协会脑胶质瘤专业委员会, 上海市抗癌协会神经肿瘤分会. 中国中枢神经系统胶质瘤免疫和靶向治疗专家共识（第二版）[J]. 中华医学杂志, 2020, 100 (43): 3388-96.

[56] DESJARDINS A, GROMEIER M, HERNDON J E, 2ND, et al. Recurrent Glioblastoma Treated with Recombinant Poliovirus [J]. N Engl J Med, 2018, 379 (2): 150-61.

[57] REARDON D A, BRANDES A A, OMURO A, et al. Effect of Nivolumab vs Bevacizumab in Patients

With Recurrent Glioblastoma: The CheckMate 143 Phase 3 Randomized Clinical Trial [J]. JAMA oncology, 2020, 6 (7): 1003-10.

[58] CLOUGHESY T F, MOCHIZUKI A Y, ORPILLA J R, et al. Neoadjuvant anti-PD-1 immunotherapy promotes a survival benefit with intratumoral and systemic immune responses in recurrent glioblastoma [J]. Nat Med, 2019, 25 (3): 477-86.

[59] SCHALPER K A, RODRIGUEZ-RUIZ M E, DIEZ-VALLE R, et al. Neoadjuvant nivolumab modifies the tumor immune microenvironment in resectable glioblastoma [J]. Nat Med, 2019, 25 (3): 470-6.

[60] ZHAI Y, LI G, JIANG T, et al. CAR-armed cell therapy for gliomas [J]. Am J Cancer Res, 2019, 9 (12): 2554-66.

[61] 樊代明. 整合肿瘤学·临床卷[M]. 北京：科学出版社，2021.

[62] ANDREJEVA J, VOLKOVA O V. Physical and Psychological Rehabilitation of Patients with Intracranial Glioma [J]. Prog Neurol Surg, 2018, 31: 210-28.

[63] 樊代明. 整合肿瘤学·基础卷[M]. 西安：世界图书出版西安有限公司，2021.

髓母细胞瘤

名誉主编

樊代明

主　编

陈忠平　孙晓非

副主编

卞修武　赵世光　马　军　夏云飞　张俊平

编　委（姓氏笔画排序）

于士柱　马　军　马　杰　马晓莉　卞修武
王之敏　王　翦　卢德宏　吕衍春　孙晓非
朴浩哲　初曙光　吴少雄　张玉琪　张旺明
张俊平　张　蓓　折　虹　李春德　李　智
杨学军　杨群英　汪　洋　沈志鹏　邱晓光
陈志峰　陈忠平　陈　乾　林志雄　姜　涛
赵世光　袁晓军　梁碧玲　黄圆圆　曾　敬
葛　明　蒋马伟　甄子俊　廖柏贤　蔡林波

执　笔

孙晓非　汪　洋　王　翦　初曙光　李　智

第一章

概述

　　髓母细胞瘤（Medulloblastoma，MB）是起源于小脑早期神经祖细胞的胚胎性恶性肿瘤，是儿童期最常见的恶性脑瘤。MB标准治疗策略是根据危险因素进行分层治疗。基本策略是手术联合全脑全脊髓放疗和辅助化疗。MB确切的预后因素包括手术切除程度、诊断时年龄、临床分期、病理类型和分子亚型。经手术、放疗和化疗规范的整合治疗，目前年龄≥3岁的标危型MB 5年无复发生存率>80%，高危型MB约为60%。而年龄<3岁的MB因放疗有远期副作用，需延迟放疗或不做放疗，生存率30%~70%。手术、放疗和化疗组成的多学科整合诊治模式（MDT to HIM）提高了MB的生存率。但常伴严重远期副作用，如智力下降、生长发育迟缓、内分泌功能紊乱、神经认知功能损伤和继发第二肿瘤等，促使学界正在探索更加合理的整合治疗策略，以降低远期副作用。近年对MB基因分型及其预后意义的研究已达成共识，将MB分成四个分子亚组：WNT、SHH、Group 3和Group 4，四个亚组的组织起源、年龄分布、分子特征和临床结局均有不同。每个亚组又可再分多个亚型。目前国际上已经开展多项将MB分子亚型纳入危险分层，调整MB治疗策略和治疗方式的临床研究，结果将有可能改变目前MB诊治策略。

　　MB要达到良好治疗效果，多学科合作整合治疗（MDT to HIM）是前提，规范化治疗是基本保障。随着MB分子生物学进展和新的临床研究结果呈现，需要在原有规范治疗基础上与时共进。为此，我们参考国内外相关临床研究结果和经验，对MB制定相应的整合诊疗指南。希望有助于MB的规范诊疗和进一步提高MB的生存率和减低远期副作用。

第二章 流行病学

MB是儿童最常见的胚胎性脑瘤，占所有儿童中枢神经系统（CNS）肿瘤的20%、后颅窝肿瘤的40%、中枢神经系统胚胎性肿瘤的63%。70%的MB发生在10岁以下儿童。MB发病呈双峰型，发病高峰在3~4岁和8~9岁。中位发病年龄8岁。男性多于女性（1.8∶1）。10%~15%的MB发生在婴儿期。MB在成人期罕见，仅占成人CNS肿瘤<1%。大约5%的MB患者有遗传性癌症易感综合征的背景。

第三章

预防

第一节 环境因素

MB形成的环境因素仍然未知,目前还不能从环境因素对MB发生进行预防。

第二节 遗传因素

MB形成与某些遗传性癌症易感综合征和胚系基因突变相关。已证实大约5%的MB有遗传性癌症易感综合征的背景。SUFU、PTCH1、APC、TP53、BRCA2、PALB2等胚系基因突变与MB的发生相关。认识这些癌症易感综合征和相关基因突变,有助于MB的预防和早诊。

(1)戈林综合征(Gorlin syndrome)也称基底细胞痣综合征或痣样基底细胞癌综合征,与胚系PTCH1和SUFU基因突变相关。Gorlin综合征是一种常染色体显性遗传病,表现发育异常、骨囊肿。患基底细胞癌和MB风险增加,尤其是放疗后的皮肤易患基底细胞癌。与MB的SHH亚型相关。

(2)李法美尼综合征(Li-Fraumeni syndrome)与胚系TP53基因突变相关,是常染色体显性遗传癌症易感综合征。可引起家族性各种癌症发生,包括骨和软组织肿瘤、乳腺癌、肾上腺皮质癌和各种脑瘤(MB,高级别胶质瘤、脉络丛癌)等。与MB的SHH亚型相关。

(3)特科特综合征(Turcot syndrome)与胚系APC基因突变相关,是常染色体显性遗传。结直肠癌和CNS肿瘤发生风险增加,特征为家族性多发性结肠腺瘤性息肉伴中枢神经系统恶性肿瘤。与MB的WNT亚型相关,罕见与SHH亚型相关。

(4)范可尼贫血(Fanconi anemia)与胚系BRCA2突变相关,是一种罕见的常染色体隐性遗传性血液系统疾病,属于先天性再障。这类病人除有典型再障表现外,还伴多发性先天畸形、发育异常、骨髓衰竭,易患MB。

(5)鲁宾斯坦-泰比综合征(Rubinstein-Taybi syndrome)与胚系CREBBP突变相关。小头畸形,生长缺陷,畸形,智力残疾,脑瘤风险增加。

第四章

早诊和筛查

MB属于CNS胚胎性肿瘤，进展迅速。通常出现临床症状后才被诊断，这对于早诊和筛查具有挑战性。然而，MB与某些遗传性癌症易感综合征和胚系基因突变有关，检测这些易感基因可能有助于早诊和筛查。

第一节 遗传咨询和遗传检测

对伴有MB发病相关的遗传性癌症易感综合征的患者，需行遗传咨询和相关基因检测。对已确诊为APC^{mut} WNT和SHH伴胚系突变的MB患者和家属也需行遗传咨询和基因检测。检测MB发病相关的胚系突变基因对受累的儿童、兄弟姐妹、父母以及潜在的其他家庭成员在癌症检测、预防、诊断和治疗都有重要的作用。

第二节 定期颅脑MRI检查

推荐采用脑MRI检查MB。对Li-Fraumeni综合征（伴有TP53胚系突变）患者的亲属进行MB筛查已达成共识，对致病性TP53胚系变异个体进行每年一次脑部MRI检查，已被证明可行，且早期肿瘤检测与长期生存改善相关。戈林综合征（痣样基底细胞癌）涉及SHH途径的胚系突变（PTCH1和SUFU突变），每一个与SUFU基因突变相关的患者通常会在3岁之前发生MB（SHH型）。因此，推荐对伴有SUFU基因突变的携带者，在出生后头几年进行脑部MRI检查。Turcot综合征患伴有APC基因胚系突变的患者，易患MB（WNT型）。需要定期颅脑MRI检查。总之，患有MB发病相关的遗传性癌症易感综合征，或通过基因筛查检测到与MB发病相关的胚系基因的个体，需定期颅脑MRI检查。

第五章

诊断

第一节 临床表现

1 颅内压增高

MB发生在后颅窝，约80%的MB发生于第四脑室区域，肿瘤生长可致第四脑室和中脑导水管受压、堵塞，导致梗阻性脑积水形成引起颅内压增高，表现为头痛、呕吐、视物模糊，嗜睡、甚至意识改变等。

2 共济失调

约20% MB以小脑功能障碍发病，表现为共济失调、步态异常，走路不稳。

3 颅神经、脑和脊髓侵犯

颅神经受压可致复视，斜视，小脑或脑干受压可致眩晕，肿瘤压迫延髓可表现吞咽呛咳和锥体束征，如肌张力及腱反射低下。脊髓转移灶可致背部疼痛、截瘫等。

4 婴儿独特症状表现

婴儿MB表现更加多变，可为非特异性的嗜睡、眼球运动异常，眼睛向下斜视（落日征）、精神运动延迟、发育迟缓和喂养困难。婴儿囟门18个月前还未闭合，颅内高压症状可因囟门隆起和大头畸形而获暂时缓解，容易延迟诊断。

第二节 影像学诊断

无论成人和儿童，MB是影像表现相对有特征的一类肿瘤。虽然MB在CT影像上具有一定特征，但MRI仍是影像学诊断和评估的首选方法。

1 髓母细胞瘤影像表现

1.1 部位

肿瘤发生于后颅窝，儿童多见于中线，成人常见于小脑半球。好发部位依次是中线蚓部/四脑室区、小脑半球、桥臂/CPA区；MRI与分子分型对应研究显示，WNT型MB常见于桥臂/CPA区并沿着四脑室侧隐窝生长，SHH型多见于小脑半球，group3/4型多见于中线/累及小脑蚓部和四脑室。因有重叠，目前基于常规MRI特征术前尚无法准确区别MB分子亚型。

1.2 特征影像表现

典型MB表现为小脑蚓部脑实质内球形或分叶状肿块，常伴四脑室受压向前移位，可出现梗阻性脑积水。

CT：实性或囊实性肿块，实性部分CT平扫呈较均匀稍高密度，可有点状、线状或粗大钙化。增强扫描可见较均匀中等程度强化。

MRI：T1W肿块呈欠均匀低信号，常见囊变；T2W呈高/低混杂信号，肿瘤实性部分T2W信号较低，和肿瘤细胞密集、细胞核浆比高等组织学特点相关；也是基于上述组织学改变，DWI常见扩散受限，ADC呈低信号。有研究显示，group 3/4肿瘤实性部分ADC值更低；增强后，多数肿瘤呈较均匀明显强化，此时囊变显示更清楚，且囊多见于实性强化灶周边。部分病例实性肿瘤病灶无强化；ASL扫描，实性肿瘤部分可呈明显高灌注；PWI可见轻至中度灌注增加；MRS可见病灶choline，taurine和lipid升高，NAA下降。

MB易通过脑脊液播散至软脑膜和椎管内，故术前增强全脑和全脊髓MRI检查是必要的，且增强后Flair扫描有助于软脑/脊膜种植肿瘤病灶显示。

2 髓母细胞瘤疗效的影像评估

2017年，国际儿童神经肿瘤疗效评估委员会（RAPNO）制定并发布了"髓母细胞瘤及软脑膜种植肿瘤"治疗反应评价共识，推荐用于儿童和成人MB，以及其他软脑膜种植肿瘤。目的是在开始治疗前对病人进行可靠的危险分层及提高临床试验的可比性。推荐包括：

2.1 使用MRI评价脑和脊髓

（1）头颅MRI

扫描时间：术后72小时内完成扫描。当残留肿瘤无法明确时，术后2-3周进行颅脑MRI复查。治疗期间评价治疗反应需要每2个治疗周期扫描一次MRI，特殊情况建议不要少于每3个月一次。

扫描序列：常规MRI平扫及增强：平扫T1/T2/Flair/DWI，增强后推荐3D扫描，如是2D扫描，需要扫描2个方向的切面，且层厚≤4mm。对可疑软脑膜播散病例，推荐常规增强后T1后，增加一个增强后Flair序列，以提升软膜病变检出率。

（2）脊髓MRI

扫描时间：MB软脑/脊膜播散常见，可发生于MB全过程，但目前对脊髓MRI筛查时间无统一标准。总体来说，理想状态是术前即进行脊髓MRI筛查，如果无条件筛查，则推荐术后72小时内完成脊髓MRI扫描。如果此时评价困难，推荐术后2-3周后复查脊髓MRI。

扫描序列：推荐平扫采用3D T2，增强T1可接续在头颅MRI增强扫描后，无需再次注射造影剂，横断面增强T1可行2D（层面4~5mm）或3D扫描。

2.2 髓母细胞瘤危险分层关注的MRI指标

需要关注残留肿瘤负荷，软脑/脊膜播散等影像指标。

第三节 病理组织学诊断

MB是发生于小脑的独特的胚胎性肿瘤，有组织学分型和分子遗传学分型，两种分型间有不同程度联系，但又非一一对应。根据WHO 2016和2021分类定义，MB分为以下四种组织学亚型。

1 经典型髓母细胞瘤（classic medulloblastoma）

最常见，占MB的70%以上，组织学特点是细胞密度明显增高，核呈圆形、卵圆形、瓜子形，体积小至中大小，几乎无明显细胞质，瘤细胞间也缺乏网状纤维。低倍镜下常呈实体性和浸润性生长方式，有时可见"Homer-Wright（H-W）"菊形团和"流水样"平行排列。细胞密度高，细胞核排列常很拥挤并伴不同程度多形性，除非是间变型MB亚型，细胞核多形性并不显著。除了大细胞亚型MB，瘤细胞核仁一般不明显，但常有显著有丝分裂，并可见病理性核分裂象。小灶或单个细胞的坏死常是以核碎裂形式出现，也可见大片肿瘤凝固性坏死灶，但罕见类似于胶质母细胞瘤中的"假栅栏状"坏死，间质血管内皮增生也不显著。瘤细胞可沿软膜播散，形成类似于小脑发育中的"外颗粒层"结构，但更常见的浸润是向周围邻近脑实质、蛛网膜下腔和沿血管周围Virchow-Robin腔播散。

2 促纤维增生/结节型髓母细胞瘤（desmoplastic/nodular medulloblastoma）

多见于小脑半球，而非第四脑室，占MB的20%，但在年龄<3岁者中则占47%~57%。特征是在细胞密度高、增殖活跃和富含网状纤维的小圆形肿瘤背景下，出现灶

性有分化的、细胞密度较低和无网状纤维的结节（苍白岛）。结节内为丰富神经毡成分和不同分化阶段的神经细胞。该亚型的组织学诊断标准是必须观察到网状纤维缺乏的结节和结节间丰富的网状纤维同时存在。如只有结节状结构而无网状纤维背景，或只有网状纤维背景而无结节均不能诊断为该亚型。该亚型最常发生于3~16岁儿童，也可发生于年轻成人，但很少发生于老年人。网状纤维丰富的区域细胞体积小、密度高，核分裂活跃，Ki-67指数高，无网状纤维的结节增殖活性较低，显示更多的神经元分化和少量的神经胶质分化。

3　广泛结节型髓母细胞瘤（medulloblastoma with extensive nodularity，MBEN）

发生率较低，约占MB的3%，几乎只发生在婴儿，其实是促纤维增生/结节型MB的发展延伸，无网状纤维的苍白岛区域明显扩大，占据肿瘤主体，结节间富含网状纤维的小圆形细胞成份明显减少。以致当结节特别大时，影像学或大体检查时肿物呈"葡萄串状（grape-like）"结构。在结节内，瘤细胞显示较明显的神经元分化和部分星形细胞分化，背景具有丰富的神经毡结构，与外周神经系统的分化型神经母细胞瘤相似，因此曾被描述为"小脑神经母细胞瘤"。少数病例在经放、化疗后瘤细胞可分化成熟为神经节样细胞。

4　大细胞/间变型髓母细胞瘤（large-cell/anaplastic medulloblastoma）

约占MB的10%，可见于任何年龄段。大细胞亚型是指肿瘤由体积较大的瘤细胞组成，具有泡状核和突出的核仁，并具有神经元分化。大细胞成份可以与其他常见的小圆细胞性MB成份共存，但具有更强的侵袭性生物学行为。间变型亚型是指瘤细胞具有明显的胞核多型性和异型性、核分裂象高度活跃，并可见细胞凋亡。间变型MB的发生率是大细胞型MB的10倍以上（10∶1），且大细胞型MB也常有间变性特征，很少有"纯的"大细胞型肿瘤，因此将二者合为一个MB组织学亚型。

5　其他

除了上述几个特殊亚型外，MB还有2个特殊组织学结构（histological pattern），尽管与预后无关，缺乏明确的临床意义，但因罕见易误诊为其他肿瘤。①MB伴肌源性分化（medulloblastoma with myogenic differentiation），既往称为髓肌母细胞瘤（medullomyoblastoma），其组织学特征是在经典的MB中含有散在分布的横纹肌母细胞或成熟的骨骼肌细胞，细胞质嗜酸性或偶见横纹结构，免疫组化染色表达Desmin和MyoD1等横纹肌细胞标记。②MB伴黑色素分化（medulloblastomas with melanotic differentiation），既往称黑色素性MB（melanotic medulloblastoma），特征是灶性瘤细胞质含黑色素，部分呈管状、乳头状或簇状排列，部分散在随机排列。还有一些MB可伴有视网膜、软骨、骨和上皮分化，其生物学行为与经典型MB相似，不具独特的临床预后意义。

第四节 分子分型

根据2016年和2021年WHO分类，MB主要分为以下几种分子亚型：WNT活化型MB；SHH活化型MB（TP53突变型和TP53野生型）；非WNT/非SHH活化型MB（Group 3，Group 4）。每种亚型与不同的基因组特征、临床行为和预后相关。

1 WNT活化型髓母细胞瘤（Medulloblastoma，WNT-activated）

WNT活化型MB约占MB的10%，主要发生于4岁至年轻成人（中位年龄约11岁），男女比均衡，形态上常有经典型组织学特征，极少为间变型亚型。一般预后良好，5年生存率超过95%。该亚型主要分子遗传学特征为6号染色体单体和/或CTNNB1基因体细胞突变（编码β-catenin蛋白），是大多数该亚型的标志性遗传事件（约85%），其余患者则可出现腺瘤性肠息肉病（APC）基因胚系变异。其他常见的基因变异还包括DDX3X、SMARCA4和TP53。据诊断年龄和6号染色体单体状态可将WNT活化型MB分为WNTα（中位年龄10岁和6号染色体单体）和WNTβ两个亚型（中位年龄20岁），但目前对两个亚型的预后差异有争议。

2 SHH活化型髓母细胞瘤（Medulloblastoma，SHH-activated）

约占MB的25%，有两个明确发病年龄群，小于3岁的婴儿和大于17岁的成人，约占这些年龄组病例的三分之二。在儿童和青少年期少见。发病中男性多见（男：女 = 2：1）。SHH型MB主要的组织学特点是促纤维增生/结节型（包括广泛结节型）。典型的分子遗传学特征是相关基因发生胚系或体细胞突变、扩增、缺失等变异，涉及的基因主要为PTCH1、SUFU、SMO、GLI2、TERT、TP53等。常见染色体变异包括9q、10q、14q和17p染色体丢失，以及2号和9p染色体的增加。

据TP53状态SHH-活化型MB可分为"TP53突变型"和"TP53野生型"，两者的临床特征有明显不同。2016年WHO的分类将伴有TP53突变的SHH型MB确定为一个独特实体。大约25%的SHH活化型MB有TP53突变，其中TP53胚系突变比例较高。肿瘤常为大细胞间变型组织学。患者通常年龄在5至18岁间，预后较差，5年OS低于50%。

SHH活化型MB还可分为4个分子亚型，分别是SHH α、β、γ和δ亚型。其中SHH α和δ亚型分别发生于儿童/青少年（中位年龄8岁）和成人（中位年龄26岁），

SHH β和γ亚型均发生于婴儿（中位年龄分别为1.9岁和1.3岁）。SHH α亚型主要指标是TP53基因突变，其他涉及的分子变异包括MYCN和GLI2基因扩增，少数PTCH1基因突变，染色体变异包括9q、10q、17p缺失，9p增加，5年生存率70%。SHH β亚型主要的分子变异是PTCH1和KMT2D基因突变、SUFU基因突变或缺失、PTEN基因缺失，染色体变异主要特征是2号染色体增多，5年生存率67%。SHH γ亚型的主要分子变异是PTCH1、SMO和BCOR基因突变，PTEN基因缺失，染色体变异是9q缺失，5年生存率88%。SHH δ亚型PTCH1基因突变和TERT启动子突变，染色体变异包括9q和14q缺失，5年生存率89%。另一项临床研究（SJYC07）显示年龄6岁（大部分<3岁）以下婴儿和儿童MB，采用DNA甲基化芯片可分出两种亚型iSHH-Ⅰ和iSHH-Ⅱ，其预后明显不同。iSHH-Ⅰ生存率明显低于iSHH-Ⅱ（5年PFS27.8% vs. 75.4%；其中低危组：22.2% vs. 90.9%）。

3 非WNT/非SHH活化型髓母细胞瘤（Medulloblastoma, non WNT/non SHH）

包括Group 3（G3）和Group 4（G4）两个亚型，但二者并非同一细胞起源。G3亚型约占MB的25%，主要发生于婴儿和儿童，超过18岁的人群中几乎不发生，G4亚型约占35%，可见于所有年龄人群。两个亚型均是男性占比高，男女比达2:1或更高。组织学分型基本是大细胞/间变亚型和经典型，但大细胞/间变亚型主要见于G3亚型中。MYC基因扩增是G3亚型最特征的分子变异，且与较差的预后关系密切。MYCN和CDK6基因的扩增则是G4亚型较为显著的分子变异。17q等臂染色体（Isochromosome 17q）在两个亚型中都常见（>50%），是较为特征的染色体异常。

G3和G4亚型在发生人群、组织学亚型和分子遗传学特征有高度重叠，明确区分两型有时是困难的。近年根据基因表达和DNA甲基化等特征区分G3和G4亚型，还可进一步细分为8个亚群，更好地与临床生物学行为相联系。亚群Ⅰ最少见，由原G3和G4型肿瘤混合组成，主要分子变异是GFI1和GFI1B基因活化和OTX2基因扩增，无染色体异常，5年生存率77%。亚群Ⅱ、Ⅲ、Ⅳ均为原G3型肿瘤，其中Ⅱ、Ⅲ亚群有特征性MYC基因扩增预后较差。亚群Ⅱ的主要分子变异是MYC基因扩增、GFI1和GFI1B基因活化、KBTBD4、SMARCA4、CTDNEP1、KMT2D基因突变，染色体变异包括少量17q等臂染色体、8号染色体和1q增多，5年生存率50%。亚群Ⅲ的主要分子变异是少数MYC基因扩增，染色体变异有17q等臂染色体、7号染色体增多和10q缺失，5年生存率43%。亚群Ⅳ主要发生在婴幼儿（中位年龄3岁），非婴儿患者的预后较好，而婴儿的PFS较低，提示全脑全脊髓放疗可能是亚群Ⅳ的独立预后因素。亚群Ⅳ目前无发现驱动基因变异，也无17q等臂染色体，主要染色体变异包括7、14号染色体增多，以及8、10、11、16号染色体缺失，5年生存率80%。亚群Ⅴ、Ⅵ、

VII主要是原G4型肿瘤，但也少量混有G3型肿瘤。亚群V的主要分子变异是MYC和MYCN基因扩增，染色体变异包括7号染色体增多、17q等臂染色体和16q缺失，5年生存率59%。亚群VI的分子异常主要有PRDM6基因活化和少量MYCN基因扩增，染色体异常包括7号染色体增多、17q等臂染色体和8号、11号染色体缺失，5年生存率81%。亚群VII主要是KBTBD4基因突变，7号染色体增多和8号染色体缺失，少数17q等臂染色体，5年生存率85%。亚群VIII最多见且均为原G4型肿瘤，主要发生在较大的儿童（中位年龄10岁），主要分子变异有PRDM6基因活化、KDM6A、ZMYM3和KMT2C基因突变，染色体变异只有17q等臂染色体，5年生存率81%。尽管亚群VIII的5年生存率较高，但常出现晚期复发而死亡，是这个该亚群独特的临床表现。

　　用DNA甲基化芯片可以准确获得上述的各种MB分子亚型。二代测序方法不能可靠区分Group 3和Group 4亚型。DNA甲基化芯片是确定MB各亚组以及亚组结构内各亚型的金标准。目前国际上推荐采用DNA甲基化芯片分析鉴定MB亚群，以获更加准确的MB分子分型，用于临床精准的危险分层和治疗。

第五节　分期评估和临床分期

1　分期评估

　　肿瘤侵犯范围评估对于临床分期、危险度分层和后续治疗方案选择非常重要，需行术前、术中和术后评估。据评估结果将患者分为局限期和转移期。分期常规检查必须包括全脑全脊髓MRI检查和脑脊液瘤细胞学检测。单纯采用其中一项，诊断肿瘤软脑膜浸润的遗漏率达14%～18%。具体评估内容如下：

1.1　术前肿瘤评估
颅脑MRI平扫+增强；全脊髓MRI平扫+增强（条件许可）。

1.2　术中肿瘤评估
肿瘤大小和位置，肿瘤与周围组织关系、有无颅内扩散；肿瘤切除程度等。

1.3　术后评估
（1）颅脑MRI复查：术后颅内肿瘤残留灶评估最好是术后72小时内颅脑MRI平扫+增强检查。如术后有广泛实质改变，有可能掩盖残留肿瘤，建议术后2-3周行再次脑MRI检查。

（2）脊髓MRI复查：全脊髓MRI检查应在术后72小时内进行。对出现广泛术后强化硬膜下积液的患者，建议术后约2-3周再行全脊髓MRI平扫+增强检查。

（3）术后脑脊液细胞学检查：术后14天或术后治疗前必须进行脑脊液瘤细胞检查。

（4）其他检查：胸片、腹部B超、心电图、血象、生化功能、内分泌等常规检查。骨髓和骨扫描不作常规检查，除非出现相应症状或者血象异常。

1.4 术后肿瘤残留病灶的程度定义

A.肿瘤肉眼全切除/近全切除：指术后无或仅残留肿瘤病灶≤1.5 cm^2；

B.肿瘤次全切除：指术后残留可测量的肿瘤病灶>1.5 cm^2；

C.活检：肿瘤未切除，仅是取肿瘤组织标本活检。

2 临床分期（参照Chang分期系统）

2.1 局限期

M0：肿瘤局限，无转移证据。

2.2 转移期

M1：仅脑脊液肿瘤细胞阳性；

M2：小脑-大脑蛛网膜下腔和/或侧脑室或第三脑室肉眼结节状种植；

M3：脊髓蛛网膜下腔肉眼结节状种植；

M4：颅外转移。

第六节 危险分层

危险分层旨对影响预后的相关危险因素行预后分层，为临床制定精准分层治疗提供依据。MB主要根据初诊年龄、术后肿瘤残留病灶程度、临床分期、病理亚型和分子亚型等因素进行危险分层。根据治疗毒性风险因素和复发风险因素，将初诊MB分为年龄≥3岁和年龄<3岁两大治疗队列。每一队列都行相应危险分层。

1 年龄≥3岁髓母细胞瘤

（1）标危：肿瘤完全切除或近全切除，残留病灶≤1.5cm^2，而且无转移（M0）。

（2）高危：肿瘤次全切除，残留病灶>1.5 cm^2；肿瘤转移；神经影像学播散性转移证据。术后14天腰穿或脑室脑脊液瘤细胞阳性或颅外转移；病理示弥漫间变型。见表2-5-1。

2 年龄<3岁髓母细胞瘤

（1）标危：需同时符合下述标准：肿瘤完全切除或近全切除（残留病灶≤1.5cm^2），无扩散转移（M0）和病理亚型为促纤维增生型和广泛结节型。见表2-5-1。

（2）高危：除标危外全部定为高危。见表2-5-1。

表 2-5-1 髓母细胞瘤危险分层（不含分子亚型）

初诊年龄≥3岁	
标危	肿瘤完全切除或近全切除（残留病灶≤1.5cm²），无扩散转移（M0）
高危	手术次全切除（残留病灶>1.5cm²）
	扩散转移（M1-M4）
	病理组织学弥漫间变型
初诊年龄<3岁	
标危	需要同时满足以下条件： 肿瘤完全切除或近全切除（残留病灶≤1.5cm²），无扩散转移（M0） 病理亚型为促纤维增生型和广泛结节型
高危	除标危外全部定为高危

3 结合分子亚型的危险分层

在现有危险分层基础上结合分子亚型和基因组信息，对MB进行更精准危险分层，从而给予最佳治疗策略尚待临床研究确定。近年来，MB的分子亚型正被整合到危险分层的模式中，并正在进行前瞻性临床研究。目前共识是在原有危险分层基础上结合分子分型将年龄≥3岁的MB分为4个危险组：①低风险（>90%生存率）；②中风险（75%~90%生存率）；③高风险（50%~75%生存率）； ④极高风险（<50%生存率）。表2-5-2是可供参考的MB结合分子亚型的危险分层。

表 2-5-2 年龄≥3岁髓母细胞瘤结合分子亚型的危险分层

	WNT	SHH	Group 3	Group 4	生存率
低危	<16岁且无转移			无转移伴11号染色体丢失	>90%
中危		TP53野生型 ●无MYC扩增 ●无转移	无转移和无MYC扩增	无转移和无11号染色体丢失	75%~90%
高危		1或2个 ●转移 ●MYC扩增		转移	50%~75%
极高危		TP53突变	转移		<50%
不详	LCAª，转移		无转移伴MYC扩增 LCAª 染色体17q	LCAª	

注：a. LCA: 大细胞/间变型MB

第六章 初诊髓母细胞瘤的治疗

第一节 手术治疗

1 肿瘤切除

（1）目的：外科手术是MB标准治疗的重要部分，目的是尽可能安全地最大程度切除肿瘤、明确诊断、重建脑脊液循环。原则是尽可能减少正常脑组织损伤前提下实现肿瘤的最大切除。

（2）手术方式：第四脑室区肿瘤多采用枕下后正中经小脑延髓裂入路，利用自然间隙，避免对小脑蚓部和小脑半球的损伤。小脑脚区肿瘤可采用枕下乙状窦后入路切除；小脑半球肿瘤可采用后正中一侧拐或旁正中开颅切除。如术中发现肿瘤侵及脑干，则不应盲目追求全切，以防严重不良后果，需结合电生理监测行脑干面肿瘤切除。术中严格保护术区周边结构，尤其脑脊液流动的通路，避免导致瘤细胞播散。切除程度和患儿预后相关，术后肿瘤残余大于$1.5\ cm^2$者在临床上被归为高危组，需要更加激进的治疗，预后也相对较差。术后72h内行颅脑MR检查评价肿瘤切除程度。对直径超过2cm的复发肿瘤，可再次手术，以减少肿瘤负荷，缓解对周围组织的压迫。

2 脑积水的处理

因存在导致小脑上疝及肿瘤腹腔播散风险，不常规建议术前行脑室腹腔分流术。肿瘤切除术前行脑室镜下第三脑室底造瘘、切除术中留置外引流管，是处理MB合并梗阻性脑积水的主要方法。术后外引流管先持续夹闭，保持一定脑脊液的向下压力，有利于脑脊液循环通路建立。确认无颅内高压后，72小时内拔除外引流管。对小于3岁、伴软膜下肿瘤播散的MB导致的脑积水，首选脑室腹腔分流，因此类患儿肿瘤切除术后脑积水很难缓解（脑脊液吸收障碍），不做分流，术后皮下积液极难缓解。处理脑积水同时，需尽可能减少肿瘤细胞随脑脊液流动而产生播散风险。术后结合颅内压监护、临床表现及影像判断脑积水是否得以解除。肿瘤全切或近全切后，中脑导水管充分开放，约80%患儿脑积水可同时缓解。如术后或在放化疗中出现脑室扩大，颅高压表现，且不能缓解，可行脑室腹腔分流术治疗脑积水。

3 手术并发症处理

（1）小脑性缄默综合征：是MB术后最常见并发症，发生率可高达39%，是一种以术后语言功能障碍、运动功能障碍、情感功能障碍和认知障碍为特征的复杂临床综合征。患儿在术后立即或术后2~10天内出现缄默，不能讲话。同时表现为肌力及肌张力下降、共济失调、不自主运动；情感上表现复杂，有的为情绪不稳定，容易暴躁；有的为淡漠，缺乏情感回应；同时可能伴有吞咽功能障碍等脑干功能障碍表现。男性、肿瘤位于中线是小脑性缄默综合征的高危因素。目前发病机制尚不清楚，可能与齿状核与小脑中、下脚术中被干预有关。尽管多数患儿经1~3个月可以从缄默中恢复，开始讲话，但是运动功能障碍常会持续较长时间，严重影响生活质量。少数患儿会出现永久性缄默。目前尚无明确治疗方案，有报道溴隐亭有一定疗效，言语和咽喉功能训练对康复有重要作用。

（2）反复颅内感染：骨瓣开颅、严密缝合硬膜、消灭入路死腔、控制脑积水等可降低皮下积液发生率，同时减少颅内感染风险。术野反复冲洗和术后积极腰穿是减少颅内感染的重要方法。

（3）术后后组颅神经麻痹：肿瘤侵蚀延髓或侧隐窝，后组颅神经受累可致呛咳、声音嘶哑，术后应鼻饲，必要时气管切开。

第二节　放射治疗

1 放疗策略

1.1 初诊年龄≥3岁MB放疗

（1）放疗时机：肿瘤切除术后应尽早放疗，延迟放疗可能导致预后欠佳，理想的开始放疗时机在术后4~6周内。应尽量避免因机器维修和假期等因素造成不必要的放疗中断，在SIOPPNET-3研究中，术后开始放疗时间超过50天者PFS和OS明显低于放疗时间在45~47天的患儿。如因骨髓抑制导致必须中断全脑全脊髓放疗（CSI），在等待血象恢复正常期间建议后颅窝或局部肿瘤床的局部放疗。

（2）放疗前评估：充分评估患者年龄、生长发育情况、手术切除程度、术后体能状况、影像学有无转移、脑脊液检查结果和术后病理类型。根据不同危险度，采用不同放疗策略，包括放疗范围、放疗剂量和放疗技术等。CSI是术后放疗的重要组成部分。放疗策略如下。

(3) 放疗剂量和范围:

1) 标危:对儿童患者,推荐采用减低剂量的CSI 23.4Gy,局部肿瘤床加量至54~55.8Gy(瘤床外扩1~2cm);每次1.8~2Gy;放疗期间±同期化疗。国外研究≥3岁标危MB放疗期间用VCR同期化疗,5年EFS>81%。我国有学者对年龄≥3岁标危MB放疗期间不做VCR同期化疗,生存率也>80%。放疗后需要接受辅助化疗。对成人患者,可以采用标准剂量的放疗方案,即CSI 30~36Gy,后颅窝或局部肿瘤床加量至54~55.8Gy;每次1.8~2Gy;放疗后可接受辅助化疗。成人患者也可采用减低剂量的CSI 23.4Gy,后颅窝或局部肿瘤床加量至54~55.8Gy;每次1.8~2Gy;放疗期间可行同期化疗,值得注意的是,成人患者对同期化疗耐受性不及儿童;放疗后需要接受辅助化疗。

2) 高危:CSI剂量给予36Gy,后颅窝或局部肿瘤床加至54~55.8Gy;脊髓转移灶,局部放疗加至45~50.4Gy;每次1.8~2Gy;在放疗期间需行同期化疗;放疗后必须接受辅助化疗。

3) 局部加量的放疗靶区:以往多是后颅窝,目前有逐步缩小趋势,一般是肿瘤床外放1~2cm,可减少正常组织接受高剂量放疗的照射容积,相应减少放疗不良反应。ACNS 0331研究显示对3-21岁标危患者,瘤床加量的疗效并不劣于后颅窝加量。

(4) 放疗期间同期化疗:初诊高危MB需做同期化疗,最佳放化同期药物仍在研究中。采用单药VCR同期放化疗治疗转移性MB,5年PFS 67%。美国ACNS0332是一项对高危MB的随机研究,主要评估放疗期间采用卡铂+VCR或VCR同期化疗对生存的影响,结果显示仅Group3型MB获益,卡铂组与非卡铂组5年EFS分别为73.2% vs. 53.7%,P=0.047。目前推荐MB放化同期主要是以下2个方案:

1) VCR:VCR 1.5mg/m²,每周1次,静注,共6~8次。

2) VCR联合卡铂:VCR用法同上。卡铂用法:35mg/m²/d,静脉滴注15分钟,放疗前1~4小时应用,每周5次,共6周30次。卡铂是放疗增敏剂,临床研究显示卡铂作为Group 3型高危MB放化同期药物有较好疗效。但伴有较明显骨髓抑制,需要密切监测血象(放疗期间隔日检测血常规),同期应用G-CSF积极处理。

1.2 初诊年龄<3岁MB放疗

(1) 放疗时机:初诊年龄<3岁的MB,术后不先放疗。建议延迟放疗或不做放疗。

1) 标危:无转移、无残留的促纤维增生/广泛结节型和/或SHH分子亚型(无TP53突变)的MB,定义为标危组,术后行全身化疗联合脑室内化疗,不做放疗。

2) 高危:先行化疗,延迟至3岁后再行放疗。转移患者可据具体病情行放疗。

(2) 放疗剂量和范围:先行化疗,随着年龄增长到3岁后,可据情选择类似于年龄≥3岁MB的放疗剂量和范围。德国HIT-2000研究对年幼局限期MB,化疗后仅对原发瘤行局部放疗，虽降低了局部复发率，但仍现脊髓转移，EFS和OS并没有改善。

（3）放疗期间同期化疗：可选择类似于年龄≥3岁高危MB的同期化疗药物。

2　放疗技术

MB放疗一般采用4~6 MV光子以及基于直线加速器的三维适形放疗（Three Dimensional Conformal Radiation Therapy，3DCRT）、调强放疗（Intensity Modulated Radiation Therapy，IMRT）、容积旋转调强放疗（Volumetric Intensity Modulated Arc Therapy，VMAT）、螺旋断层放射治疗（TOMO Therapy）、影像引导放疗（Image guarded radiation therapy，IGRT）和立体定向放疗（Stereotactic Radiotherapy，SRT）。质子治疗具特殊放射剂量学分布，能降低非照靶区正常组织受照剂量，能减少放疗对内分泌和神经认知功能的损伤。

MB大多为儿童和青少年。制定放疗计划要严格审核危及器官（Organs at Risk，OARs）范围，满足剂量和体积限定。OARs包含垂体、视交叉、视神经、眼睛、晶状体、海马、脑干、耳蜗和卵巢等。注意随访放疗后生活质量，做好对症治疗。

3　放疗不良反应

3.1　急性放疗不良反应

（1）骨髓抑制

放疗所致骨髓抑制程度通常取决于患者年龄、放疗技术、CSI剂量，以及是否联合使用化疗等。Ⅰ~Ⅱ级白细胞降低可继续放疗，给予升白药物及营养支持。Ⅲ级需暂停放疗，给予G-CSF治疗，如有粒细胞减少伴发热，需予抗生素预防继发感染。Ⅳ级需暂停放疗，给予G-CSF治疗，无论有无发热，均须预防性使用抗生素。Ⅰ~Ⅱ级血小板降低可继续放疗，给予升血小板药物。Ⅲ级及以上血小板降低，存在出血风险，需暂停放疗，给予白细胞介素-11、重组人血小板生成素等。Ⅳ级血小板减少或有出血表现时，尤其是<20×10⁹/L时，需血小板输注治疗。放疗对红细胞和血红蛋白影响较小，如血红蛋白降低或有明显的贫血症状时，给予对症治疗。

（2）放射性脑水肿

CSI早期可致急性脑水肿。常出现头晕、头痛和明显恶心呕吐。一般给予甘露醇和糖皮质激素治疗，症状迅速改善，不会影响放疗过程。

（3）其他一般症状

患者有脱发、疲劳和胃肠道反应等，给予对症及支持治疗。

3.2　远期放疗不良反应

儿童和青少年正处生长发育阶段，放疗尤其是高剂量放疗对生长发育、内分泌代谢和神经认知功能等造成不同程度影响，少数会在放疗后若干年出现继发性肿瘤。

（1）骨生长

理论上，椎体骨受到>10Gy照射后，可能会影响骨生长。临床上，部分患儿脊椎接受高剂量放疗后可能会出现上半身略短表现。在制定CSI计划时，如存在不同椎体放疗剂量均匀性差，有可能引起椎体生长不对称。SIOP PNET4研究显示超分割放疗方案较常规分割方案明显减少对患儿身高的不良影响。放疗物理师在制定放疗计划时，需要采用更合理的放射剂量分布，以降低放疗对骨组织的影响。

（2）内分泌和代谢

对女孩实施CSI要避免卵巢接受超过正常限量的照射。设计放疗计划时，需要将卵巢组织设定为OARs，可以选择最下面的射野采用侧野照射，尽量避免单纯前后野照射。儿童垂体发育尚未成熟，放疗对垂体功能可能有影响，受照剂量过高，会致垂体功能减退。制定放疗计划时，要尽量减少垂体受照剂量。需要密切观察内分泌和代谢指标，出现异常，及时在专科医师指导下使用激素类药物替代。临床研究发现，高危型MB接受CSI后对肿瘤床补量的疗效不劣于对整个后颅窝进行补量，因此，正常垂体接受的放疗剂量一般不会超过正常垂体耐受剂量，对内分泌代谢功能影响很小。

（3）神经认知功能损伤

神经认知功能损伤主要表现为智力损伤、认知功能下降和运动能力下降等。全中枢36Gy放疗后，神经认知功能可能会低于平均水平。智力损伤与年龄有关，放疗时年龄越小-损伤发生率越高，智力损伤呈迟发性进行性加重。有研究显示：部分低龄儿童接受>30Gy的全脑放疗后5年，58%智商高于80，放疗后10年只有15%智商高于80。因此近年来，放疗前需对患者尤其是低龄儿童进行准确的危险分层，分别给予不放疗、局部放疗和不同强度的CSI，尽量在不降低疗效情况下，减免放疗所致神经认知功能损伤程度。

（4）放疗致第二肿瘤

MB好发于儿童和青少年，部分患者能长期生存，随着精准放疗技术如IMRT、VMAT、TOMO Therapy和SRT的广泛使用，目前MB放疗效果得以提高，但这些技术也使全身接受低剂量照射容积增加，理论上增加了辐射致癌风险。个别报道儿童MB10年累积放疗所致继发恶性肿瘤的发生率是3.7%，其中最常见的继发性恶性肿瘤是胶质瘤。因此对儿童、青少年和有基因缺陷的MB，临床上需要关注辐射致癌。在放疗中可以尝试在有效化疗支持下减少CSI剂量和范围的临床研究；物理师也可尝试通过优化放疗技术、减少机器输出量和减少照射野数目等多种物理学方法降低辐射致癌风险。

第三节 常规化疗

1 初诊年龄≥3岁MB化疗

化疗是MB综合治疗的重要组成部分。初诊年龄≥3岁标危MB采用现代标准的手术-放疗-化疗,5年EFS可达81%,OS 86%。高危MB大约60%。大部分患者均是完成全脑全脊髓放疗后才接受化疗,骨髓耐受性较差。因此,化疗需密切监测血象。必要时G-CSF支持。

1.1 标危患者

(1)化疗时机:放疗结束后4周开始辅助化疗。尽管MB对化疗敏感,但研究证实,先化疗再放疗生存率较差,因此建议放疗后再化疗。

(2)化疗方案:标危MB术后放疗后辅助化疗为CTX+DDP+VCR方案,每4周重复,共6个疗程。或CCNU+DDP+VCR方案,每6周重复,共8个疗程,(表2-6-1和表2-6-2)。化疗前要求中性粒细胞>$0.75×10^9$/L,血小板>$75×10^9$/L,肝肾功能正常。使用顺铂须按大剂量顺铂化疗常规进行水化、利尿、监测尿量和尿常规等,慎防顺铂的肾毒性,定期检测听力。CCNU口服前需用止呕药。化疗后需要G-CSF支持治疗。

表2-6-1 CTX+DDP+VCR方案(每4周重复,共6个疗程)

药物	剂量	给药途径	给药时间	给药间隔
环磷酰胺(CTX)	750 mg/m²	静脉滴注	第2~3天	每4周
顺铂(DDP)	75mg/m²	静脉滴注	第1天	
长春新碱(VCR)	1.5mg/m²	静脉注射	第1,8,15天	

表2-6-2 CCNU+DDP+VCR方案(每6周重复,共8个疗程)

药物	剂量	给药途径	给药时间	给药间隔
洛莫司汀(CCNU)[a]	75mg/m²	口服	第1天,睡前	每6周
顺铂(DDP)	75mg/m²	静脉滴注	第1天	
长春新碱(VCR)	1.5mg/m²	静脉注射	第1,8,15天	

注:a.甲环亚硝脲(Me-CCNU,司莫司汀)可以取代洛莫司汀(CCNU),Me-CCNU用法75mg/m²,口服,QN,d1。

1.2 高危患者

（1）化疗时机：可选术后先放疗或先化疗。美国POG 9031研究证实高危MB术后先放疗或先化疗生存率无差别。德国HIT '91研究显示对M1转移者，术后先放疗生存率优于术后先化疗。对M2/M3转移者，术后先放疗或先化疗生存率无差别。

（2）化疗方案：放疗结束后4周开始化疗。可选CTX+DDP+VCR方案，每4周重复，共6个疗程；或CCNU+DDP+VCR方案，每6周重复，共8个疗程。化疗方案用法和剂量同标危（表2-6-1和表2-6-2）。顺铂使用须按大剂量顺铂化疗常规行水化、利尿、监测尿量和尿常规等，慎防顺铂的肾毒性，定期检测听力。CCNU口服前需止吐药。化疗后需G-CSF支持。

2 初诊年龄<3岁MB化疗

鉴于放疗对年幼儿童生长发育、内分泌功能和神经认知能力有影响，对初诊年龄<3岁MB，建议术后先接受化疗，延迟放疗或不做放疗。

对年龄<3岁标危MB，可不做放疗，但需同时加强全身系统化疗。强化化疗方案包括CTX、大剂量甲氨蝶呤（HD-MTX）、依托泊苷（VP16）、卡铂（CBP）和VCR等药物，同时用Ommaya囊脑室内MTX化疗。化疗同期可行Ommaya囊脑室MTX化疗或腰穿鞘内MTX化疗。德国HIT-2000研究证实：年幼儿童MB术后单纯采用多药化疗联合Ommaya囊脑室内MTX化疗，促纤维增生型/广泛结节型和/或SHH分子亚型的局限期MB，不做放疗，5年EFS 90%。然而，其他亚型生存率仍然差，经典型和间变型MB 5年EFS分别为30%和33%。美国COG-ACNS1221研究对年幼儿童促纤维增生型/广泛结节型MB和/或SHH分子亚型的局限期MB，采用与德国HIT-2000研究相同的方案，但是不做Ommaya囊脑室内MTX化疗，结果复发率较高，2年PFS 52%，导致研究提前终止。SJYC07研究则对年龄<3岁MB单纯手术+化疗，不做放疗和脑室内MTX化疗和ASCT，结果显示：SHH-Ⅱ型生存率明显优于SHH-Ⅰ型，5年PFS分别为90.9% vs. 22.2%，P=0.0007。而Group 3和Group 4型MB预后极差，5年PFS分别为8.3%和13.3%。据此，建议对<3岁促纤维增生型/广泛结节型的标危MB患者，需全身化疗联合脑室内MTX化疗或者鞘内化疗。然而，脑室内MTX化疗伴有中枢感染和脑白质病的风险，需要谨慎。

对年龄2~2.5岁高危MB，可先行HIT-2000方案全身化疗，不做脑室或鞘内MTX化疗。化疗结束后接近或达3岁衔接放疗。年龄<2岁高危患儿，建议化疗+自体外周血造血干细胞移植（ASCT）。ASCT结束后根据肿瘤情况决定是否放疗。

2.1 标危患者

（1）化疗时机：手术后2~4周开始辅助化疗。

（2）化疗方案：建议采用目前国际上公认对年幼儿童MB最好的化疗方案。即德国 HIT-2000 方案：系统性多药化疗联合脑室内 MTX 化疗。主要药物和用法：HIT-2000 方案三个周期共 12 个疗程。每个周期 4 个疗程，每疗程间隔 2 周。每周期间隔 3 周。年龄小于 6 个月化疗剂量是标准剂量 66%，年龄 7~12 个月化疗剂量是标准剂量 80%（表 2-6-3 和表 2-7-1）。

（3）脑室或鞘内化疗：有条件建议埋置 Ommaya 囊行脑室内 MTX 化疗。无条件者采用常规鞘内 MTX 化疗，见表 2-6-3。

表 2-6-3 HIT-2000 方案

第一周期：第 1，3，5，7 周（第 1，2，3，4 疗程）			
第 1 周	CTX 800mg/m^2 iv drip d1-3	VCR 1.5mg/m^2 iv d1	^{b}MTX2mg/d，脑室注射，d1-4 或 ^{c}鞘注（按年龄），d1
第 3 周	^{a}HD-MTX 5g/m^2 CIV 24h，d1	VCR 1.5mg/m^2 iv d1	^{b}MTX2mg/d，脑室注射，d1-2 或 ^{c}鞘注（按年龄），d1
第 5 周	^{a}HD-MTX 5g/m^2 CIV 24h，d1	VCR 1.5mg/m^2 iv d1	^{b}MTX2mg/d，脑室注射，d1-2 或 ^{c}鞘注（按年龄），d1
第 7 周	CBP 200mg/m^2 iv drip d1-3	VP16 150mg/m^2 iv drip d1-3	^{b}MTX2mg/d，脑室注射，d1-4 或 ^{c}鞘注（按年龄），d1
第二周期：从第 10 周开始，第 10，12，14，16 周，重复第 1 周期方案（第 5，6，7，8 疗程）			
第三周期：从第 19 周开始，第 19，21，23，25 周，重复第 1 周期方案（第 9，10，11，12 疗程）			

注：CBP：卡铂；CTX：环磷酰胺；HD-MTX：大剂量甲氨蝶呤；VP16：依托泊苷；VCR：长春新碱。
a. HD-MTX 按标准水化碱化和 CF 救援。HD-MTX 5g/m^2，总剂量的 10% 在 0.5h 中滴注，其余 90% 在 23.5h 中滴注，36hCF15mg/m^2 解救，q6h×6 次，根据 MTX 血药浓度调整 CF 剂量和次数。
b. 脑室 Ommaya 囊内注射 MTX 2mg/d。
c. 鞘内注射 MTX 剂量：<1 岁-6mg；1~3 岁-9mg；3~9 岁-12mg；>9 岁-15mg。

2.2 高危患者

（1）化疗时机：术后 2-4 周开始化疗。

（2）化疗方案：用法和剂量同标危。给予 HIT-2000 方案交替化疗三个周期 12 疗程。每个周期 4 个疗程。每个周期间隔 3 周，每个疗程间隔 2 周（表 2-6-3 和表 2-7-1）。年龄<6 个月化疗剂量是标准剂量 66%，年龄 7~12 个月化疗剂量是标准剂量 80%。

对初诊年龄 2.5 岁左右高危 MB，可先用 HIT-2000 方案化疗 12 疗程，不做脑室或鞘内化疗，化疗结束后，年龄达 3 岁者可衔接放疗。对年龄<2 岁高危 MB 婴幼儿，建议行 ASCT。采用 Head start 4 序贯化疗+ASCT 方案。ASCT 结束后如果仍然持续 CR，

年龄仍未到3岁，观察。如治疗中进展或ASCT后出现转移或复发则据实际情况行放疗。如不选择ASCT，可用HIT-2000或者其他方案治疗。

3　自体造血干细胞支持下超大剂量化疗

适应证：年龄<3岁高危MB。这类病人目前治疗结果仍较差。大剂量化疗联合ASCT是治疗选择之一。可用1次或多次ASCT。对初诊≤2岁的高危MB，建议参照美国head start 4方案予以序贯化疗+ASCT。具体方案如下：

（一）诱导化疗：

诱导化疗第1-3疗程，每疗程间隔21天：

长春新碱（VCR）：0.05mg/kg，d1，8，15

顺铂（CDDP）：3.5 mg/kg，d1

依托泊苷（VP16）：4 mg/kg，d2，3

环磷酰胺（CTX）：65 mg/kg，d2，3（需要美司钠解毒）

甲氨蝶呤（MTX）：400 mg/kg，d4（需要按常规CF解救）

诱导化疗第4-5疗程，每疗程间隔21天：

顺铂（CDDP）：3.5 mg/kg，d1

依托泊苷（VP16）：4 mg/kg，d2，3

环磷酰胺（CTX）：65 mg/kg，d2，3（需要美司钠解毒）

甲氨蝶呤（MTX）：400 mg/kg，d4（需要按常规CF解救）

（二）巩固治疗：

方案1：3疗程串联移植，预处理方案（TC）如下：

噻替派（Thiotepa）10mg/kg/d×3d，d-4，-3

卡铂（Carboplatin）16.7mg/kg/d×3d，d-4，-3

自体造血干细胞回输d0

方案2：单次移植，预处理方案（TCE）如下：

噻替派（Thiotepa）10mg/kg/d×3d，d-5，-4，-3

卡铂（Carboplatin）16.7mg/kg/d×3d，d-8，-7，-6

依托泊苷（Etoposide）8.3mg/kg/d×3d，d-5，-4，-3

自体造血干细胞回输d0

第四节 初诊髓母细胞瘤的治疗流程

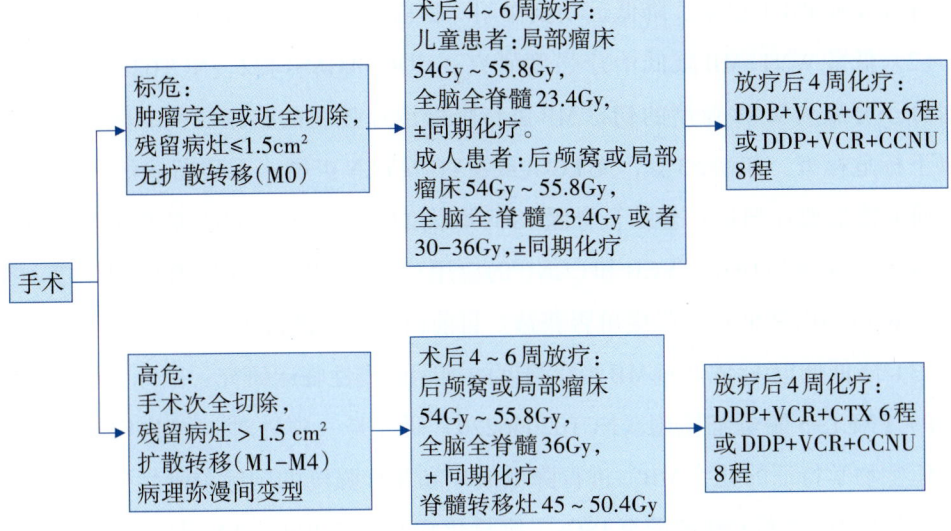

图2-6-1 年龄≥3岁髓母细胞瘤治疗流程图

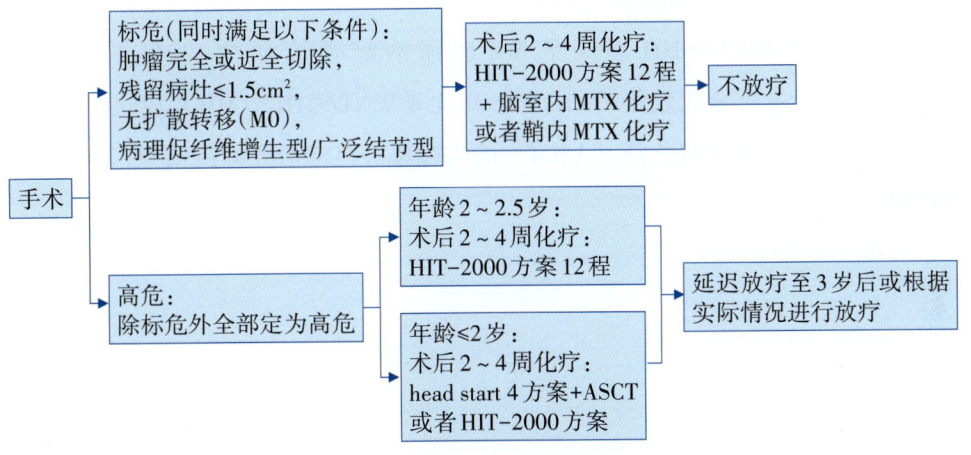

图2-6-2 初诊年龄＜3岁髓母细胞瘤治疗策略

第五节 结合分子亚型危险分层的临床研究

MB分子亚型与预后明显相关。有必要将MB分子亚型逐步纳入危险分层。但需前瞻性临床试验证实用分子亚型行危险分层的有效性，从而为MB提供更精准的治疗策略。目前这种试验主要集中对低危或标危MB的治疗干预，微调放疗和化疗的治疗强度，特别是对年幼儿童MB，以其降低治疗所致的远期副作用。

（1）基于髓母细胞瘤分子亚型危险分层的治疗研究：SJMB12研究（NCT01878617）在既往标准治疗基础上，对低危WNT-MB降低全中枢放疗剂量。

SHH-MB在常规化疗基础上增加维莫德吉（Vismodegib）靶向药物。非WNT/SHH型常规化疗增加化疗药物培美曲塞和吉西他滨。探讨基于MB分子亚型的危险分层进行治疗可否改善MB生存率，降低远期副作用。目前研究正在进行中。

（2）低危WNT-MB减低治疗强度研究：COG-ACNS1422（NCT02724579）研究是对分子分型为WNT亚型的初诊MB进行降低治疗强度的临床研究。入组需同时满足以下标危标准：年龄≥3岁，无LC/A或MYC/MYCN扩增，无残留病灶和/或转移病灶。研究降低放疗剂量：全脑全脊髓18Gy取代23.4Gy；瘤床54Gy放疗取代后颅窝放疗。减少化疗药物DDP、VCR和CCNU的应用。放疗期间不做VCR同期化疗。探讨对低危WNT-MB降低治疗强度可否获益。目前研究正在进行中。

（3）降低低危/标危儿童MB治疗强度的国际前瞻性临床研究：国际儿科肿瘤学会（SIOP）PNET-5髓母细胞瘤（NCT02066220）研究是一项针对3～5岁以上伴有低危或标危生物学特征的儿童MB，进行降低放疗和化疗强度的国际前瞻性研究。此项研究对于低危MB降低CSI剂量至18Gy，维持化疗减少DDP和CTX用量。而对标危MB放疗期间同期卡铂化疗，维持化疗减少DDP和CTX用量，以探讨对这类患者降低治疗强度是否获益。目前研究正在进行中。

（4）高危非WNT/SHH型高危MB加强治疗强度研究：Head Start4研究（NCT02875314）主要是比较年龄<10岁，高危非WNT/SHH型MB常规化疗后随机接受1个或者2个序贯大剂量化疗（ASCT）的生存率。目前研究即将结束，期待最终的研究结果。

第七章 复发髓母细胞瘤的治疗

复发和难治MB预后差。一线综合治疗（手术+放疗+化疗）后复发生存率低于10%。SHH亚型MB大多数是局部复发。而Group 3和Group 4亚型MB则更多是远处转移。复发/难治MB的治疗取决于初诊治疗模式和复发转移部位。

第一节 手术

局部复发病灶，如能手术尽量争取手术切除肿瘤。如肿瘤广泛，不能手术，建议活检病理确诊后行挽救化疗，肿瘤缩小、转移病灶消失后再作手术评估。治疗后3-5年复发需手术或活检确诊排除第二肿瘤。

第二节 放疗

1 既往无放疗

局部复发患者，手术切除病灶获得缓解后可参考上述高危方案进行放疗。转移性复发不可手术者，采用挽救化疗方案获得好转或缓解后，可参考上述高危患者的放疗策略进行放疗。

2 既往已放疗

建议根据患者年龄、术后体能状况、曾接受的放疗技术、放疗剂量和范围、间隔时间、肿瘤进展部位，以及是否有可替代的系统性药物治疗方案，仔细计算如再程放疗，OARs接受的累积放疗等效生物学剂量，以及是否已超过最大耐受体积剂量限值，评估再程放疗的可行性。尽量采用有效的系统性药物治疗推迟再程放疗时间。如考虑行再程放疗，建议以局部放疗为主。如复发病灶局限，再程放疗可用SRT。再次CSI需非常谨慎。

第三节 挽救化疗

MB是化疗较敏感肿瘤。复发后可用以往未曾应用的化疗药物和方案。主要包括IE，CE，VIT，VIP，CT，TT和VP16口服等方案，见表2-7-1~表2-7-7。

表2-7-1 IE方案

药物	剂量	给药途径	给药时间	给药间隔
异环磷酰胺（IFO）	$1.5g/m^2$	静脉滴注	第1-5天	每3周
美司钠（解毒）	$300mg/m^2$/次	静脉推注	IFO 0，4，8h	
依托泊苷（VP16）	$100mg/m^2$	静脉滴注	第1-5天	

表2-7-2 CE方案

药物	剂量	给药途径	给药时间	给药间隔
卡铂（CBP）	$500mg/m^2$	静脉滴注	第1天	每3周
依托泊苷（VP16）	$150mg/m^2$	静脉滴注	第1-3天	

表2-7-3 VIP方案

药物	剂量	给药途径	给药时间	给药间隔
异环磷酰胺（IFO）	$1.5g/m^2$	静脉滴注	第1-4天	每3周
美司钠（解毒）	$300mg/m^2$/次	静脉推注	IFO 0，4，8h	
依托泊苷（VP16）	$100mg/m^2$	静脉滴注	第1-4天	
顺铂（DDP）	$20mg/m^2$	静脉滴注	第1-4天	

表2-7-4 TT方案

药物	剂量	用药途径	用药时间	用药间隔
替莫唑胺（TMZ）	$150mg/m^2$	口服	第1-5天	每4周
托泊替康（Topotecan）	$0.75mg/m^2$	静脉滴注	第1-5天	

表2-7-5 VIT方案

药物	剂量	用药途径	用药时间	用药间隔
替莫唑胺（TMZ）	$150mg/m^2$	静脉滴注/口服[a]	第1-5天	每3周
伊立替康（Irinotecan）	$50mg/m^2$	静脉滴注	第1-5天	
长春新碱（VCR）	$1.5mg/m^2$	静脉注射	第1天	

注：a.如口服替莫唑胺，需整个胶囊吞服。不能打开或咀嚼替莫唑胺胶囊，如胶囊有破损，应避免皮肤或黏膜与胶囊内粉状内容物接触。对不能吞咽整颗胶囊的患儿，可注射替莫唑胺。

表2-7-6 CT方案

药物	剂量	用药途径	用药时间	用药间隔
环磷酰胺（CTX）	$750mg/m^2$	静脉滴注	第1-2天	每3周
托泊替康（Topotecan）	$0.75mg/m^2$	静脉滴注	第1-5天	

表 2-7-7　VP16 口服方案

药物	剂量	用药途径	用药时间	用药间隔
依托泊苷（VP16）	50mg/m^2	口服	第1-21天	每4周

第四节　靶向治疗

复发/难治 MB 采用挽救化疗方案和/或手术±放疗后，生存率仍差。需积极探索新疗法，下列是目前国际上正在进行的分子靶向治疗的临床试验：

（1）用细胞周期蛋白 D1/CDK4/6 抑制剂 Ribociclib（瑞博西尼）和吉西他滨治疗复发/难治 Group 3 和 group 4 MB 的临床试验（NCT03434262）。

（2）用 Ribociclib（瑞博西尼）联合 MEK1/2 抑制剂 Trametinib（曲美替尼）治疗复发/难治 SHH 或者 WNT 的 MB 的临床试验（NCT03434262）。

（3）用 Ribociclib（瑞博西尼）和 Sonidegib（索尼德吉）治疗复发/难治的骨骼发育成熟、染色体 9q 丢失或 PTCH 突变的 SHH 的 MB 的临床试验（NCT03434262）。

（4）用细胞周期检查点激酶 1/2 抑制剂 Prexasertib 和环磷酰胺治疗复发/难治的 Group 3、Group 4、SHH 和不确定亚型的 MB 的临床试验（NCT04023669）。

（5）采用细胞周期检查点激酶 1/2 抑制剂 Prexasertib 和吉西他滨治疗复发/难治的 Group 3 和 Group 4 型 MB 的临床试验（NCT04023669）。

第五节　免疫治疗

免疫治疗也是难治/复发 MB 探索性研究之一。主要包括：免疫检查点抑制剂、PD-1、B7-H3、CAR-T、NK 细胞和溶瘤病毒等。然而，大多数免疫治疗的临床试验都处早期阶段，尚未证实在 MB 的有效性，期待更多研究为未来创造希望。

第八章 康复管理

第一节 肿瘤本身和治疗所致的远期副作用

MB本身以及综合治疗所致的损伤可使部分存活患者出现听力下降（放疗和铂类化疗所致）、视力异常、认知能力下降、智力受损、生长发育障碍、学习能力下降、运动功能受损、中风、脑白质病、内分泌功能异常、继发于铂类化疗的肾毒性、生育功能受损、心理问题和继发第二肿瘤等。年幼儿童这些远期副作用更加明显。

第二节 远期副作用的管理

综合治疗结束后需对患者进行终身定期随访，针对相关问题进行后续治疗，改善康复服务和训练。随访康复工作需要内分泌学、听力测量学、眼科学、心脏病学、皮肤病学、神经学、神经心理学、心理学、物理疗法和能量疗法等方面的专业团队介入。内分泌失调，激素异常或生长发育障碍需要就诊内分泌专科进行相关治疗。运动功能受损需要康复训练。学习能力下降或智力受损可通过特殊学校或特殊教育以获改善。工作技能下降可进行改善工作技能的电脑化训练等。对这一患者群体进行适当和标准化的随访将有助于早期和有针对性的康复训练，在教育、工作、社会交往以及更大程度上独立于家庭和社会等方面带来更好的生活质量。

第九章

中医治疗

第一节 病因病机

中医学认为"脑为髓海",正气亏虚,则外邪得以袭之,导致瘀毒内结,日久形成脑部肿瘤。该类疾病因发病年龄小,小儿具有"肝常有余,肾常虚"的特点,故"先天禀赋不足,肾气不足"是本病主要病因病机。

第二节 中医治疗

1 原发病基本治疗原则(辨病治疗)

(1)早期:早期多见毒瘀内结之证,治当化痰软坚、行气活血散瘀为主,佐以补虚以防邪毒伤正之虞。

(2)中期:宜攻补并重,多采用益气行瘀、软坚化痰治法。

(3)晚期(或术后,或放化疗后):以补为主,治以益气养阴、补脑填髓、滋补肝肾、滋阴潜阳等,兼以祛邪抗瘤。

基本辨证治疗详见:《中枢神经系统生殖细胞肿瘤—基本辨证分型与治疗》部分。

2 伴随共济失调的基本治疗原则

共济失调,在中医上叫做痿症。基本病机是肺胃肝肾等脏腑精气受损,肢体筋脉失养。

(1)祛除外邪:即治疗原发疾病。

(2)开通经络:活血化瘀是治疗共济失调的原则,血不活则瘀不去,瘀不去则经络不通,经络不通则脑失之营养。

(3) 补益脾肾：脾主气血，肾主藏精。肾精必须依赖气血的滋养，脾主四肢充肌肉，肾主骨，通经络，肾生骨髓，肾精充足则骨髓生化有源，血行畅通，筋骨强健，肌肉发达，肢体活动有力。

(4) 补益肝肾："肝肾同源"，肝藏血，肾藏精，精与血都化源于脾胃消化吸收的水谷精微，故称"精血同源"。

(5) 固护正气：增强机体免疫力，气血充沛，卫气固密，使得外邪的侵袭得到防御，不易发病。

3　脊髓播散的治疗

主症：肢体不遂，肢体麻木，大便不调（秘结或失禁），小便不调（癃闭或失禁）。

次症为辨证参考：

(1) 瘀血阻络：局部肿胀，痛有定处，或有皮下瘀斑，腹胀。舌质紫暗，苔薄白，脉细涩。

治法：活血化瘀，理气通络。

方药：桃红四物汤或血府逐瘀汤

(2) 气虚血瘀：转移部位肿痛，肌肉萎缩，面色淡白，腹胀，气短乏力，心悸自汗。舌质暗淡，苔薄白或白腻，脉细缓或细涩。

治法：健脾益气，活血通络。

方药：补阳还五汤加减

(3) 脾胃虚弱：肌肉萎缩，神倦，气短自汗，食少腹胀，面色少华。舌质淡，苔白，脉细缓。

治法：健脾益气，升阳举陷。

方药：补中益气汤加减。

(4) 肝肾阴虚：病久肌肉消减，形瘦骨立，腰膝酸软，头晕耳鸣。舌质红绛，少苔，脉细数。

治法：滋养肝肾，养阴填精。

主方：补肾健髓汤或益髓丹

(5) 气血两虚：面色苍白或萎黄，头晕目眩，气短懒言，心悸怔忡，饮食减少。舌质淡，苔薄白，脉细弱或虚大无力。

治法：健脾益胃，益气养血。

方药：八珍汤加减。

第十章 随访

MB尽管综合治疗后获得完全缓解，但仍然有部分患者复发或继发第二肿瘤。需要及早发现及时治疗。还需监测治疗所致的远期副作用。因此，定期随访非常重要。

随访时间和检查项目：治疗停止后第1年：每3个月复查颅脑+脊髓MRI；第2年：每4个月复查颅脑+脊髓MRI；第3~5年：每6个月复查颅脑+脊髓MRI；第5年后：每年复查颅脑+脊髓MRI。

还需定期复查血常规、生化常规、内分泌检测、听力检查、视力检查、心脏功能检测、腹部彩超和胸片等相关检查，或根据临床需要进行其他相关检查。

参考文献

[1] J P R, N S L, R E, et al. Outcome for children with medulloblastoma treated with radiation and cisplatin, CCNU, and vincristine chemotherapy [J]. Journal of neurosurgery, 1994, 81 (5).

[2] PACKER R J, GAJJAR A, VEZINA G, et al. Phase III study of craniospinal radiation therapy followed by adjuvant chemotherapy for newly diagnosed average-risk medulloblastoma [J]. J Clin Oncol, 2006, 24 (25): 4202-8.

[3] MICHALSKI J M, JANSS A J, VEZINA L G, et al. Children's Oncology Group Phase III Trial of Reduced-Dose and Reduced-Volume Radiotherapy With Chemotherapy for Newly Diagnosed Average-Risk Medulloblastoma [J]. Journal of Clinical Oncology, 2021, 39 (24): 2685-97.

[4] KORTMANN R D, KüHL J, TIMMERMANN B, et al. Postoperative neoadjuvant chemotherapy before radiotherapy as compared to immediate radiotherapy followed by maintenance chemotherapy in the treatment of medulloblastoma in childhood: results of the German prospective randomized trial HIT '91 [J]. Int J Radiat Oncol Biol Phys, 2000, 46 (2): 269-79.

[5] HOFF K V, HINKES B, GERBER N U, et al. Long-term outcome and clinical prognostic factors in children with medulloblastoma treated in the prospective randomised multicentre trial HIT'91 [J]. European journal of cancer (Oxford, England: 1990), 2009, 45 (7): 1209-17.

[6] RUTKOWSKI S, BODE U, DEINLEIN F, et al. Treatment of early childhood medulloblastoma by postoperative chemotherapy alone [J]. The New England journal of medicine, 2005, 352 (10): 978-86.

[7] GRILL J, SAINTE-ROSE C, JOUVET A, et al. Treatment of medulloblastoma with postoperative chemotherapy alone: an SFOP prospective trial in young children [J]. Lancet Oncology, 2005, 6 (8): 573-580.

[8] RUTKOWSKI S, GERBER N U, VON HOFF K, et al. Treatment of early childhood medulloblastoma by postoperative chemotherapy and deferred radiotherapy [J]. Neuro Oncol, 2009, 11 (2): 201-10.

[9] N L D, ARIE P, GUIDO R, et al. The 2016 World Health Organization Classification of Tumors of the Central Nervous System: a summary [J]. Acta neuropathologica, 2016, 131 (6): 803-820.

[10] SCHWALBE E C, LINDSEY J C, NAKJANG S, et al. Novel molecular subgroups for clinical classification and outcome prediction in childhood medulloblastoma: a cohort study [J]. The Lancet Oncology, 2017, 18 (7): 958-971.

[11] CAVALLI F M G, REMKE M, RAMPASEK L, et al. Intertumoral Heterogeneity within Medulloblastoma Subgroups [J]. Cancer Cell, 2017, 31 (6): 737-754.e6.

[12] KYLE J, D T M. Medulloblastoma in the age of molecular subgroups: a review [J]. Journal of neurosurgery Pediatrics, 2019, 24 (4): 353-363.

[13] MAJD N, PENAS-PRADO M. Updates on Management of Adult Medulloblastoma [J]. Current treatment options in oncology, 2019, 20 (8): 64.

[14] WASZAK S M, NORTHCOTT P A, BUCHHALTER I, et al. Spectrum and prevalence of genetic predisposition in medulloblastoma: a retrospective genetic study and prospective validation in a clinical trial cohort [J]. The Lancet Oncology, 2018, 19 (6): 785-798.

[15] EVANS D G, FARNDON P A, BURNELL L D, et al. The incidence of Gorlin syndrome in 173 consecutive cases of medulloblastoma [J]. British journal of cancer, 1991, 64 (5): 959-61.

[16] J S M, CHRISTIAN B, G W S, et al. Germline mutations in SUFU cause Gorlin syndrome-associated childhood medulloblastoma and redefine the risk associated with PTCH1 mutations [J]. Journal of clinical oncology: official journal of the American Society of Clinical Oncology, 2014, 32 (36): 4155-4161.

[17] 张新颜，李建康，李伟，等．儿童髓母细胞瘤合并Gorlin-Goltz综合征八例[J]．临床小儿外科杂志，2021，20（05）：409-14．

[18] 杨宝，姜涛．髓母细胞瘤相关遗传综合征的研究进展[J]．中华神经外科杂志，2020，36（09）：970-2．

[19] Wang Y，Wu J，Li W，et al. Retrospective investigation of hereditary syndromes in patients with medulloblastoma in a single institution [J]. Child's nervous system：ChNS：official journal of the International Society for Pediatric Neurosurgery，2021，37（2）：411-7．

[20] PEARSON A D，CRAFT A W，RATCLIFFE J M，et al. Two families with the Li-Fraumeni cancer family syndrome [J]. Journal of medical genetics，1982，19（5）：362-5．

[21] HAMILTON S R，LIU B，PARSONS R E，et al. The molecular basis of Turcot's syndrome [J]. The New England journal of medicine，1995，332（13）：839-47．

[22] DE CHADARéVIAN J P，VEKEMANS M，BERNSTEIN M. Fanconi's anemia，medulloblastoma，Wilms' tumor，horseshoe kidney，and gonadal dysgenesis [J]. Archives of pathology & laboratory medicine，1985，109（4）：367-9．

[23] MILLER R W，RUBINSTEIN J H. Tumors in Rubinstein-Taybi syndrome [J]. American journal of medical genetics，1995，56（1）：112-5．

[24] FRANCESCHI E，HOFER S，BRANDES A A，et al. EANO-EURACAN clinical practice guideline for diagnosis，treatment，and follow-up of post-pubertal and adult patients with medulloblastoma [J]. The Lancet Oncology，2019，20（12）：e715-e28．

[25] REDDY N，ELLISON D W，SOARES B P，et al. Pediatric Posterior Fossa Medulloblastoma：The Role of Diffusion Imaging in Identifying Molecular Groups [J]. Journal of neuroimaging：official journal of the American Society of Neuroimaging，2020，30（4）：503-11．

[26] ALRAYAHI J，ZAPOTOCKY M，RAMASWAMY V，et al. Pediatric Brain Tumor Genetics：What Radiologists Need to Know [J]. Radiographics：a review publication of the Radiological Society of North America，Inc，2018，38（7）：2102-22．

[27] DANGOULOFF-ROS V，VARLET P，LEVY R，et al. Imaging features of medulloblastoma：Conventional imaging，diffusion-weighted imaging，perfusion-weighted imaging，and spectroscopy：From general features to subtypes and characteristics [J]. Neuro-Chirurgie，2021，67（1）：6-13．

[28] WARREN K E，VEZINA G，POUSSAINT T Y，et al. Response assessment in medulloblastoma and leptomeningeal seeding tumors：recommendations from the Response Assessment in Pediatric Neuro-Oncology committee [J]. Neuro Oncol，2018，20（1）：13-23．

[29] LOUIS D N，PERRY A，REIFENBERGER G，et al. The 2016 World Health Organization Classification of Tumors of the Central Nervous System：a summary [J]. Acta Neuropathol，2016，131（6）：803-20．

[30] LOUIS D N，PERRY A，WESSELING P，et al. The 2021 WHO Classification of Tumors of the Central Nervous System：a summary [J]. Neuro Oncol，2021，23（8）：1231-51．

[31] LIAN H，HAN Y P，ZHANG Y C，et al. Integrative analysis of gene expression and DNA methylation through one-class logistic regression machine learning identifies stemness features in medulloblastoma [J]. Molecular oncology，2019，13（10）：2227-45．

[32] JIANG T，ZHANG Y，WANG J，et al. A Retrospective Study of Progression-Free and Overall Survival in Pediatric Medulloblastoma Based on Molecular Subgroup Classification：A Single-Institution Experience [J]. Frontiers in neurology，2017，8：198．

[33] THOMPSON M C，FULLER C，HOGG T L，et al. Genomics identifies medulloblastoma subgroups that are enriched for specific genetic alterations [J]. J Clin Oncol，2006，24（12）：1924-31．

[34] NORTHCOTT P A，BUCHHALTER I，MORRISSY A S，et al. The whole-genome landscape of medulloblastoma subtypes [J]. Nature，2017，547（7663）：311-7．

[35] CAVALLI F M G, REMKE M, RAMPASEK L, et al. Intertumoral Heterogeneity within Medulloblastoma Subgroups [J]. Cancer Cell, 2017, 31 (6): 737-54.e6.

[36] SHIH D J, NORTHCOTT P A, REMKE M, et al. Cytogenetic prognostication within medulloblastoma subgroups [J]. J Clin Oncol, 2014, 32 (9): 886-96.

[37] REMKE M, HIELSCHER T, NORTHCOTT P A, et al. Adult medulloblastoma comprises three major molecular variants [J]. J Clin Oncol, 2011, 29 (19): 2717-23.

[38] KOOL M, JONES D T, JäGER N, et al. Genome sequencing of SHH medulloblastoma predicts genotype-related response to smoothened inhibition [J]. Cancer Cell, 2014, 25 (3): 393-405.

[39] NORTHCOTT P A, SHIH D J, PEACOCK J, et al. Subgroup-specific structural variation across 1,000 medulloblastoma genomes [J]. Nature, 2012, 488 (7409): 49-56.

[40] ZHUKOVA N, RAMASWAMY V, REMKE M, et al. Subgroup-specific prognostic implications of TP53 mutation in medulloblastoma [J]. J Clin Oncol, 2013, 31 (23): 2927-35.

[41] HOVESTADT V, AYRAULT O, SWARTLING F J, et al. Medulloblastomics revisited: biological and clinical insights from thousands of patients [J]. Nature reviews Cancer, 2020, 20 (1): 42-56.

[42] ROBINSON G W, RUDNEVA V A, BUCHHALTER I, et al. Risk-adapted therapy for young children with medulloblastoma (SJYC07): therapeutic and molecular outcomes from a multicentre, phase 2 trial [J]. The Lancet Oncology, 2018, 19 (6): 768-84.

[43] CHO Y J, TSHERNIAK A, TAMAYO P, et al. Integrative genomic analysis of medulloblastoma identifies a molecular subgroup that drives poor clinical outcome [J]. J Clin Oncol, 2011, 29 (11): 1424-30.

[44] SHARMA T, SCHWALBE E C, WILLIAMSON D, et al. Second-generation molecular subgrouping of medulloblastoma: an international meta-analysis of Group 3 and Group 4 subtypes [J]. Acta Neuropathol, 2019, 138 (2): 309-26.

[45] SCHWALBE E C, WILLIAMSON D, LINDSEY J C, et al. DNA methylation profiling of medulloblastoma allows robust subclassification and improved outcome prediction using formalin-fixed biopsies [J]. Acta Neuropathol, 2013, 125 (3): 359-71.

[46] NORTHCOTT P A, ROBINSON G W, KRATZ C P, et al. Medulloblastoma [J]. Nature reviews Disease primers, 2019, 5 (1): 1-20.

[47] FOULADI M, GAJJAR A, BOYETT J M, et al. Comparison of CSF cytology and spinal magnetic resonance imaging in the detection of leptomeningeal disease in pediatric medulloblastoma or primitive neuroectodermal tumor [J]. J Clin Oncol, 1999, 17 (10): 3234-7.

[48] ZHAO Y, JIANG F, WANG Q, et al. Cytoplasm protein GFAP magnetic beads construction and application as cell separation target for brain tumors [J]. Journal of nanobiotechnology, 2020, 18 (1): 169.

[49] ZELTZER P M, BOYETT J M, FINLAY J L, et al. Metastasis stage, adjuvant treatment, and residual tumor are prognostic factors for medulloblastoma in children: conclusions from the Children's Cancer Group 921 randomized phase III study [J]. J Clin Oncol, 1999, 17 (3): 832-45.

[50] HARISIADIS L, CHANG C H. Medulloblastoma in children: a correlation between staging and results of treatment [J]. Int J Radiat Oncol Biol Phys, 1977, 2 (9-10): 833-41.

[51] 孙晓非，甄子俊. 儿童髓母细胞瘤多学科诊疗专家共识（CCCG-MB-2017）[J]. 中国小儿血液与肿瘤杂志，2018, 23 (04): 169-74.

[52] 姜涛，王军梅，杜江，等. 儿童髓母细胞瘤的临床预后及危险因素分析 [J]. 中华神经外科杂志，2016, 32 (04): 338-43.

[53] 杜淑旭，李苗，张金，等. 儿童髓母细胞瘤的预后因素和生存分析 [J]. 中华实用儿科临床杂志，2019, (24): 1886-7-8-9-90.

[54] GIANGASPERO F, WELLEK S, MASUOKA J, et al. Stratification of medulloblastoma on the basis

of histopathological grading [J]. Acta Neuropathol, 2006, 112 (1): 5-12.

[55] GOTTARDO N G, HANSFORD J R, MCGLADE J P, et al. Medulloblastoma Down Under 2013: a report from the third annual meeting of the International Medulloblastoma Working Group [J]. Acta Neuropathol, 2014, 127 (2): 189-201.

[56] RAMASWAMY V, REMKE M, BOUFFET E, et al. Risk stratification of childhood medulloblastoma in the molecular era: the current consensus [J]. Acta Neuropathol, 2016, 131 (6): 821-31.

[57] ALBRIGHT A L, SPOSTO R, HOLMES E, et al. Correlation of neurosurgical subspecialization with outcomes in children with malignant brain tumors [J]. Neurosurgery, 2000, 47 (4): 879-85; discussion 85-7.

[58] 陈立华, 孙恺, 陈文锦, 等. 儿童髓母细胞瘤的显微手术治疗 [J]. 中华脑科疾病与康复杂志（电子版）, 2020, 10 (04): 197-204.

[59] 张玉琪, 王忠诚, 马振宇. 减少小儿髓母细胞瘤手术中出血73临床分析 [J]. 中华神经外科杂志, 2000, (02): 4-6.

[60] 张俊廷, 王忠诚, 贾桂军, 等. 经小脑延髓裂入路切除第四脑室及桥脑中上段占位性病变的临床研究 [J]. 中华医学杂志, 2001, (11): 8-10.

[61] 王翦, 杨宏, 梁建民, 等. 儿童后颅窝中线肿瘤术后脑积水的原因及其防治 [J]. 广东医学, 2011, 32 (11): 1380-2.

[62] NOMAN Z S, MARTIN W. Experiences with the telovelar approach to fourth ventricular tumors in children [J]. Pediatric neurosurgery, 2010, 46 (5): 340-343.

[63] 耿亚东, 魏新亭, 薛亚珂, 等. 儿童髓母细胞瘤伴梗阻性脑积水的手术治疗策略及并发症分析 [J]. 中国实用医刊, 2018, 45 (13): 1-3.

[64] Robertson PL, MuraszkoKM, Holmes EJ, et al. Incidence and severity of postoperative cerebellar mutism syndrome in children with medulloblastoma: a prospective study by the Children's Oncology Group. J Neurosurg 2006; 105: 444-51.

[65] Wells EM, Khademian ZP, Walsh KS, et al.: Postoperative cerebellar mutism syndrome following treatment of medulloblastoma: neuroradiographic features and origin. J NeurosurgPediatr 5 (4): 329-34, 2010.

[66] Pollack IF, Polinko P, Albright AL, et al.: Mutism and pseudobulbar symptoms after resection of posterior fossa tumors in children: incidence and pathophysiology. Neurosurgery 37 (5): 885-93, 1995.

[67] Tomita T, McLone DG. Medulloblastoma in childhood: results of radical resection and low-dose neur-axis radiation therapy. J Neurosurg 1986; 64: 238-42.

[68] Taylor RE, Balley CC, Robinson KJ, et al. Impact of radiotherapy parameters on outcome in the International Society of Pediatric Oncology/United Kingom Children's Cancer Study Group PNET-3 study of preradiotherapy chemotherapy for M0-M1 medulloblastoma. Int J Radiat Oncol Biol Phys 2004, 58 (4): 1184-1193.

[69] 甄子俊, 路素英, 夏云飞, 等. 72例标危型髓母细胞瘤放疗剂量对生存的影响 [J]. 中华放射肿瘤学杂志, 2015, 24 (05): 540-3.

[70] LIU A P, ZHEN Z, YANG Q, et al. Treatment barriers and clinical outcome of children with medulloblastoma in China: a report from the Chinese Children's Cancer Group (CCCG) [J]. Neuro-oncology advances, 2021, 3 (1): vdab134.

[71] NCCN Clinical Practice Guidelines in Oncology.Central Nervous System Cancers. Adult Medulloblastoma. NCCN Guidelines Version 2.2021.

[72] LEARY S E S, PACKER R J, LI Y, et al. Efficacy of Carboplatin and Isotretinoin in Children With High-risk Medulloblastoma: A Randomized Clinical Trial From the Children's Oncology Group [J]. JAMA oncology, 2021, 7 (9): 1313-21.

[73] MYNAREK M, VON HOFF K, PIETSCH T, et al. Nonmetastatic Medulloblastoma of Early Childhood: Results From the Prospective Clinical Trial HIT-2000 and An Extended Validation Cohort [J]. J Clin Oncol, 2020, 38 (18): 2028-40.

[74] VATNER R E, NIEMIERKO A, MISRA M, et al. Endocrine Deficiency As a Function of Radiation Dose to the Hypothalamus and Pituitary in Pediatric and Young Adult Patients With Brain Tumors [J]. J Clin Oncol, 2018, 36 (28): 2854-62.

[75] PULSIFER M B, DUNCANSON H, GRIECO J, et al. Cognitive and Adaptive Outcomes After Proton Radiation for Pediatric Patients With Brain Tumors [J]. Int J Radiat Oncol Biol Phys, 2018, 102 (2): 391-8.

[76] YOCK T I, YEAP B Y, EBB D H, et al. Long-term toxic effects of proton radiotherapy for paediatric medulloblastoma: a phase 2 single-arm study [J]. The Lancet Oncology, 2016, 17 (3): 287-98.

[77] KHALIL J, QING Z, CHUANYING Z, et al. Twenty years experience in treating childhood medulloblastoma: Between the past and the present [J]. Cancer radiotherapie: journal de la Societe francaise de radiotherapie oncologique, 2019, 23 (3): 179-87.

[78] 殷蔚伯, 谷铣之. 肿瘤放射治疗学 (M). 中国协和医科大学出版社, 2002, 1025-1029.

[79] KENNEDY C, BULL K, CHEVIGNARD M, et al. Quality of survival and growth in children and young adults in the PNET4 European controlled trial of hyperfractionated versus conventional radiation therapy for standard-risk medulloblastoma [J]. Int J Radiat Oncol Biol Phys, 2014, 88 (2): 292-300.

[80] TIAN S, SUDMEIER L J, ZHANG C, et al. Reduced-volume tumor-bed boost is not associated with inferior local control and survival outcomes in high-risk medulloblastoma [J]. Pediatric blood & cancer, 2020, 67 (1): e28027.

[81] HOPPE-HIRSCH E, RENIER D, LELLOUCH-TUBIANA A, et al. Medulloblastoma in childhood: progressive intellectual deterioration [J]. Child's nervous system: ChNS: official journal of the International Society for Pediatric Neurosurgery, 1990, 6 (2): 60-5.

[82] BAVLE A, TEWARI S, SISSON A, et al. Meta-analysis of the incidence and patterns of second neoplasms after photon craniospinal irradiation in children with medulloblastoma [J]. Pediatric blood & cancer, 2018, 65 (8): e27095.

[83] WANG C, YUAN X J, JIANG M W, et al. Clinical characteristics and abandonment and outcome of treatment in 67 Chinese children with medulloblastoma [J]. J Neurosurg Pediatr, 2016, 17 (1): 49-56.

[84] BAILEY C C, GNEKOW A, WELLEK S, et al. Prospective randomised trial of chemotherapy given before radiotherapy in childhood medulloblastoma. International Society of Paediatric Oncology (SIOP) and the (German) Society of Paediatric Oncology (GPO): SIOP II [J]. Medical and pediatric oncology, 1995, 25 (3): 166-78.

[85] BOUFFET E. Management of high-risk medulloblastoma [J]. Neuro-Chirurgie, 2021, 67 (1): 61-8.

[86] TARBELL N J, FRIEDMAN H, POLKINGHORN W R, et al. High-risk medulloblastoma: a pediatric oncology group randomized trial of chemotherapy before or after radiation therapy (POG 9031) [J]. J Clin Oncol, 2013, 31 (23): 2936-41.

[87] VON BUEREN A O, VON HOFF K, PIETSCH T, et al. Treatment of young children with localized medulloblastoma by chemotherapy alone: results of the prospective, multicenter trial HIT 2000 confirming the prognostic impact of histology [J]. Neuro Oncol, 2011, 13 (6): 669-79.

[88] NAUNG H, COHEN K J. An intrathecal limited postoperative chemotherapy regimen for the treatment of young children with nodular/desmoplastic medulloblastoma and medulloblastoma with extensive nodularity [J]. Journal of neuro-oncology, 2021, 152 (3): 567-72.

[89] LAFAY-COUSIN L, BOUFFET E, STROTHER D, et al. Phase II Study of Nonmetastatic Desmo-

plastic Medulloblastoma in Children Younger Than 4 Years of Age: A Report of the Children's Oncology Group (ACNS1221) [J]. J Clin Oncol, 2020, 38 (3): 223-31.

[90] COHEN B H, GEYER J R, MILLER D C, et al. Pilot Study of Intensive Chemotherapy With Peripheral Hematopoietic Cell Support for Children Less Than 3 Years of Age With Malignant Brain Tumors, the CCG-99703 Phase I/II Study. A Report From the Children's Oncology Group [J]. Pediatric neurology, 2015, 53 (1): 31-46.

[91] LAFAY-COUSIN L, SMITH A, CHI S N, et al. Clinical, Pathological, and Molecular Characterization of Infant Medulloblastomas Treated with Sequential High-Dose Chemotherapy [J]. Pediatric blood & cancer, 2016, 63 (9): 1527-34.

[92] THOMPSON E M, ASHLEY D, LANDI D. Current medulloblastoma subgroup specific clinical trials [J]. Translational pediatrics, 2020, 9 (2): 157-62.

[93] MENYHáRT O, GYŐRFFY B. Molecular stratifications, biomarker candidates and new therapeutic options in current medulloblastoma treatment approaches [J]. Cancer metastasis reviews, 2020, 39 (1): 211-33.

[94] HUYBRECHTS S, LE TEUFF G, TAUZIèDE-ESPARIAT A, et al. Prognostic Clinical and Biologic Features for Overall Survival after Relapse in Childhood Medulloblastoma [J]. Cancers, 2021, 13 (53).

[95] 孙艳玲, 刘晶晶, 杜淑旭, 等 101例儿童复发髓母细胞瘤的序贯治疗生存分析 [J]. 中国当代儿科杂志, 2021, 23 (02): 164-8.

[96] MAGNUS S, GUDRUN F, STEPHAN T, et al. Relapse patterns and outcome after relapse in standard risk medulloblastoma: a report from the HIT-SIOP-PNET4 study [J]. Journal of neuro-oncology, 2016, 129 (3): 515-524.

[97] 樊代明. 整合肿瘤学·临床卷[M]. 北京: 科学出版社, 2021.

[98] 李丽, 冷军, 周霞. 外伤性脊髓不完全损伤症中医临床诊疗专家共识 [J]. 康复学报, 2019, 29 (05): 1-4.

[99] 樊代明. 整合肿瘤学·基础卷[M]. 西安: 世界图书出版西安有限公司, 2021.

中枢神经系统生殖细胞肿瘤

名誉主编

樊代明

主　编

陈忠平　张　荣

副主编

卞修武　赵世光　马　军　夏云飞　张俊平

编　委（姓氏笔画排序）

万　锋	马　军	马　杰	卞修武	王广宇
王杭州	王举磊	王靖生	叶红英	申　戈
刘景平	孙晓非	朴浩哲	齐　林	初曙光
张玉琪	张俊平	张　荣	张　蓓	李　昊
李春德	杨群英	汪　洋	沈志鹏	邱晓光
陈　宏	陈忠平	林江凯	林志雄	罗飞宏
宫　杰	贺晓生	赵世光	赵　阳	赵　杰
夏云飞	高怡瑾	梁　平	黄若凡	黄圆圆
黄　翔	蒋马伟	靳　文	漆松涛	蔡林波
鞠　延				

执　笔

张　荣	高怡瑾	汪　洋	叶红英	陈　宏
张俊平	蔡林波	李春德	张玉琪	王靖生
漆松涛	初曙光	黄圆圆		

前言

中枢神经系统生殖细胞肿瘤（central nervous system germ cell tumors，CNS GCTs）是儿童及青少年中枢神经系统常见的恶性肿瘤，占儿童原发性神经系统肿瘤的8.1%（中国）~15.3%（日本），好发于3~15岁，常发生于松果体区、鞍上区或丘脑基底节区、少数可发生在三脑室、脑干、胼胝体等中线部位。

生殖细胞肿瘤（Germ Cell Tumors，GCTs）包括生殖细胞瘤（germinoma）和非生殖细胞瘤性生殖细胞肿瘤（nongerminomatous germ cell tumor，NGGCT）两大类。NGGCT包括胚胎癌、卵黄囊瘤、绒毛膜细胞癌、畸胎瘤（成熟型和未成熟型）和畸胎瘤伴恶性转化和混合型生殖细胞肿瘤。其中由两种或两种以上不同生殖细胞肿瘤成分构成的肿瘤称为混合性生殖细胞肿瘤。在生殖细胞肿瘤中，除成熟型畸胎瘤属良性外，其余均为恶性肿瘤。颅内生殖细胞肿瘤中以生殖细胞瘤最多见，占半数以上。

目前国际上治疗CNS GCTs均采用放疗、化疗和手术等整合治疗手段。采用整合治疗，纯生殖细胞瘤生存率大于90%，非生殖细胞瘤性生殖细胞肿瘤生存率达70%，但肿瘤内成份是预后的关键因素。放疗是CNS GCTs整合治疗的重要组成部分，但对儿童远期副作用值得关注，尤其对年龄较小的儿童。长期生存患者可有智力下降、生长发育迟缓、内分泌功能紊乱和不孕不育等后遗症。目前对3岁以下的CNS GCTs的治疗经验参考文献较少，本指南仅讨论3岁以上CNS GCTs的诊治方案，并将其简称GCTs。

第一章

概述

第一节 发病率

GCTs占儿童原发性神经系统肿瘤的8.1%（中国）~15.3%（日本），但西方国家资料统计中枢神经系统GCTs发生率占颅内肿瘤比例<4%。颅内生殖细胞肿瘤（intracranial germ cell tumors，iGCTs）男性多见，男女比例为（4~5）:1，但鞍区以女性居多。常发生于松果体区、鞍上区或丘脑基底节区、少数可发生在三脑室、脑干、胼胝体等中线部位。

第二节 病理

1 颅内GCTs的WHO 2021分类表

表3-1-1 WHO 2021CNS GCTs的分类

Germ cell tumors	生殖细胞肿瘤
Mature teratoma	成熟型畸胎瘤
Immature teratoma	未成熟型畸胎瘤
Teratoma with somatic-type malignancy	畸胎瘤伴体细胞恶变
Germinoma	生殖细胞瘤
Embryonal carcinoma	胚胎癌
Yolk sac tumor	卵黄囊瘤
Choriocarcinoma	绒毛膜癌
Mixed germ cell tumor	混合性生殖细胞肿瘤

2 生殖细胞瘤

2.1 大体所见

生殖细胞瘤约占iGCTs的2/3，色灰红，大多呈浸润性生长，与周围脑组织边界不清，质软而脆，结节状，肿瘤组织易于脱落，也有肿瘤呈胶冻状，瘤内可出血、坏死和囊性变。肿瘤常以直接蔓延形式向周围脑组织浸润破坏，更可沿脑室壁"匍匐"生长。在松果体区肿瘤可完全取代松果体腺；在鞍上区，肿瘤可直接压迫甚至浸润性侵犯视神经、视交叉和下丘脑。

2.2 镜下观察

显微镜下，瘤细胞由大小两种细胞组成，大细胞类似如上皮细胞，呈圆形，大小一致，胞浆丰富，色灰白，有时嗜伊红色的细胞浆内含有数量各异的糖原颗粒（PAS反应阳性）；细胞核圆形，常见有一突出核仁，并有核分裂象；小细胞混杂于大细胞中间，属于淋巴细胞，免疫学标记显示主要是T淋巴细胞。某些区域还可见到非干酪样肉芽肿浸润，并有异物巨细胞存在，造成诊断困难，尤其是立体定向穿刺活检的标本。两种细胞呈散在或各自呈巢状，彼此互相穿插分布。肿瘤间质较少，血管多少不一。可看到肿瘤呈小灶状或片状坏死，有小出血灶，偶见点状钙化。生殖细胞瘤常含有其他GCTs成分，最多见的是畸胎瘤。

2.3 免疫组化

胎盘碱性磷酸酶（placental alkaline phosphatase，PLAP）在大多数生殖细胞瘤的细胞膜和细胞浆中存在（70%~100%）。半数生殖细胞瘤对人绒毛促性腺激素（HCG）表达阳性。OCT4可在生殖细胞瘤细胞核中表达阳性。

3 畸胎瘤与未成熟畸胎瘤

畸胎瘤由2种或3种胚层分化而成，这些组织虽同时存在，但排列无序，外观上不像正常可辨的组织器官。畸胎瘤可分：成熟型，组织分化充分；未成熟型，组织类似于发育中的胎儿结构；畸胎瘤恶性转化。三种类型可同时存在，有时不容易辨别。

3.1 大体所见

成熟畸胎瘤有完整包膜，边界清楚，表面光滑或结节状，球形或卵圆形，囊变十分常见，切面可见大小不等的囊腔和实体的肿瘤团块以及软骨、骨、毛发等，包膜与脑组织可有粘连。未成熟畸胎瘤边界不清，常有局部浸润；肿瘤中心区的出血和坏死比成熟畸胎瘤更多见。

3.2 镜下观察

在显微镜下，成熟的畸胎瘤常可见紧密连接软骨、骨、腺上皮和横纹肌分布的鳞状上皮，囊壁为纤维结缔组织构成，囊内为多胚层混合组织结构，如皮肤及其附属器、软骨、脂肪、肌肉、神经、呼吸道上皮、肠上皮和柱状上皮等；常见类似于神经元和神经胶质细胞的神经上皮组织。成熟畸胎瘤除发生于松果体区和鞍上区外，还较多见于第四脑室，有浸润性，可随脑脊液播种。脑内畸胎瘤有时包含有生殖细胞瘤、绒毛膜细胞癌或一些幼稚的上皮成分，这种情况应诊断为恶性畸胎瘤或未成熟畸胎瘤。因此诊断畸胎瘤应观察囊内各种结构，以免遗漏恶性畸胎瘤的证据而延误诊断和治疗。

3.3 免疫组化

畸胎瘤结构复杂，免疫组化也呈多样性。胶质细胞组织分化处有胶质纤维酸性蛋白（GFAP）阳性表达。神经元及神经母细胞分化区有神经元特异烯醇化酶（NSE）表达。S-100蛋白对胶质细胞和神经元均为阳性。有滋养细胞分化区者对HCG，HPL（胎盘催乳素），SP1（妊娠特异性B1糖蛋白）为阳性。鳞状上皮分化区对CK，EMA阳性。但纯畸胎瘤对AFP，HCG均为阴性。

4 卵黄囊瘤

4.1 大体所见

卵黄囊瘤以有内胚窦存在为特征。一般肿瘤质地稍韧，可见出血坏死，肿物可局部浸润，常会随脑脊液通路播散。

4.2 镜下观察

卵黄囊瘤为原始内胚窦的未分化上皮细胞。肿瘤细胞内和细胞间的间质内均有嗜伊红和PAS反应阳性结节，这些结节免疫组化AFP染色阳性。有时瘤细胞可形成乳头状，乳头中心为一血管及其周围的黏液性间质，单层细胞周围形成上皮管套为一诊断特征。另外，透明小球是另一诊断特征，位于瘤细胞内或游离间质中，大小不一呈球形，均质性透明状，嗜酸性。

4.3 免疫组化

部分卵黄囊瘤对PLAP呈阳性表达，多数内胚窦瘤对AFP，Keratin呈阳性表达。对EMA，HPL，SP1，Vinentin呈阴性表达。

5 胚胎癌

5.1 大体所见

肿瘤灰白色，质脆，常浸润周围脑组织并伴坏死。

5.2 镜下观察

胚胎癌由原始低分化上皮性成分构成，细胞呈多角形，柱状或立方体。细胞核呈泡状，可见核仁，核分裂象多见。常伴有出血和坏死，有时可有软骨结构。

5.3 免疫组化

CD30，CK，PLAP呈阳性表达。AFP，HCG常阴性。

6 绒毛膜细胞癌

6.1 大体所见

绒癌是 GCTs 中最罕见的一种类型，原发于颅内单纯的绒癌极为罕见，仅见数例报道。绒癌可在蛛网膜下腔广泛转移，近 23% 的病例出现颅外转移，主要是肺，颅外转移病灶常是单纯绒癌。

6.2 镜下观察

主要病理特征是含合体滋养层细胞，此细胞也常在生殖细胞瘤、内胚窦瘤和畸胎瘤等中作为主要成分出现；绒癌的另一个重要细胞组成是细胞滋养层。合体滋养层细胞体较大，边界欠清，胞浆嗜伊红，核多形；细胞滋养层胞体较小，边界清楚，胞浆染色清亮，核椭圆。

6.3 免疫组化

HCG，HPL，SP1 可呈阳性表达。尤其 HCG 可呈强阳性表达。PLAP，EMA 可部分阳性表达。但 AFP，Vim 呈阴性表达。

7 免疫组化标记与 GCTs 类型

表 3-1-2 GCTs 亚型肿瘤标记物免疫组化表达情况

肿瘤类型	β-HCG	AFP	PLAP
纯生殖细胞瘤	±	—	±
生殖细胞瘤（合体滋养细胞）	+	—	±
胚胎癌	—	—	+
卵黄囊瘤	—	+++	±
绒毛膜细胞癌	+++	—	±
未成熟畸胎瘤	±	±	—
成熟畸胎瘤	—	—	—
混合性生殖细胞肿瘤	±	±	±

第三节 诊断与分型

1 诊断

1.1 临床诊断

iGCT 的诊断需结合临床表现、CT 及 MRI 检查的影像学证据以及血清肿瘤标记物。血清肿瘤标记物阳性结合影像学证据即可诊断 iGCT。血清肿瘤标记物阴性的 GCT 如生殖细胞瘤，成熟畸胎瘤及部分血清肿瘤标记物阴性的非成熟畸胎瘤需要手术病理明确诊断。但临床上常因手术取材不足，病理诊断不是诊断肿瘤标记物阴性iGCT的金标准。混合型GCTs因含多个亚型成分，故含有多亚型的病理特征，临床上有出现因取材不足导致混合性GCTs中某种成份漏诊的情况。故建议iGCTs的病理诊断提倡多点取材，尽可能捕捉到混合性GCTs的各种亚型成分。此外，当进行化疗或放疗后的肿瘤进行后继探查手术后所获的标本，因肿瘤受到放疗和化疗影响，部分原始肿瘤坏死消失或经放化疗的诱导分化，在病理检查中常以畸胎瘤或未成熟畸胎瘤为主要或仅剩成分。

1.2 诊断时的评估要求

（1）影像学检查：术前头颅MRI（平扫加增强）、头颅CT平扫、术前颈胸腰椎MRI（增强）。

（2）血清和脑脊液中的肿瘤标志物：AFP和β-hCG。

（3）脑脊液脱落细胞检查。

（4）鞍区肿瘤患者尚需对垂体/下丘脑功能评估（内分泌功能），包括：①下丘脑-垂体-肾上腺皮质轴（HPA轴）：晨8：00-9：00血皮质醇（服用糖皮质激素前）；②下丘脑-垂体-甲状腺轴（HPT轴）：血清TSH、TT3、TT4、FT3、FT4；③下丘脑-垂体-性腺轴（HPG轴）：FSH、LH和雌二醇（E2）（女性）/睾酮（T）（男性）；④生长激素（GH）与血IGF-1；E. 泌乳素（PRL）；⑤垂体后叶：记录24h尿量，测定血钠、尿比重、血渗透压、尿渗透压。

（5）视力视野检查。

（6）神经心理基线检查（内分泌功能不足及颅高压症状缓解后）。

（7）体格检查和神经系统检查。

2 脊髓播散

脊髓播散常见于生殖细胞瘤及混合性GCTs，脊髓MRI可发现椎管内增强的结节性占位。脊髓播散灶在T1W像上常为等或稍低信号，T2W上为稍高信号，增强后可有强化。

3 病理分型

根据2021WHO病理分类方法，iGCTs可分为生殖细胞瘤、成熟畸胎瘤、未成熟畸胎瘤、畸胎瘤伴体细胞恶变、胚胎癌、卵黄囊瘤、绒癌和混合性生殖细胞肿瘤等不同亚型。根据治疗的不同将其分为纯生殖细胞瘤和非生殖细胞瘤性生殖细胞肿瘤。NGGCT通常为混合性生殖细胞肿瘤。混合性GCTs可包含生殖细胞瘤、成熟畸胎瘤、未成熟畸胎瘤、胚胎癌、卵黄囊瘤、绒癌等不同的亚型成分。

4 肿瘤标记物分型

根据治疗前血清和/或脑脊液检查肿瘤标记物绒毛膜促性腺激素（β-HCG）或甲胎蛋白（AFP）的升高程度将GCT分为分泌型GCT与非分泌型GCT。

4.1 分泌型GCT

符合原发中枢神经系统肿瘤，且术前血清和/或脑脊液β-HCG > 50mIU/mL和/或AFP > 10ng/mL。但不同地区对肿瘤指标的界定略有差异。北美协作组认为，如血清和/或脑脊液AFP水平为10 ng/mL或更高和/或血清和/或脑脊液β-HCG水平为50 IU/L或更高，则肿瘤为分泌型GCTs。欧洲协作组将血清和/或脑脊液AFP水平为50 ng/mL或更高和/或β-HCG水平为100 IU/L或更高的肿瘤称为分泌型GCTs。

4.2 非分泌型iGCTs

需符合原发中枢神经系统肿瘤，且血清和/或脑脊液β-hCG阴性或大于正常值但≤50mIU/mL，和AFP阴性或大于正常值但≤10ng/mL。在未成熟畸胎瘤中，并非所有患者AFP或β-hCG都达到分泌型GCTs的诊断标准，但由于未成熟畸胎瘤的恶性生物学行为及预后分类，应归入分泌型GCTs进行治疗。

5 预后分型

Matsutani等根据iGCTs的预后提出了对治疗选择具有指导价值的分类方法：①预后良好组：单纯生殖细胞瘤和成熟畸胎瘤；②预后中等组：含合体滋养层细胞的生殖细胞瘤、未成熟畸胎瘤、伴有恶变的畸胎瘤和以生殖细胞瘤或畸胎瘤为主要成分的混合性GCTs；③预后不良组：胚胎癌、卵黄囊瘤、绒癌和以这三者为主要成分的混合性GCTs。

第四节 治疗原则

GCT的治疗应强调多学科整合诊疗（MDT to HIM）的整合治疗方案。根据血清肿瘤标记物、肿瘤部位、大小，患者症状和脑积水的严重程度整合判断决定整合治疗方案。手术、化疗和放疗是主要治疗方法。

手术目的为：①解除颅高压；②明确病理性质；③切除肿瘤。对非生殖细胞瘤性GCTs全切肿瘤可有效提高5年生存率。对松果体病灶引起的脑积水，可采用脑室镜下三脑室底造瘘术；而鞍上病灶引起的脑积水，可使用脑室-腹腔分流术。肿瘤组织活检是明确肿瘤性质的客观标准。位于松果体区、脑室内的病灶可采用脑室镜下活检；位于丘脑基底节区的病灶可采用立体定向穿刺活检；位于鞍内的病灶可采用显微镜下或内镜下经蝶入路进行活检；位于视交叉、视神经、垂体柄等不易穿刺部位则需采用开颅手术活检。对畸胎瘤或其他非纯生殖细胞瘤性GCTs经化疗和/或放疗后的残留部分则需开颅手术切除。

放疗是iGCTs不可替代的治疗方法。除单纯的成熟畸胎瘤，其余各种类型的GCTs都要放疗。

化疗是iGCT重要的治疗手段，分泌型GCTs均需化疗。对纯生殖细胞瘤，为减小放疗给儿童神经系统带来的损害，目前基于辅助化疗后给予减量减照射野的放疗。

1 分泌型生殖细胞肿瘤

1.1 治疗原则

对AFP>10 ng/mL和/或β-hCG >50 mIU/mL的分泌型GCTs推荐根据肿瘤大小及影像学特征拟定整合治疗方案。AFP及β-hCG阴性的未成熟畸胎瘤也归入此治疗方案。

肿瘤引起明显脑积水，且无播散转移，和/或影像学上支持含有脂肪、皮脂分泌物或钙化骨质等畸胎瘤成份，在充分评估手术风险前提下，可考虑先行手术切除，全切肿瘤同时缓解脑积水，术后行化疗4~6周期，再行放疗。

瘤体较大，影像学不支持典型的畸胎瘤成份，经评估手术切除风险高或肿瘤全切可能性不大，则行分流术/三脑室底造瘘术/外引流术缓解脑积水后行化疗4~6周期。应在化疗的每个周期进行肿瘤标记物检测，通常每两周期化疗行核磁共振影像评估；若肿瘤标志物无下降或出现升高，或患者症状进展，应及时行核磁检查评估肿瘤情况。若化疗过程中瘤体无明显缩小或出现增大趋势，肿瘤标记物无进行性下降，则应考虑手术切除，然后行放疗。

瘤体较小患者，如影像学支持含明显的畸胎瘤成份，可考虑先手术切除肿瘤。切除肿瘤后行化疗4~6周期，然后做全脑全脊髓放疗。

瘤体较小且无明显脑积水患者，影像学上不支持含典型的畸胎瘤成份，可直接行化疗。应在化疗每个周期行肿瘤标记物检测，通常每两周期化疗行MRI影像评估；若肿瘤标志物无下降或出现升高，或患者症状进展，应及时行MRI检查评估肿瘤情况。如肿瘤全消（CR）或肿瘤明显缩小（PR）且肿瘤标志物恢复正常，化疗结束后行放疗；如化疗期间肿瘤残留和/或肿瘤标志物仍高于正常者，推荐行后继探查手术（second look surgery）尽量全切肿瘤，再完成后续化疗疗程，最后行放疗。

1.2 化疗

1.2.1 分泌型NGGCT的化疗方案

化疗是分泌型GCTs重要的治疗方法。当分泌型GCTs瘤体较大，磁共振增强扫描病灶均匀强化时，化疗常为首先实施的治疗方法。目的是减少肿瘤血供，缩小肿瘤体积，为全切肿瘤创造条件。当化疗后肿瘤完全消退，则避免了手术，化疗后直接放疗即可。化疗以铂类为基础。目前对初治分泌型GCTs的化疗方案有如下三种（见

表3-1-3）。肿瘤标志物的评估需每个化疗疗程前进行。MRI影像学评估通常每一到两周期化疗进行。当完成所有化疗疗程后，若肿瘤有残留，和/或肿瘤标志物仍高于正常者，推荐行手术切除残余肿瘤，然后再行放疗。另一种情况是，当自第二疗程起化疗前评估发现瘤体缩小不明显，为减少生长性畸胎瘤综合征带来的危害，可建议先行肿瘤切除，然后继续完成化疗，最后行放疗。

表3-1-3　非生殖细胞瘤性恶性GCTs的化疗方案[a]

方案		药物	剂量	用药时间/途径	备注
日本协作组[b]	CARE	卡铂	450 mg/m²/天	Day 1，静脉	● CARE 3疗程，与放疗同步；同步放化疗结束后，部分缓解者，继续ICE 3疗程，每疗程28天 ● 高危组病人则采用ICE与放疗同步，共5疗程，每疗程28天
		依托泊苷	150 mg/m²/天	Day 1~3，静脉	
	ICE	异环磷酰胺	900 mg/m²/天	Day 1~5，静脉	
		美斯钠	180 mg/m²/剂	每日3剂，Day 1~5，静脉（0，4，8小时）	
		顺铂	20 mg/m²/天	Day 1~5，静脉	
		依托泊苷	60 mg/m²/天	Day 1~5，静脉	
ACNS0122	A	依托泊苷	90 mg/m²/天	Day 1~3，静脉	● A方案和B方案交替，每疗程21天，共6疗程 ● 化疗在手术后31天内开始 ● 放疗在最后1次化疗结束血象恢复时即开始，不晚于6周
		卡铂	600 mg/m²/天	Day 1，静脉	
	B	异环磷酰胺	1800 mg/m²/天	Day 1~5，静脉	
		美斯钠[c]	360 mg/m²/剂	每日5剂，Day 1~5，静脉（0，3，6，9，12小时）	
		依托泊苷	90 mg/m²/天	Day 1~5，静脉	
PEI		异环磷酰胺	1500 mg/m²/天	Day 1~5，静脉	共4疗程
		美斯钠	300 mg/m²/剂	每日3剂，Day 1~5，静脉（0，4，8小时）	
		顺铂	20 mg/m²/天	Day 1~5，静脉	
		依托泊苷	60 mg/m²/天	Day 1~5，静脉	

注：
a. 化疗存在风险，治疗相关并发症可能导致病人死亡，故建议在有化疗经验的治疗中心进行，支持治疗可参照第一章第四节1.2.2，也可依据各治疗中心诊疗常规。
b. 日本协作组采用放化疗同步策略，故ICE方案化疗剂量低于PEI方案。其他协作者采用先化疗后放疗，两种策略未曾比较优劣。
c. 美斯钠每日总剂量为1800 mg/m²/天（ACNS0122方案规定），具体给药方法各中心可根据本中心常规调整，但每日总剂量不应少于方案规定。

1.2.2　化疗不良反应的预防和处理

化疗期间常见不良反应包括恶心、呕吐、骨髓抑制、感染、心肌损害、肝肾功能不全等。化疗患者必须建立静脉通路，推荐使用中心静脉留置导管。常见化疗并发症如下：

（1）呕吐：异环磷酰胺、依托泊苷和卡铂属中高致吐化疗药物，应根据需要预防性使用相应止吐药。对颅内GCTs，应尽可能避免使用皮质类固醇作为止吐药。

(2) 骨髓抑制：如有条件，患儿（者）化疗结束后24~48h起使用G-CSF，并持续到血象经过最低点后中性粒细胞绝对值（ANC）回升至>1.5×10⁹/L结束。下一疗程至少应在G-CSF停止后48h才开始使用。如血红蛋白（Hb）<60~70g/L或贫血伴有相应症状，输注浓缩红细胞。血小板<20×10⁹/L或有出血症状，输注血小板。如条件允许，辐照血制品更合适。

(3) 粒细胞缺乏性发热（neutropenic fever）：中性粒细胞<0.5×10⁹/L或预计2d后降至0.5×10⁹/L以下者，24h内3次口温>38.0℃（间隔4h以上）或1次体温>38.3℃，或1次体温>38.0℃持续1h以上，即为粒细胞缺乏发热。进行各种微生物学检查同时，应积极使用广谱抗生素。广谱抗生素使用后，粒细胞缺乏持续5d以上且体温不退，即使无辅助检查依据，应考虑开始经验性抗深部真菌治疗，并进行必要的检查如肺高分辨CT，以发现早期真菌感染。如微生物学检查均阴性，抗感染治疗应持续到ANC至少>0.5×10⁹/L且>48h无热。

(4) 伊氏肺孢子菌肺炎：应积极预防。所有患儿从治疗开始使用复方新诺明25 mg/（kg·d）（分2次，每周3d）进行预防。直至全部放化疗结束后6月。

(5) 出血性膀胱炎：异环磷酰胺和大剂量环磷酰胺可导致出血性膀胱炎。充分水化和同时使用美斯钠可预防出血性膀胱炎发生。

1.3 放疗

分泌型GCTs的放疗方案目前采用全脑全脊髓放疗30~36Gy，局部病灶推量至54Gy。分泌型GCTs的放疗方案基于以下研究，需注意，不同放疗方案所对应的化疗方案有所不同。

1.3.1 美国儿童肿瘤协作组ACNS0122

化疗（6疗程）后所有患者均接受CSI放疗（36 Gy）加局部补量（总剂量54 Gy），102例符合研究条件的病例中（M0），5年EFS为84%±4%，5年OS为93%±3%。局部复发10%，远处转移4%。提示CSI放疗对远处复发有控制作用。

1.3.2 欧洲国际儿童肿瘤协作组SIOP-CNS-GCT96

化疗（4疗程）后患者接受放疗。局部病变患者仅接受局部照射（FR 54Gy），有转移患者接受CSI。两组远处转移率相似，分别是11%和12%。116例符合研究条件的局部病变患者（M0），5年PFS为72%±4%，5年OS为82%±4%。

1.3.3 美国儿童肿瘤协作组ACNS1123

化疗（同ACNS0122研究）后，接受WVI（30.6 Gy）加局部补量（总剂量54 Gy），66例符合研究条件的病例中（M0），3年PFS为87.8%±4.04%，3年OS为92.4%±3.3%。在随访期内全组有8例患者（12.1%）出现脑脊液播散。

1.3.4 放疗不良反应的预防和处理

放疗期间常见不良反应包括恶心、呕吐、骨髓抑制、皮肤反应和感染等，一般予积极对症治疗后好转。患者每周至少复查1次血常规和电解质，在中性粒细胞绝对值（absolute value of neutrophils，ANC）<1.0×10⁹/L（或白细胞<2×10⁹/L，ANC不可得时），或血小板<50×10⁹/L时中止放疗，出现其他3～4级严重不良反应时也建议暂停放疗。

放疗后的远期不良反应：高剂量放疗会给患者（尤其是低龄儿童）带来生长发育、神经认知和内分泌功能受损等远期不良反应。减低放疗剂量后，放疗反应会减少。不过对低龄儿童，选择放疗技术和剂量时仍需尽量减免放疗不良反应。

2 非分泌型GCTs

2.1 治疗方案

2.1.1 肿瘤标记物阳性

AFP高于实验室参考值上限但≤10ng/mL和/或（-hCG高于实验室参考值但≤50mIU/mL，诊断上考虑含合体滋养层巨细胞的生殖细胞瘤、未成熟畸胎瘤或含少量卵黄囊瘤及绒癌的混合性GCTs。单纯AFP的轻度升高，也需除外急慢性肝炎、病毒性肝炎等非肿瘤因素所致。由于肿瘤标志物阈值达不到诊断标准，故推荐行立体定向活检或内镜下活检或开颅手术活检，术中送快速病理诊断。如病理为未成熟畸胎瘤和混合性GCTs，治疗参见前述章节（第一章第四节1分泌型生殖细胞肿瘤）。如为生殖细胞瘤，则可直接行减量全中枢放疗加局部推量放疗，不做化疗；纯生殖细胞瘤另一种治疗方案是可先行化疗4周期，然后行减量放疗，此种方案尤其适于低龄儿童或放疗耐受性差者。对纯生殖细胞瘤的上述两种治疗方案哪种更优尚无明确结论。

2.1.2 肿瘤标记物阴性

肿瘤标记物阴性，诊断考虑纯生殖细胞瘤或畸胎瘤（或含有未成熟成份）。若影像提示纯生殖细胞瘤，建议行立体定向活检或内镜下活检或开颅手术活检，术中送快速病理诊断。纯生殖细胞瘤明确诊断后，年长儿童及成年人对放疗耐受性好者，可不行化疗，直接行减量全中枢放疗加局部推量放疗。年幼儿童或放射耐受差者可行化疗4周期，然后行减量放疗（见第一章第四节2.3）。若影像提示畸胎瘤，则建议开颅手术，术中快速病理诊断含有畸胎瘤成份，则尽量全切肿瘤。根据病理结果，成熟畸胎瘤可长期随访，未成熟畸胎瘤术后需化疗。未行活检者须密切随访。活检提示炎性病变时，应进一步排除假阴性可能。

2.1.3 诊断性治疗

非分泌型GCTs由于肿瘤标志物是阴性或轻度升高，不能依靠肿瘤标志物明确诊断，为了避免误诊误治，首选活检或手术明确病理诊断。但在一些特殊情况下，患者全身条件差不能耐受麻醉等有创操作、手术风险极高或不适宜活检、或患者不接受手术，当病史和临床特点高度符合纯生殖细胞瘤诊断时，可考虑诊断性放疗或诊断性化疗。诊断性治疗需充分知情同意，并密切观察病情，诊断性化疗一周期即需复查MRI了解肿瘤是否缩小；诊断性放疗次数不超过10次，传统试验性放疗剂量一般是15-20Gy/10次。国内也有学者提出采用更低剂量如10.8Gy/6次、10Gy/5次，或3.4Gy/2次的试验性放疗整合化疗方法也能取得相仿的效果。如肿瘤无明显缩小，则终止诊断性治疗。尽管如此，对肿瘤标记物阴性者，国内外目前多提倡手术明确组织学病理诊断，尽可能避免试验性治疗。

2.2 放疗

2.2.1 局限型单纯性生殖细胞瘤

目前尚无标准放疗方案。可采用单纯减低剂量全脑全脊髓放疗（craniospinal Irradiation，CSI）整合局部病灶推量，也可采用先以铂类为基础的整合化疗之后行全脑室照射（Whole-Ventricle Irradiation，WVI）、全脑照射（Whole-Brain Irradiation，WBI）或CSI的整合治疗方案，每种方案各有利弊，均能获得较好疗效，5年OS达90%以上。纯生殖细胞瘤放射剂量低于分泌型GCTs的放射剂量，放射不良反应相对较小。

2.2.2 播散型生殖细胞瘤

建议采用CSI 24Gy+局部补充放疗16Gy。目前，以CSI加局部补量的单纯放疗模式是播散型生殖细胞瘤的主要治疗方法。

2.3 化疗整合放疗

生殖细胞瘤对化疗敏感。一般来讲，化疗药物多数以铂类（P）为基础，整合长春新碱（V），依托泊苷（E），环磷酰胺（C），异环磷酰胺（I），博来霉素（B），甲氨蝶呤（M）等。但长期观察发现，单独化疗长期疗效较差。总体分析，目前初治单纯生殖细胞瘤在放疗基础上加用化疗无生存期获益，但对儿童有可能降低放疗剂量和减少全中枢照射范围，因此可能减少放疗不良反应。但相关研究尚未取得最后肯定结果。纯生殖细胞瘤化疗方案如表3-1-4。

采用化疗整合放疗的治疗模式，放疗技术多采用全脑室放疗（WVI）和全脑放疗（WBI）技术，也有采用全脑全脊髓放疗。目前常用化疗后放疗剂量：预防性WVI/WBI/CSI放疗剂量20~24 Gy，局部补量加至总剂量30~40Gy。

由于缺乏高级别证据，关于非分泌型GCTs放疗的最佳治疗模式尚待临床研究。放疗科医师需整合考虑患者年龄、肿瘤大小、生长发育和前期化疗反应等多种因素合理选择放疗技术。

纯生殖细胞瘤的化疗反应及处理见上文第一章第四节1.2.2。

表3-1-4 纯生殖细胞瘤化疗方案[a]

方案	药物	剂量	用药时间/途径	备注
日本协作组[b] CARE	卡铂	450 mg/m²/天	Day 1，静脉	3疗程，与放疗同步；
	依托泊苷	150 mg/m²/天	Day 1~3，静脉	

方案		药物	剂量	用药时间/途径	备注
EP		依托泊苷	100 mg/m²/天	Day 1~5，静脉	● 每疗程21天，共4疗程； ● 放疗在全部化疗结束血象恢复时即开始
		顺铂	20 mg/m²/天	Day 1~5，静脉	
EC		依托泊苷	150 mg/m²/天	Day 1~3，静脉	● 每疗程21天，共4疗程； ● 放疗在最后1次化疗结束血象恢复时即开始，不晚于6周
		卡铂	600 mg/m²/天	Day 1，静脉	
KSPNO G051/G081	A	依托泊苷	150 mg/m²/天	Day 1~3，静脉	● A方案和B方案交替，每疗程21天，共4疗程； ● 放疗在全部化疗结束后4~5周内开始
		卡铂	450 mg/m²/天	Day 1，静脉	
	B	依托泊苷	150 mg/m²/天	Day 1~3，静脉	
		环磷酰胺	1000 mg/m²/天	Day 1~2，静脉	
		美斯钠 c	350 mg/m²/剂	每日3剂，Day 1~2，静脉（0，3，6小时）	

注：
a. 化疗存在风险，治疗相关并发症可能导致病人死亡，故建议在有化疗经验的治疗中心进行，支持治疗可参照上文第一章第四节1.2.2，也可依据各治疗中心诊疗常规。
b. 日本协作组采用放化疗同步策略，其他协作者采用先化疗后放疗，两种策略未曾比较优劣。
c. 美斯钠每日总剂量为1050 mg/m²/天（文献方案规定），具体给药方法各中心可根据本中心常规调整，但每日总剂量不应少于方案规定。

第五节 首程治疗与后继探查手术

1 首程治疗

颅内GCTs的首程治疗包括：化疗、放疗、与手术治疗等，不同病理类型的GCTs首程治疗方式不尽相同。正如上文所述，纯生殖细胞瘤属于非分泌型GCTs，可采用减低剂量的全脑全脊髓放疗（见上文第一章第四节2.2）或化疗与放疗的整合方案治疗（见上文第一章第四节2.3）。分泌型混合性GCTs可采用先化疗后放疗的整合治疗方案。而肿瘤标志物阴性的未成熟畸胎瘤则采用先手术后辅助化疗和放疗的整合治疗。首程治疗对GCTs非常重要。错误的首程治疗方案常会贻误治疗机会，有时可给患者带来致命性不良后果。首程治疗前肿瘤标志物的水平，对GCTs的病理整合诊断有重要意义，且对预后、危险度的划分具有提示意义。同时首程治疗后肿瘤标志物的变化需密切随访，特别关注。尤其是治疗过程中指标反弹预示着高危播散风险。

2 生长性畸胎瘤综合征

颅内GCTs在首程治疗中，尤其是分泌型GCTs瘤在化疗过程中出现肿瘤指标达到正常，但肿瘤持续增大的现象。这时病灶以成熟畸胎瘤为主要成分。手术是唯一有效的治疗方法。手术全切肿瘤后，患者预后较好，可获治愈可能性。

生长性畸胎瘤综合征发生率约11%，常成为神经外科危象。由于生长性畸胎瘤综合征发生在化疗中，可出现颅内高压甚至脑疝时与骨髓抑制同时存在，导致需做手术时血小板和白细胞极低，患者无法或得及时手术的可能性。

3　后继探查手术（Second look surgery）

国内有学者译为二次手术或二次观察手术，相对于首程治疗（Primary treatment），译为后继探查手术更加符合原意。首次治疗包括化疗，放疗和/或手术治疗。Second look surgery 特指对首次治疗后残留病灶做手术切除，以达到根治肿瘤的目的，有时并非第2次手术。后继探查手术的意义在于明确残留肿瘤的病理性质，以及再次全切肿瘤给予患者在生存期上的获益。

后继探查手术的时机应在化疗第二个疗程前开始评估，以避免生长性畸胎瘤现象的出现，导致治疗上因在化疗时的骨髓抑制期出现肿瘤突然生长而导致高颅压危象。在后继探查术之后，即使是生长性畸胎瘤也应完成剩余的化疗疗程及化疗后常规放疗方案。

4　残存小病灶的处理

如残存病灶小，直径小于1cm，无临床症状，且PET，3D MRS等未能证实肿瘤活性，可能只是残存的"疤痕组织"，可密切随访。如残留小病灶是曾经手术证实的未成熟畸胎瘤，可考虑对残存小病灶追加放射外科治疗。

第六节　脑积水的处理

有明显阻塞性脑积水者应作脑脊液转流术（脑室外引流术、三脑室造瘘术或者脑室-腹腔/心房分流术，可根据实际情况选择），以降低颅内压，为进一步治疗创造条件。

第二章

松果体区 GCTs

第一节 临床表现

表现为颅内压增高症状，一般病程较短，约数月。常因肿瘤突向第三脑室后部，阻塞中脑导水管上口，或向前下发展压迫导水管发生阻塞性脑积水，引起颅内压升高，出现头痛、呕吐、视乳头水肿及视力减退、外展麻痹等。Parinaud综合征，肿瘤压迫四叠体上丘，引起眼球上下运动困难、瞳孔扩大及光反应消失，或瞳孔不等大。肿瘤较大压迫下丘和内侧膝状体，可引起耳鸣和听力减退。压迫小脑上脚和上蚓部可出现躯体共济失调及眼震。分泌型肿瘤可表现性早熟现象。

第二节 影像学表现

松果体是GCTs第一好发部位。影像学上纯生殖细胞瘤及畸胎瘤有相对特异表现，其他亚类肿瘤影像无明显特征，主要鉴别肿瘤为松果体实质细胞来源肿瘤。

1 纯生殖细胞瘤

纯生殖细胞瘤CT特征包括：边界清楚，实性为主，平扫呈略高密度，可有囊变。原有松果体钙化表现为被肿瘤包裹，呈"弹丸样"表现。这与松果体实质细胞肿瘤原有松果体钙化呈爆裂状散布不同。典型生殖细胞瘤在MRI上，T1W像上常为等或稍低信号，T2W上为稍高信号，增强后明显强化呈蝴蝶征；囊变病灶在T1W为低信号，T2W为更高信号。当有周围结构浸润时可见瘤周水肿。

2 混合性生殖细胞肿瘤

混合性生殖细胞肿瘤常表现为实质性。MRI T1WI通常等呈或低信号，若T1WI出现稍高或混杂信号，则考虑肿瘤卒中可能；T2WI为不均匀高信号，增强后有明显不均匀强化；且恶性程度愈高，肿瘤强化就愈明显。而畸胎瘤因内部不同组织成分增殖速度不同且多有囊变，呈不规则结节或分叶状，肿瘤周边呈泡状突出，结合CT钙化灶及MRI脂质成分，可确定畸胎瘤存在；不含畸胎瘤成分的混合性GCTs形状多呈圆形或类圆形，边缘稍有毛糙，且增强明显，信号相对均匀，胚胎性癌和绒癌成分常伴出血。

第三节 诊断与鉴别诊断

松果体区GCT的诊断需结合临床表现、CT及MRI的影像学证据及血清肿瘤标记物。分泌型GCTs当血清肿瘤标记物阳性结合影像学证据即可诊断。血清肿瘤标记物阴性的GCTs如生殖细胞瘤、畸胎瘤及部分血清肿瘤标记物阴性的非成熟畸胎瘤需要与松果体细胞瘤，松果体母细胞瘤，松果体区胶质瘤等相鉴别，最终根据病理结果确诊。

第四节 治疗

1 解除脑积水

松果体区GCTs伴有脑积水且症状较明显时需急诊或限时行脑积水引流术。推荐脑室镜下行三脑室底造瘘术，此术式可同时做松果体区肿瘤活检。此外在条件或技术受限医院可行脑室外引流术，或脑室腹腔分流术。

2 初治成熟畸胎瘤

对成熟畸胎瘤，手术治疗是首选，最大可能全切肿瘤（maximal surgical resection）是最基本疗法。对未能切除的成熟畸胎瘤可尝试立体定向放疗或普通放疗。

3 纯生殖细胞瘤

对AFP及hCG阴性患者，需手术明确病理。可采用脑室镜下活检、或立体定向穿刺、或开颅手术切除获得病理。然后进行放疗，或化疗与放疗整合。方案详见第一章第四节。

当AFP高于参考值但≤10ng/mL和/或β-hCG高于实验室参考值但≤50mIU/mL时，处理参照第一章第四节2.1。原则上应尽可能活检得病理确诊后再进相应的整合治疗。如患者不愿意手术或具有手术禁忌征，可适当采取诊断性治疗，见第一章第四节2.1。

4　分泌型GCTs

分泌性GCTs，有多种不同的组织病理类型，有时同时存在。不同病理类型预后不同，但治疗方案相同。标准治疗方案是在解除脑积水后，先以铂类为基础的整合化疗后行放疗和手术治疗。

4.1　手术治疗

当松果体区GCTs中的成份在影像学上表现高度符合畸胎瘤（如含有脂肪、皮脂分泌物、或钙化骨质等）或未成熟畸胎瘤（如多囊变等）时，建议首选手术治疗。当分泌型GCTs体积较小，最大径小于3cm时，可考虑先行手术治疗。术前肿瘤标志物为阳性，不管病理检查报告为何种类型，术后都必须行化疗和放疗。

4.2　化疗

当松果体区分泌型GCTs体积较大（最大径超过3cm），化疗常为首先实施的治疗方法。目的是减少肿瘤血供，缩小瘤体，为全切肿瘤创造条件。化疗以铂类为基础。方案见上文第一章第四节。

此外，各种肿瘤化疗相关的支持治疗，如，集落刺激因子、血制品输注、化疗药物剂量调整和感染预防等常规，同样适用，此处不再赘述。

4.3　化疗后放疗

NGMGCT的放疗方案目前多采用全脑全脊髓放疗30~36Gy，局部病灶推量至54Gy。详见上文第一章第四节。

4.4　后继探查手术（Second look surgery）

后继探查手术意义在于明确残留肿瘤的病理性质，以及全切肿瘤给予患者在生存期上的获益。详见上文第一章第五节。

第三章

鞍区 GCTs

第一节 临床表现

多数患者以尿崩症（diabetes insipidus）为首发症状，并可在较长时间（数月~数年）内为唯一症状。24小时尿量可达4~6L，最多10L以上，尿比重尿渗透压明显低于正常。儿童青少年可伴有生长和/或发育障碍，分泌HCG者特别是男性儿童可表现为性早熟。随病灶增大，出现更多垂体功能减退症状如乏力纳差体重下降和视力下降视野缺损等占位表现。肿瘤直接压迫或为巨大肿瘤阻塞室间孔引起脑积水而致颅高压性头痛、呕吐等。

第二节 影像学表现

鞍区为GCTs第二好发部位。常起源于垂体柄和下丘脑，因此多数肿瘤MRI上可见正常垂体，从而鉴别垂体来源肿瘤。

1 纯生殖细胞瘤

纯生殖细胞瘤在CT上为密度较高且均匀的实质性病灶，较大者可侵犯海绵窦。典型生殖细胞瘤在MRI上，T1W像上常为等或稍低信号，T2W上为稍高信号，增强后明显均匀强化。肿瘤小时常表现为垂体柄小结节，或仅表现为垂体柄增粗，此时与组织细胞增生症鉴别困难。

2 混合性 GCTs

混合性GCTs常表现为实质性。MRI T1WI通常等呈或低信号，若T1WI出现稍高或混杂信号，则考虑为肿瘤卒中可能；T2WI为不均匀高信号，增强后有明显不均匀强化；而且恶性程度愈高，肿瘤强化愈明显。而畸胎瘤因内部不同组织成分增殖速度不同且多有囊变，呈不规则结节或分叶状，肿瘤周边呈泡状突出，结合CT所见钙化灶及MRI所见脂质成分，可确定畸胎瘤的存在；不含畸胎瘤成分的混合性GCTs形状多呈圆形或类圆形，边缘稍有毛糙，且增强明显，信号相对均匀，胚胎性癌和绒癌成分常伴出血。

第三节 诊断与鉴别诊断

鞍区GCTs的诊断需结合临床表现、CT及MRI检查的影像学证据以及血清肿瘤标记物。分泌型GCTs当血清或脑脊液肿瘤标记物阳性结合影像学证据即可诊断。血清或脑脊液肿瘤标记物阴性的GCT如生殖细胞瘤、畸胎瘤以及部分血清肿瘤标记物阴性的非成熟畸胎瘤需要与下丘脑胶质瘤、颅咽管瘤、组织细胞增生症等相鉴别。

第四节 治疗

1 解除脑积水

鞍区GCTs出现脑积水且颅高压症状明显时需急诊或限时行脑脊液引流术。由于鞍区病灶经常阻塞双侧孟氏孔，常需做双侧脑室外引流或带"Y"形管的双侧脑室腹腔分流。术时应考虑到日后可能需要做开颅肿瘤切除，因此分流管应从耳后排入腹腔。

2 非分泌型GCTs

非分泌型GCTs治疗原则以活检后放疗为主。有视力视野影响的患者同时做视神经减压。

2.1 肿瘤标记物阳性

AFP高于参考值但≤10ng/mL和/或(-hCG高于参考值但≤50mIU/mL，结合影像学检查考虑疑似混合性GCTs的患者优先推荐手术做安全切除肿瘤或活检，以明确病理，指导下一步治疗策略。如影像学考虑纯生殖细胞瘤者，经多学科整合诊疗（MDT to HIM）讨论后，可施行诊断性治疗。但目前治疗有先手术活检取得病理证实后再施行治疗的趋势。

2.2 肿瘤标记物阴性

先行手术活检，术中送快速病理，若考虑纯生殖细胞瘤，则停止手术，术后行化疗整合放疗。若术中见肿瘤含有畸胎瘤成分，则尽量全切肿瘤。根据病理结果，成熟畸胎瘤可长期随访，未成熟畸胎瘤术后需化放疗。尿崩症起病，影像仅见垂体柄增粗患者，应积极活检（垂体柄>6mm）；未行活检者必须密切随访。活检提示炎性病变时，应进一步排除假阴性可能。

2.3 鞍区非分泌型GCTs，对于儿童患者为减轻放疗对垂体及下丘脑、视神经的影响，可采用活检后化疗整合减量放疗或单纯减量全中枢放疗整合局部病灶推量。

3 分泌型GCTs

当AFP>10ng/mL，和/或（-hCG >50 mIU/mL，考虑非生殖细胞瘤性恶性生殖细胞肿瘤（NGmGCT）时，推荐据肿瘤大小及视神经受压情况选治疗方案。

（1）视力视野未受明显影响者，先行化疗，化疗1~2疗程后若瘤体无明显缩小，则行后继探查手术尽可能安全全切肿瘤，再完成后续化疗疗程，最后行放疗。如化疗1-2疗程后，瘤体明显缩小，则继续化疗至疗程结束后再放疗。若化疗疗程结束后肿瘤体积仍>1cm³，则也可考虑后继探查手术切除肿瘤后再行放疗。

（2）肿瘤虽然不大（最大径<3cm），但影像学表现肿瘤不均质，疑似以成熟或未成熟畸胎瘤为主，则先行肿瘤切除，然后根据病理诊断再行化疗及放疗。

（3）若肿瘤体积大，患者视力已受严重影响，且影像学支持有畸胎瘤或未成熟畸胎瘤成份，则先行手术做视神经减压。对此类巨大鞍区肿瘤首次手术在完成视神经减压目的后全切有困难者建议结束手术。在行化疗后评估进行后继探查手术的可能性。如果外科评估手术不易达到视神经解压，或影像学表现肿瘤内以非畸胎瘤（或未成熟畸胎瘤）成分为主，也可行化疗1-2疗程后进行评估，再决定后续治疗方案（参见第三章第四节3.1）。

（4）化疗方案详见上文第一章第四节。由于鞍区GCTs常同时伴尿崩症等各种内分泌功能紊乱，常用化疗药物（如环磷酰胺，异环磷酰胺和顺铂）又需大量水化（hyperhydration），此类方案仅适合在具有良好内分泌科支持且有丰富化疗经验的化疗中心使用。

（5）放疗方案见上文第一章第四节。

4 内分泌评估和治疗

鞍区GCT患者多以尿崩、生长发育障碍等垂体功能异常表现就诊。明确诊断、治疗中和治疗后长期随访，患者均应由内分泌科专科医师评估内分泌功能、下丘脑功能和代谢异常，并予以相应治疗。

4.1 评估

（1）内分泌功能：晨血皮质醇、甲状腺功能（TSH、TT3、TT4、FT3、FT4）、性腺激素[FSH、LH和E2（女性）/T（男性）]、生长激素（GH）/胰岛素样生长因子1（IGF-1）；泌乳素（PRL）；必要时行胰岛素低血糖兴奋试验或ACTH兴奋试验明确肾上腺皮质功能、胰岛素低血糖兴奋试验和精氨酸兴奋试验等明确GH分泌储备功能；评估24h尿量，测定血电解质、血尿渗透压，必要时禁水加压试验确认有无尿崩症；渴感缺失尿崩症患者易饮水不足而脱水出现高钠血症。临床上监测儿童/青少年患者的身高增长速度和发育情况可有效辨识其生长激素分泌和性腺功能。

（2）下丘脑功能评估：病灶累及下丘脑患者可有摄食障碍如贪食、体温调节障碍如中枢性发热、情绪改变、记忆力减退、嗜睡、无汗等。

（3）代谢异常：鞍区GCT患者高尿酸、高血脂、脂肪肝、糖尿病、骨质疏松等代谢异常发生风险增加。需监测体重、腰围和臀围；空腹血糖及餐后血糖、糖化血红蛋白；血脂谱（甘油三酯、总胆固醇、低密度脂蛋白胆固醇、高密度脂蛋白胆固醇）；血尿酸和尿尿酸；肝肾功能电解质和肝脏超声等。

4.2 治疗

鞍区GCT患者治疗前后全程内分泌平和治疗是整合治疗的重要内容，是提高GCT患者肿瘤治愈后身体状况和生活质量的关键。

4.2.1 垂体功能减退治疗的基本原则为替代治疗。

（1）肾上腺皮质功能减退：首选氢化可的松或可的松替代。日常替代剂量为氢化可的松（5~20mg，分2~3次）或可的松（5~25mg，分2次）（晨起用50%剂量），可根据体重、精神胃纳体重变化等调整，感染、手术等应激状况下适当增加剂量。在放/化疗期间，如用较大剂量地塞米松或甲强龙等治疗，停用氢化可的松/可的松的替代；同时应警惕大剂量糖皮质激素的副作用，合理使用有效安全剂量。

（2）甲状腺功能减退：建议选用左旋甲状腺素钠片替代，晨起空腹顿服，剂量范围12.5ug~150ug/日，与体重和甲状腺激素缺乏程度相关；开始用药或剂量改变后4~6周复查血清FT_3、FT_4、TT_3、TT_4，以维持TT_4、FT_4在正常参考范围中上水平和TT_3、FT_3维持在正常范围内为目标，注意不应根据TSH水平调整剂量。替代剂量达标的儿童青少年患者仍应每半年复查甲状腺功能以优化剂量。

（3）尿崩症：首选去氨加压素（desmopressin，DDAVP），常用口服片剂。每日剂量范围0.05~1.2mg，分1~4次给药。常以睡前给药作为起始治疗以改善夜尿症状，之后可按需加用早晨和/或中午给药。也可选用长效尿崩停即鞣酸加压素注射液，深部肌内注射，可从0.05mL起始，根据尿量调整剂量，以一次注射能控制多尿症状3-6天为宜。渴感缺失患者主动饮水意愿弱饮水少于尿量易致脱水而发生高钠血症，需要更多细致照护，积极控制尿量同时量出为入维持出入液量平衡。

（4）生长激素（GH）缺乏与性腺功能减退：目前尚无证据显示GH或性激素替代治疗会增加肿瘤的发生或复发，但尚无针对GCT患者GH或性激素替代治疗的指南或共识。

4.2.2 代谢异常
规范内分泌激素替代治疗同时合理营养和适当运动预防高血糖高血脂和高尿酸、骨质疏松,必要时给予相应降糖、降脂、降尿酸药物治疗。

4.2.3 其他下丘脑功能障碍
可能在病因治疗后好转或持续存在。相关治疗证据较少,目前一般仅能对症处理。发热应注意排除其他原因。

第四章

丘脑基底节区 GCTs

第一节 临床表现

病程缓慢，发病隐匿。平均为2.6年，首发症状以锥体束或锥体外系症状为主，如单侧肢体无力、行走不稳等，可有性格改变或精神障碍。分泌型GCTs可有性早熟。而因肿瘤出血突然起病者较其他部位为多。

第二节 影像学表现

1 纯生殖细胞瘤

丘脑基底节区GCTs中，最常见为纯生殖细胞瘤。常见两种影像表现：一种即肿块，影像特征与松果体及鞍区病灶类似，CT呈略高密度，肿块内可见钙化、囊变，增强后实质部分强化明显。另一种表现特殊，仅在T2W上有小片高信号，无强化或轻微强化，容易忽视。但SWI可见信号减低，同时常可见负性占位效应，即病灶同侧侧脑室较对侧增大，同侧大脑脚萎缩变小。此种现象常为GCTs的早期表现。

2 混合性 GCTs

影像特征相对较少，常表现为实质性。MRI T1WI 通常等呈或低信号，若T1WI出现稍高或混杂信号，则考虑为肿瘤卒中可能；T2WI为不均匀高信号，增强后有明显不均匀强化；且恶性程度愈高，肿瘤强化愈明显。而畸胎瘤因内部不同组织成分增殖速度不同且多有囊变，故呈不规则结节或分叶状，肿瘤周边呈泡状突出，结合CT的钙化灶及MRI的脂质成分，可确定畸胎瘤的存在；不含畸胎瘤成分的混合性GCTs形状多不规则，边缘稍有毛糙，且增强明显，信号相对均匀。卵黄囊瘤形态不规则，信号混杂；绒癌多伴有明显瘤内出血，尤其年轻患者突发脑出血、脑室内出血时，要考虑绒癌可能。

3 诊断与鉴别诊断

基底节区GCTs的诊断需结合临床表现、CT及MRI检查的影像学证据以及血清肿瘤标记物。分泌型GCTs当血清肿瘤标记物阳性结合影像学证据即可诊断。血清肿瘤标记物阴性的GCTs如生殖细胞瘤需与丘脑基底节区胶质瘤、淋巴瘤、海绵状血管瘤等相鉴别。

4 治疗

4.1 纯生殖细胞瘤

4.1.1 丘脑底核处纯生殖细胞瘤，治疗原则以立体定向活检后放疗为主

（1）AFP高于参考值上限但≤10ng/mL和/或（-hCG高于参考值上限但≤50mIU/mL，应考虑争取立体定向手术行安全活检明确病理，再行单纯放疗或化疗整合放疗。具体化放疗方案见上文第一章第四节。如果病人和家属拒绝手术或手术风险太大，可经多学科整合诊治（MDT to HIM）讨论后尝试诊断性治疗。

（2）肿瘤标记物阴性应先行立体定向手术活检，明确病理后行单纯减量全中枢放疗整合局部病灶推量或化疗联合减量放疗，方案见上文第一章第四节。活检提示非肿瘤性病变时，应进一步加强随访并尽可能排除假阴性可能。未行活检者必须密切随访。

4.1.2 后继探查手术

丘脑底核区GCTs在首程放疗后6~9个月，如有肿瘤残留超过1cm³，根据病灶部位和病灶跟传导束的关系，可行后继探查手术切除残留部分。因此类病灶可能是治疗后畸胎瘤改变。手术需在有DTI融合导航及电生理监护下进行。

4.2 分泌型GCTs

（1）丘脑底核区分泌型GCTs可先行化疗，化疗方案详见上文第一章第四节。化疗1-2疗程后若瘤体仍>1cm³，根据病灶部位和病灶跟传导束的关系，可行后继探查手术切除残留部分。手术需在有DTI融合导航及电生理监护下进行。后继探查手术全切肿瘤后应完成后续化疗疗程，最后行放疗。放疗方案详见上文第一章第四节。

（2）丘脑底核区肿瘤如压迫导水管引起脑积水，应急诊或限时行脑脊液引流术。可行脑室外引流或脑室腹腔分流以缓解脑积水。

（3）丘脑底核肿瘤如向脑室内生长为主，同侧脑室狭小引起同侧脑脊液引流困难，且影像学支持有畸胎瘤或未成熟畸胎瘤成份，可考虑首程手术开颅切除肿瘤。手术需在有DTI融合导航及电生理监护下进行。术后进行全程化疗及化疗后放疗。放化疗方案见上文第一章第四节。

第五章 双灶或多灶 GCTs

多灶性肿瘤常见于生殖细胞瘤，有时也见于其他亚型或混合性 GCTs，如常见鞍区生殖细胞瘤同时有松果体区畸胎瘤。最常见组合形式为松果体区+鞍上区双灶型肿瘤，但也存在其他组合形式，比如松果体区+鞍上区+脑室壁、松果体区+脑室壁、鞍上区+脑室壁等。标准的处理尚无高级别临床依据。对于松果体区+鞍上区双灶型生殖细胞瘤，可按局限型生殖细胞瘤的方案诊疗；多灶生殖细胞瘤按照播散型生殖细胞瘤的方案诊疗；对于临床或病理证实的双灶或多灶分泌型 GCTs，则按照分泌型 GCTs 的方案诊疗。

第六章 治疗后复发或播散的 GCTs

针对复发儿童 CNS GCTs 的临床研究非常有限，多数参考数据来自于外周（睾丸、卵巢、纵隔、腹膜后等）GCTs 的治疗经验。在一线治疗失败后（包括手术、铂类为基础的化疗方案和放疗）后复发的可定义为复发 GCTs。不少患者前期已经进行手术、多程化疗和全脑全脊髓放疗，全身情况较差，此时的整合治疗方案安排需要考虑到 GCTs 的病理类别和前期的治疗方式。

第一节 初次诊断为纯生殖细胞瘤

此类患者预后较好。初发治疗时未曾接受放疗的纯生殖细胞瘤：再次化疗后接受放疗。初发治疗时已经接受放疗的纯生殖细胞瘤患者，常规剂量化疗整合再放疗或大剂量化疗整合自体造血干细胞移植，加或不加再放疗都是有效挽救治疗方法，两者那种更优尚无法得出结论。少数患者首次病理为纯生殖细胞瘤，但复发时血清标志物升高，或二次手术病理提示有其他成分，预后较差，此时参照 NGGCT。

第二节 初次诊断为分泌型 GCTs

初次诊断为分泌型 GCTs，尤其是包含卵黄囊瘤成分者预后差，在复发 GCTs 中最为常见。此时选择有：再手术、再放疗、二线化疗或以上的结合。

1 手术

复发患者手术的指征为：①复发肿瘤有明显占位效应，手术切除肿瘤减轻肿瘤负荷、降低颅内压；②肿瘤引起梗阻性脑积水；③此前未行手术，挽救化疗后肿瘤缩小但仍有残余，行后继探查手术尽量全切残余肿瘤。术后病理组织可考虑行肿瘤基因检测及类器官培养，为寻找可能的靶向药物提供依据。

2 化疗

复发NGGCT预后非常差，无论常规剂量化疗还是大剂量化疗+自体造血干细胞支持化疗疗效都有限。即使进行大剂量化疗+自体造血干细胞支持化疗，患者的中位生存时间仅12个月左右，只有少数患者可较长时间生存（5年生存率14%）。仅β-hCG升高（AFP正常）、大剂量化疗阶段达到CR、复发后有条件进行全中枢放疗是复发NGGCT进行大剂量化疗+自体造血干细胞支持化疗预后较好的相关因素。此类复发肿瘤中，铂类耐药常见。铂类耐药的定义为在完成初始铂类方案（PEI、ICE、EP等）治疗期间或化疗后1个月内进展，或在二线铂类方案化疗后仍进展的患者。此时，应考虑更改为紫杉醇为基础的方案进行挽救化疗。常用的常规剂量化疗方案包括TIP、VeIP和PEI方案，其中TIP为紫杉醇为基础的方案。（表3-6-1）

表3-6-1 常规剂量挽救化疗方案

方案	药物	剂量	用药时间/途径	备注
TIP	紫杉醇	250 mg/m^2/天	Day 1，静脉	● 每疗程21天，共4个疗程，同期使用美斯钠预防出血性膀胱炎
	异环磷酰胺	1.5 g/m^2/天	Day 2~5，静脉	
	顺铂	25 mg/m^2/天	Day 2~5，静脉	
VeIP	长春花碱	0.11 mg/kg/天	Day 1~2，静脉	● 每疗程21天，共4个疗程，同期使用美斯钠预防出血性膀胱炎 ● 长春花碱目前尚未进入国内市场，需要患者自行购买，审批后使用
	异环磷酰胺	1.2 g/m^2/天	Day 1~5，静脉	
	顺铂	20 mg/m^2/天	Day 1~5，静脉	
PEI	依托泊苷	100 mg/m^2/天	Day 1~5，静脉	● 每疗程21天，共4个疗程，同期使用美斯钠预防出血性膀胱炎 ● 此方案一般用于前期尚未使用过依托泊苷的复发患者
	异环磷酰胺	1.2 g/m^2/天	Day 1~5，静脉	
	顺铂	20 mg/m^2/天	Day 1~5，静脉	

大剂量化疗+自体干细胞支持化疗的整合方案包括TAXIF II、TI-CE和HEAD-START III，前两者为紫杉醇基础方案。大剂量化疗包括诱导化疗节段和清髓化疗阶段，在诱导化疗期间实施自体干细胞采集，清髓化疗阶段回输自体干细胞。在渡过骨髓荒芜期后，转出层流仓。主要治疗风险包括继发感染、出血倾向和肝肾损害，此治疗需要在有干细胞移植经验的中心进行。以TAXIF II和TI-CE方案列举如下（表3-6-2）：

表 3-6-2 大剂量挽救化疗方案

方案		药物/剂量	用药时间/途径	备注
TAXIF II	诱导方案	紫杉醇 250 mg/m²/天	Day 1，Day 15，静脉	● 诱导期间采集自体干细胞，目标 CD34+/kg BW > 9*10⁶
		表阿霉素 100 mg/m²/天	Day 1，Day 15，静脉	
	清髓化疗 Thio-Tax	噻替哌 240 mg/m²/天	Day 34-36，维持6小时，静脉	● 噻替哌目前尚未进入国内市场，需要患者自行购买，审批后使用
		紫杉醇 120 mg/m²/天	Day 34-36，持续静脉输注	
	清髓化疗 ICE-1	异环磷酰胺 2.4 g/m²/天	Day 62~66，静脉	
		卡铂 AUC 4/天	Day 62~66，静脉	
		依托泊苷 300 mg/m²/天	Day 62~66，静脉	
	清髓化疗 ICE-2	异环磷酰胺 2.4 g/m²/天	Day 90~94，静脉	● 如 ICE-1 期间出现脑白质病，ICE-2 则去除异环磷酰胺
		卡铂 AUC 4/天	Day 90~94，静脉	
		依托泊苷 300 mg/m²/天	Day 90~94，静脉	
TI-CE	诱导方案 1-2	紫杉醇 200 mg/m²/天	Day 1，静脉	● 14天为一疗程，连续2疗程 ● 诱导化疗后采集自体干细胞
		异环磷酰胺 2 g/m²/天	Day 1~3，静脉	
	清髓化疗 3-5	卡铂 AUC 7~8/天	Day 1~3，静脉	● 21天为一疗程，连续3疗程 ● 期间干细胞回输
		依托泊苷 400 mg/m²/天	Day 1~3，静脉	

对于近期进行过 CSI 的患者，动员干细胞较为困难，且化疗毒性也更明显，所以建议在大剂量化疗之后进行放疗。

3 再放疗与立体定向放射外科治疗

需要考虑到前次放疗的照射野、剂量和时间间隔，如有可能，在完成化疗，渡过骨髓抑制后进行。对于复发的未成熟畸胎瘤也可考虑立体定向放射外科治疗，如伽马刀和射波刀。

4 姑息治疗

在肿瘤进展难以控制，或全身条件难以承受治疗方案时，可考虑最佳支持治疗。

第七章

GCTs 的中医辨证诊治

第一节 中医病因病机

本类疾病中医临证时予辨病与辨证相结合的治疗。

（1）脑水肿、颅内压增高症状：归属于中医学"中风""真头痛""痫病""脑瘤"等范畴。早在《素问·调经论》就有记载："孙络水溢，则经有留血"。

（2）内分泌症状：表现为性征发育紊乱，多数为性早熟。现代中医认为，儿童性早熟在临床上可分为肾虚火旺证、肝经郁热证和痰湿（热）阻滞证三型。小儿具有"肝常有余，肾常虚"的特点，所以在病理上易出现阴阳失调、肾阴亏损、阳火偏旺，发育提前的症状。

第二节 中医治疗

1 基本辨证分型与治疗

1.1 邪毒内盛

主证：头痛如劈，恶心呕吐或复视，或失语，或半身不遂，神志昏糊，表情丧失，苔薄腻或厚腻，脉滑或数。

治法：清热、化痰、醒脑。

方药：化坚丸合安宫牛黄丸加减。

1.2 肝肾阴虚

主证：头晕目眩，视物不清，手足心烦热，舌红苔少，脉细数。

治法：滋补肝肾。

方药：杞菊地黄丸加减。

1.3 脾肾阳虚证

主证：神疲乏力，形体肥胖，头胀，头痛，耳鸣，腰酸，苔薄，舌体胖，脉沉细。

治法：温补脾肾，化痰消肿。

方药：附子理中汤加减。

1.4 气虚血瘀证

主证：头部刺痛，固定不移，头重不欲举，神疲乏力，气短懒言，头晕目眩，肢体麻木，半身不遂，舌强语謇，舌暗淡有瘀斑，苔薄腻，脉细涩。

治法：益气化痰，活血通络。

方药：补阳还五汤加减。

2 出现内分泌症状如性早熟的中医辨证治疗

2.1 辨证用药

2.1.1 阴虚火旺（最常见证型）

主证：五心烦热，潮热，怕热，颧红，盗汗，烦躁易怒，咽干口燥，小便短黄，大便干结，舌红绛、少苔或无苔，脉细数。

治法：滋阴补肾、清泻相火。

方药：知柏地黄丸加减。

2.1.2 痰湿壅滞（常作为兼证伴随出现）

主证：形体偏肥胖，胸闷叹息，肢体困重，口中黏腻，多食肥甘，舌质红、苔腻，脉滑数。

治法：滋阴降火、燥湿化痰。

方药：知柏地黄丸合二陈汤加减。

2.1.3 肝郁化火（常作为兼证伴随出现）

主证：烦躁易怒，情绪抑郁，胸胁胀闷，头晕胀痛，面红目赤，失眠多梦，溲赤便秘，口苦咽干，舌红、苔黄，脉弦数。

治法：滋阴降火、疏肝解郁。

方药：知柏地黄丸合丹栀逍遥散加减。

2.2 中成药

（1）知柏地黄丸：3~6岁每次1.5 g，每日3次，口服；6岁以上，每次3g，每日2次，口服。用于阴虚火旺证。

（2）丹栀逍遥丸：3岁以下每次2g，3~6岁每次4g，6岁以上每次6g，每日2次。用于肝郁化火证。

第三节　治疗后的辨证治疗

治疗后的辨证治疗见:《中枢神经系统转移瘤临床诊疗指南——综合治疗后的辨证》部分,因该病以儿童和青少年高发,需适当调整药物剂量。

参考文献

[1] 樊代明. 整合肿瘤学·临床卷[M]. 北京：科学出版社，2021.

[2] 樊代明. 整合肿瘤学·基础卷[M]. 西安：世界图书出版西安有限公司，2021.

[3] NAKAMURA H, TAKAMI H, YANAGISAWA T, et al. The Japan Society for Neuro-Oncology Guideline on the Diagnosis and Treatment of Central Nervous System Germ Cell Tumors [J]. Neuro-oncology, 2021.

[4] Frappaz D, Dhall G, Murray MJ, et al. EANO, SNO and Euracan consensus review on the current management and future development of intracranial germ cell tumors in adolescents and young adults [J]. Neuro-oncology, 2021.

[5] OSTROM Q T, GITTLEMAN H, LIAO P, et al. CBTRUS Statistical Report: Primary brain and other central nervous system tumors diagnosed in the United States in 2010-2014 [J]. Neuro-oncology, 2017, 19（suppl_5）：v1-v88.

[6] Report of Brain Tumor Registry of Japan（1969-1996）[J]. Neurologia medico-chirurgica, 2003, 43 Suppl：i-vii, 1-111.

[7] GOODWIN T L, SAINANI K, FISHER P G. Incidence patterns of central nervous system germ cell tumors: a SEER Study [J]. Journal of pediatric hematology/oncology, 2009, 31（8）：541-4.

[8] VILLANO J L, PROPP J M, PORTER K R, et al. Malignant pineal germ-cell tumors: an analysis of cases from three tumor registries [J]. Neuro-oncology, 2008, 10（2）：121-30.

[9] 黄翔，张荣，周良辅. 颅内非生殖细胞瘤性恶性生殖细胞肿瘤的分级诊治 [J]. 中华医学杂志，2009，89（33）：2333-2336.

[10] 黄翔，张荣. 颅内原发生殖细胞肿瘤的治疗效果评价 [J]. 中国临床神经科学，2009，17（1）：95-9.

[11] BIASSONI V, SCHIAVELLO E, GANDOLA L, et al. Secreting Germ Cell Tumors of the Central Nervous System: A Long-Term Follow-up Experience [J]. Cancers, 2020, 12（9）.

[12] CALAMINUS G, BAMBERG M, HARMS D, et al. AFP/beta-HCG secreting CNS germ cell tumors: long-term outcome with respect to initial symptoms and primary tumor resection. Results of the cooperative trial MAKEI 89 [J]. Neuropediatrics, 2005, 36（2）：71-7.

[13] BREEN W G, BLANCHARD M J, RAO A N, et al. Optimal radiotherapy target volumes in intracranial nongerminomatous germ cell tumors: Long-term institutional experience with chemotherapy, surgery, and dose- and field-adapted radiotherapy [J]. Pediatric blood & cancer, 2017, 64（11）.

[14] BOWZYK AL-NAEEB A, MURRAY M, HORAN G, et al. Current Management of Intracranial Germ Cell Tumours [J]. Clinical oncology（Royal College of Radiologists（Great Britain）），2018，30（4）：204-14.

[15] GOLDMAN S, BOUFFET E, FISHER P G, et al. Phase II Trial Assessing the Ability of Neoadjuvant Chemotherapy With or Without Second-Look Surgery to Eliminate Measurable Disease for Nongerminomatous Germ Cell Tumors: A Children's Oncology Group Study [J]. Journal of clinical oncology: official journal of the American Society of Clinical Oncology, 2015, 33（22）：2464-71.

[16] ABU ARJA M H, BOUFFET E, FINLAY J L, et al. Critical review of the management of primary central nervous nongerminomatous germ cell tumors [J]. Pediatric blood & cancer, 2019, 66（6）：e27658.

[17] CALAMINUS G, FRAPPAZ D, KORTMANN R D, et al. Outcome of patients with intracranial non-germinomatous germ cell tumors-lessons from the SIOP-CNS-GCT-96 trial [J]. Neuro-oncology, 2017, 19（12）：1661-72.

[18] FANGUSARO J, WU S, MACDONALD S, et al. Phase II Trial of Response-Based Radiation Thera-

py for Patients With Localized CNS Nongerminomatous Germ Cell Tumors: A Children's Oncology Group Study [J]. Journal of clinical oncology: official journal of the American Society of Clinical Oncology, 2019, 37 (34): 3283-90.

[19] LIANG S Y, YANG T F, CHEN Y W, et al. Neuropsychological functions and quality of life in survived patients with intracranial germ cell tumors after treatment [J]. Neuro-oncology, 2013, 15 (11): 1543-51.

[20] 黄翔, 张超, 汪洋, 等. 血清肿瘤标志物阴性颅内未成熟畸胎瘤的治疗策略和预后 [J]. 中华神经外科杂志, 2020, 36 (9): 891-895.

[21] YANG Q Y, GUO C C, DENG M L, et al. Treatment of primary intracranial germ cell tumors: Single center experience with 42 clinically diagnosed cases [J]. Oncotarget, 2016, 7 (37): 60665-75.

[22] CHO J, CHOI J U, KIM D S, et al. Low-dose craniospinal irradiation as a definitive treatment for intracranial germinoma [J]. Radiotherapy and oncology: journal of the European Society for Therapeutic Radiology and Oncology, 2009, 91 (1): 75-9.

[23] 黄立敏, 雷竹, 曹雪, 等. 低剂量诊断性放疗联合化疗在诊治颅内生殖细胞肿瘤中的价值 [J]. 中国癌症杂志, 2018, 28 (4): 270-275.

[24] BAMBERG M, KORTMANN R D, CALAMINUS G, et al. Radiation therapy for intracranial germinoma: results of the German cooperative prospective trials MAKEI 83/86/89 [J]. Journal of clinical oncology: official journal of the American Society of Clinical Oncology, 1999, 17 (8): 2585-92.

[25] SHIBAMOTO Y, ABE M, YAMASHITA J, et al. Treatment results of intracranial germinoma as a function of the irradiated volume [J]. International journal of radiation oncology, biology, physics, 1988, 15 (2): 285-90.

[26] HUANG P I, CHEN Y W, WONG T T, et al. Extended focal radiotherapy of 30 Gy alone for intracranial synchronous bifocal germinoma: a single institute experience [J]. Child's nervous system: ChNS: official journal of the International Society for Pediatric Neurosurgery, 2008, 24 (11): 1315-21.

[27] EOM K Y, KIM I H, PARK C I, et al. Upfront chemotherapy and involved-field radiotherapy results in more relapses than extended radiotherapy for intracranial germinomas: modification in radiotherapy volume might be needed [J]. International journal of radiation oncology, biology, physics, 2008, 71 (3): 667-71.

[28] BUCKNER J C, PEETHAMBARAM P P, SMITHSON W A, et al. Phase II trial of primary chemotherapy followed by reduced-dose radiation for CNS germ cell tumors [J]. Journal of clinical oncology: official journal of the American Society of Clinical Oncology, 1999, 17 (3): 933-40.

[29] CHENG S, KILDAY J P, LAPERRIERE N, et al. Outcomes of children with central nervous system germinoma treated with multi-agent chemotherapy followed by reduced radiation [J]. Journal of neuro-oncology, 2016, 127 (1): 173-80.

[30] LEE D S, LIM D H, KIM I H, et al. Upfront chemotherapy followed by response adaptive radiotherapy for intracranial germinoma: Prospective multicenter cohort study [J]. Radiotherapy and oncology: journal of the European Society for Therapeutic Radiology and Oncology, 2019, 138: 180-6.

[31] ALLEN J C, DAROSSO R C, DONAHUE B, et al. A phase II trial of preirradiation carboplatin in newly diagnosed germinoma of the central nervous system [J]. Cancer, 1994, 74 (3): 940-4.

[32] KRETSCHMAR C, KLEINBERG L, GREENBERG M, et al. Pre-radiation chemotherapy with response-based radiation therapy in children with central nervous system germ cell tumors: a report from the Children's Oncology Group [J]. Pediatric blood & cancer, 2007, 48 (3): 285-91.

[33] KHATUA S, DHALL G, O'NEIL S, et al. Treatment of primary CNS germinomatous germ cell tumors with chemotherapy prior to reduced dose whole ventricular and local boost irradiation [J]. Pediatric blood & cancer, 2010, 55 (1): 42-6.

[34] O'NEIL S, JI L, BURANAHIRUN C, et al. Neurocognitive outcomes in pediatric and adolescent pa-

tients with central nervous system germinoma treated with a strategy of chemotherapy followed by reduced-dose and volume irradiation [J]. Pediatric blood & cancer, 2011, 57 (4): 669-73.

[35] MICHAIEL G, STROTHER D, GOTTARDO N, et al. Intracranial growing teratoma syndrome (iGTS): an international case series and review of the literature [J]. Journal of neuro-oncology, 2020, 147 (3): 721-30.

[36] GARCíA GARCíA E, GóMEZ GILA A L, MERCHANTE E, et al. Endocrine manifestations of central nervous system germ cell tumors in children [J]. Endocrinologia, diabetes y nutricion, 2020, 67 (8): 540-4.

[37] XIANG B, ZHU X, HE M, et al. Pituitary Dysfunction in Patients with Intracranial Germ Cell Tumors Treated with Radiotherapy [J]. Endocrine practice: official journal of the American College of Endocrinology and the American Association of Clinical Endocrinologists, 2020, 26 (12): 1458-68.

[38] ZHANG H, QI S T, FAN J, et al. Bifocal germinomas in the pineal region and hypothalamo-neurohypophysis axis: Primary or metastasis? [J]. Journal of clinical neuroscience: official journal of the Neurosurgical Society of Australasia, 2016, 34: 151-7.

[39] WEKSBERG D C, SHIBAMOTO Y, PAULINO A C. Bifocal intracranial germinoma: a retrospective analysis of treatment outcomes in 20 patients and review of the literature [J]. International journal of radiation oncology, biology, physics, 2012, 82 (4): 1341-51.

[40] SAWAMURA Y, IKEDA J L, TADA M, et al. Salvage therapy for recurrent germinomas in the central nervous system [J]. British journal of neurosurgery, 1999, 13 (4): 376-81.

[41] LORCH A, BASCOUL-MOLLEVI C, KRAMAR A, et al. Conventional-dose versus high-dose chemotherapy as first salvage treatment in male patients with metastatic germ cell tumors: evidence from a large international database [J]. Journal of clinical oncology: official journal of the American Society of Clinical Oncology, 2011, 29 (16): 2178-84.

[42] KUROBE M, KAWAI K, OIKAWA T, et al. Paclitaxel, ifosfamide, and cisplatin (TIP) as salvage and consolidation chemotherapy for advanced germ cell tumor [J]. Journal of cancer research and clinical oncology, 2015, 141 (1): 127-33.

[43] LOEHRER P J, SR., GONIN R, NICHOLS C R, et al. Vinblastine plus ifosfamide plus cisplatin as initial salvage therapy in recurrent germ cell tumor [J]. Journal of clinical oncology: official journal of the American Society of Clinical Oncology, 1998, 16 (7): 2500-4.

[44] PICO J L, ROSTI G, KRAMAR A, et al. A randomised trial of high-dose chemotherapy in the salvage treatment of patients failing first-line platinum chemotherapy for advanced germ cell tumours [J]. Annals of oncology: official journal of the European Society for Medical Oncology, 2005, 16 (7): 1152-9.

[45] SELLE F, WITTNEBEL S, BIRON P, et al. A phase II trial of high-dose chemotherapy (HDCT) supported by hematopoietic stem-cell transplantation (HSCT) in germ-cell tumors (GCTs) patients failing cisplatin-based chemotherapy: the Multicentric TAXIF II study [J]. Annals of oncology: official journal of the European Society for Medical Oncology, 2014, 25 (9): 1775-82.

[46] CHEVREAU C, MASSARD C, FLECHON A, et al. Multicentric phase II trial of TI-CE high-dose chemotherapy with therapeutic drug monitoring of carboplatin in patients with relapsed advanced germ cell tumors [J]. Cancer medicine, 2021, 10 (7): 2250-8.

[47] LOTZ J P, BUI B, GOMEZ F, et al. Sequential high-dose chemotherapy protocol for relapsed poor prognosis germ cell tumors combining two mobilization and cytoreductive treatments followed by three high-dose chemotherapy regimens supported by autologous stem cell transplantation. Results of the phase II multicentric TAXIF trial [J]. Annals of oncology: official journal of the European Society for Medical Oncology, 2005, 16 (3): 411-8.

[48] FELDMAN D R, SHEINFELD J, BAJORIN D F, et al. TI-CE high-dose chemotherapy for patients

with previously treated germ cell tumors: results and prognostic factor analysis [J]. Journal of clinical oncology: official journal of the American Society of Clinical Oncology, 2010, 28 (10): 1706-13.

[49] HUANG X, ZHANG R, ZHOU L F. Diagnosis and treatment of intracranial immature teratoma [J]. Pediatric neurosurgery, 2009, 45 (5): 354-60.

[50] 林甦, 杨文庆, 俞建. 中医儿科临床诊疗指南·性早熟（修订）[J]. 中医儿科杂志, 2016, 12 (03): 1-5.

中枢神经系统转移瘤

名誉主编

樊代明

主　编

陈忠平　肖建平

副主编

卞修武　赵世光　马　军　夏云飞　张俊平

编　委（姓氏笔画排序）

万经海　于春江　马玉超　马　军　卞修武

王　洁　王贵怀　王恩敏　邓万凯　冯晓莉

任晋进　刘　峰　刘清峰　刘绮颖　孙晓南

孙博洋　庄洪卿　朴浩哲　毕　楠　牟永告

吴君心　吴　熙　张红梅　张学新　张俊平

张　烨　张　莉　张　蓓　李文良　李祥攀

杨学军　杨群英　沈春英　肖建平　苏　君

陈丽昆　陈忠平　易俊林　林　松　欧阳汉

罗　林　姜雪松　胡超苏　赵世光　赵　明

夏云飞　夏海成　徐建堃　徐英杰　莫立根

陶荣杰　高献书　曹依群　曹建忠　梁　军

梁碧玲　黄圆圆　黄晓东　曾　敬　鲁海珍

虞正权　雷　聃　薛晓英

执　笔

肖建平　王　洁　王贵怀　万经海　张红梅

冯晓莉　马玉超

第一章

脑转移瘤

第一节 脑转移瘤的筛查和诊断

1 流行病学特点

20%~40%的恶性肿瘤发展过程中会出现脑转移。随着影像技术的不断进步及恶性肿瘤患者生存期延长，脑转移瘤（brain metastases，BM）发生率较前上升。但由于继发恶性肿瘤登记记录不完整，因此BM的具体发病率国内外均无准确数据报道。文献报道美国每年新发BM人数70000~400000例，为最常见的颅内恶性肿瘤，发生率可能达到脑原发恶性肿瘤的10倍以上。BM发病率最高的原发肿瘤为肺癌，约占40%~50%。

2 临床表现

BM与颅内原发肿瘤的临床表现有一定相似性，主要与肿瘤累及部位有关。主要包括：颅内压增高及特异的局限性症状和体征，如精神症状、癫痫发作、感觉障碍、运动障碍、失语症、视力下降、视野缺损等。小脑转移瘤的临床表现有较大差异，如眼球震颤、协调障碍、肌张力减低、行走困难及步态不稳等。

软脑膜转移既往多以剧烈头痛为主要表现，为全头胀痛或跳痛，部分患者同时伴恶心、呕吐、复视及视物模糊，少数出现失明及颅神经麻痹，眼底可出现视乳头水肿，甚至出血，也有类似脑膜炎表现，如脑膜刺激征、颈强直等，严重者可出现意识障碍，但肢体活动障碍少见。近年来随着全身药物治疗的不断进展，出现典型脑膜刺激征患者越来越少，临床表现不少为头晕。

3 影像诊断

3.1 影像检查方法的选择

在无禁忌证前提下，推荐MRI作为确诊或除外BM的首选影像检查方法，包括平扫T1WI、T2WI/FLAIR序列与增强T1WI或T1WI/FLAIR序列。当临床怀疑脑膜转移时，重点观察平扫T2WI/FLAIR序列与增强T1WI或T1WI/FLAIR序列。

患者不宜行MRI检查时，增强CT可以作为BM的补充检查手段，但增强CT对于检出较小转移瘤或脑膜转移具有一定局限性。

PET-CT及PET/MRI受脑组织普遍FDG高摄取影响，目前对新发BM的诊断及鉴别诊断尚待确证，不作为常规推荐，但对明确手术指征，治疗后疗效评价及确定原发灶有一定的价值。

3.2 BM的MRI特征

3.2.1 脑实质转移（Parenchymal brain metastasis）

约80%的BM发生于大脑半球，15%发生于小脑半球，脑干累及者约5%。肿瘤细胞主要由血行播散而来，灰白质交界区血管骤然变细易造成肿瘤栓子堵塞形成转移灶，因此是转移瘤最常发生的部位，且易形成多发转移灶。典型脑实质转移瘤影像学表现多为圆形或类圆形、边界清楚，大小不一，平扫T1WI多为稍低信号或等信号，当病灶内伴出血或为黑色素瘤转移时可表现为高信号，T2WI或T2WI/FLAIR序列多为稍高信号，也可为等信号，增强扫描T1WI序列呈明显强化，病灶中心多见无强化坏死区域，病灶周围可伴范围不等水肿区，以T2WI或T2WI/FLAIR序列易于观察。转移瘤伴随的脑水肿常是引起临床症状的主要原因。当水肿明显时，需注意观察周围组织受压情况、中线移位情况，以及有无脑疝等需临床紧急处理的情况。

3.2.2 脑膜转移（Meningeal metastasis）

脑膜转移据受累部位不同分为硬脑膜转移（Dural metastasis）及柔脑膜转移（Leptomeningeal metastasis），以柔脑膜转移最常见，后者包括软脑膜及蛛网膜转移、蛛网膜下腔转移及脑室转移。

硬脑膜转移可因颅骨转移累及硬脑膜或血行转移所致。FLAIR序列表现为颅骨下方条带状高信号影，不延伸至脑沟内，增强扫描明显强化，邻近颅骨可发生转移，也可表现正常。

柔脑膜转移当以软脑膜及蛛网膜受累为主时，在平扫T2WI/FLAIR序列表现为沿脑沟走行的多发条线样高信号影或结节影，增强扫描呈明显强化。脑室转移相对少见，多同时伴软脑膜及蛛网膜转移，表现为沿脑室壁的条带状、结节状异常信号伴明显强化，脑室系统多不同程度扩张，可继发脑室旁白质的间质性脑水肿，表现为FLAIR序列双侧脑室旁白质弥漫高信号，增强扫描无强化。

4 病理诊断

4.1 BM常见病理类型

BM最常见是肺腺癌、乳腺癌和黑色素瘤，肾细胞癌和结直肠癌呈上升趋势。肺鳞状细胞癌、鼻咽癌、前列腺癌、尿路上皮癌和胃癌等也有发生。肺癌脑转移多见男性，女性为乳腺癌。

4.2 BM大体及镜下表现

在脑实质内形成圆形或融合成界限清楚的灰褐包块。黑色素瘤、肺癌及肾细胞癌比其他转移瘤更易见出血灶。镜下转移瘤的组织形态和原发部位相似，但可出现低级别向高级别转化，或肺非小细胞癌向小细胞癌转化。常有出血、坏死和肿瘤围血管生长等。

4.3 肺癌脑转移

4.3.1 组织学及免疫组化

腺癌常见转移，其次小细胞癌，鳞癌少见。腺癌镜下分腺泡型、乳头型、微乳头型、复杂腺管状和实性型等，免疫组化CK7、TTF-1和Napsin-A辅助诊断及鉴别，推荐检测。小细胞癌镜下形态呈小细胞或燕麦状，胞浆少，核染色质细颗粒状，一般不见或隐约可见小核仁，免疫组化表达神经内分泌标记物（CD56、嗜铬素A和突触素）、点状或弱表达广谱上皮标记物、部分病例表达TTF-1，推荐检测。肺癌组织学分型采用《WHO胸部肿瘤分类（第5版）》。

4.3.2 分子病理学特点

原发肿瘤的分子改变可能会影响脑转移风险，有EGFR基因突变或ALK基因融合的非小细胞肺癌发生脑转移风险较高，肺癌脑转移灶中15%~35%检测到EGFR突变，约5%检测到ALK基因重排。KRAS突变常见，达30%。肺癌脑转移分子检测推荐KRAS、EGFR、ROS1、NTRK、ALK、RET、MET、BRAF、TMB和PD-L1等。

4.4 乳腺癌脑转移

4.4.1 组织学及免疫组化

转移癌形态与原发灶相似，免疫组化表达GATA3、GCDFP15和Mammaglobin等提示乳腺来源；转移瘤与原发瘤存在异时性和异质性，推荐转移瘤检测雌孕激素受体（ER、PR）、HER2及Ki-67，可协助判断来源及治疗。

4.4.2 分子病理学特点

HER2过表达型（Her-2+型）和三阴型（Basal-like型）乳腺癌脑转移比例高于Luminal A/B型。三阴性乳腺癌脑转移常发生在病程早期，HER2阳性靶向治疗患者有50%于病程中发生脑转移。16%~22% HER2阴性乳腺癌在脑转移后出现HER2扩增和/或突变。与原发癌比，转移癌EGFR拷贝数显著增加，约21%发生PTEN突变。转移灶与原发肿瘤分子特点发生改变，推荐对转移灶行分子检测，包括HER2、BRCA1/2（BRCAness）、PIK3CA、EGFR、PTEN和PD-L1等。

4.5 结直肠癌脑转移

4.5.1 组织学及免疫组化

主要病理类型是腺癌。免疫组化检测CK20、CDX-2、Villin和SATB2等辅助判断结直肠来源。错配修复蛋白MLH1、MLH2、MSH6和PMS2检测初筛林奇综合征患者，推荐进行上述检测；携带BRAF突变的结直肠癌预后不良，HER2在RAS/BRAF野生型肿瘤中过表达率高，推荐检测HER2及BRAFV600E，以指导治疗。

4.5.2 分子病理学特点

转移灶有异质性，推荐对转移灶做分子检测，包括KRAS、NRAS、BRAF、MSI、HER2、NTRK、PI3KCA和TMB等。

4.6 肾细胞癌脑转移

4.6.1 组织学及免疫组化

肾透明细胞癌脑转移率最高。各种类型如伴片状坏死和肉瘤变预后差，转移概率增加。鉴别肾透明细胞癌的标志物包括PAX2、PAX8、Vimentin、CD10、CAIX和EMA，推荐检测。

4.6.2 分子病理学特点

用于肾细胞癌来源和分型鉴别，推荐VHL基因突变、7号和17号染色体扩增、MET基因、TFE3或TFEB基因融合。转移性肾细胞癌进入靶向治疗时代，目前与治疗相关的分子检测推荐PD-L1。

4.7 黑色素瘤脑转移

4.7.1 组织学及免疫组化

黑色素瘤镜下结构多样可呈肉瘤样、癌巢样和乳头样等。具有以下形态特点：黑素颗粒、细胞异型性明显、核分裂象易见及核仁突出等。免疫组化S-100、SOX-10、Melan-A和HMB-45等经常联合应用的诊断标记物。注意发生转移后可出现免疫表达缺失现象。

4.7.2 分子病理学特点

BRAFV600E是最常见的突变（占40%~50%），脑转移存在更高频的BRAF（48%vs.43%）或NRAS（23%vs.15%）突变。另外PI3K、磷酸化蛋白激酶B（pAKT）和糖原合成酶激酶3α/β等表达增高。推荐分子检测包括BRAF、MEK、KIT、NF1和PD-L1等。

4.8 各种病理类型脑转移推荐进行的分子检测

表 4-1-1 肿瘤脑转移分子检测推荐表

病理类型	推荐分子检测项目
肺腺癌	KRAS, EGFR, ROS1, NTRK, ALK, RET, MET, BRAF, TMB, PD-L1
肺鳞癌	FGFR1, PD-L1, EGFR, ALK, TMB
乳腺癌	HER2, ER/PR, BRCA1/2（BRCAness）, PIK3CA, EGFR, PTEN, PD-L1
结直肠癌	KRAS, NRAS, BRAF, MSI, HER2, NTRK, PI3KCA, TMB
上消化道肿瘤	HER2, MSI, PD-L1
肾细胞癌	PD-L1
尿路上皮癌	PD-L1, FGFR2/3, TMB
子宫内膜癌	MSI, P53, POLE
卵巢癌	ER/PR, BRCA1/2（BRCAness）, MSI
黑色素瘤	BRAF, MEK, KIT, NF1, NRAS, PD-L1

4.9 脑脊液液体活检

腰椎穿刺检测脑脊液是确诊脑膜转移的金标准，对临床症状、体征和（或）影像学表现高度怀疑脑膜转移的患者推荐行脑脊液活检。脑脊液细胞学检测应包括细胞数、分化情况、蛋白和糖含量鉴定。对实体瘤转移，可考虑CTC鉴定技术；对血液肿瘤脑膜瘤侵犯，流式细胞学检测更有意义。若脑脊液肿瘤细胞系检测结果呈阴性，白细胞数目增高、高蛋白、糖低，也应考虑脑膜转移可能。重复腰穿可能更有帮助。需注意的是，有部分病例MRI呈现典型脑膜转移特征，而脑脊液穿刺为阴性，此时需密切结合临床，包括有无颅内高压症状、原发肿瘤临床分期等，并与其他脑膜病变进行鉴别。同样地，脑脊液穿刺确诊为脑膜转移的病例，偶尔也可在MRI上无异常发现。

5 神经功能评估

BM患者神经功能评估应贯穿整个诊疗过程，推荐在疗前、疗中、疗后分别进行相关检测。目前常用的量表有：简易精神状态评价量表（MMSE）、改良版长谷川痴呆量表（HDS-R）、韦氏成人智力量表-修改版（WAIS-R）、霍普金斯语言学习测验（HVLT-R）、蒙特利尔认知评估量表（MoCA）、神经行为认知状态检查（NCSE）等。2017年由欧美神经肿瘤专家提出的神经评估量表（NANO）通过步态、肌力、共济失调、感觉功能、视野、面部力量、语言、意识状态、日常表现9个方面的问卷评估了神经肿瘤患者的神经功能，建议使用。

第二节 BM 的治疗

1 BM 诊疗流程图

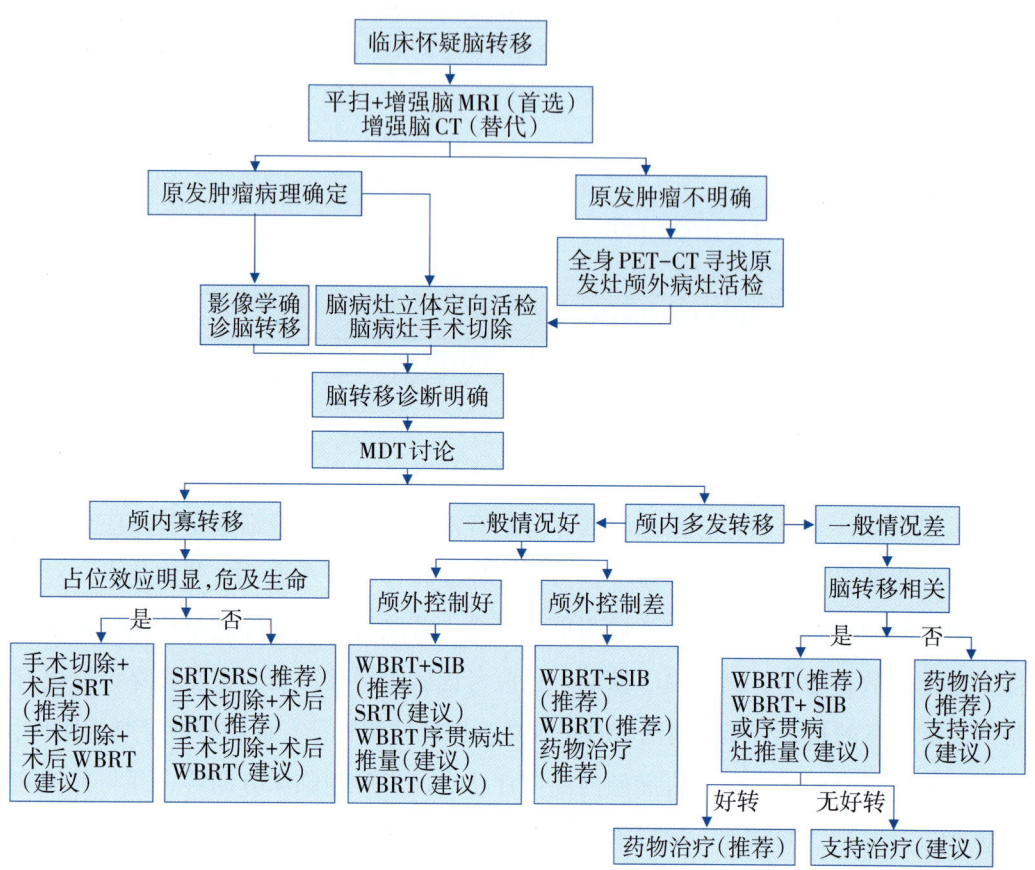

图 4-1-1 BM 诊疗流程图

2 外科治疗

2.1 手术治疗目的

（1）切除转移瘤，迅速缓解颅内高压症状，解除对周围脑组织的压迫。

（2）获得肿瘤组织标本，明确病理和分子病理诊断。

（3）切除全部肿瘤，提高局部控制率。

2.2 手术适应证

肿瘤活检适应证：①颅外原发灶不明或取材困难，不能明确病理；②颅外原发灶病理明确，但脑部病变不典型，与脑原发肿瘤鉴别困难；③颅外原发灶病理明确，但脑部肿瘤与原发肿瘤诊断间隔时间长、按原发肿瘤基因检测结果治疗效果不佳；④鉴别肿瘤复发与放射性脑坏死；⑤颅外肿瘤多原发不能确定颅内病灶来源者。

肿瘤切除适应证：①单发 BM：肿瘤位于大脑半球脑叶内或小脑半球内可手术切

除部位,有明显脑移位和颅内压增高症状;②多发性BM(≤3个病灶):肿瘤位于手术可切除部位,有明显脑移位和颅内压增高症状,病灶相对集中可通过一个或两个骨窗切除;③多发性BM(>3个病灶):有明显颅内压增高症状,引起颅内压增高的责任病灶位于可手术切除部位,无癌症病史或有颅外病灶,无法获得肿瘤标本和病理学诊断者;④无癌症病史,颅内病灶不能除外BM者;⑤BM手术、放疗后复发,有脑移位和颅内压增高症状明显者;⑥需要长时间、大量糖皮质激素抗水肿者,激素相关副作用大于激素收益者可考虑切除转移瘤加快激素减量;⑦原发灶控制良好,且预计术后不会引起新的神经症状;⑧免疫治疗入组患者可考虑手术切除BM,减轻糖皮质激素对免疫治疗疗效的影响。

2.3 手术禁忌证

(1) 有癌症病史,原发癌为小细胞肺癌、绒癌、生殖细胞肿瘤和淋巴瘤等对放疗或内科治疗敏感者(有严重颅内压增高症状、容易脑疝者除外);

(2) 肿瘤位于丘脑、基底节、脑干等手术不可到达部位(肿瘤活检者除外);

(3) 患者年龄>70岁,有严重基础疾病,一般情况差,KPS评分<70分。

2.4 术前评估

(1) 完善常规术前检查,评估患者手术耐受性。

(2) 评估原发肿瘤控制情况,是否控制良好或有有效治疗措施,是否有颅外转移,必要时行全身PET-CT检查。

(3) 完善脑CT和脑MRI平扫+增强,评估手术指征和制定手术方案。

2.5 术前准备

术前fMRI和DTI纤维束成像有助于制定合适的手术方案,保护重要结构;肿瘤位于功能区附近建议在术中神经电生理监测和术中唤醒麻醉下切除;肿瘤位置偏深者采用术中超声定位,有条件者可采用多模态导航定位,设计合理手术入路,减少手术创伤,避免损伤神经传导束。应用5-ALA、术中MRI等技术有助于全切肿瘤。多发性BM要设计好手术切口和体位、头位,既要保证肿瘤安全切除,又要尽量减少术中体位改变。手术切除尽可能考虑直线切口,减少创伤和有利于愈合。

2.6 手术方法

(1) 肿瘤切除方法:选取距离短、对脑功能影响小的路径显露并切除肿瘤。脑转移瘤质地与脑组织不同,瘤周常有明显脑组织水肿带。应遵守无瘤原则,尽量沿瘤周水肿带完整游离、整块切除肿瘤,避免肿瘤种植播散;对不能整块切除者也应保护好肿瘤周围脑组织和蛛网膜下腔,避免肿瘤细胞污染;对非功能区转移瘤,可适当扩大范围切除;对功能区转移瘤,应紧贴肿瘤边界切除。

(2) Ommaya囊植入术:全身情况较差、不能耐受长时间全麻手术的BM伴大囊变者可行肿瘤Ommaya囊植入术,释放肿瘤囊液减压后再行放疗。脑膜转移者可行脑室Ommaya囊植入脑室内化疗，避免反复腰穿给药。

（3）肿瘤活检方法：①立体定向活检：要求定位准确，穿刺点和穿刺通道应避开功能区、脑室、脑沟、蛛网膜池等，保证穿刺组织标本的质和量，可反映颅内病变情况。②开颅手术活检：术前准确定位，注意术区彻底止血，防止术区残余肿瘤出血。

2.7 术后处理

2.7.1 一般观察处理

密切监测生命体征、意识、四肢活动、瞳孔等；术后12小时内复查脑CT了解术区情况，48小时内复查增强MRI了解肿瘤切除情况；术后酌情给予脱水、抗癫痫、抗感染等治疗。

2.7.2 脑水肿的处理

有症状的瘤周水肿患者均应考虑糖皮质激素治疗，糖尿病患者使用胰岛素控制血糖。地塞米松是治疗瘤周水肿的常用药物，抗水肿作用具有剂量依赖性。根据症状调整用量，无症状者无需使用，症状轻微者给予4~8mg/日；症状明显者首日10mg负荷剂量+16mg/日维持剂量，此后维持剂量为16mg/日。注意预防激素相关胃肠道并发症、机会性感染和类固醇肌病等副作用。对难治性水肿，可选用贝伐单抗控制水肿，但围术期禁用。

2.8 术后辅助治疗

推荐术后常规行分子病理检查，指导术后靶向治疗或免疫治疗。推荐手术部位（瘤床）行放疗，具体见放疗部分。

3 放疗

3.1 放疗原则

3.1.1 颅内寡转移瘤

颅内寡转移瘤既往定义为1~4个BM，目前多项研究结果表明，在总体积有限情况下，BM数目可能不是影响预后的主要因素，4个以上BM应用立体定向放疗（stereotactic radiotherapy，SRT）亦可取得良好局制及生存结果，因此目前颅内寡转移瘤定义为可通过SRT代替全脑放疗（whole brain radiotherapy，WBRT）治疗，并取得相当甚至更好疗效，且能保护认知功能的转移瘤病灶。

对寡转移瘤，放疗首选SRT，尽量延迟WBRT应用，以更好保护神经认知功能，WBRT可作为失败后的挽救手段。

SRT的靶区确定：主要根据脑MRI T1增强与CT定位融合图像确定大体肿瘤体积（Gross tumor volume，GTV），推荐采用层厚≤2mm的薄层MRI图像以更好确定肿瘤边界。GTV不包括水肿带，GTV边界外扩2 mm定义为计划治疗体积（Planning treatment volume，PTV）。

SRT的放疗技术：伽马刀（Gamma knife）、射波刀（cyber knife）、X线直线加速器等技术均可实现。

SRT的剂量分割方式：综合考虑转移瘤部位、大小、病理类型、周围重要器官、照射技术等因素。

a.直径≤2cm，且位于安全部位，可采用单次SRS照射，剂量20~24 Gy，也可采用多分次SRS如27Gy/3 f或30Gy/5 f，如果临近重要危及器官如脑干、视神经，可降低剂量。

b.对于直径>2~3 cm/或位于功能区的肿瘤考虑分次立体定向放疗(hypofractionated stereotactic radiotherapy, HSRT)，最常用分割方式为52~52.5 Gy/13~15 f，体积6cc及以上的病灶，GTV可内收2mm形成Boost区，并同步推量至60 Gy/15 f。体积>20 cc的病灶可采用60 Gy/20 f的分割方式，GTV同样可内收2mm形成Boost区，同步推量至66~70 Gy。在完成约2/3疗程放疗后，建议重新复查脑MRI，如肿瘤体积缩小，则根据当前体积重新勾画靶区，并完成剩余剂量照射。

c.如同时合并大体积及小体积病灶，寡转移可按a、b原则及剂量分别行SRT治疗，或考虑应用一个治疗中心，选用固定野调强放疗（Intensity-modulated radiotherapy，IMRT）、容积旋转调强放疗（Volume rotational intensity modulated radiotherapy，VMAT）以及螺旋断层放疗（helical tomotherapy, TOMO）等技术同步照射，按分割次数多的剂量给量。

d.寡转移瘤术后放疗，推荐针对术后瘤床区采用SRT治疗或大分割放疗，常用剂量：27~30 Gy/3~5 f或52~52.5 Gy/13~15 f。

e.寡转移瘤复发后SRT治疗，结合肿瘤部位、大小、既往放疗间隔时间、既往放疗剂量及周围正常脑组织受量等因素，慎重考虑。无统一推荐剂量，原则为以控制肿瘤为目的，尽量减少照射体积，增加分次数，以避免严重的脑水肿及放射性坏死等远期毒性。

3.1.2 多发BM

a.对一般情况好，颅外控制好，预期生存期较长的患者，推荐采用WBRT+病灶同步推量（simultaneously integrated boost, SIB）的方式，放疗技术可选用IMRT、VMAT或TOMO。剂量一般为WBRT 40Gy/20f，病灶60 Gy/20 f，脑干及邻近颅内重要结构（如视神经、视交叉等）的病灶予50 Gy/20 f。

b.对满足a条件且对神经认知功能要求高的患者，在与患者充分沟通取得知情同意后，可考虑采用单纯SRT治疗，并密切随访，如有新发病灶，根据新发灶部位、大小、数目等因素考虑再次SRT或WBRT治疗。

c.对满足a条件且对神经认知功能要求较高的患者，如条件许可，推荐行保护海马的WBRT。

d.对一般情况差，或颅外控制差，无随访条件，预期生存期短的患者，可行单纯全脑放疗，剂量为30 Gy/10 f或37.5 Gy/15 f或WBRT序贯病灶推量。对老年或一般情况极差的患者，可考虑行20 Gy/5f的短程姑息WBRT。WBRT的靶区：对于应用3D-CRT或IMRT治疗的WBRT，临床治疗体积（Clinical treatment volume，CTV）应包括骨窗内颅骨内全脑组织，筛板，视神经，整个垂体窝，颞叶的最下层及颅底孔道（眶上裂、圆孔、卵圆孔、内耳道、颈静脉孔、舌下神经管）。PTV应基于各单位的数据，一般为CTV外扩5mm左右。

e.SRT治疗后失败的多发BM，可行挽救性WBRT。

3.1.3 脑膜转移瘤

脑膜转移瘤治疗难度大，预后极差，且常伴随脑实质转移。临床上观察到的脑膜转移影像学类型可分为结节强化、线样强化、两者共存及无明显强化病灶，但脑沟回变浅4型。第4型患者常伴有较明显的中枢神经症状。治疗上须采用整合治疗原则，推荐多学科整合诊疗（MDT）+参加临床研究。对临床怀疑脑膜转移的患者，均推荐行脑脊液细胞学检测。放疗为脑膜转移瘤重要的局部治疗手段，但需配合系统性药物治疗及鞘内注射化疗，必要时配合外科行脑脊液腹腔分流等降低颅内压手段。

a.对脑膜刺激症状较轻，影像学上可见明确脑膜强化灶的患者，推荐采用WBRT+脑膜病灶同步加量的治疗方式，放疗剂量推荐WBRT 40 Gy/20 f，脑膜病灶同步推量至60 Gy/20 f。

b.对既往接受过WBRT，间隔时间短的患者，可仅针对脑膜转移病灶行放疗，剂量为60 Gy/20 f。

c.对无明显强化病灶但从临床症状高度怀疑脑膜转移，脑脊液细胞学检测阳性的患者，可予全脑放疗50 Gy/25 f，结合患者病情严重程度及耐受性选择性加入全脊髓放疗36 Gy/20 f。放疗后推荐行鞘内注射化疗，常用的化疗药物包括甲氨蝶呤、噻替派、拓扑替康、依托泊苷和阿糖胞苷，用药频率一般1~2周/次，直至脑脊液细胞学转阴。

d.对脑膜刺激征明显，无法耐受放疗的患者，建议先行鞘内注射化疗，待症状好转后尽快行放疗。放疗后视患者症状、体征变化及耐受性酌情进行鞘内注射化疗巩固治疗。

3.2 放疗整合药物治疗

（1）放疗整合化疗：化疗目前还未成为BM的主要治疗手段。小细胞肺癌、生殖细胞瘤、绒毛膜癌等BM被认为化疗效果相对较好，非小细胞肺癌、乳腺癌、黑色素瘤、肾癌、大肠癌、卵巢癌、子宫颈癌等效果差。某些化疗药，如替莫唑胺等整合放疗可能会提高局控率和颅内PFS，但对于OS的延长暂无证据。

（2）放疗整合靶向治疗：驱动基因阳性的非小细胞肺癌脑转移患者应用靶向药物联合放疗可能提高颅内无进展生存，且早期放疗相对于靶向药物服用进展后放疗可能颅内获益更显著，但总生存是否获益暂无证据。三代TKIs在BM中显示良好疗效，但与放疗整合尚无证据。

（3）放疗整合免疫治疗：大分割放疗产生的远隔效应为放疗整合免疫治疗提供了理论基础。目前回顾性研究及Meta分析结果显示：SRS同步免疫治疗对比单纯SRS可提高客观有效率，SRS同步免疫治疗比序贯免疫治疗预后获益更显著，序贯免疫组先SRS预后优于先免疫治疗。

4 药物治疗

4.1 药物治疗原则

药物选择主要取决于肿瘤组织学类型和分子学特征，与转移瘤所在部位无关。除传统化疗外，可选择烷化剂替莫唑胺和抗血管生成药物贝伐珠单抗。如果可行，应尽量行BM穿刺，根据BM而不是原发肿瘤的分子遗传学检查，选择肿瘤特异性靶向治疗和免疫治疗。血脑屏障透过率高的药物可能对脑内病灶控制更好。应根据颅内和颅外病变情况、既往治疗情况以及不良反应等，进行治疗决策。

4.2 肺癌脑转移的药物治疗

（1）对无驱动基因突变的非小细胞肺癌患者，伴无症状或轻微症状脑转移，应单独采用一线免疫检查点抑制剂（PD-L1表达≥50%），或化疗整合免疫检查点抑制剂（PD-L1表达<50%）治疗。可选用帕博丽珠单抗或纳武利尤单抗。程序性死亡受体1（PD-1，Programmed Death 1）抑制剂和细胞毒性T淋巴细胞相关蛋白4（CTLA-4，Cytotoxic T-Lymphocyte Associated Protein 4）抑制剂双免疫治疗，整合或不整合化疗，均对脑转移灶有明显控制作用。

（2）对于驱动基因阳性的非小细胞肺癌患者，例如具有EGFR、ALK、ROS1、RET、NTRK、NRG1突变以及MET第14号外显子跳读，应选用相应的TKI治疗（推荐）。目前，有关KRAS p.G12C和BRAF突变的靶向治疗的试验数据仍比较有限。

（3）广泛期小细胞肺癌患者的标准治疗是铂类和依托泊苷整合化疗为基础的方案，在此基础上可加用免疫检查点抑制剂，可尝试应用于脑转移患者。

4.3 乳腺癌脑转移的药物治疗

（1）对HER2阴性乳腺癌脑转移患者，可用传统化疗药物，如卡培他滨、环磷酰胺、长春新碱、甲氨蝶呤、顺铂、依托泊苷、长春瑞滨、吉西他滨等。对ER（+）/HER2（-）多线治疗的脑转移患者，可尝试应用CDK4/6抑制剂Abemaciclib。

（2）靶向治疗可使HER2阳性的脑转移的乳腺癌患者获益：

a. 对HER2阳性的患者，一线治疗应首选以曲妥珠单抗为基础的整合化疗方案，如THP（紫杉醇联合曲妥珠单抗及帕妥珠单抗）方案。对初始无脑转移的患者，加用帕妥珠单抗可延缓脑转移发生。拉帕替尼整合卡培他滨的方案可作为一线治疗。

b.对既往接受过曲妥珠单抗治疗的患者，可选用拉帕替尼整合卡培他滨的方案。对既往接受过曲妥珠单抗整合紫杉醇化疗的无症状脑转移患者，二线使用恩美曲妥珠单抗较拉帕替尼整合卡培他滨，能进一步延长平均生存时间（26.8个月 vs. 12.9个月）。

c.对既往接受过2种以上靶向治疗的难治性HER2阳性乳腺癌患者，奈拉替尼整合卡培他滨，较拉帕替尼联合卡培他滨能延迟脑转移相关症状的出现。接受过抗HER2治疗进展的晚期乳腺癌患者，在曲妥珠单抗整合化疗的基础上，加用Tucatinib可降低颅内进展风险和死亡率。

d.对既往接受过放疗或手术的脑转移患者，可使用奈拉替尼整合卡培他滨。

4.4 结直肠癌脑转移的药物治疗

（1）对微卫星稳定型结直肠癌，可使用化疗整合贝伐珠单抗治疗。

（2）对MSI-H/dMMR的结直肠癌，可使用免疫治疗整合化疗或放疗。

4.5 黑色素瘤脑转移的药物治疗

（1）有多重症状的BRAF突变的黑色素瘤脑转移患者，或类固醇激素控制不佳的黑色素瘤脑转移患者，应接受达拉非尼整合曲美替尼治疗。

（2）对伴或不伴BRAF突变的黑色素瘤脑转移患者，伊匹木单抗整合纳武利尤单抗均可作为一线治疗的优选方案。

（3）传统的化疗药物，例如替莫唑胺、达卡巴嗪、福莫司汀等，对黑色素瘤脑转移患者疗效有限。

除上述全身治疗方案外，局部药物治疗也可发挥控制脑转移病灶的效果。鞘内注射是通过腰椎穿刺，将化疗药物注射入蛛网膜下腔，达到杀伤脑脊液内肿瘤细胞的目的。常用的化疗药物包括甲氨蝶呤和阿糖胞苷。值得指出的是，鞘内注射是脑膜转移重要的治疗手段，但对脑实质转移，疗效并不明确。

4.6 支持治疗原则

①类固醇激素仅考虑用于有症状的患者；②不应给予抗惊厥药物一级预防。出现癫痫发作后，适时使用抗癫痫药物；③甘露醇或利尿剂可用于治疗颅内压升高所致的恶心、头晕、头痛等；④若脑转移导致静脉血栓形成，应给予低分子肝素抗凝治疗。

5 中医治疗

继发性中枢神经系统肿瘤所表现的头痛，头晕，运动、感觉及精神障碍等症状。属于中医"头痛"、"头风"、"眩晕"、"中风"、"郁证"及"脏躁"等范畴。

5.1 中医病因病机

5.1.1 肾精不足

先天禀赋不足，肾气不足，或久病劳伤，损及于肾，或七情内伤，肝郁脾虚，后天损及先天，致肾精亏虚，髓海失养，日久则阴阳失调，癌毒内生而成脑瘤。

5.1.2 脾肾阳虚

脾胃居中焦，为全身气机升降之枢纽，脾虚痰湿内阻，则清阳不升，浊阴不降，痰浊内生，上扰清窍，痰毒凝结成肿瘤。

5.1.3 感受外邪

射线、细菌、病毒及各种化学致癌物等外来邪毒侵袭脑髓，如正虚不能抗邪，则毒邪内踞，客于脑髓，日久则肾气益虚，阴阳失序，生化异常，致癌毒内生。

5.2 中医辨证论治

5.2.1 治疗前的辨证

（1）痰湿内阻

主证：头痛头晕，视物不清，语言不利，恶心呕吐，身重倦怠，肢体麻木，半身不遂，痰多，舌体淡胖，舌质淡红，苔白弦滑。

治则：化痰散结，通络开窍。

方剂：涤痰汤加减

（2）肝阳上亢

主证：头晕头痛，面赤口干苦，视物模糊，目眩耳鸣，舌强失语，烦躁易怒，偏瘫，舌质红，脉弦细而数。

治则：平肝潜阳，熄风止痛。

方剂：天麻钩藤饮加减

（3）痰热上扰

主证：见神志昏蒙，头晕头重，喉中痰鸣，痰多色黄，舌强失语等，舌红、苔黄厚腻，脉滑。

治则：清热化痰开窍。

方剂：温胆汤合涤痰汤加减

（4）肝肾阴虚

主证：头痛头晕，恶心呕吐，视矇耳鸣，肢体麻木，四肢抽搐或震颤，口眼歪斜，红潮热，五心烦热，小便短赤，大便干结，舌质红，苔少，脉弦细面数。

治则：滋阴补肾，养肝止痛。

方剂：六味地黄丸加味

（5）脾肾阳虚

主证：头痛头晕，精神萎靡，面色苍白，形寒肢冷，声低懒言，气短乏力，或阳痿不举，或月经不调，小便清长，大便溏薄，舌质淡胖，苔白，脉沉细无力。

治则：健脾补肾，祛寒止痛。

方剂：地黄饮子加减

（6）气滞血瘀

主证：头痛如刺，痛有定处，视物不清，面色晦暗，口唇青紫，舌质紫暗或有瘀斑，脉细涩或弦。

治则：行气活血，祛瘀止痛。

方剂：通窍活血汤加减

因脑部转移瘤引起的精神障碍与中医的"郁证"、"脏躁"等有密切关系。

（1）妇人脏躁

主证：神情抑郁，多梦健忘，悲忧欲哭，心慌气短，五心烦热，舌红苔薄白或少苔，脉弦细数。

治法：补益心脾，养血健脾。

方剂：甘麦大枣汤加减

（2）心肺气虚

主证：善悲欲哭，气短声低，动则自汗，面色白，怕风，胸闷心悸，舌淡苔白，脉细弱或虚大。

治法：补益心肺。

方剂：玉屏风散合四君子汤加减

5.2.2 综合治疗后的辨证

（1）脾胃虚弱

主证：头晕乏力，胃纳差，胃脘胀，大便溏，舌质淡，苔白，脉弦细。

治则：健脾和胃。

方剂：陈夏六君汤加味

（2）气血亏虚

主证：头晕，神疲乏力，声低气短，面色苍白，舌质淡，苔白，脉沉细。

治则：补气养血。

方剂：八珍汤加味

（3）水浊蒙窍

主证：头晕头痛，视物不清，肢体麻痹或半身不遂，神识不清或烦躁易怒，甚则肢体抽搐，舌硬不语，舌暗红或瘀斑，脉弦数或涩。

治则：活血利水，通经活络。

方剂：牵正散合涤痰汤加减

第三节 随访与监测

1 疗效评价

MRI是BM疗效评估的首选影像检查方法。病灶缩小或消失提示患者有较好治疗效果。但值得注意的是，BM放疗后随诊过程中，原病灶增大不一定是肿瘤的复发或进展，有可能是放疗引起的"假性进展"，其发生率9%~30%，多见于放疗结束后3-4月内，当"假性进展"与肿瘤复发难以鉴别时，MR波谱分析或灌注成像、弥散成像有一定的辅助诊断价值，结合临床信息、既往影像资料以及随诊也有助于二者的鉴别。

目前提出的针对BM的疗效评价标准多由胶质瘤评价标准演变而来，其中2015年由国际神经肿瘤疗效评估协作组-BM小组（RANO-BM）提出的RANO-BM标准结合靶病灶、非靶病灶的影像学大小改变、有无新病灶、糖皮质激素用量及患者临床状态进行全面评估，并对可测量病灶、不可测量病灶、MRI检查要求及应用频率、假性进展的判断等进行了详尽的说明，是目前最为全面的评价标准。

2 随访

随访项目：包括病史、体检、血清肿瘤标志物检查、脑MRI、原发病灶及颅外转移灶影像学检查、神经认知功能、生活质量测评等。频率一般为治疗后每2~3个月随访1次，病情变化时随时就诊。

第二章

椎管内转移瘤

第一节 椎管内转移瘤的筛查和诊断

椎管内转移瘤（intraspinal metastases，ISM）即指主要累及椎管内结构的继发肿瘤，肺癌、黑色素瘤、肾透明细胞癌等类型癌易出现。根据累及椎管内结构的位置，出于对预后分析的需要和手术干预决策的选择，一般根据转移瘤依附的部位将"椎管内"继续细分"椎管内硬膜外""髓外硬膜下""脊髓髓内"等亚类；而累及椎体或椎旁附件的转移瘤通常均位于硬膜外，压迫脊髓，也可归类于硬膜外类型。

1 流行病学特点

ISM 的发病率目前仍无法准确计算，不仅因为其本身发生率低，也因为原发肿瘤可能本身伴有背部或神经症状而忽视 ISM 的筛查。同时，部分"意外发现"的转移瘤也可无明显神经系统症状。

脊柱转移在肿瘤患者中占 5%~20%，其中 80% 的脊柱转移瘤累及"椎管外"的椎体及其附件，通常向内生长造成硬脊膜内脊髓受压，引起神经系统和脊椎骨的复合症状。常见的原发肿瘤包括肺癌、血液系统肿瘤和不明来源的肿瘤等。髓内转移、硬膜内转移相对于硬膜外转移更罕见，有报道约为其 5%，多见于中枢神经恶性肿瘤（如胶质母细胞瘤）转移，或小部分肺癌、乳腺癌病程的晚期，转移部位以腰骶部为多，目前文献多为个案报道或系列手术回顾。

2 临床特点

对转移部位在骨结构，向椎管内生长的肿瘤，其首发症状可能更多是骨痛，尤其是夜间骨痛（仅 1%~5% 出现脊髓压迫症状），非甾体抗炎药常无效。转移部位在硬/软脊膜或髓内的肿瘤，首发症状中骨痛可不明显而神经功能损伤明显。

部分转移瘤以脊髓（神经根）压迫为起始表现，根据肿瘤生长的部位不同，出现不同层面和不同表现形式的神经功能缺损，包括节段下的运动、感觉功能异常，腱反射异常和病理征，自主神经功能障碍（如性功能、尿便功能），伴或不伴同节段皮节功能障碍。

3 一级预防筛查

3.1 警示症状

对ISM，即使是最常见的原发肺癌转移患者，在无脊柱脊髓症状怀疑脊柱脊髓转移瘤时，不推荐常规筛查脊柱脊髓影像学（CT或MRI检查）。但已明确有恶性肿瘤的患者，尤其是伴脊柱转移高危的肿瘤类型，应明确脊柱脊髓转移瘤的警示症状，日常监测。

脊柱、脊髓转移瘤在临床表现的背痛、神经功能缺陷方面有重叠，神经功能挽救有时效性，故应警惕如下新出现的警示症状：①背痛，尤其是夜间疼痛为著，或突发的严重背痛；②躯干、肢体运动功能障碍，无力，腱反射异常，病理征；③明确的中枢性或根性感觉异常（包括感觉减退、放射痛等）；④姿势不稳、共济失调；⑤尿便功能障碍，无法用其他系统疾病解释等。

此时，无论患者是否有已经诊断的原发（恶性）肿瘤，由于多节段转移不少见（20%~35%），推荐即时、全节段的脊椎MRI作为首要检查手段，以了解脊柱脊髓损伤部位、损伤模式、损伤严重程度。具体影像学检查的紧急程度取决于警示症状的严重程度，若为明确的脊髓压迫症状或双侧椎间盘症状、根性症状，建议立即MRI检查，其余症状根据严重程度、进展速度，最迟不建议超过2周。

3.2 影像诊断

当脊柱转移瘤侵犯骨性结构时，建议行MRI平扫T1WI序列、T2WI抑脂序列，至少包括矢状位与横断位，必要时冠状位，增强后常规扫描T1WI的矢状位、冠状位和横断位。

当怀疑髓内转移、硬膜内转移或硬膜外转移时，建议重点观察MRI增强序列，平扫序列作为参考。

当患者不宜进行MRI检查时，建议行核素^{99}锝骨扫描以检查出骨转移瘤；CT检查可以作为椎管内转移的补充检查手段，但CT对检出椎管转移的假阴性较高，需结合临床综合考虑。

若无已知的原发肿瘤信息，推荐PET-CT寻找原发肿瘤和评估脊柱脊髓转移的手段。

3.3 预后评估

临床中，可采用量表评分辅助预后评估和生存期判定（NOMS系统），包括：①N-神经功能损伤情况（Bilsky分级）；②O-原发肿瘤放疗敏感性；③M-脊柱骨系统机械稳定性（SINS量表）；④S-系统性手术耐受评估.

评估预期生存可借助改良Tokuhashi量表、改良OSRI量表，对预期生存大于12月的患者，应积极手术干预。但量表本身有局限性，不可完全替代临床观察决策和患者意愿。

第二节 椎管内转移瘤的治疗

1 椎管内转移瘤诊疗流程图

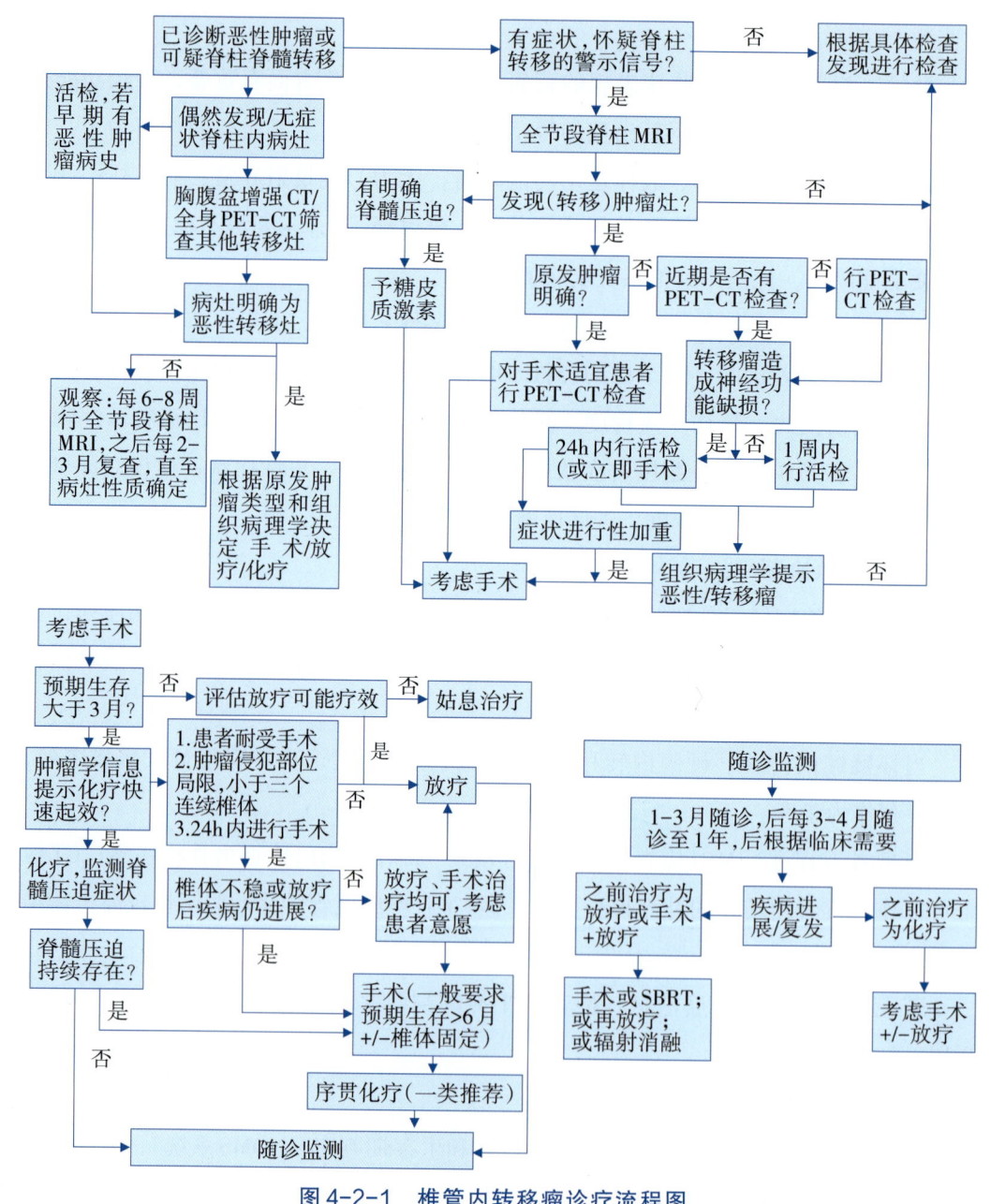

图 4-2-1 椎管内转移瘤诊疗流程图

2　外科治疗

2.1　外科治疗适应证

①预期生存时间超过3月，尤其是超过6月，建议手术+辅助放疗；②肿瘤侵犯部位局限，小于3个连续椎体；③患者全身情况可耐受手术治疗。

对脊柱单椎体局部病灶，单一放疗效果对局部病灶控制不亚于单纯椎板切除后放疗，且椎板切除可能导致脊柱不稳，椎体受力不均而塌陷概率升高。

2.2　手术方式

2.2.1　传统手术入路

枕下-高颈段肿物推荐后入路减压+固定，而很少采用经鼻腔或经口腔入路；中下颈段可根据肿物前后位置，选择前/后入路减压+固定术，对多节段或交界节段可考虑前入路+侧路或后路辅助。

颈胸交界区（C7-T2）可根据肿瘤位置选择前后路，上胸段T2-T5，因椎管前部血管条件复杂，多采用后入路，其余胸段脊髓可根据肿瘤部位、患者条件，采用前入路/后入路或联合入路。

腰骶部肿物切除一般建议后入路，若手术入路涉及交界区域，则建议行固定术以减少椎体不稳事件的发生。

2.2.2　微创手术

在有限研究中，微创手术治疗胸腰段硬膜外转移瘤神经压迫，与传统开放式入路相比，二者在手术并发症、死亡率、生存期改善方面无显著差异，而微创具有术中出血少、输血少、住院时间短的优势。推荐有条件的中心在适宜情况下选择微创手术。

3　放疗

单纯放疗已被证实能减轻疼痛，改善神经功能，且无侵入性，易耐受。作为手术辅助治疗手段，术后辅助放疗较单纯放疗有更明确获益，决策在于患者状态、脊柱稳定性、病灶与脊髓关系、原发灶病理情况、是否存在硬膜外病灶、总体治疗愿景（缓解疼痛/长期疾病控制/治愈疾病等）。

对寡转移或放疗抵抗性肿瘤（肾细胞癌，黑色素瘤，肉瘤，肝细胞癌，部分结直肠癌和非小细胞肺癌等），推荐SRS治疗。对既往接受过放疗再复发的病例，也可进行SRS以保护脊髓或其他重要结构。

8Gy单次放疗能有效解除脊髓压迫症状；对有神经功能损伤、明确实体病灶、单发或少发的，高剂量放疗（30~39Gy/10~13f）能提供更长的无症状生存时间；更先进的SBRT，或许能引入更高剂量的放疗方案，减少周围组织损伤，但无实验验证的患者获益结论，并且花费更高。

对基础条件差、预期生存小于3~6月的患者，推荐单次8Gy放疗缓解神经功能症状可能更合理；对预期生存大于6月的患者，尤其是仍适宜手术治疗的患者，推荐30Gy以上高剂量放疗能够减少（肿瘤复发后）再次放疗和症状再恶化。SRS/SBRT推荐的放疗方案包括16~24Gy/1f，24Gy/2f，24~27Gy/3f，30~35Gy/5f。传统放疗方案包括8Gy/1f，20Gy/5f，30Gy/10f，40Gy/20f等。

4 药物治疗

ISM的治疗反应性与原发肿瘤类型相关，系统性药物治疗（包括化疗与内分泌治疗等）的选择依赖于转移瘤组织病理学类型、分子表型。对适宜手术的患者，可通过手术切除活检；不耐受患者，可CT引导下活检以明确组织病理学分型，根据病理学分型决定药物治疗方案。对大部分ISM，化疗或内分泌治疗反应差，相关研究甚少。血液肿瘤等少数药物治疗敏感的肿瘤椎管内转移对化疗反应好，其诊断与治疗与其他实体肿瘤转移不同，需由肿瘤专科医生评估。

在发现有脊髓压迫可能时，若无特殊禁忌，应即时给予糖皮质激素治疗，减轻炎症、水肿（若考虑病灶为血液系统肿瘤，诊断受糖皮质激素使用影响，可即时行穿刺活检明确病理后使用糖皮质激素）。激素用量在大剂量（96mg/日）和低剂量（10~16mg/日）之间选择方面尚无一致性结论。

第三节 随访与监测

ISM整体预后极差，目前暂无有效评估和预测生存期和预后的共识或研究结论。在激进的手术切除+序贯放疗后，患者仍有短期复发风险，随诊建议在3个月内，而不推荐术后72h内复查以避免伪影干扰。后每3~4月一次随诊检查至1年，后根据临床需求随诊。随诊建议全脊柱MRI，利用增强核磁作为随诊手段与常规核磁获益差别暂无明确结论，临床医师可根据患者实际情况评估随诊手段。

参考文献

[1] NAYAN L, WEN P Y, AIZER A A. Epidemiology of brain metastases and leptomeningeal disease [J]. Neuro-oncology, 2021; 23（9）: 1447–1456.

[2] CHENG H, PEREZ-SOLER R. Leptomeningeal metastases in non-small-cell lung cancer [J]. The Lancet Oncology, 2018, 19（1）: e43-e55.

[3] WANG N, BERTALAN M S, BRASTIANOS P K. Leptomeningeal metastasis from systemic cancer: Review and update on management [J]. Cancer, 2018, 124（1）: 21-35.

[4] THAKKAR J P, KUMTHEKAR P, DIXIT K S, et al. Leptomeningeal metastasis from solid tumors [J]. Journal of the Neurological Sciences, 2020, 411: 116706-116716.

[5] FRAIOLI F, SHANKAR A, HYARE H, et al. The use of multiparametric 18F-fluoro-L-3, 4-dihydroxy-phenylalanine PET/MRI in post-therapy assessment of patients with gliomas [J]. Nuclear medicine communications, 2020, 41（6）: 517-25.

[6] BOIRE A, BRASTIANOS P K, GARZIA L, et al. Brain metastasis [J]. Nature reviews Cancer, 2020, 20（1）: 4-11.

[7] BARNHOLTZ-SLOAN J S, SLOAN A E, DAVIS F G, et al. Incidence proportions of brain metastases in patients diagnosed（1973 to 2001）in the Metropolitan Detroit Cancer Surveillance System [J]. Journal of clinical oncology: official journal of the American Society of Clinical Oncology, 2004, 22（14）: 2865-72.

[8] 高玉岭, 王帅文, 张艳利, 等. 不同病理类型脑转移瘤MRI表现特点 [J]. 兰州大学学报（医学版）, 2021, 47（02）: 65-70.

[9] SUH J H, KOTECHA R, CHAO S T, et al. Current approaches to the management of brain metastases [J]. Nature reviews Clinical oncology, 2020, 17（5）: 279-99.

[10] TOYOKAWA G, SETO T, TAKENOYAMA M, et al. Insights into brain metastasis in patients with ALK+ lung cancer: is the brain truly a sanctuary? [J]. Cancer metastasis reviews, 2015, 34（4）: 797-805.

[11] SINGH R, LEHRER E J, KO S, et al. Brain metastases from non-small cell lung cancer with EGFR or ALK mutations: A systematic review and meta-analysis of multidisciplinary approaches [J]. Radiotherapy and oncology: journal of the European Society for Therapeutic Radiology and Oncology, 2020, 144: 165-79.

[12] PEDROSA R, MUSTAFA D A, SOFFIETTI R, et al. Breast cancer brain metastasis: molecular mechanisms and directions for treatment [J]. Neuro-oncology, 2018, 20（11）: 1439-49.

[13] HOSONAGA M, SAYA H, ARIMA Y. Molecular and cellular mechanisms underlying brain metastasis of breast cancer [J]. Cancer metastasis reviews, 2020, 39（3）: 711-20.

[14] PALMIERI D, BRONDER J L, HERRING J M, et al. Her-2 overexpression increases the metastatic outgrowth of breast cancer cells in the brain [J]. Cancer Res, 2007, 67（9）: 4190-8.

[15] HOHENSEE I, LAMSZUS K, RIETHDORF S, et al. Frequent genetic alterations in EGFR- and HER2-driven pathways in breast cancer brain metastases [J]. The American journal of pathology, 2013, 183（1）: 83-95.

[16] SUN J, WANG C, ZHANG Y, et al. Genomic signatures reveal DNA damage response deficiency in colorectal cancer brain metastases [J]. Nature communications, 2019, 10（1）: 3190-3199.

[17] ZHANG Q, CHEN J, YU X, et al. Survival benefit of anti-HER2 therapy after whole-brain radiotherapy in HER2-positive breast cancer patients with brain metastasis [J]. Breast cancer（Tokyo, Japan）, 2016, 23（5）: 732-9.

[18] MA S C, TANG X R, LONG L L, et al. Integrative evaluation of primary and metastatic lesion spec-

trum to guide anti-PD-L1 therapy of non-small cell lung cancer: results from two randomized studies [J]. Oncoimmunology, 2021, 10 (1): 1909296-1909307.

[19] TAN R Y C, CAMAT M D, NG M, et al. HER2 positive rates are enriched amongst colorectal cancer brain metastases: a study amongst 1920 consecutive patients [J]. Annals of oncology: official journal of the European Society for Medical Oncology, 2018, 29 (7): 1598-9.

[20] GLITZA OLIVA I C, SCHVARTSMAN G, TAWBI H. Advances in the systemic treatment of melanoma brain metastases [J]. Annals of oncology: official journal of the European Society for Medical Oncology, 2018, 29 (7): 1509-20.

[21] SCHOUTEN L J, RUTTEN J, HUVENEERS H A, et al. Incidence of brain metastases in a cohort of patients with carcinoma of the breast, colon, kidney, and lung and melanoma [J]. Cancer, 2002, 94 (10): 2698-705.

[22] EICHLER A F, LOEFFLER J S. Multidisciplinary Management of Brain Metastases [J]. Oncologist, 2007, 12 (7): 884-898.

[23] PATEL A J, SUKI D, HATIBOGLU M A, et al. Impact of surgical methodology on the complication rate and functional outcome of patients with a single brain metastasis [J]. Journal of neurosurgery, 2015, 122 (5): 1132-43.

[24] ALVAREZ-BRECKENRIDGE C, GIOBBIE-HURDER A, GILL C M, et al. Upfront Surgical Resection of Melanoma Brain Metastases Provides a Bridge Toward Immunotherapy-Mediated Systemic Control [J]. Oncologist, 2019, 24 (5): 671-9.

[25] 周先申, 万经海. 多发脑转移瘤手术指征及综合治疗探讨 [J]. 中国临床医生杂志, 2017, 45 (4): 69-72.

[26] CHUA T H, SEE A A Q, ANG B T, et al. Awake Craniotomy for Resection of Brain Metastases: A Systematic Review [J]. World neurosurgery, 2018, 120: e1128-e35.

[27] SANMILLAN J L, FERNáNDEZ-COELLO A, FERNáNDEZ-CONEJERO I, et al. Functional approach using intraoperative brain mapping and neurophysiological monitoring for the surgical treatment of brain metastases in the central region [J]. Journal of neurosurgery, 2017, 126 (3): 698-707.

[28] ZUO F, HU K, KONG J, et al. Surgical Management of Brain Metastases in the Perirolandic Region [J]. Frontiers in oncology, 2020, 10: 572644.

[29] 胡珂, 万经海. 脑转移瘤的外科治疗策略 [J]. 中国临床医生, 2014, 42 (04): 17-9.

[30] LEE S R, OH J Y, KIM S H. Gamma Knife radiosurgery for cystic brain metastases [J]. British journal of neurosurgery, 2016, 30 (1): 43-8.

[31] WANG H, LIU X, JIANG X, et al. Cystic brain metastases had slower speed of tumor shrinkage but similar prognosis compared with solid tumors that underwent radiosurgery treatment [J]. Cancer management and research, 2019, 11: 1753-63.

[32] YU K K H, PATEL A R, MOSS N S. The Role of Stereotactic Biopsy in Brain Metastases [J]. Neurosurgery clinics of North America, 2020, 31 (4): 515-26.

[33] RYKEN T C, KUO J S, PRABHU R S, et al. Congress of Neurological Surgeons Systematic Review and Evidence-Based Guidelines on the Role of Steroids in the Treatment of Adults With Metastatic Brain Tumors [J]. Neurosurgery, 2019, 84 (3): E189-e91.

[34] GERSTNER E R, DUDA D G, DI TOMASO E, et al. VEGF inhibitors in the treatment of cerebral edema in patients with brain cancer [J]. Nature reviews Clinical oncology, 2009, 6 (4): 229-36.

[35] MUT M. Surgical treatment of brain metastasis: a review [J]. Clinical neurology and neurosurgery, 2012, 114 (1): 1-8.

[36] MAHAJAN A, AHMED S, MCALEER M F, et al. Post-operative stereotactic radiosurgery versus observation for completely resected brain metastases: a single-centre, randomised, controlled, phase 3 trial [J]. The Lancet Oncology, 2017, 18 (8): 1040-8.

[37] BROWN P D, BALLMAN K V, CERHAN J H, et al. Postoperative stereotactic radiosurgery compared with whole brain radiotherapy for resected metastatic brain disease (NCCTG N107C/CEC·3): a multicentre, randomised, controlled, phase 3 trial [J]. The Lancet Oncology, 2017, 18 (8): 1049-60.

[38] LE RHUN E, GUCKENBERGER M, SMITS M, et al. EANO-ESMO Clinical Practice Guidelines for diagnosis, treatment and follow-up of patients with brain metastasis from solid tumours [J]. Annals of oncology: official journal of the European Society for Medical Oncology, 2021, 32 (11): 1332-47.

[39] YAMAMOTO M, SERIZAWA T, SHUTO T, et al. Stereotactic radiosurgery for patients with multiple brain metastases (JLGK0901): a multi-institutional prospective observational study [J]. The Lancet Oncology, 2014, 15 (4): 387-95.

[40] CHANG W S, KIM H Y, CHANG J W, et al. Analysis of radiosurgical results in patients with brain metastases according to the number of brain lesions: is stereotactic radiosurgery effective for multiple brain metastases? [J]. Journal of neurosurgery, 2010, 113 Suppl: 73-8.

[41] HUNTER G K, SUH J H, REUTHER A M, et al. Treatment of five or more brain metastases with stereotactic radiosurgery [J]. International journal of radiation oncology, biology, physics, 2012, 83 (5): 1394-8.

[42] CHEN X, XIAO J, LI X, et al. Fifty percent patients avoid whole brain radiotherapy: stereotactic radiotherapy for multiple brain metastases: a retrospective analysis of a single center [J]. Clinical & translational oncology: official publication of the Federation of Spanish Oncology Societies and of the National Cancer Institute of Mexico, 2012, 14 (8): 599-605.

[43] JIANG X S, XIAO J P, ZHANG Y, et al. Hypofractionated stereotactic radiotherapy for brain metastases larger than three centimeters [J]. Radiation oncology (London, England), 2012, 7: 36-42.

[44] BI N, MA Y, XIAO J, et al. A Phase II Trial of Concurrent Temozolomide and Hypofractionated Stereotactic Radiotherapy for Complex Brain Metastases [J]. The Oncologist, 2019, 24 (9): 1-7.

[45] 樊代明. 整合肿瘤学·临床卷[M]. 北京: 科学出版社, 2021.

[46] 马玉超, 邓垒, 王文卿, 等. 大分割放疗联合替莫唑胺治疗大体积脑转移瘤的前瞻性临床研究 [J]. 中华放射肿瘤学杂志, 2016, 25 (4): 320-326.

[47] 马玉超, 刘峰, 王凯, 等. FSRT联合替莫唑胺治疗大体积脑转移瘤的对照研究 [J]. 中华放射肿瘤学杂志, 2018, 027 (004): 348-53.

[48] 肖建平, 李晔雄, 易俊林等, 肿瘤大分割放疗图谱, 2020年第一版.

[49] BROWN P D, BALLMAN K V, CERHAN J H, et al. Postoperative stereotactic radiosurgery compared with whole brain radiotherapy for resected metastatic brain disease (NCCTG N107C/CEC·3): a multicentre, randomised, controlled, phase 3 trial [J]. Lancet Oncology, 2017: 1049-1060.

[50] SOLIMAN H, RUSCHIN M, ANGELOV L, et al. Consensus Contouring Guidelines for Postoperative Completely Resected Cavity Stereotactic Radiosurgery for Brain Metastases [J]. International journal of radiation oncology, biology, physics, 2018, 100 (2): 436-42.

[51] SOLTYS S G, SEIGER K, MODLIN L A, et al. A Phase I/II Dose-Escalation Trial of 3-Fraction Stereotactic Radiosurgery (SRS) for Large Resection Cavities of Brain Metastases [J]. International Journal of Radiation Oncology Biology Physics, 2015, 93 (3): S38-S.

[52] BROWN P D, AHLUWALIA M S, KHAN O H, et al. Whole-Brain Radiotherapy for Brain Metastases: Evolution or Revolution? [J]. Journal of clinical oncology: official journal of the American Society of Clinical Oncology, 2018, 36 (5): 483-91.

[53] GONDI V, TOME W A, MARSH J, et al. Estimated risk of perihippocampal disease progression after hippocampal avoidance during whole-brain radiotherapy: safety profile for RTOG 0933 [J]. Radiotherapy and oncology: journal of the European Society for Therapeutic Radiology and Oncology, 2010, 95 (3): 327-31.

[54] GONDI V, TOLAKANAHALLI R, MEHTA M P, et al. Hippocampal-sparing whole-brain radiotherapy: a "how-to" technique using helical tomotherapy and linear accelerator-based intensity-modulated radiotherapy [J]. International journal of radiation oncology, biology, physics, 2010, 78 (4): 1244-52.

[55] RADES D, EVERS J N, VENINGA T, et al. Shorter-course whole-brain radiotherapy for brain metastases in elderly patients [J]. International journal of radiation oncology, biology, physics, 2011, 81 (4): e469-73.

[56] 马玉超, 王文卿, 赵瑞芝, 等. HT全脑+病灶同步推量放疗多发性脑转移瘤剂量学及临床分析 [J]. 中华放射肿瘤学杂志, 2018, 27 (5): 435-440.

[57] 刘清峰, 肖建平, 张烨, 等. 基于核磁定位的多发脑转移瘤全脑+病灶同步推量治疗中新发病灶的影响因素研究 [J]. 癌症进展, 2020, 18 (11): 1099-1102.

[58] LE RHUN E, WELLER M, BRANDSMA D, et al. EANO-ESMO Clinical Practice Guidelines for diagnosis, treatment and follow-up of patients with leptomeningeal metastasis from solid tumours [J]. Annals of oncology: official journal of the European Society for Medical Oncology, 2017, 28 (suppl_4): iv84-iv99.

[59] 杨斯苒, 刘清峰, 肖建平, 等. 放疗为主的综合方案治疗脑膜转移瘤Ⅱ期临床研究 [J]. 中华放射肿瘤学杂志, 2020, 29 (9): 744-50.

[60] YANG S, XIAO J, LIU Q, et al. The Sequence of Intracranial Radiotherapy and Systemic Treatment With Tyrosine Kinase Inhibitors for Gene-Driven Non-Small Cell Lung Cancer Brain Metastases in the Targeted Treatment Era: A 10-Year Single-Center Experience [J]. Frontiers in oncology, 2021, 11: 732883.

[61] CHEN X R, HOU X, LI D L, et al. Management of Non-Small-Cell Lung Cancer Patients Initially Diagnosed With 1 to 3 Synchronous Brain-Only Metastases: A Retrospective Study [J]. Clinical lung cancer, 2021, 22 (1): e25-e34.

[62] NI J, LI G, YANG X, et al. Optimal timing and clinical value of radiotherapy in advanced ALK-rearranged non-small cell lung cancer with or without baseline brain metastases: implications from pattern of failure analyses [J]. Radiation oncology (London, England), 2019, 14 (1): 44.

[63] DUAN H, HE Z Q, GUO C C, et al. Bone metastasis predicts poor prognosis of patients with brain metastases from colorectal carcinoma post aggressive treatment [J]. Cancer management and research, 2018, 10: 2467-74.

[64] JIANG X B, YANG Q Y, SAI K, et al. Brain metastases from colorectal carcinoma: a description of 60 cases in a single Chinese cancer center [J]. Tumour biology: the journal of the International Society for Oncodevelopmental Biology and Medicine, 2011, 32 (6): 1249-56.

[65] JIANG X B, KE C, ZHANG G H, et al. Brain metastases from hepatocellular carcinoma: clinical features and prognostic factors [J]. BMC Cancer, 2012, 12: 49.

[66] WANG Y, JI Z, LIN F H, et al. Outcome and prognostic value of treatment for brain metastases and the primary tumor in patients with breast cancer brain metastases [J]. Clinical neurology and neurosurgery, 2018, 170: 43-6.

[67] WANG H, OU Q, LI D, et al. Genes associated with increased brain metastasis risk in non-small cell lung cancer: Comprehensive genomic profiling of 61 resected brain metastases versus primary non-small cell lung cancer (Guangdong Association Study of Thoracic Oncology 1036) [J]. Cancer, 2019, 125 (20): 3535-44.

[68] MIYAWAKI E, KENMOTSU H, MORI K, et al. Optimal Sequence of Local and EGFR-TKI Therapy for EGFR-Mutant Non-Small Cell Lung Cancer With Brain Metastases Stratified by Number of Brain Metastases [J]. International journal of radiation oncology, biology, physics, 2019, 104 (3): 604-13.

[69] WANG C, LU X, ZHOU Z, et al. The Efficacy of Upfront Intracranial Radiation with TKI Compared to TKI Alone in the NSCLC Patients Harboring EGFR Mutation and Brain Metastases [J]. Journal of Cancer, 2019, 10 (9): 1985-90.

[70] KIM J M, MILLER J A, KOTECHA R, et al. Stereotactic radiosurgery with concurrent HER2-directed therapy is associated with improved objective response for breast cancer brain metastasis [J]. Neuro-oncology, 2019, 21 (5): 659-68.

[71] MAGNUSON W J, YEUNG J T, GUILLOD P D, et al. Impact of Deferring Radiation Therapy in Patients With Epidermal Growth Factor Receptor-Mutant Non-Small Cell Lung Cancer Who Develop Brain Metastases [J]. International journal of radiation oncology, biology, physics, 2016, 95 (2): 673-9.

[72] ANDRATSCHKE N, KRAFT J, NIEDER C, et al. Optimal management of brain metastases in oncogenic-driven non-small cell lung cancer (NSCLC) [J]. Lung cancer (Amsterdam, Netherlands), 2019, 129: 63-71.

[73] KOTECHA R, KIM J M, MILLER J A, et al. The impact of sequencing PD-1/PD-L1 inhibitors and stereotactic radiosurgery for patients with brain metastasis [J]. Neuro-oncology, 2019, 21 (8): 1060-8.

[74] LEHRER E J, PETERSON J, BROWN P D, et al. Treatment of brain metastases with stereotactic radiosurgery and immune checkpoint inhibitors: An international meta-analysis of individual patient data [J]. Radiotherapy and oncology: journal of the European Society for Therapeutic Radiology and Oncology, 2019, 130: 104-12.

[75] CHEN L, DOUGLASS J, KLEINBERG L, et al. Concurrent Immune Checkpoint Inhibitors and Stereotactic Radiosurgery for Brain Metastases in Non-Small Cell Lung Cancer, Melanoma, and Renal Cell Carcinoma [J]. International journal of radiation oncology, biology, physics, 2018, 100 (4): 916-25.

[76] SOCINSKI M A, LANGER C J, HUANG J E, et al. Safety of bevacizumab in patients with non-small-cell lung cancer and brain metastases [J]. Journal of clinical oncology: official journal of the American Society of Clinical Oncology, 2009, 27 (31): 5255-61.

[77] TOLANEY S M, SAHEBJAM S, LE RHUN E, et al. A Phase II Study of Abemaciclib in Patients with Brain Metastases Secondary to Hormone Receptor-Positive Breast Cancer [J]. Clinical cancer research: an official journal of the American Association for Cancer Research, 2020, 26 (20): 5310-9.

[78] SWAIN S M, BASELGA J, MILES D, et al. Incidence of central nervous system metastases in patients with HER2-positive metastatic breast cancer treated with pertuzumab, trastuzumab, and docetaxel: results from the randomized phase III study CLEOPATRA [J]. Annals of oncology: official journal of the European Society for Medical Oncology, 2014, 25 (6): 1116-21.

[79] LIN N U, DIéRAS V, PAUL D, et al. Multicenter phase II study of lapatinib in patients with brain metastases from HER2-positive breast cancer [J]. Clinical cancer research: an official journal of the American Association for Cancer Research, 2009, 15 (4): 1452-9.

[80] BACHELOT T, ROMIEU G, CAMPONE M, et al. Lapatinib plus capecitabine in patients with previously untreated brain metastases from HER2-positive metastatic breast cancer (LANDSCAPE): a single-group phase 2 study [J]. The Lancet Oncology, 2013, 14 (1): 64-71.

[81] KROP I E, LIN N U, BLACKWELL K, et al. Trastuzumab emtansine (T-DM1) versus lapatinib plus capecitabine in patients with HER2-positive metastatic breast cancer and central nervous system metastases: a retrospective, exploratory analysis in EMILIA [J]. Annals of oncology: official journal of the European Society for Medical Oncology, 2015, 26 (1): 113-9.

[82] SAURA C, OLIVEIRA M, FENG Y H, et al. Neratinib Plus Capecitabine Versus Lapatinib Plus

Capecitabine in HER2-Positive Metastatic Breast Cancer Previously Treated With ≥ 2 HER2-Directed Regimens: Phase III NALA Trial [J]. Journal of clinical oncology: official journal of the American Society of Clinical Oncology, 2020, 38 (27): 3138-49.

[83] LIN N U, BORGES V, ANDERS C, et al. Intracranial Efficacy and Survival With Tucatinib Plus Trastuzumab and Capecitabine for Previously Treated HER2-Positive Breast Cancer With Brain Metastases in the HER2CLIMB Trial [J]. Journal of clinical oncology: official journal of the American Society of Clinical Oncology, 2020, 38 (23): 2610-9.

[84] FREEDMAN R A, GELMAN R S, ANDERS C K, et al. TBCRC 022: A Phase II Trial of Neratinib and Capecitabine for Patients With Human Epidermal Growth Factor Receptor 2-Positive Breast Cancer and Brain Metastases [J]. Journal of clinical oncology: official journal of the American Society of Clinical Oncology, 2019, 37 (13): 1081-9.

[85] GOLDBERG S B, SCHALPER K A, GETTINGER S N, et al. Pembrolizumab for management of patients with NSCLC and brain metastases: long-term results and biomarker analysis from a non-randomised, open-label, phase 2 trial [J]. The Lancet Oncology, 2020, 21 (5): 655-63.

[86] GAUVAIN C, VAULéON E, CHOUAID C, et al. Intracerebral efficacy and tolerance of nivolumab in non-small-cell lung cancer patients with brain metastases [J]. Lung cancer (Amsterdam, Netherlands), 2018, 116: 62-6.

[87] PAZ-ARES L, CIULEANU T E, COBO M, et al. First-line nivolumab plus ipilimumab combined with two cycles of chemotherapy in patients with non-small-cell lung cancer (CheckMate 9LA): an international, randomised, open-label, phase 3 trial [J]. The Lancet Oncology, 2021, 22 (2): 198-211.

[88] IUCHI T, SHINGYOJI M, SAKAIDA T, et al. Phase II trial of gefitinib alone without radiation therapy for Japanese patients with brain metastases from EGFR-mutant lung adenocarcinoma [J]. Lung cancer (Amsterdam, Netherlands), 2013, 82 (2): 282-7.

[89] ZENG Y D, LIAO H, QIN T, et al. Blood-brain barrier permeability of gefitinib in patients with brain metastases from non-small-cell lung cancer before and during whole brain radiation therapy [J]. Oncotarget, 2015, 6 (10): 8366-76.

[90] YANG J J, ZHOU C, HUANG Y, et al. Icotinib versus whole-brain irradiation in patients with EGFR-mutant non-small-cell lung cancer and multiple brain metastases (BRAIN): a multicentre, phase 3, open-label, parallel, randomised controlled trial [J]. The Lancet Respiratory medicine, 2017, 5 (9): 707-16.

[91] SOLOMON B J, CAPPUZZO F, FELIP E, et al. Intracranial Efficacy of Crizotinib Versus Chemotherapy in Patients With Advanced ALK-Positive Non-Small-Cell Lung Cancer: Results From PROFILE 1014 [J]. Journal of clinical oncology: official journal of the American Society of Clinical Oncology, 2016, 34 (24): 2858-65.

[92] DRILON A, SIENA S, DZIADZIUSZKO R, et al. Entrectinib in ROS1 fusion-positive non-small-cell lung cancer: integrated analysis of three phase 1-2 trials [J]. The Lancet Oncology, 2020, 21 (2): 261-70.

[93] LIU L, BAI H, SEERY S, et al. Efficacy and safety of treatment modalities across EGFR selected/unselected populations with non-small cell lung cancer and brain metastases: A systematic review and Bayesian network meta-analysis [J]. Lung cancer (Amsterdam, Netherlands), 2021, 158: 74-84.

[94] RAMALINGAM S S, VANSTEENKISTE J, PLANCHARD D, et al. Overall Survival with Osimertinib in Untreated, EGFR-Mutated Advanced NSCLC [J]. The New England journal of medicine, 2020, 382 (1): 41-50.

[95] MOK T, CAMIDGE D R, GADGEEL S M, et al. Updated overall survival and final progression-free survival data for patients with treatment-naive advanced ALK-positive non-small-cell lung cancer in

the ALEX study [J]. Annals of oncology: official journal of the European Society for Medical Oncology, 2020, 31 (8): 1056-64.

[96] PAZ-ARES L, DVORKIN M, CHEN Y, et al. Durvalumab plus platinum-etoposide versus platinum-etoposide in first-line treatment of extensive-stage small-cell lung cancer (CASPIAN): a randomised, controlled, open-label, phase 3 trial [J]. Lancet, 2019, 394 (10212): 1929-39.

[97] DUMMER R, GOLDINGER S M, TURTSCHI C P, et al. Vemurafenib in patients with BRAF (V600) mutation-positive melanoma with symptomatic brain metastases: final results of an open-label pilot study [J]. European journal of cancer (Oxford, England: 1990), 2014, 50 (3): 611-21.

[98] MCARTHUR G A, MAIO M, ARANCE A, et al. Vemurafenib in metastatic melanoma patients with brain metastases: an open-label, single-arm, phase 2, multicentre study [J]. Annals of oncology: official journal of the European Society for Medical Oncology, 2017, 28 (3): 634-41.

[99] LONG G V, TREFZER U, DAVIES M A, et al. Dabrafenib in patients with Val600Glu or Val600Lys BRAF-mutant melanoma metastatic to the brain (BREAK-MB): a multicentre, open-label, phase 2 trial [J]. The Lancet Oncology, 2012, 13 (11): 1087-95.

[100] DAVIES M A, SAIAG P, ROBERT C, et al. Dabrafenib plus trametinib in patients with BRAF (V600) -mutant melanoma brain metastases (COMBI-MB): a multicentre, multicohort, open-label, phase 2 trial [J]. The Lancet Oncology, 2017, 18 (7): 863-73.

[101] TAWBI H A, FORSYTH P A, ALGAZI A, et al. Combined Nivolumab and Ipilimumab in Melanoma Metastatic to the Brain [J]. The New England journal of medicine, 2018, 379 (8): 722-30.

[102] LONG G V, ATKINSON V, LO S, et al. Combination nivolumab and ipilimumab or nivolumab alone in melanoma brain metastases: a multicentre randomised phase 2 study [J]. The Lancet Oncology, 2018, 19 (5): 672-81.

[103] GUTZMER R, VORDERMARK D, HASSEL J C, et al. Melanoma brain metastases - Interdisciplinary management recommendations 2020 [J]. Cancer treatment reviews, 2020, 89: 102083.

[104] THUST S C, VAN DEN BENT M J, SMITS M. Pseudoprogression of brain tumors [J]. Journal of magnetic resonance imaging: JMRI, 2018, 48 (3): 571-89.

[105] WHITE A P, KWON B K, LINDSKOG D M, et al. Metastatic disease of the spine [J]. Journal of the American Academy of Orthopaedic Surgeons, 2006, 14 (11): 587-98.

[106] SCHIFF D, O'NEILL B P, SUMAN V J. Spinal epidural metastasis as the initial manifestation of malignancy: Clinical features and diagnostic approach [J]. Neurology, 1997, 49 (2): 452-6.

[107] SCHICK U, MARQUARDT G, LORENZ R. Intradural and extradural spinal metastases [J]. Neurosurgical review, 2001, 24 (1): 1-5; discussion 6-7.

[108] FREY I, LE BRETON C, LEFKOPOULOS A, et al. Intradural extramedullary spinal canal secondary neoplasms: MR findings in 30 patients [J]. European radiology, 1998, 8 (7): 1187-92.

[109] BEALL D P, GOOGE D J, EMERY R L, et al. Extramedullary intradural spinal tumors: a pictorial review [J]. Current problems in diagnostic radiology, 2007, 36 (5): 185-98.

[110] HOOVER J M, KRAUSS W E, LANZINO G. Intradural spinal metastases: a surgical series of 15 patients [J]. Acta neurochirurgica, 2012, 154 (5): 871-7; discussion 7.

[111] CABEZAS-CAMARERO S, SASTRE J, POLIDURA M C, et al. C8-T1 Radiculopathy Due to an Intradural Extramedullary Metastasis of a Pancreatic Neuroendocrine Tumor: Case Report and Review of the Literature [J]. Pancreas, 2016, 45 (5): 772-9.

[112] MACKEL C E, ALSIDEIRI G, PAPAVASSILIOU E. Intramedullary-Extramedullary Breast Metastasis to the Caudal Neuraxis Two Decades after Primary Diagnosis: Case Report and Review of the Literature [J]. World neurosurgery, 2020, 140: 26-31.

[113] AIELLO D, MAZZOLA R, GREGUCCI F, et al. Surprising complete response of intramedullary spinal cord metastasis from breast cancer: a case report and literature review [J]. Tumori, 2017, 103

(Suppl. 1): e28-e30.

[114] SHAHIDEH M, FALLAH A, MUNOZ D G, et al. Systematic review of primary intracranial glioblastoma multiforme with symptomatic spinal metastases, with two illustrative patients [J]. Journal of clinical neuroscience: official journal of the Neurosurgical Society of Australasia, 2012, 19 (8): 1080-6.

[115] ISHII T, TERAO T, KOMINE K, et al. Intramedullary spinal cord metastases of malignant melanoma: an autopsy case report and review of the literature [J]. Clinical neuropathology, 2010, 29 (5): 334-40.

[116] DAM-HIEU P, SEIZEUR R, MINEO J F, et al. Retrospective study of 19 patients with intramedullary spinal cord metastasis [J]. Clinical neurology and neurosurgery, 2009, 111 (1): 10-7.

[117] MESFIN A, EL DAFRAWY M H, JAIN A, et al. Total En Bloc Spondylectomy for Primary and Metastatic Spine Tumors [J]. Orthopedics, 2015, 38 (11): e995-e1000.

[118] THIBAULT I, AL-OMAIR A, MASUCCI G L, et al. Spine stereotactic body radiotherapy for renal cell cancer spinal metastases: analysis of outcomes and risk of vertebral compression fracture [J]. Journal of neurosurgery Spine, 2014, 21 (5): 711-8.

[119] WOSTRACK M, PAPE H, KREUTZER J, et al. Surgical treatment of spinal intradural carcinoma metastases [J]. Acta neurochirurgica, 2012, 154 (2): 349-57.

[120] BOOGERD W, VAN DER SANDE J J. Diagnosis and treatment of spinal cord compression in malignant disease [J]. Cancer treatment reviews, 1993, 19 (2): 129-50.

[121] COLE J S, PATCHELL R A. Metastatic epidural spinal cord compression [J]. The Lancet Neurology, 2008, 7 (5): 459-66.

[122] BUHMANN KIRCHHOFF S, BECKER C, DUERR H R, et al. Detection of osseous metastases of the spine: comparison of high resolution multi-detector-CT with MRI [J]. European journal of radiology, 2009, 69 (3): 567-73.

[123] BOLLEN L, DIJKSTRA S P D, BARTELS R, et al. Clinical management of spinal metastases-The Dutch national guideline [J]. European journal of cancer (Oxford, England: 1990), 2018, 104: 81-90.

[124] JACOBS W B, PERRIN R G. Evaluation and treatment of spinal metastases: an overview [J]. Neurosurgical focus, 2001, 11 (6): e10.

[125] PATCHELL R A, TIBBS P A, REGINE W F, et al. Direct decompressive surgical resection in the treatment of spinal cord compression caused by metastatic cancer: a randomised trial [J]. Lancet, 2005, 366 (9486): 643-8.

[126] PATIL C G, LAD S P, SANTARELLI J, et al. National inpatient complications and outcomes after surgery for spinal metastasis from 1993-2002 [J]. Cancer, 2007, 110 (3): 625-30.

[127] GAZZERI R, TELERA S, GALARZA M, et al. Surgical treatment of intramedullary spinal cord metastases: functional outcome and complications-a multicenter study [J]. Neurosurgical review, 2021, 44 (6): 3267-75.

[128] NATER A, TETREAULT L L, DAVIS A M, et al. Key Preoperative Clinical Factors Predicting Outcome in Surgically Treated Patients with Metastatic Epidural Spinal Cord Compression: Results from a Survey of 438 AOSpine International Members [J]. World neurosurgery, 2016, 93: 436-48.e15.

[129] BILSKY M H, LAUFER I, FOURNEY D R, et al. Reliability analysis of the epidural spinal cord compression scale [J]. Journal of neurosurgery Spine, 2010, 13 (3): 324-8.

[130] FISHER C G, DIPAOLA C P, RYKEN T C, et al. A novel classification system for spinal instability in neoplastic disease: an evidence-based approach and expert consensus from the Spine Oncology Study Group [J]. Spine, 2010, 35 (22): E1221-9.

[131] TOKUHASHI Y, MATSUZAKI H, ODA H, et al. A revised scoring system for preoperative evalua-

tion of metastatic spine tumor prognosis [J]. Spine, 2005, 30 (19): 2186-91.

[132] BALAIN B, JAISWAL A, TRIVEDI J M, et al. The Oswestry Risk Index: an aid in the treatment of metastatic disease of the spine [J]. The bone & joint journal, 2013, 95-b (2): 210-6.

[133] FEHLINGS M G, KOPJAR B, YOON T, et al. 1. Surgical Treatment for Cervical Spondylotic Myelopathy: One Year Outcomes of the AOSpine North America Multi-Center Prospective Study of 301 Patients [J]. Spine Journal, 2009, 9 (10): 1S-S.

[134] KALOOSTIAN P E, ZADNIK P L, ETAME A B, et al. Surgical management of primary and metastatic spinal tumors [J]. Cancer control: journal of the Moffitt Cancer Center, 2014, 21 (2): 133-9.

[135] NADER R, RHINES L D, MENDEL E. Metastatic sacral tumors [J]. Neurosurgery clinics of North America, 2004, 15 (4): 453-7.

[136] ZHOU X, CUI H, HE Y, et al. Treatment of Spinal Metastases with Epidural Cord Compression through Corpectomy and Reconstruction via the Traditional Open Approach versus the Mini-Open Approach: A Multicenter Retrospective Study [J]. Journal of oncology, 2019, 2019: 7904740.

[137] MARANZANO E, TRIPPA F, CASALE M, et al. 8Gy single-dose radiotherapy is effective in metastatic spinal cord compression: results of a phase III randomized multicentre Italian trial [J]. Radiotherapy and oncology: journal of the European Society for Therapeutic Radiology and Oncology, 2009, 93 (2): 174-9.

[138] JABBARI S, GERSZTEN P C, RUSCHIN M, et al. Stereotactic Body Radiotherapy for Spinal Metastases: Practice Guidelines, Outcomes, and Risks [J]. Cancer journal (Sudbury, Mass), 2016, 22 (4): 280-9.

[139] 樊代明. 整合肿瘤学·基础卷[M]. 西安: 世界图书出版西安有限公司, 2021.

原发性中枢神经系统淋巴瘤

名誉主编

樊代明

主　编

陈忠平　朴浩哲

副主编

卞修武　赵世光　马　军　夏云飞　张俊平

编　委（姓氏笔画排序）

马　军　卞修武　王玉林　王重韧　车少敏

司马秀田　刘凤强　孙文洲　朴月善

朴浩哲　邢晓静　吴　晖　宋　嘉　张俊平

张　烨　李志铭　李　娟　李　祥　杨学军

汪　洋　邱晓光　陈　一　陈　宏　陈忠平

陈徐贤　陈谦学　郑海鹰　姜　新　贺建霞

赵世光　钟　喆　闻淑娟　倪　炜　夏云飞

漆楚波

执笔人

朴浩哲　王玉林　司马秀田　李志铭　陈　宏

郑海鹰　姜　新

第一章 流行病学

原发性中枢神经系统淋巴瘤（primary central nervous system lymphoma，PCNSL）通常局限于脑、眼球、软脑膜及脊髓，不累及全身其他器官。年发病率为（0.4~0.5）/100000，占新诊断脑肿瘤的3%~4%、结外淋巴瘤的4%~6%。多数是一种侵袭性非霍奇金淋巴瘤，其中B细胞起源约占98%，T细胞起源约2%。PCNSL可发生于免疫抑制的人群（获得性免疫缺陷综合征、先天性免疫缺陷、移植后免疫抑制），也可发生于免疫功能正常人群。PCNSL可能发生在任何年龄段，中位年龄65岁，男性多于女性。

第二章 预防

移植后淋巴增殖性疾病（post-transplant lymphoproliferative disorders，PTLD）和HIV感染容易并发PCNSL，这类患者通常比非免疫缺陷PCNSL病人更年轻，治疗效果更差。EBV（+）PCNSL可有肿瘤微环境耐受的巨噬细胞和免疫检查点基因表达升高；而AIDS相关的PCNSL有较低的CD4基因拷贝数。EB病毒在PCNSL的免疫损害中起重要的作用。胶原血管性疾病亦是PCNSL的高危因素，如系统性红斑狼疮、类风湿关节炎等。

因此，应贯彻"三级预防"理念，预防和积极治疗病毒感染，提高机体免疫力与抗病能力；定期体检，做到早发现、早诊断和早治疗。

第三章

早诊筛查

PCNSL发病以中枢神经系统症状为主,很少出现发热、盗汗、体重减轻等全身症状。所以大部分患者都是在出现中枢神经系统症状后进行检查。

第四章 诊断

第一节 临床表现

PCNSL病程短，大多在半年内，主要症状与体征由其占位效应或弥散性脑水肿所致。临床表现可分成4组。

1 脑部受累症状（占30%~50%）

主要表现为头痛、视力模糊、性格改变，另外根据病变部位会出现相应临床表现。

2 软脑膜受累症状（10%~25%）

此类病人在脑脊液检查时蛋白和淋巴细胞计数明显增高。

3 眼受累症状（10%~20%）

约20%的PCNSL有眼受累，怀疑PCNSL的病人，应行眼裂隙灯检查。

4 脊髓受累症状不足1%

PCNSL无特殊临床表现，如无细胞学和组织学资料，术前诊断十分困难。

第二节 影像学表现

PCNSL可发生在中枢神经系统的任何部位，但多数发生在幕上，约50%发生在大脑半球，后颅窝占10%~30%，幕上、下同时受累约占18%，病变好发于基底神经节、胼胝体、脑室周围白质和小脑蚓部，软脑膜、脉络丛和透明隔也常受累。

1 CT 表现

稍高密度肿块，形态不规则，呈团块状，或呈类圆形，增强检查呈团块状或"握拳"样均匀性强化。

2 PET-CT 表现

^{18}F-FDG-PET 扫描，病灶呈明显高摄取；有研究发现 SUVmax 值大于 15 时，有助于 PCNSL 诊断。

3 MRI 平扫表现

T1WI 多表现为等或稍低信号，T2WI 多表现为等或稍高信号，内部有坏死 T2WI 可为高信号，瘤周水肿呈 T1 低 T2 高信号，水肿范围与肿瘤大小不成比例，有占位效应。

4 MRI 增强表现

肿瘤破坏血脑屏障，导致增强时多呈明显均匀强化，肿瘤坏死时可强化不均。无包膜和浸润性生长特点产生一些典型的征象，如"握拳征""棘征""脐凹征""裂隙征"等；病灶沿胼胝体跨大脑半球侵犯可表现为"蝴蝶征"，沿室管膜生长可表现为"线样征"。但大脑淋巴瘤病 MRI 多表现为弥漫性白质改变，一般无强化，仅有少数病例报道有针尖样强化。

5 功能 MRI 表现

5.1 DWI

瘤细胞致密，核浆比大，间质较少的特点使其在 DWI 及 ADC 图上呈弥散受限改变，即 DWI 稍高信号、ADC 值降低。

5.2 PWI

肿瘤新生血管少，PCNSL 灌注相对低于其他颅脑恶性肿瘤。

5.3 MRS

瘤细胞致密导致 Cho 峰升高；部分淋巴瘤可出现具有特征性的 Lip 峰，可能与肿瘤内凝固性坏死、细胞膜破坏有关。

第三节 鉴别诊断

1 高级别脑胶质瘤

MRI信号明显不均匀，呈混杂T1/T2信号影，周边明显指状水肿影；占位征象明显，邻近脑室受压变形，中线结构移位，脑沟、脑池受压；增强扫描呈明显花环状及结节样异常强化影。

2 颅内转移瘤

转移瘤多位于灰白质交界处，常多发，少数单发，MRI多呈长T1长T2信号，增强检查呈环形强化或结节样强化，肿瘤中心可有坏死；常表现为"小病灶大水肿"；转移瘤患者一般有原发恶性病史。

3 颅内脱髓鞘样病变

与淋巴瘤易发生混淆的是肿瘤样脱髓鞘病变，增强扫描可见环形强化影，"开环征"为其较特异性征象，诊断性治疗后复查，病变缩小明显，易复发，实验室检查有助于鉴别诊断。

4 脑膜瘤

脑膜瘤多呈圆形或类圆形肿块，形态规则，瘤内囊变坏死少见，脑膜瘤内可见钙化灶；CT表现为稍高或高密度；MRI表现多为等T1等T2信号，增强检查时呈均匀强化，邻近脑膜可出现"脑膜尾征"。

第四节 病理学检查

80%~90%的PCNSL为弥漫大B细胞淋巴瘤，少数为免疫缺陷相关淋巴瘤、血管内大B细胞淋巴瘤以及CNS内各种少见淋巴瘤。少见淋巴瘤包括硬膜的黏膜相关淋巴组织淋巴瘤（MALT），低级别B细胞和T细胞淋巴瘤，Burkitt淋巴瘤，高级别T细胞和NK/T细胞淋巴瘤。

1 弥漫大B细胞淋巴瘤（diffuse large B cell lymphoma，DLBCL）

大体：可单发或多发，常位于大脑半球，深部组织，靠近脑室系统。脑膜受累可表现像脑膜炎或脑膜瘤。

镜下：细胞密度高，弥漫分布。瘤中心常见大片地图状坏死，瘤细胞团状分布。

肿瘤周边常见瘤细胞以血管为中心的生长方式，血管周围网状纤维增生明显。伴明显的星形胶质细胞和小胶质细胞增生，反应性成熟T和B细胞的炎症浸润。瘤细胞大，核大而不规则、具有异型性，核仁明显。有些病例可混杂巨噬细胞。

免疫表型：B细胞显示PAX5，CD19，CD20，CD22阳性及CD79a阳性。大部分病例表达BCL6和MUM1，浆细胞标记（CD38和CD138）常阴性。不同于系统性弥漫大B细胞淋巴瘤，中枢神经系统DLBCL表达CD10的病例不到10%。BCL2表达较常见，82%的病例有BCL2和MYC的高表型。核分裂象易见，ki67增殖指数可达70%、甚至90%，凋亡常见。EBV阳性病例罕见，如阳性应检查评估患者是否免疫缺陷。

基因改变：DLBCL存在多种遗传学异常，比如18q21扩增、BCL-6异位、6p21缺失等；近期发现多种基因突变，常见包括：MYD88、CD79b、CDKN2A、ETV6、PIM1等，其中MYD88L265P是最为常见的突变位点，促进增生，防止凋亡。表观基因改变，DAPK1，CDKN2A，MGMT和RFC的改变都可能有潜在的治疗相关性。MYD88突变与PFS和OS有相关性，是DLBCL免疫治疗独立的不良预后因素。

分型：Hans等根据组织病理切片免疫组化中CD10、BCL-6，MUM-1的表达，将DLBCL分为生发中心B细胞样（GCB）亚型和非生发中心B细胞样（non-GCB）亚型。non-GCB亚型的预后明显差于GCB亚型，PCNSL大部分属于non-GCB。

新近发展的Nano String数字基因定量技术，将DLBCL分为GCB，激活B细胞样（ABC）亚型及不能分类亚型三种亚型。

为提高DLBCL分型的预后判断价值，选择更合适的治疗，学者在免疫组化分型基础上加入细胞遗传学改变。有MYC和BCL-2基因重排或BCL-6基因重排，称为双打击淋巴瘤（DHL）。患者若同时伴MYC，BCL-2，BCL-6基因重排，称为三打击淋巴瘤（THL）。目前已将这两种类型归为高级别B细胞淋巴瘤。

大规模二代基因测序结果表明，GCB亚型与ABC亚型DLBCL有不同突变基因谱。新分型较传统分型对预后判断更为准确和具体化，有利于临床筛选化疗不敏感的高危患者，并根据具体基因学改变选择靶向药物尽早干预，从而改善预后。

糖皮质激素敏感的淋巴瘤：瘤细胞对糖皮质激素敏感，后者会诱导其凋亡。用药后，MRI检查和活检组织中的DLBCL迅速消亡。镜下观察显示非特异性炎症反应和/或坏死，常见泡沫样巨噬细胞浸润，而瘤性B细胞少量或未见。某些病例中，B细胞重排可能会显示单克隆B细胞群。但因细胞数量少很难有确切结果。

大脑淋巴瘤病：是弥漫大B细胞淋巴瘤一种特殊生长方式，虽然罕见，但在日常诊疗中可遇到。临床上主要为快速进展的认知功能障碍。组织学上淋巴瘤细胞主要在白质沿纤维弥漫分布，而不是融合性肿块。诊断需整合影像学表现。

前哨病变：少见病例，DLBCL被报道前期（约2年）的脱髓鞘或炎性病变，症状类似多发性硬化。

2　免疫缺陷相关淋巴瘤

遗传或获得性的免疫缺陷者倾向患 PCNSL。通常与 EBV 感染相关。

AIDS-相关的弥漫大 B 细胞淋巴瘤：在其分类中，包括 AIDS-相关 DLBCL；EBV-阳性 DLBC，NOS（Not Otherwise Specified 非特指）；淋巴瘤样肉芽肿，以及单形性或多形性移植后淋巴细胞增生性疾病，都是首发症状在 CNS。

AIDS-相关 DLBCL 在颅内的图像与免疫正常的病人相似，可能更多灶性或片状坏死。EBV 阳性 DLBCL，NOS，在老年人更多见。

3　淋巴瘤样肉芽肿

以血管中心性或破坏性生长方式为常见的淋巴增生性疾病，主要成分是 EBV 阳性大 B 细胞，大多 CD20 阳性，CD30 阳或阴性，CD15 阴性。常伴反应性 CD4 和 CD8 阳性 T 淋巴细胞。浸润的血管壁常坏死，导致肿瘤或脑组织的梗死样改变。

移植后的淋巴增生性病变，CNS 累及不常见，但也可能成为唯一累及的部位。

4　血管内大 B 细胞淋巴瘤

只在血管内生长的淋巴瘤。除了仅在皮肤病变，75%~85% 的病变可累及 CNS。脑内发生常见，也可见于脊髓。特征性血管内生长模式，导致临床症状类似脑梗死或亚急性白质脑病。大体可见新鲜或陈旧梗塞，坏死，和/或出血。镜下，大而异型的 B 细胞聚集在血管内，缺乏 CD29 和 ICAM1（CD54）的表达，可能与细胞不能跨血管迁移相关。

5　CNS 内各种少见淋巴瘤

除外弥漫大 B 细胞淋巴瘤，其他类型淋巴瘤罕见。包括：低级别 B 细胞和 T 细胞淋巴瘤，Burkitt 淋巴瘤，高级别 T 细胞和 NK/T 细胞淋巴瘤。低级别淋巴瘤主要是 B 细胞来源。几乎没有确切的原发 CNS 的 Hodgkin 淋巴瘤。

5.1　低级别 B 细胞淋巴瘤

常见于成年人。镜下见小淋巴细胞密集，或血管周围浸润，其间可混杂浆细胞。CD20 阳性表达，而 CD5 和 CD10 是阴性，增殖指数不高。

5.2　T 细胞和 NK/T 细胞淋巴瘤

原发 T 细胞淋巴瘤在 CNS 中非常罕见。亚洲人群常见，主要是青年及成年人。镜下恶性 T 细胞表达 CD45 和 T 细胞抗原（CD2，CD3，CD4 或 CD8，CD5，和 CD7）。T 细胞重排单克隆阳性有助于鉴别诊断。低级别相对常见，预后较 DLBCL 好。原发 CNS 的 EBV 阳性的鼻型结外 NK/T 细胞淋巴瘤，常见于年轻至中年人。病理特征与身体其他部位病变相似，预后较差。

5.3 间变大细胞淋巴瘤

（1）原发CNS间变大细胞淋巴瘤，ALK阳性：非常罕见。以儿童、青年常见，男性多见。常以感染起病，脑内可单发或多发肿块，常累及软脑膜，硬膜或颅骨。疾病进展快，但如诊断和化疗选择正确，可长期生存。瘤细胞常CD30，ALK，EMA阳性，并有各种T细胞系抗原不同程度表达。

（2）原发CNS间变大细胞淋巴瘤，ALK阴性：罕见肿瘤，常见于成年人，性别无差异。病变多位于幕上，可单发或多发。除ALK无表达，病理组织学与ALK阳性间变大细胞淋巴瘤一致，预后较ALK阳性的更差。

5.4 硬膜的黏膜相关淋巴组织淋巴瘤（MALT淋巴瘤）

主要位于硬膜的淋巴瘤，比原发于脑内的更少见。最常见的硬膜淋巴瘤是MALT淋巴瘤。硬膜MALT淋巴瘤多见于成年女性，颅内多见，椎管少见。影像学常见硬膜斑块状增厚，似脑膜瘤。一般手术可全切，预后较好。组织学和免疫表型都类似于身体其他部位的MALT淋巴瘤。肿瘤由小淋巴细胞组成。胞核略异型，胞浆透亮。可侵犯邻近脑组织，累及VR间隙。瘤细胞为CD5阴性，CD10阴性B细胞，可伴浆细胞分化。

第五节 小结

影像学检查仅能够提示PCNSL，可靠诊断需组织病理依据。多数患者需行脑组织活检并组织病理学确诊。

如临床怀疑原发眼淋巴瘤，诊断性玻璃体切除术或抽吸术是临床的首选检查，若不能确诊，可考虑视网膜或脉络膜活检或可疑病变抽吸，或重复玻璃体切除术。眼内液分析包括白介素（IL-10）升高且IL-10：IL-6比值>1.0、MYD88 L265P突变有助于诊断，但目前仍不能作为确诊依据。

脑脊液发现淋巴瘤细胞者无需脑组织活检来确诊。脑脊液sCD19、s抗凝血酶III（sATIII）、sCD27、b2微球蛋白、IL-6、IL-10、CXCL13、骨桥蛋白和几种miRNA（miRNA19b、miRNA21和miRNA92a）具潜在诊断价值。基于脑脊液的β2-微球蛋白（β2-MG）、可溶性IL-2受体（sIL-2R）、白细胞介素-10（IL-10）和趋化因子配体13（CXCL13）建立的多标志物诊断模型，由于具有高敏感性、特异性、阳性预测值和阴性预测值（分别为97%、97%、94%和99%），是原发中枢神经系统淋巴瘤潜在辅助诊断工具，但目前仍不能作为确诊依据。

临床上在可能情况下，在活检前应避免使用类固醇激素，因为类固醇激素会影响组织病理学诊断。对已经接受类固醇激素治疗的患者，如活检组织呈现"阴性"

或非特异性炎症，定期进行MRI检查密切和仔细随访，发现肿瘤增长时进行再次活检。

第五章

治疗

第一节 治疗前评估

确诊 PCNSL，治疗前需行全面评估，包括临床评估、实验室评估、影像学评估和脑脊液分析。由于多数患者疾病进展迅速，病情严重者治疗和分期检查可同时进行。

1 临床评估

完整病史（包括既往移植史）和用药史（包括使用皮质类固醇激素）；体检包括全面眼科检查（以排除眼内受累）和神经系统评估（如 SSME 量表）；体能状态评估。

详细眼科检查包括散瞳眼底检查，以排除玻璃体、视网膜或视神经受累。荧光素血管造影可能有助于确认视网膜的淋巴瘤受累。对眼部受累，应获取眼后极的彩色照片，以跟踪和记录对治疗的反应。

2 实验室评估

实验室评估应包括血清乳酸脱氢酶（异常升高已确定为独立的预后因素）和肌酐清除率（低肌酐清除率不适合大剂量 MTX 治疗）。

3 影像学评估

颅脑影像学检查优先考虑增强 MRI，因其有较高敏感性和特异性，对无法进行增强 MRI 或存在 MRI 检查禁忌证者，颅脑增强 CT 可作为替代检查，最好在治疗前完成；脊髓 MRI，尤其对有症状或脑脊液检查异常者；全身断层影像检查排除系统性淋巴瘤继发中枢侵犯（PET-CT 首选，但颈部到骨盆的增强 CT 可接受）；≥60 岁男性患者睾丸超声检查，排除原发睾丸淋巴瘤继发中枢侵犯（如 PET-CT 阴性无需检查）；老年或有基础心脏病者行心脏彩超以评估心功能。

4　脑脊液分析

如无禁忌，应行腰穿脑脊液检查（包括常规、生化、细胞学评估和流式细胞分析）。腰穿建议在手术活检前或手术后1周采集脑脊液样本，以免出现假阳性结果。脑脊液总蛋白已被确定为重要预后因素，所有患者均应进行分析。流式细胞分析比常规细胞学检测对隐匿性软脑膜淋巴瘤更敏感，有条件单位推荐应用。正进行抗凝治疗、存在血小板减少或颅内肿块较大患者需谨慎腰穿检查。

5　所有确诊者建议多学科整合诊治（MDT to HIM）讨论，14天内接受治疗

PCNSL是要多学科整合治疗的疾病，MDT to HIM应贯穿其规范化整合诊疗全过程，MDT是整合神经外科、医学影像、神经病理和分子病理、放射肿瘤学、神经肿瘤、血液内科等相关学科优势，HIM是以患者为中心，制定个体化整合诊治方案，实现最大化整合诊治效果。

第二节　外科治疗

英国血液学标准委员会（BCSH）发表《成人原发性中枢神经系统淋巴瘤和原发性眼内淋巴瘤诊断及治疗指南2008》认为"一旦怀疑PCNSL，立体定向活检优于外科手术，手术切除治疗没有意义"；十年后英国血液学会（BSH）《原发性中枢神经系统弥漫大B淋巴瘤诊治指南2019》虽未排除某些情景下手术的积极作用，但总体上仍认为手术干预在PCNSL治疗中的作用非常有限，立体定向活检作为获得组织学诊断的"首选"未曾改变。

立体定向活检治疗步骤

适应证选择：根据病史及MRI影像学特征，怀疑PCNSL时即可考虑立体定向活检。近期用过糖皮质激素患者，至少需停药一周或影像学随访提示肿瘤有进展时再考虑活检。禁忌证：严重凝血功能障碍或其他不适合手术的情况。

器械选择：有框架立体定向仍是同类设备中的"金标准"；受目前配准技术限制，无框架立体定向（神经导航、机器人）在定位精度和可靠性方面，与之仍有差距。长径在10mm以下的病灶，推荐有框架立体定向活检；较大病灶则二者均可。

影像准备：采用有框架立体定向活检，需提前行MRI T1增强导航序列（连续薄层 层厚<3mm）扫描，准备术中与CT图像融合或手术当日安装框架后行MRI T1增强定位扫描；采用无框架立体定向（导航、机器人）活检，可直接用MRI T1增强的导航序列或CT增强导航序列。

术中注意事项：应用立体定向手术计划系统或神经导航软件行多模态图像融合

和三维重建，可视化条件下选择靶点和设计穿刺路径。在路径剖视图模式下进行靶点坐标微调，使路径符合病灶长轴并避开功能区及脑沟内的血管。以靶点为参照在手术路径上设置取材作业点。推荐用外径2.5mm侧方开口长度为10mm的立体定向活检针。第一作业点距离病灶表面7mm深处，穿刺到位后，将侧方开口转向四个不同方向分别取材，并根据需要向更深处按每10mm设置一个取材作业点以减少遗漏和足够标本量。术前状况较差的病人，在完成标本取材后，可术中给予激素治疗。

术中出血的处理：取材完成后，旋开侧方开口，留针15分钟压迫止血并观察出血情况。遇有活动性出血，可耐心压迫，及时清除内芯溢出的积血，必要时予0.2~0.4ml去甲肾上腺素/生理盐水反复冲洗或换用2.0穿刺针，向取材处填塞明胶海绵细条。

近年来，多项研究表明在心脏、骨科、妇产科及神经外科等手术中，使用抗纤溶药氨甲环酸（tranexamic acid，TXA）可减少围术期出血。2015年Mebel等报告529例复杂颅底手术患者的回顾性研究，发现TXA是围术期出血的独立保护性因素，且无明显增加癫痫或血栓并发症的风险。常见给药方式包括：静注、口服及局部使用。一项Meta分析提示：急性出血后3小时内，越早给予TXA，越有助于提高生存率，且每延误15分钟，生存率递减10%。预防性使用氨甲环酸并适度控制性降压可能有助于控制活检术中的活动性出血。

PCNSL起病后进展较快，常有占位效应。肿瘤切除程度是否为改善患者预后的独立相关因素，缺乏足够的证据。2019年Collin M等回顾了过去50年1291篇相关文献，纳入数据分析的24篇文章中，未能显示肿瘤减灭比活检更有益的15篇多为小样本的较早期研究；显示获益的9篇多为较大的近期研究。虽然PCNSL为弥漫性病变，但手术切除可有效减少肿瘤负荷（耐药肿瘤细胞群），减少糖皮质激素用量，而技术提升减少了手术并发症对预后统计的不利影响。受限于病例选择和技术差异，不同研究对手术切除能否改善PFS和OS的结论常不一致。相信随手术技术和设备进步，肿瘤切除对PCNSL预后影响的争议仍将持续。对有占位效应的肿瘤，如位置表浅并位于非功能区，开颅手术既可明确病理诊断，又缓解颅内高压、为后续治疗争取时间，有其充分的合理性，但需强调最大限度安全切除原则。若肿瘤占位效应明显，甚至出现急性脑疝进行减压手术是有必要的。

总之，在严格控制手术创伤对神经功能影响前提下，无论开颅或基于穿刺的局部治疗均需拓展思路，进一步开展前瞻性研究以阐明手术治疗在现代PCNSL治疗中的作用。

第三节 内科治疗

1 类固醇激素治疗

PCNSL对类固醇激素非常敏感，可在应用激素后数小时至数天内导致细胞溶解和肿瘤缩小，这种效果与地塞米松减轻肿瘤相关的血管源性水肿不同。但瘤体减少是暂时的，在几个月后或停药后很快复发。至少60%PCNSL病人对地塞米松部分或完全有效。需要注意的是，为避免类固醇激素导致淋巴瘤凋亡影响活检结果，在活检前尽量避免使用激素；活检病理确诊后，为减轻神经系统症状，可使用激素。

2 化学治疗

2.1 初治患者

2.1.1 诱导治疗

（1）可耐受强化疗的患者，大剂量甲氨蝶呤（HD-MTX）是治疗基石，通常甲氨蝶呤剂量应≥$3.5g/m^2$。在此基础上与其他化疗药物整合应用可进一步提高疗效，包括阿糖胞苷、甲基苄肼、塞替派等。IELSG20研究证实在小于75岁的PCNSL患者中，HD-MTX与阿糖胞苷整合比HD-MTX单药可显著提高PCNSL的治疗有效率及总生存。随后IELSG32研究结果显示MATRix（大剂量甲氨蝶呤、阿糖胞苷、利妥昔单抗、塞替派相整合）较MA可进一步提高疗效。关于是否与利妥昔单抗整合存在争议，原因在于理论上利妥昔单抗是大分子药物，不能透过血脑屏障。虽然多数回顾性研究显示加入利妥昔单抗可进一步提高疗效，但两项随机对照研究并未显示加入利妥昔单抗在生存上获益。不适合或不耐受大剂量甲氨蝶呤的患者可选择其他系统性化疗方案。

（2）无法耐受全身化疗的患者，可选择全脑放疗（WBRT）。脑脊液腰穿检查或脊髓MRI检查阳性的患者可鞘注化疗药物或脊髓局部放疗。

2.1.2 巩固治疗

诱导后根据治疗反应及对不同治疗方式的耐受情况选择后续巩固治疗。巩固治疗方式包括自体造血干细胞移植支持的大剂量化疗（ASCT）、全脑放疗（WBRT）、大剂量阿糖胞苷±依托泊苷方案化疗、大剂量甲氨蝶呤为基础的整合化疗。由于缺乏高质量证据，上述四类巩固治疗方法哪一种疗效更优尚不清楚。评估患者对不同巩固治疗方式的耐受性是治疗决策重要依据之一。

（1）诱导治疗获得CR或CRu的患者巩固治疗可选择以下方案。

Ⅰ和Ⅱ：大剂量化疗（卡莫司汀/塞替派或塞替派/白舒非/环磷酰胺）整合自体造

血干细胞移植（ASCT）或低剂量全脑放疗（WBRT）。

IELSG32研究入组18~70岁新诊断PCNSL，诱导化疗后CR/PR/SD的患者二次随机分配至ASCT组和WBRT组，两组均表现出良好的疾病控制，ASCT组血液学毒性显著，4级中性粒细胞减少达88%，4级血小板减少达90%，因感染导致的死亡率为3%，而WBRT组的远期神经毒性更明显。法国ANOCEF-GOELAMS Ⅱ期研究入组的是18~60岁的PCNSL患者随机分为WBRT（40Gy）组和ASCT组，结果也显示WBRT作为巩固治疗比ASCT出现明显的认知功能障碍，接受WBRT的患者一半以上认知功能下降，而ASCT组所有患者均出现4级血细胞减少，ASCT组治疗毒性相关死亡率为11%，死亡的主要原因为感染。其他常见ASCT相关3级及以上非血液学毒性包括口腔或胃肠道黏膜炎（77%）、电解质紊乱（16%）和神经精神紊乱（16%）。体部淋巴瘤ASCT常用的预处理BEAM方案在PCNSL中疗效并不理想。Abrey LE等对诱导治疗缓解的患者进行BEAM序贯自体造血干细胞移植，移植患者EFS仅9.3月。因塞替派良好的血脑屏障穿透能力，含塞替派的预处理方案显示更好疗效。一项单中心、Ⅱ期研究，采用含塞替派方案作为预处理序贯ASCT，移植患者2年PFS和OS达到81%。另一项来自德国多中心单臂研究，MATRix方案诱导治疗后，利妥昔单抗、卡莫司汀及塞替派组成的预处理方案序贯ASCT，3年PFS和OS分别达到67%和81%。

值得注意的是，由于上述ASCT作为PCNSL巩固治疗即使在小于60/70岁的非老年人，治疗毒性相关死亡率也达3%~11%，非血液学毒性如严重口腔或胃肠道黏膜炎常见，因此，即使一般状况好的非老年PCNSL新诊断患者也需谨慎选择ASCT治疗，需严格评估患者对治疗毒性的耐受性。而WBRT作为巩固治疗由于上述明显的神经毒性，导致患者认知功能下降，尤其在大于60岁的老年患者，全剂量放疗（40~45Gy/1.8~2Gy）可导致迟发性进行性认知功能障碍、共济失调和尿失禁，发生率可高达80%，且老年人比年轻成人发生更早和更严重，最终卧床不起或发展为严重痴呆，因此，WBRT在60岁以上者应尽量避免或推迟应用。

Ⅲ：大剂量阿糖胞苷联合或不联合依托泊苷。

该方案尤其适用于诱导治疗后有残留的患者。Alliance 50202研究在HD-MTX+利妥昔单抗+替莫唑胺诱导治疗缓解后，序贯阿糖胞苷整合依托泊苷及ASCT，4年总生存达65%。

Ⅳ：每月一次大剂量甲氨蝶呤为基础的方案巩固治疗1年。

前期以大剂量甲氨蝶呤为基础的方案诱导治疗达CR或CRu后，转为每月一次大剂量甲氨蝶呤为基础的方案巩固治疗。该方案对70岁以上老年患者也有效。

（2）诱导治疗后仍有残留病灶的患者巩固治疗有：

Ⅰ：WBRT，由于前述WBRT的神经毒性，建议用于无法耐受化疗的患者。

Ⅱ：大剂量阿糖胞苷联合或不联合依托泊苷。

Ⅲ：最佳支持治疗，仅适用于无法进行化疗和放疗的患者。

2.1.3 维持治疗

诱导治疗后是否需要维持治疗，缺乏随机对照研究。在不能耐受WBRT或ASCT进行巩固治疗的老年人中开展包括替莫唑胺、来那度胺等药物维持治疗值得进一步探索。

2.2 复发/难治患者

复发难治患者根据初始治疗方案及复发时间决定治疗选择，目前尚无标准治疗，推荐患者参加合适的新药临床试验。初始WBRT治疗后复发的患者，考虑化疗、局部放疗或姑息/最佳支持治疗。初始治疗为大剂量MTX且未接受WBRT，1年后复发的患者，仍可选择大剂量MTX化疗；如1年内复发或对初始治疗反应不佳应转换WBRT或其他二线方案。初始治疗采用大剂量化疗序贯造血干细胞移植，1年后复发患者可选择二线方案；1年内复发可选择WBRT或姑息/支持治疗。ASCT适用于复发/难治患者再诱导化疗复发肿瘤全消（CR）者，但在WBRT治疗后复发的患者，接受ASCT治疗时应充分考虑神经毒性高风险。如初治时进行了ASCT治疗，肿瘤反应不佳或疗效持续期小于1年，则复发时不建议再次ASCT。

3 靶向治疗

目前，使用于PCNSL的靶向药物包括：利妥昔单抗、布鲁顿酪氨酸激酶（BTK）抑制剂及免疫调节剂（iMID），常用方案如下：

初治：利妥昔单抗联合化疗（HD-MTX/HD-Ara-c、替莫唑胺等）

复发难治：利妥昔单抗联合化疗（HD-MTX/ HD-Ara-c、TMZ、TEDDi等）

利妥昔单抗联合HD-MTX及BTKi（伊布替尼/泽布替尼/奥布替尼）

利妥昔单抗联合TEDDi及伊布替尼

利妥昔单抗联合BTKi（伊布替尼/泽布替尼/奥布替尼）

BTKi单药（伊布替尼/泽布替尼/奥布替尼）

来那度胺联合利妥昔单抗

泊马度胺

利妥昔单抗的中枢神经系统渗透很低，仅达到血清水平的0.1%~4.4%，但单组试验已证明了375~500mg/m^{2}作为诱导或挽救性化疗的有效性。利妥昔单抗单药治疗复发的PCNSL患者中可观察到影像学缓解。在HD-MTX/ HD-Ara-c中加入利妥昔单抗可改善PCNSL患者ORR（73% vs. 53%）和中位无进展生存期（20个月 vs. 6个月）。HD-MTX联合利妥昔单抗、替莫唑胺的前瞻性研究中，同样显示较好的疗效。但由于针对利妥昔单抗的前瞻性随机对照研究的结果均为阴性，故是否将利妥昔单抗常规纳入PCNSL标准治疗方案中，仍有争议。临床队列研究证实，在复发/难治PCNSL

中，BCR 信号轴的 MYD88、CD79B 为高频突变，BCR 信号通路的激活与 MYD88、CD79B 突变相关。伊布替尼是一种布鲁顿酪氨酸激酶（Bruton's tyrosine kinase，BTK）抑制剂，作为单一疗法，在复发 PCNSL 中具有活性，ORR 为 59%，中位 PFS 为 3.3~4.8 个月，中位 OS 19.2 个月。伊布替尼与大剂量甲氨蝶呤及利妥昔单抗联合能够提高 CR 率，伊布替尼联合剂量调整的 TEDDi-R（替莫唑胺、依托泊苷、脂质体阿霉素、地塞米松和利妥昔单抗）也已被证明具有良好的活性（ORR 达 93%），但要注意的是患者脑和/或肺内侵袭性曲霉菌病发生率明显升高。此外，我国自主研发的泽布替尼及奥布替尼在 PCNSL 中也有临床研究正在进行。免疫调节剂不仅抑制 NF-κB 通路活性，且能抑制 PI3K/AKT 通路活性。由于来那度胺可穿透脑脊液，几项研究数据显示来那度胺±利妥昔单抗治疗复发 PCNSL ORR 57%~68%，中位 PFS 3.9~6.0 个月。来那度胺单药维持治疗（5~10mg）在 70 岁以上老年新诊断 PCNSL 的小样本研究中也初步显示疗效。单药泊马度胺治疗复发/难治性 PCNSL 的 I/II 期试验显示，在最大耐受剂量时其 ORR 为 50%。

4　免疫治疗

4.1　免疫检查点抑制剂

PD1/PDL1 抑制剂用于 PCNSL 目前尚无前瞻性研究证据，仅限于一些小系列临床研究及案例报道。

近几年发现 PCNSL 的瘤细胞中 9p24.1/PD-L1/PD-L2 基因存在高频突变导致 PD-L1 表达明显增高，为 PD1/PDL1 抑制剂用于 PCNSL 提供理论依据。最早 2017 年 Nayak L 等回顾性地报道了 5 例 r/r PCNSL 患者应用纳武单抗后 4 例获得 CR，1 例获得 PR。由此启动了纳武单抗用于 r/r PCNSL 的 II 期临床研究（NCT02857426），计划招募 65 例患者。另外一项 II 期临床研究是关于帕博利珠单抗单药治疗（NCT02779101），计划招募 21 例 r/r PCNSL 患者。目前以上两项临床研究尚未获得结果。

4.2　嵌合抗原受体 T 细胞免疫疗法（CAR-T）

FDA 目前批准 CD19 靶向的 CAR-T 细胞治疗用于系统性 DLBCL 伴有中枢侵犯，但不能用于 PCNSL。CAR-T 治疗用于初治或难治复发的 PCNSL 目前无明确证据，仅限个案报道。在有关 CAR-T 治疗 B 细胞淋巴瘤的临床试验中，伴有中枢神经系统侵犯或 PCNSL 患者常被排除在外不能入组。

有明确证据表明 CAR-T 细胞可穿透血脑屏障在脑脊液中被检测到，并且产生抗瘤作用。目前正在进行的 CD19 靶向的 CAR-T 细胞治疗 PCNSL 或 SCNSL 共有三项临床试验，均尚未结束。①NCT02631044 I 期临床试验针对继发中枢侵犯的 DLBCL 患者，从已入组的病例看并未出现明显的中枢神经系统毒性或细胞因子综合征。②NCT04134117 回顾性研究，入组 8 例 SCNSL。无患者出现需要治疗的毒性。CAR-T 输注后28天评价2例CR，2例PR，4例PD。90天评价仍有3名患者疗效维持。③NCT02153580 Ⅰ期临床，入组3例PCNSL及4例SCNSL。无危及生命的毒性反应。由于轻度的神经毒性，2名患者使用了托珠单抗，3名患者使用了糖皮质激素。4名患者治疗有效（1CR，3PR）。另有一项来自中国的报道，1名PCNSL和4名SCNSL患者接受靶向CD22的CAR-T细胞治疗，60天评价全部有效（2CR），中位PFS 3个月，中度和重度神经毒性各一例，使用了糖皮质激素和血浆置换治疗。

5 常用内科治疗方案

5.1 初治方案

（1）大剂量甲氨蝶呤±利妥昔单抗

甲氨蝶呤 $3.0\sim8.0g/m^2$，d1 civ4h；

利妥昔单抗 $375mg/m^2$，d0；

每14天重复。

（2）MA±R

甲氨蝶呤 $3.5g/m^2$，d1；

阿糖胞苷 $2.0g/m^2$，q12h，d2，d3；

利妥昔单抗 $375mg/m^2$，d0；

每21天重复。

（3）MATRix方案

R-MA基础上增加塞替派 $30mg/m^2$，d4；

每21天重复。

（4）R-MPV方案

利妥昔单抗 $500mg/m^2$，d1；

甲氨蝶呤 $3.5g/m^2$，d2；

长春新碱 $1.4mg/m^2$ d2；

丙卡巴肼 $100mg/m^2$，d2~8，奇数疗程给药；

每14天重复。

（5）MT±R

甲氨蝶呤 $3.5g/m^2$，d1；

替莫唑胺 $150mg/m^2$ d1~5；

利妥昔单抗 $375mg/m^2$，d0；

每21天重复。

（6）EA方案

依托泊苷 $40mg/kg$ 连续输注96h；

阿糖胞苷 2.0g/m² q12h，大于 2 小时输注，d1~4；

序贯自体造血干细胞移植支持；

每 28 天重复。

（7）含塞替派的预处理方案

BCNU+TT 方案：卡莫司汀 400mg/m² d6；塞替派 5mg/kg q12h d5，d4

TBC 方案：塞替派 250mg/m² d9，d8，d7；白消安 3.2mg/kg d6，d5，d4；环磷酰胺 60mg/kg d3，d2

（8）维持治疗方案

替莫唑胺 150mg/m² d1~5，每 28 天重复；

或来那度胺 5~10mg d1~14，每 21 天重复。

5.2 复发难治方案

（1）来那度胺+利妥昔单抗方案

利妥昔单抗 375mg/m²，d1；

来那度胺 第 1 周期 20mg，d1~21，后续 25mg d1~21；

每 28 天重复。

（2）伊布替尼：560mg qd po。

（3）TEDDi-R 方案

替莫唑胺 100mg/m²，d2~4；

依托泊苷 50mg/m²，d2~5；

脂质体多柔比星 50mg/m²，d2；

地塞米松 10mg/m²，d1~5；

伊布替尼 560mg/d；

利妥昔单抗 375mg/m²，d1~2；

每 21 天为 1 疗程。

（4）阿糖胞苷+依托泊苷

阿糖胞苷 2g/（m².d），3 小时输注，d2~5；

阿糖胞苷 50mg/m²，12 小时输注，d1~5；

依托泊苷 200mg/m²，2 小时输注，d2~5；

每 28 天重复。

（5）阿糖胞苷+塞替派

阿糖胞苷 3g/m²，d1~2；

塞替派 40mg/m²，d2；

每 21 天重复。

第四节 放疗

1 单纯放疗

放疗是 PCNSL 的有效治疗手段，单纯放疗和单纯手术比较，改善了生存率。PCNSL 对放疗高度敏感，近期有效率超过 90%，但中位生存期仅 12~18 个月，5 年生存率仅 18%~35%。虽然大部分 PCNSL 患者接受放疗后能取得完全或部分缓解，但主要复发部位仍为颅内。单纯放疗后 80% 的患者在 10~14 个月内复发，复发后预后差。PCNSL 往往呈弥漫浸润性生长，在远离影像学显示病灶的部位也可出现明显颅内受侵，放疗的标准方案是全脑放疗加局部补量，但最佳全脑放疗和局部补量的剂量尚不明确。如果放疗作为单一治疗方案，需要剂量更高。对不适合化疗的患者，放疗方案是全脑放疗 24~36Gy 后，局部补量至 45~50Gy；多推荐常规分割照射，每次剂量 1.5~2Gy。如 CSF 检查发现肿瘤细胞、MRI 显示椎管内播散或脑脊膜有明确受侵，全脑全脊髓照射也是一种治疗选择，若 CSF 未发现肿瘤细胞、MRI 未见椎管内播散和脑脊膜受侵时，不做全脊髓预防照射，后者未提高 PCNSL 的生存率。

2 巩固放疗

放疗与大剂量 MTX 的整合治疗模式仍不明确，既往观点认为全脑放疗 45Gy 能降低化疗后复发或进展的风险，但会产生严重的神经不良反应，尤其 60 岁以上患者显著。根据目前整合治疗趋势，化疗后 CR 者可以选择观察，推迟放疗，也可以采用减低剂量的全脑放疗 23.4Gy，既提高疗效，又减少严重迟发型神经毒性反应的发生；化疗后未达 CR 者：全脑放疗 30~36Gy，局部推量至 45~50Gy。但最佳全脑放疗和局部补量的剂量尚不明确。

3 放疗范围及剂量

3.1 放疗范围

PCNSL 多为弥漫性病变，常侵犯脑、脊髓、颅神经、脑脊膜及眼内。PCNSL 复发时常远离原发肿瘤部位，故多数学者主张全脑照射。视神经和视网膜被视为中枢神经系统的一部分，所以即使没有眼眶受累证据，建议治疗前完善眼科检查（包括裂隙灯检查），由于眼部常常单独出现复发灶，患者未来可能需要接受眼眶照射，因此推荐将全脑放疗照射野的中心点前置。如果化疗前眼部已受累，全脑放疗可包括整个眼眶，放疗剂量 30~36Gy。治疗前，建议腰穿脑脊液检查有无肿瘤脱落细胞和做全脊髓增强 MRI，帮助明确肿瘤是否沿脑脊液播散，如果存在脑脊液播散，应进行系统治疗±椎管内化疗，全脊柱轴照射是治疗选择之一。

3.2 放疗射野

CTV：全脑包括第一或第二颈椎和眼后壁，应前置中心点使其将骨毗等分，也可按照中心点在晶体后 5mm 的标准设置 PTV 前界；如果眼部最初即受累，全脑照射可包括受累眼框。PTV：CTV 外扩 0.3~0.5cm。

3.3 放疗剂量

化疗后 MRI 显示 CR 的巩固性全脑放疗剂量：23.4Gy，单次 1.8Gy

化疗后 MRI 未达 CR 的治疗性全脑放疗剂量：30~36Gy，局部补量至 45-50Gy，单次 1.5~2.0Gy

无法接受化疗患者，先以全脑放疗，剂量：24~36Gy，局部补量至 45-50Gy，单次 1.5~2.0Gy

姑息性全脑放疗剂量：30~36Gy，分 10~15 次照射。

第五节　中医治疗

1　病因病机

中医学认为"PCNSL"的病因尚未完全明确，但可将其与六淫毒邪、七情内伤、饮食失调、宿有旧疾、年老体衰等因素密切相关。其病理属性多为本虚标实，因虚而致实，素体全身属性总属于虚，局部瘤体相关部位总属于实，在疾病初期多以气滞、血瘀、痰湿、热毒等实证为主，而素体正虚不显，在疾病中后期，由于实质的瘤体存在日久，耗伤机体的气血津液，导致素体出现气血亏虚、阴阳两虚之表现，病情由邪盛向正虚之转变，错综复杂，病势日渐深重。

2　辩证分型

2.1　证候要素

2.2.1　血瘀证

主症：头部刺痛固定，肌肤甲错。

兼症：痛有定处拒按，肢体麻木，络脉瘀血，皮下瘀斑，局部感觉异常。

主舌：舌紫暗有瘀斑或瘀点。

主脉：脉涩。

2.2.2　痰湿证

主症：头部胀痛如裹，恶心呕吐。

兼症：胀闷疼痛，健忘纳呆，体胖便溏，痰多白黏，面色少华。

主舌：舌淡苔白腻。

主脉：脉滑或濡。

2.2.3 风毒证

主症：头部疼痛眩晕，视物不清。

兼症：耳鸣目眩，面红目赤，抽搐震颤，口苦咽干，大便干结。

主舌：舌红或红绛，苔黄。

主脉：脉弦。

2.2.4 气虚证

主症：头部空痛，神疲乏力。

兼症：心悸气短，自汗，语音低微，失眠多梦，手足颤动无力。

主舌：舌淡胖。

主脉：脉虚。

2.2.5 血虚证

主症：头部空痛眩晕，面色无华。

兼症：心悸怔忡，爪甲色淡，失眠健忘，小便短少，手足蠕动。

主舌：舌淡。

主脉：脉细。

2.2.6 阴虚证

主症：头部眩晕疼痛，五心烦热。

兼症：心烦易怒，午后颧红，低热盗汗，腰膝酸软，手足震颤。

主舌：舌红少苔。

主脉：脉细数。

2.2 辨证分型方法

（1）符合2个主症，及主舌与主脉者，可辨为本证。

（2）符合2个主症，符合主舌或主脉，亦可见任何1个兼症者，可辨为本证。

（3）符合1个主症，符合主舌和（或）主脉，亦可见任何2个及2个以上兼症者，可辨为本证。

3 治疗

3.1 辨证汤药

3.3.1 内科治疗阶段

（1）痰瘀阻窍

证机概要：痰瘀互结，蔽阻清窍。

治法：燥湿化痰，祛瘀通窍。

代表方：通窍活血汤（出自《医林改错》）合半夏厚朴汤（出自《金匮要略》）加减。

（2）风毒上扰

证机概要：阳亢化风，热度内炽，上扰清窍。

治法：平肝潜阳，清热解毒。

代表方：黄连解毒汤（出自《肘后备急方》）合天麻钩藤饮（出自《中医内科杂病证治新义》）加减。

（3）阴虚风动

证机概要：肝肾阴亏，虚风内动。

治法：滋阴潜阳息风。

代表方：大定风珠（出自《温病条辨》）加减。

（4）气血亏虚

证机概要：病邪日久，耗伤气血。

治法：补气养血。

代表方：十全大补汤（出自《太平惠民和剂局方》）加减，或当归补血汤（出自《内外伤辨惑论》）加减。

（5）脾胃不和

证机概要：久病体虚，脾胃虚弱。

治法：健脾和胃，降逆止呕。

代表方：旋覆代赭汤（出自《伤寒论》）加减，或橘皮竹茹汤（出自《金匮要略》）加减。

（6）肝肾阴虚

证机概要：热邪耗伤，损及肝肾。

治法：滋补肝肾。

代表方：六味地黄丸（出自《小儿药证直诀》）加减。

（7）阴虚火旺

证机概要：热病日久，耗伤阴液。

治法：滋阴降火。

代表方：知柏地黄丸（出自《医宗金鉴》）加减。

（8）脾胃不和（具体如上）。

（9）气血亏虚（具体如上）。

3.3.2 放疗阶段

（1）热毒内蕴

证机概要：热盛动血，热瘀互结，神明错乱。

治法：清热解毒，凉血醒神。

代表方：五味消毒饮（出自《医宗金鉴》）合桃红四物汤（出自《医宗金鉴》）加减。

（2）痰瘀互结

证机概要：气机不畅，脾失健运，痰瘀交阻。

治法：活血化瘀，健脾化痰。

代表方：血府逐瘀汤（出自《医林改错》）合瓜蒌薤白半夏汤（出自《金匮要略》）加减。

（3）气阴亏耗

证机概要：热毒日久，伤阴耗气。

治法：益气养阴。

代表方：保真汤（出自《劳证十药神书》）加减。

3.3.3 中医治疗阶段

（1）髓海不足

证机概要：肾精亏虚，髓海失养。

治法：补肾益精，填髓养神。

代表方：七福饮（出自《景岳全书》）加减。

（2）痰瘀互结（具体如上）。

（3）气血亏虚（具体如上）。

3.2 中医外治法

3.2.1 中药外敷疗法

组成：生大黄、厚朴、冰片等。

将上述中药打粉，加入温水调和成糊状，贴敷于神阙穴，每日贴敷1次，每次持续时间8小时。

3.2.2 针刺疗法

采用平补平泻手法，留针30分钟，每间隔10分钟行针1次，日1次，每个疗程为7天。

3.3.3 灸法（升白灸）

组成：干姜、附子、当归、锁阳、老鹳草、三七粉、炙甘草等。

患者取俯卧位，以2号罐为标准，进行快速走罐，以督脉与双侧膀胱经为主，将配置好的外敷药均匀置于其上，将艾灸柱点燃后至于"督脉灸盒"内，其温度以病人自觉有温热感为宜，操作时间在30分钟左右，隔日1次，共需进行5~7次治疗。

3.3.4 推拿

以神阙穴为中心原点，由上至下依次按照顺时针方向推拿上述诸穴，推拿手法首先以掌根揉法进行3周的治疗，再以拇指点揉法进行上述诸穴的重点揉按，最后以摸法进行3周的整复治疗，每次治疗时间为20分钟左右，日1次，每个疗程为7天。

3.3.5 中药保留灌肠法

处方：大承气汤加减。若腹痛重者，加乌药；若腹胀重者，加莱菔子；若呕吐重者，加芦根。

将上述中药加水煎煮去渣取液150mL，温度维持在39~41℃，保留灌肠维持时间为30~60分钟，日1次，每个疗程为7天。

3.3.6 中药熏洗治疗

（1）风热型 薄荷、荆芥、防风、金银花、黄芩等。

（2）湿热型 龙胆、黄芩、栀子、泽泻、木通、车前子等。

（3）阴虚型 水牛角、生地、白芍等。

（4）血虚型 生地、熟地、当归、黄芪等。

将上述中药加水煎煮去渣取液500mL，温度维持在35~38℃，将患处局部浸泡于煎煮药液之中，或将纱布完全浸润药液后贴敷于皮疹局部，中药熏洗维持时间为30分钟，日1次，每个疗程为7天。

3.3.7 刮痧疗法

先以轻、慢手法为主，待患者适应后，手法逐渐加重、加快，以患者能耐受为度。宜单向、循经络刮拭，遇痛点、穴位时重点刮拭，以出痧为度，刮痧后嘱患者饮用温开水，每周1次，共需进行3-5次治疗。

3.3.8 放血疗法

以三棱针点刺上述诸穴，通过挤压是其出血，出血量因人而异，一般维持在每个穴位0.5mL左右，每周1次，每个疗程为3-5次。

4 中医养生及调护

中医养生是指通过各种方法颐养生命、增强体质、预防疾病，从而达到延年益寿的一种医事活动。主要有预防观（未病先防、未老先养）、整体观（天人相应、形神兼具）、平衡观（调整阴阳、补偏救弊）、辩证观（动静有常、和谐适度）。

第六节　PCNSL治疗反应评估

国际PCNSL协作组2005年结合MRI、眼科检查、脑脊液分析和类固醇剂量制定治疗反应评估。

表 5-5-1　PCNSL 治疗反应评估

疗效	脑影像检查	类固醇剂量	眼科检查	脑脊液细胞学
完全缓解	增强检查无病灶	无	正常	阴性
未确认完全缓解	增强检查无病灶	任何	正常	阴性
	轻微异常	任何	轻微RPE（视网膜色素上皮）异常	阴性
部分缓解	增强检查显示肿瘤减少50%	无关	轻微PRE异常或正常	阴性
	增强检查无病灶	无关	玻璃体细胞或视网膜浸润减少	持续或可疑
疾病进展	病灶增加超过25%	无关	复发或新发眼部疾病	复发或阳性
	出现CNS或全身任何新病灶			
疾病稳定	介于部分缓解和疾病进展之间			

无证据表明FDG-PET可用于评估原发CNS淋巴瘤的治疗效果。

1　完全缓解（CR）

需要符合以下所有内容。

（1）脑影像检查，所有增强异常病灶完全消失。

（2）无活动性眼部淋巴瘤证据。定义为玻璃体内无细胞且任何先前记录的视网膜或视神经浸润消退。在先前的视网膜或视神经浸润的情况下，视网膜色素上皮的慢性变化并不排除CR的定义。所有在基线评估时眼睛受累的患者都应进行详细的随访评估，包括散瞳眼底检查和眼睛后极的彩色照片。对基线时无眼部淋巴瘤证据且治疗期间未发生眼部症状患者，不需重复眼科评估。

（3）脑脊液细胞学阴性。鉴于从脑室系统获得的细胞学标本与腰椎穿刺所获得的细胞学标本之间报告的差异，建议在有Ommaya管患者，Ommaya管和腰穿获得的脑脊液均确认细胞学阴性。基线时无CSF异常的患者，不需重复进行CSF评估，前提是未出现软脑膜播散症状。尽管基线CSF总蛋白可能具有重要预后作用，但治疗后CSF总蛋白的价值尚不清楚。

（4）在确定CR时，患者应停止使用所有皮质类固醇至少2周。对因其他诊断（例如，全垂体功能减退症）而接受皮质类固醇治疗的患者例外。

2　未确认CR（CRu）

除了以下特征/限制外，其他均符合CR标准。

（1）继续需要任何剂量的皮质类固醇治疗的患者都应视为未确认的CR。这至关重要，因为皮质类固醇在治疗隐匿性肿瘤时可能具有溶瘤作用。此外，皮质类固醇可能会降低MRI上的钆增强。

（2）部分患者在MRI上会出现与活检或局灶性出血相关的小而持续的增强异常。

通常很难确定这是否代表肿瘤或疤痕组织的残留病灶。辅助放射学研究，如 PET/CT 扫描可能会有所帮助，但这些异常的性质通常只能通过连续扫描观察来确定。如异常的类型在未治疗和皮质类固醇的情况下随时间的推移无改变或消退缓慢，则将其归类为 CR 是合理的。

（3）在后续眼科检查中存在持续性轻微异常（玻璃体内持续存在非恶性细胞，与肿瘤浸润不一致的视网膜/视神经改变）的患者，如这些异常不太可能代表眼部淋巴瘤，则可考虑为 CRu。

3　部分缓解（PR）

要求满足以下所有条件。

（1）脑影像检查，与基线影像相比，增强病变减少≥50%。

（2）皮质类固醇剂量与 PR 的确定无关。

（3）眼科检查应显示玻璃体细胞计数或视网膜/视神经细胞浸润减少，但显示仍有恶性或可疑细胞。应获得眼睛后极的彩色照片，以记录视网膜/视神经浸润的改善。

（4）原发脑病灶减少≥50% 的患者，CSF 细胞学检查可能为阴性或显示仍有恶性或可疑细胞。在原发性软脑膜淋巴瘤中，PR 无法识别，因此所有患者都应归类为 CR、CRu、疾病稳定或疾病进展。

（5）无新病灶。

4　疾病稳定（SD）

被定义为小于 PR 但不是疾病进展。

5　疾病进展（PD）

需要以下条件。

（1）脑影像检查，与基线或最佳反应相比，增强病灶增加 25% 以上。

（2）眼部疾病进展，表现为玻璃体细胞计数增加或视网膜或视神经浸润进展。

（3）在治疗期间或治疗结束时出现任何新的病变或疾病部位（眼部、软脑膜或全身）。

6　复发性疾病（仅适用于先前获得 CR、CRu 的患者）

需要满足条件：任何新病灶的出现。

第六章

康复预后

第一节 预后

恶性淋巴瘤的各个病理亚型间存在广泛异质性，在临床表现，分子生物学改变和临床治疗结果等多方面存在显著差异。PCNSL是一种特殊的恶性淋巴瘤，预后较全身性NHL差。中位PFS：12个月，5年生存率：29.9%，10年生存率：22.2%。

1 全身恶性淋巴瘤的IPI（国际预后指数）和Ann Arbor分期不适合PCNSL的评估

国际结外淋巴瘤研究组通过大样本PCNSL回顾性分析，提出了5个预后不良指标，得到广泛认可。

表5-6-1 全身恶性淋巴瘤预后不良指标

项目		得分
1.年龄	>60岁	1
2.PS状态（ECOG评分）	>1分	1
3.乳酸脱氢酶（LDH水平）	升高	1
4.CSF蛋白浓度	升高	1
5.颅脑深部病变（脑室，周围基底节，脑干，小脑）	存在	1

0-1分、2-3分、4-5分2年总生存率：80%；48%；15%。

美国Memorial Sloan-liettering癌症中心提出了根据患者年龄和KPS评分预测预后。该模型已被放疗研究组的前瞻性研究证实。

表5-6-2 美国Memorial Sloan-liettering癌症中心预后预测模型

	年龄	KPS评分	中位生存期
1组：低危组	<50岁	≥70	8.5年
2组：中危组	≥50岁	≥70	3.2年
3组：高危组	≥50岁	<70	1.1年

对不同病人，疗法的不同预示预后存在差异。近年来随着HIV的流行和免疫抑制剂的应用，免疫功能不全的人群发生PCNSL增多，临床治疗策略上分为：免疫功能正常人群的PCNSL和免疫功能低下人群（HIV感染者）的PCNSL，治疗进行分层，免疫功能正常的PCNSL预后明显优于免疫功能低下的患者。前者中位OS：17~45个月，后者中位OS：13.5个月。

对年龄小，KPS评分高，状态佳，能顺利完成整合治疗模式的患者预后佳，对年龄大，KPS评分低，状态差的不适合高强度整合治疗的患者预后差。对预后良好的指标包括：①无免疫功能受损；②非脑膜或室周病变；③年龄<60岁；④单发的局限性病变。

对复发和难治病人，新药物、新治疗手段不断探索对改善PCNSL的预后带来曙光，但理想与现实总有差距。

2　整合治疗后引起的神经毒性会影响患者的预后和生活质量

大剂量的甲氨蝶呤（MTX）整合WBRT的主要并发症为神经毒性。一年累积发生率为5%~10%，5年为25%~35%。临床表现为：定向力、行为、记忆及精神性运动速度异常。相关发病因素有老年高龄；神经系统自身异常；遗传易感性及治疗本身的影响。神经毒性发生影响患者的生存质量，是一种重要的预后因素。

第二节　康复治疗

1　康复的定义

康复是指患者生理功能的恢复，心理状态的调整及社会活动能力的恢复。正确的诊断和规范的治疗是PCNSL患者康复的基础和保证，PCNSL患者与其他颅内肿瘤患者不同，大多未行开颅手术切除，并且在给予系统治疗后，神经认知功能障碍、言语、肢体功能障碍多有所缓解，如恢复效果不佳或因放化整合治疗引起神经毒性反应导致认知功能障碍的患者均可参考脑卒中、创伤性脑损伤的康复治疗策略进行康复治疗。但在迈向健康的过程中心理、饮食和运动这三个方面不容忽视，共同协调、促进患者的康复。

2　康复的内容

2.1　调整心态，配合医生

在PCNSL治疗过程中，心理因素有不可取代作用。患者可能存在焦虑、抑郁。医生应指导患者合理应用暗示宣泄等应对技巧，以增加其对困扰的忍耐力，强调保持常态的重要性，帮助患者理性接受患病事实，减少错误想法。帮助其建立信心，意识自身价值，对家庭成员的重要性，以增强其抗病的信心。医护人员可以根据患者的需要，积极整合社会资源，给予患者专业和家庭支持，提供帮助，鼓励患者最大限度恢复社会活动能力。这样才能回归社会，达到心理康复。良好情绪可平衡和提高机体的免疫功能，教育患者保持良好的情绪状态，努力配合治疗，才会改善病情，提高治愈率和生活质量。

2.2 合理饮食

选择化疗的患者要根据不同副反应来确定饮食特点：有胃肠道反应者，饮食应清淡、易消化；发生便秘的患者宜选用含纤维素多的蔬菜、水果，如香蕉、芹菜等。在逐渐恢复消化功能后，应给予高蛋白、富含维生素、矿物质的营养饮食。良好生活习惯和环境、更换食谱、改变烹调方法，都可增进患者食欲。忌烟酒、少食兴奋性饮料、辛辣刺激和腌制食物，如咖啡、麻辣火锅、泡菜等。

2.3 积极锻炼

患者运动三原则：①根据患者年龄、病情和体质选择适宜的运动项目、运动强度和运动时间；②运动从小幅度、小运动量开始，循序渐进；③关键要持之以恒。选择适合的运动，如：散步、太极拳、跳舞、骑自行车等各种有氧运动为佳。健康生活方式是身体康复的基础，健康心态、规律作息、均衡营养、合理运动、戒烟戒酒才能保证全面康复。

第七章

随访

第一节 随访意义

治疗后的患者应定期随访，以了解患者生存状况，评估疾病状态，及早发现复发和转移；同时放化疗等治疗手段对身体的损伤能及时处理，把伤害降到最低点。

第二节 随访时间

①每三个月复查至两年；②每六个月复查至五年；③五年后每年1~2次随访；④每年的不确定性。

第三节 随访项目

（1）颅脑增强MRI；对增强MRI有禁忌者行颅脑增强CT，MRI平扫或颅脑PET-CT。

（2）若既往伴有脊柱病变，同时要查脊柱/脊椎影像学，及CSF标本检查（若临床症状提示）。

（3）若既往有眼部病变涉及，同时行眼科学检查，包括裂隙灯检查。

（4）若怀疑有全身症状，可行颈、胸、全腹及盆腔增强CT检查或PET-CT检查，也可包括：体检，超声及血常规，血生化检查。

（5）若伴有神经毒性表现，可行智能评估，如MMSE（mimi-mentul state examination），对老年人经治疗后出现认识障碍，反应迟钝，可考虑此评估。

表 5-7-1　PCNSL 诊疗流程

结合临床表现并完善影像学检查	
推荐	建议
颅脑增强 MRI	DWI MRS PWI 颅脑 CT PET-CT

组织学诊断及外科治疗	
推荐	建议
以最小的创伤方式进行活检 玻璃体切除或抽吸活检（如果怀疑眼淋巴瘤） 安全前提下腰穿脑脊液检查（常规、生化、细胞学检查） 肿瘤占位效应明显，甚至出现急性脑疝进行减压手术 *未明确诊断之前尽量避免激素的应用	有占位效应的肿瘤，如位置表浅并位于非功能区，考虑手术切除

病理诊断	
推荐		建议
免疫组织化学染色	CD19、CD20、CD22、CD79a、PAX5,CD10,MUM1,BCL6	
FISH 方法		BCL2,BCL6,MYC
基因检测		MYD88,CD79B,ETV6,PIM1,CDKN2
原位杂交	EBER	

疾病评估	
推荐	建议
全面的眼科检查，包括眼底检查和裂隙灯检查	骨髓活检和抽吸
实验室评估 血常规、血生化（包括 LDH 和肌酐清除率） 相关病毒感染检查（HIV/HCV/HBV/EBV）	睾丸彩超（60 岁以上）
全身 PET/CT 颈胸腹盆腔 CT（平扫+增强）	颈胸腹盆腔 CT（平扫+增强）
脊髓 MRI（尤其有症状或脑脊液异常）	心电图、心脏彩超（老年患者或有基础心脏病患者）
根据临床情况开始使用类固醇激素	
进行 MDT 讨论	

一线治疗			
分层	治疗阶段	推荐	建议
身体一般状态良好，能够耐受全身治疗	诱导缓解	含大剂量MTX的全身化疗	对于存在脊髓病变或脑脊液阳性发现的患者，可在系统治疗基础上联合鞘内注射 中医辅助治疗 参加临床研究
	巩固治疗	获得缓解患者 含塞替派预处理方案，自体造血干细胞移植 减低剂量全脑放疗 大剂量阿糖胞苷±依托泊苷，序贯自体造血干细胞移植 继续以大剂量甲氨蝶呤为基础的方案治疗	中医辅助治疗
	维持治疗		低剂量来那度胺 替莫唑胺 中医辅助治疗
身体状态差，无法耐受全身化疗	诱导缓解	全脑放疗	中医辅助治疗
	维持治疗		来那度胺，替莫唑胺 中医辅助治疗

随访观察	
推荐	建议
颅脑增强MRI： ①每三个月复查至两年；②每六个月复查至五年；③五年后每年1-2次随访；④每年的不确定性	对增强MRI有禁忌者：颅脑增强CT，MRI平扫或颅脑PET-CT
若既往伴有脊柱病变，同时要查脊柱/脊椎影像学，及CSF标本检查（若临床症状提示）	若怀疑有全身症状，可行颈、胸、全腹及盆腔增强CT检查或PET-CT检查
若既往有眼部病变涉及，同时行眼科学检查，包括裂隙灯检查	若伴有神经毒性表现，可行智能评估。如MMSE（mimi-mentul state examination），对于老年人经过治疗后出现认识障碍，反应迟钝，可考虑此评估

挽救治疗			
分层1	分层2	推荐	建议
既往接受全脑放疗		临床试验 全身化疗±自体造血干细胞移植 姑息治疗	BTK抑制剂±化疗 局部放疗 中医辅助治疗
既往接受大剂量MTX全身化疗，无放疗史	缓解时间≥12个月	临床试验 其他方案化疗±自体造血干细胞移植 重复大剂量MTX方案化疗 姑息治疗	BTK抑制剂±化疗 全脑放疗 中医辅助治疗
	缓解时间<12个月	临床试验 全脑或局部放疗±其他方案化疗 其他方案化疗±自体造血干细胞移植 姑息治疗	BTK抑制剂±化疗 中医辅助治疗

参考文献

[1] FARRALL A L, SMITH J R. Changing Incidence and Survival of Primary Central Nervous System Lymphoma in Australia: A 33-Year National Population-Based Study [J]. Cancers (Basel), 2021, 13 (3): 403.

[2] ZHANG Y, ZHOU D B. Primary central nervous system lymphoma: status and advances in diagnosis, molecular pathogenesis, and treatment [J]. Chin Med J (Engl), 2020, 133 (12): 1462-9.

[3] HOANG-XUAN K, BESSELL E, BROMBERG J, et al. Diagnosis and treatment of primary CNS lymphoma in immunocompetent patients: guidelines from the European Association for Neuro-Oncology [J]. Lancet Oncol, 2015, 16 (7): e322-32.

[4] GROMMES C, DEANGELIS L M. Primary CNS Lymphoma [J]. Journal of clinical oncology: official journal of the American Society of Clinical Oncology, 2017, 35 (21): 2410-8.

[5] PENN I. Development of cancer as a complication of clinical transplantation [J]. Transplantation proceedings, 1977, 9 (1): 1121-7.

[6] GANDHI M K, HOANG T, LAW S C, et al. EBV-associated primary CNS lymphoma occurring after immunosuppression is a distinct immunobiological entity [J]. Blood, 2021, 137 (11): 1468-77.

[7] YOU H, WEI L, KAMINSKA B. Emerging insights into origin and pathobiology of primary central nervous system lymphoma [J]. Cancer letters, 2021, 509: 121-9.

[8] PORTEGIES P, CORSSMIT N. Epstein-Barr virus and the nervous system [J]. Current Opinion in Neurology, 2000, 13 (3): 301-4.

[9] HIRONO S, IWADATE Y, HIGUCHI Y, et al. Stereotactic radiosurgery in combination with up-front high-dose methotrexate as a first-line treatment for newly diagnosed primary central nervous system lymphoma [J]. Journal of neuro-oncology, 2015, 123 (2): 237-44.

[10] LU J Q, O'KELLY C, GIRGIS S, et al. Neuroinflammation Preceding and Accompanying Primary Central Nervous System Lymphoma: Case Study and Literature Review [J]. World neurosurgery, 2016, 88: 692.e1-692.e8.

[11] RUBENSTEIN J L, GENG H, FRASER E J, et al. Phase 1 investigation of lenalidomide/rituximab plus outcomes of lenalidomide maintenance in relapsed CNS lymphoma [J]. Blood advances, 2018, 2 (13): 1595-607.

[12] SVOLOS P, KOUSI E, KAPSALAKI E, et al. The role of diffusion and perfusion weighted imaging in the differential diagnosis of cerebral tumors: a review and future perspectives [J]. Cancer imaging: the official publication of the International Cancer Imaging Society, 2014, 14 (1): 20.

[13] LESCHZINER G, RUDGE P, LUCAS S, et al. Lymphomatosis cerebri presenting as a rapidly progressive dementia with a high methylmalonic acid [J]. J Neurol, 2011, 258 (8): 1489-93.

[14] CHAPUY B, ROEMER M G, STEWART C, et al. Targetable genetic features of primary testicular and primary central nervous system lymphomas [J]. Blood, 2016, 127 (7): 869-81.

[15] HORGER M, FENCHEL M, NäGELE T, et al. Water diffusivity: comparison of primary CNS lymphoma and astrocytic tumor infiltrating the corpus callosum [J]. AJR Am J Roentgenol, 2009, 193 (5): 1384-7.

[16] BARAJAS R F, JR., RUBENSTEIN J L, CHANG J S, et al. Diffusion-weighted MR imaging derived apparent diffusion coefficient is predictive of clinical outcome in primary central nervous system lymphoma [J]. AJNR American journal of neuroradiology, 2010, 31 (1): 60-6.

[17] SERVER A, KULLE B, MAEHLEN J, et al. Quantitative apparent diffusion coefficients in the characterization of brain tumors and associated peritumoral edema [J]. Acta radiologica (Stockholm, Sweden: 1987), 2009, 50 (6): 682-9.

[18] KAYED M, SALEH T, REDA I, et al. The added value of advanced neuro-imaging (MR diffusion, perfusion and proton spectroscopy) in diagnosis of primary CNS lymphoma. Alexandria Journal of Medicine, 2014. 50, 303-310.

[19] KICKINGEREDER P, WIESTLER B, SAHM F, et al. Primary central nervous system lymphoma and atypical glioblastoma: multiparametric differentiation by using diffusion-, perfusion-, and susceptibility-weighted MR imaging [J]. Radiology, 2014, 272 (3): 843-50.

[20] LEE B, PARK J E, BJøRNERUD A, et al. Clinical Value of Vascular Permeability Estimates Using Dynamic Susceptibility Contrast MRI: Improved Diagnostic Performance in Distinguishing Hypervascular Primary CNS Lymphoma from Glioblastoma [J]. AJNR American journal of neuroradiology, 2018, 39 (8): 1415-22.

[21] LEE I H, KIM S T, KIM H J, et al. Analysis of perfusion weighted image of CNS lymphoma [J]. Eur J Radiol, 2010, 76 (1): 48-51.

[22] PARTOVI S, KARIMI S, LYO J K, et al. Multimodality imaging of primary CNS lymphoma in immunocompetent patients [J]. The British journal of radiology, 2014, 87 (1036): 20130684.

[23] CHIAVAZZA C, PELLERINO A, FERRIO F, et al. Primary CNS Lymphomas: Challenges in Diagnosis and Monitoring [J]. BioMed research international, 2018, 2018: 3606970.

[24] TAILLIBERT S, GUILLEVIN R, MENUEL C, et al. Brain lymphoma: usefulness of the magnetic resonance spectroscopy [J]. Journal of neuro-oncology, 2008, 86 (2): 225-9.

[25] 贡金英, 张翼鷟, 张敬东, 等. 伴有MYC、bcl-2和bcl-6基因重排的高级别B细胞淋巴瘤的临床病理特征 [J]. 中华病理学杂志, 2018, 47 (01): 14-8.

[26] PHAM L V, LU G, TAMAYO A T, et al. Establishment and characterization of a novel MYC/BCL2 "double-hit" diffuse large B cell lymphoma cell line, RC [J]. Journal of hematology & oncology, 2015, 8: 121.

[27] SWERDLOW S H, CAMPO E, PILERI S A, et al. The 2016 revision of the World Health Organization classification of lymphoid neoplasms [J]. Blood, 2016, 127 (20): 2375-90.

[28] 樊代明. 整合肿瘤学, 临床卷, 血液骨科及其他肿瘤分册[M]. 北京: 科学出版社, 2021. 159-160.

[29] CHIHARA D, FOWLER N H, OKI Y, et al. Impact of histologic subtypes and treatment modality among patients with primary central nervous system lymphoma: a SEER database analysis [J]. Oncotarget, 2018, 9 (48): 28897-902.

[30] KERBAUY M N, MORAES F Y, LOK B H, et al. Challenges and opportunities in primary CNS lymphoma: A systematic review [J]. Radiotherapy and oncology: journal of the European Society for Therapeutic Radiology and Oncology, 2017, 122 (3): 352-61.

[31] RAE A I, IWAMOTO F M, SONABEND A M. In Reply: Craniotomy and Survival for Primary Central Nervous System Lymphoma [J]. Neurosurgery, 2018, 83 (4): E192.

[32] CARBONELL D, MAHAJAN S, CHEE S P, et al. Consensus Recommendations for the Diagnosis of Vitreoretinal Lymphoma [J]. Ocular immunology and inflammation, 2021, 29 (3): 507-20.

[33] TANG L J, GU C L, ZHANG P. Intraocular lymphoma [J]. International journal of ophthalmology, 2017, 10 (8): 1301-7.

[34] GHESQUIERES H, CHEVRIER M, LAADHARI M, et al. Lenalidomide in combination with intravenous rituximab (REVRI) in relapsed/refractory primary CNS lymphoma or primary intraocular lymphoma: a multicenter prospective 'proof of concept' phase II study of the French Oculo-Cerebral lymphoma (LOC) Network and the Lymphoma Study Association (LYSA) † [J]. Ann Oncol, 2019, 30 (4): 621-8.

[35] DE HOOG J, DIK W A, LU L, et al. Combined cellular and soluble mediator analysis for improved diagnosis of vitreoretinal lymphoma [J]. Acta ophthalmologica, 2019, 97 (6): 626-32.

[36] PEñALVER F J, SANCHO J M, DE LA FUENTE A, et al. Guidelines for diagnosis, prevention and management of central nervous system involvement in diffuse large B-cell lymphoma patients by the Spanish Lymphoma Group (GELTAMO) [J]. Haematologica, 2017, 102 (2): 235-45.

[37] FOX C P, PHILLIPS E H, SMITH J, et al. Guidelines for the diagnosis and management of primary central nervous system diffuse large B-cell lymphoma [J]. British journal of haematology, 2019, 184 (3): 348-63.

[38] NABORS L B, PORTNOW J, AHLUWALIA M, et al. Central Nervous System Cancers, Version 3.2020, NCCN Clinical Practice Guidelines in Oncology [J]. Journal of the National Comprehensive Cancer Network: JNCCN, 2020, 18 (11): 1537-70.

[39] 樊代明. 整合肿瘤学, 临床卷, 头胸部肿瘤分册[M]. 北京: 科学出版社, 2021. 23-26.

[40] R M, D H, S C, et al. 成人原发性中枢神经系统淋巴瘤和原发性眼内淋巴瘤诊断及治疗指南 [J]. 国际输血及血液学杂志, 2008, 06: 570-5.

[41] MEBEL D, AKAGAMI R, FLEXMAN A M. Use of Tranexamic Acid Is Associated with Reduced Blood Product Transfusion in Complex Skull Base Neurosurgical Procedures: A Retrospective Cohort Study [J]. Anesthesia and analgesia, 2016, 122 (2): 503-8.

[42] 马婷婷, 董佳, 曾敏, 等. 氨甲环酸在神经外科手术中的应用进展 [J]. 国际麻醉学与复苏杂志, 2021, 42 (05): 544-8.

[43] GAYET-AGERON A, PRIETO-MERINO D, KER K, et al. Effect of treatment delay on the effectiveness and safety of antifibrinolytics in acute severe haemorrhage: a meta-analysis of individual patient-level data from 40 138 bleeding patients [J]. Lancet (London, England), 2018, 391 (10116): 125-32.

[44] LABAK C M, HOLDHOFF M, BETTEGOWDA C, et al. Surgical Resection for Primary Central Nervous System Lymphoma: A Systematic Review [J]. World neurosurgery, 2019, 126: e1436-e48.

[45] CLONEY M B, SONABEND A M, YUN J, et al. The safety of resection for primary central nervous system lymphoma: a single institution retrospective analysis [J]. Journal of neuro-oncology, 2017, 132 (1): 189-97.

[46] BIERMAN P J. Surgery for primary central nervous system lymphoma: is it time for reevaluation? [J]. Oncology (Williston Park, NY), 2014, 28 (7): 632-7.

[47] 杨传维, 任晓辉, 蒋海辉, 等. 基于SEER数据库的原发性中枢神经系统淋巴瘤不同治疗方法的疗效分析 [J]. 中华外科杂志, 2021, 59 (01): E009-E.

[48] BATCHELOR T, CARSON K, O'NEILL A, et al. Treatment of primary CNS lymphoma with methotrexate and deferred radiotherapy: a report of NABTT 96-07 [J]. Journal of clinical oncology: official journal of the American Society of Clinical Oncology, 2003, 21 (6): 1044-9.

[49] BLAY J Y, CONROY T, CHEVREAU C, et al. High-dose methotrexate for the treatment of primary cerebral lymphomas: analysis of survival and late neurologic toxicity in a retrospective series [J]. Journal of clinical oncology: official journal of the American Society of Clinical Oncology, 1998, 16 (3): 864-71.

[50] HERRLINGER U, SCHABET M, BRUGGER W, et al. German Cancer Society Neuro-Oncology Working Group NOA-03 multicenter trial of single-agent high-dose methotrexate for primary central nervous system lymphoma [J]. Ann Neurol, 2002, 51 (2): 247-52.

[51] FERRERI A J, CWYNARSKI K, PULCZYNSKI E, et al. Chemoimmunotherapy with methotrexate, cytarabine, thiotepa, and rituximab (MATRix regimen) in patients with primary CNS lymphoma: results of the first randomisation of the International Extranodal Lymphoma Study Group-32 (IELSG32) phase 2 trial [J]. The Lancet Haematology, 2016, 3 (5): e217-27.

[52] FERRERI A J, RENI M, FOPPOLI M, et al. High-dose cytarabine plus high-dose methotrexate versus high-dose methotrexate alone in patients with primary CNS lymphoma: a randomised phase 2 trial

[J]. Lancet (London, England), 2009, 374 (9700): 1512-20.

[53] KASENDA B, FERRERI A J, MARTURANO E, et al. First-line treatment and outcome of elderly patients with primary central nervous system lymphoma (PCNSL) —a systematic review and individual patient data meta-analysis [J]. Ann Oncol, 2015, 26 (7): 1305-13.

[54] CHAMBERLAIN M C, JOHNSTON S K. High-dose methotrexate and rituximab with deferred radiotherapy for newly diagnosed primary B-cell CNS lymphoma [J]. Neuro-oncology, 2010, 12 (7): 736-44.

[55] SONG Y, WEN Y, XUE W, et al. Effect of rituximab on primary central nervous system lymphoma: a meta-analysis [J]. International journal of hematology, 2017, 106 (5): 612-21.

[56] BROMBERG J E C, ISSA S, BAKUNINA K, et al. Rituximab in patients with primary CNS lymphoma (HOVON 105/ALLG NHL 24): a randomised, open-label, phase 3 intergroup study [J]. Lancet Oncol, 2019, 20 (2): 216-28.

[57] GLASS J, WON M, SCHULTZ C J, et al. Phase I and II Study of Induction Chemotherapy With Methotrexate, Rituximab, and Temozolomide, Followed By Whole-Brain Radiotherapy and Postirradiation Temozolomide for Primary CNS Lymphoma: NRG Oncology RTOG 0227 [J]. Journal of clinical oncology: official journal of the American Society of Clinical Oncology, 2016, 34 (14): 1620-5.

[58] ILLERHAUS G, MARKS R, MüLLER F, et al. High-dose methotrexate combined with procarbazine and CCNU for primary CNS lymphoma in the elderly: results of a prospective pilot and phase II study [J]. Ann Oncol, 2009, 20 (2): 319-25.

[59] FERRERI A J M, CWYNARSKI K, PULCZYNSKI E, et al. Whole-brain radiotherapy or autologous stem-cell transplantation as consolidation strategies after high-dose methotrexate-based chemoimmunotherapy in patients with primary CNS lymphoma: results of the second randomisation of the International Extranodal Lymphoma Study Group-32 phase 2 trial [J]. The Lancet Haematology, 2017, 4 (11): e510-e23.

[60] HOUILLIER C, TAILLANDIER L, DUREAU S, et al. Radiotherapy or Autologous Stem-Cell Transplantation for Primary CNS Lymphoma in Patients 60 Years of Age and Younger: Results of the Intergroup ANOCEF-GOELAMS Randomized Phase II PRECIS Study [J]. Journal of clinical oncology: official journal of the American Society of Clinical Oncology, 2019, 37 (10): 823-33.

[61] ABREY L E, BATCHELOR T T, FERRERI A J, et al. Report of an international workshop to standardize baseline evaluation and response criteria for primary CNS lymphoma [J]. Journal of clinical oncology: official journal of the American Society of Clinical Oncology, 2005, 23 (22): 5034-43.

[62] OMURO A, CORREA D D, DEANGELIS L M, et al. R-MPV followed by high-dose chemotherapy with TBC and autologous stem-cell transplant for newly diagnosed primary CNS lymphoma [J]. Blood, 2015, 125 (9): 1403-10.

[63] ILLERHAUS G, KASENDA B, IHORST G, et al. High-dose chemotherapy with autologous haemopoietic stem cell transplantation for newly diagnosed primary CNS lymphoma: a prospective, single-arm, phase 2 trial [J]. The Lancet Haematology, 2016, 3 (8): e388-97.

[64] RUBENSTEIN J L, HSI E D, JOHNSON J L, et al. Intensive chemotherapy and immunotherapy in patients with newly diagnosed primary CNS lymphoma: CALGB 50202 (Alliance 50202) [J]. Journal of clinical oncology: official journal of the American Society of Clinical Oncology, 2013, 31 (25): 3061-8.

[65] PULCZYNSKI E J, KUITTINEN O, ERLANSON M, et al. Successful change of treatment strategy in elderly patients with primary central nervous system lymphoma by de-escalating induction and introducing temozolomide maintenance: results from a phase II study by the Nordic Lymphoma Group [J]. Haematologica, 2015, 100 (4): 534-40.

[66] SHAH G D, YAHALOM J, CORREA D D, et al. Combined immunochemotherapy with reduced

[67] ABREY L E, MOSKOWITZ C H, MASON W P, et al. Intensive methotrexate and cytarabine followed by high-dose chemotherapy with autologous stem-cell rescue in patients with newly diagnosed primary CNS lymphoma: an intent-to-treat analysis [J]. Journal of clinical oncology: official journal of the American Society of Clinical Oncology, 2003, 21 (22): 4151-6.

[68] BATCHELOR T T, GROSSMAN S A, MIKKELSEN T, et al. Rituximab monotherapy for patients with recurrent primary CNS lymphoma [J]. Neurology, 2011, 76 (10): 929-30.

[69] SOUSSAIN C, CHOQUET S, BLONSKI M, et al. Ibrutinib monotherapy for relapse or refractory primary CNS lymphoma and primary vitreoretinal lymphoma: Final analysis of the phase II 'proof-of-concept' iLOC study by the Lymphoma study association (LYSA) and the French oculo-cerebral lymphoma (LOC) network [J]. Eur J Cancer, 2019, 117: 121-30.

[70] GROMMES C, PASTORE A, PALASKAS N, et al. Ibrutinib Unmasks Critical Role of Bruton Tyrosine Kinase in Primary CNS Lymphoma [J]. Cancer discovery, 2017, 7 (9): 1018-29.

[71] WILSON W H, YOUNG R M, SCHMITZ R, et al. Targeting B cell receptor signaling with ibrutinib in diffuse large B cell lymphoma [J]. Nature medicine, 2015, 21 (8): 922-6.

[72] GROMMES C, TANG S S, WOLFE J, et al. Phase 1b trial of an ibrutinib-based combination therapy in recurrent/refractory CNS lymphoma [J]. Blood, 2019, 133 (5): 436-45.

[73] LIONAKIS M S, DUNLEAVY K, ROSCHEWSKI M, et al. Inhibition of B Cell Receptor Signaling by Ibrutinib in Primary CNS Lymphoma [J]. Cancer cell, 2017, 31 (6): 833-43.e5.

[74] VU K, MANNIS G, HWANG J, et al. Low-dose lenalidomide maintenance after induction therapy in older patients with primary central nervous system lymphoma [J]. British journal of haematology, 2019, 186 (1): 180-3.

[75] TUN H W, JOHNSTON P B, DEANGELIS L M, et al. Phase 1 study of pomalidomide and dexamethasone for relapsed/refractory primary CNS or vitreoretinal lymphoma [J]. Blood, 2018, 132 (21): 2240-8.

[76] FRIGAULT M J, DIETRICH J, MARTINEZ-LAGE M, et al. Tisagenlecleucel CAR T-cell therapy in secondary CNS lymphoma [J]. Blood, 2019, 134 (11): 860-6.

[77] NAYAK L, IWAMOTO F M, LACASCE A, et al. PD-1 blockade with nivolumab in relapsed/refractory primary central nervous system and testicular lymphoma [J]. Blood, 2017, 129 (23): 3071-3.

[78] MAUDE S L, LAETSCH T W, BUECHNER J, et al. Tisagenlecleucel in Children and Young Adults with B-Cell Lymphoblastic Leukemia [J]. N Engl J Med, 2018, 378 (5): 439-48.

[79] SCHUSTER S J, BISHOP M R, TAM C S, et al. Tisagenlecleucel in Adult Relapsed or Refractory Diffuse Large B-Cell Lymphoma [J]. N Engl J Med, 2019, 380 (1): 45-56.

[80] GRUPP S A, KALOS M, BARRETT D, et al. Chimeric antigen receptor-modified T cells for acute lymphoid leukemia [J]. N Engl J Med, 2013, 368 (16): 1509-18.

[81] KOCHENDERFER J N, DUDLEY M E, KASSIM S H, et al. Chemotherapy-refractory diffuse large B-cell lymphoma and indolent B-cell malignancies can be effectively treated with autologous T cells expressing an anti-CD19 chimeric antigen receptor [J]. Journal of clinical oncology: official journal of the American Society of Clinical Oncology, 2015, 33 (6): 540-9.

[82] ABRAMSON J S, CHEN Y B. More on Anti-CD19 CAR T Cells in CNS Diffuse Large-B-Cell Lymphoma [J]. N Engl J Med, 2017, 377 (21): 2102.

[83] SHENKIER T N, VOSS N, CHHANABHAI M, et al. The treatment of primary central nervous system lymphoma in 122 immunocompetent patients: a population-based study of successively treated cohorts from the British Colombia Cancer Agency [J]. Cancer, 2005, 103 (5): 1008-17.

[84] RAOUX D, DUBAND S, FOREST F, et al. Primary central nervous system lymphoma: immunohis-

tochemical profile and prognostic significance [J]. Neuropathology: official journal of the Japanese Society of Neuropathology, 2010, 30 (3): 232-40.

[85] LI T, ZHAO L, ZHANG Y, et al. CAR T-Cell Therapy Is Effective but Not Long-Lasting in B-Cell Lymphoma of the Brain [J]. Frontiers in oncology, 2020, 10: 1306.

[86] DEANGELIS L M, SEIFERHELD W, SCHOLD S C, et al. Combination chemotherapy and radiotherapy for primary central nervous system lymphoma: Radiation Therapy Oncology Group Study 93-10 [J]. Journal of clinical oncology: official journal of the American Society of Clinical Oncology, 2002, 20 (24): 4643-8.

[87] BRADA M, HJIYIANNAKIS D, HINES F, et al. Short intensive primary chemotherapy and radiotherapy in sporadic primary CNS lymphoma (PCL) [J]. Int J Radiat Oncol Biol Phys, 1998, 40 (5): 1157-62.

[88] NELSON D F, MARTZ K L, BONNER H, et al. Non-Hodgkin's lymphoma of the brain: can high dose, large volume radiation therapy improve survival? Report on a prospective trial by the Radiation Therapy Oncology Group (RTOG): RTOG 8315 [J]. Int J Radiat Oncol Biol Phys, 1992, 23 (1): 9-17.

[89] BLAY J Y, ONGOLO-ZOGO P, SEBBAN C, et al. Primary cerebral lymphomas: unsolved issues regarding first-line treatment, follow-up, late neurological toxicity and treatment of relapses. The FNCLCC. French Fédération Nationale des Centres de Lutte contre le Cancer [J]. Ann Oncol, 2000, 11 Suppl 1: 39-44.

[90] CAMILLERI-BROëT S, CRINIèRE E, BROëT P, et al. A uniform activated B-cell-like immunophenotype might explain the poor prognosis of primary central nervous system lymphomas: analysis of 83 cases [J]. Blood, 2006, 107 (1): 190-6.

[91] CORN B W, DOLINSKAS C, SCOTT C, et al. Strong correlation between imaging response and survival among patients with primary central nervous system lymphoma: a secondary analysis of RTOG studies 83-15 and 88-06 [J]. Int J Radiat Oncol Biol Phys, 2000, 47 (2): 299-303.

[92] FERRERI A J, RENI M, PASINI F, et al. A multicenter study of treatment of primary CNS lymphoma [J]. Neurology, 2002, 58 (10): 1513-20.

[93] PELS H, SCHMIDT-WOLF I G, GLASMACHER A, et al. Primary central nervous system lymphoma: results of a pilot and phase II study of systemic and intraventricular chemotherapy with deferred radiotherapy [J]. Journal of clinical oncology: official journal of the American Society of Clinical Oncology, 2003, 21 (24): 4489-95.

[94] QIN D X, ZHENG R, TANG J, et al. Influence of radiation on the blood-brain barrier and optimum time of chemotherapy [J]. Int J Radiat Oncol Biol Phys, 1990, 19 (6): 1507-10.

[95] SHENKIER T N, BLAY J Y, O'NEILL B P, et al. Primary CNS lymphoma of T-cell origin: a descriptive analysis from the international primary CNS lymphoma collaborative group [J]. Journal of clinical oncology: official journal of the American Society of Clinical Oncology, 2005, 23 (10): 2233-9.

[96] 林洪生. 恶性肿瘤中医诊疗指南[M]. 北京: 人民卫生出版社, 2014. 540-559.

[97] 陈元, 何清湖, 朱珊莹. 中医养生观之维和 [J]. 中华中医药杂志, 2019, 34 (10): 4914-6.

[98] ABREY L E, BEN-PORAT L, PANAGEAS K S, et al. Primary central nervous system lymphoma: the Memorial Sloan-Kettering Cancer Center prognostic model [J]. Journal of clinical oncology: official journal of the American Society of Clinical Oncology, 2006, 24 (36): 5711-5.

[99] WIEDUWILT M J, VALLES F, ISSA S, et al. Immunochemotherapy with intensive consolidation for primary CNS lymphoma: a pilot study and prognostic assessment by diffusion-weighted MRI [J]. Clin Cancer Res, 2012, 18 (4): 1146-55.

脑膜瘤

名誉主编

樊代明

主　编

陈忠平　徐建国

副主编

卞修武　赵世光　马　军　夏云飞　张俊平

编　委（姓氏笔画排序）

丁新民　马　军　卞修武　方　芳　王宏勤
王跃龙　付晓红　任青青　刘志勇　刘志雄
刘健刚　印晓鸿　吕　粟　余化霖　张俊平
张家亮　张　敬　李贤彬　李蕴潜　杨咏波
杨　堃　辛　涛　陈忠平　陈虹旭　陈　罡
陈　铌　陈超越　姚小红　柯　超　赵世光
夏云飞　徐建国　贾　旺　梁军潮　梁锐超
惠旭辉　曾云辉　程宏伟　潘亚文

执　笔

徐建国　刘志勇　曾云辉　王跃龙　陈虹旭
陈超越　梁锐超　任青青　张　敬　李贤彬

前言

　　脑膜瘤（Meningioma）起源于蛛网膜帽状细胞，是最常见的神经系统肿瘤之一，可发生在颅内任何部位及任何年龄人群，以女性多见。脑膜瘤大部分病理学表现为良性肿瘤，通过手术完全切除可以治愈，对颅底脑膜瘤、窦镰旁脑膜瘤和高级别脑膜瘤，手术常难完全切除，术后复发率高，术后是否常规行放疗尚存争议。随着影像学技术的发展推广和人民群众健康意识的增强，越来越多无症状脑膜瘤被发现，尤其是老年患者，诊治尚不规范，往往被过度治疗。2016年欧洲神经肿瘤协会（EANO）发布了首个脑膜瘤的诊治指南，并于2021年6月更新。我国幅员辽阔，人口众多，脑膜瘤检出率逐年增加，同时各地区神经外科尤其是脑膜瘤诊治水平参差不一，目前尚未有制定和发布脑膜瘤诊治相关指南，因此为规范国内脑膜瘤诊治，实现均质化医疗发展目标，我们综合国内外脑膜瘤相关临床研究结果和诊治经验，编写了此脑膜瘤整合诊治指南。

第一章 流行病学

脑膜瘤是最常见的颅内原发性肿瘤，约占颅内原发性肿瘤的五分之二，患病率50.4/10万~70.7/10万，尸检发现2%~3%的人存在1个以上的脑膜瘤病变，随着影像技术的发展及推广应用，脑膜瘤检出率逐渐增加。脑膜瘤可见于任何年龄，但多见于中老年患者，随年龄增加发病率亦逐渐增加，其中75~89岁老年人群脑膜瘤年发病率高达22.2/10万。脑膜瘤男女均可发病，但女性多见，30~69岁的女性中，患脑膜瘤者约为男性的3倍。脑膜瘤可发生于颅内任何位置，常见部位依次为大脑半球凸面、大脑镰/窦镰旁、蝶骨嵴、桥小脑角、小脑半球、小脑幕、枕骨大孔、岩斜区、脑室内、眼眶内等，颅底脑膜瘤占所有脑膜瘤的43%~51%。在病理学方面WHO 1级80%~85%，2级10%~17%，3级2%~5%。四川大学华西医院2009年1月到2019年4月病理确诊脑膜瘤共5254例，女性3789例，男性1465例，平均年龄57±16岁，依次分布为40-60岁55%、60-80岁29.9%和20-40岁13.4%；其中WHO 1级83.8%、2级13.9%、3级1.2%，另有1.1%病理分级不明确，WHO 2级和3级脑膜瘤中幕上凸面和脑室内比例明显高于颅底，分别约为23%和8%。目前国内脑膜瘤发病率不明确，缺乏基于人群的脑膜瘤发病率临床研究，亟须进行脑膜瘤全国发病情况的登记研究以明确国内脑膜瘤的真实发病情况。

第二章

病因与危险因素

脑膜瘤的确切发病机制尚不明确,现有研究表明脑膜瘤与电离辐射、遗传突变、职业暴露、代谢、药物、年龄、性别等相关,而吸烟、饮酒和饮食习惯等因素与脑膜瘤的患病风险无明显相关。

第一节 电离辐射

电离辐射是脑膜瘤的一个明确危险因素,其相对危险度可达6~10,无明确对应的剂量反应关系。接受头部放疗的人群尤其是儿童后期患脑膜瘤的风险明显升高,在80160名广岛、长崎原子弹爆炸幸存者中观察到88例脑膜瘤,拟合线性超额相对风险(ERR)0.64(0.01-1.8)。牙科X光检查是人群接受电离辐射的一个途径,年轻时频繁行牙科X光检查,可能与颅内脑膜瘤的风险增加有关。一项开展于年龄在18岁至75岁之间709例脑膜瘤病例和1368例对照病例的对照研究显示,无确定证据表明使用手机与脑膜瘤发生相关。

第二节 激素

脑膜瘤长期被认为同时含有孕激素和雌激素受体,但孕酮受体却占了受体的大多数,生物活性更强,在复发脑膜瘤中表达明显增加,表明其在脑膜瘤增殖中发挥作用。从绝经前激素生成正常到内源性激素生成减少的过渡期可能是脑膜瘤生长的一个危险因素。现有研究证据尚不能证实外源性激素暴露会增加脑膜瘤发生风险,如使用激素避孕药或激素替代疗法等。但有一项研究表明,醋酸环丙孕酮的使用与需要侵入性治疗脑膜瘤的风险之间存在强烈剂量依赖关系,即醋酸环丙孕酮高剂量暴露下,发生脑膜瘤的风险升高,而停止治疗一年后,脑膜瘤的风险明显降低。

第三节　基因突变

神经纤维瘤病 2 型基因（NF2）作为一种肿瘤抑制基因，其缺失是一种常染色体显性遗传疾病。NF2 的体细胞或胚系突变是许多脑膜瘤发生的基础，但同时发现在不少病例中，包括 SMO、AKT1、PIK3CA、TRAF7、KLF4 和 POLR2A 在内的许多基因发生体细胞突变和 SMARCB1、SMARCE1 和 BAP1 等基因生殖系突变。这些不同基因遗传突变除与肿瘤发病相关外，还与肿瘤的形态、染色体不稳定性、位置等相关，如带有 NF2 突变的脑膜瘤通常与纤维组织密切相关，NF2 突变型脑膜瘤通常发生于大脑凸面或后颅窝，并伴有染色体不稳定性增加，而许多非 NF2 突变型脑膜瘤通常发生于前中颅窝，没有染色体不稳定性增加。

第四节　年龄与性别

2019 年发布的美国中枢性脑瘤登记报告中显示，2012—2016 年美国脑膜瘤的年龄校正年发病率为 8.58/10 万人，发病率随年龄增长而增加，在 65 岁后增幅较大，75 到 89 岁间老年人群脑膜瘤年发病率高达 22.2/10 万人。成年人群中脑膜瘤的发生率与性别明确相关，女性更加常见，WHO 1 级和 2 级脑膜瘤中女性发病率是男性的 2.3 倍。

第五节　代谢状况

肥胖、体重指数（BMI）与脑膜瘤的发生率相关，BMI 每增加 10 kg/m^2，风险约增加 20%（相对风险为 1.17，95% CI 为 1.03-1.34，P=0.02）。糖尿病与脑膜瘤的相关性尚存争议，有研究结果表明糖尿病与脑膜瘤风险正相关，但另一些研究却得出相反结论。

第六节　其他疾病

目前研究显示女性脑膜瘤与乳腺癌有很强的相关性，女性乳腺癌患者中脑膜瘤的发生率明显高于正常人群。

第三章

病理学

第一节 大体组织特点

大多数脑膜瘤边界清楚，附着在硬脑膜上，质地较硬、基底较宽，以挤压周围组织的方式缓慢生长，迫使邻近的大脑移位。在颅底、视神经管等狭窄部位的脑膜瘤可呈梭形、哑铃型等不规则形状，可以包裹神经、血管等结构。大多数脑膜瘤表面光滑，与正常脑组织、神经、血管之间有清晰的界面，部分牢固地附着在相邻脑组织上可能代表侵袭性脑膜瘤。与脑膜瘤相邻颅骨可能出现骨质增生，这通常与肿瘤侵入颅骨有关。脑膜瘤肿瘤切割面通常是坚韧的橡胶状，颜色从白色到棕红色不等，取决于肿瘤的血供情况。砂粒体丰富的肿瘤可能有沙子般的砂砾质地。脑膜瘤很少能看到骨、软骨或脂肪化生。

第二节 显微组织特点

根据2021年WHO神经系统肿瘤分类方法，脑膜瘤可分为15种组织类型：WHO 1级9种（脑膜上皮型、纤维型、过渡型、分泌型、砂粒体型、化生型、微囊型、血管瘤样型、富于淋巴浆细胞型）、WHO 2级3种（不典型、脊索样型、透明细胞型）和WHO 3级3种（间变型、乳头型、横纹肌样型）。根据组织学亚型和分级，脑膜瘤在显微镜下表现多种多样。大多数脑膜瘤由具有适量嗜酸性细胞质和卵圆形核的肿瘤细胞组成；部分主要表现出间充质特征，例如突出的梭形细胞成分、细胞间丰富的胶原沉积和偶尔的化生改变，包括软骨或骨化生；其他主要表现出上皮特征，例如具有丰富嗜酸性细胞质的上皮样形态，乳头状或腺样结构，偶尔还可见胞浆内分泌空泡。脑膜瘤最典型的组织学特征是漩涡状结构，这是由于肿瘤细胞包裹在一些特定的结构周围所形成的，细胞自身缠绕形成细胞漩涡，细胞外基质堆积后逐渐转为透明状漩涡，同心钙化后最终转化为砂粒体。脑膜瘤的另一非特异性特征，即核内假包涵体，是由细胞质膜内陷进入细胞核所形成。

第三节 分子病理特点

所有脑膜瘤最常见的改变是22q染色体缺失和其他NF2等位基因突变。随侵袭性和WHO分级增加，NF2突变型脑膜瘤可致拷贝数积累改变，其中染色体臂1p和染色体10缺失常首先出现，另外CDKN2A/B纯合缺失表明高度侵袭性过程。

在WHO 1级NF2野生型脑膜瘤中，还发现了其他几种突变，总频率如下：AKT1（20%）、SMO（11%）、KLF4（28%）、PIK3CA（7%）和TRAF7（40%），AKT1和KLF4突变常与TRAF7突变联合发生，而单独的TRAF7突变较少见，AKT1/TRAF7和SMO突变是脑膜上皮亚型的典型突变，尤其常发生在颅底脑膜瘤中。KLF4/TRAF7突变构成了分泌性脑膜瘤的驱动改变，可作为分泌性脑膜瘤的诊断标准之一。

在WHO 2级脑膜瘤中，几乎所有（97%）透明细胞脑膜瘤都带有SMARCE1突变。SMARCE1胚系突变可替代NF2生殖细胞突变作为小儿脑膜瘤的易感基因，后者主要发生在脊柱位置。横纹肌样脑膜瘤常发生BAP1突变和缺失，而乳头状脑膜瘤中发现PBRM1突变的富集，但BAP1和PBRM1突变是否能作为WHO 3级脑膜瘤诊断标准还需进一步研究。

TERT启动子突变已被证实是复发高风险的标志物，因此是新的2021 WHO分级中WHO 3级的独立标准。CDKN2A/B的纯合子缺失与不依赖于组织学类型的不良预后相关，因此也作为WHO 3级的标志物。

第四节 脑膜瘤分级

1 组织学分级

根据2021年最新WHO神经系统肿瘤分类方法，脑膜瘤仍分为三级，该分级取决于核分裂象、脑实质侵润（Brain invasion）或特定组织学特征，具体标准如下。

WHO 1级：每10个高倍视野（HPF）<4个核分裂象，无脑实质侵润。

WHO 2级：每10个HPF有4~19个核分裂象，或脑实质侵润，或同时存在下列形态学改变的三种情况：凝固性坏死，片状结构、突出的核仁（Sheeting, prominent nucleoli）、细胞密度增高和小细胞化。

WHO 3级：每10个HPF核分裂象≥20个。

2 分子病理学分级

WHO分级方法是目前最常用的神经肿瘤分级方法，对评估肿瘤预后有一定帮助，但神经外科常会发现部分WHO 1级脑膜瘤在全切术后迅速复发，也有WHO 2级脑膜瘤在全切术后未行放疗却在很长一段时间保持稳定，说明单独依靠WHO分级可能存在局限性。目前依据DNA甲基化谱将脑膜瘤分为MC ben-1、MC ben-2、MC ben-3、MC int-A、MC int-B、MC mal六类，可对预后进行更为精准的预测（表6-3-1）。另外也有研究整合脑膜瘤基因组、转录组和DNA甲基化组学信息，将脑膜瘤分为4种独具生物学特征的分子亚型：免疫相关型（MG1）、良性NF2野生型（MG2）、高代谢型（MG3）和增值型（MG4），这四种亚型之间患者无进展生存期有显著差异。现有研究表明多维度多组学数据的整合诊断将是未来脑膜瘤分类、分型的重要手段。

表6-3-1 脑膜瘤分子分型

分型	WHO分级	突变基因	染色体拷贝数变异	按DNA甲基化分类
脑膜上皮型	WHO 1级	AKT1（/TRAF7），SMO	无	MC ben-2
纤维型		NF2	染色体22q缺失	MC ben-1
过渡型		NF2	染色体22q缺失	MC ben-1
分泌型		KLF4/TRAF7	无	MC ben-2
砂粒体型		NF2	染色体22q缺失	MC ben-1
化生型		NF2	染色体5扩增	MC ben-3
微囊型		NF2	染色体5扩增	MC ben-3
血管瘤样型		NF2	染色体5扩增	MC ben-3
不典型	WHO 2级	NF2	染色体1p缺失，染色体22q缺失	MC int-A/B
脊索样型		NF2	染色体22q缺失	MC int-A/B
透明细胞型		SMARCE1	无	无
间变型	WHO 3级	NF2，TERT	染色体1p，10，22q缺失；CDKN2A/B纯合缺失	MC mal

注：ben—良性；int—中间型；mal—恶性；MC—甲基化分类。

第四章 临床表现

无症状性脑膜瘤多因其他疾病检查或体检偶然发现，诊断时无肿瘤相关临床表现，而症状性脑膜瘤主要因肿瘤压迫邻近结构引起神经功能障碍、侵犯或刺激脑组织诱发癫痫，以及瘤体大、脑脊液循环障碍、静脉引流障碍、脑水肿等引起头痛、呕吐、视乳头水肿等颅内高压相关症状和体征。脑膜瘤常见临床表现依次为头痛、局灶性颅神经受损症状、癫痫发作、认知功能改变、肢体无力、头晕或眩晕、共济失调或步态改变、感觉异常、眼球突出、晕厥等。脑膜瘤引起的神经功能障碍主要和脑膜瘤生长部位密切相关。癫痫发作是大脑凸面或窦镰旁脑膜瘤主要临床表现，多表现为局灶性发作、复杂局灶性发作、全面性发作或混合性发作，以全面性发作最常见；嗅沟等前颅底体积大的脑膜瘤可能引起心理、行为和性格等改变；鞍结节和鞍隔脑膜瘤常引起视力视野障碍，出现垂体功能紊乱概率低；鞍旁、蝶骨嵴内侧脑膜瘤亦可引起视力视野改变；视神经鞘脑膜瘤可表现为进行性单侧视力障碍、眼球突出等；海绵窦和岩骨脑膜瘤可引起眼痛或三叉神经痛；岩斜区脑膜瘤可表现为共济失调和相应颅神经受损症状；桥小脑角区脑膜瘤可出现听力下降、耳鸣等症状。

第五章

影像学评估

影像学检查是目前脑膜瘤最主要的诊断评估方法。结合CT和MRI可清晰显示肿瘤的形态学特征及瘤体周围的大脑解剖结构特征。脑膜瘤最典型的形态学特征是与硬脑膜宽基底附着的类圆形肿块，少部分表现为沿硬脑膜延伸的片状占位。神经外科医师对神经影像诊断的要求很明确：首先是行定位诊断，确定肿瘤大小、范围、肿瘤与周围重要结构（包括重要动脉、静脉、皮层功能区等）的毗邻关系及形态学特征。这对制定脑膜瘤手术方案有重要作用；其次是对神经影像学提出功能状况的诊断要求，如肿瘤生长代谢、血供状态及肿瘤对周边脑组织侵袭程度等，这对术后综合疗效评估具有关键作用。

第一节 常规影像学检查

1 脑膜瘤的CT特征

脑膜瘤在CT平扫上的典型特征为等密度肿块，肿瘤较小时易漏诊，肿瘤较大时可伴有占位效应和水肿，注射造影剂后瘤体出现明显且均匀的强化。在15%~20%的病例中，由于瘤体内部出现营养匮乏或化生性钙化，瘤体内部可表现为低密度影或斑点状极高密度影。CT除了筛查作用外，可用于评估瘤体与邻近骨性结构的关系，如骨质增生、骨质破坏及蝶窦的异常扩张等。脑膜瘤常引起骨质增生，通常发生于颅盖骨和蝶骨嵴，在CT上表现为骨性结构的异常增厚。颅骨的反应性增生和肿瘤侵袭的增生在影像学上难以鉴别，但在增生骨质内的明显增强信号通常提示后者的可能性大。此外CT脑血管三位成像（CT angiography，CTA）能显示主要动脉与瘤体的关系以及其在瘤内走行，有助于颅底脑膜瘤术前手术方案及策略的规划。

2　脑膜瘤的MRI特征

MRI扫描是评估肿瘤瘤体和肿瘤与周围组织结构关系的首选检查。常规MRI扫描序列包括T1加权像（T1WI）、T2加权像（T2WI）、FLAIR像及注射磁共振对比剂的强化扫描T1WI+C（T1C）。在T1 WI上，肿瘤瘤体通常表现为和大脑皮层相似的等信号或低信号；在注射钆造影剂的T1C序列上，大多数脑膜瘤瘤体呈明显、均匀的强化改变，少部分瘤体由于内部的钙化、囊肿、出血或坏死表现为边缘模糊、不规则强化，这些可能与肿瘤的侵袭性相关。在T2WI上，瘤体通常呈等或稍高信号，在轴外可观察到肿瘤和大脑之间的新月体形脑脊液裂隙影，但当高级别脑膜瘤出现脑实质侵犯时，脑脊液裂隙影可能消失。与T1C类似，尽管大多数脑膜瘤表现出典型的影像学特征，少部分肿瘤瘤体在T2WI上也可出现肿瘤坏死、囊性变、出血和脂肪浸润等特征。

72%脑膜瘤的T1C上，在与肿瘤相连的硬脑膜部位可见明显的条形强化，这被称为脑膜尾征，近三分之二的脑膜尾征可见肿瘤细胞浸润，而少部分脑膜尾征是硬脑膜对肿瘤的反应性变化。脑膜尾征并不是脑膜瘤特有的改变，可见于所有累及硬脑膜的肿瘤，因此脑膜尾征对脑膜瘤不具备诊断特异性，但可用于确认肿瘤的定位分析。

脑膜瘤在增大时会出现明显的脑实质向内移位。约半数以上的脑膜瘤可出现脑周围组织的水肿，形成环绕肿瘤的水肿带。这种水肿带形状不规则，在T1WI呈低信号，T2WI上呈高信号表现。对水肿带形成的原因有多种假说，即压迫性缺血伴血脑屏障受损、软脑膜微血管形成引起的血管分流、机械性静脉阻塞、肿瘤内静水压升高以及在肿瘤细胞内的分泌-排泄现象等。但研究证实有无瘤周水肿与肿瘤大小无关，瘤周水肿也不能用于准确地区分良性和非典型或恶性脑膜瘤。

MRI可用于脑膜瘤的血供评估。脑膜瘤瘤体内部的主要血供来自硬脑膜中的动脉。在瘤体与硬脑膜相连部，可存在一个突出的中央血管蒂，细小的血管分支从该蒂发出，呈辐条轮样放射状分布，为瘤体内部提供绝大部分血供；肿瘤表面的血供则通常来源于软脑膜血管的外周丛。因此在MRI上，瘤体内部和周围可出现明显的流空血管影或增强血管影。此外，MRI可显示脑膜瘤挤压和包裹周围的相邻血管以及肿瘤浸润或阻塞硬脑膜静脉窦的状况等。对于窦旁脑膜瘤，磁共振静脉造影（Magnetic resonance venography，MRV）可提供有关静脉窦受累与否和侧支静脉引流的信息。

在扩散加权成像（DWI）中，脑膜瘤的表观扩散系数（ADC）值不具备特异性，但也有一定的参考价值。通常来说，高级别脑膜瘤的ADC值较低，但部分低级别脑膜瘤可表现出类似特征。

在磁共振波谱分析（Magnetic resonance spectroscopy，MRS）中，脑膜瘤的胆碱（Cho）水平通常较高，N-乙酰天冬氨酸（NAA）水平通常降低或缺如，会出现特异性丙氨酸（Alanine，Ala）峰。

在磁共振灌注成像（Perfusion weighted imaging，PWI）中，脑膜瘤通常会显示较高的相对脑血流量（rCBF）和相对脑血容量（rCBV）。如在DSC序列上，脑膜瘤的信号强度在钆造影剂的快速注射后通常不能恢复至50%的基线水平；而在动脉自旋标记（ASL）中，灌注显示脑膜瘤的rCBF出现明显上升，特别是血管瘤型脑膜瘤。

第二节 分子影像

PET-CT是一种可以提供有关脑膜瘤生化和生理数据的成像方式。PET成像中最广泛使用的放射性药物是2-氟-2-脱氧-D-葡萄糖，即 ^{18}F-FDG。然而，大脑皮层对FDG有生理性的高摄取，故在炎症过程中也会出现FDG积聚，从而降低FDG-PET在脑肿瘤诊断中的准确性。因此，更多不同且更具体的放射性配基被用于脑肿瘤的诊断。在几乎所有的脑膜瘤中都有生长抑素受体Ⅱ（Somatostatin ReceptorⅡ，SSTRⅡ）的高表达，所以SSTR-PET是目前特异性最强的脑膜瘤检查方法。脑膜瘤与SSTR的高特异性结合特性使SSTR-PET可用于脑膜瘤与神经鞘瘤等颅内肿瘤鉴别诊断。由于示踪剂无法穿过血脑屏障，周围相邻的组织结构对SSTR的摄取率通常较低，因而SSTR-PET上肿瘤与周围组织背景的对比非常明显。在骨浸润或颅底脑膜瘤患者中，单纯的CT和MRI通常无法准确反映肿瘤与周围组织结构的关系，此时可考虑行SSRT-PET检查。

表6-5-1 不同WHO分级脑膜瘤影像学特征

病理分级	CT	MRI				PET-CT
		T1WI	T2WI	FLAIR	T1C	
低级别	等密度或稍高密度，部分可见钙化，溶骨性骨质破坏少见	稍低或等信号	稍高信号或等信号	等信号或高信号	边界清楚、光滑，均匀明显强化	低代谢
高级别	密度不均、形态不规则、边界不清、包膜不完整，可见溶骨性骨质破坏	混杂信号	混杂信号	混杂信号	不均匀强化，出现局部脑浸润、坏死或囊变	高代谢

注：低级别为WHO 1级，高级别为WHO 2级和3级。

第三节 智能化诊断

近年来，智能化诊疗成为医学发展的新趋势，基于人工智能（Artificial intelligence，AI）的计算机辅助诊断研究的发展为肿瘤治疗实现精准化、个体化、全程化提供了可能性。在既往有关于脑膜瘤的研究中，以机器学习（Machine Learning，ML）和深度学习（Deep Learning，DL）为代表的 AI 技术表现优异，基于图像分割网络和目标分类网络完成了诸如瘤体图像分割、肿瘤术前分级、Ki-67增值指数预测等临床任务。与人眼相比，计算机可以更准确地识别图像灰阶值，进而更有效地量化并分析医学影像中深层的图像特征，能在像素水平探索数据之间的潜在联系。基于这种能力，未来 AI 可以突破影像-病理的壁垒，建立影像学特征与肿瘤异质性、细胞及基因水平之间的联系，为临床的准确诊断和患者咨询提供有价值的信息，为制定精准化治疗方案和预测患者治疗反应提供帮助。

第四节 鉴别诊断

1 听神经鞘瘤

听神经鞘瘤起源于前庭神经鞘膜的雪旺氏细胞，为桥小脑角区最常见颅内脑外良性肿瘤。典型听神经鞘瘤的影像学特点为：①肿瘤主体位于桥小脑角区，内听道扩大呈喇叭状，这是诊断要点；②CT 表现以等密度为主，出现囊变时可见低密度区，极少数出血时可见斑片状高密度，但极少出现钙化；③MRI T1WI 呈等或低信号，T2WI 呈较高信号，常有囊变或出血呈混杂信号，强化不均匀；④患侧听神经增粗；⑤瘤周多无水肿。

发生于桥小脑角并伴有内听道强化的脑膜瘤易误诊为听神经鞘瘤，鉴别要点如下：①典型脑膜瘤 CT 平扫常呈等密度，但密度高于听神经鞘瘤，而 MRI T1WI 信号多呈稍低信号，T2WI 信号呈稍高信号。②脑膜瘤囊变及出血现象极少，常合并有钙化，增强扫描大部分可见脑膜尾征，并可见瘤周水肿；③多不累及患侧听神经，但极少数不典型脑膜瘤会累及患侧听神经并强化，需要病理学诊断。

2 脑膜转移瘤

颅内转移是晚期癌症最常见的神经系统并发症，以脑实质转移最常见的部，但也可累及脑膜。颅内脑膜转移瘤 MRI 表现可分 3 类：①典型的脑膜转移瘤表现为范围较广的硬脑膜中度增厚，增强后明显均匀强化；②部分脑膜转移瘤表现为似硬膜下血肿影，沿颅骨内板分布的、轻微弥漫性硬脑膜增厚；③少数表现为脑膜瘤样肿块。脑膜转移瘤 T1WI 呈低信号，T2WI 呈高信号，增强扫描一般呈明显强化，可存在"脑膜尾征"，因此传统 MRI 对脑膜转移瘤与脑膜瘤的鉴别价值不大。有研究认为磁共振波谱成像、T2 灌注成像、弥散加权像、表观弥散系数和 ^{11}C-蛋氨酸 PET-CT 有助于二者的鉴别。已报道肺癌、乳腺癌、滤泡状性甲状腺癌、前列腺癌及血液系统恶性肿瘤颅内转移可呈类似脑膜瘤样肿块型，对合并上述病史者，若有相关的临床和影像学表现，即应考虑脑膜转移瘤可能。

3 孤立性纤维性肿瘤

孤立性纤维性肿瘤，旧称血管外皮细胞瘤，是一种影像学表现非常类似于血管瘤型脑膜瘤的交界性肿瘤。颅内孤立性纤维性肿瘤通常起源于硬脑膜，多位于幕上，多数分叶明显，形状不规则，血供丰富，常表现为体积较大且局部侵袭性的硬脑膜肿块，有侵蚀邻近颅骨的倾向。二者影像学非常相似，即CT平扫多呈等或稍高密度，T1WI多呈等或稍低信号，T2WI多呈等或稍高信号，增强扫描均明显强化，均可出现"脑膜尾征"。二者鉴别诊断要点为：①颅内孤立性纤维性肿瘤多出现瘤体内部的囊变和坏死，增强后呈不均匀强化；②孤立性纤维性肿瘤强化程度更高，血管流空信号影更多；③孤立性纤维性肿瘤多引起颅骨侵蚀破坏，而脑膜瘤颅骨改变多为增生变厚。

4 原发性硬脑膜淋巴瘤

原发性硬脑膜淋巴瘤常见于大脑镰、小脑幕和鞍旁区区域，与脑膜瘤相比，血管源性水肿更常见，CT呈高密度，可出现骨质增生和骨质侵蚀；T1WI呈低信号，T2WI呈等至低信号，DWI像上呈扩散受限表现；增强后明显均匀强化，可出现硬脑膜尾征。该肿瘤代谢活跃，FDG-PET显示大量示踪剂摄取，有利于与脑膜瘤相鉴别。

第六章

治疗策略

第一节 观察

随着神经影像学发展及广泛应用，大量无症状脑膜瘤被诊断，并逐年增加。普通人群行头部MRI偶然发现脑膜瘤比例为0.9%~1.0%。前瞻性观察研究已证实75%的偶然发现脑膜瘤瘤体5年内增加15%以上，但所有病例均未出现肿瘤相关症状，且超过60%肿瘤呈自限性生长。目前主张对于偶然发现的脑膜瘤、无症状且直径小于3cm的脑膜瘤或老年无症状脑膜瘤建议动态随访，在发现后3~6月进行一次MRI随访，若病变无变化则每年行一次MRI检查了解病变进展情况，若病变继续无明显进展5年后可每2年一次头部MRI扫描。但在鞍区等区域肿瘤增大易引起神经功能受损，其观察需特别慎重，随访周期应相应缩短。

第二节 手术治疗

症状性脑膜瘤或进展性脑膜瘤首选手术治疗。手术治疗目的为切除病变，缓解肿瘤引起相关症状，同时获取标本明确病理性质和分子靶点等，为后续治疗提供依据。脑膜瘤手术治疗基本原则为最大限度安全切除肿瘤、降低复发率，同时尽量保留神经功能，改善术后生存质量。肿瘤切除范围是脑膜瘤预后的重要因素，目前常采用Simpson分级法定义肿瘤切除程度，即肿瘤全切除并切除肿瘤累及的硬膜和颅骨为Simpson Ⅰ级切除、肿瘤全切除并电凝肿瘤累及硬膜为Simpson Ⅱ级切除、肿瘤全切除但未对肿瘤附着硬膜进行处理为Simpson Ⅲ级切除、肿瘤部分切除为Simpson Ⅳ级切除和仅行瘤体减压或活检为Simpson Ⅴ级切除。肿瘤的切除程度与肿瘤部位、质地、大小及肿瘤与毗邻重要血管神经的关系等密切相关。

脑膜瘤手术治疗主要依据肿瘤基底附着部位、生长方向和肿瘤大小选择手术入路。对嗅沟脑膜瘤目前常采用纵裂间入路、额下入路、眶外侧入路或经鼻入路；鞍结节或鞍隔脑膜瘤可采用经颅入路或经鼻入路；蝶骨嵴或床突旁脑膜瘤可采用翼点入路、眶颧入路或Dolenc入路等；桥小脑角区脑膜瘤可采用乙状窦后入路、乙状窦前入路或远外侧入路；岩斜区脑膜瘤可采用岩前入路、岩后入路或岩前岩后联合入路等；镰幕区脑膜瘤主要采用枕部经天幕入路或天幕下小脑上入路；侧脑室三角区脑膜瘤常采用经皮层入路或经纵裂经胼胝体入路等。

为提高脑膜瘤手术安全首先应基于神经影像学资料详细了解肿瘤基底、血供来源、与重要血管神经的关系做好术前准备和选择合理手术入路；其次遵循"4D"手术策略，即断血供（Devascularization）、断基底（Detachment）、分块切除（De-bulking）和锐性解剖（Dissection）；另外应重视引流静脉保护；最后对于功能区病变或颅底脑膜瘤应尽可能在术中影像导航和术中电生理监测等技术辅助下进行。

第三节 放疗

放疗主要用于无症状且体积小的脑膜瘤、术后残留或复发脑膜瘤、高龄患者以及全身情况差不能耐受手术的症状性脑膜瘤。脑膜瘤的放疗主要包括立体定向放射外科、常规分割外放疗和核素治疗。尽管放疗相对手术创伤小，风险低，但仍可能出现脑水肿、放射性坏死、放射性脑病及神经损伤等暂时或永久性并发症。

1 立体定向放射外科

立体定向放射外科（SRS）主要包括伽马刀、X刀、射波刀和质子刀等，目前临床最常用的为伽马刀。SRS主要用于肿瘤直径小于3cm但全身情况较差的症状性脑膜瘤，WHO 1-2级脑膜瘤术后残留或术后复发者，以及部分小于3cm的无症状脑膜瘤。研究表明，伽马刀治疗直径小于3cm的颅内脑膜瘤，其肿瘤生长控制率与Simpson I级切除效果相当，但伽马刀治疗后肿瘤一般不会消失。伽马刀治疗脑膜瘤的放射处方剂量一般为12~16Gy，肿瘤边缘等剂量曲线一般为40%~50%，但需要根据肿瘤部位、体积、毗邻结构、是否复发以及患者年龄等因素，设计个体化的剂量方案。对于体积大于8ml的稍大脑膜瘤，部分学者主张采用分次或分期伽马刀治疗，多为剂量分次，单次处方剂量一般为8~10Gy，两次治疗间隔时间为3~6个月。

2 常规分割外放疗

常规分割放疗主要用于WHO 3级脑膜瘤的术后治疗，也适用于开颅术后肿瘤残留体积大或基底宽的WHO 1-2级脑膜瘤，以及部分肿瘤直径大于3cm或基底宽但全身情况较差的症状性脑膜瘤的初始治疗。治疗颅内脑膜瘤常用的分割外放疗方法包括分割调强放疗和三维分割适形放疗，总剂量一般为54~60Gy，分割剂量为200~

240cGy/次。

3 核素治疗

核素治疗在脑膜瘤治疗中使用较少,主要用于难治性脑膜瘤或复发脑膜瘤治疗。脑膜瘤特异性高表达生长抑素ⅡA受体,生长抑素ⅡA介导的核素治疗对脑膜瘤具有特异性,有临床研究显示生长抑素ⅡA介导的核素治疗对脑膜瘤有效,但尚需进一步的临床研究验证。

第四节 药物治疗

药物治疗主要用于无法再进行手术治疗或放疗的脑膜瘤,目前对脑膜瘤尚无确切有效的药物治疗。化疗药物(羟基脲、替莫唑胺、伊立替康、曲贝替定等)、生长抑素类似物(兰瑞肽、奥曲肽、帕瑞肽等)、靶向药物(贝伐单抗、伊马替尼、厄洛替尼、吉非替尼、瓦他拉尼、舒尼替尼等)、激素(米非司酮等)和干扰素-α等药物已用于脑膜瘤临床治疗研究。

第五节 中医治疗

脑膜瘤中医治疗仅针对早期神经功能损害不严重的患者或术后需要中医调理的患者。"头"通过经络与脏腑相连,不同部位之脑膜瘤与相关经络及脏腑密切相关。凡诊头疾者,当先审久暂,次辨表里。盖暂病者,必因邪气;久病者必兼元气。故暂病者,当重邪气,久病者当重元气。其辨之法,太阳在后,阳明在前,少阳在侧,实证和虚证之所当辨也。所以脑膜瘤之辨证论治分实证和虚证两大类,其实证分少阳头痛、痰湿阻滞型、肝阳上亢型和瘀血阻滞型四型,而虚证分肝肾亏虚型和气血虚弱型。大的原则是"扶正祛邪,攻补兼施"。中医依据望、闻、问、切四诊归纳为不同之证型,制定不同之治法,中西医结合治疗以达到缓解症状、提高疗效、延长生存期之目的。中医认为脑膜瘤患者以清淡饮食为主,尽量少食辛辣、肥甘和刺激性食物,勿情志过激、慎劳倦。

第六节 治疗流程图

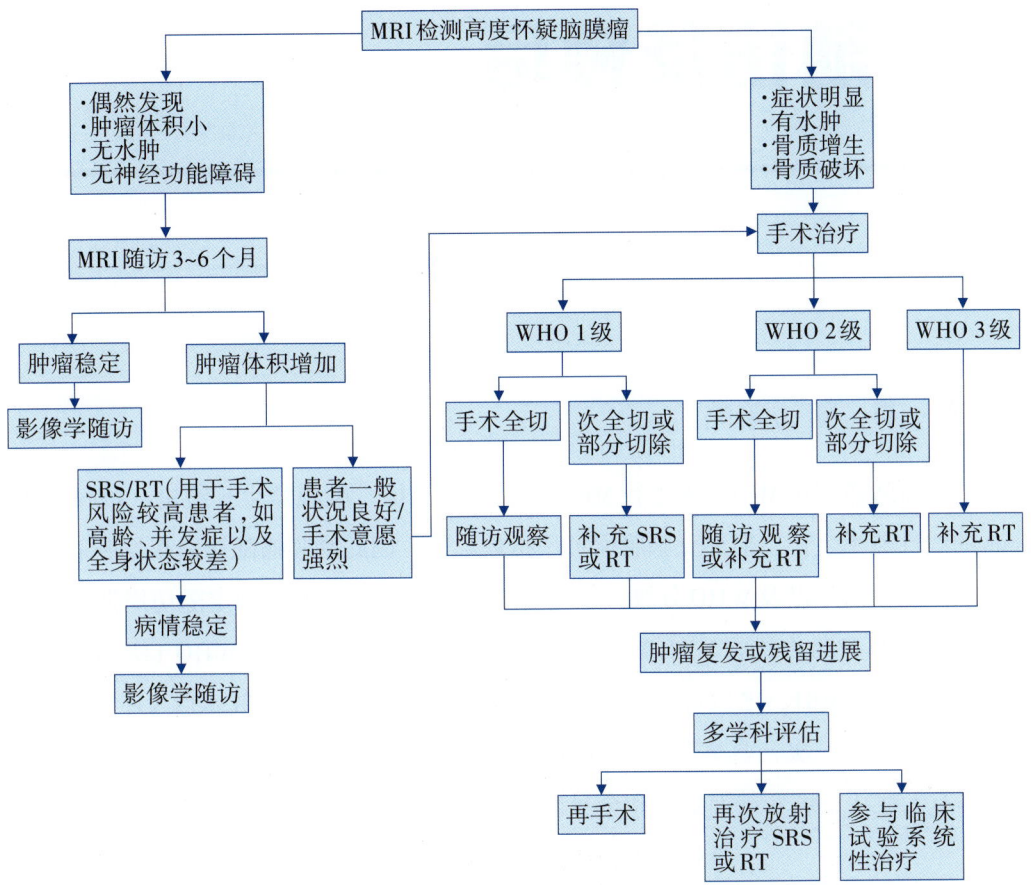

图 6-6-1 脑膜瘤治疗流程图

第七章

随访及预后

第一节　随访策略

脑膜瘤随访首选MRI，无法行MRI者可行CT扫描。脑膜瘤生长缓慢，以每年2~4mm的线性速率生长，但部分脑膜瘤可呈指数生长，因此脑膜瘤随访需根据肿瘤是否有症状、是否治疗以及WHO分级，并结合卫生经济学，个体化制定随访周期。脑膜瘤术后常在24~72h内进行MRI增强扫描以评估肿瘤残余情况。对WHO 1级脑膜瘤一般术后3月复查MRI，之后每年复查1次MRI，而对WHO 2级一般术后3月复查MRI之后每半年复查一次，具体随访策略见表6-7-1。随访观察若发现肿瘤复发或进展，应根据有无症状、病变进展快慢和全身情况等选择继续观察随访、手术或放疗等。

表6-7-1　不同级别脑膜瘤随访策略

脑膜瘤	5年内	5年后
WHO 1级或未治疗	每12个月	每24个月
WHO 2级	每6个月	每12个月
WHO 3级或复发	根据病情需要，每3~6月复查一次	

第二节　预后

1　生存率和复发率

评估脑膜瘤预后最有效的指标是病理分级（WHO分级）和肿瘤切除程度（Simpson分级）。尽管有些脑膜瘤采取了相对激进的治疗，WHO 1-3级脑膜瘤的10年生存期分别为83.7%、53%和0。良性和恶性颅内脑膜瘤的10年生存期分别为83.5%和58.3%，而良性和恶性脑脊膜瘤10年生存期明显高于颅内脑膜瘤，分别为95.6%和71.7%。WHO 1-3级脑膜瘤经Simpson 1级全切后5年复发率分别为7%~23%、50%~55%和72%~78%。

2　认知功能

脑膜瘤患者认知功能受损可出现于术前和术后,主要为记忆力、注意力和反应力等认知功能障碍。术前认知功能受损多源于肿瘤所在的解剖部位、肿瘤引起的颅内高压以及肿瘤导致的脑水肿。肿瘤位于额颞叶、肿瘤体积大、出现明显脑水肿和认知功能下降显著相关。术后认知功能受损可能与脑组织受损、使用抗癫痫药物和放疗有关。大于70岁的高龄患者更易出现认知功能损伤。接受手术治疗的患者中,12.3%会出现术后新发癫痫,40%存在认知功能或情感障碍(如焦虑或抑郁症状)。

第八章

特殊人群脑膜瘤

第一节 妊娠合并脑膜瘤

妊娠期合并脑膜瘤的发生率很低，据估计为（1~4.5）/10万人，妊娠并不会增加脑膜瘤的发病率。目前对妊娠期脑膜瘤的自然史及最佳处理策略仍缺乏大样本研究证据，可参考经验认识均来源于个案报道。研究显示，妊娠期性激素变化、血容量增加、液体潴留增加等生理变化，会导致脑膜瘤的生长增快，瘤体增大，瘤周水肿加重，导致症状加重或出现新的神经功能障碍症状。妊娠期脑膜瘤常见症状包括头痛、恶心、呕吐等颅内压增高表现，以及肢体无力、失语、视力视野障碍、新发抽搐等局灶神经功能障碍。需要注意的是，恶心和呕吐也是妊娠的常见症状，但主要发生于孕早期，且随着孕期增加逐渐改善，而肿瘤引起的恶心、呕吐更可能出现在孕晚期，逐渐加重并可能伴随头痛等表现。新发抽搐需与子痫相鉴别，子痫发作通常为全身性发作，发作前通常有高血压、头痛等前驱症状，而肿瘤相关癫痫可能为局灶性发作，但也可很快继发全身性发作，有时难以发现局灶性发作。当临床怀疑妊娠期脑膜瘤时，推荐行头部MRI检查。MRI没有辐射，可以安全地用于妊娠患者，但通常不推荐应用造影剂。

对无症状的妊娠期脑膜瘤患者，可选择随访观察，同普通人群脑膜瘤的处理原则一致。对有颅内压增高或明显神经功能障碍的患者，常需行开颅手术切除肿瘤，但开颅手术的最佳时机尚无定论。对妊娠期脑膜瘤患者，建议整合患者的个体特征，基于以下原则制定个体化的治疗策略：①确保患者的生命安全和神经功能状况是首要诊疗目标，当患者出现颅内压增高、神经功能障碍加重、有脑疝风险时，优先行开颅手术切除颅内肿瘤；②充分考虑患方的妊娠意愿及孕周情况，以制定妊娠时长及分娩时机，在确保患者安全前提下，可尽量延长妊娠时间，为胎儿的发育、成熟和存活提供有利条件；③在颅内高压尚未解除时，分娩建议选择行全麻剖宫产；④建议组建多学科团队，包含神经外科、产科、麻醉科、围产医学、新生儿科等，对患者进行整合评估并制定个体化的治疗流程。

第二节　儿童脑膜瘤

儿童脑膜瘤十分罕见，在所有脑膜瘤中不到1%，约占所有儿童中枢神经系统肿瘤2%。2型神经纤维瘤病（NF2）和治疗性射线暴露是儿童脑膜瘤最相关的危险因素。研究显示，在儿童期接受过颅脑照射的癌症幸存者中，40岁前发生脑脊膜瘤的累积风险为5.6%。儿童脑膜瘤患者的男女比例约为1.3∶1。与成人脑膜瘤相比，儿童脑膜瘤更具侵袭性，不典型脑膜瘤和间变性脑膜瘤的比例更高，更易复发，这可能与儿童脑膜瘤临床病理特征和分子特征有关。荟萃分析显示，首次手术的切除程度是儿童脑膜瘤最相关的独立预后因素，而术前放疗无确切获益。因此，儿童脑膜瘤的首选治疗是积极手术切除，并达到全切。对次全切除的患者，建议再次手术以获最大限度的切除。次全切除和WHO 3级的儿童脑膜瘤患者，需要严密观察随访。无神经纤维瘤病的儿童脑膜瘤患者至少需随访10年，而合并NF2的儿童脑膜瘤患者应终生随访。

第三节　老年脑膜瘤

随着人均寿命延长，以及CT和MRI检查的普及应用，老年脑膜瘤患者的人数逐渐增多。在老年志愿者人群研究中，头部MRI检查发现脑膜瘤的比率约为2.5%。在制定老年脑膜瘤患者的处理策略时，除了肿瘤本身特征外，还需要整合患者的功能状态、预期寿命和卫生经济学等考量。对意外发现的、体积较小的无症状脑膜瘤，以及功能状态较差的老年患者，可选择观察随访。有研究发现，大部分无症状脑膜瘤在为期5年的随访期间都无明显进展。但对有症状或有进展风险的老年脑膜瘤，仍需要积极干预。研究显示，与中青年脑膜瘤相比，老年脑膜瘤患者中WHO 2级和3级脑膜瘤的比例更高，手术后3个月的死亡率更高，中位总生存期更短，但无进展生存期无明显差异。接受手术治疗的老年脑膜瘤患者，与年龄相匹配的普通人群相比，其生存时间并未受到显著影响。因此，手术对老年脑膜瘤患者仍是安全可行的，但有时需权衡手术切除程度与手术时长及术后并发症风险等。对肿瘤较小或肿瘤切除风险过高的老年患者，可选择立体定向放疗代替手术。研究显示，老年脑膜瘤患者在放疗后5年的局部控制率和病因特异性生存率均大于90%，治疗相关的毒性小，并且无新发神经功能障碍。

第九章

未来研究方向

第一节　多组学诊断方式

将基因组、分子特征与组织病理学特征相整合正将提高我们对脑膜瘤诊断的准确性。新发现的生物学标志物和治疗靶点，为设计前瞻性临床试验带来希望，并为未来药物干预提出了新的、可靶向的途径。除分子标志物外，放射组学在改善脑膜瘤诊断中作用明显，且无诊断活检等相关有创操作风险。使用先进的成像技术（如超高场强的MRI）可进一步改进放射组学的AI学习模型，这将加速基于AI的决策支持系统转化为日常临床实践。未来用人工智能算法将放射组学与脑膜瘤的分子图谱等特征整合起来可以更准确的评估脑膜瘤的分级及预后，并指导脑膜瘤的治疗。

第二节　临床前模型建立

与二维细胞培养相比，体外3D培养的类器官模型培养耗时短、成功率高，能更好地模拟肿瘤的自然发展规律，且涵盖在体肿瘤的组织学和分子特征，更适合高通量药物筛选测试，因此类器官可能是脑膜瘤基础研究、药物开发和个体化治疗非常好的一个模型。当然，类器官也存在其内在的局限性，如缺乏与周围正常组织之间的相互作用。脑膜瘤体内模型中的PDX模型虽不能完全模拟患者体内的肿瘤微环境，但却是新药临床前测试的主要模型。

尽管不同的脑膜瘤模型存在诸多缺点，但随着细胞培养、异种移植物成像技术、CRISP/Cas9等基因编辑技术的进步，结合脑膜瘤中新发现的生物学特征，为开发更可靠、更具代表性的肿瘤模型提供了希望，这对更深入了解脑膜瘤的生物学机制和开展临床前药物评估至关重要。

第三节 新兴的治疗方式

目前正在进行许多针对脑膜瘤的靶向治疗,部分研究取得了可喜的结果。在未来研究中,加速发现新的靶点及信号通路将有望为药物开发提供新思路。在组织学基础上,使用标准化的成像技术,制定标准化的疾病反应评估体系和适当的临床试验终点,将有助于临床试验的开展和加速脑膜瘤患者新疗法的开发。当前免疫治疗研究中一个有希望的领域是淋巴细胞浸润与脑膜瘤遗传特征和肿瘤学结果之间的关系。未来需要深入研究免疫微环境与脑膜瘤分子遗传特征之间的复杂关系,明确免疫细胞及其在肿瘤内的分布和淋巴细胞类别(如$CD4^+/CD8^+$),识别与特定免疫细胞浸润相关的突变等,这将有助于为脑膜瘤免疫治疗的机制奠定理论基础。

参考文献

[1] OSTROM QT, CIOFFI G, WAITE K, et al. CBTRUS Statistical Report: Primary Brain and Other Central Nervous System Tumors Diagnosed in the United States in 2014–2018[J]. Neuro Oncol. 2021; 23 (12 Suppl 2): Ⅲ1–Ⅲ105.

[2] 樊代明. 整合肿瘤学·基础卷[M]. 西安: 世界图书出版西安有限公司, 2021.

[3] HOLLECZEK B, ZAMPELLA D, URBSCHAT S, et al. Incidence, mortality and outcome of meningiomas: A population-based study from Germany[J]. Cancer Epidemiol. 2019; 62: 101562.

[4] TENG H, LIU Z, YAN O, et al. Lateral Ventricular Meningiomas: Clinical Features, Radiological Findings and Long-Term Outcomes[J]. Cancer Manag Res. 2021; 13: 6089–6099.

[5] MOHAMMAD MH, CHAVREDAKIS E, ZAKARIA R, et al. A national survey of the management of patients with incidental meningioma in the United Kingdom[J]. Br J Neurosurg. 2017; 31 (4): 459–463.

[6] MAGILL ST, YOUNG JS, CHAE R, et al. Relationship between tumor location, size, and WHO grade in meningioma[J]. Neurosurg Focus. 2018; 44 (4): E4.

[7] 张丽, 张声, 刘雪咏, 等. 脑室内脑膜瘤临床病理学特征[J]. 中华病理学杂志, 2019, 48 (2): 4.

[8] LOUIS DN, PERRY A, WESSELING P, et al. The 2021 WHO Classification of Tumors of the Central Nervous System: a summary[J]. Neuro Oncol. 2021; 23 (8): 1231–1251.

[9] KSHETTRY VR, OSTROM QT, KRUCHKO C, et al. Descriptive epidemiology of World Health Organization grades Ⅱ and Ⅲ intracranial meningiomas in the United States[J]. Neuro Oncol. 2015; 17 (8): 1166–1173.

[10] ALLÈS B, POUCHIEU C, GRUBER A, et al. Dietary and Alcohol Intake and Central Nervous System Tumors in Adults: Results of the CERENAT Multicenter Case-Control Study[J]. Neuroepidemiology. 2016; 47 (3–4): 145–154.

[11] BOWERS DC, NATHAN PC, CONSTINE L, et al. Subsequent neoplasms of the CNS among survivors of childhood cancer: a systematic review[J]. Lancet Oncol. 2013; 14 (8): e321–328.

[12] BOWERS DC, MOSKOWITZ CS, CHOU JF, et al. Morbidity and Mortality Associated With Meningioma After Cranial Radiotherapy: A Report From the Childhood Cancer Survivor Study[J]. J Clin Oncol. 2017; 35 (14): 1570–1576.

[13] PRESTON DL, RON E, YONEHARA S, et al. Tumors of the nervous system and pituitary gland associated with atomic bomb radiation exposure[J]. J Natl Cancer Inst. 2002; 94 (20): 1555–1563.

[14] CLAUS EB, CALVOCORESSI L, BONDY ML, et al. Dental x-rays and risk of meningioma[J]. Cancer. 2012; 118 (18): 4530–4537.

[15] CARLBERG M, SÖDERQVIST F, HANSSON MILD K, et al. Meningioma patients diagnosed 2007–2009 and the association with use of mobile and cordless phones: a case-control study[J]. Environ Health. 2013; 12 (1): 60.

[16] HAGE M, PLESA O, LEMAIRE I, et al. Estrogen and Progesterone Therapy and Meningiomas[J]. Endocrinology. 2022; 163 (2).

[17] WEILL A, NGUYEN P, LABIDI M, et al. Use of high dose cyproterone acetate and risk of intracranial meningioma in women: cohort study[J]. Bmj. 2021; 372: n37.

[18] ABI JAOUDE S, PEYRE M, DEGOS V, et al. Validation of a scoring system to evaluate the risk of rapid growth of intracranial meningiomas in neurofibromatosis type 2 patients[J]. J Neurosurg. 2020; 134 (5): 1377–1385.

[19] ABEDALTHAGAFI M, BI WL, AIZER AA, et al. Oncogenic PI3K mutations are as common as AKT1 and SMO mutations in meningioma[J]. Neuro Oncol. 2016; 18 (5): 649–655.

[20] BRASTIANOS PK, HOROWITZ PM, SANTAGATA S, et al. Genomic sequencing of meningiomas identifies oncogenic SMO and AKT1 mutations[J]. Nat Genet. 2013；45（3）：285-289.

[21] SHANKAR GM, ABEDALTHAGAFI M, VAUBEL RA, et al. Germline and somatic BAP1 mutations in high-grade rhabdoid meningiomas[J]. Neuro Oncol. 2017；19（4）：535-545.

[22] SHANKAR GM, SANTAGATA S. BAP1 mutations in high-grade meningioma：implications for patient care[J]. Neuro Oncol. 2017；19（11）：1447-1456.

[23] SAHM F, SCHRIMPF D, STICHEL D, et al. DNA methylation-based classification and grading system for meningioma：a multicentre, retrospective analysis[J]. Lancet Oncol. 2017；18（5）：682-694.

[24] NASSIRI F, LIU J, PATIL V, et al. A clinically applicable integrative molecular classification of meningiomas[J]. Nature. 2021；597（7874）：119-125.

[25] YOUNGBLOOD MW, MIYAGISHIMA DF, JIN L, et al. Associations of meningioma molecular subgroup and tumor recurrence[J]. Neuro Oncol. 2021；23（5）：783-794.

[26] MIRIAN C, DUUN-HENRIKSEN AK, JURATLI T, et al. Poor prognosis associated with TERT gene alterations in meningioma is independent of the WHO classification：an individual patient data meta-analysis[J]. J Neurol Neurosurg Psychiatry. 2020；91（4）：378-387.

[27] SIEVERS P, HIELSCHER T, SCHRIMPF D, et al. CDKN2A/B homozygous deletion is associated with early recurrence in meningiomas[J]. Acta Neuropathol. 2020；140（3）：409-413.

[28] HUNTOON K, TOLAND AMS, DAHIYA S. Meningioma：A Review of Clinicopathological and Molecular Aspects[J]. Front Oncol. 2020；10：579599.

[29] LEE YS, LEE YS. Molecular characteristics of meningiomas[J]. J Pathol Transl Med. 2020；54（1）：45-63.

[30] 张华，张建国，胡文瀚，等.幕上脑膜瘤继发癫痫的危险因素分析及手术治疗效果[J]. 中华神经外科杂志，2018，034（012）：1192-1196.

[31] HARWARD SC, ROLSTON JD, ENGLOT DJ. Seizures in meningioma[J]. Handb Clin Neurol. 2020；170：187-200.

[32] BAUMGARTEN P, SARLAK M, BAUMGARTEN G, et al. Focused review on seizures caused by meningiomas[J]. Epilepsy Behav. 2018；88：146-151.

[33] DEMONTE F, RAZA SM. Olfactory groove and planum meningiomas[J]. Handb Clin Neurol. 2020；170：3-12.

[34] MAGILL ST, VAGEFI MR, EHSAN MU, et al. Sphenoid wing meningiomas[J]. Handb Clin Neurol. 2020；170：37-43.

[35] MAGILL ST, MCDERMOTT MW. Tuberculum sellae meningiomas[J]. Handb Clin Neurol. 2020；170：13-23.

[36] DOUGLAS VP, DOUGLAS KAA, CESTARI DM. Optic nerve sheath meningioma[J]. Curr Opin Ophthalmol. 2020；31（6）：455-461.

[37] AUM D, RASSI MS, AL-MEFTY O. Petroclival meningiomas and the petrosal approach[J]. Handb Clin Neurol. 2020；170：133-141.

[38] ALI MS, MAGILL ST, MCDERMOTT MW. Petrous face meningiomas[J]. Handb Clin Neurol. 2020；170：157-165.

[39] RAHEJA A, COULDWELL WT. Cavernous sinus meningioma[J]. Handb Clin Neurol. 2020；170：69-85.

[40] HUANG RY, BI WL, GRIFFITH B, et al. Imaging and diagnostic advances for intracranial meningiomas[J]. Neuro Oncol. 2019；21（Suppl 1）：i44-i61.

[41] 肖华伟，徐健，王相权，等.CT动态血管成像术前评估脑膜瘤[J]. 中国介入影像与治疗学，2020，17（6）：4.

[42] GOLDBRUNNER R, MINNITI G, PREUSSER M, et al. EANO guidelines for the diagnosis and treat-

[43] GALLDIKS N, ALBERT NL, SOMMERAUER M, et al. PET imaging in patients with meningioma-report of the RANO/PET Group[J]. Neuro Oncol. 2017; 19 (12): 1576-1587.

[44] NOWOSIELSKI M, GALLDIKS N, IGLSEDER S, et al. Diagnostic challenges in meningioma[J]. Neuro Oncol. 2017; 19 (12): 1588-1598.

[45] 尹腾昆, 王守森. 上矢状窦旁脑膜瘤患者镰状窦的MRV研究[J]. 中国临床解剖学杂志, 2020, 38 (5): 5.

[46] GOLDBRUNNER R, STAVRINOU P, JENKINSON MD, et al. EANO guideline on the diagnosis and management of meningiomas[J]. Neuro Oncol. 2021; 23 (11): 1821-1834.

[47] TAMRAZI B, SHIROISHI MS, LIU CS. Advanced Imaging of Intracranial Meningiomas[J]. Neurosurg Clin N Am. 2016; 27 (2): 137-143.

[48] 刘庆旭, 陈月芹, 刘晓龙, 等. 对比分析颅内血管外皮瘤与血管瘤型脑膜瘤MRI特点[J]. 临床放射学杂志, 2020 (10): 5.

[49] FRICONNET G, ESPÍNDOLA ALA VH, JANOT K, et al. MRI predictive score of pial vascularization of supratentorial intracranial meningioma[J]. Eur Radiol. 2019; 29 (7): 3516-3522.

[50] KOUSI E, TSOUGOS I, FOUNTAS K, et al. Distinct peak at 3.8 ppm observed by 3T MR spectroscopy in meningiomas, while nearly absent in high-grade gliomas and cerebral metastases[J]. Mol Med Rep. 2012; 5 (4): 1011-1018.

[51] KOIZUMI S, SAKAI N, KAWAJI H, et al. Pseudo-continuous arterial spin labeling reflects vascular density and differentiates angiomatous meningiomas from non-angiomatous meningiomas[J]. J Neurooncol. 2015; 121 (3): 549-556.

[52] QIAO XJ, KIM HG, WANG DJJ, et al. Application of arterial spin labeling perfusion MRI to differentiate benign from malignant intracranial meningiomas[J]. Eur J Radiol. 2017; 97: 31-36.

[53] 叶爱华, 苗焕民, 马新星, 等. MRI在颅内血管周细胞瘤与血管瘤型脑膜瘤鉴别诊断中的价值[J]. 临床放射学杂志, 2019 (2): 4.

[54] SILVA CB, ONGARATTI BR, TROTT G, et al. Expression of somatostatin receptors (SSTR1-SSTR5) in meningiomas and its clinicopathological significance[J]. Int J Clin Exp Pathol. 2015; 8 (10): 13185-13192.

[55] GRZBIELA H, TARNAWSKI R, D'AMICO A, et al. The Use of 68Ga-DOTA-(Tyr3)-Octreotate PET/CT for Improved Target Definition in Radiotherapy Treatment Planning of Meningiomas - A Case Report[J]. Curr Radiopharm. 2015; 8 (1): 45-48.

[56] ESTEVA A, ROBICQUET A, RAMSUNDAR B, et al. A guide to deep learning in healthcare[J]. Nat Med. 2019; 25 (1): 24-29.

[57] KLEPPE A, SKREDE OJ, DE RAEDT S, et al. Designing deep learning studies in cancer diagnostics[J]. Nat Rev Cancer. 2021; 21 (3): 199-211.

[58] CHEN C, CHENG Y, XU J, et al. Automatic Meningioma Segmentation and Grading Prediction: A Hybrid Deep-Learning Method[J]. J Pers Med. 2021; 11 (8).

[59] ZHANG H, MO J, JIANG H, et al. Deep Learning Model for the Automated Detection and Histopathological Prediction of Meningioma[J]. Neuroinformatics. 2021; 19 (3): 393-402.

[60] KHANNA O, FATHI KAZEROONI A, FARRELL CJ, et al. Machine Learning Using Multiparametric Magnetic Resonance Imaging Radiomic Feature Analysis to Predict Ki-67 in World Health Organization Grade I Meningiomas[J]. Neurosurgery. 2021; 89 (5): 928-936.

[61] HÅBERG AK, HAMMER TA, KVISTAD KA, et al. Incidental Intracranial Findings and Their Clinical Impact; The HUNT MRI Study in a General Population of 1006 Participants between 50-66 Years [J]. PLoS One. 2016; 11 (3): e0151080.

[62] BEHBAHANI M, SKEIE GO, EIDE GE, et al. A prospective study of the natural history of inciden-

tal meningioma-Hold your horses![J]. Neurooncol Pract. 2019；6（6）：438-450.

[63] LEE EJ，KIM JH，PARK ES，et al. A novel weighted scoring system for estimating the risk of rapid growth in untreated intracranial meningiomas[J]. J Neurosurg. 2017；127（5）：971-980.

[64] ISLIM AI，KOLAMUNNAGE-DONA R，MOHAN M，et al. A prognostic model to personalize monitoring regimes for patients with incidental asymptomatic meningiomas[J]. Neuro Oncol. 2020；22（2）：278-289.

[65] MOREAU JT，HANKINSON TC，BAILLET S，et al. Individual-patient prediction of meningioma malignancy and survival using the Surveillance，Epidemiology，and End Results database[J]. NPJ Digit Med. 2020；3：12.

[66] 李洋，袁贤瑞，谢源阳，等. 前床突脑膜瘤的显微手术治疗及疗效影响因素分析[J]. 中华神经外科杂志，2019，35（5）：6.

[67] PALDOR I，AWAD M，SUFARO YZ，et al. Review of controversies in management of non-benign meningioma[J]. J Clin Neurosci. 2016；31：37-46.

[68] NANDA A，MAITI TK，BIR SC，et al. Olfactory Groove Meningiomas：Comparison of Extent of Frontal Lobe Changes After Lateral and Bifrontal Approaches[J]. World Neurosurg. 2016；94：211-221.

[69] 马翔宇，刘士宝，郝怀勇，等. 经颞顶直切口皮质造瘘术在切除侧脑室三角区脑膜瘤中的应用[J]. 中华神经外科杂志，2020，36（1）：4.

[70] MESKAL I，GEHRING K，RUTTEN GJ，et al. Cognitive functioning in meningioma patients：a systematic review[J]. J Neurooncol. 2016；128（2）：195-205.

[71] BOMMAKANTI K，SOMAYAJULA S，SUVARNA A，et al. Pre-operative and post-operative cognitive deficits in patients with supratentorial meningiomas[J]. Clin Neurol Neurosurg. 2016；143：150-158.

[72] HENDRIX P，HANS E，GRIESSENAUER CJ，et al. Neurocognitive Function Surrounding the Resection of Frontal WHO Grade I Meningiomas：A Prospective Matched-Control Study[J]. World Neurosurg. 2017；98：203-210.

[73] MESKAL I，GEHRING K，VAN DER LINDEN SD，et al. Cognitive improvement in meningioma patients after surgery：clinical relevance of computerized testing[J]. J Neurooncol. 2015；121（3）：617-625.

[74] KUNZ WG，JUNGBLUT LM，KAZMIERCZAK PM，et al. Improved Detection of Transosseous Meningiomas Using （68）Ga-DOTATATE PET/CT Compared with Contrast-Enhanced MRI[J]. J Nucl Med. 2017；58（10）：1580-1587.

[75] MUSKENS IS，BRICENO V，OUWEHAND TL，et al. The endoscopic endonasal approach is not superior to the microscopic transcranial approach for anterior skull base meningiomas-a meta-analysis[J]. Acta Neurochir（Wien）. 2018；160（1）：59-75.

[76] BIR SC，PATRA DP，MAITI TK，et al. Direct Comparison of Gamma Knife Radiosurgery and Microsurgery for Small Size Meningiomas[J]. World Neurosurg. 2017；101：170-179.

[77] PATIBANDLA MR，LEE CC，TATA A，et al. Stereotactic radiosurgery for WHO grade I posterior fossa meningiomas：long-term outcomes with volumetric evaluation[J]. J Neurosurg. 2018；129（5）：1249-1259.

[78] COHEN-INBAR O，TATA A，MOOSA S，et al. Stereotactic radiosurgery in the treatment of parasellar meningiomas：long-term volumetric evaluation[J]. J Neurosurg. 2018；128（2）：362-372.

[79] ALFREDO C，CAROLIN S，GÜLIZ A，et al. Normofractionated stereotactic radiotherapy versus CyberKnife-based hypofractionation in skull base meningioma：a German and Italian pooled cohort analysis[J]. Radiat Oncol. 2019；14（1）：201.

[80] MARCHETTI M，CONTI A，BELTRAMO G，et al. Multisession radiosurgery for perioptic meningio-

mas: medium-to-long term results from a CyberKnife cooperative study[J]. J Neurooncol. 2019; 143 (3): 597-604.

[81] RYDZEWSKI NR, LESNIAK MS, CHANDLER JP, et al. Gross total resection and adjuvant radiotherapy most significant predictors of improved survival in patients with atypical meningioma[J]. Cancer. 2018; 124 (4): 734-742.

[82] ROGERS L, ZHANG P, VOGELBAUM MA, et al. Intermediate-risk meningioma: initial outcomes from NRG Oncology RTOG 0539[J]. J Neurosurg. 2018; 129 (1): 35-47.

[83] ROGERS CL, WON M, VOGELBAUM MA, et al. High-risk Meningioma: Initial Outcomes From NRG Oncology/RTOG 0539[J]. Int J Radiat Oncol Biol Phys. 2020; 106 (4): 790-799.

[84] WEBER DC, ARES C, VILLA S, et al. Adjuvant postoperative high-dose radiotherapy for atypical and malignant meningioma: A phase-Ⅱ parallel non-randomized and observation study (EORTC 22042-26042) [J]. Radiother Oncol. 2018; 128 (2): 260-265.

[85] VASUDEVAN HN, BRAUNSTEIN SE, PHILLIPS JJ, et al. Comprehensive Molecular Profiling Identifies FOXM1 as a Key Transcription Factor for Meningioma Proliferation[J]. Cell Rep. 2018; 22 (13): 3672-3683.

[86] FIORAVANZO A, CAFFO M, DI BONAVENTURA R, et al. A Risk Score Based on 5 Clinico-Pathological Variables Predicts Recurrence of Atypical Meningiomas[J]. J Neuropathol Exp Neurol. 2020; 79 (5): 500-507.

[87] BRASTIANOS PK, GALANIS E, BUTOWSKI N, et al. Advances in multidisciplinary therapy for meningiomas[J]. Neuro Oncol. 2019; 21 (Suppl 1): i18-i31.

[88] JENKINSON MD, JAVADPOUR M, HAYLOCK BJ, et al. The ROAM/EORTC-1308 trial: Radiation versus Observation following surgical resection of Atypical Meningioma: study protocol for a randomised controlled trial[J]. Trials. 2015; 16: 519.

[89] JENKINSON MD, WEBER DC, HAYLOCK BJ, et al. Letter to the Editor. Phase Ⅲ randomized controlled trials are essential to properly evaluate the role of radiotherapy in WHO grade Ⅱ meningioma[J]. J Neurosurg. 2018; 129 (4): 1104-1105.

[90] PREUSSER M, SILVANI A, LE RHUN E, et al. Trabectedin for recurrent WHO grade 2 or 3 meningioma: a randomized phase 2 study of the EORTC Brain Tumor Group (EORTC-1320-BTG) [J]. Neuro Oncol. 2021.

[91] KALEY T, BARANI I, CHAMBERLAIN M, et al. Historical benchmarks for medical therapy trials in surgery- and radiation-refractory meningioma: a RANO review[J]. Neuro Oncol. 2014; 16 (6): 829-840.

[92] FURTNER J, SCHÖPF V, SEYSTAHL K, et al. Kinetics of tumor size and peritumoral brain edema before, during, and after systemic therapy in recurrent WHO grade Ⅱ or Ⅲ meningioma[J]. Neuro Oncol. 2016; 18 (3): 401-407.

[93] SEYSTAHL K, STOECKLEIN V, SCHÜLLER U, et al. Somatostatin receptor-targeted radionuclide therapy for progressive meningioma: benefit linked to 68Ga-DOTATATE/-TOC uptake[J]. Neuro Oncol. 2016; 18 (11): 1538-1547.

[94] PREUSSER M, BRASTIANOS PK, MAWRIN C. Advances in meningioma genetics: novel therapeutic opportunities[J]. Nat Rev Neurol. 2018; 14 (2): 106-115.

[95] JI Y, RANKIN C, GRUNBERG S, et al. Double-Blind Phase Ⅲ Randomized Trial of the Antiprogestin Agent Mifepristone in the Treatment of Unresectable Meningioma: SWOG S9005[J]. J Clin Oncol. 2015; 33 (34): 4093-4098.

[96] WELLER M, ROTH P, SAHM F, et al. Durable Control of Metastatic AKT1-Mutant WHO Grade 1 Meningothelial Meningioma by the AKT Inhibitor, AZD5363[J]. J Natl Cancer Inst. 2017; 109 (3): 1-4.

[97] NAYAK L, IWAMOTO FM, RUDNICK JD, et al. Atypical and anaplastic meningiomas treated with bevacizumab[J]. J Neurooncol. 2012; 109 (1): 187-193.

[98] LOU E, SUMRALL AL, TURNER S, et al. Bevacizumab therapy for adults with recurrent/progressive meningioma: a retrospective series[J]. J Neurooncol. 2012; 109 (1): 63-70.

[99] KALEY TJ, WEN P, SCHIFF D, et al. Phase Ⅱ trial of sunitinib for recurrent and progressive atypical and anaplastic meningioma[J]. Neuro Oncol. 2015; 17 (1): 116-121.

[100] 曹明, 朱勋, 朱晓明, 等. 非典型脑膜瘤患者无进展生存期影响因素的Meta分析[J]. 中华神经外科杂志, 2020, 36 (6): 8.

[101] VOS KM, SPILLE DC, SAUERLAND C, et al. The Simpson grading in meningioma surgery: does the tumor location influence the prognostic value?[J]. J Neurooncol. 2017; 133 (3): 641-651.

[102] ZWECKBERGER K, HALLEK E, VOGT L, et al. Prospective analysis of neuropsychological deficits following resection of benign skull base meningiomas[J]. J Neurosurg. 2017; 127 (6): 1242-1248.

[103] ICHIMURA S, OHARA K, KONO M, et al. Molecular investigation of brain tumors progressing during pregnancy or postpartum period: the association between tumor type, their receptors, and the timing of presentation[J]. Clin Neurol Neurosurg. 2021; 207: 106720.

[104] LAVIV Y, BAYOUMI A, MAHADEVAN A, et al. Meningiomas in pregnancy: timing of surgery and clinical outcomes as observed in 104 cases and establishment of a best management strategy[J]. Acta Neurochir (Wien). 2018; 160 (8): 1521-1529.

[105] BATTU S, KUMAR A, PATHAK P, et al. Clinicopathological and molecular characteristics of pediatric meningiomas[J]. Neuropathology. 2018; 38 (1): 22-33.

[106] HE W, LIU Z, TENG H, et al. Pediatric meningiomas: 10-year experience with 39 patients[J]. J Neurooncol. 2020; 149 (3): 543-553.

[107] BOS D, POELS MM, ADAMS HH, et al. Prevalence, Clinical Management, and Natural Course of Incidental Findings on Brain MR Images: The Population-based Rotterdam Scan Study[J]. Radiology. 2016; 281 (2): 507-515.

[108] BROKINKEL B, HOLLING M, SPILLE DC, et al. Surgery for meningioma in the elderly and long-term survival: comparison with an age- and sex-matched general population and with younger patients[J]. J Neurosurg. 2017; 126 (4): 1201-1211.

[109] FOKAS E, HENZEL M, SURBER G, et al. Stereotactic radiotherapy of benign meningioma in the elderly: clinical outcome and toxicity in 121 patients[J]. Radiother Oncol. 2014; 111 (3): 457-462.

[110] DROST J, CLEVERS H. Organoids in cancer research[J]. Nat Rev Cancer. 2018; 18 (7): 407-418.

[111] YAMAZAKI S, OHKA F, HIRANO M, et al. Newly established patient-derived organoid model of intracranial meningioma[J]. Neuro Oncol. 2021; 23 (11): 1936-1948.

[112] CHOUDHURY A, RALEIGH DR. Preclinical models of meningioma: Cell culture and animal systems[J]. Handb Clin Neurol. 2020; 169: 131-136.

[113] CHUKWUEKE UN, WEN PY. Medical management of meningiomas[J]. Handb Clin Neurol. 2020; 170: 291-302.

[114] OGASAWARA C, PHILBRICK BD, ADAMSON DC. Meningioma: A Review of Epidemiology, Pathology, Diagnosis, Treatment, and Future Directions[J]. Biomedicines. 2021; 9 (3).

[115] RUTLAND JW, DULLEA JT, SHRIVASTAVA RK. Future directions for immunotherapy in meningioma treatment[J]. Oncotarget. 2021; 12 (22): 2300-2301.

[116] MASUGI Y, ABE T, UENO A, et al. Characterization of spatial distribution of tumor-infiltrating CD8 (+) T cells refines their prognostic utility for pancreatic cancer survival[J]. Mod Pathol. 2019; 32 (10): 1495-1507.

[117] 樊代明. 整合肿瘤学·临床卷[M]. 北京: 科学出版社, 2021.

鼻咽癌

名誉主编

樊代明

主　编

郎锦义　胡超苏　马　骏

副主编

卢泰祥　易俊林　朱晓东　林少俊　陈晓钟

冯　梅

编　委（姓氏笔画排序）

王卫东	王孝深	王佩国	王若峥	王　颖
兰　美	申良方	刘士新	刘秋芳	曲　颂
阴　骏	何　侠	吴湘玮	吴　慧	李金高
陈明远	陈梅华	陈韵彬	林　冰	金　风
胡国清	胡德胜	夏云飞	徐　鹏	秦继勇
高　劲	高　黎	黄叶才	路　顺	翟利民

第一章

流行病学

鼻咽癌（nasopharyngeal carcinoma，NPC）是一种鼻咽部黏膜上皮的恶性肿瘤，多发生于鼻咽顶壁及侧壁，尤其是咽隐窝，是具我国特征的常见恶性肿瘤之一。其以华南地区发病率最高，北方发病率较低，呈现人群易感现象，有明显的地区聚集性、种族易感性、家族高发倾向和发病率相对稳定的特点。目前认为，NPC的发生主要与EB病毒感染、遗传和环境等因素相关。同时，不健康的生活方式，如大量吸烟、食用腌制食品、空气污染等也可诱发该病的发生。NPC非流行地区，发病率随年龄增长而增加，呈双峰分布：首峰以青少年和青壮年居多，次峰以>65岁居多；NPC流行地区，30岁后发病率增加，40-59岁达高峰，随后下降。男女发病率比2.75∶1。亚洲NPC似乎有疾病特异性的生存优势，与性别、诊断年龄、分级、TNM分期和治疗无关；不同NPC组织学亚型相关死亡风险有显著差异；年龄对生存影响显著，15-45岁组5年生存率72%，65-74岁组仅36%；通常女性预后优于男性。

第二章 发病因素

EB病毒感染：通过分子杂交以及PCR发现，NPC活检组织中存在EB病毒的DNA、mRNA或其表达产物。EB病毒主要通过感染人类的口腔上皮细胞和B细胞，整合到宿主细胞DNA中，阻止受染细胞凋亡，并激活其生长，引起NPC。

个体因素：NPC可发生在任何年龄，但40岁~50岁最常见，其中男性多于女性。

环境因素：NPC高发地区食物和水的镍含量较高，动物实验证实镍可诱发NPC。

饮食因素：咸鱼、腊味等腌制食物是NPC的高危因素，这些食品在腌制过程中均会产生2A类致癌物亚硝酸盐，从而诱发NPC。大鼠诱癌实验发现亚硝胺类化合物可诱发NPC。

遗传因素：NPC有明显的种族和家族聚集性，发病率高的家族。迁居海外的后裔仍保持较高发病率。

第三章

早期筛查

　　早期NPC症状隐匿且不典型，极难发现，确诊时大多已是局部中晚期。NPC流行地区，间隔4周至少检测2次血EBV DNA的BamHI-W区域，同时联合内镜和MRI，筛查敏感性和特异性分别为97.1%和98.6%。每检测593人可发现1个病例，因此推荐在流行地区发现早期无症状NPC，仅限于高风险人群（如40-62岁男性）。虽然缺少筛查人群的总生存（Overall survival，OS）数据，但与匹配的历史队列相比，3年无进展生存（Progression free survival，PFS）显著改善。目前需注意以下问题。首先，在筛查手段方面，高发区NPC的初筛目前常基于EBV DNA和EBV抗体VCA-IgA、EA-IgA、EBNA1-IgA检测，但EB病毒在人群中感染非常普遍，约90%以上成人血清EBV抗体阳性，假阳性结果难以避免，易造成医疗资源浪费。而大部分早期患者外周血EBV DNA检测又为阴性，单一手段敏感性较低，无法有效筛出早期患者。此外，各地在检测机器、试剂、方法等缺乏统一标准，导致数据差异甚至不准确。电子鼻咽镜和鼻咽部MRI是NPC高危人群需行的两项重要检查，但尚难发现早期病变，且对操作人员及阅片者能力要求较高。由于医生对早期NPC的影像学，包括鼻咽镜及MRI图像判断能力参差不齐，可能导致部分早期NPC漏诊。其次，普通光学电子鼻咽内镜可能较难发现鼻咽黏膜上皮的癌前病变或早期肿瘤，也易导致漏诊。

　　要点小结：NPC治疗前基本诊断手段是鼻咽镜活检和影像学检查，可用于定性和分期诊断。鼻咽镜下活检组织病理学是NPC确诊和治疗的依据；完善的全身检查和准确的临床分期可为判断预后、制定个体化整合治疗方案提供必要依据。

第四章 诊断

第一节 临床表现及体征

NPC最好发部位是咽隐窝，侧壁常见，其次是鼻咽顶壁。早期阶段，NPC可无任何症状或症状隐匿且不典型，难以发现，确诊时大多已是局部中晚期。随病情进展，可出现耳鸣、听力下降、鼻塞、涕中带血、头痛、面麻、复视等系列症状，以及颈部肿块和颅神经麻痹等相关症状及体征。

鼻部症状：早期可有间断回吸性血涕，肿瘤增大阻塞后鼻孔可致鼻塞，且先为单侧阻塞，继之双侧。

耳部症状：位于咽隐窝的NPC，早期可压迫或阻塞咽鼓管咽口，引起耳鸣、耳闷及听力下降等。

颅神经症状：局部晚期患者确诊时可伴头痛或颅神经损害症状，如面麻、复视、视力下降、嗅觉下降或消失、神经性耳聋、眼睑下垂、眼球固定、吞咽活动不便、伸舌偏斜、声嘶等。

颈部淋巴结肿大：约70%NPC确诊时有颈淋巴结转移。以颈淋巴结肿大为首发症状就诊者约40%，多为无痛性肿块。随疾病进展，颈淋巴结可进行性增大，变硬，活动度差，先为单侧，继之双侧，合并感染可有局部红肿热痛。严重者可压迫颈部血管导致患侧头颈部疼痛，突发性晕厥，甚至死亡。

皮肌炎：少部分NPC可合并皮肌炎，以颜面部、前胸、后背、四肢皮肤更常见。通常无需特殊处理，随肿瘤受控，皮肌炎会随之好转。皮肌炎是严重的结缔组织疾病，其与恶性肿瘤的关系尚未明确，皮肌炎患者恶性肿瘤发生率至少比正常人高5倍。故对皮肌炎，须行仔细全身检查，以发现隐匿肿瘤。

远处转移症状：NPC尸检半数以上有远处转移，常见部位为骨、肺、肝，脑转移少见。转移病灶可致转移部位组织破坏或压迫而出现相应症状，如骨痛、咳嗽、腹痛等。出现耳闷、耳堵、听力下降、涕中带血、鼻塞、复视、头痛等症状，或扪及颈部无痛性肿块，应及时就诊。

第二节 实验室及影像学检查

1 常规检测

血常规、尿常规、大便常规、肝功能、肾功能、电解质、血糖、凝血功能和传染病筛查（乙肝、丙肝、梅毒、艾滋等），是了解患者一般状况、制定整合治疗方案所必需的检测。

2 肿瘤相关血液学检测

部分NPC伴有EB病毒DNA拷贝数增高，以及血清EB病毒抗体VCA-IgA和EA-IgA效价增高，与预后有一定相关性，可作为一种辅助诊断方法，目前主要用于：①普查，如血清EB病毒抗体效价高，应做鼻咽镜，有助于早期发现NPC；②对原因不明颈转移患者可找到隐匿在鼻咽的原发灶；③可用作NPC放疗前后的随诊，动态观察疗效辅助手段。

3 影像检查

3.1 MRI

MRI对软组织分辨率比CT高，可更清晰确定肿瘤部位、范围及其邻近结构的侵犯，尤其对脑组织、咽旁组织、肌肉组织的显像效果好。有条件患者均应行MRI增强检查，以更好确定分期、治疗方案以及放疗靶区的范围。后者应包括鼻咽及颈部。应用T1WI、T2WI和Gd-DTPA增强后T1WI序列进行横断位、矢状位和冠状位扫描重建，对NPC黏膜下浸润，及对咽颅底筋膜，腭帆张提肌，咽旁间隙，颅底骨质和颅内的侵犯了解更清。鼻咽肿瘤T1WI信号较肌肉低，T2WI信号偏高，Gd-DTPA增强后有明显强化。肿瘤侵犯骨髓腔T1WI信号明显减低。

3.2 CT或X光

对不能做MRI者可行鼻咽颈部CT检查。对了解NPC的病灶范围及对周围结构的侵犯比临床检查更具优势，尤其对咽旁、颅底和颅内侵犯。增强扫描对颈动脉鞘区，海绵窦的肿瘤侵犯和颈淋巴结转移的诊断更有帮助。检查部位应包括颅底、鼻咽和颈部。

建议年龄>50岁或长期抽烟者常规行胸部CT平扫而非胸部X片，以明确有否肺内转移或纵隔淋巴结转移。

3.3 B超

腹部B超可明确有否腹部转移。颈部B超有助于颈淋巴结性质判定，根据结内有无血流、高血流或低血流及其分布部位，来判定是否属转移性淋巴结。

3.4 ECT

全身骨ECT，常用于排除有无骨转移，其灵敏度较高，在骨转移症状出现前3个月或X光片检出骨质破坏前3-6个月内即有异常放射性浓聚。但骨外伤或炎症可出现假阳性。

3.5 PET/CT

对中晚期NPC，尤其颈部淋巴结或锁骨上淋巴结肿大者，直接行PET/CT以明确转移。

第三节 病理检查及免疫组化

NPC好发鼻咽顶前壁及咽隐窝，鼻咽镜可见病变处小结节状或肉芽肿样隆起，表面粗糙不平，易出血，病灶活检可确诊。当鼻咽、颈部都有肿物时，取材部位应首选鼻咽。只有多次活检病理阴性或鼻咽镜未见原发灶时才考虑颈部淋巴结活检。且应尽量取单个的、估计能完整切除的为好，尽量不在一个大的转移淋巴结上反复穿刺活检或切取活检，有研究认为这样会增加远处转移概率，最高可达20%，对预后有显著影响。NPC以鳞癌最常见，占95%以上，病理分为角化性、非角化性以及基底细胞样癌三类，以非角化性未分化型癌为主，其次是非角化性分化型癌和角化性癌。偶见鼻咽腺癌、类癌、腺样囊性癌等。角化癌在非流行地区更常见，非角化癌占NPC大多数，与EBV感染有关。

EBV表达。IARC认为有充分证据表明EBV对人类具有致癌性，可通过ISH检测NPC组织中EBV编码RNAs鉴定EBV。高级别异型增生和NPC细胞中发现有迟发EBV，但在正常上皮细胞或低级别异型增生中无，同时还发现EBV在鼻咽侵袭前病变中的克隆模式，为迟发感染的EBV RNA特征。EBV感染细胞表达多种迟发蛋白，包括EB核抗原和迟发膜蛋白。目前认为这些病毒蛋白免疫原性低，部分解释了NPC逃避免疫识别的方式。EBV基因组变异在NPC发展中的作用尚未阐明，全基因组测序显示NPC活检中EBV的许多基因组区域具有高度可变性。EBV几乎是非角化NPC的必要因素，在角化NPC中的作用不显著。

HPV表达。NPC流行区，非角化未分化癌中p16阳性和HPV表达（RNA探针检测13种高风险和5种低风险HPV类型）高达8%，较EBV表达者预后更好。NPC非流行区，HPV数据有限，在角化癌阳性率更高，与预后关系不清。HPV是否参与癌变和疾病进展尚待证实。

第五章

多学科与整合诊治（MDT to HIM）

第一节 评估主体

NPC需要多学科整合诊治（MDT to HIM）的讨论评估，其组成包括放疗科、头颈外科、肿瘤内科、诊断科室（病理科、影像科、超声科、核医学科等）、内镜中心、护理部、心理学专家、营养支持及社会工作者（临终关怀）等。

1 分期评估

NPC分期推荐AJCC和UICC联合制定的第8版分期（表7-5-1）。2017年7月1日，中国NPC临床分期工作委员会在福建南平召开了中国NPC分期修订工作会议，国内各位专家基于循证医学进行充分讨论和沟通，并达成共识，一致认为采纳在中国NPC2008分期和UICC/AJCC分期第7版各自优势基础上做了更新的UICC/AJCC分期第8版较为合理，中国2008分期的修订应参照UICC/AJCC第8版分期标准，以制定国际统一的分期标准。因此，推荐新的中国NPC分期2017版与UICC/AJCC分期第8版保持一致。

表7-5-1 AJCC/UICC NPC TNM分期（第八版）

原发肿瘤（T）	
Tx	原发肿瘤无法评估
T0	无原发肿瘤的证据，但有EBV阳性的颈淋巴结转移
Tis	原位癌
T1	肿瘤局限于鼻咽，可侵及口咽、鼻腔，无咽旁间隙侵犯
T2	有咽旁间隙侵犯，和/或邻近软组织侵犯（翼内肌、翼外肌、椎前肌肉）
T3	侵犯颅底骨质、颈椎、翼状结构，和/或鼻旁窦
T4	侵犯颅内、颅神经、下咽、眼眶、腮腺，和/或翼外肌以外的软组织

区域淋巴结（N）	
Nx	区域淋巴结无法评估
N0	区域淋巴结无转移
N1	单侧颈部淋巴结转移，和/或咽后淋巴结转移（无论单双侧），最大径≤6cm，转移淋巴结位于环状软骨下缘以上
N2	双侧颈部淋巴结转移，最大径≤6cm，转移淋巴结位于环状软骨下缘以上
N3	单侧或双侧颈部淋巴结转移最大径>6cm，和/或转移淋巴结位于环状软骨下缘以下
远处转移（M）	
M0	无远处转移
M1	有远处转移

表7-5-2　NPC临床分期（cTNM）

NPC临床分期（cTNM）			
0期	Tis	N0	M0
Ⅰ期	T1	N0	M0
Ⅱ期	T0~1	N1	M0
	T2	N0~1	M0
Ⅲ期	T0~2	N2	M0
	T3	N0~2	M0
ⅣA期	T4	N0~2	M0
	任何T	N3	M0
ⅣB期	任何T	任何N	M1

2　营养代谢状态评估

2.1　营养管理

合理的营养膳食，可提高对放化疗的耐受能力，加快患者治疗后康复。患者入院后，营养师应对患者及家属宣教，让其充分认识营养对康复的重要性，根据患者的营养状况，制定适宜的饮食方案。

2.2　肠内营养

患者胃肠功能好，但因解剖或原发病因素不能经口补充者，管饲肠内营养应为首选。短期可经鼻胃管，长期则需经皮内镜下胃造口术（percutaneous endoscopic gastrostomy，PEG）或空肠造瘘术进行。留置胃管鼻饲法适于短期营养患者，长期置放会引起鼻腔、食管及胃黏膜糜烂，并易引发吸入性肺炎。PEG对需长期肠内营养的患者可避免上述并发症。PEG可用价廉、自行制备的匀浆膳，既可减轻经济负担，又可维持和改善患者的营养状况及生活质量。但PEG为有创性且对生活和形象可能有影响，而不易被接受。

2.3　肠外营养

在肿瘤治疗开始及过程中，应尽早行肠内营养。但当患者进食困难且不能满足日常需要时可适当给予肠外营养。对有胃肠功能障碍者，应行肠外营养或肠外+肠内联合治疗。

3 疼痛评估

主诉是疼痛评估的金标准，镇痛治疗前必须评估疼痛强度。临床常用的疼痛评估方法有：

3.1 数字评价量表（numerical ratings cale，NRS）

表7-5-3 数字评价量表

数字评价量表	
0分	无痛
1–3分	轻度疼痛（疼痛尚不影响睡眠）
4–6分	中度疼痛
7–9分	重度疼痛（不能入睡或睡眠中痛醒）
10分	剧痛

应询问患者疼痛程度，作出标记，或让其圈出一个最能代表疼痛程度的数字。

3.2 语言评价量表（verbaldescriptionscales，VDS）

表7-5-4 语言评价量表

语言评价量表	
0级	无疼痛
Ⅰ级（轻度）	有疼痛但可忍受，生活正常，睡眠无干扰
Ⅱ级（中度）	疼痛明显，不能忍受，要求服用镇静药物，睡眠受干扰
Ⅲ级（重度）	疼痛剧烈，不能忍受，需用镇痛药物，睡眠受严重干扰，可伴自主神经紊乱或被动体位

首选数字疼痛分级法，内容包括疼痛病因、特点、性质、加重或缓解因素、疼痛对日常生活的影响、镇痛治疗疗效和副作用等，要明确有是否肿瘤急症所致的疼痛，以便即行相应治疗。

4 病理评估

目前广泛采用的NPC病理分型为WHO病理分型（2005年版）：

表7-5-5 NPCWHO病理分型

NPCWHO病理分型	
Ⅰ型	角化性鳞状细胞癌
Ⅱ型	分化型非角化性癌
	未分化型非角化性癌

流行病学资料显示高发区（中国华南地区和东南亚国家）98%NPC的病理类型为Ⅱ型，只有2%为Ⅰ型。Ⅰ型和Ⅱ型NPC的5年生存状态差异显著，而分化性与未分化性癌差异不明显。

国内研究：基于上述现象，由邵建永主导完成的NPC病理新分型多中心队列研究能将不同预后转归的患者显著区别开来。该研究项目主要分为3个队列：训练组【病例主要来源于中山大学肿瘤防治中心（1995-2005年）】，回顾性验证组（病例来源主要是除广州外全国其他的NPC高发区，包括广西、湖南、福建、安徽、香港和台湾地区等，以及新加坡），前瞻性验证组【病例主要来源于中山大学肿瘤防治中心（2007-2011年）】。根据NPC主要细胞形态学表现，将NPC分为4种病理类型，分别为上皮型癌、上皮-肉瘤混合型癌、肉瘤型癌和鳞状细胞癌。上皮型癌：小圆形、卵圆形或呈铺路样排列的肿瘤细胞，低核胞浆比或染色质丰富的细胞，大圆形细胞之间界限不清，核仁居中，大而圆囊泡样核并核仁显著占据肿瘤细胞75%以上；上皮-肉瘤混合型癌：同时具有上皮型癌和肉瘤型癌的特点。肉瘤型癌：不规则小细胞、大而染色质浓染的细胞、一致性中等大小的梭形细胞并核仁不显著，或者是浓染的细胞核，并有嗜酸性细胞浆的肿瘤细胞。鳞状细胞癌：明显细胞间桥和角化珠的高分化角化性鳞癌，以及低分化或中等分化鳞癌，有散在分布少量基底样细胞。各病理亚型5年生存率分别为上皮型癌78.9%，上皮-肉瘤混合型癌68.3%，肉瘤型癌59%，鳞状细胞癌41.1%。此种病理分型的优点是：分型界限清晰，各型有明确的细胞学特点，易于被临床病理医生所掌握。更为重要的是，此类分型能预测NPC患者5年生存预后：预后由好变差依次为上皮型癌，混合型癌，肉瘤型癌和鳞状细胞癌。

5 血栓栓塞评估

入院患者都应进行静脉血栓栓塞症（Venous thromboembolism，VTE）风险评估，特别是VTE高风险科室的住院患者。评估方案建议采用Padua评分量表（见表7-5-6），可根据各中心特点及不同临床情况进行调整。

表7-5-6 Padua评分量表

内科住院患者静脉血栓栓塞症风险评估表（Padua评分表）	
危险因素	评分
活动性恶性肿瘤，患者先前有局部或远端转移和（或）6个月内接受过化疗和放疗	3
既往静脉血栓栓塞症	3
制动，患者身体原因或遵医嘱需卧床休息至少3天	3
已有血栓形成倾向，抗凝血酶缺陷症、蛋白C或S缺乏，LeidenV因子、凝血酶原G20210A突变、抗磷脂抗体综合征	3
近期（≤1个月）创伤或外科手术	2
年龄≥70岁	1
心脏和（或）呼吸衰竭	1
急性心肌梗死和（或）缺血性脑卒中	1
急性感染和（或）风湿性疾病	1
肥胖（体质指数≥30kg/m²）	1
正在进行激素治疗	1

注：低危=0~3分；高危≥4分

第二节 诊断与鉴别

1 定性诊断

用电子鼻咽镜并活检行病理检查以明确肿瘤性质、分型及分化程度。

2 分期诊断

参见分期评估部分。

3 鉴别诊断

3.1 鼻咽血管纤维瘤

又称鼻咽纤维血管瘤，是鼻咽部各种良性肿瘤中较常见者，瘤中含有丰富血管，容易出血。与NPC主要鉴别点为病变部位，以及多次鼻出血史。

3.2 淋巴结炎

是一种非特异性炎症。淋巴结炎的致病菌可来源于口咽部炎症、皮下化脓性感染灶。相比于NPC，淋巴结炎多表现为双侧多个淋巴结肿大，但长时间淋巴结肿大并无明显的病理学变化。且炎症消退后，淋巴结可缩小。

3.3 恶性淋巴瘤

是一组起源于淋巴造血系统的恶性肿瘤的总称，以青壮年多见。淋巴瘤侵犯范围广泛，常侵及鼻腔及口咽。常见双侧颈部或全身淋巴结普遍肿大，质地有弹性，呈橡胶球感。如在肿块的表面看到黏膜线，则需要注意淋巴瘤的可能，可作为与NPC的鉴别点。

3.4 鼻咽部结核

患者多有肺结核病史，除鼻阻、涕血外，还有低热、盗汗、消瘦等症，检查见鼻部溃疡、水肿、颜色较淡。分泌物涂片可见抗酸杆菌，且伴有颈淋巴结结核。淋巴结肿大、粘连、无压痛。颈淋巴结穿刺可找到结核杆菌。结核菌素试验（PPD试验）强阳性。另X线胸片常提示肺部活动性结核灶。

3.5 其他良性增生性病变

鼻咽顶壁、顶后壁或顶侧壁可见单个或多个结节，隆起如小丘状，大小0.5cm~1cm，表面黏膜表面光滑、呈淡红色。多在鼻咽黏膜或腺样体的基础上发生，亦可由黏膜上皮鳞状化后发生，角化上皮潴留而形成表皮样囊肿改变，部分是黏膜腺体分泌旺盛而形成的潴留性囊肿。但当结节表面黏膜出现粗糙、糜烂、溃疡或渗血，需考虑癌变可能，应予活检明确诊断。

要点小结：NPC的综合评估需多学科整合（MDT to HIM）完成，以建立合理的

NPC诊疗流程，有助于实现最佳、个体化整合治疗。综合评估应包括分期、营养状态、疼痛、病理及血栓栓塞等方面。无论哪一种评估都要求全面、动态，综合评估需关注个体差异，以选择最佳治疗方案。

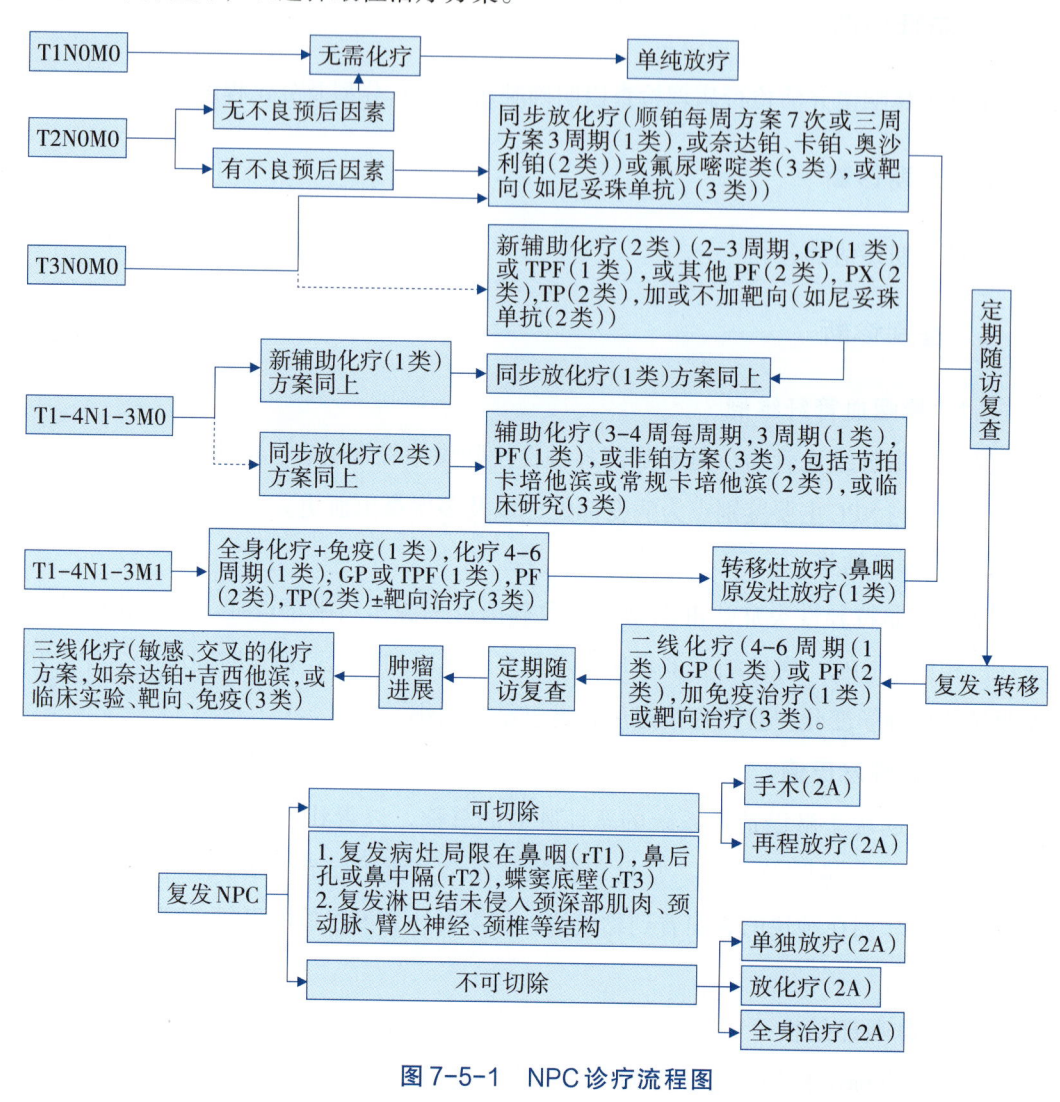

图 7-5-1　NPC诊疗流程图

第三节　预后相关因素

1　预后相关的临床因素

NPC预后的主要因素有临床分期（TNM分期）和原发肿瘤大小，T以及N分期，多项研究指出淋巴结包膜侵犯、治疗前BMI高和HBV感染均为NPC独立的预后不良因素，此外，年龄、病理分级、KPS分和颅底侵犯等对预后亦有显著意义。

2　预后相关的生物因素

NPC预后有关的生物学指标，目前广泛接受的是治疗前血清EBV-DNA水平，及其随治疗的动态变化。此外还有很多具有临床应用前景的生物学指标，如血清血红素水平、放疗前血红蛋白水平、上皮细胞黏附分子、细胞周期依赖性蛋白激酶调节亚基1（cyclin-dependentprotein kinase regulatory subunit1，Cks1）、P27、着丝粒蛋白F（centromere protein-F，CENP-F）、Rho-鸟嘌呤核苷酸交换因子3基因（Rho-guanine nucleotide ex－change factor3gene，ARHGEF3）、KLHDC4（kelchdomain containing4，KLHDC4）蛋白和Livin蛋白等也被认为与NPC预后相关。研究还发现多种长链非编码RNA（lncRNA）也可能与NPC预后相关。

第四节 治疗

1 放射治疗原则及技术

1.1 初治鼻咽癌放射治疗原则、剂量及正常器官耐受剂量

1.1.1 初治鼻咽癌放射治疗原则。

对Ⅰ期（T1N0M0）NPC，采取单纯根治性放疗即可获得满意疗效。对Ⅱ期（T0~2N0~1M0）NPC，根治性放疗是否加用同期化疗存在较大争议，其中T2N1具有较高远处转移发生率，应联合顺铂为主的同期化疗。对局部晚期（Ⅲ~ⅣA期）NPC，需联合铂类同步化疗。根据分期及个体情况，在同步放化疗基础上进一步增加化疗强度（如联合诱导化疗或辅助化疗）。此外，对无法耐受或不愿接受化疗患者，放疗联合靶向治疗（如西妥昔单抗、尼妥珠单抗、重组人血管内皮抑制素等）及免疫治疗也是选择方案之一。

1.1.2 定位技术规范。

（1）放疗体位：NPC治疗体位一般采取自然仰卧位，选择合适角度的头枕（标准头枕、发泡胶等），双臂自然平行置于身体两侧，左右肩高度一致，双腿并拢伸直；采用头颈肩热塑膜固定，覆盖从颅顶到肩关节的范围，固定在体架上。扫描中心通常选择在与治疗靶区中心接近的部位，标记点尽量选择在平坦部位（避免选择鼻尖、颏下）以确保摆位重复性好。建议扫描层厚3mm；范围从头顶至胸骨切迹下2cm，宽度需包括双侧肩部所有皮肤。无造影剂禁忌者，CT扫描需采用静脉碘造影剂增强。

（2）MRI模拟定位：MRI是NPC靶区勾画的重要影像学参照，有条件者可行带膜MRI模拟定位。并将定位CT与定位MRI图像融合后进行靶区勾画。如无条件者，尽量按照CT模拟定位体位进行MRI扫描，并采用颅底骨性标记融合方式与定位CT进行图像融合。

1.1.3 放疗靶区定义。

（1）根治性放疗的靶区勾画。

NPC 照射靶区包括鼻咽大体肿瘤、颈转移阳性淋巴结、亚临床区域和颈淋巴结引流区，尽量避免或减少重要器官的照射。靶区勾画以 MRI 为基础，结合鼻咽喉镜、颈部体格检查，在定位 CT 图像上进行勾画，必要时可结合 PET/CT。鼻咽大体肿瘤靶区（gross tumor volume of nasopharyngeal carcinoma, GTVnx）：临床和影像学检查所见的鼻咽部原发肿瘤区域。颈部大体肿瘤靶区（gross tumor volume of cervical node, GTVnd）：临床检查和（或）影像学所见的肿大淋巴结。临床靶区（clinical target volume, CTV）主要基于 NPC 的局部侵袭规律和路径，分为高、中和低风险区。CTV1：包括 GTVnx 及其周围的亚临床病灶区域（一般在 GTVnx 外 5 mm，紧邻脑干方向，距离可缩小至 1mm）。CTV2 及 CTVnd：包括 CTV1 及其外缘 5 mm 范围（紧邻脑干方向，距离可缩小至 2mm），并且包括 GTVnd 以及需要预防性照射的颈淋巴结引流区。如果阳性淋巴结有明显包膜外侵犯，或侵犯周围肌肉者，可根据具体位置增设 CTV1。对于双侧均有淋巴结转移者，预防性照射颈淋巴结引流区包括双侧 Ⅱ、Ⅲ、Ⅳ、Ⅴa、Ⅴb 区；对仅一侧有淋巴结转移者，N+侧预防性照射颈淋巴结引流区包括 Ⅱ、Ⅲ、Ⅳ、Ⅴa、Ⅴb 区，而阴性侧包括 Ⅱ、Ⅲ、Ⅴa 区；对于 N0 的患者，预防性照射颈淋巴结引流区包括双侧 Ⅱ、Ⅲ、Ⅴa 区。此外，对 Ⅰb 区，不作为常规照射，如颌下腺有受累、Ⅱa 区淋巴结最大径≥2cm、Ⅱa 区淋巴结包膜外侵，或口腔、鼻腔前半部分有受侵时需行照射。

（2）诱导化疗后根治性放疗靶区勾画。

诱导化疗在局部晚期 NPC 治疗中应用越来越普遍，标准的一线诱导化疗方案有效率均在 75% 左右。诱导化疗后肿瘤体积和范围常会发生较大变化，因此与根治性放疗的靶区勾画略有差异。①GTVnx：凸向鼻咽腔或向咽旁膨胀性生长的软组织肿瘤应据化疗后实际范围勾画，但颅底骨质受侵区域，应按化疗前范围勾画。②GTVnd：按化疗后影像所见区域勾画，但如有包膜外侵肌肉时，应含侵犯肌肉区域。③CTV1 和 CTV2：原则上同根治性放疗，但 CTV1 须包括化疗前软组织浸润范围。

1.1.4 剂量以及正常器官耐受剂量。

根据鼻咽原发病灶、亚临床病灶、颈淋巴结和颈淋巴引流区不同分别给予不同的处方剂量，一般采用常规分割，处方剂量参照如下。

表 7-5-7 处方剂量参照表

部位	靶区	总剂量	总次数
原发灶	PTV—GTVnx	D_T 68-76Gy	30-33次
	PTV—CTV1	D_T 60-64Gy	30-33次
	PTV—CTV2	D_T 50-54Gy	30-33次
颈淋巴结	PTV—GTVnd	D_T 66-70Gy	30-33次
	PTV—CTV2	D_T 50-54Gy	30-33次

头颈部解剖结构复杂，器官多，需要精准的勾画与剂量限制。NPC放疗中必须勾画的危及器官（organ at risk，OAR）包括脑干、颈髓、视神经、视交叉、晶体、双侧颞叶、垂体、内耳、腮腺、颞颌关节、下颌骨等。可选择的器官包括眼球、口腔、舌、喉、甲状腺、咽缩肌、颌下腺、乳突、臂丛神经等。

限制剂量参考QUANTEC（2012标准），重要的危及器官限量如下表供参考。当肿瘤局部分期晚或肿瘤侵入颅内并已出现颅神经受侵症状时，需要经过多位上级医生讨论后确定靶区并制定OAR剂量。有文献报道，在调强适形放疗（intensity modulated conformal radiotherapy，IMRT）时代为了保证肿瘤侵犯部位靶区的剂量进而提高局部控制率，在知情同意前提下，适当调整OAR限制剂量并未明显增加严重的放疗并发症。

表 7-5-8　放疗限制剂量参考表

部　位		剂量
脑干		$D_{max} \leq 54Gy$、（或）$V_{60} \leq 1\%$
颈髓		$D_{max} \leq 45Gy$
视神经、视交叉		$D_{max} \leq 54Gy$
晶体		$D_{max} \leq 12Gy$
颞叶		$D_{max} \leq 60Gy$
下颌骨、颞颌关节		$D_{max} \leq 60Gy$
腮腺	全腮腺	$V_{40} \leq 50\%$
	腮腺浅	$V_{30} \leq 50\%$
内耳		$D_{max} \leq 40Gy$

要点小结：

（1）Ⅰ期NPC采用单纯根治性放疗即可获得满意的治疗疗效。

（2）Ⅱ期NPC可行根治性放疗联合顺铂为主的同步化疗，不适宜化疗者，可用单纯放疗。

（3）Ⅲ-ⅣA期NPC推荐在放疗基础上联合系统性治疗；对无法耐受或不愿意接受化疗的患者，可选择放疗联合靶向治疗或免疫治疗。

（4）NPC放疗前需要进行精准的定位CT及MRI扫描，图像融合后进行靶区勾画。

（5）需要精细勾画靶区和OAR，并尽量避免或减少重要危及器官的照射。

1.2　复发鼻咽癌放射治疗原则、剂量及正常器官耐受剂量

1.2.1　复发鼻咽癌治疗原则

对复发NPC，应该遵循MDT模式，针对不同的复发模式，用放疗、手术、化疗、靶向、免疫治疗等手段，制定个体化整合治疗策略，既提高疗效也保证生存质量。

1.2.2　再程放疗技术

再程放疗的时机和实施需慎重。复发NPC常需先行二线化疗或靶向治疗，局部病灶控制后再行再程放疗，且首选IMRT。再程放疗前，需再行准确分期，并严格限

制周围器官剂量。后装与IMRT的早期疗效相似，但晚期并发症如鼻咽坏死、出血等明显增加，再程放疗实施前，患者及家属的知情同意很重要，要充分告知黏膜溃疡、颅底坏死和大出血风险。

分次立体定向放疗（Stereotactic radiotherapy，SRT）和立体定向放射外科（stereotatic radiosurgery，SRS）能满足高剂量集中在靶区内，剂量分布锐利，剂量下降快速，适形性好，有利于正常组织保护。选择性复发NPC的SRT局部控制（Local control，LC）率在53.8%~92.0%，5年OS率为40%左右。SRT与SRS对比，尽管生存无明显差别，但是分次SRT可获更好LC率。SRT要求肿瘤体积不宜过大，且与重要神经结构有一定距离。因其是高精度治疗方法，对技术要求高，适合有经验的医院开展。

1.2.3 再程放疗靶区勾画

（1）GTV，GTVnx包括影像学及临床检查可见的原发肿瘤，GTVnd为颈转移性淋巴结。

（2）CTV，复发NPC均不考虑淋巴结引流区预防性照射，区域复发仅照射转移淋巴结所在区域；推荐CTV为GTVnx+（5-10）mm及区域复发淋巴引流区域。

（3）PTV，考虑照射时摆位误差、系统误差、器官移动及靶区变化等因素，推荐外扩3~5mm。

1.2.4 剂量以及正常器官耐受剂量

放疗剂量及分割方式：研究发现生物效应剂量（Biological effectiveness dose，BED）（按肿瘤$\alpha/\beta=10$时计算）<60Gy，局部区域控制率（Localregional control，LRC）明显差于BED>60Gy。且剂量递增，严重并发症也明显增加。BED=60~70Gy与>70Gy比较，LRC率无明显差别。一项Ⅱ期研究对比IMRT低剂量（60Gy/27次）和高剂量（68Gy/34次）治疗复发NPC疗效，发现LRC率无明显差别，低剂量组生存率更高，低剂量组晚期并发症相关死亡降低。小样本回顾性研究发现超分割可减少鼻咽大出血发生，有提高生存的潜力。但目前在复发NPC尚缺乏更明确证据表明超分割方式更优，超分割放疗需要探索。因此，在保证重要OAR耐受剂量前提下，照射总剂量PTV可考虑给予60~64Gy/30~35次或BED_{10}>60Gy，不应追求过高剂量。

目前尚无再程放疗OAR限量的标准。不同组织放射损伤修复存在明显差异，与器官组织类型、之前照射范围大小以及放疗间隔时间有关，在设置再程放疗OAR限量时要考虑上述因素。目前经验已知是再程放疗脑干和脊髓最大耐受剂量为40Gy和30Gy。其他OAR限量要求为最大耐受剂量（TD5/5）减去30%的首次照射剂量。香港业界OAR终生限量最严格，可作为参考，具体剂量限制如下表。

表 7-5-9 香港业界 OAR 终生限量表

OAR 终生放射剂量的绝对限量			
项目	器官剂量限定（Gy）	PRV 扩边	PRV 剂量限定
脑干	最高剂量 70.2	$\geq 1_{mm}$	$D_{1\%}<78Gy$
脊髓	最高剂量 58.5	$\geq 5_{mm}$	$D_{1cm^3} \leq 65\%$
视神经	最高剂量 65	$\geq 1_{mm}$	最高剂量 78Gy
视交叉	最高剂量 65	$\geq 1_{mm}$	最高剂量 78Gy
颞叶	最高剂量 $D_{1cm^3}<84.5$	/	/
臂丛神经	最高剂量 $D_{1cm^3}<85.8$	/	/

要点小结：

（1）复发 NPC，应遵循 MDT 模式，有计划制定个体化接诊方案。

（2）再程放疗应严限周围重要器官剂量。以常规分割为主，大分割或超分割放疗需进一步研究。

（3）照射总剂量可考虑 60~64Gy/30~35 次或 $BED_{10}>60Gy$，不应追求过高剂量。

（4）再程放疗时脑干和脊髓最大耐受剂量分别为 40Gy 和 30Gy；其他 OAR 限量要求为最大耐受剂量（TD5/5）减去 30% 的首次照射剂量。

1.3 初治转移性鼻咽癌放射治疗原则、剂量

（1）原发灶局部放疗：对 NCDB 数据库 718 例转移性 NPC 研究发现，系统化疗联合原发灶放疗与单纯化疗相比，无论在全组（中位 OS21.4 个月：15.5 个月，P<0.001）还是倾向值匹配评分后组（中位 OS22.7 个月：16.0 个月，P<0.001）均有明显生存优势。来自上海 679 例初治转移 NPC 研究也证实原发灶放疗能降低 50% 死亡风险（P<0.001）。尤其是在转移量相对少的寡转移 NPC 中或能获得根治性效果。原发灶放疗剂量>50Gy 组生存获益更明显，>70Gy 组预后最佳；其中 10 年以上长期 OS 仅出现在原发灶放疗组。另外几项研究结论认为原发区域根治性剂量（>66Gy）与低剂量（≤66Gy）比能够明显提高初治转移患者 OS。因此，初诊转移 NPC 的原发灶处理，推荐联合高剂量放疗。

（2）寡转移灶处理：对不同转移部位和数目采取不同的局部处理方法，如骨转移灶局部放疗，肺、肝等转移灶的 SBRT 放疗、手术或射频消融术等，均能带来不同程度生存获益。

要点小结：

（1）初治转移 NPC 经有计划的整合治疗仍然可能得到长期生存。

（2）初治转移 NPC 仍然建议针对原发灶的高剂量放疗。

（3）对于转移灶的局部治疗需用整合医学思维，对不同部位、数量、大小等使用适宜手段。

1.4 治疗后转移性鼻咽癌的放射治疗

（1）寡转移：对于根治性治疗后出现的转移，对寡转移灶进行积极治疗仍有明显生存获益。中山大学肿瘤医院报道105例治疗后肺寡转移患者，化疗±肺部转移灶的手术或放疗对比单纯化疗，能够提高LC，延长OS及PFS。骨转移灶联合放疗的临床研究也得到相同结论。福建省肿瘤医院197例治疗后转移的NPC采用不同治疗方法，化疗联合转移灶局部放疗2年OS优于单纯化疗及最佳支持治疗（57.7%：37.7%：1.6%，$P<0.001$），这一生存优势在寡转移患者中更加明显。由于足量姑息化疗后可能出现转移灶CR，无法行局部处理，因此转移灶的处理宜化疗前或化疗同期进行，以争取最大程度消除病灶。

（2）多发转移：治疗后的多发转移，行姑息减症处理，根据患者身体状况及化验指标，采用抗瘤药治疗（化疗、化疗与靶向治疗、化疗与免疫治疗、免疫治疗），再据临床选局部治疗。

要点小结：

（1）根治性治疗后出现的转移，对寡转移灶进行积极治疗仍有明显生存获益。

（2）治疗后出现的多发转移，以姑息减症处理为主，根据临床情况酌情考虑局部治疗。

1.5 质子重离子在鼻咽癌治疗中的应用

Malyapa等证明，调强质子放疗（Proton radiotherapy with modulated intensity，IMPT）对头颈部肿瘤有效。IMPT在头颈部肿瘤治疗中有剂量学优势。Widesott等认为对于NPC放疗，IMPT与断层调强放疗比，对正常器官受照射剂量更低，可更好保护OAR。Lewis和Jakobi等对IMRT和IMPT剂量测定参数进行比较，确定NPC可从IMPT剂量学优势中获益，特别是治疗后吞咽相关副作用减少。IMPT治疗计划的剂量学优势，对年轻患者或肿瘤紧邻危及器官的T4分期患者，可减少急性和晚期毒副作用发生，且具有近期良好的预后。但IMPT与IMRT的远期疗效还需更长的随访和更多的对照评估。

重离子（如碳离子）较高的相对生物学效应（relative biological effectiveness，RBE）导致更有效地杀死对光子照射有抵抗力的癌细胞。海德堡大学离子治疗中心对75例局部复发NPC采用强度调制的碳离子放疗（carbon ion radiation，CIRT），1年生存率超98.1%。一般来说，CIRT挽救放疗对局部复发NPC有效，其毒性可以接受。中位随访时间为22.8个月，2年OS率为83.7%。中至重度急性毒性很少，与IMRT相比，晚期严重不良事件很低。质子放疗在复发NPC的应用，初步证明安全可行，但与其他放疗相比，质子放疗能否带来生存获益和减少并发症还需研究。

要点小结：

质子重离子放疗在初治及复发NPC中应用，初步证明是安全可行且副反应较低。

但远期疗效仍需研究。

2 化疗原则及方案

2.1 不宜/不需要化疗的人群

AJCC第八版临床分期为T1N0M0和T2N0M0初治且无不良预后因素（瘤体大，EBV-DNA表达高）的早期NPC不需接受化疗。

T1N0M0仅仅接受单纯放疗。对Ⅱ期NPC，几项荟萃分析（主要为回顾性研究）表明，与接受同步放化疗（Concurrent radiochemotherapy，CCRT）的Ⅱ期NPC相比，单纯IMRT可获得相同疗效。黄晓东等的小样本前瞻性Ⅱ期临床研究也显示，Ⅱ期NPC同步放化疗与单纯调强放疗比，并未获得更优结果。瘤体大、EBV-DNA表达高者预后更差，故仅对不伴以上两个不良预后因素的T2N0M0患者行单纯放疗，无需化疗。

2.2 一线化疗原则、方案和剂量

2.2.1 新辅助化疗

对Ⅲ-ⅣA期（T3N0M0除外）初治NPC，如无化疗禁忌应考虑2~3周期（至少2周期）铂类为主的新辅助化疗然后再行同步放化疗，化疗间隔21~28天（从上次化疗首日开始算），优选方案包括GP（吉西他滨1000mg/m² d1, d8；顺铂80mg/m² d1）或TPF（多西他赛60~75mg/m², d1；顺铂60~75mg/m², d1；氟尿嘧啶600~750mg/m²每天，持续静滴d1-5），其他可选方案有PF（顺铂80~100mg/m², d1；氟尿嘧啶800~1000mg/m²每天，持续静滴d1-5），PX（顺铂100mg/m² d1；卡培他滨2000mg/m²每天，d1-14）和TP（多西他赛75mg/m², d1；顺铂75mg/m², d1）。对初治即有远处转移（TxNxM1，ⅣB）者，应以全身治疗为主，4~6周期后再行局部治疗（如原发灶、转移灶放疗），GP方案是初诊转移NPC的一线治疗方案，如不能耐受，可考虑PF方案化疗，或其他方案。

表7-5-10 新辅助化疗推荐

适应证	化疗周期	化疗方案
Ⅲ-ⅣA期（T3N0M0除外）初治NPC	2~3周期（间隔21~28天）	GP（吉西他滨1000 mg/m² d1, d8；顺铂80mg/m² d1）；或TPF（多西他赛60~75mg/m², d1；顺铂60~75mg/m², d1；氟尿嘧啶600~750mg/m² d1-5）；或PF（顺铂80~100mg/m², d1；氟尿嘧啶800~1000mg/m²每天，d1-5）；或PX（顺铂100mg/m² d1；卡培他滨2000mg/m²每天，d1-14）；或TP（多西他赛75mg/m², d1；顺铂75mg/m², d1）。
有远处转移（TxNxM1，ⅣB）的初治NPC	4~6周期，三周方案	GP（吉西他滨1000mg/m² d1, d8；顺铂80mg/m² d1）+免疫治疗（特瑞普利单抗、卡瑞利珠单抗、帕博利珠单抗、纳武利尤单抗）；或PF（顺铂80~100mg/m², d1；氟尿嘧啶800~1000mg/m²每天，d1-5）；或TP（多西他赛75mg/m², d1；顺铂75mg/m², d1）；或TPF（多西他赛60~75mg/m², d1；顺铂60~75mg/m², d1；氟尿嘧啶600~750mg/m² d1-5 P），或PX（顺铂100mg/m² d1；卡培他滨2000mg/m²每天，d1-14）。

同步放化疗是局部晚期NPC（Ⅲ-ⅣA期）标准和基础性治疗。新辅助化疗的价值在Ⅱ期及Ⅲ期大样本多中心临床研究中均得到证实。在OS、PFS和无远处转移生存方面，新辅助化疗加同步放化疗均优于单独CCRT，而仅在使用TPF三药方案的临床研究证实新辅助化疗组在无局部区域复发生存率获益。一项汇总分析对上述4项临床研究分析表明，新辅助化疗加同步放化疗显著改善OS（HR 0.75，95% CI（0.57-0.99），5年绝对获益6%和PFS（HR 0.70，95%CI（0.51-0.9），5年绝对减少7%）。据既往的研究方案及数据，本指南建议优选的方案是被两项大型Ⅲ期临床研究证实的GP或TPF方案，其他可选方案有PF、PX、TP（来自其他研究的方案）。建议临床从疗效和治疗依从性、耐受性角度整合考虑。另外，使用其他铂类如奈达铂、卡铂代替顺铂或其他氟尿嘧啶类如卡培他滨在提高生活质量同时能否获得不低于以上疗效的研究正在进行中（ChiCTR-TRC-13003285，NCT03503136））。

2.2.2 同步化疗

对T1-2N1M0的Ⅱ期，以及Ⅲ-ⅣA期初治局部晚期NPC，应在放疗同时给予至少7次的每周方案（顺铂40mg/m²）或至少3次的每三周方案（顺铂80-100mg/m²）的化疗，使顺铂累积剂量至少达到200mg/m²；对不耐受顺铂者，可考虑奈达铂100mg/m²，每三周重复。或卡铂（AUC 5-6，每三周）、奥沙利铂（70mg/m²，每周）。对不耐受铂类化疗者，也可考虑给予氟尿嘧啶类（如卡培他滨、氟尿嘧啶、替加氟等）化疗。

表7-5-11 同步化疗推荐

适应证	化疗周期	化疗方案
T1-2N1M0的Ⅱ期，以及Ⅲ-ⅣA期初治NPC	≥7次每周方案或≥3次三周方案	顺铂40mg/m²，每周或顺铂80-100mg/m²，三周方案；或奈达铂100mg/m²，三周重复或卡铂（AUC 5-6），三周重复；或奥沙利铂70mg/m²，每周；（或氟尿嘧啶类（如卡培他滨、氟尿嘧啶、替加氟等）

周方案与三周方案比疗效无明显差异，但治疗依从性更具优势。一项头对头比较两种化疗方案的研究显示，顺铂周方案（40mg/m²）与三周方案（100mg/m²）比较，似在生活质量上更具优势。与此类似的大样本研究显示，周方案组与三周方案组比生存结果无差异，但白细胞减少和血小板减少症发生率更高。

2.2.3 辅助化疗

对仅接受同步放化疗的Ⅲ-Ⅳa期（T3N0M0除外）NPC，应在其后进行每3-4周一周期，共3周期的辅助化疗，方案为：PF（顺铂80mg/m²，d1或20mg/m²每天，d1-5；氟尿嘧啶1000mg/m²，d1-4或800mg/m²，d1-5），不耐受顺铂者，可将卡铂（AUC=5）与氟尿嘧啶联用。对不能接受铂类为的辅助化疗者，可对非铂的辅助化疗方案进行临床研究。辅助化疗完成率一般在50%左右，是导致既往研究辅助化疗对比同步放化疗无明确获益的主要原因。正在进行的NRG-HN001试验（NO：NCT02135042）以放疗后血浆EBV DNA作为选择辅助化疗的依据，并根据放疗后风险分层来确定辅助化疗的获益亚组人群。探索卡培他滨节拍式辅助化疗治疗局部晚期鼻咽癌的RCT Ⅲ期研究（CinicalTrials.gov标识号：NCT0295811）显示卡培他滨节拍化疗组的3年无失败生存率显著高于标准治疗组。

表 7-5-12 辅助化疗推荐

适应证	化疗周期	化疗方案
仅接受同步放化疗Ⅲ-ⅣA期（T3N0M0除外）初治NPC	每3-4周，共3周期	PF（顺铂80mg/m²，d1 或 20mg/m² 每天，d1-5；氟尿嘧啶1000mg/m²，d1-4 或 800mg/m²，d1-5）；卡铂（AUC=5）+氟尿嘧啶1000mg/m²，d1-4 或 800mg/m²，d1-5，非铂方案的辅助化疗或临床研究。卡培他滨节拍式辅助化疗或常规卡培他滨方案

2.2.4 T3N0M0患者的化疗问题

因为目前大型临床研究中对该分期患者常被排除在使用新辅助或辅助化疗的实验组，故而缺乏该分期的临床研究数据，对T3N0M0的患者，在同步放化疗基础上是否进行新辅助或辅助化疗，可结合治疗前后实验指标，影像学表现综合考虑。

要点小结：

（1）T1N0M0和T2N0M0且无不良预后因素（瘤体大，EBV-DNA表达高）早期NPC不需化疗。

（2）T1-2N1M0Ⅱ期，以及Ⅲ-ⅣA期初治局部晚期NPC，在放疗同时给予铂类为主的周方案或三周方案化疗。

（3）Ⅲ-ⅣA期（T3N0M0除外）初治NPC，应予2-3周期（至少2周期）铂类为基础的新辅助化疗+同步放化疗。

（4）仅接受同步放化疗的Ⅲ-ⅣA期（T3N0M0除外）NPC，应在其后行每3-4周一周期，共3周期的辅助化疗。

（5）初治远处转移NPC，以全身化疗为主，建议4-6周期GP或PF方案的后考虑再局部治疗。

2.3 二线化疗原则、方案和剂量

首程治疗后复发转移的NPC，二线化疗方案推荐：GP（吉西他滨 1000 mg/m² d1，d8；顺铂80mg/m² d1）、PF方案（顺铂80mg/m²，d1 或 20mg/m² 每天，d1-5；氟尿嘧啶1000mg/m²，d1-4 或 800mg/m²，d1-5）；如有条件，行化疗+免疫治疗。过去数十年里，PF方案（5-氟尿嘧啶＋顺铂）是复发和/或转移NPC共同推荐方案。而近年发现，GP方案（吉西他滨＋顺铂）治疗复发和/或转移NPC优于PF方案。ZHANG等比较治疗复发转移NPC的疗效和安全性，结果GP组获客观缓解的比例较PF组高（64% vs. 42%，P<0.0001），且可延长PFS，且毒副作用更耐受。其他研究也得到相似结果，因此建议将GP方案作为复发转移NPC的二线治疗方案。2019年，LV等回顾性比较单用免疫检查点抑制剂、免疫检查点抑制剂联合化疗治疗复发和/或转移NPC，

发现卡瑞利珠单抗、帕博利珠单抗、特瑞普利单抗、纳武利尤单抗作为≥2线治疗客观缓解率分别为34.1%、26.3%、23.3%、19.0%，而化疗、化疗联合卡瑞利珠单抗作为一线治疗复发和/或转移NPC的客观缓解率分别达64.1%、90.9%。可见，化疗联合PD-1/PD-L1免疫治疗可有效改善复发和、或转移NPC的近期疗效。

表 7-5-13 二线化疗推荐

适应证	化疗周期	化疗方案
既往接受一线治疗复发转移的NPC	每3周，共4-6周期	GP（吉西他滨1000mg/m² d1, d8, 顺铂80mg/m², d1）+免疫治疗（特瑞普利单抗、卡瑞利珠单抗、帕博利珠单抗、纳武利尤单抗）；或GP（吉西他滨1000 mg/m² d1, d8；顺铂80mg/m² d1）；或PF方案（顺铂80mg/m², d1 或20mg/m²每天，d1-5；氟尿嘧啶1000mg/m², d1-4 或800mg/m², d1-5）；或化疗+免疫治疗

要点小结：

（1）对首程治疗后转移复发的NPC，全身化疗是主要治疗手段，化疗联合PD-1/PD-L1免疫治疗可有效改善其近期疗效.

（2）二线化疗方案GP优于PF，建议将GP方案作为复发转移NPC二线治疗的优选方案。

2.4 三线及以上化疗方案

三线化疗方案选择比较局限，可结合既往用药情况选择对患者敏感，交叉的化疗药物和方案，如吉西他滨+奈达铂，或推荐进入临床实验。或结合靶向、免疫治疗。吉西他滨联合奈达铂方案三线用药对NPC仍有较好疗效，除骨髓毒性外其他毒副反应轻微，经严格病例选择并采取有效及时的防治措施，可作为NPC化疗的三线方案应用推广。鼓励针对多程治疗后进展的患者开展临床研究，特别是随着免疫靶向治疗时代的到来，靶向、免疫治疗+1~2种在1~2线治疗中未用过的化疗药物作为复发转移NPC的三线方案值得进一步证实。

郭翔等人通过Ⅱ期和Ⅲ期临床研究证实，对于局部晚期鼻咽癌（Ⅲ-ⅣB），以洛铂联合氟尿嘧啶的新辅助化疗加洛铂单药同步化疗，对比顺铂联合氟尿嘧啶的新辅助化疗加顺铂单药同步化疗，在疗效和药物安全性方面显示出不差于顺铂为基础的化疗方案，两组患者5年PFS的比较无统计学差异，洛铂方案组显示出更低的Ⅲ-Ⅳ级不良反应。基于洛铂的诱导化疗加同步放化疗可能是局部区域晚期鼻咽癌有效的替代方案。

有研究者探索多西他赛联合洛铂方案治疗复发转移鼻咽癌的Ⅱ期研究，结果显示，在39例入组患者中，总体反应率为61.5%，中位PFS为10个月（95% CI，7.3－12.8月）。也有研究者探讨紫杉醇、卡铂和西妥昔单抗（PCE）联合作为复发和/或转移鼻咽癌患者的一线治疗，结果显示PCE方案对复发转移鼻咽癌的反应率为58.3%，中位PFS为4.1个月。

要点小结：

NPC三线化疗选择比较局限，吉西他滨联合奈达铂方案三线用药对NPC仍有较好疗效，不能耐受顺铂患者，可以采用卡铂、洛铂等其他铂类药物替代，免疫、靶向治疗在三线治疗中的参与可进一步提高整体疗效。

3 分子靶向及免疫靶向治疗

3.1 分子靶向治疗原则、方案和剂量

分子靶向治疗基于抗体/配体与瘤细胞靶分子特异结合后，阻断下游对瘤细胞生长起关键作用的信号通路。主要适用于局部晚期或复发/转移NPC，包括EGFR单抗和抗血管生成类药物。

3.1.1 EGFR单抗

2017年的研究发现，CCRT联合尼妥珠单抗/西妥昔单抗对比CCRT，可显著延长总生存及无远处转移生存率。2018年，中山大学肿瘤医院的抗EGFR单抗联合诱导化疗治疗局部晚期鼻咽癌的回顾性研究报道，诱导化疗联合尼妥珠单抗或西妥昔单抗和单纯诱导化疗组对比，可以延长患者OS和DFS。上海市质子重离子医院采用新辅助化疗后序贯调强放疗同步尼妥珠单抗作为实验组，对比同步放化疗治疗局部晚期鼻咽癌的研究显示，两组间具有相近的PFS和OS，期待长期随访结果。

对于复发转移性NPC，尼妥珠单抗联合PF方案治疗放疗后转移性鼻咽癌的单臂多中心Ⅱ期临床研究显示，总体ORR和疾病控制率（DCR）分别为71.4%和85.7%。中位PFS和OS达到7.0个月和16.3个月。EGFR单抗联合化疗可作为复发转移性NPC的新治疗方案进行探索，尚需大样本研究验证。

3.1.2 抗血管生成药物

VEGF及其受体VEGFR在NPC中高表达，与瘤内血管生成，淋巴结及远处转移相关。贝伐单抗、阿帕替尼、舒尼替尼、安罗替尼联合同步放化疗或化疗/放疗用于局部晚期或复发转移性NPC具有一定的疗效，但仍需更多临床验证。重组人血管内皮抑制素的多项临床试验表明，其联合放疗/化疗对NPC有一定协同作用，但联合标准同步放化疗方案后仅见客观缓解率的轻微提升，并无生存获益。同时也有临床研究提示，其能改善复发转移性NPC的预后，不良反应可耐受。

3.2 免疫检查点抑制剂

免疫检查点主要包括程序性死亡受体-1（PD-1）、程序性死亡受体-配体1（PD-L1）和细胞毒性T淋巴细胞相关抗原4（CTLA-4）。目前主要是抗PD-1单抗，包括帕博利珠单抗、纳武利尤单抗、卡瑞利珠单抗、特瑞普利单抗、信迪利单抗、替雷利珠单抗和派安普利单抗。针对CTLA-4，代表性药物为伊匹单抗。

JUPITER-02研究及CAPTAIN-1st研究证实，特瑞普利单抗或卡瑞利珠单抗联合

GP方案治疗复发转移性NPC，显著提高中位无进展生存和中位总生存。对考虑使用免疫检查点抑制剂的患者建议完善病理类型、基线LDH水平、基线EBV滴度，血浆EBV DNA拷贝数变化可作为该药治疗NPC疗效较好的预测指标。JUPITER-02研究，CAPTAIN-1st研究，有Ⅱ期随机试验（NCT03097939）观察伊匹单抗联合纳武利尤单抗对复发转移NPC的疗效和安全性，结果待公布。

要点小结：

（1）局部晚期NPC（Ⅲ-ⅣA），推荐在根治性同步放化疗基础上联用EGFR单抗。

（2）对不适合化疗的Ⅲ-ⅣA期NPC，推荐放疗同步联用EGFR单抗。

（3）对转移性NPC，推荐个体化使用PD-1抗体免疫治疗联合GP方案化疗。EGFR单抗联合化疗有待进一步论证。

4 手术治疗原则

手术治疗并非NPC最主要的根治治疗方式，然而在一些情况下其价值日趋重要，比如鼻咽局部复发、放疗后残留鼻咽癌，颈部或咽后淋巴结复发以及放疗后遗症等。局部鼻咽手术治疗的方法包括鼻外径路开放手术（下方入路、侧方入路、前方入路）和经鼻内镜手术（内镜消融术、经鼻内镜鼻咽切除术）。其中，常规鼻外径路手术创伤大，逐渐被经鼻内镜手术替代。此外，经鼻内镜手术中，经鼻内镜鼻咽切除术，其兼具外径路的根治性以及内镜手术的微创性，逐渐成为主流的治疗模式。

4.1 鼻咽局部复发或鼻咽残留

针对可手术切除的局部复发鼻咽癌，首选经鼻内镜鼻咽切除术。目前比较公认的局部复发鼻咽癌可手术切除范围为：肿瘤局限在颈内动脉内侧5mm以内的范围，包括鼻咽腔内，或侵犯鼻中隔或后鼻孔，或轻度侵犯咽旁间隙，或局限于蝶窦底壁或翼突基底部。对于局限在公认的可手术切除范围复发鼻咽癌，手术表现更优，一项多中心大型Ⅲ期临床试验证实可切除复发鼻咽癌接受鼻内镜手术后的3年生存率明显高于再程放疗；同时，另一项大型配对研究亦表明，手术除了疗效更优，医疗费用更低，远期毒副反应更小。

4.2 颈淋巴结复发（残留）的手术治疗

区域淋巴结手术治疗的方法包括根治性颈淋巴结清扫术、改良型根治性颈淋巴结清扫术、择区性颈淋巴结清扫术、内镜下颈淋巴结清扫术。颈部淋巴结复发外科治疗疗效评价重点在于是否清扫完全。不同术式的主要差异在于清扫范围与创伤大小。彻底清扫比广泛切除更重要。

4.3 咽后淋巴结复发（残留）的手术治疗

咽后淋巴结由于既往已接受过高剂量放疗，若其复发或残留灶再接受放疗，放疗后遗症严重。目前对复发或残留咽后淋巴结手术采用微创手术为主，主要术式包括经口机器人咽后淋巴结清扫术及鼻内镜辅助下经颌下-咽旁入路咽后淋巴结切除术。该两种术式均有回顾性文章报道，疗效较佳且手术相关并发症较轻。

4.4 鼻咽癌放疗后遗症-鼻咽坏死的手术治疗

鼻咽坏死内科保守治疗预后较差。当前，内镜下反复清创是放射性鼻咽坏死的主要治疗方式，而其疗效尚存争议，尤其是鼻咽黏膜完全上皮化率低。鼻内镜清创联合带血管蒂黏膜瓣是解决创面修复问题的有效手段，多项回顾性研究表明联合带血管蒂黏膜瓣可显著提高鼻咽坏死的疗效。

4.5 微创外科在复发鼻咽癌中的应用

国内学者陈明远教授在国内外率先报道了经鼻内镜鼻咽切除+带血管蒂鼻黏膜瓣修复术这一新术式，通过"第三只手技术"，解除鼻咽狭窄、操作困难的限制；通过"包饺子样切除"，实现肿瘤的整块切除；利用"带血管蒂黏膜瓣修复"技术，促进创面快速愈合；对于肿瘤邻颈内动脉的患者，创造性地提出"手术靶区"的先进理念，明确了复发鼻咽癌的可切除范围；制定"肉眼干净、病理干净及影像干净"三大术后评估原则。这个新方法兼具放射治疗的精确性，开放手术的根治性及内镜消融治疗的微创性，使得鼻咽微创手术基本实现了最大程度切除肿瘤，最大程度保护正常组织。高选择患者的微创手术相较IMRT二程放疗，可提高复发鼻咽癌生存，同时并发症及成本更低。目前，对于可手术的复发鼻咽癌，以微创外科为优先治疗选择。咽后淋巴结复发患者在有条件的医院可通过达芬奇机器人手术开展咽后淋巴结的经口微创切除，以克服咽后淋巴结复发位置深且毗邻血管的困难。

4.6 放射治疗相关毒性的手术治疗

包括放射性脑损伤、鼻旁窦炎症、后鼻孔闭锁等放射治疗后的远期毒性可通过选择合适的手术入路和术式得到控制，从而提高生活质量。

5 营养治疗及其他支持治疗

5.1 营养治疗

首先，正确评估患者营养状况，并对有营养治疗指征者及时给予治疗。并在疗程中不断进行重新评估以及时调整治疗方案。

（1）恶性肿瘤一旦确诊，应行营养风险筛查。

（2）目前使用最广筛查工具是营养风险筛查量表（NRS2002）和营养状况的主观评估（PG-SGA）。

（3）NRS<3分虽无营养风险，但住院期间每周应行一次筛查。NRS≥3分有营养风险，需据临床情况制定个性化营养计划并行营养干预。

（4）PG-SGA评分0~1分不需干预，治疗期间应保持随访和评估。且2~3分由营养师、护师或医师对患者或家属进行教育，并据存在症状和实验室结果进行药物干预；4~8分由营养师进行干预，并可据症状程度，与医师和护师联合进行干预；9分急需进行症状改善和（或）同时进行营养干预。

（5）询问病史，体格检查和实验室检查有助于了解营养不良原因和程度，从而进行全面的营养评估。

（6）营养风险筛查及综合营养评定应与抗瘤治疗的影像学疗效评价同时进行，以全面评估抗瘤受益。

5.2 中医治疗

NPC患者因长期肿瘤消耗导致免疫力等严重受损，另再加漫长的放疗、化疗及靶向治疗，常有口干、恶心、呕吐、食欲下降、纳差等相关副反应，中医治疗可减轻放化疗不良反应，提高生活质量。对高龄、体质差、病情重而无法耐受西医治疗患者，中医药治疗可作为辅助治疗手段。患者可在治疗中和治疗结束后到中医门诊行长期调理康复。

5.3 支持/姑息治疗

支持/姑息治疗在于缓解症状、减轻痛苦、改善生活质量、处理治疗相关不良反应、提抗瘤治疗依从性。患者都应全程接受支持/姑息治疗的症状筛查、评估和治疗。如疼痛、复视、面麻、听力下降、恶心、呕吐等与疾病及治疗相关的症状，应包括失眠、焦虑、抑郁等心理问题。还应加强相康复指导与随访，包括鼻腔冲洗、张口训练、颈部肌肉功能锻炼等。

（1）支持/姑息治疗的基本原则：医疗机构应将NPC支持/姑息治疗整合进肿瘤治疗的全过程，所有NPC患者在治疗早期加入支持/姑息治疗并在适当的时间或根据临床指征调整。支持/姑息的专家和跨学科的多学科协作治疗组（MDT），包括肿瘤科医师、支持/姑息治疗医师、护士、营养师、社会工作者、药剂师、精神卫生等专业人员。

（2）NPC支持/姑息治疗的管理

1）疼痛：①主诉是疼痛评估的金标准，镇痛前必须评估疼痛强度。首选数字疼痛分级法，评估包括疼痛病因、特点、性质、加重或缓解因素、疼痛对日常生活的影响、镇痛的疗效和副作用等，还要明确是否存在肿瘤急症所致的疼痛，以便即行相应治疗。②WHO三阶梯镇痛原则仍是遵循的最基本原则，阿片类药物是癌痛治疗基石，必要时加用糖皮质激素、抗惊厥药等辅助，要关注镇痛药的不良反应。③80%以上的癌痛可经药物治疗得以缓解，少数需非药物镇痛手段，包括外科手术、放疗止痛、微创介入治疗等，应动态评估镇痛效果，积极开展学科间协作。

2）恶心/呕吐：①化疗所致恶心/呕吐的药物选择应基于治疗方案的催吐风险、既往止吐经验及患者自身因素，进行充分的动态评估以合理管理。②恶心/呕吐可能与放疗有关，有的单纯放疗时即可出现恶心/呕吐，可参考化疗所致恶心/呕吐进行药物选择，同时加强心理疏导工作。③综合考虑其他潜在致吐因素：如前庭功能障碍、脑转移、电解质不平衡、辅助药物治疗（包括阿片类）、心理生理学（包括焦虑、预期性恶心/呕吐）。④生活方式能有助减轻恶心/呕吐，如少食多餐，选择清淡饮食，控制食量，忌冷忌热。可请营养科会诊。

3）厌食/恶液质：①评估体重下降的原因及程度，及早治疗可逆的厌食原因（口腔感染、心理原因、疼痛、便秘、恶心/呕吐等），评估影响进食的药物等。②制订适当运动计划，积极给予肠内或肠外营养。

5.4 心理治疗

患者常有恐惧、焦虑、抑郁等，负面情绪，会影响生理功能。家属应对患者实施心理疏导，使之树立战胜疾病的信心，相信自身抵抗力，保持乐观心态，为康复创造良好心境。

（1）心理痛苦是心理（即：认知、行为、情感）、社会、精神和（或）躯体上等多重因素引发的不愉快体验，可能会影响患者应对肿瘤、躯体症状以及治疗的能力。心理痛苦包括了诸如抑郁、焦虑、恐慌、社会隔绝以及存在性危机。

（2）心理痛苦应在疾病的各个阶段及所有环境下及时识别、监测记录和处理。

（3）应据临床实践指南组建 MDT to HIM 心理痛苦进行评估、管理。

5.5 介入治疗

（1）NPC 肝转移的介入治疗：介入治疗可作为 NPC 癌肝转移除外科手术切除之外的局部微创治疗方案。主要包括射频消融治疗、TAE、TACE 及 TAI 等。

（2）NPC 相关出血的介入治疗：介入治疗（如 TAE）对于 NPC 相关出血（包括初治或复发 NPC 累及颈部大血管导致破裂出血、NPC 放疗后鼻咽深部溃疡形成累及颈内大血管导致破裂出血等）具有独特的优势，通过选择性或超选择性动脉造影明确出血位置，并选用合适栓塞材料进行封堵止血。由于 NPC 相关出血多为颈内大血管破裂出血，出血量大且易造成窒息，病情发展极为迅速，常难及时接受到有效介入止血治疗。

要点小结：

采用 MDT to HIM 模式，有计划、合理制定个体化整合治疗方案，治疗中及其后适当采用营养支持、中医调理及心理支持治疗，可提高疗效和生存质量。

6 并发症预防和处理

6.1 计放疗相关并发症预防和处理

6.1.1 放射性口腔黏膜炎（RTOM）的预防和治疗

（1）非药物。

避免辛辣食物对口腔黏膜的刺激。放疗前行口腔检查、改善口腔卫生。每天用柔软的牙刷，用不含氟牙膏、牙线和不含酒精的生理盐水或碱性（碳酸氢钠）漱口水清洁口腔。用口腔保湿剂或人工唾液、水溶性果冻、干口含片或干口胶润滑口腔。有金属牙的口腔黏膜之间放保护材料，减小摩擦。

低能量激光治疗（low level laser therapy，LLLT）：能通过调节活性氧以及促炎细胞因子产生而起到治疗RTOM的作用。

口腔溃疡防护剂：国内两项研究通过多个量表对口腔黏膜炎、口腔疼痛、生活质量进行评估，证实口腔溃疡防护剂能明显降低局部晚期NPC放化疗中口腔黏膜炎的发生率及严重程度，延缓口腔黏膜炎进展，促进口腔黏膜愈合，减轻口腔及咽喉疼痛。

（2）药物。

细胞因子：一项中国随机研究显示预防性外喷重组人EGF可推迟放射性黏膜炎发生，预防用药可减少3、4级黏膜炎。另一项韩国多中心随机双盲前瞻性研究也显示局部使用EGF可减轻RTOM发生和程度。

黏膜保护剂：包括自由基清除剂、口腔黏膜涂层、必需氨基酸及过饱和钙磷酸盐等。2013年Nicolatou的系统性分析，纳入30篇用氨磷汀处理口腔黏膜炎的文献。其中16篇显示氨磷汀可减轻口腔黏膜炎的严重程度，Tsujimoto等研究发现，谷氨酰胺（10g/d）对头颈部癌症患者RTOM有预防作用，谷氨酰胺组与安慰剂组比较2级黏膜炎发生率为0和10%（P=0.023），4级为0和25%。

非甾体抗炎药：Epstein等随机双盲对照观察135例头颈部肿瘤，发现盐酸苄达明能使红斑和溃疡发生率降低约30%（P=0.037），从而减少全身止痛剂的使用（P<0.05）。Kazemian纳入100例头颈部肿瘤，安慰剂组（RTOM）发生率是盐酸苄达明漱口水组的26倍。欧洲已将苄达明作为预防头颈部癌症RTOM的Ⅰ级证据推荐。

中药：多项中成药复方制剂预防RTOM的研究陆续发表，包括双花百合片、康复新液等。一项纳入240例NPC的多中心随机、双盲、前瞻性临床试验，结果显示服用双花百合片能减少RTOM发生率，延迟口腔黏膜炎出现时间，以及降低严重RTOM发生率（P<0.01）。另一项随机、平行、多中心临床研究纳入240例随机接受康复新溶液（试验组）或复方硼砂漱口剂（对照组）预防RTOM。与对照组相比，试验组RTOM的发生率、严重程度及口腔疼痛发生率低于对照组（P<0.01）。

镇痛剂：RTOM伴轻度疼痛时，可用利多卡因或吗啡等漱口液。有研究证实2%吗啡含漱液能有效控制黏膜炎相关性疼痛，并减少全身性吗啡的需求。如重度疼痛时推荐系统使用吗啡或芬太尼等强阿片类药物。

抗菌素：RTOM合并感染用抗菌素。治疗前送口腔黏膜拭子做细菌和真菌培养及药敏试验，指导抗菌素使用。

糖皮质激素：局部使用含糖皮质激素药物能减轻水肿，抑制炎症反应，缓解症状，但长期使用有增加口腔真菌感染的风险。

6.1.2 急性放射性涎腺损伤

急性放射性腮腺炎：一般在放疗开始后1~3天出现，常表现为一侧或双侧腮腺区肿胀、疼痛，严重者皮肤泛红、皮温增高。一般不用特殊处理可自愈。若有发热，怀疑继发感染，应行特殊口腔护理，并给予抗感染止痛治疗，必要时暂停放疗。

6.1.3 放射性口干

放射性涎腺损伤是放射性口干的直接原因。研究表明，NPC经调强放疗后晚期发生明显口干症状高达30%。减轻处理重在预防，如提高放疗精准度，采用调强适形放疗、自适应放疗等，而中医药对其有一定的治疗作用。

6.1.4 急性放射性耳损伤

通常表现为耳鸣、听力下降，是放疗过程中的常见毒性，一般不需处理；若出现耳膜穿孔、流液，则需局部清洗及抗感染处理。

6.1.5 放射性脑病

放射性脑病潜伏期较长，最多发于双侧颞叶。临床轻无症状，重可导致死亡。治疗目前无特效药，重在预防。对颅内明显侵犯的T4期NPC，推荐采用诱导化疗尽量缩小瘤体，采用多次计划等自适应性放疗，尽可能减少颞叶和脑干受照剂量和体积，预防放射性脑坏死发生。放射性脑坏死的传统治疗是给予大剂量维生素、血管扩张剂、神经营养药及糖皮质激素。贝伐单抗在前瞻性临床研究中提示可改善放射性脑损伤导致的水肿，治疗有效率高于传统激素治疗，神经生长因子联合间断性糖皮质激素能够修复20%的颞叶损伤。

要点小结：

（1）RTOM的非药物预防和治疗：放疗前及放疗中的预防和口腔护理，LLLT和口腔溃疡防护剂等。

（2）RTOM的药物预防和治疗：黏膜保护剂、盐酸苄达明漱口水、双花百合片、康复新液等。

（3）RTOM引起重度疼痛可系统使用吗啡或芬太尼等强阿片类药物。

（4）RTOM合并感染可使用抗菌素和糖皮质激素。

（5）提高放疗精度和涎腺器官保护是预防放射性口干的主要手段。

(6) 急性放射性耳损伤是放疗过程中的常见毒性，症状严重需要耳鼻喉科专科处理。

(7) 放射性脑病潜伏期较长，最多发于双侧颞叶，临床治疗尚无特效药物，重在预防。

6.2 化疗相关并发症预防和处理

6.2.1 血液系统并发症的预防和处理

骨髓抑制是化疗药物最常见血液学毒性。严重程度和持续时间与化疗药物类型、剂量、联合用药以及患者自身的因素相关，如：高龄、接受全量化疗、肝肾功能异常、免疫抑制状态、近期做过手术、既往放化疗等，需整合多方面因素考量。

骨髓抑制分级：根据 NCI-CTCAE 5.0 标准将骨髓抑制分为 4 级。

骨髓抑制的预防：

(1) 有粒细胞缺乏伴发热（febrile neutropenia，FN）发生风险>20%的患者，需预防性使用粒细胞集落刺激因子（G-CSF）。发生FN风险在10%~20%者可评估后考虑是否使用。如前一周期化疗发生FN或剂量限制性中性粒细胞减少事件，则下一周期需预防性使用G-CSF，保证足疗程标准化疗。

(2) 对既往曾发生Ⅲ-Ⅳ级血小板减少的患者，本周期化疗结束后有血小板下降趋势，存在出血高风险因素，建议化疗6-24小时开始预防性应用促血小板生成药物。如无出血高风险因素，推荐在PLT<75×10^9/L时开始使用促血小板生成药物，至化疗抑制作用消失，且PLT≥100×10^9/L时停药。重组人白介素-11（rhIL-11）推荐剂量为50mg/kg，皮下注射，每天1次；但在下一周期化疗开始前2天和化疗中不宜应用rhIL-11。

(3) 贫血的预防　对轻度贫血（血红蛋白100-110g/L），需要铁检查，判定患者存否铁缺乏，如转铁蛋白饱和度（TSAT）<20% 或血清铁蛋白（SF）<100，则需补铁（静注，1000mg）。口服铁只适于铁蛋白< 30 ng/mL且无炎症的患者（C反应蛋白< 5 mg/L）；如果为维生素 B$_{12}$或叶酸缺乏，还需补充维生素 B$_{12}$或叶酸；如果是其他原因贫血（非化疗引起），则需根据临床症状进行相应治疗。

骨髓抑制的处理：

(1) 对FN风险较高的患者，可预防性使用 G-CSF；而中低风险患者，则不推荐预防，可在出现粒细胞减少后再给予 G-CSF。

(2) 血红蛋白 <100 g/L，可皮下注射促红细胞生成素（EPO），同时补充铁剂；血红蛋白<80G/L，可输注悬浮红细胞改善贫血，并配合补充铁剂、口服药物及食补等。具体地：当血红蛋白80-100g/L时，如为维生素 B$_{12}$或叶酸缺乏，还需补充维生素 B$_{12}$或叶酸；如存在绝对性铁缺乏（SF < 100 ng/mL）则静脉给予铁剂（1000mg），如HB仍然<100g/L，则加用红血球生成刺激素（ESA）（EPO-α、β、ζ用量约为 450 IU/

周/kg）；如存在功能性铁缺乏（TSAT<20%但SF正常）则ESA与铁剂联用；如不存在铁缺乏（TSAT和SF均正常），则仅使用ESA，如随访过程中出现铁缺乏，则加用铁剂；当HB<80g/L，说明处于严重贫血状态，需要通过输血快速恢复Hb水平。

（3）化疗相关血小板减少（CIT）的治疗包括输注血小板和给予促血小板生长因子，如有rhIL-11、重组人血小板生成素（rhTPO）、TPO受体激动剂罗米司丁和艾曲泊帕。发生CIT且有出血症状时，需输注血小板或同时给予rhTPO；发生CIT但无出血症状，血小板≤10×10^9/L，需预防性输注血小板或同时给予rhTPO；血小板>10×10^9/L时，不建议输注血小板。

6.2.2 非血液系统并发症的预防和处理

（1）胃肠道反应相关并发症的预防和处理。

恶心和呕吐：化疗所致恶心呕吐（CINV）是化疗常见、常可预见并可预防的不良反应。分为急性呕吐、迟发呕吐和预期性呕吐。对急性呕吐，应在化疗或呕吐之前预防性使用止吐药物，如NK-1受体阻断剂或胃复安，5-HT3受体拮抗剂与地塞米松配合。对迟发性呕吐，缺乏有效防治办法，发生后可联合1-2种止吐药治疗。对预期性呕吐，可选用抗焦虑或抗抑郁药物。

案例：女性，50岁以下，低剂量酒精摄入史，晕动病史，孕期晨吐史，既往CINV史，焦虑是CINV发生的危险因素。应在首个化疗周期就考虑CINV的预防和治疗，可以降低其后化疗周期中预期性CINV的发生风险。

CINV的处理策略：

对用高致吐风险化疗方案的患者，可行5-HT3受体拮抗剂+NK-1受体拮抗剂+地塞米松三联方案，或5-HT3受体拮抗剂+NK-1受体拮抗剂+地塞米松+奥氮平四联方案。对用中度致吐风险化疗方案的患者，可行5-HT3受体拮抗剂+NK-1受体拮抗剂（含卡铂方案）或5-HT3受体拮抗剂+地塞米松（不含卡铂方案）进行止吐治疗。

对腹泻的患者，每日超过5次或血性腹泻应停止化疗并及时对症治疗，轻者停止化疗或用止泻药即可停止。腹泻次数较多或年老体弱者需补充足够能量，维持水电解质平衡，尤其要防治低钾发生。大便培养阳性应抗感染治疗，主要针对大肠杆菌感染。

（2）口腔黏膜炎的预防和处理。

化疗会引起或加重已有的口腔黏膜炎，除按照RTOM预防和处理外，化疗期间应更加重视口腔卫生，用软牙刷刷牙，选用非刺激性洁牙剂，进食后30分钟用复方硼酸溶液、康复新液、3%碳酸氢钠或3%的双氧水含漱，忌烟酒，避免过热、过凉、辛辣、粗糙的刺激性食物。可用中医药调理减轻放化疗相关口腔黏膜炎的发生及严重程度。

（3）脱发的预防和处理。

积极进行心理疏导，建议剪短发、佩戴假发，并告知化疗结束后头发会重新长出；应用性质和缓以蛋白质为主的洗发剂，避免刺激性强的洗发用品。避免使用电吹风、卷发器、发胶、染发剂和过分梳头；化疗前用止血带、冰帽等物理手段防治脱发。

（4）过敏反应的预防和处理。

通过有效的预防性抗过敏治疗尽量减少药物过敏发生。发生药物相关的过敏反应，应充分评估过敏反应的严重程度，并采取有效治疗措施。如局部荨麻疹经密切观察和抗过敏治疗好转后可考虑密切观察下继续用药。而全身过敏表现应立即停药，联合应用组胺H1-2受体拮抗剂，并据病情变化适当应用糖皮质激素、升压药或支气管扩张药。

6.2.3 同步放化疗期间的毒副作用管理

同步放化疗期间，相关血液及非血液系统毒副作用大于单纯放疗或化疗。其中，口腔黏膜炎、食管炎的发生随着放疗剂量和化疗疗程的增加而明显加重。对接受同步放化疗的NPC患者要对口腔黏膜炎、食管炎进行有效预防和治疗，参考前文RTOM的预防和治疗。

对口腔黏膜炎或食管炎，Ⅰ-Ⅱ度可继续当前放化疗方案；对Ⅲ度可延长用药间隔时间或调整药物的剂量、方案；对于Ⅳ度应暂缓或暂停化疗。

6.2.4 化疗相关副作用与药物减量问题

根据化疗相关副作用调整药物剂量及用药间隔时间，可使患者能够得到足疗程、足量化疗，获得更大收益。基本原则：①除非必要，化疗药物尽量不要减量。应对化疗引起的不良反应，可以考虑延长化疗周期的间隔时间，以及改变化疗药物的给药方式。②根据化疗不良反应的分级情况酌情减量。③年龄大于70岁以上或一般体质较差者应酌情减量。④出现严重肝肾功能及心肌损伤者，应停药。

根据化疗不良反应分级酌情减量的滴定推荐：根据患者化疗后不良反应的分级，可通过延长化疗用药间隔时间（如三周方案延后到第28天再用），或根据按照不良反应的分级，在药物标准剂量或上次用药剂量的基础上，减少10%，25%，50%或100%（即停药）。

滴定步骤：①根据目前沿用的体表面积计算标准剂量或据经验确定用药剂量；②结合患者有可能影响药物代谢或药物清除的因素（如肝肾功能情况）适当调整药物剂量；③根据第二步确定的药物剂量作用患者个体治疗后的情况，权衡不良反应，确定后继治疗剂量，实时调整剂量，使其在可耐受毒性前提下接受足量化疗。

要点小结：

（1）化疗前应对患者化疗耐受性（体能、年龄、心肺功能、化验检查）做充分的评估。

（2）化疗相关副作用的预防和治疗都很重要，上次化疗中出现的Ⅲ度及以上的副作用应充分考虑，必要时对下次化疗方案、用药剂量及间隔时间重新考量，并做必要的预防治疗。

(3) 同步放化疗会增加副作用，应加强对口腔黏膜炎、胃肠道反应的预防和管理。

(4) 放化疗相关副作用对下一周期化疗药物剂量滴定的影响因副作用不同（血液系统/非血液系统）、患者的恢复情况及所处治疗阶段而不同，临床中据情况个体化滴定用药。

6.3 分子靶向治疗相关并发症的预防和处理

6.3.1 皮肤毒性

皮肤毒性在 EGFR 靶向治疗相关不良反应中最常见。药物抑制 EGFR 后可影响皮肤角化细胞的增生、分化、迁移及黏附，从而导致皮疹形成，主要包括痤疮样皮疹、皮肤瘙痒、皮肤干燥、皮肤龟裂、色素沉着、甲沟炎、黏膜炎、毛发改变、光敏反应等。预防措施：在施行 EGFR 靶向治疗前，应向患者及其家属做好宣教：首先，EGFR 靶向治疗所致的皮疹不具有传染性；其次，皮疹与普通痤疮具有差别，部分痤疮治疗药物对此缺乏疗效。指导患者采取正确预防措施，如嘱咐健康饮食，多食新鲜蔬菜水果，注意防晒，建议使用防晒系数（SPF）≥30 的广谱防晒用品。每天保持皮肤清洁与湿润，温水洗浴后适当涂抹保湿乳霜、治疗过程中需穿宽松、透气的鞋袜，用温水沐足并涂抹润肤霜，治疗足癣等原发疾病。

(1) 痤疮样皮疹。

痤疮样皮疹是 EGFR 靶向药物最突出的皮肤毒性，多在用药后 1-2 周出现，14 天左右达峰后逐渐消退，但常有新皮疹出现。多发生于头面部、前胸、上背部等皮脂腺丰富的部位。EGFR 靶向药物导致的皮疹与寻常痤疮不同，形态较单一，很少有粉刺，主要表现为丘疹脓疱疹，可伴有瘙痒。阳光暴晒、同期放疗、皮肤保湿不足可加重痤疮样皮疹。预防措施包括注意防晒，使用防晒系数（SPF）≥30 的广谱防晒用品；每天保持皮肤清洁和湿润，适当涂抹保湿乳霜。痤疮样皮疹，轻度可自行缓解，不影响继续治疗，应避免用手挤压皮疹。尼妥珠单抗使用过程中若发生 1-2 级皮疹，应减慢滴速 50%，氢化可的松软膏或红霉素软膏局部用药，2 周后评价；若仍未缓解，或发生 3-4 级皮疹，除上述措施外加服氯雷他定片，必要时可给予冲击剂量的甲强龙，减少尼妥珠单抗剂量 25%；若合并感染，使用合适的抗生素。

(2) 皮肤干燥、皮肤瘙痒。

常表现为皮肤干燥、脱屑甚至皲裂，引起疼痛甚至感染，部分可伴皮肤瘙痒。应避免搔抓，温水沐浴，注意防晒，保持皮肤湿润，适当涂抹保湿乳霜。经日常护理效果不佳时可选用一代或二代抗过敏药（苯海拉明、氯雷他定等），严重者可加用加巴喷丁、普瑞巴林等药物。

（3）甲沟炎。

多于用药后4~8周出现，先在指（趾）甲周围皮肤出现红肿、疼痛，继而两侧甲沟逐渐出现感染、溃疡、化脓性肉芽组织等，指（趾）甲内嵌，导致疼痛、进而影响活动。预防应穿宽松、透气的鞋袜，保持局部皮肤干燥，常涂润肤乳霜，勿将手足浸泡在肥皂水中，避免指（趾）甲受伤；穿鞋前确保脚部干燥；修剪指甲要小心；日常护理后效果不佳可外用抗生素（百多邦、克林霉素等），必要时加用糖皮质激素、抗真菌药物、碘酊等。

6.3.2 胃肠道毒性

EGFR靶向治疗前无腹泻而治疗后出现者，或EGFR靶向治疗前已有腹泻而治疗后显著加重者，均应考虑EGFR靶向治疗导致腹泻的可能性。

预防及治疗措施：了解治疗前6周的大便信息，以更好评估EGFR靶向治疗导致腹泻的状况；了解治疗前同时服用其他药物及其他临床状况，以便评估药物对消化系统潜在影响，对可能导致消化系统不良反应的药物也应评估；EGFR靶向治疗期间应低脂低纤维饮食，忌用咖啡因、酒精、奶制品、脂肪、纤维、橘子汁、葡萄汁以及辛辣食物，少食多餐；若无相关医嘱，不得服用泻药。对轻或中度腹泻，无需停药，可服黏膜保护药物如蒙脱石散，止泻药如洛哌丁胺和抗菌药物，微生态制剂双歧杆菌，以改善靶向治疗对胃肠道的损伤；重度腹泻导致脱水或有恶化趋势者，可短期停药。使用尼妥珠单抗若发生3-4级恶心呕吐，经对症处理仍未缓解，应停用。

6.3.3 出血

使用VEGF/VEGFR抑制剂后多见。一方面，阻断VEGF使其失活，导致NO水平下调，可能会影响血小板活化；另一方面，抑制VEGF通路会影响内皮细胞存活和增殖，导致血管完整性受损进而引发出血。预防和治疗措施：治疗前评价潜在风险因素，鉴别高风险出血人群，如：长期或大剂量使用抗风湿/抗炎药物或抗凝治疗者，有动脉硬化或消化性溃疡病史患者等；近期瘤块中有出血征象者，或有重度心血管病（如冠心病或充血性心力衰竭），使用抗血管生成药应更加谨慎；重大手术后至少28 d内不应开始抗血管生成治疗，应待手术伤口完全愈合后再开始。3个月内发生过肺出血、咯血（>3mL的鲜红血液）者不应行抗血管生成治疗。

治疗过程中应严密监测中枢神经系统出血症状和体征，一旦出现颅内出血应中断贝伐珠单抗或安罗替尼治疗；如发生出血事件，1级不需调整抗血管生成药物剂量，可涂抹或口服三七粉、云南白药等；发生2级需暂停抗血管生成药物治疗，积极止血后再考虑续用；≥3级应该永久停用抗血管生成药物。

6.3.4 高血压

使用VEGF/VEGFR抑制剂常见。VEGF被阻断，导致NO水平下降，血管无法扩张，外周阻力增加，引发高血压。此外，NO水平较低还与肾排泄量减少有关，继而水钠潴留。使用VEGF/VEGFR抑制剂，需动态监测血压；如发生高血压，或血压值较基线明显升高，推荐使用降压药，以达良好血压控制，低危患者的控制目标是140/90 mmHg，高危应为130/80 mmHg；血管紧张素转化酶抑制剂（ACEI）、血管紧张素Ⅱ受体拮抗剂（ARB）、β受体阻滞剂、钙离子通道阻滞剂均可选择；如出现中度以上高血压（高于160/100 mmHg），且降压药不能控制，应暂停抗血管药物并予降压治疗，直至血压恢复到可控状态。如高血压经治疗1月仍不能控制或出现高血压危象或高血压性脑病，则需停用贝伐珠单抗或安罗替尼。

6.4 免疫靶向治疗相关并发症的预防和处理

6.4.1 免疫靶向治疗相关并发症的预防

对患者及其家属做好治疗前、中、后生存期内与治疗相关不良反应的教育。了解有关自身免疫性疾病的既往史和家族史。医师必须熟悉免疫相关不良反应（irAEs）的特点及危险因素，irAEs可在任何时候发生，建议从免疫治疗开始一直监测至停止治疗后1年，早期识别和处理可减少irAEs的持续时间和严重程度。虽然研究显示应用肾上腺糖皮质激素处理irAEs并未降低免疫治疗效果，但因其免疫抑制作用仍不建议预防性使用糖皮质激素或免疫制剂药物。

6.4.2 免疫靶向治疗相关并发症的治疗

治疗开始前应详细询问病史，既往有否自身免疫性疾病、感染性疾病以及器官特异性疾病，对肠道功能（如肠蠕动能力、便秘情况）进行基线评估，同时完善体检、实验室及影像学检查作为基线参考。当用药后出现新症状，或原有症状加重，可能为疾病进展、偶然事件或出现irAEs。应根据患者基线的特殊病史、症状或伴随疾病等，与基线值对比，判断是否为irAEs，并评估其严重程度，以排除继续进行免疫治疗可能导致病情恶化的可能。

irAEs的总体处理原则是按不良反应事件的分级进行。根据不良事件的严重程度，可暂停免疫治疗和（或）使用糖皮质激素。危及生命或复发的严重不良事件可终止免疫治疗。一般来说，一级毒性反应，除外神经系统及血液系统的毒性，可在密切监测下继续治疗；二级，除外仅表现为皮肤或内分泌症状，应暂停免疫治疗，直到症状和/或实验室指标恢复到一级毒性反应或更低水平，可给予糖皮质激素（初始剂量为：泼尼松0.5~1 mg/kg/d或等剂量的其他激素）；三级，应当停止治疗，并且立即使用高剂量糖皮质激素（泼尼松1~2 mg/kg/d，或甲泼尼龙1~2 mg/kg/d），糖皮质激素减量应持续4~6周以上。糖皮质激素治疗3~5天症状未能缓解者，可考虑在专科医生指导下使用其他免疫抑制剂。当症状和/或实验室指标恢复到一级毒性反应或更低水平，可以恢复治疗，但应慎重，尤其是对于治疗早期就出现不良事件者。四级，除外已用激素替代疗法控制的内分泌不良事件，一般建议永久停止治疗，并进行全身激素治疗，静脉使用甲基强的松龙1~2mg/kg/d，连续3天，若症状缓解逐渐减量至

1mg/kg/d维持，以后逐步减量，6周左右至停药。对糖皮质激素治疗3~5天症状未能缓解者，可考虑在专科医生指导下使用其他免疫抑制剂，如英夫利西单抗。

常见并发症的处理如下。

（1）皮肤毒性。

最常见，多为斑丘疹/皮疹和瘙痒；其他皮肤表现包括免疫检查点抑制剂诱导的皮肌炎、药物反应伴嗜酸粒细胞增多和系统症状、肉芽肿、地衣样、脂膜炎样和狼疮样反应等，并不常见。反应性皮肤毛细血管增生症在卡瑞利珠单抗中时常发生（77%），病理学证实是一种良性的毛细血管增殖性病变。皮肤毒性在接受抗CTLA-4抗体和抗PD-1抗体的患者中更为常见，联合治疗较单药治疗更易发生且更严重。部分研究认为，皮肤irAEs预示PD-1抑制剂治疗效果可能有效。通常发生在治疗早期，治疗后几天或几周后也可能出现，还可能延迟至治疗数月后；多数皮肤毒性疗程较为短暂，可通过适当的干预而不影响免疫治疗的续用。治疗上使用泼尼松，直至症状改善至毒性等级≤1级，并于4~6周内逐步减量。对≥4周使用超过20mg泼尼松龙或等效剂量药物的患者，应使用抗生素预防肺孢子菌肺炎。长期使用糖皮质激素，需补充钙剂和维生素D，还要使用质子泵抑制剂预防胃肠道反应。

（2）胃肠毒性。

PD-1/PD-L1抑制剂引发胃肠道毒性的中位时间为用药后3个月，联合CTLA-4抑制剂不仅会提高发生风险，并可提前发生时间。严重腹泻或持续2级及以上的腹泻推荐乙状结肠镜或结肠镜检查以确诊。一级毒性反应可继续免疫治疗，必要时口服补铁、使用止泻药物对症处理；二级需暂停免疫治疗，并使用激素，口服泼尼松，1mg/kg/d；三级也需暂停免疫治疗；四级需永久停用免疫检查点抑制剂，静脉给予甲基泼尼松龙2mg/kg/d，如48小时无改善或加重，继续应用激素同时加用英夫利西单抗；若后者耐药，考虑维多珠单抗。

（3）内分泌毒性。

甲状腺毒性是内分泌系统最常见的irAEs，主要表现为甲状腺功能减退、甲状腺功能亢进和甲状腺炎等，通常与抗PD-1抑制剂相关，很少出现3级以上，通过及时检查及对症或替代治疗，极少引起致死性甲状腺危象。原发性肾上腺功能减退、垂体炎等不良事件虽然少见，但20%~35%的可能为3级以上irAEs。内分泌毒性与其他系统毒性相比，出现时间较晚，PD-1抑制剂单药相关内分泌毒性通常发生在第10~24周左右；但免疫检查点抑制剂联合治疗所致的内分泌毒性会显著提前，约12周左右。既往有甲亢家族史，碘摄入过量或不足，或代谢性疾病是发生甲状腺功能亢进症的风险因素。出现甲状腺功能亢进者可续用免疫检查点抑制剂，如有症状，可用β受体阻滞剂缓解；既往有甲状腺手术史是发生甲状腺功能减退症的风险因素。对甲状腺功能减退者，免疫检查点抑制剂也可续用，2级以上应在排除肾上腺功能不全后始用左甲状腺素替代。甲状腺功能恢复后，大部分患者可完全康复（真甲状腺炎），少数会发展为其他持续性甲状腺功能减退（桥本样甲状腺炎）。

（4）呼吸系统毒性。

与其他irAE比较，肺炎发生的中位时间在2.8个月左右，但联合治疗者发病较早，接受PD-1抑制剂者比CTLA-4抑制剂更有可能发生免疫相关性肺炎，且常危及生命。免疫相关性肺炎的临床表现为发热、咳嗽、胸痛、呼吸困难，严重时会出现呼吸衰竭。影像学表现各异，可为非特异性间质性肺炎的隐原性组织性肺炎、超敏性肺炎、急性间质性肺炎、结节型反应和磨玻璃样肺炎。在所有肺炎病例中，72%为1-2级。与甲状腺炎和肝炎等自限性免疫反应不同，大部分免疫相关性肺炎需要激素或免疫抑制剂治疗。对肺的毒性反应，一级在3~4周后应复查胸部CT及肺功能，如影像学进展，暂停免疫检查点抑制剂治疗。二级要暂停免疫检查点抑制剂治疗，直至降至一级及以下，同时静滴甲基泼尼松龙，1~2 mg/kg/d，治疗48~72小时后，若症状改善，激素在4~6周内按照每周5~10mg逐步减量。若症状无改善，按照三、四级毒性反应治疗；如不能完全排除感染，需考虑加用经验性抗感染治疗（2A类证据）。对三、四级应永久停用免疫治疗，不能完全排除感染，需经验性抗感染治疗。静脉滴注甲基泼尼松龙2 mg/kg/d，酌情行肺通气治疗；激素治疗48小时后，若症状改善，继续治疗至一级及以下，然后在4~6周内逐步减量；若无明显改善，可考虑英夫利昔单抗静脉滴注，或吗啡麦考酚，或静注免疫球蛋白。治疗呼吸系统毒性，若四周及以上使用泼尼松超过20mg或等效剂量药物者，应考虑抗生素预防肺孢子菌肺炎。长期使用糖皮质激素，需补充钙剂和维生素。还要使用质子泵抑制剂预防胃肠道反应。若使用TNF-a抑制剂，治疗前应行T-spot试验以排除结核。

6.5 中医药治疗

（1）骨髓抑制。

①常见症状：面色少华，少气懒言，声音低沉，倦怠乏力，心悸气短，头晕目眩，畏寒出汗，发热出血，舌淡而胖，脉虚无力。②中医治法：益气养血、滋补精髓。③推荐方药：八珍汤加减。党参30g、白术15g、茯苓15g、熟地15g、白芍15g、川芎10g、当归10g、甘草6g。④其他推荐：口服地榆升白片、芪胶升白胶囊。

（2）放射性口腔黏膜炎。

①常见症状：口腔黏膜充血红肿、溃疡出血，烧灼疼痛，味觉障碍，口咽干痛，进食困难，舌红苔黄或少苔，脉弦数或细数。②中医治法：清热解毒，滋阴降火。③推荐方药：玉女煎加减。生地黄15g、金银花12g、连翘12g、麦冬9g、玉竹9g、知母6g、川牛膝6g。④其他推荐：康复新液、冷冻新鲜芦荟漱口液口腔含漱，口服双花百合片、口炎清颗粒。

(3) 放射性咽喉炎。

①常见症状：咽部黏膜充血红肿、甚至溃疡出血，咽干咽痛，异物感，吞咽不适，舌红苔黄或少苔，脉弦数或细数。②中医治法：清热利咽，益气养阴。③推荐方药：银翘马勃散加减。金银花15g、连翘15g、马勃10g、射干10g、山豆根10g、黄芪20g、南沙参15g、麦冬15g、生甘草5g。④其他推荐：口服蓝芩口服液，含化西瓜霜润喉片，含漱后口服康复新液。

(4) 放射性皮炎。

①常见症状：皮肤红斑水肿、灼痛瘙痒、脱屑水疱、溃疡糜烂。②中医治法：清热养阴、益气活血。③推荐方药：涂搽复方溃疡油。当归、生大黄、红花、紫草、生黄芪各250g加入5.5L橄榄油慢火煎熬过滤而成5L。④其他推荐：喷洒紫草液喷雾剂，涂搽高山茶油、三黄膏调合蜂蜜涂抹于在皮肤照射野，康复新液等浸透纱布敷于皮肤创面。

(5) 放射性分泌性中耳炎。

①常见症状：中耳鼓室黏膜及黏膜下间质充血水肿、增厚，鼓室渗液积液，耳闷耳胀，耳痛耳鸣，听力下降，口苦咽干，烦躁易怒，舌红苔黄腻，脉弦数或滑数。②中医治法：清肝泻热，除湿通窍。③推荐方药：龙胆泻肝汤加减。龙胆草6g、酒黄芩9g、酒栀子9g、泽泻12g、木通9g、车前子9g、酒当归8g、生地黄20g、柴胡10g、生甘草6g。④其他推荐：口服龙胆泻肝丸，针刺蝶腭神经节。

(6) 放疗后张口困难。

①常见症状：颞颌关节及咬肌发生退行性变和纤维化，关节僵硬、发紧疼痛，肌肉萎缩，牙关紧闭，言语困难，吞咽障碍，影响进食。②中医治法：疏通经脉、通畅气血。③体针取穴推荐：下关（双侧）、人迎（双侧）、颊车（双侧）、足三里（双侧）。④其他推荐：经皮穴位电刺激，按摩疗法。

(7) 胃肠道反应。

主要包括食欲减退、恶心、呕吐、腹痛、腹泻、便秘等症状的治疗。具体参考《中医内科学·肿瘤分册》（李和根，吴万垠编；人民卫生出版社）。

要点小结：

(1) 目前中医药在NPC中的应用主要是针对NPC放化疗毒副作用的防治。

(2) 放化疗后骨髓抑制主要选用以八珍汤为代表的益气养血功效的药物。

(3) 中医认为放射线属于火热毒邪，由其导致的口腔黏膜炎、咽喉炎、皮炎、中耳炎等并发症的防治以清热解毒为基本原则。放射性口腔黏膜炎选用玉女煎、咽喉炎选用银翘马勃散、皮炎选用复方溃疡油、分泌性中耳炎选用龙胆泻肝汤。

(4) 放疗后张口困难中医主要以针刺按摩等外治法为主要手段。

第六章 治疗后的随访及复查

第一节 总体目标

随访/监测的主要目的是发现尚可接受潜在根治为目的的转移或复发,尽早发现肿瘤进展或第二原发肿瘤,并及时干预处理,以提高总生存,改善生活质量。目前尚无证据支持何种随访/监测策略最佳。应按患者情况和肿瘤分期制订个体化、人性化的随访/监测方案。

NPC生存者健康行为指导:

(1) 放疗照射过的皮肤勿暴晒、防冻伤。放疗中及结束后应加强鼻咽冲洗避免感染坏死,加强张口训练避免晚期出现张口受限,加强颈部肌肉功能锻炼避免颈部纤维化僵硬等。

(2) 注意健康饮食,鼓励少食多餐,定期监测体重,必要时转诊至营养师或营养部门进行个体化辅导,关注并积极评估处理引起体重减轻的医疗和(或)心理社会因素。

(3) 采取健康生活方式,适当参与体力活动;每日至少30分钟中等强度的活动。

(4) 限酒,戒酒。

第二节 严密随访

1 时间安排

治疗结束后的前2年复查,至少每3月1次;3~5年,至少每6个月1次;5年后,至少每年1次。

2 随访内容

（1）检查内容：血 EBV-DNA，甲状腺功能 TSH，垂体激素水平、电子鼻咽镜、鼻咽颈部 MRI 平扫+增强、胸部 X 光片/CT 平扫、全身骨扫描、腹部 B 超、有条件行全身 PET/CT 等。

（2）随访记录：

① 肿瘤消退情况：消退时间，如有残留，记录部位、有关检查结果、处理方法。

② 复发情况：复发部位、时间、检查与处理手段、结果。

③ 远处转移情况：部位、时间、检查与处理手段、结果。

④ 并发症与后遗症：放射性脑/脊髓损伤、放射性耳损伤、骨坏死、皮肤黏膜损伤、颈纤维化、张口困难、继发肿瘤等。

⑤ 生存时间：每次随访时间，死亡时间，死因。

⑥ 其他重要临床表现。

3 常见问题处理

定期的随访复查能够及时发现复发转移病灶，从而进行针对性的早期干预和处理，以提高疗效。对复发转移，需及时按晚期肿瘤治疗原则积极处理。

药物治疗的毒性反应不可避免的，因人而异，这与个体差异、化疗方案不同有关。通过积极处理，大部分化疗反应可以控制和减轻，绝大多数肿瘤医生已掌握预防和处理的常规方法。

（1）放射性龋齿。

NPC 经放疗后，口腔及各唾液腺体受到不同程度的照射损伤，导致患者唾液分泌减少以及口腔微环境改变，容易诱发龋齿。故放疗后 2~3 年应尽量避免拔牙或种牙，因易致下颌骨坏死。所有患者在放疗前，都应进行口腔处理，并在放疗前至少 2 周拔除已有或可能出现的龋齿。若放疗后 2~3 年需拔牙，应由放疗科及口腔科联合评估。

（2）放射性中耳炎。

放疗时耳的所有结构大多位于放射野内，可造成听力下降、中耳炎等症状，成为 NPC 放疗的常见并发症。应预防感冒，保持耳周清洁，不随意自行掏挖耳道，必要时至专科就诊。

（3）放射性脑损伤。

对鼻咽部肿瘤较大尤其治疗前已累及脑组织者，放疗后出现脑损伤的概率较大，可在放疗后 2~3 年出现。早期患者大多无明显症状，经积极治疗可防止脑损伤范围扩大，疗效较好。而晚期放射性脑损伤患者通常有头痛伴恶心呕吐，甚至肢体运动障碍等明显症状，脑损伤范围较大可能需要手术治疗，整体效果较差。建议 NPC 放疗后定期复查，可有效发现早期放射性脑损伤，为积极干预提供机会。

(4) 面部麻木。

面部麻木是NPC颅神经受损常见症状之一，主要是三叉神经受损，约20%可出现面麻。有的患者在肿瘤缩退后，短期受压的三叉神经功能可恢复，面麻可明显减轻或消失；但有的患者由于三叉神经受到长期压迫或侵犯，造成不可逆损伤，治疗结束后面麻症状持续存在。

(5) 复视及眼部症状。

肿瘤较大，累及颅内海绵窦或眼球后方时，可侵犯视神经、动眼神经、滑车神经、外展神经，导致复视、视力下降，眼球固定等眼部症状。部分患者治疗后症状可减轻或消失，但若神经长期受压或侵犯造成不可逆性损伤，治疗结束后上述症状可能持续存在。

4 积极预防

三级预防是采取积极措施改善生活质量，促进康复。肿瘤康复的最终目标，应是肿瘤的完全缓解，心理、生理和体能完全恢复，并能胜任工作。由于肿瘤的特殊性，完全达此目标具有一定难度。目前条件下，针对肿瘤所致患者的原发性或继发性功能损伤，通过综合措施，尽可能使其逐步恢复，从而提高他的生活和生存质量，并助其回归社会。

要点小结：

随访/监测的主要目的，是发现尚可接受潜在根治治疗的转移复发NPC，或更早发现肿瘤复发并及时干预处理，以提高患者总生存、改善生活质量。应按个体情况和肿瘤分期进行随访。

第七章

特殊类型鼻咽癌

青少年儿童鼻咽癌：儿童NPC罕见，在儿童恶性肿瘤中发病率<5%。青少年NPC近年发病有增高趋势，致病主要与遗传相关，发病时大多为局部晚期，对放化疗较敏感，疗效佳。治疗和成人NPC相同，局部晚期采用新辅助化疗联合同步放化疗，放疗推荐IMRT，尽量减少远期毒副反应，提高生活质量。患儿建议减少放疗总剂量，但尚无临床证据支持。

鼻咽腺癌及腺样囊性癌：鼻咽部腺癌及腺样囊性癌发病率低，男性居多，肿瘤生长缓慢，容易发生远处转移。由于鼻咽周围解剖结构复杂，手术难度大，很难达到根治性切除，治疗和鼻咽鳞癌相似，预后也相同。化疗方案无推荐药物，含铂类药物的方案仍是目前的主要方案。

鼻咽神经内分泌癌：原发于鼻咽的神经内分泌癌非常罕见，目前仅有个案报道，治疗与传统鼻咽鳞癌相同，是否采用更低剂量放疗有待研究。

妊娠期NPC：妊娠早期NPC建议先流产后治疗，晚期先引产或剖宫术后再治疗，预后较差，容易出现远处转移。治疗原则相同，放化疗毒副作用应尽量降低，建议2年后再生育。

老年NPC：老年NPC患者的治疗方案目前指南推荐相同，但这些策略在老年NPC患者中的有效性还没有足够的证据。既往回顾性研究表明，在老年鼻咽癌患者中，常规放疗联合化疗治疗与预后良好的患者生存期和可处理的并发症相关。然而，同样有研究表明，与单独放疗相比，CCRT在年龄≥70岁的鼻咽癌患者中提供了相似的生存期和更高的3级毒性。目前是否同步放化疗还存在争议，大多数专家通常建议单独放疗治疗老年鼻咽癌患者，可同步联合使用副作用较小的靶向治疗。

第八章 NPC 诊疗展望

对我国而言，NPC 有其"特殊性"，原因有三：①代表中国：中国发病率最高，在国际上有话语权。全球 80% 的 NPC 患者在我国，全世界 NPC 诊疗要看中国，来自中国的成果不断刷新国际指南。②反映放疗技术发展状况：NPC 是放疗行业的"样板"，放疗技术水平怎么样，要看 NPC 治疗。③代表机构诊疗水平：一个医院（中心）或一个放疗机构的放射治疗水平集中体现在 NPC 诊疗效果上。

国际上 NPC 放疗始于 20 世纪 20 年代，我国最早对 NPC 放疗疗效进行报道的是张去病教授，在 50 年代采用镭疗和深部 X 线外照射，但 5 年生存率只有 19.6%。随着放射治疗设备的进步，1983 年张有望等报道了钴-60 治疗 511 例 NPC 患者的疗效，5 年生存率提高到 54%。后来随着三维适形、调强放疗和化疗的联合，5 年生存率进一步提高至 85% 以上。近年来，随着分子靶向和免疫治疗的应用，疗效有望进一步改善。

随着精准医学时代的到来，NPC 诊疗最优化的需求越来越迫切，原因有三：①随着 NPC 患者生存期延长，对生活质量的要求日益提高。这要求临床决策不仅要考虑局控率和生存期，还要尽可能保护正常组织、减轻放射性损伤。要实现这一目标，必须做到治疗决策和实施方案的最优化，即以最小的损伤，获得最佳的局控。②近年来，放疗新技术层出不穷，化疗、分子靶向和免疫治疗联合模式多样化，有必要根据患者病情，选用最佳的治疗模式，增效、减毒是最优化的目标。③花最少的钱，取得最佳的疗效是当下精准医学时代的主流追求。所谓"临床最优化"，就是代价最小、疗效最好，包括三个方面：一是"求最大善果"，在若干非负性后果的备选医疗方案中，选择最大正值的医疗方案，疗效最佳、痛苦最小、危险最少、费用最低。二是"求最小恶果"，在损害不可避免时，把此种负性后果控制在最小范围和最低程度。三是"整体优化"，对疾病诊治要从活生生的病人出发，充分考虑致病的综合因素、治病的综合手段、影响的综合后果，力求诊治的整体优化。最优化是一个动态发展的概念，不同的医学发展水平，不同的社会历史背景，不同文化、价值认同的人，对医疗最优化的判断往往大相径庭。

1 精准分期、精确画像

首先要清楚辨识肿瘤,目前基于TNM分期系统可较好的指导临床治疗,但也存在不少问题:①不具唯一性,多个分期版本共存。②证据级别低,多数为回顾性文章和III/IV级证据。③涵盖信息不全面,仅有"T、N、M"信息,不包括体液(血、尿、唾液等)内ctDNA、CTC、Exsome及EB病毒复制等重要生物学信息。④不能指导精准治疗,未能精确映射不同患者的肿瘤生物学特性。我们认为,分期应该为肿瘤精准"画像",理想的分期应该:①基于咽科学的精细解剖进展;②精准预后;③指导个体化诊疗;④操作可行、易行;⑤基于大数据的实践验证;⑥随技术的进步而保持更新。

2 靶区设计和勾画

靶区勾画是实现精准放疗的第一步,但当前行业内靶区勾画版本甚多,要勾画哪里、不勾画哪里,意见不统一。靶区勾画存在的问题:①缺乏统一的行业标准;②没有高级别循证医学证据的支持;③人工勾画费时;④勾画者个体差异大;⑤生物靶区识别精准度不够。我们的体会:①个体化靶区原则:靶区设计不仅依据肿瘤位置、体积、分期及分化程度,还要充分考虑到个体放疗敏感性的差异。②物理合理化原则:当病灶靠近高危器官,比如脑干等,在勾画靶区时要留出充分的PRV物理优化空间。③生物合理化原则:根据功能成像获得的信息,采用"剂量绘画"或"剂量雕刻"技术。④临床优化原则:功能器官向肿瘤组织让步,肿瘤要向高危器官让步。⑤整合医学原则:整合多组学技术、多模态影像、免疫及生物信息学技术,提高放疗精度和效价比。NPC靶区智能化勾画是解放临床医生时间和精力的可靠帮手,但不能解放脑力,人机结合的混合智能是终极目标。

3 复发NPC处理

有10%~20%的患者出现鼻咽或颈部的局部复发。除少数早期病例可以选择手术外,大多数局部复发NPC需接受再程放疗。严重放疗毒性是再程治疗失败的主要原因。如何选择合适的病例进行再程放疗是临床亟待解决的关键问题。应对策略:①建立模型,精准评分。有研究通过对558例局部复发NPC患者的生存预后进行分析,建立了一个量化模型,可以为病人进行评分,通过对5个独立预后因素的评分将患者分为低危组和高危组。②准确分组,精准治疗。低危人群:肿瘤可以得到较好控制,获得更好疗效,再程放疗副作用低,建议再程放疗。高危人群:疗效较不理想,再程放疗副作用较严重,需考虑联合化疗、靶向治疗或免疫治疗。我们的体会:没有最好的计划,只有"更合适"的计划!在正常组织"伤的起"的情况下,给肿瘤组织以最有效的打击。放疗剂量常常是对危险器官妥协的结果。

4 联合治疗模式的选择

放射治疗与化疗、分子靶向及免疫治疗，可以有多种组合方式，有新辅助方式、同步方式，还有辅助模式，有两两结合，也有三种结合等等。那么问题来了，何种联合模式是最佳的？IMRT时代Ⅱ期NPC还需要同步化疗吗？新辅助化疗和辅助化疗到底有没有意义？有哪些患者从分子靶向和免疫治疗中获益？有一些初步的结果回答这些问题，比如：①来自11个临床研究，2138例Ⅱ期NPC病人的荟萃分析提示，同步化疗未能使这部分患者获益。②508例Ⅲ-ⅣB期（不含T3-4N0）NPC患者，长期随访提示：辅助化疗未能使局部晚期NPC患者临床获益。③新辅助化疗对高危患者有意义，比如TPF和GP新辅助化疗可使患者3年生存率提高4%~8%。

回顾NPC诊疗发展的70年历程，在放疗技术上取得了突破性进展，局控率和长期生存大为改观，5年生存率已经超过90%，这也导致了再进一步提高的空间减小。放射物理技术近年来也进入一个平台期，短期内很难有大的突破。另外，经过精准放疗后的复发患者，不像传统的二维放疗患者复发，再程治疗的机会也显著减少。针对这一现状，我们认为NPC诊疗的下一个突破口在于"临床最优化"，其底层思维包括：①精准的肿瘤分期；②基于人工智能的靶区精准勾画；③复发NPC的量化模型和精准分组；④基于多模态组学和液态活检的个体化决策。

相关诊疗规范、指南和共识

表 7-8-1

中国鼻咽癌分期2017版（2008鼻咽癌分期修订专家共识）	中国鼻咽癌临床分期工作委员会 2017
NCCN 鼻咽癌临床实践指南（2021.2）	美国，NCCN
鼻咽癌诊疗指南（2020）	中国临床肿瘤学会（CSCO）
临床治疗指南-耳鼻喉头颈外科分册	中华医学会 2009
头颈肿瘤综合治疗专家共识	中国抗癌协会头颈肿瘤专业委员会，中国抗癌协会放射肿瘤专业委员会 2010
中国鼻咽癌诊疗指南	中国抗癌协会鼻咽癌专业委员会 2007
2010鼻咽癌调强放疗靶区及剂量设计指引专家共识	中国鼻咽癌临床分期工作委员会
2012 ESMO临床实践指南：鼻咽癌的诊断、治疗与随访	欧洲肿瘤内科学会（ESMO）
鼻咽癌标志物临床应用专家共识	中国抗癌协会肿瘤标志专业委员会鼻咽癌标志物专家委员会 2019
2018鼻咽癌营养治疗专家共识	中国抗癌协会肿瘤营养与支持治疗专业委员会
复发鼻咽癌治疗专家共识	中国抗癌协会鼻咽癌专业委员会 2018
转移性鼻咽癌治疗专家共识	中国抗癌协会鼻咽癌专业委员会 2018

续表

鼻咽癌复发、转移诊断专家共识	中国抗癌协会鼻咽癌专业委员会2018
鼻咽癌临床靶区勾画国际指南	国内外肿瘤相关专家小组2017
英国国家多学科指南：鼻咽癌	英国2016
美国放射学会适宜性标准：鼻咽癌	美国放射学会（ACR）2016
马来西亚临床实践指南：鼻咽癌的管理	马来西亚卫生部2016

参考文献

[1] CHEN Q Y, WEN Y F, GUO L, et al. Concurrent chemoradiotherapy vs radiotherapy alone in stage II nasopharyngeal carcinoma: phase III randomized trial [J]. J Natl Cancer Inst, 2011, 103 (23): 1761-70.

[2] WU F, WANG R, LU H, et al. Concurrent chemoradiotherapy in locoregionally advanced nasopharyngeal carcinoma: treatment outcomes of a prospective, multicentric clinical study [J]. Radiotherapy and oncology: journal of the European Society for Therapeutic Radiology and Oncology, 2014, 112 (1): 106-11.

[3] ZHANG Y, CHEN L, HU G Q, et al. Gemcitabine and Cisplatin Induction Chemotherapy in Nasopharyngeal Carcinoma [J]. N Engl J Med, 2019, 381 (12): 1124-35.

[4] RIBASSIN-MAJED L, MARGUET S, LEE A W M, et al. What Is the Best Treatment of Locally Advanced Nasopharyngeal Carcinoma? An Individual Patient Data Network Meta-Analysis [J]. Journal of clinical oncology: official journal of the American Society of Clinical Oncology, 2017, 35 (5): 498-505.

[5] SUN Y, LI W F, CHEN N Y, et al. Induction chemotherapy plus concurrent chemoradiotherapy versus concurrent chemoradiotherapy alone in locoregionally advanced nasopharyngeal carcinoma: a phase 3, multicentre, randomised controlled trial [J]. Lancet Oncol, 2016, 17 (11): 1509-20.

[6] WANG F, JIANG C, YE Z, et al. Efficacy and Safety of Nimotuzumab Plus Radiotherapy With or Without Cisplatin-Based Chemotherapy in an Elderly Patient Subgroup (Aged 60 and Older) With Nasopharyngeal Carcinoma [J]. Translational oncology, 2018, 11 (2): 338-45.

[7] KANG M, WANG F, LIAO X, et al. Intensity-modulated radiotherapy combined with endostar has similar efficacy but weaker acute adverse reactions than IMRT combined with chemotherapy in the treatment of locally advanced nasopharyngeal carcinoma [J]. Medicine (Baltimore), 2018, 97 (25): e11118.

[8] 许森奎, 姚文燕, 胡江, 等. 鼻咽癌发泡胶个体化塑形与标准化头枕放疗体位固定精确度比较 [J]. 中华放射肿瘤学杂志, 2015, 24 (02): 196-9.

[9] LIANG S B, SUN Y, LIU L Z, et al. Extension of local disease in nasopharyngeal carcinoma detected by magnetic resonance imaging: improvement of clinical target volume delineation [J]. Int J Radiat Oncol Biol Phys, 2009, 75 (3): 742-50.

[10] LIN L, LU Y, WANG X J, et al. Delineation of Neck Clinical Target Volume Specific to Nasopharyngeal Carcinoma Based on Lymph Node Distribution and the International Consensus Guidelines [J]. Int J Radiat Oncol Biol Phys, 2018, 100 (4): 891-902.

[11] LEE A W, NG W T, PAN J J, et al. International guideline for the delineation of the clinical target volumes (CTV) for nasopharyngeal carcinoma [J]. Radiotherapy and oncology: journal of the European Society for Therapeutic Radiology and Oncology, 2018, 126 (1): 25-36.

[12] YANG H, CHEN X, LIN S, et al. Treatment outcomes after reduction of the target volume of intensity-modulated radiotherapy following induction chemotherapy in patients with locoregionally advanced nasopharyngeal carcinoma: A prospective, multi-center, randomized clinical trial [J]. Radiotherapy and oncology: journal of the European Society for Therapeutic Radiology and Oncology, 2018, 126 (1): 37-42.

[13] LEE A W, NG W T, PAN J J, et al. International Guideline on Dose Prioritization and Acceptance Criteria in Radiation Therapy Planning for Nasopharyngeal Carcinoma [J]. Int J Radiat Oncol Biol Phys, 2019, 105 (3): 567-80.

[14] SUN Y, YU X L, LUO W, et al. Recommendation for a contouring method and atlas of organs at risk

in nasopharyngeal carcinoma patients receiving intensity-modulated radiotherapy [J]. Radiotherapy and oncology: journal of the European Society for Therapeutic Radiology and Oncology, 2014, 110 (3): 390-7.

[15] CHUA D T, WU S X, LEE V, et al. Comparison of single versus fractionated dose of stereotactic radiotherapy for salvaging local failures of nasopharyngeal carcinoma: a matched-cohort analysis [J]. Head & neck oncology, 2009, 1: 13.

[16] WU S X, CHUA D T, DENG M L, et al. Outcome of fractionated stereotactic radiotherapy for 90 patients with locally persistent and recurrent nasopharyngeal carcinoma [J]. Int J Radiat Oncol Biol Phys, 2007, 69 (3): 761-9.

[17] AHN Y C, LEE K C, KIM D Y, et al. Fractionated stereotactic radiation therapy for extracranial head and neck tumors [J]. Int J Radiat Oncol Biol Phys, 2000, 48 (2): 501-5.

[18] ORECCHIA R, REDDA M G, RAGONA R, et al. Results of hypofractionated stereotactic re-irradiation on 13 locally recurrent nasopharyngeal carcinomas [J]. Radiotherapy and oncology: journal of the European Society for Therapeutic Radiology and Oncology, 1999, 53 (1): 23-8.

[19] LEE A W, FOO W, LAW S C, et al. Reirradiation for recurrent nasopharyngeal carcinoma: factors affecting the therapeutic ratio and ways for improvement [J]. Int J Radiat Oncol Biol Phys, 1997, 38 (1): 43-52.

[20] TIAN Y M, ZHAO C, GUO Y, et al. Effect of total dose and fraction size on survival of patients with locally recurrent nasopharyngeal carcinoma treated with intensity-modulated radiotherapy: a phase 2, single-center, randomized controlled trial [J]. Cancer, 2014, 120 (22): 3502-9.

[21] LEE V H, KWONG D L, LEUNG T W, et al. Hyperfractionation compared to standard fractionation in intensity-modulated radiation therapy for patients with locally advanced recurrent nasopharyngeal carcinoma [J]. European archives of oto-rhino-laryngology: official journal of the European Federation of Oto-Rhino-Laryngological Societies (EUFOS): affiliated with the German Society for Oto-Rhino-Laryngology - Head and Neck Surgery, 2017, 274 (2): 1067-78.

[22] KONG L, WANG L, SHEN C, et al. Salvage Intensity-Modulated Radiation Therapy (IMRT) for Locally Recurrent Nasopharyngeal Cancer after Definitive IMRT: A Novel Scenario of the Modern Era [J]. Scientific reports, 2016, 6: 32883.

[23] RUSTHOVEN C G, LANNING R M, JONES B L, et al. Metastatic nasopharyngeal carcinoma: Patterns of care and survival for patients receiving chemotherapy with and without local radiotherapy [J]. Radiotherapy and oncology: journal of the European Society for Therapeutic Radiology and Oncology, 2017, 124 (1): 139-46.

[24] HU J, KONG L, GAO J, et al. Use of Radiation Therapy in Metastatic Nasopharyngeal Cancer Improves Survival: A SEER Analysis [J]. Scientific reports, 2017, 7 (1): 721.

[25] 田允铭, 韩非, 曾雷, 等. 寡转移状态下初治鼻咽癌的预后及治疗模式探讨 [J]. 中华放射肿瘤学杂志, 2016, 25 (11): 1156-60.

[26] HU S X, HE X H, DONG M, et al. Systemic chemotherapy followed by locoregional definitive intensity-modulated radiation therapy yields prolonged survival in nasopharyngeal carcinoma patients with distant metastasis at initial diagnosis [J]. Medical oncology (Northwood, London, England), 2015, 32 (9): 224.

[27] TIAN Y H, ZOU W H, XIAO W W, et al. Oligometastases in AJCC stage IVc nasopharyngeal carcinoma: A subset with better overall survival [J]. Head & neck, 2016, 38 (8): 1152-7.

[28] CHEN M Y, JIANG R, GUO L, et al. Locoregional radiotherapy in patients with distant metastases of nasopharyngeal carcinoma at diagnosis [J]. Chinese journal of cancer, 2013, 32 (11): 604-13.

[29] LIN S, THAM I W, PAN J, et al. Combined high-dose radiation therapy and systemic chemotherapy improves survival in patients with newly diagnosed metastatic nasopharyngeal cancer [J]. Am J Clin On-

col, 2012, 35 (5): 474-9.

[30] MA J, WEN Z S, LIN P, et al. The results and prognosis of different treatment modalities for solitary metastatic lung tumor from nasopharyngeal carcinoma: a retrospective study of 105 cases [J]. Chinese journal of cancer, 2010, 29 (9): 787-95.

[31] LU T, GUO Q, CUI X, et al. Prognostic Evaluation of Nasopharyngeal Carcinoma with Bone-Only Metastasis after Therapy [J]. Yonsei medical journal, 2016, 57 (4): 840-5.

[32] ZHENG W, ZONG J, HUANG C, et al. Multimodality Treatment May Improve the Survival Rate of Patients with Metastatic Nasopharyngeal Carcinoma with Good Performance Status [J]. PLoS One, 2016, 11 (1): e0146771.

[33] MALYAPA R, LOWE M, BOLSI A, et al. Evaluation of Robustness to Setup and Range Uncertainties for Head and Neck Patients Treated With Pencil Beam Scanning Proton Therapy [J]. Int J Radiat Oncol Biol Phys, 2016, 95 (1): 154-62.

[34] WIDESOTT L, PIERELLI A, FIORINO C, et al. Intensity-modulated proton therapy versus helical tomotherapy in nasopharynx cancer: planning comparison and NTCP evaluation [J]. Int J Radiat Oncol Biol Phys, 2008, 72 (2): 589-96.

[35] LEWIS G D, HOLLIDAY E B, KOCAK-UZEL E, et al. Intensity-modulated proton therapy for nasopharyngeal carcinoma: Decreased radiation dose to normal structures and encouraging clinical outcomes [J]. Head & neck, 2016, 38 Suppl 1 (E1886-95.

[36] JAKOBI A, BANDURSKA-LUQUE A, STüTZER K, et al. Identification of Patient Benefit From Proton Therapy for Advanced Head and Neck Cancer Patients Based on Individual and Subgroup Normal Tissue Complication Probability Analysis [J]. Int J Radiat Oncol Biol Phys, 2015, 92 (5): 1165-74.

[37] IWATA H, TOSHITO T, HAYASHI K, et al. Proton therapy for non-squamous cell carcinoma of the head and neck: planning comparison and toxicity [J]. Journal of radiation research, 2019, 60 (5): 612-21.

[38] JIŘí K, VLADIMíR V, MICHAL A, et al. Proton pencil-beam scanning radiotherapy in the treatment of nasopharyngeal cancer: dosimetric parameters and 2-year results [J]. European archives of oto-rhino-laryngology: official journal of the European Federation of Oto-Rhino-Laryngological Societies (EUFOS): affiliated with the German Society for Oto-Rhino-Laryngology - Head and Neck Surgery, 2021, 278 (3): 763-9.

[39] WILLIAMS V M, PARVATHANENI U, LARAMORE G E, et al. Intensity-Modulated Proton Therapy for Nasopharynx Cancer: 2-year Outcomes from a Single Institution [J]. International journal of particle therapy, 2021, 8 (2): 28-40.

[40] HU J, BAO C, GAO J, et al. Salvage treatment using carbon ion radiation in patients with locoregionally recurrent nasopharyngeal carcinoma: Initial results [J]. Cancer, 2018, 124 (11): 2427-37.

[41] HU J, HUANG Q, GAO J, et al. Clinical outcomes of carbon-ion radiotherapy for patients with locoregionally recurrent nasopharyngeal carcinoma [J]. Cancer, 2020, 126 (23): 5173-83.

[42] WANG S, LI S, SHEN L. Combined chemoradiation vs radiation therapy alone in stage-II nasopharyngeal carcinoma: A meta-analysis of the published literature [J]. Current problems in cancer, 2018, 42 (3): 302-18.

[43] LIU F, JIN T, LIU L, et al. The role of concurrent chemotherapy for stage II nasopharyngeal carcinoma in the intensity-modulated radiotherapy era: A systematic review and meta-analysis [J]. PLoS One, 2018, 13 (3): e0194733.

[44] XU C, ZHANG L H, CHEN Y P, et al. Chemoradiotherapy Versus Radiotherapy Alone in Stage II Nasopharyngeal Carcinoma: A Systemic Review and Meta-analysis of 2138 Patients [J]. Journal of Cancer, 2017, 8 (2): 287-97.

[45] HUANG X, CHEN X, ZHAO C, et al. Adding Concurrent Chemotherapy to Intensity-Modulated Ra-

diotherapy Does Not Improve Treatment Outcomes for Stage II Nasopharyngeal Carcinoma: A Phase 2 Multicenter Clinical Trial [J]. Frontiers in oncology, 2020, 10: 1314.

[46] FENG M, WANG W, FAN Z, et al. Tumor volume is an independent prognostic indicator of local control in nasopharyngeal carcinoma patients treated with intensity-modulated radiotherapy [J]. Radiat Oncol, 2013, 8: 208.

[47] LEE V H, KWONG D L, LEUNG T W, et al. The addition of pretreatment plasma Epstein-Barr virus DNA into the eighth edition of nasopharyngeal cancer TNM stage classification [J]. International journal of cancer, 2019, 144 (7): 1713-22.

[48] BLANCHARD P, LEE A, MARGUET S, et al. Chemotherapy and radiotherapy in nasopharyngeal carcinoma: an update of the MAC-NPC meta-analysis [J]. Lancet Oncol, 2015, 16 (6): 645-55.

[49] HUI E P, MA B B, LEUNG S F, et al. Randomized phase II trial of concurrent cisplatin-radiotherapy with or without neoadjuvant docetaxel and cisplatin in advanced nasopharyngeal carcinoma [J]. Journal of clinical oncology: official journal of the American Society of Clinical Oncology, 2009, 27 (2): 242-9.

[50] LI W F, CHEN N Y, ZHANG N, et al. Concurrent chemoradiotherapy with/without induction chemotherapy in locoregionally advanced nasopharyngeal carcinoma: Long-term results of phase 3 randomized controlled trial [J]. International journal of cancer, 2019, 145 (1): 295-305.

[51] CAO S M, YANG Q, GUO L, et al. Neoadjuvant chemotherapy followed by concurrent chemoradiotherapy versus concurrent chemoradiotherapy alone in locoregionally advanced nasopharyngeal carcinoma: A phase III multicentre randomised controlled trial [J]. Eur J Cancer, 2017, 75: 14-23.

[52] YANG Q, CAO S M, GUO L, et al. Induction chemotherapy followed by concurrent chemoradiotherapy versus concurrent chemoradiotherapy alone in locoregionally advanced nasopharyngeal carcinoma: long-term results of a phase III multicentre randomised controlled trial [J]. Eur J Cancer, 2019, 119: 87-96.

[53] CHEN Y P, TANG L L, YANG Q, et al. Induction Chemotherapy plus Concurrent Chemoradiotherapy in Endemic Nasopharyngeal Carcinoma: Individual Patient Data Pooled Analysis of Four Randomized Trials [J]. Clin Cancer Res, 2018, 24 (8): 1824-33.

[54] LEE J Y, SUN J M, OH D R, et al. Comparison of weekly versus triweekly cisplatin delivered concurrently with radiation therapy in patients with locally advanced nasopharyngeal cancer: A multicenter randomized phase II trial (KCSG-HN10-02) [J]. Radiotherapy and oncology: journal of the European Society for Therapeutic Radiology and Oncology, 2016, 118 (2): 244-50.

[55] LIANG HX, WEI-XIONG& LV, XING & SUN, et al. Concurrent chemoradiotherapy with 3-weekly versus weekly cisplatin in patients with locoregionally advanced nasopharyngeal carcinoma: A phase 3 multicentre randomised controlled trial (ChiCTR-TRC-12001979) [J]. Journal of Clinical Oncology, 2017, 35: 6006.

[56] CHEN Y P, LIU X, ZHOU Q, et al. Metronomic capecitabine as adjuvant therapy in locoregionally advanced nasopharyngeal carcinoma: a multicentre, open-label, parallel-group, randomised, controlled, phase 3 trial [J]. Lancet (London, England), 2021, 398 (10297): 303-13.

[57] MAI H Q, CHEN Q Y, CHEN D, et al. Toripalimab or placebo plus chemotherapy as first-line treatment in advanced nasopharyngeal carcinoma: a multicenter randomized phase 3 trial [J]. Nature medicine, 2021, 27 (9): 1536-43.

[58] YANG Y, QU S, LI J, et al. Camrelizumab versus placebo in combination with gemcitabine and cisplatin as first-line treatment for recurrent or metastatic nasopharyngeal carcinoma (CAPTAIN-1st): a multicentre, randomised, double-blind, phase 3 trial [J]. Lancet Oncol, 2021, 22 (8): 1162-74.

[59] ZHANG L, HUANG Y, HONG S, et al. Gemcitabine plus cisplatin versus fluorouracil plus cisplatin in recurrent or metastatic nasopharyngeal carcinoma: a multicentre, randomised, open-label, phase

3 trial [J]. Lancet (London, England), 2016, 388 (10054): 1883-92.

[60] LEE V, KWONG D, LEUNG T W, et al. Palliative systemic therapy for recurrent or metastatic nasopharyngeal carcinoma - How far have we achieved? [J]. Critical reviews in oncology/hematology, 2017, 114: 13-23.

[61] LV J W, LI J Y, LUO L N, et al. Comparative safety and efficacy of anti-PD-1 monotherapy, chemotherapy alone, and their combination therapy in advanced nasopharyngeal carcinoma: findings from recent advances in landmark trials [J]. Journal for immunotherapy of cancer, 2019, 7 (1): 159.

[62] KE L R, XIA W X, QIU W Z, et al. Safety and efficacy of lobaplatin combined with 5-fluorouracil as first-line induction chemotherapy followed by lobaplatin-radiotherapy in locally advanced nasopharyngeal carcinoma: preliminary results of a prospective phase II trial [J]. BMC cancer, 2017, 17 (1): 134.

[63] LV X, CAO X, XIA W X, et al. Induction chemotherapy with lobaplatin and fluorouracil versus cisplatin and fluorouracil followed by chemoradiotherapy in patients with stage III-IVB nasopharyngeal carcinoma: an open-label, non-inferiority, randomised, controlled, phase 3 trial [J]. Lancet Oncol, 2021, 22 (5): 716-26.

[64] LONG G X, LIN J W, LIU D B, et al. Single-arm, multi-centre phase II study of lobaplatin combined with docetaxel for recurrent and metastatic nasopharyngeal carcinoma patients [J]. Oral oncology, 2014, 50 (8): 717-20.

[65] UEDA Y, ENOKIDA T, OKANO S, et al. Combination Treatment With Paclitaxel, Carboplatin, and Cetuximab (PCE) as First-Line Treatment in Patients With Recurrent and/or Metastatic Nasopharyngeal Carcinoma [J]. Frontiers in oncology, 2020, 10: 571304.

[66] YOU R, HUA Y J, LIU Y P, et al. Concurrent Chemoradiotherapy with or without Anti-EGFR-Targeted Treatment for Stage II-IVb Nasopharyngeal Carcinoma: Retrospective Analysis with a Large Cohort and Long Follow-up [J]. Theranostics, 2017, 7 (8): 2314-24.

[67] LV J W, QI Z Y, ZHOU G Q, et al. Optimal cumulative cisplatin dose in nasopharyngeal carcinoma patients receiving additional induction chemotherapy [J]. Cancer science, 2018, 109 (3): 751-63.

[68] CHAN A T, HSU M M, GOH B C, et al. Multicenter, phase II study of cetuximab in combination with carboplatin in patients with recurrent or metastatic nasopharyngeal carcinoma [J]. Journal of clinical oncology: official journal of the American Society of Clinical Oncology, 2005, 23 (15): 3568-76.

[69] ZHAO C, MIAO J, SHEN G, et al. Anti-epidermal growth factor receptor (EGFR) monoclonal antibody combined with cisplatin and 5-fluorouracil in patients with metastatic nasopharyngeal carcinoma after radical radiotherapy: a multicentre, open-label, phase II clinical trial [J]. Ann Oncol, 2019, 30 (4): 637-43.

[70] LEE N Y, ZHANG Q, PFISTER D G, et al. Addition of bevacizumab to standard chemoradiation for locoregionally advanced nasopharyngeal carcinoma (RTOG 0615): a phase 2 multi-institutional trial [J]. Lancet Oncol, 2012, 13 (2): 172-80.

[71] LI Y, TIAN Y, JIN F, et al. A phase II multicenter randomized controlled trial to compare standard chemoradiation with or without recombinant human endostatin injection (Endostar) therapy for the treatment of locally advanced nasopharyngeal carcinoma: Long-term outcomes update [J]. Current problems in cancer, 2020, 44 (1): 100492.

[72] MA B B Y, LIM W T, GOH B C, et al. Antitumor Activity of Nivolumab in Recurrent and Metastatic Nasopharyngeal Carcinoma: An International, Multicenter Study of the Mayo Clinic Phase 2 Consortium (NCI-9742) [J]. Journal of clinical oncology: official journal of the American Society of Clinical Oncology, 2018, 36 (14): 1412-8.

[73] HSU C, LEE S H, EJADI S, et al. Safety and Antitumor Activity of Pembrolizumab in Patients With

Programmed Death-Ligand 1-Positive Nasopharyngeal Carcinoma: Results of the KEYNOTE-028 Study [J]. Journal of clinical oncology: official journal of the American Society of Clinical Oncology, 2017, 35 (36): 4050-6.

[74] FANG W, YANG Y, MA Y, et al. Camrelizumab (SHR-1210) alone or in combination with gemcitabine plus cisplatin for nasopharyngeal carcinoma: results from two single-arm, phase 1 trials [J]. Lancet Oncol, 2018, 19 (10): 1338-50.

[75] WANG F H, WEI X L, FENG J, et al. Efficacy, Safety, and Correlative Biomarkers of Toripalimab in Previously Treated Recurrent or Metastatic Nasopharyngeal Carcinoma: A Phase II Clinical Trial (POLARIS-02) [J]. Journal of clinical oncology: official journal of the American Society of Clinical Oncology, 2021, 39 (7): 704-12.

[76] YOU R, ZOU X, HUA Y J, et al. Salvage endoscopic nasopharyngectomy is superior to intensity-modulated radiation therapy for local recurrence of selected T1-T3 nasopharyngeal carcinoma – A case-matched comparison [J]. Radiotherapy and oncology: journal of the European Society for Therapeutic Radiology and Oncology, 2015, 115 (3): 399-406.

[77] LIU Y P, WEN Y H, TANG J, et al. Endoscopic surgery compared with intensity-modulated radiotherapy in resectable locally recurrent nasopharyngeal carcinoma: a multicentre, open-label, randomised, controlled, phase 3 trial [J]. Lancet Oncol, 2021, 22 (3): 381-90.

[78] LIU Y P, LI H, YOU R, et al. Surgery for isolated regional failure in nasopharyngeal carcinoma after radiation: Selective or comprehensive neck dissection [J]. The Laryngoscope, 2019, 129 (2): 387-95.

[79] ZHANG L, ZHU Y X, WANG Y, et al. Salvage surgery for neck residue or recurrence of nasopharyngeal carcinoma: a 10-year experience [J]. Ann Surg Oncol, 2011, 18 (1): 233-8.

[80] DING X, LIN Q G, ZOU X, et al. Transoral Robotic Retropharyngeal Lymph Node Dissection in Nasopharyngeal Carcinoma With Retropharyngeal Lymph Node Recurrence [J]. The Laryngoscope, 131 (6): E1895-e902.

[81] LIU Y P, WANG S L, ZOU X, et al. Transcervical endoscopic retropharyngeal lymph node (RPLN) dissection in nasopharyngeal carcinoma with RPLN recurrence [J]. Head & neck, 2021, 43 (1): 98-107.

[82] HUA Y J, CHEN M Y, QIAN C N, et al. Postradiation nasopharyngeal necrosis in the patients with nasopharyngeal carcinoma [J]. Head & neck, 2009, 31 (6): 807-12.

[83] YANG K, AHN Y C, NAM H, et al. Clinical features of post-radiation nasopharyngeal necrosis and their outcomes following surgical intervention in nasopharyngeal cancer patients [J]. Oral oncology, 2021, 114: 105180.

[84] ZOU X, WANG S L, LIU Y P, et al. A curative-intent endoscopic surgery for postradiation nasopharyngeal necrosis in patients with nasopharyngeal carcinoma [J]. Cancer communications (London, England), 2018, 38 (1): 74.

[85] RYU G, SO Y K, SEO M Y, et al. Using the nasoseptal flap for reconstruction after endoscopic debridement of radionecrosis in nasopharyngeal carcinoma [J]. American journal of rhinology & allergy, 2018, 32 (1): 61-5.

[86] GORPHE P, STEIN H, MOYA-PLANA A. Cervical-transoral robotic nasopharyngectomy: A preclinical study [J]. Head & neck, 2020, 42 (3): 394-400.

[87] PETERSON D E, BOERS-DOETS C B, BENSADOUN R J, et al. Management of oral and gastrointestinal mucosal injury: ESMO Clinical Practice Guidelines for diagnosis, treatment, and follow-up [J]. Ann Oncol, 2015, 26 Suppl 5 (v139-51.

[88] PETERSON D E, BENSADOUN R J, ROILA F. Management of oral and gastrointestinal mucositis: ESMO Clinical Practice Guidelines [J]. Ann Oncol, 2011, 22 Suppl 6 (Suppl 6): vi78-84.

[89] MALLICK S, BENSON R, RATH G K. Radiation induced oral mucositis: a review of current literature on prevention and management [J]. European archives of oto-rhino-laryngology: official journal of the European Federation of Oto-Rhino-Laryngological Societies (EUFOS): affiliated with the German Society for Oto-Rhino-Laryngology - Head and Neck Surgery, 2016, 273 (9): 2285-93.

[90] PS S K, BALAN A, SANKAR A, et al. Radiation induced oral mucositis[J]. Indian J Palliat Care, 2009, 15 (2): 95-102.

[91] BASSO F G, PANSANI T N, SOARES D G, et al. Biomodulation of Inflammatory Cytokines Related to Oral Mucositis by Low-Level Laser Therapy [J]. Photochemistry and photobiology, 2015, 91 (4): 952-6.

[92] 唐邵华, 阴骏, 翁成荫, 等. 口腔溃疡防护剂用于防治鼻咽癌调强放疗中放射性口腔黏膜反应的临床研究 [J]. 中国临床医生杂志, 2018, 46 (05): 593-6.

[93] 黄光, 李昭君, 孔繁忠, 等. 口腔溃疡防护剂在防治鼻咽癌放射性口腔黏膜炎及对血清炎性因子影响的临床研究 [J]. 中华放射肿瘤学杂志, 2018, 27 (04): 360-4.

[94] 李素艳, 高黎, 殷蔚伯, 等. 金因肽对急性放射性黏膜炎及皮炎的作用 [J]. 中华放射肿瘤学杂志, 2002, 01): 36-8.

[95] NICOLATOU-GALITIS O, SARRI T, BOWEN J, et al. Systematic review of amifostine for the management of oral mucositis in cancer patients [J]. Support Care Cancer, 2013, 21 (1): 357-64.

[96] TSUJIMOTO T, YAMAMOTO Y, WASA M, et al. L-glutamine decreases the severity of mucositis induced by chemoradiotherapy in patients with locally advanced head and neck cancer: a double-blind, randomized, placebo-controlled trial [J]. Oncology reports, 2015, 33 (1): 33-9.

[97] KAZEMIAN A, KAMIAN S, AGHILI M, et al. Benzydamine for prophylaxis of radiation-induced oral mucositis in head and neck cancers: a double-blind placebo-controlled randomized clinical trial [J]. European journal of cancer care, 2009, 18 (2): 174-8.

[98] MCGUIRE D B, FULTON J S, PARK J, et al. Systematic review of basic oral care for the management of oral mucositis in cancer patients [J]. Support Care Cancer, 2013, 21 (11): 3165-77.

[99] ZHENG B, ZHU X, LIU M, et al. Randomized, Double-Blind, Placebo-Controlled Trial of Shuanghua Baihe Tablets to Prevent Oral Mucositis in Patients With Nasopharyngeal Cancer Undergoing Chemoradiation Therapy [J]. Int J Radiat Oncol Biol Phys, 2018, 100 (2): 418-26.

[100] KONG M, HWANG D S, YOON S W, et al. The effect of clove-based herbal mouthwash on radiation-induced oral mucositis in patients with head and neck cancer: a single-blind randomized preliminary study [J]. OncoTargets and therapy, 2016, 9: 4533-8.

[101] LUO Y, FENG M, FAN Z, et al. Effect of Kangfuxin Solution on Chemo/Radiotherapy-Induced Mucositis in Nasopharyngeal Carcinoma Patients: A Multicenter, Prospective Randomized Phase III Clinical Study [J]. Evidence-based complementary and alternative medicine: eCAM, 2016, 2016: 1-7.

[102] NISHII M, SOUTOME S, KAWAKITA A, et al. Factors associated with severe oral mucositis and candidiasis in patients undergoing radiotherapy for oral and oropharyngeal carcinomas: a retrospective multicenter study of 326 patients [J]. Support Care Cancer, 2020, 28 (3): 1069-75.

[103] ZHANG T, LIU C, MA S, et al. Protective Effect and Mechanism of Action of Rosmarinic Acid on Radiation-Induced Parotid Gland Injury in Rats [J]. Dose-response: a publication of International Hormesis Society, 2020, 18 (1): 1559325820907782.

[104] WANG S Z, LI J, MIYAMOTO C T, et al. A study of middle ear function in the treatment of nasopharyngeal carcinoma with IMRT technique [J]. Radiotherapy and oncology: journal of the European Society for Therapeutic Radiology and Oncology, 2009, 93 (3): 530-3.

[105] SU S F, HUANG S M, HAN F, et al. Analysis of dosimetric factors associated with temporal lobe necrosis (TLN) in patients with nasopharyngeal carcinoma (NPC) after intensity modulated radio-

therapy [J]. Radiat Oncol, 2013, 8: 17.

[106] WANG X S, YING H M, HE X Y, et al. Treatment of cerebral radiation necrosis with nerve growth factor: A prospective, randomized, controlled phase II study [J]. Radiotherapy and oncology: journal of the European Society for Therapeutic Radiology and Oncology, 2016, 120 (1): 69-75.

[107] GONZALEZ J, KUMAR A J, CONRAD C A, et al. Effect of bevacizumab on radiation necrosis of the brain [J]. International Journal of Radiation Oncology Biology Physics, 2007, 67 (2): 323-326.

[108] WONG E T, HUBERMAN M, LU X Q, et al. Bevacizumab reverses cerebral radiation necrosis [J]. Journal of clinical oncology: official journal of the American Society of Clinical Oncology, 2008, 26 (34): 5649-50.

[109] LIU P, NIU X, OU D, et al. Dynamic Changes in Cognitive Function in Patients With Radiation-Induced Temporal Lobe Necrosis After IMRT for Nasopharyngeal Cancer [J]. Frontiers in oncology, 2020, 10: 450.

[110] 马军, 秦叔逵, 候明, 等. 重组人白介素-11治疗血小板减少症临床应用中国专家共识（2018年版）[J]. 临床肿瘤学杂志, 2018, 23 (03): 260-6.

[111] PFIZERINC. NEUMEGA Instrument [EB/OL] [J]. 2012.

[112] 陈志刚, 钱晓萍, 刘宝瑞. 肿瘤化疗药物剂量的个体化滴定 [J]. 肿瘤, 2008, 11): 1012-4.

[113] OUN R, MOUSSA Y E, WHEATE N J. The side effects of platinum-based chemotherapy drugs: a review for chemists [J]. Dalton transactions (Cambridge, England: 2003), 2018, 47 (19): 6645-53.

[114] BRAHMER J R, LACCHETTI C, SCHNEIDER B J, et al. Management of Immune-Related Adverse Events in Patients Treated With Immune Checkpoint Inhibitor Therapy: American Society of Clinical Oncology Clinical Practice Guideline [J]. Journal of clinical oncology: official journal of the American Society of Clinical Oncology, 2018, 36 (17): 1714-68.

[115] POSTOW M A, SIDLOW R, HELLMANN M. Immune-Related Adverse Events Associated with Immune Checkpoint Blockade [J]. New England Journal of Medicine, 2018, 378 (2): 158-68.

[116] MARTINS F, SOFIYA L, SYKIOTIS G P, et al. Adverse effects of immune-checkpoint inhibitors: epidemiology, management and surveillance [J]. Nat Rev Clin Oncol, 2019, 16 (9): 563-80.

[117] RAMOS-CASALS M, BRAHMER J R, CALLAHAN M K, et al. Immune-related adverse events of checkpoint inhibitors [J]. Nature reviews Disease primers, 2020, 6 (1): 38.

[118] CHUZI S, TAVORA F, CRUZ M, et al. Clinical features, diagnostic challenges, and management strategies in checkpoint inhibitor-related pneumonitis [J]. Cancer management and research, 2017, 9: 207-13.

[119] 张弦. 八珍汤治疗恶性肿瘤放、化疗后骨髓抑制30例临床观察 [J]. 湖南中医杂志, 2013, 29 (04): 51-3.

[120] 李秋梅, 杨洪斌. 地榆升白片预防鼻咽癌放化疗所致外周血白细胞减少的效果观察 [J]. 山东医药, 2012, 52 (11): 63-4.

[121] 武新虎, 蒋璐, 邓芸, 等. 芪胶升白胶囊对预防鼻咽癌患者同步放化疗后骨髓抑制疗效观察 [J]. 实用肿瘤杂志, 2013, 28 (02): 203-6.

[122] 郝琦, 阿达来提·麻合苏提. 玉女煎治疗急性放射性口腔黏膜炎及口干症临床疗效观察 [J]. 四川中医, 2016, 34 (12): 166-8.

[123] 白洪芳, 江庆华, 曾万琴, 等. 康复新液预防与治疗鼻咽癌放疗所致口腔黏膜炎的效果观察 [J]. 肿瘤预防与治疗, 2017, 30 (01): 43-8.

[124] 何钰卿. 冷冻芦荟漱口液防治鼻咽癌放疗患者口腔黏膜炎的效果研究 [J]. 全科口腔医学电子杂志, 2018, 5 (28): 47-8.

[125] 龚芸, 张丽, 冯泽会, 等. 口炎清颗粒防治鼻咽癌患者放射性口腔炎的疗效观察 [J]. 华西口腔医学杂志, 2016, 34 (01): 37-40.

[126] 林冰，郎锦义，张鹏.放化疗全程配合不同中药组方治疗鼻咽癌的临床观察 [J].四川中医，2014，32（09）：71-3.

[127] 王海明，杨明会.蓝芩口服液治疗放射性咽喉炎148例临床观察 [J].临床军医杂志，2007，06）：828-9.

[128] 徐宁.西瓜霜润喉片治疗放射性咽喉炎60例 [J].中华放射医学与防护杂志，2002，04）：36.

[129] 何迎盈.康复新液联合维生素C治疗中重度放射性咽喉炎的临床效果观察 [J].医学理论与实践，2015，28（08）：1071-2.

[130] 赵瑞莲，沈红梅，张明，等.复方溃疡油对放射性皮肤炎患者血液细胞因子的影响 [J].中国实验方剂学杂志，2016，22（09）：153-7.

[131] 彭瑞娟，李冬梅，黄石群，等.紫草液喷雾剂联合护理干预在降低Ⅲ度及以上放射性皮炎中的应用研究 [J].临床医药文献电子杂志，2016，3（15）：3074-5.

[132] 袁红娟.高山茶油在放疗患者皮肤反应中的护理应用 [J].吉林医学，2012，33（12）：2684-5.

[133] 徐彦，赵致臻，杨巍娜，等.三黄膏调合蜂蜜对放疗患者放射性皮肤损伤的防治效果观察 [J].中国药房，2013，24（31）：2957-8.

[134] 冯志平，宋元华，邓智勇，等.康复新液治疗鼻咽癌患者放射性皮炎的临床观察 [J].中国药房，2018，29（10）：1392-5.

[135] 尉瑞，袁艳红，陈璐璐，等.龙胆泻肝汤对分泌性中耳炎血清炎性因子、相关蛋白及免疫功能的影响 [J].中国实验方剂学杂志，2019，25（08）：14-9.

[136] 邹苑斌，黄健男，程景炜，等.龙胆泻肝丸干预防治放射性分泌性中耳炎的临床研究 [J].中国医疗前沿，2012，7（19）：49-51.

[137] 林子升，孙旭莺，刘晓华.针刺蝶腭神经节治疗分泌性中耳炎疗效观察 [J].上海针灸杂志，2014，33（01）：47-9.

[138] 尹正录，孟兆祥，林舜艳，等.康复训练联合针刺对鼻咽癌放射性损伤后张口困难及生活质量的影响 [J].中华物理医学与康复杂志，2012，08）：618-20.

[139] FERREIRA A P, COSTA D R, OLIVEIRA A I, et al. Short-term transcutaneous electrical nerve stimulation reduces pain and improves the masticatory muscle activity in temporomandibular disorder patients: a randomized controlled trial [J]. Journal of applied oral science: revista FOB, 2017, 25 (2): 112-20.

[140] 李和根，吴万垠.中医内科学·肿瘤分册[M].人民卫生出版社，2020.

[141] 樊代明.整合肿瘤学·临床卷[M].北京：科学出版社，2021.

[142] 樊代明.整合肿瘤学·基础卷[M].西安：世界图书出版西安有限公司，2021.

口腔颌面黏膜恶性黑色素瘤

名誉主编

樊代明

主　编

郭　伟　孙沫逸　任国欣　吴云腾

副主编

王丽珍　唐瞻贵　孔蕴毅　郭传瑸　何　悦

李龙江　孟　箭

编　委（姓氏笔画排序）

马旭辉　冉　炜　刘绍严　吕　炯　孙志军

吴亚东　宋　浩　张　杰　李晓明　杨　凯

步荣发　麦华明　尚　伟　武和明　郑家伟

黄志权　龚忠诚　鞠侯雨

顾　问

邱蔚六　张志愿　赵铱民　王松灵　俞光岩

执笔人

吴云腾　郭　伟

第一章 概述

头颈黏膜恶性黑色素瘤（Head and Neck Mucosal Melanoma，HNMM）是一类高度恶性的实体肿瘤，严重危害人类健康。有关致病因素、驱动基因、临床症状和治疗方法及预后等与皮肤黑色素瘤差异较大。为切实提高我国HNMM的远期生存率及生存质量，郭伟等于2015年制定了国内首个HNMM诊治专家共识。经6年多推广应用，HNMM临床诊治规范性有很大提高。随着HNMM基础与临床研究的不断深入，其诊治与预后近年也发生了明显变化，特别是头颈部各分支学科的蓬勃发展，口腔、鼻腔鼻窦、眼部等黏膜黑色素瘤各自发展出独特的诊治模式，该共识已不能满足当前临床的实际需求；学界认为头颈部黏膜包含的解剖范围较广，涉及的临床科室较多，不同学科之间黑色素瘤诊疗模式又存在差异，临床亟待更加符合个体化治疗、更加专科化的诊治共识。经查阅文献，目前国内外尚无独立的口腔颌面黏膜黑色素瘤（Oral Mucosal Melanoma，OMM）的临床实践指南或共识。有鉴于此，为让共识有的放矢、更精准地指导临床实践，本章将聚焦OMM，基于循证医学证据和医学循证，深入讨论与斟酌编写此共识。考虑到OMM的个体化差异，本共识仅作为OMM临床实践的参考。

第二章 口腔颌面黏膜黑色素瘤流行病学

OMM恶性程度较高，5年生存率仅20%左右，是我国常见的黑色素瘤亚型之一，构成比为22.6%左右。黏膜恶性黑色素瘤主要发生在头颈部黏膜（55%），其次为肛门直肠（24%），生殖道（18%）以及尿道黏膜（3%）。口腔黏膜是头颈部黏膜的重要组成部分，OMM在HNMM中占比为30%。OMM在整个黑色素瘤的构成与人种密切相关，东亚人群、非裔人群多发，构成比高达8%左右；白种人发病率较低，构成比仅0.2%左右。OMM的好发人群为中老年人，中位年龄在55岁左右。男性多见，我国一项254例大样本的临床研究显示，OMM男女比例约为1.6∶1。

80%以上的OMM发生于硬腭及上颌牙龈黏膜，其次为颊、唇黏膜，口底及舌黏膜较少见。口腔黏膜的黑色素细胞起源于神经嵴，大部分位于基底膜附近，文献推测黑色素细胞由于各种因素恶变成OMM，但目前致病因素并不明确，可能的因素包括不良义齿、吸烟、机械性创伤以及家族史等。

第一节 预防要养成良好生活习惯

（1）宜进食清淡口味食物。
（2）避免过于辛辣刺激性、过热的食物和饮品。
（3）少饮酒或不饮酒。
（4）戒烟，禁食槟榔。
（5）坚持每日适当的运动量，睡前、餐后刷牙和漱口。
（6）减少唇黏膜外露部分过度日照。
（7）避免唇红部使用成分不明的化妆品和含有内分泌激素的口腔清洁剂。
（8）及时正确处理残根、残冠、过锐牙尖、各类不良修复体。

(9）对口腔黏膜各类色斑，避免挤压和用锐器刮除及刺挑等处理；避免用化学药物（苯酚等）、激光烧灼或电烧灼等不当处理。

第二节　筛查办法

（1）充分利用现代媒体传播技术，包括电视、广播、报纸、期刊、海报、网络、微信等播放公益广告、科普视频等，普及OMM的预防和早期诊断。

（2）社区筛查：培训社区初级卫生人员对该病的认识。设计和开展相关问卷调查。

（3）建议科普宣传与2·4世界抗癌日、4·15全国抗癌日、9·20爱牙日结合进行。

（4）鼓励在各类体检中心、社区口腔诊所开展早期筛查。

（5）筛查年龄自儿童至老者全覆盖，其中有各类恶性黑色素瘤家族史、口腔黏膜色素斑等应为重点筛查对象，定期、持续观察。

（6）加强专业培训：建议对相关临床专业口腔学科教学中有针对性培训。

（7）对口腔专业学生、研究生、住院医生、专科医生培训等纳入重点教育内容。

（8）重视早期诊断和鉴别诊断：对各类口腔黏膜色素斑要尽早进行专科检查和鉴别诊断，对无明显恶变者，应定期检查；对可疑者，应尽早行规范化活检。

（9）对位置固定、长期（一月以上）口腔黏膜色素斑上形成溃疡，要尽早活检。

第三章

口腔颌面黏膜黑色素瘤临床及病理特点

OMM临床上主要表现两种类型，斑片型及结节型。斑片型OMM与皮肤的雀斑样恶性黑色素瘤形态类似，临床表现为黑色病变范围较大，表面平坦，与黏膜基本平齐，边缘轮廓不规则，颜色主要为黑色及灰色，病变周围可散在分布黑色或灰色斑点。结节型OMM又可分为两种，一种无平坦的成分，全部为外生性结节，表面可见溃疡，颜色呈相对均匀的深黑色或蓝黑色；另一种有平坦成分，在病变某个位置出现界限分明的肿瘤结节，这种结节通常表面光滑，呈粉灰色或深灰色，可伴有出血史，这些结节可能发展得相当快，通常3个月内迅速进展，且成为患者寻求治疗的主要原因。

OMM转移能力非常强，是颈淋巴转移率较高的黑色素瘤，颈淋巴转移率高达70%，远处转移率接近40%，是OMM预后极差的主要原因。

OMM与其他部位恶性黑色素瘤类似，根据组织学形态有否浸润分为原位恶性黑色素瘤与浸润性恶性黑色素瘤。原位恶性黑色素瘤有2种组织学类型：雀斑样恶性黑色素瘤，最为常见，表现为梭形或树突状黑色素瘤细胞在鳞状上皮基底层呈雀斑样增生，形态类似于肢端雀斑样恶性黑色素瘤。这种类型的原位恶性黑色素瘤在临床上往往表现为一长期存在、缓慢发展的扁平黑斑，可达数年或数十年。病变初期黑色素瘤细胞数量少而散在，细胞异型性较小，细胞核稍增大且与周围存在收缩间隙。随病程进展，瘤细胞体积增大，数量增多，染色质变粗，核仁明显，逐渐累犯鳞状上皮全层，可出现Paget样播散。黏膜内出现以淋巴细胞为主的苔藓样炎症细胞浸润带。圆形上皮样黑色素瘤细胞在鳞状上皮内呈Paget样播散，类似于浅表扩散型恶性黑色素瘤（superficial spreading melanoma，SSM）。这种类型的原位恶性黑色素瘤临床进展相对较快。

在浸润性恶性黑色素瘤中，常表现为具有显著异型性的黑色素瘤细胞组成的不规则肿块，肿瘤浸润黏膜下层，甚至侵犯骨组织。瘤细胞形态上以上皮样或梭形细胞为主，偶尔为痣样或浆细胞样形态。细胞异型性、坏死及核分裂增多者均提示高度恶性。此外，在病灶边缘交界处常可找见残存的原位恶性黑色素瘤形态。以纤维化、肉芽组织样增生伴散在淋巴细胞、浆细胞及吞噬黑色素组织细胞浸润为特点的自发消退现象也可见于OMM中。

OMM分子生物学特征及基因图谱与皮肤黑色素瘤差异较大，皮肤黑色素瘤主要由长期紫外线照射诱导的驱动基因突变，以BRAF突变为主。而OMM最常见的基因突变为KIT基因突变（23.1%），其次为NF1（7.1%）、RAS家族（6.2%）及BRAF突变（3.1%）。基因扩增方面，CDK4扩增在OMM中最为常见，约60%的OMM存在CDK4拷贝数扩增，这为CDK4抑制剂在OMM的应用提供了理论基础。

临床上偶尔遇见无色素性黑色素瘤，对上海第九人民医院存档OMM进行临床病理分析，提示该类型所占比例小于10%；2020年英国学者报道该类型占头颈黏膜黑色素瘤约30%。无色素性黑色素瘤，只有病理检查后才可确诊。

第四章 口腔颌面黏膜黑色素瘤的临床分期

目前OMM的临床分期主要参考第8版AJCC关于HNMM的TNM分期，这个分期的争议比较大，最核心的问题在于该分期没有T1和T2，OMM全部被归为T3、T4的晚期肿瘤。但是，一项对170例诊断为T3的OMM的临床研究显示，病理诊断为原位OMM的病例5年生存高达90%，颈淋巴转移率仅23.7%，远处转移率只有2.6%。综合治疗与单纯手术或冷冻在本组病例中无生存差异。研究结果证实早期OMM的存在。通过进一步查阅AJCC对其他恶性肿瘤的分期，发现恶性程度比HNMM更高和发病率更低的肿瘤都有T1、T2。例如，胰腺癌的5年生存率仅约10%，恶性程度比HNMM还高，但其T分期有T1和T2；眼结膜黑色素瘤隶属头颈黑色素瘤范畴，其发病率更低，也有T1或T2。

因此，学界认为OMM也应有T1或T2。有鉴于此，专家组经反复讨论和斟酌，对AJCC的TNM分期进行了重要补充。具体为：

T1—口腔黏膜原位黑色素瘤（Oral mucosal melanoma in situ）；

T2—微浸润性黑色素瘤，包括 T2a—肿瘤浸润黏膜固有层乳头（Tumor infiltration into the papilla layer of lamina propria papilla）；T2b—肿瘤浸润黏膜固有层网状层（Tumor infiltration into the reticular layer of lamina propria）；

T3—浸润性黑色素瘤 肿瘤浸润至黏膜下层或骨膜
[Invasive melanoma（tumor invasion into submucosa and/or periosteum）]；

T4a—中度进展期 肿瘤侵犯深部软组织、软骨、骨或者累及皮肤
[Moderate progression（tumor involving deep soft tissue，cartilage，bone or skin）]；

T4b—高度进展期 肿瘤侵犯脑组织、硬脑膜，后组颅神经（Ⅸ Ⅹ Ⅺ Ⅻ），咀嚼肌间隙；颈动脉，椎前间隙，纵隔等。

OMM新的TNM临床分期见表8-4-1。

表 8-4-1　新版 OMM 的 TNM 临床分期

T-原发肿瘤临床分期
T1—原位黑色素瘤
T2—微浸润性黑色素瘤
T2a—肿瘤浸润黏膜固有层乳头
T2b—肿瘤浸润黏膜固有层网状层
T3—浸润性黑色素瘤（肿瘤浸润至黏膜下层或骨膜）
T4a：中度进展期。肿瘤侵犯深部软组织、软骨、骨或者累及皮肤。
T4b：高度进展期。肿瘤侵犯脑组织、硬脑膜，后组颅神经（Ⅸ Ⅹ Ⅺ Ⅻ）；颈动脉，椎前间隙，纵隔结构。
N—淋巴结
N0—无区域淋巴结转移
N1—有区域淋巴结转移
M—远处转移
M0—无远处转移
M1—有远处转移
Ⅰ期　　T1　　N0　　M0
Ⅱ期 ⅡA期　T2a　　N0　M0 ⅡB期　T2b　　N0　M0
Ⅲ期　　T3　　N0　　M0
Ⅳ期 ⅣA　　T4a　　　N0　　M0；T1-3　N1　M0 ⅣB　　T4b　　　任何N　M0 ⅣC　　任何T　　任何N　M1

第五章

口腔颌面黏膜黑色素瘤的诊断

典型的临床表现和体征是诊断OMM最基本的手段，影像学及实验室检查是必要的辅助诊断方法。病理学检查是OMM确定诊断的金标准。免疫组化染色，包括S-100、SOX10、HMB-45、Melan-A和PNL2等，是OMM诊断和鉴别诊断的必要辅助手段。

（1）临床症状：OMM临床症状基本遵循ABCDE法则：A—非对称（asymmetry）；B—边缘不规则（border irregularity）；C—颜色改变（color Variation）；D—直径（diameter）直径>5mm的色素斑；E—隆起（elevation），一些早期肿瘤，瘤体会有轻微隆起，高出正常黏膜表面。OMM进一步发展可出现卫星灶、溃疡、出血、牙齿松动及区域淋巴结肿大等。晚期OMM可出现远处转移，常见转移的部位为肺、脑、骨、肝等。

（2）影像学检查：影像学检查应根据原发部位来确定，必查项目包括区域淋巴结B超、增强CT或MRI（颈部、腮腺）、胸部（X线或CT）。根据临床症状可行全身骨扫描及头颅检查（CT或MRI），或行PET-CT检查。

（3）活检（适用于全部OMM）：疑似早期的OMM建议一定完整切除可疑病灶，获取准确的T分期。如果肿瘤体积较大难以切除，或已经明确发生转移，推荐冷冻切取活检，不推荐直接切取活检。冷冻切取活检应保证一定的深度，以获取较为准确的T分期，咀嚼黏膜如腭部及牙龈，建议活检应切至骨膜；而非咀嚼黏膜，如颊部、口底黏膜，建议切至正常黏膜和肌组织。

（4）实验室检查：除常规的实验室检查外，还应查LDH，主要为后续治疗做准备，同时了解预后情况，LDH越高预后越差，有报道LDH<0.8倍正常值的患者总生存期明显延长。目前尚无OMM特异的血清肿瘤标志物。

第六章

口腔颌面黏膜黑色素瘤治疗

第一节 冷冻消融治疗

冷冻消融治疗：湿润光滑的口腔黏膜是冷冻消融治疗的理想场所，黑色素细胞对超低温非常敏感，对于原发灶的治疗十分重要。OMM原发灶推荐冷冻下活检或切除。冷冻消融治疗是指：①利用液氮作为媒介，采用特制的冷冻器，将液氮均匀地喷射至肿瘤表面，根据肿瘤范围和深度，持续2~3分钟，超出病变范围2~4mm组织结晶，融化时间为冷冻时间的两倍以上，反复冻融2~3个周期；②利用氩氦气能量转换—氩氦刀冷冻消融，需要在B超或CT引导下直接将氩氦刀准确插入肿瘤内，数分钟内将肿瘤组织冻成冰球。冷冻消融疗法用于治疗OMM在国内已有40余年历史，冷冻消融方法可根据病变范围和部位，酌情选用喷射式或接触式冷冻，抗肿瘤免疫效应是冷冻消融治疗的重要作用机制之一。

斑片型OMM与部分结节型OMM范围较大，周围散在大量的卫星灶，口腔内解剖空间又有限，扩大切除难以获得安全切缘，冷冻消融治疗对这类OMM可以达到非常好的局部控制率。此外，对中晚期患者，冷冻消融治疗可作为姑息减瘤措施，延长生存期，提高生存质量。

第二节 口腔颌面黏膜黑色素瘤的外科治疗

扩大切除：对原发灶较大，肿瘤侵及深层组织，如累及深部肌肉、颌骨，冷冻消融治疗难以企及的，总的原则是广泛切除并获取阴性切缘。切除的边界包括黏膜切缘和深部切缘。黏膜边界通常指包括肿瘤边界外1.5~2cm外观正常黏膜，深部边界根据肿瘤原发部位的不同而改变，由于口腔内解剖空间有限，应考虑邻近重要组织器官的保留，对切除边界不必片面追求宽度和深度，可通过送检冰冻切片确定切除安全缘；肿瘤累及颌骨骨膜时，通常切除骨组织与肿瘤的距离为2cm。

颈淋巴清扫术：对cN0者，不建议行选择性颈淋巴清扫术，推荐严密观察，临床诊断为颈部淋巴结阳性的患者在原发灶得到基本控制的基础上应行区域淋巴清扫术。

第三节 口腔颌面黏膜黑色素瘤的辅助治疗

OMM术后辅助治疗非常重要，OMM的生物学行为有别于皮肤黑色素瘤，其与血管关系更为密切，更易出现复发转移，学界一致认为Ⅱ期及以上OMM须行术后辅助治疗。主要包括辅助化疗及辅助干扰素治疗。

辅助化疗：一线治疗推荐达卡巴嗪（Dacarbazine，DTIC）单药、替莫唑胺（mozolomide，TMZ）或TMZ/DTIC单药为主的联合治疗（如联合顺铂或福莫斯汀）；二线治疗一般推荐紫杉醇联合卡铂方案。长期以来，达卡巴嗪（DTIC）是晚期黑色素瘤内科治疗的"金标准"，目前其他化疗药物在总生存上均未超越DTIC，单药DTIC的有效率为7.5%~12.2%，新的化疗药物如替莫唑胺和福莫斯汀，虽然在疗效上并未明显超越DTIC，但两者能透过血脑屏障，可用于脑转移OMM的治疗。

辅助干扰素治疗：推荐1500wiu/m^2 d$_{1-5}$×4周 900wiu TIW×48周1年方案。

第四节 口腔颌面黏膜黑色素瘤的放射治疗

黑色素瘤细胞本身对放疗不敏感，学界不推荐原发灶首选放疗。OMM颈淋巴转移率较高，推荐放疗作为颈淋巴清扫术后，存在高危因素的辅助治疗。目前也有证据显示，对于cN0的病例，颈部放疗可预防颈部淋巴结的转移，但还需更多循证医学证据来验证。

第五节 中医药治疗

中医认为恶性肿瘤发生是由于正气虚损，邪毒入侵而造成气滞血瘀、痰凝毒聚的病理变化。因此，对恶性黑色素瘤的治疗用扶正培本、活血化瘀、清热解毒、化痰软坚等方法。

1 扶正培本法

扶正培本法主要用于正虚，或接受手术、放化疗后，临床上常用具有扶助正气、培植本源的药物治疗虚损不足，以调节人体的阴阳气血和脏腑经络的生理功能，提高机体抗病能力，增强免疫功能，从而达到强壮身体，缓解病情，延长生命，抑制癌瘤发展。扶正培本法范围很广，是治疗肿瘤最重要的治法之一。

（1）益气健脾法。

益气健脾法是治疗气虚的基本方法。气虚的主要临床表现为神疲乏力，面色㿠白，语言低微，气短，自汗，纳少便溏。常用中药有白术、茯苓、淮山药、甘草等。

（2）温肾壮阳法。

温肾壮阳法多用于肾阳虚或脾肾不足之证。临床表现可有畏寒、肢冷、腰酸腿软、神疲乏力、少气懒言、气短而喘、面色苍白、小便清长、大便溏薄、舌质淡胖、苔薄白、脉沉细等症状。常用中药有熟附子、肉桂、卢胶、仙灵脾、仙茅、锁阳、苁蓉、巴戟天、补骨脂、薜荔果等。

（3）养阴生津法。

养阴生津法多用于阴虚内热证或接受放化疗后。其症可见手足心热，午后潮热，盗汗，口燥，咽干，心烦，失眠，大便艰行，舌质红，少苔或舌光无苔，脉细数无力等虚热症状。常用药物有西洋参、南沙参、北沙参、天冬、麦冬、生地、元参、石斛、天花粉、龟板、鳖甲、玉竹、黄精、女贞子、知母等。这一类药物分别具有养阴清肺、养阴增液和滋养肝肾的作用。

（4）滋阴补血法。

滋阴补血法多用于血虚症或化疗后。血虚的主要临床表现有头晕，目眩，心悸，失眠，面色萎黄，唇和指甲苍白，腰酸，疲乏无力，脉细，舌淡白等症。常见于晚期癌症患者或化疗后造血功能损害所致贫血患者等。这些药物大多具有补血养精的作用。临床应用时又常与补气药（如黄芪、人参）、健脾药（如白术）等同用。

2　活血化瘀法

活血化瘀法适用于治疗肿瘤有瘀血之症。临床主要表现为肿块，痛有定处，肌肤甲错，舌质青紫或黯，或有瘀斑、瘀点或舌下有青紫斑点或静脉扩张，脉象弦细或涩等。常用药物有三棱、莪术、川芎、丹参、地鳖虫、赤芍、红花、当归、穿山甲、鬼箭羽、王不留行、桃仁、石见穿、凌霄花、生蒲黄、五灵脂、水红花子、乳香、没药、水蛭、喜树、斑蝥、蜈蚣、全蝎等。这些药物具有疏通经络、促进血行、消散瘀血、改善血液循环和抑制结缔组织增生、抑制肿瘤的生长以及消除肿块等作用。

3　清热解毒法

清热解毒法适用于治疗邪热壅盛的癌症患者。临床主要表现为发热、肿块增大、局部灼热肿痛、口渴、小便黄赤、便秘或黄疸、苔黄、舌质红绛、脉数等。常用药有白花蛇舌草、半枝莲、石上柏、龙葵、七叶一枝花、蛇莓、白英、山豆根、苦参、白毛藤、夏枯草、土茯苓、天葵子、鱼腥草、冬凌草、猪殃殃、紫草、臭牡丹、青黛、野葡萄藤、墓头回、苍耳草、狗舌草、菝葜、藤梨根、黄芩、黄连、黄柏、八角莲、水杨梅根、凤尾草、农吉利等。

4 化痰软坚法

化痰软坚法适用于一切痰凝之证,如肿块、淋巴结转移等。常用药物有瓜蒌皮、皂角刺、夏枯草、海藻、昆布、生牡蛎、海带、瓦楞子、山慈姑、天南星、黄药子、泽漆、海蛤壳、蛇六谷、半夏、僵蚕、猫爪草、礞沙、柘木等。

第六节 复发或转移性口腔颌面黏膜黑色素瘤的治疗

1 靶向治疗

OMM预后较差,约70%的OMM会出现淋巴转移,40%的OMM会出现远处转移。对不可切除、复发或转移性OMM强烈推荐参加临床试验。所有不可切除、转移或复发的OMM原则上做基因检测。由于OMM缺乏特征性基因突变,在当前的治疗模式下,只有靶向治疗有快速缩瘤的作用,因此基因检测建议采用全基因组测序,有可能筛选出潜在的突变靶点。

(1) 伊马替尼(KIT抑制剂):约20%的OMM会出现C-KIT基因突变。伊马替尼是C-KIT受体的酪氨酸激酶抑制剂,C-KIT抑制剂伊马替尼的Ⅱ期临床研究显示,存在KIT突变或扩增的转移性黑色素瘤总体有效率为20%~30%,疾病控制率为35%~55%,但大部分有效的患者维持时间较短。

(2) CDK4抑制剂:约60%的OMM会出现CDK4基因扩增,推荐有CDK4扩增的OMM患者参加CDK4抑制剂的临床研究。

(3) BRAF抑制剂:OMM的BRAF突变率不到5%。一旦发现突变,BRAF抑制剂有较好的疾病控制率。

(4) 抗血管生成靶向药物:OMM易侵及血管,是其对抗血管生成药物相对敏感的原因之一,化疗+抗血管生成药物可作为不可切除或晚期OMM的姑息治疗方案。常用化疗+抗血管生成药物方案:顺铂+达卡巴嗪+恩度方案(顺铂75 mg/m^2 d1,DTIC 250mg/m^2 d1-5,恩度15mg/m^2 d1-7 q3w)。

2 免疫治疗

(1) PD-1单药:PD-1单药对OMM的有效率只有10%~15%,学界推荐肿瘤负荷小、寡转移的 OMM 可选择 PD-1 单药。

（2）PD-1 联合抗血管靶向治疗：2019 年，J Clin Oncol 在线发表了"JS001 联合阿昔替尼一线治疗晚期黏膜黑色素瘤的Ⅰb期临床研究"，其中 RECIST 标准下有效率为 48.3%，疾病控制率为 86.2%；irRECIST 标准下有效率为 51.7%。RECIST 标准的中位 PFS 为 7.5 个月，irRECIST 标准的中位 PFS 为 8.9 个月。学界建议肿瘤负荷大的 OMM 可酌情选择联合用药。

第七章 口腔颌面黏膜黑色素瘤全程康复与随访

OMM患者应终身随访，包括体检以及影像学检查。

（1）体检：重点为原发部位附近黏膜和颈部淋巴结，对可疑黏膜色素痣或黑斑，可早期行冷冻或切除。

（2）影像学检查：原发部位增强CT或MRI检查，区域淋巴结B超或增强CT（腮腺、颈部）及胸部（X线或CT），根据临床症状行全身骨扫描及PET-CT检查。

（3）随访时间：第1年，每1~3个月随访1次；第2年，每2~4个月随访1次；第3~5年，每4~6个月随访1次；5年后，每6~12个月随访1次。

（4）康复训练与赝复体：语言、咀嚼、吞咽及上肢功能等训练，义颌、义齿和义眼等修复。以提高病人的生存质量和自信心。

第八章

初治口腔颌面黏膜黑色素瘤诊治流程

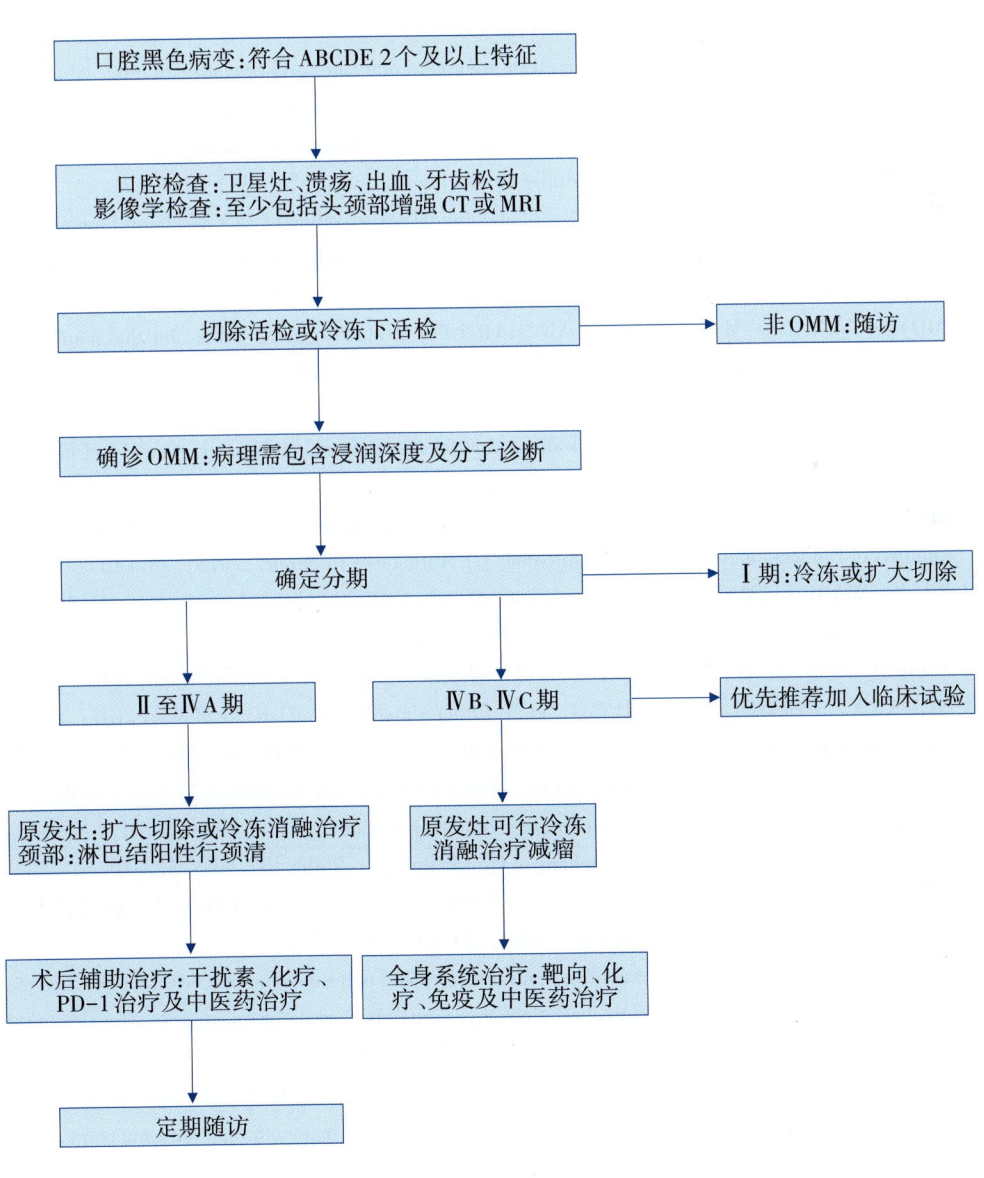

参考文献

[1] 吴云腾，任国欣，孙沫逸等.中国头颈黏膜黑色素瘤临床诊治专家共识[J].中国口腔颌面外科杂志，2015, 13（03）：262-269.

[2] ziti PM, Mazzoni T: Oral Melanoma, statpearls. Treasure Island（FL）, 2021

[3] SCHMIDT M Q, DAVID J, YOSHIDA E J, et al. Predictors of survival in head and neck mucosal melanima [J]. Oral oncology, 2017, 73：36-42.

[4] LEE R J, LEE S A, LIN T, et al. Determining the epidemiologic, outcome, and prognostic factors of oral malignant melanoma by using the Surveillance, Epidemiology, and End Results database [J]. Journal of the American Dental Association（1939）, 2017, 148（5）：288-97.

[5] HICKS M J, FLAITZ C M. Oral mucosal melanoma：epidemiology and pathobiology [J]. Oral oncology, 2000, 36（2）：152-69.

[6] CUI C, LIAN B, ZHOU L, et al. Multifactorial Analysis of Prognostic Factors and Survival Rates Among 706 Mucosal Melanoma Patients [J]. Annals of surgical oncology, 2018, 25（8）：2184-92.

[7] SUN S, HUANG X, GAO L, et al. Long-term treatment outcomes and prognosis of mucosal melanoma of the head and neck：161 cases from a single institution [J]. Oral oncology, 2017, 74：115-22.

[8] ALBUQUERQUE D M, CUNHA J L, ROZA A L, et al. Oral pigmented lesions：a retrospective anal from Brazil [J]. Medicina oral, patologia oral y cirugia bucal, 2021, 26（3）：e284-e91.

[9] YAMADA S I, KURITA H, KAMATA T, et al. Clinical investigation of 38 cases of oral mucosal melanoma：A multicentre retrospective analysis in Japan [J]. The Australasian journal of dermatology, 2017, 58（4）：e223-e7.

[10] MOYA-PLANA A, MANGIN D, BLANCHARD P, et al. Prognostic value and therapeutic implicalions of nodal involvement in head and neck mucosal melanoma [J]. Head & neck, 2021, 43（8）：2325-31.

[11] WU Y, ZHONG Y, LI C, et al. Neck dissection for oral mucosal melanoma：caution of nodular lesion [J]. Oral oncology, 2014, 50（4）：319-24.

[12] ORANGES C M, SISTI G, NASIOUDIS D, et al. Hard Palate Melanoma：A Population-based Analusis of Epidemiology and Survival Outcomes [J]. Anticancer research, 2018, 38（10）：5811-7.

[13] WU Y, WANG L, MA X, et al. The existence of early stage oral mucosal melanoma：A 10-year retrospective analysis of 170 patients in a single institute [J]. Oral oncology, 2018, 87：70-6.

[14] Young A, okuyemi OT: Malignant Tumors of the Palate, statpearls. Treasure Island（FL）, 2021

[15] KUMAR V, VISHNOI J R, KORI C G, et al. Primary malignant melanoma of oral cavity：A tertiary care center experience [J]. National journal of maxillofacial surgery, 2015, 6（2）：167-71.

[16] FEMIANO F, LANZA A, BUONAIUTO C, et al. Oral malignant melanoma：a review of the literature [J]. Journal of oral pathology & medicine：official publication of the International Association of Oral Pathologists and the American Academy of Oral Pathology：2008, 37（7）：383-8.

[17] EISEN D, VOORHEES J J. Oral melanoma and other pigmented lesions of the oral cavity [J]. Journal of the American Academy of Dermatology, 1991, 24（4）：527-37.

[18] LIAN B, CUI C L, ZHOU L, et al. The natural history and patterns of metastases from mucosal melanoma：an analysis of 706 prospectively-followed patients [J]. Annals of oncology：official journal of the European Society for Medical Oncology, 2017, 28（4）：868-73.

[19] FLUKES S, LOHIA S, BARKER C A, et al. Are our patients doing better? A single institution exerence of an evolving management paradigm for sinonasal mucosal melanoma [J]. Oral oncology, 2021, 112：105006.

[20] SOARES C D, CARLOS R, ANDRADE B A B, et al. Oral Amelanotic Melanomas：Clinicopatholog-

ic Features of 8 Cases and Review of the Literature [J]. International journal of surgical pathology, 2021, 29 (3): 263-72.

[21] IGARASHI H, FUKUDA M, KONNO Y, et al. abscopal effect of radiation therapy after nivolumab-monotherapy in a patient with oral mucosal melanoma: A case report [J]. Oral oncology, 2020, 108: 104919.

[22] ZHANG J, YU M, LI X, et al. Combination therapy improves immune response and prognosis in patents with advanced oral mucosal melanoma: A clinical treatment success [J]. Oral surgery, oral kedicine, oral pathology and oral radiology, 2018, 126 (4): 307-16.

[23] MEHNERT J H, HEARD J L. STAGING OF MALIGNANT MELANOMAS BY DEPTH OF INVASION: A PROPOSED INDEX TO PROGNOSIS [J]. American journal of surgery, 1965, 110: 168-76.

[24] CLARK W H, JR. AINSWORTH A M, BERNARDINO E A, et al. The developmental biology of primary human malignant melanomas [J]. Seminars in oncology, 1975, 2 (2): 83-103.

[25] ZHOU S, SIKORSKI D, XU H, et al. Defining the Criteria for Reflex Testing for BRAF Mutations in Cutaneous Melanoma Patients [J]. Cancers, 2021, 13 (9): 2282.

[26] BASTIAN B C. The molecular pathology of melanoma: an integrated taxonomy of melanocytic neopla [J]. Annual review of pathology, 2014, 9: 239-71.

[27] VAN BREESCHOTEN J, WOUTERS M, HILARIUS D L, et al. First-line BRAF/MEK inhibitors versus anti-PD-1 monotherapy in BRAF (V600) -mutant advanced melanoma patients: a propensi-matched survival analysis [J]. British journal of cancer, 2021, 124 (7): 1222-30.

[28] ISHIZAKI T, YAMAZAKI J, JELINEK J, et al. Genome-wide DNA methylation analysis identifies promoter hypermethylation in canine malignant melanoma [J]. Research in veterinary science, 2020, 132: 521-6.

[29] CHEN F, ZHANG Q, WANG Y, et al. KIT, NRAS, BRAF and FMNL2 mutations in oral mucosal melanoma and a systematic review of the literature [J]. Oncology letters, 2018, 15 (6): 9786-92.

[30] MILLáN-ESTEBAN D, GARCíA-CASADO Z, MANRIQUE-SILVA E, et al. Distribution and clinit role of KIT gene mutations in melanoma according to subtype: a study of 492 Spanish patients [J]. European journal of dermatology: EJD, 2021.

[31] CAI Y J, KE L F, ZHANG W W, et al. Recurrent KRAS, KIT and SF3B1 mutations in melanoma of the female genital tract [J]. BMC cancer, 2021, 21 (1): 677.

[32] RAWSON R V, WILMOTT J S, SCOLYER R A. Mucosal Melanoma: A Review Emphasizing the Molecular Landscape and Implications for Diagnosis and Management [J]. Surgical pathology clinics, 2021, 14 (2): 293-307.

[33] LYU J, MIAO Y, YU F, et al. CDK4 and TERT amplification in head and neck mucosal melanoma [J]. Journal of oral pathology & medicine: official publication of the International Association of Oral Pathologists and the American Academy of Oral Pathology, 2021, 50 (10): 971-8.

[34] ZHOU R, SHI C, TAO W, et al. Analysis of Mucosal Melanoma Whole-Genome Landscapes Reveal Clinically Relevant Genomic Aberrations [J]. Clinical cancer research: an official journal of the American Association for Cancer Research, 2019, 25 (12): 3548-60.

[35] LYU J, SONG Z, CHEN J, et al. Whole-exome sequencing of oral mucosal melanoma reveals mutaional profile and therapeutic targets [J]. The Journal of pathology, 2018, 244 (3): 358-66.

[36] KIM H S, JUNG M, KANG H N, et al. Oncogenic BRAF fusions in mucosal melanomas activate the MAPK pathway and are sensitive to MEK/PI3K inhibition or MEK/CDK4/6 inhibition [J]. Oncogene, 2017, 36 (23): 3334-45.

[37] MIZRAHI J D, SURANA R, VALLE J W, et al. Pancreatic cancer [J]. Lancet (London, England), 2020, 395 (10242): 2008-20.

[38] VORA G K, DEMIRCI H, MARR B, et al. Advances in the management of conjunctival melanoma [J]. Survey of ophthalmology, 2017, 62 (1): 26-42.

[39] RIGEL D S, FRIEDMAN R J, KOPF A W, et al. ABCDE--an evolving concept in the early detetion of melanoma [J]. Archives of dermatology, 2005, 141 (8): 1032-4.

[40] MA X, WU Y, ZHANG T, et al. The clinical significance of c-Kit mutations in metastatic oral mucksal melanoma in China [J]. oncotarget, 2017, 8 (47): 82661-73.

[41] MA X, WU Y, ZHANG T, et al. Ki67 Proliferation Index as a Histopathological Predictive and Prognastic Parameter of Oral Mucosal Melanoma in Patients without Distant Metastases [J]. Journal of Caneer, 2017, 8 (18): 3828-37.

[42] AGARWALA S S, KEILHOLZ U, GILLES E, et al. LDH correlation with survival in advanced melanoma from two large, randomized trials (oblimersen GM301 and EORTC 18951) [J]. European journal of cancer (Oxford, England: 1990), 2009, 45 (10): 1807-14.

[43] WANG X, WU H M, REN G X, et al. Primary oral mucosal melanoma: advocate a wait-and-see policy in the clinically N0 patient [J]. Journal of oral and maxillofacial surgery: official journal of the American Association of Oral and Maxillofacial Surgeons, 2012, 70 (5): 1192-8.

[44] NENCLARES P, AP DAFYDD D, BAGWAN I, et al. Head and neck mucosal melanoma: The United Kingdom national guidelines [J]. European journal of cancer (Oxford, England: 1990), 2020, 138: 11-8.

[45] The NCCN clinical practice guidelines in oncology, head and neck cancers [M]. National comprehend Cancer Network. Inc.. 2021

[46] 王永炎. 中医内科学[M]. 上海: 科学技术出版社 2004年 p10-23.

[47] 潘明继。扶正生津汤配合放射治疗鼻咽癌150例远期疗效观察。中西医结合杂志1985；2（2）：83-85

[48] 刘嘉湘, 施志明, 徐振晔等. 滋阴生津益气温阳法治疗晚期原发性肺腺癌的临床研究[J]. 中医杂志, 1995 (03): 155-158+132.

[49] 刘嘉湘. 实用中医肿瘤手册[M]. 上海: 科技教育出版社1998年 p71-89.

[50] 朴炳奎, 唐文秀, 张宗岐等. 肺瘤平膏治疗晚期原发性肺癌临床观察——附339例临床分析[J]. 中医杂志, 1991 (04): 21-23.

[51] 孙燕. 中药的免疫调节作用[J]. 北京医学, 1993; 3 (04): 13-14.

[52] CUI C, MAO L, CHI Z, et al. A phase II, randomized, double-blind, placebo-controlled multicenter trial of endostar in patients with metastatic melanoma [J]. Molecular therapy: the journal of the American Society of Gene Therapy, 2013, 21 (7): 1456-63.

[53] ASCIERTO P A, DEL VECCHIO M, MANDALá M, et al. Adjuvant nivolumab versus ipilimumab in resected stage IIIB-C and stage IV melanoma (CheckMate 238): 4-year results from a multicentre, double-blind, randomized, controlled, phase 3 trial [J]. The Lancet Oncology, 2020, 21 (11): 1465-77.

[54] SHENG X, YAN X, CHI Z, et al. axitinib in Combination With toripalimab, a Humanized immynoglobulin G (4) Monoclonal Antibody Against Programmed Cell Death-1, in Patients With metastat Mucosal Melanoma: An Open-Label Phase IB Trial [J]. Journal of clinical oncology: official journal of the American Society of Clinical Oncology, 2019, 37 (32): 2987-99.

[55] 樊代明. 整合肿瘤学·临床卷[M]. 北京: 科学出版社, 2021.

[56] 樊代明. 整合肿瘤学·基础卷[M]. 西安: 世界图书出版西安有限公司, 2021.

头颈肿瘤

下咽癌编委会

名誉主编

樊代明

主　编

房居高

副主编

潘新良　钟　琦　李晓明　董　频　何时知
王　茹

编　委（姓氏笔画为序）

于振坤　马泓智　马瑞霞　王生才　王向东
王成硕　王　茹　王雪峰　王　琰　冯　凌
艾力根·阿不都热依木　刘业海　刘良发
刘　鸣　何　宁　何时知　宋西成　张少强
张　罗　张春明　张树荣　张　洋　李　丽
李进让　李连贺　李晓明　陈　飞　房居高
林振群　林　鹏　郑宏良　钟　琦　倪　鑫
唐瑶云　秦　永　陶　磊　高小平　高军茂
崔晓波　黄志刚　董　频　雷大鹏　潘新良

编写秘书组

冯　凌　何时知　杨一帆　王　元　何雨蓉

通讯作者

房居高

喉癌编委会

名誉主编

樊代明

主　编

房居高

副主编

钟　琦　李晓明　潘新良　董　频　何时知

王　茹

编　委（姓氏笔画为序）

于振坤　马泓智　马瑞霞　王生才　王向东

王成硕　王雪峰　王　琰　冯　凌

艾力根·阿不都热依木　刘业海　刘良发

刘　鸣　何　宁　何时知　宋西成　张少强

张　罗　张春明　张树荣　张　洋　李　丽

李进让　李连贺　李晓明　陈　飞　房居高

林振群　林　鹏　郑宏良　钟　琦　倪　鑫

唐瑶云　秦　永　陶　磊　高小平　高军茂

崔晓波　黄志刚　董　频　雷大鹏　潘新良

编写秘书组

冯　凌　何时知　杨一帆　王　元　何雨蓉

通讯作者

房居高

鼻腔鼻窦恶性肿瘤编委会

名誉主编

樊代明

主　编

房居高

副主编

潘新良　李晓明　文卫平　张　罗　鲜军舫
董　频　孙　艳　钟　琦　李云霞

编　委（姓氏笔画为序）

于振坤　马泓智　马瑞霞　王生才　王向东
王成硕　王雪峰　王　琰　冯　凌
艾力根·阿不都热依木　刘业海　刘良发
刘　鸣　何　宁　何时知　宋西成　张少强
张　罗　张春明　张树荣　张　洋　李　丽
李进让　李连贺　李晓明　陈　飞　房居高
林振群　林　鹏　郑宏良　钟　琦　倪　鑫
唐瑶云　秦　永　陶　磊　高小平　高军茂
崔晓波　黄志刚　董　频　雷大鹏　潘新良

编写秘书组

冯　凌　何时知　李云霞　王　茹　杨一帆

头颈部恶性肿瘤的中医诊治编委会

名誉主编

樊代明

主　编

房居高

副主编

李　平　钟　琦　刘业海

编　委（姓氏笔画为序）

于振坤　马泓智　马瑞霞　王生才　王向东
王成硕　王雪峰　王　琰　冯　凌
艾力根·阿不都热依木　刘业海　刘良发
刘　鸣　何　宁　何时知　宋西成　张少强
张　罗　张春明　张树荣　张　洋　李　丽
李进让　李连贺　李晓明　陈　飞　房居高
林振群　林　鹏　郑宏良　钟　琦　倪　鑫
唐瑶云　秦　永　陶　磊　高小平　高军茂
崔晓波　黄志刚　董　频　雷大鹏　潘新良

编写秘书组

王　元　冯　凌　何时知　李云霞　王晓艳

第一章

下咽癌

第一节　下咽癌的筛查和诊断

下咽又称喉咽，位于喉的后面及两侧，起于舌骨延线以下，止于环状软骨下缘平面，向上连接口咽，向下连接食管。下咽癌（Hypopharyngeal Cancer，HPC）约占全身恶性肿瘤的0.5%，头颈恶性肿瘤的3%~4%。2015年发布的HPC世界标化发病率为1.9/10万。绝大多数（95%）为鳞状细胞癌，HPC多发生于梨状窝区，下咽后壁区次之，环后区最少。HPC早期症状隐蔽，临床上约70%患者就诊时已届中晚期。下咽部与喉毗邻，肿瘤容易侵犯喉腔结构。

1　下咽癌的症状

HPC患者早期缺乏特异性症状，可有咽异物感、吞咽梗塞感及吞咽痛等症状，易被误诊为慢性咽炎或咽异感症，晚期可有声音嘶哑、吞咽困难、痰中带血、呼气臭味、呼吸困难、颈部淋巴结肿大，消瘦和体重减轻等症状。

2　下咽癌的检查方法

表9-1-1　下咽癌的检查方法

检查方法	内容
临床诊断	头颈部体检 内镜检查 食管胃十二指肠镜 颈部增强CT 颈部增强MRI 颈部B超 PET/CT

续表

检查方法	内容
影像分期	颈部增强CT 颈部增强MRI 胸部平扫或增强CT 腹部B超或增强CT 骨扫描 PET/CT
组织病理学	下咽肿物活检 颈部淋巴结穿刺或活检

间接喉镜检查可初步了解喉咽部情况，但环后区及梨状窝尖的病变常不易窥见，需进一步内镜检查。内镜检查是观察病变部位、肿瘤范围和生长方式的最直接方法。包括直达喉镜、纤维（电子）喉镜、纤维（电子）胃镜或食管镜检查。内镜检查重点评估内容包括：肿瘤部位、肿瘤生长方式以及肿瘤对周围组织结构的侵犯情况（包括下咽、喉、口咽及颈段食管）。有条件时可采用白光内镜联合窄带光成像（narrow band imaging，NBI）。NBI对浅表黏膜表面结构的观察有助提高诊断准确性。推荐术前、术后借助频闪喉镜、X光吞钡照影等进行呼吸、嗓音及吞咽功能的评估。

影像学检查是判断肿瘤范围和分期的主要手段，可提供重要的三维解剖学信息。颈部增强CT是标准分期手段，特别是对于特征性的淋巴结坏死具有良好的分辨能力。MRI具有较高的软组织分辨率，MRI对明确HPC在咽喉部软组织内的扩展和侵犯程度具明显优势，在评估肿瘤对放化疗疗效以及肿瘤复发有一定优势。B超具有精确、非侵袭性及经济等优点，可作为初筛或淋巴结的引导穿刺。PET/CT有利于早发现远处转移或复发，一般用于晚期（Ⅳ期）评估。

基于高通量基因测序及大数据分析的基因检测有助HPC的精准诊治，具体包括：评估预后风险、筛选药物靶点、预测诱导化疗敏感性、预测免疫治疗疗效等。TP53突变，FGFR1扩增与不良预后相关。携带PIK3CA、RAS突变、PTEN表达缺失可能提示对联合EGFR单抗治疗耐药。基因panel检测可能预测HPC对诱导化疗的敏感性。免疫治疗标志物的检测包括PD-L1表达、肿瘤突变负荷和免疫基因标记等可预测免疫治疗的疗效。前期初步研究表明，HPC某些基因表达与化疗敏感性相关，基因预测模型可预测对化疗的反应。对中晚期HPC，如经济条件允许，推荐对肿瘤组织行基因检测，便于在整合治疗时选择合适生物靶向药物。

3 下咽癌的全身评估

对患者的一般状况，特别是体力和营养状况进行评估，可更好地了解患者耐受治疗的程度。体力状况常用Karnofsky（KPS，百分法）或Zubrod-ECOG-WHO（PS，5分法）评分进行评估。若考虑化疗，KPS评分一般要求>70分，PS评分一般≤2分。如患者出现短期体重明显下降（>10%）或进食困难，推荐营养支持治疗，以帮助其顺利接受后续治疗。

重要脏器功能评估有助于了解患者治疗后发生风险和并发症的可能性。主要包括心血管系统、脑血管及中枢神经系统和内分泌系统以及肺功能、肝肾功能的评估等。通过评估肺功能了解代偿储备功能，预测术后发生并发症的可能性，对高龄、有全身多脏器病变，尤其是有严重肺功能不良患者，勉强行保留喉功能的手术有可能因术后呛咳出现肺炎及其他重要脏器严重并发症而危及生命。

治疗方式选择可能会受到职业、生活习惯、文化程度、宗教、家庭状况、经济条件、治疗期望值及随访复查的便利性等影响，应认真对待、充分评估和反复沟通。特别是喉功能保留意愿程度对治疗方案的选择影响较大，应详细说明不同治疗方案的利弊，以保证患者在接受后续治疗时的依从和理解。

4　下咽癌的分期（AJCC 2017年第8版）

表9-1-2　原发肿瘤（T）

原发肿瘤（T）	
T_x	原发肿瘤无法评估
T0	没有原发肿瘤证据
Tis	原位癌
T1	肿瘤局限于下咽的某一解剖亚区且最大径≤2 cm
T2	肿瘤侵犯一个以上下咽解剖亚区或邻近解剖区，最大径>2 cm但≤4 cm，且无半喉固定
T3	肿瘤最大直径>4 cm，或有半喉固定或延伸至食管黏膜
T4	中晚期或非常晚期局部疾病
T4a	中晚期局部疾病 肿瘤侵犯甲状/环状软骨、舌骨、甲状腺、食道肌或中央区软组织[1]
T4b	非常晚期局部疾病 肿瘤侵犯椎前筋膜，包绕颈动脉或侵犯纵隔结构

注：HPC分期目前最广泛采用是AJCC制订的TNM分期系统2017年第8版。
1.中央区软组织包括喉前带状肌和皮下脂肪

表9-1-3　区域淋巴结（N）

区域淋巴结（N）	
N_x	区域淋巴结无法评估
N0	无区域淋巴结转移
N1	同侧单个淋巴结转移，最大径≤3 cm，ENE[1]（−）
N2	同侧单个淋巴结转移灶，最大径>3 cm，≤6 cm，ENE（−）；或同侧多个淋巴结中的转移灶，最大径≤6 cm，ENE（−）；或双侧或对侧有淋巴结转移，最大径≤6 cm，ENE（−）
N2a	同侧单个淋巴结转移灶，最大径>3 cm，≤6 cm，ENE（−）
N2b	同侧多个淋巴结中的转移灶，最大径≤6 cm，ENE（−）
N2c	双侧或对侧有淋巴结转移，最大径≤6 cm，ENE（−）
N3	单个淋巴结转移，最大径>6 cm，ENE（−）；或任何淋巴结转移，并且临床明显ENE（+）
N3a	单个淋巴结转移，最大径>6 cm，ENE（−）
N3b	任何淋巴结转移，并且临床明显ENE（+）

注1：ENE（extranodal extension，ENE）：淋巴结包膜外侵犯

表 9-1-4　远处转移（M）

远处转移（M）	
M_X	远处转移无法评估
M0	无远处转移
M1	有远处转移

表 9-1-5　预后分期

预后分期			
	T	N	M
0 期	Tis	N0	M0
Ⅰ 期	T1	N0	M0
Ⅱ 期	T2	N0	M0
Ⅲ 期	T1-2	N1	M0
	T3	N0-1	M0
ⅣA 期	T1-3	N2	M0
	T4a	N0-2	M0
ⅣB 期	T4b	任何 N	M0
	任何 T	N3	M0
ⅣC 期	任何 T	任何 N	M1

5　下咽癌多学科整合诊疗模式（MDT to HIM）

HPC 的诊治应重视 MDT to HIM 作用，特别是中晚期 HPC 的治疗应贯穿治疗全程。多学科应包含头颈外科、耳鼻咽喉科、口腔颌面外科、肿瘤内科、放疗科、胸外科、放射诊断科、病理科、康复科、护理、营养科、心理科等，研究表明，与传统的单一学科诊疗模式相比，MDT to HIM 有助于规范化治疗、缩短治疗等待时间和改善治疗预后，约 1/3 的治疗模式有可能发生改变。

MDT to HIM 实施过程中由多个学科的专家共同分析患者的临床表现、影像、病理和分子生物学资料，对患者的一般状况、疾病分期/侵犯范围、发展趋向和预后做出全面的评估，并根据当前的国内外治疗规范或证据，结合现有治疗手段，为患者制定最适合的整体治疗策略。

MDT to HIM 团队根据治疗过程中机体状态变化，肿瘤对治疗的反应适时调整整合治疗方案，以期最大限度的延长患者生存期、提高治愈率和改善生活质量。

第二节　早期下咽癌的治疗

早期 HPC 推荐采用手术或单纯放疗的单一治疗模式，回顾性分析显示二者的总体疗效相近。治疗方式选择应基于肿瘤大小、位置、手术后可能导致的功能障碍、手术或放疗医生的治疗经验，推荐在治疗实施前由 MDT to HIM 团队对病情、疗效和生活质量的影响作出整合评估，并设计整合治疗方案。

1　下咽癌手术治疗原则

（1）在保证生存率前提下，尽可能保留喉功能，进行外科根治性手术。
（2）依据患者的病情制订个体化整合治疗方案。

2　下咽癌手术难点

（1）在一个高度皱襞化的腔隙性器官中，如何准确判断肿瘤的黏膜边界和深部边界，精准地完成肿瘤的外科切除。
（2）在肿瘤根治同时如何保留喉的结构和功能。
（3）如何保全颈部其他重要结构，如气管、食管及大血管。
（4）术中如何有效利用残余黏膜和其他组织瓣完成对上消化道、呼吸道重建，有效避免术后咽瘘、吞咽困难及误吸等并发症。

早期HPC手术方式可选择经口内镜下激光或等离子手术，或开放入路切除原发灶，经口激光或等离子手术较微创，能提供更好的功能保护。有条件单位也可选择经口机器人手术（Transoral Robbert Surgery，TORS）。经口激光或等离子手术主要用于治疗T1-T2早期梨状窝及下咽后壁癌及局限的高位环后癌。尤其是外生型肿瘤，基底部较窄、未发现明显深层浸润，在经口内镜下可完全暴露病变者。

经口内镜激光或等离子手术治疗HPC要同时考虑术者和患者两方面因素的影响，对术者的技术和经验有较高要求。HPC经口内镜手术是以肿瘤手术原则为基础的微创手术，强调肿瘤的完整切除和肿瘤控制率，遵循无瘤原则。应保留至少10mm的安全界，推荐在术中进行多点切缘冰冻病理检查，保证切缘安全，经口微创切除后的创面一般不用修复，旷置待其自行愈合即可。对基底广泛难以完全暴露的病变，建议仍选择颈外径路以保证肿瘤的完整切除。

经口内镜手术切除局部病变同时应行颈部淋巴组织处理，因为早期HPC具隐匿性淋巴结转移特点。推荐同期行Ⅱ-Ⅳ区择区性颈清扫术，如原发灶位于或靠近中线如咽后壁，环后区或梨状窝内侧壁，推荐双侧Ⅱ-Ⅳ区择区性颈清扫术。对拒绝接受颈部开放手术患者，可行术后颈部放疗以控制颈淋巴转移，手术作为淋巴结复发的挽救手段。如局部病变非常局限，且颈部检查未发现淋巴结肿大，也可选择密切观察随诊。

如果经口内镜手术后切缘阳性，推荐再次经口内镜或开放手术补充切除。也可选择同步放化疗或放疗加靶向。无经口内镜手术条件的单位，也选择开放的保留喉功能的手术，针对不同肿瘤位置，可以选择舌会厌谷进路、咽侧进路、声门旁间隙入路等，切除肿瘤并对肿瘤切除后的缺损做合适的修复，保留喉功能，并同期处理颈部淋巴结。

术后病理或组织学检测提示有高危因素，如切缘阳性、淋巴结包膜外侵犯，则需行术后放疗或同步放化疗，术后放疗剂量通常为60~66Gy。

早期HPC首选放疗的患者，根治性放疗前应行饮食、言语和口评估，必要时提前做经皮胃造瘘，以改善放疗期间的营养。放疗剂量通常为66~70Gy。放疗靶区包括原发灶和Ⅱ-Ⅳ区颈淋巴结，原发灶为单侧可行同侧颈淋巴结的预防性照射，如原发灶位于或靠近中线如咽后壁、环后区或梨状窝内侧壁，则考虑颈部双侧照射。放疗计划应至少采用三维适形，推荐调强放射治疗（Intensity Modulated Radiation Therapy, IMRT）。

第三节 局部中晚期下咽癌的治疗

表9-1-6 局部中晚期下咽癌分期治疗

分期	治疗推荐
T1-2N1-3/T3-4a任何N	诱导化疗→单纯放疗 / 同步放化疗 / 手术+放疗
	手术±放疗 / 同步放化疗
	同步放化疗
T4b任何N	临床试验
	PS=0-1：同步放化疗 / 诱导化疗→放疗 / 化疗 / 放疗
	PS=2：放疗 / 同步放化疗
	PS=3：姑息放疗 / 单药化疗 / 支持治疗

局部晚期HPC需手术、放疗、化疗等多学科的整合治疗。70%的HPC就诊时已届局部晚期。下咽癌的治疗涉及发音、吞咽、呼吸等重要功能，治疗原则应在最大可能提高肿瘤的局部区域控制率前提下，尽量降低治疗手段对器官功能损害的程度。在治疗选择时应考虑肿瘤部位、分期、病理类型、患者年龄、职业、经济水平、文化教育水平、营养状况、家庭医疗保健条件等，治疗前应充分和患者及家属沟通治疗方案，将各种治疗方案的利弊告知患者，帮助选择个体化治疗方案。

对局部晚期HPC，除T1和部分T2病灶外，大部分患者的手术治疗需开放入路喉部分或全切除术，常需联合术后放疗或同步放化疗。颈部应采用根治或改良根治性颈淋巴结清扫术。术后辅助放疗推荐在术后6周内开始，具有高危因素（T3-4、N2-3、脉管侵犯、周围神经侵犯）建议术后放疗，切缘阳性 / 不足或淋巴结包膜外侵犯者建议同期放化疗。

对原发灶T3、T4者，如果手术切除肿瘤后可能保留喉功能的患者，推荐首选手术治疗。而对于手术不能保留喉功能而有保喉意愿的患者，可予放疗联合顺铂的同步放化疗模式，放疗剂量通常为66~70Gy。对不适宜顺铂者，可予放疗联合靶向药物。对不适宜同期药物治疗的局部晚期患者可接受单纯放疗，特别是对同期治疗生存获益不明确的高龄患者（大于70岁）。对接受根治性放疗的N2-3患者，放疗3个月后的PET/CT对于残留病灶评估具有很高的诊断价值，如显示完全缓解，则无需再行颈淋巴结清扫术。对放疗/同期放化疗后肿瘤残余或局部复发者，推荐有手术条件者接受挽救性手术。

诱导化疗是另一种保留喉功能的治疗策略，如诱导化疗后肿瘤达到完全或大部分缓解，后续接受单纯放疗或同期联合靶向药物，否则接受喉部分或喉全切除术。常用的诱导化疗方案是TPF方案或类似方案。此外，对于肿瘤负荷过大无法切除或分期T4或N2c-N3的患者，也可以考虑行诱导化疗联合手术或放疗的续贯治疗，在缩小肿瘤负荷同时，降低远处转移的风险。

第四节 复发/转移性下咽癌的诊疗

表9-1-7 复发/转移性下咽癌分期诊疗

分期	分层1	分层2	治疗推荐
局部和/或颈部复发	适宜手术患者		手术
	不适宜手术患者[1]	既往未行放疗	放疗
		既往行放疗	参照远处转移
远处转移		一线治疗	PD-1免疫治疗+顺铂/卡铂+5-FU+ PD-1免疫治疗（CPS≥1） 顺铂/卡铂+5-FU+靶向治疗 顺铂+多西他赛+靶向治疗 顺铂/卡铂+紫杉醇±靶向治疗
		二线或挽救治疗	PD-1免疫治疗 甲氨蝶呤 多西他赛 紫杉醇 靶向治疗
		临床试验	

注1：不适宜手术患者定义：身体条件不允许、由于各种原因拒绝手术，或肿瘤负荷过大、累及重要结构无法彻底切除的患者。

对复发转移性HPC，无论对原发灶或颈淋巴结，挽救性手术是常用的根治性治疗手段。挽救性手术应根据治疗单位的技术力量、每一患者及肿瘤的具体情况，采用因人制宜和个体化的处理原则。HPC保留喉功能手术后局部复发者，可采取全喉、全下咽切除术，向下侵犯位置过低或出现食管内第二原发癌时，需同时采取食管全切除术，同期行胃上提胃咽吻合术。单纯颈部复发者需要采取颈全清扫术或颈扩大性清扫术进行挽救手术。复发性HPC多数接受过放疗治疗，原发灶切除后咽部缺损建议行胸大肌皮瓣、游离股前外侧皮瓣或者游离空肠等组织瓣修复，降低咽瘘及颈部大出血发生的风险。HPC治疗后局部和区域广泛复发同时存在的患者预后极差，一般不建议采取挽救手术治疗。需要指出的是，HPC挽救手术难度大和风险高，加之患者预后差，实施挽救手术前需对患者和肿瘤状况进行准确评估，结合术者的手术能力和经验选择性实施。

对不适宜手术者，再程放疗由于对放疗技术有较高要求和较严重并发症，推荐在有经验的中心有选择进行。对无法再次接受局部根治性治疗者，需要和转移性HPC一样接受姑息性系统治疗和/或支持治疗。

姑息性化疗是大部分转移性HPC的治疗手段，紫杉醇联合顺铂和5-FU（TPF方案）或顺铂联合5-FU（PF方案）是常用的一线化疗方案。如不适宜接受顺铂，可用卡铂替代。表皮生长因子受体（EGFR）是HPC重要的治疗靶点。有研究证实，在铂类联合5-FU的化疗基础上联合靶向药物显著延长OS，同时改善生活质量。对一线无法耐受联合化疗者，顺铂联合靶向药物是合理选择。对一线无法耐受铂类药物（如高龄）者，紫杉醇单药联合靶向药物是合理选择。

近年来，免疫检查点抑制剂如抗PD-1单抗在晚期头颈部鳞癌的治疗中迅速发展，并得到国际上多个指南推荐。有研究证实，PD-1免疫治疗或联合化疗分别在PD-L1表达阳性（综合阳性评分，CPS≥1）或未经选择的复发/转移性头颈鳞癌中OS优于铂类联合靶向药物的治疗方案。

对一线铂类药物治疗失败的复发转移性头颈部鳞癌，如果肿瘤检测PD-1/PDL-1表达>1%或CPS>20%，目前的标准治疗是抗PD-1单抗单药免疫治疗。在化疗方面，国外常用的药物为甲氨蝶呤，如一线未接受过紫杉类药物，二线用紫杉醇或多西他赛有一定的挽救疗效。

第五节　下咽癌合并同期食管癌的诊疗

表9-1-8　下咽癌合并同期食管癌分期诊疗

分期	分层	治疗推荐
早期HPC	早期食管癌	手术±放疗
		放疗
	局部晚期食管癌	诱导放化疗→手术±放疗
		同步放化疗
		食管癌同步放化疗→HPC手术/放疗
局部晚期HPC	早期食管癌	HPC诱导化疗→HPC手术±放疗/同步放化疗/放疗+食管癌手术±放疗
		手术±放疗
		HPC同步放化疗→食管癌手术±放疗
	局部晚期食管癌	诱导放化疗→手术±放疗
		同步放化疗
		姑息治疗

HPC和食管癌可同时或异时发生，发生原因尚不明确，肿瘤多中心起源学说中的"区域癌变现象"是相对合理机制。下咽与食管解剖关系相邻，黏膜上皮均为鳞状上皮，接受共同的致癌因素刺激，形成相互独立、位置分隔的癌前病变或恶性肿瘤。

HPC发生食管多原发癌比例约为8.0%~28.3%，发生风险是标准人群的28.6倍。食管鳞状细胞癌患者发生下咽多原发癌比例约为3.3%~12.4%，发生风险是标准人群的12.6倍。文献报道同时性下咽与食管多原发癌的发生率为14.3%~37.5%。HPC治疗后异时性食管多原发癌发生率为6.9%~17.6%。因此在HPC（尤其有重度烟酒史患者）的临床诊疗过程中，应注意第二原发癌尤其是食管癌的筛查。HPC治疗后患者，应视为食管癌高危人群，推荐于治疗后第3、6个月及此后每6个月接受上消化道内镜检查，至少持续5年。

HPC合并的同时性或异时性食管多原发癌大部分为早期（50%~100%），常规胸部CT增强扫描和食管钡餐造影都不能有效诊断，普通白光上消化道内镜是早期发现食管病变的主要检查手段，在有条件的医疗中心，NBI联合白光内镜可作为筛查食管癌的首选方案。NBI联合Lugol碘染色内镜（对可疑食管浅表黏膜病变行碘染色）可提高早期食管癌检出率。对咽部病灶较大或不能耐受普通上消化内镜检查者，超细经鼻胃镜联合NBI或LCE可作为备选方案。

HPC合并同时性食管多原发癌治疗原则应尽量同时根治两个肿瘤，治疗方案需综合考虑兼顾两个肿瘤。目前，相关前瞻性临床研究较少，多为个案报道和回顾性分析。下咽与食管多原发癌起病的位置和肿瘤分期对治疗策略有重要影响，有赖于多学科密切配合。

建议采用分层治疗策略：即以分期更晚的肿瘤为主线开展治疗，较早期肿瘤倾向于采用保留功能的治疗。应综合考虑患者的身体状况、肿瘤间距，确定个体化治疗方案。

1　早期下咽癌合并早期食管癌

HPC早期病变可行微创切除（经口内镜激光或等离子切除）、保留喉功能HPC手术或根治性放疗；食管癌早期病变可行内镜下或手术切除；如患者存在肿瘤高危因素，追加辅助性治疗。

2　早期下咽癌合并局部晚期食管癌

优先考虑以食管癌为主的综合治疗，在局部晚期食管癌综合治疗的基础上治疗早期HPC，推荐先治疗食管癌，不建议同期进行HPC治疗；食管癌治疗后，对HPC病灶进行充分评估，根据治疗原则考虑下咽癌治疗方案。

3　局部晚期下咽癌合并早期食管癌

优先考虑以HPC为主的综合治疗。可在HPC治疗过程中或治疗完成后对早期食管癌行内镜下ESD治疗；如果行HPC手术，可考虑同期切除早期食管癌；对不可手术患者，则考虑放化疗。

4　局部晚期下咽癌合并局部晚期食管癌

通常需首先评估病情，根据患者体质、年龄、对生存质量的要求，选择治疗方案。如肿瘤可切除，推荐全喉全下咽全食管切除；如果期望保留喉功能，也可先诱导化疗，化疗后根据肿瘤的反应设计兼顾食管和下咽肿瘤的治疗方案；对不能耐受手术，或生存质量要求高的患者，推荐同期放化疗，此后根据肿瘤反应进行下一步治疗。

第六节　下咽癌患者的康复、随访

1　康复

HPC治疗后的康复最突出要解决的问题就是喉全切除治疗后的言语康复，常由于喉切除后失去了发音功能，导致患者生活质量下降，目前无喉者言语康复的主要手段包括：食道发声训练、电子喉佩戴以及发音钮植入。它们各有利弊，可以在专业语音康复师或临床医生的指导下根据患者年龄、全身情况结合个人意愿选择使用。部分患者手术和放疗后吞咽功能障碍，建议由专业人员进行康复训练，尽早恢复经口进食。

2　随访

HPC患者出院后首次随访时间一般为治疗后1月，术后2年内每2~3月一次喉镜检查，每4~6个月进行一次颈部增强CT及包括肺、腹部等全身检查；如手术处理甲状腺或接受颈部放疗者应每3~6个月检查一次甲状腺功能，据情予以纠正。治疗后第3~5年每5~6个月一次门诊复查，内容包括：喉镜、颈部增强CT及全身检查。治疗完毕后推荐每年一次胃镜检查上消化道。5年后每8~12个月复查一次。晚期患者根据症状体征，选择性应用全身PET-CT等相关影像学检查。每次复查，应记录患者的功能恢复情况。对所有HPC患者建议终生随访，并且应该宣教戒烟、戒酒。

第二章

喉癌

第一节 喉癌的筛查和诊断

喉是上呼吸消化道最为重要的器官,上起于会厌,下止于环状软骨下缘,其上方与口咽相通,下连接颈段气管,其外后方通过下咽与颈段食道相连续。喉被人为划分为三个区域:声门上区(会厌喉面、杓会厌皱襞、杓状软骨、室带及喉室)、声门区(声带及前联合)及声门下区(声带以下)。其中,声门上区又细分为两个亚区:喉上部包括舌骨上会厌(包括会厌尖、舌面和喉面)、杓会厌襞、杓会厌襞喉面、杓状软骨;声门上部包括舌骨会厌、室带及喉室。

喉癌(laryngeal cancer,LC)是原发于喉部的以鳞状细胞分化为主的恶性肿瘤。是头颈部常见的恶性肿瘤,发病率仅次于鼻咽癌。LC患病率男性明显高于女性,男女比例为(7~9):1,但近年来女性喉癌发病率增长较快,男女患病比例有所下降。喉癌的发病率在世界范围内地区间差异很大,据估算全球新发病例约为184000例/年,我国平均新发病例数为26400例/年,其中男性约23700例/年,女性约2600例/年,死亡病例14500例/年,其中男性约12600例/年,女性约1900例/年。

1 喉癌的致病因素

喉癌的病因尚不清楚,一般认为是遗传易感性和环境因素综合的结果。遗传易感性不常见,但高龄和免疫缺陷可能起一定作用。其中,Lynch Ⅱ综合征、Bloom综合征、Li-Fraumeni综合征、Fanconi贫血、着色性干皮病及共济失调毛细血管扩张症都可能与喉鳞状细胞癌相关,在询问病史及家族史中应有所涉及。环境因素是喉鳞状细胞癌的主要致病因素,其中吸烟是最重要的暴露因素,包括香烟、雪茄、烟斗、无烟烟草均可致癌,约90%以上的LC病人有长期吸烟史,且大部分大于500支年。建议在采集病史时采用支年单位来描述烟草暴露强度。近年来,女性吸烟人群扩大,可能跟女性LC患病率上升有关。在戒烟后,LC的危险度逐年下降,有估算约10年后，可降至不吸烟人群的平均水平。

酒精暴露是独立于吸烟之外的风险因素，长期大量饮酒增加了声门上型LC的危险。当吸烟与饮酒共同存在时，可发生叠加致癌作用，加速癌变过程。近年来，胃食管反流或咽喉反流对于LC的致病作用日益受到重视，其独立或与烟酒暴露、阻塞性睡眠呼吸暂停综合征等相互作用是喉鳞状细胞癌的高风险因素，可能与其慢性炎症的诱变作用相关。

感染因素主要包括：人乳头瘤病毒（HPV），8型疱疹病毒（HHV-8）和EB病毒，后两者诱发作用可能较弱。HPV尤其是其部分亚型如HPV-16及HPV-18与LC的发生、发展有关。此外，空气污染或者职业暴露均可能与LC的发病相关。LC与性激素的相关性是根据患病男女比例等推测的，缺乏循证证据及具体机理研究。除上述致病因素以外，大量食用水果及蔬菜被认为具有保护性作用。当然喉鳞状细胞癌是多因素在多步演进中相互作用的结果。

2 喉癌的癌前病变

喉鳞状细胞癌起源于鳞状黏膜或化生的鳞状黏膜，喉部黏膜的白斑病变被认为是喉的癌前病变，喉白斑发生部位最常出现在声带，黏膜表面呈现白色斑块样或点状白色角化物。临床上50%的喉白斑在组织学上无异型增生，发展为浸润癌的概率如下：反应性/角化病，1%~5%；轻度异型增生，6%；中度/重度异型增生/原位癌，28%。因此建议根据不同喉黏膜白斑的异型增生程度，采取相应处理，异型增生程度越重，处理态度应越积极。喉的乳头状瘤分为成人型和儿童型，其病因是HPV感染，成人型易于癌变。吸烟及电离辐射可增加其癌变概率。慢性增生性喉炎又称慢性肥厚性喉炎，也是癌前病变之一，长期烟草及酒精暴露可加速这一过程，应予密切观察并及时干预。

3 喉癌的病理

在喉的恶性肿瘤之中，鳞状细胞癌占95%~99%，其他类型极少见，包括腺样囊性癌、腺癌、疣状癌、梭形细胞癌、基底细胞样鳞癌、神经内分泌癌、黏液表皮样癌及未分化癌等。鳞状细胞癌中组织学分类以侵犯深度是否突破基底膜为界分为：原位癌和浸润癌。按组织分化程度分为：高分化、中分化、低分化，临床病例中以中、高分化者为主。区域淋巴结转移相对常见，也是预后不良的独立危险因素，尤其是转移淋巴结包膜外侵犯。转移淋巴结包膜外侵犯可分为大体侵犯和微侵犯：大体侵犯者肉眼可见，淋巴结粘连成团，侵犯周围组织器官，甚至侵犯、包绕大血管；微侵犯者指仅组织学可见的包膜外侵。淋巴结包膜外侵犯与区域复发和远处转移密切相关，并导致生存率下降。

在病理诊断时，脉管和神经侵犯应予以描述。脉管侵犯增加淋巴结和/或远处转移机会，与复发及较差的生存率相关。神经内及神经周围侵犯增加局部复发和区域淋巴结转移风险，也与生存率下降相关。增殖期比例如增殖指数（MIB-1/Ki-67）常与低分化肿瘤和淋巴结转移相关，但其是否能作为独立预后因素目前仍有争议。手术过程中及术后病理切缘应受重视。切缘阴性者复发率低，生存率高。但是肉眼经常难以确定精确距离，通常认为>3mm较为合适。近来，PD-1表达、肿瘤突变负荷（TMB）和免疫基因标记等生物标志物及基因检测日益受到关注，特别是在复发转移病例中有提示靶向或免疫治疗靶点的作用。

4　喉癌的分型分期

LC按照原发部位分，分为：声门上型、声门型及声门下型。其中以声门型居多，约占60%，一般分化较好，转移较少。声门上型次之，约占30%。一般分化较差，转移多见，预后亦差。声门下型极少见，占比不到5%。除以上分型外，目前国内外LC的分型主要采用UICC/AJCC 2017年（第8版）公布的TNM分期。

表9-2-1　原发肿瘤（T）

	T：原发肿瘤
Tx	原发肿瘤不能评估
T0	无原发肿瘤证据
Tis	原位癌
	声门上区
T1	肿瘤局限在声门上的1个亚区，声带活动正常
T2	肿瘤侵犯声门上1个以上相邻亚区，侵犯声门区或声门上区以外（如舌根、会厌谷、梨状窝内侧壁的黏膜），无喉固定
T3	肿瘤局限在喉内，有声带固定和（或）侵犯下述任何部位：环后区、会厌前间隙、声门旁间隙和（或）甲状软骨内板
T4	中等晚期或者非常晚期局部疾病
T4a	中等晚期局部疾病：肿瘤侵犯穿过甲状软骨和（或）侵犯喉外组织（如气管、包括深部舌外肌在内的颈部软组织、带状肌、甲状腺或食管）
T4b	非常晚期局部疾病：肿瘤侵犯椎前筋膜，包绕颈动脉或侵犯纵隔结构
	声门区
T1	肿瘤局限于声带（可侵犯前连合或后连合），声带活动正常
T1a	肿瘤局限在一侧声带
T1b	肿瘤侵犯双侧声带
T2	肿瘤侵犯至声门上和（或）声门下区，及（或）声带活动受限
T3	肿瘤局限在喉内，伴声带固定及（或）侵犯声门旁间隙和（或）甲状软骨内板
T4	中等晚期或者非常晚期局部疾病
T4a	中等晚期局部疾病：肿瘤侵犯穿过甲状软骨和（或）侵犯喉外组织（如气管、包括深部舌外肌在内的颈部软组织、带状肌、甲状腺或食管）
T4b	非常晚期局部疾病：肿瘤侵犯椎前筋膜，包绕颈动脉或侵犯纵隔结构

声门下区	
T1	肿瘤局限在声门下区
T2	肿瘤侵犯至声带，声带活动正常或活动受限
T3	肿瘤局限在喉内，伴有声带固定
T4	中等晚期或者非常晚期局部疾病
T4a	中等晚期局部疾病：肿瘤侵犯环状软骨或甲状软骨和（或）侵犯喉外组织（如气管、包括深部舌外肌在内的颈部软组织、带状肌、甲状腺或食管）
T4b	非常晚期局部疾病：肿瘤侵犯椎前间隙，包绕颈动脉或侵犯纵隔结构

表 9-2-2 区域淋巴结

临床 N（cN）	
cNx	区域淋巴结不能评估
cN0	无区域淋巴结转移
cN1	同侧单个淋巴结转移，最大直径≤3cm
cN2	同侧单个淋巴结转移，3cm＜最大直径≤6cm且ENE（−）；或同侧多个淋巴结转移，最大直径≤6cm且ENE（−）；或双侧或对侧淋巴结转移，最大直径≤6cm且ENE（−）
cN2a	同侧单个淋巴结转移，3cm＜最大直径≤6cm且ENE（−）
cN2b	同侧多个淋巴结转移，最大直径≤6cm且ENE（−）
cN2c	双侧或对侧淋巴结转移，最大直径≤6cm且ENE（−）
cN3	转移淋巴结最大直径＞6cm且ENE（−）；或任何数目和大小淋巴结转移且临床明显呈ENE（+）
cN3a	转移淋巴结最大直径＞6cm且ENE（−）
cN3b	任何数目和大小淋巴结转移且临床明显呈ENE（+）

表 9-2-3 病理 N（pN）

病理 N（pN）	
pNX	区域淋巴结情况不能评估
pN0	无区域淋巴结转移
pN1	同侧单个淋巴结转移，最大直径≤3cm，ENE（−）
pN2	同侧或者对侧单个淋巴结转移，最大直径≤3cm，ENE（+）；或同侧单个淋巴结转移，3cm＜最大直径≤6cm，ENE（−）；或同侧多个淋巴结转移，最大直径≤6cm，ENE（−）；或双侧或对侧淋巴结转移，最大直径≤6cm，ENE（−）
pN2a	同侧或者对侧单个淋巴结转移，最大直径≤3cm，ENE（+）同侧单个淋巴结转移，3cm＜最大直径≤6cm，ENE（−）
pN2b	同侧多个淋巴结转移，最大直径≤6cm，ENE（−）
pN2c	双侧或者对侧淋巴结转移，最大直径≤6cm，ENE（−）
pN3	转移淋巴结最大直径＞6cm，ENE（−）；或者同侧单个转移淋巴结，最大直径＞3cm，ENE（+）同侧多个、对侧或者双侧淋巴结转移中任何ENT（+）
pN3a	转移淋巴结最大直径＞6cm，ENE（−）
pN3b	同侧单个转移淋巴结，最大直径＞3cm，ENE（+）同侧多个、对侧或者双侧淋巴结转移中任何ENT（+）

表 9-2-4 远处转移（M）

远处转移	
MX	远处转移无法评估
M0	无远处转移
M1	有远处转移

表 9-2-5 预后分期

预后分期			
	T	N	M
0期	Tis	N0	M0
Ⅰ期	T1	N0	M0
Ⅱ期	T2	N0	M0
Ⅲ期	T3	N0	M0
	T1	N1	M0
	T2	N1	M0
	T3	N1	M0
ⅣA期	T4a	N1	M0
	T1	N2	M0
	T2	N2	M0
	T3	N2	M0
	T4a	N0~2	M0
ⅣB期	T4b	N	任何M0
	T	任何N3	M0
ⅣC期	任何T	任何N	M1

表 9-2-6 G组织学分级

G：组织学分级	
Gx	级别无法评估
G1	高分化
G2	中分化
G3	低分化

5 喉癌的临床表现

5.1 症状

根据原发部位不同，症状表现不一。声门上型早期常无明显症状，仅咽喉部不适感或异物感。肿瘤向深处浸润时，可出现咽喉疼痛，放射至耳部，吞咽时疼痛加重，吞咽不适感甚至吞咽困难。肿瘤侵蚀血管后痰中带血，出现局部坏死并合并感染时常有臭味；向下侵及声门区时才出现声嘶、呼吸困难等。由于该区淋巴管丰富，易出现淋巴结转移。声门型癌多发生于声带前、中部。症状出现早，多为持续性声嘶，随肿物增大，声嘶逐渐加重，阻塞声门，则可出现呼吸困难。由于该区淋巴管分布稀疏，颈淋巴结转移率低，向声门上下侵犯后易出现颈部淋巴结转移。声门下型，因位置隐蔽，早期症状不明显。不易被发现，肿瘤侵犯其他区域则可引发相应症状，该区肿瘤常引起气管前或气管旁淋巴结转移。建议40岁以上人群有烟酒等高危因素暴露史者，如出现症状超过2周不缓解者应到门诊行喉镜等筛查。

6 喉癌的检查

6.1 喉镜检查

包括间接喉镜、纤维喉镜、电子喉镜及频闪喉镜，近年来窄带光等特殊光谱的喉镜也广泛应用于临床。检查时应按照一定顺序检查，避免遗漏，特别注意会厌喉面、前连合、喉室及声门下区，观察声带运动是否受限或固定。对肿瘤的形态、侵犯范围、局部黏膜改变及浅表血管形态等综合评估。触诊：仔细触摸颈部有无肿大淋巴结，喉体是否增大，颈前软组织和甲状腺有无肿块。

6.2 推荐

怀疑喉癌者，常规做喉部增强CT，增强MRI检查等有助于了解肿瘤软组织的浸润范围和软骨侵犯情况。腹部超声、胸腹部CT、核素骨扫描可以了解全身转移情况，晚期患者推荐全身PET-CT。

局麻或者全麻喉镜下的活检可以提供组织病理学确诊证据。临床高度怀疑喉癌，一次病理检查不能证实，应继续进行活检，以防漏诊。

7 喉癌的鉴别诊断

7.1 喉白斑

初发症状也为声嘶，好发位置与LC一致，声带最常见，局部黏膜呈白色斑块样或点状白色角化物。窄带光喉镜及频闪喉镜可区分，确诊需病理。由于其在临床属于癌前病变，建议根据不同病理异型增生程度，采取相应处理，异型增生程度越重，处理态度越应积极。

7.2 慢性增生性喉炎

又称慢性肥厚性喉炎，是以喉黏膜增厚、纤维组织增生为特征的非特异性炎性病变。主要症状包括：咽喉不适、疼痛、声嘶显著而咳嗽较轻。喉镜下喉黏膜弥漫性慢性充血，不均性肥厚表面粗糙不平，可呈结节状改变，治疗主要是对因治疗，休声，定期复查，可用中医药、针灸、雾化吸入、理疗等治疗。

7.3 喉结核

主要症状为喉痛和声嘶，喉痛剧烈，常妨碍进食。喉镜见喉黏膜苍白、水肿，有浅溃疡，上覆黏脓性分泌物，偶见结核瘤呈肿块状。病变多发生于喉后部。胸部

X 线检查多见进行性肺结核。喉部活检可作为鉴别时的重要依据。

7.4 成人喉乳头状瘤

呈乳头状突起，可单发或多发，肿瘤病变限于黏膜表层，无声带运动障碍，多次术后瘢痕有可能限制声带活动，窄带光喉镜下可鉴别诊断，喉部活检可确诊。

7.5 喉梅毒

喉痛轻，常有隆起的梅毒结节和深溃疡，破坏组织较重，愈合后瘢痕收缩、粘连，致喉畸形。血清学检查及喉部活检可确诊。

7.6 喉淀粉样变

又称喉淀粉样瘤，属全身性免疫性疾病，由喉部黏膜下球蛋白积聚而引起淀粉样改变。确诊需活检并行刚果红染色，可在偏光显微镜下呈特征性苹果绿。

第二节 喉癌的治疗及预后

1 喉癌的治疗

喉癌的治疗主要目的在于：彻底控制肿瘤，延长患者生命。在此基础上，还应注意次要目的，包括：尽可能保留发音功能及良好的吞咽功能，尽量避免永久性气管造瘘，减少口腔干燥、味觉、嗅觉等功能减退等功能性损害。当然在达到上述主次要目的的同时，应该采用最经济且损伤最小的治疗方式。

喉癌治疗方式的选择：目前 LC 的治疗方式主要包括：手术、放疗、化疗及生物治疗。要整合肿瘤因素、患者因素和医疗机构因素甚至社会心理等诸多因素，对患者的治疗方案谨慎选择。肿瘤因素主要包括：肿瘤 TNM 分期、肿瘤分化及对放化疗的敏感性等因素。对早期 LC 尤其是早期声门型 LC 可行经口内镜下激光精确切除或放疗的单一治疗模式。但对于临床分期较晚的病例，宜采用手术结合放化疗、同步放化疗、诱导化疗后根据疗效选择局部治疗方式或放疗结合挽救手术等整合治疗模式。患者因素包括：患者年龄、身体基本状态及基础疾病等情况。高龄、身体状体差、肺功能差者不适合功能性手术方案。肾功能差者不宜接受以铂类为主的化疗方案。医疗机构因素包括：是否具有相应的技术实力完成经口内镜、功能性或挽救性手术；是否拥有多学科整合诊治（MDT to HIM）肿瘤专家团队讨论、设计治疗方案；方案制定后是否有足够的执行能力；是否拥有专业的护理和康复队伍。此外，患者的职业、宗教信仰甚至家庭成员的支持等诸多因素都在治疗方案的选择和制定上起一定的作用。

1.1 声门型喉癌

1.1.1 T1/T2 病变

推荐手术或放疗单一的治疗方案，不建议叠加治疗，除非有高危因素。

（1）手术：经口内镜手术和开放手术均可。经口内镜应该在显微镜下采用二氧化碳激光或等离子等能量平台，在保有一定安全界的前提下，对喉内病变进行完整切除。能够在保有喉基本结构功能的前提下对于早期喉癌进行治疗。具有微创、治疗周期短、恢复快及费用低等诸多优点。内镜下喉显微手术治疗后远期后遗症较少，发音效果较好，但略微逊色于放疗。开放性手术可以选择喉裂开、喉垂直部分切除、喉额侧部分切除、环状软骨上喉部分切除术等术式；开放的功能性喉部分切除手术可保留有效的发音，但声音略低沉，远期后遗症少，治疗过程有一定的痛苦。早期声门型喉癌很少出现淋巴结转移，可以观察，一般不推荐预防性颈淋巴结清扫。

（2）放射治疗：单纯放射治疗适合于早期喉癌、分化不良的喉癌、对声音质量要求高者、拒绝手术、不宜手术或不能耐受手术的患者。一般不推荐联合化疗或靶向治疗，除非患者有高危因素。放疗可较好保留发音功能，但费用较高，治疗周期长，远期后遗症常有咽干、咽痛甚至放射性软骨膜炎及软骨坏死等。

1.1.2　T3病变

推荐：保留喉功能的手术，或同步放化疗。

一侧声门型喉癌的T3病变，常可以行保留喉功能的手术。术后根据病例危险因素决定是否放疗。也可以选择同步放化疗，可获得相似的疗效，但是手术与同步放化疗对比研究的没有I类证据，可根据患者身体状况、对发音质量的要求综合考虑，选择治疗方案。

（1）手术：手术常选择垂直喉部分切除、额侧喉部分切除、喉环状软骨上次全切除环–舌骨–会厌固定术甚至气管–舌骨–会厌固定术等保留喉功能的术式，根据患者的年龄、肺功能的状况选择，一般选择年龄小于70岁，肺功能好的患者做功能性喉癌手术。对于N+的颈部，给予根治或改良根治性颈清扫。对于N-的颈部，推荐病变同侧Ⅱ–Ⅲ区择区性颈清扫，对可疑淋巴结冰冻病检，根据结果再决定是否扩大清扫范围。术后根据切缘、淋巴结转移与否的病理结果决定是否辅助放疗。

（2）放射治疗：主要应用于有多个淋巴结转移或淋巴结包膜外受侵、切缘阳性、周围神经受侵、血管内瘤栓等高危因素的患者。非手术治疗推荐同步放化疗或放疗加靶向药物治疗。放疗技术推荐三维适形调强放疗。同步放化疗可较好保留喉功能，但也有部分患者会出现放疗后的发音及吞咽功能障碍，甚至依赖气管切开及鼻饲管。同步放化疗后远期的咽干、咽痛等后遗症的发生率也较高。

1.1.3　声门型LC T4a病变

推荐：手术加术后放疗。

T4a属于晚期可切除病变，如果有明显的喉软骨侵犯或喉外侵犯，手术加术后放疗的肿瘤学效果优于单纯放疗。但常需全喉切除，丧失发音功能，影响生活质量。对于要求保留发音功能的患者，也可以考虑先诱导化疗，根据化疗后效果再决定下一步治疗方案。

(4) 声门型LC T4b病变

推荐：诱导化疗降期后手术，或临床试验入组。

T4b属于晚期难以切除病变，可以姑息性放疗，也可以尝试诱导化疗降期，降期后根据病变范围及患者意愿再选择治疗方案，推荐降期后全喉切除加术后同步放化疗。

1.2 声门上型喉癌

1.2.1 T1/T2病变

推荐：手术或单纯放疗。

(1) 手术：可以有选择地进行经口内镜手术或者达芬奇机器人手术，采用显微镜下二氧化碳激光或等离子等能量平台，在保有一定安全界的前提下，对喉内病变进行完整切除。由于等离子有良好的止血效果，在早期声门上型的处理方面具有一定优势，在声门上型喉癌内镜手术时应该遵循"可保留，可切除"的原则，有时候为了追求病变暴露效果，可能需要鸭嘴状等特殊的支撑喉镜系统。也可以进行开放性手术，结合患者肺功能等全身情况，选用会厌切除术、喉水平切除术或喉全切除术。对于N-内镜手术的患者可以根据具体情况密切观察颈部淋巴结情况也可以进行同侧或者双侧Ⅱa和Ⅲ区清扫，开放性手术者应进行同侧或者双侧Ⅱa和Ⅲ区清扫。

(2) 放射治疗：原则同声门型喉癌

1.2.2 T3病变

推荐：喉功能性手术，或诱导化疗，或同步放化疗。

原则与声门型喉癌一致，只是在声门上型喉癌行喉功能保全手术时要更好的评估患者肺功能，预防患者术后呛咳和误吸。

(1) 手术：手术常可以选择喉水平部分切除术和喉全切除术。对于N-病人推荐同侧或双侧的Ⅱ-Ⅳ区淋巴结清扫，对于N+的颈部，给予双侧Ⅱ-Ⅳ区选择性、根治或改良根治性颈清扫。术后放疗原则同声门型喉癌。

(2) 放射治疗：同声门型喉癌

1.2.3 声门上型喉癌T4病变：原则同声门型喉癌

化学及生物治疗：目前认为单纯化疗尚不能作为根治性治疗方式，多以诱导化疗、辅助化疗或同步放化疗的形式配合手术及放疗使用。方案多采用以铂类为主的TP或者TPF。

辅助治疗：生物治疗包括靶向药物、PD-1或者PD-L1免疫治疗及细胞免疫等其他治疗。主要用于常规治疗后复发转移的病例，或晚期病例和常规治疗联合应用。

声门下型喉癌少见，治疗原则同声门型喉癌。

2 喉癌的预后

喉癌的预后与患者全身情况、机体免疫状态、肿瘤分期和生物学特性、治疗方法选择及术后康复情况等多因素有关。早期 LC 外科治疗 5 年生存率可达 80% 以上，中晚期 LC 5 年生存率为 50%~60%。喉鳞状细胞癌生存率根据不同部位及 TNM 分期也不尽相同。

第三节 喉癌的康复及治疗后管理

1 喉癌的康复

喉癌治疗后的康复最突出要解决的问题是喉全切除治疗后的再发声问题。由于喉切除后失去了发音功能，给患者在生活和社会交往等方面带来极大不便。目前无喉者言语康复的主要手段包括：食道语、人工气动喉、电子喉及发音纽，它们各有利弊，可以在专业语音康复师或临床医生指导下根据患者年龄、全身情况结合个人意愿选择使用。

2 喉癌治疗后管理及随访

喉癌患者出院后首次随访时间一般为治疗后 1 月，术后第 1 年内每 2~3 月一次喉镜检查，每 4~6 个月进行一次颈部增强 CT 及包括肺、腹部等全身检查，如手术处理甲状腺或接受颈部放疗者应每月检查一次甲状腺功能，根据情况予以纠正；治疗后第 2 年内每 6 月一次门诊复查，内容包括：喉镜、颈部增强 CT 及全身检查。5 年后每 12 个月复查一次。晚期患者根据症状体征，选择性应用全身 PET-CT 等相关影像学检查。每次复查，应记录患者的功能恢复情况。对所有 LC 患者建议终生随访，并应宣教戒烟、戒酒、改变不良生活习惯。

3 喉癌诊治建议

（1）在全社会积极宣传禁烟限酒，积极治疗或密切观察癌前病变。
（2）怀疑喉癌者，应进行喉镜等详细的相关检查。
（3）怀疑喉癌者，应在治疗方案设计前取得病理诊断。
（4）治疗前、后应对喉癌进行临床及病理分期。
（5）推荐在治疗前与影像、放疗及化疗等专家进行 MDT 讨论制定详细的治疗方案。
（6）对早期病变应采手术或放疗的单一治疗模式，中晚期病变采用以手术为主的综合治疗方案。

（7）重视治疗后康复，尤其是无喉者言语康复及社会回归。

（8）治疗后定期复查，2~3个月复查一次，内容包括查体和喉镜检查，4~6个月复查一次影像。

第三章

鼻腔鼻窦恶性肿瘤

第一节 概述

鼻腔鼻窦恶性肿瘤（Sinonasal Cancer，SC）少见，其发生率约占全身恶性肿瘤的1%，占头颈部恶性肿瘤的3%~5%。男女比例大约为2∶1至4∶1。肿瘤好发于鼻腔、上颌窦和筛窦，少见于额窦、蝶窦。肿瘤病理来源多样，多数为上皮来源，少数为间叶组织来源，而骨组织、淋巴、造血组织来源也可见。病理类型主要包括鳞状细胞癌、腺样囊性癌、腺癌、内翻乳头状瘤恶变、嗅神经母细胞瘤和较少见的淋巴瘤、黏液表皮样癌、腺泡细胞癌、黑色素瘤、神经内分泌癌、肉瘤（包括平滑肌肉瘤、横纹肌肉瘤、软骨肉瘤、骨肉瘤）等。

SC的治疗是以手术彻底切除联合放化疗的整合治疗，由于多样的病理类型，每种病理类型的生长、侵袭与转移方式等肿瘤生物学行为都不相同，而且鼻腔鼻窦及其相邻结构复杂，故鼻腔SC很难有简单统一的治疗模式；许多问题还存在争议，目前国内还无这方面的指南或共识，需结合国情，制定适合中国国情的SC诊断与治疗专家共识，为临床该类患者的诊疗提供指导和帮助。

1 治疗前评估

1.1 临床表现

SC早期表现为单侧鼻塞、血性分泌物或鼻出血，中晚期出现疼痛、面部与上腭麻木和肿胀、流泪与复视、张口困难、恶病质等症状。

1.2 体检

SC外观常呈菜花状，色红，基底广泛，触之易出血，伴有溃烂及坏死。也有早期呈息肉状者。常有上列牙齿松动或脱落、牙龈出现肿胀、溃疡，硬腭及牙龈沟呈半圆形隆起、眶下缘可能隆起、变钝或有骨质缺损或侵袭破坏。眼球突出，运动受限及球结膜水肿、开口度变小。

1.3 辅助检查

鼻内镜检查及活检：鼻腔病变者可从鼻腔内取材活检。如高度怀疑鼻窦肿瘤时，可穿刺细胞学检查或鼻内镜下开放鼻窦取活检。

1.4 影像学检查

推荐：鼻窦增强CT与增强MRI联合使用。

鼻腔鼻窦影像学检查方法包括CT，MRI与DSA等。CT可清晰显示骨质结构异常，但软组织对比较差。MRI软组织对比分辨力较高，可提供解剖形态、代谢和功能等信息，对肿瘤诊断与鉴别诊断、疗效监测与评估以及预后预测更有价值，但MRI显示骨皮质异常的敏感度低于CT。对恶性肿瘤进行定性及判断周围结构累及情况时，推荐增强CT与增强MRI联合使用，在治疗中、治疗后复查时可根据临床需要酌情选择。怀疑或除外远处转移时，PET/CT或PET/MRI全身扫描优于常规影像学方法。

恶性肿瘤的基本影像征象包括：①软组织肿块形态多不规则，边界多不清楚；②呈侵袭性生长，侵犯邻近结构；③明显的虫蚀状或浸润性骨质破坏；④增强后多呈不均匀轻中度强化，可见囊变、坏死液化区。

第二节 病变部位及病理特征

鼻腔鼻窦恶性肿瘤治疗缺乏高级别循证医学证据，以下方案根据文献的总结及专家讨论的意见制定，对怀疑恶性肿瘤者，应首先获得病理诊断和充分的影像评估，通过多学科整合诊治（MDT to HIM）专家团队病例讨论后确定整合治疗方案。

表9-3-1 AJCC 2017年鼻腔鼻窦恶性肿瘤TNM分期

T分期	标准
Tx	原发肿瘤无法评估
Tis	原位癌

注：发生于鼻腔和鼻窦上皮的恶性肿瘤（不包括淋巴瘤/肉瘤/恶性黑色素瘤）

表9-3-2 原发肿瘤（T）

	上颌窦
T1	肿瘤局限于上颌窦黏膜，无骨的侵蚀或破坏
T2	肿瘤侵蚀或破坏骨质，包括侵犯硬腭和/或中鼻道，未累及上颌窦后壁和翼突内侧板
T3	肿瘤侵犯以下任一部位：上颌窦后壁、皮下组织、眶底或眶内侧壁、翼腭窝、筛窦
T4a	肿瘤侵犯眶内容物、面颊皮肤、翼突内侧板、颞下窝、筛板、蝶窦或额窦
T4b	肿瘤侵犯以下任一部位：眶尖、硬脑膜、脑、颅中窝、颅神经、三叉神经上颌支（V2）、鼻咽或斜坡
	鼻腔和筛窦
T1	肿瘤局限在任一亚区，有/无骨质侵犯

续表

T2	肿瘤侵犯一个区域或二个亚区或侵犯至鼻筛部相邻区域，有/无骨质侵犯
T3	肿瘤侵犯眶内侧壁或眶底壁、上颌窦、上腭或筛板
T4a	肿瘤侵犯下列任何部位：眶内容物、鼻部或颊部皮肤、翼板、蝶窦或额窦、前颅底
T4b	肿瘤侵犯下列任何部位：眶尖、硬脑膜、脑、颅中窝、颅神经、三叉神经上颌支（V2）、鼻咽或斜坡

表9-3-3 区域淋巴结（N）

区域淋巴结	
Nx	区域淋巴结无法评估
N0	无区域淋巴结转移
N1	同侧单个淋巴结转移，最大径≤3cm，ENE[1]（−）
N2	同侧单个淋巴结转移，3cm<最大径≤6cm，ENE（−）；或同侧多个淋巴结转移，最大径≤6cm，ENE（−）；或双侧或对侧淋巴结转移，最大径≤6cm，ENE（−）
N2a	同侧单个淋巴结转移，3cm<最大径≤6cm，ENE（−）
N2b	同侧多个淋巴结转移，最大径≤6cm，ENE（−）
N2c	双侧或对侧淋巴结转移，最大径≤6cm，ENE（−）
N3	转移淋巴结最大径>6cm，ENE（−）；或同侧单个淋巴结转移，ENE（+）；或同侧多个、对侧或双侧淋巴结转移，任一淋巴结ENE（+）
N3a	转移淋巴结中最大径>6cm，ENE（−）
N3b	同侧单个淋巴结转移，ENE（+）或同侧多个、对侧或双侧淋巴结任一淋巴结ENE（+）

注1：ENE—淋巴结包膜外侵犯

表9-3-4 远处转移（M）

远处转移	
Mx	远处转移无法评估
M0	无远处转移
M1	有远处转移

不同部位癌的治疗方案选择原则、手术适应证、综合治疗选择有区别，不同的病理类型的治疗方案的区别。

1 鼻腔筛窦癌

鼻腔及筛窦恶性肿瘤以鳞状细胞癌、嗅神经母细胞瘤、腺样囊性癌、乳头瘤恶变、恶性黑色素瘤多见，治疗以外科手术+放疗或放化疗的整合治疗模式。对局部可彻底切除肿瘤（T1-T4a），先手术后放疗；如病变接近眼球、视神经、海绵窦等重要结构，预计手术不能获得足够安全切缘或化疗敏感的病例，可采用先诱导化疗或术前放疗，待病变范围缩小后再手术的方案。对分化差的嗅神经母细胞瘤，应考虑先诱导化疗2~3周期再手术。鼻腔筛窦的恶性黑色素瘤，对化疗放疗不敏感，应尽量彻底切除，术后给予放疗、免疫治疗。侵犯眶内的鼻腔筛窦肿瘤，为保眼功能，可先诱导化疗或放疗，然后手术。腺样囊性癌容易发生肺转移，孤立的肺转移可对原发灶和转移灶行手术切除。

鼻腔及筛窦癌手术进路包括：经鼻内镜下手术、鼻侧切开、面中翻揭进路、颅面联合进路、内镜辅助下经颅手术联合等。

（1）经鼻内镜下微创手术：适用于切除局限于鼻腔、筛窦范围内T1-T3病变，病变未侵犯鼻骨、上颌骨前壁、眶内脂肪及眼肌、额骨、大范围硬脑膜、脑实质、矢状窦等；小范围的硬脑膜受累或眶纸板受累也可应用，依据术者经验、技术设备条件，可向前颅底颅内区域拓展，鼻内镜下可切除筛窦、鼻腔外侧壁、筛顶及前颅底的硬脑膜、眶纸板及眶筋膜、上颌窦的后壁，如切除这些结构能获得肿瘤安全切缘，则可选择经鼻内镜手术。

（2）鼻侧切开术适用于累及鼻骨、上颌骨额突或额窦的病变。

（3）颅面联合进路手术：可整块切除累及前颅底区肿瘤，主要适用于累及前颅底或硬脑膜，未累及脑组织的可切除病变；

（4）内镜辅助颅面联合手术：经鼻用内镜，联合开颅手术，适用于未累及鼻骨及上颌骨，颅内病变较大病例。内镜接合术中影像导航技术，可提高手术安全性和准确性。

2　上颌窦恶性肿瘤

上颌窦恶性肿瘤以鳞状细胞癌、腺样囊性癌、内翻乳头瘤恶变为多见，治疗以外科手术+放疗或放化疗的整合治疗模式为主。单纯放化疗总体5年生存率（25%~46%）不如以手术为主的整合治疗（66%左右）。诱导化疗对上颌窦癌的作用尚未确定，但对恶性程度高，侵犯眶内容的病例可尝试用来保留眼功能。T1病变可单纯手术，对T2及T3病变以手术联合术后放疗/或同步放化疗的整合治疗。T4a病变可先手术再放疗，也可先放疗再手术，手术与放疗的时机选择各有利弊。如评估手术可将肿瘤切除干净，建议先手术后放疗，手术与放疗间隔最好在6周内。T4b病变一般难以彻底切除，对鳞状细胞癌或其他对放化疗敏感的肿瘤，推荐先放疗，或诱导化疗，然后手术；而鼻内翻乳头状瘤恶变、腺样囊性癌对放疗化疗不敏感，一般不选择术前放化疗，手术将肿瘤尽可能多的切除，再辅助术后放疗。

对累及眶内容的病变，需眶内容物切除而保眼意愿强烈的患者、无法接受颜面切口的患者，可给予术前诱导化疗/放化疗后，再次评估病变范围，给予手术治疗或继续根治性放疗。有研究提示，对诱导化疗的反应预示上颌窦癌的预后，对诱导放化疗敏感者，整合治疗后5年生存率可达70%，而不敏感者仅为26%。

2.1　上颌窦恶性肿瘤的术式选择

根据病变范围不同，上颌窦恶性肿瘤术式主要有鼻内镜下手术、上颌骨部分切除术、上颌骨全切除术、上颌骨扩大切除术。上颌骨切除手术是上颌窦恶性肿瘤治疗的基本术式，根据病变位置、大小确定上颌骨切除范围，可以部分切除、次全切除、全切除、扩大全切除及颅面联合切除等。翼突根部、眶下裂、颧突部是容易残留肿瘤的部位。上颌骨切除前，应设计好自体组织瓣或赝复体修复重建方法，以改善患者术后的功能与外形；特别是封闭口鼻腔通道、支撑眶底以改善术后的生存质量；上颌骨切除后建议同期自体组织瓣修复重建，可供修复重建的组织瓣包括游离的腓骨瓣、股前外侧皮瓣、腹直肌瓣、前臂皮瓣、小腿内侧皮瓣等，如果无显微手术条件，可用局部带蒂组织瓣如颞肌瓣、延长下斜方肌瓣等；这些组织瓣均能较好恢复功能，但外形恢复以骨性的腓骨瓣、髂骨瓣等较好。3D打印辅助设计的游离骨瓣移植可以明显改善术后的面部外形。

3　额窦癌

额窦癌发病率极低，额窦癌的治疗除了未分化癌外，主要采用外科手术加术后放疗的整合治疗方案。常需颅面联合手术，同时应进行可靠的颅底、额部重建。累及眶内容、硬脑膜的巨大肿瘤术前可诱导化疗或同步放化疗。未分化癌推荐首选同步放化疗。

4　蝶窦癌

蝶窦癌发病率极低，发现时多为不可手术的晚期病变，加之蝶骨周围重要结构多，难以完全切除，治疗主要采取蝶窦开放并尽可能多的切除肿瘤，术后放疗，也可诊断明确后，先放疗，然后再蝶窦开放。未分化癌推荐首选同步放化疗。手术治疗有助于减轻症状，即使肿瘤未能全切（即减瘤手术），开放蝶窦，术后再行放疗，预后亦优于单纯放疗。周围侵袭范围大的肿瘤，根据多学科整合诊治（MDT to HIM）讨论结果与相应科室联合治疗。

第三节　颈部淋巴结的处理

鼻腔鼻窦癌T3、T4病变颈淋巴结转移高达20%。淋巴结转移风险与病理类型有关，鳞癌转移率最高，特别是累及上唇龈沟者，术前应仔细评估，如有可疑淋巴结转移，应行择区性淋巴结清扫；而腺样囊性癌、腺癌、未分化癌、黏液表皮样癌等其他病理类型的上颌窦癌颈淋巴结转移率较低，不到10%，如未见可疑可以随访观察。

晚期鼻腔鼻窦癌，应注意咽后/咽旁淋巴结的评估；如怀疑转移，推荐与鼻窦手术同期处理。

第四节 鼻腔鼻窦恶性肿瘤中其他少见恶性肿瘤

鼻腔鼻窦恶性肿瘤中其他恶性实体性肿瘤包括淋巴上皮癌、恶性黑色素瘤、肉瘤、神经内分泌癌等，临床相对少见，分述如下：

1 肉瘤

少见，易早期血道转移，可分为骨肉瘤、软骨肉瘤、血管肉瘤、横纹肌肉瘤、恶性血管外皮瘤、恶性纤维组织细胞瘤和纤维肉瘤等。青少年多见。放化疗不敏感的类型主张病灶广泛切除实现局部控制，术后放疗或同步放化疗。对恶性程度高，化疗敏感的类型，建议先化疗3~4周期，再评估，如果有效，化疗6~8周期后，再切除残余病变，然后再放疗。青春期前的患儿，放疗可致颜面发育畸形，应慎重。

2 神经内分泌癌

临床极少见，WHO根据组织学形态分为3个亚型：分化好、中度分化、分化差。分化好和中等者，手术彻底切除加术后放疗，分化差者先化疗，再手术加放疗。

第五节 鼻腔鼻窦恶性肿瘤的鼻内镜手术

鼻内镜下鼻腔鼻窦恶性肿瘤手术，术者应有开放手术的经验和训练，合适的鼻颅底手术器械，相对固定的可以2人4手操作的助手。所有病例应有病理诊断，经过了MDT to HIM讨论，病理类型适合手术治疗，在充分评估病变范围和术者手术技能后估计可将病变彻底切除，并且有术中中转开放手术的条件，方可选择鼻内镜下手术。

1 适应证

依肿瘤部位、范围、病理类型、临床分期及内镜技术设备条件、术者的内镜手术技术等而制定。

1.1 单纯鼻内镜手术

（1）T1T2鼻腔筛窦恶性肿瘤，局限于鼻中隔、鼻腔外侧壁、筛窦，或未突破硬脑膜进入颅内脑实质。

（2）经过诱导化疗后PR的T3T4病变的鼻腔筛窦恶性肿瘤。

（3）经严格筛选的T3T4病变的鼻腔筛窦恶性肿瘤、局限的蝶窦、上颌窦内壁、后壁，小范围侵犯翼腭窝。预期可彻底切除获得阴性切缘。

1.2 经鼻内镜手术联合其他开放手术入路

（1）额窦。

（2）上颌窦后壁、上壁；或原发部位不明时。

（3）肿瘤侵犯前颅底侵犯脑实质或中颅窝等颅内区域。

（4）肿瘤侵犯眶内。

1.3 扩大鼻内镜入路（expanded endonasal approaches，EEA）

该入路仅适合具有精湛内镜外科技术的耳鼻咽喉科医生与神经外科医生的合作团队：能在内镜下切除的腹侧颅底恶性肿瘤。目前扩大鼻内镜入路手术可切除前界为额窦，后界为第二颈椎，两侧达海绵窦、岩尖、翼腭窝及部分颞下窝的颅底区域肿瘤。

1.4 不宜仅选内镜手术，有必要结合开放性手术入路

（1）肿瘤侵犯上颌窦的前壁骨质及皮下组织，或侵犯上颌窦下壁骨质或牙槽骨。

（2）肿瘤侵犯额窦后壁、额部皮肤、眼眶及前颅窝。

1.5 医生及患者的状况

（1）手术者的个人技术能力、医院和相关学科的支撑能力。包括术者的知识基础、培训经历、外科技巧、心理素质和应变能力，以及颅底手术团队的配合能力，医院手术设备、围手术期监护水平、辅助科室的专业水平和协同配合状况等。

（2）患者的身体状况能耐受手术。

2 禁忌证

以下几点为相对禁忌证，可联合神经外科医生共同手术。

（1）因病理性质和范围无法经内镜下完全切除的病例。经多学科会诊，认为外科治疗是为姑息性切除的方案除外。

（2）病变累及海绵窦、颈静脉孔区域或侵犯颞下窝的恶性肿瘤（病变常累及岩骨段颈内动脉和颈静脉孔），单纯内镜下无法处理该区域。

（3）对颅内外沟通肿瘤要谨慎单纯采用经鼻内镜入路。

第六节 鼻腔鼻窦恶性肿瘤放疗-化疗-整合治疗的应用

除高分化或低度恶性的早期病变彻底切除者外，一般SC建议术后放疗，放疗剂量60~75Gy。晚期病变可考虑同步放化疗，未分化癌、肉瘤推荐术后联合放化疗。

身体状况差不能耐受根治性治疗，或已有远地转移而局部症状明显，或局部疾病进展迅速严重影响生活质量，可行姑息减症放疗。姑息放疗剂量根据使患者减症或耐受情况制定和完成。为减少治疗相关毒副作用，推荐三维适形调强放疗技术。对一般放射线不敏感的肿瘤，可尝试重粒子放疗。

第七节 生物治疗

肿瘤生物治疗的机理是干扰瘤细胞的发生、生长、分化、凋亡、侵袭、转移和复发，促进机体免疫细胞重建，主要包括免疫细胞治疗、细胞因子治疗（干扰素、白细胞介素、造血刺激因子、肿瘤坏死因子等）、分子靶向药物治疗、基因治疗以及肿瘤疫苗治疗等。适用于多种实体瘤，但目前关于SC的生物治疗研究较少，目前大多是靶向药物联合化疗或放疗应用。研究表明部分SC中表皮生长因子（EGFR）高表达，针对EGFR的靶向药物能够抑制肿瘤生长、转移，促进细胞凋亡，提高肿瘤对化疗和放疗的敏感。另外，程序性死亡受体1（PD-1）及其配体PD-L1为靶点的免疫治疗在鼻腔鼻窦鳞癌中发挥一定作用。生物治疗作为较新的治疗手段，有望成为鼻腔鼻窦肿瘤整合治疗的重要组成部分，改善晚期患者的生活质量和提高生存率。

第八节 预后和随访

1 预后

鼻腔鼻窦鳞状细胞癌5年疾病特异生存率约在50%~69.5%，依据AJCC分期，Ⅰ期为87.9%，Ⅱ期为70.5%，Ⅲ期为46.8%，Ⅳ期为38.0%。足够大范围的手术切缘与良好的预后直接相关，对可切除肿瘤，手术加术后放疗能更好提高患者OS和RFS。

嗅神经母细胞瘤3年总生存率及带瘤生存率分别为66.7%和57.5%，Kadish A、B和C三期的3年总生存率分别为91.3%，91.2%和49.5%。其中远处转移及未接受整合治疗是影响嗅神经母细胞瘤总生存率及带瘤生存率的独立不良预后因素。嗅母治疗手术联合放疗预后最佳。

腺样囊性癌因其嗜神经性和易远处转移的特性预后相对较差，5年总生存率在57.5%~65.2%。ACC远处转移率较高，远处转移率为21.6%，其中肺转移占78.9%，对单个肺转移灶，可考虑手术切除或转移灶局部小野放疗。

鼻腔鼻窦未分化癌，5年生存率约为42.2%。术后辅以放化疗治疗比单纯放化疗存活率高（分别是55.8%和42.6%）。切缘状态在手术疗效中起关键作用，如术前评估无法获得或很难获得阴性切缘，则手术对患者的生存期改善可能没有帮助。

2 随访

随访时间及内容：

SC出院后一般首次随访时间为术后1月，术后第1年内每2~3个月一次详细的鼻内镜检查，每4~6个月一次增强MRI或CT；第2年内每3~4个月一次鼻内镜检查，每

6个月一次增强MRI或CT；术后第3年后每4~5个月一次鼻内镜检查，每6个月一次增强核磁或CT；3~5年每6个月复查一次鼻内镜和MRI或CT，5年后每6个月复查一次鼻内镜，每一年复查一次增强MRI或CT；同时术后也应关注颈部淋巴结，每6个月一次颈部淋巴结超声，晚期肿瘤或腺样囊性癌患者，还应每年复查低剂量肺CT以排除肺转移；晚期患者根据症状体征，选择性应用全身PET-CT等相关影像学检查。每次复查，应记录患者的功能恢复情况。

3 鼻腔鼻窦恶性肿瘤诊治建议

（1）怀疑鼻腔鼻窦恶性肿瘤者，应进行详细的鼻内镜检查及全身检查。

（2）如果怀疑恶性病变推荐治疗开始前取得病理诊断。

（3）治疗前应做增强CT和增强MRI评估病变范围，临床中晚期可以考虑加做全身PET-CT评估。

（4）推荐治疗前与影像、放疗、化疗、整形等专家进行MDT讨论制定详细的治疗方案。

（5）经评估手术可彻底切除肿瘤者，推荐先手术后放疗，如果不能彻底切除，则推荐先放疗或化疗或二者联合治疗，高度恶性者也可以先化疗或同步放化疗后手术和/或术后放疗。

（6）推荐鼻内镜下肿瘤切除手术在有条件的单位及由相应资质的医生进行。

（7）推荐术后放疗在手术后6周内实施。

（8）治疗后应定期复查，2~3个月临床复查一次，一般5年内5~6个月复查一次影像，5年后可12个月复查一次影像。

第四章

头颈部恶性肿瘤的中医诊治

头颈部恶性肿瘤的病因病机主要为：正气虚弱、肺热内盛、肝胆毒热、痰浊内阻。病位在头颈部，常累及肺、肝胆，是全身疾病的一个局部表现。其病理因素主要为"痰""热""毒"。病理性质总体为全身属虚，局部属实的本虚标实之证。基本治则以扶正祛邪、攻补兼施为关键，重视气阴，肝肺兼顾。

第一节 中医辨证思路

1 辨邪正盛衰

把握病情轻重，权衡扶正与祛邪的主次，合理遣方用药。病程初期，以邪实为主，虽正气尚未大亏，但需顾扶之。进一步发展，邪气日盛，则进入邪正斗争相持的阶段。病程较长，肿瘤发生全身转移，表明邪毒内盛且正气已衰，为邪盛正衰之象。

2 辨虚实

全身属虚，局部属实，虚实夹杂。根据症状、体征，以及检查体表有无肿块、有无肿大的淋巴结等可有助于辨别病机表现的哪一种，或是几种病机兼见并存。

3 辨分期治疗

早、中期以手术、放疗为主，中医治疗为辅，兼治不良反应；晚期或复发的患者在化疗或手术治疗时也可配合中医治疗；不能放、化疗或手术的晚期患者，以中医治疗为主，应标本兼治，或扶正为主兼以祛邪。

第二节 中医分证论治

1 气虚血瘀

主证特点为疲倦、乏力、头颈部肿块、头痛、耳内胀满、耳聋；舌质暗淡或暗红，苔白，脉沉或沉细涩；治法为益气化痰祛瘀。

2 肝肺郁热

主证特点为头痛、或有咳嗽、痰少而粘、口苦咽干、烦躁易怒、头晕头痛等；舌质红，苔黄或黄腻，脉弦滑而数；治法为清肺泻肝。

3 痰热蕴结

主证特点为颈淋巴结肿大、口苦咽干、重者可见口眼歪斜、头痛等，舌质红，少苔或无苔或有裂纹，脉细或细数；治法为化痰散结，清热解毒。

4 气阴两虚

主证特点为口干咽燥、头昏目眩、耳鸣、气短乏力，舌质红，少苔或无苔，或有裂纹，脉细或细数；治法为益气养阴。

5 气血两虚

主证特点为疲倦乏力、少气懒言、面色无华、头晕目眩、鼻干少津、胃纳欠佳、失眠多梦、小便短少、大便秘结；舌质淡而干，少苔，脉沉细或弦细，治法为补气益血。

第三节 中医外治法

1 针灸

可用于鼻咽癌致头痛，恶性肿瘤放疗后张口困难，放化疗期间呕吐，血白细胞减少，伴发鼻出血，放射性脑病，恶性肿瘤合并严重的饮水呛咳，吞咽困难，伴有构音障碍、咽反射等。需严格把握取穴与操作。

2 中药吸入

如硼脑膏适用于痰热蕴结，鼻塞头痛等；辛石散适用于伴鼻塞、头痛较著者。

3　中药雾化

治疗放射性咽喉反应，放疗过程中可每日雾化。适应证：放射性咽喉反应，包括口干、咽干、咽痛、舌燥等。

4　阿是穴敷贴

如血竭膏有活血化瘀，解毒消痈的功效。

5　局部治疗

根据头颈部恶性肿瘤不同时间出现不同症状，而采用不同的外治法，内治配合外用药可以相得益彰，提高疗效。

参考文献

[1] HOFFMAN H T, KARNELL L H, FUNK G F, et al. The National Cancer Data Base Report on Cancer of the Head and Neck [J]. Archives of otolaryngology--head & neck surgery, 1998, 124 (9): 951-962.

[2] TORRE L A, BRAY F, SIEGEL R L, et al. Global Cancer Statistics, 2012 [J]. CA Cancer J Clin, 2015, 65 (2): 87-108.

[3] 房居高, 魏秀春, 蔡淑平, 等. 梨状窝癌侵犯喉结构的病理研究 [J]. 中国肿瘤临床, 2002, 29 (2): 117-20.

[4] LONNEUX M, HAMOIR M, REYCHLER H, et al. Positron emission tomography with [18F]fluorodeoxyglucose improves staging and patient management in patients with head and neck squamous cell carcinoma: a multicenter prospective study [J]. Journal of clinical oncology: official journal of the American Society of Clinical Oncology, 2010, 28 (7): 1190-5.

[5] 杨一帆, 何时知, 房居高, 等. 下咽鳞状细胞癌TPF方案诱导化疗敏感性差异基因的初步分析 [J]. 中华耳鼻咽喉头颈外科杂志, 2020, 55 (2): 125-132.

[6] 翟杰, 王茹, 王海舟, 等. c-FOS基因在下咽鳞状细胞癌对诱导化疗药物敏感性中的作用研究 [J]. 中国耳鼻咽喉头颈外科, 2018, 25 (4): 199-202.

[7] 王海舟, 廉猛, 王茹, 等. 基于miRNA芯片的喉咽鳞状细胞癌对TPF方案诱导化疗敏感性相关miRNA的初步分析 [J]. 中国耳鼻咽喉头颈外科, 2016, 23 (4): 205-210.

[8] SHEN X, TAO Y, YANG Y, et al. Combination of TPF regimen and cinobufotalin inhibits proliferation and induces apoptosis in human hypopharyngeal and laryngeal squamous cell carcinoma cells [J]. OncoTargets and therapy, 2019, 12 (341-8.

[9] LIU S, LIAN M, FANG J, et al. c-Jun and Camk2a contribute to the drug resistance of induction docetaxel/cisplatin/5-fluorouracil in hypopharyngeal carcinoma [J]. International journal of clinical and experimental pathology, 2018, 11 (9): 4605-13.

[10] WANG Y, YUE C, FANG J, et al. Transcobalamin I: a novel prognostic biomarker of neoadjuvant chemotherapy in locally advanced hypopharyngeal squamous cell cancers [J]. OncoTargets and therapy, 2018, 11 (4253-61.

[11] LIAN M, WANG H, FANG J, et al. Microarray gene expression analysis of chemosensitivity for docetaxel, cisplatin and 5-fluorouracil (TPF) combined chemotherapeutic regimen in hypopharyngeal squamous cell carcinoma [J]. Chinese journal of cancer research = Chung-kuo yen cheng yen chiu, 2017, 29 (3): 204-12.

[12] ZHONG Q, FANG J, HUANG Z, et al. A response prediction model for taxane, cisplatin, and 5-fluorouracil chemotherapy in hypopharyngeal carcinoma [J]. Scientific reports, 2018, 8 (1): 12675.

[13] SCHAG C C, HEINRICH R L, GANZ P A. Karnofsky performance status revisited: reliability, validity, and guidelines [J]. Journal of clinical oncology: official journal of the American Society of Clinical Oncology, 1984, 2 (3): 187-93.

[14] OKEN M M, CREECH R H, TORMEY D C, et al. Toxicity and response criteria of the Eastern Cooperative Oncology Group [J]. American journal of clinical oncology, 1982, 5 (6): 649-55.

[15] AMIN M B, GREENE F L, EDGE S B, et al. The Eighth Edition AJCC Cancer Staging Manual: Continuing to build a bridge from a population-based to a more "personalized" approach to cancer staging [J]. CA: a cancer journal for clinicians, 2017, 67 (2): 93-9.

[16] 李晓明. 正确看待多学科综合治疗在头颈部鳞状细胞癌治疗中的地位和作用 [J]. 中华耳鼻咽喉头颈外科杂志, 2016, 51 (7): 481-484.

[17] TOWNSEND M, KALLOGJERI D, SCOTT-WITTENBORN N, et al. Multidisciplinary Clinic Man-

agement of Head and Neck Cancer [J]. JAMA otolaryngology-- head & neck surgery, 2017, 143（12）: 1213-9.

[18] ECKEL H E, BRADLEY P J. Treatment Options for Hypopharyngeal Cancer [J]. Advances in oto-rhi-no-laryngology, 2019, 83（47-53.

[19] 黄志刚, 倪鑫, 房居高, 等. 经口CO2激光手术治疗下咽癌 [J]. 中华耳鼻咽喉头颈外科杂志, 2009, 44（9）: 722-725.

[20] FINEGERSH A, VOORA R S, PANUGANTI B, et al. Robotic surgery may improve overall survival for T1 and T2 tumors of the hypopharynx: An NCDB cohort study [J]. Oral oncology, 2021, 121（105440.

[21] WEISS B G, IHLER F, WOLFF H A, et al. Transoral laser microsurgery for treatment for hypopharyngeal cancer in 211 patients [J]. Head & neck, 2017, 39（8）: 1631-8.

[22] NAKAJIMA A, NISHIYAMA K, MORIMOTO M, et al. Definitive radiotherapy for T1-2 hypopharyngeal cancer: a single-institution experience [J]. International journal of radiation oncology, biology, physics, 2012, 82（2）: e129-35.

[23] 房居高, 孟令照, 王建宏, 等. 经口机器人切除咽喉肿瘤的可行性及安全性探讨 [J]. 中华耳鼻咽喉头颈外科杂志, 2018, 53（7）: 512-8.

[24] BERNIER J, COOPER J S, PAJAK T F, et al. Defining risk levels in locally advanced head and neck cancers: a comparative analysis of concurrent postoperative radiation plus chemotherapy trials of the EORTC（#22931）and RTOG（#9501）[J]. Head & neck, 2005, 27（10）: 843-50.

[25] MEHANNA H, WONG W L, MCCONKEY C C, et al. PET-CT Surveillance versus Neck Dissection in Advanced Head and Neck Cancer [J]. The New England journal of medicine, 2016, 374（15）: 1444-54.

[26] 刘坤, 张欣欣, 刘明波, 等. 局部中晚期下咽鳞状细胞癌术后放疗与术后同步放化疗治疗的临床研究 [J]. 中华耳鼻咽喉头颈外科杂志, 2019, 54（9）: 662-669.

[27] 杨一帆, 王茹, 房居高, 等. 中晚期下咽癌诱导化疗筛选综合治疗的单臂前瞻性研究: 单中心260例报告 [J]. 中华耳鼻咽喉头颈外科杂志, 2020, 55（12）: 1143-53.

[28] 李振东, 路铁. 诱导化疗与手术综合治疗对中晚期下咽癌的疗效比较 [J]. 中华耳鼻咽喉头颈外科杂志, 2018, 53（12）: 918-924.

[29] JANORAY G, POINTREAU Y, ALFONSI M, et al. Induction chemotherapy followed by cisplatin or cetuximab concomitant to radiotherapy for laryngeal/hypopharyngeal cancer: Long-term results of the TREMPLIN randomised GORTEC trial [J]. European journal of cancer（Oxford, England: 1990）, 2020, 133（86-93.

[30] 何时知, 房居高, 李平栋, 等. 颏下动脉穿支皮瓣在咽喉癌术后缺损修复中的应用 [J]. 中华耳鼻咽喉头颈外科杂志, 2020, 55（12）: 1126-1130.

[31] 王红, 吴云腾, 马旭辉, 等. EGFR单抗联合化疗治疗245例晚期头颈鳞癌疗效分析 [J]. 中国口腔颌面外科杂志, 2019, 17（2）: 129-133.

[32] 董频, 英信江, 陈歆维, 等. 新辅助化疗方案尼妥珠单抗联合奈达铂和5-氟尿嘧啶治疗下咽鳞癌初步临床分析 [J]. 山东大学耳鼻喉眼学报 2016年30卷3期 10-14页 ISTIC CA, 2016,

[33] MEULEMANS J, DEBACKER J, DEMARSIN H, et al. Oncologic Outcomes After Salvage Laryngectomy for Squamous Cell Carcinoma of the Larynx and Hypopharynx: A Multicenter Retrospective Cohort Study [J]. Annals of surgical oncology, 2021, 28（3）: 1751-61.

[34] Salvage laryngectomy and laryngopharyngectomy: Multicenter review of outcomes associated with a reconstructive approach [J]. Head & neck, 2019, 41（1）: 16-29.

[35] VERMORKEN J B, MESIA R, RIVERA F, et al. Platinum-based chemotherapy plus cetuximab in head and neck cancer [J]. The New England journal of medicine, 2008, 359（11）: 1116-27.

[36] GUO Y, LUO Y, ZHANG Q, et al. First-line treatment with chemotherapy plus cetuximab in Chi-

nese patients with recurrent and/or metastatic squamous cell carcinoma of the head and neck: Efficacy and safety results of the randomised, phase III CHANGE-2 trial [J]. European journal of cancer (Oxford, England: 1990), 2021, 156 (35-45.

[37] GUIGAY J, TAHARA M, LICITRA L, et al. The Evolving Role of Taxanes in Combination With Cetuximab for the Treatment of Recurrent and/or Metastatic Squamous Cell Carcinoma of the Head and Neck: Evidence, Advantages, and Future Directions [J]. Frontiers in oncology, 2019, 9 (668.

[38] MACHIELS J P, RENé LEEMANS C, GOLUSINSKI W, et al. Squamous cell carcinoma of the oral cavity, larynx, oropharynx and hypopharynx: EHNS-ESMO-ESTRO Clinical Practice Guidelines for diagnosis, treatment and follow-up [J]. Annals of oncology: official journal of the European Society for Medical Oncology, 2020, 31 (11): 1462-75.

[39] BURTNESS B, HARRINGTON K J, GREIL R, et al. Pembrolizumab alone or with chemotherapy versus cetuximab with chemotherapy for recurrent or metastatic squamous cell carcinoma of the head and neck (KEYNOTE-048): a randomised, open-label, phase 3 study [J]. Lancet (London, England), 2019, 394 (10212): 1915-28.

[40] YEN C J, KIYOTA N, HANAI N, et al. Two-year follow-up of a randomized phase III clinical trial of nivolumab vs. the investigator's choice of therapy in the Asian population for recurrent or metastatic squamous cell carcinoma of the head and neck (CheckMate 141) [J]. Head & neck, 2020, 42 (10): 2852-62.

[41] COHEN E E W, SOULIèRES D, LE TOURNEAU C, et al. Pembrolizumab versus methotrexate, docetaxel, or cetuximab for recurrent or metastatic head-and-neck squamous cell carcinoma (KEYNOTE-040): a randomised, open-label, phase 3 study [J]. Lancet (London, England), 2019, 393 (10167): 156-67.

[42] 刘宏飞, 黄志刚, 房居高, 等. 124例下咽癌患者甲状腺受侵及中央区淋巴结转移情况的回顾性研究 [J]. 中华耳鼻咽喉头颈外科杂志, 2021, 56 (9): 956-961.

[43] STRONG M S, INCZE J, VAUGHAN C W. Field cancerization in the aerodigestive tract--its etiology, manifestation, and significance [J]. The Journal of otolaryngology, 1984, 13 (1): 1-6.

[44] 李敏, 曹轶俅, 谢明, 等. 下咽癌伴发双重癌63例临床分析 [J]. 中国眼耳鼻喉科杂志, 2017, 17 (5): 337-341.

[45] NI X G, ZHANG Q Q, ZHU J Q, et al. Hypopharyngeal cancer associated with synchronous oesophageal cancer: risk factors and benefits of image-enhanced endoscopic screening [J]. The Journal of laryngology and otology, 2018, 132 (2): 154-61.

[46] CHUNG C S, LO W C, LEE Y C, et al. Image-enhanced endoscopy for detection of second primary neoplasm in patients with esophageal and head and neck cancer: A systematic review and meta-analysis [J]. Head & neck, 2016, 38 Suppl 1 (E2343-9.

[47] Lagergren J, Smyth E, Cunningham D, et al. Oesophageal cancer. Lancet. 2017, 390 (10110): 2383-2396.

[48] HUANG T Q, WANG R, FANG J G, et al. Induction chemotherapy for the individualised treatment of hypopharyngeal carcinoma with cervical oesophageal invasion: a retrospective cohort study [J]. World Journal of Surgical Oncology, 2020, 18 (1): 330-337.

[49] SUNG H, FERLAY J, SIEGEL R L, et al. Global Cancer Statistics 2020: GLOBOCAN Estimates of Incidence and Mortality Worldwide for 36 Cancers in 185 Countries [J]. CA: a cancer journal for clinicians, 2021, 71 (3): 209-49.

[50] CHEN W, ZHENG R, BAADE P D, et al. Cancer statistics in China, 2015 [J]. CA: a cancer journal for clinicians, 2016, 66 (2): 115-32.

[51] SAPKOTA A, GAJALAKSHMI V, JETLY D H, et al. Smokeless tobacco and increased risk of hypopharyngeal and laryngeal cancers: a multicentric case-control study from India [J]. International jour-

nal of cancer, 2007, 121 (8): 1793-8.

[52] KIM S Y, PARK B, LIM H, et al. Increased risk of larynx cancer in patients with gastroesophageal reflux disease from a national sample cohort [J]. Clinical otolaryngology: official journal of ENT-UK; official journal of Netherlands Society for Oto-Rhino-Laryngology & Cervico-Facial Surgery, 2019, 44 (4): 534-40.

[53] LI X, GAO L, LI H, et al. Human papillomavirus infection and laryngeal cancer risk: a systematic review and meta-analysis [J]. The Journal of infectious diseases, 2013, 207 (3): 479-88.

[54] MANNELLI G, CECCONI L, GALLO O. Laryngeal preneoplastic lesions and cancer: challenging diagnosis. Qualitative literature review and meta-analysis [J]. Critical reviews in oncology/hematology, 2016, 106 (64-90.

[55] FLESKENS S A, VAN DER LAAK J A, SLOOTWEG P J, et al. Management of laryngeal premalignant lesions in the Netherlands [J]. The Laryngoscope, 2010, 120 (7): 1326-35.

[56] FERLITO A, DEVANEY K O, WOOLGAR J A, et al. Squamous epithelial changes of the larynx: diagnosis and therapy [J]. Head & neck, 2012, 34 (12): 1810-6.

[57] HO A S, KIM S, TIGHIOUART M, et al. Association of Quantitative Metastatic Lymph Node Burden With Survival in Hypopharyngeal and Laryngeal Cancer [J]. JAMA oncology, 2018, 4 (7): 985-9.

[58] SEIWERT T Y, BURTNESS B, MEHRA R, et al. Safety and clinical activity of pembrolizumab for treatment of recurrent or metastatic squamous cell carcinoma of the head and neck (KEYNOTE-012): an open-label, multicentre, phase 1b trial [J]. The Lancet Oncology, 2016, 17 (7): 956-65.

[59] FERRIS R L, BLUMENSCHEIN G, JR., FAYETTE J, et al. Nivolumab for Recurrent Squamous-Cell Carcinoma of the Head and Neck [J]. The New England journal of medicine, 2016, 375 (19): 1856-67.

[60] Rischin D, Harrington KJ, Greil R, et al. Protocol-specified final analysis of the phase 3 KEYNOTE-048 trial of pembrolizumab (pembro) as first-line therapy for recurrent/metastatic head and neck squamous cell carcinoma (R/M HNSCC). J Clin Oncol. 2019, 37 (suppl 15; abstr 6000).

[61] PAUL B C, RAFII B, ACHLATIS S, et al. Morbidity and patient perception of flexible laryngoscopy [J]. The Annals of otology, rhinology, and laryngology, 2012, 121 (11): 708-13.

[62] EL-DEMERDASH A, FAWAZ S A, SABRI S M, et al. Sensitivity and specificity of stroboscopy in preoperative differentiation of dysplasia from early invasive glottic carcinoma [J]. European archives of oto-rhino-laryngology: official journal of the European Federation of Oto-Rhino-Laryngological Societies (EUFOS): affiliated with the German Society for Oto-Rhino-Laryngology - Head and Neck Surgery, 2015, 272 (5): 1189-93.

[63] BERTINO G, CACCIOLA S, FERNANDES W B, JR., et al. Effectiveness of narrow band imaging in the detection of premalignant and malignant lesions of the larynx: validation of a new endoscopic clinical classification [J]. Head & neck, 2015, 37 (2): 215-22.

[64] BANKO B, DJUKIC V, MILOVANOVIC J, et al. MRI in evaluation of neoplastic invasion into preepiglottic and paraglottic space [J]. Auris, nasus, larynx, 2014, 41 (5): 471-4.

[65] BANKO B, DUKIĆ V, MILOVANOVIĆ J, et al. Diagnostic significance of magnetic resonance imaging in preoperative evaluation of patients with laryngeal tumors [J]. European archives of oto-rhino-laryngology: official journal of the European Federation of Oto-Rhino-Laryngology Societies (EUFOS): affiliated with the German Society for Oto-Rhino-Laryngology - Head and Neck Surgery, 2011, 268 (11): 1617-23.

[66] PERETTI G, PIAZZA C, COCCO D, et al. Transoral CO (2) laser treatment for T (is) -T (3) glottic cancer: the University of Brescia experience on 595 patients [J]. Head & neck, 2010, 32 (8): 977-83.

[67] MERCANTE G, GRAMMATICA A, BATTAGLIA P, et al. Supracricoid partial laryngectomy in the

management of t3 laryngeal cancer [J]. Otolaryngology--head and neck surgery: official journal of American Academy of Otolaryngology-Head and Neck Surgery, 2013, 149 (5): 714-20.

[68] CANIS M, IHLER F, MARTIN A, et al. Results of 226 patients with T3 laryngeal carcinoma after treatment with transoral laser microsurgery [J]. Head & neck, 2014, 36 (5): 652-9.

[69] HIGGINS K M. What treatment for early-stage glottic carcinoma among adult patients: CO2 endolaryngeal laser excision versus standard fractionated external beam radiation is superior in terms of cost utility? [J]. Laryngoscope, 2011, 121 (1): 116-34.

[70] MILLGåRD M, TUOMI L. Voice Quality in Laryngeal Cancer Patients: A Randomized Controlled Study of the Effect of Voice Rehabilitation [J]. Journal of voice: official journal of the Voice Foundation, 2020, 34 (3): 486.e13-.e22.

[71] WANG Y, LI X, PAN Z. Analyses of functional and oncologic outcomes following supracricoid partial laryngectomy [J]. European archives of oto-rhino-laryngology: official journal of the European Federation of Oto-Rhino-Laryngological Societies (EUFOS): affiliated with the German Society for Oto-Rhino-Laryngology - Head and Neck Surgery, 2015, 272 (11): 3463-8.

[72] FORASTIERE A A, ZHANG Q, WEBER R S, et al. Long-term results of RTOG 91-11: a comparison of three nonsurgical treatment strategies to preserve the larynx in patients with locally advanced larynx cancer [J]. Journal of clinical oncology: official journal of the American Society of Clinical Oncology, 2013, 31 (7): 845-52.

[73] KUMAR R, DRINNAN M, ROBINSON M, et al. Thyroid gland invasion in total laryngectomy and total laryngopharyngectomy: a systematic review and meta-analysis of the English literature [J]. Clinical otolaryngology: official journal of ENT-UK; official journal of Netherlands Society for Oto-Rhino-Laryngology & Cervico-Facial Surgery, 2013, 38 (5): 372-8.

[74] AMAR A, CHEDID H M, FRANZI S A, et al. Neck dissection in squamous cell carcinoma of the larynx: indication of elective contralateral neck dissection [J]. Brazilian journal of otorhinolaryngology, 2012, 78 (2): 7-10.

[75] FERLITO A, SILVER C E, RINALDO A. Selective neck dissection (IIA, III): a rational replacement for complete functional neck dissection in patients with N0 supraglottic and glottic squamous carcinoma [J]. The Laryngoscope, 2008, 118 (4): 676-9.

[76] ZOHDI I, EL SHARKAWY L S, EL BESTAR M F, et al. Selective Neck Dissection (IIa, III): A Rational Replacement for Extended Supraomohyoid Neck Dissection in Patients with N0 Supraglottic and Glottic Squamous Cell Carcinoma [J]. Clinical medicine insights Ear, nose and throat, 2015, 8 (1-6.

[77] 王茹. 改良环状软骨上喉部分切除术治疗中晚期喉癌的疗效及生存质量评估 [J]. 中国耳鼻咽喉头颈外科, 2017, 24 (11): 560-2.

[78] HARADA A, SASAKI R, MIYAWAKI D, et al. Treatment outcomes of the patients with early glottic cancer treated with initial radiotherapy and salvaged by conservative surgery [J]. Japanese journal of clinical oncology, 2015, 45 (3): 248-55.

[79] PFISTER D G, LAURIE S A, WEINSTEIN G S, et al. American Society of Clinical Oncology clinical practice guideline for the use of larynx-preservation strategies in the treatment of laryngeal cancer [J]. Journal of clinical oncology: official journal of the American Society of Clinical Oncology, 2006, 24 (22): 3693-704.

[80] QASEEM A, SNOW V, OWENS D K, et al. The development of clinical practice guidelines and guidance statements of the American College of Physicians: summary of methods [J]. Annals of internal medicine, 2010, 153 (3): 194-9.

[81] HSIEH C H, LIN C Y, HSU C L, et al. Incorporation of Astragalus polysaccharides injection during concurrent chemoradiotherapy in advanced pharyngeal or laryngeal squamous cell carcinoma: prelimi-

nary experience of a phase II double-blind, randomized trial [J]. Journal of cancer research and clinical oncology, 2020, 146 (1): 33-41.

[82] CHIESA-ESTOMBA C M, RAVANELLI M, FARINA D, et al. Imaging checklist for preoperative evaluation of laryngeal tumors to be treated by transoral microsurgery: guidelines from the European Laryngological Society [J]. European archives of oto-rhino-laryngology: official journal of the European Federation of Oto-Rhino-Laryngological Societies (EUFOS): affiliated with the German Society for Oto-Rhino-Laryngology - Head and Neck Surgery, 2020, 277 (6): 1707-14.

[83] ATIENZA J A, DASANU C A. Incidence of second primary malignancies in patients with treated head and neck cancer: a comprehensive review of literature [J]. Current medical research and opinion, 2012, 28 (12): 1899-909.

[84] MIYOSHI M, FUKUHARA T, KATAOKA H, et al. Relationship between quality of life instruments and phonatory function in tracheoesophageal speech with voice prosthesis [J]. International journal of clinical oncology, 2016, 21 (2): 402-8.

[85] DABHOLKAR J P, KAPRE N M, GUPTA H K. Results of Voice Rehabilitation With Provox Prosthesis and Factors Affecting the Voice Quality [J]. Journal of voice: official journal of the Voice Foundation, 2015, 29 (6): 777.e1-8.

[86] SHARMA A, DEEB A P, IANNUZZI J C, et al. Tobacco smoking and postoperative outcomes after colorectal surgery [J]. Annals of surgery, 2013, 258 (2): 296-300.

[87] CHEN A M, DALY M E, VAZQUEZ E, et al. Depression among long-term survivors of head and neck cancer treated with radiation therapy [J]. JAMA otolaryngology-- head & neck surgery, 2013, 139 (9): 885-9.

[88] LUND V J, STAMMBERGER H, NICOLAI P, et al. European position paper on endoscopic management of tumours of the nose, paranasal sinuses and skull base [J]. Rhinology Supplement, 2010, 22 (1-143.

[89] LUCE D, LECLERC A, BéGIN D, et al. Sinonasal cancer and occupational exposures: a pooled analysis of 12 case-control studies [J]. Cancer causes & control: CCC, 2002, 13 (2): 147-57.

[90] BORNHOLDT J, HANSEN J, STEINICHE T, et al. K-ras mutations in sinonasal cancers in relation to wood dust exposure [J]. BMC cancer, 2008, 8 (53.

[91] PATEL S G, SEE A C, WILLIAMSON P A, et al. Radiation induced sarcoma of the head and neck [J]. Head & neck, 1999, 21 (4): 346-54.

[92] 王小婷, 时光刚, 刘亦青, 等. 鼻腔鼻窦肿瘤临床特征和病理组织学特点的分析. 临床耳鼻咽喉头颈外科杂志 2011; 25: 1071-1075]

[93] 周光耀, 刘亚峰, 张贤良, 等. 2 353例鼻腔鼻窦肿瘤临床病理分析 [J]. 耳鼻咽喉-头颈外科 2003年10卷1期 11-13页 ISTIC CSCD, 2004,

[94] ALBERICO R A, HUSAIN S H, SIROTKIN I. Imaging in head and neck oncology [J]. Surgical oncology clinics of North America, 2004, 13 (1): 13-35.

[95] QUEIROZ M A, HUELLNER M W. PET/MR in cancers of the head and neck [J]. Seminars in nuclear medicine, 2015, 45 (3): 248-65.

[96] 李晓明, 宋琦. 鼻-鼻窦恶性肿瘤的外科手术治疗 [J]. 中华耳鼻咽喉头颈外科杂志, 2013, 48 (3): 258-261.

[97] 张宗敏, 唐平章, 徐震纲, 等. 鼻腔筛窦鳞状细胞癌146例治疗分析 [J]. 中华耳鼻咽喉头颈外科杂志, 2010, 45 (7): 555-559.

[98] HANNA E, DEMONTE F, IBRAHIM S, et al. Endoscopic resection of sinonasal cancers with and without craniotomy: oncologic results [J]. Archives of otolaryngology--head & neck surgery, 2009, 135 (12): 1219-24.

[99] CASTELNUOVO P, BATTAGLIA P, BIGNAMI M, et al. Endoscopic transnasal resection of anterior

skull base malignancy with a novel 3D endoscope and neuronavigation [J]. Acta otorhinolaryngologica Italica: organo ufficiale della Societa italiana di otorinolaringologia e chirurgia cervico-facciale, 2012, 32 (3): 189-91.

[100] 李晓明, 邸斌. 影像导航技术在鼻窦-颅底内镜手术中的应用 [J]. 山东大学耳鼻喉眼学报, 2017, 31 (2): 1-6.

[101] BOSSI P, SABA N F, VERMORKEN J B, et al. The role of systemic therapy in the management of sinonasal cancer: A critical review [J]. Cancer treatment reviews, 2015, 41 (10): 836-43.

[102] PIGNON J P, BOURHIS J, DOMENGE C, et al. Chemotherapy added to locoregional treatment for head and neck squamous-cell carcinoma: three meta-analyses of updated individual data. MACH-NC Collaborative Group. Meta-Analysis of Chemotherapy on Head and Neck Cancer [J]. Lancet (London, England), 2000, 355 (9208): 949-55.

[103] RESTO V A, CHAN A W, DESCHLER D G, et al. Extent of surgery in the management of locally advanced sinonasal malignancies [J]. Head & neck, 2008, 30 (2): 222-9.

[104] ASHRAF M, BISWAS J, DAM A, et al. Results of Treatment of Squamous Cell Carcinoma of Maxillary Sinus: A 26-Year Experience [J]. World journal of oncology, 2010, 1 (1): 28-34.

[105] DULGUEROV P, JACOBSEN M S, ALLAL A S, et al. Nasal and paranasal sinus carcinoma: are we making progress? A series of 220 patients and a systematic review [J]. Cancer, 2001, 92 (12): 3012-29.

[106] BRASNU D, LACCOURREYE O, BASSOT V, et al. Cisplatin-based neoadjuvant chemotherapy and combined resection for ethmoid sinus adenocarcinoma reaching and/or invading the skull base [J]. Archives of otolaryngology--head & neck surgery, 1996, 122 (7): 765-8.

[107] KANG J H, CHO S H, KIM J P, et al. Treatment outcomes between concurrent chemoradiotherapy and combination of surgery, radiotherapy, and/or chemotherapy in stage III and IV maxillary sinus cancer: multi-institutional retrospective analysis [J]. Journal of oral and maxillofacial surgery: official journal of the American Association of Oral and Maxillofacial Surgeons, 2012, 70 (7): 1717-23.

[108] MANN W, SCHULER-VOITH C. Tumors of the paranasal sinuses and the nose – a retrospective study in 136 patients [J]. Rhinology, 1983, 21 (2): 173-7.

[109] NIBU K, SUGASAWA M, ASAI M, et al. Results of multimodality therapy for squamous cell carcinoma of maxillary sinus [J]. Cancer, 2002, 94 (5): 1476-82.

[110] SAKAI S, HOHKI A, FUCHIHATA H, et al. Multidisciplinary treatment of maxillary sinus carcinoma [J]. Cancer, 1983, 52 (8): 1360-4.

[111] KIM W T, NAM J, KI Y K, et al. Neoadjuvant intra-arterial chemotherapy combined with radiotherapy and surgery in patients with advanced maxillary sinus cancer [J]. Radiation oncology journal, 2013, 31 (3): 118-24.

[112] BERNIER J. Current state-of-the-art for concurrent chemoradiation [J]. Seminars in radiation oncology, 2009, 19 (1): 3-10.

[113] WENNERBERG J. Pre versus post-operative radiotherapy of resectable squamous cell carcinoma of the head and neck [J]. Acta oto-laryngologica, 1995, 115 (4): 465-74.

[114] JESSE R H. Preoperative versus postoperative radiation in the treatment of squamous carcinoma of the paranasal sinuses [J]. American journal of surgery, 1965, 110 (4): 552-6.

[115] KREPPEL M, DANSCHEID S, SCHEER M, et al. Neoadjuvant chemoradiation in squamous cell carcinoma of the maxillary sinus: a 26-year experience [J]. Chemotherapy research and practice, 2012, 2012 (413589.

[116] LEE M M, VOKES E E, ROSEN A, et al. Multimodality therapy in advanced paranasal sinus carcinoma: superior long-term results [J]. The cancer journal from Scientific American, 1999, 5 (4):

219-23.

[117] SAMANT S, ROBBINS K T, VANG M, et al. Intra-arterial cisplatin and concomitant radiation therapy followed by surgery for advanced paranasal sinus cancer [J]. Archives of otolaryngology--head & neck surgery, 2004, 130 (8): 948-55.

[118] HANNA E Y, CARDENAS A D, DEMONTE F, et al. Induction chemotherapy for advanced squamous cell carcinoma of the paranasal sinuses [J]. Archives of otolaryngology--head & neck surgery, 2011, 137 (1): 78-81.

[119] BIDRA A S, JACOB R F, TAYLOR T D. Classification of maxillectomy defects: a systematic review and criteria necessary for a universal description [J]. The Journal of prosthetic dentistry, 2012, 107 (4): 261-70.

[120] BROWN J S, ROGERS S N, MCNALLY D N, et al. A modified classification for the maxillectomy defect [J]. Head & neck, 2000, 22 (1): 17-26.

[121] FUTRAN N D, HALLER J R. Considerations for free-flap reconstruction of the hard palate [J]. Archives of otolaryngology--head & neck surgery, 1999, 125 (6): 665-9.

[122] MUZAFFAR A R, ADAMS W P, JR., HARTOG J M, et al. Maxillary reconstruction: functional and aesthetic considerations [J]. Plastic and reconstructive surgery, 1999, 104 (7): 2172-83; quiz 84.

[123] 钟琦, 黄志刚, 房居高, 等. 改良颞肌瓣对上颌骨切除后眶底合并硬腭缺损的Ⅰ期修复疗效 [J]. 中华耳鼻咽喉头颈外科杂志, 2016, 51 (9): 671-674.

[124] 李平栋, 房居高, 于振坤, 等. 延长下斜方肌肌皮瓣修复颅底缺损 [J]. 首都医科大学学报, 2011, 32 (6): 750-753.

[125] 孟令照, 房居高, 王生才, 等. 鼻上颌骨颅底区巨大缺损的修复 [J]. 临床耳鼻咽喉头颈外科杂志, 2009 (23): 1093-1096.

[126] 房居高, 周维国, 韩德民, 等. 游离股前外侧穿支血管皮瓣修复上颌骨切除后缺损 [J]. 中国耳鼻咽喉头颈外科, 2011, 18 (1): 3.

[127] 张彬. 因地制宜 协同发展 不断提升我国头颈修复水平 [J]. 中华耳鼻咽喉头颈外科杂志, 2015, 50 (5): 354-356.

[128] 张永侠, 张彬, 李德志, 等. 上颌骨缺损类型与游离组织瓣修复选择的初步研究 [J]. 中华耳鼻咽喉头颈外科杂志, 2011, 46 (5): 368-372.

[129] BROWN J S, SHAW R J. Reconstruction of the maxilla and midface: introducing a new classification [J]. The Lancet Oncology, 2010, 11 (10): 1001-8.

[130] 何时知, 侯丽珍, 陈晓红, 等. 3D打印辅助设计个性化游离腓骨瓣成形修复上颌骨切除术后缺损 [J]. 中华耳鼻咽喉头颈外科杂志, 2020, 55 (3): 205-8.

[131] BHOJWANI A, UNSAL A, DUBAL P M, et al. Frontal Sinus Malignancies: A Population-Based Analysis of Incidence and Survival [J]. Otolaryngology--head and neck surgery: official journal of American Academy of Otolaryngology-Head and Neck Surgery, 2016, 154 (4): 735-41.

[132] GERLINGER I, GOBEL G, TóTH E, et al. Primary carcinoma of the frontal sinus: a case report and a review of literature [J]. European archives of oto-rhino-laryngology: official journal of the European Federation of Oto-Rhino-Laryngological Societies (EUFOS): affiliated with the German Society for Oto-Rhino-Laryngology - Head and Neck Surgery, 2008, 265 (5): 593-7.

[133] 张丽, 赵青. 原发性蝶窦癌2例并文献复习 [J]. 中国中西医结合耳鼻咽喉科杂志, 2012, 20 (6): 465-6.

[134] VEDRINE P O, THARIAT J, MERROT O, et al. Primary cancer of the sphenoid sinus--a GETTEC study [J]. Head & neck, 2009, 31 (3): 388-97.

[135] ABU-GHANEM S, HOROWITZ G, ABERGEL A, et al. Elective neck irradiation versus observation in squamous cell carcinoma of the maxillary sinus with N0 neck: A meta-analysis and review of

the literature [J]. Head & neck, 2015, 37 (12): 1823-8.

[136] HOMMA A, HAYASHI R, MATSUURA K, et al. Lymph node metastasis in t4 maxillary sinus squamous cell carcinoma: incidence and treatment outcome [J]. Annals of surgical oncology, 2014, 21 (5): 1706-10.

[137] DULGUEROV P, JACOBSEN M S, ALLAL A S, et al. Nasal and paranasal sinus carcinoma: Are we making progress? [J]. Cancer, 2001, 92: 3012–29.

[138] CANTù G, BIMBI G, MICELI R, et al. Lymph node metastases in malignant tumors of the paranasal sinuses: prognostic value and treatment [J]. Archives of otolaryngology--head & neck surgery, 2008, 134 (2): 170-7.

[139] FERRARI M, ORLANDI E, BOSSI P. Sinonasal cancers treatments: state of the art [J]. Current opinion in oncology, 2021, 33 (3): 196-205.

[140] LóPEZ F, LLORENTE J L, OVIEDO C M, et al. Gene amplification and protein overexpression of EGFR and ERBB2 in sinonasal squamous cell carcinoma [J]. Cancer, 2012, 118 (7): 1818-26.

[141] GARCíA-MARíN R, REDA S, RIOBELLO C, et al. Prognostic and Therapeutic Implications of Immune Classification by CD8 (+) Tumor-Infiltrating Lymphocytes and PD-L1 Expression in Sinonasal Squamous Cell Carcinoma [J]. International journal of molecular sciences, 2021, 22 (13): 6926.

[142] STAMMBERGER H, ANDERHUBER W, WALCH C, et al. Possibilities and limitations of endoscopic management of nasal and paranasal sinus malignancies [J]. Acta oto-rhino-laryngologica Belgica, 1999, 53 (3): 199-205.

[143] LUND V J, STAMMBERGER H, NICOLAI P, et al. European position paper on endoscopic management of tumours of the nose, paranasal sinuses and skull base [J]. Rhinology Supplement, 2010, 22: 1-143.

[144] CASIANO R R, NUMA W A, FALQUEZ A M. Endoscopic resection of esthesioneuroblastoma [J]. American journal of rhinology, 2001, 15 (4): 271-9.

[145] NICOLAI P, BATTAGLIA P, BIGNAMI M, et al. Endoscopic surgery for malignant tumors of the sinonasal tract and adjacent skull base: a 10-year experience [J]. American journal of rhinology, 2008, 22 (3): 308-16.

[146] SHIPCHANDLER T Z, BATRA P S, CITARDI M J, et al. Outcomes for endoscopic resection of sinonasal squamous cell carcinoma [J]. The Laryngoscope, 2005, 115 (11): 1983-7.

[147] 中华耳鼻咽喉头颈外科杂志编辑委员会，李静.鼻腔鼻窦恶性肿瘤内镜手术治疗专家讨论 [J]. 中华耳鼻咽喉头颈外科杂志, 2013, 48 (3): 180-5.

[148] UNSAL A A, DUBAL P M, PATEL T D, et al. Squamous cell carcinoma of the nasal cavity: A population-based analysis [J]. The Laryngoscope, 2016, 126 (3): 560-5.

[149] KAZI M, AWAN S, JUNAID M, et al. Management of sinonasal tumors: prognostic factors and outcomes: a 10 year experience at a tertiary care hospital [J]. Indian journal of otolaryngology and head and neck surgery: official publication of the Association of Otolaryngologists of India, 2013, 65 (Suppl 1): 155-9.

[150] PARé A, BLANCHARD P, ROSELLINI S, et al. Outcomes of multimodal management for sinonasal squamous cell carcinoma [J]. Journal of cranio-maxillo-facial surgery: official publication of the European Association for Cranio-Maxillo-Facial Surgery, 2017, 45 (8): 1124-32.

[151] MICHEL J, FAKHRY N, MANCINI J, et al. Sinonasal squamous cell carcinomas: clinical outcomes and predictive factors [J]. International journal of oral and maxillofacial surgery, 2014, 43 (1): 1-6.

[152] XIONG L, ZENG X L, GUO C K, et al. Optimal treatment and prognostic factors for esthesioneuroblastoma: retrospective analysis of 187 Chinese patients [J]. BMC cancer, 2017, 17 (1): 254.

[153] 刘文胜，徐震纲，高黎，等.上颌窦腺样囊性癌的临床诊治研究[J].中华耳鼻咽喉头颈外科杂志，2011，46（5）：402-7.

[154] 张芹，杨蕾，杨安奎，等.鼻腔鼻窦腺样囊性癌88例临床分析[J].中华耳鼻咽喉头颈外科杂志，2009，44（4）：311-4.

[155] WANG H G, SHEN C X, CHEN F, et al. [Clinical features of advanced adenoid cystic carcinoma in the nasal cavity and paranasal sinuses: analysis of 21 cases] [J]. Nan fang yi ke da xue xue bao = Journal of Southern Medical University，2017，37（6）：847-52.

[156] 魏明辉，唐平章，徐震纲，等.鼻腔鼻窦腺样囊性癌40例临床分析[J].中华耳鼻咽喉头颈外科杂志，2009，44（5）：381-4.

[157] KHAN M N, KONUTHULA N, PARASHER A, et al. Treatment modalities in sinonasal undifferentiated carcinoma: an analysis from the national cancer database [J]. International forum of allergy & rhinology，2017，7（2）：205-10.

[158] 樊代明.整合肿瘤学·临床卷[M].北京：科学出版社，2021.

[159] 樊代明.整合肿瘤学·基础卷[M].西安：世界图书出版西安有限公司，2021.

眼睑皮脂腺癌

名誉主编

樊代明

主　编

范先群　贾仁兵

编写秘书组

宋　欣　许诗琼　顾　湘

通讯作者

范先群　贾仁兵

编　委（姓氏笔画排序）

卜战云	马晓莉	马晓萍	王大庆	王建仓
王　峰	王富华	王殿强	王　毅	王耀华
卢　苇	卢跃兵	卢　蓉	叶　娟	田彦杰
白　萍	乔丽珊	任彦新	刘小伟	刘历东
刘立民	刘　伟	刘洪雷	刘　荣	刘银萍
孙丰源	孙先桃	孙　红	安宁宇	许育新
许诗琼	闫希冬	何为民	吴国海	吴　畏
吴　桐	宋　欣	张　伟	张伟敏	张诚玥
张　积	张艳飞	张　萌	张　靖	张　黎
张　燕	李冬梅	李光宇	李凯军	李养军
李海燕	李　鸿	杜　伟	杨文慧	杨华胜
杨新吉	杨滨滨	汪朝阳	肖亦爽	辛向阳
邱晓荣	邵　庆	陆琳娜	陈　宏	陈志钧
陈琳琳	陈　辉	陈　樱	周吉超	季迅达
林　明	武　犁	罗　鑫	金　眉	柯　敏
赵月皎	赵　红	赵红姝	钟　蕾	项道满
项　楠	唐东润	唐　松	秦　伟	袁洪峰
贾力蕴	郭　庆	项晓琳	屠永芳	崔红光
梁建宏	章余兰	程金伟	廖洪斐	熊　炜
谭　佳	薛尚才	魏文斌	魏　菁	

第一章

眼睑皮脂腺癌流行病学和发病机制

第一节 流行病学

皮脂腺癌（Sebaceous Carcinomas，SC）起源于皮脂腺细胞，是罕见的皮肤附件恶性肿瘤，占原发性皮肤恶性肿瘤的0.7%~1.3%。SC好发于眼睑、面部、头皮等处，其中眼周SC占所有患者的34.5%~59%。SC多起源于睑板腺，其次是Zeis腺和Moll腺，亚洲常见，发病率可达（1~2）/10万人，在我国占眼睑恶性肿瘤第二位。而在印度、日本等国家，SC发病率甚至超过了基底细胞癌。拉丁美洲，西方和北欧SC少见。

第二节 发病机制

SC病因和发生机制不清，已知高危因素包括高龄、女性、放疗史，免疫抑制和遗传易感性。基因突变、信号通路异常等调控SC形成。

约2/3 SC患者中存在p53突变。SC患者标本中p53过表达，细胞核p53强阳性，且细胞核p53强阳性几乎仅在皮脂腺癌中发生，p53染色阳性的标本中错配修复蛋白均完好无损，微卫星的稳定性正常，提示p53功能失调和p53信号改变是SC独立的发生机制之一。

Hedgehog信号通路控制细胞增殖与分化，该信号通路被异常激活时，可引起肿瘤的发生与发展。SC瘤体与周围基质组织中均存在完整的Hedgehog通路（包括PTCH1、SMO、Gli1和Gli2）高表达，表达水平甚至超过基底细胞癌，而基底细胞癌已明确受Hedgehog驱动，表明异常的Hedgehog信号传导在SC发生中发挥促进作用，为SC的靶向治疗提供潜在可能。

人类表皮生长因子受体2（Human epidermal growth factor receptor 2，HER2）：可与表皮生长因子结合，启动细胞核内的相关基因，促进细胞增殖分裂。研究显示，HER2扩增和表观遗传变化，如CDKN2A启动子的甲基化与SC的发展相关。通过对SC患者全外显子二代基因测序，发现了139个非同义的体细胞突变，其中TP53，RB1，PIK3CA，PTEN，ERBB2和NF1是最常见的突变。这些突变都和PI3K信号级联反应激活有关，提示PI3K途径激活是SC重要驱动因素。

其他机制研究发现包括：① Wnt /β-Catenin通路激活过表达，与SC的侵袭行为有关；②在SC中存在p21/WAF1的缺失，与淋巴结转移相关；③ SC患者存在RB1、NOTCH1、ZNF750和PCDH15基因突变，且NOTCH1基因突变常与p53和RB1突变相伴出现，PCDH15基因突变与SC转移相关。

第二章

SC的检查和诊断

第一节　SC的症状与体征

1　临床表现

SC多见于老年人，平均发病年龄70岁，女性略多于男性。上睑是最常见的发病部位，同时累及上下眼睑的患者占1%~6%。

SC表现多样。起源于睑板腺的SC，生长方式主要有结节型和弥漫型两种。结节型SC表现为眼睑皮下结节，与睑板腺囊肿相似，单发，黄色或黄白色实性结节，常缓慢增长。肿瘤增大后呈菜花样，顶部中央破溃形成凹陷性溃疡。弥漫型SC表现为单侧眼睑、睑板弥散性增厚、溃疡，容易引起睫毛脱落，与慢性睑结膜炎和睑缘炎相似，易误诊。起源于Zeis腺和Moll腺的SC，病变位于睑缘而非睑板。起源于泪阜皮脂腺者，表现为泪阜增大、变黄。少数SC眼睑症状不明显，通过向深处浸润导致泪腺占位，易误诊为泪腺原发肿瘤。

SC恶性度较高，肿瘤可以直接侵犯周围邻近组织，如眼眶软组织、泪道引流系统等，也可转移至耳前、下颌下、腮腺和颈部淋巴结，还可以经血行转移至远处器官。Pagetoid上皮内浸润是SC的一个独特表现，指肿瘤细胞在结膜、角膜、眼睑上皮内以不连续的方式生长，使肿瘤呈现出"跳跃式"扩散，导致皮脂腺癌呈多中心表现。在SC中26%~51%患者存在Pagetoid扩散，Pagetoid扩散最常见的症状和体征是眼部刺激症状和眼睑弥漫性增厚，Pagetoid扩散通常和眼眶扩散、局部复发和远处转移呈正相关。

2　与SC有关的综合征

SC可以是Muir-Torre综合征的表现之一。Muir-Torre综合征是一种罕见的常染色体遗传病，最早由Muir和Torre报道于1967和1968年，特征是患者同时罹患皮肤肿瘤和内脏恶性肿瘤。Muir-Torre综合征分两种类型，多见的是林奇综合征（遗传性非息肉病性结直肠癌，Hereditary Nonpolyposis Colorectal Cancer，HNPCC），约占Muir-Torre综合征的65%。原因是DNA错配修复（Mismatch Repair，MMR）基因缺陷，导致微卫星不稳定性（MSI），肿瘤早发并伴阳性家族史。最常被破坏的基因为MSH2，见于90%以上的Muir-Torre综合征Ⅰ型患者。第二种类型病例散发，约占Muir-Torre综合征的35%，未见错配修复基因缺陷及微卫星不稳定性，碱基切除修复基因MYH的双等位基因失活导致常染色体隐性遗传模式。

Muir-Torre综合征发病率低，罹患Muir-Torre综合征相关皮肤病变（SC和角化棘皮瘤）者中，同时患有内脏恶性肿瘤者占5.8%。50%的Muir-Torre综合征患者罹患2种内脏肿瘤，10%罹患4种内脏肿瘤。皮肤肿瘤包括皮脂腺腺瘤、SC和/或多发性角化棘皮瘤。皮脂腺腺瘤占68%，是Muir-Torre综合征最常见的皮肤肿瘤，多表现为生长缓慢的丘疹、斑块或结节，色粉红或发黄，常伴有中央增生和溃疡。SC多表现为眼睑的黄白色结节或弥漫性增厚。内脏恶性肿瘤包括消化道肿瘤、泌尿系统肿瘤和生殖系统肿瘤。消化道肿瘤以结直肠癌多见，生殖系统肿瘤包括子宫内膜癌、卵巢癌等。此外，累及小肠、胰腺、肝胆道、脑、乳房和肺亦有报道。

Mayo Muir-Torre综合征风险评分可作为临床筛查工具，以选择个体进行基因测试。患有SC的年轻患者（年龄<50岁）可考虑检测肿瘤组织错配修复蛋白。与临床基因检测相比，SC错配修复蛋白免疫组织化学检测对Muir-Torre综合征中度敏感，但无特异性。

综上所述，对60岁以上成年人，反复发作的"霰粒肿"、单侧眼睑、结膜及泪阜结节，慢性单侧睑缘炎超过半年，应及时考虑SC可能。若发病年龄小于50岁，应考虑到Muir-Torre综合征可能，详细询问家族史，完善消化道及泌尿生殖道等相关系统检查。

第二节 SC的检查

所有临床怀疑SC的患者，治疗前均应进行全面的临床评估。

1 眼科检查

检测裸眼及矫正视力、眼压、眼表、眼底照相、眼球活动度等。眼前节照相记录眼睑肿瘤位置、大小和侵袭范围，尤其是睑缘、结膜、泪阜和眼球表面是否受累。注意翻转眼睑记录肿瘤浸润情况。

2　影像学检查

眼部CT或/和MRI检查有助于判断肿瘤侵犯眼眶及邻近区域的范围。怀疑淋巴结转移的患者行区域淋巴结B超和增强CT检查，以进一步明确诊断。胸部CT检查排除肺转移，腹部B超检查主要用于对肝、胆、胰等重要器官的初步排查。必要时行PET-CT检查了解全身转移情况。

3　淋巴结活检

对复发性SC或临床上可触及局部淋巴结肿大，有条件的单位，可考虑在B超引导下对增大的淋巴结进行细针穿刺活检。但前哨淋巴结活检在SC中的作用尚有争议。

4　血液检查

血常规、肝功能、肾功能、乙肝和丙肝相关检查、凝血功能等。这些检查是了解患者术前一般状况、确定治疗方案所必需的内容。

第三节　SC病理检查

根据生长方式，SC分为小叶型、乳头型、粉刺样癌和混合型。①小叶型 SC最常见的组织学类型，肿瘤细胞排列成不规则小叶状或巢状，癌细胞呈基底细胞样特征。②乳头型 通常发生在结膜肿瘤中，肿瘤呈乳头样生长，有皮脂腺分化灶。③粉刺样癌大的小叶中心有坏死灶，形成假腺，细胞脂肪染色阳性。④混合型：上述类型的混合。

按肿瘤细胞的分化程度分为高分化、中分化和低分化3型。① 高分化型瘤细胞呈皮脂腺细胞分化，细胞大，呈多边形，胞浆丰富，淡染，因含脂滴呈泡沫状。② 中分化型大多数瘤细胞核深染，核仁明显，胞浆丰富。③ 低分化型瘤细胞呈多形性，胞浆少，细胞核明显异形性，病理性核分裂象明显。

病理检查结果有助于指导患者的治疗并和预后相关，如肿瘤部位、大小、分化程度、浸润眼睑深度（睑板、睑缘、全层）、病理分型、周围神经浸润（PNI）、Pagetoid浸润等。临床应避免SC的诊断性活检。应在病理报告上注明病理分期。

HE染色是诊断的重要依据，免疫组化染色则广泛应用于鉴别诊断。SC肿瘤细胞上皮膜抗原（EMA）强阳性，角蛋白，Ber-EP4，环氧化酶2，过氧化物酶增殖物激活的受体γ和雄激素受体阳性，油红O染色证实油脂存在，有助于SC和基底细胞癌、鳞状细胞癌鉴别。MMR蛋白（MLH-1、MLH-2、MSH-6）染色，有助于诊断MTS。

第四节 SC 分期分级

肿瘤分期是确定临床治疗方案和评估预后的重要依据，目前SC根据2017年美国AJCC第八版进行分期。

表 10-2-1　眼睑恶性肿瘤 AJCC 第八版分期

T 分期	
TX	原发肿瘤无法评估
T0	无原发肿瘤证据
Tis	原位癌，上皮内肿瘤
T1	肿瘤最大直径≤10mm
T1a	不侵犯睑缘及睑板
T1b	侵犯睑缘或睑板
T1c	侵犯眼睑全层
T2	10mm＜肿瘤最大直径≤20mm
T2a	不侵犯睑缘及睑板
T2b	侵犯睑缘或睑板
T2c	侵犯眼睑全层
T3	20mm＜肿瘤最大直径≤30mm
T3a	不侵犯睑缘及睑板
T3b	侵犯睑缘或睑板
T3c	侵犯眼睑全层
T4	侵犯眼附属器、眼眶或面部结构
T4a	侵犯眼周或眶内
T4b	侵犯骨壁、鼻窦、泪囊、鼻泪管、脑组织
N 分期	
Nx	区域淋巴结无法评估
N0	区域淋巴结无转移证据
N1	单个同侧淋巴结转移，最大直径≤3cm
N1a	临床或影像发现单个同侧淋巴结转移
N1b	活检发现单个同侧淋巴结转移
N2	单个同侧淋巴结转移，最大直径＞3cm，或双侧/对侧淋巴结转移
N2a	临床和/或影像证据
N2b	活检发现证据
M 分期	
M0	无远处转移
M1	有远处转移

表 10-2-2　AJCC 预后分期组合

分期	原发肿瘤（T）	区域淋巴结（N）	远处转移（M）
0	Tis	N0	M0
ⅠA	T1	N0	M0
ⅠB	T2a	N0	M0
ⅡA	T2b-c，T3	N0	M0
ⅡB	T4	N0	M0
ⅢA	任意T	N1	M0
ⅢB	任意T	N2	M0
Ⅳ	任意T	任意N	M1

第五节　SC 鉴别诊断

1　睑板腺囊肿

又称霰粒肿，是睑板腺特发性、无菌性、慢性肉芽肿性炎症，多见于青少年或中年人。常见于上睑，也可以上、下眼睑或双眼同时发生，可单发，也可同时发生或新旧交替出现。表现为眼睑皮下圆形肿块，与皮肤无粘连，大小不一。与肿块对应的睑结膜面，呈紫红色或灰红色的病灶。肿块可自行破溃排出胶冻样内容物，在睑结膜面形成肉芽肿或在皮下形成暗紫红色的肉芽组织。结节状 SC 在发病初期与睑板腺囊肿非常相似，临床对于年龄较大、反复发作的睑板腺囊肿患者应行病理检查排除 SC。

2　慢性睑缘炎

是睑缘表面、睫毛毛囊及其腺体组织的亚急性或慢性炎症，分为鳞屑性、溃疡性和眦部睑缘炎三种。主要症状是异物感、烧灼感、刺痛、瘙痒。鳞屑性睑缘炎特点是睑缘充血、睫毛和睑缘表面附着上皮鳞屑，形成黄色蜡样分泌物；溃疡性睑缘炎特点是睫毛根部散布小脓疱，有痂皮覆盖，睫毛常被干痂粘结成束。去除痂皮后露出睫毛根端和浅小溃疡。睫毛容易随痂皮脱落，因毛囊被破坏形成秃睫；眦部睑缘炎特点是睑缘及皮肤充血、肿胀，可有浸润糜烂。邻近结膜常伴有慢性炎症，充血、肥厚、有黏性分泌物。睑缘炎病程长，病情反复，迁延不愈，临床表现与弥漫性 SC 或伴有 Pagetoid 扩散的 SC 不易区分。临床高度怀疑 SC 的患者应行手术治疗，明确性质。

3　基底细胞癌

多见于中老年人，好发于下睑，其次为内眦、上睑、外眦。临床表现多样，可分为结节型、硬化型、色素型、浅表型、囊样型等。结节型基底细胞癌最多见，初起时表现为无蒂、圆顶状半透明病灶，逐渐增大后肿瘤中央部出现溃疡，其边缘潜行，形状如火山口，并逐渐向周围组织侵蚀，引起广泛破坏，和结节型SC不易区分。硬化型表现为灰白扁平病灶，边界不清，伴有脱睫，和睑缘炎、弥漫性SC或伴有Pagetoid扩散的SC难以鉴别。

4 鳞状细胞癌

包括侵袭性鳞癌和原位鳞癌。多见于60岁以上老年人，好发于睑缘皮肤黏膜移行处，下睑多见。临床表现为结节状或斑块状病灶，也可形成溃疡或呈菜花状。肿瘤生长较快，恶性度高，可侵犯皮下组织、睑板、眼球表面和眼眶，亦可转移至耳前、颌下等局部淋巴结甚至远处脏器。组织病理检查与SC鉴别要点是有无皮脂腺分化。

第三章

局限性 SC 的治疗

SC治疗的主要目的是"保生命、保功能、保美观",即在完全切除的前提下尽可能保留功能和外观。所有治疗方案均应根据肿瘤TNM分期和病理分级分型进行个性化设计。总体策略是以手术为主,放化疗为辅,协同免疫治疗、靶向治疗的整合治疗。

随着眼肿瘤诊疗新技术、新方法的不断出现,SCSC的规范诊疗内容也在不断更新。对SC开展特异性生物指标的筛选,有助于鉴定潜在药物靶点,老药新用,优化药物整合,提高进展期患者整合治疗疗效。在医疗资源允许的情况下,应积极参与开展前瞻性多中心的随机对照研究,整合多学科资源,依据患者疾病、地区、经济情况,建立中国特色的治疗指南,推动规范诊疗的普及面和深度,最终进入规范诊疗过程,使广大患者获益。

第一节 原发灶治疗

手术切除是SC的主要治疗方法,术式主要包括扩大切除术、冰冻切缘控制手术和Mohs显微外科手术。手术原则:术前必须查明眶内侵犯、局部转移和远处转移的情况。术中注意无接触完整切除肿瘤,防止医源性肿瘤播散。然后同期进行眼睑的修复重建。

1 手术治疗

1.1 扩大切除术

传统手术方法是对肿瘤行扩大切除,一般应包括5~6mm的正常皮肤边缘。具体到不同肿瘤时切除范围亦有区别,眼睑恶性肿瘤的侵袭性越强,手术切缘通常越大。但如此大范围切除必然会造成眼睑畸形,这种切缘在眼周是不切实际的。

扩大切除术的病理检测方法(面包片法和十字取样法)是抽样检测,容易漏查具有伪足的残余肿瘤。在过去15年，扩大切除术后局部复发率略有下降，约11%~36%。

1.2 冰冻切缘控制手术

冰冻切缘控制手术需眼科医师和病理科医师密切合作，先由眼科医师将疑似眼睑恶性肿瘤以及上，下，鼻，颞区和基底部软组织切除并标记，然后由病理学医师检查以确保切缘阴性。

手术步骤：①拍照或绘制带有定向标记的肿瘤二维图。该图用于确定标本方向以及指导术者切除残留肿瘤。②记号笔标记肿瘤范围。③距离肿瘤边缘2mm切除，并水平切除肿瘤基底部。④根据缺损所在部位，分别切除上，下，鼻，颞侧和基底部2mm切缘组织。⑤病理医生冷冻标本并切片，HE染色后显微镜下检查并分析标本，并在绘制的地图上标记阳性肿瘤边缘（若有）。⑥切除阳性边缘，重复该过程，直至所有切缘阴性。⑦Ⅰ期修复组织缺损，重建眼睑功能与外观。

1.3 Mohs显微外科手术

十九世纪四十年代，美国医师Frederic E. Mohs开创了Mohs显微外科手术，是皮肤肿瘤治疗中的里程碑。通过切除肿瘤、定向标记、冰冻切片检测、继续定向切除残余肿瘤的方式，在完整切除肿瘤的前提下最大程度的保留了正常组织，为一期重建手术提供了优势。Mohs显微手术的适应证包括连续侵袭生长的皮肤恶性肿瘤、伴有神经周围浸润的肿瘤、边缘不清以及未切除干净的肿瘤。过去的几十年中，Mohs显微手术迅速发展，在眼科肿瘤中的适应证已从基底细胞癌和鳞状细胞癌扩展到SC等，被认为是切除眼睑非色素性恶性肿瘤的金标准。

Mohs显微手术最初使用活体氯化锌固定技术，但会引起患者不适，组织炎症且耗时长。后续改进的冰冻技术最先在眼睑肿瘤中应用，疼痛轻、速度快，且能保留更多正常组织。

手术步骤：①拍照或绘制带有定向标记的肿瘤二维图。该图用于确定标本方向以及指导术者切除残留的肿瘤。②记号笔标记肿瘤范围。③距离肿瘤边缘2mm切除，并水平切除肿瘤基底部。④四等分标本后用不同颜色的染料对组织边缘进行标记，冰冻标本并切片。HE染色后显微镜下检查并分析标本，并在绘制的地图上标记阳性肿瘤边缘。⑤切除阳性边缘，重复该过程，直至所有切缘阴性。⑥Ⅰ期修复组织缺损，重建眼睑功能与外观。

部分地区受条件限制不能开展Mohs法，尤其是SC具有多中心性、上皮内扩散和跳跃式发展的特点，使得确切的肿瘤边缘难以保障，冰冻切片的准确性低于石蜡切片，故Mohs法术后的局部复发率仍可达6.4%~11%。

1.4 结膜地图状活检

由于SC有Pagetoid扩散倾向，如果怀疑弥漫性浸润睑结膜和球结膜，建议行结膜地图样活检，有助于确定肿瘤的边缘和手术范围。Shields等推荐的结膜地图样活检包括4次睑缘活检和6次球结膜活检，如果角膜怀疑受累，再行4次角膜缘活检。

1.5 眶内容剜除术

如果肿瘤侵犯眼球、泪道、眼眶或鼻窦，需行眶内容剜除术。依据病变侵犯程度可分为部分、全眶和扩大眶内容物剜除术。①部分眶内容物剜除术：适用于较局限的病变，在保证病变彻底切除的情况下，适当保留眶内组织；②全眶内容物剜除术：沿眶缘一周切除皮肤、皮下组织，剥离骨膜，沿骨膜下，游离眶内容物后摘除。③扩大眶内容物剜除术：是指将眶内容物摘除后，再将肿瘤侵犯的骨壁、鼻窦等结构一起切除。

2 眼睑重建

眼睑重建的主要目的是建立功能性眼睑，保护眼球并尽力维持正常视力，次要目标是改善外观。

手术时应考虑到：①黏膜上皮衬在重建的眼睑内部以保护角膜。②支撑和维持眼睑正常形状。重建睑缘以保护眼球免受皮肤和睫毛的伤害。③足够的皮肤量维持正常闭眼。④足够的提肌功能使睁眼时暴露瞳孔。⑤双眼对称性最佳。⑥疤痕最小。

眼睑重建的修复方式取决于眼睑缺损的位置、层次、范围、深度、眼周组织的量和弹性等因素。临床上可用多种方法重建眼睑以恢复其形态和功能。手术时将眼睑分为前后两层来进行设计。前层由皮肤和轮匝肌组成，后层由结膜，睑板和提上睑肌组成。全层缺陷则需要同时重建前后层，至少有一个重建的层次保证血液供应。重建时应包括泪液引流系统。

前层缺损尽量用来自邻近部分的皮瓣修复，如滑行皮瓣、旋转皮瓣等。面积较大者可游离植皮，供区有耳后、锁骨上及腹股沟等处。缺损过大者亦可采用扩张器技术进行修复。后层缺损可应用Hughes瓣、Switch瓣、Cutler-Beard瓣、Tenzel瓣滑行睑板或眼睑全层、睑缘等修复，也可游离睑板或硬腭修复。全层缺损可综合运用各种方法进行修复，如游离睑板+滑行肌瓣+游离植皮相结合。眶内容物剜除术后可采用游离植皮打包加压或股前外侧皮瓣修复。

在具体运用中，根据眼睑全层缺损的范围选择不同的修复方式。当水平缺损小于1/3时，可以直接关闭切口，伴或不伴眦切开术。当水平缺损小于1/2时，可以用半圆形瓣（Tenzel瓣）。当水平缺损大于1/2，且垂直缺损为5~10mm时，可采用皮肤+睑板重建，垂直缺损为10~15mm时，皮瓣+睑板重建，垂直缺损大于15mm时，旋转皮瓣+睑板重建。

设计皮瓣时应考虑以下几方面：①在设计皮瓣时必须考虑到眼睑的活动，避免不当的张力引起眼睑变形。②确定皮肤区域具有足够的组织松弛度，适合用于制作皮瓣。③仔细评估松弛皮肤张力线和最大可延展线以设计切口，使伤口闭合张力最小从而疤痕最轻。在眼睛周围，这些线条在上下眼睑皮肤中呈水平状，并沿面部表情线条移动。将眼睑的垂直手术张力转换为水平张力。④预见皮瓣转移后的疤痕和所有张力向量，是皮瓣选择和方向的决定因素。⑤皮瓣的血供。皮瓣的存活取决于两个因素：通过皮瓣底部供应的血液，以及皮瓣和受体之间新的血管生长。皮瓣转移后3~7天开始形成新生血管。在此之前，皮瓣由皮瓣底部提供的灌注压和植床本身提供养分。

眶内容物剜除后的整复：可采用游离皮瓣移植填补缺损区域为术后放疗提供有利条件；也可采取邻近组织修复，颞肌邻近眼眶，血供丰富，手术操作相对方便，移植皮瓣相对较易存活；赝复体可用于缺损大，手术难以修复，患者全身情况不佳不能承受皮瓣手术，或手术修复失败的病例。眼眶赝复体修复缺损，主要目的是恢复缺损区的形态，对患者精神上起到安慰作用。

第二节 区域性淋巴结清扫

根治性淋巴结清扫：B超提示腮腺或颈部淋巴结最大径>15mm，淋巴门结构欠清，结合颈部增强CT发现淋巴结环形强化，中央见液性暗区，以及PET-CT局部淋巴结糖代谢明显升高者，建议原发灶切除同时行颈淋巴结清扫及病理检查，条件欠佳的单位，也应于原发灶切除后尽量在短时间内安排患者至有条件单位行区域性淋巴结清除治疗。

第三节 术后辅助治疗

1 放射治疗

尽管SC对放疗不敏感，但术后放疗作为辅助治疗或姑息性治疗手段，也可起到控制肿瘤，降低复发的作用。

适应证包括：①各种原因不能手术或拒绝手术；②≥T3期；③眶周神经周围侵犯；④淋巴结转移；⑤颈部淋巴结清扫术后辅助治疗。患有遗传易感皮肤肿瘤者为放疗禁忌证。

如作为术后辅助放疗，在有神经周围浸润者，每次放疗剂量为2 Gy，总剂量为50~60Gy。如放疗作为唯一手段，SC可每次给予2 Gy的剂量，总剂量56~70 Gy。

注意监测放疗的不良反应：慢性干眼症、结膜角化、睑缘炎、倒睫、暴露性角膜病变、白内障、视神经病变、视网膜病变，甚至永久性视力丧失、皮肤红斑、溃疡、皮肤萎缩、色素沉积，泪道阻塞、干眼等。

2 化学治疗

SC对化疗不敏感，化疗仅作为辅助治疗或姑息治疗手段。

2.1 全身化疗

适应证：①化学减容：先接受化疗以降低肿瘤负荷，再行手术；②全身性疾病患者不能耐受手术者；③已有全身转移。已报道在转移性SC中取得较好疗效的药物有5-氟尿嘧啶、铂类、阿霉素和紫杉醇等。

2.2 局部化疗

局部丝裂霉素可用于局部结膜缘阳性，或Mohs显微外科手术后局部结膜复发，或结膜Pagetoid浸润的患者。0.04%丝裂霉素，每日4次，持续2周，停药两周，维持4~6个周期。丝裂霉素C毒副作用主要是角膜上皮毒性和溃疡。

3 靶向治疗

靶向PD-1治疗在皮脂腺癌全身转移个案报道中取得良好效果。另外，SC存在Hedgehog通路异常激活、HER2的过度表达和PI3K信号通路激活。相关通路抑制剂，如Hedgehog抑制剂维莫德吉和mTOR抑制剂雷帕霉素（mTOR属于PI3K相关激酶家族），分别在进展期眼睑基底细胞癌和黑色素瘤体现出良好治疗效果，上述靶向药物在SC存在应用的可能性。

第四章

局部复发 SC 的治疗

局部复发治疗参见局限性 SC 治疗方法。

第五章

远处转移性 SC 的治疗

需多学科会诊整合诊疗。化疗（如铂类和蒽环类）、免疫治疗、靶向治疗（如 PD-1 抑制剂—纳武单抗）被报道用于转移性 SC，但目前尚无标准治疗方案。

第六章

SC 的多学科整合诊治（MDT to HIM）

第一节 MDT to HIM 设置

SC 的 MDT to HIM 团队包括眼科、皮肤科、神经外科、耳鼻喉科、化疗科、放射治疗科、诊断科室（病理科、影像科、超声科、核医学科等）、护理部、心理学专家、营养支持及社会工作者（临终关怀）等。

第二节 MDT 人员组成及资质

1 医学领域成员（核心成员）

眼科外科医师2名、化疗科医师1名、放射诊断医师1名、组织病理学医师2名、其他专业医师若干名（根据 MDT 需要加入，如皮肤科、神经外科、耳鼻喉科等），所有参与 MDT to HIM 讨论的医师应具有副高级以上职称，有独立诊断和治疗能力，并有一定学识和学术水平。

2 相关领域成员（扩张成员）

临床护师1~2名和协调员1~2名。所有 MDT to HIM 参与人员应进行相应职能分配，包括牵头人、讨论专家和协调员等。

第七章

SC 随访

第一节　总体目标

SC 的治疗后随访非常重要，目的在于评估治疗效果、早期发现复发病灶、监测和处理治疗相关并发症、促进功能康复等（图 10-7-1）。

第二节　随访节点

前三年每半年检查一次，第四年开始每年随访一次。

第三节　随访内容

1　眼科检查

每年定期行全面眼部检查，包括视力、眼表、眼压、视野、裂隙灯、B 超、眼前节照相等。

2　影像检查

眼眶增强磁共振检查是否有复发及脑转移，区域淋巴结（耳前、耳后、颌下、颈部等）超声，胸部 CT，腹盆部超声检查排除远处转移。如临床怀疑肿瘤复发，若患者经济条件允许时可考虑行 PET-CT 检查。

建议建立大数据系统，更有效地进行统计和随访，随访不局限于 SC 本身，还要随访患者的身心发育、社会适应状态等。建议建立转诊、会诊中心，有利于及早确诊，更好地节省医疗资源，减轻患者负担，方便随访，提高整个国家 SC 的诊治水平。

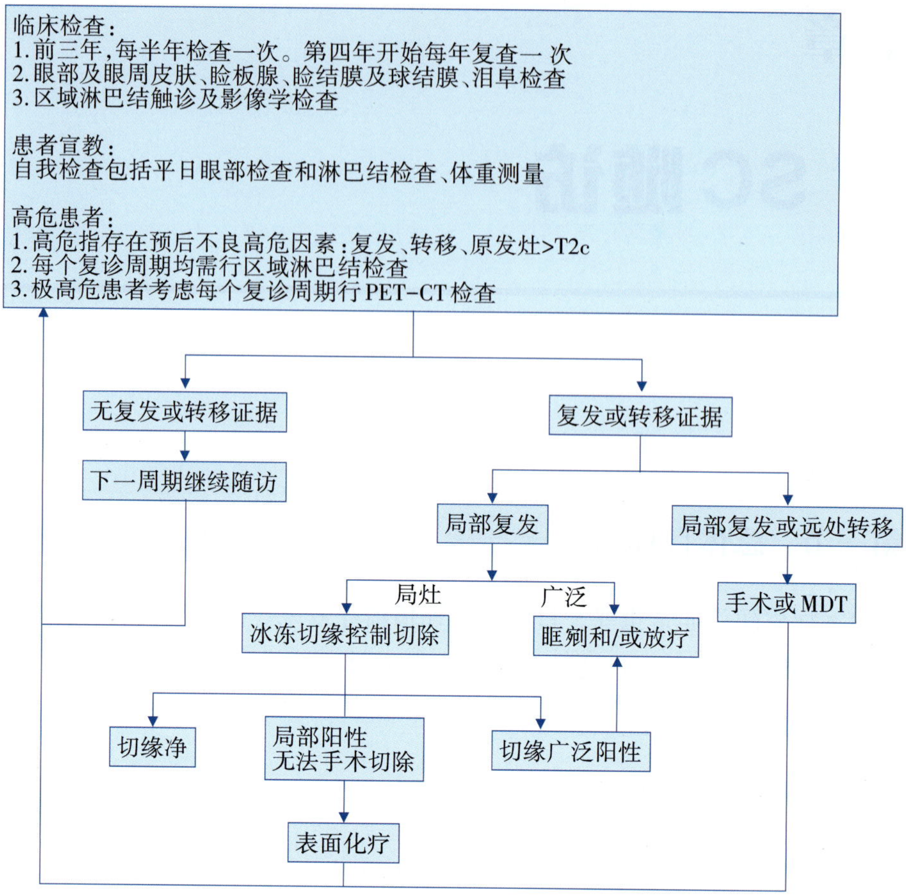

临床检查：
1. 前三年，每半年检查一次。第四年开始每年复查一次
2. 眼部及眼周皮肤、睑板腺、睑结膜及球结膜、泪阜检查
3. 区域淋巴结触诊及影像学检查

患者宣教：
自我检查包括平日眼部检查和淋巴结检查、体重测量

高危患者：
1. 高危指存在预后不良高危因素：复发、转移、原发灶>T2c
2. 每个复诊周期均需行区域淋巴结检查
3. 极高危患者考虑每个复诊周期行PET-CT检查

```
         ┌──────────────────┬──────────────────┐
         │                                     │
    无复发或转移证据                      复发或转移证据
         │                         ┌───────────┴───────────┐
    下一周期继续随访              局部复发           局部复发或远处转移
                              ┌─────┴─────┐              │
                            局灶       广泛          手术或MDT
                        冰冻切缘控制切除  眶剜和/或放疗
                      ┌──────┼──────┐         │
                    切缘净  局部阳性   切缘广泛阳性
                          无法手术切除
                              │
                           表面化疗
```

图 10-7-1　眼皮脂腺癌随访流程图

参考文献

[1] 我国睑板腺癌临床诊疗专家共识（2017年），中华医学会眼科学分会眼整形眼眶病学组

[2] Owen JL, Kibbi N, Worley B, et al. Sebaceous carcinoma: evidence-based clinical practice guidelines. Lancet Oncol. 2019 12; 20 (12), e700-3714.

[3] Friedman SJ, Butler DF. Syringoma presenting as milia. J Am Acad Dermatol, 1987, 16 (2 Pt 1): 310-314.

[4] Ciarloni L, Frouin E, Bodin F, et al. Syringoma: A clinicopathological study of 244 cases. Ann Dermatol Venereol, 2016, 143 (8-9): 521-528.

[5] Singh SK, Rai T. Familial Syringomas. Indian J Dermatol, 2013, 58 (5): 412.

[6] Draznin M. Hereditary syningomas: A case report. Dermatol Online J, 2004, 10 (2): 19.

[7] Brinkhuizen T, Weijzen CA, Eben J, et al. Immunohistochemical analysis of the mechanistic target of rapamycin and hypoxia signalling pathways in basal cell carcinoma and trichoepithelioma. PLoS One, 2014, 9 (9): e106427.

[8] Mohammadi AA, Seyed Jafari SM. Trichoepithelioma: a rare but crucial dermatologic issue. World J Plast Surg, 2014, 3 (2): 142-145.

[9] Alessi SS, Sanches JA, Oliveira WR, et al. Treatment of cutaneous tumors with topical 5% imiquimod cream. Clinics (Sao Paulo), 2009, 64 (10): 961-966.

[10] Dreyfus I, Onnis G, Tournier E, et al. Effect of Topical Rapamycin 1% on Multiple Trichoepitheliomas. Acta Derm Venereol, 2019, 99 (4): 454-455.

[11] Segars K, Gopman JM, Elston JB, et al. Nevus Sebaceus of Jadassohn. Eplasty, 2015, 15: ic38.

[12] Sun BK, Saggini A, Sarin KY, et al. Mosaic activating RAS mutations in nevus sebaceus and nevus sebaceus syndrome. The Journal of investigative dermatology, 2013, 133 (3): 824-827.

[13] BS Ankad, SL Beergouder, V Domble. Trichoscopy: The Best Auxiliary Tool in the Evaluation of Nevus Sebaceous. Int J Trichology, 2016, 8 (1): 5-10.

[14] Moody MN, Landau JM, Goldberg LH. Nevus sebaceous revisited. Pediatr Dermatol, 2012, 29 (1): 15-23.

[15] Wollensak G, Witschel H, Bohm N. Signet ring cell carcinoma of the eccrine sweat glands in the eyelid. Ophthalmology, 1996, 103 (11): 1788-1793.

[16] Morabito A, Benlaqua P, Vitale S, et al. Clinical management of a case of recurrent apocrine gland carcinoma of the scalp: efficacy of a chemotherapy schedule with methotrexate and bleomycin. Tumori, 2000, 86 (6): 472-474.

[17] He X, Yang Y, Yang Y, et al. Treatment of Sweat gland carcinoma with Topical Aminolevulinic Acid Photodynamic therapy: An effective treatment method to improve surgical outcomes. Photodiagnosis Photodyn Ther, 2017, 17: 233-235.

[18] Shalin SC, Sakharpe A, Lyle S, et al. P53 Staining Correlates with Tumor Type and Location in Sebaceous Neoplasms. Am J Dermatopathol, 2012, 34 (2): 129-135.

[19] Xu Y, Li F, Jia R, et al. Updates on the clinical diagnosis and management of ocular sebaceous carcinoma: a brief review of the literature. Onco Targets Ther, 2018, 11: 3713-3720.

[20] Leivo T, Sarmela J, Aaltonen ME, et al. Nordic treatment practices survey and consensus for treatment of eyelid sebaceous carcinoma. BMC Ophthalmol, 2020, 20 (1): 103.

[21] Lee SH, Jung YH, Yoo JY, et al. A Case Report of Recurrent Metastatic Sebaceous Carcinoma Which Showed Favorable Response Tt Non-Fluorouracil Based Chemotherapy. Am J Case Rep, 2018, 19: 1192-1196.

[22] Tumuluri K, Kourt G, Martin P. Mitomycin C in sebaceous gland carcinoma with pagetoid spread. Br J

Ophthalmol, 2004, 88（5）: 718-719.

[23] Kass LG, Hornblass A. Sebaceous carcinoma of the ocular adnexa. Surv Ophthalmol.1989; 33: 477-490.

[24] Prieto-Granada C, Rodriguez-Waitkus P. Sebaceous carcinoma of the eyelid. Cancer Control. 2016; 23: 126-132.

[25] Font RL. Ophthalmic pathology. In: Spencer WH, ed. An Atlas and Textbook. Philadelphia: WB Saunders; 1996: 2278-2297.

[26] Jakobiec FATK. Sebaceous tumors of the ocular adnexa. In: Albert DMJF, ed. Principles and Practice of Ophthalmology, Clinical Practice. Philadelphia: WB Saunders; 2000: 3382-3405.

[27] Dasgupta T, Wilson LD, Yu JB. A retrospective review of 1349 cases of sebaceous carcinoma. Cancer. 2009; 115: 158-165.

[28] Shields JA, Demirci H, Marr BP, et al. Sebaceous carcinoma of the ocular region: a review. Surv Ophthalmol. 2005; 50: 103-122.

[29] Ni C, Searl SS, Kuo PK, et al. Sebaceous cell carcinomas of the ocular adnexa. Int Ophthalmol Clin. 1982; 22: 23-61.

[30] Shields JA, Saktanasate J, Lally SE, et al. Sebaceous carcinoma of the ocular region: the 2014 professor Winifred Mao lecture. Asia Pac J Ophthalmol（Phila）. 2015; 4: 221-227.

[31] Muqit MM, Foot B, Walters SJ, et al. Observational prospective cohort study of patients with newly-diagnosed ocular sebaceous carcinoma. Br J Ophthalmol. 2013; 97: 47-51.

[32] Barsegian A, Shinder R. Eyelid sebaceous gland carcinoma with extensive pagetoid spread. Ophthalmology. 2017; 124: 858.

[33] Zhou C, Shi Y, Chai P, et al. Contemporary update of overall prognosis and nomogram to predict individualized survival for Chinese patients with eyelid sebaceous carcinoma. EBioMedicine. 2018; 36: 221-228.

[34] Gauthier AS, Campolmi N, Tumahai P, et al. Sebaceous carcinoma of the eyelid and Muir-Torre syndrome. JAMA Ophthalmol. 2014; 132: 1025-1028.

[35] Cohen PR, Kohn SR, Kurzrock R. Association of sebaceous gland tumors and internal malignancy: the Muir-Torre syndrome. Am J Med. 1991; 90: 606-613.

[36] Cohen PR, Kohn SR, Davis DA, et al. Muir-Torre syndrome. Dermatol Clin. 1995; 13: 79-89.

[37] Kyllo RL, Brady KL, Hurst EA. Sebaceous carcinoma: review of the literature. Dermatol Surg. 2015; 41: 1-15.

[38] Hussain RM, Matthews JL, Dubovy SR, et al. UV-independent p53 mutations in sebaceous carcinoma of the eyelid. Ophthalmic Plast Reconstr Surg. 2014; 30: 392-395.

[39] Song X, Fan J, Jia R, et al. Identification and regulation pattern analysis of long noncoding RNAs in meibomian gland carcinoma. Epigenomics. 2018. Doi: 10.2217/epi-2018-0182.

[40] Esmaeli B, Nasser QJ, Cruz H, et al. American Joint Committee on Cancer T category for eyelid sebaceous carcinoma correlates with nodal metastasis and survival. Ophthalmology. 2012; 119: 1078-1082.

[41] Kaliki S, Ayyar A, Dave TV, et al. Sebaceous gland carcinoma of the eyelid: clinicopathological features and outcome in Asian Indians. Eye（Lond）. 2015; 29: 958-963.

[42] Zhou C, Chai P, Xia W, et al. Intraepithelial growth pattern for eyelid sebaceous carcinoma: a cohort of 214 patients from a single institution. Br J Ophthalmol 2021, DOI: 10.1136/bjophthalmol-2021-319789.

[43] Rao NA, Hidayat AA, McLean IW, et al. Sebaceous carcinomas of the ocular adnexa: A clinicopathologic study of 104 cases, with five-year follow-up data. Hum Pathol. 1982; 13: 113-122.

[44] Muqit MM, Roberts F, Lee WR, et al. Improved survival rates in sebaceous carcinoma of the eyelid.

Eye (Lond). 2004; 18: 49-53.

[45] Watanabe A, Sun MT, Pirbhai A, et al. Sebaceous carcinoma in Japanese patients: clinical presentation, staging and outcomes. Br J Ophthalmol. 2013; 97: 1459-1463.

[46] Mulay K, Aggarwal E, White VA. Periocular sebaceous gland carcinoma: a comprehensive review. Saudi J Ophthalmol. 2013; 27: 159-165.

[47] Kaliki S, Gupta A, Ali MH, et al. Prognosis of eyelid sebaceous gland carcinoma based on the tumor (T) category of the American Joint Committee on Cancer (AJCC) classification. Int Ophthalmol. 2016; 36: 681-690.

[48] Takahashi Y, Takahashi E, Nakakura S, et al. Risk factors for local recurrence or metastasis of eyelid sebaceous gland carcinoma after wide excision with paraffin section control. Am J Ophthalmol. 2016; 171: 67-74.

[49] Chao AN, Shields CL, Krema H, et al. Outcome of patients with periocular sebaceous gland carcinoma with and without conjunctival intraepithelial invasion. Ophthalmology. 2001; 108: 1877-1883.

[50] Xu X, Jia R, Zhou Y, et al. Investigation of vasculogenic mimicry in sebaceous carcinoma of the eyelid. Acta Ophthalmol. 2010; 88: e160-e164.

[51] Xu S, Yu H, Fu G, et al. Programmed death receptor Ligand 1 expression in eyelid sebaceous carcinoma: a consecutive case series of 41 patients. Acta Ophthalmol. 2018. Doi: 10.1111/aos.13833.

[52] Best M, De Chabon A, Park J, et al. Sebaceous carcinoma of glands of Zeis. N Y State J Med. 1970; 70: 433-435.

[53] Song A, Carter KD, Syed NA, et al. Sebaceous cell carcinoma of the ocular adnexa: clinical presentations, histopathology, and outcomes. Ophthalmic Plast Reconstr Surg. 2008; 24: 194-200.

[54] Doxanas MT, Green WR. Sebaceous gland carcinoma. Review of 40 cases. Arch Ophthalmol. 1984; 102: 245-249.

[55] Shields JA, Demirci H, Marr BP, et al. Sebaceous carcinoma of the eyelids: personal experience with 60 cases. Ophthalmology. 2004; 111: 2151-2157.

[56] Zhang L, Huang X, Zhu X, et al. Differential senescence capacities in meibomian gland carcinoma and basal cell carcinoma. Int J Cancer. 2016; 138: 1442-1452.

[57] While B, Salvi S, Currie Z, et al. Excision and delayed reconstruction with paraffin section histopathological analysis for periocular sebaceous carcinoma. Ophthal Plast Reconstr Surg. 2014; 30: 105-109.

[58] Esmaeli B, Dutton JJ, Graue GF, et al. Eyelid carcinoma. In: Edge SB GF, Byrd DR, et al, eds. Carcinoma of the Eyelid AJCC Cancer Staging Manual, 8th ed. New York: Springer; 2017: 779-785.

[59] Spencer JM, Nossa R, Tse DT, et al. Sebaceous carcinoma of the eyelid treated with Mohs micrographic surgery. J Am Acad Dermatol. 2001; 44: 1004-1009.

[60] Alam M, Ratner D. Cutaneous squamous-cell carcinoma. N Engl J Med. 2001; 344: 975-983.

[61] Cook BE Jr, Bartley GB. Treatment options and future prospects for the management of eyelid malignancies: an evidence-based update. Ophthalmology. 2001; 108: 2088-2098; quiz 99-100, 121.

[62] Khan JA, Doane JF, Grove AS Jr. Sebaceous and meibomian carcinomas of the eyelid. Recognition, diagnosis, and management. Ophthalmic Plast Reconstr Surg. 1991; 7: 61-66.

[63] Margo CE, Grossniklaus HE. Intraepithelial sebaceous neoplasia without underlying invasive carcinoma. Surv Ophthalmol. 1995; 39: 293-301.

[64] Folberg R, Whitaker DC, Tse DT, et al. Recurrent and residual sebaceous carcinoma after Mohs' excision of the primary lesion. Am J Ophthalmol. 1987; 103: 817-823.

[65] Zhou C, Fan W, Chai P, et al. Mohs micrographic surgery for eyelid sebaceous carcinoma: a multicenter cohort of 360 patients. J Am Acad Dermatol. 2019. Doi: 10.1016/j.jaad.2018.12.053.

[66] Shields CL, Naseripour M, Shields JA, et al. Topical mitomycin-C for pagetoid invasion of the conjunctiva by eyelid sebaceous gland carcinoma. Ophthalmology. 2002; 109: 2129-2133.

[67] Kim JW, Abramson DH. Topical treatment options for conjunctival neoplasms. Clin Ophthalmol. 2008; 2: 503-515.

[68] Kaliki S, Ayyar A, Nair AG, et al. Neoadjuvant systemic chemotherapy in the management of extensive eyelid sebaceous gland carcinoma: a study of 10 cases. Ophthalmic Plast Reconstr Surg. 2016; 32: 35-39.

[69] Jung YH, Woo IS, Kim MY, et al. Palliative 5-fluorouracil and cisplatin chemotherapy in recurrent metastatic sebaceous carcinoma: case report and literature review. Asia Pac J Clin Oncol. 2013; 12: 189-193.

[70] Slutsky JB, Jones EC. Periocular cutaneous malignancies: a review of the literature. Dermatol Surg. 2012; 38: 552-569.

[71] Belaid A, Nasr C, Benna M, et al. Radiation therapy for primary eyelid cancers in Tunisia. Asian Pac J Cancer Prev. 2016; 17: 3643-3646.

[72] Deo SV, Shukla NK, Singh M, et al. Locally advanced sebaceous cell carcinoma (T3) of eyelid: incidence and pattern of nodal metastases and combined modality management approach. Orbit. 2012; 31: 150-154.

[73] Connor M, Droll L, Ivan D, et al. Management of perineural invasion in sebaceous carcinoma of the eyelid. Ophthalmic Plast Reconstr Surg. 2011; 27: 356-359.

[74] Hsu A, Frank SJ, Ballo MT, et al. Postoperative adjuvant external-beam radiation therapy for cancers of the eyelid and conjunctiva. Ophthalmic Plast Reconstr Surg. 2008; 24: 444-449.

[75] Yen MT, Tse DT. Sebaceous cell carcinoma of the eyelid and the human immunodeficiency virus. Ophthalmic Plast Reconstr Surg. 2000; 16: 206-210.

[76] Shields JA, Shields CL, Demirci H, et al. Experience with eyelid-sparing orbital exenteration: the 2000 Tullos O. Coston Lecture. Ophthalmic Plast Reconstr Surg. 2001; 17: 355-361.

[77] Gerring RC, Ott CT, Curry JM, et al. Orbital exenteration for advanced periorbital non-melanoma skin cancer: prognostic factors and survival. Eye (Lond). 2017; 31: 379-388.

[78] Boniuk M, Zimmerman LE. Sebaceous carcinoma of the eyelid, eyebrow, caruncle, and orbit. Trans Am Acad Ophthalmol Otolaryngol. 1968; 72: 619-642.

[79] Zurcher M, Hintschich CR, Garner A, et al. Sebaceous carcinoma of the eyelid: a clinicopathological study. Br J Ophthalmol. 1998; 82: 1049-1055.

[80] Sa HS, Rubin ML, Xu S, et al. Prognostic factors for local recurrence, metastasis and survival for sebaceous carcinoma of the eyelid: observations in 100 patients. Br J Ophthalmol. 2018. Doi: 10.1136/bjophthalmol-2018-312635.

[81] Cicinelli MV, Kaliki S. Ocular sebaceous gland carcinoma: an update of the literature. Int Ophthalmol. 2018. Doi: 10.1007/s10792-018-0925-z.

[82] Gu X, Xie M, Luo Y, et al. Diffuse pattern, orbital invasion, perineural invasion and Ki-67 are associated with nodal metastasis in patients with eyelid sebaceous carcinoma. Br J Ophthalmol. 2022; 0: 1-7. doi: 10.1136/bjophthalmol-2021-320547.

[83] 樊代明. 整合肿瘤学·临床卷[M]. 北京: 科学出版社, 2021.

[84] 樊代明. 整合肿瘤学·基础卷[M]. 西安: 世界图书出版西安有限公司, 2021.

视网膜母细胞瘤

名誉主编

樊代明

主　编

范先群

副主编

贾仁兵　黄东生　赵军阳

秘书组

徐晓芳　文旭洋　韩艳萍　冯伊怡　何晓雨
罗颖秀

通讯作者

范先群

编　委（姓氏笔画排序）

卜战云	万伍卿	于　洁	马建民	马晓莉
马晓萍	文旭洋	方拥军	王一卓	王大庆
王　丽	王建仓	王　峰	王富华	王殿强
王　毅	王耀华	冯　晨	卢　苇	卢跃兵
卢　蓉	史季桐	叶　娟	田彦杰	白　萍
乔丽珊	任彦新	刘小伟	刘历东	刘立民
刘　伟	刘　炜	刘洪雷	刘　荣	刘爱国
刘银萍	孙丰源	孙先桃	闫希冬	安宁宇
江　莲	汤永民	许育新	闫　红	闫　杰
何为民	吴国海	吴　晨	吴　桐	宋　欣
张　伟	张伟令	张伟敏	张诚玥	张　积
张艳飞	张　谊	张　萌	张　靖	张　黎
张冀鹫	张　燕	李冬梅	李光宇	李凯军
李养军	李海燕	李　彬	李　鸿	杜　伟
杨文利	杨文慧	杨华胜	杨新吉	杨滨滨
汪朝阳	肖亦爽	肖　娟	苏雁波	苏　颖
辛向阳	邱晓荣	邵　庆	邵静波	陆　琳娜
陈　宏	陈志钧	陈琳琳	陈　辉	陈　樱
周吉超	季迅达	林　明	武　犁	罗学群
罗　鑫	范佳燕	金　眉	姜利斌	柯　敏
胡慧敏	贺湘玲	赵卫红	赵月皓	赵　红
赵红姝	钟　蕾	项道满	项　楠	唐东润
唐　松	徐忠金	徐晓军	徐晓芳	秦庆伟
袁洪峰	袁晓军	贾力蕴	贾海威	郭光心
项晓琳	高怡瑾	高举	屠永芳	崔红佳
常　健	梁建宏	章余兰	程金伟	葛心斌
蒋马伟	韩明磊	廖洪斐	熊炜康	谭　佳
鲜　军	黎　阳	薛尚才	薛　康	魏文斌
魏　菁				

第一章

视网膜母细胞瘤病因和发病机制

视网膜母细胞瘤（Retinoblastoma，RB）是儿童最常见的原发性眼内恶性肿瘤，主要由RB1双等位基因失活所致。RB1基因定位于染色体13q长臂1区4带，是人类分离、克隆的第一个抑癌基因。RB1基因编码蛋白（retinoblastoma protein，pRB）含928个氨基酸残基，位于细胞核内，是重要的细胞周期调节因子，参与细胞的生长分化。pRB磷酸化在E2F调控的细胞周期中起负调节作用，当RB1基因丧失功能或先天性缺失，pRB表达异常，细胞周期过度激活，视网膜细胞异常增殖，促进RB形成。

除RB1基因突变，MYCN拷贝数扩增也较为常见。RB患者常合并大片段染色体结构变异，如染色体1q32、2p24、6p22、13q以及16q22-24异常，其中获得性1q32最常见。环境、感染等其他因素也与RB有关，如放射暴露、高龄双亲、母亲人类乳头状病毒感染、高龄双亲、体外受精等。

近年来研究发现，表观遗传调控也在RB发生中发挥重要作用。酪氨酸激酶（Spleen tyrosine kinase，SYK）启动子区缺失DNA甲基化修饰，可激活SYK表达，促进RB恶性增殖。RB患者中RB1基因上游常出现染色体构象因子CTCF结合区域突变，说明CTCF介导的染色体高级构象也参与RB1基因调控。RB中Chr12p13.32区域染色体异常激活，促进癌基因lncGAU1表达，进而促进肿瘤细胞的增殖和成瘤能力。多表观遗传药物，例如组蛋白去乙酰化酶抑制剂、H3K27组蛋白三甲基化抑制剂GSK126等，均可特异抑制RB细胞增殖，是临床治疗的潜在靶点。这些发现说明，RB发生过程复杂，需要遗传和表观遗传调控的协同参与。

第二章

RB 检查和诊断

第一节　RB 临床表现

1　症状

瞳孔区发白（白瞳症）是 RB 最典型的症状，见于 60% 以上患者，症状出现时间取决于肿瘤位置和大小。当肿瘤累及黄斑，中心视力丧失，患者可出现知觉性斜视，见于约 20% 患者。较大年龄患者会主诉视力下降、眼前黑影等症状。当肿瘤未得到及时干预治疗，病情进展，出现青光眼、眼眶蜂窝织炎，患者表现为眼红、眼痛。三侧性 RB 患者可出现头痛、呕吐、发热、癫痫等表现。

2　体征

眼底检查是诊断 RB 的主要手段。提倡利用数字化广域眼底成像系统结合巩膜压迫检查，不仅可以提供清晰的眼底图片，有利于 RB 诊断和分期，也是评判疗效，判断预后的依据。RB 主要有以下六种生长方式：①外生型，肿瘤由视网膜外核层向视网膜下间隙深层生长，进入视网膜神经上皮和色素上皮之间，可见散在或孤立的边界不清的白色病灶，常伴视网膜下积液或种植，导致视网膜脱离。早期视网膜脱离范围较局限，与肿瘤位置有关，随肿瘤增大，可形成完全性脱离，严重时视网膜可与晶体相接触。②内生型，肿瘤由视网膜内核层向内生长，突向玻璃体腔，呈扁平透明或淡白色，肿瘤表面视网膜血管扩张、出血。因肿瘤浸润内界膜和玻璃体，可出现玻璃体内种植，肿瘤基底部牵引性玻璃体后脱离，可出现玻璃体后种植。③混合型，兼具内生型和外生型 RB 特点，该型是晚期 RB 的特点，通常肿瘤突破 RPE 层和 Bruch 膜，与脉络膜浸润有关。④空腔型，肿瘤内假性囊肿样的灰色透明腔形成，常见于治疗减容后的瘤体。⑤弥漫浸润型，肿瘤细胞浸润视网膜，肿瘤向水平方向弥漫性生长，瘤体一般无钙化；该型很罕见，早期易漏诊，平均初诊年龄偏大（5.7

岁），症状以视力下降、眼红和白内障多见。⑥弥漫性前部RB，是非常罕见的类型，表现为仅有前房肿瘤细胞浸润而无视网膜或玻璃体受累，也可以表现为锯齿缘附近病灶，常伴有玻璃体种植；这类患者初诊年龄偏晚，平均6.4岁。

3 转移

RB若未得到及时干预治疗，可发生眼外侵犯和远处转移，是RB的主要死因。最常受累的部位是中枢神经系统，肿瘤通过视神经或蛛网膜下腔直接蔓延，或通过血液传播至脑实质或脊椎旁，患者常因颅内压升高出现头痛、呕吐、视力模糊及局灶性神经系统体征。其次是骨转移，常表现为长骨疼痛或明显肿块，面部骨骼也可能会累及。

第二节 RB辅助检查

1 B超检查

可探及玻璃体腔内一个或数个强弱不等回声光团，与眼球壁相连，晚期肿瘤充满玻璃体腔，60%~80%患者伴有高反射声影，为钙化灶表现。少数肿瘤因生长过快，瘤体中央发生坏死液化，B超表现为低反射，光点强弱不等，分布不均，甚至有囊性区存在。对弥漫型肿瘤，超声显示视网膜表面不规则增厚，无钙化。若B超显示视神经增粗，眶内出现形态不规则低回声区，并与眼内光团相连接，提示肿瘤通过视神经途径突破眼球壁，向眶内侵犯。

2 CT检查

CT可全面了解肿瘤数目、大小、位置以及和视神经的关系。RB在CT上表现为眼球内高密度肿块，80%左右可有钙化斑。若肿瘤浸润视神经，可见视神经增粗。当肿瘤经巩膜向眶内蔓延，眼眶CT表现为眼球高密度不规则影并向眶内蔓延。

CT所见预后较差的高风险因素及评估要点：A.肿瘤突破巩膜累及眼球外：①眼球壁不连续；②眼球形态不规则；③眼球外可见软组织影与眼内肿块相连。B.肿瘤累及视神经：①肿瘤累及视乳头；②视神经增粗和（或）强化。C.肿瘤累及眼前节结构：肿瘤向前突入前房，部分包绕晶状体，晶状体移位。肿瘤累及颅内：①肿瘤沿视神经蔓延入颅；②鞍区或鞍旁可见软组织肿块。

3 MRI检查

RB在MRI上表现为眼球内异常软组织不均匀信号。T1WI呈低或中等信号，在

T2WI图像上呈中等或高信号，增强后呈不均匀强化。瘤体钙化较多时，病灶内可见长T1、短T2信号。部分患者可伴视网膜脱离，呈弧线形或尖端连于视盘的"V"字形或新月形影，因富含蛋白质T1WI信号高于玻璃体。增强MRI是目前评估RB是否向眼球外蔓延的最好方法，可清晰显示视神经及颅内受侵犯情况，并可早期显示视神经增粗、浸润，增强后显著强化。

MRI所见预后较差的高风险因素及评估要点：①肿瘤侵犯眼前节结构：睫状体局限性增厚或结节状改变；晶状体受压移位或变形；虹膜局限性增厚或结节状改变；肿瘤突入前房。②肿瘤侵犯巩膜：眼球壁不光滑；巩膜低信号环局部中断，为肿瘤取代；肿物突入眼眶。③肿瘤侵犯脉络膜：脉络膜强化程度局限性减低；脉络膜局灶性增厚或呈结节状改变。④玻璃体种植：玻璃体内不规则病变周围可见小簇状结节，与玻璃体信号相比，T1WI呈略高信号、T2WI呈略低信号；增强后轻到中度强化。⑤肿瘤侵犯视神经：肿瘤与视乳头分界不清；视神经增粗并强化；视神经未增粗，但视神经局灶性强化的长度≥3 mm；视神经鞘增厚并强化。

4 超声生物显微镜检查

超声生物显微镜（ultrasonic biomicroscopy，UBM）检查适用于视网膜边缘或锯齿缘前RB，尤其弥漫性前部RB。UBM可显示睫状体、悬韧带和前段玻璃体等结构，评估肿瘤生长位置、大小、数量以及是否向眼前节蔓延。

5 腰穿检查

RB可沿视神经侵犯至颅内导致脑脊液播散，建议对以下患者行腰穿检查，排除脑脊液播散：①CT、MRI等影像学检查提示不排除侵犯球外视神经或视神经内弥漫性生长的RB患儿；②明确眼外期、远处转移期患儿；③眼球摘除后病理提示至少具备2个危险因素。

6 骨穿检查

反复复发或晚期RB患儿，尤其是眼外期、远处转移期RB患儿应明确是否存在骨髓侵犯，建议行骨髓穿刺行细胞学检查。

7 病理检查

组织病理学检查仍是诊断RB的金标准，规范化的病理诊断十分重要。在取材时，要选取具有完整眼球壁组织的环状眼球组织，包括有视盘、筛板、筛板后视神经及全部眼球组织，同时应切取视神经手术切除断端进行切片制作。完整的病理诊断信息应包括肿瘤性质、分化程度、肿瘤累及的范围和大小、是否侵犯视盘、筛板及筛板后视神经；视神经切除断端及鞘间隙受累情况、是否侵犯脉络膜及侵犯范围和长度、巩膜导水管受累情况、视网膜色素上皮的连续性、前房受累情况、虹膜表面有无新生血管膜形成等。

根据肿瘤分化程度，光镜下RB分为未分化型与分化型。未分化型占绝大多数，肿瘤组织由大片紧密排列的核深染、胞浆稀少的小圆细胞构成，细胞异型性明显，染色质细腻，核仁不明显，核分裂象多见，肿瘤细胞常呈现围绕血管腔排列的生长方式，表现为假菊形团样，并可见团状、巢状结构。瘤体内血管虽较丰富，仍不能满足肿瘤快速生长的需要，因此，肿瘤组织中常出现大片坏死灶，伴有渗出或出血，可见不规则斑片状钙化灶。分化型RB的特征性形态学改变是在肿瘤组织中出现F-W（Flexner-Wintersteiner Rosette）菊形团，由核位于周边、细胞浆伸向腔内方向排列整齐的数个及十余个肿瘤细胞围绕而成，中心有一小空腔，此外亦可见H-W菊形团（Homer-Wright Rosette）。肿瘤细胞可表达NSE、SYN、S-100、GFAP、Neuron、CD56、MBP、Leu7等，具有视网膜视感细胞分化的肿瘤细胞还可表达视网膜结合蛋白、锥体视蛋白、视网膜视杆蛋白、MLGAPC等特异性标记物，此外，Ki-67往往呈高表达。

以下情况视为病理学高危因素：①肿瘤侵犯穿过筛板，伴有或不伴有脉络膜侵犯；②肿瘤侵犯大范围脉络膜（范围直径≥3mm）；③肿瘤侵犯巩膜；④肿瘤侵犯眼前节（前房、角膜、虹膜、睫状体）；⑤肿瘤侵犯球后视神经，甚至累及视神经切除断端。

8 基因检查

RB患者中，遗传型约占35%~45%，为常染色体显性遗传，以下人群建议行RB1基因突变检测，首选二代测序。①先证者：对于眼球摘除患者，采用肿瘤组织及外周血液进行基因检测。对于未行眼球摘除患者，采用外周血液进行基因检测，如果后期能够获得组织标本，应对肿瘤组织进行基因检测。②染色体13q14缺失的患者：如果医生在其他诊疗过程中发现有染色体13q14缺失的患者，应建议其行眼科检查和RB1基因检测。③已知家族中存在RB1基因突变：所有存在患病风险的家族成员均应进行基因检测及眼科检查。④无RB家族史或者无法确定家族中是否存在RB1基因突变：患者及父母行基因检测，患者采用外周血或者肿瘤组织进行检测，父母采用外周血检测。如果父母中发现RB1基因突变，应对其进行相关眼科检查并定期随访，还应对存在患病风险的家族成员进行基因检测及眼科检查。

第三节　RB 分期

最初根据临床演变过程将 RB 分为眼内期、青光眼期、眼外期、全身转移期。1963 年，Reese 和 Ellsworth 根据肿瘤位置、数量、大小将 RB 分为五大组，十亚组，简称 R-E 分期。随着 RB 治疗模式逐渐从"保生命"到"保生命、保眼球、保视力"的转变，2005 年 Linn 等、2006 年 Shields 等先后提出了眼内期 RB 国际分期（international intraocular retinoblastoma classification，IIRC），分别称为洛杉矶儿童医院版和费城版（表 11-2-1），这两版分期均将眼内期 RB 分为 A-E 共 5 期，主要区别是对 E 期的定义略微有差异，IIRC 分期对眼内期 RB 化疗和局部治疗方法选择，以及判断预后有很大帮助。

表 11-2-1　眼内期 RB 国际分期（IIRC）

	洛杉矶儿童医院版	费城版
A 期	肿瘤最大直径≤3 mm； 肿瘤与黄斑距离>3mm 与视乳头距离>1.5mm； 没有玻璃体或视网膜下的种植	肿瘤最大直径≤3 mm
B 期	无玻璃体和网膜下播散病灶； 不包括 A 期大小和位置的肿瘤； 视网膜下积液与肿瘤边缘距离<5mm	肿瘤最大直径>3 mm，或 与黄斑距离≤3mm； 与视乳头距离≤1.5mm； 视网膜下积液与肿瘤边缘距离≤3mm
C 期	伴有局部视网膜下或玻璃体种植以及各种大小和位置的播散性肿瘤； 玻璃体和视网膜下种植肿瘤细小而局限； 各种大小和位置的视网膜内播散性肿瘤； 视网膜下液局限于 1 个象限内	肿瘤伴有： 视网膜下种植距离肿瘤≤3mm； 玻璃体腔种植距离肿瘤≤3mm； 视网膜下种植和玻璃体腔种植均距离肿瘤≤3mm
D 期	出现弥散的玻璃体或视网膜下种植； 肿瘤眼内弥漫生长； 呈油脂状的广泛玻璃体种植； 视网膜下种植呈板块状； 视网膜脱离范围超过 1 个象限	肿瘤伴有： 视网膜下种植距离肿瘤>3mm； 玻璃体腔种植距离肿瘤>3mm； 视网膜下种植和玻璃体腔种植均距离肿瘤>3mm
E 期	具有以下任何 1 种或多种特征： 不可逆转的新生血管性青光眼； 大量眼内出血； 无菌性眼眶蜂窝织炎； 肿瘤达到玻璃体前面； 肿瘤触及晶状体； 弥漫浸润型视网膜母细胞瘤； 眼球痨	肿瘤>50% 眼球体积，或 新生血管性青光眼； 前房、玻璃体或视网膜下出血导致屈光间质混浊； 肿瘤侵犯筛板后视神经、脉络膜（>2mm 范围）、巩膜、前房

2017 年美国 AJCC 颁布第 8 版 RB 的 TNMH 分期，不仅包含了 RB 眼内、眼外和病理表现，还首次将遗传特征纳入分期（表 11-2-2）。

表 11-2-2　RB TNMH 分期（第 8 版）

分类	亚类	肿瘤表现
临床定义（cTNM）		
cTX		肿瘤无法评估
cT0		无肿瘤存在证据
cT1		视网膜内肿瘤，视网膜下液距离瘤体基底部≤5mm
	cT1a	肿瘤直径≤3mm且距离黄斑、视乳头>1.5mm
	cT1b	肿瘤直径>3mm或距离黄斑、视乳头<1.5mm
cT2		眼内肿瘤伴视网膜脱离，玻璃体种植或视网膜下种植
	cT2a	视网膜下液距离瘤体基底部>5mm
	cT2b	肿瘤伴玻璃体种植或视网膜下种植
cT3		眼内进展期肿瘤
	cT3a	眼球萎缩
	cT3b	肿瘤侵犯睫状体平坦部，睫状体，晶状体，悬韧带，虹膜或前房
	cT3c	眼压升高伴虹膜新生血管和/或牛眼
	cT3d	前房出血和/或大量玻璃体出血
	cT3e	无菌性眼眶蜂窝织炎
cT4		眼外肿瘤侵犯眼眶，包括视神经
	cT4a	影像学证据显示球后视神经受累，或视神经增粗，或眶内组织受累
	cT4b	临床检查发现明显眼球突出和/或眶内肿块
cNx		区域淋巴结情况无法评估
cN0		未发现淋巴结转移
cN1		局部淋巴结（耳前，颌下和颈部）受累
cM0		无颅内或远处转移的症状
cM1		远处转移但没有显微镜检查结果确认
	cM1a	基于临床或影像学检查，肿瘤转移至远处（骨髓、肝脏等）
	cM1b	影像学检查，肿瘤转移至中枢神经系统，但不包括三侧性RB
pM1		有组织病理学证据的远处转移
	pM1a	组织病理学证实肿瘤转移至远处（骨髓、肝脏或其他）
	pM1b	组织病理学证实肿瘤转移至脑脊液或中枢神经
H		遗传特征
HX		RB1基因突变情况未知或证据不足
H0		血液监测等位RB1基因正常
H1		双眼视网膜母细胞瘤，三侧性视网膜母细胞瘤，视网膜母细胞瘤阳性家族史，RB1基因突变
病理定义（pTNM）		
pTX		肿瘤无法评估
pT0		无肿瘤存在证据
pT1		眼内肿瘤无任何局部浸润或局灶性脉络膜浸润或视神经筛板前、筛板受累
pT2		眼内肿瘤伴局部浸润
	pT2a	局灶性脉络膜浸润或视神经筛板前、筛板受累
	pT2b	肿瘤侵犯虹膜基质和/或小梁网和/或Schlemm's管
pT3		眼内肿瘤伴明显局部浸润

病理定义（pTNM）	
pT3a	脉络膜大范围浸润（最大直径>3mm，或多灶性脉络膜受累总计直径>3mm或任何范围全层脉络膜受累）
pT3b	视神经筛板后侵犯，但不累及视神经断端
pT3c	巩膜内2/3侵犯
pT3d	涉及到巩膜外1/3的全层浸润和/或侵犯集液管
pT4	眼外肿瘤的证据：视神经断端肿瘤阳性；肿瘤侵犯视神经周围脑膜间隙；巩膜全层浸润，邻近脂肪组织、眼外肌、骨骼、结膜或眼睑受累

在RB治疗过程中，复发是临床难题之一。复发肿瘤不仅可累及视网膜或葡萄膜，也可以是独立的播散病灶。2019年Munier FL提出复发性RB分期，为复发肿瘤建立治疗方案、理解疗效、评估预后提供了依据（表11-2-3）。

表11-2-3 RB复发分期（RSU-分期）

分类	亚类	肿瘤表现
RXc		由于屈光间质混浊，无法评估是否有视网膜复发
R0		无视网膜复发
R1		视网膜内复发
	R1a	局灶性（可用于局部治疗，包括近距离放疗）视网膜复发，距离中心凹>3mm和视乳头>1.5mm
	R1b	弥漫性视网膜复发（任何非局灶性视网膜复发）或任何视网膜复发邻近中心凹≤3mm或视乳头≤1.5mm
SX		由于屈光间质混浊，无法评估是否有播种
S0		无播散性复发
S1		视网膜下播散复发
	S1x	由于屈光间质混浊，无法评估视网膜下播散
	S1a	局灶性视网膜下播散≤1象限，至少距离中心凹>3mm和视乳头>1.5mm
	S1b	弥漫性视网膜下播散>1象限或任何视网膜下播散，邻近中心凹≤3mm和/或视乳头≤1.5mm
S2		玻璃体内播散复发
	S2x	由于屈光间质混浊，无法评估玻璃体内播散
	S2a	局灶性玻璃体和/或玻璃体后播散，距离视网膜肿瘤≤3mm
	S2b	弥漫性玻璃体和/或玻璃体后播散，（任何非局灶性玻璃体和/或玻璃体后播散）
S3		房水播散复发
UX		由于屈光间质混浊且无UBM/MRI检查，无法评估葡萄膜复发
U0		无葡萄膜复发
U1		脉络膜复发
	U1a	局灶性脉络膜复发（最大直径≤3mm）
	U1b	大范围脉络膜复发（最大直径>3mm）
U2（x）		睫状体内复发（x=受累及的范围钟点数）
U3		虹膜复发

R（Retina），表示肿瘤累及视网膜情况；S（Seeding）表示肿瘤视网膜外种植情况；U（Uveal involvement）表示肿瘤侵犯葡萄膜情况

第四节 RB鉴别诊断

常见需要鉴别的疾病包括：Coats病、早产儿视网膜病变、永存原始玻璃体增生症和眼内炎等。

1 外层渗出性视网膜病变（Coats病）

多发生在男性儿童，常10岁前发病，一般为单眼受累。Coats病病程缓慢，呈进行性，早期不易察觉，直到视力显著减退，出现白瞳症或知觉性斜视时才被注意。Coats病以视网膜血管异常扩张和视网膜内外层渗出为特征：血管扩张多见于网膜周边，呈梭形或球形扩张，扭结状或花圈状卷曲；视网膜下大量白色或黄白色渗出，表面有成簇的胆固醇结晶和色素沉着。晚期可出现玻璃体机化增殖并发广泛视网膜脱离。

2 永存原始玻璃体增生症（persistent hyperplastic primary vitreous，PHPV）

是一种先天眼部异常，为胚胎期原始玻璃体未能正常消退所致。常为单眼、足月产儿，因晶状体后方增殖形成纤维血管团块表现为白瞳症，患者常同时伴有小眼球、小角膜、浅前房、小晶状体。眼部B超检查可见特征性改变：与晶状体后部相连的锥形光团呈漏斗状，尖端与视乳头衔接。彩色多普勒可探及玻璃体腔内条索状回声，并伴血流信号。

3 早产儿视网膜病变（Retinopathy of prematurity，ROP）

为未发育成熟的视网膜血管系统在缺氧等因素刺激下出现反应性增殖病变，导致视网膜脱离、纤维化。危险因素主要包括早产、低出生体重、吸氧尤其孕期小于32周的早产儿和出生体重小于1500克的低体重儿，多为双眼发病。

4 家族性渗出性视网膜病变（familial exudative vitreoretinopathy，FEVER）

以周边视网膜血管发育异常或不发育为特征的遗传性视网膜血管疾病，常同时侵犯双眼，眼底改变与早产儿视网膜病变酷似，但本病发生于足月顺产新生儿，无吸氧史，且多数有常染色体显性遗传的家族史。FEVR临床表现多样，同一家系不同成员症状也不尽相同，严重受累者于婴儿期就表现出重度视力障碍，伴眼球震颤、小眼球、白内障等症状，而轻症患者可仅有轻度视力障碍，或完全无症状，仅眼底检查时发现周边视网膜有典型病变。

5 眼内炎

由病原微生物感染累及玻璃体、睫状体、视网膜及脉络膜所致，分外源性眼内炎和内源性眼内炎，儿童感染性眼内炎主要见于外伤。常因患儿表达能力差，发现不及时，导致严重后果。当患者玻璃体脓肿在瞳孔中呈现黄色反射，易和RB混淆，患者常出现眼红、眼痛、严重眼部刺激症状和眼睑水肿痉挛等。外伤史，分泌物和眼内液病原菌检查可鉴别诊断。

第三章

RB 治疗

RB治疗首要目标是保生命，在保证生命安全前提下，最大限度保存眼球和有用视力。治疗需多学科整合诊治（MDT to HIM）参与，包括眼科、儿科、介入科、放疗科、放射科、病理科，以及心理、康复等科。RB治疗方法包括化疗（经静脉化疗、经动脉化疗）、局部治疗（激光治疗、冷冻治疗、玻璃体注射化疗、经瞳孔热疗、前房注射化疗、眼周注射化疗和巩膜敷贴放疗）、放疗和手术治疗（经玻璃体肿瘤切除、眼球摘除、眼眶内容剜除）。

第一节 眼内期 RB 治疗

1 经静脉化疗（Intra-venous chemotherapy，IVC）

适于B期、C期、D期、E期患者减容化疗或眼球摘除术后辅助化疗。目前国际上最常用的是卡铂（Carboplatin），依托泊苷（Etoposide和长春新碱（Vincristine）三联整合用药，称为CEV方案。具体剂量：卡铂560mg/m^{2}静脉滴注，小于36个月龄病人，药量为每公斤体重18.6毫克，静脉滴注时间超过60分钟，每个化疗周期首日使用；依托泊苷150mg/m^{2}静脉滴注，小于36个月龄病人，药量为每公斤体重5毫克，静脉滴注时间60分钟，每个化疗周期首日和次日使用；长春新碱1.5 mg/m^2，小于36个月龄病人，药量为每公斤体重0.05毫克，最大剂量不超过2毫克，静脉滴注时间超过15分钟，每个化疗周期首日使用。每4周一个化疗周期，一般6个疗程。

2 经动脉介入化疗（Intra-arterial chemotherapy，IAC）

主要用于单眼进展期RB。双眼患者或单眼非进展期，提倡首先给予经静脉化疗。常用技术路径包括眼动脉超选择插管、颈内动脉球囊扩张和颈外动脉旁路插管等。药物主要包括美法仑、卡铂和拓扑替康，根据具体情况选择2-3种药物整合使用。美法伦每疗程用量≤0.5 mg/kg，单眼最大剂量不超过7.5 mg；卡铂每疗程用量20~60 mg；拓扑替康每疗程用量0.5~1.5 mg。对原发肿瘤，化疗周期常为2~4个周期，每周期间隔3~4周。

3 局部治疗

除A期和极少数B期患者，局部治疗作为单一治疗方法很难完全控制肿瘤，常作为化疗的辅助或补充治疗。

3.1 激光治疗

适用于后极部、赤道部直径或厚度<3mm的小肿瘤；视网膜表面、视网膜下或脉络膜种植；大肿瘤化疗后体积缩小的病灶。

治疗前充分散大瞳孔，通过头戴式间接眼底镜经瞳孔沿瘤周做2~3排激光，以三级光斑为宜，形成完整包围，切断肿瘤供养血管；或直接光凝肿瘤病灶，光斑反应为强白色的四级光斑为宜，2~4周后视光斑状态可重复激光治疗。红外激光和远红外激光因穿透性更强、受肿瘤色素影响较少，应用更广泛。激光烧灼肿瘤组织出现的光斑会阻碍激光对深层组织的穿透，因此治疗中激光能量开始不宜设置过高，避免即刻产生光斑。建议采用热疗模式，通过持续照射缓慢加热肿瘤组织，逐渐产生灰白色光斑反应，以达到更佳治疗效果。

3.2 冷冻治疗

适用于赤道部以前、周边视网膜尤其是锯齿缘附近直径或厚度<3mm的小肿瘤，对赤道后部、后极部肿瘤，可剪开球结膜将冷冻探头置于Tenon囊下间隙进行操作。

全麻下在双目间接检眼镜直视下或使用眼底照相机探头直接定位，用冷冻头把瘤体顶起开始冷冻，待冰球将肿瘤完全包裹后开始计时，至少持续30秒到1分钟，然后停止冷冻，迅速用生理盐水或灭菌用水滴在冷冻探头周围，使冰晶快速融化，完全解冻后如此反复冻融3次。2~4周后可重复治疗。

3.3 经瞳孔热疗（transpupillary thermotherapy，TTT）

适于肿瘤直径或厚度<3mm的小肿瘤；化疗后体积缩小的大肿瘤；位于后极部、赤道部的肿瘤；视网膜表面、视网膜下、脉络膜种植灶，该治疗对视力影响小，尤其适合黄斑部和视盘处的肿瘤。

常采用波长810 nm的半导体红外线激光，采用低强度，大光斑（2~3mm），长时间照射（5~30min）模式，根据肿瘤大小需调整治疗能量和时间，将肿瘤加热至灰白或表面微出血。治疗间隔时间为2~4周。

3.4 玻璃体腔注射化疗

适用于伴玻璃体腔种植而眼内原发病灶稳定的患者。

广泛玻璃体种植是RB的高危因素，预后差。由于玻璃体缺乏血管，药物能达到玻璃体的有效药物浓度低，药物生物利用度低。将药物直接注射至玻璃体腔，可有效提高药物浓度，增强疗效。

治疗前应排除玻璃体出血、炎症等非种植引起的玻璃体混浊，行UBM检查确定进针位置无实体肿瘤占位、视网膜脱离等。显微镜下或双目间接检眼镜下使用30G针在距离角膜缘2.0~3.5mm（不同年龄距离不同）进针，镜下见到针头位于玻璃体中心且不要接触实体肿瘤、玻璃体种植灶或脱离的视网膜，推注美法伦20~30ug；推药结束拔针前，用冷冻头在进针部位连续冻融3次，逐渐撤出穿刺针；用两把镊子轻轻向各个方向摇晃眼球，使药物在玻璃体腔分布均匀；涂抗生素眼膏，包眼。

3.5 前房注射化疗

前房种植在IIRC分期中属于E期，是高危因素之一。前房内难以达到有效药物浓度，前房中的瘤细胞在低氧环境下对放射不敏感，因此前房种植的治疗非常困难。近年来有学者尝试用前房注射化疗治疗前房种植并取得较好效果。

首先确定是RB引起的前房种植，而非其他原因如炎症、虹膜脱色素、其他类型肿瘤（虹膜囊肿、髓上皮瘤等），并经过其他保守治疗无效，才给予前房注射化疗。显微镜下使用30G针于透明角膜缘进针，在前房及虹膜根部推注美法伦3~15ug；拔针前用冷冻头在进针部位连续冻融3次，涂抗生素眼膏包眼。

3.6 眼周注射化疗

眼周注射化疗包括结膜下、筋膜下及球后注射化疗，主要是作为全身静脉化疗的辅助治疗，有时用来治疗肿瘤局部复发或肿瘤种植。主要适于双眼患者尤其是D、E期晚期患者；局部肿瘤复发或种植者。标记进针位置，消毒后使用27G针头将配制好的卡铂（14~20mg）或者拓扑替康（0.09~0.27 mg/kg）注入，拔出针头后，立即用棉棒压迫进针部位。

3.7 巩膜敷贴放疗

主要用于其他治疗方法保眼失败、残余有活性肿瘤或反复复发肿瘤。也可用于无玻璃体种植或局限玻璃体种植，并且种植距离肿瘤<2mm；距视盘或中央凹>3 mm的肿瘤。

计算好放射剂量，剪开球结膜，定位并标记肿瘤位置，预置板层巩膜缝线，植入带有放射活性的敷贴器，缝于巩膜表面，缝合结膜，1周左右取出敷贴器。

4 手术治疗

4.1 经玻璃体肿瘤切除术

适于其他保眼治疗无效，且具有保眼治疗适应证的患者，尤其是患眼为独眼。该手术方法要严格把握适应证，术中建议灌注美法伦，维持玻璃体腔有效药物浓度，术中尽量减少器械交换。术毕通道口结膜下注射美法伦，术后给予全身静脉化疗，降低局部蔓延或全身转移风险。

4.2 眼球摘除术

4.2.1 适应证

（1）存在临床高危因素的眼内肿瘤，如青光眼、眶蜂窝组织炎、眼内大量积血等，保留眼球增加播散转移风险。

（2）眼部增强 MRI 检查显示肿瘤很可能侵犯视神经、脉络膜、巩膜。

（4）眼内复发性肿瘤，其他保守治疗方法无效。

（5）屈光间质混浊无法进行眼底检查，经评估后转移风险较大。

4.2.2 手术注意事项

（1）剪断的视神经长度最好在 15 mm 以上，最短不少于 10 mm。

（2）Ⅰ期还是Ⅱ期植入眼座尚未达成共识。

（3）术后根据病理检查，如有病理高危因素，要行静脉化疗或联合放疗的整合治疗。

第二节　眼外期 RB 治疗

若肿瘤突破巩膜壁向眼外生长或肿瘤突破筛板侵犯视神经等，则为眼外期 RB。关于眼外期 RB 的治疗，目前国际上尚无统一方案，常需手术（眼眶内容部分或全部剜除术）、化疗（经静脉化疗、眶内注射化疗）和放疗（外放疗）相结合的整合治疗。

1　眼眶内容摘除术

适应证：肿瘤累及视神经眶内段、突破眼球浸润至眼眶周围组织。手术步骤如下。

（1）皮肤切开：如果肿瘤未侵犯眼睑，保留眼睑皮肤，自上睑睫毛上 2 mm 和下睑睫毛下 2 mm 切开眼睑皮肤。如果肿瘤累及到眼睑，则切除眼睑皮肤。沿眼轮匝肌后面向四周分离到眶缘位置，暴露骨膜，分离至眶尖。分离内侧时，注意勿使筛骨纸板破裂。

（2）眼眶内容摘除：眼眶内容充分游离后，沿骨壁伸入剪刀，剪断眶尖软组织，将眶内容摘除。

（3）将残留眶内软组织清理干净，上、下眼睑皮肤对端缝合，必要时游离植皮。术后根据组织病理学检查，确定是否进行化疗或放疗。

2　鞘内注射化疗

对于影像学或病理提示有视神经侵犯、视神经断端浸润、脑脊液播散等中枢神经系统侵犯的患者可行鞘内注射化疗。化疗用药主要是甲氨喋呤，阿糖胞苷和地塞米松。鞘内注射化疗为每个化疗周期首日（第1日），病理累及球后视神经患者，应连续治疗6~9次；病理侵及视神经断端、眼外期、中枢神经系统侵犯患者，一般不低于12次，药物具体用法用量见表11-3-1。

表11-3-1 RB鞘内注射化疗方案

年龄	甲氨蝶呤	阿糖胞苷	地塞米松
<12个月	5mg	12mg	2mg
12~24个月	7.5mg	15mg	2mg
2~3岁	10mg	25mg	5mg
≥3岁	12.5mg	35mg	5mg

3 放疗

RB对放疗敏感，但外放疗对于外观影响大，可能会诱发第二肿瘤，尤其是对于1岁以内接受放疗的患儿更为危险，因此放疗目前已不作为一线治疗方式。目前仅作为辅助或补充治疗，用于其他方法无效或肿瘤浸润至眼眶的患者。剂量常采用常规分割模式，总剂量水平在40~45Gy，同时应参考不同年龄患儿正常组织的耐受剂量。

第三节 转移期RB治疗

如只是淋巴结转移，可在治疗原发肿瘤的同时行淋巴结清扫手术，并辅以化疗和放疗（外放疗）。如经血液途径远处转移，则需行高剂量化疗和自体外周血造血干细胞移植治疗。

1 高剂量化疗

主要采用CEV、CE方案，剂量采用高剂量组。如果肿瘤缓解较慢，也可采用CTV、CV、CVD/CVP等方案。总疗程一般为48~52周。

1.1 CTV方案

卡铂、替尼泊苷和长春新碱三联整合用药，具体剂量：卡铂一日18.6mg/kg或560mg/m²（<10kg），600mg~700mg/m²（≥10kg），第1日（≥10kg可分2~3天给药），静脉滴注；替尼泊苷一日3~9mg/Kg（<10kg按3mg/kg，>10kg按9mg/kg）或230mg/m²（≥10kg），第1~2日（>10kg患儿可分2~3天给药），静脉滴注；长春新碱0.05mg/kg（<10kg）或1.5mg/m²（≥10kg，最大剂量2mg），第2日静脉推注或滴注。

1.2 CV方案

环磷酰胺、长春新碱二联整合用药，具体剂量：环磷酰胺65mg/kg，第1~2日静脉滴注（<10kg患儿可将总量分为4天静脉滴注），美司钠解救，60mg/kg（于环磷酰胺应用0、4、8h分3次小壶滴注）；长春新碱0.05mg/kg（<10kg）或1.5mg/m^2（≥10kg，最大剂量2mg）第1日静脉推注或滴注。可与CTV交替应用。

1.3 CVD/CVP方案

环磷酰胺、长春新碱和蒽环类药物三联整合用药，具体剂量：环磷酰胺65mg/kg（<10kg）或1.5g/m^2（≥10kg），第1日静脉滴注，美司钠解救，60mg/kg（于环磷酰胺应用0、4h、8h分3次小壶滴注），为降低毒副反应可将环磷酰胺分2~4天应用（美司钠解救剂量为每日每次360~420mg/m^2，于环磷酰胺0、4、8h入小壶滴注）。长春新碱0.05mg/kg（<10kg）或1.5mg/m^2（≥10kg，最大剂量2mg）第1日静脉推注或滴注。蒽环类药物：①多柔比星一日30mg/m^2（≥10kg）或1.2mg/m^2（<10kg），静脉滴注30分钟，第1日；②吡柔比星一日25mg/m^2（≥10kg）或1.0mg/m^2（<10kg），静脉滴注30分钟，第1日。用于高危组、复发RB患儿，每3周一个周期，与高剂量VEC方案交替应用。

2 自体外周血造血干细胞移植治疗

如果骨髓在基线检查时未受累，可在任何一个诱导化疗后进行采集。若有骨髓转移，应在骨髓微小残留转阴2个化疗疗程后进行。自体外周血造血干细胞移植预处理用药，主要方案如下。①CEC方案：卡铂每日250mg/m^2，第-8至-4日，静脉滴注；依托泊苷每日350mg/m^2，第-8至-4日，静脉滴注；环磷酰胺每日1.6g/m^2，第-7至-6日，静脉滴注。前期常规化疗中应用卡铂、足叶乙甙时效果不佳可应用以下预处理方案。②CTM方案：卡铂每日250mg/m^2，第-6至-4日，静脉滴注；塞替哌每日200mg/m^2，第-6至-4日，静脉滴注；马法兰每日160mg/m^2，第-3日，静脉滴注。③BM方案：白消安，每日3.2mg/m^2，第-6至-3日，静脉滴注或口服；马法兰每日120mg/m^2，第-3日，静脉滴注。停化学治疗24小时后应用粒细胞集落刺激因子，每日5ug/Kg，皮下注射或静脉滴注至中性粒细胞≥1.5×10^9/L。

第四章

随访

（1）保眼治疗的患者，3~4周复查1次，根据需要进行相应治疗，直至肿瘤退化为相对稳定状态（完全消退、完全钙化或部分钙化、瘢痕化）。稳定后建议第一年1~3个月复查1次，第二年建议3~6个月复查1次，三年以上6~12个月复查1次。若肿瘤复发或出现新肿瘤，应及时治疗，复查间隔应缩短至3~4周。期间要注意随诊全身情况，特别是颅脑、骨骼、软组织、皮肤、血液等器官有无第二肿瘤或三侧肿瘤出现。

（2）眼球摘除患者，根据有无高危因素确定复查间隔。有高危因素者按后续所需的治疗时间复查。无高危因素者，第一年间隔3个月复诊1次，第二年后6~12个月复查一次。眼摘的患儿因视野缺损，应加强对健眼或未摘除眼的保护，避免外伤。

（3）随访有RB家族史患者的兄弟姐妹和近亲。对患者后代也应随访。对散发患者家庭，有条件也按上述要求随访。

（4）建立大数据系统，更有效地进行统计和随访，随访不局限于眼睛，还要随访患者的身心发育、社会适应状态等。

（5）建立转诊、会诊中心，有利于及早确诊，更好地节省医疗资源，减轻患者负担，方便随访，提高我国整体RB诊治水平。

第五章

早期筛查、早期诊断和科普宣传

对有家族史的患者，产前可通过基因检测、B超、羊水穿刺（16周到24周之间）及早筛查。如可在产前确诊（最早在孕33周即可通过产科B超检查发现大的眼内肿瘤），可在孕36周提前生产并行肿瘤检查和治疗。如生后检查未发现肿瘤，也应定期随访，建议1岁以内2~3个月复查一次，之后可逐渐延长复查间隔时间，直到7~8岁。对无家族史患者，也应进行新生儿筛查眼底，及早发现眼内肿瘤和其他眼底疾病。另外，患儿的兄弟姐妹应尽早行眼底筛查。建议所有患者均行基因检测，尤其是患儿家长再次生育或患者生育前，并接受基因咨询。

早期筛查和早诊方法：①光灯照射下未出现红色眼底反光，而呈现白色；将电筒置于患儿正前方1 m处，同时观察双眼，发现瞳孔不等大、虹膜颜色不同、大角膜、白色瞳孔，需排除RB。②散大瞳孔检查眼底发现实性白色占位病变，需排除RB。③斜视患儿，需查眼底排除RB。④有些患者通过裂隙灯检查可发现前房或玻璃体内的RB。

第六章 关注患儿康复,提高生活质量

RB 患儿治疗结束后,要关注其康复(包括生长发育、视力和心理)以及生活质量。有些患儿可通过遮盖健眼和训练提高视力,要对患儿及家长行心理康复,监测患儿的生长发育。

参考文献

[1] Rushlow DE, Mol BM, Kennett JY, et al. 2013. Characterisation of retinoblastomas without RB1 mutations: genomic, gene expression, and clinical studies. Lancet oncol. 2013; 14 (4): 327–334.

[2] Zhang J, Benavente CA, McEvoy J, et al. A novel retinoblastoma therapy from genomic and epigenetic analyses. Nature. 2012; 481 (7381): 329–334.

[3] Raizis AM, Racher HM, Foucal A, et al. DNA hypermethylation/boundary control loss identified in retinoblastomas associated with genetic and epigenetic inactivation of the RB1 gene promoter. Epigenetics. 2020; 16 (9): 940–945.

[4] Chai P, Jia R, Jia R, et al. Dynamic chromosomal tuning of a novel GAU1 lncing driver at chr12p13.32 accelerates tumorigenesis. Nucleic Acids Res. 2018; 46 (12): 6041–6056.

[5] Chai P, Jia R, Li Y, et al. Regulation of epigenetic homeostasis in uveal melanoma and retinoblastoma. Prog Retin Eye Res. 2021; 1: 101030. doi: 10.1016/j.preteyeres.2021.101030. Online ahead of print.

[6] He X, Chai P, Li F, et al. A novel LncRNA transcript, RBAT1, accelerates tumorigenesis through interacting with HNRNPL and cis-activating E2F3. Mol Cancer. 2020; 19 (1): 115.

[7] Busch M, Grosse-Kreul J, Wirtz JJ, et al. Reduction of the tumorigenic potential of human retinoblastoma cell lines by TFF1 overexpression involves p53/caspase signaling and miR-18a regulation. Int J Cancer. 2017; 141 (3): 549–560.

[8] Dalgard CL, Van Quill KR, O'Brien JM. Evaluation of the in vitro and in vivo antitumor activity of histone deacetylase inhibitors for the therapy of retinoblastoma. Clin Cancer Res. 2008; 14 (10): 3113–3123.

[9] Khan M, Walter LL, Li Q, et al. Characterization and pharmacologic targeting of EZH2, a fetal retinal protein and epigenetic regulator, in human retinoblastoma. Lab. Invest. 2015; 95 (11): 1278–1290.

[10] Afshar AR, Pekmezci M, Bloomer MM, et al. Next-Generation Sequencing of Retinoblastoma Identifies Pathogenic Alterations beyond RB1 Inactivation That Correlate with Aggressive Histopathologic Features. Ophthalmology. 2020; 127 (6): 804–813.

[11] Linn MA. Intraocular retinoblastoma: the case for a new group classification. Ophthalmol Clin North Am. 2005; 18 (1): 41–53.

[12] Amin MB, Edge S, Greene F, et al. AJCC Cancer Staging Manual, 8 th ed. New York: Springer, 2017: 819–831.

[13] Wilson MW. Rodriguez—Gaiindo C, Haik BG, et al. Multiagent chemotherapy as neoadjuvant treatment for multifocal intraocular retinoblastoma. Ophthalmology 2001; 108: 2106—2114.

[14] Shields CL, Honavar SG, Meadows AT, et al. Chemoreduction plus focal therapy for retinoblastoma: factors predictive of need for treatment with external beam radiotherapy or enucleation. Am J Ophthalmol, 2002; 133: 657-664.

[15] Chuandi Zhou, Renbing Jia, Xianqun Fan, et al. Eye-Preserving Therapies for Advanced Retinoblastoma. A Multicenter Cohort of 1678 Patients in China.Opthalmology 2021. Article in press.

[16] Shichong Jia, Renbing Jia, Xianqun Fan et al. Comparison of Intra-Arterial Chemotherapy Efficacy Delivered Through the Ophthalmic Artery or External Carotid Artery in a Cohort of Retinoblastoma. Patients.Frontiers in Medicine. 2021; 8: 1–8.

[17] Min Zhou, Renbing Jia, Xianqun Fan et al. Risk factors for ophthalmic artery stenosis and occlusion in patients with retinoblastoma treated with intra-arterial Chemotherapy. Br J Ophthalmol 2021; 0: 1–6.

[18] Yamane T, Kaneko A, Mohri M. The technique of ophthalmic arterial infusion therapy for patients with intraocular retinoblastoma. Int J Clin Oncol .2004; (9): 69‐73.

[19] Munier FL, Soliman S, Moulin AP, et al. Profiling safety of intravitreal injections for retinoblastoma using an anti‐reflux procedure and sterilisation of the needle track. Br J Ophthalmol. 2012; 96 (8): 1084e‐1087.

[20] Shields CL, Lally SE, Manjandavida FP, et al. Diffuse anterior retinoblastoma with globe salvage and visual preservation in 3 consecutive cases. Ophthalmology. 2016; 123: 378‐384.

[21] Francis JH, Marr BP, Brodie SE, et al. Anterior ocular toxicity of intravitreous melphalan for retinoblastoma. JAMA Ophthalmol. 2015; 133: 1459-1463.

[22] Carcaboso AM, Bramuglia GF, Chantada GL, et al. Topotecan vitreous levels after periocular or intravenous delivery in rabbits: an alternative for retinoblastoma chemotherapy. Invest Ophthalmol Vis Sci. 2007; 48 (8): 3761-3767.

[23] Shields CL, Fulco EM, Arias JD, et al. Retinoblastoma frontiers with intravenous, intra-arterial, periocular, and intravitreal chemotherapy. Eye (Lond) . 2013; (2): 253-264.

[24] Abramson DH, Frank CM, Dunkel IJ. A phase I/II study of subconjunctival carboplatin for intraocular retinoblastoma. Ophthalmology. 1999; 106 (10): 1947-1950.

[25] Shields JA, Shields CL, DePotter P, et al. Plaque radiotherapy for residual or recurrent retinoblastoma in 91 cases. J Pediatr Ophthalmol Strabismus. 1994; 31: 242‐245.

[26] Shields CL, Honavar S, Shields JA, et al. Vitrectomy in eyes with unsuspected retinoblastoma. Ophthalmology.2000; 107 (12): 2250-2255.

[27] Amendola BE, Lamm FR, Markoe AM, et al. Radiotherapy of retinoblastoma. A review of 63 children treated with different irradiation techniques. Cancer. 1990; 66: 21-26.

[28] Shields CL, Shields JA. Retinoblastoma management: advances in enucleation, intravenous chemoreduction, and intra-arterial chemotherapy. Curr OpinOphthalmol. 2010; 21 (3): 203-212.

[29] Gallie BL, Zhao J, Vandezande K, et al: Global issues and opportunities for optimized retinoblastoma care. Pediatr Blood Cancer. 2007; 49: 1083-1090.

[30] 中华医学会眼科分会眼底病学组，中华医学会儿科分会眼科学组，中华医学会眼科分会眼整形眼眶病学组，中国视网膜母细胞瘤诊断和治疗指南（2019），中华眼科杂志，2019，10（55）：726-738.

[31] 樊代明. 整合肿瘤学·临床卷[M]. 北京：科学出版社，2021.

[32] 樊代明. 整合肿瘤学·基础卷[M]. 西安：世界图书出版西安有限公司，2021.

结膜黑色素瘤

名誉主编

樊代明

主　编

范先群　贾仁兵

编写秘书组

李一敏　李甬芸　贾世翀　朱田雨　石寒菡

通讯作者

范先群　贾仁兵

编　委（姓氏笔画排序）

卜战云	马晓莉	马晓萍	王大庆	王建仓
王　峰	王富华	王殿强	王　毅	王耀华
卢　苇	卢跃兵	卢　蓉	叶　娟	田彦杰
白　萍	乔丽珊	任彦新	刘小伟	刘历东
刘立民	刘　伟	刘洪雷	刘　荣	刘银萍
孙丰源	孙先桃	孙　红	安宁宇	朱国培
许育新	许诗琼	闫希冬	何为民	吴国海
吴　畏	吴　桐	宋　欣	张　伟	张伟敏
张诚玥	张　积	张艳飞	张　萌	张　靖
张　黎	张　燕	李一敏	李冬梅	李光宇
李凯军	李养军	李海燕	李　鸿	杜　伟
杨文慧	杨华胜	杨新吉	杨滨滨	汪朝阳
肖亦爽	辛向阳	邱晓荣	邵　庆	陆琳娜
陈　宏	陈志钧	陈琳琳	陈　辉	陈　樱
周吉超	季迅达	林　明	武　犁	罗　鑫
金　眉	柯　敏	赵月皎	赵　红	赵红姝
钟　蕾	项道满	项　楠	唐东润	唐　松
秦　伟	袁洪峰	贾力蕴	郭　庆	项晓琳
屠永芳	崔红光	梁建宏	章余兰	程金伟
蒋　雯	廖洪斐	熊　炜	谭　佳	薛尚才
魏文斌	魏　菁			

第一章

结膜黑色素瘤流行病学

结膜黑色素瘤（Conjunctival Melanoma，CM）起源于结膜上皮基底层的非典型黑色素细胞，占眼部肿瘤的2%、所有眼部黑色素瘤的5%~7%。欧美的流行病学数据较丰富，而国内甚至亚洲的相关数据匮乏，这与黄种人发病率相对白人较低有关。北美CM年平均发病率为0.32/百万人年。美国不同人种年龄调整后发病率分别为（每百万人年）黑人0.18、北美印第安人0.17、亚洲人0.15、西班牙裔0.33、非西班牙裔白人0.49。白人与黑人CM的发病率之比为2.6∶1，远低于葡萄膜黑色素瘤的18∶1和皮肤黑色素瘤的13∶1~26∶1，但与黏膜黑色素瘤2.2∶1~2.3∶1相近。欧洲的CM总发病率为0.46/百万人年，其中丹麦0.5/百万人年、芬兰0.51/百万人年，男女粗发病率相似，分别为0.48/百万人年和和0.46/百万人年。年龄标化发病率在挪威和荷兰最高，超过0.70/百万人年。法国、德国每年约有20例CM，而冰岛14年内只有1例CM。一项韩国国家癌症登记数据显示，该国发病率为0.12/百万人年。我国尚无发病率报道。CM的发病率呈上升趋势：在美国白人男性中，发病率27年内（1973-1999年）上升了295%，在60岁或以上年龄组中同样呈显著上升趋势；1960-2005年间，瑞典CM男性标化发病率从0.1/百万上升到0.74/百万（$P=0.001$），女性从0.06/百万上升到0.45/百万（$P=0.007$）；芬兰34年内CM发病率从0.4上升到0.8；丹麦的CM发病率在52年（1960-2012年）内亦呈上升趋势。

第二章 CM危险因素和需警惕的因素

第一节 危险因素

- 紫外线暴露史：长期日照下的户外工作，或人工紫外线暴露。
- 慢性病毒感染如HIV、HPV、HBV和HCV等。

第二节 需警惕的因素

- 黑色素瘤家族史。
- 结膜色素痣患者：短期内痣增大，破溃或周围有滋养血管。
- 结膜原发性获得性黑变病患者：短期内结膜黑斑增大、增多、破溃或黑斑周围有滋养血管。
- 无色素的结膜肿物患者：尤其白斑样或痣样外观。
- 年龄>60岁。

第三章

CM 诊断

第一节 CM临床表现

病灶多位于球结膜，处睑裂区者对外观影响明显，患者多能自照镜子时发现肿物。对平坦且无明显变化的病灶，可无明显自觉症状。若肿物高于结膜面，或出现明显增大、破溃、出血等现象，则可出现异物感、眼红、流血等不适。

CM多为继发，对原发病变是否恶性转变的判断非常重要。CM属黏膜黑色素瘤的一种，其他皮肤黏膜黑色素瘤的ABCDE法则可作为借鉴标准：A 非对称（asymmetry），色素斑的一半与另一半看起来不对称。B 边缘不规则（border irregularity），边缘不整或有切迹、锯齿等，不像正常色素痣具有光滑的圆形或椭圆形轮廓。C 颜色改变（color variation），正常色素痣通常为单色，而黑色素瘤主要表现为污浊的黑色，也可有褐、棕、棕黑、蓝、粉甚至白色等多种不同颜色。D 直径（diameter），色素痣直径 > 5mm 或色素痣明显长大时要注意，黑色素瘤通常比普通痣大，对直径 > 1 cm 的色素痣最好做活检评估。E 隆起（elevation），一些早期黑色素瘤，整个瘤体会有轻微隆起。

但ABCDE不够全面，因为CM多数起始于球结膜或睑缘，少数来自睑结膜。色素化程度不一，约25%可为无色素。不同于其他皮肤黏膜黑色素瘤，CM周围大多存在滋养血管（Feeding vessels）触之易出血，可作为恶性病变的标志性体征。此外，CM常呈结节样生长，可侵入眼球或眶内。

提示预后较差的临床特点有：肿物位于睑结膜，泪阜，或穹窿；向深层组织侵袭；厚度>2mm；累及睑缘；或出现混合细胞成分。出现这些情况更易发生局部或远处转移。

第二节 CM专科检查

包括眼前节光学相干断层成像（OCT），角膜共聚焦显微镜（IVCM），超声生物显微镜（UBM）。IVCM 及前节 OCT 对肿物内部及深部探查有优势，可用于评估血管、内囊肿、浸润深度和范围等情况，有助对肿块的良恶性作初步推断；UBM 则对肿瘤向深部组织侵袭（如球内）的范围观察有较大优势。

第三节　CM影像检查

影像学检查应根据当地实际情况和患者经济情况决定，必查项目包括区域淋巴结（耳前、颈部等）超声，胸部 CT，腹盆部超声、CT 或 MRI，全身骨扫描及头颅检查（CT 或 MRI）。经济情况好的患者可行全身 PET-CT 检查，特别是原发灶不明的患者。

第四节　CM病理检查

1　常用概念及释义

（1）派杰样播散（pagetoid spread）：黑色素细胞单个散在或呈巢状霰弹样分布于表皮全层。显著的派杰样播散一般见于皮肤黑色素瘤，黑色素细胞痣偶见局灶性、低位派杰样播散。

（2）水平生长期（radial growth phase）：皮肤黑色素瘤发展的早期阶段，肿瘤细胞局限于表皮内（即原位黑色素瘤），或已进入真皮乳头层，但瘤细胞以单个或小巢状存在，真皮内瘤巢小于表皮内瘤巢且无核分裂象。一般认为本期肿瘤性黑色素细胞不具真皮内成瘤性。

（3）垂直生长期（vertical growth phase）：皮肤黑色素瘤发展的中晚期阶段，瘤细胞进入真皮并向纵深发展，真皮内出现大于表皮内瘤巢的瘤细胞团，可见核分裂象。本期肿瘤性黑色素细胞具真皮内成瘤性。

（4）消退（regression）：黑色素瘤的消退包括临床消退和组织学消退，对临床和组织学消退的判断仍较困难，存在一定争议。组织学消退一般指机体对黑色素瘤的自主反应，包括淋巴细胞浸润、黑色素瘤细胞减少或消失、噬黑色素细胞反应、真皮纤维化和表皮萎缩等。而在 CM 中，组织学消退现象存在提示预后不佳。消退现象与肿瘤组织淋巴细胞浸润若同时存在，对患者预后不佳具有叠加效应。原因可能是黑色素瘤细胞存在高度异质性。一部分对免疫反应敏感的肿瘤细胞在免疫浸润后消退，留下另一部分具有免疫豁免的肿瘤细胞产生转移。因此这类患者转移后，往往肿瘤的恶性程度更高，对免疫检查点抑制治疗效果欠佳，导致转移率更高，生存率更低。

（5）微卫星转移（microsatellite metastases）：位于皮肤或皮下组织的显微镜下转移灶，邻近或位于皮肤黑色素瘤原发灶深部，与原发瘤不相连。AJCC黑色素瘤分期标准（第八版）中不做大小和距离要求。

（6）移行转移/中途转移（in-transit metastases）：位于皮肤黑色素瘤原发灶和区域淋巴结之间的皮肤和（或）皮下组织中，且与原发瘤间距超过2 cm的临床显性转移灶。

（7）外科切缘（surgical margin）：外科进行黑色素瘤切除术时，所测量的肿瘤距切缘的距离，而非肿瘤离体中性甲醛溶液固定后测量的距离，因为固定会引起标本皱缩，使测量数值小于实际数值。

（8）前哨淋巴结（sentinel lymph nodes）：肿瘤发生淋巴道转移的第一站淋巴结，最早用于黑色素瘤，不同部位的黑色素瘤有相对应的前哨淋巴结。对CM，前哨淋巴结活检的必要性仍存争议。

2 病理检查

（1）标本送检：所有临床怀疑黑色素瘤的病例，均应行病理学检查，以明确病变性质。标本需完整送检，如有病灶、切缘及淋巴结等多份标本，要分别盛装送检，并在病检申请单上说明；术者应提供病灶大小和特点（溃疡/结节斑）等临床信息及组织标本类型，并做好切缘标记。

（2）标本类型：CM原则上不建议部分切取活检，应尽量行病变完整切除活检，以全面评估，获得确切组织学诊断和厚度。如病灶范围过大，可考虑做地图样活检。有眶内扩散或已有远处转移需要确诊的，可考虑部分病灶部分切取活检，不建议穿刺活检。有条件行眶内容物剜除的应同期完整切除眼部病灶。

3 CM常见组织学类型

黑色素瘤细胞形态常为梭形细胞、上皮样细胞和（或）浆细胞样等，胞质嗜双染或嗜酸性，含有多少不等的色素，核仁明显，少数情况下可表现为小细胞或痣细胞样形态。胞质含有色素是CM诊断的重要线索，但当色素含量较少且分布不均匀时，需要多取材并全面观察仔细寻找线索。鉴别诊断主要包括：①其他恶性肿瘤，如低分化癌、肉瘤、淋巴瘤等，黑色素细胞分化标志物（SOX10、S-100蛋白、HMB45、Melan A等）可辅助诊断；②黏膜黑色素细胞痣，其鉴别原则与皮肤黑色素瘤与皮肤黑色素细胞痣的鉴别原则相似，包含组织结构异型性和细胞异型性，同时也必须密切联系临床；③皮肤黑色素瘤的黏膜转移，在黏膜表面上皮内单个黑色素瘤细胞雀斑样或小团巢样增生，提示黏膜原发可能性大，同时需密切结合病史。

4　组织病理学诊断原则

黑色素瘤的组织病理学诊断需结合以下信息整合判断：①临床信息及病变大体信息；②不同类型的黑色素瘤组织病理学诊断需依据各系统最新版WHO肿瘤分类中相关内容；③必要的免疫组化检查结果（见下文）；④必要的分子病理检查结果（见下文）。对诊断困难的病例，建议进行多学科整合诊治（MDT to HIM）讨论，必要时提请院际专科病理会诊。

5　病理学TNM分期

CM病理分期如下表，适用于肿物完整切除的标本，病理报告应尽可能提供pTNM分期相关指标。

表 12-3-1　AJCC对原发CM病理分期的定义（pT）

对原发CM病理分期的定义（pT）	
TX	原发肿瘤无法评估
T0	检测不到原发肿瘤
Tis	肿瘤局限于结膜上皮
T1	球结膜肿瘤
T1a	肿瘤侵犯固有层厚度<2mm
T1b	肿瘤侵犯固有层厚度>2mm
T2	非球结膜区的结膜肿瘤
T2a	肿瘤侵犯固有层厚度<2mm
T2b	肿瘤侵犯固有层厚度>2mm
T3	伴局部侵犯的任意大小肿瘤
T3a	眼球
T3b	眼睑
T3c	眼眶
T3d	鼻泪管，和/或泪囊，和/或鼻旁窦
T4	伴神经系统侵犯的任意大小肿瘤

6　免疫组化和荧光原位杂交检查

（1）黑色素细胞特征性免疫组化标志物：黑色素瘤的肿瘤细胞形态多样，尤其是无色素性病变，常需要与癌、肉瘤和淋巴瘤等多种肿瘤进行鉴别。常用的黑色素细胞特征性标志物包括SOX10、S-100蛋白、Melan A、HMB45、PNL2、Tyrosinase和MITF等。其中SOX10和S-100蛋白灵敏度最高，是黑色素瘤的筛选指标，但其特异度相对较差，一般不能单独用作黑色素瘤的确定指标。Melan A、HMB45、PNL2及Tyrosinase等特异度较高，但黑色素细胞肿瘤可出现异质性表达，且灵敏度不一，因此建议在需要进行鉴别诊断时可根据临床组织学特点同时选用2~3个上述标志物，再加上SOX10和（或）S-100蛋白，以提高黑色素瘤的检出率。在富含黑色素的肿瘤中，使用红色显色剂有助于更清晰地判断阳性着色。

（2）良恶性鉴别诊断辅助免疫组化标志物：目前黑色素细胞增生性疾病的良恶性鉴别主要依靠常规组织学诊断，免疫组化和基因检测有一定辅助鉴别价值，但需根据具体鉴别黑色素细胞瘤类型加以选择应用。一般而言，黑色素瘤Ki-67阳性指数和cyclin D1表达率都较高，且无随病变深度递减现象。HMB45在色素痣中以交界或浅表成分阳性为主，随病变深度递减或转为阴性，而黑色素瘤中深部肿瘤成分可呈阳性，表达模式常为弥漫或斑驳阳性。但需注意，在某些特殊类型色素细胞肿瘤，如蓝痣（包括细胞性蓝痣）、深部穿通性痣等中，HMB45也可表现为从表浅至深部的弥漫阳性。p16有一定鉴别意义，在良性色素痣中常表现为阳性，在恶性黑色素瘤中可呈阴性，当p16阴性时，可进一步行荧光原位杂交检测以确认是否有CDKN2A基因的纯合缺失。PHH3免疫组化检测有助于核分裂计数。

（3）荧光原位杂交（FISH）检查：包括四色经典探针CCND1、RREB1、MYB和第6号染色体着丝粒，以及补充双色探针MYC和CDKN2A，作为皮肤色素细胞肿瘤良恶性鉴别的一种辅助手段，具有较好的灵敏度和特异度，推荐在良恶性鉴别诊断困难的病例中选择性使用。四色FISH检测中RREB1拷贝数增加为最敏感指标，其次为CCND1拷贝数增加。补充双色探针进一步增强了FISH检测的灵敏度，同时有助于辨识多倍体所导致的假阳性（部分Spitz痣可出现多倍体，导致FISH判读结果的假阳性）。但多位点FISH检测亦有一定局限性，需在有一定经验和资质的实验室开展，由有经验的技师进行实验操作。鉴于黑色素瘤细胞形态的多样性和组织结构的复杂性，FISH检测判读时需准确定位HE形态下的可疑肿瘤区域，需由同时具备FISH观察经验和皮肤组织病理学基础的医师，紧密结合临床信息和组织学特点加以正确判读。对色素较多的病例，应选择肿瘤中色素相对较少、荧光信号可辨别的区域进行观察。

7 基因检测和分子分型

对黑色素瘤进行分子检测可指导临床治疗及判断预后。目前成熟的分子靶点包括BRAF、C-KIT和NRAS，简要介绍如下：

（1）BRAF：BRAF基因突变是目前皮肤黑色素瘤中最常见的突变形式，发生于40%~60%的皮肤黑色素瘤。目前研究发现，国人有30%的CM具有BRAF突变，常发生于较年轻的患者，发生部位多为低度慢性日光损伤部位，最常见的组织学类型为表浅播散型或结节型黑色素瘤。BRAF突变为黑色素细胞瘤发生的早期事件，在良性黑色素细胞痣，尤其是后天获得性痣中的突变率也很高，因此BRAF突变对于常见类型色素细胞肿瘤良恶性的鉴别价值有限。BRAF突变的黑色素瘤生物学行为更具侵袭性，预后更差，且易发生脑转移。临床试验证据表明，BRAF V600突变的黑色素瘤对BRAF和MEK抑制剂敏感，对于具有BRAF V600突变的晚期黑色素瘤患者，应用BRAF抑制剂治疗或联合应用BRAF与MEK抑制剂治疗，能极大提高生存率。因此，对黑色素瘤行BRAF分子检测具有重要临床意义。

BRAF分子检测适应证：①临床3期（含）以上肿瘤；②对可切除的1、2期病变。原位黑色素瘤鉴于预后较好，不建议检测。文献报道，在同一患者的原发瘤和转移瘤之间、多个转移瘤之间，甚至同一转移瘤内，都可能存在BRAF突变的异质性，因此，在已获取组织的情况下，对原发瘤和转移瘤、不同转移瘤应同时进行BRAF突变检测，整合分析各种情形下的BRAF基因状态，对治疗决策有一定指导意义。

BRAF突变常用检测方法：①VE1免疫组化法；②Sanger测序；③二代测序；④即时荧光PCR（RT-PCR）。在实际工作中，不同检测单位可根据自己实验室的条件及检测需求选择合适的方法，并进行临床检测前性能验证。

（2）C-KIT：C-KIT基因突变也是黑色素瘤较常见的突变形式，尤其是在我国常见的肢端型和黏膜型黑色素瘤中多见。我国人群黑色素瘤C-KIT基因突变率约为10.8%，其预后比C-KIT野生型患者的预后更差。对具有C-KIT突变的黑色素瘤患者进行伊马替尼靶向治疗，能显著改善预后。因此，在中国黑色素瘤患者中，尤其是黏膜型和肢端型黑色素瘤患者，进行C-KIT突变检测具有非常重要的临床意义。

（3）NRAS：15%~30%的皮肤黑色素瘤发生NRAS突变。文献报道NRAS突变的黑色素瘤患者的预后差，且MEK抑制剂对部分NRAS突变的黑色素瘤有效。因此，在黑色素瘤患者中进行NRAS基因检测也有重要意义。

（4）FAT4：17.4%的CM存在FAT4突变。FAT4突变位于同一外显子相邻区域，分别为FAT4 E1907K，FAT4 E2511K，FAT4 P2547S及FAT4 S3071F。初步研究表明，FAT4突变存在致病性，与远处转移相关。

第五节　CM临床分期分级

目前最广泛采用的是2017年AJCC制订的第8版TNM分期系统。该系统根据癌症的累及范围，包括侵犯的结膜象限数，肿物位置，及侵袭特点定义CM的TNM分期（表12-3-2）。病理分型（表12-3-1）则依据肿物位置，固有层中的厚度，及侵袭特点确定。

表12-3-2　AJCC第八版对CM临床（c）TNM分期的定义

对原发临床肿瘤分期的定义（T）	
TX	原发肿瘤无法评估
T0	检测不到原发肿瘤

T1	球结膜肿瘤	
T1a	<1个象限	
T1b	>1个但<2个象限	
T1c	>2个但<3个象限	
T1d	>3个象限	
T2	非球结膜区的结膜肿瘤（包括穹窿，睑，睑板，泪阜）	
T2a	非泪阜区肿瘤，且<1个象限的非球结膜区结膜肿瘤	
T2b	非泪阜区肿瘤，且>1个象限的非球结膜区结膜肿瘤	
T2c	泪阜区肿瘤，且<1个象限的非球结膜区结膜肿瘤	
T2d	泪阜区肿瘤，且>1个象限的非球结膜区结膜肿瘤	
T3	伴局部侵犯的任意大小肿瘤	
T3a	眼球	
T3b	眼睑	
T3c	眼眶	
T3d	鼻泪管，和/或泪囊，和/或鼻旁窦	
T4	伴神经系统侵犯的任意大小肿瘤	
对局部淋巴结分期的定义（N）		
NX	局部淋巴结无法评估	
N0	未见局部淋巴结转移	
N1	可见局部淋巴结转移	
对远处器官转移分期的定义（M）		
M0	未见远处器官转移	
M1	可见远处器官转移	

第四章

局限性 CM 治疗

第一节 手术治疗

1 cT1 期 CM

（1）原发灶切除：对球结膜及可能累及的角膜病灶，目前推荐的主要治疗方法是"零接触"手术切除病灶，联合术中切缘"二次冷冻"治疗，术中快速病理检测确诊黑色素瘤后，应将肿物边界周围4mm范围内未受累组织，及肿物深层紧密相连的薄层巩膜组织瓣一并切除，同时将切缘送病理检测，直至结果完全为阴性。切除前及切除后，各行一次结膜切缘冷冻治疗。角巩膜创面需用无水酒精或化疗药稀释浸泡（如MMC、5FU等）。

（2）创面修复：病灶切除后，若创面较小，可常规修剪缝合结膜，使其愈合。对较大面积的缺损，需酌情考虑联合自体角膜缘干细胞移植、羊膜移植、唇黏膜移植术，或板层角膜缘移植。对睑裂区累及角膜缘的病灶，角膜深度未达1/2可选择自体角膜缘干细胞移植。若超过1/2深度的角膜缘切除，则建议行板层角膜缘移植，防止角膜缘穿孔或假性胬肉等并发症。羊膜覆盖适用于各种面积或结膜部位的缺损，可促进上皮再生并减轻术后炎症反应。羊膜植片可略大于覆盖的缺损区，用8-0或更细的可吸收线，或10-0不可吸收线缝合固定；或用生物组织胶水替代缝线，黏附并稳定植片，由此可避免拆线及线结引起的刺激反应。面积特别大的缺损，例如超过1/2面积的球结膜，可采用唇黏膜移植。各类修补方法可单用，也可视缺损情况联合运用。

2 cT2 期 CM

（1）原发灶切除：对球结膜及可能累及的角膜病灶，参考"cT1期CM"的手术治疗。cT2期CM累及泪阜、睑结膜、穹窿结膜或睑板等，皆应完整切除，术中遵循

"零接触"原则,切缘送术中快速病理确认无肿瘤细胞为止。

(2)创面修复:若未切除睑板,修补方法参考"cT1期CM"的创面修复。切除睑板者,视缺损的长度及宽度,酌情选择睑板结膜瓣移植、骨膜瓣转移、硬腭移植、脱细胞真皮材料等修补创面。

第二节 术中或术后辅助治疗

为外科手术治疗的各种术中或术后的补充治疗,主要目的是降低患者复发、转移的风险。对CM最常用的为局部化疗,可替代部分手术治疗。其他辅助治疗手段如靶向治疗,放疗等,治疗皮肤黑色素瘤的效果明确,但对CM的治疗,目前只有一些国外及少量国人的应用经验,尚缺乏大样本多中心证据。

1 冷冻治疗

冷冻疗法的工作原理是冷冻细胞,并由于微血管系统的破坏而产生缺血。研究证实冷冻在预防肿瘤复发方面优于单纯手术切除。对CM,仅接受单纯切除治疗的患者中有52%出现局部复发,而最初接受切除联合冷冻治疗的患者中,复发率为18%。

2 局部化疗

局部化疗被用于CM的辅助治疗,可直接作用于整个眼表区域,便于多次使用,极大程度避免了全身化疗的副作用。当肿瘤边缘不清,有弥漫性或多灶性病变或角膜弥漫性病变,完全切除会损害角膜缘干细胞功能时,局部化疗是一个很好选择。丝裂霉素C(MMC)和5-氟尿嘧啶(5-FU)是常用的化疗药物。多项研究已证实MMC用于局部化疗的效果。原发灶切除后局部辅助化疗与单纯手术的完全缓解率相似,而使用MMC可降低复发率与转移率。

干扰素-α2β(IFN-α2β)是一种细胞因子免疫调节剂,已较多用于结膜鳞状细胞癌等疾病。有证据表明黑色素瘤有干扰素受体,因此IFN-α2β可直接通过细胞毒机制起作用。此外,IFN-α2β可通过上调MHC-I的表达间接起作用,从而增强细胞毒性CD8 T细胞、自然杀伤细胞和巨噬细胞的活性。一些病例系列表明,当切缘是原发性获得性黑色素沉着症伴非典型性或完全阴性时,辅助性IFN-α2β可带来长期缓解。

第五章

局部浸润或局部转移性 CM 治疗

第一节 手术治疗

1　cT3 期 CM

（1）原发灶切除：若侵入球内或眶内，可考虑行眼球摘除或眶内容物剜除术，以完全扩大切除原发灶为标准。累及鼻泪管、泪囊，或鼻旁窦者，亦应完整切除受累区域，必要时扩大切除浸润的骨质。术中应遵循"零接触"原则。

（2）创面修复：眶内容物剜除后，创面相对平整、软组织及皮肤缺损不多者，可游离皮片植皮；因骨质缺失导致创面凹凸不平，或鼻旁窦切除后窦腔暴露时，应行游离皮瓣移植手术，目前常用股前外侧游离皮瓣或前臂皮瓣。

2　cT4 期 CM

（1）原发灶处理：作为症状严重患者的对症治疗，全身情况尚可，能承受手术治疗的患者，可考虑行眼球摘除或眶内容物剜除术，以完全扩大切除原发灶为标准。对于全身情况差，无法承受手术的患者，不强求手术切除原发灶，以全身支持治疗及其他辅助治疗为主要手段。

（2）创面修复：对能承受手术，已行原发灶部分或扩大切除后，视创面情况作修补，可参考"cT3 期 CM"的手术治疗

第二节 二期整复治疗

对已行眼球摘除术的患者，可适时考虑二期义眼座植入及义眼片佩戴。对已行

眶内容剜除术者，待黑色素瘤状态稳定后，可考虑赝附体等美容性假体定制佩戴，尽可能提高生活质量及最大可能恢复部分社会能力，可有效缓解患者及家属的精神负担。

第三节 区域性淋巴结清扫

1 根治性淋巴结清扫

B超提示腮腺或颈部淋巴结最长直径>15mm，淋巴门结构欠清，结合颈部增强CT发现淋巴结环形强化，中央见液性暗区，以及PET-CT局部淋巴结糖代谢明显升高者，建议原发灶切除同时行颈淋巴结清扫及病理检查，条件欠佳的单位，也应于原发灶切除后尽量在短时间内安排患者至有条件单位行区域性淋巴结清除治疗。

2 预防性淋巴结清扫

部分有条件的单位已尝试开展预防性颈淋巴结清扫，但对应的CM分期分级指征尚未达成统一共识。

第四节 辅助治疗

1 靶向治疗

（1）维莫非尼（vemurafenib）：是目前唯一获得国家药品监督管理总局批准治疗晚期BRAF-V600E突变的黑色素瘤的分子靶向药物。多项国际多中心Ⅲ期临床试验和国内研究均充分证明了维莫非尼对皮肤黏膜黑色素瘤具有明显的生存获益。常规推荐用法为960 mg，口服、每日两次，应用时需注意对肝功能的影响。最常见的不良反应为光过敏、肌肉关节疼痛、腹泻、手足综合征、皮疹以及高血压等。

（2）免疫治疗：目前获得美国FDA批准的免疫治疗药物包括PD-1抗体/CTLA-4抗体和IL-2。上述药物能显著延长晚期皮肤黑色素瘤患者的生存时间。对中国黏膜型为主的黑色素瘤，尤其是CM，上述治疗的价值尚待评估。

2 放疗

通常认为黑色素瘤对放疗不敏感，但是对术后切缘阳性、手术安全边缘不够或淋巴结转移清扫术后的患者，放疗仍是一种有效的术后辅助治疗手段，可以提高局部控制率。对于有远处转移的患者，也可采用放疗进行姑息治疗。

放疗主要分为近距离照射和外照射，前者使用较多。在CM治疗中，近距离放疗可使用包含源的可拆卸敷贴器（即巩膜表面敷贴器）将放射源直接放置在肿瘤表面，并在原发肿瘤切除且伤口愈合后进行，放射源常选用锶90（Sr-90），钌106（Ru-106）或碘125（I-125），各单位可根据实际条件选择。外照射疗法则常用于高危、位置不佳的肿瘤，可作为广泛手术或眶内容物剜除术的姑息替代方案。

3 对症支持治疗

适度康复运动可增强机体免疫功能。另外，应加强对症支持治疗，包括在晚期黑色素瘤患者中的积极镇痛、纠正贫血、纠正低白蛋白血症、加强营养支持，控制合并糖尿病患者的血糖，处理胸腹水、黄疸等伴随症状。

对晚期黑色素瘤患者，应理解患者及家属的心态，采取积极措施调整相应状态，把消极心理转化为积极心理，通过舒缓疗护增强安全感、舒适感，从而减少抑郁与焦虑。

第六章 局部复发或转移的治疗

对局部复发，手术仍是最主要疗法，局部化疗及术后辅助治疗策略可参考局部初发病灶的治疗。局部淋巴结转移的治疗请参考前述方案。远处转移治疗请参考下章。

第七章

远处转移的治疗

晚期黑色素瘤远处转移最常见于肝、脑等脏器。约50%~80%出现肝转移，其中来源于结膜、脉络膜、鼻腔及直肠等黏膜黑色素瘤，更易出现肝转移。由于全身化疗效果差，一旦出现肝转移，治疗机会非常有限，预后极差，积极治疗情况下中位生存期约为2~6个月，一年生存率13%。肝转移病灶进展程度常决定患者的生存期，其对生存影响重大，意义甚至超过原发灶或其他脏器转移。脑转移发生率为8%~46%，为黑色素瘤发展的终末阶段，病情进展迅速，常为致死的主要原因。

目前关于CM的远处转移治疗尚无统一共识，可参考选择的治疗方案有靶向治疗、免疫治疗、抗VEGF治疗等。BRAF检测阳性的患者可选择双靶向，即BRAF+MEK抑制剂治疗。BRAF检测阴性者可选择免疫检查点抑制剂+抗VEGF治疗。若以上药物应用1~2个周期后无明显缩瘤或出现瘤体增长，一般超过10%两次，或一次超过20%，可改用其他方案治疗。即双靶向改用免疫治疗，或免疫治疗改全身化疗。

第八章

CM 多学科整合诊治

第一节 MDT to HIM 设置

CM 的 MDT to HIM 科室包括眼科、皮肤科、神经外科、耳鼻喉科、化疗科、放疗科、诊断科室（病理科、影像科、超声科、核医学科等）、护理部、心理学专家、营养支持及社会工作者（临终关怀）等。

第二节 MDT 人员组成及资质

1 医学领域成员（核心成员）

眼外科医师 2 名、化疗科 1 名、放射诊断 1 名、病理科 2 名、其他专业医师若干名（根据 MDT to HIM 需要加入，如皮肤科、神经外科、耳鼻喉科、口腔外科、头颈外科等），所有参与 MDT to HIM 讨论的医师应具有副高级以上职称，有独立诊断和治疗能力，并有一定学识和学术水平。

2 相关领域成员（扩张成员）

临床护师 1~2 名和协调员 1~2 名。所有 MDT to HIM 参与人员应进行相应职能分配，包括牵头人、讨论专家和协调员等

第九章

CM的康复及随访策略

第一节 总体目标

常年定期规范随访，防止复发或转移，延长生存期，提升生活质量。随访应按照个体化和肿瘤分期原则，为患者制定个体化、人性化的随访或监测方案。

第二节 随访手段

1 局部检查

每年定期行全面眼部检查，包括视力、眼压、视野、裂隙灯、AS-OCT、UBM、B超、眼部影像学检查等。其中，眼前段照相、颈部淋巴结触诊和B超、腹部B超，前三年每三月一次，三年后每半年一次。若B超或出诊发现颈部淋巴结可疑阳性，进一步行颈部增强CT排查转移。腹部B超若发现远处器官阳性，则肝脏进一步行增强MRI明确，其余器官行上腹部、下腹部CT平扫明确。

2 全身检查

定期全身体检监测肿瘤转移或及时发现第二肿瘤。可考虑每年1-2次全身体检，包括且不限于胸腹部透摄，脑部MRI，血液检查（如肝肾功能等），及胸/腹部CT等。其中，胸部CT平扫、头颅MRI建议每半年一次。单位条件及患者经济条件允许时，可于必要时行PET-CT检查，排查罕见部位转移。

3 其他指标

一些生物标志物的监测有助及早发现转移或复发迹象，但目前CM暂无特异性肿瘤标志物。

第三节 常见问题处理

定期随访能及时发现复发或转移病灶，进行针对性早期干预，以提高疗效。对复发转移，要及时按晚期肿瘤治疗原则积极处理。

对放化疗出现的常见全身反应，首先在治疗前向患者充分告知，使其具有心理准备，及早发现，尽早采取措施。因放化疗方案不同，及患者个体差异，副反应的轻重缓急不完全相同，但总的应对原则及方案是类似的，且通过积极处理，大部分可控可缓。而且绝大多数肿瘤内科医生均已熟练掌握了预防和处理化疗不良反应的技术。如化疗期间出现恶心、呕吐、食欲下降等胃肠道反应，就要少量多餐，饮食宜清淡、易消化，避免辛辣刺激、油腻食物，同时营养要充足，合理膳食搭配，要确保蛋白质、维生素、能量的摄入。又如化疗期间出现白细胞降低、血小板降低、贫血等血液学毒性，临床上已经有成熟的升白细胞、升血小板、补血等治疗措施，就要定期复查血常规，及时处理。

对眼局部的常见治疗副反应或并发症，需眼科医生在随访及治疗期间认真仔细检查，及时发现并作相应处理，若危及视力，应及时与相关放化疗医师沟通，在不影响治疗效果的前提下，可考虑适当调整治疗方案或换用药物。常见并发症包括，眼表损伤，角膜缘干细胞缺损，并发性白内障，泪点闭锁，泪道阻塞，眶周放射性皮炎，眼压升高，眼部非特异性炎症等。

参考文献

[1] Pearson, G., et al., Mitogen-activated protein (MAP) kinase pathways: regulation and physiological functions. Endocr Rev, 2001. 22 (2): p. 153-83.

[2] Munoz-Couselo, E., et al., NRAS-mutant melanoma: current challenges and future prospect. Onco Targets Ther, 2017. 10: p. 3941-3947.

[3] Spendlove, H.E., et al., BRAF mutations are detectable in conjunctival but not uveal melanomas. Melanoma Res, 2004. 14 (6): p. 449-52.

[4] Lake, S.L., et al., Multiplex ligation-dependent probe amplification of conjunctival melanoma reveals common BRAF V600E gene mutation and gene copy number changes. Invest Ophthalmol Vis Sci, 2011. 52 (8): p. 5598-604.

[5] Goldenberg-Cohen, N., et al., T1799A BRAF mutations in conjunctival melanocytic lesions. Invest Ophthalmol Vis Sci, 2005. 46 (9): p. 3027-30.

[6] Gear, H., et al., BRAF mutations in conjunctival melanoma. Invest Ophthalmol Vis Sci, 2004. 45 (8): p. 2484-8.

[7] Griewank, K.G., et al., Conjunctival melanomas harbor BRAF and NRAS mutations and copy number changes similar to cutaneous and mucosal melanomas. Clin Cancer Res, 2013. 19 (12): p. 3143-52.

[8] Scholz, S.L., et al., NF1 mutations in conjunctival melanoma. Br J Cancer, 2018. 118 (9): p. 1243-1247.

[9] Maldonado, J.L., et al., Determinants of BRAF mutations in primary melanomas. J Natl Cancer Inst, 2003. 95 (24): p. 1878-90.

[10] Goydos, J.S., et al., Detection of B-RAF and N-RAS mutations in human melanoma. J Am Coll Surg, 2005. 200 (3): p. 362-70.

[11] Long, G.V., et al., Prognostic and clinicopathologic associations of oncogenic BRAF in metastatic melanoma. J Clin Oncol, 2011. 29 (10): p. 1239-46.

[12] Sosman, J.A., et al., Survival in BRAF V600-mutant advanced melanoma treated with vemurafenib. N Engl J Med, 2012. 366 (8): p. 707-14.

[13] Postow, M.A., et al., Ipilimumab for patients with advanced mucosal melanoma. Oncologist, 2013. 18 (6): p. 726-32.

[14] Zebary, A., et al., KIT, NRAS and BRAF mutations in sinonasal mucosal melanoma: a study of 56 cases. Br J Cancer, 2013. 109 (3): p. 559-64.

[15] Omholt, K., et al., KIT pathway alterations in mucosal melanomas of the vulva and other sites. Clin Cancer Res, 2011. 17 (12): p. 3933-42.

[16] Curtin, J.A., et al., Somatic activation of KIT in distinct subtypes of melanoma. J Clin Oncol, 2006. 24 (26): p. 4340-6.

[17] Curtin, J.A., et al., Distinct sets of genetic alterations in melanoma. N Engl J Med, 2005. 353 (20): p. 2135-47.

[18] Krauthammer, M., et al., Exome sequencing identifies recurrent mutations in NF1 and RASopathy genes in sun-exposed melanomas. Nat Genet, 2015. 47 (9): p. 996-1002.

[19] Hodis, E., et al., A landscape of driver mutations in melanoma. Cell, 2012. 150 (2): p. 251-63.

[20] Meier, F., et al., The RAS/RAF/MEK/ERK and PI3K/AKT signaling pathways present molecular targets for the effective treatment of advanced melanoma. Front Biosci, 2005. 10: p. 2986-3001.

[21] Cosgarea, I., et al., Targeted next generation sequencing of mucosal melanomas identifies frequent NF1 and RAS mutations. Oncotarget, 2017. 8 (25): p. 40683-40692.

[22] Garrido, M.C. and B.C. Bastian, KIT as a therapeutic target in melanoma. J Invest Dermatol, 2010.

130（1）：p. 20-7.

[23] Beadling, C., et al., KIT gene mutations and copy number in melanoma subtypes. Clin Cancer Res, 2008. 14（21）：p. 6821-8.

[24] Wallander, M.L., et al., KIT mutations in ocular melanoma: frequency and anatomic distribution. Mod Pathol, 2011. 24（8）：p. 1031-5.

[25] Zhou, R., et al., Analysis of Mucosal Melanoma Whole-Genome Landscapes Reveals Clinically Relevant Genomic Aberrations. Clin Cancer Res, 2019. 25（12）：p. 3548-3560.

[26] Kiuru, M. and K.J. Busam, The NF1 gene in tumor syndromes and melanoma. Lab Invest, 2017. 97（2）：p. 146-157.

[27] Rivolta, C., et al., UV light signature in conjunctival melanoma: not only skin should be protected from solar radiation. J Hum Genet, 2016. 61（4）：p. 361-2.

[28] Furney, S.J., et al., Genome sequencing of mucosal melanomas reveals that they are driven by distinct mechanisms from cutaneous melanoma. J Pathol, 2013. 230（3）：p. 261-9.

[29] Thompson, J.F., et al., Prognostic significance of mitotic rate in localized primary cutaneous melanoma: an analysis of patients in the multi-institutional American Joint Committee on Cancer melanoma staging database. J Clin Oncol, 2011. 29（16）：p. 2199-205.

[30] Azzola, M.F., et al., Tumor mitotic rate is a more powerful prognostic indicator than ulceration in patients with primary cutaneous melanoma: an analysis of 3661 patients from a single center. Cancer, 2003. 97（6）：p. 1488-98.

[31] Francken, A.B., et al., The prognostic importance of tumor mitotic rate confirmed in 1317 patients with primary cutaneous melanoma and long follow-up. Ann Surg Oncol, 2004. 11（4）：p. 426-33.

[32] Harrist, T.J., et al., "Microscopic satellites" are more highly associated with regional lymph node metastases than is primary melanoma thickness. Cancer, 1984. 53（10）：p. 2183-7.

[33] Cancer Genome Atlas, N., Genomic Classification of Cutaneous Melanoma. Cell, 2015. 161（7）：p. 1681-96.

[34] Si, L., et al., Prevalence of BRAF V600E mutation in Chinese melanoma patients: large scale analysis of BRAF and NRAS mutations in a 432-case cohort. Eur J Cancer, 2012. 48（1）：p. 94-100.

[35] Leboit PE, Burg G, Weedon D, et al.皮肤肿瘤病理学和遗传[M].廖松林，薛卫成，柳剑英，译.北京：人民卫生出版社，2006.

[36] RiberoS, MoscarellaE, FerraraG, et al. Regression in cutaneous melanoma: a comprehensive review from diagnosis to prognosis[J]. J Eur Acad Dermatol Venereol, 2016, 30（12）：2030-2037.

[37] GardnerLJ, StrunckJL, WuYP, et al. Current controversies in early-stage melanoma: questions on incidence, screening, and histologic regression[J]. J Am Acad Dermatol, 2019, 80（1）：1-12.

[38] 中国抗癌协会肉瘤专业委员会软组织肉瘤及恶性黑色素瘤学组.皮肤和肢端恶性黑色素瘤的外科治疗规范中国专家共识1.0[J].中华肿瘤杂志，2020，42（2）：81-93.

[39] LevitEK, KagenMH, ScherRK, et al. The ABC rule for clinical detection of subungual melanoma[J]. J Am Acad Dermatol, 2000, 42（2Pt 1）：269-274.

[40] 《中国黑色素瘤规范化病理诊断专家共识（2017版）》编写组.中国黑色素瘤规范化病理诊断专家共识（2017版）.中华病理学杂志，2018，47（1）：7-13.

[41] 任敏，孔蕴毅，蔡旭，等.前哨淋巴结活检在皮肤恶性黑色素瘤中的应用[J].中华病理学杂志，2018，47（5）：360-365.

[42] MedinaCA, BiscottiCV, SinghN, et al. Diagnostic cytologic features of uveal melanoma[J]. Ophthalmology, 2015, 122（8）：1580-1584.

[43] DamatoB, CouplandSE. A reappraisal of the significance of largest basal diameter of posterior uveal melanoma[J]. Eye（Lond），2009, 23（12）：2152-2160; quiz 2161-2162.

[44] MäkitieT, SummanenP, TarkkanenA, et al. Microvascular density in predicting survival of patients

with choroidal and ciliary body melanoma[J]. Invest Ophthalmol Vis Sci, 1999, 40 (11): 2471-2480.

[45] RaghavanSS, PeternelS, MullyTW, et al. Spitz melanoma is a distinct subset of spitzoid melanoma [J]. Mod Pathol, 2020, 33 (6): 1122-1134.

[46] 任静, 任敏, 孔蕴毅, 等. 间变性淋巴瘤激酶阳性的Spitz肿瘤临床病理学特征及预后[J]. 中华病理学杂志, 2019, 48 (3): 215-219.

[47] GershenwaldJE, ScolyerRA, HESSRH, et al. Melanoma of the skin[M]//AminMB. AJCC Cancer Staging Manual.8th ed. Chicago: Springer Nature, 2017: 563-585.

[48] SunQ, SunH, WuN, et al. Prognostic significance of tumor-infiltrating lymphocyte grade in melanoma: a meta-analysis[J]. Dermatology, 2020, 236 (6): 481-492.

[49] LeeN, ZakkaLR, MihmMC, et al. Tumour-infiltrating lymphocytes in melanoma prognosis and cancer immunotherapy[J]. Pathology, 2016, 48 (2): 177-187.

[50] NěmejcováK, TicháI, BártůM, et al. Comparison of five different scoring methods in the evaluation of inflammatory infiltration (tumor-infiltrating lymphocytes) in superficial spreading and nodular melanoma[J]. Pigment Cell Melanoma Res, 2019, 32 (3): 412-423.

[51] GimottyPA, ElderDE, FrakerDL, et al. Identification of high-risk patients among those diagnosed with thin cutaneous melanomas[J]. J Clin Oncol, 2007, 25 (9): 1129-1134.

[52] Lydiatt WM, Brandwein-Gensler M, Kraus DH, et al. Mucosal melanoma of the head and neck[M] //AminMB. AJCC Cancer Staging Manual.8th ed. Chicago: Springer Nature, 2017: 163-169.

[53] Kivela T, Simpson ER, Grossniklaus HE, et al. Uveal melanoma[M]//Amin MB. AJCC Cancer Staging Manual. 8th ed. Chicago: Springer Nature, 2017: 805-818.

[54] IsaacAK, LertsburapaT, MundiJP, et al.Polyploidy in spitz nevi: a not uncommon karyotypic abnormality identifiable by fluorescence in situ hybridization. Am J Dermatopath, 2010, 32 (2): 144-148.

[55] SuJ, YuW, LiuJ, et al. Fluorescence in situ hybridisation as an ancillary tool in the diagnosis of acral melanoma: a review of 44 cases[J]. Pathology, 2017, 49 (7): 740-749.

[56] LaiY, WuY, LiuR, et al. Four-color fluorescence in-situ hybridization is useful to assist to distinguish early stage acral and cutaneous melanomas from dysplastic junctional or compound nevus[J]. Diagn Pathol, 2020, 15 (1): 51.

[57] 苏静, 柳剑英, 郑杰, 等. 多基因组合荧光原位杂交在皮肤恶性黑色素瘤辅助诊断中的应用 [J]. 中华病理学杂志, 2015, 44 (1): 37-41.

[58] 苏静, 王宇辰, 柳剑英. 多位点荧光原位杂交辅助诊断皮肤黑色素瘤[J]. 中华病理学杂志, 2018, 47 (1): 70-74.

[59] 任敏, 柏乾明, 孔蕴毅, 等. 不同基因组合荧光原位杂交在黑色素瘤中的辅助诊断价值[J]. 中华病理学杂志, 2020, 49 (8): 827-833.

[60] ChengL, Lopez-BeltranA, MassariF, et al. Molecular testing for BRAF mutations to inform melanoma treatment decisions: a move toward precision medicine[J]. Mod Pathol, 2018, 31 (1): 24-38. DOI: 10.1038/modpathol.2017.104.

[61] BaiX, KongY, ChiZ, et al. MAPK pathway and TERT promoter gene mutation pattern and its prognostic value in melanoma patients: a retrospective study of 2,793 cases[J]. Clin Cancer Res, 2017, 23 (20): 6120-6127.

[62] TanJM, TomLN, JagirdarK, et al. The BRAF and NRAS mutation prevalence in dermoscopic subtypes of acquired naevi reveals constitutive mitogen-activated protein kinase pathway activation[J]. Br J Dermatol, 2018, 178 (1): 191-197.

[63] BaiX, KongY, ChiZ, et al. MAPK pathway and TERT promoter gene mutation pattern and its prognostic value in melanoma patients: a retrospective study of 2,793 cases[J]. Clin Cancer

Res, 2017, 23 (20): 6120-6127.

[64] SiL, ZhangX, ShinSJ, et al. Open-label, phase IIa study of dabrafenib plus trametinib in East Asian patients with advanced BRAF V600-mutant cutaneous melanoma[J]. Eur J Cancer, 2020, 135: 31-38.

[65] SiL, ZhangX, XuZ, et al. Vemurafenib in Chinese patients with BRAFV600 mutation-positive unresectable or metastatic melanoma: an open-label, multicenter phase I study[J]. BMC Cancer, 2018, 18 (1): 520.

[66] HeinzerlingL, BaiterM, KühnapfelS, et al. Mutation landscape in melanoma patients clinical implications of heterogeneity of BRAF mutations[J]. Br J Cancer, 2013, 109 (11): 2833-2841.

[67] BradishJR, RicheyJD, PostKM, et al. Discordancy in BRAF mutations among primary and metastatic melanoma lesions: clinical implications for targeted therapy[J]. Mod Pathol, 2015, 28 (4): 480-486.

[68] WeiX, MaoL, ChiZ, et al. Efficacy evaluation of imatinib for the treatment of melanoma: evidence from a retrospective study[J]. Oncol Res, 2019, 27 (4): 495-501.

[69] KongY, SiL, ZhuYY, et al. Large-scale analysis of KIT aberrations in Chinese patients with melanoma[J]. Clin Cancer Res, 2011, 17 (7): 1684-1691.

[70] JohnsonDB, SmalleyKSM, SosmanJA. Molecular pathways: targeting NRAS in melanoma and acute myelogenous leukemia[J]. Clin Cancer Res, 2014, 20 (16): 4186-4192.

[71] DevittB, LiuW, SalemiR, et al. Clinical outcome and pathological features associated with NRAS mutation in cutaneous melanoma[J]. Pigment Cell Melanoma Res, 2011, 24 (4): 666-672.

[72] Ellerhorst JA, Greene VR, Ekmekcioglu S, et al. Clinical correlates of NRAS and BRAF mutations in primary human melanoma [J]. Clin Cancer Res, 2011, 17 (2): 229-235.

[73] McCartney AC: Pathology of ocular melanomas. Br Med Bull 1995, 51 (3): 678-693.

[74] Lim LA, Madigan MC, Conway RM: Conjunctival melanoma: a review of conceptual and treatment advances. Clin Ophthalmol 2013, 6: 521-531.

[75] Virgili G, Parravano M, Gatta G, Capocaccia R, Mazzini C, Mallone S, Botta L, Group RAW: Incidence and Survival of Patients With Conjunctival Melanoma in Europe. JAMA Ophthalmol 2020, 138 (6): 601-608.

[76] Larsen AC: Conjunctival malignant melanoma in Denmark. Epidemiology, treatment and prognosis with special emphasis on tumorigenesis and genetic profile. Acta Ophthalmol 2016, 94 (8): 842-842.

[77] Tuomaala S, Eskelin S, Tarkkanen A, Kivela T: Population-based assessment of clinical characteristics predicting outcome of conjunctival melanoma in whites. Invest Ophthalmol Vis Sci 2002, 43 (11): 3399-3408.

[78] Hu DN, Yu G, McCormick SA, Finger PT: Population-based incidence of conjunctival melanoma in various races and ethnic groups and comparison with other melanomas. Am J Ophthalmol 2008, 145 (3): 418-423.

[79] Ghazawi FM, Darwich R, Le M, Jfri A, Rahme E, Burnier JV, Sasseville D, Burnier MN, Jr., Litvinov IV: Incidence trends of conjunctival malignant melanoma in Canada. Br J Ophthalmol 2020, 104 (1): 23-25.

[80] Park SJ, Oh CM, Kim BW, Woo SJ, Cho H, Park KH: Nationwide Incidence of Ocular Melanoma in South Korea by Using the National Cancer Registry Database (1999-2011). Invest Ophth Vis Sci 2015, 56 (8): 4719-4724.

[81] Yu G-P, Hu D-N, McCormick S, Finger PT: Conjunctival melanoma: is it increasing in the United States? American Journal of Ophthalmology 2003, 135 (6): 800-806.

[82] Triay E, Bergman L, Nilsson B, All-Ericsson C, Seregard S: Time trends in the incidence of con-

junctival melanoma in Sweden. Br J Ophthalmol 2009, 93 (11): 1524-1528.

[83] Brouwer NJ, Marinkovic M, Luyten GPM, Shields CL, Jager MJ: Lack of tumour pigmentation in conjunctival melanoma is associated with light iris colour and worse prognosis. Brit J Ophthalmol 2019, 103 (3): 332-337.

[84] Esmaeli B, Roberts D, Ross M, Fellman M, Cruz H, Kim SK, Prieto VG: Histologic features of conjunctival melanoma predictive of metastasis and death (an American Ophthalmological thesis). Trans Am Ophthalmol Soc 2012, 110: 64-73.

[85] Jia RB, Chai PW, Wang SZ, Sun BF, Xu YF, Yang Y, Ge SF, Jia RB, Yang YG, Fan XQ: m (6) A modification suppresses ocular melanoma through modulating HINT2 mRNA translation. Mol Cancer 2019, 18 (1).

[86] Larsen AC, Mikkelsen LH, Borup R, Kiss K, Toft PB, von Buchwald C, Coupland SE, Prause JU, Heegaard S: MicroRNA Expression Profile in Conjunctival Melanoma. Invest Ophth Vis Sci 2016, 57 (10): 4205-4212.

[87] Shang QF, Li YY, Wang HX, Ge SF, Jia RB: Altered expression profile of circular RNAs in conjunctival melanoma. Epigenomics-Uk 2019, 11 (7): 787-804.

[88] Jain P, Finger PT, Damato B, Coupland SE, Heimann H, Kenawy N, Brouwer NJ, Marinkovic M, Van Duinen SG, Caujolle JP et al: Multicenter, International Assessment of the Eighth Edition of the American Joint Committee on Cancer Cancer Staging Manual for Conjunctival Melanoma. JAMA Ophthalmol 2019.

[89] Jain P, Finger PT, Fili M, Damato B, Coupland SE, Heimann H, Kenawy N, N JB, Marinkovic M, Van Duinen SG et al: Conjunctival melanoma treatment outcomes in 288 patients: a multicentre international data-sharing study. Br J Ophthalmol 2020.

[90] Damato B, Coupland SE: An audit of conjunctival melanoma treatment in Liverpool. Eye (Lond) 2009, 23 (4): 801-809.

[91] Mor JM, Heindl LM: Systemic BRAF/MEK Inhibitors as a Potential Treatment Option in Metastatic Conjunctival Melanoma. Ocul Oncol Pathol 2017, 3 (2): 133-141.

[92] Zeng Y, Hu C, Shu L, Pan Y, Zhao L, Pu X, Wu F: Clinical treatment options for early-stage and advanced conjunctival melanoma. Surv Ophthalmol 2020.

[93] Karim R, Conway RM: Conservative resection and adjuvant plaque brachytherapy for early-stage conjunctival melanoma. Clin Exp Ophthalmol 2011, 39 (4): 293-298.

[94] Wuestemeyer H, Sauerwein W, Meller D, Chauvel P, Schueler A, Steuhl KP, Bornfeld N, Anastassiou G: Proton radiotherapy as an alternative to exenteration in the management of extended conjunctival melanoma. Graef Arch Clin Exp 2006, 244 (4): 438-446.

[95] Scholz SL, Herault J, Stang A, Griewank KG, Meller D, Thariat J, Steuhl KP, Westekemper H, Sauerwein W: Proton radiotherapy in advanced malignant melanoma of the conjunctiva. Graefes Arch Clin Exp Ophthalmol 2019, 257 (6): 1309-1318.

[96] Abt NB, Zhao J, Huang Y, Eghrari AO: Prognostic factors and survival for malignant conjunctival melanoma and squamous cell carcinoma over four decades. Am J Otolaryngol 2019, 40 (4): 577-582.

[97] Missotten GS, Keijser S, De Keizer RJ, De Wolff-Rouendaal D: Conjunctival melanoma in the Netherlands: a nationwide study. Invest Ophthalmol Vis Sci 2005, 46 (1): 75-82.

[98] Shields CL, Markowitz JS, Belinsky I, Schwartzstein H, George NS, Lally SE, Mashayekhi A, Shields JA: Conjunctival melanoma: outcomes based on tumor origin in 382 consecutive cases. Ophthalmology 2011, 118 (2): 389-395 e381-382.

[99] Zhou C, Wang Y, Jia R, Fan X: Conjunctival Melanoma in Chinese Patients: Local Recurrence, Metastasis, Mortality, and Comparisons With Caucasian Patients. Invest Ophthalmol Vis Sci 2017,

58（12）：5452-5459.

[100] Esmaeli B，Wang X，Youssef A，Gershenwald JE：Patterns of regional and distant metastasis in patients with conjunctival melanoma：experience at a cancer center over four decades. Ophthalmology 2001，108（11）：2101-2105.

[101] Jia S，Zhu T，Shi H，Zong C，Bao Y，Wen X，Ge S，Ruan J，Xu S，Jia R，Fan X：American Joint committee on Cancer （AJCC）tumor staging system predicts the outcome and metastasis pattern in conjunctival melanoma. Ophthalmology 2022，doi：https：//doi. org / 10. 1016 / j. ophtha.2022.02.029.

[102] 樊代明.整合肿瘤学·临床卷[M].北京：科学出版社，2021.

[103] 樊代明.整合肿瘤学·基础卷[M].西安：世界图书出版西安有限公司，2021.

泪腺腺样囊性癌

名誉主编

樊代明

主　编

范先群　贾仁兵

副主编

孙丰源

编写秘书组

宋　欣　杨　洁　冯伊怡　杨依迪　周晓雯

通讯作者

范先群　贾仁兵

编　委（姓氏笔画排序）

卜战云	马晓莉	马晓萍	王大庆	王业飞
王建仓	王　峰	王富华	王殿强	王　毅
王耀华	卢　苇	卢跃兵	卢　蓉	叶　娟
田彦杰	白　萍	乔丽珊	任彦新	刘小伟
刘历东	刘立民	刘　伟	刘洪雷	刘　荣
刘银萍	孙先桃	孙　红	安宁宇	许育新
闫希冬	何为民	吴国海	吴　畏	吴　桐
宋　欣	张　伟	张伟敏	张诚玥	张　积
张艳飞	张　萌	张　靖	张　黎	张　燕
张燕捷	李冬梅	李光宇	李　江	李凯军
李养军	李海燕	李　鸿	杜　伟	杨文慧
杨华胜	杨新吉	杨滨滨	汪朝阳	肖亦爽
辛向阳	邱晓荣	邵　庆	陆琳娜	陈　宏
陈志钧	陈琳琳	陈　辉	陈　樱	周一雄
周吉超	季迅达	林　明	武　犁	罗　鑫
金　眉	柯　敏	赵月皎	赵　红	赵红姝
钟　蕾	项道满	项　楠	唐东润	唐　松
秦　伟	袁洪峰	贾力蕴	郭　庆	项晓琳
屠永芳	崔红光	梁建宏	章余兰	程金伟
廖洪斐	熊　炜	谭　佳	薛尚才	魏文斌
魏　菁				

第一章 泪腺腺样囊性癌流行病学和发病机制

泪腺腺样囊性癌（Lacrimal Gland Adenoid Cystic Carcinoma，LGACC）是最常见的泪腺恶性上皮性肿瘤，约占泪腺上皮性肿瘤的25%~40%、泪腺恶性肿瘤的13.4%、所有眼眶肿瘤的1.6%。LGACC可发生于任何年龄，40~60岁居多，无性别差异。

LGACC确切发病机制不清，现有研究多集中在对肿瘤组织标本的检测。LGACC细胞中MYB-NFIB基因多呈阳性表达，MYB及其下游靶基因常发生过表达，可能与LGACC进展有关。腺组织中E-cadherin呈强阳性表达，而LGACC中未见表达，表明E-cadherin表达下降可能是促进泪腺上皮性肿瘤发生及癌变的重要因素。低氧诱导因子（hypoxia inducible factor，HIF-1）α在LGACC组织中高表达，可能与VEGF相互作用，促进LGACC细胞增殖与侵袭。基质金属蛋白酶（matrix metalloproteinases，MMP）-2、MMP-9、HIF-1α、VEGF与LGACC的病理类型及复发相关。bcl-2表达强度与LGACC的恶性程度和复发率成正相关。Livin和Survivin在正常泪腺组织中低表达或不表达，在LGACC中高表达，且随肿瘤恶性程度越高，表达量越高。Caspase3在正常泪腺组织中高表达，在LGACC中的表达量随肿瘤恶性程度增加而下降。约半数LGACC患者存在致癌基因KRAS突变。此外，SKP2等也有报道在LGACC中高表达，但缺乏深入机制探索。

第二章

LGACC 诊断

第一节 LGACC 症状

表 13-2-1 LGACC 症状

部位	症状
眼部症状[a]	单眼进行性眼球突出
	眼球向鼻下方移位
	眼眶外上方肿物
	上睑下垂
	眼球运动障碍
	视力下降
	屈光改变
神经侵犯症状[b]	疼痛（特征性）
	麻木

a 肿瘤生长可在眶外上方形成肿物，并推挤眼球，引起眼球突出、向鼻下方移位、眼球运动障碍、上睑下垂。如果肿瘤明显压迫眼球，还可引起脉络膜皱褶、视力下降和屈光改变。
b 肿瘤具有嗜神经生长特性，可引起疼痛。

第二节 LGACC 诊断

根据病史、临床表现、影像学检查及病理检查明确 LGACC。

表 13-2-2 LGACC 诊断

症状	检查
眼部症状[a]	突眼度
	眼位
	眼球运动
影像学检查[b]	X 线计算机断层成像（CT）
	磁共振成像（MRI）

续表

症状	检查
影像学检查[b]	B超
	正电子发射计算机断层成像（PET-CT）
病理检查[c]	确诊标准

a. 突眼度用突眼计进行测量。眼位和眼球运动应进行医学摄影。
b. 影像学检查。应根据当地实际情况和患者经济情况决定，建议项目包括眼眶CT及增强MRI、区域淋巴结（耳前、耳后、颌下、颈部等）超声，胸部CT，腹盆部超声、CT或MRI。经济情况好的患者可行PET-CT检查。
c. 病理检查。LGACC无包膜或包膜不完整，呈浸润性生长，破碎易复发，目前不推荐手术活检。对可疑泪腺上皮性肿瘤，建议术中肿瘤完整切除送病理检查。

1 CT

常规采用平扫。对排查眼眶内扩散及头面部转移非常必要，可同时评估淋巴结大小。目前除应用于LGACC临床诊断及分期外，也用于LGACC的疗效评价，瘤体测量、肺和骨等其他脏器转移评价。

2 MRI

常规采用平扫结合增强扫描方式，无辐射影响，组织分辨率高，可多方位、多序列参数成像，并能将形态与功能（包括弥散加权成像、灌注加权成像和波谱分析）整合成像技术能力，成为临床LGACC诊断、分期和疗效评价的常用影像技术。尤其对于可疑眼眶内复发、扩散及头面部转移病灶的性质判断非常必要。

3 US

US主要用于区域淋巴结性质判定以及腹部脏器转移的初步判断，为临床治疗方法选择及手术方案制定提供重要信息。实时超声造影技术可揭示转移灶的血流动力学改变，在鉴别和诊断小的肝转移、淋巴结转移等方面具优势。

4 PET-CT

PET-CT作用在于：①对肿瘤进行分期，通过一次检查能全面评价淋巴结转移及远处器官转移；②再分期，因PET功能影像不受解剖结构影响，可准确显示解剖结构发生变化后或解剖结构复杂部位的复发转移灶；③疗效评价，对抑制肿瘤活性的靶向药物，疗效评价更加敏感、准确；④指导放疗生物靶区的勾画和肿瘤病灶活跃区域的穿刺活检；⑤评价肿瘤的恶性程度和预后。常规CT对皮肤或皮下转移的诊断灵敏度较差，PET-CT可弥补其不足。

第三章

LGACC 的 CT 检查

CT可准确显示肿瘤生长方式及范围，也可清晰显示特征性骨改变。LGACC的CT检查技术规范，包括数据采集、图像后处理、重组方案等可参考我国《眼部CT和MRI检查及诊断专家共识》。

第一节　LGACC 的 CT 特点

LGACC在CT上显示为泪腺区软组织占位性病变，团块或结节状，边界不清，并侵犯周围组织，邻近骨壁常受侵犯呈虫蚀样改变。病变可沿眶外壁或眶顶向后蔓延，浸润眶脂肪，常形成明显的楔形尾端，表明肿瘤向眶后部浸润。严重者肿瘤可经眶顶、眶上裂向颅内蔓延，或经眶外壁侵犯蔓延至颞窝和颞肌。肿瘤内部可出现液化坏死腔或钙化斑。

怀疑LGACC时，应重点关注占位位置、大小、形态、边界、内部密度是否均匀、与眼球和周围组织关系、骨质受累情况、有无邻近组织侵犯。

第二节　影像鉴别

1　泪腺多形性腺瘤

为最常见的泪腺良性上皮性肿瘤。CT显示为泪腺区椭圆形或类圆形软组织占位影，少数呈结节状。病变局限，边界清楚，密度不均，偶有钙化。泪腺窝骨质受肿瘤压迫，常表现为局部凹陷或吸收缺失，虫蚀样骨破坏少见。

2　皮样或表皮样囊肿

好发于颧额缝，多在儿童时期被发现。CT表现为圆形或类圆形局限性占位性病变，内部呈低密度或明显分层样改变。增强扫描仅囊壁强化，病变内部不被对比剂强化。

3 淋巴瘤

常累及泪腺，多单侧受累，亦有双侧发病者，老年人居多。CT多显示泪腺区弥漫软组织占位性病变，形状多不规则，与眼球呈铸造样改变，一般无压迫性骨凹陷或骨缺损。

4 泪腺型特发性炎症（炎性假瘤）

可表现为进展较快的眼睑红肿，伴疼痛，泪腺区肿块边界不清，可向眶后生长。但多为双眼发病，常合并眼外肌增粗、视神经鞘受累、眶内占位性病变等表现，无骨质破坏。糖皮质激素治疗有效。

第四章

LGACC 的 MRI 检查

当眼眶 CT 检查发现病变但不能确定其性质时，可考虑 MRI 进一步检查。MRI 对软组织敏感性高，除 CT 检查所能提供的信息外，还可清晰显示肿瘤内部信号的均匀程度、是否存在纤维组织间隔和液化坏死等信息，并有助于显示和评价肿瘤对眶上裂、中颅窝、颞肌等组织的浸润情况。此外，LGACC 术前 MRI 可更精准地确定病灶范围，较常规影像技术更有利于鉴别肿瘤复发和术后瘢痕。

LGACC 的 MRI 检查技术规范可参考我国《眼部 CT 和 MRI 检查及诊断专家共识》和《眼眶肿瘤和肿瘤样病变 3.0 T MR 检查与诊断专家共识》。

第一节 LGACC 的 MRI 特点

LGACC MRI 检查显示泪腺窝不规则或椭圆形肿块，T1WI 呈等信号，T2WI 呈高信号，信号不均匀，增强扫描明显不匀强化，TIC 呈流出型或平台型。

怀疑 LGACC 时，重点关注占位的位置、大小、形态、边界、T1 及 T2 信号特点、增强方式、内部密度是否均匀、病灶与眼球和周围组织的关系，尤其是眶内结构是受压移位还是受侵犯；有无邻近组织侵犯，如颅前窝底、脑膜及脑实质是否受累；是否伴有多系统、多器官受累。注意与既往检查片对比。

第二节 影像鉴别

主要包括泪腺上皮来源的肿瘤及非泪腺上皮来源的特发性炎症、淋巴组织增生性病变和皮样囊肿等。

1 泪腺多形性腺瘤

T1WI 呈低或等信号，T2WI 呈高信号，信号不均匀，DWI 显示扩散受限不明显，增强扫描不均匀强化，TIC呈持续上升型。

2 皮样囊肿

T1WI和T2WI呈高信号，信号均匀或不均匀，脂肪抑制序列上高信号被抑制，增强扫描囊壁强化，囊内容物不强化。

3 淋巴瘤或特发性炎症

双侧泪腺弥漫性增大，形态不规则，T1WI呈低或等信号，T2WI呈等或稍高信号，信号均匀，DWI显示扩散明显受限，增强后均匀强化，TIC曲线多呈平台型。

鉴于LGACC的病变原发于软组织泪腺，同时又可累及周围骨组织的特性，故在患者经济条件许可的情况下，建议同时采用增强MRI和CT进行联合检查，不仅可以提高疾病诊断的正确率，同时也可为后续制定科学合理的手术方案提供有价值的影像学参考。

第五章

LGACC 病理检查

第一节　LGACC 病理亚型

泪腺肿瘤组织学分类参考 2017 版 WHO 唾液腺肿瘤的组织学分类。LGACC 主要分为筛状型、管状型及实体型三种类型。大多数 LGACC 存在一种以上的组织学类型，常以某一种为主。

1　筛状型

最常见。肿瘤细胞形成圆形、卵圆形或不规则岛状上皮巢。上皮岛内，肌上皮细胞位于腔隙外周形成假囊腔，腔内为肌上皮细胞分泌的黏液样、基底膜样物质，形成筛孔样图像。

2　管状型

肿瘤细胞排列成导管样结构，由肌上皮细胞包绕中央的管腔形成的上皮结构，腔内物质强嗜酸性。

3　实体型

又称基底样型。最少见，分化较差。主要由腺上皮细胞构成，肿瘤细胞排列呈紧密团块样，形成圆形或者不规则的实性癌巢，囊性空隙较少，中间有纤维间隔，团块内可见坏死灶。

实体型的分化程度最低，预后最差；筛状型和管状型的分化程度中等，预后相对较好。因此，明确主要病理组织学类型对判断患者预后至关重要。

第二节 LGACC组织病理学报告内容

标本固定、取材、石蜡包埋等过程可参考我国《唾液腺肿瘤病理诊断规范》。病理学诊断报告应尽可能涵盖与患者治疗和预后相关的所有内容。

（1）肿瘤位置、外观、累及范围、3个径线大小及手术切缘情况。

（2）组织学分型分级：

Ⅰ级：筛状、管状为主，无实体型成分；

Ⅱ级：筛状、管状、实体型均有，但实体型≤30%；

Ⅲ级：筛状、管状、实体型均有，但实体型>30%，此时属于实体型。

（3）神经周围、血管、脉管、骨膜及骨浸润情况。

（4）Ki-67生长分数（Ki-67在免疫组织化学上阳性肿瘤细胞的百分比）。

第三节 免疫组织化学和分子病理检测

常用的免疫组织化学标志物推荐如下：细胞增殖指数Ki-67（MIB-1），并对癌细胞中阳性染色细胞所占的百分比进行报告。腺上皮细胞：CAM5.2、细胞角蛋白（CK）7、CK8、CK19；肌上皮/基底细胞：p63、p40、平滑肌肌动蛋白（SMA）、Calp、CK14、S-100蛋白、波形蛋白。

MYB分离探针可用于LGACC辅助诊断。

第四节 LGACC分期

LGACC分期系统目前最广泛采用的是AJCC制订的TNM分期系统，采用2017年第8版。

表 13-5-1 LGACC 分期

T	原发肿瘤
TX	原发肿瘤无法评估
T0	无原发肿瘤存在证据
T1	肿瘤最大径≤2cm，伴或不伴眼眶软组织侵犯
T1a	无骨膜或骨质侵犯
T1b	仅骨膜侵犯
T1c	骨膜和骨质侵犯
T2	2cm<肿瘤最大径≤4cm
T2a	无骨膜或骨质侵犯
T2b	仅骨膜侵犯
T2c	骨膜和骨质侵犯

续表

T3	肿瘤最大径>4cm
T3a	无骨膜或骨质侵犯
T3b	仅骨膜侵犯
T3c	骨膜和骨质侵犯
T4	肿瘤侵犯邻近组织,包括鼻窦、颞窝、翼窝、眶上裂、海绵窦、脑等
T4a	肿瘤最大径≤2cm
T4b	2cm<肿瘤最大径≤4cm
T4c	肿瘤最大径>4cm

N	区域淋巴结转移
NX	区域淋巴结无法评估
N0	无区域淋巴结转移
N1	有区域淋巴结转移

M	远处转移
M0	无远处转移
M1	有远处转移

N分期表示区域淋巴结情况,N分期金标准依赖淋巴结切除术后病理,CT、MRI及超声亦可辅助。M分期表示远处转移。

第六章

LGACC 治疗

第一节 LGACC 治疗原则

（1）泪腺腺样囊性癌对放化疗均不敏感，治疗以手术切除为主。

（2）对 AJCC 分期<T3 者，若肿瘤未侵犯周围组织，可选择保留眼球的局部肿瘤切除术，术中避免肿瘤破碎导致肿瘤播散和复发；术后辅以放疗。

（3）对 AJCC 分期≥T3 者，局部肿瘤切除复发率高于眶内容物剜除术。故于术中行冰冻病理检查确认恶性后，行全部眶内容剜除术。若肿瘤侵犯邻近组织，须行扩大眶内容剜除术，术后辅以放疗。分期≥T3 的 LGACC 复发率、远处转移率及死亡率均明显高于分期<T3 者，即使行扩大切除术并联合放疗，亦难获较好预后。

（4）对部分 AJCC 分期≥T3 者，在能相对完整切除肿瘤、保护视神经和眼外肌、提上睑肌功能，并且患者能接受保眼手术高复发风险的情况下，也可以采用局部肿瘤切除术。

（5）眶壁骨质是肿瘤向外蔓延的屏障，目前尚无临床证据表明扩大切除骨壁可降低复发率和提高生存率。因此对可疑病变骨质进行咬切和烧灼，尽量保留正常眶壁。

第二节 LGACC 手术治疗

1 保眼手术

（1）麻醉：全麻。

（2）切口：外侧眉弓下 S 形切口或重睑延长切口，达外眦时水平转向外侧。注意保护面神经额支，外壁切口不超过 3cm。

（3）分离：自切口向两侧分离暴露骨膜，范围上至眶上缘，下至眶下缘水平，牵张器扩大切口。

（4）游离骨瓣：沿眶外缘3~5mm弧形切开骨膜达眶上下缘水平，切口两端各做一横切口。骨膜剥离子分离眶内外骨膜。颞肌与眶颧骨缘处用电刀沿骨缘切开，剥离子贴骨壁将颞肌与眶骨分离。暴露眶外壁内外面后，脑压板保护眶内容、颞肌和皮肤，电锯锯开眶外壁上下部，深度10~12mm，骨钳折断眶外壁，游离骨瓣。注意观察有无骨破坏、骨吸收、骨压迹，必要时咬切、烧灼受累骨壁。

（5）娩出肿瘤：探查肿瘤位置及边缘，分别在肿瘤内上缘和外下缘切开骨膜，达肿瘤后极部，夹持骨膜，将泪腺肿瘤在直视下连骨膜一同切除，再将肿瘤与眶内软组织分离，包括肿瘤周围一定范围的组织。完全游离后完整取出肿瘤，注意全过程保护肿瘤完整性。

（6）骨瓣复位：探查无残余肿瘤，眶腔止血、冲洗后，复位骨瓣并用钛钉钛板固定，5-0可吸收线缝合骨膜。

（7）逐层缝合皮下组织和皮肤，加压包扎。

2　眶内容物剜除术

与保眼手术结合辅助治疗相比，眶内容物剜除术并不能提高LGACC的生存率。但对AJCC分期≥T3者，眶内容物剜除术后肿瘤复发率低于局部肿瘤切除术。

3　区域性淋巴结清扫

（1）根治性淋巴结清扫：B超提示腮腺或颈部淋巴结最大径>15mm，淋巴门结构欠清，结合颈部增强CT发现淋巴结环形强化，中央见液性暗区，以及PET-CT局部淋巴结糖代谢明显升高者，建议原发灶切除同时行颈淋巴结清扫及病理检查，条件欠佳的单位，也应于原发灶切除后尽量在短时间内安排患者至有条件单位行区域性淋巴结清除治疗。

（2）预防性淋巴结清扫：部分有条件的单位已尝试开展预防性颈淋巴结清扫，但对应的分期分级指征尚未达成共识。

第三节　LGACC放射治疗

1　适应证

术后辅助放疗是LGACC的重要治疗方法，腺样囊性癌由于具有沿神经浸润的特性，原则上LGACC的患者均需术后联合放疗。放疗不限于术后病理或组织学检测提示有高危因素（肿瘤高级别、切缘阳性、脉管侵犯、周围神经浸润）的患者，T1及

T2期LGACC同样也推荐行术后放疗。对无法手术的LGACC患者，单纯放疗是常用的治疗模式，剂量通常为66~70 Gy。

2　与手术治疗的时序配合

由于术后术区解剖结构存在动态变化，尤其是含有术腔血肿或积液，手术伤口愈合不良的患者，所以不推荐术后立即开始放疗。一般建议术后四周左右复查增强MRI及放疗定位，放疗在术后4~6周开始进行，一般不晚于8周。

3　照射靶区及剂量

放疗靶区应基于术前和术后影像，手术方式及术区范围，由放疗与眼科医师共同确定。靶区范围常规包括同侧海绵窦，及三叉神经眶下支的行径。剂量通常为60~66 Gy。若病理分型提示实体型或实体成分较高，靶区范围还应包括同侧Ⅷ区（腮腺区）、Ⅱ区淋巴引流区，给予54Gy/30Fx预防剂量。若颈部有阳性淋巴结，靶区范围应包括同侧颈部淋巴引流区（Ⅷ区，Ⅱ-Ⅳ区）。

4　照射技术

调强放疗技术是目前主流照射方法，在肿瘤控制及减少眼部放射损伤方面均显示良好效果。目前没有证据证明离子放疗（质子、中子、碳离子）或同期放化疗优于调强放疗。

第四节　LGACC化学治疗

1　静脉化疗

单独静脉化疗对ACC效果并不理想，并无标准化疗方案。静脉化疗一般在头颈部ACC中研究较多。目前采用的方案有以下几种。

（1）CAP方案：环磷酰胺、阿霉素、顺铂联合化疗，一般冲击（1~3天内）给药，21~28天为一疗程。

（2）CEF方案：顺铂、表柔比星、5-氟尿嘧啶联合化疗，21天为一疗程。

（3）CVF方案：环磷酰胺、长春新碱、5-氟尿嘧啶联合化疗。

此外，多激酶受体抑制剂仑伐替尼/乐伐替尼（Lenvatinib）在复发转移ACC具有一定的疗效。西妥昔单抗、吉西他滨在ACC中的应用亦有报道，但结果有待于进一步验证。

2 新辅助化疗

对于晚期肿瘤和高复发风险的患者，新辅助化疗是一种治疗选择。经动脉细胞减容化学治疗（intra—arterial cytoreductive chemotherapy，IACC）通过股动脉插管，经颈外动脉-吻合支-泪腺动脉径路将抗癌药（顺铂）直接注射至泪腺肿瘤附近，联合静脉使用阿霉素，使肿瘤体积缩小再进行手术切除，在肿瘤局部控制和提高总体生存率方面有一定作用。

IACC主要优势在于药物可直接输送到肿瘤床，可明显提高对肿瘤细胞的杀伤力，取得较佳的治疗效果，肿瘤体积缩小后利于手术治疗。

术前和术后复发肿瘤分别使用IACC并进行对比，虽然均有一定减容效果，但术前IACC复发率和生存率明显优于术后复发LGACC。原因可能是术前泪腺动脉完整，充分发挥动脉灌注的作用，而后者已无正常泪腺动脉。

第七章

LGACC 局部复发与转移诊疗

LGACC 可经血行或淋巴结转移到肺、骨、肝、脑、腮腺等器官或组织，其中肺转移最常见，其次是骨、肝和脑。泪腺腺样囊性癌恶性度高，5 年局部复发率 29%~80%，转移率 33%~67%，肿瘤相关死亡率 19%~58%。

局部复发的危险因素包括神经周围浸润、肿瘤切缘阳性和较大的侵袭范围。病理为实体型者疾病特异性生存率更差。AJCC 分期可用于预测 LGACC 的预后，肿瘤分期≥T3 为局部复发、远处转移和肿瘤相关死亡的危险因素。与 <T3 期的肿瘤相比，≥T3 期肿瘤的局部复发和远处转移的风险更高，总生存率更差。

复发者须行全身检查，明确肿瘤是否出现邻近组织结构蔓延或全身转移。复发性 LGACC 生长速度快，可广泛侵犯眶内软组织和周围骨质，并可蔓延至邻近组织结构。

第一节 LGACC 术后复发与转移的检查及评估

表 13-7-1　LGACC 术后复发与转移的检查及评估

	检查
一般状况评估	1. 既往史 [a]
	2. 眼科检查
确诊性检查	1. 原发灶病理会诊 [b]
	2. 眼眶 CT 和增强 MRI
	3. 胸部 X 线或 CT
	4. 腹部 B 超
	5. PET/CT

a. 应详细询问既往治疗史，特别是既往手术方式、术后病理，分期，切缘等情况，以及其他与治疗相关的重要病史信息。

b.确认复发转移后对原发灶的病理情况确诊及必要时进行病理会诊十分重要。特别是既往肿瘤切缘等状态未知,并进一步明确是否有特殊病理类型。并推荐对复发转移患者进行转移灶活检明确病变性质。

第二节 LGACC复发与转移的治疗

(1) 对于复发性LGACC患者,无邻近组织结构蔓延者,须行全部眶内容摘除术,术后补充放疗。

(2) 肿瘤侵犯鼻旁窦、颅内、颞窝等者,则须行扩大眶内容摘除术,将邻近骨质和受累软组织一并切除,以防止复发,术后补充放疗。

(3) 淋巴结转移者行颈部淋巴结清扫术。

(4) 有全身转移者,转至相关科室治疗。

第八章 LGACC 多学科整合诊疗

第一节 MDT to HIM 设置

LGACC 的 MDT to HIM 科室包括眼科、神经外科、耳鼻喉科、口腔颌面外科、化疗科、放疗科、诊断科室（病理科、影像科、超声科、核医学科等）、护理部、心理学专家、营养支持及社会工作者（临终关怀）等。

第二节 MDT 人员组成及资质

1 医学领域成员（核心成员）

眼外科医师 2 名、放疗科 1 名、放射诊断 1 名、病理科 1 名、其他专业医师若干名（根据 MDT to HIM 需要加入，如神经外科、耳鼻喉科、口腔颌面外科、头颈外科等），所有参与 MDT to HIM 讨论的医师应具有副高级以上职称，有独立诊断和治疗能力，并有一定学识和学术水平。

2 相关领域成员（扩张成员）

临床护师 1~2 名和协调员 1~2 名。所有 MDT to HIM 参与人员应进行相应职能分配，包括牵头人、讨论专家和协调员等。

第九章 LGACC 患者随访与康复

第一节 总体目标

LGACC 的治疗后随访非常重要，目的在于评估治疗效果、早期发现复发病灶、监测和处理治疗相关并发症、促进功能康复等。

第二节 随访节点

（1）放疗期间每周眼科复诊，注意放射性白内障、视网膜病、干眼的检查。

（2）放疗结束后，前两年每3个月随访一次，第三至五年每6个月随访一次，五年以后每年随访一次。

第三节 随访内容

1 眼科检查

每年定期行全面眼部检查，包括视力、眼压、视野、裂隙灯、B超、突眼度、眼球运动等。

对眼局部的常见治疗副反应或并发症，需眼科医生在随访及治疗期间认真仔细检查，及时发现并作相应处理，若危及视力，应及时与相关放化疗医师沟通，在不影响治疗效果的前提下，可考虑适当调整治疗方案或换用药物。常见并发症包括眼表损伤，角膜缘干细胞缺损，并发性白内障，泪点闭锁，泪道阻塞，眶周放射性皮炎，眼压升高，眼部非特异性炎症等。

2 影像检查

眼眶增强磁共振检查是否有复发及脑转移，区域淋巴结（耳前、耳后、颌下、颈部等）超声，胸部CT，腹盆部超声检查排除远处转移。如临床怀疑肿瘤复发，若患者经济条件允许时可考虑行PET-CT检查。

3 其他检查

对接受颈部放疗的患者，推荐定期检查甲状腺功能以防止甲状腺功能减退。

参考文献

[1] 中华医学会眼科学分会眼整形眼眶病学组：中国泪腺上皮性肿瘤诊疗专家共识（2021年）. 中华眼科杂志 2021, 57（9）：658-662.

[2] Von HS, Rasmussen PK, Heegaard S: Tumors of the lacrimal gland. Seminars in Diagnostic Pathology 2016, 33（3）：156-163.

[3] Shields JA, Shields CL, Scartozzi R: Survey of 1264 patients with orbital tumors and simulating lesions. Ophthalmology 2004, 111（5）：997-1008.

[4] Andreoli MT, Aakalu V, Setabutr P: Epidemiological Trends in Malignant Lacrimal Gland Tumors. Otolaryngol Head Neck Surg 2015, 152（2）：279-283.

[5] Yeilta YS, AK Gündüz, Erden E, Shields CL: Lacrimal gland tumors in Turkey: types, frequency, and outcomes. Int J Ophthalmol 2018, 11（08）：1296-1302.

[6] Koo JS, Yoon JS: Expression of Metabolism-Related Proteins in Lacrimal Gland Adenoid Cystic Carcinoma. American Journal of Clinical Pathology 2015, 143（4）：584-592.

[7] Zhang M, Zhang J, Zhang H, Tang H: miR-24-3p Suppresses Malignant Behavior of Lacrimal Adenoid Cystic Carcinoma by Targeting PRKCH to Regulate p53/p21 Pathway. PLoS ONE 2016, 11（6）：e0158433.

[8] Anjum S, Sen S, Pushker N, et al. Prognostic impact of Notch1 receptor and clinicopathological High-Risk Predictors in lacrimal gland adenoid cystic carcinoma. Acta Ophthalmol 2021, 99（8）：e1467-e1473.

[9] 刘辉, 李永平, 张文忻, 林健贤：E-cadherin和β-catenin在泪腺多形性腺瘤和腺样囊性癌中的表达. 中华实验眼科杂志, 2010, 28（9）：821-825.

[10] 尤金强, 王平：p53、bcl-2和bax基因蛋白表达与眼眶泪腺腺样囊性癌的关系. 中华医学杂志 2008, 88（28）：1978-1982.

[11] Gündüz AK, Yeşiltaş YS, Shields CL: Overview of benign and malignant lacrimal gland tumors. Current Opinion in Ophthalmology 2018, 29（5）：458-468.

[12] Chen T Y, Keeney MG, Chintakuntlawar AV, et al. Adenoid cystic carcinoma of the lacrimal gland is frequently characterized by MYB rearrangement. Eye 2017, 31（5）：720-725.

[13] Hao J, Jin X, Shi Y, Zhang H: miR-93-5p enhance lacrimal gland adenoid cystic carcinoma cell tumorigenesis by targeting BRMS1L. Cancer Cell Int 2018, 18（1）：72.

[14] Andreasen S, Tan Q, Agander TK, et al. Adenoid cystic carcinomas of the salivary gland, lacrimal gland, and breast are morphologically and genetically similar but have distinct microRNA expression profiles. Mod Pathol 2018, 31（8）：1211-1225.

[15] Von HS, et al. Adenoid Cystic Carcinoma of the Lacrimal Gland: MYB Gene Activation, Genomic Imbalances, and Clinical Characteristics. Ophthalmology 2013, 120（10）：2130-2138.

[16] Bell D, Sniegowski MC, Wani K, Prieto V, Esmaeli B: Mutational landscape of lacrimal gland carcinomas and implications for treatment: Mutational Landscape of Lacrimal Gland Carcinomas. Head & Neck 2016, 38（S1）：E724-E729.

[17] Moskaluk CA: Adenoid Cystic Carcinoma: Clinical and Molecular Features. Head & Neck Pathol 2013, 7（1）：17-22.

[18] Sant DW, TAO W, Field MG, et al. Whole Exome Sequencing of Lacrimal Gland Adenoid Cystic Carcinoma. Invest. Ophthalmol. Vis. Sci. 2017, 58（6）：BIO240-BIO246.

[19] North JP, Mccalmont TH, Fehr A, et al. Detection of MYB Alterations and Other Immunohistochemical Markers in Primary Cutaneous Adenoid Cystic Carcinoma. American Journal of Surgical Pathology 2015, 39（10）：1347-1356.

[20] Tse DT, Benedetto P, Morcos JJ, et al. An Atypical Presentation of Adenoid Cystic Carcinoma of the Lacrimal Gland. American Journal of Ophthalmology 2006, 141 (1): 187-189.

[21.] 樊代明：整合肿瘤学：头胸部肿瘤分册.上海科学技术出版社，2021.

[22] Branson SV, Mcclintic E, Yeatts RP: Bilateral Adenoid Cystic Carcinoma of the Orbit. Ophthalmic Plastic & Reconstructive Surgery 2017, 33 (3S): S124-S125.

[23] Venkitaraman R, Madhavan J, Ramachandran K, Abraham E, Rajan B: Primary Adenoid Cystic Carcinoma Presenting as an Orbital Apex Tumor. Neuro-Ophthalmology 2008, 32 (1): 27-32.

[24] Schwartz TM. Adenoid cystic carcinoma presenting with bilateral orbital extension without lacrimal gland involvement. DJO 2018, 24 (1): 1-5.

[25] Geiger JL, Ismaila N, Beadle B, et al. Management of Salivary Gland Malignancy: ASCO Guideline 2021, 39 (17): 1909-1941.

[26] Kim YJ, Kim YS, Chin S, et al. Cytoplasmic and nuclear leptin expression in lacrimal gland tumours: a pilot study. Br J Ophthalmol 2015, 99 (9): 1306-1310.

[27] Von HS, Coupland SE, Briscoe D, Le Tourneau C, Heegaard S: Epithelial tumours of the lacrimal gland: a clinical, histopathological, surgical and oncological survey. Acta Ophthalmologica 2013, 91 (3): 195-206.

[28] Wright JE, Rose GE, Garner A: Primary malignant neoplasms of the lacrimal gland. Br J Ophthalmol 1992, 76 (7): 401-407.

[29] 中华医学会放射学分会头颈学组：眼部CT和MRI检查及诊断专家共识.中华放射学杂志 2017, 51 (9): 648-653.

[30] 首都医科大学眼部肿瘤临床诊疗与研究中心，中华医学会放射学分会头颈学组：眼眶肿瘤和肿瘤样病变3.0 T MR检查与诊断专家共识.中华放射学杂志，2021，55 (10): 1008-1023.

[31] Kalemaki M, Karantanas A, Exarchos D, et al: PET/CT and PET/MRI in ophthalmic oncology (Review). Int J Oncol 2020, 56 (2): 417-429.

[32] 冯莉莉，鲜军舫，燕飞，等：动态增强扫描磁共振及扩散加权成像对泪腺淋巴瘤和炎性假瘤的鉴别诊断价值.中华医学杂志 2017, 97 (7): 487-491.

[33] Qin W, Chong R, Huang X, Liu M, Yin ZQ: Adenoid cystic carcinoma of the lacrimal gland: CT and MRI findings. European Journal of Ophthalmology 2012, 22 (3): 316-319.

[34] Williams MD, Al-zubidi N, Debnam JM, et al: Bone Invasion by Adenoid Cystic Carcinoma of the Lacrimal Gland: Preoperative Imaging Assessment and Surgical Considerations. Ophthalmic Plastic & Reconstructive Surgery 2010, 26 (6): 403-408.

[35] Shields JA, Kligman BE, Mashayekhi A, Shields CL: Acquired Sessile Hemangioma of the Conjunctiva: A Report of 10 Cases. American Journal of Ophthalmology 2011, 152 (1): 55-59.e1.

[36] Shields CL, Shields JA, Eagle RC, Rathmell JP: Clinicopathologic Review of 142 Cases of Lacrimal Gland Lesions. Ophthalmology 1989, 96 (4): 431-435.

[37] 中华口腔医学会口腔病理学专业委员会：唾液腺肿瘤病理诊断规范.中华病理学杂志，2021，50 (3): 185-189.

[38] Chawla B, Kashyap S, Sen S, et al: Clinicopathologic Review of Epithelial Tumors of the Lacrimal Gland. Ophthalmic Plastic & Reconstructive Surgery 2013, 29 (6): 440-445.

[39] Tellado MV, McLean IW, Specht CS, Varga J: Adenoid Cystic Carcinomas of the Lacrimal Gland in Childhood and Adolescence. Ophthalmology 1997, 104 (10): 1622-1625.

[40] Von HS. Tumours of the lacrimal gland. Epidemiological, Clinical and Genetic Characteristics. Acta Ophthalmol 2013, 91 (6): 1-28.

[41] Khalil M, Arthurs B: Basal cell adenocarcinoma of the lacrimal gland. Ophthalmology 2000, 107 (1): 164-168.

[42] Huang Z, Pan J, Chen J, et al: Multicentre clinicopathological study of adenoid cystic carcinoma:

A report of 296 cases. Cancer Med 2021, 10 (3): 1120–1127.

[43] Font RL, Valle MD, Avedaño J, Longo M, Boniuk M: Primary Adenoid Cystic Carcinoma of the Conjunctiva Arising From the Accessory Lacrimal Glands: A Clinicopathologic Study of Three Cases. Cornea 2009, 27 (4): 494–497.

[44] Zeng J, Shi J, Li B, et al: Epithelial tumors of the lacrimal gland in the Chinese: a clinicopathologic study of 298 patients. Graefes Arch Clin Exp Ophthalmol 2010, 248 (9): 1345–1349.

[45] Lin YC, Chen KC, Lin CH, et al: Clinicopathological features of salivary and non-salivary adenoid cystic carcinomas. International Journal of Oral and Maxillofacial Surgery 2012, 41 (3): 354–360.

[46] Penner CR., Folpe AL, Budnick SD: C-kit Expression Distinguishes Salivary Gland Adenoid Cystic Carcinoma from Polymorphous Low-Grade Adenocarcinoma. Mod Pathol 2002, 15 (7): 687–691.

[47] Liao Y, Zeng H, Wang X, et al: Expression patterns and prognostic significance of inhibitor of apoptosis proteins in adenoid cystic carcinoma and pleomorphic adenoma of lachrymal gland. Experimental Eye Research 2009, 88 (1): 4–11.

[48] Mendoza PR., Jakobiec FA, Krane JF: Immunohistochemical Features of Lacrimal Gland Epithelial Tumors. American Journal of Ophthalmology 2013, 156 (6): 1147–1158.e1.

[49] 中国临床肿瘤学会（CSCO）头颈部肿瘤诊疗指南. 人民卫生出版社 2019.

[50] 柳睿, 马建民: 泪腺腺样囊性癌的临床治疗方式. 国际眼科纵览 2019, 43 (6): 415–420.

[51] 简天明, 孙丰源. 泪腺腺样囊性癌的分期及临床治疗进展. 国际眼科杂志 2020, 20 (7): 1187–1191.

[52] Woo KI, Yeom A, Esmaeli B: Management of Lacrimal Gland Carcinoma: Lessons From the Literature in the Past 40 Years. Ophthalmic Plastic & Reconstructive Surgery 2016, 32 (1): 1–10.

[53] Woo KI, Kim YD, Sa HS, Esmaeli B: Current treatment of lacrimal gland carcinoma. Current Opinion in Ophthalmology 2016, 27 (5): 449–456.

[54] Mallen ST, Clair J, Arshi A, Tajudeen B, et al: Epidemiology and Treatment of Lacrimal Gland Tumors: A Population-Based Cohort Analysis. JAMA Otolaryngol Head Neck Surg 2014, 140 (2): 1110–1116.

[55] Hung JY, Wei YH, Huang CH, et al: Survival outcomes of eye-sparing surgery for adenoid cystic carcinoma of lacrimal gland. Jpn J Ophthalmol 2019, 63 (4): 344–351.

[56] Simon GJ, Schwarcz RM, Douglas R, et al: Orbital exenteration: One size does not fit all. American Journal of Ophthalmology 2005, 139 (1): 11–17.

[57] Esmaeli B, Ahmadi MA, Youssef A, et al: Outcomes in Patients with Adenoid Cystic Carcinoma of the Lacrimal Gland. Ophthalmic Plastic & Reconstructive Surgery 2004, 20 (1): 22–26.

[58] Han J, Kim YD, Woo KI, Sobti D: Long-Term Outcomes of Eye-Sparing Surgery for Adenoid Cystic Carcinoma of Lacrimal Gland. Ophthalmic Plastic & Reconstructive Surgery 2018, 34 (1): 74–78.

[59] Rose GE, Gore SK, Plowman NP: Cranio-orbital Resection Does Not Appear to Improve Survival of Patients With Lacrimal Gland Carcinoma. Ophthalmic Plastic & Reconstructive Surgery 2019, 35 (1): 77–84.

[60] Yang J, Zhou C, Wang Y, Fan X, Jia R: Multimodal therapy in the management of lacrimal gland adenoid cystic carcinoma. BMC Ophthalmol 2019, 19 (1): 125.

[61] Yamashita K, Yotsuyanagi T, Sugai A, et al. Full-thickness total upper eyelid reconstruction with a lid switch flap and a reverse superficial temporal artery flap. Journal of Plastic, Reconstructive & Aesthetic Surgery 2020, 73 (7): 1312–1317.

[62] Andrade JP, Figueiredo S, Matias J, Almeida AC: Surgical resection of invasive adenoid cystic carcinoma of the lacrimal gland and wound closure using a vertical rectus abdominis myocutaneous free flap. BMJ Case Reports 2016, bcr2015209473.

[63] Ioakeim IM, MacDonald SM. Evolution of Care of Orbital Tumors with Radiation Therapy. J Neurol

Surg B Skull Base 2020, 81 (04): 480-496.

[64] 唐东润, 宋国祥, 孙丰源等: 眼眶泪腺腺样囊性癌手术联合放疗的疗效观察. 中华实验眼科杂志, 2002 (1): 69-71.

[65] Sanders JC, Mendenhall WM, Werning JW: Adenoid cystic carcinoma of the lacrimal gland. American Journal of Otolaryngology 2016, 37 (2): 144-147.

[66] Lin YH, Huang SM, Yap WK, et al: Outcomes in patients with lacrimal gland carcinoma treated with definitive radiotherapy or eye-sparing surgery followed by adjuvant radiotherapy. Radiation Oncology 2020, 15 (1): 156.

[67] Gore SK, Plowman NP, Dharmasena A, Verity DH, Rose GE: Corneal complications after orbital radiotherapy for primary epithelial malignancies of the lacrimal gland. Br J Ophthalmol 2018, 102 (7): 882-884.

[68] Lesueur P, Rapeaud E, De ML, et al: Adenoid Cystic Carcinoma of the Lacrimal Gland: High Dose Adjuvant Proton Therapy to Improve Patients Outcomes. Front. Oncol 2020, 10, 135.

[69] Holliday EB, Esmaeli B, Pinckard J, et al: A Multidisciplinary Orbit-Sparing Treatment Approach That Includes Proton Therapy for Epithelial Tumors of the Orbit and Ocular Adnexa. International Journal of Radiation Oncology*Biology*Physics 2016, 95 (1): 344-352.

[70] Roshan V: Adjuvant Radiotherapy with Three-Dimensional Conformal Radiotherapy of Lacrimal Gland Adenoid Cystic Carcinoma. JCDR 2015, 9 (10): XC05-XC07.

[71] Meel R, Pushker N, Bakhshi S: Adjuvant chemotherapy in lacrimal gland adenoid cystic carcinoma. Pediatr. Blood Cancer 2009, 53 (6): 1163-1164.

[72] Jang SY, Kim DJ, Kim CY, et al: Neoadjuvant intra-arterial chemotherapy in patients with primary lacrimal adenoid cystic carcinoma. Cancer Imaging 2014, 14 (1): 19.

[73] Le TC, Razak AR, Levy C, et al: Role of chemotherapy and molecularly targeted agents in the treatment of adenoid cystic carcinoma of the lacrimal gland. Br J Ophthalmol 2011, 95 (11): 1483-1489.

[74] Tse DT, Benedetto P, Dubovy S, Schiffman JC, Feuer WJ: Clinical Analysis of the Effect of Intraarterial Cytoreductive Chemotherapy in the Treatment of Lacrimal Gland Adenoid Cystic Carcinoma. American Journal of Ophthalmology 2006, 141 (1): 44-53.e1.

[75] Tse DT, Finkelstein SD, Benedetto P, et al: Microdissection Genotyping Analysis of the Effect of Intraarterial Cytoreductive Chemotherapy in the Treatment of Lacrimal Gland Adenoid Cystic Carcinoma. American Journal of Ophthalmology 2006, 141 (1): 54-61.e1.

[88] Esmaeli B: Does Intra-arterial Chemotherapy Improve Survival for Lacrimal Gland Adenoid Cystic Carcinoma? Ophthalmology 2014, 121 (1): e7-e8.

[76] Tse DT, Kossler AL, Feuer WJ, Benedetto PW: Long-Term Outcomes of Neoadjuvant Intra-arterial Cytoreductive Chemotherapy for Lacrimal Gland Adenoid Cystic Carcinoma. Ophthalmology 2013, 120 (7): 1313-1323.

[77] Jiang T, Jiang J, Wang R, Xiao L, Wang Y: Chemotherapy for the Treatment of Adenoid Cystic Carcinoma. Hans Journal of Ophthalmology 2015, 04 (03): 57-68.

[78] Fellman M, Carter K, Call CB, Esmaeli B: Disease recurrence after intraarterial chemotherapy in 2 patients with adenoid cystic carcinoma of lacrimal gland. Canadian Journal of Ophthalmology 2013, 48 (2): e17-e18.

[79] Bernardini FP, Devoto MH, Croxatto JO: Epithelial tumors of the lacrimal gland: an update. Current Opinion in Ophthalmology 2008, 19 (5): 409-413.

[80] Meldrum ML, Tse DT, Benedetto P: Neoadjuvant Intracarotid Chemotherapy for Treatment of Advanced Adenocystic Carcinoma of the Lacrimal Gland. Arch Ophthalmol 1998, 116 (3): 315-321.

[81] Tse DT: Clinical And Microdissection Genotyping Analyses Of The Effect Of Intra-arterial Cytoreductive Chemotherapy In The Treatment Of Lacrimal Gland Adenoid Cystic Carcinoma. Trans Am Ophthal-

mol Soc 2005, 103, 337-367.

[82] Wolkow N, Jakobiec FA, Afrogheh AH, et al: PD-L1 and PD-L2 Expression Levels Are Low in Primary and Secondary Adenoid Cystic Carcinomas of the Orbit: Therapeutic Implications. Ophthalmic Plastic & Reconstructive Surgery 2020, 36 (5): 444-450.

[83] Ahmad SM, Esmaeli B, Williams M, et al: American Joint Committee on Cancer Classification Predicts Outcome of Patients with Lacrimal Gland Adenoid Cystic Carcinoma. Ophthalmology 2009, 116 (6): 1210-1215.

[84] Park J, Kim HK, Kim WS, Bae TH: Extensive and aggressive growth of adenoid cystic carcinoma in the lacrimal gland. Arch Craniofac Surg 2020, 21 (2): 114-118.

[85] Tang W, Hei Y, Xiao L: Recurrent orbital space-occupying lesions: a clinicopathologic study of 253 cases. Chin J Cancer Res 2013, 25 (4): 423-429.

[86] International Head And Neck Scientific Group: Cervical lymph node metastasis in adenoid cystic carcinoma of the sinonasal tract, nasopharynx, lacrimal glands and external auditory canal: a collective international review. The Journal of Laryngology & Otology 2016, 130 (12): 1093-1097.

[87] Jedrych J, Galan A: Multiple cutaneous metastases: a rare and late sequelae of lacrimal gland adenoid cystic carcinoma: Metastatic adenoid cystic carcinoma. J Cutan Pathol 2013, 40 (3): 341-345.

[88] Ford J, Rubin ML, Frank SJ, et al: Prognostic factors for local recurrence and survival and impact of local treatments on survival in lacrimal gland carcinoma. Br J Ophthalmol 2021, 105 (6): 768-774.

[89] Nakamura, Miyachi: Cutaneous metastasis from an adenoid cystic carcinoma of the lacrimal gland: CORRESPONDENCE. British Journal of Dermatology 1999, 141 (2): 373-374.

[90] Kaur A, Harrigan MR, MeKeever PE, Ross DA: Adenoid Cystic Carcinoma Metastatic to the Dura: Report of Two Cases. Journal of Neuro-Oncology 1999, 44 (3): 267-273.

[91] Nie KK, Xu J, Gao C, et al: Successful Treatment of Erlotinib on Metastatic Adenoid Cystic Carcinoma of the Lacrimal Gland. Chinese Medical Journal 2018, 131 (4): 1746-1747.

[92] Bowen RC, Ko HC, Avey GD, et al: Personalized Treatment for Lacrimal Sac Adenoid Cystic Carcinoma: Case Report and Literature Review. Practical Radiation Oncology 2019, 9 (3): 136-141.

[93] Bonanno A, Esmaeli B, Fingeret MC, Nelson DV, Weber RS: Social Challenges of Cancer Patients With Orbitofacial Disfigurement. Ophthalmic Plastic & Reconstructive Surgery 2010, 26 (1): 18-22.

[94] 樊代明. 整合肿瘤学·临床卷[M]. 北京: 科学出版社, 2021.

[95] 樊代明. 整合肿瘤学·基础卷[M]. 西安: 世界图书出版西安有限公司, 2021.

葡萄膜黑色素瘤

名誉主编

樊代明

主　编

魏文斌　范先群

副主编

项晓琳　贾仁兵

编写秘书组

徐晓芳　庄　艾　潘　晖　柴佩韦

通讯作者

魏文斌　范先群

编　委（姓氏笔画排序）

卜战云	马晓莉	马晓萍	王大庆	王建仓
王　峰	王富华	王殿强	王　毅	王耀华
卢　苇	卢跃兵	卢　蓉	叶　娟	田彦杰
白　萍	乔丽珊	任彦新	刘小伟	刘历东
刘立民	刘　伟	刘洪雷	刘　荣	刘银萍
孙丰源	孙先桃	孙　红	安宁宇	庄　艾
许育新	闫希冬	何为民	吴国海	吴　畏
吴　桐	宋　欣	张　伟	张伟敏	张诚玥
张　积	张艳飞	张　萌	张　靖	张　黎
张　燕	李冬梅	李光宇	李凯军	李养军
李　海	李　鸿	杜　伟	杨文慧	杨华胜
杨　萱	杨新吉	杨滨滨	汪朝阳	肖亦爽
辛向阳	邱晓荣	邵　庆	陆琳娜	陈　宏
陈志钧	陈琳琳	陈　辉	陈　樱	周吉超
季迅达	林　明	武　犁	罗　鑫	金　眉
柯　敏	赵月皎	赵军阳	赵　红	赵红姝
钟　蕾	项道满	项　楠	唐东润	唐　松
徐晓芳	秦　伟	袁洪峰	贾力蕴	郭　庆
钱　江	项晓琳	屠永芳	崔红光	梁建宏
章余兰	程金伟	靳晓亮	廖洪斐	熊　炜
谭　佳	潘　晖	薛尚才	魏文斌	魏　菁
魏锐利				

前言

葡萄膜黑色素瘤（uveal melanoma，UM）是成人最常见的原发性眼内恶性肿瘤，严重危害患者的生命及视功能。约50%的UM患者最终发生远处转移，但只有不到4%的患者在初诊时可检测到转移。许多患者在就诊时可能已经存在临床上无法检测到的微转移，因此目前认为UM是一种全身性疾病。

第一章

发病机制

UM发病机制与分子遗传、环境及细胞免疫等密切相关。UM细胞常包含1、3、6和8号染色体畸变。其中，3号染色体单体性是最常见的核型畸变，可见于50%~60%的患者。3号染色体单体与恶性肿瘤特征和组织病理学因素密切相关，预示不良预后。3号染色体缺失通常伴随8号染色体长臂扩增，患者转移风险更高。抑癌基因BAP1（3p21.1）突变与3号染色体中的单个等位基因之间经常存在关联。UM中其他少见的异常包括：①染色体1p缺失，与3号染色体单体性相关；②6号染色体倍增，这是与良好的预后和非转移性疾病相关的唯一"保护性"细胞遗传学改变。

UM主要包括如下基因突变：GNAQ（G蛋白α亚基q）、GNA11（G蛋白α亚基11）、CYSLTR2（半胱氨酰白三烯受体2）、PLCB4（磷脂酶C-β4）、BAP1（BRCA1-相关蛋白1）、SF3B1（剪接因子3B亚基1）、SRSF2（富含丝氨酸和精氨酸的剪接因子2）、EIF1AX（X连锁真核翻译起始因子1A）。其中GNAQ和GNA11的突变存在于91%的UM患者中，被认为是致癌作用的主要驱动力。这些突变发生在G蛋白偶联受体（GPCR）的α亚基中，致使Gα11/Q途径激活，进而触发了MEK（促分裂原激活的激酶）、蛋白激酶C和YAP（是相关蛋白）等多个相关通路，驱动UM恶变。

近期，国内学者发现表观遗传因素亦参与调控UM发展。例如，lncROR可排斥组蛋白H3K9甲基化修饰酶G9a在基因组的锚定，解除对癌基因TESC抑制作用，促进UM恶性转变。在此基础上，染色体构象捕获实验发现，lncROR核心启动区和其上游DNA形成由SMC1蛋白介导的染色体内环构象，激活内源性lncROR表达，促进UM发生。不仅如此，UM细胞中神经降压素（NTS）启动子区形成异常染色体激活构象，促进NTS高表达并增强UM细胞增殖和迁移能力。同时，组蛋白乳酸酰化激活YTH-N6-甲基腺苷RNA结合蛋白2（YTHDF2）表达，进一步调控p53、周期基因1（PER1）等关键RNA底物的半衰期，促进抑癌基因的RNA降解，促进UM恶性转变。

值得一提的是，m6A 甲基化通过调控抑癌蛋白编码 RNA 组氨酸三合核苷酸结合蛋白 2（HINT2）翻译能力，从而抑制葡萄膜黑色素瘤细胞增殖和迁移。这些结果说明，表观遗传失衡是促进 UM 恶变的重要因素。

第二章 检查诊断

第一节 症状和体征

UM通常表现为持续的闪光感、眼前黑影,视物遮挡或视力丧失,部分病人没有症状。

UM通常表现为棕色的圆顶状团块,包括色素性肿瘤(55%),无色素性肿瘤(15%)以及混合色素性肿瘤(30%)。82%虹膜黑色素瘤是色素性肿瘤,虹膜黑色素瘤最常见于下象限(45%),并引起瞳孔变形,继发性青光眼,虹膜外翻,前房积血,在前房播散和眼外蔓延。虹膜黑色素瘤包括局限性(90%)或弥漫性(10%)。结节性虹膜黑色素瘤通常呈圆顶状,合并扩张的滋养血管。弥漫性虹膜黑色素瘤因色素弥散无明显肿块而表现为虹膜变黑。虹膜黑色素瘤非常罕见,通常由于虹膜颜色变化(异色症)、瞳孔变形或继发青光眼引起眼痛而被偶然发现。继发性青光眼的发生是由于前房角直接压迫,肿瘤浸润至前房角,或小梁网中肿瘤细胞、色素或载有色素的巨噬细胞的聚集导致流出阻塞。

睫状体黑色素瘤因病变隐藏在虹膜后,早期患者鲜有临床症状,直到出现晶状体移位,视网膜脱离或巩膜外蔓延等症状时被发现。通常发现即为晚期,肿瘤平均基底宽度为11.7mm,厚度为6.6mm。散瞳后可在晶状体后看到肿块。通常存在巩膜外层的滋养血管,称为前哨血管,可作为潜在黑色素瘤的线索。

脉络膜黑色素瘤的形态分为以下三种,圆顶型(75%),蘑菇型(20%)和弥漫型(5%)。发现时肿瘤平均基底宽度为11.3mm,平均厚度为5.5mm。蘑菇型UM是因肿瘤穿透Bruch膜并突出到视网膜下间隙时形成,呈双叶状。弥漫性黑色素瘤是扁平的,易被误认为脉络膜痣。UM无视网膜供体血管,常引起渗出性视网膜脱离。有时会合并玻璃体出血,造成视物模糊。

第二节 眼科检查

需对视力、眼压、眼前节情况、眼底进行全面的检查。裂隙灯生物显微镜检查和间接检眼镜是主要检查方法，有时也需联合房角镜检查和透照检查法。所有患者均通过裂隙灯生物显微镜对眼前段进行评估，并通过间接检眼镜对眼后段进行评估，以确定肿瘤的位置，形状，色素沉着，血管分布，瘤体边缘形态，距黄斑和视盘的距离，睫状体和角膜受累情况，前部巩膜外蔓延。以及是否存在被确定为脉络膜痣恶变的继发病变，如巩膜表层的前哨血管，白内障，视网膜下积液或瘤体的橙色色素。前房角镜检查可以确定虹膜或睫状体黑色素瘤累及前房角的情况。UM合并角膜浸润以及继发青光眼与高转移风险相关。透照检查法是通过经巩膜或经瞳孔照明实现，以确定睫状体受累的程度。在结膜或角膜上放置光照，通过瘤体在巩膜上投射阴影，从而确定肿瘤的范围。

第三节 影像学检查

1 眼前节及眼底照相

眼前节照相可以客观的记录虹膜及睫状体肿瘤的分布、形态、色素、滋养血管、巩膜外蔓延、巩膜前哨血管等病变，以及晶体及瞳孔的位置和形态。对于睫状体和脉络膜黑色素瘤，需充分散大瞳孔进行检查。检查时需同时记录周边眼底情况，以明确肿瘤及其渗出性视网膜脱离的位置及范围。超广角眼底成像技术可更为完整地显示出瘤体范围、大小以及与黄斑、视盘的关系；对于分散的多发性脉络膜黑色素瘤可同时成像；对于合并渗出性视网膜脱离者，则能更全面显示出视网膜脱离范围、程度以与瘤体的关系等。传统眼底照相对瘤体表面细节、颜色、色素分布情况更为清晰及客观，可两者结合用于UM病情评估。

2 超声检查及超声生物显微镜检查（ultrasoundbiomicroscopy，UBM）

超声检查是明确后节UM大小最常用的检查方式，对于后节UM的筛查、诊断、治疗、随访的至关重要。眼部A型超声检查中，UM表现出中等偏低的内部反射率，在肿瘤顶点上出现了一个高峰值，然后随着声波传播穿过肿块，反射率逐渐降低。UM在B型超声上的经典表现为显示圆顶，蘑菇形或平坦形，挖空征阳性（+），并合并脉络膜凹陷。超声检查还可以揭示肿瘤是否侵犯眼眶。彩色多普勒血流超声可通过检测病变内的血供及血流情况，明确实体瘤而非出血。对UM患者，在常规超声检查的基础上进行超声造影检查，可以对肿瘤内部血流灌注进行动态的观察，通过对图像的后处理分析，获得灌注曲线和定量诊断参数。典型的UM具有恶性肿瘤的循环代谢特点，超声造影时间-强度曲线表现为快进快出型。北京同仁眼科中心自2007年以来共进行眼超声造影检查患者1500余例，未见过敏等不良反应发生，UM的诊断符合率达93.7%。

超声生物显微镜常用于眼前节肿瘤的检查与诊断中，由于其分辨率高，可清晰观察病变内部细微结构及是否侵犯周围组织，用于成像和测量虹膜和睫状体肿瘤。这对于确定睫状体黑色素瘤的大小，是否合并巩膜外的扩散以及确定虹膜肿瘤是否侵入睫状体十分重要。

3 磁共振成像检查

磁共振成像（Magnetic resonance imaging，MRI）在UM成像及与眼眶关系（尤其是大肿瘤）方面比CT更有价值，可以检测出巩膜外肿瘤扩散。MRI具有很高的分辨率，UM在T1加权图像上显示高信号影，在T2加权图像上显示出低信号影。在使用钆造影剂的增强MRI上，UM显示出增强高信号影，可用于鉴别玻璃体或视网膜下出血。眼眶CT较少用UM的诊疗中，但对于大肿瘤成像或眼眶侵犯有价值。对于大多数UM而言，超声检查足以进行成像，但MRI可以用于测量睫状体UM的基底直径。

4 荧光素血管造影及吲哚菁绿血管造影检查

在荧光素血管造影上，UM在静脉期缓慢充盈呈斑驳状高荧光，晚期肿瘤呈弥漫状高荧光渗漏。典型的UM可见视网膜血管和肿瘤血管呈双循环模式。对于放射治疗后的肿瘤，荧光素血管造影可见视网膜前或视网膜下的新血管形成，是放疗造成的放射性视网膜病变。对于黄斑区的UM，因瘤体色素、致密的肿瘤细胞或缺乏明显肿瘤内血管的原因，吲哚菁绿血管造影显示瘤体内不可见脉络膜血管。周边部的UM可突破Bruch膜增大吲哚菁绿血管造影可见肿瘤处视网膜血管管径接近或较小且走行紊乱，伴有环形、平行无交联或者平行并交联、弓形等异常形态的肿瘤内部血管。

5 光学相干断层成像（OpticalCoherenceTomography，OCT）

OCT主要针对眼后段进行成像。OCT可显示细微的视网膜异常，例如视网膜下积液，视网膜内水肿，橙色色素和脉络膜病灶的横截面构造。扫描深度的增加可以对玻璃体、视网膜、脉络膜甚至巩膜进行成像，对于UM的早期检测，及与脉络膜痣的鉴别具有意义。与超声检查相比，OCT在测量小UM（厚度小于3mm）厚度方面更有优势。在OCT上，UM呈圆顶状，较少有视网膜浸润。肿瘤可压迫脉络膜血管，特别是脉络膜毛细血管。若合并视网膜下液，光感受器层形态不规则，可能是由于增多的巨噬细胞聚集在视网膜下。前段OCT适用于虹膜黑色素瘤，但可因色素沉着，造成肿瘤基底边缘模糊不清。光学相干断层扫描血管成像（Optical Coherence Tomography Angiography，OCTA）主要用于检测放疗后的黄斑微血管病变以对其进行治疗。

6　正电子发射计算机断层显像

正电子发射计算机断层显像（PET-CT）PET-CT扫描对UM患者的肝转移显示出高敏感性和较高预测价值，可以早期发现肿瘤复发和眼外转移，提高肿瘤分期的准确性，对患者的治疗和随访有很大的价值。PET-CT还可以用于监控UM的全身转移灶和发现脉络膜转移癌的原发灶。对于晚期转移的患者，PET-CT可以用于肿瘤的TNM分期。尽管PET/CT检查很昂贵，但早期发现隐匿性转移灶使患者获益更大，对于高度怀疑UM转移的患者，PET-CT很有必要。

7　组织病理学检查

UM大体外观多样，呈扁平形、半球形、球形及蕈伞形（亦有称之为蘑菇形）。瘤体可能是有色素的，无色素的或两者的混合物。如果肿瘤穿透Bruch膜呈蘑菇状，则穿过Bruch膜的部分挤压致肿瘤血管扩张、充血。UM的眼外扩散通常通过涡静脉或经巩膜的神经或血管。UM通常为垂直生长，可突破Bruch膜向眼内生长，甚至穿过视网膜进入玻璃体，也可以经巩膜导管扩散或者直接巩膜浸润，即向眼内、眼外双侧进行挤压和浸润。超50%的中、大型肿瘤存在巩膜浸润，而巩膜外扩散的比例为5%~15%，肿瘤的视神经侵犯较少见（2%~7%）。UM最重要的免疫组化标记是HMB45，S100，Vimentin，Melan-A，MITF，酪氨酸酶和SOX10。

UM由多种成分组成，包括肿瘤细胞、浸润性巨噬细胞、淋巴细胞、成纤维细胞和血管。UM组织学类型分为4类：梭形细胞型、上皮样细胞型、混合细胞型和坏死型。由至少90%梭形细胞组成的黑色素瘤是梭形细胞型黑色素瘤，由至少90%的上皮样细胞构成的肿瘤是上皮样细胞型黑色素瘤。由至少10%的上皮样细胞和至多90%的梭形细胞构成的为混合细胞型黑色素瘤，是最常见的类型。

预测UM预后的组织病理学特征包括肿瘤细胞类型，有丝分裂活性，十个最大核仁的平均直径（Mean diameter of ten largest nucleoli，MLN），微血管密度（microvascular density，MVD），血管外基质的模式，肿瘤浸润淋巴细胞，肿瘤浸润巨噬细胞以及胰岛素样生长因子-1受体（Insulin-like growth factor-1 receptor，IGF-1R）的表达。肿瘤细胞类型是重要的预后因素之一。梭形细胞型UM的预后最好，混合细胞UM为中级，上皮样细胞型UM的预后最差。有丝分裂活动旺盛、细胞增殖高的肿瘤的预后较差。在免疫组化标记物中，Ki-67是肿瘤细胞增殖的标志物。

MLN可以在银或苏木精染色的切片上进行测量，与不良的预后有关，较大的MLN是黑色素瘤相关死亡率的独立预测因子。MVD是对肿瘤血管的定量测量。高

MVDUM患者的生存期缩短。肿瘤的血管外基质中微血管环的存在是黑色素瘤相关死亡的独立预测因子。UM中的闭合血管环是与转移性黑色素瘤死亡相关的最重要的血管模式。淋巴细胞及巨噬细胞对UM的浸润增加提示预后不良。3号染色体单体UM细胞会产生炎性介质，可募集并激活淋巴细胞及巨噬细胞，促进肿瘤的炎症微环境，促进组织重塑，肿瘤进展，导致较差预后。IGF-1R在原发性肿瘤中的高表达与肿瘤转移相关，血清IGF-1R的水平可作为转移性UM的生物标志物。

第三章

诊断与鉴别诊断

多种病变与 UM 具有相似的临床特征，常见的鉴别诊断包括视盘黑色素细胞瘤、脉络膜黑色素细胞增多症，脉络膜转移癌、RPE 腺瘤、脉络膜痣，周围渗出性出血性脉络膜视网膜病变，先天性视网膜色素上皮肥大，视网膜或色素上皮出血性脱离，脉络膜血管瘤和年龄相关性黄斑变性等。

第一节 与视盘黑色素细胞瘤相鉴别

通常仅累及单眼，检眼镜下可见完全或部分位于视盘中的深棕色或黑色占位，体积较小且局限。大多数不会引起明显的视觉障碍，少部分患者可因肿瘤引起的轻度渗出性视网膜脱离累及黄斑部或视神经炎而发生轻度视力下降。大部分患者可出现视野缺损，表现为生理盲点扩大、鼻侧阶梯及弓形缺损等。肿瘤体积长期无明显增长，较稳定。极少部分会发生恶化，表现为瘤体进行性生长和视力丧失。恶性变的病理特点是在邻近正常的黑色素细胞瘤细胞周围有纺锤形黑色素瘤细胞，黑色素细胞瘤细胞和梭形黑色素瘤细胞通常相互交织，没有间隔或间质组织。

第二节 与脉络膜转移癌相鉴别

脉络膜转移癌是全身其他部位的恶性肿瘤经血液循环转移至脉络膜的恶性肿瘤，以肺癌及乳腺癌多见。表现为突发且迅速的视力下降，部分患者双眼发病该病发病快、病程短，多有恶性肿瘤诊断病史。眼底可见一个或多个病灶，表现为后极部圆形或不规则形扁平的黄白色或灰黄色病灶，与周围组织边界不明显。FFA 和 ICGA 检查常显示肿瘤早期呈遮蔽荧光或弱荧光，逐渐出现点状强荧光，晚期呈斑驳样强荧光，一般无脉络膜黑色素瘤样的粗大血管，及脉络膜血管瘤样的多叶片状荧光染色。B 超声检查可见眼球后极部扁平呈波浪形的实性占位病变，边界不清中等回声团，内回声欠均匀，声衰减不明显。MRI检查示T1WI为等信号，T2WI为低信号。

第三节 诊断性眼内肿瘤活检

诊断性眼内肿瘤活检（fine needle aspiration biopsy，FNAB）的目的是明确诊断，确认或排除恶性肿瘤，可经巩膜或者经玻璃体途径进行。在经巩膜途径中，通过巩膜穿刺在肿瘤底部取样而获得肿瘤样品，这种方式不损伤视网膜，很少发生眼部并发症。主要的局限性是取样不充分导致无法明确诊断。经玻璃体入路需要常规25G玻璃体切割手术入路，通过逐步切割玻璃体和视网膜进入肿瘤内部取样。FNAB所需的基本设备包括：细针头（25-30G）和10 mL一次性注射器。FNAB存在采样不足，医源性损伤和眼外扩散的风险，需要谨慎运用。FNAB的适应证：①存在诊断不确定性，例如玻璃体积血影响肿瘤的成像；影像学表现不典型；②需要对肿瘤的恶性程度进行分型，进行细胞遗传学检测评估转移风险和预后。

FNAB的禁忌证：①对于可疑视网膜母细胞瘤；②肿瘤组织黏附性差，容易播散；③良性肿瘤，例如脉络膜血管瘤。

第四章

国际分期

UM 有两种主要的分期系统，均基于肿瘤高度和最大基底直径。第一个分期系统由眼黑色素瘤合作研究（COMS）提出，其次是 1968 年由美国癌症联合委员会（AmericanJointCommitteeonCancer，AJCC）提出。在 COMS 中，依据肿瘤顶点高度和最大基底直径将肿瘤分类为小型（顶端高度≤2.5mm，最大基底直径为<5mm），中型（顶点高度>2.5mm 且≤10mm，最大基底直径为≤16mm）和大型（最大基底直径>16mm 或顶点高度>10mm）。而在 AJCC 系统中，肿瘤被分类为 T1，T2，T3 或 T4。COMS 的中小型肿瘤与 AJCC 中的 T1 和 T2 类别之间以及 COMS 的大型肿瘤与 AJCC 的 T3 和 T4 类别之间存在一些重叠。AJCC 实体恶性肿瘤的分期系统，即 TNM 分期，适用于 UM 预后的评估。其中"T"描述原发肿瘤的特征，包括瘤体大小及其与周围组织的浸润关系；"N"表示区域淋巴结受累程度和范围；"M"代表肿瘤远处转移情况。

UM 按部位分为两种类型，即前节的虹膜黑色素瘤，及后节的睫状体和脉络膜黑色素瘤，这两种类型 UM 在预后上明显不同。在第 7 版的 AJCC 出版的 TNM 分期上，对睫状体和脉络膜黑色素瘤进行了修订，并得到了广泛验证。2018 年，AJCC 发布了 TNM 分期第 8 版，对虹膜黑色素瘤以及肿瘤的巩膜外扩散进行了更细致的分期。因此，TNM 分期有望被国际认同，并广泛用于 UM 的治疗与预后评估。在 AJCC 出版的第 8 版 TNM 分期系统中，原发肿瘤根据临床特征分为 T1~T4 期（表 14-4-1 和表 14-4-2）。

表 14-4-1　第 8 版 TNM 分期中原发虹膜黑色素瘤肿瘤（T）分期及特征

T 分期	特征
T1	肿瘤局限于虹膜
T1a	肿瘤局限于虹膜，大小未超过 3 个钟点数
T1b	肿瘤局限于虹膜，大小超过 3 个钟点数
T1c	肿瘤局限于虹膜，合并继发青光眼
T2	肿瘤侵及睫状体、脉络膜或两者同时
T2a	肿瘤侵及睫状体，不伴有继发青光眼
T2b	肿瘤侵及睫状体和脉络膜，不伴有继发青光眼

T分期	特征
T2c	肿瘤侵及睫状体、脉络膜或两者同时，并伴有继发青光眼
T3	肿瘤侵及睫状体、脉络膜或两者同时，并伴有巩膜浸润
T4	肿瘤合并巩膜外扩散
T4a	肿瘤侵及巩膜，浸润灶的最大直径≤5mm
T4b	肿瘤侵及巩膜，浸润灶的最大直径>5mm

表14-4-2　第8版TNM分期中睫状体和脉络膜葡萄膜黑色素瘤（T）的分期及特征

原发肿瘤（T）	特征
T1	肿瘤基底<3-9mm，厚度≤6mm
	肿瘤基底介于9.1-12mm，厚度≤3mm
T1a	T1期肿瘤未累及睫状体，没有球外扩散
T1b	T1期肿瘤累及睫状体
T1c	T1期肿瘤未累及睫状体，球外扩散病灶最大直径≤5mm
T1d	T1期肿瘤累及睫状体，球外扩散病灶最大直径≤5mm
T2	肿瘤基底<9.0mm，厚度介于6.1-9.0mm
	肿瘤基底介于9.1-12.0mm，厚度介于3.1-9.0mm
	肿瘤基底介于12.1-15mm，厚度≤6.0mm
	肿瘤基底介于15.1-18mm，厚度≤3.0mm
T2a	T2期肿瘤未累及睫状体，没有球外扩散
T2b	T2期肿瘤累及睫状体
T2c	T2期肿瘤未累及睫状体，球外扩散病灶最大直径≤5mm
T2d	T2期肿瘤累及睫状体，球外扩散病灶最大直径≤5mm
T3	肿瘤基底介于3.1-9mm，厚度介于9.1-12mm
	肿瘤基底介于12.1-15mm，厚度介于6.1-15mm
	肿瘤基底介于15.1-18mm，厚度介于3.1-12mm
T3a	T3期肿瘤未累及睫状体，没有球外扩散
T3b	T3期肿瘤累及睫状体
T3c	T3期肿瘤未累及睫状体，球外扩散病灶最大直径≤5mm
T3d	T3期肿瘤累及睫状体，球外扩散最大直径直径≤5mm
T4	肿瘤基底介于12.1-15mm，厚度>15.0mm
	肿瘤基底介于15.1-18mm，厚度>12.1mm
	肿瘤基底>18mm，厚度不限
T4a	T4期肿瘤未累及睫状体，无球外扩散
T4b	T4期肿瘤累及睫状体
T4c	T4期肿瘤未累及睫状体，球外扩散病灶最大直径≤5mm
T4d	T4期肿瘤累及睫状体，球外扩散病灶最大直径≤5mm
T4e	任何大小的肿瘤球外扩散病灶最大直径>5mm

UM的区域淋巴结转移分为无淋巴结受累的N0期及有淋巴结受累的N1期（表14-4-3）UM的远处转移情况，根据有无转移分为M0期及M1期，根据转移灶大小分为M1a~M1b期（表14-4-4）

表14-4-3　第8版TNM分期中区域性淋巴结转移情况（N）分期及特征

N分期	特征
N0	无淋巴结受累
N1	眼眶区域淋巴结转移或肿瘤播散
N1a	一个或多个区域淋巴结受累
N1b	局部淋巴结未受累，但眼眶中有不连续的肿瘤播散。

表14-4-4　第8版TNM分期中肿瘤远处转移情况（M）分期及特征

M分期	特征
M0	无远处转移的症状和体征
M1	合并远处转移
M1a	最大转移病灶的最大直径≤3cm
M1b	最大转移病灶的最大直径为3.1-8cm
M1c	最大转移病灶的最大直径≥8cm

由于UM患者的生存率并非仅随着T类的增加而恶化，而且随着每个T类中的子类而恶化，考虑了这种差异，AJCC进行了ⅠA-B，ⅡA-B，ⅢA-C和Ⅳ的七个阶段的分期，以评估患者的生存率。其中，Ⅰ至ⅢC期仅限于后部葡萄膜黑色素瘤患者，这些患者在区域性或远处均无转移。Ⅳ期表明转移性疾病或非连续性眶内浸润（表14-4-5）。虹膜黑色素瘤未进行分期。

表14-4-5　基于AJCC出版的TNM分类第八版的睫状体和脉络膜黑色素瘤分期

肿瘤分期	原发肿瘤（T）	区域淋巴结（N）	远处转移（M）
Ⅰ期	T1a	N0	M0
Ⅱ期	T1b-d, T2a-b, T3a	N0	M0
ⅡA期	T1b-d, T2a	N0	M0
ⅡB期	T2b, T3a	N0	M0
Ⅲ期	T2c-d, T3b-d, T4a-c	N0	M0
ⅢA期	T2c-d, T3b-c, T4a	N0	M0
ⅢB期	T3d, T4b-c	N0	M0
ⅢC期	T4d-e	N0	M0
Ⅳ期	任何T	N1	M0
	任何T	任何N	M1a-c

第五章

治疗

近年来，UM 的治疗发展迅速，治疗方式多样。UM 治疗方式的选择取决于肿瘤的大小，位置和相关特征，例如视网膜脱离、玻璃体出血和视网膜浸润。还应考虑患者的年龄，总体健康状况，对侧眼的状况以及患者的个人需求（表 14-5-1）。

近距离敷贴放射治疗和眼球摘除术是最常见的治疗方式，其他保眼治疗还包括经瞳孔温热治疗，质子束放射治疗、立体定向放射治疗以及眼肿瘤局部切除术。

第一节 敷贴放射治疗

敷贴放射治疗是近距离放射疗法的一种形式，常用的放射性同位素包括碘 125，钌 106，钯 103，铱 192 和钴 60。通过在肿瘤对应的巩膜表面精确缝合曲线形的放射性敷贴器，将放射线跨巩膜辐射至瘤体。敷贴放射治疗需要使瘤体表面放射线剂量达到 80~100Gy，适用于小、中等大小的肿瘤（肿瘤最大基底直径≤18mm，厚度≤12mm），是中小型 UM 的首选治疗方法，包括黄斑黑色素瘤，睫状体黑色素瘤，以及眼外扩散的 UM。对于邻近视盘的肿瘤，可以使用卡槽式的敷贴器，使敷贴器的位置更接近肿瘤基底部，达到更好的局部剂量控制。该疗法可有效地控制肿瘤，保存眼球以及保留视力。

第二节 经瞳孔温热疗法

经瞳孔温热疗法（Transpupillary thermotherapy，TTT）是一种非侵入性治疗方式，使用 810nm 红外二极管通过瞳孔传递到脉络膜肿瘤表面，使肿瘤温度升高至 45~60°，导致与肿瘤相关的畸形血管闭塞，进而导致肿瘤坏死。TTT 的最大穿透深度为 4mm，适用于厚度小于 4mm，且位于视盘及黄斑外的小型色素性的 UM，对小于 2.5mm 的较小的生长性 UM 疗效最佳。厚度大于 3mm 的肿瘤应通过敷贴放疗联合 TTT 来治疗，即

"三明治"疗法。TTT 的优势包括激光的精确瞄准，可使肿瘤即时坏死，在门诊即可完成诊治以及对周围正常脉络膜的损害小。TTT 的潜在并发症包括视网膜分支静脉阻塞，视网膜牵拉，以及孔源性视网膜脱离。

第三节　质子束放射疗法

质子束放射疗法是一种远程放射疗法，质子束可以向肿瘤提供均匀的辐射剂量，在向肿瘤传递高剂量辐射的同时，最大程度地减少对健康周围组织的附带损害。质子束放射疗法较敷贴放射治疗适用范围更广，可用于虹膜黑色素瘤和后节 UM。可达到肿瘤控制，保存眼球以及保留视力，但其最终效果并不优于敷贴，而费用更高。

第四节　肿瘤切除

肿瘤切除术最早是针对局部放疗后残余的肿瘤而提出，近来针对中大型肿瘤，也可作为首选的治疗方法。肿瘤切除的术式包括通过巩膜切口整体切除肿瘤（外切术），或穿过视网膜的玻璃体切除术切除肿瘤（内切术）等。位于虹膜、睫状体和周边脉络膜的黑色素瘤可行肿瘤外切除，位于赤道后的脉络膜肿瘤可采用内切除术。这两种手术难度较大，要求术者经验丰富且技术高超，术后效果通常比较理想。肿瘤切除术能提供新鲜的肿瘤组织，可行组织病理学诊断及基因检测，并保留了眼球和视力。内切除时如果巩膜面肿瘤有残余或肿瘤离手术切除范围边缘较近，可以补充敷贴放射治疗以防止肿瘤复发。

目前，采用 UM 眼内切除术的指征通常包括：①肿瘤基底宽不超过 15 mm；②肿瘤无局部浸润，未累及巩膜及眼眶部；③肿瘤无全身转移。手术禁忌证包括：肿瘤眼外或远处转移，肿瘤超过赤道部甚至累及范围超过睫状体 2/3，肿瘤直径大于 16 mm，全身情况不能耐受手术者，弥漫性黑色素瘤等。肿瘤切除的并发症包括孔源性视网膜脱离，增生性玻璃体视网膜病变，出血和肿瘤复发。

第五节　眼球摘除

对于大型 UM（最大基底直径>20mm，厚度>12mm），视神经受累或侵及眼眶和/或继发性青光眼均需行眼球摘除术。以眼眶植入物代替了眼球体积，植入物可以附着在直肌上，从而保留了义眼的运动性。目前常用的眼眶内容物填充或替代物包括：巩膜包裹的羟基磷灰石义眼台植入物、聚合物涂覆的羟基磷灰石义眼台、聚乙烯替代物（MEDPOR）及硅胶球等。

第六节 眶内容物剜除

若UM在初诊时就已有明显的眼眶侵犯，需行眶内容物摘除术（涉及眼球，眼球，肌肉，神经和脂肪组织的去除），并尽量保留眼睑以助于快速愈合。

第七节 UM转移后的全身治疗

尽管目前还没有任何一种单一的全身疗法被证明对UM的远处转移是有效的，但是仍尽可能鼓励UM患者参与临床试验。对肝脏转移患者可行靶向治疗，包括切除，消融，化学栓塞，放射栓塞和局部灌注等。其他推荐方案包括：

（1）免疫疗法：抗PD-1单药治疗（Pembrolizumab或Nivolumab）；Nivolumab / ipilimumab；Ipilimumabb。

（2）细胞毒性方案：达卡巴嗪；替莫唑胺；紫杉醇；结合白蛋白的紫杉醇；卡铂/紫杉醇。

（3）靶向治疗：曲美替尼。

表14-5-1 葡萄膜黑色素瘤治疗选择

治疗方式	适应证	结果	并发症	注释	循证等级
放射治疗					
近距离放射治疗（钌106碘125）	小/中/大UM，基底直径<20mm	肿瘤局部控制良好	视力丧失 肿瘤复发	调整剂量以延缓视力丧失	A级
质子束放射治疗	中/大型UM；不适合敷贴或切除术 顶点高度>2.5mm，最大基底直径为>5mm）	肿瘤局部控制良好	视力丧失 新生血管性青光眼 肿瘤复发	非所有眼肿瘤中心均可采用	C级
立体定向放射治疗	视乳头旁UM；不适合敷贴或手术治疗	肿瘤局部控制良好	视力丧失 放射相关并发症 肿瘤复发	非所有眼肿瘤中心均可采用	C级
激光治疗					
经瞳孔热疗（TTT）	UM的局部复发和辅助治疗	改善局部肿瘤控制	视力丧失 眼外肿瘤复发	偶尔将其用于视盘鼻侧的小黑色素瘤	C级
光动力疗法（PDT）	小UM（顶端高度≤2.5mm，最大基底直径为<5mm）	不确定	肿瘤复发	避免放疗并发症；未广泛使用	D级
手术					
外切除±敷贴	基底径窄的中/大型UM	不确定	视网膜脱离 视力丧失 眼球摘除 肿瘤复发	很少进行敷贴治疗以降低复发风险	C级

续表

治疗方式	适应证	结果	并发症	注释	循证等级
内切除±放射疗法	中型 UM 肿瘤毒性综合征	结果不一	短暂性眼内出血 很少肿瘤播散	仅在英国部分眼科中心进行	D级
眼球摘除	大型 UM 伴 NVG±广泛性视网膜脱离	如果完全切除，则100%局部控制肿瘤	眼座相关并发症 眼眶肿瘤复发	眼眶植入物和人工眼的美容效果良好	A级
眶内容物剜除	UM 眼外扩散	如果完全切除，则100%局部控制肿瘤	眼眶肿瘤复发	很少进行	D级

第六章

随访及预后

UM进行眼科治疗后，需进行定期的眼部及全身情况的随访观察。放射性治疗后，前2年每3~6个月复查1次，此后每6~12个月复查，以监测肿瘤是否复发及其他并发症。如果有条件做基因检测，则可依据基因检测结果结合肿瘤临床病理特征划分转移风险等级，进而指导患者术后随访（表14-6-1）。

复查时需进行全面的眼科检查，包括视力，眼压和散瞳后的眼底检查，结合眼底彩色照相和超声检查来评估局部肿瘤的控制情况。广角眼底照相及荧光素血管造影可以评估放疗后的周边部肿瘤和视网膜血管的灌注情况。肿瘤复发最常见的部位是肿瘤的边缘处，肿瘤中心处和眼外扩散复发较少见。敷贴放疗后，小型（≤3 mm厚度）UM的复发率在5年时为6%，在10年时复发率为11%，而对于大型（≥10 mm厚度）的UM，5年复发率为13%。复发与发生转移的风险增加有关。复发必须与肿瘤消退不足（无反应性）区分开。肿瘤的大小以及与视盘和黄斑的距离对视力的预后非常重要。放疗术后影响患者视力的主要原因包括放射性视网膜病、放射性视神经病变以及白内障。约有69%的患者在术后10年内视力丧失。尽管放射性视网膜病变的发病高峰为放疗后5年内，但仍有7%的患者在治疗后7~10年出现病变。因此，需对放射性视网膜病变进行长期监测。同时，可行眼周或玻璃体内注射曲安奈德，或玻璃体内抗VEGF药物和/或全视网膜光凝术，以控制放射性病变。需对患者进行全身情况监测以及早发现转移病灶。对UM患者的随访监测应包括肝脏的特异性影像学检查，主要为腹部超声。眼部治疗后，UM患者会出现眼部不适，视力障碍，眼球摘除后面部畸形，对未来健康的担忧，焦虑，沮丧或身体的严重不适。应进行充分的心理支持和咨询，提高患者对这些问题的认识，旨在从心理上帮助患者减轻疾病带来的痛苦。

表 14-6-1　患者转移风险分层

风险等级/分级依据	基因检测	肿瘤大小	肿瘤病理类型	肿瘤范围及位置	随访建议
低风险	Class 1A 二倍体型3号染色体 染色体6p增加 EIF1AX突变	T1（AJCC）	梭形细胞型		适当低频的监测
中风险	Class 1B SF3B1突变	T2 和 T3（AJCC）	混合细胞型		监测：10年内每6~12个月一次
高风险	Class 2 单体型3号染色体 染色体8q增加 BAP1突变 PRAME突变	T4（AJCC）	上皮样细胞型	肿瘤眼外扩散 肿瘤累及睫状体	监测：5年内每3~6个月一次，然后10年内每6~12个月一次

参考文献

[1] Singh A D, Turell M E, Topham A K. Uveal Melanoma: Trends in Incidence, Treatment, and Survival[J]. Ophthalmology, 2011, 118 (9): 1881-1885.

[2] Shields C L, Kaliki S, Furuta M, et al. CLINICAL SPECTRUM AND PROGNOSIS OF UVEAL MELANOMA BASED ON AGE AT PRESENTATION IN 8, 033 CASES[J]. Retina, 2012, 32 (7): 1363-1372.

[3] Al-Jamal RT, Cassoux N, Desjardins L, et al. The Pediatric Choroidal and Ciliary Body Melanoma Study: A Survey by the European Ophthalmic Oncology Group[J]. Ophthalmology. 2016; 123 (4): 898-907.

[4] Liu YM, Li Y, Wei WB, Xu X, Jonas JB. Clinical Characteristics of 582 Patients with Uveal Melanoma in China. PLoS One. 2015; 10 (12): e0144562. Published 2015 Dec 8.

[5] Walpole S, Pritchard AL, Cebulla CM, et al. Comprehensive Study of the Clinical Phenotype of Germline BAP1 Variant-Carrying Families Worldwide. J Natl Cancer Inst[J]. 2018; 110 (12): 1328-1341.

[6] Singh AD, Topham A. Incidence of uveal melanoma in the United States: 1973-1997. Ophthalmology [J]. 2003; 110 (5): 956-961.

[7] Park SJ, Oh CM, Kim BW, Woo SJ, Cho H, Park KH. Nationwide Incidence of Ocular Melanoma in South Korea by Using the National Cancer Registry Database (1999-2011). Invest Ophthalmol Vis Sci. 2015; 56 (8): 4719-4724.

[8] Kivelä T. The epidemiological challenge of the most frequent eye cancer: retinoblastoma, an issue of birth and death. Br J Ophthalmol. 2009; 93 (9): 1129-1131.

[9] Kujala E, Mäkitie T, Kivelä T. Very long-term prognosis of patients with malignant uveal melanoma. Invest Ophthalmol Vis Sci. 2003; 44 (11): 4651-4659.

[10] Diener-West M, Reynolds SM, Agugliaro DJ, et al. Development of metastatic disease after enrollment in the COMS trials for treatment of choroidal melanoma: Collaborative Ocular Melanoma Study Group Report No. 26. Arch Ophthalmol. 2005; 123 (12): 1639-1643.

[11] Gragoudas ES, Egan KM, Seddon JM, et al. Survival of patients with metastases from uveal melanoma. Ophthalmology. 1991; 98 (3): 383-390.

[12] Finger PT, Kurli M, Reddy S, Tena LB, Pavlick AC. Whole body PET/CT for initial staging of choroidal melanoma. Br J Ophthalmol. 2005; 89 (10): 1270-1274.

[13] Shields JA, Shields CL. Management of posterior uveal melanoma: past, present, and future: the 2014 Charles L. Schepens lecture. Ophthalmology. 2015; 122 (2): 414-428.

[14] Smit KN, Jager MJ, de Klein A, Kiliç E. Uveal melanoma: Towards a molecular understanding. Prog Retin Eye Res. 2020; 75: 100800.

[15] Singh AD, Tubbs R, Biscotti C, Schoenfield L, Trizzoi P. Chromosomal 3 and 8 status within hepatic metastasis of uveal melanoma. Arch Pathol Lab Med. 2009; 133 (8): 1223-1227.

[16] Harbour JW, Onken MD, Roberson ED, et al. Frequent mutation of BAP1 in metastasizing uveal melanomas. Science. 2010; 330 (6009): 1410-1413.

[17] Damato B, Dopierala J, Klaasen A, van Dijk M, Sibbring J, Coupland SE. Multiplex ligation-dependent probe amplification of uveal melanoma: correlation with metastatic death. Invest Ophthalmol Vis Sci. 2009; 50 (7): 3048-3055.

[18] Park JJ, Diefenbach RJ, Joshua AM, Kefford RF, Carlino MS, Rizos H. Oncogenic signaling in uveal melanoma. Pigment Cell Melanoma Res. 2018; 31 (6): 661-672.

[19] Violanti SS, Bononi I, Gallenga CE, Martini F, Tognon M, Perri P. New Insights into Molecular

Oncogenesis and Therapy of Uveal Melanoma. Cancers（Basel）. 2019；11（5）：694.

[20] Henderson E，Margo CE. Iris melanoma. Arch Pathol Lab Med. 2008；132（2）：268-272.

[21] Shields CL，Kaliki S，Furuta M，Mashayekhi A，Shields JA. Clinical spectrum and prognosis of uveal melanoma based on age at presentation in 8，033 cases. Retina. 2012；32（7）：1363-1372.

[22] Coupland SE，Campbell I，Damato B. Routes of extraocular extension of uveal melanoma：risk factors and influence on survival probability. Ophthalmology. 2008；115（10）：1778-1785.

[23] Al-Jamal RT，Mäkitie T，Kivelä T. Nucleolar diameter and microvascular factors as independent predictors of mortality from malignant melanoma of the choroid and ciliary body. Invest Ophthalmol Vis Sci. 2003；44（6）：2381-2389.

[24] Chen X，Maniotis AJ，Majumdar D，Pe'er J，Folberg R. Uveal melanoma cell staining for CD34 and assessment of tumor vascularity. Invest Ophthalmol Vis Sci. 2002；43（8）：2533-2539.

[25] Folberg R，Pe'er J，Gruman LM，et al. The morphologic characteristics of tumor blood vessels as a marker of tumor progression in primary human uveal melanoma：a matched case-control study. Hum Pathol. 1992；23（11）：1298-1305.

[26] Bronkhorst IH，Jager MJ. Uveal melanoma：the inflammatory microenvironment. J Innate Immun. 2012；4（5-6）：454-462.

[27] Frenkel S，Zloto O，Pe'er J，Barak V. Insulin-like growth factor-1 as a predictive biomarker for metastatic uveal melanoma in humans. Invest Ophthalmol Vis Sci. 2013；54（1）：490-493.

[28] Barker CA，Salama AK. New NCCN Guidelines for Uveal Melanoma and Treatment of Recurrent or Progressive Distant Metastatic Melanoma[J]. J Natl Compr Canc Netw. 2018；16（5S）：646-650. doi：10.6004/jnccn.2018.0042.

[29] Wisely CE，Hadziahmetovic M，Reem RE，et al. Long-term visual acuity outcomes in patients with uveal melanoma treated with 125I episcleral OSU-Nag plaque brachytherapy[J]. Brachytherapy. 2016；15（1）：12-22. doi：10.1016/j.brachy.2015.09.013.

[30] 魏文斌，屠颖. 诊断性玻璃体手术临床应用及其微创化前景[J]. 中华眼科杂志，2010，46（11）：1052-1056.

[31] 中国医药教育协会眼科专业委员会，中华医学会眼科学分会眼整形眼眶病学组，中国抗癌协会眼肿瘤专业委员会. 中国葡萄膜黑色素瘤诊疗专家共识（2021年）[J]. 中华眼科杂志，2021，57（12）：886-897.

[32] 樊代明. 整合肿瘤学·基础卷[M]. 西安：世界图书出版西安有限公司，2021.

[33] Chai P，Jia R，Li Y，Zhou C，Gu X，Yang L，et al. Regulation of epigenetic homeostasis in uveal melanoma and retinoblastoma. Prog Retin Eye Res. 2021：101030.

[34] He F，Yu J，Yang J，Wang S，Zhuang A，Shi H，et al. m（6）A RNA hypermethylation-induced BACE2 boosts intracellular calcium release and accelerates tumorigenesis of ocular melanoma. Mol Ther. 2021；29（6）：2121-33.

[35] Fan J，Xing Y，Wen X，Jia R，Ni H，He J，et al. Long non-coding RNA ROR decoys gene-specific histone methylation to promote tumorigenesis. Genome Biol. 2015；16：139.

[36] Fan J，Xu Y，Wen X，Ge S，Jia R，Zhang H，et al. A Cohesin-Mediated Intrachromosomal Loop Drives Oncogenic ROR lncRNA to Accelerate Tumorigenesis. Mol Ther. 2019；27（12）：2182-94.

[37] Chai P，Yu J，Jia R，Wen X，Ding T，Zhang X，et al. Generation of onco-enhancer enhances chromosomal remodeling and accelerates tumorigenesis. Nucleic Acids Res. 2020；48（21）：12135-50.

[38] Yu J，Chai P，Xie M，Ge S，Ruan J，Fan X，et al. Histone lactylation drives oncogenesis by facilitating m（6）A reader protein YTHDF2 expression in ocular melanoma. Genome Biol. 2021；22（1）：85.

[39] Jia R，Chai P，Wang S，Sun B，Xu Y，Yang Y，et al. m（6）A modification suppresses ocular melanoma through modulating HINT2 mRNA translation. Mol Cancer. 2019；18（1）：161.

[40] Peyman GA, Cohen SB. Ab interno resection of uveal melanoma. Int Ophthalmol. 1986；9（1）：29-36.

[41] Damato B, Groenewald C, McGalliard J, Wong D. Endoresection of choroidal melanoma. Br J Ophthalmol. 1998；82（3）：213-8.

[42] 樊代明.整合肿瘤学·临床卷[M].北京：科学出版社，2021.

甲狀腺癌

名誉主编

樊代明

主　编

葛明华　高　明　程若川

副主编（姓氏笔画排序）

王　宇　关海霞　刘绍严　陈晓红　林岩松
郑传铭　郑向前　秦建武　耿　刚　詹维伟

编　委（姓氏笔画排序）

马斌林　王佳峰　石臣磊　刘　辉　刘勤江
朱一鸣　许　坚　何霞云　张　园　张杰武
张　彬　张　鑫　李振东　李清林　杨安奎
沈春英　苏艳军　陆汉魁　陈　光　房居高
武晓泓　郑　颖　赵代伟　赵敬柱　徐　荣
黄晓明　黑　虎　谭　卓

秘　书

吕　恬　慕转转　魏文俊

第一章 前言

甲状腺癌（Thyroid Cancer，TC）是内分泌系统和头颈部最常见的恶性肿瘤。过去的30年中，全球范围内TC发病率大幅增加，成为十大恶性肿瘤之一。WHO国际癌症研究机构发布的全球185个国家最新癌症负担数据显示2020年全球新发TC 58.6万例，位列第九位，其中女性44.9万例，位列第五位。我国TC同样增长迅速，2003—2012年间平均每年增长20.43%，国家癌症中心数据显示TC发病位列所有恶性肿瘤第七位，位列女性肿瘤的第四位。欧美发达国家TC 5年生存率为98.6%，我国年龄标准化5年相对生存率84.3%。

如何对TC进行筛查、诊断、规范化治疗，如何对持续/复发/转移性TC基于MDT（Multi-disciplinary Team/Treatment，多学科诊疗团队）客观评估的系统性治疗，以及规范、有效的治疗后动态评估及系统随访，将是提高我国TC生存率、改善病患生活质量的重要保证，也是甲状腺领域专家肩负的重要责任。

第二章 甲状腺癌的流行病学与筛查

第一节 流行病学

TC起源于甲状腺滤泡上皮细胞或滤泡旁细胞（又称C细胞）。滤泡细胞源性TC包括乳头状癌（Papillary Thyroid Cancer，PTC，占所有甲状腺癌的80%~85%）、滤泡状癌（Follicular Thyroid Cancer，FTC，10%~15%）、低分化癌（Poorly Differentiated Thyroid Carcinoma，PDTC）和未分化癌（Anaplastic Thyroid Carcinoma，ATC，<2%）。滤泡旁细胞源性甲状腺癌即甲状腺髓样癌（medullary thyroid carcinoma，MTC），约占甲状腺恶性病变的1%~5%。

近年来，全球范围内TC发病率大幅增加，主要归结于PTC的增加。我国TC同样增长迅速，其流行病学特征主要包括：发病中，PTC占比大（约92%），城市显著高于农村，东部地区高于中西部地区。

造成TC发病率上升的主要原因是高分辨率超声和细针穿刺（Fine Needle Aspiration，FNA）检查的广泛应用以及民众对健康体检的重视，使得更多较小、低风险PTC被确诊。但亦有研究表明，所有年龄组TC绝对发病率均在增加，所以不能仅仅只归结于诊断强度的增加，而是检查和筛查增多及其他尚未明确因素综合作用的结果。

尽管TC发病率增加，但其导致的死亡率几乎在全球所有地区都相对稳定在较低水平。美国TC的死亡率从1994年的0.40/10万增至2013年的0.46/10万每年，平均每年增加1.1%，而发生远处转移或Ⅳ期PTC，每年增加2.9%。欧洲男性与女性TC死亡率分别为0.5/10万和0.7/10万，随时间和地区变化很小。在2003—2012年间，中国TC年龄标准化死亡率维持在0.26/10万~0.36/10万间波动，且长期生存率出现显著改善，来自17个癌症登记处的数据显示TC年龄标准化5年相对生存率从2003—2005的

67.5%上升至2012—2015的84.3%，但仍显著低于一些发达国家水平。

部分TC的发生与遗传相关。5%~10%的分化型甲状腺癌（Differentiated Thyroid Carcinoma，DTC）有家族遗传性，可作为家族性肿瘤综合征的组成部分，也可为非综合征型（家族性非髓样TC），罹患病例的一级亲属DTC风险明显增加。约25%的MTC是遗传性，由胚系RET基因变异导致，其MTC可作为2型多发性内分泌腺瘤病（Multiple Endocrine Neoplasia，MEN-2）的表现之一。

环境和饮食因素中，童年期电离辐射暴露是DTC目前唯一确认的环境风险因素。切尔诺贝利核事故使污染地区儿童和青少年TC的发病率显著增加，儿童期恶性肿瘤接受放疗的幸存者TC发病风险增高均证实这一点，然而电离辐射的暴露与成人甲状腺癌的关系并不明确。近年来多个荟萃分析显示肥胖可能是TC的风险因素。一项包含524万样本的大规模人群研究显示高体重指数与10种常见癌症的发病风险增加有关，其中TC的风险约增加9%。碘缺乏和碘过量都可引起甲状腺疾病，缺碘会增加辐射诱发TC的风险，但目前无证据表明碘摄入过量与TC风险增加有关，也无证据表明食盐加碘与TC高发有关。海水鱼与贝壳类饮食，没有增加TC风险，在缺碘地区反具保护作用。十字花科蔬菜摄入与TC也无明显关系。

第二节　甲状腺癌的筛查

国际卫生组织对肿瘤的筛查计划通常基于以下证据：①证明患者确有风险；②证明筛查可在早期阶段发现疾病；③早期诊断对后续预后有影响，包括复发和生存。尽管利用高分辨超声结合细针穿刺细胞学检查可早期发现TC，但目前无证据表明对无症状人群行TC筛查有明确获益。

我国相关部门尚无TC筛查计划，但有些体检将甲状腺超声列为可选项目。我国TC长期生存同发达国家差距明显，有必要积极开展研究，制定适合我国国情的TC筛查策略。

对TC高风险人群（童年有辐射暴露史、前述遗传综合征病史者及其一级亲属、MEN-2及其一级亲属、携带胚系RET基因变异MTC的一级亲属等），应行TC筛查。

第三章 甲状腺癌的诊断

第一节 临床表现

大多数TC没有明显临床症状。部分由于结节压迫周围组织，出现声音嘶哑、压迫感、呼吸/吞咽困难等症状。合并甲状腺功能异常时可有相应临床表现，如甲状腺功能亢进或减退。部分患者多因颈淋巴结肿大就诊。若肿瘤压迫颈交感神经节，可产生Horner氏综合征。

甲状腺髓样癌（Medullary Thyroid Carcinoma，MTC）可产生降钙素（calcitonin，Ctn）和5-羟色胺，可引起腹泻、心悸、面色潮红等症状，可合并出现多发性内分泌腺瘤病2型（Multiple Endocrine Neoplasia，MEN-2）、家族性多发性息肉病及某些TC综合征。

甲状腺未分化癌（Anaplastic Thyroid Carcinoma，ATC）常表现为多种症状同时或交错出现，或以消化、呼吸系统的某一症状为突出表现，常伴声音嘶哑、颈区疼痛等症状，颈前常可触及板样硬肿物且发展迅速，边界不清，活动度差或相对固定。

第二节 影像学诊断

1 超声检查

高分辨率超声是评估TC的首选方法。其操作简便、无创廉价，是甲状腺最常用且首选的影像学检查方法，建议所有临床触诊或机会性筛查等方式发现的甲状腺结节均应行高分辨率颈部超声检查。

TC超声征象包括：①实性低回声或极低回声；②结节边缘不规则；③点状强回声弥散分布或簇状分布的微小钙化；④垂直位生长；⑤甲状腺外浸润；⑥同时伴有颈淋巴结超声影像异常，如淋巴结呈高回声，内部出现微钙化、囊性变、异常血流、形态呈圆形、淋巴门消失、皮髓质分界不清等。超声医师鉴别甲状腺结节良恶性的能力与临床经验相关。

近年来,甲状腺弹性成像和超声造影在评估甲状腺结节的应用中日益增多,超声弹性成像于2005年应用于甲状腺病灶检查,其诊断和鉴别诊断价值已获医学界一定认可。超声造影则有助甲状腺病灶诊断更为标准化、规范化。

主要推荐:

(1) 怀疑TC均应行颈部超声检查。

(2) 超声检查鉴别甲状腺癌的能力与超声医师的临床经验相关。

2 其他影像在评价TC的作用

在TC定性方面,CT和MRI不优于超声。但对特殊区域,如上纵隔等,还需借助CT和MRI,CT扫描可评估TC病变范围及与周围重要结构如气管、食管、颈动脉的关系,对制定手术方案及预测术中可能发生的损伤有重要意义。对复发转移性甲状腺癌,可用增强CT了解肿瘤与周围组织的关系,用增强MRI了解脑转移征像,对怀疑合并有远处转移者,必要时可加做^{18}F-FDG(^{18}F-2-Deoxy-2-fluoro-D-glucose,氟[^{18}F]脱氧葡萄糖)PET-CT以了解全身肿瘤负荷等。但单纯依靠^{18}F-FDG PET-CT显像不能准确鉴别甲状腺结节的良恶性。

主要推荐:

(1) CT、MRI可辅助评估TC原发灶、颈淋巴结的病变范围及与周围重要器官关系,协助制定手术方案。

(2) 不建议将^{18}F-FDG PET-CT作为评估甲状腺结节的常规检查,对怀疑有远处转移的晚期TC可用之进行全身评估。

(3) 对怀疑有复发或转移的MTC,初诊包括全身体检、颈部超声、颈胸部CT、腹部MRI、骨扫描、脊椎骨盆MRI。如未发现病灶,可行^{18}F-FDG,^{18}F-DOPA和^{68}Ga生长抑素受体为显像剂的PET-CT。

第三节 实验室诊断

术前应行甲状腺功能、Tg及甲状腺抗体检测,并作为动态监测的基线评估,但TSH和Tg不推荐用于甲状腺肿瘤良恶性的鉴别诊断。

多项前瞻性非随机研究证明常规血清Ctn筛查可以发现早期的C细胞增生和MTC,从而提高MTC的检出率及总体生存率(Overall Survival,OS)。美国甲状腺学会(American Thyroid Association,ATA)对于Ctn筛查持中立态度,但认可其在部分亚组患者中有重要参考价值。国内专家共识并建议对怀疑恶性的甲状腺肿瘤,术前应常规检测Ctn,同时还应检测CEA(carcino embryonic antigen,癌胚抗原)。

MTC肿瘤负荷与血清Ctn水平常呈正相关。术前血清Ctn值可有效辅助判断淋巴结转移范围，当Ctn值分别>20、50、200、500 pg/mL时，常可代表可疑淋巴结转移至同侧中央区和同侧侧颈区、对侧中央区、对侧侧颈区以及上纵隔区。当Ctn≥150 pg/mL时，应高度怀疑病情有进展或复发。但需注意，少数MTC会出现Ctn和CEA正常或降低现象。

主要推荐：

（1）不推荐Tg用于TC的鉴别诊断。

（2）DTC全甲状腺切除术后应常规检测Tg与TgAb，建议连续监测用于持续评估术后复发风险及治疗反应。

（3）怀疑甲状腺恶性肿瘤患者，术前应常规检测血清Ctn对MTC进行鉴别筛查，Ctn升高或考虑MTC应同时检测CEA。

（4）血清Ctn值升高可反映体内MTC瘤负荷水平，可作为指导MTC临床评估的有力依据；参考影像学及血清Ctn值对颈淋巴结转移和清扫范围进行初步判断。

第四节　穿刺

TC穿刺包括粗针穿刺和细针穿刺，前者大多用于甲状腺淋巴瘤或未分化癌的组织学诊断，临床常用的穿刺为细针穿刺（Fine Needle Aspiration Biopsy，FNAB）。对临床常见的分化型甲状腺癌，术前定性诊断以FNAB的敏感度和特异度最高，且有助于减少不必要手术，并帮助确定恰当的手术方案。

FNAB细胞学诊断报告多采用Bethesda报告系统（The Bethesda System for Reporting Thyroid Cytopathology，TBSRTC）。该系统于2007年首次提出，2009年正式发布，是医学界广为接受且规范化的甲状腺细胞病理学诊断分类依据。近年来甲状腺领域出现众多进展。2017年10月，修订后的第二版TBSRTC面世，新版将仍然沿用第一版使用的六个类别名称，即Ⅰ.标本无法诊断或取材不满意（Nondiagnostic or Unsatisfactory，UD/UNS）；Ⅱ.良性病变（Benign）；Ⅲ.意义不明确的细胞非典型病变，或意义不明确的滤泡性病变[Atypia of Undetermined Significance（AUS）or Follicular Lesion of Undetermined Significance（FLUS）]；Ⅳ.滤泡性肿瘤或可疑滤泡性肿瘤（如为许特尔细胞型需特殊标明）[Follicular Neoplasm（FN）or Suspicious for a Follicular Neoplasm（SFN），specify if Hürthle cell（oncocytic）type]；Ⅴ.可疑恶性肿瘤（Suspicious for Malignancy，SM）；Ⅵ.恶性肿瘤（Malignancy）。而且，新版仍然基于这六类细胞学结果，分别给出恶性风险度和临床处理建议。

本指南将两版内容对比概括表15-3-1，并按照Bethesda分类具体解析如下：

表 15-3-1 两版 TBSRTC 中各类别细胞学结果的恶性风险度和临床处理意见对比

Bethesda 分类 Bethesda Category		恶性风险度 Risk of Malignancy（%）			通常采用的临床处理意见[a] Usual Management	
		2007版	2017版		2007版	2017版
			NIFTP≠癌	NIFTP=癌		
I	Ⅰ UD/UNS	1~4	5~10	5~10	超声引导下再次FNA	超声引导下再次FNA
I	Ⅱ Benign	<1~3	0~3	0~3	临床和超声随访	临床和超声随访
I	Ⅲ AUS/FLUS	5~15	6~18	10~30	再次FNA	再次FNA、分子标记物检测或甲状腺腺叶切除
I	Ⅳ FN/SFN	20~30	10~40	25~40	甲状腺腺叶切除	甲状腺腺叶切除或分子标记物检测
V	Ⅴ SM	60~75	45~60	50~75	甲状腺全切或腺叶切除	甲状腺全切或腺叶切除[b,c]
V	Ⅵ Malignancy	97~99	94~96	97~99	甲状腺全切	甲状腺全切或腺叶切除[c]

a. 最终临床处理策略需结合其他因素（如临床表现、超声特点等）。
b. 有研究推荐使用分子标记物检测决策甲状腺手术类型（腺叶切除、甲状腺全切）。
c. 如细胞学诊断为"可疑转移癌"或"转移癌"，则不适于行甲状腺手术。

淋巴结FNAB洗脱液Tg水平检测可辅助诊断DTC有无淋巴结转移。若为TC转移性淋巴结，FNAB洗脱可以检出Tg水平较高。

检测FNAB洗脱液的Ctn水平可辅助诊断MTC的诊断。

主要推荐：

（1）术前评估甲状腺结节良恶性时，FNAB是敏感度和特异度最高的方法。

（2）超声引导下FNAB可以提高取材成功率和诊断准确率。

（3）FNAB洗脱液Tg及Ctn水平检测可辅助诊断DTC、转移淋巴结及MTC。

第五节 分子检测

临床不能确诊的TC患者，可借助分子检测提高诊断准确率。经FNAB仍不能确定良恶性的甲状腺结节，可检测穿刺标本某些TC的分子标记物，如BRAF突变、Ras突变、RET/PTC重排、PAX8/PPAPγ基因重排及基因联合检测等，能提高确诊率。分子检测可提高TC诊断准确率，但临床仍不能单独依此诊断甲状腺结节性质。分子检测应始终与细胞学、临床和超声检查结果相结合参考。

BRAF等分子标志物的检测可提高PTC细针穿刺病理诊断的准确性，BRAF突变与DTC的侵袭性、复发率及死亡率相关，将BRAF突变与原发灶大小、腺外侵犯等肿瘤特征整合纳入复发风险分层系统作为判断标准，有助于判定术后是否进行^{131}I治疗，从而进一步降低TC复发风险。

除BRAF突变特征外，研究提示TERT突变在晚期侵袭性TC发生及发展中有重要作用，TERT突变与BRAF突变并存者复发与死亡风险显著高于仅伴有其中之一突变或无突变者，提示TERT在晚期TC预后中的意义。

术前行RET基因筛查和遗传咨询，有助于判定MTC是否为遗传性，从而进行临床评估并指导治疗方案。临床上约有1%~7%的散发性MTC实际具有遗传性MTC的基因背景，散发性病例行基因筛查可进一步明确疾病分型。对遗传性MTC，应当常规告知患者，遗传性RET突变可能给家庭成员带来风险。育龄的RET突变携带者，尤其是MEN2B型，应进行孕前或产前遗传咨询。

对以下人群推荐RET基因筛查和遗传咨询：①散发性MTC患者；②遗传性MTC患者及一级亲属；③在儿童或婴儿期出现MEN2B表征的父母；④皮肤苔藓淀粉样变患者；⑤先天性巨结肠病，携带RET基因10号外显子突变者。

RET基因筛查包括：①MEN2A基因筛查（RET基因突变位点主要包括10号外显子第609、611、618、620密码子、11号外显子第630、634密码子）；②MEN2B基因筛查（RET基因突变位点主要包括16号外显子M918T突变和15号外显子A883F突变，若结果阴性则需RET基因编码区全测序）。

对遗传性MTC据不同突变位点进行风险分层，可分为三级：①最高风险（HST）包括MEN2B患者和RET密码子M918T突变；②高风险（H）包括RET密码子C634突变和A883F突变；③中等风险（MOD）包括遗传性MTC中除M918T、C634、A883F突变之外的患者。

主要推荐：

FNAB仍不能确定的甲状腺结节，可检测穿刺标本TC分子标记物。术前RET基因筛查和遗传咨询有助于MTC的临床评估和风险分层。

第六节 人工智能

基于大量超声图像训练的人工智能模型可以辅助判断DTC的淋巴结转移。已有研究表明基于卷积神经网络的人工智能模型可以鉴别甲状腺结节良恶性，其诊断准确率与高年资超声科医师相当。少数研究表明基于卷积神经网络的人工智能模型可以基于TC原发灶超声影像对TC淋巴结转移进行预测，但其准确率相对有限。

主要推荐：

基于大量超声图像训练的人工智能模型可以辅助TC的诊断。

第四章

甲状腺癌的治疗

第一节 甲状腺癌多学科整合诊疗原则

TC是典型的跨学科疾病，诊治过程涉及多个学科。多学科整合诊疗（Multi-disciplinary Team/Treatment to Holistic Integrative Medicine，MDT to HIM）在TC治疗和管理中起重要作用。以DTC为例，手术治疗是核心治疗手段，术后^{131}I治疗和TSH抑制治疗是重要的辅助治疗手段。而系统治疗，如放疗、化疗及靶向药物治疗、中医药治疗等在疾病不同阶段发挥重要作用。对于常规TC治疗，一般参照指南进行规范化诊治，可避免治疗不足或治疗过度。对复杂疑难、难治性TC，有条件的单位应纳入MDT to HIM，为患者制定合适的整合治疗方案。MDT to HIM团队根据实际情况和需求而定，一般包括各亚专业治疗专家（如外科、核医学科、内分泌科、肿瘤内科、放疗科、中医科等）、诊断专家（如超声科、影像科、病理科等）以及其他相关的医学专业人员（如营养、护理、心理、康复等）。

第二节 甲状腺癌的治疗目标

绝大多数DTC患者预后良好，治疗目标是改善OS，降低疾病复发和转移风险，实现准确的疾病分期和风险分层，同时最大可能地减少与治疗相关并发症的发生率和不必要的治疗。

MTC有其独特的发病机制、遗传背景、综合征表现，治疗目标为改善OS，对早期患者偏重提高治愈率、降低复发和转移风险，对晚期患者需整合评估现有治疗手段与患者获益，合理选择治疗方案以提高生存率。

ATC比较少见，预后极差，治疗目标有其特殊性，可能是治疗性或姑息性。一旦确诊，应由MDT to HIM团队仔细讨论并与患者或家属充分沟通后制定治疗计划，明确患者是否适合接受积极治疗，并尽快与患者及家属展开"治疗目标"讨论，其中包括临终治疗方案（如姑息治疗和临终关怀措施等）。沟通时应避免传递过于乐观或过于悲观的信息。

主要推荐：

基于ATC的特殊性，治疗目标的制定应进行MDT to HIM讨论并与患者或家属充分沟通和讨论。

第三节 外科治疗

外科治疗是TC最核心的疗法，也是绝大多数患者唯一根治治疗手段。

1 分化型甲状腺癌的外科治疗

1.1 分化型甲状腺癌原发灶的手术方式

DTC的甲状腺切除术式主要包括全/近全甲状腺切除术和甲状腺腺叶+峡部切除术。确定DTC甲状腺切除范围，应根据cTNM分期、肿瘤死亡/复发的危险度、各种术式的利弊和患者意愿，细化外科处理原则，不可一概而论。

以往，基于DTC多灶性倾向和清甲治疗有助于随访的原因，全/近全甲状腺切除术是DTC的主要术式。美国国家癌症数据库分析5万余例PTC显示，甲状腺全切能使大于1cm的PTC生存获益，复发风险降低，但绝对获益非常小，全甲状腺切除术和腺叶切除10年总OS分别为98.4%和97.1%，复发率为7.7%和9.8%。

对低危和部分中危患者，全/近全甲状腺切除术和甲状腺腺叶+峡部切除术的临床疗效相似。Adam等对1998—2006年间美国国家癌症数据库61775名PTC分析表明，在校正多项重要预后因素后，全甲状腺切除术并未给1~4cm的PTC带来生存优势，即使对1~2cm和2~4cm的PTC进行亚组分析也是同样结果。与全/近全甲状腺切除术相比，甲状腺腺叶+峡部切除术更有利于降低术后并发症，特别能避免永久性甲状旁腺功能低下和双侧喉返神经损伤等严重并发症。

全/近全甲状腺切除术的适应证：①童年有头颈放射线接触史；②原发灶最大径>4cm；③双侧多癌灶；④不良病理亚型，如PTC的高细胞型、柱状细胞型、弥漫硬化型、实体亚型、FTC的广泛浸润型、低分化型TC；⑤有远处转移，术后需^{131}I治疗；⑥伴双侧颈淋巴结转移；⑦伴肉眼腺外侵犯。全/近全甲状腺切除术的相对适应证：单侧多癌灶，肿瘤最大径介于1~4cm，伴TC高危因素或合并对侧甲状腺结节。

甲状腺腺叶+峡部切除术的适应证：局限于一侧腺叶内的单发DTC，且原发灶≤1cm、复发危险低、童年无头颈部放射线接触史、无颈淋巴结转移和远处转移、对侧腺叶内无可疑恶性结节。甲状腺腺叶+峡部切除术的相对适应证：局限于一侧腺叶内的单发DTC，且原发灶≤4cm、复发危险低、对侧腺叶内无可疑恶性结节；微小浸润型 FTC。

主要推荐：

DTC 原发灶手术应权衡获益与风险，选择性应用全/近全甲状腺切除术或甲状腺腺叶+峡部切除术。

1.2 分化型甲状腺癌颈部淋巴结的处理

中央区是 TC 淋巴结最常见转移部位，对临床评估中央区淋巴结转移阳性的 PTC 行治疗性中央区淋巴结清扫术无争议，对中高危 PTC 行预防性中央区淋巴结清扫争论较小，但对低危 PTC 的预防性中央区淋巴结清扫争论较大。不同的研究结果并不一致，国内主流观点为：在有效保证喉返神经和甲状旁腺前提下，同期行患侧中央区淋巴结清扫术。

对 DTC 建议行治疗性侧颈区淋巴结清扫术，不主张做预防性侧颈淋巴结清扫。PTC 隐匿性转移较高，仅约 20% 会出现临床转移，大多数并不发展为临床转移。同时，隐匿性颈淋巴结转移并不降低病人的生存率。因此，对于 cN0 的 DTC 一般不建议行预防性侧颈区淋巴结清扫，但也有学者提出对部分 cN1a 患者（如中央区广泛转移，局部晚期，肿瘤位于上极等）可考虑行侧颈淋巴结清扫术。

主要推荐：

（1）对临床评估中央区淋巴结转移阳性 TC 行治疗性中央区淋巴结清扫。

（2）对有高危因素（如 T3-T4 病变、多灶癌、家族史、幼年放射线接触史、侧颈淋巴结转移等）中央区淋巴结 cN0 PTC，应行患侧中央区淋巴结清扫。

（3）对 cN0 低危 PTC，综合考虑肿瘤因素和功能保护等决定是否行中央区淋巴结清扫。

（4）不建议对 cN0 滤泡癌行中央区淋巴结清扫。

（5）对临床评估侧颈淋巴结转移的 DTC 行侧颈区淋巴结清扫术。

1.3 持续/复发/远处转移 DTC

关于持续/复发/远处转移 DTC（persistent/recurrent/metastatic DTC，prm-DTC）的总体治疗策略，优先顺序依次是：对可能手术治愈者行手术治疗；对放射性碘（radioiodine，RAI）反应者行术后 ^{131}I 治疗；外放疗或其他定向治疗（如热消融治疗）；对稳定或缓慢进行性无症状者行 TSH 抑制治疗；对疾病迅速进展的难治性 DTC 者行激酶抑制剂的全身治疗或参与临床试验。外科手术是 prm-DTC 最基础、有效的治疗手段。

主要推荐：

对可能手术治愈的 prm-DTC 优先考虑手术治疗。

1.4 未侵犯重要结构的颈部 prm-DTC 的外科治疗

prm-DTC 在临床中很常见，再次手术难度大、风险高，因此选择再次手术时，应权衡手术风险与获益，在减少医源性损伤的同时降低肿瘤复发率和死亡风险。应由临床经验丰富的甲状腺专科医师进行手术。

对中央区较小的淋巴结,可以密切随访,当淋巴结出现增大穿刺确诊为转移时再行手术治疗。研究显示,约1/3的术后病人中央区可发现淋巴结,其中淋巴结较小（<11mm）者仅少部分（<10%）随诊中病灶增大,最终病理证实为PTC的比例<5%。因此,以最小径≥8mm作为分界,既可避免漏掉可能进展的病灶,又能在FNA穿刺诊断、手术中定位病灶时有较大把握。

对超声怀疑侧颈区淋巴结转移者,经多年随访,仅约9%出现淋巴结长径增长>5mm。因此,对侧颈区淋巴结最小径<10mm,仍可密切随访。对最小径≥10mm的淋巴结,经FNA证实为转移后,可行手术治疗。

决策手术应考虑以下因素:病灶位置（是否邻近重要结构）,既往手术范围、并发症（甲旁减、喉返神经及喉上神经麻痹）,原发灶恶性程度等。若病灶邻近重要结构、原发灶恶性程度高,可适当放宽适应证。

主要推荐：

对prm-DTC首选手术治疗,对较小的可疑病灶严密随访,对最小径≥8mm的中央区淋巴结或最小径≥10mm侧颈区淋巴结经穿刺证实恶性后,行手术治疗。若病灶邻近重要结构,原发灶恶性程度高,可适当放宽适应证。

1.5 对侵犯周围重要器官的颈prm-DTC的外科治疗

prm-DTC容易粘连并侵犯周围重要结构,如喉、气管、食管、颈血管和喉返神经等,对手术切除范围一直存在争议,但切除肉眼可见的肿瘤对于控制局部复发十分重要,也有利于延长生存。此类手术应由具有临床经验丰富的专科医师进行,必要时请胸外科、血管外科、耳鼻喉科（头颈外科）、骨肿瘤科、修复重建外科协助手术。

研究显示,局部晚期DTC行R0（完全切除且切缘阴性）、R1（切缘阳性）切除时,5年疾病特异性生存率（Disease Specific Survival,DSS）分别为94.4%、87.6%,而R2（肉眼可见病灶残留）切除时生存率明显下降,5年DSS仅为67.9%。对喉返神经受累者：若术前评估无声带麻痹,尽可能切除肿瘤,同时保留神经功能；若已有声带麻痹、肿瘤包裹神经者,建议切除病灶及受累神经,并尽可能行神经重建。对颈部大血管受累者：单侧颈内静脉受累者,可切除患侧颈内静脉,不行血管重建；双侧颈内静脉受累者,可切除受累血管并血管重建；对可切除的颈总动脉受累者,切除后行血管重建。对消化道及呼吸道受累者：病灶未侵入管腔,建议行肿瘤剔除术；病灶侵入管腔,建议切除肿瘤及受累器官并吻合/重建/造口。对存在呼吸、吞咽困难等症状但无法切除者,建议行局部姑息性手术（如造瘘术等）,术后常需辅以放疗、放射性碘治疗和其他系统性治疗。

主要推荐：

对病灶侵犯周围重要结构的颈部复发病灶,尽可能争取R0和R1切除,但需权衡全身综合因素及手术利弊。

1.6 远处转移灶的外科治疗

对孤立性远处转移灶行手术切除能提高生存率。研究显示肺、骨、脑或胰腺的转移，切除孤立性转移灶均能够提高生存率，甚至切除孤立性肺转移灶还有治愈可能性。适应证：①肺转移：孤立性肺转移灶可手术切除；②骨转移：孤立性骨转移灶，或出现骨痛、神经受累及病理性骨折可能性大，可手术治疗；③脑转移：孤立性脑转移灶，或出现中枢神经系统并发症，可手术治疗；④肝脏、胰腺转移等：孤立性转移灶可手术，但需权衡手术风险。

2 甲状腺髓样癌的外科治疗

2.1 MTC的原发灶手术方式

手术是目前首选且唯一可以治愈MTC的疗法。对于遗传性MTC，初次手术方式常为全甲状腺切除术；对散发性MTC，由于病灶常累及双侧，且常为多灶，主流意见仍推荐全甲状腺切除为初治手术方式；对单侧且病灶较小的散发性患者，也可考虑行患侧腺叶+峡部切除术，但有争论。

有时MTC在单侧甲状腺切除术后才被确诊，对此是否需要补充全甲状腺切除术应根据个体情况而定，需权衡随访观察与补充手术的潜在风险和获益。对遗传性MTC应补充对侧腺叶切除，因为残留腺叶发展为MTC的可能性接近100%。但散发性MTC双侧癌灶的发生率低于10%。因此，除非患者有RET基因突变，术后基础或刺激后血清降钙素水平显著升高，或影像学显示残留病灶，一般不建议补充行全甲状腺切除术。

主要推荐：

（1）对基因检测已明确或有明确家族史的遗传性MTC，无论肿瘤大小，单侧或双侧病灶，均应行全甲状腺切除术。

（2）对基因检测已明确的散发性MTC，可行全甲状腺切除术；若病灶局限于单侧甲状腺，且无其他危险因素可行腺叶切除术。

（3）单侧甲状腺切除术后诊断为遗传性MTC，需完成全甲状腺切除。

（4）单侧甲状腺切除术后诊断为散发性MTC，对已有RET基因突变、术后血清降钙素水平升高或影像学显示残留MTC者，建议完成全甲状腺切除术。

2.2 MTC颈淋巴结处理

MTC颈淋巴结转移规律基本同PTC，无论是散发性或遗传性MTC，cN1a均应行治疗性中央区淋巴结清扫。对cN0推荐双侧预防性中央区清扫术。

对所有MTC，cN1b均应行治疗性侧颈淋巴结清扫，而对临床评估侧颈淋巴结阴性是否行预防性侧颈清扫，则有争议。一般情况下，当中央区淋巴结转移数量≥4枚且术中发现肿瘤突破甲状腺被膜，建议行患侧侧颈淋巴结清扫；若术前基础血清 Ctn 水平分别超过 20、50、200 和 500 pg/mL 应分别行同侧中央和侧颈区、对侧中央区、对侧侧颈区和上纵隔淋巴结清扫。

遗传性甲状腺髓样癌，实为多发性神经内分泌肿瘤（MEN2）。常合并肾上腺嗜铬细胞瘤或甲状旁腺功能亢进，可导致血压及离子代谢异常。故在术前应行肾上腺嗜铬细胞瘤及原发性甲状旁腺亢进筛查，如合并肾上腺嗜铬细胞瘤，应首先手术处理嗜铬细胞瘤，然后再同期手术处理甲状腺及旁腺。

主要推荐：

（1）MTC 病人建议常规行中央区淋巴结清扫。

（2）对 cN1b MTC，应行侧颈和中央区淋巴结清扫。

（3）临床评估侧颈淋巴结阴性的 MTC，一般不行预防性侧颈淋巴结清扫，但需结合中央区淋巴结转移情况、血清 Ctn 水平和原发灶等因素综合考虑。

2.3 复发性 MTC 的治疗

对明确甲状腺局部或区域淋巴结残留/复发者，应考虑二次手术。淋巴结清扫范围可涉及中央区、侧颈部及上纵隔淋巴结。约 1/3 患者二次手术后 Ctn 水平可降至正常水平，Ctn 明显降低者后续发生远处转移的概率较小。

主要推荐：

对仅有局部区域残留/复发，且可手术切除的 MTC 应争取二次手术。

3 甲状腺未分化癌的外科治疗

ATC 是一种罕见但高度致命的 TC，治疗前应尽快明确诊断并评估严重程度，在 MDT to HIM 团队参与下，充分与患者及家属沟通治疗获益和风险，制定整合治疗方案。外科治疗是可切除 ATC 治疗的重要组成部分。

3.1 ATC 术前评估内容

ATC 进展迅速，术前快速准确评估尤为重要，将决定是否手术及何种手术。内容包括：①肿瘤分期：明确肿瘤范围和周围结构侵犯情况，有无远处转移；②气道评估：ATC 气道评估必须迅速全面。包括声带活动度，肿瘤侵犯上呼吸道及消化道范围和程度，咽、喉或气管腔内情况。

主要推荐：

ATC 应快速准确地完成术前肿瘤分期和气道评估。

3.2 ATC 的手术选择和手术范围

对 ⅣA 或 ⅣB 期 ATC 需明确可否手术切除，可根据累及结构、能否满意切除（R0/R1）以及切除累及结构是否会导致严重并发症或死亡风险来确定。对可切除的 ATC，切除要完全（R0 或 R1），并迅速过渡到辅助治疗，有望延长患者生存时间。

研究表明手术治疗的ATC生存时间明显长于未手术者。

对肿瘤侵犯广泛的ⅣB期ATC，涉及内脏和血管结构的切除能否改善生存优势尚不清楚。激进广泛的器官切除疗效不确切而且影响患者生活质量；手术创伤大和术后并发症高将延迟后续放疗和系统治疗；而多个靶向药物已在ATC治疗上获得突破性进展。

对ⅣC期ATC，手术获益非常有限，如果发生或即将发生气道或食管梗阻，可切除局部病灶，缓解症状。

主要推荐：

（1）对预期能达到R0/R1切除的（ⅣA/ⅣB期）ATC，在MDT to HIM讨论后积极手术治疗，不建议对ATC实施减瘤手术。

（2）ATC预后极差，系统治疗有效，不推荐广泛的器官切除术（包括喉、气管、食道切除术及大血管切除重建和纵隔清扫术），建议MDT to HIM讨论决策。

3.3 ATC的气管切开策略

气道评估在ATC整个疗程都至关重要，气道状况在治疗中随时可能发生变化。气管切开术在ATC中非常常见，约40%ATC需行气管切开术。但气管切开术在ATC根治性治疗和姑息治疗中的作用是很复杂的。一方面，气管切开术可开放气道，防止窒息死亡，也可为其他治疗提供机会；另一方面气管切开术可能会延迟放疗和靶向治疗的时间，降低生存率。因此，是否行气管切开术应整合肿瘤因素，同时更应强调患者情况进行个性化决策。若甲状腺肿瘤严重侵犯或压迫气道，无法行常规气切和麻醉插管时，可考虑应用体外膜肺氧合（Extracorporeal Membrane Oxygenation，ECMO）。

主要推荐：

（1）ATC气管切开应综合判断，个体化决策。

（2）对于没有或判断不会发生气道梗阻者，不建议行预防性气管切开术。

（3）如可能，气管切开最好在术前插管麻醉下由有经验的外科医师实施。

4 腔镜/机器人甲状腺外科技术在甲状腺癌中的应用

腔镜下甲状腺外科技术（Endoscopic Thyroid Surgery，ETS）是过去20年甲状腺外科的主要进展。随着器械与设备的更新，尤其是高清腔镜与机器人辅助系统问世，ETS的临床应用日益广泛。根据建腔方式不同分二氧化碳充气式和无充气式；根据入路不同分颈前入路（近距离入路）和颈外入路（远距离入路）。颈前入路是一种小切口内镜辅助方法（如Miccoli术式）。颈外入路方法较多，目前国内应用较广泛的主要包括胸前入路、腋窝入路、双腋窝双乳晕（BABA）入路和口腔前庭入路等，不同方法各有优缺点。

ETS 的主要优点在于实现了甲状腺手术切口微小化、隐蔽性，满足美容需求，放大了手术视野，利于甲状旁腺及喉返/上神经的识别与保护。ETS 也存在诸多缺点，如颈外入路甲状腺手术可引入新的潜在并发症、学习曲线较长、存在技术上的挑战、增加医疗支出等。研究显示，在严格选择病例前提下，ETS 手术可取得同开放手术同样的效果，但接受 ETS 的绝大多数是低危 PTC，且目前仍缺乏随机对照研究和长期随访数据来评价 ETS 与常规手术的等效性，因此将 ETS 应用于 TC 必须严格把握适应症，并由经验丰富的外科医生来完成，坚持"安全第一，功能第二，美容第三"的原则。

主要推荐：

（1）腔镜 TC 手术的治疗原则和手术范围必须同开放手术一致。

（2）应综合考虑患者意愿、肿瘤因素和手术入路特点等选择 ETS，对机器人甲状腺手术的选择还需综合考量卫生经济学因素。

5 甲状腺癌术中甲状旁腺的保护

甲状旁腺功能减退症（甲旁减）是甲状腺术后常见并发症，甲旁减尤其是永久性甲旁减严重影响生活质量，术中保护甲状旁腺是 TC 手术的重要任务。总策略应遵循"1+X"原则。"1"即对发现的每一枚甲状旁腺都应视为唯一（最后）对待，仔细解剖，认真保护；另一含义在每一例甲状腺手术中尽可能确切辨认一枚甲状旁腺。"X"即术中应努力保护更多的甲状旁腺。

准确识别甲状旁腺是保护甲状旁腺的前提，"精细化被膜解剖技术"是避免甲状旁腺意外切除和保护其血供的核心技术。下位甲状旁腺常与胸腺关系密切，因此，TC 行中央区淋巴结清扫时，若肿瘤未累及胸腺，应予保留。此外，术中需合理使用能量器械和电刀，避免甲状旁腺的热损伤。当手术标本移除后，应仔细检查，寻找可能被意外切除的甲状旁腺。对血供受损或意外切除的甲状旁腺应进行自体移植。甲状旁腺自体移植主要有"颗粒包埋法"和"匀浆注射法"。在自体移植前可行术中快速冰冻病理学检查，以明确甲状旁腺组织。

主要推荐：

（1）TC 术中仔细辨识并采用"精细化被膜解剖术"尽量保护每一枚甲状旁腺。

（2）术中应对血供受损或意外切除的甲状旁腺进行自体移植。

6 甲状腺癌手术中喉返及喉上神经的保护与并发症处理

喉返神经（recurrent laryngeal nerve，RLN）和/或喉上神经外支（external branch of superior laryngealnerve，EBSLN）损伤引起发音障碍是甲状腺术中常见并发症，文献报道 RLN 损伤约为 3%~5%，实际真实发生率可能接近 10%，EBSLN 损伤约为 5%~28%。

甲状腺癌手术尤其是复发肿瘤再次手术是RLN损伤的风险因素。常规显露喉返神经，可避免损伤神经，并保证手术的彻底性。外科医师应熟知双侧喉返神经解剖特点和变异，尤其是右侧喉不返神经变异，常伴右侧锁骨下动脉走行变异，术前应仔细阅读CT。左侧喉不返神经极为罕见，并且与右位心相关。喉返神经的保护主要依赖于外科医师的经验和技术，操作尽量轻柔，合理利用器械，避免牵拉和热损伤。应熟悉多种喉返神经显露方法，根据医师操作习惯、肿瘤情况和手术入路灵活采用。

EBSLN的保护主要是肉眼识别法和区域保护法，或两者结合。并不是所有EBSLN都可显露，关键在于清晰解剖甲状腺上极和环甲肌之间的无血管间隙，如能显露EBSLN，则直视下保护，否则采取"脱血管帽"技术紧贴甲状腺上极被膜操作，骨骼化分支处理甲状腺上极血管分支。

近年来术中神经监测（intraoperative neuromonitoring，IONM）技术在甲状腺癌术中应用日益广泛，IONM技术将功能学与解剖学紧密结合，具有术中导航、快速识别喉返神经走行、预测变异作用，并可实现早期发现并阐明RLN损伤的机制，在一些复杂疑难或复发性TC术中具有辅助应用价值。

TC手术出现单侧喉返神经损伤，可致术后声嘶，神经功能能否恢复要看术中神经保留情况，可应用营养神经药物。双侧喉返神经损伤，可能会致吸气性呼吸困难，常需气管切开术或声门裂开术，如果术后6个月神经功能仍未恢复，建议咨询专科医生进一步处理。喉返神经离断损伤可考虑修复重建，但疗效不确切。EBSLN损伤的症状多可通过健侧代偿而逐渐减轻或自发改善，时间可持续数天至数月，一般2~3个月可不同程度恢复，主要用营养神经药物治疗。

主要推荐：

（1）TC手术应常规显露RLN并直视下保护。

（2）TC手术应采用肉眼识别法或区域保护法避免EBSLN损伤。

（3）对于部分复杂、疑难或复发性TC，可考虑应用术中神经监测技术，有利于RLN和EBSLN的保护。

7 其他并发症的处理

TC手术的其他较常见并发症包括术后出血和淋巴瘘。熟悉甲状腺区及颈部解剖，术中精细操作，有助于降低其发生率。术后一旦发生，需要积极应对处理，对颈部肿胀可疑出血者，切忌压迫包扎，应尽快解除颈部积血，保持呼吸道通畅，探查术区并止血。术后乳糜漏的应对手段包括：饮食控制、局部加压、生长抑素应用、铜绿假单胞菌注射液应用、再次手术等。长期大量乳糜漏，应注意检测白蛋白和离子水平，防止低白蛋白血症和离子紊乱。

主要推荐:

(1) 术后密切注意术区和引流液情况,如术区出血,建议积极处理,保持呼吸道通畅,必要时急诊手术探查止血。

(2) 对侧颈淋巴结清扫者,术后应低脂饮食,观察引流量及乳糜漏发生。

8 DTC合并其他甲状(旁)腺疾病的治疗

8.1 DTC合并甲亢的处理

DTC合并甲亢时,完善TRAb测定、甲状腺摄碘率和甲状腺静态显像等检查有助于甲亢的病因鉴别。DTC合并原发性甲亢(Graves' disease,GD)、毒性多结节性甲状腺肿(Toxic multinodular goiter,TMNG)和甲状腺自主性高功能腺瘤(Toxic Adenoma,TA),需用抗甲状腺药物使甲状腺功能正常后再行手术。DTC合并GD或TMNG时应行甲状腺全切除;合并TA应综合考虑患者的TC和TA的临床病理特征,合理施行腺叶+峡部切除或甲状腺全切除。

8.2 DTC合并甲旁亢的处理

临床考虑DTC合并甲旁亢时,需完善MIBI甲状旁腺显像、离子检查、25-羟维生素D等检查,结合患者的慢性肾脏疾病史有助于鉴别原发性、继发性及三发性甲旁亢;此外,MIBI甲状旁腺显像有助于术前甲状旁腺的定位。

外科治疗TC时,应同时行甲状旁腺切除治疗甲旁亢,适应证应遵循甲旁亢的临床指南。术前超声、MIBI等检查不能完全准确定位病变的甲状旁腺,术中行甲状旁腺激素(parathyroid hormone,PTH)检测,有助于判断病变甲状旁腺切除的彻底性。术后应监测PTH及血钙水平,有助于指导术后早期低钙血症和远期甲旁减的管理。

主要推荐:

DTC合并GD或TMNG应行甲状腺全切除;合并TA应考虑肿瘤临床病理特征,行腺叶+峡部切除或甲状腺全切除。DTC合并甲旁亢时,可手术一并处理。

第四节 术后评估

1 DTC的术后评估

1.1 DTC术后评估的意义和作用

术后评估是辅助决策已行甲状腺全切/近全切除术DTC再行^{131}I治疗的重要步骤,主要包括:基于TNM分期的死亡风险、复发风险和实时动态评估。目的是基于术后病理明确复发及死亡风险的同时,更应考虑肿瘤复发风险和特异性死亡率会随治疗干预和时间的推移而发生变化,关注实时的疾病状态。部分患者经过评估可能发现之前未发现的转移灶而提高风险分层,可避免后续^{131}I的治疗不足;而部分之前依据手术病理特征等评估为高危风险者亦可能在有效治疗后将风险降层,避免过度治疗。因此,结合TNM分期、复发风险分层及实时疾病状态评估有助于实时评价并修正患者术后风险及预后判断,明确^{131}I治疗指征、目标及获益等个体化整合诊疗决策。

1.2 手术后分期(AJCC/UICC TNM,第8版)

由美国癌症联合会(American Joint Committee on Cancer,AJCC)与国际抗癌联盟(Union for International Cancer Control,UICC)联合制定的第8版TNM分期是目前最常使用的DTC术后分期系统(表15-4-1),主要以手术病理结果为判断依据,有助于预测DTC的肿瘤特异性生存期。

表15-4-1 分化型甲状腺癌TNM分期(AJCC/UICC第8版)

基础指标	定义
Tx	原发肿瘤无法评估
T0	无原发肿瘤证据
T1	肿瘤最大直径≤2cm,局限于甲状腺内
T1a	肿瘤最大直径≤1cm,局限于甲状腺内
T1b	肿瘤最大直径>1cm但≤2cm,局限于甲状腺内
T2	肿瘤最大直径>2cm但≤4cm,局限于甲状腺内
T3	肿瘤最大直径>4cm且局限于甲状腺内,或肉眼可见甲状腺外侵犯仅累及带状肌
T3a	肿瘤最大直径>4cm,局限在甲状腺内
T3b	任何大小肿瘤,伴肉眼可见甲状腺外侵犯仅累及带状肌(包括胸骨舌骨肌、胸骨甲状肌、肩胛舌骨肌)
T4	肉眼可见甲状腺外侵犯超出带状肌
T4a	任何大小的肿瘤,伴肉眼可见甲状腺外侵犯累及皮下软组织、喉、气管、食管或喉返神经
T4b	任何大小的肿瘤,伴肉眼可见甲状腺外侵犯累及椎前筋膜,或包绕颈动脉或纵隔血管
Nx	区域淋巴结无法评估
N0	无区域淋巴结转移证据
N0a	一个或更多细胞学或组织学确诊的良性淋巴结
N0b	无区域淋巴结转移的放射学或临床证据
N1	区域淋巴结转移
N1a	Ⅵ和Ⅶ区淋巴结转移(气管前、气管旁、喉旁/Delphian、上纵隔淋巴结),可为单侧或双侧转移
N1b	转移至单侧、双侧或对侧的侧颈区淋巴结(Ⅰ、Ⅱ、Ⅲ、Ⅳ、Ⅴ区)或咽后淋巴结
M0	无远处转移
M1	远处转移

分期	不同年龄的分期标准	
	<55岁	≥55岁
Ⅰ期	任何T 任何N M0	T1NxM0 T1N0M0 T2NxM0 T2N0M0
Ⅱ期	任何T 任何N M1	T1N1M0 T2N1M0 T3N0M0 T3N1M0
Ⅲ期	无	T4aN0M0 T4aN1M0
ⅣA期	无	T4bN0M0 T4bN1M0
ⅣB期	无	任何T 任何N M1

1.3 DTC复发风险度分层

依据肿瘤大小、淋巴结转移情况、血管侵犯程度及分子病理特征等系统地将DTC复发危险度分为低危、中危、高危，对临床决策有重要指导意义。我国相关研究对成人及儿童分层中 ^{131}I 治疗前Tg可疑增高进行了相关界定，并纳入高危复发风险分层进行考量（表15-4-2）。

表15-4-2 分化型甲状腺癌复发危险分层

复发危险分层 （复发风险度）	符合条件
低危 （≤5%）	——PTC符合以下全部条件者： 无局部或远处转移； 所有肉眼可见的肿瘤均被彻底切除； 肿瘤未侵犯周围组织； 肿瘤为非侵袭性组织学亚型（如高细胞型、靴钉型、柱状细胞型）； 若已行 ^{131}I 治疗，则首次治疗后全身显像图未显示有甲状腺床外摄碘性转移灶； 无血管侵犯； cN0或pN1：≤5个淋巴结微小转移（最大径均<0.2cm） ——局限于甲状腺内，未见包膜侵犯的FV-PTC ——局限于甲状腺内，伴有包膜侵犯的分化良好型FTC，无或仅少量（<4处）血管侵犯 ——局限于甲状腺内，单灶或多灶的PTMC，无论是否存在BRAF^{V600E}突变
中危 （6%~20%）	——镜下显示肿瘤侵犯甲状腺周围软组织 ——首次 ^{131}I 治疗后全身显像图显示颈部摄碘性转移灶 ——侵袭性组织学亚型（如高细胞型、靴钉型、柱状细胞型） ——PTC伴血管侵犯 ——cN1或pN1：>5个淋巴结转移（最大径均<3 cm） ——多灶性PTMC伴腺外侵犯和BRAF^{V600E}突变（若BRAF突变状态已知）
高危 （>20%）	——肉眼可见肿瘤侵犯甲状腺周围软组织 ——肿瘤未能完全切除 ——远处转移 ——术后血清Tg提示有远处转移 ——pN1：任一转移淋巴结最大径≥3 cm ——FTC伴广泛血管侵犯（>4处）

1.4 DTC疗效反应评估体系

疗效反应评估有助于实时动态评估并界定患者的疾病状态。主要参考由Tuttle等提出并经Vaisman等修正的，针对患者治疗反应的评估体系（表15-4-3），纳入患者病理学结果及实时血清学、影像学（结构和功能）结果判断患者对前序治疗的反应。

表15-4-3 分化型甲状腺癌不同疗效反应分层

疗效反应	疗效满意（ER）	疗效不确切（IDR）	生化疗效不佳（BIR）	结构性疗效不佳（SIR）
定义	血清学：抑制性Tg<0.2ng/mL或刺激性Tg<1ng/mL； 影像学：阴性	血清学：抑制性0.2ng/mL≤Tg<1ng/mL或刺激性1ng/mL≤Tg<10ng/mL，TgAb稳定或下降 影像学：无影像学证实的或功能性疾病存在证据；^{131}I-WBS示甲状腺床区微弱显影	血清学：抑制性Tg≥1ng/mL或刺激性Tg≥10ng/mL或TgAb呈上升趋势 影像学：阴性	血清学：Tg或TgAb呈任何水平 影像学：可证实的或功能性疾病存在证据

主要推荐：

术后TNM分期、复发风险分层及对手术进行实时疗效反应评估，有助于对复发率、死亡风险及预后的考量，为指导后续^{131}I及内分泌等治疗的决策提供帮助。

1.5 如何实施术后评估

将甲状腺全切/近全切除后评估不同风险尤其是要将中高危分层人群进一步纳入实时动态评估。

血清学评估中，主要以甲状腺球蛋白（thyroglobulin，Tg）、抗甲状腺球蛋白抗体（thyroglobulin antibody，TgAb）及促甲状腺激素（thyroid stimulating hormone，TSH）为主要指标。术后血清Tg水平一般在术后3~4周达最低值；若Tg呈上升趋势（TSH抑制状态下），则提示疾病持续或复发；若无TgAb干扰下术后Tg水平极低，提示复发风险明显降低以及极少量或无残余甲状腺组织。Tg用于预测复发/转移会受到TSH水平、术式、残余甲状腺大小及其他治疗等因素的影响，因此，连续动态监测更有助于鉴别残余甲状腺及可疑复发/转移病灶。TgAb阳性时，Tg水平的检测会受到显著干扰，此时需同时进行TgAb趋势的监测，辅助判断疾病状态。由于血清Tg/TgAb同时会受到TSH水平的影响，因此在监测上述两指标时应同时检测TSH的变化。

影像学评估常包括颈部超声、诊断性碘全身显像（DxWBS），并可考虑CT平扫、全身骨扫描、MRI或^{18}F-FDG PET-CT等其他检查。影像学与血清学出现评估差异，可考虑FNA或活检及分子检测，有助影像学可疑病灶性质的判断。

主要推荐：

术后动态评估主要包括血清学（TSH、Tg、TgAb等）及影像学（DxWBS、颈部超声等）的实时监测，为后续^{131}I治疗决策预知疗效、动态评估提供依据。

2 MTC 的术后评估

2.1 MTC初次手术疗效及复发风险评估

MTC初次手术后，应评估疗效和复发转移风险，以便制定进一步治疗随访计划。MTC的预后主要与初诊时肿瘤分期及手术效果有关，另外，患者年龄、基因突变位点、术后降钙素倍增时间等也与预后密切相关。

2.2 MTC患者TNM分期（表15-4-4）在术后评估中的意义

表15-4-4 甲状腺髓样癌TNM分期（第8版）

分期	
Ⅰ期	T1N0M0
Ⅱ期	T2-3N0M0
Ⅲ期	T1-3N1aM0
ⅣA期	T4aN0-1bM0/T1-3N1bM0
ⅣB期	T4N0M0
ⅣC期	Tx-4bNx-1bM1

初次手术疗效是预后的关键因素，2013年Tuttle和Ganly仿照DTC提出MTC的动态复发风险分层，将MTC初次术后的患者分为四类：①生化治愈：手术完整切除肿瘤，Ctn降至检测水平以下；②解剖治愈：Ctn和CEA升高，但无影像学可见病灶；③解剖残留：持续存在的解剖残留或远处转移；④疾病状态不确定：非特异的影像学异常，生化异常，或无法检测的解剖残留。生化治愈者10年生存率为95%~97%，Ctn持续升高者5年和10年生存率分别为80%~86%和70%。

主要推荐：

所有MTC均应终生随访，根据基因突变、TNM分期、手术效果、术后Ctn及CEA水平以及倍增时间，确定随访内容和随访间隔。

3 ATC 的术后评估

表15-4-5 甲状腺未分化癌TNM分期（第8版）

分期	
ⅣA期	T1-3aN0M0/ T1-3aNxM0
ⅣB期	T1-3a N1M0
ⅣB期	T3bNx-1bM0
ⅣB期	T4Nx-1bM0
ⅣC期	Tx-4bNx-1bM1

ATC的评估重在术前，而非术后。ATC通常肿瘤负荷较大，进展较快，分期可能迅速病变，在确诊初期就应进行快速、准确分期，以决策是否手术及何种手术方案。

ATC术后评估首先需要明确手术类型及切缘类型、疾病状态，以指导后续治疗；同时还需了解患者一般情况，评估其对后续治疗的耐受程度，权衡放疗、系统治疗的风险和获益。

对接受R0或R1切除的ATC，如身体状况良好且无转移迹象，且患者希望采取积极治疗策略，可行标准分割调强放疗（intensity modulated radiotherapy，IMRT）并联合系统治疗。术后2~3周肿胀消退时，应迅速开始放疗，最迟不宜超过6周。细胞毒性化疗启动常早于放疗，可在适当愈合后，术后1周内开始。

对接受R2切除或存在不可切除疾病，但无转移且一般状态良好的患者，如其希望采取积极治疗策略，可行标准分割调强放疗和全身治疗。另外，对BRAF^{V600E}突变的ATC，可考虑联合BRAF/MEK抑制剂。

另外，在初次评估中肿瘤无法切除的患者经放疗和/或全身（化疗或联合BRAF/MEK抑制剂）治疗后，肿瘤有可能被切除，建议重新考虑手术治疗。

第五节 分化型甲状腺癌的术后 ^{131}I 治疗

1 DTC ^{131}I 治疗的临床意义

^{131}I治疗DTC主要在以下几个方面发挥作用：

（1）清灶治疗（Therapy of Persistent Disease，TPD）：针对无法手术切除的局部或远处转移灶的治疗，旨在延缓疾病进展，改善疾病相关生存，提高生活质量。

（2）辅助治疗（Adjuvant Therapy，AT）：针对无影像学证据的术后生化可疑残存病灶或高复发风险分层患者的治疗，旨在降低复发及肿瘤相关死亡风险。

（3）清甲或残甲消融（Remnant Ablation，RA）：清除甲状腺全切或次全切手术残留的甲状腺组织，尽快达到最佳治疗疗效反应（ER）。便于随访过程中通过血清Tg或^{131}I WBS监测病情进展，利于对DTC进行再分期。

1.1 清灶治疗

清灶治疗是^{131}I治疗的确定性目标，但摄碘病灶和不摄碘病灶对其疗效反应各不相同，摄碘病灶的清灶治疗可提高无病生存率（Disease Free Survival，DFS）和OS；对不摄碘病灶，清灶治疗并不改善其生存情况。研究显示，对经^{131}I治疗的不摄碘性远处转移DTC患者，其10年生存率明显低于摄碘良好的DTC患者（10% vs. 60%）。

需要注意的是，清甲、辅助及清灶治疗间不是递进关系，针对首次治疗前评估提示存在复发、转移或无法切除的残存病灶，应直接采用清灶而非先清甲再清灶的分步治疗；再次^{131}I治疗应基于前次^{131}I治疗疗效评估、此次治疗前DxWBS提示病灶摄碘及预期获益应超过其治疗风险的综合判断后决策。

主要推荐：

首次治疗前评估有复发、转移或可疑残存的DTC，推荐^{131}I清灶治疗；二次^{131}I治疗应基于前次治疗疗效、DxWBS病灶摄碘情况及预期获益超过风险。

1.2 辅助治疗

辅助治疗主要用于无影像学证实者，包括：①术后评估血清Tg高或生化反应不确定并与DxWBS提示残余甲状腺不一致者；②临床疑有DTC术后残留灶但无明确影像学依据，不能除外前站治疗有效（如手术等）已将其消除的可能。

对存在生化可疑疾病（如不能解释的血清Tg水平增高如ps-Tg>10 μg/L），应警惕可能存在目前影像学无法探测或显示的微小癌灶或隐匿癌灶。目前尚无明确的最佳ps-Tg界值点用以指导^{131}I治疗决策。对高危复发风险者，^{131}I辅助治疗可有效改善OS及DFS，因此作为常规推荐。对中危者，^{131}I辅助治疗在综合获益上尚存争议，多项研究表明其对低危者未能显著改善OS或DFS。

主要推荐：

辅助治疗可选择性用于无影像学异常的生化可疑疾病（BIR）以及对高风险特征潜在复发风险进行预防性治疗，但应告知患者风险利弊。

1.3 清甲

清甲有利于对DTC术后进行血清Tg的分层和病情监测，并提高DxWBS诊断DTC转移灶的灵敏度，辅助分期；有研究表明，清甲并未改善DSS和DFS。如以疗效反应评估体系衡量预后及获益，近期研究显示，清甲可及时去除残余甲状腺组织、消除因残甲分泌Tg对疗效反应的影响，将有助于尽快达到ER。不推荐以清除残余甲状腺为目的针对儿童DTC的^{131}I治疗。

主要推荐：

清甲有助于精准分期及后续采用Tg、DxWBS进行随访监测；有助于中低危患者尽快达到最佳治疗疗效反应，进而放松其后续诊疗强度。

2 术后^{131}I治疗前的准备

低碘准备 ^{131}I治疗的疗效依赖于进入残留甲状腺组织和DTC内的^{131}I剂量。为了减少体内稳定碘对^{131}I的竞争作用，提高治疗疗效，在^{131}I治疗前2~4周应保持低碘状态（碘摄入量<50μg/d）。具体包括：服用无碘盐、禁食高碘食物；避免服用胺碘酮等影响碘摄取或代谢的药物；避免碘伏消毒皮肤；避免含碘造影剂的应用，或应用后1~2月再行^{131}I治疗。因个人体质及代谢等不同，具体还应结合患者的尿碘及尿碘肌酐比值测定结果来把握^{131}I治疗时机。

升高TSH 一般认为血清TSH水平升高至30 mU/L以上，可取得较好的^{131}I疗效。方法有两种：①提高内源性TSH分泌，即停用左甲状腺素（levo-thyroxine，L-T$_4$）2~

4周；②给予外源性TSH，肌注重组人TSH（rhTSH）0.9mg 1次/天，连续2天。

治疗前的常规检查 除上述实时动态评估的检查项目外，还应完善血/尿常规、肝肾功能、甲状旁腺激素、电解质、心电图、育龄妇女血清人绒毛膜促性腺激素等检查，排除肾功能衰竭、妊娠状态等不适宜放射性核素治疗的情况。

DxWBS可在^{131}I治疗前探查术后甲状腺的残留及可疑复发/转移病灶，直观地探查全身摄碘性病灶、摄碘能力及肿瘤负荷，以预测疗效，通过重要器官的放射性分布预知^{131}I可能的副反应，均有助于及时发现术前评估中未发现的功能性等转移灶，及时改变^{131}I治疗及临床管理决策。

医患沟通和知情同意 向患者及家属介绍治疗目的、实施过程、可能的不良反应等，并进行法辐射安全防护指导，获得认可后签署^{131}I治疗知情同意书。

主要推荐：

（1）^{131}I治疗前应保持低碘状态（碘摄入量<50μg/天）2~4周，避免应用影响碘摄取或代谢的药物。

（2）^{131}I治疗前应停用L-T$_4$或使用rhTSH使血清TSH升高至>30 mU/L。

（3）^{131}I治疗前指导患者及家属的辐射安全防护，育龄期妇女须排除妊娠。

3 ^{131}I治疗的剂量决策

3.1 ^{131}I清甲剂量

建议清甲治疗剂量为1.11GBq（30mCi）。增量因素主要包括：残留甲状腺组织较多、Tg水平较高、伴其他危险因素（如年龄≥55岁）。

主要推荐：

清甲的^{131}I剂量1.11-1.85GBq（30~50mCi），若残甲较多等，可予较高剂量3.7GBq（100mCi）。

3.2 ^{131}I辅助治疗的剂量

^{131}I推荐剂量尚无足够证据支持。一般为1.85~5.55 GBq（50~150 mCi），取决于存在的危险因素。

主要推荐：

辅助治疗的^{131}I剂量1.85-5.55GBq（50~150mCi），鼓励实施基于评估的个体化治疗剂量。

3.3 ^{131}I清灶治疗的剂量

^{131}I治疗DTC局部及远处转移灶的最佳剂量尚无定论。可据情选择经验性固定剂量、器官最大耐受剂量及基于病灶吸收剂量的计算剂量。^{131}I清灶治疗的效果最终取决于病灶的吸收剂量（Gy）及其对电离辐射的敏感性。淋巴结和肺转移灶接受超过80~100 Gy剂量可达完全缓解，而小于20Gy则难以奏效。具体的^{131}I治疗剂量如下，

颈部淋巴结转移灶：3.70~5.55 GBq（100~150 mCi）；肺转移灶：5.55~7.40 GBq（150~200 mCi）；骨转移灶：5.55~7.40 GBq（150~200 mCi）。^{131}I仅作为脑转移手术或放疗后的辅助治疗，治疗剂量建议3.7~7.4 GBq（100~200 mCi）。对于70岁以上者，应注意评估其器官最大耐受剂量，一般不宜超过5.55 GBq（150 mCi）。对于儿童青少年DTC的清灶及辅助治疗建议15岁需给予成人剂量的5/6，10岁给予成人剂量的1/2，5岁给予成人剂量的1/3。

主要推荐：

清灶治疗的^{131}I剂量为3.7~7.4 GBq（100~200mCi），鼓励基于评估及病灶吸收剂量的个体化治疗剂量。

4　^{131}I治疗的短期及长期不良反应

（1）短期：常见的不良反应包括轻度且短暂颈部疼痛和肿胀，会逐渐减轻。偶尔出现唾液腺损伤、味觉改变、口腔黏膜炎、泪腺损伤等，多出现于清甲治疗1~5天内，常自行缓解，无须特殊处置或仅需对症治疗。少部分广泛肺转移多次^{131}I治疗后可能发生放射性肺炎和肺纤维化。

（2）长期：^{131}I治疗未导致不育、流产、胎儿先天畸形及后代先天性发育不良等风险的增加。^{131}I治疗DTC后继发恶性肿瘤的风险很低。

5　^{131}I再次治疗的时机及剂量

再次^{131}I治疗与初次一致，治疗前评估是一个循证决策治疗的过程。对清灶治疗后评估为SIR者，若病灶仍摄碘，但无法手术根治且前次^{131}I治疗有效时，可行再次^{131}I治疗。但治疗时机目前仍存争议：针对摄碘功能较好的肺部微小转移灶，可考虑在6~12个月后再次^{131}I治疗；对Tg/TgAb持续下降的大转移灶，可密切随诊疗效，直至Tg/TgAb不再下降时进行评估；若治疗前DxWBS病灶摄碘，可考虑再次^{131}I治疗。若^{131}I治疗后血清学及影像学未见明显改善，则再次^{131}I治疗需慎重，并由MDT to HIM团队会诊决策后续治疗。

主要推荐：

（1）对^{131}I治疗后有效的肺部微小转移DTC，可考虑6~12个月后再次治疗。

（2）对^{131}I治疗后血清学Tg/TgAb持续下降的大转移DTC，可密切随诊疗效，直至Tg/TgAb不再下降时进行评估，若治疗前评估中提示病灶摄碘，可考虑再次^{131}I治疗。

6　复发及转移性DTC经评估仍为结构性疗效不佳（SIR）者的^{131}I复治指征及时机

应综合病灶摄碘特征、大小、血清Tg/TgAb变化评估前次^{131}I疗效。再次^{131}I治疗应基于血清学及影像学获益为前提,直至病灶不再对^{131}I治疗有反应,即放射性碘治疗抵抗(radioactive iodine refractory,RAIR)。目前,对于再次^{131}I治疗的时机仍存争议,如Tg和/或TgAb水平呈下降,病灶呈缩小趋势且仍摄碘,提示治疗有效,间隔为6~12个月,2年后可降低治疗频率。如多次治疗病灶吸收剂量较低(不超过20Gy),应权衡利弊,确定能否从再次治疗中获益。

主要推荐:

对^{131}I治疗的血清学(Tg/TgAb)及影像学疗效反应进行客观评价,作为后续^{131}I治疗与否的依据。

7 碘难治性甲状腺癌(RAIR-DTC)判断

约5%~25%的DTC会发生远处转移,其中约1/3在自然病程或治疗过程中肿瘤细胞形态和功能发生失分化,浓聚碘的能力丧失,最终发展为RAIR-DTC。RAIR-DTC的界定需要核医学、影像学、肿瘤学、内分泌学等多学科整合判断。在无外源性碘负荷干扰的情况下,TSH刺激状态出现下列情形之一可界定为RAIR-DTC(均非绝对标准),提示患者从后续^{131}I治疗中获益少:①转移灶在首次^{131}I治疗全身显像中表现不摄碘;②原本摄碘的功能性转移灶逐渐丧失摄碘能力;③部分转移灶摄碘、部分转移灶不摄碘;④摄碘转移灶在多次^{131}I治疗后虽然保持摄碘能力但仍进展。

诊断影像或功能影像检查有助于进一步明确RAIR-DTC病灶的部位、大小、数量、侵犯程度等,为制定适宜的治疗策略提供依据。此外,DTC患者^{131}I治疗后动态监测Tg变化,在辅助判断^{131}I治疗效果的同时,对预测RAIR-DTC的发生也有一定价值。

主要推荐:

RAIR-DTC的判断可能受多种因素影响:如病灶摄碘能力、治疗效应、动态的疗效变化等。

8 RAIR-DTC的治疗决策

一旦出现RAIR-DTC,提示从单一^{131}I治疗中获益的概率很低,应终止后续单一^{131}I治疗,避免不必要的辐射损伤。RAIR-DTC的治疗决策应考虑肿瘤负荷与伴随症状、东部肿瘤协作组(Eastern Cooperative Oncology Group,ECOG)评分、实体瘤疗效评估标准(Response Evaluation Criteria in Solid Tumors,RECIST)、患者意愿、社会支持等多个方面,个体化权衡利弊。RAIR-DTC的自然病程具有异质性,RAIR-DTC的中位进展时间约1.31~1.63年,对无明显肿瘤相关症状、病情稳定的RAIR-DTC,若过早开始靶向治疗,相关不良反应可能会严重影响生活质量;而对伴有疾病相关症状、疾病进展迅速者,应根据综合评估结果,选择针对缓解局部症状的手术、放疗、粒子植入等治疗；而对多发转移、手术无法切除、病情进展迅速、肿瘤负荷相对重的RAIR-DTC，可考虑分子靶向治疗。

主要推荐：

RAIR-DTC的判断预示患者从后续单一^{131}I获益的概率降低，建议行TSH抑制治疗下的主动监测随访。

9 RAIR-DTC的随访

RAIR-DTC的随访主要监测病灶有无进展，监测内容主要包括血清学TSH、Tg、TgAb以及根据转移部位选取合适的影像学检查，如用CT监测肺结节，用增强CT了解肿瘤与周围组织的关系，用增强MRI了解脑转移情况，必要时可加做^{18}F-FDG PET-CT了解全身肿瘤负荷等。疾病进展的判断须以影像学检查结果为准，目前公认依据实体瘤疗效评估标准1.1版进行判断。随访频率以3~6个月/次为宜。

主要推荐：

针对RAIR-DTC应定期血清学及影像学随诊，判断病情变化和进展以决策后续治疗。

第六节 术后内分泌治疗

1 甲状腺癌术后内分泌治疗的主要内容

TC术后内分泌治疗主要包括三个方面：DTC术后的TSH抑制治疗；PDTC、MTC和ATC术后的甲状腺激素替代治疗；TC术后甲状旁腺功能减退症（甲旁减）的治疗。

2 DTC术后TSH抑制治疗的目标

术后TSH抑制治疗的目的为一方面补充手术造成的甲状腺激素缺乏；另一方面抑制DTC细胞生长。2012年开始倡导要根据初始复发危险度分层设定相应TSH抑制目标。根据文献证据，复发风险高危DTC术后TSH抑制至<0.1 mU/L时，肿瘤复发、转移显著降低，表现为DFS显著提高，而进一步抑制到<0.03 mU/L时获益不再增加；复发风险非高危者术后TSH抑制于0.1mU/L至正常范围下限即可使总体预后显著改善，但将TSH进一步抑制到<0.1mU/L时，不仅无益于降低肿瘤复发风险，反而可能诱发TSH抑制治疗相关不良事件。近期研究提示，低危DTC的TSH抑制治疗获益可能有限，支持低危DTC无须长期、过度抑制TSH。推荐在DTC术后随访期（手术±RAI治疗1年后），根据DTC的初始复发风险、抑制治疗副作用风险和患者对治疗的疗效反应分层（即动态风险评估），个体化调整TSH抑制治疗目标（表15-4-6，表

15-4-7)。对低危、治疗反应好的DTC，建议"相对抑制"，即维持TSH于正常低值（<2.0 mU/L）即可。

主要推荐：

（1）DTC术后建议TSH抑制治疗，基于肿瘤初始复发风险、TSH抑制治疗副作用风险和疗效反应分层，设立TSH的个体化目标。

（2）初始复发风险低危且治疗反应良好的DTC，可采用"相对抑制"目标，即TSH维持正常低值（<2.0 mU/L），5~10年后转为甲状腺激素替代治疗。

表15-4-6　DTC术后初治期（手术±^{131}I治疗后1年内）的TSH抑制治疗目标

TSH抑制目标（mU/L）	DTC的初始复发风险分层				
	高危	中危	低危		
			低值Tg	检测不到Tg	腺叶切除
无须进行TSH抑制治疗副作用风险分层	<0.1	0.1~0.5	0.1~0.5	0.5~2	0.5~2

表15-4-7　DTC术后随访期（手术±^{131}I治疗1年后）的TSH抑制治疗目标

TSH抑制目标（mU/L）		DTC的疗效反应分层（动态风险评估）			
		疗效满意	疗效不确定	生化疗效不佳	结构性疗效不佳
TSH抑制治疗的副作用风险	无风险或未知风险	0.5~2	0.1~0.5	<0.1	<0.1
	低风险	0.5~2	0.1~0.5	0.1~0.5	<0.1
	中风险	0.5~2	0.5~2	0.1~0.5	<0.1
	高风险	0.5~2	0.5~2	0.5~2	0.1~0.5

a. 表中的0.5（mU/L），代表TSH的参考范围下限，根据检测试剂盒可为0.3~0.5（mU/L）。b. TSH抑制治疗的副作用风险为低风险：绝经、心动过速、骨量减少；中风险：年龄>60岁、骨质疏松；高风险：房颤。抑制治疗副作用风险较高者，应在可耐受情况下，尽量接近或达到TSH抑制治疗目标。c. 初始复发风险为低危的DTC，如果疗效满意，持续5~10年TSH抑制治疗后，可转为甲状腺激素替代治疗，即TSH不超过正常上限即可；初始复发风险为高危的DTC，如果疗效满意，可将TSH控制于0.1~0.5 mU/L持续5年，再按本表调整TSH抑制治疗目标。

3　DTC术后TSH抑制治疗的用药和服法

非甲状腺全切者（特别是腺叶切除后的低危DTC），术后残留甲状腺组织分泌的激素使TSH水平处于TSH抑制目标内，则无需加用外源性甲状腺素。

为TSH达标需要应用外源性甲状腺素者，TSH抑制治疗用药首选左甲状腺素（L-T$_4$）口服制剂。干甲状腺片中甲状腺素剂量和T3/T4的比例不稳定，且与人体生理性T3/T4比例不符，故不建议在长期抑制治疗中作为首选。但部分接受甲状腺全切及^{131}I清甲治疗的DTC，单纯应用L-T$_4$后血清T3水平和T3/T4比值低于正常人，或生化学和甲状腺功能指标已经达标，仍存在乏力、认知减退等症状时，可考虑将部分L-T$_4$更换为干甲片（转换剂量关系：干甲片60mg约对换L-T$_4$ 88μg）或T3制剂（我国尚未上市）。

L-T$_4$的服法首选早餐前60分钟空腹顿服。特殊情况下如不能保证晨间空腹用药，次选睡前口服。如有某日漏服，可于第二天服用双倍剂量。部分患者需据冬夏季节TSH水平变化调整L-T$_4$用量（冬增夏减）。某些食物（如食物纤维添加剂、大豆蛋白、柚子汁、咖啡等）和补充剂（如钙、铁等）可影响L-T$_4$的吸收，故应与L-T$_4$服用间隔4小时以上；如难保证，则应相对固定L-T$_4$及上述食品和补充剂的摄入时间。

主要推荐：

DTC术后TSH抑制治疗用药首选左甲状腺素（L-T$_4$）口服制剂，服法首选早餐前60分钟空腹顿服，与可能干扰L-T$_4$吸收和作用的食物和补充剂间隔4小时以上。

4 DTC术后TSH抑制治疗的L-T$_4$剂量和监测

TSH抑制治疗的剂量通常高于单纯替代治疗的剂量，一般约为$1.5~2.5\mu g \cdot kg^{-1} \cdot d^{-1}$。治疗起始剂量和达到完全替代剂量所需时间因年龄、体重、伴发疾病及合并用药等情况而异。对行甲状腺全切、年龄<50岁且既往无心脏病史的DTC，可直接启用目标剂量。年龄>50岁如有冠心病或其他高危因素，初始剂量为12.5~25μg/d，调整剂量宜慢，以防止诱发加重心脏病。

治疗初期和L-T$_4$调整剂量期间，每4~6周监测甲功，TSH达标后1年内每2~3月、2年内每3~6月、5年内每6～12月复查甲功，以确保TSH维持在目标范围内。

5 TSH抑制治疗期间的副作用和风险管理

高龄、TSH抑制治疗的程度和持续时间，以及合并疾病，是TSH抑制治疗相关不良事件发生的主要因素。当TSH长期被抑制到低于正常下限（即亚临床甲状腺毒症）、特别是TSH<0.1mU/L时，多种不良事件的发生风险显著增高，包括心血管疾病、心房颤动、骨质疏松症（Osteo porosis，OP）和骨折等，在老年人和绝经后妇女中最为明显。应通过正确的风险管理避免或减少TSH抑制治疗副作用，制定TSH抑制治疗目标时，应兼顾副作用风险，不要一味求低。

主要推荐：

DTC术后TSH抑制治疗应进行副作用风险管理。需长期将TSH抑制到正常参考范围下限以下的DTC（特别是老年人和绝经后女性），治疗前应评估心脏情况和骨矿化状态，并接受副作用的长期监测、预防及早诊治。

6 妊娠期和产后阶段DTC的TSH抑制治疗

育龄期DTC女性发现妊娠时，应尽快复查甲功并调整药量，切不可盲目停药。对妊娠前已确诊且已接受治疗的DTC，出于伦理考量，无法专门开展不同TSH抑制程度与预后关系的相关研究，其在妊娠期TSH抑制目标可延用妊娠前设定的个体化目标。对妊娠期新诊断且暂不行手术治疗的DTC，尚无证据表明能否通过降低血清TSH水平改善预后。但根据既往DTC术后TSH抑制治疗的循证证据，并结合妊娠期女性特异性TSH参考范围，如TSH>2.0mU/L，可考虑给予甲状腺素治疗将TSH控制在0.3~2.0mU/L之间。

DTC患者妊娠后，在前半期（1~20周）根据TSH和T4水平以及药物调整情况，每2~4周监测一次甲功直至妊娠20周；血清TSH稳定后，可每4~6周检测一次甲功。产后阶段应坚持TSH抑制治疗，目标与妊娠前或妊娠期的既定目标一致。

主要推荐：

（1）妊娠和产后阶段，DTC的术后TSH抑制治疗不应中断。妊娠前已确诊且已接受治疗的DTC，妊娠和产后可维持既定的DTC术后TSH抑制目标。

（2）对妊娠期新诊断且暂不行手术治疗的DTC，如TSH>2.0mU/L，可考虑甲状腺素治疗将其TSH抑制于0.3~2.0 mU/L。

（3）DTC产后6周复查甲功以评估TSH达标情况，产后1年内甲功的监测频率需考虑术后残留甲状腺与否、甲状腺自身抗体水平和临床表现等因素。

7　PDTC、MTC和ATC的术后甲状腺素治疗

PDTC、MTC和ATC细胞不表达TSHR，其生长不具有TSH依赖性。对此类患者，即使将TSH抑制到较低水平，也不能减缓病情进展，因此术后无须TSH抑制治疗，仅需在术后甲减者中补充甲状腺素，即甲减的甲状腺素替代治疗。首选用药、服法同DTC的TSH抑制治疗，替代目标是使TSH维持在正常范围。

主要推荐：

PDTC、MTC和ATC术后甲减者应行甲状腺素替代治疗，维持TSH于正常范围。

8　甲状腺术后甲旁减的治疗

术后甲旁减可无明显症状，也可出现神经肌肉易激症状（手指、脚趾刺痛感，口周麻木，肌肉抽搐，手足搐搦，喉痉挛等），取决于低血钙发生的速度、程度和个体耐受差异等因素。术后检查白蛋白校正后的血清钙低于正常，而甲状旁腺激素（PTH）降低或在不正常的低水平（伴血清磷增高和低镁血症），提示甲旁减。

常以术后6个月甲状旁腺功能是否恢复分为暂时性和永久性甲旁减。文献报道甲状腺术后暂时性和永久性甲状旁腺功能低下发生率分别为14%~60%和4%~11%。

对于TC术后甲旁减，防重于治。术前应检测和纠正低钙血症，有条件者检测并纠正维生素D缺乏。术中应采取一系列保护甲状旁腺功能的手段。术后要监测白蛋白校正后的血清钙水平，并根据症状和血清钙水平可采用预防性补充和甲旁减的药物治疗，如表15-4-8所示。

表 15-4-8　术后甲旁减的处理方案

	口服钙剂	骨化三醇	静脉补钙
预防性治疗[a]	碳酸钙或等量元素钙的柠檬酸钙 0.5~1.25g/次，2~3次每日	0.25~0.5 μg/次，2次/日	不需要
轻中度甲旁减[b]	元素钙1~3g/日，分2~3次口服	0.25~0.5 μg/次，2次/日	不需要
重度/症状性甲旁减[c]	元素钙3~4g/日，分2~3次口服	0.25~1 μg/次，2次/日	1~2g葡萄糖酸钙静脉推注后持续静脉滴注

注：a. 纠正维生素D缺乏和低镁血症；b. 血钙<8.5mg/dL（2.12mmol/L），出现低钙血症的症状；c. 血钙<7mg/dL（1.75mmol/L），治疗后仍然有持续/严重的症状；心电图检查除外Q-T间期延长。

一旦发生永久性甲旁减，应按甲旁减相关指南进行管理。治疗的主要目标是将血清钙维持在不出现症状性低钙血症的水平，同时避免并发症，如高尿钙症（>300mg/d）、肾结石、肾功能障碍和其他软组织异位钙化等。针对甲旁减的长期治疗用药主要是口服钙剂、活性维生素D（骨化三醇，常用剂量0.25~2μg/d）或其类似物（阿法骨化醇，常用剂量0.5~3μg/d）以及大剂量普通维生素D（常用剂量10 000~200 000 IU/d）。出现高尿钙症，可用噻嗪类利尿剂（常用氢氯噻嗪12.5~50mg/日口服）增强远端肾小管对钙的重吸收并减少尿钙排泄，但应注意监测血压、尿量和血钾水平。人重组PTH是一种永久性甲旁减的可选治疗方法，但仅在少数国家可得，价格昂贵且疗效和长期安全性有待确认。

永久性甲旁减患者应长期随访监测，还应全面考虑患者潜在的终末器官损害和并发症诊治，若出现肾结石症状或血清肌酐水平上升应行肾脏影像学检查。

主要推荐：

（1）对术后甲旁减，防重于治。

（2）永久性甲旁减治疗的主要目标是将血清钙维持在不出现症状性低钙血症，同时避免并发症。长期治疗主要是口服钙剂和活性维生素D或其类似物。

第七节　放射治疗

1　放疗在无远处转移的甲状腺癌中的应用

无远处转移的TC存在局部复发的高危因素，初始手术无法达到根治目的，可行术后放疗以提高疗效。尤其对术后病灶残留、淋巴结转移和甲状腺外侵犯者，若病灶不摄碘或在[131]I治疗后仍有残留或其他治疗手段无效时，术后放疗能明显降低局部复发率，但对OS和无远处转移生存率无明显影响。

主要推荐：

对无法手术的局部病灶，不摄碘或碘治疗疗效不佳者，推荐外放疗。

2 放疗在甲状腺癌远处转移灶中的应用

TC出现远处转移灶，如包括骨转移、脑转移，肺转移等，姑息性放疗能获得一定疗效。对骨转移，外照射可有效缓解疼痛、减少及延缓病理性骨折等事件。^{131}I治疗可致肿瘤周围组织水肿，因此，外照射和外科手术是脑转移的主要治疗手段，尤其是立体定向放疗也可获得与手术近似的疗效。对肺部的寡转移病灶（转移灶数量5个以内），立体定向放疗在保证充足生物剂量前提下，可获较好临床疗效。

主要推荐：

姑息放疗对TC远处转移如骨、脑、肺转移灶，能缓解症状，延缓病情发展。

3 放疗的技术和剂量等参数

放疗的技术包括二维常规放疗、束流调强放疗（IMRT）和立体定向放疗（SRS）等。放疗的靶区根据具体病情而定，可包括甲状腺瘤床和/或淋巴引流区域，术后放疗一般中位剂量在60Gy（54~70Gy），1.8~2Gy/次/天。研究显示姑息性外照射剂量>50Gy有利于提高远处转移灶的控制率。

主要推荐：

根治性放疗建议采用IMRT技术，中位剂量在60Gy，常规分割。对远处转移病灶行姑息性放疗，可采用立体定向放疗技术，大分割短疗程。

4 放疗在甲状腺未分化癌中的应用

对R0或近R0手术的R1、R2的ATC，术后放疗对预后明显有益。放疗剂量≥60Gy能提高局部无进展生存期（Progress Free Survival，PFS）和OS。Kwon. J等回顾性分析1147例ATC显示：ⅣA、ⅣB的ATC行术后放疗疗效优于单纯手术治疗。

主要推荐：

（1）无远处转移的ATC，建议常规分割的调强放疗伴/不伴同步全身治疗。

（2）有远处转移的ATC，建议全身治疗伴原发肿瘤行常规分割的调强放疗。

ATC增长迅速，应尽快术后放疗。放疗靶区：肿瘤区+淋巴结引流区（颈Ⅱ-Ⅵ区+上纵隔淋巴结）。理想的靶区剂量：肿瘤区≥65Gy；高危区≥60 Gy，包括甲状腺区、周围淋巴结引流区及所有淋巴结阳性区；低危区≥54 Gy，包括无阳性病灶但可能转移的颈部Ⅱ-Ⅵ区+上纵隔淋巴结。调强技术（IMRT）与二维、适型相比，在剂量分布上具有明显优势，超分割、加速超分割和大分割等放疗副反应明显增加，生存率和局部控制率未获益。

主要推荐：

（1）ATC靶区包括肿瘤区+淋巴结引流区（颈Ⅱ-Ⅵ区+上纵隔淋巴结），采用常规分割调强技术。

手术对脑转移、脊髓压迫、病理性骨折有帮助，术后可放疗；其他部位的骨转移、肺转移等可行姑息性放疗，采用大分割或常规分割。

（2）转移灶：建议姑息性放疗。脑转移行放疗或术后放疗；脊髓压迫、病理性骨折行术后放疗。

第八节 非手术治疗

TC原发灶及转移灶的非手术治疗主要有热消融和经皮酒精注射治疗等。尚缺乏大样本、前瞻性、随机对照研究，因此仅作为某些特殊患者的补充治疗手段，对有些麻醉或手术高风险和拒绝手术者可用，但应避免盲目扩大适应证。

热消融在甲状腺微小乳头状癌初始治疗中的应用

借助影像技术引导的热消融术（如射频、微波、激光等）具有微创、美容、可重复的优点，近年主要用于甲状腺良性结节治疗。在低危甲状腺微小乳头状癌（papillary thyroid microcarcinoma，PTMC）也有开展，但存在广泛争议。热消融本属局部治疗，不能保证治疗的彻底性且不符合最小治疗单位为一侧腺叶的原则，同时不能治疗可能的隐匿性中央区淋巴结转移，目前尚缺乏高质量随机对照研究和热消融的远期疗效评价，故不推荐为PTMC的常规治疗。

对同时满足以下条件的PTMC，在充分知情情况下，不反对开展前瞻性临床研究，探索热消融有效性和安全性，以明确热消融是否适于TC治疗及其适应证：①非病理学高危亚型；②肿瘤最大径≤5mm（肿瘤四周均未接近包膜者可放宽到≤1cm），且结节距离内侧后包膜>2mm；③无被膜受侵且无周围组织侵犯；④癌灶不位于峡部；⑤单发癌灶；⑥无TC家族史；⑦无青少年或童年颈部放射暴露史；⑧无淋巴结或远处转移；⑨经医护人员充分告知后，仍拒绝外科手术，也拒绝密切随访者。

主要推荐：

不推荐将热消融技术作为治疗PTMC的常规手段。

第九节 系统治疗

1 RAIR-DTC 靶向治疗的综合考量

靶向药物治疗是挽救传统治疗方案抵抗人群的有效手段,可有效延长 PFS。治疗前需考虑:①靶向治疗无法达到根治,目前临床试验提示 PFS 获益,但在延长 OS 尚缺乏足够证据;②靶向治疗副反应发生率高,疗程中极可能降低生活质量;③未经靶向治疗,部分 RAIR-DTC 患者的病情可维持稳定达数月甚至数年。决策中应综合考虑患者意愿、临床表现、社会支持与经济条件等,参考多 MDT to HIM 团队意见,治疗前充分告知利弊,平衡治疗风险与获益,把控治疗开始时机。

1.1 RAIR-DTC 靶向治疗的适应证和禁忌证

对转移性、迅速进展、有症状和或近期威胁生命的 DTC,应考虑酪氨酸激酶抑制剂(tyrosine kinase inhibitor,TKI)治疗。具体包括:①病变进展迅速,预计在 6 个月内需要干预,否则会危及生命的疾病(例如,肺或淋巴结转移病变可能迅速侵入气道、引起呼吸困难或支气管阻塞);②不能采用局部治疗来充分解决的症状性疾病(如运动性呼吸困难、不可切除的引起疼痛的病变);③播散性疾病进展,而不是局灶性病变进展(如多个肺转移灶进展,而不是局部病变缓慢进展)。

以下情况暂时不适于 TKI 治疗:①妊娠、哺乳期妇女禁用;②重度肝肾功能不全;③对 VEGFR 为主要靶点的抗血管生成药物有严重活动性出血、大咯血风险者禁用;④活动性或近期肠道疾病(如憩室炎、炎症性肠病、近期肠切除术);⑤近期心血管事件;⑥近期行气管放疗(放疗与激酶抑制剂会增加气道消化道瘘的风险);⑦恶病质、体重低、营养不良、高血压病控制不良、QTc 间期延长、明显急性心律失常(包括室性和慢性心律失常);⑧未经治疗的脑转移病变(有争议);⑨最近有自杀倾向者。

1.2 RAIR-DTC 终止靶向治疗的指征

当全身疾病迅速进展或疗程中出现严重不良反应等 TKI 治疗风险超过获益时,应及时停止 TKI 治疗。若经 TKI 治疗呈现明显获益后再现疾病缓慢进展,在毒性可耐受、疾病整体可控下,可维持 TKI 治疗。当局灶性病变明显进展且适合局部治疗时,在维持全身 TKI 治疗同时,局部区域治疗有时可最大获益。例如,当肺转移灶缩小但孤立的骨转移灶进展时,可采用全身 TKI 联合骨转移灶放疗。

主要推荐:

对转移性、快速进展或有症状的 RAIR-DTC,应根据 MDT to HIM 团队意见,结合患者病情及意愿,权衡利弊后启动 TKI 治疗;若 TKI 治疗后仍出现进展,或有严重不良反应,治疗风险超过获益时,应终止 TKI 治疗。

2 靶向药物治疗概况

2.1 RAIR-DTC 的靶向治疗

2.1.1 泛靶点抗血管生成TKIs

（1）已获得国内批准的靶向药物

索拉非尼：是小分子多靶点TKI，可强效抑制VEGFR-2、VEGFR-3、RET和BRAF。在DECISION随机对照研究中，针对14个月内疾病进展的RAIR-DTC，索拉非尼组的客观缓解率（Objective Response Rate，ORR）为12.3%，PFS较安慰剂组显著延长（10.8个月 vs. 5.8个月，HR=0.59，P<0.0001），但OS无统计学差异。

仑伐替尼：主要靶向EGFR-1~3、FGFR-1~4、PDGFRα、RET和KIT。SELECT随机对照临床研究显示仑伐替尼较安慰剂显著改善了PFS（18.3个月 vs. 3.6个月，HR=0.21，P<0.001），OS无统计学差异。

（2）其他靶向治疗药物

阿帕替尼：主要靶向VEGFR-2。在一项REALITY Ⅲ期随机对照临床研究中，针对入组前12个月内进展的RAIR-DTC，阿帕替尼组的ORR达54.3%，PFS较安慰剂显著延长（22.2个月对比4.5个月，HR=0.26，P<0.001），并显示生存获益，中位OS明显长于对照组（NR vs. 29.90个月）（参考文献：DOI号10.1001/jamaoncol.2021.6268）。

安罗替尼：靶点主要包括VEGFR-1、VEGFR-2、VEGFR-3、c-kit和PDGFRβ。在中国治疗进展性局部晚期或转移性RAIR-DTC Ⅱ期临床研究中，安罗替尼组的ORR达59.21%，显著延长了中位PFS（40.54个月对比8.38个月，HR=0.21，P<0.0001），提示安罗替尼针对进展性RAIR-DTC的控肿瘤作用。

索凡替尼：主要作用靶点为VEGFR1/2/3、FGFR1和CSF-1R。一项多中心Ⅱ期临床研究纳入59例局部晚期或转移性DTC及MTC，其中局部晚期或转移性RAIR-DTC患者有26例，索凡替尼在这部分RAIR-DTC中的ORR为21.7%，中位PFS为11.1个月（参考文献：DOI号10.1089/thy.2019.0453）。

2.1.2 特异靶点TKIs

普拉替尼：一种特异性RET抑制剂。大约10%~20%的PTC呈RET基因融合阳性。普拉替尼已经FDA获批用于需要系统性治疗的晚期或转移性RET突变MTC及晚期或转移性RET融合阳性RAIR-DTC。

塞帕替尼：另一种高选择性RET抑制剂，2020年5月FDA获批用于成人和12岁及以上儿童RET突变的晚期或转移性MTC、RET融合阳性的晚期或转移性RAIR-DTC。

拉罗替尼：一种广谱神经营养因子受体络氨酸激酶（NeuroTrophin Receptor Kinase，NTRK）抑制剂。拉罗替尼在美国获批用于标准治疗无效或无标准治疗的晚期

NTRK融合基因阳性的成人或儿童实体肿瘤。

主要推荐：

（1）靶向治疗可延长进展性局部晚期或转移性RAIR-DTC的PFS，推荐使用仑伐替尼和索拉非尼；进展性、局部晚期或转移性RAIR-DTC患者，也可使用阿帕替尼、安罗替尼或索凡替尼。

（2）对转移性、迅速进展、有症状和/或近期威胁生命的DTC，应行多基因检测，以确定可指导治疗的基因改变（包括RET和NTRK基因融合）和tMB，基于相应基因变异特征，使用普拉替尼或塞帕替尼。

（3）如全身治疗药物不可及或不合适，鼓励患者参加临床试验。

2.2 MTC的靶向治疗

2.2.1 多靶点酪氨酸激酶抑制剂

凡他尼布：口服小分子多靶点TKI，主要作用靶点为RET、EGFR和VEGFR，美国FDA 2011年批准用于进展性、有症状、不可手术的局部晚期或转移性MTC。

卡博替尼：主要靶点为RET、MET和VEGFR-2，也是口服的小分子多靶点TKI。目前已被FDA和EMA批准上市，用于治疗晚期转移性MTC。

安罗替尼：是我国自主研发的多靶点TKI，主要作用于VEGFR-2/3、成纤维细胞生长因子受体1~4（FGFR-1~4）及血小板源生长因子受体（PDGFR）。目前已获批用于无法手术的局部晚期或转移性MTC。

索凡替尼：作用靶点为VEGFR、FGFR-1以及集落刺激因子1受体。我国多中心Ⅱ期临床研究，纳入27例MTC，ORR为22.2%，中位PFS为11.1个月。

2.2.2 高选择性RET抑制剂

RET是MTC的主要驱动基因，也是治疗MTC潜在最有效的靶点。高选择性RET抑制剂与之前的多靶点TKI不同，对RET亲和力高，对RET融合突变及点突变均有效。目前有普拉替尼和塞帕替尼两个小分子高选择性RET抑制剂。塞帕替尼在Ⅰ/Ⅱ期临床试验疗效良好，已被FDA加速获批上市。

主要推荐：

（1）对症状性或进展性的持续/复发或转移性MTC，应考虑凡他尼布、卡博替尼、安罗替尼等靶向治疗。

（2）对存在RET变异的症状性或进展性持续/复发或转移性的MTC，推荐塞帕替尼（RET突变）和普拉替尼（RET突变）。

2.3 ATC的靶向治疗

目前针对ATC的靶向药物较为罕见。FDA于2018年5月批准达拉非尼联合曲美替尼用于BRAF^{V600E}突变的ATC。FDA还批准拉罗替尼和恩曲替尼用于NTRK融合阳性的ATC。FDA于2020年批准特异性RET抑制剂塞帕替尼和普拉替尼用于RET融合阳性的碘难治性TC，包括在ATC中的应用。目前标准治疗ATC的药物效果不佳，所有患者，不论采用何种手术方案，均应考虑加入临床试验。

主要推荐：

对无法切除的$BRAF^{V600E}$突变局部晚期ATC病灶（ⅣA/ⅣB期），可行分子靶向新辅助治疗（达拉非尼/曲美替尼）。若RET融合阳性，可用塞帕替尼、普拉替尼；若NTRK融合阳性，可用拉罗替尼、恩曲替尼；若RECIST评估提示进展，可用凡他尼布、卡博替尼、塞帕替尼（RET突变）和普拉替尼（RET突变）。

3 靶向药物不良反应的监测和处理

酪氨酸激酶抑制剂与许多副作用有关，包括腹泻、疲劳、诱发高血压、肝毒性、皮肤变化、恶心、左甲状腺素增加剂量、口味变化和体重减轻等。

随访监测。高血压病：每天血压监测，在治疗前8周尤为重要，如需降压治疗，钙通道阻滞剂可能最有效；皮肤/黏膜毒性：监测有无皮疹/口腔溃疡，告知光照和晒伤风险；肝毒性：监测丙氨酸血清转移酶、碱性磷酸酶和胆红素，发生肝毒性后常需减少激酶抑制剂治疗；心脏毒性：监测心电图、超声心动图，如果QTc>480ms，则停止（或不启动）TKI治疗；甲状腺功能减退症：定期监测TSH，根据TSH变化调节左甲状腺素剂量；肾毒性：监测血清肌酐、尿蛋白；血液学毒性：监测血常规；胰腺炎：监测淀粉酶；致畸性：育龄男女孕前检测及有效避孕。

处理原则。发生不良反应1级，可继续用药，并予对症支持治疗；2级若在1周内症状反复出现，应中断治疗，经对症治疗症状缓解后可先予减量治疗，若能耐受可考虑恢复原剂量治疗；3级一旦出现应暂停药物，并给予积极对症治疗，直至症状缓解至1级，再予减量治疗，若反复发生3级不良反应，则中断治疗。

主要推荐：

密切监测酪氨酸激酶抑制剂治疗不良反应，按分级原则进行管理。

4 甲状腺癌的化学治疗

DTC对化疗不敏感。化疗仅作为姑息治疗或其他手段无效后的尝试治疗。

对持续性或复发性MTC，化疗仅用于激酶抑制剂治疗失败、不能参加临床研究者，小样本研究显示以达卡巴嗪为基础的联合化疗方案，ORR为15%~42%。

对缺乏其他治疗选择（包括临床试验）的转移性ATC，建议化疗。ATC的化疗包括紫杉烷和/或蒽环类或紫杉烷联合或不联合顺铂或卡铂。

多柔比星（Doxorubicin，阿霉素）是FDA批准用于ATC和转移性DTC唯一的细胞毒性化疗药物，建议剂量为每周20 mg/m^2或每三周60~75 mg/m^2。单药紫杉醇可使一些新诊断的ATC获益，如每周使用，建议剂量为60~90 mg/m^2。

主要推荐：

对 DTC、MTC 不建议常规化疗；对无其他选择的转移性 ATC 建议化疗。

5 甲状腺癌的免疫治疗

近年有多种免疫检查点抑制剂（immune checkpoint inhibitors，ICIs）获批用于不同的实体和血液肿瘤。对有治疗指征的 RAIR-DTC，多项Ⅰ、Ⅱ期免疫治疗相关临床研究正在进行中，初步显示 ICIs 对进展期 DTC 有一定抗肿瘤活性。对转移性 MTC 的初步研究显示，肿瘤疫苗及刺激树突细胞治疗有一定前景。ATC 免疫治疗正在研究中，FDA 尚未批准 ATC 的免疫治疗药物。回顾性数据显示，靶向治疗联合免疫治疗可明显改善 ATC 预后。

主要推荐：

在 DTC 和 MTC 治疗中不建议常规使用免疫治疗。具有 PD-L1 高表达的ⅣC 期 ATC，在无其他适用靶向药物时可选择免疫检查点抑制剂。

第十节　中医药治疗

中医药治疗是 TC 综合治疗的组成部分，特别对 TC 术后并发症以及 ^{131}I 治疗、内分泌治疗后的不良反应有一定的治疗价值，也可用于晚期 TC 放化疗、免疫治疗相关毒副作用的处理。

中医药治疗主要在辨证论治原则指导下进行，同时还特别注重 TC 术后的康复治疗。另外，用药时注意疾病与碘缺乏还是碘过量有关，慎重使用海带、海藻、海螵蛸、海蛤壳等含碘较高的中草药。

以下是 TC 术后和常用疗法所致不良反应的辨证分型：

1 肝气郁结

临床表现：颈部胀满不适，精神抑郁，烦躁易怒，胸闷喜太息，胁肋胀满；食欲不振，脘痞腹满；舌淡、苔薄白，脉弦。

治法：疏肝解郁，理气散结。

代表方：逍遥散加减。

2 气滞血瘀

临床表现：颈部胀刺痛，面黯不泽，急躁易怒，胸闷气憋可伴走窜疼痛；妇女可见月经闭止、痛经、经色紫暗有血块；舌色紫黯，可见瘀斑、苔薄或少，脉弦涩。

治法：行气活血，化瘀散结。

代表方：逍遥散散合桃红四物汤加减。

3　气滞痰凝

临床表现：颈部肿块或伴有颈部两侧瘰疬质地硬，胸憋气短，烦躁易怒，气短懒言，神疲肢困，胃纳不佳；苔白腻，脉弦滑。此型多可见于晚期或复发转移患者。

治法：疏肝理气，化痰散结。

代表方：逍遥散合贝母瓜蒌散加减。

4　肝郁化火

临床表现：颈部热痛，急躁易怒，胸胁胀满，头晕目赤，口干口苦，烦热汗出；舌质红、苔薄黄，脉弦数。

治法：疏肝泻火，解毒散结。此型可见于伴甲亢患者。

代表方：丹栀逍遥散加减。

5　肝经湿热

临床表现：颈部热痛，口苦口黏，口臭，头晕目赤，胸闷纳呆，小便黄赤，大便干结；舌质红、苔黄腻，脉弦滑数。

治法：清热利湿，解毒散结。

代表方：龙胆泻肝汤加减。

6　痰瘀互结

临床表现：颈前结块或伴有颈部两侧瘰疬坚硬难消，咽中梗塞，痰多质黏，声音嘶哑，胸闷纳差；舌紫暗或有瘀斑、苔腻，脉弦滑。此型多见于晚期或复发转移的患者。

治法：化痰活血、祛瘀散结。

代表方：贝母瓜蒌散合消瘰丸加减。

7　阴虚火旺

临床表现：心烦失眠，急躁易怒，头晕目眩，口干盗汗，五心烦热，腰膝酸软；舌红少津、苔少或无，脉细数。此型可见于伴甲亢患者。

治法：滋阴清热，解毒散结。

代表方：知柏地黄丸加减。

8　脾肾阳虚

临床表现：颜面水肿或肢肿，形寒肢冷，面白萎靡，神疲乏力，纳减便溏，头晕脱发；舌质淡胖、苔白滑或白腻、边有齿痕，脉沉细弱。此型多见于伴甲减患者。

治法：温补脾肾，利水消肿。

代表方：金匮肾气丸加减。

9　气阴两虚

临床表现：颈部隐痛或伴肿块，消瘦乏力，口干舌燥，心悸气短，自汗盗汗，五心烦热，头晕耳鸣，腰膝酸软；舌淡红、少苔，脉细或细数。此型多见于晚期或复发转移或术后患者。

治法：益气养阴，解毒散结。

代表方：四君子汤合沙参麦冬汤加减。

以上是基本辨证分型，根据临床症状还可随证加减，常见症状加减如下：

颈部疼痛者，加葛根、川芎、鸡血藤；头晕耳鸣者，加天麻、蝉衣、石菖蒲；口咽干燥者，加沙参、知母、玄参；口干口苦者，加龙胆草、栀子、黄芩；面红目赤者，加栀子、黄芩、菊花；失眠多梦者，加炒酸枣仁、夜交藤、合欢花；烦躁易怒者，加柴胡、香附、郁金；食欲不振者，加白术、云苓、焦三仙；手足心热者，加知母、黄檗、生地；手足不温者，加炮附子、肉桂、巴戟天；身倦乏力者，加黄芪、党参、黄精；自汗盗汗者，加麻黄根、浮小麦、生地黄；颜面水肿者，加桑白皮、生姜皮、陈皮；下肢水肿者，加车前子、泽泻、猪苓。

中医药治疗 TC 特别重视日常辨证调护，强调心理调护、饮食调护、睡眠调护、生活调护、服药调护等。

主要推荐：

中医药治疗在辨证论治原则指导下进行，对 TC 治疗后相关并发症、毒副作用的治疗和康复具有一定价值。

第五章

甲状腺癌的康复与随访

TC治疗后康复主要包括身体和心理的康复。经整合治疗后大部分TC能回归社会，恢复正常工作和生活，对整体免疫力和心态无明显影响；少部分局部晚期行气管、喉、食管等创伤较大手术者术后注意营养支持、心理疏导、人文关怀等，以提升综合抗病能力。颈部锻炼可促进切口愈合后的颈部功能恢复，发挥中医药在康复中的调理作用，伴随机体恢复的同时，指导患者调整心态，配合治疗与随访。

1 随访目的

对DTC长期随访的目的：①早期发现复发和转移，并对其进行及时治疗；②对DTC复发或带瘤生存者，观察病情进展和疗效；③监控TSH抑制治疗效果，避免抑制不足或过度治疗；④对DTC某些伴发病（如心脏病、其他恶性肿瘤等）病情进行动态观察；⑤对治疗后患者在随访期间进行再次分期及预后评估（动态评估），决定是否进一步治疗或密切随访。

主要推荐：
对DTC应行长期随访、动态评估。

2 甲状腺癌随访中血清学检查的应用

2.1 对已清除全部甲状腺的DTC，血清Tg在长期随访中的应用

对已清除全部甲状腺（手术和RAI清甲后）的DTC，定期检测血清Tg水平（需采取同样的检测方法），是判别肿瘤残留或复发的重要手段。

DTC随访中血清Tg测定包括基础Tg测定（TSH抑制状态下）和TSH刺激后的Tg测定。为能更准确地反映病情，可通过停用$L-T_4$或应用rhTSH的方法，使血清TSH水平升高至>30mU/l，之后再行Tg检测，即TSH刺激后的Tg测定。停用$L-T_4$和使用rhTSH后测得的Tg水平具有高度一致性。

对血清Tg的长期随访宜从RAI清甲治疗后6个月开始，此时应检测基础或TSH刺

激后的血清Tg水平。RAI治疗后第12个月，应测定TSH刺激后的血清Tg。此后每6~12个月复查基础Tg（TSH抑制状态下）。如无肿瘤残留或复发迹象，复发风险低危的DTC在随访中复查TSH刺激后Tg的时机和必要性不确定；复发风险中、高危者应在清甲治疗后3年内复查TSH刺激后的Tg。

主要推荐：

（1）对已清除全部甲状腺的DTC，随访血清Tg变化是判别是否有肿瘤残留或复发的重要手段。

（2）随访血清Tg应用同种方法，每次测定血清Tg均应同时检测TgAb。

（3）RAI（^{131}I）清甲治疗后6个月检测基础血清Tg（TSH抑制状态下）或TSH刺激后的血清Tg，12个月时检测TSH刺激后血清Tg，此后每6~12个月复查基础血清Tg，复发风险中、高危者在清甲治疗后3年内复查TSH刺激后血清Tg。

2.2 未完全切除甲状腺的DTC，能否用血清Tg进行随访

未完全切除甲状腺的DTC，残留的正常甲状腺组织仍是血清Tg的来源之一，区分正常甲状腺和甲状腺癌组织的Tg切点值不详，故以血清Tg测定为随访手段，发现DTC残留或复发的敏感性和特异性均不高。尽管如此，仍然建议术后定期（每6个月）测定血清Tg，同时检测TgAb。对术后血清Tg水平呈持续升高趋势者，应考虑DTC进展可能性。对此无须TSH刺激后的Tg测定。

主要推荐：

未完全切除甲状腺的DTC，术后每6个月检测血清Tg（同时检测TgAb）。对Tg有持续升高趋势者，需考虑DTC进展可能性。

3 甲状腺癌随访中影像学检查

3.1 DTC随访中颈部超声检查的应用

超声随访的目的是：评估甲状腺床和颈部中央区、侧颈部的淋巴结状态。超声对早期发现DTC的颈部转移具有高度敏感性，是随访的重要内容。随访期间建议频率为：手术或RAI治疗后2年内每3~6个月一次；此后，无病生存者每6~12个月一次；在5年以上的长期随访中每1~2年一次。

对超声发现的，短径>8~10mm（中央区8mm、侧颈区10mm）的可疑颈部淋巴结，可行穿刺活检。研究显示：在对可疑淋巴结穿刺后，测定穿刺针冲洗液的Tg水平，可提高发现DTC转移的敏感度。对于短径<8~10mm的淋巴结可选择观察随访，在淋巴结增大、侵犯周围结构等可疑恶变时可考虑穿刺活检。

主要推荐：

DTC随访期间应定期（间隔3~12个月）行颈部超声检查。

3.2 DTC随访中诊断性RAI全身核素显像（DxWBS）的应用

中低危DTC如手术和RAI清甲后无残留肿瘤，且随访颈部超声无异常，基础血清Tg水平（TSH抑制状态下）不高，无须常规检查DxWBS。中高危患者在清甲治疗后6~12个月可考虑DxWBS随访。

主要推荐：

随访中，对已清除全部甲状腺且DTC复发风险为中高危者尤其是Tg或TgAb可疑增高者，选择性应用DxWBS。

4 ^{131}I治疗监测及疗效评估

4.1 ^{131}I治疗监测

不论行^{131}I清甲、清灶或辅助治疗，均应在服碘后2~10天行全身显像（Rx-WBS），以了解病灶的摄碘活性，进一步明确疾病分期及预知本次治疗疗效。相较于治疗前显像（DxWBS），Rx-WBS所用的RAI剂量更高，约有6%~13%患者可通过Rx-WBS发现DxWBS未能显示的病灶，8.3%会因发现新病灶而改变肿瘤分期，进而改变治疗策略。采用单光子发射计算机断层仪（Single-Photon Emission Computed Tomography，SPECT）结合CT（SPECT/CT）能更准确地定位病灶，提高Rx-WBS对淋巴结转移和远处转移定性、定位诊断的准确性，甚至改变近1/4患者的治疗方案。

主要推荐：

^{131}I治疗后显像有助于精准的肿瘤分期及预知疗效。

4.2 疗效评估

^{131}I治疗后疗效评估应采用实时、动态的风险分层体系，需整合当下临床、生化、结构/功能影像学结果进行综合评价，明确当前的疾病状态，为是否进行再次^{131}I治疗或其他治疗提供依据，同时及时避免过度治疗及治疗不足的问题。不同疗效反应对应不同的临床转归，所以需要根据评估结果，及时调整随访及治疗策略（表15-5-1）。

表15-5-1　分化型甲状腺癌不同疗效反应分类及其对随访决策的作用

疗效反应	疗效满意（ER）	疗效不确切（IDR）	生化疗效不佳（BIR）	结构性疗效不佳（SIR）
临床转归	1%~4%复发；<1%发生疾病特异性死亡	15%~20%随访期间可转变为SIR；其他病情稳定或好转；<1%发生疾病特异性死亡	≥30%自发缓解；20%经干预后缓解；20%转变为SIR；<1%发生疾病特异性死亡	50%~85%经后期干预病情仍持续；局部转移患者的疾病特异性死亡率高达11%，远处转移高达50%
管理措施	降低随诊频率和TSH抑制程度	持续动态监测影像学与血清学指标	若Tg水平稳定或下降，应在TSH抑制状态下长期随访；若Tg/TgAb水平呈上升趋势，必要时采用^{18}F-FDG PET/CT等影像学检查寻找潜在病灶	根据病灶大小、位置、生长速度、摄碘性等决策下一步治疗或随诊方案

5 随访手段

随访手段及频率因肿瘤类型、初始治疗、初始复发风险分层、实时动态疗效评估的差异而不同。血清学疗效评估包括TSH、Tg、TgAb的水平及其变化趋势。影像学疗效评估则包括颈部超声、DxWBS、CT、MRI、全身骨显像、PET-CT等。

5.1 血清学评价指标（Tg及TgAb）

清甲成功后的血清Tg是DTC特异的生物学标志物。治疗前后Tg水平变化可灵敏反映病灶容量变化，判断治疗效果，进而可能预测临床转归。理想情况下，随访中Tg的检测应在同一实验室采用同一方法进行。应测定同期TSH及TgAb水平，因TgAb存在时Tg水平不能作为可靠的定量指标。

5.2 影像学评价指标

颈部超声：颈部超声是监测颈部结构性病变的最有效手段。结合FNA细胞学结果及血清Tg水平，颈部超声检查的准确率可近达100%。

对清灶治疗的患者，治疗后6~12个月行DxWBS有助于实时评价病灶的摄碘功能，以作为决策再次^{131}I治疗的重要分子核医学证据。SPECT/CT及^{124}I-PET/CT检测残余甲状腺组织和/或转移性DTC的敏感性均高于^{131}I-DxWBS。

CT和MRI不是DTC随访中的常规检查项目，可作为超声显示不佳或侵犯局部重要器官病变的补充检查。

主要推荐：

（1）不建议在DTC随访中常规使用CT、MRI或^{18}F-FDG PET检查。

（2）对可疑复发转移，可选择性应用CT、MRI或^{18}F-FDG PET协助判断病变性质及范围。

6 随访策略

初次评估一般在治疗后6个月进行，所有DTC均应进行颈部超声和血清Tg（抑制性或刺激性）及TgAb的测定，高危、既往存在摄碘转移灶、Tg水平异常及颈部超声异常需行DxWBS。

（1）清甲、辅助治疗：

中低危患者如首次评估已达ER，则在治疗12个月后定期（12~24个月）检测抑制性Tg和TgAb水平，并据此决策颈部超声频率，后续随访不需常规DxWBS；如疗效评估为IDR或BIR，则应每6~12个月检测血清Tg和TgAb及颈部超声。如随访中Tg或TgAb水平逐渐升高，则需其他影像学检查。

高危、低分化或病灶广泛侵袭者，如疗效评价为ER、IDR、BIR，应每6~12个月评估血清Tg和TgAb水平。

（2）清灶治疗：

ER：无须再次 ^{131}I 治疗，进入 TSH 抑制治疗，随访频率 6~12 个月。

IDR：TSH 抑制治疗+持续动态监测，随访频率 3~6 个月。

BIR：Tg/TgAb 稳定或下降者，TSH 抑制治疗+持续动态监测，随访频率 3~6 个月；Tg/TgAb 上升者，考虑 ^{18}F-FDG PET-CT 等进一步影像学检查，以探查可能的不摄碘的结构性病灶。

SIR：需判断结构性病变与前次 ^{131}I 治疗前的变化，积极监测以判断是否需要再次 ^{131}I 治疗或转诊进行局部/全身治疗。

主要推荐：

用血清学及影像学评估评价前次 ^{131}I 治疗疗效，为后续治疗提供依据。

7　MTC 的随访监测

对 MTC，无论术前诊断或术后判断复发转移，以 Ctn 的灵敏度和特异度最高。由于 Ctn 半衰期长，术后过早检测 Ctn 可能对手术疗效评估不准确，尤其对有肝肾基础疾病或术前 Ctn 水平较高者。研究提示，伴淋巴结转移且术前 Ctn 水平大于 1000 pg/mL 者，Ctn 降至正常的平均时间为 57.7 天。

术后评估血清 Ctn 低于检测水平下限且 CEA 正常者，后期可每年做 1 次血清学检测。当 Ctn≥150pg/mL 时，应选择影像学评估。当 Ctn>1000pg/mL 而无颈、胸部病灶，提示可能远处转移，需行影像学检查，如影像学检查未探及明确病灶，建议继续监测血清 Ctn、CEA。术后持续保持 Ctn 高水平并不一定提示肿瘤复发，但进行性升高与复发转移相关。

主要推荐：

（1）初次手术后三个月应检测 Ctn 及 CEA 水平，评估手术疗效，肿瘤标志物低于检测水平以下者，可随访观察，间隔可为 6~12 个月。

（2）对术后 Ctn 及 CEA 持续升高，或降至正常后再升高者，应计算 Ctn 倍增时间，并至少连续检测四次，每次间隔至少 6 个月，随访间隔为 3~6 个月。

（3）术后 Ctn 和 CEA 高于正常，应行影像学检查寻找持续或复发病灶。

8　系统治疗后的疗效评估

对接受系统治疗的晚期 TC，疗效评估参考 RECIST v1.1 标准。治疗前评估基线病灶；疗程中定期评估疗效，并根据肿瘤进展、稳定或缓解与否制定后续系统治疗方案。

主要推荐：

接受系统治疗者，应定期进行疗效评估。

9 主动监测在甲状腺癌中的应用

主动监测（Active Surveillance，AS）也称"延迟手术"，即DTC确诊后不立即手术而先随访观察，在监测中发现肿瘤进展才积极手术。AS主要用于：①极低危的甲状腺乳头状微癌（单灶、最大径<1cm、无局部外侵倾向、无临床怀疑的淋巴结或远处转移、细胞学未提示高危亚型）；②合并其他疾病需优先治疗（如其他恶性肿瘤或内科疾病）；③预期寿命较短。另外，部分无法手术的晚期DTC，瘤灶可能长期稳定，随访无进展征象，亦可考虑AS。

然而，AS临床实践中仍有很多问题：①虽然多数微小癌在监测中进展缓慢，但仍有部分出现肿瘤进展、淋巴结甚至远处转移导致手术范围扩大等不良后果，年轻和怀孕可能是其危险因素，由于缺乏有效手段甄别真正低危者，因此AS实施存在一定风险；②AS实施缺乏统一的标准化操作规范，例如AS的选择标准、随访周期、TSH的控制范围以及手术时机的把握等，究竟肿瘤增大多少时需要手术介入，仍无统一结论；③从成本效益分析，AS所需投入时间、精力、经济成本未必低于早期手术，患者通常需要承担更大心理压力；④在国内医疗环境下如何取得患者信任，使其从内心认可和接受AS，仍是临床医生面对的挑战。

主要推荐：

对部分低危甲状腺微小癌，主动监测可作为治疗选择之一。对晚期DTC瘤灶长期稳定无进展者可考虑主动监测。

参考文献

[1] HAUGEN B R, ALEXANDER E K, BIBLE K C, et al. 2015 American Thyroid Association Management Guidelines for Adult Patients with Thyroid Nodules and Differentiated Thyroid Cancer: The American Thyroid Association Guidelines Task Force on Thyroid Nodules and Differentiated Thyroid Cancer [J]. Thyroid: official journal of the American Thyroid Association, 2016, 26 (1): 1-133.

[2] CABANILLAS M E, MCFADDEN D G, DURANTE C. Thyroid cancer [J]. Lancet (London, England), 2016, 388 (10061): 2783-95.

[3] VIOLA D, ELISEI R. Management of Medullary Thyroid Cancer [J]. Endocrinology and metabolism clinics of North America, 2019, 48 (1): 285-301.

[4] SIEGEL R L, MILLER K D, FUCHS H E, et al. Cancer Statistics, 2021 [J]. CA: a cancer journal for clinicians, 2021, 71 (1): 7-33.

[5] LI M, DAL MASO L, VACCARELLA S. Global trends in thyroid cancer incidence and the impact of overdiagnosis [J]. The lancet Diabetes & endocrinology, 2020, 8 (6): 468-70.

[6] 郑荣寿, 孙可欣, 张思维, 等. 2015年中国恶性肿瘤流行情况分析[J]. 中华肿瘤杂志, 2019 (01): 19-28.

[7] DU L, ZHAO Z, ZHENG R, et al. Epidemiology of Thyroid Cancer: Incidence and Mortality in China, 2015 [J]. Frontiers in oncology, 2020, 10: 1702.

[8] SANABRIA A, KOWALSKI L P, SHAH J P, et al. Growing incidence of thyroid carcinoma in recent years: Factors underlying overdiagnosis [J]. Head & neck, 2018, 40 (4): 855-66.

[9] ENEWOLD L, ZHU K, RON E, et al. Rising thyroid cancer incidence in the United States by demographic and tumor characteristics, 1980-2005 [J]. Cancer epidemiology, biomarkers & prevention: a publication of the American Association for Cancer Research, cosponsored by the American Society of Preventive Oncology, 2009, 18 (3): 784-91.

[10] LI M, BRITO J P, VACCARELLA S. Long-Term Declines of Thyroid Cancer Mortality: An International Age-Period-Cohort Analysis [J]. Thyroid: official journal of the American Thyroid Association, 2020, 30 (6): 838-46.

[11] LIM H, DEVESA S S, SOSA J A, et al. Trends in Thyroid Cancer Incidence and Mortality in the United States, 1974-2013 [J]. Jama, 2017, 317 (13): 1338-48.

[12] FILETTI S, DURANTE C, HARTL D, et al. Thyroid cancer: ESMO Clinical Practice Guidelines for diagnosis, treatment and follow-up† [J]. Annals of oncology: official journal of the European Society for Medical Oncology, 2019, 30 (12): 1856-83.

[13] DU L, LI R, GE M, et al. Incidence and mortality of thyroid cancer in China, 2008-2012 [J]. Chinese journal of cancer research = Chung-kuo yen cheng yen chiu, 2019, 31 (1): 144-51.

[14] ZENG H, CHEN W, ZHENG R, et al. Changing cancer survival in China during 2003-15: a pooled analysis of 17 population-based cancer registries [J]. The Lancet Global health, 2018, 6 (5): e555-e67.

[15] KHAN A, SMELLIE J, NUTTING C, et al. Familial nonmedullary thyroid cancer: a review of the genetics [J]. Thyroid: official journal of the American Thyroid Association, 2010, 20 (7): 795-801.

[16] CAPEZZONE M, ROBENSHTOK E, CANTARA S, et al. Familial non-medullary thyroid cancer: a critical review [J]. Journal of endocrinological investigation, 2021, 44 (5): 943-50.

[17] TRONKO M, MABUCHI K, BOGDANOVA T, et al. Thyroid cancer in Ukraine after the Chernobyl accident (in the framework of the Ukraine-US Thyroid Project) [J]. Journal of radiological protection: official journal of the Society for Radiological Protection, 2012, 32 (1): N65-9.

[18] LORENZ E, SCHOLZ-KREISEL P, BAAKEN D, et al. Radiotherapy for childhood cancer and sub-

sequent thyroid cancer risk: a systematic review [J]. European journal of epidemiology, 2018, 33 (12): 1139-62.

[19] XU L, PORT M, LANDI S, et al. Obesity and the risk of papillary thyroid cancer: a pooled analysis of three case-control studies [J]. Thyroid: official journal of the American Thyroid Association, 2014, 24 (6): 966-74.

[20] SCHMID D, RICCI C, BEHRENS G, et al. Adiposity and risk of thyroid cancer: a systematic review and meta-analysis [J]. Obesity reviews: an official journal of the International Association for the Study of Obesity, 2015, 16 (12): 1042-54.

[21] BHASKARAN K, DOUGLAS I, FORBES H, et al. Body-mass index and risk of 22 specific cancers: a population-based cohort study of 5·24 million UK adults [J]. Lancet (London, England), 2014, 384 (9945): 755-65.

[22] CARDIS E, KESMINIENE A, IVANOV V, et al. Risk of thyroid cancer after exposure to 131I in childhood [J]. Journal of the National Cancer Institute, 2005, 97 (10): 724-32.

[23] ZIMMERMANN M B, GALETTI V. Iodine intake as a risk factor for thyroid cancer: a comprehensive review of animal and human studies [J]. Thyroid research, 2015, 8 (1): 1-21.

[24] 中华医学会地方病学分会, 等. 中国居民补碘指南. [R]. 2018: 5.

[25] BOSETTI C, KOLONEL L, NEGRI E, et al. A pooled analysis of case-control studies of thyroid cancer. VI. Fish and shellfish consumption [J]. Cancer causes & control: CCC, 2001, 12 (4): 375-82.

[26] BOSETTI C, NEGRI E, KOLONEL L, et al. A pooled analysis of case-control studies of thyroid cancer. VII. Cruciferous and other vegetables (International) [J]. Cancer causes & control: CCC, 2002, 13 (8): 765-75.

[27] Cancer Control: Knowledge into Action: WHO Guide for Effective Programmes: Module 2: Prevention. Geneva; World Health Organization Copyright © World Health Organization 2007. 2007.

[28] BIBBINS-DOMINGO K, GROSSMAN D C, CURRY S J, et al. Screening for Thyroid Cancer: US Preventive Services Task Force Recommendation Statement [J]. Jama, 2017, 317 (18): 1882-7.

[29] AHN H S, KIM H J, WELCH H G. Korea's thyroid-cancer "epidemic"--screening and overdiagnosis [J]. The New England journal of medicine, 2014, 371 (19): 1765-7.

[30] CEOLIN L, DUVAL M, BENINI A F, et al. Medullary thyroid carcinoma beyond surgery: advances, challenges, and perspectives [J]. Endocrine-related cancer, 2019, 26 (9): R499-r518.

[31] Baskin, H.J., Ultrasound of thyroid nodules, in Thyroid ultrasound and ultrasound-guided FNA biopsy. 2000, Springer. p. 71-86.

[32] MOON W J, JUNG S L, LEE J H, et al. Benign and malignant thyroid nodules: US differentiation--multicenter retrospective study [J]. Radiology, 2008, 247 (3): 762-70.

[33] CAPPELLI C, CASTELLANO M, PIROLA I, et al. The predictive value of ultrasound findings in the management of thyroid nodules [J]. QJM: monthly journal of the Association of Physicians, 2007, 100 (1): 29-35.

[34] RAGO T, SANTINI F, SCUTARI M, et al. Elastography: new developments in ultrasound for predicting malignancy in thyroid nodules [J]. The Journal of clinical endocrinology and metabolism, 2007, 92 (8): 2917-22.

[35] SHETTY S K, MAHER M M, HAHN P F, et al. Significance of incidental thyroid lesions detected on CT: correlation among CT, sonography, and pathology [J]. AJR American journal of roentgenology, 2006, 187 (5): 1349-56.

[36] 赵敬柱, 郑向前, 高明, 等. 甲状腺乳头状癌上纵隔淋巴结转移的诊治思考: 附2例报告及文献复习[J]. 中华普通外科学文献（电子版）, 2021, 15 (04): 293-297.

[37] 章德广, 张虎. 腔镜下甲状腺癌上纵隔淋巴结清扫技术要点[J]. 中国实用外科杂志, 2020, 40 (09): 1100-1103.DOI: 10.19538/j.cjps.issn1005-2208.2020.09.22.

[38] 关志伟，徐白萱，陈英茂，等.大规模人群FDG PET/CT意外发现甲状腺高代谢结节的回顾性分析[J].中华核医学与分子影像杂志，2012（01）：32-35.

[39] ELISEI R，BOTTICI V，LUCHETTI F，et al. Impact of routine measurement of serum calcitonin on the diagnosis and outcome of medullary thyroid cancer：experience in 10，864 patients with nodular thyroid disorders [J]. The Journal of clinical endocrinology and metabolism，2004，89（1）：163-8.

[40] HAHM J R，LEE M S，MIN Y K，et al. Routine measurement of serum calcitonin is useful for early detection of medullary thyroid carcinoma in patients with nodular thyroid diseases [J]. Thyroid：official journal of the American Thyroid Association，2001，11（1）：73-80.

[41] COSTANTE G，MERINGOLO D，DURANTE C，et al. Predictive value of serum calcitonin levels for preoperative diagnosis of medullary thyroid carcinoma in a cohort of 5817 consecutive patients with thyroid nodules [J]. The Journal of clinical endocrinology and metabolism，2007，92（2）：450-5.

[42] CHAMBON G，ALOVISETTI C，IDOUX-LOUCHE C，et al. The use of preoperative routine measurement of basal serum thyrocalcitonin in candidates for thyroidectomy due to nodular thyroid disorders：results from 2733 consecutive patients [J]. The Journal of clinical endocrinology and metabolism，2011，96（1）：75-81.

[43] COOPER D S，DOHERTY G M，HAUGEN B R，et al. Revised American Thyroid Association management guidelines for patients with thyroid nodules and differentiated thyroid cancer [J]. Thyroid：official journal of the American Thyroid Association，2009，19（11）：1167-214.

[44] 甲状腺癌血清标志物临床应用专家共识（2017版）[J].中国肿瘤临床，2018，45（01）：7-13.

[45] 王宇，田文，嵇庆海，等.甲状腺髓样癌诊断与治疗中国专家共识（2020版）[J].中国实用外科杂志，2020，40（09）：1012-1020.

[46] MACHENS A，HAUPTMANN S，DRALLE H. Prediction of lateral lymph node metastases in medullary thyroid cancer [J]. The British journal of surgery，2008，95（5）：586-91.

[47] MALANDRINO P，LATINA A，MARESCALCO S，et al. Risk-adapted management of differentiated thyroid cancer assessed by a sensitive measurement of basal serum thyroglobulin [J]. The Journal of clinical endocrinology and metabolism，2011，96（6）：1703-9.

[48] TORRES M R，NóBREGA NETO S H，ROSAS R J，et al. Thyroglobulin in the washout fluid of lymph-node biopsy：what is its role in the follow-up of differentiated thyroid carcinoma? [J]. Thyroid：official journal of the American Thyroid Association，2014，24（1）：7-18.

[49] DIAZZI C，MADEO B，TALIANI E，et al. The diagnostic value of calcitonin measurement in wash-out fluid from fine-needle aspiration of thyroid nodules in the diagnosis of medullary thyroid cancer [J]. Endocrine practice：official journal of the American College of Endocrinology and the American Association of Clinical Endocrinologists，2013，19（5）：769-79.

[50] LIU Z，ZHOU W，HAN R，et al. Cytology versus calcitonin assay in fine-needle aspiration biopsy wash-out fluid（FNAB-CT）in diagnosis of medullary thyroid microcarcinoma [J]. Endocrine，2021，74（2）：340-8.

[51] NIKIFOROV Y E，STEWARD D L，ROBINSON-SMITH T M，et al. Molecular testing for mutations in improving the fine-needle aspiration diagnosis of thyroid nodules [J]. The Journal of clinical endocrinology and metabolism，2009，94（6）：2092-8.

[52] LI X，ZHANG S，ZHANG Q，et al. Diagnosis of thyroid cancer using deep convolutional neural network models applied to sonographic images：a retrospective, multicohort, diagnostic study [J]. The Lancet Oncology，2019，20（2）：193-201.

[53] BIBLE K C，KEBEBEW E，BRIERLEY J，et al. 2021 American Thyroid Association Guidelines for Management of Patients with Anaplastic Thyroid Cancer [J]. Thyroid：official journal of the American Thyroid Association，2021，31（3）：337-86.

[54] 樊代明.整合肿瘤学 临床卷 头胸部肿瘤分册[M].北京：科学出版社，2021.06.

[55] 陈立波，丁勇，关海霞，等.中国临床肿瘤学会（CSCO）持续/复发及转移性分化型甲状腺癌诊疗指南-2019[J].肿瘤预防与治疗，2019，32（12）：1051-1079.

[56] BILIMORIA K Y, BENTREM D J, KO C Y, et al. Extent of surgery affects survival for papillary thyroid cancer [J]. Annals of surgery, 2007, 246 (3): 375-84; discussion 81-4.

[57] NIXON I J, GANLY I, PATEL S G, et al. Thyroid lobectomy for treatment of well differentiated intrathyroid malignancy [J]. Surgery, 2012, 151 (4): 571-9.

[58] ADAM M A, PURA J, GU L, et al. Extent of surgery for papillary thyroid cancer is not associated with survival: an analysis of 61, 775 patients [J]. Annals of surgery, 2014, 260 (4): 601-7; discussion 5-7.

[59] WANG T S, SOSA J A. Thyroid surgery for differentiated thyroid cancer - recent advances and future directions [J]. Nature reviews Endocrinology, 2018, 14 (11): 670-83.

[60] 甲状腺结节和分化型甲状腺癌诊治指南[J].中华内分泌代谢杂志，2012（10）：779-797.

[61] HUGHES D T, WHITE M L, MILLER B S, et al. Influence of prophylactic central lymph node dissection on postoperative thyroglobulin levels and radioiodine treatment in papillary thyroid cancer [J]. Surgery, 2010, 148 (6): 1100-6; discussion 006-7.

[62] DANIELS G H. Follicular Thyroid Carcinoma: A Perspective [J]. Thyroid: official journal of the American Thyroid Association, 2018, 28 (10): 1229-42.

[63] POPADICH A, LEVIN O, LEE J C, et al. A multicenter cohort study of total thyroidectomy and routine central lymph node dissection for cN0 papillary thyroid cancer [J]. Surgery, 2011, 150 (6): 1048-55.

[64] SYWAK M, CORNFORD L, ROACH P, et al. Routine ipsilateral level VI lymphadenectomy reduces postoperative thyroglobulin levels in papillary thyroid cancer [J]. Surgery, 2006, 140 (6): 1000-5; discussion 5-7.

[65] LANG B H, WONG K P, WAN K Y, et al. Impact of routine unilateral central neck dissection on preablative and postablative stimulated thyroglobulin levels after total thyroidectomy in papillary thyroid carcinoma [J]. Annals of surgical oncology, 2012, 19 (1): 60-7.

[66] WANG T S, EVANS D B, FAREAU G G, et al. Effect of prophylactic central compartment neck dissection on serum thyroglobulin and recommendations for adjuvant radioactive iodine in patients with differentiated thyroid cancer [J]. Annals of surgical oncology, 2012, 19 (13): 4217-22.

[67] VIOLA D, MATERAZZI G, VALERIO L, et al. Prophylactic central compartment lymph node dissection in papillary thyroid carcinoma: clinical implications derived from the first prospective randomized controlled single institution study [J]. The Journal of clinical endocrinology and metabolism, 2015, 100 (4): 1316-24.

[68] 徐震纲，刘绍严.分化型甲状腺癌颈侧区淋巴结清扫专家共识（2017版）[J].中国实用外科杂志，2017，37（09）：985-991.

[69] PODNOS Y D, SMITH D, WAGMAN L D, et al. The implication of lymph node metastasis on survival in patients with well-differentiated thyroid cancer [J]. The American surgeon, 2005, 71 (9): 731-4.

[70] SCHARPF J, TUTTLE M, WONG R, et al. Comprehensive management of recurrent thyroid cancer: An American Head and Neck Society consensus statement: AHNS consensus statement [J]. Head & neck, 2016, 38 (12): 1862-9.

[71] RONDEAU G, FISH S, HANN L E, et al. Ultrasonographically detected small thyroid bed nodules identified after total thyroidectomy for differentiated thyroid cancer seldom show clinically significant structural progression [J]. Thyroid: official journal of the American Thyroid Association, 2011, 21 (8): 845-53.

[72] CLAYMAN G L, AGARWAL G, EDEIKEN B S, et al. Long-term outcome of comprehensive central

compartment dissection in patients with recurrent/persistent papillary thyroid carcinoma [J]. Thyroid: official journal of the American Thyroid Association, 2011, 21 (12): 1309-16.

[73] URKEN M L, MILAS M, RANDOLPH G W, et al. Management of recurrent and persistent metastatic lymph nodes in well-differentiated thyroid cancer: a multifactorial decision-making guide for the Thyroid Cancer Care Collaborative [J]. Head & neck, 2015, 37 (4): 605-14.

[74] TUFANO R P, CLAYMAN G, HELLER K S, et al. Management of recurrent/persistent nodal disease in patients with differentiated thyroid cancer: a critical review of the risks and benefits of surgical intervention versus active surveillance [J]. Thyroid: official journal of the American Thyroid Association, 2015, 25 (1): 15-27.

[75] LESNIK D, CUNNANE M E, ZURAKOWSKI D, et al. Papillary thyroid carcinoma nodal surgery directed by a preoperative radiographic map utilizing CT scan and ultrasound in all primary and reoperative patients [J]. Head & neck, 2014, 36 (2): 191-202.

[76] WANG L Y, NIXON I J, PATEL S G, et al. Operative management of locally advanced, differentiated thyroid cancer [J]. Surgery, 2016, 160 (3): 738-46.

[77] IBRAHIM E Y, BUSAIDY N L. Treatment and surveillance of advanced, metastatic iodine-resistant differentiated thyroid cancer [J]. Current opinion in oncology, 2017, 29 (2): 151-8.

[78] MCWILLIAMS R R, GIANNINI C, HAY I D, et al. Management of brain metastases from thyroid carcinoma: a study of 16 pathologically confirmed cases over 25 years [J]. Cancer, 2003, 98 (2): 356-62.

[79] PORTERFIELD J R, CASSIVI S D, WIGLE D A, et al. Thoracic metastasectomy for thyroid malignancies [J]. European journal of cardio-thoracic surgery: official journal of the European Association for Cardio-thoracic Surgery, 2009, 36 (1): 155-8.

[80] MONEKE I, KAIFI J T, KLOESER R, et al. Pulmonary metastasectomy for thyroid cancer as salvage therapy for radioactive iodine-refractory metastases [J]. European journal of cardio-thoracic surgery: official journal of the European Association for Cardio-thoracic Surgery, 2018, 53 (3): 625-30.

[81] BERNIER M O, LEENHARDT L, HOANG C, et al. Survival and therapeutic modalities in patients with bone metastases of differentiated thyroid carcinomas [J]. The Journal of clinical endocrinology and metabolism, 2001, 86 (4): 1568-73.

[82] REDDY S, WOLFGANG C L. The role of surgery in the management of isolated metastases to the pancreas [J]. The Lancet Oncology, 2009, 10 (3): 287-93.

[83] ESSIG G F, JR., PORTER K, SCHNEIDER D, et al. Multifocality in Sporadic Medullary Thyroid Carcinoma: An International Multicenter Study [J]. Thyroid: official journal of the American Thyroid Association, 2016, 26 (11): 1563-72.

[84] WELLS S A, JR., ASA S L, DRALLE H, et al. Revised American Thyroid Association guidelines for the management of medullary thyroid carcinoma [J]. Thyroid: official journal of the American Thyroid Association, 2015, 25 (6): 567-610.

[85] GIRAUDET A L, VANEL D, LEBOULLEUX S, et al. Imaging medullary thyroid carcinoma with persistent elevated calcitonin levels [J]. The Journal of clinical endocrinology and metabolism, 2007, 92 (11): 4185-90.

[86] KASERER K, SCHEUBA C, NEUHOLD N, et al. Sporadic versus familial medullary thyroid microcarcinoma: a histopathologic study of 50 consecutive patients [J]. The American journal of surgical pathology, 2001, 25 (10): 1245-51.

[87] WEBER T, SCHILLING T, FRANK-RAUE K, et al. Impact of modified radical neck dissection on biochemical cure in medullary thyroid carcinomas [J]. Surgery, 2001, 130 (6): 1044-9.

[88] MACHENS A, DRALLE H. Biomarker-based risk stratification for previously untreated medullary thyroid cancer [J]. The Journal of clinical endocrinology and metabolism, 2010, 95 (6): 2655-63.

[89] LOWE N M, LOUGHRAN S, SLEVIN N J, et al. Anaplastic thyroid cancer: the addition of systemic chemotherapy to radiotherapy led to an observed improvement in survival--a single centre experience and review of the literature [J]. TheScientificWorldJournal, 2014, 2014: 674583.

[90] GLASER S M, MANDISH S F, GILL B S, et al. Anaplastic thyroid cancer: Prognostic factors, patterns of care, and overall survival [J]. Head & neck, 2016, 38 Suppl 1: E2083-90.

[91] BRIGNARDELLO E, GALLO M, BALDI I, et al. Anaplastic thyroid carcinoma: clinical outcome of 30 consecutive patients referred to a single institution in the past 5 years [J]. European journal of endocrinology, 2007, 156 (4): 425-30.

[92] SAINI S, TULLA K, MAKER A V, et al. Therapeutic advances in anaplastic thyroid cancer: a current perspective [J]. Molecular cancer, 2018, 17 (1): 154.

[93] TASHIMA L, MITZNER R, DURVESH S, et al. Dyspnea as a prognostic factor in anaplastic thyroid carcinoma [J]. European archives of oto-rhino-laryngology: official journal of the European Federation of Oto-Rhino-Laryngological Societies (EUFOS): affiliated with the German Society for Oto-Rhino-Laryngology - Head and Neck Surgery, 2012, 269 (4): 1251-5.

[94] HöLTING T, MEYBIER H, BUHR H. [Problems of tracheotomy in locally invasive anaplastic thyroid cancer] [J]. Langenbecks Archiv fur Chirurgie, 1989, 374 (2): 72-6.

[95] BERBER E, BERNET V, FAHEY T J, 3RD, et al. American Thyroid Association Statement on Remote-Access Thyroid Surgery [J]. Thyroid: official journal of the American Thyroid Association, 2016, 26 (3): 331-7.

[96] 田文, 贺青卿, 朱见, 等.机器人手术系统辅助甲状腺和甲状旁腺手术专家共识[J].中国实用外科杂志, 2016, 36 (11): 1165-1170.

[97] 王平, 项承.经胸前入路腔镜甲状腺手术专家共识（2017版）[J].中国实用外科杂志, 2017, 37 (12): 1369-1373.

[98] 王平, 吴国洋, 田文, 等.经口腔前庭入路腔镜甲状腺手术专家共识（2018版）[J].中国实用外科杂志, 2018, 38 (10): 1104-1107.

[99] 郑传铭, 徐加杰, 蒋烈浩, 等.无充气腋窝入路完全腔镜下甲状腺叶切除的方法——葛-郑氏七步法[J].中国普通外科杂志, 2019, 28 (11): 1336-1341.

[100] 徐加杰, 张李卓, 张启弘, 等.无充气经腋窝腔镜甲状腺手术的临床应用[J].中华耳鼻咽喉头颈外科杂志, 2020, 55 (10): 913-920.

[101] 王佳峰, 徐加杰, 蒋烈浩, 等.无充气腋窝入路完全腔镜下甲状腺癌根治术对术后颈部功能影响的初步研究[J].中华内分泌外科杂志, 2021, 15 (01): 10-14.

[102] 李秀萍, 俞红梅, 徐志伟, 等.改良无充气经腋窝腔镜甲状腺手术治疗甲状腺微小乳头状癌的疗效分析[J].中华内分泌外科杂志, 2021, 15 (03): 273-277.

[103] ZHENG G, XU J, WU G, et al. Transoral versus gasless transaxillary endoscopic thyroidectomy: a comparative study [J]. Updates in surgery, 2021.

[104] SON S K, KIM J H, BAE J S, et al. Surgical safety and oncologic effectiveness in robotic versus conventional open thyroidectomy in thyroid cancer: a systematic review and meta-analysis [J]. Annals of surgical oncology, 2015, 22 (9): 3022-32.

[105] TAE K, JI Y B, SONG C M, et al. Robotic and Endoscopic Thyroid Surgery: Evolution and Advances [J]. Clinical and experimental otorhinolaryngology, 2019, 12 (1): 1-11.

[106] Ross, 2016 American Thyroid Association Guidelines for Diagnosis and Management of Hyperthyroidism and Other Causes of Thyrotoxicosis (vol 26, pg 1343, 2016). Thyroid, 2017. 27 (11): p. 1462-1462.

[107] JAWAID I, RAJESH S. Hyperparathyroidism (primary) NICE guideline: diagnosis, assessment, and initial management [J]. The British journal of general practice: the journal of the Royal College of General Practitioners, 2020, 70 (696): 362-3.

[108] 田文, 贺青卿, 姜可伟, 等. 慢性肾功能衰竭继发甲状旁腺功能亢进外科临床实践专家共识[J]. 中国实用外科杂志, 2016, 36（05）: 481-486.

[109] KIM M, KIM W G, OH H S, et al. Comparison of the Seventh and Eighth Editions of the American Joint Committee on Cancer/Union for International Cancer Control Tumor-Node-Metastasis Staging System for Differentiated Thyroid Cancer [J]. Thyroid: official journal of the American Thyroid Association, 2017, 27（9）: 1149-55.

[110] TUTTLE R M, LEBOEUF R. Follow up approaches in thyroid cancer: a risk adapted paradigm [J]. Endocrinology and metabolism clinics of North America, 2008, 37（2）: 419-35, ix-x.

[111] LOOMIS D, HUANG W, CHEN G. The International Agency for Research on Cancer（IARC）evaluation of the carcinogenicity of outdoor air pollution: focus on China [J]. Chinese journal of cancer, 2014, 33（4）: 189-96.

[112] Amin MB, E.S., Greene FL, et al, AJCC Cancer Staging Manual. 8th ed New York: Springer, 2017.

[113] NIXON I J, WANG L Y, MIGLIACCI J C, et al. An International Multi-Institutional Validation of Age 55 Years as a Cutoff for Risk Stratification in the AJCC/UICC Staging System for Well-Differentiated Thyroid Cancer [J]. Thyroid: official journal of the American Thyroid Association, 2016, 26（3）: 373-80.

[114] KIM T H, KIM Y N, KIM H I, et al. Prognostic value of the eighth edition AJCC TNM classification for differentiated thyroid carcinoma [J]. Oral oncology, 2017, 71: 81-6.

[115] ^{131}I 治疗分化型甲状腺癌指南（2021版）[J]. 中华核医学与分子影像杂志, 2021, 41（04）: 218-241.

[116] TUTTLE R M, TALA H, SHAH J, et al. Estimating risk of recurrence in differentiated thyroid cancer after total thyroidectomy and radioactive iodine remnant ablation: using response to therapy variables to modify the initial risk estimates predicted by the new American Thyroid Association staging system [J]. Thyroid: official journal of the American Thyroid Association, 2010, 20（12）: 1341-9.

[117] VAISMAN F, SHAHA A, FISH S, et al. Initial therapy with either thyroid lobectomy or total thyroidectomy without radioactive iodine remnant ablation is associated with very low rates of structural disease recurrence in properly selected patients with differentiated thyroid cancer [J]. Clinical endocrinology, 2011, 75（1）: 112-9.

[118] 李田军, 林岩松, 梁军, 等. ^{131}I 治疗前刺激性Tg对乳头状甲状腺癌远处转移的预测价值[J]. 中华核医学与分子影像杂志, 2012（03）: 189-191.

[119] PEIRIS A N, MEDLOCK D, GAVIN M. Thyroglobulin for Monitoring for Thyroid Cancer Recurrence [J]. Jama, 2019, 321（12）: 1228.

[120] ROSARIO P W, FURTADO MDE S, MOURaO G F, et al. Patients with Papillary Thyroid Carcinoma at Intermediate Risk of Recurrence According to American Thyroid Association Criteria Can Be Reclassified as Low Risk When the Postoperative Thyroglobulin Is Low [J]. Thyroid: official journal of the American Thyroid Association, 2015, 25（11）: 1243-8.

[121] ZHAO T, LIANG J, LI T, et al. Value of serial preablative thyroglobulin measurements: can we address the impact of thyroid remnants? [J]. Nuclear medicine communications, 2016, 37（6）: 632-9.

[122] ZHAO T, LIANG J, LI T, et al. Serial stimulated thyroglobulin measurements are more specific for detecting distant metastatic differentiated thyroid cancer before radioiodine therapy [J]. Chinese journal of cancer research = Chung-kuo yen cheng yen chiu, 2017, 29（3）: 213-22.

[123] MATRONE A, LATROFA F, TORREGROSSA L, et al. Changing Trend of Thyroglobulin Antibodies in Patients With Differentiated Thyroid Cancer Treated With Total Thyroidectomy Without（131）I Ablation [J]. Thyroid: official journal of the American Thyroid Association, 2018, 28（7）: 871-

9.

[124] WOEBER K A. THE SIGNIFICANCE OF THYROGLOBULIN ANTIBODIES IN PAPILLARY THYROID CANCER [J]. Endocrine practice：official journal of the American College of Endocrinology and the American Association of Clinical Endocrinologists，2016，22（9）：1132-3.

[125] LAURE GIRAUDET A，AL GHULZAN A，AUPéRIN A，et al. Progression of medullary thyroid carcinoma：assessment with calcitonin and carcinoembryonic antigen doubling times [J]. European journal of endocrinology，2008，158（2）：239-46.

[126] TUTTLE R M，GANLY I. Risk stratification in medullary thyroid cancer：moving beyond static anatomic staging [J]. Oral oncology，2013，49（7）：695-701.

[127] BIHAN H，BECKER K L，SNIDER R H，et al. Calcitonin precursor levels in human medullary thyroid carcinoma [J]. Thyroid：official journal of the American Thyroid Association，2003，13（8）：819-22.

[128] 慕转转，李征，张鑫，等.经验性^{131}I治疗对甲状腺乳头状癌不摄碘肺转移患者价值存疑[J].中国癌症杂志，2020，30（12）：991-995.

[129] PACINI F，AGATE L，ELISEI R，et al. Outcome of differentiated thyroid cancer with detectable serum Tg and negative diagnostic（131）I whole body scan：comparison of patients treated with high（131）I activities versus untreated patients [J]. The Journal of clinical endocrinology and metabolism，2001，86（9）：4092-7.

[130] 丛慧，梁军，林岩松.碘难治性分化型甲状腺癌的诊断与靶向治疗[J].国际放射医学核医学杂志，2015，39（01）：25-31.

[131] HAUGEN B R. Radioiodine remnant ablation：current indications and dosing regimens [J]. Endocrine practice：official journal of the American College of Endocrinology and the American Association of Clinical Endocrinologists，2012，18（4）：604-10.

[132] 刘杰蕊，刘延晴，李慧，等.动态危险度评估在中高危无远处转移性分化型甲状腺癌患者随访中的意义[J].中国医学科学院学报，2020，42（02）：222-227.

[133] CHENG L，SA R，LUO Q，et al. Unexplained Hyperthyroglobulinemia in Differentiated Thyroid Cancer Patients as an Indication for Radioiodine Adjuvant Therapy：A Prospective Multicenter Study [J]. Journal of nuclear medicine：official publication，Society of Nuclear Medicine，2021，62（1）：62-8.

[134] JONKLAAS J，SARLIS N J，LITOFSKY D，et al. Outcomes of patients with differentiated thyroid carcinoma following initial therapy [J]. Thyroid：official journal of the American Thyroid Association，2006，16（12）：1229-42.

[135] SCHVARTZ C，BONNETAIN F，DABAKUYO S，et al. Impact on overall survival of radioactive iodine in low-risk differentiated thyroid cancer patients [J]. The Journal of clinical endocrinology and metabolism，2012，97（5）：1526-35.

[136] JONKLAAS J，COOPER D S，AIN K B，et al. Radioiodine therapy in patients with stage I differentiated thyroid cancer [J]. Thyroid：official journal of the American Thyroid Association，2010，20（12）：1423-4.

[137] 慕转转，刘杰蕊，鲁涛，等.血清Tg用于远处转移性分化型甲状腺癌^{131}I治疗的疗效评估[J].中华核医学与分子影像杂志，2020，40（06）：329-333.

[138] HAUGEN B R，ALEXANDER E K，BIBLE K C，et al. 2015 American Thyroid Association Management Guidelines for Adult Patients with Thyroid Nodules and Differentiated Thyroid Cancer：The American Thyroid Association Guidelines Task Force on Thyroid Nodules and Differentiated Thyroid Cancer [J]. Thyroid：official journal of the American Thyroid Association，2016，26（1）：1-133.

[139] LI H，ZHANG Y Q，WANG C，et al. Delayed initial radioiodine therapy related to incomplete response in low- to intermediate-risk differentiated thyroid cancer [J]. Clinical endocrinology，2018，

88（4）：601-6.

[140] PADOVANI R P, KASAMATSU T S, NAKABASHI C C, et al. One month is sufficient for urinary iodine to return to its baseline value after the use of water-soluble iodinated contrast agents in post-thyroidectomy patients requiring radioiodine therapy [J]. Thyroid：official journal of the American Thyroid Association, 2012, 22（9）：926-30.

[141] VAN NOSTRAND D, AIKEN M, ATKINS F, et al. The utility of radioiodine scans prior to iodine 131 ablation in patients with well-differentiated thyroid cancer [J]. Thyroid：official journal of the American Thyroid Association, 2009, 19（8）：849-55.

[142] GULEC S A, AHUJA S, AVRAM A M, et al. A Joint Statement from the American Thyroid Association, the European Association of Nuclear Medicine, the European Thyroid Association, the Society of Nuclear Medicine and Molecular Imaging on Current Diagnostic and Theranostic Approaches in the Management of Thyroid Cancer [J]. Thyroid：official journal of the American Thyroid Association, 2021, 31（7）：1009-19.

[143] ZHANG Y, LIANG J, YANG X, et al. Low-dose radioiodine ablation in differentiated thyroid cancer with macroscopic extrathyroidal extension and low level of preablative-stimulated thyroglobulin [J]. Nuclear medicine communications, 2015, 36（6）：553-9.

[144] MALLICK U, HARMER C, YAP B, et al. Ablation with low-dose radioiodine and thyrotropin alfa in thyroid cancer [J]. The New England journal of medicine, 2012, 366（18）：1674-85.

[145] TUTTLE R M. Controversial Issues in Thyroid Cancer Management [J]. Journal of nuclear medicine：official publication, Society of Nuclear Medicine, 2018, 59（8）：1187-94.

[146] MAXON H R, 3RD, SMITH H S. Radioiodine-131 in the diagnosis and treatment of metastatic well differentiated thyroid cancer [J]. Endocrinology and metabolism clinics of North America, 1990, 19（3）：685-718.

[147] CHIESA C, CASTELLANI M R, VELLANI C, et al. Individualized dosimetry in the management of metastatic differentiated thyroid cancer [J]. The quarterly journal of nuclear medicine and molecular imaging：official publication of the Italian Association of Nuclear Medicine （AIMN） [and] the International Association of Radiopharmacology （IAR）, [and] Section of the So, 2009, 53（5）：546-61.

[148] MAXON H R, THOMAS S R, HERTZBERG V S, et al. Relation between effective radiation dose and outcome of radioiodine therapy for thyroid cancer [J]. The New England journal of medicine, 1983, 309（16）：937-41.

[149] LASSMANN M, REINERS C, LUSTER M. Dosimetry and thyroid cancer：the individual dosage of radioiodine [J]. Endocrine-related cancer, 2010, 17（3）：R161-72.

[150] TUTTLE R M, LEBOEUF R, ROBBINS R J, et al. Empiric radioactive iodine dosing regimens frequently exceed maximum tolerated activity levels in elderly patients with thyroid cancer [J]. Journal of nuclear medicine：official publication, Society of Nuclear Medicine, 2006, 47（10）：1587-91.

[151] JARZAB B, HANDKIEWICZ-JUNAK D, WLOCH J. Juvenile differentiated thyroid carcinoma and the role of radioiodine in its treatment：a qualitative review [J]. Endocrine-related cancer, 2005, 12（4）：773-803.

[152] FARD-ESFAHANI A, EMAMI-ARDEKANI A, FALLAHI B, et al. Adverse effects of radioactive iodine-131 treatment for differentiated thyroid carcinoma [J]. Nuclear medicine communications, 2014, 35（8）：808-17.

[153] WU J Q, FENG H J, OUYANG W, et al. Systematic evaluation of salivary gland damage following I-131 therapy in differentiated thyroid cancer patients by quantitative scintigraphy and clinical follow-up [J]. Nuclear medicine communications, 2015, 36（8）：819-26.

[154] SOLANS R, BOSCH J A, GALOFRé P, et al. Salivary and lacrimal gland dysfunction （sicca syn-

drome) after radioiodine therapy [J]. Journal of nuclear medicine: official publication, Society of Nuclear Medicine, 2001, 42 (5): 738-43.

[155] CHEN P, FENG H J, OUYANG W, et al. RISK FACTORS FOR NONREMISSION AND PROGRESSION-FREE SURVIVAL AFTER I-131 THERAPY IN PATIENTS WITH LUNG METASTASIS FROM DIFFERENTIATED THYROID CANCER: A SINGLE-INSTITUTE, RETROSPECTIVE ANALYSIS IN SOUTHERN CHINA [J]. Endocrine practice: official journal of the American College of Endocrinology and the American Association of Clinical Endocrinologists, 2016, 22 (9): 1048-56.

[156] YAISH I, AZEM F, GUTFELD O, et al. A Single Radioactive Iodine Treatment Has a Deleterious Effect on Ovarian Reserve in Women with Thyroid Cancer: Results of a Prospective Pilot Study [J]. Thyroid: official journal of the American Thyroid Association, 2018, 28 (4): 522-7.

[157] BOURCIGAUX N, RUBINO C, BERTHAUD I, et al. Impact on testicular function of a single ablative activity of 3.7 GBq radioactive iodine for differentiated thyroid carcinoma [J]. Human reproduction (Oxford, England), 2018, 33 (8): 1408-16.

[158] ZHANG Y, LIANG J, LI H, et al. Risk of second primary breast cancer after radioactive iodine treatment in thyroid cancer: a systematic review and meta-analysis [J]. Nuclear medicine communications, 2016, 37 (2): 110-5.

[159] SUN F, GERRARD G E, ROBERTS J K, et al. Ten Year Experience of Radioiodine Dosimetry: is it Useful in the Management of Metastatic Differentiated Thyroid Cancer? [J]. Clinical oncology (Royal College of Radiologists (Great Britain)), 2017, 29 (5): 310-5.

[160] MU Z Z, ZHANG X, LIN Y S. Identification of Radioactive Iodine Refractory Differentiated Thyroid Cancer [J]. Chonnam medical journal, 2019, 55 (3): 127-35.

[161] SEO J H, LEE S W, AHN B C, et al. Recurrence detection in differentiated thyroid cancer patients with elevated serum level of antithyroglobulin antibody: special emphasis on using (18) F-FDG PET/CT [J]. Clinical endocrinology, 2010, 72 (4): 558-63.

[162] KIM W G, YOON J H, KIM W B, et al. Change of serum antithyroglobulin antibody levels is useful for prediction of clinical recurrence in thyroglobulin-negative patients with differentiated thyroid carcinoma [J]. The Journal of clinical endocrinology and metabolism, 2008, 93 (12): 4683-9.

[163] 张娜, 梁军. 甲状腺乳头状癌~131I清甲后甲状腺球蛋白抗体变化趋势及其与疗效的关系[J]. 中华核医学与分子影像杂志, 2018, 38 (03): 168-171.

[164] VERBURG F A, STOKKEL M P, DüREN C, et al. No survival difference after successful (131) I ablation between patients with initially low-risk and high-risk differentiated thyroid cancer [J]. European journal of nuclear medicine and molecular imaging, 2010, 37 (2): 276-83.

[165] YIN Y, MAO Q, CHEN S, et al. A quantitative study about thyroid stunning after diagnostic whole-body scanning with 74 MBq 131I in patients with differentiated thyroid carcinoma [J]. The quarterly journal of nuclear medicine and molecular imaging: official publication of the Italian Association of Nuclear Medicine (AIMN) [and] the International Association of Radiopharmacology (IAR), [and] Section of the So, 2015, 59 (4): 455-61.

[166] YAP B K, MURBY B. No adverse affect in clinical outcome using low preablation diagnostic (131) i activity in differentiated thyroid cancer: refuting thyroid-stunning effect [J]. The Journal of clinical endocrinology and metabolism, 2014, 99 (7): 2433-40.

[167] ETCHEBEHERE E C, SANTOS A O, MATOS P S, et al. Is thyroid stunning clinically relevant? A retrospective analysis of 208 patients [J]. Arquivos brasileiros de endocrinologia e metabologia, 2014, 58 (3): 292-300.

[168] WANG C, ZHANG X, YANG X, et al. PET response assessment in apatinib-treated radioactive iodine-refractory thyroid cancer [J]. Endocrine-related cancer, 2018, 25 (6): 653-63.

[169] ZHAO D, JIN X, LI F, et al. Integrin αvβ3 imaging of radioactive iodine-refractory thyroid cancer using 99mTc-3PRGD2 [J]. Journal of nuclear medicine: official publication, Society of Nuclear Medicine, 2012, 53 (12): 1872-7.

[170] WANG C, ZHANG X, LI H, et al. Quantitative thyroglobulin response to radioactive iodine treatment in predicting radioactive iodine-refractory thyroid cancer with pulmonary metastasis [J]. PloS one, 2017, 12 (7): e0179664.

[171] SABRA M M, GHOSSEIN R, TUTTLE R M. Time Course and Predictors of Structural Disease Progression in Pulmonary Metastases Arising from Follicular Cell-Derived Thyroid Cancer [J]. Thyroid: official journal of the American Thyroid Association, 2016, 26 (4): 518-24.

[172] MANOHAR P M, BEESLEY L J, BELLILE E L, et al. Prognostic Value of FDG-PET/CT Metabolic Parameters in Metastatic Radioiodine-Refractory Differentiated Thyroid Cancer [J]. Clinical nuclear medicine, 2018, 43 (9): 641-7.

[173] EISENHAUER E A, THERASSE P, BOGAERTS J, et al. New response evaluation criteria in solid tumours: revised RECIST guideline (version 1.1) [J]. European journal of cancer (Oxford, England: 1990), 2009, 45 (2): 228-47.

[174] CARAYON P, THOMAS-MORVAN C, CASTANAS E, et al. Human thyroid cancer: membrane thyrotropin binding and adenylate cyclase activity [J]. The Journal of clinical endocrinology and metabolism, 1980, 51 (4): 915-20.

[175] BRABANT G. Thyrotropin suppressive therapy in thyroid carcinoma: what are the targets? [J]. The Journal of clinical endocrinology and metabolism, 2008, 93 (4): 1167-9.

[176] BIONDI B, COOPER D S. Benefits of thyrotropin suppression versus the risks of adverse effects in differentiated thyroid cancer [J]. Thyroid: official journal of the American Thyroid Association, 2010, 20 (2): 135-46.

[177] 关海霞. 从经验到循证, 理性设定分化型甲状腺癌促甲状腺激素抑制治疗目标[J]. 中华内科杂志, 2014, 53 (09): 694-696.

[178] DIESSL S, HOLZBERGER B, MäDER U, et al. Impact of moderate vs stringent TSH suppression on survival in advanced differentiated thyroid carcinoma [J]. Clinical endocrinology, 2012, 76 (4): 586-92.

[179] COOPER D S, SPECKER B, HO M, et al. Thyrotropin suppression and disease progression in patients with differentiated thyroid cancer: results from the National Thyroid Cancer Treatment Cooperative Registry [J]. Thyroid: official journal of the American Thyroid Association, 1998, 8 (9): 737-44.

[180] JONKLAAS J, SARLIS N J, LITOFSKY D, et al. Outcomes of patients with differentiated thyroid carcinoma following initial therapy [J]. Thyroid: official journal of the American Thyroid Association, 2006, 16 (12): 1229-42.

[181] CARHILL A A, LITOFSKY D R, ROSS D S, et al. Long-Term Outcomes Following Therapy in Differentiated Thyroid Carcinoma: NTCTCS Registry Analysis 1987-2012 [J]. The Journal of clinical endocrinology and metabolism, 2015, 100 (9): 3270-9.

[182] WANG L Y, SMITH A W, PALMER F L, et al. Thyrotropin suppression increases the risk of osteoporosis without decreasing recurrence in ATA low- and intermediate-risk patients with differentiated thyroid carcinoma [J]. Thyroid: official journal of the American Thyroid Association, 2015, 25 (3): 300-7.

[183] PARK S, KIM W G, HAN M, et al. Thyrotropin Suppressive Therapy for Low-Risk Small Thyroid Cancer: A Propensity Score-Matched Cohort Study [J]. Thyroid: official journal of the American Thyroid Association, 2017, 27 (9): 1164-70.

[184] LAMARTINA L, MONTESANO T, FALCONE R, et al. IS IT WORTH SUPPRESSING TSH IN

LOW- AND INTERMEDIATE-RISK PAPILLARY THYROID CANCER PATIENTS BEFORE THE FIRST DISEASE ASSESSMENT? [J]. Endocrine practice: official journal of the American College of Endocrinology and the American Association of Clinical Endocrinologists, 2019, 25 (2): 165-9.

[185] LEE M C, KIM M J, CHOI H S, et al. Postoperative Thyroid-Stimulating Hormone Levels Did Not Affect Recurrence after Thyroid Lobectomy in Patients with Papillary Thyroid Cancer [J]. Endocrinology and metabolism (Seoul, Korea), 2019, 34 (2): 150-7.

[186] LEE Y M, JEON M J, KIM W W, et al. Optimal Thyrotropin Suppression Therapy in Low-Risk Thyroid Cancer Patients after Lobectomy [J]. Journal of clinical medicine, 2019, 8 (9).

[187] 甲状腺结节和分化型甲状腺癌诊治指南[J].中华内分泌代谢杂志, 2012 (10): 779-797.

[188] JONKLAAS J, BIANCO A C, CAPPOLA A R, et al. Evidence-Based Use of Levothyroxine/Liothyronine Combinations in Treating Hypothyroidism: A Consensus Document [J]. Thyroid: official journal of the American Thyroid Association, 2021, 31 (2): 156-82.

[189] HOVENS G C, STOKKEL M P, KIEVIT J, et al. Associations of serum thyrotropin concentrations with recurrence and death in differentiated thyroid cancer [J]. The Journal of clinical endocrinology and metabolism, 2007, 92 (7): 2610-5.

[190] BACH-HUYNH T G, NAYAK B, LOH J, et al. Timing of levothyroxine administration affects serum thyrotropin concentration [J]. The Journal of clinical endocrinology and metabolism, 2009, 94 (10): 3905-12.

[191] BIONDI B, WARTOFSKY L. Treatment with thyroid hormone [J]. Endocrine reviews, 2014, 35 (3): 433-512.

[192] 成人甲状腺功能减退症诊治指南[J].中华内分泌代谢杂志, 2017, 33 (02): 167-180.

[193] BIONDI B, COOPER D S. Thyroid Hormone Suppression Therapy [J]. Endocrinology and metabolism clinics of North America, 2019, 48 (1): 227-37.

[194] FLYNN R W, BONELLIE S R, JUNG R T, et al. Serum thyroid-stimulating hormone concentration and morbidity from cardiovascular disease and fractures in patients on long-term thyroxine therapy [J]. The Journal of clinical endocrinology and metabolism, 2010, 95 (1): 186-93.

[195] KLEIN HESSELINK E N, KLEIN HESSELINK M S, DE BOCK G H, et al. Long-term cardiovascular mortality in patients with differentiated thyroid carcinoma: an observational study [J]. Journal of clinical oncology: official journal of the American Society of Clinical Oncology, 2013, 31 (32): 4046-53.

[196] MAZZIOTTI G, FORMENTI A M, FRARA S, et al. High Prevalence of Radiological Vertebral Fractures in Women on Thyroid-Stimulating Hormone-Suppressive Therapy for Thyroid Carcinoma [J]. The Journal of clinical endocrinology and metabolism, 2018, 103 (3): 956-64.

[197] PAJAMäKI N, METSO S, HAKALA T, et al. Long-term cardiovascular morbidity and mortality in patients treated for differentiated thyroid cancer [J]. Clinical endocrinology, 2018, 88 (2): 303-10.

[198] SUH B, SHIN D W, PARK Y, et al. Increased cardiovascular risk in thyroid cancer patients taking levothyroxine: a nationwide cohort study in Korea [J]. European journal of endocrinology, 2019, 180 (1): 11-20.

[199] 妊娠和产后甲状腺疾病诊治指南（第2版）[J].中华内分泌代谢杂志, 2019 (08): 636-665.

[200] BIONDI B, FILETTI S, SCHLUMBERGER M. Thyroid-hormone therapy and thyroid cancer: a reassessment [J]. Nature clinical practice Endocrinology & metabolism, 2005, 1 (1): 32-40.

[201] PARK J W, CHOI S H, YOON H I, et al. Treatment outcomes of radiotherapy for anaplastic thyroid cancer [J]. Radiation oncology journal, 2018, 36 (2): 103-13.

[202] ZUNINO A, PITOIA F, FAURE E, et al. Unusual metastases from differentiated thyroid carcinoma: analysis of 36 cases [J]. Endocrine, 2019, 65 (3): 630-6.

[203] LINSKEY M E, ANDREWS D W, ASHER A L, et al. The role of stereotactic radiosurgery in the

management of patients with newly diagnosed brain metastases: a systematic review and evidence-based clinical practice guideline [J]. Journal of neuro-oncology, 2010, 96 (1): 45-68.

[204] 朱精强，田文，苏安平.甲状腺围手术期甲状旁腺功能保护指南（2018版）[J].中国实用外科杂志, 2018, 38（10）: 1108-1113.

[205] BOLLERSLEV J, REJNMARK L, MARCOCCI C, et al. European Society of Endocrinology Clinical Guideline: Treatment of chronic hypoparathyroidism in adults [J]. European journal of endocrinology, 2015, 173 (2): G1-20.

[206] ORLOFF L A, WISEMAN S M, BERNET V J, et al. American Thyroid Association Statement on Postoperative Hypoparathyroidism: Diagnosis, Prevention, and Management in Adults [J]. Thyroid: official journal of the American Thyroid Association, 2018, 28 (7): 830-41.

[207] MITCHELL D M, REGAN S, COOLEY M R, et al. Long-term follow-up of patients with hypoparathyroidism [J]. The Journal of clinical endocrinology and metabolism, 2012, 97 (12): 4507-14.

[208] MANNSTADT M, CLARKE B L, VOKES T, et al. Efficacy and safety of recombinant human parathyroid hormone (1-84) in hypoparathyroidism (REPLACE): a double-blind, placebo-controlled, randomised, phase 3 study [J]. The lancet Diabetes & endocrinology, 2013, 1 (4): 275-83.

[209] LAKATOS P, BAJNOK L, LAGAST H, et al. AN OPEN-LABEL EXTENSION STUDY OF PARATHYROID HORMONE RHPTH (1-84) IN ADULTS WITH HYPOPARATHYROIDISM [J]. Endocrine practice: official journal of the American College of Endocrinology and the American Association of Clinical Endocrinologists, 2016, 22 (5): 523-32.

[210] JACOMINA L E, JACINTO J K M, CO L B A, et al. The Role of postoperative external beam radiotherapy for differentiated thyroid carcinoma: A Systematic review and meta-analysis [J]. Head & neck, 2020, 42 (8): 2181-93.

[211] ROWELL N P. The role of external beam radiotherapy in the management of medullary carcinoma of the thyroid: A systematic review [J]. Radiotherapy and oncology: journal of the European Society for Therapeutic Radiology and Oncology, 2019, 136: 113-20.

[212] SERVAGI VERNAT S, KHALIFA J, SUN X S, et al. 10-Year Locoregional Control with Postoperative External Beam Radiotherapy in Patients with Locally Advanced High-Risk Non-Anaplastic Thyroid Carcinoma De Novo or at Relapse, a Propensity Score Analysis [J]. Cancers, 2019, 11 (6).

[213] TEREZAKIS S A, LEE K S, GHOSSEIN R A, et al. Role of external beam radiotherapy in patients with advanced or recurrent nonanaplastic thyroid cancer: Memorial Sloan-kettering Cancer Center experience [J]. International journal of radiation oncology, biology, physics, 2009, 73 (3): 795-801.

[214] JIN M, MEGWALU U C, NOEL J E. External Beam Radiotherapy for Medullary Thyroid Cancer Following Total or Near-Total Thyroidectomy [J]. Otolaryngology--head and neck surgery: official journal of American Academy of Otolaryngology-Head and Neck Surgery, 2021, 164 (1): 97-103.

[215] NERVO A, RAGNI A, RETTA F, et al. Bone metastases from differentiated thyroid carcinoma: current knowledge and open issues [J]. Journal of endocrinological investigation, 2021, 44 (3): 403-19.

[216] IñIGUEZ-ARIZA N M, BIBLE K C, CLARKE B L. Bone metastases in thyroid cancer [J]. Journal of bone oncology, 2020, 21: 100282.

[217] FAN D, MA J, BELL A C, et al. Outcomes of multimodal therapy in a large series of patients with anaplastic thyroid cancer [J]. Cancer, 2020, 126 (2): 444-52.

[218] SAEED N A, KELLY J R, DESHPANDE H A, et al. Adjuvant external beam radiotherapy for surgically resected, nonmetastatic anaplastic thyroid cancer [J]. Head & neck, 2020, 42 (5): 1031-44.

[219] RIEBER J, STREBLOW J, UHLMANN L, et al. Stereotactic body radiotherapy (SBRT) for medi-

cally inoperable lung metastases-A pooled analysis of the German working group "stereotactic radiotherapy" [J]. Lung cancer (Amsterdam, Netherlands), 2016, 97: 51-8.

[220] BRIERLEY J, SHERMAN E. The role of external beam radiation and targeted therapy in thyroid cancer [J]. Seminars in radiation oncology, 2012, 22 (3): 254-62.

[221] SUN X S, SUN S R, GUEVARA N, et al. Indications of external beam radiation therapy in non-anaplastic thyroid cancer and impact of innovative radiation techniques [J]. Critical reviews in oncology/hematology, 2013, 86 (1): 52-68.

[222] ISHIGAKI T, URUNO T, SUGINO K, et al. Stereotactic radiotherapy using the CyberKnife is effective for local control of bone metastases from differentiated thyroid cancer [J]. Journal of radiation research, 2019, 60 (6): 831-6.

[223] MAKITA K, HAMAMOTO Y, TSURUOKA S, et al. Treatment intensity and control rates in combining external-beam radiotherapy and radioactive iodine therapy for metastatic or recurrent differentiated thyroid cancer [J]. International journal of clinical oncology, 2020, 25 (4): 691-7.

[224] PIERIE J P, MUZIKANSKY A, GAZ R D, et al. The effect of surgery and radiotherapy on outcome of anaplastic thyroid carcinoma [J]. Annals of surgical oncology, 2002, 9 (1): 57-64.

[225] SMALLRIDGE R C, AIN K B, ASA S L, et al. American Thyroid Association guidelines for management of patients with anaplastic thyroid cancer [J]. Thyroid: official journal of the American Thyroid Association, 2012, 22 (11): 1104-39.

[226] TIAN S, SWITCHENKO J M, FEI T, et al. Survival advantage of chemoradiotherapy in anaplastic thyroid carcinoma: Propensity score matched analysis with multiple subgroups [J]. Head & neck, 2020, 42 (4): 678-87.

[227] KWON J, KIM B H, JUNG H W, et al. The prognostic impacts of postoperative radiotherapy in the patients with resected anaplastic thyroid carcinoma: A systematic review and meta-analysis [J]. European journal of cancer (Oxford, England: 1990), 2016, 59: 34-45.

[228] WANG Y, TSANG R, ASA S, et al. Clinical outcome of anaplastic thyroid carcinoma treated with radiotherapy of once- and twice-daily fractionation regimens [J]. Cancer, 2006, 107 (8): 1786-92.

[229] SHERMAN E J, LIM S H, HO A L, et al. Concurrent doxorubicin and radiotherapy for anaplastic thyroid cancer: a critical re-evaluation including uniform pathologic review [J]. Radiotherapy and oncology: journal of the European Society for Therapeutic Radiology and Oncology, 2011, 101 (3): 425-30.

[230] PENG G, WANG T, YANG K Y, et al. A prospective, randomized study comparing outcomes and toxicities of intensity-modulated radiotherapy vs. conventional two-dimensional radiotherapy for the treatment of nasopharyngeal carcinoma [J]. Radiotherapy and oncology: journal of the European Society for Therapeutic Radiology and Oncology, 2012, 104 (3): 286-93.

[231] POON D M C, KAM M K M, JOHNSON D, et al. Durability of the parotid-sparing effect of intensity-modulated radiotherapy (IMRT) in early stage nasopharyngeal carcinoma: A 15-year follow-up of a randomized prospective study of IMRT versus two-dimensional radiotherapy [J]. Head & neck, 2021, 43 (6): 1711-20.

[232] FOOTE R L, MOLINA J R, KASPERBAUER J L, et al. Enhanced survival in locoregionally confined anaplastic thyroid carcinoma: a single-institution experience using aggressive multimodal therapy [J]. Thyroid: official journal of the American Thyroid Association, 2011, 21 (1): 25-30.

[233] OLIINYK D, AUGUSTIN T, KOEHLER V F, et al. Hypofractionated Radiotherapy for Anaplastic Thyroid Cancer: Systematic Review and Pooled Analysis [J]. Cancers, 2020, 12 (9).

[234] BESIC N, GAZIC B. Sites of metastases of anaplastic thyroid carcinoma: autopsy findings in 45 cases from a single institution [J]. Thyroid: official journal of the American Thyroid Association, 2013,

23（6）：709-13.

[235] ZHANG M, TUFANO R P, RUSSELL J O, et al. Ultrasound-Guided Radiofrequency Ablation Versus Surgery for Low-Risk Papillary Thyroid Microcarcinoma: Results of Over 5 Years' Follow-Up [J]. Thyroid: official journal of the American Thyroid Association, 2020, 30（3）：408-17.

[236] LI J, LIU Y, LIU J, et al. A comparative study of short-term efficacy and safety for thyroid micropapillary carcinoma patients after microwave ablation or surgery [J]. International journal of hyperthermia: the official journal of European Society for Hyperthermic Oncology, North American Hyperthermia Group, 2019, 36（1）：640-6.

[237] LIM H K, CHO S J, BAEK J H, et al. US-Guided Radiofrequency Ablation for Low-Risk Papillary Thyroid Microcarcinoma: Efficacy and Safety in a Large Population [J]. Korean journal of radiology, 2019, 20（12）：1653-61.

[238] SUN W, ZHANG H, HE L, et al. Surgery After Ultrasound-Guided Radiofrequency Ablation for Papillary Thyroid Carcinoma in 21 Patients: A Retrospective Study from a Single Center in China [J]. Medical science monitor: international medical journal of experimental and clinical research, 2020, 26：e928391.

[239] VALCAVI R, PIANA S, BORTOLAN G S, et al. Ultrasound-guided percutaneous laser ablation of papillary thyroid microcarcinoma: a feasibility study on three cases with pathological and immunohistochemical evaluation [J]. Thyroid: official journal of the American Thyroid Association, 2013, 23（12）：1578-82.

[240] 高明, 葛明华, 嵇庆海, 等.甲状腺微小乳头状癌诊断与治疗中国专家共识（2016版）[J].中国肿瘤临床, 2016, 43（10）：405-411.

[241] 葛明华, 徐栋, 杨安奎, 等.甲状腺良性结节、微小癌及颈部转移性淋巴结热消融治疗专家共识（2018版）[J].中国肿瘤, 2018, 27（10）：768-773.

[242] BROSE M S, NUTTING C M, JARZAB B, et al. Sorafenib in radioactive iodine-refractory, locally advanced or metastatic differentiated thyroid cancer: a randomised, double-blind, phase 3 trial [J]. Lancet（London, England）, 2014, 384（9940）：319-28.

[243] SCHLUMBERGER M, TAHARA M, WIRTH L J, et al. Lenvatinib versus placebo in radioiodine-refractory thyroid cancer [J]. The New England journal of medicine, 2015, 372（7）：621-30.

[244] Lin YS, Qin SK, Li ZY, et al. Apatinib vs Placebo in Patients With Locally Advanced or Metastatic, Radioactive Iodine-Refractory Differentiated Thyroid Cancer: The REALITY Randomized Clinical Trial [J]. JAMA Oncology, 2022, 8（2）：242-250.

[245] Chi Y, G.M., Zhang Y, et al., LBA88 Anlotinib in locally advanced or metastatic radioiodine-refractory differentiated thyroid carcinoma: a randomized, double-blind, multicenter phase II trial. Presented at: ESMO Virtual Congress 2020; Abstract LBA88.

[246] CHEN J, JI Q, BAI C, et al. Surufatinib in Chinese Patients with Locally Advanced or Metastatic Differentiated Thyroid Cancer and Medullary Thyroid Cancer: A Multicenter, Open-Label, Phase II Trial [J]. Thyroid: official journal of the American Thyroid Association, 2020, 30（9）：1245-53.

[247] SUBBIAH V, HU M I, WIRTH L J, et al. Pralsetinib for patients with advanced or metastatic RET-altered thyroid cancer（ARROW）: a multi-cohort, open-label, registrational, phase 1/2 study [J]. The lancet Diabetes & endocrinology, 2021, 9（8）：491-501.

[248] WIRTH L J, SHERMAN E, ROBINSON B, et al. Efficacy of Selpercatinib in RET-Altered Thyroid Cancers [J]. The New England journal of medicine, 2020, 383（9）：825-35.

[249] DRILON A, LAETSCH T W, KUMMAR S, et al. Efficacy of Larotrectinib in TRK Fusion-Positive Cancers in Adults and Children [J]. The New England journal of medicine, 2018, 378（8）：731-9.

[250] Wells, S.A., B.G. Robinson, and R.F. Gagel, Vandetanib in Patients With Locally Advanced or Metastatic Medullary Thyroid Cancer: A Randomized, Double-Blind Phase III Trial（vol 30, pg

134, 2012). Journal of Clinical Oncology, 2013. 31 (24): p. 3049-3049.

[251] SCHLUMBERGER M, ELISEI R, MüLLER S, et al. Overall survival analysis of EXAM, a phase III trial of cabozantinib in patients with radiographically progressive medullary thyroid carcinoma [J]. Annals of oncology: official journal of the European Society for Medical Oncology, 2017, 28 (11): 2813-9.

[252] BROSE M S, FRENETTE C T, KEEFE S M, et al. Management of sorafenib-related adverse events: a clinician's perspective [J]. Seminars in oncology, 2014, 41 Suppl 2: S1-s16.

[253] 郭晔，梁军，吕静，等.碘难治性分化型甲状腺癌靶向药物不良反应管理专家共识（2018年版）[J].中国癌症杂志, 2018, 28 (07): 545-553.

[254] REED N, GLEN H, GERRARD G, et al. Expert Consensus on the Management of Adverse Events During Treatment with Lenvatinib for Thyroid Cancer [J]. Clinical oncology (Royal College of Radiologists (Great Britain)), 2020, 32 (5): e145-e53.

[255] MIDDENDORP M, GRüNWALD F. Update on recent developments in the therapy of differentiated thyroid cancer [J]. Seminars in nuclear medicine, 2010, 40 (2): 145-52.

[256] MATUSZCZYK A, PETERSENN S, BOCKISCH A, et al. Chemotherapy with doxorubicin in progressive medullary and thyroid carcinoma of the follicular epithelium [J]. Hormone and metabolic research = Hormon- und Stoffwechselforschung = Hormones et metabolisme, 2008, 40 (3): 210-3.

[257] CAPDEVILA J, WIRTH L J, ERNST T, et al. PD-1 Blockade in Anaplastic Thyroid Carcinoma [J]. Journal of clinical oncology: official journal of the American Society of Clinical Oncology, 2020, 38 (23): 2620-7.

[258] SHOUP M, STOJADINOVIC A, NISSAN A, et al. Prognostic indicators of outcomes in patients with distant metastases from differentiated thyroid carcinoma [J]. Journal of the American College of Surgeons, 2003, 197 (2): 191-7.

[259] EUSTATIA-RUTTEN C F, SMIT J W, ROMIJN J A, et al. Diagnostic value of serum thyroglobulin measurements in the follow-up of differentiated thyroid carcinoma, a structured meta-analysis [J]. Clinical endocrinology, 2004, 61 (1): 61-74.

[260] 关海霞，陆汉魁.重组人促甲状腺激素在甲状腺疾病诊治中的应用[J].中华核医学与分子影像杂志, 2012 (04): 311-314.

[261] SCHLUMBERGER M, BERG G, COHEN O, et al. Follow-up of low-risk patients with differentiated thyroid carcinoma: a European perspective [J]. European journal of endocrinology, 2004, 150 (2): 105-12.

[262] CASTAGNA M G, BRILLI L, PILLI T, et al. Limited value of repeat recombinant human thyrotropin (rhTSH)-stimulated thyroglobulin testing in differentiated thyroid carcinoma patients with previous negative rhTSH-stimulated thyroglobulin and undetectable basal serum thyroglobulin levels [J]. The Journal of clinical endocrinology and metabolism, 2008, 93 (1): 76-81.

[263] PACINI F, MOLINARO E, CASTAGNA M G, et al. Recombinant human thyrotropin-stimulated serum thyroglobulin combined with neck ultrasonography has the highest sensitivity in monitoring differentiated thyroid carcinoma [J]. The Journal of clinical endocrinology and metabolism, 2003, 88 (8): 3668-73.

[264] KOUVARAKI M A, SHAPIRO S E, FORNAGE B D, et al. Role of preoperative ultrasonography in the surgical management of patients with thyroid cancer [J]. Surgery, 2003, 134 (6): 946-54; discussion 54-5.

[265] TORLONTANO M, CROCETTI U, AUGELLO G, et al. Comparative evaluation of recombinant human thyrotropin-stimulated thyroglobulin levels, 131I whole-body scintigraphy, and neck ultrasonography in the follow-up of patients with papillary thyroid microcarcinoma who have not undergone radioiodine therapy [J]. The Journal of clinical endocrinology and metabolism, 2006, 91 (1): 60-3.

[266] SNOZEK C L, CHAMBERS E P, READING C C, et al. Serum thyroglobulin, high-resolution ultrasound, and lymph node thyroglobulin in diagnosis of differentiated thyroid carcinoma nodal metastases [J]. The Journal of clinical endocrinology and metabolism, 2007, 92 (11): 4278-81.

[267] CUNHA N, RODRIGUES F, CURADO F, et al. Thyroglobulin detection in fine-needle aspirates of cervical lymph nodes: a technique for the diagnosis of metastatic differentiated thyroid cancer [J]. European journal of endocrinology, 2007, 157 (1): 101-7.

[268] ROBENSHTOK E, FISH S, BACH A, et al. Suspicious cervical lymph nodes detected after thyroidectomy for papillary thyroid cancer usually remain stable over years in properly selected patients [J]. The Journal of clinical endocrinology and metabolism, 2012, 97 (8): 2706-13.

[269] PACINI F, CAPEZZONE M, ELISEI R, et al. Diagnostic 131-iodine whole-body scan may be avoided in thyroid cancer patients who have undetectable stimulated serum Tg levels after initial treatment [J]. The Journal of clinical endocrinology and metabolism, 2002, 87 (4): 1499-501.

[270] TORLONTANO M, CROCETTI U, D'ALOISO L, et al. Serum thyroglobulin and 131I whole body scan after recombinant human TSH stimulation in the follow-up of low-risk patients with differentiated thyroid cancer [J]. European journal of endocrinology, 2003, 148 (1): 19-24.

[271] MAZZAFERRI E L, ROBBINS R J, SPENCER C A, et al. A consensus report of the role of serum thyroglobulin as a monitoring method for low-risk patients with papillary thyroid carcinoma [J]. The Journal of clinical endocrinology and metabolism, 2003, 88 (4): 1433-41.

[272] Schlumberger, M.J., Medical progress - Papillary and follicular thyroid carcinoma. New England Journal of Medicine, 1998. 338 (5): p. 297-306.

[273] AHN J E, LEE J H, YI J S, et al. Diagnostic accuracy of CT and ultrasonography for evaluating metastatic cervical lymph nodes in patients with thyroid cancer [J]. World journal of surgery, 2008, 32 (7): 1552-8.

[274] CHOI J S, KIM J, KWAK J Y, et al. Preoperative staging of papillary thyroid carcinoma: comparison of ultrasound imaging and CT [J]. AJR American journal of roentgenology, 2009, 193 (3): 871-8.

[275] WANG J C, TAKASHIMA S, TAKAYAMA F, et al. Tracheal invasion by thyroid carcinoma: prediction using MR imaging [J]. AJR American journal of roentgenology, 2001, 177 (4): 929-36.

[276] WANG J, TAKASHIMA S, MATSUSHITA T, et al. Esophageal invasion by thyroid carcinomas: prediction using magnetic resonance imaging [J]. Journal of computer assisted tomography, 2003, 27 (1): 18-25.

[277] LARSON S M, ROBBINS R. Positron emission tomography in thyroid cancer management [J]. Seminars in roentgenology, 2002, 37 (2): 169-74.

[278] LEBOULLEUX S, SCHROEDER P R, BUSAIDY N L, et al. Assessment of the incremental value of recombinant thyrotropin stimulation before 2-[18F]-Fluoro-2-deoxy-D-glucose positron emission tomography/computed tomography imaging to localize residual differentiated thyroid cancer [J]. The Journal of clinical endocrinology and metabolism, 2009, 94 (4): 1310-6.

[279] GIOVANELLA L, CLARK P M, CHIOVATO L, et al. Thyroglobulin measurement using highly sensitive assays in patients with differentiated thyroid cancer: a clinical position paper [J]. European journal of endocrinology, 2014, 171 (2): R33-46.

[280] SPENCER C A. Clinical review: Clinical utility of thyroglobulin antibody (TgAb) measurements for patients with differentiated thyroid cancers (DTC) [J]. The Journal of clinical endocrinology and metabolism, 2011, 96 (12): 3615-27.

[281] GRANI G, FUMAROLA A. Thyroglobulin in lymph node fine-needle aspiration washout: a systematic review and meta-analysis of diagnostic accuracy [J]. The Journal of clinical endocrinology and metabolism, 2014, 99 (6): 1970-82.

[282] TORLONTANO M, ATTARD M, CROCETTI U, et al. Follow-up of low risk patients with papillary thyroid cancer: role of neck ultrasonography in detecting lymph node metastases [J]. The Journal of clinical endocrinology and metabolism, 2004, 89 (7): 3402-7.

[283] 陈立波, 丁勇, 关海霞, 等. 中国临床肿瘤学会（CSCO）持续/复发及转移性分化型甲状腺癌诊疗指南-2019[J]. 肿瘤预防与治疗, 2019, 32 (12): 1051-1080.

[284] GRANI G, RAMUNDO V, FALCONE R, et al. Thyroid Cancer Patients With No Evidence of Disease: The Need for Repeat Neck Ultrasound [J]. The Journal of clinical endocrinology and metabolism, 2019, 104 (11): 4981-9.

[285] CASTAGNA M G, MAINO F, CIPRI C, et al. Delayed risk stratification, to include the response to initial treatment (surgery and radioiodine ablation), has better outcome predictivity in differentiated thyroid cancer patients [J]. European journal of endocrinology, 2011, 165 (3): 441-6.

[286] MIYAUCHI A, KUDO T, MIYA A, et al. Prognostic impact of serum thyroglobulin doubling-time under thyrotropin suppression in patients with papillary thyroid carcinoma who underwent total thyroidectomy [J]. Thyroid: official journal of the American Thyroid Association, 2011, 21 (7): 707-16.

[287] ^{131}I 治疗分化型甲状腺癌指南（2021版）[J]. 中华核医学与分子影像杂志, 2021, 41 (04): 218-241.

[288] WALTER M A, MEIER C, RADIMERSKI T, et al. Procalcitonin levels predict clinical course and progression-free survival in patients with medullary thyroid cancer [J]. Cancer, 2010, 116 (1): 31-40.

[289] CUPISTI K, WOLF A, RAFFEL A, et al. Long-term clinical and biochemical follow-up in medullary thyroid carcinoma: a single institution's experience over 20 years [J]. Annals of surgery, 2007, 246 (5): 815-21.

[290] MIYAUCHI A, ONISHI T, MORIMOTO S, et al. Relation of doubling time of plasma calcitonin levels to prognosis and recurrence of medullary thyroid carcinoma [J]. Annals of surgery, 1984, 199 (4): 461-6.

[291] BAEK H S, JEONG C H, HA J, et al. Cost-Effectiveness Analysis of Active Surveillance Compared to Early Surgery in Small Papillary Thyroid Cancer: A Systemic Review [J]. Cancer management and research, 2021, 13: 6721-30.

[292] ITO Y, MIYAUCHI A, INOUE H, et al. An observational trial for papillary thyroid microcarcinoma in Japanese patients [J]. World journal of surgery, 2010, 34 (1): 28-35.

[293] PATRONE R, VELOTTI N, MASONE S, et al. Management of Low-Risk Thyroid Cancers: Is Active Surveillance a Valid Option? A Systematic Review of the Literature [J]. Journal of clinical medicine, 2021, 10 (16).

[294] ITO Y, MIYAUCHI A, KIHARA M, et al. Patient age is significantly related to the progression of papillary microcarcinoma of the thyroid under observation [J]. Thyroid: official journal of the American Thyroid Association, 2014, 24 (1): 27-34.

[295] PITOIA F, SMULEVER A. Active surveillance in low risk papillary thyroid carcinoma [J]. World journal of clinical oncology, 2020, 11 (6): 320-36.

[296] SARAVANA-BAWAN B, BAJWA A, PATERSON J, et al. Active surveillance of low-risk papillary thyroid cancer: A meta-analysis [J]. Surgery, 2020, 167 (1): 46-54.

[297] PUSZTASZERI M P, TAMILIA M, PAYNE R J. Active surveillance for low-risk small papillary thyroid cancer in North American countries: past, present and future (bridging the gap between North American and Asian practices) [J]. Gland surgery, 2020, 9 (5): 1685-97.

[298] RANDLE R W, BUSHMAN N M, ORNE J, et al. Papillary Thyroid Cancer: The Good and Bad of the "Good Cancer" [J]. Thyroid: official journal of the American Thyroid Association, 2017, 27 (7): 902-7.

[299] JENSEN C B, SAUCKE M C, PITT S C. Active surveillance for thyroid Cancer: a qualitative study of barriers and facilitators to implementation [J]. BMC cancer, 2021, 21 (1): 471.

[300] D'AGOSTINO T A, SHUK E, MALONEY E K, et al. Treatment decision making in early-stage papillary thyroid cancer [J]. Psycho-oncology, 2018, 27 (1): 61-8.

[301] 樊代明. 整合肿瘤学·基础卷[M]. 西安: 世界图书出版西安有限公司, 2021.

肺癌

名誉主编

樊代明

主　编

陆　舜　王　俊　王长利　程　颖

编　委（姓氏笔画排序）

尹丽媛　毛伟敏　王　洁　王　艇　邓汉宇

田　龙　艾星浩　仲　佳　刘长民　刘洁薇

刘振坤　刘嘉湘　朱大兴　许　峰　吴一龙

吴　强　宋　勇　张剑雅　张　爽　张　琴

李子明　李和根　李晨光　李　稳　李　潞

杨　帆　杨学宁　邱小明　陈智伟　周　清

周清华　林冬梅　宫友林　唐小军　秦昌龙

袁双虎　黄　麟　傅小龙　董静思　蒲　丹

廖日强　颜黎栩

第一篇 非小细胞肺癌

第一章 流行病学

1 流行现状及流行趋势

肺癌（Lung Cancer，LC）是全球疾病负担最重的恶性肿瘤之一。全球癌症流行统计数据显示，2020年全球范围内LC估计新发病例约220.7万例，约占所有癌症病例的11.4%，为第2常见恶性肿瘤。2020年全球范围内LC估计死亡179.6万例，约占所有癌症死亡病例的18%，在所有恶性肿瘤死亡顺位中排第1位。LC是全球男性癌症发病和死亡的主要原因，女性LC的发病率仅次于乳腺癌和结直肠癌，死亡率仅次于乳腺癌。男性LC发病率和死亡率均高于女性，大约是女性的2倍。全球LC的流行存在极大的地理分布和人群分布差异，LC在大洋洲、北美、欧洲发病率较高。中南亚部分地区以及非洲大部分地区的发病率相对较低。

2019年全球疾病负担研究，1990—2019年全球LC发病率从21.01/10万增至29.21/10万，增长了39.02%，全球LC死亡率从19.91/10万增至26.40/10万，增长了32.60%；去除年龄构成变化的影响，30年间全球LC标化发病率从28.39/10万降至27.66/10万，标化死亡率从27.30/10万降至25.18/10万。这可能归功于富有成效的控烟措施以及陆续开展的LC早诊早治工作。

中国LC疾病负担沉重，全球超过三分之一的LC发病和死亡发生在我国。根据国家癌症中心发布的肿瘤登记数据显示，2015年我国预计新发LC 78.7万例，发病率为57.26/10万，其中男性52.0万例，女性26.7万例；LC发病率在中国男性恶性肿瘤中位居第1位，在女性中位居第2位。LC死亡63.1万例，死亡率为45.87/10万，其中男性43.3万例，女性19.7万例；肺癌在中国男性、女性人群中均为死亡率最高的恶性肿瘤。我国LC的发病率和死亡率均为男性高于女性，与国外分布类似。LC发病率和死亡率均随年龄增长而升高，并在80—84岁组达峰值。值得关注的是，中国LC自20世纪90年代以来呈现持续上升态势。

LC是预后较差的恶性肿瘤之一。基于全球71个国家肿瘤生存数据显示，目前LC 5年生存率仅为10%~20%。尽管过去几十年中，我国LC的诊疗水平取得了长足进步，但目前生存率仍然较低。基于人群肿瘤登记处生存率结果显示，2012—2015年，我国LC 5年生存率仅为19.7%，在所有恶性肿瘤中排名倒数第4位，与10年前相比略有上升。

2 病因与遗传易感性

吸烟是目前公认的肺癌危险因素。大量研究表明，吸烟与肺癌的发生有密切关系。开始吸烟年龄越小、每日吸烟量越大、持续时间越长，引起LC相对危险度越大。吸烟患者LC的风险平均约为不吸烟者的20倍。同时，被动吸烟会增加LC的发病风险。与未暴露于二手烟的非吸烟者相比，暴露于二手烟的非吸烟者患LC的风险增加约20%。

在某些特殊场所中，工作人员会长期接触导致LC发生的一些危险因素，如暴露于石棉、氡、铍、铬、镉、镍、硅、柴油废气、煤烟和煤烟灰等，上述物质均被WHO-IRC机构列为Ⅰ类致癌物；室外空气污染同样归类为Ⅰ类致癌物，微粒物质（PM）是室外空气污染的主要组成部分；室内局部空气污染也是LC发生的危险因素，家庭燃煤是室内空气污染的主要来源之一，煤炭燃烧排放物中的多环芳烃类化合物与LC发生存在因果关系。

国际肺癌研究协会综合17项研究提出，肺气肿、肺炎、肺结核和慢性支气管炎分别使LC发病的风险提高了144%、57%、48%和47%。

LC呈现一定程度的家族聚集性。从以往多项大型肿瘤登记数据分析中发现，具有LC家族史者的患病风险增加约2倍。尤其是一级亲属患有LC者，其患病风险显著增加。同时，LC的易感性存在个体差异，即LC的遗传易感性，在LC发生中具有重要作用，它直接影响烟草及其他致癌物的代谢和解毒、DNA损伤修复、细胞周期调控及其他细胞应答反应。因此，LC易感性的研究已成为近年来肿瘤分子流行病学的热点。

第二章 早期发现

1　筛查人群

（1）年龄为50~74岁，具有吸烟史（吸烟量20包/年）或已戒烟但戒烟年限低于15年，具有家族史及LC高危因素，推荐行肺癌筛查。

（2）年龄≥75岁者可考虑机会性筛查。

2　筛查技术

（1）首选低剂量CT（LDCT）行LC筛查，不建议用胸部X线检查行LC筛查。

（2）肿瘤标记物、支气管镜、痰细胞学检查、LC抗体等可作为辅助筛查，但不作为常规筛查手段。

3　筛查频率

建议筛查间隔时间为2年。

4　筛查管理

对行筛查患者，应分为基线筛查检出与年度筛查检出分别细化管理。

第三章

肺癌的诊断

1 临床诊断

主要推荐：

（1）罹患LC的危险因素。吸烟、环境污染、职业暴露、家族肿瘤疾病史、年龄和既往慢性肺部疾病史等均是罹患LC的危险因素。

（2）临床表现诊断。临床表现包括：原发肿瘤表现、远处转移表现、其他表现等。

（3）影像学诊断。

1）LC诊断中，根据不同检查目的，合理、有效选择一种或多种影像学检查方法。

2）辅助影像学检查包括：X线胸片、CT、MRI、超声、核素显像、PET-CT等。主要用于LC的诊断、分期、再分期、疗效监测及预后评估等。

（4）组织病理学分型。

1）LC的组织病理学诊断方法包括多种方式，应根据患者的个体情况，选择一种或多种方式进行组织病理学诊断。

2）LC的组织病理学诊断目的在于明确病变性质、了解病理类型、确定侵袭程度及确定其是原发性还是转移性癌等。

（5）实验室血清学诊断。

1）LC的血清学检查，可作为肺癌诊断、疗效判断的辅助参考指标，肿瘤标志物联合检测可提高其在应用中的灵敏度和特异度。

2）LC血清肿瘤标志物检测有助行辅助诊断和早期鉴别诊断，并预测LC可能的病理类型，动态观察其变化趋势对疗效和预后判断有意义。

（6）LC诊断分期。对LC分期的目的是定义癌症的生长和扩散程度，目前常用的是第8版AJCC/UICC定义的LC分期。

注：

（1）LC的诊断分期目前最常采用的是第8版AJCC/UICC的分期系统。

（2）LC分期由三部分构成，即代表原发肿瘤范围的T、代表淋巴结侵袭程度的N和代表远处转移的M。由此构成的TNM分期中，整合了有关肿瘤、附近淋巴结和远处器官转移的信息。

表16-1-1　T分期定义（T分级取决于肿瘤大小、在肺内的位置和扩散程度）

分期	定义
Tx	原发肿瘤无法评价；或痰脱落细胞、支气管灌洗液中找到癌细胞，但影像学检查和支气管镜检查未发现原发肿瘤
T0	没有原发肿瘤的证据
Tis	原位癌，即癌症只限于气道的内层细胞，没有扩散到其他的肺组织
T1	肿瘤最大径≤3cm，支气管镜检查肿瘤侵及叶支气管，未侵及主支气管
T1a	肿瘤最大径≤1cm
T1b	肿瘤最大径>1cm，≤2cm
T1c	肿瘤最大径>2cm，≤3cm
T2	符合任一条件即为T2： 肿瘤最大径>3cm，≤5cm 侵及主支气管，但距隆突>2cm 侵及脏层胸膜 有阻塞性肺炎或部分肺不张，但未累及全肺
T2a	肿瘤最大径>3cm，≤4cm
T2b	肿瘤最大径>4cm，≤5cm
T3	符合任一条件即为T3： 肿瘤最大径>5cm，≤7cm 侵犯以下任一器官：胸壁（包含肺上沟瘤）、膈神经、心包 侵及主支气管，距隆突<2cm，但尚未累及隆突 全肺的肺不张或阻塞性肺炎 同一肺叶出现单个或多个癌结节
T4	符合任一条件即为T4： 肿瘤最大径>7cm 侵犯以下任一器官：纵隔、心脏、大血管、气管、食管、喉返神经、椎体、隆突、膈肌 与原发灶不同肺叶出现单个或多个癌结节

表16-1-2　N分期定义（N分级取决于肿瘤侵犯的淋巴结程度）

分期	定义
Nx	区域淋巴结无法评估
N0	无区域淋巴结转移
N1	同侧支气管周围及（或）同侧肺门淋巴结以及肺内淋巴结转移，包括原发肿瘤直接侵犯
N2	同侧纵隔内及（或）隆突下淋巴结转移
N3	对侧纵隔淋巴结、对侧肺门淋巴结、同侧或对侧斜角肌或锁骨上淋巴结转移

表16-1-3 M分期定义（M分级取决于肿瘤是否转移到远处组织或者器官）

分期	定义
Mx	远处转移无法判定
M0	未发生远处转移
M1	发生远处转移
M1a	局限于胸腔内，包括胸膜播散（恶性胸腔积液、心包积液或胸膜结节）；对侧肺叶出现单个或多个癌结节
M1b	远处器官单发转移
M1c	多个或单个器官多处转移

表16-1-4 肺癌TNM分期

T/M	亚组	N0	N1	N2	N3
T1	T1a	ⅠA1	ⅡB	ⅢA	ⅢB
	T1b	ⅠA2	ⅡB	ⅢA	ⅢB
	T1c	ⅠA3	ⅡB	ⅢA	ⅢB
T2	T2a	ⅠB	ⅡB	ⅢA	ⅢB
	T2b	ⅡA	ⅡB	ⅢA	ⅢB
T3	T3	ⅡB	ⅢA	ⅢB	ⅢC
T4	T4	ⅢA	ⅢA	ⅢB	ⅢC
M1	M1a	ⅣA	ⅣA	ⅣA	ⅣA
	M1b	ⅣA	ⅣA	ⅣA	ⅣA
	M1c	ⅣB	ⅣB	ⅣB	ⅣB

2 病理诊断

主要推荐：

（1）活检和细胞学标本尽可能明确良恶性，恶性肿瘤分为腺癌、鳞癌或神经内分泌癌等；对晚期LC，病理诊断尽可能节省标本以备后续分子病理检测。

（2）手术标本按最新版WHO分类标准行组织学分类；原位腺癌、微小浸润腺癌、大细胞癌、腺鳞癌、类癌和不典型类癌等LC只能在手术标本经充分取材后才可做出诊断；病理诊断内容必须满足临床分期需求；新辅助治疗切除标本应按行业相关病理规范行标本取材及疗效病理评估，包括MPR及pCR指标。

（3）推荐使用免疫组化指标TTF-1、NapsinA、P40和CK5/6鉴别腺癌和鳞癌，标本有限时可用TTF-1和P40两项指标鉴别。神经内分泌瘤相关标记物推荐用CD56、Syno、CgA、Ki-67、CK和TTF-1；常用特染指标包括弹力纤维染色辅助判断胸膜受累，黏液卡红和AB/PAS染色判断黏液成分。

3 分子病理

主要推荐：

（1）可手术Ⅰb~Ⅲ期LC分子检测。术后非鳞癌LC常规行EGFR突变检测，指导辅助靶向治疗。浸润性腺癌术后存在复发或转移风险，分子分型有助于直接指导复发或转移后肿瘤治疗方案选择。

（2）不可手术Ⅲ期及Ⅳ期LC分子检测。

1）病理学诊断时尽量预留足够组织标本进行分子检测，根据分子分型指导治疗。

2）用非鳞癌组织标本常规进行EGFR突变，ALK融合、ROS1融合、RET融合以及MET 14外显子跳跃突变检测。

3）当无法获取肿瘤标本或标本量少、不能行基因检测时，可用外周血肿瘤DNA（ctDNA）行EGFR突变检测。

4）EGFR TKIs耐药者，建议再次活检行EGFR T790M检测。不能获取肿瘤组织标本患者，建议行ctDNA EGFR T790M检测。

5）采用免疫组化法检测组织标本PD-L1表达。

6）其他驱动基因包括BRAF V600E突变、KRAS突变、ERBB2（HER2）扩增/突变、MET扩增以及NTRK融合等基因变异可在肿瘤组织中行常规驱动基因检测时一并检测。若组织标本不可及，可利用ctDNA进行检测（存在争议但推荐）。

7）采用NGS技术检测肿瘤突变负荷（TMB）（存在争议但推荐）。

8）对首诊/首次基因检测的晚期LC，推荐使用多重PCR或小panel NGS进行一次性多基因检测，可提供多种基因变异信息，不推荐使用大panel高通量基因检测。对复发、进展和耐药病例，根据检测目的、临床需求、标本类型等选择恰当的检测项目及方法。

注：

（1）EGFR突变检测应涵盖EGFR 18、19、20、21外显子。最常见的EGFR突变为外显子19缺失突变（19 DEL）和外显子21点突变（21 L858R），均为EGFR-TKI的敏感性突变，18外显子G719X、20外显子S768I和21外显子L861Q突变亦均为敏感性突变，20外显子的T790M突变与第一、第二代EGFR-TKI获得性耐药有关。利用组织标本进行EGFR突变检测是首选策略。EGFR突变检测方法包括：ARMS、Super ARMS、cobas、微滴式数字PCR（ddPCR）、一代测序和NGS方法等。其中ARMS、Super ARMS、一代测序和NGS方法有获得NMPA注册证的用于肿瘤组织EGFR基因突变检测的试剂盒。

（2）ALK融合阳性的发生率为3%~7%，东西方人群发生率无显著差异。中国人群腺癌ALK融合阳性率为5.1%。而EGFR和KRAS均为野生型的患者中，ALK融合基因的阳性率高达30%~42%。有研究表明，年龄是ALK阳性LC一项显著的独立预测因子，基于我国人群的研究发现，在年龄小于51岁的年轻患者中，ALK融合阳性发生率高达18.5%；也有研究发现，在年龄小于40岁的年轻患者中，ALK融合发生率近20%。ALK融合基因/蛋白检测方法包括：IHC、荧光原为杂交（FISH）、qRT-PCR和NGS方法。其中Ventana-D5F3 IHC、qRT-PCR和NGS方法获得NMPA注册证用于肿瘤组织ALK融合检测的试剂盒。

（3）ROS1融合阳性的发生率为1%~2%。ROS1融合是另一种特定分子亚型。已有多个研究表明晚期ROS1融合的ROS1-TKI治疗有效。IHC检测ROS1蛋白表达用于初筛ROS1融合，阳性病例需经其他技术平台进行验证。ROS1融合基因检测方法包括：FISH、qRT-PCR和NGS方法。其中qRT-PCR和NGS法获NMPA注册证用于肿瘤组织ROS1融合基因检测的试剂盒。

（4）RET融合阳性LC的发生率为1%~4%。普拉替尼已于2021年3月24日获得NMPA批准用于既往接受过铂类治疗RET融合阳性局部晚期或转移性LC成年患者治疗。目前尚无NMPA注册的RET融合基因检测伴随诊断试剂盒。可采用经过实验室性能确认的qRT-PCR技术、NGS技术或FISH方法进行检测。

（5）MET 14号外显子跳跃突变是一种独立的致癌驱动基因。已有多项研究表明MET抑制剂如国外获批的tepotinib和capmatinib对晚期MET 14号外显子跳跃突变阳性有效，国产MET抑制剂赛沃替尼也已获得NMPA批准。MET 14号外显子跳跃突变的检测方法包括：qRT-PCR、RNA-Based NGS及DNA-Based NGS方法。

（6）免疫检查点抑制剂（PD-1单抗或PD-L1单抗）已经证实可用于治疗驱动基因阴性局部晚期或转移性LC。目前针对晚期驱动基因阴性患者，中国已有多个PD-1/PD-L1抑制剂获批适用于一线、二线或以上治疗。PD-L1表达与免疫检查点抑制剂疗效呈正相关，PD-L1表达采用免疫组化法检测，详细检测内容推荐请参考《非小细胞肺癌PD-L1免疫组织化学检测规范中国专家共识》。不同的免疫检查点抑制剂对应不同的PD-L1免疫组化抗体和检测平台。PD-L1 IHC 22C3 pharmDx和22C3抗体试剂（即浓缩液）已获NMPA批准作为伴随诊断指导晚期LC患者一线接受帕博利珠单抗单药或联合治疗。PD-L1 28-8 pharmDx检测结果作为补充诊断为晚期LC患者接受纳武利尤单抗作为二线或以上治疗提供信息。尽管多项研究结果表明，22C3、28-8和SP263一致性较高，目前尚缺乏足够的前瞻性临床研究证据支持抗体间检测结果互用的可行性。推荐使用药物对应的抗体试剂和检测平台进行PD-L1检测。如果使用其他抗体试剂或平台进行检测，则需经过实验室性能确认，并在报告中予以注明。

（7）肿瘤突变负荷（TMB）可能预测免疫检查点抑制剂疗效。利用NGS多基因组合估测TMB是临床可行的方法。在组织标本不足时，利用NGS检测ctDNA进行

TMB估测是潜在可行的技术手段。然而，目前还没有TMB通用标准值和检测流程。部分临床研究和实践已在使用的生物标志物，涉及二代测序Panel设计和算法，以及肿瘤人群数据的划分，相对复杂，国际上暂无指南共识，仅有个别国外检测方法获批，国内目前尚无NMPA注册试剂盒，因此还需要更多的临床试验及真实数据的验证。

第四章

LC 的治疗

1 LC 的外科治疗

1.1 Ⅰ-Ⅲ期 LC 的手术治疗

主要推荐

（1）对所有无手术禁忌证的临床Ⅰ-Ⅱ期 LC，手术切除作为首选治疗方法。

（2）对临床Ⅰ-Ⅱ期 LC，无论出于何种原因，患者考虑非手术疗法（如经皮消融或 SBRT），也建议由包括胸外科医师的多学科整合诊治团队（MDT to HIM）对其进行评估。

（3）对临床Ⅰ-Ⅱ期 LC，目前标准的切除范围仍为解剖性肺叶切除。亚肺叶切除术（肺段切除和楔形切除术）仅适于 T1a-b 和不能耐受肺叶切除的部分高危 T1c 及以上分期患者。

（4）对中央型 LC 患者，在保证 R0 切除前提下，袖式切除术优于全肺切除术。

（5）对临床Ⅰ-Ⅱ期 LC，行解剖性切除同时行系统纵隔淋巴结取样或清扫以进行准确的病理分期。

（6）对临床Ⅰ-Ⅱ期 LC，在进行解剖学肺切除时，与开胸手术相比，微创手术（包括胸腔镜和机器人手术）实现相同范围切除同时，降低了术后并发症和死亡率，提高生活质量，因此成为更优选择。

（7）对因肿瘤巨大（>7cm）或侵犯纵隔、隆突和主气管的可切除 T4N0M0 肿瘤，推荐首先行手术切除，术后根据切缘及淋巴结转移进行相应辅助治疗。

（8）对术前检查评估确定 N2 阳性的 T1-3 肿瘤，建议先行新辅助治疗，治疗后无进展的推荐手术切除。

注：

（1）Ⅰ-Ⅱ期 LC 手术治疗原则。

对于所有无手术禁忌证的Ⅰ期和Ⅱ期 LC 患者，外科手术切除是的首选治疗。即使出于某种原因，患者考虑采用非手术疗法（如经皮消融或SBRT），也建议由包括胸外科医师的多学科团队对其进行评估。手术切除范围，目前标准仍为解剖性肺叶切除。对于中央型肺癌患者，在保证R0切除前提下，袖式切除术优于全肺切除术。

亚肺叶切除术（肺段切除和楔形切除术）仅适用于T1a-b患者和不能耐受肺叶切除的部分高危T1c及以上分期患者。行亚肺叶切除术时，在肺功能允许的情况下，建议对于<2cm的病变，切缘距离大于最大肿瘤直径；对于大于2cm的肿瘤，应保证至少2cm的切缘距离，以最大程度地减少局部复发的可能性。

对于临床Ⅰ期和Ⅱ期，行解剖性切除同时行系统的纵隔淋巴结取样或清扫以进行准确的病理分期，建议遵照ⅠASLC的原则，至少是采样/清扫6站淋巴结，其中3站必须是纵隔淋巴结（须包括隆突下淋巴结）。

对于临床Ⅰ期和Ⅱ期，在进行解剖学肺切除时，与开胸手术相比，微创手术（包括胸腔镜和机器人手术）在实现相同切除范围同时，降低术后并发症率和死亡率，提高患者术后生活质量，因此成为更优的选择，并建议在经验丰富的中心进行。

对于侵犯胸壁、膈神经和心包的T3N0-1的肿瘤，首先建议手术切除，术后根据切缘及淋巴结转移情况进行相应辅助治疗。

（2）Ⅲ期LC手术治疗原则。

Ⅲ期是一个存在很强异质性的群体，其中第8版分期的ⅢA期包含T4N0M0、T3-4N1M0以及T1-2N2M0患者，均为外科治疗的潜在人群；原第7版归于ⅢA期而8版定义为ⅢB期的T3N2M0，也普遍认为是潜在可手术患者，其手术适应证的选择不应跟随第8版分期的变化而改变。

对于因肿瘤巨大（>7cm）或者侵犯纵隔、隆突和主气管的可切除T4N0M0肿瘤，推荐外科手术切除，术后根据切缘及淋巴结转移情况进行相应辅助治疗。也可以考虑先行新辅助治疗后再手术切除。

对于术前检查评估确定N2阳性的T1-3肿瘤，建议先行新辅助治疗，治疗后影像学无进展的患者推荐手术切除。虽然此类患者中以手术或放疗作为局部控制手段的随机对照研究未显示一种治疗方式带来总生存优势，但包含手术在内的综合治疗在各国诊疗指南中都是T1-3N2M0患者的选择之一。

肺上沟瘤为比较特殊的肿瘤，无论T3还是可切除的T4肿瘤，现有证据建议先行新辅助同步放化疗再行手术，以增加R0切除率及远期生存。

详述：

（1）T1a-b肿瘤的切除范围问题（肺叶切除对比亚肺叶切除）。

发表于1995年的肺癌研究小组（LCSG）821研究，仍是迄今已发表的肺叶切除对比亚肺叶切除（肺段切除或楔形切除）唯一的随机对照研究。此研究观察到的在不大于3cm的LC中亚肺叶切除局部复发率明显升高，且总生存有降低趋势，使得肺叶切除术仍是目前Ⅰ-Ⅱ期肺癌的标准切除范围。但该研究的结论应在20多年来分期细化、病理亚型推出、体检普及带来小肺癌的增加，以及分期和微创手术技术长足发展的背景下重新审视，该结论是否适用于一些特殊类型或者更小（第8版T1a-b）的LC尚无定论。

特殊类型LC主要指近年检出明显增多的、影像学呈亚实性的肺癌。此类型肺癌的研究主要是根据前瞻性多中心单臂临床研究JCOG0804。此研究对于不超过2 cm、磨玻璃成分为主（CTR≤0.25）的周围型肺结节，在保证足够切缘的情况下（至少5mm）进行亚肺叶切除，5年的无复发生存（RFS）接近100%，且并发症率低、肺功能影响小，建议作为首选手术方式。但该研究要求术中必须确认无胸膜播散、非浸润性肺腺癌、无肉眼或镜下的淋巴结转移。值得注意的是，该研究中楔形切除占80%以上，研究并不要求楔形切除术必须做淋巴结活检，除非遇到明显异常的淋巴结。可见对于周围型、磨玻璃成分为主的小的非浸润腺癌，楔形切除在保证切缘的前提下一样可以达到近100%的5年无复发生存。

小直径LC的亚肺叶切除数据来自2021年美国胸心外科年会（AATS）公布的Ⅲ期前瞻性临床研究JCOG0802。此研究对比了直径不超过2cm，CTR≥0.5的LC的肺叶切除对比肺段切除疗效。经过超过7年的随访，肺段切除组虽然局部复发的比例稍高，但总生存优于肺叶切除组，且肺功能保留方面，肺段组优于肺叶切除组。此研究详细资料截至本指南定稿仍未发表。

（2）淋巴结采样与淋巴结清扫的比较。

肺癌手术的淋巴结处理方式分为选择性活检或取样（仅涉及选定的可疑的或代表性淋巴结）、系统取样（对每个标准的淋巴结站进行探查和活检）和正式的纵隔淋巴结清扫术（MLND）。国际上各指南都推荐IASLC的规定：系统采样最少要包括6站淋巴结，其中3站必须是纵隔淋巴结（包括隆突下淋巴结）。ACSOG Z0030研究表明，与系统性淋巴结采样相比，MLND对于术前已经进行纵隔和肺门淋巴结取样证实的Ⅰ期（pN0）患者，没有增加生存获益。

既往几项随机对照研究和回顾性研究也未证实对于Ⅰ期/Ⅱ期LC人群纵隔淋巴结清扫的生存获益，包括传统意义上的系统性MLND和改良的"选择性"MLND（淋巴结清扫程度受癌症表现影响）。

（3）ⅢA（N2）的手术适应证。

几项Ⅲ期随机对照研究对比了此类患者中包含手术和不含手术的治疗策略，包括新辅助化疗+手术对比新辅助化疗+放疗（EORTC08941、RTOG89-01研究）以及新辅助同步放化疗+手术对比根治性同步放化疗（INTERGROUP0139、ESPATUE研究），均未显示某一种策略具有更好的总生存。由于从今天的学科发展和视角评价，部分研究的入组标准、具体治疗方案和治疗相关并发症存在一些争议，病理学确认N2的患者中手术的地位仍有争议。建议由包括胸外科肺癌专业医生的多学科诊疗体系中，综合评估治疗风险、团队经验及患者选择等。

由于纵隔淋巴结转移既是手术/放疗的"分水岭"，也是局部进展到远处转移等中间状态，严格的影像学分期和有创分期是必要的。所有计划进行根治性手术切除的Ⅲ期LC患者，在开始治疗前均应进行PET或PET-CT检查以及头颅增强MRI用于初始分期评估。次之，则以胸腹部增强CT和全身骨显像代替。对于纵隔淋巴结有创分期，EBUS/EUS已能基本代替纵隔镜。在术中发现隐匿性N2阳性的患者应该按照既定方案行肺切除，并行正规纵隔淋巴结清扫。

新的治疗手段和策略，包括靶向治疗和免疫治疗，有望改变Ⅲ期可手术LC的治疗困境，甚至改写早期LC的手术策略；截至本指南成稿，仍未有成熟的Ⅲ期随机对照研究生存数据，但未来可期。

1.2 Ⅰ-Ⅲ期新辅助

主要推荐：

（1）临床单站N2纵隔淋巴结非巨块型转移（淋巴结<3cm），预期可完全切除，可行手术切除+辅助化疗或新辅助化疗+手术。

（2）临床多站N2纵隔淋巴结转移，预期可能完全切除，可行根治性同步放化疗或新辅助化疗±放疗+手术。

（3）T3-4N1、T4N0非肺上沟瘤（侵犯胸壁、主支气管或纵隔），可行新辅助化疗±放疗+手术或手术+辅助化疗。

（4）T3-4N1肺上沟瘤，行新辅助放化疗+手术。

（5）ⅢA期可切除，如有EGFR基因敏感突变，可行EGFR-TKI新辅助靶向治疗。

（6）Ⅱ-ⅢB期可切除，EGFR/ALK阴性，符合新辅助治疗指征，建议新辅助免疫治疗临床试验。

（7）临界可切除的局部晚期LC，应用诱导化疗、免疫治疗及靶向治疗等多种治疗手段后，再分期、重新评估手术可能性。

注：

对部分ⅢA-ⅢB期LC，新辅助化疗可达到减少手术难度且提高R0切除率的目的。根据ⅠASLC/UICC第8版分期，ⅢA期包括T3N1、T4N0-1以及T1-2bN2。ⅢB期除了不可行手术治疗的N3，T3-4N2也可经过新辅助治疗后获得根治性手术机会。传统LC的新辅助治疗手段包括诱导化疗、同步及序贯放化疗。研究结果提示诱导化疗后进行手术切除使5年生存率提高了5%，但多项新辅助放疗的临床试验并未发现显著生存改善。近年来随着免疫和靶向治疗在晚期LC中获得突破，这些治疗方案也逐渐应用到辅助治疗乃至新辅助治疗领域，初步结果令人鼓舞。大多数将免疫治疗应用到LC新辅助治疗的临床研究将主要病理缓解（MPR）作为主要研究终点，因为既往在新辅助化疗研究中发现MPR显著改善PFS和OS指标，而免疫治疗尤其是免疫联合化疗取得了显著高于单纯化疗的MPR和完全病理缓解（pCR）。对EGFR敏感突变阳性的ⅢA期LC，研究提示厄洛替尼比GC方案新辅助治疗提高了R0切除率和淋巴结降期率，显著延长了PFS。因此，针对局部晚期LC传统的治疗手段获益有限，而新辅助免疫治疗、免疫联合化疗以及EGFR-TKI靶向治疗取得了一系列新进展，获得了显著提高的MPR（免疫治疗）以及PFS（EGFR-TKI），但目前尚未获得成熟的OS数据。

新辅助免疫治疗后应由专业的病理医生评估病理学缓解情况，包括MPR和pCR。主要病理学缓解定义为新辅助治疗诱导的肿瘤退缩且少于10%的活性肿瘤组织残留；完全病理学缓解定义为无活性肿瘤组织残留的新辅助治疗诱导的肿瘤缓解。目前，美国病理学会仍推荐MPR作为肺癌新辅助免疫治疗的临床研究终点。来自多个临床试验的证据显示，免疫单药新辅助治疗的MPR为19%~45%，免疫联合化疗新辅助治疗的MPR为33%~83%，新辅助EGFR-TKI治疗MPR为9.7%。

因为新辅助治疗前活检取材有限，术后病理标本常规行组织学诊断时，对活检标本EGFR阴性建议再次行EGFR基因突变检测，如有必要对活检标本驱动突变阴性且含有腺癌成分的患者可行ALK、ROS1、BRAF、MET、HER2、RET等KRAS等基因检测。

（1）新辅助化疗及放化疗。

对部分ⅢA/N2期LC，传统的新辅助联合治疗模式包括诱导化疗后手术、诱导同步放化疗后手术及诱导序贯放化疗后手术。Meta分析协作组2014年发表于Lancet的Meta分析纳入15项随机对照试验（2385例），研究的入组时间为1985—2007年。临床分期以ⅠB、ⅡB和ⅢA期为主。该研究提示：ⅠB-ⅢA期新辅助化疗组显著生存获益（HR：0.87，95% CI：0.78~0.96，P=0.007）。5年生存率提高5%（40%~45%），降低了13%的死亡风险。EORTC08941研究入组579例ⅢA期患者，在接受3个周期诱导化疗后达到CR/PR的322例被随机分配进入手术切除或放疗。结果显示，两组的OS（16.4个月对比17.5个月，P=0.596）和PFS（9.0个月对比11.3个月，P=0.605）均无统计学差异。INT 0139研究入组429例ⅢA期LC，所有患者接受EP方案的同步放化疗（45Gy/25次）后，随机分配进入手术组或根治性放疗组，两组后续都进行2个周期的巩固化疗。结果显示两组的OS相仿（23.6个月对比22.2个月，P=0.24）；手术组具有一定的PFS优势（12.8个月对比10.5个月，P=0.017）；亚组分析显示新辅助同步放化疗后接受肺叶切除的患者相对全肺切除患者具有一定的OS优势（33.6个月对比21.7个月，P=0.002）。GLCCG研究入组558例ⅢA和ⅢB期（ⅢB其中超过40%为T4N1病变，实际为目前的ⅢA期）LC，患者被随机分配到新辅助化疗+手术+放疗和新辅助化疗+同步放化疗+手术两个治疗组。结果显示，两组的PFS

（9.5个月对比10.0个月，P=0.87）和OS（15.7个月对比17.6个月，P=0.97）未见区别。

（2）新辅助免疫治疗。

目前多项免疫检查点抑制剂单药（PD-1单抗或PD-L1单抗）、双免疫联合（PD-1单抗联合CTL-4单抗）或免疫联合化疗的临床研究公布了初步结果，另有多项大型前瞻性随机对照研究正在进行。CheckMate-159研究针对Ⅰ-ⅢA期可手术的LC，以纳武利尤单抗作为新辅助治疗，MPR为42.9%，尚未达到中位无复发生存期（RFS）和总生存期。LCMC3研究旨在评估阿替利珠单抗（PD-L1单抗）用于ⅠB-ⅢA期LC新辅助治疗的疗效与安全性。MPR率为18%，4例达到pCR，12个月DFS率为89%。NADIM研究针对可切除的ⅢA（N2）期LC，给予化疗联合纳武利尤单抗新辅助治疗，术后纳武利尤单抗辅助治疗1年。pCR率为71.4%，MPR率为85.36%，降期率为93%，18个月PFS和OS分别达到了81%和91%。JCSE01.10研究针对可切除的ⅠA-ⅢB NSCLC，给予信迪利单抗作为新辅助治疗，pCR率为16.2%，MPR率为40.5%。NEOSTAR研究针对Ⅰ-ⅢA期的可切除LC，随机接受纳武利尤单抗或纳武利尤单抗+伊匹木单抗作为新辅助治疗，总人群MPR+pCR单药组为17%，联合组为33%。SAKK 16/14研究为一项多中心单臂Ⅱ期试验，在新辅助化疗基础上序贯度伐利尤单抗（PD-L1单抗）治疗ⅢA（N2）期LC，初步结果提示pCR率为18.2%，MPR率为60.0%。CheckMate-816研究是唯一公布初步结果的Ⅲ期对照试验，化疗联合免疫组和化疗组MPR分别为36.9%和8.9%，pCR分别为24%和2.2%，该研究达到了主要的研究终点，生存数据有待随访。

另有多项大型随机对照临床试验正在进行中，对比免疫联合化疗和传统化疗作为新辅助治疗的治疗模式，例如KEYNOTE-671、RATIONALE 315、IMpower 030等。初步研究结果显示PD-1单抗或PD-L1单抗为基础的新辅助治疗具有较好应用前景，获得了比传统新辅助化疗更高的MPR和pCR率，但尚需生存数据的公布进一步证实远期疗效。

（3）新辅助小分子靶向治疗。

对于驱动突变基因阳性LC进行新辅助治疗的临床研究有限。CTONG1103研究是一项中国的多中心、开放标签、随机对照Ⅱ期研究。对EGFR敏感突变阳性的ⅢA-N2期LC使用厄洛替尼对比GP方案作为新辅助治疗。共72例患者接受治疗，厄洛替尼和GP方案的ORR分别为54.1%和34.3%（P=0.092），MPR分别为9.7%和0，R0切除和淋巴结降期的比例分别为73%和10.8%以及63%和2.9%。厄洛替尼比化疗组延长了PFS（21.5个月对比11.4个月，P<0.001）。

1.3 Ⅰ-ⅢB期LC完全肿瘤切除术后辅助治疗

主要推荐：

（1）EGFR突变阳性的Ⅰ-ⅢB期LC完全肿瘤切除术后辅助治疗。

1）EGFR突变阳性的ⅠA期LC完全肿瘤切除术后定期随访，不推荐进行辅助化疗或辅助靶向治疗。

2）EGFR突变阳性的ⅠB期LC完全肿瘤切除术后，可考虑应用奥希替尼辅助治疗。

3）EGFR突变阳性的ⅡA、ⅡB期LC完全肿瘤切除术后推荐EGFR-TKI（奥希替尼、吉非替尼或埃克替尼）辅助治疗。

4）EGFR突变阳性的ⅢA、ⅢB期LC患者，完全肿瘤切除术后推荐EGFR-TKI（奥希替尼、吉非替尼、埃克替尼或厄洛替尼）辅助治疗，且优先推荐奥希替尼辅助治疗。

（2）EGFR突变阴性的Ⅰ-ⅢB期LC完全肿瘤切除术后辅助治疗。

1）EGFR突变阴性的ⅠA期LC完全肿瘤切除术后定期随访，不推荐进行辅助化疗。

2）EGFR突变阴性的ⅠB期LC完全肿瘤切除术后一般不推荐辅助化疗，对于其中存在高危因素，推荐进行多学科整合讨论（MDT to HIM），结合评估意见及患者意愿，可考虑术后辅助化疗（存在分歧但推荐）。

3）EGFR突变阴性的Ⅱ-ⅢB期LC，完全肿瘤切除术后推荐辅助化疗。

注：

（1）辅助化疗的原则。

辅助化疗是目前应用最广泛的辅助治疗方式。鉴于化疗药物的副作用较大，而辅助化疗能带来相对有限的生存获益（5年生存率提高约5%），LC患者完全肿瘤切除术后进行辅助化疗前需评估分期、体能状态、个人意愿、生活质量，并充分评估各脏器功能，包括肺功能、心功能、肝肾功能等，综合评估辅助化疗的获益和风险。体力状态较差（ECOG >2 或 KPS < 60）、严重肝肾功能异常（实验室指标超过正常值2倍）、存在严重合并症或并发症、活动性感染、持续性发热、严重出血倾向、造血功能异常（血红蛋白<80 g/L，中性粒细胞<1.5×10⁹/L、血小板<100×10⁹/L），不宜采用辅助化疗。

辅助化疗的方案推荐以顺铂为基础的双药方案，其联合药物包括长春瑞滨、吉西他滨、多西他赛、紫杉醇、培美曲塞（仅用于非鳞癌）和依托泊苷，对于无法耐受顺铂者，可用卡铂为基础的双药方案。待术后体能状况基本恢复正常，可开始辅助化疗，一般在术后4~6周开始，建议最晚不超过术后3个月。术后辅助化疗常规推荐4周期，更多化疗周期不会增加获益，反而增加毒副作用。

（2）辅助靶向治疗的原则。

近年来陆续有研究发现针对EGFR突变的靶向治疗在早中期LC完全肿瘤切除术后辅助治疗中同样具有重要作用。

在已知的多种LC驱动基因突变中，EGFR突变是最主要的突变类型。有研究显示亚裔早中期LC中EGFR突变阳性率与晚期相似，均在50%左右，其中常见的EGFR敏感突变包括外显子19缺失（19DEL）和外显子21 L858R点突变，在所有EGFR突变中约占90%。与野生型和其他突变型LC相比，EGFR突变型LC的肿瘤细胞往往具有独特的生物学特性和药物敏感性，因此针对此类患者制定特定的诊断和治疗策略十分必要。从ADAURA、ADJUVANT、EVIDENCE和EVAN等随机对照临床试验的结果看，EGFR-TKI（吉非替尼、埃克替尼、厄洛替尼，特别是奥希替尼）辅助治疗可延长EGFR突变阳性早中期LC的DFS，且奥希替尼能显著降低脑转移风险，可作为Ⅱ-ⅢA期EGFR突变阳性LC术后标准辅助治疗方案。在使用EGFR-TKI进行辅助治疗时，既可单药，亦可采取辅助化疗序贯TKI的治疗模式。临床医生可根据患者风险、体能状况和个人意愿选择最合适的辅助靶向治疗模式。

根据术后体能恢复情况决定启动EGFR-TKI辅助治疗时间，最晚不超过术后10周。对接受过辅助化疗的EGFR突变阳性者，可继续接受三代TKI奥希替尼辅助治疗，通常不晚于术后26周开始。术后EGFR-TKI辅助治疗应持续至少2年。

（3）其他辅助治疗。

对术后辅助放疗，鉴于1998年Meta分析显示术后辅助放疗对N0和N1的LC存在降低生存率作用，而对N2无明显获益，2005和2013年发表的数据得到类似结果，因此对Ⅰ-ⅢB期N0和N1的LC常规不推荐术后辅助放疗。而对N2 LC术后辅助放疗，尽管多项回顾性分析发现N2术后辅助放疗能降低死亡率，但其获益程度较小。2020年Ⅲ期随机临床研究Lung ART显示对于完全切除的N2患者，辅助放疗并不能显著改善术后复发率和生存率，但会显著增加心脏毒性。因此，目前对Ⅰ-ⅢB期LC完全肿瘤切除术后，均不推荐辅助放疗。

越来越多研究发现免疫检查点抑制剂在新辅助和辅助治疗中可能具有一定作用，但仍缺乏足够依据证明用ICIs行辅助治疗能改善完全肿瘤切除术后的预后，因此目前对EGFR突变阴性的LC，如新辅助用ICIs治疗且有效，建议MDT to HIM讨论决定辅助治疗方案。

详述：

（1）EGFR突变阳性的Ⅰ-ⅢB期LC完全肿瘤切除术后辅助治疗。

鉴于目前大部分关于EGFR-TKI作为辅助靶向治疗的研究并未纳入ⅠA期LC，且既往研究发现辅助化疗在ⅠA期中并无获益，因此目前并无充分依据支持在ⅠA期EGFR突变阳性中使用辅助化疗或辅助靶向治疗。

全球多中心Ⅲ期研究ADAURA纳入ⅠB-ⅢA期完全肿瘤切除术后的LC（基于医生判断患者既往用/不用辅助化疗），研究显示对EGFR突变阳性ⅠB期（相当于第8版分期中的ⅠB期和部分ⅡA患者），完全肿瘤切除术后使用奥希替尼辅助治疗3年可降低疾病复发或死亡风险61%，对此类患者可考虑术后奥希替尼辅助治疗。

对EGFR突变阳性的Ⅱ-ⅢB期LC，ADAURA临床研究显示此类患者术后使用奥希替尼辅助治疗3年可降低疾病复发或死亡风险83%~88%，且能显著降低局部及远处复发风险。ADJUVANT临床研究显示EGFR突变阳性Ⅱ-ⅢA期LC术后使用吉非替尼治疗2年，能降低疾病复发或死亡风险44%，且中位OS长达75.5个月。EVIDENCE研究显示埃克替尼辅助治疗2年能降低Ⅱ-ⅢA期LC疾病复发或死亡风险64%；EVEN研究为Ⅱ期研究，入组ⅢA期LC，厄洛替尼辅助治疗2年能降低疾病复发或死亡风险73%。因此，对EGFR突变阳性Ⅱ-ⅢB期LC，完全肿瘤切除术后推荐EGFR-TKI（奥希替尼，吉非替尼或埃克替尼）辅助治疗。需要注意，Ⅲ期LC有较高脑转移风险，而奥希替尼辅助治疗能降低脑转移或死亡风险82%，对Ⅲ期患者优先推荐奥希替尼辅助治疗。

（2）EGFR突变阴性的Ⅰ-ⅢB期LC完全肿瘤切除术后辅助治疗。

2008年LC顺铂辅助协作组（LACECG）对ⅠALT、JB10、ANITA、ALPI和BLT等5项大型含铂（卡铂或顺铂，不包含奈达铂、乐铂、奥沙利铂）化疗方案随机研究进行了Meta分析，结果显示ⅠA期LC辅助化疗组与观察组比较，在总体生存上并不能获益，HR为1.40。故而，对EGFR突变阴性的ⅠA期LC，不推荐辅助化疗。

对EGFR突变阴性的ⅠB期LC，CALGB9633、JBR10等随机对照临床试验和LACECG的Meta分析发现，ⅠB期LC术后化疗并无明显生存获益，因此该类患者不常规推荐辅助化疗。但在CALGB9633试验以及2013年回顾性研究显示部分ⅠB期LC可从术后辅助化疗中获益。因此，存在高危因素的患者，推荐进行MDTtoHIM，再结合评估结果和患者意愿考虑术后辅助化疗。

另一方面，CALGB9633临床试验显示，对肿瘤超过4cm的N0患者，术后化疗仍能降低31%死亡风险，且在该研究随访时间由74个月进一步延长至9.3年时，其死亡风险仍能下降23%（尽管无统计学差异），而在JBR10研究ⅡA期LC术后辅助化疗可降低死亡风险34%（中位随访9.3年，无统计学差异），因此对EGFR突变阴性的ⅡA期LC完全肿瘤切除术后，目前仍推荐术后辅助化疗。

对ⅡB-ⅢB期LC，2008年LACECG的Meta分析显示，ⅡB-Ⅲ期LC术后化疗死亡风险可下降17%，该研究组在2010年的亚组分析同样显示术后长春瑞滨+顺铂方案化疗的Ⅲ期LC 5年生存率提高14.7%。而在2010年一项纳入26项临床研究的Meta分析显示，对Ⅱ-Ⅲ期LC术后化疗可升高5%的5年生存率，且在2010年JBR10临床研究中也发现Ⅱ期LC术后化疗可降低32%死亡风险。因此，对于ⅡB-ⅢB期EGFR突变阴性的LC，完全肿瘤切除术后推荐常规辅助化疗。

1.4 LC"寡转移"的外科治疗

主要推荐：

(1) LC脑寡转移的外科治疗。

1) 肺原发为可切除LC, 同时性LC脑寡转移为孤立性转移者。

2) 肺原发为可切除LC, 同时性脑寡转移为巨大转移瘤伴严重颅内高压者。

3) 肺原发肿瘤切除后, 异时性脑寡转移为孤立性转移, 经过系统检查评估, 其他部位无肿瘤复发, 能耐受颅内单发寡转移瘤切除者。

4) 肺原发肿瘤切除后, 发生异时性孤立性脑寡转移, 经过系统检查评估, 其他部位无肿瘤复发, 内科治疗疗效不佳伴颅内高压的异时性脑寡转移。

(2) LC肾上腺寡转移的外科治疗。

1) 同时性同侧LC肾上腺寡转移, 原发LC可切除, 且在切除原发LC的同时, 一期同时切除同侧同时性肾上腺寡转移。

2) 施行完全性原发LC切除术后, 发生孤立性异时性肾上腺寡转移, 经系统评估无其他部位复发转移者, 施行异时性肾上腺寡转移瘤切除。

3) 同时性对侧LC肾上腺寡转移, 切除原发LC后1个月, 经系统评估无其他部位复发转移者, 二期切除对侧同时性肾上腺寡转移。

4) 施行完全性原发LC切除术后, 发生双侧异时性肾上腺寡转移, 经系统评估无其他部位复发转移者, 施行异时性双侧肾上腺寡转移瘤切除。

(3) LC骨寡转移的外科治疗。

1) LC骨寡转移原则上不推荐外科治疗, 推荐内科MDT to HIM诊疗。

2) 下列LC骨寡转移可考虑外科治疗。

a.原发LC完全性切除后发生的异时性、单部位, 单转移灶的骨寡转移, 经系统评估没有其他部位转移。

b.原发LC完全切除后发生的异时性骨孤寡转移, 骨寡转移部位为下肢负重部位者, 如下肢股骨、胫骨, 经系统评估没有其他部位转移。

c.原发LC完全切除后发生的异时性骨寡转移导致严重骨相关事件者, 如脊柱骨寡转移伴脊髓压迫, 经系统评估无其他部位转移者(存在分歧但推荐)。

(4) LC肺寡转移的外科治疗。

1) 可切除的LC伴同侧同时性肺寡转移者, 同期切除原发性LC和同侧同时性肺寡转移瘤。

2) 可切除的LC伴对侧同时性肺寡转移者, 首先切除原发性LC, 分期切除对侧同时性肺寡转移瘤。

3) 原发肿瘤切除后的同侧异时性肺寡转移, 经系统评估无其他部位复发转移, 能耐受同侧肺寡转移瘤切除者。

4) 原发肿瘤切除后的对侧异时性肺寡转移, 经系统评估无其他部位肿瘤复发转移, 能耐受对侧肺寡转移瘤切除者。

注：

"肺癌寡转移"（LCO）是指肺癌转移过程中的一种中间状态，它是介于局限性原发LC及广泛性转移瘤之间生物侵袭性较温和的阶段。在这个阶段中，原发性LC只引起少数局部的继发性肿瘤，而"肺癌寡转移"定义为LC转移部位≤2个部位，转移病灶≤5个病灶。"肺癌寡转移"代表潜在可治疗的状态，治疗的关键是手术、放疗等局部治疗，以及化疗、靶向及免疫治疗和多学科综合等全身治疗兼顾，以预防进一步发生远处广泛转移。第8版国际肺癌分期中的M1b（孤立肺外器官的单一转移）与"寡转移"相呼应以区别于肺癌广泛转移。

多数学者认为LC"寡转移"转移灶数量越多，常预后越差。Hanagiri等发现具有单一转移灶的"寡转移"LC 5年生存率为50.3%，两个或以上转移灶的"寡转移" 5年生存率却仅有16.7%。肺癌"寡转移"按转移发生的时间顺序可分为同时性寡转移和异时性寡转移。同时性"寡转移"指原发肿瘤与转移灶同时被发现，而异时性"寡转移"指在原发肿瘤诊断2个月之后发现的转移灶，两种不同"寡转移"状态的LC接受外科治疗具有不同的生存期。Ashworth等认为同时性转移更容易得到生存获益，同时性肺内"寡转移"具有更高的远期生存率，其5年生存率为48%，而异时性"寡转移"合并N0 5年生存率仅有36%，如果合并淋巴结转移，异时性"寡转移"的生存期更低，其5年生存率仅有14%，能接受外科治疗包含许多种临床状况，即异时性"寡转移"及寡复发：①患者在诊断时具有局限数量的转移灶；②患者虽有多发转移灶，但经过系统治疗后，残余灶局限；③在经过治疗后仅有1个病变进展（即寡进展）；④在治疗后疾病的局限复发（即寡复发）。以上几种情况，手术治疗可使"寡转移"LC获益。

2　晚期LC内科治疗

2.1　驱动基因阳性LC治疗

2.1.1　EGFR阳性晚期LC的治疗

主要推荐：

（1）1.EGFR突变患者一线治疗。

1）推荐EGFR-TKI，包括：吉非替尼、厄洛替尼、埃克替尼、阿法替尼、达克替尼、奥希替尼、阿美替尼。

2）可考虑：吉非替尼/厄洛替尼+化疗；厄洛替尼+贝伐珠单抗。

（2）EGFR突变患者后线治疗。

1）一线治疗寡进展，推荐再次活检明确耐药机制；也可继续原TKI治疗+局部治疗。

2）一/二代EGFR-TKI广泛进展，T790M+，推荐奥希替尼、阿美替尼、伏美替尼治疗。

3）一/二代EGFR-TKI广泛进展，T790M-，推荐含铂双药化疗或含铂双药化疗+贝伐珠单抗（非鳞癌）。

4）T790M-/三代TKI失败，再次进展，参照无驱动基因晚期LC治疗。

注：

（1）EGFR敏感突变晚期LC的一线治疗。

EGFR突变阳性晚期LC一线治疗的多个随机对照研究显示，吉非替尼、厄洛替尼、埃克替尼和阿法替尼对比化疗均可显著改善PFS，且3级及以上不良反应显著低于化疗，LUX-LUNG7、ARCHER 1050研究和AENEAS、FLAURA研究分别显示阿法替尼、达克替尼和奥希替尼疗效优于一代TKI，奠定了第一代EGFR-TKI吉非替尼、厄洛替尼、埃克替尼，第二代TKI阿法替尼、达克替尼以及第三代TKI奥希替尼、阿美替尼在EGFR突变晚期LC一线治疗的地位。七个药物均已被NMPA批准用于一线EGFR突变阳性晚期LC治疗。

基于LUX-Lung 2、3、6合并分析阿法替尼治疗少见突变的研究结果，阿法替尼还被FDA批准用于18~21外显子少见位点突变（Leu861Gln，Gly719Ser，Gly719Ala，Gly719Cys，Ser768Ile）患者的治疗。

确诊EGFR突变前因各种原因接受过化疗的患者，在确诊EGFR突变后推荐参考本章节选择EGFR-TKI；部分确诊晚期LC后因各种原因未能明确基因类型，一线接受化疗的患者进展后活检确诊为EGFR突变，推荐选择EGFR-TKI。

（2）联合治疗模式。

EGFR-TKI一线联合治疗包括EGFR-TKI联合化疗、抗血管生成治疗或其他EGFR-TKI治疗。FASTACT-2研究对比了化疗交替厄洛替尼和单纯化疗治疗晚期LC的疗效，Ⅱ期随机对照JMIT研究比较了吉非替尼联合培美曲塞与吉非替尼单药疗效，Ⅲ期研究NEJ009探讨了TKI联合含铂双药化疗与吉非替尼单药疗效，Ⅱ期研究NEJ005揭示了吉非替尼联合化疗较吉非替尼单药疗效差异，结果均显示靶向治疗联合化疗具有一定获益。

Ⅱ期研究JO25567研究显示贝伐珠单抗联合厄洛替尼相比厄洛替尼单药一线治疗晚期EGFR敏感突变型非鳞LC，可显著延长PFS（中位16.0对比9.7，$P=0.0015$）。基于该研究，欧洲药品监督管理局（EMA）于2016年批准了贝伐珠单抗联合厄洛替尼用于EGFR敏感突变型晚期非鳞LC的一线治疗。Ⅲ期临床研究NEJ026比较了厄洛替尼联合贝伐珠单抗较厄洛替尼单药的疗效，结果显示联合治疗组PFS显著延长。Ⅲ期随机对照研究ARTEMIS再次验证贝伐珠单抗与厄洛替尼联合方案在中国人群的疗效和安全性，联合治疗相比厄洛替尼单药显著延长PFS（中位18.0对比11.3，$P<0.001$）。有研究显示贝伐珠单抗联合厄洛替尼较靶向单药对伴脑转移EGFR突变患者，具有更

优疗效。一项国内Ⅲ期临床研究（SINDAS）发现所有病灶部位局部放疗的加入显著改善了EGFR突变阳性寡转移（≤5个转移灶，随机分组前无脑转移）肺腺癌患者的PFS和OS。

(3) EGFR突变患者耐药后治疗。

由于靶向治疗耐药后治疗手段增多，虽有研究显示部分EGFR-TKI耐药的患者继续接受靶向治疗仍有短暂获益，EGFR-TKI耐药后缓慢进展的患者也应尽快接受后续有效抗肿瘤治疗。耐药后进展模式根据进展部位和是否寡进展划分为以下两种类型：寡进展或CNS进展指局部孤立病灶进展或中枢神经系统病灶进展；广泛进展指全身或多部位病灶显著进展。对寡进展/CNS进展者，多个回顾性分析显示继续原EGFR-TKI治疗联合局部治疗可获益。由于三代EGFR-TKI奥希替尼对中枢神经转移病灶有效率高，寡进展/CNS进展也应行驱动基因突变检测，决定后续治疗方案。

1) 对一线和维持治疗时使用一/二代EGFR-TKIs的患者，T790M突变是最常见的耐药原因。AURA3研究纳入了419例一线EGFR-TKIs治疗后进展且T790M阳性的晚期LC，分别接受奥希替尼与培美曲塞联合铂类化疗，两组mPFS分别为10.1个月和4.4个月、ORR分别为71%和31%，其中144例有中枢神经系统转移接受奥希替尼治疗后PFS显著获益（8.5个月对比4.2个月），且奥希替尼的3级或更高不良事件低于化疗组（分别为23%和47%）。

数个国产三代EGFR-TKI在TKI耐药后T790M阳性LC治疗中也显示良好疗效。在阿美替尼的Ⅱ期临床试验APOLLO中，ORR为68.9%，DCR 93.4%，mPFS为12.3个月，mDOR为12.4个月；CNS ORR和DCR分别为60.9%和91.3%，CNS mPFS和mDoR分别为10.8个月和11.3个月。NMPA已批准阿美替尼用于治疗其他EGFR-TKI治疗中或之后进展的EGFR T790M突变阳性LC。伏美替尼的Ⅱb期研究发现治疗EGFR T790M突变阳性晚期LC的ORR为74.1%；DCR为93.6%；PFS为9.6个月；临床获益率（CBR）为79.5%；中位PFS为9.6个月，中位缓解持续时间为8.3个月；亚组分析显示伏美替尼对脑转移同样有效。NMPA亦批准了甲磺酸伏美替尼，适应证同阿美替尼。上述药物完整和成熟的Ⅲ期临床研究数据尚待公布。

2) 耐药后无EGFR T790M突变或三代TKI治疗失败者可推荐含铂双药化疗±贝伐珠单抗（非鳞癌）；寡进展/CNS进展型，可继续原EGFR-TKI治疗联合局部治疗。条件允许时，具体治疗方案应根据再活检病理及分子分型结果而定。不推荐耐药患者接受TKI联合化疗，IMPRESS研究在一线吉非替尼耐药后的患者中对比化疗和化疗联合吉非替尼的疗效，结果显示联合用药的PFS和OS均未获益。尽管EGFR敏感突变的NSLCL免疫治疗疗效较差，一项特瑞普利单抗联合化疗用于EGFR-TKI耐药后的EGFR突变阳性T790M阴性晚期LC的Ⅱ临床研究结果显示联合用药组PFS获益，多个临床研究正在探讨化疗联合免疫治疗、TKI联合EGFR抗体等在EGFR-TKI耐药患者中的疗效。

3）EGFR敏感突变患者的三线及多线治疗。ALTER 0303研究显示，在晚期LC三线或后线治疗中，与安慰剂相比，安罗替尼可显著延长OS和PFS，且具有良好耐受性，提示该药物可作为三线治疗选择。

2.1.2 ALK阳性晚期LC的治疗

主要推荐：

（1）ALK阳性LC一线治疗。

1）推荐阿来替尼、克唑替尼、塞瑞替尼。

2）可以考虑使用：恩沙替尼、布加替尼、劳拉替尼（存在争议但推荐）。

（2）ALK阳性LC后线治疗。

1）一线治疗后寡进展，推荐再次活检明确耐药机制选择二代/三代TKI治疗；也可继续原TKI治疗+局部治疗。

2）一线治疗后广泛进展，推荐再次活检明确耐药机制选择二代/三代TKI治疗；也可以考虑二代药物互换。

3）再次进展，参照无驱动基因晚期LC治疗。

注：

（1）ALK融合突变晚期LC的一线治疗。

克唑替尼是全球首个获批用于ALK阳性晚期LC的一线治疗的一代ALK-TKI药物。PROFILE 1014研究证实一线克唑替尼疗效优于含铂双药化疗，研究结果显示TKI组PFS显著延长（中位10.9个月对比7.0个月，P<0.001）；同时与化疗相比，克唑替尼显著提高ORR（74%对比45%，P<0.001）；OS数据显示，克唑替尼组中位OS尚未达到（95% CI，45.8个月-NR），而化疗组为47.5个月（95% CI，32.2个月-NR）。因此克唑替尼分别于2016年3月被FDA、2018年8月被NMPA批准用于ALK融合阳性晚期LC的一线治疗。

塞瑞替尼是全球第二个获批的ALK-TKI药物。ASCEND系列研究证实塞瑞替尼在ALK阳性LC的疗效。ASCEND-4研究显示塞瑞替尼组中位PFS为16.6个月，化疗组为8.1个月；尽管中位OS尚未达到，但已能明显看到塞瑞替尼组的生存获益。由于塞瑞替尼耐受性不佳，另一项多中心随机临床研究ASCEND-8比较了塞瑞替尼450mg日剂量随餐服用及750mg空腹服用的疗效及安全性，结果发现两种方案的血药浓度相似，但胃肠毒性显著降低。450mg组的依从性更好，15个月PFS较750mg空腹给药组更高（66.4%及41%）。塞瑞替尼已获NMPA批准用于ALK融合阳性局部晚期或转移性LC的一线治疗，以及克唑替尼治疗不耐受或进展后的二线治疗。

阿来替尼是全球第三个获批的ALK-TKI。Ⅲ期ALEX研究对比了阿来替尼和克唑替尼一线治疗ALK阳性晚期LC的疗效和安全性。研究结果显示，相比克唑替尼，阿来替尼PFS获益最长（一线ALK-TKI治疗），中位PFS为34.8个月，克唑替尼组为10.9个月（HR=0.43，P<0.0001）。此外，在亚洲人群进行的阿来替尼与克唑替尼头对头比较的Ⅲ期临床研究ALESIA，结果显示阿来替尼组中位PFS显著延长（NR对比11.1个月，HR=0.22，P<0.001）；颅内ORR阿来替尼组为94.1%，显著高于克唑替尼组的28.6%，降低脑转移发生风险86%（HR=0.14，P<0.0001）。基于以上结果，NMPA于2018年批准阿来替尼用于ALK阳性局部晚期或转移性LC的一线及克唑替尼治疗进展后的二线用药。

ALTA-1L研究结果显示，布加替尼（Brigatinib）的中位PFS显著优于克唑替尼，分别是29.4个月和9.2个月（HR，0.49；95% CI，0.33-74；P=0.0007），降低了51%的疾病进展率。同时布加替尼的ORR更高（62%对比74%），脑转移使用布加替尼获得的ORR更佳（67%对比17%）。所有脑转移中，布加替尼的PFS显著优于克唑替尼（PFS：未达到对比5.6个月；1年PFS率：67%对比21%）。FDA批准布加替尼用于ALK融合阳性晚期LC的一线治疗，但我国尚未上市。

恩沙替尼是国内自主研发的二代ALK-TKI。Ⅲ期eXalt3试验比较了恩沙替尼与克唑替尼用于未经ALK TKI治疗的ALK阳性晚期LC的疗效和安全性。初步结果已于近期公布。期中分析结果显示，在意向治疗人群中，BIRC评估的中位PFS，恩沙替尼组为25.8个月，显著优于克唑替尼组的12.7个月（HR=0.51，P=0.0001）。

劳拉替尼（Lorlatinib）是首个被美国FDA批准上市的三代ALK-TKI，已被FDA批准用于一线治疗。一项头对头比较Lorlatinib和克唑替尼用于未经治疗的ALK阳性晚期LC一线治疗疗效和安全性的Ⅲ期CROWN研究结果显示，Lorlatinib的PFS显著获益，颅脑转移患者使用Lorlatinib效果比克唑替尼效果好。但目前我国并未上市。

（2）AKL融合突变患者的二线及后线治疗。

一线靶向药物耐药后，根据患者一般情况、转移情况及耐药机制整合选择后续治疗方案。机制研究发现，克唑替尼耐药后30%~45%是由于ALK通路突变（G1202R、V1180L、I1171T/N/S等），其余包括旁路激活（c-Met/HGF、c-KIT、IGF-R、EGFR/HER3等）和其他耐药突变（TP53、EMT、病理类型转变）。针对不同ALK-TKIs耐药突变，治疗策略不同。例如Lorlatinib能克服G1202R耐药，塞瑞替尼、Brigatinib、Lorlatinib对V1180L、L1196M突变有效。

一线应用ALK抑制剂进展后，根据进展部位和是否寡进展划分为两种类型：寡进展/CNS进展型和广泛进展型。对寡进展/CNS进展，可续用原ALK-TKI，并针对局部病灶进行治疗。若一线应用克唑替尼治疗，可更换为阿来替尼或塞瑞替尼。

阿来替尼治疗克唑替尼失败后的ALK阳性晚期LC的全球Ⅱ期研究NP28673，IRC评估ORR为50%，中位PFS为8.9个月，在可评估有CNS病灶的患者，ORR为57%，中位DOR为11.2个月。欧洲和亚洲人群Ⅲ期随机对照研究ALUR显示，在克唑替尼及至少一次化疗治疗失败的患者中，与培美曲塞或多西他赛相比，阿来替尼显著降低疾病进展风险达85%（HR=0.15，P<0.001），中位PFS分别为阿来替尼组9.6个月，化疗组1.4个月。塞瑞替尼ASCEND-1研究入组部分经克唑替尼治疗失败的患者，其ORR和PFS分别为56%和7.0个月。塞瑞替尼治疗克唑替尼耐药后的ALK阳性LC的ASCEND-2研究的结果显示ORR为38.6%，IRC评估的中位PFS为7.2个月。基于上述证据和NMPA批准的适应证，对于ALK阳性晚期LC一线克唑替尼进展后的治疗，一致推荐阿来替尼及塞瑞替尼。恩沙替尼治疗ALK阳性晚期LC克唑替尼耐药单臂多中心Ⅱ期临床研究结果显示ORR为52%，颅内ORR为70%，中位PFS达9.6个月，目前恩沙替尼已在国内获批上市用于二线治疗。二代药物一线治疗或一代和二代药物治疗均失败，选用含铂双药化疗±贝伐珠单抗。

其他在我国还未上市的ALK抑制剂如Brigatinib、Lorlatinib也可作为ALK阳性晚期LC一线TKI耐药后的治疗选择。基于一项Ⅱ期临床研究（NCT02094573）结果，2017年FDA批准Brigatinib用于ALK阳性晚期LC克唑替尼耐药后的治疗。Lorlatinib的Ⅱ期临床研究（NCT01970865）数据显示，一线治疗ORR为90%；二线或三线治疗使用过克唑替尼或克唑替尼加化疗的患者，ORR达69%；后线治疗使用过2~3种ALK-TKI加化疗的患者，ORR依然高达39%。2018年11月，FDA已批准Lorlatinib用于治疗克唑替尼治疗进展后或至少一种ALK抑制剂治疗进展后；或阿来替尼/塞瑞替尼作为首个ALK抑制剂治疗进展后的ALK阳性转移性LC。

ALK阳性LC在TKI及含铂双药均进展后的治疗，PS评分为0~2分的患者，可以考虑单药化疗。

2.1.3 ROS1阳性晚期LC的治疗

主要推荐：

（1）ROS1阳性一线治疗。

1）推荐使用克唑替尼。

2）可考虑使用：塞瑞替尼或恩曲替尼（存在争议但推荐）。

（2）ROS1阳性后线治疗。

1）一线治疗后寡进展，推荐再活检明确耐药机制；也可用原TKI治疗+局部治疗。

2）一线治疗后寡进展，可考虑含铂双药化疗+局部治疗或含铂双药化疗+贝伐珠单抗（非鳞癌）+局部治疗。

3）一线治疗后广泛进展，推荐含铂双药化疗+局部治疗或含铂双药化疗+贝伐珠单抗（非鳞癌）。

4）一线治疗后广泛进展，可考虑进入临床研究。

5）二线再次进展，可参照无驱动基因晚期LC治疗。

注：

(1) ROS1重排阳性晚期LC的一线治疗。

克唑替尼是一种口服小分子酪氨酸激酶抑制剂，具有抗ALK、ROS1和MET原癌基因受体酪氨酸激酶的活性。是唯一同时被FDA批准用于ROS1和ALK的靶向药物。目前ROS1融合基因阳性Ⅳ期LC一线治疗推荐应用克唑替尼，主要是基于A8081001、EUCROSS、EUROS1、OO12-01等临床研究，这些临床研究均证实克唑替尼用于治疗ROS1阳性的晚期LC疗效显著。A8081001是一项针对美国ROS1阳性LC的Ⅰ期临床研究，该研究首次证实ROS1阳性LC能从克唑替尼的治疗中获益，ORR为72%，中位PFS为19.2个月，中位OS为16.4个月。OO12-01是一项研究克唑替尼针对东亚人群的Ⅱ期临床试验，结果显示ROS1阳性LC人群的ORR为69%，PFS为13.4月，证实克唑替尼在东亚患者中的显著临床疗效。2017年9月，NMPA批准克唑替尼用于ROS1融合基因阳性晚期LC的一线治疗。

恩曲替尼（Entrectinib）是一种具有中枢神经系统活性的TKI，靶向NTRK1/2/3、ROS1和ALK基因融合突变的实体瘤，可通过血脑屏障，无不良脱靶活性。在ROS1阳性治疗中取得突破性进展。STARTRK-2、STARTRK-1和ALKA-372-001三项临床研究结果显示，在53例局部晚期或转移性ROS1阳性LC，Entrectinib治疗后ORR为77.0%，中位PFS为19.0个月，中位DOR为24.6个月；颅内客观反应率为55.0%，脑转移病灶持续缓解时间为12个月，不良反应发生率较低，故Entrectinib优于克唑替尼。2019年FDA已批准Entrectinib用于ROS1融合基因阳性晚期LC的一线治疗，但国内尚未上市。

一项Ⅱ期研究探索塞瑞替尼用于ROS1重排LC的疗效，结果显示中位随访时间为14个月，18例（56%）停止了治疗。ORR为62%，包括1例CR，19例PR，反应持续时间为21个月，DCR为81%。mPFS为9.3个月，mOS为24个月。5/8例（63%）脑转移颅内病灶控制。相较于传统化疗，塞瑞替尼对ROS1重排的LC具有更好的疗效。2020年NCCN专家组推荐将克唑替尼和塞瑞替尼（均为2A类）作为有ROS1重排患者的一线治疗。

布加替尼（Brigatinib）是一种二代ALK-TKI，同时也是ROS1和EGFR靶点的抑制剂。基于一项多中心Ⅰ期临床试验（ALTA，NCT02094573），晚期LC患者每日口服90mg Brigatinib，总体缓解率达到48%，脑转移ORR为42%，mPFS为9.2个月；每日口服90mg Brigatinib，一周后剂量上升至每日180mg，DCR为53%，其中脑转移总体缓解率为67%，180mg剂量组较90mg剂量组的疾病进展或死亡的风险降低45%。基于此，Brigatinib也可用于治疗ROS1阳性LC，但确切结论仍需更多前瞻性研究来证实。

Lorlatinib是一种ROS1、ALK双靶点抑制剂。一些关于ROS1阳性晚期LC的Ⅰ-Ⅱ

期临床研究亚组分析显示，Lorlatinib 治疗既往接受或未接受克唑替尼治疗的皆有一定疗效，包括脑转移患者。

Repotrectinib 作为新一代 ROS1/TRK 酪氨酸激酶抑制剂（TKI），体外研究已证实其抑制 ROS1 效力比克唑替尼和 Entrectinib 高 90 倍以上，抑制 NTRK 效力超过拉罗替尼 100 倍。2021 年 WCLC 公布了 Repotrectinib 治疗 ROS1 融合阳性晚期 LC 和 NTRK 融合阳性晚期实体瘤的 Ⅱ 期临床研究结果，ROS1 TKI 初治（EXP-1），ORR 达到 86%，1 个前线 ROS1 TKI 及 1 个前线含铂化疗（EXP-2），ORR 达到 40%；2 个前线 ROS1 TKI 且未接受化疗（EXP-3），ORR 达到 40%；1 个前线 ROS1 TKI 且未接受化疗（EXP-4），ORR 达到 67%；NTRK TKI 经治的晚期实体肿瘤（EXP-6），ORR 达到 50%。且安全性普遍耐受良好。

（2）ROS1 重排阳性的晚期 LC 的二线及后线治疗。

大约一半的 ROS1 靶向治疗耐药是因为 ROS1 基因出现耐药突变，如 G2032R 和 D2033N 突变，其他包括旁路基因异常，如 EGFR、HER2、ALK、MET、BRAF、KRAS 基因异常，病理类型转化等。临床研究显示对最常见的耐药突变 G2032R 以及 D2033N，Repotrectinib 都有较强抑制能力，而对其他耐药突变抑制能力目前仍不清晰。Loratinib 对除 G2032R 外的常见耐药突变有较强抑制能力，Cabozantinib 对各种耐药突变均有较强抑制能力。

2.1.4 其他驱动基因阳性晚期 LC 的治疗

主要推荐：

（1）BRAF-V600E 阳性一线治疗。

1）参照无驱动基因晚期 LC 一线治疗。

2）可考虑使用：达拉菲尼联合曲美替尼（存在争议但推荐）。

（2）BRAF-V600E 阳性后线治疗。

1）一线使用靶向药物，进展后参照无驱动基因晚期 LC 治疗。

2）一线未使用靶向药物，可考虑靶向治疗（存在争议但推荐）。

（3）NTRK 阳性一线治疗。

1）参照无驱动基因晚期 LC 一线治疗。

2）可考虑使用：恩曲替尼或拉罗非尼（存在争议但推荐）。

（4）NTRK 阳性后线治疗。

1）一线使用靶向药物，进展后参照无驱动基因晚期 LC 治疗。

2）一线未使用靶向药物，可考虑靶向治疗（存在争议但推荐）。

（5）C-met14 外显子跳跃突变阳性一线治疗。

1）参照无驱动基因晚期 LC 一线治疗。

2）可考虑使用：赛沃替尼、克唑替尼、卡马替尼、托普替尼（存在争议但推荐）。

(6) C-met14外显子跳跃突变阳性后线治疗。

1) 一线使用靶向药物，进展后参照无驱动基因晚期LC治疗。

2) 一线未使用靶向药物，建议使用：赛沃替尼，其他可考虑使用：克唑替尼、卡马替尼、托普替尼（存在争议但推荐）。

(7) RET融合阳性患者一线治疗。

1) 参照无驱动基因晚期LC一线治疗。

2) 可考虑使用：普拉替尼、Selpercartinib（存在争议但推荐）。

(8) RET融合阳性患者后线治疗。

1) 一线使用靶向药物，进展后参照无驱动基因晚期LC治疗。

2) 一线未使用靶向药物，建议使用：普拉替尼，其他可考虑：Selpercartinib（存在争议但推荐）。

注：

BRAF突变发生在1%~3%的LC病例中。BRAF V600E突变占BRAF突变的近50%。BRAF突变通常发现于吸烟者，其肿瘤生物学行为比BRAF野生型更具侵袭性。BRAF抑制剂单药（威罗非尼或达拉非尼）对BRAF突变的LC中仅获得肿瘤部分退缩的疗效。一项达拉非尼联合曲美替尼一线治疗BRAF V600E突变晚期LC的Ⅱ期临床研究（NCT01336634）结果显示ORR为64%，中位PFS为10.9个月，中位DOR为10.4个月。2017年6月FDA批准了达拉非尼联合曲美替尼用于BRAF V600E突变转移性LC的一线治疗。若联合治疗不耐受可单用达拉非尼。基于上述研究结果，FDA批准联合使用达拉非尼和曲美替尼治疗晚期BRAF突变的LC（无论初始治疗方式）。国内尚未获批其一线适应证，且国内尚无相关靶向药物获批用于LC的治疗，BRAF V600E突变/NTRK融合Ⅳ期一线治疗主要参考Ⅳ期无驱动基因晚期的一线治疗。

NTRK基因重排被发现包括LC在内的多种实体肿瘤，发生率仅为0.1%~1%。NTRK融合基因随年龄、性别、吸烟状况及组织学的变化而变化。拉罗替尼是选择性的泛TRK抑制剂，在多种NTRK融合基因突变实体瘤具有显著疗效。一项纳入55例NTRK融合基因突变的多瘤种Ⅰ-Ⅱ期试验结果显示拉罗替尼组的ORR为75%，中位PFS未达到，纳入4例LC，因此FDA批准拉罗替尼用于NTRK融合基因突变的多种实体瘤治疗。三项临床研究的汇总结果显示（STARTRK-2、STARTRK-1和ALKA-372-001）恩曲替尼（Entrectinib）治疗后NTRK融合实体瘤的ORR为57.0%，中位PFS为11.2个月，DOR为10.4个月，颅内ORR 50.0%。2019年FDA已批准恩曲替尼用于NTRK融合基因阳性实体瘤的治疗。

在LC患者中，MET 14外显子突变率为1%~3%。PROFILE 1001研究显示克唑替尼ORR为32%的PFS为7.3个月。Ⅱ期GEOMETRY mono-1研究提示Capmatinib的疾

病控制率为82%（28例初治，队列4的69例经治），初治患者的ORR为68%，DOR为12.6个月；经治患者的ORR为41%，DOR为9.7个月。2020年5月，FDA加速批准卡马替尼上市，用于一线及经治的局部晚期或转移性MET外显子14跳突的LC。

赛沃替尼是一个强效、可逆、ATP竞争性的MET激酶小分子抑制剂，Ⅱ期研究IRC评估的ORR达到49.2%，DCR高达93.4%，DoR达到9.6个月（成熟度为40.0%）。基于该研究结果，NMPA于2021年6月批准赛沃替尼用于MET 14号外显子跳跃突变的局部晚期或转移性LC（化疗失败或不能耐受）。

Ⅱ期VISION评估Tepotinib单药在MET14外显子跳突（A队列）或MET扩增（B队列）的LC中的疗效和安全性，A队列的缓解率为48%~50%，在脑转移中同样可以获益。VISION研究亚洲亚组的ORR为61.9%，研究者评估的ORR为71.4%。

RET基因融合已被明确为LC驱动基因，发生频率为1%~2%。Ⅰ/Ⅱ期ARROW研究经证实了普拉替尼较好的抗肿瘤活性，ORR为65%，DCR为93%，CBR为72%，96%的患者出现肿瘤体积缩小。接受过铂类化疗的患者中，ORR为61%，CR为5%；初治患者的ORR为73%，CR为12%，100%出现肿瘤缩小。中国患者的ORR达到56%，DOR尚未达到，6个月DOR为83%，脑转移的ORR为56%，CR为33%，中国患者疗效及安全性与全球人群一致。

Ⅰ/Ⅱ期LIBRETTO-001试验中，LOXO-292对复治DOR达到20.3个月，PFS达18.4个月，ORR、缓解持续时间、PFS不因先前接受的治疗种类不同而有所差异。

2.2 驱动基因阴性LC治疗

2.2.1 非鳞状细胞癌驱动基因阴性晚期LC一线治疗

主要推荐：

（1）推荐驱动基因阴性LC*初始治疗前进行PD-L1免疫组化检测。

（2）推荐单药帕博利珠单抗或阿替利珠单抗用于PD-L1（帕博丽珠单抗22C3抗体，阿替利珠单抗SP142抗体）≥50%的驱动基因阴性的晚期LC*的一线治疗。对于PD-L1（22C3）1%~49%的驱动基因阴性的晚期LC*一线治疗可以选择单药帕博利珠单抗作为一线治疗。

（3）推荐帕博利珠单抗联合培美曲塞+铂类作为驱动基因阴性LC*一线治疗选择，无论PD-L1表达情况。4~6周期后帕博利珠单抗联合培美曲塞维持治疗。

（4）推荐阿替利珠单抗联合培美曲塞+铂类作为驱动基因阴性LC*一线治疗选择，无论PD-L1表达情况。4~6周期后阿特利珠单抗联合培美曲塞维持治疗。

（5）推荐卡瑞利珠单抗联合培美曲塞+卡铂作为驱动基因阴性LC*一线治疗选择，无论PD-L1表达情况。4~6周期后卡瑞利珠单抗联合培美曲塞维持治疗。

（6）推荐替雷利珠单抗、信迪利单抗或舒格利单抗联合培美曲塞铂类作为驱动基因阴性LC*一线治疗选择，无论PD-L1表达情况。4-6周期后免疫联合培美曲塞维持治疗。

（7）推荐免疫维持治疗，总计免疫治疗2年或疾病进展或副反应不能耐受。

（8）推荐贝伐珠单抗联合含铂双药化疗（推荐）后贝伐珠单抗或培美曲塞或贝伐珠单抗联合培美曲塞维持治疗直至疾病进展或副反应不能耐受#。

（9）可选择人血管内皮抑制素联合长春瑞滨/顺铂+重组人血管内皮抑制素维持治疗#。

（10）PS=2的非鳞状细胞癌驱动基因阴性晚期LC一线可考虑单药化疗，化疗方案包括单药吉西他滨、紫杉醇、长春瑞滨、多西他赛、培美曲塞等。

【注释】

*驱动基因阴性指EGFR突变、ALK重排。

#抗血管治疗联合化疗通常推荐用于不适合免疫联合化疗驱动基因阴性LC患者。

注：

KEYNOTE-024是一项Ⅲ期随机对照的临床研究，对比帕博利珠单抗单药和含铂双药化疗治疗PD-L1 TPS（Dako 22C3）≥50%的驱动基因阴性的晚期非小细胞肺癌，帕博利珠单抗较化疗显著延长PFS（中位10.3个月对比6.0个月，HR=0.50）和OS（中位30.0个月对比14.2个月，HR=0.63），显著提高ORR（44.8%对比27.8%），且3级以上不良反应免疫单药组更低（31.2%对比53.3%）。2020年欧洲肿瘤医学协会会议（ESMO）更新的随访结果显示，意向治疗人群一线接受帕博利珠单抗单药治疗较接受标准含铂双药化疗可降低38%死亡风险及50%疾病进展风险，中位OS长达26.3个月，5年OS达31.9%，明显高于化疗组（16.3%）。2016年FDA批准帕博利珠单抗用于PD-L1 TPS≥50%的驱动基因阴性晚期LC的一线治疗。

KEYNOTE-042是另一项Ⅲ期随机对照临床研究，对比帕博利珠单抗单药和含铂双药化疗治疗PD-L1 TPS（Dako 22C3）≥1%的驱动基因阴性的晚期LC，该研究中PD-L1≥50%接受单药帕博利珠单抗治疗总生存优于化疗组（20.0个月对比12.2个月，HR=0.69；CI：0.56-0.85；P=0.0003），PD-L1表达1%~49%的患者，帕博利珠单抗单药治疗与化疗中位生存时间相当（13.4个月对比12.1个月，HR=0.92，CI：0.77-1.11）。KEYNOTE-042中国扩展研究同样证实了一线帕博利珠单抗单药较化疗在各PD-L1表达（≥50%；≥20%；≥1%）人群中均有中位OS获益（≥50%：24.5个月对比13.8个月，HR=0.63；≥1%：20.2个月对比13.5个月，HR=0.67），反应持续时间（DOR）超15个月，且安全性可控。在今年更新的KEYNOTE-042中国扩展研究随访数据显示，帕博利珠单抗较标准化疗可显著降低死亡风险33%，中位OS达20.2月，2年OS率为43.8%。2019年，FDA和国家药品监督管理局（NMPA）批准了帕博利珠单抗一线治疗适应证。

IMpower110是一项针对初治LC患者、PD-L1在≥1%的肿瘤细胞或肿瘤浸润免疫细胞中表达（SP142抗体检测）的随机、开放标签、3期临床试验。在PD-L1高表达（TC3/IC3）且EGFR/ALK野生型患者中，阿替利珠单抗单药的中位生存期比化疗组长（20.2个月对比13.1个月；HR=0.59）。且阿替利珠单抗较化疗的治疗相关3-4级AE发生率更低（12.9%对比44.1%）。但在PD-L1中-高表达或任意表达的亚组分析中，阿替利珠单抗较标准含铂双药化疗在总生存所取得的获益趋势未达到统计学预设标准。2021年NMPA批准了阿替利珠单抗一线治疗PD-L1高表达人群的适应证。

IMpower132探索阿替利珠单抗联合培美曲塞+铂类（APP）一线治疗非鳞状LC的疗效及安全性，2020年ESMO-Asia公布的最终数据显示APP组对比PP组在PFS显著获益（7.7个月对比5.2个月；HR=0.56）；OS有4个月延长，但未达到统计学意义（P=0.1546）。IMpower132中国队列中，与培美曲塞和铂类相比，阿替利珠单抗联合培美曲塞和铂类能够带来PFS的改善，这与全球数据保持一致。期中分析时，OS数据尚不成熟，但是观察到阿替利珠单抗联合化疗的获益趋势。

KEYNOTE-189研究发现帕博利珠单抗联合培美曲塞和铂类较单纯化疗治疗晚期EGFR/ALK野生型非鳞LC，联合治疗组ORR（47.6%对比18.9%，P<0.0001）、PFS（中位8.8个月对比4.9个月，HR=0.52，P<0.001）和OS均有显著获益，在各个PD-L1表达亚组均有获益。在2021年所公布的最新随访数据显示，接受APP治疗可显著降低死亡风险40%和疾病进展风险50%，中位OS达22个月，3年OS率为31.3%。两种治疗方案的AE相当，均可控。不论PD-L1表达状态如何，免疫联合组生存均明显延长。FDA及NMPA分别于2017年和2019年批准了帕博利珠单抗联合含铂双药一线治疗晚期无驱动基因突变的非鳞LC。

CameL研究评估了卡瑞利珠单抗联合培美曲塞/卡铂对比单纯化疗一线治疗晚期EGFR/ALK阴性非鳞状LC的疗效和安全性，结果显示卡瑞利珠单抗+化疗组相比化疗组显著延长PFS（中位11.3个月对比8.3个月，HR=0.61，P=0.0002），显著提高ORR（60.0%对比39.1%，P<0.0001）、3/4级TRAEs发生率相似（66.3%对比45.9%）2020年NMPA批准卡瑞利珠单抗联合培美曲塞/卡铂用于EGFR/ALK阴性的、不可手术切除的局部晚期或转移性非鳞状LC的一线治疗。

RATIONALE 304研究结果显示，ⅢB-Ⅳ期非鳞状LC一线治疗使用替雷利珠单抗联合培美曲塞/铂类对比单纯培美曲塞/铂类，可显著改善PFS（9.7个月对比7.6个月，HR=0.645），并且具有更高的ORR和更长的DoR，替雷利珠单抗联合化疗组的ORR达57%（95% CI：50.6，64.0），中位DoR达8.5个月（95% CI：6.80，10.58）。替雷利珠单抗联合化疗安全性可控，较单纯化疗未显著增加毒性，且未发现新的安全性信号。

ORIENT-11研究对比信迪利单抗联合培美曲塞/铂类对比单纯化疗一线治疗EGFR/ALK阴性晚期非鳞状LC的疗效和安全性，结果显示联合信迪利单抗显著延长中位

PFS（8.9个月对比5.0个月，HR=0.48）和中位OS（未到达对比16.0个月，HR=0.61）。2021年NMPA批准信迪利单抗联合培美曲塞/铂类一线治疗非鳞状LC。

GEMSTONE-302研究旨在评估舒格利单抗联合铂类化疗（n=320）对比安慰剂联合铂类化疗（n=159）一线治疗驱动基因阴性Ⅳ期鳞状或非鳞状非小细胞肺癌（SQ/NSQ-NSCLC）患者疗效和安全性的Ⅲ期随机对照注册临床研究。主要研究终点是研究者评估的PFS。截至2021年3月15日，研究者评估的舒格利单抗组和化疗组的中位PFS分别为9.0个月和4.9个月，HR=0.48（95% CI 0.39-0.60）；在非鳞状NSCLC患者中，舒格利单抗组和化疗组的中位PFS分别是9.6个月和5.6个月，HR=0.59（95% CI 0.45-0.79）。2021年12月NMPA批准了舒格利单抗联合培美曲塞和卡铂用于驱动基因阴性的转移性非鳞状NSCLC的一线治疗。

BEYOND研究是一项随机、对照、全国多中心Ⅲ期临床研究，旨在证实贝伐珠单抗联合卡铂/紫杉醇方案对中国晚期LC的疗效和安全性。主要终点为PFS。结果显示贝伐珠单抗联合卡铂/紫杉醇相较于化疗组，带来显著PFS延长（9.2个月 对比 6.5个月，HR=0.40，95% CI：0.29-0.54，P<0.001），ORR提高（54.4%对比26.3%，P<0.001）和OS延长（24.3个月对比17.7个月，HR=0.68，95% CI：0.50-0.93，P=0.0154）。2018年NMPA已批准含铂双药化疗联合贝伐珠单抗一线治疗方案。

PARAMOUNT证实，培美曲塞联合顺铂4周期后，无进展患者继续接受培美曲塞维持治疗直到疾病进展或不可耐受，与安慰剂相比能显著延长PS评分为0~1患者的PFS（中位4.1个月对比2.8个月）及OS（中位13.9个月对比11.0个月）。贝伐单抗±培美曲塞维持治疗晚期非鳞LC随机Ⅲ期研究：COMPASS研究将接受培美曲塞卡铂贝伐单抗治疗后4周期未进展者分为贝伐单抗维持组，培美曲塞维持组和培美曲塞贝伐单抗双药维持组，双药维持组较单药OS无统计学差异的延长，但在EGFR野生型及年龄小于70岁亚组双药维持获益更多。

一项随机、双盲、多中心、头对头Ⅲ期临床研究QL1101-002研究结果显示，贝伐珠单抗类似物与原研药贝伐珠单抗相比，18周ORR达到主要研究终点（52.3%对比56%，HR=0.933），且安全性相似。基于此，2019年NMPA批准安可达联合含铂双药化疗一线适应证。

长春瑞滨联合顺铂方案一线化疗基础上联合重组人血管内皮抑素治疗晚期LC，能显著提高ORR并延长疾病进展时间，不良反应无显著差异。

对PS评分2分的患者，多项临床研究证实，单药化疗较最佳支持治疗（BSC）能延长生存期并提高生活质量。可选的单药化疗方案包括吉西他滨、长春瑞滨、紫杉醇、多西他赛或培美曲塞。PS评分≥3分患者不建议化疗，建议最佳支持治疗。

2.2.2 鳞状细胞癌驱动基因阴性晚期LC一线治疗

主要推荐：

（1）推荐驱动基因阴性LC初始治疗前进行PD-L1免疫组化检测。

（2）推荐单药帕博利珠单抗或阿替利珠单抗用于PD-L1 TPS（22C3）≥50%的驱动基因阴性的晚期LC的一线治疗。对于PD-L1 TPS（22C3）1%~49%的驱动基因阴性的晚期LC一线治疗可以选择单药帕博利珠单抗作为一线治疗。

（3）推荐帕博利珠单抗联合紫杉醇或白蛋白紫杉醇+卡铂，无论PD-L1表达情况。

（4）推荐替雷利珠单抗联合紫杉醇或白蛋白紫杉醇+卡铂，无论PD-L1表达情况。

（5）推荐信迪利单抗联合吉西他滨+铂类，无论PD-L1表达情况。

（6）推荐舒格利单抗联合紫杉醇或白蛋白紫杉醇+铂类，无论PD-L1表达情况。

（7）可选择卡瑞利珠单抗联合紫杉醇+卡铂，无论PD-L1表达情况。

（8）不适合铂类的选择非铂双药方案：吉西他滨+多西他赛或吉西他滨+长春瑞滨。

（9）推荐免疫维持治疗，总计免疫治疗2年或疾病进展或副反应不能耐受。

（10）PS=2的晚期驱动基因阴性肺鳞状细胞癌一线可考虑单药化疗，化疗方案包括单药吉西他滨或紫杉醇或长春瑞滨或多西他赛。

注：

KEYNOTE-407研究：评估了帕博利珠单抗联合紫杉醇或白蛋白紫杉醇/卡铂对比化疗一线治疗晚期鳞癌LC的疗效和安全性。不论PD-L1的表达水平，与单纯化疗相比，帕博利珠单抗联合化疗组显著改善OS，不同PD-L1表达人群均有获益。在2021年更新的随访结果显示，接受帕博利珠单抗联合紫杉类药物及卡铂治疗可降低29%死亡风险和41%的疾病进展风险，中位OS达17.2个月，3年OS率可达29.7%。2018年，美国FDA批准了帕博利珠单抗联合紫杉醇或白蛋白紫杉醇/卡铂一线治疗晚期鳞状LC。KEYNOTE-407中国扩展研究同样证实了帕博利珠单抗联合化疗相对于单纯化疗改善了中位OS（17.3个月对比12.6个月，HR=0.44）和中位PFS（8.3个月对比4.2个月，HR=0.32）。该方案2019年NMPA获批一线治疗转移性鳞状LC适应证。

RATIONALE 307研究显示：ⅢB-Ⅳ期鳞状LC一线治疗使用替雷利珠单抗联合卡铂/紫杉醇或联合卡铂/白蛋白紫杉醇，中位PFS皆为7.6个月，对比仅接受化疗的5.5个月显著延长PFS；中位随访时间为8.6个月，中位OS仍未达到。且无论TC PD-L1的表达状态，替雷利珠单抗联合化疗较单纯化疗均显著延长PFS。与单纯化疗相比，替雷利珠单抗联合化疗ORR更高（73%~75%对比50%），缓解持续时间（DoR）更长（8.2~8.6个月对比4.2个月），AE（包括≥3级）的发生率和频率在三组之间相近。2021年NMPA批准替雷利珠单抗联合紫杉醇或白蛋白紫杉醇/卡铂一线治疗晚期鳞状LC。

ORIENT-12研究显示：信迪利单抗联合吉西他滨/铂类较化疗一线治疗鳞状LC能显著延长中位PFS（5.5个月对比4.9个月，HR=0.54），是首次应用PD-1抑制剂联合吉西他滨+铂类化疗方案治疗LC鳞癌取得阳性结果的研究。

CameL-sq研究显示，卡瑞利珠单抗联合紫杉醇/卡铂对比单纯化疗一线治疗鳞状LC显著延长中位PFS（8.5个月对比4.9个月，HR=0.37）。

GEMSTONE-302研究在鳞状NSCLC患者中，舒格利单抗组和化疗组的中位PFS分别是8.3个月和4.8个月，HR=0.34（95% CI 0.24-0.48）。2021年12月NMPA批准了舒格利单抗联合紫杉醇和卡铂用于转移性鳞状NSCLC的一线治疗。

2.2.3 驱动基因阴性晚期LC二线及以上治疗

主要推荐：

（1）推荐纳武利尤单抗、帕博利珠单抗（PD-L1≥1%）或阿替利珠单抗、替雷利珠单抗用于晚期驱动基因阴性LC二线治疗（如一线未接受免疫检查点抑制剂）。

（2）如果患者在PD-1/PD-L1抑制剂单药或联合化疗治疗后进展，不推荐更换其他的PD-1/PD-L1抑制剂作为后续治疗方案。

（3）推荐多西他赛或培美曲塞用于晚期驱动基因阴性LC二线治疗（如一线未接受同一药物，且已接受免疫治疗）。

（4）推荐安罗替尼的三线用于既往至少接受过2种系统化疗后出现进展或复发的局部晚期或转移性非小细胞肺癌鳞癌限外周型）患者的三线治疗。

（5）信迪利单抗用于晚期或转移性鳞状LC二线治疗。

（6）推荐三线治疗可给予其前线未用的治疗方案，如纳武利尤单抗单药治疗，或多西他赛或培美曲塞单药治疗。

（7）鼓励患者入组临床研究。

注：

CheckMate 017、CheckMate 057和CheckMate 078三项Ⅲ期研究显示纳武利尤单抗在治疗晚期鳞癌与非鳞癌上的疗效。纳武利尤单抗单药用于二线治疗接受过含铂化疗方案治疗的驱动基因阴性的患者，3mg/kg，1次/2周。在晚期鳞癌中，纳武利尤单抗单药较多西他赛显著改善中位OS（9.2个月对比6.0个月，HR=0.62）。在晚期非鳞癌中，纳武利尤单抗单药较多西他赛也能改善中位OS（12.2个月对比9.5个月，HR=0.70）。在中国晚期鳞癌与非鳞癌患者中，同样显示出纳武利尤单抗优于多西他赛的疗效（中位OS 11.9个月对比9.5个月，HR=0.75），且三项研究中≥3级AE的发生率纳武利尤单抗明显低于化疗组。FDA及NMPA分别于2015和2018年批准纳武利尤单抗用于治疗突变基因阴性的晚期LC的二线治疗。

全球多中心临床研究KEYNOTE-010显示，在PD-L1阳性（PD-L1 TPS≥1%，Dako 22C3）且既往接受过至少一种化疗方案的局部晚期或转移性LC患者，无论是帕博利珠单抗标准剂量2mg/kg组还是高剂量10mg/kg组的OS，均明显优于多西他赛组（10.4个月对比12.7个月对比8.5个月）。最新随访显示，PD-L1≥50%的患者接受帕博利珠单抗治疗较化疗OS明显延长（中位OS：16.9个月对比8.2个月，HR=0.55；5年OS率：25.0%对比8.2%）。PD-L1≥1%的患者中，同样也观察到了帕博利珠单抗治疗的OS获益，5年OS率可达15.6%。基于上述研究，2015年FDA批准了帕博利珠单抗二线治疗既往接受过至少一种化疗的PD-L1≥1%的局部晚期或转移性LC患者。KEYNOTE-033研究评估了帕博利珠单抗对比多西他赛二线治疗中国晚期LC患者，在PD-L1≥50%的人群中，OS未达统计学显著性，在PD-L1≥1%的人群中，帕博利珠单抗依然显示OS的获益趋势。

POPLAR研究（Ⅱ期）和OAK研究（Ⅲ期）分别评估了PD-L1抗体阿替利珠单抗对比多西他赛，二线治疗复发性局部晚期或转移性LC的疗效和安全性。研究显示与传统的多西他赛治疗组相比，阿替利珠单抗可以显著提高中位OS（POPLAR：12.6个月对比9.7个月，HR=0.76；OAK：13.3个月对比9.8个月，HR=0.78）。2016年，FDA批准阿替利珠单抗单药二线治疗晚期LC，无论PD-L1的表达水平。

RATIONALE 303研究结果显示，对于接受铂类化疗后出现疾病进展的二线或三线局部晚期或转移性LC，对比多西他赛组，替雷利珠单抗组在主要终点OS（ITT人群、PD-L1≥25%人群）上均实现了显著获益（中位OS 17.2个月对比11.9月、19.1个月对比11.9个月），降低死亡风险分别达36%和48%（HR=0.64，95%CI：0.527-0.778，P<0.0001；HR=0.52，95%CI：0.384-0.713，P<0.0001）；在ITT人群亚组分析中，所有亚组均观察到替雷利珠单抗治疗的OS获益均优于多西他赛，且在各个PD-L1表达水平均有获益。替雷利珠单抗组ITT人群的ORR和DoR也均显著优于多西他赛组（21.9%对比7.1%，13.5个月对比6.2个月，P<0.0001）。替雷利珠单抗组≥3级AEs发生率显著降低（38.6%对比74.8%）。

但NMPA尚未批准帕博利珠单抗、阿替利珠单抗、替雷利珠单抗作为肺癌二线治疗适应证。

ORIENT-3研究是一项评估信迪利单抗用于晚期或转移性鳞状LC二线治疗有效性和安全性的随机、开放、多中心、平行、在中国的Ⅲ期临床研究（NCT03150875），2021年，AACR公布了ORIENT-3研究成果：对晚期/转移性sqLC二线治疗，信迪利单抗（sintilimab）相比于多西他赛（Docetaxel），信迪利单抗组相比多西他赛组在OS上有显著提升（中位OS 11.79个月对比8.25个月；HR=0.74，P=0.02489）。中位PFS，信迪利单抗组（4.30个月，95%CI：4.04-5.78）也显著优于多西他赛组（2.79个月，HR：0.52，P<0.00001）。

ALTER0303是一项随机、双盲、安慰剂对照的全国多中心Ⅲ期临床研究，旨在评估盐酸安罗替尼单药对二线治疗后复发或进展的晚期LC的疗效和安全性，该研究主要终点为OS。共440例结果显示，盐酸安罗替尼组相较于安慰剂组OS延长3.3个月（9.6个月对比6.3月，HR=0.68，P=0.0018），PFS延长4.0个月（5.4个月对比1.4个月，HR=0.25，P<0.0001）；ORR显著提高（9.2%对比0.7%，p =0.002）。随着盐酸安罗替尼在国内的上市，近期也公布了盐酸安罗替尼用于真实世界回顾性数据，结果证实了盐酸安罗替尼用于三线及以上晚期LC疗效及安全性，与注册研究结果一致。NMPA已于2018年5月批准安罗替尼的三线适应证。

3 LC的放射治疗

3.1 不适合手术或拒绝手术的Ⅰ期LC

主要推荐：

因医学原因不适合手术或拒绝手术的Ⅰ期LC，首选立体定向放疗（SBRT）。

注：

早期LC（AJCC第8版Ⅰ期和ⅡA期，TNM期T1-2N0M0），标准治疗方式为手术切除；对一些高龄、合并严重内科疾病手术风险高不能手术者，或因自身原因拒绝手术，放疗是一种有效的治疗方法。大量临床研究显示：与常规放疗技术相比，SBRT或立体定向消融放疗（SABR）、治疗早期LC的3年局部控制率达90%，SBRT显著提高了早期LC的局部控制和生存率，与手术相当，3年生存率达43%~83%，SBRT显著提高了早期LC的局部控制和生存率。

不适合手术或拒绝手术的早期LC的放疗：首选SBRT，若尚未开展SBRT技术，建议推荐有相应治疗技术平台的单位就诊。适应证包括：①不耐受手术的Ⅰ期；高龄、合并严重基础性疾病的T1~2N0M0期。②拒绝手术的Ⅰ期LC。③可考虑SBRT治疗对其中无法获取病理诊断的临床Ⅰ期LC，必须经过多学科整合诊治（MDT to HIM）讨论或所在医院伦理委员会审核批准，满足下列条件可考虑SBRT：至少2种可供鉴别的影像学检查（如胸部薄层CT和全身PET-CT提示有恶性特征），明确的影像学诊断（病灶在长期随访>2年）过程中进行性增大，或磨玻璃影密度增高、实性比例增大，或伴有血管穿行及边缘毛刺样改变等恶性特征；经肺癌MDT to HIM讨论确定；患者及家属充分知情同意。④相对适应证：T3N0M0；同时性多原发LC。

针对早期LC的SBRT治疗，文献报道生物有效剂量要求BED≥100Gy时才能获得更好的肿瘤局部控制率，实现长期生存，因此SBRT剂量的总体要求建议BED超过100Gy、治疗要求在2周内完成。其中对中央型（主支气管树2cm内或邻近纵隔胸膜）、肿瘤周围的正常器官难以耐受高剂量放疗（如再程放疗者）可适当降低分割剂量、增加分割次数。对超中央型LC，如邻近或累及主支气管或大血管的肿瘤，照射野范围PTV与重要器官如食管等重叠，SBRT有增加致死性出血等风险，建议谨慎使用。

3.2 局部晚期 LC 的放疗

主要推荐：

(1) 以手术为主的局部晚期 LC 放疗策略。

1）切缘阳性或任一形式的镜下或肉眼有残留，推荐行术后放疗。

2）完全切除术后病理为 N2（存在争议但推荐）。

(2) 以放疗为主的局部晚期 LC 治疗策略。

1）同步放化疗后度伐利尤单抗进行巩固治疗。

2）无法耐受放化疗同步治疗，可推荐序贯放化疗或单纯放疗。

3）诱导化疗来降低肿瘤体积后再同步放化疗（存在争议但推荐）。

4）同步放化疗后的巩固化疗（不推荐）。

5）驱动基因突变者同步放化疗后常规应用靶向药物（不推荐）。

注：

Ⅱ/Ⅲ期 LC 特别是Ⅲ期异质性显著，主要分为以手术为基础和以放疗为基础的多学科综合治疗手段。对以手术为基础的Ⅱ/Ⅲ期 LC，依据肿瘤有否手术切除可能，可分为三类：①可切除：Ⅱ期或ⅢA 期 N0~1、部分单站纵隔淋巴结转移且短径<2cm 的 N2 和部分 T4（相同肺叶内存在卫星结节）N1；②不可切除：部分ⅢA、ⅢB 和全部ⅢC，通常包括单站 N2 纵隔淋巴结短径≥3cm 或多站以及多站淋巴结融合成团（CT 上淋巴结短径≥2cm）的 N2，侵犯食管、心脏、主动脉、肺静脉的 T4 和全部 N3；③潜在可切除：部分ⅢA 和ⅢB，包括单站 N2 纵隔淋巴结短径<3cm 的ⅢA 期 LC、潜在可切除的肺上沟瘤和潜在可切除的 T3 或 T4 中央型肿瘤。

手术参与的局部晚期的患者，若临床认为术后镜下癌残留或肉眼癌残留者，则需术后的放疗，尽管无前瞻性研究说明术后放疗参与时机何为最佳，但美国 NCDB 数据库显示，大多数临床是将放疗提前实施，可考虑行同步放化疗。对完全性切除者，术后病理 N 分期为 pN0-1，辅助含铂双药化疗后无须行术后辅助放疗；对 pN2，辅助含铂双药化疗后是否行辅助放疗，目前仍有较大争议。对不可手术 LA-LC，同步放化疗后联合免疫维持的综合治疗是标准治疗方式，目前有Ⅲ期前瞻性研究的免疫药物为度伐利尤单抗。放疗是局部晚期 LC 综合治疗不可或缺的治疗手段，若不能耐受同步放化疗，可选择序贯治疗，不能耐受化放疗综合治疗者，放疗仍是基本治疗手段。

(1) 以手术为主的局部晚期 LC 放疗策略。

以完全性手术切除为主的患者，辅以术后化疗、放疗等治疗。完全性切除包括以下条件：①切缘阴性，包括支气管、动脉、静脉、支气管周围、肿瘤附近组织；②清扫淋巴结至少 6 组，其中肺内 3 组、纵隔 3 组（需包括 7 区）；③切除等最高淋巴结病理为阴性；④淋巴结无结外侵犯。切缘阳性、淋巴结外侵、淋巴结阳性无法切除均属不完全切除；切缘阴性、淋巴结清扫未达到要求或切除的最高纵隔淋巴结病理为阳性，属于不确定切除。对完全性切除者，术后病理N分期pN0-1，辅助含铂双药化疗后无须术后放疗；pN2，辅助含铂双药化疗后是否行放疗，仍有较大争议。目前唯一的临床Ⅲ期对照研究Lung ART发现，术后放疗虽能降低局部复发，但死亡率相对未放疗组明显增加，无生存获益；但该研究时间跨度大，70%患者采用了三维适形放疗而不是调强放疗，导致不良反应特别是心脏毒性大，掩盖了生存获益。对局部复发高危人群（如多组多站纵隔淋巴结转移等），仍建议术后放疗，降低局部复发风险的同时提高生存。基于美国国家癌症数据库pN2研究发现，手术完全切除，术后病理为N2者，完成辅助化疗后，术后辅助放疗能提高OS。

对不能完全性切除的Ⅲ期者，可行2周期新辅助治疗后再评估，确定给予完全性切除或根治性放化疗，新辅助治疗有效后行肺叶切除（尤其是T4N0-1、T3N2）者可能从手术切除中获益更大。目前尚无高级别证据显示新辅助化疗后联合手术疗效优于根治性放化疗、也无证据表明新辅助放化疗+手术的三联疗法优于二联疗法。对切缘阳性，基于癌症数据库的回顾性分析发现PORT能改善Ⅱ-Ⅲ期pN0-2不完全切除LC患者总生存。

（2）以放疗为主的局部晚期LC治疗策略。

ⅢC期和绝大部分ⅢB期归类为不可切除的Ⅲ期LC。这部分患者与Ⅳ期最显著的不同在于存在治愈的可能，15%~20%的患者通过局部放疗联合系统药物治疗达到长期无瘤生存。因此，对不可手术LA-LC，局部放疗是综合治疗的基石，是治愈肿瘤不可或缺的治疗手段。

放疗联合化疗的综合治疗是不可手术LA-LC的标准治疗方式。对一般状态好（PS 0-1）推荐同期放化疗；而对一般状态较差、有严重基础疾病等无法耐受同步放化疗，可行序贯放化疗或单纯放疗/化疗（驱动基因阳性者靶向治疗±放疗），或根据情况予个体化治疗及支持治疗。放疗+化疗的综合疗效显著优于单纯放疗，以顺铂为基础的两药化疗方案效果最为显著，死亡风险下降30%，2年OS获益4%，5年OS绝对获益增加2%。而同步放化疗相比于序贯放化疗，获益更明显，明显提高了总缓解率和局部控制率，肿瘤的局部区域控制率显著改善，可降低16%的死亡风险，3年OS绝对获益5.7%，5年OS绝对获益4.5%；但同步放化疗和序贯放化疗相比，远处控制率获益不明显，3-4级急性食管毒性的比率显著增加（18%对比4%），但患者可以耐受并完成治疗。此外，即使在抗肿瘤药物治疗取得巨大进展的今天，Ⅲ期LA-LC单纯化疗的疗效仍明显差于同步放化疗。日本一项单中心研究回顾性了2011—2016年不可手术的Ⅲ期LC，结果显示放化综合治疗显著优于单纯放疗或单纯化疗（1613天对比498天，P=0.019），而单纯化疗的中位OS仅为485天。

关于最佳同步化疗方案，多项Ⅱ期、Ⅲ期临床试验证据显示：顺铂的放疗增敏效果可能优于卡铂，因此对无禁忌证者，同步放化疗应尽可能采用顺铂为基础的方案。EP方案和PC每周方案是最广泛的同步化疗方案。CAMS研究是唯一头对头比较二者联合同步放疗疗效的多中心随机对照Ⅲ期临床试验，结果显示EP方案较PC方案带来更多的生存获益。针对局部晚期非鳞LC的PROCLAIM随机对照Ⅲ期临床研究结果显示同步AP（培美曲塞+顺铂）化疗方案和EP方案在ORR、PFS和OS方面均无统计学差异；AP同步放疗具有延长PFS的趋势。在毒副作用方面，AP方案耐受性略优于EP方案，显著降低了药物相关性3/4级不良事件发生率；PC方案和EP方案具有不同的毒副作用谱，PC方案发生2级及以上（G2+）放射性肺炎的风险是EP方案的3.33倍，而EP方案严重食管炎（G3+）的发生率较高（20.0%对比6.3%，P=0.009）。基于上述证据，同步化疗目前仍首选EP方案，非鳞癌可选培美曲塞联合顺铂。

CALGB39801、LAMP、HOG LUN、KCSG-LU05-04、START、SWOG0023等多个随机对照Ⅱ/Ⅲ期研究显示诱导化疗、巩固化疗和巩固靶向治疗均未能进一步提高接受同步放化疗的疗效，且同步放化疗后巩固化疗有可能带来额外的化疗相关副作用，有加重肺和食管的放射性损伤风险，或诱发潜在的放射性损伤。目前应用诱导化疗+同步放化疗模式常见于肿瘤较大、危及器官剂量限制、和或远处转移风险高的如多组多站N3的患者。对接受诱导化疗+同步放化疗患者，需要在诱导化疗前给予全面的影像学检查如颈（必要时）、胸、腹部等增强CT或PET/CT检查，以指导诱导化疗后的靶区勾画。

免疫检查点抑制剂（PD-L1单抗）已证实可用于局部晚期LC同步放化疗后的巩固治疗（PACIFIC研究）。PACIFIC研究是对比同步放化疗后是否联合免疫巩固治疗的多中心随机对照Ⅲ期临床试验。该研究共纳入713例不可手术局部晚期LC，在未经任何标志物筛选前提下，同步放化疗后的1~42天内按2:1随机接受度伐利尤单抗维持治疗（试验组476例，度伐利尤单抗10 mg/kg/2w，最长治疗12个月）或对照安慰剂治疗（对照组，237例）。度伐利尤单抗相比对照组显著延长中位PFS超过11个月，16.9个月和5.6个月（HR=0.52，P<0.001），5年PFS率分别为33.1%和19.0%；中位OS分别为47.5个月对比29.1个月（HR=0.68，P=0.0025），5年生存率分别为42.9%和33.4%。虽然试验组总体治疗相关的副作用发生率高于对照组（67.8%对比53.4%），但大部分为1-2级，其中3-4级严重副作用的发生率两组间相似（11.8%对比4.3%），各种原因导致的3级及以上肺炎发生率亦无差异（4.4%对比3.8%）。

目前尚无同步放化疗+TKI靶向治疗不可切除Ⅲ期LC生存获益的临床证据，也没有针对EGFR基因突变放化疗、靶向治疗不同策略比较的高级别证据。

根治性同步放化疗应尽量采用先进放疗技术，如PET/CT分期、4D-CT定位、调强放疗、图像引导放疗（IGRT）和呼吸运动控制等；最低要求是基于CT模拟定位的三维适型放疗（3D-CRT）。IMRT与3D-CRT技术相比，可显著延长生存、降低放射性肺损伤风险。

关于放疗靶区：对接受过诱导化疗者，仅照射化疗后的残留原发灶和受累淋巴结区域；不做淋巴结区域预防性照射，研究证实与淋巴结区域预防照射（ENI）相比，不增加淋巴结引流区的复发率和局部未控的风险，同时显著降低放射性肺炎等副作用的发生。同步放化疗推荐放疗总剂量为60~66Gy、每日常规分割照射（1.8~2.0Gy/次）。

3.3 晚期LC的放疗

主要推荐：

（1）寡转移患者。

1）颅外寡转移病灶，积极全身治疗有效基础上加局部放疗，尽量选SBRT方式。

2）颅内寡转移灶，预后好者，首选局部行立体定向放射外科治疗（SRS），或立体定向放疗（SRT）大分割剂量放疗（HFRT）。

3）需要迅速减症、有脑卒中风险、瘤体较大、手术可及者，可考虑手术。

（2）广泛转移患者。

1）基于姑息对症、降低骨相关性事件发生，在全身治疗基础上，加入局部放疗。

2）免疫治疗患者，放疗参与除传统意义姑息对症、降低骨相关事件发生外，还可能增加免疫治疗疗效（存在争议但推荐）。

注：

晚期LC应采用以全身治疗为主的整合治疗，根据病理类型、分子遗传学特征、是否为寡转移及患者的机体状态制定个体化治疗策略，以期最大程度延长生存时间、控制疾病进展、提高生活质量，使临床获益最大化。寡转移在药物治疗基础上，应予放疗/手术等局部治疗；部分广泛转移在全身药物治疗有效情况下，采用手术/放疗等局部治疗可延长局部控制时间、改善症状、提高患者生活质量，并可带来生存获益。

（1）寡转移患者的放疗策略。

寡转移目前定义为转移器官不超过3个（纵隔淋巴结转移作为一个器官纳入），转移病灶不超过5个，是否可行根治性治疗等被认为是定义寡转移状态的重要因素。这部分患者如全身治疗有效（化疗、靶向治疗等），针对残存原发灶和（或）寡转移灶的积极局部治疗（SBRT、手术等），可能延长疾病控制时间和生存时间，获得潜在的根治效果。一项纳入寡转移LC的随机对照Ⅱ期试验结果显示，全身治疗有效后的局部治疗中位PFS延长9.8个月（14.2个月对比4.4个月，P=0.022），中位OS延长24.2个月（41.2个月对比17.0个月，P=0.017）；患者耐受好，无3级以上治疗相关AE；进展后接受局部治疗组的生存时间也更长（37.6个月对比9.4个月，P=0.034）。

但目前仍缺乏高级别证据，寡转移Ⅳ期后的巩固局部治疗，应通过MDT to HIM讨论决定，建议参加临床研究。

脑转移LC治疗前依据GPA或Lung-mol GPA分级评估系统评分判断预后。根据症状、一般情况、脑转移灶数目、脑水肿程度及对功能的影响，颅外病灶是否控制、EGFR突变等因素，在全身治疗基础上，针对脑转移进行MDT to HIM制定合理整合治疗，具体包括SRS，SRT或全脑放疗（WBRT）、手术和药物治疗等，以达到控制病灶、改善症状、提高生活质量、延长生存时间的目的。

对驱动基因突变阴性脑转移，化疗或化疗+免疫治疗是基本治疗，预后好者，脑转移灶数目局限者，根据脑转移位置、大小，建议行SRS或SRT；N0574研究对1~3个脑转移病灶SRS后是否需WBRT的Ⅲ期临床试验，结果显示SRS+WBRT组虽可改善脑部病灶控制，但不能提高OS且生活质量（QOL）更差。因此，推荐首选局部SRT治疗。对难治性脑转移灶（≥3cm、位于关键结构如脑干，视神经装置和内囊内或附近、WBRT进展后的多个复发进展病灶等），降低分次剂量的HFRT可在保证局部控制率前提下显著降低治疗相关毒性。

对于驱动基因突变阳性Ⅳ期脑转移，在分子靶向治疗有效基础上，预后好的患者，如脑转移灶局限需考虑行SRS或SRT，反之全脑放疗可用于整合治疗。对无症状、病灶≥3个脑转移灶的EGFR基因突变，也可先行EGFR-TKIs全身治疗。Ⅲ期随机对照临床试验BRAIN研究头对头比较了EGFR-TKI和全脑放疗±化疗两种方式治疗无症状≥3个脑转移病灶EGFR突变阳性LC的疗效，结果显示埃克替尼显著延长颅内PFS，且优于全脑放疗±化疗组。目前尚无该人群一线TKI一线治疗基础上对比早放疗和晚放疗的高级别证据。两项回顾分析结果均显示，对有限个数（4个病灶以内）的脑转移，一线TKI联合SRS疗效显著优于推迟放疗，中位OS延长12~21个月，死亡风险下降46%~61%；但对多发脑转移灶的一线TKI联合WBRT能否延长生存的结果不一致，一项分析显示可延长5个月，而另一项分析未发现OS有显著差异。因此，针对EGFR突变阳性的LC脑转移，推荐一线使用EGFR-TKI靶向治疗；是否一线联合放疗，建议开展临床试验；对4个以内的有限病灶，有条件推荐行SRT联合TKI治疗，可使OS获益最大。

脑转移灶的手术治疗对颅内单发、大于4cm或囊性坏死、部位适合、易于切除或水肿占位效应重、激素治疗效果欠佳、有脑疝风险或导致脑积水的患者，能迅速减轻相关症状，同时能获得肿瘤组织明确病理以及分子病理等信息。但对于脑干、丘脑、基底节等脑深部或功能区的转移瘤则不首选手术治疗。多项前瞻性和回顾性研究发现单发脑转移瘤手术+WBRT较单纯手术能明显提高生存，术后再行WBRT显著降低颅内转移和相关死亡。NCCTG N107C/CEC·3随机Ⅲ期临床试验发现脑转移瘤切除术后局部SRS或WBRT两组OS无差别，相比于WBRT组，SRS组在保护神经认知功能生存方面有显著优势。因此，如条件允许推荐脑转移病灶切除术后行局部SRS进一步降低神经系统副反应。

（2）广泛转移患者放疗策略。

Ⅳ期患者存在较大异质性，基于放疗的局部治疗作用，当转移灶压迫症状明显或有疼痛或骨相关事件高发者，建议姑息性胸腔放疗至少35 Gy/10 Fx。

Ⅳ期LC失败模式是在全身治疗基础上，以原发灶及区域淋巴结复发最早、最多，高达90%以上，因此，理论上认为将放疗与全身治疗相整合，优势互补，除姑息对症作用外，可在一定程度提高肿瘤控制的临床疗效：①驱动基因阴性的者，用含铂的两药联合方案化疗4~6个周期，全身有效治疗基础上，可考虑有效的局部治疗如放疗、手术等。研究表明，在晚期患者中放疗有明显生存获益，尤其是局部放疗达到根治性放疗剂量，能获得更好生存；可考虑原发病灶局部放疗，剂量首选>60Gy。②驱动基因阳性的晚期LC，在靶向治疗有效基础上，更多患者能从局部治疗参与中获得生存延长的获益，放疗参与宜在TKI药物治疗开始后2~3个月内进行。应用靶向药物治疗寡进展或缓慢进展也可从放疗等局部治疗获益。③晚期化疗联合免疫治疗的患者，KEYNOTE-001、PEMBRO-RT和Bauml研究均提示，在靶向及免疫参与的Ⅳ期LC治疗中，放疗参与有更多机会。但放疗的最佳分割剂量、靶区的数量、靶区范围、参与时机仍在临床研究中，目前临床试验建议放疗后再考虑免疫治疗，放疗技术优先考虑SBRT。

4　LC的中医治疗

主要推荐：

（1）不适合或不接受手术、放疗、化疗、分子靶向或免疫治疗的，推荐中医辨证治疗。

（2）在围手术期、放疗、化疗、分子靶向或免疫治疗期间，推荐同步进行中医辨证治疗。

（3）无须手术后辅助治疗或术后辅助治疗结束后，推荐进行3年以上的中医治疗。

（4）经治疗后病情稳定的带瘤患者，推荐长期进行中医治疗。

注：

（1）中医药治疗LC的特色。

1）以人为本，病证结合。人体正气亏虚是LC发病的根本病因和预后转归的关键。

2）"治未病"思想。中医药治疗LC不仅适用于晚期、老年等不能耐受西医治疗者，在接受西医治疗的同时联合应用中医药，可以改善症状，减轻肿瘤治疗相关不良反应，提高治疗完成率，增加疗效。在一定程度上有控制肿瘤复发、转移、延长生存期和提高生活质量的作用。长期使用，对康复和调养有积极作用。

3）中医药防治LC机制研究。用现代科研技术，阐明中医防治LC的科学内涵。

（2）中医药治疗LC的方法。

1）中医药治疗LC的方法分为扶正与祛邪，两者辩证统一，相辅相成。扶正是根本，祛邪是目的，须根据机体正气盛衰、邪气强弱综合考虑。

2）扶正培本法是指采用补气、补血、补阳或补阴之法，以调整失调之阴阳，调补虚衰之气血，阴阳平衡，正气自复。治疗时必须仔细辨证，绝非面面俱到的"十全大补"。

3）祛邪法主要用于以邪实为主的肿瘤患者。临床应分清痰凝、毒聚（邪毒、热毒）、气滞、血瘀的不同，根据邪气强弱酌情使用。

（3）中医病因病机。

1）正气内虚：脏腑阴阳失调，正气虚损是患病的主要内在原因。

2）邪毒侵肺：外界风寒暑湿燥火等六淫之邪，侵淫肺脏，致肺气宣降失司，肺气膹郁，血行受阻，气滞血凝，日久而成积块。

3）痰湿内聚：饮食不节，劳倦过度，情志失调等因素，可致脾虚运化失调，聚湿生痰，痰贮肺络，肺气抑郁，宣降失司，痰凝毒聚，肿块逐渐形成。

详述：

中医认为，肺脏的虚证以阴虚、气阴两虚为多见，实证则包括气滞、血瘀、痰凝、毒聚的病理变化。因此，越来越多医家把正气虚损学说和邪毒痰湿学说整合起来，认为正虚是发生LC的内在基础，也是贯穿于本病发展全程的根本病机。LC是全身属虚、局部属实的疾病。对LC采用扶正治癌的思想指导临床，即以扶正培本为主，辅以清热解毒、软坚化痰的治疗，才能取得良好的疗效。

4.1 中医辨证论治

（1）治疗原则。

首先是以人为本，即从整体观出发，着眼于患病之人，鉴别单一或复合证候，通过辨证论治以治癌。其次是病证结合，即在辨证论治基础上，选用经过现代药理学证明具有抗癌作用的中草药、中成药。

（2）辨证分型与治疗。

1）脾虚痰湿型。

主要证候：咳嗽痰多，胸闷气短，纳少便溏，神疲乏力，面色少华，舌质淡胖有齿印，苔白腻，脉濡缓或濡滑。

治法：健脾化湿，理气化痰。

方药：六君子汤合二陈汤加减。党参、白术、茯苓、薏苡仁、陈皮、半夏、甘草、瓜蒌皮、石上柏、石见穿、白花蛇舌草、百部、紫苑等。

2）阴虚内热型。

主要证候：咳嗽无痰或少痰，或泡沫痰，或痰中带血，气急胸痛，低热，口干，盗汗，心烦失眠，舌质红或红绛，少苔或光剥无苔，脉细数。

治法：养阴清肺，润肺化痰。

方药：百合固金汤加减。百合、生地、北沙参、麦冬、杏仁、全瓜蒌、鱼腥草、白花蛇舌草、八月札、苦参、干蟾皮等。

3）气阴两虚型。

主要证候：咳嗽少痰或带血，咳声低弱，神疲乏力气短，自汗或盗汗，口干不多饮，舌质红或淡红，有齿印，苔薄，脉细弱。

治法：益气养阴，清热化痰。

方药：生脉散合沙参麦冬汤加减。生黄芪、生白术、北沙参、天冬、麦冬、杏仁、百部、瓜蒌皮、五味子、石上柏、石见穿、白花蛇舌草、夏枯草、生牡蛎等。

4）肾阳亏虚型。

主要证候：咳嗽气急，动则气促，胸闷乏力，耳鸣，腰酸膝软，畏寒肢冷，夜间尿频，或并见消瘦、口干不欲饮等症，舌质淡红或质淡而胖，苔薄白，脉细沉。

治法：滋阴温肾，消肿散结。

方药：沙参麦冬汤合赞育丹加减。北沙参、天冬、熟地黄、生地黄、玄参、肉苁蓉、仙茅、淫羊藿、石上柏、石见穿、王不留行、白花蛇舌草、夏枯草、生牡蛎、蚕蛹、薜荔果等。

5）气滞血瘀型。

主要证候：咳嗽不畅或有痰血，胸闷气急，胸胁胀痛或剧痛，痛有定处，颈部及胸壁青筋显露，唇甲紫暗，舌质暗红或青紫，舌有瘀斑，苔薄黄，脉弦或涩。

治法：理气消肿，活血化瘀。

方药：复元活血汤加减。桃仁、王不留行、丹参、莪术、蜂房、八月札、郁金、全瓜蒌、夏枯草、生牡蛎、海藻、昆布、山豆根、石见穿、白花蛇舌草、山慈菇等。

4.2 LC的中西医结合治疗

（1）手术的中医药治疗。

手术损伤机体正气，且术后仍有复发转移风险。中医通过辨病辨证，平衡阴阳、补益气血津液、调节脏腑经络功能，提高机体自身抗病能力。术前应用可为体虚者争取手术条件，术后治疗可以减少复发，防止转移，提高远期疗效。Ⅰ-ⅢA期LC术后中医辨证以肺脾气虚和气阴两虚为主，治疗以益气养血，健脾化湿，益气养阴为主。长期中药辨证治疗可预防或延缓LC根治术后复发、转移，Ⅰ期、Ⅱ期和ⅢA期的中位DFS分别为67.36个月、24.03个月和15.9个月。推荐术后1周即可开始应用中医扶正祛邪、辨病辨证治疗。

（2）化疗的中医治疗。

中医认为化疗属于"药毒"，可引起不同程度的毒副反应，造成机体损伤，限制临床疗效。中医药与化疗联用，一方面运用理气和胃、补气养血、养阴清热、益肾健脾等方法，发挥扶正培本、平衡阴阳的作用，另一方面酌情采用软坚化痰、理气化瘀、清热解毒等中药，通过祛除邪气来加强扶正。

1）LC手术后辅助化疗的中医治疗原则。

中医药治疗是LC的DFS的独立保护因素。ⅠB-ⅢA期完全性切除术后LC，推荐采用中医药联合辅助化疗的整合治疗方案，辨证属于气虚、阴虚多见，兼有余毒未清，采用益气、养阴、软坚、解毒等方法，可以延长DFS，减轻化疗不良反应，改善临床症状及中医证候。临床分期越高，转移复发风险越大，ⅡA-ⅢB期LC在辅助化疗结束后，应继续中医辨病辨证治疗，以益气、填精、解毒的方法，能降低术后复发转移率，改善患者生活质量和免疫功能，优于单纯辅助化疗方案。

2）晚期LC姑息化疗患者的中医治疗原则。

中医药干预可延长晚期LC生存期。对晚期LC，应用中医整合方案（中医辨证汤剂、中药注射剂、中成药）联合化疗，在缩小及稳定病灶、抗远处转移、延长生存期、提高生存率等方面均有良好疗效，同时可减轻化疗毒副反应，在改善证候、体重、提高生存质量、提高免疫功能等方面也有良好作用。LC中，气阴两虚型占比最高，有学者以黄芪、北沙参、天冬、女贞子、石上柏、重楼等组成的中药复方益肺抗瘤饮（金复康）联合化疗，较单纯化疗相比，可以获得更好的中位OS，在远期生存率、远处转移率等疗效观察方面，化疗联合金复康，也体现了明显的优势。在晚期LC一线化疗后的维持治疗阶段，在延长生存时间方面，单纯中医整合方案治疗与维持化疗临床疗效相当，且具有更优的生活质量。

（3）放疗的中医治疗。

放疗归属于中医"祛邪"的治法范畴，然而放射线同时也会损伤正常的组织细胞，属于致病的"热毒"之邪。热邪伤阴耗气，会出现口干、便结、干咳、气短、乏力等气阴两伤症状。中医强调扶正以祛邪，祛邪不伤正，对于任何分期、有放疗指征的LC患者，均推荐在放疗同时联合中医药，辨证应用养阴生津、活血解毒、凉血补气等治疗原则，可提高放疗完成率，增加放疗近期疗效。同时减轻放疗后出现的食欲下降，口干咽燥，倦怠乏力等毒副反应，提高生活质量。

（4）靶向的中医治疗。

随着分子靶向治疗的飞速发展，部分晚期LC预后得到很大改善，但依然存在着一定的局限性，如耐药、不良反应等。中医推荐在靶向药物治疗同时联合中医辨证辨病治疗，以发挥增效减毒的疗效。

对EGFR突变阳性的ⅢA-Ⅳ期肺腺癌患者，接受TKIs治疗同时推荐应用辨证口服中药，运用益气温阳、养阴、益气养阴、软坚解毒等方法，可以获得更好的PFS，一线治疗的疗效优于二线治疗。2020年，一项纳入57项随机对照试验，总样本量为4266例，Ⅲ-Ⅳ期LC患者的Meta分析得到了类似结果，中医药联合EGFR-TKIs治疗有效率显著高于单独应用EGFR-TKIs。推荐基于中医辨证论治，应用中医整合治疗方法，包括中药静注、中药口服汤剂、中成药、颗粒剂等，治则以益气、养阴、清热化痰为主。一致认为中医药对EGFR-TKIs治疗肺癌有增效作用。

第五章

LC 的康复

主要推荐：

（1）LC治愈性治疗后的随访。

1）LC接受治愈性治疗后（包括以治愈为目标的手术、放疗或MDT to HIM整合治疗等），有必要密切随访，从而早期发现肿瘤复发、转移和新发原发LC，并及时处理，以延长生存时间，改善生活质量。

2）接受治愈性治疗后无临床症状或症状稳定LC，推荐治疗后前5年每6月随访1次，治疗后5年以上每年随访1次。

3）对出现新发症状或症状加重者，推荐立即随访。

4）根据治疗后恢复情况，酌情决定首次随访时间。

5）项目推荐：询问病史、体检和胸部CT（平扫或增强）（推荐但存在争议）。

a. 前两年，胸部（含双侧肾上腺）平扫或增强CT检查；两年后，胸部平扫或低剂量CT检查。

b. 不推荐PET/CT作为常规随访手段。

c. 不推荐常规头颅MRI检查、骨扫描、纤维支气管镜随访疾病复发转移。

d. 不推荐使用外周血肿瘤标志物监测疾病复发。

（2）未接受根治性放疗的局部晚期和晚期LC的随访。

1）对无临床症状或症状稳定者，推荐治疗后每6~12周随访1次。

2）对出现相关新发症状或症状加重者，推荐立即随访。

3）随访项目推荐包括：询问病史、体检、胸部CT（平扫或者增强）。

4）根据合并的转移或侵犯部位等，调整相应的影像检查，包括头颅MRI、骨扫描等，或包括相应症状部位的适宜检查。

a. 不建议采用PET/CT作为常规随访手段。

b. 不推荐使用外周血肿瘤标志物监测疾病复发。

（3）其他随访推荐。

1）对临床上不适合或不愿意接受进一步治疗者，无须接受影像检查。推荐在随访策略中综合评估健康状况，合并慢性疾病，及患者的个人选择。

2）在随访过程中，应对患者吸烟状况进行评估，鼓励患者戒烟。

3）建议由MDT to HIM团队制定随访方案，并考虑个体化调整。

注：

癌症随访的目的主要是发现：①复发/转移；②新的原发癌；③治疗后的并发症等其他可能威胁生命/健康的情况。目前缺乏最佳随访频率、时机和随访方案的前瞻性随机对照研究结果，且至今无大规模随机对照研究证明LC患者治疗后随访能带来生存获益。

第六章

LC分期整合治疗总则

1 LC整合治疗概述

LC整合治疗是指根据患者机体状况、肿瘤病理类型、肿瘤侵犯范围（疾病分期）、细胞分子生物学的改变，结合成本效益分析，有计划地、合理地整合运用现有各种有效治疗手段，以期较大幅度地提高治愈率并改善生活质量。整合治疗旨在尽可能保留器官主要功能的情况下延长生存并提高生活质量。LC的整合治疗有赖于对病情的综合评估、准确诊断，及MDT to HIM的有效协作。推荐构建以患者为中心的LC多学科团队（MDT to HIM）诊疗模式，以制定合理、有计划的整合治疗方案。LC的MDT团队应包括胸外科、呼吸内科、肿瘤内科或胸内科、放疗科、介入科（内镜科）、影像科、病理科等学科的专家。LC的MDT to HIM根据患者个体情况，结合最佳循证医学证据，制定可实施的最优化整合治疗方案。现今，手术治疗、放射治疗（简称放疗）、化学药物治疗（简称化疗）、分子靶向治疗和免疫治疗是肺癌治疗的五大常规疗法，其他有效治疗补充包括介入治疗和中医药治疗。

肺癌可分为LC和SCLC，二者细胞生物学特性、治疗应答等存在较大差异，影响二者整合治疗方案的制定。目前LC的整合治疗包括手术、分子靶向治疗、化疗、放疗、免疫治疗及中医中药治疗等。近年来分子靶向治疗和免疫治疗的发展使LC的疗效有极大提高，改变了治疗格局。对于LC，分子分型在制定整合治疗方案中发挥重要作用。SCLC与LC相比，恶性程度更高，易发生远处转移，通常确诊时已转移，只有极少数有手术机会，目前SCLC的整合治疗以化疗、放疗和免疫为主，其分子分型尚在探索中。

2 Ⅰ期LC的综合治疗原则

（1）Ⅰ期LC首选治疗为解剖性肺叶切除加系统的肺门纵隔淋巴结取样或清扫术。ⅠA期LC患者不推荐术后辅助治疗。EGFR突变阳性的ⅠB期LC完全切除术后，可考虑应用奥希替尼辅助治疗。EGFR突变阴性的ⅠB期LC，肿瘤完全切除术后常规不推荐辅助化疗，对其中存在高危因素的患者，推荐MDT to HIM综合评估，结合评估意见及患者意愿，个别情况下可考虑术后辅助化疗（存在争议但推荐）。

（2）对医学原因不能接受肺叶切除加肺门纵隔淋巴结清扫术的Ⅰ期LC患者可考虑行亚肺叶切除术（肺段切除和楔形切除术）加系统的肺门纵隔淋巴结取样或清扫术。

（3）不宜或不愿手术治疗的Ⅰ期LC，推荐立体定向放疗（SBRT）。

（4）不完全性切除的Ⅰ期LC，推荐再次手术±化疗或术后三维适形放疗±化疗。

3　Ⅱ期LC的综合治疗原则

（1）Ⅱ期LC首选治疗为解剖性肺叶切除加系统的肺门纵隔淋巴结取样或清扫术。EGFR突变阳性的Ⅱ期LC完全肿瘤切除术后推荐EGFR-TKI（奥希替尼，吉非替尼或埃克替尼）辅助治疗。EGFR突变阴性的Ⅱ期LC，完全性肿瘤切除术后推荐进行辅助化疗。

（2）对医学原因不能接受肺叶切除加肺门纵隔淋巴结清扫术的Ⅱ期LC患者考虑行亚肺叶切除术（肺段切除和楔形切除术）加系统的肺门纵隔淋巴结取样或清扫术。

（3）不宜或不愿手术治疗的Ⅱ期LC，推荐立体定向放疗（SBRT）或同步放化疗。

（4）不完全性切除的Ⅱ期LC，推荐再次手术+化疗或术后三维适形放疗+化疗。

4　Ⅲ期LC的综合治疗原则

Ⅲ期LC具有高度的临床、病理和分子异质性，在开始治疗前，推荐接受MDT to HIM诊疗评估，以制定最优化多学科整合治疗方案。Ⅲ期LC分为可手术和不可手术两大类。

（1）可手术的Ⅲ期LC，首选手术治疗，推荐解剖性肺叶切除术+系统的肺门纵隔淋巴结取样或清扫术。

1）临床单站N2纵隔淋巴结非巨块型转移（淋巴结<3cm），预期可完全切除，可行手术切除+辅助化疗或新辅助化疗+手术。

2）临床多站N2纵隔淋巴结转移，预期可完全切除，可行根治性同步放化疗或新辅助化疗±放疗+手术。

3）T3-4N1、T4N0非肺上沟瘤（侵犯胸壁、主支气管或纵隔），可行手术+辅助化疗或新辅助化疗±放疗+手术。

4）T3-4N1肺上沟瘤，行新辅助放化疗+手术。

5）ⅢA期的可切除LC，如分子诊断提示存在EGFR基因敏感突变，可行EGFR-

TKI 新辅助靶向治疗。

6）Ⅱ-ⅢB 期的可切除 LC，EGFR/ALK 阴性，符合新辅助化疗指征者建议进入新辅助免疫治疗的临床试验。

7）临界可切除的局部晚期 LC 可诱导化疗、靶向治疗（EGFR 敏感突变阳性患者）等多种治疗手段，再分期后重新评估手术可能性。

（2）Ⅲ期 LC 完全切除术后，推荐根据 EGFR 突变状态选择术后辅助治疗方案。

1）EGFR 突变阳性的Ⅲ期 LC 完全切除术后推荐 EGFR-TKI（奥希替尼，吉非替尼，埃克替尼或厄洛替尼）辅助治疗，优先推荐奥希替尼辅助治疗。

2）EGFR 突变阴性的Ⅲ期 LC，完全切除术后推荐进行辅助化疗；建议参加辅助免疫治疗临床试验。

3）完全性切除的Ⅲ期 LC，不推荐辅助放疗。

4）不完全性切除的Ⅲ期 LC，推荐术后放化疗。

（3）Ⅲ期不可手术 LC 患者，推荐同步放化疗+度伐利尤单抗巩固治疗。由于医学原因无法耐受同步化放疗者，可序贯化放疗

5　Ⅳ期驱动基因阳性 LC 的治疗原则

Ⅳ期 LC 经分子生物学检测后，根据分子分型指导药物治疗。常规检测基因包含 EGFR 突变、ALK 融合、ROS1 融合、RET 重排、MET4 外显子跳跃突变、BRAF V600E 突变、KRAS G12C 突变和 NTRK 融合。随着 NGS 检测技术的发展，建议一次性多基因检测。Ⅳ期驱动基因阳性 LC 的整合治疗原则如下：

（1）随着越来越多 LC 驱动基因的发现和相应特异治疗药物的上市，推荐采用高通量检测方法一次性发现可靶向的驱动基因并一线使用相应的靶向药物治疗。

（2）同一情况下可选择的药物和方法越来越多，需要建立一个兼顾疗效、安全性、生存质量和补偿机制的整合评分系统，让患者得到较为理想的治疗价值。

（3）对靶向治疗中获益明显并持久者，经 MDT to HIM 整合评估，推荐对残留病灶进行局部治疗（包括但不限于手术、放疗、消融等），局部治疗手段的选择以"最小创伤、最大获益"为原则。

（4）一线靶向治疗后寡进展的患者，经 MDT to HIM 整合评估，推荐继续原 TKI 治疗+局部治疗。

（5）一线靶向治疗后广泛进展者，推荐再活检或 ctDNA 检测，具有明确耐药机制并有相应克服耐药的靶向治疗药物的患者，推荐使用相应克服耐药的靶向治疗药物。没有明确耐药机制或虽有明确耐药机制但无相应克服耐药的靶向治疗药物的患者，参照驱动基因阴性Ⅳ期 LC 的治疗推荐，也可进入新药临床试验。

（6）驱动基因阳性 LC 脑转移者，一线优先推荐针对该驱动基因的靶向治疗。靶

向治疗过程中颅外病灶稳定而颅内病灶进展者，推荐继续原靶向治疗加颅内病灶的局部治疗，可采用SRT或手术切除脑转移瘤；如颅内病灶数量或大小不适合SRT或手术治疗，可行WBRT。

（7）驱动基因阳性LC脑膜转移者，推荐脑脊液基因检测指导靶向治疗药物的选择，也可行全脑放疗，并探索鞘内注射疗法。

（8）驱动基因阳性LC寡转移者（包括脑寡转移、肾上腺寡转移、肺部寡转移），整合治疗以系统治疗和局部治疗并重为原则。推荐MDT to HIM整合评估原发病灶、区域淋巴结和寡转移病灶的手术可能性，在靶向治疗基础上，对原发病灶和寡转移病灶采取同期或异期手术治疗。不适合手术治疗的可进行放疗。手术或放疗后继续靶向治疗。

（9）驱动基因阳性并接受靶向治疗的Ⅳ期LC，可进行ctDNA监测。治疗过程中ctDNA动态变化有助于对预后和疗效的判断。靶向治疗耐药时，ctDNA检测有助于发现耐药机制。对于ctDNA检测阴性，推荐组织活检。对系统治疗或系统+局部治疗达到CR的患者，可进行探索性MRD检测（存在争议但推荐）。

（10）推荐驱动基因阳性者进入新型靶向治疗药物的临床试验。

6　Ⅳ期驱动基因阴性LC的整合治疗原则

驱动基因阴性指EGFR突变、ALK重排、ROS-1重排、c-Met14外显子跳跃突变、RET重排等明确驱动基因检测为阴性。Ⅳ期驱动基因阴性LC的整合治疗原则如下：

（1）推荐驱动基因阴性LC初始治疗前行PD-L1表达程度的免疫组化检测。

（2）对PD-L1≥50%，一线治疗优先推荐免疫单药治疗，也可考虑免疫联合化疗。

（3）不论PD-L1表达如何，一线治疗均可推荐免疫联合化疗，对PD-L1 1%~49%，一线治疗也可选择免疫单药治疗。

（4）不适合免疫联合化疗的驱动基因阴性Ⅳ期LC，一线推荐抗血管生成治疗联合化疗。

（5）PS=2的驱动基因阴性Ⅳ期LC一线推荐单药化疗。

（6）一线未接受过免疫治疗的驱动基因阴性Ⅳ期LC，二线优先推荐免疫单药治疗；一线接受过免疫治疗的驱动基因阴性Ⅳ期LC，二线优先推荐化疗或化疗联合抗血管生成治疗。

（7）推荐安罗替尼用于既往至少接受过2种系统化疗后出现进展或复发的局部晚期或转移性LC（鳞癌限外周型）的治疗。

（8）推荐驱动基因阴性患者进入临床试验。

参考文献

[1] Global Cancer Observatory；Cancer Today. Lyon，France；International Agency for Research on Cancer. Available from；https；//gco.iarc.fr/today/home.

[2] Global Burden of Disease Collaborative Network. Global Burden of Disease Study 2019（GBD 2019）Results. Seattle，United States；Institute for Health Metrics and Evaluation（IHME），2020. Available from；http；//ghdx.healthdata.org/gbd-results-tool.

[3] Siwei Zhang，Kexin Sun，Rongshou Zheng，et al，Cancer incidence and mortality in China，2015. Journal of the National Cancer Center（2020）.

[4] Zeng H，Chen W，Zheng R，et al. Changing cancer survival in China during 2003-15；a pooled analysis of 17 population-based cancer registries[J]. Lancet Glob Health，2018，6（5）；e555-567.

[5] PDQ® Screening and Prevention Editorial Board. PDQ lung cancer prevention. Bethesda，MD；National Cancer Institute. Updated 2021-05-12.［EB/OL］https；//www.cancer.gov/types/lung/hp/lung-prevention-pdq.

[6] 樊代明主编，整合肿瘤学，科学出版社，2021年

[7] Chen W，Zheng R，Baade PD，et al. Cancer statistics in China，2015. CA Cancer J Clin. 2016；66（2）；115-132. doi；10.3322/caac.21338

[8] Sun KX，Zheng RS，Zeng HM，et al. Zhonghua Zhong Liu Za Zhi. 2018；40（11）；805-811. doi；10.3760/cma.j.issn.0253-3766.2018.11.002

[9] International Early Lung Cancer Action Program Investigators. International Early Lung Cancer Action Program protocol. Available at；www.IELCAP.org/protocols Accessed June 6，2020.

[10] Zhu LY，Xu YJ，Liang D，Chen P. Zhonghua Jie He He Hu Xi Za Zhi. 2012；35（6）；419-422.

[11] WHO Classification of Tumours Editorial Bord；World Health Organization Classification of tumours 5th Edition. Thoracic tumours. Lyon（France）；IARC Press，2021.

[12] Travis WD，Dacic S，Wistuba I，Yatabe Y，Adusumilli P，et al. IASLC Multidisciplinary Recommendations for Pathologic Assessment of Lung Cancer Resection Specimens After Neoadjuvant Therapy. J Thorac Oncol.2020 05；15（5）；709-740.

[13] 国家肿瘤质控中心肺癌质控专家委员会；执笔人；曲杨、颜黎栩、孙巍、谭锋维；通信作者；应建明、林冬梅、赫捷. 非小细胞肺癌新辅助治疗疗效病理评估专家共识. 中华病理学杂志，2021，50（9）；1002-1007.

[14] 中国抗癌协会肿瘤病理专业委员会肺癌学组，中国抗癌协会肺癌专业委员会，PD-L1检测共识专家组；非小细胞肺癌 PD-L1 免疫组织化学检测规范中国专家共识[J]. 中国肺癌杂志，23（9）；733-740，2020.

[15] Gandara DR，Paul SM，Kowanetz M，et al；Blood-based tumor mutational burden as a predictor of clinical benefit in non-small-cell lung cancer patients treated with atezolizumab. Nat Med 24；1441-1448，2018

[16] Ginsberg RJ，Rubinstein LV. Randomized trial of lobectomy versus limited resection for T1N0 non-small cell lung cancer. Lung Cancer Study Group. Ann Thorac Surg 1995；60；615-622.

[17] Veluswamy RR，Ezer N，Mhango G et al. Limited resection versus lobectomy for older patients with early stage lung cancer；impact of histology. J Clin Oncol 2015；33；3447-3453.

[18] Koike T，Kitahara A，Sato S et al. Lobectomy versus segmentectomy in radiologically pure solid small-sized non-small cell lung cancer. Ann Thorac Surg 2016；101；1354-1360.

[19] Kenji Suzuki，Shunichi Watanabe，Masashi Wakabayashi，et al. A Single-arm Study of Sublobar Resection for Ground Glass Opacity Dominant Peripheral Lung Cancer. J Thorac Cardiovasc Surg. 2020.

[20] Lardinois D，De Leyn P，Van Schil P，et al. ESTS guidelines for intraoperative lymph node staging in

non-small cell lung cancer. Eur J Cardiothorac Surg. 2006; 30（5）; 787－792.

[21] Detterbeck F, Puchalski J, Rubinowitz A, Cheng D. Classification of the thoroughness of mediastinal staging of lung cancer. Chest. 2010; 137（2）; 436－442.

[22] Darling GE, Allen MS, Decker PA, et al. Randomized trial of mediastinal lymph node sampling versus complete lymphadenectomy during pulmonary resection in the patient with N0 or N1（less than hilar）non-small cell carcinoma; results of the American College of Surgery Oncology Group Z0030 Trial. J Thorac Cardiovasc Surg. 2011; 141（3）; 662－670.

[23] Izbicki JR, Passlick B, Pantel K, et al. Effectiveness of radical systematic mediastinal lymphadenectomy in patients with resectable non-small cell lung cancer; results of a prospective randomized trial. Ann Surg. 1998; 227（1）; 138－144.

[24] Ishiguro F, Matsuo K, Fukui T, Mori S, Hatooka S, Mitsudomi T. Effect of selective lymph node dissection based on patterns of lobe-specific lymph node metastases on patient outcome in patients with resectable non-small cell lung cancer; a large-scale retrospective cohort study applying a propensity score. J Thorac Cardiovasc Surg. 2010; 139（4）; 1001－1006.

[25] Group NM-aC; Preoperative chemotherapy for non-small-cell lung cancer; a systematic review and meta-analysis of individual participant data. Lancet 383; 1561-71, 2014

[26] van Meerbeeck JP, Kramer GW, Van Schil PE, et al; Randomized controlled trial of resection versus radiotherapy after induction chemotherapy in stage ⅢA-N2 non-small-cell lung cancer. J Natl Cancer Inst 99; 442-50, 2007

[27] Albain KS, Swann RS, Rusch VW, et al; Radiotherapy plus chemotherapy with or without surgical resection for stage Ⅲ non-small-cell lung cancer; a phase Ⅲ randomised controlled trial. Lancet 374; 379-86, 2009

[28] Thomas M, Rube C, Hoffknecht P, et al; Effect of preoperative chemoradiation in addition to preoperative chemotherapy; a randomised trial in stage Ⅲ non-small-cell lung cancer. Lancet Oncol 9; 636-48, 2008

[29] Pless M, Stupp R, Ris HB, et al; Induction chemoradiation in stage ⅢA/N2 non-small-cell lung cancer; a phase 3 randomised trial. Lancet 386; 1049-56, 2015

[30] Forde PM, Chaft JE, Smith KN, et al; Neoadjuvant PD-1 Blockade in Resectable Lung Cancer. N Engl J Med 378; 1976-1986, 2018

[31] Gao S, Li N, Gao S, et al; Neoadjuvant PD-1 inhibitor（Sintilimab）in NSCLC. J Thorac Oncol 15; 816-826, 2020

[32] Provencio M, Nadal E, Insa A, et al; Neoadjuvant chemotherapy and nivolumab in resectable non-small-cell lung cancer（NADIM）; an open-label, multicentre, single-arm, phase 2 trial. Lancet Oncol 21; 1413-1422, 2020

[33] Zhong WZ, Chen KN, Chen C, et al; Erlotinib Versus Gemcitabine Plus Cisplatin as Neoadjuvant Treatment of Stage ⅢA-N2 EGFR-Mutant Non-Small-Cell Lung Cancer（EMERGING-CTONG 1103）; A Randomized Phase Ⅱ Study. J Clin Oncol 37; 2235-2245, 2019

[34] Pignon JP, Tribodet H, Scagliotti GV, et al. Lung adjuvant cisplatin evaluation; a pooled analysis by the LACE Collaborative Group[J]. J Clin Oncol, 2008, 26（21）; 3552-3559

[35] Biagi JJ, Raphael MJ, Mackillop WJ, et al. Association between time to initiation of adjuvant chemotherapy and survival in colorectal cancer; a systematic review and meta-analysis[J]. JAMA, 2011, 305（22）; 2335-2342

[36] Kelly K, Altorki NK, Eberhardt WE, et al. Adjuvant Erlotinib Versus Placebo in Patients With Stage ⅠB-ⅢA Non-Small-Cell Lung Cancer（RADⅠANT）; A Randomized, Double-Blind, Phase Ⅲ Trial[J]. J Clin Oncol, 2015, 33（34）; 4007-4014.

[37] Zhong WZ, Wang Q, Mao WM, et al. Gefitinib versus vinorelbine plus cisplatin as adjuvant treat-

ment for stage Ⅱ-ⅢA (N1-N2) EGFR-mutant NSCLC (ADJUVANT/CTONG1104): a randomised, open-label, phase 3 study[J]. Lancet Oncol, 2018, 19 (1): 139-148.

[38] Yue D, Xu S, Wang Q, et al. Erlotinib versus vinorelbine plus cisplatin as adjuvant therapy in Chinese patients with stage ⅢA EGFR mutation-positive non-small-cell lung cancer (EVAN): a randomised, open-label, phase 2 trial[J]. Lancet Respir Med, 2018, 6 (11): 863-873.

[39] Wu YL, Tsuboi M, He J, et al. Osimertinib in Resected EGFR-Mutated Non-Small-Cell Lung Cancer[J]. N Engl J Med, 2020, 383 (18): 1711-1723.

[40] Pi C, Xu CR, Zhang MF, et al. EGFR mutations in early-stage and advanced-stage lung adenocarcinoma: Analysis based on large-scale data from China[J]. Thorac Cancer, 2018, 9 (7): 814-819.

[41] PORT Meta-analysis Trialists Group. Postoperative radiotherapy in non-small-cell lung cancer: systematic review and meta-analysis of individual patient data from nine randomised controlled trials[J]. Lancet (London, England), 1998, 352 (9124): 257-263.

[42] Park SY, Lee JG, Kim J, et al. Efficacy of platinum-based adjuvant chemotherapy in T2aN0 stage ⅠB non-small cell lung cancer[J]. J Cardiothorac Surg, 2013, 8: 151.

[43] Strauss GM, Herndon JE, Maddaus MA, et al. Adjuvant paclitaxel plus carboplatin compared with observation in stage ⅠB non-small-cell lung cancer: CALGB 9633 with the Cancer and Leukemia Group B, Radiation Therapy Oncology Group, and North Central Cancer Treatment Group Study Groups[J]. J Clin Oncol, 2008, 26 (31): 5043-5051.

[44] Butts CA, Ding K, Seymour L, et al. Randomized phase Ⅲ trial of vinorelbine plus cisplatin compared with observation in completely resected stage ⅠB and Ⅱ non-small-cell lung cancer: updated survival analysis of JBR-10[J]. J Clin Oncol, 2010, 28 (1): 29-34.

[45] Arriagada R, Auperin A, Burdett S, et al. Adjuvant chemotherapy, with or without postoperative radiotherapy, in operable non-small-cell lung cancer: two meta-analyses of individual patient data[J]. Lancet (London, England). 2010, 375 (9722): 1267-1277.

[46] Antonin Levy, Lizza E.L. Hendriks, Thierry Berghmans, et al. EORTC Lung Cancer Group survey on the definition of NSCLC synchronous oligometastatic disease. European Journal of Cancer 2019, 122: 109-114

[47] Hanagiri T, Takenaka M, Oka S, et al. Results of a surgical resection for patients with stage Ⅳ non-small-cell lung cancer. Clin Lung Cancer, 2012; 13 (3): 220-224.

[48] Ashworth AB, Senan S, Palma DA, et al. An individual patient data meta-analysis of outcomes and prognostic factors after treatment of oligometastatic non-small-cell lung cancer. Clin Lung Cancer, 2014; 15 (5): 346.

[49] Park K, Tan EH, O'Byrne K, Zhang L, Boyer M, Mok T et al. Afatinib versus gefitinib as first-line treatment of patients with EGFR mutation-positive non-small-cell lung cancer (LUX-Lung 7): a phase 2B, open-label, randomised controlled trial. Lancet Oncol 2016; 17: 577-589.

[50] Wu YL, Cheng Y, Zhou X, Lee KH, Nakagawa K, Niho S et al. Dacomitinib versus gefitinib as first-line treatment for patients with EGFR-mutation-positive non-small-cell lung cancer (ARCHER 1050): a randomised, open-label, phase 3 trial. Lancet Oncol 2017; 18: 1454-1466.

[51] Gray JE, Okamoto I, Sriuranpong V, Vansteenkiste J, Imamura F, Lee JS et al. Tissue and Plasma EGFR Mutation Analysis in the FLAURA Trial: Osimertinib versus Comparator EGFR Tyrosine Kinase Inhibitor as First-Line Treatment in Patients with EGFR-Mutated Advanced Non-Small Cell Lung Cancer. Clin Cancer Res 2019; 25: 6644-6652.

[52] Yang JC, Sequist LV, Geater SL, Tsai CM, Mok TS, Schuler M et al. Clinical activity of afatinib in patients with advanced non-small-cell lung cancer harbouring uncommon EGFR mutations: a combined post-hoc analysis of LUX-Lung 2, LUX-Lung 3, and LUX-Lung 6. Lancet Oncol 2015; 16: 830-838.

[53] Wu YL, Lee JS, Thongprasert S, Yu CJ, Zhang L, Ladrera G et al. Intercalated combination of chemotherapy and erlotinib for patients with advanced stage non-small-cell lung cancer（FASTACT-2）: a randomised, double-blind trial. Lancet Oncol 2013; 14; 777-786.

[54] Zhou Q, Xu CR, Cheng Y, Liu YP, Chen GY, Cui JW et al. Bevacizumab plus erlotinib in Chinese patients with untreated, EGFR-mutated, advanced NSCLC（ARTEMIS-CTONG1509）: A multicenter phase 3 study. Cancer Cell 2021; 39; 1279-1291.e1273.

[55] Wu YL, Ahn MJ, Garassino MC, Han JY, Katakami N, Kim HR et al. CNS Efficacy of Osimertinib in Patients With T790M-Positive Advanced Non-Small-Cell Lung Cancer: Data From a Randomized Phase III Trial（AURA3）. J Clin Oncol 2018; 36; 2702-2709.

[56] Solomon BJ, Kim DW, Wu YL, Nakagawa K, Mekhail T, Felip E et al. Final Overall Survival Analysis From a Study Comparing First-Line Crizotinib Versus Chemotherapy in ALK-Mutation-Positive Non-Small-Cell Lung Cancer. J Clin Oncol 2018; 36; 2251-2258

[57] Soria JC, Tan DSW, Chiari R, Wu YL, Paz-Ares L, Wolf J et al. First-line ceritinib versus platinum-based chemotherapy in advanced ALK-rearranged non-small-cell lung cancer（ASCEND-4）: a randomised, open-label, phase 3 study. Lancet 2017; 389; 917-929.

[58] Camidge DR, Dziadziuszko R, Peters S, Mok T, Noe J, Nowicka M et al. Updated Efficacy and Safety Data and Impact of the EML4-ALK Fusion Variant on the Efficacy of Alectinib in Untreated ALK-Positive Advanced Non-Small Cell Lung Cancer in the Global Phase III ALEX Study. J Thorac Oncol 2019; 14; 1233-1243.

[59] Camidge DR, Kim HR, Ahn MJ, Yang JCH, Han JY, Hochmair MJ et al. Brigatinib Versus Crizotinib in Advanced ALK Inhibitor-Naive ALK-Positive Non-Small Cell Lung Cancer: Second Interim Analysis of the Phase III ALTA-1L Trial. J Clin Oncol 2020; 38; 3592-3603.

[60] Shaw AT, Bauer TM, de Marinis F, Felip E, Goto Y, Liu G et al. First-Line Lorlatinib or Crizotinib in Advanced ALK-Positive Lung Cancer. N Engl J Med 2020; 383; 2018-2029.

[61] 26.Yang Y, Zhou J, Zhou J, Feng J, Zhuang W, Chen J et al. Efficacy, safety, and biomarker analysis of ensartinib in crizotinib-resistant, ALK-positive non-small-cell lung cancer: a multicentre, phase 2 trial. Lancet Respir Med 2020; 8; 45-53.

[62] Shaw AT, Ou SH, Bang YJ, Camidge DR, Solomon BJ, Salgia R et al. Crizotinib in ROS1-rearranged non-small-cell lung cancer. N Engl J Med 2014; 371; 1963-1971

[63] Drilon A, Siena S, Ou SI, Patel M, Ahn MJ, Lee J et al. Safety and Antitumor Activity of the Multitargeted Pan-TRK, ROS1, and ALK Inhibitor Entrectinib: Combined Results from Two Phase I Trials（ALKA-372-001 and STARTRK-1）. Cancer Discov 2017; 7; 400-409.

[64] Lu S, Fang J, Li X, Cao L, Zhou J, Guo Q et al. Phase II study of savolitinib in patients（pts）with pulmonary sarcomatoid carcinoma（PSC）and other types of non-small cell lung cancer（NSCLC）harboring MET exon 14 skipping mutations（METex14+）. American Society of Clinical Oncology, 2020.

[65] Reck M, Rodríguez-Abreu D, Robinson AG, et al. Five-Year Outcomes With Pembrolizumab Versus Chemotherapy for Metastatic Non-Small-Cell Lung Cancer With PD-L1 Tumor Proportion Score ≥ 50. J Clin Oncol. 2021 Jul 20; 39（21）; 2339-2349.

[66] Mok TSK, Wu YL, Kudaba I, et al. Pembrolizumab versus chemotherapy for previously untreated, PD-L1-expressing, locally advanced or metastatic non-small-cell lung cancer（KEYNOTE-042）: a randomised, open-label, controlled, phase 3 trial[J]. Lancet, 2019, 393（10183）; 1819-1830.

[67] Herbst RS, Giaccone G, de Marinis F, et al. Atezolizumab for First-Line Treatment of PD-L1-Selected Patients with NSCLC. N Engl J Med. 2020 Oct 1; 383（14）; 1328-1339.

[68] Nishio M, Barlesi F, West H, et al. Atezolizumab Plus Chemotherapy for First-Line Treatment of Nonsquamous NSCLC: Results From the Randomized Phase 3 IMpower132 Trial. J Thorac Oncol.

2021 Apr; 16 (4): 653-664.

[69] Rodríguez-Abreu D, Powell SF, et al. Pemetrexed plus platinum with or without pembrolizumab in patients with previously untreated metastatic nonsquamous NSCLC: protocol-specified final analysis from KEYNOTE-189. Ann Oncol. 2021 Jul; 32 (7): 881-895.

[70] Zhou C, Chen G, Huang Y, et al. Camrelizumab plus carboplatin and pemetrexed versus chemotherapy alone in chemotherapy-naive patients with advanced non-squamous non-small-cell lung cancer (CameL): a randomised, open-label, multicentre, phase 3 trial. Lancet Respir Med. 2021 Mar; 9 (3): 305-314.

[71] Lu S, Wang J, Yu Y, et al. Tislelizumab Plus Chemotherapy as First-line Treatment for Locally Advanced or Metastatic Nonsquamous Non-Small Cell Lung Cancer (RATIONALE 304): A Randomized Phase 3 Trial. J Thorac Oncol, 2021, S1556-0864 (21) 02176-6.

[72] Yang Y, Wang Z, Fang J, et al. Efficacy and safety of sintilimab plus pemetrexed and platinum as first-line treatment for locally advanced or metastatic nonsquamous NSCLC: A randomized, double-blind, phase 3 study (Oncology pRogram by InnovENT anti-PD-1-11). J Thorac Oncol, 2020, 15 (10): 1636-1646.

[73] Zhou C, Wu YL, Chen G, et al. BEYOND: A Randomized, Double-Blind, Placebo-Controlled, Multicenter, Phase III Study of First-Line Carboplatin/Paclitaxel Plus Bevacizumab or Placebo in Chinese Patients With Advanced or Recurrent Nonsquamous Non-Small-Cell Lung Cancer. J Clin Oncol. 2015 Jul 1; 33 (19): 2197-204.

[74] Paz-Ares LG, de Marinis F, Dediu M, et al. PARAMOUNT: Final overall survival results of the phase III study of maintenance pemetrexed versus placebo immediately after induction treatment with pemetrexed plus cisplatin for advanced nonsquamous non-small-cell lung cancer. J Clin Oncol. 2013; 31: 2895–902.

[75] Seto T, Azuma K, Yamanaka T, et al. Randomized Phase III Study of Continuation Maintenance Bevacizumab With or Without Pemetrexed in Advanced Nonsquamous Non-Small-Cell Lung Cancer: COMPASS (WJOG5610L). J Clin Oncol. 2020 Mar 10; 38 (8): 793-803.

[76] Chu T, Lu J, Bi M, et al. Equivalent efficacy study of QL1101 and bevacizumab on untreated advanced non-squamous non-small cell lung cancer patients: a phase 3 randomized, double-blind clinical trial. Cancer Biol Med. 2021 Mar12; 18 (3): 816–24.

[77] Reck M, Mok TSK, Nishio M, et al. Atezolizumab plus bevacizumab and chemotherapy in non-small-cell lung cancer (IMpower150): Key subgroup analyses of patients with EGFR mutations or baseline liver metastases in a randomised, open-label phase 3 trial. Lancet Respir Med, 2019, 7 (5): 387-401.

[78] 戴月娣, 陶莉, 李安琪, 等. 重组人血管内皮抑制素联合长春瑞滨和顺铂一线治疗晚期非小细胞肺癌的临床观察. 肿瘤, 2011, 31 (5): 5.

[79] Paz-Ares L, Vicente D, Tafreshi A, et al. A Randomized, Placebo-Controlled Trial of Pembrolizumab Plus Chemotherapy in Patients With Metastatic Squamous Non-Small-Cell Lung Cancer: Protocol-Specified Final Analysis of KEYNOTE-407. J Thorac Oncol, 2020, S1556-0864 (20) 30500-1.

[80] Cheng Y, Zhang L, Hu J, et al. Pembrolizumab Plus Chemotherapy for Chinese Patients With Metastatic Squamous NSCLC in KEYNOTE-407. JTO Clin Res Rep. 2021 Sep 25; 2 (10): 100225.

[81] Wang J, Lu S, et al. Tislelizumab Plus Chemotherapy vs Chemotherapy Alone as First-line Treatment for Advanced Squamous Non-Small-Cell Lung Cancer: A Phase 3 Randomized Clinical Trial. JAMA Oncol. 2021 May 1; 7 (5): 709-717.

[82] Zhou C, Wu L, et al. Sintilimab Plus Platinum and Gemcitabine as First-Line Treatment for Advanced or Metastatic Squamous NSCLC: Results From a Randomized, Double-Blind, Phase 3 Trial (ORIENT-12). J Thorac Oncol. 2021 May 25; S1556-0864 (21) 02128-6.

[83] Camrelizumab or placebo plus carboplatin and paclitaxel as first-line treatment for advanced squamous NSCLC (CameL-sq): A randomized, double-blind, multicenter, phase III trial.ELCC 2021.

[84] Borghaei H, Gettinger S, Vokes EE, et al.Five-Year Outcomes From the Randomized, Phase III Trials CheckMate 017 and 057: Nivolumab Versus Docetaxel in Previously Treated Non-Small-Cell Lung Cancer. J Clin Oncol. 2021 Mar 1; 39 (7): 723-733. doi: 10.1200/JCO.20.01605. Epub 2021 Jan 15. Erratum in: J Clin Oncol. 2021 Apr 1; 39 (10): 1190.

[85] Wu YL, Lu S, Cheng Y, et al. Nivolumab Versus Docetaxel in a Predominantly Chinese Patient Population With Previously Treated Advanced NSCLC: CheckMate 078 Randomized Phase III Clinical Trial. J Thorac Oncol, 2019, 14 (5): 867-875.

[86] Herbst RS, Baas P, Kim DW, et al. Pembrolizumab versus docetaxel for previously treated, PD-L1-positive, advanced non-small-cell lung cancer (KEYNOTE-010): a randomised controlled trial. Lancet. 2016 Apr 9; 387 (10027): 1540-1550.

[87] Mazieres J, Rittmeyer A, Gadgeel S, et al.Atezolizumab Versus Docetaxel in Pretreated Patients With NSCLC: Final Results From the Randomized Phase 2 POPLAR and Phase 3 OAK Clinical Trials. J Thorac Oncol. 2021 Jan; 16 (1): 140-150.

[88] Zhou C, Huang D, Yu X, et al. Results from RATIONALE 303: A global Phase 3 study of tislelizumab versus docetaxel as second or third-line therapy for patients with locally advanced or metastatic NSCLC. Cancer Res, 2021, 81 (13-Suppl): Abstract nr CT039.

[89] CT041 - ORIENT-3: A randomized, open-label, phase 3 study of sintilimab versus docetaxel in previously treated advanced/metastatic squamous non-small-cell lung cancer (sqNSCLC). AACR 2021

[90] Han B, Li K, Wang Q, et al. Effect of Anlotinib as a Third-Line or Further Treatment on Overall Survival of Patients With Advanced Non-Small Cell Lung Cancer: The ALTER 0303 Phase 3 Randomized Clinical Trial. JAMA Oncol. 2018 Nov 1; 4 (11): 1569-1575.

[91] Ball D, Mai GT, Vinod S, et al. Stereotactic ablative radiotherapy versus standard radiotherapy in stage 1 non-small-cell lung cancer (trog 09.02 chisel): A phase 3, open-label, randomised controlled trial. The Lancet Oncology 2019; 20: 494-503.

[92] Chang JY, Senan S, Paul MA, et al. Stereotactic ablative radiotherapy versus lobectomy for operable stage i non-small-cell lung cancer: A pooled analysis of two randomised trials. The Lancet Oncology 2015; 16: 630-637.

[93] Wang EH, Corso CD, Rutter CE, et al. Postoperative Radiation Therapy Is Associated With Improved Overall Survival in Incompletely Resected Stage II and III Non-Small-Cell Lung Cancer. J Clin Oncol 2015, 33 (25): 2727-2734.

[94] Marino P, Preatoni A, Cantoni A. Randomized trials of radiotherapy alone versus combined chemotherapy and radiotherapy in stages IIIa and IIIb nonsmall cell lung cancer. A meta-analysis. Cancer. 1995, 76 (4): 593-601.

[95] Antonia, S.J., A. Villegas, D. Daniel,, et al. Overall Survival with Durvalumab after Chemoradiotherapy in Stage III NSCLC. N Engl J Med. 2018, 379: 2342-2350.

[96] Bi N, Ma Y, Xiao J, Zhang H, Xu Y, et al. A Phase II Trial of Concurrent Temozolomide and Hypofractionated Stereotactic Radiotherapy for Complex Brain Metastases. Oncologist. 2019, 24 (9): e914-e920. DOI: 10.1634/theoncologist.2018-0702.

[97] Brown PD, Ballman KV, Cerhan JH, et al. Postoperative stereotactic radiosurgery compared with whole brain radiotherapy for resected metastatic brain disease (NCCTG N107C/CEC · 3): a multicentre, randomised, controlled, phase 3 trial. Lancet Oncol. 2017, 18 (8): 1049-1060.

[98] Theelen W, Peulen HMU, Lalezari F, et al. Effect of Pembrolizumab After Stereotactic Body Radiotherapy vs Pembrolizumab Alone on Tumor Response in Patients With Advanced Non-Small Cell Lung

[99] Bauml JM, Mick R, et al. Pembrolizumab After Completion of Locally Ablative Therapy for Oligometastatic Non-Small Cell Lung Cancer; A Phase 2 Trial. JAMA Oncol 2019.

[100] 刘嘉湘. 中医扶正法在肿瘤治疗中的应用[J]. 新医药学杂志, 1974, (11); 14-20.

[101] Guo H, Liu JX, Li H, et al. In Metastatic Non-small cell Lung Cancer Platinum-Based Treated Patients, Herbal Treatment Improves the Quality of Life. A Prospective Randomized Controlled Clinical Trial. Front Pharmacol, 2017, 8; 454.

[102] 刘嘉湘, 施志明, 徐振晔等. 滋阴生津, 益气温阳法治疗晚期原发性肺腺癌的临床研究[J]. 中医杂志, 1995, (3); 155-158+132.

[103] 刘嘉湘, 施志明, 李和根等. 益肺抗瘤饮治疗271例非小细胞肺癌临床观察[J]. 上海中医药杂志, 2001 (02); 4-6.

[104] Jiang Y, Liu LS, Shen LP, et al. Traditional Chinese Medicine treatment as maintenance therapy in advanced non-small-cell lung cancer; A randomized controlled trial. Complement Ther Med, 2016, 24; 55-62.

[105] 田建辉, 席志超, 罗斌, 阚祖俊, 徐宏喜, 刘嘉湘. "扶正治癌"理论的科学内涵[J]. 世界科学技术-中医药现代化, 2019, 21 (05); 943-948.

[106] 刘嘉湘, 金长娟. 肺癌的中医治疗. 见廖美琳、周允中. 肺癌 (第三版)[M]. 上海: 上海科技出版社, 2012: 520-536.

[107] 郑筱萸. 中药新药临床研究指导原则[M]. 北京; 中国医药科技出版社, 2002; 217-218

[108] 花宝金 中医临床诊疗指南释义·肿瘤疾病分册[M]. 北京: 中国中医药出版社, 2015: 4-5.

[109] 朱丽华, 李和根, 史美育, 等. 非小细胞肺癌根治术后无瘤生存期影响因素分析及中药干预效果评价[J]. 上海中医药杂志, 2013, 47 (02); 11-15.

[110] 侯宛昕, 李和根, 陈智伟, 等. 中医药联合辅助化疗治疗完全性切除非小细胞肺癌的临床研究[J]. 中国中西医结合杂志, 2015, 35 (06); 648-653.

[111] Huang XG, Zhu LH, Zhou L, et al. Multidisciplinary and Comprehensive Chinese Medicine for Advanced Non-Small Cell Lung Cancer Patients; A Retrospective Study of 855 Cases[J]. Chin J Integr Med. 2020 Sep 2. doi; 10.1007/s11655-020-3428-5.

[112] 刘嘉湘. 扶正治癌 融汇中西 继承创新[J]. 中国中西医结合杂志, 2019, 39 (01); 10-12.

[113] Sui X, Zhang M, Han X, et al. Combination of traditional Chinese medicine and epidermal growth factor receptor tyrosine kinase inhibitors in the treatment of non-small cell lung cancer; A systematic review and meta-analysis [J]. Medicine (Baltimore). 2020, 99 (32); e20683. doi; 10.1097/MD.0000000000020683.

[114] 樊代明. 整合肿瘤学·临床卷[M]. 北京: 科学出版社, 2021.

[115] 樊代明. 整合肿瘤学·基础卷[M]. 西安: 世界图书出版西安有限公司, 2021.

第二篇　小细胞肺癌

第一章　SCLC的流行病学

小细胞肺癌（Small Cell Lung Cancer，SCLC）是重要的肺癌亚型，大约占LC的15%。全球每年新发SCLC约有250000例，死亡病例至少200000例。来自中国12家医院的调查结果显示，2005年和2010年SCLC的发病呈上升趋势。2019年中国肿瘤登记年报中显示，2016年中国LC新发病例23万例，其中SCLC占11.29%。SCLC与吸烟密切相关，是高级别的肺神经内分泌肿瘤，其进展迅速，早期发生转移，60%~70%诊断时有转移。尽管SCLC对初始治疗敏感，但很快复发耐药，且复发后缺少有效治疗手段，预后差，5年OS不足7%，是难治性肿瘤。

第二章

SCLC 的早期发现

SCLC 缺少早期特异性症状。低剂量螺旋 CT 是 LC 早筛的主要方法，但研究发现低剂量螺旋 CT 对检查早期 SCLC 作用有限。由于 SCLC 肿瘤倍增时间短，侵袭强，进行迅速，诊断时常已出现转移，目前缺少早期发现的有效筛查方法。

第三章

SCLC 的诊断

主要推荐：

（1）SCLC为高级别肺神经内分泌瘤，病理诊断遵循WHO标准。组织学诊断较细胞学更可靠，常需使用免疫组化检查确诊。

（2）复合型SCLC，在病理报告中注明复合性NSCLC成分。

（3）转化性SCLC的诊断：肿瘤组织再次活检的组织诊断是目前的金标准。

（4）推荐采用AJCC TNM分期系统和退伍军人肺癌研究组（VALSG）分期法两种分期联合方式对SCLC进行分期，在VALSG分期后标注具体的TNM分期。

（5）分子诊断：SCLC进行分子分型诊断（存在分歧但推荐）。

注：

精准的诊断和分期是SCLC合理治疗的前提。SCLC的诊断依赖光镜下独特的肿瘤特征：小的圆形、卵圆形或梭形，胞浆少或裸核，颗粒状的染色质，核仁明显，肿瘤内坏死明显，有非常高的有丝分裂指数。在WHO的病理分类中将SCLC分为两个亚型：纯的SCLC（大约占80%）和混合型SCLC（大约占20%），混合型SCLC中最常见的非小细胞肺癌（NSCLC）病理成分是大细胞肺神经内分泌肿瘤（LCNEC）。SCLC也需与其他肺神经内分泌肿瘤、NSCLC、肺外SCLC，淋巴瘤、基底细胞样癌相鉴别。通过免疫组化可与其他疾病鉴别。多数SCLC至少有一种神经内分泌免疫组化标记物阳性（CD56、Syn、CgA）。85%~90%的SCLC的TTF-1呈阳性表达。除SCLC之外的其他肺神经内分泌肿瘤包括肺类癌、不典型类癌、LCNEC、典型和非典型类癌在肿瘤细胞形态和有丝分裂率、增殖指数上与SCLC不同，SCLC的有丝分裂率、增殖指数（Ki67）异常高，而类癌很低。SCLC与LCNEC的鉴别除了细胞大小外，LCNEC通常有更丰富的胞浆，有明显的细胞边界，核染色质为泡状，常可见核仁。SCLC通常p40染色阴性，与基底样细胞癌鉴别。Napsin A是肺腺癌的标志物，SCLC通常是阴性。细胞角蛋白染色有助于SCLC与非上皮来源的肿瘤如淋巴瘤鉴别。

分期采用VALSG分期和TNM分期相结合。VALSG分期将SCLC分为局限期（LS-

SCLC）和广泛期（ES-SCLC），LS-SCLC指肿瘤局限于一侧肺部且转移的淋巴结局限于同一侧胸部；ES-SCLC或广泛期指肿瘤扩散到另一侧肺部，或对侧胸部的淋巴结，或远处器官，或有恶性胸腔和心包积液。VALSG分期广泛应用在临床实践和临床研究中。TNM分期提供了详细的病变解剖分布、精准的淋巴结分期，更为准确的评估预后，能够从局限期SCLC中筛选出更早期（T1-2N0）适合接受手术治疗的患者，有助于制定最佳的治疗策略。

影像学检查是SCLC分期的基础。胸部、腹部、盆腔CT（增强扫描）、头部MRI（首选）或头部CT（增强扫描）及骨扫描是SCLC的常规分期方法。与常规分期方法相比，PET-CT能为SCLC提供更准确的分期，大约有19%经PET-CT检查由LS-SCLC变为ES-SCLC，也有8%由ES-SCLC降为LS-SCLC。头部MRI尤其是增强MRI是发现脑转移更敏感的检查方法。对不适合MRI的患者，推荐头部CT检查（增强扫描）。如存在胸腔或心包积液需行胸腔积液或心包腔积液细胞学检查。对经多次细胞学检查未见恶性细胞的、非血性非渗出性浆膜腔积液以及浆膜腔积液与肿瘤不相关的情况下，浆膜腔积液不作为分期考虑。少部分SCLC会出现骨髓受累，对外周血涂片出现有核红细胞、中性粒细胞及血小板减少时，推荐进行骨髓穿刺和骨髓活检，明确是否存在骨髓受累。对临床分期Ⅰ-ⅡA期考虑手术的患者建议行包括纵隔镜检查、纵隔切开术、经气管或者经食管的超声（EBUS或EUS）引导下活检以及电视胸腔镜检查等系统的术前分期检查排除潜在的纵隔淋巴结转移。

SCLC分子分型正在探索。根据4个关键的转录因子（ASCL1，NEUROD1，POU2F3，YAP1）表达的差异，分为A、N、P、Y 4种亚型。另外也有研究者将不表达ASCL1，NEUROD1，POU2F3转录因子的SCLC分为Ⅰ亚型（炎症型），Ⅰ亚型高表达免疫相关基因，回顾性分析Ⅰ亚型SCLC与免疫治疗获益相关。

第四章

SCLC 的治疗

1 SCLC 的内科治疗

主要推荐：

（1）LS-SCLC 的初始治疗。

1）临床分期Ⅰ-ⅡA 期推荐接受肺叶切除及肺门、纵隔淋巴结清扫治疗，术后接受辅助化疗，pN0 患者仅接受辅助化疗；pN1：化疗±放疗；pN2：化疗+辅助放疗。术后行预防性脑照射（PCI）治疗。

2）不适合手术或不愿意接受手术的 T1-T2N0 期应接受 SABR。

3）不适合或不愿意手术治疗的 T1-2N0 期和超过 T1-2N0 的局限期 SCLC 推荐同步或序贯放化疗。

4）经初始治疗获 CR、PR 的 LS-SCLC 推荐 PCI 治疗。

（2）ES-SCLC 的初始治疗。

1）ECOG PS 0-2 一线化疗联合免疫治疗：EC+阿替利珠单抗方案 4 周期后阿替利珠单抗维持治疗；EC/EP+度伐利尤单抗方案 4 周期后度伐利尤单抗维持治疗。

2）ECOG PS 0-2 一线化疗方案：EP、EC、EL、IP、IC。

3）一线治疗 CR/PR 者接受胸部巩固放疗。

4）一线治疗 CR/PR 者接受 PCI（存在分歧但推荐）。

5）有症状的脑转移，脊髓压迫症、重症上腔静脉综合征，以及重度疼痛的骨转移，危及生命或严重影响生活质量，建议依据临床症状轻重缓急和化疗疗效考虑局部放疗。

6）因 SCLC 致 ECOG PS 3-4 的患者，应充分综合考虑各种因素，谨慎选择治疗方案；适合化疗的患者，如（单药方案或减量联合方案）治疗后 ECOG PS 能达 2 分以上，可给予胸部放疗。如非 SCLC 导致 ECOG PS 3-4 分，推荐对症支持治疗。

（3）SCLC 的二线治疗

1）6个月内复发者：拓扑替康；参加临床研究，伊立替康、吉西他滨、紫杉醇或长春瑞滨（存在分歧但推荐）。

2）超过6个月复发的患者：原方案治疗。

3）SCLC三线及以上治疗：安罗替尼；参加临床研究。

（4）复合型SCLC的治疗。

1）T1-2N0期复合型SCLC推荐手术治疗，术后辅助化疗，术后发现N1-2推荐辅助放疗，术后行PCI治疗。

2）超过T1-2N0期的局限期复合型SCLC，同步或序贯放化疗。

3）广泛期复合型SCLC推荐系统治疗，参照纯SCLC治疗方案。

4）有腺癌成分的复合型SCLC建议行基因检测，存在EGFR，ALK突变可尝试TKI治疗（存在分歧但推荐）。

（5）转化性SCLC的治疗。

1）快速进展：EP、EC方案化疗，化疗联合TKI，化疗联合贝伐单抗，安罗替尼（存在分歧但推荐）。

2）局部进展：EP/EC联合局部放疗（存在分歧但推荐）；TKI联合局部放疗（存在分歧但推荐）。

3）缓慢进展：EP、EC方案化疗（存在分歧但推荐），化疗联合TKI（存在分歧但推荐），化疗联合贝伐单抗（存在分歧但推荐），安罗替尼（存在分歧但推荐）。

注：

（1）LS-SCLC的内科治疗。

1）适合手术的LS-SCLC的内科治疗。

LS-SCLC术后辅助化疗能降低死亡风险。回顾性研究发现含铂方案辅助化疗显著改善SCLC术后5年生存率，因此辅助治疗方案常沿用EC、EP方案。

2）不适合或不愿意手术治疗的LS-SCLC的内科治疗。

同步或序贯放化疗是Ⅰ-ⅡA期不适合或不愿意手术治疗的患者和ⅡB-ⅢA期SCLC的标准治疗选择。依托泊苷联合铂类是LS-SCLC诱导治疗的标准化疗方案，meta分析发现顺铂与卡铂作为诱导治疗方案疗效相似。

（2）ES-SCLC的内科治疗。

1）ES-SCLC一线内科治疗。

铂类联合依托泊苷一直是ES-SCLC初始治疗的标准方案。卡铂与顺铂的疗效相当，卡铂有更好的耐受性，中位PFS不足6个月，OS只有10个月左右，学界一直在探索更有效的一线治疗方案。伊立替康联合铂类治疗ES-SCLC的几项3期研究有PFS获益但OS未获一致结果。FDA虽然未批准伊立替康联合铂类的方案用于ES-SCLC一线治疗，但NCCN指南作了推荐。我国研究者开展了一项顺铂联合依托泊苷（EP）或洛铂联合依托泊苷（EL）方案一线治疗ES-SCLC的Ⅲ期非劣效研究，发现EL方案与EP方案疗效相当，洛铂在肾毒性、胃肠道反应方面优于顺铂，具有良好耐受性，推荐EL作为中国ES-SCLC一线治疗可选的治疗方案之一。

最近免疫检查点药物的发展推动SCLC治疗的进步。ES-SCLC一线治疗格局因Impower133，CASPIAN研究而改变。Impower133研究证实与依托泊苷/卡铂（EC）方案相比，阿替利珠单抗联合EC一线治疗ES-SCLC有显著的生存获益，中位OS延长2个月，降低30%的死亡风险。CASPIAN研究同样证实与标准治疗相比，度伐利尤单抗联合化疗中位OS达到13.0个月，降低27%的死亡风险。FDA分别在2019年和2020年批准阿替利珠单抗和度伐利尤单抗联合化疗一线治疗ES-SCLC的适应证。因此阿替利珠单抗或度伐利尤单抗联合EC方案成为ES-SCLC一线治疗新标准，是推荐的首选治疗方案。阿替利珠单抗和度伐利尤单抗也获得了NMPA的批准在中国获得SCLC免疫治疗适应证。ES-SCLC也在探索更加高效的免疫治疗模式，安罗替尼联合PDL1抑制剂TQB2450联合化疗一线治疗ES-SCLC的Ⅲ期研究，TIGIT抑制剂Tiragolumab联合阿替利珠单抗和EC方案化疗对比安慰剂联合阿替利珠单抗和EC方案一线治疗的随机对照3期研究正在进行。

2）ECOG PS 3-4 ES-SCLC患者的治疗

因SCLC导致ECOG PS 3-4分的ES-SCLC，应充分综合考虑各种因素，谨慎选择治疗方案；适合化疗者，如（单药或减量联合方案）治疗后PS评分能达到2分以上，可给予胸部放疗。如为非SCLC导致ECOG PS3-4分者，推荐对症支持治疗，经支持治疗PS获得改善，ECOG PS评分达0-2分，按PS 0-2分的治疗策略治疗。

（3）SCLC的二线内科治疗

复发SCLC对后续治疗的应答情况与初始治疗间歇期有关，一线治疗结束时间与复发的间歇时间小于3个月的为耐药复发，对大多数药物或治疗方案并不敏感，应答率小于10%；间歇时间超过3个月为敏感复发，对治疗的应答在25%左右。

拓扑替康是FDA批准的SCLC二线治疗。一项Ⅲ期研究发现与最佳支持治疗相比，口服拓扑替康能改善复发SCLC的生存（13.9周对比5.9周），有更好的症状控制，延缓生活质量下降。研究发现拓扑替康口服与静注治疗复发SCLC的疗效相似。拓扑替康的剂量限制性毒性是粒细胞减少，研究也证实$1.25mg/m^2$与$1.5mg/m^2$的拓扑替康疗效相当，≥3级血液学毒性明显降低。拓扑替康在中国获批的用药剂量为$1.25mg/m^2$，静脉给药，第1~5天，21天为1周期。目前对一线治疗后6个月内复发的SCLC，除了拓扑替康外，伊立替康、吉西他滨、紫杉醇或长春瑞滨等药物治疗也是推荐的治疗选择。

我国研究者探索了免疫联合抗血管药物在复发SCLC的疗效，PASSION研究是二线治疗ES-SCLC的一项Ⅱ期研究，卡瑞利珠单抗联合阿帕替尼的ORR达到34.0%，中位PFS和OS分别为3.6个月和8.4个月，敏感复发和耐药复发患者均可获益，联合治疗具有良好耐受性，卡瑞利珠单抗联合阿帕替尼也是复发SCLC可尝试的治疗策略。

（4）SCLC的三线及后线内科治疗。

SCLC二线治疗后进展的患者仅接受最佳支持治疗的预后非常差。回顾性研究发现二线治疗进展后仍有20%左右的患者将接受三线及后线治疗。我国研究者也在SCLC三线及后线治疗领域进行了探索，ALTER1202研究是一项安罗替尼与安慰剂对照治疗至少接受两种方案治疗进展的SCLC的随机Ⅱ期研究，这也是在SCLC三线治疗领域中首个随机对照研究。研究发现与安慰剂相比，我国自主研发的小分子多靶点抗血管药物安罗替尼能显著的延长PFS（4.1个月对比0.7个月，$P<0.0001$），降低81%的疾病进展风险，同时能显著改善OS（7.3个月对比4.9个月，$P=0.0210$），降低47%的死亡风险。2019年，NMPA批准安罗替尼用于SCLC三线及后线治疗，2021年，安罗替尼治疗SCLC的适应证也纳入了医保，是我国SCLC三线及后线治疗唯一的标准治疗选择。

另外，参加临床研究也是三线及后线SCLC治疗的选择。体能状态差（ECOG≥2分）的患者考虑给予最佳支持治疗。

（5）复合型SCLC的内科治疗。

复合型SCLC（C-SCLC）是一种特殊的SCLC，占SCLC的2%~28%。C-SCLC的治疗目前缺少前瞻性研究，依据主要来自回顾性研究和病例报告的数据。对C-SCLC的治疗主要参照纯SCLC进行。C-SCLC需要接受手术、放疗、化疗等多学科的整合治疗。

T1-2N0的C-SCLC考虑手术治疗。一项回顾性分析发现局限期的C-SCLC，与非手术治疗相比，手术治疗有更高的5年OS率（48.9%对比36.6%）。另一项术后C-SCLC的分析发现181例接受手术治疗的C-SCLC中有153例接受术后辅助化疗，其中124例采用EP/EC方案；N1-2者104例中，53例（29.3%）行术后辅助放疗，19例（10.5%）行PCI治疗，在多因素分析中，术后辅助化疗是DFS和OS独立的预后因素，但是否接受PCI治疗对DFS和OS无影响。一项91例术后C-SCLC分析中11例接受PCI治疗，多因素分析发现PCI是独立的预后因素，而且有降低脑转移发生率的趋势。

系统化疗是广泛期C-SCLC的基本治疗选择。C-SCLC没有纯SCLC对化疗的敏感性高，EP/EC方案仍是多数C-SCLC的主要治疗选择。研究者也探索其他的治疗方案，一项回顾性研究中分析了NIP方案（长春瑞滨+异环磷酰胺+顺铂）治疗晚期C-SCLC的疗效，研究发现与NIP方案在ORR，PFS和OS方面与EP方案疗效相当，NIP方案毒性发生率更高、更严重。而另一项回顾性研究则分析在EP/EC方案的基础上增加紫杉醇对广泛期C-SCLC的疗效，三药方案有更高的ORR（90%对比53%，$P=0.033$），中位PFS和OS也有延长趋势，但未达到统计学差异，三药方案显著增加了治疗相关毒性。

病历报道中混有腺癌成分且存在EGFR突变的C-SCLC接受TKI治疗有效。提示对这样的C-SCLC分子靶向治疗有潜在获益可能。

（6）转化性SCLC的内科治疗。

转化性SCLC概念的提出最初是EGFR突变NSCLC患者TKI治疗的耐药机制之一，发生率为5%~14%，随后陆续有ALK融合突变，ROS1融合突变NSCLC发生SCLC转化的报道，最近也有NSCLC免疫治疗发生SCLC转化的报道。

目前转化性SCLC的治疗缺少前瞻性临床研究。一项来自8个中心的回顾性研究分析了32例EGFR突变肺腺癌TKI治疗发生SCLC，其中27例选择EP方案治疗，ORR为44.4%，中位PFS为3.5个月，5例接受安罗替尼治疗，ORR为66.7%，PFS为6.2个月，提示除了参照原发SCLC方案治疗外，安罗替尼治疗也值得尝试。而在TKI治疗后SCLC转化寡进展的2个病历报道中，1例经一代、三代TKI治疗后出现肺部单发新病灶，停止三代TKI治疗，开始EP方案化疗联合胸部病灶放疗，胸部病灶获得应答，随后患者出现脑部病灶进展，再次开始三代TKI治疗，脑部病灶也PR，该病例报告为转化性SCLC局部进展的治疗选择提供了参考。最近另一项研究回顾性分析了EP/IP方案与化疗联合（TKI或者贝伐单抗）治疗转化性SCLC的疗效，研究纳入21例患者，12例接受EP/IP方案化疗，9例接受化疗联合TKI或化疗联合贝伐单抗治疗，结果与化疗相比，联合治疗组获得ORR（50%对比25%，P=0.002）和PFS（6.4个月对比2.9个月，P=0.024）显著改善，OS也有延长趋势（10.7个月对比7.1个月，P=0.237）。提示化疗联合治疗的模式可能是转化SCLC更有前景的治疗策略。

表16-2-1　SCLC常用治疗方案

化疗方案	剂量，用法	用药时间	治疗周期
LS-SCLC初始治疗			
EP方案			
顺铂	75mg/m^2，静注	第1天	每3~4周重复，4~6个周期
依托泊苷	100mg/m^2，静注	第1-3天	每3~4周重复，4~6个周期
EP方案			
顺铂	60mg/m^2，静注	第1天	每3~4周重复，4~6个周期
依托泊苷	120mg/m^2，静注	第1-3天	每3~4周重复，4~6个周期
EP方案			
顺铂	25mg/m^2，静注	第1-3天	每3周重复，4~6个周期
依托泊苷	100mg/m^2，静注	第1-3天	每3周重复，4~6个周期
EC方案			
卡铂	AUC=5~6，静注	第1天	每3周重复，4~6个周期
依托泊苷	100mg/m^2，静注	第1-3天	每3周重复，4~6个周期
ES-SCLC初始治疗			

续表

化疗方案	剂量，用法	用药时间	治疗周期
EC+阿替利珠单抗方案			
阿替利珠单抗	1200mg 静注第 1 天（首次输注时间至少持续 60 分钟，如耐受性良好，随后输注时间至少持续 30 分钟）	第 1 天	每 3 周重复，4 个周期，之后 3 周重复维持直至疾病进展或毒性不可耐受
卡铂	AUC=5 静注	第 1 天	每 3 周重复，共 4 个周期
依托泊苷	100mg/m^2 静注	第 1~3 天	每 3 周重复，共 4 个周期
EP+度伐利尤单抗			
度伐利尤单抗	1500mg 静注，输注时间为 60 分钟	第 1 天	每 3 周重复，共 4 个周期 4 周期后，每 4 周重复，直至疾病进展或毒性不可耐受
顺铂	75~80mg/m^2 静注	第 1 天	每 3 周重复，共 4 个周期
依托泊苷	80~100mg/m^2 静注	第 1~3 天	每 3 周重复，共 4 个周期
EC+度伐利尤单抗方案			
度伐利尤单抗	1500mg 静注，输注时间为 60 分钟	第 1 天	每 3 周重复，共 4 个周期 4 周期后，每 4 周重复，直至疾病进展或毒性不可耐受
卡铂	AUC=5 静注	第 1 天	每 3 周重复，共 4 个周期
依托泊苷	80~100mg/m^2 静注	第 1~3 天	每 3 周重复，共 4 个周期
EP 方案			
顺铂	75mg/m^2 静注	第 1 天	每 3 周重复，共 4~6 个周期
依托泊苷	100mg/m^2 静注	第 1~3 天	每 3 周重复，共 4~6 个周期
EP 方案			
顺铂	80mg/m^2 静注	第 1 天	每 3 周重复，共 4~6 个周期
依托泊苷	80mg/m^2 静注	第 1~3 天	每 3 周重复，共 4~6 个周期
EP 方案			
顺铂	25mg/m^2 静注	第 1~3 天	每 3 周重复，共 4~6 个周期
依托泊苷	100mg/m^2 静注	第 1~3 天	每 3 周重复，共 4~6 个周期
EC 方案			
卡铂	AUC=5~6 静注	第 1 天	每 3 周重复，4~6 个周期
依托泊苷	100mg/m^2 静注	第 1~3 天	每 3 周重复，4~6 个周期
EL 方案			
洛铂	30mg/m^2 静注	第 1 天	每 3 周重复，4~6 个周期
依托泊苷	100mg/m^2 静注	第 1~3 天	每 3 周重复，4~6 个周期
IP 方案			
顺铂	60mg/m^2 静注	第 1 天	每 4 周重复，4~6 个周期
伊立替康	60mg/m^2 静注	第 1，8，15 天	每 4 周重复，4~6 个周期
IP 方案			
顺铂	30mg/m^2 静注	第 1，8 天	每 3 周重复，4~6 个周期
伊立替康	65mg/m^2 静注	第 1，8 天	每 3 周重复，4~6 个周期
IC 方案			
卡铂	AUC=5 静注	第 1 天	每 4 周重复，4~6 个周期

续表

化疗方案	剂量，用法	用药时间	治疗周期
伊立替康	50mg/m² 静注	第1，8，15天	每4周重复，4~6个周期
SCLC 二线治疗			
拓扑替康单药方案			
拓扑替康	1.25mg/m² 静注	第1~5天	每3周重复
拓扑替康单药方案			
拓扑替康	3.2mg/m² 口服	每日1次，第1~5天	每3周重复
SCLC 三线及后线治疗			
安罗替尼单药方案			
安罗替尼	12mg 口服给药	每日1次，第1~14天	每3周重复

2 SCLC 的外科治疗

最初手术治疗是所有病理类型LC的治疗选择。两项前瞻性随机对照研究发现，与放疗相比，手术治疗未有给SCLC带来生存获益，SCLC手术治疗逐渐被放疗所代替。直到TNM分期引入SCLC以及基于数据库的大宗病例的回顾性分析发现，在早期SCLC中经选择的患者（T1-2N0）手术治疗尤其是肺叶切除5年生存率超过50%，才重新确立了手术治疗在SCLC治疗中的价值。目前一致认为临床分期为Ⅰ-ⅡA期（T1-2N0）的SCLC可从手术治疗中获益，推荐临床分期Ⅰ-ⅡA期患者接受肺叶切除及肺门、纵隔淋巴结清扫治疗。而对ⅡB-ⅢA期SCLC是否能从手术治疗中获益仍存争议。

3 SCLC 的放射治疗

主要推荐：

(1) LS-SCLC 的放疗。

1) 可手术SCLC的放疗：手术适宜人群为cT1-2N0M0，Ⅰ期，对于N2，推荐行辅助化疗合并胸部放疗，同步或序贯均可；N1患者化疗±胸部放疗；N0者，辅助治疗以全身化疗为主，不能从辅助放疗中获益，不建议术后辅助放疗。推荐靶区为：支气管残端、同侧肺门、术前受累淋巴结区域、病理阳性淋巴结区域。

2) 分期超过cT1-2N0M0的LS-SCLC：首选同步放化疗，不耐受者可选择序贯放化疗。同步放化疗中胸部放疗剂量及分割模式可选择45Gy/3周（bid）或60~70Gy/6~7周（qd）两种模式。

3) 对LS-SCLC经系统治疗后达CR或PR者，推荐预防性脑照射（PCI）；接受根治性手术和系统化疗的Ⅰ期SCLC脑预防性照射存在争议（推荐但存在争议）；对>75

岁、PS>2分、神经认知功能障碍者不建议行PCI治疗。常用分割模式为全脑25Gy/10f（2.5Gy/f），放化疗结束后3~4周开始。

（2）ES-SCLC的放射治疗。

1）ES-SCLC可考虑巩固胸部放疗，最佳治疗剂量和分割模式尚未统一，可选择30Gy/10f、60Gy/30f或此范围内的等效剂量的其他方案。靶区应包括：化疗后GTVp、肺门区域和纵隔（不仅是受累区域）。

2）对经系统治疗有效者可以考虑行PCI，也可行脑MRI密切随访（推荐但存在争议）。常用分割模式为全脑25Gy/10f（2.5Gy/f），也可选择全脑20Gy/5f。

注：

放疗是SCLC的重要治疗手段之一，其价值在局限期和广泛期均有体现。放疗介入时机主要根据分期，SCLC分期基于VALSG分级系统的两分期方法，同时推荐使用TNM分期。LS-SCLC是指肿瘤局限于半胸（Ⅰ-Ⅲ期），即照射范围可包括在一个靶区内，且能接受足够的照射剂量，但T3-4期中因多发肺内转移或瘤体太大，一个放疗计划不能耐受者除外。ES-SCLC包括Ⅳ期及Ⅰ-Ⅲ期中T3-4期多发肺内转移或瘤体过大者。

（1）可手术SCLC的放疗推荐。

手术适宜人群为cT1-2N0M0，Ⅰ期，是否需术后辅助放疗主要根据术后病理分期，对N2，推荐行辅助化疗合并胸部放疗，同步或序贯均可；N1化疗±胸部放疗；N0者辅助治疗以全身化疗为主，不能从辅助放疗中获益，不建议术后辅助放疗。推荐靶区为：支气管残端、同侧肺门、术前受累淋巴结区域、病理阳性淋巴结区域。Lung ART研究提出用于pN2 NSCLC患者术后放疗（PORT）靶区可以参考应用于SCLC患者。

对不适于或不愿手术的cT1-2N0M0局限期SCLC，同期化放疗的治疗模式为首选。SBRT联合化疗也可能取得同样疗效，NCDB显示，接受SBRT序贯化疗与同步放化疗的患者的OS没有差异。一项多中心研究报道，SBRT（50Gy/5f）在1年、3年的OS分别为69.9%和34.0%，毒性极小（2级肺炎5.2%）。因此，SBRT后序贯化疗也是可选择的治疗模式。

（2）分期超过cT1-2N0M0的LS-SCLC放疗推荐。

首选同步放化疗，不耐受者可选序贯放化疗。放疗参与时机越早，获益越明显，推荐在化疗第一周期或第二周期时即加入，主要根据放疗范围及危及器官受量决定。靶区范围：原发病灶GTV为化疗后肿瘤残留区域，CTV为GTV外放8mm；淋巴结勾画GTVn为化疗后残留的淋巴结，淋巴结CTV为化疗前阳性淋巴结，应参考化疗前胸部增强CT或PET-CT影像表现，尤其伴肺不张时，PET-CT优势更明显。对化疗后CR者，建议根据最后一次原发灶的CT勾画GTV-T，根据化疗前CT勾画CTV-N。

SWOG前瞻性Ⅲ期随机对照研究纳入466例LS-SCLC，对比原发灶放疗靶区为化疗前和化疗后范围的区别，结果显示，两组之间OS无统计学差异。CALGB 30610/RTOG0538/CONVERT研究及陈明教授等多项前瞻性随机对照研究结果证实，传统的选择性淋巴结区域照射模式疗效并未优于化疗前淋巴结受累区域照射模式，且不良反应更明显。

胸部放疗剂量及分割模式选择：目前对于同步放化疗中胸部放疗剂量及分割模式尚不统一。可以选择45Gy/3周（bid）或60~70Gy/6~7周（qd）两种模式。每天两次放疗的模式放射性食管炎发生率较高，因此，该模式只适合于一般情况和基线肺功能较好者。在INT0096和CONVERT两项随机对照研究中，探索了LS-SCLC同步放化疗的最佳放疗模式。INT0096共纳入417例患者，根据放疗分割放射不同，随机分为两组：bid组（1.5Gy/f，30次分割共3周）和qd组（1.8Gy/f，25次分割共5周），放疗总剂量为45Gy，结果显示：每天两次放疗与每天1次放疗比较，中位生存时间23个月对19个月，局部复发率61%对48%，5年生存率26%对16%，bid组有生存获益，但未达统计学差异，且食管炎整体发生率更高。另一项随机对照CONVERT研究中，bid组（274例）放疗模式为45Gy/30f/19d，1.5Gy/f，bid；qd组（273例）放疗模式为66Gy/33f/45d，两组中位OS分别为30个月和25个月（P=0.14），两组之间3-4级食管炎（19%对比38%，P=0.85）和放射性肺炎（3%对比2%，P=0.70）的发生率无明显差异。超分割与常规分割模式生存无明显差异，且不良反应相近。Grønberg BH等一项随机分组Ⅱ期研究显示：LS-SCLC使用1.5Gy bid的分割模式，放疗剂量60Gy比45Gy生存率提高，但毒性并无增加，说明每天两次照射的胸腔放疗至60Gy有望成为现有方案的优化选择。

（3）LS-SCLC的PCI推荐。

对LS-SCLC经系统治疗后达CR或PR的患者，推荐PCI；接受根治性手术和系统化疗的Ⅰ期SCLC的PCI存在争议；对>75岁、PS>2分、神经认知功能障碍者不建议行PCI治疗。常用分割模式为全脑25Gy/10f（2.5Gy/f），建议放化疗结束后3~4周开始。PCI常见的急性毒性包括疲劳、头痛、恶心和呕吐等。

美国SEER数据库纳入7995例回顾性分析显示，接受PCI患者2年、5年、10年OS均优于未行PCI组，具统计学差异（P<0.05）。由于PCI会引起晚期脑神经功能损伤，表现为认知功能障碍，有研究证实单次剂量超过3Gy或同步化疗会加重脑认知功能障碍，因此对一般状况差、>75岁或认知功能缺陷者不建议行PCI。PCI相关的神经认知功能退化部分是由海马照射引起的。因此，建议PCI时对海马进行保护，且海马保护并不会增加脑转移的发生率。

（4）ES-SCLC放疗推荐。

ES-SCLC可以考虑巩固胸部放疗，但仍需进一步细分获益人群。最佳治疗剂量和分割模式尚未统一，可以选择30Gy/10f、60Gy/30f或此范围内等效剂量的其他方案。靶区包括：化疗后GTVp、肺门区域和纵隔（不仅受累区域）。Jeremic等一项随机对照研究纳入210例ES-SCLC，结果显示对转移负荷较低且化疗后达到CR或接近CR者，后续加入胸部放疗生存获益明显，中位OS达到17个月，优于未放疗组的11个月。Dutch CREST研究认为系统治疗后胸内有肿瘤残留、全身治疗有效且转移灶负荷较小者，可从巩固性胸部放疗中获益。

（5）ES-SCLC的PCI治疗。

PCI在广泛期ES-SCLC中的应用存在争议。对经系统治疗有效者可考虑行PCI，也可行脑MRI密切随访。常用分割模式为全脑25Gy/10f（2.5Gy/f），也可选择全脑20Gy/5f。

EORTC的一项随机对照研究纳入286例ES-SCLC，观察一线化疗有效者PCI的价值，结果显示：PCI降低了脑转移概率，延长了生存。但该研究未在PCI前进一步排除是否存在脑转移，并且未规定具体剂量和分割模式，成为本研究的不足。日本的一项Ⅲ期随机对照研究采用相同设计，分为PCI组和MRI随访组，PCI剂量为25Gy/10f，且预防性照射前排除了脑转移，结果显示PCI组与MRI监测组相比，降低了脑转移发生率，但未带来生存获益。

（6）有症状的ES-SCLC的放疗。

上腔静脉压迫综合征：临床症状严重者推荐先放疗后化疗；临床症状较轻者推荐先化疗后放疗，同时给予吸氧、利尿、镇静、止痛等对症治疗。放疗初期可能会有局部水肿，可配合激素和利尿剂辅助治疗；首次化疗建议给予冲击剂量。

脊髓压迫症：如无特殊情况，首先行局部放疗，控制压迫症状，并给予化疗，最常用放疗剂量30Gy/10f/2周或40Gy/20f/4周。转移灶比较孤立的椎体转移导致的压迫，可给予大分割照射，20Gy/5f~8Gy/f。由于脊髓压迫症者生存期较短，生命质量较差，所以对胸部放疗的选择需综合考量多方因素，慎重选择（如CR或PR者可以放疗），但通常不建议手术减压治疗。

骨转移：推荐化疗＋姑息外照射放疗±双膦酸盐治疗；骨折高危者可采取骨科固定。阻塞性肺不张：化疗＋胸部放疗。脑转移：初诊无症状者：推荐化疗，治疗后疗效达CR或PR者，可予全颅放疗（30Gy/10f）。有症状初诊患者：推荐全脑放疗与化疗序贯进行，放疗要尽快进行（30Gy/10f）。PCI后出现脑转移者，首选SRS/SRT。治疗后疗效达CR或PR的患者，可择期给予胸部放疗。

（7）SCLC的再程放疗。

SCLC再程放疗的研究目前尚缺乏大型的前瞻性随机对照研究，数据大多来自回顾性研究。应充分考虑两次放疗计划重叠区域、间隔时间，保证危及器官受量。如在中央肿瘤中有重叠区域，慢性毒性的风险更大。中心结构应避免90~150Gy的累积剂量。如首次放疗和再次放疗之间的时间少于6个月，脊髓剂量应小于50Gy（EQD2）。如超过6个月，则可用40-45Gy/20~25f，其安全累积平均剂量为87.4Gy。根据现有数据，姑息剂量（<40Gy）再程放疗对治疗咯血、上腔静脉综合征和肋骨痛等症状是有用的；无症状、无远处疾病和PS良好的患者，高剂量可改善生活质量和OS。因此，建议选择无症状且无转移者进行根治性放疗；在其他情况下，建议考虑低分割再程放疗和支持治疗以减少毒性。

（8）SCLC的放疗技术。

随着放射治疗技术的发展，各种放射治疗技术在SCLC均有尝试，总体来说，每种技术都有特定优势，需综合考量肿瘤的位置、患者身体耐受性和效价比。

图像引导放疗（IGRT）在SCLC中的应用目前尚缺乏大数据支持，一项132名SCLC研究，IGRT对比IMRT OS无显著不同。而在IMRT和3D-CRT的回顾性研究的数据表明，IMRT的OS具优势。在周围型肿瘤中，相对于经典IMRT，容积旋转调强放疗（VMAT）肺V5更低，而IMRT肺V30低；在中心型肿瘤中，VMAT的V20低于IMRT。质子治疗的研究较少，一项前瞻性研究显示：与调强放疗相比，质子放疗在脊髓、心脏和肺的平均剂量上有统计学上显著降低，但在食管平均剂量或V20上无差异。

第五章

SCLC的康复

主要推荐：

（1）对疗效评价为CR、PR或者SD的LS-SCLC，治疗后前2年每3个月随访1次，第3年每6个月随访1次，随后每年随访1次。

（2）对疗效评价为CR、PR或者SD的ES-SCLC，治疗后第1年每2个月随访1次，第2~3年每3~4个月随访1次，第4~5年每6个月随访1次，5年后每年随访1次。

（3）对出现相关新发症状或症状加重者，推荐立即随访。

（4）随访项目推荐：病史、体检、胸部/腹部/盆腔CT（平扫或者增强）。头颅增强MRI（首选）或者CT，第1年每3~4个月1次，第2年起每6个月1次；不推荐PET/CT作为常规随访手段。

注：

SCLC的最佳随访方案缺乏高质量证据。

Sugiyama T等回顾94例SCLC接受一线化疗达到CR/PR后接受深度随访或非深度随访的结果，深度随访组（胸部加上腹部CT、颅脑MRI和骨扫描）每2月随访一次，6个月后改为每3个月至满2年，非深度随访组则由医师自行决定；研究显示，与非深度随访组相比，深度随访组能发现更多的无症状复发，挽救性化疗的有效率更高（61.8%对比37.9%，$P=0.04$），中位总生存（20个月对比13个月，$P=0.001$）显著延长。

各指南推荐治疗后前2年较高频率随访：治疗后前2年，广泛期每2~3个月CT随访一次，局限期每3~6个月CT随访一次。2年后复发风险降低，可以降低随访频率。

目前尚无前瞻性研究评估脑MRI在监测复发中的作用。无论是否接受过PCI，均建议定期检查头颅增强MRI（首选）或者CT，第1年每3~4个月一次，第2年每6个月一次。ASCO指南对于达到CR且无症状者随访2年后不建议定期复查颅脑MRI。但ESMO指南和CSCO指南推荐随访2年后继续定期监测颅脑MRI。鉴于缺少证据，各指南均建议医师与患者共同讨论决策。

各指南均不推荐PET/CT作为SCLC的常规随访手段。

参考文献

[1] International Agency for Research on Cancer. Cancer Incidence in Five Continents Volume X（IARC，2014）

[2] Shi Y，Xing P，Fan Y，et al. Current small cell lung cancer treatment in China. Thorac Cancer. 2015 May；6（3）：233-8.

[3] 赫捷，魏文强. 2019中国肿瘤登记年报[M]. 北京：人民卫生出版社，2021；145

[4] Amarasena IU，Chatterjee S，Walters JA，et al. Platinum versus non-platinum chemotherapy regimens for small cell lung cancer. Cochrane Database Syst Rev. 2015 Aug 2；2015（8）：CD006849.

[5] Kalemkerian GP. Staging and imaging of small cell lung cancer. Cancer Imaging. 2012 Jan 12；11（1）：253-8.

[6] Rudin CM，Poirier JT，Byers LA，et al. Molecular subtypes of small cell lung cancer：a synthesis of human and mouse model data. Nat Rev Cancer. 2019 May；19（5）：289-297.

[7] Gay CM，Stewart CA，Park EM，Diao L，et al. Patterns of transcription factor programs and immune pathway activation define four major subtypes of SCLC with distinct therapeutic vulnerabilities. Cancer Cell. 2021 Mar 8；39（3）：346-360.

[8] Yang CF，Chan DY，Speicher PJ，et al. Role of Adjuvant Therapy in a Population-Based Cohort of Patients With Early-Stage Small-Cell Lung Cancer. J Clin Oncol. 2016 Apr 1；34（10）：1057-64.

[9] Brock MV，Hooker CM，Syphard JE，Westra W，Xu L，Alberg AJ，Mason D，Baylin SB，Herman JG，Yung RC，Brahmer J，Rudin CM，et al. Surgical resection of limited disease small cell lung cancer in the new era of platinum chemotherapy：Its time has come. J Thorac Cardiovasc Surg. 2005 Jan；129（1）：64-72..

[10] Rossi A，Di Maio M，Chiodini P，et al. Carboplatin- or cisplatin-based chemotherapy in first-line treatment of small-cell lung cancer：the COCIS meta-analysis of individual patient data. J Clin Oncol. 2012 May 10；30（14）：1692-8..

[11] Hanna N，Bunn PA Jr，Langer C，et al. Randomized phase III trial comparing irinotecan/cisplatin with etoposide/cisplatin in patients with previously untreated extensive-stage disease small-cell lung cancer. J Clin Oncol. 2006 May 1；24（13）：2038-43.

[12] Lara PN Jr，Natale R，Crowley J，et al. Phase III trial of irinotecan/cisplatin compared with etoposide/cisplatin in extensive-stage small -cell lung cancer：clinical and pharmacogenomic results from SWOG S0124. J Clin Oncol. 2009 May 20；27（15）：2530-5.

[13] Hermes A，Bergman B，Bremnes R，et al. Irinotecan plus carboplatin versus oral etoposide plus carboplatin in extensive small-cell lung cancer：a randomized phase III trial. J Clin Oncol. 2008 Sep 10；26（26）：4261-7.

[14] Sun Y，Cheng Y，Hao X，et al. Randomized phase III trial of amrubicin/cisplatin versus etoposide/cisplatin as first-line treatment for extensive small-cell lung cancer. BMC Cancer. 2016 Apr 9；16：265.

[15] Horn L，Mansfield AS，Szczęsna A，et al. First-Line Atezolizumab plus Chemotherapy in Extensive-Stage Small-Cell Lung Cancer. N Engl J Med. 2018 Dec 6；379（23）：2220-2229..

[16] Paz-Ares L，Dvorkin M，Chen Y，et al. Durvalumab plus platinum-etoposide versus platinum-etoposide in first-line treatment of extensive-stage small-cell lung cancer（CASPIAN）：a randomised，controlled，open-label，phase 3 trial. Lancet. 2019 Nov 23；394（10212）：1929-1939..

[17] O'Brien ME，Ciuleanu TE，Tsekov H，et al. Phase III trial comparing supportive care alone with supportive care with oral topotecan in patients with relapsed small-cell lung cancer. J Clin Oncol. 2006 Dec 1；24（34）：5441-7..

[18] Eckardt JR, von Pawel J, Pujol JL, et al. Phase III study of oral compared with intravenous topotecan as second-line therapy in small-cell lung cancer. J Clin Oncol. 2007 May 20; 25 (15): 2086-92.

[19] Huber RM, Reck M, Gosse H, et al. Efficacy of a toxicity-adjusted topotecan therapy in recurrent small cell lung cancer. Eur Respir J. 2006 Jun; 27 (6): 1183-9.

[20] Fan Y, Zhao J, Wang Q, et al. Camrelizumab Plus Apatinib in Extensive-Stage SCLC (PASSION): A Multicenter, Two-Stage, Phase 2 Trial. J Thorac Oncol. 2021 Feb; 16 (2): 299-309.

[21] Fiegl M, Pircher A, Waldthaler C, et al. Small steps of improvement in small-cell lung cancer (SCLC) within two decades: a comprehensive analysis of 484 patients. Lung Cancer. 2014 May; 84 (2): 168-74.

[22] Steffens CC, Elender C, Hutzschenreuter U, et al. Treatment and outcome of 432 patients with extensive-stage small cell lung cancer in first, second and third line – Results from the prospective German TLK cohort study. Lung Cancer. 2019 Apr; 130: 216-225.

[23] Simos D, Sajjady G, Sergi M, et al. Third-line chemotherapy in small-cell lung cancer: an international analysis. Clin Lung Cancer. 2014 Mar; 15 (2): 110-8.

[24] Saruwatari K, Umemura S, Nomura S, et al. Prognostic Factor Analysis in Patients With Small-Cell Lung Cancer Treated With Third-Line Chemotherapy. Clin Lung Cancer. 2016 Nov; 17 (6): 581-587.

[25] Cheng Y, Wang Q, Li K, et al. Anlotinib vs placebo as third- or further-line treatment for patients with small cell lung cancer: a randomised, double-blind, placebo-controlled Phase 2 study. Br J Cancer. 2021 Aug; 125 (3): 366-371..

[26] Nicholson SA, Beasley MB, Brambilla E, et al. Small cell lung carcinoma (SCLC): a clinicopathologic study of 100 cases with surgical specimens. Am J Surg Pathol. 2002 Sep; 26 (9): 1184-97..

[27] Mangum MD, Greco FA, Hainsworth JD, et al. Combined small-cell and non-small-cell lung cancer. J Clin Oncol. 1989 May; 7 (5): 607-12. doi: 10.1200/JCO.1989.7.5.607. PMID: 2540288.

[28] Babakoohi S, Fu P, Yang M, et al. Combined SCLC clinical and pathologic characteristics. Clin Lung Cancer. 2013 Mar; 14 (2): 113-9.

[29] Men Y, Hui Z, Liang J, et al. Further understanding of an uncommon disease of combined small cell lung cancer: clinical features and prognostic factors of 114 cases. Chin J Cancer Res. 2016 Oct; 28 (5): 486-494.

[30] Lei Y, Feng H, Qiang H, et al. Clinical characteristics and prognostic factors of surgically resected combined small cell lung cancer: a retrospective study. Lung Cancer. 2020 Aug; 146: 244-251.

[31] Wang Y, Xu J, Han B, et al. The role of prophylactic cranial irradiation in surgically resected combined small cell lung cancer: a retrospective study. J Thorac Dis. 2018 Jun; 10 (6): 3418-3427.

[32] Radice PA, Matthews MJ, Ihde DC, et al. The clinical behavior of "mixed" small cell/large cell bronchogenic carcinoma compared to "pure" small cell subtypes. Cancer. 1982 Dec 15; 50 (12): 2894-902.

[33] Luo J, Wu FY, Li AW, et al. Comparison of vinorelbine, ifosfamide and cisplatin (NIP) and etoposide and cisplatin (EP) for treatment of advanced combined small cell lung cancer (cSCLC) patients: a retrospective study. Asian Pac J Cancer Prev. 2012; 13 (9): 4703-6.

[34] Li YY, Zhou C, Yang DX, et al. Paclitaxel-etoposide-carboplatin/cisplatin versus etoposide-carboplatin/cisplatin as first-line treatment for combined small-cell lung cancer: a retrospective analysis of 62 cases. Cancer Biol Med. 2015 Jun; 12 (2): 117-25.

[35] Shi X, Duan H, Liu X, et al. Genetic alterations and protein expression in combined small cell lung cancers and small cell lung cancers arising from lung adenocarcinomas after therapy with tyrosine kinase inhibitors. Oncotarget. 2016 Jun 7; 7 (23): 34240-9.

[36] Men Y, Hui Z, Liang J, et al. Further understanding of an uncommon disease of combined small cell

lung cancer: clinical features and prognostic factors of 114 cases. Chin J Cancer Res. 2016 Oct; 28 (5): 486-494.

[37] Guo Y, Qu L, Shao M, et al. A case report of combined small cell lung cancer with EGFR mutation and treatment experience. Zhongguo Fei Ai Za Zhi. 2014 Jun 20; 17 (6): 511-4. Chinese.

[38] [31]. Marcoux N, Gettinger SN, O'Kane G, et al. EGFR-Mutant Adenocarcinomas That Transform to Small-Cell Lung Cancer and Other Neuroendocrine Carcinomas: Clinical Outcomes. J Clin Oncol. 2019 Feb 1; 37 (4): 278-285.

[39] Oser MG, Niederst MJ, Sequist LV, et al. Transformation from non-small-cell lung cancer to small-cell lung cancer: molecular drivers and cells of origin. Lancet Oncol. 2015 Apr; 16 (4): e165-72.

[40] Sequist LV, Waltman BA, Dias-Santagata D, et al. Genotypic and histological evolution of lung cancers acquiring resistance to EGFR inhibitors. Sci Transl Med. 2011 Mar 23; 3 (75): 75ra26.

[41] Yu HA, Arcila ME, Rekhtman N, et al. Analysis of tumor specimens at the time of acquired resistance to EGFR-TKI therapy in 155 patients with EGFR-mutant lung cancers. Clin Cancer Res. 2013 Apr 15; 19 (8): 2240-7.

[42] Piotrowska Z, Niederst MJ, Karlovich CA, et al. Heterogeneity Underlies the Emergence of EGFRT790 Wild-Type Clones Following Treatment of T790M-Positive Cancers with a Third-Generation EGFR Inhibitor. Cancer Discov. 2015 Jul; 5 (7): 713-22.

[43] Lee JK, Lee J, Kim S, et al. Clonal History and Genetic Predictors of Transformation Into Small-Cell Carcinomas From Lung Adenocarcinomas. J Clin Oncol. 2017 Sep 10; 35 (26): 3065-3074.

[44] Hobeika C, Rached G, Eid R, et al. ALK-rearranged adenocarcinoma transformed to small-cell lung cancer: a new entity with specific prognosis and treatment? Per Med. 2018 Mar; 15 (2): 111-115.

[45] Sehgal K, Varkaris A, Viray H, et al. Small cell transformation of non-small cell lung cancer on immune checkpoint inhibitors: uncommon or under-recognized? J Immunother Cancer. 2020 Jun; 8 (1): e000697.

[46] Wang W, Xu C, Chen H, et al. Genomic alterations and clinical outcomes in patients with lung adenocarcinoma with transformation to small cell lung cancer after treatment with EGFR tyrosine kinase inhibitors: A multicenter retrospective study. Lung Cancer. 2021 May; 155: 20-27.

[47] [40]. Pignataro D, Bertaglia V, Bironzo P, et al. Oligoprogressive Disease With SCLC Transformation in EGFR-Mutated NSCLC: How Biology Knowledge Can Change the Game Rules. J Thorac Oncol. 2020 Oct; 15 (10): e170-e172.

[48] [41]. C. Zhang, S. Zhang, Y. Yao, Y, et al, MA12.08 Chemotherapy plus EGFR TKIs or Bevacizumab versus Chemotherapy Alone in SCLC-Transformed EGFR-Mutant Lung Adenocarcinoma. JANUARY 31, 2021 - 16: 45-17: 45| VOLUME 16, ISSUE 3, SUPPLEMENT, S178-S179, MARCH 01, 2021

[49] [1]. Yu JB, Decker RH, Detterbeck FC, et al. Surveillance epidemiology and end results evaluation of the role of surgery for stage I small cell lung cancer. J Thorac Oncol. 2010 Feb; 5 (2): 215-9..

[50] [2]. Schreiber D, Rineer J, Weedon J, et al. Survival outcomes with the use of surgery in limited-stage small cell lung cancer: should its role be re-evaluated? Cancer. 2010 Mar 1; 116 (5): 1350-7.

[51] Yang CF, Chan DY, Speicher PJ, et al. Role of Adjuvant Therapy in a Population-Based Cohort of Patients With Early-Stage Small-Cell Lung Cancer[J]. J Clin Onclo, 2016, 34 (10): 1057-1064.

[52] Wakeam E, Giuliani M, Leighl NB, Finlayson SRG, Varghese TK, Darling GE. Indications for Adjuvant Mediastinal Radiotherapy in Surgically Resected Small Cell Lung Cancer[J]. Ann Thorac Surg, 2017, 103: 1647-1653.

[53] 刘维帅, 赵路军, 张宝忠, 等. 术后放疗在T1-2N0M0期SCLC治疗中的意义[J]. 中华放射肿瘤学杂志, 2015, 24 (5): 484-487.

[54] Kelsey CR, Light KL, Marks LB. Patterns of failure after resection of non-small-cell lung cancer: implications for postoperative radiation therapy volumes[J]. Int J Radiat Oncol Biol Phys, 2006, 65: 1097-1105.

[55] Feng W, Fu XL, Cai XW, Yang HJ, Wu KL, Fan M, Xiang JQ, Zhang YW, Chen HQ. Patterns of local-regional failure in completely resected stage IIIA (N2) non-small cell lung cancer cases: implications for postoperative radiation therapy clinical target volume design[J]. Int J Radiat Oncol Biol Phys, 2014, 88: 1100-1107.

[56] Kepka L, Bujko K, Bujko M, Matecka-Nowak M, Salata A, Janowski H, Rogowska D, Cieślak-Zerańska E, Komosińska K, Zawadzka A. Target volume for postoperative radiotherapy in non-small cell lung cancer: results from a prospective trial[J]. Radiother Oncol, 2013, 108: 61-65.

[57] An international randomized trial, comparing post-operative conformal radiotherapy (PORT) to no PORT, in patients with completely resected non-small cell lung cancer (NSCLC) and mediastinal N2 involvement: Primary end-point analysis of LungART (IFCT-0503, UK NCRI, SAKK) NCT00410683.

[58] Verma V, Hasan S, Wegner RE, Abel S, Colonias A. Stereotactic ablative radiation therapy versus conventionally fractionated radiation therapy for stage I small cell lung cancer[J]. Radiother Oncol, 2019, 131: 145-149.

[59] Verma V, Simone CB 2nd, Allen PK, Gajjar SR, Shah C, Zhen W, Harkenrider MM, Hallemeier CL, Jabbour SK, Matthiesen CL, Braunstein SE, Lee P, Dilling TJ, Allen BG, Nichols EM, Attia A, Zeng J, Biswas T, Paximadis P, Wang F, Walker JM, Stahl JM, Daly ME, Decker RH, Hales RK, Willers H, Videtic GM, Mehta MP, Lin SH. Multi-Institutional Experience of Stereotactic Ablative Radiation Therapy for Stage I Small Cell Lung Cancer[J]. Int J Radiat Oncol Biol Phys, 2017, 97: 362-371.

[60] Kies MS, Mira JG, Crowley JJ, et al. Multimodal therapy for limited small-cell lung cancer: a randomized study of induction combination chemotherapy with or without thoracic radiation in complete responders; and with wide-field versus reduced-fielld tadiation in partial responders; a Southwest Oncology Group Study[J]. J Clin Oncol, 1987, 5 (4),: 592-600.

[61] Faivre-Finn C, Snee M, Ashcroft L, et al. Concurrent once-daily versus twice-daily chemoradiotherapy in patients with limited-stage small-cell lung cancer (CONVERT): an open-label, phase 3, randomised, superiority trial[J]. Lancet Oncol, 2017, 18 (8): 1116-1125.

[62] Hu X, Bao Y, Xu YJ, et al. Final report of a prospective randomized study on thoracic radiotherapy target volume for limited-stage small cell lung cancer with radiation dosimetric analyses[J]. Cancer, 2020, 126 (4): 840-849.

[63] Turrisi AT, 3rd, Kim K, Blum R, et al. Twice-daily compared with once-daily thoracic radiotherapy in limited small-cell lung cancer treated concurrently with cisplatin and etoposide[J]. N Engl J Med, 1999, 340 (4): 265-271.

[64] Halvorsen TO, Valan CD, Slaaen M, Grønberg BH. Associations between muscle measures, survival, and toxicity in patients with limited stage small cell lung cancer[J]. J Cachexia Sarcopenia Muscle. 2020; 11 (5): 1283-1290.

[65] Patel S, Macdonald O K, Suntharalingam M. Evaluations of the use of prophylactic cranial irradiation in small cell lung cancer[J]. Cancer, 2009, 115 (4),: 842-850.

[66] Le Pechoux C, Laplanche A, Faivre-Finn C, et al. Clinical neurological outcome and quality of life among patients with limited small-cell lung cancer treated with two different dose of prophylactic cranial irradiation in the intergroup phase III tral (PCI199-01, EORTC 2200308004, RTOG 0212 and IFCT 99-01) [J]. Ann Oncol, 2011, 22 (5): 1154-1163.

[67] Jeremic B, Shibamoto Y, Nikolic N, et al. Role of radiation therapy in the combined-modality treat-

ment of patients with extensive disease small-cell lung cancer: A randomized study[J]. J Clin Oncol, 1999, 17 (7): 2092-2099.

[68] Slotman BJ, van Tinteren H, Praag JO, et al. Use of thoracic radiotherapy for extensive stage small-cell lung cancer: a phase 3 randomised controlled trial[J]. Lancet, 2015, 238 (9962): 36-42.

[69] Slotman B, Faivre-Finn C, Kramer G, et al. Prophylactic cranial irradiation in extensive small-cell lung cancer[J]. N Engl J Med, 2007, 357 (7): 664-672.

[70] Takahashi T, Yamanaka T, Seto T, et al. Prophylactic cranial irradiation versus observation in patients with extensive-disease small-cell lung cancer: a multicentre, randomised, open-label, phase 3 trial[J]. Lancet Oncol, 2017, 18 (5): 663-671.

[71] Drodge CS, Ghosh S, Fairchild A. Thoracic reirradiation for lung cancer: a literature review and practical guide[J]. Ann Palliat Med 2014: 3: 75-91.

[72] Käsmann L, Janssen S, Baschnagel AM, Kruser TJ, Harada H, Aktan M, Rades D. Prognostic factors and outcome of reirradiation for locally recurrent small cell lung cancer-a multicenter study[J]. Transl Lung Cancer Res 2020: 9: 232-238.

[73] Liang JA, Tu CY, Hsia TC, Fang HY, Li CC, Chien CR. Effectiveness of image-guided radiotherapy for locally advanced lung cancer patients treated with definitive concurrent chemoradiotherapy[J]. Thorac Cancer 2020: 11: 2639-2649.

[74] Khirvani SM, Juloori A, Allen PK, Komaki R, Liao Z, Gomez D, O'Reilly M, Welsh J, Papadimitrakopoulou V, Cox JD, Chang JY. Comparison of 2 common radiation therapy techniques for definitive treatment of small cell lung cancer[J]. Int J Radiat Oncol Biol Phys 2013: 87: 139-147.

[75] Li Y, Wang J, Tan L, Hui B, Ma X, Yan Y, Xue C, Shi X, Drokow EK, Ren J. Dosimetric comparison between IMRT and VMAT in irradiation for peripheral and central lung cancer[J]. Oncol Lett 2018: 15: 3735-3745.

[76] Rwigema JM, Verma V, Lin L, Berman AT, Levin WP, Evans TL, Aggarwal C, Rengan R, Langer C, Cohen RB, Simone CB 2nd. Prospective study of proton-beam radiation therapy for limited-stage small cell lung cancer. Cancer 2017: 123: 4244-4251.

[77] SUGIYAMA T, HIROSE T, HOSAKA T, et al. Effectiveness of intensive follow-up after response in patients with small cell lung cancer [J]. Lung Cancer, 2008, 59 (2): 255-61.

[78] 中国临床肿瘤学会指南工作委员会.小细胞肺癌诊疗指南（2020）[M].北京：人民卫生出版社，2020.

[79] DINGEMANS A C, FRUH M, ARDIZZONI A, et al. Small-cell lung cancer: ESMO Clinical Practice Guidelines for diagnosis, treatment and follow-up（）[J]. Ann Oncol, 2021.

[80] NCCN. NCCN Clinical Practice Guidelines in Oncology: Small Cell Lung Cancer, Version 1.2021

[81] 樊代明.整合肿瘤学·临床卷[M].北京：科学出版社，2021.

[82] 樊代明.整合肿瘤学·基础卷[M].西安：世界图书出版西安有限公司，2021.

胸腺肿瘤

名誉主编

樊代明

主　编

方文涛

副主编

毛伟敏　陈　椿　陈　岗　陈克能　傅剑华

韩泳涛　于振涛　王　洁

编　委（姓氏笔画排序）

丁建勇　于　珺　马建群　王　允　王明松

王　勐　王常禄　韦　兵　叶敏华　任　哲

刘宏旭　孙　伟　朱　蕾　许　宁　许　林

邢文群　吴开良　吴庆琛　张仁泉　张　昊

张　康　张　敏　张　铭　张　鹏　李剑锋

李　标　李高峰　杨长刚　沈　艳　谷志涛

陈和忠　陈跃军　冼　磊　周勇安　周海榆

周鑫明　范军强　茅乃权　茅　腾　郑国平

郑　敏　柯　立　赵怡卓　赵晓东　徐　全

郭占林　郭石平　高禹舜　崔有斌　章雪飞

傅小龙　喻本桐　赖繁彩　廖永德　魏煜程

第一章

前言

胸腺上皮源性肿瘤（Thymic Epithelial Tumor，TET）是胸部实体肿瘤中相对罕见的一个类型，国内发病率约3.93/100万。目前认为所有TET均具有恶性潜能，即使A型胸腺瘤（Thymoma，TM）也可出现远处转移。而早期TET完全切除后亦可能复发。另一方面，TET是一种相对惰性的肿瘤，患者在疾病进展或复发后仍有可能长期生存，极难开展大规模的前瞻性随机研究以获得高质量证据来指导临床实践。因此，TET的诊治尚存在诸多争议，诊疗模式长期停滞于经验层面，现行的NCCN指南也是以专家意见为基础。近年来全球及区域性合作围绕这些问题进行的临床研究获得了较好的结果，其中，中国的数据和研究做出不少贡献。

中国胸腺肿瘤研究协作组（ChART）于2011年开始筹建，2012年正式成立，拥有18家成员单位，致力于发挥中国特色的TET的各项研究。其中，成立之初建立的数据库为研究工作打下了坚实的基础。回顾性数据库录入了1993-2019年的TET数据，截至2020年11月，已有5253条病例信息。为进一步加深对纵隔疾病的研究，前瞻性数据库于2017年建成上线，内容涵盖TET在内的纵隔肿瘤（不限于手术病例），截至2021年2月，累计录入1845例病例信息。目前，基于回顾性和前瞻性数据库所发表的国内外文章超40篇。

本指南编写过程中参考现有文献证据和NCCN/ESMO指南，并结合问卷调查和专委会成员讨论结果，最终形成了中国抗癌协会胸腺肿瘤诊治指南。

第二章

流行病学

第一节 纵隔占位常见类型

纵隔占位可能是肿瘤[如TM、胸腺癌（Thymic Carcinoma，TC）、胸腺神经内分泌肿瘤（Neuroendocrine Thymic Tumor，NETT）、恶性淋巴瘤、生殖细胞肿瘤、胸腺脂肪瘤、胸外转移瘤等]或非肿瘤性疾病（如胸内甲状腺肿、胸腺囊肿、主动脉瘤）。许多纵隔占位呈良性，尤其是发生于无症状者中的；然而，有症状者所患的往往是恶性纵隔病变。所有纵隔占位的患者均应接受评估，以便在治疗前确定肿块类型及病变范围。治疗前，TET与其他疾病（如肺转移瘤、淋巴瘤、甲状腺肿、生殖细胞肿瘤）的鉴别很重要，因为这些疾病的治疗方法不同。大多数纵隔肿块为来自原发性肺癌（如非小细胞肺癌）的转移灶。不过，前纵隔内约50%的原发肿瘤为TM。

TM常常起病缓慢，而淋巴瘤或生殖细胞肿瘤的症状则发生迅速。淋巴瘤典型的表现为全身性疾病，但也可表现为原发性前纵隔病灶（如结节硬化型霍奇金淋巴瘤、非霍奇金淋巴瘤[弥漫性大B细胞淋巴瘤和急性淋巴母细胞性淋巴瘤]）；患者通常有淋巴结病变，并伴有血清乳酸脱氢酶升高。性腺外生殖细胞肿瘤是罕见肿瘤，也可发生于纵隔内。

第二节 胸腺上皮源性肿瘤的流行病学特征

TET起源于胸腺，包括TM、TC和NETT。

以往认为TET是一种罕见肿瘤，根据SEER（Surveillance, Epidemiology, and End Results）数据库统计，发病率为0.30/10万。但近年来随着胸部CT肺癌筛查的普及，体检发现的TET大大增加，检出率可能超过以往认知的100倍。

TM通常发生于40岁至70岁的患者；儿童或青少年罕见。TM的病因不明；饮酒、吸烟和电离辐射似乎并非TM的风险因素。非裔美国人以及亚太岛屿居民中TM发病率较高，提示可能存在遗传因素。一些患者没有症状，但有些可有胸痛、咳嗽或呼吸困难。30%~50%的TM患者合并重症肌无力，其次有单纯红细胞再生障碍性贫血、低丙种球蛋白血症、皮肌炎等。提示重症肌无力的症状包括眼睑下垂、复视、流涎、上楼困难、声嘶和/或呼吸困难。在任何手术操作前，所有疑似存在肌无力者，建议测定血清抗乙酰胆碱受体抗体水平以确定是否患有重症肌无力，进而避免围术期发生呼吸衰竭。如合并重症肌无力，建议手术前接受神经内科医师的评估和治疗。

TC是罕见的侵袭性肿瘤，常有区域淋巴结和胸外转移；因此，预后比TM差。TC的生存率根据分期（Ⅰ-Ⅱ期：91%；Ⅲ-Ⅳ期：31%）和可切除性（包括切除的彻底性）的不同而存在差异。由于组织学形态、免疫组化和基因特征不同，可与TM相鉴别。但是，TC应与胸腺外肿瘤的胸腺转移病灶相区别，二者有类似的组织学表现，但某些免疫组化指标可用于鉴别诊断。TC常导致心包和胸腔积液。

需要重点注意的是，TC的临床病程与TM不同。前者患者中副瘤综合征（包括重症肌无力）非常罕见。如果重症肌无力诊断成立，则应重新评估TC的病理诊断；患者实际上可能患的是TM。

NETT的发病率为0.18/百万，是比TM和TC更罕见的TET的亚型，在TET中占2%~5%。根据SEER数据库报道的平均年龄为55岁，男性更多见。文献报道约有25%胸腺类癌患者有多发性神经内分泌肿瘤1型（MEN1）家族史，17%~30%成人合并有副瘤综合征（例如库欣综合征）。NETT恶性程度较高，比TC更容易出现淋巴结和远处转移。

第三章 纵隔占位的预防与筛查

目前尚无数据表明有预防纵隔占位形成的措施。

尚无数据表明低剂量CT筛查能改善TM与TC患者的预后，考虑到TET发病率低，目前不推荐使用低剂量CT筛查TET。然而，对于诊断有重症肌无力等自身免疫性疾病的患者，可通过胸部CT针对性筛查有无TET。

对于体检或意外发现的前纵隔小结节，需结合胸部CT和MRI鉴别诊断（详见鉴别诊断内容）。若考虑良性占位（胸腺囊肿、胸腺增生/退化不全、小淋巴结等），建议3~6个月后复查CT或MRI，然后每1~2年复查一次，应避免不必要手术；若考虑组织类型高危的TET（B2/B3 TM、TC、NETT），建议直接手术；如考虑是低危的TM（A/AB/B1），可选择手术或密切随访观察（附录一：流程图2）。

以往认为TET是一种罕见肿瘤，根据SEER（Surveillance, Epidemiology, and End Results）数据库统计，发病率为0.30/10万。但近年来随着胸部CT肺癌筛查的普及，体检发现的TET大大增加，检出率可能超过以往认知的100倍。对于体检或意外发现的无症状的前纵隔小结节（一般认为直径≤3cm），目前NCCN或ESMO指南都未给出处理原则或指导意见。方文涛等根据419例意外发现的无症状的前纵隔小结节研究分析，发现这类纵隔占位以良性囊肿为主（65.6%），绝大多数在随访中无变化；通过结合胸部增强CT和MRI的影像学特征，能够大致判断结节的类型；考虑良性占位的，如胸腺囊肿、胸腺增生/退化不全、小淋巴结，建议随访观察，避免不必要手术；考虑是组织类型高危的TET（B2/B3 TM、TC、NETT），建议直接手术；如考虑是低危的TM（A/AB/B1），这类小结节往往边界清晰无外侵，且肿瘤倍增时间可长达一年以上，所以理论上首次发现后6个月复查是安全的。

第四章

诊断与分期

第一节 纵隔占位的临床鉴别诊断

用于纵隔占位鉴别诊断的检查包括血液生化检验、胸部增强 CT 和 MRI 等（附录一：流程图1）。

对纵隔囊性病变与实性病变、实性病变内的囊性或坏死成分、囊性病变内的分隔或软组织成分的鉴别，TM、胸腺增生或退化不全的鉴别，推荐采用胸部增强 MRI。

PET/CT 用于确定外侵明显或恶性程度高的肿瘤是否存在复发或转移病灶，辅助临床分期，评估治疗效果。

奥曲肽扫描用于高度怀疑 NETT 的鉴别诊断，以及 NETT 患者的生长抑素类似物的治疗筛选。

1 血生化指标

据文献报道，肿瘤指标在 TET 中的阳性率较低，但术前血清细胞角蛋白19片段（Cyfra 21-1）较高有助于提示肿瘤分期较晚、肿瘤恶性程度较高，或可提示术后复发的风险升高。另外 TET 患者血清 CA125 升高，可能与胸腔积液相关。

甲胎蛋白（AFP）和 β-人绒毛膜促性腺激素（β-HCG）阴性常可排除恶性生殖细胞肿瘤；乳酸脱氢酶（LDH）明显升高提示淋巴瘤的可能性；T-spot 阳性提示纵隔结核可能；CRP 和 ESR 明显升高提示纵隔感染可能；血管紧张素转移酶（ACE）明显升高提示结节病可能。

2 胸部平片

正常情况下，成人的胸腺在胸片上不可见。当 TET 的瘤体较大时才能在前后位胸片上显示，一般表现为偏向纵隔一侧的阴影，瘤体也有可能遮挡左右心界，瘤体内致密钙化灶也可在胸片上显示。在侧位片上，肿瘤可表现为胸骨后方、心脏大血管前方的阴影。其他一些征象可从侧面提示肿瘤的外侵程度，如膈肌上移、胸膜积液、胸膜增厚。总体上，胸片在纵隔占位鉴别诊断和临床分期上的提示作用十分有限，有条件的医疗机构应用更有效的影像学检查方式。

3　胸部增强 CT

在胸部增强 CT 上应关注纵隔占位的以下特征：肿块定位；肿块大小、形态；肿块质地类型（囊性、实性、囊实性）；肿块密度（有无囊变、坏死、钙化、脂肪、出血）；肿块是否强化及强化程度；肿块与临近结构的关系（是否侵犯）；纵隔、淋巴结是否肿大；是否有胸膜转移结节、肺转移、骨质转移等。

在 CT 上，TM 通常表现为胸腺内边界清晰的圆形或卵圆形肿块，无淋巴结肿大。伴有局部浸润、淋巴结肿大和胸腔积液的、质地不均匀的前纵隔病变要怀疑侵袭性胸腺上皮肿瘤，如 TC 或类癌。

淋巴瘤在 CT 上一般表现为轻度强化的软组织肿块，常包绕血管生长，可出现血管侵犯，可有内乳淋巴结肿大与肿块融合，纵隔、颈部、腋窝或身体其他部位的淋巴结肿大。此外，这些影像学特征出现在有典型 "B" 症状的年轻患者身上时，通过组织活穿刺检能可靠诊断出淋巴瘤。

胸骨后甲状腺肿、畸胎瘤通过 CT 较易诊断。

恶性生殖细胞肿瘤中精原细胞瘤以年轻男性多见，CT 上肿块质地较均匀，可有或无囊变坏死；实性区强化较均匀；混合性生殖细胞肿瘤质地不均，多有坏死囊变，强化不均匀。易出现血行转移。

谷等人分析 CT 影像用于描述肿瘤特征、评估术前肿瘤外侵范围的可重复性及与术后病理诊断的一致性，发现 CT 可用于描述胸腺上皮肿瘤的基本影像特征；在评估术前肿瘤外侵范围方面，CT 诊断的可重复性较好，且与术后病理诊断的一致性较高，在肿瘤的术前分期诊断中具有重要价值。

然而，CT 对前纵隔占位的鉴别诊断存在局限性，主要难点在于良性囊肿与囊实性肿瘤（如囊性 TM、MALT）的鉴别，在 CT 图像上良性囊肿常呈圆形或椭圆形，边界清楚光滑，质地均匀，近似水样密度。但如囊肿密度较高，或呈多房囊性、囊壁炎性增厚，则 CT 诊断较困难，需采用胸部 MRI 进一步鉴别。

4　胸部增强 MRI

如肿块在 CT 图像上密度较高，MRI 在区分囊性病变与实性病变、鉴别实性病变内的囊性或坏死成分、以及鉴别囊性病变内的分隔或软组织成分方面优于 CT。动态增强 MRI 及动态增强曲线能很好鉴别 CT 上显示为高密度的囊肿及平扫 T1WI 显示为高信号的囊肿，不规则增厚、强化的囊壁对鉴别囊性 TET 与囊肿有价值，且肿瘤内部实性区与囊变坏死区的清晰显示对指导定位穿刺有价值。

动态增强MRI信号及动态增强曲线的变化能精确评估纵隔肿瘤辅助/新辅助治疗前后肿瘤细胞活性度的变化，优于CT对疗效的评估。

MRI化学位移成像可通过反相位图像上病灶内信号减低，提示病变内显微脂肪浸润，而TM中未出现这种反相位信号减低现象，故可用于鉴别TM、胸腺增生或退化不全。另外淋巴瘤在反相位图像上信号也不受抑制。

T2WI上大血管由于流空效应呈低信号，而纵隔脂肪呈高信号，结合增强MRI及CT，对判断肿瘤是否侵犯血管壁有帮助。

5 PET/CT

PET/CT有助于确定是否存在淋巴结、肺、胸膜或远处转移，但不建议作为胸腺肿块常规检查手段。对侵袭性较高的组织学类型或进展期肿瘤，PET可用以评估分期，以及对可疑复发转移灶的鉴别。对怀疑NETT者，也可选用以生长抑素受体为基础的成像（如 ^{68}Ga-dotatate PET/CT或生长抑素受体闪烁显像）。PET/CT还可用于评估放化疗或其他治疗后的效果。

6 奥曲肽扫描

高度怀疑NETT可行奥曲肽扫描帮助鉴别诊断，另外，对确诊NETT的患者，在考虑是否存在生长抑素类似物治疗适应证时，可选择该项检查。

第二节 胸腺上皮源性肿瘤的病理诊断

推荐使用WHO组织学分类系统区分TM、TC和NETT（具体参见"2021年胸腺上皮性肿瘤WHO分类"）。国内病理专家对TET的WHO病理分型进行过解读，诊断要点如下。

1 胸腺瘤常见病理类型及诊断要点

根据TM中肿瘤性上皮细胞的形态和异型性及背景中不成熟淋巴细胞的有无和多少以及两种成分所排列形成的组织结构将常见的TM分成A、AB和B1、B2、B3型。

A型TM通常由温和的梭形/卵圆形肿瘤细胞构成，伴少量或不伴不成熟淋巴细胞。近年提出了不典型A型TM的概念，特点是A型TM表现一定程度的不典型，包括细胞密度增加、核分裂增加和可见灶性坏死，但由于罕见，其预后特点尚需研究。

AB型TM由缺乏淋巴细胞的梭形细胞（A型）成分和富于淋巴细胞（B型样）成分构成，伴明显的不成熟T细胞。两种成分比例可有很大变异。

B1型TM的组织结构和细胞形态类似正常胸腺，即大量不成熟淋巴细胞的背景上见散在的上皮细胞增生，上皮细胞不成团，类似于未退化的胸腺皮质，髓质分化区总是存在。

B2型TM是一种淋巴细胞丰富的肿瘤，包括大量不成熟T细胞的背景上见多角形肿瘤性上皮细胞，上皮细胞常成团，密度高于B1型TM或正常胸腺。可有或无髓质分化区。

B3型TM是一种以上皮为主的TET，包括轻-中度不典型的多角形肿瘤细胞排列成片状、实体型，几乎总伴非肿瘤性不成熟T细胞。

免疫组化提示不成熟淋巴细胞表达TDT、CD1a和CD99，肿瘤性上皮细胞表达CK、CK19、P63等上皮标记，不表达CK20。

此外，还有两个相对少见的TM类型包括伴有淋巴样间质的微结节型TM（多灶性温和的梭形细胞或卵圆形细胞组成的小的肿瘤细胞岛，围以无上皮细胞的淋巴样间质）和化生型TM（双相型TET，实性上皮细胞伴温和的梭形细胞背景，两者间有陡然或逐渐的过度），以及更为罕见的显微镜下TM（多灶性胸腺上皮增生，最大径小于1mm）、硬化性TM（经典的TM伴大量富于胶原的间质）和脂肪纤维腺瘤（类似于乳腺纤维腺瘤的良性TET）

2 胸腺癌和胸腺神经内分泌肿瘤常见病理类型及诊断

TC和NETT的诊断标准类似其他部位的相应肿瘤。

其中TC中最常见的为胸腺鳞状细胞癌，形态类似一般的鳞状细胞癌，但免疫组化指标CD5和/或CD117的阳性往往提示该鳞状细胞癌来源于胸腺。

淋巴上皮瘤样癌形态类似鼻咽癌，目前认为是一种未分化或差分化的鳞状细胞癌伴显著的淋巴细胞、浆细胞浸润，肿瘤伴有一定比例的EBV的阳性表达。

原发胸腺的腺癌比较少见，诊断前需除外他处肿瘤的浸润或转移。

NUT癌是一种差分化癌，特征是伴有NUT基因的重排。

未分化癌是一种排除性诊断，形态和和免疫组化未显示目前已有的特定的TC的特征。

微结节型TC伴淋巴样增生是近年来新提出的一个病理类型，组织结构类似于微结节型TM，但肿瘤的上皮成分为明确的癌。

其他如基底样癌、粘液表皮样癌、透明细胞癌、肉瘤样癌以及腺鳞癌、肝样癌和TCNOS也偶有发生。

胸腺的四种神经内分泌肿瘤的诊断标准类似于肺的神经内分泌肿瘤，一般诊断不困难。

3　活检的指征及诊断要点

对高度怀疑胸腺上皮性肿瘤且能够手术根治性切除的肿瘤，不建议通过活检明确病理类型。

对无法直接手术切除（需要诱导治疗）或者没有手术机会的肿瘤，推荐对纵隔肿块行粗针穿刺活检。无法粗针穿刺的情况下（如胸骨、肺组织阻挡），可考虑手术活检、E-BUS活检、纵膈镜活检等方法。但是，对于不伴胸膜转移病灶的肿瘤，为避免人为的胸膜播散而影响预后，不推荐通过进胸腔手术对前纵隔病灶进行活检。

对术前进行活检的胸腺上皮性肿瘤的病理诊断，建议首先鉴别诊断该部位同样常见的生殖细胞肿瘤和淋巴瘤等；其次区分NETT和TM/TC；最后尽量区分TM和TC，如活检的组织量有限，而TM和TC的形态又比较复杂，对困难的病例不必勉强区分TM和TC，但有条件时可进一步将TM的亚型区分出来。纵隔活检的诊断同身体其他部分的活检病理诊断一样，临床信息也很重要，患者性别、年龄、影像学所见以及血AFP、HCG等检测结果都有提示作用。

4　病理报告要点

推荐手术标本的病理报告至少包含以下内容：

标本巨检描述（肿块大小、颜色、质地、有否包膜、与肿瘤一起送检的其他组织以及肿瘤和周围组织的关系）；镜检描述（病理类型、侵犯的结构、切缘情况、淋巴结转移情况以及治疗后反应的评估）；用于鉴别诊断的免疫组化结果。

第三节　胸腺上皮源性肿瘤的临床病理分期

多年来，Masaoka-Koga分期是最广泛接受的用于TM和TC治疗以及确定预后的系统。近几年，国际胸腺肿瘤协会（ITMIG）和国际肺癌研究协会（IASLC）共同制定了一个新的TM与TC分期系统，该分期系统被作为美国AJCC新的胸腺恶性肿瘤TNM分期系统（第八版）的基础。**目前推荐临床医生优先使用TNM分期系统，同时可结合使用Masaoka-Koga分期。**

第五章 胸腺上皮源性肿瘤的治疗

第一节 手术治疗

TET 患者的最佳治疗计划应经过胸外科医师、影像科专家、肿瘤内科医师和放疗科医师多学科（MDT）评估后制定。确定肿块是否可被手术根治性切除至关重要，需要由有经验的胸外科医师负责决策。

1 手术指征

手术指征：① 对可根治性切除的肿瘤，推荐直接手术；② 对局部晚期的肿瘤（T4），也可以在新辅助诱导治疗后再次评估手术指征；③ 对合并胸膜播散或肺内转移的患者，如果原发病灶可切除，也可以考虑直接同期或新辅助治疗后行原发病灶和转移病灶的切除；④ 对瘤床或胸膜复发的肿瘤，如 MDT 讨论后，满足手术条件，可考虑手术切除。

肿瘤完整切除是最重要的预后因素。对可耐受手术者，手术是所有可切除的 TM 的推荐治疗。因此，术前准确评估肿瘤外侵范围十分重要。沈等人回顾分析了 138 例 TET 的 CT 特征与分期、可切除性的关系，发现 TET 的临床分期可通过 CT 特征来评估，包括肿瘤形状、边界、强化模式、是否侵犯周围结构、胸腔或心包积液、肺内转移灶，CT 上未见肿瘤侵犯动脉预示能通过手术根治性切除。另外，胸部 MRI 对判断肿瘤是否侵犯血管壁有更大帮助。

TET，尤其是 TM，常见的复发部位有胸膜和瘤床。一项基于 JART 数据库的回顾性研究比较了 405 例复发的 TET 患者的临床信息，发现 56.3% 为 Masaoka Ⅰ-Ⅲ期，25.9% 为 Ⅳa 期，可见大部分复发肿瘤仍有手术机会。其中 162 例复发后接受手术治疗，R0/1 切除率达到 72%。生存分析显示复发后再次手术组的 10 年 OS 明显高于其他治疗组（68.2% vs. 25.4%，P<0.001）。

2 手术范围

对不合并重症肌无力者，手术范围是肿瘤及受侵组织切除和全胸腺切除。

对合并重症肌无力者，手术范围是肿瘤及受侵组织切除和扩大胸腺切除（全胸腺切除同时切除邻近的双侧纵隔胸膜、纵隔和心包周围脂肪组织、及主肺动脉窗脂肪组织）。

经典的TET手术是经胸骨正中切口行全胸腺切除术，胸骨劈开后前纵隔暴露良好。对无外侵的早期肿瘤切除胸腺在外科技术上并不增加困难，可保证手术根治性切除，且胸腺对成年人已基本丧失免疫功能，切除胸腺理论上不会造成患者的功能损失。

随着微创胸腺手术的开展，全胸腺切除的观点开始受到挑战。根据ChART数据库1047例Masaoka-Koga Ⅰ/Ⅱ期TET的分析显示，有近1/4患者接受部分胸腺切除，胸骨正中切口多为全胸腺切除，但腔镜等微创手术全胸腺与部分胸腺的比例相当。对随访结果多因素分析表明，两种切除范围10年OS相同（90.9% vs. 89.4%），进一步分层分析显示对于Masaoka-Koga Ⅰ期肿瘤两种术式的复发率无统计学差异（32% vs. 14%），但在Masaoka-Koga Ⅱ期胸腺部分切除后的复发率显著高于全胸腺切除（14.5% vs. 29%，P=0.001）。鉴于Makaoka-Koga Ⅰ期（包膜完整）和Ⅱ期肿瘤（显微镜下包膜浸润或纵隔脂肪局部侵犯）无论术前影像学检查还是术中肉眼观察均无法区别，加之TET存在多原发或多病灶的可能性，因此无论开放还是微创手术均应遵循外科学解剖切除和肿瘤学根治性切除原则，推荐行全胸腺切除以保证手术疗效。

3 手术径路

在遵循肿瘤学原则、保障手术安全的前提下，外科医生可根据具体情况选择经典的胸骨正中切口或微创手术，微创手术以胸腔镜或机器人辅助的侧胸或剑突下入路为主。

目前推荐微创手术用于早期肿瘤外科治疗，即UICC Ⅰ期或与之相对应的Masaoka-Koga Ⅰ-Ⅱ期。在微创技术较为成熟的大的临床中心，对UICC Ⅱ-Ⅲa期可尝试进行微创胸腺手术。

经典手术径路是胸骨正中切口，该切口可较好的暴露前纵隔及双侧胸膜腔，评估大体包膜侵犯、胸腺周围和纵隔脂肪浸润、瘤周胸膜粘连和周围结构受累。

目前，微创胸腺手术主要用于早期肿瘤的外科治疗，谷志涛等分析了ChART数据库中1087例UICC Ⅰ期（相当于Masaoka Ⅰ/Ⅱ期）TET病例，结果显示VATS组和开放组中位随访时间分别为26个月和36个月，两组术后OS（85.7% vs. 93.1%，P=0.539）、DFS（92.5% vs. 91.9%，P=0.773）和累积复发率（7.1% vs. 5.8%，P=0.522）

均无统计学差异，合并肌无力者症状改善率亦相似（83.3% vs. 88.2%，P=0.589），证实微创胸腺手术可获得与开放手术相似的远期疗效。最近一项2835名TM患者中开展的回顾性分析对VATS与胸骨正中切开的全胸腺切除术的疗效进行了比较，VATS组的5年OS达97.9%，与胸骨正中切开组相比无显著差异（P=0.74）。

但是，从外科技术来看，侵犯心包局部或邻近肺组织局限性受侵的部分UICC Ⅱ-Ⅲa期肿瘤腔镜下切除并不困难，同样可达到和开放手术相似的切除彻底程度。方文涛等在2017年世界肺癌大会上报道115例UICC Ⅱ期-Ⅲa期肿瘤的外科治疗结果，通过1：2的倾向匹配分析后26例腔镜和52例开放手术患者的R0切除率均达到77%，通过术后35个月的中位随访期发现腔镜可获得和开放手术相当的肿瘤学效果，OS分别为100%和95.2%，3年累积复发率分别为0.052和0.167，均无统计学差异；而相比于开放手术，接受腔镜手术者术中出血量显著减少（127 mL vs. 219 mL，P=0.005）、术后胸管引流时间［（3±1.2）d vs.（5±4.7）d，P=0.005］和总体住院时间［（5.9±3.1）d vs.（9.6±5.1）d，P<0.001］均显著缩短，体现了微创手术的优越性。

随着微创外科技术的不断进步，不仅是局部外侵周围结构的UICC Ⅲa期肿瘤，对部分复发转移患者以及肿瘤外侵严重但经过诱导治疗后获得降期的病例通过微创手术也有可能获得彻底切除的可能性，而对这些需要多种方式整合治疗的患者，更能发挥微创手术的优势，通过减少手术创伤、加快功能恢复，帮助减降低围术期风险，使患者能更好地耐受术后辅助治疗，以达到期望的肿瘤学效果。

无论是在Masaoka-Koga分期还是第8版UICC/AJCC TNM分期中，肿瘤大小均未被列为影响分期的因素。具体多大直径的TET适合微创手术切除，目前仍无共识。既往多数研究将直径>5cm的TET定义为"大"肿瘤，并认为直径≤5cm的TET采用微创手术径路安全可行。但随着手术操作技巧的提高，有研究显示即使在直径>5cm的TET中，造成术中中转开胸的主要原因是肿瘤侵犯大血管，而不是肿瘤大小，并且与开放手术相比，微创手术可获得相近的肿瘤学效果。因此，相比肿瘤的外侵程度，肿瘤大小不是影响手术径路选择的主要因素。但需注意的是，受限于纵隔区域的狭小，肿瘤直径越大，微创手术操作难度越大，同时增加术中肿瘤胸膜腔播散的风险，所以当采用微创胸腺手术切除直径>5cm的TET时，需严格遵守微创手术原则，如有操作困难或肿瘤破损风险，应毫不犹豫转为开放手术。相反，肿瘤组织学类型并非选择手术径路的限制性因素，况且绝大多数早期肿瘤术前无法明确组织学类型。尽管ITMIG和JART的回顾性研究并未包含TC，但ChART的多中心配比研究表明只要能保证根治性切除，早期TC并非微创手术的禁忌证。

4　淋巴结清扫

对高T分期（T3以上，累及临近脏器）、组织学恶性程度高的TET进行系统性前纵隔淋巴结（N1）清扫，对N2组淋巴结可进行采样。

以往普遍认为TET很少发生淋巴结转移，所以传统胸腺手术很少清扫淋巴结。

但近年来淋巴结转移问题得到越来越多的重视。既往普遍采用的TET分期体系为Masaoka-Koga分期，淋巴结转移被笼统归入Ⅳb期与远处脏器转移相同，而第8版UICC/AJCC分期在采用TNM分期、将淋巴结转移与远处转移进行区分的同时提出了对应TET的淋巴结分区，并据此将淋巴结转移划分为N0-2。近年来的研究表明淋巴结转移发生率根据TET的组织学类型和局部进展程度而不同。JART回顾性分析115家医院共1320例TET淋巴结转移情况，发现TM中淋巴结转移率为1.8%，TC为27%，胸腺类癌多达28%。基于美国SEER数据库的两项研究，选择术中最少摘除1枚淋巴结的TET的患者，发现淋巴结转移率为13.3%，而TC的淋巴结转移率为33.5%，NETT高达62.3%。

根据ChART回顾性研究结果，在20家医院共2421例患者中，TM淋巴结转移率仅为0.5%，而TC为7.6%，NETT高达16.7%，并且TET淋巴结转移与预后密切相关。ChART进一步前瞻性观察研究表明，TET的淋巴结受累程度比以前认识到的更常见，经过意向性淋巴结采样或清扫，TM淋巴结转移的发生率提高为21%，TC提高为25%，而NETT则高达50%。并将TET分为低危组（T1-2期的A-B2）和高危组（T3及以上或B3及TC），高危组的淋巴结转移率更高。对比回顾性研究结果，意向性淋巴结清扫显著提高了转移淋巴结检出率，有利于提高分期的准确性和手术切除的彻底性。

5 手术标本的处理原则

标记合并切除的组织（纵隔胸膜、肺、心包、膈神经、血管等）；标记切缘可疑的部位；记录好术中取下的淋巴结位置；在病理申请单上提供患者的病史、治疗情况等相关信息，与病理科医生及时沟通。

第二节 辅助治疗

1 胸腺瘤术后辅助治疗

R0切除术后，UICCⅠ期的TM和Ⅱ-ⅢA期的A/AB/B1 TM，不推荐术后辅助治疗；UICCⅡ-ⅢA的B2/3TM，可考虑术后辅助放疗或随访。

对R1/2切除的TM，应术后放疗。

淋巴结阳性的需要增加辅助化疗（附录一：流程图4）。

基于ChART数据库1546例Masaoka-Koga Ⅰ-Ⅲ期TET患者的回顾性分析表明，

术后辅助放疗可改善R1/2切除的OS和DFS。

一项基于ITMIG数据库1263例R0切除的Masaoka Ⅱ-Ⅲ期TM患者的回顾性分析表明，术后放疗组10年OS明显高于未放疗组（86% vs. 79%，P=0.002）。并且，对Ⅲ期B型TM，术后放疗也能明显改善OS。

然而，一项基于JART数据库1265例Masaoka Ⅱ-Ⅲ期TET患者的回顾性研究得出不同结论，术后放疗并不能改善TM的RFS和OS。

在NCCN指南（2021.V1）中，包膜完整的TM在R0切除术后不推荐放疗。包膜侵犯的TM在R0切除后，可考虑术后放疗。Masaoka-Koga Ⅲ期（侵犯邻近器官）TM存在更高的复发风险，故建议术后放疗。

但基于ChART数据库建立的TET根治性切除术后复发风险预测模型，T1期TM以及T2/T3期A/AB/B1型TM（低危组）的复发转移率远低于T2/T3期B2/B3型TM及T1-T3期TC和NETT（高危组）（2.7% vs. 20.1%，P<0.001）。

综上，对R0切除的UICC Ⅰ期的TM和Ⅱ-ⅢA期的A/AB/B1 TM不建议术后辅助治疗，而对UICC Ⅱ-ⅢA的B2/3TM，可考虑术后辅助放疗或随访。

另外，根据ChART数据库739例Masaoka-Koga Ⅲ/Ⅳ期TET患者的回顾性研究，Masaoka-Koga Ⅳ期TM术后未化疗组与化疗组5年OS分别为85.7%、76.1%，两组间差异无统计学意义（P=0.862）。Masaoka-Koga Ⅲ期TM患者术后未化疗组和化疗组5年、10年OS分别为92.1%、65.0%和88.1%、59.6%，术后未化疗组OS显著优于化疗组（P=0.000）。Masaoka-Koga Ⅲ/Ⅳ期TM R0切除后术后未化疗组和化疗组5年OS分别为92.8%和67.2%，术后未化疗组OS也显著优于化疗组（P=0.001）。因此，一般不推荐TM患者术后接受辅助化疗，但对于合并淋巴结转移者（虽然TM较少出现淋巴结转移），还是建议进行全身治疗。

2 胸腺癌/神经内分泌肿瘤术后辅助治疗

对R0切除的TC和NETT，推荐术后化疗±放疗。

对R1/2切除的TC和NETT，推荐术后放化疗（附录A-流程图4）。

一项基于上海市胸科医院116例R0切除的TC的回顾性研究表明，Masaoka Ⅱ期术后化疗组的5年RFS明显高于未化疗组（84% vs. 66.6%，P=0.035），Masaoka Ⅲ期术后化疗组的5年OS明显高于未化疗组（84.6% vs. 63.7%，P=0.036）。

一项基于JART数据库1265例Masaoka Ⅱ-Ⅲ期TET患者的回顾性研究表明，TC术后放疗可改善RFS（HR 0.48；95% CI, 0.30-0.78；P=0.003），但不改善OS。而另有一项基于592例R0切除的Masaoka Ⅱ-Ⅲ期TET的荟萃分析显示，术后放疗不能减少复发。

根据ChART数据库建立的TET根治性切除术后复发风险预测模型，T1-T3期TC和NETT属于复发高危组。因此，TC或NETT切除后，术后治疗包括化疗±放疗，具体取决于切除的彻底性。

第三节 进展期肿瘤的治疗方式

1 新辅助治疗

对局部晚期TET，推荐行诱导化疗或放化疗后评估手术指征，术后根据切除情况予以放疗±化疗（附录一：流程图3）。

对合并胸膜播散或肺内转移者，可选择行诱导治疗后手术切除，若诱导治疗后病灶仍无法切除，则行根治性放疗伴/不伴化疗（附录一：流程图3）。

推荐的一线化疗方案： TM为CAP或TC方案，TC为TC方案，NETT为PE方案。

对潜在可切除的TET，诱导治疗后手术切除可能是有效的。

近期一项队列研究报道诱导化疗+手术与单独手术后的5年OS相当（77.4% vs.76.7%，P=0.596）。

目前有2项术前诱导化疗的Ⅱ期临床试验，报道的客观缓解率分别为62%、77%，病理完全缓解率为14%、9%，R0切除率为43%、73%，不良反应较大。考虑到这2项研究纳入的都是TM，且低度恶性/淋巴细胞为主的TM亚型占比较高，诱导化疗的实际疗效有限。

上海市胸科医院一项关于同期诱导放化疗后手术治疗局部晚期TET的Ⅱ期临床试验发现，同期放化疗可取得较好的客观缓解率（48.5%），病理完全缓解率达17.4%，患者耐受性高，诱导治疗后手术R0切除率达到82.6%，TM和TC患者5年OS分别为81.8%、54.2%。

另有国外一项Ⅱ期临床研究报道同期放化疗+手术治疗局部进展期TET的PR率为47.6%，5年OS为71%。

2 晚期肿瘤的治疗

2.1 胸腺瘤

晚期肿瘤常采取根治性放化疗。

鉴于可能出现的转移范围很广，为转移性病灶制定放疗剂量方案很困难。立体定向体部放疗（SBRT）可能对局限性转移灶是合理选择，而传统分割方案适于较大转移灶。在姑息治疗中，可用典型的姑息放疗剂量（8Gy/fx、20Gy/5fx或30Gy/10fx），这取决于治疗目标。即使是转移性TM，鉴于其相对较长的生长史，高度适形技术可能适用于体积局限的转移灶，增加放疗剂量有助于提高肿瘤局部控制率，但同时要注意对胸部反复出现的转移性病灶多次放疗时，有增加放射性肺损伤的风险。

目前对TM推荐的一线化疗方案是以铂类为主的方案（CAP或TC方案）。CAP方案在TM中的缓解率大约为44%。但非蒽环类方案（例如，顺铂/依托泊苷[±异环磷酰胺]、卡铂/紫杉醇）可能适用于无法耐受更激进方案的患者。

TM的二线全身治疗包括培美曲赛、依维莫司、紫杉醇、奥曲肽（长效[LAR]）±泼尼松、吉西他滨±卡培他滨、5-氟尿嘧啶、依托泊苷和异环磷酰胺。但这些药物尚未在随机3期试验中接受过评估。对TM，后续全身治疗（即二线及以上）的缓解率从15%到39%不等。一项培美曲塞治疗TM患者（n=16）的研究报告了2例CR和5例PR。基于临床试验数据，卡培他滨也可加入吉西他滨方案。在接受吉西他滨/卡培他滨治疗的22例TM患者中，有3例CR，5例PR。奥曲肽可能对奥曲肽扫描阳性或有类癌综合征症状的TM患者有效。出于对免疫相关事件的担忧，Pembrolizumab不推荐用于TM患者。在接受Pembrolizumab治疗的TM患者中，71%有3级或更高的免疫相关不良事件（包括心肌炎）。Sunitinib不推荐在TM患者中使用，因为没有c-Kit突变。手术是复发的局部晚期病变、孤立性转移或同侧转移患者的一种选择。

2.2 胸腺癌

TC化疗效果差；目前推荐卡铂/紫杉醇（TC）为一线方案，因为其在TC临床试验中的缓解率最高（总体缓解率22%~36%）。资料表明CAP和顺铂/阿霉素/长春新碱/环磷酰胺（ADOC）方案也有效，但毒性比卡铂/紫杉醇方案更大。

关于TC二线化疗的数据很少。TC的二线全身治疗药物包括sunitinib、培美曲赛、依维莫司、紫杉醇、奥曲肽（LAR）±泼尼松、吉西他滨±卡培他滨、5-FU、依托泊苷、异环磷酰胺和pembrolizumab。对TC，后续全身治疗的缓解率为4%~21%不等，但专家组成员认为这些二线药物对TC并非很有效。sunitinib可能对存在c-Kit突变的患者有效；但是，这类突变在TC中少见（<10%）。S-1（一种口服型氟尿嘧啶）似乎对TC患者有效。

Pembrolizumab用于TC的二线治疗有效（缓解率，22.5%[95% CI，10.8%-38.5%]），但严重免疫相关不良事件发生率高（15%）。据报道，接受Pembrolizumab治疗的TC患者中有5%~9%出现3-4级心肌炎，这比接受同样治疗的其他恶性肿瘤患者的不良反应发生率更高。根据临床试验数据，卡培他滨可添加到吉西他滨方案中。在接受吉西他滨/卡培他滨治疗的8名TC患者中，有3例PR。

2.3 胸腺神经内分泌肿瘤

NETT尤其是恶性程度较高的亚型更常表现为局部进展、淋巴结转移和远处转移。虽然生长抑素类似物（SSAs）已被报道为治疗神经内分泌肿瘤的有效药物，但其分别只有2名、4名患者在术前、术后接受了SSAs治疗。考虑到常规化疗和/或放疗的疗效有限，应该探索其他治疗方法，比如SSAs、已经在其他神经内分泌肿瘤中尝试过的新药如mTOR蛋白抑制剂和针对血管内皮生长因子受体的多靶点药物。

第六章 康复

第一节 术后康复

总体来说，TET患者的术后康复与其他胸外科术后患者并无明显区别。近几年，随着快速康复理念的发展，胸外科的术后康复也逐渐得到重视。由于目前的临床证据仅集中在肺癌的术后康复，TET患者的术后快速康复可以参考中华医学会制定的《中国加速康复外科临床实践指南（2021版）》和欧洲胸外科医师协会发表的肺癌术后快速康复指南。

需要注意的是，对合并重症肌无力者，临床医生要观察是否存在肌无力症状加重、甚至是肌无力危象的情况，如若出现，需及时调整用药、加强监护与支持治疗，必要时请神经内科医生共同处理。

第二节 中医药的应用

中医药可在以下几个方面帮助患者术后康复：缓解术后伤口疼痛；缓解术后恶心呕吐等症状；促进患者术后胃肠功能、肺功能的恢复；改善患者术后乏力、疲劳等一般症状；缓解患者术后焦虑情绪。

具体的措施可有内服汤药、辩证施膳、穴位针灸、五音疗法，根据患者不同的病症来个体化处理。

中医药在重症肌无力症状的治疗方面也有丰富的经验，可归属于中医痿证的范畴，益气健脾温阳等为主要治疗法则，同时针灸治疗也有助于改善肌无力症状。

此外，中医药还可以从以下几个方面改善晚期患者的生存质量：缓解癌痛；缓解化疗导致的恶心呕吐；改善患者抑郁和情绪障碍。

如需长期中药治疗，一般以扶正与祛邪相结合，根据不同病证及脏腑特性，采用辨证与辨病相结合来遣方用药。

第七章 随访策略

对低危组患者，进行每年一次复查直至术后十年；对高危组患者，建议术后三年内每半年复查一次，术后第4至6年每年复查一次。

Liu等在ChART数据库中分析了907例手术完整切除的未经诱导治疗的TET，发现T1期TM以及T2/T3期A/AB/B1型TM（低危组）的复发转移率远低于T2/T3期B2/B3型TM及T1-T3期TC和NETT（高危组）（2.7% vs. 20.1%，P<0.001）。并且低危组主要以瘤床和胸膜腔复发为主（88.9%），远处转移少见，而高危组中远处转移（40.7%）和胸膜腔复发（25.9%）占比更高，且大部分复发转移均出现在术后3年内（55.2%），仅有1例超过术后6年出现。而低危组中直到术后10年仍有局部复发出现。

另外，接受术后辅助治疗或晚期肿瘤患者可根据情况调整复查频率和检查项目。

TM患者出现第二种恶性肿瘤的风险有增加，鉴于目前尚无统一的随访策略，常规体检仍有一定意义。

第八章

附录

附录一

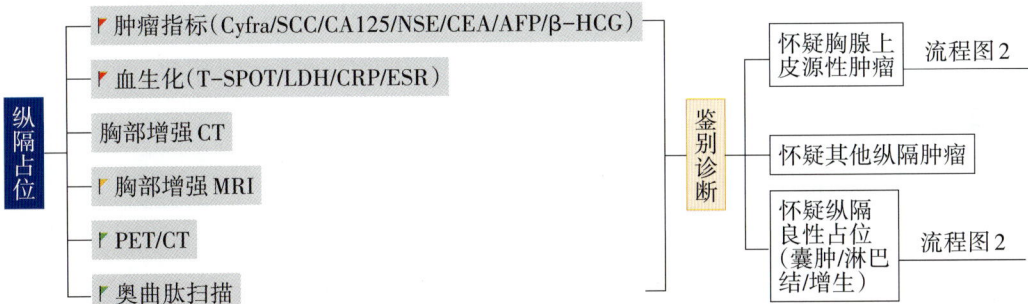

图 17-8-1　流程图 1　纵隔占位的鉴别诊断

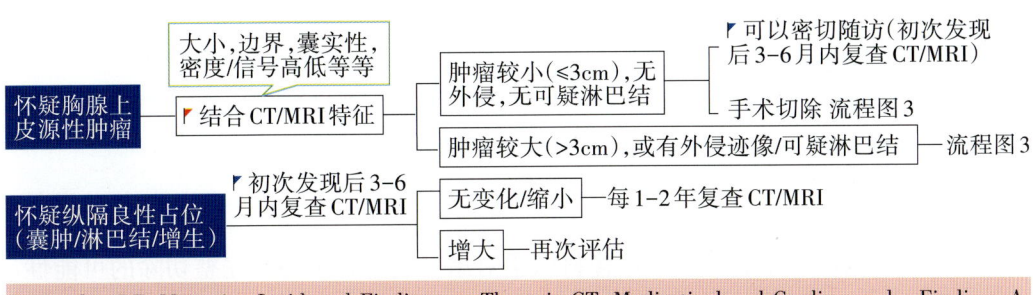

- Munden RF. Managing Incidental Findings on Thoracic CT: Mediastinal and Cardiovascular Findings. A White Paper of the ACR Incidental Findings Committee. J Am Coll Radiol. 2018;15(8):1087-1096.
- Fang W. Followup/Surveillance of Small Anterior Mediastinal Lesions. J Thorac Oncol, 2019;14(Suppl 10):S153.

图 17-8-2　流程图 2　纵隔占位的随访策略

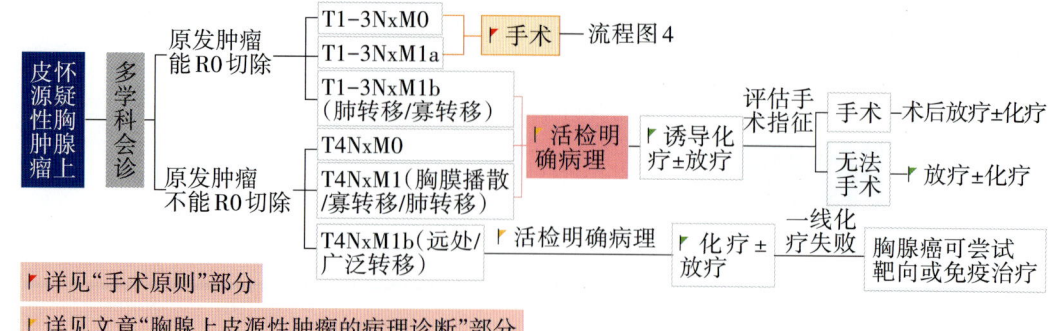

▶ 详见"手术原则"部分

▶ 详见文章"胸腺上皮源性肿瘤的病理诊断"部分

▶ 详见"放疗原则"、"药物治疗"部分

图 17-8-3　流程图 3　胸腺肿瘤多学科诊疗流程

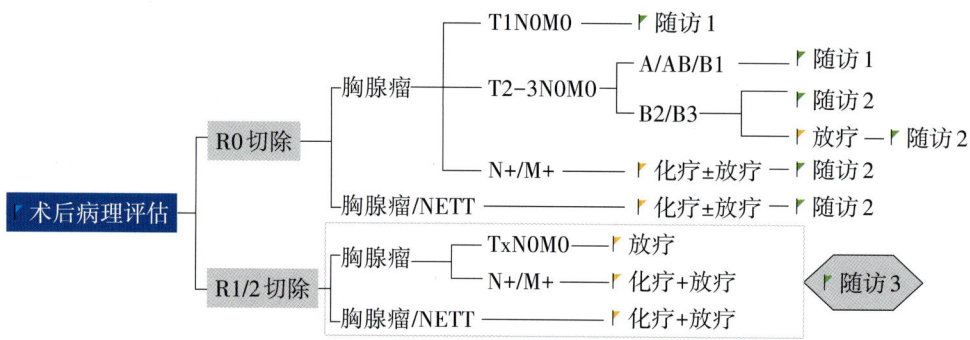

▶ 详见文章"胸腺上皮源性肿瘤的病理诊断"部分

▶ 详见"辅助治疗"部分

▶ 随访1：每年一次胸部CT，持续10年（结合肿瘤指标、颈腹超声等其他检查）

▶ 随访2：前3年每半年一次胸部CT，后面每年一次胸部CT，持续5年以上（结合肿瘤指标、颈腹超声等其他检查）

▶ 随访3：参照"随访2"，酌情调整复查频率和项目

▶ Liu H, Gu z, Qiu B, Detterbeck FC, Roden AC, Ruffini E, et al. A Recurrence Predictive Model for Thymic Tumors and Its Implication for Postoperative Management: a Chinese Alliance for Research in Thymomas database study.J Thorac Oncol 2019.

图 17-8-4　流程图 4　胸腺肿瘤术后治疗及随访模式

附录二

1　手术原则

（1）手术切除应由胸外科、影像科医生对患者进行仔细评估完整切除的可能性。局部晚期（不能完整切除）病例应该由一个多学科小组进行讨论和评估。

（2）如果根据临床和放射学特征强烈怀疑可切除的胸腺瘤，则应避免手术活检，因为当肿瘤包膜被穿透时，肿瘤播散的可能性很大。

（3）在手术前，患者应该评估重症肌无力的体征和症状，并在接受手术切除之前进行医学控制。

（4）外科手术的目标是完全切除病变和受侵的组织。根治性切除可能需要切除邻近结构，包括心包、膈神经、胸膜、肺，甚至主要血管结构。由于严重的呼吸道并发症，应避免双侧膈神经切除。

（5）在切缘可疑、残留病变或肿瘤与未切除的正常结构粘连的区域可放置金属夹，以便帮助指导准确的放射治疗。

（6）胸腺切除术时，应检查胸膜表面是否有胸膜转移。如果可行，建议同期切除胸膜转移病灶以实现肉眼根治切除。

（7）微创胸腺手术主要被用于早期肿瘤的外科治疗，即UICC I 期或与之相对应的 Masaoka-Koga I-II 期肿瘤。对于心包局部或邻近肺组织局限性受侵的部分UICC II-IIIa 期肿瘤，在微创技术较为成熟的临床中心，对于此期患者可以尝试进行微创胸腺手术。

（8）推荐对高T分期（T3以上，累及临近脏器）、组织学恶性程度高的胸腺肿瘤进行系统性前纵隔（N1）淋巴结清扫，N2组淋巴结可选择进行采样。

2 放疗原则

（1）高度推荐放疗前进行基于CT制定的治疗计划，并与外科医生及时沟通以便确定照射范围。

（2）推荐45~50Gy剂量用于切缘干净或过近者；推荐54Gy剂量用于镜下切缘阳性者。但是如果肿瘤无法切除或术后肿瘤肉眼残留（R2切除或减瘤手术），建议使用60~70Gy的总剂量（1.8~2Gy/fx）。

（3）术后放疗的临床靶区应包括整个胸腺、金属夹和任何潜在病灶残留的部位；计划靶区应考虑到靶区移动和日常摆位误差。

（4）放疗应采用三维适形技术以减少对周围正常组织（例如，心脏、肺、食管、脊髓）的损伤。调强放疗（IMRT）的应用可以进一步改善剂量分布并减少正常组织的照射剂量。质子束治疗较IMRT能改善剂量分布，在局部控制和毒性反应这两方面效果更好，可用于适合的病例。

（5）考虑到胸腺肿瘤的患者相对年轻，大多数人可长期生存，应尽可能减少对正常组织的照射剂量。

3 药物治疗

胸腺肿瘤的药物治疗推荐以铂类为主的化疗方案，胸腺瘤推荐采用CAP或TC方案，胸腺癌推荐采用TC方案，神经内分泌肿瘤推荐采用PE方案。

常用化疗方案

CAP方案：顺铂 50 mg/m² Ⅳ d1；阿霉素 50 mg/m² Ⅳ d1；环磷酰胺 500 mg/m² Ⅳ d1；每3周给药。

TC方案：卡铂 AUC 6；紫杉醇 200 mg/m²；每3周给药。

PE方案：顺铂 60 mg/m² Ⅳ d1；依托泊苷 120 mg/m²/day Ⅳ d1-3；每3周给药。

ADOC方案：顺铂 50 mg/m² Ⅳ d1；阿霉素 40 mg/m² Ⅳ d1；长春新碱 0.6 mg/m² Ⅳ d3；环磷酰胺 700 mg/m² Ⅳ d4；每3周给药。

依托泊苷/异环磷酰胺/顺铂：依托泊苷 75 mg/m² d1-4；异环磷酰胺 1.2 g/m² d1-4；顺铂 20 mg/m² d1-4；每3周给药。

附录三

表17-8-1　2021年胸腺上皮性肿瘤WHO分类

胸腺瘤	ICD-O code	胸腺癌	ICD-O code
胸腺瘤，非特殊类型	8580/3	鳞癌	
A型	8581/3	鳞状细胞癌，非特殊类型	8070/3
AB型	8582/3	基底样癌	8123/3
B1型	8583/3	淋巴上皮癌	8082/3
B2型	8584/3	腺癌	
B3型	8585/3	腺癌，非特殊类型	8140/3
伴有淋巴样间质的微结节型	8580/1	低级别乳头状腺癌	8260/3
化生型	8580/3	TC伴腺样囊性癌样特征	8200/3
脂肪纤维腺瘤	9010/0	腺癌，肠型	8144/3
胸腺神经内分泌肿瘤	**ICD-O code**	腺鳞癌	8560/3
神经内分泌肿瘤		NUT癌	8023/3
类癌/神经内分泌肿瘤，非特殊类型	8240/3	涎腺样癌	
典型类癌/神经内分泌肿瘤，G1	8240/3	粘液表皮样癌	8430/3
不典型类癌/神经内分泌肿瘤，G2	8249/3	透明细胞癌	8310/3
神经内分泌癌		肉瘤样癌	8033/3
小细胞癌	8041/3	癌肉瘤	8980/3
混合小细胞癌	8045/3	未分化癌	8020/3
大细胞神经内分泌癌	8013/3	胸腺癌，非特殊类型	8586/3

表 17-8-2 Ⅰ　UICC 8th TNM 分期

T 分期[a]	N 分期	M 分期
T1a 包膜完整、侵犯包膜或纵隔脂肪 T1b 侵犯纵隔胸膜 T2 侵犯心包 T3 侵犯肺、无名/上腔静脉、胸壁、膈神经、心包外肺血管 T4 侵犯主动脉及分支、心包内肺动脉、心肌、气管、食管	N0 无淋巴结转移 N1 前纵隔淋巴结转移 N2 胸腔深部/颈部淋巴结转移	M0 无远处转移 M1a 心包内/胸膜播散 M1b 肺内转移或远处转移

[a] 侵犯程度需得到病理证实；肿瘤按最高 T 分期受累程度分类，无论存在或不存在较低 T 分期结构的侵犯

表 17-8-2 Ⅱ　UICC 8th TNM 分期

Stage group	T	N	M
Stage Ⅰ	1a/1b	0	0
Stage Ⅱ	2	0	0
Stage Ⅲa	3	0	0
Stage Ⅲb	4	0	0
Stage Ⅳa	Any	1	0
	Any	0/1	1a
Stage Ⅳb	Any	2	0/1a
	Any	Any	1b

表 17-8-3　Masaoka-Koga 分期

分期	定义
Ⅰ	肉眼和镜下肿瘤包膜完整
Ⅱa	镜下侵犯包膜
Ⅱb	肉眼可见侵犯胸腺或周围脂肪，或紧贴但未突破纵隔胸膜或心包
Ⅲ	侵犯周围组织器官（如纵隔胸膜、心包、肺、大血管）
Ⅳa	心包或胸膜播散
Ⅳb	淋巴结/远处转移

参考文献

[1] HSU C H, CHAN J K, YIN C H, et al. Trends in the incidence of thymoma, thymic carcinoma, and thymic neuroendocrine tumor in the United States [J]. **PLoS One**, 2019, 14 (12): e0227197.

[2] HENSCHKE C I, LEE I J, WU N, et al. CT screening for lung cancer: prevalence and incidence of mediastinal masses [J]. **Radiology**, 2006, 239 (2): 586-90.

[3] RAMPINELLI C, PREDA L, MANIGLIO M, et al. Extrapulmonary malignancies detected at lung cancer screening [J]. **Radiology**, 2011, 261 (1): 293-9.

[4] YOON S H, CHOI S H, KANG C H, et al. Incidental Anterior Mediastinal Nodular Lesions on Chest CT in Asymptomatic Subjects [J]. **J Thorac Oncol**, 2018, 13 (3): 359-66.

[5] LITVAK A M, WOO K, HAYES S, et al. Clinical characteristics and outcomes for patients with thymic carcinoma: evaluation of Masaoka staging [J]. **J Thorac Oncol**, 2014, 9 (12): 1810-5.

[6] GAUR P, LEARY C, YAO J C. Thymic neuroendocrine tumors: a SEER database analysis of 160 patients [J]. **Annals of surgery**, 2010, 251 (6): 1117-21.

[7] FANG W. MS03.04 Followup/Surveillance of Small Anterior Mediastinal Lesions [J]. **Journal of Thoracic Oncology**, 2019, 14 (10): S153.

[8] 章雪飞. 血清肿瘤标志物在胸腺肿瘤多学科诊疗中的相关研究 [D]; 上海交通大学, 2018.

[9] BARTH T F, LEITHÄUSER F, JOOS S, et al. Mediastinal (thymic) large B-cell lymphoma: where do we stand? [J]. **Lancet Oncol**, 2002, 3 (4): 229-34.

[10] 谷志涛, 沈艳, 茅腾, 等. 胸腺上皮肿瘤术前CT影像分期诊断可重复性的临床研究 [J]. **中华胸部外科电子杂志**, 2015, 2 (01): 8-12.

[11] MUNDEN R F, CARTER B W, CHILES C, et al. Managing Incidental Findings on Thoracic CT: Mediastinal and Cardiovascular Findings. A White Paper of the ACR Incidental Findings Committee [J]. **J Am Coll Radiol**, 2018, 15 (8): 1087-96.

[12] 张杰, 朱蕾. "国际胸腺恶性肿瘤兴趣组织关于WHO胸腺瘤和胸腺癌组织学分类应用共识"的解读 [J]. **中华病理学杂志**, 2015, 44 (03): 153-7.

[13] 樊代明. 整合肿瘤学·基础卷 [M]. 西安: 世界图书出版西安有限公司, 2021.

[14] 樊代明. 整合肿瘤学·临床卷 [M]. 北京: 科学出版社, 2021.

[15] DETTERBECK F C, ZEESHAN A. Thymoma: current diagnosis and treatment [J]. **Chin Med J (Engl)**, 2013, 126 (11): 2186-91.

[16] RIED M, POTZGER T, SZIKLAVARI Z, et al. Extended surgical resections of advanced thymoma Masaoka stages III and IVa facilitate outcome [J]. **Thorac Cardiovasc Surg**, 2014, 62 (2): 161-8.

[17] SHEN Y, GU Z, YE J, et al. CT staging and preoperative assessment of resectability for thymic epithelial tumors [J]. **J Thorac Dis**, 2016, 8 (4): 646-55.

[18] MIZUNO T, OKUMURA M, ASAMURA H, et al. Surgical management of recurrent thymic epithelial tumors: a retrospective analysis based on the Japanese nationwide database [J]. **J Thorac Oncol**, 2015, 10 (1): 199-205.

[19] GU Z, FU J, SHEN Y, et al. Thymectomy versus tumor resection for early-stage thymic malignancies: a Chinese Alliance for Research in Thymomas retrospective database analysis [J]. **J Thorac Dis**, 2016, 8 (4): 680-6.

[20] GU Z, CHEN C, WANG Y, et al. Video-assisted thoracoscopic surgery versus open surgery for Stage I thymic epithelial tumours: a propensity score-matched study [J]. **Eur J Cardiothorac Surg**, 2018, 54 (6): 1037-44.

[21] AGATSUMA H, YOSHIDA K, YOSHINO I, et al. Video-Assisted Thoracic Surgery Thymectomy Versus Sternotomy Thymectomy in Patients With Thymoma [J]. **Ann Thorac Surg**, 2017, 104 (3):

1047-53.

[22] 谷志涛, 方文涛. 胸腺肿瘤微创切除手术的基本原则与质量控制 [J]. 中国胸心血管外科临床杂志, 2019, 26 (01): 29-34.

[23] FANG W G Z. Is there a role for minimally invasive surgery in locally advanced thymic tumors? [J]. **J Thorac Oncol**, 2017.

[24] FRIEDANT A J, HANDORF E A, SU S, et al. Minimally Invasive versus Open Thymectomy for Thymic Malignancies: Systematic Review and Meta-Analysis [J]. **J Thorac Oncol**, 2016, 11 (1): 30-8.

[25] TAGAWA T, YAMASAKI N, TSUCHIYA T, et al. Thoracoscopic versus transsternal resection for early stage thymoma: long-term outcomes [J]. **Surgery today**, 2014, 44 (12): 2275-80.

[26] BURT B M, YAO X, SHRAGER J, et al. Determinants of Complete Resection of Thymoma by Minimally Invasive and Open Thymectomy: Analysis of an International Registry [J]. **J Thorac Oncol**, 2017, 12 (1): 129-36.

[27] HESS N R, SARKARIA I S, PENNATHUR A, et al. Minimally invasive versus open thymectomy: a systematic review of surgical techniques, patient demographics, and perioperative outcomes [J]. **Ann Cardiothorac Surg**, 2016, 5 (1): 1-9.

[28] WANG H, GU Z, DING J, et al. Perioperative outcomes and long-term survival in clinically early-stage thymic malignancies: video-assisted thoracoscopic thymectomy versus open approaches [J]. **J Thorac Dis**, 2016, 8 (4): 673-9.

[29] KONDO K, MONDEN Y. Lymphogenous and hematogenous metastasis of thymic epithelial tumors [J]. **Ann Thorac Surg**, 2003, 76 (6): 1859-64; discussion 64-5.

[30] WEKSLER B, HOLDEN A, SULLIVAN J L. Impact of Positive Nodal Metastases in Patients with Thymic Carcinoma and Thymic Neuroendocrine Tumors [J]. **J Thorac Oncol**, 2015, 10 (11): 1642-7.

[31] WEKSLER B, PENNATHUR A, SULLIVAN J L, et al. Resection of thymoma should include nodal sampling [J]. **J Thorac Cardiovasc Surg** 2015, 149 (3): 737-42.

[32] GU Z, WEI Y, FU J, et al. Lymph node metastases in thymic malignancies: a Chinese Alliance for Research in Thymomas retrospective database analysis [J]. **Interact Cardiovasc Thorac Surg**, 2017, 25 (3): 455-61.

[33] FANG W, WANG Y, PANG L, et al. Lymph node metastasis in thymic malignancies: A Chinese multicenter prospective observational study [J]. **The Journal of thoracic and cardiovascular surgery**, 2018, 156 (2): 824-33 e1.

[34] LIU Q, GU Z, YANG F, et al. The role of postoperative radiotherapy for stage I/II/III thymic tumor-results of the ChART retrospective database [J]. **J Thorac Dis**, 2016, 8 (4): 687-95.

[35] RIMNER A, YAO X, HUANG J, et al. Postoperative Radiation Therapy Is Associated with Longer Overall Survival in Completely Resected Stage II and III Thymoma-An Analysis of the International Thymic Malignancies Interest Group Retrospective Database [J]. **J Thorac Oncol**, 2016, 11 (10): 1785-92.

[36] OMASA M, DATE H, SOZU T, et al. Postoperative radiotherapy is effective for thymic carcinoma but not for thymoma in stage II and III thymic epithelial tumors: the Japanese Association for Research on the Thymus Database Study [J]. **Cancer**, 2015, 121 (7): 1008-16.

[37] LIU H, GU Z T, QIU B, et al. A Recurrence Predictive Model for Thymic Tumors and Its Implication for Postoperative Management: a Chinese Alliance for Research in Thymomas Database Study [J]. **Journal of Thoracic Oncology**, 2019, 15 (3).

[38] 马可, 韩泳涛, 陈克能, 等. 化疗在胸腺肿瘤治疗中的临床价值: 中国胸腺肿瘤研究协作组回顾性研究 [J]. **中华胸部外科电子杂志**, 2015, 2 (01): 13-9.

[39] GAO L, WANG C, LIU M, et al. Adjuvant chemotherapy improves survival outcomes after complete resection of thymic squamous cell carcinoma: a retrospective study of 116 patients [J]. **Interact Cardio-**

vasc Thorac Surg, 2021, 33 (4): 550-6.

[40] KORST R J, KANSLER A L, CHRISTOS P J, et al. Adjuvant radiotherapy for thymic epithelial tumors: a systematic review and meta-analysis [J]. **Ann Thorac Surg**, 2009, 87 (5): 1641-7.

[41] OKEREKE I C, KESLER K A, FREEMAN R K, et al. Thymic carcinoma: outcomes after surgical resection [J]. **Ann Thorac Surg**, 2012, 93 (5): 1668-72; discussion 72-3.

[42] PARK S, PARK I K, KIM Y T, et al. Comparison of Neoadjuvant Chemotherapy Followed by Surgery to Upfront Surgery for Thymic Malignancy [J]. **Ann Thorac Surg**, 2019, 107 (2): 355-62.

[43] RUFFINI E, GUERRERA F, BRUNELLI A, et al. Report from the European Society of Thoracic Surgeons prospective thymic database 2017: a powerful resource for a collaborative global effort to manage thymic tumours [J]. **Eur J Cardiothorac Surg**, 2019, 55 (4): 601-9.

[44] KANZAKI R, KANOU T, OSE N, et al. Long-term outcomes of advanced thymoma in patients undergoing preoperative chemotherapy or chemoradiotherapy followed by surgery: a 20-year experience [J]. **Interact Cardiovasc Thorac Surg**, 2019, 28 (3): 360-7.

[45] RIELY G J, HUANG J. Induction therapy for locally advanced thymoma [J]. **J Thorac Oncol**, 2010, 5 (10 Suppl 4): S323-6.

[46] WRIGHT C D, CHOI N C, WAIN J C, et al. Induction chemoradiotherapy followed by resection for locally advanced Masaoka stage III and IVA thymic tumors [J]. **Ann Thorac Surg**, 2008, 85 (2): 385-9.

[47] KIM E S, PUTNAM J B, KOMAKI R, et al. Phase II study of a multidisciplinary approach with induction chemotherapy, followed by surgical resection, radiation therapy, and consolidation chemotherapy for unresectable malignant thymomas: final report [J]. **Lung Cancer**, 2004, 44 (3): 369-79.

[48] KUNITOH H, TAMURA T, SHIBATA T, et al. A phase II trial of dose-dense chemotherapy, followed by surgical resection and/or thoracic radiotherapy, in locally advanced thymoma: report of a Japan Clinical Oncology Group trial (JCOG 9606) [J]. **Br J Cancer**, 2010, 103 (1): 6-11.

[49] KORST R J, BEZJAK A, BLACKMON S, et al. Neoadjuvant chemoradiotherapy for locally advanced thymic tumors: a phase II, multi-institutional clinical trial [J]. **J Thorac Cardiovasc Surg** 2014, 147 (1): 36-44.

[50] KONDO K. Optimal therapy for thymoma [J]. **J Med Invest**, 2008, 55 (1-2): 17-28.

[51] OKUMA Y, SAITO M, HOSOMI Y, et al. Key components of chemotherapy for thymic malignancies: a systematic review and pooled analysis for anthracycline-, carboplatin- or cisplatin-based chemotherapy [J]. **J Cancer Res Clin Oncol** 2015, 141 (2): 323-31.

[52] RAJAN A, GIACCONE G. Chemotherapy for thymic tumors: induction, consolidation, palliation [J]. **Thorac Surg Clin**, 2011, 21 (1): 107-14.

[53] SCHMITT J, LOEHRER P J, SR. The role of chemotherapy in advanced thymoma [J]. **J Thorac Oncol**, 2010, 5 (10 Suppl 4): S357-60.

[54] MERVEILLEUX DU VIGNAUX C, DANSIN E, MHANNA L, et al. Systemic Therapy in Advanced Thymic Epithelial Tumors: Insights from the RYTHMIC Prospective Cohort [J]. **J Thorac Oncol**, 2018, 13 (11): 1762-70.

[55] GIRARD N, LAL R, WAKELEE H, et al. Chemotherapy definitions and policies for thymic malignancies [J]. **J Thorac Oncol**, 2011, 6 (7 Suppl 3): S1749-55.

[56] GIRARD N. Chemotherapy and targeted agents for thymic malignancies [J]. **Expert Rev Anticancer Ther**, 2012, 12 (5): 685-95.

[57] PALMIERI G, BUONERBA C, OTTAVIANO M, et al. Capecitabine plus gemcitabine in thymic epithelial tumors: final analysis of a Phase II trial [J]. **Future Oncol**, 2014, 10 (14): 2141-7.

[58] BLUTHGEN M V, BOUTROS C, FAYARD F, et al. Activity and safety of oral etoposide in pretreated patients with metastatic or recurrent thymic epithelial tumors (TET): A single-institution experi-

ence [J]. **Lung Cancer**, 2016, 99: 111-6.

[59] ZUCALI P A, DE PAS T, PALMIERI G, et al. Phase II Study of Everolimus in Patients With Thymoma and Thymic Carcinoma Previously Treated With Cisplatin-Based Chemotherapy [J]. **J Clin Oncol** 2018, 36 (4): 342-9.

[60] THOMAS A, RAJAN A, BERMAN A, et al. Sunitinib in patients with chemotherapy-refractory thymoma and thymic carcinoma: an open-label phase 2 trial [J]. **Lancet Oncol**, 2015, 16 (2): 177-86.

[61] LIANG Y, PADDA S K, RIESS J W, et al. Pemetrexed in patients with thymic malignancies previously treated with chemotherapy [J]. **Lung Cancer**, 2015, 87 (1): 34-8.

[62] LONGO F, DE FILIPPIS L, ZIVI A, et al. Efficacy and tolerability of long-acting octreotide in the treatment of thymic tumors: results of a pilot trial [J]. **Am J Clin Oncol**, 2012, 35 (2): 105-9.

[63] LOEHRER P J, SR., WANG W, JOHNSON D H, et al. Octreotide alone or with prednisone in patients with advanced thymoma and thymic carcinoma: an Eastern Cooperative Oncology Group Phase II Trial [J]. **J Clin Oncol** 2004, 22 (2): 293-9.

[64] PALMIERI G, MEROLA G, FEDERICO P, et al. Preliminary results of phase II study of capecitabine and gemcitabine (CAP-GEM) in patients with metastatic pretreated thymic epithelial tumors (TETs) [J]. **Ann Oncol**, 2010, 21 (6): 1168-72.

[65] HIGHLEY M S, UNDERHILL C R, PARNIS F X, et al. Treatment of invasive thymoma with single-agent ifosfamide [J]. **J Clin Oncol** 1999, 17 (9): 2737-44.

[66] GBOLAHAN O B, PORTER R F, SALTER J T, et al. A Phase II Study of Pemetrexed in Patients with Recurrent Thymoma and Thymic Carcinoma [J]. **J Thorac Oncol**, 2018, 13 (12): 1940-8.

[67] CHO J, KIM H S, KU B M, et al. Pembrolizumab for Patients With Refractory or Relapsed Thymic Epithelial Tumor: An Open-Label Phase II Trial [J]. **J Clin Oncol** 2019, 37 (24): 2162-70.

[68] STROBEL P, HOHENBERGER P, MARX A. Thymoma and thymic carcinoma: molecular pathology and targeted therapy [J]. **J Thorac Oncol**, 2010, 5 (10 Suppl 4): S286-90.

[69] DAI J, SONG N, YANG Y, et al. Is it valuable and safe to perform reoperation for recurrent thymoma? [J]. **Interact Cardiovasc Thorac Surg**, 2015, 21 (4): 526-31.

[70] LEMMA G L, LEE J W, AISNER S C, et al. Phase II study of carboplatin and paclitaxel in advanced thymoma and thymic carcinoma [J]. **J Clin Oncol** 2011, 29 (15): 2060-5.

[71] HIRAI F, YAMANAKA T, TAGUCHI K, et al. A multicenter phase II study of carboplatin and paclitaxel for advanced thymic carcinoma: WJOG4207L [J]. **Ann Oncol**, 2015, 26 (2): 363-8.

[72] FURUGEN M, SEKINE I, TSUTA K, et al. Combination chemotherapy with carboplatin and paclitaxel for advanced thymic cancer [J]. **Jpn J Clin Oncol**, 2011, 41 (8): 1013-6.

[73] MARUYAMA R, SUEMITSU R, OKAMOTO T, et al. Persistent and aggressive treatment for thymic carcinoma. Results of a single-institute experience with 25 patients [J]. **Oncology**, 2006, 70 (5): 325-9.

[74] WEIDE L G, ULBRIGHT T M, LOEHRER P J, SR., et al. Thymic carcinoma. A distinct clinical entity responsive to chemotherapy [J]. **Cancer**, 1993, 71 (4): 1219-23.

[75] LUCCHI M, MUSSI A, AMBROGI M, et al. Thymic carcinoma: a report of 13 cases [J]. **Eur J Surg Oncol**, 2001, 27 (7): 636-40.

[76] YOH K, GOTO K, ISHII G, et al. Weekly chemotherapy with cisplatin, vincristine, doxorubicin, and etoposide is an effective treatment for advanced thymic carcinoma [J]. **Cancer**, 2003, 98 (5): 926-31.

[77] IGAWA S, MURAKAMI H, TAKAHASHI T, et al. Efficacy of chemotherapy with carboplatin and paclitaxel for unresectable thymic carcinoma [J]. **Lung Cancer**, 2010, 67 (2): 194-7.

[78] KOIZUMI T, TAKABAYASHI Y, YAMAGISHI S, et al. Chemotherapy for advanced thymic carcino-

ma: clinical response to cisplatin, doxorubicin, vincristine, and cyclophosphamide (ADOC chemotherapy) [J]. **Am J Clin Oncol**, 2002, 25 (3): 266-8.

[79] KANDA S, KOIZUMI T, KOMATSU Y, et al. Second-line chemotherapy of platinum compound plus CPT-11 following ADOC chemotherapy in advanced thymic carcinoma: analysis of seven cases [J]. **Anticancer Res**, 2007, 27 (4C): 3005-8.

[80] KOMATSU Y, KOIZUMI T, TANABE T, et al. Salvage chemotherapy with carboplatin and paclitaxel for cisplatin-resistant thymic carcinoma--three cases [J]. **Anticancer Res**, 2006, 26 (6C): 4851-5.

[81] KELLY R J, PETRINI I, RAJAN A, et al. Thymic malignancies: from clinical management to targeted therapies [J]. **J Clin Oncol** 2011, 29 (36): 4820-7.

[82] REMON J, GIRARD N, MAZIERES J, et al. Sunitinib in patients with advanced thymic malignancies: Cohort from the French RYTHMIC network [J]. **Lung Cancer**, 2016, 97: 99-104.

[83] PALMIERI G, MARINO M, BUONERBA C, et al. Imatinib mesylate in thymic epithelial malignancies [J]. **Cancer Chemother Pharmacol**, 2012, 69 (2): 309-15.

[84] STROBEL P, BARGOU R, WOLFF A, et al. Sunitinib in metastatic thymic carcinomas: laboratory findings and initial clinical experience [J]. **Br J Cancer**, 2010, 103 (2): 196-200.

[85] BISAGNI G, ROSSI G, CAVAZZA A, et al. Longlasting response to the multikinase inhibitor bay 43-9006 (Sorafenib) in a heavily pretreated metastatic thymic carcinoma [J]. **J Thorac Oncol**, 2009, 4 (6): 773-5.

[86] STROBEL P, HARTMANN M, JAKOB A, et al. Thymic carcinoma with overexpression of mutated KIT and the response to imatinib [J]. **N Engl J Med**, 2004, 350 (25): 2625-6.

[87] GIRARD N. Targeted therapies for thymic malignancies [J]. **Thorac Surg Clin**, 2011, 21 (1): 115-23.

[88] OKUMA Y, SHIMOKAWA T, TAKAGI Y, et al. S-1 is an active anticancer agent for advanced thymic carcinoma [J]. **Lung Cancer**, 2010, 70 (3): 357-63.

[89] WANG C L, GAO L T, LU C X. S-1 salvage chemotherapy for stage IV thymic carcinoma: a study of 44 cases [J]. **J Thorac Dis**, 2019, 11 (7): 2816-21.

[90] GIACCONE G, KIM C, THOMPSON J, et al. Pembrolizumab in patients with thymic carcinoma: a single-arm, single-centre, phase 2 study [J]. **Lancet Oncol**, 2018, 19 (3): 347-55.

[91] KOS-KUDLA B. Treatment of neuroendocrine tumors: new recommendations based on the CLARINET study [J]. **Contemp Oncol (Pozn)**, 2015, 19 (5): 345-9.

[92] GAJATE P, MARTÍNEZ-SÁEZ O, ALONSO-GORDOA T, et al. Emerging use of everolimus in the treatment of neuroendocrine tumors [J]. **Cancer Manag Res** 2017, 9: 215-24.

[93] GRANDE E, CAPDEVILA J, CASTELLANO D, et al. Pazopanib in pretreated advanced neuroendocrine tumors: a phase II, open-label trial of the Spanish Task Force Group for Neuroendocrine Tumors (GETNE) [J]. **Ann Oncol**, 2015, 26 (9): 1987-93.

[94] 曹晖, 陈亚进, 顾小萍, 等. 中国加速康复外科临床实践指南（2021版）[J]. **中国实用外科杂志**, 2021, 41 (09): 961-92.

[95] BATCHELOR T J P, RASBURN N J, ABDELNOUR-BERCHTOLD E, et al. Guidelines for enhanced recovery after lung surgery: recommendations of the Enhanced Recovery After Surgery (ERAS) (R)) Society and the European Society of Thoracic Surgeons (ESTS) [J]. **Eur J Cardiothorac Surg**, 2019, 55 (1): 91-115.

[96] HU Y, MA Y, WANG J, et al. Early enteral infusion of traditional Chinese medicine preparation can effectively promote the recovery of gastrointestinal function after esophageal cancer surgery [J]. **J Thorac Dis**, 2011, 3 (4): 249-54.

[97] WANG X, YAN X, ZHAO N, et al. Status of application of traditional Chinese medicine in treating

myasthenia gravis based on literature [J]. **Advances in Integrative Medicine 2019, 6.**

[98] BARTON D L, LIU H, DAKHIL S R, et al. Wisconsin Ginseng (Panax quinquefolius) to improve cancer-related fatigue: a randomized, double-blind trial, N07C2 [J]. **J Natl Cancer Inst**, 2013, 105 (16): 1230-8.

[99] EZZO J, VICKERS A, RICHARDSON M A, et al. Acupuncture-point stimulation for chemotherapy-induced nausea and vomiting [J]. **J Clin Oncol 2005**, 23 (28): 7188-98.

[100] ENGELS E A. Epidemiology of thymoma and associated malignancies [J]. **J Thorac Oncol**, 2010, 5 (10 Suppl 4): S260-5.

[101] KUMAR V, GARG M, GOYAL A, et al. Changing pattern of secondary cancers among patients with malignant thymoma in the USA [J]. **Future Oncol**, 2018, 14 (19): 1943-51.

[102] PAN C C, CHEN P C, WANG L S, et al. Thymoma is associated with an increased risk of second malignancy [J]. **Cancer**, 2001, 92 (9): 2406-11.

乳腺癌

名誉主编

樊代明　邵志敏　徐兵河　任国胜

主　编

吴　炅

副主编

江泽飞　王永胜　金　锋　张　瑾　张清媛

编　委（姓氏笔画排序）

马　飞	马金利	王中华	王永胜	王树森
王晓稼	王　殊	王海波	王　涛	王　翔
王　靖	王　嘉	王碧芸	付　丽	厉红元
史业辉	甘　露	任国胜	刘运江	刘　健
刘真真	刘　强	孙　强	成文武	江泽飞
余科达	佟仲生	吴新红	宋传贵	张建国
张　剑	张清媛	张　瑾	李俊杰	李　彬
李　曼	李惠平	杨文涛	杨红健	杨犇龙
步　宏	沈菊平	沈镇宙	邵志敏	陈益定
陈策实	庞　达	范志民	郑　莹	金　锋
俞晓立	柳光宇	胡夕春	凌轶群	唐金海
徐兵河	殷咏梅	耿翠芝	袁　芃	顾雅佳
常　才	曹旭晨	盛　湲	黄元夕	黄　建
彭卫军	曾晓华	解云涛	廖　宁	

前言

专家小组对证据和共识的分类采用卫生系统中证据推荐分级的评估、制订与评价（The Grading of Recommendations Assessment, Development and Evaluation, GRADE）系统。

证据级别：

（1）高质量：证据基于高水平前瞻性随机对照研究或随机对照试验的Meta分析，研究结果具有高度可信性和推广性。

（2）中等质量：证据基于低水平随机试验或设计良好的非对照试验或队列研究，可信度一般。

（3）低质量：证据基于病例对照研究、回顾性研究、亚组分析、专家共识或科学假设，可信度较低。

推荐级别：

（1）强推荐：证据级别较高，结果与因素具有显著相关性时，专家组给予强推荐。

（2）一般推荐：证据级别较低，结果与因素相关性不显著或无明确证据显示相关性时，专家组给予一般推荐。

第一章

乳腺癌流行病学

第一节 乳腺癌发病和死亡

乳腺癌是全球最常见的恶性肿瘤。据统计，全球185个国家中有159个国家乳腺癌位居女性癌症发病首位，也是110个国家最常见的女性死亡原因。IARC（International Agency for Research on Cancer，世界卫生组织国际癌症研究中心）2020年的最新估计，乳腺癌每年新发病例230万，占全球所有癌症病例的11.7%，每年68.5万的女性因乳腺癌而死亡，占全球所有癌症相关死亡的6.9%，位列全球癌症死亡原因的第五位。全球女性癌症发病患者中，4例中就有1例为乳腺癌，全球女性癌症死亡患者中，6例中就有1例因乳腺癌而死亡。

乳腺癌发病全球地理分布差异显著。在工业化程度高的发达国家处于高发状态，主要与遗传因素、生活方式和环境暴露因素的差异有关。

全球乳腺癌死亡率的分布与发病截然不同。发病率较低的地区如非洲地区死亡率反而较高，主要的原因是癌症死亡率除了受发病率影响以外，还受到临床诊断、治疗和康复等水平的影响。

第二节 中国女性乳腺癌发病和死亡

乳腺癌是中国女性最常见的恶性肿瘤之一。从全世界发病水平看，中国女性乳腺癌的发病和死亡水平较低。根据IARC的估计，2020年中国女性乳腺癌标化发病率和标化死亡率分别为39.1/10万、10/10万，均低于世界平均水平。但由于中国人口基数大，中国仍是乳腺癌大国，发病和死亡绝对数量均位列全球首位。

根据中国肿瘤登记中心的数据显示，2015年全国新发女性乳腺癌病例约30.4万，发病率为45.29/10万，世界标化率为29.56/10万，位居女性癌症发病首位。2015年全国女性乳腺癌死亡病例约7.0万，粗死亡率为10.5/10万，世界标化率为6.48/10万，位居女性死亡第6位。城市地区发病和死亡均高于农村地区。

第三节 中国女性乳腺癌疾病特征

1 年龄分布

中国女性乳腺癌发病年龄随着年龄的增长而增长，发病年龄早，在30岁后发病随年龄快速上升，55岁达到高峰，并持续维持在较高水平。

2 组织学类型分布

乳腺癌起源于乳腺各级导管和腺泡上皮，95%以上是恶性上皮性肿瘤。按照世界卫生组织的国际疾病分类标准肿瘤学分册（ICD-O-3）分类，中国上海的肿瘤登记资料显示，中国女性乳腺癌中，浸润性导管癌占70%。

3 乳腺癌的期别分布

中国多中心临床资料显示，中国部分城市和农村地区乳腺癌患者诊断时Ⅰ期的比例仅为15.7%。上海人群肿瘤登记资料和上海乳腺癌队列研究以人群为基础，一定程度上反映了中国医疗资源较好的大型城市的情况，Ⅰ期乳腺癌占25%~35%，HER2阳性乳腺癌占20%~30%。

4 乳腺癌的分子分型

中国几项大样本女性乳腺癌分子亚型研究结果显示，中国女性乳腺癌病例中，Luminal A型占40%~70%，Luminal B型占10%~20%，三阴型乳腺癌占15%~20%，HER2阳性乳腺癌占20%~30%。

第四节 乳腺癌高危因素

乳腺癌的病因和发病机制十分复杂，是遗传因素、生活方式和环境暴露等多种因素及其相互作用的结果。乳腺癌易感基因的遗传突变增加了乳腺癌的风险；生殖因素，包括初潮年龄晚、绝经年龄早、胎次、初产年龄早和母乳喂养，都能降低乳腺癌的总体发病风险；而乳腺癌家族史、乳腺增殖性良性疾病史、乳腺致密度、辐射暴露、饮酒、体力活动少、绝经前瘦、绝经后肥胖、最近使用绝经后激素治疗（特别是雌激素加黄体酮）、近期口服避孕药的使用都与总体乳腺癌发病风险的增加有关。

第二章

乳腺癌筛查

第一节 乳腺癌筛查的定义、目的及分类

（1）肿瘤筛查，又称普查，是针对无症状人群的一种防癌措施，而针对有症状人群的医学检查称为诊断。

（2）乳腺癌筛查是通过有效、简便、经济的乳腺检查措施，对无症状女性开展筛查，以期早发现、早诊断及早治疗。其最终目的是降低人群乳腺癌的死亡率。

（3）筛查分为机会性筛查（opportunistic screening）和群体筛查（mass screening）。机会性筛查是指医疗保健机构为因各种情况前来就诊的适龄女性进行的乳腺筛查，或女性个体主动或自愿到提供乳腺筛查服务的医疗保健机构进行检查；群体筛查是指社区或单位实体借助医疗保健机构的设备、技术和人员有组织地为适龄女性提供乳腺筛查服务。

第二节 女性参加乳腺癌筛查的起始和终止年龄

（1）大部分指南建议将40岁作为乳腺癌筛查的起始年龄。国外系统评价纳入了8项对比50岁以下女性使用与不使用乳腺X线摄影筛查的随机对照试验，共纳入347 851名女性，结果提示，乳腺X线摄影筛查组因乳腺癌死亡的相对危险度为0.88（95% CI：0.76~1.02，中等质量证据）。中国女性乳腺癌的发病高峰年龄为45~54岁，比欧美国家要提前10年左右，因此本指南建议一般风险人群乳腺癌筛查的起始年龄为40岁（一般推荐），推荐45~49岁女性应当使用乳腺X线摄影进行乳腺癌筛查（强推荐）。但对于乳腺癌高危人群可将筛查起始年龄提前到40岁以前。

（2）对于乳腺癌影像学筛查的终止年龄，大部分国外群体筛查都推荐将65~70岁作为筛查的上限（低质量证据）。指南专家组建议70~74岁女性使用或不使用乳腺X线摄影进行乳腺癌筛查均可（中等质量证据，一般推荐）。但是，老年人乳腺癌的发

病率仍然较高,因此本指南认为老年人是否停止筛查需要考虑个人的身体健康状况、预期寿命以及各种合并症情况。如果合并症多,预期寿命有限,则可适当减免乳腺癌筛查(一般推荐)。因此对于70岁以上老年人可以考虑机会性筛查。

第三节 用于乳腺癌筛查的措施

1 乳腺X线摄影检查

(1)乳腺X线摄影检查对降低40岁以上女性乳腺癌死亡率的作用已经得到了国内外大多数学者的认可(中等质量证据)。系统评价纳入了6项对比使用与不使用乳腺X线摄影筛查的随机对照试验,共纳入249 930名女性,使用短期病例累计方法进行统计,平均筛查时长为6.3年。Meta分析结果显示,与不使用乳腺X线摄影筛查相比,乳腺X线摄影筛查组因乳腺癌死亡的相对危险为0.77(95% CI:0.66~0.90,高质量证据)。此外,meta分析结果表明,与不使用乳腺X线摄影筛查相比,乳腺X线摄影筛查可降低ⅡA乳腺癌风险(极低质量证据),降低Ⅲ期及以上乳腺癌或者≥40 mm的肿瘤风险(低质量证据),但是并未降低全因死亡或其他原因死亡风险(低证据质量)。

(2)建议每侧乳房常规应拍摄2个体位,即CC(craniocaudal,头尾)位和MLO(mediolateral oblique,内外斜)位。

(3)乳腺X线摄影图像应经过2位以上专业放射科医师独立阅片。

(4)乳腺X线摄影筛查对50岁以上亚洲女性诊断准确度高,但乳腺X线摄影对40岁以下及致密乳腺诊断准确度欠佳。不建议对40岁以下、无明确乳腺癌高危因素或临床体检未发现异常的女性进行乳腺X线摄影检查(低质量证据,强堆荐)。

(5)常规乳腺X线摄影检查的射线剂量低,不会危害女性健康,但正常女性无需短期内反复进行乳腺X线摄影检查。与每年1次相比,建议40~49岁女性行乳腺筛查时可每2年接受1次乳腺X线摄影筛查(极低质量证据,一般推荐);与每3年1次相比,建议40~49岁女性行乳腺筛查时可每年接受1次乳腺X线摄影筛查(极低质量证据,一般推荐);与每3年1次相比,建议40~49岁女性行乳腺筛查时可每2年接受1次乳腺X线摄影筛查(极低质量证据,一般推荐)。50~69岁女性行乳腺筛查时,每2年接受1次乳腺X线摄影筛查与每3年1次相比具备一定优势,每年1次与每3年1次相比具备一定优势(低质量证据,强堆荐)。

2 乳腺超声检查

目前已经有较多的证据提示,在乳腺X线摄影基础上联合乳腺超声检查较单独应用乳腺X线摄影检查有更高的筛查灵敏度，尤其是针对经乳腺X线摄影筛查提示为致密型乳腺（c型或d型）的女性，因此乳腺超声检查可推荐作为乳腺X线摄影筛查的有效补充（中证据级别，一般推荐）。

一项纳入26项研究的系统评价和meta分析证实超声作为乳腺癌筛查手段的灵敏度为80.1%（95% CI：0.722~0.863），特异度为88.4%（95% CI：0.798~0.936），如果只纳入中低收入国家的数据，灵敏度和特异度分别为89.2%和99.1%。研究支持在低收入国家或者资源相对匮乏的地区、乳腺X线摄影结果不可靠的人群例如乳腺组织致密的女性中使用超声作为乳腺癌筛查手段（中证据级别）。但在人群筛查中，增加超声检查显然会增加筛查的成本，其成本效益也相应减弱。此外，乳腺超声检查单独作为筛查措施的有效性尚未得到充分的证据证实。

3　乳腺临床体检

目前尚无证据显示乳腺临床体检单独作为乳腺癌筛查的方法可以提高乳腺癌早期诊断准确度并降低死亡率。但在经济欠发达、设备条件有限及女性对疾病认知度较低的地区仍可以作为一种选择（极低证据级别，一般推荐）。

4　乳腺自我检查

（1）乳腺自我检查不能提高乳腺癌早期检出率和降低死亡率（极低证据级别）。

（2）由于可以提高女性的防癌意识，故仍鼓励基层医务工作者向女性传授每月1次乳腺自我检查的方法，建议绝经前女性选择月经来潮后7~14 d进行（极低证据级别，一般推荐）。

5　乳腺MRI（magnetic resonance imaging，磁共振成像）检查

（1）MRI检查可作为经乳腺X线摄影检查、乳腺临床体检或乳腺超声检查发现的疑似病例的补充检查措施。

（2）可与乳腺X线摄影联合用于BRCA1/2基因突变携带者的乳腺癌筛查（极低证据级别，一般推荐）。

6　其他检查

目前的证据不支持近红外线扫描、核素扫描、导管灌洗及血氧检测等检查作为有效的乳腺癌筛查方法（极低证据级别，一般推荐）。

第四节 一般风险女性乳腺癌筛查指南

乳腺癌一般风险女性即除了乳腺癌高危人群（定义见第五节1）以外的所有女性。

1 20~39岁女性

不推荐对该年龄段人群进行乳腺癌筛查（低证据级别，强推荐）。

2 40~70岁女性

（1）适合机会性筛查和人群普查。
（2）每1~2年进行1次乳腺X线摄影检查，对致密型乳腺（乳腺X线摄影检查提示腺体为c型或d型）推荐与B超检查联合（中证据级别，强推荐）。

3 70岁以上女性

（1）适合机会性筛查。
（2）每1~2年进行1次乳腺X线摄影检查（极低证据级别，一般推荐）。

第五节 乳腺癌高危人群筛查意见

建议对乳腺癌高危人群提前进行筛查（小于40岁），筛查频度推荐每年1次，筛查手段除了乳腺X线摄影检查之外，还可以采用B超、MRI等影像学手段（中证据级别，一般推荐）。一项在中国开展的随机对照研究比较了在高危人群中应用超声、乳腺X线摄影，以及超声联合乳腺X线摄影作为30~65岁中国女性乳腺癌高危人群的初筛手段，研究结果显示，超声作为初筛手段比乳腺X线摄影具有更高的灵敏度和相似的特异度（中证据级别）。

1 罹患乳腺癌高危人群的定义

存在下列情况之一者被认为是罹患乳腺癌的高危人群。
（1）有明显的乳腺癌遗传倾向者，主要判断内容包含如下：
- a. 一级亲属有乳腺癌或卵巢癌史；
- b. 二级亲属50岁前，患乳腺癌2人及以上；
- c. 二级亲属50岁前，患卵巢癌2人及以上；
- d. 至少1位一级亲属携带已知BRCA1/2基因致病性遗传突变；或自身携带BRCA1/2基因致病性遗传突变（需要行BRCA遗传检测的对象见附录Ⅰ）。

（2）既往有乳腺导管或小叶不典型增生、LCIS（lobular carcinoma in situ，小叶原位癌）的患者。

（3）既往30岁前接受过胸部放疗。

（4）根据评估对象的年龄、种族、初潮年龄、初产年龄、个人乳腺疾病史、乳腺癌家族史和乳腺活检次数等多个风险因子，利用Gail模型进行罹患乳腺癌风险评估。如果受试者5年内发病风险≥1.67%，则被认为是高风险个体。

注：一级亲属指母亲、女儿和姐妹；二级亲属指姑、姨、祖母和外祖母。

2 乳腺癌高危人群的筛查推荐策略与管理（低证据级别，一般推荐）

（1）推荐比起始年龄更早（<40岁）开展乳腺筛查。

（2）每年1次进行乳腺X线摄影检查。

（3）每6~12个月进行1次乳腺超声检查。

（4）每6~12个月进行1次乳腺体检。

（5）必要时联合乳腺增强MRI检查。

第三章 乳腺癌诊断

第一节 常规乳腺X线摄影检查和报告规范

1 乳腺X线摄影检查技术规范

1.1 投照前准备工作

医技人员应耐心地向被检查者说明情况，令其放松，从而使受检者理解并予以配合。

1.2 常规投照体位

正确摆位是获得高质量乳腺X线摄影图像的基础。乳腺X线摄影的常规投照体位为双侧MLO位及CC位。

1.3 补充投照体位和投照技术

对于MLO位及CC位显示不良或未包全的乳腺实质，可以根据病灶位置的不同选择以下体位予以补充。

2 诊断报告规范

参照美国放射学会的BI-RADS（Breast Imaging Reporting and Data System，乳腺影像报告和数据系统）分类标准，描述乳腺内肿块、钙化等异常表现的X线征象。

2.1 肿块

在两个相互垂直（或近似垂直）的投照位置上均能见到的有一定轮廓的占位性病变，仅在1个投照位置上见到，在其被确定具有三维占位特征之前，应描述为"不对称"。肿块的描述包括边缘、形态和密度3个方面，其中肿块的边缘征象对判断肿块的性质最为重要。

2.1.1 肿块边缘描述

①清楚；②遮蔽；③小分叶；④模糊；⑤星芒状。

2.1.2 肿块形态描述

包括圆形、卵圆形和不规则形。

2.1.3 肿块密度描述

以肿块与其周围相同体积的乳腺组织相比分为高、中、低（不含脂肪）和含脂肪密度4种。

2.2 钙化

对钙化病变的描述应从类型和分布2个方面进行。

2.2.1 钙化类型

可分为典型的良性钙化和可疑钙化。

（1）良性钙化有以下表现：

① 皮肤钙化；② 血管钙化；③ 粗糙或爆米花样钙化；④ 粗棒状钙化；⑤ 圆形和点状钙化；⑥ 环形钙化；⑦ 钙乳样钙化；⑧ 缝线钙化；⑨ 营养不良性钙化。

（2）可疑钙化有以下表现：

① 不定形钙化；② 粗糙不均质钙化，单处集群分布有恶性的可能，其恶性的PPV（positive predictive value，阳性预测值）约为15%，BI-RADS 4B类。③ 细小多形性钙化，BI-RADS 4B类。④ 细线样或细线样分支状钙化，BI-RADS 4C类。

2.2.2 钙化分布

① 散在分布；② 区域状分布；③ 集群分布；④ 线样分布；⑤ 段样分布。

2.3 结构扭曲

2.4 对称性征象

2.5 乳腺内淋巴结

2.6 皮肤病变

2.7 单侧导管扩张

2.8 合并征象

合并征象包括皮肤凹陷、乳头凹陷回缩、皮肤增厚、小梁结构增粗、腋窝淋巴结肿大、结构扭曲和钙化等。

证据级别：高质量；推荐级别：推荐。

3 病灶的定位

一个明确的病灶必须是三维立体地存在于乳腺内，这需要病灶在2个投照位上均被看到而得以证实，尤其在2个相互垂直的投照位均显示时则更确定。需要明确4点：① 哪一侧乳腺；② 部位；③ 深度；④ 距离乳头的距离。

证据级别：高质量；推荐级别：推荐。

4 乳腺X线摄影报告的组成

报告应包括病史、检查目的、投照体位、乳腺分型、任何重要的影像学发现及与既往检查片的对比结果,最后是评估类别和建议。报告措辞应当简洁,并使用术语词典中的标准词汇。

4.1 检查目的

对本次检查作一个简单地说明,如对无症状女性的筛查、筛查后的回召检查、评估临床发现或随访等。

4.2 乳腺分型

可分为4型:① a型:脂肪型;② b型:乳腺组织内有散在的纤维腺体;③ c型:乳腺组织呈密度不均匀增高;④ d型:致密型。

4.3 清晰地描述任何重要的发现

① 肿块;② 钙化;③ 结构扭曲;④ 不对称征象;⑤ 乳内淋巴结;⑥ 皮肤病变;⑦ 单个扩张的导管。

4.4 与前片比较

4.5 评估分类

常用的是BI-RADS分类法。

4.5.1 评估是不完全的

BI-RADS 0:需要召回(recall),并补充其他影像学检查。

4.5.2 评估是完全的——最后分类

(1) BI-RADS 1类:阴性,恶性的可能性为0。

(2) BI-RADS 2类:恶性的可能性为0。

(3) BI-RADS 3类:这一类病变的恶性可能性为0~2%。

(4) BI-RADS 4类:其恶性的可能性为3%~95%。可再细分为:① 4A类,其恶性的可能性为3%~10%,包括一组介入手段干预但恶性可能性较小的病变;② 4B类,其恶性的可能性为11%~50%;③ 4C类,更进一步怀疑为恶性,但还未达到5类那样典型的一组病变,其恶性的可能性为51%~95%。

(5) BI-RADS 5类:高度怀疑恶性(几乎肯定的恶性),临床应采取适当措施。这一类病变的恶性可能性≥95%。

(6) BI-RADS 6:已活检证实为恶性,应采取积极的治疗措施。

注:本规范的制定,以美国放射学会的第5版BI-RADS作为参考。

证据级别:高质量;推荐级别:推荐。

第二节 乳腺超声检查和报告规范

1 超声检查的仪器

常规的检查采用彩色多普勒超声仪的实时线阵高频探头，探头频率为7.5~10.0 MHz，有条件时可用到10.0~15.0 MHz或更高频率的探头。

证据级别：高质量；推荐级别：强推荐。

2 超声检查的方法

注意检查范围的全面性，避免漏检，同时应检查腋下淋巴结情况。必要时可检查锁骨上下及颈部淋巴结。

证据级别：高质量；推荐级别：强推荐。

3 超声检查的程序

3.1 基本要求

检查时应先对乳腺及周围组织进行全面的常规二维超声检查，然后对发现病灶的区域进行重点的二维超声检查，检查内容包括病灶的位置、大小或范围的测定，边界、边缘、形状、内部及后方回声、钙化和周围组织（包括皮肤、胸肌及韧带等结构）的变化等。在二维超声声像图的基础上应辅助彩色及能量多普勒超声检查，观察彩色血流的走向及分布并在多普勒频谱上测量各种血流参数。在具备条件的情况下，可采用三维超声成像、超声弹性成像和超声造影等技术帮助完善诊断。

证据级别：高质量；推荐级别：强推荐。

3.2 图像的存储

图像的存储内容应该包括患者的姓名、年龄、性别和诊疗记录号码（门诊号或住院号、超声登记号），以及设备名称和检查条件标识。

3.3 报告书写

以上各项检查结果及所测参数均应在超声报告中详细描述，最后综合各种检查结果得出超声诊断结果。

证据级别：高质量；推荐级别：强推荐。

4 超声诊断报告的规范

为了使超声报告兼具个体化和标准化，应先对超声报告中的描述性语言进行统一定义。

4.1 乳腺超声的回声模式

按照回声的强弱分别定义为弱回声、低回声、中等回声、高回声及强回声。

4.2 正常的乳腺组织超声声像图表现

正常乳腺的声像图由浅入深依次：① 皮肤；② 浅筋膜和皮下脂肪；③ 乳腺腺体；④ 深筋膜；⑤ 胸肌及肋骨。

4.3 异常的乳腺组织超声声像图表现

乳腺的异常应从不同的切面上全面观察以排除正常的组织及结构，如脂肪组织和肋骨等，局灶性的病变超声声像图表现需按照以下征象描述。

4.3.1 肿块

形状、纵横比、边界、边缘、回声模式、病灶后方回声。

4.3.2 周围组织

（1）皮肤及皮下脂肪组织层水肿增厚；

（2）皮肤凹陷、高低不平；

（3）病灶周围组织水肿；

（4）结构扭曲、浅筋膜层、腺体层、深筋膜层及胸肌层的改变；

（5）Cooper 韧带改变；

（6）导管改变。

4.3.3 钙化

4.3.4 血管评估

证据级别：高质量；推荐级别：强推荐。

4.4 彩色多普勒超声检查

彩色多普勒超声用于腺体组织及病灶内血管的检查。诊断意义除 RI（resistance index，阻力指数）外，其他的参数多存在争议，一般恶性病变的 RI>0.70。

4.5 其他相关技术

4.5.1 三维超声成像

乳腺病灶的三维超声最主要的作用不是对病灶的三维重建，而是对病灶冠状面的观察，此切面二维超声无法观测到。

证据级别：中等质量；推荐级别：一般推荐。

4.5.2 超声弹性成像

超声弹性成像是针对不同组织的弹性差别进行的检查，一般认为恶性肿瘤中的组织大部分硬度较高。由于目前各厂家仪器的不同设定，超声弹性成像未能形成统一的诊断标准。

证据级别：中等质量；推荐级别：一般推荐。

4.5.3 超声造影

超声造影在乳腺疾病诊断中的应用受到探头频率、造影剂及病灶血管生长等因素的影响，目前没有很成熟的标准。

证据级别：中等质量；推荐级别：一般推荐。

5 乳腺超声评估分类

本指南分类标准参照2013年美国放射学会的第五版BI-RADS分类标准，并结合我国的实际情况制定了以下分类标准。

5.1 评估是不完全的

BI-RADS 0类：需要其他影像学检查（如乳腺X线摄影检查或MRI等）进一步评估。

5.2 评估是完全的——分类

（1）BI-RADS 1类：阴性。

（2）BI-RADS 2类：良性病灶。

（3）BI-RADS 3类：可能良性病灶。建议短期内（3~6个月）复查并增加其他检查。

（4）BI-RADS 4类：可疑的恶性病灶。此类病灶的恶性可能性为3%~95%。目前可将其划分为4A、4B及4C类。4A类恶性符合率为3%~10%；4B类恶性符合率为11%~50%；4C类恶性符合率为51%~94%。

（5）BI-RADS 5类：高度可能恶性，其恶性可能性≥95%，应开始进行积极的治疗，经皮穿刺活检（通常是影像学引导下的空芯针穿刺活检）或手术治疗。

（6）BI-RADS 6类：已经活检证实为恶性。

证据级别：高质量；推荐级别：强推荐。

6 乳腺超声报告的组成

报告用词应当具体而简洁，使用不加修饰的术语。报告包括下列内容。

6.1 患者信息的记录

6.2 双侧乳腺组织总体声像图描述

6.3 有意义的异常及病灶的声像图描述

6.3.1 记录病灶

一般信息记录病灶所在侧、位置（需要一致的和可以重复的系统定位，诸如钟表定位、距乳头的皮肤距离）和大小（至少两个径线，大者最好3个径线）。

6.3.2 病灶声像图的描述

应按照BI-RADS分类标准内容逐一进行描述，包括病灶的外形、边界、边缘、内部及后方回声、周围组织、病灶及周围的钙化、血流。

6.3.3 结论

结论部分包括乳腺正常或异常、发现病灶的物理性质、对应的诊断分类及相应的处理建议（在分类中默认），如果可能的话应尽量作适当的临床诊断。

6.3.4 病灶图像存储

证据级别：高质量；推荐级别：强推荐。

第三节 常规乳腺 MRI 检查和报告规范

1 乳腺 MRI 检查适应证

1.1 乳腺癌的诊断

当乳腺 X 线摄影或超声检查发现病变但不能确定其性质时，可以考虑采用 MRI 进一步检查。

证据级别：高质量；推荐级别：强推荐。

1.2 乳腺癌分期

发现多灶和多中心肿瘤，评价肿瘤对皮肤、胸肌筋膜、胸大肌及胸壁的浸润情况。

证据级别：中等质量；推荐级别：一般推荐。

1.3 新辅助治疗效果评估

在新辅助治疗前、治疗中和治疗结束手术前行 MRI 检查有助于对病变治疗反应性进行评估，对治疗后残余病变范围的判断也较常规影像学检查技术更精准。

证据级别：高质量；推荐级别：强推荐。

1.4 腋窝淋巴结转移，原发灶不明者

乳腺 MRI 有助于发现乳房内隐匿的癌灶，确定位置和范围，以便进一步治疗。

证据级别：高质量；推荐级别：强推荐。

1.5 保乳术患者的应用

保乳手术前 MRI 的应用可以更为精准地确定病灶范围；保乳术后随访，则较常规影像学技术更有利于鉴别肿瘤复发和术后瘢痕。

证据级别：高质量；推荐级别：强推荐。

1.6 乳房成形术后随访

对于乳房假体植入术后者，MRI 有助于植入假体完整性的评价和判断是否发生乳腺癌，帮助确认植入假体完整性和位置，对于同侧乳腺癌局部复发也有诊断作用。

证据级别：中等质量；推荐级别：一般推荐。

1.7 高危人群筛查

高危人群乳腺癌筛查年龄较非高危人群更为提前。

证据级别：中等质量；推荐级别：一般推荐。

1.8 MRI引导下的穿刺活检

MRI引导下的穿刺活检适用于仅MRI发现的病灶，并对此靶病灶行超声和乳腺X线摄影检查确认仍不能发现异常者。

证据级别：中等质量；推荐级别：一般推荐。

2 乳腺MRI检查的禁忌证

（1）妊娠期女性。
（2）体内装有起搏器、外科金属夹子等铁磁性物质及其他不得接近强磁场者。
（3）幽闭恐惧症者。
（4）有对任何MRI造影剂如钆螯合物过敏史的患者。
（5）一般情况很差，无法配合俯卧，不能耐受MRI检查者。

3 乳腺MRI检查技术规范

3.1 检查前准备

3.1.1 临床病史

3.1.2 检查前准备

最佳检查时间：由于正常乳腺组织强化在月经周期的分泌期最为显著，因而对于绝经前女性推荐MRI检查尽量安排在月经周期第2周（第7~14天）进行。

证据级别：中等质量；推荐级别：一般推荐。

3.2 MRI检查

3.2.1 设备要求

采用高场1.5 T及以上的扫描机进行乳腺MRI检查，以获得较好的信噪比和脂肪抑制效果。必须采用专用的乳腺线圈，推荐采用开放式线圈，以便必要时可以在侧方进行MRI引导的介入操作。

3.2.2 扫描体位

扫描对象采取俯卧位，双侧乳房自然悬垂于乳腺线圈中央。

3.2.3 成像序列

一般包括横断位、矢状位和冠状位定位扫描，T1WI（T1-weighed imaging，T1加权成像）不抑脂序列、T2WI（T2-weighed imaging，T2加权成像）抑脂序列、T1WI增强扫描序列、弥散加权成像序列扫描，建议b值设定为800 s/mm²。

3.2.4 后处理

记录动态增强曲线、MIP（maximum intensity projection，最大密度投影）、ADC（apparent diffusion coeffecient，表观弥散系数）值。

4 诊断报告规范

需描述病灶形态特征和动态增强曲线特征，形态特征需要综合分析增强前 T1WI、T2WI 上的信号特点及增强后的表现。病灶形态描述根据增强后形态进行，分为点状强化、肿块和非肿块强化三大类。

4.1 点状强化

点状强化指小于 5 mm 的强化，可以是良性改变，小于 3% 的情况可能是恶性病变。

4.2 肿块

具有三维空间的占位性病变，伴或不伴周围正常组织移位或浸润。从形态、边缘和内部强化情况 3 个方面来描述。

4.3 非肿块强化

对其分类主要依据其形态特征、内部强化特征、病灶是否双侧对称 3 个方面进行分析。

4.4 其他征象和伴随征象

其他征象有乳内淋巴结、皮肤上的病变、含脂肪的病变；伴随征象有乳头内陷及侵犯，皮肤增厚、内陷和侵犯，胸肌侵犯，淋巴结异常等。

4.5 病灶定位

（1）先定位哪一侧；

（2）乳房确定后，则继续将病灶定位在以下 7 个区域：外上、外下、内上、内下象限、乳晕后区、中央区和尾叶区；

（3）病变的深度。

5 乳腺 MRI 报告的组成

应包括病史简述、与既往检查对比结果、扫描技术、乳房的纤维腺体构成、实质背景强化及任何相关的影像学发现，最后是评估分类和处理建议。报告措辞应当简洁，使用 BI-RADS 术语词典中的标准词汇。BI-RADS 分类也分为 0~6 共 7 个类别。

5.1 评估不完全

BI-RADS 0：需要进一步影像评估。

5.2 评估完全

（1）BI-RADS 1 类：阴性。

（2）BI-RADS 2类：良性病变。

（3）BI-RADS 3类：可能是良性病变，建议短期随访，恶性的可能性非常低，小于2%。

（4）BI-RADS 4类：可疑恶性，要考虑活检。此类病灶的恶性概率为3%~95%。可将病灶细分为4A类（恶性概率为3%~10%），4B类（恶性概率为11%~50%），4C类（恶性概率为51%~95%）。

（5）BI-RADS 5类：高度怀疑恶性，应进行临床干预（恶性概率≥95%）。

（6）BI-RADS 6类：已经活检证实为恶性，但是还需行扩大手术的病例，MRI检查的目的是评估是否有残存病灶。

证据级别：高质量；推荐级别：强推荐。

第四节 影像引导下的乳腺组织学活检指南

具体包括影像引导下空芯针穿刺活检、真空辅助活检和钢丝定位手术活检等。

1 适应证

1.1 乳腺超声影像引导下乳腺病灶活检

（1）乳腺超声发现未扪及的可疑乳腺占位性病变，BI-RADS≥4类或部分3类病灶，若有必要时也可考虑活检。

证据级别：高质量；推荐级别：强推荐。

（2）可扪及乳腺肿块，且超声提示相应部位有乳腺内占位性病变，需要行微创活检或微创切除以明确诊断。

证据级别：中等质量；推荐级别：一般推荐。

1.2 乳腺X线影像引导下乳腺活检

（1）乳腺未扪及肿块，而乳腺X线检查发现可疑微小钙化病灶，BI-RADS≥4类。

（2）乳腺未扪及肿块，而乳腺X线发现其他类型的BI-RADS≥4类的病灶（如肿块、结构扭曲等），并且超声下无法准确定位。

（3）部分3类病灶，如有可疑病灶，也可考虑活检。

（4）乳房体检扪及肿块，而乳腺X线提示相应位置有占位性病变，需要行微创活检或微创切除以明确诊断。

证据级别：高质量；推荐级别：强推荐。

1.3 其他

对有条件的单位积极提倡在手术前进行影像引导下的微创活检（空芯针穿刺活检或真空辅助活检），如不具备条件可考虑直接行影像引导下钢丝定位手术活检。

证据级别：中等质量；推荐级别：一般推荐。

2 对影像引导乳腺活检设备的要求

2.1 乳腺X线影像引导
乳腺X线立体定位床或配备定位活检装置的乳腺X线机。

2.2 乳腺超声影像引导
高频乳腺超声探头：频率7~15 Hz。

2.3 乳腺磁共振引导
对于MRI发现的病灶，而X线、超声检查未发现，首先建议超声复查。如果超声检查在相应部位发现病灶，建议在超声引导下进行活检，如超声检查未能发现，则在具备条件的单位，可行MRI引导下活检。

2.4 用于手术活检的定位导丝
单钩或双钩钢质导丝（推荐规格20~22 G）。

2.5 微创活检设备
空芯针弹射式活检枪（推荐规格14 G），真空辅助乳腺定向活检系统（推荐规格8~11 G）。

证据级别：中等质量；推荐级别：一般推荐。

3 影像引导下钢丝定位手术活检

3.1 禁忌证
禁忌证为有重度全身性疾病及严重出血性疾病者。

3.2 术前准备
（1）签署知情同意书。

（2）核对和确认影像资料，建议临床医师用记号笔在乳腺X线片或乳房上勾画出病灶大致的部位，在保乳手术和保留皮肤全乳切除患者中，可标记手术切口。

（3）检查影像定位设备，确保精度和准度。

（4）术前血常规和凝血功能化验指标。

3.3 术中注意事项
（1）手术操作在影像引导下放置定位钢丝至病灶中央部位。

（2）摄片或录像记录影像定位下病灶和穿刺针的位置，留档。

（3）组织活检穿刺针道和定位钢丝插入点尽量位于外科医师标记的手术切口内。

（4）术中根据病灶范围和病灶的可疑程度决定切除范围。

（5）微小钙化灶的活检标本应当立即摄片，待手术者确认取到病灶后，将标本影像片和标本一起送病理学检查。

证据级别：中等质量；推荐级别：一般推荐。

4　影像引导下的乳腺微创活检

4.1　禁忌证

禁忌证为有重度全身性疾病及严重出血性疾病者。

4.2　术前准备

（1）签署知情同意书。

（2）核对和确认影像资料，乳腺X线和乳腺超声再次定位，并做相应标记。

（3）检查影像引导设备和微创活检设备，确保精度和准度。

（4）术前血液检验指标：血常规和凝血功能。

4.3　术中注意事项

（1）选择切口，采用就近原则，同时还需考量活检后的美观性。

（2）摄片或录像记录影像定位下病灶和穿刺针的位置，留档。

（3）取材足量，保证病理学诊断。有条件的中心，应该在活检部位放置金属标记。

（4）活检结束后压迫手术部位5~15 min。

4.4　术后乳房和标本的处理

（1）术后应加压包扎至少24 h。若出现瘀血斑或血肿可延长包扎1~2 d，一般2~4周后瘀血斑或血肿可消退。

（2）微小钙化灶的活检标本应当立即行乳腺X线摄片以确认是否取到病灶。

（3）将含有钙化的标本条与不含钙化的标本条分装于不同的容器内，用4%甲醛溶液固定，送检。

证据级别：中等质量；推荐级别：一般推荐。

第四章 治疗-早期乳腺癌篇

第一节 浸润性乳腺癌保乳治疗临床指南

1 保乳治疗的适应证

主要针对具有保乳意愿且无保乳禁忌证的患者。

1.1 临床Ⅰ、Ⅱ期的早期乳腺癌

肿瘤大小属于T_1和T_2期,且乳房有适当体积,肿瘤与乳房体积比例适当,术后能够保持良好的乳房外形的早期乳腺癌患者。对于多灶性乳腺癌(同一个象限的多个病灶),也可尝试进行保乳手术。

证据级别:高质量;推荐级别:强推荐。

1.2 临床Ⅲ期患者(炎性乳腺癌除外)

经术前治疗降期后达到保乳手术标准时也可以慎重考虑。

证据级别:高质量;推荐级别:强推荐。

1.3 保乳治疗的绝对禁忌证

(1)妊娠期间放疗。保乳手术可以在妊娠期完成,而放疗可以在分娩后进行。
(2)病变广泛且难以达到切缘阴性或理想保乳外形。
(3)弥漫分布的恶性特征钙化灶。
(4)肿瘤经局部广泛切除后切缘阳性,再次切除后仍不能保证病理切缘阴性者。
(5)患者拒绝行保留乳房手术。
(6)炎性乳腺癌。

1.4 含以下因素时应谨慎考虑行保乳手术

(1)活动性结缔组织病,尤其硬皮病和系统性红斑狼疮或胶原血管疾病患者,对放疗耐受性差。
(2)同侧乳房既往接受过乳腺或胸壁放疗者,需获知放疗剂量及放疗野范围。

(3) 肿瘤直径>5 cm等肿瘤与乳房体积比值较大者，易出现满意外形与充分切缘之间的矛盾。

(4) 多中心病灶（多中心病灶指在2个及以上象限存在1个及以上病灶，或病理学类型和分子分型完全不一样的2个乳腺病灶）。

(5) 侵犯乳头（如乳头Paget病）。

(6) 切缘接近，墨染切缘与肿瘤的距离<2 mm时（浸润性癌，除外表面、基底等不可能再次补充切除者）。对"切缘接近"的具体标准目前仍然缺乏共识，多数专家倾向于认可切缘距离肿瘤2 mm可能影响保乳患者的局控。

(7) 已知乳腺癌遗传易感性强（如BRCA1/2基因突变），保乳后同侧乳房复发风险增加的患者。

2 术后病理学检查

(1) 病灶切缘的大体检查和镜下切缘距离测量，推荐同时报告最近切缘的方向、距离和肿瘤类型。

(2) 其他同常规病理学检查。

(3) 术后病理报告提示切缘上存在多形性小叶原位癌、导管原位癌时，建议行进一步广泛切除手术，以保证切缘阴性。暂不建议通过局部放疗予以替代。

3 乳腺癌保乳术后的放疗适应证

原则上接受保留乳房手术的患者均需要接受放疗。

证据级别：高质量；推荐级别：强推荐。

但是，对于同时满足以下特定条件的患者，权衡放疗的绝对和相对获益，充分考虑患者的方便程度、全身伴随疾病及患者意愿，可以考虑豁免放疗。

(1) 如患者年龄≥70岁。

(2) 病理分期$T_1N_0M_0$。

(3) 激素受体阳性，HER2阴性。

(4) 切缘阴性且可以接受规范的内分泌治疗的患者。

证据级别：中等质量；推荐级别：一般推荐。

第二节 乳腺癌前哨淋巴结活检临床指南

1 SLNB（sentinel lymph node biopsy，前哨淋巴结活检）指征

SLNB是早期浸润性乳腺癌的标准腋窝分期手段，具体适应证见表18-4-1。目前

认为，可手术乳腺癌患者SLNB的禁忌证仅包括炎性乳腺癌、腋窝淋巴结穿刺证实为转移且未接受新辅助治疗及腋窝淋巴结阳性新辅助治疗后仍为阳性的患者，cN_{2-3}新辅助治疗后腋窝淋巴结临床阴性患者SLNB的准确性和安全性仍待验证。腋窝淋巴结阳性和阴性患者均可进行内乳前哨淋巴结活检。

表 18-4-1　SLNB指征

适应证	有争议的适应证	禁忌证
早期浸润性乳腺癌		炎性乳腺癌
临床腋窝淋巴结阴性[a]	导管内癌接受保乳手术[e]	临床查体腋窝淋巴结阳性并经穿刺证实
	cT_1N_0年龄>70岁、Luminal A、有伴发疾病[f]	腋窝淋巴结阳性新辅助治疗后仍为阳性
单灶或多中心性病变		cN_{2-3}新辅助治疗后腋窝淋巴结临床阴性
性别不限		
年龄不限	保乳术后同侧复发/再发患者[g]	
导管内癌接受乳房切除术[b]		
临床腋窝淋巴结阴性新辅助治疗后腋窝阴性		
穿刺证实的cN_1新辅助治疗后腋窝淋巴结临床阴性[c]		
妊娠患者[d]		

a：临床查体和影像学检查可疑的腋窝淋巴结可以通过超声引导下的细针穿刺或空芯针活检进行评估，细胞学或病理组织学阴性患者仍可进入SLNB流程；
b：切除活检不存在导管内癌升级为浸润性癌时可以免除SLNB；
c：必须符合新辅助治疗前穿刺阳性淋巴结放置标记、采用双示踪方式，包括标记淋巴结在内的前哨淋巴结；
d：核素示踪剂SLNB对胎儿的安全性已经获得证实，由于可能的过敏性不推荐使用蓝染料示踪剂；
e：乳腺原发肿瘤的切除如果不影响到随后SLND（sentinel lymph node dissection，前哨淋巴结切除术）的成功率和准确性可以不进行同期SLNB；
f：若不行SLNB，可豁免前哨，不做腋窝处理；
g：保乳手术联合SLNB术后同侧乳房复发/再发患者再次SLNB的准确性和安全性已获得初步认可。

2　SLN（sentinel lymph node，前哨淋巴结）术中确认与检出

无论是乳房切除手术，还是保乳手术，一般情况下，SLNB应先于乳房手术，特别是单用蓝染料示踪剂时。术中SLN的确定，因示踪剂而异。染料法要求检出所有蓝染淋巴管进入的第1个蓝染淋巴结。检出所有蓝染的淋巴管是避免遗漏SLN、降低假阴性率的关键。核素法SLN的阈值是超过淋巴结最高计数10%以上的所有淋巴结。术中γ探测仪探头要缓慢移动，有序检测，贴近计数。应用染料法和（或）核素法检出SLN后，应对腋窝区进行触诊，触诊发现的肿大质硬淋巴结也应作为SLN单独送检。

3 SLN 转移灶类型判定标准、预后意义及临床处理

3.1 SLN 不同转移类型的预后意义及腋窝处理

（1）宏转移：约 50% 的患者腋窝 nSLN（非前哨淋巴结）阳性。ALND（axillary lymph node dissection，腋窝淋巴结清扫术）是标准处理之一，特别是通过 ALND 进一步获得的预后资料将改变治疗决策。对于未接受过新辅助治疗的临床 T_{1-2} 期、临床腋窝淋巴结为阴性、但病理学检查 1~2 枚 SLN 宏转移且会接受后续进一步辅助全乳放疗及全身系统性治疗的保乳患者，可免除 ALND。对于接受乳房切除术的 1~2 枚 SLN 宏转移患者，如果 ALND 获得的预后资料不改变治疗决策且患者同意不行 ALND，腋窝放疗可以作为 ALND 的合理替代。

证据级别：高质量；推荐级别：强推荐。

（2）微转移：13%~20% 的患者腋窝 nSLN 阳性，且约 10% 为宏转移，ALND 可导致 15% 的患者分期提高，7% 的患者辅助治疗改变。SLN 微转移患者接受保乳治疗（联合全乳放疗）时，可不施行 ALND；SLN 微转移且后续仅行全乳切除无放疗时，大多数中国专家的意见倾向于腋窝处理同宏转移患者。

证据级别：高质量；推荐级别：强推荐。

（3）ITC（isolated tumor cells，孤立肿瘤细胞）：腋窝 nSLN 转移的概率小于 8%（大于 5 mm 的浸润性导管癌），ALND 可导致 4% 的患者分期提高。目前认为 ITC 对患者预后有不良影响，与微转移患者一样可以通过辅助全身治疗获益，但 ITC 患者不接受腋窝治疗其腋窝复发率并无显著升高，故不推荐常规施行 ALND。

证据级别：高质量；推荐级别：强推荐。

（4）初始 SLN 阴性：无需进行腋窝处理。

证据级别：高质量；推荐级别：强推荐。

（5）新辅助治疗：

1）初始临床腋窝淋巴结阴性患者：SLN 阴性患者可以避免 ALND；SLN 阳性，包括宏转移、微转移及 ITC 患者，ALND 仍是标准治疗；新辅助治疗前 1 枚 SLN 宏转移、微转移及 ITC 患者，可以考虑腋窝放疗替代 ALND。推荐首选新辅助治疗后 SLNB。对于新辅助治疗前行 SLNB，病理学检查证实 SLN 为阴性的患者，新辅助治疗后如临床淋巴结阴性则不再手术评估腋窝状态；新辅助治疗前行 SLNB 并且病理学检查确认为 SLN 1~2 枚阳性的临床 T_{1-2} 期乳腺癌、新辅助治疗有效且计划接受保乳术后全乳放疗或乳房切除术后腋窝放疗的患者，可以考虑免除 ALND；新辅助治疗前 SLNB 检出 3 枚及以上阳性 SLN 的患者，ALND 是标准的腋窝处理。不推荐新辅助治疗前、后进行两次 SLNB。

2）并非所有临床淋巴结阳性的患者都适合新辅助治疗降期后的 SLNB，临床淋巴

结分期为cN_2期及以上的患者新辅助治疗后淋巴结活检有效性尚缺乏大样本量的研究。对于新辅助治疗前cN_1期的患者，更适合通过新辅助治疗降期保腋窝。满足以下条件的SLN阴性患者，与患者沟通后可以避免ALND：$cT_{1-3}N_1$期，双示踪剂显像，检出≥3枚SLN，新辅助化疗前穿刺活检阳性的腋淋巴结放置标记夹并于术中检出。如新辅助治疗后行SLNB并确认为阴性（ypN_0），大多数专家推荐术后对腋窝Ⅰ、Ⅱ群范围辅以辅助放疗；若经穿刺证实cN_1期患者新辅助治疗后SLN病理组织学检查证实转移（包括宏转移、微转移及ITC），应行ALND。经穿刺证实的cN_1期、新辅助治疗无效患者，ALND仍是最佳的腋窝处理。

证据级别：中等质量；推荐级别：一般推荐。

4 SLNB替代ALND患者的随访

除常规复查项目外，常规行双侧腋窝、锁骨区超声检查，有条件的可考虑MRI检查。临床或超声检查发现异常腋窝淋巴结，应在超声引导下行细针穿刺或空心针活检，必要时行切开活检手术。

第三节 乳房重建与整形临床指南

1 乳房重建的目的

乳房重建可以帮助患者重塑乳房外形、轮廓、解剖标志，恢复身体外形的完整性，并尽量实现两侧乳房外形基本对称。

2 乳房重建的指征

乳房重建适合于因各种原因准备或已经接受乳房切除的女性，或因为保乳手术导致乳房明显变形的患者。

3 乳房重建的类型

根据重建的时机，乳房重建可以分为即刻重建、延期重建及分期即刻乳房重建3类。

根据重建的材料，乳房重建可以分为自体组织（皮瓣）重建、植入物重建及联合两种材料（如背阔肌联合植入物）的重建。

4 术后放疗与乳房重建的关系

明确需要接受术后辅助放疗的患者，建议考虑进行延期重建或分期乳房重建。

放疗可能对重建乳房的外形造成不利影响，并有可能导致重建失败。有经验的团队可在与患者充分沟通的基础上行即刻重建后再给予放疗，一般建议采用自体组织皮瓣，以期降低放疗对重建乳房的影响程度。当考虑进行组织扩张和植入物即刻重建时，建议先放置组织扩张器，在放疗开始前或结束后更换为永久性假体。假体置换手术在放疗前完成，能够降低切口相关的并发症和放疗期间的扩张器破裂风险。如果组织扩张器置换为永久假体在放疗结束后进行，建议在放疗后6个月左右，待放疗导致的皮肤反应缓解后为妥；该策略可能改善最终的重建乳房美观效果。近期有报道显示，胸肌前植入物乳房重建对放疗的耐受性更佳，但这一结论有待进一步大样本研究证实。曾经接受放疗的患者如果采用植入物重建，常发生较严重的包囊挛缩、移位、重建乳房美观度差和植入物暴露，因此，放疗后的延期乳房重建，不宜使用组织扩张器和植入物的重建方法，而应该首选自体组织皮瓣。

5　乳房重建术后评价系统

对于乳房重建手术的效果评价中，推荐包含患者报告结局的测评工具。使用国外乳房重建术后满意度评估量表前，应使用经过授权、汉化和信效度检验的量表，应用于临床研究和临床实践。建议术前对患者进行基线调查，术后3个月、12个月以及之后每年进行1次调查。

第四节　乳腺原位癌治疗指南

1　LCIS初诊的治疗

1.1　手术治疗

空芯针穿刺活检发现ALH（atypical lobular hyperplasia，非典型性小叶增生）和非典型性LCIS后需行病灶切除活检是目前多数研究结果的共识，其主要目的是为了最大限度地降低DCIS（ductal carcinoma in situ，导管原位癌）和浸润性癌的共存风险。

多形性LCIS可能有与DCIS相似的生物学行为，临床医生可以考虑病灶完整切除及切缘阴性，但这可能导致全乳切除率高而无临床获益的结局。LCDIS与IDC（invasive ductal carcinoma，浸润性导管癌）或DCIS并存并非保乳的禁忌证。

1.2　非手术治疗

LCIS患者病灶切除后，如果没有合并其他癌变，可以考虑随访观察。此外，放射治疗是不被推荐的，也没有数据支持对多形性LCIS进行放射治疗。

1.3 预防性治疗

1.3.1 药物预防性治疗

他莫昔芬（20 mg/d，口服5年）被认为是绝经前后妇女降低浸润性、ER（estrogen receptor，雌激素受体）阳性乳腺癌风险的选择。结合ER状态给予他莫昔芬，目前是预防ER阳性乳腺癌的有效选择。对于预判风险较低的患者，他莫昔芬（5 mg/d，口服3年）也是可选的。

雷洛昔芬（60 mg/d，口服5年）也被认为是降低浸润性、ER阳性乳腺癌风险的选择，同样结合ER检测，但仅适用于绝经后妇女。

依西美坦（25 mg/d，口服5年）和阿那曲唑（1 mg/d，口服5年）被认为是绝经后妇女降低浸润性、ER阳性乳腺癌风险的另一种选择。

针对35岁以上、有发生乳腺癌高风险（包括既往手术证实为乳腺小叶不典型增生、导管不典型增生、LCIS及DCIS）的女性，都可以考虑以上4种药物的使用可能，讨论可基于危险因素如年龄、家族史、药物史和生育史等。

1.3.2 预防性双乳切除术

LCIS作为乳腺癌的一项高危因素，可以结合患者的其他风险因素（如家族史、有关BRCA基因突变等）行预防性双乳切除。但此种手术目前必须经过伦理委员会批准。

2 DCIS初诊的治疗

2.1 局部治疗

2.1.1 手术

根据国内实际情况，未采用"墨汁染色"评估切缘的单位，推荐首先保证阴性切缘，有条件者进一步做到2 mm阴性切缘；对于部分基底或表面切缘不足2 mm又无法进一步补充切缘时，小于2 mm的阴性切缘也是可以接受的。

证据级别：高质量；推荐级别：强推荐。

2.1.2 放疗

对临床医师评估为复发风险"低"的患者，可仅行保乳手术而不接受放疗，譬如低级别DCIS，符合VNPI（van Nuys prognostic index，van Nuys预后指数）低危组的患者，可免除辅助放疗。但目前仅有回顾性研究支持这一观点，而且研究的长期随访结果显示，按危险度分组可能仅筛选出部分复发时间点延迟的患者，而非低复发风险患者。即便是部分中危或低危的患者，放疗后的局部复发率也显著低于未放疗的患者。

2.2 系统性治疗-内分泌治疗

以下情形考虑采用他莫昔芬治疗5年以降低保乳手术后同侧乳腺癌复发风险。

（1）接受保乳手术（肿块切除术）加放疗的患者，尤其是ER阳性的DCIS患者；ER阴性的DCIS患者他莫昔芬治疗效果尚不确定。

（2）仅接受保乳手术的患者。对于接受全乳切除术的DCIS患者术后可通过口服他莫昔芬或雷洛昔芬来降低对侧乳腺癌风险，但需权衡化学预防的临床获益与不良反应。

绝经后DCIS患者术后（包括保乳手术及全乳切除术）可考虑通过芳香化酶抑制剂预防并降低对侧乳腺癌风险。

3 乳腺DCIS治疗方式选择的参考

国外某些学者采用VNPI作为一个客观的指标以协助临床医生对DCIS治疗方式进行决策。VNPI对DCIS按肿瘤大小、患者年龄、手术切缘和肿瘤细胞核分级4个方面综合考虑，每一方面评分分为1分（最佳）至3分（最差），4个方面总分由最低的4分（最佳）至最高的12分（最差）。VNPI 10~12分者建议行全乳切除术，VNPI 4~6分者可行单纯局部切除术，而VNPI 7~9分者则建议行局部广泛切除联合全乳放疗。VNPI的具体评分方法详见附录Ⅱ。

注：目前对于VNPI的临床应用价值仍有争议，因此仅供临床医师参考。

第五节 早期乳腺癌全身治疗指南

1 乳腺癌术后辅助全身治疗临床指南

1.1 乳腺癌术后辅助全身治疗的选择

乳腺癌术后辅助全身治疗的选择应基于复发风险的个体化评估、肿瘤病理学的分子分型以及对不同治疗方案预期的反应性。

乳腺癌术后复发风险的分组见表18-4-2。该表可用于全面评估患者手术以后的复发风险的高低，是制订全身辅助治疗方案的重要依据。乳腺癌分子分型的判定见表18-4-3。医师应根据患者的分子分型及复发风险选择相应的化疗、内分泌治疗及抗HER2（human epidermal growth factor receptor 2，人表皮生长因子受体2）治疗。

表 18-4-2 乳腺癌术后复发风险分类

危险度	判别要点		
	转移淋巴结	ER/PR	其他情况
低危	阴性	阳性	同时具备以下条件[a]：pT≤2 cm；组织学Ⅰ级；LVI 阴性；HER2 阴性；年龄≥35 岁；Ki67≤20% 或实验室中位值
			HER2 阴性且不满足上述条件，但多基因检测低危
中危	不符合低/高危定义的其他情况		
高危	1~3 枚阳性	阳性	具备以下条件之一[b]：组织学Ⅲ级；pT>5 cm；HER2 阳性；多基因检测高危
		阴性	任何情况
	≥4 枚阳性	任何情况	任何情况

a：此时可不做多基因检测（如 21 基因或 70 基因）。
b：虽然 Ki67 是乳腺癌复发的独立因素之一，但专家团对 pN₁ 伴高 Ki67 即可判定高危的提法存在争议。虽然 pN₁ 伴高 Ki67 是某些临床试验中高危 Luminal-HER2 阴性乳腺癌的分类条件，但该分类法并不具有普适性。
LVI：Lymphovascular invasion，淋巴管血管侵犯。
PR：Progesterone receptor，孕激素受体。

表 18-4-3 乳腺癌分子分型的标志物检测和判定

内在分子分型	基于 IHC4 的分子分型	备注
Luminal A 型	Luminal A 样 ER/PR 阳性且 PR 高表达 HER2 阴性 Ki-67 增殖指数低	ER、PR 表达及 Ki-67 增殖指数的判定值建议采用报告阳性细胞的百分比。 Ki-67 增殖指数的判定值在不同病理实验中心可能不同，可采用 20%~30% 作为判断 Ki-67 高低的界值；同时，以 20% 作为 PR 表达高低的判定界值*，可进一步区分 Luminal A 样和 Luminal B 样（HER2 阴性）
Luminal B 型	Luminal B 样（HER2 阴性） ER/PR 阳性 HER2 阴性 且 Ki-67 增殖指数高或 PR 低表达	上述不满足 Luminal A 样条件的 Luminal 样肿瘤均可作为 Luminal B 样亚型
	Luminal B 样（HER2 阳性） ER/PR 阳性 HER2 阳性（蛋白过表达或基因扩增） 任何状态的 Ki-67	
ERBB2+型	HER2 阳性 HER2 阳性（蛋白过表达或基因扩增） ER 阴性和 PR 阴性	
Basal-like 型	三阴性（非特殊型浸润性导管癌） ER 阴性 PR 阴性 HER2 阴性	三阴性乳腺癌和 Basal-like 型乳腺癌之间的吻合度约 80%；但是三阴性乳腺癌也包含一些特殊类型乳腺癌，如髓样癌（典型性）和腺样囊性癌。

*：以 20% 作为 PR 表达高低的判定界值，目前仅有 1 篇回顾性文献支持（J Clin Oncol，2013，31：203-209）。
IHC：Immunohistochemistry，免疫组织化学法。

1.2 乳腺癌术后辅助化疗的临床指南

1.2.1 乳腺癌术后辅助化疗的人群选择

术后辅助化疗的人群选择见表18-4-4。

表18-4-4 术后推荐辅助化疗的人群

复发风险度	Luminal-HER2阴性	HER2阳性	TNBC
低危	豁免化疗	不适用	不适用
中危且pN_0^b	• T_3及以上推荐化疗； • T_{1b-2}：接受21基因或70基因检测 21基因：年龄>50岁且RS>25 推荐化疗 21基因：年龄≤50岁且RS>16 推荐化疗 70基因：临床高风险^{a}且70基因高风险 推荐化疗 70基因：临床高风险^{a}且年龄≤50岁且70基因低风险 考虑化疗 • T_{1b-2}：未接受基因检测，具有如下特征之一的可考虑化疗：ER低表达、组织学3级、LVI阳性、年龄<35岁、高Ki67^c • T_{1a}：原则上豁免化疗，除非同时伴有多个风险因素时个体化综合考虑	• T_{1b}及以上推荐 • T_{1a}考虑^d • T_{1mic}原则上不考虑，需个体化综合考虑	• T_{1b}及以上推荐 • T_{1a}考虑 • T_{1mic}原则上不考虑
中危且pN_1	• 均推荐化疗 • 除非T_{1-2}且接受21基因或70基因检测时，如下结果才考虑豁免化疗： 21基因：RS≤11的患者^e； 70基因：临床高风险^a，70基因低风险且年龄>50岁的患者	不适用	不适用
高危	任何	任何	任何

a：基于Adjuvant! Online简化版的评估
b：病理淋巴结ITC处理同pN_0，pN_{1mic}处理同pN_1
c：专家组认为，目前尚无法通过单一Ki67指标即可判定是否需要化疗，但Ki67越高，化疗的指示性就越强。
d：T_{1a}时可考虑抗HER2单抗治疗，但是否联合静脉化疗尚无统一意见。具体方案参见分子亚型各论。
e：目前主要参照PLAN-B试验的数据，虽然RXPONDER试验证实pN_1且RS<25的绝经后患者可能可以豁免化疗，该研究结果尚待进一步验证与公认。
TNBC：Triple-negative breast cancer，三阴性乳腺癌。

多基因检测工具（Oncotype DX®，MammaPrint®等）有助于指导辅助化疗的决策，但推荐使用具备相应资质的检测工具。对于不具备条件或不愿意接受多基因检测工具检测的患者，辅助化疗与否应综合考虑肿瘤的临床病理学特征、患者生理条件和基础疾患、化疗的可能获益和不良反应等进行决策。

1.2.2 乳腺癌术后辅助化疗的禁忌证

妊娠期：妊娠早期患者通常禁用化疗，妊娠中期患者应慎重选择化疗。

明显衰竭或恶病质。

有严重感染、高热、水电解质及酸碱平衡失调的患者。

胃肠道梗阻或穿孔者。

骨髓储备功能低下，治疗前白细胞≤3.5×10⁹/L，血小板≤75×10⁹/L者。

心血管、肝肾功能严重损害者。

1.2.3 乳腺癌术后辅助化疗的方案（附录Ⅲ）

（1）常用方案有：以蒽环类药物为主的方案，如AC（多柔比星/环磷酰胺），EC（表柔比星/环磷酰胺）。虽然吡柔比星（THP）循证医学资料有限，但在我国日常临床实践中，用THP代替多柔比星也是可行的，THP推荐剂量为40~50 mg/m²。5-氟尿嘧啶在辅助治疗中的价值已逐渐不被认可。

蒽环类与紫杉类药物联合方案，如TAC（T：多西他赛）。

蒽环类与紫杉类药物序贯方案，如AC→紫杉醇（每周1次），AC→多西他赛（每3周1次），剂量密集型AC继以紫杉醇（每2周1次），剂量密集型AC继以紫杉醇（每周1次）。根据CALGB 9741研究及EBCTCG Meta分析提示剂量密集型化疗可以给患者带来更多的获益，因此对于三阴性乳腺癌及淋巴结阳性的患者，优先推荐剂量密集型化疗。

不含蒽环类药物的联合化疗方案：TC方案（多西他赛/环磷酰胺 4或6个疗程），适用于有一定复发风险、蒽环类药物禁忌或不能耐受的患者；PC方案（每周紫杉醇/卡铂，见PATTERN研究），可考虑在三阴性乳腺癌中使用；CMF方案（环磷酰胺/甲氨蝶呤/5-氟尿嘧啶）目前很少采用。

卡培他滨的强化（联合或序贯）可考虑在三阴性乳腺癌中使用，譬如CBCSG010研究中蒽环类药物序贯多西他赛同时联合使用卡培他滨、SYSUCC001研究中在辅助静脉化疗后单药卡培他滨1年以及CREATE-X研究中新辅助化疗non-pCR人群单药卡培他滨8个疗程等。

奥拉帕利在致病/疑似致病gBRCA突变高危患者中的强化治疗，OlympiA研究提示在HER2阴性新辅助治疗后non-pCR（non-pathological complete response，未获得病理学完全缓解）患者，或者直接手术的TNBC[≥pT₂和（或）≥pN₁]与Luminal型（≥pN₂），1年的奥拉帕利显著改善了3年的iDFS（invasive disease-free survival，无侵袭性疾病生存率），但该药目前尚未获得辅助治疗适应证。

白蛋白结合型紫杉醇在出于医学上的必要性时（如减少过敏反应等）可尝试替代紫杉醇或多西他赛，但使用时周疗剂量不应超过125 mg/m²。

证据级别：高质量；推荐级别：强推荐。

（2）HER2阳性乳腺癌常用方案参见：1.4 乳腺癌术后辅助抗HER2治疗临床指南中的相应内容。

1.3 乳腺癌术后辅助内分泌治疗临床指南

1.3.1 乳腺癌术后辅助内分泌治疗的人群选择

激素受体ER和（或）PR阳性的乳腺癌患者。皆应接受术后辅助内分泌治疗。依据最新ASCO（American Society of Clinical Oncology，美国临床肿瘤学会）/ CAP（College of American Pathologists，美国病理学家协会）指南，尽管ER的IHC（immunohistochemistry，免疫组织化学染色）染色为1%~100%的肿瘤皆被视为ER阳性，但ER的IHC检查结果为1%~10%则显示为ER低表达。ER低表达的生物学行为通常与ER阴性乳腺癌相似，在做治疗决策时也应当考虑到这一点。

证据级别：高质量；推荐级别：强推荐。

1.3.2 乳腺癌术后辅助内分泌治疗的方案

绝经前患者辅助内分泌治疗的方案：

（1）辅助内分泌治疗有3种选择：他莫昔芬、卵巢功能抑制加他莫昔芬、卵巢功能抑制加第三代芳香化酶抑制剂。卵巢功能抑制剂推荐用于高复发风险的患者，具体需综合考量年龄、肿块大小、淋巴结状态、组织学分级等，亦可采用STEPP评分评估。对于年轻的（<35岁）的乳腺癌患者，更推荐卵巢功能抑制加芳香化酶抑制剂。

证据级别：高质量；推荐级别：强推荐。

（2）使用他莫昔芬的患者，服用他莫昔芬5年后，患者仍处于绝经前状态，部分患者（如高危复发）可考虑延长服用期至10年。目前尚无证据显示，服用他莫昔芬5年后的绝经前患者，后续应用卵巢抑制剂联合第三代芳香化酶抑制剂会进一步使患者受益。

证据级别：高质量；推荐级别：强推荐。

（3）卵巢抑制方式有药物去势、手术切除卵巢、卵巢放射线照射（推荐药物性卵巢去势作为首选）。若采用药物性卵巢功能抑制，目前推荐的治疗时间是5年，但中危患者也可选择使用2~3年。对于接受了5年药物性卵巢功能抑制剂+他莫昔芬/AI（aromatase inhibitor，芳香化酶抑制剂）治疗的特别高危的绝经前患者，尽管没有较强循证证据，后续也可以考虑给予延长他莫昔芬单药治疗，或继续维持原方案的延长治疗。

证据级别：中等质量；推荐级别：一般推荐。

（4）高危患者应用他莫昔芬5年后，处于绝经后状态可继续服用芳香化酶抑制剂5年，未绝经可继续使用他莫昔芬满10年。

证据级别：高质量；推荐级别：强推荐。

（5）AI和LHRHa（luteinizing hormone-releasing hormone analogue，黄体生成素释放激素类似物）可导致BMD（bone mineral density，骨密度）下降或骨质疏松，因此在使用这些药物前常规推荐BMD检测，以后在药物使用过程中，每12个月监测1次BMD，并进行BMD评分（T-score）。

证据级别：中等质量；推荐级别：一般推荐。

绝经后患者辅助内分泌治疗的方案：

（1）第三代芳香化酶抑制剂可以向所有绝经后的ER和（或）PR阳性患者推荐，尤其是具备以下因素的患者：① 高复发风险患者；② 对他莫昔芬有禁忌的患者或使用他莫昔芬出现中、重度不良反应的患者；③ 使用他莫昔芬20 mg/d×5年后的高风险患者。

证据级别：高质量；推荐级别：强推荐。

（2）芳香化酶抑制剂可以从一开始就应用5年（来曲唑、阿那曲唑或依西美坦）。Ⅰ期患者通常建议5年辅助内分泌治疗。对于Ⅱ期淋巴结阴性患者，如初始采用他莫昔芬5年治疗，可推荐芳香化酶抑制剂或者他莫昔芬5年；如初始采用5年芳香化酶抑制剂的患者，或者采用他莫昔芬治疗2~3年后再转用芳香化酶抑制剂满5年的患者无需常规推荐延长内分泌治疗。对于Ⅱ期淋巴结阳性患者，无论其前5年内分泌治疗策略，均推荐后续5年芳香化酶抑制剂的延长治疗。对于Ⅲ期患者，推荐5年芳香化酶抑制剂的延长治疗。延长治疗的患者，其内分泌治疗总时长为8~10年。

证据级别：高质量；推荐级别：强推荐。

（3）对于≥4个阳性淋巴结的ER+乳腺癌患者，无论绝经前或是绝经后，均可考虑在标准辅助内分泌治疗基础上增加CDK4/6抑制剂阿贝西利强化2年；1~3个淋巴结阳性且伴有G3/T3/Ki67≥20%至少一项高危因素的ER+患者使用阿贝西利强化也可考虑。

证据级别：中等质量；推荐级别：一般推荐。

1.4 乳腺癌术后辅助抗HER2治疗临床指南

1.4.1 乳腺癌术后辅助抗HER2治疗的人群选择

HER2阳性患者的辅助治疗策略可参考表18-4-5。

（1）HER2阳性是指IHC检测结果3+，或IHC 1+和（或）2+且ISH（in situ hybridization，原位杂交法）检测结果阳性。

ISH检测结果判读可参考表18-4-6。

表18-4-5　HER2阳性患者辅助治疗策略

淋巴结状态	肿块大小	治疗
淋巴结阴性	T_{1b}及以上（T_{1a}可以考虑）	辅助化疗+曲妥珠单抗
淋巴结微转移（淋巴结转移灶≤2 mm）	任何	辅助化疗+曲妥珠单抗
淋巴结阳性（≥1枚同侧转移灶>2 mm）	任何	辅助化疗+曲妥珠单抗+帕妥珠单抗；无条件的患者辅助化疗+曲妥珠单抗

表 18-4-6　ISH 检测结果判读

HER2/CEP17 比值	平均 HER2 拷贝数	ISH 状态判读
<2.0	<4.0	阴性
	≥4.0 且<6.0	建议重新计数 20 个细胞，若结果改变，则对两次结果进行综合分析；若结果维持不变且 IHC 为 2+，则判为阴性。
	≥6.0	建议增加计数细胞，若结果维持不变，则为阳性
≥2.0	<4.0	建议增加计数细胞，若结果维持不变，则为阴性
	≥4.0	阳性

注：HER2 低表达指 IHC 1+ 和（或）2+ 且原位杂交法检测为阴性。

1.4.2　乳腺癌术后辅助抗 HER2 的治疗方案

（1）曲妥珠单抗应用于 HER2 阳性患者的辅助治疗；淋巴结阴性、原发浸润灶>0.5 cm 且≤2 cm、HER2 阳性时，推荐使用曲妥珠单抗，可以考虑每周紫杉醇或 TC×4＋曲妥珠单抗辅助治疗使用（此处 C 为 CTX）；淋巴结阴性、原发肿瘤在小于 0.5 cm 时，可以考虑使用曲妥珠单抗，但证据有限；肿瘤体积小但有淋巴结微转移的患者，可考虑每周紫杉醇或 TC×4＋曲妥珠单抗辅助治疗。确定 HER2 阳性小肿瘤是否选择短程化疗联合曲妥珠单抗时，需注意个体化，具体的浸润灶大小、ER 状态、患者年龄等都是决策的参考因素。目前推荐的曲妥珠单抗治疗时间仍为 1 年，可与化疗同时使用或化疗后序贯使用，更推荐同时使用。6 个月的短疗程用法仅在 PERSEPHONE 研究中证实与 1 年比较的非劣效性，2 年的疗程未得到更佳的预后获益，故两种时长均暂不推荐。

证据级别：高质量；推荐级别：强推荐。

（2）对于有高危复发风险（如淋巴结阳性）的患者，推荐曲妥珠单抗与帕妥珠单抗双靶向治疗联合辅助化疗（常用的化疗方案为：蒽环序贯紫杉 EC-P，或紫杉联合卡铂 TCb），其中帕妥珠单抗，3 周 1 次，剂量为 420 mg（首次剂量为 840 mg），共 1 年；淋巴结阴性的 HER2 阳性患者，当伴有其他不良预后指标（如 Ki67>30%、G3、pT_2+等）时，也可推荐 HP 辅助双靶治疗；中高复发风险的患者，特别是 ER+，亦可考虑在曲妥珠单抗治疗结束后，给予 1 年的酪氨酸激酶抑制剂如奈拉替尼强化。

证据级别：高质量；推荐级别：强推荐。

（3）对新辅助未达到 pCR（pathological complete response，病理学完全缓解）的 HER2 阳性患者，可使用 T-DM1（每 3 周 1 次，共 14 次）替代曲妥珠单抗。虽然证据有限，当 pCR 患者未行/未可及 T-DM1 时，可以考虑加用酪氨酸激酶抑制剂（如奈拉替尼）辅助强化。

（4）担心心脏毒性者可选择心脏毒性相对较低的去蒽环方案：TCbH、TC4H（此处 C 为 CTX）和 wPH 治疗方案（APT 试验紫杉醇周疗加曲妥珠单抗方案）。

（5）曲妥珠单抗生物类似药，可按照国内获批的说明书上适应证进行应用。

2 乳腺癌新辅助治疗临床指南

2.1 乳腺癌新辅助治疗的人群选择

对于新辅助的适用人群，根据新辅助的治疗目的可分为必选人群和优选人群。其中必选对象是以临床降期为目的，降期后手术的患者（如局部晚期不可手术、主观上强烈要求的降期保乳和降期保腋窝）；优选对象是能获得体内药敏信息，从而指导后续治疗的患者。基于目前循证医学的证据，相同方案和疗程的新辅助治疗的效果与辅助治疗的效果是一样的，且可以使部分不能保乳的患者获得保乳的机会，部分不可手术的患者获得手术的机会；新辅助治疗后未达 pCR 的患者有机会使用强化治疗方案进一步降低复发和死亡风险；但是一部分患者（小于5%）在新辅助治疗的过程中可能出现进展，甚至丧失接受手术治疗的机会。并非所有需要行辅助治疗的乳腺癌患者都适合推荐行新辅助治疗。新辅助治疗有时亦可使不可保腋窝的乳腺癌有机会降期为可保腋窝，中国专家对此持审慎观点，并不常规推荐将已证实转移的区域淋巴结进行降期保腋窝作为新辅助治疗的目的。

对不可手术的隐匿性乳腺癌行新辅助治疗是可行的。对于需要延迟手术的患者（如制订手术计划需要等待基因检测结果，以便有时间考虑重建方案）或不可避免需要延迟手术的患者（如新冠疫情），可以先行新辅助治疗。

2.2 乳腺癌新辅助治疗的实施

2.2.1 治疗前准备

（1）病灶基线体检。精确测量乳腺所有原发灶最长径和腋窝淋巴结的短径。

（2）基线影像学评估。超声和乳腺X线检查是不可或缺的，对于需降期保乳的患者，应常规进行乳腺MRI检查。

（3）血常规、肝肾功能、心电图、胸部CT（平扫或增强）及肝脏超声检查。局部晚期乳腺癌或炎性乳腺癌患者建议加做全身骨扫描、胸部CT。脑评估或PET/CT尽管具有一定的提示意义，但由于影像评价指标不统一和临床可及性欠佳，并非接受新辅助治疗患者的常规推荐检查项目。基线心功能检查[如心超测LVEF（left ventricular ejection fraction，左心室射血分数）是推荐的。

（4）治疗前必须对乳腺原发灶行空芯针活检（或真空辅助活检），诊断为浸润性癌或原位癌（可能存在组织学低估）同时伴有细针（或空芯针）穿刺证实的同侧腋窝淋巴结转移，明确组织学诊断及IHC检查（隐匿性乳腺癌除外）。

（5）肿大的区域淋巴结是否为乳腺癌转移，应通过细针（或空芯针）穿刺获得病理学证实。对患者原发灶的范围采用超声引导下放置金属标记物或表皮文身的方式进行标识，为治疗后续手术范围提供原发灶依据。

（6）可在新辅助治疗前对临床淋巴结阴性的患者进行腋窝SLNB，可以为后续的手术和全身治疗提供更多的信息。

2.2.2 乳腺癌新辅助治疗的方案（附录Ⅲ）

应当依据患者乳腺癌分子分型、药物的可获得性、患者的个体情况进行新辅助治疗方案的设计。新辅助治疗方案包括：化疗联合或不联合靶向治疗（如HER2阳性联合抗HER2治疗、三阴性联合免疫治疗）、内分泌治疗联合或不联合靶向治疗[如HR（hormone receptor，激素受体）阳性/HER2阳性可两者联合使用]、单纯抗HER2治疗（如HR阴性/HER2阳性）。

证据级别：高质量；推荐级别：强推荐。

（1）对于HR阳性/HER2阴性的乳腺癌患者，有降期或保乳等需求的，优先推荐辅助化疗提前到新辅助阶段。新辅助内分泌治疗与新辅助化疗具有相似的临床缓解率，是新辅助治疗的一个合理的选择，现有证据不支持新辅助内分泌治疗时常规联合CDK4/6抑制剂。绝经后患者通常使用AI进行新辅助内分泌治疗；绝经前患者除非进入临床研究或有化疗禁忌[可选OFS（ovarian function suppression，卵巢功能抑制）+AI/氟维司群]，不应常规进行新辅助内分泌治疗。新辅助内分泌治疗的最佳持续时间尚不清楚，一般应持续3~6个月或至最佳疗效。

证据级别：中等质量；推荐级别：一般推荐。

（2）对于拟新辅助治疗的HER2阳性乳腺癌患者，应采用曲妥珠单抗联合帕妥珠单抗进行新辅助治疗，优选的化疗配伍为紫杉联合卡铂（TCbHP、PCbHP），而蒽环序贯紫杉也是一种可选的方案（ECHP-THP）。不能耐受或不愿接受化疗的患者，HR阳性/HER2阳性可考虑内分泌治疗联合抗HER2治疗，HR阴性/HER2阳性可考虑单纯抗HER2治疗。

证据级别：高质量；推荐级别：强推荐。

（3）对于拟新辅助治疗的三阴性乳腺癌患者，推荐含蒽环类和紫杉类药物的常规方案（EC-T、EC-P）。铂类药物可作为三阴性患者新辅助治疗方案的一部分（TCb、PCb或EC-TCb、EC-PCb），但决策加铂类药物应该权衡潜在的获益与伤害，因为未必转化为DFS（disease-free survival，无疾病生存率）的远期获益。单纯BRCA1/2致病或疑似致病性突变，不足以成为选择含铂药物治疗的理由。对于有心脏基础疾患的患者，可以考虑单纯紫杉类+铂类的新辅助治疗。虽然Keynote522和IMpassion031研究提示早期三阴性乳腺癌新辅助添加PD-1（programmed death-1，程序性死亡蛋白-1）/PD-L1（programmed death ligand-1，程序性死亡蛋白配体-1）抗体治疗可改善pCR，但因远期毒性和获益未明，且PD-1/PD-L1抗体在国内尚未获得相关适应证，不常规推荐在该类患者新辅助治疗中添加免疫检查点抑制剂。

证据级别：高质量；推荐级别：强推荐。

2.2.3 乳腺癌新辅助治疗的疗效评估和方案调整

（1）一般情况下，建议在计划第3个周期之前全面评估疗效。评价结果按照实体瘤疗效评价标准RECIST 1.1标准分为CR（complete response，完全缓解）、部分缓解、SD（stable disease，疾病稳定）和PD（progressive disease，疾病进展）。

（2）可根据新辅助治疗中疗效评估结果决定后续新辅助治疗方案执行既定计划或进行方案调整。新辅助治疗期间应重视早期疗效的评估和判断（2~4个疗程），当判断为较显著增大的SD或PD时，建议分为两种情况，一种为不可手术的，建议立即经验性更换新辅助治疗方案并密切评估；一种为可手术的，可以考虑尽早手术（特别是Luminal型，或采用了标准方案4个疗程后疗效不佳的三阴性和HER2阳性患者，专家组建议尽早完成根治性手术）。部分专家也认同可以经验性更换新辅助治疗方案并密切评估，后者仍然具有体内药敏测试的价值。

（3）对CR或部分缓解或未显著增大的SD的患者，目前推荐完成既定的新辅助治疗疗程，避免因治疗有效而临时中断新辅助治疗、立即手术的情况。推荐新辅助化疗±靶向治疗总疗程数为6~8个周期，完成的患者可不再进行术后辅助化疗，部分未达pCR的患者可考虑强化治疗。

（4）根据新辅助治疗结束后的疗效评估结果决定随后的辅助治疗方案，对未达到pCR的患者，尤其是三阴性及HER2阳性患者，可使用辅助强化治疗。

2.3 乳腺癌经新辅助治疗降期后的局部和全身处理

2.3.1 局部处理

（1）乳房手术：手术可根据个体情况选择保留乳房或全乳切除。

（2）腋窝淋巴结手术：新辅助治疗前的SLN为阴性，新辅助治疗后可免去腋窝淋巴结评估。新辅助治疗前，腋窝淋巴结穿刺活检证实为转移或SLN有转移的，大多数中国专家建议即使降期仍需谨慎行SLNB以替代腋窝清扫。新辅助治疗后腋窝SLNB若有宏转移或微转移，以及新辅助治疗前T_4或$N_{2/3}$的患者一般都推荐行腋窝清扫。详见《乳腺癌前哨淋巴结活检临床指南》。

（3）术后辅助放疗：推荐根据化疗前的肿瘤临床分期来决定是否需要辅助放疗及放疗范围。放疗范围包括全胸壁和锁骨上和锁骨下范围，临床上内乳淋巴结有累及或临床上高度怀疑内乳淋巴结可能会累及的病例需添加内乳区放疗。

证据级别：高质量；推荐级别：强推荐。

2.3.2 全身处理

新辅助治疗结束后的疗效评估结果决定随后的辅助治疗方案，对未达到pCR的患者（已完成足疗程的新辅助治疗），尤其是三阴性乳腺癌患者，可考虑术后追加6~8个疗程卡培他滨治疗（采用单药铂类药物或其他静脉化疗的强化方案目前证据不足）；HER2阳性患者，优先考虑采用T-DM1（每3周1次，共14次）强化辅助治疗的方式，T-DM1不可及时可采用含TKI（tyrosine kinase inhibitor，酪氨酸激酶抑制剂）方案予以辅助强化，在退缩较好（譬如退缩>90%以上，MP=4时）也可采用继续完成曲妥珠单抗联合帕妥珠单抗共1年的方式。无论是否达到pCR，ExteNET试验显示特定人群奈拉替尼延长治疗1年可进一步降低复发风险。对于HR阳性的患者，需要给予内分泌治疗，内分泌治疗是否需要强化，以及强化的方式可主要依据患者新辅助前的状态进行评估。

证据级别：高质量；推荐级别：强推荐。

第五章 治疗-晚期乳腺癌篇

第一节 晚期乳腺癌解救性全身治疗临床指南

晚期乳腺癌包括复发和转移性乳腺癌，属不可治愈疾病。治疗的主要目的是缓解症状、提高生活质量和延长患者生存期。应尽可能在治疗前对复发或转移灶进行活检，尤其是孤立性病灶，以明确诊断和重新评估肿瘤的ER、PR和HER2状态。局部治疗，如手术和放疗在初治Ⅳ期乳腺癌中的价值尚不明确。只有当全身药物治疗取得较好的疗效时，才考虑姑息性局部治疗，以巩固全身治疗的效果。局部及区域复发而没有远处转移的患者，如全面评估后认为适合根治性局部治疗，应当给予根治性治疗。例如，保乳后复发患者可行全乳切除，胸壁或区域淋巴结复发者可行受累部位及淋巴结切除，之前未行放疗者可加用局部放疗，再次辅助化疗（主要为激素受体阴性患者）、靶向治疗和内分泌治疗具有一定的价值。

1 晚期乳腺癌内分泌治疗临床指南

1.1 晚期乳腺癌内分泌治疗的人群选择

（1）ER和（或）PR阳性的复发或转移性乳腺癌。受体不明的患者，如临床病程发展缓慢，也可以考虑试用内分泌治疗。

（2）非内脏危象的患者。内脏危象：由症状、体征、实验室检查及疾病快速进展确认的数个脏器功能异常。内脏危象并非单纯指存在内脏转移，而指危重的内脏情况需快速、有效治疗而控制疾病进展，尤其指进展后就失去化疗机会的情况。无症状的内脏转移和（或）骨软组织转移更推荐内分泌治疗。

（3）复发距开始辅助内分泌治疗的时间较长（一般大于2年，联合部分靶向药物时可适当突破该时间界限）。

1.2 晚期乳腺癌内分泌治疗前谈话

（1）复发或Ⅳ期乳腺癌的全身治疗主要以延长生存期、提高生活质量为目的，而非治愈性，应优选毒性较小的治疗方案。已有数据显示，内分泌联合靶向治疗的疾病控制率和PFS（progression-free survival，无进展生存期）并不劣于甚至优于化疗。内分泌治疗有多种选择，可以依次进行，尽量延长患者进入化疗的时间。

（2）内分泌治疗的不良反应的患者宣教。

1.3 晚期乳腺癌内分泌治疗的相关概念

（1）原发性内分泌耐药：指早期乳腺癌术后辅助内分泌治疗2年内出现疾病复发转移，或转移性乳腺癌内分泌治疗6个月内出现疾病进展。

（2）继发性内分泌耐药：指早期乳腺癌术后辅助内分泌治疗2年后至治疗结束后1年内出现疾病复发转移，或转移性乳腺癌内分泌治疗6个月或以上出现疾病进展。

（3）内分泌敏感：指初治Ⅳ期未经内分泌治疗，或早期乳腺癌术后辅助内分泌（至少2年）治疗结束后1年以上出现疾病复发转移。

（4）内分泌一线治疗和二线治疗：通常分别对应复发转移后接受的第一个和第二个内分泌治疗方案；但考虑到定义要为后续治疗决策服务，推荐将内分泌一线治疗定义为内分泌敏感的复发转移患者后续进行的第一个内分泌治疗方案，而将已判断为原发性或继发性内分泌耐药的复发转移患者后续接受的内分泌解救方案定义为二线治疗。

1.4 晚期乳腺癌内分泌治疗的药物

（1）绝经后患者的内分泌治疗推荐：芳香化酶抑制剂包括非甾体类（阿那曲唑和来曲唑）、甾体类（依西美坦）、ER调变剂（他莫昔芬和托瑞米芬）、ER下调剂（氟维司群）、孕酮类药物（甲地孕酮和甲羟孕酮）、雄激素（氟甲睾酮）及大剂量雌激素（乙炔基雌二醇）。

（2）绝经前患者的内分泌治疗推荐：在卵巢功能抑制基础上（主要是使用LHRHa和手术去势），可参照绝经后乳腺癌处理。未行卵巢功能抑制的，可考虑ER调变剂（他莫昔芬和托瑞米芬）、孕酮类药物（甲地孕酮和甲羟孕酮）、雄激素（氟甲睾酮）及大剂量雌激素（乙炔基雌二醇）。

（3）绝经前和绝经后患者均可考虑在内分泌治疗的基础上联合靶向治疗[CDK4/6抑制剂、mTOR抑制剂、HDAC（histone deacetylase，组蛋白去乙酰化酶）抑制剂等，PI3Kα抑制剂尚未在国内上市]。

1.5 晚期乳腺癌一线内分泌治疗的选择和注意事项

（1）芳香化酶抑制剂联合CDK4/6抑制剂（帕柏西利、阿贝西利和瑞波西利）是HR阳性/HER2阴性绝经后，或绝经前但经药物去势后乳腺癌患者一线内分泌治疗的优选方案，多项研究已证实联合CDK4/6抑制剂可显著改善患者的PFS，甚至部分研究可改善OS。

证据级别：高质量；推荐级别：强推荐。

（2）氟维司群（±OFS）联合CDK4/6抑制剂并非优选，在PARSIFAL研究中未能证实比芳香化酶抑制剂（±OFS）联合CDK4/6的抑制剂更优。他莫昔芬+OFS联合CDK4/6抑制剂在MONALEESA-7中也证实了PFS和OS的获益，特定情况下亦可选用。

证据级别：中等质量；推荐级别：一般推荐

（3）当CDK4/6抑制剂不可及时，单药内分泌治疗亦可行；绝经后患者可使用氟维司群、AI、ER调变剂（他莫昔芬和托瑞米芬）；绝经前患者可使用OFS联合氟维司群、OFS联合AI、OFS联合ER调变剂、单纯ER调变剂。

证据级别：高质量；推荐级别：强推荐。

（4）绝经前患者在使用卵巢功能抑制剂后，可按照绝经后模式处理。

1.6 晚期乳腺癌二线内分泌治疗的选择和注意事项

一线内分泌治疗失败后，非内脏危象的患者仍然可以选择二线内分泌治疗±靶向治疗。不推荐重复使用辅助或一线治疗已被证实耐药的内分泌药物。绝经前患者在使用卵巢功能抑制剂后，可按照绝经后模式处理。

（1）对于尚未使用过CDK4/6抑制剂的患者：① 氟维司群联合CDK4/6抑制剂（帕柏西利、阿贝西利和瑞波西利）是HR阳性/HER2阴性绝经后或绝经前但经药物去势后乳腺癌患者二线内分泌治疗的优选方案，多项研究已证实联合CDK4/6抑制剂可显著改善患者的PFS和OS。对于原发性内分泌耐药患者，氟维司群联合特定的CDK4/6抑制剂阿贝西利获益证据相对充分。② 甾体/非甾体芳香化酶抑制剂（±OFS）或他莫昔芬（±OFS）联合CDK4/6抑制剂在特定情况下亦可选用。对已经使用过CDK4/6抑制剂的患者：目前并无充分证据支持CDK4/6抑制剂的跨线治疗。

证据级别：高质量；推荐级别：强推荐。

（2）mTOR抑制剂依维莫司、HDAC抑制剂西达本胺可考虑在二线治疗中联合内分泌治疗使用。PI3Kα抑制剂Alpelisib在PI3Kα突变（经肿瘤组织或外周血ctDNA检测）的患者中联合内分泌治疗有一定的证据，已在美国和欧盟取得适应证，国内尚未获批。

证据级别：高质量；推荐级别：一般推荐

（3）原发内分泌耐药患者，如以上联合的小分子靶向药物不可及时，可采用化疗予以解救治疗。

证据级别：中等质量；推荐级别：一般推荐

2 晚期乳腺癌化疗±靶向治疗的临床指南

2.1 晚期乳腺癌化疗±靶向治疗的人群选择

具备以下1个因素即可考虑化疗±靶向治疗：

（1）激素受体阴性或低表达。

（2）内脏危象或有症状的内脏转移。

（3）激素受体阳性但对已证实内分泌治疗耐药（特别是原发性耐药）。

2.2 晚期乳腺癌化疗±靶向治疗前谈话

（1）化疗±靶向治疗的目的是改善生活质量，延长PFS及OS。

（2）化疗±靶向治疗不良反应的患者宣教。

2.3 晚期乳腺癌化疗±靶向治疗前准备

（1）首次化疗前应检测血常规、肝肾功能及心电图。以后每次化疗前均应检测血常规，肝肾功能异常者需持续监测。使用蒽环类药物者还建议需检查心电图和LVEF。异常者需持续监测。

（2）育龄妇女应妊娠试验阴性并嘱避孕。

（3）签署抗肿瘤治疗知情同意书。

2.4 HER2阴性晚期乳腺癌化疗±靶向治疗的选择和注意事项（附录Ⅳ）

（1）推荐首选化疗方案包括单药序贯化疗或联合化疗，其中序贯使用单药为优选，可保障治疗耐受性和生活质量。与单药化疗相比，联合化疗通常有更好的缓解率和无疾病进展时间，但毒性较大且未能证实总生存获益。需要使肿瘤迅速缩小或症状迅速缓解的患者可选择联合化疗。

证据级别：高质量；推荐级别：强推荐。

（2）蒽环类（紫杉类）治疗失败的常用定义为使用蒽环类（紫杉类）解救化疗过程中发生疾病进展，或辅助治疗结束后12个月内发生复发转移。对于既往蒽环类治疗失败的患者，通常首选以紫杉类（如紫杉醇、多西他赛或白蛋白结合型紫杉醇）为基础的单药或联合方案；对于既往蒽环类和紫杉类治疗均失败的患者，目前尚无标准化疗方案，可考虑其他单药或联合方案。

（3）常用单药包括：蒽环类，如多柔比星、表柔比星、吡柔比星及聚乙二醇化脂质体多柔比星；紫杉类，如紫杉醇、多西他赛及白蛋白结合型紫杉醇；抗代谢类药物，如卡培他滨和吉西他滨；非紫杉类微管类抑制剂，如长春瑞滨、艾立布林、优替德隆（UTD1）；铂类，如顺铂和卡铂；拓扑异构酶抑制剂依托泊苷等。

（4）联合化疗方案：联合化疗方案多种多样，主要基于既往循证医学的证据、联合药物间的相互作用、联合药物的毒性谱、患者的个体状态来综合制定，不推荐联合三种或三种以上的化疗药物。对于三阴性乳腺癌，可选择GP方案（吉西他滨联合顺铂，尤其是携带BRCA1/2等同源重组修复基因缺陷的患者）、GC方案（吉西他滨联合卡铂）、AP方案（白蛋白结合型紫杉醇联合顺铂/卡铂）、PC方案（其他紫杉类药物联合卡铂/顺铂）

证据级别：高质量；推荐级别：强推荐。

（5）单药或联合化疗均可在循证证据支持下联合靶向治疗。如依据IMpassion130和Keynote355研究，可尝试白蛋白结合型紫杉醇+阿替利珠单抗（PD-L1 IC阳性时）、白蛋白结合型紫杉醇/紫杉醇/GC+帕博利珠单抗（PD-L1 CPS≥10时），但因PD-1/L1抗体治疗尚未获得相应适应证，临床实践中应慎重选择患者。化疗联合抗血管生成药物贝伐珠单抗可在疾病缓解及PFS方面得到获益，但OS未见延长，不推荐常规使用，但可在急需肿瘤或症状控制的患者中谨慎选择。

（6）联合化疗时，是采用持续方式还是4~8个疗程后停药或维持治疗需权衡疗效、药物不良反应和患者生活质量。联合化疗有效但不能耐受或无意愿继续联合化疗者可考虑维持治疗，可选择原先联合方案中的一个单药化疗维持（如口服卡培他滨、长春瑞滨），激素受体阳性者还可考虑内分泌±靶向治疗维持。

（7）BRCA1/2胚系致病性或疑似致病性突变的患者，可以选择多聚（ADP-核糖）聚合酶［poly（ADP-ribose）polymerase，PARP］抑制剂（奥拉帕利/talazoparib，其中奥拉帕利已在国内上市，但尚未获批相应适应证）进行治疗，或考虑参加相应临床研究。

（8）对于三阴性乳腺癌，戈沙妥组单抗（sacituzumab govitecan-hziy）是一种重要的靶向治疗选择，已获得美国FDA批准，但尚在中国获批。

3 HER2阳性晚期乳腺癌治疗临床指南

3.1 晚期乳腺癌抗HER2治疗的人群选择

HER2阳性的复发或转移性乳腺癌患者。原发灶和转移灶之间、多次转移灶之间如HER2检测结果不一致的，以最近一次的转移灶检测为准，同时考虑到HER2状态空间和时间的异质性问题，不完全排斥在即使最近一次转移灶检测HER2转阴的情况下，继续谨慎选择抗HER2治疗并持续监测疗效。

3.2 抗HER2单抗使用的注意事项

（1）曲妥珠单抗、帕妥珠单抗：治疗前LVEF<50%。应用前应进行心功能基线评估，对于心血管事件高危人群应尽量避免使用。

（2）应尽量避免同时使用蒽环类等具有协同损害效应的药物。

（3）治疗过程中应定期进行心功能评估，若LVEF较基线下降大于或等于15%或低于正常范围且下降大于等于10%，应暂停抗HER2治疗，于3~4周内复查LVEF，再次评估是否能继续抗HER2治疗。

（4）T-DM1：基线及用药期间应行血小板规范监测，若出现血小板减少应及时减量或停药。出现2级及以上血小板减少时应警惕发展为持续性血小板减少症的可能，若常规升血小板治疗效果不佳，应及时请专科医师会诊并处理。

3.3 晚期乳腺癌抗HER2治疗前谈话

（1）充分告知HER2阳性乳腺癌患者及时进行抗HER2治疗的获益。抗HER2治疗的药物主要包括：曲妥珠单抗及其生物类似药、帕妥珠单抗、伊尼妥单抗、Margetuximab、拉帕替尼、吡咯替尼、奈拉替尼、图卡替尼、T-DM1、DS8201等。

（2）单抗类药物曲妥珠单抗及其生物类似药、帕妥珠单抗、伊尼妥单抗等的总体安全性良好，但有可能影响心脏射血功能和增加充血性心力衰竭的概率；使用TKI类药物（拉帕替尼、吡咯替尼、奈拉替尼、图卡替尼）有腹泻等消化道反应；使用T-DM1有发生血小板减少症的风险；使用DS8201有发生间质性肺病的风险。使用以上药物时需遵医嘱配合定期随访监测（如使用单抗类药物时每3个月复查一次LVEF）。

3.4 晚期乳腺癌抗HER2治疗前准备

（1）准确的HER2检测。必要时将蜡块或白片送往国内广泛认可的医院病理科进行复核。有条件时尽量行转移灶的再次活检，以明确转移灶的HER2状态。

（2）心功能检查（心脏超声或核素扫描，前者应用更普遍）。

（3）签署抗肿瘤治疗知情同意书。

3.5 晚期乳腺癌抗HER2治疗的选择和注意事项

持续的抗HER2治疗是HER2阳性晚期乳腺癌重要的治疗原则。

（1）对于未使用过曲妥珠单抗或符合曲妥珠单抗再使用条件（曲妥珠单抗辅助治疗结束后超过1年以上复发转移的）的患者，应首选以曲妥珠单抗+帕妥珠单抗为基础的一线治疗，优选联合紫杉类。紫杉类联合曲妥珠单抗、帕妥珠单抗双靶一线治疗较紫杉联合曲妥珠单抗可延长PFS和OS。

证据级别：高质量；推荐级别：强推荐。

（2）对于曲妥珠单抗±帕妥珠单抗治疗失败患者，单药T-DM1可延长PFS和OS；吡咯替尼（或奈拉替尼）联合卡培他滨较拉帕替尼联合卡培他滨单药可延长PFS。单纯两种靶向药物的联合（如拉帕替尼联合曲妥珠单抗）也有证据改善OS。专家组推荐，在帕妥珠单抗+曲妥珠单抗辅助治疗结束1年后复发转移乳腺癌，可选的一线解救治疗策略包括：吡咯替尼+卡培他滨、T-DM1，或帕妥珠单抗+曲妥珠单抗+多西他赛等。Margetuximab、图卡替尼和DS8201a在多线治疗后的临床研究中有一定价值，但国内尚未上市，需谨慎选择。

证据级别：高质量；推荐级别：强推荐。

（3）曲妥珠单抗允许进行跨线治疗。

证据级别：高质量；推荐级别：一般推荐

（4）对于HR阳性/HER2阳性的患者，不能耐受/拒绝化疗或化疗后维持治疗时，可以选用内分泌治疗+抗HER2（单靶或双靶）治疗，但无明确证据能改善OS。

证据级别：中等质量；推荐级别：一般推荐

（5）生物类似药是指在质量、安全性和有效性方面与已获准注册的参照药具有相似性的治疗用生物制品。曲妥珠单抗生物类似药国内已获批，可适当外推用于HER2阳性乳腺癌相关的适应证。

（6）对于脑转移的患者，TKI类药物可优先选择。

（7）多线抗HER2治疗失败，无法获得进一步治疗的，建议参加临床研究。

第二节 终末期乳腺癌姑息治疗临床指南

姑息治疗是一门临床学科，通过早期识别、积极评估、控制疼痛和治疗其他疾病相关症状，包括躯体、社会心理和心灵的困扰来预防和缓解身心痛苦，改善因疾病而威胁生命的患者及其家属的生活质量。

1 适应人群

（1）有未控制的肿瘤相关症状，如疼痛、呼吸困难、厌食和恶液质、恶心和呕吐等。

（2）有与肿瘤诊断和治疗相关的中、重度生理和心理问题。

（3）有严重的伴发疾病、精神和社会心理状况。

（4）预期生存时间≤6个月。

（5）患者及家属有了解疾病发展过程和参与治疗决定的需求。

（6）患者及家属有姑息治疗的需求。

2 终末期乳腺癌姑息治疗前谈话

（1）与患者及家属沟通，使他们了解该疾病发展的自然病程和预后，抗肿瘤治疗的意义和可能带来的不良反应及并发症，理解后续治疗的性质和方法。

（2）了解患者及家属对姑息治疗的预期和要求，做出相应的治疗决定并制定具体措施。

（3）治疗过程中反复与患者及家属沟通，及时了解他们的治疗预期和要求的变化。

3 主要措施

（1）提供疼痛控制与其他痛苦症状的临床医疗服务，使患者尽可能减轻痛苦。

（2）维护和尊重生命，把死亡看作一个正常的过程。不提倡放弃治疗和安乐死，也反对过度治疗。既不刻意加速死亡，也不刻意延缓死亡。

(3) 整合患者的精神、心理和心灵为一体，进行姑息照护。

(4) 提供支持系统，以帮助患者尽可能以积极的态度生活直到死亡。同时帮助患者家属正确对待患者的疾病过程。运用团队工作满足患者及其家属的整体需求，包括居丧服务与咨询。

(5) 同样适用于疾病过程的早中期，主要目的仍然是减轻患者身心痛苦，提高生活质量。

4 肿瘤相关症状的控制

4.1 疼痛

肿瘤晚期疼痛的处理应遵循三阶梯治疗原则，所谓癌痛三阶梯治疗，就是在对疼痛的性质和原因做出正确的评估后，根据患者疼痛程度适当选择相应的镇痛药。即对于轻度疼痛的患者主要选用非阿片类镇痛药±辅助药物；对于中度疼痛的患者主要选用低剂量强阿片类药物±非阿片类镇痛药±辅助药物；对于重度疼痛的患者选用强阿片类药物±非阿片类镇痛药±辅助药物。

(1) 按阶梯用药：按阶梯用药是指镇痛药物的选用应根据患者疼痛程度由轻到重，按顺序选择同强度的镇痛药物重度疼痛可以直接从强阿片类药物开始，以使疼痛快速减轻，缓解症状。

(2) 按时用药：按时用药是指镇痛药有规律地按规定间隔时间给予，在稳态情况下大多使用控释剂型。每一种镇痛药必须先对患者疼痛的控制进行滴定剂量，由小到大调整至最佳剂量。如果患者在使用镇痛药同时有突发性剧痛，可以在原来的用药剂量上及时给予相应的剂量缓解，并在以后用药时重新滴定患者的总剂量。

(3) 口服或无创用药：提倡无创用药，以口服给药为主。在不能口服或口服反应过大的情况下也可选用另外的给药方法。

(4) 个体化用药：药物的使用需因人而异，具体分析。

(5) 注意具体细节：对用镇痛药的患者要注意监护，密切观察其疼痛的缓解程度和药物的不良反应，并及时采取必要的措施。并且随着疼痛控制及症状缓解，有的患者还可以逐步减少用药剂量而达到最优化治疗。

(6) 癌痛管理应达到"4A"目标，即优化镇痛（optimize Analgesia）、优化日常生活（optimize Activities of daily living）、使药物不良反应最小化（minimize Adverse effects）和避免不恰当给药（avoid Aberrant drug taking）。

(7) 为了达到4A目标，近年来的指南将小剂量三阶梯药物（如每日剂量≤30 mg的吗啡和每日剂量≤20 mg的羟考酮）划分到第二阶梯，临床上可用小剂量三阶梯药物处理中度癌痛。

麻醉镇痛药的不良反应及处理包括：

（1）总体而言，阿片类药物用于癌性疼痛是安全有效的，但需要使用高剂量麻醉镇痛药的患者或长期使用麻醉镇痛药的患者，会发生一些症状如便秘、嗜睡和尿潴留等；其他症状包括有毒代谢产物蓄积而产生中毒现象，症状包括难治性恶心、嗜睡和瘙痒；神经性中毒症状包括幻觉、谵妄、肌颤和感觉异常；严重时可致呼吸抑制。

（2）治疗和预防这些不良反应的方式包括给予足够的水分及改变麻醉镇痛药的种类，还要停止使用其他会增加不良反应的药物，事先对于预期会发生的不良反应进行预防性处理，对于已经出现的症状做相应的对症处理，并可使用解毒拮抗剂。

（3）谨慎对待脏器功能不全，尤其是肝肾功能不全的患者，麻醉镇痛药的剂量要削减，避免可能发生的代谢产物蓄积造成对机体的伤害。

麻醉镇痛药的耐药性和依赖性包括：

（1）麻醉镇痛药的耐药性：一方面癌症患者因疾病进展导致疼痛的加重而必须增加麻醉镇痛药的剂量，另一方面可能因患者产生耐药性而需要增加先前镇痛药的剂量以达到相同的镇痛效果。此种正常的生理现象机理可能是因麻醉镇痛药受体水平的改变或因代谢产物改变而造成。

（2）生理上的依赖性：对于长期使用麻醉镇痛药的患者，生理上的依赖是常见的正常药理反应。若突然中断麻醉镇痛药或突然减低剂量，或应用麻醉镇痛药的拮抗剂，患者可能会产生戒断现象（如焦躁不安、颤抖、发热、出汗、瞳孔放大、心跳加快、肌肉和腹部痉挛）。此时需要减少或停止麻醉镇痛药，必须以每天10%~20%的速度缓慢递减。

（3）心理上的依赖性（成瘾性）：心理依赖性（成瘾性）是一种用某种物质后产生的心理变态强迫症，结果造成使用者生理、心理和社会学方面的伤害，而且即使发生伤害，使用者仍会强迫性地持续使用药物。实际上，无酒精或药物依赖病史的癌症患者若合理地使用适当的麻醉镇痛药很少出现心理上的成瘾性。

4.2 厌食和恶液质

终末期患者常发生厌食和营养不良，又可称为厌食-恶病质综合征，主要是肿瘤导致的机体代谢功能紊乱，包括细胞因子分泌异常，胰岛素、肾上腺皮质激素代谢紊乱，免疫功能抑制，脂肪和蛋白质分解增加等，也可能源于肿瘤治疗的影响或心理因素。

临床表现包括体质量明显减轻、肌肉萎缩、厌食、乏力、味觉异常、贫血、低蛋白血症、水肿、褥疮及精神萎靡等。

治疗原则主要考虑纠正代谢的异常，适当营养支持，加强心理支持和护理。在具体临床实施中要掌握既不能给予过少营养成分和能量而达不到营养支持的目的，也不能给予太多的支持，特别是对于老年和脏器功能有障碍的患者。

根据实验室检查指标和出入量给予一定的营养物质和能量，建议以肠内营养为主，为纠正水电解质异常或肠内营养不足可适当进行静脉营养，此外固醇类皮质激素、孕激素（甲地孕酮、甲羟孕酮）及胃动力药物等可适当作为辅助治疗。

4.3 恶心和呕吐

（1）明确呕吐原因，如治疗相关性呕吐（如化疗、放疗等）、疾病相关性呕吐（如脑转移、胃肠道梗阻等）。

（2）针对原因进行治疗，如放疗和化疗前预防性给予止吐药物、脑转移者给予脱水、胃肠道梗阻者给予胃肠减压等处理。

（3）非特异性的恶心呕吐给予多巴胺受体拮抗剂或苯二氮卓类药物，尤其适用于焦虑所致的恶心和呕吐。

（4）顽固性恶心和呕吐可持续静脉给药或皮下给药，如可进行多巴胺受体拮抗剂的剂量滴定至最大获益和耐受水平。若恶心仍持续存在，可考虑加用5-羟色胺受体拮抗剂和（或）抗胆碱能药物和（或）抗组胺药物、糖皮质激素、安定类药物甚至大麻类药物。针灸和镇静剂也可以考虑。

（5）注意剧烈呕吐有可能引起上消化道出血，需注意电解质平衡。

4.4 疲乏

疲乏是肿瘤晚期一种很常见的严重症状，几乎所有的晚期患者都有疲乏现象，特别是病情进展至终末期。它能使患者心理和生理承受能力降低，失去正常的生活能力。

临床表现为体力不足、倦怠不适、嗜睡及智能减退，这些严重影响患者的生活质量。疲乏也可能使患者的其他症状如疼痛、抑郁及睡眠障碍等更加严重。

疲乏多数由营养不良、恶病质、药物和放疗、疼痛、情绪和睡眠障碍、水电解质紊乱（如低血钾、低血钠及脱水等）、缺氧、代谢障碍（如肿瘤消耗、血糖变化及酸中毒）、血象过低（如贫血）、心肝肾功能衰竭、内分泌紊乱或感染等引起。

治疗一般先针对病因（如镇痛、抗感染及保护心肝肾功能），纠正不足（如水电解质、血糖、红细胞、白细胞、血小板及血氧），支持治疗中可考虑加用一些肾上腺皮质激素如地塞米松或孕激素甲地孕酮、甲羟孕酮，也可佐以精神兴奋剂如哌甲酯。

4.5 昏迷

昏迷是脑功能严重障碍的一种临床表现，其生命体征尚存而持续性意识丧失，终末期患者尤其是生命时间无多的患者多见。根据对疼痛有无退缩反应、瞳孔反射与角膜反射是否存在等可将昏迷程度分成浅昏迷和深昏迷。

临床表现：①浅昏迷时，患者意识大部分丧失，无自主活动，受强刺激时，可出现痛苦表情和肢体退缩反应，受到疼痛刺激时可出现防御反射，角膜反射、眼球运动和吞咽反射尚存在，常有病理性反射，可发生尿失禁或尿潴留。②深昏迷时，患者意识完全消失，所有深浅反射均消失，四肢松弛性瘫痪，仅维持呼吸、循环功能。

肿瘤患者出现昏迷的常见原因为颅脑占位性病变、恶性肿瘤中枢神经系统受侵犯、高热、感染、代谢障碍、电解质紊乱及脑出血等。

癌症患者出现昏迷多数预示病情已晚，预后极差，治疗宜适度。① 病因治疗：对颅脑占位性病变，恶性肿瘤中枢神经系统受侵犯行脱水、激素等治疗，高热、感染、代谢障碍、电解质紊乱及脑出血等应针对病因支持治疗，浅昏迷可用局部姑息性放疗。② 支持治疗：保证糖分和营养适度，维持静脉通路，纠正酸碱失衡，保持水和电解质的平衡。③ 加强护理：尽量使患者头部偏向一侧，注意保暖，留置导尿管，保持皮肤干燥清洁，注意防治褥疮。另外，保持呼吸道通畅，缺氧或呼吸困难可给予氧气，有感染时选用合理抗生素，必要时可酌情使用醒脑静等药物。但深昏迷时，患者已无多大痛苦，若家属同意或有要求，可不进行进一步处理。

第六章 乳腺癌患者随访、康复和中医治疗

第一节 随访和评估

1 随访频率

乳腺癌患者需要根据复发的风险来决定随访的频率,参照建议如下:

(1) 术后2年内,每3个月随访1次。

(2) 术后3~5年,每6个月随访1次。

(3) 术后5年以上,每年随访1次,直至终身。

如有异常情况,应当及时就诊而不拘泥于固定时间。

证据级别:低质量;推荐级别:一般推荐

2 随访检查项目

随访检查项目的具体内容,见表18-6-1。

证据级别:低质量;推荐级别:一般推荐

3 随访评估项目

3.1 上肢功能评估

(1) 上肢活动范围:应当在乳腺癌术后1~2个月内恢复正常水平。如运动受限,则需要强化功能锻炼或进一步就诊治疗。

表 18-6-1 随访检查项目

常规检查项目	检查的时间及备注询问病史和体格检查
肝脏、乳腺区域及淋巴引流区超声	根据术后随访频率
血常规、肝肾功能、血脂等实验室检查	根据术后随访频率
乳腺X线摄片及胸部CT	根据术后随访频率
如接受过放射治疗，在放射治疗结束后6~12个月开始进行此检查	每12个月检查1次；如有异常发现，可短期内复查；
骨扫描	如出现相关提示症状需排除骨转移者，酌情选择
乳腺MRI	接受保乳手术患者可选，或作为其他影像学检查的补充

（2）患肢淋巴水肿：接受腋窝手术的乳腺癌患者淋巴水肿评估方法较多，临床主要通过询问患者主观感受或体检并进行多节段臂围测量判断。一般认定患侧上肢周径比对侧上肢周径长<3 cm为轻度水肿，3~5 cm为中度水肿，>5 cm为重度水肿。

证据级别：中等质量；推荐级别：强推荐

3.2 并发疾病风险评估

3.2.1 心脑血管事件风险评估

（1）心脏毒性：接受过含蒽环类方案化疗或曲妥珠单抗、帕妥珠单抗等抗HER2靶向药物治疗的患者需定期进行心电图及心脏超声检查，蒽环类药物使用后还需考虑心肌酶谱检查。

（2）血脂异常：接受内分泌药物治疗的患者，应当接受血脂情况评估，判断是否存在血脂异常。

3.2.2 骨折事件风险评估

服用第三代芳香化酶抑制剂或卵巢去势的患者需在药物使用前及每年随访时进行骨密度检测及骨折风险评估。

证据级别：中等质量；推荐级别：强推荐

3.3 生活方式评估

3.3.1 体重评估

第一次随访时，测量患者的身高和体质量。以后每次随访都测量体重。每次测量后计算患者的体重指数（body mass index，BMI），按照《中国成人超重和肥胖症预防控制指南》评价患者的BMI是过低、正常、超重或肥胖。

3.3.2 营养与运动

询问患者每日食物摄入情况。推荐使用24 h回顾法，连续记录3 d饮食量。评价患者的食物摄入量、主要营养素是否符合推荐、膳食结构合理程度。

询问患者每天的体力活动情况，是否有规律地进行快走、慢跑、跳舞、游泳等体育锻炼，如有，询问频率和时间。

3.3.3 其他

询问患者是否吸烟，是否被动吸烟，是否饮酒，如有，询问频率和数量。

询问患者是否使用保健品或膳食补充剂，如有，询问产品名称和频率。

证据级别：中等质量；推荐级别：强推荐

4 心理和社会支持评估

乳腺癌患者的不良情绪主要集中在自尊降低、焦虑，和抑郁。随访时应当通过问诊和（或）量表等形式对患者的心理状态及社会支持状态进行评估。

证据级别：低质量；推荐级别：一般推荐

5 性生活和生育评估

乳腺癌治疗和由治疗而引发的不良反应，如乳房切除后自身形象改变、更年期症状提前出现等会在一定程度上影响性生活，而治疗的持续或不良反应也会影响育龄期乳腺癌患者生育功能的康复。因此，需要以问诊和/或量表等形式评估并随访其性生活及生育需求。

证据级别：低质量；推荐级别：一般推荐

第二节 临床处理和康复指导

1 患侧肢体功能的康复

1.1 循序渐进的患侧上肢功能锻炼

循序渐进方法：①术后 1~2 d，练习握拳、伸指、屈腕；②术后 3~4 d，练习前臂伸屈运动；③术后 5~7 d，患侧的手摸对侧肩、同侧耳；④术后 8~10 d，练习肩关节抬高、伸直、屈曲至 90°；⑤术后 10 d 后，肩关节进行爬墙及器械锻炼，一般应在 1~2 个月内使患侧肩关节功能达到术前或对侧同样的状态。

功能锻炼的达标要求是：2 周内患侧上臂能伸直、抬高绕过头顶摸到对侧耳朵。达标后仍需继续进行功能锻炼。

值得注意的是，术后 7 d 内（尤其腋下引流管拔除前）限制肩关节外展。严重皮瓣坏死者，术后 2 周内避免大幅度运动。皮下积液或术后 1 周引流液超过 50 mL 时应减少练习次数及肩关节活动幅度（限制外展）。植皮及行背阔肌皮瓣乳房重建术后要推迟肩关节运动，避免在术后初期进行过度锻炼。

证据级别：低质量；推荐级别：一般推荐

1.2 上肢淋巴水肿的预防

（1）预防感染：保持患侧皮肤清洁；不宜在患肢手臂进行有创性的操作，如抽血、输液等；洗涤时戴宽松手套，避免长时间接触有刺激性的洗涤液；避免蚊虫叮咬。

（2）避免高温环境：避免烫伤；患侧手臂不要热敷，沐浴时水温不要过高，避免长时间热浴或桑拿；避免强光照射等高温环境。

（3）避免负重：术后 2~4 周内避免上肢负重，一般不超过 500 g。4 周后，需缓慢、逐渐增加肌肉及肌耐力的活动，尤其是抗阻力训练。避免从事重体力劳动或较剧烈的体育活动。

（4）避免上肢近端受压：避免紧身衣、测量血压、患侧卧位。

（5）注意睡姿，保证睡眠质量：平卧位患侧肢体垫高，手臂呈一直线，手掌高度要超过心脏平面；健侧卧位，患肢放于体侧或枕头垫高超过心脏水平。良好的睡眠能够帮助患者放松心情，兴奋迷走神经，激活淋巴系统，预防并改善淋巴水肿。

（6）其他：建议进行患者教育以帮助患者早期识别水肿、了解水肿风险。建议鼓励患者尽快恢复手臂功能；乘坐飞机、长途旅行或是处于高海拔地区时佩戴预防性弹力袖套；在医生指导下进行适当的体育锻炼，避免过度疲劳。

证据级别：低质量；推荐级别：一般推荐

1.3 上肢淋巴水肿的治疗

包括保守治疗和手术治疗。保守治疗指综合消肿疗法，包括人工淋巴引流、压力绷带治疗、皮肤护理、功能锻炼等，需要多学科共同参与。手术治疗包括淋巴结移植、淋巴管吻合等，疗效尚有待大规模研究证实。如患侧手臂出现红肿热痛、水肿突然加重等症状，应考虑淋巴管炎可能，应及时检查血象并抗炎处理。

证据级别：低质量；推荐级别：一般推荐

2 并发疾病

2.1 心脑血管事件风险管理

（1）心脏毒性管理：应当充分评估心脏基础疾病，避免心脏毒性药物在此类人群中的使用。可考虑在蒽环类药物治疗同时给予右雷佐生；若疑似存在心功能异常，则可使用血管紧张素转换酶抑制剂、血管紧张素受体阻断剂以及特定 β 受体阻断剂，有助于防止蒽环类药物诱导的心肌病发生。

治疗期间及治疗后随访期间如发现心脏症状体征、心肌酶谱异常或心脏超声异常，应当及时停药并复查，如持续存在异常则需即刻停止使用导致心脏损害的药物并及时给予治疗，并需要多学科专家共同参与诊疗。

（2）血脂管理：生活方式干预有助于预防血脂异常的发生；同时注意定期对血脂进行检测。结合临床病史和（或）危险因素决定是否开始调脂药物治疗。他汀类药物是临床上最常用于调脂的药物，且他汀类药物与内分泌药物间无相互作用。有研究证实，同时使用第三代芳香化酶抑制剂与他汀类药物不仅可降低血脂，还能延长乳腺癌患者的无病生存期。

证据级别：中等质量；推荐级别：强推荐

2.2 骨折风险管理

应当对所有绝经后及使用第三代芳香化酶抑制剂的患者宣教骨折事件的预防，并进行生活方式干预。骨折风险评估为中高危的患者，除需改善生活方式外，还应及时给予适当的药物（钙剂、维生素D、双膦酸盐制剂或地舒单抗等），并密切监测骨密度。

证据级别：中等质量；推荐级别：强推荐

3 生活方式管理

越来越多的循证医学证据表明，乳腺癌患者的生活方式影响预后。乳腺癌患者诊断以后的膳食营养状况、BMI变化、体力活动状况及吸烟饮酒等个人生活方式相关因素与乳腺癌患者的转移复发、无病生存和死亡率相关。乳腺癌患者长期生存，不仅需要医疗和康复服务，而且需要对日常生活进行指导，帮助乳腺癌患者形成和坚持健康的生活方式，从而提高治疗效果，改善预后，提高生活质量和生存率。

3.1 BMI管理

乳腺癌患者在治疗结束后，应尽量使BMI恢复到正常范围，即BMI在18.5~23.9 kg/m²的范围内，或按照《中国成人超重和肥胖症预防控制指南》达到BMI正常标准。

证据级别：低质量；推荐级别：一般推荐

3.2 营养与运动

按照"中国居民平衡膳食宝塔"选择食物，安排一日三餐的食物量。推荐富含水果、蔬菜、全谷类食物、禽肉和鱼的膳食结构，减少精制谷物、红肉和加工肉、甜点、高脂奶类制品和油炸薯类食物摄入。

建议乳腺癌患者不吸烟，避免被动吸烟，不饮酒，避免含有酒精的饮料。对于保健食品和膳食补充剂，建议如下：

（1）应尽量从饮食中获取必要的营养素。

（2）在临床或生化指标提示营养素缺乏时，才需要考虑在营养师的指导下服用相应的营养素补充剂。

（3）经营养师评估，当患者无法从食物中摄取足够的营养素，摄入持续下降到只有推荐量的2/3时，可以考虑服用营养素补充剂。

证据级别：低质量；推荐级别：一般推荐

建议乳腺癌患者在诊断后避免静坐生活方式，尽快恢复诊断以前的日常体力活动；18~64岁的成年人，每周坚持至少150 min的中等强度运动，或者75 min的高强度的有氧运动；力量性的训练每周至少2次。超过65周岁的老年人应尽量按照以上指南进行锻炼，如果患有使行动受限的慢性疾病，则根据医生指导适当调整运动时间与运动强度。

证据级别：低质量；推荐级别：一般推荐

4 心理和社会支持

4.1 心理支持

医护人员可以在认知、决策、应对技能等方面提升患者的自我控制能力，指导患者合理地运用暗示、宣泄等应对技巧，以增加对于困境的忍耐力。向患者强调保持常态的重要性，帮助患者尽快摆脱患者角色，积极面对生活。

（1）提供充分信息，帮助患者理性接受患病事实。医护人员可参与患者的认知矫正，帮助她们进行适当的反思，减少错误的想法，减轻恐惧。

（2）帮助患者寻找积极的生存目的，重建生活的信心。医护人员必须及时且正确地评估患者当前的期望，包括患者与其家属之间的依赖关系。鼓励患者参加社会活动，提供社会角色恢复的机会。

（3）激发患者的承担意识，协助其有效地控制自我。实施以患者为中心的医疗护理模式，帮助患者充分发挥她们的决策权，激发她们的自我承担意识。

评估中如发现中、重度心理异常患者，需要使用包括药物治疗在内的跨学科综合治疗手段介入并密切随访。

证据级别：低质量；推荐级别：一般推荐

4.2 社会支持

乳腺癌患者的社会支持网络应涵盖专业支持、家庭支持和同辈支持。

（1）专业支持：以提供医学信息和心理支持为主，可以开设康复课程、专业讲座，设立康复热线、康复值班室、康复网站，出版康复相关的书籍等，同时利用各种新媒体平台、手机应用程序等。

（2）家庭支持：以鼓励家属参与患者的诊治和康复过程为主，可以开设家属信息咨询窗口，为家属提供交流平台等。

（3）同辈支持：以康复病友志愿者的参与为主，可以采用病房探视或新病友座谈会的形式，建议在医护人员的专业指导和监督下进行。

证据级别：低质量；推荐级别：一般推荐

5 性生活和生育

5.1 性生活

乳腺癌患者健康及适度的性生活有利于身心康复。唯一需要提醒的是严格进行避孕，而避孕方法推荐物理屏障避孕法，避免使用激素类药物避孕法。

（1）要让患者认识到，无论将采用何种治疗手段，经爱抚获得愉悦的能力不会改变。

（2）提醒患者，可试着享受其他感觉性愉悦的方式，伴侣间应该互相帮助，通过触摸和爱抚来达到性高潮。

（3）与伴侣进行关于性问题的交流，或向专业人员咨询。

证据级别：低质量；推荐级别：一般推荐

5.2 生育及生育功能保留

虽然目前没有证据显示生育会降低乳腺癌患者的预后，但在选择是否生育，以及何时生育时必须充分考虑患者疾病复发的风险和治疗对后代的影响，与患者也要有充分的沟通。以下情况可考虑生育：

（1）乳腺原位癌患者手术和放疗结束后。

（2）淋巴结阴性的乳腺浸润性癌患者手术后2年。

（3）淋巴结阳性的乳腺浸润性癌患者手术后5年。

（4）需要辅助内分泌治疗的患者，在受孕前3个月停止内分泌治疗直至生育后哺乳结束，再继续内分泌治疗。

在全身治疗前应当考虑生育功能保留的手段实施，目前较为广泛使用的手段包括：胚胎冻存、冻卵、低温保存卵巢组织。使用促性腺激素释放激素类似物用于化疗期间卵巢功能保护的疗效尚待大规模临床研究证实。

证据级别：低质量；推荐级别：一般推荐

第三节 乳腺癌的中医药治疗

乳腺癌属于中医"乳岩"范畴，是最常见的危害生命健康的重要癌症之一，随着现代医学的发展和新型药物的不断出现，其治疗有效率与生存率有了显著提高。中医药在乳腺癌的综合治疗中占有一定的地位，现已证实中医药可以改善患者的症状，协同提高手术后恢复，减轻放疗、化疗、内分泌治疗、分子靶向治疗和分子免疫治疗的不良反应，并增加其疗效，调节患者的免疫功能和体质状况，防治肿瘤及肿瘤治疗相关的并发症，预防复发转移，提升生存质量，有延长生存期的可能，是乳腺癌治疗的重要辅助手段。

根据乳腺癌的发病机制和特点，结合转移辨证论治与"因人制宜"的方法，临床上主张"分期辨证"治疗，即采用围手术期、围化疗期、围放疗期和巩固（康复）期几个阶段，以"扶正""祛邪"为治疗总则，涵盖乳腺癌治疗的全病程期。

关于乳腺癌中医治疗的适宜人群是有明确指南的，对于具备西医治疗条件的患者以西医治疗为主，中医治疗为辅的中西医结合治疗方式；对于不适合或者不愿意接受西医治疗的患者，可采用单纯的中医治疗方式，其中临床无肿瘤康复期和晚期肿瘤姑息安宁疗护期，中医治疗是有益的补充。

中医治疗乳腺癌的手段目前临床主要包括中药汤剂、中药颗粒剂、中成药、中药注射剂、外用制剂以及非药物治疗（如气功、针灸）等，其中中药汤剂占主要地位，因为可以因人、因时、因地制宜地针对乳腺癌的症状以及相关治疗后状态进行辨证施治。关于所谓的民间经方或验方，尚需谨慎对待。

中医对乳腺肿瘤讲究"治未病"的预防思想，即未病先防，既病防变。对于一些亚健康人群、高危人群（含乳腺肿瘤），中医药在临床也时有运用汤药和成药（如小金丸，西黄丸等）治疗，随着研究的深入，证据类别有望提高。

另外，在中医非药物治疗乳腺疾患中有几项工作是要做的：一是中医历来注重乳腺癌患者的情志调养，改善患者的心理承受能力和身心状态，这对于乳腺癌患者的康复是有临床积极意义的；二是可配合适当的功能锻炼（如太极拳，瑜伽，五禽戏等）有助于康复；三是饮食疗法，乳腺癌发病本身与饮食有一定的关联，合理的膳食调摄是人体每天养分的必需也是治疗的一部分，中医尚有药膳特色。

值得一提的是在乳腺癌的治疗过程中我们既要相信中医药的疗效，但也不可迷信其功效。

证据级别：低质量；推荐级别：一般推荐

第七章 附录

附录一 推荐对乳腺癌患者进行BRCA基因检测的专家共识

表18-7-1 推荐对乳腺癌患者进行BRCA基因检测的专家共识

- 家族中有已知的BRCA1/2基因有害突变

- 乳腺癌病史符合以下条件：确诊年龄≤45岁
  确诊年龄46~50岁
  ▶第二原发乳腺癌
  ▶≥1位直系亲属确诊乳腺癌，其确诊年龄不限
  ▶≥1位直系亲属确诊高级别前列腺癌（Gleason分值≥7分）

  ▶有限或未知家族史三阴性乳腺癌确诊年龄≤60岁
  年龄不限，但符合以下一项条件
  ▶≥1位直系亲属且满足：乳腺癌确诊年龄≤50岁，或卵巢癌，或男性乳腺癌，或转移性前列腺癌，或胰腺癌
  ▶≥2位患者或直系亲属确诊乳腺癌
- 卵巢癌病史
- 男性乳腺癌病史
- 胰腺癌病史
- 转移性前列腺癌病史
- 任何年龄的高级别前列腺癌病史（Gleason分值≥7分）并且符合以下1项条件：
  ▶≥1位直系亲属确诊卵巢癌、胰腺癌或转移性前列腺癌，确诊年龄不限或乳腺癌确诊年龄≤50岁
  ▶≥2位直系亲属确诊乳腺癌、前列腺癌（任何级别），确诊年龄不限
- 肿瘤中发现BRCA1/2有害突变且胚系突变状态未明
- 无论家族史，BRCA突变相关癌症受益于靶向治疗，如卵巢癌/HER2阴性的转移性乳腺癌PARP抑制剂治疗，前列腺癌铂类药物化疗
- 不符合以上标准但有≥1位一级或二级亲属符合以上任何一条的个体。对于未携带者（BRCA1/2有害突变）检测结果的解读是有局限性的，需要充分讨论

注：符合以上标准中1条或多条即应考虑进一步的风险评估、遗传咨询，以及基因检测和管理。仅有家族史个体应慎重解读基因检测结果，因其可能存在明显局限性

附录二　VNPI

表 18-7-2　VNPI

VNPI=A+B+C+D
A＝肿瘤大小
1：≤15 mm
2：16~40 mm
3：≥41 mm
B＝切缘情况
1：≥10 mm
2：1~9 mm
3：<1 mm
C＝细胞核分级
1：低级
2：中级
3：高级
D＝年龄
1：≥60 岁
2：40~59 岁
3：<40 岁

附录三　乳腺癌常用的辅助/新辅助治疗方案*

1　HER2 阴性乳腺癌辅助/新辅助治疗方案

TAC 方案

多西他赛 75 mg/m² iv 第 1 天

多柔比星 50 mg/m² iv 第 1 天

环磷酰胺 500 mg/m² iv 第 1 天

21 d 为 1 个周期，共 6 个周期

（所有周期均用 G-CSF/PEG-rhG-CSF 支持）

剂量密集 AC/EC→P（每两周 1 次）

多柔比星 60 mg/m² iv 第 1 天

或表柔比星 90~100 mg/m² iv 第 1 天

环磷酰胺 600 mg/m² iv 第 1 天

14 d 为 1 个周期，共 4 个周期

序贯以

紫杉醇 175 mg/m² iv 3 h 第 1 天——14 d 为 1 个周期，共 4 个周期

（所有周期均用 G-CSF/PEG-rhG-CSF 支持）

剂量密集AC/EC→P（每周1次）

多柔比星60 mg/m² iv 第1天

或表柔比星90~100 mg/m² iv 第1天

环磷酰胺600 mg/m² iv 第1天

14 d为1个周期，共4个周期（用G-CSF/PEG-rhG-CSF支持）

序贯以

紫杉醇80 mg/m² iv 1 h 第1天——7 d 1次，共12次

AC/EC→P/T方案

多柔比星60 mg/m² iv 第1天

或表柔比星90~100 mg/m² iv 第1天

环磷酰胺600 mg/m² iv 第1天

21 d为1个周期，共4个周期

序贯以

紫杉醇80 mg/m² iv 1 h 第1天——7 d 1次，共12次

或多西他赛100 mg/m² iv 第1天——21 d为1个周期，共4个周期

TC方案（用于辅助治疗）

多西他赛75 mg/m² iv 第1天

环磷酰胺600 mg/m² iv 第1天

21 d为1个周期，共4~6个周期

AC方案

多柔比星60 mg/m² iv 第1天

环磷酰胺600 mg/m² iv 第1天

21 d为1个周期，共4个周期

EC方案

表柔比星100 mg/m² iv 第1天

环磷酰胺830 mg/m² iv 第1天

21 d为1个周期，共4个周期

PCb方案

紫杉醇80 mg/m²，第1、8、15天

卡铂 AUC=6 第 1 天，或 AUC=2 第 1、8、15 天

21 d 为 1 个周期，共 4~6 个周期

TCb 方案

多西他赛 75 mg/m² 第 1 天

卡铂 AUC=6 第 1 天

21 d 为 1 个周期，共 4~6 个周期

辅助强化治疗方案

（1）XT→XEC 方案（用于三阴性乳腺癌）

多西他赛 75 mg/m² iv 第 1 天

卡培他滨 1 000 mg/m² po bid 第 1~14 天

21 d 为 1 个周期，共 4 个周期

序贯以

表柔比星 75 mg/m² iv 第 1 天

环磷酰胺 600 mg/m² iv 第 1 天

卡培他滨 1 000 mg/m² po bid 第 1~14 天

21 d 为 1 个周期，共 4 个周期

（2）标准化疗结束后 X 强化（用于三阴性乳腺癌）

卡培他滨 650 mg/m² po bid，连续口服 1 年

（3）新辅助未达 pCR 后 X 强化（用于三阴性乳腺癌和淋巴结残留阳性 ER 阳性/HER2 阴性乳腺癌）

卡培他滨 1 250 mg/m² po bid，第 1~14 天，共 8 个周期

（4）奥拉帕利强化（用于致病/疑似致病 gBRCA 突变高危乳腺癌，尚未获得辅助治疗适应证）

奥拉帕利 300 mg po bid，连续口服 1 年

ER 阳性/HER2 阴性患者的新辅助内分泌治疗：绝经后患者通常使用 AI 进行新辅助内分泌治疗；绝经前患者除非进入临床研究或有化疗禁忌（可选 OFS+AI/氟维司群），不应常规进行新辅助内分泌治疗。

2　HER2 阳性乳腺癌辅助/新辅助治疗方案

AC/EC→PH

多柔比星 60 mg/m² iv 第 1 天

或表柔比星 90~100 mg/m² iv 第 1 天

环磷酰胺 600 mg/m² iv 第 1 天

21 d 为 1 个周期，共 4 个周期

序贯以

紫杉醇 80 mg/m² iv 1 h 第 1 天

曲妥珠单抗 2 mg/kg（首次剂量 4 mg/kg）第 1 天

7 d 1 次，共 21 次

而后曲妥珠单抗 6 mg/kg，每 3 周 1 次，完成 1 年

每 3 个月监测心功能

剂量密集 AC/EC→PH 方案

多柔比星 60 mg/m² iv 第 1 天

或表柔比星 90~100 mg/m² iv 第 1 天

环磷酰胺 600 mg/m² iv 第 1 天

14 d 为 1 个周期，共 4 个周期

序贯以

紫杉醇 175 mg/m² iv 3 h 第 1 天，14 d 为 1 个周期，共 4 个周期

（所有周期均用 G-CSF/PEG-rhG-CSF 支持）

同时采用曲妥珠单抗，首次剂量 4 mg/kg，

之后为 2 mg/kg，每周 1 次，共 1 年

也可在紫杉醇结束后用曲妥珠单抗，首次剂量 8 mg/kg，之后 6 mg/kg，

每 3 周 1 次，完成 1 年

在基线、3、6 和 9 个月时监测心功能

AC/EC→TH 方案

多柔比星 60 mg/m² iv 第 1 天

或表柔比星 90~100 mg/m² iv 第 1 天

环磷酰胺 600 mg/m² iv 第 1 天

21 d 为 1 个周期，共 4 个周期

序贯以

多西他赛 100 mg/m² iv 第 1 天

曲妥珠单抗 2 mg/kg（首次剂量 4 mg/kg）

第 1、8、15 天

21 d 为 1 个周期，共 4 个周期

而后曲妥珠单抗 6 mg/kg，每 3 周 1 次，完成 1 年
每 3 个月监测心功能

TCbH 方案
多西他赛 75 mg/m² iv 第 1 天
卡铂 AUC=6 iv 第 1 天
曲妥珠单抗 6 mg/kg（首次剂量 8 mg/kg）第 1 天
21 d 为 1 个周期，共 6 个周期
而后曲妥珠单抗 6 mg/kg，每 3 周 1 次，完成 1 年
每 3 个月监测心功能

AC/EC→THP 方案
多柔比星 60 mg/m² iv 第 1 天
或表柔比星 90~100 mg/m² iv 第 1 天
环磷酰胺 600 mg/m² iv 第 1 天
21 d 为 1 个周期，共 4 个周期
序贯以
多西他赛 75~100 mg/m² iv 第 1 天
或紫杉醇 80 mg/m² iv 1 h 第 1、8、15 天
曲妥珠单抗 6 mg/kg（首次剂量 8 mg/kg）第 1 天
帕妥珠单抗 420 mg iv（首次剂量 840 mg）第 1 天
21 d 为 1 个周期，共 4 个周期
而后曲妥珠单抗 6 mg/kg，帕妥珠单抗 420 mg，每 3 周 1 次，完成 1 年
每 3 个月监测心功能

剂量密集 AC/EC→THP 方案
多柔比星 60 mg/m² iv 第 1 天
或表柔比星 90~100 mg/m² iv 第 1 天
环磷酰胺 600 mg/m² iv 第 1 天
14 d 为 1 个周期，共 4 个周期（用 G-CSF/PEG-rhG-CSF 支持）

序贯以
多西他赛 75-100 mg/m² iv 第 1 天
或紫杉醇 80 mg/m² iv 1 h 第 1、8、15 天

曲妥珠单抗 6 mg/kg（首次剂量 8 mg/kg）第 1 天
帕妥珠单抗 420 mg（首次剂量 840 mg）iv 第 1 天
21 d 为 1 个周期，共 4 个周期
而后曲妥珠单抗 6 mg/kg，帕妥珠单抗 420 mg，每 3 周 1 次，完成 1 年
每 3 个月监测心功能

TCbHP 方案
多西他赛 75 mg/m² iv 第 1 天
卡铂 AUC=6 iv 第 1 天
曲妥珠单抗 6 mg/kg（首次剂量 8 mg/kg）第 1 天
帕妥珠单抗 420 mg（首次剂量 840 mg）iv 第 1 天
21 d 为 1 个周期，共 6 个周期
而后曲妥珠单抗 6 mg/kg，帕妥珠单抗 420 mg，每 3 周 1 次，完成 1 年
每 3 个月监测心功能

wTH 方案（用于辅助治疗）
紫杉醇 80 mg/m² iv 1 h 第 1 天
曲妥珠单抗 2 mg/kg（首次剂量 4 mg/kg）iv 第 1 天
7 d 1 次，共 12 次
而后曲妥珠单抗 6 mg/kg，每 3 周 1 次，完成 1 年
每 3 个月监测心功能

TC+H 方案（用于辅助治疗）
多西他赛 75 mg/m² iv 第 1 天
环磷酰胺 600 mg/m² iv 第 1 天
曲妥珠单抗 6 mg/kg（首次剂量 8 mg/kg）第 1 天
21 d 为 1 个周期，共 4 个周期
而后曲妥珠单抗 6 mg/kg，每 3 周 1 次，完成 1 年
每 3 个月监测心功能

辅助强化治疗方案（用于高风险 HER 阳性乳腺癌特别是 ER+ 患者）
在含曲妥珠单抗治疗完成后，奈拉替尼 240 mg po qd，共 1 年

* 以上辅助治疗中，白蛋白结合型紫杉醇在出于医学上的必要性时（如减少过敏

反应等）可尝试替代紫杉醇或多西他赛，但使用时周疗剂量不应超过 125 mg/m²。

附录四　复发或转移性乳腺癌常用的化疗和靶向治疗方案

1　HER2 阴性乳腺癌常用的化疗和靶向治疗方案

（1）单药治疗

蒽环类药物

多柔比星 60~75 mg/m² iv 第 1 天

21 d 为 1 个周期

或多柔比星 20 mg/m² iv 每周 1 次

表柔比星 60~90 mg/m² iv 第 1 天

21 d 为 1 个周期

脂质体多柔比星 50 mg/m² iv 第 1 天

28 d 为 1 个周期

紫杉类药物

紫杉醇 175 mg/m² iv 第 1 天

21 d 为 1 个周期

或紫杉醇 80 mg/m² iv 每周 1 次

多西他赛 60~100 mg/m² iv 第 1 天

21 d 为 1 个周期

白蛋白结合型紫杉醇 100~150 mg/m² iv

第 1、8、15 天

28 d 为 1 个周期

或白蛋白结合型紫杉醇 260 mg/m² iv 第 1 天

21 d 为 1 个周期

抗代谢类药物

卡培他滨 1 000~1 250 mg/m² po bid 第 1~14 天

21 d 为 1 个周期

吉西他滨 800~1 200 mg/m² iv 第 1、8、15 天

28 d 为 1 个周期

其他微管类抑制剂

长春瑞滨 25 mg/m² iv 每周 1 次或 50 mg po 第 1、8、15 天

艾立布林 1.4 mg/m² iv 第 1、8 天

21 d 为 1 个周期

优替德隆 30 mg/m² iv 第 1~5 天 21 d 为 1 个周期

铂类药物（可用于三阴性乳腺癌或已知 BRCA1/2 突变乳腺癌）

顺铂 75 mg/m² iv 第 1 天或 25 mg/m² iv 第 1~3 天

21 d 为 1 个周期

卡铂 AUC=5~6 iv 第 1 天

21~28 d 为 1 个周期

PARP 抑制剂（可用于已知 BRCA1/2 突变乳腺癌，国内尚未获批适应证）

奥拉帕利 300 mg po bid

抗 TROP2 ADC（可用于三阴性乳腺癌，国内尚未获批上市）

戈沙妥珠单抗（sacituzumab govitecan-hziy）10 mg/kg iv 第 1、8 天

21 d 为 1 个周期

（2）联合治疗

XT 方案

多西他赛 75 mg/m² iv 第 1 天

或白蛋白结合型紫杉醇 100~150 mg/m² iv 第 1 天

每周 1 次

卡培他滨 1 000 mg/m² po bid 第 1~14 天

21 d 为 1 个周期

GT 方案

紫杉醇 175 mg/m² iv 第 1 天

吉西他滨 1 000~1 250 mg/m² iv 第 1、8 天

21 d 为 1 个周期

NX 方案

长春瑞滨 25 mg/m² iv 第 1、8 天或 40 mg po

第1、8、15天

卡培他滨1 000 mg/m² po bid 第1~14天

21 d为1个周期

GP方案（可用于三阴性乳腺癌）

吉西他滨1 000~1 250mg/m² iv 第1、8天

顺铂75 mg/m² iv 第1天或25 mg/m² iv 第1~3天

21 d为1个周期

GC方案（可用于三阴性乳腺癌）

吉西他滨1 000 mg/m² iv 第1、8天

卡铂AUC=2 iv 第1、8天

21 d为1个周期

AP方案（可用于三阴性乳腺癌）

白蛋白结合型紫杉醇125 mg/m² iv 第1、8天

顺铂75 mg/m² iv 第1天或25 mg/m² iv 第1~3天

21 d为1个周期

NP方案（可用于三阴性乳腺癌）

长春瑞滨25 mg/m² iv 第1、8天

顺铂75 mg/m² iv 第1天或25 mg/m² iv 第1~3天

或卡铂AUC=2 iv 第1、8天

21 d为1个周期

PC方案

紫杉醇175 mg/m² iv 第1天

或白蛋白结合型紫杉醇125 mg/m² iv 第1、8天

卡铂AUC=5~6 第1天，或AUC=2 iv 第1、8天

21 d为1个周期

紫杉醇+贝伐珠单抗（贝伐珠单抗国内尚未获批适应证）

紫杉醇90 mg/m² iv 第1、8、15天

贝伐珠单抗10 mg/kg 第1、15天

28 d为1个周期

含PD-1/PD-L1抗体免疫治疗方案（可用于三阴性乳腺癌，国内尚未获批适应证）

① 阿替利珠单抗+白蛋白结合型紫杉醇

（当PD-L1 SP142阳性，即IC≥1%时）

阿替利珠单抗840 mg iv第1、15天

白蛋白结合型紫杉醇100 mg/m² iv第1、8、15天

28 d为1个周期

② 帕博利珠单抗+化疗（当PD-L1 22C3 CPS≥10时）

帕博利珠单抗200 mg iv第1天，21 d为1个周期

白蛋白结合型紫杉醇100 mg/m² iv

第1、8、15天，28 d为1个周期

或紫杉醇90 mg/m² iv第1、8、15天，28 d为1个周期

或吉西他滨1 000 mg/m² iv第1天+卡铂AUC=2 iv第1、8天，21 d为1个周期

2　HER2阳性乳腺癌常用的化疗和靶向治疗方案

THP方案

多西他赛75 mg/m² iv第1天

或白蛋白结合型紫杉醇100~150 mg/m² iv第1天 每周1次

或紫杉醇80 mg/m² iv第1天每周1次

曲妥珠单抗首次剂量8 mg/kg，之后为6 mg/kg iv第1天

帕妥珠单抗首次剂量840 mg，之后为420 mg iv第1天

21 d为1个周期

TXH方案

多西他赛75 mg/m² iv第1天

卡培他滨1 000 mg/m² po bid第1~14天

曲妥珠单抗首次剂量8 mg/kg，之后为6 mg/kg iv第1天

21 d为1个周期

TH方案

白蛋白结合型紫杉醇100~150 mg/m² iv第1天

曲妥珠单抗首次剂量4 mg/kg，之后为2 mg/kg iv第1天

7 d为1个周期

或

多西他赛75 mg/m² iv第1天

曲妥珠单抗首次剂量8 mg/kg，之后为6 mg/kg iv第1天

21 d为1个周期

NH方案

长春瑞滨30 mg/m² iv第1、8天

曲妥珠单抗首次剂量4 mg/kg，之后为2 mg/kg iv第1天

21d为1个周期

或

长春瑞滨25 mg/m² iv第1、8、15天

曲妥珠单抗或伊尼妥单抗首次剂量4 mg/kg，之后为2 mg/kg iv第1天

28 d为1个周期

XH方案

卡培他滨1 000~1 250 mg/m² po bid第1~14天

曲妥珠单抗首次剂量8 mg/kg，之后为6 mg/kg iv第1天

21 d为1个周期

PCbH

紫杉醇175 mg/m² iv第1天

或白蛋白结合型紫杉醇125 mg/m² iv第1、8天

卡铂AUC=5~6第1天，或AUC=2 iv第1、8天

曲妥珠单抗首次剂量8 mg/kg，之后为6 mg/kg iv第1天

21 d为1个周期

吡咯替尼+卡培他滨方案

吡咯替尼400 mg po qd

卡培他滨1 000 mg/m² po bid第1~14天

21 d为1个周期

奈拉替尼+卡培他滨方案

奈拉替尼240 mg po qd第1~21天

卡培他滨 750 mg/m² po bid 第 1~14 天

21 d 为 1 个周期

拉帕替尼+卡培他滨

拉帕替尼 1 250 mg po qd

卡培他滨 1 000 mg/m² po bid 第 1~14 天

21 d 为 1 个周期

拉帕替尼+曲妥珠单抗

拉帕替尼 1 000 mg po qd

曲妥珠单抗首次剂量 8 mg/kg，之后为 6 mg/kg iv 第 1 天

21 d 为 1 个周期

T-DM1 单药

3.6 mg/kg iv 第 1 天

21 d 为 1 个周期

DS8201（国内尚未获批上市）

5.4 mg/kg iv 第 1 天

21 d 为 1 个周期

参考文献

[1] SUNG H, FERLAY J, SIEGEL R L, et al. Global cancer statistics 2020: GLOBOCAN estimates of incidence and mortality worldwide for 36 cancers in 185 countries[J]. Ca Cancer J Clin, 2021, 71 (3): 209-249.

[2] ZHANG S, SUN K, ZHENG R, et al. Cancer incidence and mortality in China, 2015[J]. J Nat Cancer Center, 2021, 1 (1): 2-11.

[3] 陈万青, 郑荣寿. 中国女性乳腺癌发病死亡和生存状况[J]. 中国肿瘤临床, 2015, 13: 668-674.

[4] 黄哲宙, 陈万青, 吴春晓, 等. 北京、上海、林州和启东地区女性乳腺癌发病及死亡的时间趋势[J]. 肿瘤, 2012, (8): 605-608.

[5] LI ZS, YAO L, LIU YQ, OUYANG T, et al. Breast cancer subtypes and survival in chinese women with operable primary breast cancer[J]. Chin J Cancer Res, 2011, 23 (2): 134-19.

[6] 鲍萍萍, 彭鹏, 顾凯, 等. 不同分子分型乳腺癌长期预后及治疗对预后的影响: 上海乳腺癌生存研究[J]. 中华外科杂志, 2015, 53 (12): 928-934.

[7] WILD C P, WEIDERPASS E, STEWART B W. World cancer report: cancer research for cancer prevention[M]. IARC Press, Lyon 2020.

[8] WHO Classification of Tumours Editorial Board. Breast tumours[M]. 5th ed. Lyon: International Agency for Research on Cancer, 2019.

[9] NCCN Clinical Practice Guideline in OncologyTM. Breast Cancer. 2014 National Comprehensive Cancer Network[EB/OL]. https://www.nccn.org/guidelines/nccn-guidelines/guidelinesdetail?category=1&id=1419[2021-09-02].

[10] American Joint Committee on Cancer. AJCC cancer staging handbook[M]. 7th ed. Chicago: Springer, 2010.

[11] BUCHHOLZ T A, SOMERFIELD M R, GRIGGS J J, et al. Margins for breast-conserving surgery with whole-breast irradiation in stage Ⅰ and Ⅱ invasive breast cancer: American Society of Clinical Oncology endorsement of the Society of Surgical Oncology/American Society for Radiation Oncology consensus guideline[J]. J Clin Oncol, 2014, 32 (14): 1502-1506.

[12] KUNKLER I H, WILLIAMS L J, JACK W J, et al. Breast conserving surgery with or without irradiation in women aged 65 years or older with early breast cancer (PRIME Ⅱ): a randomised controlled trial[J]. Lancet Oncol, 2015, 16 (3): 266-273.

[13] GIULIANO A E, MCCALL L, BEITSCH P, et al. Locoregional recurrence after sentinel lymph node dissection with or without axillary dissection in patients with sentinel lymph node metastases: the American College of Surgeons Oncology Group Z0011 randomized trial[J]. Ann Surg, 2010, 252 (3): 426-432; discussion 432.

[14] DONKER M, VAN TIENHOVEN G, STRAVER M E, et al. Radiotherapy or surgery of the axilla after a positive sentinel node in breast cancer (EORTC 10981-22023 AMAROS): a randomised, multicentre, open-label, phase 3 non-inferiority trial[J]. Lancet Oncol, 2014, 15 (12): 1303-1310.

[15] MORAN M S, SCHNITT S J, GIULIANO A E, et al. Society of Surgical Oncology-American Society for Radiation Oncology consensus guideline on margins for breast-conserving surgery with whole-breast irradiation in stages Ⅰ and Ⅱ invasive breast cancer[J]. J Clin Oncol, 2014, 32 (14): 1507-1515.

[16] EARLY BREAST CANCER TRIALISTS' COLLABORATIVE GROUP (EBCTCG). Long-term outcomes for neoadjuvant versus adjuvant chemotherapy in early breast cancer: meta-analysis of individual patient data from ten randomised trials[J]. Lancet Oncol, 2018, 19 (1): 27-39.

[17] GIANNI L, PIENKOWSKI T, IM Y H, et al. 5-year analysis of neoadjuvant pertuzumab and trastuzumab in patients with locally advanced, inflammatory, or early-stage HER2-positive breast cancer

(NeoSphere): a multicentre, open-label, phase 2 randomised trial[J]. Lancet Oncol, 2016, 17 (6): 791-800.

[18] SIKOV W M, BERRY D A, PEROU C M, et al. Impact of the addition of carboplatin and/or bevacizumab to neoadjuvant once-per-week paclitaxel followed by dose-dense doxorubicin and cyclophosphamide on pathologic complete response rates in stage II to III triple-negative breast cancer: CALGB 40603 (Alliance) [J]. J Clin Oncol, 2015, 33 (1): 13-21.

[19] ADAMS S, LOI S, TOPPMEYER D, et al. Pembrolizumab monotherapy for previously untreated, PD-L1-positive, metastatic triple-negative breast cancer: cohort B of the phase II KEYNOTE-086 study[J]. Ann Oncol, 2019, 30 (3): 405-411.

[20] ADAMS S, SCHMID P, RUGO H S, et al. Pembrolizumab monotherapy for previously treated metastatic triple-negative breast cancer: cohort A of the phase II KEYNOTE-086 study[J]. Ann Oncol, 2019, 30 (3): 397-404.

[21] GOETZ M P, TOI M, CAMPONE M, et al. MONARCH 3: Abemaciclib as initial therapy for advanced breast cancer[J]. J Clin Oncol, 2017, 35 (32): 3638-3646.

[22] ROBSON M, IM S A, SENKUS E, et al. Olaparib for metastatic breast cancer in patients with a germline BRCA mutation[J]. N Engl J Med, 2017, 377 (6): 523-533.

[23] SLEDGE G W Jr, TOI M, NEVEN P, et al. MONARCH 2: abemaciclib in combination with fulvestrant in women with HR+/HER2- advanced breast cancer who had progressed while receiving endocrine therapy[J]. J Clin Oncol, 2017, 35 (25): 2875-2884.

[24] SCHMID P, ADAMS S, RUGO H S, et al. Atezolizumab and nab-paclitaxel in advanced triple-negative breast cancer[J]. N Engl J Med, 2018, 379 (22): 2108-2121.

[25] TRIPATHY D, IM S A, COLLEONI M, et al. Ribociclib plus endocrine therapy for premenopausal women with hormone receptor-positive, advanced breast cancer (MONALEESA-7): a randomised phase 3 trial[J]. Lancet Oncol, 2018, 19 (7): 904-915.

[26] TURNER N C, SLAMON D J, RO J, et al. Overall survival with palbociclib and fulvestrant in advanced breast cancer[J]. N Engl J Med, 2018, 379 (20): 1926-1936.

[27] BLOKE J, KROEP J R, MEERSHOEK-KLEIN KRANENBARG E, et al. Optimal duration of extended adjuvant endocrine therapy for early breast cancer: results of the IDEAL trial (BOOG 2006-05) [J]. J Natl Cancer Inst, 2018, 110 (1): 40-48.

[28] BURSTEIN H J, LACCHETTI C, ANDERSON H, et al. Adjuvant endocrine therapy for women with hormone receptor positive breast cancer: ASCO clinical practice guideline focused update[J]. J Clin Oncol, 2019, 37 (5): 423-438.

[29] FRANCIS P A, PAGANI O, FLEMING G F, et al. Tailoring adjuvant endocrine therapy for premenopausal breast cancer[J]. N Engl J Med, 2018, 379 (2): 122-137.

[30] GNANT M, MLINERITSCH B, STOEGER H, et al. Zoledronic acid combined with adjuvant endocrine therapy of tamoxifen versus anastrozol plus ovarian function suppression in premenopausal early breast cancer: final analysis of the Austrian Breast and Colorectal Cancer Study Group trial 12[J]. Ann Oncol, 2015, 26 (2): 313-320.

[31] MAMOUNAS E P, BANDOS H, LEMBERSKY B C, et al. Use of letrozole after aromatase inhibitor-based therapy in postmenopausal breast cancer (NRG Oncology/NSABP B-42): a randomised, double-blind, placebo-controlled, phase 3 trial[J]. Lancet Oncol, 2019, 20 (1): 88-99.

[32] METZGER FILHO O, GIOBBIE-HURDER A, MALLON E, et al. Relative effectiveness of letrozole compared with tamoxifen for patients with lobular carcinoma in the BIG 1-98 trial[J]. J Clin Oncol, 2015, 33 (25): 2772-2779.

[33] PAN H C, GRAY R, BRAYBROOKE J, et al. 20-year risks of breast-cancer recurrence after stopping endocrine therapy at 5 years[J]. N Engl J Med, 2017, 377 (19): 1836-1846.

[34] BLUM J L, FLYNN P J, YOTHERS G, et al. Anthracyclines in early breast cancer: the ABC trials-USOR 06-090, NSABP B-46-I/USOR 07132, and NSABP B-49 (NRG oncology) [J]. J Clin Oncol, 2017, 35 (23): 2647-2655.

[35] CARDOSO F, VAN'T VEER L J, BOGAERTS J, et al. 70-gene signature as an aid to treatment decisions in early-stage breast cancer[J]. N Engl J Med, 2016, 375 (8): 717-729.

[36] Early Breast Cancer Trialists' Collaborative Group (EBCTCG). Adjuvant bisphosphonate treatment in early breast cancer: meta-analyses of individual patient data from randomised trials[J]. Lancet, 2015, 386 (10001): 1353-1361.

[37] EARLY BREAST CANCER TRIALISTS' COLLABORATIVE GROUP (EBCTCG). Increasing the dose intensity of chemotherapy by more frequent administration or sequential scheduling: a patient-level meta-analysis of 37 298 women with early breast cancer in 26 randomised trials[J]. Lancet, 2019, 393 (10179): 1440-1452.

[38] LOIBL S, WEBER K E, TIMMS K M, et al. Survival analysis of carboplatin added to an anthracycline/taxane-based neoadjuvant chemotherapy and HRD score as predictor of response-final results from GeparSixto[J]. Ann Oncol, 2018, 29 (12): 2341-2347.

[39] MASUDA N, LEE S J, OHTANI S, et al. Adjuvant capecitabine for breast cancer after preoperative chemotherapy[J]. N Engl J Med, 2017, 376 (22): 2147-2159.

[40] MOORE H C, UNGER J M, PHILLIPS K A, et al. Goserelin for ovarian protection during breast-cancer adjuvant chemotherapy [J]. N Engl J Med, 2015, 372 (10): 923-932.

[41] NITZ U, GLUZ O, CLEMENS M, et al. West German study Plan B trial: adjuvant four cycles of epirubicin and cyclophosphamide plus docetaxel versus six cycles of docetaxel and cyclophosphamide in HER2-negative early breast cancer [J]. J Clin Oncol, 2019, 37 (10): 799-808.

[42] SPARANO J A, GRAY R J, MAKOWER D F, et al. Adjuvant chemotherapy guided by a 21-gene expression assay in breast cancer[J]. N Engl J Med, 2018, 379 (2): 111-121.

[43] PROWELL T M, BEAVER J A, PAZDUR R. Residual disease after neoadjuvant therapy - developing drugs for high-risk early breast cancer[J]. N Engl J Med, 2019, 380 (7): 612-615.

[44] SPARANO J A, GRAY R J, RAVDIN P M, et al. Clinical and genomic risk to guide the use of adjuvant therapy for breast cancer[J]. N Engl J Med, 2019, 380 (25): 2395-2405.

[45] EARL H M, HILLER L, VALLIER A L, et al. 6 versus 12 months of adjuvant trastuzumab for HER2-positive early breast cancer (PERSEPHONE): 4-year disease-free survival results of a randomised phase 3 non-inferiority trial[J]. Lancet, 2019, 393 (10191): 2599-2612.

[46] MARTIN M, HOLMES F A, EJLERTSEN B, et al. Neratinib after trastuzumab-based adjuvant therapy in HER2-positive breast cancer (ExteNET): 5-year analysis of a randomised, double-blind, placebo-controlled, phase 3 trial[J]. Lancet Oncol, 2017, 18 (12): 1688-1700.

[47] VON MINCKWITZ G, HUANG C S, MANO M S, et al. Trastuzumab emtansine for residual invasive HER2-positive breast cancer[J]. N Engl J Med, 2019, 380 (7): 617-628.

[48] VON MINCKWITZ G, PROCTER M, DE AZAMBUJA E, et al. Adjuvant pertuzumab and trastuzumab in early HER2-positive breast cancer[J]. N Engl J Med, 2017, 377 (2): 122-131.

[49] GIANNI L, PIENKOWSKI T, IM Y H, et al. Efficacy and safety of neoadjuvant pertuzumab and trastuzumab in women with locally advanced, inflammatory, or early HER2-positive breast cancer (NeoSphere): a randomised multicentre, open-label, phase 2 trial[J]. Lancet Oncol, 2012, 13 (1): 25-32.

[50] MA F, LI Q, CHEN S, et al. Phase I study and biomarker analysis of pyrotinib, a novel irreversible pan-ErbB receptor tyrosine kinase inhibitor, in patients with human epidermal growth factor receptor 2-positive metastatic breast cancer[J]. J Clin Oncol, 2017, 35 (27): 3105-3112.

[51] LANG G T, JIANG Y Z, SHI J X, et al. Characterization of the genomic landscape and actionable

mutations in Chinese breast cancers by clinical sequencing[J]. Nat Commun, 2020, 11 (1): 5679.

[52] JIANG Y Z, MA D, SUO C, et al. Genomic and transcriptomic landscape of triple-negative breast cancers: subtypes and treatment strategies[J]. Cancer Cell, 2019, 35 (3): 428-440.e5.

[53] LI J J, YU K D, PANG D, et al. Adjuvant capecitabine with docetaxel and cyclophosphamide plus epirubicin for triple-negative breast cancer (CBCSG010): an open-label, randomized, multicenter, phase Ⅲ trial[J]. J Clin Oncol, 2020, 38 (16): 1774-1784.

[54] YU K D, YE F G, HE M, et al. Effect of adjuvant paclitaxel and carboplatin on survival in women with triple-negative breast cancer: a phase 3 randomized clinical trial[J]. JAMA Oncol, 2020, 6 (9): 1390-1396.

[55] WANG X, WANG S S, HUANG H, et al. Effect of capecitabine maintenance therapy using lower dosage and higher frequency vs observation on disease-free survival among patients with early-stage triple-negative breast cancer who had received standard treatment: the SYSUCC-001 randomized clinical trial [J]. JAMA, 2021, 325 (1): 50-58.

[56] HU X C, ZHANG J, XU B H, et al. Cisplatin plus gemcitabine versus paclitaxel plus gemcitabine as first-line therapy for metastatic triple-negative breast cancer (CBCSG006): a randomised, open-label, multicentre, phase 3 trial[J]. Lancet Oncol, 2015, 16 (4): 436-446.

[57] ZHANG J, LIN Y, SUN X J, et al. Biomarker assessment of the CBCSG006 trial: a randomized phase Ⅲ trial of cisplatin plus gemcitabine compared with paclitaxel plus gemcitabine as firstline therapy for patients with metastatic triple negative breast cancer[J]. Ann Oncol, 2018, 29 (8): 1741-1747.

[58] LIN M X, CHEN Y, JIN Y Z, et al. Comparative overall survival of CDK4/6 inhibitors plus endocrine therapy vs endocrine therapy alone for hormone receptor-positive, HER2-negative metastatic breast cancer[J]. J Cancer, 2020, 11 (24): 7127-7136.

[59] FALLON M, GIUSTI R, AIELLI F, et al. Management of cancer pain in adult patients: ESMO Clinical Practice Guidelines[J]. Ann Oncol, 2018, 29 (Suppl 4): iv166-iv191.

[60] ZHAO S, MA D, XIAO Y, et al. Molecular subtyping of triple negative breast cancers by immunohistochemistry: molecular basis and clinical relevance[J]. Oncologist, 2020, 25 (10): e1481-e1491.

[61] JIANG Y Z, LIU Y, XIAO Y, et al. Molecular subtyping and genomic profiling expand precision medicine in refractory metastatic triple-negative breast cancer: the FUTURE trial [J]. Cell Res, 2021, 31 (2): 178-186.

[62] ALBABATAIN H, ALWHAIBI M, ALBURAIKAN K, et al. Quality of life and complementary and alternative medicine use among women with breast cancer[J]. Saudi Pharm J, 2018, 26 (3): 416-421.

[63] 林洪生, 刘杰, 张英.《恶性肿瘤中医诊疗指南》的内涵及其意义[J]. 中国肿瘤临床与康复, 2016, 23 (3): 257-260.

[64] 陈前军, 裴晓华. 早期乳腺癌中医辨证内治专家共识[J]. 现代中医临床, 2020, 27 (3): 5-8.

[65] 杨雯靖, 念家云, 杨国旺. 中西医结合治疗乳腺癌现状及展望[J]. 北京中医药, 2020, 39 (10): 1009-1013.

[66] 马瑞, 张丹, 林从尧. 小金丸、逍遥丸及乳癖散结胶囊治疗乳腺增生的临床观察[J]. 现代中西医结合杂志, 2015, 24 (2): 140-142.

[67]《乳腺癌HER2检测指南（2019版）》编写组. 乳腺癌HER2检测指南（2019版）[J]. 中华病理学杂志, 2019, 48 (3): 169-175.

[68]《乳腺癌新辅助治疗的病理诊断专家共识（2020版）》编写组. 乳腺癌新辅助治疗的病理诊断专家共识[J]. 中华病理学杂志, 2020, 49 (4): 296-304.

[69]《乳腺癌雌、孕激素受体检测指南》编写组. 乳腺癌雌、孕激素受体检测指南[J]. 中华病理学杂志, 2015, 44 (4): 237-240.

[70] GOLDHIRSCH A, INGLE J N, GELBER R D, et al. Thresholds for therapies: highlights of the St Gallen international expert consensus on the primary therapy of early breast cancer 2009[J]. Ann Oncol, 2009, 20 (8): 1319-1329.

[71] GOLDHIRSCH A, WOOD W C, COATES A S, et al. Strategies for subtypes: dealing with the diversity of breast cancer: highlights of the St. Gallen international expert consensus on the primary therapy of early breast cancer 2011[J]. Ann Oncol, 2011, 22 (8): 1736-1747.

[72] GOLDHIRSCH A, WINER E P, COATES A S, et al. Personalizing the treatment of women with early breast cancer: highlights of the St Gallen international expert consensus on the primary therapy of early breast cancer 2013[J]. Ann Oncol, 2013, 24 (9): 2206-2223.

[73] WRIGHT M J, PARK J, FEY J V, et al. Perpendicular inked versus tangential shaved margins in breast-conserving surgery: does the method matter?[J]. J Am Coll Surg, 2007, 204 (4): 541-549.

[74] ELSTON C W, ELLIS I O. Pathological prognostic factors in breast cancer. I. The value of histological grade in breast cancer: experience from a large study with long-term follow-up[J]. Histopathology, 2002, 41 (3A): 154-161.

[75] FRIERSON H F, WOLBER R A, BEREAN K W, et al. Interobserver reproducibility of the Nottingham modification of the Bloom and Richardson histologic grading scheme for infiltrating ductal carcinoma[J]. Am J Clin Pathol, 1995, 103 (2): 195-198.

[76] HAMMOND M E, HAYES D F, DOWSETT M, et al. American Society of Clinical Oncology/College of American Pathologists guideline recommendations for immunohistochemical testing of estrogen and progesterone receptors in breast cancer[J]. Arch Pathol Lab Med, 2010, 134 (6): 907-922.

[77] DOWSETT M, NIELSEN T O, A'HERN R, et al. Assessment of Ki-67 in breast cancer: recommendations from the International Ki-67 in Breast Cancer Working Group[J]. J Natl Cancer Inst, 2011, 103 (22): 1656-1664.

[78] WOLFF A C, HAMMOND M E, HICKS D G, et al. Recommendations for human epidermal growth factor receptor 2 testing in breast cancer: American Society of Clinical Oncology/College of American Pathologists clinical practice guideline update[J]. J Clin Oncol, 2013, 31 (31): 3997-4013.

[79] SYMMANS W F, PEINTINGER F, HATZIS C, et al. Measurement of residual breast cancer burden to predict survival after neoadjuvant chemotherapy[J]. J Clin Oncol, 2007, 25 (28): 4414-4422.

[80] OGSTON K N, MILLER I D, PAYNE S, et al. A new histological grading system to assess response of breast cancers to primary chemotherapy: prognostic significance and survival[J]. Breast, 2003, 12 (5): 320-327.

[81] 水若鸿, 杨文涛. 乳腺癌Ki-67阳性指数的检测和评估[J]. 中华病理学杂志, 2013, 42 (6): 420-423.

[82] LIN M X, JIN Y Z, YANG Z Y, et al. Determination and clinical significance of bone pseudoprogression in hormone receptor positive metastatic breast cancer[J]. Ther Adv Med Oncol, 2021, 13: 17588359211022881.

[83] ZHANG J F, LIN M X, JIN Y Z, et al. Cisplatin given at three divided doses for three consecutive days in metastatic breast cancer: an alternative schedule for one full dose with comparable efficacy but less CINV and hypomagnesaemia[J]. Breast Cancer Res Treat, 2020, 182 (3): 719-726.

[84] 《肿瘤病理诊断规范》项目组. 肿瘤病理诊断规范（乳腺癌）[J]. 中华病理学杂志 2016, 45 (8): 525-528.

[85] 杨昭志, 孟晋, 马金利, 等. 早期乳腺癌术后靶区勾画共识[J]. 中国癌症杂志, 2019, 29 (9): 753-760.

[86] 樊代明. 整合肿瘤学·临床卷[M]. 北京: 科学出版社, 2021.

[87] 樊代明. 整合肿瘤学·基础卷[M]. 西安: 世界图书出版西安有限公司, 2021.

食管癌

名誉主编

樊代明

主　编

于振涛　毛友生

副主编

陈克能　刘俊峰　傅剑华　韩泳涛

编　委（姓氏笔画排序）

于振涛　毛友生　巴　一　王绿化　王　群
付向宁　任景丽　毛伟敏　刘永煜　刘俊峰
张百江　李小飞　李　印　肖高明　陈龙奇
陈克能　陈海泉　陈　椿　茅乃权　柳硕岩
方文涛　郭石平　黄　镜　傅剑华　韩泳涛
谭黎杰　樊青霞　薛　奇　魏文强

执笔专家（姓氏笔画排序）

弓　磊　尹　俊　邓　婷　白　明　冷雪峰
谭黎杰　张洪典　孙益峰　李志刚　杨　弘
沈　琳　陈　椿　庞青松　茅　腾　郑　斌
赵　纲　郭旭峰　章文成　鲁智豪　戴　亮

第一章 概述

食管癌（Esophageal cancer，EC）是世界范围内常见的上消化道恶性肿瘤，也是"中国特征癌"，因长期不能进食症状、发现即中晚期等特性，严重影响民众生活健康。WHO发布的GLOBOCAN 2020数据显示，2020年全球约有60.4万EC新发病例和54.4万死亡病例，发病率和死亡率分居恶性肿瘤第7位（3.1%）和第6位（5.5%），其中亚洲东部的发病率最高。

我国癌症中心最新数据显示，2015年我国EC其发病数和死亡数分别为24.6万和18.8万例，分居全部恶性肿瘤的第6位（6.3%）和第4位（8.0%）。根据2000~2015年全国22个具有连续监测数据的肿瘤登记处数据分析，经人口年龄结构标准化后，EC发病率平均每年下降4.2%，城市、农村、男性、女性均呈下降趋势，其中女性下降趋势最明显，平均每年下降5.8%。人群合计、女性、农村和男性的平均发病年龄还呈现出后移趋势，平均发病年龄在65岁以上，其中女性和农村地区中高于65岁年龄组的人群占比明显增大，女性由48.7%增至65.4%，农村由44.2%增至55.8%。

全球疾病负担研究（GBD 2019）摘取了中国地区31个省、直辖市、自治区和香港、澳门特别行政区的EC数据，最新结果发现，2019年中国EC发病病例数和死亡病例数分别为27.8万例和25.7万例，较1990年分别增长了60.1%和45.7%，标化发病率从20.97/10万减少至13.90/10万，标化死亡率从22.08/10万下降至13.15/10万。

EC在我国分布呈现地域差异性，以太行山脉附近区域（河南、河北、山西、山东、安徽、江苏苏北区域）最常见。2015年河南省的EC数据，新发病例估计为4.1万例，死亡病例为2.9万例。EC发病率为34.94/10万（男性41.42/10万，女性28.11/10万），男女之比为1.56∶1。EC死亡率为25.30/10万（男性31.07/10万，女性19.21/10万），男女死亡率之比为1.73∶1。不论男性还是女性，城市地区的EC中标发病率和中标死亡率均低于农村地区。EC发病率和死亡率均随年龄增加而逐渐增高，在80~84岁年龄组达峰值。山东省肥城市统计了2006~2018年EC死亡变化趋势，粗死亡率为59.10/10万，且随年龄增长而增加，主要集中在40岁之后，男性增幅大于女性。2006~2018年肥城市户籍居民平均期望寿命为76.84岁，去除EC的影响，人群期望寿命可提高0.89岁。

尽管我国EC的发病率及死亡率在大幅提高，但经年龄标准化后，标化发病率及死亡率均呈下降趋势。EC总体负担下降及发病年龄后移特点，可能与我国启动农村EC筛查及早诊早治工作、人均期望寿命增加、居民生活环境和生活方式改变等多方面因素有关。

据国家统计局数据显示，我国正加速步入老龄化社会，1990年、2000年、2010年和2019年我国老年人（65岁以上）人口占比分别为5.63%、6.81%、8.07%和12.6%，日益严重的人口老龄化问题是我国正将面对的导致EC疾病负担的一个重要原因。因此，全国广大EC医疗人员需提高对EC发病因素的全面认识，加强对EC早诊早治的意识，尤其应重视老年人群，这是降低我国EC死亡率的必由之路。

EC发病因素多种多样，烟酒、暴饮暴食、快饮快食、维生素及微量元素缺乏和喜食腌制、霉变、熏烤、油炸、干硬、辣、咸及烫的食物都是EC的危险因素。而且，喜食腌制食物还会增加吸烟和饮酒对EC发病的影响，水果摄入在此过程中起到保护作用。另外，EC高发地区不健康饮用水源也值得关注，饮水类型、水质与EC高发区的"三氮"摄入有关。四川省是EC的高发地区，研究表明，EC容易在高龄、低文化程度，低收入及未婚（离异或丧偶）的农村居民中聚集。然而，并非所有暴露于这些危险因素的人都会发生EC，这提示遗传因素可能起更重要作用。豫北地区也是中国EC高发区，在相似环境因素下，EC患者占整个人群的一小部分（500/10万），并呈家族聚集现象。研究发现，高发区EC家族存在EC易感基因，在环境因素作用下有易发EC的倾向。因此，应根据国际EC防控先进经验和国内EC防控进展，充分考虑我国EC特点和国情，针对危险因素采取措施，及时、有效、恰当地干预，如宣传戒烟、限酒和营养平衡等，并在EC高发区广泛开展以高危人群为基础筛查工作，进而降低EC的发病率和死亡率。

EC的病理类型主要包括鳞状细胞癌和腺癌。尽管近几十年来北美和欧洲食管腺癌的发病率明显上升，但鳞状细胞癌仍是EC在中国的主要病理类型。EC的早期临床表现既不典型也不明显，发现率极低，而当进食困难明显时，病情大多已进展为中晚期，预后很差，5年生存率不到20%，这也是EC患者预后不良的重要原因。我国东、中、西部地区肿瘤负担存在差异，不同地区医疗水平参差不齐，但回顾一个世纪以来EC诊治技术的发展，我国也取得了长足进步。

研究表明，人工智能技术可很好地与EC的内镜诊断技术整合，从而有效减少癌前病变漏诊，帮助内镜医师做出更精准诊断。目前，多家中心已熟练掌握机器人辅助EC切除术，该术式基于3D视野，灵活及稳定的机械臂，手术视野得以更好暴露，在清扫淋巴结及更精细操作上具有绝对优势。达芬奇机器人的remote center技术还能有效减轻术后短期疼痛，改善术后生活质量。我国部分医疗机构公布的早期EC患者行内镜治疗后5年生存率可高于90%，中晚期EC新辅助治疗联合手术的5年生存率也已接近50%。

因此，EC的早诊早治和规范化诊治是全国各中心EC医务人员的重要任务。中国地域辽阔，各级医疗机构卫生条件存在差异，不统一的诊断标准会影响治疗质量。目前UICC与AJCC联合发布的第8版EC分期系统是最新、最权威并广泛使用的EC分期标准。中国抗癌协会EC专业委员每年也会组织"EC规范术式中国行活动"，推动全国各地EC的诊疗规范发展。自2011年中国抗癌协会EC专业委员会出版了《EC规范化诊治指南》，考虑到近年来EC临床研究的不断增多和诊疗技术的不断进步，本指南更新将纳入EC的最新诊疗进展，以期推进EC临床诊疗实践向前发展。

第二章

EC的诊断与鉴别诊断

第一节 临床表现

早期EC的症状常不明显,易被忽略,这也是早期EC较难发现的主要原因。早期症状主要有:胸骨后不适、吞咽时轻度哽噎感、异物感、闷胀感、烧灼感、食管腔内轻度疼痛或进食后食物停滞感等。

进展期EC因肿瘤生长浸润造成管腔狭窄出现EC的典型症状,表现为:①进行性吞咽困难;②胸骨后疼痛;③呕吐;④贫血、体重下降。

晚期EC的症状与肿瘤压迫、浸润周围组织器官或远处转移有关。①压迫气管可引起刺激性咳嗽和呼吸困难,发生食管气管瘘时可出现进食呛咳、发热、脓臭痰等,产生肺炎或肺脓肿;②侵犯喉返神经可引起声音嘶哑;③侵犯膈神经可致膈神经麻痹,产生呼吸困难和膈肌反常运动;④肿瘤溃破或侵犯大血管可引起纵隔感染和致命性大呕血;⑤肿瘤远处转移可引起肝肿大、黄疸、腹块、腹腔积液、骨骼疼痛、皮下结节等表现;⑥恶病质,表现为极度消瘦和衰竭。

第二节 诊断方法

1 实验室检查

1.1 血液生化检查

目前尚无针对EC的特异性血液生化检查。EC患者若出现血液碱性磷酸酶、谷草转氨酶、乳酸脱氢酶或胆红素升高需考虑肝转移;血液碱性磷酸酶或血钙升高需考虑骨转移。

1.2 血清肿瘤标志物检查

血清癌胚抗原(carcinoembryonic antigen,CEA)、鳞癌相关抗原(squamous cell

carcinoma related antigen，SCC）、组织多肽抗原（tissue polypeptide antigen，TPA）、细胞角质素片段19（cytokeratin fragment，cyfra21-1）等可用于EC的辅助诊断、疗效检测与长期随访监测，但不能用于EC的早期诊断。

2 辅助检查

2.1 影像学检查

（1）食管造影检查：食管、胃钡餐造影X线透视或摄片检查是初诊断EC和胃食管交界部肿瘤最常用的方法，它简便、经济，能够清晰、直观展现EC的位置、长度及肿瘤部位的狭窄程度，特别是对颈段EC，能较准确测量肿瘤上缘与食管入口位置，判断手术安全切缘。同时，它能准确发现中晚期EC肿瘤破溃至周围结构形成的瘘，还能帮助外科医师术前了解食管替代器官胃的情况。气钡双重造影对比检查对发现早期细小病变较为敏感，并有助于提高食管胃连接部腺癌的诊断准确率。

（2）CT检查：颈、胸、腹部增强CT应作为EC术前的常规检查，主要用于EC临床分期、可切除性评价、手术径路的选择和术后随访。CT诊断EC的主要依据为食管管壁不规则增厚。正常食管管壁厚度约为3mm，若管壁厚度超过5mm则提示异常。CT在判断肝、肺等远处转移方面较B超、胸部X线更为准确。高分辨率CT可清晰显示食管周围及腹腔淋巴结。

（3）超声检查：可用于发现腹部重要器官及腹腔淋巴结有无转移，也用于颈深部淋巴结的检查。并能借助穿刺获取病理诊断，是判断颈部淋巴结常规的检查方式。

（4）MRI：MRI无放射性辐射，组织分辨率高，可以多方位、多序列成像，特别是高场强磁共振设备的不断普及和发展，使MRI扫描速度大大加快，可和CT一样完成薄层、多期相动态增强扫描，对病变侵犯范围、与周围器官的关系及淋巴结的检出率均有提高。

（5）PET-CT：^{18}F-脱氧葡萄糖正电子发射断层显像（FDG-PET/CT）在EC分期中的角色不断演变。EC新辅助化疗后，^{18}F-FDG的摄取值减少56%以上者常提示治疗有效，其敏感性为92.9%，特异性为60.4。目前，关于PET-CT在EC诊断中的应用，多数数据来自西方国家以腺癌为主的病例报道，对以鳞癌为主的病例尚缺乏系统研究。因此，有条件三级医院可对此开展MRI和PET-CT检查，并纳入相应临床研究。

2.2 细胞、组织病理学检查

（1）食管拉网细胞学检查：可作为高发区大面积普查监测的首选方法，阳性病例仍需接受纤维食管镜检查进一步定性和定位。该方法在我国应用至今已有40余年，但其敏感性较内镜筛查低50%，且患者依从性较差，故近年来已逐渐弃用，改用内镜筛查高危人群。

(2) 纤维胃（食管）镜检查：是EC诊断中常规且必不可少的方法，现已逐渐成为具有吞咽困难症状患者的首选检查手段，其与CT检查相整合是诊断EC较为理想的方法，对EC的定性定位诊断和手术方案的选择有重要作用。目前建议通过内镜来早期诊断、治疗和随访EC，而不再只是建议对食管脱落细胞学检查阳性、X线检查阴性或难于肯定诊断的早期EC病例作食管镜检查。

(3) 食管内镜超声（endoscopic ultrasound，EUS）：是评价EC临床T分期重要的检查手段，准确性优于CT检查。EUS将EC分为黏膜层、黏膜肌层、黏膜下层、肌层和外膜，在准确判断EC外侵程度方面有其优势。此外，内镜超声在判断EC的化疗效果及吻合口或食管床复发方面亦有价值。但同时由于其对于15%～30%食管重度狭窄的患者无法窥及食管病变全貌，使得其对此类局部晚期EC T分期帮助有限。

(4) 其他内镜检查方式：除常规的普通内镜检查及超声内镜检查外，对早期及癌前期病变，还有许多特殊内镜检查可供选择，其在表浅癌浸润深度的诊断上甚至优于超声内镜。色素内镜：主要用于高发区高危人群EC的筛查，可进一步提高食管镜的阳性检出率，有碘染色法、亚甲蓝染色法。电子染色内镜：通过特殊光学处理实现对食管黏膜的电子染色，较白光内镜能更清楚地显示黏膜表面结构、微血管形态和病变范围，又可弥补色素内镜的染色剂不良反应、染色耗时长等不足。放大内镜（magnifying endoscopy）：放大内镜是在普通内镜的前端配置有一个可调焦距的放大系统，可将食管黏膜放大几十甚至上百倍，有利于观察组织表面显微结构和黏膜微血管网形态特征的细微变化，尤其是在与电子染色内镜相结合时，对黏膜特征的显示更为清楚，可提高早期EC诊断的准确性，指导治疗方式的选择。窄带成像技术（narrow band imaging，NBI）已广泛用于临床，结合放大内镜有助于更好地区分病变与正常黏膜及评估病变浸润深度，已成为早期EC内镜精查的重要手段。

(5) 支气管镜检查：对癌变位于隆突以上的EC拟手术病例，应行支气管镜检查以明确气管、支气管有无受侵。

(6) 锁骨上淋巴结活检：如锁骨上或颈部淋巴结肿大，可行穿刺或切取活检，以确定有无转移。

(7) 胸腔镜、腹腔镜和纵隔镜检查：胸腔镜、腹腔镜和纵隔镜是评估EC分期的有效方法，与无创伤性检查比较，可更加准确判断EC局部侵犯、淋巴结及远处转移情况。腹腔镜检查是判断EC腹腔转移的有效方法，其敏感性可达96%。除此之外，胸腔镜和腹腔镜还可用来判断进展型EC患者新辅助治疗的效果。

2.3 影像技术的联合

前述检查方法各有利弊，将两项甚至多项整合运用以期互补，有助于外科医生更全面诊断，包括病理诊断，术前分期及判断肿瘤的可切除性。EUS整合CT可对EC治疗前分期进行较完整评估，以利外科医师判断。EUS整合PET-CT检查，是将目前对局部病灶、区域淋巴结、远处转移诊断的解剖成像及分子影像最先进方法加以整合，理论上是EC分期诊断最准确的。EUS在临床T分期及对肿瘤局部淋巴结转移的判断上优于PET-CT，PET-CT在对EC的远处转移判断上有优势。

第三节 食管分段和EC分类

1 食管的分段

2017年AJCC/UICC第八版食管及食管胃交界部癌TNM分期以肿瘤中心所在位置判定EC分段：①颈段食管：上自下咽，下达胸廓入口即胸骨上切迹水平。周围毗邻气管、颈血管鞘和脊椎。内镜下测量距上切牙15~20cm；②胸上段食管：上起胸廓入口，下至奇静脉弓下缘（即肺门水平之上）。其前面毗邻气管、主动脉弓的3个分支及头臂静脉，后面毗邻脊椎。内镜下测量距上切牙20~25cm；③胸中段食管：上起奇静脉弓下缘，下至下肺静脉下缘（即肺门水平之间）。其前方夹在两肺门之间，左侧与胸降主动脉为邻，后方毗邻脊椎，右侧游离直接与胸膜相贴。内镜下测量距上切牙25~30cm；④胸下段食管：上起下肺静脉下缘，下至食管交界处。内镜下测量距上切牙30~40cm。

为便于将起源于远端食管和贲门部的肿瘤进行分类，UICC做出明确规定：累及食管胃结合部的肿瘤，肿瘤中心距离贲门≤2cm，按EC进行分期；肿瘤中心距离贲门>2cm，则按胃癌进行分期。

2 EC的大体分型

EC的发展过程中，形态学有明显改变，根据原发肿瘤大体标本的外观形态，可将EC分为早期和晚期两大类。早期EC：包括隐匿型、糜烂型、斑块型和乳头型。晚期EC：包括髓质型、蕈伞型、溃疡型、缩窄型和腔内型。

3 EC病理分型

详见第十章。

第四节 鉴别诊断

1 食管良性狭窄

食管化学性烧伤、反流性食管炎或其他炎症性病变引起的食管瘢痕狭窄。化学性烧伤以儿童及年轻人较多，一般有误服强酸或强碱病史。偶尔也见于自杀或精神异常主动口服化学性物质。反流性食管炎等原因引起的食管狭窄一般位于食管下段，常伴有食管裂孔疝或先天性短食管。鉴别主要靠食管镜及活检。

2　食管功能障碍性疾病

最常见的为贲门失弛缓症。主要症状为反复、间歇发作的吞咽困难，病程长。平均年龄一般较轻，食管造影常有典型表现。需要注意的是该类疾病有合并EC的可能，胃镜（食管镜）检查有助鉴别。

3　食管憩室

食管中段的憩室常有吞咽障碍、胸骨后疼痛等症状，而吞咽困难较少。食管憩室有发生癌变的机会，因此在诊断食管憩室时应避免漏诊。

4　食管结核

少见，可有吞咽困难，影像学表现为食管黏膜破坏，鉴别靠食管镜及活检。

5　食管其他肿瘤

以平滑肌瘤常见，一般症状较轻，X线检查表现为"涂抹征"，进一步鉴别主要靠食管镜检查EUS，一般不取活检。食管其他恶性肿瘤如食管肉瘤、食管黑色素瘤等，临床表现不易与EC鉴别，鉴别诊断依靠X线检查和食管镜检查。

第三章

EC治疗前临床分期

AJCC与UICC共同制定的恶性肿瘤TNM分期系统是目前世界上最广泛运用的肿瘤分期标准，目的在于了解疾病所处病程、根据病程制定治疗计划、判断患者预后、判断疗效，也是不同单位之间比较、交换信息的基础。其中，根据手术切除标本确定的病理分期pTNM是肿瘤分期的"金标准"。而临床分期cTNM是在治疗前通过有创或无创方法获取的所有临床信息进行的分期。对EC的术前分期主要是确定病变范围、有无远处脏器转移、淋巴结受累及周围组织局部侵犯，准确术前分期将有助于选择合理治疗方案，早期EC病人可接受根治性外科手术，晚期EC可进行姑息性外科手术或单纯放、化疗，同时可对不同治疗方案疗效进行对比观察。

根据新版国际EC TNM分期标准《2017年第8版》。TNM分期标准，包含了3个关键指标：T指原发肿瘤的大小，N指区域淋巴结的受累情况，M指远处转移的情况。第8版TNM分期标准的分期因素也包括癌细胞分化程度（G），鳞癌中肿瘤位置也是TNM分期的重要因素。

第一节 原发肿瘤（primary tumor，T）定义

T_x：原发肿瘤不能确定；

T_0：无原发肿瘤证据；

T_{is}：重度不典型增生，定义为恶性细胞未突破基底膜；

T_1：肿瘤侵犯黏膜固有层、黏膜肌层或黏膜下层；

T_{1a}：肿瘤侵犯黏膜固有层或黏膜肌层；

T_{1b}：肿瘤侵犯黏膜下层；

T_2：肿瘤侵犯固有肌层；

T_3：肿瘤侵犯食管外膜；

T_4：肿瘤侵犯食管邻近组织器官；

T_{4a}：肿瘤侵犯胸膜、心包、奇静脉、膈肌或腹膜；
T_{4b}：肿瘤侵犯其他邻近组织，如主动脉、椎体或气管。

第二节 区域淋巴结转移（regional lymph nodes，N）定义

N_x：区域淋巴结转移不能确定；
N_0：无区域淋巴结转移；
N_1：1~2枚区域淋巴结转移；
N_2：3~6枚区域淋巴结转移；
N_3：≥7枚区域淋巴结转移。
注：必须将转移淋巴结数目与清扫淋巴结总数并记录

第三节 远处转移（distant metastasis，M）定义

M_0：无远处转移；
M_1：有远处转移。

第四节 肿瘤分化程度（grade of differentiation）定义

1 腺癌G分化程度

G_x：分化程度不能确定；
G_1：高分化癌：>95%肿瘤细胞为分化较好腺体组织；
G_2：中分化癌：50%~95%肿瘤细胞为分化较好腺体组织；
G_3：低分化癌：肿瘤细胞成巢状或片状，<50%有腺体形成。
注：如果对"未分化"癌组织的进一步检测为腺体组织，则分类为G3腺癌

2 鳞状细胞癌分化程度

G_x：分化程度不能确定；
G_1：高分化，有明显的角化珠结构及较少量的非角化基底样细胞，肿瘤细胞呈片状分布，有丝分裂少；
G_2：中分化，呈现出各种不同的组织学表现，从角化不全到角化程度很低再到角化珠基本不可见；
G_3：低分化，主要是由基底样细胞组成的大小不一的巢状结构，内有大量中心性

坏死；由片状或铺路石样肿瘤细胞组成的巢状结构，其中偶见少量的角化不全细胞或角化的细胞。

注：如果对"未分化"癌组织进一步检测为鳞状细胞组分，或如果在进一步检测后仍为未分化癌，则分类为 G_3 鳞癌。

第五节 第八版 EC TNM 分期（表 19-3-1~表 19-3-5）

表 19-3-1 食管腺癌病理分期

			N_0	N_1	N_2	N_3	M_1
	T_{is}		0				
T_{1a}	G_1		ⅠA	ⅡB	ⅢA	ⅣA	ⅣB
	G_2		ⅠB				
	G_3		ⅠC				
T_{1b}	G_1		ⅠB	ⅡB	ⅢA	ⅣA	ⅣB
	G_2						
	G_3		ⅠC				
T_2	G_1		ⅠC	ⅢA	ⅢB	ⅣA	ⅣB
	G_2						
	G_3		ⅡA				
	T_3		ⅡB	ⅢB	ⅢB	ⅣA	ⅣB
	T_{4a}		ⅢB	ⅢB	ⅣA	ⅣA	ⅣB
	T_{4b}		ⅣA	ⅣA	ⅣA	ⅣA	ⅣB

表 19-3-2 食管鳞癌病理分期

		N_0		N_1	N_2	N_3	M_1
		L	U/M				
	T_{is}	0					
T_{1a}	G_1	ⅠA	ⅠA	ⅡB	ⅢA	ⅣA	ⅣB
	G_{2-3}	ⅠB	ⅠB				
	T_{1b}	ⅠB	ⅠB	ⅡB	ⅢA	ⅣA	ⅣB
T_2	G_1	ⅠB	ⅠB	ⅢA	ⅢB	ⅣA	ⅣB
	G_{2-3}	ⅡA	ⅡA				
T_3	G_1	ⅡA	ⅡA	ⅢB	ⅢB	ⅣA	ⅣB
	G_{2-3}	ⅡB	ⅡA				
	T_{4a}	ⅢB	ⅢB	ⅢB	ⅣA	ⅣA	ⅣB
	T_{4b}	ⅣA	ⅣA	ⅣA	ⅣA	ⅣA	ⅣB

表 19-3-3　食管腺癌临床分期

		N_0	N_1	N_2	N_3	M_1
T_{is}	0					
T_1		I	ⅡA	ⅣA	ⅣA	ⅣB
T_2		ⅡB	Ⅲ	ⅣA	ⅣA	ⅣB
T_3		Ⅲ	Ⅲ	ⅣA	ⅣA	ⅣB
T_{4a}		Ⅲ	Ⅲ	ⅣA	ⅣA	ⅣB
T_{4b}		ⅣA	ⅣA	ⅣA	ⅣA	ⅣB

表 19-3-4　食管鳞癌临床分期

		N_0	N_1	N_2	N_3	M_1
T_{is}	0					
T_1		I	I	Ⅲ	ⅣA	ⅣB
T_2		Ⅱ	Ⅱ	Ⅲ	ⅣA	ⅣB
T_3		Ⅱ	Ⅲ	Ⅲ	ⅣA	ⅣB
T_{4a}		ⅣA	ⅣA	ⅣA	ⅣA	ⅣB
T_{4b}		ⅣA	ⅣA	ⅣA	ⅣA	ⅣB

表 19-3-5　EC 新辅助治疗后病理分期

	N_0	N_1	N_2	N_3	M_1
T_0	I	ⅢA	ⅢB	ⅣA	ⅣB
T_{is}	I	ⅢA	ⅢB	ⅣA	ⅣB
T_1	I	ⅢA	ⅢB	ⅣA	ⅣB
T_2	I	ⅢA	ⅢB	ⅣA	ⅣB
T_3	Ⅱ	ⅢB	ⅢB	ⅣA	ⅣB
T_{4a}	ⅢB	ⅣA	ⅣA	ⅣA	ⅣB
T_{4b}	ⅣA	ⅣA	ⅣA	ⅣA	ⅣB

EC 的区域淋巴结分组与编码详见第八章。

第四章

EC 病人术前风险评估

第一节　EC 病人术前检查与风险评估的关系

术前检查目的是了解病人 EC 病情和心、肺、肝、脑、肾等器官的功能状况，详细术前检查既是病情评估前提，也是风险评估基础。EC 病人术前检查包括：实验室常规检查和血液生化检查；影像学检查；内镜检查；心肺功能检查等几大类。EC 的检查方法与应用详见第二章：EC 的诊断与鉴别诊断。

第二节　EC 病人术前风险评估

EC 病人术前风险评估是手术的重要一环，是围术期顺利康复的保障。EC 在经过前述检查与分期评估后，基本可确定 EC 是否有手术适应证，但病人能否耐受手术，仍需进一步全方位术前评估。

详细全面病史收集是风险评估的第一步，如病人有慢性呼吸道疾病（慢阻肺、肺气肿、肺心病、哮喘等）、心脏病（3 个月内心绞痛，6 个月内心梗，既往心衰史，严重心律失常史）等病史，则需更加关注病人的心肺功能评估结果。若病人有慢性肝炎、肝硬化史；肾炎病史，各种原因导致肾功能不全病史等；高血压病史；糖尿病史；3 个月脑出血或脑梗死病史等病史或合并上诉疾病，则需注意慢性病控制情况，必要时请相关科室会诊协助围手术期合并疾病评估与诊疗。此外，还需询问有无严重胸部外伤史、胸膜炎病史、开胸手术史、胸部放化疗史等病史。另外 EC 还需要特别关注进食状况、体重减轻程度，并行营养风险评估。

1　心血管疾病风险评估

心功能评价手段有主观症状、体征、静态心电图、平板运动心电图、运动心肺功能试验（附加十二导联心电图）、超声心动图、放射性核素心室造影、MRI、冠脉 CT 造影、心导管心室造影等。如患者心功能属于 Ⅰ-Ⅱ 级，日常活动后不出现心绞痛，一般能耐受手术。如患者日常活动后出现可疑心绞痛症状或心功能Ⅲ-Ⅳ级，则需要进一步做上述检查以明确病情严重程度。严重者则需做冠状动脉造影评估是否需要放置冠状动脉支架或冠状动脉旁路移植手术后再择期手术。如病人近6个月有心肌梗死病史，一般不建议手术，相对紧急手术也至少选择在4~6周后进行，否则风险很大。

高血压分为轻、中、重3级，轻度高血压（140~159/90~99mmHg）；中度高血压（160~179/100~109mHg）；重度高血压（≥180/110mmHg）。轻中度高血压在药物治疗后能将血压控制在正常范围内的患者手术风险较小。重度高血压伴有心、脑、肝、肾等器官的器质性病变者（如肾功能损害，肝硬化，脑出血等），术中术后出现心脑血管并发症风险较大。

严重心律失常者需恰当处理以减少手术风险。严重窦性心动过速（>160次/分）需纠正其潜在病因（如缺氧、心衰等）；Ⅱ度Ⅱ型或Ⅲ度房室传导阻滞、三束支阻滞、病窦综合征和有阿-斯综合征等患者，需术前置放临时心起搏器。严重室上性和室性心律失常（>5次/min），术前需用药物予以控制以减少手术风险。阵发性心律失常导致心室率超过160次/分或心房颤动导致心室率>100次/分会致心室充盈和排空状况不佳，从而导致心功能下降，因此，也需控制心室率在80~100次/分为宜。

2 呼吸道疾病风险评估

肺功能的评价手段包括静态和动态两种手段。静态检查包括屏气试验，肺功能检查，血气分析等检查。动态检查包括：简单爬楼梯试验，运动心肺功能检测等。一般情况下，如果病人既往健康，无重要器官疾病史，做常规静态肺功能评价即可。如果肺通气功能正常（VC%>80%，FEV>2.0L，FEV$_1$%>70%，DLc%>70%），一般可耐受手术。轻中度异常时（VC%=60%~80%，FEV$_1$=1.2-2.0L，FEV%=40%~70%，DLc%=40%~70%），要根据病人的具体情况具体分析决定，这类病人一般可耐受食管手术，但术后肺部并发症发生风险会增高。重度肺功能异常者，术后并发症风险高，需谨慎评估，一般不建议立刻手术，需积极治疗肺部并发症及调理肺功能后再行评估。如静态肺功能检查有异常，则做进一步检查和评估，可加做爬楼梯试验或运动心肺功能检查。若能连续不休息爬楼4~5层，一般认为可耐受手术。简单爬楼梯试验可粗略反映心肺功能状况，但难准确评价患者的心肺功能和预测术后的风险。有条件情况下，还应加做运动心肺功能检查。运动心肺功能指标中VO$_2$max（kg/min）20mL为正常；15~19.9mL为轻中度异常；10~14.9mL为中重度异常。研究显示其与FEV$_1$具有显著相关性。较多文献报告VO$_2$max（kg/min）>20mL可耐受三切口手术，15~19.9mL可耐受微创食管手术，当VO$_2$max<10mL（kg/min）不能耐受手术。

3 肝功评估

肝功评估检查包括转氨酶、胆红素代谢，蛋白质合成代谢，脂肪分解代谢等数项指标，还有肝脏彩超检查评估有无肝硬化等病变。目前一般使用Child-Pugh分级进行肝功评估。一般当肝功B级及C级（>7分）时手术风险增加，建议先保肝治疗至肝功A级（5~6分）时再手术。

4 肾功评估

肾功检查项目包括：尿常规（尿比重，尿蛋白，尿糖等），肾功能全项（BUN，Cr，Cr清除率等）。对轻度肾功受损，一般可耐受较大胸部手术，但对中、重度以上肾功受损者，建议请相关专业医师会诊与评价以确定能否手术治疗。

5 营养状况评估

如病人能进半流食，且消瘦不明显，一般情况下病人的营养状况在正常水平。如病人只能进流食且时间长达两周以上，则患者体重会有所下降，营养状况会受明显影响。此时，应行术前营养状况评估，目前国内外主流使用的营养评估量表如下：营养风险筛查评分简表（Nutrition Risk Screening Score Short Form，NRS2002）、患者主观整体评估（patient-generated subjective global assessment，PG-SGA）、欧洲临床营养与代谢学会的共识（the 2015 consensus statement by the European Society for Clinical Nutrition and Metabolism，ESPEN 2015）及营养不良问题全球领导倡议表（Global Leadership Initiative on Malnutrition，GLIM）。对营养状态不佳的病人术前应适当补充各种营养物质，包括水、电解质、糖、微量元素、维生素、氨基酸和脂肪乳等，通过肠内和/或肠外营养支持一段时间后再手术有利于围术期康复。

通过前述二章和本章各项检查，即可明确EC是否耐受手术做出评价，据此制定一个正确有效和个体化的整合治疗方案。

第五章 可切除EC的手术治疗原则

第一节 胸段EC及胃食管交接区癌的治疗原则（表19-5-1）

表19-5-1 胸段EC及胃食管交接区癌的治疗原则

临床分期		治疗措施推荐Ⅰ	治疗措施推荐Ⅱ
临床0期	cT_{is}	内镜下切除	
临床Ⅰ期	cT_{1a} cT_{1b}	内镜下切除 手术切除	
临床Ⅱ-Ⅲ期	cT_1N_1 cT_2N_0	手术切除	
	cT_3N_0 $cT_{2-3}N_1$ $cT_{1b-3}N_2$	新辅助同步化疗+食管切除术 新辅助同步放化疗+EC根治术	手术切除+术后辅助治疗
临床ⅣA期	$cT_{4b}N_{1-2}$	新辅助同步放化疗，如能做到根治性切除术，可考虑手术 新辅助化疗，如能做到根治性切除，可考虑手术治疗	

第二节 颈段EC的治疗原则（表19-5-2）

表19-5-2 颈段EC的治疗原则

临床分期		治疗措施Ⅰ	治疗措施推荐Ⅱ
临床0期	cT_{is}	内镜下切除	
临床Ⅰ期	cT_{1a} cT_{1b}	内镜下切除 手术切除	
临床Ⅱ期	cT_{1b-3}，N_0	食管切除术 （不需切喉） 根治性同步放化疗+化疗	食管切除术 （必要时切喉）
临床Ⅲ期及以上	cT_{1b-c}-T_2，N+ or cT_{3-c}-T_{4a}，any N	根治性同步放化疗+化疗	新辅助治疗+食管切除术 （必要时切喉）

原发肿瘤的 T 分期，根据肿瘤侵犯深度分别为：cT_{1a}（肿瘤侵犯黏膜层），cT_{1b}（黏膜下层）、cT_2（固有肌层）、cT_3（外膜层）、cT_{4a}（肿瘤突破外膜侵犯胸膜、奇静脉、膈肌和心包等可切除器官）和 cT_{4b}（肿瘤侵犯大血管、脊柱、气管等不可切除器官）。术前 T 分期主要依靠胸部增强 CT、颈部增强 CT、上消化道内镜、内镜超声等。N 分期指局域性淋巴结的评判，cN_1（1~2 枚淋巴结转移），cN_2（3~6 枚淋巴结转移），cN_3（7 枚以上淋巴结转移）。术前 N 分期检查手段为：胸腹部增强 CT 和 PET-CT；M 指远处脏器转移，cM_0（无远处脏器转移），cM_1（远处脏器转移）。检查手段为：胸腹部增强 CT、PET-CT、MRI 等。

（1）通常选择内镜下切除（ER）：对 T_{is} 和 T_{1a} 内镜治疗前，需结合病变范围（环周程度）、长度、肿瘤分化程度、有无脉管侵犯、有无可疑淋巴结等整合评估。ER 后病理提示黏膜下浸润深度>200μm，淋巴管或血管浸润、低分化或未分化癌、垂直切缘阳性需追加手术治疗，拒绝手术或不耐受手术者可行同步放化疗或单纯放疗。

（2）可切除的食管或食管胃交界癌：侵犯黏膜下层（T_{1b}）或 T_2 的肿瘤通常选择直接手术治疗；T_2 以上或伴有多个淋巴结转移 T_{1b} 者可考虑新辅助治疗后再予以手术，目前新辅助化疗与新辅助放化疗均可用于术前辅助治疗，无充分证据证明术前放化疗优于术前辅助化疗，需考虑患者年龄和身体状况等选择术前辅助治疗方式。

（3）不可切除的食管或食管胃交界癌：T_{4b} 肿瘤累及心脏、大血管、气管、椎体或邻近腹腔器官，包括肝脏、胰腺和脾脏，是不可切除的，伴有远处转移（包括非区域淋巴结及Ⅳ期）患者考虑为不可切除。颈段放化疗效果与手术疗效的评估目前无充分证据证实手术后患者将获得比放化疗更久的长期生存，因此手术原则必须考虑患者生活质量，对早期无淋巴结转移的颈段 EC 患者，充分评估能保喉情况下，可考虑手术治疗，对根治性放化疗失败者，也可考虑追加挽救性手术。

（4）可选术式包括：Ivor-Lewis 食管胃切除术（经腹+经右胸手术），McKeown 食管胃切除术（经腹+经右胸+颈部吻合术），微创 Ivor Lewis 食管胃切除术（经腹+经右胸手术），微创 McKeown 食管胃切除术（经腹+经右胸+颈部吻合术），纵隔镜+腹腔镜下食管胃切除术+食管胃颈部吻合术（经腹+颈部吻合术），机器人微创食管胃切除术，左胸或胸腹联合切口颈部或胸部吻合。可采用替代器官：胃（首选），结肠，空肠。

（5）淋巴结清扫：颈部无可疑肿大淋巴结，胸中下段 EC 建议行胸腹扩大二野淋巴结清扫（常规胸腹二野+上纵隔，特别是双侧喉返神经链淋巴结），颈部有可疑肿大淋巴结和胸上段 EC 推荐颈胸腹三野淋巴结清扫（双下颈及锁骨上+上述扩大二野淋巴结）。胸部建议清扫的淋巴结组数为：右喉返神经旁、左喉返神经旁、上段食管旁、胸主支气管旁淋巴结、隆突下、中段食管旁区域、肺门旁、下段食管旁、膈肌上；腹腔区域建议清扫的组数为：贲门右、贲门左、胃小弯、胃左动脉旁、肝总动脉干淋巴结、腹腔动脉周围淋巴结、脾动脉近端淋巴结。对于食管胃交界部癌，Siewert Ⅰ型建议参照EC治疗；Siewert Ⅲ型建议参照胃癌治疗；Siewert Ⅱ型治疗争议较大，目前更多是由胸外科和胃肠外科医生的习惯和对每种术式的熟练程度决定。术前未接受过新辅助治疗的患者行EC或食管胃交界部癌切除术时应清扫至少15个淋巴结以得到充分的淋巴结分期。

（6）新辅助治疗后建议的手术时机是在患者身体条件允许情况下，放化疗结束后4~8周，化疗结束后3~6周。对拒绝手术或不能耐受手术者，可选择根治性同步放化疗、单纯放疗等。

（7）对可疑累及周围器官但未明确cT_{4b}，建议先行新辅助治疗，再进行肿瘤二次评估，对可根治性切除者手术治疗，不能切除者继续完成根治性同步放化疗。

（8）术后辅助治疗：R_1或R_2切除的患者术后予以辅助放疗；R_0切除患者若术后病理提示淋巴结阳性或淋巴管、脉管受侵则给予辅助治疗。

第六章

机器人EC切除

经十余年发展，微创食管切除术（minimally invasive esophagectomy，MIE）已成为目前临床上EC外科治疗的主要术式。相比开胸食管切除术，MIE在保证肿瘤学效果相当的同时，可有效降低术后心、肺并发症发生率，缩短住院时间，减少手术花费，改善术后生活质量。2003年，Horgan等首先报告经食管裂孔机器人辅助食管切除术（robot-assisted esophagectomy，RAE）。近年来，RAE越来越多地在临床上开展。

第一节 基本定义

RAE指在机器人辅助下完成的MIE。由于食管切除涉及多个区域，并需考虑消化道重建及学习曲线等问题，因此目前阶段RAE也包括下面3类：

（1）机器人辅助腹部操作+经食管裂孔途径食管切除术；

（2）机器人辅助胸部+腹腔镜或开放食管切除术：包括复合机器人辅助经右胸-腹正中二切口和复合机器人辅助经右胸-腹正中-颈部三切口；

（3）胸腹全机器人辅助食管切除术：包括全机器人辅助经右胸-腹正中二切口和全机器人辅助经右胸-腹正中-颈部三切口。

第二节 适应证

RAE的适应证等同于传统腔镜辅助下MIE。要求患者一般情况好，无严重并发症，心肺功能可耐受单肺通气和开胸手术。对具有丰富EC微创手术经验的术者，RAE学习曲线较短，初期除早期EC外，可尝试对进展期EC施行RAE。

第三节 手术路径选择

与传统食管切除术相同，RAE主要分为经食管裂孔路径和经胸路径，主要包括右胸-上腹入路（Ivor-Lewis术）和左颈-右胸-上腹入路（Mckeown术）。不同的手术路径在手术适应证、手术操作、术中术后并发症、术后康复及肿瘤学效果等方面各有优劣。机器人辅助经食管裂孔路径食管切除术主要应用于食管腺癌，可以避免胸部操作，减少术后胸部疼痛等，术中出血更少，从而缩短术后住院时间，加速术后恢复，明显降低术后肺部并发症发生，应用于既往有胸部手术史或肺功能下降等不宜采用经胸途径的EC患者。传统腔镜下Ivor-Lewis术，由于器械角度限制，手工缝合费时费力，多采用器械吻合，在吻合效果不满意时，追加缝合也难以达到确切满意的效果。机器人技术借助三维高清视野、"内手腕"器械的使用及震颤过滤增加了胸内食管胃手工吻合的可行性，但术后并发症发生率及淋巴结清扫效率与传统腔镜下Ivor-Lewis术相比并无差异。机器人技术对提高Mckeown术淋巴结清扫效率有一定优势。传统腔镜下行上纵隔淋巴结清扫受限于器械及操作空间，局部区域暴露困难；机器人辅助下术者可清晰暴露胸顶部，操作过程也更加精细安全。多项针对机器人与传统腔镜辅助下Mckeown术的对比研究结果均显示，前者可清扫更多淋巴结特别是上纵隔淋巴结。在提高双侧喉返神经旁淋巴结清扫效率的同时，不增加术后喉返神经麻痹发生率。

RAE采取何种手术路径需参考术者经验及肿瘤生物学特点。经右胸路径目前仍是EC外科治疗首选，尤其对于食管鳞状细胞癌患者。相比传统腔镜手术，机器人辅助Ivor-Lewis术更具操作优势，机器人辅助Mckeown术可获更好上纵隔淋巴结清扫结果。

第四节 麻醉及体位

RAE的麻醉方式和手术体位与传统腔镜辅助下食管切除术相似。全身麻醉气管插管时，Mckeown术更多选择单腔气管插管+人工气胸，必要时附加阻塞导管进行单肺通气，有利于气管食管沟区域的暴露及术中肺功能的保护。而Ivor-Lewis术在胸部操作时需要置入吻合器并行有效单肺通气，因此，更多中心选择双腔气管插管。

胸部手术体位主要包括左侧卧位和俯卧位。由于更接近经典手术体位，很多中心在完成Ivor-Lewis术时采用左侧卧位。Trugeda等采用俯卧位进行Ivor-Lewis术，借助重力更好地暴露食管，避免触碰肺脏，并获得更清晰的无血视野。Mckeown术时多采用俯卧位或侧俯卧位，利于暴露后纵隔结构，便于纵隔淋巴结清扫，相对于侧卧位可减少术中出血和术后肺部并发症。腹部手术多采用仰卧位、头高脚低、左侧抬高，利于胃网膜血管的游离，处理胃短血管及脾门区结构时也更加方便。

第五节 Trocar 位置

Trocar的位置设置主要依据术者经验及个人偏好。在胸部一般按直线分布，在腹部按三角形分布，机械臂之间相隔一定距离以免互相冲突。

胸部操作时，一般置入3~4个机械臂。Ivor-Lewis术常设置4个机械臂，1个观察孔和3个操作臂的模式更有利于游离食管及完成胸部吻合。侧卧位四臂法中，观察孔设置于腋前线第5肋间，机械臂分别设置于腋前线第3肋间、腋后线第8肋间及腋后线后方第10肋间，于肋缘附近第7肋间另设置助手辅助操作孔。Mckeown术胸部操作患者多取侧俯卧位，Trocar的位置整体向脊柱侧靠近。Chao等在胸部操作时采用四臂模式，认为借助术者控制的第3个机械臂，能完成良好稳定的暴露，淋巴结清扫安全易行，特别是清扫左喉返神经旁淋巴结更具优势。通常情况下，在左手操作臂的左侧设置第3个操作臂，有利于牵引食管，但有时也会与第2操作臂或脊柱冲突。因此，如果患者食管整体偏向左侧纵隔，建议将第3操作臂置于右手操作臂右侧，同时将其他机械臂下移一个肋间。

胸部采用三臂法操作时，观察孔一般置于腋后线第6肋间，机械臂置于腋中线第3肋间及腋后线第9肋间，于腋前线第5~7肋间另设置辅助操作孔。同时，可在肩胛间区第4肋间设置穿刺食管悬吊线，以帮助暴露左喉返神经旁区域。四臂法Trocar的设置似"笑脸"状，观察孔置于脐下，3个机械臂及辅助操作孔分布于腹部两侧。三臂法观察孔置于脐旁2cm，2个机械臂以等腰三角形分布于观察孔两侧，另于右腹部机械臂附近设置2个辅助操作孔。

第六节 RAE手术非计划事件

EC手术操作常涉及颈、胸、腹3个区域，手术步骤多、技术要求高。手术操作过程中发生的术前不能预先判定的意外事件被定义为术中非计划事件，包括胸腔粘连、腹腔粘连、术中出血、气道损伤及神经损伤等。此类术中非计划事件会不同程度地影响预后。常见术中非计划事件的预防和处理如下：

1 胸腔和/或腹腔粘连

术前仔细询问病史，了解既往有无胸腔和腹部手术史、胸膜炎病史等可能引起胸腔和/或腹腔严重粘连的因素。

2 穿刺器刺破肺组织

因胸膜腔粘连或粗暴穿刺引起肺组织破裂，可出现大小不等的肺破口。除不同程度的出血外，当肺破口较大或 CO_2 气胸管已接通穿刺器时，可因高压 CO_2 气流直接入肺而发生不明原因血压骤升。此时，麻醉机监测仪提示 CO_2 压力迅速上升。

3 喉返神经断裂

左侧喉返神经因其在胸腔内走行较长且上纵隔操作空间狭小，更易发生误伤断裂，术者应谨慎操作。利用机械臂灵活性完成断裂后缝合重建，或可修复损伤神经的功能，但其结果待长期随访数据佐证。

4 气管损伤

多因能量平台使用不当导致。在清扫左侧喉返神旁淋巴结时，需要助手持抓钳压迫气管膜部帮助暴露，若用力过大可致气管膜部穿孔。此时，应立刻停止 CO_2 气胸，嘱麻醉医师暂时脱开气管插管、停止呼吸机供氧，维持肺萎陷状态，迅速缝合穿孔处。

5 术中出血

RAE 术中易出血部位多见于支气管动脉、主动脉食管营养支、胃左动脉及脾动脉。术者应在熟悉解剖层次的基础上谨慎操作，必要时采用钛夹或 Hemo-lock 夹闭。如腔镜下止血困难，应果断中转开放手术。

6 R2 切除

术者于术前应对食管原发肿瘤外侵程度及转移淋巴结彻底切除可能性做出准确判断，尽可能避免姑息手术。推荐采用新辅助同步放化疗或新辅助化疗联合手术提高进展期 EC 的根治性切除率及治疗效果。

7 术中心肺功能障碍

对于术前合并哮喘、药物过敏史、心律失常及冠心病的患者，应做好全面评估和应急预案。术中出现心肺功能障碍且经积极处理后呼吸及循环功能仍旧不稳定时，应果断终止手术。

RAE 术中非计划事件会不同程度影响手术顺利进行，可能增加术后并发症发生率；度过学习曲线后，术中非计划事件发生率会明显下降；应该严格遵循安全、根治、微创的外科学和肿瘤学原则，尽可能避免术中非计划事件发生，果断处理并最大程度减少其带来的危害。

第七章

腔镜 EC 切除及吻合方式

尽管多学科整合诊疗（MDT to HIM）对于提高 EC 的疗效得到了越来越多的重视和认可，但在可切除 EC 的治疗中，外科手术切除仍占据核心地位。同时实施根治性淋巴结清扫术的食管切除术，能显著改善 EC 的控制效果和生存。然而，实施根治性淋巴结清扫术的食管切除术是侵入性最强的上消化道手术之一，开胸手术（右胸+腹部开放）的患者有近一半出现肺部并发症需延长住院治疗，并因此影响了恢复期的生活质量。因此，通过胸腔镜或腹腔镜方法实施食管切除术是一种非常有吸引力的手术。目前，EC 微创治疗已深入人心，国内大部分中心均能熟练开展微创 EC 手术。随着腔镜技术逐步推广，其治疗经验也在不断积累。

第一节 EC 微创手术的适应证和禁忌证

随着腔镜微创外科的不断发展，微创食管切除术（Minimally Invasive Esophagectomy，MIE）的适应范围越来越广，可切除早中期局部 EC 均可在腔镜下完成切除：①ⅠA 期早期 ECESD 术后病理有脉管侵袭或肿瘤累及黏膜肌层与黏膜下层，腔镜下食管切除术可作为其补充术式；②对行新辅助治疗后 EC 尽管有一定组织粘连，也可行腔镜切除，且术后短期并发症及 5 年生存率无明显差别；③MIE 还具有某些特殊的适应证：如不能耐受开放性手术者；晚期 EC 的姑息性手术等。

微创手术禁忌证与开放食管切除（Open esophagectomy，OE）手术较为相似，传统 OE 禁忌证一般也是 MIE 的禁忌证，主要包括：因心肺功能不全无法耐受术中麻醉及单肺通气；由于严重胸膜粘连影响腔镜下肿瘤与淋巴结的分离；有其他严重的心肺疾病等。值得注意的是，局部晚期肿瘤如 T_4 期累及周围结构或发生远处转移可考虑新辅助治疗降期后再评估手术可能性。另外，高龄并不是微创食管切除术的绝对禁忌证，在对患者进行评估并掌握指征，高龄患者也能得到很好预后。总之，MIE 禁忌证随着微创手术技术的发展变得越来越少。

第二节　EC 微创手术方式

随着微创手术技术的发展，MIE 手术方式也越来越多样化。从最早的腹腔镜联合胸部小切口为主，发展到后来的胸腹腔镜联合颈部小切口（胃食管颈部吻合，McKeown MIE）、胸腹腔镜联合 EC 切除（胃食管胸内吻合，Ivor-Lewis MIE）、经纵隔镜手术及机器人辅助下的 EC 切除术（RAE）等。外科医生应根据肿瘤和身体的具体情况及术者本身掌握各术式的娴熟程度决定最佳术式，使患者获得最佳疗效。现将目前应用较广泛的这几种 EC 微创术式介绍如下，机器人辅助 EC 切除术则另有章节单独介绍：

1　胸腹腔镜联合颈部小切口 EC 切除术

即 McKeown MIE，主要步骤为：在单肺通气或双肺通气结合人工气胸条件下，患者取左侧卧位或左侧俯卧位，胸腔镜下完成食管游离（向上至锁骨下动脉平面，向下暴露食管裂孔），以及右上纵隔淋巴结清扫；然后，将患者改为俯卧位在腹腔镜下完成胃的游离、管状胃的制作和腹部区域淋巴结的清扫；最后经左胸锁乳突肌前颈部切口，游离切断食管，将管状胃上提至颈部经小切口行胃食管吻合。该术式操作时，需特别注意保护颈部血管和喉返神经。此外，由于吻合口位于颈部，吻合口的张力相对较大，术后发生吻合口瘘风险较高。

2　全胸腹腔镜联合下 EC 切除术

即 Ivor-Lewis MIE，主要步骤为：患者首先取仰卧位，进入腹腔，检查腹腔肿瘤侵犯以及淋巴结侵犯情况，完成胃游离与淋巴结清扫后，改变患者为左侧卧位或左侧俯卧位行胸腔镜下食管切除及胸部淋巴结清扫，最后将管状胃经食管裂孔提至胸腔完成胸内胃食管吻合。该手术优点是术中出血量少，胸内吻合使吻合口张力小，管状胃血供好，术后吻合口发生率较低，这一结论也在部分研究中得到验证。另外对于侵犯贲门的胃食管交界处肿瘤可能需要切除大部分胃，可用该术式进行吻合以保证残端胃能与食管进行吻合。但该术式也有手术时间较长，清扫双侧喉返神经旁淋巴结技术难度较大等缺点。

3　经颈纵隔镜 EC 切除术

取左颈胸锁乳突肌前缘切口，应用电视纵隔镜经颈部切口对颈、胸中上段食管进行游离，夹闭主动脉发出的分支血管后，将其切断或电灼处理，直至下肺静脉水平，同时清扫食管周围和纵隔淋巴结。随后，腹腔镜下游离胃，切断并关闭贲门部，将食管从颈部切口拉出。制作管状胃并将其送至颈部，行食管胃底吻合。该术式操作不必开胸，减轻术后疼痛，利于恢复。但操作空间较小，手术时间更长，若肿瘤侵犯食管外膜或纵隔淋巴结融合明显，将加大切除难度。

第三节 EC吻合方式

目前EC根治术仍是EC整合治疗的基石，吻合口瘘是EC手术最主要也是致死率最高的并发症之一。目前研究显示吻合口瘘在纵隔和OE中发生率基本接近。EC的吻合方式多种多样，包括颈部/胸内吻合、胸骨后/食管床吻合、手工/器械吻合、端端/端侧/侧侧吻合等方式，但何种吻合方式最佳目前尚无定论：

1 颈部吻合与胸部吻合

早期开展MIE时，由于吻合技术的限制，大部分患者均进行颈部的胃食管吻合，特别对于食管中、下段癌患者，颈部吻合增加了正常食管的切除长度，虽然可能保证了一定的肿瘤学切除疗效，但衍生出了诸多术后并发症，如吞咽功能损伤、胃食管反流、颈部吻合口狭窄等。此外，颈部吻合本身即具有较高的吻合口瘘和狭窄发生率。在解决了胸腔镜下胃食管胸内吻合的技术问题后，对中下段EC及胃食管交界EC患者，基于上腹右胸（Ivor-Lewis）的微创手术方式，已逐渐成为标准术式。因此，基于现有文献，胸内吻合可能具有更低的吻合口瘘发生率。

2 胸骨后吻合与食管床吻合

来自复旦大学附属肿瘤医院的研究表明，胸骨后吻合重建方式是目前最短的路径，能够显著降低并发症，这一结论在该团队的解剖模型上也得到了进一步证实。

3 手工吻合与器械吻合

目前来说，手工吻合与器械吻合这两种方式均是安全、可行的。

4 端端吻合、端侧吻合与侧侧吻合

一项荷兰的前瞻性随机试验表明，与端端吻合相比，端侧吻合有较低的吻合口狭窄率与吻合口瘘发生率，而使用端端吻合患者患肺炎的概率较低，且住院时间较少。然而，一项来自中国学者的回顾性研究对比端端与端侧吻合在MIE中的效果，效果显示两组在吻合口瘘，吻合口狭窄，术后反流等方面均无显著性差异，而端端吻合在术后胃扩张率方面比端侧吻合略低。而最近的一项来自Eso Benchmark数据库的研究分析了MIE吻合方式与患者死亡率之间的关系，结果显示颈部吻合与胸内吻合的吻合口瘘发生率相似，但颈部线型端端吻合与其他吻合方式比，有最低的失败率。

另有文献报道，采用侧侧吻合的术后并发症与端侧吻合相似，也是一种安全、有效的吻合方式。

总的来说，尽管在MIE吻合方式、吻合路径等方面不断创新、发展，还有很多值得深入研究的地方。同时，考虑到这种复杂外科手术的漫长学习曲线，在有经验的EC诊疗中心，应尽可能多地开展这方面的研究，总结出适合国人的最佳手术方式，造福广大的EC患者。

第八章

EC 系统性淋巴结清扫方法与原则

第一节 EC 淋巴结分组标准

1 国际 UICC/AJCC 第 8 版 EC TNM 分期的区域淋巴结分站

第 1R 组：右侧颈部气管旁淋巴结，右侧锁骨上区气管周围至右肺尖部区域；

第 1L 组：左侧颈部气管旁淋巴结，左侧锁骨上区气管周围至左肺尖部区域；

第 2R 组：右侧上段气管旁淋巴结，头臂动脉下缘与气管交汇处至右肺尖部区域；

第 2L 组：左侧上段气管旁淋巴结，主动脉弓上缘至左肺尖部区域；

第 4R 组：右侧下段气管旁淋巴结，头臂动脉下缘与气管交汇处至奇静脉上缘区域；

第 4L 组：左侧下段气管旁淋巴结，主动脉弓上缘至隆突水平区域；

第 7 组：隆突下淋巴结，气管隆突下区域；

第 8U 组：胸上段食管旁淋巴结，肺尖部至气管分叉区域；

第 8M 组：胸中段食管旁淋巴结，气管分叉至下肺静脉下缘区域；

第 8Lo 组：胸下段食管旁淋巴结，下肺静脉下缘至食管胃交界部；

第 9R 组：右侧下肺韧带淋巴结，右侧下肺韧带内；

第 9L 组：左侧下肺韧带淋巴结，左侧下肺韧带内；

第 15 组：膈肌旁淋巴结，膈肌顶至膈肌脚区域；

第 16 组：贲门旁淋巴结，紧邻食管胃结合部区域；

第 17 组：胃左淋巴结，沿胃左动脉走行区域；

第 18 组：肝总淋巴结，紧邻肝总动脉近端区域；

第 19 组：脾动淋巴结，紧邻脾动脉近端区域；

第20组：腹腔干淋巴结，腹腔动脉根部区域；

颈部Ⅵ区及Ⅶ区淋巴结参照头颈部肿瘤区域淋巴结分站标准：

Ⅵ区：为中央区淋巴结，带状肌覆盖区域，上界为舌骨下缘，下界为胸骨上缘，两侧颈总动脉（和颈内静脉）为两边界，前界为深筋膜的浅层，后界为深筋膜的深层，包括喉前淋巴结（Delphian淋巴结）、气管周围淋巴结、甲状腺周围淋巴结，咽后淋巴结；

Ⅶ区：为胸骨上缘至主动脉弓上缘的上纵隔区。有学者认为，该区域位于颈部以外，不属于颈淋巴结组，但该区的淋巴结与甲状腺癌、下咽癌以及颈段EC的转移密切相关，因此，学术界已普遍接受该区分法。

2 日本JES第11版EC分期的淋巴结分站

日本食管学会（The Japan Esophageal Society，JES）关于EC的分期系统主要针对食管鳞癌，对外科手术方案及放疗靶区规划均具有一定指导意义，对我国广大食管鳞癌患者具有参考价值。

（1）颈部淋巴结：颈浅淋巴结（No.100），左侧颈段食管旁淋巴结（No.101L），右侧颈段食管旁淋巴结（No.101R），颈深淋巴结（No.102），上部颈深淋巴结（No.102up），中部颈深淋巴结（No.102mid），咽后淋巴结（No.103），左侧锁骨上淋巴结（No.104L），右侧锁骨上淋巴结（No.104R）；

（2）胸部淋巴结：胸上段食管旁淋巴结（No.105），胸段气管旁淋巴结（No.106），喉返神经旁淋巴结（No.106rec），左侧喉返神经旁淋巴结（No.106recL），右侧喉返神经旁淋巴结（No.106recR），气管前淋巴结（No.106pre），气管支气管淋巴结（No.106tb），左侧气管支气管淋巴结（No.106tbL），右侧气管支气管淋巴结（No.106tbR），隆突下淋巴结（No.107），胸中段食管旁淋巴结（No.108），左侧主支气管旁淋巴结（No.109L），右侧主支气管旁淋巴结（No.109R），胸下段食管旁淋巴结（No.110），膈上淋巴结（No.111），后纵隔淋巴结（No.112），胸主动脉前方淋巴结（No.112aoA），胸主动脉后方淋巴结（No.112aoP），下肺韧带旁淋巴结（No.112pul），动脉韧带旁淋巴结（No.113），前纵隔淋巴结（No.114）；

（3）腹部淋巴结：贲门右淋巴结（No.1），贲门左淋巴结（No.2），胃小弯淋巴结（No.3），沿胃左动脉分支的胃小弯侧淋巴结（No.3a），胃右动脉第二分支远端的胃小弯淋巴结（No.3b），胃大弯沿胃短动脉旁淋巴结（No.4sa），胃大弯沿胃网膜左动脉淋巴结（No.4sb），胃网膜右动脉旁淋巴结（No.4d），幽门上淋巴结（No.5），幽门下淋巴结（No.6），胃左动脉旁淋巴结（No.7），肝总动脉前上淋巴结（No.8a），肝总动脉后淋巴结（No.8p），腹腔干淋巴结（No.9），脾门淋巴结（No.10），脾动脉近端淋巴结（No.11p），脾动脉远端淋巴结（No.11d），肝十二指肠韧带内淋巴结（No.12），胰头后淋巴结（No.13），肠系膜上动脉旁淋巴结（No.14A），肠系膜上静脉旁淋巴结（No.14V），结肠中动脉旁淋巴结（No.15），腹主动脉裂孔旁淋巴结（No.16a1），腹腔干与左肾静脉之间腹主动脉旁淋巴结（No.16a2），左肾静脉下缘至肠系膜下动脉上缘之间腹主动脉周围淋巴结（No.16b1），肠系膜下动脉上缘至腹主动脉分叉之间腹主动脉周围淋巴结（No.16b2），胰头前淋巴结（No.17），胰腺下缘淋巴结（No.18），膈下淋巴结（No.19），膈肌食管裂孔旁淋巴结（No.20）。

3 EC胸部淋巴结分组（中国标准）

结合目前国际通用情况及我国临床现实，基于AJCC联合UICC标准和JES标准，提出EC胸部淋巴结分组中国标准，更符合我国临床现实需要，简明清晰、易于操作。采用"C"表示中国标准，"2"表示胸部淋巴结。

第C201组：右侧喉返神经旁淋巴结；

第C202组：左侧喉返神经旁淋巴结；

第C203组：胸上段食管旁淋巴结；

第C204组：气管旁淋巴结；

第C205组：隆突下淋巴结；

第C206组：胸中段食管旁淋巴结；

第C207组：胸下段食管旁淋巴结；

第C208组：下肺韧带淋巴结；

第C209组：膈肌旁淋巴结。

第二节 系统性淋巴结清扫

在2000年以前我国EC外科治疗的主要入路以左胸入路为主，但由于左胸存在主动脉弓遮挡和弓上三角狭小的原因，导致上纵隔淋巴结清扫不完全，EC左胸入路治疗后的下颈部和上纵隔区域淋巴结复发率高达30%~40%，严重影响患者长期生存。随着近年我国EC规范化治疗的进步和EC胸、腹腔镜微创手术的推广应用，右胸入路逐渐增多并成为主流术式。右胸入路由于没有主动脉弓的遮挡，胸部淋巴结清扫较为彻底。相比较左胸入路来说，经右胸入路行完全/扩大胸、腹二野或颈、胸、腹三野淋巴结清扫可降低术后颈部和胸部淋巴结转移复发率，明显提高患者5年生存率。

淋巴结清扫方法及原则：

（1）手术入路及淋巴结清扫策略需由食管外科经验丰富的胸外科医师评估后判定，以达到包括原发肿瘤及区域淋巴结在内的根治性切除目标；

（2）EC根治术宜采用右胸入路，并清扫所有分组淋巴结，尤其应重视左、右侧喉返神经旁淋巴结清扫；

（3）《食管癌规范化诊疗指南》、第8版AJCC联合UICC EC TNM分期系统及2016版美国国立综合癌症网络（NCCN）EC及食管胃结合部癌诊断与治疗指南提出的EC根治术淋巴结清扫数目须达到11~15枚。但临床实践中建议尽可能彻底清扫区域淋巴结，保证淋巴结清扫数目符合ECN分期要求；

（4）对于中国专家提出的EC根治术胸部淋巴结清扫范围，针对EC胸部淋巴结分组中国标准共9组（第C201-C209组）均应作为EC根治术中胸部淋巴结清扫目标，不能仅满足于数目要求；

（5）可采用的淋巴结清扫方式包括：若颈部区域无可疑转移淋巴结，则对于食管胸中下段癌建议行胸、腹完全/扩大二野淋巴结清扫（常规胸腹二野，包括上纵隔区域淋巴结，特别是双侧喉返神经链周围的区域淋巴结）；若颈部区域有可疑转移淋巴结，或者食管胸上段癌，则推荐颈、胸、腹三野淋巴结清扫术（双侧下颈区+双侧锁骨上区+上述完全/扩大二野淋巴结）。

第九章 EC术后并发症诊断与处理

EC手术涉及颈、胸和腹三个解剖部位，手术步骤复杂，操作时长，对机体创伤大。同时，EC患者高龄患者多，机体功能和营养状况往往较差，术后更易出现并发症。以下将常见EC术后并发症做一简要总结。

第一节 吻合口瘘

1 定义

涉及食管、吻合口和局部管胃的全层消化道缺损。

2 吻合口瘘分级

2.1 Clavien-Dindo 分级（表 19-9-1）

表 19-9-1 Clavien-Dindo 分级

Ⅰ级：术后不需要药物、外科、内镜、介入治疗，切口至多在床边敞开换药
Ⅱ级：切口需要抗生素治疗
Ⅲ级：需要外科、内镜或放射介入治疗
Ⅲa-不需全麻
Ⅲb-需要全麻
Ⅳ级：威胁生命，需要ICU监护
Ⅳa-一个器官功能不全
Ⅳb-多脏器功能衰竭
Ⅴ级：死亡

2.2 上海市胸科医院分级（表19-9-2）

表19-9-2 上海市胸科医院吻合口瘘分级

Ⅰ级：无影像学和临床症状，可在内镜证实，无感染细菌学证据，不影响出院进程
Ⅱ级：影像学或内镜证实吻合口瘘发生，局部感染，需敞开换药
Ⅲ级：出现下行性纵隔感染，需深部引流（纵隔内）
Ⅳ级：出现胸膜腔感染和/或气道-消化道瘘（纵隔外）
Ⅴ级：死亡

3 治疗（表19-9-3）

Ⅰ级：此类患者通常不做任何处理，只是延长患者禁食时间，偶尔会嘱患者每天口服冷盐水，帮助局部创面清洁，但并无证据支持，常在术后3~4周可愈合。但都需要内镜证实；

Ⅱ级：需要敞开换药，打开伤口进行充分引流，偶尔会使用局部负压引流系统，帮助局部清洁。换药3周通常可获痊愈。持续局部冲洗没有必要；

Ⅲ级：纵隔内感染时，需要更深部的引流，多数是吻合位置过低，吻合口落入胸膜腔后形成。此时要尽量在早期进行颈部切口敞开引流，如有发热症状并明确有纵隔积液，应行纵隔双套管冲洗引流治疗。如颈部伤口已经愈合，可考虑行内镜下内引流术；

Ⅳ级：胸内瘘非常难于处理，要保证在对应胸膜腔有良好引流，然后等待瘘口慢慢愈合，但需几月以上的时间。气管食管瘘（Tracheo-Esophageal Fistula，TEF）会在后面进行详细描述。合适需要进行胸胃切除尚有争议，有不可控制的感染，而且明确吻合口巨大、或胃坏死时，应考虑切除胸胃，二期结肠代重建。少有覆膜支架使用，除非是胸内瘘，且胸腔引流充分的患者。

表19-9-3 食管胃吻合口瘘治疗措施临床诊治路径

治疗措施	Ⅰ级	Ⅱ级	Ⅲ级	Ⅳ级	Ⅳ级（TEF）
局部敞开换药	√	√	√	√	√
局部创面负压引流		√√	√		
纵隔置管引流			√√	√	√
胸腔引流				√√	
消化道腔引流+冲洗				√√	
气管支架					√√
食管支架					√
外科修复					√
胸胃移除+颈部食管造口				√	√√

第二节 消化器替代物坏死

1 定义

消化道重建中使用的食管替代物出现不同程度的缺血坏死,包括胃、空肠或结肠。

2 分级及治疗

Ⅰ级:局部消化器坏死;内镜下发现;只需给予监察或非手术治疗即可;
Ⅱ级:部分消化器坏死;视情况而定;
Ⅲ级:广泛消化器坏死;常需要切除消化器替代物合并二期食管改道。

第三节 消化道气管/支气管瘘

1 定义

消化道气管、支气管瘘常继发于吻合口瘘及管状胃瘘,胃液及脓性渗出液对气管膜部的侵蚀可引起消化道气管、支气管瘘。具体分型、临床表现及预后见表19-9-4。

2 治疗

(1)保守治疗包括空肠造瘘术或内镜下放置十二指肠营养管,充分营养支持,等待瘘口自行愈合。

(2)介入治疗:气道内介入治疗可以及时控制误吸、刺激肉芽生长,并促进瘘口愈合。消化道支架不被支持。随着介入技术发展,可通过覆膜食管支架或气管支架遮盖瘘口。

(3)手术治疗:早期极少手术修复,除非巨大瘘口,需要切除胸胃。对6月以上无法愈合的TEF,可考虑外科治疗。具体术式非常复杂,手术方案要根据具体情况而定。

表19-9-4 消化道气管/支气管瘘分型及临床特征和预后

	Ⅰ型	Ⅱ型	Ⅲ型
发生特点	下行性 (腐蚀性)	对穿型小 (<1cm)	对穿型大 (≥1cm)
发生时间	较晚	较早	较晚

	Ⅰ型	Ⅱ型	Ⅲ型
临床表现	频繁咳嗽、低热伴顽固性肺部感染、慢性中毒症状	突发剧烈咳嗽、咳出消化液样痰	咳出消化液样痰、急性中毒症状
食管瘘口	较小	较小	大
气管瘘口位置	较低（隆突上2cm-左主支）	较高	不定
转归	慢性中毒症状加重	误吸、急性呼衰、ARDS	感染性休克、呼衰
发展	慢	快	快
预后	早期发现者好	凶险	凶险

第四节 声带麻痹

根治性的二野淋巴结清扫已经成为目前中国EC外科治疗的标准路径，由于喉返神经旁是清扫重点，因此相关损伤在所难免，目前亚洲致力于喉返神经旁淋巴结清扫的单位，声带麻痹（Vocal Cord Paralysis，VCP）发生率都在10%~20%之间，如用喉镜作为评判标准，数字可能还会更高。虽然后者发声多数在3月-半年恢复，但喉镜验证发现声带运动功能几乎是永久丧失。因此如何降低喉返神经损伤是目前食管外科的攻坚课题。

1 VCP相关原因包括

（1）术中神经牵拉、挤压；
（2）热损伤（最常见）；
（3）神经误断。

2 分级

Ⅰ级：单纯音调改变，不影响出院进程；
Ⅱ级：咳痰不利，需气管镜辅助吸痰；
Ⅲ级：证实喉返神经损伤，而且需无创呼吸机辅助支持；
Ⅳ级：证实喉返神经损伤，而且气管插管不能拔除或行气管切开。

3 VCP发生后治疗

主要是针对无法正常进食和呼吸功能障碍进行对症治疗。对误吸明显的患者，应当机立断停止经口进食，改为鼻肠管或空肠造口进行营养支持。通常进食2周后，开始慢慢经口半流带管进食，半流2周后，可脱管完全经口进食。但对双侧外展位固定的患者，可能很久都无法经口进食，可能需要气管切开甚至喉切除治疗。对术后出现喘鸣的患者，应当机立断给予气管切开，待4周后缓慢脱管。术后早期排痰困难的，应积极气管镜吸痰。对单侧麻痹的患者，应积极进行声带注射治疗。

第五节 肺部感染

1 定义

影像学证实肺部浸润影，伴或不伴感染相关临床表现，包括发热、脓痰、白细胞升高、痰培养阳性、和氧分压下降。

2 预防和治疗

2.1 预防肺部感染

（1）术前戒烟2~4周以上，呼吸训练；
（2）术中保持呼吸道通畅，及时清除气管支气管内的分泌物；
（3）术后及时鼓励咳嗽、咳痰，围术期合理液体治疗。

2.2 术后肺部感染的治疗

（1）雾化治疗，应用化痰和排痰药及有效使用抗生素，加强呼吸道管理，必要时可予纤支镜吸痰；
（2）合并胸膜腔积液或脓胸时，及时引流；
（3）应用呼吸机辅助呼吸，超过48小时并预计5天内无法脱机时可行气管切开；
（4）积极处理吻合口瘘、食管气管瘘等诱因。

第六节 急性呼吸窘迫综合征

1 定义

急性呼吸窘迫综合征（Acute Respiratory Disorder Syndrome，ARDS）的定义和诊断主要依靠以下几个重要临床特征：
（1）在已知临床诱因后，新发或原有呼吸系统症状加重出现在一周内；
（2）胸部X线或CT扫描示双肺浸润影，并且不能用胸腔积液、肺叶/肺不张或结节来完全解释；
（3）呼吸衰竭不能用心力衰竭或容量过负荷来完全解释；
（4）如无相关危险因素时，需要客观评估（如超声心动图）排除静水压增高型肺水肿；

（5）轻度：PEEP 或 CAPA≥5cmH$_2$O 时，200mgHg<PaO$_2$/FiO$_2$≤300mmHg；中度：PEEP≥5cmH$_2$O 时，100mgHg<PaO$_2$/FiO$_2$≤200mmHg；重度：PEEP≥5cmH$_2$O 时，PaO$_2$/FiO$_2$≤100mmHg。

2　ARDS 的诊治目标

（1）鉴别并处理潜在病因：考虑抗感染治疗；考虑外科引流胸腔积液，重症监护，发生导管相关血流感染时撤除侵入性管路；

（2）提供支持治疗：充分营养支持；预防应激性溃疡；预防深静脉血栓形成；

（3）血流动力学管理；容量管理策略应有助于改善肺功能，减少机械通气时间和重症监护时间；

（4）应用肺保护性通气策略维持氧合：高潮气量和高压性通气会引起肺泡-毛细血管屏障的破坏，导致肺容积伤和肺气压伤。塌陷的肺泡反复开放与闭合所形成的剪切力可导致肺生物伤（中性粒细胞分泌炎性细胞因子），引起远隔器官的损害；

（5）可根据 ARDS 协作治疗组制订的联合应用吸氧浓度（FiO$_2$）和呼吸末正压（PEEP）这两个参数来维持 ARDS 患者的动脉氧合。维持 PaO$_2$>8kPa 或 SpO$_2$ 88%~95%。

3　肺保护性通气策略

（1）FiO$_2$：维持 PaO$_2$>8kPa 即可。长时间吸入高浓度氧会导致氧中毒，引起肺损伤；

（2）PEEP：通过复张萎陷的肺泡、改善通气/血流比，减少肺内分流等机制改善氧合。

（3）小潮气量通气：根据预计的理想体重给予 6mL/kg 的维持气道峰压<30cmH$_2$O；允许性高碳酸血症（pH>7.1）；

（4）改善低氧血症的其他可选方法：肺复张和高 PEEP，俯卧位通气，高频振荡通气，一氧化氮吸入，糖皮质激素，体外膜肺氧合。

第七节　乳糜胸

1　定义

乳糜胸是大量淋巴液由胸导管或其主要分支的瘘口进入并潴留在胸腔而形成。乳糜胸一般出现在术后第 4~5 天，偶尔也可在术后 24 小时之内或术后第 7~14 天表现出来。诊断依据主要有：术后胸腔引流量多，超过600mL/24小时，应高度怀疑乳糜胸可能。若引流或胸穿抽出乳白色混浊胸腔积液，证实是乳糜，可取胸液行乳糜试验检测。

2 严重级别

轻型：<1000mL/天；

重型：>1000mL/天。

3 预防和治疗

3.1 预防措施

（1）清楚了解胸导管的解剖是避免发生乳糜胸的首要条件。胸中上段肿瘤外侵严重者，术中游离肿瘤和清扫淋巴结时，应注意避免损伤胸导管，并且对胸导管周围组织切断时建议结扎；

（2）预防性胸导管结扎：术中如果术者认为手术操作可能已经损伤胸导管，关胸前，在膈上5~6cm处对胸导管进行预防性结扎；

（3）着重提醒，肝硬化病人不能结扎胸导管。因为肝硬化门静脉高压时肝静脉回流受阻，血浆自肝窦壁渗透至窦房间隙致肝脏淋巴液生成增多，淋巴管内压力增加，若结扎胸导管，超过胸导管引流能力，使胸膜淋巴管扩张、淤滞和破裂，可使淋巴液溢出导致乳糜胸或乳糜腹形成。

3.2 治疗

发生乳糜胸后，先采取保守治疗，密切观察乳糜排出量。如引流量每日在500mL以下且逐渐减少，可观察时间长些，有自愈可能。如引流量每日在1000mL以上，观察时间应不超过1周，时间过长可能导致患者电解质紊乱，增加再次手术风险。

3.2.1 保守治疗

限制饮食，可饮水，进食无脂、高蛋白、高糖的流质或半流质饮食。全肠外营养支持治疗，静脉补充全血、血浆蛋白、氨基酸、脂肪乳、电解质、维生素及微量元素，纠正水、电解质失衡。生长抑素对胃肠道消化液分泌有广泛的抑制作用，使流经胸导管的乳糜液减少。临床上多用奥曲肽作为保守治疗的补充。留置胸腔闭式引流，保证肺膨胀良好，胸腔灌洗粘连剂，促使胸膜粘连。常规保守治疗可联合应用呼吸机正压通气治疗。

3.2.2 手术治疗

当保守治疗无效，胸腔引流量每日在1000mL以上，观察时间应不超过1周，须及时手术治疗。手术方法如下：

（1）能够清晰辨认胸导管破口，直接结扎；

（2）膈上胸导管周围组织大块结扎；

（3）胸导管结扎术后再发乳糜胸的治疗：一般在发生乳糜胸后，漏出量较少，行保守治疗后多可治愈；如漏出量很大，可行淋巴管造影，了解胸导管解剖变异，再次手术结扎。

EC术后并发症在所难免，尤其是进行规范化肿瘤切除手术，并发症就更多见。但根据本中心经验，只要严格控制手术质量，及时治疗，并发症危害是可控的。

第十章

EC 病理分型

第一节 EC 病理术语和定义

EC 是来源于食管黏膜上皮细胞的恶性肿瘤，主要有鳞状细胞癌和腺癌两种组织学类型。根据临床症状、体征及影像学和内镜检查，经细胞学或组织病理学检查，符合下列之一者可确诊为 EC：①纤维食管镜检查刷片细胞学或活检为癌；②临床诊断为 EC，食管外转移病变（锁骨上淋巴结、皮肤结节等）经活检或细胞学检查明确诊断为 EC 转移病灶。

1 早期 EC

局限于黏膜层的食管浸润性癌，无论有无区域淋巴结转移。

2 表浅 EC

局限于黏膜层及黏膜下层的食管浸润性癌，无论有无区域淋巴结转移。

3 进展期 EC

浸润肌层或更深层次的食管浸润性癌。

4 食管胃交界部腺癌

肿瘤中心位于解剖学上食管胃交界部（管状食管变为囊状胃的部位，与组织学上的鳞柱交界不一定一致）上、下各 2cm 这段范围内的腺癌。

第二节 EC的大体分型

1 早期EC

包括隐伏型、糜烂型、斑块型和乳头型。

2 中晚期EC

包括髓质型、蕈伞型、溃疡型、缩窄型和腔内型。

第三节 EC的病理类型及分级

1 组织学类型

推荐使用2019版消化系统肿瘤WHO分类（表19-10-1）。

表19-10-1　2019版消化系统肿瘤WHO分类

组织学类型	ICD-O编码
鳞状细胞癌	8070/3
疣状癌	8051/3
梭形细胞鳞状细胞癌	8074/3
基底细胞样鳞状细胞癌	8083/3
腺癌	8140/3
腺样囊性癌	8200/3
黏液表皮样癌	8430/3
腺鳞癌	8560/3
未分化癌	8020/3
淋巴上皮样癌	8082/3
神经内分泌肿瘤	8240/3
神经内分泌肿瘤，G_1	8240/3
神经内分泌肿瘤，G_2	8249/3
神经内分泌肿瘤，G_3	8249/3
神经内分泌癌	8246/3
大细胞神经内分泌癌	8013/3
小细胞神经内分泌癌	8041/3
混合性神经内分泌-非神经内分泌肿瘤	8154/3
复合性小细胞癌（复合腺癌）	8045/3
复合性小细胞癌（复合鳞状细胞癌）	8045/3

2 组织学分级

鳞状细胞癌和腺癌依据分化程度分为高分化、中分化和低分化。

第四节 新辅助治疗后根治术标本的病理学评估

新辅助治疗后病理学改变的基本特征包括：肿瘤细胞退变、消减，大片坏死；纤维组织增生、间质炎症细胞浸润、钙盐沉积等。鳞状细胞癌新辅助治疗后可能出现仅有角化物而无癌细胞残存，腺癌新辅助治疗后可能出现大的黏液湖而无癌细胞残存，均不能将其认为是肿瘤残存。

肿瘤消退程度是一项重要预后因素，肿瘤完全缓解（即完全或几乎完全消除肿瘤）是术前治疗的主要目标，残留肿瘤<10%预示预后良好。目前评估肿瘤消退等级（TRG）标准主要分为两类，即对残留肿瘤和治疗诱导纤维化之间关系的描述性评估（如Mandard，CAP/NCCN等）和对残留肿瘤占原肿瘤床百分比的比例评估（如Becker，JSED等）（表19-10-2）。EC的疗效分级系统宜采用CAP（College of American Pathologists）/NCCN（The National Comprehensive Cancer Network）指南的标准。

表19-10-2 新辅助治疗后病理学评估标准

CAP/NCCN标准	Becker标准
TRG_0：无存活癌细胞	TRG_{1a}：无肿瘤残留
TRG_1：单个或小簇癌细胞残留	TRG_{1b}：残留肿瘤小于肿瘤床的10%
TRG_2：残留癌灶伴间质纤维化	TRG_2：残留肿瘤占肿瘤床的10%~50%
TRG_3：少数或无肿瘤细胞消退；大量癌细胞残留	TRG_3：残留肿瘤占瘤床的50%以上

注：1 肿瘤退缩分级只能在原发肿瘤评估，不适用于评估转移病灶；
2 疗效评估根据存活肿瘤细胞决定，经过新辅助治疗后出现的无肿瘤细胞的角化物或黏液湖不能认为是肿瘤残留；淋巴结内出现无肿瘤细胞的角化物或黏液湖不能认为是肿瘤转移。

第十一章

早期EC内镜治疗

第一节 治疗原则

与传统外科手术相比，早期EC及其癌前病变的内镜下切除具有创伤小、并发症少、恢复快、费用低等优点，且两者疗效相当，5年生存率可达95%以上。原则上，无淋巴结转移或淋巴结转移风险极低、残留和复发风险低的病变均适合行内镜下切除术。

第二节 适应证和禁忌证

内镜黏膜下剥离术（endoscopic submucosal dissection，ESD）和内镜黏膜切除术（endoscopic mucosal resection，EMR）是在日本发展起来的治疗EC的内镜切除（endoscopic resection，ER）方法。目前国内尚无统一规范的内镜下切除适应证，由于欧美EC发病率及鳞癌比例较低，加之内镜下切除技术的应用现状与我国差别较大，因此，国内早期EC内镜下切除治疗多参考日本指南为主。

日本食道学会（JES）食管癌诊治指南（2012年版）：早期EC内镜下切除的绝对适应证：病变局限在上皮层或黏膜固有层的T_{1a}期EC，淋巴结转移风险极低，内镜下切除可获得根治。内镜下切除的相对适应证：病变浸润黏膜肌层（M_3）或黏膜下浅层（T_{1b}-SM1，黏膜下浸润深度<200μm）。黏膜下浸润深度超过200μm的病变发生淋巴结转移的比例高，内镜下治疗难以根治。

日本胃肠内镜学会食管癌ESD/EMR指南（2017年版）：早期EC内镜下切除的绝对适应证：浸润深度不超过黏膜层（T_{1a}）的病变，局限于黏膜T_{1a}-上皮（epithelium，EP）或固有层黏膜（lamina propria mucosa，LPM）的病变极少与淋巴结转移相关，内镜切除术是一种足够彻底的治疗方法。相对适应证：病变延伸至黏膜肌层或轻微浸润黏膜下层（达200μm），淋巴结转移的风险升高。此外，约50%显示更深（超过

200μm）侵入黏膜下层（T_{1b}）的病变与转移有关，在这种情况下，即使它们被归类为浅表癌，也应以相同的方式进行治疗作为晚期癌。覆盖整个圆周3/4的黏膜切除术可能与术后瘢痕狭窄有关。因此，术前应向患者充分说明，并采取预防措施。

日本胃肠内镜学会根据不断更新的ER科学研究证据，于2020年制定了食管癌ESD/EMR指南（以下简称"ER指南"）。共分为食管鳞状细胞癌和食管腺癌两部分。

1 食管鳞癌ER的适应证

浅表食管鳞癌的治疗策略是根据术前诊断的肿瘤浸润深度、病变范围和转移情况来确定的。超声内镜和放大内镜比非放大内镜具有更高的准确性，所以推荐超声内镜或放大内镜诊断肿瘤的浸润深度；同时还推荐ER用于临床诊断T_{1a}-上皮（epithelium，EP）/固有层黏膜（lamina propria mucosa，LPM）（EP/LPM）癌。ER的范围与狭窄的风险密切相关，因此强烈推荐术前评估病变范围，建议使用图像增强放大内镜或碘染色来判断病变范围，这样可以清楚地勾画出病变边界。然而，使用高浓度的碘溶液可能会导致表层上皮脱落，造成随后的诊治困难；因此，建议使用低浓度的碘溶液（≤1%）。

ER是T_{1a}-黏膜肌层（muscularis mucosa，MM）/T_{1b}-黏膜下层浅层1/3（submucosa 1，SM1）（MM/SM1）癌的相对适应证。若切除后病理结果为pEP/LPM，且无血管侵犯，则认为是治愈性切除。cT_{1b}癌推荐手术切除或进行放化疗；然而，部分cSM1癌在手术切除后病理为pT_{1a}-黏膜层（mucosa，M）（pM）癌，此类病变通过ER即可获得治疗。对于术前诊断为cT_{1a}-MM/T_{1b}-SM1的非环周食管鳞癌，ER可以作为一线治疗。

对累及食管环周的cT_{1a}-EP/LPM浅表食管鳞癌，长度≤50mm，在有条件采取预防狭窄措施时，推荐行ER治疗。

2 食管腺癌ER的适应证

EC实践指南2017版强烈推荐ER用于术前诊断M癌，即巴雷特食管浅表腺癌患者，cM癌，这一点已成为全球共识。然而，切除方法不同，ESD在日本很常见，EMR在西方国家更常见。对于适合内镜切除的浅表食管腺癌的根治性治疗，强烈推荐ESD优于EMR。对于无血管侵犯的分化型pDMM食管腺癌，内镜下切除达到R0的患者，不建议行额外手术切除。

目前，国内较为公认的早期EC和癌前病变内镜下切除的绝对适应证：病变层次局限在上皮层或黏膜固有层的EC（M_1、M_2）；食管黏膜重度异型增生。内镜下切除的相对适应证：病变浸润黏膜肌层或黏膜下浅层（M_3、SM1），未发现淋巴结转移的临床证据。范围大于3/4环周、切除后狭窄风险大的病变可视为内镜下切除的相对适应证，但应向患者充分告知术后狭窄等风险。

3 禁忌证

明确发生淋巴结转移的病变，病变浸润至黏膜下深层，一般情况差、无法耐受内镜手术者。

4 相对禁忌证

非抬举征阳性；伴发凝血功能障碍及服用抗凝剂的患者，在凝血功能纠正前不宜手术；术前判断病变浸润至黏膜下深层，患者拒绝或不适合外科手术者。

第三节 治疗

1 围术期处理

（1）术前准备：评估患者全身状况，排除麻醉及内镜下治疗禁忌证。服用抗凝药者术前酌情停药5~7d，必要时请相关学科协助处理。

（2）术后处理：术后第1天禁食，监测生命体征，观察有无头颈胸部皮下气肿，进行必要的实验室和影像学检查；如无异常，术后第2天可进全流食，后连续3d软食，再逐渐恢复正常饮食。

2 术后用药

（1）首先，使用抗生素。对于切除范围大、操作时间长、反复黏膜下注射、穿孔风险高者，可以考虑预防性使用抗生素。参考卫生部抗菌药物使用原则，应选用第一代或第二代头孢菌素，可加用硝基咪唑类药物。术后用药一般不超过72h，可酌情延长。其次，保护创面及止血。术后可予PPI或H_2受体拮抗剂4~6周，有反酸病史或GERD样症状的患者需足量、持续PPI治疗。必要时可加用黏膜保护剂及酌情使用止血药物。

（2）术后标本处理：参见《中国消化内镜活组织检查与病理学检查规范专家共识（草案）》。

（3）术后追加治疗（外科手术/放射治疗/化学治疗）的指征：黏膜下浸润深度≥200μm；淋巴管血管浸润阳性；低分化或未分化癌；垂直切缘阳性。另外，需结合患者一般情况和意愿综合考虑。

3 操作相关并发症及处理

食管早期癌及癌前病变内镜下切除术后的并发症主要包括出血、穿孔、术后狭窄、感染等。

3.1 出血

术中出血指术中需要止血治疗的局部创面出血；术后迟发性出血指术后30d内出现呕血、黑便等征象，Hb下降超过20g/L。

处理方法：术中少量渗血，可予内镜下喷洒肾上腺素0.9%NaCl溶液，而大量渗血则可选用黏膜下注射肾上腺素0.9%NaCl溶液、氩离子凝固术。热活检钳钳夹或止血夹夹闭止血。黏膜下注射液中加入肾上腺素、术中对可疑血管进行电凝、病变切除后预凝可见血管有助于预防出血。

3.2 穿孔

术中穿孔可及时发现。术后出现头颈胸部皮下气肿等穿孔征象，腹部X线平片或CT发现纵隔气体等，应考虑术后穿孔。

处理方法：术中发现穿孔，后续操作应减少注气注水，切除结束后及时夹闭，术后予禁食、胃肠减压、静脉使用抗生素及支持治疗等多可恢复。并发气胸时，应行负压引流。内镜下夹闭失败或穿孔较大无法夹闭时，可考虑外科手术。隐性穿孔保守治疗多可恢复。

3.3 食管狭窄

指内镜切除术后需要内镜下治疗的食管管腔狭窄，常伴有不同程度的吞咽困难，多在术后1个月出现。

处理方法：内镜下食管扩张术是最常规的治疗方法，也可作为狭窄高危病例的预防措施。支架置入可作为难治性病例的选择，糖皮质激素也可用于术后狭窄的防治，但最佳方案有待探索。细胞补片等再生医学技术尚处研究阶段。

第十二章

EC化疗原则

第一节　进展期EC的化疗

系统性化疗是晚期不可切除或转移性EC的标准治疗手段。顺铂联合5-氟尿嘧啶方案（PF方案）一直被作为标准治疗方案在临床应用，但缺乏大型Ⅲ期随机对照研究确认其疗效。除PF方案以外，其他化疗单药及联合方案的有效情况均缺乏具体临床研究证实。

1　EC一线化疗方案

单药化疗方面，5-氟尿嘧啶、铂类、紫杉醇、长春碱类药物据报道有效率15%~40%，中位生存期约3~10个月，联合化疗方案有效率约为20%~60%。

关于两药或三药的整合方案治疗的有效性，只有一项研究比较了联合治疗与单一治疗，对比了PF方案与单药顺铂，有效率分别为35%vs.19%，中位生存期为33周vs.29周。因为长期缺乏新的治疗药物及靶向药物，有研究探索性尝试增加化疗药物种类来延长生存。有3项Ⅱ期研究，均探索紫杉类、铂类、氟尿嘧啶三药联合方案的安全性及有效性数据。其中两项来自日本，多西他赛、奈达铂、氟尿嘧啶三药整合方案，分别入组了23例及34例患者，ORR分别为72.7%及47.1%，中位PFS分别为6个月及9个月，中位OS分别为11.2个月及19.8个月。另一项来自中国，入组43例患者，采用同样的三药整合方案治疗，CR率为4.65%，PR率为58.14%，中位TTP为6.7个月，中位OS为10.3个月。虽然晚期一线治疗上做了很多的尝试，但尚无一项临床研究证实三药整合治疗方案的有效性。日本于2015年开展了双周多西他赛、顺铂、氟尿嘧啶联合对比顺铂/氟尿嘧啶的Ⅲ期随机对照研究JCOG1314，但目前尚无最终结果报道（表19-12-1）。

表 19-12-1 EC 一线化疗方案

方案	有效率（%）
顺铂 100mg/㎡ D1 氟尿嘧啶 1000mg/㎡ D1-5，Q3w	35
顺铂 70mg/㎡ D1 氟尿嘧啶 1000mg/㎡ D1-5，Q3w	35.9
奈达铂 90mg/㎡ 氟尿嘧啶 800mg/㎡ D1-5，Q4w	39.5
多柔比星 30mg/㎡ D1 顺铂 14mg/㎡ D1-5 氟尿嘧啶 700mg/㎡ D1-5，Q4w	43.9
多西他赛 30~40mg/㎡ D1 D15 顺铂 80mg/㎡ D1 氟尿嘧啶 800mg/㎡ D1-5，Q4w	62
多西他赛 60mg D1 奈达铂 70mg D1 氟尿嘧啶 800mg/㎡ D1-5，Q3w	47.1
多西他赛 35mg D1 D15 奈达铂 90mg D1 氟尿嘧啶 800mg/㎡ D1-5，Q4w	72.7

2 EC 二线化疗方案

对于铂类及氟尿嘧啶类耐药的晚期 EC 患者，更缺乏有效药物的数据。大部分数据均基于，紫杉类药物在 EC 二线治疗存在一定有效率。一项Ⅱ期研究，共入组 36 例患者，对比多西他赛联合奈达铂及多西他赛单药在顺铂、氟尿嘧啶耐药的二线治疗的有效性，ORR 双药组为 52.9%，单药组为 36.8%，中位生存期分别为 8.9 个月及 7.0 个月，（P=0.544），3 级及以上 AE 分别为 58.8% 及 26.3%，（P=0.090）。

另一项来自我国医科院肿瘤医院黄镜教授牵头的多中心随机研究，对比伊立替康联合替吉奥对比替吉奥单药二线治疗铂类或紫杉类耐药的食管鳞癌患者，最终入组 123 例患者，双药组 61 例，单药组 62 例，中位随访时间 29.2 个月，两组 PFS 分别为 3.8 个月及 1.7 个月，P=0.006，ORR 分别为 24.6% 及 9.7%，但双药联合组副作用明显增加，3 级及以上白细胞计数下降为 16.4% 及 0，3 级及以上中性粒细胞计数降低分别为 14.8% 及 1.6%，3 级及以上恶心分比为 4.9% 及 0（表 19-12-2）。

表 19-12-2 EC 二线化疗方案

1. 紫杉醇 80mg/㎡ D1 D8 D15，Q4w 多西他赛 60~75mg/㎡ D1，Q3w
2. 伊立替康 150~180mg/㎡ D1，Q2w
3. 替吉奥 80~120mg/d D1-14，Q3w
4. 伊立替康+替吉奥 伊立替康 160mg/㎡ D1 替吉奥 80~120mg/d D1-10，Q3w

第二节 局限期 EC 的化疗

食管鳞癌目前推荐进行术前新辅助放化疗加手术治疗。而对于术后有残留患者建议免疫单药治疗。而对于术前未接受任何新辅助治疗的患者，可以参考 JCOG9204 研究对于淋巴结阳性患者行顺铂加氟尿嘧啶方案联合化疗。

对于局部晚期不可手术切除的患者，同步放化疗始终是标准的治疗模式。随着化疗药物的增多，联合方案也出现新的组合。2019 年中国有一项Ⅲ期随机对照研究，对比放疗联合PF方案或联合TF（紫杉醇联合氟尿嘧啶）方案的有效性及安全性。共纳入436例患者，1∶1随机分组，3年OS分别为51.8%和55.4%，3年PFS分别为45.5%和43.7%，无论在总生存还是在进展时间方面两组之间均无明显差异。而治疗相关副作用有所不同。

除此以外，CRTCOESC为另一项中国研究，评估X方案（卡培他滨单药）vs. XELOX方案（卡培他滨联合奥沙利铂）vs. PF方案作为根治性放化疗方案的有效性和安全性。目前共纳入244例患者按照1∶1∶1分为三组，2年OS率分别为：63.8%、61.5%、62.5%，P=0.973，中位OS分别为39.7个月∶40个月∶34个月，P=0.703，CR率分别为43.8%、41.4%、42.4%，P=0.964，3级以上AE分别为26.5%∶33.8%∶49.3%，P=0.0193。卡培他滨单药联合化疗与双药联合对比OS、PFS及pCR未见差异，但总体AE发生率明显下降。

另一项我国的同步放化疗研究，比较放疗同步紫杉醇+顺铂、紫杉醇+卡铂、紫杉醇+氟尿嘧啶三组方案有效性及安全性，共纳入321例患者，按照1∶1∶1随机分为三组，三组3年OS率分别为59.5%，59.5%，58.2%，P=0.839。不良反应方面，紫杉醇+顺铂组中性粒细胞下降、血小板减少、呕吐、乏力明显高于其他两组，而紫杉醇+氟尿嘧啶组食管炎、肺炎发生率高于其他两组。

结合既往5010研究和CROSS研究，对于同步放化疗目前可选择方案较多，见表19-12-3。

表19-12-3 局部晚期EC同步放化疗方案

去甲长春花碱 25mg/m² D1 D8 D22 D29；顺铂 75mg/m² D1 D22
顺铂 25mg/m² D1-2；氟尿嘧啶 1000mg/m² D1-5 Q3w，2周期
紫杉醇 175mg/m² D1；氟尿嘧啶 1800mg/m² 72h，Q4w，2周期
紫杉醇 50mg/m² D1；氟尿嘧啶 300mg/m² D1，Qw，5周期
紫杉醇 175mg/m² D1；顺铂 25mg/m² D1-3，Q4w，2周期
紫杉醇 50mg/m² D1；卡铂 AUC 2，Qw，6周期

第十三章

EC 的放射治疗

第一节 EC 根治性放疗

1 适应证

（1）$pT_{1b-2}N_0$ 期非颈段患者，不能耐受或拒绝手术者推荐根治性同步放化疗；

（2）$cT_{1b-2}N_+$ 或 $cT_{3-4a}N_0/N_+$，PS 评分为 0~1 者，颈段和拒绝手术或有手术禁忌者，建议行根治性同步放化疗；

（3）$cT_{4b}N_0/N_+$，PS 评分为 0~1 者，推荐根治性同步放化疗，对于有食管穿孔或大出血倾向者，慎重选择放疗；不能耐受同步放化疗者，建议单纯放疗或序贯放化疗。N_+ 患者中，转移淋巴结完全切除困难（侵犯周围器官），推荐根治性同步放化疗。

2 禁忌证

（1）患者一般状况差，伴恶病质；
（2）心肺功能差或合并其他重要器官系统严重疾病，不能耐受放疗；
（3）已有食管大出血或大出血先兆征象；
（4）食管瘘合并严重感染。

3 与化疗的时序配合

局部晚期 EC 非手术治疗的标准治疗是同步放化疗，根治性放化疗之前的诱导化疗不提高生存率。同步化疗常用方案包括铂类联合氟尿嘧啶类或紫杉醇类联合铂类的双药方案，依据患者耐受性，可选择卡培他滨、替吉奥替代氟尿嘧啶，卡铂、奥沙利铂或奈达铂替代顺铂。

根治性放疗常用方案：氟尿嘧啶+顺铂，顺铂 75~100mg/m² d1，氟尿嘧啶 750~1000mg/m² qd CIV 96h，Q4w，同步放疗 2 周期，放疗后 2 周期；紫杉醇+卡铂/顺铂，紫杉醇50mg/m² d1，卡铂AUC=2（顺铂25mg/m²）d1，Qw，共5周。

4 照射靶区

大体肿瘤靶体积（GTV）：包括原发肿瘤（GTVp）及转移淋巴结（GTVnd）。GTVp为食管病灶，根据影像学（强化CT、MRI、上消化道造影及PET-CT）和超声内镜确定。GTVnd为影像学可见的转移淋巴结，包括短径≥10mm（食管旁、气管食管沟≥5mm）的淋巴结，或淋巴结有明显坏死、环形强化、成簇出现。

临床靶体积（CTV）：根据NCCN指南，根治性放疗推荐选择野照射，研究表明基于完善治疗前检查，选择野和累及野照射生存无明显差异；因此，对于肿瘤范围过大、PS评分较差、病期较晚、心肺功能不能耐受者，推荐累及野照射。累及野照射时，CTV定义为GTVp前后、左右方向均外放5~6mm，上下方向各外放30mm，GTVn各方向均外放5~6mm（外放后需根据解剖屏障适当调整）。淋巴结预防照射时，除食管原发病灶和转移淋巴结区外，颈段、胸上段者建议行上纵隔、锁上淋巴引流区照射，胸下段行胃左淋巴引流区照射。

计划靶区（PTV）：在CTV各方向外放5mm，纵向外放可至8~10mm（实际外放可根据各中心质控数据确定）

5 放疗剂量

根治性同步放化疗：50~60Gy，常规分割，单次剂量1.8~2.0Gy，总分割次数25~30次。前瞻性研究显示标准剂量与高剂量根治性放疗组以及同步加量高剂量组的局部控制率、生存率差异均无统计学意义，部分回顾性研究和荟萃分析提示高剂量放疗可能提高食管鳞癌的局控率和生存率。对于接受根治性放化疗治疗者，放疗期间接受足量化疗，放疗剂量建议采用标准剂量，单纯放疗者可采用高剂量放疗，放疗剂量为60~70Gy，常规分割。

6 照射技术

EC放疗可选择调强放疗（IMRT）、螺旋断层调强技术（V-MAT、TOMO），建议采用6MV X线。治疗中建议前3~5次每次治疗前行CBCT进行位置验证，后续每周采集一次。

质子调强放疗技术（IMPT）比被动散射质子治疗（PSPT）和IMRT能够更好地减低肺脏、心脏和肝脏受量，能否提高生存仍在进一步研究中。

第二节 EC 术前放疗

1 适应证

$cT_{1b-2}N_+$或 $cT_{3-4a}N_0/N_+$，PS 评分为 0~1 者，腺癌患者推荐新辅助放化疗，也可行新辅助化疗；鳞状细胞癌患者推荐新辅助放化疗；手术时机是新辅助放化疗结束后 6~8 周，或新辅助化疗结束后 3~6 周。新辅助放化疗术后未达 pCR 者，推荐纳武利尤单抗维持治疗。

2 术前放化疗同步化疗方案

放疗期间同步化疗常用方案：紫杉醇+卡铂，紫杉醇 $50mg/m^2$ d1，卡铂 AUC=2 d1，QW，共 5 周；顺铂+氟尿嘧啶（卡培他滨、替吉奥），顺铂 $75~100mg/m^2$ d1、29，氟尿嘧啶 $750~1000mg/m^2$ qd d1~4、d29~32，Q4W 共 2 周期。

3 照射靶区和剂量

目前国际上尚无专门针对新辅助放化疗的放疗靶区规定，建议依据根治性放疗照射原则。勾画靶区时需考虑后续手术切除时吻合口的位置，应尽量避免吻合口位于照射野内，从而降低吻合口瘘的发生率。

术前新辅助放化疗剂量一般为 40~50.4Gy，常规分割，单次 1.8~2.0Gy/次，共 20~28 次。

第三节 EC 术后放疗

1 适应证

对于鳞状细胞癌者，NCCN 指南不推荐根治术后的辅助治疗，但根据国际上特别是国内大宗病例报道（多基于左开胸两野淋巴结清扫术式）的复发率、前瞻性分层研究和大样本病例的回顾性分析结果，未行新辅助治疗的术后淋巴结阳性和（或）$pT_{3-4a}N_0$ 期者，可考虑行术后放疗或放化疗；尤其对于术后 N_{2-3} 者，术后同步或序贯放化疗可降低局部区域复发率，提高生存率。对于腺癌，未行新辅助治疗者，高危 pT_2（低分化、脉管癌栓、神经侵犯、<50岁中的任一项）、pT_{3-4} 期可行以氟尿嘧啶为基础的放化疗；淋巴结阳性者，建议行以氟尿嘧啶为基础的术后化疗或放疗。

对于 R_1/R_2 切除术后但未接受新辅助放化疗者推荐同步放化疗，或序贯化放疗（适于不能耐受同步放化疗者）。

2 照射靶区

术后放疗CTV：照射野设计尚有争议。推荐双侧锁骨上区及上纵隔区，即104、105、106、107组。如果下段EC且淋巴结转移≥3枚，采用单一放疗时，建议包括以下淋巴结区：104、105、106、107及腹部1、2、3、7组。如果为胸上段EC或上切缘≤3cm者，建议包括吻合口。术后放疗靶区范围及是否行同步化疗需考虑患者胸腔胃或纵隔胃的照射剂量，尤其对于右侧开胸术后患者。

3 放疗剂量

术后放疗：R_1/R_2术后辅助放疗50~60Gy，常规分割，放疗剂量需要考虑胸腔胃最高剂量点，以减少术后出血和瘘的发生。辅助同步放化疗50.4Gy。R_0术后辅助放（化）疗45~50.4Gy，常规分割。

4 术后放疗与化疗的整合

回顾性研究显示术后放化疗可以提高淋巴结阳性，尤其是N_{2-3}者的生存率，化疗常用方案与EC根治性放化疗中化疗方案类似，对于一般高龄、体弱不能耐受同步放化疗者可采用序贯放化疗或放疗期间采用单药替吉奥化疗。

第四节 EC姑息性放疗

EC姑息放疗常用于：
（1）晚期病变化疗后转移灶缩小或稳定，可考虑原发灶放疗；
（2）远处转移引起临床症状者；
（3）晚期患者为解决食管梗阻，改善营养状况者。

第五节 正常组织

正常组织勾画及剂量限制主要参照QUANTEC标准，主要正常组织勾画主要包括脊髓、双肺、心脏、肝脏、气管、气管、胃、甲状腺、小肠（如果在照射野范围之内）。

颈段脊髓≤45Gy，胸段脊髓≤50Gy；双肺V20≤30%，双肺平均剂量（MLD）<20Gy；心脏平均剂量<26Gy，V30<40%，V40<30%；不存在既往肝病或肝细胞癌的患者，肝脏平均剂量<30Gy时；既往有肝脏疾病或肝细胞癌的肝功能Child-Pugh A级患者，肝脏平均剂量<28Gy；气管气管可耐受的最大剂量≤70Gy，避免热点剂量（≥

110%处方剂量）落入气管壁；胃受照射后发生的严重不良反应包括溃疡和穿孔，接受40Gy的胃体积应小于全部胸腔胃的40%~50%，最大剂量一般不超过54Gy。

第六节 放疗常见毒副反应

放疗最常见的急性毒副反应包括放射性食管炎、肺炎、心脏损伤和骨髓抑制，脊髓损伤由于精确放疗的开展而极少发生；常见晚反应损伤包括肺纤维化、食管狭窄及穿孔、心脏损伤等。

1 放射性食管炎

放疗2~3周时，多数患者会出现放射性食管炎，主要表现为吞咽疼痛、严重者可出现脱水、营养不良、电解质紊乱或体重下降。治疗原则为消炎、止痛、修复受损的食管黏膜及营养支持治疗，严重者可考虑鼻胃管置入进行营养支持治疗。

2 放射性肺炎

急性放射性肺炎通常发生于放疗开始后的3个月内，主要表现为发热、咳嗽、呼吸困难等，严重者常因为呼吸困难而死亡。治疗上应尽早、足量、足疗程使用糖皮质激素，临床症状明显好转后逐渐减量至停用。放射性肺炎重在预防，主要是精确勾画靶区，优化放疗计划，尽量降低正常肺组织受照剂量和体积，尤其对于有慢性肺病、间质性肺炎、糖尿病或放疗前接受多周期化疗或联合免疫治疗的患者，严格控制正常肺组织受照剂量和体积。

3 放射性心脏损伤

放射性心脏损伤是放疗后一系列心血管并发症的统称，主要包括无症状心肌缺血、心律失常、心包炎、心肌梗死、缺血性心力衰竭等，潜伏期长。放射性心脏损伤缺少有效、特异的治疗方案。

第十四章

EC 新辅助治疗

第一节 新辅助治疗的适应证

同时满足以下适应证的 EC 患者,推荐行新辅助治疗:①临床分期为局部晚期($cT_{1b\sim c}T_2N+M_0$ 或 $cT_{3\sim c}T_{4a}$ any N M_0);②可切除[a]或边缘可切除[b]食管或食管胃交界癌;③患者有手术意愿并可耐受放化疗毒性。

a.可切除的食管或食管胃交界癌:侵犯黏膜下层(T_{1b})或更深的肿瘤通常选择手术治疗;虽然多个、多站淋巴结转移是手术的相对禁忌证,当有区域淋巴结转移(N+),T_1-T_3 肿瘤也可以切除,此时需要考虑患者年龄和身体状况等因素;T_{4a} 肿瘤累及胸膜、心包或隔膜是可切除的。

b.边缘可切除 EC 或交界癌:即可疑累及周围器官但未明确 cT_{4b},建议先行新辅助治疗后进行肿瘤的二次评估,可根治性切除者手术治疗,不能切除者继续完成根治性同步放化疗。

第二节 新辅助治疗方式的选择(表 19-14-1)

表 19-14-1 EC 新辅助治疗方式的选择

	可切除	新辅助同步放化疗[a]	新辅助化疗[b]
鳞癌	边缘可切除	新辅助同步放化疗后评估手术可能性,如能做到根治性切除,可行手术治疗	新辅助化疗后评估手术可能性,如能做到根治性切除,可行手术治疗
腺癌	可切除	新辅助同步放化疗[c] 或围手术期化疗[d]	
	边缘可切除	新辅助同步放化疗 或新辅助化疗后评估手术可能性,如能做到根治性切除,可行手术治疗	

注:a 有条件的医院建议术前行新辅助同步放化疗。EC 术前同步放化疗证据更充分,因此可以作为常规推荐。既往研究证实,对于可手术 EC,术前放化疗联合手术的治疗模式较单纯手术可获得明显生存获益。对于食管鳞癌而言,一项前瞻性,多中心随机对照的Ⅲ期临床试(NEOCRTEC5010 研究)证实,术前放化疗并手术的整合治疗模式对比单纯手术,提高了总生存,延长了无瘤生存,而两组的围治疗期死亡率及大部分术后并发症发生率无明显差异。

b 术前同步放化疗的长期生存获益是否优于术前化疗尚无定论,但绝大部分研究认为放化疗整合治疗可提高局部区域控制率和根治性手术切除率。

c 对于食管腺癌而言,新辅助同步放化疗的疗效亦已得到有效证实。一项对比术前放化疗并手术与单纯手术治疗效果的随机对照的Ⅲ期临床研究（CROSS研究）显示，术前放化疗并手术的整合治疗模式对比单纯手术，可有效提高R_0切除率，延长总生存及无进展生存期。

d 对于围手术期化疗，Cunningham等的MAGIC研究比较了围术期化疗并手术与单纯手术的疗效，结果显示，两组术后并发症发生率无明显差异，围术期化疗可降低死亡风险，延长无进展生存。

第三节　新辅助治疗方案

1　化疗方案

1.1　鳞癌

术前化疗方案：

（1）顺铂	80mg/m²	i.v.d	d1（或分为3~5天）
紫杉醇	150~175mg/m²	i.v.d	d1
（或多西紫杉醇	60~75mg/m²	i.v.d	d1）
（2）顺铂	75mg/m²	i.v.d	d1（或分为3~5天）
紫杉醇	135mg/m²	i.v.d	d1
氟尿嘧啶	4g/m²	civ 120h	d1
（3）氟尿嘧啶	5g/m²	civ 120h	d1
顺铂	80mg/m²	i.v.d	d1（或分为3~5天）

每3~4周重复，术前2~3疗程，化疗后3~4周手术。

同步化疗方案：

（1）氟尿嘧啶	500mg/m²	i.v.d	d1~5
顺铂	25mg/m²	i.v.d	d1~4
（2）顺铂	25mg/m²	i.v.d	d1~4
长春瑞滨	25mg/m²	i.v.d	d1, d8
（3）顺铂	25mg/m²	i.v.d	d1~4
紫杉醇	175mg/m²	i.v.d	d1
（或多西紫杉醇	75mg/m²	i.v.d	d1）

每3~4周重复，2疗程，在放疗期间同时进行

1.2　腺癌

围术期化疗方案：

（1）氟尿嘧啶	2600mg/m²	civ 24h	d1
甲酰四氢叶酸	200mg/m²	i.v.d	d1
奥沙利铂	85mg/m²	i.v.d	d1
多西紫杉醇	50mg/m²	i.v.d	d1

每2周重复，术前、术后各4疗程

（2）奥沙利铂	85mg/m²	i.v.d	d1
甲酰四氢叶酸	400mg/m²	i.v.d	d1
氟尿嘧啶	400mg/m²	i.v.push	d1
氟尿嘧啶	1200mg/m²	civ 24h	d1~2

每2周重复，术前、术后各3疗程

| （3）奥沙利铂 | 130mg/m² | i.v.d | d1 |
| 卡培他滨 | 1000mg/m² | P.O BID | d1~14 |

每3周重复，术前、术后各3疗程

同步化疗方案：

| （1）紫杉醇 | 50mg/m² | i.v.d | d1 |
| 卡铂 | AUC=2 | i.v.d | d1 |

重复5周

（2）奥沙利铂	85mg/m²	i.v.d	d1
甲酰四氢叶酸	400mg/m²	i.v.d	d1
氟尿嘧啶	400mg/m²	i.v.push	d1
氟尿嘧啶	800mg/m²	civ 24h	d1~2

每2周重复，3疗程，在放疗期间同时进行

| （3）奥沙利铂 | 85mg/m² | i.v.d | d1，15，29 |
| 卡培他滨 | 625mg/m² | P.O BID | d1~5 |

重复5周

术前化疗方案：

| 氟尿嘧啶 | 1000mg/m² | civ 24h | d1~4 |
| 顺铂 | 80mg/m² | i.v.d | d1 |

每3周重复，2疗程

2 放疗方案

研究证实，同步放化疗在肿瘤降期、R0切除率和病理缓解率等方面疗效优于单纯放疗。因此，仅在患者无法耐受同步放化疗时选择单纯放疗方案。

2.1 术前放疗剂量

DT 40~50Gy，目前两个Ⅲ期前瞻性研究采用40~41.4Gy，目前尚无充分证据显示低剂量与高剂量新辅助放疗的临床疗效是否具有差异。

2.2 放疗

可采用三维适形放疗3DCRT、适形调强放疗IMRT、质子放疗等精确放疗技术。

已有多个剂量学研究和大型回顾性临床研究证实，与3DCRT相比，IMRT在靶区剂量分布和正常器官的保护等方面均具有优势，特别是对心脏和肺的保护等方面，可降低心肺并发症的发生率并可能改善生存。因此，近年IMRT已逐渐替代3DCRT成为EC放疗的主流技术。前瞻性Ⅱ期随机对照研究显示，与IMRT相比，质子治疗可进一步降低放疗并发症的发生率。

2.3 靶区定义

大体肿瘤体积（gross tumor volume，GTV）包括食管原发肿瘤GTVp和阳性淋巴结GTVn。临床靶体积（clinical target volume，CTV）包括亚临床病灶（GTVp上下3cm正常食管）及GTVn各方向外扩0.5~1.0cm。是否进行选择性淋巴引流区域照射目前存在争议。此外，设置靶区时需考虑后续手术切除时吻合口的位置，应尽量避免吻合口位于照射野内从而降低吻合口瘘的发生率。

3 手术方式的选择

新辅助治疗后建议的手术时机是在患者身体条件允许情况下，放化疗结束后6~8周，化疗结束后3~6周。

3.1 EC术式的选择

推荐的术式包括：McKeown术式（经腹+经右胸+颈部吻合术），Ivor-Lewis术式（经腹+经右胸手术），腔镜辅助下McKeown/Ivor-Lewis术式，有条件的情况下亦可选择机器人辅助下McKeown/Ivor-Lewis术式。

3.2 淋巴结清扫范围

（1）鳞癌：推荐行全纵隔淋巴结及腹野淋巴结清扫术：胸部——临床实践中应尽可能彻底清扫胸部淋巴结，保证淋巴结清扫数目符合EC N分期要求，推荐清扫范围包括：右侧喉返神经旁淋巴结（第C201组），左侧喉返神经旁淋巴结（第C202组），胸上段食管旁淋巴结（第C203组），气管旁淋巴结（第C204组），隆突下淋巴结（第C205组），胸中段食管旁淋巴结（第C206组），胸下段食管旁淋巴结（第C207组），下肺韧带淋巴结（第C208组），膈肌旁淋巴结（第C209组）。（"C"表示中国标准，"2"表示胸部淋巴结）。腹部——下至胰腺上缘，上至膈裂孔，左至脾胃韧带，右至肝胃韧带和胃右动脉根部。

（2）腺癌：推荐清扫范围：胸部——推荐清扫上界至隆突平面，包括隆突下淋巴结（第C205组），胸中段食管旁淋巴结（第C206组），胸下段食管旁淋巴结（第C207组），下肺韧带淋巴结（第C208组），膈肌旁淋巴结（第C209组）。腹部——下至胰腺上缘，上至膈裂孔，左至脾胃韧带，右至肝胃韧带和胃右动脉根部。

注：①根治性切除要求达到R_0切除（肉眼及镜下无癌残留）；②安全切缘不少于5cm；③术中R_2切除，有肿瘤残留者应作金属夹标记；④重建的器官首选胃，如胃不

能被采用，可考虑用结肠或空肠；⑤术中建立肠内营养通道，包括鼻空肠营养管或空肠造瘘术。

第十五章

EC免疫及靶向治疗

第一节 EC免疫治疗

程序性死亡受体1（Programmed death-1，PD-1）是表达在活性T淋巴细胞上的免疫抑制跨膜蛋白，与肿瘤表面的配体PD-L1和PD-L2结合后，可以抑制T细胞的激活，达到免疫逃逸效果。阻断PD-1/PD-L1通路则能重新激活免疫系统对肿瘤细胞的杀伤作用。近年来，通过该机制基础而开发的PD-1/PD-L1单抗已经获批黑色素瘤、肺癌等多个瘤种的适应证，并且大量临床研究证据也证实了PD-1单抗在治疗EC上极具潜力。

1 EC新辅助免疫治疗

目前，根据CROSS和NEOCRTEC5010临床研究的结果，新辅助放化疗已经成为局部晚期可手术EC的标准治疗，但我国EC围术期治疗方式仍以术后辅助治疗为主，术前新辅助放化疗采用率不高，仅占22%。同时CROSS和NEOCRTEC5010临床研究结果表明，接受新辅助放化疗的EC患者总体复发率为30%~50%，以远处转移为主，仍有待进一步改善。当前免疫检查点抑制剂的使用前移，为EC新辅助治疗带来新的组合和治疗模式。

目前已有证据包括：

（1）PALACE-1研究，该研究共纳入20例接受新辅助放化疗（化疗方案为紫杉+卡铂）整合帕博利珠单抗的食管鳞癌患者。新辅助治疗过程3级及以上不良反应发生率为65%，除一例治疗过程中进展的患者，共18例患者接受了手术，末次治疗与手术间隔中位42.5天，10（56%）例患者的原发灶和淋巴结均达到pCR，原发灶mPR率为89%，R_0切除率为94%。

（2）韩国Ⅱ期术前新辅助放化疗整合帕博利珠单抗治疗局部晚期食管鳞癌（NCT02844075）研究共纳入28例食管鳞癌患者，原发灶的pCR率为46.1%，一年生存率达82.1%，常见不良反应是中性粒细胞减少（50%）和肝转氨酶升高（30.8%），但术后有两例患者出现严重肺损伤而死亡。

（3）NICE研究：卡瑞利珠单抗整合白蛋白紫杉醇和卡铂用于多站淋巴结转移的局部晚期胸段食管鳞癌新辅助治疗Ⅱ临床研究，术后pCR率为45.4%。pT_0率为54.5%（6/11），影像学应答率为90.9%，R_0切除率为100%，常见的3~4级不良反应包括中性粒细胞减少（8/11）和血小板减少（2/11）。

（4）一项卡瑞利珠整合多西紫杉醇和奈达铂用于局部进展期食管鳞癌新辅助治疗的临床研究（NCT03917966）结果显示，pCR达31.82%，MPR率为68%。

（5）NIC-ESCC2019研究：这是一项多中心、开放标签、单臂、Ⅱ期研究，旨在评估卡瑞利珠单抗整合化疗作为可切除的局部晚期食管鳞状细胞癌的新辅助治疗。共有56例患者入组。51例患者行手术切除。18例（35.3%）达到了pCR；主要病理缓解（MPR）12例（23.5%），不完全病理缓解（IPR）21例（41.2%）。在这些小样本的Ⅱ期临床研究中，新辅助化疗整合免疫治疗都显示了较高的pCR率和安全性，但目前没有成熟的大样本Ⅲ临床研究结果，多项新辅助免疫治疗的临床试验正在进行中。

EC术后辅助免疫治疗也取得了较大的进展，CheckMate577是一项Ⅲ期、随机、全球多中心、双盲临床研究，旨在评估纳武利尤单抗辅助治疗对新辅助放化疗后手术未达病理完全缓解的EC及胃食管连接部癌患者的疗效，结果显示，接受新辅助放化疗，但并未取得pCR的患者术后接受纳武利尤单抗可降低31%的复发风险，被NCCNEC指南推荐。其他术后辅助免疫治疗的临床研究仍在进行中。

2　晚期EC免疫治疗

目前，已有多个临床试验（KEYNOTE-590、Checkmate-648、ESCORT-1st、ORIENT-15、JUPITER-06）进行了免疫整合化疗对比化疗在晚期食管鳞癌中的疗效及安全性的多中心、Ⅲ期、随机对照研究，这些研究表明PD-1单抗整合化疗在生存和疗效上均优于化疗组，可以降低30%~40%的死亡风险，这些临床研究证据奠定了免疫整合化疗在晚期EC的一线治疗地位。当前FDA正加速批准帕博利珠单抗、卡瑞利珠单抗用于治疗复发或转移性食管鳞癌的一线治疗。此外，针对中国晚期食管鳞癌一线化疗整合免疫治疗的Ⅱ期临床研究，包括替雷利珠单抗联合化疗、卡瑞丽珠单抗联合阿帕替尼和化疗等都初步显示了较好的临床疗效。

在晚期食管鳞癌二线免疫治疗治疗中，KEYNOTE-181研究结果提示，在PD-L1 CPS≥10的人群中，帕博利珠单抗比相比于化疗可以明显延长患者的生存时间；AT-TRACTION-3研究提示纳武利尤单抗二线治疗食管鳞癌的效果优于化疗；此外，基于我国食管鳞癌人群的ESCORT研究也同样证实卡瑞丽珠单抗对比多西他赛或伊立替康可以显著延长生存时间。根据上述高级别的临床研究证据，2020年美国FDA已经批准帕博丽珠单抗作为PD-L1阳性的晚期食管鳞癌患者标准二线治疗药物，美国NCCN指南优先推荐纳武利尤单抗用于食管鳞癌二线及后线治疗，2020年中国CSCO指南也推荐多个PD-1单抗用于食管鳞癌的二线及以上治疗。

晚期EC二线免疫治疗为患者带来了明显的生存获益。值得注意的是免疫单药治疗的有效率在10%~20%，免疫整合化疗的有效为60%~70%，仍有大部分人群不能从免疫治疗中获得长期生存获益，因此应用免疫治疗的时机、人群筛选和免疫整合治疗模式仍待进一步探索。此外，随着免疫治疗在晚期EC取得了突破性进展，但是即使应答的患者仍有50%左右的人群在未来会出现获得性耐药。如何探索EC耐药微环境，及开发逆转免疫耐药策略将是未来临床和转化研究需要解决的问题。

第二节　EC靶向治疗

目前，晚期食管鳞癌的靶点有EGFR、HER2、VEGFR等，但是相关临床研究进展缓慢，大部分药物以失败告终。在EGFR相关药物中，西妥昔单抗或帕尼单抗整合一线化疗在食管鳞癌患者中均未取得明显的生存优势，转化研究发现对于EGFR高表达的食管鳞癌患者，西妥昔单抗的生存获益更加明显。此外，一项Ⅱ期临床研究显示，尼妥珠单抗整合顺铂和紫杉醇化疗在食管鳞癌患者的有效率可达51.8%，中位生存时间为14个月，提示尼妥珠单抗在食管鳞癌中具有一定治疗潜力，相关Ⅲ期临床研究也正在进行中。

除了单抗类药物，学界对EGFR小分子抑制剂治疗EC也进行了探索，但是吉非替尼对比二线化疗治疗EC未得到生存获益；在EGFR高表达或基因扩增的晚期食管鳞癌患者中，埃克替尼的有效率为16.7%，治疗效果仍需进一步探究。针对抗血管生成药物，已有研究探索了安罗替尼或阿帕替尼二线用于食管鳞癌，但是单药疗效仅有5%~10%，生存时间提高有限。

对于HER2阳性的晚期食管腺癌按照胃腺癌治疗方案进行，曲妥珠单抗整合化疗被获批用于转移性食管腺癌的一线治疗，此外，整合治疗加用拉帕替尼治疗HER2阳性食管腺癌有明显的疗效。在局部晚期或转移性食管腺癌的二线治疗中，雷莫芦单抗可作为单药治疗或与化疗整合治疗。

第十六章

EC的最佳支持治疗

第一节 营养诊断

（1）EC是营养不良发生风险最高的恶性肿瘤，推荐对所有确诊患者诊断、入院后、围术期、放疗期间采用NRS 2002量表进行营养状况评估和综合测定。

（2）对营养筛查有风险的EC患者，推荐进一步采用PG-SGA量表进行营养评估，由护士、医师和营养师共同实施。

（3）对于营养状况良好但预期有营养风险的患者，定期进行营养评估，必要时给予营养干预。

（4）在营养评估基础上，对于存在营养不良特别是重度营养不良患者，推荐进一步从应激程度、炎症反应、能量消耗水平、代谢状况、器官功能、人体组成、心理状况等方面对患者进行营养综合判定。

第二节 营养治疗适应证

遵循"五阶梯"原则：首先选择营养教育，然后依次选择口服营养补充、完全肠内营养、部分胃肠外营养、全肠外营养。

1 手术患者

如果患者至少存在以下一项情况（6个月内体重减轻≥10%、BMI<18.5kg/m²、SGA评分C级或无肝肾功能障碍情况下血清白蛋白含量低于30g/L），手术前应该进行7~14d的营养治疗。对于所有受益于术前营养治疗的患者、营养不良的患者、术后无法经口摄食或术后1周经口摄食小于60%能量需求的患者，推荐行术后营养治疗。

2　放化疗患者

对于拟行放化疗的EC患者，推荐在放化疗前根据PG-SGA评分，放化疗中根据PG-SGA评分和急性放化疗毒性反应分级，放化疗后根据PG-SGA评分和晚期放化疗毒性反应分级，规范化、个体化选择营养治疗路径。

第三节　营养治疗途径

不论是手术患者还是非手术（放化疗）患者，只要存有或部分存有胃肠道消化吸收功能，就应尽可能考虑肠内营养。如果EC因部分或完全胃肠道功能衰竭、肠内营养禁忌证、肠内营养无法实施等原因而导致肠内营养不能提供足够的营养素和能量摄入，推荐行肠内营养联合部分肠外营养或全肠外营养。

第四节　营养治疗通路

1　肠内营养通路

ONS是EC患者肠内营养首选方式。

遵循"四阶梯"原则：肠胃功能正常者首选口服营养补充，中-重度吞咽梗阻、一个月内体重下降5%以上、BMI<18.5kg/m²、PG-SGA≥4分、摄食量少于需要量60%达到3~5d以上时，且消化吸收功能存在当无法满足患者营养需要（持续3~5d摄入量小于目标需要量的60%）或无法实施时，依次选择经鼻胃（肠）管、经皮内镜下胃（空肠）造瘘术、外科手术下胃（空肠）造瘘术给予肠内营养。

对存在中-重度吞咽困难、严重放化疗食管黏膜炎等高危因素影响经口进食的患者推荐管饲营养。如果预计管饲营养时间≤30d，推荐经鼻管饲。如果预计需要长期管饲（>30d），推荐通过经皮穿刺造瘘管饲。外科手术下胃（空肠）造瘘术：用于因食管严重狭窄而无法进行经皮内镜下胃（空肠）造瘘术的患者。

2　肠外营养通路

如果EC患者肠内营养无法完全满足正常人体需要或存在禁忌证，推荐行肠内营养联合部分肠外营养或全肠外营养。肠外营养通路分为经外周静脉及经中心静脉途径。静脉通路的选择需综合考虑患者的病情、肠外营养溶液的渗透压、预计使用时间、血管条件和护理环境等因素。

第五节 营养素

1 能量

应定期检测患者的体重和营养摄入量以确定是否达到能量摄入要求。非荷瘤状态下三大营养素的供能比例为：碳水化合物 50%~55%、脂肪 25%~30%、蛋白质 15%~20%。EC 患者的能量需求随着肿瘤分期、患者一般状况、治疗方式和不良反应等而变化。当无法准确和个体化测量时，一般推荐能量需求量为（25~30）kcal/（kg·d）。

2 碳水化合物、脂肪和蛋白质

推荐减少碳水化合物，适当提高脂肪在总能量中的供能比例，给予高蛋白质、高脂肪（富含 ω-3 多不饱和脂肪酸）、低碳水化合物的肠内营养配方。对于一般患者，蛋白质目标推荐量应大于 1.0g/（kg·d）。对于 EC 手术、放化疗患者，蛋白质目标摄入量建议提高至（1.5~2.0）g/（kg·d）。

3 免疫营养素

免疫营养素主要包括谷氨酰胺、核苷酸、精氨酸、ω-3 多不饱和脂肪酸、支链氨基酸。免疫营养素可以改善 EC 患者营养相关终点，但不确定是否对临床结局有积极作用。

第六节 改善食欲

使用糖皮质激素、孕激素、N-3 脂肪酸等改善厌食症癌症患者的食欲，但应注意副作用。

第七节 维持吞咽功能

建议筛查和处理吞咽困难，并告知患者如何在肠内营养期间维持正常吞咽功能。

第八节 运动

除有氧运动外，建议增加个体化的抗阻训练。

第九节 家庭营养治疗

医师为患者选择和建立适宜的营养途径、制订营养方案、监测营养并发症并对营养过程进行管理。

第十节 疗效评价

（1）在EC治疗过程中和治疗后，临床医师/营养师应该定期对营养治疗的疗效进行评价，评价指标包括快速反应指标、中速反应指标和慢速反应指标，为营养治疗方案的调整提供依据。

（2）EC放疗期间，肠内营养方案应进行动态调整。调整的依据主要为患者营养状况（特别是体重）、吞咽梗阻、吞咽疼痛、进食量及饮食结构等的变化情况。调整的内容包括肠内营养的途径，营养需求和营养素的构成比例等。

参考文献

[1] SUNG H, FERLAY J, SIEGEL R L, et al.Global Cancer Statistics 2020: GLOBOCAN Estimates of Incidence and Mortality Worldwide for 36 Cancers in 185 Countries[J].CA Cancer J Clin, 2021, 71 (3): 209-249.

[2] 孙可欣, 郑荣寿, 张思维, 等.2015年中国分地区恶性肿瘤发病和死亡分析[J].中国肿瘤, 2019, 28 (01): 1-11.

[3] 周家琛, 郑荣寿, 张思维, 等.2000-2015年中国肿瘤登记地区食管癌发病及年龄变化趋势[J].中华肿瘤防治杂志, 2020, 27 (18): 1437-1442.

[4] 陈飞, 王悠清.1990—2019年中国食管癌疾病负担及其变化趋势分析[J].中国肿瘤, 2021, 30 (06): 401-407.

[5] 郑黎阳, 陈琼, 刘曙正, 等.2015年河南省食管癌发病与死亡估计[J].肿瘤预防与治疗, 2019, 32 (11): 978-983.

[6] 杨佳, 张楠, 高冬青, 等.2006—2018年山东省肥城市食管癌的死亡趋势及减寿分析[J].中国肿瘤, 2020, 29 (12): 939-945.

[7] 宋文鹏, 王彦, 谢嘉渝, 等.中国人饮食因素与食管癌的相关性[J].临床与病理杂志, 2021, 41 (08): 1915-1924.

[8] 陈伟霖, 黄丽萍, 韩煌煌, 等.腌制食品摄入联合吸烟、饮酒与食管癌发病关系病例对照研究[J].中国公共卫生, 2018, 34 (05): 643-646.

[9] 黄桁, 王喻, 姜凯元, 等.食管癌高发区农村居民饮食状况调查及防治分析[J].现代肿瘤医学, 2018, 26 (22): 3667-3670.

[10] 熊雪佑, 田东, 侯小玉, 等.食管癌高发区农村居民对食管癌认知情况的调查分析[J].中华胸部外科电子杂志, 2018, 5 (01): 37-41.

[11] 何乔, 敬元华, 黄海容, 等.四川省南部县农村居民食管癌危险因素暴露水平及聚集分析[J].中华肿瘤防治杂志, 2019, 26 (22): 1675-1680.

[12] 闫二帅, 赵宝生, 刘尚国, 等.遗传因素在豫北地区食管癌中的作用分析[J].现代肿瘤医学, 2018, 26 (21): 3418-3421.

[13] 潘恩春, 孙中明, 何源, 等.沿淮河食管癌高发区居民家族遗传与食管癌发病风险的关系[J].现代预防医学, 2016, 43 (14): 2524-2526.

[14] UHLENHOPP D J, THEN E O, SUNKARA T, et al.Epidemiology of esophageal cancer: update in global trends, etiology and risk factors[J].Clin J Gastroenterol, 2020, 13 (6): 1010-1021.

[15] LIANG H, FAN J H, QIAO Y L.Epidemiology, etiology, and prevention of esophageal squamous cell carcinoma in China[J].Cancer Biol Med, 2017, 14 (1): 33-41.

[16] THRIFT A P.Global burden and epidemiology of Barrett oesophagus and oesophageal cancer[J].Nat Rev Gastroenterol Hepatol, 2021, 18 (6): 432-443.

[17] 陈亮辉, 李婷.人工智能在食管癌内镜检查中的应用进展[J].食管疾病, 2021, 3 (02): 106-110.

[18] 李刚, 沈旭, 阿来古哈, 等.达芬奇机器人辅助食管癌切除术与胸腹腔镜联合食管癌切除术临床效果比较的系统评价与Meta分析[J].中国胸心血管外科临床杂志, 2021: 1-8.

[19] ZENG Y, LIANG W, LIU J, et al.Endoscopic Treatment Versus Esophagectomy for Early-Stage Esophageal Cancer: a Population-Based Study Using Propensity Score Matching[J].J Gastrointest Surg, 2017, 21 (12): 1977-1983.

[20] YANG H, LIU H, CHEN Y, et al.Long-term Efficacy of Neoadjuvant Chemoradiotherapy Plus Surgery for the Treatment of Locally Advanced Esophageal Squamous Cell Carcinoma: The NEOCRTEC5010 Randomized Clinical Trial[J].JAMA Surg, 2021, 156 (8): 721-729.

[21] UEYAMA T, KAWAMOTO K, YAMADA Y, et al.Early esophageal carcinoma.Evaluation of the depth of invasion based on double-contrast esophagography[J].Acta Radiol, 1998, 39（2）: 133-137.

[22] MIYATA H, YAMASAKI M, TAKAHASHI T, et al.Determinants of response to neoadjuvant chemotherapy for esophageal cancer using 18F-fluorodeoxiglucose positron emission tomography（18F-FDG-PET）[J].Ann Surg Oncol, 2014, 21（2）: 575-582.

[23] CHOI J, KIM S G, KIM J S, et al.Comparison of endoscopic ultrasonography（EUS）, positron emission tomography（PET）, and computed tomography（CT）in the preoperative locoregional staging of resectable esophageal cancer[J].Surg Endosc, 2010, 24（6）: 1380-1386.

[24] NOBLE F, BAILEY D, TUNG K, et al.Impact of integrated PET/CT in the staging of oesophageal cancer: a UK population-based cohort study[J].Clin Radiol, 2009, 64（7）: 699-705.

[25] WILLIAMS R N, UBHI S S, SUTTON C D, et al.The early use of PET-CT alters the management of patients with esophageal cancer[J].J Gastrointest Surg, 2009, 13（5）: 868-873.

[26] WALKER A J, SPIER B J, PERLMAN S B, et al.Integrated PET/CT fusion imaging and endoscopic ultrasound in the pre-operative staging and evaluation of esophageal cancer[J].Mol Imaging Biol, 2011, 13（1）: 166-171.

[27] RICE T W, ISHWARAN H, FERGUSON M K, et al.Cancer of the Esophagus and Esophagogastric Junction: An Eighth Edition Staging Primer[J].J Thorac Oncol, 2017, 12（1）: 36-42.

[28] BIERE S S, van BERGE H M, MAAS K W, et al.Minimally invasive versus open oesophagectomy for patients with oesophageal cancer: a multicentre, open-label, randomised controlled trial[J].Lancet, 2012, 379（9829）: 1887-1892.

[29] STRAATMAN J, van der WIELEN N, CUESTA M A, et al.Minimally Invasive Versus Open Esophageal Resection: Three-year Follow-up of the Previously Reported Randomized Controlled Trial: the TIME Trial[J].Ann Surg, 2017, 266（2）: 232-236.

[30] HORGAN S, BERGER R A, ELLI E F, et al.Robotic-assisted minimally invasive transhiatal esophagectomy[J].Am Surg, 2003, 69（7）: 624-626.

[31] ORRINGER M B, MARSHALL B, CHANG A C, et al.Two thousand transhiatal esophagectomies: changing trends, lessons learned[J].Ann Surg, 2007, 246（3）: 363-372, 372-374.

[32] HULSCHER J B, TIJSSEN J G, OBERTOP H, et al.Transthoracic versus transhiatal resection for carcinoma of the esophagus: a meta-analysis[J].Ann Thorac Surg, 2001, 72（1）: 306-313.

[33] 韩丁培, 项捷, 高涛涛, 等.机器人辅助与传统Ivor-Lewis食管癌根治术近期疗效的比较[J].中国微创外科杂志, 2016, 16（05）: 404-407.

[34] WANG W P, CHEN L Q, ZHANG H L, et al.Modified Intrathoracic Esophagogastrostomy with Minimally Invasive Robot-Assisted Ivor-Lewis Esophagectomy for Cancer[J].Dig Surg, 2019, 36（3）: 218-225.

[35] 张亚杰, 韩宇, 项捷, 等.机器人微创Ivor Lewis食管癌根治术的应用[J].中国胸心血管外科临床杂志, 2018, 25（09）: 735-741.

[36] HODARI A, PARK K U, LACE B, et al.Robot-Assisted Minimally Invasive Ivor Lewis Esophagectomy With Real-Time Perfusion Assessment[J].Ann Thorac Surg, 2015, 100（3）: 947-952.

[37] CERFOLIO R J, BRYANT A S, HAWN M T.Technical aspects and early results of robotic esophagectomy with chest anastomosis[J].J Thorac Cardiovasc Surg, 2013, 145（1）: 90-96.

[38] ZHANG Y, XIANG J, HAN Y, et al.Initial experience of robot-assisted Ivor-Lewis esophagectomy: 61 consecutive cases from a single Chinese institution[J].Dis Esophagus, 2018, 31（12）.

[39] DENG H Y, HUANG W X, LI G, et al.Comparison of short-term outcomes between robot-assisted minimally invasive esophagectomy and video-assisted minimally invasive esophagectomy in treating middle thoracic esophageal cancer[J].Dis Esophagus, 2018, 31（8）.

[40] CHAO Y K, HSIEH M J, LIU Y H, et al.Lymph Node Evaluation in Robot-Assisted Versus Video-

Assisted Thoracoscopic Esophagectomy for Esophageal Squamous Cell Carcinoma: A Propensity-Matched Analysis[J].World J Surg, 2018, 42 (2): 590-598.

[41] PARK S, HWANG Y, LEE H J, et al.Comparison of robot-assisted esophagectomy and thoracoscopic esophagectomy in esophageal squamous cell carcinoma[J].J Thorac Dis, 2016, 8 (10): 2853-2861.

[42] PALANIVELU C, PRAKASH A, SENTHILKUMAR R, et al.Minimally invasive esophagectomy: thoracoscopic mobilization of the esophagus and mediastinal lymphadenectomy in prone position--experience of 130 patients[J].J Am Coll Surg, 2006, 203 (1): 7-16.

[43] MARKAR S R, WIGGINS T, ANTONOWICZ S, et al.Minimally invasive esophagectomy: Lateral decubitus vs.prone positioning; systematic review and pooled analysis[J].Surg Oncol, 2015, 24 (3): 212-219.

[44] 中国抗癌协会食管癌专业委员会.机器人辅助食管切除术中国临床专家建议（2019版）[J].中华外科杂志, 2019, 57 (09): E1.

[45] GUO X, YE B, YANG Y, et al.Impact of unplanned events on early postoperative results of minimally invasive esophagectomy[J].Thorac Cancer, 2018, 9 (1): 94-98.

[46] AKIYAMA H, TSURUMARU M, UDAGAWA H, et al.Radical lymph node dissection for cancer of the thoracic esophagus[J].Ann Surg, 1994, 220 (3): 364-372, 372-373.

[47] ANDO N, OZAWA S, KITAGAWA Y, et al.Improvement in the results of surgical treatment of advanced squamous esophageal carcinoma during 15 consecutive years[J].Ann Surg, 2000, 232 (2): 225-232.

[48] NISHIHIRA T, HIRAYAMA K, MORI S.A prospective randomized trial of extended cervical and superior mediastinal lymphadenectomy for carcinoma of the thoracic esophagus[J].Am J Surg, 1998, 175 (1): 47-51.

[49] HULSCHER J B, van SANDICK J W, de BOER A G, et al.Extended transthoracic resection compared with limited transhiatal resection for adenocarcinoma of the esophagus[J].N Engl J Med, 2002, 347 (21): 1662-1669.

[50] TAKEUCHI H, KAWAKUBO H, KITAGAWA Y.Current status of minimally invasive esophagectomy for patients with esophageal cancer[J].Gen Thorac Cardiovasc Surg, 2013, 61 (9): 513-521.

[51] BOOKA E, TAKEUCHI H, KIKUCHI H, et al.Recent advances in thoracoscopic esophagectomy for esophageal cancer[J].Asian J Endosc Surg, 2019, 12 (1): 19-29.

[52] BEN-DAVID K, ROSSIDIS G, ZLOTECKI R A, et al.Minimally invasive esophagectomy is safe and effective following neoadjuvant chemoradiation therapy[J].Ann Surg Oncol, 2011, 18 (12): 3324-3329.

[53] HOLSCHER A H, DEMEESTER T R, SCHMIDT H, et al.Propensity score-matched comparison between open and minimal invasive hybrid esophagectomy for esophageal adenocarcinoma[J].Langenbecks Arch Surg, 2020, 405 (4): 521-532.

[54] SUGITA Y, NAKAMURA T, SAWADA R, et al.Safety and feasibility of minimally invasive esophagectomy for elderly esophageal cancer patients[J].Dis Esophagus, 2021, 34 (3).

[55] SIHAG S, KOSINSKI A S, GAISSERT H A, et al.Minimally Invasive Versus Open Esophagectomy for Esophageal Cancer: A Comparison of Early Surgical Outcomes From The Society of Thoracic Surgeons National Database[J].Ann Thorac Surg, 2016, 101 (4): 1281-1288, 1288-1289.

[56] NOBLE F, KELLY J J, BAILEY I S, et al.A prospective comparison of totally minimally invasive versus open Ivor Lewis esophagectomy[J].Dis Esophagus, 2013, 26 (3): 263-271.

[57] TAPIAS L F, MATHISEN D J, WRIGHT C D, et al.Outcomes With Open and Minimally Invasive Ivor Lewis Esophagectomy After Neoadjuvant Therapy[J].Ann Thorac Surg, 2016, 101 (3): 1097-1103.

[58] DOLAN J P, KAUR T, DIGGS B S, et al.Impact of comorbidity on outcomes and overall survival after open and minimally invasive esophagectomy for locally advanced esophageal cancer[J].Surg Endosc, 2013, 27 (11): 4094-4103.

[59] BIERE S S, MAAS K W, CUESTA M A, et al.Cervical or thoracic anastomosis after esophagectomy for cancer: a systematic review and meta-analysis[J].Dig Surg, 2011, 28 (1): 29-35.

[60] CHEN H, LU J J, ZHOU J, et al.Anterior versus posterior routes of reconstruction after esophagectomy: a comparative anatomic study[J].Ann Thorac Surg, 2009, 87 (2): 400-404.

[61] HU H, YE T, TAN D, et al.Is anterior mediastinum route a shorter choice for esophageal reconstruction? A comparative anatomic study[J].Eur J Cardiothorac Surg, 2011, 40 (6): 1466-1469.

[62] NEDERLOF N, TILANUS H W, TRAN T C, et al.End-to-end versus end-to-side esophagogastrostomy after esophageal cancer resection: a prospective randomized study[J].Ann Surg, 2011, 254 (2): 226-233.

[63] MAO C Y, YANG Y S, YUAN Y, et al.End-to-End Versus End-to-Side Hand-Sewn Anastomosis for Minimally Invasive McKeown Esophagectomy[J].Ann Surg Oncol, 2019, 26 (12): 4062-4069.

[64] SCHRODER W, RAPTIS D A, SCHMIDT H M, et al.Anastomotic Techniques and Associated Morbidity in Total Minimally Invasive Transthoracic Esophagectomy: Results From the EsoBenchmark Database[J].Ann Surg, 2019, 270 (5): 820-826.

[65] ZHANG H, WANG Z, ZHENG Y, et al.Robotic Side-to-Side and End-to-Side Stapled Esophagogastric Anastomosis of Ivor Lewis Esophagectomy for Cancer[J].World J Surg, 2019, 43 (12): 3074-3082.

[66] Japanese Classification of Esophageal Cancer, 11th Edition: part I[J].Esophagus, 2017, 14 (1): 1-36.

[67] YE X, ZHAO Y, YOU B, et al.[The interpretation of the Chinese expert consensus on mediastinal lymph node dissection in esophagectomy for esophageal cancer (2017 edition)][J].Zhonghua Wei Chang Wai Ke Za Zhi, 2018, 21 (9): 976-982.

[68] LI H, FANG W, YU Z, et al.Chinese expert consensus on mediastinal lymph node dissection in esophagectomy for esophageal cancer (2017 edition)[J].J Thorac Dis, 2018, 10 (4): 2481-2489.

[69] UDAGAWA H, UENO M, SHINOHARA H, et al.The importance of grouping of lymph node stations and rationale of three-field lymphoadenectomy for thoracic esophageal cancer[J].J Surg Oncol, 2012, 106 (6): 742-747.

[70] 汪鹏, 谢静, 王雷, 等.中国消化内镜活组织检查与病理学检查规范专家共识（草案）[J].中华消化杂志, 2014, 34 (09): 577-581.

[71] 周平红, 蔡明琰, 姚礼庆.消化道黏膜病变内镜黏膜下剥离术治疗专家共识[J].中华胃肠外科杂志, 2012 (10): 1083-1086.

[72] 马丹, 杨帆, 廖专, 等.中国早期食管癌筛查及内镜诊治专家共识意见（2014年，北京）[J].胃肠病学, 2015, 20 (04): 220-240.

[73] BLEIBERG H, CONROY T, PAILLOT B, et al.Randomised phase II study of cisplatin and 5-fluorouracil (5-FU) versus cisplatin alone in advanced squamous cell oesophageal cancer[J].Eur J Cancer, 1997, 33 (8): 1216-1220.

[74] UEDA H, KAWAKAMI H, NONAGASE Y, et al.Phase II Trial of 5-Fluorouracil, Docetaxel, and Nedaplatin (UDON) Combination Therapy for Recurrent or Metastatic Esophageal Cancer[J].Oncologist, 2019, 24 (2): 163-176.

[75] MIYAZAKI T, OJIMA H, FUKUCHI M, et al.Phase II Study of Docetaxel, Nedaplatin, and 5-Florourouracil Combined Chemotherapy for Advanced Esophageal Cancer[J].Ann Surg Oncol, 2015, 22 (11): 3653-3658.

[76] GUO J F, ZHANG B, WU F, et al.A phase II trial of docetaxel plus nedaplatin and 5-fluorouracil in

treating advanced esophageal carcinoma[J].Chin J Cancer, 2010, 29 (3): 321-324.

[77] YAJIMA S, SUZUKI T, NANAMI T, et al.Randomized Phase II Study to Comparing Docetaxel/Nedaplatin versus Docetaxel for 5-Fluorouracil/Cisplatin Resistant Esophageal Squamous Cell Carcinoma[J]. Ann Thorac Cardiovasc Surg, 2021, 27 (4): 219-224.

[78] HUANG J, XU B, LIU Y, et al.Irinotecan plus S-1 versus S-1 in patients with previously treated recurrent or metastatic esophageal cancer (ESWN 01): a prospective randomized, multicenter, open-labeled phase 3 trial[J].Cancer Commun (Lond), 2019, 39 (1): 16.

[79] CHEN Y, YE J, ZHU Z, et al.Comparing Paclitaxel Plus Fluorouracil Versus Cisplatin Plus Fluorouracil in Chemoradiotherapy for Locally Advanced Esophageal Squamous Cell Cancer: A Randomized, Multicenter, Phase III Clinical Trial[J].J Clin Oncol, 2019, 37 (20): 1695-1703.

[80] SHAPIRO J, van LANSCHOT J, HULSHOF M, et al.Neoadjuvant chemoradiotherapy plus surgery versus surgery alone for oesophageal or junctional cancer (CROSS): long-term results of a randomised controlled trial[J].Lancet Oncol, 2015, 16 (9): 1090-1098.

[81] COOPER J S, GUO M D, HERSKOVIC A, et al.Chemoradiotherapy of locally advanced esophageal cancer: long-term follow-up of a prospective randomized trial (RTOG 85-01). Radiation Therapy Oncology Group[J].JAMA, 1999, 281 (17): 1623-1627.

[82] MINSKY B D, PAJAK T F, GINSBERG R J, et al.INT 0123 (Radiation Therapy Oncology Group 94-05) phase III trial of combined-modality therapy for esophageal cancer: high-dose versus standard-dose radiation therapy[J].J Clin Oncol, 2002, 20 (5): 1167-1174.

[83] 中国食管癌放射治疗指南（2019年版）[J].国际肿瘤学杂志，2019（07）：385-398.

[84] CONROY T, GALAIS M P, RAOUL J L, et al.Definitive chemoradiotherapy with FOLFOX versus fluorouracil and cisplatin in patients with oesophageal cancer (PRODIGE5/ACCORD17): final results of a randomised, phase 2/3 trial[J].Lancet Oncol, 2014, 15 (3): 305-314.

[85] LIU S, LUO L, ZHAO L, et al.Induction chemotherapy followed by definitive chemoradiotherapy versus chemoradiotherapy alone in esophageal squamous cell carcinoma: a randomized phase II trial[J]. Nat Commun, 2021, 12 (1): 4014.

[86] GAO X S, QIAO X, WU F, et al.Pathological analysis of clinical target volume margin for radiotherapy in patients with esophageal and gastroesophageal junction carcinoma[J].Int J Radiat Oncol Biol Phys, 2007, 67 (2): 389-396.

[87] LYU J, YISIKANDAER A, LI T, et al.Comparison between the effects of elective nodal irradiation and involved-field irradiation on long-term survival in thoracic esophageal squamous cell carcinoma patients: A prospective, multicenter, randomized, controlled study in China[J].Cancer Med, 2020, 9 (20): 7460-7468.

[88] ZHU H, RIVIN D C E, YE J, et al.Involved-Field Irradiation in Definitive Chemoradiotherapy for Locoregional Esophageal Squamous Cell Carcinoma: Results From the ESO-Shanghai 1 Trial[J].Int J Radiat Oncol Biol Phys, 2021, 110 (5): 1396-1406.

[89] XU Y J, ZHU W G, LIAO Z X, et al.[A multicenter randomized prospective study of concurrent chemoradiation with 60 Gy versus 50 Gy for inoperable esophageal squamous cell carcinoma][J].Zhonghua Yi Xue Za Zhi, 2020, 100 (23): 1783-1788.

[90] HULSHOF M, GEIJSEN E D, ROZEMA T, et al.Randomized Study on Dose Escalation in Definitive Chemoradiation for Patients With Locally Advanced Esophageal Cancer (ARTDECO Study) [J].J Clin Oncol, 2021, 39 (25): 2816-2824.

[91] LIN S H, WANG L, MYLES B, et al.Propensity score-based comparison of long-term outcomes with 3-dimensional conformal radiotherapy vs intensity-modulated radiotherapy for esophageal cancer[J].Int J Radiat Oncol Biol Phys, 2012, 84 (5): 1078-1085.

[92] WANG X, HOBBS B, GANDHI S J, et al.Current status and application of proton therapy for esopha-

geal cancer[J].Radiother Oncol, 2021, 164: 27-36.

[93] van HAGEN P, HULSHOF M C, van LANSCHOT J J, et al.Preoperative chemoradiotherapy for esophageal or junctional cancer[J].N Engl J Med, 2012, 366 (22): 2074-2084.

[94] KELLY R J, AJANI J A, KUZDZAL J, et al.Adjuvant Nivolumab in Resected Esophageal or Gastroesophageal Junction Cancer[J].N Engl J Med, 2021, 384 (13): 1191-1203.

[95] DENG W, YANG J, NI W, et al.Postoperative Radiotherapy in Pathological T2-3N0M0 Thoracic Esophageal Squamous Cell Carcinoma: Interim Report of a Prospective, Phase III, Randomized Controlled Study[J].Oncologist, 2020, 25 (4): e701-e708.

[96] NI W, YU S, XIAO Z, et al.Postoperative Adjuvant Therapy Versus Surgery Alone for Stage IIB-III Esophageal Squamous Cell Carcinoma: A Phase III Randomized Controlled Trial[J].Oncologist, 2021, 26 (12): e2151-e2160.

[97] YANG J, ZHANG W, XIAO Z, et al.The Impact of Postoperative Conformal Radiotherapy after Radical Surgery on Survival and Recurrence in Pathologic T3N0M0 Esophageal Carcinoma: A Propensity Score-Matched Analysis[J].J Thorac Oncol, 2017, 12 (7): 1143-1151.

[98] CHEN J, PAN J, LIU J, et al.Postoperative radiation therapy with or without concurrent chemotherapy for node-positive thoracic esophageal squamous cell carcinoma[J].Int J Radiat Oncol Biol Phys, 2013, 86 (4): 671-677.

[99] BEDENNE L, MICHEL P, BOUCHE O, et al.Chemoradiation followed by surgery compared with chemoradiation alone in squamous cancer of the esophagus: FFCD 9102[J].J Clin Oncol, 2007, 25 (10): 1160-1168.

[100] ZHANG Z X, GU X Z, YIN W B, et al.Randomized clinical trial on the combination of preoperative irradiation and surgery in the treatment of adenocarcinoma of gastric cardia (AGC) --report on 370 patients[J].Int J Radiat Oncol Biol Phys, 1998, 42 (5): 929-934.

[101] STAHL M, WALZ M K, STUSCHKE M, et al.Phase III comparison of preoperative chemotherapy compared with chemoradiotherapy in patients with locally advanced adenocarcinoma of the esophagogastric junction[J].J Clin Oncol, 2009, 27 (6): 851-856.

[102] CUNNINGHAM D, ALLUM W H, STENNING S P, et al.Perioperative chemotherapy versus surgery alone for resectable gastroesophageal cancer[J].N Engl J Med, 2006, 355 (1): 11-20.

[103] KLEVEBRO F, ALEXANDERSSON V D G, WANG N, et al.A randomized clinical trial of neoadjuvant chemotherapy versus neoadjuvant chemoradiotherapy for cancer of the oesophagus or gastro-oesophageal junction[J].Ann Oncol, 2016, 27 (4): 660-667.

[104] HERSKOVIC A, MARTZ K, AL-SARRAF M, et al.Combined chemotherapy and radiotherapy compared with radiotherapy alone in patients with cancer of the esophagus[J].N Engl J Med, 1992, 326 (24): 1593-1598.

[105] TEPPER J, KRASNA M J, NIEDZWIECKI D, et al.Phase III trial of trimodality therapy with cisplatin, fluorouracil, radiotherapy, and surgery compared with surgery alone for esophageal cancer: CALGB 9781[J].J Clin Oncol, 2008, 26 (7): 1086-1092.

[106] 李辉, 方文涛, 于振涛.食管癌根治术胸部淋巴结清扫中国专家共识（2017版）[J].中华消化外科杂志, 2017, 16 (11): 1087-1090.

[107] ROMERO D.Genetics: Oesophageal cancer - not all alike[J].Nat Rev Clin Oncol, 2017, 14 (3): 138.

[108] NTZIACHRISTOS P, LIM J S, SAGE J, et al.From fly wings to targeted cancer therapies: a centennial for notch signaling[J].Cancer Cell, 2014, 25 (3): 318-334.

[109] 毛友生, 高树庚, 王群, 等.中国食管癌临床流行特征及外科治疗概况大数据分析[J].中华肿瘤杂志, 2020 (03): 228-229.

[110] LI C, ZHAO S, ZHENG Y, et al.Preoperative pembrolizumab combined with chemoradiotherapy for

oesophageal squamous cell carcinoma (PALACE-1) [J].Eur J Cancer, 2021, 144: 232-241.

[111] NIE Y, LIAO J, ZHAO X, et al.Detection of multiple gene hypermethylation in the development of esophageal squamous cell carcinoma[J].Carcinogenesis, 2002, 23 (10): 1713-1720.

[112] SUN J M, SHEN L, SHAH M A, et al.Pembrolizumab plus chemotherapy versus chemotherapy alone for first-line treatment of advanced oesophageal cancer (KEYNOTE-590): a randomised, placebo-controlled, phase 3 study[J].Lancet, 2021, 398 (10302): 759-771.

[113] LUO H, LU J, BAI Y, et al.Effect of Camrelizumab vs Placebo Added to Chemotherapy on Survival and Progression-Free Survival in Patients With Advanced or Metastatic Esophageal Squamous Cell Carcinoma: The ESCORT-1st Randomized Clinical Trial[J].JAMA, 2021, 326 (10): 916-925.

[114] XU J, BAI Y, XU N, et al.Tislelizumab Plus Chemotherapy as First-line Treatment for Advanced Esophageal Squamous Cell Carcinoma and Gastric/Gastroesophageal Junction Adenocarcinoma[J].Clin Cancer Res, 2020, 26 (17): 4542-4550.

[115] ZHANG B, QI L, WANG X, et al.Phase II clinical trial using camrelizumab combined with apatinib and chemotherapy as the first-line treatment of advanced esophageal squamous cell carcinoma[J].Cancer Commun (Lond), 2020, 40 (12): 711-720.

[116] KOJIMA T, SHAH M A, MURO K, et al.Randomized Phase III KEYNOTE-181 Study of Pembrolizumab Versus Chemotherapy in Advanced Esophageal Cancer[J].J Clin Oncol, 2020, 38 (35): 4138-4148.

[117] KATO K, CHO B C, TAKAHASHI M, et al.Nivolumab versus chemotherapy in patients with advanced oesophageal squamous cell carcinoma refractory or intolerant to previous chemotherapy (ATTRACTION-3): a multicentre, randomised, open-label, phase 3 trial[J].Lancet Oncol, 2019, 20 (11): 1506-1517.

[118] HUANG J, XU J, CHEN Y, et al.Camrelizumab versus investigator's choice of chemotherapy as second-line therapy for advanced or metastatic oesophageal squamous cell carcinoma (ESCORT): a multicentre, randomised, open-label, phase 3 study[J].Lancet Oncol, 2020, 21 (6): 832-842.

[119] MOEHLER M, MADERER A, THUSS-PATIENCE P C, et al.Cisplatin and 5-fluorouracil with or without epidermal growth factor receptor inhibition panitumumab for patients with non-resectable, advanced or metastatic oesophageal squamous cell cancer: a prospective, open-label, randomised phase III AIO/EORTC trial (POWER) [J].Ann Oncol, 2020, 31 (2): 228-235.

[120] LORENZEN S, SCHUSTER T, PORSCHEN R, et al.Cetuximab plus cisplatin-5-fluorouracil versus cisplatin-5-fluorouracil alone in first-line metastatic squamous cell carcinoma of the esophagus: a randomized phase II study of the Arbeitsgemeinschaft Internistische Onkologie[J].Ann Oncol, 2009, 20 (10): 1667-1673.

[121] HUANG Z H, MA X W, ZHANG J, et al.Cetuximab for esophageal cancer: an updated meta-analysis of randomized controlled trials[J].BMC Cancer, 2018, 18 (1): 1170.

[122] LU M, WANG X, SHEN L, et al.Nimotuzumab plus paclitaxel and cisplatin as the first line treatment for advanced esophageal squamous cell cancer: A single centre prospective phase II trial[J].Cancer Sci, 2016, 107 (4): 486-490.

[123] DUTTON S J, FERRY D R, BLAZEBY J M, et al.Gefitinib for oesophageal cancer progressing after chemotherapy (COG): a phase 3, multicentre, double-blind, placebo-controlled randomised trial [J].Lancet Oncol, 2014, 15 (8): 894-904.

[124] HUANG J, FAN Q, LU P, et al.Icotinib in Patients with Pretreated Advanced Esophageal Squamous Cell Carcinoma with EGFR Overexpression or EGFR Gene Amplification: A Single-Arm, Multicenter Phase 2 Study[J].J Thorac Oncol, 2016, 11 (6): 910-917.

[125] HUANG J, XIAO J, FANG W, et al.Anlotinib for previously treated advanced or metastatic esophageal squamous cell carcinoma: A double-blind randomized phase 2 trial[J].Cancer Med, 2021, 10

(5): 1681-1689.

[126] YANWEI L, FENG H, REN P, et al.Safety and Efficacy of Apatinib Monotherapy for Unresectable, Metastatic Esophageal Cancer: A Single-Arm, Open-Label, Phase II Study[J].Oncologist, 2020, 25 (10): e1464-e1472.

[127] CHU L, CHEN Y, LIU Q, et al.A Phase II Study of Apatinib in Patients with Chemotherapy-Refractory Esophageal Squamous Cell Carcinoma (ESO-Shanghai 11) [J].Oncologist, 2021, 26 (6): e925-e935.

[128] BANG Y J, Van CUTSEM E, FEYEREISLOVA A, et al.Trastuzumab in combination with chemotherapy versus chemotherapy alone for treatment of HER2-positive advanced gastric or gastro-oesophageal junction cancer (ToGA): a phase 3, open-label, randomised controlled trial[J].Lancet, 2010, 376 (9742): 687-697.

[129] HECHT J R, BANG Y J, QIN S K, et al.Lapatinib in Combination With Capecitabine Plus Oxaliplatin in Human Epidermal Growth Factor Receptor 2-Positive Advanced or Metastatic Gastric, Esophageal, or Gastroesophageal Adenocarcinoma: TRIO-013/LOGiC--A Randomized Phase III Trial[J].J Clin Oncol, 2016, 34 (5): 443-451.

[130] FUCHS C S, TOMASEK J, YONG C J, et al.Ramucirumab monotherapy for previously treated advanced gastric or gastro-oesophageal junction adenocarcinoma (REGARD): an international, randomised, multicentre, placebo-controlled, phase 3 trial[J].Lancet, 2014, 383 (9911): 31-39.

[131] WILKE H, MURO K, Van CUTSEM E, et al.Ramucirumab plus paclitaxel versus placebo plus paclitaxel in patients with previously treated advanced gastric or gastro-oesophageal junction adenocarcinoma (RAINBOW): a double-blind, randomised phase 3 trial[J].Lancet Oncol, 2014, 15 (11): 1224-1235.

[132] ARENDS J, BACHMANN P, BARACOS V, et al.ESPEN guidelines on nutrition in cancer patients [J].Clin Nutr, 2017, 36 (1): 11-48.

[133] QUYEN T C, ANGKATAVANICH J, THUAN T V, et al.Nutrition assessment and its relationship with performance and Glasgow prognostic scores in Vietnamese patients with esophageal cancer[J]. Asia Pac J Clin Nutr, 2017, 26 (1): 49-58.

[134] CHEN M J, WU I C, CHEN Y J, et al.Nutrition therapy in esophageal cancer-Consensus statement of the Gastroenterological Society of Taiwan[J].Dis Esophagus, 2018, 31 (8).

[135] 于振涛.食管癌围手术期营养治疗[J].肿瘤代谢与营养电子杂志,2015,2 (02):19-22.

[136] 马兴好,杨惠,王家家,等.食管癌患者围术期不同时期营养状态与相关分析[J].肿瘤代谢与营养电子杂志,2018,5 (03):274-278.

[137] 李涛,吕家华,郎锦义,等.恶性肿瘤放疗患者营养治疗专家共识[J].肿瘤代谢与营养电子杂志,2018,5 (04):358-365.

[138] ARENDS J, BODOKY G, BOZZETTI F, et al.ESPEN Guidelines on Enteral Nutrition: Non-surgical oncology[J].Clin Nutr, 2006, 25 (2): 245-259.

[139] WANG G, CHEN H, LIU J, et al.A comparison of postoperative early enteral nutrition with delayed enteral nutrition in patients with esophageal cancer[J].Nutrients, 2015, 7 (6): 4308-4317.

[140] LYU J, LI T, XIE C, et al.Enteral nutrition in esophageal cancer patients treated with radiotherapy: a Chinese expert consensus 2018[J].Future Oncol, 2019, 15 (5): 517-531.

[141] FIETKAU R, LEWITZKI V, KUHNT T, et al.A disease-specific enteral nutrition formula improves nutritional status and functional performance in patients with head and neck and esophageal cancer undergoing chemoradiotherapy: results of a randomized, controlled, multicenter trial[J]. Cancer, 2013, 119 (18): 3343-3353.

[142] 樊代明.整合肿瘤学·临床卷[M].北京:科学出版社,2021.

[143] 樊代明.整合肿瘤学·基础卷[M].西安:世界图书出版西安有限公司,2021.

[144] HAO W, TAND H, FANG Y, et al. Morbidity and Mortality of Patients Who Underwent Minimally Invasive Esophagectomy After Neoadjuvant Chemoradiotherapy vs Neoadjuvant Chemotherapy for Locally Advanced Esophageal Squamous Cell Carcinoma: A Randomized Clinical Trial[J].JAMA Surg，2021，156（5）：444-451.

肝癌

名誉主编

樊代明

主　编

陈敏山

名誉主任委员

汤钊猷　刘允怡　陈孝平　王学浩　孙　燕
郑树森　董家鸿　滕皋军　窦科峰

主任委员

樊　嘉

副主任委员

秦叔逵　蔡秀军　周　俭　沈　锋　王伟林
蔡建强　李　强　陈敏山　孙惠川

编　委（姓氏笔画排序）

白雪莉　别　平　蔡定芳　陈　敏　陈卫霞
陈拥军　成文武　程树群　丛文铭　代　智
戴朝六　郭文治　郭亚兵　韩国宏　侯金林
花宝金　黄晓武　纪　元　荚卫东　匡　铭
李　秋　李　涛　李　汛　李亚明　李晔雄
梁　军　梁　萍　梁长虹　刘　嵘　刘连新
刘瑞宝　刘天舒　刘秀峰　卢实春　陆骊工
吕国悦　毛一雷　孟志强　彭　涛　任伟新
任正刚　施国明　石　明　石洪成　史颖弘
宋天强　陶开山　王　葵　王　鲁　王　征
王建华　王茂强　王文平　王文涛　王晓颖
王志明　文天夫　吴志峰　向邦德　肖永胜
邢宝才　徐　立　徐建明　严福华　颜志平
杨　春　杨甲梅　杨建勇　杨业发　杨云柯
叶胜龙　尹震宇　云径平　曾　勇　曾蒙苏
曾昭冲　张　岚　张　倜　张必翔　张博恒
张雷达　张水军　张艳桥　张耀军　赵　明
赵永福　郑红刚　周乐杜　周伟平　朱继业
朱康顺

前言

肝癌是我国第5位常见恶性肿瘤及第2位肿瘤致死病因,其发病率在局部地区仍有上升趋势;患者就诊时多为中晚期,早中期肝癌患者占比不到30%,产生的社会疾病负担巨大;而且我国肝癌患者多以乙肝病毒感染/肝硬化为背景,肝内肿瘤负荷大,合并门脉癌栓概率大,肝功能较差等,与欧美等发达国家肝癌人群具有较大差异。现有的AJCC/UICC、NCCN、ESMO/BCLC、日本肝癌诊疗等指南在临床实践中无法兼顾我国肝癌的疾病背景,诊疗资源的地区差异,肿瘤治疗的社会价值等方面,难以实现个体化决策。亟须一部纳入中国研究和经验,适合中国人群,体现中国特色,服务中国医生,突出整合医学理念,最具临床实操指导价值的诊疗指南。

2021年,由中国抗癌协会理事长樊代明院士倡导,中国抗癌协会总会组织全国肿瘤医学领域权威专家,共同参与编写《中国肿瘤整合诊治指南》(以下简称《CACA指南》),肝癌专业委员会组织业内专家,经多次讨论,以《中国原发性肝癌诊疗规范2021版》为蓝本,按照"防-筛-诊-治-康"的结构编写了本指南,关注肝癌患者的全程防治康复,内容涉及肝癌的流行病学、筛查、影像学检查、病理学评估,外科治疗、介入治疗、系统性药物治疗、放疗等多学科整合治疗手段、全程康复管理等。全文贯彻"整合医学理念",适合中国人群,密切结合中国的具体国情和临床实践,以中国肝癌研究作为主要参考,相信是符合中国肝癌特色的临床诊疗指南,也将为进一步提高我国肝癌诊疗水平发挥重要作用。

编写工作千头万绪,时间紧任务重,不足之处请批评指正。同时也希望大家提出宝贵的意见,以便不定期进行更新和修订,以保证本指南的科学性、先进性和权威性。

中国抗癌协会肝癌专业委员会

樊嘉、周俭、陈敏山

第一章

流行病学概述

肝癌的发生有明显的地区性分布，以东亚、东南亚、非洲南部及西部的发病率较高，南欧的意大利、希腊、西班牙和东欧南部为中发区，欧美、大洋洲等的发病率则较低。

我国是肝癌的高发区，发病率高达18.2/10万人（男性27.6/10万人，女性9.0/10万人），仅次于肺癌、胃癌、乳腺癌，居第4位；死亡率约为17.2/10万人，占全部恶性肿瘤死亡的13%，仅次于肺癌居第2位。我国肝癌总的分布特点是沿海高于内陆；东南沿海江河海口或岛屿又高于沿海其他地区。农村肝癌死亡率略高于城市。高发地区气候具有温暖、潮湿、多雨等特点。东南沿海地区，如江苏、上海、福建、广东、广西等省市为我国肝癌的高发区。

肝癌的年龄分布：一般来说，肝癌发病率随年龄增长而上升。高龄组发病率则趋向于稳定。中国启东和泰国孔敬肝癌年龄校正发病率相似，但肝癌发病率的年龄曲线却不同。启东<50岁人群肝癌发病率高于孔敬，而在≥50岁组中，前者低于后者。提示两地区肝癌的危险因素可能不同。我国根据肝癌年龄别死亡率数学模型的分析发现，肝癌年龄别死亡率高峰较其他癌肿出现早，愈是高发区，高峰愈左移至小年龄。将模型拟合的曲线向前推移20年，可以看出肝癌的暴露自小年龄开始。因此肝癌预防的重点应从婴幼儿到青少年。

肝癌的性别分布：男性较女性具有更强的易感性。从群体分布来看，在高危人群中男女性别比平均为3.7∶1，而在低危人群中男女性别比约为2.4∶1，在肝癌伴肝硬化少的发达国家和地区，男女性别分布几乎相等。从地域分布来看，在肝癌高发区男女性别比为3~4∶1，低发区为1~2∶1。提示女性肝癌发病率低除了暴露水平不同外，似乎还存在如内分泌等其他因素的影响。

流行趋势：包括美国在内的一些发达国家，原发性肝癌的发病率在逐年上升，并且增加的趋势可能还会延续几十年。大阪肝癌发病率1968~1987年迅速增加，男性和女性分别增长41.5/10万和9.7/10万。瑞士男女性发病率也呈持续上升趋势，我国的香港、法国的 Bas RhinB 也有同样的趋势。这种上升可能是由于诊断水平的提高或对危险因素的暴露增加所致。但在一些发展中国家的某些地区，原发性肝癌的年龄标化发病率已有所下降。1972~1999年，我国上海肝癌发病人数虽然明显升高，但年龄标化发病率是下降的，男性与女性分别下降了26%和28%。1978~2002年江苏启东肝癌的总体发病率呈现上下波动的趋势，而15~34岁年龄组人群的发病率则表现为明显的逐渐下降趋势。新加坡则明显下降，男性由34.2/10万降至26.8/10万，女性也由8.0/10万降至7.0/10万，这种下降可能是人群对危险因素的减少所致。

第二章

防——肝癌的病因与预防

第一节 肝癌的病因

目前认为肝癌的发生是一个多阶段，多因素协同作用，经过启动、促癌和演进等多步骤过程，以及多个癌基因和相关基因参与、多个基因发生突变的结果。肝癌的病因尚未清楚，根据现有资料，肝炎病毒、黄曲霉毒素和饮用水污染是肝癌发生的三大相关因素。

1 肝炎病毒、肝硬化

肝炎病毒，尤其是乙型肝炎病毒（HBV）和丙型肝炎病毒（HCV）与肝癌的关系为人们关注，大量的临床和实验室研究发现HBV和HCV与肝癌的关系甚为密切。

HBV与肝癌流行的全球地理分布接近，HBV高发流行区同样是肝癌的高发区，如非洲、东南亚、日本和我国是HBV的中、高发感染区，其肝癌发病率可达25~100/10万，但在欧美为低HBV感染国家，其男性肝癌标化发病率仅3/10万。我国经对全国28万自然人群的肝炎、肝癌普查分析表明，HBsAg标化流行率与肝癌死亡率呈正相关，而与胃癌、食管癌无关。肝癌患者血清HBV标志阳性率明显高于正常人群，其HBsAg阳性率达90%以上。前瞻性研究发现，HBV携带者的肝癌发病率明显高于正常人群，Muir估计HBsAg携带者患肝癌的危险性至少比正常人群大100倍，但与其他恶性肿瘤无关。肝癌家系中HBV感染呈聚集现象，经检测各种人群的HBsAg阳性率，结果发现肝癌病人HBsAg阳性率显著高于其家庭成员，而肝癌家庭成员又显著高于一般人群。肝癌及其癌周肝组织HBV标志显著增加，肝癌标本中HBsAg地衣红染色阳性率达70.4%~90%，显著高于对照组（4.7%）。肝癌细胞中存在着HBV DNA的整合，且HBV DNA的整合可激活一些癌基因，并使某些抑癌基因发生突变。

分子生物学的研究提示HBV导致肝癌的可能解释是：①通过HBV-DNA的插入激活细胞基因，即所谓顺式作用，现已发现HBV-DNA含增强子和启动子，它们可激活癌基因，出现不正常的表达，使细胞转化；②HBV通过病毒产物如HBxAg激活细胞基因，即所谓反式作用；③持续HBV感染所引起炎症、坏死、再生，其本身可能使某些原癌基因激活，改变肝细胞遗传稳定性，使细胞突变率增加、抑癌基因失活和对化学致癌物易感性增高，一旦暴露于较强的致癌物中，可进一步激活癌基因而致癌。

资料表明，发达国家肝癌病人血清中抗-HCV流行率多数超过50%，提示发达国家肝癌的主要病因为HCV。而发展中国家的抗-HCV阳性率仅在4.0%~38.5%，HCV不是发展中国家肝癌的主要病因。我国肝癌患者中HCV流行率为7.5%~42.9%。尽管存在着明显的地区差异，但在中国HCV感染不是肝癌主要病因。

肝炎病毒通过引起急、慢性肝炎、肝硬变，并在此基础上，受其他促癌因素的协同作用下，最后导致肝癌的发生。临床上常见到肝癌病人经历急性肝炎→慢性肝炎→肝硬变→肝癌的发病过程。肝细胞癌合并肝硬变的发生率较高，为80%~90%以上，胆管细胞癌很少或不合并肝硬变（占0~33.3%），患肝硬变病人发生肝癌的机会比无肝硬变者高。

2　黄曲霉毒素（Aflatoxin，AFT）

自20世纪60年代发现黄曲霉毒素以来，已一再证实黄曲霉毒素可诱发动物的肝癌，其中黄曲霉毒素B1被认为是最强的动物致癌剂之一，诱发肝癌最小剂量每天仅需10μg。我国流行病学的材料提示肝癌高发于湿温地带，尤其是食用玉米、花生多的地区，这些都间接支持黄曲霉毒素是肝癌的病因之一，同时不少动物研究资料提示黄曲霉毒素与HBV有协同作用。但黄曲霉毒素是否直接导致人体发生肝癌，尚有待探讨。广东省肝癌防治中心于1981~1983年在肝癌高发区顺德乐从镇的调查结果表明该地区肝癌发病与黄曲霉毒素B1污染无明显关系。

3　饮用水污染

流行病学调查发现饮用宅沟水、溏水者其肝癌的死亡率明显高于饮用井水者，但经改饮深井水后居民肝癌发病率有下降趋势。水中的致癌物质可能为某些有机物如：六氯苯、苯并芘、多氯联苯以及一些藻类如蓝绿藻等。

4　饮酒因素

酗酒在非病毒感染的肝癌患者中起着重要的作用。研究发现，每天饮酒折合成酒精大于80g且持续时间超过10年者，肝癌发生的危险性增加5倍。

5 遗传因素

流行病学的调查发现肝癌患者较多出现家族肿瘤病史，并常见一个家庭中发生几例肝癌患者的聚集现象，这可能是遗传易感性加上共同生活的环境，从而导致肝癌发病的家族聚集性。

6 其他因素

其他如营养不良、农药、性激素、肝吸虫、微量元素的缺乏、吸烟等都可能与肝癌的发病有关。

7 各因素间相互协同作用

现有的研究表明，在肝癌的发生及发展过程中，各危险因素之间除单独作用之外，还存在着协同作用，从而显著地增加肝癌的发病风险。一些应用病例对照和危险度分析方法的研究表明，HCV 和 HBV 均是肝癌的独立危险因素，HCV 的作用似更强，HCV 和 HBV 可能具有协同致癌效应。慢性 HBV 和 HCV 携带者暴露于其他危险因素（包括进食 AFT 污染的粮食、患酒精性肝硬化和糖尿病），具有协同致癌作用，其发病危险显著升高。HBV 和 AFT 在致肝癌方面具有明显的协同作用；动物实验也显示相似的结果，HBV 和 AFT 的存在与转化 DNA 表达有关，HBV 是始动因子，而 AFT 是促进因子，但两者的直接协同作用报道较少。HBV 和/或 HCV 感染和饮酒或糖尿病，或 HCV 感染和脂肪肝等多病因同时存在，可增加肝癌发病的相对危险度；丙型病毒性肝癌患者中饮酒者发生肝癌的风险是不饮酒者的 2 倍，且病情比非饮酒者进展更快，发病年龄更趋年轻化。有研究进一步表明，吸烟、饮酒与肝癌的发病危险有明显的剂量反应关系：HBsAg 阳性并且酗酒和吸烟者的肝细胞癌（HCC）危险度显著高于吸烟和酗酒但 HBsAg 阴性者。慢性肝炎病毒感染可能导致机体对外源化学毒物的解毒能力下降，如代谢酶的改变、DNA 修复的抑制等，从而增加了机体对外源化学毒物的易感性。

第二节 肝癌的预防

目前肝癌的预防较前已经有了长足的进步，无论在一级预防、二级预防、三级预防，甚或是四级预防等方面都具有更多更加实质有效的内容。

1 一级预防

原发性肝癌的一级预防是指使人们避免和尽量少接触已知的致癌物或危险因素，

从而预防肝癌发生所采取的一系列措施。具有中国特色的在肝癌高发区实施"管水、管粮、防肝炎"七字方针以及稍加补充的"防治肝炎、管粮防霉、适量补硒、改良饮水"的一级预防措施已初见成效。

1.1 控制肝炎病毒

1.1.1 预防HBV感染

非洲的冈比亚和中国启东分别建立了新生儿免疫预防队列，是全球最早用乙肝疫苗免疫接种来预防肝癌的、有对照的随机干预试验。1973~2002年启东的数据表明，经过多年的乙肝疫苗接种，虽然肝癌整体发病率缓慢上升，但35岁以下人群的肝癌发病率呈现逐年下降趋势。根据台湾研究人员的报道，在普遍接种乙肝疫苗以后，6~14岁儿童肝细胞癌的年均发病率从1981~1986年的0.7/10万显著地下降到1990~1994年的0.36/10万。韩国在35934名30岁以上的成人中进行的研究发现，与未接种者相比，接种者在随访3年10个月后发生原发性肝癌的RR 0.58（95%CI：0.31~1.09），说明接种乙肝疫苗对成年人也可以降低患肝癌的危险。对于母亲为HBV阳性的婴儿，通过注射抗-HBV丙种球蛋白和乙肝疫苗可以避免乙肝病毒的垂直（母婴）传播。20世纪70年代中期，日本就开始了这种干预措施。在干预措施的影响下，日本献血者的HBV阳性率从20世纪70年代的2.3%降为20世纪90年代末的0.9%。

1.1.2 预防HCV感染

我国的丙型肝炎传播途径以输血为主，其次为手术或注射造成的医源性感染或性传播。母婴传播率较低，不超过6%。自1998年我国开始实施无偿献血后，输血后丙型肝炎的发病率大幅度下降。急性乙型肝炎经过合理正规治疗转成慢性的比例较小，而丙型肝炎转成慢性的比例仍较大。在中国献血人群中，丙型肝炎的发病率高达15%~49%。由于HCV的基因变异性较大，体内产生的中和抗体难以应付不断出现的大量新病毒准种。目前，尚无疫苗可预防丙型肝炎，因此丙型肝炎的预防重点在于保护易感人群、切断传播途径、早期诊断和治疗已感染HCV的患者（即传染源）。具体措施有：①取缔职业献血员，医务人员慎用血制品；②推广一次性使用的注射器，医疗器械如内窥镜、手术器械、牙科钻、针灸针等要严格消毒；③男性使用避孕套对防止HCV的性传播有很好的作用；④如育龄妇女为丙型肝炎患者，最好先进行抗HCV的治疗，待疾病痊愈或控制良好时再怀孕，有助于减少母婴的垂直传播。

1.1.3 抗病毒治疗

肝炎病毒感染者可分为无症状携带者和肝炎患者。目前，还没有资料证实清除无症状携带者体内肝炎病毒对发生肝癌的风险产生的效果。而多项研究表明，采用干扰素清除丙型肝炎患者体内HCV可显著降低肝癌风险。2002年，日本启动了国家防治肝炎和肝细胞癌项目，计划对40~70岁的公民每5年进行一次HCV和HBsAg血样检测，发现HCV感染者进一步接受肝病专家的检查，对慢性丙型肝炎患者建议接受

IFN治疗。这个项目有望成为HCV流行国家防治肝癌的模型。然而，美国预防医学特别委员会并不提倡对感染风险并不高的一般人群中的无症状成人进行HCV感染的常规筛查。

1.2 降低黄曲霉毒素B1暴露水平

由于黄曲霉毒素B1（AFB1）主要污染玉米和花生等作物，因此防止粮食霉变、减少污染食物及其制品（例如花生酱）的摄入量以及改变饮食习惯都能够有效地降低AFB1暴露水平，另外改善饮水条件也有助于减少接触AFB1的机会。启东研究表明，服用吡噻硫酮可使受试者尿中黄曲霉毒素M1（AFM1）排泄量降低51%（$P=0.030$），服用叶绿酸4个月后，尿中黄曲霉毒素-N7-尿嘌呤水平下降55%（$P=0.036$）。说明在被黄曲霉毒素污染严重的地区，使用药物降低人体对黄曲霉毒素B1的暴露水平是可能的。

1.3 其他预防措施

有些药物具有抑制或逆转肝癌发生的作用。如维甲酸类、奥替普拉、COX-2抑制剂、茶多酚和香豆素等，可用于对慢性肝病患者或肝癌高危人群进行肝癌的预防。生活中的一些饮食因素也许有预防肝癌的作用。有研究表明多吃禽类和鱼类以及富含β-胡萝卜素的食物可能降低肝癌的风险。另外，戒烟、限酒、改善饮食和饮水卫生条件、补硒、饮茶和咖啡也被证明具有一定的预防肝癌的效果或可能性。

2 二级预防

二级预防也就是"三早"预防，其任务是落实"三早"（早期发现、早期诊断、早期治疗）措施，以阻止或减缓疾病的发展，恢复健康。早期发现主要是指早期发现一些易感因素如家族遗传性疾病、癌症危险信号、癌前病变，通过加强对易感人群的监测，肿瘤自检等了解遗传性肿瘤的特征。遗传性肿瘤的个体基因改变往往发生在生殖细胞或受精卵的早期阶段（即胚系突变），所以对具有癌瘤遗传易感性和癌瘤家族史的人群必须对其进行早期、定期监测，对高危人群通过基因测序等检测手段，早期诊断并干预肿瘤的进展，从而真正做到早期诊断和早期治疗。

如在I型糖原贮积症（GSD）中，HCC可发生于先前存在的腺瘤样病变，无肝硬化的表现；慢性胆汁淤积综合征发生的HCC可伴有肝内胆管缺如、胆道闭锁、先天性肝纤维化；遗传性出血性毛细血管扩张症和共济失调。毛细血管扩张中偶有报道HCC的病例；肝外遗传性疾病，偶有在结肠家族性腺瘤性息肉病发生HCC的报道；肝内代谢性遗传性疾病，对一些有明显基因缺陷的部位和结构的遗传代谢性疾病，可通过导入该缺陷基因并诱导该基因表达活性产物来达到治疗目的，尤其对单基因遗传病有较明显的疗效。

3　三级预防

三级预防是指对肝癌患者采取最佳的治疗措施，以求提高肝癌患者的生存率、改善生活质量等。主要遵循"积极、综合、特异"的原则。"积极"如对不能根治切除的大肝癌予以非切除治疗，待其缩小后再实施根治性切除，复发性肝癌的再切除，再栓塞治疗等。综合是指多种治疗方法的同时或序贯应用，如手术、栓塞化疗、放疗、生物免疫治疗和中医中药治疗的联合应用。特异是指对于不同临床特征的肝癌患者，采取不同的治疗方法，以期达到最好的效果。正是由于肝癌诊治观念的更新和新的治疗手段的不断应用，肝癌的三级预防取得了可喜的进步。使一部分患者得以延长生存时间，提高生活质量，甚至是一大部分患者获得了根治的机会。

肝癌的防治仍应积极地从预防入手，但由于肝癌的病因未最终阐明，预防措施也尚难在短期内见效，所以从目前来看，在积极进行肝癌一级预防的同时，肝癌的二级、三级预防也必须同时积极进行，以尽可能地挽救部分肝癌患者的生命。

第三章

筛——筛查及遗传学

第一节　肝癌的筛查

对肝癌高危人群的筛查与监测，有助于肝癌的早期发现、早期诊断和早期治疗，是提高肝癌疗效的关键。一项随机对照研究证明肝癌高危病人的主动筛查有助于肝癌的早期发现，并能改善肝癌病人的生存。肝癌高危人群的快速便捷识别是实施大范围肝癌筛查的前提，对人群肝癌风险的分层评估是制定不同肝癌筛查策略的基础。

1　高危人群的定义

在我国，肝癌高危人群主要包括：具有乙型病毒性肝炎（Hepatitis B）和（或）丙型病毒性肝炎（Hepatitis C）、过度饮酒、非酒精性脂肪性肝炎、各种原因引起的肝硬化，以及有肝癌家族史等人群，尤其是年龄>40岁的男性风险更大。目前，尽管抗HBV和抗HCV病毒治疗可显著降低HCC发生风险，但仍然无法完全避免HCC的发生。由我国大陆团队研发的适用于各种慢性肝病和各种种族的肝癌风险评估模型aMAP评分（age-Male-AlBi-Platelets score），可便捷地将肝病人群分为肝癌低风险（0~50分）、中风险（50~60分）和高风险（60~100分），各组肝癌年发生率分别为0~0.2%、0.4%~1%、1.6%~4%，有助于快速锁定肝癌高风险人群。

国家卫计委发布的《原发性肝癌诊疗规范（2019版）》中明确指出，在我国，肝癌的高危人群主要包括：具有乙型肝炎病毒（hepatitis B virus，HBV）和（或）丙型肝炎病毒（hepatitis C virus，HCV）感染、长期酗酒、非酒精脂肪性肝炎、食用被黄曲霉毒素污染食物、各种原因引起的肝硬化、以及有肝癌家族史等的人群，尤其是年龄40岁以上的男性风险更大。

2　筛查方法

肝癌的早期诊断对提高肝癌生存率至关重要，临床医生必须熟悉早期肝癌发现的途径和方法。早期肝癌可通过：①人群普查；②高危人群的筛查与随访；③健康体检等途径发现。其方法是采用AFP和影像学相结合的定期检查，推荐每6个月1次，用于筛查的影像学检查以超声为主，必要时可用CT或磁共振。

复旦大学医学院中山医院肝癌研究所根据多年肝癌筛选的经验，提出以35岁以上HBsAg（+）或慢性肝炎病人为肝癌高危人群。这些人群肝癌检出率为自然人群的34倍。筛检工具为AFP加B超检测。国外报道慢性肝炎、肝硬化病人中每年肝癌检出率为0.8%~4.1%。复旦大学医学院中山医院肝癌研究所1992~1994年在高危人群中进行定期筛检的评价研究，筛检组每6个月定期行AFP和B超检测，对照组不作任何检查，中位随访期为1.2年，结果筛选组发现肝癌38例，早期肝癌占76.3%，手术切除率70.6%，1、2年生存率分别为88.1%和77.5%；对照组发生肝癌18例，无早期肝癌，手术切除率为0，无1例活过一年，两人级有显著差异。研究表明，因筛检早期发现而带来的病程延长的平均时间为0.45年。可见肝癌的早期诊断对提高肝癌的生存率非常重要。

第二节 肝癌的遗传相关因素

流行病学研究表明，肿瘤家族史不仅是家族聚集性也是遗传易感性的一种表现。虽然共同生活的环境下，大多数病毒性肝炎患者并未患肝癌，但在遗传易感性的作用下，对肝癌发病的家族聚集性起着重要作用。台湾对1791个肝癌核心家庭配对调查发现，一级亲属累积患病率为5.37%，二级亲属为2.61%，而对照无肝癌家庭为0.7%，差异有显著性。随着亲缘关系的递减，肝癌的发病危险递减，但仍高于一般人群的发病危险，说明遗传因素在肝癌的发病中起着一定的作用。研究表明，接触同样数量致癌物的个体中，某些生物标志物的水平有高度差异，其中包括遗传易感性生物标志物。

（1）姐妹染色单体互换（SCE）。余新生等对启东一个四代109名成员的大家族进行了研究发现，有10例患肝癌。选择其中7例和生活环境相同的9名作对照结果表明，如不经AFB1处理，肝癌家族与对照组的淋巴细胞SCE值无显著差异；经AFB1 0.01mg处理后，前者SCE值显著高于后者（P<0.01）。提示肝癌高发家族对AFB1存在着遗传易感性，并认为肝癌家族的发生可能是遗传因素与AFB1共同作用的结果。AFB1导致易感个体的淋巴细胞发生突变，是由于AFB1容易和细胞中DNA上碱基结合，使淋巴细胞的免疫监视功能受阻或丧失，从而较一般人容易发生肿瘤。

（2）DNA修复。尽管基因毒性因子可以达到靶组织，但染色体断裂仍依赖于DNA修复机制的缺陷。淋巴细胞DNA非程序合成（UDS）已被广泛用来估价人体DNA修复能力和致癌的敏感性。瞿永华等用盐酸氮芥作为诱导剂测定了启东肝癌患者、肝癌高发家族和肿瘤低发家族成员外周血淋巴细胞的UDS。结果表明：肝癌患者组、肝癌高发家族组的UDS的平均值比肿瘤低发家族组分别增加58%（P<0.01）和47%（P<0.05）。肝癌患者组和肝癌家族成员的UDS差别不显著（P>0.05）。作者认为其机制有两种可能：①由于前两组人群淋巴细胞染色体结构上的差异，易为致癌物质接近而使DNA受损伤，从而使UDS增高；②前两组由于修复时连接障碍，修复合成的DNA片段不能及时与原来的DNA连接，致使修复合成片段延长，导致UDS值增高。但其确切机制尚待进一步探讨。王金兵等应用UDS试验，估价肝癌家系成员和HBsAg携带者外周血淋巴细胞DNA损伤和修复能力，结果：①肝癌患者及其一级亲属UDS值显著高于对照组；②HBsAg携带者UDS值亦明显高于对照组；③HBsAg阴性肝癌及其亲族UDS值与对照组有显著差异。以上提示肝癌的发生可能是环境因素与遗传易感性共同作用的结果。

总之，分子流行病学是近年来崛起的一门新学科，应用3种生物标志物对肝癌进行了危险度评估，为预防和筛查肝癌提供了一个客观的指标。

第四章

诊——肝癌的诊断

第一节 临床表现

肝癌起病隐匿，早期肝癌常没有明显的症状，而中晚期肝癌临床表现常缺乏特异性，例如仅表现为腹胀、消化不良等消化系统症状，容易被忽略或者误诊，对于肝癌高危人群要警惕肝癌的可能。

临床期肝癌常见的临床表现主要有：右上腹疼痛，消化道症状如腹胀、食欲减退、恶心、呕吐、腹泻等，上腹部包块，发热，乏力和消瘦，晚期常出现黄疸、腹水和下肢水肿等症状。特别需要指出的是，即使是中晚期肝癌，其临床表现仍缺乏特异性，需要注意患者的高危因素，并通过全面的体格检查、实验室和影像学检查加以进一步诊断。

复旦大学附属中山医院复旦大学肝癌研究所收集的近30年全国十个省市3250例肝癌临床资料的分析总结表明，患者症状发生率依次为：肝区疼痛64.5%，腹胀15.3%，消瘦6.9%，纳差6.7%，乏力6.2%，上腹部肿块4.7%，发热1.7%，黄疸1.7%，腹泻0.9%，急腹症0.6%；因筛查、体格检查或其他疾病诊治过程中被发现，无症状或无明确肝癌症状者占29.9%。

第二节 疾病史和家族史

肝癌的发病与病毒性肝炎（乙肝/丙肝等），肝硬化等疾病密切相关，应详细询问患者相关病史。肝癌常有家族聚集现象，应详细询问患者相关家族病史，如肝炎，肝硬化等情况。

第三节 体格检查

一般状况评价、全身浅表淋巴结特别是腹股沟及锁骨上淋巴结的情况。腹部视诊和触诊，检查有无肠型、肠蠕动波，腹部是否可触及肿块；腹部叩诊及听诊检查了解有无移动性浊音及肠鸣音异常。

肝脏肿大：为中、晚期肝癌最常见的主要体征，约占95%。肝肿大呈进行性，常为不对称肿大，表现为质地坚硬结节，边缘不规则，表面凹凸不平呈大小结节状或巨块，有时伴有压痛，早期可随呼吸上下移动，晚期与腹壁粘连后常难以推动。如肿瘤位于肝右叶顶部，可见右膈抬高，叩诊时肝浊音界也上升，有时可使膈肌固定或运动受限，甚至出现胸水。早期小肝癌病例，肝肿大常不明显。不少晚期病例中，肝肿大或肝区肿块是患者自己偶然扪及而成为肝癌的首发症状的。肝肿大明显者可充满整个右上腹或上腹部，右季肋部明显隆起。

黄疸：如发生难以控制的黄疸，一般已属晚期。多见于弥漫型肝癌或胆管细胞癌。常由于肿瘤侵犯肝内主要胆管，或肝门外转移淋巴结压迫肝外胆管所引起。肿瘤破为肝内较大胆管可引起胆道出血、胆绞痛、发热、黄疸等。肿瘤广泛破坏肝脏可引起肝细胞性黄疸。

腹水：呈草黄色或血性。草黄色腹水产生原因有肝功能障碍、门静脉或肝静脉癌栓、门静脉受压以及合并肝硬化等，也可表现为肿瘤破裂或肿瘤浸润所致的血性腹水。如为门静脉或肝静脉癌栓所致者，其腹水常早期出现且增长迅速，多为顽固性腹水，尤其以后者为著，一般利尿剂效果不明显，可伴有下肢浮肿，严重者可出现呼吸困难、痔疮脱落、腹股沟疝，甚至肾脏严重受压导致功能障碍而出现少尿甚至无尿等。

另外，还可出现肝掌、蜘蛛痣、腹壁静脉曲张等肝硬化表现，少数尚有左锁骨上淋巴结肿大，肝区叩痛等，但多为晚期表现。

第四节 实验室检查

（1）血常规：了解有无贫血、肝癌破裂出血等可能；白细胞、血小板等，早期无明显变化。晚期病人或合并严重肝硬化时，可出现白细胞、血小板减少，增加出血、感染等机会及严重程度。

（2）出血凝血检查：多个凝血因子在肝脏代谢，因此，当晚期肿瘤出现肝功能障碍时，可出现出血、凝血障碍。

（3）小便常规：早期肝癌患者小便常规检查常无特殊。晚期肝癌致肝细胞明显损害或胆道系统阻塞时，尿胆红素可出现强阳性。粪便常规：注意有无红细胞、白细胞。

（4）粪便隐血试验：部分患者可出现大便潜血阳性，可能与门静脉高压胃肠道黏膜瘀血、破损、溃疡有关。部分晚期患者可因门静脉高压导致食管胃底曲张静脉破裂大量出血，大便可呈红色，镜检可见血细胞。

（5）病毒性肝炎标志物试验：乙型肝炎和丙型肝炎与肝细胞癌的发生、发展有密切的关系。因此，检查肝炎病毒的标志物，对临床诊断及治疗方式的选择有重要意义。

（6）生化常规：肝癌早期肝功能可无明显变化，但随肿瘤的进展，可出现肝功能受损的表现，比如转氨酶升高，白蛋白下降，胆红素升高等表现。

（7）HBV-DNA：检测乙肝病毒复制情况，抗病毒治疗应该覆盖全疗程。

第五节　肿瘤标记物

甲胎蛋白（AFP）是胚胎期蛋白，自1964年Tatarinov发现从肝细胞癌病人血液中可检出甲胎蛋白以来，临床和人群筛检已经证明其价值，使肝癌的诊断水平发生了飞跃，现在已经被广泛用于肝癌的临床诊断中。正常情况下，AFP由胚胎期肝脏和卵黄囊合成，存在于胎儿血清中，在胚胎发生阶段大量出现，但是出生后迅速下降，5周后下降至正常水平，以后维持在10ng/mL或以下的成人正常水平。肝细胞恶变后，恶变的细胞又可重新获得该功能，在患者癌组织提取液、血清和腹水中，均可检出AFP，可借此诊断肝癌。据报道28%~87%的原发性肝癌病人血清中AFP明显升高。甲胎蛋白（AFP）是目前肝癌诊断和复发监测中最有效且最简便常用的血清肿瘤标志物。在HCC的诊断上，血清AFP的诊断特异性仅次于病理检查，是目前最好的早期诊断指标，并且能够反映病情变化和治疗效果。但大量肝细胞坏死后的肝细胞再生，AFP也会升高。另外，各种急慢性肝炎、肝硬化等，也可有一过性增高，但一般都不会显著增高；孕妇、新生儿及睾丸或卵巢的生殖腺胚胎癌亦可出现AFP的升高，故AFP对肝细胞肝癌仅有相对特异的诊断价值。

AFP测定对诊断肝癌有相对的专一性，检测肝癌最特异的标志，具有确立诊断，早期诊断、判断疗效和复发、估计预后等价值，并可广泛用于肝癌的普查。①确立诊断：临床认为，AFP≥200μg/L持续2个月或AFP＞400μg/L持续一个月，无活动性肝病的证据，并排除妊娠和生殖腺胚胎癌，即可做出肝癌的诊断。②早期诊断：因为AFP由肝癌细胞产生，因此，当体内仅有少量癌变细胞时，AFP即可升高。根据AFP升高对肝癌做出诊断，可早于肝癌症状出现6~12个月，有助于对肝癌做出早期诊断，从而早期治疗，有助于改善肝癌的治疗效果。③判断疗效、判断复发：肝癌的根治性切除后，体内没有产生AFP的肝癌细胞，血中AFP含量的下降则会遵循其半衰期规律，每3~9.5天减半，一般在2个月内降至正常水平。如果手术后AFP水平不下降或下降较慢，则需要考虑是否有残留肝内病灶或肿瘤有远处转移。如果AFP

水平降至正常后再次升高，则高度怀疑肝癌复发。同理，AFP也可用于判断射频消融等局部治疗及TACE治疗的疗效。④估计预后：肝癌血清中的AFP主要由肝癌细胞产生，因此AFP含量在一定程度上可反映肿瘤的情况。临床研究发生，AFP的浓度及其动态变化与肝癌患者的症状、预后和肝癌分化程度有关。肝癌早期患者AFP含量远远低于中晚期患者。一般肿瘤越小，AFP含量越低。肝细胞癌的AFP含量最高，阳性率可达70%，混合型肝癌约占25%，肝胆管细胞癌一般均为阴性。患者血AFP浓度越高，上升越快，症状多越严重，预后较差，肿瘤细胞分化程度越低。血浓度低者可能有两种情况：一类症状较轻，预后较好，肿瘤细胞分化程度较好；另一类症状较重，预后很差，肿瘤细胞分化程度多较差。⑤肝癌的普查：相对于B超、CT、MR等影像学检查，AFP普查肝癌具有方便简单、费用低且特异性高等优点，可广泛用于肝癌的普查。

其他标志物：目前尚缺乏敏感性和特异性优于AFP的其他肿瘤标志物，联合应用对AFP阴性肝癌的诊断有一定的参考价值，应用比较普遍的有：异常凝血酶原（DCP）、α-L-岩藻糖苷酶（AFU）、γ-谷氨酰转肽酶同工酶（γ-GGT）、铁蛋白（Ferritin）、癌胚抗原（CEA）、CA19-9等。

第六节　影像学检查

各种影像学检查手段各有特点，应该强调综合应用、优势互补、全面评估。

1　超声检查（Ultrasonography，US）

超声显像具有便捷、实时、无创和无放射辐射等优势，是临床上最常用的肝脏影像学检查方法。常规灰阶超声显像可以早期、敏感地检出肝内占位性病变，鉴别其是囊性或实质性，初步判断良性或恶性。同时，灰阶超声显像可以全面筛查肝内或腹腔内其他脏器是否有转移灶、肝内血管及胆管侵犯情况等。彩色多普勒血流成像可以观察病灶血供状况，辅助判断病灶良恶性，显示病灶与肝内重要血管的毗邻关系以及有无肝内血管侵犯，也可以初步判断肝癌局部治疗后的疗效情况。超声造影检查可以实时动态观察肝肿瘤血流灌注的变化，鉴别诊断不同性质的肝脏肿瘤，术中应用可敏感检出隐匿性的小病灶、实时引导局部治疗，术后评估肝癌局部治疗的疗效等。超声联合影像导航技术为肝癌，尤其是常规超声显像无法显示的隐匿性肝癌的精准定位和消融提供了有效的技术手段。超声剪切波弹性成像可以定量评估肝肿瘤的组织硬度及周边肝实质的纤维化/硬化程度，为规划合理的肝癌治疗方案提供有用的信息。多模态超声显像技术的联合应用，为肝癌精准的术前诊断、术中定位、术后评估起到了重要作用。

2　X线计算机断层成像（Computed tomography，CT）和磁共振成像（Magnetic resonance imaging，MRI）

动态增强CT和多参数MRI扫描是肝脏超声和/或血清AFP筛查异常者明确诊断的首选影像学检查方法。CT/MR（钆喷酸葡胺/钆贝葡胺）动态增强三期扫描包括：动脉晚期（门静脉开始强化；通常注射对比剂后35s左右扫描）、门脉期（门静脉已完全强化；肝静脉可见对比剂充盈；肝实质通常达到强化峰值；通常注射对比剂后60~90s扫描）、延迟期（门静脉、肝静脉均有强化但低于门脉期；肝实质可见强化但低于门脉期；通常注射对比剂后3min扫描）。肝细胞特异性MR对比剂（钆塞酸二钠，Gd-EOB-DTPA）动态增强四期扫描包括：动脉晚期（同上）、门脉期（同上）、移行期（肝脏血管和肝实质信号强度相同；肝脏强化是由细胞内及细胞外协同作用产生；通常在注射Gd-EOB-DTPA 2~5min后扫描）、肝胆特异期（肝脏实质信号高于肝血管；对比剂经由胆管系统排泄；通常在注射钆塞酸二钠20min后扫描）。

目前肝脏CT平扫及动态增强扫描除常见应用于肝癌的临床诊断及分期外，也应用于肝癌局部治疗的疗效评价，特别是观察经动脉化疗栓塞（Transarterial chemoembolization，TACE）后碘油沉积状况有优势。基于术前CT的影像组学技术也可以用于预测首次TACE治疗的疗效。同时，借助CT后处理技术可以进行三维血管重建、肝脏体积和肝肿瘤体积测量、肺脏和骨骼等其他脏器组织转移评价，已广泛应用于临床。采用多参数MRI扫描对于肝癌局部治疗疗效的评价时，推荐使用mRECIST标准加T_2WI及DWI进行综合判断。

肝脏多参数MRI具有无辐射影响、组织分辨率高、可以多方位多序列多参数成像等优势，且具有形态结合功能（包括扩散加权成像等）综合成像技术能力，成为肝癌临床检出、诊断、分期和疗效评价的优选影像技术。多参数MRI对直径≤2.0cm肝癌的检出和诊断能力优于动态增强CT。多参数MRI在评价肝癌是否侵犯门静脉、肝静脉主干及其分支，以及腹腔或腹膜后间隙淋巴结转移等方面，较动态增强CT具有优势。

肝癌影像学诊断主要根据为动态增强扫描的"快进快出"的强化方式。动态增强CT和多参数MRI动脉期（主要在动脉晚期）肝肿瘤呈均匀或不均匀明显强化，门脉期和/或延迟期肝肿瘤强化低于肝实质。"快进"为非环形强化，"快出"为非周边廓清。"快进"在动脉晚期观察，"快出"在门脉期及延迟期观察。Gd-EOB-DTPA只能在门脉期观察"快出"征象，移行期及肝胆特异期"快出"征象可以作为辅助恶性征象。

Gd-EOB-DTPA增强MRI检查显示：肝肿瘤动脉期明显强化，门脉期强化低于肝实质，肝胆特异期常呈明显低信号。5%~12%分化较好的小肝癌，肝胆特异期可以呈吸收对比剂的稍高信号。

肝癌多参数MRI扫描，尤其用于诊断肿瘤直径≤2.0cm/<1.0cm肝癌，强调尚需要结合其他征象（如包膜样强化、T_2加权成像中等信号和扩散受限等）及超阈值增长[6个月内（含）病灶最大直径增大50%（含）]进行综合判断。包膜样强化定义为：光滑，均匀，边界清晰，大部分或全部包绕病灶，特别在门脉期、延迟期或移行期表现为环形强化。

Gd-EOB-DTPA增强MRI检查联合应用肝胆特异期低信号、动脉期强化和扩散受限征象可以明显提高直径<1.0cm肝癌的诊断敏感性，尤其肝硬化病人强烈推荐采用该方法，同时有助于鉴别高度异型增生结节等癌前病变。

基于肝癌CT和/或MRI信息的临床数据挖掘建立融合模型有助于改善临床决策（病人治疗方案选择、疗效评价及预测等）。对于术前预测肝癌微脉管侵犯（Microvascular invasion，MVI），影像学征象特异性高但敏感性较低，列线图及影像组学模型是术前预测MVI的可能突破点。

3 数字减影血管造影（Digital subtraction angiography，DSA）

DSA是一种微创性检查，采用经选择性或超选择性肝动脉进行DSA检查。该技术更多地用于肝癌局部治疗或肝癌自发破裂出血的治疗等。DSA检查可以显示肝肿瘤血管及肝肿瘤染色，还可以明确显示肝肿瘤数目、大小及其血供情况。

4 核医学影像学检查

正电子发射计算机断层成像（Positron emission tomography/CT，PET/CT）、氟-18-脱氧葡萄糖（^{18}F-FDG）PET/CT全身显像的优势在于：①对肿瘤进行分期，通过一次检查能够全面评价有无淋巴结转移及远处器官的转移；②再分期，因PET/CT功能影像不受解剖结构的影响，可以准确显示解剖结构发生变化后或者解剖结构复杂部位的复发转移灶；③对于抑制肿瘤活性的靶向药物的疗效评价更加敏感、准确；④指导放射治疗生物靶区的勾画、确定穿刺活检部位；⑤评价肿瘤的恶性程度和预后。采用碳-11标记的乙酸盐（^{11}C-acetate）或胆碱（^{11}C-choline）等显像剂PET显像可以提高对高分化肝癌诊断的灵敏度，与^{18}F-FDG PET/CT显像具有互补作用。

单光子发射计算机断层成像（Single photon emission computed tomography/CT，SPECT/CT）：SPECT/CT已逐渐替代SPECT成为核医学单光子显像的主流设备，选择全身平面显像所发现的病灶，再进行局部SPECT/CT融合影像检查，可以同时获得病灶部位的SPECT和诊断CT图像，诊断准确性得以显著提高。

正电子发射计算机断层磁共振成像（Positron emission tomography/MRI，PET/MRI）：一次PET/MRI检查可以同时获得疾病解剖与功能信息，提高肝癌诊断的灵敏度。

5 穿刺活检

具有典型肝癌影像学特征的肝占位性病变，符合肝癌临床诊断标准的病人，通常不需要以诊断为目的的肝病灶穿刺活检，特别是对于具有外科手术指征的肝癌病人。能够手术切除或准备肝移植的肝癌病人，不建议术前行肝病灶穿刺活检，以减少肝肿瘤破裂出血、播散风险。对于缺乏典型肝癌影像学特征的肝占位性病变，肝病灶穿刺活检可获得明确的病理诊断。肝病灶穿刺活检可以明确病灶性质和肝癌分子分型，为明确肝病病因、指导治疗、判断预后和进行研究提供有价值的信息，故应根据肝病灶穿刺活检的病人受益、潜在风险以及医师操作经验综合评估穿刺活检的必要性。

肝病灶穿刺活检通常在超声或CT引导下进行，可以采用18G或16G肝穿刺空芯针活检获得病灶组织。其主要风险是可能引起出血和肿瘤针道种植转移。因此，术前应检查血小板和出凝血功能，对于有严重出血倾向的病人，应避免肝病灶穿刺活检。穿刺路径应尽可能经过正常肝组织，避免直接穿刺肝脏表面结节。穿刺部位应选择影像检查显示肿瘤活跃的肿瘤内和肿瘤旁，取材后肉眼观察取材的完整性以提高诊断准确性。另外，受病灶大小、部位深浅等多种因素影响，肝病灶穿刺病理学诊断也存在一定的假阴性率，特别是对于直径≤2cm的病灶，假阴性率较高。因此，肝病灶穿刺活检阴性结果并不能完全排除肝癌的可能，仍需观察和定期随访。对于活检组织取样过少、病理结果阴性但临床上高度怀疑肝癌的病人，可以重复进行肝病灶穿刺活检或者密切随访。

第七节 肝癌的病理学诊断

1 肝癌病理诊断术语

原发性肝癌：统指起源于肝细胞和肝内胆管上皮细胞的恶性肿瘤，主要包括肝细胞癌（HCC）、肝胆管细胞癌（ICC）和肝混合细胞癌-胆管癌（cHCC-CCA）。

肝细胞癌（HCC）：是指肝细胞发生的恶性肿瘤。不推荐使用"肝细胞肝癌"或"肝细胞性肝癌"的病理诊断名称。

肝胆管细胞癌（ICC）：是指肝内胆管树衬覆上皮细胞发生的恶性肿瘤，以腺癌最为多见。组织学上多为小胆管型：起源于肝小叶隔胆管及其以下的小胆管或细胆管，腺管口径小而较规则，或可呈管腔闭合的实性细条索状。

关于HCC和ICC的分子分型的临床和病理学意义多处在研究和论证阶段，但近年来有研究显示，EB病毒相关的ICC具有特殊的临床病理、免疫微环境及分子特征，预后较好并对免疫检查点治疗有较好的获益，有望成为新的亚型；而丙糖磷酸异构酶1（TPI1）在ICC组织中高表达是评估术后复发风险的有用指标等。2019版《WHO消化系统肿瘤组织学分类》已不推荐对ICC使用Cholangiocellular carcinoma 和Cholangiolocellular carcinoma 的病理诊断名称。

cHCC-CCA：是指在同一个肿瘤结节内同时出现HCC和ICC两种组织成分，不包括碰撞癌。虽然有学者建议以两种肿瘤成分占比分别≥30%作为cHCC-CCA的病理诊断标准，但是目前还没有国际统一的cHCC-CCA中HCC和ICC两种肿瘤成分比例的病理诊断标准。为此，建议在cHCC-CCA病理诊断时对两种肿瘤成分的比例状况加以标注，以供临床评估肿瘤生物学特性和制定诊疗方案时参考。

2 肝癌病理诊断规范

肝癌病理诊断规范由标本处理、标本取材、病理检查和病理报告等部分组成。

标本处理要点：①手术医师应在病理检查申请单上明确标注送检标本的部位、种类和数量，对手术切缘和重要病变可以用染料染色或缝线加以标记；②尽可能在离体30min以内将肿瘤标本完整地送达病理科切开固定。组织库留取标本时应在病理科的指导下进行以保证取材的准确性，并应首先满足病理诊断的需要；③10%中性福尔马林溶液固定12~24h。

标本取材要点：肝癌周边区域是肿瘤生物学行为的代表性区域。为此，要求采用"7点"基线取材法（图20-4-1），在肿瘤的12点、3点、6点和9点位置上于癌与癌旁肝组织交界处按1∶1取材；在肿瘤内部至少取材1块；对距肿瘤边缘≤1cm（近癌旁）和>1cm（远癌旁）范围内的肝组织分别取材1块。对于单个肿瘤最大直径≤3cm的小肝癌，应全部取材检查。实际取材的部位和数量还须根据肿瘤的直径和数量等情况考虑。

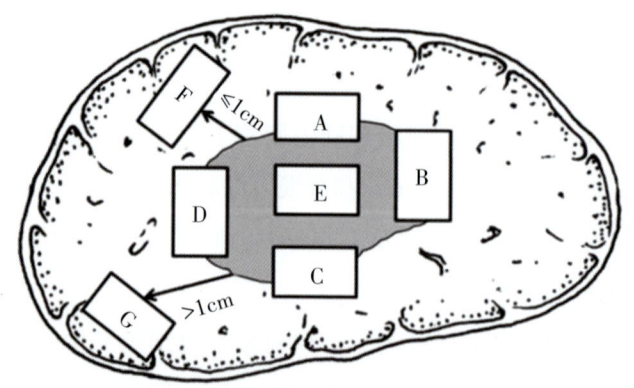

图20-4-1　肝脏肿瘤标本基线取材部位示意图

A、B、C、D：分别对应肿瘤12点、3点、6点和9点的癌与癌旁肝组织交界处；E：肿瘤区域；F：近癌旁肝组织区域；G：远癌旁肝组织区域

3 病理检查要点

大体标本观察与描述：对送检的所有手术标本全面观察，重点描述肿瘤的大小、数量、颜色、质地、与血管和胆管的关系、包膜状况、周围肝组织病变、肝硬化类型、肿瘤至切缘的距离以及切缘情况等。

显微镜下观察与描述：对所有取材组织全面观察，肝癌的病理诊断可参照2019第五版消化系统WHO，重点描述以下内容：肝癌的分化程度：可以采用国际上常用的Edmondson-Steiner四级（Ⅰ~Ⅳ）分级法或WHO推荐的高中低分化。肝癌的组织学类型：常见有细梁型、粗梁型、假腺管型、团片型和纤维板层型等；肝癌的特殊细胞类型：如透明细胞型、富脂型、富淋巴细胞型、硬化型和未分化型等；肿瘤坏死（如肝动脉化疗栓塞治疗后）、淋巴细胞浸润及间质纤维化的范围和程度；肝癌生长方式：包括癌周浸润、包膜侵犯或突破、MVI和卫星结节等；慢性肝病评估：肝癌常伴随不同程度的慢性病毒性肝炎或肝硬化，推荐采用较为简便的Scheuer评分系统和中国慢性病毒性肝炎组织学分级和分期标准。

MVI诊断：MVI是指在显微镜下于内皮细胞衬覆的脉管腔内见到癌细胞巢团，肝癌以门静脉分支侵犯（含包膜内血管）最为多见，在ICC可有淋巴管侵犯。病理分级方法：M0：未发现MVI；M1（低危组）：≤5个MVI，且均发生于近癌旁肝组织（<1cm）；M2（高危组）：>5个MVI，或MVI发生于远癌旁肝组织（>1cm）。MVI和卫星灶可视为肝癌发生肝内转移过程的不同演进阶段，当癌旁肝组织内的卫星结节/卫星灶与MVI难以区分时，可一并计入MVI病理分级。MVI是评估肝癌复发风险和选择治疗方案的重要参考依据，应作为组织病理学常规检查的指标。

4 免疫组织化学检查

肝癌免疫组化检查的主要目的是：①肝细胞良性、恶性肿瘤之间的鉴别；②HCC与ICC以及其他特殊类型的肝脏肿瘤之间的鉴别；③原发性肝癌与转移性肝癌之间的鉴别。由于肝癌组织学类型的高度异质性，现有的肝癌细胞蛋白标志物在诊断的特异性和敏感性上均存在某种程度的不足，常需要合理组合、客观评估，有时还需要与其他系统肿瘤的标志物联合使用。

4.1 肝细胞癌

以下标志物对肝细胞标记阳性，有助于提示肝细胞来源的肿瘤，但不能作为区别肝细胞良性、恶性肿瘤的依据。

(1) 精氨酸酶-1（Arginase-1）：肝细胞浆/胞核染色。

(2) 肝细胞抗原（Hep Par-1）：肝细胞浆染色。

(3) 肝细胞膜毛细胆管特异性染色抗体：如CD10、多克隆性癌胚抗原（pCEA）

和胆盐输出泵蛋白（BSEP）等抗体，可以在肝细胞膜的毛细胆管面出现特异性染色，有助于确认肝细胞性肿瘤。

以下标志物有助于肝细胞良性、恶性肿瘤的鉴别。

（1）磷脂酰肌醇蛋白-3（Glypican-3，GPC-3）：肝细胞癌细胞浆及细胞膜染色。

（2）CD34：CD34免疫组化染色虽然并不直接标记肝脏实质细胞，但可以显示不同类型肝脏肿瘤的微血管密度及其分布模式特点：如肝细胞癌为弥漫型、胆管癌为稀疏型、肝细胞腺瘤为斑片型、肝局灶性结节性增生为条索型等，结合肿瘤组织学形态有助于鉴别诊断。

（3）热休克蛋白70（HSP70）：肝细胞癌细胞浆或细胞核染色。

（4）谷氨酰胺合成酶（Glutamine synthetase，GS）：肝细胞癌多呈弥漫性细胞浆强阳性；部分肝细胞腺瘤，特别是β-catenin突变激活型肝细胞腺瘤也可以表现为弥漫阳性；在HGDN为中等强度灶性染色，阳性细胞数<50%；在肝局灶性结节性增生呈特征性不规则"地图样"染色；在正常肝组织仅中央静脉周围的肝细胞染色，这些特点有助于鉴别诊断。

4.2 胆管细胞癌

（1）上皮细胞表面糖蛋白MOC31：胆管癌细胞膜染色。

（2）细胞角蛋白CK7/CK19：胆管癌细胞浆染色。

（3）黏蛋白-1（MUC-1）：胆管癌细胞膜染色。

上述标志物阳性虽然可以提示胆管上皮起源的肿瘤，但在非肿瘤性的胆管上皮也可以阳性表达，需注意鉴别。

4.3 混合细胞癌

HCC和ICC两种成分分别表达上述各自肿瘤的标志物。此外，CD56、CD117和EpCAM等标志物阳性表达则可能提示肿瘤伴有干细胞分化特征，侵袭性更强。

5 转化/新辅助治疗后切除肝癌的病理评估

5.1 标本取材

对于临床标注有术前行转化/新辅助治疗的肝癌切除标本，可以按以下流程处理：在肿瘤床（肿瘤在治疗前所处的原始位置）最大直径处切开并测量三维尺寸。≤3cm小肝癌应全部取材；而>3cm的肿瘤应在最大直径处按0.5~1cm间隔将肿瘤切开，选择肿瘤坏死及残留最具代表性的切面进行取材，注意在取材时同时留取肿瘤床及周边肝组织以相互对照，也可以对大体标本照相用于组织学观察的对照。

5.2 镜下评估

主要评估肝癌切除标本肿瘤床的三种成分比例：①坏死肿瘤；②存活肿瘤；③肿瘤间质（纤维组织及炎症）。肿瘤床的这三个面积之和等于100%。在病理报告中应标注取材数量,在评估每张切片上述三种成分百分比的基础上,取均值确定残存肿瘤的总百分比。

5.3 完全病理缓解和明显病理缓解评估

完全病理缓解和明显病理缓解评估是评价术前治疗疗效和探讨最佳手术时机的重要病理指标。

完全病理缓解(Complete pathologic response,CPR):是指在术前治疗后,完整评估肿瘤床标本的组织学后未发现存活肿瘤细胞。

明显病理缓解(Major pathologic response,MPR):是指在术前治疗后,存活肿瘤减少到可以影响临床预后的阈值以下。在肺癌研究中常将MPR定义为肿瘤床残留肿瘤细胞减少到≤10%,这与肝癌术前经TACE治疗后,肿瘤坏死程度与预后的相关性研究结果也相同。MPR具体阈值有待进一步的临床研究确认。建议对初诊为MPR的肿瘤标本进一步扩大取材范围加以明确。

5.4 治疗后肝癌标本坏死程度的组织学评估

对免疫检查点抑制剂治疗后肝癌标本坏死程度的组织学评估方法,可参考借鉴一些开展相关研究较多的肿瘤类型,在工作中不断加深对肝癌组织学特点的了解,同时注意观察癌周肝组织有无免疫相关性肝损伤,包括肝细胞损伤、小叶内肝炎及胆管炎等。

6 肝癌病理诊断报告

主要由大体标本描述、显微镜下描述、免疫组化检查和病理诊断名称等部分组成,必要时还可以向临床提出说明和建议。此外,还可以附有与肝癌克隆起源检测、药物靶点检测、生物学行为评估以及预后判断等相关的分子病理学检查结果,提供临床参考。

第八节 肝癌的临床诊断标准及路线图

结合肝癌发生的高危因素、影像学特征以及血清学分子标志物,依据路线图的步骤对肝癌做出临床诊断(图20-4-2)。

有HBV或HCV感染,或有任何原因引起肝硬化者,至少每隔6个月进行1次超声显像及血清AFP检测,发现肝内直径≤2cm结节,多参数MRI、动态增强CT、超声造影或肝细胞特异性对比剂Gd-EOB-DTPA增强MRI 4项检查中至少有2项显示动脉期病灶明显强化、门脉期和/或延迟期肝内病灶强化低于肝实质即"快进快出"的肝癌典型特征,则可以做出肝癌的临床诊断;对于发现肝内直径>2cm结节,则上述4种影像学检查中只要有1项典型的肝癌特征,即可以临床诊断为肝癌。

有 HBV 或 HCV 感染，或有任何原因引起肝硬化者，随访发现肝内直径≤2cm 结节，若上述 4 种影像学检查中无或只有 1 项检查有典型的肝癌特征，可以进行肝病灶穿刺活检或每 2~3 个月的影像学检查随访并结合血清 AFP 水平以明确诊断；对于发现肝内直径>2cm 的结节，上述 4 种影像学检查无典型的肝癌特征，则需进行肝病灶穿刺活检以明确诊断。

有 HBV 或 HCV 感染，或有任何原因引起肝硬化者，如血清 AFP 升高，特别是持续升高，应进行影像学检查以明确肝癌诊断；若上述 4 种影像学检查中只要有 1 项检查有典型的肝癌特征、即可以临床诊断为肝癌；如未发现肝内结节，在排除妊娠、慢性或活动性肝病、生殖腺胚胎源性肿瘤以及消化道肿瘤的前提下，应密切随访血清 AFP 水平以及每隔 2~3 个月进行 1 次影像学复查。

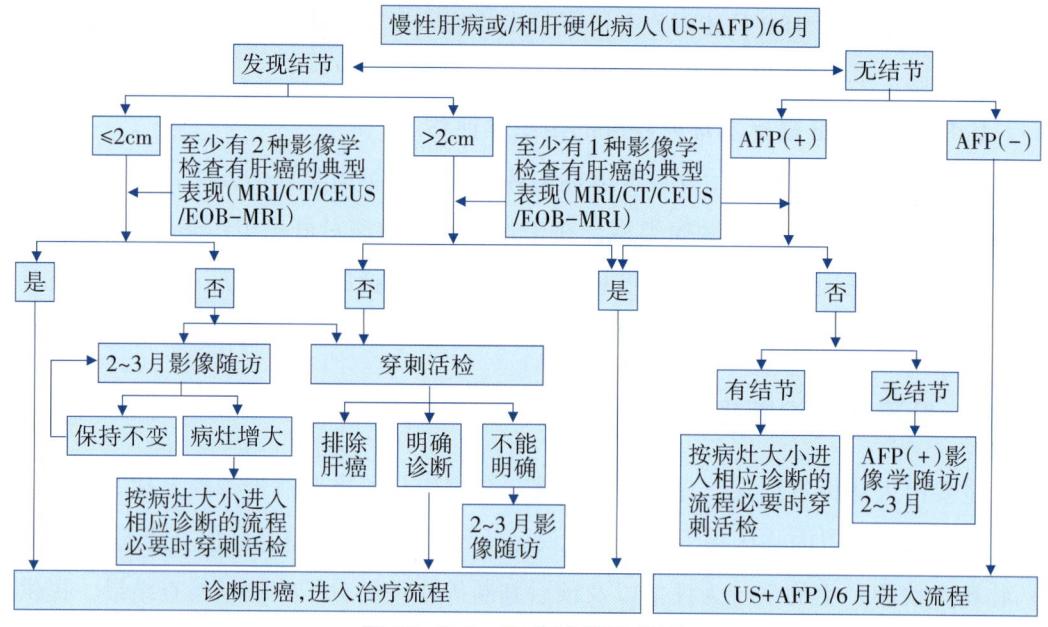

图 20-4-2　肝癌诊断路线图

注：典型表现：增强动脉期（主要动脉晚期）病灶明显强化，门静脉或平衡期强化下降，呈"快进快出"强化方式。不典型表现：缺乏动脉期病灶强化或门静脉和平衡期强化没有下降或下降不明显，甚至强化稍有增加等。MRI：磁共振动态增强扫描。CT：CT 动态增强扫描。CEUS：超声造影（Contrast enhanced-ultrasonography），使用超声对比剂实时观察正常组织和病变组织的血流灌注情况。EOB-MRI：肝细胞特异性对比剂钆塞酸二钠（Gd-EOB-DTPA）增强磁共振扫描。AFP（+）：超过血清 AFP 检测正常值。

第九节　分期

肝癌的分期对于预后评估、合理治疗方案的选择至关重要。国外有多种分期方案，如：BCLC、TNM、JSH、APASL 等。结合中国的具体国情及实践积累，依据病人一般情况、肝肿瘤情况及肝功能情况，建立中国肝癌的分期方案（China liver cancer staging，CNLC），包括：CNLC Ⅰa 期、Ⅰb 期、Ⅱa 期、Ⅱb 期、Ⅲa 期、Ⅲb 期、

Ⅳ期，具体分期方案描述见图20-4-3。

CNLC Ⅰa期：体力活动状态（performance status，PS）评分0~2分，肝功能Child-Pugh A/B级，单个肿瘤、直径≤5cm，无血管侵犯和肝外转移；

CNLC Ⅰb期：PS 0~2分，肝功能Child-Pugh A/B级，单个肿瘤、直径>5cm，或2~3个肿瘤、最大直径≤3cm，无血管侵犯和肝外转移；

CNLC Ⅱa期：PS 0~2分，肝功能Child-Pugh A/B级，2~3个肿瘤、最大直径>3cm，无血管侵犯和肝外转移；

CNLC Ⅱb期：PS 0~2分，肝功能Child-Pugh A/B级，肿瘤数目≥4个、肿瘤直径不论，无血管侵犯和肝外转移；

CNLC Ⅲa期：PS 0~2分，肝功能Child-Pugh A/B级，肿瘤情况不论、有血管侵犯而无肝外转移；

CNLC Ⅲb期：PS 0~2分，肝功能Child-Pugh A/B级，肿瘤情况不论、血管侵犯不论、有肝外转移；

CNLC Ⅳ期：PS 3~4，或肝功能Child-Pugh C级，肿瘤情况不论、血管侵犯不论、肝外转移不论。

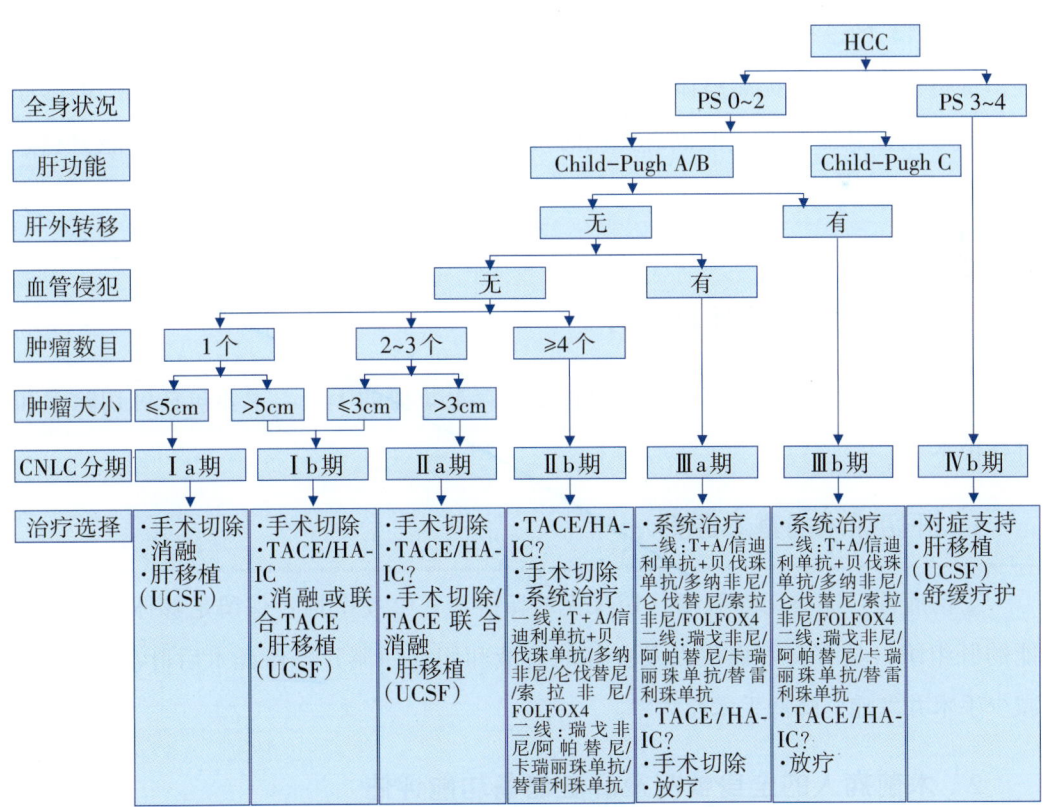

图20-4-3　中国肝癌临床分期及治疗路线图

注：系统抗肿瘤治疗包括：一线治疗：阿替利珠单抗+贝伐单抗、信迪利单抗+贝伐单抗类似物（达攸同）；多纳非尼、仑伐替尼、索拉非尼；FOLFOX4。二线治疗：瑞戈非尼、阿帕替尼、卡瑞利珠单抗、替雷利珠单抗。

第五章

治——肝癌的治疗

肝癌治疗领域的特点是多学科参与、多种治疗方法共存，常见治疗方法包括肝切除术、肝移植术、消融治疗、TACE、放射治疗、系统抗肿瘤治疗等多种手段，针对不同分期的肝癌病人选择合理的治疗方法可以使疗效最大化。合理治疗方法的选择需要有高级别循证医学证据的支持。目前，有序组合的规范化综合疗法治疗肝癌的长期疗效最佳，但是基于不同治疗手段的现行分科诊疗体制与实现规范化综合疗法之间存在一定矛盾。因此，肝癌诊疗须重视多学科诊疗团队（Multidisciplinary team，MDT）的诊疗模式，特别是对疑难复杂病例的诊治，从而避免单科治疗的局限性，促进学科交流、提高整体疗效。建议肝癌MDT管理应围绕国家卫健委肝癌诊疗质控核心指标开展工作，但也需要同时考虑地区经济水平以及各医院医疗能力和条件的差异。

第一节 肝癌的外科治疗

肝癌的外科治疗是肝癌病人获得长期生存最重要的手段，主要包括肝切除术和肝移植术。

1 肝切除术的基本原则

①彻底性：完整切除肿瘤，切缘无残留肿瘤；②安全性：保留足够体积且有功能的肝组织（具有良好血供以及良好的血液和胆汁回流）以保证术后肝功能代偿，减少手术并发症、降低手术死亡率。

2 术前病人的全身情况及肝脏储备功能评估

在术前应对病人的全身情况、肝脏储备功能及肝脏肿瘤情况（分期及位置）进行全面评价，常采用美国东部肿瘤协作组提出的功能状态评分（ECOG PS）评估病人的全身情况；采用肝功能Child-Pugh评分、吲哚菁绿（ICG）清除试验或瞬时弹性成像测定肝脏硬度，评价肝脏储备功能情况。研究结果提示：经过选择的合并门静脉高压症的肝癌病人，仍可以接受肝切除手术，其术后长期生存优于接受其他治疗。因此，更为精确地评价门静脉高压的程度[如肝静脉压力梯度（HVPG）测定等]，有助于筛选适合手术切除的病人。如预期保留肝脏组织体积较小，则采用CT、MRI或肝脏三维重建测定剩余肝脏体积，并计算剩余肝脏体积占标准化肝脏体积的百分比。通常认为，肝功能Child-Pugh A级、ICG-R15<30%是实施手术切除的必要条件；剩余肝脏体积须占标准肝脏体积的40%以上（伴有慢性肝病、肝实质损伤或肝硬化者）或30%以上（无肝纤维化或肝硬化者），也是实施手术切除的必要条件。有肝功能损害者，则需保留更多的剩余肝脏体积。

3 肝癌切除的适应证

（1）肝脏储备功能良好的CNLC Ⅰa期、Ⅰb期和Ⅱa期肝癌的首选治疗方式是手术切除。既往研究结果显示，对于直径≤3cm肝癌，手术切除和射频消融治疗疗效无显著差异，但是新近的研究显示手术切除后局部复发率显著低于射频消融后，且手术切除的远期疗效更好。即使对于复发性肝癌，手术切除的预后仍然优于射频消融。

（2）对于CNLC Ⅱb期肝癌病人，多数情况下不宜首选手术切除，而以TACE为主的非手术治疗为首选。如果肿瘤局限在同一段或同侧半肝者，或可以同时行术中消融处理切除范围外的病灶，即使肿瘤数目>3个，手术切除有可能获得比其他治疗更好的效果，因此也推荐手术切除，但是需更为谨慎地进行术前多学科评估。

（3）对于CNLC Ⅲa期肝癌，绝大多数不宜首选手术切除，而以系统抗肿瘤治疗为主的非手术治疗为首选。如符合以下情况也可以考虑手术切除：①合并门静脉分支癌栓（程氏分型Ⅰ/Ⅱ型）者（附录五），若肿瘤局限于半肝或肝脏同侧，可以考虑手术切除肿瘤并经门静脉取栓，术后再实施TACE治疗、门静脉化疗或其他系统抗肿瘤治疗；门静脉主干癌栓（程氏分型Ⅲ型）者术后短期复发率较高，多数病人的术后生存不理想，因此不是手术切除的绝对适应证。对于可以切除的有门静脉癌栓的肝癌病人，术前接受三维适形放射治疗，可以改善术后生存。②合并胆管癌栓但肝内病灶亦可以切除者。③部分肝静脉受侵犯但肝内病灶可以切除者。

（4）对于伴有肝门部淋巴结转移者（CNLC Ⅲb期），可以考虑切除肿瘤的同时行肝门淋巴结清扫或术后外放射治疗。周围脏器受侵犯可以一并切除者，也可以考虑手术切除。

此外，对于术中探查发现不适宜手术切除的肝癌，可以考虑行术中肝动脉、门静脉插管化疗或术中其他的局部治疗措施，或待手术创伤恢复后接受后续TACE治疗、系统抗肿瘤治疗等非手术治疗。

4 肝癌根治性切除标准

（1）术中判断标准：①肝静脉、门静脉、胆管以及下腔静脉未见肉眼癌栓；②无邻近脏器侵犯，无肝门淋巴结或远处转移；③肝脏切缘距肿瘤边界≥1cm；如切缘<1cm，则切除肝断面组织学检查无肿瘤细胞残留，即切缘阴性。

（2）术后判断标准：①术后1~2个月行超声、CT、MRI检查（必须有其中两项）未发现肿瘤病灶；②如术前血清AFP、DCP等血清肿瘤标记物升高者，则要求术后2个月血清肿瘤标记物定量测定，其水平降至正常范围内。切除术后血清肿瘤标记物如AFP下降速度，可以早期预测手术切除的彻底性。

5 手术切除技术

常用的肝切除技术主要是包括入肝和出肝血流控制技术、肝脏离断技术以及止血技术。术前三维可视化技术进行个体化肝脏体积计算和虚拟肝切除有助于在实现肿瘤根治性切除目标的前提下，设计更为精准的切除范围和路径以保护剩余肝脏的管道、保留足够的残肝体积。

近年来，腹腔镜肝脏外科飞速发展。腹腔镜肝切除术具有创伤小和术后恢复快等优点，其肿瘤学效果在经过选择的病人中与开腹肝切除术相当。腹腔镜肝切除术其适应证和禁忌证尽管原则上与开腹手术类似，但是仍然建议根据肿瘤大小、肿瘤部位、肿瘤数目、合并肝脏基础疾病以及手术团队的技术水平等综合评估、谨慎开展。对于巨大肝癌、多发肝癌、位于困难部位及中央区紧邻重要管道肝癌和肝癌合并重度肝硬化者，建议经严格选择后由经验丰富的医师实施该治疗。应用腹腔镜超声检查结合吲哚菁绿荧光肿瘤显像，可以有助于发现微小病灶、标记切除范围从而获得肿瘤阴性切缘。

解剖性切除与非解剖性切除均为常用的肝切除技术，都需要保证有足够的切缘才能获得良好的肿瘤学效果。解剖性切除对于伴有MVI的肝癌病例，相对于非解剖性切除，虽然总体生存没有区别，但局部复发率更低。有研究发现，宽切缘（≥1cm的切缘）的肝切除效果优于窄切缘的肝切除术，特别是对于术前可预判存在MVI的病人。对于巨大肝癌，可以采用最后游离肝周韧带的前径路肝切除法。对于多发性肝癌，可以采用手术切除结合术中消融治疗。对于门静脉癌栓者，行门静脉取栓术时应暂时阻断健侧门静脉血流，防止癌栓播散。对于肝静脉癌栓或腔静脉癌栓者，可以行全肝血流阻断，尽可能整块去除癌栓。对于肝癌伴胆管癌栓者，切除肝脏肿瘤的同时联合胆管切除，争取获得根治切除的机会。

对于开腹后探查发现肝硬化程度较重、肿瘤位置深在、多结节的肝癌，可以考虑仅行术中消融治疗以降低手术风险。

6 以手术为主的综合治疗策略

基于既往的大宗病例的数据,中晚期肝癌(CNLC Ⅱb、Ⅲa、Ⅲb期)手术后总体生存虽然不令人满意,但在缺乏其他有效的治疗手段的情况下,手术切除仍可以使部分病人获益。当前系统抗肿瘤治疗与综合治疗取得了的长足进步,系统抗肿瘤治疗和/或局部治疗控制肿瘤的效果可以为中晚期肝癌病人行根治性切除、降低术后复发和改善预后提供更多可能。因此,中晚期肝癌病人直接手术切除的策略需要重新认识。探索中晚期肝癌以手术为主的综合治疗新策略已成为近期关注重点。

6.1 潜在可切除肝癌的转化治疗

转化治疗是将不可切除的肝癌转化为可切除肝癌,是中晚期肝癌病人获得根治性切除和长期生存的途径之一。对于潜在可以切除的肝癌,建议采用多模式、高强度的抗肿瘤治疗策略促其转化,同时必须兼顾治疗的安全性和生活质量。

6.1.1 针对肿瘤的转化治疗

(1)系统抗肿瘤治疗:系统抗肿瘤治疗的单独或联合应用是中晚期肝癌转化治疗的主要方式之一。肝癌缓解的深度、速度和持续时间以及器官特异性的缓解,是影响后续治疗决策的重要因素。不同的药物组合对肝脏组织和后续手术安全性的影响,需要更多的探索。

(2)局部治疗:包括TACE、肝动脉置管持续化疗灌注(Hepatic Arterial Infusion Chemotherapy,HAIC)等局部治疗手段为初始不可切除肝癌病人创造潜在手术切除机会,并且能够转化为生存获益。放射治疗联合HAIC、HAIC联合TACE可以进一步提高转化率。系统抗肿瘤治疗联合局部治疗有望获得更高的肿瘤缓解和更高的转化切除率。

6.1.2 针对余肝体积不足的转化治疗

(1)经门静脉栓塞(Portal vein embolization,PVE)肿瘤所在的半肝,使剩余肝脏代偿性增生后再切除肿瘤。PVE成功率为60%~80%,并发症发生率10%~20%。PVE后余肝增生时间相对较长(通常4~6周),约有20%以上病人因肿瘤进展或余肝增生体积不足而失去手术机会。

(2)联合肝脏分隔和门静脉结扎的二步肝切除术(Associating liver partition and portal vein ligation for staged hepatectomy,ALPPS),适合于预期剩余肝脏体积占标准肝脏体积小于30%~40%的病人。近年来已出现多种ALPPS改进术式,主要集中于一期手术肝断面分隔操作(部分分隔和使用射频消融、微波、止血带等方式分隔)以及采用腹腔镜微创入路行ALPPS。术前评估非常重要,需要综合考虑肝硬化程度、病人年龄、短期承受两次手术的能力等。ALPPS术可以在短期内提高肝癌的切除率,快速诱导余肝增生的能力优于PVE;因两期手术间隔短,故能最大程度减少肿瘤进展风险，肿瘤切除率达95%~100%。研究结果显示，ALPPS治疗巨大或多发肝癌的效果优于TACE。需注意短期内两次手术的创伤以及二期手术失败的可能性，建议谨慎、合理地选择手术对象并由经验丰富的外科医师施行ALPPS术。另外，对于老年肝癌病人慎行ALPPS术。

6.2 术前新辅助治疗

根据美国国立癌症研究院的定义，新辅助治疗是在主要治疗（通常是外科手术）之前缩小肿瘤的治疗，常见的新辅助治疗包括系统抗肿瘤治疗、放射治疗等，其目标是减少术后复发，延长术后生存。对于可以切除的中晚期肝癌（CNLC Ⅱb、Ⅲa期），通过新辅助治疗将肿瘤学特征较差的肝癌转化为肿瘤学特征较好的肝癌，从而减少术后复发、延长生存。如可手术切除肝癌合并门静脉癌栓者，术前行三维适形放射治疗可以提高疗效。但对于外科技术上可以切除的肝癌，术前TACE并不能延长病人生存。免疫治疗联合靶向药物、免疫治疗的单药或联合治疗等策略用于可以手术切除肝癌的术前或围术期治疗，有望进一步提高手术疗效。而对于更为早期的肝癌（CNLC Ⅰa、Ⅰb、Ⅱa期），术前治疗能否改善病人生存、减少复发，仍需要临床研究证实。

6.3 术后辅助治疗

肝癌切除术后5年肿瘤复发转移率高达40%~70%，这与术前可能已经存在微小播散灶或多中心发生有关，故所有病人术后需要接受密切随访。对于具有高危复发风险的病人，两项随机对照研究证实术后TACE治疗具有减少复发、延长生存的效果。另一项随机对照研究结果显示，肝切除术后接受槐耳颗粒治疗可以减少复发并延长病人生存时间。对于HBV感染的肝癌病人，核苷类似物抗病毒治疗不仅能够控制基础肝病，还有助于降低术后肿瘤复发率。对于HCV感染的肝癌病人，直接作用抗病毒药物（DAAs）可以获得持续的病毒学应答，目前没有确凿的数据表明DAAs治疗与肝癌术后肿瘤复发风险增加或降低、复发的时间差异或复发肝癌的侵袭性相关。此外，对于伴有门静脉癌栓病人术后经门静脉置管化疗联合TACE，也可以延长病人生存。尽管有临床随机研究提示，α-干扰素可以减少复发、延长生存时间，但仍存争议。有报道发现，肝癌miR-26a表达与α-干扰素治疗的疗效相关，该结果也有待于进一步多中心随机对照试验证实。术后利用免疫治疗、靶向药物、HAIC单独或联合应用的策略正在积极探索中。一旦发现肿瘤复发，根据复发肿瘤的特征，可以选择再次手术切除、消融治疗、介入治疗、放射治疗或系统抗肿瘤治疗等，延长病人生存。

第二节 肝移植术

1 肝癌肝移植适应证

肝移植是肝癌根治性治疗手段之一，尤其适用于肝功能失代偿、不适合手术切除及消融治疗的小肝癌病人。合适的肝癌肝移植适应证是提高肝癌肝移植疗效、保证宝贵的供肝资源得到公平合理应用、平衡有（或）无肿瘤病人预后差异的关键。

关于肝癌肝移植适应证，国际上主要采用米兰（Milan）标准、美国加州大学旧金山分校（UCSF）标准等。国内尚无统一标准，已有多家单位和学者陆续提出了不同的标准，包括上海复旦标准、杭州标准、华西标准和三亚共识等，这些标准对于无大血管侵犯、淋巴结转移及肝外转移的要求都是一致的，但是对于肿瘤大小和数目的要求不尽相同。上述国内标准在未明显降低术后总体生存率的前提下，均不同程度地扩大了肝癌肝移植的适用范围，使更多的肝癌病人因肝移植手术受益，但是需要多中心协作研究以支持和证明，从而获得高级别的循证医学证据。经专家组充分讨论，现阶段本规范推荐采用UCSF标准，即单个肿瘤直径≤6.5cm；肿瘤数目≤3个，其中最大肿瘤直径≤4.5cm，且肿瘤直径总和≤8.0cm；无大血管侵犯。中国人体器官分配与共享基本原则和核心政策对肝癌肝移植有特别说明，规定肝癌受体可以申请早期肝细胞癌特例评分，申请成功可以获得MELD评分22分（≥12岁肝脏移植等待者），每3个月进行特例评分续期。

符合肝癌肝移植适应证的肝癌病人在等待供肝期间可以接受桥接治疗控制肿瘤进展，以防止病人失去肝移植机会，是否降低肝移植术后复发概率目前证据有限。部分肿瘤负荷超出肝移植适应证标准的肝癌病人可以通过降期治疗将肿瘤负荷缩小而符合适应证范围。通常用于治疗肝癌的姑息治疗方法都可以被用于桥接或者降期治疗，包括经动脉化疗栓塞术（Transarterial chemoembolization，TACE）、^{90}Y放射栓塞、消融治疗、立体定向放射治疗（Stereotactic body radiation therapy，SBRT）和系统抗肿瘤治疗等。降期治疗成功后的肝癌病例，肝移植术后疗效预后优于非肝移植病例。

外科技术的发展扩大了可用供肝的范围。活体肝移植治疗肝癌的适应证可以尝试进一步扩大。

2 肝癌肝移植术后复发的预防和治疗

肿瘤复发是肝癌肝移植术后面临的主要问题。其危险因素包括肿瘤分期、肿瘤血管侵犯、术前血清AFP水平以及免疫抑制剂用药方案等。术后早期撤除或无激素方案、减少肝移植后早期钙调磷酸酶抑制剂的用量可以降低肿瘤复发率。肝癌肝移植术后采用以mTOR抑制剂（如雷帕霉素、依维莫司）为主的免疫抑制方案可以能减少肿瘤复发，提高生存率。

肝癌肝移植术后一旦肿瘤复发转移（75%的病例发生在肝移植术后2年内），病情进展迅速，复发转移后病人中位生存时间为7~16个月。在多学科诊疗的基础上，采取包括变更免疫抑制方案、再次手术切除、TACE、消融治疗、放射治疗、系统抗肿瘤治疗等综合治疗手段，可能延长病人生存。免疫检查点抑制剂用于肝癌肝移植术前及术后的治疗仍需慎重。

第三节 局部消融治疗

尽管外科手术被认为是肝癌根治性治疗的首选治疗方式，但由于大多数病人合并有不同程度的肝硬化，部分病人不能耐受手术治疗。目前已经广泛应用的消融治疗，具有对肝功能影响少、创伤小、疗效确切的特点，在一些早期肝癌病人中可以获得与手术切除相类似的疗效。

肝癌消融治疗是借助医学影像技术的引导，对肿瘤病灶靶向定位，局部采用物理或化学的方法直接杀灭肿瘤组织的一类治疗手段。主要包括射频消融（Radiofrequency ablation，RFA）、微波消融（Microwave ablation，MWA）、无水乙醇注射治疗（Percutaneous ethanol injection，PEI）、冷冻消融（Cryoablation，CRA）、高强度超声聚焦消融（High intensity focused ultrasound ablation，HIFU）、激光消融（laser ablation，LA）、不可逆电穿孔（Irreversible electroporation，IRE）等。消融治疗常用的引导方式包括超声、CT和MRI，其中最常用的是超声引导，具有方便、实时、高效的特点。CT、MRI可以用于观察和引导常规超声无法探及的病灶。CT及MRI引导技术还可以应用于肺、肾上腺、骨等肝癌转移灶的消融治疗。

消融的路径有经皮、腹腔镜、开腹或经内镜四种方式。大多数的小肝癌可以经皮穿刺消融，具有经济、方便、微创等优点。位于肝包膜下的肝癌、特别是突出肝包膜外的肝癌经皮穿刺消融风险较大，影像学引导困难的肝癌或经皮消融高危部位的肝癌（贴近心脏、膈肌、胃肠道、胆囊等），可以考虑采用经腹腔镜消融、开腹消融或水隔离技术的方法。

消融治疗主要适用于CNLC Ⅰa期及部分Ⅰb期肝癌（即单个肿瘤、直径≤5cm；或2~3个肿瘤、最大直径≤3cm）；无血管、胆管和邻近器官侵犯以及远处转移，肝功能Child-Pugh A/B级者，可以获得根治性的治疗效果。对于不适合手术切除的直径3~7cm的单发肿瘤或多发肿瘤，可以联合TACE治疗，其效果优于单纯的消融治疗。

1　目前常用消融手段

RFA：RFA是肝癌微创治疗常用消融方式，其优点是操作方便、住院时间短、疗效确切、消融范围可控性好，特别适用于高龄、合并其他疾病、严重肝硬化、肿瘤位于肝脏深部或中央型肝癌的病人。对于能够手术的早期肝癌病人，RFA的无瘤生存率和总生存率类似或略低于手术切除，但并发症发生率低、住院时间较短。对于单个直径≤2cm肝癌，有证据显示RFA的疗效与手术切除类似，特别是位于中央型的肝癌。RFA治疗的技术要求是肿瘤整体灭活和具有足够的消融安全边界，并尽量减少正常肝组织损伤，其前提是对肿瘤浸润范围的准确评估和卫星灶的识别。因此，强调治疗前精确的影像学检查。超声造影技术有助于确认肿瘤的实际大小和形态、界定肿瘤浸润范围、检出微小肝癌和卫星灶，尤其在超声引导消融过程中可以为制定消融方案灭活肿瘤提供可靠的参考依据。

MWA：近年来MWA应用比较广泛，在局部疗效、并发症发生率以及远期生存方面与RFA相比都无显著差异。其特点是消融效率高、所需消融时间短、能降低RFA所存在的"热沉效应"。利用温度监控系统有助于调控功率等参数，确定有效热场范围，保护热场周边组织避免热损伤，提高MWA消融安全性。至于MWA和RFA这两种消融方式的选择，可以根据肿瘤的大小、位置，选择更适宜的消融方式。

PEI：PEI对直径≤2cm的肝癌消融效果确切，远期疗效与RFA类似，但>2cm肿瘤局部复发率高于RFA。PEI的优点是安全，特别适用于癌灶贴近肝门、胆囊及胃肠道组织等高危部位，但需要多次、多点穿刺以实现药物在瘤内弥散作用。

2　基本技术注意事项

操作医师必须经过严格培训和积累足够的实践经验，掌握各种消融技术手段的优缺点与治疗选择适应证。治疗前应该全面充分地评估病人的全身状况、肝功能状态、凝血功能及肿瘤的大小、位置、数目以及与邻近器官的关系，制定合理的穿刺路径、消融计划及术后照护，在保证安全的前提下，达到有效的消融安全范围。

根据肿瘤的大小、位置，强调选择适合的影像引导设备（超声或CT等）和消融方法（RFA、MWA或PEI等），有条件的可采用多模态融合影像引导。

临近肝门部或靠近一、二级胆管的肝癌需要谨慎应用消融治疗，避免发生损伤胆管等并发症。采用PEI的方法较为安全，或消融联合PEI方法。如果采用热消融方法，肿瘤与一、二级肝管之间要有足够的安全距离（至少超过5mm），并采用安全的消融参数（低功率、短时间、间断辐射）。对于有条件的消融设备推荐使用温度监测方法。对直径>5cm的病灶推荐TACE联合消融联合治疗，效果优于单纯的消融治疗。

消融范围应力求覆盖包括至少5mm的癌旁组织，以获得"安全边缘"，彻底杀灭肿瘤。对于边界不清晰、形状不规则的癌灶，在邻近肝组织及结构条件许可的情况下，建议适当扩大消融范围。

3　对于直径3~5cm的肝癌治疗选择

数项前瞻性随机对照临床试验和系统回顾性分析显示，宜首选手术切除。在临床实践中，应该根据病人的一般状况和肝功能，肿瘤的大小、数目、位置决定，并结合从事消融治疗医师的技术和经验，全面考虑后选择合适的初始治疗手段。通常认为，如果病人能够耐受肝切除术，以及肝癌位置表浅或位于肝脏边缘或不适合消融的高危部位肝癌，应首选手术切除。对于2~3个癌灶位于不同区域或者位居肝脏深部或中央型的肝癌，可以选择消融治疗或者手术切除联合消融治疗。

4　肝癌消融治疗后的评估和随访

局部疗效评估的推荐方案是在消融后1个月左右，复查动态增强CT、多参数MRI扫描或超声造影，以评价消融效果。另外，还要检测血清学肿瘤标志物动态变化。影像学评判消融效果可以分为：①完全消融（Complete ablation）：经动态增强CT、多参数MRI扫描或超声造影随访，肿瘤消融病灶动脉期未见强化，提示肿瘤完全坏死；②不完全消融（In-complete ablation）：经动态增强CT、多参数MRI扫描或超声造影随访，肿瘤消融病灶内动脉期局部有强化，提示有肿瘤残留。对治疗后有肿瘤残留者，可以进行再次消融治疗；若2次消融后仍有肿瘤残留，应放弃消融疗法，改用其他疗法。完全消融后应定期随访复查，通常情况下每隔2~3个月复查血清学肿瘤标志物、超声显像、增强CT或多参数MRI扫描，以便及时发现可能的局部复发病灶和肝内新发病灶，利用消融治疗微创安全和简便易于反复施行的优点，有效地控制肿瘤进展。

5　肝癌消融与系统治疗的联合

消融联合系统治疗尚处于临床探索阶段。相关研究显示，消融治疗提高肿瘤相关抗原和新抗原释放；增强肝癌相关抗原特异性T细胞应答；激活或者增强机体抗肿瘤的免疫应答反应。消融治疗联合免疫治疗可以产生协同抗肿瘤作用。目前多项相关临床研究正在开展之中。

第四节　经动脉化疗栓塞术

经动脉化疗栓塞术（Transarterial chemoembolization，TACE）是肝癌常用的非手术治疗方法。

1 TACE 的基本原则

要求在数字减影血管造影机下进行；必须严格掌握治疗适应证；必须强调超选择插管至肿瘤的供养血管内治疗；必须强调保护病人的肝功能；必须强调治疗的规范化和个体化；如经过3~4次TACE治疗后，肿瘤仍继续进展，应考虑换用或联合其他治疗方法，如局部消融、系统治疗、放疗以及外科手术等。

2 TACE 的适应证

有手术切除或消融治疗适应证，但由于高龄、肝功能储备不足、肿瘤高危部位等非手术原因，不能或不愿接受上述治疗方法的CNLC Ⅰa、Ⅰb和Ⅱa期肝癌病人；CNLC Ⅱb、Ⅲa和部分Ⅲb期肝癌病人，肝功能Child-PughA/B级，ECOG PS评分0~2；门静脉主干未完全阻塞，或虽完全阻塞但门静脉代偿性侧支血管丰富或通过门静脉支架植入可以恢复门静脉血流的肝癌病人；肝动脉-门脉静分流造成门静脉高压出血的肝癌病人；具有高危复发因素（包括肿瘤多发、合并肉眼或镜下癌栓、姑息性手术、术后AFP等肿瘤标志物未降至正常范围等）肝癌病人手术切除后，可以采用辅助性TACE治疗，降低复发、延长生存；初始不可切除肝癌手术前的TACE治疗，可以实现转化，为手术切除及消融创造机会；肝移植等待期桥接治疗；肝癌自发破裂病人。

3 TACE 禁忌证

肝功能严重障碍（Child-Pugh C级），包括黄疸、肝性脑病、难治性腹水或肝肾综合征等；无法纠正的凝血功能障碍；门静脉主干完全被癌栓/血栓栓塞，且侧支血管形成少；严重感染或合并活动性肝炎且不能同时治疗者；肿瘤远处广泛转移，估计生存期<3个月者；恶液质或多器官功能衰竭者；肿瘤占全肝体积的比例≥70%（如果肝功能基本正常，可以考虑采用少量碘油乳剂和颗粒性栓塞剂分次栓塞）；外周血白细胞和血小板显著减少，白细胞<3.0×10^9/L，血小板<50×10^9/L（非绝对禁忌，如脾功能亢进者，排除化疗性骨髓抑制）；肾功能障碍：血肌酐>2mg/dl或者血肌酐清除率<30mL/min。

4 TACE 操作程序要点和分类

规范的动脉造影：通常采用Seldinger方法，经皮穿刺股动脉（或桡动脉）途径插管，将导管置于腹腔干或肝总动脉行DSA减影，减影图像采集应包括动脉期、实质期及静脉期；如发现肝脏部分区域血管稀少/缺乏或肿瘤染色不完全，必须寻找肿瘤侧支动脉供血，需做肠系膜上动脉、胃左动脉、膈下动脉、右肾动脉（右肾上腺动脉）或胸廓内动脉等造影，以发现异位起源的肝动脉或肝外动脉侧支供养血管。仔细分析造影表现，明确肿瘤部位、大小、数目以及供血动脉支。

根据动脉插管化疗、栓塞操作的不同，通常分为，①动脉灌注化疗（Transarterial infusion，TAI）或HAIC（具体应用见附录六）：是指经肿瘤供血动脉灌注化疗，包括留置导管行持续灌注化疗，常用化疗药物有蒽环类、铂类和氟尿嘧啶类等，需根据化疗药物的药代动力学特点设计灌注药物的浓度和时间。②动脉栓塞（Transarterial embolization，TAE）：单纯用颗粒型栓塞剂栓塞肿瘤的供血动脉分支。③TACE：是指将带有化疗药物的碘化油乳剂或载药微球、补充栓塞剂[明胶海绵颗粒、空白微球、聚乙烯醇颗粒（PVA）]等经肿瘤供血动脉支的栓塞治疗。栓塞时应尽可能栓塞肿瘤的所有供养血管，以尽量使肿瘤去血管化。根据栓塞剂的不同，可以分为常规TACE（Conventional-TACE，cTACE）和药物洗脱微球TACE（Drug-eluting beads-TACE，DEB-TACE），又称载药微球TACE。cTACE是指采用以碘化油化疗药物乳剂为主，辅以明胶海绵颗粒、空白微球或PVA的栓塞治疗。通常先灌注一部分化疗药物，一般灌注时间不应<20min。然后将另一部分化疗药物与碘化油混合成乳剂进行栓塞。超液化碘化油与化疗药物需充分混合成乳剂，碘化油用量一般为5~20mL，最多不超过30mL。在透视监视下依据肿瘤区碘化油沉积是否浓密、瘤周是否已出现门静脉小分支显影为碘化油乳剂栓塞的终点。在碘化油乳剂栓塞后加用颗粒性栓塞剂。尽量避免栓塞剂反流栓塞正常肝组织或进入非靶器官。DEB-TACE是指采用加载化疗药物的药物洗脱微球为主的栓塞治疗。载药微球可以负载阿霉素、伊立替康等正电荷化疗药物，载药微球粒径大小主要有70~150μm、100~300μm、300~500μm或500~700μm等，应根据肿瘤大小、血供情况和治疗目的选择不同粒径的微球，常用为100~300μm、300~500μm。DEB-TACE可以栓塞肝癌供血动脉使肿瘤缺血坏死，同时作为化疗药物的载体，持续稳定释放药物的优势，可以使肿瘤局部达到较高血药浓度。DEB-TACE推注速度推荐1mL/min，需注意微球栓塞后再分布，尽可能充分栓塞远端肿瘤滋养动脉，同时注意保留肿瘤近端供血分支，减少微球反流对正常肝组织损害。

精细TACE治疗：为减少肿瘤的异质性导致TACE疗效的差异，提倡精细TACE治疗。精细TACE包括：①微导管超选择插管至肿瘤的供血动脉分支进行栓塞；②推荐TACE术中采用锥形束CT（Cone beam CT，CBCT）技术为辅助的靶血管精确插管及监测栓塞后疗效；③栓塞材料的合理应用，包括碘化油、微球、药物洗脱微球等；④根据病人肿瘤状况、肝功能情况和治疗目的采用不同的栓塞终点。

5　TACE术后常见不良反应和并发症

TACE治疗的最常见不良反应是栓塞后综合征，主要表现为发热、疼痛、恶心和呕吐等。发热、疼痛的发生原因是肝动脉被栓塞后引起局部组织缺血、坏死，而恶心、呕吐主要与化疗药物有关。此外，还有穿刺部位出血、白细胞下降、一过性肝功能异常、肾功能损害以及排尿困难等其他常见不良反应。介入治疗术后的不良反应会持续5~7天，经对症治疗后大多数病人可以完全恢复。

并发症：急性肝、肾功能损害；消化道出血；胆囊炎和胆囊穿孔；肝脓肿和胆汁瘤形成；栓塞剂异位栓塞（包括碘化油肺和脑栓塞、消化道穿孔、脊髓损伤、膈肌损伤等）。

6 TACE治疗的疗效评价

根据实体瘤mRECIST评价标准以及EASL评价标准评估肝癌局部疗效，长期疗效指标为病人总生存时间（Overall survival，OS）；短期疗效为客观应答率（Objective response rate，ORR）、TACE治疗至疾病进展时间（Time to progress，TTP）。

7 影响TACE远期疗效的主要因素

肝硬化程度、肝功能状态；血清AFP水平；肿瘤负荷和临床分期；肿瘤包膜是否完整；门静脉/肝静脉、下腔静脉有无癌栓；肿瘤血供情况；肿瘤的病理分型；病人的体能状态；有慢性乙型肝炎背景病人的血清HBV-DNA水平；是否联合消融、分子靶向药物、免疫治疗、放疗、外科手术等综合治疗。

8 随访及TACE间隔期间治疗

一般建议第一次TACE治疗后4~6周时复查增强CT和/或多参数MRI扫描、肿瘤相关标志物、肝肾功能和血常规检查等；若影像学随访显示肝脏肿瘤灶内碘油沉积浓密、肿瘤组织坏死无强化且无新病灶，暂时可以不做TACE治疗。后续是否需要TACE治疗及频次应依随访结果而定，主要包括病人对上一次治疗的反应、肝功能和体能状况的变化。随访时间可以间隔1~3个月或更长时间，依据CT和/或MRI动态增强扫描评价肝脏肿瘤的存活情况，以决定是否需要再次进行TACE治疗。对于大肝癌/巨块型肝癌常要3~4次或以上的TACE治疗。目前主张TACE联合其他治疗方法，目的是控制肿瘤、提高病人生活质量和延长生存。

9 TACE治疗注意点

提倡精细TACE治疗：主要为微导管超选择性插管至肿瘤的供血动脉支，精准地注入碘化油乳剂和颗粒性栓塞剂，以提高疗效和保护肝功能。

DEB-TACE与cTACE治疗的总体疗效无显著差异，但肿瘤的客观有效率方面DEB-TACE具有一定的优势。

重视局部治疗联合局部治疗、局部治疗联合系统抗肿瘤治疗：① TACE联合消融治疗：为了提高TACE疗效，主张在TACE治疗基础上酌情联合消融治疗，包括RFA、MWA以及冷冻等治疗。目前临床有两种TACE联合热消融治疗方式：序贯消融：先行TACE治疗，术后1~4周内加用消融治疗；同步消融：在TACE治疗的同时给予消融治疗，可以明显提高临床疗效，并减轻肝功能损伤。② TACE联合外放射治疗：主要指门静脉主干癌栓、下腔静脉癌栓和局限性大肝癌介入治疗后的治疗。③ TACE联合二期外科手术切除：大肝癌或巨块型肝癌在TACE治疗后转化并获得二期手术机会时，推荐外科手术切除。④ TACE联合其他抗肿瘤治疗：包括联合分子靶向药物、免疫治疗、系统抗肿瘤治疗、放射免疫和靶向药物等。⑤ TACE联合抗病毒治疗：对有HBV、HCV背景肝癌病人TACE治疗同时应积极抗病毒治疗。

对肝癌伴门静脉癌栓病人，在TACE基础上可以使用门静脉内支架置入术联合碘-125粒子条或碘-125粒子门静脉支架置入术，有效处理门静脉主干癌栓。采用碘-125粒子条或直接穿刺植入碘-125粒子治疗门静脉一级分支癌栓。

外科术后高危复发病人预防性TACE治疗：对肿瘤多发、合并肉眼或镜下癌栓、肿瘤直径>5cm的病人，预防性TACE能延长病人总生存期和无瘤生存期。

第五节　肝动脉灌注化疗

肝动脉灌注化疗（Hepatic Arterial Infusion Chemotherapy，HAIC）是一种动脉内灌注化疗的介入治疗方式，我国学者按照EACH研究方案，提出了以奥沙利铂为主的HAIC方案，改进了灌注治疗的方式。初步研究表明，相对于传统的TACE，mFOLFOX为基础的HAIC治疗可获得较高的肿瘤缓解率和转化切除的机会，对肝癌伴门静脉癌栓患者（CNLC Ⅲa期）采用HAIC联合索拉非尼治疗疗效明显优于单纯索拉非尼治疗。

第六节　放射治疗

放射治疗分为外放射治疗和内放射治疗。外放射治疗是利用放疗设备产生的射线（光子或粒子）从体外对肿瘤照射。内放射治疗是利用放射性核素，经机体管道或通过针道植入肿瘤内。

1　外放射治疗

1.1　外放射治疗适应证

① CNLC Ⅰa、部分Ⅰb期肝癌病人，如无手术切除或消融治疗适应证或不愿接受

有创治疗，可以酌情考虑采用SBRT作为治疗手段。②CNLC Ⅱa、Ⅱb期肝癌病人，TACE联合外放射治疗，可以改善局部控制率、延长生存时间，较单用TACE、索拉非尼或TACE联合索拉非尼治疗的疗效好，可以适当采用。③CNLC Ⅲa期肝癌病人，可以切除的伴门静脉癌栓的肝癌行术前新辅助放射治疗或术后辅助放射治疗，延长生存；对于不能手术切除的，可以行姑息性放射治疗，或放射治疗与TACE等联合治疗，延长病人生存。④CNLC Ⅲb期肝癌病人，部分寡转移灶者，可以行SBRT，延长生存时间；淋巴结、肺、骨、脑或肾上腺等转移灶，外放射治疗可以减轻转移灶相关疼痛、梗阻或出血等症状，延长生存时间。⑤一部分无法手术切除的肝癌病人肿瘤放射治疗后缩小或降期，可以转化为手术切除；外放射治疗也可以用于等待肝癌肝移植术前的桥接治疗；肝癌术后病理示有MVI者、肝癌手术切缘距肿瘤≤1cm的窄切缘者，术后辅助放射治疗可以减少病灶局部复发或远处转移，延长病人无瘤生存期。

1.2 外放射治疗禁忌证

肝癌病人如肝内病灶弥散分布，或CNLC Ⅳ期者，不建议行外放射治疗。

1.3 外放射治疗实施原则与要点

肝癌外放射治疗实施原则为综合考虑肿瘤照射剂量，周围正常组织耐受剂量，以及所采用的放射治疗技术。肝癌外放射治疗实施要点为：①放射治疗计划制定时，肝内病灶在增强CT中定义，必要时参考MRI影像等多种影像资料，可以利用正常肝组织的增生能力，放射治疗时保留部分正常肝不受照射，可能会使部分正常肝组织获得增生。②肝癌照射剂量，与病人生存时间及局部控制率密切相关，基本取决于周边正常组织的耐受剂量。肝癌照射剂量：立体定向放射治疗一般推荐≥30~60Gy/3~6分次（Fx）；常规分割放射治疗为50~75Gy；新辅助放射治疗门静脉癌栓的剂量可以为3Gy×6Fx。具有图像引导放射治疗（Image guided radiation therapy，IGRT）技术条件者，部分肝内病灶、癌栓或肝外淋巴结、肺、骨等转移灶可以行低分割放射治疗，以提高单次剂量、缩短放射治疗时间、疗效也不受影响甚至可以提高；非SBRT的低分割外放射治疗，可以利用模型计算放射治疗生物等效剂量（Biological Effective Dose，BED），有HBV感染病人的肝细胞α/β比值取8Gy，肿瘤细胞α/β比值取10~15Gy，作为剂量换算参考。③正常组织耐受剂量需考虑：放射治疗分割方式、肝功能Child-Pugh分级、正常肝（肝脏-肿瘤）体积、胃肠道瘀血和凝血功能状况等（附录七）。④肝癌放射治疗技术：建议采用三维适形或调强放射治疗、IGRT或SBRT等技术。IGRT优于非IGRT技术，螺旋断层放射治疗适合多发病灶的肝癌病人。呼吸运动是导致肝脏肿瘤在放射治疗过程中运动和形变的主要原因，目前可以采取多种技术以减少呼吸运动带来的影响，如门控技术、实时追踪技术、呼吸控制技术以及腹部加压结合4D-CT确定内靶区技术等。⑤目前缺乏较高级别的临床证据以支持肝癌病人质子放射治疗的生存率优于光子放射治疗。

1.4 外放射治疗主要并发症

放射性肝病（Radiation-induced liver diseases，RILDs）是肝脏外放射治疗的剂量限制性并发症，分典型性和非典型性两种：①典型RILD：碱性磷酸酶（AKP）升高>2倍正常值上限、无黄疸性腹腔积液、肝肿大；②非典型RILD：AKP>2倍正常值上限、丙氨酸转氨酶>正常值上限或治疗前水平5倍、肝功能Child-Pugh评分下降≥2分，但是无肝肿大和腹腔积液。诊断RILD必须排除肝肿瘤进展、病毒性或药物性所致临床症状和肝功能损害。

2 质子束放射疗法（PBT）与内放射治疗

PBT对于术后复发或残留肝癌病灶（大小<3cm，数目≤2个）的疗效与RFA相似。

内放射治疗是局部治疗肝癌的一种方法，包括^{90}Y微球疗法、^{131}I单抗、放射性碘化油、^{125}I粒子植入等。RFA治疗肝癌后序贯使用^{131}I-美妥昔单抗治疗，可以降低RFA治疗后局部复发率，改善病人生存。粒子植入技术包括组织间植入、门静脉植入、下腔静脉植入和胆道内植入，分别治疗肝内病灶、门静脉癌栓、下腔静脉癌栓和胆管内癌或癌栓。氯化锶（^{89}Sr）发射出β射线，可以用于靶向治疗肝癌骨转移病灶。

第七节 系统治疗

系统治疗或称之为全身性治疗，主要指抗肿瘤治疗，包括分子靶向药物治疗、免疫治疗、化学治疗和中医中药治疗等；另外还包括了针对肝癌基础疾病的治疗，如抗病毒治疗、保肝利胆和支持对症治疗等。

由于肝癌起病隐匿，首次诊断时只有不到30%的肝癌病人适合接受根治性治疗，系统抗肿瘤治疗在中晚期肝癌的治疗过程中发挥重要的作用。系统抗肿瘤治疗可以控制疾病的进展，延长病人的生存时间。系统抗肿瘤治疗的适应证主要为：①CNLC Ⅲa、Ⅲb期肝癌病人；②不适合手术切除或TACE治疗的CNLC Ⅱb期肝癌病人；③TACE治疗抵抗或TACE治疗失败的肝癌病人。

1 一线治疗

1.1 阿替利珠单抗联合贝伐珠单抗

阿替利珠单抗联合贝伐珠单抗可作为大多数不可切除肝癌患者的一线优选治疗（证据等级高）。全球多中心Ⅲ期IMbrave150研究结果显示，阿替利珠单抗联合贝伐珠单抗组的中位生存时间和无进展生存期较索拉非尼组均有明显延长，死亡风险降低34%，疾病进展风险降低35%。对于中国亚群人群，联合治疗组患者也有明显的临床获益，与索拉非尼相比死亡风险降低47%，疾病进展风险降低40%。并且联合治疗延迟了患者报告的中位生活质量恶化时间。常见的副作用有高血压，蛋白尿，肝功能异常，腹泻，食欲下降等。

1.2 信迪利单抗联合贝伐珠单抗

信迪利单抗联合贝伐珠单抗类似物（达攸同）已在我国被批准用于既往未接受过系统抗肿瘤治疗的不可切除或转移性肝癌的一线治疗。ORIENT32全国多中心Ⅲ期研究结果显示，信迪利单抗联合贝伐珠单抗类似物（达攸同）疗效显著优于索拉非尼组，与索拉非尼组相比，联合治疗组死亡风险下降43%，疾病进展风险下降44%。联合方案安全性较好，联合治疗组最常见的不良反应为蛋白尿，血小板减少，AST升高和高血压等。

1.3 多纳非尼

多纳非尼在我国已被批准用于既往未接受过全身系统性抗肿瘤治疗的不可切除肝癌病人。与索拉非尼相比，多纳非尼能够明显延长晚期肝癌的中位生存时间，死亡风险下降17%；多纳非尼和索拉非尼两组的中位无进展生存期相似，但多纳非尼组具有良好的安全性和耐受性。最常发生的不良反应为手足皮肤反应、谷草转氨酶升高、总胆红素升高、血小板降低和腹泻等。

1.4 仑伐替尼

仑伐替尼适用于不可切除的肝功能Child-Pugh A级的晚期肝癌病人。临床Ⅲ期对照研究显示，其总体生存期非劣于索拉非尼，研究达到非劣效终点[风险比（HR）为0.92，95%CI为0.79~1.06]。仑伐替尼组中位无进展生存期显著优于索拉非尼组，疾病进展风险下降34%。常见不良反应为高血压、蛋白尿、腹泻、食欲下降、疲劳、手足综合征以及甲状腺功能减退等。

1.5 索拉非尼

索拉非尼是最早用于肝癌系统抗肿瘤治疗的分子靶向药物。多项临床研究表明，索拉非尼对于不同国家地区、不同肝病背景的晚期肝癌病人都具有一定的生存获益。索拉非尼可以用于肝功能Child-Pugh A级或B级的病人，但是相对于肝功能Child-Pugh B级，Child-Pugh A级的病人生存获益比较明显。治疗过程中应定期评估疗效和监测毒性。常见的不良反应为腹泻、手足综合征、皮疹、高血压、纳差以及乏力等，一般发生在治疗开始后的2~6周内。治疗过程中需要密切监测血压，定期检查肝肾功能、HBV-DNA、血常规、凝血功能以及尿蛋白等。在治疗过程中，还需要注意心肌缺血风险，特别高龄病人应给予必要的监测和相关检查。

1.6 系统化疗

FOLFOX4方案在我国被批准用于一线治疗不适合手术切除或局部治疗的局部晚

期和转移性肝癌。另外，三氧化二砷对中晚期肝癌具有一定的姑息治疗作用，在临床应用时应注意监测和防治肝肾毒性。

1.7 其他一线治疗进展

免疫检查点抑制剂治疗广泛应用于各种实体瘤的治疗，单一的免疫检查点抑制剂有效率较低。目前多项临床研究证实，抗血管生成治疗可以改善肿瘤的微环境，增强PD-1/PD-L1抑制剂抗肿瘤的敏感性，抗血管生成联合免疫治疗可以取得协同抗肿瘤效果。目前，多项免疫检查点抑制剂联合抗血管生成药物一线治疗晚期肝癌的临床研究正在开展之中，初步结果显示联合治疗能够给晚期不能手术切除的肝癌病人带来临床获益。这些研究包括且不限于：卡瑞利珠单抗联合阿帕替尼Ⅲ期临床研究（SHR-1210-Ⅲ-310），仑伐替尼联合帕博利珠单抗Ⅲ期临床研究（LEAP 002），仑伐替尼联合纳武利尤单抗Ⅰb期临床研究（Study 117），CS1003（PD-1单抗）联合仑伐替尼Ⅲ期临床研究（CS1003-305），特瑞普利单抗联合仑伐替尼Ⅲ期临床研究等。除此之外，免疫检查点抑制剂与其他药物联合的临床研究也在开展中，如卡瑞利珠单抗联合奥沙利铂为主的系统化疗的Ⅲ期临床研究，度伐利尤单抗联合曲美木单抗（Tremelimumab）Ⅲ期临床研究（HIMALAYA），信迪利单抗联合IBI310（抗CTLA-4单抗）Ⅲ期临床研究等。

2 二线治疗

2.1 瑞戈非尼

瑞戈非尼被批准用于既往接受过索拉非尼治疗的肝癌病人。国际多中心Ⅲ期RESORCE研究评估了瑞戈非尼用于索拉非尼治疗后出现进展的肝癌病人的疗效和安全性。其结果显示，与安慰剂对照组相比，瑞戈非尼组病人死亡风险显著降低37%，疾病进展风险下降54%。常见不良反应为高血压、手足皮肤反应、乏力及腹泻等。其不良反应与索拉非尼类似，因此，不适用于那些对索拉非尼不能耐受的病人。

2.2 阿帕替尼

甲磺酸阿帕替尼是我国自主研发的小分子靶向新药，已被批准单药用于既往接受过至少一线系统性抗肿瘤治疗后失败或不可耐受的晚期肝癌病人。阿帕替尼二线治疗中国晚期肝癌的Ⅲ期临床研究结果表明，与安慰剂相比，阿帕替尼显著延长二线或以上晚期肝癌病人的中位生存时间，死亡风险降低21.5%，疾病进展风险下降52.9%。常见不良反应是高血压、蛋白尿、白细胞减少症以及血小板减少症等。在使用过程中，应密切随访病人的不良反应，需要根据病人的耐受性给予必要的剂量调整。

2.3 卡瑞利珠单抗

卡瑞利珠单抗已被批准用于既往接受过索拉非尼治疗和/或含奥沙利铂系统化疗

的晚期肝癌病人的治疗。卡瑞利珠单抗在既往系统抗肿瘤治疗过的中国肝癌的Ⅱ期临床研究结果显示，客观缓解率（ORR）为14.7%，6个月生存率为74.4%，12个月生存率为55.9%。常见的不良反应是反应性毛细血管增生症、谷丙转氨酶/谷草转氨酶升高、甲状腺功能减退和乏力等。多项临床研究表明，卡瑞利珠单抗和阿帕替尼联合应用后，反应性毛细血管增生症的发生率明显下降。

2.4 替雷利珠单抗

替雷利珠单抗被批准用于至少经过一次全身抗肿瘤治疗的肝癌病人的治疗。一项全球、多中心旨在评估替雷利珠单抗用于治疗既往接受过至少一种全身治疗的不可切除的肝癌的疗效和安全性的Ⅱ期研究（RATIONALE 208）结果显示，中位无进展时间2.7个月，中位生存时间13.2个月，其中接受过一线治疗患者和二线及以上治疗患者的中位生存时间分别为13.8个月和12.4个月。总人群的ORR为13.3%，其中接受过一线全身治疗病人的ORR为13.8%，接受过二线及以上治疗病人的ORR为12.6%。安全性良好，主要不良反应为谷草转氨酶升高、谷丙转氨酶升高、无力和甲状腺功能减退等。目前替雷利珠单抗对比索拉非尼一线治疗不可切除肝癌病人的国际多中心Ⅲ期研究（RATIONALE 301），以及替雷利珠单抗联合仑伐替尼一线治疗不可切除肝癌病人的中国多中心Ⅱ期研究（BGB-A317-211）正在开展中。

2.5 其他二线治疗方案

美国FDA曾附条件批准帕博利珠单抗和纳武利尤单抗联合伊匹木单抗，用于既往索拉非尼治疗后进展或无法耐受索拉非尼的肝癌病人，卡博替尼用于一线系统抗肿瘤治疗后进展的肝癌病人，雷莫芦单抗用于血清AFP水平≥400μg/L肝癌病人的二线治疗。

目前免疫检查点抑制剂治疗与靶向药物、化疗药物、局部治疗的联合方案用于肝癌的二线治疗的研究也在不断地探索之中，见表20-7-6。

3 其他治疗

3.1 中国医药学治疗

在病证辨治中西医结合临床医学体系指导下，采取病证结合临床诊疗模式，运用中国医药学方药、现代中药制剂、中医药特色诊疗技术能够改善原发性肝癌患者的临床症状，提高机体的抵抗力，减轻放疗、化疗、免疫治疗等治疗的不良反应，延长术后无复发生存期，降低术后复发率，提高患者的生活质量和总生存率。

3.1.1 中国医药学方药

（1）肝郁脾虚证

辨识要点：①符合原发性肝癌诊断；②腹胀；③疼痛走串；④情志抑郁；⑤烦躁易怒；⑥乏力；⑦食欲不振；⑧肝脾肿大；⑨黄疸；⑩水肿；⑪舌淡苔白脉弦。

临床决策：疏肝理气。

治疗推荐：《重庆堂医学随笔》青附金丹加减。

（2）肝癌湿热证

辨识要点：①符合原发性肝癌诊断；②头重身困；③身目黄染；④烦躁易怒；⑤口干口苦；⑥胁肋胀痛；⑦纳呆腹胀；⑧小便黄赤；⑨大便不爽；⑩舌红苔黄腻脉弦数。

临床决策：清热利湿。

治疗推荐：《伤寒论》茵陈蒿汤合《医方集解》龙胆泻肝汤加减。

（3）肝癌瘀热证

辨识要点：①符合原发性肝癌诊断；②两胁炽痛；③口干烦热；④烦躁易怒；⑤口唇紫暗；⑥肌肤甲错；⑦大便干结；⑧小便黄赤；⑨舌暗红苔黄脉弦数。

临床决策：清肝化瘀。

治疗推荐：《姜春华全集》益肝清癥汤加减。

（4）肝癌阴虚证

辨识要点：①符合原发性肝癌诊断；②形体消瘦；③口干欲饮；④腰膝酸软；⑤盗汗；⑥失眠；⑦小便短少；⑧大便干结；⑨舌红绛苔剥脉细数。

临床决策：养阴软坚。

治疗推荐：《柳州医话》一贯煎。

3.1.2 现代中药制剂

除了中国医药学中方药煎煮成汤剂外，我国药监部门业已批准若干种现代中药制剂（如槐耳颗粒）用于手术切除后的辅助治疗。另外，淫羊藿素、榄香烯、华蟾素、康莱特、康艾、肝复乐、金龙胶囊、艾迪、鸦胆子油、复方斑蝥胶囊等用于治疗肝癌，具有一定的疗效，患者的依从性、安全性和耐受性均较好，但是需要进一步规范化临床研究以获得高级别的循证医学证据支持。

3.1.3 中医药特色诊疗技术

（1）针灸治疗。根据病情及临床实际可选择应用体针、头针、电针、耳针、腕踝针、眼针、灸法、穴位埋线、穴位敷贴、耳穴压豆和拔罐等方法。

针灸治疗的取穴以肝俞、足三里为主穴，配以阳陵泉、期门、章门、三阴交等；穴位敷贴以章门、期门、肝俞、内关、公孙主穴，疼痛者配外关、足三里、阳陵泉；腹水配气海、三阴交、阴陵泉等。

（2）其他治疗。根据病情酌情使用活血化瘀、清热解毒等中药、中成药进行外敷治疗、中药泡洗、中药熏洗等。

3.2 抗病毒治疗及其他保肝治疗

合并有HBV感染的肝癌病人，口服核苷（酸）类似物抗病毒治疗应贯穿治疗全过程。手术前如果HBV-DNA水平较高，且ALT水平>2倍正常值上限，可以先给予抗病毒及保肝治疗，待肝功能好转后再行手术切除，提高手术安全性；对于HBV-DNA水平较高，但肝功能未见明显异常者可以尽快手术同时给予有效的抗病毒治疗。若乙肝表面抗原（HBsAg）阳性，均建议应用强效低耐药的恩替卡韦、替诺福韦酯或丙酚替诺福韦等。对于HCV相关肝癌，HCV RNA阳性均建议采用直接抗病毒药物（Direct-acting antiviral agents，DAAs）行抗病毒治疗。

肝癌病人在自然病程中或治疗过程中可能会伴随肝功能异常，应及时适当地使用具有抗炎、抗氧化、解毒、利胆和肝细胞膜修复保护作用的保肝药物，如异甘草酸镁注射液、甘草酸二铵、复方甘草酸苷、双环醇、水飞蓟素、还原型谷胱甘肽、腺苷蛋氨酸、熊去氧胆酸、多烯磷脂酰胆碱以及乌司他丁等。这些药物可以保护肝功能、提高治疗安全性，降低并发症和改善生活质量。

3.3 对症支持治疗

肝癌病人往往合并有肝硬化、脾脏肿大，并因抗肿瘤治疗等导致一系或多系血细胞减少，可考虑给予血制品输注或药物治疗。中性粒细胞减少病人可酌情给予粒细胞集落刺激因子（G-CSF，包括PEG-rhG-CSF和rhG-CSF）。血红蛋白<80g/L的病人可酌情输注红细胞悬液或药物治疗，包括铁剂、叶酸、维生素B_{12}和促红细胞生成素。血小板减少病人可酌情考虑输注血小板，为减少血小板输注，非紧急情况下可使用重组人血小板生成素或血小板生成素受体激动剂等提升血小板计数。

对于晚期肝癌病人，应给予最佳支持治疗，包括积极镇痛、纠正低白蛋白血症、加强营养支持，控制合并糖尿病病人的血糖水平，处理腹水、黄疸、肝性脑病、消化道出血及肝肾综合征等并发症。针对有症状的骨转移病人，可以使用双膦酸盐类药物。另外，适度的康复运动可以增强病人的免疫功能。同时，要重视病人的心理干预，增强病人战胜疾病的信心，把消极心理转化为积极心理，通过舒缓疗护让其享有安全感、舒适感，而减少抑郁与焦虑。

3.4 系统治疗的疗效评价

对于采用系统治疗的病人，目前大多采用RECIST 1.1标准进行疗效评价。对于接受抗血管分子靶向治疗的病人，可联合应用mRECIST标准。对于接受免疫检查点抑制剂治疗的病人，也可应用iRECIST标准。

第六章

康——全程康复管理

第一节 随访

作为一种常见的恶性肿瘤，肝癌具有易于复发转移的生物学特性，常常需要反复治疗。即使是早期肝癌接受了肝移植、手术切除等根治性治疗之后，仍然有相当比例的患者会出现复发转移。国内资料显示，肝癌行根治性手术后1年、3年和5年复发率为17.1%、32.5%和61.5%，即肝癌切除术后的5年内，有超过一半的肝癌患者出现复发。因此治疗后定期复查和随访是肝癌患者管理中非常重要的组成部分，贯穿肝癌治疗的始终。

随访的首要目的在于对治疗效果的评价，对于根治性治疗（肝移植、切除、消融）而言，了解是否存在肿瘤残留、有无复发或转移灶形成；对于姑息治疗，例如肝动脉栓塞化疗（TACE）、化疗、靶向治疗等而言，定期随访是了解治疗后肿瘤病灶的变化，评价肿瘤控制情况，适时调整联合治疗策略的必要保证。

肝癌患者治疗后的随访及复查的频次及具体项目应根据患者接受治疗的种类及具体情况进行合理安排，原则上在治疗的近期阶段随访和复查应安排得较为紧密，而随着病情稳定的时间延长，可逐渐延长随访的间歇。在复查项目的选择上，应兼顾准确性、便利性及费用，在确保有效随访的同时尽量减轻患者的负担，以保证依从性。一般而言，无论接受何种治疗的患者，应在首次治疗后4~6周内返院完成一次全面的复查，包括观察手术伤口，行腹部增强CT/MRI扫描，以及血常规、肝肾功能、生化、肿瘤标志物、HBV-DNA等，以全面评价治疗效果以及并发症，并根据复查结果安排患者的下一步随访计划。通常而言，对于根治性手术或消融术后的患者，如术后恢复良好则建议术后2年内每2~3个月复查，术后3~5年每4~5个月复查，术后5年后每6个月复查。复查时医生应询问患者的服药情况及日常行为功能状态，并进行简单体检，影像学检查可选择超声与CT/MRI交替进行，肿瘤学标志物（AFP等）及肝肾功能，术后3年内至少每6个月行CT/MRI检查，3年后至少每12个月行CT/MRI

检查。为减轻外地患者的奔波，复查和随访的地点可采用本院与当地医院交替进行的方法，即使是长期治愈的患者，也尽量要求患者至少每年返院复查一次，以便及时了解患者基本情况（如联系地址、电话号码）的变更，也利于在本院保存患者的各项资料，获得完整随访信息。由于肝癌最常见的复发/转移部位为肝内，其次为肺、肾上腺、骨、淋巴结等，因此复查时影像学检查以腹部为主，并定期（每6~12个月）复查胸部X线/CT，全身骨扫描不作为常规检查项目，仅在有骨痛症状的患者或部分不明原因AFP升高的患者中进行。对于常规检查难以明确的病灶，不排除使用有创检查（如肝动脉造影、穿刺活检等）手段；对于可疑的肝外转移灶，全身各部位的增强CT/MR、PET/CT、骨扫描等可灵活选择。另外，密切追踪病灶在短期内的变化情况也是对可疑病灶随访的重要手段，因此对于存在可疑病灶的患者需要增加随访的频次，通常随访间隔不宜超过2个月。面对众多不断发展的影像学方法，临床医师应从临床诊断需要来综合考虑，选择合适的影像学检查手段，提高肝癌患者早期诊断率，及早治疗，从而进一步提高肝癌患者的存活率和预后。

对于行姑息性治疗的中晚期肝癌患者，由于患者病情的个体差异较大，主诊医师应结合病情的具体治疗情况妥善安排患者的复查和随访。对于体内仍存在肿瘤病灶的肝癌患者，复查的影像学多需要行增强CT/MRI检查以准确评估病情发展，但过多的此类检查不仅给患者身体带来不利影响，费用也较高。一般建议治疗阶段每4~6周复查，治疗稳定阶段每2~3个月复查增强CT/MRI，扫描部位应包含已知存在病灶的部位。行影像学检查的同时，还应同时对血液学指标、患者出现的治疗相关不良反应进行监测，对异常者及时做出处理，必要时可建议患者转肝病专科医院行护肝、对症支持，以最大限度地延长患者生存，提高患者生活质量。

第二节 全程康复管理

1 肝癌患者的维持治疗

1.1 根治性治疗后的维持治疗

肝癌的根治性治疗包括肝移植，肝切除及局部消融。对于根治性切除及消融术后的肝癌患者，随访中需要关注的内容包括肝功能的改善与稳定，预防肝癌的复发，对复发的监测和早期发现，以及复发后选择合适的治疗方法。目前对于根治性治疗后公认有效的辅助性治疗主要包括抗病毒治疗，根据患者HBV-DNA的水平以及肝肾功能状况，大部分的患者术后需要进行抗病毒治疗，部分还需要行护肝及抗肝纤维化药物治疗。此外，有学者报道对于高危复发患者（如多个病灶、镜下脉管癌栓等）进行辅助性TACE有助于减少复发，也有学者报道对根治术后患者给予细胞免疫治疗、希罗达口服化疗、干扰素等辅助治疗有助于减少复发，延长生存。部分中药制剂（槐耳颗粒、肝复乐、华蟾素等）也由于具备治疗肝癌的适应证而被广泛应用于肝癌稳定期患者的维持治疗。然而需要指出的是，由于以上辅助性治疗方法目前尚未得到大规模、多中心、随机对照的高级别证据支持，因此无论是系统性药物治疗、免疫治疗或中医中药等，其对于肝癌患者根治性治疗后的作用值得临床进一步研究探讨。

1.2 姑息治疗后的维持治疗

大多数肝癌患者诊断时已届中晚期，无法接受根治性治疗。肝癌患者行姑息治疗后（如TACE治疗、放射性粒子植入术后），或在姑息治疗期间（如索拉非尼治疗过程中）肿瘤情况稳定，或经综合评估暂时不需要针对肿瘤进行局部治疗时，该阶段的维持治疗目标是保存良好的肝肾功能及全身状况，以便后期有条件进行必要的抗肿瘤治疗。除了护肝治疗以外，根据HBV-DNA水平，部分患者联合抗病毒治疗仍然是非常必要的。

除了合并乙肝病毒感染，部分患者还合并高血压、糖尿病等内科疾病，或者针对肝癌各种治疗产生的毒副作用，例如TACE引起的骨髓抑制、发热，索拉非尼治疗引起的高血压、腹泻、手足皮肤反应等，大部分都需要给予短期的对症支持治疗。在此类患者的维持治疗中，对并发症及治疗相关不良反应的处理直接影响到肝癌患者的后续治疗及预后，必须给予充分重视。

2 肝癌患者的生活指导

在长期的随访和治疗过程中，对患者及家属给予适当的生活指导非常重要，应该列入肝癌治疗科室的常规工作内容，可通过科普讲座、宣传小册及宣传栏等多种方式对肝癌患者及家属最为关心的问题进行解答和指导，通常包括以下几个方面。

2.1 肝癌是否会传染

肝癌本身没有传染性，然而由于我国的肝癌患者中超过90%与乙型病毒性肝炎（简称乙肝）感染有关，也有部分患者合并丙型肝炎。而乙肝和丙肝均属于二类传染病，可通过血液、唾液及体液等途径传播，更为常见的是母婴垂直传播，因此在肝癌患者及家属中通常可以见到多人携带乙肝病毒的情况。及时防治乙肝病毒感染对于防治肝癌极为重要，得知家人患肝癌后，其他家属应尽快行肝炎相关血清学检查，排除是否感染病毒性肝炎，未感染者可注射疫苗以预防感染，已证实为肝炎携带者应尽快到肝病专科医院咨询、诊治。一般情况下肝炎病毒不会通过饮食及日常接触传播，但亲密接触或口腔有伤口时也可能发生传播，及时接种疫苗是安全有效的预防措施。

2.2 肝癌是否会遗传

肝癌并非遗传性疾病，不会直接遗传给后代。但肝癌往往存在家族聚集性，这往往与肝癌患者家族中肝炎聚集，共同的饮食习惯和环境，以及部分基因异常有关，肝癌患者的直系亲属患肝癌的概率较普通人高出十倍，即便如此，他们患肝癌的机会也小于千分之一。因此，作为肝癌患者的家属既不必过分紧张悲观，也必须充分重视。肝癌患者的家属均属于肝癌高危人群，需要定期进行必要的体检，建议每半年行肝脏超声，甲胎蛋白等检查。

2.3 肝癌患者是否能照常工作

规律的饮食，充分的睡眠及休息对肝功能的保护极为重要。在完成必要的治疗后，肝癌患者可以恢复正常工作和生活，但应避免过度劳累，尤其应避免熬夜及重体力劳动。适度参加工作有益于恢复正常的生活节律和社会关系，对根治术后病情稳定的肝癌患者不会造成不良影响。但对于仍处于治疗阶段的患者，因治疗后可能出现不良反应，以及身体机能恢复的需要，不建议急于恢复工作，主诊医师应结合患者的具体情况给予指导和建议。

2.4 肝癌患者的饮食应注意什么

肝癌患者忌食烟酒，因大多数肝癌患者都伴有不同程度的肝功能受损，故饮食宜清淡，应选择易消化的食物，不宜进食过多高蛋白、高脂肪食品，因过多高蛋白、高脂肪饮食会加重肝脏、肾脏的负担，甚至在部分合并肝硬化的患者中可能诱发肝昏迷。另外，辛辣刺激、粗硬的食物也应避免，因为肝癌患者部分合并肝硬化门脉高压，往往存在胃炎，甚至食管及胃底静脉曲张，一旦饮食不当，可能引发病人出现上消化道出血，危及生命。此外，腌制食物及油炸食品也应尽量避免，过度辛辣及不洁饮食也可引起肠道感染和菌群紊乱，可能诱发危及生命的严重并发症。除以上明确不宜的食物外，肝癌患者不宜过度"忌口"和"进补"，应注意均衡饮食和规律饮食，多进食新鲜的食材及水果蔬菜，避免营养过于单一和过于丰富。餐食的时间间隔得当，避免暴饮暴食。

2.5 肝癌患者及家属生活中应注意什么

肝癌患者在日常生活中应注意保持一种较为平静的心态，积极配合医生治疗。中医有云"怒伤肝"，肝癌患者在日常生活中应该注意避免情绪的过分波动，应努力保持情绪稳定，避免忧郁愤怒。

患者应该根据自己的实际情况做些力所能及的工作，可适当做些轻的家务活或进行一些轻微的体育活动如散步、打太极拳、练气功等，但应以自己不感到疲劳为原则，且要避免重体力劳动及剧烈的体育活动。尤其是肝内仍有病灶的患者，情绪的激动、重体力劳动及剧烈的活动可能诱发肝癌破裂出血甚至危及生命。肝癌破裂出血是肝癌患者最常见的死亡原因之一，因此应积极主动着力防范。

第七章 附录

附录一 证据等级（GRADE系统）

表 20-7-1 证据等级（GRADE系统）

证据的等级		证据的可信度
高	证据来自于meta分析或系统综述，或多个高质量的随机试验	进一步研究不会改变获益和风险评估的可信度
中	证据来自于单个RCT，或多个非随机研究	进一步研究（若进行）有可能会改变获益和风险评估的可信度
低	小样本研究，回顾性观察性研究，登记	进一步研究（若进行）极有可能会改变获益和风险评估的可信度
极低	非对照的单臂临床研究、病例报告、专家意见	任何对效应评估都不确定
推荐强度		
强推荐	• 对患者：在这种情况下，多数患者会采纳推荐方案，只有少数不会；此时若未予推荐，则应说明 • 对临床医生：多数患者应该接受该推荐方案 • 对政策制定者：该推荐方案在大多数情况下会被采纳作为政策	
弱推荐（建议）	• 对患者：在这种情况下，大多数患者会采纳推荐方案，但仍有不少患者不采用 • 对临床医生：你应该认识到不同患者有各自适合的方案，你得帮助每个患者做出体现他（她）价值观和意愿的决定 • 对政策制定者：制定政策需要实质性讨论，并需要众多利益相关者参与	

附录二 肝癌的新型标志物与分子分型介绍

近年来，"液体活检"（Liquid biopsy）包括循环游离微小核糖核酸（Circulating cell-free microRNA）、循环肿瘤细胞（Circulating tumor cell，CTC）、循环肿瘤DNA（Circulating tumor DNA，ctDNA）等，在肿瘤早期诊断和疗效评价等方面展现出重要价值。肝癌"液体活检"也取得较多进展，相比于血清AFP等临床常用血清学分子标志物可能具有更高的灵敏度和特异度。

循环游离miRNA组合对于辅助肝癌早期诊断具有较高价值。如利用7种血浆

miRNA的表达水平建立的肝癌诊断模型不但可以准确地诊断早期肝癌（敏感度可达86.1%，特异度可达76.8%），而且其灵敏度较传统肝癌标志物AFP提高约30%。在AFP无法做出判断的病人中，仍能做出准确的诊断（敏感度可达77.7%，特异度可达84.5%）。目前基于该循环miRNA模型的肝癌检测试剂盒已经多中心临床实验验证（n=1812），并获国家药品监督管理局三类医疗器械注册证，已进入临床应用。

CTC检测可成为一种肝癌预后预测和疗效评价的临床新工具。有报道，外周血EpCAM$^+$ CTC具有干细胞样特性，是肝癌切除术后早期复发的独立预测指标；检测CTC对经导管动脉化疗栓塞术治疗后及放疗后肝癌复发和进展具有预测作用；不同部位的CTC能预测不同转移类型。

ctDNA是由肿瘤释放至外周血的特异性突变DNA片段，能够反应肿瘤的基因组信息，可用于早期诊断、监测肿瘤进展及对治疗反应等。有报道，ctDNA用于肝癌早期诊断的灵敏度和特异度均优于血清AFP，还可反应肝癌术后动态变化。也有报道，利用特定基因表观遗传修饰特征，如甲基化、5-hmc等也可用于肝癌早期诊断。

基因组、转录组、表观基因组及蛋白组学等的研究为肝癌的分子分型提供了依据，这些不同的分子分型反映了肝癌不同的生物学背景，对肝癌病人疗效的预测和治疗的选择有重要影响。目前，可将中国肝癌病人分为3个亚型，即代谢驱动型、微环境失调型和增殖驱动型；或3种蛋白质组亚型，即S-Ⅰ、S-Ⅱ和S-Ⅲ型。

附录三 原发性肝癌及相关病变的诊断名词

参照2019版WHO分类标准。

表20-7-2　肝细胞癌WHO分级系统（2019消化系统肿瘤WHO分类标准）

分级	整体印象	标准
高分化	肿瘤细胞轻度异型，类似成熟肝细胞；需鉴别肝腺瘤或高度异型增生结节	胞浆：丰富嗜伊红胞浆至中等量嗜碱性胞浆 胞核：轻度核异型
中分化	HE切片中可以明确诊断为恶性肿瘤，而且形态学强烈提示肝细胞分化	胞浆：丰富嗜伊红胞浆至中等量嗜碱性胞浆 胞核：中等核异型，也可以偶尔出现多核瘤细胞
低分化	HE切片中可以明确诊断为恶性肿瘤，形态学多样，类似低分化癌	胞浆：中等至少量胞浆，通常为嗜碱性 胞核：显著核异型，可见间变性巨细胞

表20-7-3　肝细胞癌 Edmondson-Steiner 分级

分级	特征
Ⅰ级	分化良好，核/质比接近正常，瘤细胞体积小，排列成细梁状。
Ⅱ级	细胞体积和核/质比较Ⅰ级增大，核染色加深，有异型性改变，胞浆呈嗜酸性颗粒状，可有假腺样结构。
Ⅲ级	分化较差，细胞体积和核/质比较Ⅱ级增大，细胞异型性明显，核染色深，核分裂多见。
Ⅳ级	分化最差，胞质少，核深染，细胞形状极不规则，黏附性差，排列松散，无梁状结构。

表 20-7-4　肝细胞癌WHO分类（2019消化系统）

癌种	WHO分类
肝细胞癌	非特指
	硬化型
	透明细胞型
	脂肪性肝炎样型
	粗梁实体型
	嫌色型
	富于中性粒细胞型
	富于淋巴细胞型

附录四　原发性肝细胞癌诊断报告模板

表 20-7-5　原发性肝细胞癌诊断报告模板

原发性肝细胞癌诊断报告	
请临床协助填写： 术式：部分肝/全肝/肝段切除/肿块切除 术前治疗：有/无，TACE/RFA/靶向/免疫检查点抑制剂	单发肿瘤：大小 cm× cm× cm 多发肿瘤：数目（n=），大小（最大者大小 cm× cm× cm，最小者大小 cm× cm× cm）
大体类型： 肝细胞癌：单结节型有包膜/单结节型无包膜、多结节型、巨块型、弥漫型、其他； 胆管细胞癌：管内型、管周浸润型、肿块型； 其他：坏死无/有（具体比例）	组织学类型： 肝细胞癌：细梁型、粗梁型、团片型； 特殊亚型：透明细胞型、硬化型、富淋巴细胞型、纤维板层型，其他； 胆管细胞癌：大胆管型、小胆管型； 特殊亚型：腺鳞癌、淋巴上皮瘤样型、肉瘤样型； 其他：混合细胞癌（分别描述两种肿瘤成分的比例）
分化分级： 肝细胞癌（Ⅰ，Ⅱ，Ⅲ，Ⅳ/高，中，低） 胆管细胞癌（高，中，低）	卫星结节：无/有 微血管侵犯：无/有 悬浮癌细胞：无/有
大血管癌栓：（巨检/手术所见）：无/有 血管位置（根据临床信息）	大胆管癌栓：有/无 小胆管癌栓（显微镜下所见）：有/无
MVI风险分级： M0，未发现MVI； M1（低危组），≤5个MVI，均发生于近癌旁肝组织（≤1cm）； M2（高危组），>5个MVI，或发生于远癌旁肝组织（>1cm）。	
肝细胞异型增生结节：无/有；低级别/高级别 肝硬化：无/有，小结节/大结节/混合结节型	胆管上皮内瘤变：低级别/高级别 胆管内乳头状肿瘤：无/有
切缘：无癌，距肿瘤最近距离＿＿＿cm	肝被膜：未侵犯/侵犯
癌周围肝组织：无/肝细胞大、小细胞变	周围神经侵犯：有/无
肝炎：无/有；肝炎程度G；纤维化分期S	淋巴结/远处转移：有/无，部位：
胆囊侵犯：无/有	膈肌侵犯：无/有
pTNM	

附录五 门静脉癌栓分型

程氏分型：

Ⅰ型，门静脉癌栓侵犯肝叶或肝段的门静脉分支；

Ⅱ型，门静脉癌栓侵犯至门静脉左支或右支；

Ⅲ型，门静脉癌栓侵犯至门静脉主干；

Ⅳ型，门静脉癌栓侵犯至肠系膜上静脉；

I_0型，术后病理学诊断门静脉微血管癌栓。

日本肝癌研究学会的Vp分型：

Vp1，门静脉癌栓局限于门静脉二级分支以远；

Vp2，门静脉癌栓侵犯门静脉二级分支；

Vp3，门静脉癌栓侵犯门静脉一级分支；

VP4，门静脉癌栓侵犯门静脉主干或对侧一级分支。

附录六 经导管动脉化疗栓塞治疗进展

肝动脉置管持续化疗灌注（Hepatic Arterial Infusion Chemotherapy，HAIC）：作为一种动脉内灌注化疗的介入治疗方式，HAIC目前尚未形成统一治疗技术标准，疗效差异较大。日本多中心、RCT Ⅱ期临床试验研究（SCOOP-2试验）对比顺铂HAIC序贯索拉非尼与标准索拉非尼单药治疗晚期HCC患者，结果显示HAIC联合治疗组的中位生存期为10个月，对比索拉非尼单药治疗组的15.2个月，疗效不理想。HAIC联合治疗组中有23%的患者由于一般状况恶化而无法在HAIC后接受任何进一步的治疗。多中心随机三期试验（SILIUS试验）除证实了该前瞻性随机Ⅱ期试验的阴性结果外，还测试了不同的HAIC方案（低剂量顺铂-氟尿嘧啶）联合索拉非尼对比索拉非尼单药治疗日本晚期HCC患者，同样为阴性结果。因此，多数日本专家讨论意见：单独化疗或联合靶向药均无可证实的疗效，HAIC不宜作为晚期肝癌的治疗方式。近年来我国学者采用mFOLFOX为基础的灌注方案使HAIC疗效得以提高。有研究表明，HAIC治疗对于多次TACE治疗产生抵抗、肝癌伴门静脉癌栓、外科术后存在高危复发、肝外转移的肝癌病人，疗效优于索拉非尼治疗；对肝癌伴门静脉癌栓患者（CNLC Ⅱ-Ⅰa期）采用HAIC联合索拉非尼治疗疗效明显优于单纯索拉非尼治疗。与TACE类似，mFOLFOX-HAIC对部分肿瘤最大径>7cm，初始不适合外科手术切除的肝癌病人，有助于转化，但一般建议连续完成4次或以上的HAIC治疗才能达到转化治疗的机会。

TACE预后的术前预测模型：①"Six-and-twelve"模型：即肿瘤大小+数量之和≤

6，>6且≤12，>12。该模型对接受TACE治疗的肝癌病人进行个体化预后评估和危险分层，病人的风险分层不同，其中位生存时间差异显著。因此，使用"Six-and-twelve"模型，能为肝癌病人TACE术前提供术后预期生存的参考值，辅助病人选择不同的治疗方式。② TACE的预后列线图模型：包含门静脉侵犯、肿瘤数目、肿瘤包膜、血清AFP、天冬氨酸转氨酶、吲哚氰绿（ICG）15分钟滞留率等因素。该模型经868例肝癌病人验证，其预测生存相关的C-指数达0.755。因此，使用上述两种模型能为肝癌患者TACE术前提供术后预期生存的参考值，辅助患者选择不同的治疗方式。③ "TACE-predict"模型：是针对肝癌TACE人群，可在术前应用并在术后再次校准的个体化预后评估和危险分层模型。研究发现，肿瘤数目与直径、甲胎蛋白、白蛋白、胆红素、血管侵犯、病因是TACE术前患者的预后因素；肿瘤数目与直径、甲胎蛋白、胆红素、血管侵犯及影像学应答是TACE术后患者的预后因素。据此建立了Pre-TACE-Predict模型和Post-TACE-Predict模型，该模型可分别在TACE术前和术后计算患者生存概率。Pre-TACE-Predict模型和Post-TACE-Predict模型的预测能力优于HAP和mHAP Ⅲ评分。Post-TACE-Predict模型能够在术后对患者进行进一步预后评估和危险分层，并有助于辅助TACE后续的治疗决策，对指导临床实践具有重大意义。

TACE/HAIC联合分子靶向、免疫治疗：TACTICS Ⅱ期临床研究表明，TACE联合索拉非尼对比单纯TACE，联合组的PFS有明显改善（22.8个月 vs. 13.5个月；P=0.02），但最终OS未达到统计学差异（36.2个月 vs. 30.8个月；P=0.40）。TACE/HAIC等可能影响肿瘤微环境，联合分子靶向药物或免疫治疗等已经显示出良好的治疗前景，但目前多为小样本，循证医学级别不高的研究，尚需要多中心、大样本、高质量的临床研究进一步明确。

附录七 肝癌外放射治疗正常组织具体耐受剂量参考

立体定向放疗：①肝功能Child-Pugh A级，放疗分次数3~5次，正常肝体积[（肝脏体积-大体肿瘤体积，Liver-Gross tumor volume（GTV）]>700mL或>800mL，Liver-GTV平均剂量分别<15Gy或<18Gy；放疗分次数6次，Liver-GTV体积>800mL，平均剂量<20Gy；每次肿瘤分割剂量4~8Gy，Liver-GTV平均剂量<23Gy为安全剂量。②亚洲肝癌病人常伴有肝硬化和脾功能亢进，导致胃肠道瘀血和凝血功能差，胃肠道的放射耐受剂量低于RTOG推荐的剂量；目前文献及专家共识认为，放疗分次数3~5次，胃和小肠最大剂量均应<22.2~35Gy，最佳<30Gy。③放疗分次数3~5次，双肾平均剂量最佳<10Gy，脊髓最大剂量<21.9~30Gy，最佳<18~23Gy。

常规分割剂量放疗：①肝功能Child-Pugh A级，Liver-GTV平均剂量<28~30 Gy；

肝功能 Child-Pugh B 级者，肝脏对射线的耐受量明显下降，最佳<6Gy，避免肝功能 Child-Pugh C 级病人行肝区放疗。②胃和小肠最大剂量均应<54Gy，胃 V45<45%，小肠 V50≤5%。③双肾平均剂量≤15Gy，如一侧肾脏平均剂量大于 19Gy，则另一侧肾脏尽量避开；脊髓最大剂量<45Gy。

附录八　正在进行与免疫检查点抑制剂有关的研究（部分）

1　已经完成的研究（部分）

纳武利尤单克隆抗体：Ⅰ、Ⅱ期研究 Checkmate 040 表明，纳武利尤单克隆抗体用于既往使用索拉非尼的肝癌病人，mOS 达到 15.6 个月，其中亚洲病人的 mOS 为 14.9 个月；无论 PD-L1 表达阳性或阴性，均可获得临床缓解。因此，美国 FDA 有条件批准了纳武利尤单克隆抗体二线治疗肝癌。推荐剂量为一次 3mg/kg 或 240mg、每 2 周 1 次；或者 1 次 480mg、每 4 周 1 次。但是，Ⅲ期研究 Checkmate 459，即比较纳武利尤单克隆抗体对比索拉非尼一线治疗肝癌，2020 年 1 月公布的结果纳武利尤单克隆抗体中位 OS 和 PFS 均有延长趋势，但并没有达到预设的终点。纳武利尤单克隆抗体中位 OS 16.4 个月，索拉非尼 14.8 个月（HR，0.85 [95% CI，0.72~1.00]；P = 0.0522）。2021 年 4 月 FDA 撤回纳武利尤单克隆抗体二线治疗肝癌适应证。

帕博利珠单克隆抗体：Ⅱ期研究 Keynote224 表明，帕博利珠单克隆抗体用于既往索拉非尼治疗后进展或无法耐受索拉非尼治疗、肝功能 Child-Pugh A 级肝癌病人，客观缓解率 17%、疾病稳定率 44%、mPFS 为 4.9 个月、mOS 为 12.9 个月。因此，美国 FDA 有条件批准了帕博利珠单克隆抗体二线治疗肝癌。用法为 1 次 200mg、每 3 周 1 次。但是，2019 年 2 月Ⅲ期研究 Keynote240 结果揭晓，帕博利珠单克隆抗体联合最佳支持治疗对比安慰剂联合最佳支持治疗二线治疗肝癌，OS 和 PFS 均有所延长，但未达到预设的终点。目前，针对接受过系统治疗、采用帕博利珠单克隆抗体二线治疗亚太区肝癌病人的临床研究 Keynote394 正在进行之中。

卡瑞利珠单克隆抗体联合阿帕替尼：全国多中心的卡瑞利珠单抗联合阿帕替尼用于晚期肝细胞癌（RESCUE）的Ⅱ期临床研究结果显示，卡瑞利珠单抗联合阿帕替尼用于肝细胞癌一线治疗组的 ORR（IRC RECIST）为 34.3%（24/70）46%（32/70），中位起效时间（mTTR）为 1.9 个月，12 个月 OS 率为 75%，mOS 为 20.1 个月；二线治疗组的 ORR（IRC RECIST）为 22.5%（27/120）25%（30/120），mTTR 为 1.8 个月，12 个月 OS 率为 68%，mOS 为 21.8 个月。用法为阿帕替尼 250mg 每天一次，卡瑞丽珠单抗 200mg（体重≥50kg）或 3mg/kg（体重<50kg），每 2 周 1 次。

仑伐替尼联合帕博利珠单抗：仑伐替尼联合帕博利珠单抗一线治疗不可切除

HCC患者的Ⅰb期研究，旨在评估联合治疗的有效性和安全性。共纳入了104例患者，研究结果显示根据mRECIST标准ORR为46.0%，mPFS为9.3个月，根据RECIST v1.1标准ORR为36.0%，mPFS为8.6个月。mOS为22个月。同时毒性是可控的，没有意外的安全信号，最常见的3级治疗相关的不良事件是高血压（17%）。推荐用法为仑伐替尼12mg（体重≥60kg）或8mg（体重<60kg），每日一次；帕博利珠单抗200mg，每3周1次。仑伐替尼联合帕博利珠单抗的Ⅲ期临床试验（LEAP-002）正在进行中。

卡瑞丽珠单抗联合FOLFOX4全身化疗：卡瑞利珠单抗联合FOLFOX4方案或GEMOX方案一线治疗晚期HCC和胆管细胞癌患者的Ⅱ期临床研究结果显示，在HCC队列34例可评估的患者中，ORR为26.5%，DCR为79.4%，mPFS为5.5个月，mDOR未达到。最常见的不良反应为中性粒细胞、白细胞和血小板减少，多为1~2级，耐受性良好且安全可控。目前评估卡瑞利珠单抗联合FOLFOX4与索拉非尼或FOLFOX4在晚期HCC一线治疗中作用的Ⅲ期临床研究正在开展中。

伊匹单抗联合纳武利尤单抗：基于CheckMate040研究，纳武利尤单抗联合伊匹单抗（纳武利尤单抗1mg/kg联合伊匹木单抗3mg/kg治疗，每3周1次，连续用药4个周期后，序贯纳武利尤单抗240mg）被FDA批准用于索拉非尼治疗失败或无法耐受索拉非尼的肝癌患者。2021年3月更新的长期随访结果显示，共纳入148例患者，中位随访至少44个月，患者随机分为三组，A组：纳武利尤单抗1mg/kg联合伊匹木单抗3mg/kg治疗，每3周1次，连续用药4个周期后，序贯纳武利尤单抗240mg，每2周1次；B组：纳武利尤单抗3mg/kg联合伊匹木单抗1mg/kg治疗，每3周1次，连续用药4个周期后，序贯纳武利尤单抗240mg，每2周1次；C组：纳武利尤单抗3mg/kg，每2周1次，联合伊匹木单抗1mg/kg，每6周1次。三组的ORR分别位32%、31%和31%，中位OS分别为22.2个月、12.5个月和12.7个月；三组的36个月OS率分别为42%、26%和30%。A组免疫治疗相关不良事件发生率高于B组和C组。最常见的是皮疹、肝炎和肾上腺功能不全。大多数免疫治疗相关不良事件是可逆且可控的。

德瓦鲁单抗联合度伐利尤单抗：Study22的Ⅱ期随机扩展队列研究旨在评价德瓦鲁单抗（T）联合度伐利尤单抗（D）治疗不可手术切除的HCC的疗效。纳入索拉非尼给药后进展、不耐受或患者拒绝索拉非尼治疗，肝功能Child Pugh A级的不可手术切除的肝癌患者332例。研究分为四组，T300+D（德瓦鲁单抗300mg 1次给药联合度伐利尤单抗1500mg每4周一次）；T75+D（德瓦鲁单抗75mg 4次给药联合度伐利尤单抗1500mg每4周一次）；单药D（德瓦鲁单抗1500mg每4周一次）；单药T（度伐利尤单抗750mg每4周一次，7次单独给药，之后每12周一次）。2020年5月公布的结果显示，单独给药或联合治疗均没有发现超出已有安全数据的新的安全隐患。对大部分是二线治疗的肝癌患者，单次、启动剂量的德瓦鲁单抗单抗联合每月一次的度伐利尤单抗（T300+D组）显示出良好的临床活性。在T300+D组中，RECIST v1.1的已证实的ORR为24%（中位DOR，未达到）。T300+D组中位OS（95%CI）为18.73（10.78~27.27）个月。所有治疗组中，T300+D的收益风险平衡最佳。主要不良反应为皮肤毒性，AST升高、ALT升高和淀粉酶升高等，3~4级治疗相关不良事件（TRAEs）发生率为35.1%。该试验目前比较T300+D和D与索拉非尼一线治疗晚期HCC的疗效的Ⅲ期HIMALAYA研究正在进行中。

特瑞普利单抗联合贝伐珠单抗：特瑞普利单抗联合贝伐珠单抗一线治疗晚期肝细胞癌安全性和有效性的Ⅱ期临床研究，截至2021年3月2日，共入组54例患者。其中44例完成至少2次肿瘤评估，按照RECIST v1.1标准评估，ORR为31.8%，按照mRECIST标准评估，ORR为47.7%。耐受性和安全性良好；未观察到新安全性信号，研究期间未发生5级TEAE。最常见的不良反应为蛋白尿、高血压、淀粉酶升高等。用法为特瑞普利单抗240mg，每三周一次；贝伐珠单抗15mg/kg，每三周一次。

免疫检查点抑制剂单药及联合治疗的研究在肝癌领域尤为活跃。本规范的后期版本也会根据相应的研究结果及循证级别做出相应的修改。

2 部分在研的Ⅲ期临床试验

免疫检查点抑制剂单药及联合治疗的研究在肝癌领域尤为活跃。这些研究的最终成败与否会对临床实践产生很大的影响。本规范的后期版本也会根据相应的研究结果及循证级别做出相应的修改。

表20-7-6 部分在研的Ⅲ期临床试验

用药阶段	研究方案	研究简称	NCT登记号
辅助治疗	阿替利珠单克隆抗体+贝伐珠单克隆抗体	IMbrave 050	NCT04102098
辅助治疗	纳武利尤单克隆抗体 vs. 安慰剂	Checkmate 9DX	NCT03383458
辅助治疗	帕博利珠单克隆抗体 vs. 安慰剂	Keynote 937	NCT03867084
辅助治疗	特瑞普利单克隆抗体 vs. 安慰剂	JUPITER 04	NCT03859128
辅助治疗	Durvalumab vs. Durvalumab+贝伐珠单克隆抗体 vs. 安慰剂	EMERALD-2	NCT03847428
辅助治疗	卡瑞利珠单克隆抗体+阿帕替尼	SHR-1210-Ⅲ-325	NCT04639180
围手术期治疗	卡瑞利珠单抗+阿帕替尼		NCT04521153
转化治疗	阿替利珠单克隆抗体+贝伐珠单克隆抗体	TALENTOP	NCT04649489
一线治疗	阿替利珠单克隆抗体+贝伐珠单克隆抗体+TACE vs. TACE	TALENT-ACE	NCT04712643
一线治疗	阿替利珠单克隆抗体+卡博替尼 vs. 索拉非尼	COSMIC-312	NCT03755791
一线治疗	HAIC +仑伐替尼 vs. HAIC + 索拉非尼		NCT03775395
一线治疗	纳武利尤单克隆抗体+伊匹单克隆抗体+TACE vs. 纳武利尤单克隆抗体+TACE vs. TACE		NCT04340193

续表

用药阶段	研究方案	研究简称	NCT登记号
一线治疗	Durvalumab vs. Durvalumab+Tremelimumab vs. 索拉非尼	HIMALAYA	NCT03298451
一线治疗	替雷利珠单克隆抗体 vs. 索拉非尼	RATIONALE-301	NCT03412773
一线治疗	卡瑞利珠单克隆抗体+阿帕替尼 vs. 索拉非尼		NCT03764293
一线治疗	帕博利珠单克隆抗体+仑伐替尼 vs. 仑伐替尼	LEAP-002	NCT03713593
一线治疗	卡瑞利珠单克隆抗体+FOLFOX4 vs. FOLFOX4 或索拉非尼		NCT03605706
一线治疗	Durvalumab+贝伐珠单克隆抗体+TACE vs. Durvalumab +TACE vs. 安慰剂+TACE	EMERALD-1	NCT03778957
一线治疗	帕博利珠单抗+仑伐替尼+TACE vs. 安慰剂+TACE	Leap012	NCT04246177
一线治疗	CS1003（PD-1单抗）+仑伐替尼 vs. 安慰剂+仑伐替尼	CS1003305	NCT04194775
一线治疗	纳武利尤单克隆抗体+伊匹单克隆抗体 vs. 索拉非尼或仑伐替尼	Checkmate 9DW	NCT04039607
一线治疗	特瑞普利单抗+仑伐替尼 vs. 仑伐替尼	JUPITER 11	NCT04523493
一线治疗	信迪利单抗+IBI310（抗CTLA-4单抗） vs .索拉非尼	CIBI310C301	NCT04720716
二线治疗	阿替利珠单克隆抗体+索拉非尼或仑伐替尼 vs. 索拉非尼或仑伐替尼	IMbrave251	NCT04770896
二线治疗	帕博利珠单克隆抗体 vs. 安慰剂	Keynote 394	NCT03062358

参考文献

[1] TORRE L A, BRAY F, SIEGEL R L, et al. Global cancer statistics, 2012 [J]. CA: a cancer journal for clinicians, 2015, 65 (2): 87-108.

[2] ZHOU M, WANG H, ZENG X, et al. Mortality, morbidity, and risk factors in China and its provinces, 1990-2017: a systematic analysis for the Global Burden of Disease Study 2017 [J]. Lancet (London, England), 2019, 394 (10204): 1145-58.

[3] CHEN W, ZHENG R, BAADE P D, et al. Cancer statistics in China, 2015 [J]. CA: a cancer journal for clinicians, 2016, 66 (2): 115-32.

[4] BRAY F, FERLAY J, SOERJOMATARAM I, et al. Global cancer statistics 2018: GLOBOCAN estimates of incidence and mortality worldwide for 36 cancers in 185 countries [J]. CA: a cancer journal for clinicians, 2018, 68 (6): 394-424.

[5] ZHANG B H, YANG B H, TANG Z Y. Randomized controlled trial of screening for hepatocellular carcinoma [J]. Journal of cancer research and clinical oncology, 2004, 130 (7): 417-22.

[6] HOU J L, ZHAO W, LEE C, et al. Outcomes of Long-term Treatment of Chronic HBV Infection With Entecavir or Other Agents From a Randomized Trial in 24 Countries [J]. Clin Gastroenterol Hepatol, 2020, 18 (2): 457-67 e21.

[7] FAN R, PAPATHEODORIDIS G, SUN J, et al. aMAP risk score predicts hepatocellular carcinoma development in patients with chronic hepatitis [J]. J Hepatol, 2020, 73 (6): 1368-78.

[8] 郝新, 樊蓉, 郭亚兵, 等. 创建医院社区一体化"金字塔"肝癌筛查模式, 实现肝癌早筛早诊早治 [J]. 中华肝脏病杂志, 2021, 29 (04): 289-92.

[9] 王文平, 季正标, 董怡, 等. 实时导航超声造影在小肝癌诊断中的应用研究 [J]. 中华医学超声杂志 (电子版), 2016, 13 (01): 56-60.

[10] DONG Y, WANG W P, GAN Y H, et al. Radiofrequency ablation guided by contrast-enhanced ultrasound for hepatic malignancies: preliminary results [J]. Clinical radiology, 2014, 69 (11): 1129-35.

[11] DONG Y, WANG W P, MAO F, et al. Contrast-enhanced ultrasound features of hepatocellular carcinoma not detected during the screening procedure [J]. Zeitschrift fur Gastroenterologie, 2017, 55 (8): 748-53.

[12] WANG W P, DONG Y, CAO J, et al. Detection and characterization of small superficially located focal liver lesions by contrast-enhanced ultrasound with high frequency transducers [J]. Med Ultrason, 2017, 19 (4): 349-56.

[13] DONG Y, WANG W P, MAO F, et al. Application of imaging fusion combining contrast-enhanced ultrasound and magnetic resonance imaging in detection of hepatic cellular carcinomas undetectable by conventional ultrasound [J]. J Gastroenterol Hepatol, 2016, 31 (4): 822-8.

[14] DONG Y, WANG W P, XU Y, et al. Point shear wave speed measurement in differentiating benign and malignant focal liver lesions [J]. Med Ultrason, 2017, 19 (3): 259-64.

[15] LEE Y J, LEE J M, LEE J S, et al. Hepatocellular carcinoma: diagnostic performance of multidetector CT and MR imaging-a systematic review and meta-analysis [J]. Radiology, 2015, 275 (1): 97-109.

[16] LIU X, JIANG H, CHEN J, et al. Gadoxetic acid disodium-enhanced magnetic resonance imaging outperformed multidetector computed tomography in diagnosing small hepatocellular carcinoma: A meta-analysis [J]. Liver Transpl, 2017, 23 (12): 1505-18.

[17] ZENG M S, YE H Y, GUO L, et al. Gd-EOB-DTPA-enhanced magnetic resonance imaging for focal liver lesions in Chinese patients: a multicenter, open-label, phase III study [J]. Hepatobiliary

Pancreat Dis Int, 2013, 12 (6): 607-16.

[18] ICHIKAWA T, SAITO K, YOSHIOKA N, et al. Detection and characterization of focal liver lesions: a Japanese phase Ⅲ, multicenter comparison between gadoxetic acid disodium-enhanced magnetic resonance imaging and contrast-enhanced computed tomography predominantly in patients with hepatocellular carcinoma and chronic liver disease [J]. Investigative radiology, 2010, 45 (3): 133-41.

[19] 丁莺, 陈财忠, 饶圣祥, 等. Gd+-EOB-DTPA 与 Gd+-DTPA 增强磁共振检查肝细胞癌的对照研究 [J]. 中华普通外科杂志, 2013, 28 (9): 4.

[20] YOO S H, CHOI J Y, JANG J W, et al. Gd-EOB-DTPA-enhanced MRI is better than MDCT in decision making of curative treatment for hepatocellular carcinoma [J]. Ann Surg Oncol, 2013, 20 (9): 2893-900.

[21] RAO S X, WANG J, WANG J, et al. Chinese consensus on the clinical application of hepatobiliary magnetic resonance imaging contrast agent: Gadoxetic acid disodium [J]. Journal of digestive diseases, 2019, 20 (2): 54-61.

[22] MARRERO J A, KULIK L M, SIRLIN C B, et al. Diagnosis, Staging, and Management of Hepatocellular Carcinoma: 2018 Practice Guidance by the American Association for the Study of Liver Diseases [J]. Hepatology, 2018, 68 (2): 723-50.

[23] VOGEL A, CERVANTES A, CHAU I, et al. Hepatocellular carcinoma: ESMO Clinical Practice Guidelines for diagnosis, treatment and follow-up [J]. Ann Oncol, 2018, 29 (Suppl 4): iv238-iv55.

[24] OMATA M, CHENG A L, KOKUDO N, et al. Asia-Pacific clinical practice guidelines on the management of hepatocellular carcinoma: a 2017 update [J]. Hepatol Int, 2017, 11 (4): 317-70.

[25] CHO E S, CHOI J Y. MRI features of hepatocellular carcinoma related to biologic behavior [J]. Korean J Radiol, 2015, 16 (3): 449-64.

[26] HWANG J, KIM Y K, JEONG W K, et al. Nonhypervascular Hypointense Nodules at Gadoxetic Acid-enhanced MR Imaging in Chronic Liver Disease: Diffusion-weighted Imaging for Characterization [J]. Radiology, 2015, 276 (1): 137-46.

[27] RENZULLI M, BISELLI M, BROCCHI S, et al. New hallmark of hepatocellular carcinoma, early hepatocellular carcinoma and high-grade dysplastic nodules on Gd-EOB-DTPA MRI in patients with cirrhosis: a new diagnostic algorithm [J]. Gut, 2018, 67 (9): 1674-82.

[28] XU X, ZHANG H L, LIU Q P, et al. Radiomic analysis of contrast-enhanced CT predicts microvascular invasion and outcome in hepatocellular carcinoma [J]. J Hepatol, 2019, 70 (6): 1133-44.

[29] LEI Z, LI J, WU D, et al. Nomogram for Preoperative Estimation of Microvascular Invasion Risk in Hepatitis B Virus-Related Hepatocellular Carcinoma Within the Milan Criteria [J]. JAMA Surg, 2016, 151 (4): 356-63.

[30] PENG J, ZHANG J, ZHANG Q, et al. A radiomics nomogram for preoperative prediction of microvascular invasion risk in hepatitis B virus-related hepatocellular carcinoma [J]. Diagn Interv Radiol, 2018, 24 (3): 121-7.

[31] CHONG H H, YANG L, SHENG R F, et al. Multi-scale and multi-parametric radiomics of gadoxetate disodium-enhanced MRI predicts microvascular invasion and outcome in patients with solitary hepatocellular carcinoma ≤ 5 cm [J]. European radiology, 2021, 31 (7): 4824-38.

[32] YANG L, GU D, WEI J, et al. A Radiomics Nomogram for Preoperative Prediction of Microvascular Invasion in Hepatocellular Carcinoma [J]. Liver Cancer, 2019, 8 (5): 373-86.

[33] LIN C Y, CHEN J H, LIANG J A, et al. 18F-FDG PET or PET/CT for detecting extrahepatic metastases or recurrent hepatocellular carcinoma: a systematic review and meta-analysis [J]. Eur J Radiol, 2012, 81 (9): 2417-22.

[34] PARK J W, KIM J H, KIM S K, et al. A prospective evaluation of 18F-FDG and 11C-acetate PET/

CT for detection of primary and metastatic hepatocellular carcinoma [J]. J Nucl Med, 2008, 49 (12): 1912-21.

[35] BOELLAARD R, O'DOHERTY M J, WEBER W A, et al. FDG PET and PET/CT: EANM procedure guidelines for tumour PET imaging: version 1.0 [J]. Eur J Nucl Med Mol Imaging, 2010, 37 (1): 181-200.

[36] BOELLAARD R, DELGADO-BOLTON R, OYEN W J, et al. FDG PET/CT: EANM procedure guidelines for tumour imaging: version 2.0 [J]. Eur J Nucl Med Mol Imaging, 2015, 42 (2): 328-54.

[37] CHALIAN H, TORE H G, HOROWITZ J M, et al. Radiologic assessment of response to therapy: comparison of RECIST Versions 1.1 and 1.0 [J]. Radiographics, 2011, 31 (7): 2093-105.

[38] WAHL R L, JACENE H, KASAMON Y, et al. From RECIST to PERCIST: Evolving Considerations for PET response criteria in solid tumors [J]. J Nucl Med, 2009, 50 Suppl 1: 122S-50S.

[39] FERDA J, FERDOVá E, BAXA J, et al. The role of 18F-FDG accumulation and arterial enhancement as biomarkers in the assessment of typing, grading and staging of hepatocellular carcinoma using 18F-FDG-PET/CT with integrated dual-phase CT angiography [J]. Anticancer Res, 2015, 35 (4): 2241-6.

[40] HYUN S H, EO J S, LEE J W, et al. Prognostic value of (18) F-fluorodeoxyglucose positron emission tomography/computed tomography in patients with Barcelona Clinic Liver Cancer stages 0 and A hepatocellular carcinomas: a multicenter retrospective cohort study [J]. Eur J Nucl Med Mol Imaging, 2016, 43 (9): 1638-45.

[41] LEE J W, OH J K, CHUNG Y A, et al. Prognostic Significance of (1) (8) F-FDG Uptake in Hepatocellular Carcinoma Treated with Transarterial Chemoembolization or Concurrent Chemoradiotherapy: A Multicenter Retrospective Cohort Study [J]. J Nucl Med, 2016, 57 (4): 509-16.

[42] NA S J, OH J K, HYUN S H, et al. (18) F-FDG PET/CT Can Predict Survival of Advanced Hepatocellular Carcinoma Patients: A Multicenter Retrospective Cohort Study [J]. J Nucl Med, 2017, 58 (5): 730-6.

[43] BERTAGNA F, BERTOLI M, BOSIO G, et al. Diagnostic role of radiolabelled choline PET or PET/CT in hepatocellular carcinoma: a systematic review and meta-analysis [J]. Hepatol Int, 2014, 8 (4): 493-500.

[44] CHEUNG T T, HO C L, LO C M, et al. 11C-acetate and 18F-FDG PET/CT for clinical staging and selection of patients with hepatocellular carcinoma for liver transplantation on the basis of Milan criteria: surgeon's perspective [J]. J Nucl Med, 2013, 54 (2): 192-200.

[45] ZHANG Y, SHI H, CHENG D, et al. Added value of SPECT/spiral CT versus SPECT in diagnosing solitary spinal lesions in patients with extraskeletal malignancies [J]. Nuclear medicine communications, 2013, 34 (5): 451-8.

[46] HECTORS S J, WAGNER M, BESA C, et al. Multiparametric FDG-PET/MRI of Hepatocellular Carcinoma: Initial Experience [J]. Contrast media & molecular imaging, 2018, 2018: 5638283.

[47] FORNER A, VILANA R, AYUSO C, et al. Diagnosis of hepatic nodules 20 mm or smaller in cirrhosis: Prospective validation of the noninvasive diagnostic criteria for hepatocellular carcinoma [J]. Hepatology, 2008, 47 (1): 97-104.

[48] ROBERTS L R, SIRLIN C B, ZAIEM F, et al. Imaging for the diagnosis of hepatocellular carcinoma: A systematic review and meta-analysis [J]. Hepatology, 2018, 67 (1): 401-21.

[49] EASL Clinical Practice Guidelines: Management of hepatocellular carcinoma [J]. J Hepatol, 2018, 69 (1): 182-236.

[50] CONG W: [HEPACOCELLULAR CARCINOMA], CONG W, EDITOR, Surgical pathology of liver and gallbaldder tumors, Beijing: People's Medical Publishing House, 2015: 276-320.

[51] ZHOU J, YU L, GAO X, et al. Plasma microRNA panel to diagnose hepatitis B virus-related hepatocellular carcinoma [J]. Journal of clinical oncology: official journal of the American Society of Clinical Oncology, 2011, 29 (36): 4781-8.

[52] BEST J, BECHMANN L P, SOWA J P, et al. GALAD Score Detects Early Hepatocellular Carcinoma in an International Cohort of Patients With Nonalcoholic Steatohepatitis [J]. Clin Gastroenterol Hepatol, 2020, 18 (3): 728-35.e4.

[53] WESTRA WH, HRUBAN RH, PHELPS TH, et al. Surgical Pathology Dissection: An Illustrated Guide[M]. New York: Springer, 2003: 258.

[54] NARA S, SHIMADA K, SAKAMOTO Y, et al. Prognostic impact of marginal resection for patients with solitary hepatocellular carcinoma: evidence from 570 hepatectomies [J]. Surgery, 2012, 151 (4): 526-36.

[55] SCHEUER P J. Classification of chronic viral hepatitis: a need for reassessment [J]. J Hepatol, 1991, 13 (3): 372-4.

[56] [Regimens for prevention and treatment of viral hepatitis] [J]. Chinese Journal of Infectious Diseases, 2001, 19 (1): 56-62.

[57] Guidelines for the Prevention, Care and Treatment of Persons with Chronic Hepatitis B Infection, Geneva, 2015.

[58] RODRíGUEZ-PERáLVAREZ M, LUONG T V, ANDREANA L, et al. A systematic review of microvascular invasion in hepatocellular carcinoma: diagnostic and prognostic variability [J]. Ann Surg Oncol, 2013, 20 (1): 325-39.

[59] [Evidence-based practice guidelines for standardized pathological diagnosis of primary liver cancer in China: 2015] [J]. Chinese journal of hepatology, 2015, 23 (5): 321-7.

[60] EGUCHI S, TAKATSUKI M, HIDAKA M, et al. Predictor for histological microvascular invasion of hepatocellular carcinoma: a lesson from 229 consecutive cases of curative liver resection [J]. World journal of surgery, 2010, 34 (5): 1034-8.

[61] FUJITA N, AISHIMA S, IGUCHI T, et al. Histologic classification of microscopic portal venous invasion to predict prognosis in hepatocellular carcinoma [J]. Human pathology, 2011, 42 (10): 1531-8.

[62] IGUCHI T, SHIRABE K, AISHIMA S, et al. New Pathologic Stratification of Microvascular Invasion in Hepatocellular Carcinoma: Predicting Prognosis After Living-donor Liver Transplantation [J]. Transplantation, 2015, 99 (6): 1236-42.

[63] IMAMURA H, SEYAMA Y, KOKUDO N, et al. One thousand fifty-six hepatectomies without mortality in 8 years [J]. Arch Surg, 2003, 138 (11): 1198-206; discussion 206.

[64] KUBOTA K, MAKUUCHI M, KUSAKA K, et al. Measurement of liver volume and hepatic functional reserve as a guide to decision-making in resectional surgery for hepatic tumors [J]. Hepatology, 1997, 26 (5): 1176-81.

[65] BRUIX J, CASTELLS A, BOSCH J, et al. Surgical resection of hepatocellular carcinoma in cirrhotic patients: prognostic value of preoperative portal pressure [J]. Gastroenterology, 1996, 111 (4): 1018-22.

[66] CESCON M, COLECCHIA A, CUCCHETTI A, et al. Value of transient elastography measured with FibroScan in predicting the outcome of hepatic resection for hepatocellular carcinoma [J]. Annals of surgery, 2012, 256 (5): 706-12; discussion 12-3.

[67] SHEN Y, ZHOU C, ZHU G, et al. Liver Stiffness Assessed by Shear Wave Elastography Predicts Postoperative Liver Failure in Patients with Hepatocellular Carcinoma [J]. J Gastrointest Surg, 2017, 21 (9): 1471-9.

[68] RAJAKANNU M, CHERQUI D, CIACIO O, et al. Liver stiffness measurement by transient elastography predicts late posthepatectomy outcomes in patients undergoing resection for hepatocellular carcino-

ma [J]. Surgery, 2017, 162 (4): 766-74.

[69] ZHONG J H, KE Y, GONG W F, et al. Hepatic resection associated with good survival for selected patients with intermediate and advanced-stage hepatocellular carcinoma [J]. Annals of surgery, 2014, 260 (2): 329-40.

[70] XIAO H, ZHANG B, MEI B, et al. Hepatic resection for hepatocellular carcinoma in patients with portal hypertension: a long-term benefit compared with transarterial chemoembolization and thermal ablation [J]. Medicine (Baltimore), 2015, 94 (7): e495.

[71] BOSCH J, ABRALDES J G, BERZIGOTTI A, et al. The clinical use of HVPG measurements in chronic liver disease [J]. Nat Rev Gastroenterol Hepatol, 2009, 6 (10): 573-82.

[72] CHEN X, ZHAI J, CAI X, et al. Severity of portal hypertension and prediction of postoperative liver failure after liver resection in patients with Child-Pugh grade A cirrhosis [J]. The British journal of surgery, 2012, 99 (12): 1701-10.

[73] CHEN M S, LI J Q, ZHENG Y, et al. A prospective randomized trial comparing percutaneous local ablative therapy and partial hepatectomy for small hepatocellular carcinoma [J]. Annals of surgery, 2006, 243 (3): 321-8.

[74] MOHKAM K, DUMONT P N, MANICHON A F, et al. No-touch multibipolar radiofrequency ablation vs. surgical resection for solitary hepatocellular carcinoma ranging from 2 to 5 cm [J]. J Hepatol, 2018, 68 (6): 1172-80.

[75] LIU P H, HSU C Y, HSIA C Y, et al. Surgical Resection Versus Radiofrequency Ablation for Single Hepatocellular Carcinoma </= 2 cm in a Propensity Score Model[J]. Ann Surg, 2016, 263 (3): 538-45.

[76] FENG K, YAN J, LI X, et al. A randomized controlled trial of radiofrequency ablation and surgical resection in the treatment of small hepatocellular carcinoma [J]. J Hepatol, 2012, 57 (4): 794-802.

[77] XU Q, KOBAYASHI S, YE X, et al. Comparison of hepatic resection and radiofrequency ablation for small hepatocellular carcinoma: a meta-analysis of 16, 103 patients [J]. Scientific reports, 2014, 4: 7252.

[78] YIN L, LI H, LI A J, et al. Yin L, Li H, Li AJ, et al. Partial hepatectomy vs. transcatheter arterial chemoembolization for resectable multiple hepatocellular carcinoma beyond Milan criteria: A RCT [J]. Journal of Hepatology, 2014, 61 (1): 82-8.

[79] TORZILLI G, BELGHITI J, KOKUDO N, et al. A snapshot of the effective indications and results of surgery for hepatocellular carcinoma in tertiary referral centers: is it adherent to the EASL/AASLD recommendations?: an observational study of the HCC East-West study group [J]. Annals of surgery, 2013, 257 (5): 929-37.

[80] WANG K, GUO W X, CHEN M S, et al. Multimodality Treatment for Hepatocellular Carcinoma With Portal Vein Tumor Thrombus: A Large-Scale, Multicenter, Propensity Mathching Score Analysis [J]. Medicine (Baltimore), 2016, 95 (11): e3015.

[81] WEI X, JIANG Y, ZHANG X, et al. Neoadjuvant Three-Dimensional Conformal Radiotherapy for Resectable Hepatocellular Carcinoma With Portal Vein Tumor Thrombus: A Randomized, Open-Label, Multicenter Controlled Study [J]. Journal of clinical oncology: official journal of the American Society of Clinical Oncology, 2019, 37 (24): 2141-51.

[82] LI X L, ZHU X D, CAI H, et al. Postoperative alpha-fetoprotein response predicts tumor recurrence and survival after hepatectomy for hepatocellular carcinoma: A propensity score matching analysis[J]. Surgery, 2019, 165 (6): 1161-7.

[83] YANG J, TAO H S, CAI W, et al. Accuracy of actual resected liver volume in anatomical liver resections guided by 3-dimensional parenchymal staining using fusion indocyanine green fluorescence imaging [J]. J Surg Oncol, 2018, 118 (7): 1081-7.

[84] MISE Y, HASEGAWA K, SATOU S, et al. How Has Virtual Hepatectomy Changed the Practice of Liver Surgery?: Experience of 1194 Virtual Hepatectomy Before Liver Resection and Living Donor Liver Transplantation [J]. Annals of surgery, 2018, 268 (1): 127-33.

[85] JIANG H T, CAO J Y. Impact of Laparoscopic Versus Open Hepatectomy on Perioperative Clinical Outcomes of Patients with Primary Hepatic Carcinoma [J]. Chinese medical sciences journal = Chung-kuo i hsueh k'o hsueh tsa chih, 2015, 30 (2): 80-3.

[86] WANG X, TEH C S C, ISHIZAWA T, et al. Consensus Guidelines for the Use of Fluorescence Imaging in Hepatobiliary Surgery [J]. Annals of surgery, 2021, 274 (1): 97-106.

[87] ZHONG F P, ZHANG Y J, LIU Y, et al. Prognostic impact of surgical margin in patients with hepatocellular carcinoma: A meta-analysis [J]. Medicine (Baltimore), 2017, 96 (37): e8043.

[88] YANG P, SI A, YANG J, et al. A wide-margin liver resection improves long-term outcomes for patients with HBV-related hepatocellular carcinoma with microvascular invasion [J]. Surgery, 2019, 165 (4): 721-30.

[89] LIU C L, FAN S T, LO C M, et al. Anterior approach for major right hepatic resection for large hepatocellular carcinoma [J]. Annals of surgery, 2000, 232 (1): 25-31.

[90] ZHOU C, PENG Y, ZHOU K, et al. Surgical resection plus radiofrequency ablation for the treatment of multifocal hepatocellular carcinoma [J]. Hepatobiliary surgery and nutrition, 2019, 8 (1): 19-28.

[91] ZHANG Z M, LAI E C, ZHANG C, et al. The strategies for treating primary hepatocellular carcinoma with portal vein tumor thrombus [J]. International journal of surgery (London, England), 2015, 20: 8-16.

[92] FU S Y, LAU W Y, LI A J, et al. Liver resection under total vascular exclusion with or without preceding Pringle manoeuvre [J]. The British journal of surgery, 2010, 97 (1): 50-5.

[93] SATOH S, IKAI I, HONDA G, et al. Clinicopathologic evaluation of hepatocellular carcinoma with bile duct thrombi [J]. Surgery, 2000, 128 (5): 779-83.

[94] ZHU X D, HUANG C, SHEN Y H, et al. Downstaging and Resection of Initially Unresectable Hepatocellular Carcinoma with Tyrosine Kinase Inhibitor and Anti-PD-1 Antibody Combinations [J]. Liver Cancer, 2021, 10 (4): 320-9.

[95] 张雯雯, 胡丙洋, 韩骏, 等. PD-1抑制剂与多靶点酪氨酸激酶抑制剂联合方案用于进展期肝癌转化治疗研究的初步报告 [J]. 中华肝胆外科杂志, 2020, 26 (12): 947-8.

[96] HE M, LI Q, ZOU R, et al. Sorafenib Plus Hepatic Arterial Infusion of Oxaliplatin, Fluorouracil, and Leucovorin vs Sorafenib Alone for Hepatocellular Carcinoma With Portal Vein Invasion: A Randomized Clinical Trial [J]. JAMA Oncol, 2019, 5 (7): 953-60.

[97] CHEN X, ZHANG Y, ZHANG N, et al. Lenvatinib combined nivolumab injection followed by extended right hepatectomy is a feasible treatment for patients with massive hepatocellular carcinoma: a case report [J]. OncoTargets and therapy, 2019, 12: 7355-9.

[98] HE M K, LE Y, LI Q J, et al. Hepatic artery infusion chemotherapy using mFOLFOX versus transarterial chemoembolization for massive unresectable hepatocellular carcinoma: a prospective non-randomized study [J]. Chinese journal of cancer, 2017, 36 (1): 83.

[99] 孙惠川, 谢青, 荚卫东, 等. 肝癌转化治疗中国专家共识（2021版）[J]. 中国实用外科杂志, 2021, 41 (06): 618-32.

[100] ZHANG Y, HUANG G, WANG Y, et al. Is Salvage Liver Resection Necessary for Initially Unresectable Hepatocellular Carcinoma Patients Downstaged by Transarterial Chemoembolization? Ten Years of Experience [J]. Oncologist, 2016, 21 (12): 1442-9.

[101] LYU N, KONG Y, MU L, et al. Hepatic arterial infusion of oxaliplatin plus fluorouracil/leucovorin vs. sorafenib for advanced hepatocellular carcinoma [J]. J Hepatol, 2018, 69 (1): 60-9.

[102] BYUN H K, KIM H J, IM Y R, et al. Dose escalation by intensity modulated radiotherapy in liver-

directed concurrent chemoradiotherapy for locally advanced BCLC stage C hepatocellular carcinoma [J]. Radiotherapy and oncology: journal of the European Society for Therapeutic Radiology and Oncology, 2019, 133: 1-8.

[103] HE M K, LIANG R B, ZHAO Y, et al. Lenvatinib, toripalimab, plus hepatic arterial infusion chemotherapy versus lenvatinib alone for advanced hepatocellular carcinoma [J]. Ther Adv Med Oncol, 2021, 13: 17588359211002720.

[104] WAKABAYASHI H, OKADA S, MAEBA T, et al. Effect of preoperative portal vein embolization on major hepatectomy for advanced-stage hepatocellular carcinomas in injured livers: a preliminary report [J]. Surgery today, 1997, 27 (5): 403-10.

[105] 郑树国, 李建伟, 肖乐, 等. 全腹腔镜联合肝脏离断和门静脉结扎的二步肝切除术治疗肝硬化肝癌 [J]. 中华消化外科杂志, 2014, 13 (07): 502-7.

[106] HONG DE F, ZHANG Y B, PENG S Y, et al. Percutaneous Microwave Ablation Liver Partition and Portal Vein Embolization for Rapid Liver Regeneration: A Minimally Invasive First Step of ALPPS for Hepatocellular Carcinoma [J]. Annals of surgery, 2016, 264 (1): e1-2.

[107] D'HAESE J G, NEUMANN J, WENIGER M, et al. Should ALPPS be Used for Liver Resection in Intermediate-Stage HCC? [J]. Ann Surg Oncol, 2016, 23 (4): 1335-43.

[108] LI P-P, HUANG G, JIA N-Y, et al. Associating liver partition and portal vein ligation for staged hepatectomy versus sequential transarterial chemoembolization and portal vein embolization in staged hepatectomy for HBV-related hepatocellular carcinoma: a randomized comparative study[J]. Hepatobiliary Surgery and Nutrition, 2020.

[109] WANG Z, PENG Y, HU J, et al. Associating Liver Partition and Portal Vein Ligation for Staged Hepatectomy for Unresectable Hepatitis B Virus-related Hepatocellular Carcinoma: A Single Center Study of 45 Patients [J]. Annals of surgery, 2020, 271 (3): 534-41.

[110] SHI H Y, WANG S N, WANG S C, et al. Preoperative transarterial chemoembolization and resection for hepatocellular carcinoma: a nationwide Taiwan database analysis of long-term outcome predictors [J]. J Surg Oncol, 2014, 109 (5): 487-93.

[111] ZHOU W P, LAI E C, LI A J, et al. A prospective, randomized, controlled trial of preoperative transarterial chemoembolization for resectable large hepatocellular carcinoma [J]. Annals of surgery, 2009, 249 (2): 195-202.

[112] WANG Z, REN Z, CHEN Y, et al. Adjuvant Transarterial Chemoembolization for HBV-Related Hepatocellular Carcinoma After Resection: A Randomized Controlled Study [J]. Clin Cancer Res, 2018, 24 (9): 2074-81.

[113] WEI W, JIAN P E, LI S H, et al. Adjuvant transcatheter arterial chemoembolization after curative resection for hepatocellular carcinoma patients with solitary tumor and microvascular invasion: a randomized clinical trial of efficacy and safety [J]. Cancer communications (London, England), 2018, 38 (1): 61.

[114] CHEN Q, SHU C, LAURENCE A D, et al. Effect of Huaier granule on recurrence after curative resection of HCC: a multicentre, randomised clinical trial [J]. Gut, 2018, 67 (11): 2006-16.

[115] HUANG G, LI P P, LAU W Y, et al. Antiviral Therapy Reduces Hepatocellular Carcinoma Recurrence in Patients With Low HBV-DNA Levels: A Randomized Controlled Trial [J]. Annals of surgery, 2018, 268 (6): 943-54.

[116] YIN J, LI N, HAN Y, et al. Effect of antiviral treatment with nucleotide/nucleoside analogs on postoperative prognosis of hepatitis B virus-related hepatocellular carcinoma: a two-stage longitudinal clinical study [J]. Journal of clinical oncology: official journal of the American Society of Clinical Oncology, 2013, 31 (29): 3647-55.

[117] HUANG G, LAU W Y, WANG Z G, et al. Antiviral therapy improves postoperative survival in pa-

tients with hepatocellular carcinoma: a randomized controlled trial [J]. Annals of surgery, 2015, 261 (1): 56-66.

[118] FAN J, ZHOU J, WU Z Q, et al. Efficacy of different treatment strategies for hepatocellular carcinoma with portal vein tumor thrombosis [J]. World J Gastroenterol, 2005, 11 (8): 1215-9.

[119] LO C M, LIU C L, CHAN S C, et al. A randomized, controlled trial of postoperative adjuvant interferon therapy after resection of hepatocellular carcinoma [J]. Annals of surgery, 2007, 245 (6): 831-42.

[120] SUN H C, TANG Z Y, WANG L, et al. Postoperative interferon alpha treatment postponed recurrence and improved overall survival in patients after curative resection of HBV-related hepatocellular carcinoma: a randomized clinical trial [J]. Journal of cancer research and clinical oncology, 2006, 132 (7): 458-65.

[121] NISHIGUCHI S, TAMORI A, KUBO S. Effect of long-term postoperative interferon therapy on intrahepatic recurrence and survival rate after resection of hepatitis C virus-related hepatocellular carcinoma [J]. Intervirology, 2005, 48 (1): 71-5.

[122] MAZZAFERRO V, ROMITO R, SCHIAVO M, et al. Prevention of hepatocellular carcinoma recurrence with alpha-interferon after liver resection in HCV cirrhosis [J]. Hepatology, 2006, 44 (6): 1543-54.

[123] JI J, SHI J, BUDHU A, et al. MicroRNA expression, survival, and response to interferon in liver cancer [J]. N Engl J Med, 2009, 361 (15): 1437-47.

[124] SAPISOCHIN G, BRUIX J. Liver transplantation for hepatocellular carcinoma: outcomes and novel surgical approaches [J]. Nat Rev Gastroenterol Hepatol, 2017, 14 (4): 203-17.

[125] ZHENG S S, XU X, WU J, et al. Liver transplantation for hepatocellular carcinoma: Hangzhou experiences [J]. Transplantation, 2008, 85 (12): 1726-32.

[126] FAN J, YANG G S, FU Z R, et al. Liver transplantation outcomes in 1,078 hepatocellular carcinoma patients: a multi-center experience in Shanghai, China [J]. Journal of cancer research and clinical oncology, 2009, 135 (10): 1403-12.

[127] LI J, YAN L N, YANG J, et al. Indicators of prognosis after liver transplantation in Chinese hepatocellular carcinoma patients [J]. World J Gastroenterol, 2009, 15 (33): 4170-6.

[128] 邵卓, 杨广顺, 杨宁, 等. 三亚共识在原发性肝癌肝移植治疗中的运用 [J]. 中国实用外科杂志, 2008, 6: 466-9.

[129] LLOVET J M, PAVEL M, RIMOLA J, et al. Pilot study of living donor liver transplantation for patients with hepatocellular carcinoma exceeding Milan Criteria (Barcelona Clinic Liver Cancer extended criteria) [J]. Liver Transpl, 2018, 24 (3): 369-79.

[130] PINHEIRO R S, WAISBERG D R, NACIF L S, et al. Living donor liver transplantation for hepatocellular cancer: an (almost) exclusive Eastern procedure? [J]. Transl Gastroenterol Hepatol, 2017, 2: 68.

[131] SPOSITO C, CUCCHETTI A, MAZZAFERRO V. Assessing Competing Risks for Death Following Liver Transplantation for Hepatocellular Carcinoma [J]. Digestive diseases and sciences, 2019, 64 (4): 1001-7.

[132] SEGEV D L, SOZIO S M, SHIN E J, et al. Steroid avoidance in liver transplantation: meta-analysis and meta-regression of randomized trials [J]. Liver Transpl, 2008, 14 (4): 512-25.

[133] RODRíGUEZ-PERáLVAREZ M, TSOCHATZIS E, NAVEAS M C, et al. Reduced exposure to calcineurin inhibitors early after liver transplantation prevents recurrence of hepatocellular carcinoma [J]. J Hepatol, 2013, 59 (6): 1193-9.

[134] LIANG W, WANG D, LING X, et al. Sirolimus-based immunosuppression in liver transplantation for hepatocellular carcinoma: a meta-analysis [J]. Liver Transpl, 2012, 18 (1): 62-9.

[135] ZHOU J, WANG Z, WU Z Q, et al. Sirolimus-based immunosuppression therapy in liver transplantation for patients with hepatocellular carcinoma exceeding the Milan criteria [J]. Transplantation proceedings, 2008, 40 (10): 3548-53.

[136] GEISSLER E K, SCHNITZBAUER A A, ZüLKE C, et al. Sirolimus Use in Liver Transplant Recipients With Hepatocellular Carcinoma: A Randomized, Multicenter, Open-Label Phase 3 Trial [J]. Transplantation, 2016, 100 (1): 116-25.

[137] THORAT A, JENG L B, YANG H R, et al. Assessing the role of everolimus in reducing hepatocellular carcinoma recurrence after living donor liver transplantation for patients within the UCSF criteria: re-inventing the role of mammalian target of rapamycin inhibitors [J]. Annals of hepato-biliary-pancreatic surgery, 2017, 21 (4): 205-11.

[138] FILGUEIRA N A. Hepatocellular carcinoma recurrence after liver transplantation: Risk factors, screening and clinical presentation [J]. World journal of hepatology, 2019, 11 (3): 261-72.

[139] AU K P, CHOK K S H. Multidisciplinary approach for post-liver transplant recurrence of hepatocellular carcinoma: A proposed management algorithm [J]. World J Gastroenterol, 2018, 24 (45): 5081-94.

[140] HASEGAWA K, AOKI T, ISHIZAWA T, et al. Comparison of the therapeutic outcomes between surgical resection and percutaneous ablation for small hepatocellular carcinoma [J]. Ann Surg Oncol, 2014, 21 Suppl 3: S348-55.

[141] LI L, ZHANG J, LIU X, et al. Clinical outcomes of radiofrequency ablation and surgical resection for small hepatocellular carcinoma: a meta-analysis [J]. J Gastroenterol Hepatol, 2012, 27 (1): 51-8.

[142] HUANG J, YAN L, CHENG Z, et al. A randomized trial comparing radiofrequency ablation and surgical resection for HCC conforming to the Milan criteria [J]. Annals of surgery, 2010, 252 (6): 903-12.

[143] FENG Q, CHI Y, LIU Y, et al. Efficacy and safety of percutaneous radiofrequency ablation versus surgical resection for small hepatocellular carcinoma: a meta-analysis of 23 studies [J]. Journal of cancer research and clinical oncology, 2015, 141 (1): 1-9.

[144] CHEN Q W, YING H F, GAO S, et al. Radiofrequency ablation plus chemoembolization versus radiofrequency ablation alone for hepatocellular carcinoma: A systematic review and meta-analysis [J]. Clinics and research in hepatology and gastroenterology, 2016, 40 (3): 309-14.

[145] MORIMOTO M, NUMATA K, KONDOU M, et al. Midterm outcomes in patients with intermediate-sized hepatocellular carcinoma: a randomized controlled trial for determining the efficacy of radiofrequency ablation combined with transcatheter arterial chemoembolization [J]. Cancer, 2010, 116 (23): 5452-60.

[146] PENG Z W, ZHANG Y J, CHEN M S, et al. Radiofrequency ablation with or without transcatheter arterial chemoembolization in the treatment of hepatocellular carcinoma: a prospective randomized trial [J]. Journal of clinical oncology: official journal of the American Society of Clinical Oncology, 2013, 31 (4): 426-32.

[147] LIVRAGHI T, MELONI F, DI STASI M, et al. Sustained complete response and complications rates after radiofrequency ablation of very early hepatocellular carcinoma in cirrhosis: Is resection still the treatment of choice? [J]. Hepatology, 2008, 47 (1): 82-9.

[148] PENG Z W, LIN X J, ZHANG Y J, et al. Radiofrequency ablation versus hepatic resection for the treatment of hepatocellular carcinomas 2 cm or smaller: a retrospective comparative study [J]. Radiology, 2012, 262 (3): 1022-33.

[149] KIM Y S, LIM H K, RHIM H, et al. Ten-year outcomes of percutaneous radiofrequency ablation as first-line therapy of early hepatocellular carcinoma: analysis of prognostic factors [J]. J Hepatol,

2013, 58 (1): 89-97.

[150] WEIS S, FRANKE A, MöSSNER J, et al. Radiofrequency (thermal) ablation versus no intervention or other interventions for hepatocellular carcinoma [J]. The Cochrane database of systematic reviews, 2013, 12: Cd003046.

[151] ZHANG L, GE N L, CHEN Y, et al. Long-term outcomes and prognostic analysis of radiofrequency ablation for small hepatocellular carcinoma: 10-year follow-up in Chinese patients [J]. Medical oncology (Northwood, London, England), 2015, 32 (3): 77.

[152] KUDO M, HASEGAWA K, KAWAGUCHI Y, et al. A multicenter randomized controlled trial to evaluate the efficacy of surgery versus radiofrequency ablation for small hepatocellular carcinoma (SURF trial): Analysis of overall survival[J]. Journal of Clinical Oncology, 2021, 39 (15_suppl): 4093.

[153] CHO Y K, KIM J K, KIM M Y, et al. Systematic review of randomized trials for hepatocellular carcinoma treated with percutaneous ablation therapies [J]. Hepatology, 2009, 49 (2): 453-9.

[154] SHIBATA T, IIMURO Y, YAMAMOTO Y, et al. Small hepatocellular carcinoma: comparison of radio-frequency ablation and percutaneous microwave coagulation therapy [J]. Radiology, 2002, 223 (2): 331-7.

[155] DI VECE F, TOMBESI P, ERMILI F, et al. Coagulation areas produced by cool-tip radiofrequency ablation and microwave ablation using a device to decrease back-heating effects: a prospective pilot study [J]. Cardiovascular and interventional radiology, 2014, 37 (3): 723-9.

[156] LIU P H, HSU C Y, HSIA C Y, et al. Surgical Resection Versus Radiofrequency Ablation for Single Hepatocellular Carcinoma ≤ 2 cm in a Propensity Score Model [J]. Annals of surgery, 2016, 263 (3): 538-45.

[157] AHMED M, SOLBIATI L, BRACE C L, et al. Image-guided tumor ablation: standardization of terminology and reporting criteria--a 10-year update [J]. Radiology, 2014, 273 (1): 241-60.

[158] LI L, WANG W, PAN H, et al. Microwave ablation combined with OK-432 induces Th1-type response and specific antitumor immunity in a murine model of breast cancer [J]. Journal of translational medicine, 2017, 15 (1): 23.

[159] MIZUKOSHI E, YAMASHITA T, ARAI K, et al. Enhancement of tumor-associated antigen-specific T cell responses by radiofrequency ablation of hepatocellular carcinoma [J]. Hepatology, 2013, 57 (4): 1448-57.

[160] SLOVAK R, LUDWIG J M, GETTINGER S N, et al. Immuno-thermal ablations - boosting the anticancer immune response [J]. Journal for immunotherapy of cancer, 2017, 5 (1): 78.

[161] DUAN X, WANG M, HAN X, et al. Combined use of microwave ablation and cell immunotherapy induces nonspecific immunity of hepatocellular carcinoma model mice [J]. Cell cycle (Georgetown, Tex), 2020, 19 (24): 3595-607.

[162] ROZEMAN E A, PREVOO W, MEIER M A J, et al. Phase Ib/II trial testing combined radiofrequency ablation and ipilimumab in uveal melanoma (SECIRA-UM) [J]. Melanoma Res, 2020, 30 (3): 252-60.

[163] LENCIONI R, DE BAERE T, SOULEN M C, et al. Lipiodol transarterial chemoembolization for hepatocellular carcinoma: A systematic review of efficacy and safety data [J]. Hepatology, 2016, 64 (1): 106-16.

[164] PELLETIER G, DUCREUX M, GAY F, et al. Treatment of unresectable hepatocellular carcinoma with lipiodol chemoembolization: a multicenter randomized trial. Groupe CHC [J]. J Hepatol, 1998, 29 (1): 129-34.

[165] LO C M, NGAN H, TSO W K, et al. Randomized controlled trial of transarterial lipiodol chemoembolization for unresectable hepatocellular carcinoma [J]. Hepatology, 2002, 35 (5): 1164-71.

[166] LLOVET J M, REAL M I, MONTAñA X, et al. Arterial embolisation or chemoembolisation versus symptomatic treatment in patients with unresectable hepatocellular carcinoma: a randomised controlled trial [J]. Lancet (London, England), 2002, 359 (9319): 1734-9.

[167] CAMMà C, SCHEPIS F, ORLANDO A, et al. Transarterial chemoembolization for unresectable hepatocellular carcinoma: meta-analysis of randomized controlled trials [J]. Radiology, 2002, 224 (1): 47-54.

[168] LLOVET J M, BRUIX J. Systematic review of randomized trials for unresectable hepatocellular carcinoma: Chemoembolization improves survival [J]. Hepatology, 2003, 37 (2): 429-42.

[169] 中华医学会放射学分会介入学组协作组, 王建华. 原发性肝细胞癌经导管肝动脉化疗性栓塞治疗技术操作规范专家共识 [J]. 中华放射学杂志, 2011, 10): 908-12.

[170] 郭志, 滕皋军, 邹英华, 等. 载药微球治疗原发性和转移性肝癌的技术操作推荐 [J]. 中华放射学杂志, 2019, 5: 336-40.

[171] LIANG B, MAKAMURE J, SHU S, et al. Treatment Response, Survival, and Safety of Transarterial Chemoembolization With CalliSpheres (®) Microspheres Versus Conventional Transarterial Chemoembolization in Hepatocellular Carcinoma: A Meta-Analysis [J]. Frontiers in oncology, 2021, 11: 576232.

[172] YANG M, FANG Z, YAN Z, et al. Transarterial chemoembolisation (TACE) combined with endovascular implantation of an iodine-125 seed strand for the treatment of hepatocellular carcinoma with portal vein tumour thrombosis versus TACE alone: a two-arm, randomised clinical trial [J]. Journal of cancer research and clinical oncology, 2014, 140 (2): 211-9.

[173] JANG J W, CHOI J Y, BAE S H, et al. Transarterial chemo-lipiodolization can reactivate hepatitis B virus replication in patients with hepatocellular carcinoma [J]. J Hepatol, 2004, 41 (3): 427-35.

[174] 胡鸿涛, 黎海亮, 郭晨阳, 等. ~(125) I粒子植入联合动脉化学栓塞治疗原发性肝癌合并门静脉癌栓 [J]. 中华放射学杂志, 2012, 6: 552-6.

[175] BUJOLD A, MASSEY C A, KIM J J, et al. Sequential phase I and II trials of stereotactic body radiotherapy for locally advanced hepatocellular carcinoma [J]. Journal of clinical oncology: official journal of the American Society of Clinical Oncology, 2013, 31 (13): 1631-9.

[176] CHEN Y X, ZHUANG Y, YANG P, et al. Helical IMRT-Based Stereotactic Body Radiation Therapy Using an Abdominal Compression Technique and Modified Fractionation Regimen for Small Hepatocellular Carcinoma [J]. Technology in cancer research & treatment, 2020, 19: 1533033820937002.

[177] CHINO F, STEPHENS S J, CHOI S S, et al. The role of external beam radiotherapy in the treatment of hepatocellular cancer [J]. Cancer, 2018, 124 (17): 3476-89.

[178] HARA K, TAKEDA A, TSURUGAI Y, et al. Radiotherapy for Hepatocellular Carcinoma Results in Comparable Survival to Radiofrequency Ablation: A Propensity Score Analysis [J]. Hepatology, 2019, 69 (6): 2533-45.

[179] JANG W I, BAE S H, KIM M S, et al. A phase 2 multicenter study of stereotactic body radiotherapy for hepatocellular carcinoma: Safety and efficacy [J]. Cancer, 2020, 126 (2): 363-72.

[180] KIM N, CHENG J, JUNG I, et al. Stereotactic body radiation therapy vs. radiofrequency ablation in Asian patients with hepatocellular carcinoma [J]. J Hepatol, 2020, 73 (1): 121-9.

[181] RIM C H, KIM H J, SEONG J. Clinical feasibility and efficacy of stereotactic body radiotherapy for hepatocellular carcinoma: A systematic review and meta-analysis of observational studies [J]. Radiotherapy and oncology: journal of the European Society for Therapeutic Radiology and Oncology, 2019, 131: 135-44.

[182] SHEN P C, CHANG W C, LO C H, et al. Comparison of Stereotactic Body Radiation Therapy and Transarterial Chemoembolization for Unresectable Medium-Sized Hepatocellular Carcinoma [J]. Int J

Radiat Oncol Biol Phys, 2019, 105 (2): 307-18.

[183] SU T S, LIANG P, LIANG J, et al. Long-Term Survival Analysis of Stereotactic Ablative Radiotherapy Versus Liver Resection for Small Hepatocellular Carcinoma [J]. Int J Radiat Oncol Biol Phys, 2017, 98 (3): 639-46.

[184] WAHL D R, STENMARK M H, TAO Y, et al. Outcomes After Stereotactic Body Radiotherapy or Radiofrequency Ablation for Hepatocellular Carcinoma [J]. Journal of clinical oncology: official journal of the American Society of Clinical Oncology, 2016, 34 (5): 452-9.

[185] HUO Y R, ESLICK G D. Transcatheter Arterial Chemoembolization Plus Radiotherapy Compared With Chemoembolization Alone for Hepatocellular Carcinoma: A Systematic Review and Meta-analysis [J]. JAMA Oncol, 2015, 1 (6): 756-65.

[186] MENG M B, CUI Y L, LU Y, et al. Transcatheter arterial chemoembolization in combination with radiotherapy for unresectable hepatocellular carcinoma: a systematic review and meta-analysis [J]. Radiotherapy and oncology: journal of the European Society for Therapeutic Radiology and Oncology, 2009, 92 (2): 184-94.

[187] OHRI N, DAWSON L A, KRISHNAN S, et al. Radiotherapy for Hepatocellular Carcinoma: New Indications and Directions for Future Study [J]. J Natl Cancer Inst, 2016, 108 (9).

[188] YOON S M, RYOO B Y, LEE S J, et al. Efficacy and Safety of Transarterial Chemoembolization Plus External Beam Radiotherapy vs Sorafenib in Hepatocellular Carcinoma With Macroscopic Vascular Invasion: A Randomized Clinical Trial [J]. JAMA Oncol, 2018, 4 (5): 661-9.

[189] ZENG Z C, FAN J, TANG Z Y, et al. A comparison of treatment combinations with and without radiotherapy for hepatocellular carcinoma with portal vein and/or inferior vena cava tumor thrombus [J]. Int J Radiat Oncol Biol Phys, 2005, 61 (2): 432-43.

[190] ZENG Z C, TANG Z Y, FAN J, et al. A comparison of chemoembolization combination with and without radiotherapy for unresectable hepatocellular carcinoma [J]. Cancer journal (Sudbury, Mass), 2004, 10 (5): 307-16.

[191] SHEN L, XI M, ZHAO L, et al. Combination Therapy after TACE for Hepatocellular Carcinoma with Macroscopic Vascular Invasion: Stereotactic Body Radiotherapy versus Sorafenib [J]. Cancers (Basel), 2018, 10 (12): 516.

[192] SUN J, YANG L, SHI J, et al. Postoperative adjuvant IMRT for patients with HCC and portal vein tumor thrombus: An open-label randomized controlled trial [J]. Radiotherapy and oncology: journal of the European Society for Therapeutic Radiology and Oncology, 2019, 140: 20-5.

[193] JIHYE C, JINSIL S. Application of Radiotherapeutic Strategies in the BCLC-Defined Stages of Hepatocellular Carcinoma [J]. Liver Cancer, 2012, 1 (3-4): 216-25.

[194] SOLIMAN H, RINGASH J, JIANG H, et al. Phase II trial of palliative radiotherapy for hepatocellular carcinoma and liver metastases [J]. Journal of clinical oncology: official journal of the American Society of Clinical Oncology, 2013, 31 (31): 3980-6.

[195] 2016年原发性肝癌放疗共识 [J]. 中华放射肿瘤学杂志, 2016, 25 (11): 1141-50.

[196] SAPISOCHIN G, BARRY A, DOHERTY M, et al. Stereotactic body radiotherapy vs. TACE or RFA as a bridge to transplant in patients with hepatocellular carcinoma. An intention-to-treat analysis [J]. J Hepatol, 2017, 67 (1): 92-9.

[197] WANG W H, WANG Z, WU J X, et al. Survival benefit with IMRT following narrow-margin hepatectomy in patients with hepatocellular carcinoma close to major vessels [J]. Liver international: official journal of the International Association for the Study of the Liver, 2015, 35 (12): 2603-10.

[198] WANG L, WANG W, RONG W, et al. Postoperative adjuvant treatment strategy for hepatocellular carcinoma with microvascular invasion: a non-randomized interventional clinical study [J]. BMC cancer, 2020, 20 (1): 614.

[199] 曾昭冲. 肝细胞癌的立体定向放射治疗 [J]. 中华肿瘤杂志, 2015, 37 (09): 650-3.

[200] HE J, SHI S, YE L, et al. A randomized trial of conventional fraction versus hypofraction radiotherapy for bone metastases from hepatocellular carcinoma [J]. Journal of Cancer, 2019, 10 (17): 4031-7.

[201] HOU J Z, ZENG Z C, WANG B L, et al. High dose radiotherapy with image-guided hypo-IMRT for hepatocellular carcinoma with portal vein and/or inferior vena cava tumor thrombi is more feasible and efficacious than conventional 3D-CRT [J]. Jpn J Clin Oncol, 2016, 46 (4): 357-62.

[202] ZHANG H, CHEN Y, HU Y, et al. Image-guided intensity-modulated radiotherapy improves short-term survival for abdominal lymph node metastases from hepatocellular carcinoma [J]. Annals of palliative medicine, 2019, 8 (5): 717-27.

[203] BYUN H K, KIM H J, IM Y R, et al. Dose escalation in radiotherapy for incomplete transarterial chemoembolization of hepatocellular carcinoma [J]. Strahlenther Onkol, 2020, 196 (2): 132-41.

[204] HU Y, ZHOU Y K, CHEN Y X, et al. 4D-CT scans reveal reduced magnitude of respiratory liver motion achieved by different abdominal compression plate positions in patients with intrahepatic tumors undergoing helical tomotherapy [J]. Medical physics, 2016, 43 (7): 4335.

[205] KIM T H, KOH Y H, KIM B H, et al. Proton beam radiotherapy vs. radiofrequency ablation for recurrent hepatocellular carcinoma: A randomized phase III trial [J]. J Hepatol, 2021, 74 (3): 603-12.

[206] BIAN H, ZHENG J S, NAN G, et al. Randomized trial of [131I] metuximab in treatment of hepatocellular carcinoma after percutaneous radiofrequency ablation [J]. J Natl Cancer Inst, 2014, 106 (9).

[207] 中华医学会核医学分会转移性骨肿瘤治疗工作委员会. 氯化锶[89Sr]治疗转移性骨肿瘤专家共识（2017年版）[J]. 2018.

[208] FINN R S, QIN S, IKEDA M, et al. Atezolizumab plus Bevacizumab in Unresectable Hepatocellular Carcinoma [J]. N Engl J Med, 2020, 382 (20): 1894-905.

[209] FINN RS, QIN S, IKEDA M, et al. IMbrave150: Updated overall survival (OS) data from a global, randomized, open-label phase III study of atezolizumab (atezo) + bevacizumab (bev) versus sorafenib (sor) in patients (pts) with unresectable hepatocellular carcinoma (HCC) [J]. Journal of Clinical Oncology, 2021, abs267.

[210] REN Z, XU J, BAI Y, et al. Sintilimab plus a bevacizumab biosimilar (IBI305) versus sorafenib in unresectable hepatocellular carcinoma (ORIENT-32): a randomised, open-label, phase 2-3 study [J]. Lancet Oncol, 2021, 22 (7): 977-90.

[211] QIN S, BI F, GU S, et al. Donafenib Versus Sorafenib in First-Line Treatment of Unresectable or Metastatic Hepatocellular Carcinoma: A Randomized, Open-Label, Parallel-Controlled Phase II-III Trial [J]. Journal of clinical oncology: official journal of the American Society of Clinical Oncology, 2021, 39 (27): 3002-11.

[212] KUDO M, FINN R S, QIN S, et al. Lenvatinib versus sorafenib in first-line treatment of patients with unresectable hepatocellular carcinoma: a randomised phase 3 non-inferiority trial [J]. Lancet (London, England), 2018, 391 (10126): 1163-73.

[213] LLOVET J M, RICCI S, MAZZAFERRO V, et al. Sorafenib in Advanced Hepatocellular Carcinoma [J]. New England Journal of Medicine, 2008, 359 (4).

[214] CHENG A L, KANG Y K, CHEN Z, et al. Efficacy and safety of sorafenib in patients in the Asia-Pacific region with advanced hepatocellular carcinoma: a phase III randomised, double-blind, placebo-controlled trial [J]. Lancet Oncol, 2009, 10 (1): 25-34.

[215] PRESSIANI T, BONI C, RIMASSA L, et al. Sorafenib in patients with Child-Pugh class A and B advanced hepatocellular carcinoma: a prospective feasibility analysis [J]. Ann Oncol, 2013, 24

(2): 406-11.

[216] QIN S, BAI Y, LIM H Y, et al. Randomized, multicenter, open-label study of oxaliplatin plus fluorouracil/leucovorin versus doxorubicin as palliative chemotherapy in patients with advanced hepatocellular carcinoma from Asia [J]. Journal of clinical oncology: official journal of the American Society of Clinical Oncology, 2013, 31 (28): 3501-8.

[217] QIN S, CHENG Y, LIANG J, et al. Efficacy and safety of the FOLFOX4 regimen versus doxorubicin in Chinese patients with advanced hepatocellular carcinoma: a subgroup analysis of the EACH study [J]. Oncologist, 2014, 19 (11): 1169-78.

[218] ASSENAT E, PAGEAUX G P, THéZENAS S, et al. Sorafenib alone vs. sorafenib plus GEMOX as 1 (st) -line treatment for advanced HCC: the phase II randomised PRODIGE 10 trial [J]. Br J Cancer, 2019, 120 (9): 896-902.

[219] 屈凤莲, 郝学志, 秦叔逵, 等. 亚砷酸注射液治疗原发性肝癌的Ⅱ期多中心临床研究 [J]. 中华肿瘤杂志, 2011, 33 (9): 5.

[220] QIN S, CHEN Z, LIU Y, et al. A phase II study of anti-PD-1 antibody camrelizumab plus FOLFOX4 or GEMOX systemic chemotherapy as first-line therapy for advanced hepatocellular carcinoma or biliary tract cancer [J]. Journal of Clinical Oncology, 2019, 37 (15_suppl): 4074.

[221] QIN S, LI Q, GU S, et al. Apatinib as second-line or later therapy in patients with advanced hepatocellular carcinoma (AHELP): a multicentre, double-blind, randomised, placebo-controlled, phase 3 trial [J]. The lancet Gastroenterology & hepatology, 2021, 6 (7): 559-68.

[222] QIN S, REN Z, MENG Z, et al. Camrelizumab in patients with previously treated advanced hepatocellular carcinoma: a multicentre, open-label, parallel-group, randomised, phase 2 trial [J]. Lancet Oncol, 2020, 21 (4): 571-80.

[223] XU J, SHEN J, GU S, et al. Camrelizumab in Combination with Apatinib in Patients with Advanced Hepatocellular Carcinoma (RESCUE): A Nonrandomized, Open-label, Phase II Trial [J]. Clin Cancer Res, 2021, 27 (4): 1003-11.

[224] XU J, ZHANG Y, JIA R, et al. Anti-PD-1 Antibody SHR-1210 Combined with Apatinib for Advanced Hepatocellular Carcinoma, Gastric, or Esophagogastric Junction Cancer: An Open-label, Dose Escalation and Expansion Study [J]. Clin Cancer Res, 2019, 25 (2): 515-23.

[225] DUCREUX M, ABOU-ALFA G, REN Z, et al. O-1 Results from a global phase 2 study of tislelizumab, an investigational PD-1 antibody, in patients with unresectable hepatocellular carcinoma [J]. Annals of Oncology, 2021, 32: S217.

[226] ZHU A X, FINN R S, EDELINE J, et al. Pembrolizumab in patients with advanced hepatocellular carcinoma previously treated with sorafenib (KEYNOTE-224): a non-randomised, open-label phase 2 trial [J]. Lancet Oncol, 2018, 19 (7): 940-52.

[227] YAU T, KANG Y K, KIM T Y, et al. Efficacy and Safety of Nivolumab Plus Ipilimumab in Patients With Advanced Hepatocellular Carcinoma Previously Treated With Sorafenib: The CheckMate 040 Randomized Clinical Trial [J]. JAMA Oncol, 2020, 6 (11): e204564.

[228] ABOU-ALFA G K, MEYER T, CHENG A L, et al. Cabozantinib in Patients with Advanced and Progressing Hepatocellular Carcinoma [J]. N Engl J Med, 2018, 379 (1): 54-63.

[229] ZHU A X, PARK J O, RYOO B Y, et al. Ramucirumab versus placebo as second-line treatment in patients with advanced hepatocellular carcinoma following first-line therapy with sorafenib (REACH): a randomised, double-blind, multicentre, phase 3 trial [J]. Lancet Oncol, 2015, 16 (7): 859-70.

[230] ZHU A X, KANG Y K, YEN C J, et al. Ramucirumab after sorafenib in patients with advanced hepatocellular carcinoma and increased α-fetoprotein concentrations (REACH-2): a randomised, double-blind, placebo-controlled, phase 3 trial [J]. Lancet Oncol, 2019, 20 (2): 282-96.

[231] 蔡定芳. 病证辨治创建中国中西结合临床医学体系 [J]. 中国中西医结合杂志, 2019, 39 (09): 1034-5.

[232] 蔡定芳. 论病证结合临床诊疗模式 [J]. 中国中西医结合杂志, 2019, 39 (02): 133-5.

[233] QIN S K, LI Q, MING XU J, et al. Icaritin-induced immunomodulatory efficacy in advanced hepatitis B virus-related hepatocellular carcinoma: Immunodynamic biomarkers and overall survival [J]. Cancer science, 2020, 111 (11): 4218-31.

[234] YU Z, GUO J, HU M, et al. Icaritin Exacerbates Mitophagy and Synergizes with Doxorubicin to Induce Immunogenic Cell Death in Hepatocellular Carcinoma [J]. ACS nano, 2020, 14 (4): 4816-28.

[235] 蔡文辉, 尹春丽, 范庆秋. 艾迪联合肝动脉化疗栓塞术治疗中晚期原发性肝癌的临床观察 [J]. 中国医师杂志, 2018, 20 (11): 1723-5.

[236] 成远, 华海清. 榄香烯治疗原发性肝癌的研究进展 [J]. 临床肿瘤学杂志, 2017, 22 (10): 950-3.

[237] 范隼, 李庆源, 周志涛, 等. TACE联合金龙胶囊治疗原发性肝癌的效果研究 [J]. 中国实用医药, 2019, 14 (21): 42-4.

[238] 高继良. 肝复乐方剂治疗晚期原发性肝癌的前瞻性、随机对照临床研究 [J]. 中国中药杂志, 2014, 39 (12): 2367-9.

[239] 路大鹏, 王玉强, 赵卫林, 等. 康莱特联合肝动脉化疗栓塞术治疗肝癌的临床研究 [J]. 世界临床医学, 2017, 11 (5): 2.

[240] 彭文达. 复方斑蝥胶囊联合化疗治疗中晚期原发性肝癌的临床疗效观察 [J]. 肿瘤药学, 2011, 1 (06): 518-9.

[241] 杨新华. TACE联合鸦胆子油乳液静脉滴注对肝癌患者的临床疗效及VEGF水平的影响 [J]. 海峡药学, 2017, 29 (09): 176-7.

[242] 慢性乙型肝炎防治指南（2019年版）[J]. 中华肝脏病杂志, 2019, 12: 938-61.

[243] EASL Recommendations on Treatment of Hepatitis C 2018 [J]. J Hepatol, 2018, 69 (2): 461-511.

[244] 丙型肝炎防治指南（2019年版）[J]. 中华传染病杂志, 2020, 01: 9-28.

[245] SEYMOUR L, BOGAERTS J, PERRONE A, et al. iRECIST: guidelines for response criteria for use in trials testing immunotherapeutics [J]. Lancet Oncol, 2017, 18 (3): e143-e52.

[246] MORIS D, CHAKEDIS J, SUN S H, et al. Management, outcomes, and prognostic factors of ruptured hepatocellular carcinoma: A systematic review [J]. J Surg Oncol, 2018, 117 (3): 341-53.

[247] SAHU S K, CHAWLA Y K, DHIMAN R K, et al. Rupture of Hepatocellular Carcinoma: A Review of Literature [J]. Journal of clinical and experimental hepatology, 2019, 9 (2): 245-56.

[248] TAN N P, MAJEED A, ROBERTS S K, et al. Survival of patients with ruptured and non-ruptured hepatocellular carcinoma [J]. The Medical journal of Australia, 2020, 212 (6): 277-8.

[249] YOSHIDA H, MAMADA Y, TANIAI N, et al. Spontaneous ruptured hepatocellular carcinoma [J]. Hepatology research: the official journal of the Japan Society of Hepatology, 2016, 46 (1): 13-21.

[250] ZHONG F, CHENG X S, HE K, et al. Treatment outcomes of spontaneous rupture of hepatocellular carcinoma with hemorrhagic shock: a multicenter study [J]. SpringerPlus, 2016, 5 (1): 1101.

[251] AOKI T, KOKUDO N, MATSUYAMA Y, et al. Prognostic impact of spontaneous tumor rupture in patients with hepatocellular carcinoma: an analysis of 1160 cases from a nationwide survey [J]. Annals of surgery, 2014, 259 (3): 532-42.

[252] LAI E C, LAU W Y. Spontaneous rupture of hepatocellular carcinoma: a systematic review [J]. Arch Surg, 2006, 141 (2): 191-8.

[253] SHIN B S, PARK M H, JEON G S. Outcome and prognostic factors of spontaneous ruptured hepatocellular carcinoma treated with transarterial embolization [J]. Acta radiologica (Stockholm, Sweden:

1987), 2011, 52 (3): 331-5.

[254] ROUSSEL E, BUBENHEIM M, LE TREUT Y P, et al. Peritoneal Carcinomatosis Risk and Long-Term Survival Following Hepatectomy for Spontaneous Hepatocellular Carcinoma Rupture: Results of a Multicenter French Study (FRENCH-AFC) [J]. Ann Surg Oncol, 2020, 27 (9): 3383-92.

[255] ZHOU J, HUANG A, YANG X R. Liquid Biopsy and its Potential for Management of Hepatocellular Carcinoma [J]. Journal of gastrointestinal cancer, 2016, 47 (2): 157-67.

[256] GUO W, SUN Y F, SHEN M N, et al. Circulating Tumor Cells with Stem-Like Phenotypes for Diagnosis, Prognosis, and Therapeutic Response Evaluation in Hepatocellular Carcinoma [J]. Clin Cancer Res, 2018, 24 (9): 2203-13.

[257] ZHOU Y, WANG B, WU J, et al. Association of preoperative EpCAM Circulating Tumor Cells and peripheral Treg cell levels with early recurrence of hepatocellular carcinoma following radical hepatic resection [J]. BMC cancer, 2016, 16: 506.

[258] SUN Y F, XU Y, YANG X R, et al. Circulating stem cell-like epithelial cell adhesion molecule-positive tumor cells indicate poor prognosis of hepatocellular carcinoma after curative resection [J]. Hepatology, 2013, 57 (4): 1458-68.

[259] GUO W, YANG X R, SUN Y F, et al. Clinical significance of EpCAM mRNA-positive circulating tumor cells in hepatocellular carcinoma by an optimized negative enrichment and qRT-PCR-based platform [J]. Clin Cancer Res, 2014, 20 (18): 4794-805.

[260] SUN Y F, GUO W, XU Y, et al. Circulating Tumor Cells from Different Vascular Sites Exhibit Spatial Heterogeneity in Epithelial and Mesenchymal Composition and Distinct Clinical Significance in Hepatocellular Carcinoma [J]. Clin Cancer Res, 2018, 24 (3): 547-59.

[261] QU C, WANG Y, WANG P, et al. Detection of early-stage hepatocellular carcinoma in asymptomatic HBsAg-seropositive individuals by liquid biopsy [J]. Proceedings of the National Academy of Sciences of the United States of America, 2019, 116 (13): 6308-12.

[262] HUANG A, ZHANG X, ZHOU S L, et al. Plasma Circulating Cell-free DNA Integrity as a Promising Biomarker for Diagnosis and Surveillance in Patients with Hepatocellular Carcinoma [J]. Journal of Cancer, 2016, 7 (13): 1798-803.

[263] HUANG A, ZHAO X, YANG X R, et al. Circumventing intratumoral heterogeneity to identify potential therapeutic targets in hepatocellular carcinoma [J]. J Hepatol, 2017, 67 (2): 293-301.

[264] HUANG A, ZHANG X, ZHOU S L, et al. Detecting Circulating Tumor DNA in Hepatocellular Carcinoma Patients Using Droplet Digital PCR Is Feasible and Reflects Intratumoral Heterogeneity [J]. Journal of Cancer, 2016, 7 (13): 1907-14.

[265] CAI J, CHEN L, ZHANG Z, et al. Genome-wide mapping of 5-hydroxymethylcytosines in circulating cell-free DNA as a non-invasive approach for early detection of hepatocellular carcinoma [J]. Gut, 2019, 68 (12): 2195-205.

[266] LI W, ZHANG X, LU X, et al. 5-Hydroxymethylcytosine signatures in circulating cell-free DNA as diagnostic biomarkers for human cancers [J]. Cell research, 2017, 27 (10): 1243-57.

[267] LLOVET J M, MONTAL R, SIA D, et al. Molecular therapies and precision medicine for hepatocellular carcinoma [J]. Nat Rev Clin Oncol, 2018, 15 (10): 599-616.

[268] GAO Q, ZHU H, DONG L, et al. Integrated Proteogenomic Characterization of HBV-Related Hepatocellular Carcinoma [J]. Cell, 2019, 179 (2): 561-77.e22.

[269] JIANG Y, SUN A, ZHAO Y, et al. Proteomics identifies new therapeutic targets of early-stage hepatocellular carcinoma [J]. Nature, 2019, 567 (7747): 257-61.

[270] TORBENSON MS, NG IOL, PARK YN, et al. WHO classification of digestive system tumor 5th edition, Geneva, Switzerland: World Health Organization: 229-39.

[271] SHI J, LAI E C, LI N, et al. Surgical treatment of hepatocellular carcinoma with portal vein tumor

thrombus [J]. Ann Surg Oncol, 2010, 17 (8): 2073-80.

[272] JAPAN LCSGO. General rules for the clinical and pathological study of primary liver cancer[M]. Tokyo: Kanehara: 2003.

[273] KONDO M, MORIMOTO M, KOBAYASHI S, et al. Randomized, phase II trial of sequential hepatic arterial infusion chemotherapy and sorafenib versus sorafenib alone as initial therapy for advanced hepatocellular carcinoma: SCOOP-2 trial [J]. BMC cancer, 2019, 19 (1): 954.

[274] KUDO M, UESHIMA K, YOKOSUKA O, et al. Sorafenib plus low-dose cisplatin and fluorouracil hepatic arterial infusion chemotherapy versus sorafenib alone in patients with advanced hepatocellular carcinoma (SILIUS): a randomised, open label, phase 3 trial [J]. The lancet Gastroenterology & hepatology, 2018, 3 (6): 424-32.

[275] LYU N, LIN Y, KONG Y, et al. FOXAI: a phase II trial evaluating the efficacy and safety of hepatic arterial infusion of oxaliplatin plus fluorouracil/leucovorin for advanced hepatocellular carcinoma [J]. Gut, 2018, 67 (2): 395-6.

[276] LYU N, KONG Y, PAN T, et al. Hepatic Arterial Infusion of Oxaliplatin, Fluorouracil, and Leucovorin in Hepatocellular Cancer with Extrahepatic Spread [J]. J Vasc Interv Radiol, 2019, 30 (3): 349-57.

[277] WANG Q, XIA D, BAI W, et al. Development of a prognostic score for recommended TACE candidates with hepatocellular carcinoma: A multicentre observational study [J]. J Hepatol, 2019, 70 (5): 893-903.

[278] HAN G, BERHANE S, TOYODA H, et al. Prediction of Survival Among Patients Receiving Transarterial Chemoembolization for Hepatocellular Carcinoma: A Response-Based Approach [J]. Hepatology, 2020, 72 (1): 198-212.

[279] XU L, PENG Z W, CHEN M S, et al. Prognostic nomogram for patients with unresectable hepatocellular carcinoma after transcatheter arterial chemoembolization [J]. J Hepatol, 2015, 63 (1): 122-30.

[280] CHANG X, LU X, GUO J, et al. Interventional therapy combined with immune checkpoint inhibitors: Emerging opportunities for cancer treatment in the era of immunotherapy [J]. Cancer treatment reviews, 2019, 74: 49-60.

[281] MARKS L B, YORKE E D, JACKSON A, et al. Use of normal tissue complication probability models in the clinic [J]. Int J Radiat Oncol Biol Phys, 2010, 76 (3 Suppl): S10-9.

[282] PAN C C, KAVANAGH B D, DAWSON L A, et al. Radiation-associated liver injury [J]. Int J Radiat Oncol Biol Phys, 2010, 76 (3 Suppl): S94-100.

[283] CHON Y E, SEONG J, KIM B K, et al. Gastroduodenal complications after concurrent chemoradiation therapy in patients with hepatocellular carcinoma: endoscopic findings and risk factors [J]. Int J Radiat Oncol Biol Phys, 2011, 81 (5): 1343-51.

[284] HANNA G G, MURRAY L, PATEL R, et al. UK Consensus on Normal Tissue Dose Constraints for Stereotactic Radiotherapy [J]. Clinical oncology (Royal College of Radiologists (Great Britain)), 2018, 30 (1): 5-14.

[285] EL-KHOUEIRY A B, SANGRO B, YAU T, et al. Nivolumab in patients with advanced hepatocellular carcinoma (CheckMate 040): an open-label, non-comparative, phase 1/2 dose escalation and expansion trial [J]. Lancet (London, England), 2017, 389 (10088): 2492-502.

[286] SANGRO B, PARK J-W, FINN RS. CheckMate 459: long-term survival outcomes with nivolumab versus sorafenib as first-line treatment in patients with advanced hepatocellular carcinoma[C]. ESMO-GI, 2020.

[287] FINN R S, RYOO B Y, MERLE P, et al. Pembrolizumab As Second-Line Therapy in Patients With Advanced Hepatocellular Carcinoma in KEYNOTE-240: A Randomized, Double-Blind, Phase III

Trial [J]. Journal of clinical oncology: official journal of the American Society of Clinical Oncology, 2020, 38 (3): 193-202.

[288] JAVLE M M, CATENACCI D, JAIN A, et al. Precision medicine for gallbladder cancer using somatic copy number amplifications (SCNA) and DNA repair pathway gene alterations [J]. Journal of Clinical Oncology, 2017, 35 (15_suppl): 4076.

[289] FINN R S, IKEDA M, ZHU A X, et al. Phase Ib Study of Lenvatinib Plus Pembrolizumab in Patients With Unresectable Hepatocellular Carcinoma [J]. Journal of clinical oncology: official journal of the American Society of Clinical Oncology, 2020, 38 (26): 2960-70.

[290] LLOVET J, FINN RS, IKEDA M, et al. A phase 1b trial of lenvatinib (LEN) plus pembrolizumab (PEMBRO) in unresectable hepatocellular carcinoma (uHCC): updated results[J]. Annals of Oncology, 2019, 30 (suppl_5): v253-v324.

[291] QIN S, CHEN Z, LIU Y, et al. A phase II study of anti-PD-1 antibody camrelizumab plus FOLFOX4 or GEMOX systemic chemotherapy as first-line therapy for advanced hepatocellular carcinoma or biliary tract cancer[J]. Journal of Clinical Oncology, 2019, 37: 4074.

[292] EL-KHOUEIRY AB, YAU T, KANG Y-K, et al. Nivolumab (NIVO) plus ipilimumab (IPI) combination therapy in patients (Pts) with advanced hepatocellular carcinoma (aHCC): Long-term results from CheckMate 040[J]. Journal of Clinical Oncology, 2021, 39: 269.

[293] KELLEY RK, SANGRO B, HARRIS WP, et al. Efficacy, tolerability, and biologic activity of a novel regimen of tremelimumab (T) in combination with durvalumab (D) for patients (pts) with advanced hepatocellular carcinoma (aHCC) [J]. Journal of Clinical Oncology, 2020, 38: 4508.

[294] 郝纯毅.特瑞普利单抗一线肝癌CT34阶段性数据.

[295] 樊代明.整合肿瘤学·临床卷[M].北京：科学出版社，2021.

[296] 樊代明.整合肿瘤学·基础卷[M].西安：世界图书出版西安有限公司，2021.

胃癌

名誉主编

樊代明

主　编

徐惠绵

副主编

梁　寒　沈　琳　何裕隆　陈　凛　王振宁

编　委（姓氏笔画排序）

于健春　于颖彦　于　睿　巴　一　王亚农
邓靖宇　卢瑗瑗　田艳涛　石汉平　刘云鹏
刘凤林　刘天舒　刘　屹　刘炳亚　孙明军
孙益红　曲秀娟　曲晶磊　朱正纲　朱甲明
江志伟　汤艳清　余佩武　吴　齐　应杰儿
张小田　张忠涛　张　俊　张艳桥　李子禹
李乐平　李　进　李　凯　李国立　李国新
辛　彦　陈小兵　陈路川　周志伟　周岩冰
周爱萍　季加孚　房学东　所　剑　金　晶
胡建昆　胡　祥　赵永亮　唐　磊　徐建明
徐泽宽　徐瑞华　聂勇战　袁　媛　高丽华
曹　晖　梁　军　章　真　黄　华　黄昌明
龚建平　程向东　熊　斌　蔡建春　潘凯枫
燕　敏　薛英威

审校组

朱　志　刘福囝　高梓茗　王鹏亮　郭晓玉

第一章

胃癌的预防与筛查

第一节 流行病学

据全球最新数据（Globocan 2020），胃癌（Gastric Cancer，GC）发病率居恶性肿瘤第5位，新增108.9万例，年龄标化发病率男性15.8/10万、女性7.0/10万。死亡率居第4位，新增死亡76.9万例，总死亡率为7.7/10万。近5年全球年均发病180.6万例，其中亚洲139.7万例（77.4%），中国68.9万例（38.2%）。我国2020年发病率居恶性肿瘤第3位，新增47.9万例，男性发病率29.5/10万、女性12.3/10万；死亡37.4万例，死亡率居第3位，为15.9/10万。

GC发病率存在性别、年龄及地区差异。我国发病和死亡最高都在60-74岁，同龄段男性均高于女性。东北、华北、西北和东部沿海地区发病率明显高于南方地区，山区高于农村，农村高于城市。

随医疗技术提高及筛查实施，早癌检出率上升，死亡率下降。日本和韩国长期实施人群内镜筛查，早癌（T1bN0M0和T2N0M0）检出率逐年上升，早诊率超70%。我国早癌检出率为20%左右，GC年龄标化5年生存率逐年上升，2000-2004年、2005-2009年、2010-2014年统计数据分别为30.2%、33.2%和35.9%，且城市高于农村。

第二节 病因学

1 生活方式

饮食因素与GC发生风险相关。大量食用烤制和炭化动物肉，高盐摄入、盐腌食品和熏制食品会促进肿瘤发展。吸烟和饮酒同样是GC的风险因素。肥胖与GC特别是贲门癌的发生发展有关。

2 感染因素

世界卫生组织（WHO）将幽门螺杆菌（Helicobacter pylori，Hp）列为人类GC的第I类致癌原。在我国，EB病毒相关（EBVGC）占6.7%~10.6%，EBV感染状态可能是GC治疗的生物标志物。胃肠微生物群和某些特定细菌感染与GC或癌前病变有关，部分胃内微生物群与Hp可产生协同作用。

3 环境因素

职业暴露会导致GC发生。长期暴露于橡胶粉尘、橡胶烟雾、硝胺、石棉、水泥以及六价铬等金属颗粒的从业者，GC风险显著增加。其他理化因素如：放射线、电离辐射、氯乙烯、苯、多环芳烃、双氯甲醚等，同样具有致癌风险。

4 遗传因素

遗传因素在GC病因学中起重要作用。GC遗传可分为两种形式，即家族性遗传模式（聚集性，强遗传易感性）和人群遗传模式（散发性，弱遗传易感性）。

5 癌前疾病与癌前病变

慢性萎缩性胃炎、残胃、腺瘤型息肉、经久不愈的慢性胃溃疡等是具有GC发生风险的癌前疾病。胃黏膜上皮异型增生、上皮内瘤变以及不完全性大肠型肠上皮化生等病理组织学改变，是临界的癌前病变。GC前疾病的患者，特别是伴有癌前病变的GC前疾病患者，发生GC的风险显著升高。

6 种族因素

种族对GC发生风险的影响各不相同。西班牙裔和某些亚洲种族（韩国，中国，越南和日本）患者肠上皮化生患病率更高，为12.7%~39.9%。Globocan 2020显示，近5年全球GC年发病180.6万例，77.4%来自亚洲。

第三节 高风险人群

GC高风险人群定义为年龄≥40岁且符合下列任意1条者：①GC高发地区人群。②Hp感染者。③既往患有癌前疾病。④GC病人一级亲属。⑤存在GC其他环境风险因素。

另外，符合下列情况之一，可视为遗传性弥漫性GC的高风险人群：①家族中至少3例诊断为GC，其中至少1例确诊为弥漫型GC或印戒细胞癌；②家族中至少2例诊断为 GC，其中至少 1 例在 50 岁之前诊断为弥漫型或印戒细胞癌；③家族中有 35 岁之前诊断为弥漫型 GC 或印戒细胞癌的个体；④家族中有同时诊断为弥漫型或印戒细胞癌和小叶性乳腺癌的个体；⑤家族中有 1 例诊断为弥漫型 GC 或印戒细胞癌，另外 1 例诊断为小叶性乳腺癌或结肠癌（印戒细胞癌）。

第四节 人群筛查

筛查是早期发现 GC 的重要手段。韩国和日本分别在年龄>40 岁或>50 岁的全人群中开展 GC 普查。基于我国国情，推荐在 GC 高发区进行人群筛查，医疗实践中推荐对高危人群行机会性筛查。

1 筛查方法

1.1 血清学筛查

血清胃蛋白酶原（pepsinogen，PG）作为慢性萎缩性胃炎的标志物已纳入 GC 筛查计划。我国筛查采用 PG Ⅰ 浓度 ≤70μg/L 且 PG Ⅰ/PG Ⅱ ≤3.0 作为 GC 高危人群标准。据血清学检测结果对风险进行分层，并决定检测策略。

1.2 Hp 检测

临床应用的非侵入性 Hp 检测试验中，尿素呼气试验是最受推荐的方法，单克隆粪便抗原试验可为备选；血清学 Hp 检测试验可用于高危人群筛选。

1.3 内镜筛查

内镜检查是 GC 精查手段，其中以高清染色内镜为辅助活检是检测胃黏膜癌前状态或癌前病变的最佳方法。对边界不清低级别上皮内瘤变建议每年复查 1 次；对边界清晰、未行内镜治疗的高级别上皮内瘤变建议每 6 个月复查。

2 筛查策略

推荐采用血清 PG 结合 Hp 检测并联合胃镜精查作为 GC 筛查方案，即首先采用非侵入性方法筛出高风险人群，继而进行有目的的内镜下精查。

3 筛查评分系统及流程

我国基于近 15000 例 GC 风险人群的研究结果，建立了新型筛查评分系统。该系统含 5 个变量，总分为 0~23 分，根据分值将筛查目标人群分为 3 个等级：高危（17~23 分）、中危（12~16 分）和低危（0~11 分）。

参考国内外既往筛查方法，结合国内最新临床证据，推荐筛查流程见图 21-1-1。

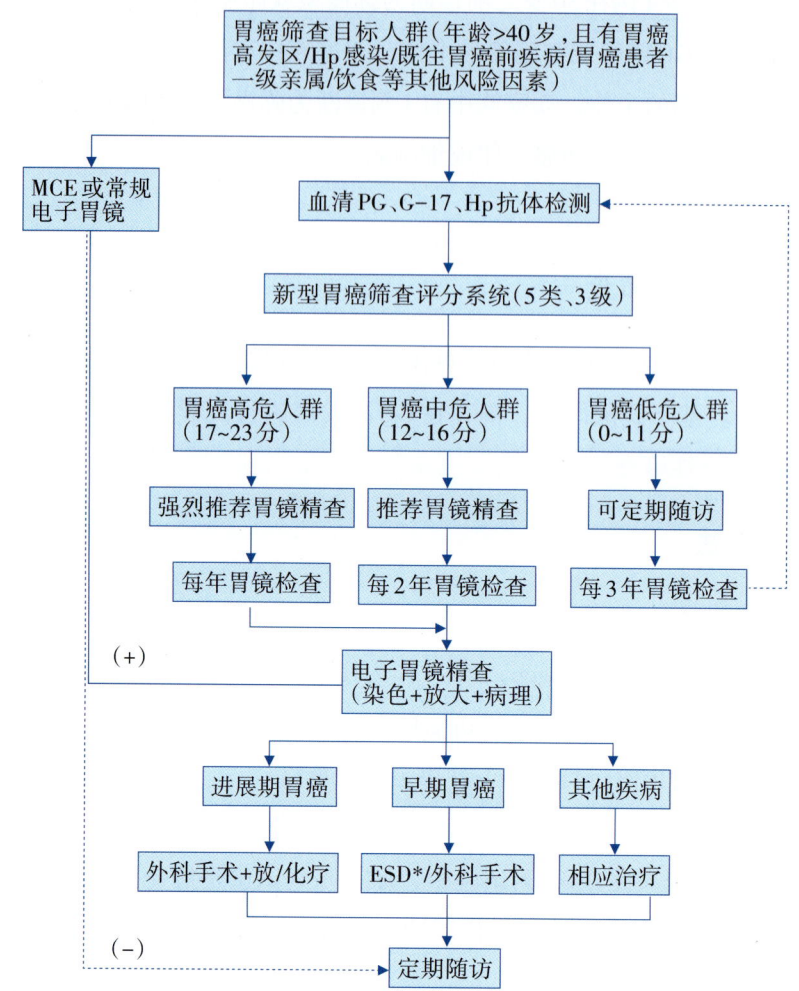

*ESD指内镜黏膜下剥离术（endoscopic submucosal dissection）

图 21-1-1　胃癌筛查流程图

第五节　胃癌的三级预防

一级预防策略即通过病因学预防及不良生活方式干预以降低发病率。对各类危险因素和重点人群，开展健康宣讲、改进不良饮食习惯和方式，对GC前疾病与病变进行干预，根除Hp是降低GC发病率最有效的一级预防策略。

二级预防策略即通过有效筛查、早期发现以降低病死率。目前认为，采用血清PG、胃泌素-17、Hp-IgG等初筛及新型筛查评分系统，继而有目的的内镜下精查是较为可行的筛查策略。重点筛查罹患癌前疾病与癌前病变的高危人群。

三级预防策略即通过规范化治疗与康复管理以降低复发率，提高生活质量及生存率。对中、晚期GC加强整合治疗，晚期病人要减轻痛苦，提高生活质量。治疗后应定期随访观察，监测转移复发，采取各种措施促进康复，提高生存率。

第二章

胃癌的诊断

第一节 临床表现

1 症状

早期GC常无明显症状，随病情发展，可出现类似胃炎、胃溃疡的症状，主要有：上腹部饱胀不适或隐痛，饭后为重；食欲减退、嗳气、返酸、恶心、呕吐、黑便等。进展期GC除上述症状外，常表现：①体重减轻、贫血、乏力；②胃部疼痛，如疼痛持续加重且向腰背部放射，提示存在胰腺和腹腔神经丛受侵可能；③GC穿孔，可出现剧烈腹痛；④恶心、呕吐，常为肿瘤引起梗阻或胃功能紊乱所致；⑤贲门胃底癌可有胸骨后疼痛和进食哽噎感、吞咽困难，胃窦部癌引起幽门梗阻时可出现呕吐宿食和胃内容物；⑥肿瘤侵犯血管，可致消化道出血，根据出血量表现为大便潜血阳性、黑便及呕血；⑦其他症状，如因胃酸缺乏、胃排空加快所导致的腹泻、转移灶引起的女性患者月经异常，发现卵巢转移瘤（Krukenberg瘤），以及极少数以脑转移肿瘤所致首发症状就诊。

2 体征

早期多无明显体征，上腹深压痛可能是唯一体征。进展期至晚期可出现下列体征：①上腹肿块：在幽门窦或胃体，有时可扪及上腹肿块；女性于下腹部扪及可推动肿块，应考虑Krukenberg瘤可能；②胃肠梗阻：幽门梗阻可有胃型及震水音，小肠或系膜转移使肠腔狭窄可致部分或完全性肠梗阻；③腹水征：有腹膜转移时可出现血性腹水；④锁骨上淋巴结（Virchow淋巴结）肿大；⑤直肠前窝肿物；⑥脐部肿块（Sister Mary Joseph's征）等。其中，锁骨上淋巴结肿大、腹水征、下腹部包块、脐部肿物、直肠前窝种植结节、肠梗阻表现，消瘦、贫血、腹水、水肿、发热、黄疸、营养不良甚至恶病质是GC晚期的重要体征。

第二节 血清学检查

GC早期症状及体征多不明显，推荐血清学检查。常用检测指标包括胃功能检测：PGⅠ、PGⅡ、PGⅠ/PGⅡ、胃泌素17，以及肿瘤标志物：CEA、CA19-9、AFP、CA724、CA125等肿瘤标志物。肿瘤标志物在评估GC分期、判断预后及监测疗效等发挥一定作用，联合检测可提高诊断灵敏度和特异度。新型标志物（DNA甲基化、ctDNA等）值得期待。对影像学无明确新发或进展病灶而肿瘤标志物持续升高者，应警惕疾病复发或进展可能，密切随访，寻找原因。

第三节 内镜诊断

1 早期胃癌

1.1 存在诊断

根据病变的黏膜表现，明确病变部位及范围，并判定Hp感染状态；色素内镜可突出病变特征，有助病变范围辨认，并提高活检准确性。

1.2 性质诊断

发现病变须作定性诊断，建议放大内镜结合染色观察，以鉴别病变的良恶性。推荐基于VS（vessels plus surface）理论的放大内镜简易诊断流程（MESDA-G）。VS理论包括表面微血管（V）与表面微结构（S）。两者均包括规整、不规整和消失3种形态。放大镜下早癌的特征是：癌与非癌背景交界处存在异常的表面微血管和/或异常的表面微结构。表现为微血管/上皮呈闭环、开环、曲折、分枝，形态各异，分布不对称等。MESDA-G流程详见图21-2-1。

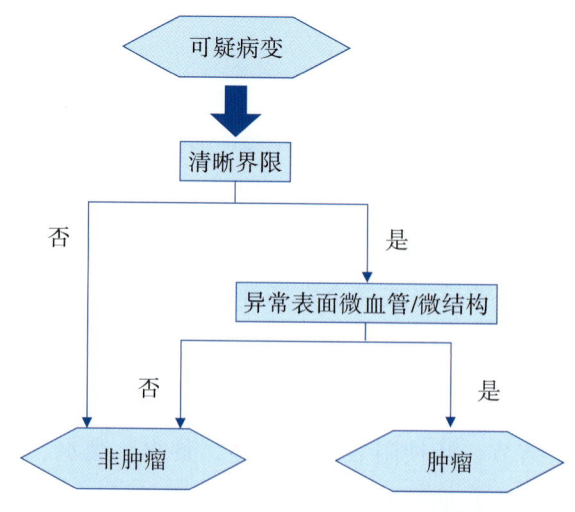

图21-2-1 MESDA-G诊断流程图

关于早癌的内镜下分型可根据2005年更新的巴黎分型标准，分为隆起型（0-Ⅰ）、平坦型（0-Ⅱ）和凹陷型（0-Ⅲ）。0-Ⅰ型又分为有蒂型（0-Ⅰp）和无蒂型（0-Ⅰs）。0-Ⅱ型又分为0-Ⅱa（轻微隆起）、0-Ⅱb（平坦）和0-Ⅱc（轻微凹陷）三个亚型。区分0-Ⅰ型与0-Ⅱa型的界限为隆起是否达2.5mm，区分0-Ⅲ型与0-Ⅱc型的界限为凹陷是否达1.2mm。对轻微隆起和轻微凹陷病灶，根据隆起/凹陷比例分为0-Ⅱc+Ⅱa和0-Ⅱa+Ⅱc型。凹陷和轻微凹陷共存的病灶，则根据二者比例分为0-Ⅲ+Ⅱc和0-Ⅱc+Ⅲ型，图21-2-2。

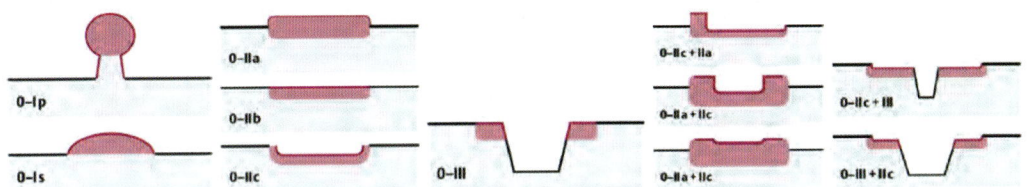

图21-2-2　早期胃癌内镜下分型（巴黎分型，2005）

1.3　早癌术前评估

根据内镜治疗适应证，术前需对早癌进行详细评估，以制定恰当治疗方案。

强调MDT to HIM（Holistic Integrative Medicine）原则，即对病变切除适应证难以把握的患者，必须组织MDT to HIM讨论制定最适合、最优化的个体整合诊治方案。

表21-2-1　早癌术前评估

评估项目	具体内容
病变大小	通过比较病变和内窥镜或活检钳的直径，或使用测量盘或测量钳测量病变的大小
组织学类型	结合内镜检查结果和活检标本的组织病理学诊断结果进行综合判断，分为两类：形成腺管的分化型腺癌和缺乏或无腺管形成的未分化型癌[a]
病变浸润深度	术前内镜诊断为黏膜内癌的病变包含pT1b1（SM1，黏膜肌层下垂直浸润深度<500μm）病变。普通白光观察时应将pT1b2（SM2，黏膜肌层下隆起超过500μm）所见作为重要观察指标，目前常将病变边缘是否出现台状上举来判断病变的浸润深度。必要时应结合超声内镜进一步对病变的浸润深度进行评估
有无溃疡	常规的白光内镜检查应确定早期胃癌有无活动性溃疡或溃疡瘢痕

注：分化型与未分化型腺癌在内镜下呈现不同的大体形态与特性。①大体形态：分化型腺癌呈挤压性增殖、膨胀性生长，其早期多呈隆起型（0-Ⅱa和0-Ⅰ型）；而未分化型腺癌呈破坏性增殖、弥漫性浸润，造成黏膜结构的破坏而形成凹陷（0-Ⅱc）。②色泽：分化型腺癌多发红；未分化型腺癌多呈褪色改变。③病变边缘：分化型腺癌的凹陷边缘多呈棘状、缓坡状、边缘隆起；而未分化型腺癌的边缘多呈直线型、锯齿状、断崖状。

1.4　超声内镜检查

超声内镜（Endoscopic ultrasonography，EUS）在直接观察病变同时，可反映胃壁解剖层次的浸润程度，因此作为第8版AJCC/UICC中cT分期的首选手段。对胃周肿大淋巴结，EUS可辅助评估N分期。推荐自十二指肠球部回撤，评估No.5、No.6及部分第二站淋巴结（No.8、No.12）；胃内扫查评估No.1-No.4；通过识别腹腔干、脾血管等重要解剖标志可评估No.9~No.11。应用EUS辅助技术，如组织弹性成像等，可进一步鉴别良恶性淋巴结，必要时予以EUS引导下细针穿刺。此外，EUS可发现部分转移灶，并可探及微量腹水，从而辅助评估M分期。如非区域淋巴结发现可疑，亦纳入M分期考虑。

1.5 活检病理检查

发现可疑早癌病灶，应取活检，活检数视病灶大小而定。可按以下标准进行：病变>1cm，活检数≥2块；病变>2cm，活检数≥3块；病变>3cm，活检数≥4块。标本应足够大，深度应达黏膜肌层。

2 进展期胃癌

2.1 内镜下分型

通常采用Borrmann分型，根据肿瘤在黏膜面的形态和胃壁内浸润方式和范围进行分型，详见第二章第六节病理诊断部分。

2.2 活检病理检查

为提高活检阳性率，建议取标本6~8块，根据不同类型病变选取不同部位：带蒂病变应于病变头部；隆起型应于病变顶部；溃疡型应于溃疡堤内侧。

第四节 影像学检查与诊断

通过MDT to HIM，实现对患者肿瘤影像的诊断和cTNM分期的准确判定，强调针对疑难病例，术前外科医生与影像医生的深入沟通。

1 检查手段选择

GC影像学检查手段分为常规手段（CT）与备选手段（MRI，PET-CT，上消化道造影），详见图21-2-3。腹盆增强CT是GC首选的影像学检查方法，是检出和判断淋巴结转移及腹膜转移的优选手段。推荐进展期GC常规行胸部CT，排除肺转移。当食管胃结合部癌需要判断病变范围及纵隔淋巴结转移时，应行胸部CT增强扫描。MRI作为CT增强扫描禁忌或怀疑肝转移时进一步检查手段，有助早期肝转移的检出和进展期癌侵犯范围的判断。PET-CT可辅助远处转移灶的评价，适用于影响治疗决策而传统影像学无法准确判断的病例，如较小的腹膜转移灶，疑诊转移的锁骨上、纵隔及No.16淋巴结。X线造影多推荐在食管胃结合部癌应用，辅助判断食管受侵范围，并进行Siewert分型。此外，小样本研究显示，MRI扩散加权成像、双能CT成像以及PET-CT成像等功能影像学手段可辅助疗效评价。影像组学可有效增进影像工作流程的潜力，提高病变检出，降低错误概率。目前影像组学主要基于CT纹理，在分析预测GC病理学特征、明确淋巴结转移及病理分期、评估疗效预后等，均有较高准确率。

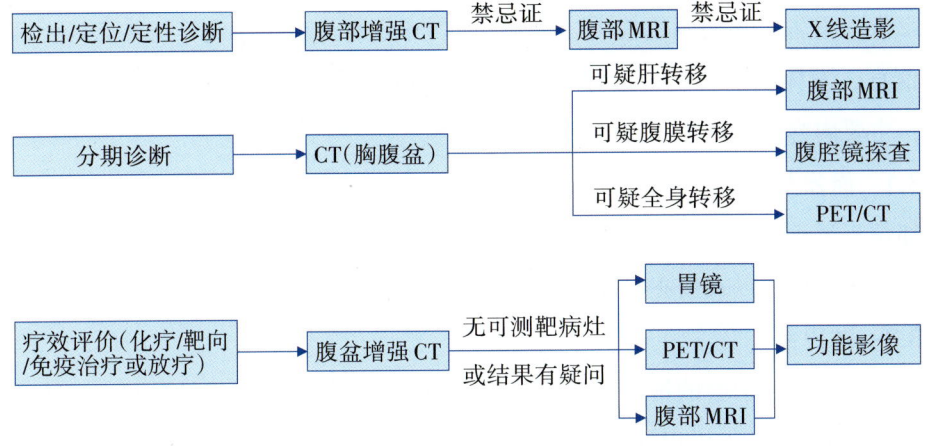

图21-2-3 影像诊断技术的适用范围

2 检查流程规范

CT与MRI需要规范的前处置以保证图像质量，包括低张、气/水充盈和呼吸训练三项。CT、MRI扫描范围自膈顶至盆底。胃走行迂曲，为清晰显示癌肿的厚度、形态、范围及与临近脏器和组织的关系，应常规联合轴、冠、矢状位三个平面进行观察。

腹盆CT需增强，建议三期增强（动脉期、静脉期及延迟期），如有含碘造影剂应用禁忌者建议备选MRI检查。GC的MRI检查序列至少包括四种，其中磁共振扩散加权成像（DWI）在胃病变检出、诊断和鉴别诊断、分期及疗效评价等均有重要价值，并可辅助胃病变的量化评价与动态比较。影像科应建立GC影像检查前处置及扫描的质量控制及SOP流程（图21-2-4），护士应注意通过询问和观察评估低张起效情况，技师扫描定位像时应注意对胃腔充盈情况的判断，MRI检查时应注意对患者呼吸的控制和管理。应建立图像质量定期分析评价机制。

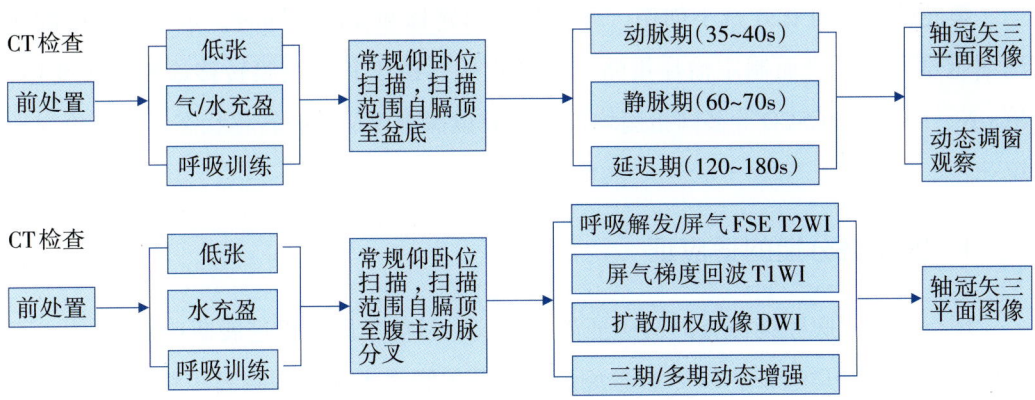

图21-2-4 影像学检查SOP流程

3 影像报告规范

影像学报告应密切围绕检出、诊断、cTNM 分期及治疗评效等与临床诊治相关的全面信息，发挥多学科整合诊疗（MDT to HIM）在影像图像判读作用。推荐结构式报告，主要内容为：

3.1 原发灶

部位，远近端边界（食管胃结合部癌报告 Siewert 分型），形态（Borrmann 分型），厚度，强化特征，以及侵犯深度、黏膜及浆膜面情况、与邻近脏器关系。

3.2 淋巴结

参照日本胃癌学会的报告形式，包括有明确转移征象的淋巴结数目（或参照 N 分期的数目范围），最大淋巴结长短径，形态、边界、强化。涉及临床分组决策的关键淋巴结转移判断，应通过 MDT to HIM 讨论决定。

3.3 远处转移

转移灶位置、分布、形态、大小、密度及强化特征，腹膜形态及腹水情况。腹膜转移报告要区分大网膜、肝周被膜、横结肠系膜、小肠系膜、壁腹膜等不同区域。对 CT 或 MRI 检出少量腹水、网膜污迹征或腹膜微小结节，尽管无法确诊，但应结合原发灶大体形态特征及分期，提示临床可能存在隐匿性腹膜转移风险，为进一步腹腔镜探查和腹腔灌洗决策提供依据。存在争议时提交 MDT to HIM 讨论。

第五节 腹腔镜诊断与分期

腹膜转移是 GC 最常见的远处转移，包括腹膜种植（Peritoneal dissemination，P1）和腹腔游离癌细胞（intraperitoneal free cancer cells，CY1）。对 GC 的腹膜转移，缺乏准确的无创诊断手段，导致 10%~30% 术前诊断为局部进展期的患者术中发现腹膜转移，称为隐匿性腹膜转移。

腹腔镜探查可有效减小创伤，评估腹腔内转移和程度。同时，术中可行腹腔灌洗细胞学检测，进而制定治疗策略或评估疗效。由于其对腹膜转移诊断的重要性，NCCN、ESMO 和 CSCO 等多国指南均推荐腹腔镜探查评估腹膜转移状态，但结论尚未统一。

1 腹腔镜分期的适应证

现行指南对腹腔镜探查的适应证尚存争议，目前中国仍以进展期 GC 为主体，不应贸然缩小探查适应证，以尽量避免意外的开关腹手术或遗漏腹膜转移状况。CT 怀疑腹膜转移时推荐腹腔镜探查。此外，对拟行新辅助治疗者，建议对肿瘤分期较晚

（cT3-4或N+）者行腹腔镜分期，尤其是具有腹膜转移高危因素、拟行术前治疗者。

2 腹腔镜分期的禁忌证

既往腹盆腔手术史，明确、可疑严重腹腔粘连等无法接受腹腔镜手术或心肺功能等不能耐受麻醉及CO_2气腹的患者。

3 腹水或腹腔灌洗液检查

腹水或腹腔灌洗液细胞学检查是目前诊断腹腔内游离癌细胞的金标准。腹腔游离癌细胞检查操作规范如下：①腹水收集：如有足够量（>200mL）腹水则直接取腹水进行细胞学检查，如无腹水或腹水量<200mL者，则用>250mL温生理盐水依次冲洗双侧膈顶、肝下区、大网膜、双侧结肠旁沟和道格拉斯窝，避免直接冲洗原发病灶；于双侧膈下区、肝下区和道格拉斯窝收集>100mL灌洗液，行细胞学检查。②标本制作：腹水或腹腔冲洗液离心后，取细胞沉淀直接涂片，固定、苏木精-伊红或巴氏染色法染色。

4 腹膜转移结果的记录

腹膜转移应记录如下：①腹膜种植（P）应记录为：PX：腹膜种植状况不明；P0：无腹膜种植；P1：有腹膜种植。腹膜种植程度可参照第15版日本《胃癌处理规约》标准或Sugarbaker腹膜癌症指数（Peritoneal cancer index，PCI），但难度较大。②腹腔游离细胞（CY）检测结果记录为：CYX：未行腹腔灌洗细胞学检测；CY0腹腔游离癌细胞检测阴性；CY1：腹腔游离癌细胞检测阳性；可疑阳性应记录为CY0。

第六节 病理诊断

1 病理概念

（1）上皮内瘤变/异型增生：指胃黏膜上皮不同程度的细胞和结构异型性为特征的病变，但未突破基底膜，属GC癌前病变。上皮内瘤变分为低级别和高级别内瘤变，低级别是指细胞异型性小，细胞排列极向存在，腺体结构无异型；高级别是指细胞异型性大和/或极向紊乱，相当于原位癌。

（2）早期GC（early gastric cancer，EGC）：局限于胃黏膜或黏膜下层的侵袭性癌，可有/无淋巴结转移。

（3）进展期GC（advanced gastric cancer，AGC）：癌组织侵达胃固有肌层或更深者，不论是否淋巴结转移。

（4）食管胃结合部腺癌（AEG）：肿瘤中心处于食管-胃解剖交界线上下5cm区间以内的腺癌，并跨越或接触食管胃结合部。

（5）癌结节（tumor deposit）：为在胃周淋巴结引流区域内，与胃周脂肪组织相邻，独立存在的肿瘤结节，其内没有可辨认的淋巴结、血管、神经结构，又称淋巴结外软组织转移。AJCC胃癌第8版分期中的"区域淋巴结"部分首次加入了对癌结节的描述，建议将每个癌结节都当作一个转移的淋巴结纳入N分期，但是此方法仅为经验性推荐，需要更多高等级循证医学证据的支持。

2 标本类型与固定、取材

2.1 标本类型

常见标本类型包括：内镜活检标本，内镜下黏膜切除术（Endoscopic Mucosal Resection，EMR）/内镜下黏膜剥离术（Endoscopic Submucosal Dissection，ESD）标本，根治切除术标本。

2.2 组织标本固定

应及时固定GC新鲜组织：获取并展平组织标本，固定于泡沫板，黏膜面向上；标记口侧及肛侧方向，将黏膜面倒扣，离体30分钟内完全浸入10倍体积的10%中性缓冲福尔马林（固定液）中。固定时间6~72小时，温度为室温。

为有效提高HER2阳性检出率，国内专家提出"剪取法"：即在组织离体10分钟内，沿肿物长轴剪取一条包含肿物全层的组织，放入含固定液的50mL冻存瓶中，与其他组织一同送检。研究表明，该方法可最大限度保持组织活性，明显提高HER2总阳性检出率。

2.3 取材及大体描述规范

（1）活检标本

送检黏膜全部取材，描述组织的大小及数目；展平黏膜进行立式包埋及切片。建议每张玻片含6~8个连续组织片，便于连续观察。

（2）EMR/ESD标本

记录黏膜颜色，病变轮廓、隆起或凹陷，糜烂或溃疡等；记录病变大小、大体分型，以及病变距各切缘的距离；标本应垂直于最近侧切缘全部取材，并标记口侧与肛侧。每间隔2~3mm平行切开，全部取材。若标本太大，可将1条分为多条，分别标记a、b等。

（3）根治术标本

记录肿瘤部位、大小、数目、大体分型、浸润深度、浸润范围及切缘距离等；观察瘤外胃壁黏膜、浆膜面是否有其他改变。取材时，在癌灶中心从口侧至肛侧切缘取一条包含肿物全层的组织分块包埋，包括了肿瘤、肿瘤旁黏膜及两端切缘。单独送检的闭合器切缘应剔除闭合器后全部取材观察。对肿瘤侵犯最深处及可疑环周切缘受累处应重点取材。对早期癌或新辅助治疗后病变不明显的根治术标本，建议将可疑病变区和瘤床全部取材。近端GC建议报告与食管胃交界部的关系；累及食管胃交界部者，记录肿瘤中心距食管胃交界部的距离；远端GC建议报告与十二指肠的关系。

（4）淋巴结取材及送检

取材时应描述淋巴结的数目及大小（建议≤2.0cm×1.5cm×0.3cm）、融合及粘连情况。第8版GC TNM分期推荐至少检出16枚淋巴结。我国多中心回顾性数据分析显示：送检淋巴结数目不低于16枚，方可保证pN0期患者的淋巴结分期的准确性，而对pN1-3b的患者，要求送检淋巴结最低数目不低于30枚。此外，应根据局部解剖，分组送检淋巴结，可反映胃各区域淋巴结转移情况和D2根治手术的质量，从而反映淋巴结清扫的规范性。

3 大体分型

3.1 早期胃癌的大体分型

（1）普通型EGC的大体分型

EGC分为：Ⅰ（隆起型）、Ⅱ（浅表型）、Ⅲ（凹陷性）三型，其中浅表型又分成Ⅱa（浅表隆起型）、Ⅱb（浅表平坦型）、Ⅱc（浅表凹陷型）三个亚型。此外，若有2种或2种以上类型同时存在则为混合型EGC。

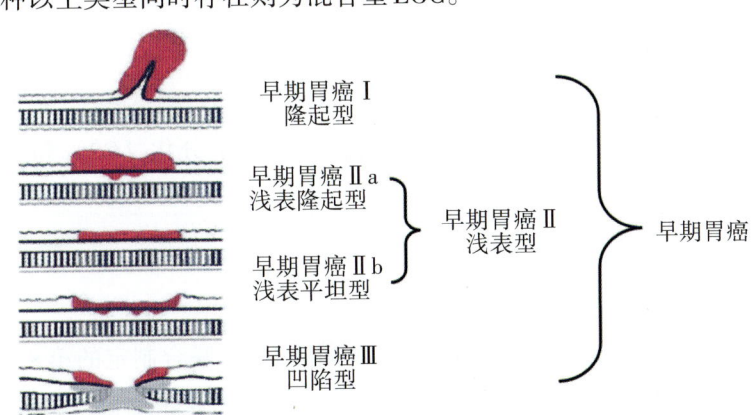

图21-2-5　EGC大体分型示意图（WHO，2019）

（2）特殊类型EGC大体分型

主要包括：浅表扩散性早期GC、微小GC（直径≤0.5cm）和小GC（0.5cm<直径≤1.0cm）。

3.2 晚期胃癌（AGC）的大体分型

AGC大体分型建议采用Borrmann分型（图21-2-6），主要GC在黏膜表面肉眼所见的形态特征和在胃壁内的浸润生长方式进行分类，将GC分为四型：1型（结节隆起型）、2型（局限溃疡型）、3型（浸润溃疡型）、4型（弥漫浸润型，革囊胃）。GC的Borrmann分型可反映GC的浸润生长能力和主要浸润生长方向。

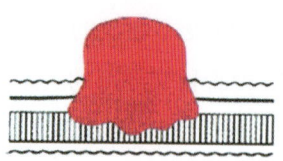
Borrmann 1型
结节隆起型

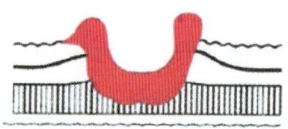
Borrmann 2型
局限溃疡型

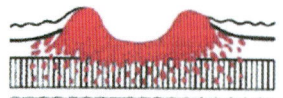
Borrmann 3型
浸润溃疡型

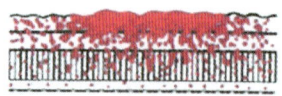
Borrmann 4型
弥漫浸润型（革囊胃）

图21-2-6　AGC Borrmann分型示意图

4　组织学分型与分级

4.1　组织学分型

建议使用WHO（消化系统肿瘤）和Laurén分型对GC进行组织学分类。Laurén分型根据GC组织学生长方式将胃腺癌分为肠型、弥漫型、混合型或不确定型。TCGA分型将胃癌分为微卫星不稳定型（MSI）、基因组稳定型（GS）、染色体不稳定型（CIN）和EB病毒阳性型（EBV）四型。

4.2　组织学分级

依据GC组织细胞的分化程度分为高分化（G1）、中分化（G2）和低分化/未分化（G3）。

5　分期

GC的临床病理分期推荐采用美国AJCC和国际UICC联合制定的第8版GC分期。新版分期包括临床分期（cTNM）、病理分期（pTNM）及新辅助治疗后病理分期（ypTNM）。

新辅助治疗后手术切除标本的病理学评估，建议根据肿瘤细胞残留及纤维增生程度将肿瘤退缩分级分为：0级（完全缓解，无癌细胞残留）、1级（部分缓解，见单个或小灶癌细胞残留）、2级（疗效小，残留癌灶伴纤维增生）、3级（疗效差/疗效微小或无疗效，广泛残余癌细胞）。但放化疗后可能出现大的无细胞黏液湖，不能将其认为肿瘤残余。

食管胃结合部癌的分型包括Siewert分型及日本Nishi分型。我国推荐采用Siewert分型，包括Ⅰ型：肿瘤中心位于食管胃结合部（esophagogastric junction，EGJ）以上1~5cm并向下生长累及EGJ；Ⅱ型：肿瘤中心位于EGJ以上1cm到EGJ以下2cm，并累及EGJ；Ⅲ型：肿瘤中心位于EGJ以下2~5cm并向上生长累及EGJ。第8版AJCC/UICC分期将肿瘤侵犯EGJ且中心位于EGJ下方2cm内的肿瘤按照食管癌进行分期；对肿瘤中心位于食管胃结合部下方2cm以内但未侵犯食管胃结合部，或肿瘤中心位于食管胃结合部下方2cm以外的肿瘤，遵循GC分期标准。本指南建议目前采用8版pT-NM分期标准进行食管胃结合部腺癌（adenocarcinoma of the esophagogastric junction, AEG）分期，同时准确记录肿瘤中心距EGJ的距离。

6 分子病理检测

GC的规范化和个体化治疗须基于病理学的精准诊断和分型。除了传统的组织病理学诊断外，还可借助免疫组化（IHC）、原位杂交（ISH）和基因测序等技术检测一些生物标志物，有助于GC病理诊断。目前，临床病理实践中常用的免疫组化相关标志物包括：

6.1 特殊类型胃肿瘤鉴别诊断相关标志物

（1）GC伴淋巴样间质，占所有GC的1%~7%，该类肿瘤的共同特征是癌组织内或其周围可见$CD8^+$淋巴细胞为主的浸润或聚集，提示预后相对较好。目前分为两类：其中80%以上与EBV感染有关，近20%与错配修复蛋白表达缺失（dMMR）有关，可通过PCR方法检测微卫星高度不稳定（MSI-H）或IHC方法检测dMMR状态而进行筛查。

（2）肝样腺癌和伴肠母细胞分化的胃腺癌，很可能是同一分化谱系但分化程度不同的GC类型，均属于产生甲胎蛋白腺癌的范畴，分别处于低分化和高中分化谱系的两端，可检测一组免疫标志物如HepPar.1、AFP、GPC3、SALL4、Claudin.6、CK19和CDX2等有助于鉴别诊断。

（3）胃大细胞神经内分泌癌或小细胞癌，需进行突触素（Syn）、嗜铬粒素A（CgA）、CD56和Ki-67等的IHC检测。神经内分泌癌分为高分化（NET）与低分化（NEC），NEC常表现为RB基因表达丢失和p53表达异常，而NET则常无该特征，有助于进行鉴别诊断。

（4）遗传性弥漫性GC，形态学特征为印戒细胞癌，需要进行E-cadherin的IHC检测和CDH1等基因胚系突变检测，以便筛选或确诊。亚洲GC人群中E-cadherin异常表达比例约为44.5%，其低表达是GC的独立预后因素。

（5）疑有脉管浸润/瘤栓时，可采用D2-40、CD34、CK免疫组化检测加以确认，若怀疑癌组织侵犯神经时，可标记NF或S-100等加以验证。

6.2 分子靶向治疗相关标志物

肿瘤分子标记物是由肿瘤细胞的基因表达所合成分泌，或是由机体对肿瘤反应而异常产生的物质，包括蛋白质、激素、酶（同工酶）及癌基因产物等。

（1）HER2检测：HER2整体阳性率为14%，中国人群为8%~12%，是GC靶向治疗的经典靶点。ToGA试验显示，化疗联合曲妥珠单抗治疗可显著延长HER2阳性AGC生存期，基于此，曲妥珠单抗已被批准用于HER2阳性的GC及EGJ癌。HER2表达尽可能用IHC、ISH等方法，其中IHC为首选方法。在GC HER2诊断标准中，IHC 2+或IHC 3+不需要完全的细胞膜染色，在胃癌中U形染色（即部分细胞外膜中、高度染色）即为阳性。IHC 3+的病例直接判定为HER2阳性（≥10%肿瘤细胞），IHC 1+和IHC 0直接判定为HER2阴性。IHC 2+的病例为"不确定"病例，需进一步行ISH检测明确HER2状态，如有扩增判定为HER2阳性，如无扩增则判定为HER2阴性。

（2）VEGFR2、EGFR和MET等标志物的IHC和/或ISH检测也具有潜在的临床应用价值，但需进一步研究和临床验证。

6.3 胃癌免疫治疗相关标志物

研究发现EBV阳性、MSI及基因高突变负荷的晚期GC患者是免疫检查点抑制剂应用的优势人群，必要时可联合检测。

（1）PD-L1：针对PD-L1免疫组化结果推荐采用联合阳性评分（compined positive score，CPS）方法评估。对PD-L1检查阳性者，尤其CPS≥10，可选用帕博利珠单抗（pembrolizumab）单药用于GC的三线及以上治疗。

（2）EBER：EBER原位杂交为诊断EBV相关胃癌（EBVaGC）金标准。EBVaGC对免疫治疗较敏感，是免疫检查点抑制剂治疗的获益人群。

（3）MSI/dMMR：MSI是肿瘤免疫检查点抑制剂治疗，尤其PD-1单抗的分子诊断标志物。MSI检测包括MLH1、MSH2和PMS2、MSH6。

（4）肿瘤突变负荷（tumor mutation burden，TMB）：高TMB通常表示高频率新抗原产生，是ICI（Immune Checkpoint Inhibitors）疗效较佳的预测标志物。TMB检测主要通过全外显子组基因测序或基于一组较大的突变基因组和Panel换算进行。

6.4 二代测序（NGS）

NGS二代测序可评估GC遗传学改变，指导治疗。在AGC中使用NGS被NCCN列为2A建议，用以确定治疗方案和/或临床试验入组，特别对药物治疗无效或病理取材有限者，可行NGS指导治疗，也用于MSI、TMB及ctDNA检测。

第三章

胃癌的治疗

第一节 内镜治疗

1 适应证与禁忌证

GC 的内镜治疗主要用于 EGC,且原则上适用于淋巴结转移可能性极低者,内镜下切除术主要包括 EMR 和 ESD。

绝对适应证:①无合并溃疡的分化型黏膜内癌(cT1a);②病灶大小≤3cm、有溃疡的分化型黏膜内癌(cT1a);③胃黏膜高级别上皮内瘤变(HGIN)。

扩大适应证:病灶大小≤2cm、无溃疡的未分化型黏膜内癌(cT1a)。

表 21-3-1 内镜治疗适应证

分期	溃疡/深度	分化型		未分化型	
cT1a(M)	UL−	≤2cm	>2cm	≤2cm	>2cm
	UL+	≤3cm	>3cm		
cT1b(SM)					

绝对适应证　扩大适应证　非适应证

对不符合上述适应证而应接受手术治疗,在手术风险较大及合并严重并发症时,可将内镜切除作为相对适应证,同时充分交代肿瘤残留及淋巴结转移风险。对绝对适应证下接受内镜切除后局部复发者行内镜二次切除尚存争议,有待研究证实。

EGC 内镜治疗的禁忌证包括:①存在淋巴结转移;②肿瘤侵犯固有肌层;③存在凝血障碍等不能耐受内镜下切除。

2 根治度评估

内镜下切除的根治度不同于外科手术切除,外科 R0 切除意味着切缘阴性,但内镜下切缘阴性并不意味治愈性切除。内镜下切除的根治度由局部切除程度和淋巴结转移可能性两个要素决定，采用eCura系统进行评价（表21-3-2）。

表21-3-2 GC内镜下切除eCura评价系统

分期	溃疡/深度	分化型		未分化型	
pT1a（M）	UL（-）	≤2cm	>2cm	≤2cm	>2cm
	UL（+）	≤3cm	>3cm		
pT1b（SM）	SM1	≤3cm	>3cm		
	SM2				

■ eCura A* ■ eCura B* ■ eCura C-2

*需满足enbloc整块切除，HM0、VM0、ly（-）、v（-）。
*分化型癌中，满足eCuraA或B的其他条件，但未实现enbloc切除或HM0的局部未能完整切除的病例，即eCuraC1。

对根治度 A（eCuraA）及根治度 B（eCuraB）定期随访即可。内镜根治度 C-1（eCuraC-1），发生淋巴结转移的风险低。在与患者充分交流、沟通后，选择再行ESD或追加外科切除。在黏膜下浸润部分或断端阳性时，因病理学诊断不确切，应追加外科切除。内镜根治度 C-2（eCuraC-2）时，原则上应追加外科切除。因年龄、并存疾病等不能行外科手术时，应向患者充分说明淋巴结转移风险和局部复发、远处转移风险，对复发时根治困难及预后不良等。

第二节 外科手术治疗

1 治疗原则

EGC中，除符合内镜治疗适应证者，其余的主要治疗手段是手术；对局部AGC，应采取手术为主的整合治疗策略。根治性手术包括完整切除原发灶和彻底清扫区域淋巴结。非根治性手术主要包括姑息手术和减量手术。

根治性手术：标准手术是以根治为目的，完整切除原发病灶，行D2淋巴结清扫；缩小手术定义为胃切除范围小于2/3和/或淋巴结清扫范围小于D2（D1、D1+或其他）；扩大手术包括联合脏器切除或（和）D2以上淋巴结清扫。

非根治性手术：①姑息手术主要针对有远处转移或肿瘤侵犯重要脏器无法切除同时合并出血、穿孔、梗阻等并发症的患者。术式包括胃姑息性切除、胃空肠吻合短路术及空肠营养管置入术等。姑息手术目的是解除症状、提高生活质量。②减量手术主要针对存在不可治愈因素，在未出现肿瘤并发症时进行的胃切除术。

近年来腹腔镜和机器人手术快速发展。腹腔镜远端胃大部分切除联合D2淋巴结清扫对于EGC不仅安全，且可降低出血量，加速胃肠恢复，缩短住院时间（详见第三章第二节5）。对适合接受远端胃大部分切除AGC，腹腔镜手术可选择在大的肿瘤中心开展；而对腹腔镜近端GC切除及AGC的腹腔镜全胃切除目前缺乏研究证据，有待临床研究。目前尚无大样本前瞻性研究证实机器人手术在AGC的治疗价值，预期优势与作用仍需更多研究证据。

2　手术切除范围

手术切除范围主要依据肿瘤部位、分期、大小及周围淋巴结转移来整合决定。

EGC手术切除时，在确定切除线前应保证足够切缘，一般在肿瘤边缘2cm以上。当肿瘤边界不清，难以确定切除线时，术前内镜下对肿瘤边界行金属钛夹定位会有帮助，必要时行术中冰冻病理检查以确保切缘阴性。

AGC呈局限性生长者，切缘距病灶至少3cm；对浸润生长者，应超过5cm；若肿瘤侵犯食管或幽门，5cm切缘非必需，建议冰冻切片检查切缘保证R0切除。

EGC切除范围，除远端胃切除和全胃切除外，对临床分期为cT1N0M0者，根据肿瘤不同部位选择不同缩小或功能保留胃切除术式。主要包括：保留幽门的胃切除，近端胃切除及其他术式（局部切除和节段切除等）。

进展期胃下部癌常行远侧胃切除术，胃体部癌常行全胃切除术，EGJ癌常行全胃切除术或近侧胃切除术。如果肿瘤直接侵犯周围器官，在保证R0切除前提下可行根治性联合脏器切除。除肿瘤直接侵犯脾脏，不推荐以淋巴结清扫为目的的预防性脾切除术。

AGC（>T3）标准根治术中，常规可完整切除大网膜，而对T1/T2肿瘤，大网膜切除并不必须，在网膜血管弓3cm距离切断胃结肠韧带即可。对侵犯胃后壁浆膜层的肿瘤，既往有学者提出切除网膜囊可降低腹膜复发转移风险，提高生存，但近期临床试验证实，网膜囊切除未能提高T3/T4a预后。因此不推荐对于AGC常规行网膜囊切除。

3　根治性淋巴结清扫

淋巴结转移是GC最常见的转移方式，EGC淋巴结转移据清扫范围分为D1、D1+、D2等，并由不同的胃切除方式确定清扫淋巴结组别。

EGC淋巴结清扫的适应证：①D1淋巴结清扫：适用于cT1aN0期，但不符合EMR/ESD适应证，或cT1bN0期分化型且癌灶直径≤1.5cm的EGC。②D1+淋巴结清扫：适用于不符合D1淋巴结清扫适应证的cT1N0 EGC。③D2淋巴结清扫：适用于术前诊断或术中探查怀疑有淋巴结转移的cT1 EGC。

对局部AGC行D2淋巴结清扫已成为东西方共识。淋巴结清扫的范围主要依据胃切除范围来确定，淋巴结清扫范围见表21-3-3，同时应至少送检16枚以上的淋巴结才能保证准确的分期和预后判断，最好送检30枚以上淋巴结。

表 21-3-3　GC 根治术淋巴结清扫范围

手术方式	D0	D1	D1+	D2
远端胃切除	<D1	No.1, 3, 4sb, 4d, 5, 6, 7	D1+ No.8a, 9	D1 + No.8a, 9, 11p, 12a.
近端胃切除	<D1	No.1, 2, 3a, 4sa, 4sb, 7	D1 +No.8a, 9, 11p. *No.110	–
全胃切除	<D1	No.1–7	D1+ No.8a, 9, 11p*No.110	D1 + No.8a, 9, 11p, 11d, 12a *No.19, 20, 110, 111

*肿瘤侵及食管

对 D2 淋巴结清扫范围以外转移风险较高的淋巴结，可考虑选择性进行扩大的淋巴结清扫（D2+、D3）。

D2+手术共识意见：①对肿瘤位于胃小弯侧且直径<4cm 的 AGC，可不行 No.10 淋巴结清扫；但对肿瘤位于大弯侧或直径>6cm、术前分期为 T3 或 T4 的中上部 GC，推荐行 No.10 淋巴结清扫。②GC 侵犯十二指肠时 No.13 淋巴结被视为区域淋巴结，十二指肠受侵的 AGC 可考虑行 D2+No.13 清扫，但此类患者 R0 切除率较低，建议新辅助治疗后行 D2+No.13 清扫。③No.14v 淋巴结虽未纳入远端 GC D2 手术范畴，但对有 No.6 淋巴结转移的远端 AGC 或术中探查有 No.14v 淋巴结肿大者，D2+No.14v 清扫可改善患者预后。④已有研究证实，预防性 No.16 淋巴结清扫不能提高远期生存，如行新辅助化疗后行 D2+PAND，可提高部分患者预后。⑤EGJ 癌淋巴结清扫范围未达成共识。一项日本多中心研究显示，纵隔淋巴结转移与肿瘤侵犯食管长度相关，推荐肿瘤侵犯食管<2cm 可不清扫纵隔淋巴结；侵犯食管 2~4cm 需清扫第 No.19、No.20、No.110、No.111 淋巴结；食管侵犯≥4cm 推荐经右胸入路并清扫中、下纵隔淋巴结。

4　消化道重建

不同胃切除方式，消化道重建方式不同。在不影响手术根治性前提下，需考虑消化道重建的安全性及对消化道生理功能的影响。对恶性程度较低、病期偏早的 AGC，在保证消化道连续性同时，兼顾其生理功能；对恶性程度较高、病期偏晚或复发概率较大者，重建方式宜简不宜繁。目前 GC 常见的重建方式见表 21-3-4。

表 21-3-4 AGC 术后消化道重建方式

手术方式	分类
远端胃切除	Billroth Ⅰ式
	Billroth Ⅱ式
	Billroth Ⅱ式+Braun 吻合
	残胃空肠 Roux-en-Y 吻合
	残胃空肠 Uncut Roux-en-Y 吻合
近端胃切除	食管残胃吻合
	双通路吻合
	空肠间置法
全胃切除	Roux-en-Y 吻合
	空肠间置代胃术

远端胃切除重建方式：Billroth Ⅰ式操作简便，符合生理途径；Billroth Ⅱ式吻合更为常见，尤其适用于肿瘤已侵犯幽门及十二指肠者，由于其改变了正常解剖生理状态，反流性胃炎、倾倒综合征等并发症发生率高，可加行 Braun 吻合以减少胆汁、胰液反流。Roux-en-Y 吻合具备 Billroth Ⅱ式吻合的优点，可有效减轻反流，但需离断空肠，有发生 Roux 滞留综合征的可能。Uncut Roux-en-Y 吻合无需离断空肠，保留了输入袢蠕动的连续性，可减少滞留综合征、胆汁返流等不适，目前受到越来越多关注，需注意术后阻断肠管有再通的可能。

全胃切除术后重建方式：Roux-en-Y 法是首选吻合方法，手术操作简便，反流性食管炎发生率低。由于食物不经过十二指肠，不能直接刺激消化液的分泌，对食物的消化吸收有影响。空肠间置代胃术弥补了 Roux-en-Y 吻合的不足，但操作复杂，手术风险高，且对生活质量的改善存在争议，需更多临床研究提供证据支持，建议在有经验的医院开展。

近端胃切除术后重建方式：食管残胃吻合是最常用的吻合方式，操作简便，吻合口少，术后短期并发症发生率低，但食管反流常见。改良管状胃-食管吻合，食管反流的概率明显下降，是较为理想的食管残胃吻合方式。食管胃吻合双肌瓣成形术（Kamikawa 法），利用食管与残胃之间的压力差起到单向阀作用，具有良好的抗反流效果，但操作较复杂，有增加吻合口狭窄发生的可能，仍需更多临床研究验证。空肠间置术具有较好抗反流机制，但手术操作复杂，术后吻合口瘘、出血、梗阻等风险增加。双通路吻合是在食管空肠 Roux-en-Y 吻合后将残胃与空肠行侧侧吻合，由于保留了幽门及大部分远端胃，可增加术后进食量，减少远期营养不良和贫血发生。该术式可在腹腔镜辅助或全腹腔镜下完成。但操作复杂，会增加吻合口相关并发症，建议在有经验的医院开展。

5 腹腔镜及机器人手术

5.1 腹腔镜手术

近年来腹腔镜辅助胃切除术发展迅速，日、韩已将腹腔镜远端GC根治术作为Ⅰ期GC的常规术式。对于AGC，腹腔镜技术仍存一定争议。我国多中心临床研究CLASS01提示AGC行腹腔镜下远端胃大部切除联合D2淋巴结清扫具有并发症率低、术后恢复快、疼痛减轻等优点，远期疗效不劣于传统开腹手术。因此，对适合远端胃大部切除的AGC，腹腔镜手术可选择在有经验的大型医院开展；而对腹腔镜近端胃切除、腹腔镜全胃切除以及新辅助化疗后的腹腔镜手术目前缺乏高级别证据，应进行探索性临床研究。

腹腔镜GC根治术应遵循传统开腹手术相同的肿瘤根治原则：肿瘤及周围组织的整块切除；肿瘤操作的非接触原则；足够的切缘；彻底的淋巴结清扫。结合我国国情，对于AGC的腹腔镜手术适应证和禁忌证如下：

手术适应证：①GC探查及分期；②GC术前分期为Ⅰ、Ⅱ期；③晚期GC短路手术。

可作为临床探索性手术适应证：①术前评估ⅢA期以上或T4a并可达到D2根治术；②晚期GC姑息切除术。

手术禁忌证：①肿瘤广泛浸润周围组织；②GC急诊手术（如上消化道大出血）；③有严重心、肺、肝、肾疾病；④凝血功能障碍；⑤妊娠期；⑥不能耐受CO_2气腹。

5.2 机器人手术

机器人手术仍处于起步阶段，操作流程尚未规范统一，远期疗效未经大样本前瞻性随机对照研究证实。因此对机器人GC手术应持谨慎态度，推荐在有经验的大型医院规范化开展。机器人手术的适应证：①Ⅰ、Ⅱ期GC；②机器人手术经验丰富的大型医院，可探索开展ⅢA期患者。禁忌证同腹腔镜手术。

6 功能保留手术

EGC功能保留手术，首先考虑肿瘤根治性，兼顾术后胃功能和生活质量。功能保留胃切除术需满足3个要求：①减少胃切除范围；②保留幽门；③保留迷走神经。术式包括：保留幽门胃切除术、近端胃切除术及胃节段切除或局部切除。

6.1 保留幽门胃切除术

保留幽门的胃切除术（pylorus-preserving gastrectomy，PPG）是保留胃贲门和幽门、切除中段胃的术式，尽可能保留胃功能，改善生活质量。PPG适于胃中部1/3且肿瘤远端距幽门管>4cm的EGC（cT1N0）或胃良性疾病，应遵循EGC病灶的切缘要求及淋巴结清扫范围。基于对淋巴结转移的精准评估，No.6淋巴结亚分类为No.6a、

No. 6i及No. 6v。研究表明，对于胃中部EGC行PPG时不需清扫No. 6i淋巴结，从而缩小手术范围。中段EGC的腹腔镜下PPG（LPPG），其安全性和长期疗效非劣于腹腔镜胃远端切除术，但尚缺乏大规模前瞻性研究。推荐LPPG应在经验丰富的医院开展。

6.2 其他功能保留性胃切除手术

节段胃切除、局部切除等胃功能保留手术多见于个案报道，其手术安全性、长期疗效仍待进一步探究，本指南不作推荐。

7 非根治手术治疗

7.1 姑息手术

姑息手术指因疾病导致梗阻、出血和穿孔等严重并发症进行的非根治性手术，旨在缓解症状和改善生活质量。无法行根治术者可行姑息性胃切除术或胃肠吻合等短路手术以缓解症状；无法耐受手术者，可行内镜下支架置入、经空肠造口或经鼻留置空肠营养管。

7.2 减量手术

减量手术指有非治愈因素（如不能切除的肝转移和腹膜转移等），但无严重并发症所行的非根治性胃切除术，以减少肿瘤负荷、延迟症状出现和延长生存时间。减量手术改善预后的临床证据并不充分，药物治疗仍是目前Ⅳ期GC的标准疗法；对存在单一非治愈因素的GC，可考虑R0或R1手术。

8 Ⅳ期GC转化治疗与外科干预

既往对于晚期GC的治疗大多为姑息化疗或姑息手术。随着转化治疗（Conversion Therapy）获益增加，治疗策略已发生根本改变，转化治疗旨在对难以实行R0手术的晚期病例，通过积极有效的化疗、放疗、分子靶向或免疫治疗等整合疗法，在原发灶降期且转移灶受控，再施行R0手术，以提高生存率。转化治疗包括筛选获益人群、制定转化治疗方案、疗效评价和确定转化手术时机等。鉴于转化治疗的复杂性及疗效不确定性，多学科整合诊疗（MDT to HIM）应贯穿全程，根据疗效不断调整方案，有助于实现Ⅳ期GC转化治疗的个体化和获益最大化。

8.1 Ⅳ期GC术前分型

Yoshida分型根据晚期GC是否可行转化治疗进行临床分类（图21-3-1）。

Ⅰ型（潜在可切除，适合转化）：存在单发肝转移灶、局限性腹主动脉旁淋巴结（16a1、16b2）转移或腹腔内游离癌细胞阳性（CY1）。对此类病例，应先予新辅助或转化治疗，争取行胃原发灶与转移灶的R0切除术。

Ⅱ型（临界可切除，转化率较高）：存在两个或更多肝转移灶或转移灶直径>

5cm，或伴远处转移。应视为转化治疗的重要对象，待肿瘤达到CR或PR后，行胃原发灶与转移灶的R0切除术。

Ⅲ型（潜在不可切除，可尝试转化）：有局限性腹膜种植，但无其他脏器转移者。治疗包括全身化疗、分子靶向治疗或可联合腹腔内化疗，达到CR、PR或腹腔内游离癌细胞转阴者，则仍能施行R0手术、肿瘤细胞减灭术或减量手术。

Ⅳ型（不可治愈，转化率低）：弥漫性腹膜转移并有其他脏器转移，仅极少数对转化治疗敏感，大部分难R0切除，可视情给予姑息性化疗或最佳支持治疗。

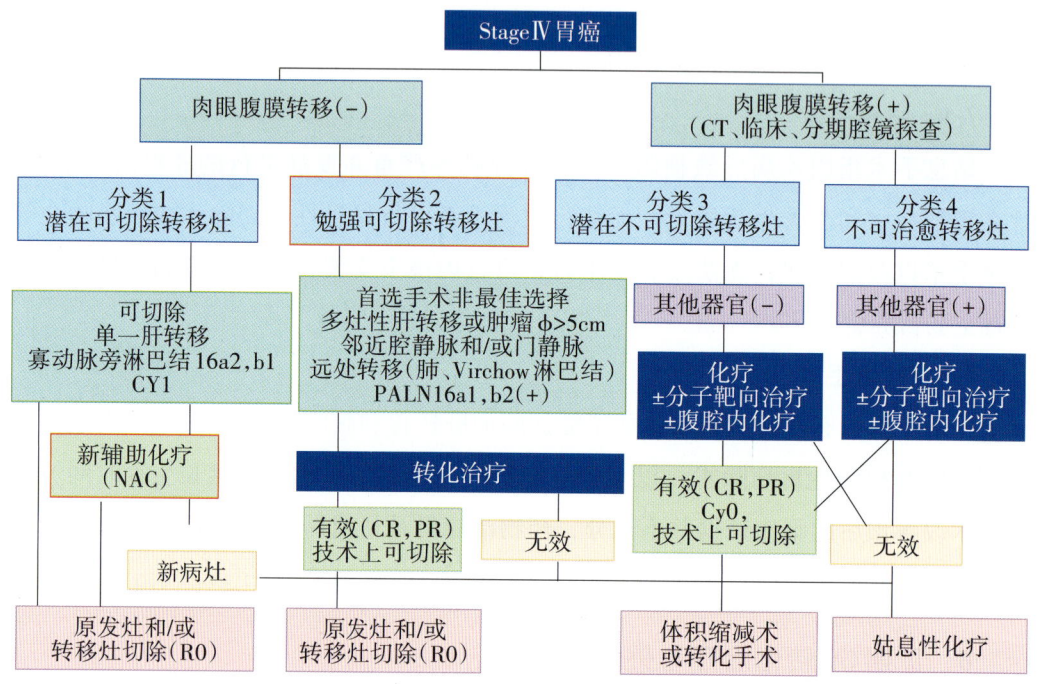

图21-3-1　Ⅳ期GC Yoshida分型

8.2　腹膜转移的转化治疗

Ⅳ期GC腹膜转移预后极差，中位生存期约6个月。转化治疗通过化疗和区域性治疗等，使原发灶降期、腹膜转移灶获控，争取施行R0手术，提高生存率。

（1）转化治疗策略

P0CY1患者，采用腹腔内与全身性联合新辅助化疗（Neoadjuvant Intraperitoneal-systemic Chemotherapy，NIPS）或腹腔热灌注化疗（Hyperthermic Intraperitoneal Chemotherapy，HIPEC）方案进行治疗，在CY1转阴后行R0手术，转化治疗效果最好，可明显延长生存期，中位生存期达47.5个月。

P1CY0/1、腹腔镜探查PCI≤12患者，积极采用NIPS；治疗后PCI<6者，切除原发灶并行肿瘤细胞减灭术（Cytoreductive Surgery，CRS）联合HIPEC；对转化治疗后进展者，采用姑息性化疗或给予最佳支持治疗。腹腔镜探查PCI>12者，转化治疗效果有限，应在MDT to HIM基础上采取整合治疗方案，如姑息性化疗或最佳支持治疗等，仅对原发灶出血、穿孔、梗阻时，考虑姑息手术。

（2）治疗方案

紫杉醇为主的三药化疗是Ⅳ期GC转化治疗的基础。紫杉醇腹腔灌注和静脉化疗联合S-1口服，可有效延长腹膜转移GC中位生存期至17.7个月，对合并腹水者效果尤著，亦可选择其他以紫杉醇为主的三药静脉化疗。

众多研究报道，静脉系统化疗结合腹腔灌注（IP）或HIPEC等局部治疗，在肿瘤充分受控下再行辅助手术治疗，生存明显获益。

8.3 腹膜转移高危病例的预防性治疗

超过50%的T3、T4期GC在根治术后发生腹膜转移。T3-T4期、N+、淋巴结外浸润、Borrmarnn 3/4型、Lauren分型弥漫型、印戒细胞癌等是腹膜转移的高危因素。预防腹膜转移复发，除围术期化疗外，区域性化疗是较为有效的措施。对高危者，特别是CY1，D2术中或/和术后早期进行预防性区域治疗，可降低腹膜转移复发率。主要是IP和HIPEC，用药物兼顾敏感性及本身特性，如大分子量药物、缓释药物、生物制剂等；剂量可据年龄、身体状况、药物耐受性和骨髓增生能力适当调整。常用药物有紫杉类、铂类、氟尿嘧啶类和蒽环类（表柔比星）等，可合用铜绿假单胞菌、红色诺卡氏菌细胞壁骨架等生物制剂，腹腔灌注并同步皮下注射疗效更佳。预防性HIPEC应于术中或术后48小时内进行，于一周内完成，不超过2次，每次3000毫升43℃生理盐水加化疗药物，持续灌注90分钟。但预防性HIPEC疗效仍有待进一步临床验证。

8.4 肝转移的治疗策略

GC肝转移（Liver Metastasis from Gastric Cancer，LMGC），多同时累及肝左、右叶，呈多灶性分布，常伴腹膜和淋巴结转移或毗邻脏器浸润；多数LMGC应视为全身性疾病，有条件建议PET-CT检查，明确全身转移情况，诊断性腹腔镜探查联合腹腔灌洗液细胞学检查，有助发现隐匿性腹膜转移和部分肝转移。

（1）治疗策略：肝转移灶切除后肝内复发率高，建议术前给予系统化疗，使胃原发灶降期或肝转移灶受控。选用紫杉醇为主的三药静脉化疗方案，亦可经肝动脉灌注化疗、射频消融或肝动脉栓塞等多途径整合治疗，提高原发灶和转移灶R0切除率。R0切除是延长LMGC生存的最佳方法，术后应继续予以全身性治疗。

（2）手术适应证：只有具备R0切除条件时才推荐手术治疗：①GC同时性肝转移，无腹膜或其他远处转移等非治愈因素；②GC异时性肝转移，无其他部位转移复发；③肝转移灶切除后可保留足够肝功能；④肝内转移灶≤3处，最大病灶≤4cm，局限于一侧肝叶且未累及大血管。

8.5 腹主动脉旁淋巴结转移

腹主动脉旁淋巴结转移（Para-aortic lymph node metastasis，PALN）包括

No.16a2、b1，转移发生率为14%~32%，不推荐直接腹主动脉旁淋巴结清扫（PAND），只在转化治疗后方能显著增加R0切除率和疗效。

（1）治疗策略：当PALN转移不伴其他非治愈性因素时，采取化疗和手术为主的转化治疗，并需全程MDT to HIM讨论。

（2）治疗方案：可据病情采取术前两药SOX（S-1+奥沙利铂）或三药DCS（多西他赛+顺铂+S-1）方案。如治疗有效，对仅局限于No.16a2、b1的PALN转移、不伴腹膜或肝脏等远处转移病例，行根治性D2+PAND可使生存获益，但要求术者具有丰富的D2扩大淋巴结清扫经验。

9 残胃癌外科治疗

9.1 残胃癌的定义

残胃癌（gastric stump cancer，GSC）指胃术后残胃发生的新发癌。较公认的定义：胃良性病变术后5年以上和胃恶性病变术后10年以上，在残胃发生的癌。GSC发生率，远端胃切除术后为1.0%~5.0%，近端胃切除术后为6.3%，保留幽门胃切除术后为2.7%。其中男性占多数。根治术后5年存活率为22.0%~54.0%，早期GSC为82.5%~100.0%，进展期GSC为26.0%~34.1%。影响预后的主要因素包括：肿瘤组织学类型、浸润深度、胃周淋巴结转移、是否根治性切除等。

9.2 残胃的淋巴引流及淋巴结转移规律

术后形成的侧支淋巴循环路径，改变了胃原有的淋巴引流途径。残胃淋巴流向以胃左动脉、脾动脉、左膈下动脉为主。Billroth Ⅰ式经十二指肠壁内引流至周围淋巴结，Billroth Ⅱ式经空肠引流至空肠系膜根部淋巴结。因此，GSC淋巴结转移特点如下：①脾动脉、脾门淋巴结转移；②No.16淋巴结转移；③肠系膜根部淋巴结转移；④纵隔内淋巴结转移。初次良性疾病的GSC，第1站淋巴结No.1-4转移率较高；初次恶性疾病的GSC，通常是第2站以上的淋巴结转移率高于第1站，如No.10、No.11、肠系膜根部淋巴结及No.16a2、b1。

9.3 残胃癌的外科治疗及要点

早期GSC不伴淋巴结转移可行ESD，其标准参照原发EGC。进展期GSC应行残胃全切除、联合切除受侵脏器，同时清扫首次手术未予清扫的区域淋巴结。Billroth Ⅱ式吻合口附近的空肠系膜根部淋巴结转移率较高，应予重点清扫。对进展期GSC不能R0切除者，先行新辅助放化疗，再行手术，标准同原发AGC。对不可切除AGC但有症状者，可行姑息性切除、短路手术，或支架置入、空肠营养管置入等。对不可切除AGC的无症状者，可经MDT to HIM讨论，行全身药物治疗为主的整合治疗。

由于组织愈合、纤维瘢痕修复缘故，残胃与周围组织如肝脏、胰腺、结肠及膈肌等粘连是GSC手术的难点，D2淋巴结清扫后解剖学层次消失，使GSC系统性淋巴结清扫更为困难。此外，远端胃切除Billroth I式重建时十二指肠断端长度及与胰腺粘连、近端胃切除后食管-胃吻合部位的粘连极大增加了手术风险。由于粘连与癌浸润区别困难，为保证R0切除率，术前应更精细地检查、研判，制定合理预案。术中冰冻病理学检查有助于诊断。

10 食管胃结合部癌外科治疗

10.1 AEG定义及分型

食管胃结合部腺癌（adenocarcinoma of esophagogastric junction，AEG）指肿瘤中心位于解剖学上EGJ上、下5cm范围内的腺癌，并跨越或接触EGJ。解剖学上EGJ是指管状食管变为囊状胃的部位，即食管末端和胃的起始，相当于希氏角或食管括约肌下缘，与组织学上的鳞柱交界不一定一致。AEG分型多采用Siewert分型，其具体分期在第8版AJCC/UICC的TNM分期中做出了统一规定。

10.2 AEG外科治疗

据不同Siewert分型（下称Ⅰ、Ⅱ、Ⅲ型），AEG外科治疗相关难点问题包括：手术路径、切除范围、消化道重建方式、切缘安全距离和淋巴结清扫范围等。

手术可选择的路径包括经右胸单切口、上腹右胸两切口、左胸腹联合切口及经腹膈肌食管裂孔路径。Ⅰ型：优先选择右胸路径，因其纵隔淋巴结转移率相对较高，经胸路径在纵隔淋巴结清扫方面具一定优势；Ⅱ型：手术路径目前尚存争议，建议食管受累距离小于3cm者，首选经腹膈肌食管裂孔路径，≥3cm者选择经右胸路径；Ⅲ型：优先选择经腹膈肌食管裂孔路径。

根治性切除范围及消化道重建方式选择应结合肿瘤大小、部位等整合判断：Ⅰ型首选经胸食管切除加近端胃大部分切除，也适用于部分Ⅱ型；Ⅱ、Ⅲ型中长径>4cm建议行全胃切除术；而≤4cm可行经腹近端胃大部切除术。如肿瘤直接侵犯周围器官，可行根治性联合脏器切除。消化道重建方式与切除范围相关，全胃切除术后，建议Roux-en-Y吻合；近端胃切除术后，建议食管残胃吻合或双通道吻合。食管切缘与食管胃结合部肿瘤上缘的距离，目前没有确定性界定。Ⅰ型和食管受累≥3cm的Ⅱ型，食管切缘距离建议≥5cm；Ⅲ型和食管受累<3cm的Ⅱ型，食管切缘距离推荐≥2cm，并建议术中快速冰冻切片证实切缘阴性；术中冰冻病理检查对保证食管切缘和胃切缘的肿瘤学安全性有重要价值，特别是局部病期偏晚者。

依据不同Siewert分型，淋巴结清扫规范为：Ⅰ型参照食管癌；Ⅲ型参照GC；Ⅱ型尚存争议。胸部淋巴结清扫规范：Ⅰ型参照中下段食管癌，行彻底上、中、下纵隔淋巴结清扫；Ⅱ型应清扫下纵隔淋巴结；Ⅲ型应行下段食管旁淋巴结（No.19、20）清扫。腹部淋巴结清扫规范：Ⅰ型腹区淋巴结清扫包括No.1、2、3a、7、19、20；Ⅱ、Ⅲ型需行D2淋巴结清扫，若cT1N0且肿瘤长径<4cm，可考虑选择行D1/D1+淋巴

结清扫。

胸腹腔镜联合根治术可在Ⅰ、Ⅱ型中选择性开展，腹腔镜AEG切除尚乏高质量临床研究证据支持，建议在经验丰富的医院基于临床研究开展。

11 外科治疗并发症

11.1 吻合口相关并发症

吻合口相关并发症严重影响术后康复和疗效，可导致非计划再次手术或病人死亡。临床上发生率1.2%~14.6%，主要有吻合口出血、狭窄和吻合口漏等。

（1）吻合口出血

吻合口出血发生率约为0.2%~2.0%，多发生在术后12~24h内，预防措施应选择肠管对侧系膜处吻合，适当裸化周围组织，避免网膜或脂肪组织嵌入吻合口，同时合理选择吻合器及钉仓，必要时对吻合口缝合加固，加强止血效果；术中若怀疑吻合口出血，可行术中胃镜检查明确出血。

治疗措施包括内科保守治疗，积极扩容、抗休克，口服或经胃管灌注含去甲肾上腺素的冰盐水，注射生长抑素及凝血酶等；同时积极行急诊胃镜检查明确诊断及内镜下止血。出血量大、内科治疗效果不理想时，应果断再次手术探查止血。对一般情况差，预估二次手术风险较大的病人，可选择介入治疗。

（2）吻合口漏

发生率为0.5%~14.6%，以高位食管空肠吻合口漏更多，多发生在术后7~10天。引流管流出肠内容物或唾液，或口服美蓝从引流管流出，或上消化道泛影葡胺造影见造影剂外漏时，可确诊，另外CT平扫可发现吻合口周围区域有液性暗区。预防措施包括：术前积极纠正贫血、低蛋白血症，控制血糖、停用糖皮质激素等；改善局部组织条件，新辅助治疗后选择合适手术时机（间隔3~6周为宜），幽门梗阻患者可在术前留置胃管减压，并用浓盐水洗胃减轻水肿；避免过度游离或裸化肠管，免致吻合口缺血；吻合时保证吻合口呈无张力状态，必要时可缝合加固吻合口并放置引流管。治疗原则包括充分引流、抗感染、营养支持，以控制感染、促进漏口愈合，必要时行手术干预。

（3）吻合口狭窄

吻合口狭窄常见于食管空肠吻合和BillrothⅠ式吻合，可行造影或胃镜检查确诊并评估狭窄部位和程度。预防性措施包括：术前改善食管或肠道组织条件，据肠管大小选择合适吻合器，吻合时避免组织挤压过度或黏膜对合不齐，术中保证吻合口无张力、无血运障碍，吻合后探查吻合口是否通畅。术后4周进固体饮食，通过食物的机械性作用扩张吻合口。治疗措施包括：根据吻合口狭窄的病因及程度予以治疗，炎性水肿性狭窄予以禁食，加强营养支持等措施减轻水肿；瘢痕性狭窄可行内镜下球囊扩张术或狭窄瘢痕内镜下切开术或支架植入术，必要时手术治疗。

11.2 十二指肠残端瘘

发生率为1%~4%，病死率达10%左右，常致严重腹腔内感染、休克等致命性并发症。一般于术后2~7天出现，腹腔引流管内、右上腹部腹腔穿刺或切口处有胆汁样或浑浊脓性引流液引出，腹部超声或腹部CT发现右上腹部腹腔积液，上消化道造影检查可见造影剂从十二指肠残端漏出。预防应重视术前准备，纠正营养不良，消除局部炎性水肿等不利于组织愈合的因素，选择质量可靠、稳定的器械并严守操作规范，尽量荷包缝合包埋加固残端，Billroth Ⅱ式可联合Braun吻合，降低输入襻压力。

11.3 胰瘘

GC根治术中，处理十二指肠断端、分离胰腺被膜、胃后壁与胰腺的粘连及清扫胰腺附近淋巴结时，可能损伤胰腺实质甚至胰管，导致术后胰瘘发生。近年，GC根治术后胰瘘发生率为20.7%，联合脾、胰切除者发生率更高。术后第3天或以后，腹腔引流液中淀粉酶浓度超过血清淀粉酶正常上限3倍者，可诊断为胰瘘，并分为无胰瘘、BL级、B级和C级。术后连续监测引流液胰酶浓度是早期发现胰瘘简捷有效方法。BL级胰瘘应维持常规术后治疗，保持引流管通畅，多数在术后5天左右腹腔引流液淀粉酶可降至血清浓度的3倍以下，一般不影响术后恢复。B和C级胰瘘应首先确保腹腔引流通畅，同时禁食和胃肠减压，并用抑制胰腺分泌药物、抗生素、营养支持治疗，维持水电解质和酸碱平衡；对引流不佳、胰周积液明显者，应采取介入经皮引流，甚至再次手术。

11.4 胃排空延迟（胃瘫）

术后胃排空延迟是一种胃动力紊乱综合征，发生可能与胃的去神经支配有关。诊断标准包括：无流出道机械性梗阻，胃引流量超过800mL/d且持续超过10天，无明显水电解质平衡紊乱，无引起胃瘫的基础疾病（糖尿病、甲状腺功能减退、结缔组织疾病等），未应用影响平滑肌收缩的药物。胃镜及影像学检查（造影）等可辅助诊断。治疗包括禁食、胃肠减压等，同时给予营养支持、维持水电解质酸碱平衡，如伴有其他疾患，如糖尿病、甲状腺功能减退等，应同时予以治疗，药物治疗主要采用促胃肠动力药物，可用胃镜刺激并置入空肠营养管及针灸等手段促进胃肠动力；绝大部分经保守治疗可痊愈。极少部分需手术。

11.5 术后肠梗阻

发生率可达11.7%~38.5%。常因腹腔胃肠道粘连，以及手术操作及重建方式造成输入襻过长、肠扭转、内疝、肠套叠形成，此外电解质紊乱、腹膜炎性反应也可致麻痹性肠梗阻。预防措施包括：手术创面彻底止血、关闭肠系膜裂孔、避免肠扭转及引流管压迫肠管；术后鼓励患者早期下床活动促进胃肠功能恢复；腹腔镜手术、保留网膜、合理选择消化道重建方式可降低肠粘连梗阻发生率。术后肠梗阻，大多可经保守治疗好转，对反复发作的粘连性肠梗阻、存在或有肠绞窄趋势应积极手术。因内疝形成易致闭襻性肠梗阻，诊断确立应立即手术。

11.6 术后胆囊并发症

根治性胃切除术后易造成胆囊结石、胆汁淤积和胆囊炎发生。对术前合并胆囊结石或胆泥，或既往有胆囊相关症状的GC患者，建议行预防性胆囊切除。

胆囊并发症可出现发热、右上腹痛、白细胞升高，甚至腹膜刺激征等。用超声、CT等影像学检查可排除吻合口漏等其他并发症，若高度怀疑术后急性胆囊炎，应及早行外科干预或胆囊穿刺造瘘术，但不强求胆囊切除术。

11.7 淋巴漏（乳糜漏）

术中损伤淋巴管可致淋巴漏，D2根治术后发生率为0.3%~0.4%，D2+术式发生率可达3.9%。多表现为术后出现与饮食相关的腹腔引流量增多，引流液呈碱性，总蛋白>32g/L、总脂>33g/L，或腹腔引流液涂片苏丹Ⅲ染色发现大量脂肪微球即可确诊。预防措施包括：术前纠正贫血和低蛋白血症，合理选择术式，清扫淋巴结时应仔细封闭、结扎淋巴管，尤其是乳糜池及其周围的淋巴管网。对术后可能发生淋巴漏的高危病例，不宜早期进行肠内营养，以避免淋巴漏。此外，术中清除No.7、No.8a、No.12a时更易发生淋巴漏，在清除淋巴结后应仔细观察有无白色液渗出，如有则建议及时缝扎。治疗措施包括：以保守治疗为主，合理营养支持是治疗关键，给予禁食或低脂饮食，应用生长抑素，存在感染应早用抗生素，少数顽固性淋巴漏需手术探查处理。

第三节 胃癌的药物治疗

GC的药物治疗分为辅助、新辅助、转化（见第三章第二节8）和晚期治疗，包括化疗、靶向治疗、免疫治疗。

1 辅助治疗

辅助化疗适于D2根治术后病理分期为Ⅱ期及Ⅲ期者。方案推荐氟尿嘧啶类药物联合铂类的两药联合方案（见表21-3-5）。对体力状况差、高龄、不耐受联合方案者，采用口服氟尿嘧啶类单药化疗。联合化疗在6个月内完成，单药化疗不宜超过1年。对手术未能达到D2淋巴结清扫或R0切除者（非远处转移因素），推荐术后放化疗或多学科整合诊疗（MDT to HIM）讨论决定治疗方案。

表 21-3-5　术后辅助化疗适应证及推荐方案

分层	优先推荐	一般推荐
Ⅱ期： pT1N2-3aM0 pT2N1-2M0 pT3N0-1M0 pT4aN0M0 D2，R0切除	XELOX S-1单药	XP SOX FLOFOX
Ⅲ期： pT1N3bM0 pT2N3M0 pT3N2-3M0 pT4aN1-3M0 pT4bN0-3M0 D2，R0切除	XELOX SOX	DS序贯S-1 FOLFOX
pT2-4NanyM0，R0切除；未达到D2	术后放化疗：DT45~50.4Gy（同期氟尿嘧啶类）	MDT讨论后续治疗方案
pT2-4NanyM0 R1，R2切除	术后放化疗：DT45~50.4Gy（同期氟尿嘧啶类）	MDT讨论后续治疗方案

注：辅助化疗始于术后体力状况基本恢复，一般在术后4周。特别注意术后进食需恢复，围术期并发症需缓解。辅助化疗期间需规范合理进行剂量调整，密切观察营养及体力状况，务必保持体重，维持机体免疫功能。联合化疗不耐受时可减量或调整为单药，尽量保证治疗周期。

Ⅰa期GC术后不推荐辅助化疗，对Ⅰb期术后是否需要辅助化疗，尚无充分证据，但淋巴结阳性（pT1N1M0）可考虑辅助化疗，对pT2N0M0，年轻（<40岁）、组织学为低分化、有神经束或血管、淋巴管浸润因素者进行辅助化疗，有可能减少复发，多采用单药。

Ⅱ期GC，推荐方案为S-1单药（口服至术后1年），或卡培他滨联合奥沙利铂，其他氟尿嘧啶类药物联合铂类的两药联合方案也可考虑。RESOLVE研究显示，对cT4a/N+M0或cT4b/N×M0局部AGC，D2根治术后8周期的SOX辅助化疗方案非劣于XELOX方案。JACCORGC-07显示，术后6周期多西他赛联合S-1后继续口服S-1单药方案（DS序贯S-1）较S-1单药进一步改善Ⅲ期AGC生存。观察性研究提示Ⅱ期接受单药与联合化疗生存受益相仿，但Ⅲ期从联合治疗中获益更明显。同时需结合身体状况、年龄、基础疾病、病理类型整合考虑，选择单药口服或联合化疗。

对D2术后淋巴结阳性GC，术后化疗联合放疗未进一步改善生存。对手术未能达到D2或R0切除者（非远处转移因素），推荐术后放化疗或MDT to HIM。

其他辅助用药，胸腺法新可诱导T细胞成熟分化，刺激外周血多种细胞因子产生，增强机体免疫，对放化疗可能有一定增敏作用。也有研究推荐使用某些生物制剂如红色诺卡氏菌细胞壁骨架皮下注射，促进机体免疫，配合系统用药。

2 新辅助治疗

对明确无远处转移的局部 AEG（cT3-4a、N+），推荐新辅助化疗（见表21-3-6）。方案包括氟尿嘧啶类联合铂类或多西他赛的两药联合方案，多西他赛、奥沙利铂、氟尿嘧啶三药联合方案（FLOT方案）。对 AEG，推荐新辅助放化疗。对 cT4bNanyM0，ⅣA期，建议多学科整合诊治（MDT to HIM）讨论个体化治疗方案。

表21-3-6 新辅助治疗适应证及推荐方案

分层	优先推荐	一般推荐
非食管胃结合部癌[a]：cT3-4aN+M0，cⅢ期	SOX	DOS FLOT4 XELOX FOLFOX NabP-Fox
食管胃结合部癌[b]：cT3-4aN+M0，cⅢ期	新辅助放化疗：DT 45~50.4Gy（同期氟尿嘧啶类、铂类或紫杉类）	XELOX FOLFOX SOX FLOT4 DOS 新辅助放疗(不能耐受化疗者)
cT4bNanyM0，cⅣA期（无不可切除因素）	MDT 讨论个体化治疗方案	新辅助放化疗 SOX DOS 参加临床试验

注：GC新辅助化疗周期数尚无定论，时限一般不超过3个月。对无远处转移的局部AGC，T3N1一般需要6-8周术前辅助化疗，最好不超过2个月；对T3N2或T4，时限应适当延长。新辅助化疗后应及时评估疗效，可采用内镜、EUS、CT，必要时可用PET-CT等检查，并关注不良反应，避免增加手术并发症。

a. 基于RESOLVE研究，将3周期SOX新辅助化疗，术后5周期SOX联合3周期S-1单药方案推荐为GC的围术期治疗方案。韩国开展的PRODIGY研究结果显示，DOS方案也可作为GC术前化疗的推荐方案。欧洲Ⅲ期FLOT4-AIO结果显示，对比ECF/ECX方案，FLOT方案进一步改善3年的OS和DFS，有更好的病理缓解率和R0切除率。此外，GC术前化疗推荐方案还包括：奥沙利铂联合卡培他滨（XELOX），奥沙利铂联合氟尿嘧啶（FOLFOX），白蛋白紫杉醇+奥沙利铂+氟尿嘧啶，顺铂联合S-1（SP），奥沙利铂联合S-1（SOX）等。

b. Ⅲ期AEG推荐术前放疗联合D2手术的治疗模式。对局部进展期，推荐术前放化疗的临床研究。国际多中心TOPGEAR研究、荷兰CRITICS-Ⅱ研究和中山大学5010多中心研究，目前均在对GC术前放化疗展开探索。

靶向及免疫治疗在新辅助治疗中的应用均处于临床研究阶段，尚乏高级别临床研究证据支持，目前均不推荐作为围术期治疗选择。HER2阳性GC预后较差，但HER2阳性围术期治疗有效率更高。局部AGC接受化疗联合曲妥珠单抗治疗，可获较好pCR。围术期FLOT联合HER2双靶药物曲妥珠单抗和帕妥珠单抗，对比FLOT可显著提高HER2阳性的可切除AEG的pCR率，增加淋巴结阴性（ypN0）比例。有望提高DFS和OS。术前新辅助免疫治疗在胃肠肿瘤中安全性好，可有效诱导pCR，甚至可达CR。但尚乏充足证据，需临床试验验证。

3 晚期治疗

3.1 晚期一线治疗

晚期一线治疗适用于不可切除或合并远处转移，未接受系统性治疗的GC（见表21-3-7）。晚期HER-2阳性GC一线使用曲妥珠单抗联合化疗方案；推荐PD-L1综合阳性评分（CPS）≥5分一线使用化疗联合PD-1抑制剂免疫治疗；无相关分子标志物的GC一线使用氟尿嘧啶类药物联合铂类和/或紫杉醇类药物方案化疗。

表21-3-7 晚期一线治疗适应证及推荐方案

分层	优先推荐	一般推荐
HER-2阳性[a]	曲妥珠单抗联合化疗	曲妥珠单抗联合帕博利珠单抗联合化疗
PD-L1 CPS评分≥5[b]	纳武利尤单抗联合XELOX 纳武利尤单抗联合FOLFOX	
无相关分子标志物[c]		纳武利尤单抗联合XELOX 纳武利尤单抗联合FOLFOX 三药联合方案（DCF，mDCF）

注：在抗肿瘤治疗基础上，早期MDT to HIM联合干预，加强营养、心理支持有助延长生存时间，降低死亡风险。晚期GC标准治疗持续时间4~6个月，取得疾病控制后定期复查，对接受化疗后长时间控制稳定者可暂停化疗或行维持治疗，并在MDT to HIM指导下行局部治疗，如手术、介入、放疗等。

a. 晚期HER-2阳性GC，一线推荐使用曲妥珠单抗联合化疗方案。ToGA研究证实，在晚期HER-2阳性者化疗联合曲妥珠单抗治疗可有效延长生存，尤其对HER-2（3+）或HER-2（2+）FISH阳性者。Ⅲ期研究的初步期中分析显示HER-2阳性胃癌患者一线应用曲妥珠单抗联合XELOX/帕博利珠单抗治疗显著提高客观有效率。

b. 在全人群中，纳武利尤单抗联合化疗对比单纯化疗可显著延长PFS和OS，国人亚组受益更加明显，其中PD-L1 CPS评分≥5分者受益更加明显。PD-L1检测采用CPS评分；PD-L1在原发灶与转移灶，以及药物治疗前后，存在表达差异，必要时重复检测。

c. 无相关分子标志物的GC也可考虑纳武利尤单抗联合化疗对比单纯化疗。同时选择化疗药物，可考虑氟尿嘧啶类药物（5-Fu，卡培他滨，S-1）联合铂类（顺铂、奥沙利铂）治疗可有效延长生存时间，紫杉醇类与氟尿嘧啶类的联合也可有效控制肿瘤进展。相比于顺铂，奥沙利铂有延长生存趋势，且肾毒性、血小板降低等不良反应发生率少。S-1联合奥沙利铂和卡培他滨联合奥沙利铂治疗转移性GC ORR相似，S-1联合奥沙利铂的治疗方案在Lauren分型为弥漫型或混合型的GC中有生存更明显获益。合并腹膜转移者，仍以标准系统性化疗为主，如：SOX、S-1联合紫杉醇，并据腹水是否产生等进行腹腔灌注化疗，可以联合应用红色诺卡氏菌细胞壁骨架等生物制剂增加疗效。

体力状况好，肿瘤负荷大，或远处寡转移的Ⅳ期GC，当存在根治性切除可能时，可进行三药联合方案化疗，可有效提高ORR，延长DFS和OS，并已在国人中得到验证，但不良反应发生率也相应增加。对老年、体弱者可减少化疗药剂量至原剂量60%并不影响OS，减量后的两药治疗方案仍优于单药治疗。

3.2 晚期二线及后线治疗

晚期二线及后线治疗适用于初始化疗后出现疾病进展者（见表21-3-8）。对HER-2阳性者不推荐常规续用抗HER-2治疗，建议再活检明确HER2状态、微卫星不稳定者可用PD-1抑制剂治疗；无相关分子标志物阳性者可行二线化疗，联合抗血管生成药物；后线治疗可试用阿帕替尼、TAS-102以及免疫检查点抑制剂治疗。GC

异质性强，推荐患者积极参加临床研究。

表21-3-8 晚期二线及后线治疗治疗适应证及推荐方案

治疗方式	分层	优先推荐	一般推荐
晚期二线治疗	HER-2阳性[a]	曲妥珠单抗联合化疗（如既往未应用曲妥珠单抗）	参加临床试验
	微卫星不稳定/错配修复蛋白缺失[b]	PD-1抑制剂	
	无相关分子标志物[c]	雷莫芦单抗联合紫杉醇	单药紫杉醇/单药白蛋白紫杉醇/单药伊立替康化疗
三线及后线治疗[d]	HER-2表达阳性	维迪西妥单抗	参加临床试验
	无相关分子标志物	纳武利尤单抗 TAS102 阿帕替尼	

注：a. 既往接受抗HER2治疗的HER2阳性GC，在后线治疗中应根据HER2再检测状态决定治疗策略。抗体偶联药物（antibody-drug conjugate，ADC）维迪西妥单抗有望提高后线治疗有效率并延长生存时间，IHC为HER2（2+）者亦可能从该类抗HER2 ADC类药物中获益。DS8201同样作为抗HER2 ADC类药物在GC后线HER2表达阳性者中展现较高有效率和生存优势。
b. dMMR/MSI-H者可用PD-1抑制剂治疗。对肿瘤突变负荷（TMB）高、存在转化治疗机会或单药免疫治疗效果欠佳者可用联合免疫治疗，推荐参加临床研究，如联合CTLA-4单抗、抗血管生成类药物等。部分MSI-H但TMB不高者对免疫治疗效果应答不理想，需谨慎使用免疫治疗；部分患者存在微卫星稳定但TMB-H现象，对免疫治疗效果较为敏感，应重视相关分子检测结果，肿瘤进展后尽可能重新核实PD-L1状态。
c. GC二线治疗中，雷莫芦单抗单药对比安慰剂可显著延长OS。雷莫芦单抗联合紫杉醇对比紫杉醇也显示显著生存获益，并在国人中获得验证。其他抗血管生成类药物，如贝伐珠单抗、舒尼替尼、索拉非尼，均未在GC后线治疗中显示确切获益，故临床实践中不推荐常规使用。
d. 一线含铂类方案失败的后续治疗可用伊立替康或紫杉醇、白蛋白紫杉醇、多西他赛单药治疗，白蛋白紫杉醇有效性不劣于紫杉醇，且超敏反应的发生率更低；相比紫杉醇，伊立替康发生3~4级不良反应的风险更高，且存在迟发性腹泻风险，建议在接受伊立替康治疗前完善UGT1A1筛查，对部分患者适当减量。在胃癌末线治疗中可尝试阿帕替尼、TAS-102以及免疫检查点抑制剂治疗。

4 药物治疗并发症

4.1 血液系统并发症

骨髓抑制是化疗最常见的限制性毒副反应，不同化疗药程度不同。最先表现粒细胞下降，出现血小板降低较晚，红细胞下降不明显。通常白细胞<$3.5×10^9$/L，血小板<$80.0×10^9$/L不宜使用骨髓抑制的化疗药物。白细胞<$2.0×10^9$/L或粒细胞<$1.0×10^9$/L，可给予G-CSF或GM-CSF治疗，预防性使用可降低非髓性恶性患者中性粒细胞减少症发生，保证化疗相对剂量强度。当白细胞减少<$1.0×10^9$/L特别是粒细胞<$0.5×10^9$/L持续5天以上，发生严重细菌、霉菌或病毒感染明显增加，可适当用抗菌药物预防感染；一旦出现发热应立即做血培养和药敏，并给予广谱抗生素治疗。血小板<$50.0×10^9$/L，特别是<$20.0×10^9$/L存在出血风险，应给予重组人白介素-11衍生物或重组人血小板生成素治疗，必要时输注血小板。

4.2 消化道并发症

(1) 恶心与呕吐

恶心与呕吐是最常见的早期毒性反应,严重呕吐可致脱水、电解质紊乱和体重下降,并增加患者对化疗的恐惧感。呕吐处理是预防发生,止吐药应在化疗前给予。应根据药物致吐性强弱同时结合患者特点制定止吐方案,对中高致吐性药物引起的呕吐,5-HT3 受体拮抗剂是最主要的止吐药物,可联合皮质类固醇。疗效不好时,要考虑有无其他引起恶心/呕吐的因素,如肠梗阻,脑转移等。要重视止吐药副作用,如便秘,尤其连续多天给予止吐药,必要时应予通便药物。

(2) 消化道黏膜炎

化疗药可损伤增殖活跃的黏膜上皮组织,引起消化道黏膜炎,造成疼痛和进食减少,甚至吞咽困难,消化道出血等。氟尿嘧啶常引起黏膜炎。应保持口腔卫生,用多贝尔氏液或 5% 碳酸氢钠液漱口;溃疡处可喷撒中药双料喉风散或西瓜霜喷剂,亦可贴溃疡膜。真菌感染可用 1:1000 制霉菌素液涂抹患处或漱口。

(3) 腹泻

化疗药物也易引起腹泻,以 5-FU 最为常见,大剂量或连续给药可能引起血性腹泻。治疗可使用蒙脱石散(思密达)或口服洛哌丁胺(易蒙停);同时应补充电解质,尤其注意补钾。伊立替康引起的腹泻多在用药 24 小时后出现,中位发生于用药后第 5 天,平均持续 4 天,但整个化疗间歇期都可发生。若延迟性腹泻,立即给予洛哌丁胺并补充大量液体,如持续超过 48 小时,则应预防性口服广谱抗生素,给予肠外支持治疗,并用其他抗腹泻治疗,如奥曲肽。

4.3 皮肤并发症

药物引起的皮肤不良反应有皮疹、手足皮肤反应、干燥、瘙痒、脱发、色素沉着/减退、毛发脱落和甲沟炎/指甲改变等,其中手足皮肤反应最受临床关注:以手掌和足底红斑及感觉异常为主要表现,又称掌跖红斑综合征。预防措施:穿戴宽松鞋袜和手套,鞋子加用软垫以减少摩擦。避免暴露于过热和压力高的环境中。局部经常涂抹保湿润滑乳液。出现水泡和溃疡时应及时请皮肤科医生处理。以手足皮肤增厚为主要表现时,可局部涂抹尿素霜。含激素的软膏局部涂抹对减轻红肿疼痛有帮助。有些研究发现大剂量维生素 B_6 对预防和减轻卡培他滨所致手足皮肤反应有效。

4.4 肝脏并发症

化疗肝毒性主要有三种:①肝细胞功能不全和化学型肝炎;②静脉闭塞性疾病;③慢性肝纤维化。肝功检查除转氨酶增高外,直接和间接胆红素可增高,表现为肝细胞性黄疸或同时伴有肝内梗阻性黄疸,个别严重时表现为中毒性重症肝炎。引起肝毒性的抗瘤药主要有奥沙利铂、伊立替康、紫杉醇和多西紫杉醇等。奥沙利铂主要引起以血管损伤为主的肝脏损伤,发生肝窦阻塞综合征(SOS),伊立替康最常引起的是脂肪性肝炎。

根据临床用药习惯和护肝药物的作用机制，常用护肝药物分为5类：抗炎药物、解毒抗氧化药物、肝细胞膜保护剂、利胆药物、降酶药物。对间歇性静脉使用的化疗药物导致的肝损伤，急性期建议使用1~2种解毒护肝药+抗炎护肝药，待血清生化指标好转，可改为抗炎护肝药+必须磷脂类药物等治疗。

4.5 心脏并发症

引起心脏毒性的抗癌药主要是蒽环类抗癌药，此外，紫杉醇、多烯紫杉醇、5-氟尿嘧啶和曲妥珠单抗亦可引起心肌损害。近期急性心脏毒性反应主要表现窦性心动过速、心律失常、传导阻滞、心电图ST段下降、T波低平，迟发的心毒性反应主要表现为充血性心力衰竭（CHF）。约80%停药或抗心衰治疗后心功能好转。用以拮抗化疗药心毒性的药物有辅酶Q10、1，6-二磷酸果糖、磷酸肌酸钠、阿米福汀等。急性毒性反应停药及对症处理后常是可逆的，CHF应用洋地黄、利尿剂等可减轻病情，但常不可逆。

4.6 神经系统并发症

引起神经毒性的抗瘤药物有奥沙利铂、顺铂、紫杉醇、多烯紫杉醇、5-氟尿嘧啶等。奥沙利铂引起的外周感觉神经异常，包括急性和累积性。急性表现为肢端和（或）口周感觉异常，偶见可逆性急性咽喉感觉障碍，可因寒冷或接触冷物体而激发或加剧。化疗中，勿进冷食、冷饮，勿接触冷水或其他冷物品。在以后疗程中，将静脉输注时间由2h延长至6h可减轻症状。奥沙利铂的剂量限制毒性为剂量相关性、蓄积性、可逆转的外周神经毒性，主要表现为感觉迟钝和（或）感觉异常，遇冷可诱发或加重，在累积剂量达800mg/m²以上时尤为明显，停止治疗数月后可恢复。

顺铂的神经毒性与用药总量有关。表现耳鸣、耳聋和高频听力减退等。治疗需停止用药，服用阿米福汀。

4.7 化疗药物外渗

外渗是指化疗药物从血管渗入周围组织，或不慎将药物注射到组织中。组织损伤程度取决于药物的类型、浓度以及注射量。

预防外渗需考虑以下因素：①对发疱性药物，在化疗开始前留置PICC导管。②避免使用细小易脆静脉。③避免将导管插入淋巴水肿或神经性无力的肢体中。避免使用靠近肌腱、神经或动脉和静脉，勿用静脉压较高区域的静脉。④给细胞毒药物前，用0.9%氯化钠或5%葡萄糖溶液以自由流速冲洗导管5分钟，给药结束后重复相同步骤。⑤嘱病人有疼痛或不适，立即通知护士，停药处理。

4.8 免疫治疗并发症

应用PD-1抑制剂，可能导致机体某些正常细胞也受到免疫系统攻击产生免疫相关不良反应（irAEs）。irAEs可累及全身所有器官和组织。其中皮肤、结肠、内分泌器官、肝脏和肺毒性更常见，神经系统和心血管系统毒性较罕见。治疗上糖皮质激素敏感，临床应根据毒性严重程度判断是否使用。如无效可考虑其他免疫抑制剂，如TNF-α抑制剂英夫利西单抗等。超进展是一种由免疫治疗导致的进展模式，表现为治疗后短期内肿瘤爆发式生长，预后差。其预测标志物和潜在机制尚在研究中。

第四节 放疗

作为MDT to HIM手段之一，放疗发挥着重要作用。术后放疗在<D2手术清扫范围的局部晚期GC中的价值已明确，但随D2手术推广及ARTIST-Ⅱ研究结论公开，GC D2术后放疗的价值逐渐被质疑。对局部晚期GC或AEG患者，国内外多项Ⅱ/Ⅲ期研究已证实新辅助放化疗可显著提高肿瘤降期率、R0切除率并改善OS，且不显著增加手术并发症。

1 放疗指征

1.1 术前放疗指征

（1）可手术切除或潜在可切除的局部晚期GC；

（2）临床诊断：T3、T4和（或）局部区域淋巴结转移，无远处转移。

1.2 术后放疗指征

（1）根治术后适应证：无远处转移；<D2手术且术后病理为T3、T4和/或淋巴结转移；

（2）R1或R2手术切除术后。

1.3 姑息减症放疗指征

对远处转移的GC，通过放疗缓解梗阻、压迫、出血或疼痛。

1.4 局部区域复发

复发部位不能手术且既往未接受过放疗者，可行化放疗后6~8周评价疗效，争取再次手术。

2 放疗技术及靶区

2.1 放疗技术

调强放疗含容积旋转调强放疗（VMAT）及螺旋断层调强放疗（TOMO）等，比三维适形放疗（3D-CRT）拥有更好的剂量分布适形性和均匀性，也可行同步加量（SIB）放疗剂量模式，即不增加正常组织受照剂量，提高GC照射剂量。

2.2 疗前定位

取仰卧位，双手抱肘上抬，置于额头；热塑体膜或真空垫/发泡胶固定，定位前3

小时应空腹，口服对比剂或静脉用造影有助于CT定位和靶区。也可选择4D-CT定位，注重呼吸运动管理，避免胃充盈和呼吸运动变化的不确定性。

2.3 放疗靶区

（1）术前放疗：

原发病灶（GTV）：结合胃镜、超声、CT及MR确定的GC初始肿瘤原发病灶，阳性淋巴结（GTVnd）：根据CT，有条件者加PET-CT明确的阳性淋巴结，临床靶区（CTV）的范围取决于原发肿瘤部位及其侵犯程度、淋巴结转移情况等，CTV包括GTV、GTVnd及高危淋巴结引流区（表21-3-9）。

表21-3-9　根据肿瘤不同原发部位对应的淋巴结引流区照射范围

肿瘤位置	淋巴结引流区照射范围
Siewert Ⅰ型 GEJ	7、9、11p、19、20、110-112
Siewert Ⅲ型 GEJ	7、9、10、11p、11b、19、20、110、111
近1/3段胃癌	7、9、10、11p、11b、19
中1/3段胃癌	7、8a、8p、9、10、11p、11b、18、19
远1/3段胃癌	7、8a、8p、9、10、11p、12、13、17、18

（2）术后放疗：CTV GC术后放疗靶区应结合原发病灶部位、手术切除清扫范围、消化道重建方式以及术后病理情况考虑包括瘤床、吻合口及淋巴引流区，残胃不再建议作为靶区勾画（表21-3-10）。

表21-3-10　不同病期下术后放疗照射范围

分期	吻合口	瘤床及器官受累区	淋巴引流区
T4bN any	切缘<3cm或切缘阳性则须包括	是	是
T1-4aN+		否	是
T4aN0		否	是
T3N0		否	是

淋巴引流区范围应根据日本胃癌协会对淋巴结分区的定义，按照原发病灶的不同位置选择照射相应区域（表21-3-11）。R2手术切除后如有淋巴结残留，则须在前述区域基础上，包括相应淋巴引流区。PTV的范围应参考呼吸运动幅度、充盈状态确定ITV外放范围，再结合摆位误差、系统误差及是否应用图像引导放疗确定PTV外放范围。

表21-3-11　原发病灶发生的不同位置选择术后放疗照射相应区域

原发灶部位	需照射淋巴引流区
近端1/3	7, 8, 9, 11p, 16a2, 16b1*
中段1/3	7, 8, 9, 11p, 12a, 13, 14#, 16a2, 16b1*
远端1/3	7, 8, 9, 11p, 12a, 13, 14#, 16a2, 16b1*

#：如6区淋巴结转移，则须包括14区；
*：如7~12区淋巴结转移或者N2/3病变，则须包括至16b1。

（3）姑息治疗的病例可仅照射原发灶及引起症状的转移病灶。

3 放疗剂量及方案

3.1 放疗剂量

（1）术前放疗剂量：推荐 DT 41.4~45Gy，每次 1.8Gy，共 23~25 次。

（2）术后放疗剂量：推荐 DT 45~50.4Gy，每次 1.8Gy，共 25~28 次；有肿瘤和（或）残留者，大野照射后局部缩野加量照射 DT 5~10Gy。

（3）根治性放疗剂量：推荐 DT 54~60Gy，每次 2Gy，共 27~30 次。

（4）转移、脑转移放疗剂量：30Gy/10f 或 40Gy/20f 或者 SRS。

3.2 同步化疗

同步化疗为氟尿嘧啶类药物，可选择口服替吉奥或氟尿嘧啶，也可选择静脉给药。

（1）替吉奥剂量：

表 21-3-12 替吉奥剂量

体表面积	剂量（以替加氟计）
<1.25m^2	40mg/次
1.25~<1.5m^2	50mg/次
≥1.5m^2	60mg/次

（2）卡培他滨剂量：800mg/m^2 放疗日口服 bid

表 21-3-13 正常组织限量（可根据临床实际情况适当修改）

器官	限量
肺	V20<25%
心脏	V30<30%
脊髓	Dmax≤45Gy
肾脏	V20<25%
小肠	V45<195cc
肝脏	V30<30%
	Dmean<25Gy

第五节 特殊类型胃癌的治疗

GC 除了常见组织学类型外，还有特殊组织学类型和临床病理特征的 GC，如神经内分泌癌、肝样腺癌、淋巴上皮瘤样癌、遗传性弥漫性胃癌、Borrmann 4 型 GC 等，但发病率较低，难行大规模研究，尚无高级别证据，仅将现有的专家共识做以推荐。特殊类型 GC 的诊断详见第二章第六节病理诊断。

1 胃低分化神经内分泌癌

胃低分化神经内分泌癌（Gastric-neuroendocrine carcinoma，NEC）的确诊主要靠病理形态学和IHC检查，可分为大细胞和小细胞两种类型，在确诊时多处于中晚期，易发生肝转移，总体生存时间短，预后极差。单发微小肿瘤（<1cm）预后相对较好；肿瘤>2cm者，预后较差。

对局限性胃NEC，首选是根治性切除，化疗是术后或无法手术者治疗的重要方法，但目前尚乏针对胃NEC的统一化疗方案。足叶乙甙联合顺铂（EP方案）在临床上较多应用，也有报道伊立替康联合顺铂治疗NEC取得了较好效果，还有顺铂联合S-1化疗延长生存期的报道。

2 胃肝样腺癌

胃肝样腺癌（Hepatoidadenocarcinoma of stomach，HAS）是一种具有肝细胞癌样分化特征的特殊类型GC，占中国GC的6.63%，表现为瘤体大、分化差、浸润深、易发生淋巴结和肝转移、易复发和生存期短等特征。70%~80%HAS者血清AFP增高，可达正常范围的上千倍，主要依靠IHC确诊，即使早期诊断，也预后不良。HAS治疗原则是以手术为主的整合治疗，即使伴有肝转移，R0切除仍是延长生存时间的最佳手段。但由于多数患者发现时已属中晚期，失去根治手术可能，治疗多以化疗为主。化疗方案的选择，HAS病理上存在双重性，需兼顾GC和肝癌双重特点，故一般采用全身化疗结合局部介入化疗，可尝试PD-1抑制剂等免疫治疗。

3 胃淋巴上皮瘤样癌

胃淋巴上皮瘤样癌（Lymphoepithelioma-like gastric carcinoma，LELGC）又称为淋巴样间质GC或胃髓样癌，是伴明显淋巴细胞浸润的胃恶性肿瘤，占所有GC总数的3.8%。80%以上病例与EBV感染有关，有的与MSI有关，预后均明显好于普通胃腺癌患者。

LELGC的诊断主要依靠组织病理学和IHC检测。因LELGC界限清楚、临床分期较早，手术切除辅以化疗为主要治疗方法，化疗方案参考GC。早期LELGC预后与普通型EGC相似，中晚期LELGC预后明显好于普通型GC，即使病灶已浸润胃壁全层，5年生存率仍达79.8%。

4 遗传性弥漫性胃癌

遗传性弥漫性胃癌（Hereditary diffuse gastric cancer，HDGC）占GC群体的1%~3%，我国多见个案报道，HDGC是一种常染色体显性遗传癌易感综合征，主要与

CDH1基因胚系突变有关。手术联合化疗的整合治疗可提高生存率，HDGC分化程度低，呈多灶性分布，可累及胃的任何部位，局部切除后易残留复发，故推荐行全胃切除辅以术后化疗。

5　Borrmann 4 型胃癌

Borrmann 4型有不同于其他类型GC的临床病理特点和生物学行为，在胃壁内呈广泛浸润性生长，常先累及黏膜下层，并沿胃壁向全胃腔扩散，其独特的生长方式和病理特点使其早期病变难以确诊，诊断敏感性徘徊于33%~73%，与其他类型相比，更易发生淋巴结和腹膜转移，五年生存率仅为9.6%。就诊时大多病期较晚，新辅助化疗并不能改善Borrmann 4型GC患者的生存，根治度是最重要预后因素，因此D2手术仍是提高Borrmann 4生存的主要手段。目前尚无高质量研究探讨辅助治疗对其预后影响，普遍认为术后化疗有一定疗效。

第四章

胃癌的康复

GC是以局部组织异常生长为特征的全身性疾病，是机体-器官-组织系统性调控失常的病变，具有"全身性"和"系统性"特征，因此整合医学的理念将是GC诊治取得突破的根本保证。GC的整合诊治是以病人为中心，以GC的生物学行为为基础，依托大数据分析、多中心临床实验及临床经验等医学证据，防治并重，吸纳营养、社会、心理等诸学科优势，重视中西医整合，以交联式整合模式，推动GC诊治的规范化、科学化、整体化。

第一节 随访

1 随访策略

随访需要医患双方配合。出院前需明确随访意义、频次、大致内容，并记录在出院证明或出院指导上。具体内容如下：

表21-4-1 胃癌患者随访策略

项目	具体内容
复查时间	（　　）3~6个月一次；（　　）6~12个月一次；（　　）1年一次
复查内容（供选择）	胸片、彩超、透视、腹部平片、腹腔探查、胃镜、超声胃镜、病理、MRI、CT、PET-CT、ECT、CEA、CA19-9、CA724、CA242、CA125、CA50、便潜血、碱性磷酸酶、腹水检查

2 随访频率

EGC根治术后：前3年每6个月1次；3年后每年1次，至术后5年。

AEG根治术后及不可切除姑息性治疗：前2年每3个月1次；2年后，每6个月1次至术后5年；5年后，每年随访一次。定期随访以发现尚可潜在根治的转移复发GC，或更早发现肿瘤复发及第二原发GC，及时干预处理，以提高GC总生存，改善生活质量。

Ⅳ期、复发GC、症状恶化者应密切观察或3个月随访一次。

3 随访内容

病史问诊、体检、功能状态评分（PS）、血常规、生化、Hp检测、CEA及CA19-9每次随访均需检查。胸、腹、骨盆增强CT或（和）超声检查，EGC R0术后1年内第6个月、第12个月各检查1次，第2~5年内每年检查1次。AGC根治术后及不可切除姑息性治疗后，胸、腹、骨盆增强CT前2年每6~12月1次。内镜检查均在术后第1、3、5年各1次。必要时选择其他检查，如骨扫描及PET-CT等。

（1）病史：生活质量评分（GSRS或Visick）、其他治疗情况及效果和体检：功能状态评分（PS）、体重和营养状态评分（NRS2002），营养学评估（维生素B_{12}、铁离子）。

（2）血液学检查：血常规、生化系列、CEA、CA19-9、CA724、CA125、CA424、CA50、维生素B_{12}、铁离子。

（3）Hp检测：GC根治术后常规随访。

（4）推荐术后1年内行胃镜检查并活检，每次胃镜检查行病理活检若有高级别上皮内瘤变或GC复发证据，则需在1年内复查。每年行1次胃镜检查。出现不良主诉或临床指征应随时选择以下检查：①胸腹部盆腔增强CT；②PET-CT、MRI仅推荐于临床怀疑复发，常规影像学检查为阴性时，如CEA持续升高，但腹部CT等检查均为阴性。不推荐将PET/CT列为常规随访监测手段。

第二节 营养评估与治疗

GC营养不良发病率为87%，恶液质达65%~85%，发病率均占所有肿瘤的第一位，其PG-SGA≥2分的比例为92.7%。对大多数GC，营养治疗的时间应该延长，推荐术前免疫营养治疗5~7天，术后至少继续7天（肠内营养和/或肠外营养），甚至终身口服营养补充（Oral nutritional supplements，ONS）。

1 营养评估

营养状况是基本生命体征，入院时应常规评估，并常规记录二元诊断，即原发病诊断及营养状况诊断，后者应包括营养摄入、体重变化、体质指数（body mass index，BMI）、营养相关症状、体能及系统炎症等。推荐实施三级诊断，即营养筛查、营养评估及综合评价。营养诊断可选择任何已经验证的工具与方法，优先推荐PG-SGA营养评估量表。

2 营养治疗

实施营养治疗应遵循五阶梯原则。首选营养教育，次选肠内、肠外营养；首选肠内，后选肠外营养；首选口服，后选管饲。当目前阶梯不能满足60%目标能量需求3~5天时，应选上一阶梯。手术患者，预计围手术期将有7天以上不能摄食时，即使没有明显营养不足，也应予肠内营养（enteral nutrition，EN）；实际摄入量不足推荐摄入量60%且超过10天，亦应使用EN。具备下列情况之一者，应推迟手术而行术前EN：①6月内体重丢失>10%，②BMI<18.5，③PG-SGA评估C级，④无肝肾功能障碍但白蛋白<30g/L。

2.1 术前营养治疗

适应证：①存在营养不良及营养风险；②预计围术期超过5天无法经口进食，或经口进食低于50%推荐摄入量超过7天。首选EN，包括ONS和管饲。经口和经管无法满足能量营养需求（<50%热卡需求）超过7天，推荐联合使用肠外营养（parenteral nutrition，PN）；存在EN禁忌（如肠梗阻）时，尽早开展PN，7~14天较为合适，大部分患者不需从术前当晚开始禁食禁饮，无误吸风险者可在麻醉前2小时饮用清流质，前6小时进固体食物。手术前夜及术前2小时口服碳水化合物有助减少焦虑，改善术后胰岛素抵抗，甚至缩短住院时间。

2.2 术后营养治疗

多数在术后数小时内即可恢复流质等经口摄入，术后24小时内开展EN。对需EN的上消化道及胰腺大手术的营养不良患者，应放置鼻肠管或空肠穿刺管行营养治疗。标准整蛋白配方适用于大部分患者，不推荐使用家庭自制食物。

2.3 晚期胃癌保守治疗

终末期GC患者常合并消化道梗阻，如贲门、幽门等梗阻部位无法手术治疗或支架，推荐常规实施穿刺导管空肠造瘘（needle catheter jejunostomy，NCJ），对实施术后早期肠内营养、防治术后并发症、节省医疗费用、缩短住院时间至关重要；对后期放化疗也大有裨益，可增加营养供给，提高放化疗耐受力，减少不良反应。直至术后辅助放化疗结束，拔除NCJ。

2.4 居家康复期营养治疗

增加食物多样性，增加优质蛋白质、蔬菜、水果、全谷物摄入量，减少饱和脂肪酸、红肉及饮酒；少量多餐、细嚼慢咽；每2周称重并记录，维持BMI在18.5~23.9kg/m^2；要特别重视门诊营养咨询，至少每3月一次；养成ONS习惯。

3 能量需求

围术期每日总能量消耗为30kcal/kg·d。能量中50%~70%来源于糖类，30%~

50%由脂类提供；蛋白质需要量从术前1.0~1.2g/kg·d（0.15~0.2g氮）增加到术后1.2~1.8g/kg·d（0.2~0.3g氮）；糖类通常需要通过摄入3~4g/kg·d来满足需求，不低于2g/kg·d，总量不少于100g为宜；脂类为1.5~2g/kg·d，但不超过2g/kg·d；确保每日摄入适量矿物质、维生素。采用全静脉营养，应下调能量供给为25kcal/kg·d。

4 免疫营养制剂与配方

GC手术创伤较大，导致免疫力下降，术后病死率及感染率风险增加。增强免疫功能可降低并发症发生，因此免疫营养优先选择。GC患者营养治疗的制剂与配方总体上与其他肿瘤无区别。在围术期，免疫营养比标准饮食更有效果。常用免疫营养物包含精氨酸、谷氨酰胺、ω-3PUFA、核酸和抗氧化微量营养素（维生素E、维生素C、β-胡萝卜素、锌和硒）。强调整合应用，推荐前四种整合；单种、两种甚至三种的整合使用，结果有待验证。

5 营养治疗疗效评价

疗效评价要求动态监测营养治疗前、后及过程中的各营养相关参数变化。营养治疗的临床疗效出现较慢，建议4周为一疗程。治疗后不同参数对治疗发生反应的时间不一致，因此评价间隔时间也应不同。反应参数可分为3类：

（1）快速反应参数：如实验室检查、摄食量、体能等，每1~2周检测1次。

（2）中速反应参数：如人体学测量（体重、小腿围）、人体成分分析、影像学检查、瘤灶体积、和代谢活性、生活质量及心理变化，每4~12周复查一次。

（3）慢速反应参数：生存时间，每年评估一次。

严重营养不良者出院后均应定期到门诊或接受电话随访，至少每3月一次。

第三节 快速康复

1 围术期ERAS全程管理

加速康复外科（enhanced recovery after surgery，ERAS）涉及诊断与治疗各环节，旨在建立外科、麻醉、护理、营养、康复理疗、心理等专家的MDT to HIM管理团队，共同制订个性化ERAS方案，快速安全促进术后康复。ERAS强调多学科合作，主要是优化围术期处理，最重要的措施包括：①多模式止痛方案，避免或减少阿片类止痛剂使用；②避免或减少鼻胃管使用；③术后早期下床活动；④术后早期恢复经口进食、饮水；⑤避免过多或过少静脉输液等。

2 术前准备

2.1 术前宣传教育

多数患者对手术会有不同程度的恐慌和焦虑。应在术前通过口头或书面形式向患者及家属详细介绍麻醉和手术过程，告知ERAS的目的和主要项目，缓解紧张焦虑情绪，争取理解配合，促进术后快速康复。

2.2 术前营养支持治疗

营养不良是发生术后并发症的独立预后因素。术前必要的营养支持是ERAS的重要内容。术前营养评估发现下列任一种情况就需考虑≥1周术前营养支持：①血浆Alb<30.0g/L；②过去6个月内，体质量下降>10%；③BMI<18.5kg/m^2；④主观全面评价（Subjective Global Assessment，SGA）为C级。首选EN支持治疗。Hb<7.0g/L时，是输血治疗的指征。

2.3 术前肠道准备

术前机械性肠道准备是一种应激刺激，在破坏肠道内环境同时，也可导致脱水和水电解质平衡紊乱，对老年患者更加明显。目前暂无研究证明能使患者获益。但对合并幽门梗阻者，建议插鼻胃管行温盐水洗胃以减轻胃壁组织水肿及胃潴留；对怀疑侵犯横结肠拟行联合脏器切除者建议术前行清洁肠道准备；对有慢性便秘的者，建议术前予生理盐水灌肠，以免术后排便困难。

2.4 术前禁食禁饮

术前12小时禁食、6小时禁饮是胃手前传统常规措施。但并不能降低术后并发症发生率，反而引起胰岛素抵抗和术后不适。因此，对无胃肠动力障碍或肠梗阻者，术前6小时可进固态食物，术前2小时可饮水。术前未合并糖尿病，麻醉前2小时口服12.5%碳水化合物饮品400mL；术前10小时口服800mL，可减轻术前饥饿、口渴、焦虑，缩短住院时间并减少术后胰岛素抵抗。

2.5 预防性应用抗菌药物

术前0.5~1.0小时给予抗生素。手术时间>3小时或超过抗菌药物半衰期2倍，或术中出血量>1500mL，应追加单次剂量。

3 术中管理

3.1 术式选择

术式分为开腹、腹腔镜和机器人手术，推荐肿瘤浸润深度T1-T3期并可达R0根治术的GC可施行腹腔镜或机器人微创手术。

3.2 麻醉方案及液体治疗

麻醉可选择全麻或全身联合硬膜外阻滞等方案，维持麻醉推荐在脑电双频谱监测下进行,术中使用低潮气量通气。在保证组织灌注及血容量稳定前提下,进行控制性液体输注;避免静脉液体输注过多致组织水肿,过少致血容量不足。

3.3 放置鼻胃管

胃肠减压与手术并发症无关。术中不置鼻胃管,可减少肺部并发症,缩短肛门排气时间,加快恢复经口进食,缩短住院时间。术后强调恶心、呕吐及腹胀的预防与治疗;对术前已有幽门梗阻、术中胃壁水肿或吻合口存在瘘及出血风险者,以及术后发生胃潴留、腹胀或严重恶心、呕吐者,可考虑鼻胃管减压。

3.4 放置腹腔引流管

由于GC手术淋巴结清扫范围较大,创面渗出较多,临床多预防性使用腹腔引流管,以引流腹腔积液防止腹腔感染,早期发现吻合口瘘及监测术后出血等。研究表明,GC术后是否使用腹腔引流管对胃胀气、住院时间、术后30天并发症发生率并无影响。因此,建议根据术中情况酌情选择腹腔引流管。

3.5 避免术中低体温

避免术中低体温可减少对神经内分泌代谢、凝血机制的影响。推荐术中常规监测体温并采用必要保温措施。术中腹腔冲洗液体加温至37 ℃。

4 术后管理

4.1 术后镇痛

腹上区术后术区疼痛对呼吸、早期活动影响较大。有效镇痛可缓解紧张和焦虑,提高早期进食、早期活动等依从性。推荐多模式镇痛方案,非甾体类抗炎药为术后镇痛基础用药,还可选择口服对乙酰氨基酚、切口局部浸润注射罗哌卡因或联合中胸段硬膜外止痛等。阿片类药物不良反应较大,影响肠功能恢复、呼吸抑制、头晕、恶心、呕吐等,应尽量避免或减少应用。

4.2 围术期液体治疗

液体平衡能改善胃切除术的预后,既应避免血容量低导致组织灌注不足和器官功能损害,也应注意容量负荷过多所致组织水肿和心脏负荷增加。术中以目标导向为基础,维持合适循环容量和组织氧供,达到ERAS目的。

4.3 引流管的管理

尽量减少和尽早拔除各类导管,有助于减少感染等并发症,减少对术后活动的影响。术后不推荐常规使用鼻胃管,仅在发生胃排空障碍时选择性使用。如无特殊情况推荐术后1~2天拔除导尿管。留置引流管建议术后早期拔除,在手术创面存在感染以及吻合口漏高风险因素等情况下,可延长引流管留置时间。

4.4 术后尽快恢复经口进食

GC术后尽早恢复经口进食及饮水,术后早期EN可促进肠道功能早日恢复,维护肠黏膜功能，防止菌群失调和移位，降低术后感染发生率及缩短住院时间。术后清醒即可少量饮水，术后首日开始服液体或少量清流质食物 500~1000mL，逐日增量，达到 2000~2500mL/d 的生理需要量时，考虑停止静脉输液。恢复通气后可由流质转为半流饮食。食量根据胃肠耐受量逐渐增加。对术前营养不良者进行肠内或肠外营养支持治疗，直至口服营养量能满足 60% 能量需要。

4.5 术后促进胃肠功能恢复

术后胃肠功能恢复时间是决定术后住院时间的主要因素之一。预防术后肠麻痹的措施包括：多模式镇痛、减少阿片类药物用量、控制液体入量、微创手术、尽量减少留置鼻胃管和腹腔引流管、早期进食和下床活动等。目前尚乏高质量证据支持使用某种特定药物可促进胃切除术后肠功能恢复。

4.6 术后早期下床活动

早期下床活动可促进多系统功能，包括胃肠功能恢复，预防肺部感染、褥疮和深静脉血栓形成。早期下床活动应加强术前宣传教育、施行多模式镇痛以及早期拔除各种导管。术后清醒即可半卧位或适量床上活动，无需去枕平卧 6 小时；术后第 1 天开始下床活动，建立每日活动目标，逐日增加活动量。

4.7 出院标准及随访

基本标准：无需液体治疗，恢复半流质饮食，口服镇痛药止痛佳，伤口愈合佳，无感染证据，器官功能良好，自由活动。ERAS 患者加强随访和监测，经电话或门诊指导患者对切口的护理。出院后 48 小时电话随访；1 周进行门诊随访，并指导辅助治疗。

第四节 术后护理

1 院内护理

1.1 病情观察

术后首日心电监护测量血压、脉搏、呼吸，直至血压平稳，同时观察神志、体温、尿量、切口渗血、渗液和引流液情况等。

1.2 采取有效措施，促进舒适感

（1）体位：术后取半卧位，待病人血压平稳后给予低半卧位，以保持腹肌松弛，减轻腹部切口张力，减轻疼痛，并有利于呼吸和引流。

（2）镇痛：见第四章第三节 4.1。

（3）休息：为病人创造良好休息环境，保证病人休息和睡眠。

1.3 鼓励早期活动

见第四章第三节4.6。

1.4 术后进食护理

肠蠕动恢复后可拔除胃管，当日可少量饮水或米汤；次日进半量流质饮食，50~80mL/次；第三日进全量流质饮食，100~150mL/次，以蛋汤、菜汤、藕粉为宜；若进食后无腹痛、腹胀等不适，第4日可进半流质饮食，如稀饭；第10~14日可进软食。少食产气食物，忌生、冷、硬和刺激性食物。注意少食多餐，开始时每日5~6餐，以后逐渐减少进餐次数并增加每次进餐量，逐步恢复到正常饮食。全胃切除后，肠管代胃容量较小，开始全流质饮食宜少量、清淡；每次饮食后需观察病人有无腹部不适。入组ERAS可参考第四章第三节4。

1.5 早期肠内营养护理

（1）鼻饲管的护理：妥善固定鼻饲管，保持鼻饲管通畅，为防止导管堵塞，每次输注营养液前后用生理盐水或温开水20~30mL冲管，每4小时冲管一次。

（2）控制输入营养液的温度、浓度和速度：营养液温度以接近体温为宜，营养液浓度过高易诱发倾倒综合征。

（3）观察有无恶心、呕吐、腹痛、腹胀、腹泻和有无电解质紊乱等并发症。

1.6 引流管护理

（1）妥善固定并准确标记各引流管。

（2）保持引流管通畅，避免受压、扭曲和打折。

（3）观察和记录引流液量、颜色、性质。

1.7 静脉血栓栓塞症的预防

静脉血栓栓塞症包括深静脉血栓形成和肺血栓栓塞症，是外科手术的高危并发症，要做好预防。术后预防措施如下：

（1）返回病房即行下肢按摩，由远端向近端挤压肌肉，促进静脉血液回流。

（2）抬高患肢，必要时热敷下肢，促进血液循环。

（3）鼓励患者在床上多翻身或尽早开始经常的膝、踝、趾关节主动屈伸活动，并多做深呼吸及咳嗽，以增加横膈肌运动，减少胸腔压力。

（4）尽早离床活动，逐渐增加肢体各关节的活动范围及肌力。

（5）观察静脉血栓形成的指征，例如大腿肿胀、肤色变暗、小腿压痛及肿胀等。

（6）机械预防措施：必要时用逐级加压弹力袜和间歇充气加压装置等机械方法，降低下肢深静脉血栓的发生率。

（7）药物预防措施：遵医嘱正确使用抗凝药。服药期间监测凝血时间、血常规等，观察有无牙龈、鼻、手术切口、泌尿系统和消化道及注射部位出血等。

2 居家护理

为满足患者需求，护理人员应参考马斯洛需要层次理论，综合病情、文化水平、性格特点等指导患者家庭康复护理，以便提供不同层次、多样化、延续性护理。针对出院后生理和心理需求做好出院指导，并通过电话、家访等方式，提高其对疾病预后相关知识掌握程度。

2.1 饮食调节

（1）细嚼慢咽：食物同唾液充分碾磨和搅拌，完成初级消化，不加重残胃或空肠负担，避免消化吸收障碍。

（2）少量多餐：过饱易出现上腹饱胀不适、恶心、嗳气、腹痛、腹胀等。每日5~6餐，利于消化吸收，还可增加总热量的摄入，预防体重减轻。

（3）吃易消化、能量足够的食物：食物要保证有足够的营养、高蛋白、高维生素。忌食生、冷、硬、油煎、酸辣、浓茶等刺激性及易产气的食物。

（4）干稀分食：进餐时避免同时饮用汤水和饮料，饮料类食物可在进餐前后30分钟饮用，避免饮用过快或一次性喝下大量的含糖食物。

2.2 心理调节护理

患者对肿瘤及预后常有消极悲观情绪，鼓励患者表达自身感受，提高心理素质，善于自我调节，家属和朋友应给予关心和支持。

第五节 中医中药治疗

1 治疗原则

治疗的根本原则为扶正抗癌。GC辨证论治应在辨病与辨证结合基础上，考虑其他治疗手段对机体的影响：初期病人中医治疗可辅助手术和化疗，重建中气，培本扶正；中晚期带瘤生存者，中医治疗在重建中气基础上，兼顾祛邪，同时兼顾复发伴随的症状，随症加减。

2 辨证论治

2.1 胃癌术后辨证施治

术后常表现气血不足、脾胃虚弱，具体由面色淡白、萎黄，唇甲色白，疲倦乏力，少气懒言，饮食积滞，自汗，肢体麻木，舌苔少，脉细弱。常予补气养血、经口进食后可予健脾益胃中药，促进早日康复，利于接受其他治疗。围术期辅助中药治疗，可减少复发，防止转移，延长生存时间。对气血亏虚者推荐八珍汤或当归补血汤；脾胃虚弱推荐补中益气汤；饮食积滞推荐大承气汤。

2.2 胃癌放化疗后辨证施治

放化疗对人体气血、精津产生一定影响，导致五脏六腑功能失调，具体表现为胃部胀满不适，食少纳呆，恶心呕吐，大便不调，神疲乏力，大便稀溏，食后腹胀，面色萎黄等。应用健脾和胃、补气养血、滋补肝肾类中药可减轻和改善临床症状，如骨髓抑制、胃肠道反应等，并提高化疗效果。

（1）手足皮肤反应

本病以血分热毒为主要病机，治疗上以清热为本，给予解毒、燥湿之品。热蕴肌肤推荐黄连解毒汤；湿热蕴脾推荐清脾除湿饮；血热内燥推荐养血润肤饮。

（2）心脏毒性

心脏毒性产生的病机主要为气血双亏（乏力，腹泻，恶心或呕吐，腰膝酸软，头晕头痛，四肢不温，手足麻木，恶心呕吐，纳少，舌胖大，苔白润或腻，脉沉细）、心阳不足（心悸，胸闷气短，面色苍白，肢冷恶寒，舌淡苔白，脉沉细无力），治疗上以气血双补、益气温阳为原则。脾肾阳虚推荐重建中气抗癌汤加减；心阳不足推荐重建中气抗癌汤。

（3）皮疹

皮疹病机主要为气血亏虚、血热内蕴，或风湿、热毒外侵肌腠，临床治疗应根据不同证候，予相应治法方药。风热犯肤推荐疏风饮；湿热蕴肤推荐龙胆泻肝汤引；阴虚血燥推荐犀角地黄汤。

（4）腹泻

湿邪为腹泻主要病因，脾虚湿盛是其病机，常见病因有：外感寒热湿邪、内伤饮食及情志、脏腑功能失调。治疗上以健脾燥湿为主。饮食积滞推荐保和丸；湿热中伤推荐葛根芩连汤；肝气乘脾推荐痛泻要方；肾阳虚衰推荐四神丸。

3 扶正与康复

中医药扶正与康复，药物治疗参照前述辨证用药。饮食忌辛辣烟酒，宜少食多餐。调整情志，保持心情舒畅；条件具备者，可参与太极拳、五禽戏、易筋经等柔缓活动，引导调气；必要时可用针灸疗法，辅助治疗。

3.1 推拿按摩

GC术后康复治疗中，推拿按摩可缓解放化疗后的相关不良反应：

（1）术后出现胃脘胀满、食欲减退、恶心呕吐、腹泻等消化道反应，推荐取仰卧位，摩腹，在腹部沿顺时针方向移动，重点在中脘及天枢。呕吐较重者，加按揉风府到大椎，或按揉脾俞、肝俞、三焦俞、胃俞，以酸胀为度。

（2）化疗导致骨髓抑制，白细胞和血小板减少，伴头晕、乏力、四肢酸软、食欲减退、低热等症。推荐取坐位，操作者以双手大拇指交替点按心俞、肝俞、肾俞、脾俞穴；医者一手握患者手腕，另一手点按神门，而后仰卧位，点按足三里、复溜、三阴交、丰隆数分钟。

（3）改善胃术后疲劳状态，促进胃肠功能恢复，推荐取端坐位，由经过专业培训的护理人员采用点、按、压、揉等方式在脊柱两侧自上而下按摩，力度要由轻到重，以出现酸、胀、麻感为佳，穴位涵盖肺俞、心俞、肝俞、脾俞、胃俞、肾俞、命门、腰阳关等。此外，重点加强腹部按摩，于进食前指导患者取仰卧位，按摩过程中护理人员两手重叠于脐右侧三横指处至脐下三横指处，先按摩升结肠，再到横结肠、降结肠，最后按摩乙状结肠。

3.2 针灸

GC术后康复治疗，针灸可减轻放化疗相关不良反应。禁忌证有：患者过于紧张或饥饿状态下；孕妇不推荐行腰部或腹部针灸；有出血性疾病或有出血倾向；有皮肤感染或者肿瘤局部不建议针灸；腹部不宜针刺过深，防止损伤内脏。

（1）术后腹胀、胃瘫、便秘，选足三里、上巨虚、天枢、中脘、气海、合谷、太冲。

（2）化疗后腹泻、呕吐，选足三里、内关（可联合常规止吐治疗）。

（3）化疗后周围神经病变，选三阴交、太冲、足三里、八邪、八风、合谷、昆仑等穴位（可联合西医营养神经、补充B族维生素等治疗）。

（4）化疗后骨髓抑制，主穴取双侧足三里、三阴交，配穴为大椎、脾俞、膈俞、内关、阴陵泉、关元、气海、血海穴。采用补法，进针后将针头慢捻转、轻提插，以患者出现酸胀感为宜，必要时可采取温针灸治疗。

第六节 心理康复

1 药物治疗

GC伴精神问题特别是抑郁焦虑等情绪十分普遍，且可降低治疗效果与生活质量，并增加治疗花费。

首先应纠正引起精神心理问题的原发生物学病因，包括癌症疾病本身或手术及抗癌药治疗后造成的生理指标异常，如维生素B_{12}缺乏、甲状腺功能减低、抗利尿激素分泌异常综合征（SIADH）、高钙血症等，另外抗癌药物或治疗导致的某些持续副反应（如疼痛，恶心呕吐等）也是重要病因，优先考虑解决可逆原因（例如，对症支持治疗，改用另一种系统性抗癌治疗等），症状可能得到解决。

其次，如果当前抗癌治疗效果较好不宜停用，则考虑专门治疗心境或精神症状，原则应同其他精神科患者，可请精神科联合会诊，启动药物治疗前，首先考虑认知行为治疗等心理干预手段。

精神科药物选择应视具体临床状况而定，尤其要考虑与化疗药的相互作用，当前存在及未来可能出现的骨髓抑制等风险，确定哪些药物应选用、慎用或禁用。

2 心理治疗

推荐全病程提供支持性心理干预，如关心病情变化，耐心倾听诉求，了解内心感受，给予疾病相关知识的解释，降低其不确定感，特别是患者伴发严重躯体症状时，及时给予支持性心理干预和教育性干预非常重要。

支持性心理干预是一种间断或持续性治疗干预，有帮助患者处理痛苦情绪，强化自身优势，促进适应性应对疾病。教育性干预是指通过健康教育的方式进行心理干预，包括：治疗相关信息、应对策略、行为训练、沟通技巧以及可利用资源等，推荐医护人员通过咨询关怀、发放疾病资料等给予教育性干预。最好将支持性干预与教育性干预及其他心理干预方法相整合，以获更好疗效。

参考文献

[1] International Agency for Research on Cancer WHO. Gastric Source: Globocan 2020.

[2] Zhang SW, Yang ZX, Zheng RS, et al. [Incidence and mortality of stomach cancer in China, 2013]. Zhonghua zhong liu za zhi [Chinese journal of oncology] 2017, 39 (7): 547-552.

[3] Chen W, Zheng R, Baade PD, et al. Cancer statistics in China, 2015. CA Cancer J Clin 2016, 66 (2): 115-132.

[4] Ishaq S, Nunn L. Helicobacter pylori and gastric cancer: a state of the art review. Gastroenterology and hepatology from bed to bench 2015, 8 (Suppl 1): S6-s14.

[5] Ferreira RM, Pereira-Marques J, Pinto-Ribeiro I, et al. Gastric microbial community profiling reveals a dysbiotic cancer-associated microbiota. Gut 2018, 67 (2): 226-236.

[6] Hidajat M, McElvenny DM, Ritchie P, et al. Lifetime exposure to rubber dusts, fumes and N-nitrosamines and cancer mortality in a cohort of British rubber workers with 49 years follow-up. Occupational and environmental medicine 2019, 76 (4): 250-258.

[7] Fortunato L, Rushton L. Stomach cancer and occupational exposure to asbestos: a meta-analysis of occupational cohort studies. British journal of cancer 2015, 112 (11): 1805-1815.

[8] Suh M, Wikoff D, Lipworth L, et al. Hexavalent chromium and stomach cancer: a systematic review and meta-analysis. Critical reviews in toxicology 2019, 49 (2): 140-159.

[9] Purchase IF, Stafford J, Paddle GM. Vinyl chloride: an assessment of the risk of occupational exposure. Food and chemical toxicology: an international journal published for the British Industrial Biological Research Association 1987, 25 (2): 187-202.

[10] 胃癌诊治难点中国专家共识（2020版）.中国实用外科杂志 2020, 40: 869-904.

[11] 曹毛毛,陈万青.中国恶性肿瘤流行情况及防控现状.中国肿瘤临床 2019, 46: 145-149.

[12] Baur X. Asbestos-Related Disorders in Germany: Background, Politics, Incidence, Diagnostics and Compensation. International journal of environmental research and public health 2018, 15 (1).

[13] 杜奕奇,蔡全才,廖专等.中国早期胃癌筛查流程专家共识意见（草案,2017年,上海）.中华消化杂志 2018, 38: 87-92.

[14] Muto M, Yao K, Kaise M, Kato M, Uedo N, Yagi K, et al. Magnifying endoscopy simple diagnostic algorithm for early gastric cancer (MESDA-G). Digestive endoscopy: official journal of the Japan Gastroenterological Endoscopy Society 2016, 28 (4): 379-393.

[15] The Paris endoscopic classification of superficial neoplastic lesions: esophagus, stomach, and colon: November 30 to December 1, 2002. Gastrointestinal endoscopy 2003, 58 (6 Suppl): S3-43.

[16] Update on the paris classification of superficial neoplastic lesions in the digestive tract. Endoscopy 2005, 37 (6): 570-578.

[17] 北京市科委重大项目《早期胃癌治疗规范研究》专家组.早期胃癌内镜下规范化切除的专家共识意见（2018,北京）.中华消化内镜杂志 2019, 6: 381-392.

[18] Mocellin S, Marchet A, Nitti D. EUS for the staging of gastric cancer: a meta-analysis. Gastrointestinal endoscopy 2011, 73 (6): 1122-1134.

[19] Sharma M, Rai P, Rameshbabu CS. Techniques of imaging of nodal stations of gastric cancer by endoscopic ultrasound. Endoscopic ultrasound 2014, 3 (3): 179-190.

[20] Dong D, Tang L, Li ZY, Fang MJ, Gao JB, Shan XH, et al. Development and validation of an individualized nomogram to identify occult peritoneal metastasis in patients with advanced gastric cancer. Annals of oncology: official journal of the European Society for Medical Oncology 2019, 30 (3): 431-438.

[21] 中国抗癌协会胃癌专业委员会.胃癌腹膜转移防治中国专家共识.中华胃肠外科杂志 2017, 20

(5): 481-490.

[22] 日本胃癌学会.胃癌取扱い規約（第15版）.東京：金原出版株式会社 2017：21-23.

[23] 国际食管疾病学会中国分会（CSDE）食管胃结合部疾病跨界联盟,中国医师协会内镜医师分会腹腔镜外科专业委员会,中国医师协会外科医师分会上消化道外科医师专业委员会,中华医学会肿瘤分会胃肠肿瘤学组,四川大学华西医院胸外科,四川大学华西医院胃肠外科&胃癌研究室等.食管胃结合部腺癌外科治疗中国专家共识（2018年版）.中华胃肠外科杂志 2018,21(9): 961-975.

[24] 中国抗癌协会肿瘤病理专业委员会.肿瘤病理规范化诊断标准 第4部分：胃癌病理诊断标准.

[25] 中华医学会消化内镜学分会病理学协作组,首都医科大学附属北京朝阳医院病理科,上海长海医院消化内科.中国消化内镜活组织检查与病理学检查规范专家共识（草案）.中华消化杂志 2014,34(9): 577-581.

[26] 内镜黏膜下剥离术专家协作组.消化道黏膜病变内镜黏膜下剥离术治疗专家共识.中华胃肠外科杂志 2012,10: 1083-1086.

[27] Deng J, Liu J, Wang W, Sun Z, Wang Z, Zhou Z, et al. Validation of clinical significance of examined lymph node count for accurate prognostic evaluation of gastric cancer for the eighth edition of the American Joint Committee on Cancer (AJCC) TNM staging system. Chinese journal of cancer research = Chung-kuo yen cheng yen chiu 2018, 30 (5): 477-491.

[28] Kim WH, Gomez-Izquierdo L, Vilardell F, Chu KM, Soucy G, Dos Santos LV, et al. HER2 Status in Gastric and Gastroesophageal Junction Cancer: Results of the Large, Multinational HER-EAGLE Study. Applied immunohistochemistry & molecular morphology: AIMM 2018, 26 (4): 239-245.

[29] Mishima S, Kawazoe A, Nakamura Y, Sasaki A, Kotani D, Kuboki Y, et al. Clinicopathological and molecular features of responders to nivolumab for patients with advanced gastric cancer. J Immunother Cancer 2019, 7 (1): 24.

[30] Fuchs CS, Doi T, Jang RW, Muro K, Satoh T, Machado M, et al. Safety and Efficacy of Pembrolizumab Monotherapy in Patients With Previously Treated Advanced Gastric and Gastroesophageal Junction Cancer: Phase 2 Clinical KEYNOTE-059 Trial. JAMA oncology 2018, 4 (5): e180013.

[31] Kim ST, Cristescu R, Bass AJ, Kim KM, Odegaard JI, Kim K, et al. Comprehensive molecular characterization of clinical responses to PD-1 inhibition in metastatic gastric cancer. Nat Med 2018, 24 (9): 1449-1458.

[32] Yarchoan M, Hopkins A, Jaffee EM. Tumor Mutational Burden and Response Rate to PD-1 Inhibition. The New England journal of medicine 2017, 377 (25): 2500-2501.

[33] 薛卫成,樊祥山,孟刚.胃癌相关标志物免疫组化指标选择专家共识（2014）.临床与实验病理学杂志 2014,30(9): 951-953.

[34] Gotoda T. Endoscopic resection of early gastric cancer. Gastric cancer: official journal of the International Gastric Cancer Association and the Japanese Gastric Cancer Association 2007, 10 (1): 1-11.

[35] Japanese gastric cancer treatment guidelines 2018 (5th edition). Gastric cancer: official journal of the International Gastric Cancer Association and the Japanese Gastric Cancer Association 2021, 24 (1): 1-21.

[36] Sano T, Sasako M, Mizusawa J, et al. Randomized Controlled Trial to Evaluate Splenectomy in Total Gastrectomy for Proximal Gastric Carcinoma. Annals of surgery 2017, 265 (2): 277-283.

[37] Kurokawa Y, Doki Y, Mizusawa J, et al. Bursectomy versus omentectomy alone for resectable gastric cancer (JCOG1001): a phase 3, open-label, randomised controlled trial. The lancet Gastroenterology & hepatology 2018, 3 (7): 460-468.

[38] Amin MB, Edge S, Greene F, et al. AJCC Cancer Staging Manual. 8th ed. New York: Springer; 2016.

[39] Sasada S, Ninomiya M, Nishizaki M, et al. Frequency of lymph node metastasis to the splenic hilus

and effect of splenectomy in proximal gastric cancer. Anticancer research 2009, 29 (8): 3347-3351.

[40] Kumagai K, Sano T, Hiki N, et al. Survival benefit of "D2-plus" gastrectomy in gastric cancer patients with duodenal invasion. Gastric cancer: official journal of the International Gastric Cancer Association and the Japanese Gastric Cancer Association 2018, 21 (2): 296-302.

[41] Wu L, Zhang C, Liang Y, et al. Risk factors for metastasis to No.14v lymph node and prognostic value of 14v status for gastric cancer patients after surgery. Japanese journal of clinical oncology 2018, 48 (4): 335-342.

[42] Sasako M, Sano T, Yamamoto S, et al. D2 lymphadenectomy alone or with para-aortic nodal dissection for gastric cancer. The New England journal of medicine 2008, 359 (5): 453-462.

[43] Tsuburaya A, Mizusawa J, Tanaka Y, et al. Neoadjuvant chemotherapy with S-1 and cisplatin followed by D2 gastrectomy with para-aortic lymph node dissection for gastric cancer with extensive lymph node metastasis. The British journal of surgery 2014, 101 (6): 653-660.

[44] Takahari D, Ito S, Mizusawa J, et al. Long-term outcomes of preoperative docetaxel with cisplatin plus S-1 therapy for gastric cancer with extensive nodal metastasis (JCOG1002). Gastric cancer: official journal of the International Gastric Cancer Association and the Japanese Gastric Cancer Association 2020, 23 (2): 293-299.

[45] Kurokawa Y, Takeuchi H, Doki Y, et al. Mapping of Lymph Node Metastasis From Esophagogastric Junction Tumors: A Prospective Nationwide Multicenter Study. Annals of surgery 2021, 274 (1): 120-127.

[46] Ronellenfitsch U, Najmeh S, Andalib A, et al. Functional outcomes and quality of life after proximal gastrectomy with esophagogastrostomy using a narrow gastric conduit. Annals of surgical oncology 2015, 22 (3): 772-779.

[47] Katai H, Morita S, Saka M, et al. Long-term outcome after proximal gastrectomy with jejunal interposition for suspected early cancer in the upper third of the stomach. The British journal of surgery 2010, 97 (4): 558-562.

[48] Hu Y, Huang C, Sun Y, et al. Morbidity and Mortality of Laparoscopic Versus Open D2 Distal Gastrectomy for Advanced Gastric Cancer: A Randomized Controlled Trial. Journal of clinical oncology: official journal of the American Society of Clinical Oncology 2016, 34 (12): 1350-1357.

[49] Yu J, Huang C, Sun Y, et al. Effect of Laparoscopic vs Open Distal Gastrectomy on 3-Year Disease-Free Survival in Patients With Locally Advanced Gastric Cancer: The CLASS-01 Randomized Clinical Trial. Jama 2019, 321 (20): 1983-1992.

[50] Yoshida K, Yamaguchi K, Okumura N, et al. Is conversion therapy possible in stage IV gastric cancer: the proposal of new biological categories of classification. Gastric cancer: official journal of the International Gastric Cancer Association and the Japanese Gastric Cancer Association 2016, 19 (2): 329-338.

[51] H.Sugarbaker P, 杨智冉, 李雁. 国际腹膜癌治疗指南: 肿瘤细胞减灭术加腹腔化疗临床路径. 中国肿瘤临床. 2020, 47 (11): 541-551.

[52] Desiderio J, Chao J, Melstrom L, et al. The 30-year experience-A meta-analysis of randomised and high-quality non-randomised studies of hyperthermic intraperitoneal chemotherapy in the treatment of gastric cancer. European journal of cancer (Oxford, England: 1990) 2017, 79: 1-14.

[53] Ishigami H, Fujiwara Y, Fukushima R, et al. Phase III Trial Comparing Intraperitoneal and Intravenous Paclitaxel Plus S-1 Versus Cisplatin Plus S-1 in Patients With Gastric Cancer With Peritoneal Metastasis: PHOENIX-GC Trial. Journal of clinical oncology: official journal of the American Society of Clinical Oncology 2018, 36 (19): 1922-1929.

[54] 李平, 王雅洁, 詹忆波. 红色诺卡氏菌细胞壁骨架治疗恶性腹水34例临床观察. 肿瘤学杂志 2001, 06: 345.

[55] 万璐, 白春梅, 葛郁平等. 红色诺卡氏菌细胞壁骨架辅助治疗肿瘤作用的研究个例分析及文献复习. 现代生物医学进展 2020, 20: 4042-4045.

[56] Kataoka K, Kinoshita T, Moehler M, et al. Current management of liver metastases from gastric cancer: what is common practice? New challenge of EORTC and JCOG. Gastric cancer: official journal of the International Gastric Cancer Association and the Japanese Gastric Cancer Association 2017, 20 (5): 904-912.

[57] Oki E, Tokunaga S, Emi Y, et al. Surgical treatment of liver metastasis of gastric cancer: a retrospective multicenter cohort study (KSCC1302). Gastric cancer: official journal of the International Gastric Cancer Association and the Japanese Gastric Cancer Association 2016, 19 (3): 968-976.

[58] Wang Y, Yu YY, Li W, et al. A phase II trial of Xeloda and oxaliplatin (XELOX) neo-adjuvant chemotherapy followed by surgery for advanced gastric cancer patients with para-aortic lymph node metastasis. Cancer chemotherapy and pharmacology 2014, 73 (6): 1155-1161.

[59] 胡祥, 田大宇, 曹亮. 残胃癌的淋巴结转移特点及外科治疗. 中华消化外科杂志. 2010 (03): 203-206.

[60] 胡祥. 残胃癌的淋巴结转移规律. 中国实用外科杂志. 2009, 29 (10): 820-823.

[61] Ohira M, Toyokawa T, Sakurai K, et al. Current status in remnant gastric cancer after distal gastrectomy. World journal of gastroenterology 2016, 22 (8): 2424-2433.

[62] Yoo HM, Lee HH, Shim JH, et al. Negative impact of leakage on survival of patients undergoing curative resection for advanced gastric cancer. Journal of surgical oncology 2011, 104 (7): 734-740.

[63] Deguchi Y, Fukagawa T, Morita S, et al. Identification of risk factors for esophagojejunal anastomotic leakage after gastric surgery. World journal of surgery 2012, 36 (7): 1617-1622.

[64] Cunningham D, Allum WH, Stenning SP, et al. Perioperative chemotherapy versus surgery alone for resectable gastroesophageal cancer. The New England journal of medicine 2006, 355 (1): 11-20.

[65] 许威, 于建平, 韩晓鹏等. 胃癌根治术后十二指肠残端瘘的诊治体会. 中国普外基础与临床杂志. 2017, 24 (07): 866-869.

[66] 唐兆庆, 赵刚, 臧潞等. 胃癌根治术后胰瘘发生率及其影响因素分析的多中心前瞻性研究（附2 089例报告）. 中华消化外科杂志. 2020 (01): 63-64-65-66-67-68-69-70-71.

[67] 王君辅, 谢勇, 胡林等. 腹腔镜与开腹胃癌根治术后肠梗阻发生率比较Meta分析. 中国实用外科杂志. 2015, 35 (07): 766-769.

[68] Kalliafas S, Ziegler DW, Flancbaum L, et al. Acute acalculous cholecystitis: incidence, risk factors, diagnosis, and outcome. The American surgeon 1998, 64 (5): 471-475.

[69] Yol S, Bostanci EB, Ozogul Y, et al. A rare complication of D3 dissection for gastric carcinoma: chyloperitoneum. Gastric cancer: official journal of the International Gastric Cancer Association and the Japanese Gastric Cancer Association 2005, 8 (1): 35-38.

[70] Cárdenas A, Chopra S. Chylous ascites. The American journal of gastroenterology 2002, 97 (8): 1896-1900.

[71] 吴琳石, 曹晖, 徐佳等. 胃癌根治术后腹腔淋巴漏的临床诊治经验. 外科理论与实践. 2010, 15 (03): 253-256.

[72] Lee J, Lim DH, Kim S, et al. Phase III trial comparing capecitabine plus cisplatin versus capecitabine plus cisplatin with concurrent capecitabine radiotherapy in completely resected gastric cancer with D2 lymph node dissection: the ARTIST trial. Journal of clinical oncology: official journal of the American Society of Clinical Oncology 2012, 30 (3): 268-273.

[73] Bang YJ, Kim YW, Yang HK, et al. Adjuvant capecitabine and oxaliplatin for gastric cancer after D2 gastrectomy (CLASSIC): a phase 3 open-label, randomised controlled trial. Lancet (London, England) 2012, 379 (9813): 315-321.

[74] Cheng X, Wu D, Xu N, et al. Adjuvant albumin-bound paclitaxel combined with S-1 vs. oxaliplatin

combined with capecitabine after D2 gastrectomy in patients with stage III gastric adenocarcinoma: a phase III multicenter, open-label, randomized controlled clinical trial protocol. BMC cancer 2021, 21 (1): 56.

[75] Yoshida K, Kodera Y, Kochi M, et al. Addition of Docetaxel to Oral Fluoropyrimidine Improves Efficacy in Patients With Stage III Gastric Cancer: Interim Analysis of JACCRO GC-07, a Randomized Controlled Trial. Journal of clinical oncology: official journal of the American Society of Clinical Oncology 2019, 37 (15): 1296-1304.

[76] SH P, DY Z, B H, et al. ARTIST 2: Interior results of a phase III trial involving adjuvant chemotherapy and/or chemoradiotherapy after D2-gastrectomy in stage II/III gastric cancer (GC). Journal of clinical oncology: official journal of the American Society of Clinical Oncology 2019, 37 (15suppl): 4001.

[77] Stiekema J, Trip AK, Jansen EP, et al. The prognostic significance of an R1 resection in gastric cancer patients treated with adjuvant chemoradiotherapy. Annals of surgical oncology 2014, 21 (4): 1107-1114.

[78] Koyama S, Ozaki A, Iwasaki Y, et al. Randomized controlled study of postoperative adjuvant immunochemotherapy with Nocardia rubra cell wall skeleton (N-CWS) and Tegafur for gastric carcinoma. Cancer immunology, immunotherapy: CII 1986, 22 (2): 148-154.

[79] Ochiai T, Sato H, Sato H, et al. Randomly controlled study of chemotherapy versus chemoimmunotherapy in postoperative gastric cancer patients. Cancer research 1983, 43 (6): 3001-3007.

[80] KY K, JH Y, YK P, et al. Phase III randomized study of neoadjuvant chemo-d1ernpy (CT) with docetaxel (D), oxaliplatin (O) and S-1 (S) (DOS) followed by surgery and adjuvant S-1, vs surge and adjuvant S-1, for resectable advanced gastric cancer (GC) (PRODIGY). Annals of oncology: official journal of the European Society for Medical Oncology 2019, 30 (5): v876-v877.

[81] Salah-Eddin, Al-Batran. Perioperative chemotherapy with docetaxel, oxaliplatin, and fluo¬rouracil/leucovorin (FLOT) versus epirubicin, cisplatin, and fluorouracil or capecitabine (ECF/ECX) for resectable gastr·ic and EGJ cancer. ASCO 2017 2017, Abstract 4004.

[82] Sumpter K, Harper-Wynne C, Cunningham D, et al. Report of two protocol planned interim analyses in a randomised multicentre phase III study comparing capecitabine with fluorouracil and oxaliplatin with cisplatin in patients with advanced oesophagogastric cancer receiving ECF. British journal of cancer 2005, 92 (11): 1976-1983.

[83] Li ZY, Koh CE, Bu ZD, et al. Neoadjuvant chemotherapy with FOLFOX: improved outcomes in Chinese patients with locally advanced gastric cancer. Journal of surgical oncology 2012, 105 (8): 793-799.

[84] Kochi M, Fujii M, Kanamori N, et al. Phase II Study of Neoadjuvant Chemotherapy With S-1 and CDDP in Patients With Lymph Node Metastatic Stage II or III Gastric Cancer. American journal of clinical oncology 2017, 40 (1): 17-21.

[85] Li T, Chen L. [Efficacy and safety of SOX regimen as neoadjuvant chemotherapy for advanced gastric cancer]. Zhonghua wei chang wai ke za zhi = Chinese journal of gastrointestinal surgery 2011, 14 (2): 104-106.

[86] Pietrantonio F, Miceli R, Raimondi A, et al. Individual Patient Data Meta-Analysis of the Value of Microsatellite Instability As a Biomarker in Gastric Cancer. Journal of clinical oncology: official journal of the American Society of Clinical Oncology 2019, 37 (35): 3392-3400.

[87] Stahl M, Walz MK, Stuschke M, et al. Phase III comparison of preoperative chemotherapy compared with chemoradiotherapy in patients with locally advanced adenocarcinoma of the esophagogastric junction. Journal of clinical oncology: official journal of the American Society of Clinical Oncology 2009, 27 (6): 851-856.

[88] Ajani JA, Winter K, Okawara GS, et al. Phase II trial of preoperative chemoradiation in patients with

localized gastric adenocarcinoma (RTOG 9904): quality of combined modality therapy and pathologic response. Journal of clinical oncology: official journal of the American Society of Clinical Oncology 2006, 24 (24): 3953-3958.

[89] Leong T, Smithers BM, Michael M, et al. TOPGEAR: a randomised phase III trial of perioperative ECF chemotherapy versus preoperative chemoradiation plus perioperative ECF chemotherapy for resectable gastric cancer (an international, intergroup trial of the AGITG/TROG/EORTC/NCIC CTG). BMC cancer 2015, 15: 532.

[90] Slagter AE, Jansen EPM, van Laarhoven HWM, et al. CRITICS-II: a multicentre randomised phase II trial of neo-adjuvant chemotherapy followed by surgery versus neo-adjuvant chemotherapy and subsequent chemoradiotherapy followed by surgery versus neo-adjuvant chemoradiotherapy followed by surgery in resectable gastric cancer. BMC cancer 2018, 18 (1): 877.

[91] Qu J, Qu X. The predictors of response to neoadjuvant chemotherapy in patients with locally advanced gastric cancer. Cancer biomarkers: section A of Disease markers 2016, 17 (1): 49-54.

[92] Hofheiaz RD, al e. Perioperative trastuzumab and pertuzumab in combination with FLOT versus FLOT alone for HER2-positive resectable esophagogastric adenocarcinoma: Final results of PETRATCA multicenter randomized phase II trial of the AIO. ASCO 2020 2020.

[93] Zhang Z, Cheng S, Gong J, et al. Efficacy and safety of neoadjuvant immunotherapy in patients with microsatellite instability-high gastrointestinal malignancies: A case series. Eur J Surg Oncol 2020, 46 (10 Pt B): e33-e39.

[94] Lu Z, Zhang X, Liu W, et al. A multicenter, randomized trial comparing efficacy and safety of paclitaxel/capecitabine and cisplatin/capecitabine in advanced gastric cancer. Gastric Cancer 2018, 21 (5): 782-791.

[95] Bang YJ, Van Cutsem E, Feyereislova A, et al. Trastuzumab in combination with chemotherapy versus chemotherapy alone for treatment of HER2-positive advanced gastric or gastro-oesophageal junction cancer (ToGA): a phase 3, open-label, randomised controlled trial. Lancet 2010, 376 (9742): 687-697.

[96] Janjigian YY, Maron SB, Chatila WK, et al. First-line pembrolizumab and trastuzumab in HER2-positive oesophageal, gastric, or gastro-oesophageal junction cancer: an open-label, single-arm, phase 2 trial. Lancet Oncol 2020, 21 (6): 821-831.

[97] Moehler M, Shitara K, Garrido M, et al. Nivolumab (nivo) plus chemotherapy (chemo) versus chemo as first-line (1L) treatment for advanced gastric cancer/gastroesophageal junction cancer (GC/GEJC) /esophageal adenocarcinoma (EAC): First results of the CheckMate 649 study. Annals of Oncology 2020, 31: S1191.

[98] Louvet C, André T, Tigaud JM, et al. Phase II study of oxaliplatin, fluorouracil, and folinic acid in locally advanced or metastatic gastric cancer patients. J Clin Oncol 2002, 20 (23): 4543-4548.

[99] Kang YK, Kang WK, Shin DB, et al. Capecitabine/cisplatin versus 5-fluorouracil/cisplatin as first-line therapy in patients with advanced gastric cancer: a randomised phase III noninferiority trial. Annals of oncology: official journal of the European Society for Medical Oncology / ESMO 2009, 20 (4): 666-673.

[100] Ajani JA, Rodriguez W, Bodoky G, et al. Multicenter phase III comparison of cisplatin/S-1 with cisplatin / infusional fluorouracil in advanced gastric or gastroesophageal adenocarcinoma study: the FLAGS trial. J Clin Oncol 2010, 28 (9): 1547-1553.

[101] Koizumi W, Narahara H, Hara T, et al. S-1 plus cisplatin versus S-1 alone for first-line treatment of advanced gastric cancer (SPIRITS trial): a phase III trial. Lancet Oncol 2008, 9 (3): 215-221.

[102] Cunningham D, Starling N, Rao S, et al. Capecitabine and oxaliplatin for advanced esophagogastric cancer. The New England journal of medicine 2008, 358 (1): 36-46.

[103] Al-Batran SE, Hartmann JT, Probst S, et al. Phase III trial in metastatic gastroesophageal adenocarcinoma with fluorouracil, leucovorin plus either oxaliplatin or cisplatin: a study of the Arbeitsgemeinschaft Internistische Onkologie. J Clin Oncol 2008, 26 (9): 1435-1442.

[104] Kim GM, Jeung HC, Rha SY, et al. A randomized phase II trial of S-1-oxaliplatin versus capecitabine-oxaliplatin in advanced gastric cancer. European journal of cancer (Oxford, England: 1990) 2012, 48 (4): 518-526.

[105] Van Cutsem E, Moiseyenko VM, Tjulandin S, et al. Phase III study of docetaxel and cisplatin plus fluorouracil compared with cisplatin and fluorouracil as first-line therapy for advanced gastric cancer: a report of the V325 Study Group. J Clin Oncol 2006, 24 (31): 4991-4997.

[106] Wang J, Xu R, Li J, et al. Randomized multicenter phase III study of a modified docetaxel and cisplatin plus fluorouracil regimen compared with cisplatin and fluorouracil as first-line therapy for advanced or locally recurrent gastric cancer. Gastric cancer: official journal of the International Gastric Cancer Association and the Japanese Gastric Cancer Association 2016, 19 (1): 234-244.

[107] Peter S Hall DS, Justin S. Waters, et al. Optimizing chemotherapy for frail and elderly patients (pts) with advanced gastroesophageal cancer (aGOAC): The GO2 phase III trial. J Clin Oncol, 2019, 37 (Suppl 15): 4006.

[108] Hall PS, Lord SR, Collinson M, et al. A randomised phase II trial and feasibility study of palliative chemotherapy in frail or elderly patients with advanced gastroesophageal cancer (321GO). Br J Cancer 2017, 116 (4): 472-478.

[109] Hwang IG, Ji JH, Kang JH, et al. A multi-center, open-label, randomized phase III trial of first-line chemotherapy with capecitabine monotherapy versus capecitabine plus oxaliplatin in elderly patients with advanced gastric cancer. J Geriatr Oncol 2017, 8 (3): 170-175.

[110] Zhi Peng TL, Jia Wei, et al. A phase II study of efficacy and safety of RC48-ADC in patients with locally advanced or metastatic HER2-overexpressing gastric or gastroesophageal junction cancers. J Clin Oncol 38: 2020 (suppl; abstr 4560).

[111] Shitara K, Bang YJ, Iwasa S, et al. Trastuzumab Deruxtecan in Previously Treated HER2-Positive Gastric Cancer. N Engl J Med 2020, 382 (25): 2419-2430.

[112] Le DT, Uram JN, Wang H, et al. PD-1 Blockade in Tumors with Mismatch-Repair Deficiency. The New England journal of medicine 2015, 372 (26): 2509-2520.

[113] Le DT, Durham JN, Smith KN, et al. Mismatch repair deficiency predicts response of solid tumors to PD-1 blockade. Science (New York, NY) 2017, 357 (6349): 409-413.

[114] Marabelle A, Le DT, Ascierto PA, et al. Efficacy of Pembrolizumab in Patients With Noncolorectal High Microsatellite Instability/Mismatch Repair-Deficient Cancer: Results From the Phase II KEYNOTE-158 Study. Journal of clinical oncology: official journal of the American Society of Clinical Oncology 2020, 38 (1): 1-10.

[115] Kim ST, Cristescu R, Bass AJ, et al. Comprehensive molecular characterization of clinical responses to PD-1 inhibition in metastatic gastric cancer. Nat Med 2018, 24 (9): 1449-1458.

[116] Wang F, Wei XL, Wang FH, et al. Safety, efficacy and tumor mutational burden as a biomarker of overall survival benefit in chemo-refractory gastric cancer treated with toripalimab, a PD-1 antibody in phase Ib/II clinical trial NCT02915432. Annals of oncology: official journal of the European Society for Medical Oncology 2019, 30 (9): 1479-1486.

[117] Fuchs CS, Tomasek J, Yong CJ, et al. Ramucirumab monotherapy for previously treated advanced gastric or gastro-oesophageal junction adenocarcinoma (REGARD): an international, randomised, multicentre, placebo-controlled, phase 3 trial. Lancet (London, England) 2014, 383 (9911): 31-39.

[118] Wilke H, Muro K, Van Cutsem E, et al. Ramucirumab plus paclitaxel versus placebo plus paclitax-

el in patients with previously treated advanced gastric or gastro-oesophageal junction adenocarcinoma (RAINBOW): a double-blind, randomised phase 3 trial. Lancet Oncol 2014, 15 (11): 1224-1235.

[119] Chun JH, Kim HK, Lee JS, et al. Weekly irinotecan in patients with metastatic gastric cancer failing cisplatin-based chemotherapy. Jpn J Clin Oncol 2004, 34 (1): 8-13.

[120] Kanat O, Evrensel T, Manavoglu O, et al. Single-agent irinotecan as second-line treatment for advanced gastric cancer. Tumori 2003, 89 (4): 405-407.

[121] Graziano F, Catalano V, Baldelli AM, et al. A phase II study of weekly docetaxel as salvage chemotherapy for advanced gastric cancer. Annals of oncology: official journal of the European Society for Medical Oncology 2000, 11 (10): 1263-1266.

[122] Hironaka S, Ueda S, Yasui H, et al. Randomized, open-label, phase III study comparing irinotecan with paclitaxel in patients with advanced gastric cancer without severe peritoneal metastasis after failure of prior combination chemotherapy using fluoropyrimidine plus platinum: WJOG 4007 trial. Journal of clinical oncology: official journal of the American Society of Clinical Oncology 2013, 31 (35): 4438-4444.

[123] Shitara K, Takashima A, Fujitani K, et al. Nab-paclitaxel versus solvent-based paclitaxel in patients with previously treated advanced gastric cancer (ABSOLUTE): an open-label, randomised, non-inferiority, phase 3 trial. Lancet Gastroenterol Hepatol 2017, 2 (4): 277-287.

[124] Takashima A, Shitara K, Fujitani K, et al. Peritoneal metastasis as a predictive factor for nab-paclitaxel in patients with pretreated advanced gastric cancer: an exploratory analysis of the phase III ABSOLUTE trial. Gastric Cancer 2019, 22 (1): 155-163.

[125] Zhu J, Liu A, Sun X, et al. Multicenter, Randomized, Phase III Trial of Neoadjuvant Chemoradiation With Capecitabine and Irinotecan Guided by UGT1A1 Status in Patients With Locally Advanced Rectal Cancer. J Clin Oncol 2020, 38 (36): 4231-4239.

[126] Shitara K, Doi T, Dvorkin M, et al. Trifluridine/tipiracil versus placebo in patients with heavily pretreated metastatic gastric cancer (TAGS): a randomised, double-blind, placebo-controlled, phase 3 trial. Lancet Oncol 2018, 19 (11): 1437-1448.

[127] Smyth EC, Verheij M, Allum W, et al. Gastric cancer: ESMO Clinical Practice Guidelines for diagnosis, treatment and follow-up. Annals of oncology: official journal of the European Society for Medical Oncology / ESMO 2016, 27 (suppl 5): v38-v49.

[128] Japanese Gastric Canc A. Japanese gastric cancer treatment guidelines 2014 (ver. 4). Gastric Cancer 2017, 20 (1): 1-19.

[129] Muscaritoli M, Arends J, Bachmann P, et al. ESPEN practical guideline: Clinical Nutrition in cancer. Clinical nutrition (Edinburgh, Scotland) 2021, 40 (5): 2898-2913.

[130] 石汉平. 营养治疗的疗效评价. 肿瘤代谢与营养电子杂志 2017, 4 (04): 364-370.

[131] Fong DYT, Ho JWC, Hui BPH, et al. Physical activity for cancer survivors: meta-analysis of randomised controlled trials. BMJ 2012, 344: e70.

[132] Bozzetti F, Mariani L. Perioperative nutritional support of patients undergoing pancreatic surgery in the age of ERAS. Nutrition (Burbank, Los Angeles County, Calif) 2014, 30 (11-12): 1267-1271.

[133] Helminen H, Viitanen H, Sajanti J. Effect of preoperative intravenous carbohydrate loading on preoperative discomfort in elective surgery patients. Eur J Anaesthesiol 2009, 26 (2): 123-127.

[134] de Groot JJA, van Es LEJM, Maessen JMC, et al. Diffusion of Enhanced Recovery principles in gynecologic oncology surgery: is active implementation still necessary? Gynecol Oncol 2014, 134 (3): 570-575.

[135] Wang F, Chen X-Z, Liu J, et al. Short-term versus long-term administration of single prophylactic

[136] Oderda G. Challenges in the management of acute postsurgical pain. Pharmacotherapy 2012, 32（9 Suppl）.

[137] Wang Z, Chen J, Su K, et al. Abdominal drainage versus no drainage post-gastrectomy for gastric cancer. Cochrane Database Syst Rev 2015（5）: CD008788.

[138] Liu HP, Zhang YC, Zhang YL, et al. Drain versus no-drain after gastrectomy for patients with advanced gastric cancer: systematic review and meta-analysis. Digestive surgery 2011, 28（3）: 178-189.

[139] Smith I, Kranke P, Murat I, et al. Perioperative fasting in adults and children: guidelines from the European Society of Anaesthesiology. Eur J Anaesthesiol 2011, 28（8）: 556-569.

[140] Malviya A, Martin K, Harper I, et al. Enhanced recovery program for hip and knee replacement reduces death rate. Acta Orthop 2011, 82（5）: 577-581.

[141] Varadhan KK, Neal KR, Dejong CHC, et al. The enhanced recovery after surgery（ERAS）pathway for patients undergoing major elective open colorectal surgery: a meta-analysis of randomized controlled trials. Clinical nutrition（Edinburgh, Scotland）2010, 29（4）: 434-440.

[142] Liu X-X, Jiang Z-W, Wang Z-M, et al. Multimodal optimization of surgical care shows beneficial outcome in gastrectomy surgery. JPEN J Parenter Enteral Nutr 2010, 34（3）: 313-321.

[143] McArdle GT, McAuley DF, McKinley A, et al. Preliminary results of a prospective randomized trial of restrictive versus standard fluid regime in elective open abdominal aortic aneurysm repair. Annals of surgery 2009, 250（1）: 28-34.

[144] Hur H, Si Y, Kang WK, et al. Effects of early oral feeding on surgical outcomes and recovery after curative surgery for gastric cancer: pilot study results. World journal of surgery 2009, 33（7）: 1454-1458.

[145] Braga M, Ljungqvist O, Soeters P, et al. ESPEN Guidelines on Parenteral Nutrition: surgery. Clinical nutrition（Edinburgh, Scotland）2009, 28（4）: 378-386.

[146] Nelson R, Edwards S, Tse B. Prophylactic nasogastric decompression after abdominal surgery. Cochrane Database Syst Rev 2007（3）: CD004929.

[147] Bratzler DW, Houck PM. Antimicrobial prophylaxis for surgery: an advisory statement from the National Surgical Infection Prevention Project. Clin Infect Dis 2004, 38（12）: 1706-1715.

[148] Holte K, Nielsen KG, Madsen JL, et al. Physiologic effects of bowel preparation. Dis Colon Rectum 2004, 47（8）: 1397-1402.

[149] Tambyraja AL, Sengupta F, MacGregor AB, et al. Patterns and clinical outcomes associated with routine intravenous sodium and fluid administration after colorectal resection. World journal of surgery 2004, 28（10）.

[150] Kehlet H, Wilmore DW. Multimodal strategies to improve surgical outcome. Am J Surg 2002, 183（6）: 630-641.

[151] Ljungqvist O, Nygren J, Thorell A. Modulation of post-operative insulin resistance by pre-operative carbohydrate loading. Proc Nutr Soc 2002, 61（3）: 329-336.

[152] Hausel J, Nygren J, Lagerkranser M, et al. A carbohydrate-rich drink reduces preoperative discomfort in elective surgery patients. Anesth Analg 2001, 93（5）: 1344-1350.

[153] Gouma DJ, van Geenen RC, van Gulik TM, et al. Rates of complications and death after pancreaticoduodenectomy: risk factors and the impact of hospital volume. Annals of surgery 2000, 232（6）: 786-795.

[154] Kehlet H. Multimodal approach to control postoperative pathophysiology and rehabilitation. Br J Anaesth 1997, 78（5）: 606-617.

[155] 樊代明. 整合肿瘤学·临床卷[M]. 北京: 科学出版社, 2021.

[156] 樊代明. 整合肿瘤学·基础卷[M]. 西安: 世界图书出版西安有限公司, 2021.

胰腺癌

名誉主编

樊代明

主　编

虞先濬

副主编

刘续宝　傅德良　郝继辉　秦仁义　邵成浩

陈汝福　徐　近

编　委（姓氏笔画排序）

王成锋　王理伟　王　巍　田伯乐　刘大伟

刘　亮　刘颖斌　孙　备　牟一平　麦　刚

李升平　李宜雄　杨尹默　吴河水　余　枭

沈柏用　陈　洁　赵　刚　聂勇战　徐晓武

黄　强　梁廷波　廖　泉　谭　广

第一章 流行病学

目前,全球胰腺癌(Pancreatic cancer,PC)的发病率呈上升趋势,死亡率和发病率接近,病死率极高。中国国家癌症中心2015年统计数据显示,PC位列我国男性恶性肿瘤发病率的第10位,女性第12位,占恶性肿瘤死亡率第6位。

PC早期诊断困难,手术切除率低,加之高度恶性的生物学行为,预后极差。近年来,在"整合医学"理念的推动下,多学科整合诊疗模式(MDT to HIM)深入人心,PC的预后也有缓慢改善的趋势。美国癌症协会发布数据显示,PC的5年生存率已由10年前5%~6%提高到目前的9%~10%,但仍是所有恶性肿瘤中最低的。

第二章 诊断

第一节 临床表现

多数 PC 起病隐匿，早期症状和体征不典型，易与其他消化系统疾病相混淆。根据肿瘤位置和分期，可表现为上腹部饱胀不适、上腹疼痛、腰背部疼痛、恶心、食欲减退、大便性状改变、黄疸、新发糖尿病、偶有胰腺炎、体重减轻、乏力等。亦有部分患者无任何临床表现，通过体检偶然发现。

第二节 实验室检查

1 生化检查

早期无特异性血生化指标改变；胆管压迫或梗阻时可出现血胆红素升高，伴酶学改变；胰管压迫或梗阻时可能会有血淀粉酶一过性升高；血糖变化可能与 PC 发病或进展相关。

2 血清肿瘤标志物检查

（1）临床上用于 PC 诊断的有 CA19-9、CEA、CA125、CA242 等，其中 CA19-9 最为常用，诊断价值最高，其诊断灵敏度和特异度分别达 78.2% 和 82.8%。

（2）CA19-9 不仅在 PC 中会升高，在其他恶性肿瘤如结直肠癌、胃癌、肺癌、乳腺癌、肝癌、胰腺神经内分泌瘤以及胆管梗阻、胆管炎、慢性胰腺炎、肝硬化也会升高，影响其诊断的特异度。

（3）5%~10% 的 PC 呈 Lewis 抗原阴性，CA19-9 不分泌或极少分泌，此类患者检测不到 CA19-9 水平升高，被称为"假阴性"，需要结合 CEA、CA125 等其他肿瘤标志物。

（4）CEA诊断PC灵敏度和特异度分别为43%和82%，CA125分别为59%和78%，联合检测上述多个肿瘤标志物有助于提高PC诊断的灵敏度和特异度。

3 液态活检标志物

近年来，液态活检技术在PC诊断过程中越来越显示良好应用价值和前景，主要包括循环肿瘤细胞（CTCs）、循环肿瘤DNA（ctDNA）、外泌体、MicroRNAs等，与CA19-9联合应用可提高PC诊断的准确性，但其在临床上普及应用仍需高质量临床研究予以验证。

第三节 影像学检查

常用影像学检查有B超、CT、MRI、PET等，特点各不相同。

1 B超

简便、无创、无辐射、可多轴面观察；缺点是易被胰腺前方胃肠道内的气体干扰，尤其胰尾部显示不清晰，且受操作者主观影响较大。一般用于PC的初诊和随访。

2 CT

截面厚度1mm的薄层增强CT，能清晰显示肿瘤外观、大小、位置、胰管、胆管及肿瘤与周围血管、邻近器官的关系，是目前诊断PC最常用的影像学检查。

3 MRI/MRCP

增强MRI具有多参数、多轴面成像、无辐射特点，PC鉴别诊断困难时，可作为增强CT的重要补充，特别是对那些因肾功能损伤、碘造影剂过敏无法行增强CT，以及增强CT显示为等密度肿块患者。另外，增强MRI对肝微小转移灶的诊断较增强CT更具优势。MRCP可清晰显示胰胆管全貌，帮助判断病变部位，与ERCP相比具无创优势，与增强MRI联用诊断价值更高。

4 PC放射学报告

模板见表22-2-1。

表 22-2-1　PC 放射学报告模板

形态学评估			
外观（胰腺实质延迟期）	□低密度	□等密度	□高密度
大小（最大径）	□可测量：___cm×___cm×___cm	□不可测量（等密度肿瘤）	
位置	□胰头/□钩突	□胰体/□胰尾	
胰管狭窄中断伴或不伴远端胰管扩张	□有	□无	
胆管狭窄中断伴或不伴上游胆管扩张	□有	□无	
动脉评估			
肠系膜上动脉侵犯	□有	□无	
侵犯肠系膜上动脉程度	□≤180°	□>180°	
局部动脉狭窄或不规则	□有	□无	
腹腔干侵犯	□有	□无	
侵犯腹腔干程度	□≤180°	□>180°	
局部动脉狭窄或不规则	□有	□无	
肝总动脉侵犯	□有	□无	
侵犯肝总动脉程度	□≤180°	□>180°	
局部动脉狭窄或不规则	□有	□无	
动脉变异	□有（□副右肝动脉/□替代右肝动脉/□替代肝总动脉/□其他_____）	□无	
静脉评估			
门静脉侵犯	□有	□无	□完全闭塞
侵犯门静脉程度	□≤180°	□>180°	
局部静脉狭窄或不规则	□有	□无	
肠系膜上静脉侵犯	□有	□无	□完全闭塞
侵犯门肠系膜上静脉程度	□≤180°	□>180°	
局部静脉狭窄或不规则	□（有	□无	
静脉血栓	□有（□门静脉/□肠系膜上静脉/□脾静脉）	□无	
静脉侧支循环	□有（□胰头区/□肝门/□肠系膜根部/□左上腹）	□无	
胰外评估			
肝脏病灶	□有（□转移可能大/□不确定/□良性可能大）	□无	
腹膜或网膜结节	□有	□无	
腹水	□有	□无	
可疑淋巴结（肝门/腹腔干/脾门/腹主动脉旁/腹主动脉下腔静脉间）	□有；具体为：_____	□无	
其他胰外侵犯（下腔静脉/腹主动脉/肾上腺/肾脏/脾脏/胃/结肠/结肠系膜/小肠等）	□有；具体为：_____	□无	

5　PET-CT/PET-MRI

属功能影像学检查，通过病灶对显像剂的摄取来反映肿瘤的代谢活性和代谢负荷。PET是全身检查，在寻找原发灶、发现胰外转移灶、判断分期、评估全身肿瘤负荷、疗效评估、复发监测等有一定优势。但PET也存在假阳性和假阴性，且局部解剖学显示清晰度不如增强CT和增强MRI，加上费用昂贵，仅作为常规影像学检查的补充。

第四节　内镜检查

1　超声内镜（EUS）

（1）EUS由于探头距离胰腺近，避免胃肠道气体干扰，对早期小PC诊断价值极高，尤其临床上高度怀疑PC、胰管存在异常但影像学检查未发现肿瘤患者。

（2）对增强CT或MRI不能确定胰腺肿块性质患者，EUS亦有辅助诊断价值，并可评估肿瘤局部和周围情况。

（3）EUS最重要的诊断价值是可同时做细针穿刺（FNA）行病理学检测，也是准备接受新辅助治疗或晚期PC获取胰腺原发病灶病理的首选方法。

（4）EUS还有一些新技术、新发现，如肿瘤弹性应变率检测可用于指导化疗药物选择，提高胰腺癌化疗有效率。

（5）但EUS是有创检查，且其准确性受操作者主观影响较大，对临床诊断明确或无病理需求的PC不推荐。

2　ERCP

不能直接显示肿瘤病变，主要依靠胰管和胆管的形态对PC做出诊断，对胆总管下端、胰管阻塞或有异常改变者有较大价值。另外，ERCP可插管至胰胆管内收集胆汁、胰液，行胰胆管内细胞刷检，然后行胰液及胆汁相关脱落细胞学检查。尤其对无法手术的梗阻性黄疸，可一次性完成减黄操作及病理与细胞学检测，应作为无手术指征伴梗阻性黄疸者的首选处理手段。但ERCP细胞学刷检的敏感度与特异度并不令人满意，效果尚待提高。

第五节　腹腔镜探查

（1）对肿瘤分期具潜在诊断价值，能发现腹膜种植转移和影像学漏诊的肝微小转移灶。

（2）不建议对所有潜在可切除PC行常规腹腔镜探查，但推荐对合并高危因素

（如影像学检查可疑或CA19-9明显升高）拟行根治性切除PC进行全面、仔细腹腔镜探查，以发现术前未检出的微小转移灶。

（3）腹腔镜活检：是获取组织病理学诊断的备选方法。

第六节 病理学诊断

1 胰腺恶性肿瘤病理学分类

（1）根据WHO分类，胰腺恶性肿瘤按组织起源分为上皮来源和非上皮来源，前者主要包括来自导管上皮、腺泡细胞和神经内分泌细胞的导管腺癌、腺泡细胞癌、神经内分泌瘤及各种混合性肿瘤等。

（2）本指南主要针对导管腺癌（包括腺鳞癌、胶样癌、肝样腺癌、髓样癌、印戒细胞癌、未分化癌、伴破骨样细胞的未分化癌等特殊亚型）和腺泡细胞癌患者的诊治，约占整个胰腺恶性肿瘤90%。

2 组织病理学和（或）细胞学检查是诊断PC的"金标准"

除拟行手术切除的患者外，其余在制订治疗方案前均应尽量明确病理学诊断。组织病理学或细胞学标本获取方法如下：

（1）腹腔镜或开腹手术活检：是获取组织病理学诊断的可靠方法。

（2）穿刺活检术：无法手术者若无远处转移，推荐在超声内镜引导下细针穿刺，也可在B超或CT引导下穿刺；对转移性PC，推荐对转移灶穿刺活检。

（3）脱落细胞学检查：可通过胰管细胞刷检、胰液收集检查、腹水脱落细胞检查等方法。

第七节 临床诊断标准

鉴于胰腺特殊解剖位置和PC特殊生物学行为，部分高度怀疑PC却未能得到细胞学或组织学诊断者，经MDT to HIM讨论后，可慎重做出临床决策，开展合理治疗。推荐做到以下几点：

（1）具完善临床资料，包括全面、多次血清学和各项高质量影像学检查，尤其是CA19-9为主的肿瘤标志物检查，必要时加做PET-CT/PET-MRI。

（2）介入科或内镜科专业医师反复穿刺活检，并由经验丰富多名病理医师集中会诊。

（3）与患者及家属多次沟通治疗风险，签署知情同意书。

（4）由MDT to HIM专家共同制订最终决策，治疗过程中严密监测。

第三章

预防及筛查

第一节 危险因素

PC发病的原因和确切机制尚不完全清楚，流行病学调查显示PC发病与多种危险因素有关，具体分为个体因素、生活方式、损伤感染、良性疾病、癌前病变等。

1 个体因素

（1）年龄：大部分恶性肿瘤与年龄呈正相关，PC也不例外。40岁以上，尤其是50岁以上，PC发病率呈升高趋势。

（2）遗传易感性：5%~10%的PC具有致病性胚系基因突变，多发生在DNA损伤修复基因中，可增加PC的易感性。常见的遗传易感基因包括ATM、BRCA2、CDKN2A、MSH2、MSH6、PALB2、TP53、BRCA1等。

（3）PC的发生还可能与一些遗传综合征相关，常见遗传综合征如下：

1）Peutz-Jeghers综合征：相关基因为STK11/LKB1；PC患病风险是普通人群的132倍。

2）遗传性胰腺炎：相关基因为PRSS1、SPINK1、CFTR；PC患病风险是普通人群的26~87倍。

3）FAMMM综合征（familial atypical multiple mole melanoma，家族性恶性黑色素瘤综合征）：相关基因为CDKN2A；PC患病风险是普通人群的20~47倍。

4）林奇综合征（Lynch syndrome）：相关基因为MLH1、MSH2、MSH6、PMS2；PC患病风险是普通人群的9~11倍。

5）遗传性乳腺癌和卵巢癌综合征：相关基因为BRCA2、BRCA1、PLAB2；PC患病风险是普通人群的2.4~6倍。

6）家族性腺瘤性息肉病（FAP）：相关基因为APC；PC患病风险是普通人群的4.5倍。

7）共济失调毛细血管扩张综合征：相关基因为ATM；PC患病风险是普通人群的2.7倍。

（4）家族性PC：家族史是PC的危险因素，PC患者在确诊时如已有两个或两个以上一级亲属被诊断为PC，则认为疾病是家族性的。两个一级亲属被诊断为PC，PC患病风险是普通人群的6.4倍；三个以上，PC患病风险则高达普通人群的32倍。

2 生活方式

（1）吸烟：吸烟是生活方式中与PC发病相关性最强的危险因素。

（2）饮酒：酒精摄入与PC发病也有适度关联。高酒精摄入量，尤其是酗酒显著增加PC风险；低酒精摄入和PC发病风险相关性不大。

（3）肥胖：肥胖会增加PC发病率和死亡率。BMI >30增加PC发病风险，BMI每增加5个单位，PC发病风险增加10%。胰腺脂肪浸润与胰腺上皮内瘤变的发生有关，后者又是胰腺导管腺癌的癌前病变。

3 损伤感染

（1）职业暴露：暴露于化学品和重金属，如杀虫剂、石棉、苯和氯化烃等环境中的从业者罹患PC的危险性增高。

（2）微生物：消化道链球菌数量减少和牙龈卟啉单胞菌数量增多会提高PC发病风险。另外，肝炎病毒感染也是PC的危险因素。

4 良性疾病

（1）糖尿病和（或）新发空腹血糖升高：长期慢性糖尿病病史增加PC发病风险，PC患者平均在诊断前30~36个月会出现新发空腹血糖升高。

（2）慢性胰腺炎：慢性胰腺炎PC发病风险比正常人群高13倍，其中约5%最终发生PC。

5 癌前病变

（1）胰腺上皮内瘤变、胰腺导管内乳头状黏液瘤（IPMN）、黏液性囊腺瘤等有一定癌变概率。

（2）CA19-9升高：CA19-9临界值为37.0U/mL，可在PC确诊前2年就开始升高，PC确诊前半年CA19-9升高的敏感性达60%，可作为PC预警标志物。

第二节 预防

PC预防是尽可能通过干预PC发病危险因素，降低PC发生概率。具体措施如下：

（1）积极戒烟，避免二手烟。

（2）避免酗酒。

（3）饮食

1）高糖饮料、饱和脂肪酸饮食与肥胖、糖尿病及PC发病的年轻趋势化有关，尽量避免这类饮食。

2）食用红肉（特别是在高温下烹饪）、加工肉类、油炸食品和其他含有亚硝胺的食物可能会增加PC风险，可能与肉类和亚硝酸盐中的致癌物质或用于保存加工肉类的N-亚硝基化合物有关，尽量减少红肉和加工肉摄入。

3）叶酸摄入能降低PC发病风险，应增加饮食中维生素丰富的新鲜水果摄入。

4）提倡食用十字花科蔬菜，如青菜、白菜、萝卜及西兰花等。

5）控制饮食，均衡摄入营养，避免暴饮暴食和油腻高脂饮食。

（4）加强锻炼，合理释放压力，提倡户外有氧活动。

（5）生活有规律，少熬夜，规律作息，每天确保睡眠充足。

（6）PC发生和肥胖有一定关系，体重一旦超标，要积极减肥，管住嘴、迈开腿，尽可能控制体重在合理范围。

（7）增强对化工行业暴露人员的保护，尽量不接触杀虫剂及除草剂，必要时采取防护措施。

（8）积极控制糖尿病。

（9）防止良性病恶化，有胰管结石、IPMN、黏液囊腺瘤或其他胰腺良性病应及时就医，定期检查。

（10）注重定期体检。

第三节 筛查

2019年美国预防医学工作组提出：对无症状成年人行PC筛查的潜在获益未超过潜在风险，不推荐对无症状成年人行PC筛查，而推荐对具有PC发病高度危险因素，一般是终生罹患PC风险高于5%的个体进行有针对性筛查。

1 筛查人群

（1）携带STK11/LKB1致病或可能致病胚系突变的所有个体。

（2）携带CDKN2A致病或可能致病胚系突变的所有个体。

（3）存在已知 PC 易感基因，如 BRCA2、BRCA1、PALB2、ATM、MLH1、MSH2、MSH6 等致病和（或）可能致病胚系突变，且同时至少有一个一级亲属被诊断为 PC。

（4）家族内有两名及以上一级亲属 PC 个体（即使无已知致病/可能致病的胚系突变）。

（5）家族内有三名及以上一级和（或）二级亲属 PC 个体（即使无已知致病或可能致病胚系突变）。

2　筛查起始年龄

取决于基因变异情况和家族史。

（1）对携带 STK11/LKB1 或 CDKN2A 致病或可能致病胚系突变个体，筛查起始年龄为 40 岁；若同时有明确家族史，将家族中最早诊断 PC 年龄提前 10 年，两者中选取更年轻时间开始 PC 筛查。

（2）对携带其他 PC 易感基因致病或可能致病胚系变异个体，筛查起始年龄为 45~50 岁；若同时有明确家族史，将家族中最早诊断 PC 年龄提前 10 年，两者中选取更年轻时间开始 PC 筛查。

（3）对有 PC 家族史个体，即使无已知致病/可能致病的胚系突变，筛查起始年龄为 50~55 岁；若同时有明确家族史，将家族中最早诊断 PC 年龄提前 10 年，两者中选取更年轻时间开始 PC 筛查。

第四章

治疗

第一节 分期和整合评估

1 分期

胰腺癌第8版AJCC-TNM分期是目前临床上应用最广泛的分期系统（表22-4-1），能指导治疗并判断预后，准确性和实用性均较满意。但在如何更好平衡肿瘤大小与淋巴结转移的相关性，以及如何就肿瘤生物学因素进行优化等方面，结合国内外患者数据改良优化形成的"上海复旦版"胰腺癌分期，得到业内重视，进一步提高了对胰腺癌恶性行为的预判与认识。

表22-4-1 胰腺癌第8版AJCC-TNM分期

原发肿瘤（T）	Tx 原发肿瘤无法评估
	T0 无原发肿瘤证据
	Tis 原位癌
	T1 肿瘤最大径≤2cm
	T1a 肿瘤最大径≤0.5cm
	T1b 肿瘤最大径>0.5cm且<1cm
	T1c 肿瘤最大径≥1cm且≤2cm
	T2 肿瘤最大径>2cm且≤4cm
	T3 肿瘤最大径>4cm
	T4 肿瘤不论大小，累及腹腔干、肠系膜上动脉，和（或）肝总动脉
区域淋巴结（N）	Nx 区域淋巴结无法评估
	N0 无区域淋巴结转移
	N1 1-3枚区域淋巴结转移
	N2 4枚及以上区域淋巴结转移
远处转移（M）	M0 无远处转移
	M1 有远处转移

续表

分期			
0	Tis	N0	M0
IA	T1	N0	M0
IB	T2	N0	M0
IIA	T3	N0	M0
IIB	T1~3	N1	M0
III	T1~3	N2	M0
	T4	任何N	M0
IV	任何T	任何N	M1

2 PC可切除性的解剖学评估

根治性（R0）切除是目前治疗PC最有效方法。PC在治疗前应进行MDT to HIM讨论，根据肿瘤与其周围重要血管的关系及远处转移情况，整合评估肿瘤的解剖学可切除性，并将其分为可切除、交界可切除、局部进展期和合并远处转移PC四类，此评估分类是PC治疗策略制订的基石（表22-4-2）。对怀疑有远处转移而高质量的CT/MRI仍无法确诊者，应行PET检查，必要时行腹腔镜探查。

表22-4-2　PC可切除性的解剖学评估

可切除状态	动脉	静脉
可切除	肿瘤未触及腹腔干、肠系膜上动脉或肝总动脉	肿瘤未触及肠系膜上静脉和门静脉，或侵犯但未超过180°，且静脉轮廓规则
交界可切除	胰头和胰颈部肿瘤：肿瘤触及肝总动脉，但未累及腹腔干或左右肝动脉起始部，可以被完全切除并重建；肿瘤触及肠系膜上动脉，但未超过180°；若存在变异的动脉解剖（如副肝右动脉、替代肝右动脉、替代肝总动脉，以及替代或副动脉的起源动脉），应明确是否肿瘤侵犯及侵犯程度，可能影响手术决策	胰头和胰颈部肿瘤：肿瘤触及肠系膜上静脉或门静脉超过180°，或触及虽未超过180°，但存在静脉轮廓不规则；或存在静脉血栓，切除后可进行安全的静脉重建；肿瘤触及下腔静脉
	胰体尾部肿瘤：肿瘤触及腹腔干未超过180°；肿瘤触及腹腔干超过180°，但未触及腹主动脉，且胃十二指肠动脉完整不受侵犯	胰体尾部肿瘤：肿瘤触及脾静脉门静脉汇入处，或触及门静脉左侧未超过180°，但存在静脉轮廓不规则；且有合适的近端或远端血管可用来进行安全的和完整的切除和静脉重建；肿瘤触及下腔静脉
局部进展期	胰头和胰颈部肿瘤：肿瘤触及肠系膜上动脉超过180°；肿瘤侵犯腹腔干超过180°；肿瘤触及肠系膜上动脉第一空肠支	胰头和胰颈部肿瘤：肿瘤触及或因栓塞（瘤栓或血栓）导致肠系膜上静脉或门静脉不可切除重建；肿瘤侵犯大部分肠系膜上静脉的近侧端空肠引流支
	胰体尾部肿瘤：肿瘤侵犯肠系膜上动脉或腹腔干超过180°；肿瘤侵犯腹腔干和腹主动脉	胰体尾部肿瘤：肿瘤侵犯或因栓塞（可能是瘤栓或血栓）导致肠系膜上静脉或门静脉不可切除重建
合并远处转移	远处转移（包括非区域淋巴结转移）	远处转移（包括非区域淋巴结转移）

PC可切除性评估，一则取决于肿瘤与血管间的解剖学关系，另则取决于术者和

单位的主观判断、经验及技术水平。因此，不同中心在评估可切除性方面可能会存在差异。此外，鼓励临床医生在影像学资料评估基础上结合肿瘤生物学特性来判断PC可切除性。

3　体能状态评估

（1）PC体能状态评估尤为重要，可作为制订治疗策略的重要参考，并可能影响预后。

（2）体能状态评估一般用ECOG评分或KPS评分。

1）体能状态良好：ECOG评分0~1分；或KPS评分>70分。

2）体能状态较好：ECOG评分0~2分；或KPS评分≥70分。

3）体能状态较差：ECOG评分>2分；或KPS评分<70分。

4　新辅助/转化治疗后的可切除性评估

（1）影像学评估：基于影像学检查结果的传统评价标准即实体肿瘤反应评估标准（RECIST），根据治疗前后CT或MRI所示靶病灶大小的变化评估疗效，具有直观、标准化及可操作性强等优势，但难以体现肿瘤异质性、细胞活性、血供、免疫细胞浸润等生物学属性。由于胰腺癌富含间质，新辅助治疗后肿瘤周围组织也会产生炎性反应及纤维化，即使新辅助治疗有效，肿瘤大小及重要血管的受累范围亦常无显著变化，RECIST常难对PC新辅助治疗的效果及肿瘤可切除性行准确评估。

（2）CA19-9是新辅助治疗后患者预后的独立预测因素，治疗后CA19-9水平下降>50%预后好，如能恢复至正常水平，则术后生存获益更显著。

（3）新辅助治疗后可切除性的评估和决策，应通过MDT to HIM讨论。

（4）对疾病初始表现为可切除或交界可切除者，新辅助治疗后如CA19-9稳定或已降低且影像学检查未显示明显进展，则应行手术探查。对交界可切除患者，如肠系膜上静脉/门静脉累及或有血栓，只要能行血管重建，就可行手术探查。对累及动脉、周围软组织轻度增加的交界可切除患者，如临床其他表现改善（如体能状态、疼痛、营养状况），则不应被视为手术探查的禁忌证。

（5）对局部进展期患者，如CA19-9下降水平大于50%且临床症状改善，提示治疗有效，则应考虑行手术探查。

5　新辅助治疗后手术切除标本的病理学评估

（1）对PC新辅助治疗后切除标本的病理学结果可评估疗效及预后，指导后续治疗。

（2）有研究表明，病理学评估为完全反应或接近完全反应者的预后好于肿瘤广泛残存者。

（3）国际胰腺病理学家研究小组认为美国病理学会（CAP）改良的Ryan四级评分是迄今为止最合理的评分系统，因为它基于残留癌细胞的存在和数量，而不是完全依据肿瘤退缩，改良Ryan评分方案见表22-4-3。

表22-4-3　改良Ryan评分方案

描述	评分
无癌细胞残留（完全反应）	0
单个或小簇状癌细胞残留（接近完全反应）	1
残余癌细胞伴显著肿瘤退缩，但多于单个或小簇状癌细胞（部分反应）	2
广泛癌细胞残存，肿瘤无明显退缩（反应差或无反应）	3

第二节　外科治疗

1　外科治疗的原则

（1）手术切除是PC获得治愈机会和长期生存的唯一有效方法，根治性手术范围包括原发肿瘤和区域淋巴结清扫，肿瘤位置、大小及其与周围重要血管的关系决定手术方式。对胰头和钩突部癌，需行胰十二指肠切除术（Whipple术）；对胰体和胰尾部癌，需行胰体尾联合脾脏切除术；部分胰颈部癌或肿瘤累及范围大、胰腺内多发病灶者，可考虑全胰腺切除术。

（2）肿瘤的最佳切除入路和程序无统一标准，建议尽可能遵循无瘤原则和No-touch操作。Tamara等比较两种开放胰十二指肠切除手术（传统手术和No-touch手术）对门静脉血CTCs的影响，结果发现传统手术组在肿瘤切除后有83%患者门静脉血中CTCs增多，而No-touch手术组无患者发现CTCs增多。

2　术前减黄

（1）PC根治术前是否需减黄治疗

1）术前减黄治疗的必要性目前有争论，无明确术前减黄指标，多以血清总胆红素≥250μmol/L作为界限，但临床需根据实际情况，推荐经MDT to HIM讨论后综合判断。

2）高龄或体能状态较差者，若梗阻性黄疸时间较长，合并肝功能明显异常，或伴发热及胆管炎等感染表现，术前推荐先行减黄治疗。

3）术前拟行新辅助治疗的梗阻性黄疸患者，推荐先行减黄治疗。

（2）如何选择合理有效减黄方式

1）拟行减黄的患者推荐经ERCP下置入鼻胆管或支架，或行PTCD外引流。提倡尽量内引流减黄，有助于改善术前的消化及营养状态。

2）合并上消化道狭窄、梗阻等不能开展ERCP下支架置入的梗阻性黄疸患者，或ERCP下支架减黄失败、反复胆道感染的患者，推荐经PTCD减黄，其对术区影响小，引流效果确切，但胆汁流失不利于患者术前消化及营养状态改善。

3 PC根治术的淋巴结清扫范围

（1）胰十二指肠切除术和胰体尾联合脾脏切除术的淋巴结清扫范围分为标准清扫和扩大清扫，见表22-4-4。

表22-4-4 PC根治术的淋巴结清扫范围

手术方式	清扫范围	清扫淋巴结
胰十二指肠切除术	标准清扫	5、6、8a、12b、12c、13a、13b、14a、14b、17a、17b
	扩大清扫	上述范围+8p、9、12a、12p、14c、14d、16a2、16b1
胰体尾联合脾脏切除术	标准清扫	10、11p、11d、18
	扩大清扫	上述范围+8a、8p、9、14a、14b、14c、14d、16a2、16b1

（2）Kotb A等的Meta分析纳入既往关于淋巴结清扫范围的5项随机对照临床试验共724例胰头癌行胰十二指肠切除术的临床资料，结果显示，与标准淋巴结清扫组相比，扩大淋巴结清扫组患者生存期无明显延长。扩大淋巴结清扫对PC患者预后的改善尚存争论，除临床研究外，目前仍建议行标准淋巴结清扫。

（3）淋巴结清扫数目、阳性淋巴结和总淋巴结数比值与预后的相关性存在争议，但送检标本内一定数量的淋巴结有助于进行准确的N分期，并指导后续辅助治疗，建议清扫15枚以上淋巴结。

4 根治性顺行模块化胰脾切除术（Radical Antegrade Modular Pancreatosplenectomy，RAMPS）在胰体尾癌中的应用

（1）RAMPS手术根据是否联合左肾上腺切除分为前RAMPS和后RAMPS。

（2）Zhou Q等的Meta分析纳入了既往关于RAMPS与标准胰体尾癌根治术比较的5项回顾性临床共285例患者的资料，结果显示，两组术后并发症无明显区别，RAMPS组在R0切除率、淋巴结清扫及1年生存率方面具有优势，但两组术后复发无明显差别。

（3）RAMPS手术对胰体尾癌患者长期生存的影响仍有待临床研究证实，但因其理论上的合理性、操作上的可行性及围手术期的安全性，近年来应用日益广泛。

5 联合血管切除

（1）对仅肠系膜上静脉-门静脉累及且可切除重建的PC，如能达到R0切除，行

联合肠系膜上静脉和（或）门静脉切除的胰十二指肠切除术，患者预后与无侵犯静脉行标准手术组无显著差异，明显优于仅行姑息手术的患者。

（2）静脉侵犯深度目前认为不影响静脉切除重建患者预后，但需进一步临床研究论证。

（3）目前，尚无高级别证据支持PC根治术中联合动脉切除重建。

（4）如胰体尾癌根治术中可行安全的腹腔干切除，且有望获得R0切除，经MDT to HIM讨论评估后，可选手术切除。

（5）由于联合动脉切除的PC手术并发症及围术期死亡率均高于未联合动脉切除组，且根治性有限，手术指征选择应较联合静脉切除持更为审慎态度，不建议联合肠系膜上动脉切除重建。

6 腹腔镜和机器人手术

（1）腹腔镜胰十二指肠切除术（LPD）的安全性不断提高，但作为一种复杂、高风险手术，需要强调较长时间的学习曲线和专业训练。我国学者进行的前瞻性多中心随机对照临床研究评价LPD的安全性，结果显示，对完成学习曲线、技术成熟的术者，LPD组住院时间显著短于开放手术组，两组围术期严重并发症发生率、术后90d内死亡率等差异无统计学意义。

（2）与开放手术相比，LPD"微创"优势已获证实，但"肿瘤学"获益效果仍需进一步验证。推荐开展临床研究或在大型专业中心由有经验胰腺外科医师实施此类手术。

（3）腹腔镜胰体尾切除术（LDP）的微创优势明显，在国内外广泛应用，但其"肿瘤学"获益仍需高级别证据证实。

（4）机器人手术与腹腔镜手术相比较，似在中转率有一定优势，在其余方面无明显差异。

（5）对存在明显胰外侵犯的PC开展腹腔镜和机器人手术尚有争议，需进一步总结。

7 PC手术标本的标准化检测和切缘状态评估

（1）在保障标本完整性前提下，提倡由外科和病理科医师合作完成胰十二指肠切除标本的标准化检测，对标本各个切缘分别进行标记及描述，以客观准确反映切缘状态。如联合肠系膜上静脉和（或）门静脉切除，应对静脉受累状况分别取材报告，具体见表22-4-5。

表22-4-5　PC手术切缘描述和静脉浸润深度的鉴定

切缘描述	浸润深度
胰腺前侧（腹侧）切缘	静脉壁外膜受累
胰腺后侧（背侧）切缘	
胰腺肠系膜上静脉沟槽切缘	
胰腺肠系膜上动脉切缘	累及静脉壁，但内膜未受累
胰腺断端	
胃切缘近端	
空肠切缘远端	
胆管切缘	累及静脉壁全层

（2）既往文献将切缘表面有无肿瘤细胞作为判断R0或R1切除的标准，以此标准，R0与R1切除患者预后差异无统计学意义。

（3）目前多采用以距切缘1 mm内有无肿瘤浸润作为判断R0或R1切除的标准，即：距切缘1mm组织内如有肿瘤细胞浸润，为R1切除；如无肿瘤细胞浸润，为R0切除。以"1 mm"为判断原则，R0与R1切除患者预后差异存在统计学意义。

（4）外科手术目的是达到R0切除，但由于胰腺的解剖特点及肿瘤的生物学行为，难以避免以R1切除为手术结果，但仍可改善患者预后。

（5）姑息性切除特指R2切除，对改善预后作用尚待评估。文献报道，与仅行姑息性短路手术比较，R2切除并未改善预后和生活质量，应予避免。

第三节　化疗

1　化疗原则

（1）化疗属于全身系统性治疗，可用于所有分期PC，包括术后辅助化疗，可切除和交界可切除PC的新辅助化疗，局部进展期、合并远处转移及复发PC的一线、后续化疗等。

（2）化疗前应进行MDT to HIM讨论，包括患者体能状态、肿瘤分期等，制订合理治疗目标。

（3）在化疗开始前应与患者讨论治疗目标，鼓励参与临床试验。

（4）对接受化疗患者需行密切随访。

2　常用化疗药物与化疗方案

PC常用化疗药物包括：氟尿嘧啶类（5-FU、卡培他滨、替吉奥），吉西他滨，铂类（顺铂、奥沙利铂），伊立替康类（伊立替康、脂质体伊立替康），白蛋白结合紫杉醇等。

PC常用化疗方案主要分四大类，具体如下：

（1）以吉西他滨为基础的化疗方案：

① 吉西他滨

② 吉西他滨+白蛋白结合紫杉醇

③ 吉西他滨+顺铂

（2）以氟尿嘧啶类为基础的化疗方案：

① 5-FU+亚叶酸

② 卡培他滨

③ 替吉奥

④ 5-FU+亚叶酸+奥沙利铂（OFF）

⑤ FOLFOX

⑥ 卡培他滨+奥沙利铂（CapeOx）

⑦ 5-FU+亚叶酸+伊立替康（FOLFIRI）

⑧ 5-FU+亚叶酸+脂质体伊立替康

⑨ FOLFIRINOX 和改良 FOLFIRINOX（mFOLFIRINOX）

（3）吉西他滨联合氟尿嘧啶类的化疗方案：

① 吉西他滨+卡培他滨

② 吉西他滨+替吉奥

（4）其他化疗方案：

① PEXG（吉西他滨+卡培他滨+顺铂+表柔比星）

② 序贯化疗

3 化疗的应用

（1）辅助化疗：辅助化疗对PC术后具明确疗效，能防止或延缓肿瘤复发转移，提高术后生存率，应积极推荐术后辅助化疗。对未行新辅助化疗且术后身体恢复良好者，辅助化疗尽量在8周内进行。最新研究表明，适当延缓术后辅助化疗到12周并不影响预后。对那些接受过新辅助化疗者，辅助治疗方案应根据其对新辅助治疗的反应和其他临床考虑选择。

（2）可切除和交界可切除PC新辅助化疗：对新辅助治疗价值的理解正在逐渐发展，医疗技术正在向扩大切除范围方向发展，但新辅助治疗可否提高治愈率，尚需临床研究结果证实。新辅助化疗目的是筛选出根治性手术能获益者、提高R0切除率，降低淋巴结转移率，最终提高患者生存，有时也可与放疗联合使用。一般根据体能状态，优先选择ORR高的化疗方案，如FOLFIRINOX/mFOLFIRINOX（ECOG评分

0~1分）或吉西他滨+白蛋白结合紫杉醇方案（ECOG评分0~2分）。

（3）局部进展期、合并远处转移及复发PC的一线、后线化疗：主要目的是延长生存，提高生活质量。部分患者经系统化疗，联合或不联合放疗后，也可达到手术切除标准。

第四节 放疗

1 放疗原则

（1）PC对X线的放射抵抗性较高，其毗邻空腔脏器不能耐受高剂量照射，因此，对PC是否进行放疗需由MDT to HIM整合评估后决定。

（2）放疗最好与化疗联合使用：

1）放疗期间常用吉西他滨或氟尿嘧啶类药物作为增敏剂，又称为同步化放疗。

2）放疗前强烈建议2~4个疗程的诱导化疗，以抑制潜在转移灶；并作为筛选患者手段，排除恶性程度高且已发生远处转移患者，避免不必要放疗。

（3）PC的放疗常用于6种临床情况：

1）辅助放疗

2）可切除和交界可切除PC的新辅助放疗

3）局部进展期

4）局部复发PC

5）姑息性放疗

6）术中放疗（Intraoperative Radiotherapy，IORT）

2 常用放疗方案

（1）放疗（RT）

（2）化放疗（chemoradiation，CRT）

（3）三维适形放疗（3-D Conformal Radiation Therapy）

（4）调强适形放疗（Intensity-Modulated Radiation Therapy，IMRT）

（5）立体定向放疗（Stereotactic Body Radiation Therapy，SBRT）

（6）质子重离子

3 放疗应用

（1）辅助放疗：目前对术后辅助放疗的应用仍有争议。虽然尚无高级别证据支持，但多项回顾性大样本病例对照研究结果显示，对存在高危因素（如R1切除、淋巴结阳性或淋巴血管侵犯之一）患者，术后放疗有生存获益。2019年ASTRO指南建议：手术切除后的PC，对部分高危患者（高危临床特征包括淋巴结和切缘阳性，不管肿瘤在胰腺内定位如何），有条件地推荐采用常规分割放疗联合化疗。美国肿瘤放疗协会（RTOG）建议照射范围包括肿瘤床、胰肠吻合口及邻近淋巴结引流区（腹腔干、肠系膜上动脉、门静脉和腹主动脉周围）。但近年来多项基于术后局部复发部位的研究建议缩小照射靶区，仅需照射腹腔干和肠系膜上动脉起始段周围的高危复发区域，并避免照射胆肠吻合口和胰肠吻合口。放疗总剂量为45~46 Gy，分割剂量1.8~2.0 Gy/次，高危复发部位可加量。对切除术后接受辅助治疗的PC患者，建议全身化疗4~6个月后进行化放疗。

（2）可切除和交界可切除PC新辅助化放疗：目的是提高R0切除率，并使生存获益，推荐在诱导化疗后给予新辅助放疗。Ⅲ期PREOPANC研究，纳入246例可切除或交界可切除PC，其中119例术前接受过联合吉西他滨的新辅助化放疗，127例患者直接接受手术治疗，所有患者术后均给予吉西他滨辅助治疗。与直接手术相比，新辅助化放疗患者R0切除率明显提高（71.0% vs. 40.0%，P<0.01）；可切除亚组分析结果显示，新辅助化放疗+手术较直接手术并未延长中位OS（14.6个月 vs. 15.6个月，P=0.830）；但新辅助化放疗延长了交界可切除亚组的中位OS（17.6个月 vs. 13.2个月，P=0.029）。新辅助化放疗中的放疗尚无标准方案，常用总剂量为45~54 Gy，1.8~2.0 Gy/次，每周照射5次。亦可采用总剂量36 Gy，2.4 Gy/次，每周5次照射。

（3）局部进展期PC同步化放疗：强烈建议在3~6个月诱导化疗后进行，一般建议仅照射临床可见肿瘤，采用SBRT技术时，可依据影像学中可见肿瘤范围进行非均匀外扩，形成计划靶区，可能获得更好的局控效果。放疗剂量：常规分割放疗，总剂量为45~54 Gy，1.8~2.0 Gy/次，每周5次。如肿瘤远离消化道，在不超过消化道耐受剂量前提下，放疗总剂量可相应提高。如肿瘤未侵犯消化道，或距消化道大于1cm，可用SBRT技术，推荐分割剂量为30~45 Gy/3次，或25~45 Gy/5次。

（4）手术后局部肿瘤和（或）区域淋巴结复发的化放疗：对未接受过放疗患者，建议化疗后行同步化放疗。放疗靶区和剂量同"局部进展期PC的同步化放疗"。

（5）姑息性放疗：对选择性部分转移性PC，推荐对原发或选定的转移病灶采取姑息性放疗，控制症状。①腹背疼痛：对原发病灶行放疗，放疗剂量为25~36 Gy，分割剂量为2.4~5.0 Gy/次。②对转移性病变（如骨转移）行放疗，总剂量为30 Gy/10次照射，或SBRT单次8.0 Gy照射，或分次SBRT治疗。

（6）术中放疗：指在手术中切除肿瘤后对瘤床、淋巴引流区，或残存肿瘤，或不能切除的肿瘤，在术中直视下，给予一次性大剂量照射。由于是在直视下视野，能使肿瘤受到大剂量照射的同时保护周围正常组织，从而提高肿瘤局部控制率。但术中放疗目前尚未被大规模临床研究证实能提高PC生存率，该方面研究应在有条件的医院进行临床试验。

第五节 靶向和免疫治疗

1 靶向治疗

（1）厄洛替尼：是EGFR酪氨酸激酶抑制剂。早在2007年，厄洛替尼作为PC的第一个靶向治疗药物，与吉西他滨联用已被推荐作为局部进展期与合并远处转移PC的一线治疗，后续有研究提示KRAS野生型患者用厄洛替尼效果可能较好。但由于厄洛替尼的总体疗效不高，且后续辅助治疗临床研究为阴性结果，使厄洛替尼在PC的临床应用上并不广泛。

（2）后续其他靶向治疗研究：在厄洛替尼之后，又有许多靶向治疗临床研究，如抗血管生成治疗等，但结果均为阴性。

（3）奥拉帕利：2019年POLO研究，针对携带BRCA1/2基因突变合并远处转移PC，将PARP抑制剂奥拉帕利用于一线铂类化疗无进展后的维持治疗，PFS从3.8个月延长至7.4个月，真正开启了PC靶向治疗新时代。

（4）泛瘤种的研究证实，对存在NTRK基因融合的局部进展期或合并远处转移的PC可选择拉罗替尼或恩曲替尼治疗。

（5）美国MD安德森癌症中心开展一项名为"了解您的肿瘤（KYT）"临床研究，观察其他瘤种中比较常见的基因变异如HER2扩增、ROS1融合、BRAF-V600E突变等对PC的治疗是否有疗效。结果显示：在具有可供治疗基因变异患者中，与未接受匹配治疗的患者相比，接受匹配治疗患者的生存期明显更长，死亡风险下降52%；与没有致病突变的患者相比，接受匹配治疗患者的生存期也明显更长，死亡风险下降66%，证实了PC靶向治疗的前景。

（6）目前也有更多靶向治疗药物临床试验将PARP抑制剂的治疗前移。

2 免疫治疗

（1）具有高度微卫星不稳定性（MSI-H）、错配修复缺陷（dMMR）或高突变负荷（TMB）分子特征的局部进展或合并远处转移的PC可选择PD-1单抗免疫治疗。

（2）目前，尚无证据表明使用免疫检查点抑制剂CTLA-4/PD-1/PD-L1抗体可使无上述分子特征的PC获益。

（3）PC总体来说还是免疫冷肿瘤，肿瘤的微环境处于免疫抑制状态。如何把免疫冷肿瘤变成热肿瘤，是近年来PC免疫治疗研究的热点。通过化疗、放疗、纳米刀等治疗提高免疫治疗疗效的临床研究正在进行中。

3　基因检测

（1）PC有4个主要驱动突变基因，主要是Kras，其次是TP53、SMAD4和CDKN2A，遗憾的是目前这4个主要突变基因尚无临床适用的靶向治疗药物。除此以外，还有一些突变频率不高的基因变异，但与PC发生及治疗疗效相关。随着PARP抑制剂应用成功，同源重组缺陷相关基因变异越来越引起临床重视。

（2）对任何确诊的PC，推荐使用全面的遗传性肿瘤基因谱行胚系突变检测。

（3）对致病性突变检测阳性或具有明确家族史的患者，推荐开展深入遗传分析评估（如详细调查疾病家族史等）。

（4）对接受治疗的局部进展期或合并远处转移的PC患者，推荐开展基于肿瘤组织样本的体细胞基因谱分析；对无法获得组织样本的病例，可行外周血ctDNA检测。

（5）局部进展期或合并远处转移的PC患者均应进行MSI/MMR/TMB检测。

（6）国际癌症研究机构/美国医学遗传学与基因组学学会和胚系突变等位基因解读实证联盟将基因变异按照风险程度由高至低分为5级：致病性（5级，致病可能性>0.99）；可能致病性（4级，致病可能性为0.95~0.99）；意义未明（3级，致病可能性为0.05~0.949）；可能良性（2级，致病可能性为0.001~0.049）；良性（1级，致病可能性<0.001）。

第六节　其他治疗

1　营养支持治疗

（1）PC可通过多种不同因素导致营养不良甚至恶病质发生，包括：①肿瘤相关全身因素，如脂肪组织生理学中的变化、全身炎症等；②胰腺功能改变的相关因素，如胰腺外分泌功能不全、胰腺内分泌功能改变等；③胰腺与其他消化器官密切相互作用的相关因素，如消化道梗阻、菌群紊乱等。

（2）营养支持治疗应贯穿PC治疗的始终。

（3）对体能状态较差的患者，优先推荐营养支持治疗。

（4）围术期及PC系统治疗期间也需选择合适的营养支持治疗。

2　疼痛治疗

（1）疼痛是绝大多数PC就诊时的主要症状。PC所致疼痛主要原因包括PC对周围神经的直接浸润、胰腺周围神经炎症、PC所致包膜张力增加以及胰头肿瘤致胰管压力增高。

（2）疼痛治疗以镇痛药物治疗为基础，常需手术、介入、神经阻滞、化疗、放疗、心理治疗等多学科合作和多方式联合。选择最佳镇痛治疗方法，首先需要明确疼痛原因。

（3）镇痛药物管理在 PC 疼痛治疗中尤为重要，需 MDT to HIM 讨论后按癌痛治疗三阶梯方法开展。

（4）阿片类制剂是 PC 疼痛治疗的基石，若阿片类药物不能控制疼痛或导致不能耐受的不良反应，推荐使用神经丛切断、EUS 引导或 CT 引导下的神经丛消融术或无水酒精注射等。

（5）疼痛管理应达到的目标：充分镇痛、最优生存、最小不良反应、避免异常用药。

3　姑息治疗

（1）PC 姑息治疗目的主要是缓解胆管和消化道梗阻，为其他治疗创造机会，改善生活质量，延长生存时间。

（2）对合并梗阻性黄疸的不可切除的 PC，首选内镜胆道支架置入术。对支架留置失败或因其他原因无法行内镜治疗，可选择 PTCD。

（3）姑息性胆肠吻合术仅适于因技术困难或存在禁忌无法通过内镜或 PTCD 减黄者。

（4）胰头癌合并消化道梗阻的治疗方式并未达成共识，开放或腹腔镜下胃空肠吻合术以及内镜下消化道支架置入等均为可行之选。对合并消化道梗阻的晚期 PC，预计病人生存期较长且一般情况良好时，建议行胃空肠吻合术；预计生存期较短或一般情况较差无法耐受手术者，可行内镜下支架置入。

（5）对尚无消化道梗阻，但在外科手术探查中发现肿瘤无法根治性切除的 PC 患者，目前并无证据表明预防性胃空肠吻合术使患者获益，且可能增加围术期并发症而推迟全身系统治疗时间，故不建议行预防性胃空肠吻合术。

（6）对在外科探查术中发现肿瘤无法根治性切除或因消化道梗阻行胃空肠吻合术的患者，若同时合并胆道梗阻，可行姑息性胆肠吻合术或双旁路手术（胆肠吻合+胃空肠吻合术）。

4　纳米刀

（1）又称不可逆性电穿孔，该技术 2011 年被美国 FDA 批准用于临床，主要针对局部进展期 PC。

（2）纳米刀的优势：消融时间短，治疗区域内神经、血管等重要组织得以保留，不受热岛效应影响，治疗彻底、治疗边界清晰，并有与免疫治疗协同的效果。

(3) 2015年被中国FDA批准用于PC和肝癌的治疗，2021年国内亦发布纳米刀用于PC的专家共识。

5 中医药治疗

（1）中医药治疗是PC整合治疗的组成之一，与西医治疗相比，中医药并非着眼于直接杀灭癌细胞，而是注重于"扶正"调理。

（2）中医药可用于早期PC根治术后的巩固阶段，有助于促进机体功能恢复；用于中晚期PC姑息术后或放化疗后的联合或巩固或维持阶段，有助于增强机体抗癌能力，降低放化疗或靶向药物治疗毒性，改善症状，提高生活质量。

（3）在治疗思路上，西医更强调精准治疗，尽管会取得疗效，但相应副作用不容忽视。中医更强调宏观和整体观念，更注重"人"这个整体，相对西医靶向性比较模糊。

（4）中医可对PC在各个阶段进行辨证求因，审因论治，给出相应理法方药，且因人而异。将中医与西医治疗思路整合起来，不仅可弥补中医对PC本身微观认识的不足，更重要的是可以发挥它的长处，真正达到治病与救人的目的。

（5）中医药治疗PC证据不多，需要积极开展临床多中心试验研究。

6 介入治疗

（1）动脉内灌注化疗栓塞术：采用动脉内灌注化疗治疗PC的效果存在争议，临床操作中建议：①若见肿瘤供血动脉，超选后行灌注化疗。②若未见肿瘤供血动脉，建议胰头、胰颈部肿瘤经胃十二指肠动脉灌注化疗；而胰体尾部肿瘤则根据肿瘤范围、血管造影情况，经腹腔动脉、肠系膜上动脉或脾动脉灌注化疗。③对伴有肝转移者经肝固有动脉灌注化疗，若造影见肝内转移灶血供丰富，可联合栓塞治疗。

（2）晚期PC的其他相关介入治疗：可参考《晚期PC介入治疗临床操作指南》（试行）（第五版）。

7 针对间质的治疗

PC与其他恶性肿瘤有一个很大区别，就是间质丰富。因此，去间质治疗一直是PC研究热点，包括透明质酸酶抑制剂、Hedgehog信号阻断剂、基质金属蛋白酶抑制剂及肿瘤相关成纤维细胞去除剂等。

近年来最受关注的Ⅲ期临床研究就是聚乙二醇透明质酸酶α，但可惜的是，即使透明质酸高表达，聚乙二醇透明质酸酶α联合吉西他滨+白蛋白结合紫杉醇在合并远处转移PC中的疗效并不优于单纯化疗。

目前更多研究认为，PC间质是复杂且动态的结构，可能存在多个亚型，不同亚型对治疗的敏感性及预后可能不同，肿瘤相关成纤维细胞在其中发挥重要作用，多项针对肿瘤相关成纤维细胞治疗的临床研究正在开展中。

第七节 合并远处转移PC治疗的整合决策

1 治疗原则

（1）合并远处转移PC属于全身晚期肿瘤，不可切除，治疗以全身性系统治疗为主，如化疗。

（2）治疗前需行体能状态评估：分为体能状态良好（ECOG评分0~1分）、体能状态较好（ECOG评分0~2分）和体能状态较差（ECOG评分>2分）。

（3）治疗前需获得病理学确诊：优先推荐对转移灶行穿刺活检，如转移灶无法获得，则建议行超声内镜穿刺原发灶。

（4）合并远处转移PC的总体疗效不佳，建议积极参与临床研究。

（5）合并远处转移PC建议开展基因检测和MSI/MMR/TMB检测，有助于指导最佳药物治疗方案并参与相关临床研究。

2 体能状态较好患者常用一线治疗方案

体能状态较好患者常用一线治疗方案：多选择联合用药方案。

（1）FOLFIRINOX/mFOLFIRINOX（体能状态良好）。

（2）吉西他滨+白蛋白结合紫杉醇（体能状态较好）。

（3）对存在BRCA1/2或PALB2基因突变者，推荐采用含铂类的化疗方案，如FOLFIRINOX/mFOLFIRINOX或者吉西他滨+顺铂。

（4）吉西他滨+替吉奥。

（5）吉西他滨+卡培他滨。

（6）吉西他滨+厄洛替尼。

（7）5-FU+亚叶酸+奥沙利铂（OFF）。

（8）卡培他滨+奥沙利铂（CapeOx）。

3 体能状态较差者常用一线治疗方案

体能状态较差者常用一线治疗方案：多选择单药方案。

（1）营养支持治疗。

（2）吉西他滨单药。

（3）替吉奥。

（4）卡培他滨。

（5）如基因检测有 NTRK 融合，可选拉罗替尼或恩曲替尼治疗；如具有高度微卫星不稳定性（MSI-H）、错配修复缺陷（dMMR）或高突变负荷（TMB）分子特征，可选 PD-1 单抗免疫治疗。

（6）姑息性放疗：合并远处转移 PC 一般不建议放疗，除非需行姑息性放疗止痛或原发病灶是唯一的病情进展部位。

4　维持治疗

（1）一线化疗 4~6 个月无进展，若体能状态较好，可考虑维持治疗。

（2）目前推荐的维持治疗方案，仅针对存在胚系 BRCA1/2 基因突变者，经含铂方案化疗≥16 周后肿瘤无进展，建议奥拉帕利维持治疗。

（3）另外，临床上尝试的其他维持方案有：① FOLFIRINOX 方案后用 FOLFIRI、FOLFOX 或卡培他滨维持治疗。② 吉西他滨联合白蛋白结合紫杉醇后，改变原方案用药间隔或单药吉西他滨维持治疗。③ 替吉奥联合白蛋白结合紫杉醇后用替吉奥维持治疗。④ 维持治疗的时间定义为持续至疾病进展或不良反应难以耐受。

5　二线治疗及多线治疗

（1）一线治疗后进展者，依据一线化疗方案、体能状态、并发症及不良反应等选择二线治疗方案。

（2）一般一线使用以吉西他滨为基础的化疗，则二线选择以氟尿嘧啶类为基础的化疗方案；而一线使用以氟尿嘧啶类为基础的化疗，则二线选择以吉西他滨为基础的化疗方案。

（3）如体能状态较好，二线化疗比单纯的支持治疗更有效。

（4）二线治疗后，是否继续开展后线治疗存在争议，尚无明确方案，建议参加临床研究。

6　外科治疗

（1）不推荐对合并远处转移 PC 行减瘤手术。

（2）部分合并远处寡转移灶（单个器官转移、转移灶数量≤3 个）的 PC，经一段时间系统化疗后，若肿瘤明显退缩且预计手术能达到 R0 切除，推荐参加手术切除的临床研究。

（3）对合并胆道或消化道梗阻的远处转移 PC，优先考虑经内引流支架置入解除梗阻。若支架置入失败且患者体能状态尚可时，可考虑行姑息性旁路手术。

第八节 局部进展期PC治疗的整合决策

1 治疗原则

（1）局部进展期PC属于局部晚期肿瘤，不可切除，初始治疗不推荐手术切除，而以非手术治疗作为一线治疗。

（2）治疗前需行体能状态评估：体能状态良好（ECOG评分0~1分）、体能状态较好（ECOG评分0~2分）、体能状态较差（ECOG评分>2分）。

（3）治疗前需获得病理学确诊：推荐超声内镜穿刺活检。

（4）局部进展期PC的总体疗效不佳，建议积极参与临床研究。

（5）局部进展期PC建议开展基因检测和MSI/MMR/TMB检测，有助于指导治疗方案并参与临床研究筛选。

2 体能状态较好者常用一线治疗方案

体能状态较好者常用一线治疗方案：基本同合并远处转移PC。

3 体能状态较差者常用一线治疗方案

体能状态较差者常用一线治疗方案：基本同合并远处转移PC。

4 二线治疗及多线治疗

（1）经系统性化疗3~6个月后疾病稳定，可考虑加用放疗。

（2）一线治疗后进展，依据一线化疗方案、体能状态、并发症及不良反应等选择二线治疗方案。

（3）一线使用以吉西他滨为基础的化疗，则二线选择以氟尿嘧啶类为基础的化疗；一线使用以氟尿嘧啶类为基础的化疗，则二线选择以吉西他滨为基础的化疗。

（4）如果体能状态较好，二线化疗比单纯的支持治疗更有效。

（5）二线治疗后，是否继续开展后线治疗存在争议，尚无明确方案，建议参加临床研究。

5 外科治疗

（1）近年来研究发现，有超过20%的局部进展期PC患者在一线治疗后通过转化能获得手术切除机会，且预后明显好于单纯化疗或化放疗。

（2）尽管目前对局部进展期PC手术切除还缺少随机对照研究，但仍推荐全身状况较好的局部进展期患者尝试转化治疗。

(3）局部进展期PC目前尚无最佳转化治疗方案，一般选择ORR较高的FOLFIRI-NOX/mFOLFIRINOX或者吉西他滨+白蛋白结合紫杉醇方案，结合放疗有可能提高R0切除率、提高病理反应率，但对生存影响还有争议，且放疗有可能会增加手术难度。

（4）转化治疗后出现以下情况：①CA19-9水平下降50%；②临床改善（即体能状态、疼痛、体重/营养状态改善）；③影像学评估PR或SD；④PET-CT代谢值下降30%以上，经MDT to HIM讨论可考虑手术切除，以腹腔镜探查为首选。

第九节　可切除PC治疗的整合决策

1　根治性切除手术

（1）术前评估：包括高危因素、体能状态、营养评估、黄疸等。

（2）无高危因素、无手术禁忌证患者推荐行根治性切除手术。

2　新辅助治疗在可切除PC中的应用

（1）新辅助治疗可提高可切除PC的R0切除率，降低淋巴结阳性率，但对提高总体生存的效应还未达成共识。加上目前PC对用新辅助治疗手段的总体有效率不高，部分患者可能会因新辅助治疗失败而错失根治性切除机会；而且新辅助治疗前的穿刺明确病理学诊断及减黄均为有创性操作，因此目前对所有可切除PC常规开展新辅助治疗还持谨慎态度。

（2）对合并以下高危因素的可切除PC，推荐开展新辅助治疗：①非常高的血清CA19-9水平；②肿瘤较大；③区域淋巴结较大；④体重明显减轻；⑤极度疼痛。

（3）但目前针对上述高危因素，尚缺乏统一的量化标准。

（4）2016年中国抗癌协会胰腺癌专业委员会多学科临床研究协作学组（Chinese Study Group For Pancreatic Cancer，CSPAC）专家共识推荐术前"CEA+、CA125+、CA19-9≥1000 U/ml"的可切除PC开展新辅助治疗。

（5）液态活检标志物和能反应肿瘤代谢负荷的PET在评估高危因素方面显示潜在的临床应用前景。

3　新辅助治疗常用方案

（1）FOLFIRINOX/mFOLFIRINOX（体能状态良好者），或者吉西他滨+白蛋白结合紫杉醇（体能状态较好者）。

（2）对BRCA1/2或PALB2突变的患者，推荐采用含铂类化疗方案，如FOLFIRI-NOX/mFOLFIRINOX或吉西他滨+顺铂。

(3) 吉西他滨+替吉奥。

(4) PEXG。

(5) 吉西他滨单药。

(6) 新辅助放疗：放疗在可切除 PC 新辅助治疗中的价值尚缺乏高质量临床研究，如准备开展新辅助放疗，通常建议在放疗前先接受诱导化疗。

4 新辅助治疗后的评估

(1) 可切除 PC 的新辅助治疗一般为 2~4 个周期，在最后一次新辅助治疗后的 4~8 周内进行手术探查。

(2) 新辅助治疗期间应密切监测血清肿瘤标志物变化和影像学检查，对新辅助治疗效果不佳患者可考虑及时进行手术干预。若疾病进展无法手术切除，应遵循不可切除 PC 的治疗原则。

5 辅助治疗在可切除 PC 中的应用

(1) 根治性切除手术后的 PC 如无禁忌证，均推荐行辅助治疗。

(2) 但也有文献报道，如果肿瘤小于 1cm，即 T1a 和 T1b 的患者，辅助治疗似乎不能带来生存获益。

(3) 术后体能状态恢复较好患者，辅助治疗起始时间尽可能控制在术后 8 周内；体能状态恢复较差的患者，辅助治疗时间可以延至术后 12 周，但需尽可能完成足够疗程（6~8 个疗程）。

6 辅助治疗常用方案

(1) mFOLFIRINOX（体能状态良好者）。

(2) 吉西他滨+卡培他滨。

(3) 吉西他滨。

(4) 替吉奥。

(5) 5-FU+亚叶酸。

(6) APACT 研究（国际性多中心Ⅲ期随机对照临床试验）结果显示，吉西他滨+白蛋白结合紫杉醇方案可延长 PC 根治术后病人 OS，亚组分析结果显示，T3 期合并淋巴结转移者更明显，可将其作为辅助化疗的备选方案。

(7) 新辅助化疗后接受序贯根治手术且术后无复发或转移证据的可切除 PC，建议经 MDT to HIM 评估后决定是否继续开展辅助化疗，参考前期新辅助化疗效果或临床研究结论制定化疗方案。

(8) 辅助放疗：目前对于术后辅助放疗的应用仍有争议。对术后有肿瘤残留或有淋巴结转移者，建议术后行辅助放疗。虽无高级别证据支持，但多项回顾性大样本病例对照研究结果显示，对于存在高危因素（如 R1 切除、淋巴结阳性或淋巴血管侵犯之一）的患者，术后放疗可获得生存获益。

第十节　交界可切除 PC 治疗的整合决策

1　外科治疗

（1）交界可切除 PC 患者直接手术可能导致切缘阳性（R1/2），影响预后。研究结果证实，新辅助治疗能提高肿瘤的 R0 切除率、降低淋巴结转移率、减少神经和血管浸润、延长患者无瘤生存时间；此外，新辅助治疗有助于评估肿瘤的生物学行为，若在新辅助治疗期间病情进展，则预示肿瘤的生物学行为较差，难以从手术中获益。因此，针对体能状态较好的交界可切除 PC 患者，推荐先给予新辅助治疗。

（2）对于新辅助治疗后序贯手术切除的患者，联合静脉切除如能达到 R0 根治，则患者的生存获益与可切除患者相当。联合动脉切除对患者预后的改善存在争论，尚需前瞻性大样本的数据评价。

（3）不推荐对这部分患者行姑息性 R2 切除，特殊情况如止血等挽救生命时除外。

（4）关于交界可切除 PC 的治疗策略，目前缺乏大型临床研究数据支持，鼓励参与临床研究。

2　新辅助治疗常用方案

新辅助治疗常用的方案：化疗方案基本同可切除胰腺癌。
（1）FOLFIRINOX/mFOLFIRINOX（体能状态良好者）。
（2）吉西他滨+白蛋白结合紫杉醇（体能状态较好者）。
（3）对 BRCA1/2 或 PALB2 突变的患者，推荐采用含铂类的化疗方案，如 FOLFIRINOX/mFOLFIRINOX 或者吉西他滨+顺铂。
（4）吉西他滨+替吉奥。
（5）新辅助放疗：放疗在交界可切除胰腺癌患者新辅助治疗中的价值尚缺乏高质量临床研究佐证，如果准备开展新辅助放疗，常建议在放疗前先接受诱导化疗。

3　新辅助治疗后的评估

（1）目前，对新辅助治疗的周期也无明确标准，一般推荐 2～4 个周期的新辅助治疗，根据治疗前后肿瘤大小、肿瘤标记物、临床表现及体能状态的变化等，由

MDT to HIM进行疗效评估。新辅助治疗后病情无进展者，即使影像学检查未发现肿瘤降期，也应行手术探查。首选腹腔镜探查，在排除远处转移后应争取根治性切除。

（2）经新辅助治疗后疾病进展或仍无法根治性切除的患者，按不可切除PC的化疗原则继续化疗。

4 辅助治疗

（1）交界可切除PC术前都经过新辅助治疗，术后经MDT to HIM评估后再决定是否追加辅助化疗。

（2）辅助化疗方案参考对新辅助化疗的效果或临床研究结论制定，依据患者体能状态选择新辅助化疗常用方案。

第五章 康复

第一节 术后康复

PC根治性切除术后需要在饮食、休息、活动等多方面加以注意，才能获得良好的术后康复效果。PC术后，特别是胰十二指肠切除或全胰腺切除术后，饮食需要从流质、半流质向软食、正常饮食逐步过渡，可根据消化吸收情况辅助服用一段时间的胰酶胶囊，以帮助食物特别是脂肪类食物的消化；同时还需注意密切监测血糖，控制血糖的稳定。

在日常生活中，PC患者应放松心情，保持良好心态，养成规律作息习惯，避免熬夜和过度疲劳，同时还应进行适当的锻炼，增强自身抵抗力。

术后良好康复能帮助患者更好地耐受术后辅助治疗，同时提高免疫力，减少术后复发机会。

第二节 术后随访

术后随访是通过定期应用血清肿瘤标志物和影像学检查等方法尽可能早地发现局部复发或远处转移，并及时予以治疗。

术后第1年，建议每3个月随访1次；第2～3年，每3～6个月随访1次；之后每6个月随访1次，随访时间至少5年。PC根治切除术后的复发率接近80%，即使生存时间超过5年的患者也会出现复发。

随访项目除病史和体征外，包括血常规、血生化、血清肿瘤标志物，胸部CT、全腹部（包括盆腔）增强CT等检查。怀疑肝转移或骨转移者，加行肝脏增强MRI和骨扫描，必要时行PET进一步检查。近年来，液态活检标志物在根治性切除术后随访中能更早发现复发转移的价值开始得到重视。

随访期间除监测肿瘤复发外，还应特别关注其他手术相关远期并发症如胰腺内外分泌功能、营养状态等，最大限度改善患者生活质量。

第三节 术后复发的治疗

PC根治性切除术后接近80%的患者会出现复发，大多数复发发生在手术后2年内。复发包括：局部复发和远处转移。局部复发定义为残余胰腺或手术床的复发，如沿腹腔干、肠系膜上动脉、主动脉或胰空肠吻合部位周围的软组织。远处转移分为三个类型：单纯肝转移、单纯肺转移和其他类型转移。

Tanaka等荟萃分析了89个研究共17313例PC根治性切除患者，发现20.8%的患者初次复发为局部复发，平均OS为19.8个月；26.5%的患者初次复发为单纯肝转移，平均OS为15.0个月；11.4%的患者初次复发为单纯肺转移，平均OS为30.4个月；13.5%的患者初次复发为腹膜播散，平均OS为14.1个月。

PC根治性切除术后出现复发，常预后不佳，但仍有相当多患者保持较好的体能状态，可以接受进一步治疗。复发治疗应经MDT to HIM讨论，以制订个体化的整合治疗方案，可参考"中华医学会肿瘤学分会PC早诊早治专家共识"。

1 局部复发（不伴远处转移）

（1）治疗可参考"局部进展期胰腺癌"。
（2）推荐化疗或化疗联合化放疗。
（3）孤立局部复发病灶，技术上预计可行R0切除的患者，可考虑手术。
（4）需鉴别新发的PC，若肿物可切除，且体力状况可耐受手术，可按初次手术处理。

2 远处转移（伴或不伴局部复发）

（1）治疗可参考"合并远处转移的PC"。
（2）术后早期出现的转移（一般指2年内）
1）应以全身治疗为主，如化疗。
2）全身治疗方案依据：患者体能状态、疾病进展及相关症状、前次化疗累积毒性、初始化疗效果、前次化疗间隔时间。
（3）术后晚期出现的转移（一般指2年后）
1）多发转移：应以全身治疗为主，如化疗。全身治疗效果好再考虑辅以局部治疗。
2）孤立转移：如患者全身状况允许，可考虑局部治疗，如手术、放疗、消融治疗等，局部治疗前或后辅以全身治疗。既往未接受过放疗且可以接受系统化疗，可考虑复发区域同步放化疗。通常PC单纯肺转移的预后较其他部位转移预后好，对孤立或局限的肺部寡转移、化疗反应较好、有望获R0切除的肿瘤复发者，可以考虑手术切除或局部治疗。

参考文献

[1] KHALAF N, EL-SERAG H B, ABRAMS H R, et al. Burden of Pancreatic Cancer: From Epidemiology to Practice [J]. Clinical gastroenterology and hepatology: the official clinical practice journal of the American Gastroenterological Association, 2021, 19 (5): 876-84.

[2] The global, regional, and national burden of pancreatic cancer and its attributable risk factors in 195 countries and territories, 1990-2017: a systematic analysis for the Global Burden of Disease Study 2017 [J]. The lancet Gastroenterology & hepatology, 2019, 4 (12): 934-47.

[3] CHEN W, ZHENG R, BAADE P D, et al. Cancer statistics in China, 2015 [J]. CA: a cancer journal for clinicians, 2016, 66 (2): 115-32.

[4] JEMAL A, SIEGEL R, XU J, et al. Cancer Statistics, 2010 [J]. CA: a cancer journal for clinicians, 2010, 60 (5): 277-300.

[5] SIEGEL R L, MILLER K D, SAUER A G, et al. Colorectal cancer statistics, 2020 [J]. CA: a cancer journal for clinicians, 2020, 70 (5): 277-300.

[6] SIEGEL R L, MILLER K D, FUCHS H E, et al. Cancer Statistics, 2021 [J]. CA: a cancer journal for clinicians, 2021, 71 (1): 7-33.

[7] PORUK K E, GAY D Z, BROWN K, et al. The clinical utility of CA 19-9 in pancreatic adenocarcinoma: diagnostic and prognostic updates [J]. Current molecular medicine, 2013, 13 (3): 340-51.

[8] LUO G, JIN K, DENG S, et al. Roles of CA19-9 in pancreatic cancer: Biomarker, predictor and promoter [J]. Biochimica et biophysica acta Reviews on cancer, 2021, 1875 (2): 188409.

[9] LUO G, GUO M, JIN K, et al. Optimize CA19-9 in detecting pancreatic cancer by Lewis and Secretor genotyping [J]. Pancreatology: official journal of the International Association of Pancreatology (IAP) [et al], 2016, 16 (6): 1057-62.

[10] MENG Q, SHI S, LIANG C, et al. Diagnostic and prognostic value of carcinoembryonic antigen in pancreatic cancer: a systematic review and meta-analysis [J]. OncoTargets and therapy, 2017, 10: 4591-8.

[11] MENG Q, SHI S, LIANG C, et al. Diagnostic Accuracy of a CA125-Based Biomarker Panel in Patients with Pancreatic Cancer: A Systematic Review and Meta-Analysis [J]. Journal of Cancer, 2017, 8 (17): 3615-22.

[12] GU Y L, LAN C, PEI H, et al. Applicative Value of Serum CA19-9, CEA, CA125 and CA242 in Diagnosis and Prognosis for Patients with Pancreatic Cancer Treated by Concurrent Chemoradiotherapy [J]. Asian Pacific journal of cancer prevention: APJCP, 2015, 16 (15): 6569-73.

[13] ZHU Y, ZHANG H, CHEN N, et al. Diagnostic value of various liquid biopsy methods for pancreatic cancer: A systematic review and meta-analysis [J]. Medicine, 2020, 99 (3): e18581.

[14] PENG C, WANG J, GAO W, et al. Meta-analysis of the Diagnostic Performance of Circulating MicroRNAs for Pancreatic Cancer [J]. International journal of medical sciences, 2021, 18 (3): 660-71.

[15] YANG Z, LARIVIERE M J, KO J, et al. A Multianalyte Panel Consisting of Extracellular Vesicle miRNAs and mRNAs, cfDNA, and CA19-9 Shows Utility for Diagnosis and Staging of Pancreatic Ductal Adenocarcinoma [J]. Clinical cancer research: an official journal of the American Association for Cancer Research, 2020, 26 (13): 3248-58.

[16] HOU J, LI X, XIE K P. Coupled liquid biopsy and bioinformatics for pancreatic cancer early detection and precision prognostication [J]. Molecular cancer, 2021, 20 (1): 34.

[17] HARRINGTON K A, SHUKLA-DAVE A, PAUDYAL R, et al. MRI of the Pancreas [J]. Journal of magnetic resonance imaging: JMRI, 2021, 53 (2): 347-59.

[18] ALABOUSI M, MCINNES M D, SALAMEH J P, et al. MRI vs. CT for the Detection of Liver Metastases in Patients With Pancreatic Carcinoma: A Comparative Diagnostic Test Accuracy Systematic Review and Meta-Analysis [J]. Journal of magnetic resonance imaging: JMRI, 2021, 53 (1): 38-48.

[19] HONG S B, CHOI S H, KIM K W, et al. Meta-analysis of MRI for the diagnosis of liver metastasis in patients with pancreatic adenocarcinoma [J]. Journal of magnetic resonance imaging: JMRI, 2020, 51 (6): 1737-44.

[20] BORASCHI P, DONATI F, CERVELLI R, et al. Secretin-stimulated MR cholangiopancreatography: spectrum of findings in pancreatic diseases [J]. Insights into imaging, 2016, 7 (6): 819-29.

[21] AL-HAWARY M M, FRANCIS I R, CHARI S T, et al. Pancreatic ductal adenocarcinoma radiology reporting template: consensus statement of the Society of Abdominal Radiology and the American Pancreatic Association [J]. Radiology, 2014, 270 (1): 248-60.

[22] QUE R, CHEN Y, TAO Z, et al. Diffusion-weighted MRI versus FDG-PET/CT for diagnosing pancreatic cancer: an indirect comparison meta-analysis [J]. Acta radiologica (Stockholm, Sweden: 1987), 2020, 61 (11): 1473-83.

[23] IKEMOTO J, SERIKAWA M, HANADA K, et al. Clinical Analysis of Early-Stage Pancreatic Cancer and Proposal for a New Diagnostic Algorithm: A Multicenter Observational Study [J]. Diagnostics (Basel, Switzerland), 2021, 11 (2): 287.

[24] PSAR R, URBAN O, CERNA M, et al. Improvement of the Diagnosis of Isoattenuating Pancreatic Carcinomas by Defining their Characteristics on Contrast Enhanced Computed Tomography and Endosonography with Fine-Needle Aspiration (EUS-FNA) [J]. Diagnostics (Basel, Switzerland), 2021, 11 (5): 776.

[25] SHI S, LIANG C, XU J, et al. The Strain Ratio as Obtained by Endoscopic Ultrasonography Elastography Correlates With the Stroma Proportion and the Prognosis of Local Pancreatic Cancer [J]. Annals of surgery, 2020, 271 (3): 559-65.

[26] ISHII Y, SERIKAWA M, TSUBOI T, et al. Role of Endoscopic Ultrasonography and Endoscopic Retrograde Cholangiopancreatography in the Diagnosis of Pancreatic Cancer [J]. Diagnostics (Basel, Switzerland), 2021, 11 (2): 238.

[27] YOUSAF M N, EHSAN H, WAHAB A, et al. Endoscopic retrograde cholangiopancreatography guided interventions in the management of pancreatic cancer [J]. World journal of gastrointestinal endoscopy, 2020, 12 (10): 323-40.

[28] TAKADATE T, MORIKAWA T, ISHIDA M, et al. Staging laparoscopy is mandatory for the treatment of pancreatic cancer to avoid missing radiologically negative metastases [J]. Surgery today, 2021, 51 (5): 686-94.

[29] HUANG J, LOK V, NGAI C H, et al. Worldwide Burden of, Risk Factors for, and Trends in Pancreatic Cancer [J]. Gastroenterology, 2021, 160 (3): 744-54.

[30] SHINDO K, YU J, SUENAGA M, et al. Deleterious Germline Mutations in Patients With Apparently Sporadic Pancreatic Adenocarcinoma [J]. Journal of clinical oncology: official journal of the American Society of Clinical Oncology, 2017, 35 (30): 3382-90.

[31] HU C, HART S N, POLLEY E C, et al. Association Between Inherited Germline Mutations in Cancer Predisposition Genes and Risk of Pancreatic Cancer [J]. Jama, 2018, 319 (23): 2401-9.

[32] HU C, LADUCA H, SHIMELIS H, et al. Multigene Hereditary Cancer Panels Reveal High-Risk Pancreatic Cancer Susceptibility Genes [J]. JCO precision oncology, 2018, 2: PO.17.00291.

[33] LLACH J, CARBALLAL S, MOREIRA L. Familial Pancreatic Cancer: Current Perspectives [J]. Cancer management and research, 2020, 12: 743-58.

[34] BENZEL J, FENDRICH V. Familial Pancreatic Cancer [J]. Oncology research and treatment, 2018, 41 (10): 611-8.

[35] MOLINA-MONTES E, VAN HOOGSTRATEN L, GOMEZ-RUBIO P, et al. Pancreatic Cancer Risk in Relation to Lifetime Smoking Patterns, Tobacco Type, and Dose-Response Relationships [J]. Cancer epidemiology, biomarkers & prevention: a publication of the American Association for Cancer Research, cosponsored by the American Society of Preventive Oncology, 2020, 29 (5): 1009-18.

[36] WANG Y T, GOU Y W, JIN W W, et al. Association between alcohol intake and the risk of pancreatic cancer: a dose-response meta-analysis of cohort studies [J]. BMC cancer, 2016, 16: 212.

[37] PANG Y, HOLMES M V, GUO Y, et al. Smoking, alcohol, and diet in relation to risk of pancreatic cancer in China: a prospective study of 0.5 million people [J]. Cancer medicine, 2018, 7 (1): 229-39.

[38] KRUPA-KOTARA K, DAKOWSKA D. Impact of obesity on risk of cancer [J]. Central European journal of public health, 29 (1): 38-44.

[39] REBOURS V, GAUJOUX S, D'ASSIGNIES G, et al. Obesity and Fatty Pancreatic Infiltration Are Risk Factors for Pancreatic Precancerous Lesions (PanIN) [J]. Clinical cancer research: an official journal of the American Association for Cancer Research, 2015, 21 (15): 3522-8.

[40] ANTWI S O, ECKERT E C, SABAQUE C V, et al. Exposure to environmental chemicals and heavy metals, and risk of pancreatic cancer [J]. Cancer causes & control: CCC, 2015, 26 (11): 1583-91.

[41] LIU X, ZHANG Z H, JIANG F. Hepatitis B virus infection increases the risk of pancreatic cancer: a meta-analysis [J]. Scandinavian journal of gastroenterology, 2021, 56 (3): 252-8.

[42] ARAFA A, ESHAK E S, ABDEL RAHMAN T A, et al. Hepatitis C virus infection and risk of pancreatic cancer: A meta-analysis [J]. Cancer epidemiology, 2020, 65: 101691.

[43] SHARMA A, SMYRK T C, LEVY M J, et al. Fasting Blood Glucose Levels Provide Estimate of Duration and Progression of Pancreatic Cancer Before Diagnosis [J]. Gastroenterology, 2018, 155 (2): 490-500.e2.

[44] KIRKEGåRD J, MORTENSEN F V, CRONIN-FENTON D. Chronic Pancreatitis and Pancreatic Cancer Risk: A Systematic Review and Meta-analysis [J]. The American journal of gastroenterology, 2017, 112 (9): 1366-72.

[45] OYAMA H, TADA M, TAKAGI K, et al. Long-term Risk of Malignancy in Branch-Duct Intraductal Papillary Mucinous Neoplasms [J]. Gastroenterology, 2020, 158 (1): 226-37.e5.

[46] FAHRMANN J F, SCHMIDT C M, MAO X, et al. Lead-Time Trajectory of CA19-9 as an Anchor Marker for Pancreatic Cancer Early Detection [J]. Gastroenterology, 2021, 160 (4): 1373-83.e6.

[47] SUNG H, SIEGEL R L, ROSENBERG P S, et al. Emerging cancer trends among young adults in the USA: analysis of a population-based cancer registry [J]. The Lancet Public health, 2019, 4 (3): e137-e47.

[48] ZHAO Z, YIN Z, PU Z, et al. Association Between Consumption of Red and Processed Meat and Pancreatic Cancer Risk: A Systematic Review and Meta-analysis [J]. Clinical gastroenterology and hepatology: the official clinical practice journal of the American Gastroenterological Association, 2017, 15 (4): 486-93.e10.

[49] FU H, ZENG J, LIU C, et al. Folate Intake and Risk of Pancreatic Cancer: A Systematic Review and Updated Meta-Analysis of Epidemiological Studies [J]. Digestive diseases and sciences, 2021, 66 (7): 2368-79.

[50] MORRISON M E W, HOBIKA E G, JOSEPH J M, et al. Cruciferous vegetable consumption and pancreatic cancer: A case-control study [J]. Cancer epidemiology, 2021, 72: 101924.

[51] GARCIA D I, HURST K E, BRADSHAW A, et al. High-Fat Diet Drives an Aggressive Pancreatic Cancer Phenotype [J]. The Journal of surgical research, 2021, 264: 163-72.

[52] BEHRENS G, JOCHEM C, SCHMID D, et al. Physical activity and risk of pancreatic cancer: a sys-

tematic review and meta-analysis [J]. European journal of epidemiology, 2015, 30 (4): 279-98.

[53] XIAO Q, JONES R R, JAMES P, et al. Light at Night and Risk of Pancreatic Cancer in the NIH-AARP Diet and Health Study [J]. Cancer research, 2021, 81 (6): 1616-22.

[54] VEGE S S, ZIRING B, JAIN R, et al. American gastroenterological association institute guideline on the diagnosis and management of asymptomatic neoplastic pancreatic cysts [J]. Gastroenterology, 2015, 148 (4): 819-22; quize12-3.

[55] KOGEKAR N, DIAZ K E, WEINBERG A D, et al. Surveillance of high-risk individuals for pancreatic cancer with EUS and MRI: A meta-analysis [J]. Pancreatology: official journal of the International Association of Pancreatology (IAP) [et al], 2020, 20 (8): 1739-46.

[56] OWENS D K, DAVIDSON K W, KRIST A H, et al. Screening for Pancreatic Cancer: US Preventive Services Task Force Reaffirmation Recommendation Statement [J]. Jama, 2019, 322 (5): 438-44.

[57] GOGGINS M, OVERBEEK K A, BRAND R, et al. Management of patients with increased risk for familial pancreatic cancer: updated recommendations from the International Cancer of the Pancreas Screening (CAPS) Consortium [J]. Gut, 2020, 69 (1): 7-17.

[58] ASLANIAN H R, LEE J H, CANTO M I. AGA Clinical Practice Update on Pancreas Cancer Screening in High-Risk Individuals: Expert Review [J]. Gastroenterology, 2020, 159 (1): 358-62.

[59] ALLEN P J, KUK D, CASTILLO C F, et al. Multi-institutional Validation Study of the American Joint Commission on Cancer (8th Edition) Changes for T and N Staging in Patients With Pancreatic Adenocarcinoma [J]. Annals of surgery, 2017, 265 (1): 185-91.

[60] VAN ROESSEL S, KASUMOVA G G, VERHEIJ J, et al. International Validation of the Eighth Edition of the American Joint Committee on Cancer (AJCC) TNM Staging System in Patients With Resected Pancreatic Cancer [J]. JAMA surgery, 2018, 153 (12): e183617.

[61] SHI S, HUA J, LIANG C, et al. Proposed Modification of the 8th Edition of the AJCC Staging System for Pancreatic Ductal Adenocarcinoma [J]. Annals of surgery, 2019, 269 (5): 944-50.

[62] HU H, QU C, TANG B, et al. Validation and modification of the AJCC 8th TNM staging system for pancreatic ductal adenocarcinoma in a Chinese cohort: A nationwide pancreas data center analysis [J]. Chinese journal of cancer research = Chung-kuo yen cheng yen chiu, 2021, 33 (4): 457-69.

[63] 樊代明. 整合肿瘤学·临床卷·腹部盆腔肿瘤分册[M]. 北京: 科学出版社, 2021.

[64] WAINBERG Z A, FEENEY K, LEE M A, et al. Meta-analysis examining overall survival in patients with pancreatic cancer treated with second-line 5-fluorouracil and oxaliplatin-based therapy after failing first-line gemcitabine-containing therapy: effect of performance status and comparison with other regimens [J]. BMC cancer, 2020, 20 (1): 633.

[65] COLLOCA G. Performance status as prognostic factor in phase III trials of first-line chemotherapy of unresectable or metastatic pancreatic cancer: A trial-level meta-analysis [J]. Asia-Pacific journal of clinical oncology, 2021.

[66] YANG H K, PARK M S, CHOI M, et al. Systematic review and meta-analysis of diagnostic performance of CT imaging for assessing resectability of pancreatic ductal adenocarcinoma after neoadjuvant therapy: importance of CT criteria [J]. Abdominal radiology (New York), 2021, 46 (11): 5201-17.

[67] ZINS M, MATOS C, CASSINOTTO C. Pancreatic Adenocarcinoma Staging in the Era of Preoperative Chemotherapy and Radiation Therapy [J]. Radiology, 2018, 287 (2): 374-90.

[68] TSAI S, GEORGE B, WITTMANN D, et al. Importance of Normalization of CA19-9 Levels Following Neoadjuvant Therapy in Patients With Localized Pancreatic Cancer [J]. Annals of surgery, 2020, 271 (4): 740-7.

[69] YE C, SADULA A, REN S, et al. The prognostic value of CA19-9 response after neoadjuvant therapy in patients with pancreatic cancer: a systematic review and pooled analysis [J]. Cancer chemothera-

py and pharmacology, 2020, 86 (6): 731-40.

[70] JANSSEN B V, TUTUCU F, VAN ROESSEL S, et al. Amsterdam International Consensus Meeting: tumor response scoring in the pathology assessment of resected pancreatic cancer after neoadjuvant therapy [J]. Modern pathology: an official journal of the United States and Canadian Academy of Pathology, Inc, 2021, 34 (1): 4-12.

[71] HARTWIG W, GLUTH A, HINZ U, et al. Total pancreatectomy for primary pancreatic neoplasms: renaissance of an unpopular operation [J]. Annals of surgery, 2015, 261 (3): 537-46.

[72] GALL T M, JACOB J, FRAMPTON A E, et al. Reduced dissemination of circulating tumor cells with no-touch isolation surgical technique in patients with pancreatic cancer [J]. JAMA surgery, 2014, 149 (5): 482-5.

[73] KOTB A, HAJIBANDEH S, HAJIBANDEH S, et al. Meta-analysis and trial sequential analysis of randomised controlled trials comparing standard versus extended lymphadenectomy in pancreatoduodenectomy for adenocarcinoma of the head of pancreas [J]. Langenbeck's archives of surgery, 2021, 406 (3): 547-61.

[74] ZHOU Q, FENGWEI G, GONG J, et al. Assessement of postoperative long-term survival quality and complications associated with radical antegrade modular pancreatosplenectomy and distal pancreatectomy: a meta-analysis and systematic review [J]. BMC surgery, 2019, 19 (1): 12.

[75] RAMACCIATO G, NIGRI G, PETRUCCIANI N, et al. Pancreatectomy with Mesenteric and Portal Vein Resection for Borderline Resectable Pancreatic Cancer: Multicenter Study of 406 Patients [J]. Annals of surgical oncology, 2016, 23 (6): 2028-37.

[76] KASUMOVA G G, CONWAY W C, TSENG J F. The Role of Venous and Arterial Resection in Pancreatic Cancer Surgery [J]. Annals of surgical oncology, 2018, 25 (1): 51-8.

[77] RATNAYAKE C B B, SHAH N, LOVEDAY B, et al. The Impact of the Depth of Venous Invasion on Survival Following Pancreatoduodenectomy for Pancreatic Cancer: a Meta-analysis of Available Evidence [J]. Journal of gastrointestinal cancer, 2020, 51 (2): 379-86.

[78] LU L, TIANXIANG L, WANXIA H, et al. Distal pancreatectomy with En-bloc celiac axis resection for locally advanced pancreatic body/tail cancer: A systematic review and meta-analysis [J]. Asian journal of surgery, 2021, 45 (1): S1015-9584 (21) 00325-0.

[79] NIGRI G, PETRUCCIANI N, BELLONI E, et al. Distal Pancreatectomy with Celiac Axis Resection: Systematic Review and Meta-Analysis [J]. Cancers, 2021, 13 (8): 1967.

[80] MAŁCZAK P, SIERŻĘGA M, STEFURA T, et al. Arterial resections in pancreatic cancer - Systematic review and meta-analysis [J]. HPB: the official journal of the International Hepato Pancreato Biliary Association, 2020, 22 (7): 961-8.

[81] REBELO A, BüDEYRI I, HECKLER M, et al. Systematic review and meta-analysis of contemporary pancreas surgery with arterial resection [J]. Langenbeck's archives of surgery, 2020, 405 (7): 903-19.

[82] WANG M, LI D, CHEN R, et al. Laparoscopic versus open pancreatoduodenectomy for pancreatic or periampullary tumours: a multicentre, open-label, randomised controlled trial [J]. The lancet Gastroenterology & hepatology, 2021, 6 (6): 438-47.

[83] NICKEL F, HANEY C M, KOWALEWSKI K F, et al. Laparoscopic Versus Open Pancreaticoduodenectomy: A Systematic Review and Meta-analysis of Randomized Controlled Trials [J]. Annals of surgery, 2020, 271 (1): 54-66.

[84] KAMARAJAH S K, BUNDRED J, MARC O S, et al. Robotic versus conventional laparoscopic pancreaticoduodenectomy a systematic review and meta-analysis [J]. European journal of surgical oncology: the journal of the European Society of Surgical Oncology and the British Association of Surgical Oncology, 2020, 46 (1): 6-14.

[85] KURLINKUS B, AHOLA R, ZWART E, et al. In the Era of the Leeds Protocol: A Systematic Review and A Meta-Analysis on the Effect of Resection Margins on Survival Among Pancreatic Ductal Adenocarcinoma Patients [J]. Scandinavian journal of surgery: SJS: official organ for the Finnish Surgical Society and the Scandinavian Surgical Society, 2020, 109 (1): 11-7.

[86] KUNZMANN V, SIVEKE J T, ALGüL H, et al. Nab-paclitaxel plus gemcitabine versus nab-paclitaxel plus gemcitabine followed by FOLFIRINOX induction chemotherapy in locally advanced pancreatic cancer (NEOLAP-AIO-PAK-0113): a multicentre, randomised, phase 2 trial [J]. The lancet Gastroenterology & hepatology, 2021, 6 (2): 128-38.

[87] MIRKIN K A, GREENLEAF E K, HOLLENBEAK C S, et al. Time to the initiation of adjuvant chemotherapy does not impact survival in patients with resected pancreatic cancer [J]. Cancer, 2016, 122 (19): 2979-87.

[88] PALTA M, GODFREY D, GOODMAN K A, et al. Radiation Therapy for Pancreatic Cancer: Executive Summary of an ASTRO Clinical Practice Guideline [J]. Practical radiation oncology, 2019, 9 (5): 322-32.

[89] JANSSEN Q P, VAN DAM J L, KIVITS I G, et al. Added Value of Radiotherapy Following Neoadjuvant FOLFIRINOX for Resectable and Borderline Resectable Pancreatic Cancer: A Systematic Review and Meta-Analysis [J]. Annals of surgical oncology, 2021, 28 (13): 8297-308.

[90] VERSTEIJNE E, SUKER M, GROOTHUIS K, et al. Preoperative Chemoradiotherapy Versus Immediate Surgery for Resectable and Borderline Resectable Pancreatic Cancer: Results of the Dutch Randomized Phase III PREOPANC Trial [J]. Journal of clinical oncology: official journal of the American Society of Clinical Oncology, 2020, 38 (16): 1763-73.

[91] LIU S, LIU Y, YANG J, et al. Survival outcome after stereotactic body radiotherapy for locally advanced and borderline resectable pancreatic cancer: A systematic review and meta-analysis [J]. Translational oncology, 2021, 14 (8): 101139.

[92] TCHELEBI L T, LEHRER E J, TRIFILETTI D M, et al. Conventionally fractionated radiation therapy versus stereotactic body radiation therapy for locally advanced pancreatic cancer (CRiSP): An international systematic review and meta-analysis [J]. Cancer, 2020, 126 (10): 2120-31.

[93] JIN L, SHI N, RUAN S, et al. The role of intraoperative radiation therapy in resectable pancreatic cancer: a systematic review and meta-analysis [J]. Radiation oncology (London, England), 2020, 15 (1): 76.

[94] MOORE M J, GOLDSTEIN D, HAMM J, et al. Erlotinib plus gemcitabine compared with gemcitabine alone in patients with advanced pancreatic cancer: a phase III trial of the National Cancer Institute of Canada Clinical Trials Group [J]. Journal of clinical oncology: official journal of the American Society of Clinical Oncology, 2007, 25 (15): 1960-6.

[95] BOECK S, JUNG A, LAUBENDER R P, et al. EGFR pathway biomarkers in erlotinib-treated patients with advanced pancreatic cancer: translational results from the randomised, crossover phase 3 trial AIO-PK0104 [J]. British journal of cancer, 2013, 108 (2): 469-76.

[96] SINN M, BAHRA M, LIERSCH T, et al. CONKO-005: Adjuvant Chemotherapy With Gemcitabine Plus Erlotinib Versus Gemcitabine Alone in Patients After R0 Resection of Pancreatic Cancer: A Multicenter Randomized Phase III Trial [J]. Journal of clinical oncology: official journal of the American Society of Clinical Oncology, 2017, 35 (29): 3330-7.

[97] OTTAIANO A, CAPOZZI M, DE DIVITIIS C, et al. Gemcitabine mono-therapy versus gemcitabine plus targeted therapy in advanced pancreatic cancer: a meta-analysis of randomized phase III trials [J]. Acta oncologica (Stockholm, Sweden), 2017, 56 (3): 377-83.

[98] GOLAN T, HAMMEL P, RENI M, et al. Maintenance Olaparib for Germline BRCA-Mutated Metastatic Pancreatic Cancer [J]. The New England journal of medicine, 2019, 381 (4): 317-27.

[99] PISHVAIAN M J, BLAIS E M, BRODY J R, et al. Overall survival in patients with pancreatic cancer receiving matched therapies following molecular profiling: a retrospective analysis of the Know Your Tumor registry trial [J]. The Lancet Oncology, 2020, 21 (4): 508-18.

[100] O'REILLY E M, LEE J W, ZALUPSKI M, et al. Randomized, Multicenter, Phase II Trial of Gemcitabine and Cisplatin With or Without Veliparib in Patients With Pancreas Adenocarcinoma and a Germline BRCA/PALB2 Mutation [J]. Journal of clinical oncology: official journal of the American Society of Clinical Oncology, 2020, 38 (13): 1378-88.

[101] CASOLINO R, PAIELLA S, AZZOLINA D, et al. Homologous Recombination Deficiency in Pancreatic Cancer: A Systematic Review and Prevalence Meta-Analysis [J]. Journal of clinical oncology: official journal of the American Society of Clinical Oncology, 2021, 39 (23): 2617-31.

[102] KORDES M, LARSSON L, ENGSTRAND L, et al. Pancreatic cancer cachexia: three dimensions of a complex syndrome [J]. British journal of cancer, 2021, 124 (10): 1623-36.

[103] PHILLIPS M E, ROBERTSON M D, HART K, et al. Long-term changes in nutritional status and body composition in patients with malignant pancreatic disease - A systematic review [J]. Clinical nutrition ESPEN, 2021, 44: 85-95.

[104] IGLESIA D, AVCI B, KIRIUKOVA M, et al. Pancreatic exocrine insufficiency and pancreatic enzyme replacement therapy in patients with advanced pancreatic cancer: A systematic review and meta-analysis [J]. United European gastroenterology journal, 2020, 8 (9): 1115-25.

[105] MOFFAT G T, EPSTEIN A S, O'REILLY E M. Pancreatic cancer-A disease in need: Optimizing and integrating supportive care [J]. Cancer, 2019, 125 (22): 3927-35.

[106] CLOYD J M, HYMAN S, HUWIG T, et al. Patient experience and quality of life during neoadjuvant therapy for pancreatic cancer: a systematic review and study protocol [J]. Supportive care in cancer: official journal of the Multinational Association of Supportive Care in Cancer, 2021, 29 (6): 3009-16.

[107] KOULOURIS A I, ALEXANDRE L, HART A R, et al. Endoscopic ultrasound-guided celiac plexus neurolysis (EUS-CPN) technique and analgesic efficacy in patients with pancreatic cancer: A systematic review and meta-analysis [J]. Pancreatology: official journal of the International Association of Pancreatology (IAP) [et al], 2021, 21 (2): 434-42.

[108] ASIF A A, WALAYAT S K, BECHTOLD M L, et al. EUS-guided celiac plexus neurolysis for pain in pancreatic cancer patients - a meta-analysis and systematic review [J]. Journal of community hospital internal medicine perspectives, 2021, 11 (4): 536-42.

[109] RIZZO A, RICCI A D, FREGA G, et al. How to Choose Between Percutaneous Transhepatic and Endoscopic Biliary Drainage in Malignant Obstructive Jaundice: An Updated Systematic Review and Meta-analysis [J]. In vivo (Athens, Greece), 2020, 34 (4): 1701-14.

[110] MARTIN R C, 2ND, KWON D, CHALIKONDA S, et al. Treatment of 200 locally advanced (stage III) pancreatic adenocarcinoma patients with irreversible electroporation: safety and efficacy [J]. Annals of surgery, 2015, 262 (3): 486-94; discussion 92-4.

[111] RAI Z L, FEAKINS R, PALLETT L J, et al. Irreversible Electroporation (IRE) in Locally Advanced Pancreatic Cancer: A Review of Current Clinical Outcomes, Mechanism of Action and Opportunities for Synergistic Therapy [J]. Journal of clinical medicine, 2021, 10 (8): 1609.

[112] WEI Y, XIAO Y, WANG Z, et al. Chinese expert consensus of image-guided irreversible electroporation for pancreatic cancer [J]. Journal of cancer research and therapeutics, 2021, 17 (3): 613-8.

[113] GAO Y, CHEN S, SUN J, et al. Traditional Chinese medicine may be further explored as candidate drugs for pancreatic cancer: A review [J]. Phytotherapy research: PTR, 2021, 35 (2): 603-28.

[114] 中国癌症研究基金会介入医学委员会，中国介入医师分会介入医学与生物工程委员会，国家

放射与治疗临床医学研究中心. 晚期胰腺癌介入治疗临床操作指南（试行）（第五版）[J]. 临床放射学杂志，2021，40（5）：832-43.

[115] VAN CUTSEM E, TEMPERO M A, SIGAL D, et al. Randomized Phase III Trial of Pegvorhyaluronidase Alfa With Nab-Paclitaxel Plus Gemcitabine for Patients With Hyaluronan-High Metastatic Pancreatic Adenocarcinoma [J]. Journal of clinical oncology: official journal of the American Society of Clinical Oncology, 2020, 38（27）：3185-94.

[116] OGAWA Y, MASUGI Y, ABE T, et al. Three Distinct Stroma Types in Human Pancreatic Cancer Identified by Image Analysis of Fibroblast Subpopulations and Collagen [J]. Clinical cancer research: an official journal of the American Association for Cancer Research, 2021, 27（1）：107-19.

[117] CONROY T, DESSEIGNE F, YCHOU M, et al. FOLFIRINOX versus gemcitabine for metastatic pancreatic cancer [J]. The New England journal of medicine, 2011, 364（19）：1817-25.

[118] VON HOFF D D, ERVIN T, ARENA F P, et al. Increased survival in pancreatic cancer with nab-paclitaxel plus gemcitabine [J]. The New England journal of medicine, 2013, 369（18）：1691-703.

[119] COLUCCI G, LABIANCA R, DI COSTANZO F, et al. Randomized phase III trial of gemcitabine plus cisplatin compared with single-agent gemcitabine as first-line treatment of patients with advanced pancreatic cancer: the GIP-1 study [J]. Journal of clinical oncology: official journal of the American Society of Clinical Oncology, 2010, 28（10）：1645-51.

[120] UENO H, IOKA T, IKEDA M, et al. Randomized phase III study of gemcitabine plus S-1, S-1 alone, or gemcitabine alone in patients with locally advanced and metastatic pancreatic cancer in Japan and Taiwan: GEST study [J]. Journal of clinical oncology: official journal of the American Society of Clinical Oncology, 2013, 31（13）：1640-8.

[121] CUNNINGHAM D, CHAU I, STOCKEN D D, et al. Phase III randomized comparison of gemcitabine versus gemcitabine plus capecitabine in patients with advanced pancreatic cancer [J]. Journal of clinical oncology: official journal of the American Society of Clinical Oncology, 2009, 27（33）：5513-8.

[122] OETTLE H, RIESS H, STIELER J M, et al. Second-line oxaliplatin, folinic acid, and fluorouracil versus folinic acid and fluorouracil alone for gemcitabine-refractory pancreatic cancer: outcomes from the CONKO-003 trial [J]. Journal of clinical oncology: official journal of the American Society of Clinical Oncology, 2014, 32（23）：2423-9.

[123] XIONG H Q, VARADHACHARY G R, BLAIS J C, et al. Phase 2 trial of oxaliplatin plus capecitabine (XELOX) as second-line therapy for patients with advanced pancreatic cancer [J]. Cancer, 2008, 113（8）：2046-52.

[124] BURRIS H A, 3RD, MOORE M J, ANDERSEN J, et al. Improvements in survival and clinical benefit with gemcitabine as first-line therapy for patients with advanced pancreas cancer: a randomized trial [J]. Journal of clinical oncology: official journal of the American Society of Clinical Oncology, 1997, 15（6）：2403-13.

[125] WANG-GILLAM A, LI C P, BODOKY G, et al. Nanoliposomal irinotecan with fluorouracil and folinic acid in metastatic pancreatic cancer after previous gemcitabine-based therapy (NAPOLI-1): a global, randomised, open-label, phase 3 trial [J]. Lancet (London, England), 2016, 387（10018）：545-57.

[126] GILL S, KO Y J, CRIPPS C, et al. PANCREOX: A Randomized Phase III Study of Fluorouracil/Leucovorin With or Without Oxaliplatin for Second-Line Advanced Pancreatic Cancer in Patients Who Have Received Gemcitabine-Based Chemotherapy [J]. Journal of clinical oncology: official journal of the American Society of Clinical Oncology, 2016, 34（32）：3914-20.

[127] DE JESUS V H F, CAMANDAROBA M P G, CALSAVARA V F, et al. Systematic review and meta-analysis of gemcitabine-based chemotherapy after FOLFIRINOX in advanced pancreatic cancer

[J]. Therapeutic advances in medical oncology, 2020, 12: 1758835920905408.

[128] PELZER U, SCHWANER I, STIELER J, et al. Best supportive care (BSC) versus oxaliplatin, folinic acid and 5-fluorouracil (OFF) plus BSC in patients for second-line advanced pancreatic cancer: a phase III-study from the German CONKO-study group [J]. European journal of cancer (Oxford, England: 1990), 2011, 47 (11): 1676-81.

[129] WEI M, SHI S, HUA J, et al. Simultaneous resection of the primary tumour and liver metastases after conversion chemotherapy versus standard therapy in pancreatic cancer with liver oligometastasis: protocol of a multicentre, prospective, randomised phase III control trial (CSPAC-1) [J]. BMJ open, 2019, 9 (12): e033452.

[130] DE SIMONI O, SCARPA M, TONELLO M, et al. Oligometastatic Pancreatic Cancer to the Liver in the Era of Neoadjuvant Chemotherapy: Which Role for Conversion Surgery? A Systematic Review and Meta-Analysis [J]. Cancers, 2020, 12 (11): 3402.

[131] HAMMEL P, HUGUET F, VAN LAETHEM J L, et al. Effect of Chemoradiotherapy vs Chemotherapy on Survival in Patients With Locally Advanced Pancreatic Cancer Controlled After 4 Months of Gemcitabine With or Without Erlotinib: The LAP07 Randomized Clinical Trial [J]. Jama, 2016, 315 (17): 1844-53.

[132] GEMENETZIS G, GROOT V P, BLAIR A B, et al. Survival in Locally Advanced Pancreatic Cancer After Neoadjuvant Therapy and Surgical Resection [J]. Annals of surgery, 2019, 270 (2): 340-7.

[133] VIDRI R J, VOGT A O, MACGILLIVRAY D C, et al. Better Defining the Role of Total Neoadjuvant Radiation: Changing Paradigms in Locally Advanced Pancreatic Cancer [J]. Annals of surgical oncology, 2019, 26 (11): 3701-8.

[134] FIETKAU R, GRüTZMANN R, WITTEL U A, et al. R0 resection following chemo (radio) therapy improves survival of primary inoperable pancreatic cancer patients. Interim results of the German randomized CONKO-007± trial [J]. Strahlentherapie und Onkologie: Organ der Deutschen Rontgengesellschaft [et al], 2021, 197 (1): 8-18.

[135] YE M, ZHANG Q, CHEN Y, et al. Neoadjuvant chemotherapy for primary resectable pancreatic cancer: a systematic review and meta-analysis [J]. HPB: the official journal of the International Hepato Pancreato Biliary Association, 2020, 22 (6): 821-32.

[136] BIRRER D L, GOLCHER H, CASADEI R, et al. Neoadjuvant Therapy for Resectable Pancreatic Cancer: A New Standard of Care. Pooled Data From 3 Randomized Controlled Trials [J]. Annals of surgery, 2021, 274 (5): 713-20.

[137] IMAMURA M, NAGAYAMA M, KYUNO D, et al. Perioperative Predictors of Early Recurrence for Resectable and Borderline-Resectable Pancreatic Cancer [J]. Cancers, 2021, 13 (10): 2285.

[138] USHIDA Y, INOUE Y, ITO H, et al. High CA19-9 level in resectable pancreatic cancer is a potential indication of neoadjuvant treatment [J]. Pancreatology: official journal of the International Association of Pancreatology (IAP) [et al], 2021, 21 (1): 130-7.

[139] LIU L, XU H, WANG W, et al. A preoperative serum signature of CEA+/CA125+/CA19-9 ≥ 1000 U/mL indicates poor outcome to pancreatectomy for pancreatic cancer [J]. International journal of cancer, 2015, 136 (9): 2216-27.

[140] LIU L, XIANG J, CHEN R, et al. The clinical utility of CA125/MUC16 in pancreatic cancer: A consensus of diagnostic, prognostic and predictive updates by the Chinese Study Group for Pancreatic Cancer (CSPAC) [J]. International journal of oncology, 2016, 48 (3): 900-7.

[141] HUGENSCHMIDT H, LABORI K J, BORGEN E, et al. Preoperative CTC-Detection by CellSearch (®) Is Associated with Early Distant Metastasis and Impaired Survival in Resected Pancreatic Cancer [J]. Cancers, 2021, 13 (3): 485.

[142] LI S, ZHANG G, LI X, et al. Role of the preoperative circulating tumor DNA KRAS mutation in pa-

tients with resectable pancreatic cancer [J]. Pharmacogenomics, 2021, 22 (11): 657-67.

[143] XU H X, CHEN T, WANG W Q, et al. Metabolic tumour burden assessed by ^{18}F-FDG PET/CT associated with serum CA19-9 predicts pancreatic cancer outcome after resection [J]. European journal of nuclear medicine and molecular imaging, 2014, 41 (6): 1093-102.

[144] AHMAD S A, DUONG M, SOHAL D P S, et al. Surgical Outcome Results From SWOG S1505: A Randomized Clinical Trial of mFOLFIRINOX Versus Gemcitabine/Nab-paclitaxel for Perioperative Treatment of Resectable Pancreatic Ductal Adenocarcinoma [J]. Annals of surgery, 2020, 272 (3): 481-6.

[145] SOHAL D P S, DUONG M, AHMAD S A, et al. Efficacy of Perioperative Chemotherapy for Resectable Pancreatic Adenocarcinoma: A Phase 2 Randomized Clinical Trial [J]. JAMA oncology, 2021, 7 (3): 421-7.

[146] MOTOI F, KOSUGE T, UENO H, et al. Randomized phase II/III trial of neoadjuvant chemotherapy with gemcitabine and S-1 versus upfront surgery for resectable pancreatic cancer (Prep-02/JSAP05) [J]. Japanese journal of clinical oncology, 2019, 49 (2): 190-4.

[147] RENI M, BALZANO G, ZANON S, et al. Safety and efficacy of preoperative or postoperative chemotherapy for resectable pancreatic adenocarcinoma (PACT-15): a randomised, open-label, phase 2-3 trial [J]. The lancet Gastroenterology & hepatology, 2018, 3 (6): 413-23.

[148] PALMER D H, STOCKEN D D, HEWITT H, et al. A randomized phase 2 trial of neoadjuvant chemotherapy in resectable pancreatic cancer: gemcitabine alone versus gemcitabine combined with cisplatin [J]. Annals of surgical oncology, 2007, 14 (7): 2088-96.

[149] TURPIN A, EL AMRANI M, BACHET J B, et al. Adjuvant Pancreatic Cancer Management: Towards New Perspectives in 2021 [J]. Cancers, 2020, 12 (12): 3866.

[150] SHAIB W L, NARAYAN A S, SWITCHENKO J M, et al. Role of adjuvant therapy in resected stage IA subcentimeter (T1a/T1b) pancreatic cancer [J]. Cancer, 2019, 125 (1): 57-67.

[151] VALLE J W, PALMER D, JACKSON R, et al. Optimal duration and timing of adjuvant chemotherapy after definitive surgery for ductal adenocarcinoma of the pancreas: ongoing lessons from the ESPAC-3 study [J]. Journal of clinical oncology: official journal of the American Society of Clinical Oncology, 2014, 32 (6): 504-12.

[152] CONROY T, HAMMEL P, HEBBAR M, et al. FOLFIRINOX or Gemcitabine as Adjuvant Therapy for Pancreatic Cancer [J]. The New England journal of medicine, 2018, 379 (25): 2395-406.

[153] NEOPTOLEMOS J P, PALMER D H, GHANEH P, et al. Comparison of adjuvant gemcitabine and capecitabine with gemcitabine monotherapy in patients with resected pancreatic cancer (ESPAC-4): a multicentre, open-label, randomised, phase 3 trial [J]. Lancet (London, England), 2017, 389 (10073): 1011-24.

[154] OETTLE H, POST S, NEUHAUS P, et al. Adjuvant chemotherapy with gemcitabine vs observation in patients undergoing curative-intent resection of pancreatic cancer: a randomized controlled trial [J]. Jama, 2007, 297 (3): 267-77.

[155] OETTLE H, NEUHAUS P, HOCHHAUS A, et al. Adjuvant chemotherapy with gemcitabine and long-term outcomes among patients with resected pancreatic cancer: the CONKO-001 randomized trial [J]. Jama, 2013, 310 (14): 1473-81.

[156] UESAKA K, BOKU N, FUKUTOMI A, et al. Adjuvant chemotherapy of S-1 versus gemcitabine for resected pancreatic cancer: a phase 3, open-label, randomised, non-inferiority trial (JASPAC 01) [J]. Lancet (London, England), 2016, 388 (10041): 248-57.

[157] NEOPTOLEMOS J P, STOCKEN D D, BASSI C, et al. Adjuvant chemotherapy with fluorouracil plus folinic acid vs gemcitabine following pancreatic cancer resection: a randomized controlled trial [J]. Jama, 2010, 304 (10): 1073-81.

[158] A. T M, MICHELE R, HANNO R, et al. APACT: phase Ⅲ, multicenter, international, open-label, randomized trial of adjuvant nab-paclitaxel plus gemcitabine (nab-P/G) vs gemcitabine (G) for surgically resected pancreatic adenocarcinoma [J]. Journal of Clinical Oncology, 2019, 37 (15_suppl): 4000.

[159] KAMARAJAH S K, SONNENDAY C J, CHO C S, et al. Association of Adjuvant Radiotherapy With Survival After Margin-negative Resection of Pancreatic Ductal Adenocarcinoma: A Propensity-matched National Cancer Database (NCDB) Analysis [J]. Annals of surgery, 2021, 273 (3): 587-94.

[160] JANG J Y, HAN Y, LEE H, et al. Oncological Benefits of Neoadjuvant Chemoradiation With Gemcitabine Versus Upfront Surgery in Patients With Borderline Resectable Pancreatic Cancer: A Prospective, Randomized, Open-label, Multicenter Phase 2/3 Trial [J]. Annals of surgery, 2018, 268 (2): 215-22.

[161] CHAWLA A, MOLINA G, PAK L M, et al. Neoadjuvant Therapy is Associated with Improved Survival in Borderline-Resectable Pancreatic Cancer [J]. Annals of surgical oncology, 2020, 27 (4): 1191-200.

[162] GHANEH P, PALMER D H, CICCONI S, et al. ESPAC-5F: Four-arm, prospective, multicenter, international randomized phase Ⅱ trial of immediate surgery compared with neoadjuvant gemcitabine plus capecitabine (GEMCAP) or FOLFIRINOX or chemoradiotherapy (CRT) in patients with borderline resectable pancreatic cancer [J]. Journal of Clinical Oncology, 2020, 38 (15_suppl): 4505.

[163] JANSSEN Q P, BUETTNER S, SUKER M, et al. Neoadjuvant FOLFIRINOX in Patients With Borderline Resectable Pancreatic Cancer: A Systematic Review and Patient-Level Meta-Analysis [J]. Journal of the National Cancer Institute, 2019, 111 (8): 782-94.

[164] DAMM M, EFREMOV L, BIRNBACH B, et al. Efficacy and Safety of Neoadjuvant Gemcitabine Plus Nab-Paclitaxel in Borderline Resectable and Locally Advanced Pancreatic Cancer-A Systematic Review and Meta-Analysis [J]. Cancers, 2021, 13 (17): 4326.

[165] MOTOI F, SATOI S, HONDA G, et al. A single-arm, phase Ⅱ trial of neoadjuvant gemcitabine and S1 in patients with resectable and borderline resectable pancreatic adenocarcinoma: PREP-01 study [J]. Journal of gastroenterology, 2019, 54 (2): 194-203.

[166] MURAKAMI Y, UEMURA K, SUDO T, et al. Survival impact of neoadjuvant gemcitabine plus S-1 chemotherapy for patients with borderline resectable pancreatic carcinoma with arterial contact [J]. Cancer chemotherapy and pharmacology, 2017, 79 (1): 37-47.

[167] KATZ M H G, OU F S, HERMAN J M, et al. Alliance for clinical trials in oncology (ALLIANCE) trial A021501: preoperative extended chemotherapy vs. chemotherapy plus hypofractionated radiation therapy for borderline resectable adenocarcinoma of the head of the pancreas [J]. BMC cancer, 2017, 17 (1): 505.

[168] MURPHY J E, WO J Y, RYAN D P, et al. Total Neoadjuvant Therapy With FOLFIRINOX Followed by Individualized Chemoradiotherapy for Borderline Resectable Pancreatic Adenocarcinoma: A Phase 2 Clinical Trial [J]. JAMA oncology, 2018, 4 (7): 963-9.

[169] AMMAR K, LEEDS J S, RATNAYAKE C B, et al. Impact of pancreatic enzyme replacement therapy on short- and long-term outcomes in advanced pancreatic cancer: meta-analysis of randomized controlled trials [J]. Expert review of gastroenterology & hepatology, 2021, 15 (8): 941-8.

[170] DAAMEN L A, GROOT V P, INTVEN M P W, et al. Postoperative surveillance of pancreatic cancer patients [J]. European journal of surgical oncology: the journal of the European Society of Surgical Oncology and the British Association of Surgical Oncology, 2019, 45 (10): 1770-7.

[171] HALLE-SMITH J M, HALL L, DAAMEN L A, et al. Clinical benefit of surveillance after resection

[172] LUU A M, BELYAEV O, HöHN P, et al. Late recurrences of pancreatic cancer in patients with long-term survival after pancreaticoduodenectomy [J]. Journal of gastrointestinal oncology, 2021, 12 (2): 474-83.

of pancreatic ductal adenocarcinoma: A systematic review and meta-analysis [J]. European journal of surgical oncology: the journal of the European Society of Surgical Oncology and the British Association of Surgical Oncology, 2021, 47 (9): 2248-55.

[173] FANG Z, MENG Q, ZHANG B, et al. Prognostic value of circulating tumor DNA in pancreatic cancer: a systematic review and meta-analysis [J]. Aging, 2020, 13 (2): 2031-48.

[174] WANG Y, YU X, HARTMANN D, et al. Circulating tumor cells in peripheral blood of pancreatic cancer patients and their prognostic role: a systematic review and meta-analysis [J]. HPB: the official journal of the International Hepato Pancreato Biliary Association, 2020, 22 (5): 660-9.

[175] GROOT V P, REZAEE N, WU W, et al. Patterns, Timing, and Predictors of Recurrence Following Pancreatectomy for Pancreatic Ductal Adenocarcinoma [J]. Annals of surgery, 2018, 267 (5): 936-45.

[176] TANAKA M, MIHALJEVIC A L, PROBST P, et al. Meta-analysis of recurrence pattern after resection for pancreatic cancer [J]. The British journal of surgery, 2019, 106 (12): 1590-601.

[177] 中华医学会肿瘤学分会早诊早治学组.中华医学会肿瘤学分会胰腺癌早诊早治专家共识[J].中华肿瘤杂志, 2020, 42 (09): 706-12.

[178] SERAFINI S, SPERTI C, FRIZIERO A, et al. Systematic Review and Meta-Analysis of Surgical Treatment for Isolated Local Recurrence of Pancreatic Cancer [J]. Cancers, 2021, 13 (6): 1277.

[179] HASHIMOTO D, CHIKAMOTO A, MASUDA T, et al. Pancreatic Cancer Arising From the Remnant Pancreas: Is It a Local Recurrence or New Primary Lesion? [J]. Pancreas, 2017, 46 (9): 1083-90.

[180] GUERRA F, BARUCCA V, COLETTA D. Metastases or primary recurrence to the lung is related to improved survival of pancreatic cancer as compared to other sites of dissemination. Results of a systematic review with meta-analysis [J]. European journal of surgical oncology: the journal of the European Society of Surgical Oncology and the British Association of Surgical Oncology, 2020, 46 (10 Pt A): 1789-94.

[181] ILMER M, SCHIERGENS T S, RENZ B W, et al. Oligometastatic pulmonary metastasis in pancreatic cancer patients: Safety and outcome of resection [J]. Surgical oncology, 2019, 31: 16-21.

[182] 樊代明.整合肿瘤学·基础卷[M].西安:世界图书出版西安有限公司, 2021.

胆囊癌

名誉主编

樊代明

主　编

李　强　姜小清

副主编

彭承宏　刘颖斌　戴朝六　韩　风　胡　冰

罗　明　刘厚宝　李　斌

编　委（姓氏笔画排序）

邓侠兴　王剑明　王　鲁　左朝晖　李升平

刘厚宝　李　强　刘景丰　李　斌　刘颖斌

吴孝雄　吴　泓　罗　明　张　倜　周家华

罗祥基　易　滨　姜小清　胡　冰　殷晓煜

洪德飞　高　鹏　崔云甫　曹　宏　黄建钊

韩　风　彭承宏　曾　勇　戴朝六

前言

胆囊癌（Gallbladder Cancer，GBC）可起源于胆囊底部、体部、颈部或胆囊管等多个部位，是严重威胁人类健康的恶性肿瘤。AJCC/UICC对美国1989-1996年10705例GBC随访研究发现，随肿瘤进展患者OS呈显著下降趋势，5年生存率由AJCC/UICC TNM分期（第7版）的Ⅰ期50%，下降至Ⅳa期的4%、Ⅳb期的2%。对中国10省市、15家医院2010年1月至2017年12月3528例GBC治疗结果汇总分析，总体5年生存率仅23.0%，可切除肿瘤为39.6%，晚期未手术为5.4%，姑息性手术仅为4.7%。随着整合医学理念的深化，对GBC诊治提出了更高要求，不仅要从临床研究进展的角度进一步强调GBC诊治的规范性，更要从整合肿瘤学的视角强调预防GBC的重要性和迫切性，以及审视各种临床治疗措施对病患身心健康潜在的系统性影响。

第一章

流行病学

GBC占胆道肿瘤的80%~95%，是最常见的胆道恶性肿瘤。发病率存在显著的地域、人种、民族等差异性，全球范围内女性患病率普遍高于男性。

胆囊结石、胆囊腺瘤性息肉、胆管囊肿、胆管-胰管异常汇合、黄色肉芽肿性胆囊炎、瓷化胆囊、胆囊萎缩等胆囊慢性炎症，是GBC已明确的危险因素。可能的危险因素还包括胆囊腺肌症、吸烟、代谢紊乱综合征（如糖尿病、高血脂、肥胖）等。

祖国传统医学对GBC病因及发病机制的认识尚无统一、完整的理论体系。癌邪理论认为恶性肿瘤存在特异性独立致病因子的观点，为恶性肿瘤中医病因病机提供了新视角，也为中医药治疗GBC提供了理论依据。

GBC大体病理可见胆囊壁局部或全层增厚、硬化，局部腺瘤样占位病灶，或胆囊腔内实性占位病变。肿瘤可起源于胆囊底部、体部、颈部或胆囊管等不同部位，且不同起源部位、不同生长区域显示出差异化生物学特性。肿瘤侵犯胆囊床肝组织，表现为肝组织内实性肿瘤灶。胆囊腺瘤性息肉及炎性疾病等良性疾病发生恶变时，胆囊良性及恶性病灶可共存于同一组织标本，应尽可能多部位取材以免漏诊。显微镜下，GBC病灶主要起源于胆囊黏膜基底层，腺癌为其主要组织学类型，包括非特指型腺癌、肠型腺癌、非特指型透明细胞腺癌、黏液腺癌。其他组织学类型少见，包括腺鳞癌、非特指型鳞状细胞癌、非特指型未分化癌、非特指型神经内分泌癌（大细胞性、小细胞性）、黏合性癌、黏液囊性肿瘤伴侵袭性癌、囊内乳头状瘤伴侵袭性癌。细胞分化程度、侵犯层次、周围组织及或淋巴侵犯及转移是影响GBC预后的主要显微镜下因素。研究发现，当肿瘤侵及肌层周围结缔组织、尚未浸透浆膜或进入肝脏时，肿瘤位于胆囊肝侧或腹膜侧在血管侵犯、神经侵犯、淋巴结转移等方面存在显著差异，发自胆囊颈、管的肿瘤与胆囊底、体的肿瘤侵犯深度、淋巴结转移也存有差异。

随着GBC基因组学研究，HER2等基因有望成为分子分型及精准治疗的靶分子，但由于GBC具有显著的异质性，分子分型尚难确立，需要从染色体、基因组、转录组、蛋白表达及表观遗传学等多个层面、多个维度探索其发生发展机制和内在特性，从而区分不同亚型特征并建立和完善GBC分子分型体系。近年发展的肿瘤单细胞测序技术、蛋白质基因组学有望在揭示GBC细胞异质性、肿瘤微环境及基因型和表型间差异机制等方面提供更多技术力量。

第二章 预防及筛查

各种原因导致胆囊的慢性炎症状态，是GBC发生的明确原因和首要风险因素。因此，避免、防范或根除胆囊慢性炎症，是有效阻断胆囊炎-癌转化、预防GBC发生最有效的措施。根据GBC发病机制和相关流行病风险因素研究的进展，应对以下人群开展GBC的影像学筛查及积极的干预治疗。

第一节 胆囊结石

B超是胆囊结石最有效、最经济的影像学筛查手段。有研究显示，中国城市20岁以上人群胆囊结石筛查阳性率为4.6%，南方地区明显高于北方地区（6.1% vs. 3.8%），男女之比为4.8%和4.4%。

对有症状的胆囊结石，不论单发或多发，建议行胆囊切除术。需要明确，部分胆囊结石或慢性胆囊炎，临床症状并非典型的"右上腹痛及/或合并肩背部放射痛"，往往主诉为"消化不良、定位不明的上腹不适"等。在排除可致此类症状的其他消化病后，胆囊切除术具有适应证。

对无症状的胆囊结石患者，有以下情况之一者，建议胆囊切除：①单发结石、直径超过3cm；直径小于3cm的单发结石，影像学检查虽无胆囊壁显著增厚（<3mm），但有胆囊结石家族史、年龄超过50岁、合并多年糖尿病，亦建议胆囊切除；②多发结石，具有结石脱落入胆总管下段引发胆源性胰腺炎的风险；③合并瓷化胆囊；④合并糖尿病；⑤影像学检查提示胆囊壁显著增厚，需病理检查排除胆囊癌变，但基于肿瘤外科原则及穿刺活检局限性，不宜术前胆囊穿刺活检、需手术切除并行术中快速病检排除胆囊癌变；⑥影像学提示合并黄色肉芽肿性胆囊炎，虽无症状但应立即手术切除及病检以排除胆囊癌变。

基于以下原因，本指南不建议开展"保胆取石"术式：①胆囊结石发病机制目前仍未明晰。临床实践及荟萃分析表明"保胆取石"术后结石复发率较高，药物治疗亦无法避免复发，目前不建议开展。②结石复发、反复"保胆取石"，增加患者痛苦及医疗费用。③在胆囊结石的病因及疾病发展结局中，胆囊慢性炎症始终贯穿疾病全程，目前无证据表明"保胆取石"能逆转术后结石复发及胆囊慢性炎症病程。但"炎-癌转化"已明确视为GBC在内多种肿瘤发生的重要机制。④胆囊结石是GBC的首要危险因素。鉴于GBC恶性程度极高、早期诊断困难、疾病进展迅速、辅助治疗手段匮乏、预后极差的现实，微创切除患有结石的胆囊、避免癌变，具有切实可行的意义及临床价值。

第二节 胆囊息肉样病变

B超是胆囊息肉样病变的有效筛查手段，对部分B超难以明确息肉性质的人群，薄层增强CT或MRI，能做出更准确诊断。

对有进食后右上腹饱胀不适、隐痛等临床症状的胆囊息肉样病变，通过有效影像学检查排除息肉样病变为胆囊胆固醇结晶，或经利胆治疗症状无明显缓解，不论息肉样病变大小，建议行胆囊切除。

对尚无症状的胆囊息肉样病变，具有以下情况者，建议胆囊切除：①合并胆囊结石；②最大径超过10mm（CT、MRI、超声内镜或超声造影）；③基底部宽大；④呈细蒂状囊内生长，血供较好，增强CT见息肉明显强化；⑤息肉样病变位于胆囊颈部或临近于胆囊管开口。

此外，对尚不具备手术指征的无症状胆囊息肉样病变人群，应定期随访、复查。当存在以下情况者，建议胆囊切除：①年龄超过50岁；②最大径小于8mm，但对比1年内影像学（CT或MRI）复查结果，病变有明显生长；③直径达到6mm，且增强CT见明显强化、提示血供较好者。

第三节 黄色肉芽肿性胆囊炎

本质上是一种特殊病理表现的胆囊慢性炎症。CT可见胆囊壁内低密度结节影，多合并胆囊床周围肝组织炎症，但常与侵犯肝脏的GBC难以鉴别。病变位于胆囊壁内、未破坏胆囊黏膜是其区别于GBC相对特征性的影像学表现。当合并有高脂血症或糖尿病、影像学符合上述表现者，即便CA19-9升高，仍不能排除黄色肉芽肿性胆囊炎之可能。体检怀疑黄色肉芽肿性胆囊炎，应尽快实施胆囊切除，并根据术中快速病检排除胆囊癌变。由于同一胆囊不同部位可能分别存在癌变组织和炎性组织，术中需多部位取材以避免漏诊。

第四节 瓷化胆囊

B超或CT等发现瓷化胆囊，即使尚无明确临床争议，仍建议尽快行胆囊切除，并据术中快速病检排除胆囊癌变。

第五节 萎缩胆囊

经超声、核素、MR等明确胆囊已无功能，且非急性炎症状态下胆囊壁增厚>1.0cm，建议胆囊切除，并据术中快速病检排除胆囊癌变。

第六节 胆胰管汇流异常及/或先天性肝外胆管囊肿

若未合并先天性胆管囊状扩张症，B超筛查常难发现或确诊胆胰管汇流异常，需经MRCP或ERCP等特殊检查方可确诊。对确诊患者应实施手术治疗，特别是对合并胆囊腺瘤样息肉、胆囊结石、厚壁样慢性胆囊炎、瓷化胆囊等，应尽快实施胆囊切除，并通过胆肠端-侧吻合实现胆胰分流。如无上述胆囊病变证据，可据患者年龄、身体状况，酌情实施手术治疗。

经影像学确诊的先天性肝外胆管囊肿，建议及早实施胆管囊肿切除、胆肠吻合，以杜绝发生胆囊或囊状扩张胆管癌变的风险。

第三章

诊断

第一节　临床症状

早期多无明显症状，合并胆囊结石、胆囊息肉可有反复右上腹饱胀不适等慢性胆囊炎表现。中、晚期右上腹痛逐渐加剧。肿瘤转移至骨骼等，可出现相应转移部位疼痛不适症状，如侵犯肝门部胆管，可出现梗阻性黄疸。

第二节　实验室诊断

推荐CA19-9、CEA、CA125和CA242等多项肿瘤标志物联合应用以提高诊断特异性。合并梗阻性黄疸，可出现肝功能异常。

第三节　影像学诊断

超声、CT、MRI、内镜、PET-CT及腹腔镜探查等，是目前GBC最有价值的临床诊断手段。

超声作为体检筛查手段，能尽早发现胆囊壁增厚、胆囊腔内软组织占位病灶及结石等。合并胆管侵犯，可显示胆道梗阻的水平。与肝门部胆管癌的胆囊空虚不同，GBC侵犯肝外胆管时胆囊多充盈，胆总管远端无扩张。可评价肿瘤侵犯临近肝脏及肝脏转移情况。对明确肿瘤是否合并胆道结石、胆管囊状扩张等具有诊断价值。借助超声造影、超声内镜等能有效提高良恶性胆囊疾病鉴别诊断效能，对区域性淋巴结转移也具一定的诊断价值。

增强CT可提供肿瘤位置与大小，是否合并肝脏侵犯、侵犯层次、转移及血管侵犯、区域淋巴结及远处器官转移等信息，对鉴别胆囊腺瘤性息肉和GBC具有一定价值。合并胆道梗阻，CT可示胆管梗阻水平与范围。评价肝动脉、门静管侵犯时增强

CT的敏感性、特异性较高，对判断是否合并淋巴结转移有重要价值。利用薄层CT图像行三维可视化构建，对了解肿瘤与血管和胆管的毗邻、侵犯等解剖关系有重要价值。

相较CT，MRI对软组织分辨率更高，并能通过特殊序列提供功能、代谢等影像信息，对明确评估GBC侵犯肝实质、转移、血管侵犯等，其等同于CT。当GBC合并肝内或肝外胆管侵犯时，MRCP对了解胆道系统具有独特价值，在胆道成像上几乎可以替代PTC或ERCP，对判断GBC侵犯胆管系统的部位进而设计手术方案有重要价值。

经皮肝胆道穿刺（PTC）造影或经十二指肠乳头胆管造影（ERCP）检查，适用于胆囊肿瘤侵犯肝门部或肝外胆管、合并有梗阻性黄疸症状或胆管炎时酌情实施，不建议单纯作为诊断手段。对合并梗阻性黄疸患者，可作为术前引流减黄的措施。因PTC导致胆道感染的概率低于ERCP，对术前评估具有R0切除机会者，建议优先选择PTC，可实现胆汁外引流和/或内引流，并可进行胆道造影。对合并有胆管囊肿或胆胰管汇合异常危险因素者，ERCP有助于明确诊断。

氟脱氧葡萄糖（FDG PET-CT）对GBC与胆囊腺瘤性息肉等良性疾病的鉴别诊断，以及早期GBC的确诊等，具有重要价值。黄色肉芽肿性胆囊炎等炎性疾病与GBC的鉴别，应警惕FDG PET-CT可能会出现假阳性。由于GBC极易发生淋巴结转移，正常大小的淋巴结可能已有转移，而增大的淋巴结可能是炎性增生，FDG PET-CT对于诊断肿瘤淋巴结或远隔器官转移具有价值。

腹腔镜探查对术前无法判断是否存在GBC腹腔内广泛转移、因而无法确定根治性切除方案者，可考虑用于腹腔探查以明确相关情况。

第四节 术中病理诊断

对鉴别胆囊腺瘤性息肉、黄色肉芽肿性胆囊炎等胆囊良性疾病与GBC，具有重要价值，能在术中明确有无超出区域淋巴结的转移或腹腔远隔部位转移。胆囊颈部癌或胆囊管癌侵犯肝外胆管时，行肿瘤R0切除联合肝外胆管切除时，需通过术中病理诊断排除胆管切缘阳性。

第五节 肿瘤分期

目前临床常用AJCC/UICC TNM分期，基于病理组织学标准，术后评价局部和远处转移情况。进行肿瘤TNM分期对预后具有指导意义。

1 原发肿瘤分期

根据肿瘤数目、血管侵犯及肿瘤肝外直接侵犯等三个主要因素进行肿瘤T分期。TX，原发肿瘤无法评估；T0，无原发肿瘤证据；Tis，原位癌；T1，肿瘤侵及胆囊固有层或肌层；T1a，肿瘤侵及固有层；T1b，肿瘤侵及肌层；T2，肿瘤侵及肌肉周围结缔组织，尚未侵透浆膜或进入肝脏；T2a，肿瘤侵入胆囊脏腹膜侧肌周结缔组织，尚未浸透浆膜；T2b，肿瘤侵入胆囊肝侧肌周结缔组织，尚未侵及肝脏；T3，肿瘤浸透浆膜（胆囊脏腹膜侧）和或直接侵及肝脏和或一个其他邻近器官，如胃、十二指肠、结肠、胰腺、网膜、肝外胆管；T4，肿瘤侵犯门静脉或肝动脉，或侵犯两个及以上肝外器官或组织。

2 淋巴分期

根据有无区域淋巴结转移进行肿瘤N分期。区域淋巴结包括：肝门部淋巴结（包括沿胆囊管、胆总管、门静脉和肝动脉的淋巴结），腹腔干旁淋巴结，肠系膜上动脉旁淋巴结。NX，区域淋巴结无法评估；N0，区域淋巴结转移阴性；N1，1~3枚区域淋巴结转移；N2，4枚及以上的区域淋巴结转移

3 根据肿瘤是否发生除肝脏、十二指肠等邻近器官的远隔部位，对肿瘤进行M分期

M0，无远隔器官转移；M1，存在远隔其他器官转移。

4 结合T、N和M分期，形成CT的TNM分期结果（第8版）

表23-3-1 胆囊癌 AJCC/UICC TNM 分期（第8版）

TNM分期	肿瘤	淋巴结	远处转移
0期	Tis	N0	M0
ⅠA期	T1a	N0	M0
ⅠB期	T1b	N0	M0
ⅡA期	T2a	N0	M0
ⅡB期	T2b	N0	M0
ⅢA期	T3	N0	M0
ⅢB期	T1-3	N1	M0
ⅣA期	T4	N0-1	M0
ⅣB期	T1-4	N2	M0
	T1-4	N0-2	M1

5　pNM 病理学分期

pT分期与T分期对应；pN分期与N分期对应：pN0，区域淋巴结阴性（切除组织淋巴结检查至少需达到6个以上淋巴结）；如果区域淋巴结检查阴性，但检查的淋巴结数目没有达到要求，仍可归类为pN0分期；pN1，区域淋巴结切除标本阳性；pM分期：pM1，镜下证实有远处转移。

第四章

治疗

第一节　外科治疗

1　术前特殊准备

1.1　胆道引流

当GBC侵犯肝门部或肝外胆管、合并有梗阻性黄疸时，可行经PTBD或ERCP胆道引流，引流策略和方式应当根据所在中心条件选择并进行多学科整合诊治（MDT to HIM）讨论，按胆道引流原则共同制定方案。

鉴于GBC恶性程度高、易发生临近及远隔器官转移，术前评估无须联合大部肝切除者，不建议常规实施术前胆道引流。在评估身体状况、营养状况及肝、肾功能等情况下，酌情尽快实施肿瘤规范化切除；如上述状况不良，可在胆道引流相关状况改善后尽快实施肿瘤规范化切除。

阻黄患者如手术方案拟行GBC根治性切除联合大范围肝切除（≥4个肝段）、术前总胆红素超过171μmol/L（10mg/dL），或有胆道感染且药物治疗无效者，建议术前胆道引流。根据总胆红素下降速率、肝功能恢复状况（各肝脏代谢酶类、血清总蛋白、人血白蛋白、血清前白蛋白），及患者是否合并肝炎肝硬化等情况，进行肝储备功能等综合评估，并建议常规行肝脏体积测定、了解拟切除肝段及残余肝体积，个体化制订、实施肝切除术时机和方案。当总胆红素如未降至85μmol/L（5mg/dL）以下，暂不建议实施手术。

采用PTBD胆道引流方案，如果GBC侵犯肝总管或胆总管，行肝左叶或肝右叶胆管穿刺置管引流均可，首选肝左叶胆管置管引流。如果胆囊癌侵犯右肝管、需联合右半肝切除，术前评估黄疸较深、右肝体积较大，直接行右半肝切除术后肝功能衰竭风险较大，而术前仅选择性肝左叶胆管单侧胆道引流可能肝功能恢复缓慢，应尽可能实施多根胆道穿刺引流以缩短减黄进程，尽快实施肿瘤根治性手术、防范肿瘤转移。存在肝内多肝叶胆管炎时，尽快实施多根胆道穿刺引流改善炎症，以期尽快实施肿瘤根治性手术、防范肿瘤转移。

采用ERCP行胆道内引流时，尽管在舒适性、恢复胆汁肠肝循环上具有优势，但GBC侵犯肝门部胆管导致高位胆管梗阻时，行ERCP发生肝内胆道逆行感染的风险较高，且胆道内置管后难以评价受侵胆管段范围，同时也因更易发生肝十二指肠韧带炎症从而不利于术中区域淋巴结清扫，应根据所在中心的技术力量审慎决策。经内镜下肝内二级以上胆管分支的多根鼻胆管外引流，能降低高位胆管梗阻时ERCP胆道逆行感染发生概率，但由于对操作者的技术水平要求较高，建议根据所在单位技术能力酌情实施。

1.2 营养支持治疗

当GBC经营养评估存在明显中重度营养不良，或基础疾病和营养状况对重要器官功能、免疫力、伤口愈合及生存存在显著影响，应给予营养支持治疗。

营养支持治疗应以维持机体营养需求的最低量（预计热卡和蛋白量的75%）为治疗目标，并根据营养评估状态、是否合并黄疸、是否处于应激状态等，动态进行代谢状态及营养状况监测评估，个体化制订营养治疗方案。

1.3 术前新辅助治疗和转化治疗

术前放疗、化疗对进展期GBC并未发现显著生存获益。因此需要多中心临床研究以明确GBC术前新辅助和转化治疗方案的有效性和临床价值。

2 外科手术治疗

是目前治疗GBC最积极、最有效的手段，彻底清除癌组织能为患者提供唯一治愈和长期生存的机会。强调尽可能实施多切缘阴性的GBC根治术。

2.1 根治性切除的原则

基于胆囊解剖、临床相关研究及临床实践结果，建议T1b期以上期GBC根治性切除应包括胆囊、临近胆囊床肝组织（肝切缘距胆囊2~3cm）和区域淋巴结。对胆囊床肝侧生长的T2b期以上的GBC，建议行肝脏Ⅳb段及Ⅴ段切除。如肿瘤侵犯至胆囊周围肝外胆管、横结肠、大网膜等1个邻近器官，可扩大切除范围并力求使各器官组织切缘均为阴性。如肿瘤侵犯至胃、十二指肠、胰腺等1~2个胆囊邻近器官，或13a组、8组等转移淋巴结已深度侵犯胰腺段胆总管甚或胰头部，虽然胰十二指肠等扩大切除范围的手术方案可能达到肿瘤R0切除，但鉴于GBC高度恶性、辅助治疗效果不良、愈后极差的临床特点，扩大切除范围意味着需承受更高的手术风险及术后并发症风险而未能显著改善预后，故不建议常规实施。血管侵犯不是手术的绝对禁忌证，可联合受侵的门静脉/肝动脉血管切除、重建。双侧门静脉支均被肿瘤侵犯，或门静脉主干广泛的包绕或梗阻是R0切除的禁忌征。联合受肿瘤侵犯的肝固有动脉主干或双侧肝动脉切除，并不是肿瘤切除的绝对禁忌证，但未重建肝动脉血流术后发生胆汁瘤、感染的风险较高，且无明确证据能使远期预后获益，建议慎重抉择。组织学证实的远处转移（腹腔、肺、肝内多发转移等）和超出区域淋巴结（腹腔动脉、腹主动脉旁、胰头后下淋巴结）的淋巴结转移，应视为R0切除的绝对禁忌证。

2.2 腹腔区域淋巴结清扫

包括肝十二指肠韧带淋巴结（12组），根据周围的关系分为胆囊管旁（12c组），胆总管旁（12b组）、门静脉后（12p组），肝固有动脉旁（12a组）；沿肝总动脉旁淋巴结（8组）和胰腺后上（13a组）。非区域淋巴结包括：腹主动脉（16组），腹腔干（9组），肠系膜（14组）或胰前（17组）和胰腺后下（13b组）淋巴结。R0切除须同时进行彻底的区域淋巴结清扫，有助于提供准确的肿瘤TNM分期信息以指导后续治疗方案的制定及预后判断。

当已确认非区域淋巴结转移，虽进一步扩大淋巴清扫范围对改善预后意义尚存争议，但更大范围淋巴结清扫可提供更准确的分期信息。当实现区域淋巴结彻底清扫后，即肝十二指肠韧带、肝总管旁骨骼化清扫及胰腺后上淋巴结（13a组）的切除，对淋巴结清扫数目不作强制要求。

进展期GBC易侵犯毗邻脉管和神经并发生转移，在进行脉管骨骼化区域淋巴结清扫时，联合切除动脉外鞘有助于减少肿瘤细胞残留，但需避免损伤动脉外膜，以防增加部分高龄、糖尿病等患者术后假性动脉瘤和迟发性出血风险。

2.3 经腹腔镜、机器人等腔镜外科胆囊癌切除术

由于存在腹膜转移风险、窦道转移、区域淋巴结清扫彻底性不及开放手术，以及缺乏前瞻性对照研究和大样本回顾性队列研究等高级别证据，早期阶段对经腹腔镜、机器人等腔镜外科手术在GBC治疗中的临床价值、适应证等存在较大争议。随着腔镜外科技术的发展，经腹腔镜胆囊癌切除术、经机器人胆囊癌切除术的安全性陆续得到证实，并在手术时间、术中出血量、术后住院时间等方面体现优势。此外，有单中心小样本研究报道，经腹腔镜胆囊癌手术预后不劣于开放手术。NCCN2019版将腔镜外科在GBC治疗中的作用仅归为明确切除前的手术分期；2019韩国专家共识建议可对T1b～T3GBC（AJCC/UICC TNM分期系统第8版）实施切除应行包括临近肝实质整体切除的经腹腔镜根治性手术。

虽然近年腔镜外科技术已取得显著进步，但基于进展期GBC极高的恶性生物学行为以及GBC腔镜外科相关高级别证据尚不充分的现实下，本指南建议经腔镜外科治疗胆囊癌应限于下述条件：治疗机构和团队具备较为丰富的经腔镜肝肿瘤、胰腺肿瘤切除的临床经验；肿瘤根治性原则应等同开放手术遵循的原则；病例选择应避免肿瘤分期过晚者，对肿瘤已侵犯肝门区域高位胆管的病例尤需审慎；强调肿瘤整体切除及手术标本自腹腔完整取出原则，以避免术中气腹状态下因胆囊囊腔或瘤体

破裂导致的瘤细胞播散和转移。

2.4 意外GBC治疗策略

首先需明确，诊断意外GBC仅限于胆囊切除术前已经影像学、实验室检查且并未获得GBC诊断依据，但术中或术后病理证实为GBC者。因术前肿瘤漏诊、误诊不能做出意外GBC的诊断。意外胆囊底部或体部癌，病理检查肿瘤为Tis或T1a期，如术中未发生胆囊破裂胆汁外溢，可定期复查随访；病理检查肿瘤已侵犯至胆囊肌层（T1b期）或以上，应再行肿瘤根治性切除术（临近胆囊床肝组织切除、区域淋巴结清扫术）。意外胆囊管癌，由于切缘往往阳性，即便病理检查肿瘤为T1a，仍有再次手术指征。术中应联合肝外胆管切除、胆肠再吻合术。如果肝外胆管受肿瘤侵犯范围有限，也可行受侵段肝外胆管切除、胆管对端吻合术。上述两种方案均必须行术中快速病检以保证胆管切缘阴性。

腹腔镜胆囊切除意外GBC，虽有报道再次根治性术联合Trocar窦道切除有助于延长DFS，但更多回顾性证据表明，与未联合窦道部位切除术人群相，联合Trocar窦道切除人群未见总体或无复发生存优势。

再次根治术应在病理确诊后尽快实施，以初次术后1~4周内实施为宜。术前应尽量获得前次术中具体信息（胆囊切除术中，有无胆囊破损；是否保持完整并置入标本袋取出腹腔；肿瘤位于胆囊的位置、是否已侵及浆膜等）。

第二节 系统治疗

1 化疗

1.1 肿瘤R0及R1切除术后辅助性化疗

必要性和临床意义可参考BILCAP、日本胆道外科学会等相关研究结果。

（1）卡培他滨单药方案：BILCAP胆管癌研究中对肿瘤侵犯深度已达黏膜肌层及以上范围（AJCC/UICC分期系统-T1b及以上）的R0和R1切除GBC，术后给予卡培他滨（$1250mg/m^2$·体表面积，口服），2次/日，每2周连续用药（第1~14日）、停用7日；疗程间期为21日；维持治疗共八个疗程。研究表明，化疗组预后明显优于术后观察组。

（2）丝裂霉素C（MMC）联合5-氟尿嘧啶（5-FU）化疗方案：日本胆道外科学会（JSBS）Ⅲ期胆管癌临床研究中，纳入胆囊癌Ⅱ~Ⅳ期、即除T1（肿瘤侵犯深度未突破黏膜肌层）N0M0之外所有分期病患（JSBS胆管癌病理通则系统，第4版）。手术当日MMC（$6mg/m^2$·体表面积，静脉输注）和5-FU（$310mg/m^2$·体表面积，静脉输注），连续用药5日；术后第3周重复上述治疗一次。术后第5周始，每日5-FU

（100mg/m².体表面积，口服），维持治疗至肿瘤复发。结果显示该方案可使实现R0和R1切除的GBC预后显著获益。

1.2 晚期不可切除肿瘤或复发性肿瘤治疗性化疗方案

可参考ABC-02 Ⅲ期、JCOG1113等研究结果。

（1）吉西他滨联合顺铂（GC方案）：基于ABC-02 Ⅲ期结果，吉西他滨（1000mg/m².体表面积，静脉输注），顺铂（25mg/m².体表面积，静脉输注）；每周1次、间隔7日用药，每3周为一疗程，治疗周期最长为八个疗程。

（2）吉西他滨联合S1（GS方案）：基于JCOG1113结果，吉西他滨（1000mg/m².体表面积，静脉输注），疗程第1日和第8日用药；S-1，2次/日，口服，服用剂量根据体表面积计算（<1.25m²，60mg/日；1.25~1.49m²，80mg/日；≥1.50m²，100mg/日）。每3周为一疗程，根据疾病进展、程度或药物毒性以及患者意愿决定治疗周期。

（3）吉西他滨联合顺铂及白蛋白-紫杉醇方案（GC+白蛋白-紫杉醇方案）：吉西他滨（800~1000mg/m².体表面积，静脉输注），顺铂（25mg/m².体表面积，静脉输注），白蛋白-紫杉醇（100~125mg/m².体表面积，静脉输注）；疗程第1日和第8日用药；疗程间期为21日；疗程持续至疾病进展。

（4）伊立替康联合奥沙利铂、亚叶酸、5-FU方案（mFOLFIRINOX方案）：首日伊立替康（180~150mg/m².体表面积，静脉输注）、奥沙利铂（85~65mg/m².体表面积，静脉输注）、亚叶酸（400mg/m².体表面积，静脉输注）和5-FU（400mg/m².体表面积，静脉输注）；首日开始连续静脉输注5-FU，总剂量2400mg/m².体表面积，并持续46小时完成输液；疗程间期为2周。

1.3 进展期GBC患者接受GC或GS方案治疗失败后化疗方案

可参考ABC-06研究结果，即5-FU联合亚叶酸钙及奥沙利铂方案（FOLFOX方案）：首日奥沙利铂（85mg/m².体表面积，静脉输注），L-亚叶酸（175mg，静脉输注）或亚叶酸（350mg，静脉输注），5-FU（400mg/m².体表面积，静脉输注）；首日开始连续静脉输注5-FU，总剂量2400mg/m².体表面积，并在第2日内完成输液；疗程间期为2周。

2 靶向、免疫治疗

近期GBC表观遗传学研究取得较大进展，已陆续发现多个可能与GBC靶向治疗、免疫治疗相关的靶基因及信号通路。MyPathway篮子研究（多中心、开放、2a期）结果证实帕妥珠单抗（Pertuzumab）联合曲妥珠单抗（trastuzumab）对已发生转移HER2阳性的晚期GBC有明显的生存获益。

3 放疗

由于缺乏高级别证据,针对GBC、特别是晚期GBC仅行放疗的价值未获广泛共识,但对放疗联合卡培他滨或吉西他滨化疗在GBC和肝外胆管癌Ⅱ期临床研究的价值已有积极结果。对肿瘤非区域淋巴结、骨、腹壁及肝转移者,可实施个体化姑息性辅助放疗。

4 姑息性介入治疗

晚期GBC侵犯肝门部或肝外胆管或肿瘤切除术后复发伴胆道梗阻者,经ERCP或PTC行胆道支架内引流能有效解除黄疸、改善生活质量。多建议于肝外胆管内放置单根或多根金属覆膜支架以防肿瘤过快生长、堵塞支架。但有研究证实,GBC因有浸润性强、发展快的特点,用金属支架置入的疗效并不优于塑料支架。腹腔转移灶热灌注化疗,对控制肿瘤广泛转移及恶性腹水有治疗效果。

5 中医药治疗

GBC的中医药治疗总体原则为改善临床症状,提高机体抵抗力,减轻放化疗不良反应,提高生活质量。虽有观点支持中医药可抗癌,延长生存期,但中医药对GBC的抗癌作用仅限于个案及经验报道,尚无高级别证据支持。

GBC中医证型复杂、多变,个体差异大。不同体质、阶段、并发症及西医治疗方式,均是影响证型及其变化的重要因素。在经验总结中,实证以肝郁气滞、湿热蕴结为主;虚证以脾虚居多。

目前尚无代表性方药。组方时遵循中药方剂"君、臣、佐、使"原则,结合癌邪理论的组方思路,包括扶正组分、一般祛邪组分(常规行气、活血、祛痰、化湿、清热等药物)和祛癌组分。祛癌药物根据不同证型,可选择白花蛇舌草、半枝莲居等清热解毒、活血化瘀、消痰、软坚、散结等药物。针灸治疗、中医药外治、中药注射液辩证治疗,可配合中药口服方剂补充或强化治疗。合并有黄疸、肝功能不良时,应谨慎使用毒性较为明显的中药方剂。

第三节 康复治疗

GBC患者接受外科、介入或内镜等手术治疗后,存在与治疗方案对应的围术期并发症风险,手术医生应在患者出院前进行相关康复知识宣教,对已出院者进行密切随访跟踪,对住院期间已出现或院外发生的并发症,及时给予专业性指导意见和治疗方案。

对GBC侵犯肝门部胆管等实施胆道外引流者，应采用胆汁口服回输或更改为胆道内引流，以防在院外因胆道外引流管护理不良导致电解质丢失过多、体液紊乱及肝肾功能障碍。

骨髓抑制、贫血是与几乎所有化疗和免疫抑制剂相关的常见副作用，康复干预对其有重大影响。化疗会导致血细胞减少，增加感染的风险及损害代谢功能，还会导致因疲乏不适等而放弃规范性治疗。医师应主动对接受化疗的GBC进行用药指导和风险评判，并据随访结果及时给予专业性指导。

GBC接受根治性切除手术治疗后，根据中医"治未病"思想，以预防复发为治疗目标。放、化疗期间，同时使用中医药配合治疗，减轻放、化疗副作用，进一步延长生命。靶向和（或）免疫治疗期间，结合中医药治疗，减毒增效。引流退黄期间，中医药治疗可促进黄疸消退。终末期对症支持治疗期间，中医药能够提高生活质量。

研究已经证实，低强度运动有利促进血细胞计数改善，适度运动不仅不会增加身体负担，还能有效缓解癌症相关的疲劳。太极、瑜伽等相对舒缓的运动更有助于缓解癌症患者的焦虑和抑郁心态，因此应根据身体状况鼓励其尽快进行康复运动锻炼。

对于接受姑息性治疗或病程进展至晚期的GBC患者，采取营养支持加每周两次60分钟运动的多模式干预治疗，虽然不能显著改善总体生活质量，但能减少恶心呕吐症状，增加更多蛋白质摄入，从而改善身心健康状态。

参考文献

[1] Edge SB, Byrd DR, Compton CC, et al. AJCC Cancer Staging Manual[M]. 7th Edition. New York: Springer.2009: 211-217.

[2] 任泰, 李永盛, 耿亚军, 等. 中国2010-2017年胆囊癌治疗模式及预后分析[J]. 中华外科杂志, 2020, 58 (9): 697-706.

[3] 中国抗癌协会胆囊癌规范化诊治专家共识（2016）[J]. 中华肝胆外科杂志, 2016, 22 (11): 721-728.

[4] Lazcano-Ponce EC, Miquel JF, Muñoz N, et al. Epidemiology and molecular pathology of gallbladder cancer[J]. CA Cancer J Clin, 2001, 51 (6): 349-364.

[5] Sharma A, Sharma KL, Gupta A, et al. Gallbladder cancer epidemiology, pathogenesis and molecular genetics: Recent update[J]. World J Gastroenterol, 2017, 23 (22): 3978-3998.

[6] Myers RP, Shaffer EA, Beck PL. Gallbladder polyps: epidemiology, natural history and management [J]. Can J Gastroenterol, 2002, 16 (3): 187-194.

[7] Ferlay J, Shin HR, Bray F, et al. Estimates of worldwide burden of cancer in 2008: GLOBOCAN 2008 [J].Int J Cancer, 2010, 127 (12): 2893-2917.

[8] Cunningham SC, Alexander HR. Porcelain gallbladder and cancer: ethnicity explains a discrepant literature?[J]. Am J Med, 2007, 120 (4): e17-18.

[9] Stinton LM, Shaffer EA. Epidemiology of gallbladder disease: cholelithiasis and cancer [J]. Gut Liver, 2012, 6 (2): 1721-1787.

[10] Hundal R, Shaffer EA. Gallbladder cancer: epidemiology and outcome [J]. Clin Epidemiol, 2014, 6: 99-109.

[11] 慎浩鑫, 李昭宇, 耿智敏, 等. 西北五省17家医院2379例胆囊癌临床分析[J]. 中华外科杂志, 2015, 53 (10): 747-751.

[12] Aune D, Norat T, Vatten LJ. Body mass index, abdominal fatness and the risk of gallbladder disease [J].Eur J Epidemiol, 2015, 30 (9): 1009-1019.

[13] Campbell PT, Newton CC, Kitahara CM, et al. Body size indicators and risk of gallbladder cancer: Pooled analysis of individual-level data from 19 prospective cohort studies[J]. Cancer Epidemiol Biomarkers Prev, 2017, 26 (4): 597-606.

[14] Aune D, Vatten LJ, Boffetta P. Tobacco smoking and the risk of gallbladder disease [J]. Eur J Epidemiol, 2016, 31 (7): 643-653.

[15] 吴孝雄, 朱世杰. 从癌邪理论探讨恶性肿瘤病因病机[J]. 中华中医药杂志, 2017, 32 (6): 2430-2432.

[16] WHO Classification of Tumours Editorial Board. Carcinoma of the Gallbladder//Roa JC, Adsay NV, Arola J, Tsui WM, Zen Y. WHO Classification of Tumours- Digestive System Tumours[M]. 5th ed.Lyon: International Agency for Research on Cancer, 2018: 283-288.

[17] 孙旭恒, 任泰, 耿亚军, 等. 中国胆囊癌外科治疗现状与病理学特征多中心回顾性研究[J]. 中国实用外科杂志, 2021, 41 (1): 99-106.

[18] Pradeep R, Kaushik SP, Sikora SS, et al. Predictors of survival in patients with carcinoma of the gallbladder [J]. Cancer, 1995, 76 (7): 1145-1149.

[19] Shiba H, Misawa T, Fujiwara Y, et al. Glasgow prognostic score predicts outcome after surgical resection of gallbladder cancer [J].World J Surg, 2015, 39 (3): 753-738.

[20] 董娜娜, 张偲, 李强, 等. 原发性胆囊癌的治疗策略和预后分析[J]. 中华消化外科杂志, 2012, 11 (3): 267-270.

[21] 邱应和, 刘辰, 姜小清, 等. 181例进展期胆囊癌外科治疗的预后分析[J]. 中华肝胆外科杂志,

2010, 16（9）：655-658.

[22] Shindoh J, de Aretxabala X, Aloia TA, et al. Tumor location is a strong predictor of tumor progression and survival in T2 gallbladder cancer: An international multicenter study[J]. Ann Surg, 2015, 261（4）：733-739.

[23] 冯飞灵, 程庆保, 姜小清, 等. 左半部分胆囊癌与右半部分胆囊癌的外科治疗[J]. 中国普外基础与临床杂志, 2019, 26（3）：276-281.

[24] Nakamura H, Arai Y, Totoki Y, et al. Genomic spectra of biliary tract cancer[J]. Nat Genet, 2015, 47（9）：1003-1010.

[25] Valle JW, Lamarca A, Goyal L, et al. New horizons for precision medicine in biliary tract cancers[J]. Cancer Discov, 2017, 7（9）：943-962.

[26] Fakhri B, Lim KH. Molecular landscape and sub-classification of gastrointestinal cancers: A review of literature[J]. J Gastrointest Oncol, 2017, 8（3）：379-386.

[27] Wardell CP, Fujita M, Yamada T, et al. Genomic characterization of biliary tract cancers identifies driver genes and predisposing mutations[J]. J Hepatol, 2018, 68（5）：959-969.

[28] Schmidt MA, Marcano-Bonilla L, Roberts LR. Gallbladder cancer: Epidemiology and genetic risk associations[J]. Chin Clin Oncol, 2019, 8（4）：31.

[29] Javle M, Zhao H, Abou-Alfa GK. Systemic therapy for gallbladder cancer[J]. Chin Clin Oncol, 2019, 8（4）：44.

[30] Nepal C, Zhu B, CGR Exome Studies Group, et al. Integrative molecular characterisation of gallbladder cancer reveals micro-environment-associated subtypes[J]. J Hepatol, 2021, 74（5）：1132-1144.

[31] Javle M, Churi C, Kang HC, et al. HER2/neu-directed therapy for biliary tract cancer[J]. J Hematol Oncol, 2015, 8：58.

[32] Mishra SK, Kumari N, Krishnani N. Molecular pathogenesis of gallbladder cancer: An update[J]. Mutat Res, 2019, 816-818：111674.

[33] Mehrotra R, Tulsyan S, Hussain S, et al. Genetic landscape of gallbladder cancer: Global overview [J]. Mutat Res Rev Mutat Res, 2018, 778：61-71.

[34] Bagger FO, Probst V. Single cell sequencing in cancer diagnostics[J]. Adv Exp Med Biol, 2020, 1255：175-193.

[35] Rodriguez H, Zenklusen JC, Staudt LM, et al. The next horizon in precision oncology: Proteogenomics to inform cancer diagnosis and treatment[J]. Cell, 2021, 184（7）：1661-1670.

[36] Zhang Y, Zuo C, Liu L, et al. Single-cell RNA-sequencing atlas reveals an MDK-dependent immunosuppressive environment in ErbB pathway-mutated gallbladder cancer[J]. J Hepatol, 2021, 75（5）：1128-1141.

[37] Chen P, Wang Y, Li J, et al. Diversity and intratumoral heterogeneity in human gallbladder cancer progression revealed by single-cell RNA sequencing[J]. Clin Transl Med, 2021, 11（6）：e462.

[38] Zeng Q, He Y, Qiang DC, et al. Prevalence and epidemiological pattern of gallstones in urban residents in China[J]. Eur J Gastroenterol Hepatol, 2012, 24（12）：1459-1460.

[39] Donald JJ, Cheslyn-Curtis S, Gillams AR, et al. Percutaneous cholecystolithotomy: Is gall stone recurrence inevitable?[J]. Gut, 1994, 35（5）：692-695.

[40] 刘京山, 李晋忠, 张宝善, 等. 纤维胆道镜下胆囊切开取石保胆治疗胆囊结石612例随访结果分析[J]. 中华外科杂志, 2009, 47（4）：279-281.

[41] 邹玉锋, 冯志强, 张洪义. 保胆取石术后结石复发危险因素的Meta分析[J]. 东南国防医药, 2016, 18（3）：230-239.

[42] Li W, Huang P, Lei P, et al. Risk factors for the recurrence of stones after endoscopic minimally invasive cholecystolithotomy in China: A meta-analysis[J]. Surg Endosc, 2019, 33（6）：1802-1810.

[43] Trevino F, Carter O. Gallstone size and the risk of gallbladder cancer[J]. JAMA, 1984, 250 (23): 3080-3081.

[44] Lowenfels AB, Walker AM, Althaus DP, et al. Gallstone growth, size, and risk of gallbladder cancer: An interracial study[J]. Int J Epidemiol, 1989, 18 (1): 50-54.

[45] Misra S, Chaturvedi A, Misra NC, et al. Carcinoma of the gallbladder [J]. Lancet Oncol, 2003, 4: 167-176.

[46] Tewari M. Contribution of silent gallstones in gallbladder cancer [J].J Surg Oncol, 2006, 93 (8): 629-632.

[47] Hsing AW, Gao YT, Han TQ, et al. Gallstones and the risk of biliary tract cancer: A population-based study in China[J].Br J Cancer, 2007, 97 (11): 1577-1582.

[48] Housset C, Chrétien Y, Debray D, et al. Functions of the Gallbladder [J].Compr Physiol, 2016, 6 (3): 1549-1577.

[49] McCain RS, Diamond A, Jones C, et al. Current practices and future prospects for the management of gallbladder polyps: A topical review. World J Gastroenterol, 2018, 24 (26): 2844-2852.

[50] Lee E S, Kim J H, Joo I, et al. Xanthogranulomatous cholecystitis: Diagnostic performance of US, CT, and MRI for differentiation from gallbladder carcinoma[J]. Abdom Imaging, 2015, 40 (7): 2281-2292.

[51] Goshima S, Chang S, Wang J H, et al. Xanthogranulomatous cholecystitis: Diagnostic performance of CT to differentiate from gallbladder cancer[J]. Eur J Radiol, 2010, 74 (3): e79-83.

[52] 邱智泉, 姜小清, 李斌, 等. 胆囊癌与黄色肉芽肿性胆囊炎的鉴别诊断及手术治疗策略[J]. 中华肝胆外科杂志, 2017, 23 (5): 336-338.

[53] 姜小清, 李斌. 胆道肿瘤临床诊疗聚焦[M]. 北京: 人民卫生出版社, 2021: 53-56.

[54] 胡冰, 周岱云, 吴萍, 等. 先天性胆胰管合流异常与胆囊癌的关联[J]. 中华消化内镜杂志, 2004, 21 (4): 225-228.

[55] 李斌, 邱智泉, 姜小清. 268例先天性胆管囊肿非合理治疗继发不良治疗后果的回顾性研究. 中华肝胆外科杂志, 2020, 26 (12): 916-920.

[56] 李斌, 邱智泉, 姜小清, 等. 先天性胆管囊肿规范化外科治疗的要点及"三类五型"分型系统的临床意义. 中华肝胆外科杂志, 2021, 27 (2): 86-90.

[57] Strom BL, Soloway RD, Rios-Dalenz J, et al. Biochemical epidemiology of gallbladder cancer[J]. Hepatology, 1996, 23 (6): 1402-1411.

[58] Chaube A, Tewari M, Singh U, et al. CA 125: A potential tumor marker for gallbladder cancer [J].J Surg Oncol, 2006, 93 (8): 665-669.

[59] Wang YF, Feng FL, Zhao XH, et al. Combined detection tumor markers for diagnosis and prognosis of gallbladder cancer [J].World J Gastroenterol, 2014, 20 (14): 4085-4092.

[60] Pilgrim CH, Groeschl RT, Pappas SG, et al. An often overlooked diagnosis: Imaging features of gallbladder cancer [J]. J Am Coll Surg, 2013, 216 (2): 333-339.

[61] Sandrasegaran K, Menias CO. Imaging and Screening of Cancer of the Gallbladder and Bile Ducts. Radiol Clin North Am, 2017, 55 (6): 1211-1222.

[62] Zevallos Maldonado C, Ruiz Lopez MJ, Gonzalez Valverde FM, et al. Ultrasound findings associated to gallbladder carcinoma[J].Cir Esp, 2014, 92 (5): 348-355.

[63] Bo X, Chen E, Wang J, et al. Diagnostic accuracy of imaging modalities in differentiating xanthogranulomatous cholecystitis from gallbladder cancer. Ann Transl Med, 2019, 7 (22): 627.

[64] Tanaka K, Katanuma A, Hayashi T, et al. Role of endoscopic ultrasound for gallbladder disease. J Med Ultrason (2001), 2021, 48 (2): 187-198.

[65] Song ER, Chung WS, Jang HY, et al. CT differentiation of 1-2-cm gallbladder polyps: Benign vs malignant [J]. Abdom Imaging, 2014, 39 (2): 334-341.

[66] Tan CH, Lim KS. MRI of gallbladder cancer [J].Diagn Interv Radiol, 2013, 19 (4): 312-319.

[67] Hu B, Gong B, Zhou DY. Association of anomalous pancreaticobiliary ductal junction with gallbladder carcinoma in Chinese patients: An ERCP study. Gastrointest Endosc, 2003, 57 (4): 541-545.

[68] Ramos-Font C, Gómez-Rio M, Rodríguez-Fernández A, et al. Ability of FDG-PET/CT in the detection of gallbladder cancer[J]. J Surg Oncol, 2014, 109 (3): 218-224.

[69] Kalra N, Gupta P, Singhal Mpta R, Gu, et al. Cross-sectional imaging of gallbladder carcinoma: An Update[J]. J Clin Exp Hepatol, 2019, 9 (3): 334-344.

[70] Manohar K, Mittal BR, Bhattacharya A, et al. Intense FDG activity in a case of xanthogranulomatous cholecystitis without elevated fluorothymidine activity [J].Clin Nucl Med, 2013, 38 (4): e205-206.

[71] 欧阳杰，汤地，梁力建，等．意外胆囊癌的临床病理特点与预后分析[J].中华临床医师杂志（电子版），2011，5（12）：3441-3444.

[72] 姜小清，邱应和．意外胆囊癌的诊断与治疗[J].中华消化外科杂志，2011，10（2）：91-92.

[73] James DB, Mary K, Gospodarowicz, et al. UNION FOR INTERNATIONAL CANCER CONTROL (UICC).TNM classification of malignant tumours[M].8th ed.New York: John Wiley & Sons, Ltd, 2017: 85-86.

[74] 张瑞，彭承宏，李宏为，等．107例原发性胆囊癌的外科治疗分析[J].中国肿瘤临床，2009，36（4）：195-198.

[75] Feng FL, Liu C, Jiang XQ, et al. Role of radical resection in patients with gallbladder carcinoma and jaundice [J].Chin Med J, 2012, 125 (5): 752-756.

[76] Xia MX, Cai XB, Hu B, et al. Optimal stent placement strategy for malignant hilar biliary obstruction: A large multicenter parallel study. Gastrointest Endosc, 2020, 91 (5): 1117-1128.e9.

[77] Ottery FD. Definition of standardized nutritional assessment and interventional pathways in oncology [J]. Nutrition, 1996, 12 (1 Suppl): S15-S19.

[78] 姜小清，李斌，主编．胆道肿瘤临床诊疗聚焦[M].北京：人民卫生出版社，2021：35-38.

[79] Ren T, Li YS, Liu YB, et al. Prognostic significance of regional lymphadenectomy in T1b gallbladder cancer: Results from 24 hospitals in China[J]. World J Gastrointest Surg, 2021, 13 (2): 176-186.

[80] 李斌，姜小清．胆囊癌的规范化手术治疗[J].中国普外基础与临床杂志，2019，26（3）：265-269.

[81] Yoshimitsu K, Honda H, Kaneko K, et al. Anatomy and clinical importance of cholecystic venous drainage: Helical CT observations during injection of contrast medium into the cholecystic artery [J]. AJR Am J Roentgenol, 1997, 169 (2): 505-510.

[82] Yoshikawa T, Araida T, Azuma T, et al. Bisubsegmental liver resection for gallbladder cancer [J]. Hepatogastroenterology, 1998, 45 (19): 14-19.

[83] 周建新，孙喜太，仇毓东，等．肝切除在胆囊癌治疗中的应用[J].肝胆外科杂志，2006，14（1）：13-15.

[84] 彭淑牖，洪德飞．胆囊癌手术方式的合理选择[J].中华消化外科杂志，2011，10（2）：87-90.

[85] 洪德飞，彭淑牖．胆囊癌合理根治术的决策依据和疗效评价[J].外科理论与实践，2011，16（4）：336-339.

[86] 别平，何宇．规范的胆囊癌根治术[J].中国实用外科杂志，2011，31（3）：255-257.

[87] Shindoh J, de Aretxabala X, Aloia TA, et al. Tumor location is a strong predictor of tumor progression and survival in T2 gallbladder cancer: An international multicenter study [J].Ann Surg, 2015, 261 (4): 733-739.

[88] Lee H, Choi DW, Park JY, et al. Surgical strategy for T2 gallbladder cancer according to tumor location [J].Ann Surg Oncol, 2015, 22 (8): 2779-2786.

[89] Lee SE, Choi YS, Kim YH, et al. Prognostic significance of tumor location in T2 gallbladder cancer: A Korea tumor registry system biliary pancreas (KOTUS-BP) database analysis[J]. J Clin Med, 2020, 9 (10): 3268.

[90] Kwon W, Kim H, Han Y, et al. Role of tumour location and surgical extent on prognosis in T2 gallbladder cancer: An international multicentre study[J]. Br J Surg, 2020, 107 (10): 1334-1343.

[91] 刘颖斌, 刘付宝, 彭淑牖. 胆囊癌扩大根治术范围、术式选择及评价[J]. 实用肿瘤杂志, 2005, 20 (1): 14-16.

[92] 李绍强, 梁力建. 胆囊癌扩大根治术及其并发症的预防[J]. 实用肿瘤杂志, 2005, 20 (1): 12-13.

[93] 柯能文, 曾勇. 胆囊癌不同手术方式的疗效分析[J]. 中华消化外科杂志, 2011, 10 (2): 96-99.

[94] Miyazaki M, Ohtsuka M, Miyakawa S, et al. Classification of biliary tract cancers established by the Japanese Society of Hepato-Biliary-Pancreatic Surgery: 3 (rd) English edition [J]. J Hepatobiliary Pancreat Sci, 2015, 22 (3): 181-196.

[95] Kishi Y, Nara S, Esaki M, et al. Extent of lymph node dissection in patients with gallbladder cancer [J]. Br J Surg, 2018, 105 (12): 1658-1664.

[96] Chaudhary RK, Higuchi R, Yazawa T, et al. Surgery in node-positive gallbladder cancer: The implication of an involved superior retro-pancreatic lymph node[J]. Surgery, 2019, 165 (3): 541-547.

[97] Ito M, Mishima Y, Sato T. An anatomical study of the lymphatic drainage of the gallbladder [J]. Surg Radiol Anat, 1991, 13 (2): 89-104.

[98] 孟兴凯, 彭淑牖, 彭承宏, 等. 胆囊癌淋巴结转移的临床病理学分析[J]. 中华普通外科杂志, 2001, 16 (10): 605-606.

[99] Birnbaum DJ, Viganò L, Russolillo N, et al. Lymph node metastases in patients undergoing surgery for a gallbladder cancer. Extension of the lymph node dissection and prognostic value of the lymph node ratio [J]. Ann Surg Oncol, 2015, 22 (3): 811-818.

[100] Amini N, Kim Y, Wilson A, Margonis GA, et al. Prognostic implications of lymph node status for patients with gallbladder cancer: A multi-Institutional study [J]. Ann Surg Oncol, 2016, 23 (9): 3016-3023.

[101] Piccolo G, Di Vita M, Cavallaro A, et al. Lymph node evaluation in gallbladder cancer: Which role in the prognostic and therapeutic aspects. Update of the literature[J]. Eur Rev Med Pharmacol Sci, 2014, 18 (2 Suppl): 47-53.

[102] Reddy YP, Sheridan WG. Port-site metastasis following laparoscopic cholecystectomy: A review of the literature and a case report[J]. Eur J Surg Oncol, 2000, 26: 95-98.

[103] Paolucci V. Port site recurrences after laparoscopic cholecystectomy[J]. J Hepatobiliary Pancreat Surg, 2001, 8: 535-543.

[104] Agarwal AK, Kalayarasan R, Javed A, et al. The role of staging laparoscopy in primary gallbladder cancer-an analysis of 409 patients[J]. Ann Surg, 2013, 258 (2): 318-323.

[105] Berger-Richardson D, Chesney TR, Englesakis M, et al. Trends in port-site metastasis after laparoscopic resection of incidental gallbladder cancer: A systematic review[J]. J Surg, 2017, 161 (3): 618-627.

[106] Søreide K, Guest RV, Harrison EM, et al. Systematic review of management of incidental gallbladder cancer after cholecystectomy[J]. Br J Surg, 2018, 106 (1): 32-45.

[107] Ong CT, Leung K, Nussbaum DP, et al. Open versus laparoscopic portal lymphadenectomy in gallbladder cancer: is there a difference in lymph node yield?[J]. J Hepatobiliary Pancreat Surg, 2018, 20 (6): 505-513.

[108] Goussous N, Hosseini M, Sill A, et al. Minimally invasive and open gallbladder cancer resections: 30- vs 90-day mortality[J]. Hepatobiliary Pancreat Dis Int, 2017, 16 (4): 405-411.

[109] AlMasri S, Nassour I, Tohme S, et al. Long-term survival following minimally invasive extended cholecystectomy for gallbladder cancer: A 7-year experience from the National Cancer Database[J].J Surg Oncol, 2020 Jun 12. Online ahead of print.

[110] Goel M, Khobragade K, Patkar S, et al. Robotic surgery for gallbladder cancer: Operative technique and early outcomes[J]. J Surg Onc, 2019, 119 (7): 958-963.

[111] Vega EA, Sanhueza M, Viñuela E. Minimally Invasive Surgery for Gallbladder Cancer[J]. Surg Oncol Clin N Am, 2019, 28 (2): 243-253.

[112] Nag HH, Sachan A, Nekarakanti PK. Laparoscopic versus open extended cholecystectomy with bi-segmentectomy (s4b and s5) in patients with gallbladder cancer[J]. J Minim Access Surg, 2021, 17 (1): 21-27.

[113] Zhao X, Li XY, Ji W. Laparoscopic versus open treatment of gallbladder cancer: A systematic review and meta-analysis[J]. J Minim Access Surg, 2018, 14: 185-191.

[114] National Comprehensive Cancer Network. Hepatobiliary Cancers (version 4. 2019) [EB/OL]. https://www.nccn.org/professionals/physician_gls/pdf/hepatobiliary.pdf

[115] Han HS, Yoon YS, Agarwal AK, et al. Laparoscopic surgery for gallbladder cancer: An expert consensus statement[J]. Dig Surg, 2019, 36 (1): 1-6.

[116] Švajdler P, Daum O, Dubová M, et al. Frozen section examination of pancreas, gallbladder, extrahepatic biliary tree, liver, and gastrointestinal tract[J]. Cesk Patol, 2018, 54 (2): 63-71.

[117] Suzuki K, Kimura T, Ogawa H. Long-term prognosis of gallbladder cancer diagnosed after laparoscopic cholecystectomy[J]. Surg Endosc, 2000, 14 (8): 712-716.

[118] Fuks D, Regimbeau JM, Pessaux P, et al. Is port-site resection necessary in the surgical management of gallbladder cancer?[J]. J Visc Surg, 2013, 150 (4): 277-284.

[119] Ethun CG, Postlewait LM, Le N, et al. Routine port-site excision in incidentally discovered gallbladder cancer is not associated with improved survival: A multi-institution analysis from the US Extrahepatic Biliary Malignancy Consortium[J]. J Surg Oncol, 2017, 115 (7): 805-811.

[120] Primrose JN, Fox RP, BILCAP study group, et al. Capecitabine compared with observation in resected biliary tract cancer (BILCAP): A randomised, controlled, multicentre, phase 3 study[J]. Lancet Oncol, 2019, 20 (5): 663-673.

[121] Japanese Society of Biliary Surgery. General rules for surgical and pathological study on cancer of the biliary tract, 4th ed[M]. Tokyo: Kanehara, 1997.

[122] Takada T, Amano H, Yasuda H, Nimura Y, et al; Study Group of Surgical Adjuvant Therapy for Carcinomas of the Pancreas and Biliary Tract. Is postoperative adjuvant chemotherapy useful for gallbladder carcinoma? A phase III multicenter prospective randomized controlled trial in patients with resected pancreaticobiliary carcinoma[J]. Cancer, 2002, 95 (8): 1685-1695.

[123] Valle J, Wasan H, ABC-02 Trial Investigators, et al. Cisplatin plus gemcitabine versus gemcitabine for biliary tract cancer[J]. N Engl J Med, 2010, 362 (14): 1273-1281.

[124] Mizusawa J, Morizane C, Okusaka T, et al; Hepatobiliary and Pancreatic Oncology Group of the Japan Clinical Oncology Group. Randomized Phase III study of gemcitabine plus S-1 versus gemcitabine plus cisplatin in advanced biliary tract cancer: Japan Clinical Oncology Group Study (JCOG1113, FUGA-BT) [J]. Jpn J Clin Oncol, 2016, 46 (4): 385-388.

[125] Morizane C, Okusaka T, Mizusawa J, et al; members of the Hepatobiliary and Pancreatic Oncology Group of the Japan Clinical Oncology Group (JCOG-HBPOG). Combination gemcitabine plus S-1 versus gemcitabine plus cisplatin for advanced/recurrent biliary tract cancer: The FUGA-BT (JCOG1113) randomized phase III clinical trial[J]. Ann Oncol, 2019, 30 (12): 1950-1958.

[126] Shroff RT, Javle MM, Xiao L, et al. Gemcitabine, Cisplatin, and nab-Paclitaxel for the Treatment of Advanced Biliary Tract Cancers: A Phase 2 Clinical Trial[J].JAMA Oncol, 2019, 5 (6): 824-

830.

[127] Cui XY, Li XC, Cui JJ, et al. Modified FOLFIRINOX for unresectable locally advanced or metastatic gallbladder cancer, a comparison with GEMOX regimen[J]. Hepato Biliay Surg Nutr, 2021, 10 (4): 498-506.

[128] Lamarca A, Palmer DH, Advanced Biliary Cancer Working Group, et al. Second-line FOLFOX chemotherapy versus active symptom control for advanced biliary tract cancer (ABC-06): A phase 3, open-label, randomised, controlled trial[J].Lancet Oncol, 2021, 22 (5): 690-701.

[129] Li M, Zhang Z, Li X, et al. Whole-exome and targeted gene sequencing of gallbladder carcinoma identifies recurrent mutations in the ErbB pathway[J]. Nat Genet, 2014, 46 (8): 872-876.

[130] Sicklick JK, Fanta PT, Shimabukuro K, et al. Genomics of gallbladder cancer: The case for biomarker-driven clinical trial design[J]. Cancer Metastasis Rev, 2016, 35 (2): 263-275.

[131] Li M, Liu F, Zhang F, et al. Genomic ERBB2/ERBB3 mutations promote PD-L1-mediated immune escape in gallbladder cancer: A whole-exome sequencing analysis[J]. Gut, 2019, 68 (6): 1024-1033.

[132] Javle M, Borad MJ, Azad NS, et al. Pertuzumab and trastuzumab for HER2-positive, metastatic biliary tract cancer (MyPathway): A multicentre, open-label, phase 2a, multiple basket study[J]. Lancet Oncol, 2021, 22 (9): 1290-1300.

[133] Ben-Josef E, Guthrie KA, El-Khoueiry AB, et al. SWOG S0809: A phase II intergroup trial of adjuvant capecitabine and gemcitabine followed by radiotherapy and concurrent capecitabine in extrahepatic cholangiocarcinoma and gallbladder carcinoma[J]. J Clin Oncol, 2015, 33 (24): 2617-2622.

[134] 胡冰. 内镜姑息性治疗中晚期胆胰肿瘤的现状与展望[J]. 中国微创外科杂志, 2007, 7 (8): 714-716.

[135] Dao-Jian Gao, Bing Hu, Xin Ye, et al. Metal versus plastic stents for unresectable gallbladder cancer with hilar duct obstruction. Dig Endosc, 2017, 29 (1): 97-103.

[136] Randle RW, Levine EA, Clark CJ, et al. Cytoreductive surgery with hyperthermic intraperitoneal chemotherapy for gallbladder cancer: A retrospective review[J].Am Surg, 2014, 80 (7): 710-713.

[137] Amblard I, Mercier F, PSOGI and BIG RENAPE working groups, et al. Cytoreductive surgery and HIPEC improve survival compared to palliative chemotherapy for biliary carcinoma with peritoneal metastasis: A multi-institutional cohort from PSOGI and BIG RENAPE groups[J]. Eur J Surg Oncol, 2018, 44 (9): 1378-1383.

[138] 高庆祥, 冯飞灵, 姜小清, 等. 腹腔热灌注化疗联合细胞减灭术对胆囊癌腹膜转移的临床疗效研究[J]. 中国肿瘤临床, 2020, 47 (3): 140-144.

[139] Hunter EG, Gibson RW, Arbesman M, et al. Systematic review of occupational therapy and adult cancer rehabilitation: Part 1. Impact of physical activity and symptom management interventions[J]. Am J Occup Ther, 2017, 71 (2): 7102100030p1-7102100030p11.

[140] Uster A, Ruehlin M, Mey S, et al. Effects of nutrition and physical exercise intervention in palliative cancer patients: A randomized controlled trial[J]. Clin Nutr, 2018, 37 (4): 1202-1209.

[141] 樊代明, 主编. 整合肿瘤学-临床卷-腹部盆腔肿瘤分册, 第7章肝胆胰肿瘤[M]. 北京: 科学出版社, 世界图书出版社, 2021年4月.

[142] 樊代明. 整合肿瘤学·基础卷[M]. 西安: 世界图书出版西安有限公司, 2021.

胃肠间质瘤

名誉主编

樊代明

主　编

李　勇（河北）

副主编

曹　晖　何裕隆　李　健　梁　寒　秦叔逵

沈　琳　叶颖江

编　委（姓氏笔画排序）

丁克峰　于吉人　王　屹　王　坚　史一楠

叶　庆　叶颖江　刘　彤　刘秀峰　刘　明

曲宏岩　毕小刚　何裕隆　吴明利　宋　纯

张　李　张　波　张信华　张洪伟　张谢夫

张　鹏　李乐平　李　勇（广东）　李　勇（河北）

李　健　汪　明　沈坤堂　沈　琳　邹小明

陈路川　陈　凛　周志伟　周岩冰　周　烨

所　剑　郑志超　侯英勇　赵　岩　赵雪峰

赵　群　唐　磊　徐文通　徐泽宽　徐　皓

秦叔逵　钱浩然　陶凯雄　高志冬　曹　晖

梁　寒　黄宝俊　揭志刚　廖国庆　翟　刚

蔡建强　潘志忠　薛　玲

第一章 概述

胃肠间质瘤（gastrointestinal stromal tumor，GIST）是胃肠道最常见的间叶源性肿瘤，也是迄今为止靶向药物治疗最成功的实体肿瘤，多数继发于KIT/PDGFRA突变。GIST可以发生于胃肠道的任何部位，胃和小肠最常见，偶发于胃肠外。GIST无特异性症状，可以表现为腹部疼痛或肿块、腹腔或消化道出血等，有时会继发肿瘤破裂或梗阻而需急症处理。转移/复发是GIST治疗中的常见事件，腹膜和肝脏是常见的转移部位，淋巴结和其他部位转移少见。根据是否初治和有无合并转移，可把GIST区分为"原发局限性"及"复发和（或）转移性"两种临床类型。

近年来，随着基础研究进展，分子病理学、影像学、微创技术等诊疗技术进步，以及药物研发，对GIST生物学行为认识不断深入，疗效有了长足进步，靶向药物与外科手术的整合成为GIST治疗的基石。但除部分局限性患者外，距离治愈还有很长距离。

C-KIT基因及PDGFRA基因突变引起的KIT蛋白/PDGFR蛋白功能的改变在多数GIST发病中起重要作用，免疫组化有助于疾病诊断，基因检测可明确详细的突变情况，对指导用药和判断预后具重要价值。但仍有不同突变类型/突变亚型的临床表现，继发突变发生原因，野生型GIST发病机制等问题待解决。

手术在GIST的治疗地位并未随药物研发进展而减弱，R0切除是手术追求的目标和长期生存的前提，但是最合适的术式待探讨。在药物治疗方面，众多临床研究支持伊马替尼在术后辅助治疗及转移复发治疗中的一线地位，后续的激酶抑制剂也有各自的适用人群，遵循复发风险分级及基因分型指导的药物治疗可能是最好的选择。但用药后耐药进展的治疗是严峻挑战。

GIST治疗周期较长，在治疗过程中会遇到疾病或药物相关问题，规律随访、适时心理和营养指导以及适时多学科整合诊治（MDT与HIM）的介入，有助于提高疗效。

第二章 流行病学

GIST是胃肠道最常见的间叶组织源性肿瘤，占胃肠道恶性肿瘤的0.1%~3%。胃和小肠是GIST最常见的原发部位，结直肠、食管及胃肠道外少见。GIST作为一种小瘤种，建立GIST专病登记数据库的国家和地区很少，多是合并在某些其他肿瘤登记库收集的GIST数据，早年不少GIST是在转移后或表现出恶性生物学行为后才被登记，导致真实发病率被低估。现有资料显示全球平均年发病率为10~15例/百万人，东亚人群发病率略高于欧美。中国年发病率在4.3~22例/百万人，其中中国上海、香港地区及韩国的发病率为19~22例/百万人。捷克、美国较低，为4.3~7例/百万人；瑞典西部为14.5例/百万人；英国在13.2~15/百万人，相当于每年新增病例800~900人。意大利普利亚区2006-2015年年龄标化后的年发病率为1.8例/10万。近年来，GIST发病率呈升高趋势，一项来自法国癌症登记显示，2000-2005年法国GIST发病率显著升高。GIST发病率升高可能与GIST诊断标准升级、胃肠镜普及、相关人群越发重视体检与筛查有关，尤其是在常规胃肠镜和胶囊内镜检查中会偶然发现一些小GIST。小GIST特指直径<2cm的GIST。近年来无明显症状的小GIST检出率明显提高，小GIST常发生在胃、食管或食管胃结合部。GIST在所有年龄均可患病，平均发病年龄为60~65岁，小于40岁占比不足10%，男性发病率略高于女性或两者基本接近。我国一项多中心大规模的回顾性病例分析显示，患者的中位年龄为58岁（18~95岁），男女比例为1.15:1与国际报道一致。但某些特殊亚型GIST如琥珀酸脱氢酶（succinate dehydrogenase，SDH）缺陷型GIST发病年龄较低，女性多见。

第三章

胃肠间质瘤的诊断与鉴别诊断

第一节 胃肠间质瘤的临床表现

早期GIST（直径<2cm）可无明显症状，往往是在肿瘤普查或常规体检、内镜、影像学，或因其他疾病手术时被发现。随着疾病进展、病灶增大，对机体局部和全身性影响逐渐加重，从而产生一系列症状。临床表现与肿瘤大小、发生部位、肿瘤与肠壁关系、是否破溃、穿孔等因素有关，可出现下列症状：乏力、消瘦、发热等一般症状；哽咽感、吞咽困难；腹部不适、腹胀以及腹痛；腹部肿块、胆道梗阻等；肠梗阻相关症状；贫血、黑便、呕血、便血等消化道出血表现；急腹症的临床表现等。

第二节 胃肠间质瘤的影像学表现

GIST的影像学检查分为常规技术（CT）与备选技术（MRI、PET/CT、上消化道造影）。CT兼顾循证证据与可及性、普适性，作为定性定位、诊断与鉴别诊断、可切除性评价、生物学行为评估和靶向治疗疗效评价的基本手段；MRI、上消化道造影及PET/CT尽管有循证证据，但目前可及性及普适性不高，作为CT增强扫描禁忌或CT诊断存疑时的备选。

1 原发胃肠间质瘤的影像学表现

CT：CT增强扫描在GIST病变定性定位、诊断、范围测量、成分评估、周围脏器侵犯、播散转移等方面的评价具有重要价值，作为GIST疗前评估和疗效评价的常规方法。扫描范围包括全腹盆（膈顶到盆底）。

MRI：MRI目前作为GIST的候补影像检查手段。推荐对CT造影剂过敏者或CT疑诊肝转移者应用。肝细胞特异性造影剂有助于提高MRI对肝转移癌的检出和数目判断。MRI扩散成像（DWI）有助于小病灶检出，及靶向治疗疗效的预测和评价。

PET/CT：可反映组织内部代谢改变而成为影像学形态成像的补充。目前可用于CT疑诊远处转移的进一步诊断。还可为GIST靶向治疗疗效的评价提供敏感指标。目前不做常规推荐，可结合临床具体情况应用。

GIST的生长方式以结节、肿块状占绝大多数。按照肿瘤与消化道壁的关系，一般将其大体形态分为四型：Ⅰ型（壁内型），此类肿瘤多数较小，起源于肌中层，同时向两侧突起而呈梭形的大体形态；Ⅱ型（腔内型），肿块向腔内突出生长，造成胃肠腔的局限性狭窄，并由于食物研磨的动力作用，局部磨损重而易致溃疡出现；Ⅲ型（腔外型），肿瘤突向腔外生长，对胃肠道腔影响不大，相当部分病例由于向腔外生长明显，相邻消化道壁仍显完整；Ⅳ型（双向型），多数瘤体较大，同时突向消化道管腔内外，中间残存部分肌组织插入而致哑铃状形态。

GIST病灶境界多数较清晰，并常伴分叶。增强扫描显示病变多数血供丰富，中高度强化，伴瘤周多发迂曲血管。大部分病例增强CT及MRI扫描表现为周边强化模式，中央低强化区域对应出血、坏死、囊变或黏液变等，仅8%~10%表现均匀强化。GIST常伴溃疡，CT或MRI可清晰显示溃疡形态，多呈潜掘状、裂隙状或口小底大的烧瓶状。

MRI上肿瘤实性部分表现为T1WI低信号，T2WI高信号，增强扫描明显强化。肿瘤内出血区域依据出血时间长短在T1WI和T2WI图像中由高信号向低信号变化。T1WI反相位成像时，组织邻近脂肪间隙的一侧会出现线样无信号区，借助这一特征可辅助判断肿瘤来源于胃肠道或邻近其他实性脏器。

2 胃肠间质瘤转移灶的影像学表现

肝脏是GIST最常见的转移部位。CT扫描肝门静脉期，肝转移表现为低于周围正常肝组织的低密度结节，呈环周强化，中央低密度提示坏死，周边强化部分代表肿瘤活性部分，典型者呈"牛眼征"表现。MRI检出肝脏转移瘤较CT敏感，并可更清晰描述肝转移瘤的组织结构和构成特征，有时与原发肿瘤类似，表现为囊实性区嵌插分布、边界清晰的特征。

腹膜转移在复发病例中常见。肠道较大的GIST出现腹膜转移的概率高于胃GIST。即使原发灶为多血供的间质瘤，其腹膜转移瘤中央也常可见到低密度区，腹膜转移瘤被遗漏的原因主要是病灶较小或远离原发灶；较大腹膜转移瘤可包绕肠系膜血管生长而不形成血管远侧的静脉血栓。

第三节 胃肠道间质瘤的内镜诊断

1 内镜与超声内镜的诊断意义

消化内镜是目前发现小 GIST 最常用和最敏感的手段。张云等回顾性研究显示 53.5% 患者首诊手段是内镜。胃镜、结肠镜、小肠镜及胶囊内镜检查可直观发现 5mm 以上消化道黏膜下肿瘤，但对胃肠黏膜下病灶的性质无法鉴别，甚至无法与壁外压迫区分。有研究显示，内镜检查发现包块的灵敏度为 87%，但特异度仅 29%。随着人群健康意识提高，消化道癌人群胃肠镜筛查越来越普及，检查中应重视黏膜下小肿瘤的发现，这对了解小 GIST 的确切发病率、自然发展史具重要意义，也符合肿瘤早诊早治原则。

超声内镜是诊断和鉴别诊断 GIST 最有价值的手段。对于普通内镜或 CT 偶然发现的黏膜下肿瘤，尤其是较小病灶，确诊对于后续管理意义重大。对疑诊的黏膜下肿瘤应纳入超声内镜（EUS）的适应证。GIST 在 EUS 下多表现为边界清晰的低回声团块，呈圆形、椭圆形或梭形，向腔内或腔内外突出，内部回声不均匀或均匀，可见不均匀钙化或无回声囊变区，多起源于固有肌层，部分起源于黏膜肌层。研究显示：通过高频超声扫描显示黏膜下肿物的来源层次、回声特征、边界、更准确的大小等，可与异位胰腺、脂肪瘤、囊肿等相区别，结合声学增强造影（contrast-Enhanced endoscopic ultrasonography，CH-EUS），甚至可与平滑肌瘤相鉴别，进一步提出 GIST 的临床诊断。根据临床需要，对大于 1cm 的疑诊 GIST，行 EUS 引导下穿刺活检（EUS-FNA、EUS-FNB），可获准确的病理诊断，甚或分子诊断。超声内镜也是术前评估 GIST，尤其是较小 GIST 最常用的手段。无论大小，GIST 均有恶性潜能，但其生物学行为表现差异巨大，对其良恶性评估在 GIST 管理中具有重要价值。目前，多通过 EUS 和影像学评估 GIST 的恶性潜能。研究显示 EUS 中病灶超声回声不均匀、边界不规则、囊性变或存在强回声灶等与恶性生物学行为有关，但其评估的准确性不高。具体内容详见小 GIST 章节。

2 胃肠间质瘤内镜与超声内镜下的表现

胃镜下 GIST 的特征有：突入胃腔呈丘状、半球形或球状隆起，有时仅有细蒂与胃壁相连，常单发，大小不一，无症状者 GIST 多在 0.5~2cm。用活检钳触之多数可在黏膜下滑动。基底宽大时，边界不明确，质地较软或韧。表面黏膜紧张光滑，色泽与周围黏膜相同，顶部有时可有缺血坏死溃疡形成，表面较污秽，溃疡大小、深浅不等。可见桥状皱襞。桥状皱襞是内镜下诊断黏膜下肿瘤的重要证据之一，它是正常黏膜皱襞被肿瘤顶起而形成的自肿块向周围正常黏膜延伸的形态似桥的皱襞。

超声内镜下GIST一般内部呈不均匀低回声，所在的包膜壁呈"断壁征"，较大病灶可出现肿瘤中心液化或坏死。部分GIST有边缘空晕（牛眼征），是由于肿瘤对周围正常平滑肌的压迫形成的假包膜。

第四节　胃肠间质瘤的病理诊断

组织病理学是GIST确诊和治疗的依据。病理学检查包括组织形态学、免疫组化与分子检测三部分。病理学检测不仅用于GIST的诊断，同时亦用于评估分子靶向药物治疗的疗效与肿瘤生物学行为的评估，在GIST诊断与治疗过程中具有重要临床意义。

1　胃肠间质瘤的组织细胞学形态

大多数肿瘤呈梭形细胞形态，20%~25%的病例为上皮样型，约10%为梭形细胞-上皮样细胞混合型。大多数肿瘤的瘤细胞形态相对较为一致，多形性不明显，但瘤细胞密度、异型性和核分裂象因病例而异。少部分GIST可呈特殊形态，如部分胃GIST有时于瘤细胞核端可见空泡，少数病例可呈印戒细胞样形态；小肠低危GIST内常可见嗜伊红色的丝团样纤维小结（Skeinoid fiber），体积较小GIST的间质可呈胶原化，并可伴有钙化等。经靶向治疗后，肿瘤可发生坏死、囊性变和间质广泛胶原化，可伴多少不等的炎症细胞浸润、组织细胞反应和含铁血黄素沉着等。

GIST生物学行为包括从良性到高度恶性广谱的生物学范围，进行GIST形态学观察，除重视与其他肿瘤鉴别的形态学特征，另有约十项形态学变化在判断GIST良恶性上有重要参考价值。这十项指标包括淋巴结转移、血管、脂肪、神经和黏膜浸润；核分裂≥10/50 HPFs、肌层浸润、肿瘤性坏死、围绕血管呈簇状排列（古钱币样结构）和明显异型。这些形态学变化不是GIST独有的特征性改变，在其他肿瘤中也可出现，部分也用在其他肿瘤的良恶性和分级中。对完整切除的原发肿瘤，可不出现或出现上述任一形态学指标，随着指标个数0-6个逐渐增多，复发和转移率提高，在伊马替尼前时代，各组中，5年DFS分别为99%，78%，60%，44%，22%，8%和0；5年OS分别为100%，90%，79%，65%，51%，20%和0。GIST发现时有腹膜播散和肝转移，则5年无瘤生存为0，总生存为8%。因此，非恶性GIST可通过单纯手术而治愈，术后分流到随访观察中。其余各组根据生物学行为协助临床下一步决策，5-6个恶性指标者，恶性度高，术后的生存接近腹膜播散和肝转移的患者，1-2个恶性指标者，恶性度低，中度恶性者介于两者之间。

2 胃肠间质瘤免疫组化与鉴别诊断

不同形态的 GIST 鉴别谱系有差异。典型梭形细胞型 GIST 诊断相对简单，且有一组免疫组化标记物进一步辅助诊断。但对一些形态学变型，尤其小的活检（例如上皮样、细胞多形或 KIT 阴性）的病例，诊断有一定困难。

需与梭形细胞型 GIST 相鉴别的肿瘤包括：平滑肌瘤、平滑肌肉瘤、神经鞘瘤、纤维瘤病、肌纤维瘤、炎性肌纤维母细胞肿瘤及炎性纤维性息肉。平滑肌瘤常见于食道和直肠，可来源于固有肌层和黏膜层，GIST 主要发生于胃和小肠，食管和直肠仅 5%~10%。平滑肌瘤由梭形细胞组成，细胞稀疏，胞质丰富嗜酸性，细胞密度远低于 GIST；免疫组化 KIT 和 DOG1 阴性，但 α-SMA、MSA 和 desmin 呈弥漫强阳性，KIT 阳性细胞常为间质的肥大细胞成分。消化道各部位均可发生平滑肌肉瘤，但非常罕见，细胞密度增加，异型性，可以出现核分裂、浸润性生长方式以及肿瘤性坏死，胞质嗜酸性或透明。GIST 和平滑肌肉瘤均以梭形细胞多见，均可不同程度的表达 α-SMA、MSA 和 desmin，但平滑肌肉瘤往往弥漫强表达这些指标，而不表达 KIT 和 DOG1。胃肠道神经鞘瘤通常发生于胃，女性多见，切面淡黄色，伴有纤维条索，细胞与基质界限欠清，较多基质胶原将细胞分割呈束状，肿瘤周围往往出现连续的淋巴细胞套。神经鞘瘤细胞 S-100 蛋白弥漫阳性，KIT 和 DOG-1 阴性。纤维瘤病切面呈灰白质硬状，有不同程度的弹性感，致密的胶原基质背景下，梭形或星芒状细胞呈束状排列，染色质细，可见核仁，肿瘤细胞 α-SMA 灶性阳性，80% 病例 β-catenin 核阳性，但 KIT 和 DOG-1 阴性。肌纤维瘤罕见，年轻女性多见，梭形细胞交叉束状排列，周围可以与肌层穿插生长，α-SMA 灶性阳性，KIT 和 DOG-1 阴性，手术切除预后好。炎性肌纤维母细胞瘤，往往存在丰富的混合性炎症细胞背景，肌纤维母细胞束穿插其间，细胞梭形或胖梭形，核梭形，可见小核仁，胞质淡染、界欠清；间质黏液样，肿瘤细胞 KIT 和 DOG1 蛋白阴性，约 50% 的病例表达 ALK 蛋白。炎性纤维性息肉为梭形细胞，往往围绕血管呈同心圆状排列，间质血管和嗜酸性粒细胞是其特点之一，免疫组化表达 CD34，但勾勒出的阳性细胞有突起，且围绕血管呈同心圆状分布，KIT 和 DOG-1 阴性。

需与上皮样 GIST 的鉴别诊断包括：低分化癌、神经内分泌瘤、血管球瘤、上皮样炎症肌纤维母细胞瘤等。上皮样 GIST 呈浸润性生长，尤其在活检组织中，浸润至黏膜固有层时，初诊往往误判为低分化癌，且不易想到采用 DOG-1 和 CD117 等免疫组化指标，而是待上皮性指标阴性后，才扩展检测范围。神经内分泌瘤，包括上皮性和非上皮性，瘤细胞呈小梁状，也可呈巢状排列，细胞质少，间质可有丰富的血管；免疫组化染色（CD56）、突触素（Syn）和嗜铬素（CgA）阳性，KIT 蛋白阴性。血管球瘤罕见，最常见于胃部，多见于肌壁间，由单一的上皮样细胞呈片状或结节状排列而成，细胞质边界清楚；瘤细胞通常围绕血管呈同心圆生长；α-SMA 和 caldesmon 阳性，KIT 蛋白阴性。有时上皮样 GIST 还需与上皮样炎性肌纤维母细胞肿瘤鉴别，常可通过免疫组化结果加以区分（后者 ALK 阳性、KIT 和 DOG-1 阴性）。

3 CD117 阴性胃肠间质瘤的诊断

CD117 呈阴性而形态学呈上皮样表型，如果 DOG1（+），则需要加做分子检测，以确定是否存在 PDGFR-α 基因突变（特别是 D842V 突变）；如果 CD117 和 DOG1 均为阴性，此类病例大多为非 GIST，在排除其他类型肿瘤（如平滑肌肿瘤、腹腔/肠系膜纤维瘤病和胃肠型神经鞘瘤等）后仍然要考虑是 GIST 时，需加做分子检测。

4 胃肠间质瘤的诊断与鉴别诊断流程

从事 GIST 诊断的病理医生不仅要熟悉 GIST 的各种形态学表现，也要了解各种易被误诊为 GIST 的肿瘤。免疫组化检测强调联合使用 CD117 和 DOG1 标记：① 对组织学形态上符合 GIST 且 CD117 和 DOG1 弥漫（+）的病例，可以做出 GIST 的诊断；② 形态上呈上皮样但 CD117（−）、DOG1（+）或 CD117 弱（+）、DOG1（+）的病例，需要加做分子检测，以确定是否存在 PDGFR-α 基因突变（特别是 D842V 突变）；③ CD117（+）、DOG1（−）的病例首先需排除其他 CD117（+）的肿瘤，必要时加做分子检测帮助鉴别诊断；④ 组织学形态和免疫组化标记均符合 GIST，但分子检测显示无 C-kit/PDGFR-α 基因突变的病例，需考虑是否有野生型 GIST 的可能性，应加做 SDHB 标记，表达缺失者要考虑 SDHB 缺陷型 GIST，表达无缺失者要考虑其他野生型 GIST 的可能，有条件者加做相应分子检测；⑤ CD117（−）、DOG1（−）的病例大多为非 GIST，在排除其他类型肿瘤后仍然要考虑是 GIST 时，需加做分子检测。GIST 的病理诊断思路见图 24-3-1。

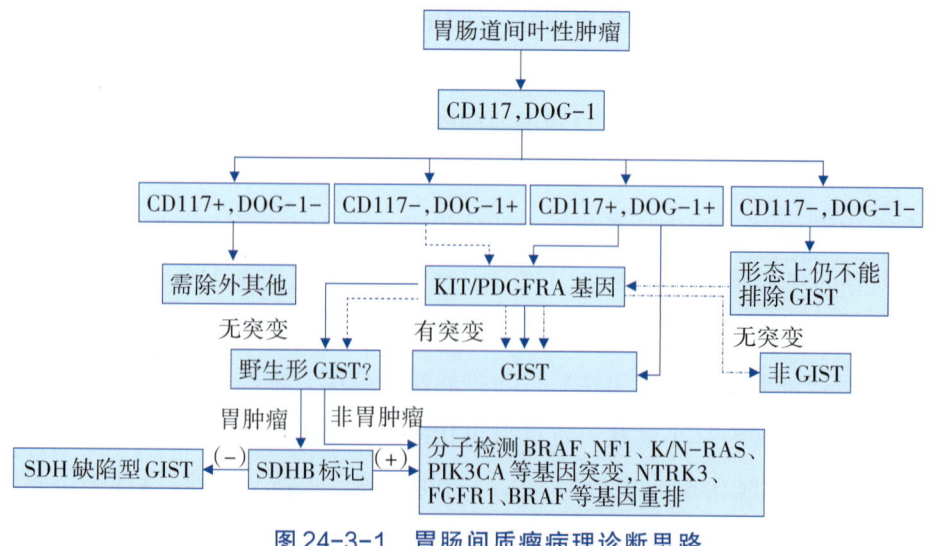

图 24-3-1 胃肠间质瘤病理诊断思路

5 胃肠道间质瘤的危险度分级

5.1 胃肠道间质瘤良恶性的判定

目前有关GIST的病理报告没有明确良恶性，临床医师难以准确判定并做出治疗选择。近年来研究对GIST良恶性判断进行了病理和临床归类，以便指导治疗（如下述）。国内学者认为下列征象常预示恶性潜能：①扪及腹部肿块，增长速度较快；②肿瘤与邻近脏器粘连；③肿瘤直径>5cm；④发生在小肠部位；⑤核分裂象>10个/50HPF；⑥出现肿瘤坏死。但近来有报道体积小且核分裂象低的GIST也会转移，因此，良性GIST这个概念有学者认为应该摒弃，仅按照恶性潜能对GIST进行危险度分级。

5.2 常用危险度分级及其比较

原发可切除GIST术后复发风险评估系统推荐使用中国GIST专家共识2017版在NIH（2008版）基础上进行优化的改良版（表24-3-1），其他评估系统尚包括WHO（新版骨和软组织肿瘤及2018版消化道肿瘤）、AFIP、NCCN指南，以及热像图和列线图可作为参考（表24-3-2，表24-3-3，表24-3-4，表24-3-5，图24-3-2，图24-3-3）。没有一种评估系统是完美无缺的，各单位可结合本单位具体情况。核分裂象专家们建议采用5mm^2，如果对应多数单位现在使用的显微镜（目镜22mm），实际计数21个HPF（10mm^{2}为42个HPF）。此外，对GIST的危险度评估临床和病理可有不一致情形，从事GIST靶向治疗的临床医生应综合临床、影像和病理等各方面的资料进行分析和研判。关于核分裂象计数，现有评估系统均采用50HPF，但各单位使用的显微镜目镜有所不同。

表24-3-1 原发GIST切除术后危险度分级（NIH 2008改良版）

危险度分级	肿瘤大小（cm）	核分裂象（/50HPF）	肿瘤原发部位
极低	≤2	≤5	任何
低	2.1-5.0	≤5	任何
中等	2.1-5.0	6-10	胃
	<2	6-10	任何
	5.1-10.0	≤5	胃
高	任何	任何	肿瘤破裂
	>10	任何	任何
	任何	>10	任何
	>5	>5	任何
	>2且≤5	>5	非胃原发
	>5且≤10	≤5	非胃原发

表 24-3-2 GIST 患者的预后（基于长期随访资料）（2013 年版 WHO）

预后分组	肿瘤参数		疾病进展（患者百分数）a	
	肿瘤大小（cm）	核分裂象（50HPF）	胃 GIST	小肠 GIST
1	≤2	≤5	0	0
2	>2 且 ≤5	≤5	1.9	4.3
3a	>5 且 ≤10	≤5	3.6	24
3b	>10	≤5	12	52
4	≤2	>5	0b	50b
5	>2 且 ≤5	>5	16	73
6a	>5 且 ≤10	>5	55	85
6b	>10	>5	86	90

a 基于 AFIP1784 名患者的研究
b 病例数较少

表 24-3-3 原发胃肠间质瘤疾病进展风险评价表（AFIP 分类）*

核分裂/50HPF	大小（cm）	胃	十二指肠	空/回肠	直肠
≤5	≤2	无（0%）	无（0%）	无（0%）	无（0%）
	2~5	极低度（1.9%）	低度（4.3%）	低度（8.3%）	低度（8.5%）
	5~10	低度（3.6%）	中度（24%）	**	**
	>10	中度（10%）	高度（52%）	高度（34%）	高度（57%）
>5	≤2	**	**	**	高度（57%）
	2~5	中度（16%）	高度（73%）	高度（50%）	高度（52%）
	5~10	高度（55%）	高度（85%）	**	**
	>10	高度（86%）	高度（90%）	高度（86%）	高度（71%）

注：* 基于肿瘤相关死亡和肿瘤转移而定义。数据来自 1055 例胃 GIST，629 例小肠 GIST，144 例十二指肠 GIST 和 111 例直肠 GIST。** 这些组以及食道和胃肠道外 GIST 的病例数少，不足以预测恶性潜能。

表 24-3-4 2016 年第 2 版 NCCN 指南中胃 GIST 的生物学行为预测

肿瘤大小（cm）	核分裂象计数（50HPF）	预测的生物学行为
≤2	≤5	转移或肿瘤相关病死率 0
≤2	>5	转移或肿瘤相关病死率 <4%
>2 且 ≤5	>5	转移或肿瘤相关病死率 16%
>2 且 ≤10	≤5	转移或肿瘤相关病死率 <4%
>5 且 ≤10	>5	转移或肿瘤相关病死率 55%
>10	≤5	转移或肿瘤相关病死率 12%
>10	>5	转移或肿瘤相关病死率 86%

表 24-3-5 2016 年第 2 版 NCCN 指南中小肠 GIST 的生物学行为预测

肿瘤大小（cm）	核分裂象计数（50HPF）	预测的生物学行为
≤2	≤5	转移或肿瘤相关病死率 0
>2 且 ≤5	<5	转移或肿瘤相关病死率 2%
>2 且 ≤5	>5	转移或肿瘤相关病死率 73%
>5 且 ≤10	≤5	转移或肿瘤相关病死率 25%
>5 且 ≤10	>5	转移或肿瘤相关病死率 85%
>10	>5	转移或肿瘤相关病死率 50%~90%

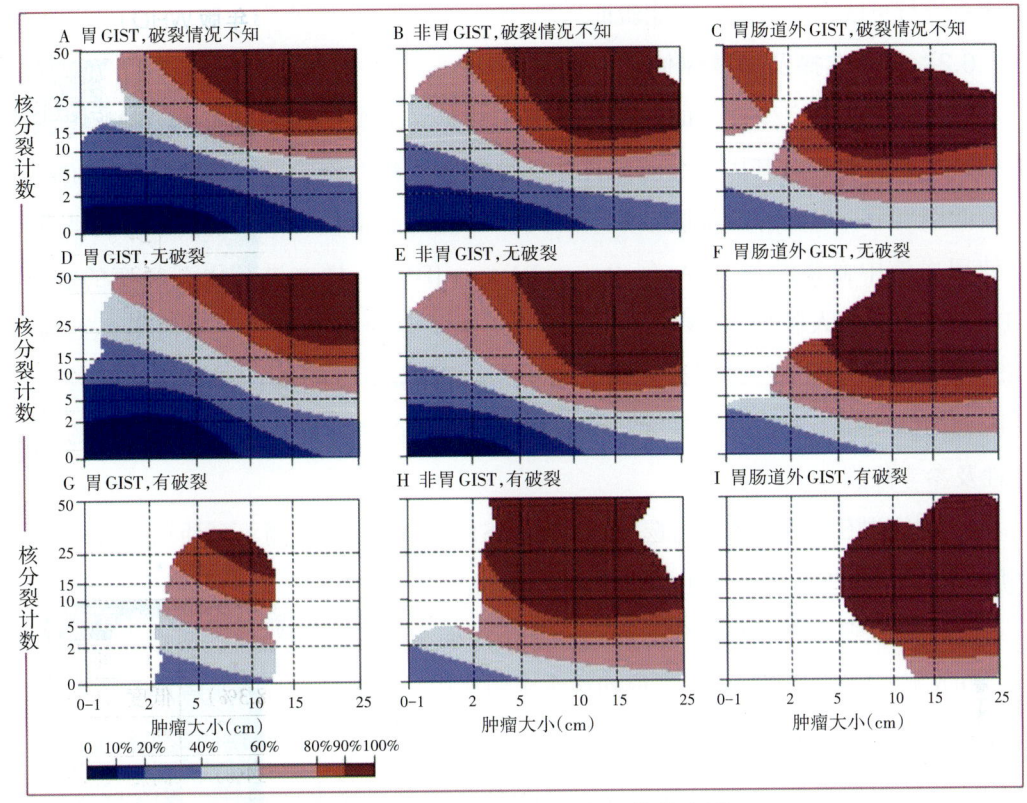

图 24-3-2　GIST 危险度评估热点图

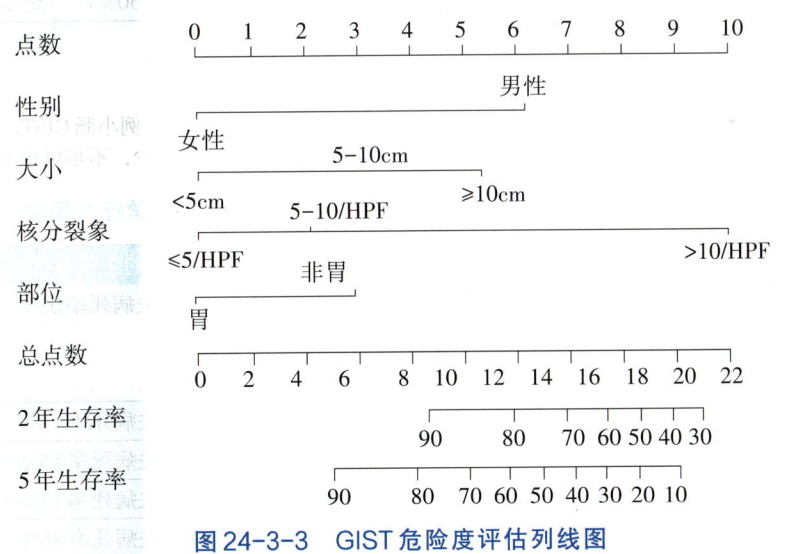

图 24-3-3　GIST 危险度评估列线图

6　胃肠间质瘤的分子检测

6.1　分子病理检测的资质与质量管理

（1）分子病理检测应在有临床基因扩增实验室资质的实验室开展。

（2）分子病理检测和报告签发人员需持有基因扩增实验室岗位培训合格证。

（3）使用进行过性能确认的检测系统对样本检测。实验室初次使用该体系前或对体系进行更改均需要进行性能验证。

6.2 样本选择及质量评估

（1）检测体系突变样本的选择：对于GIST体系突变的检测，应使用肿瘤组织作为检测标本。通过对基因突变检测体系的性能确认和性能验证，确定肿瘤细胞比例的最低检出限，以及肿瘤细胞数量或检测DNA量的最低检出限。现阶段暂无证据推荐使用血液中血浆游离DNA（cell-free DNA，cfDNA）样本进行体系突变的检测。ctDNA为肿瘤病人整体cfDNA的一部分，我国学者的相关研究表明使用NGS检测GIST患者的ctDNA是一种可行方式，特别适合于肿瘤>10cm的GIST患者，另外，对于晚期的间质瘤患者特别是在无法取得肿瘤样本情况下，液体活检具有一定的可操作性及参考价值。

（2）检测胚系突变样本的选择：对于GIST胚系突变的检测，可使用血液中有核细胞或口腔脱离细胞等体细胞作为检测样本。

（3）初诊或未使用酪氨酸激酶抑制剂治疗的患者样本的选择：初诊进行KIT和PDGFRA等基因的检测时，可选取初次手术切除或活检的肿瘤样本。考虑到体细胞突变的异质性，对于体积较大或多结节的GIST组织，可对多个组织块同时进行检测。

（4）使用酪氨酸激酶抑制剂治疗后复发转移患者样本的选择：复发或转移的GIST进行KIT和PDGFRA等基因的检测时，需选取本次复发或转移的组织样本。考虑到体细胞突变的异质性，对于多个复发和转移部位GIST组织，可对多个组织块同时进行检测。

（5）受检DNA质量的评估：GIST基因突变检测时用到的FFPE样本提取的DNA，质量评价时需特别关注DNA的完整性和纯度。

6.3 分子检测方法

测序法可包括Sanger测序法和高通量测序，高通量测序当今较为成熟的技术平台包括可逆末端终止测序法、半导体测序法和联合探针锚定聚合测序法，均可用于对KIT和PDGFRA突变。

如果仅检测KIT和PDGFRA与GIST诊治相关的外显子，Sanger测序是较为合适的技术平台。但由于该平台对大约20%丰度的突变才能检出，对于低浓度的突变有可能无法检出，对肿瘤细胞比例高（如>40%，具体比例可通过检测系统的性能确认来确定）、异质性较低的原发灶样本，宜使用Sanger测序法检测。对肿瘤细胞比例低，异质性大的病灶（如复发灶、转移灶），宜使用较为成熟的高通量测序平台进行突变检测。

6.4 分子检测的应用

经病理诊断明确的病例均可行分子检测。推荐存在以下情况时，应该进行分子检测：术前拟用靶向治疗者；原发可切除肿瘤手术后，经评估具中-高度复发风险，拟行靶向治疗；所有初次诊断的复发和转移性肿瘤，拟行靶向治疗；继发性耐药需要重新检测；鉴别同时性和异时性多原发肿瘤；鉴别野生型；疑难病例明确是否为胃肠道间质瘤；其他特定情形。

6.5 分子检测项目

KIT/PDGFRA基因检测突变的位点至少应包括KIT的第9、11、13和17号外显子以及PDGFRA基因的第12和18号外显子。对于继发耐药的患者，应增加检测KIT基因的14和18外显子。

原发KIT基因外显子11突变可表现为多种突变类型，其中缺失突变的生物学行为较非缺失突变自然预后差、伊马替尼治疗有效时间相对较短，其对伊马替尼耐药的后续TKI治疗选择具有一定价值。分子检测报告应阐明基因突变的具体类型。

野生型GIST的分子检测，有条件的单位可开展SDHx、BRAF、NF1、KRAS和PIK3CA等基因突变检测，以及ETV-NTRK3、FGFR1-HOOK3和FGFR1-TACC1等融合基因的检测。

第四章

小胃肠间质瘤

第一节 小胃肠间质瘤的定义和流行病学

小 GIST 目前特指直径≤2 cm 的 GIST，具有特殊生物学行为。直径<1cm 的 GIST 被称为微小 GIST。

通过尸体及标本解剖等研究发现，1/3 的老年人可能携带小 GIST。远远高于临床发现的 GIST 发病率。

在 GIST 概念被提出之前，小 GIST 已经逐渐被认识。Yamada 等对 286 例全胃切除的标本进行连续切片检查，发现在 47 例标本中检出了 72 个"微小平滑肌瘤"。其后，Mikami 等根据细胞活性，将"微小平滑肌瘤"分组，而细胞活性高的"微小平滑肌瘤"免疫组化则表达 CD34 阳性和 desmin 阴性，这些"微小平滑肌瘤"也就是微小 GIST。2005 年，Kawanowa 等对 100 例因胃癌进行全胃切除的标本进行连续切片，在 35 个标本上检出了 50 个平均直径 1.5 mm（0.2~4.0 mm）的微小 GIST，50% 未检测到基因突变。对于此类微小 GIST 的命名开始较为混乱，部分学者参照家族性 GIST 或 GIST 综合征，将其命名为卡哈尔间质细胞（interstitial cell of Cajal，ICC）增生或 GIST 微小瘤。2010 年，Rossi 等从 35 家医疗中心 929 例 GIST 患者中，筛选出了 170 例直径<2 cm 的 GIST，并且将直径≤1 cm 的称为 micro GIST，直径 1~2 cm 的为 milli GIST，两者的生物学行为有差异。鉴于此，美国国家综合癌症网络 NCCN 指南于 2010 年起，将直径<2 cm 的 GIST 称为 very small GIST；我国 GIST 诊断与治疗专家共识（2013 版）将直径≤1 cm 的 GIST 称为微小 GIST。由于其特殊的生物学行为，NCCN、ESMO 和我国目前的指南均对小 GIST 有特殊的处理建议。通过先前所述解剖学研究，目前认为，30% 的老年人可能携带微小 GIST。不同部位小 GIST 发病率差异较大。绝大多数小 GIST 原发于胃，发生于小肠和结直肠的比例不足 0.2%。

第二节 小胃肠间质瘤的诊断

绝大多数小GIST无明显临床症状。主要通过超声内镜（EUS）、内镜检查、CT、MRI等检查或者术中探查发现。

1 超声内镜（EUS）

EUS是目前诊断小GIST最常用及最有效的手段。最大优势是，发现黏膜下低回声肿物来源层次，并通过超声形态进一步确诊。EUS下小GIST常起源于固有肌层，少数起源于黏膜肌层，通常呈现均一的低回声结果，边界清晰。值得注意的是，相比于普通内镜，EUS对GIST的检出率有较大提升，但其对其他常见黏膜下肿物如脂肪瘤、异位胰腺、平滑肌瘤和施万细胞瘤等的鉴别诊断仍有一定困难。一项最近的Meta分析纳入了4篇研究共187例行EUS造影检查的黏膜下肿物患者，结果发现，EUS造影对GIST诊断的敏感度、特异度和准确度分别为89%、82%和89%。增加造影剂对比的方法虽然提高了EUS的诊断准确率，但仍有10%患者无法确诊。由于设备因素的制约，小肠部位的小GIST较少应用EUS检查。

2 普通内镜检查

可以直观地找到消化道内黏膜下肿瘤，但是对于区分黏膜下肿瘤与壁外压迫的能力有限。有研究结果显示：普通内镜对于诊断黏膜下肿物的敏感度为87%，但其特异度仅有29%。

3 CT检查

近年来，胃肠道充盈良好情况下，薄层增强CT有助于发现小GIST，有研究显示对直径超过1cm以上的GIST其准确率、敏感度和特异度不亚于EUS检查，并且CT影像资料有助于三维重建和监测随访的对比观察。大部分小GIST细胞分裂不活跃，PET-CT也不作为主要检查手段。

第三节 小胃肠间质瘤的治疗

小GIST的治疗主要包括：开放手术、腹腔镜手术、内镜治疗和术后辅助药物治疗。

1 食管小GIST的治疗

内镜下切除具有创伤小、恢复快的优点。一项系统综述回顾了28篇研究包含108

例食管 GIST 发现，对直径<2 cm 的食管 GIST，实施内镜下切除术是安全的，并且远期预后不劣于食管切除术。

2　胃小 GIST 的治疗

胃是小 GIST 最好发的部位。大部分胃小 GIST 生物学行为惰性，恶性潜能低。对无 EUS 高危因素的患者，可选择密切随访观察；一旦 EUS 检查结果提示肿瘤直径增加，回声特点提示恶性或出现临床症状，均应果断进行手术干预。完整切除是外科治疗小 GIST 的基础。一些观点认为，胃小 GIST 偏向良性，更加适合用微创手段治疗。很多研究同样显示，对胃小 GIST 而言，微创手术无论是在患者的平均住院时间、术后疼痛和术后肠功能恢复等方面，均较开放手术有相对优势，并且在长期疗效上与开放手术一致。然而，肿瘤破裂是 GIST 复发与转移的绝对危险因素。因此，仅建议在有经验的单位对适宜部位的胃小 GIST 进行微创手术。内镜下切除不失为治疗胃小 GIST 的另一种选择。最近的一篇荟萃分析，纳入 12 篇文献共计 1292 例胃小 GIST 患者，研究发现，内镜下切除者手术时间与术后进食时间较腹腔镜切除者短，两者在术中出血、术后住院时间、术后排气时间及术后并发症发生率上没有差异；值得注意的是，研究同样发现，内镜下切除切缘阳性率较腹腔镜下切除者高，但两组患者在 5 年 DFS 上差异无统计学意义。出血和穿孔是内镜下切除胃小 GIST 最常见且棘手的并发症，浆膜面、甚至腹腔内出血，内镜处理可能较棘手；其次，为了达到完整切除病变，内镜切除可能会造成穿孔，即使现在内镜技术对于创面全层缺损后的封口一般难度不大，但可能带来肿瘤种植等风险。因此，应用内镜下切除尚需更多证据。

3　十二指肠小 GIST 的治疗

由于其特殊的解剖结构及与周围脏器的毗邻关系，外科治疗对不同部位的十二指肠小 GIST 区别较大。一项研究回顾了 48 例分别行局部切除和胰十二指肠切除治疗十二指肠 GIST 的患者，结果发现，在完整切除条件下，局部切除与胰十二指肠切除 3 年 DFS 相当，但胰十二指肠切除手术时间及住院时间明显延长。另一项研究回顾了 20 例十二指肠 GIST 与 27 例空肠起始段 GIST 临床资料，结果发现，相比于十二指肠其他部位，水平部 GIST 直径最大且术后并发症最多，联合脏器切除及消化道重建者严重并发症发生率较高。因此笔者建议，十二指肠 GIST 在完整切除的基础上，应尽量保留器官功能，减少行联合脏器切除及消化道重建。

4　小肠小 GIST 的治疗

生长比较隐匿，无法经一般的胃镜、肠镜检查发现，其恶性程度较高，相当一部分病例确诊时已有转移。一项Meta分析纳入6项比较微创手术与开放手术治疗小肠GIST的研究，其中微创手术170例，开放手术221例，结果发现，相对于开放手术，微创手术手术时间更短、术中出血量更少和术后并发症更少，并且在长期预后方面，微创手术与开放手术差异无统计学意义。虽然该Meta分析结果似乎更支持微创手术，但其所纳入研究的最大样本量为95例，最小样本量为20例，且均为单中心回顾性研究。考虑到小肠GIST恶性程度较高，故笔者认为，对于小肠小GIST患者，不建议常规行腹腔镜下切除治疗，但可借助腹腔镜技术暴露及定位肿瘤。

5　结直肠小GIST的治疗

绝大多数无临床症状，相当一部分为行腹腔手术时偶然发现。对于直肠小GIST而言，不同部位的外科治疗方式千差万别，如经肛或经腹局部切除、前切除、腹会阴联合切除等均有报道。但此类研究多为病例报道，尚缺乏大样本的数据。需注意的是，直肠毗邻泌尿生殖系统，对直肠GIST的治疗应在完整切除基础上尽量保留功能。

6　小GIST的药物治疗

目前关于小GIST危险度分级数据较少。既往文献认为，胃小GIST，不论核分裂象多少，复发转移风险为0；非胃小GIST，核分裂象≤5/5 mm^{2}者，复发转移风险为0；非胃小GIST，核分裂象>5/5mm^{2}者，复发转移风险为50%~54%。按照目前的原发GIST切除术后危险度分级（NIH 2008改良版），核分裂象>5/5 mm^{2}者术后均应接受伊马替尼靶向治疗，推荐进行基因检测以便于预测疗效。对一些有镜下浸润生长的微观形态学特征的小GIST，可能也有一定的复发转移风险。

第四节　小GIST的监测和随访

1　监测

非胃来源小GIST不建议观察。胃小GIST可在患者充分知情同意下选择观察。胃小GIST在随访中出现EUS或增强CT高风险表现时应积极手术治疗。直径>1 cm的胃小GIST在观察中应更加积极，建议每6~12个月复查1次。

EUS是观察过程中最有效的评价手段，一旦EUS提示肿瘤直径增加，回声特点提示恶性或出现临床症状均应果断进行手术干预治疗。由于部分GIST呈外生性生长，故其内镜下表现为肿瘤直径较小，但实际上外生部分肿瘤直径较大，故不能单纯应用内镜检查代替EUS监测。薄层增强CT可检测到的直径超过1cm的小GIST，在后续监测中可起到代替EUS的作用。因此，在诊断伊始直至随访阶段均应采取EUS和/或增强CT检查的方案。

2　随访

建议微小GIST患者至少每2年复查1次。对接受观察的患者，需充分告知其相关风险，在随访中如出现EUS或CT高风险特征，应立即接受手术治疗。此外，近年来关于微小GIST自然病程发展的研究结果显示，对肿瘤直径超过一定界限点时，应考虑让患者接受更加积极的随访策略或直接手术治疗。Lachter等回顾性分析了EUS监测的70例GIST患者的临床资料（肿瘤平均直径为20.5 mm），中位随访时间为23.2个月，结果发现，对肿瘤直径>17 mm的患者GIST更易生长（P<0.05）。Fang等对50例胃GIST（肿瘤直径<30mm）患者，通过EUS进行中位时间为24.0个月的随访，结果发现，直径>14 mm的小GIST更易出现肿瘤增大并伴临床症状。Gao等对69例胃小GIST进行回顾性分析，发现对于直径<9.5 mm的肿瘤，可每2~3年复查1次；然而对直径≥9.5 mm的肿瘤，则需每6~12个月复查1次。因此，对直径>1 cm的小GIST在随访中应当更加积极，随访频率可适当增加。

第五章

手术治疗

第一节 活检原则

原发局限的可疑GIST，评估手术能够完整切除且不会明显影响相关脏器功能者，可直接进行手术切除，术前无须常规活检。如需要进行术前药物治疗，应行活检。部分GIST表现为囊实性，不适当的活检可能引起肿瘤破溃或出血，应慎重。

1 活检适应证

拟行术前新辅助治疗的原发局限期可疑GIST；需要和其他疾病鉴别的可疑GIST，如肿块型胃癌，淋巴瘤等；疑似复发和/或转移性GIST，药物治疗前需明确性质者。

2 活检方式

超声内镜下细针穿刺活检（endoscopic ultrasonography--fine needle aspiration，EUS-FNA）：适用于原发局限期GIST。胃肠腔内穿刺通常能够避免肿瘤向腹腔破溃种植的风险，但仅限于超声内镜可以到达的范围。活检依赖于操作者经验和设备，其获得组织较少，诊断难度常较大，且取得的标本可能不足够送检基因检测。

空芯针穿刺活检（core needle biopsy，CNB）：可在超声或CT引导下经皮穿刺进行，与手术标本的免疫组化染色表达一致性可达90%以上，诊断准确性也达到90%以上。优先选择紧贴腹壁的病灶实性成分进行穿刺，否则可能存在肿瘤破裂腹腔种植或出血的风险。

内镜钳取活检：适用于黏膜受累的病例，活检阳性率较高，且组织足够进行病理诊断及基因检测。钳取活检偶可导致肿瘤出血。

经直肠或阴道超声引导下穿刺活检：适用于直肠、直肠阴道隔或盆腔部位肿瘤。

术中冰冻活检：不常规推荐，除非术中怀疑有淋巴结转移或不能排除其他恶性肿瘤。需要注意，非完整切除的术中局部切取活检，视为肿瘤破溃，明显增加术后复发风险。

第二节 手术适应证

局限性GIST原则上可直接进行手术切除；不能切除的局限性GIST，或可以完整切除但风险较大或可能严重影响脏器功能者，宜先行术前靶向药物治疗，待肿瘤缩小后再行手术。位于胃的最大径≤2cm的无症状拟诊GIST，参见本指南小GIST章节。胃的2cm以上局限性GIST，或其他部位的任意大小GIST，一经发现均应考虑手术切除。

复发或转移性GIST，手术限于靶向治疗有效或稳定，以及局部进展的患者。靶向治疗广泛性进展手术治疗不能获益，原则上不考虑手术治疗。靶向药物治疗有效的复发或转移性GIST：评估所有复发转移病灶均可切除的情况下，可考虑手术切除全部病灶。局部进展的复发转移性GIST：系统治疗总体有效，仅有单个或少数病灶进展并且可以切除。谨慎选择全身情况良好、具备积极治疗意愿的患者行手术切除。术中将进展病灶切除，并尽可能切除更多的转移灶，完成较满意的减瘤手术。

急诊手术适应证：在GIST引起完全性肠梗阻、消化道穿孔、保守治疗无效的消化道大出血及肿瘤自发破裂引起腹腔大出血时，须行急诊手术。

第三节 手术原则

对局限性GIST和潜在可切除GIST，手术能够完整切除且不会明显影响相关脏器功能，可以直接手术切除。手术目标是R0切除。如初次手术为R1切除，术后切缘阳性，目前国内外学者均主张术后进行分子靶向药物治疗，而不主张再次补充手术。如再次切除手术简易并且不影响器官主要功能，也可考虑再次切除。GIST很少发生淋巴结转移，一般情况下不必行常规清扫。SDH缺陷型GIST可发生淋巴结转移，如术中发现淋巴结病理性肿大的情况，须考虑有SDH缺陷型GIST的可能，应切除病变淋巴结。

术中探查需细心轻柔，尤其对体积较大的GIST，注意识别肿瘤附近的小种植病灶，避免遗漏导致分期移动。同时注意保护肿瘤假包膜的完整，避免肿瘤破溃，否则可显著影响患者预后。肿瘤破溃的原因包括术前发生的自发性肿瘤破溃以及术中操作不当造成的医源性破溃。肿瘤向游离腹腔破溃可能导致腹腔内不可避免种植转移。

术前评估预期肿瘤难以达到R0切除、需联合脏器切除、可完整切除但手术风险较大者，可考虑药物新辅助治疗。新辅助治疗可提高局限进展期GIST患者的手术切除率，保存器官功能。新辅助治疗开始前，须行病理活检明确诊断，并推荐行基因检测。根据基因检测结果，选择敏感的靶向药物治疗。新辅助治疗期间，应该定期行影像学复查，密切监测疗效。

对复发转移性 GIST，首选靶向药物治疗。手术治疗属于辅助的局部治疗手段，应行多学科整合诊治（MDT to HIM）讨论谨慎评估并筛选合适的患者人群。复发转移 GIST 的手术治疗需权衡肿瘤切除与器官功能保护的关系，除非可以达到病症的完整切除，否则对联合脏器切除应非常谨慎。此外，应兼顾患者年龄、体力状态、其他并发症和患者意愿，在充分告知手术的可能获益和风险、替代治疗方案的情况下施行手术。目前有限的证据提示在肿瘤对靶向药物治疗有应答期间进行手术干预可能改善患者的预后。手术的总体原则为控制风险，尽可能完成较满意的减瘤手术，尤其是完整切除耐药病灶，并在不增加风险的前提下尽可能多地切除对靶向药物治疗有反应的病灶；肠系膜和腹膜种植 GIST 应尽量选择单纯肿瘤切除，避免切除过多的肠管和壁腹膜；除非所有肿瘤能够完全切除，否则应尽可能避免联合脏器切除。手术范围不宜太大或并发症风险过高，否则一旦出现严重的术后并发症（例如瘘），病人将无法在术后短期恢复靶向治疗，从而导致肿瘤快速进展。

第四节　手术方式

针对不同部位、大小、生长方式的 GIST，可通过包括开腹手术切除、腹腔镜手术切除、机器人手术切除、内镜下切除及其他特殊径路（包括经直肠、经阴道、经会阴或经骶等）在内的多种径路开展手术治疗。腹腔镜下间质瘤切除应整合考虑肿瘤大小、部位、保留器官功能等因素，在保证手术原则的情况下进行。目前最新的指南推荐具有丰富腹腔镜经验的外科医生自行评估肿瘤部位是否适合行腹腔镜手术。

1　不同部位 GIST 的手术方式

1.1　食管 GIST

食管 GIST 发病率低，多发生于食管远端，术前与平滑肌瘤鉴别较难。食管 GIST 的手术治疗方式仍存争议，目前主要的术式包括：内镜下切除包括内镜黏膜下剥离术（ESD）和内镜黏膜下隧道肿瘤切除术（STER）、肿瘤摘除术（包括传统开胸术、胸腔镜手术和胸腔镜辅助小切口手术）和食管部分切除术。但手术适应证的选择尚未达成共识和规范，应在有经验的单位根据肿瘤直径、位置和性质选择合理的术式开展治疗。

1.2　胃 GIST

胃 GIST 以胃中上部最多见，应根据肿瘤的具体解剖部位、肿瘤大小、肿瘤与胃壁解剖类型（腔内型、腔外型、壁间型）以及术后可能对胃功能造成的影响，综合分析决定具体术式。局部或楔形切除可实现多数胃 GIST 的 R0 切除，全胃切除甚至多脏器联合切除手术应尽可能避免，如预计难以实现保留器官功能的局部切除，推荐进行 MDT to HIM 是否进行术前靶向药物治疗。对胃小弯或后壁的内生型肿瘤，常规胃楔形切除较难完成。对于黏膜面完好者，可先切开肿瘤边缘的胃壁，将肿瘤从胃壁切口处翻出后切除，以最大限度地保留胃，但操作过程中需要尽可能避免腹腔污染。肿瘤侵犯黏膜，形成溃疡甚至内瘘者，应避免采取该术式。在胃小弯操作时，应避免损伤迷走神经，减少术后发生胃瘫的可能。位于食管胃结合部或邻近幽门的 GIST，要考虑尽可能保留贲门和幽门的功能，对肿瘤较大者必要时应考虑术前靶向药物治疗。对于不可避免行近端胃切除的病例，应采取抗反流消化道重建方法，以减少或避免反流性食管炎等并发症的发生。腹腔镜手术具有微创优势，其适应证近年在不断扩大，推荐位于胃大弯侧及胃前壁等适合腹腔镜手术部位的直径≤5cm 的 GIST 可优先考虑腹腔镜下切除，非上述部位的 GIST 或较大的 GIST 应在有经验的中心谨慎考虑腹腔镜下切除。胃 GIST 的腹腔镜下术式选择包括腹腔镜下胃楔形切除（laparoscopic wedge resection，LWR）、腹腔镜下经胃壁切除（laparoscopic trans-gastric surgery，LTGS）、腹腔镜下经胃腔内切除（laparoscopic intragastric surgery，LIGS）、腹腔镜下胃大部切除（laparoscopic subtotal gastrectomy）以及与内镜相配合完成的双镜联合技术（laparoscopic endoscopic combined surgery，LECS）等。双镜联合技术整合了腹腔镜技术和内镜技术的优势，既包括了辅助为主的双镜配合，如内镜完成切除腹腔镜辅助监视补救，或腹腔镜完成切除重建内镜负责定位或确认管腔完整性；也包括了需要两者主动密切配合的双镜配合，如非暴露内镜胃壁翻转术（non-exposed endoscopic wall-inversion surgery，NEWS）、清洁非暴露技术（clean non-exposed technology，CLEAN-NET）等。

1.3 十二指肠 GIST

除较小的十二指肠内生型 GIST 可考虑采用内镜下切除，较小的外生型 GIST 可尝试腹腔镜下切除外，开放手术是治疗十二指肠 GIST 主要的治疗手段。十二指肠是腹部脏器毗邻解剖关系最为复杂的空腔脏器，应尽量保护 Vater 壶腹和胰腺功能并进行符合生理的消化道重建。从保护器官功能的角度，争取行局部手术切除肿瘤，在保证肿瘤完整切除的基础上，尽量减少实施胰十二指肠切除术等扩大手术。常用术式包括十二指肠楔形切除术、十二指肠节段切除术、远端胃部分切除术、保留胰腺的十二指肠切除术和胰十二指肠切除术等。对包膜完整，肿瘤无周围脏器浸润的首选局部 R0 切除；靠近幽门的十二指肠球部 GIST 可行远端胃部分切除术；位于非乳头区的较大 GIST 可选择节段性十二指肠切除术，根据 GIST 所在位置切除十二指肠第一段至第二段近端（乳头上区节段切除）和切除十二指肠第二、三段交界至第四段（乳头下区节段切除）；位于乳头区的较大 GIST，肿瘤未侵犯胰腺，可采用保留胰腺的十二指肠全切除术；位于乳头区的GIST如侵犯胰腺应行胰十二指肠切除术或保留幽门的胰十二指肠切除术；较大的十二指肠系膜侧GIST，特别是肿瘤与胰腺边界不清或出现胰腺受侵、无法分离，应选择胰十二指肠切除术。

1.4 空回肠GIST

空回肠GIST生长比较隐匿，无症状的小GIST通常都是偶然发现。由于空回肠GIST有较高的恶性潜能，因此，一旦发现均应积极予以手术切除。对于直径≤5cm的GIST，且瘤体比较游离，可行腹腔镜手术切除。孤立且游离的GIST可采用节段小肠切除术完成肿瘤的完整切除，累及其他脏器者应行联合脏器切除，或开展MDT to HIM讨论以做出判断。涉及肠系膜根部的较大GIST，应仔细分离避免损失主干血管。

1.5 结直肠GIST

结直肠来源的GIST一旦诊断明确，应尽早实施R0手术切除。手术应追求保留正常的脏器功能，避免功能毁损性手术或多脏器联合切除。尤其中低位直肠位于周围脏器、神经、血管毗邻关系复杂的盆腔，应尽量保护盆腔神经，避免影响患者术后排便功能、排尿功能及性功能。结肠GIST一般可行结肠局部切除或节段切除；位于直肠上段的GIST可采取经腹入路的（开放或腹腔镜）直肠局部切除或直肠前切除；对位于低位直肠或直肠阴道隔的病灶，可考虑截石位或折刀位下经直肠、经阴道、经会阴或经骶入路实现局部完整切除。有条件的中心可结合术者经验和肿瘤大小、生长部位，谨慎开展经肛门内镜显微外科手术（transanal endoscopic microsurgery，TEM）、经肛微创外科手术（transanal minimally invasive surgery，TAMIS）或经肛全直肠系膜切除术（transanal total mesorectal excision，TATME）等经肛入路的微创外科手术。对中低位直肠较大的GIST可考虑经肛门穿刺活检取得病理学证据后使用术前靶向药物治疗，待肿瘤取得明显退缩后争取局部切除。

1.6 胃肠外GIST

胃肠外GIST（extra-gastrointestinal stromal tumor，EGIST）罕见。由于不累及胃肠道，通常没有消化道出血、梗阻等临床表现，多数表现为腹部肿块，往往瘤体巨大，并与邻近脏器粘连或浸润。且由于瘤体质地较脆，缺乏消化道壁的覆盖，部分还可合并瘤体内出血及坏死，极易于术中破裂导致医源性腹腔播散。因此，在手术过程中应尽量避免过多接触翻动瘤体，防止肿瘤破裂。对腹膜后EGIST，术前尤其需要完善必要的检查及准备以评估可切除性和提高手术安全性，如行增强CT血管重建评估肿瘤与腹腔内重要血管毗邻关系，行静脉肾盂造影、肾图以了解肾脏功能，行术前输尿管插管预防输尿管损伤等。部分估计无法根治性切除或切除存在较大风险的EGIST，如条件允许可行超声或CT引导下的穿刺活检，取得病理学证据后使用靶向药物治疗。

1.7 内镜下切除

由于多数GIST起源于固有肌层，内镜下完整切除难度高于上皮来源病变，且操作并发症（主要为出血、穿孔、瘤细胞种植等）的发生率高，故目前GIST的内镜下切除仍存在争议。在选择内镜切除时应严格掌握适应证且需规范操作，对预估为极低风险及低风险的胃来源小GIST可考虑在内镜治疗技术成熟的单位由具丰富经验的内镜医师开展。内镜下切除GIST方式多种，应根据术前内镜超声及影像学检查及肿瘤位置、肿瘤大小及其生长方式决定。主要有内镜黏膜下剥离术（endoscopic submucosal dissection，ESD）、内镜全层切除术（endoscopic full-thickness resection，EFTR）和经黏膜下隧道内镜切除术（submucosal tunneling endoscopic resection，STER）等。

第五节　GIST并发症及手术并发症的处理

1　GIST的并发症和部分术后并发症的处理

1.1　肿瘤破裂

对肿瘤破裂或肿瘤造成的胃肠道穿孔病人，术中应尽量去除破溃肿瘤。关腹前，应用大量温热蒸馏水或温热生理盐水冲洗腹腔。腹腔热灌注可能有作用。

1.2　肿瘤出血

GIST造成消化道大出血或肿瘤破裂造成腹腔大出血时，应急诊手术治疗。术前可考虑采用介入治疗进行血管栓塞控制出血速度。对无法纠正低血容量休克病人，应抗休克的同时，果断剖腹探查。

1.3　胃排空障碍

对胃小弯侧GIST（尤其是胃食管结合部GIST），在保证切缘阴性的前提下，尽量保留迷走神经完整性，并注意避免胃体部变形和胃腔狭窄。空肠起始段的GIST切除后发生胃肠排空障碍的发生率较高，在保证阴性切缘的前提下可适当减少切缘距离，尽量避免过于靠近根部切断小肠系膜，进而保护腹膜后自主神经及其功能。

1.4　手术后狭窄

对贲门和幽门的GIST，行胃局部切除时可能会造成狭窄。建议术中应用内镜，可以保证阴性切缘、避免过多切除正常胃组织，同时还可在肿瘤切除后检查有无狭窄、吻合口出血和吻合口漏。

2　围术期靶向治疗相关副反应对手术的影响

术前接受靶向治疗的患者，应根据药物种类、副反应情况，确定合适的停药时间并处理药物副反应。过度延长停药时间，肿瘤可能快速进展。伊马替尼至少停药

24小时，舒尼替尼和瑞戈非尼有血管内皮生长因子受体抑制作用，应至少停药1周。对骨髓抑制的患者适当延长停药时间以利白细胞、中性粒细胞和血小板计数恢复；舒尼替尼和瑞戈非尼可能导致甲状腺功能减低，术前应常规检查，如果初次发现，应在靶向治疗维持并补充甲状腺素至少2周后再考虑手术。手术后病人能够恢复半流饮食就可恢复靶向治疗。

第六节 酪氨酸激酶抑制剂新辅助治疗

酪氨酸激酶抑制剂（TKI）的术前治疗主要聚焦于伊马替尼治疗进展期GIST，其主要目的在于：有效减小肿瘤体积，降低临床分期，缩小手术范围，最大限度地避免不必要的联合器官切除、保留重要器官的结构和功能，降低手术风险，提高术后生存质量。对瘤体巨大、术中破裂出血风险较大的病人，可以减少医源性播散的可能性。作为体内药物敏感性的依据，指导术后治疗，减少或推迟术后复发转移的可能。

伊马替尼新辅助治疗的推荐剂量为400 mg/d，KIT外显子9突变的病人，推荐剂量为600~800 mg/d，应通过MDT to HIM讨论来判断手术时机，达到最大治疗反应后（通常6~12个月）可进行手术。对局限性疾病进展（PD）的肿瘤，如可行R0切除，应尽快手术，否则应考虑二线治疗；如伊马替尼新辅助治疗中PD、换用二线治疗后疾病部分缓解（PR）可行R0切除的肿瘤，仍可考虑手术切除。而对广泛进展的肿瘤，不建议手术，应按晚期肿瘤处理。

伊马替尼可在术前即刻停止，并在患者能够耐受口服药物后立即重新开始。如果使用其他TKI，例如舒尼替尼或瑞戈非尼，则应在手术前至少一周停止治疗，并可根据临床判断或手术恢复后重新开始。

阿伐替尼对于PDGFRA外显子18突变GIST取得了优异的疗效，特别是对于既往TKI原发耐药的PDGFRA D842V突变GIST，推荐阿伐替尼可作为新辅助治疗药物。

第六章 术后辅助治疗

辅助治疗应根据肿瘤部位、危险度分级（中国GIST共识2017修改版）、有无肿瘤破裂、基因分型（PDGFRA外显子18 D842V突变的GIST，不推荐给予伊马替尼辅助治疗）及术后恢复状况来决定。推荐术后4~8周内开始辅助治疗，在治疗期间可根据患者的不良反应酌情调整药物剂量。

原则上，低危或极低危患者不推荐辅助治疗，中危与高危患者推荐辅助治疗。

辅助治疗唯一推荐药物为伊马替尼。

伊马替尼辅助治疗的最终时限尚无统一结论，依据现有的数据与共识，推荐。

胃来源的中危GIST，建议伊马替尼400 mg/d，辅助治疗1年；非胃（主要为十二指肠，小肠、结直肠）来源的中危GIST，建议伊马替尼400 mg/d，辅助治疗3年。高危患者（无论原发肿瘤部位），建议伊马替尼400mg/d，辅助治疗3年。肿瘤破裂患者，建议伊马替尼400mg/d，辅助治疗不少于3年。

第七章

复发转移性胃肠间质瘤药物治疗

第一节 一线治疗

伊马替尼是转移复发/不可切除GIST的一线治疗药物，主要作用于c-kit基因与PDGFRA基因，一般主张初始推荐剂量为400mg/天；而c-kit外显子9突变患者，初始治疗可以给予600 mg/天，对体力评分较好可耐受高强度治疗的也可直接给予伊马替尼800mg/天。对于晚期一线治疗的患者，建议药物浓度达稳态后行伊马替尼药物浓度检测来保证达到有效药物浓度的同时，减轻患者的不良反应。

阿伐替尼是目前唯一的Ⅰ型TKI，主要作用于c-kit与PDGFRA活化环，特别是对于TKI无效的PDGFRA D842V突变具有非常良好的抑制作用，在一项I期研究中，阿伐替尼治疗PDGFRA D842V突变的转移性GIST中，获得了84%的ORR与超过90%的肿瘤控制率，因此，PDGFRA外显子18 D842V突变患者，阿伐替尼被推荐为目前唯一的药物治疗选择。

如伊马替尼或阿伐替尼治疗有效，应持续用药，直至疾病进展或出现不能耐受的毒性。伊马替尼治疗失败后的患者，建议遵循后续推荐意见选择其他药物治疗，D842V突变接受阿伐替尼治疗失败后，由于缺乏有效药物，建议参加新药临床试验。

第二节 伊马替尼标准剂量失败后的治疗选择

如在伊马替尼治疗期间发生肿瘤进展，首先确认患者是否严格遵从了医嘱，即在正确的剂量下坚持服药；在除外患者依从性因素后，应按以下原则处理。

局限性进展：表现为伊马替尼治疗期间，部分病灶出现进展，而其他病灶仍然稳定甚至部分缓解。局限性进展的GIST，在手术可以完整切除局灶进展病灶情况下，建议实施手术治疗，术后可依据病情评估与需要，选择继续原剂量伊马替尼、换用舒尼替尼治疗，或伊马替尼增加剂量治疗；如未能获得完整切除时，后续治疗应遵从GIST广泛性进展的原则进行处理。不宜接受局部治疗的局灶性进展患者，建议换用舒尼替尼治疗或伊马替尼增加剂量治疗。对标准剂量的伊马替尼治疗后出现广泛进展者，建议换用舒尼替尼或选择伊马替尼增加剂量治疗。

舒尼替尼治疗：37.5mg/天连续服用与50mg/天（4/2）方案均可作为选择。尽管缺乏随机对照研究，但是舒尼替尼37.5mg/天可能获得更好的疗效与耐受性。

伊马替尼增加剂量：考虑耐受性问题，推荐优先增量为600 mg/天。

瑞派替尼Ⅰ期临床研究亚组分析中显示瑞派替尼二线治疗可能具有更高的ORR，可能为二线治疗提供肿瘤缩小后再次手术的机会。

第三节 三线治疗

瑞戈非尼被推荐用于治疗伊马替尼与舒尼替尼失败的转移/不可切除GIST的三线治疗，目前尚未得出中国患者瑞戈非尼治疗的最佳给药方式，原则上推荐剂量为160mg/天，服药3周停药1周，有限的数据显示中国患者对瑞戈非尼起始剂量160mg/天给药方式耐受性不佳，因此，可考虑依据患者体力状况与耐受性个体化决定瑞戈非尼起始治疗剂量。

达沙替尼与伊马替尼再挑战在三线治疗中也显示出有限的疗效，在缺乏有效治疗手段时可考虑使用。瑞派替尼在三线治疗亚组分析中亦显示一定的治疗作用。

第四节 四线治疗

瑞派替尼是作为转移性GIST的四线治疗首选推荐。一项随机对照研究显示瑞派替尼对比安慰剂四线治疗复发转移性GIST，获得了更好的PFS（6.3月 vs. 1.0月），同时获得了超过18个月的OS，在亚组分析中显示，瑞派替尼对不同基因突变类型GIST均显示治疗获益。此外，阿伐替尼在Ⅰ期研究显示其用于GIST患者四线治疗亦可进一步获益。

第五节 影像学疗效评估

RECIST 1.1是GIST靶向治疗疗效评价的基本标准，能满足大多数GIST靶向治疗评效的要求。GIST伊马替尼治疗后，坏死囊变明显但体积变化不明显甚至增大者，可结合Choi标准客观评估。遇有疗后肿瘤出血、钙化等特殊情况影响CT值主观测量时，可结合双能CT或MRI功能成像进一步观察。Choi标准可能同时提高PR和PD判断的敏感性，既往数项研究认为Choi标准对舒尼替尼、瑞戈非尼等二/三线药物疗效评价效能较差，应用时应结合多种征象及临床情况判断。PET可在疗后早期（数天至1~2周）反映GIST疗效。如受限经济因素等也可尝试磁共振功能成像如扩散加权成像（DWI）替代。但目前PET与MRI均无高证据级别的阈值标准。

影像学评效时的注意事项：CT扫描范围应包括全腹盆，增强扫描需包括50~70秒静脉期图像。保持基线和各随访时间点影像扫描参数一致。靶病灶选取参照RECIST1.1标准规定，每部位最多2个靶病灶，每例患者最多5个靶病灶。轴位图像测量肿瘤最大长径。静脉期于肿瘤最大层面采用曲线边缘描记法获得肿瘤整体CT值（HU）。基线检查病灶内即有明显囊变区域者，勾画ROI时应避开。二线以上治疗采用长径增大10%判断PD的标准应慎重使用，需考虑测量误差、肿瘤位置变化及长轴翻转等因素。GIST少见淋巴结转移，应谨慎应用肿大淋巴结作为靶病灶或非靶病灶。靶向治疗可能导致腹水产生，注意不要过早判断为PD，可增加访视点进一步确认。注意结合CT及MRI征象除外假进展。

表24-7-1　RECIST及Choi标准

疗效	RECIST标准	Choi标准
CR	全部病灶消失，无新发病灶	全部病灶消失，无新发病灶
PR	肿瘤长径缩小≥30%	肿瘤长径缩小≥10%和/或肿瘤密度（HU）减小≥15%，无新发病灶，非靶病灶无明显进展
SD	不符合CR、PR或PD标准	不符合CR、PR或PD标准 无肿瘤进展引起的症状恶化
PD	肿瘤长径增大≥20%且绝对值增大≥5mm，或出现新发病灶	肿瘤长径增大≥10%，且密度变化不符合PR标准；出现新发病灶；新的瘤内结节或已有瘤内结节体积增大

第八章 胃肠间质瘤患者营养治疗指南

第一节 概述

肿瘤患者是营养不良高发人群，40%~80%存在营养不良，消化道肿瘤营养不良发生率高于非消化道肿瘤，对于GIST患者，初诊中有10.09%的存在营养不良，对接受围术期治疗和晚期及复发转移性患者同样会发生营养不良。GIST目前已经进入了"慢性病"的范畴，接受规范化治疗的GIST生存期显著延长。关注GIST的营养不良，改善生活质量显得尤为重要。

GIST发生营养不良的原因是多方面的，包括瘤体对消化道的压迫、宿主对间质瘤的反应以及靶向药物治疗的干扰，而摄入减少、吸收障碍等是营养不良的主要原因。此外，由于GIST碳水化合物代谢异常、蛋白质转化率增加、脂肪分解增加、脂肪储存减少、肌肉及内脏蛋白消耗、水电解质平衡紊乱、能量消耗改变，均会诱发和加重营养不良。同时，肿瘤细胞产生的炎症因子和肿瘤微环境引起的机体炎症反应也会加速营养不良的进程。手术切除、消化道重建也可在一定程度上影响消化道功能，加重营养不良。再有，GIST对营养的认知误区也是原因之一，比如极端的"饥饿疗法"以及滥用保健食品等。

营养不良对GIST的治疗和预后具负面影响，会导致对药物治疗反应的敏感性降低，术后并发症增多，住院时间延长，影响疗效，进而影响近期和远期预后。

第二节 医学证据

1 营养筛查

筛查方法强调简便、易操作、高灵敏度,目前常用的营养筛查工具包括:营养风险筛查2002(NRS 2002)、微型营养评定量简表(MNA-SF)及营养不良通用筛查工具(MUST)。NRS 2002,是欧洲肠外肠内营养学会(ESPEN)在2002年推荐的一种简便易行的较客观营养风险筛查工具,适用于住院患者营养风险筛查。主要包括三方面内容:①营养状况受损评分(0-3分);②疾病的严重程度评分(0-3分);③年龄评分,在以上评分基础上≥70岁者加1分;总分为0-7分。NRS 2002不足之处在于当患者卧床无法测量体重,或有腹水等影响体重测量,以及意识不清无法回答评估者的问题时,该工具的使用将受到明显限制。尽管如此,NRS 2002仍是目前循证医学依据最充分的营养风险筛查工具。

MNA-SF具有快速、简单和易操作等特点,其内容包括营养筛查和营养评估两部分,既可用于有营养风险的患者,也可用于已经发生营养不足的住院患者,适用于65岁以上老年患者及社区人群。MUST是由英国肠外与肠内营养协会多学科营养不良咨询小组开发的营养筛查工具,主要用于蛋白质-能量营养不良及其发生风险的筛查,适用于不同医疗机构的营养风险筛查,尤其是社区。MUST和MNA-SF是筛查发生营养不良的风险,而NRS 2002则旨在筛查现存的或潜在的与营养因素相关的导致患者出现不利临床结局的风险因素。整体来说,NRS 2002的敏感度最高,同时也是多个指南中推荐的营养风险筛查首选方法。

2 营养状况评估

营养不良评估主要有主观整体评估(SGA)、患者主观整体评估(PG-SGA)。

SGA是ASPEN推荐的临床营养评估工具,其目的是发现营养不良,并对营养不良进行分级。内容包括详细的病史与身体评估参数,能较好预测并发症的发生率,但作为营养风险筛查工具有一定局限性,如不能区分轻度营养不足,不能很好体现急性营养状况的变化,缺乏筛查结果与临床结局相关性的证据支持,因此,该工具不能作为大医院常规营养筛查工具。

PG-SGA则是根据SGA修改而成的一种使用较广泛的粗筛量表,是美国营养师协会所推荐的应用于肿瘤患者营养筛选的首选方法。专门为肿瘤患者设计的肿瘤特异性营养评估工具,由患者自我评估和医务人员评估两部分组成,具体内容包括体重、进食情况、症状、活动和身体功能、疾病与营养需求的关系、代谢需求、体格检查等7个方面,评估结果包括定性评估及定量评估两种。PG-SGA是美国营养师协会

(ADA)和中国抗癌协会肿瘤营养与支持治疗专业委员会推荐用于肿瘤患者营养状况评估的首选方法。

3 营养评定（诊断）

经过筛查，在营养状况评估基础之上，对有营养风险的患者需进行"整合评定"。结合病史、体格检查、实验室检查、人体测量等多项指标来整合判断，统称为整合测定。整合测定的内容包括应激程度、炎症反应、能耗水平、代谢状况、器官功能等方面。整合测定的具体方法有病史采集（营养相关病史，膳食调查，KPS评分，生活质量评估，心理调查）、体格检查（观察脂肪组织、肌肉组织消耗程度、水肿和腹水等）、体能检查（人体学测量和体能测定）、实验室检查（血浆蛋白、血尿素、肌酐、CRP及免疫功能）、器械检查（代谢车，人体成分分析）。经整合测定，把营养底物失衡，造成人体形态（体型、体格大小和人体组成），机体功能和临床结局产生可观察不良影响的一种状态定义为营养不良。

营养不良诊断是临床营养治疗的基础，但随着营养不良定义的更新，其诊断标准也一直在修正、补充和调整。为统一目前成人住院患者营养不良评定（诊断）标准，2018年9月，由全球（营养）领导人发起并形成"营养不良诊断的（Global Leadership Initiative on Malnutrition，GLIM）标准：来自全球临床营养学团体的共识报告"，分别于ASPEN杂志Journal of Parenteral and Enteral Nutrition以及ESPEN杂志Clinical Nutrition在线发表，该标准将营养不良评定（诊断）明确分为"营养筛查"和"诊断评定"两个步骤。第一步是营养筛查，强调应用经过临床有效性验证的营养筛查工具进行营养筛查。该标准列出营养风险筛查工具NRS 2002、营养不良通用筛查工具MUST和微型营养评定-简表MNA-SF作为主要筛查工具。第二步是在筛查阳性的基础上对病人进行营养不良评定（诊断）及严重程度分级。营养不良评定（诊断）标准内容有5项，包括3项表现型指标（非自主性体质量丢失、低BMI、肌肉量降低）和2项病因型指标（降低的食物摄入或吸收、疾病负担或炎症）。GLIM标准评定（诊断）营养不良至少需要符合1项表现型指标和1项病因型指标。另外需要进一步根据3项表现型指标对营养不良的严重程度进行等级划分。GLIM标准的建立使国际对营养不良评定（诊断）逐步达成共识。这有利于全世界不同国家、地区统一营养不良的定义和诊断标准。但由于营养不良评定（诊断）的复杂性，加上GLIM标准目前尚未得到前瞻性临床有效性验证，也没有和临床结局的关联研究。另外，GLIM标准针对的是住院的成年患者，是否可能推广到门诊患者、社区人群等特定人群，目前也尚无推荐或相应证据。因此，GLIM推荐的评定（诊断）标准只是一个阶段性的共识，在现阶段尚无法替代"营养筛查-营养评定-营养干预"三步骤。对于住院后的GIST患者，首先进行NRS2002风险筛查，有风险者用PG-SGA量表进行营养评估，可以发现营养不良的患者，从而早期进行营养干预。由于医院的条件不同，患者的情况各异，对患者进行整合测定时，应选择合适的个体化的整合测定方案。

4 营养治疗的适应证

营养治疗应贯穿GIST诊疗的全周期中，建议有营养师全程参与。对所有初诊GIST者，均应进行营养风险筛查，并对其中存在营养不良风险者进行精准化、个体化的营养支持治疗。NRS2002评分≥3分者考虑存在营养风险，需要营养支持，结合临床，制定营养治疗计划。依据NRS2002评分和PG-SGA评分采用针对性的营养支持方案，对存在严重营养不良风险者建议先行营养支持后再进行抗瘤治疗。

5 营养治疗策略

遵循营养五阶梯治疗原则，针对不同营养状态的GIST采用不同营养支持策略：以营养教育为最低程度营养支持方案，依次选择口服营养补充（ONS）、全肠内营养（TEN）、部分肠外营养（PPN）、全肠外营养（TPN）的营养支持方案，当较低一级营养支持方案不能满足患者60%营养需求3~5天时，升级营养支持方案（图24-8-1）。

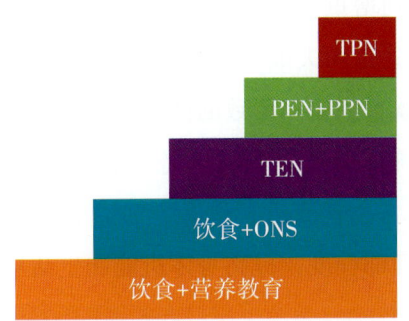

图24-8-1 营养不良患者营养干预五阶梯模式

对合并消化道梗阻或消化道出血GIST的营养治疗应以PN为主，同时纠正贫血及水电解质平衡紊乱，若梗阻及出血症状得以改善，在安全前提下可谨慎尝试向EN过渡。对接受靶向治疗的复发转移性GIST，建议定期进行营养风险筛查及营养评估，制定营养治疗计划，根据需要进行合理的营养治疗。对于吞咽及胃肠道功能正常者建议选择ONS，进食障碍但胃肠道功能正常或可耐受者可选择管饲，而肠道功能障碍、EN无法施行或无法满足能量与蛋白质目标需要量时应选择SPN或TPN。

6 能量需求

能量需求的准确预测是临床营养支持的前提。能量需求的预测方法有测定法和估算法。测定法相对精准，但操作复杂，估算法操作方便，应用范围更广。Harris-

Bendeict 及其改良公式至今一直作为临床上计算机体静息能量消耗（rest energy expenditure，REE）的经典公式。目前尚无 GIST 每日能量需求量的确切数据。通常对于非卧床患者，KPS 至少 60 分以上，一般推荐能量供给量为 25~30kcal/（kg·d）。

7 免疫营养支持

营养支持中添加特异免疫营养素，能纠正营养不良，还可刺激免疫细胞，增强免疫应答，调控细胞因子产生与释放。谷氨酰胺作为肠黏膜细胞的能量来源，具有促进氮平衡、维持肠道上皮完整性、调节免疫细胞功能等多重作用。多不饱和脂肪酸可提供能量、下调炎症因子及降脂抗凝等作用，其 ω-3 不饱和脂肪酸具有抗肿瘤活性，可抑制多种肿瘤细胞株生长；精氨酸是特殊营养物质，通过抑制肿瘤细胞多肽合成，抑制肿瘤生长，其营养与免疫作用已得到肯定。

8 饮食运动、体型和运动后体重减轻

肥胖可增加肿瘤的复发风险，降低 PFS 和 OS 的可能性，对于肥胖的 GIST 建议通过限制高能量饮食和增加运动来达到减轻体重的目的。另外，很多 GIST 患者在治疗期间或随疾病进展，往往呈现体重下降和营养不良，甚至出现恶病质状态，建议患者增加食物的摄入量，达到增重目的。饮食习惯改变和运动行为形成需要患者长期坚持，很多患者往往不能坚持而失败，医护工作者应适时鼓励患者，即使不能达到理想体重，任何通过健康饮食和运动所致的体重减轻都会给患者带来益处。

另外，运动可以减少癌症复发率和死亡率，同样可给 GIST 患者带来很多益处，在 GIST 治疗过程中，患者常出现疲乏、焦虑、抑郁等心理问题，而规律运动可缓解疲乏感，减轻心理困扰、抑郁程度，提高身体机能和生活质量。

第三节 推荐意见

推荐采用 NRS2002 对 GIST 患者进行营养风险筛查，对具有营养风险即 NRS2002 评分≥3 分的病人，应进一步评估营养状况。营养评估常用指标有 BMI，去脂肪体重指数，体重丢失量，血浆白蛋白，常用评估方法为 PG-SGA 量表。

营养治疗应贯穿 GIST 诊疗的全周期，并建议有营养师全程参与。营养治疗首选肠内营养，可经口进食且消化道功能良好的 GIST 者首选口服。因解剖或疾病因素等不能经口补充者，可选择管饲肠内营养。推荐短期管饲肠内营养选择鼻胃管，长期管饲肠内营养推荐空肠造瘘术。患者实施肠内营养困难或难以达到需要量，可在肠内营养的基础上增加补充性肠外营养。而全胃肠外营养仅适用于消化道功能完全丧失、完全肠梗阻、腹膜炎、严重的腹泻等情况。

免疫营养素的种类多样，药理特点不同，作用机制复杂，对GIST患者，免疫营养能否使其获益，如何选择免疫营养素和把握适应证，需更多高级别证据。根据GIST患者的病情、体型设立个性化运动方案，给予患者运动方式指导。

第九章

胃肠间质瘤患者的心理护理

第一节 概述

针对间质瘤患者，应将其作为一个整体的"人"来对待，整合考量患者的身体心理社会属性。每个患者的心理状况、社会状况、疾病情况及治疗情况不尽相同，其心理护理的内容也有巨大不同，应体现个体化。心理护理贯彻治疗的始终。接受规范治疗的间质瘤患者生存期显著延长，其心理护理不同于普通的慢性病患者，亦有别于肿瘤患者，有其特殊性。

第二节 实施细则

1 不同类型、不同阶段的间质瘤常面临不同心理问题

微小间质瘤患者，对切除及随访观察，存在治疗决策困难，带瘤状态怕肿瘤增大，切除又怕过度治疗；围术期间质瘤患者，常害怕疼痛，担心预后；进展、复发、难治性间质瘤患者怕无药可治，威胁生命，病急乱投医，自觉毫无希望，产生轻生念头；持续服用靶向药物的间质瘤患者，常出现药物副作用大，服药依从性差，担心药物增加家庭经济负担，自身形象改变引起自闭、不愿出门，不愿同他人交流。

引起不良心理状态的原因包括疾病本身造成的机体不适如疼痛、梗阻等，对疾病认识不足，肿瘤带来生活、工作等状况的改变，手术并发症、药物副作用等引发身体不适、经济负担加重，对肿瘤进展、复发等的恐惧。

2 一般患者的心理干预

心理评估时机：每次随访都要实施心理评估，特殊及有异常心理状态时，可增

加频次。

心理评估方法：随访可采用观察法、会谈法、调查法，必要时可采用焦虑、抑郁等专用心理测评量表进行评估。

评估内容：对疾病认知，治疗依从性，生活质量，焦虑、抑郁等不良心理状态，对肿瘤复发进展的恐惧，家庭经济负担；自我感受，社会功能。

干预方法：专病门诊、专人全程干预，延续性管理，健康教育，改善认知，积极对症处理，改善患者不适；通过家属关怀、病友群及某些社交平台等获取帮助；心理咨询辅导：交谈、倾诉等。

3　特殊患者的心理护理

特殊患者包括：复发或转移、病情复杂、瘤体巨大或位置特殊等难治性间质瘤患者；特殊心理特质患者。干预方法：寻求 MDT to HIM 多学科团队协作，改善患者预后；调节自身情绪，积极应对；接受专业心理指导。

第十章 GIST的多学科整合诊疗

近年来，随着对GIST生物学行为认识的不断深入，分子病理学、影像学、微创技术以及以伊马替尼为代表的分子靶向药物等诊疗技术的不断进步，GIST的诊疗模式早已告别单一学科或单一手段，代之包括外科、肿瘤内科、病理科、消化内镜和影像科等在内的多学科整合诊疗（MDT to HIM）策略（晚期GIST治疗以内科靶向药物为主，这一点和其他消化道肿瘤有所区别）。2020年NCCN胃肠间质瘤临床实践指南提出，所有疑似GIST均需接受具GIST/肉瘤专业知识和诊疗经验的MDT to HIM专家团队整合评估和管理。原则上，GIST患者诊治的各个阶段均应开展MDT to HIM讨论，共同制定诊治方案并贯穿初始评估、入院管理、出院随访等各个环节。

第一节 MDT to HIM学科组成、协作目的及临床获益

GIST MDT to HIM应至少包括胃肠外科、肿瘤内科、病理科和放射影像科。以上述4个专科为基础的MDT to HIM团队能够满足大部分首诊GIST患者的诊疗计划制定。

在此基础上可再根据所诊治患者的具体情况作出调整，特别是复发或治疗后进展的患者，应及时邀请更多相关学科参与讨论，制定相应的整合治疗措施。

MDT to HIM按照定期、定时、定点、定人的原则组织讨论，需重点讨论的病例包括复发或转移、病情复杂、瘤体巨大或位置特殊的GIST。

第二节 协作目的及临床获益

MDT会议病例讨论的目的在于获得相对明确的术前诊断，排除无手术指征的病例，评估手术可切除性和制定手术方案，评估并发症及手术风险，对部分进展期病例评估有无新辅助治疗的适应证，术后评估GIST的复发风险，掌握合适的辅助治疗指征以及进行规范的术后随访评估等。

通过 MDT to HIM 沟通交流和疾病管理，可减少 GIST 疾病复发，优化手术时机，保留器官解剖结构及功能，延长患者生存期，增强对靶向治疗的反应，以确保 GIST 患者得到最佳诊疗管理。

需要进行 MDT to HIM 的患者大致可分为以下方面：

从疾病因素可分为：肿瘤原因不可切除应进行 MDT to HIM 讨论；病理学诊断与临床和影像学表现不符时应进行 MDT to HIM 讨论；位于特殊部位的胃肠间质瘤应进行 MDT to HIM 讨论；有活检特殊基因型患者应进行 MDT to HIM 讨论；因存在手术禁忌证不可切除或拒绝手术者，应进行 MDT to HIM 讨论。

从治疗层面又可分为：所有 GIST 患者术后有病理和基因分型的应进行 MDT to HIM 讨论；初始可切除（但肿瘤巨大又联合脏器切除及手术风险）或初始不可切除的 GIST 患者靶向治疗后，患者应定期进行药物治疗安全性和影像学有效性评估并进行 MDT to HIM 讨论；复发、转移的 GIST 患者靶向治疗后应进行 MDT to HIM 讨论；术前或术后进行靶向治疗，出现严重不良反应或疾病进展时应进行 MDT to HIM 讨论；更换靶向药物（换线、跨线）治疗前应进行 MDT to HIM 讨论。

第三节　各学科在 MDT to HIM 诊疗中的作用

MDT to HIM 团队各学科相互协作，在 GIST 诊疗的不同环节各自发挥重要作用（表 24-10-1）。

表 24-10-1　MDT to HIM 在 GIST 不同诊疗环节中的作用

	临床表现	诊断	手术切除	风险评估	疗效评估	药物治疗
胃肠科医师	√	√				√
影像科医师		√		√	√	
外科医师		√	√	√	√	
病理医师		√	√	√		
肿瘤内科医师		√	√	√	√	√
内镜医师		√	√			
营养医师				√		√
心理医师				√		√

1　胃肠科

胃肠科医师通常是 GIST 首诊医生，负责疾病的早期发现和诊断，以及早期干预策略的制定。结合影像、病理等检查结果做出明确诊断，整合病变位置大小以及超声内镜结果共同讨论最佳手术方案。尽管胃或小肠 GIST 常无临床症状，但只要内镜下发现黏膜下病变，就应考虑 GIST 的诊断。

2 放射影像科及内镜科

所有疑似GIST者在接受外科治疗前都应接受严格而全面的影像学检查，包括内镜、超声内镜、CT和MRI等，确定肿瘤的大小和病变范围以协助诊断。检查方法的合理选择有助于疾病的正确评估。

腹部超声检查可连贯动态地观察腹腔脏器的生理情况；追踪病变，显示立体变化，而不受其成像分层限制。对空腔脏器及实质性脏器具有高辨识度，对判断血供及血流方向有特殊作用。在GIST诊断及治疗中都有极其重要的作用。超声可发现微小间质瘤，对判断GIST良恶性及腹腔远处转移及腹腔种植都有良好诊断价值。

内镜检查在GIST诊治全程都起至关重要作用。对上消化道和结直肠的GIST，胃镜检查可发现消化道内病变位置和大小，获取活检组织，进行病理检测。早期发现和诊断，以及早期干预策略的制定具有重要作用。内镜下微小及小间质瘤的切除，具有创伤小恢复快的优势。对晚期复发及梗阻病患，胃镜又能提供相关诊断和治疗作用。但内镜检查也有其局限性，由于GIST是位于黏膜下的肿瘤，表面有正常黏膜覆盖，普通活检常不能取到肿瘤组织，因此，进一步的诊断常需借助超声内镜（EUS）检查。

作为目前最准确的黏膜下病变的成像技术，EUS能可靠地确定黏膜下病变发生的壁层及腔外邻近组织的图像，区别病变是壁内或系外来压迫，帮助判断壁内病变的囊实性。此外，EUS引导下细针穿刺（EUS-FNA）可获得足够样本用于细胞学和免疫组化分析，以明确诊断。

腹部增强CT或MRI可清晰显示病灶部位及与邻近脏器的关系，并可排除远处脏器的转移性病灶，对判断肿瘤的可切除性相当重要。当CT结果不确定或与临床结果不一致时，FDG-PET可能有助于进一步确诊，而且还可能发现未知的原发部位病变。

在新辅助治疗和辅助治疗过程中，参与酪氨酸激酶抑制剂（TKI）治疗反应的评估，协助肿瘤内科医师对病情（肿瘤复发和/或转移）进行监测随访。FDG-PET可检测到肿瘤对TKI的早期反应，包括治疗有反应或原发性耐药（PET的作用在于早期判断TKI的疗效，判断继发性耐药不经济）。

研究显示，肿瘤缩减并非疾病稳定或缓解的唯一标志。肿瘤密度、肿瘤内结节的发生、PET-CT早期代谢改变、功能性MRI和动态超声造影的血管化改变能在肿瘤大小明显改变之前准确预测治疗反应。因此，放射科医师在GIST整合管理中的作用必将更加重要。

介入放射科医师在GIST的治疗中也发挥一定作用。GIST通常表现为胃肠道出血，可尝试经导管动脉栓塞来控制胃肠道出血，从而避免急诊手术，使诊断更加准确，进而制定最佳手术方案。对不能切除的肝转移瘤，可行局部介入治疗，如经动脉栓塞或射频消融。但需进一步研究评估其作为辅助治疗或与TKI联合治疗的有效性。

3 病理科

术前活检标本的判读，术后阅片和突变检测分析，帮助临床确诊，据肿瘤形态学表现，整合核分裂象和突变状态行恶性危险度评价，预测或评估靶向治疗疗效。

对可切除病变，如临床和放射学检查高度怀疑GIST，且病变可完全切除，一般不建议术前活检。

对考虑术前靶向治疗使肿瘤降期的局限性GIST者、首诊合并转移的疑诊者或手术并发症发病率高以及诊断不明确者，均应活检。NCCN指南推荐对局限性GIST首选EUS-FNA活检。经皮粗针穿刺适用于首诊即合并转移的进展期GIST。

活检中GIST确诊还应包括KIT和DOG1表达的免疫组化染色分析，KIT阳性是GIST最特异的免疫组化标记。DOG1通常与KIT共表达，可能对诊断KIT阴性GIST尤其有用。当组织病理学结果不确定时，对KIT或血小板源性生长因子受体A（PDGFRA）基因进行突变分析可以确诊，对某些患者还具有预后预测价值。

病理学诊断与临床和影像学表现不符时应行MDT to HIM讨论。特别是影像学或组织学表现不典型，免疫组化CD117或DOG-1阴性表达的病例，以及KIT和PDGFRA突变阴性病例。

4 外科

整合考虑病理、放射、肿瘤内科等临床信息，确定GIST是否适合切除，制定科学的手术方案，并行完整手术切除，尽可能减少手术并发症。

R0切除是局限性或可切除肿瘤的手术目标。对合适部位合适大小的肿瘤可通过腹腔镜手术完成，即使是大于5cm的肿瘤。NCCN指南亦支持对胃前壁、空肠和回肠等解剖部位的GIST行腹腔镜下切除。微创手术可以缩短住院时间，降低手术并发症。

彻底探查肝脏和腹膜对明确疾病是否转移很重要。

肿瘤破裂者有很高复发风险，应将其转诊到肿瘤内科和/或MDT to HIM团队行伊马替尼辅助治疗评估。

肿瘤细胞减灭术对病情稳定或对TKI治疗有反应的复发或转移性GIST可能有价值。外科急症患者，如穿孔或脓肿，或有穿孔风险者也可考虑肿瘤细胞减灭术。转移性GIST的其他治疗还包括射频消融术和肝动脉栓塞（肝转移患者）。

5 肿瘤内科

评估诊断的准确性，决定管理的最佳方案；制定治疗目标，无论是根治性或姑息性，术前协助确定GIST的恶性潜能；评估切除术后复发风险，优化TKI辅助或新辅助治疗。

即便肿瘤完全切除，无肿瘤破裂且切缘阴性，GIST仍有可能复发或转移。建议原发性高危GIST行R0切除后接受伊马替尼辅助治疗。

术前伊马替尼新辅助治疗可缩小瘤体，促进局部晚期原发性、复发性或转移性GIST的完全切除，降低手术并发症。位于复杂解剖部位的肿瘤，如食管、十二指肠或直肠，可在新辅助治疗中获益，如减少器官结构和功能的破坏等。

对GIST进行长期管理，监测疾病复发和进展。当疾病进展时，进行最佳二线疗法选择，并评估进入临床试验的适宜性。

6 支持治疗

GIST的支持治疗应贯穿治疗始终，尤其晚期复发、转移患者，出现的出血、梗阻、疼痛等并发症和肿瘤相关营养不良和出现的心理疾病。支持治疗总体目标是尽早预防或缓解相关症状或治疗相关副作用，从而改善患者及其家人和护理人员的生活质量。支持治疗包括从诊断、治疗、幸存到生命终末期的整个历程。早期MDT to HIM支持治疗不仅可改善晚期GIST患者的营养和心理状况，更重要的是可显著延长生存时间。

第四节 原发局限性及复发和（或）转移性 GIST 的 MDT to HIM 策略

1 原发局限性 GIST

直径<2 cm的胃GIST均应行EUS检查，如存在黏膜溃疡、边缘不规则、回声不均匀或局部强回声等不良因素，则建议手术切除，否则，可定期随访观察。

对于存在EUS不良因素的胃小GIST，外科医生应与内镜医生共同讨论手术适应证和手术方式，是否有必要联合内镜和腹腔镜双镜手术。

直径≥2cm的原发性GIST均推荐手术切除。对特殊部位和切除困难的局限性GIST，胃肠外科和肿瘤内科应共同商讨术前辅助治疗的必要性。

接受术前新辅助治疗的GIST应定期进行药物治疗安全性和影像学有效性评估，通过MDT to HIM讨论决定手术时机。

所有GIST在术后经病理确诊和基因检测分型后，都需要经过MDT to HIM专家组讨论以决定进一步治疗，如存在较高复发风险的中高危GIST术后接受伊马替尼辅助治疗等。

2 初治的复发和（或）转移性 GIST

2016年亚洲GIST指南强烈建议对转移性GIST，应进行肿瘤细胞减灭术前的TKI术前辅助治疗，即便是在肿瘤可以完全切除情况下。

靶向治疗期间，应至少每个月进行药物安全性检查，并且每相隔2~3个月进行一次影像学评估。如出现严重或特殊的治疗相关不良事件，或疾病出现进展时，应及时进行MDT to HIM会诊或讨论，制定下一步整合治疗策略。

3 靶向治疗获益的进展期 GIST

此种情况患者应持续服药，直到出现不能耐受的不良反应或肿瘤进展。

治疗后影像学评估，若全部复发转移灶均有可能切除时，应进行MDT to HIM讨论手术治疗适应证和术式。研究显示，这些患者可能从手术治疗获益。

4 靶向治疗下 GIST 局限性或广泛进展

可考虑局部治疗，如局部转移灶切除术、射频消融术及化疗栓塞术以控制局部进展性病变。

冷冻、放射性粒子介入对特殊部位的复发性GIST有时也可获得较好的局部控制。应在充分影像学评估基础上，结合患者体力状态，充分讨论手术干预的风险和收益。

应继续伊马替尼系统治疗，以控制任何隐匿的微转移病灶。如局部进展性病变能完全清除，可维持伊马替尼标准治疗剂量不变。如病变未完全清除，应考虑增加伊马替尼剂量或改为舒尼替尼。原发病灶的基因突变类型和耐药病灶继发突变类型，均有助于预测TKI的疗效。

对广泛进展，如不可切除，TKI使用可延长PFS和OS。

对局限于肝脏但不可切除或不能耐受手术者，射频消融、介入治疗、TKI、肝移植或前述任何治疗方式的整合都值得考虑。

有症状的骨转移病人，可考虑外照射治疗。2019年，Katayanagi S等首次报道基于突变分析的TKI治疗、放疗联合手术治疗的MDT to HIM诊疗成功使一例GIST切除术后骨转移获得长期生存。

5 特殊 GIST

在大肿瘤或复杂部位（如直肠、胃食管交界处）的特殊情况下，应行MDT to HIM讨论最佳治疗方案，避免多脏器切除或功能损害，新辅助治疗是一个很好的方案。

高危壶腹周围GIST在决定胰十二指肠切除术之前，应使用EUS确认诊断并考虑局部切除。

综上所述，GIST的诊疗并非由某个专科独立完成，应该是MDT to HIM共同参与的整合诊疗过程（图24-10-1）。MDT to HIM不仅有助于判断GIST手术指征及制定安全可行的手术方案，也将提升术后康复、制定靶向药物治疗方案及术后随访等环节的合理性与有效性，才能真正做到合理、规范、高度个体化的GIST治疗，使患者最大程度获益。尤其在GIST病例较多的诊疗中心应积极推行MDT to HIM制度，以实现对疑难GIST患者的规范化和个体化治疗。

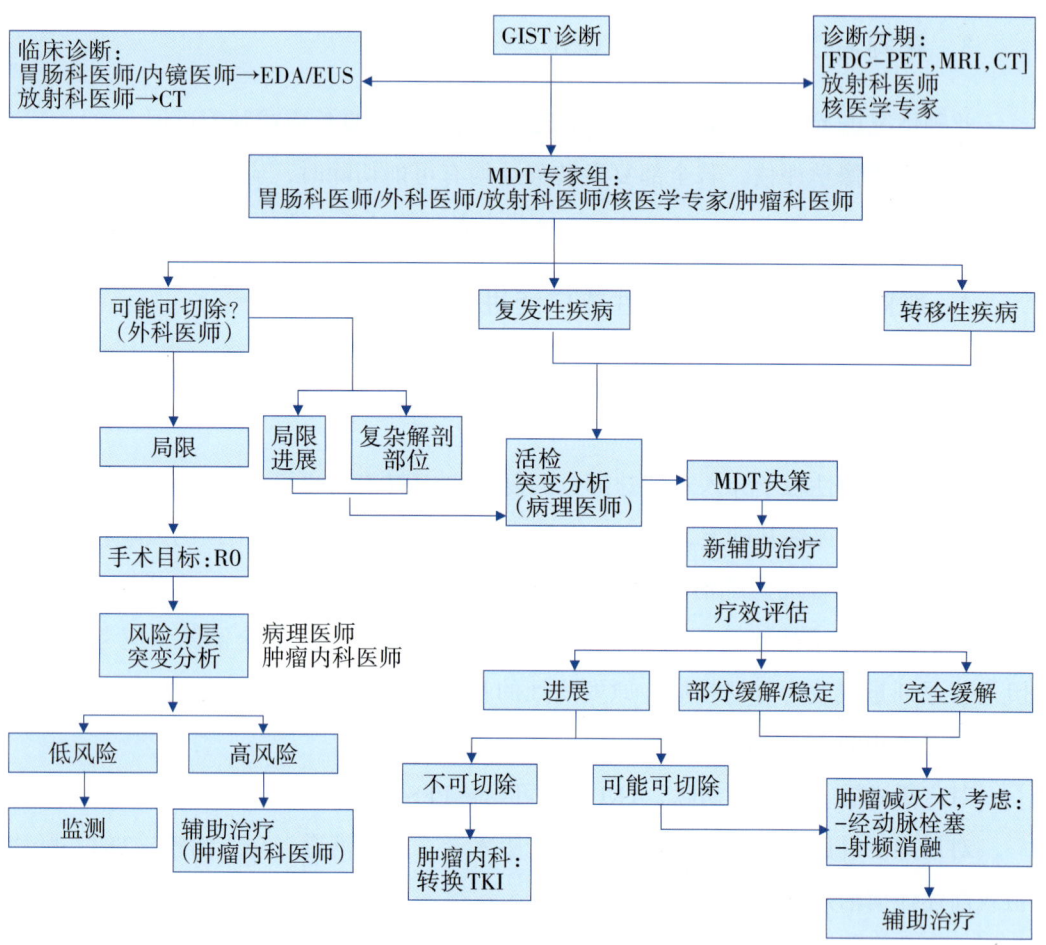

图24-10-1　GIST MDT to HIM整合诊疗模式

第十一章

随访

当下接受规范治疗的 GIST 生存期显著延长，GIST 有望逐步进入"慢性病"范畴。因而，对 GIST 实行全程化管理十分重要。全程化管理模式下对 GIST 病人的随访工作需要做到定期、可靠、全面、具体。一方面，患者可得到连续、完整的生理和心理教育，增强和巩固对自身疾病的了解；另一方面，临床医师能动态了解病人生存及疾病进展状况，保持病情稳定管理。对中、高危者，应每 3 个月进行 CT 或 MRI 检查，持续 3 年，然后每 6 个月 1 次，直至 5 年；5 年后每年随访 1 次。低危及极低危者应每 6 个月进行 CT 或 MRI 检查，持续 5 年。转移复发/不可切除或术前治疗者应每 3 个月随访 1 次。随访方式应多样化，在传统随访基础上，应重视发展线上随访方式，如专业咨询网站、微信等，不但能跨越时间、地点和人群的局限，还可节省成本，让更多患者受益。但对病情复杂者，建议至 GIST 专病门诊就诊，确保治疗的专业性、准确性。

GIST 诊疗中心应建立完整的 GIST 病例档案，收集信息应至少包括家庭住址、联系方式、身份证号、影像学检查、手术信息、病理学诊断、基因检测及后续治疗等资料。同时，临床应根据随访结果定期更新相关信息。推荐各 GIST 诊疗中心使用统一规范化随访模板，以利后续全国多中心研究的开展。GIST 随访数据对评价疾病治疗效果、协助科研、指导后续治疗具有重要意义；全程化管理模式下的 GIST 随访工作举足轻重，其目的是更好地为 GIST 患者服务，更好地改善患者预后。

参考文献

[1] HIROTA S, ISOZAKI K, MORIYAMA Y, et al. Gain-of-function mutations of c-kit in human gastrointestinal stromal tumors [J]. Science (New York, NY), 1998, 279 (5350): 577-80.

[2] HEINRICH M C, CORLESS C L, DEMETRI G D, et al. Kinase mutations and imatinib response in patients with metastatic gastrointestinal stromal tumor [J]. Journal of clinical oncology: official journal of the American Society of Clinical Oncology, 2003, 21 (23): 4342-9.

[3] JOENSUU H, ROBERTS P J, SARLOMO-RIKALA M, et al. Effect of the tyrosine kinase inhibitor STI571 in a patient with a metastatic gastrointestinal stromal tumor [J]. N Engl J Med, 2001, 344 (14): 1052-6.

[4] BLANKE C D, DEMETRI G D, VON MEHREN M, et al. Long-term results from a randomized phase II trial of standard- versus higher-dose imatinib mesylate for patients with unresectable or metastatic gastrointestinal stromal tumors expressing KIT [J]. Journal of clinical oncology: official journal of the American Society of Clinical Oncology, 2008, 26 (4): 620-5.

[5] DEMETRI G D, VAN OOSTEROM A T, GARRETT C R, et al. Efficacy and safety of sunitinib in patients with advanced gastrointestinal stromal tumour after failure of imatinib: a randomised controlled trial [J]. Lancet (London, England), 2006, 368 (9544): 1329-38.

[6] DEMETRI G D, REICHARDT P, KANG Y K, et al. Efficacy and safety of regorafenib for advanced gastrointestinal stromal tumours after failure of imatinib and sunitinib (GRID): an international, multicentre, randomised, placebo-controlled, phase 3 trial [J]. Lancet (London, England), 2013, 381 (9863): 295-302.

[7] 陶凯雄, 张鹏, 李健, 等. 胃肠间质瘤全程化管理中国专家共识（2020版）[J]. 中国实用外科杂志, 2020, 40 (10): 1109-19.

[8] 中国临床肿瘤学会指南工作委员会. 中国临床肿瘤学会（CSCO）胃肠间质瘤诊疗指南2020 [M]. 人民卫生出版社, 2020.

[9] 曹晖, 高志冬, 何裕隆, 等. 胃肠间质瘤规范化外科治疗中国专家共识（2018版）[J]. 中国实用外科杂志, 2018, 38 (09): 965-73.

[10] EL-MENYAR A, MEKKODATHIL A, AL-THANI H. Diagnosis and management of gastrointestinal stromal tumors: An up-to-date literature review [J]. J Cancer Res Ther, 2017, 13 (6): 889-900.

[11] SOREIDE K, SANDVIK O M, SOREIDE J A, et al. Global epidemiology of gastrointestinal stromal tumours (GIST): A systematic review of population-based cohort studies [J]. Cancer Epidemiol, 2016, 40: 39-46.

[12] 王振华, 梁小波, 王毅, 等. 2011年山西省胃肠道间质瘤流行病学调查 [J]. 中华医学杂志, 2013, 93 (32): 2541-4.

[13] CHO M Y, SOHN J H, KIM J M, et al. Current trends in the epidemiological and pathological characteristics of gastrointestinal stromal tumors in Korea, 2003-2004 [J]. J Korean Med Sci, 2010, 25 (6): 853-62.

[14] BRABEC P, SUFLIARSKY J, LINKE Z, et al. A whole population study of gastrointestinal stromal tumors in the Czech Republic and Slovakia [J]. Neoplasma, 2009, 56 (5): 459-64.

[15] PATEL N, BENIPAL B. Incidence of Gastrointestinal Stromal Tumors in the United States from 2001-2015: A United States Cancer Statistics Analysis of 50 States [J]. Cureus, 2019, 11 (2): e4120.

[16] NILSSON B, BUMMING P, MEIS-KINDBLOM J M, et al. Gastrointestinal stromal tumors: the incidence, prevalence, clinical course, and prognostication in the preimatinib mesylate era--a population-based study in western Sweden [J]. Cancer, 2005, 103 (4): 821-9.

[17] STARCZEWSKA AMELIO J M, CID RUZAFA J, DESAI K, et al. Prevalence of gastrointestinal stro-

mal tumour (GIST) in the United Kingdom at different therapeutic lines: an epidemiologic model [J]. BMC cancer, 2014, 14: 364.

[18] CUCCARO F, BURGIO LO MONACO M G, RASHID I, et al. Population-based incidence of gastrointestinal stromal tumors in Puglia [J]. Tumori, 2021, 107 (1): 39-45.

[19] AMADEO B, PENEL N, COINDRE J M, et al. Incidence and time trends of sarcoma (2000-2013): results from the French network of cancer registries (FRANCIM) [J]. BMC cancer, 2020, 20 (1): 14-21.

[20] WAIDHAUSER J, BORNEMANN A, TREPEL M, et al. Frequency, localization, and types of gastrointestinal stromal tumor-associated neoplasia [J]. World J Gastroenterol, 2019, 25 (30): 4261-77.

[21] 叶颖江, 沈琳, 李健, 等. 小胃肠间质瘤诊疗中国专家共识（2020年版）[J]. 临床肿瘤学杂志, 2020, 25 (04): 349-55.

[22] NS I J, DRABBE C, DEN HOLLANDER D, et al. Gastrointestinal Stromal Tumours (GIST) in Young Adult (18-40 Years) Patients: A Report from the Dutch GIST Registry [J]. Cancers (Basel), 2020, 12 (3): 730.

[23] JOENSUU H, HOHENBERGER P, CORLESS C L. Gastrointestinal stromal tumour [J]. Lancet (London, England), 2013, 382 (9896): 973-83.

[24] LIU X, QIU H, ZHANG P, et al. Prognostic factors of primary gastrointestinal stromal tumors: a cohort study based on high-volume centers [J]. Chin J Cancer Res, 2018, 30 (1): 61-71.

[25] 师英强, 梁小波. 胃肠道间质瘤[M]. 人民卫生出版社, 2011.3: p59-78.

[26] SCOLA D, BAHOURA L, COPELAN A, et al. Getting the GIST: a pictorial review of the various patterns of presentation of gastrointestinal stromal tumors on imaging [J]. Abdominal radiology (New York), 2017, 42 (5): 1350-64.

[27] 中国临床肿瘤学会胃肠道间质瘤专家委员会. 胃肠间质瘤诊疗指南2020版[M]. 人民卫生出版社, 2020: p16-19.

[28] 黄家平, 钟先荣. 胃肠道间质瘤的内镜诊治进展 [J]. 中外医疗, 2018, 37 (20): 196-8.

[29] MANTESE G. Gastrointestinal stromal tumor: epidemiology, diagnosis, and treatment [J]. Curr Opin Gastroenterol, 2019, 35 (6): 555-9.

[30] 中华医学会消化内镜学分会消化内镜隧道技术协作组, 中国医师协会内镜医师分会, 北京医学会消化内镜学分会. 中国胃肠间质瘤内镜下诊治专家共识[J]. 中华胃肠内镜电子杂志, 2020; 7 (4): 176-185.

[31] 王坚, 朱雄增, 郑杰, 等. 中国胃肠道间质瘤诊断治疗专家共识（2017年版）病理解读[J]. 中华病理学杂志, 2018, 47 (01): 2-6.

[32] LI J, YE YJ, WANG J, et al. Chinese Consensus Guideline For Diagnosis And Management Of Gastrointestinal Stromal Tumor [J].Chin J Cancer Res, 2017; 29 (4): 281-293.

[33] WHO CLASSIFICATION OF TUMOURS EDITORIAL BOARD. Digestive System Tumours. Lyon (France): International Agency For Research On Cancer. 2019.

[34] MIETTINEN M, LASOTA J. Gastrointestinal stromal tumors: pathology and prognosis at different sites [J]. Seminars in diagnostic pathology, 2006, 23 (2): 70-83.

[35] XU H, CHEN L, SHAO Y, et al. Clinical Application of Circulating Tumor DNA in the Genetic Analysis of Patients with Advanced GIST [J]. Mol Cancer Ther, 2018, 17 (1): 290-6.

[36] VAN DER ZWAN S M, DEMATTEO R P. Gastrointestinal stromal tumor: 5 years later [J]. Cancer, 2005, 104 (9): 1781-8.

[37] SCHAEFER I M, MARIÑO-ENRÍQUEZ A, FLETCHER J A. What is New in Gastrointestinal Stromal Tumor? [J]. Advances in anatomic pathology, 2017, 24 (5): 259-67.

[38] YAMADA Y, KATO Y, YANAGISAWA A, et al. Microleiomyomas of human stomach [J]. Human

pathology, 1988, 19 (5): 569-72.

[39] MIKAMI T, TERADA T, NAKAMURA K, et al. The gastric hypercellular microleiomyoma as a precursor lesion for clinical gastrointestinal stromal tumors [J]. Human pathology, 1997, 28 (12): 1355-60.

[40] KAWANOWA K, SAKUMA Y, SAKURAI S, et al. High incidence of microscopic gastrointestinal stromal tumors in the stomach [J]. Human pathology, 2006, 37 (12): 1527-35.

[41] AGAIMY A, WÜNSCH P H. Sporadic Cajal cell hyperplasia is common in resection specimens for distal oesophageal carcinoma. A retrospective review of 77 consecutive surgical resection specimens [J]. Virchows Archiv: an international journal of pathology, 2006, 448 (3): 288-94.

[42] AGAIMY A, WÜNSCH P H, HOFSTAEDTER F, et al. Minute gastric sclerosing stromal tumors (GIST tumorlets) are common in adults and frequently show c-KIT mutations [J]. Am J Surg Pathol, 2007, 31 (1): 113-20.

[43] ROSSI S, GASPAROTTO D, TOFFOLATTI L, et al. Molecular and clinicopathologic characterization of gastrointestinal stromal tumors (GISTs) of small size [J]. Am J Surg Pathol, 2010, 34 (10): 1480-91.

[44] VON MEHREN M, RANDALL R L, BENJAMIN R S, et al. Soft Tissue Sarcoma, Version 2.2018, NCCN Clinical Practice Guidelines in Oncology [J]. Journal of the National Comprehensive Cancer Network: JNCCN, 2018, 16 (5): 536-63.

[45] LI J, YE Y, WANG J, et al. Chinese consensus guidelines for diagnosis and management of gastrointestinal stromal tumor [J]. Chin J Cancer Res, 2017, 29 (4): 281-93.

[46] CASALI P G, ABECASSIS N, ARO H T, et al. Gastrointestinal stromal tumours: ESMO-EURACAN Clinical Practice Guidelines for diagnosis, treatment and follow-up [J]. Ann Oncol, 2018, 29 (Suppl 4): iv68-iv78iv267.

[47] AGAIMY A, WÜNSCH P H, DIRNHOFER S, et al. Microscopic gastrointestinal stromal tumors in esophageal and intestinal surgical resection specimens: a clinicopathologic, immunohistochemical, and molecular study of 19 lesions [J]. Am J Surg Pathol, 2008, 32 (6): 867-73.

[48] NISHIDA T, GOTO O, RAUT C P, et al. Diagnostic and treatment strategy for small gastrointestinal stromal tumors [J]. Cancer, 2016, 122 (20): 3110-8.

[49] PARK C H, KIM E H, JUNG D H, et al. Impact of periodic endoscopy on incidentally diagnosed gastric gastrointestinal stromal tumors: findings in surgically resected and confirmed lesions [J]. Ann Surg Oncol, 2015, 22 (9): 2933-9.

[50] STANDARDS OF PRACTICE C, FAULX A L, KOTHARI S, et al. The role of endoscopy in subepithelial lesions of the GI tract [J]. Gastrointest Endosc, 2017, 85 (6): 1117-32.

[51] PONSAING L G, KISS K, LOFT A, et al. Diagnostic procedures for submucosal tumors in the gastrointestinal tract [J]. World J Gastroenterol, 2007, 13 (24): 3301-10.

[52] TANG J Y, TAO K G, ZHANG L Y, et al. Value of contrast-enhanced harmonic endoscopic ultrasonography in differentiating between gastrointestinal stromal tumors: A meta-analysis [J]. Journal of digestive diseases, 2019, 20 (3): 127-34.

[53] RÖSCH T, KAPFER B, WILL U, et al. Accuracy of endoscopic ultrasonography in upper gastrointestinal submucosal lesions: a prospective multicenter study [J]. Scandinavian journal of gastroenterology, 2002, 37 (7): 856-62.

[54] JIA X, LIU Y, ZHAO J, et al. Could computed tomography be used as a surrogate of endoscopic ultrasonography in the screening and surveillance of small gastric Gastrointestinal stromal tumors? [J]. Eur J Radiol, 2021, 135: 109463.

[55] PENCE K, CORREA A M, CHAN E, et al. Management of esophageal gastrointestinal stromal tumor: review of one hundred seven patients [J]. Diseases of the esophagus: official journal of the Inter-

national Society for Diseases of the Esophagus, 2017, 30 (12): 1-5.

[56] KOH Y X, CHOK A Y, ZHENG H L, et al. A systematic review and meta-analysis comparing laparoscopic versus open gastric resections for gastrointestinal stromal tumors of the stomach [J]. Ann Surg Oncol, 2013, 20 (11): 3549-60.

[57] NISHIDA T, HOLMEBAKK T, RAUT C P, et al. Defining Tumor Rupture in Gastrointestinal Stromal Tumor [J]. Ann Surg Oncol, 2019, 26 (6): 1669-75.

[58] WANG C, GAO Z, SHEN K, et al. Safety and efficiency of endoscopic resection versus laparoscopic resection in gastric gastrointestinal stromal tumours: A systematic review and meta-analysis [J]. Eur J Surg Oncol, 2020, 46 (4 Pt A): 667-74.

[59] ZHOU B, ZHANG M, WU J, et al. Pancreaticoduodenectomy versus local resection in the treatment of gastrointestinal stromal tumors of the duodenum [J]. World J Surg Oncol, 2013, 11: 196.

[60] HUANG Y, CHEN G, LIN L, et al. Resection of GIST in the duodenum and proximal jejunum: A retrospective analysis of outcomes [J]. Eur J Surg Oncol, 2019, 45 (10): 1950-6.

[61] COE T M, FERO K E, FANTA P T, et al. Population-Based Epidemiology and Mortality of Small Malignant Gastrointestinal Stromal Tumors in the USA [J]. J Gastrointest Surg, 2016, 20 (6): 1132-40.

[62] GIULIANO K, NAGARAJAN N, CANNER J, et al. Gastric and small intestine gastrointestinal stromal tumors: Do outcomes differ? [J]. J Surg Oncol, 2017, 115 (3): 351-7.

[63] CHEN K, ZHANG B, LIANG Y L, et al. Laparoscopic Versus Open Resection of Small Bowel Gastrointestinal Stromal Tumors: Systematic Review and Meta-Analysis [J]. Chin Med J (Engl), 2017, 130 (13): 1595-603.

[64] KAMEYAMA H, KANDA T, TAJIMA Y, et al. Management of rectal gastrointestinal stromal tumor [J]. Transl Gastroenterol Hepatol, 2018, 3: 8.

[65] WU X H, HOU Y Y, XU C, et al. New prognostic parameters for very-low-risk gastrointestinal stromal tumors [J]. Chin Med J (Engl), 2011, 124 (13): 1964-9.

[66] GAO Z, WANG C, XUE Q, et al. The cut-off value of tumor size and appropriate timing of follow-up for management of minimal EUS-suspected gastric gastrointestinal stromal tumors [J]. BMC Gastroenterol, 2017, 17 (1): 8.

[67] LEE H L, KIM Y T, JOO Y W. Small, duodenal, GI stromal tumor showing large, extraluminal, exophytic growth [J]. Gastrointest Endosc, 2010, 72 (6): 1267-8.

[68] GILL K R, CAMELLINI L, CONIGLIARO R, et al. The natural history of upper gastrointestinal subepithelial tumors: a multicenter endoscopic ultrasound survey [J]. J Clin Gastroenterol, 2009, 43 (8): 723-6.

[69] LACHTER J, BISHARA N, RAHIMI E, et al. EUS clarifies the natural history and ideal management of GISTs [J]. Hepatogastroenterology, 2008, 55 (86-87): 1653-6.

[70] FANG Y J, CHENG T Y, SUN M S, et al. Suggested cutoff tumor size for management of small EUS-suspected gastric gastrointestinal stromal tumors [J]. J Formos Med Assoc, 2012, 111 (2): 88-93.

[71] FAIRWEATHER M, BALACHANDRAN V P, LI G Z, et al. Cytoreductive Surgery for Metastatic Gastrointestinal Stromal Tumors Treated With Tyrosine Kinase Inhibitors: A 2-institutional Analysis [J]. Annals of surgery, 2018, 268 (2): 296-302.

[72] ZHI X, JIANG B, YU J, et al. Prognostic role of microscopically positive margins for primary gastrointestinal stromal tumors: a systematic review and meta-analysis [J]. Scientific reports, 2016, 6: 21541.

[73] ZHU Y, XU M D, XU C, et al. Microscopic positive tumor margin does not increase the rate of recurrence in endoscopic resected gastric mesenchymal tumors compared to negative tumor margin [J]. Surgical endoscopy, 2020, 34 (1): 159-69.

[74] CAVNAR M J, SEIER K, CURTIN C, et al. Outcome of 1000 Patients With Gastrointestinal Stromal Tumor (GIST) Treated by Surgery in the Pre- and Post-imatinib Eras [J]. Annals of surgery, 2021, 273 (1): 128-38.

[75] GRONCHI A, BONVALOT S, POVEDA VELASCO A, et al. Quality of Surgery and Outcome in Localized Gastrointestinal Stromal Tumors Treated Within an International Intergroup Randomized Clinical Trial of Adjuvant Imatinib [J]. JAMA Surg, 2020, 155 (6): e200397.

[76] AGAIMY A, WÜNSCH P H. Lymph node metastasis in gastrointestinal stromal tumours (GIST) occurs preferentially in young patients < or = 40 years: an overview based on our case material and the literature [J]. Langenbeck's archives of surgery, 2009, 394 (2): 375-81.

[77] ZHANG L, SMYRK T C, YOUNG W F, JR, et al. Gastric stromal tumors in Carney triad are different clinically, pathologically, and behaviorally from sporadic gastric gastrointestinal stromal tumors: findings in 104 cases [J]. Am J Surg Pathol, 2010, 34 (1): 53-64.

[78] 万德森, 伍小军, 梁小曼, 等. 胃肠道间质瘤的外科治疗 [J]. 中华胃肠外科杂志, 2003, 05): 288-91.

[79] 杨弘鑫, 陈秀峰, 张波, 等. 217例胃间质瘤的临床特点与诊治 [J]. 中国普外基础与临床杂志, 2012, 19 (09): 41-46.

[80] EISENBERG B L, HARRIS J, BLANKE C D, et al. Phase II trial of neoadjuvant/adjuvant imatinib mesylate (IM) for advanced primary and metastatic/recurrent operable gastrointestinal stromal tumor (GIST): early results of RTOG 0132/ACRIN 6665 [J]. J Surg Oncol, 2009, 99 (1): 42-7.

[81] DEMATTEO R P, MAKI R G, SINGER S, et al. Results of tyrosine kinase inhibitor therapy followed by surgical resection for metastatic gastrointestinal stromal tumor [J]. Annals of surgery, 2007, 245 (3): 347-52.

[82] 张信华, 何裕隆. 复发转移性胃肠间质瘤的外科治疗再评价 [J]. 中华胃肠外科杂志, 2020, 23 (09): 840-4.

[83] 徐泽宽, 徐皓, 李沣员. 腹腔镜技术在胃胃肠间质瘤手术中的应用价值与争议 [J]. 中国实用外科杂志, 2018, 38 (05): 501-4.

[84] 李国仁, 戴建华. 食管间质瘤的特征与外科治疗现状 [J]. 中国肿瘤临床, 2017, 44 (19): 993-9.

[85] 吴欣, 孙林德, 汪明, 等. 腹腔镜与开腹手术治疗胃来源且长径大于2 cm的胃肠间质瘤多中心倾向评分匹配法疗效比较 [J]. 中华胃肠外科杂志, 2020, 23 (09): 888-95.

[86] XIONG Z, WAN W, ZENG X, et al. Laparoscopic Versus Open Surgery for Gastric Gastrointestinal Stromal Tumors: a Propensity Score Matching Analysis [J]. J Gastrointest Surg, 2020, 24 (8): 1785-94.

[87] LIN J, HUANG C, ZHENG C, et al. Laparoscopic versus open gastric resection for larger than 5 cm primary gastric gastrointestinal stromal tumors (GIST): a size-matched comparison [J]. Surgical endoscopy, 2014, 28 (9): 2577-83.

[88] TAGAYA N, MIKAMI H, KOGURE H, et al. Laparoscopic intragastric stapled resection of gastric submucosal tumors located near the esophagogastric junction [J]. Surgical endoscopy, 2002, 16 (1): 177-9.

[89] XU X, CHEN K, ZHOU W, et al. Laparoscopic transgastric resection of gastric submucosal tumors located near the esophagogastric junction [J]. J Gastrointest Surg, 2013, 17 (9): 1570-5.

[90] MAZER L, WORTH P, VISSER B. Minimally invasive options for gastrointestinal stromal tumors of the stomach [J]. Surgical endoscopy, 2021, 35 (3): 1324-30.

[91] MATSUDA T, NUNOBE S, KOSUGA T, et al. Laparoscopic and luminal endoscopic cooperative surgery can be a standard treatment for submucosal tumors of the stomach: a retrospective multicenter study [J]. Endoscopy, 2017, 49 (5): 476-83.

[92] 汪明，曹晖.从腹部外科医师的角度审视食管胃结合部胃肠间质瘤微创治疗策略的演变发展趋势 [J]. 消化肿瘤杂志（电子版），2021，13（01）：1-5.

[93] LIU H，YAN Z，LIAO G，et al. Treatment strategy of rectal gastrointestinal stromal tumor（GIST）[J]. J Surg Oncol，2014，109（7）：708-13.

[94] 徐佳昕，周平红，徐美东，等.内镜微创治疗胃黏膜下肿瘤的长期疗效评价 [J]. 中华消化内镜杂志，2017，34（11）：775-8.

[95] NATIONAL COMPREHENSIVE CANCER NETWORK. The Nccn Gist Clinical Practice Guidelines In-oncology. 2021.

[96] DEMATTEO R P，BALLMAN K V，ANTONESCU C R，et al. Adjuvant imatinib mesylate after resection of localised，primary gastrointestinal stromal tumour：a randomised，double-blind，placebo-controlled trial [J]. Lancet（London，England），2009，373（9669）：1097-104.

[97] LI J，GONG J F，WU A W，et al. Post-operative imatinib in patients with intermediate or high risk gastrointestinal stromal tumor [J]. Eur J Surg Oncol，2011，37（4）：319-24.

[98] JOENSUU H，ERIKSSON M，SUNDBY HALL K，et al. One vs three years of adjuvant imatinib for operable gastrointestinal stromal tumor：a randomized trial [J]. Jama，2012，307（12）：1265-72.

[99] WU X，LI J，XU W，et al. Imatinib Adjuvant Therapy In Intermediate Risk Gastrointestinal Stromal Tumor-a Multi-Center Restrospective Study [J]. Future Oncol，2018，14（17）：1721-1729.

[100] CORLESS C L，BALLMAN K V，ANTONESCU C R，et al. Pathologic and molecular features correlate with long-term outcome after adjuvant therapy of resected primary GI stromal tumor：the ACOSOG Z9001 trial [J]. Journal of clinical oncology：official journal of the American Society of Clinical Oncology，2014，32（15）：1563-70.

[101] 曹晖，汪明.胃肠间质瘤诊断与治疗的新挑战——从循证医学到精准医学的思考与实践 [J]. 中华胃肠外科杂志，2016，19（01）：17-21.

[102] DEMETRI G D，VON MEHREN M，BLANKE C D，et al. Efficacy and safety of imatinib mesylate in advanced gastrointestinal stromal tumors [J]. N Engl J Med，2002，347（7）：472-80.

[103] ZALCBERG J R，VERWEIJ J，CASALI P G，et al. Outcome of patients with advanced gastro-intestinal stromal tumours crossing over to a daily imatinib dose of 800 mg after progression on 400 mg [J]. Eur J Cancer，2005，41（12）：1751-7.

[104] BLANKE C D，RANKIN C，DEMETRI G D，et al. Phase III randomized，intergroup trial assessing imatinib mesylate at two dose levels in patients with unresectable or metastatic gastrointestinal stromal tumors expressing the kit receptor tyrosine kinase：S0033 [J]. Journal of clinical oncology：official journal of the American Society of Clinical Oncology，2008，26（4）：626-32.

[105] LI J，GONG J F，LI J，et al. Efficacy of imatinib dose escalation in Chinese gastrointestinal stromal tumor patients [J]. World J Gastroenterol，2012，18（7）：698-703.

[106] 徐皓，马利林，徐为，等.胃肠间质瘤患者服药前后监测伊马替尼血浆浓度意义的中国多中心研究 [J]. 中华胃肠外科杂志，2016，19（11）：1271-6.

[107] DEMETRI G D，WANG Y，WEHRLE E，et al. Imatinib plasma levels are correlated with clinical benefit in patients with unresectable/metastatic gastrointestinal stromal tumors [J]. Journal of clinical oncology：official journal of the American Society of Clinical Oncology，2009，27（19）：3141-7.

[108] HEINRICH M，JONES R，VONMEHREN M，et al. Clinical Activity of Avapritinib In≥ Fourth-Line（4L+） And Pdgfra Exon 18 Gastrointestinal Stromal Tumors（Gist）[J]. J Clin Oncol，2019，37：15（Abstr 11022）.

[109] LI J，GAO J，HONG J，et al. Efficacy and safety of sunitinib in Chinese patients with imatinib-resistant or -intolerant gastrointestinal stromal tumors [J]. Future Oncol，2012，8（5）：617-24.

[110] 刘秀峰，秦叔逵，王琳，等.苹果酸舒尼替尼二线治疗国人晚期胃肠间质瘤的临床观察 [J]. 临床肿瘤学杂志，2013，18（07）：636-9.

[111] JANKU F, ABDUL RAZAK A R, CHI P, et al. Switch Control Inhibition of KIT and PDGFRA in Patients With Advanced Gastrointestinal Stromal Tumor: A Phase I Study of Ripretinib [J]. Journal of clinical oncology: official journal of the American Society of Clinical Oncology, 2020, 38 (28): 3294-303.

[112] LI J, WANG M, ZHANG B, et al. Chinese consensus on management of tyrosine kinase inhibitor-associated side effects in gastrointestinal stromal tumors [J]. World J Gastroenterol, 2018, 24 (46): 5189-202.

[113] JEANYVES B, STEVENATTIA, SEBASTIAN B, et al. A Phase 3, Interventional, Double Blind, Placebo Controlledstudy to Assess The Safety And Efficacy Of Ripretinib (Dcc 2618) In Patients With Advanced Gastrointestinal Stromal Tumors (Gist) Who Have Received Treatment With Prior Anticancer Therapies [J]. Esmo Congress, Ann Oncol, 2019, 30: 087.

[114] EISENHAUER E A, THERASSE P, BOGAERTS J, et al. New response evaluation criteria in solid tumours: revised RECIST guideline (version 1.1) [J]. Eur J Cancer, 2009, 45 (2): 228-47.

[115] CHOI H, CHARNSANGAVEJ C, FARIA S C, et al. Correlation of computed tomography and positron emission tomography in patients with metastatic gastrointestinal stromal tumor treated at a single institution with imatinib mesylate: proposal of new computed tomography response criteria [J]. Journal of clinical oncology: official journal of the American Society of Clinical Oncology, 2007, 25 (13): 1753-9.

[116] TANG L, ZHANG X P, SUN Y S, et al. Gastrointestinal stromal tumors treated with imatinib mesylate: apparent diffusion coefficient in the evaluation of therapy response in patients [J]. Radiology, 2011, 258 (3): 729-38.

[117] SCHRAMM N, ENGLHART E, SCHLEMMER M, et al. Tumor response and clinical outcome in metastatic gastrointestinal stromal tumors under sunitinib therapy: comparison of RECIST, Choi and volumetric criteria [J]. Eur J Radiol, 2013, 82 (6): 951-8.

[118] DUDECK O, ZEILE M, REICHARDT P, et al. Comparison of RECIST and Choi criteria for computed tomographic response evaluation in patients with advanced gastrointestinal stromal tumor treated with sunitinib [J]. Ann Oncol, 2011, 22 (8): 1828-33.

[119] SHINAGARE A B, JAGANNATHAN J P, KURRA V, et al. Comparison of performance of various tumour response criteria in assessment of regorafenib activity in advanced gastrointestinal stromal tumours after failure of imatinib and sunitinib [J]. Eur J Cancer, 2014, 50 (5): 981-6.

[120] SHINTO A, NAIR N, DUTT A, et al. Early response assessment in gastrointestinal stromal tumors with FDG PET scan 24 hours after a single dose of imatinib [J]. Clin Nucl Med, 2008, 33 (7): 486-7.

[121] LE CESNE A, VAN GLABBEKE M, VERWEIJ J, et al. Absence of progression as assessed by response evaluation criteria in solid tumors predicts survival in advanced GI stromal tumors treated with imatinib mesylate: the intergroup EORTC-ISG-AGITG phase III trial [J]. Journal of clinical oncology: official journal of the American Society of Clinical Oncology, 2009, 27 (24): 3969-74.

[122] LINTON K M, TAYLOR M B, RADFORD J A. Response evaluation in gastrointestinal stromal tumours treated with imatinib: misdiagnosis of disease progression on CT due to cystic change in liver metastases [J]. The British journal of radiology, 2006, 79 (944): e40-4.

[123] JEMAL A, BRAY F, CENTER M M, et al. Global cancer statistics [J]. CA: a cancer journal for clinicians, 2011, 61 (2): 69-90.

[124] ZHANG L, LU Y, FANG Y. Nutritional status and related factors of patients with advanced gastrointestinal cancer [J]. Br J Nutr, 2014, 111 (7): 1239-44.

[125] DING P, GUO H, YANG P, et al. Association Between the Nutritional Risk and the Survival Rate in Newly Diagnosed GIST Patients [J]. Frontiers in nutrition, 2021, 8: 743475.

[126] ARENDS J, BACHMANN P, BARACOS V, et al. ESPEN guidelines on nutrition in cancer patients [J]. Clin Nutr, 2017, 36 (1): 11-48.

[127] 张晓伟, 李薇, 陈公琰, 等. 中国肿瘤患者营养知识—态度—行为调查分析 [J]. 肿瘤代谢与营养电子杂志, 2015, 2 (04): 43-7.

[128] JIANG ZM, CHEN W, ZHAN WH, et al. Parenteral and enteral nutrition application in west, middle and east China: a multicenter in-vestigation for 15098 patients in 13 metropolitans using nutritional risk screening 2002 tool [J]. Clin Nutr, 2007, 2 (2): 133-134.

[129] STRATTON R J, HACKSTON A, LONGMORE D, et al. Malnutrition in hospital outpatients and in-patients: prevalence, concurrent validity and ease of use of the 'malnutrition universal screening tool' ('MUST') for adults [J]. Br J Nutr, 2004, 92 (5): 799-808.

[130] KONDRUP J, ALLISON S P, ELIA M, et al. ESPEN guidelines for nutrition screening 2002 [J]. Clin Nutr, 2003, 22 (4): 415-21.

[131] 石汉平, 赵青川, 王昆华, 等. 营养不良的三级诊断 [J]. 中国癌症防治杂志, 2015, 7 (05): 313-9.

[132] CEDERHOLM T, JENSEN G L, CORREIA M, et al. GLIM criteria for the diagnosis of malnutrition - A consensus report from the global clinical nutrition community [J]. Clin Nutr, 2019, 38 (1): 1-9.

[133] JENSEN G L. Global Leadership Conversation: Addressing Malnutrition [J]. JPEN J Parenter Enteral Nutr, 2016, 40 (4): 455-7.

[134] 石汉平, 许红霞, 李苏宜, 等. 营养不良的五阶梯治疗 [J]. 肿瘤代谢与营养电子杂志, 2015, 2 (01): 29-33.

[135] PERINEL J, MARIETTE C, DOUSSET B, et al. Early Enteral Versus Total Parenteral Nutrition in Patients Undergoing Pancreaticoduodenectomy: A Randomized Multicenter Controlled Trial (Nutri-DPC) [J]. Annals of surgery, 2016, 264 (5): 731-7.

[136] OKAMOTO H, SASAKI M, JOHTATSU T, et al. Resting energy expenditure and nutritional status in patients undergoing transthoracic esophagectomy for esophageal cancer [J]. J Clin Biochem Nutr, 2011, 49 (3): 169-73.

[137] 恶性肿瘤患者的营养治疗专家共识 [J]. 临床肿瘤学杂志, 2012, 17 (01): 59-73.

[138] 柳欣欣, 于健春. 免疫营养素应用于肿瘤治疗的研究进展 [J]. 肠外与肠内营养, 2010, 17 (03): 186-90.

[139] SCHLEY P D, BRINDLEY D N, FIELD C J. (n-3) PUFA alter raft lipid composition and decrease epidermal growth factor receptor levels in lipid rafts of human breast cancer cells [J]. J Nutr, 2007, 137 (3): 548-53.

[140] STUEHR D J, NATHAN C F. NITRIC OXIDE. A macrophage product responsible for cytostasis and respiratory inhibition in tumor target cells [J]. J Exp Med, 1989, 169 (5): 1543-55.

[141] OGILVIE G K, FETTMAN M J, MALLINCKRODT C H, et al. Effect of fish oil, arginine, and doxorubicin chemotherapy on remission and survival time for dogs with lymphoma: a double-blind, randomized placebo-controlled study [J]. Cancer, 2000, 88 (8): 1916-28.

[142] LOOK A R G, WING R R. Long-term effects of a lifestyle intervention on weight and cardiovascular risk factors in individuals with type 2 diabetes mellitus: four-year results of the Look AHEAD trial [J]. Arch Intern Med, 2010, 170 (17): 1566-75.

[143] JONES L W, DEMARK-WAHNEFRIED W. Diet, exercise, and complementary therapies after primary treatment for cancer [J]. Lancet Oncol, 2006, 7 (12): 1017-26.

[144] SPENCE R R, HEESCH K C, BROWN W J. Exercise and cancer rehabilitation: a systematic review [J]. Cancer treatment reviews, 2010, 36 (2): 185-94.

[145] 尹源, 张波. 从胃肠间质瘤的临床诊疗看医学技术与人文关怀的辩证统一 [J]. 中华胃肠外科杂

志，2020，23（09）：852-7.

[146] REICHARDT P, MOROSI C, WARDELMANN E, et al. Gastrointestinal stromal tumors: evolving role of the multidisciplinary team approach in management [J]. Expert Rev Anticancer Ther, 2012, 12（8）：1053-68.

[147] KIM W S, JAMES D, MILLSTINE D M. Integrative medicine therapeutic approaches to cancer care: patient preferences from focus groups [J]. Support Care Cancer, 2019, 27（8）：2949-55.

[148] GEFFEN J R. Integrative oncology for the whole person: a multidimensional approach to cancer care [J]. Integr Cancer Ther, 2010, 9（1）：105-21.

[149] 樊代明. 整合肿瘤学·临床卷 [M]. 北京：科学出版社, 2021.

[150] 曹晖, 汪明. 多学科合作模式在胃肠间质瘤诊治中的价值与实施 [J]. 中华胃肠外科杂志，2012，03）：231-3.

[151] MULLADY D K, TAN B R. A multidisciplinary approach to the diagnosis and treatment of gastrointestinal stromal tumor [J]. J Clin Gastroenterol, 2013, 47（7）：578-85.

[152] HASSANZADEH-RAD A, YOUSEFIFARD M, KATAL S, et al. The value of (18) F-fluorodeoxyglucose positron emission tomography for prediction of treatment response in gastrointestinal stromal tumors: a systematic review and meta-analysis [J]. J Gastroenterol Hepatol, 2016, 31（5）：929-35.

[153] KOO H J, SHIN J H, SHIN S, et al. Efficacy and Clinical Outcomes of Transcatheter Arterial Embolization for Gastrointestinal Bleeding from Gastrointestinal Stromal Tumor [J]. J Vasc Interv Radiol, 2015, 26（9）：1297-304.

[154] 何裕隆, 徐建波. 胃肠间质瘤多学科综合治疗协作组诊疗模式专家共识 [J]. 中国实用外科杂志，2017, 37（01）：39-41.

[155] KANG YK, KANG HJ, KIM KM, et al. Clinical Practice Guideline for Accurate Diagnosis and Effective Treatment of Gastrointestinal Stromal Tumor in Korea [J]. Cancer Res Treat. 2012；44（2）：85-96.

[156] 何裕隆, 张信华, 侯洵. 胃肠间质瘤多学科综合治疗的价值及评价 [J]. 中国实用外科杂志，2015，35（04）：349-52.

[157] 易鑫, 罗诗樵. 胃肠间质瘤肝转移的治疗 [J]. 中国普外基础与临床杂志，2020，27（06）：774-80.

[158] PATRIKIDOU A, CHABAUD S, RAY-COQUARD I, et al. Influence of imatinib interruption and rechallenge on the residual disease in patients with advanced GIST: results of the BFR14 prospective French Sarcoma Group randomised, phase III trial [J]. Ann Oncol, 2013, 24（4）：1087-93.

[159] DU C Y, ZHOU Y, SONG C, et al. Is there a role of surgery in patients with recurrent or metastatic gastrointestinal stromal tumours responding to imatinib: a prospective randomised trial in China [J]. Eur J Cancer, 2014, 50（10）：1772-8.

[160] CUARON J J, GOODMAN K A, LEE N, et al. External beam radiation therapy for locally advanced and metastatic gastrointestinal stromal tumors [J]. Radiat Oncol, 2013, 8：274.

[161] KATAYANAGI S, YOKOYAMA T, MAKUUCHI Y, et al. Long-Term Survival After Multidisciplinary Treatment Including Surgery for Metachronous Metastases of Small Intestinal Gastrointestinal Stromal Tumors after Curative Resection: A Case Report [J]. Am J Case Rep, 2019, 20：1942-8.

[161] 樊代明. 整合肿瘤学·基础卷[M]. 西安：世界图书出版西安有限公司, 2021.

神经内分泌肿瘤

名誉主编

樊代明

主　编

陈　洁　聂勇战　吴文铭

副主编

李　洁　李景南　楼文晖　谭煌英　虞先濬

编　委（姓氏笔画排序）

于江媛	方维佳	王　于	王　玮	王　峰
王　馨	卢仁泉	卢　俊	叶　峰	刘正才
刘自民	刘　娜	刘雪梅	朱利明	朱雄增
汤　伟	汤琪云	纪　元	宋少莉	宋丽杰
宋　敏	张亚伟	张建军	李永强	李恩孝
李增山	杨润祥	邱　萌	邵成浩	陆　明
陈小兵	陈　雄	罗　杰	罗宴吉	赵　宏
郝　静	原春辉	徐　近	高　峻	康　飞
曹　丹	章　真	阎　丽	曾　珊	蒋力明
蒋文涛	谢华红	蔺　蓉	薛　玲	霍　力

秘　书

陈洛海　高先春　梁　赟　王先泽

第一章

概述

神经内分泌肿瘤（neuroendocrine neoplasms，NENs）是一类起源于肽能神经元和神经内分泌细胞，具有神经内分泌分化并表达神经内分泌标记物的少见肿瘤，可发生于全身各处，以肺及胃肠胰NENs（gastroenteropancreatic neuroendocrine neoplasms，GEP-NENs）最常见。国内外研究数据均提示，NENs的发病率在不断上升。美国流行病学调查结果显示，与其他类型肿瘤相比，NENs的发病率上升趋势更为显著，在1973—2012年40年间，发病率增加了6.4倍，达到6.98/10万人年。

NENs异质性较高，根据原发肿瘤所对应组织胚胎起源不同，可分为前肠（支气管肺、胃、十二指肠、胆道和胰腺）、中肠（空肠、回肠、阑尾和近端结肠）和后肠（远端结肠和直肠）NENs。直肠和胰腺是亚洲人群最常见的发病部位，而欧美白人，中肠和胰腺是最常见发病部位；根据是否存在特定基因胚系突变，NENs可分为散发性和遗传性，但后者相对少见。不同基因（*MEN1*、*RET*、*VHL*、*NF1*等）的胚系突变所引起的遗传综合征各具特点；根据肿瘤是否分泌激素及产生激素相关症状，NENs可分为功能性和非功能性；病理学上，根据分化程度，NENs分为分化良好的神经内分泌瘤（neuroendocrine tumor，NET）和分化差的神经内分泌癌（neuroendocrine carcinoma，NEC）两型，不同部位的NENs有不同病理学命名、分类和分级；除此之外，在胃NENs中，根据发病机制和相关背景疾病不同，还存在与其他部位NENs不同的临床分型问题。NENs的高度异质性决定了其诊断的困难和复杂性，除了临床症状，还需包括特殊生物标记物、内镜、超声、CT、MRI等常规影像学检查以及各种功能影像学检查进行综合诊断。此外，NENs的治疗方式涵盖了内镜治疗、外科手术治疗、介入治疗、药物治疗、放疗以及肽受体放射性核素治疗（peptide receptor radionuclide therapy，PRRT）等多种手段。治疗策略的制定需要既遵循指南规范，又要在多学科整合诊治协作基础下进行个体化抉择。目前NENs国际上有不断更新的WHO病理分类分级标准，有欧洲神经内分泌肿瘤学会（European Neuroendocrine Tumor Society，ENETS）指南、欧洲肿瘤内科学会（European Society for Medical Oncology，ESMO）

指南、北美神经内分泌肿瘤学会（The North American Neuroendocrine Tumor Society，NANETS）指南、美国NCCN指南等多个临床诊治指南；国内不同的专业学会包括中华医学会病理学分会、消化病学分会、外科学分会、中国临床肿瘤学会也先后制定了针对不同部位NENs的病理和临床诊治共识。鉴于NENs的诊治需要多个学科和专业的联合，我们组织相关领域专家，在现有循证证据基础上，结合已有国内外指南和共识，制定了首版中国抗癌协会神经内分泌肿瘤整合诊治指南。

第二章

临床表现

第一节 功能性神经内分泌肿瘤的临床表现

功能性神经内分泌肿瘤（functional neuroendocrine neoplasms，F-NENs）是指能够分泌激素，并导致激素相关临床症状的NENs，约占所有NENs的20%。功能性肿瘤好发于胰腺，其次是小肠、支气管肺以及胸腺。胰腺F-NENs包括胰岛素瘤、胃泌素瘤、胰高血糖素瘤、异位促肾上腺皮质激素（adrenocorticotropic hormone，ACTH）瘤、血管活性肠肽（vasoactive intestinal polypeptide，VIP）瘤和生长抑素瘤等。小肠和支气管肺F-NENs常见为伴类癌综合征的肿瘤。胸腺常见为异位ACTH瘤。极少部分F-NENs可同时或异时分泌两种或以上不同的激素，尤以胃泌素合并其他功能性激素分泌最为多见，可同时表现两种或以上激素相应的临床综合征。

1 功能性胃肠神经内分泌肿瘤的临床表现

功能性胃肠神经内分泌肿瘤（functional gastrointestinal neuroendocrine neoplasms，F-GINENs）以伴随类癌综合征的小肠NENs及胃泌素瘤最为常见。

伴类癌综合征的小肠NENs患者，多存在肝转移。因肿瘤分泌5-羟色胺等血管活性激素导致突发性或持续性头面部、躯干部皮肤潮红，可因酒精、剧烈活动、精神压力或进食含3-对羟基苯胺的食物如巧克力、香蕉等诱发；轻度或中度腹泻伴腹痛，腹泻不一定与皮肤潮红同时存在，可能与肠蠕动增加有关；部分患者可出现肠系膜纤维化相关症状，表现为肠梗阻、肠缺血以及输尿管梗阻等。也可伴类癌心脏病或类癌危象。前者多表现为三尖瓣或肺动脉瓣狭窄或关闭不全，后者是由于类癌综合征相关激素快速释放入血而诱发的危象，表现为持续性皮肤潮红、支气管哮喘发作进而呼吸困难、血压异常升高或降低、心律失常、意识模糊甚至昏迷等，若抢救不及时可有生命危险。少数起源于肠嗜铬细胞的3型胃NET（胃NET分型详见第三章第七节）也可分泌血管活性激素导致不典型类癌综合征，具体表现为皮肤潮红、水肿、头痛、支气管痉挛等。

十二指肠胃泌素瘤占散发性胃泌素瘤患者的50%~88%，极少数胃泌素瘤发生于胃窦，此类肿瘤常表现为"卓-艾综合征"，主要症状常见腹痛、腹泻，呈间歇性腹泻，存在顽固、多发或非典型部位的消化性溃疡及胃食管反流，腹泻等症状多在服用质子泵抑制剂（proton pump inhibitor，PPI）后明显好转，停药后症状反复。

生长抑素瘤作为一种罕见的F-GINENs，可发生于十二指肠和空肠。肿瘤分泌生长抑素，可抑制多种激素释放。抑制胰岛素的释放可引发糖尿病；抑制胰高血糖素的释放则可导致低血糖，临床上容易误诊为胰岛素瘤；抑制胃泌素的分泌可引起消化不良或进食后上腹部饱胀感；生长抑素还可影响胆囊收缩功能进而引发胆石症，以及脂类代谢异常，使患者粪便中渗透压增高，引起脂肪泻症状。

2 功能性胰腺神经内分泌肿瘤

功能性胰腺神经内分泌肿瘤（functional pancreatic neuroendocrine neoplasms，F-pNENs）约占所有pNENs的34.4%。临床通常根据F-pNENs异常分泌激素的种类对其进行分类和命名，故准确识别患者的激素相关表现是诊断F-pNENs的前提；但由于部分F-pNENs可同时或先后分泌多种激素，故临床表现亦可相对复杂（表25-2-1）。

胰岛素瘤是最常见的F-pNENs，约占所有F-pNENs的94.8%，多位于胰腺内，且呈散发、单发、良性倾向特点。胰岛素瘤的典型临床表现为"Whipple三联征"，包括：发作性低血糖症候群、发作时血糖低于2.8mmol/L、补充葡萄糖后症状消失。其中，发作性低血糖症候群具体表现为：自主神经症状（包括肾上腺素能症状：如心悸、震颤等，以及胆碱能症状：如出汗、饥饿、感觉异常等）和中枢神经症状（如焦虑、反应迟钝、意识模糊、短暂意识丧失、癫痫发作等）；长期发作性低血糖还可影响患者认知功能，并因反复加餐导致肥胖。

胃泌素瘤是第二常见的F-pNEN，多位于"胃泌素瘤三角"（即由胆囊管/胆总管交汇处、胰头/胰颈交汇处、十二指肠降部/水平部交汇处围成的三角形区域），表现为散发性（常为单发）或遗传相关性（MEN1相关，常为多发）特征。胃泌素瘤的典型临床表现是"卓-艾综合征"，主要包括难治性消化性溃疡和慢性腹泻。腹泻以水样泻为特征，并可作为胃泌素瘤的唯一临床表现；其他临床症状常包括：反酸、烧心、恶心、呕吐，以及因消化性溃疡导致的慢性腹痛甚至消化道出血及穿孔等。

其他F-pNENs常被统称为罕见功能性胰腺神经内分泌肿瘤（rare functional pancreatic neuroendocrine tumors，RFTs），主要包括：VIP瘤、胰高血糖素瘤、生长抑素瘤、产生5-羟色胺的NENs，以及更为罕见的产生ACTH、促肾上腺皮质激素释放激素、生长激素、甲状旁腺素相关肽、降钙素等的NENs。

表 25-2-1　F-pNENs的临床分类与特征

类型	发病率（n/10⁶/年）	分泌激素	常见部位	转移比例	主要症状
胰岛素瘤	1~32	胰岛素	胰腺	5%~10%	发作性低血糖症候群
胃泌素瘤	0.5~21.5	胃泌素	十二指肠、胰腺	50%~60%	卓-艾综合征
VIP瘤	0.05~0.2	VIP	胰腺	40%~80%	水样泻、低钾血症、胃酸缺乏
胰高糖素瘤	0.01~0.1	胰高糖素	胰腺	50%~80%	坏死游走性红斑、贫血、葡萄糖不耐受、体重下降
生长抑素瘤	少见	生长抑素	胰腺、十二指肠、空肠	50%~60%	糖尿病、胆石症、腹泻、胃酸缺乏
产生ACTH的神经内分泌瘤	少见	ACTH	胰腺、胸腺	>90%	库欣综合征
产生5-羟色胺的神经内分泌瘤	少见	5-羟色胺	小肠、肺、胰腺	>60%	类癌综合征
产生生长激素的神经内分泌瘤	少见	生长激素	胰腺、肺	>60%	肢端肥大症

3　功能性支气管肺神经内分泌肿瘤

小部分的支气管肺NENs属于功能性肿瘤，临床常表现为特异性的综合征。包括分泌5-羟色胺引起的类癌综合征；分泌ACTH引起的库欣综合征以及分泌促生长激素分泌激素引起的肢端肥大症。支气管肺NENs是比较容易发生类癌综合征的部位，其发生率可达13%。由于功能性支气管肺NENs还分泌组胺代谢产物，因此引起的类癌综合征的表现与GEP-NENs的临床表现略有不同，特异性的症状包括流泪、喘息和流汗，并且由于激素经肺内直接进入左心，所以此类患者更易发生类癌心脏病且潮红持续时间更长，分布范围更广。

4　功能性胸腺神经内分泌肿瘤

胸腺NENs比较罕见，但功能性肿瘤在其中占比并不少见，最常见的是肿瘤分泌ACTH引起以满月脸、向心性肥胖、痤疮、紫纹、高血压和继发性糖尿病为主要表现的库欣综合征以及合并多发性内分泌腺瘤病Ⅰ型（multiple endocrine neoplasia type 1, MEN1）所引起的垂体瘤、甲状旁腺腺瘤及胰腺功能性神经内分泌肿瘤所引起的相关症状。

第二节　非功能性神经内分泌肿瘤的临床表现

大部分NENs都是无功能性的，患者可多年甚至终身无症状，临床上也无特异性表现，大多在体检时偶然发现，或因为一些非特异性肿瘤相关临床症状如压迫、梗阻、出血和转移征象而被发现。不同部位的非特异性肿瘤相关临床症状不尽相同。如中央型肺NENs常表现为呼吸道症状，如咳嗽、咯血、胸痛等，胸膜和周围型肺NENs则多以体检偶然发现为主。胰腺NENs可出现梗阻性黄疸、胰源性门脉高压及胰腺炎等表现。胃NENs可表现为腹痛、腹胀、反酸、嗳气、烧心等症状，若肿瘤较大还可出现消化道梗阻及出血等表现。肠道NENs可表现为腹痛、腹胀、排便习惯改变、肠梗阻和消化道出血等。总的来说，非功能性NENs常起病隐匿，临床表现缺乏特异性。临床上，少数NENs发病初期为非功能性肿瘤，但随病程进展，逐渐出现激素分泌，成为功能性肿瘤，因此对NENs的临床表现需行动态观察和评估。

第三节　遗传综合征相关性神经内分泌肿瘤

大部分NENs分化良好、多为散发，但有5%~10%NENs的发生与遗传因素有关，常为胚系常染色体基因显性突变。以下为几种重要的遗传综合征相关的NENs。

MEN1是一种常染色体显性遗传疾病，发生与*MEN1*基因突变有关，常伴多个部位内分泌肿瘤形成，包括甲状旁腺腺瘤/增生（>95%），胰腺（功能性）或十二指肠NENs（20%~80%）[其中胃泌素瘤较为常见（占20%~61%），其他包括胰岛素瘤（7%~31%），胰高血糖素瘤（1%~5%），VIP瘤/生长抑素瘤（<2%），垂体腺瘤（30%~40%），支气管/胸腺类癌（<8%），肾上腺腺瘤（27%~36%）]。原发性甲状旁腺功能亢进症（primary hyperparathyroidism，pHPT）是MEN1患者最常见的临床表现，由于甲状旁腺素过度分泌引起高血钙、低血磷、高碱性磷酸酶血症以及由此引起的肾结石、骨质疏松、神经肌肉改变如疲乏及认知改变等。其次胰腺或十二指肠NENs也比较常见，由于类型和分泌的激素不同，临床表现也不同，最常见的为胃泌素瘤引起的"卓-艾综合征"。垂体腺瘤中泌乳素瘤较为常见，女性患者表现为闭经和不育，男性患者可出现阳痿。此外部分患者还可出现血管纤维瘤、胶原瘤、脂肪瘤和脑膜瘤。

多发性内分泌腺瘤病2型（multiple endocrine neoplasia type 2，MEN2），也是一种常染色体显性遗传疾病，其发生与*RET*基因功能获得性突变有关，根据临床表现不同，MEN2还可进一步细分为MEN2A和MEN2B。患者常发生甲状腺髓样癌（medullary thyroid carcinoma，MTC）（≤98%），嗜铬细胞瘤（≤50%），甲状旁腺腺瘤/增生（MEN2A≤25%，在MEN2B中很少见）。肾上腺嗜铬细胞瘤常有高血压及儿茶酚胺受体激动表现，而MEN2相关甲状旁腺功能亢进与MEN1及散发的甲状旁腺功能亢进类似。部分MEN2A表现有皮肤苔藓淀粉样变或先天性巨结肠；MEN2B患者的MTC恶性度较MEN2A患者更高，发病年龄也更低。但MEN2B患者几乎不表现甲状旁腺增生（<1%）。另外，MEN2B患者尚可有另一些特征性病变，包括特殊面容、马方综合征

样体型、舌黏膜神经瘤、肠道神经节瘤等。家族性甲状腺髓样癌（FMTC）如不伴随其他内分泌恶性肿瘤，则侵袭性较低，其也属于常染色体显性遗传疾病，发生也与 *RET* 基因突变有关。

多发性内分泌腺瘤病4型（multiple endocrine neoplasia type 4，MEN4）是近几年才得以明确的一类常染色体显性遗传的内分泌腺瘤病，MEN4发病率极低，临床表现与MEN1相似。约10%达到MEN1诊断标准且具有MEN1表现的患者并无MEN1基因的胚系突变，而在这部分患者中，大约3%患者可检测到位于12号染色体（12p13）的 *CDKN1B* 基因的胚系突变，这部分患者现被称为多发性内分泌腺瘤病4型。

林道综合征（Von Hippel-Lindau syndrome，VHL综合征）亦是一种常染色体显性遗传疾病，其发生与 *VHL* 基因突变有关。患者常发生嗜铬细胞瘤（10%~20%）、副神经节瘤（10%~20%），pNENs（5%~17%），也会出现血管母细胞瘤（视网膜或中枢神经系统）、肾透明细胞癌、内淋巴囊肿瘤及囊腺瘤。胰腺占位发生于3/4的VHL患者，可表现为pNENs、单纯囊肿及浆液性囊腺瘤等。

1型多发性神经纤维瘤病（neurofibromatosis type 1，NF1）是一种相对常见的常染色体显性遗传疾病，其发生与抑癌基因 *NF1* 基因突变失活密切相关。NF1表现为神经系统以及全身其他系统的多发肿瘤形成和色素异常改变，部分患者可有嗜铬细胞瘤（3%）、十二指肠NENs及胰腺NENs（罕见）。患者可表现为皮肤牛奶咖啡斑、虹膜Lisch结节和神经胶质瘤等。

结节性硬化症（tuberous sclerosis，TSC）也是一种常染色体显性遗传疾病，其发生与 *TSC1* 和 *TSC2* 基因突变有关。临床表现为典型皮肤改变、肾血管平滑肌瘤和肾透明细胞癌、多发性和弥漫性错构瘤、精神发育迟滞和神经系统改变。此外还可能发生心脏平滑肌瘤、胰腺神经内分泌肿瘤、垂体和甲状旁腺腺瘤等。

由于遗传综合征相关的NENs临床表现复杂，涉及多个脏器，建议对存在以下任何一种情况的患者进行遗传风险评估和基因检测：①发生于十二指肠、胰腺的胃泌素瘤；②肾上腺皮质癌（adrenocortical carcinoma，ACC）；③副神经节瘤（paraganglioma，PGL）或嗜铬细胞瘤（pheochromocytoma，PCC）；④多灶性pNENs；⑤患者在30岁以前出现甲状旁腺腺瘤或原发性甲状旁腺功能亢进、多发性甲状旁腺腺瘤、无明显继发原因的多发性腺体增生或反复发作的原发性甲状旁腺功能亢进；⑥临床上对存在甲状腺髓样癌或MEN2相关特征其他组合的患者需要怀疑MEN2的可能；⑦一级亲属中存在符合上述任一标准但因各种原因未能进行检测者。同时也建议符合以下2种或2种以上，或满足1种且家族史中符合以下1种或1种以上而被临床怀疑患有MEN1的患者进行评估：原发性甲状旁腺功能亢进，十二指肠NENs或胰腺NENs，发生于支气管、胸腺、胃这些前肠器官的类癌和垂体腺瘤。

第三章

诊断

第一节 实验室诊断

NENs可分泌多种肽类或胺类激素至循环系统，这些激素是NENs特有的生物标记物。常用通用循环标记物包括嗜铬粒蛋白A（chromogranin A，CgA）、神经元特异性烯醇化酶（neuron specific enolase，NSE）、胰多肽等。CgA是一种水溶性酸性糖蛋白，受肿瘤类型、肿瘤负荷及分泌水平影响，临床检测敏感性为32%~92%。若患者合并自身免疫性病、肾功不全、心力衰竭或应用PPI，血清CgA可能假阳性升高。胰抑素及嗜铬粒蛋白B（chromogranin B，CgB）不受PPI影响，但数个小规模研究显示GEP-NENs中胰抑素敏感性仅为46%~91%，而NENs患者仅有17%~57%合并CgB水平升高。多种神经内分泌来源肿瘤表达NSE，最常见于小细胞肺癌（small cell lung carcinoma，SCLC）及分化差的NEC，而分化好的NET NSE升高并不明显。两项关于GEP-NENs的系列研究共纳入超过200名患者，NSE诊断NET的敏感性和特异性分别为39%~43%和65%~73%，综上，除CgA外，CgB、胰抑素及NSE等并不是理想诊断标记物。F-NENs可分泌特定激素，如胃泌素、胰岛素、胰高血糖素、VIP、生长抑素、5-羟色胺和ACTH等，这些激素是特定F-NENs的生物标记物。合并类癌综合征的NENs会释放大量5-羟色胺，进一步代谢生成5-羟吲哚乙酸（5 hydroxyindoleacetic，5-HIAA）从肾脏排出。根据诊断界值不同，24小时尿5-HIAA诊断类癌综合征敏感性为68%~98%，特异性为52%~89%。临床怀疑功能性NENs，可通过检测相应激素或激素代谢产物协助诊断。

NENs新型生物标记物中较为成熟的是NETest，NETest是应用转录组学的方法检测血液中51个与NENs相关的特定基因的转录产物水平，根据这51个基因表达差异与疾病进展情况相关性，利用数学模型构建出一个积分系统，0代表疾病低活动性，100%代表疾病高活动性，用于NENs的诊断及疾病活动度的评估。多项前瞻性研究显示NETest对NENs诊断的敏感性和特异性均大于90%，同时不受PPI使用的影响。此外NETest用于评价NENs治疗的疗效和患者预后也有较高效能。

此外，所有疑诊遗传综合征的患者，包括MEN1、MEN2、MEN4、VHL综合征、TSC和NF1等，均应进行相应致病基因突变或大片段缺失检测（如*MEN1*、*RET*、*CDKN1B*、*VHL*、*TSC1*、*TSC2*和*NF1*等）及遗传咨询，以制定合适的诊治及随访策略。

第二节 常规影像诊断

常规影像检查包括CT、MRI和US。对NENs，常规影像检查具有重要价值，主要用于定位诊断、临床分期、疗效评估和随访监测。疗效评估和随访均建议尽量用同一种影像检查，以保证可比性和准确性。

不同常规影像学检查各有优势，可联合应用进行优势互补。CT作为常规选择应用最为广泛，优点包括全身扫描、标准化扫描、可重复性高等；MRI因无辐射、软组织分辨率高、可多参数成像等优势亦可作为优选检查；US具有无辐射和可动态观察等优点，可作为某些器官的首选检查，如心脏和甲状腺。

1 CT

CT是肿瘤定位诊断和分期的重要手段，临床应用最为广泛，对预测预后也具有帮助。CT是肺部病变最佳成像方法，MRI可能会遗漏小的肺转移灶。CT对胸腺来源病变的定位诊断及判断可切除性具优势，推荐作为首选，此外也可通过CT引导下穿刺协助病理诊断。胃肠道病变中优选多期增强CT，小肠病变推荐CT小肠造影。CT对小的淋巴结转移（<1cm）及腹膜转移诊断价值不高，不作为首选。CT对骨转移诊断灵敏度不高，仅为61%（46%~80%），对形态学未发生改变的早期骨转移价值不高，不作为首选推荐。在疗效评估和随访中，CT因可全身扫描、可重复性高等优势作为常规检查手段，主要以肿瘤大小变化为评估标准，RECIST是最常用的疗效评估标准。

2 MRI

MRI可多参数成像，包括常规成像（T1WI、T2WI）、弥散加权成像（DWI）、动态增强成像（DCE-MRI）等。MRI软组织分辨率高，对肝脏、胰腺病变的定位诊断及判断可切除性较CT更具优势，可作为优选检查或CT检查的补充手段。肝细胞特异性造影剂可提高肝转移瘤诊断的敏感性。MRI小肠造影可作为小肠病变的优选检查，与CT小肠成像价值相当。MRI对小病灶检出敏感，推荐用于脑及骨骼病变的检测，基于组织内水分子布朗运动的DWI已被常规应用于临床。MRI检测淋巴结转移的灵敏度为91%（82%~98%），优于CT（平均灵敏度83%）。在疗效评估方面，推荐MRI用于肝脏、胰腺、直肠、脑及骨等特定部位病变的评估；对年轻患者，也应视情况优选MRI以减少辐射；近年来，MRI多参数半定量评估肿瘤功能学变化也具一定价值。

3 US

US是甲状腺和甲状旁腺病变首选常规影像检查，在协助诊断MEN1和MEN2中具有重要价值。经胸超声心动图（transthoracic echocardiography，TTE）是诊断类癌心脏病的首选影像学方法。经支气管超声内镜（endobroncheal ultrasonography，EBUS）对胸腺来源病变的诊断具有帮助。对CT/MRI未能检出的肝脏病灶，可选择超声造影（contrast-enhanced ultrasonography，CEUS）或术中超声（intraoperative ultrasonography，IOUS）。超声内镜（endoscopic ultrasonography，EUS）、IOUS等技术提高了GEP-NENs的检出率；EUS结合细针穿刺吸取活检术能检出45%~60%十二指肠来源的病变和90%~100%胰腺来源的病变。在疗效评估方面，US受操作者手法和经验影响，不推荐作为首要选择。

第三节 分子影像诊断

分子影像诊断是在细胞和分子水平对疾病进行诊疗的一种无创、实时、可视化及特异性手段，能为肿瘤早期诊断、治疗及疗效评估等提供有效的临床数据，目前已经成为诊断GEP-NENs的重要方法。分子影像诊断包括单光子发射计算机断层显像（single photon emission computed tomography，SPECT）和正电子发射计算机断层显像（positron emission tomography imaging，PET）。SPECT是通过单光子核素标记药物来反映体内功能和代谢显像的仪器，SPECT显像能够反映组织器官的血液灌注和物质代谢方面的信息，常用于SPECT显像的放射性核素为^{99m}Tc、^{131}I、^{123}I、^{111}In等，这些核素半衰期长，易于制备和运输，价格低，便于推广。SPECT/CT将SPECT与CT图像精确融合，能够弥补SPECT在解剖定位和分辨率方面的不足，在NENs检测方面有一定应用前景，但其灵敏度明显低于PET。PET显像通过利用正电子核素标记上构成机体的基本元素（如葡萄糖、氨基酸、核酸等物质）后，注射入体内显示活体的能量代谢、细胞增殖、血流灌注及脏器功能等信息，从而达到诊断目的。PET显像有高灵敏性、高分辨率、病灶定位准确等特点，已被广泛用于NENs的诊断中。目前常用于NENs诊断的正电子核素包括^{18}F及^{68}Ga。

1 ^{18}F

1.1 ^{18}F-FDG

^{18}F-FDG PET/CT 反映肿瘤内葡萄糖代谢情况，适用于绝大多数肿瘤（包括 NENs）。^{18}F-FDG PET/CT 对增殖活跃的 G2-G3 级 NENs 和 NEC 具有较好的诊断灵敏度及分期价值。此外，^{18}F-FDG PET/CT 对肿瘤的生物学行为有一定预测价值，肿瘤对 ^{18}F-FDG 的摄取值越高，常提示其 Ki-67 指数越高、侵袭性越强，进而在选择治疗方案和判断病人预后等方面发挥作用。

1.2 ^{18}F-DOPA

^{18}F-DOPA（$^{6-18}$F-fluoro-L-dihydroxyphenylalanine）是靶向儿茶酚胺代谢的一种显像剂，也被应用于 NENs 的诊断中。神经内分泌细胞高表达芳香族 L-氨基酸脱氢酶（aromatic acid decarboxylase，AADC），该酶可将摄取的 ^{18}F-DOPA 转化成多巴胺的类似物 ^{18}F-FDA（^{18}F-fluorodopamine）。研究表明，^{18}F-DOPA 在嗜铬细胞瘤、副神经节瘤、胰岛素瘤等方面的显像均优于上一代显像剂间碘苄胍（metaiiodo-benzylguanidine，MIBG），灵敏度最高可达 100%。其对多种遗传性 NENs 的病变检出率均较高。

2 ^{68}Ga

2.1 ^{68}Ga-SSA

约 80% 的 NENs 表达生长抑素受体（somatostatin receptors，SSTRs），因此使用放射性核素标记生长抑素类似物（somatostatin analogues，SSAs）的生长抑素受体显像（somatostatin receptor imaging，SRI）被广泛应用于 NENs 的诊断中，其中 ^{68}Ga-SSA 是最常用的 SRI 方法，通常包括 ^{68}Ga-DOTA-TOC（^{68}Ga-DOTA-Tyr3-octreotide）、^{68}Ga-DOTA-TATE（^{68}Ga-DOTA-Tyr3-octreotate）及 ^{68}Ga-DOTA-NOC（^{68}Ga-DOTA-Nal3-octreotide）。研究表明，与 ^{18}F-DOPA 的显像相比，^{68}Ga-SSA 能够探测到更多的病灶。^{68}Ga-SSA 还具有一定的预测预后价值，研究表明，其在成人 NENs 中的低摄取常提示肿瘤的预后不良。对于 G1 和 G2 级 NENs，由于其 SSTRs 表达量高，^{68}Ga-SSA 对其原发和转移灶的诊断准确度和特异度均可达 95% 以上，因此，^{68}Ga-SSA 在 G1 和 G2 级 NENs 的定性诊断、临床分期、病理分级、疗法选择和疗效评估方面均有明显优势。而对 G3 级 NENs，由于细胞表面受体表达量少，^{68}Ga-SSA 对其诊断灵敏度下降，准确度仅为 40%~60%。由于 ^{18}F-FDG 对 G3 级 NENs 及 NEC 具有较高诊断灵敏度，临床常将 ^{68}Ga-SSA 与 ^{18}F-FDG 联合应用，以提高疾病诊断灵敏度，并行准确分期。

2.2 ^{68}Ga-exendin-4

胰高血糖素样肽-1（glucagon-like peptide-1，GLP-1）是促进葡萄糖依赖性胰岛素分泌的内源性激素，在胰腺 β 细胞和胰岛素瘤表面高表达。因此，通过放射性核素标记 GLP-1 及其类似物在胰岛素瘤的诊治中展现独特优势。2016年国内开展的应用放射性核素 ^{68}Ga 标记 GLP-1 类似物艾塞那肽（exenatide）（^{68}Ga-DOTA-exendin-4）的前瞻性临床研究表明，其对胰岛素瘤的诊断灵敏度高达97%。

第四节 内镜诊断

内镜检查是对 NENs 行定位及定性诊断的重要手段。中央型支气管及肺 NENs 可通过支气管镜技术或超声支气管镜检查诊断。在出血风险高的患者，应首选硬质支气管镜检查。肿瘤在支气管镜下呈光滑、界限清楚的灰色至黄色肿块。超声内镜引导下的经支气管针吸活检能明确纵隔淋巴结性质，辅助肿瘤分期，该法显著优于传统影像学技术的诊断率，亦有可能取代纵隔镜检查。对于外周肺病变，也可通过内镜经支气管穿刺获得活检标本。

GI-NENs 主要通过内镜检查和活检病理组织学进行诊断。因发病机制不同，1、2 和 3 型胃 NETs 内镜下表现呈现显著差异性。1 型胃 NETs 表现为多发息肉样病灶或黏膜下肿物，多数直径在 5~8mm 之间，形态不规则，多伴有红斑或中央凹陷，病灶位于胃体或胃底，胃底体黏膜常呈萎缩性胃炎改变；2 型胃 NETs 也表现为多发息肉样病灶或黏膜下病变，病灶位于胃体或胃底，但胃黏膜呈肥厚、充血水肿改变，黏膜表面常见多发糜烂甚至溃疡；3 型胃 NETs 多为单发，病灶可位于全胃，形态多样，可呈息肉样、溃疡型病变或黏膜下肿物，边界清晰且独立，肿瘤浸润常超过黏膜下层，周围黏膜组织大多正常。胃 NEC 内镜下表现与胃腺癌类似，肿瘤也可发生于胃的任何部位。直肠 NENs 多位于直肠中下部，典型表现为广基或无蒂的丘状黏膜下隆起，黏膜表面完整光滑，淡黄或苍白色，质地较硬，非典型表现如半息肉状、蕈伞状、甜甜圈状、黏膜表面充血、糜烂或溃疡，常提示生物学行为较恶。胶囊内镜在发现隐匿小肠 NENs 方面具有一定优势，不足之处在于无法实现精准定位及无法活检。小肠 NENs 因可能存在肠系膜纤维化及病灶多发特点，因此小肠镜对小肠 NENs 病变的检查价值有限。结肠镜用于结直肠和回肠末端 NENs 检查，结肠及回肠末端 NET 镜下常表现为淡黄色息肉或扁平的甜甜圈状病变，可有中心性溃疡，结直肠 NEC 肠镜下表现与相应部位的腺癌类似。

EUS 可将胃肠道层次结构的组织学特征及周围邻近脏器病变清晰呈现出来，是食管、胃、十二指肠、胰腺和直肠 NENs 局部分期的首选方法，另外结合细针穿刺活检对肿瘤的病理诊断具有重要价值。在 EUS 下，GI-NENs 典型表现为边界清楚均匀低回声病灶，一般位于黏膜肌层或黏膜下层，若侵犯胃肠壁全层，则表明恶性程度高。直径超过 1cm 的直肠 NENs 推荐使用 EUS 检查明确侵犯深度和排查肠周淋巴结转移。pNENs 在 EUS 下常表现为低回声、界限清楚、圆形、均匀的病变，部分病灶可有囊性变或钙化。部分胰腺 NEC 可表现为等回声病变，在少数情况下，还可表现为高回声、边缘不规则的病变。EUS 对 pNENs 的检出率平均可达 86%，诊断准确性可高达 98%。EUS 对胃泌素瘤和胰岛素瘤的检出率为 79%~94%，其对胰头部的灵敏度较高，胰尾部的灵敏度较低。此外，在 MEN1 患者中，EUS 检查对 pNETs 及 >1cm 的病灶检出方面优于其他标准影像学检查，还可观察病灶与血管、胰腺导管的距离，进而评估手术可行性并指导选择术式。

第五节 病理诊断

1 GEP-NENs 的病理诊断

推荐采用 WHO 2019 年发布的标准对 GEP-NENs 进行分类和分级，分级根据核分裂象计数和（或）Ki-67 指数进行（表 25-3-1）。

表 25-3-1 GEP-NENs 分类及分级标准

分类/分级	分化	核分裂象（个/2mm^2）	Ki-67 指数（%）
NET			
G1	良好	<2	<3
G2	良好	2~20	3~20
G3	良好	>20	>20
NEC			
LCNEC	差	>20	>20
SCNEC	差	>20	>20
MiNEN	差/良好	不一	不一

注：NET 为神经内分泌瘤；NEC 为神经内分泌癌；LCNEC 为大细胞神经内分泌癌；SCNEC 为小细胞神经内分泌癌；MiNEN 为混合性神经内分泌-非神经内分泌肿瘤。

诊断 GEP-NENs 必做的免疫组化项目包括：上皮标记（如 CK、CK8/18 等）、突触素（synaptophysin，Syn）、CgA、Ki-67；诊断 GEP-NENs 选做的免疫组化学项目包括 CD56、INSM1、SSTR2、SSTR5、O6-甲基鸟嘌呤-DNA 甲基转移酶（O6-methyl-guanine-DNAmethyltran-sferase，MGMT）等。对根据病理形态和细胞增殖指数仍难分类的病例，可采用免疫组化检测 TP53、RB1、死亡结构域相关蛋白（death domain associated protein，DAXX）、α 地中海贫血伴智力低下综合征 X 连锁（αthalassemia mental retardation syndrome X linked，ATRX）蛋白表达，协助确定分化良好的 NET G3 或分化差的 NEC。对于 F-NENs 推荐特定激素（如胰岛素、生长抑素、胰高血糖素、胃泌素、促肾上腺皮质激素等）免疫组化检测。

对胃 NENs 不仅需要分级，还要提供背景胃黏膜病理信息协助临床分型，胃 NETs 分为 3 型：1 型、2 型、3 型，不同类型的病理形态没有区别，但背景胃黏膜和临床特征不一样，对背景胃黏膜的病理准确描述有助于临床分型。基于上述原因，对胃NETs（尤其是1、2型胃NETs）的取材要求为：对病变区，推荐采用挖掘式深取材，至少在2个部位各取材2块；对非病变区，在胃体、胃底和胃窦各取材2块。

2 肺和胸腺NENs的病理诊断

肺（支气管）及胸腺NENs的病理形态、诊断名称及分类标准基本一致，故一并叙述。肺（支气管）及胸腺NENs根据WHO 2021第五版的标准，将其分为低-中级别神经内分泌瘤（NETs），包括低级别典型类癌（typical carcinoid，TC）和中级别不典型类癌（atipical carcinoid，AC），以及高级别NEC，包括LCNEC和SCLC。诊断和分类标准是在具有NENs形态前提下，经过相关神经内分泌标志物免疫组化染色证实，并结合肿瘤坏死及核分裂指数（核分裂象数/2mm²）两项指标进行分类（表25-3-2及表25-3-3）

表25-3-2　2021年WHO支气管肺NENs分类诊断标准

	典型类癌	不典型类癌	大细胞神经内分泌癌	小细胞癌
性别	女性好发	女性好发	男性好发	男性好发
核分裂象	<2个/2mm²	2~10个/2mm²	>10个/2mm²（中位数70）	>10个/2mm²（中位数80）
坏死	无	无/小斑片状	有	有
Ki-67	小于5%	小于30%	30%~100%	30%~100%
TTF1	30%+，外周型	50%+，外周型	70%+	85%+
P40	阴性	阴性	阴性	阴性
非小细胞癌成分	无	无	切除标本中最高到25%	切除标本中最高到25%

表25-3-3　2021年WHO胸腺NENs分类诊断标准

肿瘤具有典型神经内分泌形态特点	典型类癌	不典型类癌	大细胞神经内分泌癌	小细胞癌
	低级别	中级别	高级别	
核分裂象	<2个/2mm²	2~10个/2mm²	>10个/2mm²（中位数45）	>10个/2mm²（中位数110）
坏死	无	无/小斑片状	有	有

Ki-67有助于鉴别低中级别NET和高级别NEC，尤其是活检小标本。但Ki-67在TC和AC的分类诊断中的作用有限，主要诊断标准还是以2mm²中肿瘤的核分裂象数及是否有坏死灶存在来界定。在非完整切除标本，如穿刺标本（包括转移灶的活检标本），因观察局限，推荐诊断为类癌样肿瘤，非特指（not otherwise specified，NOS），而不是直接诊断为TC或AC，同时写明核分裂象数（个/2mm²），有无坏死（灶性或广泛），以及Ki-67指数。活检标本中LCNEC和SCLC可能受组织挤压或广泛坏死影响难以鉴别时，可诊断为高级别NEC，非特指型。免疫组化：CgA、Syn、CD56、INSM1阳性，P40阴性。TTF-1在肺的NENs常阳性，但在胸腺NENs常阴性。

此外根据WHO分类，少数具有类癌形态学特点，但核分裂指数>10个/2mm²的NENs被归为LCNEC，建议诊断增加备注：LCNEC（具有类癌形态的高级别NEC）。LCNEC或小细胞癌可与任何比例的非神经内分泌癌成分混合（命名为复合性LCNEC或复合性小细胞癌），诊断时需注明混合癌的类型、占比和分化程度。

3 NENs的病理报告需要包含的基本内容

NENs的病理报告需要包含如下内容：标本类型；肿瘤部位；肿瘤大小和数目；肿瘤浸润深度和范围；脉管、神经累及情况；核分裂象计数（个/2mm²）和（或）Ki-67指数（热点区）；神经内分泌标志物，包括Syn和CgA，以及其他标志物情况；切缘情况；淋巴结转移情况（混合性肿瘤需标明哪种成分转移）；最终诊断。

NENs均有转移潜能，低级别、中级别、高级别NENs转移性依次升高。同时NENs具有高度空间和时间异质性，表现为同一患者的转移灶和原发灶的病理分化、分级以及分子背景可以不同，同一患者在不同时间的复发转移病灶也可出现肿瘤进化现象，因此在已有转移的患者建议根据临床需求多时多部位取材送病理，以全面评估肿瘤异质性，指导治疗方案的调整。

第六节 NENs的分期

NENs的分期目前多采用第八版AJCC分期系统，其中，尤需注意的是来源于胃肠胰的分化良好的NET，其所采用的分期系统有别于相应部位其他种类的肿瘤（表25-3-4和表25-3-5）；而来源于胃肠胰分化差的NEC、MiNEN，以及胃肠胰以外的NENs，所采用的分期系统则与相应部位的其他种类肿瘤相同（表25-3-6—表25-3-9）。

表25-3-4 AJCC胃肠胰NETs TNM分期

	TNM定义
T1	侵犯黏膜固有层或黏膜下层，且肿瘤直径≤1cm（胃、十二指肠、空回肠）； 局限于Oddi氏括约肌，且肿瘤直径≤1cm（壶腹部）； 肿瘤最大径≤2cm（阑尾）； 侵犯黏膜固有层或黏膜下层，且肿瘤直径≤2cm（结直肠）； 局限于胰腺内，且肿瘤直径<2cm（胰腺）
T2	侵犯固有肌层，或肿瘤直径>1cm（胃、十二指肠、空回肠）； 侵犯十二指肠固有肌层或黏膜下层，或肿瘤直径>1cm（壶腹部）； 2cm<肿瘤直径≤4cm（阑尾）； 侵犯固有肌层，或侵犯黏膜固有层或黏膜下层，且肿瘤直径>2cm（结直肠）； 局限于胰腺内，且肿瘤直径2~4cm（胰腺）
T3	穿透固有肌层至浆膜下层，未突破浆膜层（胃、空回肠、结直肠）； 侵犯胰腺或胰周脂肪组织（十二指肠、壶腹部）； 肿瘤直径>4cm，或侵犯浆膜下层，或侵犯阑尾系膜（阑尾）； 局限于胰腺内，且肿瘤直径>4cm；或侵犯十二指肠或胆管（胰腺）

续表

	TNM定义
T4	侵犯脏层腹膜或其他器官或邻近组织（胃、空回肠、结直肠、阑尾）； 侵犯脏层腹膜或其他器官（十二指肠、壶腹部）； 侵犯邻近器官，如胃、脾、结肠、肾上腺，或大血管壁（胰腺）
N0	无区域淋巴结转移（所有部位）
N1	区域淋巴结转移，数量不限（除空回肠外其他部位） 区域淋巴结转移数量<12枚（空回肠）
N2	直径>2cm的肠系膜根部肿物和/或广泛淋巴结转移（大于12枚），尤其是包绕肠系膜上血管的淋巴结（仅针对空回肠）
M0	无远处转移（所有部位）
M1	有远处转移（所有部位）

表25-3-5 AJCC胃肠胰NETs分期

分期	T	N	M
Ⅰ	T1	N0	M0
Ⅱ	T2、T3	N0	M0
ⅡA*	T2	N0	M0
ⅡB*	T3	N0	M0
Ⅲ	T4 任何T	N0 N1、N2（空回肠）	M0 M0
ⅢA*	T4	N0	M0
ⅢB*	任何T	N1	M0
Ⅳ	任何T	任何N	M1

*仅适用于结直肠NET

表25-3-6 AJCC肺NENs TNM分期

	TNM定义
Tx	原发肿瘤无法评估，或痰液或支气管灌洗液中存在恶性细胞，但支气管镜未观察到原发肿瘤
T0	没有原发肿瘤的证据
Tis	原位癌
T1	肿瘤最大径≤3cm，周围被肺或脏层胸膜包绕，支气管镜未发现肿瘤侵犯超过叶支气管近端（即，主支气管未见肿瘤侵犯）
T1a	肿瘤最大径≤1cm，周围被肺或脏层胸膜包绕，支气管镜未发现肿瘤侵犯超过叶支气管近端（即，主支气管未见肿瘤侵犯）
T1b	肿瘤最大径>1cm，≤2cm
T1c	肿瘤最大径>2cm，≤3cm
T2	肿瘤最大直径>3cm，≤5cm或有以下任一特征： 累及主支气管，无论距离气管隆嵴多远，但不包括气管隆嵴 侵犯脏层胸膜（PL1或PL2） 合并肺不张或阻塞性肺炎，延伸至肺门，累及部分或全肺。具有以上特征的T2肿瘤，若直径≤4cm或直径无法测量，归类于T2a；直径>4cm，≤5cm，则归类于T2b
T2a	肿瘤最大径>3cm，≤4cm
T2b	肿瘤最大径>4cm，≤5cm

	TNM定义
T3	肿瘤最大径>5cm，≤7cm，或直接侵犯以下部位：壁层胸膜（PL3），胸壁（包括肺上沟），膈神经，心包壁层，或与原发灶同一叶内的单个或多个分散的瘤结节
T4	肿瘤>7cm，或任何大小的肿瘤侵犯下列任一结构：横膈膜，纵隔，心脏，大血管，气管，喉返神经，食管，椎体，气管隆嵴，或与原发灶同侧但不同肺叶的单个或多个分散的瘤结节
Nx	区域淋巴结无法评估
N0	无区域淋巴结转移
N1	转移至同侧支气管周围和/或同侧肺门淋巴结，包括直接侵犯
N2	转移至同侧纵隔和/或锁骨下淋巴结
N3	转移至对侧纵隔，对侧肺门，同侧或对侧斜角肌或锁骨上淋巴结
M0	无远处转移
M1	有远处转移
M1a	对侧肺叶出现散在的肿瘤结节；出现胸膜结节、心包结节、恶性胸腔或心包积液。大部分胸腔（心包）积液是肿瘤引起的。但在少数患者中，胸腔（心包）积液多次显微镜检查，肿瘤细胞均是阴性，且积液是非血性、非渗出液。综合考虑这些因素和临床判断确定积液与肿瘤无关时，积液应不作为分期参考因素
M1b	单个器官内单一胸外转移（包括单个非区域性结节的累及）
M1c	单个器官或多个器官发生多个胸外转移

表25-3-7　AJCC肺NENs分期

分期	T	N	M
隐匿性癌	Tx	N0	M0
0	Tis	N0	M0
ⅠA1	T1a	N0	M0
ⅡB	T1a	N1	M0
ⅢA	T1a	N2	M0
ⅢB	T1a	N3	M0
ⅠA2	T1b	N0	M0
ⅡB	T1b	N1	M0
ⅢA	T1b	N2	M0
ⅢB	T1b	N3	M0
ⅠA3	T1c	N0	M0
ⅡB	T1c	N1	M0
ⅢA	T1c	N2	M0
ⅢB	T1c	N3	M0
ⅠB	T2a	N0	M0
ⅡB	T2a	N1	M0
ⅢA	T2a	N2	M0
ⅢB	T2a	N3	M0
ⅡA	T2b	N0	M0
ⅡB	T2b	N1	M0
ⅢA	T2b	N2	M0
ⅢB	T2b	N3	M0

分期	T	N	M
ⅡB	T3	N0	M0
ⅢA	T3	N1	M0
ⅢB	T3	N2	M0
ⅢC	T3	N3	M0
ⅢA	T4	N0	M0
ⅢA	T4	N1	M0
ⅢB	T4	N2	M0
ⅢC	T4	N3	M0
ⅣA	任何T	任何N	M1a
ⅣA	任何T	任何N	M1b
ⅣB	任何T	任何N	M1c

表25-3-8　AJCC胸腺NENs TNM分期

TNM定义	
Tx	原发肿瘤无法评估
T0	没有原发肿瘤的证据
T1	肿瘤包绕或延伸至纵隔脂肪，可累及纵隔胸膜
T1a	无纵隔胸膜受累
T1b	纵隔胸膜受累
T2	肿瘤直接侵犯心包（部分或全层）
T3	肿瘤直接侵犯以下任何部位：肺、头臂静脉、上腔静脉、膈神经、胸壁或心包外肺动、静脉
T4	肿瘤侵犯以下任何部位：主动脉（升主动脉，主动脉弓或降主动脉）、弓血管、心包内肺动脉、心肌、气管、食管
Nx	区域淋巴结无法评估
N0	无区域淋巴结转移
N1	前（胸腺周围）淋巴结转移
N2	胸内或颈深淋巴结转移
M0	无胸膜、心包或远处转移
M1	胸膜、心包或远处转移
M1a	单个胸膜或心包结节
M1b	肺实质结节或远处转移

表25-3-9　AJCC胸腺NENs分期

分期	T	N	M
Ⅰ	T1a, b	N0	M0
Ⅱ	T2	N0	M0
ⅢA	T3	N0	M0
ⅢB	T4	N0	M0
ⅣA	任何T	N1	M0
ⅣA	任何T	N0, 1	M1a
ⅣB	任何T	N2	M0, M1a
ⅣB	任何T	任何N	M1b

第七节 胃神经内分泌肿瘤的分型诊断

胃神经内分泌肿瘤（g-NENs）的诊治较其他原发部位更为复杂，除了分级分期之外，胃神经内分泌瘤（g-NETs）根据病因及发病机制还分为不同临床亚型，临床分型、分级、分期共同决定了该类患者的预后及治疗决策。

g-NETs来源于胃内分布的四种不同类型的神经内分泌细胞，包括分布于胃底胃体的分泌组胺的肠嗜铬样细胞（ECL细胞），分布于胃窦的分泌胃泌素的G细胞，分布于全胃的分泌生长抑素的D细胞以及分泌5-羟色胺的肠嗜铬细胞（EC细胞）。其中来源于ECL细胞的g-NETs占绝大部分，ECL细胞会因为胃泌素的刺激而增生，并有可能发展为肿瘤。临床上胃NET根据其细胞起源、发病机制和背景疾病分为1型、2型和3型。其中1型和2型g-NETs均来源于ECL细胞，均有高胃泌素血症，但病因不同。1型患者的高胃泌素血症伴胃酸缺乏，主要病因为自身免疫性萎缩性胃炎，胃壁细胞破坏，胃酸缺乏或低下，引起胃窦G细胞增生而过多分泌胃泌素，进而刺激ECL细胞增生，此型多见。2型g-NETs相对少见，特点为高胃泌素血症伴胃酸过多，病因为（十二指肠或胰腺）胃泌素瘤引起的高胃泌素血症，2型患者的胃泌素瘤往往与MEN1相关。3型患者血清胃泌素正常，胃酸分泌正常，无相关疾病背景，多为单发肿瘤，病因尚不明确。

1型患者常出现饭后饱胀、嗳气等消化不良症状，无烧心反酸，早期多见，罕见转移。2型患者罕见，临床表现为卓-艾综合征。3型患者临床表现非特异性症状，无相关背景疾病，半数以上的患者在确诊时出现淋巴结转移或远处转移。g-NETs的分型诊断流程见图25-3-1，各型患者的临床病理特征见表25-3-10。

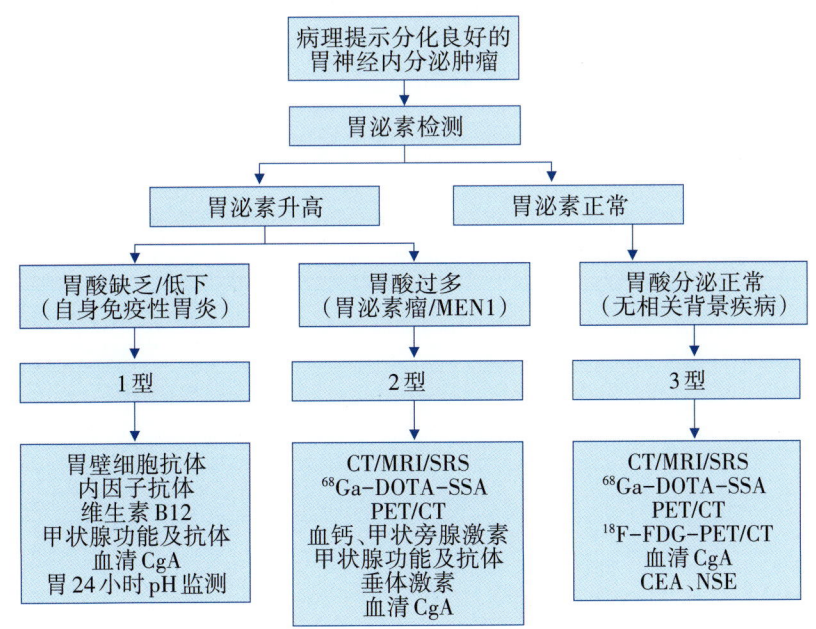

图25-3-1　g-NENs分型诊断流程图

表 25-3-10　2019 WHO g-NETs 分型及其临床病理特征

特征	1型ECL细胞NET	2型ECL细胞NET	3型NET
男：女	0.4：1	1：1	2.8：1
所占比例	80%~90%	5%~7%	10%~15%
高胃泌素血症	是	是	否
胃窦G细胞增生	是	否	否
胃酸分泌	低胃酸/胃酸缺乏	高胃酸	正常
背景黏膜	萎缩性胃炎	壁细胞肥大/增生	无特异改变
ECL细胞增生	是	是	否
病理分级	G1 G2（罕见） G3（个别）	G1 G2（罕见）	G1（罕见） G2 G3（罕见）
临床分期	Ⅰ-Ⅱ：95% Ⅲ：4% Ⅳ：1%	Ⅰ-Ⅱ：70% Ⅲ：20% Ⅳ：10%	Ⅰ-Ⅱ：38% Ⅲ：32% Ⅳ：30%
转移率	1%~3%	10%~30%	50%
5年生存率	~100%	60%~90%	<50%

第四章

治疗

第一节 内镜治疗

内镜的治疗主要适用于局限于黏膜和黏膜下层，无区域淋巴结和远处转移，病灶最大直径≤1cm的胃、十二指肠及结直肠的低级别（G1/G2级）、分化好的NETs。目前多种内镜技术包括内镜下黏膜切除术（endoscopic mucosal resection，EMR）、改良EMR（modified-endoscopic mucosal resection，m-EMR）、带结扎装置的EMR（EMR with ligation device，EMR-L）及内镜黏膜下剥离术（endoscopic submucosal dissection，ESD）均可取得良好效果。

1 g-NETs的内镜治疗

对于肿瘤直径≤1 cm的1型g-NET，未浸润固有肌层且无转移者，内镜下治疗联合随访最为常用。对>1 cm的病变，经EUS评估有固有肌层侵犯和（或）局部淋巴结受累和（或）远处转移，需要手术切除。如果无固有肌层侵犯、淋巴结转移及远处转移，内镜下切除<2 cm和（或）≤6个病灶的非转移性局部病灶，与手术切除一样有效。由于1型g-NET易复发，初始治疗后1年内复发率高达65%，因此每年消化内镜精细化复查十分必要，若复发，可按上述原则行再次治疗。

2型g-NET原则上应首先手术切除原发的胃泌素瘤，若原发胃泌素瘤不能切除，使用大剂量PPI和（或）生长抑素类似物（somatostatin analogs，SSAs）控制胃泌素瘤症状。部分病人可在内镜下对局限于黏膜和黏膜下层的2型g-NET病灶进行切除，每年进行内镜监测。

3型g-NET其治疗遵循胃腺癌外科治疗原则，通常行部分或全胃切除术并清扫区域淋巴结。但经过充分内镜和影像学评估后，对直径≤1 cm、局限在黏膜内或黏膜下层、无转移的G1/G2级3型g-NET，可行内镜下EMR或ESD治疗。

2　十二指肠NEN（d-NETs）内镜治疗

对直径<1cm，无功能的非壶腹周围区域的G1/G2，且无淋巴结及远处转移的d-NET患者，推荐内镜下切除并随访，方式包括EMR、EMR-L或ESD。EMR或EMR-L的组织学完全切除率较低，ESD可实现肿瘤整块切除，主要并发症为出血和穿孔；可通过内镜下钛夹缝合、尼龙圈辅助钛夹缝合等技术封闭创面，也可使用"over-the-scope clip（OTSC）"或用聚乙醇酸片覆盖来闭合创面，预防并发症。Vater壶腹区域或壶腹周围区域的d-NETs就诊时，多已侵犯固有肌层和出现淋巴结转移，即使直径<1cm，也应采取外科切除并淋巴结清扫。

3　结直肠NENs内镜治疗

直径≤2cm、G1/G2的结肠NETs（c-NETs），可试行内镜下ESD和EMR治疗，但若术后病检提示切除不完全或病理级别为G3，则应按结肠腺癌行规范肠段切除及淋巴结清扫。

直肠NETs（r-NETs）内镜治疗的适应证包括肿瘤直径<1cm，局限于黏膜或黏膜下层（T1期）的G1/G2级病变，原则上应同时完善EUS及盆腔MRI，在排除转移后经内镜彻底切除。EMR-L被视为小型r-NETs（1cm或更小的肿瘤）的首选治疗方法，与ESD相比操作简单且耗时更少。当EMR-L不适用时，可选择ESD治疗。对直径1~2cm的肿瘤，目前治疗方式仍存争议，应通过内镜及影像学充分评估后选择治疗方式。部分研究将r-NETs内镜治疗的上限设置为肿瘤直径<2cm，认为其转移风险最多为30%，并考虑到内镜切除具有微创、并发症发生率相对外科手术较低等优点，但日常诊疗中发现肿瘤直径>1cm以上者，转移风险已开始增高，故应严格把握内镜切除指征。

第二节　外科治疗

1　pNENs的外科治疗

外科治疗是pNENs综合治疗的重要环节（图25-4-1）。手术方案制定需充分考虑患者一般情况、肿瘤功能特点、遗传相关性、肿瘤分级与分期等因素，肿瘤可切除性需借助增强CT（或MRI）评估。对功能性肿瘤，还应重点评估患者激素相关症状严重程度，并在围术期行相应治疗。对pNECs采用胰腺癌标准行手术治疗。

1.1　局限期NF-pNETs的外科治疗

对瘤径<2cm的微小NF-pNETs，患者无症状、无区域淋巴结转移或局部侵犯征

象，可每6~12个月行影像学随访；但对G3级或随访期内肿瘤迅速进展的微小NF-pNET，应行手术治疗。部分学者对G2级微小NF-pNET的手术态度亦相对积极。术式优先推荐微创下肿瘤局部切除术；对位于胰头/钩突等特殊部位的肿瘤，可行规则性胰腺切除。微小NF-pNETs仍有相当比例的淋巴结转移率，目前仍推荐积极行区域淋巴结清扫，或至少行淋巴结活检。

对直径≥2cm的NF-pNETs，推荐规则性胰腺切除（优先选择微创手术）并常规区域淋巴结清扫。其中，胰头部肿瘤可优先行保留幽门的胰十二指肠切除术，亦可行胰十二指肠切除术或保留器官的胰头切除术；胰体部肿瘤可行节段性胰腺切除术；胰尾部肿瘤可行远端胰腺切除术，包括联合脾脏切除术。尽管目前对淋巴结清扫数量尚无明确要求，但充分淋巴结清扫（如≥8枚）能改善疾病分期准确度，继而协助预后评估。

1.2 局部进展期/转移性NF-pNETs的外科治疗

pNETs的局部进展或转移并非手术绝对禁忌，但手术价值需结合具体病例全面考量，必要时要可通过多点活检全面了解肿瘤异质性协助手术决策。

对G1/G2级NF-pNETs，应力争根治性手术。若肿瘤累及邻近器官或组织，可考虑原发灶联合受累器官或组织的扩大切除。若肿瘤伴发肝转移，则应视原发灶的可切除性及肝转移灶的分型制定手术方案。通常而言，切除原发灶有助于改善患者症状，肝转移灶也可通过手术或手术联合介入治疗等手段干预。具体而言，当原发灶及转移灶均可切除时，应力争根治性手术；当原发灶可切除但转移灶切除难度较大时，推荐有效的减瘤手术（减瘤比例至少>70%）并联合肝转移瘤介入治疗；当转移灶无法切除时，原发灶切除可能带来一定获益，具体需要综合评估原发灶的大小所占整体肿瘤负荷以及是否出现肿瘤局部压迫导致的并发症；当原发灶不可切除但转移灶可切除时，通常不推荐仅行转移灶切除。此外，对拟行胰十二指肠切除术的患者，可在时序上优先处理肝转移灶；对术后需要长期应用SSAs患者，可同期行胆囊切除术。

对生物学行为较好（相对低的Ki-67指数，缓慢生长，SSTR阳性）、存在根治性手术可能的进展期G3级NF-pNET，仍应力争手术治疗。对生物学行为较差的G3级NF-pNET（相对高的Ki-67指数，快速生长，SSTR阴性）及pNEC，减瘤手术意义存在较大争议，手术常适于合并或即将出现肿瘤相关并发症的患者。

1.3 F-pNENs的外科治疗

手术不仅可改善F-pNENs患者的预后，亦可缓解其激素相关症状，故对一般情况良好的F-pNENs患者，均推荐积极手术治疗。对无转移证据的胰岛素瘤患者，可在肿瘤定位满意（包括肿瘤位置及数量）前提下优先选择肿瘤剜除术。其他F-pNENs常具较高恶性潜能，推荐行规则性胰腺切除并区域淋巴结清扫。对局部进展期/转移性F-pNENs，力争根治性手术，或积极进行减瘤手术及肝转移灶介入治疗。

1.4 遗传相关性pNENs的外科治疗

总体而言，遗传相关性pNENs的外科治疗原则与散发性pNENs类似，但此类肿瘤常具早发、多发、复发特点，具体治疗策略仍存在争议；手术时机和方案不仅需要多学科讨论，亦需要结合患者意愿。具体而言，微小NF-pNETs仍可进行积极随访，手术常适用于肿瘤直径较大或短期内肿瘤生长迅速的患者；对多数F-pNETs仍推荐手术治疗，直径较小（<2cm）的遗传相关性胃泌素瘤患者预后较好、药物控制症状效果满意，可考虑在密切复查下行药物治疗。

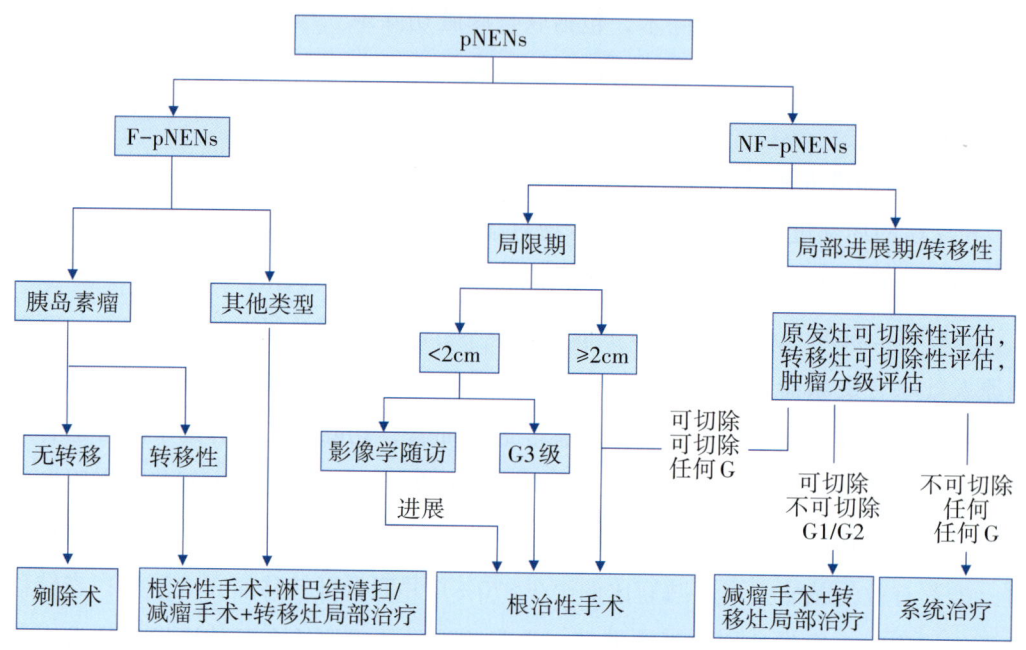

图 25-4-1　pNENs手术治疗流程

2　胃肠NENs的外科治疗

2.1　g-NENs外科治疗

1型g-NETs：对肿瘤浸润固有肌层（T2）及以上，或伴淋巴结转移的患者，需积极外科手术。术式可据肿瘤大小、数目、最大病灶所在部位及是否伴淋巴结转移等情况，选择胃局部切除术、胃远端切除术+淋巴结清扫或全胃切除术+淋巴结清扫等。

2型g-NETs：术前充分评估原发胃泌素瘤和g-NETs位置、大小、浸润深度和可切除性。如胃泌素瘤可切除，应行原发胃泌素瘤及g-NETs的切除。根据患者一般情况及原发胃泌素瘤（部位/大小）选择不同术式，包括十二指肠局部切除、胰腺局部切除或肿物剜除、胰腺节段切除、胰十二指肠切除+淋巴结清扫、胰体尾切除+脾切除+淋巴结清扫等；对g-NETs，同样应基于肿物大小、浸润深度及有无淋巴结转移选择内镜下切除、胃局部切除和部分切除±淋巴结清扫等。

3型g-NETs：于术前充分评估肿瘤大小、部位、浸润深度、有无淋巴结转移及远处转移情况。对肿瘤>1cm、G2/G3级、浸润深度T2及以上、伴淋巴结转移时，应行根治性切除+淋巴结清扫术。

g-NECs：鉴于此类肿瘤的高恶性度，对术前未发现明显远处转移的患者，经充分肿瘤评估后应积极外科手术治疗，切除范围及淋巴结清扫范围可参照胃腺癌标准（如远端胃大部切除+D2淋巴结清扫、全胃切除+D2淋巴结清扫等），要求手术清扫淋巴结数目≥15枚以确保清扫范围及精确分期。

2.2　d-NENs外科治疗

d-NENs的外科治疗原则应综合考虑肿瘤原发部位、肿瘤大小、浸润深度、分级及是否伴有淋巴结转移。对直径小于1cm位于壶腹周围区域的肿瘤，可采取外科局部切除并淋巴结活检或清扫；对直径在1~2cm之间的肿瘤，具体治疗方式尚有争议，其中位于壶腹周围区域的肿瘤推荐采用胰十二指肠切除术。对直径>2cm或伴有淋巴结转移的肿瘤，应采取外科手术切除，包括局部切除术或胰十二指肠切除术±淋巴结清扫等。方案选择需考虑十二指肠解剖部位的特殊性及手术的复杂性，建议经充分多学科讨论后合理评估治疗方案。

2.3　空回肠NENs外科治疗

对空回肠NENs患者，鉴于临床易出现梗阻、出血等症状，应首先考虑根治性/姑息性手术切除原发灶及区域淋巴结，推荐淋巴结清扫数目不少于8枚。因可能存在多发肿瘤，术中应仔细触摸探查整段空回肠。腹腔镜手术虽然创伤较小，但可能存在切除不完全风险，尤其当肿瘤多发时，其作用并未得到高级别证据支持。因此，对肠系膜区肿瘤转移范围较大及多发性肿瘤而言，腹腔镜手术可能不是合适的术式。

2.4　阑尾NENs外科治疗

总体而言，阑尾NENs预后较好。目前外科治疗主要焦点在于手术切除范围是单纯阑尾切除术还是右半结肠切除术，主要取决于肿瘤大小、肿瘤侵犯深度及病理分级。对直径在1cm以下肿瘤，单纯阑尾切除术多可达到根治目的，只有极少数情况下肿瘤侵犯阑尾系膜>3mm或位于阑尾根部时，推荐扩大切除右半结肠。对肿瘤直径在1~2cm，如存在切缘阳性、淋巴结转移、神经血管侵犯、阑尾系膜浸润>3mm或肿瘤分级为G2/3级等高危因素，推荐行右半结肠切除术。而对肿瘤直径在2cm以上或病理确诊为低分化的NEC患者，均应扩大至右半结肠切除术。

2.5　结肠NENs（c-NENs）外科治疗

局限性c-NENs术式的选择与结肠腺癌的术式类似。c-NENs发现时直径多大于2cm，浸润深度常超过固有肌层，因此，根治性切除加淋巴结清扫是常用治疗方式，具体术式可参照结肠腺癌。此外，对内镜下未完整切除肿瘤或病理提示为NEC时，应追加根治性手术及淋巴结清扫。

2.6 直肠NENs（r-NENs）外科治疗

对于r-NENs的外科治疗，肿瘤直径、浸润深度及病理分级同样是影响治疗决策的最主要因素。对肿瘤小于1cm但肿瘤侵犯固有肌层G1或G2的患者，在排除淋巴结转移后，建议外科局部手术。而对肿瘤直径大于2cm的患者，其发生远处转移的概率大大升高（60%~80%），应行全身影像学检查排除远处转移，若未发现远处转移，建议根治性切除，肿瘤位于中低位者应行全直肠系膜切除术（total mesorectal excision，TME），如直肠前切除术（anterior resection，AR），或腹会阴联合切除术（abdomino-perineal extirpation，APE）；肿瘤位于高位推荐追加广泛系膜切除术（切除肿瘤下缘至少5cm的直肠系膜）。目前存在较多争议的主要是直径在1~2cm的r-NENs，应兼顾根治及功能保全，建议先行MRI/CT等检查排除远处转移，对肿瘤未浸润至T2且病理分级为G1/G2级时，可选用经肛门局部手术，而对肿瘤浸润达到或超过T2者，应选用骶前切除术或TME术。对少数病理提示为NEC而无远处转移者，无论肿瘤直径多大，均按相应部位腺癌术式处理。而对明确发生远处转移的r-NENs患者，手术仅适于缓解局部症状，如梗阻、出血等。

2.7 伴远处转移的胃肠NENs外科治疗

对伴有远处转移胃肠NENs，鉴于目前尚无大型前瞻性随机对照研究比较系统治疗和姑息手术对转移性胃肠NENs的生存获益，现有外科治疗原则主要依赖肿瘤的生物学行为（主要包括分化、分级、肿瘤大小、部位、侵犯范围等），以及多学科讨论的结果而定。针对功能性胃肠NENs，基于可控制激素分泌症状及潜在的生存获益，根治性切除及较高程度的减瘤术均可作为选择方案，建议术前予生长抑素类似物控制激素分泌症状，积极预防类癌危象；针对无功能性胃肠NENs，在可获得较好的疾病控制、存在肿瘤相关压迫症状、预计可获得较高比例（如90%以上）减瘤率情况下，亦可考虑行减瘤手术；对肝转移灶的处理，结合肝转移灶的分布情况（如Ⅰ/Ⅱ/Ⅲ型），射频消融（radiofrequency ablation，RFA）、肝动脉栓塞（transarterial embolization，TAE）、分步手术（two-step surgery）等均可作为可选治疗手段；而对分化好（通常Ki-67<5%）、无肝外病灶、疾病长期控制良好的高选择性患者，肝移植亦可作为选择之一。

综上所述，胃肠NENs总体外科治疗原则归纳如下：对无远处转移的胃肠NENs的治疗应首选根治性手术切除，包括原发灶的完整切除±区域淋巴结清扫。随着新型外科技术和器械的发展，传统开放手术及内镜下切除、腹腔镜手术及腹腔镜内镜联合手术等微创外科技术在有经验的医师亦可作为术式选择。值得重视的是，鉴于部分肿瘤直径较小（如<2cm）、分化良好（如G1级）的胃肠NENs的生物学行为相对惰性，及部分胃肠NENs解剖部位的特殊性（如壶腹周围、低位直肠等），在注重肿瘤

根治性的同时应强调保全相应器官的功能以提高生活质量。而针对分化差的NECs，鉴于较高的肿瘤恶性度，应严格参照相应部位的腺癌行根治性手术及彻底的区域淋巴结清扫。

3 支气管肺和胸腺NENs的外科治疗

在外科治疗前，必须要明确肿瘤是否具有功能。对功能性肿瘤，在外科治疗前必须控制好激素分泌所引起的各种症状。支气管肺和胸腺NETs的外科治疗策略需根据肿瘤大小、位置、范围、分期及有无功能来分别讨论。而支气管肺和胸腺NEC的外科治疗则参照其相应部位癌的外科治疗策略。

3.1 肺NETs的外科治疗

对能够根治性切除的肺NETs来说，如果能耐受手术，即使存在N2淋巴结转移，根治性手术切除亦是治疗首选。肺TC根治性术后的5年生存率和10年生存率分别为87%~100%和82%~87%，要好于非根治性切除患者的预后。

手术切除的术式包括：楔形切除、肺段切除、肺叶切除和一侧肺切除。采用何种术式以及是否采用微创治疗，取决于肿瘤大小、位置、术前病理活检以及术者经验。周围型且肿瘤较小的肺NET适合行胸腔镜下切除和淋巴结清扫，中央型肺NET及可疑淋巴结转移患者则建议行传统开放手术。对存在淋巴结转移的TC和分级较高的AC建议行解剖性肺切除，行楔形切除容易复发。部分中央型肺NET为减少手术创伤，可考虑行肺袖状切除，但术中需对肺切缘及血管切缘行冰冻病理检查，若切缘阳性需扩大切除范围。

对存在远端支气管梗阻而无法耐受手术患者，推荐行支气管镜下肿瘤切除，在解除梗阻改善肺功能同时，亦能微创治疗无气管腔外侵犯或转移肺NET。

由于17%的肺TC和46%的肺AC存在淋巴结转移，淋巴结清扫范围将影响患者预后，因此系统性淋巴结清扫在肺NET手术治疗中很重要，建议行至少6站淋巴结清扫，包括三站肺内和肺门淋巴结、三站包括气管隆凸的中纵隔淋巴结。对分期为cT1N0的遗传相关或合并多种并发症的肺TC患者，此类肿瘤生长较为惰性，可考虑密切随访。

3.2 胸腺NETs的外科治疗

对可切除的胸腺NETs均建议行根治性手术切除，手术范围应包括肿瘤、胸腺及其周围脂肪及周围侵犯的组织。胸腺NET预后相对较差，一般不建议行姑息性切除。在切除肿瘤同时，建议行区域淋巴结的清扫。年轻男性MEN1患者，若有侵袭性胸腺瘤家族史，建议密切随访，必要时可考虑预防性全胸腺切除。

4 神经内分泌肿瘤肝转移的外科治疗

神经内分泌肿瘤肝转移（neuroendocrine neoplasms liver metastases，NENLM）外科手术治疗策略主要依据肿瘤分级、原发灶部位、肝转移分型及临床症状决定，确保原发灶可切除（或已切除）、排除肝外转移，功能性残肝体积应≥30%，目标是R0/R1切除。

G1-G2级NENLM推荐手术切除。生物学行为良好的NET G3肝转移虽缺乏高级别证据，但临床上仍推荐手术切除。NEC生物学行为倾向腺癌甚至较腺癌差，肝转移瘤常多发、双叶分布，且术后复发率高，不推荐手术治疗。

根据病灶数目及分布情况，肝转移瘤分为3型：Ⅰ型（任何大小的单发病灶）、Ⅱ型（孤立大转移灶伴较小子转移灶，通常累及双叶）和Ⅲ型（转移瘤弥散，双叶分布）。Ⅰ型和Ⅱ型肝转移可考虑手术切除。

对不可切除的难治性功能性NENLM，减瘤手术是治疗选择之一，前提是能切除90%以上肿瘤负荷，目的是控制其功能性症状。

鉴于肝源有限、NENLM患者常伴肝外转移，且目前尚缺乏关于肝移植用于NENLM治疗有效性的高级别证据，现阶段对NENLM行肝移植治疗仍存很大争议。对符合Milan-NET标准的NENLM患者，肝移植也是选择之一，但应严格选择患者，一般只用于无肝外病灶且无法手术完整切除肝转移瘤的G1、G2级NET患者。

对伴不可切除肝转移的NENs是否行姑息性原发灶切除目前仍存争议。伴有不可切除肝转移的小肠NENs可考虑行姑息性原发灶切除，目的是预防肿瘤或区域转移淋巴结导致的肠梗阻和肠缺血以及缓解肿瘤导致的功能性症状。对伴不可切除肝转移的pNENs，如肿瘤为G1-G2级且位于胰腺体尾部，可考虑姑息性原发灶切除术。伴不可切除肝转移的NENs行姑息性原发灶切除需严格选择患者，在多学科指导下结合患者临床症状、肿瘤生物学行为、手术安全性等方面谨慎决定治疗方案。

5 NENs的术前转化、围手术期与术后辅助治疗

术前转化治疗或新辅助治疗旨在提高进展期NENs的手术切除率。部分研究提示其在pNENs中的价值，但目前仍缺乏高级别循证医学证据。临床实践中，由于SSA的客观缓解率较低，故术前转化治疗或新辅助治疗可尝试选择化疗、部分抗血管生成药物靶向治疗及PRRT治疗。

NENs的围术期治疗以控制F-NENs患者的激素相关症状为主。对胰岛素瘤患者，可维持静滴葡萄糖或使用二氮嗪，SSAs可能加重部分患者的低血糖症状。对胃泌素瘤患者，建议用PPI或SSA，并注意避免术后突然停药。对胰高糖素瘤患者，可用低分子肝素预防血栓，并使用SSA控制高血糖及皮肤坏死游走性红斑。对VIP瘤患者，可用SSA控制腹泻并注意纠正水电解质紊乱。对表现为库欣综合征的RFTs患者，可

用肾上腺皮质激素合成酶抑制剂或受体拮抗剂。对合并类癌综合征的患者，需额外警惕术中出现类癌危象的风险（特别是减瘤手术），必要时可提高SSAs剂量并延长用药时间；此外，对合并类癌性心脏病患者，应视其心功能情况在术前予以必要专科治疗。

NENs的术后辅助治疗适于接受根治性手术但术后复发风险较高的患者，此类患者常有肿瘤分级较高、分期较晚、切缘阳性等特点。对G1/G2级GEP-NETs，不常规推荐术后辅助治疗。对G3级GEP-NETs，术后可尝试卡培他滨联合替莫唑胺方案（CAPTEM）辅助治疗，对GEP-NEC患者，术后可行卡铂/顺铂联合依托泊苷方案（EP/EC）辅助治疗。多数肺支气管及胸腺NET同样无须常规行术后辅助治疗；对分期较晚的AC患者（如N2期肺支气管NET、Ⅲ期胸腺NET等），可结合具体情况选择术后化疗（EP/EC或替莫唑胺）和/或放疗。对其他原发灶不明的NEC或肺外NEC，亦推荐行术后化疗（EP/EC方案等）和/或放疗。

第三节 内科治疗

1 主要治疗药物介绍

NENs的复杂性及异质性为其治疗带来了诸多挑战。为制定合理的治疗方案，需对肿瘤部位、功能状态、分化情况、增殖指数、SSTR表达水平、肿瘤负荷以及疾病的进展状态进行综合分析，从而为NENs选择合理的药物治疗方案。对胃肠胰和不明原发灶NENs（图25-4-2）及肺/胸腺TC/AC（图25-4-3），其药物治疗的目的主要都在以下两方面：①缓解功能性NENs激素分泌相关的临床症状或综合征；②控制肿瘤生长。

1.1 缓解激素相关症状或综合征的药物

SSAs如长效奥曲肽（octreotide long-acting release，Octreotide LAR）及兰瑞肽水凝胶（lanreotide Autogel），是改善F-NENs激素相关症状的一线治疗，其缓释剂型可显著改善70%~80%类癌综合征患者的腹泻及潮红症状。推荐的标准方案为长效奥曲肽每4周20~30mg肌注，或兰瑞肽水凝胶每4周90~120mg皮下注射。如症状控制效果不理想，可缩短用药间期为每3周甚至2周。短效奥曲肽皮下注射可用于症状间歇性加重的补救治疗。若常规方案治疗失败，可考虑长效帕瑞肽。而对难治性类癌综合征，可用干扰素（interferon，IFN）-α或长效制剂聚乙二醇IFN-α-2b联合SSAs作为二线治疗方案。新药特罗司他乙酯是口服色氨酸羟化酶抑制剂，已在欧美国家被批准用于SSAs治疗后仍有顽固腹泻的类癌综合征患者，建议与SSAs联用。

对转移性胰岛素瘤或进展期难治性类癌综合征，可考虑使用依维莫司。在部分胰岛素瘤中，SSAs可能加剧低血糖发作，用药期间需严密监测血糖水平。而二氮嗪可通过抑制胰岛素释放控制低血糖发作。PPI可用于控制胃泌素瘤导致的胃酸相关症状,对难以控制的卓-艾综合征可采用SSAs抑制胃泌素分泌。其他类型的F-pNETs,如VIP瘤、胰高血糖素瘤、ACTH瘤等,SSAs作为标准抗激素分泌治疗用药。对异位ACTH瘤,可用皮质醇合成抑制剂或受体拮抗剂(如美替拉酮、米非司酮、米托坦、酮康唑等)控制库欣综合征相关症状。

1.2 控制肿瘤生长的药物

NENs的抗瘤增殖治疗药物包括以下几类:①生物治疗药物:如SSAs、IFN-α;②靶向药物:如哺乳动物雷帕霉素靶蛋白(mammalian target of rapamycin,mTOR)抑制剂、抗血管生成的多靶点酪氨酸激酶抑制剂(tyrosine kinase inhibitors,TKI);③细胞毒性化学治疗药物;④免疫治疗:尚处于临床探索阶段。

1.3 生物治疗

SSAs:长效奥曲肽及兰瑞肽水凝胶是常用的SSAs,可通过结合SSTR发挥抗肿瘤增殖和促凋亡作用,其延缓肿瘤进展的疗效分别在PROMID和CLARINET两大Ⅲ期临床研究中得到证实。因此,SSAs被推荐作为SSTR阳性,生长缓慢且Ki-67指数≤10%的晚期GEP-NETs和不明原发灶NET的一线治疗方案。对SSTR阳性生长缓慢的肺和胸腺类癌,也推荐SSAs作为其一线治疗。

IFN:IFN-α或长效制剂聚乙二醇IFN-α-2b在NENs中也可发挥一定抗增殖作用。但IFN在临床使用中不良反应发生率较高。因此,一般不推荐将其作为抗NENs肿瘤生长的一线治疗,只有在少数无法接受其他抗瘤药物或多种抗瘤方案治疗失败情况下才谨慎考虑。

1.4 分子靶向药物

mTOR抑制剂:依维莫司是口服有效的mTOR抑制剂,其在胃肠胰、肺以及不明原发灶NETs中延缓肿瘤进展的效果在大型Ⅲ期临床试验RADIANT-3、RADIANT-4中得到证实。因此,依维莫司被推荐用于化疗或未化疗过的进展期G1/G2胃肠胰、肺以及不明原发灶NETs。在RADIANT-2和COOPERATE-2研究中,除结直肠亚组外,依维莫司联合SSAs并不能给进展期pNETs、胃肠及肺NETs带来更持久的PFS获益。因此,不推荐SSAs与依维莫司联合用于控制肿瘤生长(结直肠NETs可尝试二者联合治疗)。此外,对功能性进展期NETs,也可考虑SSAs与依维莫司联用。在肺及胸腺NENs中,依维莫司被推荐为大部分AC的一线治疗,或作为TC/AC SSAs治疗后进展的二线治疗。目前,无数据支持依维莫司在高级别NENs中的应用,但有小样本的回顾性研究表明依维莫司在G3 pNETs中可发挥一定疗效。

TKIs:舒尼替尼延缓pNETs进展的效果已得到大型Ⅲ期临床试验证实,被推荐用于进展期G1/G2 pNETs的治疗,而在pNECs及GI-NENs中的应用尚无相关研究证据,不推荐将舒尼替尼用于非胰腺来源的NENs。在Ⅲ期安慰剂对照的临床试验SANET-p

及 SANET-ep 中，新型 TKI 索凡替尼可发挥延长 pNETs 及胰腺外（包括胃肠、肺、胸腺、不明原发灶）NETs 无进展生存期（progression free survival，PFS）的疗效，推荐用于胰腺和胰外 NETs 的抗肿瘤生长治疗。最新发表的 TALENT Ⅱ 期临床试验表明另一新型 TKI 仑伐替尼显示了迄今为止靶向药治疗 GEP-NETs 所能获得的最高客观有效率（objective response rate，ORR），总 ORR 为 29.9%，其中 pNETs 中高达 44.2%，GI-NETs 中为 16.4%。

1.5 细胞毒性化疗药物

（1）化疗在 G1/G2 GEP-NETs 中的应用

在 G1/G2 GEP-NETs 中，化疗主要适用于 pNETs。在一线 SSAs 治疗失败后，与靶向药物相比，什么情况应该优先考虑化疗？一般认为，临床症状明显，肿瘤负荷很大，近 6~12 个月肿瘤快速进展伴远处转移，或需要新辅助手段为手术创造条件，则可优先考虑化疗。链脲霉素（streptozocin，STZ）为基础的化疗是 pNETs 常用的选择。常用组合方案为 STZ 联合 5-氟尿嘧啶（5-fluorouracil，5-FU）或联合阿霉素。在 STZ 为主的化疗失败后，可选的后续方案有：替莫唑胺±卡培他滨；奥沙利铂为主的化疗方案+5-FU 或卡培他滨。尚无充分证据提示上述哪种化疗方案最佳，但在 pNETs，替莫唑胺±卡培他滨方案或许可作为优先选择。替莫唑胺单药，或联合卡培他滨的 CAPTEM（temozolomide/capecitabine）方案，或联合抗血管生成药物的前瞻性临床试验正在开展，可供参考的临床数据尚有限。但有小型前瞻或回顾性研究表明，替莫唑胺联合抗血管生成药物或 CAPTEM 方案在晚期 NETs 可获得 15%~70% 的 ORR。而对 G1/G2 GI-NETs，不推荐优先选择全身化疗，仅在肿瘤负荷大，快速进展，Ki-67 指数水平较高（>15%），SSTR 阴性且其他方案（包括生物治疗、靶向药治疗、PRRT）均失败情况下才谨慎考虑，推荐方案有 CAPTEM、FOLFOX。

（2）化疗在 G3 NETs 中的应用

对 G3 GEP-NETs，其治疗方案与 G1/G2 NETs 或 NEC 均有区别，目前尚无统一标准方案。2013 年 NORDIC NEC 研究发现，Ki-67<55% 的患者比 Ki-67≥55% 的患者对一线铂类为主的化疗敏感性显著降低，分别为 15% 及 42%。该研究对 G3 NENs 的治疗具有重要指导意义，强调 G3 NENs 的异质性，应该实施个体化治疗。因此，对分化好，Ki-67<55% 的 G3 NETs 患者，铂类为主的传统化疗不作优先考虑，可参考 G1/G2 级 NETs，推荐替莫唑胺为主的化疗方案。而对 Ki-67≥55% 的 G3 NETs，可参考 NECs 的化疗方案。

（3）化疗在肺及胸腺 NENs 中的应用

对晚期进展期肺及胸腺 AC，推荐替莫唑胺（±卡培他滨）作为一线化疗方案，具有较好的耐受性。而铂类为基础的化疗可作为二线治疗方案。

（4）化疗在 NECs 中的应用

NECs 的化疗方案主要参考 SCLC，将铂类为主的联合化疗作为一线方案。一线联合方案包括：EP（依托泊苷+顺铂）；EC（依托泊苷+卡铂）；IP（伊立替康+顺铂）。其中，EP方案在NECs中最常用，ORR大约30%，中位生存期1年左右。而EP方案治疗失败后，可选的二线方案非常有限，可考虑奥沙利铂为主的FOLFOX（奥沙利铂+亚叶酸钙+5-FU）方案，或伊立替康为主的FOLFIRI（伊立替康+亚叶酸钙+5-FU）方案，也有小型临床研究探索以替莫唑胺为主的方案作为EP治疗失败后的二线方案。而之前对EP方案敏感，停药超过3个月后出现进展的患者，也可考虑再回用EP方案。但对于一线铂类为基础的化疗方案失败的NECs，二线化疗的总体有效率较低，不超过18%。

1.6 免疫治疗

近年来免疫治疗，尤其是靶向细胞程序性死亡受体1/配体1（programmed cell death protein 1/ligand 1，PD-1/L1）的免疫检控点抑制剂（immune checkpoint inhibitors，ICIs）在多种肿瘤类型中显示临床疗效，而在NENs中还处于临床探索阶段，现有临床试验结果总体有效率很低。ICIs目前不推荐作为NENs的标准治疗手段，仅对于已接受规范系统的多线治疗后仍持续进展的转移性NENs患者，可在综合评估后考虑尝试ICIs治疗。评估有高度微卫星不稳定（microsatellite instability-High，MSI-H）、错配修复缺陷（mismatch repair deficiency，dMMR）或肿瘤突变负荷高（Tumor mutation burden-High，TMB-H）的患者，是潜在的ICIs获益人群。因此，对既往已接受正规系统治疗但仍持续进展的NENs患者，在行上述免疫评估后可考虑尝试以PD-1/L1为靶点的免疫治疗。

2 胃肠胰、肺胸腺、不明原发灶NETs药物选择策略

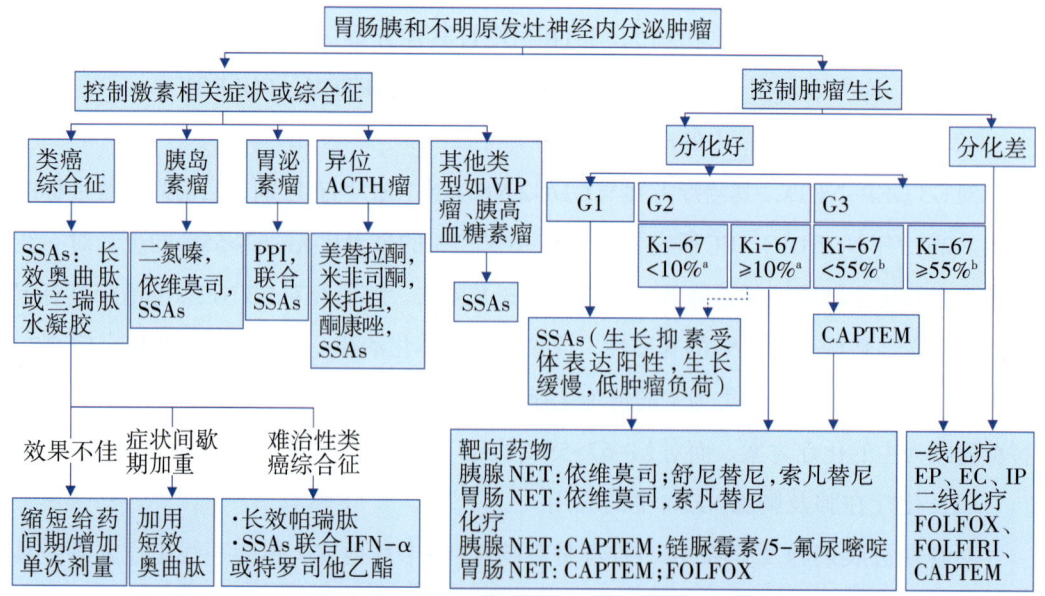

图25-4-2 胃肠胰和不明原发灶NENs内科药物治疗选择策略

注：CAPTEM为替莫唑胺联合卡培他滨；EP为依托泊苷+顺铂；EC为依托泊苷+卡铂；IP为伊立替康+顺铂；FOLFOX为奥沙利铂+亚叶酸钙+5-氟尿嘧啶；FOLFIRI为伊立替康+亚叶酸钙+5-氟尿嘧啶。[a]此Ki-67截断值基于CLARINET研究；[b]此Ki-67截断值基于NORDIC研究。

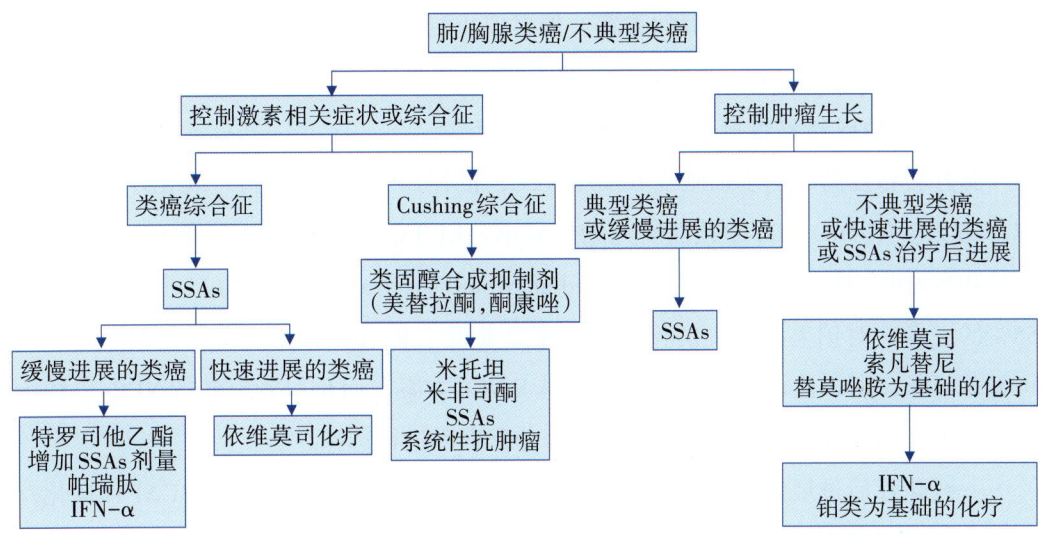

图 25-4-3　肺/胸腺类癌/不典型类癌内科药物治疗选择策略

3　肺和肺外 NEC 的治疗

不同分期治疗决策不同，要通过影像学及相关实验室检查进行准确分期和患者状况评估，对选择合理疗法至关重要。无远处转移，且可根治性切除的 NECs，新辅助化疗不作常规推荐，根据术后分期决定是否行辅助化疗。无论原发部位，需辅助化疗者，推荐 EP 方案化疗 4~6 周期。

转移性 NECs，首选全身药物抗瘤治疗，治疗前行多学科讨论，根据具体情况将患者分类，并设定治疗目标，制订治疗决策。治疗中及治疗后需及时充分评估疗效，以指导后续治疗方案。对 Ki-67 指数较高，或经评估考虑生物学行为差的转移性 NECs，除为缓解肿瘤所致严重并发症而行手术外，通常不建议手术治疗。

3.1　晚期或转移性肺 NEC 的药物治疗

原发于肺的 NECs 主要包括肺 LCNEC 和 SCLC，两者的治疗方案不完全一样。

（1）LCNEC

基本同高级别 NEC 的选择。一线治疗推荐 EP 或 EC 方案化疗，进展后二线治疗推荐伊立替康/拓扑替康、紫杉类、培美曲塞等方案化疗。

（2）SCLC

局限期推荐 EP 或 EC 方案行一线化疗 4 周期，可同步联合局部放疗。进展后二线可考虑伊立替康/拓扑替康、紫杉类、吉西他滨等药物化疗，或帕博利珠单抗及纳武利尤单抗行免疫治疗。

广泛期的一线治疗首选 EC 方案联合阿特珠单抗或德瓦鲁单抗以及 EP 方案联合德瓦鲁单抗，治疗 4 周期后疾病未进展者以阿特珠单抗或德瓦鲁单抗行维持治疗；或 EP/EC 方案化疗；在某些情况下也可考虑 IP 或伊立替康+卡铂（IC）方案化疗。二线治疗基本同上述局限期进展后的方案，但对停止治疗超过6个月进展的患者，可考虑重复原治疗方案。

3.2 晚期或转移性肺外NEC的药物治疗

肺外转移性高级别小细胞或大细胞NEC，推荐EP或EC方案行一线化疗，也可考虑IP方案。NODIC NEC回顾性研究结果显示，EP/EC方案治疗NECs的ORR为31%，中位PFS为4个月，中位总生存期（median overall survival，mOS）为11个月。Ki-67<55%的患者，对铂类为基础的化疗有效率显著低于Ki-67>55%的患者，但生存时间可显著延长。所以建议对Ki-67>55%首选EP/EC方案，而Ki-67<55%的NECs一线治疗可考虑替莫唑胺为主的方案，同时结合分化程度进行选择。

一线化疗后进展者，目前无标准二线推荐方案，EP进展者可考虑CAPTEM化疗或联合贝伐珠单抗，或伊立替康为基础方案，或奥沙利铂为基础方案（XELOX或FOLFOX）化疗。对于dMMR/MSI-H的患者，二线治疗也可考虑免疫检查点抑制剂单药治疗。

第四节 PRRT治疗

PRRT（peptide receptor radionuclide therapy）即多肽受体介导的放射性核素治疗，是将发射α或β射线的放射性核素标记在肿瘤靶向多肽上，通过多肽与瘤细胞膜上受体结合并进一步内化至细胞内，发挥放射性核素射线局部照射能力，破坏DNA达到杀伤肿瘤目的。

常用治疗NETs的PRRT方法是将发射β射线的 ^{90}Y、^{177}Lu 或发射α射线的 ^{225}Ac 和 ^{213}Bi 等标记在SSTR激动剂（多肽，如NOC和TATE）上，其中 ^{177}Lu-DOTATATE已被美国FDA批准，因为其标记方法简单，标记产物稳定，^{177}Lu同时发射适于治疗的β射线和适于显像的γ射线，一次药物静注后即可同时完成诊断和治疗两个过程，使诊疗一体化，更便于临床推广使用。

^{177}Lu-DOTATATE PRRT核素治疗前需先行SRI显像，明确全身瘤负荷及肿瘤SSTR表达情况。静滴7.4 GBq ^{177}Lu-DOTATATE，每6~10周1次，3~5次1个疗程，治疗同时滴注保护肾脏的药物，注射后需再次显像评估药物在病灶中的浓聚情况。PRRT治疗主要副作用包括骨髓抑制和肾功能损伤，3%~4%的患者出现骨髓抑制，30%左右患者出现轻度肾功能损伤。

NETTER-1（229例患者）随机对照试验结果认为PRRT治疗与长效奥曲肽（30mg）联用，中肠NET患者中位PFS为28.4月，ORR为18%，疗效显著高于单纯使用长效奥曲肽（60mg）的对照组（中位PFS 8.5月，ORR 3%）。同时，联合治疗组患者症状明显缓解，生存质量评分（QoL）显著提高。因此，对药物治疗效果差、符合

PRRT治疗筛选标准的中肠NET患者，PRRT可作为推荐治疗方法。而胰腺NET因疗法多，异质性高，PRRT有效性尚待前瞻性临床研究证实。PRRT目前国内仅个别单位进行小规模临床研究，尚未能使更多NENs患者受益。

目前核医学在NET PRRT治疗方面的研究还包括①多肽研究：NOC、TOC和TATE都是SSTR激动剂，显像相关研究发现拮抗剂较激动剂更易与SSTR结合，且结合数量更多，肝、脾等脏器摄取更低，靶本比高，NET病灶检出率显著提高，但更换为治疗核素后是否可达到更好疗效，目前尚无大样本研究证实。多肽研究的另一个方向是靶向非SSTR靶点的多肽研究，目前尚未发现较好靶点。②治疗核素研究：有研究认为^{90}Y的射程长，更适合体积较大肿瘤的治疗，^{225}Ac和^{213}Bi发射的α射线较β射线对DNA的破坏更彻底，适合^{177}Lu-DOTATATE PRRT治疗后病情仍进展患者，但上述均为小样本研究结果，需更多研究证实；③G3 NET/NEC患者PRRT治疗：回顾性小样本研究发现，经严格筛选的G3 NET/NEC患者，20%<Ki-67<55%的患者用PRRT治疗后疾病控制率可达30%~80%，PFS为9~23月，OS为19~53月，显著高于Ki-67>55%的患者。④其他问题：目前尚无明确结论、均为小样本回顾性临床研究，包括多种核医学分子影像显像方法联合，筛选PRRT患者、指导治疗策略及进行预后评估的具体方法；PRRT与化疗、靶向治疗等其他临床治疗方法联合治疗是否能提高疗效。

第五节　神经内分泌肿瘤肝转移的介入治疗

研究表明半数以上NENs患者可出现肝转移，最高达80%以上，肝转移是重要预后不良因素。依据肝转移瘤在肝内解剖学分布特点分为三种类型：Ⅰ型为转移瘤单发或局限于肝脏一叶，外科手术可一次切除；Ⅱ型为一侧肝叶有较大或预计手术可完全切除的病灶，同时伴对侧肝脏多发病灶但可外科切除或联合消融等办法根治；65.5%以上患者的肝转移瘤为Ⅲ型，为两叶弥漫分布的转移瘤，肿瘤负荷大，已无法行手术根治性切除。PROMID研究和CLARINET研究的数据提示，肝内肿瘤负荷大的患者药物治疗效果不佳且TTP和PFS明显缩短。

NENLM治疗由全身治疗和局部治疗两部分组成。全身治疗相关章节已有详述，此处不再赘述。对不可切除的肝转移瘤，肝脏局部治疗尤为重要。常用手段有经肝动脉途径介入治疗，如肝动脉栓塞术（transarterial embolization，TAE）/肝动脉化疗栓塞术（transarterial chemoembolization，TACE）和肝动脉放射性微球栓塞（transarterial radio-embolization，TARE）等；也可采用消融治疗方式，如射频消融、微波消融和冷冻消融等。由于NENLM血供大多数来源于肝动脉，故适合于肝动脉途径治疗，为一种针对"全肝"的治疗手段。

消融治疗适于肝内转移瘤病灶在4个以内，最大直径不超过3cm。消融可经皮、或在腹腔镜或开腹术中应用。对肝内肿瘤较局限者，肝转移瘤消融应在全身治疗基础上尽早进行。射频消融或微波消融后5年生存率为57%~84%，影响消融生存预后的主要因素有原发灶处理、肿瘤直径及级别等。F-NENs患者，消融治疗症状缓解率可达90%以上。消融并发症包括出血、脓肿、胆漏等，总体发生率约9%，需要注意的是胰十二指肠切除术后将增加肝脓肿机会。

Ⅲ型肝转移瘤患者及由于病灶所在解剖位置导致难以外科手术切除的复杂性肝转移瘤，需经肝动脉途径介入治疗。肝动脉途径介入治疗的适应人群是：无功能性患者经治疗后进展、功能性患者或无功能性患者但肝肿瘤高负荷。经肝动脉途径介入治疗的ORR最高可达80%以上，五年生存率可达57%。低级别分化良好的NENLM患者较适合肝动脉途径介入治疗，优选的G3级别患者疗效肯定，但NEC肝转移介入疗效不确切。对肝内肿瘤负荷超过50%的患者，主张分次行介入治疗，以减轻并发症。

低级别NENLM经肝动脉途径介入治疗的方式以单纯栓塞为佳，采用小粒径栓塞剂可达到更佳疗效。目前研究表明TAE和TACE的疗效无明显统计学差异，但TAE具较高ORR，且可避免TACE术中所用化疗药物带来的不良反应。TARE与TAE/TACE疗效相近，但费用高昂，且存在放射性肝炎和远期肝纤维化等并发症。但在胰十二指肠切除术后患者，TARE引起肝脓肿机会较低。载药微球在NENLM患者应用大大增加肝胆损伤机会，肝脓肿发生率增加6.6倍，故不建议在NENLM应用。

NENLM在经肝动脉途径介入治疗后，大部分病人都会出现栓塞后综合征，如发热、一过性肝酶升高等，一般对症处理后一周内可缓解。介入术前后须用短效SSA，可有效预防NENLM在治疗后因肿瘤坏死释放激素而引起的激素相关症状。对于肝内肿瘤负荷较大患者，栓塞后还要注意肿瘤溶解综合征的可能。值得注意的是，既往接受胰十二指肠切除术或者胆道支架置入术或者胆道内外引流术的患者，在接受介入治疗时，发生肝脓肿或胆管炎的概率接近20%，故此类患者介入治疗应慎重。

第六节　NENs的放疗

1　头颈部小细胞癌的放疗

头颈部小细胞癌（small cell carcinoma of the head and neck，SmCCHN）是一种罕见的头颈部肿瘤亚型，80%以上初诊时为Ⅲ-Ⅳ期，预后较头颈部鳞癌更差。美国国家癌症数据库（National Cancer Data Base，NCDB）分析表明，对Ⅰ/Ⅱ期患者，手术或放化疗的OS无明显差异（p = 0.78）。对局部晚期SmCCHN，手术联合放化疗与仅接受放疗和化疗相比，OS无明显差异（p = 0.46），提示放化疗可能是局部晚期

SmCCHN 的合适治疗方式。而对转移性 SmCCHN，放化疗较化疗组无显著提高 OS（p = 0.14），故治疗上仍应以化疗为主。

2　支气管肺和胸腺 NENs 的放疗

SCLC 是一种侵袭性强、分化差的 NEC，分为局限期（limited-stage small cell lung cancer，LS-SCLC）和广泛期（extensive-stage small cell lung cancer，ES-SCLC）。LS-SCLC 接受胸部放疗和预防性脑照射（prophylactic cranial irradiation，PCI）可有 5 年生存获益，并且，LS-SCLC 患者接受高剂量 60Gy/40Fx 的超分割放疗获益更明显；ES-SCLC 接受胸部原发灶放疗和化疗后部分缓解或完全缓解的患者接受全脑预防性照射也能改善 OS。

肺 LCNEC 中，Ⅰ-Ⅱ期患者推荐根治性手术治疗，术后辅助治疗无明显获益；Ⅲ期患者手术联合放疗可显著提高 OS。

支气管肺和胸腺 AC 手术切除后复发率高。NCDB 数据库分析表明，支气管肺 AC 手术完整切除后，术后辅助放疗或化疗无明显获益。而对手术切缘阳性或伴纵隔淋巴结受累患者，推荐术后行辅助放疗或化疗或放化疗。另外，有回顾性研究的多因素分析表明，年轻患者、切除完全、辅助放疗、TNM 分期早的胸腺 AC 有更好 OS 和 PFS。

3　泌尿生殖系统小细胞癌的放疗

膀胱小细胞癌（small cell carcinoma of the urinary bladder，SCCB）是一种预后差的罕见肿瘤，建议手术、放疗及化疗多种联合治疗方式的参与以提高患者生存率。宫颈小细胞癌（small cell neuroendocrine cervical carcinoma，SCNEC）侵袭性强，预后比相同分期的鳞癌差。早期 SCNEC 建议根治手术，术后辅助化疗或放化疗；晚期宜用放疗联合化疗来提高 OS。

4　梅克尔细胞癌的放疗

梅克尔细胞癌（merkel cell carcinoma，MCC）是原发于皮肤的神经内分泌癌，恶性程度高，术后局部复发率高达 40%，对放疗敏感。临床切缘大于 1cm 的局部切除联合辅助放化疗可改善总生存。1/3 的 MCC 会出现区域淋巴结转移，区域淋巴结放疗（包括淋巴引流区清扫术后辅助放疗）可减少淋巴结阳性 MCC 患者的复发和死亡，特别是有多个受累淋巴结或较大淋巴结病灶的患者。

5　晚期 NENs 的放疗

对晚期转移性 NENs，全身系统治疗占主导地位，放疗可起到局部减瘤及止痛作用。对无法切除的肿瘤或广泛转移，应根据肿瘤负荷、分级和生物学特征，尤其是化疗后寡残留、寡进展或寡复发的病灶，可评估放疗参与的时机。

第七节 其他治疗

1 中医治疗

中医和西医是两套不同的医学理论体系，中医强调"整体观念""辨证论治"。中医药治疗肿瘤古籍早有记载，近几十年来中医药在减轻放化疗毒副作用及辅助晚期患者带瘤生存、改善症状等方面积累了丰富的经验。

中医药治疗NENs，在如下几方面可考虑使用：①晚期GEP-NENs，G1或G2级，肿瘤负荷较小或年老体弱者，可考虑中药辅助治疗。因其肿瘤发展缓慢，生存期较长，中医药治疗可扶正抑瘤、稳定病情。②1型g-NETs，对胃内息肉多发、反复复发的患者，中药治疗或可减缓复发，并改善因其背景疾病自身免疫性萎缩性胃炎导致的消化不良症状。③低分化NEC患者，在用化疗控制肿瘤生长同时，给予中药可减轻化疗不良反应，改善食欲、增进体力。

2 姑息治疗

姑息治疗主要是针对晚期肿瘤患者疼痛等相关症状以及心理、精神等问题所采取的积极主动的治疗和护理，目的不再是治愈患者，而是通过减轻疼痛、缓解症状及给予心理安慰和精神支持等方式以改善患者及家属的生活质量。

医师在姑息治疗前需对患者进行生理、心理、社会和精神方面的整体评估，这有助于制定一个合理的姑息治疗和护理计划。其中生理评估包括对疼痛、乏力、失眠等症状程度的判断，心理及精神方面包括对患者焦虑、抑郁等情绪的评估，社会评估主要是对家庭关系、经济压力等方面的了解。

因姑息治疗不再是专门针对肿瘤的治疗，临床中最常见的还是通过药物、局部手术等方式缓解患者疼痛、乏力等症状，治疗各种肿瘤相关并发症以及给予必要的营养支持和心理指导等。总之，姑息治疗旨在通过预防、识别和缓解身体、心理和精神问题来帮助肿瘤患者及其家属提高生活质量。

3 心理治疗

心理因素在肿瘤的发生、发展及转归中起重要作用，患者在肿瘤的早、中、晚期都可能出现不同程度的心理问题，心理痛苦更是被称作肿瘤患者的"第六生命体征"。因此关注肿瘤患者所面临的心理痛苦并予以针对性治疗和护理非常必要，NENs

也不例外。

然而，如没有对肿瘤患者心理问题的正确认识、评估和及时的转诊就很难让患者得到必要支持，更不可能接受专业的心理干预。中国抗癌协会肿瘤心理学专业委员会出版了《中国肿瘤心理临床实践指南》，对"心理社会筛查及转诊"做了重点阐述，NCCN痛苦（distress）管理指南也建议在患者首诊时进行筛查并间隔一定时间后再次评估尤其是病情发生变化时。

在临床诊治过程中，医师要意识到患者的躯体症状可能引起心理症状，且可因心理症状的存在而加重躯体症状。因此，需要加强与患者及其家属的沟通，利用患者对生的渴望、依恋等积极心理给予因势利导的心理干预。对存在中重度心理问题的患者，应及时转诊使其能够接受专业的精神治疗和心理干预。

第五章

NENs 的多学科诊疗原则

多学科整合诊疗能给予患者个体化的整合诊治方案，在多种肿瘤诊治过程中发挥重要作用。NENs 高度异质性，且分类、分型、分期相对复杂的特点，决定了多学科诊疗在 NENs 中必不可少。多学科诊疗原则至少包括两个方面：①多学科团队需由核心医师领导，根据患者疾病状态动态协调核心团队；②多学科诊疗需全程贯穿于患者疾病状态改变和/或治疗方案制定时。

一般而言，针对 NENs 的多学科整合诊疗需要一名核心医师负责领导和协调团队的运行，在此基础上，根据患者疾病状态，构建不同治疗阶段的核心团队及协助团队，随着患者疾病状态的变化，核心团队及协助团队之间可相互转化，即多学科团队的学科构成是动态变化的。例如，对于早期胃泌素瘤的诊治所需的多学科团队的核心学科包括消化内科、内分泌科、胰腺外科、放射科、核医学科及病理科等，而对发生远处转移的胃泌素瘤患者，多学科团队核心学科就需要包括肿瘤内科、介入科等学科。

多学科诊疗的必要性并不意味着患者的每一次就诊都需要经过多学科讨论，而指在患者疾病状态改变时或可能改变时，需由多学科讨论进行确认，在此基础上，进一步讨论如何调整或制定患者新的综合治疗方案。

第六章

NENs 的预防及早筛

尽管目前尚无针对遗传性 NENs 突变基因的药物用于预防 NENs 的形成，但对遗传性 NENs 患者的家属，通过检测相应致病基因，可发现相应胚系突变致病基因的携带者，进行早期、定期影像学筛查，有助于早期发现 NENs 并进行相应治疗，从而达到预防肿瘤转移的目的。

散发性 NENs 的发病机制还远未能明确，因此，大部分散发性 NENs 目前尚无法预防。对 F-NENs 患者，早期识别其相对特异的临床表现并进行鉴别诊断，有助于早期发现 F-NENs。对 NF-NENs 患者，通过常规体检，包括胃肠镜检查及 B 超、CT 等影像检查手段，可能发现部分早期患者。1 型 g-NETs 生长速度较慢，每年常规胃镜筛查并处理较大的 NETs 病灶，可避免 1 型 g-NETs 发生转移；2 型 g-NETs 可通过切除胃泌素瘤而预防，并通过切除较大的 g-NETs 病灶，避免肿瘤转移；通过胃肠镜筛查并及时切除 d-NETs 和 r-NETs 病灶，也可预防其转移。

第七章

预后及随访

肿瘤的部位、功能状态、病理分级和分化程度、分期及治疗方式决定了患者的预后。分化好的NET即使出现远处转移，亦能获得较长生存期，行根治性切除术后的患者，生存期可长达5年甚至10年。而分化差的NEC其预后远差于同部位的其他恶性肿瘤，文献报道的中位生存期仅12~19个月。

除行R0切除且无不良组织学特征的G1级直肠或阑尾的小肿瘤（最大径<1cm）患者可不进行长期随访外，大部分患者需终生随访。随访间隔取决于患者的肿瘤分级、分期、有无功能及预后相关危险因素。G1和Ki-67指数<5%的G2患者建议每6~12个月复查一次，Ki-67指数>5%的G2患者每3~6个月复查一次，G3和NEC患者建议每2~3个月复查一次。类癌与非典型类癌患者建议根据肿瘤分类、生长速度以及激素症状控制情况，每3~12个月随访一次。尤其是胸腺NET，预后较差，即使肿瘤分化好、分级低、R0切除后也建议密切定期随访。

随访主要观察肿瘤进展及功能性肿瘤激素相关症状的控制，同时对有遗传相关综合征的患者需警惕其他部位病变，对长期服用抗瘤药物治疗的患者需监测药物不良反应。随访内容包括临床症状观察、生化指标检测及胸腹盆增强CT或MRI等常规影像学检查。根据临床需要可加做生长抑素显像PET/CT或PET/MRI以及FDG-PET/CT。如在随访过程中出现新发转移，同时肿瘤生物学行为发生变化（如短时间快速进展或FDG代谢和SSTR表达较前改变），需要重新活检进行病理再评估。

参考文献

[1] DASARI A, SHEN C, HALPERIN D, et al. Trends in the Incidence, Prevalence, and Survival Outcomes in Patients With Neuroendocrine Tumors in the United States [J]. JAMA Oncol, 2017, 3 (10): 1335-42.

[2] FANG C, WANG W, ZHANG Y, et al. Clinicopathologic characteristics and prognosis of gastroenteropancreatic neuroendocrine neoplasms: a multicenter study in South China [J]. Chinese journal of cancer, 2017, 36 (1): 51.

[3] FAN J H, ZHANG Y Q, SHI S S, et al. A nation-wide retrospective epidemiological study of gastroenteropancreatic neuroendocrine neoplasms in china [J]. Oncotarget, 2017, 8 (42): 71699-708.

[4] MINNETTI M, GROSSMAN A. Somatic and germline mutations in NETs: Implications for their diagnosis and management [J]. Best practice & research Clinical endocrinology & metabolism, 2016, 30 (1): 115-27.

[5] FALCONI M, ERIKSSON B, KALTSAS G, et al. ENETS Consensus Guidelines Update for the Management of Patients with Functional Pancreatic Neuroendocrine Tumors and Non-Functional Pancreatic Neuroendocrine Tumors [J]. Neuroendocrinology, 2016, 103 (2): 153-71.

[6] DELLE FAVE G, O'TOOLE D, SUNDIN A, et al. ENETS Consensus Guidelines Update for Gastroduodenal Neuroendocrine Neoplasms [J]. Neuroendocrinology, 2016, 103 (2): 119-24.

[7] XU J, SHEN L, ZHOU Z, et al. Surufatinib in advanced extrapancreatic neuroendocrine tumours (SANET-ep): a randomised, double-blind, placebo-controlled, phase 3 study [J]. Lancet Oncol, 2020, 21 (11): 1500-12.

[8] XU J, SHEN L, BAI C, et al. Surufatinib in advanced pancreatic neuroendocrine tumours (SANET-p): a randomised, double-blind, placebo-controlled, phase 3 study [J]. Lancet Oncol, 2020, 21 (11): 1489-99.

[9] STROSBERG J, EL-HADDAD G, WOLIN E, et al. Phase 3 Trial of (177) Lu-Dotatate for Midgut Neuroendocrine Tumors [J]. N Engl J Med, 2017, 376 (2): 125-35.

[10] CAPLIN M E, PAVEL M, ĆWIKŁA J B, et al. Lanreotide in metastatic enteropancreatic neuroendocrine tumors [J]. N Engl J Med, 2014, 371 (3): 224-33.

[11] YAO J C, SHAH M H, ITO T, et al. Everolimus for advanced pancreatic neuroendocrine tumors [J]. N Engl J Med, 2011, 364 (6): 514-23.

[12] RAYMOND E, DAHAN L, RAOUL J L, et al. Sunitinib malate for the treatment of pancreatic neuroendocrine tumors [J]. N Engl J Med, 2011, 364 (6): 501-13.

[13] FIORE F, DEL PRETE M, FRANCO R, et al. Transarterial embolization (TAE) is equally effective and slightly safer than transarterial chemoembolization (TACE) to manage liver metastases in neuroendocrine tumors [J]. Endocrine, 2014, 47 (1): 177-82.

[14] YIMING, LIU, WENCHUAN, et al. Quantitative Pretreatment CT Parameters as Predictors of Tumor Response of NET Liver Metastasis to TAE [J]. Neuroendocrinology, 2019.

[15] 樊代明. 整合肿瘤学 临床卷[M]. 北京. 科学出版社, 2021: 289.

[16] The current surgical treatment of pancreatic neuroendocrine neoplasms in China: a national wide cross-sectional study [J]. 胰腺病学杂志: 英文, 2019, 002 (002): 35-42.

[17] WU W, CHEN J, BAI C, et al. The Chinese guidelines for the diagnosis and treatment of pancreatic neuroendocrine neoplasms (2020) [J]. Journal of Pancreatology, 2021, 4 (1): 1-17.

[18] HALPERIN D M, SHEN C, DASARI A, et al. Frequency of carcinoid syndrome at neuroendocrine tumour diagnosis: a population-based study [J]. Lancet Oncol, 2017, 18 (4): 525-34.

[19] FILOSSO P L, YAO X, AHMAD U, et al. Outcome of primary neuroendocrine tumors of the thymus:

a joint analysis of the International Thymic Malignancy Interest Group and the European Society of Thoracic Surgeons databases [J]. The Journal of thoracic and cardiovascular surgery, 2015, 149 (1): 103-9.e2.

[20] MAROTTA V, ZATELLI M C, SCIAMMARELLA C, et al. Chromogranin A as circulating marker for diagnosis and management of neuroendocrine neoplasms: more flaws than fame [J]. Endocrine-related cancer, 2018, 25 (1): R11-r29.

[21] HOFLAND J, ZANDEE W T, DE HERDER W W. Role of biomarker tests for diagnosis of neuroendocrine tumours [J]. Nature reviews Endocrinology, 2018, 14 (11): 656-69.

[22] NOBELS F R, KWEKKEBOOM D J, COOPMANS W, et al. Chromogranin A as serum marker for neuroendocrine neoplasia: comparison with neuron-specific enolase and the alpha-subunit of glycoprotein hormones [J]. J Clin Endocrinol Metab, 1997, 82 (8): 2622-8.

[23] BAUDIN E, GIGLIOTTI A, DUCREUX M, et al. Neuron-specific enolase and chromogranin A as markers of neuroendocrine tumours [J]. Br J Cancer, 1998, 78 (8): 1102-7.

[24] MEIJER W G, KEMA I P, VOLMER M, et al. Discriminating capacity of indole markers in the diagnosis of carcinoid tumors [J]. Clinical chemistry, 2000, 46 (10): 1588-96.

[25] MODLIN I M, DROZDOV I, KIDD M. The identification of gut neuroendocrine tumor disease by multiple synchronous transcript analysis in blood [J]. PLoS One, 2013, 8 (5): e63364.

[26] MODLIN I M, DROZDOV I, ALAIMO D, et al. A multianalyte PCR blood test outperforms single analyte ELISAs (chromogranin A, pancreastatin, neurokinin A) for neuroendocrine tumor detection [J]. Endocrine-related cancer, 2014, 21 (4): 615-28.

[27] LEWIS M A. Hereditary Syndromes in Neuroendocrine Tumors [J]. Curr Treat Options Oncol, 2020, 21 (6): 50.

[28] EISENHAUER E A, THERASSE P, BOGAERTS J, et al. New response evaluation criteria in solid tumours: revised RECIST guideline (version 1.1) [J]. European Journal of Cancer, 2009, 45 (2): 0-247.

[29] YU R, WACHSMAN A. Imaging of Neuroendocrine Tumors: Indications, Interpretations, Limits, and Pitfalls [J]. Endocrinol Metab Clin North Am, 2017, 46 (3): 795-814.

[30] PAVEL M, ÖBERG K, FALCONI M, et al. Gastroenteropancreatic neuroendocrine neoplasms: ESMO Clinical Practice Guidelines for diagnosis, treatment and follow-up [J]. Ann Oncol, 2020, 31 (7): 844-60.

[31] SUNDIN A, ARNOLD R, BAUDIN E, et al. ENETS Consensus Guidelines for the Standards of Care in Neuroendocrine Tumors: Radiological, Nuclear Medicine & Hybrid Imaging [J]. Neuroendocrinology, 2017, 105 (3): 212-44.

[32] DAVAR J, CONNOLLY H M, CAPLIN M E, et al. Diagnosing and Managing Carcinoid Heart Disease in Patients With Neuroendocrine Tumors: An Expert Statement [J]. Journal of the American College of Cardiology, 2017, 69 (10): 1288-304.

[33] BEIDERWELLEN K, SABET A, LAUENSTEIN T C, et al. [Pancreatic neuroendocrine neoplasms] [J]. Radiologe, 2016, 56 (4): 348-54.

[34] BINDERUP T, KNIGGE U, LOFT A, et al. Functional imaging of neuroendocrine tumors: a head-to-head comparison of somatostatin receptor scintigraphy, 123I-MIBG scintigraphy, and 18F-FDG PET [J]. J Nucl Med, 2010, 51 (5): 704-12.

[35] RINZIVILLO M, PARTELLI S, PROSPERI D, et al. Clinical Usefulness of (18) F-Fluorodeoxyglucose Positron Emission Tomography in the Diagnostic Algorithm of Advanced Entero-Pancreatic Neuroendocrine Neoplasms [J]. Oncologist, 2018, 23 (2): 186-92.

[36] KUIK W J, KEMA I P, BROUWERS A H, et al. In vivo biodistribution of no-carrier-added 6-18F-fluoro-3,4-dihydroxy-L-phenylalanine (18F-DOPA), produced by a new nucleophilic substitution

approach, compared with carrier-added 18F-DOPA, prepared by conventional electrophilic substitution [J]. J Nucl Med, 2015, 56 (1): 106-12.

[37] PICCARDO A, LOPCI E, CONTE M, et al. Comparison of 18F-dopa PET/CT and 123I-MIBG scintigraphy in stage 3 and 4 neuroblastoma: a pilot study [J]. Eur J Nucl Med Mol Imaging, 2012, 39 (1): 57-71.

[38] CARIDEO L, PROSPERI D, PANZUTO F, et al. Role of Combined [(68) Ga]Ga-DOTA-SST Analogues and [(18) F]FDG PET/CT in the Management of GEP-NENs: A Systematic Review [J]. Journal of clinical medicine, 2019, 8 (7).

[39] MARZOLA M C, CHONDROGIANNIS S, GRASSETTO G, et al. 18F-DOPA PET/CT in the evaluation of hereditary SDH-deficiency paraganglioma-pheochromocytoma syndromes [J]. Clin Nucl Med, 2014, 39 (1): e53-8.

[40] PAUWELS E, CLEEREN F, BORMANS G, et al. Somatostatin receptor PET ligands - the next generation for clinical practice [J]. American journal of nuclear medicine and molecular imaging, 2018, 8 (5): 311-31.

[41] PUTZER D, GABRIEL M, KENDLER D, et al. Comparison of (68) Ga-DOTA-Tyr (3) -octreotide and (18) F-fluoro-L-dihydroxyphenylalanine positron emission tomography in neuroendocrine tumor patients [J]. The quarterly journal of nuclear medicine and molecular imaging: official publication of the Italian Association of Nuclear Medicine (AIMN) [and] the International Association of Radiopharmacology (IAR), [and] Section of the So, 2010, 54 (1): 68-75.

[42] GAINS J E, ALDRIDGE M D, MATTOLI M V, et al. 68Ga-DOTATATE and 123I-mIBG as imaging biomarkers of disease localisation in metastatic neuroblastoma: implications for molecular radiotherapy [J]. Nuclear medicine communications, 2020, 41 (11): 1169-77.

[43] TELLI T, LAY ERGüN E, VOLKAN SALANCI B, et al. The Complementary Role of 68Ga-DOTATATE PET/CT in Neuroblastoma [J]. Clin Nucl Med, 2020, 45 (4): 326-9.

[44] TORUN N. 68Ga-DOTA-TATE in Neuroblastoma With Marrow Involvement [J]. Clin Nucl Med, 2019, 44 (6): 467-8.

[45] KIM Y I, YOO C, OH S J, et al. Tumour-to-liver ratio determined by [(68) Ga]Ga-DOTA-TOC PET/CT as a prognostic factor of lanreotide efficacy for patients with well-differentiated gastroenteropancreatic-neuroendocrine tumours [J]. EJNMMI research, 2020, 10 (1): 63.

[46] LIU B, ZHANG Z, WANG H, et al. Preclinical evaluation of a dual sstr2 and integrin α (v) β (3) -targeted heterodimer [(68) Ga]-NOTA-3PEG (4) -TATE-RGD [J]. Bioorganic & medicinal chemistry, 2019, 27 (21): 115094.

[47] LUO Y, PAN Q, YAO S, et al. Glucagon-Like Peptide-1 Receptor PET/CT with 68Ga-NOTA-Exendin-4 for Detecting Localized Insulinoma: A Prospective Cohort Study [J]. J Nucl Med, 2016, 57 (5): 715-20.

[48] HöRSCH D, SCHMID K W, ANLAUF M, et al. Neuroendocrine tumors of the bronchopulmonary system (typical and atypical carcinoid tumors): current strategies in diagnosis and treatment. Conclusions of an expert meeting February 2011 in Weimar, Germany [J]. Oncology research and treatment, 2014, 37 (5): 266-76.

[49] CAPLIN M E, BAUDIN E, FEROLLA P, et al. Pulmonary neuroendocrine (carcinoid) tumors: European Neuroendocrine Tumor Society expert consensus and recommendations for best practice for typical and atypical pulmonary carcinoids [J]. Ann Oncol, 2015, 26 (8): 1604-20.

[50] O'TOOLE D, PALAZZO L. Endoscopy and Endoscopic Ultrasound in Assessing and Managing Neuroendocrine Neoplasms [J]. Frontiers of hormone research, 2015, 44 (88-103.

[51] CHEN L, GUO Y, ZHANG Y, et al. Development of a novel scoring system based on endoscopic appearance for management of rectal neuroendocrine tumors [J]. Endoscopy, 2021, 53 (7): 702-9.

[52] RAMAGE J K, DE HERDER W W, DELLE FAVE G, et al. ENETS Consensus Guidelines Update for Colorectal Neuroendocrine Neoplasms [J]. Neuroendocrinology, 2016, 103 (2): 139-43.

[53] KHASHAB M A, YONG E, LENNON A M, et al. EUS is still superior to multidetector computerized tomography for detection of pancreatic neuroendocrine tumors [J]. Gastrointest Endosc, 2011, 73 (4): 691-6.

[54] DI LEO M, POLIANI L, RAHAL D, et al. Pancreatic Neuroendocrine Tumours: The Role of Endoscopic Ultrasound Biopsy in Diagnosis and Grading Based on the WHO 2017 Classification [J]. Digestive diseases (Basel, Switzerland), 2019, 37 (4): 325-33.

[55] COSTA R D D, KEMP R, SANTOS J S D, et al. THE ROLE OF CONVENTIONAL ECHOENDOSCOPY (EUS) IN THERAPEUTIC DECISIONS IN PATIENTS WITH NEUROENDOCRINE GASTROINTESTINAL TUMORS [J]. Arquivos brasileiros de cirurgia digestiva: ABCD = Brazilian archives of digestive surgery, 2020, 33 (2): e1512.

[56] PELLICANO R, FAGOONEE S, ALTRUDA F, et al. Endoscopic imaging in the management of gastroenteropancreatic neuroendocrine tumors [J]. Minerva endocrinologica, 2016, 41 (4): 490-8.

[57] PATEL K K, KIM M K. Neuroendocrine tumors of the pancreas: endoscopic diagnosis [J]. Curr Opin Gastroenterol, 2008, 24 (5): 638-42.

[58] RUSTAGI T, FARRELL J J. Endoscopic diagnosis and treatment of pancreatic neuroendocrine tumors [J]. J Clin Gastroenterol, 2014, 48 (10): 837-44.

[59] PULI S R, KALVA N, BECHTOLD M L, et al. Diagnostic accuracy of endoscopic ultrasound in pancreatic neuroendocrine tumors: a systematic review and meta analysis [J]. World J Gastroenterol, 2013, 19 (23): 3678-84.

[60] KOS-KUDŁA B, BLICHARZ-DORNIAK J, STRZELCZYK J, et al. Diagnostic and therapeutic guidelines for gastro-entero-pancreatic neuroendocrine neoplasms (recommended by the Polish Network of Neuroendocrine Tumours) [J]. Endokrynologia Polska, 2017, 68 (2): 79-110.

[61] KIM M K. Endoscopic ultrasound in gastroenteropancreatic neuroendocrine tumors [J]. Gut and liver, 2012, 6 (4): 405-10.

[62] VAN ASSELT S J, BROUWERS A H, VAN DULLEMEN H M, et al. EUS is superior for detection of pancreatic lesions compared with standard imaging in patients with multiple endocrine neoplasia type 1 [J]. Gastrointest Endosc, 2015, 81 (1): 159-67.e2.

[63] WHO CLASSIFICATION OF TUMOURS EDITORIAL BOARD. WHO classification of tumours of digestive system[M]. Lyon: IARC Press, 2019.

[64] 滕晓东, 李君, 来茂德. 肿瘤病理诊断规范 (胃肠胰神经内分泌肿瘤) [J]. 中华病理学杂志, 2017, 46 (02): 76-8.

[65] 中国胃肠胰神经内分泌肿瘤病理诊断共识 (2013版) [J]. 中华病理学杂志, 2013, 42 (10): 691-4.

[66] 中国胃肠胰神经内分泌肿瘤病理诊断共识 (2020版) [J]. 中华病理学杂志, 2021, 50 (01): 14-20.

[67] 胃肠胰神经内分泌肿瘤诊治专家共识 (2020·广州) [J]. 中华消化杂志, 2021, 41 (02): 76-87.

[68] WHO CLASSIFICATION OF TUMOURS EDITORIAL BOARD. WHO classification of tumours of Troricic Tumours [M]. Lyon: IARC Press, 2021. (WHO classification of tumours series, 5th ed.

[69] RINDI G, KLIMSTRA D S, ABEDI-ARDEKANI B, et al. A common classification framework for neuroendocrine neoplasms: an International Agency for Research on Cancer (IARC) and World Health Organization (WHO) expert consensus proposal [J]. Modern pathology: an official journal of the United States and Canadian Academy of Pathology, Inc, 2018, 31 (12): 1770-86.

[70] TRAVIS WD, BRAMBILLA E, BURKE AP, et al. WHO classification of tumours of the lung, pleu-

ra, thymus and heart. Lyon (France): International Agency for Research on Cancer; 2015. (WHO classification of tumours series, 4th ed. vol.7.

[71] TRAVIS WD, BRAMBILLA E, MÜLLER-HERMELINK HK, et al., editors. Pathology and genetics of tumours of the lung, pleura, thymus and heart. Lyon (France): International Agency for Research on Cancer; 2004. (WHO classification of tumours series, 3rd ed, vol.10.

[72] 朱雄增, 郑杰. 中国胃肠胰神经内分泌肿瘤病理学诊断共识 [J]. 中华病理学杂志, 2011, 04: 257-62.

[73] AJCC Cancer Staging Manual. 8th edition, New York, NY, Springer

[74] 陈洛海, 周志伟, 陈洁. 美国癌症联合委员会 (AJCC) 第8版胃肠胰神经内分泌肿瘤分期解读及评价 [J]. 中华胃肠外科杂志, 2017, 20 (09): 972-6.

[75] BASUROY R, SRIRAJASKANTHAN R, PRACHALIAS A, et al. Review article: the investigation and management of gastric neuroendocrine tumours [J]. Alimentary pharmacology & therapeutics, 2014, 39 (10): 1071-84.

[76] MAIONE F, CHINI A, MILONE M, et al. Diagnosis and Management of Rectal Neuroendocrine Tumors (NETs) [J]. Diagnostics (Basel, Switzerland), 2021, 11 (5):

[77] CROSBY D A, DONOHOE C L, FITZGERALD L, et al. Gastric neuroendocrine tumours [J]. Digestive surgery, 2012, 29 (4): 331-48.

[78] THOMAS D, TSOLAKIS A V, GROZINSKY-GLASBERG S, et al. Long-term follow-up of a large series of patients with type 1 gastric carcinoid tumors: data from a multicenter study [J]. European journal of endocrinology, 2013, 168 (2): 185-93.

[79] SHAH M H, GOLDNER W S, BENSON A B, et al. Neuroendocrine and Adrenal Tumors, Version 2.2021, NCCN Clinical Practice Guidelines in Oncology [J]. Journal of the National Comprehensive Cancer Network: JNCCN, 2021, 19 (7): 839-68.

[80] GROZINSKY-GLASBERG S, ALEXANDRAKI K I, ANGELOUSI A, et al. Gastric Carcinoids [J]. Endocrinol Metab Clin North Am, 2018, 47 (3): 645-60.

[81] KIM G H, KIM J I, JEON S W, et al. Endoscopic resection for duodenal carcinoid tumors: a multicenter, retrospective study [J]. J Gastroenterol Hepatol, 2014, 29 (2): 318-24.

[82] MATSUMOTO S, MIYATANI H, YOSHIDA Y. Future directions of duodenal endoscopic submucosal dissection [J]. World journal of gastrointestinal endoscopy, 2015, 7 (4): 389-95.

[83] HOTEYA S, KAISE M, IIZUKA T, et al. Delayed bleeding after endoscopic submucosal dissection for non-ampullary superficial duodenal neoplasias might be prevented by prophylactic endoscopic closure: analysis of risk factors [J]. Digestive endoscopy: official journal of the Japan Gastroenterological Endoscopy Society, 2015, 27 (3): 323-30.

[84] MATSUMOTO S, MIYATANI H, YOSHIDA Y, et al. Duodenal carcinoid tumors: 5 cases treated by endoscopic submucosal dissection [J]. Gastrointest Endosc, 2011, 74 (5): 1152-6.

[85] MORI H, SHINTARO F, KOBARA H, et al. Successful closing of duodenal ulcer after endoscopic submucosal dissection with over-the-scope clip to prevent delayed perforation [J]. Digestive endoscopy: official journal of the Japan Gastroenterological Endoscopy Society, 2013, 25 (4): 459-61.

[86] TAKIMOTO K, IMAI Y, MATSUYAMA K. Endoscopic tissue shielding method with polyglycolic acid sheets and fibrin glue to prevent delayed perforation after duodenal endoscopic submucosal dissection [J]. Digestive endoscopy: official journal of the Japan Gastroenterological Endoscopy Society, 2014, 26 Suppl 2 (46-9.

[87] MAKHLOUF H R, BURKE A P, SOBIN L H. Carcinoid tumors of the ampulla of Vater: a comparison with duodenal carcinoid tumors [J]. Cancer, 1999, 85 (6): 1241-9.

[88] 陈洛海, 陈洁, 周志伟. 胃肠道神经内分泌肿瘤治疗最新指南解读 [J]. 中华胃肠外科杂志, 2016, 19 (11): 1201-4.

[89] CHEUNG D Y, CHOI S K, KIM H K, et al. Circumferential submucosal incision prior to endoscopic mucosal resection provides comparable clinical outcomes to submucosal dissection for well-differentiated neuroendocrine tumors of the rectum [J]. Surgical endoscopy, 2015, 29 (6): 1500-5.

[90] ZHONG D D, SHAO L M, CAI J T. Endoscopic mucosal resection vs endoscopic submucosal dissection for rectal carcinoid tumours: a systematic review and meta-analysis [J]. Colorectal disease: the official journal of the Association of Coloproctology of Great Britain and Ireland, 2013, 15 (3): 283-91.

[91] CHOI C W, KANG D H, KIM H W, et al. Comparison of endoscopic resection therapies for rectal carcinoid tumor: endoscopic submucosal dissection versus endoscopic mucosal resection using band ligation [J]. J Clin Gastroenterol, 2013, 47 (5): 432-6.

[92] 刘雪梅, 庹必光. 胃肠神经内分泌肿瘤的内镜诊断与治疗 [J]. 中华胃肠外科杂志, 2021, 24 (10): 854-60.

[93] PARTELLI S, CIROCCHI R, CRIPPA S, et al. Systematic review of active surveillance versus surgical management of asymptomatic small non-functioning pancreatic neuroendocrine neoplasms [J]. The British journal of surgery, 2017, 104 (1): 34-41.

[94] KUO E J, SALEM R R. Population-level analysis of pancreatic neuroendocrine tumors 2 cm or less in size [J]. Ann Surg Oncol, 2013, 20 (9): 2815-21.

[95] ZHANG X F, XUE F, DONG D H, et al. New Nodal Staging for Primary Pancreatic Neuroendocrine Tumors: A Multi-institutional and National Data Analysis [J]. Annals of surgery, 2021, 274 (1): e28-e35.

[96] SCHURR P G, STRATE T, RESE K, et al. Aggressive surgery improves long-term survival in neuroendocrine pancreatic tumors: an institutional experience [J]. Annals of surgery, 2007, 245 (2): 273-81.

[97] JIN K, XU J, CHEN J, et al. Surgical management for non-functional pancreatic neuroendocrine neoplasms with synchronous liver metastasis: A consensus from the Chinese Study Group for Neuroendocrine Tumors (CSNET) [J]. International journal of oncology, 2016, 49 (5): 1991-2000.

[98] BERTANI E, FAZIO N, BOTTERI E, et al. Resection of the primary pancreatic neuroendocrine tumor in patients with unresectable liver metastases: possible indications for a multimodal approach [J]. Surgery, 2014, 155 (4): 607-14.

[99] DE JONG M C, FARNELL M B, SCLABAS G, et al. Liver-directed therapy for hepatic metastases in patients undergoing pancreaticoduodenectomy: a dual-center analysis [J]. Annals of surgery, 2010, 252 (1): 142-8.

[100] OBERG K, KVOLS L, CAPLIN M, et al. Consensus report on the use of somatostatin analogs for the management of neuroendocrine tumors of the gastroenteropancreatic system [J]. Ann Oncol, 2004, 15 (6): 966-73.

[101] HAN X, LOU W. Concomitant pancreatic neuroendocrine tumors in hereditary tumor syndromes: who, when and how to operate? [J]. 胰腺病学杂志（英文）, 2019, 2: 48-53.

[102] RAZ D J, NELSON R A, GRANNIS F W, et al. Natural history of typical pulmonary carcinoid tumors: a comparison of nonsurgical and surgical treatment [J]. Chest, 2015, 147 (4): 1111-7.

[103] KURUL I C, TOPçU S, TAŞTEPE I, et al. Surgery in bronchial carcinoids: experience with 83 patients [J]. Eur J Cardiothorac Surg, 2002, 21 (5): 883-7.

[104] DIVISI D, CRISCI R. Carcinoid tumors of the lung and multimodal therapy [J]. Thorac Cardiovasc Surg, 2005, 53 (3): 168-72.

[105] PHAN A T, OBERG K, CHOI J, et al. NANETS consensus guideline for the diagnosis and management of neuroendocrine tumors: well-differentiated neuroendocrine tumors of the thorax (includes lung and thymus) [J]. Pancreas, 2010, 39 (6): 784-98.

[106] HUANG Y, YANG X, LU T, et al. Assessment of the prognostic factors in patients with pulmonary carcinoid tumor: a population-based study [J]. Cancer medicine, 2018, 7 (6): 2434-41.

[107] BROWN L M, COOKE D T, JETT J R, et al. Extent of Resection and Lymph Node Assessment for Clinical Stage T1aN0M0 Typical Carcinoid Tumors [J]. Ann Thorac Surg, 2018, 105 (1): 207-13.

[108] KNEUERTZ P J, KAMEL M K, STILES B M, et al. Incidence and Prognostic Significance of Carcinoid Lymph Node Metastases [J]. Ann Thorac Surg, 2018, 106 (4): 981-8.

[109] DE LAAT J M, PIETERMAN C R, VAN DEN BROEK M F, et al. Natural course and survival of neuroendocrine tumors of thymus and lung in MEN1 patients [J]. J Clin Endocrinol Metab, 2014, 99 (9): 3325-33.

[110] YE L, WANG W, OSPINA N S, et al. Clinical features and prognosis of thymic neuroendocrine tumours associated with multiple endocrine neoplasia type 1: A single-centre study, systematic review and meta-analysis [J]. Clinical endocrinology, 2017, 87 (6): 706-16.

[111] FRILLING A, MODLIN I M, KIDD M, et al. Recommendations for management of patients with neuroendocrine liver metastases [J]. Lancet Oncol, 2014, 15 (1): e8-21.

[112] PARTELLI S, BARTSCH D K, CAPDEVILA J, et al. ENETS Consensus Guidelines for Standard of Care in Neuroendocrine Tumours: Surgery for Small Intestinal and Pancreatic Neuroendocrine Tumours [J]. Neuroendocrinology, 2017, 105 (3): 255-65.

[113] LEWIS A, RAOOF M, ITUARTE P H G, et al. Resection of the Primary Gastrointestinal Neuroendocrine Tumor Improves Survival With or Without Liver Treatment [J]. Annals of surgery, 2019, 270 (6): 1131-7.

[114] PARTELLI S, INAMA M, RINKE A, et al. Long-Term Outcomes of Surgical Management of Pancreatic Neuroendocrine Tumors with Synchronous Liver Metastases [J]. Neuroendocrinology, 2015, 102 (1-2): 68-76.

[115] BERTANI E, FAZIO N, RADICE D, et al. Resection of the Primary Tumor Followed by Peptide Receptor Radionuclide Therapy as Upfront Strategy for the Treatment of G1-G2 Pancreatic Neuroendocrine Tumors with Unresectable Liver Metastases [J]. Ann Surg Oncol, 2016, 23 (Suppl 5): 981-9.

[116] KEUTGEN X M, NILUBOL N, GLANVILLE J, et al. Resection of primary tumor site is associated with prolonged survival in metastatic nonfunctioning pancreatic neuroendocrine tumors [J]. Surgery, 2016, 159 (1): 311-8.

[117] CHEN L, CHEN J. Perspective of neo-adjuvant/conversion and adjuvant therapy for pancreatic neuroendocrine tumors [J]. Journal of Pancreatology, 2019, 2: 91-99.

[118] VEZZOSI D, BENNET A, ROCHAIX P, et al. Octreotide in insulinoma patients: efficacy on hypoglycemia, relationships with Octreoscan scintigraphy and immunostaining with anti-sst2A and anti-sst5 antibodies [J]. European journal of endocrinology, 2005, 152 (5): 757-67.

[119] WOLTERING E A, WRIGHT A E, STEVENS M A, et al. Development of effective prophylaxis against intraoperative carcinoid crisis [J]. Journal of clinical anesthesia, 2016, 32: 189-93.

[120] BAUDIN E, CAPLIN M, GARCIA-CARBONERO R, et al. Lung and thymic carcinoids: ESMO Clinical Practice Guidelines for diagnosis, treatment and follow-up (☆) [J]. Ann Oncol, 2021, 32 (4): 439-51.

[121] WOLIN E M, BENSON III A B. Systemic Treatment Options for Carcinoid Syndrome: A Systematic Review [J]. Oncology, 2019, 96 (6): 273-89.

[122] BRODER M S, BEENHOUWER D, STROSBERG J R, et al. Gastrointestinal neuroendocrine tumors treated with high dose octreotide-LAR: a systematic literature review [J]. World J Gastroenterol, 2015, 21 (6): 1945-55.

[123] PAVEL M, VALLE J W, ERIKSSON B, et al. ENETS Consensus Guidelines for the Standards of Care in Neuroendocrine Neoplasms: Systemic Therapy - Biotherapy and Novel Targeted Agents [J].

Neuroendocrinology, 2017, 105 (3): 266-80.

[124] WOLIN E M, JARZAB B, ERIKSSON B, et al. Phase III study of pasireotide long-acting release in patients with metastatic neuroendocrine tumors and carcinoid symptoms refractory to available somatostatin analogues [J]. Drug design, development and therapy, 2015, 9: 5075-86.

[125] OBERG K. Interferon in the management of neuroendocrine GEP-tumors: a review [J]. Digestion, 2000, 62 Suppl 1: 92-7.

[126] PAVEL M, GROSS D J, BENAVENT M, et al. Telotristat ethyl in carcinoid syndrome: safety and efficacy in the TELECAST phase 3 trial [J]. Endocrine-related cancer, 2018, 25 (3): 309-22.

[127] ITO T, LEE L, JENSEN R T. Treatment of symptomatic neuroendocrine tumor syndromes: recent advances and controversies [J]. Expert opinion on pharmacotherapy, 2016, 17 (16): 2191-205.

[128] DANIEL E, AYLWIN S, MUSTAFA O, et al. Effectiveness of Metyrapone in Treating Cushing's Syndrome: A Retrospective Multicenter Study in 195 Patients [J]. J Clin Endocrinol Metab, 2015, 100 (11): 4146-54.

[129] YUEN K C, WILLIAMS G, KUSHNER H, et al. Association between mifepristone dose, efficacy, and tolerability in patients with cushing syndrome [J]. Endocrine practice: official journal of the American College of Endocrinology and the American Association of Clinical Endocrinologists, 2015, 21 (10): 1087-92.

[130] RINKE A, MULLER HH, SCHADE-BRITTINGER C, et al. Placebo-controlled, double-blind, prospective, randomized study on the effect of octreotide LAR in the control of tumor growth in patients with metastatic neuroendocrine midgut tumors: a report from the PROMID Study Group. J Clin Oncol. 2009; 27: 4656e4663.

[131] YAO J C, PAVEL M, LOMBARD-BOHAS C, et al. Everolimus for the Treatment of Advanced Pancreatic Neuroendocrine Tumors: Overall Survival and Circulating Biomarkers From the Randomized, Phase III RADIANT-3 Study [J]. Journal of clinical oncology: official journal of the American Society of Clinical Oncology, 2016, 34 (32): 3906-13.

[132] YAO J C, FAZIO N, SINGH S, et al. Everolimus for the treatment of advanced, non-functional neuroendocrine tumours of the lung or gastrointestinal tract (RADIANT-4): a randomised, placebo-controlled, phase 3 study [J]. Lancet (London, England), 2016, 387 (10022): 968-77.

[133] KULKE M H, RUSZNIEWSKI P, VAN CUTSEM E, et al. A randomized, open-label, phase 2 study of everolimus in combination with pasireotide LAR or everolimus alone in advanced, well-differentiated, progressive pancreatic neuroendocrine tumors: COOPERATE-2 trial [J]. Ann Oncol, 2019, 30 (11): 1846.

[134] PAVEL M E, HAINSWORTH J D, BAUDIN E, et al. Everolimus plus octreotide long-acting repeatable for the treatment of advanced neuroendocrine tumours associated with carcinoid syndrome (RADIANT-2): a randomised, placebo-controlled, phase 3 study [J]. Lancet (London, England), 2011, 378 (9808): 2005-12.

[135] PANZUTO F, RINZIVILLO M, SPADA F, et al. Everolimus in Pancreatic Neuroendocrine Carcinomas G3 [J]. Pancreas, 2017, 46 (3): 302-5.

[136] FAIVRE S, NICCOLI P, CASTELLANO D, et al. Sunitinib in pancreatic neuroendocrine tumors: updated progression-free survival and final overall survival from a phase III randomized study [J]. Ann Oncol, 2017, 28 (2): 339-43.

[137] CAPDEVILA J, FAZIO N, LOPEZ C, et al. Lenvatinib in Patients With Advanced Grade 1/2 Pancreatic and Gastrointestinal Neuroendocrine Tumors: Results of the Phase II TALENT Trial (GETNE1509) [J]. Journal of clinical oncology: official journal of the American Society of Clinical Oncology, 2021, 39 (20): 2304-12.

[138] PAVEL M, O'TOOLE D, COSTA F, et al. ENETS Consensus Guidelines Update for the Manage-

ment of Distant Metastatic Disease of Intestinal, Pancreatic, Bronchial Neuroendocrine Neoplasms (NEN) and NEN of Unknown Primary Site [J]. Neuroendocrinology, 2016, 103 (2): 172-85.

[139] CLEWEMAR ANTONODIMITRAKIS P, SUNDIN A, WASSBERG C, et al. Streptozocin and 5-Fluorouracil for the Treatment of Pancreatic Neuroendocrine Tumors: Efficacy, Prognostic Factors and Toxicity [J]. Neuroendocrinology, 2016, 103 (3-4): 345-53.

[140] CHATZELLIS E, ANGELOUSI A, DASKALAKIS K, et al. Activity and Safety of Standard and Prolonged Capecitabine/Temozolomide Administration in Patients with Advanced Neuroendocrine Neoplasms [J]. Neuroendocrinology, 2019, 109 (4): 333-45.

[141] LAMARCA A, ELLIOTT E, BARRIUSO J, et al. Chemotherapy for advanced non-pancreatic well-differentiated neuroendocrine tumours of the gastrointestinal tract, a systematic review and meta-analysis: A lost cause? [J]. Cancer treatment reviews, 2016, 44: 26-41.

[142] GARCIA-CARBONERO R, SORBYE H, BAUDIN E, et al. ENETS Consensus Guidelines for High-Grade Gastroenteropancreatic Neuroendocrine Tumors and Neuroendocrine Carcinomas [J]. Neuroendocrinology, 2016, 103 (2): 186-94.

[143] SORBYE H, WELIN S, LANGER S W, et al. Predictive and prognostic factors for treatment and survival in 305 patients with advanced gastrointestinal neuroendocrine carcinoma (WHO G3): the NORDIC NEC study [J]. Ann Oncol, 2013, 24 (1): 152-60.

[144] SORBYE H, BAUDIN E, PERREN A. The Problem of High-Grade Gastroenteropancreatic Neuroendocrine Neoplasms: Well-Differentiated Neuroendocrine Tumors, Neuroendocrine Carcinomas, and Beyond [J]. Endocrinol Metab Clin North Am, 2018, 47 (3): 683-98.

[145] WELIN S, SORBYE H, SEBJORNSEN S, et al. Clinical effect of temozolomide-based chemotherapy in poorly differentiated endocrine carcinoma after progression on first-line chemotherapy [J]. Cancer, 2011, 117 (20): 4617-22.

[146] STROSBERG J, MIZUNO N, DOI T, et al. Efficacy and Safety of Pembrolizumab in Previously Treated Advanced Neuroendocrine Tumors: Results From the Phase II KEYNOTE-158 Study [J]. Clin Cancer Res, 2020, 26 (9): 2124-30.

[147] FAIVRE-FINN C, SNEE M, ASHCROFT L, et al. Concurrent once-daily versus twice-daily chemoradiotherapy in patients with limited-stage small-cell lung cancer (CONVERT): an open-label, phase 3, randomised, superiority trial [J]. Lancet Oncol, 2017, 18 (8): 1116-25.

[148] SKARLOS D V, SAMANTAS E, BRIASSOULIS E, et al. Randomized comparison of early versus late hyperfractionated thoracic irradiation concurrently with chemotherapy in limited disease small-cell lung cancer: a randomized phase II study of the Hellenic Cooperative Oncology Group (HeCOG) [J]. Ann Oncol, 2001, 12 (9): 1231-8.

[149] HORN L, MANSFIELD A S, SZCZĘSNA A, et al. First-Line Atezolizumab plus Chemotherapy in Extensive-Stage Small-Cell Lung Cancer [J]. N Engl J Med, 2018, 379 (23): 2220-9.

[150] PAZ-ARES L, DVORKIN M, CHEN Y, et al. Durvalumab plus platinum-etoposide versus platinum-etoposide in first-line treatment of extensive-stage small-cell lung cancer (CASPIAN): a randomised, controlled, open-label, phase 3 trial [J]. Lancet (London, England), 2019, 394 (10212): 1929-39.

[151] EVANS W K, SHEPHERD F A, FELD R, et al. VP-16 and cisplatin as first-line therapy for small-cell lung cancer [J]. Journal of clinical oncology: official journal of the American Society of Clinical Oncology, 1985, 3 (11): 1471-7.

[152] OKAMOTO H, WATANABE K, NISHIWAKI Y, et al. Phase II study of area under the plasma-concentration-versus-time curve-based carboplatin plus standard-dose intravenous etoposide in elderly patients with small-cell lung cancer [J]. Journal of clinical oncology: official journal of the American Society of Clinical Oncology, 1999, 17 (11): 3540-5.

[153] NODA K, NISHIWAKI Y, KAWAHARA M, et al. Irinotecan plus cisplatin compared with etoposide plus cisplatin for extensive small-cell lung cancer [J]. N Engl J Med, 2002, 346 (2): 85-91.

[154] SCHMITTEL A, FISCHER VON WEIKERSTHAL L, SEBASTIAN M, et al. A randomized phase II trial of irinotecan plus carboplatin versus etoposide plus carboplatin treatment in patients with extended disease small-cell lung cancer [J]. Ann Oncol, 2006, 17 (4): 663-7.

[155] MOERTEL C G, KVOLS L K, O'CONNELL M J, et al. Treatment of neuroendocrine carcinomas with combined etoposide and cisplatin. Evidence of major therapeutic activity in the anaplastic variants of these neoplasms [J]. Cancer, 1991, 68 (2): 227-32.

[156] ZHANG P, LI J, LI J, et al. Etoposide and cisplatin versus irinotecan and cisplatin as the first-line therapy for patients with advanced, poorly differentiated gastroenteropancreatic neuroendocrine carcinoma: A randomized phase 2 study [J]. Cancer, 2020, 126 Suppl 9 (Suppl 9): 2086-92.

[157] FINE R L, GULATI A P, KRANTZ B A, et al. Capecitabine and temozolomide (CAPTEM) for metastatic, well-differentiated neuroendocrine cancers: The Pancreas Center at Columbia University experience [J]. Cancer Chemother Pharmacol, 2013, 71 (3): 663-70.

[158] OKITA N T, KATO K, TAKAHARI D, et al. Neuroendocrine tumors of the stomach: chemotherapy with cisplatin plus irinotecan is effective for gastric poorly-differentiated neuroendocrine carcinoma [J]. Gastric cancer: official journal of the International Gastric Cancer Association and the Japanese Gastric Cancer Association, 2011, 14 (2): 161-5.

[159] BAJETTA E, CATENA L, PROCOPIO G, et al. Are capecitabine and oxaliplatin (XELOX) suitable treatments for progressing low-grade and high-grade neuroendocrine tumours? [J]. Cancer Chemother Pharmacol, 2007, 59 (5): 637-42.

[160] LE D T, DURHAM J N, SMITH K N, et al. Mismatch repair deficiency predicts response of solid tumors to PD-1 blockade [J]. Science (New York, NY), 2017, 357 (6349): 409-13.

[161] HICKS R J, KWEKKEBOOM D J, KRENNING E, et al. ENETS Consensus Guidelines for the Standards of Care in Neuroendocrine Neoplasia: Peptide Receptor Radionuclide Therapy with Radiolabeled Somatostatin Analogues [J]. Neuroendocrinology, 2017, 105 (3): 295-309.

[162] CARLSEN E A, FAZIO N, GRANBERG D, et al. Peptide receptor radionuclide therapy in gastroenteropancreatic NEN G3: a multicenter cohort study [J]. Endocrine-related cancer, 2019, 26 (2): 227-39.

[163] CARMONA-BAYONAS A, JIMéNEZ-FONSECA P, LAMARCA Á, et al. Prediction of Progression-Free Survival in Patients With Advanced, Well-Differentiated, Neuroendocrine Tumors Being Treated With a Somatostatin Analog: The GETNE-TRASGU Study [J]. Journal of clinical oncology: official journal of the American Society of Clinical Oncology, 2019, 37 (28): 2571-80.

[164] WANG Y H, LIN Y, XUE L, et al. Relationship between clinical characteristics and survival of gastroenteropancreatic neuroendocrine neoplasms: A single-institution analysis (1995-2012) in South China [J]. BMC endocrine disorders, 2012, 12: 30.

[165] FRILLING A, LI J, MALAMUTMANN E, et al. Treatment of liver metastases from neuroendocrine tumours in relation to the extent of hepatic disease [J]. The British journal of surgery, 2009, 96 (2): 175-84.

[166] MOHAN H, NICHOLSON P, WINTER D C, et al. Radiofrequency ablation for neuroendocrine liver metastases: a systematic review [J]. J Vasc Interv Radiol, 2015, 26 (7): 935-42.

[167] FAIRWEATHER M, SWANSON R, WANG J, et al. Management of Neuroendocrine Tumor Liver Metastases: Long-Term Outcomes and Prognostic Factors from a Large Prospective Database [J]. Ann Surg Oncol, 2017, 24 (8): 2319-25.

[168] NORLéN O, STåLBERG P, ZEDENIUS J, et al. Outcome after resection and radiofrequency ablation of liver metastases from small intestinal neuroendocrine tumours [J]. The British journal of sur-

gery, 2013, 100 (11): 1505-14.

[169] AKYILDIZ H Y, MITCHELL J, MILAS M, et al. Laparoscopic radiofrequency thermal ablation of neuroendocrine hepatic metastases: long-term follow-up [J]. Surgery, 2010, 148 (6): 1288-93.

[170] STROSBERG J R, CHEEMA A, KVOLS L K. A review of systemic and liver-directed therapies for metastatic neuroendocrine tumors of the gastroenteropancreatic tract [J]. Cancer control: journal of the Moffitt Cancer Center, 2011, 18 (2): 127-37.

[171] PERICLEOUS M, CAPLIN M E, TSOCHATZIS E, et al. Hepatic artery embolization in advanced neuroendocrine tumors: Efficacy and long-term outcomes [J]. Asia-Pacific journal of clinical oncology, 2016, 12 (1): 61-9.

[172] 刘一铭, 连帆, 周翔飞, 等. 肝动脉栓塞术联合长效奥曲肽降低中低级别神经内分泌瘤肝转移负荷的疗效及安全性分析 [J]. 中华医学杂志, 2019, 15: 1142-6.

[173] 刘海宽, 陈文川, 刘一铭, 等. 肝动脉栓塞术治疗42例低-中级别乏血供型神经内分泌肿瘤肝转移的近期疗效及安全性分析 [J]. 中华介入放射学电子杂志, 2020, 8 (02): 130-4.

[174] 王于, 陈洁. 胰腺神经内分泌肿瘤复杂肝转移的介入及药物治疗策略 [J]. 协和医学杂志, 2020, 11 (04): 389-94.

[175] FRILLING A, CLIFT A K. Therapeutic strategies for neuroendocrine liver metastases [J]. Cancer, 2015, 121 (8): 1172-86.

[176] DEL PRETE M, FIORE F, MODICA R, et al. Hepatic arterial embolization in patients with neuroendocrine tumors [J]. Journal of experimental & clinical cancer research: CR, 2014, 33 (1): 43.

[177] ZENER R, YOON H, ZIV E, et al. Outcomes After Transarterial Embolization of Neuroendocrine Tumor Liver Metastases Using Spherical Particles of Different Sizes [J]. Cardiovascular and interventional radiology, 2019, 42 (4): 569-76.

[178] ENGELMAN E S, LEON-FERRE R, NARAEV B G, et al. Comparison of transarterial liver-directed therapies for low-grade metastatic neuroendocrine tumors in a single institution [J]. Pancreas, 2014, 43 (2): 219-25.

[179] SAXENA A, CHUA T C, BESTER L, et al. Factors predicting response and survival after yttrium-90 radioembolization of unresectable neuroendocrine tumor liver metastases: a critical appraisal of 48 cases [J]. Annals of surgery, 2010, 251 (5): 910-6.

[180] BHAGAT N, REYES D K, LIN M, et al. Phase II study of chemoembolization with drug-eluting beads in patients with hepatic neuroendocrine metastases: high incidence of biliary injury [J]. Cardiovascular and interventional radiology, 2013, 36 (2): 449-59.

[181] BEAN M B, LIU Y, JIANG R, et al. Small Cell and Squamous Cell Carcinomas of the Head and Neck: Comparing Incidence and Survival Trends Based on Surveillance, Epidemiology, and End Results (SEER) Data [J]. Oncologist, 2019, 24 (12): 1562-9.

[182] VAN DER LAAN T P, IEPSMA R, WITJES M J, et al. Meta-analysis of 701 published cases of sinonasal neuroendocrine carcinoma: The importance of differentiation grade in determining treatment strategy [J]. Oral oncology, 2016, 63: 1-9.

[183] POINTER K B, KO H C, BROWER J V, et al. Small cell carcinoma of the head and neck: An analysis of the National Cancer Database [J]. Oral oncology, 2017, 69: 92-8.

[184] CHUN S G, SIMONE C B, 2ND, AMINI A, et al. American Radium Society Appropriate Use Criteria: Radiation Therapy for Limited-Stage SCLC 2020 [J]. J Thorac Oncol, 2021, 16 (1): 66-75.

[185] GRØNBERG B H, KILLINGBERG K T, FLØTTEN Ø, et al. High-dose versus standard-dose twice-daily thoracic radiotherapy for patients with limited stage small-cell lung cancer: an open-label, randomised, phase 2 trial [J]. Lancet Oncol, 2021, 22 (3): 321-31.

[186] HIGGINS K A, SIMONE C B, 2ND, AMINI A, et al. American Radium Society Appropriate Use Criteria on Radiation Therapy for Extensive-Stage SCLC [J]. J Thorac Oncol, 2021, 16 (1): 54-65.

[187] MAY M S, KINSLOW C J, ADAMS C, et al. Outcomes for localized treatment of large cell neuroendocrine carcinoma of the lung in the United States [J]. Translational lung cancer research, 2021, 10 (1): 71-9.

[188] WEGNER R E, ABEL S, HASAN S, et al. The role of adjuvant therapy for atypical bronchopulmonary carcinoids [J]. Lung Cancer, 2019, 131: 90-4.

[189] UPRETY D, HALFDANARSON T R, MOLINA J R, et al. Pulmonary Neuroendocrine Tumors: Adjuvant and Systemic Treatments [J]. Curr Treat Options Oncol, 2020, 21 (11): 86.

[190] ZHAO Y, GU H, FAN L, et al. Comparison of clinical features and survival between thymic carcinoma and thymic carcinoid patients [J]. Eur J Cardiothorac Surg, 2017, 52 (1): 33-8.

[191] CATTRINI C, CERBONE L, RUBAGOTTI A, et al. Prognostic Variables in Patients With Non-metastatic Small-cell Neuroendocrine Carcinoma of the Bladder: A Population-Based Study [J]. Clinical genitourinary cancer, 2019, 17 (4): e724-e32.

[192] LIM J H, SUNDAR S. Prognosis of early stage small cell bladder cancer is not always dismal [J]. ESMO Open, 2019, 4 (6): e000559.

[193] NIU Q, LU Y, XU S, et al. Clinicopathological characteristics and survival outcomes of bladder neuroendocrine carcinomas: a population-based study [J]. Cancer management and research, 2018, 10: 4479-89.

[194] TEMPFER C B, TISCHOFF I, DOGAN A, et al. Neuroendocrine carcinoma of the cervix: a systematic review of the literature [J]. BMC cancer, 2018, 18 (1): 530.

[195] PANG L, YANG H, NING Y, et al. Retrospective Analysis of Clinicopathological Features and Prognosis of Gynecological Small-Cell Carcinoma [J]. Cancer management and research, 2021, 13: 4529-40.

[196] DONG M, GU X, MA T, et al. The role of radiotherapy in neuroendocrine cervical cancer: SEER-based study [J]. Science progress, 2021, 104 (2): 368504211009336.

[197] LIN L M, LIN Q, LIU J, et al. Prognostic factors and treatment comparison in small cell neuroendocrine carcinoma of the uterine cervix based on population analyses [J]. Cancer medicine, 2020, 9 (18): 6524-32.

[198] BHATIA S, STORER B E, IYER J G, et al. Adjuvant Radiation Therapy and Chemotherapy in Merkel Cell Carcinoma: Survival Analyses of 6908 Cases From the National Cancer Data Base [J]. J Natl Cancer Inst, 2016, 108 (9).

[199] ANDRUSKA N, FISCHER-VALUCK B W, MAHAPATRA L, et al. Association Between Surgical Margins Larger Than 1 cm and Overall Survival in Patients With Merkel Cell Carcinoma [J]. JAMA dermatology, 2021, 157 (5): 540-8.

[200] ANDRUSKA N, MAHAPATRA L, BRENNEMAN R J, et al. Regional lymph node irradiation in locally advanced Merkel cell carcinoma reduces regional and distant relapse and improves disease-specific survival [J]. Radiotherapy and oncology: journal of the European Society for Therapeutic Radiology and Oncology, 2021, 155: 246-53.

[201] CHEN Y, HAN D, ZHU J, et al. A Prospective and Retrospective Clinical Controlled Observation of Chinese Herbal Decoction (SMLJ01) for Type 1 Gastric Neuroendocrine Tumors [J]. Integr Cancer Ther, 2020, 19: 1534735420958488.

[202] LAMB B W, SEVDALIS N, VINCENT C, et al. Development and evaluation of a checklist to support decision making in cancer multidisciplinary team meetings: MDT-QuIC [J]. Ann Surg Oncol, 2012, 19 (6): 1759-65.

[203] TAMAGNO G, SHEAHAN K, SKEHAN S J, et al. Initial impact of a systematic multidisciplinary approach on the management of patients with gastroenteropancreatic neuroendocrine tumor [J]. Endocrine, 2013, 44 (2): 504-9.

结肠癌

名誉主编

樊代明

主　编

王锡山

副主编

顾　晋　　丁克峰　　房学东　　沈　琳　　徐忠法

许剑民　　王贵玉

编　委（姓氏笔画排序）

丁克峰　　王小强　　王自强　　王贵玉　　王贵英
王　猛　　王锡山　　孔大陆　　巴　一　　冯　波
匡　毅　　朱玉萍　　朱　骥　　任　黎　　庄　竞
刘　正　　刘海义　　刘　骞　　江　波　　江晓晖
汤庆超　　许剑民　　孙凌宇　　李　军　　李　明
李　健　　李　涛　　李德川　　杨　宇　　杨　斌
杨熊飞　　吴小剑　　邱　萌　　何国栋　　邹霜梅
应杰儿　　汪　欣　　沈　琳　　宋　纯　　张红梅
张苏展　　张艳桥　　张　俊　　张　森　　陈　功
陈瑛罡　　武爱文　　房学东　　孟庆凯　　赵　任
赵青川　　赵紫罡　　钟芸诗　　钟　鸣　　姜　争
姚庆华　　袁维堂　　袁　瑛　　夏立建　　顾艳宏
顾　晋　　徐阿曼　　徐忠法　　徐瑞华　　唐　源
崔书中　　隋　红　　韩方海　　韩　宇　　鲁守堂
蔡三军　　燕　锦　　戴　勇　　鞠海星

校　稿

樊代明　　王锡山　　王贵玉　　王玉柳明　吕靖芳
刘恩瑞　　杨　明　　张　骞　　张巍远　　张　麟
罗　军　　郑朝旭　　赵志勋　　姜　争　　刘　正
陶金华　　黄海洋　　陈田力

第一章 流行病学

结直肠癌（Colorectal cancer，CRC）是常见恶性肿瘤，发病率和死亡率均呈上升趋势，据2020年全球癌症统计数据，我国CRC新发病例为55.5万，居恶性肿瘤第三位。男性和女性发病人数分别为31.9万和23.6万，发病率为23.9/10万，男性高于女性。死亡率为12.0/10万，居第五位。CRC死亡病例数男性和女性分别为16.5万和12.1万，死亡率分别为14.8/10万和9.4/10万。

国家癌症中心最新统计数据显示，我国CRC新发人数占所有新发恶性肿瘤的9.9%。不同地域发病率不同，城市发病率为33.5/10万，农村21.4/10万，城市远高于农村。另外，在东、中、西三大地区，发病率有明显差异，东部24.8/10万明显高于中部19.1/10万和西部地区19.8/10万。CRC死亡人数在不同地域也有差异，城市为16.1/10万，明显高于农村的10.5/10万，东部地区死亡率15.7/10万明显高于中部12.5/10万和西部地区12.2/10万。

结肠癌（Colon cancer，CC）在41~65岁人群发病率高，近20年，尤其是在大城市中，该人群发病率明显上升，且有CC多于直肠癌的趋势。

第二章 预防与筛查

第一节 预防措施

CC的确切病因不清，可能与饮食、环境、遗传、精神等因素相关。研究表明：保持健康生活方式，针对不同性别、年龄和不同遗传因素的人群进行健康体检、肿瘤筛查，处理癌前病变可有效降低CRC的发病率和死亡率。

1 推荐的一级预防措施

（1）保持健康的饮食习惯，合理和平衡膳食，减少红肉类及腌制品摄入，注重植物性饮食，增加粗粮蔬菜水果摄入，据排便状况调整饮食，限制酒精饮料。

（2）保持健康的生活方式，积极锻炼，保持健康体重；养成良好作息时间；戒烟。

（3）减少环境致癌因素接触，如化学、物理、生物等致癌因素。

（4）注重自体健康管理，了解遗传、免疫、内分泌因素的促瘤作用。

（5）保持健康乐观心态与良好的社会精神状态。

2 推荐的二级预防措施

早期发现癌前病变、早期诊断、早期治疗，减少CRC发病率、提升治愈率。

2.1 癌前病变

癌前病变包括传统的腺瘤（管状腺瘤、绒毛状腺瘤、管状绒毛状腺瘤）、锯齿状腺瘤（传统锯齿状腺瘤、无蒂锯齿状病变、无蒂锯齿状病变伴异型增生等）、遗传性综合征（息肉病以及非息肉病）、炎性肠病相关的异型增生（上皮内瘤变）、畸变隐窝灶，尤其伴异型增生者，皆视为癌前病变。

治疗原则：切除腺瘤并随访可明显降低CC的发生。对直径≤5mm病灶的癌变率及预后无明确证据。对<5mm的隆起型和表浅隆起型腺瘤可能不需积极治疗。而浅表

凹陷型病变≤5mm时仍有一定癌变率和黏膜下浸润率，应予切除。大多数结肠腺瘤是良性肿瘤，可经内镜下切除治愈。

2.2 癌前病变的内镜分型（发育形态分型）

（1）隆起型：病变明显隆起于肠腔，基底部直径明显小于病变的最大直径（有蒂或亚蒂）；或病变呈半球形，基底部直径明显大于病变头部。分3个亚型：

①Ⅰp型，即有蒂型，病变基底部有明显的蒂与肠壁相连；

②Ⅰsp型，即亚蒂型，病变基底部有亚蒂与肠壁相连；

③Ⅰs型，病变明显隆起于黏膜面，但基底无明显蒂结构，基底部直径明显小于或大于病变头端最大径。

（2）平坦型：病变高度低平或平坦隆起型统称平坦型，可分5个亚型：

①Ⅱa型，病变直径<10mm，平坦型病变或与周围黏膜相比略高；

②Ⅱb型，病变与周围黏膜几乎无高低差者；

③Ⅱa+dep型，即在Ⅱa型病变上有浅凹陷者；

④LST-NG，非颗粒型侧向发育型腺瘤，可分为平坦型（Ⅱa型）及假凹陷型（Ⅱa+Ⅱc型，Ⅱc+Ⅱa型）；

⑤LST-G，颗粒型侧向发育型腺瘤，可分为颗粒均一型（Ⅱa型）及结节混合型（Ⅱa型，Ⅰs+Ⅱa型，Ⅱa+Ⅰs型）。

（3）浅表凹陷型：病变与周围黏膜相比明显凹陷，可分如下4型：

①Ⅱc型：病变略凹陷于周围正常黏膜；

②Ⅱc+Ⅱa型：凹陷病变中有隆起区域；

③Ⅱa+Ⅱc型：隆起型病变中有凹陷区域，但隆起相对平坦；

④Ⅰs+Ⅱc型：隆起型病变中有凹陷区域，但隆起相对较高，该型病变都是黏膜下层高度浸润者，目前不属内镜下治疗的适应证。

2.3 治疗方法

（1）5mm以下的结肠病变可用热活检钳咬除术，

（2）隆起型病变Ⅰp型、Ⅰsp型以及Ⅰs型病变使用圈套器息肉电切切除，

（3）可一次性完全切除的Ⅱa型、Ⅱc型，以及部分Ⅰs型病变使用内镜黏膜切除术（EMR）治疗，

（4）最大径超20mm须在内镜下一次性切除的病变、抬举征假阴性的腺瘤、>10mm的EMR残留或复发再次行EMR治疗困难，反复活检不能证实为癌的结肠病变推荐内镜黏膜下剥离术（ESD）治疗，

（5）侧向发育型肿瘤应以亚型为基础选择内镜治疗：假凹陷型LST-NG及结节混合型LST-G容易出现黏膜下浸润，应行ESD整块切除；而平坦型LST-NG及颗粒均一型LST-G可据病变大小选择分片EMR或ESD切除。

第二节 筛查

1 自然人群的CC筛查

1.1 一般人群

建议50~74岁人群接受CC的筛查。推荐每5~10年进行1次结肠镜检查，如筛查对象拒绝结肠镜检，推荐进行高危因素问卷调查和免疫法粪便隐血试验（Fecal immunochemical test，FIT）检测，任一项阳性者需进一步行结肠镜检查。如无法行肠镜检，可考虑多靶点粪便FIT-DNA检测。对74岁以上人群是否继续筛查尚存争议。

1.2 高危人群

高危人群指有结直肠腺瘤病史、结直肠癌家族史和炎性肠病等的人群。对于高危人群，如筛查对象有2个以上亲属确诊结直肠癌或进展期腺瘤（直径≥1cm，或伴绒毛状结构，或伴高级别上皮内瘤变），建议从40岁开始或比家族中最早确诊结直肠癌的年龄提前10年开始，每5年进行1次结肠镜检。对腺瘤性息肉综合征或致病突变基因携带者，建议每年行结肠镜检。对于Lynch综合征家系中携带致病突变者，建议20~25岁开始结肠镜检，每2年1次，直到40岁，然后每年1次结肠镜检查。

1.3 筛查方法

①问卷法；②FIT；③多靶点粪便FIT-DNA检测；④全结肠镜。

2 遗传性CRC筛查

约有1/3的CRC患者具有一定遗传背景，其中5%~6%可确诊为由明确可遗传胚系基因突变导致的遗传性CRC。遗传性CRC根据有无息肉，大致为以下两类：非息肉病性CRC，包括林奇（Lynch）综合征、家族性CRC X型；以息肉病为主要特征，包括家族性腺瘤性息肉病、MUTYH相关性息肉病、黑斑息肉综合征和幼年性息肉综合征等。

2.1 Lynch综合征的临床筛查和基因诊断

Lynch综合征占所有CRC患者中的2%~4%，是最常见的遗传性CRC综合征，常染色体显性遗传，可引起结直肠及其他部位（如子宫内膜、卵巢、胃等）肿瘤。目前已明确的Lynch综合征相关致病基因包括错配修复基因家族中的MLH1、MSH2、MSH6、PMS2基因以及EPCAM基因。

（1）临床筛查：常用筛查标准包括阿姆斯特丹（Amsterdam）诊断标准Ⅰ、Ⅱ等。对中国家庭规模小型化现状，全国遗传性大肠癌协作组于2003年提出中国人Lynch综合征家系标准，家系中至少有2例组织病理学明确诊断的CRC患者，其中至少2例为一级亲属关系，并符合以下任一条件：

①家系中至少1例为多发性CRC患者（包括腺瘤）；

②家系中至少1例CRC初诊年龄<50岁；

③家系中至少一人患Lynch综合征相关肠外恶性肿瘤（包括胃癌、子宫内膜癌、小肠癌、输尿管癌、肾盂癌、卵巢癌和肝胆系统癌）。

（2）分子筛查：通过对Lynch综合征肿瘤组织某些特殊的分子病理特征进行错配修复基因突变的分子筛查，即免疫组化检测错配修复（Mismatch repair，MMR）蛋白是否缺失和PCR检测微卫星不稳定（Microsatellite Instability，MSI）。推荐临床筛查与分子筛查，免疫组化提示错配修复缺陷（Deficiency mismatch repair，dMMR）或微卫星高度不稳定（Microsatellite instability-high，MSI-H）高度怀疑Lynch综合征，进行胚系基因突变的检测。如检测到MLH1、MSH2、MSH6、PMS2或EPCAM中任一基因的胚系致病突变，可确诊为Lynch综合征。

2.2 家族性腺瘤性息肉病

家族性腺瘤性息肉病（Familial adenomatous polyposis，FAP）是一种以结直肠多发息肉为主要临床表现的常染色体显性遗传性肿瘤综合征。FAP最主要的致病基因是APC基因，经典型FAP患者（息肉数超过100枚），还可能同时发生胃息肉、十二指肠息肉以及先天性视网膜色素上皮细胞肥大、硬性纤维瘤、骨瘤等消化道外症状。衰减型FAP临床表型较轻（息肉数10~99枚）。基因检测可明确致病基因和突变位点。若未发现APC基因胚系致病突变，应进一步做MUTYH基因胚系突变检测。对经典型FAP，经常规基因检测仍未发现APC或MUTYH胚系致病突变，则行高通量多基因或全外显子测序以明确致病基因。

第三章 诊断

第一节 临床表现

早期CC可无明显症状，病情发展到一定程度可出现下列症状：①排便习惯改变；②大便性状改变；③腹痛或腹部不适、痉挛性腹痛；④腹部肿块；⑤肠梗阻相关症状；⑥全身症状：如贫血、消瘦、乏力、低热等。

第二节 疾病史和家族史

CC发病可能与结肠息肉、结肠腺瘤、克罗恩病、溃疡性结肠炎、血吸虫病等相关，应详细询问相关疾病史及家族史。

第三节 体格检查

一般状况评价、全身浅表淋巴结特别是腹股沟及锁骨上淋巴结的情况。腹部视诊和触诊，检查有无肠型、肠蠕动波，腹部是否可触及肿块；腹部叩诊及听诊有无移动性浊音及肠鸣音异常。直肠指检了解直肠及盆底情况。

第四节 实验室检查

①血常规；②尿常规；③粪便常规；④粪便隐血试验；⑤生化系列；⑥肿瘤标志物：CC患者在诊断时、治疗前、评价疗效时、随访时可检测外周血CEA、CA19-9；疑有肝转移检测AFP；疑有腹膜、卵巢转移患者检测CA125。

第五节　全结肠镜检查

疑似CC患者均推荐全结肠镜检查。检查报告必须包括：进镜深度、肿物大小、距肛缘位置、形态、局部浸润范围，对可疑病变必须行病理活检。

结肠肠管在检查时可能出现皱缩，内镜所见肿物远侧与肛缘距离可能存在误差，建议结合CT或MRI明确病灶部位。对病灶较小，术中可能定位困难者，术前可经内镜下注射纳米碳、亚甲蓝等染色剂行病灶定位。有条件的，可行术中肠镜协助定位。

第六节　影像学检查

1　CT

推荐胸部/腹部/盆腔增强CT检查，评估肿瘤分期、疗效，及随访，内容包括：①原发肿瘤的位置、侵犯范围及浸润深度；②是否伴区域或远处淋巴结转移；③是否伴远处器官转移；④随访中筛查吻合口复发灶及远处转移灶；⑤判断治疗的疗效；⑥是否疑有肠梗阻、肠套叠、肠穿孔等并发症或其他可能影响治疗决策的伴随疾病。

2　MRI

对临床、超声或CT不能确诊的肝转移瘤或肝转移瘤数目影响治疗决策时，推荐MRI增强检查，有条件医院可行肝脏特异性对比剂增强扫描。

3　超声检查

可用于CC肝转移初筛。术中超声用于肝转移灶评估和为射频消融做准备。

4　尿路排泄造影检查

不推荐作为常规检查，仅适于肿瘤较大可能侵及泌尿系统患者。

5　PET-CT

不推荐作为常规检查，对常规影像学无法确诊者可使用；对病情复杂、常规检查不能确诊、分期或可疑复发时可作为辅助检查。对Ⅳ期患者，治疗目标为无疾病状态（No evidence of disease，NED）时，均需PET-CT评估。

第七节 开腹或腹腔镜探查术

以下情况，建议行开腹或腹腔镜探查术明确诊断以及治疗：①经过各种诊断手段尚不能明确诊断且高度怀疑结肠肿瘤；②出现肠梗阻，进行保守治疗无效；③可疑出现肠穿孔；④保守治疗无效的下消化道大出血。

第八节 病理学诊断

病理检查是诊断CC的金标准，力争在治疗前获得病理诊断。活检诊断为浸润性癌的应进行规范性CC治疗。活检诊断为高级别上皮内瘤变或黏膜内癌的病例，临床医师应当了解，受活检取材深度限制，活检病理可能不能明确有无黏膜下层或更深层的浸润。建议病理标本完善MMR蛋白表达或MSI检测以明确微卫星状态，转移性结直肠癌的病理检测需明确RAS、BRAF基因状态。术前行新辅助治疗的根治术标本需做肿瘤退缩分级（TRG）描述。

CC总体诊断流程：见图26-3-1。

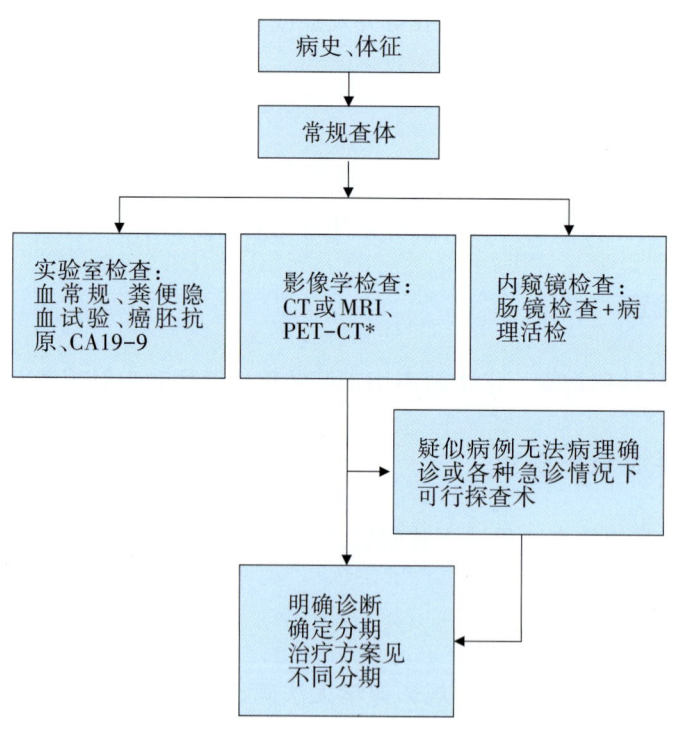

*PET-CT不常规推荐

图26-3-1 CC的诊断流程

第四章 治疗

第一节 MDT to HIM 原则

CC的治疗模式是以手术为主的整合治疗。多学科整合诊治团队（MDT to HIM）诊疗模式可有效提升肿瘤诊疗水平，有条件的单位，CC患者应纳入整合诊疗模式。即由结直肠外科/胃肠外科、肝脏外科、肿瘤内科、放疗科、放射科和超声影像科及其他相关专业有一定资质的医生组成团队，定时、定点对患者的一般状况、疾病诊断、分期、发展及预后做出全面评估，并根据当前国内外治疗规范和指南，制订并实施最适合、最优的整合诊治方案。

第二节 非转移性CC的治疗

1 内镜治疗

（1）治疗原则：内镜治疗应以整块切除早期CC病变。内镜治疗前应用超声内镜、CT及MRI等进行临床分期，排除浸润达到/超过肌层、区域淋巴结转移或远处转移的患者。应用pit pattern分型、Sano分型和NICE分型、黏膜下注射是否有抬举征及超声内镜检查综合确定结肠病变浸润深度以指导治疗方案选择。

（2）适应证：Tis以及T1（黏膜下浸润深度<1000μm）的早期CC。

（3）方法：ESD是最适合整块切除的方法，特别是对较大病变。分片EMR可使浸润深度的病理诊断和切除边界的确定变得困难。尽量减少切除肿瘤碎块的数目，且疑癌区域（可在治疗前通过放大内镜观察）不应被分片切除。

（4）对内镜下切除标本，要行规范化的病理分析。有以下情况需追加外科手术：①基底切缘阳性；②组织学分化差的癌（低分化腺癌、未分化癌、印戒细胞癌、黏液腺癌等）；③黏膜下浸润深度≥1000μm；④血管，淋巴管侵犯阳性；⑤肿瘤出芽

G2/G3。

2 外科治疗

2.1 手术治疗原则

遵循肿瘤功能外科和损伤效益比及无菌、无瘤三个原则。根治手术推荐遵循全结肠系膜切除（Complete mesocolic excision，CME）原则，切除病灶部位及所属区域淋巴结，达到根治和器官功能保护兼顾。手术团队应有丰富腹腔外科经验或在结肠专科医生指导下实施手术。如需扩大手术范围，应有泌尿外科、肝脏外科和妇科等手术团队配合。

2.2 手术技术平台的选择

应基于实施手术医疗单位的实际情况选择手术技术平台。开腹手术是基本选择，也是CC外科治疗的基石。腹腔镜手术对大部分患者是一种安全且微创的选择，开展单位应具备2D高清、3D腹腔镜等设备。"机器人"手术是腹腔镜手术的进阶选择，目前局限于有"机器人"手术平台的区域医疗中心。

2.3 手术方式

首选手术切除范围是相应结肠肠段的切除加区域淋巴结清扫。后者必须包括肠旁、中间和系膜根部淋巴结。建议标识系膜根部淋巴结并送病理学检查；如怀疑清扫范围以外的淋巴结、结节有转移，推荐完整切除，无法完整切除者视为姑息切除。

（1）右半结肠癌根治术：适用于盲肠、升结肠、结肠肝曲的癌肿。对盲肠和升结肠癌，切除范围包括横结肠右半、升结肠、盲肠，以及长15~20cm的回肠末段，行回肠与横结肠吻合。对结肠肝曲癌肿，除上述范围外，视情清扫胃网膜右动脉组的淋巴结。

（2）横结肠癌根治术：适用于横结肠癌。切除包括肝曲或脾曲的整个横结肠以及胃结肠韧带的淋巴结，行升结肠和降结肠吻合。

（3）左半结肠癌根治术：适用于结肠脾曲和降结肠癌。切除包括横结肠左半、降结肠、并根据降结肠癌灶位置高低切除部分或全部乙状结肠，作结肠间或结肠与直肠吻合。

（4）乙状结肠癌根治术：根据乙状结肠的长短和癌肿所在部位，分别采用切除整个乙状结肠和全部降结肠，或切除整个乙状结肠、部分降结肠和部分直肠，作结肠直肠吻合。

（5）全结肠切除术：适用于部分结肠多原发癌及部分遗传性CC。切除范围包括右半结肠，横结肠，左半结肠及乙状结肠并行回肠-直肠吻合术。

（6）遗传性CC：

①家族性腺瘤性息肉病如已发生癌变，根据癌变部位，行全结直肠切除加回肠

储袋肛管吻合术、全结直肠切除加回肠-直肠端端吻合术或全结直肠切除加回肠造口术、保留直肠壶腹的全结肠及部分直肠切除术。未发生癌变者可根据病情选择全结直肠切除或肠段切除。直肠腺瘤<20枚者，可保留部分直肠；直肠腺瘤≥20枚者，建议行全结直肠切除。

②Lynch综合征应在与患者充分沟通基础上，选择全结肠直肠切除或肠段切除结合肠镜随访。

(7) 经自然腔道取标本手术（Natural orifice specimen extraction surgery，NOSES）：使用腹腔镜、"机器人"或软质内镜等设备平台完成腹盆腔内各种常规手术操作（切除与重建），经人体自然腔道（直肠、阴道或口腔）取标本的腹壁无辅助切口手术。术后腹壁无取标本切口，仅存留几处微小戳卡疤痕，表现出极佳的微创效果。手术团队要具备丰富的腹腔镜手术经验，并能熟练完成全腔镜下消化道重建。NOSES是一种高选择性手术，适应证要求严格，仅限于T2、T3期，病灶小，有希望经自然腔道取标本的患者。不能用于局部晚期肿瘤；不适用于肿瘤引起的急性肠梗阻和肠穿孔。

(8) 结肠癌扩大根治术——联合脏器和多脏器切除：联合脏器切除指因肿瘤侵犯（炎性或癌性）周围脏器，整块切除两个以上相邻脏器的切除术，CC侵犯临近脏器（如侵犯十二指肠，行右半结肠联合胰十二指肠切除），且无远处转移者，根据肿瘤累及范围，通过切除临近脏器实现阴性切缘；多脏器切除指因肿瘤转移至远隔脏器，因根治需求，行两个以上脏器的切除术（如CC同时出现肝转移、局限腹膜转移等），通过多部位同期手术实现R0切除的目的。此类手术难度大，需相应专科手术团队配合，推荐在区域医疗中心实施手术。

(9) 急诊手术：对于梗阻、穿孔、大出血CC病例，可行急诊手术，原则以挽救生命为主，各种检查可不完善。对已引起梗阻的可切除CC，推荐行一期切除吻合，或一期肿瘤切除近端造口远端闭合，或造口术后二期切除，或结肠自膨式金属支架（SEMS）置入术后限期切除。如肿瘤局部晚期不能切除，建议给予包括手术在内的姑息性治疗，如近端造口术（盲肠、横结肠、回肠等）、短路手术（回肠横结肠、回肠乙状结肠等）、支架置入术等。

2.4 术中用药

术中根据无菌、无瘤原则合理使用抗菌药物及抗瘤药物。根据中国《抗菌药物临床应用指导原则（2015年版）》，如手术超过3小时，或失血超过1500毫升，术中可给予第二剂抗菌药物。对有高危复发风险的CC，特别是肿瘤侵及浆膜、有淋巴结转移、腹腔冲洗液细胞学检查游离癌细胞阳性或可疑阳性者、术中瘤体被过度挤压或瘤体破裂者可考虑腹腔化疗。术中将化疗药物注入腹腔直接作用于腹腔内种植和脱落的癌细胞，维持腹腔内较高的有效药物浓度，是治疗和预防腹腔种植转移的手段之一。

2.5 标本质量控制与病理分期

手术切除标本及其质量和病理分期对指导术后治疗及预后评估至关重要，应由手术医生配合病理医生确保病理评估报告内容的准确性、标本固定及保存、取材范围、诊断规范等，病理分期推荐采用 AJCC TNM 分期（第八版）。

原发肿瘤（T）

Tx：原发肿瘤无法评估

T0：无原发肿瘤证据

Tis：原位癌，黏膜内癌（累及固有层或黏膜肌层）

T1：肿瘤浸润黏膜下层

T2：肿瘤浸润固有肌层

T3：肿瘤浸透固有肌层至肠周组织

T4a：肿瘤侵透脏层腹膜（包括肿瘤导致的肠穿孔，肿瘤炎症区域侵及浆膜）

T4b：肿瘤直接侵犯或粘连其他器官或结构

注：T4 包括肿瘤穿透浆膜并侵犯另段肠管，或无浆膜覆盖处直接侵犯邻近器官或结构（如降结肠后壁侵犯肾脏、直肠下段侵犯前列腺等）；肉眼与其他组织结构粘连者 T 分期取决于镜下浸润最深处。

区域淋巴结（N）

Nx：淋巴结转移无法评估

N0：无区域淋巴结转移

N1a：1 个区域淋巴结转移

N1b：2~3 个区域淋巴结转移

N1c：肿瘤沉积于浆膜下、肠系膜或非腹膜被覆的结肠周或直肠周组织，不伴区域淋巴结转移

pN2a：4~6 个区域淋巴结转移

pN2b：7 个或以上区域淋巴结转移

远处转移（M）

Mx：远处转移无法评估

M1：有远处转移

M1a：一个器官或部位转移，无腹膜转移

M1b：两个或以上器官或部位的转移，无腹膜转移

M1c：腹膜表面转移，伴或不伴其他器官部位转移

表 26-4-1　AJCC 第八版结直肠癌分期系统对应表

T	N	M	分期
Tis	N0	M0	0
T1	N0	M0	Ⅰ
T2	N0	M0	Ⅰ
T3	N0	M0	ⅡA
T4a	N0	M0	ⅡB
T4b	N0	M0	ⅡC
T1–2	N1/N1c	M0	ⅢA
T1	N2a	M0	ⅢA
T3–4a	N1/N1c	M0	ⅢB
T2–3	N2a	M0	ⅢB
T1–2	N2b	M0	ⅢB
T4a	N2a	M0	ⅢC
T3–4a	N2b	M0	ⅢC
T4b	N1–2	M0	ⅢC
任何 T	任何 N	M1a	ⅣA
任何 T	任何 N	M1b	ⅣB
任何 T	任何 N	M1c	ⅣC

注：cTNM 是临床分期，pTNM 是病理分期；前缀 y 用于接受新辅助治疗后的肿瘤分期（如 ypTNM），病理学完全缓解的患者分期为 ypT0N0cM0，可能类似于 0 期或 1 期。前缀 r 用于经治疗获得一段无瘤间期后复发的患者（rTNM）。

3　内科治疗

3.1　T4b 期 CC 的术前治疗

T4b 期是 CC 复发的高危因素，建议 MDT to HIM 讨论决定治疗方案。首先评估是否可以局部切除。可以切除，建议直接手术或选择新辅助治疗再行手术切除，术后无论有无区域性淋巴结转移，均推荐辅助化疗。如判断为潜在可切除，建议使用化疗或化疗联合靶向治疗进行转化治疗，是否增加局部放疗由 MDT to HIM 讨论决定。如判断为根本无法切除，建议姑息治疗以及最佳支持治疗或进入临床试验。

3.2　CC 辅助治疗

CC 辅助化疗要求患者体力状况评分及主要脏器功能良好，无化疗禁忌的基础疾患或其他并存疾病，一般在术后 3~4 周开始，不迟于术后 8 周。总疗程一般为 3~6 个月。

（1）Ⅰ期 CC，不推荐术后辅助化疗，建议观察和随访。

（2）Ⅱ期 CC，根据有无临床高危因素及微卫星状态，制定方案。高危因素包括：T4、组织学分化差（3/4 级，不包括 MSI-H 者）、血管淋巴管侵犯、神经侵犯、术前肠梗阻或肿瘤部分穿孔、切缘阳性或情况不明、切缘安全距离不足、检出淋巴结不足 12 枚。

①无高危因素，如微卫星状态是MSI-H或dMMR，不推荐术后辅助化疗，建议观察和随访；如微卫星状态是MSS或pMMR，推荐单药5-FU/LV持续静脉输注或口服卡培他滨化疗。

②有高危因素，推荐CapeOx或FOLFOX方案化疗。不能耐受双药化疗的MSS或pMMR者可行单药5-FU/LV持续静脉输注或口服卡培他滨化疗。

（3）Ⅲ期CC

术后推荐含奥沙利铂的双药联合化疗，不耐受奥沙利铂者，推荐单药5-FU/LV持续静脉输注或口服卡培他滨化疗。基于IDEA研究结果，低危Ⅲ期（T1-3N1）可予CapeOx方案辅助化疗3个月。

不推荐在辅助化疗中使用以下药物：伊立替康、替吉奥、曲氟尿苷替匹嘧啶（TAS-102）、贝伐珠单抗、西妥昔单抗、瑞戈非尼、呋喹替尼和所有的免疫检查点抑制剂，但临床试验除外。

非转移性CC总体处理流程：见图26-4-1。

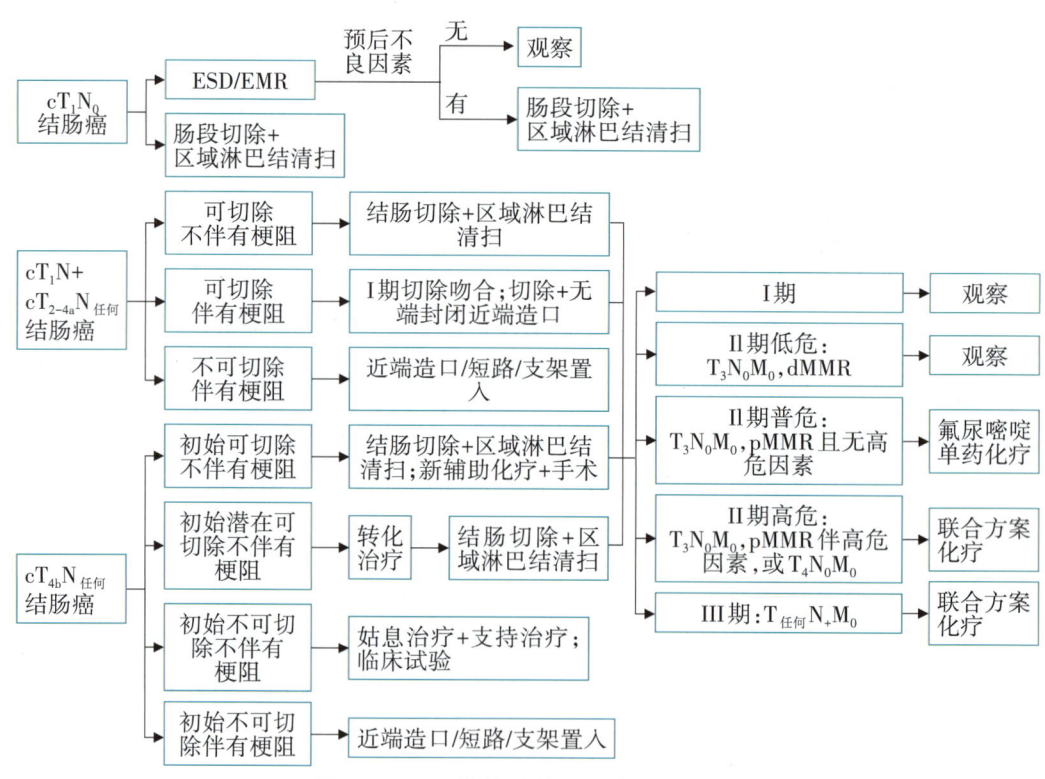

图26-4-1 非转移性CC的处理流程

第三节 CC 肝转移的治疗

1 可切除的 CC 肝转移

1.1 治疗原则及策略

手术完全切除原发灶和肝转移灶，仍是目前治愈 CC 肝转移的最佳方法。手术适应证：CC 原发灶能够或已经根治性切除，肝转移灶可 R0 切除且保留足够的功能性肝组织，没有不可切除或毁损的肝外转移灶或仅为肺部结节性病灶。手术禁忌证：原发灶不能取得根治性切除，出现不能切除的肝外转移，预计术后残余肝脏容积不足以及患者全身状况不能耐受手术。除了手术切除外，消融、放疗等手段也能彻底毁损肝转移灶。对手术切除难度较大的个别肝转移灶，应积极联合多种治疗手段，使更多患者有机会达到无疾病证据 NED 状态，提高长期生存率。

1.2 内科治疗

（1）新辅助治疗

目的是为了缩小术前肿瘤体积及减少体内微小转移的发生，也可作为评价化疗方案敏感性的依据，并指导术后化疗方案的选择。推荐对这类患者首先进行复发风险评分（Clinical risk score，CRS），见表 26-4-2。

表 26-4-2 复发风险评分（CRS）

描述	评分
原发肿瘤淋巴结阳性	1 分
同时性转移或异时性转移距离原发灶手术时间<12 个月	1 分
肝转移肿瘤数目>1 个	1 分
术前 CEA 水平>200ng/mL	1 分
转移肿瘤最大直径>5cm	1 分

注：0~2 分为 CRS 评分低，3~5 分为评分高。评分高意味着复发风险高。

具体策略如下：

①CC 确诊时合并初始可根治性切除的肝转移：在原发灶无出血、梗阻或穿孔等症状或原发灶症状解除情况下，CRS 评分高，推荐术前新辅助化疗。

②结肠癌根治术后发生可根治性切除的肝转移：原发灶切除术后未接受过化疗，或化疗 12 个月前已完成且 CRS 评分高，推荐术前新辅助化疗；肝转移发现前 12 个月内接受过化疗，新辅助化疗的作用有限，可直接切除肝转移灶。

③新辅助化疗的疗程一般为 2~3 个月，首选奥沙利铂为基础的方案（FOLFOX/CapeOx），不耐受奥沙利铂者也可选择伊立替康为基础的方案（FOLFIRI），一般不推荐联合使用靶向药物，术前、术后化疗总时长为 6 个月。

（2）辅助治疗

无论原发灶有无症状、CRS评分高或低，均应在结肠癌切除术和转移灶局部治疗后行术后辅助化疗。肝转移灶清除后达到NED者，根据术前治疗情况及术后病理，推荐在MDT to HIM讨论下决定是否行术后辅助化疗。

常用辅助化疗方案有：氟尿嘧啶单药方案、奥沙利铂为基础的联合化疗方案。如术前已用含伊立替康方案，且有效，术后可继续沿用。

1.3 局部治疗

（1）手术治疗

可切除的同时性CC肝转移者的手术方式：CC原发灶与肝转移灶一期同步切除和二期分阶段切除。结肠癌根治术后发生肝转移者，如既往结肠原发灶为根治性切除且不伴有原发灶复发，肝转移灶能切除，并且肝切除量低于70%，应予手术切除肝转移灶。

肝转移灶手术切除应符合R0原则。

切缘至少>1mm，切除术后至少保留3根肝静脉中的1根且残肝容积≥40%（同时性肝切除）或≥30%（异时性肝切除）。

如局限于左半或右半肝，病灶较大且无肝硬化者，可行规则的半肝切除。

采用术中超声，有助于发现术前影像学检查未能诊断的转移病灶。

预计手术切除后剩余肝脏体积不足30%的肝转移，门静脉选择性栓塞（portal vein embolization，PVE）或结扎（Portal vein ligation，PVL）可使术后预期剩余肝脏代偿性增大，增加手术切除可能。联合肝脏离断和门静脉结扎的二步肝切除术（ALPPS）可使残留肝脏的体积在短时间内增大，建议在严格选择的患者中由经验丰富的肝脏外科医师实施手术。

（2）病灶毁损治疗

除手术切除肝转移灶外，射频消融、微波消融、立体定向放疗等也能彻底毁损肝转移灶，所以对手术切除难度较大的个别肝转移灶，应积极联合此类治疗手段，以使更多患者有机会达到NED，改善长期生存。

射频消融（Radiofrequency ablation，RFA）适用于最大直径<3cm、消融边缘>5mm的肝转移灶，且一次消融最多5枚。微波消融（Miorewave ablation，MWA），可用于直径>3cm或临近较大血管的CC肝转移灶。立体定向放疗（Stereotactic body radiation therapy，SBRT），适用于肝转移数目≤5个、最大转移灶直径<6cm。

2 潜在可切除的CC肝转移

2.1 治疗原则

潜在可切除：原发癌灶或肝转移灶在初始诊断时无法达到根治性切除，经积极治疗，可转化为适宜手术根治性切除的状态。经转化治疗后的肝转移切除患者，5年生存率与初始可切除肠癌的患者近似。

由于化疗可能增加肝转移切除术后并发症，转化治疗达到预期目标后尽快实施手术。根治性切除的患者，完成围术期总共半年的治疗，以降低复发风险。术后是否继续应用靶向药物，在MDT to HIM指导下决策。

治疗前原发灶如存在梗阻、穿孔或内科无法控制的出血，应优先处理原发灶，再考虑转化治疗。如经过6个月转化治疗后原发灶或肝转移无法达到根治性切除或NED目标时，建议改为低强度药物维持治疗。

2.2 化疗和/或靶向治疗

检测肿瘤组织KRAS、NRAS、BRAF基因及微卫星状态，以指导制定转化治疗方案。

2.2.1 化疗方案

FOLFOX、CapeOx和FOLFIRI均可提高转化切除率，作为首选推荐，XELIRI方案由于转化治疗证据相对不足，不作为常规推荐。

FOLFOXIRI三药方案较双药具有更高的缓解率与转化率，目前被更多推荐用于体力状况与脏器功能良好的患者。

2.2.2 分子靶向药物

RAS/BRAF野生型：左半结肠癌首选双药联合西妥昔单抗；右半结肠癌推荐FOLFOXIRI联合贝伐珠单抗，但需谨慎选择适用人群与密切监测不良反应。不适合三药方案，推荐双药联合贝伐珠单抗，也可选择双药联合西妥昔单抗治疗。

RAS突变型：推荐双药化疗联合贝伐珠单抗。三药联合贝伐珠单抗方案具有更高的缓解率，但需要谨慎选择适用人群与密切监测不良反应。

BRAF V600E突变患者预后不佳，少量证据表明手术切除肝转移仍可能带来生存获益。FOLFOXIRI三药联合贝伐珠单抗仍可作为BRAF突变患者推荐方案。

2.2.3 免疫检查点抑制剂治疗

由于MSI-H CC肝转移发生率低，小样本研究显示手术切除可使患者获益，但尚缺乏免疫检查点抑制剂用于此类患者转化治疗的高级别证据。

2.3 评估

2.3.1 潜在可切除的多学科评估

增强CT用于CC原发灶及远处转移的检查；增强MRI、超声造影用于肝脏病灶数量与部位的评估；三维CT与三维数字成像技术等有助于评估残肝体积。

2.3.2 疗效评估

转化治疗建议6~8周行一次影像学评估。RECIST1.1标准评估转化治疗疗效，TRG分级评估转化治疗的病理退缩程度。如联合贝伐珠单抗治疗，则最后一次治疗与手术间隔至少6周,术后6~8周再重新开始贝伐珠单抗治疗。

3 不可切除的CC肝转移

3.1 外科治疗

原发灶处理:

(1)原发灶无出血、梗阻症状或无穿孔时推荐全身治疗。但对合并有始终无法切除的肝或肺转移是否必须切除原发灶目前有争议。

(2)CC原发灶有出血、梗阻症状或穿孔时,应先处理原发灶,继而全身治疗。治疗后每6~8周予以评估,决定下一步治疗方案。原发灶处理包括:原发灶切除、短路手术、单纯造口等,可肠道支架置入处理梗阻、用局部介入栓塞处理原发灶出血。

3.2 内科治疗

3.2.1 姑息一线治疗

首选化疗联合靶向治疗,对有望较长时间肿瘤控制(PFS 4~6个月)的患者,推荐采用诱导化疗-维持治疗策略。

(1)治疗前推荐常规检测肿瘤组织KRAS、NRAS、BRAF基因和微卫星状态。

(2)对适合强烈治疗的患者:

①化疗方案:根据患者年龄、体力状况、器官功能和肿瘤负荷选择双药或三药化疗。FOLFOX、CapeOx及FOLFIRI疗效相近,毒性反应存在差异。三药FOLFOXIRI的客观有效率、PFS优于双药化疗,但不良反应尤其骨髓毒抑制更明显,建议限于PS评分0~1分、年龄<70岁、器官功能佳、肿瘤负荷大的患者。如存在严重心脏基础疾病或药物心脏毒性,考虑雷替曲塞替代氟尿嘧啶类。

②靶向药物:根据基因状态、原发灶部位选择最佳靶向治疗。RAS和BRAF双野生/MSS型,右半肠癌优先推荐两药化疗联合贝伐珠单抗,左半肠癌优先推荐FOLFOX/FOLFIRI联合西妥昔单抗;RAS突变、BRAF野生/MSS型或不能耐受三药化疗的BRAF突变/MSS,优先推荐FOLFOX/CapeOx/FOLFIRI联合贝伐珠单抗;年轻、体力状况好、肿瘤负荷大或生长迅速或BRAF V600E突变患者可选择FOLFOXIRI联合贝伐珠单抗。

③免疫治疗:不论RAS和BRAF基因状态,对于MSI-H/dMMR患者均优先推荐PD-1单抗(帕博利珠单抗)。不适合免疫治疗者,可参考姑息一线化疗联合靶向治疗。

④维持治疗:适于接受一定时长(通常6~8个周期)一线强烈化疗±靶向治疗(即诱导化疗)达到CR/PR/SD,经MDT to HIM评估不适合局部处理。目前主要支持一线双药或三药化疗后采用维持治疗策略,优先推荐卡培他滨或5-FU±贝伐珠单抗方案,如不愿继续接受化疗者可单用贝伐珠单抗。

(3) 不适合强烈治疗者

年龄≥70岁，体力状况或器官功能欠佳和肿瘤负荷小且生长缓慢如仅肺转移者，推荐卡培他滨或5-FU联合贝伐珠单抗，无法耐受卡培他滨手足综合征或不愿接受持续输注5-FU者，可考虑曲氟尿苷替匹嘧啶片联合贝伐珠单抗作为替代选择；也可以考虑减量30%~50%的两药联合方案；不适合贝伐珠单抗者，如近期发生血栓或大出血事件，可考虑单药卡培他滨或5-FU，如为RAS和BRAF野生/MSS型CC，单药西妥昔单抗或联合伊立替康。

3.2.2 姑息二线治疗

(1) 适合强烈治疗的患者

①化疗方案：含奥沙利铂和含伊立替康方案可互作为一、二线，mXELIRI方案在中国人群安全有效，较FOLFIRI不良反应更少。如一线使用三药化疗出现进展者，后续治疗参照三线治疗原则。一线维持治疗中出现进展者，建议优先导入原诱导化疗方案。雷替曲塞可考虑与铂类联用作为二线治疗。

②靶向药物：如一线治疗未使用靶向药物，二线治疗应根据基因型加用靶向药物。RAS和BRAF突变型且一线使用贝伐珠单抗进展者，推荐贝伐珠单抗跨线治疗。RAS和BRAF野生型CC，一线西妥昔单抗进展，推荐二线选择贝伐珠单抗，不建议西妥昔单抗跨线治疗；一线贝伐珠单抗进展，推荐二线贝伐珠单抗跨线或换用西妥昔单抗。一线使用免疫检查点抑制剂的dMMR/MSI-H者，二线治疗推荐化疗联合靶向治疗。BRAF V600E突变者，二线治疗可选择西妥昔单抗+维罗非尼+伊立替康或达拉非尼+西妥昔单抗±曲美替尼。

③免疫治疗：一线未使用免疫检查点抑制剂的dMMR/MSI-H者，推荐使用PD-1单抗单药或联合CTLA-4单抗作为二线治疗。少见的POLE或POLD基因致病突变者，亦可能是免疫检测点抑制剂敏感人群。

(2) 不适合强烈治疗的患者

根据体力状况、基因型及既往一线治疗方案选择二线治疗或参加临床研究。PS评分>2分者，建议最佳支持治疗；PS评分0~2分，RAS和BRAF野生型既往未使用抗EGFR单抗者，推荐西妥昔单抗单药治疗，RAS或BRAF突变者，既往未使用靶向药物，可考虑卡培他滨或5-FU或曲氟尿苷替匹嘧啶片联合贝伐珠单抗。

3.2.3 三线及后线治疗

(1) 非分子标志物指导的选择：推荐瑞戈非尼、呋喹替尼不耐受或三线治疗失败者可选择新型复合化疗药曲氟尿苷替匹嘧啶片单药联合或不联合贝伐珠单抗。

(2) 分子标志物指导下的后线治疗选择：

①如BRAF V600E突变/MSS型且既往未接受抗BRAF治疗者：西妥昔单抗+维罗非尼+伊立替康，或达拉非尼+西妥昔单抗±曲美替尼或参加临床研究。

②HER2过表达者：曲妥珠单抗+拉帕替尼或曲妥珠单抗+帕妥珠单抗或参加临床研究。

③dMMR/MSI-H者：推荐PD-1单抗治疗。如存在少见的POLE或POLD基因致病突变者，亦可能是免疫检测点抑制剂敏感人群。

④RAS和BRAF野生型：既往未使用EGFR单抗者：考虑西妥昔单抗或联合伊立替康；既往使用过西妥昔单抗一线治疗达到客观有效（CR/PR）且PFS时间超过6个月者，ctDNA检测为RAS和BRAF均野生型，可考虑西妥昔单抗联合伊立替康再挑战策略。

⑤NTRK融合基因者：可考虑NTRK抑制剂。

3.2.4 其他治疗

晚期患者在上述常规治疗不适用前提下，可选择局部治疗，如介入治疗、瘤体内注射、物理治疗或中医药治疗。

CC肝转移整体处理流程：见图26-4-3、图26-4-4。

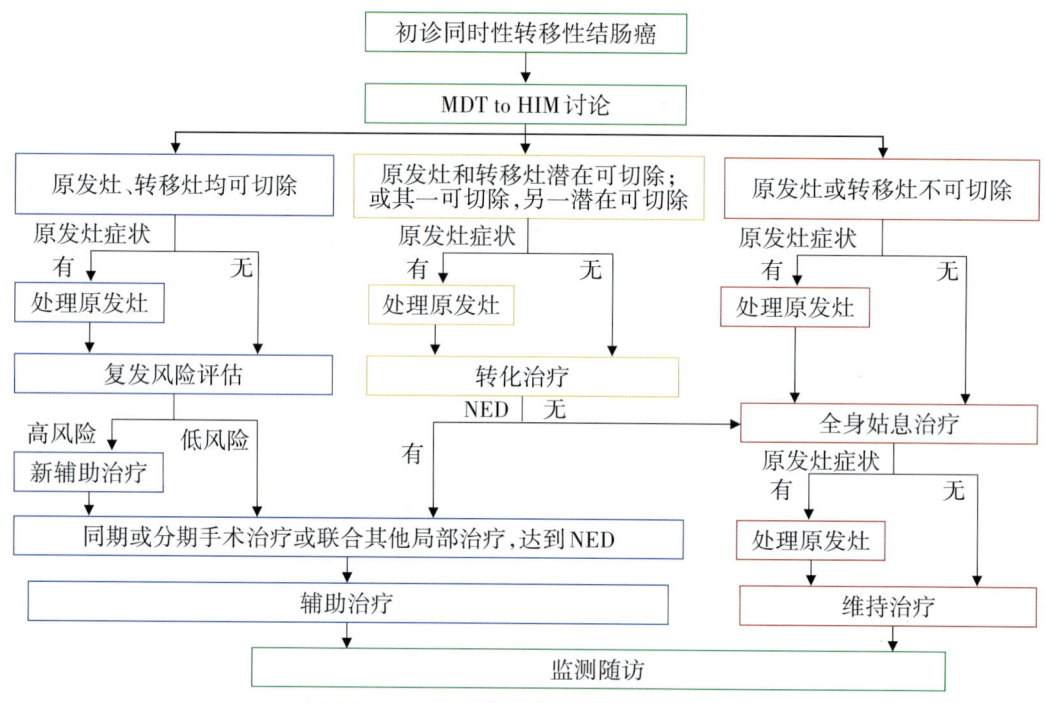

图26-4-3 同时性转移性CC处理流程

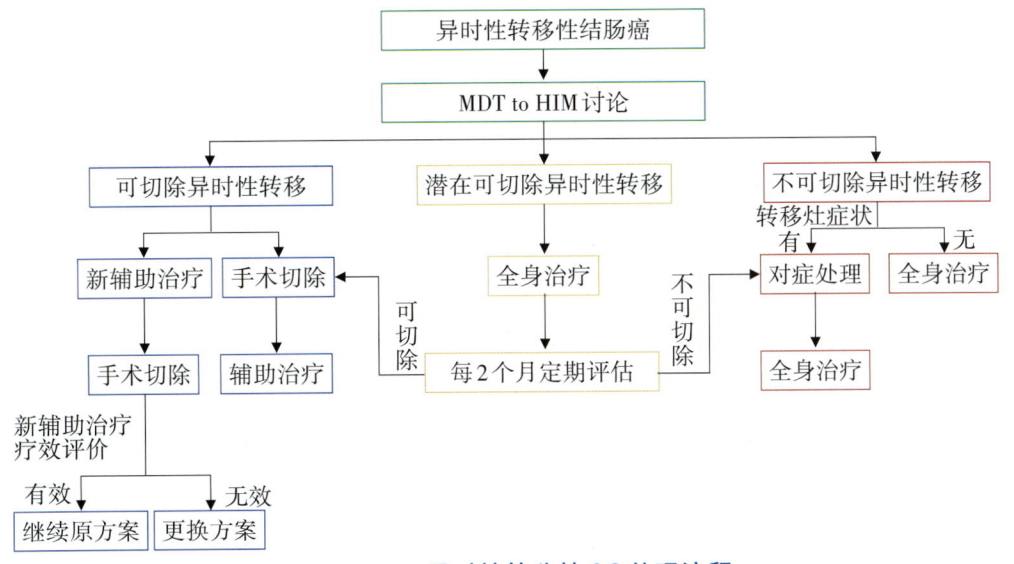

图 26-4-4　异时性转移性 CC 处理流程

第四节　CC 其他部位转移的治疗原则

1　肺转移

目前推荐高分辨率胸部 CT 检查 CC 肺转移，推荐胸部增强 CT 检查纵隔及肺门淋巴结转移。对胸部 CT 检查无法明确性质的肺结节（IPN），结合风险因素、随访情况及病理学检查等整合判断结节性质。

1.1　手术治疗原则

可切除性肺转移，推荐 R0 切除。肺外有不可切除病灶时不建议行肺转移灶切除。肺转移灶切除后余肺必须能维持足够的肺功能。肺外可切除转移灶可同期或分期处理。

1.2　手术方式

常用方式为楔形切除，其次为肺段切除、肺叶切除及全肺切除。术前检查未怀疑肺门或纵隔淋巴结转移的患者，术中不常规清扫淋巴结；若怀疑淋巴结转移，术中则可考虑行淋巴结活检或清扫。

1.3　其他局部治疗手段

包括射频消融，立体定向放疗等。

（1）射频消融：对转移灶小（最大径<3cm）、远离大血管的肺转移灶，射频消融表现出良好局部控制率（约90%）。

（2）立体定向放疗，适应证如下：

①肺转移灶数目 1~3 枚，小转移灶≤5 枚；最大径≤5cm。

②肺转移灶分布相对局限，在同一侧肺最优。

1.4 不可切除肺转移的姑息治疗

对不可切除肺转移应行姑息治疗，推荐在 MDT to HIM 的指导下决定是否行局部病灶的处理。

2 腹膜转移

腹膜是 CC 常见转移部位之一，有腹膜转移者预后更差。第八版 AJCC 分期已将腹膜转移作为单独的 M1c 期，以区别于其他部位的远处转移。

腹膜转移因无特异性临床表现，故临床诊断困难。推荐影像学检查、肿瘤标志物、腹腔积液细胞学或组织学联合检测，必要时行腹腔镜探查，可提高腹膜转移诊断。腹膜肿瘤转移指数（PCI）评估腹膜转移程度，应当在 MDT to HIM 指导下制定 CC 腹膜转移治疗策略。包括手术、化疗、靶向药物及腹腔治疗等。

（1）局限性腹膜转移

对部分选择性腹膜转移患者，肿瘤细胞减灭术（CRS）联合腹腔热灌注化疗（HIPEC）可延长生存时间。在有 HIPEC 经验的中心，对局限性腹膜转移（PCI<15）且无远处广泛转移者可考虑行 CRS 手术，要求达到 CC0-1 的减瘤程度（即无腹膜残余瘤或残余瘤直径<2.5mm）。在彻底的 CRS 术后联合 HIPEC 可达细胞学减灭目的。

（2）广泛性腹膜转移或合并有广泛远处转移

全身化疗是治疗 CC 腹膜转移的重要方法，优于最佳支持治疗。方案参见晚期不可切除 CC 治疗。完全的细胞减灭术和/或 HIPEC 可以考虑在有经验的中心开展，用于治疗选择性的、可达到 R0 切除的局限腹膜癌性播散者。目前国内常用 CC 腹腔化疗的药物有氟尿嘧啶植入剂、雷替曲塞、奥沙利铂、卡铂、洛铂等，药物剂量原则上以系统化疗用量为标准，可根据患者年龄、身体状况、化疗药物耐受性和骨髓增生能力进行适当调整。

3 卵巢转移、骨转移、脑转移

对于明确 CC 卵巢转移者，推荐双侧附件切除，如侵犯子宫则加子宫切除，不推荐 CC 手术时将外观正常的卵巢进行预防性切除。有生育意愿的患者，在初始治疗前咨询生殖医学专业的医生进行评估。

对获得 R0 切除的卵巢转移患者，推荐术后化疗。对无法通过治疗达到 NED 的卵巢转移患者，参见晚期不可切除 CC 治疗。

骨转移诊断主要靠 ECT、X 线、CT、MRI 或 PET-CT。ECT 常为诊断骨转移的主要手段。CC 骨转移综合治疗的目标：改善生活质量，延长生存时间，预防或延缓骨相关事件（Skeletal related events，SREs）。系统治疗中，双膦酸盐是 CC 骨转移的基础用药。当影像学提示有骨破坏或骨转移时，应采用骨保护药物治疗。在应用双膦酸盐治疗过程中，即使发生SREs仍建议继续用药，用药时间至少持续12个月。局部手术治疗应综合考虑，谨慎实施。骨转移灶可行局部放疗。

CC脑转移治疗与其他实体瘤脑转移类似，以控制原发灶为主，以脑转移灶局部治疗为辅。

第五节 局部复发CC的治疗

1 外科治疗原则

对局部复发的CC患者，应行MDT to HIM评估，手术是达到治愈的重要方法，应积极争取再次手术。

（1）复发灶可切除者，建议行R0切除联合围术期化疗的整合治疗，侵犯周围脏器，条件允许应考虑联合脏器切除。

（2）局部可切除但有远处转移者，建议围术期化疗后行手术。

（3）无法切除者，应建议全身治疗，如存在肠道梗阻、消化道出血、穿孔等情况，可先行肠造瘘、复发灶局部切除等姑息性手术。

2 内科治疗原则

应开展MDT to HIM讨论，依据影像和外科评估分可切除、潜在可切和不可切除复发CC，基于不同疾病分类给予内科治疗策略。

（1）可R0切除者，既往无辅助化疗史或仅用氟尿嘧啶单药者建议CapeOx或FOLFOX方案围术期治疗半年或密切随访，如无法耐受双药治疗，建议LV/5-FU或卡培他滨单药化疗半年。

（2）潜在可R0切除者，选择客观有效率高的双药或三药化疗联合靶向药物，复发灶与周围器官、组织粘连固定者，可考虑放化疗。每2~3月评估疗效，MDT to HIM讨论切除可能性。

（3）经MDT to HIM讨论评估不可切除复发者，治疗目标为姑息性，参考不可手术切除转移性CC的内科治疗和方案选择。

第六节 中医药治疗

1 治疗原则

中医治疗应在整合医疗指导下，采用辨证施治原则开展诊疗，其根本治疗原则遵循扶正祛邪、标本缓急、因人因时、因地制宜、综合治疗。

2 辨证施治

2.1 CC围术期辨证施治

CC患者术前主要表现为腑气不通，具体症状为大便不通，腹部阵痛，脘腹胀满，舌红，苔黄腻，脉滑数；术后主要表现为元气耗伤、脾胃虚弱，具体症状表现为面色淡白或萎黄，唇甲不华，少气乏力，神疲懒言，腹部隐痛，纳呆食少，食后腹胀，舌淡，苔薄白，脉弱。故常以理气通腑，补气养血，健脾益胃为主要原则，提高患者对手术的耐受性，缓解术后并发症。

2.2 CC辅助治疗期辨证施治

CC化疗期间常表现为脾胃不和，气血亏虚，肝肾阴虚，具体症状为胃脘饱胀，食欲减退，恶心呕吐，腹胀或腹泻，舌胖大，舌苔薄白或腻；或为腰膝酸软，耳鸣，五心烦热，颧红盗汗，舌红苔少，脉细数。故常以健脾和胃、降逆止呕、补气养血、滋补肝肾为主要治则，提高患者对化疗的耐受性、减轻化疗的毒副作用、提高化疗完成率。

2.3 CC晚期姑息治疗期辨证施治

CC晚期姑息治疗期主要表现为本虚与邪实并存，以本虚为主，夹杂痰、瘀、毒、湿等邪实。姑息治疗期的中医药治疗，以减轻西医治疗不良反应、增加治疗疗效、提高生活质量、尽可能延长生存期为目的。

第五章 全程康复管理

第一节 随访

（1）病史和体检，CEA、CA19-9监测，每3个月1次，共2年，第3~5年，每6个月1次，5年后每年1次。

（2）胸部、腹部及盆腔CT或MRI，每6个月1次，共2年，然后每年1次，共5年。

（3）术后1年内行肠镜检查，如有异常，1年内复查；如未见息肉，3年内复查，然后每5年复查1次；随访发现结肠腺瘤均推荐切除。如术前肠镜未完成全结肠检查，建议术后3~6个月行肠镜检查。

（4）PET-CT不是常规推荐的检查项目，对已有或疑有复发及远处转移的患者，可考虑PET-CT，以排除复发转移。

（5）如患者身体状况不允许接受抗肿瘤治疗，则不主张进行常规肿瘤随访。

术后CEA持续升高的处理流程：见图26-5-1。

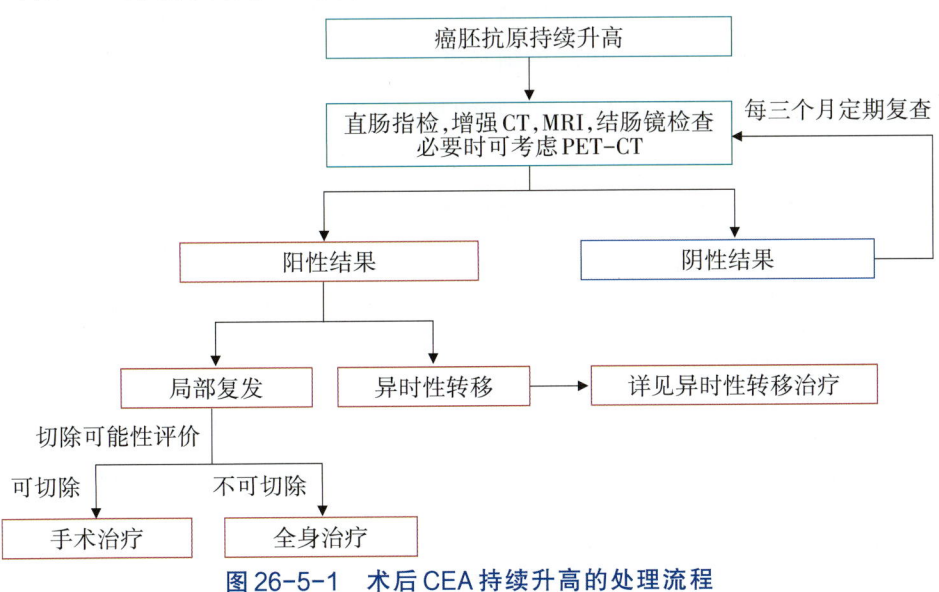

图26-5-1 术后CEA持续升高的处理流程

第二节 全程康复管理

1 营养治疗

营养治疗应贯穿从首诊到完成整个综合治疗的全过程。

（1）CC患者一经确诊，即应进行营养风险筛查及营养状况评估。

（2）CC患者无论接受根治手术还是姑息手术，均应按ERAS原则和流程实施围术期营养管理。

（3）对实施术前新辅助治疗，或术后辅助治疗的CC患者，需要制定营养治疗计划并进行营养治疗。

2 中医肿瘤康复治疗

以辨证康复为指导，综合性治疗手段，包括心理治疗、针灸推拿治疗、饮食疗法、中药治疗、传统体育康复治疗等多种方式，针对患者不同阶段及证候类型，制定合理的中医药康复治疗方案。

3 迟发或长期后遗症的治疗

（1）慢性腹泻或失禁

考虑止泻药、硬化大便药、中医药、调节饮食、盆底康复及成人尿布等。

（2）奥沙利铂引起的神经损伤

度洛西汀仅用于神经痛，对麻木、刺痛和冷觉敏感等无作用。可试中药验方。

（3）疼痛管理

进行全面的疼痛评估，以确定疼痛病因，鉴别诊断应包括癌症复发或疾病进展以及特异性癌症疼痛综合征。可考虑阿片类药物治疗，应在最短时间内使用最低的适当剂量，辅助药物治疗应在阿片类药物的基础上进行。

（4）睡眠障碍

详细了解失眠病程与特点，进行睡眠卫生教育，失眠认知行为治疗作为首选推荐优于药物干预治疗。同时，可考虑针灸、穴位按摩、中药干预等中医肿瘤康复治疗手段进行治疗。

（5）化疗后骨髓抑制

化疗相关中性粒细胞减少，可使用rhG-CSF或PEG-rhG-CSF；化疗相关贫血，可使用EPO，同时应补充铁剂和维生素B_{12}、叶酸等，必要时输注红细胞悬液；化疗相关血小板减少，护理与药物同等重要。患者需要减少活动，防止受伤，必要时绝对卧床、注意通便和镇咳等。可使用TPO和重组人白介素-11升血小板，必要时输注单采血小板。

4　造口管理

（1）人员、任务、架构：有条件的医疗中心推荐配备造口治疗师（专科护士）。其职责包括所有造口术前术后的护理、复杂切口的处理、大小便失禁的护理，开设造口专科门诊。

（2）心理治疗：向患者充分解释有关诊断、手术和护理知识，并于术前和术后给予一定心理干预和指导。

（3）造口定位：推荐术前由医师、造口治疗师、家属及患者共同选择造口部位。

（4）肠造口护理：术后要注意观察造口的血运及有无回缩等情况。保持肠造口周围皮肤清洁干燥。长期服用抗菌药物、免疫抑制剂和糖皮质激素的患者，应特别注意肠造口部位真菌感染。

参考文献

[1] SUNG H, FERLAY J, SIEGEL R L, et al. Global Cancer Statistics 2020: GLOBOCAN Estimates of Incidence and Mortality Worldwide for 36 Cancers in 185 Countries[J]. CA Cancer J Clin, 2021, 71(3): 209-249.

[2] CAO W, CHEN H D, YU Y W, et al. Changing profiles of cancer burden worldwide and in China: a secondary analysis of the global cancer statistics 2020[J]. Chin Med J (Engl), 2021, 134(7): 783-791.

[3] 吴春晓, 付晨, 赫捷, 等. 2015年中国结直肠癌发病和死亡情况分析[J]. 中国癌症杂志, 2020, 30(4): 241-245.

[4] 孙可欣, 郑荣寿, 张思维, 等. 2015年中国分地区恶性肿瘤发病和死亡分析[J]. 中国肿瘤临床, 2019, 28(1): 1-11.

[5] 郑荣寿, 孙可欣, 张思维, 等. 2015年中国恶性肿瘤流行情况分析[J]. 中华肿瘤杂志, 2019, 41(1): 19-28.

[6] 陈孝平, 汪建平, 赵继宗. 外科学: 第9版[M]. 北京: 人民卫生出版社, 2018.

[7] ROCK C L, DOYLE C, DEMARK-WAHNEFRIED W, et al. Nutrition and physical activity guidelines for cancer survivors[J]. CA Cancer J Clin, 2012, 62(4): 243-274.

[8] 李鹏, 王拥军, 陈光勇, 等. 中国早期结直肠癌及癌前病变筛查与诊治共识[J]. 中国实用内科杂志, 2015, 35(3): 211-227.

[9] 李其龙, 马新源, 俞玲玲, 等. 农村高发地区大肠癌优化序贯筛查病变年龄别检出分析[J]. 中华肿瘤杂志, 2013, 35(2): 154-157.

[10] DAVIDSON K W, BARRY M J, MANGIONE C M, et al. Screening for Colorectal Cancer: US Preventive Services Task Force Recommendation Statement[J]. JAMA, 2021, 325(19): 1965-1977.

[11] 国家癌症中心中国结直肠癌筛查与早诊早治指南制定专家组. 中国结直肠癌筛查与早诊早治指南 (2020,北京)[J]. 中华肿瘤杂志, 2021, 43(1): 16-38.

[12] 中华医学会肿瘤学分会早诊早治学组. 中国结直肠癌早诊早治专家共识[J]. 中华医学杂志, 2020, 100(22): 1691-1698.

[13] HAMPEL H, FRANKEL W L, MARTIN E, et al. Feasibility of screening for Lynch syndrome among patients with colorectal cancer[J]. J Clin Oncol, 2008, 26(35): 5783-5788.

[14] 袁瑛, 张苏展, 郑树, 等. 中国人遗传性大肠癌筛检标准的实施方案[J]. 中华肿瘤杂志, 2004, 26(3): 191-192.

[15] 中国临床肿瘤学会结直肠癌专家委员会, 中国抗癌协会大肠癌专业委员会遗传学组, 中国医师协会结直肠肿瘤专业委员会遗传专委会. 结直肠癌及其他相关实体瘤微卫星不稳定性检测中国专家共识[J]. 中华肿瘤杂志, 2019, 41(10): 734-741.

[16] SIEBER O M, SEGDITSAS S, KNUDSEN A L, et al. Disease severity and genetic pathways in attenuated familial adenomatous polyposis vary greatly but depend on the site of the germline mutation[J]. Gut, 2006, 55(10): 1440-1448.

[17] YANG M, ZHU L, ZHU L, et al. Role of a rare variant in APC gene promoter 1B region in classic familial adenomatous polyposis[J]. Digestion, 2020, 102(4): 1-7.

[18] 樊代明. 整合肿瘤学·临床卷[M]. 北京: 科学出版社, 2021.

[19] 樊代明. 整合肿瘤学·基础卷[M]. 西安: 世界图书出版西安有限公司, 2021.

[20] TANAKA S, KASHIDA H, SAITO Y, et al. Japan Gastroenterological Endoscopy Society guidelines for colorectal endoscopic submucosal dissection/endoscopic mucosal resection[J]. Dig Endosc, 2020, 32(2): 219-239.

[21] SAITO Y, FUKUZAWA M, MATSUDA T, et al. Clinical outcome of endoscopic submucosal dissec-

tion versus endoscopic mucosal resection of large colorectal tumors as determined by curative resection[J]. Surg Endosc, 2010, 24（2）: 343-352.

[22] 中华医学会消化内镜学分会病理学协作组. 中国消化内镜活组织检查与病理学检查规范专家共识（草案）[J]. 中华消化内镜杂志, 2014, 31（9）: 481-485.

[23] 王锡山, 李宗芳, 苏敏. 肿瘤学概论: 第2版[M]. 北京: 人民卫生出版社, 2021.

[24] 中国NOSES联盟, 中国医师协会结直肠肿瘤专业委员会NOSES专委会. 结直肠肿瘤经自然腔道取标本手术专家共识（2019版）[J/CD]. 中华结直肠疾病电子杂志, 2019, 8（4）: 336-342.

[25] VAN HOOFT J E, VAN HALSEMA E E, VANBIERVLIET G, et al. Self-expandable metal stents for obstructing colonic and extracolonic cancer: European Society of Gastrointestinal Endoscopy (ESGE) Clinical Guideline[J]. Endoscopy, 2014, 46（11）: 990-1053.

[26] FOXTROT COLLABORATIVE G. Feasibility of preoperative chemotherapy for locally advanced, operable colon cancer: the pilot phase of a randomised controlled trial[J]. Lancet Oncol, 2012, 13（11）: 1152-1160.

[27] QIU B, DING P R, CAI L, et al. Outcomes of preoperative chemoradiotherapy followed by surgery in patients with unresectable locally advanced sigmoid colon cancer[J]. Chin J Cancer, 2016, 35（1）: 65.

[28] GAO P, HUANG X Z, SONG Y X, Sun J X, et al. Impact of timing of adjuvant chemotherapy on survival in stage III colon cancer: a population-based study[J]. BMC Cancer, 2018, 18（1）: 234.

[29] PAGÈS F, ANDRÉ T, TAIEB J, et al. Corrigendum to 'Prognostic and predictive value of the Immunoscore in stage III colon cancer patients treated with oxaliplatin in the prospective IDEA France PRODIGE-GERCOR cohort study[J]. Ann Oncol, 2020, 31（7）: 921-929.

[30] ANDRÉ T, BONI C, MOUNEDJI-BOUDIAF L, et al. Oxaliplatin, fluorouracil, and leucovorin as adjuvant treatment for colon cancer[J]. N Engl J Med, 2004, 350（23）: 2343-2351.

[31] ROTH A D, DELORENZI M, TEJPAR S, et al. Integrated analysis of molecular and clinical prognostic factors in stage II/III colon cancer[J]. J Natl Cancer Inst, 2012, 104（21）: 1635-1646.

[32] WELLS K O, HAWKINS A T, KRISHNAMURTHY D M, et al. Omission of adjuvant chemotherapy is associated with increased mortality in patients with T3N0 colon cancer with inadequate lymph node harvest[J]. Dis Colon Rectum, 2017, 60（1）: 15-21.

[33] RIBIC C M, SARGENT D J, MOORE M J, et al. Tumor microsatellite-instability status as a predictor of benefit from fluorouracil-based adjuvant chemotherapy for colon cancer[J]. N Engl J Med, 2003, 349（3）: 247-257.

[34] SARGENT D J, MARSONI S, MONGES G, et al. Defective mismatch repair as a predictive marker for lack of efficacy of fluorouracil-based adjuvant therapy in colon cancer[J]. J Clin Oncol, 2010, 28（20）: 3219-3226.

[35] SINICROPE F A, FOSTER N R, THIBODEAU S N, et al. DNA mismatch repair status and colon cancer recurrence and survival in clinical trials of 5-fluorouracil-based adjuvant therapy[J]. J Natl Cancer Inst, 2011, 103（11）: 863-875.

[36] TEJPAR S, SARIDAKI Z, DELORENZI M, et al. Microsatellite instability, prognosis and drug sensitivity of stage II and III colorectal cancer: more complexity to the puzzle[J]. J Natl Cancer Inst, 2011, 103（11）: 841-844.

[37] QUAH H M, CHOU J F, GONEN M, et al. Identification of patients with high-risk stage II colon cancer for adjuvant therapy[J]. Dis Colon Rectum, 2008, 51（5）: 503-507.

[38] SCHMOLL H J, TABERNERO J, MAROUN J, et al. Capecitabine plus oxaliplatin compared with fluorouracil/folinic acid as adjuvant therapy for stage III colon cancer: final results of the No16968 randomized controlled phase III trial[J]. J Clin Oncol, 2015, 33（32）: 3733-3740.

[39] ANDRÉ T, BONI C, NAVARRO M, et al. Improved overall survival with oxaliplatin, fluorouracil,

and leucovorin as adjuvant treatment in stage II or III colon cancer in the MOSAIC trial[J]. J Clin Oncol, 2009, 27 (19): 3109-3116.

[40] Grothey A, Sobrero A F, Shields A F, Yoshino T, Paul J, Taieb J, Souglakos J, Shi Q, Kerr R, Labianca R, Meyerhardt J A, Vernerey D, Yamanaka T, Boukovinas I, Meyers J P, Renfro L A, Niedzwiecki D, Watanabe T, Torri V, Saunders M, Sargent D J, Andre T, Iveson T. Duration of Adjuvant Chemotherapy for Stage III Colon Cancer[J]. N Engl J Med, 2018, 378 (13): 1177-1188.

[41] VAN CUTSEM E, LABIANCA R, BODOKY G, et al. Randomized phase III trial comparing biweekly infusional fluorouracil/leucovorin alone or with irinotecan in the adjuvant treatment of stage III colon cancer: PETACC-3[J]. J Clin Oncol, 2009, 27 (19): 3117-3125.

[42] ALBERTS S R, SARGENT D J, NAIR S, et al. Effect of oxaliplatin, fluorouracil, and leucovorin with or without cetuximab on survival among patients with resected stage III colon cancer: a randomized trial[J]. JAMA, 2012, 307 (13): 1383-1393.

[43] ALLEGRA C J, YOTHERS G, O'CONNELL M J, et al. Phase III trial assessing bevacizumab in stages II and III carcinoma of the colon: results of NSABP protocol C-08[J]. J Clin Oncol, 2011, 29 (1): 11-16.

[44] DE GRAMONT A, VAN CUTSEM E, SCHMOLL H J, et al. Bevacizumab plus oxaliplatin-based chemotherapy as adjuvant treatment for colon cancer (AVANT): a phase 3 randomised controlled trial[J]. Lancet Oncol, 2012, 13 (12): 1225-1233.

[45] FONG Y, FORTNER J, SUN R L, et al. Clinical score for predicting recurrence after hepatic resection for metastatic colorectal cancer: analysis of 1001 consecutive cases[J]. Ann Surg, 1999, 230 (3): 309-318; discussion 318-321.

[46] AYEZ N, VAN DER STOK E P, GRÜNHAGEN D J, et al. The use of neo-adjuvant chemotherapy in patients with resectable colorectal liver metastases: Clinical risk score as possible discriminator[J]. Eur J Surg Oncol, 2015, 41 (7): 859-867.

[47] NORDLINGER B, SORBYE H, GLIMELIUS B, et al. Perioperative FOLFOX4 chemotherapy and surgery versus surgery alone for resectable liver metastases from colorectal cancer (EORTC 40983): long-term results of a randomised, controlled, phase 3 trial[J]. Lancet Oncol, 2013, 14 (12): 1208-1215.

[48] BRIDGEWATER J A, PUGH S A, MAISHMAN T, et al. Systemic chemotherapy with or without cetuximab in patients with resectable colorectal liver metastasis (New EPOC): long-term results of a multicentre, randomised, controlled, phase 3 trial[J]. Lancet Oncol, 2020, 21 (3): 398-411.

[49] VAN CUTSEM E, CERVANTES A, ADAM R, et al. ESMO consensus guidelines for the management of patients with metastatic colorectal cancer[J]. Ann Oncol, 2016, 27 (8): 1386-1422.

[50] 中国临床肿瘤学会指南工作委员会. 2020CSCO结直肠癌指南[M]. 北京: 人民卫生出版社, 2020.

[51] 中国医师协会外科医师分会, 中华医学会外科分会胃肠外科学组, 中华医学会外科分会结直肠外科学组, 等. 中国结直肠癌肝转移诊断和综合治疗指南（V2020）[J]. 中华胃肠外科杂志, 2021, 24 (1): 1-13.

[52] ADAM R. Chemotherapy and surgery: new perspectives on the treatment of unresectable liver metastases[J]. Ann Oncol, 2003, 14 Suppl 2: ii13-16.

[53] ALOIA T, SEBAGH M, PLASSE M, et al. Liver histology and surgical outcomes after preoperative chemotherapy with fluorouracil plus oxaliplatin in colorectal cancer liver metastases[J]. J Clin Oncol, 2006, 24 (31): 4983-4990.

[54] FERNANDEZ F G, RITTER J, GOODWIN J W, et al. Effect of steatohepatitis associated with irinotecan or oxaliplatin pretreatment on resectability of hepatic colorectal metastases[J]. J Am Coll Surg, 2005, 200 (6): 845-853.

[55] ADAM R, BHANGUI P, POSTON G, et al. Is perioperative chemotherapy useful for solitary, meta-

chronous, colorectal liver metastases?[J]. Ann Surg, 2010, 252（5）: 774-787.

[56] COLUCCI G, GEBBIA V, PAOLETTI G, et al. Phase III randomized trial of FOLFIRI versus FOLFOX4 in the treatment of advanced colorectal cancer: a multicenter study of the Gruppo Oncologico Dell'Italia Meridionale[J]. J Clin Oncol, 2005, 23（22）: 4866-4875.

[57] ALBERTS S R, HORVATH W L, STERNFELD W C, et al. Oxaliplatin, fluorouracil, and leucovorin for patients with unresectable liver-only metastases from colorectal cancer: a North Central Cancer Treatment Group phase II study[J]. J Clin Oncol, 2005, 23（36）: 9243-9249.

[58] SOUGLAKOS J, ANDROULAKIS N, SYRIGOS K, et al. FOLFOXIRI（folinic acid, 5-fluorouracil, oxaliplatin and irinotecan） vs. FOLFIRI（folinic acid, 5-fluorouracil and irinotecan） as first-line treatment in metastatic colorectal cancer（MCC）: a multicentre randomised phase III trial from the Hellenic Oncology Research Group（HORG）[J]. Br J Cancer, 2006, 94（6）: 798-805.

[59] YE L C, LIU T S, REN L, et al. Randomized controlled trial of cetuximab plus chemotherapy for patients with KRAS wild-type unresectable colorectal liver-limited metastases[J]. J Clin Oncol, 2013, 31（16）: 1931-1938.

[60] TOMASELLO G, PETRELLI F, GHIDINI M, et al. FOLFOXIRI plus bevacizumab as conversion therapy for patients with initially unresectable metastatic colorectal cancer: a systematic review and pooled analysis[J]. JAMA Oncol, 2017, 3（7）: e170278.

[61] YE L C, WEI Y, ZHU D X, et al. Impact of early tumor shrinkage on clinical outcome in wild-type-KRAS colorectal liver metastases treated with cetuximab[J]. J Gastroenterol Hepatol, 2015, 30（4）: 674-679.

[62] ARNOLD D, LUEZA B, DOUILLARD J Y, et al. Prognostic and predictive value of primary tumour side in patients with RAS wild-type metastatic colorectal cancer treated with chemotherapy and EGFR directed antibodies in six randomized trials[J]. Ann Oncol, 2017, 28（8）: 1713-1729.

[63] TANG W, REN L, LIU T, et al. Bevacizumab plus mFOLFOX6 versus mFOLFOX6 alone as first-line treatment for RAS mutant unresectable colorectal liver-limited metastases: the BECOME randomized controlled trial[J]. J Clin Oncol, 2020, 38（27）: 3175-3184.

[64] CREMOLINI C, LOUPAKIS F, ANTONIOTTI C, et al. FOLFOXIRI plus bevacizumab versus FOLFIRI plus bevacizumab as first-line treatment of patients with metastatic colorectal cancer: updated overall survival and molecular subgroup analyses of the open-label, phase 3 TRIBE study[J]. Lancet Oncol, 2015, 16（13）: 1306-1315.

[65] STEIN A, ATANACKOVIC D, HILDEBRANDT B, et al. Upfront FOLFOXIRI+bevacizumab followed by fluoropyrimidin and bevacizumab maintenance in patients with molecularly unselected metastatic colorectal cancer[J]. Br J Cancer, 2015, 113（6）: 872-877.

[66] MARGONIS G A, BUETTNER S, ANDREATOS N, et al. Association of BRAF mutations with survival and recurrence in surgically treated patients with metastatic colorectal liver cancer[J]. JAMA Surg, 2018, 153（7）: e180996.

[67] HADDAD R, OGILVIE R T, CROITORU M, et al. Microsatellite instability as a prognostic factor in resected colorectal cancer liver metastases[J]. Ann Surg Oncol, 2004, 11（11）: 977-982.

[68] FARON M, PIGNON J P, MALKA D, et al. Is primary tumour resection associated with survival improvement in patients with colorectal cancer and unresectable synchronous metastases? A pooled analysis of individual data from four randomised trials[J]. Eur J Cancer, 2015, 51（2）: 166-176.

[69] TARANTINO I, WARSCHKOW R, GÜLLER U. Palliative primary tumor resection in patients with metastatic colorectal cancer: for whom and when?[J]. Ann Surg, 2017, 265（4）: e59-e60.

[70] MORITANI K, KANEMITSU Y, SHIDA D, et al. A randomized controlled trial comparing primary tumour resection plus chemotherapy with chemotherapy alone in incurable stage IV colorectal cancer: JCOG1007（iPACS study）[J]. Jpn J Clin Oncol, 2020, 50（1）: 89-93.

[71] HU C Y, BAILEY C E, YOU Y N, et al. Time trend analysis of primary tumor resection for stage IV colorectal cancer: less surgery, improved survival[J]. JAMA Surg, 2015, 150 (3): 245-251.

[72] TOURNIGAND C, ANDRÉ T, ACHILLE E, et al. FOLFIRI followed by FOLFOX6 or the reverse sequence in advanced colorectal cancer: a randomized GERCOR study[J]. J Clin Oncol, 2004, 22 (2): 229-237.

[73] SALTZ L B, CLARKE S, DÍAZ-RUBIO E, et al. Bevacizumab in combination with oxaliplatin-based chemotherapy as first-line therapy in metastatic colorectal cancer: a randomized phase III study [J]. J Clin Oncol, 2008, 26 (12): 2013-2019.

[74] FALCONE A, RICCI S, BRUNETTI I, et al. Phase III trial of infusional fluorouracil, leucovorin, oxaliplatin, and irinotecan (FOLFOXIRI) compared with infusional fluorouracil, leucovorin, and irinotecan (FOLFIRI) as first-line treatment for metastatic colorectal cancer: the Gruppo Oncologico Nord Ovest[J]. J Clin Oncol, 2007, 25 (13): 1670-1676.

[75] HEINEMANN V, VON WEIKERSTHAL L F, DECKER T, et al. FOLFIRI plus cetuximab versus FOLFIRI plus bevacizumab as first-line treatment for patients with metastatic colorectal cancer (FIRE-3): a randomised, open-label, phase 3 trial[J]. Lancet Oncol, 2014, 15 (10): 1065-1075.

[76] VENOOK A P, NIEDZWIECKI D, LENZ H J, et al. Effect of first-line chemotherapy combined with cetuximab or bevacizumab on overall survival in patients with KRAS wild-type advanced or metastatic colorectal cancer: a randomized clinical trial[J]. JAMA, 2017, 317 (23): 2392-2401.

[77] CREMOLINI C, ANTONIOTTI C, ROSSINI D, et al. Upfront FOLFOXIRI plus bevacizumab and reintroduction after progression versus mFOLFOX6 plus bevacizumab followed by FOLFIRI plus bevacizumab in the treatment of patients with metastatic colorectal cancer (TRIBE2): a multicentre, open-label, phase 3, randomised, controlled trial[J]. Lancet Oncol, 2020, 21 (4): 497-507.

[78] LE D T, URAM J N, WANG H, et al. PD-1 blockade in tumors with mismatch-repair deficiency[J]. N Engl J Med, 2015, 372 (26): 2509-2520.

[79] XU R H, SHEN L, LI J, et al. Expert consensus on maintenance treatment for metastatic colorectal cancer in China[J]. Chin J Cancer, 2016, 35: 13.

[80] CHIBAUDEL B, MAINDRAULT-GOEBEL F, LLEDO G, et al. Can chemotherapy be discontinued in unresectable metastatic colorectal cancer? The GERCOR OPTIMOX2 Study[J]. J Clin Oncol, 2009, 27 (34): 5727-5733.

[81] LUO H Y, LI Y H, WANG W, et al. Single-agent capecitabine as maintenance therapy after induction of XELOX (or FOLFOX) in first-line treatment of metastatic colorectal cancer: randomized clinical trial of efficacy and safety[J]. Ann Oncol, 2016, 27 (6): 1074-1081.

[82] QUIDDE J, HEGEWISCH-BECKER S, GRAEVEN U, et al. Quality of life assessment in patients with metastatic colorectal cancer receiving maintenance therapy after first-line induction treatment: a preplanned analysis of the phase III AIO KRK 0207 trial[J]. Ann Oncol, 2016, 27 (12): 2203-2210.

[83] CUNNINGHAM D, LANG I, MARCUELLO E, et al. Bevacizumab plus capecitabine versus capecitabine alone in elderly patients with previously untreated metastatic colorectal cancer (AVEX): an open-label, randomised phase 3 trial[J]. Lancet Oncol, 2013, 14 (11): 1077-1085.

[84] VAN CUTSEM E, DANIELEWICZ I, SAUNDERS M P, et al. Trifluridine/tipiracil plus bevacizumab in patients with untreated metastatic colorectal cancer ineligible for intensive therapy: the randomized TASCO1 study[J]. Ann Oncol, 2020, 31 (9): 1160-1168.

[85] CUNNINGHAM D, HUMBLET Y, SIENA S, et al. Cetuximab monotherapy and cetuximab plus irinotecan in irinotecan-refractory metastatic colorectal cancer[J]. N Engl J Med, 2004, 351 (4): 337-

345.

[86] XU R H, MURO K, MORITA S, et al. Modified XELIRI (capecitabine plus irinotecan) versus FOLFIRI (leucovorin, fluorouracil, and irinotecan), both either with or without bevacizumab, as second-line therapy for metastatic colorectal cancer (AXEPT): a multicentre, open-label, randomised, non-inferiority, phase 3 trial[J]. Lancet Oncol, 2018, 19 (5): 660-671.

[87] BENNOUNA J, SASTRE J, ARNOLD D, et al. Continuation of bevacizumab after first progression in metastatic colorectal cancer (ML18147): a randomised phase 3 trial[J]. Lancet Oncol, 2013, 14 (1): 29-37.

[88] VAN CUTSEM E, TABERNERO J, LAKOMY R, et al. Addition of aflibercept to fluorouracil, leucovorin, and irinotecan improves survival in a phase III randomized trial in patients with metastatic colorectal cancer previously treated with an oxaliplatin-based regimen[J]. J Clin Oncol, 2012, 30 (28): 3499-3506.

[89] BENNOUNA J, HIRET S, BERTAUT A, et al. Continuation of bevacizumab vs. cetuximab plus chemotherapy after first progression in KRAS wild-type metastatic colorectal cancer: the UNICANCER PRODIGE18 randomized clinical trial[J]. JAMA Oncol, 2019, 5 (1): 83-90.

[90] INNOCENTI F, OU F S, QU X, et al. Mutational analysis of patients with colorectal cancer in CALGB/SWOG 80405 identifies new roles of microsatellite instability and tumor mutational burden for patient outcome[J]. J Clin Oncol, 2019, 37 (14): 1217-1227.

[91] KOPETZ S, GUTHRIE K A, MORRIS V K, et al. Randomized trial of irinotecan and cetuximab with or without vemurafenib in BRAF-mutant metastatic colorectal cancer (SWOG S1406) [J], 2021, 39 (4): 285-294.

[92] CORCORAN R B, ATREYA C E, FALCHOOK G S, et al. Combined BRAF and MEK inhibition with dabrafenib and trametinib in BRAF V600-mutant colorectal cancer[J]. J Clin Oncol, 2015, 33 (34): 4023-4031.

[93] CORCORAN R B, ANDRÉ T, ATREYA C E, et al. Combined BRAF, EGFR, and MEK inhibition in patients with BRAF (V600E) -mutant colorectal cancer[J]. Cancer Discov, 2018, 8 (4): 428-443.

[94] OVERMAN M J, LONARDI S, WONG K Y M, et al. Durable clinical benefit with nivolumab plus ipilimumab in DNA mismatch repair-deficient/microsatellite instability-high metastatic colorectal cancer[J]. J Clin Oncol, 2018, 36 (8): 773-779.

[95] LE D T, KIM T W, VAN CUTSEM E, et al. Phase II open-label study of pembrolizumab in treatment-refractory, microsatellite instability-high/mismatch repair-deficient metastatic colorectal cancer: KEYNOTE-164[J]. J Clin Oncol, 2020, 38 (1): 11-19.

[96] WANG F, ZHAO Q, WANG Y N, et al. Evaluation of POLE and POLD1 mutations as biomarkers for immunotherapy outcomes across multiple cancer types[J]. JAMA Oncol, 2019, 5 (10): 1504-1506.

[97] LI J, QIN S, XU R, YAU T C, et al. Regorafenib plus best supportive care versus placebo plus best supportive care in Asian patients with previously treated metastatic colorectal cancer (CONCUR): a randomised, double-blind, placebo-controlled, phase 3 trial[J]. Lancet Oncol, 2015, 16 (6): 619-629.

[98] LI J, QIN S, XU R H, et al. Effect of fruquintinib vs placebo on overall survival in patients with previously treated metastatic colorectal cancer: the FRESCO randomized clinical trial[J]. JAMA, 2018, 319 (24): 2486-2496.

[99] XU J, KIM T W, SHEN L, et al. Results of a randomized, double-blind, placebo-controlled, phase III trial of trifluridine/tipiracil (TAS-102) monotherapy in asian patients with previously treated metastatic colorectal cancer: the TERRA study[J]. J Clin Oncol, 2018, 36 (4): 350-358.

[100] SARTORE-BIANCHI A, TRUSOLINO L, MARTINO C, et al. Dual-targeted therapy with trastu-

zumab and lapatinib in treatment-refractory, KRAS codon 12/13 wild-type, HER2-positive metastatic colorectal cancer (HERACLES): a proof-of-concept, multicentre, open-label, phase 2 trial[J]. Lancet Oncol, 2016, 17 (6): 738-746.

[101] MERIC-BERNSTAM F, HURWITZ H, RAGHAV K P S, et al. Pertuzumab plus trastuzumab for HER2-amplified metastatic colorectal cancer (MyPathway): an updated report from a multicentre, open-label, phase 2a, multiple basket study[J]. Lancet Oncol, 2019, 20 (4): 518-530.

[102] CREMOLINI C, ROSSINI D, DELL'AQUILA E, et al. Rechallenge for patients with RAS and BRAF wild-type metastatic colorectal cancer with acquired resistance to first-line cetuximab and irinotecan: a phase 2 single-arm clinical trial[J]. JAMA Oncol, 2019, 5 (3): 343-350.

[103] COCCO E, SCALTRITI M, DRILON A. NTRK fusion-positive cancers and TRK inhibitor therapy[J]. Nat Rev Clin Oncol, 2018, 15 (12): 731-747.

[104] 中国医师协会外科医师分会多学科综合治疗专业委员会, 中国抗癌协会大肠癌专业委员会. 结直肠癌肺转移多学科综合治疗专家共识（2018版）[J]. 中国实用外科杂志, 2018, 38 (12): 1325-1338.

[105] CEELEN W P, FLESSNER M F. Intraperitoneal therapy for peritoneal tumors: biophysics and clinical evidence[J]. Nat Rev Clin Oncol, 2010, 7 (2): 108-115.

[106] KOPPE M J, BOERMAN O C, OYEN W J, et al. Peritoneal carcinomatosis of colorectal origin: incidence and current treatment strategies[J]. Ann Surg, 2006, 243 (2): 212-222.

[107] JAYNE D G, FOOK S, LOI C, et al. Peritoneal carcinomatosis from colorectal cancer[J]. Br J Surg, 2002, 89 (12): 1545-1550.

[108] PASSOT G, DUMONT F, GOÉRÉ D, et al. Multicentre study of laparoscopic or open assessment of the peritoneal cancer index (BIG-RENAPE)[J]. Br J Surg, 2018, 105 (6): 663-667.

[109] ELIAS D, MARIANI A, CLOUTIER A S, et al. Modified selection criteria for complete cytoreductive surgery plus HIPEC based on peritoneal cancer index and small bowel involvement for peritoneal carcinomatosis of colorectal origin[J]. Eur J Surg Oncol, 2014, 40 (11): 1467-1473.

[110] CEELEN W P, PÅHLMAN L, MAHTEME H. Pharmacodynamic aspects of intraperitoneal cytotoxic therapy[J]. Cancer Treat Res, 2007, 134: 195-214.

[111] SUGARBAKER P H. Surgical treatment of peritoneal carcinomatosis: 1988 Du Pont lecture[J]. Can J Surg, 1989, 32 (3): 164-170.

[112] 周黄燕, 袁敏, 闵卫平, 等. 结直肠癌术中植入5-氟尿嘧啶缓释剂的Meta分析[J]. 中国药房, 2017, 28 (3): 355-359.

[113] 陈佳楠, 王征, 张阿龙, 等. 雷替曲塞用于结直肠癌术中腹腔灌注化疗的近期安全性评估[J/CD]. 中华结直肠疾病电子杂志, 2019, 8 (3): 241-245.

[114] 中国医师协会结直肠肿瘤专业委员会腹膜肿瘤专业委员会. 结直肠癌腹膜转移预防和治疗腹腔用药中国专家共识（V 2019）[J/CD]. 中华结直肠疾病电子杂志, 2019, 8 (4): 329-335.

[115] 苏昊, 包满都拉, 张育荣, 等. 洛铂用于结直肠癌术中腹腔灌洗化疗的近期疗效分析[J/CD]. 中华结直肠疾病电子杂志, 2018, 7 (2): 125-129.

[116] 王锡山, 孙力, 崔书中, 等. 中国结直肠癌卵巢转移诊疗专家共识（2020版）[J/OL]. 中华结直肠疾病电子杂志, 2020, 9 (2): 13-19.

[117] 刘正, 许宋锋, 刘恩瑞, 等. 中国结直肠癌骨转移多学科综合治疗专家共识（2020版）[J/OL]. 中华结直肠疾病电子杂志, 2020, 9 (3): 217-221.

[118] 中国医师协会结直肠肿瘤专业委员会. 中国结直肠癌脑转移多学科综合治疗专家共识（2020版）[J]. 中华结直肠疾病电子杂志, 2020, 9 (2): 109-114.

[119] 中华人民共和国国家卫生健康委员会. 中国结直肠癌诊疗规范（2020年版）[J]. 中华外科杂志, 2020 (8): 561-585.

[120] 郭勇. 中医肿瘤的"四阶段"概念探讨[J]. 中华中医药学刊, 2009, 27 (02): 247-248.

[121] 黄立中.中西医结合肿瘤病学[M].北京:中国中医药出版社,2020.

[122] 王笑民.实用中西医结合肿瘤内科学[M].北京:中国中医药出版社,2014.

[123] 周岱翰.中医肿瘤学[M].北京:中国中医药出版社,2011.

[124] 中华医学会外科学分会结直肠外科学组,中华医学会外科学分会营养支持学组,中国医师协会外科医师分会结直肠外科医师委员会.结直肠癌围手术期营养治疗中国专家共识（2019版）[J].中国实用外科杂志,2019,39（6）:533-537.

[125] 樊代明.整合肿瘤学·临床卷[M].北京:科学出版社,2021.

[126] 樊代明.整合肿瘤学·基础卷[M].西安:世界图书出版西安有限公司,2021.

直肠癌

名誉主编

樊代明

主　编

王锡山

副主编

顾　晋　丁克峰　房学东　沈　琳　徐忠法
许剑民　王贵玉

编　委（姓氏笔画排序）

丁克峰　千年松　王子卫　王自强　王泽军
王贵玉　王海江　王　猛　王锡山　叶颖江
邢宝才　朱玉萍　朱　远　朱　骥　任　黎
刘　明　刘海鹰　刘　骞　池　畔　汤庆超
汤坚强　许剑民　孙跃明　李云峰　李　军
李　明　李　健　李　海　李耀平　杨春康
杨　斌　邱　萌　何国栋　邹霜梅　汪正广
沈　琳　张红梅　张国志　张海增　陈　功
陈建思　林国乐　房学东　胡军红　钟芸诗
姜　争　姚庆华　袁　瑛　顾艳宏　顾　晋
徐忠法　徐　烨　唐　源　陶凯雄　陶　敏
黄忠诚　黄　睿　黄　镜　崔滨滨　章　真
揭志刚　彭亦凡　程龙伟　程　勇　傅传刚
蔡建春　蔡三军　蔡联明　熊　斌　潘志忠
燕　速　戴广海　鞠海星　魏少忠

校　稿

樊代明　王锡山　王贵玉　王玉柳明　吕靖芳
刘恩瑞　杨　明　张　骞　张巍远　张　麟
罗　军　郑朝旭　赵志勋　姜　争　刘　正
陶金华　黄海洋　陈田力

第一章

流行病学

结直肠癌（Colorectal cancer，CRC）是常见恶性肿瘤，发病率和死亡率均呈上升趋势，据2020年全球癌症统计数据，我国CRC新发病例为55.5万，居恶性肿瘤第三位。发病率为23.9/10万，男性和女性发病人数分别为31.9万和23.6万，男性高于女性。死亡率为12.0/10万，居第五位。CRC死亡病例中男性和女性分别为16.5万和12.1万，死亡率分别为14.8/10万和9.4/10万。国家癌症中心最新统计数据显示，我国CRC新发人数占所有新发恶性肿瘤的9.9%。在不同地域发病率不同，城市发病率为33.5/10万，农村21.4/10万，城市远高于农村。另外，在东、中、西三大地区，发病率有明显差异，东部24.8/10万明显高于中部19.1/10万和西部地区19.8/10万。CRC死亡人数在不同地域也不尽相同，城市死亡率为16.1/10万，明显高于农村的10.5/10万。另外，在东部地区死亡率（15.7/10万）明显高于中部（12.5/10万）和西部地区（12.2/10万）。

我国直肠癌（Rectal cancer，RC）发生率与结肠癌发生率接近1∶1；低位RC所占比例高，占RC总发生率的60%~75%；近年来，RC比例有下降趋势；青年人RC比例较高，占10%~15%。

第二章 预防与筛查

第一节 预防措施

RC的确切病因不清，可能与饮食、环境、遗传、精神等因素相关。研究表明：保持健康生活方式，针对不同性别、年龄和不同遗传因素的人群进行健康体检、肿瘤筛查、处理癌前病变可有效降低RC的发病率和死亡率。

1 推荐的一级预防措施

（1）保持健康饮食习惯，合理和平衡膳食，减少红肉类及腌制品摄入，注重植物性饮食，增加粗粮蔬菜水果摄入，据排便状况来调整饮食，限制酒精饮料。

（2）保持健康的生活方式，积极锻炼，保持健康体重；养成良好作息时间；戒烟。

（3）减少环境致癌因素接触，如化学、物理、生物等致癌因素。

（4）注重自体健康管理，了解遗传、免疫、内分泌等因素的促瘤作用。

（5）保持健康乐观阳光的心态与良好的社会精神状态。

2 推荐的二级预防措施

早期发现RC的癌前病变、早期诊断、早期治疗，减少RC发病率、提升治愈率。

2.1 癌前病变

癌前病变包括传统的腺瘤（管状腺瘤、绒毛状腺瘤、管状绒毛状腺瘤）、锯齿状腺瘤（传统锯齿状腺瘤、无蒂锯齿状病变、无蒂锯齿状病变伴异型增生等）、遗传性综合征（息肉病以及非息肉病）、炎性肠病相关的异型增生（上皮内瘤变）、畸变隐窝灶，尤其伴异型增生者，皆视为癌前病变。

治疗原则：切除腺瘤并随访可明显降低RC的发生。对直径≤5mm病灶的癌变率及预后无明确证据。对≤5mm的隆起型和表浅隆起型腺瘤可能不需积极治疗。而浅表凹陷型病变≤5mm时仍有一定癌变率和一定的黏膜下浸润率，应予切除。大多数直肠良性肿瘤是腺瘤，可通过内镜下切除治愈。

2.2 癌前病变的内镜分型（发育形态分型）

（1）隆起型：病变明显隆起于肠腔，基底部直径明显小于病变的最大直径（有蒂或亚蒂）；或病变呈半球形，基底部直径明显大于病变头部。分3个亚型：

①Ⅰp型，即有蒂型，病变基底部有明显的蒂与肠壁相连；

②Ⅰsp型，即亚蒂型，病变基底部有亚蒂与肠壁相连；

③Ⅰs型，病变明显隆起于黏膜面，但基底无明显蒂结构，基底部直径明显小于或大于病变头端最大径。

（2）平坦型：病变高度低平或平坦隆起型统称平坦型，可分5个亚型：

①Ⅱa型，病变直径<10mm，平坦型病变或与周围黏膜相比略高；

②Ⅱb型，病变与周围黏膜几乎无高低差者；

③Ⅱa+dep型，在Ⅱa型病变上有浅凹陷者；

④LST-NG，非颗粒型侧向发育型腺瘤，可分为平坦型（Ⅱa型）及假凹陷型（Ⅱa+Ⅱc型，Ⅱc+Ⅱa型）；

⑤LST-G，颗粒型侧向发育型腺瘤，可分为颗粒均一型（Ⅱa型）及结节混合型（Ⅱa型，Ⅰs+Ⅱa型，Ⅱa+Ⅰs型）。

（3）浅表凹陷型：病变与周围黏膜相比明显凹陷，可分如下4型：

①Ⅱc型，病变略凹陷于周围正常黏膜；

②Ⅱc+Ⅱa型，凹陷病变中有隆起区域；

③Ⅱa+Ⅱc型，隆起型病变中有凹陷区域，但隆起相对平坦；

④Ⅰs+Ⅱc型，隆起型病变中有凹陷区域，但隆起相对较高，该型病变都是黏膜下层高度浸润者，目前不属内镜下治疗的适应证。

2.3 治疗方法

（1）5mm以下直肠病变可用热活检钳咬除术。

（2）隆起型病变Ⅰp型、Ⅰsp型以及Ⅰs型病变使用圈套器息肉电切切除。

（3）可一次性完全切除Ⅱa型、Ⅱc型及部分Ⅰs型病变，用内镜黏膜切除术（EMR）治疗。

（4）最大径超20mm且须在内镜下一次性切除的病变、抬举征假阴性的腺瘤、10mm以上的EMR残留或复发再次行EMR治疗困难，反复活检不能证实为癌的低位直肠病变，推荐内镜黏膜下剥离术（ESD）治疗。

（5）侧向发育型肿瘤应以亚型为基础选择内镜治疗：假凹陷型LST-NG及结节混合型LST-G容易出现黏膜下浸润，应行ESD整块切除；平坦型LST-NG及颗粒均一型LST-G可据病变大小选择分片EMR或ESD切除。

第二节 筛查

1 自然人群的RC筛查

1.1 一般人群

建议50~74岁人群接受RC的筛查。推荐每5~10年进行1次结肠镜检，如筛查对象拒绝结肠镜检，推荐行高危因素问卷调查和免疫法粪便隐血试验（FIT）检测，任一项阳性者需进一步行结肠镜检。如无法行结肠镜检，可考虑多靶点粪便FIT-DNA检测。直肠指检亦可作为RC筛查的手段之一。对74岁以上人群是否继续筛查尚存争议。

1.2 高危人群

高危人群指有结直肠腺瘤病史、CRC家族史和炎性肠病等人群。对高危人群，如有2个以上亲属确诊CRC或进展期腺瘤（直径≥1cm，或伴绒毛状结构，或伴高级别上皮内瘤变），建议从40岁开始或比家族中最早确诊CRC的年龄提前10年开始，每5年1次结肠镜检。对腺瘤性息肉综合征或致病突变基因携带者，每年行结肠镜检。对Lynch综合征家系中携带致病突变者，建议20~25岁开始结肠镜检，每2年1次，直到40岁，然后每年1次结肠镜检。

1.3 筛查方法

①问卷法；②FIT；③多靶点粪便FIT-DNA检测；④直肠指检；⑤直肠镜、全结肠镜。

2 遗传性CRC筛查

约有1/3的CRC患者具有一定遗传背景，其中5%~6%由明确可遗传胚系基因突变导致的遗传性CRC。遗传性CRC根据有无息肉，大致为以下两类：非息肉病性CRC，包括林奇（Lynch）综合征、家族性CRC X型；以息肉病为主要特征，包括家族性腺瘤性息肉病、MUTYH相关性息肉病、黑斑息肉综合征和幼年性息肉综合征等。

2.1 Lynch综合征的临床筛查和基因诊断

Lynch综合征占所有CRC患者的2%~4%，是最常见的遗传性CRC综合征，常染色体显性遗传，可引起结直肠及其他部位（如子宫内膜、卵巢、胃等）肿瘤。目前已明确Lynch综合征相关致病基因包括错配修复基因家族中的MLH1、MSH2、MSH6、PMS2基因以及EPCAM基因。

（1）临床筛查：常用筛查标准包括阿姆斯特丹（Amsterdam）诊断标准Ⅰ、Ⅱ等。对中国家庭规模小型化现状，全国遗传性大肠癌协作组于2003年提出中国人Lynch综合征家系标准，家系中至少有2例组织病理学确诊的CRC患者，其中至少2例为一级亲属关系，并符合以下任一条件：

①家系中至少1例为多发性CRC患者（包括腺瘤）；

②家系中至少1例CRC初诊年龄<50岁；

③家系中至少一人患Lynch综合征相关肠外恶性肿瘤（包括胃癌、子宫内膜癌、小肠癌、输尿管癌、肾盂癌、卵巢癌和肝胆系统癌）。

（2）分子筛查：通过对Lynch综合征肿瘤组织某些特殊的分子病理特征进行错配修复基因突变的分子筛查，免疫组化检测错配修复（Mismatch repair，MMR）蛋白是否缺失和聚合酶链反应检测微卫星不稳定（Microsatellite instability，MSI）。推荐临床筛查与分子筛查，免疫组化提示错配修复缺陷（Deficiency mismatch repair，dMMR）或微卫星高度不稳定（Microsatellite instability-high，MSI-H）高度怀疑Lynch综合征，进行胚系基因突变的检测。如检测到MLH1、MSH2、MSH6、PMS2或EPCAM中任一基因的胚系致病突变，可确诊为Lynch综合征。

2.2 家族性腺瘤性息肉病

家族性腺瘤性息肉病（FAP）是一种以结直肠多发息肉为主要临床表现的常染色体显性遗传性肿瘤综合征。FAP最主要的致病基因是APC基因，经典型FAP患者（息肉数超过100枚），还可能同时发生胃息肉、十二指肠息肉及先天性视网膜色素上皮细胞肥大、硬性纤维瘤、骨瘤等消化道外症状。衰减型FAP临床表型较轻（息肉数10~99枚）。基因检测可明确致病基因和突变位点。若未发现APC基因胚系致病突变，应进一步做MUTYH基因胚系突变检测。对经典型FAP，经常规基因检测仍未发现APC或MUTYH胚系致病突变，则行高通量多基因或全外显子测序以明确致病基因。

第三章 诊断

第一节 临床表现

早期RC可无明显症状,病情发展到一定程度可出现下列症状:①排便习惯和性状改变;②大便逐渐变细;③直肠刺激症状;④肿瘤侵犯膀胱、尿道、阴道等周围脏器时可出现相应症状。

第二节 疾病史和家族史

RC发病可能与直肠息肉、直肠腺瘤、克罗恩病、溃疡性结肠炎、血吸虫病等疾病相关,应详细询问相关疾病史及家族史。

第三节 体格检查

一般状况评价、全身浅表淋巴结特别是腹股沟及锁骨上淋巴结情况。腹部视诊和触诊,检查有无肠型、肠蠕动波;腹部叩诊及听诊检查有无移动性浊音及肠鸣音异常。

直肠指检:了解直肠肿瘤大小、形状、质地、占肠壁周径的范围、基底部活动度、肿瘤下缘距肛缘距离、肿瘤向肠外浸润状况、与周围脏器的关系、有无盆底种植等,同时观察有无指套血染。直肠指检对了解患者肛门括约肌功能也有一定帮助。

三合诊:对女性RC患者,推荐三合诊,了解肿块与阴道后壁关系。

第四节 实验室检查

①血常规;②尿常规;③粪便常规;④粪便隐血试验;⑤生化系列;⑥肿瘤标志物:RC患者在诊断时、治疗前、评价疗效时、随访时可检测外周血CEA、CA19-

9；疑有肝转移建议检测 AFP；疑有腹膜、卵巢转移建议检测 CA125。

第五节　全结肠镜检查

直肠镜适用于病变位置较低的直肠病变。疑似 RC 患者均推荐全结肠镜检查。包括：进镜深度、肿物大小、距肛缘位置、形态、局部浸润范围，对可疑病变必须行病理活检。肠管在检查时可能出现皱缩，内镜所见肿物远侧与肛缘距离可能存在误差，建议结合 CT 或 MRI 明确病灶部位。对病灶较小，术中可能定位困难者，术前可经内镜下注射纳米碳、亚甲蓝等染色剂进行病灶定位。有条件的，可行术中肠镜协助定位。

第六节　影像学检查

1　CT

推荐胸部/腹部/盆腔增强 CT 检查除外远处转移，进行肿瘤初诊分期、随访、治疗的疗效评价。内容包括：①原发肿瘤的位置、侵犯范围及浸润深度；②是否伴区域或远处淋巴结转移；③是否伴远处器官转移；④随访中筛查吻合口复发灶及远处转移灶；⑤判断疗效；⑥是否有肠梗阻、肠套叠、肠穿孔等并发症或其他可能影响治疗决策的伴随疾病。

2　MRI

推荐 MRI 检查作为 RC 的常规检查项目。对局部进展期 RC 患者，需在新辅助治疗前、后分别行基线及术前 MRI 检查，以评价新辅助治疗的效果。推荐使用 MRI 结构式报告。对有 MRI 禁忌证的患者，可行盆腔增强 CT 检查。具体评价内容包括：①肿瘤大小、位置；②下缘距肛缘（或齿状线）的距离；③肿瘤侵犯肠管周径；④肿瘤侵犯肠壁深度；⑤有无肌壁外静脉侵犯；⑥直肠系膜筋膜的状态；⑦区域及远处淋巴结的情况。

对临床、超声或 CT 不能确诊的肝转移瘤，或肝转移瘤数目影响到治疗决策时，推荐行 MRI 增强检查以进一步明确，有条件医院可行肝脏特异性对比剂增强扫描。

3　超声检查

RC 患者可行经直肠腔内超声检查，明确早期 RC T 分期，对淋巴结转移也有一定诊断价值。对影像学检查不能确诊的肝脏可疑病灶可行超声引导下穿刺，获取病理。

术中超声用于肝转移灶评估和为射频消融做准备。

4 尿路排泄造影检查

不推荐作为常规检查，仅适于肿瘤较大可能侵及泌尿系统患者。

5 PET-CT

不推荐作为常规检查，对常规影像学无法明确诊者可使用；对病情复杂、常规检查不能确诊、分期或可疑复发时作为辅助检查手段。对Ⅳ期患者，治疗目标为无疾病状态（No evidence of disease，NED）时，均需PET-CT评估。

第七节 开腹或腹腔镜探查术

以下情况，建议行开腹或腹腔镜探查术明确诊断以及治疗：①经过各种诊断手段不能确诊且高度怀疑RC；②出现肠梗阻，进行保守治疗无效；③可疑出现肠穿孔；④保守治疗无效的下消化道大出血。

第八节 病理学诊断

病理检查是诊断RC的金标准，是RC治疗依据。力争在治疗前获得病理诊断。指诊可及的肿瘤，如多次活检未能明确病理性质，可经肛手术获取标本明确病理诊断。活检诊断为浸润性癌的病例进行规范性RC治疗；活检诊断为高级别上皮内瘤变或黏膜内癌的病例，临床医师应当了解，受活检取材深度限制，活检病理可能不能明确有无黏膜下层或更深层的浸润。建议病理标本完善MMR蛋白表达或MSI检测以明确微卫星状态，转移性RC的病检需明确RAS、BRAF基因状态。术前行新辅助治疗的根治术标本需做肿瘤退缩分级（TRG）描述。

RC总体诊断流程：见图27-3-1。

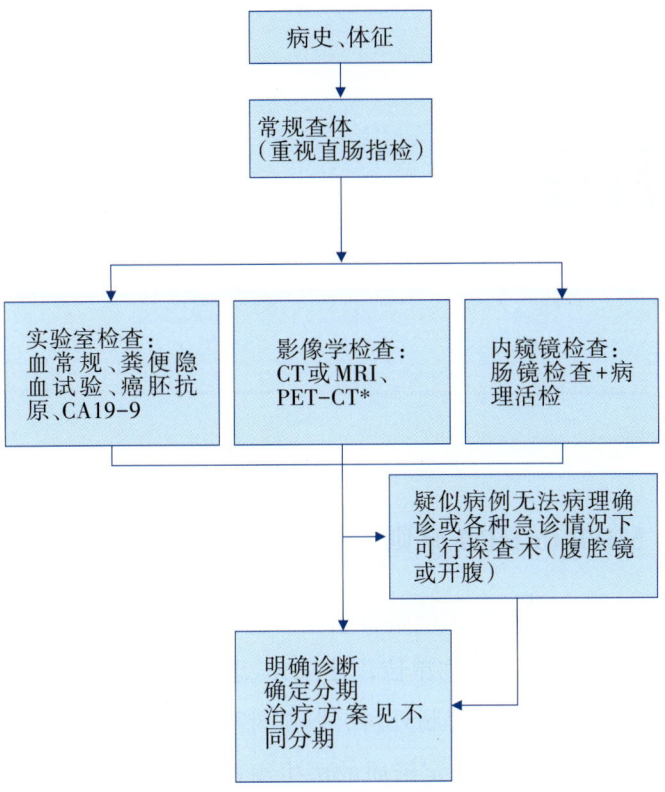

*PET-CT不常规推荐

图27-3-1　RC的诊断流程

第四章

治疗

第一节 MDT to HIM 原则

RC的治疗模式是以手术为主的整合治疗。多学科整合诊疗（MDT to HIM）模式可有效提升RC诊疗水平，有条件单位，建议RC患者纳入MDT to HIM诊疗模式。即以患者为中心，由结直肠外科/胃肠外科、肝脏外科、肿瘤内科、放疗科、放射科和超声影像科及其他相关专业有一定资质的医生组成整合诊治团队，定时、定点对患者一般状况、疾病诊断、分期、发展及预后做出全面评估，并根据当前国内外治疗规范和指南，制订并实施最适合、最优化的个体整合诊治方案。

第二节 非转移性RC的治疗

1 内镜治疗

（1）治疗原则：内镜治疗应整块切除早期RC病变。内镜治疗前应用超声内镜、CT及MRI等进行临床分期，排除浸润达到/超过肌层、区域淋巴结转移或远处转移的患者。应用pit pattern分型、Sano分型和NICE分型、黏膜下注射是否有抬举征及超声内镜检查来综合确定直肠病变浸润深度以指导治疗方案选择。

（2）适应证：Tis以及T1（黏膜下浸润深度<1000μm）的早期RC。

（3）方法：ESD是最适合整块切除的方法，特别是对较大病变。分片EMR可使浸润深度的病理诊断和切除边界的确定变得困难。尽量减少切除肿瘤碎块的数目，且疑癌区域（可在治疗前通过放大内镜观察）不应被分片切除。

（4）对内镜下切除标本，要行规范化病理分析。有以下情况需要追加外科手术：①基底切缘阳性；②组织学分化差的癌（低分化腺癌、未分化癌、印戒细胞癌、黏液腺癌等）；③黏膜下浸润深度≥1000μm；④血管，淋巴管侵犯阳性；⑤肿瘤出芽

G2/G3。

2 外科治疗

2.1 手术治疗原则

遵循肿瘤功能外科、损伤效益比及无菌无瘤原则。根治手术推荐遵循全直肠系膜切除（Total mesorectal excision，TME）原则，切除病灶部位及所属区域淋巴结，达到根治和器官功能保护兼顾。手术团队应有丰富的盆腔外科经验或在直肠专科医生指导下实施手术。如需扩大手术范围，应有泌尿外科、妇科和骨科等手术团队配合。

2.2 手术技术平台的选择

应基于实施手术医疗单位的实际情况选择手术技术平台。开腹手术是基本选择，也是RC外科治疗的基石。腹腔镜手术对大部分患者是一种安全且微创的选择，开展单位应具备2D高清或3D腹腔镜等设备。"机器人"手术是腹腔镜手术的进阶选择，目前局限于有"机器人"手术平台的区域医疗中心。经肛腔镜手术平台包括传统的TEM及基于单孔腹腔镜手术平台的TAMIS，这些平台用于直肠早期肿瘤的局部切除或困难RC的根治手术，对手术团队的技术和硬件要求高。

2.3 术式选择

（1）局部切除术，包括直视下经肛门RC切除和使用TAMIS平台和TEM设备的经肛腔镜手术。适应证同时满足以下条件：肿瘤最大径<3cm；肿瘤侵犯肠周<30%；肿瘤活动，不固定；影像评估临床T1期，无区域淋巴结转移征象；高、中分化。局部切除术后病检具有以下情况之一时，需要补充RC根治术：肿瘤组织学分化差、脉管浸润、切缘阳性、黏膜下浸润深度≥1000μm或T2期肿瘤。

（2）直肠前切除术（Dixon术），是目前应用最多的RC根治术，用于临床T2期以上和/或淋巴结阳性的进展期RC，且预计直肠远切缘1~2cm或术中冰冻阴性，保留肛门。手术应遵循TME原则完整切除全直肠系膜，保留盆腔自主神经。如术中发现肿瘤超越TME平面，需考虑联合脏器切除以达到阴性切缘。直肠低位前切除术后不建议常规行回肠保护性造口，如术前存在梗阻，近端肠管水肿，术前放疗或极低位吻合等，存在吻合口漏高危因素时，根据患者情况整合判断，慎重行回肠保护性造口。

（3）腹会阴联合切除术（Miles术），用于低位且无法保留正常肛门功能的RC，切除肛门，近端结肠永久造口。手术遵循TME原则，同时为保证直肠下段阴性环周切缘，需根据肿瘤位置适当扩大切除范围。如会阴组织缺损大，可修复重建盆底。

（4）Hartmann术，即经腹切除直肠肿瘤，远端直肠闭合，近端结肠造口，用于RC梗阻、穿孔等近端结肠显著水肿无法安全吻合不宜行Dixon手术的患者，或者一般状态很差，高龄体弱不能耐受Miles手术患者。

（5）改良Bacon术，用于无法安全行直肠肛管吻合且不愿行近端肠造口的患者，保留肛管和肛门括约肌。需二次手术切除经肛门脱出的结肠。

（6）括约肌间切除术（Intersphincteric resection, ISR），用于超低位RC，且肿瘤浸润深度不超过内括约肌。根据内括约肌的切除范围可分部分切除、次全切除和完全切除。完全性内括约肌切除后患者控便功能可能不佳，不推荐高龄、体弱、术前肛门功能不良患者接受该类手术。

（7）经自然腔道取标本手术（Natural orifice specimen extraction surgery, NOSES），使用腹腔镜、"机器人"、肛门内镜或软质内镜等设备平台完成腹盆腔内各种常规手术操作（切除与重建），经人体自然腔道（直肠、阴道或口腔）取标本的腹壁无辅助切口手术。术后腹壁无取标本切口，仅存留几处微小戳卡疤痕，表现出极佳的微创效果。RC NOSES手术取标本通道只适合直肠或阴道。手术团队要具备丰富的腹腔镜手术经验，并能熟练完成全腔镜下消化道重建。NOSES是一种高选择性手术，适应证要求严格，仅限于T2、T3期，病灶小，有希望经自然腔道取标本患者。不推荐用于局部晚期肿瘤；不适合肿瘤引起的急性肠梗阻和肠穿孔。

（8）经肛全直肠系膜切除术（Transanal total mesorectal excision, taTME），是利用TAMIS手术平台经肛切断肿瘤远端直肠，进行自下向上逆向TME解剖，适用于中低位RC。该手术技术难度大，远期随访数据尚不充分，需严格掌握适应证，推荐在区域医疗中心由经过充分培训的专科医生慎重实施。

（9）RC扩大根治术

①侧方淋巴结清扫（Lateral lymph node dissection, LLND），用于低位RC，合并或高度怀疑存在髂内外血管引流区域淋巴结转移患者，联合RC切除达到根治目标。该手术技术难度大，发生血管损伤和神经损伤的风险大，多数患者需接受术前放化疗，推荐在区域医疗中心由经过充分培训的专科医生实施。

②联合脏器和多脏器切除，联合脏器切除指因肿瘤侵犯（炎性或癌性）周围脏器，完整切除两个以上相邻脏器的切除术。适用于RC侵犯临近脏器（如膀胱、输尿管、子宫或附件等），且无远处转移患者。根据肿瘤累及范围，通过切除临近脏器实现阴性切缘。多脏器切除指因肿瘤转移至远隔脏器，因根治需求，行两个以上脏器的切除术（如RC同时出现卵巢、肝转移等），通过多器官同期手术实现R0切除，手术难度大，需相应专科手术团队配合，推荐在区域医疗中心实施。

（10）RC急诊手术

主要适于RC合并梗阻、大出血或穿孔病例。对肠梗阻应行胃肠减压、纠正水和电解质紊乱及酸碱失衡等适当准备，有可能治愈RC性梗阻患者，建议外科手术治疗作为首选方法，根据术中情况决定术式，包括Dixon一期吻合、Dixon+回肠保护性造口、Hartmann术、Miles术等，如肿物不能切除，可在梗阻部位近侧造口，术后行辅助治疗，再评估二期行根治性手术的可能性。有条件的医院根据患者具体情况，可考虑结肠自膨式金属支架（SEMS）置入术或经肛肠梗阻导管减压，从而避免危重患者的急诊手术。对出血病例，应根据出血量和对血压等生命指征的影响而采取急诊手术或介入治疗。对穿孔病例应行急诊手术。

(11) 遗传性RC

①家族性腺瘤性息肉病如已发生癌变，根据癌变部位，行全结直肠切除加回肠储袋肛管吻合术、保留直肠壶腹部的全结肠及部分直肠切除+回肠直肠吻合术，全结直肠切除加回肠–直肠端端吻合术或全结直肠切除加回肠造口术。未发生癌变者可根据病情选择全结直肠切除或肠段切除。

②Lynch综合征应在与患者充分沟通基础上，选择全结直肠切除或肠段切除结合肠镜随访。

2.4 术中用药

术中根据无菌、无瘤原则合理使用抗菌药物及抗瘤药物。根据中国《抗菌药物临床应用指导原则（2015年版）》，如手术超过3小时，或失血超过1500毫升，手术中可给予第二剂抗菌药物。对有高危复发风险的RC，特别是肿瘤侵及浆膜、有淋巴结转移、腹腔冲洗液细胞学检查游离癌细胞阳性或可疑阳性者、术中瘤体被过度挤压或瘤体破裂者可考虑腹腔化疗。术中将化疗药物注入腹腔直接作用于腹腔内种植和脱落的癌细胞，维持腹腔内较高的有效药物浓度，是治疗和预防腹腔种植转移的手段之一。

2.5 标本质量控制与病理分期

手术切除标本及其质量及病理分期对指导术后治疗及预后评估至关重要，应由手术医生配合病理医生确保病理评估报告内容的准确性、标本固定及保存、取材范围、诊断规范等，推荐采用AJCC TNM分期（第八版）。

原发肿瘤（T）

Tx：原发肿瘤无法评估

T0：无原发肿瘤证据

Tis：原位癌，黏膜内癌（累及固有层或黏膜肌层）

T1：肿瘤浸润黏膜下层

T2：肿瘤浸润固有肌层

T3：肿瘤浸透固有肌层至肠周组织

T4a：肿瘤侵透脏层腹膜（包括肿瘤导致的肠穿孔，肿瘤炎症区域侵及浆膜）

T4b：肿瘤直接侵犯或粘连其他器官或结构

注：T4包括肿瘤穿透浆膜并侵犯另段肠管，或无浆膜覆盖处直接侵犯邻近器官或结构（如直肠下段侵犯前列腺等）；肉眼与其他组织结构粘连者T分期以镜下浸润

最深处为准。

区域淋巴结（N）

Nx：淋巴结转移无法评估

N0：无区域淋巴结转移

N1a：1个区域淋巴结转移

N1b：2~3个区域淋巴结转移

N1c：肿瘤沉积于浆膜下、肠系膜或非腹膜被覆的结肠周或直肠周组织，不伴区域淋巴结转移

pN2a：4~6个区域淋巴结转移

pN2b：7个或以上区域淋巴结转移

远处转移（M）

Mx：远处转移无法评估

M1：有远处转移

M1a：一个器官或部位转移，无腹膜转移

M1b：两个或以上器官或部位的转移，无腹膜转移

M1c：腹膜表面转移，伴或不伴其他器官部位转移

表 27-4-1　AJCC 第八版结直肠癌分期系统对应表

T	N	M	分期
Tis	N0	M0	0
T1	N0	M0	Ⅰ
T2	N0	M0	Ⅰ
T3	N0	M0	ⅡA
T4a	N0	M0	ⅡB
T4b	N0	M0	ⅡC
T1-2	N1/N1c	M0	ⅢA
T1	N2a	M0	ⅢA
T3-4a	N1/N1c	M0	ⅢB
T2-3	N2a	M0	ⅢB
T1-2	N2b	M0	ⅢB
T4a	N2a	M0	ⅢC
T3-4a	N2b	M0	ⅢC
T4b	N1-2	M0	ⅢC
任何T	任何N	M1a	ⅣA
任何T	任何N	M1b	ⅣB
任何T	任何N	M1c	ⅣC

注：cTNM 是临床分期，pTNM 是病理分期；前缀 y 用于接受新辅助治疗后的肿瘤分期（如 ypTNM），病理学完全缓解的患者分期为 ypT0N0cM0，可能类似于 0 期或 1 期。前缀 r 用于经治疗获得一段无瘤间期后复发的患者（rTNM）。

3 内科治疗

3.1 RC的术前治疗

本节内容适于经MRI评估肿瘤下极距肛缘10cm以下的中低位RC。10cm以上的高位RC，治疗原则参见结肠癌。在对危险度分层MRI有很好质控的情况下（具有成熟MDT to HIM综合治疗的中心；有高质量MRI影像及放射诊断医师进行分期），可考虑分层治疗，参考2017年ESMO/2020年ASTRO危险度分层：

极低度风险：cT1，SM1，cN0。

低度风险：cT1~T2，中/高位T3a/b，cN0（或高位cN1）；MRF−；EMVI−。

中度风险：极低位/中/高位cT3a/b，未累及肛提肌；cN1~N2（无结外种植）；MRF−；EMVI−。

高度风险：cT3c/d或极低位，未累及肛提肌；cN1-N2（结外种植）；MRF−；EMVI+。

极高度风险：cT3并MRF+；cT4b，累及肛提肌；侧方淋巴结+。

（1）RC的新辅助治疗

术前同步放化疗+手术+辅助化疗的治疗策略仍是中低位局部晚期RC的标准治疗策略。术前新辅助同步放化疗，有助于器官保留，可获更高完全缓解率（pCR），并降低局部复发率，但可否降低远处转移甚至长期生存无定论。具体原则如下：

①cT1/2N0M0或有放化疗禁忌的患者推荐直接手术，不推荐新辅助治疗。

②cT3~4和/或N+患者，推荐先行术前新辅助放化疗后再评估。

③术前新辅助放化疗中，化疗方案推荐卡培他滨单药或5-FU持续输注；有条件医院，可在UGT1A1基因分型指导下调整伊立替康剂量的伊立替康联合卡培他滨方案同期化疗。

④对cT3~4和/或N+，但不适合放疗者，推荐在MDT to HIM讨论下决定是否直接根治性手术治疗，或行单纯新辅助化疗后评估手术可能性。

⑤对保肛存在困难，但保肛意愿强烈者，可考虑增加间隔期联合化疗，包括全程新辅助治疗（Total neoadjuvant therapy，TNT）模式。

（2）cT4b期RC的术前治疗

cT4b期RC患者建议在MDT to HIM指导下进行治疗。在长程同步放化疗或短程放疗之后，建议根据肿瘤退缩情况进行全身化疗，再进行手术。全身化疗方案可根据之前化放疗方案及疗效做出判断，建议间隔期化疗时长为2~6个疗程。

3.2 RC辅助治疗

（1）Ⅰ期（T1~2N0M0）RC：不推荐术后辅助化疗，建议观察和随访。

（2）Ⅱ期RC：根据是否有临床高危因素及微卫星状态制定方案。高危因素包括：

T4、组织学分化差（3/4级，不包括MSI-H者）、血管淋巴管浸润、神经侵犯、术前肠梗阻或肿瘤部分穿孔、切缘阳性或情况不明、切缘安全距离不足、检出淋巴结不足12枚。

①无高危因素，如微卫星状态是MSI-H或dMMR，不推荐术后辅助化疗；建议观察和随访；如微卫星状态是MSS或pMMR，推荐单药5-FU/LV持续静脉输注或口服卡培他滨化疗。

②高危因素，推荐CapeOx或FOLFOX方案化疗。不耐受双药化疗的MSS或pMMR患者可行单药5-FU/LV持续静脉输注或口服卡培他滨化疗。

（3）Ⅲ期RC：术后推荐接受含奥沙利铂的双药联合化疗，对不能耐受奥沙利铂的患者，推荐单药5-FU/LV持续静脉输注或口服卡培他滨化疗。

不推荐在辅助化疗中使用以下药物：伊立替康、替吉奥、曲氟尿苷替匹嘧啶（TAS-102）、贝伐珠单抗、西妥昔单抗、瑞戈非尼、呋喹替尼和所有免疫检查点抑制剂，临床试验除外。

存在放化疗禁忌或其他原因未行术前放疗或化疗者，术后应再次评估，如可接受化疗和/或放疗，则进行术后辅助治疗，建议在术后3~4周，不迟于8周进行，术后辅助放疗开始时间可根据患者伤口愈合及肠道功能的恢复等术后情况，进行适当延迟，建议不超过12周。总时长包括化放疗在内不超过6个月。

新辅助放化疗后临床完全缓解（Clinical complete remission，cCR），如建议观察等待，需与患者充分沟通，告知cCR与病理完全缓解（Pathologic clinical complete remission，pCR）之间的判断符合率不高，复发风险高于标准治疗，但复发后挽救成功率较高。出现复发高危时间在2年内，建议2年内每1~2个月随访一次。

4 放射治疗

4.1 放射治疗适应证

（1）Ⅰ期RC放疗：Ⅰ期RC局部切除术后，有高危因素者，推荐行根治性手术；如因各种原因无法进一步行根治性手术，建议辅助放疗。

（2）Ⅱ-Ⅲ期RC新辅助放化疗：推荐根据肿瘤位置并结合MRI提示的复发危险度进行分层治疗。推荐行新辅助放疗或新辅助同步放化疗。

（3）Ⅱ-Ⅲ期RC辅助放化疗：未行新辅助放化疗且术后病理学诊断为Ⅱ-Ⅲ期RC，根据全直肠系膜切除术质量、环周切缘状态、肿瘤距肛缘距离等术后病检结果，依据复发危险度分层，再决定是否行辅助放化疗。

（4）Ⅰ-Ⅲ期RC根治性放疗：因各种原因不能手术的患者，建议行根治性放疗联合同步化疗。主要使用长程同步放化疗；目前不推荐单纯短程放疗用于根治性目的的治疗RC。

4.2 放疗剂量及分割模式

（1）新辅助放疗分割模式：

短程放疗模式，推荐原发肿瘤和高危区域给予5Gy×5次放疗。短程放疗分割模式不适于直肠系膜筋膜阳性或T4期RC患者（即初始不能达到R0切除或无法切除的局部晚期RC）。

长程放化疗模式，推荐对原发肿瘤和高危区域照射肿瘤剂量45.0~50.4Gy，每次1.8~2.0Gy，共25~28次。

（2）辅助放疗剂量：对未行新辅助放疗的Ⅱ-Ⅲ期患者，推荐术后对瘤床和高危区域给予肿瘤剂量45.0~50.4Gy，每次1.8~2.0Gy，共25~28次。对术后有肿瘤残留或切缘阳性者，建议行二次手术；如不能行二次手术或患者拒绝二次手术，建议在全盆腔照射后局部缩野追加照射剂量。

（3）根治性放疗：新辅助放化疗后cCR者，如采用观察等待策略，不需要二程放疗推量；新辅助放化疗后未达cCR者，如放弃手术，可根据两疗程放疗之间的间隔时长及正常组织受照射剂量，酌情给予二程放疗适度推量。治疗前明确放弃手术者，推荐常规分割同步放化疗，照射剂量50~54Gy/25~30f。

（4）姑息放疗：由于高龄或系统性疾病不能耐受化疗和手术者，可给予单纯放疗。

4.3 RC放化疗联合的原则

4.3.1 同步化疗的方案

（1）长程放疗期间同步化疗方案推荐氟尿嘧啶类单药。

（2）RC的新辅助同步放化疗中，有条件的医院，可在UGT1A1基因型指导下调整伊立替康剂量的CAPIRI方案同期化疗。

4.3.2 同步放化疗或短程放疗与手术间隔期加入化疗的模式

局部晚期RC，特别是治疗前评估直肠系膜筋膜阳性或T4b期或侧方淋巴结转移的患者，在长程同步放化疗或短程放疗之后，可根据MDT to HIM讨论意见，根据肿瘤退缩情况进行化疗，以增加肿瘤退缩程度，再进行手术。化疗方案可采用FOLFOX、CapeOx或卡培他滨单药方案，建议间隔期化疗2~6个疗程。

4.3.3 术后辅助放化疗和辅助化疗的顺序

Ⅱ-Ⅲ期RC根治术后，需要追加盆腔放疗者，推荐先行同步放化疗再行辅助化疗，或先行1~2个周期辅助化疗、同步放化疗再行辅助化疗的夹心治疗模式。对切缘阴性的pN2期患者，也可以考虑先行辅助化疗再行同步放化疗模式。

4.4 RC放化疗后的手术时机

短程放疗后1周手术。长程放化疗后等待5~12周的间歇期再行手术治疗，以便患者能从术前放化疗毒性中恢复。非转移性RC总体处理流程：见图27-4-1。

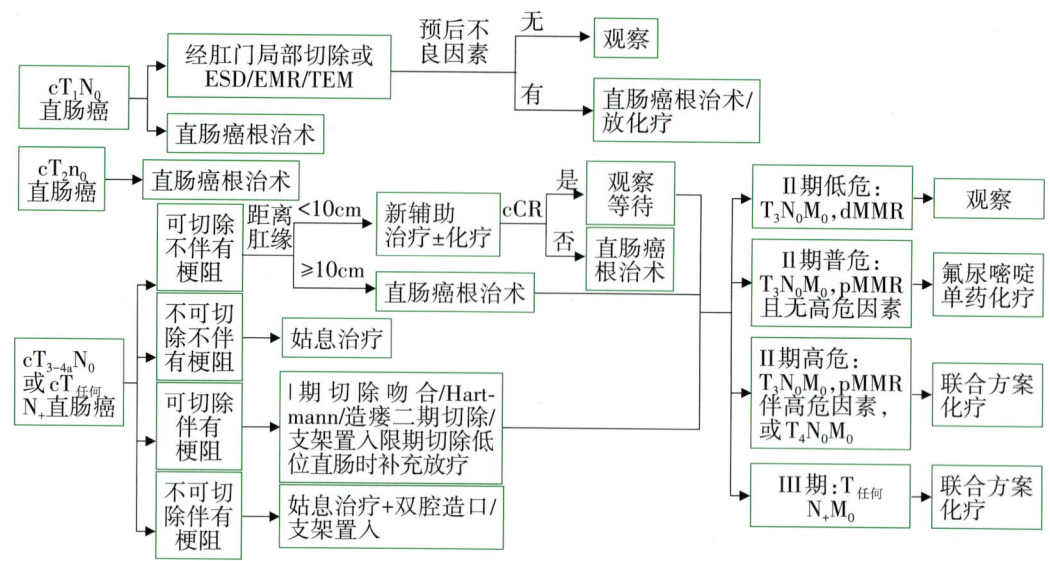

图 27-4-1 非转移性 RC 的处理流程

第三节 RC 肝转移的治疗

1 可切除的 RC 肝转移

1.1 治疗原则

手术完全切除原发灶和肝转移灶，仍是目前治愈 RC 肝转移的最佳方法。手术适应证：RC 原发灶能够或已经根治性切除，肝转移灶可 R0 切除且保留足够的功能性肝组织，没有不可切除或毁损的肝外转移灶或仅为肺部结节性病灶。手术禁忌证：RC 原发灶不能取得根治性切除，出现不能切除的肝外转移，预计术后残余肝脏容积不足，患者全身状况不能耐受手术。除手术切除外，消融、放疗等治疗手段也能彻底毁损肝转移灶。对手术切除难度较大的个别肝转移灶，应积极联合多种手段，使更多患者有机会达到无疾病证据 NED 状态，提高长期生存率。

1.2 内科治疗

针对可切除的 RC 肝转移患者，首先进行直肠原发肿瘤局部复发风险的评估，可采用 ESMO 2017 指南的 RC 风险度分层：具体可见前述非转移性 RC 新辅助治疗危险度分层。可切除 RC 肝转移患者经评估为极低度、低度和中度复发风险，其新辅助治疗和辅助治疗策略如下：

1.2.1 新辅助治疗

目的是为了缩小术前肿瘤体积及减少体内微小转移的发生，也可作为评价化疗方案敏感性的依据，并指导术后化疗方案的选择。推荐对这类患者首先进行复发风险评分（Clinical risk score，CRS）见表 27-4-2。

表 27-4-2 复发风险评分（CRS）

描述	评分
原发肿瘤淋巴结阳性	1分
同时性转移或异时性转移距离原发灶手术时间<12个月	1分
肝转移肿瘤数目>1个	1分
术前CEA水平>200ng/mL	1分
转移肿瘤最大直径>5cm	1分

注：0~2分为CRS评分低，3~5分为评分高。评分高意味着复发风险高。

具体治疗策略如下：

①RC确诊时合并初始可根治性切除的肝转移：在原发灶无出血、梗阻或穿孔等症状或原发灶症状解除，且CRS评分高的情况下，推荐术前新辅助化疗。

②直肠癌根治术后发生的可根治性切除的肝转移：原发灶切除术后未接受过化疗，或化疗12个月前已完成且CRS评分高，推荐术前新辅助化疗；肝转移发现前12个月内接受过化疗，一般认为新辅助化疗的作用有限，可直接切除肝转移灶，继而术后辅助治疗。

③新辅助化疗疗程一般为2~3个月，化疗方案首选奥沙利铂为基础的方案（FOLFOX/CapeOx），不耐受奥沙利铂患者也可选择伊立替康为基础的方案（FOLFIRI），一般不推荐联合使用靶向药物，术前、术后化疗总时长为6个月。

（2）辅助治疗

无论原发灶有无症状、CRS评分高或低，患者均应在直肠癌切除术和转移灶局部治疗后行术后辅助化疗。肝转移灶清除后达到NED者，推荐根据术前治疗情况及术后病理在MDT to HIM讨论下决定是否行术后辅助化疗。

常用RC术后辅助化疗方案有：氟尿嘧啶单药方案、奥沙利铂为基础的联合化疗方案。如术前已用含伊立替康方案，且有效，术后可继续沿用。

可切除RC肝转移患者经评估为高度及极高度复发风险的，推荐同步放化疗（参照cT3/cT4N+ RC患者治疗方案）+全身化疗+手术，手术可以是直肠原发肿瘤和远处转移瘤的同期或分期切除。或在MDT to HIM指导下，根据患者的具体情况，选择全身化疗±同步放化疗+手术的整合治疗方案。

1.3 局部治疗

1.3.1 手术治疗

可切除的同时性RC肝转移患者的术式：RC原发灶与肝转移灶一期同步切除和二期分阶段切除。RC根治术后发生肝转移者，如既往直肠原发灶为根治性切除且不伴有原发灶复发，肝转移灶能切除，且肝切除量低于70%，应予手术切除肝转移灶。

肝转移灶手术切除应符合R0原则。切缘至少>1mm，切除术后至少保留3根肝静脉中的1根且残肝容积≥40%（同时性肝切除）或≥30%（异时性肝切除）。如局限于左半或右半肝，病灶较大且无肝硬化者，可行规则的半肝切除。采用术中超声，有助于发现术前影像学检查未能诊断的转移病灶。

预计手术切除后剩余肝脏体积不足30%的肝转移，门静脉选择性栓塞（Portal vein embolization，PVE）或结扎（Portal vein ligation，PVL）可使术后预期剩余肝脏代偿性增大，增加手术切除可能。联合肝脏离断和门静脉结扎的二步肝切除术（ALPPS）可使残留肝脏的体积在短时间内增大，建议严格选择患者，由经验丰富的肝脏外科医师实施手术。

1.3.2 病灶毁损治疗

除手术切除肝转移灶外，射频消融、微波消融、立体定向放疗等也能使病灶彻底毁损，所以对手术切除难度较大的个别肝转移灶，应积极整合此类治疗手段，以使更多患者有机会达到NED，改善长期生存。

射频消融（Radiofrequency ablation，RFA），适合最大直径<3cm和消融边缘>5mm的RC肝转移灶，且一次消融最多5枚。微波消融（MWA），可用于直径>3cm或临近较大血管的RC肝转移灶。立体定向体部放疗（Stereotactic body radiation therapy，SBRT），适用于肝转移数目≤5个、最大转移灶直径<6cm。

2 潜在可切除的RC肝转移

2.1 治疗原则

潜在可切除：原发癌灶或肝转移灶在初始诊断时无法达到根治性切除，经积极治疗，可转化为适宜手术根治性切除的状态。经转化治疗后的肝转移切除患者，5年生存率与初始可切除的患者近似。

由于化疗可能增加肝转移切除术后并发症，转化治疗达到预期目标后尽快实施手术。根治性切除患者，完成围术期总共半年的治疗，以降低复发风险。术后是否继续应用靶向药物，在MDT to HIM指导下决策。

治疗前原发灶如存在梗阻、穿孔或内科无法控制的出血，应优先处理原发灶，再考虑转化治疗。如经过6个月转化治疗后原发灶或肝转移无法达到根治性切除或NED目标时，建议改为低强度药物维持治疗。

2.2 化疗和/或靶向治疗

检测肿瘤组织KRAS、NRAS、BRAF基因及微卫星状态，以指导制定转化治疗方案。

2.2.1 化疗方案

FOLFOX、CapeOx和FOLFIRI方案均可提高转化切除率，作为首选推荐，XELIRI方案由于转化治疗证据相对不足，不作为常规推荐。

FOLFOXIRI三药较双药可能具有更高的缓解率与转化率,目前被更多推荐用于体力状况与脏器功能良好的患者。

2.2.2 分子靶向药物

RAS/BRAF野生型:RC的转化治疗,首选推荐双药联合西妥昔单抗;

RAS突变型:推荐双药化疗联合贝伐珠单抗。三药联合贝伐珠单抗方案具有更高的缓解率,但需要谨慎选择适用人群与密切监测不良反应。

BRAF V600E突变患者预后不佳,少量证据表明手术切除肝转移仍可能带来生存获益。FOLFOXIRI三药联合贝伐珠单抗仍可作为BRAF突变患者推荐方案。

2.2.3 免疫检查点抑制剂治疗

由于MSI-H RC肝转移发生率低,小样本研究显示手术切除可使患者获益,但尚缺乏免疫检查点抑制剂用于此类患者转化治疗的高级别证据。

2.3 评估

2.3.1 潜在可切除的多学科评估

增强CT用于RC原发灶及远处转移的检查;增强MRI、超声造影用于肝脏病灶数量与部位的评估;三维CT与三维数字成像技术等有助于评估残肝体积。

2.3.2 疗效评估

转化治疗建议6~8周行一次影像学评估。RECIST1.1标准评估转化治疗疗效,TRG分级评估转化治疗后的病理退缩程度。如联合贝伐珠单抗治疗,则最后一次治疗与手术间隔至少6周,术后6~8周再重新开始贝伐珠单抗治疗。

3 不可切除的RC肝转移

3.1 外科治疗

原发灶处理:

(1)RC原发灶无出血、梗阻症状或无穿孔时可以行全身治疗,也可选择先切除原发灶,继而进一步治疗。但对原发灶无出血、梗阻症状或无穿孔但合并有始终无法切除的肝或肺转移是否必须切除原发灶,目前仍有争议。

(2)RC原发灶存在出血、梗阻症状或穿孔时,应先处理原发灶,继而全身化疗。治疗后每6~8周予以评估,决定下一步治疗方案。原发灶处理包括:原发灶切除、短路手术、单纯造口等,可用肠道支架置入处理梗阻、用局部介入栓塞来处理原发灶出血。

3.2 放射治疗

当有明显局部症状(如疼痛、出血、梗阻等)时,可考虑原发灶姑息放疗。

3.3 内科治疗

3.3.1 姑息一线治疗

首选化疗联合靶向治疗，对有望较长时间肿瘤控制（PFS4~6个月）的患者，推荐采用诱导化疗-维持治疗策略。

（1）治疗前推荐常规检测肿瘤组织KRAS、NRAS、BRAF基因和微卫星状态。

（2）对适合强烈治疗的患者采取以下方案：

①化疗方案：根据患者年龄、体力状况、器官功能和肿瘤负荷选择双药或三药化疗。FOLFOX、CapeOx及FOLFIRI疗效相近，毒性反应存在差异。三药FOLFOXIRI的客观有效率、PFS优于双药化疗，但不良反应尤其骨髓抑制更明显，建议限于PS评分0~1分、年龄<70岁、器官功能佳、肿瘤负荷大者。如有严重心脏基础疾病或药物心脏毒性者，考虑雷替曲塞替代氟尿嘧啶类。

②靶向药物：推荐根据基因状态选择最佳靶向治疗。RAS/BRAF双野生/MSS型，优先推荐FOLFOX/FOLFIRI联合西妥昔单抗；RAS突变、BRAF野生/MSS型或不能耐受三药化疗的BRAF突变/MSS，优先推荐FOLFOX/CapeOx/FOLFIRI联合贝伐珠单抗；年轻、体力状况好、肿瘤负荷大或生长迅速或BRAF v600E突变患者可选择FOLFOX-IRI联合贝伐珠单抗。

③免疫治疗：MSI-H/dMMR患者均优先推荐PD-1单抗（帕博利珠单抗）。不适合免疫治疗者，可参考姑息一线治疗选择原则。

⑤维持治疗：适于接受一定时长（通常6~8个周期）一线强烈化疗±靶向治疗（即诱导化疗）达到CR/PR/SD，经MDT to HIM评估不适合局部处理者。目前主要支持一线双药或三药化疗后采用维持治疗策略，优先推荐卡培他滨或5-FU±贝伐珠单抗方案，如不愿继续接受化疗者可单用贝伐珠单抗。

（3）对不适合强烈治疗者采取以下方案：

年龄≥70岁，体力状况或器官功能欠佳和肿瘤负荷小且生长缓慢如仅肺转移者，推荐卡培他滨或5-FU联合贝伐珠单抗；无法耐受卡培他滨手足综合征或不愿接受持续输注5-FU者，可考虑曲氟尿苷替匹嘧啶片联合贝伐珠单抗作为替代选择，也可考虑减量30%~50%的两药联合方案；不适合贝伐珠单抗的患者，如近期发生血栓或大出血事件，可考虑单药卡培他滨或5-FU，如为RAS和BRAF野生/MSS型RC，单药西妥昔单抗或联合伊立替康。

3.3.2 姑息二线治疗

（1）对适合强烈治疗的患者采取以下方案：

①化疗方案：含奥沙利铂和含伊立替康方案可互为一、二线，mXELIRI方案在中国人群中安全有效，较FOLFIRI不良反应更少。如一线使用三药化疗出现进展者，后续治疗参照三线治疗原则。一线维持治疗中出现进展者，建议优先导入原诱导化

疗方案。雷替曲塞可考虑与铂类联用作为二线治疗。

②靶向药物：如一线治疗未使用靶向药物，二线治疗应根据基因型加用靶向药物。RAS或BRAF突变型且一线使用贝伐珠单抗进展者，推荐贝伐珠单抗跨线治疗。RAS和BRAF野生型RC，一线西妥昔单抗进展，推荐二线选择贝伐珠单抗，不建议西妥昔单抗跨线治疗；一线贝伐珠单抗进展，推荐二线贝伐珠单抗跨线或换用西妥昔单抗。一线使用免疫检查点抑制剂的dMMR/MSI-H患者，二线治疗推荐化疗联合靶向治疗。BRAF V600E突变者，二线治疗可选择西妥昔单抗+维罗非尼+伊立替康或达拉非尼+西妥昔单抗±曲美替尼。

③免疫治疗：一线未使用免疫检查点抑制剂的dMMR/MSI-H者，推荐使用PD-1单抗单药或联合CTLA-4单抗作为二线治疗。少见的POLE或POLD基因致病突变者，亦可能是免疫检测点抑制剂敏感人群。

（2）对不适合强烈治疗的患者采取以下方案：

根据体力状况、基因型及既往一线治疗方案选择二线治疗或参加临床研究。PS评分>2分者，建议最佳支持治疗；PS评分0~2分，RAS和BRAF野生型既往未使用抗EGFR单抗者，推荐西妥昔单抗单药治疗，RAS或BRAF突变者，既往未使用靶向药物，可考虑卡培他滨或5-FU或曲氟尿苷替匹嘧啶片联合贝伐珠单抗。

3.3.3 三线及后线治疗

（1）非分子标志物指导的选择：推荐瑞戈非尼、呋喹替尼不耐受或三线治疗失败者可选新型复合化疗药曲氟尿苷替匹嘧啶片单药联合或不联合贝伐珠单抗。

（2）分子标志物指导下的后线治疗选择：

①BRAF V600E突变/MSS型且既往未接受抗BRAF治疗者：西妥昔单抗+维罗非尼+伊立替康，或达拉非尼+西妥昔单抗±曲美替尼或参加临床研究。

②HER2过表达者：曲妥珠单抗+拉帕替尼或曲妥珠单抗+帕妥珠单抗或参加临床研究。

③dMMR/MSI-H者：推荐PD-1单抗治疗，如存在少见的POLE或POLD基因致病突变者，亦可能是免疫检测点抑制剂敏感人群。

④RAS和BRAF野生型：既往未使用EGFR单抗者：考虑西妥昔单抗或联合伊立替康；既往使用过西妥昔单抗一线治疗达到客观有效（CR/PR）且PFS时间超过6个月者，ctDNA检测为RAS和BRAF均野生型，可考虑西妥昔单抗联合伊立替康再挑战策略。

⑤NTRK融合基因者：可考虑NTRK抑制剂。

3.3.4 其他治疗

晚期患者在上述常规治疗不适用时，可选择局部治疗，如介入治疗、瘤体内注射、物理治疗或中医药治疗。RC肝转移整体处理流程：见图27-4-2、图27-4-3。

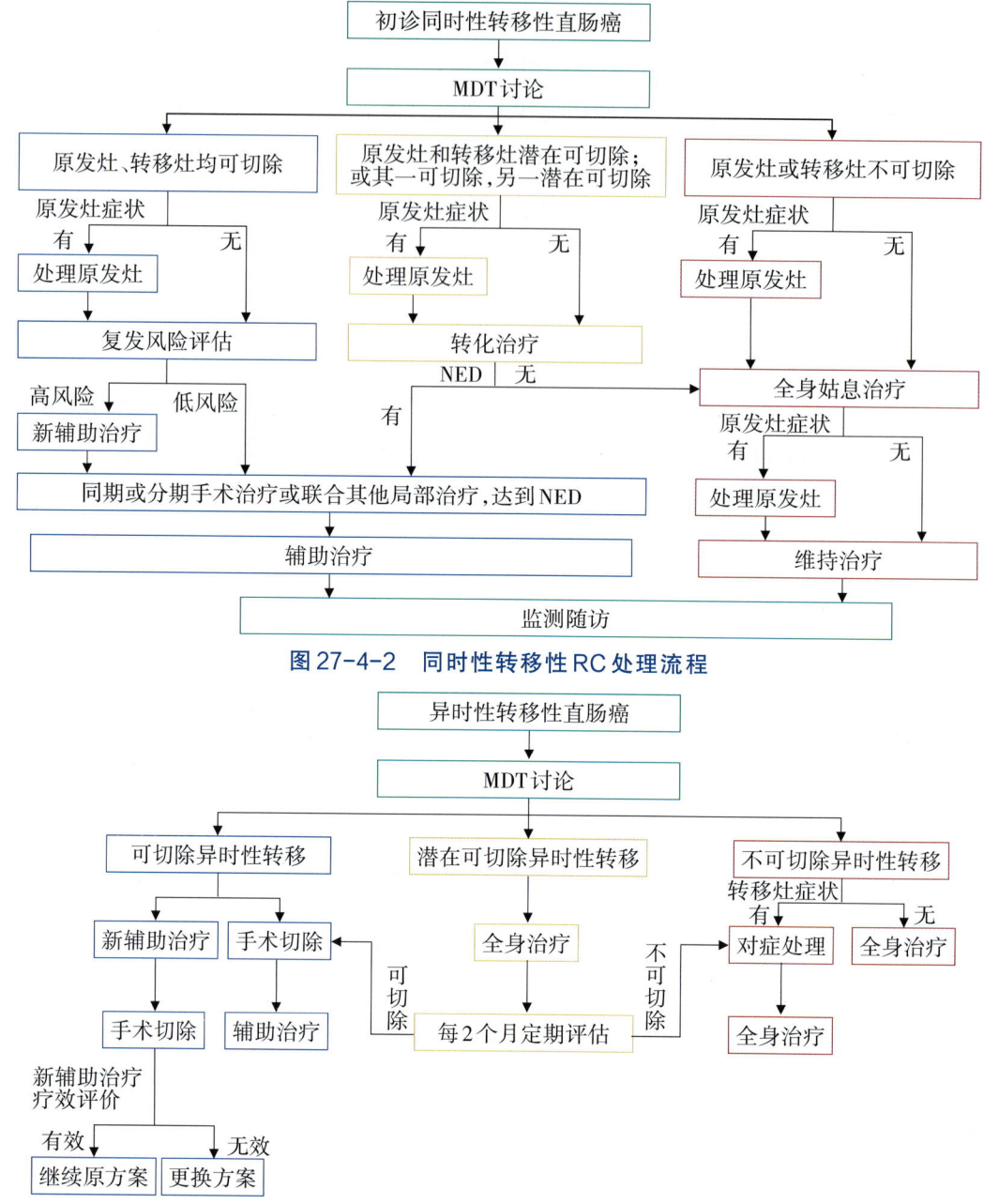

图 27-4-2　同时性转移性 RC 处理流程

图 27-4-3　异时性转移性 RC 处理流程

第四节　RC 其他部位转移的治疗原则

1　肺转移

目前推荐高分辨率胸部 CT 检查 RC 肺转移，推荐胸部增强 CT 检查纵隔及肺门淋巴结转移。对胸部 CT 检查无法明确性质的肺结节（IPN），结合风险因素、随访情况及病理学检查等整合判断结节性质。

1.1 手术治疗原则

可切除性肺转移，推荐R0切除。肺外有不可切除病灶时不建议行肺转移灶切除。肺转移灶切除后余肺必须能维持足够的肺功能。肺外可切除转移灶可同期或分期处理。

1.2 手术方式

常用方式为楔形切除，其次为肺段切除、肺叶切除及全肺切除。术前检查未怀疑肺门或纵隔淋巴结转移的患者，术中可不常规行淋巴结清扫；若怀疑淋巴结转移，术中则可考虑行淋巴结活检或清扫。

1.3 其他局部治疗

手段包括射频消融，立体定向放疗等。

（1）射频消融：对转移灶小（最大径<3cm）、远离大血管的肺转移灶，射频消融表现出良好的局部控制率（约90%）。

（2）立体定向放疗，适应证如下：

①肺转移灶数目1~3枚，小转移灶≤5枚；最大径≤5cm。

②肺转移灶分布相对局限，在同一侧肺最优；周围型肺转移灶更适合立体定向放疗。

③原发灶控制稳定，无肺外转移灶或肺外转移灶已控制。

④患者一般情况好，肺功能正常。

⑤预期生存时间≥6个月。

1.4 不可切除肺转移的姑息治疗

对不可切除肺转移应行姑息治疗，推荐在MDT to HIM的指导下决定是否行局部病灶处理。

2 腹膜转移

腹膜是RC常见转移部位之一，有腹膜转移者预后更差。第八版AJCC分期已将腹膜转移作为单独的M1c期，以区别于其他部位的转移。

腹膜转移无特异性临床表现，故临床上诊断困难。推荐影像学检查、肿瘤标志物、腹腔积液细胞学或组织学联合检测，必要时行腹腔镜探查，可提高腹膜转移诊断。腹膜肿瘤转移指数（PCI）评估腹膜转移程度，应在MDT to HIM指导下制定RC腹膜转移治疗策略。治疗手段包括手术、化疗、靶向药物及腹腔治疗等。

2.1 局限性腹膜转移

对部分选择性腹膜转移患者，肿瘤细胞减灭术（CRS）联合腹腔热灌注化疗（HIPEC）可延长生存时间。在有HIPEC经验的中心，对局限性腹膜转移（PCI<20）且无远处广泛转移者可考虑行CRS手术，要求达到CC0-1的减瘤程度（即无腹膜残

余瘤或残余瘤直径<2.5mm）。在彻底的CRS术后联合HIPEC可达到细胞学减灭目的。

2.2 广泛性腹膜转移或合并有广泛远处转移

全身化疗是治疗RC腹膜转移的重要方法，优于最佳支持治疗。方案参见晚期不可切除RC治疗。

完全的细胞减灭术和/或HIPEC可考虑在有经验的中心开展，用于治疗选择性的、可达到R0切除的局限腹膜癌性播散患者。目前国内常用RC腹腔化疗的药物有氟尿嘧啶植入剂、雷替曲塞、奥沙利铂、卡铂、洛铂等，药物剂量原则上以系统化疗用量为标准，可根据患者年龄、身体状况、化疗药物耐受性和骨髓增生能力进行适当调整。

3 卵巢转移、骨转移、脑转移

对明确RC卵巢转移者，推荐双侧附件切除，如侵犯子宫则加子宫切除，不推荐RC手术时将外观正常的卵巢进行预防性切除。有生育意愿的患者，在初始治疗前咨询生殖医学专业的医生进行评估。

对获得R0切除的卵巢转移患者，推荐术后化疗。对无法通过治疗达到NED的卵巢转移患者，参见晚期不可切除RC治疗。

骨转移诊断主要靠ECT、X线、CT、MRI或PET-CT。ECT常为诊断骨转移的主要手段。

RC骨转移综合治疗的目标：改善生活质量，延长生存时间，预防或延缓骨相关事件（Skeletal related events，SREs）。系统治疗中，双膦酸盐是RC骨转移的基础用药。当影像学提示有骨破坏或骨转移时，应采用骨保护药物治疗。在应用双膦酸盐治疗过程中，即使发生SREs仍建议继续用药，用药时间至少持续12个月。局部手术治疗应综合考虑，谨慎实施。骨转移灶可进行局部放疗。

RC脑转移的治疗与其他实体肿瘤脑转移类似，以控制原发灶为主，以脑转移灶局部治疗为辅。

第五节 局部复发RC的治疗

1 外科治疗原则

对局部复发的RC患者，应进行MDT to HIM评估，专家团队除常规RC相关学科参与外，还需纳入泌尿外科、妇瘤科、整形外科等相关科室，对复发病灶可切除的患者建议行以手术为主联合围手术期放化疗的整合治疗；对不可切除的患者建议行放疗和（或）全身系统治疗，治疗后再次评估可切除性。

术前排除相关手术禁忌证。相对禁忌证包括伴有远处转移，初始治疗为Ⅳ期，广泛的盆腔侧壁侵犯，预计仅能行R1或R2切除的，S2~S3交界以上的骶骨受侵。绝对禁忌证包括髂外血管受累，肿瘤超过坐骨切迹（即经坐骨孔向外侵犯），存在因淋巴管、静脉受压而导致的下肢水肿，双侧输尿管梗阻积液。一般情况差。

手术推荐由结直肠外科专科医师根据患者和病变的具体情况，选择适当的手术方案。手术遵循整块切除原则，尽可能达到R0切除。如侵犯周围脏器，条件允许应考虑联合脏器切除。可参考Leeds分类。见表27-4-3。

表27-4-3　Leeds分类及治疗选择

分型	侵犯位置	治疗
中心型	限于盆腔内器官或结缔组织，未累及骨性盆腔	建议行APR以保证切缘阴性；若复发病灶较为局限且有保肛可能，可考虑LAR手术
侧壁型	盆腔侧壁结构	手术可选择切除受累及的输尿管、髂内血管以及梨状肌
骶侧型	位于骶前间隙，可与骶骨粘连或侵犯骶骨	推荐进行腹骶联合切除受侵骶骨；会阴部切口如果较大难以一期缝合可使用大网膜覆盖或生物补片
混合型	累及骶侧和盆腔侧壁	如果一般情况允许，可考虑切除受侵犯器官，行后半盆清扫或全盆器官切除术

2　放疗治疗原则

对既往未接受过盆腔放疗的患者，推荐行术前同步放化疗（尽量在放疗前取得复发病灶的病理学诊断），再考虑行手术；局部病灶可切除者，也可考虑先行手术，再考虑行术后放化疗；也可根据既往放化疗方案考虑是否先行放化疗，然后再行手术。既往接受过盆腔放疗的患者原则上不再进行放疗（再程放疗、质子重离子治疗，可在有经验的中心酌情开展），建议MDT to HIM讨论，制定最合理的治疗方案。对不能耐受手术或外放疗的局部复发患者，放射性粒子植入治疗（如I125粒子）也能起到姑息减症作用。

3　内科治疗及其他治疗原则

开展MDT to HIM讨论，依据影像检查和外科评估分可切除、潜在可切除或不可切除复发RC，讨论应明确是否需要保肛策略，基于不同疾病分类给予内科治疗策略。

（1）可切除且既往未接受过放化疗者，推荐首选术前氟尿嘧啶类同步放化疗。患者体力状况允许情况下，含铂或含伊立替康联合化疗的同步放化疗可能使肿瘤降期更明显，但毒副反应会增加。不能耐受放疗者，可考虑术前双药或三药化疗。靶向治疗用于RC新辅助治疗不增加疗效者，但增加毒副反应，不推荐围术期靶向治疗。

（2）可切除且既往接受过同步放化疗者，建议直接手术或新辅助化疗。化疗方案选择原则同上。

（3）不可切除或潜在可切除者，既往未接受过放化疗则首选强烈化疗（双药化疗）为基础的同步放化疗或诱导强烈化疗后5-FU同步放化疗。接受过放化疗者，则参照转移性RC姑息一线治疗方案原则。每2~3月评估疗效，MDT to HIM讨论肿瘤切除可能性。RC局部复发的整体处理流程：见图27-4-4。

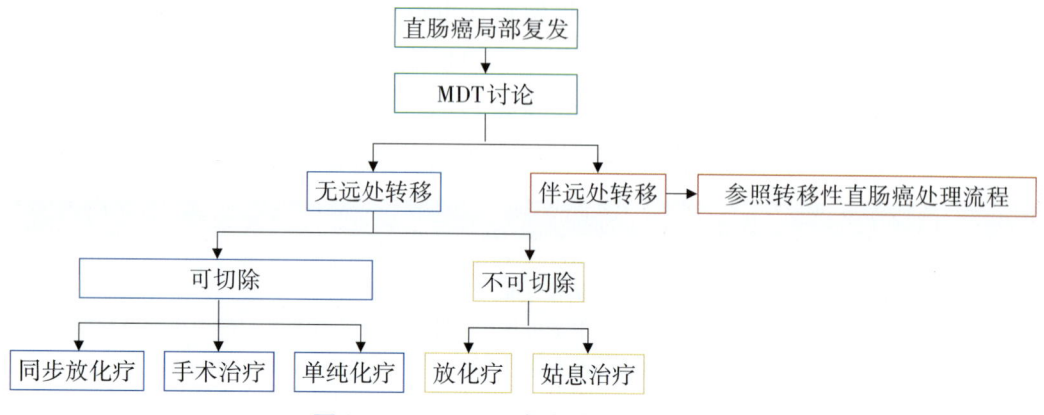

图27-4-4 RC局部复发的处理流程

第六节 中医药治疗

1 治疗原则

中医治疗应在整合医疗指导下，采用辨证施治原则开展诊疗，其根本治疗原则遵循扶正祛邪、标本缓急、因人因时因地制宜、施行整合治疗。

2 辨证施治

2.1 RC围手术期辨证施治

RC患者术前主要表现为腑气不通，具体症状为大便不通，腹部阵痛，脘腹胀满，舌红，苔黄腻，脉滑数；术后主要表现为元气耗伤、脾胃虚弱，具体症状表现为面色淡白或萎黄，唇甲不华，少气乏力，神疲懒言，腹部隐痛，纳呆食少食后腹胀，舌淡，苔薄白，脉弱。故常以理气通腑，补气养血，健脾益胃为主要原则，提高患者对手术的耐受性，缓解术后并发症。

2.2 RC辅助治疗期辨证施治

（1）RC化疗期间常表现为脾胃不和，气血亏虚，肝肾阴虚，具体症状为胃脘饱胀，食欲减退，恶心呕吐，腹胀或腹泻，舌胖大，舌苔薄白或腻；或为腰膝酸软，耳鸣，五心烦热，颧红盗汗，舌红苔少，脉细数。故常以健脾和胃、降逆止呕、补气养血、滋补肝肾为主要治则，提高患者对化疗的耐受性、减轻化疗的毒副作用、提高化疗完成率。

（2）RC放疗期间常表现为气阴两虚、热毒瘀结，具体症状神疲乏力，少气懒言，纳呆，时有便溏，舌红苔少，脉细数；或口渴欲饮、低热盗汗、腹痛腹胀，疼痛拒按，小便频数，下痢赤白，里急后重，舌黯红，苔黄腻，脉弦滑或滑数。故常以益肾滋阴、清肠燥湿、活血解毒为主要治则，提高患者对放疗的耐受性、降低放疗不良反应。

2.3 RC晚期姑息治疗期辨证施治

RC晚期姑息治疗期主要表现为本虚与邪实并存，以本虚为主，夹杂痰、瘀、毒、湿等邪实。姑息治疗期的中医药治疗，以减轻西医治疗不良反应、增加治疗疗效、提高生活质量、尽可能延长生存期为目的。

第五章 全程康复管理

第一节 随访

（1）病史和体检，CEA、CA19-9监测，每3个月1次，共2年，第3~5年，每6个月1次，5年后每年1次。

（2）胸部、腹部及盆腔CT或MRI，每6个月1次，共2年，然后每年1次，共5年。

（3）术后1年内行肠镜检查，如有异常，1年内复查；如未见息肉，3年内复查，然后每5年复查1次；随访发现结肠腺瘤均推荐切除。如术前肠镜未完成全结肠检查，建议术后3~6个月行肠镜检查。

（4）PET-CT不是常规推荐的检查项目，对已有或疑有复发及远处转移的患者，可考虑PET-CT，以排除复发转移。

（5）如患者身体状况不允许接受抗肿瘤治疗，则不主张行常规随访。术后CEA持续升高的处理流程：见图27-5-1。

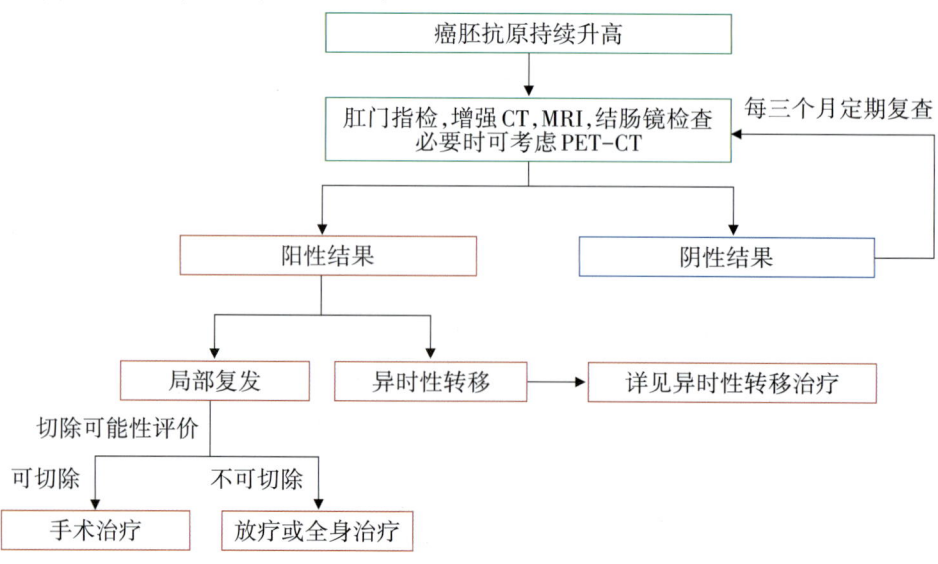

图27-5-1 术后CEA持续升高的处理流程

第二节 全程康复管理

1 营养治疗

营养治疗应贯穿从首诊到完成整个综合治疗的全过程。

（1）RC患者一经确诊，即应进行营养风险筛查及营养状况评估。

（2）RC患者无论接受根治术或姑息术，均应按ERAS原则和流程实施围术期的营养管理。

（3）对实施术前新辅助治疗，或术后辅助治疗的RC患者，需制定营养治疗计划并进行营养治疗。

2 中医肿瘤康复治疗

中医可参与肿瘤康复从首诊到完成整个综合治疗的全过程。中医肿瘤康复治疗以辨证康复为指导，采用整合性康复治疗手段包括心理治疗、针灸推拿治疗、饮食疗法、中药治疗、传统体育康复治疗等多种方式，针对患者不同阶段及证候类型，制定合理的中医药整合治疗方案并予以实施。

3 迟发或长期后遗症的治疗

RC手术或放化疗都可能导致晚期后遗症，影响日常生活质量和脏器功能。常见的后遗症及相关治疗如下：

（1）肠道功能受损相关的后遗症

如慢性腹泻、失禁、便频、里急后重等：考虑使用止泻药、硬化大便药，中医中药，调节饮食，进行盆底康复及使用成人尿布。

（2）奥沙利铂引起的神经病变

仅考虑使用度洛西汀治疗疼痛性神经病变，对麻木、刺痛、和冷觉敏感等无效。可试中药验方。

（3）盆腔手术或放疗后泌尿生殖功能障碍

建议筛查性功能障碍，勃起障碍，性交困难和阴道干涩症状；筛查排尿困难、尿频、尿急；如果症状持续考虑转诊泌尿科或妇科医生。

（4）疼痛管理

进行全面疼痛评估，确定疼痛病因，鉴别诊断应包括癌症复发或疾病进展及特异性癌症疼痛综合征；可考虑阿片类药物治疗，应在最短时间内使用最低适当剂量，辅助药物治疗应在阿片类药物的基础上进行。

(5) 睡眠障碍

详细了解失眠病程与特点，对进行睡眠卫生教育，失眠认知行为治疗作为首选推荐优于药物干预治疗。同时，可考虑针灸、穴位按摩、中药干预等中医肿瘤康复治疗手段进行治疗。

(6) 盆腔放疗后潜在的盆骨骨折/骨密度减低：建议监测骨密度。

(7) 化疗后骨髓抑制

化疗相关中性粒细胞减少，可使用 rhG-CSF 或 PEG-rhG-CSF；化疗相关贫血，可使用 EPO，同时应该补充铁剂和维生素 B_{12}、叶酸等，必要时输注红细胞悬液；化疗相关血小板减少，护理与药物同等重要。患者需要减少活动，防止受伤，必要时绝对卧床、注意通便和镇咳等。可使用 TPO 和重组人白介素-11 升血小板，必要时输注单采血小板。

4 造口管理

(1) 人员、任务、架构：有条件的医疗中心推荐配备造口治疗师（专科护士）。其职责包括所有造口（肠造口、胃造口、尿路造口、气管造口等）术前术后的护理、复杂切口的处理、大小便失禁的护理、开设造口专科门诊、联络患者及其他专业人员和造口用品商、组织造口联谊会并开展造口访问者活动。

(2) 心理治疗：向患者充分解释有关诊断、手术和护理知识，让其接受患病事实，并对即将发生的事情有全面了解，并于术前和术后给予一定心理干预和指导。

(3) 造口定位：术前由医师、造口治疗师、家属及患者共同选择造口部位。患者自身可见，方便护理；有足够粘贴面积；造口器材贴于造口皮肤时无不适。

(4) 肠造口护理

①术后要注意观察造口的血运及有无回缩等情况。

②造口用品应当具有轻便、透明、防臭、防漏和保护周围皮肤的性能，患者佩戴合适。

③保持肠造口周围皮肤的清洁干燥。长期服用抗菌药物、免疫抑制剂和糖皮质激素的患者，应特别注意肠造口部位真菌感染。

参考文献

[1] SUNG H, FERLAY J, SIEGEL R L, et al. Global Cancer Statistics 2020: GLOBOCAN Estimates of Incidence and Mortality Worldwide for 36 Cancers in 185 Countries[J]. CA Cancer J Clin, 2021, 71 (3): 209-249.

[2] CAO W, CHEN H D, YU Y W, et al. Changing profiles of cancer burden worldwide and in China: a secondary analysis of the global cancer statistics 2020[J]. Chin Med J (Engl), 2021, 134 (7): 783-791.

[3] 吴春晓, 付晨, 赫捷, 等. 2015年中国结直肠癌发病和死亡情况分析[J]. 中国癌症杂志, 2020, 30 (4): 241-245.

[4] 孙可欣, 郑荣寿, 张思维, 等. 2015年中国分地区恶性肿瘤发病和死亡分析[J]. 中国肿瘤临床, 2019, 28 (1): 1-11.

[5] 郑荣寿, 孙可欣, 张思维, 等. 2015年中国恶性肿瘤流行情况分析[J]. 中华肿瘤杂志, 2019, 41 (1): 19-28.

[6] 陈孝平, 汪建平, 赵继宗. 外科学: 第9版[M]. 北京: 人民卫生出版社, 2018.

[7] ROCK C L, DOYLE C, DEMARK-WAHNEFRIED W, et al. Nutrition and physical activity guidelines for cancer survivors[J]. CA Cancer J Clin, 2012, 62 (4): 243-274.

[8] 李鹏, 王拥军, 陈光勇, 等. 中国早期结直肠癌及癌前病变筛查与诊治共识[J]. 中国实用内科杂志, 2015, 35 (3): 211-227.

[9] DAVIDSON K W, BARRY M J, MANGIONE C M, et al. Screening for Colorectal Cancer: US Preventive Services Task Force Recommendation Statement[J]. JAMA, 2021, 325 (19): 1965-1977.

[10] 李其龙, 马新源, 俞玲玲, 等. 农村高发地区大肠癌优化序贯筛查病变年龄别检出分析[J]. 中华肿瘤杂志, 2013, 35 (2): 154-157.

[11] 中华医学会肿瘤学分会早诊早治学组. 中国结直肠癌早诊早治专家共识[J]. 中华医学杂志, 2020, 100 (22): 1691-1698.

[12] 国家癌症中心中国结直肠癌筛查与早诊早治指南制定专家组. 中国结直肠癌筛查与早诊早治指南 (2020,北京)[J]. 中华肿瘤杂志, 2021, 43 (1): 16-38.

[13] HAMPEL H, FRANKEL W L, MARTIN E, et al. Feasibility of screening for Lynch syndrome among patients with colorectal cancer[J]. J Clin Oncol, 2008, 26 (35): 5783-5788.

[14] 袁瑛, 张苏展, 郑树, 等. 中国人遗传性大肠癌筛检标准的实施方案[J]. 中华肿瘤杂志, 2004, 26 (3): 191-192.

[15] 中国临床肿瘤学会结直肠癌专家委员会,中国抗癌协会大肠癌专业委员会遗传学组,中国医师协会结直肠肿瘤专业委员会遗传专委会. 结直肠癌及其他相关实体瘤微卫星不稳定性检测中国专家共识[J]. 中华肿瘤杂志, 2019, 41 (10): 734-741.

[16] SIEBER O M, SEGDITSAS S, KNUDSEN A L, et al. Disease severity and genetic pathways in attenuated familial adenomatous polyposis vary greatly but depend on the site of the germline mutation[J]. Gut, 2006, 55 (10): 1440-1448.

[17] YANG M, ZHU L, ZHU L, et al. Role of a rare variant in APC gene promoter 1B region in classic familial adenomatous polyposis[J]. Digestion, 2020, 102 (4): 1-7.

[18] 樊代明. 整合肿瘤学·临床卷[M]. 北京: 科学出版社, 2021.

[19] 樊代明. 整合肿瘤学·基础卷[M]. 西安: 世界图书出版西安有限公司, 2021.

[20] TANAKA S, KASHIDA H, SAITO Y, et al. Japan Gastroenterological Endoscopy Society guidelines for colorectal endoscopic submucosal dissection/endoscopic mucosal resection[J]. Dig Endosc, 2020, 32 (2): 219-239.

[21] SAITO Y, FUKUZAWA M, MATSUDA T, et al. Clinical outcome of endoscopic submucosal dissec-

tion versus endoscopic mucosal resection of large colorectal tumors as determined by curative resection [J]. Surg Endosc, 2010, 24（2）：343-352.

[22] 中华医学会消化内镜学分会病理学协作组.中国消化内镜活组织检查与病理学检查规范专家共识（草案）[J].中华消化内镜杂志,2014,31（9）：481-485.

[23] 王锡山,李宗芳,苏敏.肿瘤学概论：第2版[M].北京：人民卫生出版社,2021.

[24] 中国NOSES联盟,中国医师协会结直肠肿瘤专业委员会NOSES专委会.结直肠肿瘤经自然腔道取标本手术专家共识（2019版）[J/CD].中华结直肠疾病电子杂志,2019,8（4）：336-342.

[25] BEETS-TAN R G H, LAMBREGTS D M J, MAAS M, et al. Magnetic resonance imaging for clinical management of rectal cancer：Updated recommendations from the 2016 European Society of Gastrointestinal and Abdominal Radiology（ESGAR）consensus meeting[J]. Eur Radiol, 2018, 28（4）：1465-1475.

[26] DE JONG E A, TEN BERGE J C, DWARKASING R S, et al. The accuracy of MRI, endorectal ultrasonography, and computed tomography in predicting the response of locally advanced rectal cancer after preoperative therapy：A metaanalysis[J]. Surgery, 2016, 159（3）：688-699.

[27] SAUER R, BECKER H, HOHENBERGER W, et al. Preoperative versus postoperative chemoradiotherapy for rectal cancer[J]. N Engl J Med, 2004, 351（17）：1731-1740.

[28] SAUER R, LIERSCH T, MERKEL S, et al. Preoperative versus postoperative chemoradiotherapy for locally advanced rectal cancer：results of the German CAO/ARO/AIO-94 randomized phase III trial after a median follow-up of 11 years[J]. J Clin Oncol, 2012, 30（16）：1926-1933.

[29] WAGMAN R, MINSKY B D, COHEN A M, et al. Sphincter preservation in rectal cancer with preoperative radiation therapy and coloanal anastomosis：long term follow-up[J]. Int J Radiat Oncol Biol Phys, 1998, 42（1）：51-57.

[30] GÉRARD J P, CONROY T, BONNETAIN F, et al. Preoperative radiotherapy with or without concurrent fluorouracil and leucovorin in T3-4 rectal cancers：results of FFCD 9203[J]. J Clin Oncol, 2006, 24（28）：4620-4625.

[31] BOSSET J F, CALAIS G, MINEUR L, et al. Enhanced tumorocidal effect of chemotherapy with preoperative radiotherapy for rectal cancer：preliminary results--EORTC 22921[J]. J Clin Oncol, 2005, 23（24）：5620-5627.

[32] BOSSET J F, COLLETTE L, CALAIS G, et al. Chemotherapy with preoperative radiotherapy in rectal cancer[J]. N Engl J Med, 2006, 355（11）：1114-1123.

[33] DE CALUWÉ L, VAN NIEUWENHOVE Y, CEELEN W P. Preoperative chemoradiation versus radiation alone for stage II and III resectable rectal cancer[J]. Cochrane Database Syst Rev, 2013（2）：Cd006041.

[34] HOFHEINZ R D, WENZ F, POST S, et al. Chemoradiotherapy with capecitabine versus fluorouracil for locally advanced rectal cancer：a randomised, multicentre, non-inferiority, phase 3 trial[J]. Lancet Oncol, 2012, 13（6）：579-588.

[35] 中国临床肿瘤学会指南工作委员会.2020CSCO结直肠癌指南[M].北京：人民卫生出版社,2020.

[36] CERCEK A, ROXBURGH C S D, STROMBOM P, et al. Adoption of total neoadjuvant therapy for locally advanced rectal cancer[J]. JAMA Oncol, 2018, 4（6）：e180071.

[37] PETRELLI F, TREVISAN F, CABIDDU M, et al. Total neoadjuvant therapy in rectal cancer：a systematic review and meta-analysis of treatment outcomes[J]. Ann Surg, 2020, 271（3）：440-448.

[38] ZHU J, LIU A, SUN X, et al. Multicenter, randomized, phase III trial of neoadjuvant chemoradiation with capecitabine and irinotecan guided by UGT1A1 status in patients with locally advanced rectal cancer[J]. J Clin Oncol, 2020, 38（36）：4231-4239.

[39] VAN GIJN W, MARIJNEN C A, NAGTEGAAL I D, et al. Preoperative radiotherapy combined with total mesorectal excision for resectable rectal cancer：12-year follow-up of the multicentre, ran-

domised controlled TME trial[J]. Lancet Oncol, 2011, 12（6）：575-582.

[40] BUJKO K, NOWACKI M P, NASIEROWSKA-GUTTMEJER A, et al. Long-term results of a randomized trial comparing preoperative short-course radiotherapy with preoperative conventionally fractionated chemoradiation for rectal cancer[J]. Br J Surg, 2006, 93（10）：1215-1223.

[41] NGAN S Y, BURMEISTER B, FISHER R J, et al. Randomized trial of short-course radiotherapy versus long-course chemoradiation comparing rates of local recurrence in patients with T3 rectal cancer: Trans-Tasman Radiation Oncology Group trial 01.04[J]. J Clin Oncol, 2012, 30（31）：3827-3833.

[42] GARCIA-AGUILAR J, CHOW O S, SMITH D D, et al. Effect of adding mFOLFOX6 after neoadjuvant chemoradiation in locally advanced rectal cancer: a multicentre, phase 2 trial[J]. Lancet Oncol, 2015, 16（8）：957-966.

[43] FOKAS E, ALLGÄUER M, POLAT B, et al. Randomized phase II trial of chemoradiotherapy plus induction or consolidation chemotherapy as total neoadjuvant therapy for locally advanced rectal cancer: CAO/ARO/AIO-12[J]. J Clin Oncol, 2019, 37（34）：3212-3222.

[44] BAHADOER R R, DIJKSTRA E A, VAN ETTEN B, et al. Short-course radiotherapy followed by chemotherapy before total mesorectal excision（TME）versus preoperative chemoradiotherapy, TME, and optional adjuvant chemotherapy in locally advanced rectal cancer（RAPIDO）: a randomised, open-label, phase 3 trial[J]. Lancet Oncol, 2021, 22（1）：29-42.

[45] HU X, LI Y Q, LI Q G, et al. Adjuvant chemotherapy seemed not to have survival benefit in rectal cancer patients with ypTis-2N0 after preoperative radiotherapy and surgery from a population-based propensity score analysis[J]. Oncologist, 2019, 24（6）：803-811.

[46] ROTH A D, DELORENZI M, TEJPAR S, et al. Integrated analysis of molecular and clinical prognostic factors in stage II/III colon cancer[J]. J Natl Cancer Inst, 2012, 104（21）：1635-1646.

[59] BIAGI J J, RAPHAEL M J, MACKILLOP W J, et al. Association between time to initiation of adjuvant chemotherapy and survival in colorectal cancer: a systematic review and meta-analysis[[47] WELLS K O, HAWKINS A T, KRISHNAMURTHY D M, et al. Omission of adjuvant chemotherapy is associated with increased mortality in patients with T3N0 colon cancer with inadequate lymph node harvest[J]. Dis Colon Rectum, 2017, 60（1）：15-21.

[48] RIBIC C M, SARGENT D J, MOORE M J, et al. Tumor microsatellite-instability status as a predictor of benefit from fluorouracil-based adjuvant chemotherapy for colon cancer[J]. N Engl J Med, 2003, 349（3）：247-257.

[49] SARGENT D J, MARSONI S, MONGES G, et al. Defective mismatch repair as a predictive marker for lack of efficacy of fluorouracil-based adjuvant therapy in colon cancer[J]. J Clin Oncol, 2010, 28（20）：3219-3226.

[50] SINICROPE F A, FOSTER N R, THIBODEAU S N, et al. DNA mismatch repair status and colon cancer recurrence and survival in clinical trials of 5-fluorouracil-based adjuvant therapy[J]. J Natl Cancer Inst, 2011, 103（11）：863-875.

[51] TEJPAR S, SARIDAKI Z, DELORENZI M, et al. Microsatellite instability, prognosis and drug sensitivity of stage II and III colorectal cancer: more complexity to the puzzle[J]. J Natl Cancer Inst, 2011, 103（11）：841-844.

[52] QUAH H M, CHOU J F, GONEN M, et al. Identification of patients with high-risk stage II colon cancer for adjuvant therapy[J]. Dis Colon Rectum, 2008, 51（5）：503-507.

[53] SCHMOLL H J, TABERNERO J, MAROUN J, et al. Capecitabine plus oxaliplatin compared with fluorouracil/folinic acid as adjuvant therapy for stage III colon cancer: final results of the No16968 randomized controlled phase III trial[J]. J Clin Oncol, 2015, 33（32）：3733-3740.

[54] ANDRÉ T, BONI C, NAVARRO M, et al. Improved overall survival with oxaliplatin, fluorouracil, and leucovorin as adjuvant treatment in stage II or III colon cancer in the MOSAIC trial[J]. J Clin Oncol,

2009, 27（19）：3109-3116.

[55] VAN CUTSEM E, LABIANCA R, BODOKY G, et al. Randomized phase III trial comparing biweekly infusional fluorouracil/leucovorin alone or with irinotecan in the adjuvant treatment of stage III colon cancer: PETACC-3[J]. J Clin Oncol, 2009, 27（19）：3117-3125.

[56] ALBERTS S R, SARGENT D J, NAIR S, et al. Effect of oxaliplatin, fluorouracil, and leucovorin with or without cetuximab on survival among patients with resected stage III colon cancer: a randomized trial[J]. JAMA, 2012, 307（13）：1383-1393.

[57] ALLEGRA C J, YOTHERS G, O'CONNELL M J, et al. Phase III trial assessing bevacizumab in stages II and III carcinoma of the colon: results of NSABP protocol C-08[J]. J Clin Oncol, 2011, 29（1）：11-16.

[58] DE GRAMONT A, VAN CUTSEM E, SCHMOLL H J, et al. Bevacizumab plus oxaliplatin-based chemotherapy as adjuvant treatment for colon cancer (AVANT): a phase 3 randomised controlled trial[J]. Lancet Oncol, 2012, 13（12）：1225-1233.

[59] [J]. JAMA, 2011, 305（22）：2335-2342.

[60] National Comprehensive Cancer Network. Clinical Practice Guidelines in Oncology, Rectal Cancer, Version 1, 2021. [EB/OL]. (2021-08-12)[2021-09-01]. https://www.nccn.org/professionals/physician_gls/pdf/rectal_basic.pdf

[61] CHINESE W, WAIT DATABASE RESEARCH COOPERATION G, CHINESE ASSOCIATION OF SURGEONS CSOCCMDA, Chinese Society of Colorectal Surgery CMA, Colorectal Cancer Physician Specialty Committee CMDA, et al. Consensus on the Watch and Wait policy in rectal cancer patients after neoadjuvant treatment (2020 version)[J]. Chin J Gastrointest Surg, 2020, 23（1）：1-9.

[62] FERNANDEZ L M, SÃO JULIÃO G P, FIGUEIREDO N L, et al. Conditional recurrence-free survival of clinical complete responders managed by watch and wait after neoadjuvant chemoradiotherapy for rectal cancer in the International Watch & Wait Database: a retrospective, international, multicentre registry study[J]. Lancet Oncol, 2021, 22（1）：43-50.

[63] 中华人民共和国国家卫生健康委员会. 中国结直肠癌诊疗规范（2020年版）[J]. 中华外科杂志, 2020（8）：561-585.

[64] WO J Y, ANKER C J, ASHMAN J B, et al. Radiation therapy for rectal cancer: executive summary of an ASTRO clinical practice guideline[J]. Pract Radiat Oncol, 2021, 11（1）：13-25.

[65] GLYNNE-JONES R, WYRWICZ L, TIRET E, et al. Rectal cancer: ESMO clinical practice guidelines for diagnosis, treatment and follow-up[J]. Ann Oncol, 2017, 28（suppl_4）：iv22-iv40.

[66] FONG Y, FORTNER J, SUN R L, et al. Clinical score for predicting recurrence after hepatic resection for metastatic colorectal cancer: analysis of 1001 consecutive cases[J]. Ann Surg, 1999, 230（3）：309-318; discussion 318-321.

[67] AYEZ N, VAN DER STOK E P, GRÜNHAGEN D J, et al. The use of neo-adjuvant chemotherapy in patients with resectable colorectal liver metastases: Clinical risk score as possible discriminator[J]. Eur J Surg Oncol, 2015, 41（7）：859-867.

[68] NORDLINGER B, SORBYE H, GLIMELIUS B, et al. Perioperative FOLFOX4 chemotherapy and surgery versus surgery alone for resectable liver metastases from colorectal cancer (EORTC 40983): long-term results of a randomised, controlled, phase 3 trial[J]. Lancet Oncol, 2013, 14（12）：1208-1215.

[69] BRIDGEWATER J A, PUGH S A, MAISHMAN T, et al. Systemic chemotherapy with or without cetuximab in patients with resectable colorectal liver metastasis (New EPOC): long-term results of a multicentre, randomised, controlled, phase 3 trial[J]. Lancet Oncol, 2020, 21（3）：398-411.

[70] VAN CUTSEM E, CERVANTES A, ADAM R, et al. ESMO consensus guidelines for the management of patients with metastatic colorectal cancer[J]. Ann Oncol, 2016, 27（8）：1386-1422.

[71] 中国医师协会外科医师分会，中华医学会外科分会胃肠外科学组，中华医学会外科分会结直肠外科学组，等. 中国结直肠癌肝转移诊断和综合治疗指南（V2020）[J]. 中华胃肠外科杂志，2021，24（1）：1-13.

[72] ADAM R. Chemotherapy and surgery: new perspectives on the treatment of unresectable liver metastases[J]. Ann Oncol, 2003, 14 Suppl 2: ii13-16.

[73] ALOIA T, SEBAGH M, PLASSE M, et al. Liver histology and surgical outcomes after preoperative chemotherapy with fluorouracil plus oxaliplatin in colorectal cancer liver metastases[J]. J Clin Oncol, 2006, 24 (31): 4983-4990.

[74] FERNANDEZ F G, RITTER J, GOODWIN J W, et al. Effect of steatohepatitis associated with irinotecan or oxaliplatin pretreatment on resectability of hepatic colorectal metastases[J]. J Am Coll Surg, 2005, 200 (6): 845-853.

[75] ADAM R, BHANGUI P, POSTON G, et al. Is perioperative chemotherapy useful for solitary, metachronous, colorectal liver metastases?[J]. Ann Surg, 2010, 252 (5): 774-787.

[76] COLUCCI G, GEBBIA V, PAOLETTI G, et al. Phase III randomized trial of FOLFIRI versus FOLFOX4 in the treatment of advanced colorectal cancer: a multicenter study of the Gruppo Oncologico Dell'Italia Meridionale[J]. J Clin Oncol, 2005, 23 (22): 4866-4875.

[77] ALBERTS S R, HORVATH W L, STERNFELD W C, et al. Oxaliplatin, fluorouracil, and leucovorin for patients with unresectable liver-only metastases from colorectal cancer: a North Central Cancer Treatment Group phase II study[J]. J Clin Oncol, 2005, 23 (36): 9243-9249.

[78] SOUGLAKOS J, ANDROULAKIS N, SYRIGOS K, et al. FOLFOXIRI (folinic acid, 5-fluorouracil, oxaliplatin and irinotecan) vs. FOLFIRI (folinic acid, 5-fluorouracil and irinotecan) as first-line treatment in metastatic colorectal cancer (MCC): a multicentre randomised phase III trial from the Hellenic Oncology Research Group (HORG)[J]. Br J Cancer, 2006, 94 (6): 798-805.

[79] YE L C, LIU T S, REN L, et al. Randomized controlled trial of cetuximab plus chemotherapy for patients with KRAS wild-type unresectable colorectal liver-limited metastases[J]. J Clin Oncol, 2013, 31 (16): 1931-1938.

[80] TANG W, REN L, LIU T, et al. Bevacizumab plus mFOLFOX6 versus mFOLFOX6 alone as first-line treatment for RAS mutant unresectable colorectal liver-limited metastases: the BECOME randomized controlled trial[J]. J Clin Oncol, 2020, 38 (27): 3175-3184.

[81] CREMOLINI C, LOUPAKIS F, ANTONIOTTI C, et al. FOLFOXIRI plus bevacizumab versus FOLFIRI plus bevacizumab as first-line treatment of patients with metastatic colorectal cancer: updated overall survival and molecular subgroup analyses of the open-label, phase 3 TRIBE study[J]. Lancet Oncol, 2015, 16 (13): 1306-1315.

[82] STEIN A, ATANACKOVIC D, HILDEBRANDT B, et al. Upfront FOLFOXIRI+bevacizumab followed by fluoropyrimidin and bevacizumab maintenance in patients with molecularly unselected metastatic colorectal cancer[J]. Br J Cancer, 2015, 113 (6): 872-877.

[83] MARGONIS G A, BUETTNER S, ANDREATOS N, et al. Association of BRAF mutations with survival and recurrence in surgically treated patients with metastatic colorectal liver cancer[J]. JAMA Surg, 2018, 153 (7): e180996.

[84] HADDAD R, OGILVIE R T, CROITORU M, et al. Microsatellite instability as a prognostic factor in resected colorectal cancer liver metastases[J]. Ann Surg Oncol, 2004, 11 (11): 977-982.

[85] FARON M, PIGNON J P, MALKA D, et al. Is primary tumour resection associated with survival improvement in patients with colorectal cancer and unresectable synchronous metastases? A pooled analysis of individual data from four randomised trials[J]. Eur J Cancer, 2015, 51 (2): 166-176.

[86] TARANTINO I, WARSCHKOW R, GÜLLER U. Palliative primary tumor resection in patients with metastatic colorectal cancer: for whom and when?[J]. Ann Surg, 2017, 265 (4): e59-e60.

[87] MORITANI K, KANEMITSU Y, SHIDA D, et al. A randomized controlled trial comparing primary tumour resection plus chemotherapy with chemotherapy alone in incurable stage IV colorectal cancer: JCOG1007 (iPACS study)[J]. Jpn J Clin Oncol, 2020, 50 (1): 89-93.

[88] HU C Y, BAILEY C E, YOU Y N, et al. Time trend analysis of primary tumor resection for stage IV colorectal cancer: less surgery, improved survival[J]. JAMA Surg, 2015, 150 (3): 245-251.

[89] SAGER O, DINCOGLAN F, DEMIRAL S, et al. A concise review of pelvic radiation therapy (RT) for rectal cancer with synchronous liver metastases[J]. Int J Surg Oncol, 2019, 2019: 5239042.

[90] TOURNIGAND C, ANDRÉ T, ACHILLE E, et al. FOLFIRI followed by FOLFOX6 or the reverse sequence in advanced colorectal cancer: a randomized GERCOR study[J]. J Clin Oncol, 2004, 22 (2): 229-237.

[91] SALTZ L B, CLARKE S, DÍAZ-RUBIO E, et al. Bevacizumab in combination with oxaliplatin-based chemotherapy as first-line therapy in metastatic colorectal cancer: a randomized phase III study [J]. J Clin Oncol, 2008, 26 (12): 2013-2019.

[92] FALCONE A, RICCI S, BRUNETTI I, et al. Phase III trial of infusional fluorouracil, leucovorin, oxaliplatin, and irinotecan (FOLFOXIRI) compared with infusional fluorouracil, leucovorin, and irinotecan (FOLFIRI) as first-line treatment for metastatic colorectal cancer: the Gruppo Oncologico Nord Ovest[J]. J Clin Oncol, 2007, 25 (13): 1670-1676.

[93] HEINEMANN V, VON WEIKERSTHAL L F, DECKER T, et al. FOLFIRI plus cetuximab versus FOLFIRI plus bevacizumab as first-line treatment for patients with metastatic colorectal cancer (FIRE-3): a randomised, open-label, phase 3 trial[J]. Lancet Oncol, 2014, 15 (10): 1065-1075.

[94] VENOOK A P, NIEDZWIECKI D, LENZ H J, et al. Effect of first-line chemotherapy combined with cetuximab or bevacizumab on overall survival in patients with KRAS wild-type advanced or metastatic colorectal cancer: a randomized clinical trial[J]. JAMA, 2017, 317 (23): 2392-2401.

[95] CREMOLINI C, ANTONIOTTI C, ROSSINI D, et al. Upfront FOLFOXIRI plus bevacizumab and reintroduction after progression versus mFOLFOX6 plus bevacizumab followed by FOLFIRI plus bevacizumab in the treatment of patients with metastatic colorectal cancer (TRIBE2): a multicentre, open-label, phase 3, randomised, controlled trial[J]. Lancet Oncol, 2020, 21 (4): 497-507.

[96] LE D T, URAM J N, WANG H, et al. PD-1 blockade in tumors with mismatch-repair deficiency[J]. N Engl J Med, 2015, 372 (26): 2509-2520.

[97] XU R H, SHEN L, LI J, et al. Expert consensus on maintenance treatment for metastatic colorectal cancer in China[J]. Chin J Cancer, 2016, 35: 13.

[98] CHIBAUDEL B, MAINDRAULT-GOEBEL F, LLEDO G, et al. Can chemotherapy be discontinued in unresectable metastatic colorectal cancer? The GERCOR OPTIMOX2 Study[J]. J Clin Oncol, 2009, 27 (34): 5727-5733.

[99] LUO H Y, LI Y H, WANG W, et al. Single-agent capecitabine as maintenance therapy after induction of XELOX (or FOLFOX) in first-line treatment of metastatic colorectal cancer: randomized clinical trial of efficacy and safety[J]. Ann Oncol, 2016, 27 (6): 1074-1081.

[100] QUIDDE J, HEGEWISCH-BECKER S, GRAEVEN U, et al. Quality of life assessment in patients with metastatic colorectal cancer receiving maintenance therapy after first-line induction treatment: a preplanned analysis of the phase III AIO KRK 0207 trial[J]. Ann Oncol, 2016, 27 (12): 2203-2210.

[101] CUNNINGHAM D, LANG I, MARCUELLO E, et al. Bevacizumab plus capecitabine versus capecitabine alone in elderly patients with previously untreated metastatic colorectal cancer (AVEX): an open-label, randomised phase 3 trial[J]. Lancet Oncol, 2013, 14 (11): 1077-1085.

[102] VAN CUTSEM E, DANIELEWICZ I, SAUNDERS M P, et al. Trifluridine/tipiracil plus bevacizumab in patients with untreated metastatic colorectal cancer ineligible for intensive therapy: the randomized TASCO1 study[J]. Ann Oncol, 2020, 31 (9): 1160-1168.

[103] CUNNINGHAM D, HUMBLET Y, SIENA S, et al. Cetuximab monotherapy and cetuximab plus irinotecan in irinotecan-refractory metastatic colorectal cancer[J]. N Engl J Med, 2004, 351 (4): 337-345.

[104] XU R H, MURO K, MORITA S, et al. Modified XELIRI (capecitabine plus irinotecan) versus FOLFIRI (leucovorin, fluorouracil, and irinotecan), both either with or without bevacizumab, as second-line therapy for metastatic colorectal cancer (AXEPT): a multicentre, open-label, randomised, non-inferiority, phase 3 trial[J]. Lancet Oncol, 2018, 19 (5): 660-671.

[105] BENNOUNA J, SASTRE J, ARNOLD D, et al. Continuation of bevacizumab after first progression in metastatic colorectal cancer (ML18147): a randomised phase 3 trial[J]. Lancet Oncol, 2013, 14 (1): 29-37.

[106] VAN CUTSEM E, TABERNERO J, LAKOMY R, et al. Addition of aflibercept to fluorouracil, leucovorin, and irinotecan improves survival in a phase III randomized trial in patients with metastatic colorectal cancer previously treated with an oxaliplatin-based regimen[J]. J Clin Oncol, 2012, 30 (28): 3499-3506.

[107] BENNOUNA J, HIRET S, BERTAUT A, et al. Continuation of bevacizumab vs. cetuximab plus chemotherapy after first progression in KRAS wild-type metastatic colorectal cancer: the UNICANCER PRODIGE18 randomized clinical trial[J]. JAMA Oncol, 2019, 5 (1): 83-90.

[108] INNOCENTI F, OU F S, QU X, et al. Mutational analysis of patients with colorectal cancer in CALGB/SWOG 80405 identifies new roles of microsatellite instability and tumor mutational burden for patient outcome[J]. J Clin Oncol, 2019, 37 (14): 1217-1227.

[109] KOPETZ S, GUTHRIE K A, MORRIS V K, et al. Randomized trial of irinotecan and cetuximab with or without vemurafenib in BRAF-mutant metastatic colorectal cancer (SWOG S1406)[J], 2021, 39 (4): 285-294.

[110] CORCORAN R B, ATREYA C E, FALCHOOK G S, et al. Combined BRAF and MEK inhibition with dabrafenib and trametinib in BRAF V600-mutant colorectal cancer[J]. J Clin Oncol, 2015, 33 (34): 4023-4031.

[111] CORCORAN R B, ANDRÉ T, ATREYA C E, et al. Combined BRAF, EGFR, and MEK inhibition in patients with BRAF (V600E)-mutant colorectal cancer[J]. Cancer Discov, 2018, 8 (4): 428-443.

[112] OVERMAN M J, LONARDI S, WONG K Y M, et al. Durable clinical benefit with nivolumab plus ipilimumab in DNA mismatch repair-deficient/microsatellite instability-high metastatic colorectal cancer[J]. J Clin Oncol, 2018, 36 (8): 773-779.

[113] LE D T, KIM T W, VAN CUTSEM E, et al. Phase II open-label study of pembrolizumab in treatment-refractory, microsatellite instability-high/mismatch repair-deficient metastatic colorectal cancer: KEYNOTE-164[J]. J Clin Oncol, 2020, 38 (1): 11-19.

[114] WANG F, ZHAO Q, WANG Y N, et al. Evaluation of POLE and POLD1 mutations as biomarkers for immunotherapy outcomes across multiple cancer types[J]. JAMA Oncol, 2019, 5 (10): 1504-1506.

[115] LI J, QIN S, XU R, YAU T C, et al. Regorafenib plus best supportive care versus placebo plus best supportive care in Asian patients with previously treated metastatic colorectal cancer (CONCUR): a randomised, double-blind, placebo-controlled, phase 3 trial[J]. Lancet Oncol, 2015, 16 (6): 619-629.

[116] LI J, QIN S, XU R H, et al. Effect of fruquintinib vs placebo on overall survival in patients with pre-

viously treated metastatic colorectal cancer: the FRESCO randomized clinical trial[J]. JAMA, 2018, 319(24): 2486-2496.

[117] XU J, KIM T W, SHEN L, et al. Results of a randomized, double-blind, placebo-controlled, phase III trial of trifluridine/tipiracil (TAS-102) monotherapy in asian patients with previously treated metastatic colorectal cancer: the TERRA study[J]. J Clin Oncol, 2018, 36(4): 350-358.

[118] SARTORE-BIANCHI A, TRUSOLINO L, MARTINO C, et al. Dual-targeted therapy with trastuzumab and lapatinib in treatment-refractory, KRAS codon 12/13 wild-type, HER2-positive metastatic colorectal cancer (HERACLES): a proof-of-concept, multicentre, open-label, phase 2 trial[J]. Lancet Oncol, 2016, 17(6): 738-746.

[119] MERIC-BERNSTAM F, HURWITZ H, RAGHAV K P S, et al. Pertuzumab plus trastuzumab for HER2-amplified metastatic colorectal cancer (MyPathway): an updated report from a multicentre, open-label, phase 2a, multiple basket study[J]. Lancet Oncol, 2019, 20(4): 518-530.

[120] CREMOLINI C, ROSSINI D, DELL'AQUILA E, et al. Rechallenge for patients with RAS and BRAF wild-type metastatic colorectal cancer with acquired resistance to first-line cetuximab and irinotecan: a phase 2 single-arm clinical trial[J]. JAMA Oncol, 2019, 5(3): 343-350.

[121] COCCO E, SCALTRITI M, DRILON A. NTRK fusion-positive cancers and TRK inhibitor therapy[J]. Nat Rev Clin Oncol, 2018, 15(12): 731-747.

[122] 中国医师协会外科医师分会多学科综合治疗专业委员会, 中国抗癌协会大肠癌专业委员会. 结直肠癌肺转移多学科综合治疗专家共识(2018版)[J]. 中国实用外科杂志, 2018, 38(12): 1325-1338.

[123] CEELEN W P, FLESSNER M F. Intraperitoneal therapy for peritoneal tumors: biophysics and clinical evidence[J]. Nat Rev Clin Oncol, 2010, 7(2): 108-115.

[124] KOPPE M J, BOERMAN O C, OYEN W J, et al. Peritoneal carcinomatosis of colorectal origin: incidence and current treatment strategies[J]. Ann Surg, 2006, 243(2): 212-222.

[125] JAYNE D G, FOOK S, LOI C, et al. Peritoneal carcinomatosis from colorectal cancer[J]. Br J Surg, 2002, 89(12): 1545-1550.

[126] PASSOT G, DUMONT F, GOÉRÉ D, et al. Multicentre study of laparoscopic or open assessment of the peritoneal cancer index (BIG-RENAPE)[J]. Br J Surg, 2018, 105(6): 663-667.

[127] ELIAS D, MARIANI A, CLOUTIER A S, et al. Modified selection criteria for complete cytoreductive surgery plus HIPEC based on peritoneal cancer index and small bowel involvement for peritoneal carcinomatosis of colorectal origin[J]. Eur J Surg Oncol, 2014, 40(11): 1467-1473.

[128] CEELEN W P, PÅHLMAN L, MAHTEME H. Pharmacodynamic aspects of intraperitoneal cytotoxic therapy[J]. Cancer Treat Res, 2007, 134: 195-214.

[129] SUGARBAKER P H. Surgical treatment of peritoneal carcinomatosis: 1988 Du Pont lecture[J]. Can J Surg, 1989, 32(3): 164-170.

[130] 周黄燕, 袁敏, 闵卫平, 等. 结直肠癌术中植入5-氟尿嘧啶缓释剂的Meta分析[J]. 中国药房, 2017, 28(3): 355-359.

[131] 陈佳楠, 王征, 张阿龙, 等. 雷替曲塞用于结直肠癌术中腹腔灌注化疗的近期安全性评估[J/CD]. 中华结直肠疾病电子杂志, 2019, 8(3): 241-245.

[132] 中国医师协会结直肠肿瘤专业委员会腹膜肿瘤专业委员会. 结直肠癌腹膜转移预防和治疗腹腔用药中国专家共识(V 2019)[J/CD]. 中华结直肠疾病电子杂志, 2019, 8(4): 329-335.

[133] 苏昊, 包满都拉, 张育荣, 等. 洛铂用于结直肠癌术中腹腔灌洗化疗的近期疗效分析[J/CD]. 中华结直肠疾病电子杂志, 2018, 7(2): 125-129.

[134] 王锡山, 孙力, 崔书中, 等. 中国结直肠癌卵巢转移诊疗专家共识(2020版)[J/OL]. 中华结直肠疾病电子杂志, 2020, 9(2): 13-19.

[135] 刘正, 许宋锋, 刘恩瑞, 等. 中国结直肠癌骨转移多学科综合治疗专家共识(2020版)[J/OL].

中华结直肠疾病电子杂志，2020，9（3）：217-221.

[136] 中国医师协会结直肠肿瘤专业委员会. 中国结直肠癌脑转移多学科综合治疗专家共识（2020版)[J]. 中华结直肠疾病电子杂志，2020，9（2）：109-114.

[137] BOYLE K M, SAGAR P M, CHALMERS A G, et al. Surgery for locally recurrent rectal cancer[J]. Dis Colon Rectum，2005，48（5）：929-937.

[138] MARTÍNEZ-MONGE R，NAG S，MARTIN E W. 125Iodine brachytherapy for colorectal adenocarcinoma recurrent in the pelvis and paraortics[J]. Int J Radiat Oncol Biol Phys，1998，42（3）：545-550.

[139] 郭勇. 中医肿瘤的"四阶段"概念探讨[J]. 中华中医药学刊，2009,27（02）：247-248.

[140] 黄立中. 中西医结合肿瘤病学[M]. 北京：中国中医药出版社，2020.

[141] 王笑民. 实用中西医结合肿瘤内科学[M]. 北京：中国中医药出版社，2014.

[142] 周岱翰. 中医肿瘤学[M]. 北京：中国中医药出版社，2011.

[143] 中华医学会外科学分会结直肠外科学组,中华医学会外科学分会营养支持学组,中国医师协会外科医师分会结直肠外科医师委员会. 结直肠癌围手术期营养治疗中国专家共识（2019版)[J]. 中国实用外科杂志，2019，39（6）：533-537.

[144] Gami B，Harrington K，Blake P，et al. How patients manage gastrointestinal symptoms after pelvic radiotherapy[J]. Aliment Pharmacol Ther，2003，18（10）：987-994.

[145] DOWNING A，MORRIS E J，RICHARDS M，et al. Health-related quality of life after colorectal cancer in England：a patient-reported outcomes study of individuals 12 to 36 months after diagnosis [J]. J Clin Oncol，2015，33（6）：616-624.

[146] 樊代明. 整合肿瘤学·临床卷[M]. 北京：科学出版社，2021.

[147] 樊代明. 整合肿瘤学·基础卷[M]. 西安：世界图书出版西安有限公司，2021.

肛管癌

名誉主编

樊代明

主　编

王锡山

副主编

顾　晋　　丁克峰　　房学东　　沈　琳　　徐忠法

许剑民　　王贵玉

编　委（姓氏笔画排序）

丁克峰　　于志伟　　马　丹　　王自强　　王秀梅
王贵玉　　王　猛　　王锡山　　叶盛威　　付振明
朱玉萍　　朱　骥　　任　黎　　刘凡隆　　刘洪俊
刘　超　　刘　骞　　汤庆超　　许剑民　　李太原
李旭照　　李　军　　李　里　　李　明　　李　凯
李　波　　李　健　　杨　斌　　邱　萌　　何国栋
邹霜梅　　沈　琳　　张红梅　　张　勇　　张　睿
陈　功　　陈洪生　　周　雷　　林建江　　郑阳春
房学东　　钟芸诗　　姜　争　　姚庆华　　袁　瑛
顾艳宏　　顾　晋　　徐忠法　　唐　源　　崔书中
彭　健　　鞠海星

校　稿

樊代明　　王锡山　　王贵玉　　王玉柳明　　吕靖芳
刘恩瑞　　杨　明　　张　骞　　张巍远　　张　麟
罗　军　　郑朝旭　　赵志勋　　姜　争　　刘　正
陶金华　　黄海洋　　陈田力

第一章

流行病学

　　肛管可分为解剖学肛管和外科学肛管。解剖学肛管：指肛缘至齿状线的部分，平均长度约2cm；外科学肛管：指肛缘至肛管直肠环平面部分，长度3~5cm。肛管癌（Anal Cancer，AC）发病率低，国内数据较少，2019年美国约有8300例新发AC，约占所有消化道肿瘤的3%。虽然AC少见，但发病率在逐年上升，相比1973~1979年，1994~2000年美国男性和女性侵袭性AC发生率分别增加到1.59倍和1.84倍。AC病因尚不清楚，研究发现与人乳头瘤病毒（HPV）感染（肛门-生殖器疣），肛门性交或性传播疾病，宫颈癌、外阴癌、阴道癌，器官移植或HIV感染后免疫抑制剂使用，血液系统肿瘤，自身免疫性疾病及吸烟等密切相关。肛管高级别上皮内瘤变是AC的癌前病变。其病理类型大部分为鳞状细胞癌，占80%以上。其他病理类型还包括恶性黑色素瘤、肛管腺癌、基底细胞癌、间质瘤等。AC预后与原发肿瘤大小和淋巴结转移密切相关。本指南主要针对肛管鳞状细胞癌和恶性黑色素瘤。

第二章 预防与筛查

AC的确切病因不清，与HPV感染史密切相关。此外，也与不良性生活史、饮食因素、环境因素、遗传因素、精神状态等相关。

1 推荐的一级预防措施

（1）肛管鳞状细胞癌常见危险因素包括HPV病史、性传播疾病史、多个性伴侣和肛交、免疫抑制、既往器官移植史、吸烟等。建议保持良好生活方式。研究表明，HPV疫苗可用于预防肛管鳞状细胞癌。

（2）保持健康饮食习惯，合理膳食和平衡膳食，减少红肉类及腌制品摄入；注重植物饮食，增加粗粮蔬菜水果摄入，据排便状况调整饮食；限制酒精饮料。

（3）保持健康生活方式，积极锻炼，保持健康体重；养成良好作息时间；戒烟。

（4）减少环境致癌因素接触，如化学、物理、生物等致癌因素。

（5）注重自身健康管理，了解遗传、免疫、内分泌等因素的促瘤作用。

（6）保持健康乐观心态与良好的社会精神状态。

2 推荐的二级预防措施

早期发现癌前病变、早诊断、早治疗、减少发病率、提升治愈率。

3 筛查

不建议对全民行肛门发育不良和恶性肿瘤的普及筛查，建议对HIV阳性男性、与男性发生过性行为的男性、免疫功能低下患者、高度宫颈发育不良或有宫颈癌病史的女性等进行肛门筛查。筛查手段以肛门指诊和肛门镜为主。

第三章

诊断

第一节 疾病史和家族史

HPV感染被认为是肛管鳞状细胞癌的首要病因，80%~85%患者伴HPV感染。肛门性交和多个性伴侣会增加HPV感染机会，因而亦被认为是肛管鳞状细胞癌的高危因素。其他高危因素包括肛门疣、女性宫颈癌、女性外阴癌或阴道癌、男性阴茎癌、HIV感染、免疫力低下、长期使用免疫抑制剂或糖皮质激素、吸烟和抑郁状态等。因此对疾病史和家族史的了解有助于诊断。

第二节 临床表现

肛管鳞状细胞癌好发中老年，女性发病率略高于男性。肛管鳞状细胞癌最常见出血，常伴肛周疼痛、肛周瘙痒，肛周肿物也常见。较大肿瘤会影响肛门括约肌功能，表现肛门失禁。部分可扪及腹股沟区或肛周肿大淋巴结。

第三节 体格检查

体格检查包括一般状况、全身浅表淋巴结（特别是腹股沟淋巴结）检查、直肠指检。对疑似AC者必须常规直肠指检，常可扪及肿块，早期呈疣状、可活动，若形成溃疡，可有压痛。对女性应加做三合诊检查以明确有无阴道受侵及妇科疾病。

第四节 实验室检查

①血常规；②尿常规；③粪便常规；④生化系列；⑤HPV、HIV检测等。

第五节 影像学检查

1 CT

AC患者治疗前推荐行胸、腹及盆腔增强CT检查，排除远处转移。胸、腹及盆腔增强CT评价标准同结直肠癌。当临床、超声或CT不能确诊肝转移灶，或肝转移灶数目影响治疗决策时，推荐增强MRI。有条件的可考虑肝特异性对比剂增强扫描。

2 MRI

推荐MRI作为AC的常规检查项目。盆腔MRI检查前建议肌注山莨菪碱抑制肠道蠕动（有禁忌证除外），扫描范围包括盆腔与双侧腹股沟。对有MRI禁忌证者，可行盆腔增强CT扫描。

具体评价内容包括：

①肿瘤大小、位置；②与肛缘、齿状线关系；③与肛门内外括约肌、肛提肌及邻近器官（如阴道、尿道、前列腺等）的关系；④区域淋巴结及髂血管区、腹股沟、腹膜后淋巴结转移情况。

3 超声检查

肛管内超声检查推荐作为早期AC的常规检查项目，与盆腔MRI联合确定术前分期，判定是否可行局部扩大切除手术。超声检查还可用于临床怀疑肝转移时。对影像学检查不能确诊的肝脏可疑病灶，可行超声引导下穿刺获取病理诊断。

4 PET-CT

不推荐作为常规检查，对病情复杂、常规检查不能确诊或分期时，可推荐使用。欧美国家普遍建议PET-CT评估AC临床分期，但不能取代常规检查。

第六节 病理学诊断

病理学活检是诊断肛管鳞状细胞癌的金标准，也是治疗的依据。因受活检取材深度限制，活检病理可能无法明确有无黏膜下层浸润，浸润性癌活检可能误诊为高级别上皮内瘤变或黏膜内癌。细针穿刺活检可用于证实肿大淋巴结是否转移。对女性可行宫颈脱落细胞学检查，与宫颈癌鉴别。

为确保病理学报告内容准确性，应保证标本固定及保存、取材范围、诊断规范等，推荐采用AJCC TNM分期（第八版）。

原发肿瘤（T）

Tx：原发肿瘤无法评估

T0：无原发肿瘤证据

Tis：原位癌，鲍温病，鳞状上皮高级别上皮内瘤变（HSIL），肛管上皮内瘤变Ⅱ-Ⅲ（AIN Ⅱ-Ⅲ）

T1：肿瘤最大直径≤2cm

T2：肿瘤最大直径>2cm，≤5cm

T3：肿瘤最大直径>5cm

T4：肿瘤累及周围器官，如阴道、尿道、膀胱

备注：直接侵犯直肠壁、肛周皮肤、皮下组织或括约肌不是T4

区域淋巴结（N）

Nx：淋巴结转移无法评估

N0：无区域淋巴结转移

N1：有区域淋巴结转移

N1a：腹股沟淋巴结、直肠系膜淋巴结、和/或髂内淋巴结转移

N1b：髂外淋巴结转移

N1c：髂外淋巴结和任何N1a淋巴结转移

远处转移（M）

Mx：远处转移无法评估

M0：无远处转移

M1：有远处转移

表28-3-1　AJCC第八版肛管癌分期系统对应表

T	N	M	分期
Tis	N0	M0	0
T1	N0	M0	Ⅰ
T1	N1	M0	ⅢA
T2	N0	M0	ⅡA
T2	N1	M0	ⅢA
T3	N0	M0	ⅡB
T3	N1	M0	ⅢC
T4	N0	M0	ⅢB
T4	N1	M0	ⅢC
Any T	Any N	M1	Ⅳ

注：cTNM是临床分期，pTNM是病理分期；前缀y用于接受新辅助治疗后的肿瘤分期（如ypTNM），病理学完全缓解的患者分期为ypT0N0cM0，可能类似于0期或1期。前缀r用于经治疗获得一段无瘤间期后复发的患者（rTNM）。

肛管鳞状细胞癌诊断流程：见图28-3-1。

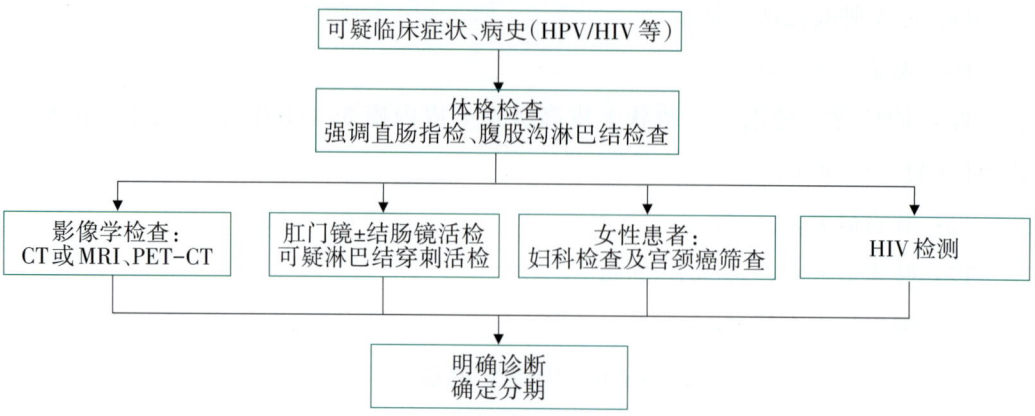

图28-3-1 肛管鳞状细胞癌的诊断流程

第四章

治疗

第一节 鳞状细胞癌的治疗及评估

治疗原则：放化疗为主的整合治疗。

1 手术治疗（局部切除）

在20世纪80年代前，手术曾是肛管鳞状细胞癌的主要治疗模式，绝大多数均需施行腹会阴联合切除术（Abdominoperineal resection，APR），但自从多学科整合治疗模式（MDT to HIM）被认可后，APR手术不再作为治疗初诊肛管鳞状细胞癌的首选治疗方式，而是作为其他治疗手段都无效后的治疗方式。

1.1 局部切除适应证

较小病灶（<2cm）、主要位于肛缘皮肤、能通过局部切除获得>5mm的安全切缘并同时保全肛门括约肌功能。

表浅的肛管鳞状细胞癌，局部切除能获得阴性切缘者，局部切除后应满足基底受侵<3mm且肿瘤沿肛管纵径侵犯≤7mm，否则应考虑追加放化疗。

中分化以上的T1N0肛周鳞状细胞癌，局部切除应获得≥1cm的阴性切缘。

局部切除标本的质量和病理分期对指导术后治疗及预后评估至关重要。

2 内科治疗

2.1 适用人群

①局限性肛管鳞状细胞癌（AJCC Ⅰ-Ⅲ期）同步放化疗；②初治手术治疗后的辅助化疗；③局限性肛管鳞状细胞癌放化疗后失败或复发、无法行挽救手术者；④转移性肛管鳞状细胞癌（Ⅳ期）。

2.2 治疗方案

（1）同步放化疗：适用于局限性肛管鳞状细胞癌，化疗方案首选5-FU联合丝裂霉素，其他有效方案还包括 5-FU 或卡培他滨联合顺铂、卡培他滨联合奥沙利铂，不耐受双药方案者，可考虑单药 5-FU 或卡培他滨同步放疗；不推荐放疗前行诱导化疗。

（2）一线姑息化疗：适用于复发或转移性肛管鳞状细胞癌，方案包括双药（铂类联合紫杉，铂类联合氟尿嘧啶类）及三药方案（标准 DCF 或改良 DCF）。

（3）靶向治疗：目前尚无高级别证据，但可尝试化疗联合表皮生长因子受体单抗治疗。

（4）后线治疗：尚无公认有效二线化疗方案，可考虑帕博利珠单抗和纳武利尤单抗作为复发或转移性肛管鳞状细胞癌的二线治疗方案或参加临床研究。

3 放射治疗

Ⅰ-ⅢB 期肛管鳞状细胞癌的标准治疗是同步放化疗，同时保留肛门功能，推荐调强放疗（IMRT）。放疗靶区原则上应包括：原发肿瘤、肛管、盆腔及腹股沟淋巴结区。一般给予总剂量 45~60Gy。丝裂霉素 C（MMC）联合 5-FU 是目前标准的同步化疗方案，其他还包括 5-FU 联合顺铂。

4 局部复发及放化疗抵抗性肛管癌

对放化疗治疗缓解后出现局部复发的肛管鳞状细胞癌，或前期经过标准局部放疗后并观察 6 个月以上肿瘤无消退，选择挽救性手术治疗。

4.1 原发灶复发或持续不消退

①APR 作为放疗失败后的首选治疗措施；②会阴部切除范围应>标准的 APR 手术，以保证阴性的皮肤切缘；③会阴伤口感染风险高者，优先选择采取肌皮瓣或筋膜瓣修补。

4.2 腹股沟区域淋巴结复发

①对已接受放疗的患者，应选择腹股沟淋巴结清扫术；②根据肛管病变是否复发，可联合或不联合 APR 手术。

5 远处转移

远处转移常见部位是肝脏、肺及盆腔外淋巴结，总体原则是全身治疗（见肛管鳞状细胞癌内科治疗），一般不考虑原发灶的局部手术切除，但如原发灶出现破溃、肛周皮肤侵蚀、异味等严重影响生活质量的症状时，若技术上可行，也可考虑原发灶的局部切除，以改善生活质量。

6 肛管鳞状细胞癌治疗后的评估

非转移性肛管鳞状细胞癌在放化疗完成后8~12周时，应重新接受直肠指检、肛门镜检，根据病情是否完全缓解、持续或进展情况进行分类。

（1）病情持续但无进展迹象者，应密切随访4周，观察病情是否进一步恶化。在完成放化疗后，病情若无进展，应对病情持续的肛管鳞状细胞癌进行长达6个月随访。ACT Ⅱ研究认为，同步放化疗后26周为评价疗效的最佳时机。

（2）完全缓解者，建议每3~6个月进行一次评估，持续5年，包括直肠指检、肛门镜检和腹股沟淋巴结检查。腹股沟区超声检查及经直肠腔内超声检查对判断病情变化有帮助，最初有局部晚期疾病（如T3/T4期）或淋巴结阳性，每年进行一次胸腹部CT+盆腔MRI，持续3年，MRI能较好判断局部结构变化。

（3）肛管鳞状细胞癌复发治疗后评估：在APR治疗后，每3~6个月进行一次包括对淋巴结转移的临床评估，持续5年。此外每年进行一次胸部、腹部和盆腔CT，持续3年。腹股沟淋巴结复发治疗后，每3~6个月进行一次DRE和腹股沟淋巴结触诊，持续5年。同时建议每6~12个月进行一次肛门镜检查，每年进行一次胸部、腹部和盆腔增强CT，持续3年进行比较。

肛管鳞状细胞癌处理流程：见图28-4-1。

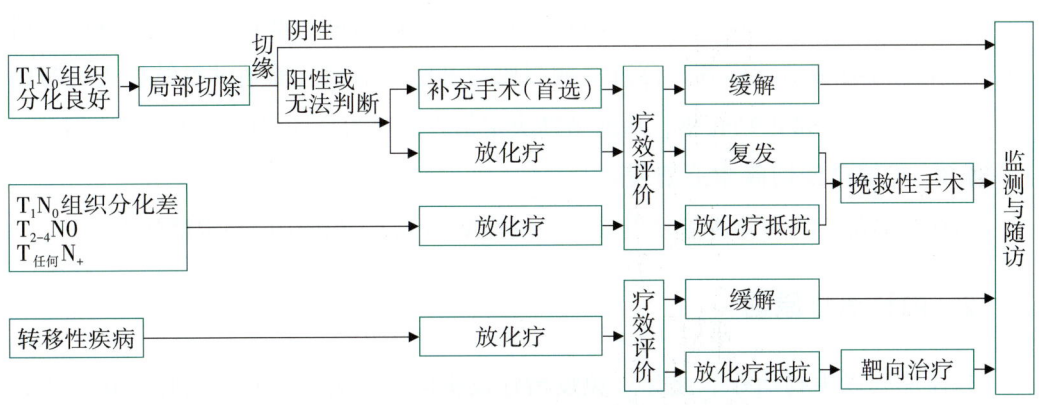

图28-4-1 肛管鳞状细胞癌的处理流程

7 中医药治疗

中医药治疗应在中医师的指导下，从整体观念出发，根据中医理论，运用四诊等手段，采用辨证施治方法开展临床诊疗。其根本治疗原则遵循扶正祛邪、标本缓急、因人因时因地制宜、进行整合治疗。包括中医内治法（如中药汤剂、中药注射液、中成药、饮食疗法等）及中医外治法（针灸、穴位贴敷、中药灌肠等）。

第二节 黑色素瘤治疗

肛管移行区发生的恶性肿瘤，除肛管鳞状细胞癌、肛管腺癌等外，还包括恶性黑色素瘤。初治肛管恶性黑色素瘤出现远处转移比例较高，故PET-CT作为治疗前的整合评估应推荐采用。肛管恶性黑色素瘤属于黏膜黑色素瘤，目前分期建议为：Ⅰ期为无肌层侵犯，Ⅱ期为有肌层侵犯，Ⅲ期出现区域淋巴结转移，Ⅳ期出现远处转移。对Ⅰ-Ⅲ期可手术的患者首选外科手术。

1 外科治疗原则

1.1 原发灶手术治疗

对肛管恶性黑色素瘤，外科治疗仍是目前首选治疗手段。肿瘤的完整切除和获得阴性切缘仍应作为肛管恶性黑色素瘤外科手术治疗的基本原则。临床常用术式主要为腹会阴联合切除和广泛局部切除，但是目前作为首选术式仍具争议。

由于多数肛管恶性黑色素瘤常发展为全身性疾病，因此对可以完整R0切除肿瘤并保证阴性切缘者应首选局部广泛切除。对肿瘤巨大，环周肿瘤或肿瘤侵犯肛门括约肌的患者，局部广泛切除难以实施，可考虑腹会阴联合切除术。

1.2 腹股沟淋巴结转移手术治疗

肛管恶性黑色素瘤腹股沟淋巴结转移较常见，但通常不推荐行预防性淋巴结清扫，临床发现有确切转移者，再行双侧腹股沟淋巴结清扫。前哨淋巴结检查可帮助诊断是否有腹股沟淋巴结转移，从而帮助决定是否需要治疗性腹股沟淋巴结清扫。

1.3 局部广泛切除术后复发

对接受局部广泛切除术后复发者，建议经MDT to HIM讨论后制定最佳方案。

2 内科治疗原则

总体原则以生物治疗、化疗、免疫治疗及靶向治疗为主的整合治疗。建议所有患者治疗前都进行BRAF、CKIT等基因检测，用于指导分型及制定方案。

Ⅰ-Ⅲ期患者术后建议辅助治疗，可用化疗、大剂量干扰素或PD-1单抗治疗。化疗方案可选择替莫唑胺+顺铂。有研究证实辅助化疗优于大剂量干扰素，但后者仍可使部分患者获益。PD-1单抗可选择特瑞普利单抗或帕博利珠单抗。

对不可手术切除的Ⅰ、Ⅱ、Ⅲ期患者以及出现远处转移的Ⅳ期患者，可选择化疗加抗血管生成药物，如达卡巴嗪+恩度、替莫唑胺+恩度、紫杉醇+卡铂±贝伐珠单抗或白蛋白结合型紫杉醇+卡铂±贝伐珠单抗。如BRAF V600E突变，可选择BRAF抑制剂如维罗非尼，也可选择PD-1单抗±阿西替尼，或"双靶"治疗（BRAF抑制剂+MEK抑制剂），如达拉非尼+曲美替尼；如CKIT突变，可选择CKIT抑制剂，如伊马替尼。对 NRAS、NTRK 等基因突变的患者，也可选择相应的靶向药物。对全身状况不佳者，建议给予最佳支持治疗。

3　放射治疗原则

无法手术的高龄或有明确手术禁忌者，以及不可切除的局部复发或转移性疾病者，放疗可作为姑息治疗手段，控制局部病灶进展。

4　中医药治疗原则

中医药治疗应在中医师的指导下，从整体观念出发，根据中医理论，运用四诊等手段，采用辨证施治方法开展临床诊疗。其根本治疗原则遵循扶正祛邪、标本缓急、因人因时因地制宜、进行整合治疗。包括中医内治法（如中药汤剂、中药注射液、中成药、饮食疗法等）及中医外治法（针灸、穴位贴敷、中药灌肠等）。

第三节　腺癌

诊治同直肠腺癌。

第五章

全程康复管理

第一节 随访

1 非转移性肛管鳞状细胞癌

1.1 完全缓解患者

治疗后,针对肛管鳞状细胞癌的检测和随访是相同的。在完成放化疗后8~12周接受直肠指检评估。按照是否存在疾病完全退缩、疾病持续或疾病进展分类。疾病持续但无进展证据者可接受密切随访(4周内)以观察是否有进一步退缩发生。

(1)随访时间

前2年,每3~6个月1次;然后每6~12个月1次,随访至第5年。

(2)随访内容

①直肠指检;②腹股沟淋巴结触诊;③肛门镜或直肠镜检查(必要时取组织活检);④部分人群需要接受盆腔MRI;⑤部分人群需要接受胸腔、腹腔及盆腔CT检查。

1.2 局部进展或复发性肛管鳞状细胞癌患者

对进展性疾病的临床评估需要组织学证实。

(1)随访时间

建议患者每3~6个月接受1次评估,持续5年。

(2)随访内容

①直肠指检;②腹股沟淋巴结触诊;③肛门镜或直肠镜检查(必要时取组织活检);④部分人群需要接受盆腔MRI;⑤部分人群需要接受胸、腹及盆CT检查(对最初为局部晚期疾病如T3/T4肿瘤,或淋巴结阳性肿瘤者,推荐每年进行胸、腹、盆增强检查,持续3年);⑥活检病理证实局部进展或复发者需接受PET-CT检查。

2 转移性肛管鳞状细胞癌

最常见的转移部位是肝、肺和盆腔外淋巴结。因手术切除转移性病灶的获益尚无明确证据证实，采用常规CT检查进行转移性肛管鳞状细胞癌的监测仍有争议。孤立性或体积较小转移灶，推荐MDT to HIM讨论，部分可能通过手术或放化疗获益。

第二节 全程康复管理

1 营养治疗

营养治疗应贯穿从首诊到完成整个综合治疗的全过程。

（1）肛管癌患者一经确诊，即应进行营养风险筛查及营养状况评估。

（2）肛管癌患者无论接受根治术或姑息术，均应按ERAS原则和流程实施围术期的营养管理。

（3）对进行辅助治疗的肛管癌患者，需制定营养治疗计划并进行营养治疗。

2 迟发或长期后遗症的治疗

肛管鳞状细胞癌手术或放化疗都可能导致后遗症，影响生活质量和脏器功能。常见的后遗症及相关治疗如下。

2.1 肠道功能受损相关后遗症

如慢性腹泻、大便失禁、便频、里急后重等，可考虑使用止泻药、硬化大便药，中医中药，调节饮食，进行盆底康复及使用成人尿布。

2.2 盆腔手术或放疗后泌尿生殖功能障碍

建议筛查性功能障碍，勃起障碍，性交困难和阴道干涩症状；筛查排尿困难、尿频、尿急症状；如症状持续考虑转诊泌尿科或妇科医生。

2.3 疼痛管理

应进行全面疼痛评估，以确定疼痛病因，鉴别诊断应包括癌症复发或疾病进展以及特异性癌症疼痛综合征；可考虑阿片类药物治疗，应在最短时间内使用最低适当剂量，辅助药物治疗应在阿片类药物的基础上进行。

2.4 睡眠障碍

详细了解失眠病程与特点，对患者进行睡眠卫生教育，失眠认知行为治疗作为首选推荐优于药物干预治疗，同时，可考虑针灸、穴位按摩、中药干预等中医肿瘤康复治疗手段进行治疗。

2.5 盆腔放疗

盆腔放疗后潜在的盆骨骨折/骨密度减低建议监测骨密度。

3 中医肿瘤康复治疗

中医肿瘤康复治疗可参与从首诊到完成整个整合治疗的全过程。中医肿瘤康复治疗以辨证康复为指导，采用综合性康复治疗手段，包括心理治疗、针灸推拿治疗、饮食疗法、中药治疗、传统体育康复治疗等多种方式，针对不同阶段及证候类型，制定合理中医药治疗方案并予以实施。

4 造口管理

4.1 人员、任务、架构

有条件的医疗中心推荐配备造口治疗师（专科护士）。造口治疗师的职责包括所有造口（肠造口、胃造口、尿路造口、气管造口等）术前术后护理、复杂切口处理、大小便失禁护理、开设造口专科门诊、联络患者及其他专业人员和造口用品商、组织造口联谊会并开展造口随访活动。

4.2 心理治疗

向患者充分解释有关诊断、手术和护理知识，让其接受患病事实，并对即将发生的事情有全面了解。

4.3 造口定位

推荐术前由医师、造口治疗师、家属及患者共同参与选择造口部位。患者自身可见，方便护理；有足够粘贴面积；造口器材贴于造口皮肤时无不适感觉。

4.4 肠造口护理

①术后要注意观察造口的血运及有无回缩等情况；②造口用品应当具有轻便、透明、防臭、防漏和保护周围皮肤的性能，佩戴合适；③保持肠造口周围皮肤清洁干燥。长期服用抗菌药物、免疫抑制剂或糖皮质激素者，应特别注意肠造口部位真菌感染。

参考文献

[1] ANNE N, YOUNG E J, PATRICK WILLAUER, et al. Anal Cancer[J]. Surgical Clinics of North America, 2020, 100(3): 629-634.

[2] JOHNSON L G, MADELEINE M M, NEWCOMER L M, et al. Anal cancer incidence and survival: the surveillance, epidemiology, and end results experience, 1973-2000[J]. Cancer, 2004, 101(2): 281-288.

[3] GLYNNE-JONES R, NILSSON P J, ASCHELE C, et al. Anal cancer: ESMO-ESSO-ESTRO Clinical Practice Guidelines for diagnosis, treatment and follow-up[J]. Ann Oncol, 2014, 25(Suppl 3): iii10-20.

[4] National Comprehensive Cancer Network. Clinical Practice Guidelines in Oncology, Anal Carcinoma (version 2.2021)[2021-06-30].[2021.10.06] https://www.nccn.org/professionals/physician_gls/pdf/anal.pdf

[5] UKCCCR Anal Cancer Trial Working Party. Epidermoid anal cancer: results from the UKCCCR randomised trial of radiotherapy alone versus radiotherapy, 5-fluorouracil, and mitomycin. UKCCCR Anal Cancer Trial Working Party. UK Co-ordinating Committee on Cancer Research[J]. Lancet, 1996, 348(9034): 1049-1054.

[6] JAMES R D, GLYNNE-JONES R, MEADOWS H M, et al. Mitomycin or cisplatin chemoradiation with or without maintenance chemotherapy for treatment of squamous-cell carcinoma of the anus (ACT II): a randomised, phase 3, open-label, 2 × 2 factorial trial[J]. Lancet Oncol, 2013, 14(6): 516-524.

[7] AJANI J A, WINTER K A, GUNDERSON L L, et al. Fluorouracil, mitomycin, and radiotherapy vs fluorouracil, cisplatin, and radiotherapy for carcinoma of the anal canal: a randomized controlled trial[J]. JAMA, 2008, 299(16): 1914-1921.

[8] PEIFFERT D, TOURNIER-RANGEARD L, GÉRARD J P, et al. Induction chemotherapy and dose intensification of the radiation boost in locally advanced anal canal carcinoma: final analysis of the randomized UNICANCER ACCORD 03 trial[J]. J Clin Oncol, 2012, 30(16): 1941-1948.

[9] FELIU J, GARCIA-CARBONERO R, CAPDEVILA J, et al. VITAL phase 2 study: Upfront 5-fluorouracil, mitomycin-C, panitumumab and radiotherapy treatment in nonmetastatic squamous cell carcinomas of the anal canal (GEMCAD 09-02)[J]. Cancer Med, 2020, 9(3): 1008-1016.

[10] MORRIS V K, SALEM M E, NIMEIRI H, et al. Nivolumab for previously treated unresectable metastatic anal cancer (NCI9673): a multicentre, single-arm, phase 2 study[J]. Lancet Oncol, 2017, 18(4): 446-453.

[11] RAO S, GUREN M G, KHAN K, et al. Anal cancer: ESMO clinical practice guidelines for diagnosis, treatment and follow-up[J]. Ann Oncol, 2021, 32(9): 1087-1100.

[12] DE BARI B, LESTRADE L, FRANZETTI-PELLANDA A, et al. Modern intensity-modulated radiotherapy with image guidance allows low toxicity rates and good local control in chemoradiotherapy for anal cancer patients[J]. J Cancer Res Clin Oncol, 2018, 144(4): 781-789.

[13] DOCI R, ZUCALI R, LA MONICA G, et al. Primary chemoradiation therapy with fluorouracil and cisplatin for cancer of the anus: results in 35 consecutive patients[J]. J Clin Oncol, 1996, 14(12): 3121-3125.

[14] PEIFFERT D, SEITZ J F, ROUGIER P, et al. Preliminary results of a phase II study of high-dose radiation therapy and neoadjuvant plus concomitant 5-fluorouracil with CDDP chemotherapy for patients with anal canal cancer: a French cooperative study[J]. Ann Oncol, 1997, 8(6): 575-581.

[15] GERARD J P, AYZAC L, HUN D, et al. Treatment of anal canal carcinoma with high dose radiation therapy and concomitant fluorouracil-cisplatinum. Long-term results in 95 patients[J]. Radiother On-

col, 1998, 46（3）：249-256.

[16] ALLAL A, KURTZ J M, PIPARD G, et al. Chemoradiotherapy versus radiotherapy alone for anal cancer: a retrospective comparison[J]. Int J Radiat Oncol Biol Phys, 1993, 27（1）：59-66.

[17] MARTENSON J A, LIPSITZ S R, LEFKOPOULOU M, et al. Results of combined modality therapy for patients with anal cancer（E7283）. An Eastern Cooperative Oncology Group study[J]. Cancer, 1995, 76（10）：1731-1736.

[18] GLYNNE-JONES R, SEBAG-MONTEFIORE D, MEADOWS H M, et al. Best time to assess complete clinical response after chemoradiotherapy in squamous cell carcinoma of the anus（ACT II）: a post-hoc analysis of randomised controlled phase 3 trial[J]. Lancet Oncol, 2017, 18（3）：347-356.

[19] BENSON A B, VENOOK A P, AL-HAWARY M M, et al. Anal carcinoma, version 2.2018, NCCN clinical practice guidelines in oncology[J]. J Natl Compr Canc Netw, 2018, 16（7）：852-871.

[20] 王锡山. 肛管直肠恶性黑色素瘤诊治指南解读[J/CD]. 中华结直肠疾病电子杂志, 2015, 4（2）：21-23.

[21] MEGUERDITCHIAN A N, METERISSIAN S H, DUNN K B. Anorectal melanoma: diagnosis and treatment[J]. Dis Colon Rectum, 2011, 54（5）：638-644.

[22] ROW D, WEISER M R. Anorectal melanoma[J]. Clinics in Colon and Rectal Surgery, 2009, 22（2）：120-126.

[23] 樊代明. 整合肿瘤学·临床卷[M]. 北京：科学出版社，2021.

[24] 樊代明. 整合肿瘤学·基础卷[M]. 西安：世界图书出版西安有限公司，2021.

[25] KONG Y, SI L, ZHU Y, et al. Large-scale analysis of KIT aberrations in Chinese patients with melanoma[J]. Clin Cancer Res, 2011, 17（7）：1684-1691.

[26] HIGH W A, ROBINSON W A. Genetic mutations involved in melanoma: a summary of our current understanding[J]. Adv Dermatol, 2007, 23: 61-79.

[27] CURTIN J A, BUSAM K, PINKEL D, et al. Somatic activation of KIT in distinct subtypes of melanoma[J]. J Clin Oncol, 2006, 24（26）：4340-4346.

[28] CURTIN J A, FRIDLYAND J, KAGESHITA T, et al. Distinct sets of genetic alterations in melanoma[J]. N Engl J Med, 2005, 353（20）：2135-2147.

[29] MOCELLIN S, PASQUALI S, ROSSI C R, et al. Interferon alpha adjuvant therapy in patients with high-risk melanoma: a systematic review and meta-analysis[J]. J Natl Cancer Inst, 2010, 102（7）：493-501.

[30] EGGERMONT A M M, BLANK C U, MANDALA M, et al. Adjuvant pembrolizumab versus placebo in resected stage III melanoma[J]. N Engl J Med, 2018, 378（19）：1789-1801.

[31] BAI X, MAO L L, CHI Z H, et al. BRAF inhibitors: efficacious and tolerable in BRAF-mutant acral and mucosal melanoma[J]. Neoplasma, 2017, 64（4）：626-632.

[32] SI L, ZHANG X, XU Z, et al. Vemurafenib in Chinese patients with BRAF（V600）mutation-positive unresectable or metastatic melanoma: an open-label, multicenter phase I study[J]. BMC Cancer, 2018, 18（1）：520.

[33] LONG G V, STROYAKOVSKIY D, GOGAS H, et al. Dabrafenib and trametinib versus dabrafenib and placebo for Val600 BRAF-mutant melanoma: a multicentre, double-blind, phase 3 randomised controlled trial[J]. Lancet, 2015, 386（9992）：444-451.

[34] GUO J, SI L, KONG Y, et al. Phase II, open-label, single-arm trial of imatinib mesylate in patients with metastatic melanoma harboring c-Kit mutation or amplification[J]. J Clin Oncol, 2011, 29（21）：2904-2909.

[35] DUMMER R, SCHADENDORF D, ASCIERTO P A, et al. Binimetinib versus dacarbazine in patients with advanced NRAS-mutant melanoma（NEMO）: a multicentre, open-label, randomised, phase 3 trial[J]. Lancet Oncol, 2017, 18（4）：435-445.

[36] COCCO E, SCALTRITI M, DRILON A. NTRK fusion-positive cancers and TRK inhibitor therapy[J]. Nat Rev Clin Oncol, 2018, 15 (12): 731-747.

[37] 郭勇. 中医肿瘤的"四阶段"概念探讨[J]. 中华中医药学刊, 2009,27 (02):247-248.

[38] 周岱翰. 中医肿瘤学[M]. 北京: 中国中医药出版社, 2011.

[39] 王笑民. 实用中西医结合肿瘤内科学[M]. 北京: 中国中医药出版社, 2014.

[40] 黄立中. 中西医结合肿瘤病学[M]. 北京: 中国中医药出版社, 2020.

[41] CUMMINGS B J. Metastatic anal cancer: the search for cure[J]. Onkologie, 2006, 29 (1-2): 5-6.

[42] GAMI B, HARRINGTON K, BLAKE P, et al. How patients manage gastrointestinal symptoms after pelvic radiotherapy[J]. Aliment Pharmacol Ther, 2003, 18 (10): 987-994.

腹膜肿瘤

名誉主编

樊代明

主　编

崔书中

副主编

朱正纲　王西墨　梁　寒　李　雁　丁克峰

林仲秋　姜小清　陶凯雄　张相良

编　委（姓氏笔画排序）

丁克峰　丁彦青　王　莉　王　宽　王丹波

王西墨　王振宁　王锡山　巴明臣　卢　进

田艳涛　朱正纲　刘乃富　刘建华　孙　浩

严　超　李　雁　李云峰　李建生　杨贤子

何显力　沈　琳　张玉晶　张江宇　张国楠

张相良　陈环球　陈笑雷　林仲秋　林桐榆

周岩冰　庞志刚　房学东　赵　群　胡建昆

钟　熹　姜小清　姚书忠　袁亚维　徐惠绵

高雨农　唐鸿生　陶凯雄　崔书中　梁　寒

梁长虹　揭志刚　彭　正　覃宇周　雷子颖

蔡国响　裴海平　熊　斌

编写顾问

徐惠绵　林桐榆　王锡山　丁彦青　沈　琳

秘　书

雷子颖　钟　熹

第一章

腹膜肿瘤概述

腹膜肿瘤整体预后较差，以前受医疗条件所限，确诊率较低，被视为一种罕见疾病。随着诊疗技术的不断完善和病理诊断水平的不断提高，确诊人数每年呈上升趋势，越来越受到医学界重视。

第一节 腹膜肿瘤分类

腹膜肿瘤主要分为原发性和继发性。原发性是一类来源于腹膜的肿瘤，常见有原发性腹膜癌（即苗勒型上皮性肿瘤，主要是浆液性癌）和腹膜恶性间皮瘤（Malignant Peritoneal Mesothelioma，MPM）。继发性包括转移癌、肉瘤（Peritoneal Sarcomatosis，PS）、腹膜假黏液瘤（Pseudomyxoma Peritonei，PMP）和胶质瘤病。临床上转移性、上皮源性恶性腹膜肿瘤多见，原发性、间叶源性肿瘤相对少见。

1 原发性腹膜肿瘤

主要指原发于第二苗勒氏管或者腹膜间皮的恶性肿瘤，呈多灶性生长。

原发性腹膜癌，即苗勒型上皮性肿瘤，相对少见，经典组织学特征是浆液性癌（Serous Carcinoma，SC），分高级别和低级别，与原发于卵巢的分化程度相同的同类型肿瘤相一致，术中见双侧卵巢正常大小，或生理性增大，或因良性疾病增大，或仅浅表受累，未见卵巢原发性肿瘤。

MPM较为常见，可发生于腹膜壁层或脏层，呈弥漫型或局限型分布，可侵犯腹、盆腔脏器，也可种植于腹、盆腔脏器表面及通过淋巴或血行转移至其他脏器。

2 继发性腹膜肿瘤

通常是指原发病灶癌细胞直接脱落种植生长或血行腹膜转移所致，临床常见，多继发于胃、结直肠、肝胆、胰腺、卵巢、子宫和腹膜后的恶性肿瘤，也可继发于肺、乳腺、脑、骨骼、鼻咽部的肿瘤以及皮肤黑色素瘤等。

胃癌、结直肠癌、卵巢癌和阑尾黏液瘤等腹盆腔恶性肿瘤腹膜转移较为常见。

进展期胃癌初诊时约20%已有腹膜转移，根治术后发生腹膜转移亦接近50%。

进展期结直肠癌初诊时7%~15%已有腹膜转移，根治术后出现腹膜转移达4%~19%，其中，T4期术后腹膜转移率高达20%~36.7%。

卵巢癌初诊时约75%已出现腹膜转移。

PMP是由于分泌黏蛋白的肿瘤破裂致腹腔内大量黏蛋白性腹水积聚及再分布引起，主要累及膈腹膜及大网膜，约90%来源于阑尾，属低度恶性肿瘤。

第二节 腹膜肿瘤的发病机制

1 原发性腹膜肿瘤的发病机制

1.1 原发性腹膜癌

目前较认可的是第二原发性苗勒管瘤系统（Secondary Mullerian System，SMS）理论。胚胎细胞可分化为女性腹部浆膜和苗勒管上皮细胞，腹部浆膜与苗勒管上皮细胞具有同源性，通过组织学特征及肿瘤抗原性进一步分析显示，女性苗勒管肿瘤与腹膜肿瘤具有一定共性。另外，苗勒管在胎儿发育过程中与性别无关，该病不限于女性，男性亦可发生，但发病数远少于女性。

1.2 MPM

发病多与石棉相关。约90%MPM有石棉接触史，潜伏期长达25~70年。石棉经呼吸或消化系统进入体内，在腹膜逐渐积累形成石棉小体，作用于靶细胞或诱发活性氧自由基，引起染色体变异，最终导致肿瘤发生。MPM发生还一定程度上受遗传因素影响。

2 继发性腹膜肿瘤的发病机制

继发性腹膜肿瘤即各种肿瘤发生的腹膜转移，其核心理论符合"种子与土壤"学说的经典理论。癌细胞被称为"种子"，常为术中或术前从瘤组织中游离的癌细胞（Free Cancer Cells，FCCs），种子往往起决定作用；腹膜的微环境则被称为"土壤"，由术中腹膜损伤需促进创面愈合释放的生长因子和聚集的炎性细胞、血液残留物、血凝块、裸露的间皮组织和纤维素沉着等共同构成，癌细胞极易在此环境中种植。由于缺乏连续的间皮细胞层，癌细胞容易定植于腹膜的特异结构—淋巴孔和乳斑区。肿瘤腹膜转移是一系列复杂过程，可大致分为以下3个步骤。

2.1 肿瘤细胞脱落或游离形成转移灶

以卵巢癌和胃癌最多,其次结直肠癌、胰腺癌、胆囊癌、肝癌、子宫内膜癌等。肺癌和乳腺癌等亦可转移到腹膜。

腹腔内肿瘤转移是由于原发部位肿瘤快速生长,局部侵袭穿透脏器表面浆膜组织,脱落至腹腔,在腹膜形成多发性转移灶。

术中未妥善隔离、落入胃肠腔内的癌细胞随胃肠液经残端流入腹腔。手术区域被切断的血管、淋巴管内癌栓随血流和淋巴液流入腹腔。腹腔内癌细胞被手术区域内纤维素样物凝固后形成保护层,使之不易被免疫细胞杀伤,形成残存小癌灶,加之手术和麻醉等因素,造成机体免疫力下降,癌细胞增殖形成肿块,最终导致腹腔局部区域复发和转移。

以上两种情况是继发性腹膜肿瘤的主要原因。临床上亦可见来源不明的腹腔转移肿瘤,经各种检查仍难明确原发病灶。

2.2 癌细胞或癌巢在腹腔中扩散

任何因素引起腹腔密闭容积的减小均会提升腹压,从而导致癌细胞或癌巢脱落并播散至腹腔各处。目前认为肿瘤细胞在腹膜转移扩散过程中发生了一系列生物学改变,并有助于其在腹水中存活及腹膜侵袭。

癌细胞能以单个细胞或多细胞球体(Multicellular Tumor Spheroids,MTCS)形式从原发癌灶分离进入腹腔。与单个癌细胞相比,MTCS可克服单个癌细胞的失巢凋亡现象,迁移和侵袭能力也明显增强。MTCS的这些生物学特征可显著促进癌细胞生长、转移,是肿瘤细胞为了在转移部位存活而发生的适应性改变。MTCS的形成与多种因素有关。血管紧张素Ⅱ(AngⅡ)可显著提高卵巢癌细胞系的MTCS形成、生长和侵袭能力,促进腹膜转移,机制是通过直接激活丝裂原活化蛋白激酶(MAPK)/细胞外调节蛋白激酶(ERK)通路和由表皮生长因子受体(EGFR)介导实现。

2.3 癌细胞或癌巢定植于腹膜

癌细胞脱落并播散至腹腔的癌细胞或癌巢附着于腹膜,刺激产生炎症,产生的黏附分子进一步促进癌细胞"生根发芽"。肿瘤相关成纤维细胞(Cancer Associated Fibroblasts,CAF)能促使腹水中癌细胞包绕在其周围,形成特殊的MTCS。CAF位于MTCS的中心,通过分泌表皮生长因子(EGF)促进癌细胞增生,发生腹膜附着和侵袭。虽然MTCS的拷贝数改变(Copy Number Alterations,CNA)和单核苷酸变异(Single·Nucleotide Variant,SNV)与原发灶相比有所差异,但仍能反映原发肿瘤92.3%~100.0%的突变情况,表明附着MTCS与腹部浆膜仍有高度同源性。

转移癌细胞分泌TGF-β直接和间接作用于内皮细胞促进肿瘤微环境(Tumor Microenvironment,TME)中的血管生成、迁移,刺激细胞外基质(Extracellular Matrix,ECM)沉积,改变TME。其中散在各种先天性和适应性免疫细胞,TGF-β还通过调节TME中免疫细胞类群的功能来抑制免疫系统，通过抑制T细胞的活化、增殖、分化和迁移来帮助转移癌细胞抑制肿瘤的适应性免疫，还可通过抑制肿瘤抗原的加工和DCs的表达来阻断细胞毒性$CD8^+T$细胞的活化和成熟，并通过抑制IFN-γ和IL-2的表达来抑制$CD8^+T$细胞的增殖。TGF-β可促进$CD8^+T$细胞中抗原诱导的程序性细胞死亡蛋白1（PD-1）表达，导致T细胞衰竭，致使转移癌细胞免疫逃逸，实现腹膜定植黏附。

第三节　腹膜肿瘤临床表现

1　原发性腹膜肿瘤

呈隐袭性进展，早期无明显症状，进展到一定阶段才被发觉。患者可有腹胀、腹痛、腹腔积液、腹部包块等改变，也可有纳差、少尿、便秘、体重下降、肠梗阻、恶病质等表现。

2　继发性腹膜肿瘤

主要继发于胃癌、结直肠癌、卵巢癌、阑尾黏液瘤等，一般病程较长。根据原发肿瘤病史、体征、影像学证据及病理学结果等整合诊断，诊断为腹膜转移的患者，状况比一般肿瘤病人稍差，部分因肿瘤负荷较重而呈现乏力、消瘦、恶病质、贫血等消耗性体征，表现为精神不振等状态。不同的继发性腹膜肿瘤，因原发肿瘤不同而有不同的临床表现，但也有相似之处，主要表现为腹部包块、腹胀、腹腔积液、输尿管/肾盂扩张、直肠或膀胱刺激症状、消化系统及全身症状等。

第四节　腹膜肿瘤诊断

无论原发性或继发性，临床表现均缺乏特异性，超声、CT、MRI、PET/CT等各种影像学检查提供参考，腹腔镜探查及剖腹探查在腹膜肿瘤诊断中应用广泛，而细胞学、组织病理学及免疫组化在腹膜肿瘤起源及病理类型诊断中起关键作用。

第五节　腹膜肿瘤治疗现状

腹膜肿瘤患者数量多、治疗难、效果不佳，其治疗很早就受到学界关注，但疗效一直未取得突破，该病引起的难治性腹水、腹痛、肠梗阻等并发症也未能获得满意疗效。传统观念认为腹膜肿瘤属于肿瘤终末期，生存期短，仅能维持3~6个月，只需提供姑息性全身治疗。

20世纪后期开始，随着对腹膜肿瘤的共识不断更新，经国际肿瘤专家40余年研究，探索出以细胞减灭术（Cytoreductive Surgery，CRS）联合腹腔热灌注化疗（Hyperthermic Intraperitoneal Chemotherapy，HIPEC）的全新治疗理念。CRS手术能最大限度切除肿瘤累及的器官及浆膜，HIPEC通过热疗、化疗、热化疗协同及机械冲刷作用杀死和清除细小的残余肿瘤组织和游离癌细胞，可显著提高腹膜肿瘤的整合疗效。CRS+HIPEC在预防和治疗腹盆腔恶性肿瘤种植播散、复发转移，提高生存率和生存质量方面疗效显著，已在临床广泛推广。

第二章 腹膜肿瘤的预防及筛查

第一节 腹膜肿瘤的预防

1 原发性腹膜肿瘤的预防

原发性腹膜肿瘤病因尚未完全明确，一级预防为病因预防，包括控烟、限酒、降低甚至避免与致癌物接触（包括物理、化学、生物等因素）；提倡合理膳食结构及良好运动习惯，保持良好健康状况。二级预防为早诊早治，要求一般人群定期体检，针对高危人群行肿瘤筛查，尽早发现原发性腹膜肿瘤患者，尽早诊治。三级预防为整合治疗、姑息对症，结合患者病情采取适当治疗策略，积极预防并发症，减轻肿瘤对身体伤害，改善预后。

2 继发性腹膜肿瘤的预防

胃癌、结直肠癌、卵巢癌、阑尾黏液瘤、肝胆胰腺癌等腹盆腔肿瘤以手术治疗为主，手术过程中不可避免产生FCCs，是发生腹膜转移的病理学基础。注意术后FCCs的清除可降低腹膜转移的发生率。

2.1 一级预防

主要指对原发疾病进行积极治疗，需充分切除原发癌灶，实现R0切除，严格按照无瘤原则规范操作，注意切口保护，避免挤压肿瘤，尽量避免医源性扩散，彻底清扫周围淋巴结。

HIPEC可有效清除FCCs、杀灭手术无法清除的亚临床病灶，降低术后腹膜转移和疾病复发，具体灌注化疗药物和溶剂的选择应根据原发肿瘤类型及药物敏感性调整，以达更好预防效果。多项结果表明HIPEC在根治术后对控制腹膜转移复发有显著疗效。国内外多项前瞻性随机对照Ⅲ期临床试验正在开展中。

2.2 二级预防

主要指腹盆腔恶性肿瘤，积极治疗原发疾病同时，定期返院复查，完善相关影像学等检测，若发现腹膜转移，及时行以 CRS+HIPEC 治疗为主的整合治疗。

2.3 三级预防

主要指对晚期患者行相关治疗，此类患者并发症较多，癌性疼痛明显，需积极临床对症支持治疗，改善生活质量。

第二节 腹膜肿瘤的筛查

1 腹膜肿瘤筛查内容

表 29-2-1 腹膜肿瘤筛查内容

种类	筛查内容
原发性腹膜肿瘤	
原发性腹膜癌	(1) 临床病史 (2) 体格检查 (3) 腹部/盆腔超声检查 (4) 腹部/盆腔CT检查 (5) 肿瘤标志物检查 (6) 腹水细胞学检查 (7) 基因检测
MPM	(1) 临床病史 (2) 体格检查 (3) 胸部X线检查 (4) 腹部/盆腔CT检查 (5) 肿瘤标志物检查 (6) 腹水细胞学检查 (7) 基因检测
继发性腹膜肿瘤	
胃癌	(1) 临床病史 (2) 体格检查 (3) 粪便常规 (4) 上消化道造影 (5) 腹部超声检查 (6) 腹部/盆腔CT检查 (7) 胃癌相关肿瘤标志物检查 (8) 胃镜检查、超声胃镜、组织学、分子病理 (9) 腹腔镜检查 (10) 腹水细胞学检查

续表

种类	筛查内容
结直肠癌	(1) 临床病史 (2) 体格检查 (3) 粪便常规 (4) 腹部超声检查 (5) 腹部/盆腔CT检查 (6) 结直肠癌相关肿瘤标志物检查 (7) 结直肠镜检查、组织学、分子病理 (8) 腹腔镜检查 (9) 腹水细胞学检查
卵巢癌	(1) 临床病史 (2) 体格检查 (3) 腹部超声检查 (4) 腹部/盆腔CT检查 (5) 腹水细胞学检查 (6) 卵巢癌相关肿瘤标志物检查 (7) 基因检测
阑尾黏液瘤	(1) 临床病史 (2) 体格检查 (3) 腹部超声检查 (4) 腹部/盆腔CT检查 (5) 相关肿瘤标志物检查 (6) 腹水细胞学检查

2 不同人群筛查建议

2.1 一般风险人群筛查

原发性腹膜肿瘤在临床上发病率较低，早期体征不明显，确诊较难，常在疾病中后期才能诊治。对一般人群不建议行腹膜肿瘤筛查，但对有物理化学等致癌因子接触史的人群，建议筛查，每年1次超声检查，必要时行CT检查。

继发性腹膜肿瘤一般风险人群常患有较明确原发肿瘤，建议常规筛查，术后前2年每3个月一次，后每6个月1次至第5年，5年后每年1次。包括肿瘤标志物、腹部超声、CT等。

2.2 高风险人群筛查

高风险人群指暴露于高危因素环境的人群，视为腹膜肿瘤筛查的重点人群。为尽早发现腹膜原发肿瘤，建议高风险人群每半年1次筛查。腹膜转移的高风险人群，建议术后前3年每3个月1次，后每半年1次至第5年，5年后每年1次，包括腹部超声及增强CT、CA125、CEA等相关肿瘤标志物检查。

2.2.1 原发性腹膜肿瘤高危因素

原发性腹膜癌高危险因素：

原发性腹膜癌组织学类型及临床表现等类似于卵巢癌，将其与卵巢癌腹膜转移统一阐述。

①家族遗传史；②BRCA1/BRCA2 基因突变；③胸部放疗史；④年龄>60 岁。

MPM 高危因素：

①石棉粉尘接触史；②家族遗传史。

2.2.2 继发性腹膜肿瘤高危因素

胃癌继发腹膜转移的高危险因素：

①肿瘤浸润深度达浆膜层；②腹腔冲洗液中游离癌细胞检查阳性；③腺癌伴印戒细胞；④淋巴结转移阳性；⑤肿瘤为多发病灶；⑥Borrmann 分型为 Ⅲ、Ⅳ 型；⑦Lauren 组织学分型为弥漫型；⑧肿瘤穿孔或破裂；⑨伴有血管/淋巴管癌栓、神经侵犯。

结直肠癌继发腹膜转移高危险因素：

①腹腔冲洗液中游离癌细胞检查阳性；②肿瘤穿孔或破裂；③肿瘤引起肠梗阻；④切缘阳性；⑤T3、T4 期肿瘤；⑥淋巴结转移或淋巴结清扫不彻底；⑦伴有血管/淋巴管癌栓、神经侵犯。

阑尾黏液瘤腹膜转移高危因素：

①阑尾黏液瘤破裂；②肿瘤分化程度低；③手术切除范围不足。

第三章 腹膜肿瘤的诊断

第一节 原发性腹膜肿瘤的诊断

原发性腹膜肿瘤呈隐袭性进展，早期无明显症状，病情进展到一定阶段才被发现。患者可有腹胀、腹痛、腹腔积液、腹部包块等腹部改变，也可有纳差、尿少、便秘、体重下降、肠梗阻、恶病质等临床表现。异常的肿瘤指标结合影像学检查结果，可初步诊断。为进一步明确病理类型，最常用的是在B超或CT引导下行肿瘤病理穿刺活检。若伴有腹水，可用创伤较小的腹腔积液细胞学检测方法。但仍需在腹腔镜辅助或开腹探查情况下，行组织活检予以确诊，具体视临床情况而定。

1 临床表现

1.1 原发性腹膜癌的症状

表29-3-1 原发性腹膜癌的症状

腹部症状	腹胀 腹痛 腹围增大 腹部肿块
局部侵犯症状	血便、黑便 里急后重 大便性状改变 肠梗阻 血尿、排尿困难 白带增多、闭经、阴道流血 胸腔积液
全身症状	贫血 水肿 恶病质 远处转移部位症状

（1）早期症状不明显，体征可缺如，当腹部肿瘤发展到一定大小，累及其他重要脏器后才出现症状。其中有三大典型症状：①腹胀：常为首发症状，当肿瘤增大到一定程度压迫肠道时，或腹腔积液达到一定量，可引起腹部涨满感，出现时间及程度取决于患者的主观感觉和敏感度。②腹痛：初期腹部出现隐痛、坠痛等。肿瘤增大到引起严重的肠道梗阻或压迫尿道出现排尿困难时，表现为腹部绞痛或剧痛。③腹围增大：随着肿瘤变大及腹水增多，开始伴腹围逐渐增大。肿瘤增大到一定程度后，可触到腹部包块。

（2）肿瘤侵犯结肠可引起血便、黑便、里急后重及大便性状改变等症状，肿瘤增大可引起严重肠梗阻，与结肠癌症状相似；侵犯膀胱可引起血尿，压迫尿道可引起排尿困难；女性局部侵犯双侧子宫附件可引起白带增多、闭经和阴道流血；当肿瘤突破腹腔侵犯胸腔可引起胸腔积液。患者未经治疗或进展到疾病晚期，可出现肺、脑以及肝等远处转移，并出现相应症状。

（3）常有非特异性全身症状，可伴不同程度的贫血及水肿等，部分因疾病进展表现为消耗性体质，出现消瘦、低热等恶病质表现。

1.2 MPM的症状

表29-3-2　MPM的症状

腹部症状	腹痛 腹胀 腹部包块
晚期症状	肠梗阻 乏力、消瘦、纳差不适 局部侵犯症状 贫血 恶病质 远处转移部位症状

（1）MPM多无特异表现，常见有：腹胀、腹痛、腹水和腹部包块。包括：①腹痛：早期多无固定位置，发生与肿瘤累及周围组织及器官、腹水刺激腹膜、腹部占位牵拉痛等因素相关。轻度表现为隐痛或针刺样疼痛。重度可为阵发绞痛或突发剧痛，常位于上腹部，也有位于下腹部甚至出现二便时疼痛。②腹胀：多与腹水、腹部包块等相关，严重时可致呼吸困难。患者多伴有黄色渗出液腹水或血性黏稠液腹水。③腹部包块：常见临床表现之一，为单发或多发，大小不一，触诊呈结节状、质硬，盆腔包块可通过肛门指检或三合诊发现。

（2）肿瘤挤压胃肠道和肠管粘连均可引起肠梗阻症状。

患者多伴纳差、恶心、乏力、呕吐、便秘和消瘦等表现。MPM可通过直接侵犯、淋巴系统或血行转移累及全身各脏器，如腹壁、肝、胆、胰、泌尿系统、心、肺、肾上腺、骨髓及淋巴系统，并出现相应临床表现。

2 原发性腹膜肿瘤的诊断方法

2.1 实验室检查

血清学检查：原发性腹膜癌和MPM患者CA125多数升高。

腹水检查：

检测腹水中CA125水平具一定的诊断价值，当发现腹腔包块、排除卵巢的实质病变时，腹水中CA125含量明显升高常提示原发性腹膜癌和MPM可能，CA125高低与临床病变范围有相关性，病变范围越广，CA125值越高。

CA125增高多见于卵巢癌，也可见于结核、宫颈癌、腹腔转移癌、胰腺癌、胃癌、结肠癌、乳腺癌及子宫内膜异位症等。因此，原发性腹膜癌和MPM应与腹膜结核鉴别，肿瘤CA125值一般比结核升高显著，腹膜结核CA125值一般不高于50 ng/L，进行腹水结核杆菌检测，阳性者可确诊为腹膜结核。单一的CA125检测在原发性腹膜癌及MPM诊断中不具高特异性，对鉴别诊断意义不大，只能提供参考。

2.2 影像学检查

2.2.1 超声

为诊断原发性腹膜肿瘤的常用检查方法，较为典型的征象包括：①腹水：腹盆腔见液性暗区，肠管漂浮、蠕动。②"饼状"大网膜：大网膜受侵挛缩，呈饼状、团块片状影。③腹、盆壁结节/肿块：在肠管、腹膜、肠系膜表面见无明显血流信号的中/高回结节或肿块。④肿大淋巴结：多临近原发癌灶，也见于肠系膜根部或腹膜后，呈结节状低回声，直径>1cm；当淋巴结较多、体积较大时可相互融合，易坏死。

2.2.2 CT

CT检查具有普适性、快速性、容积扫描、多平面重建等优点。原发性腹膜肿瘤的典型CT征象包括：①腹水：腹盆腔见水样密度影，合并出血可出现高密度或分层现象。②大网膜受侵挛缩：网膜脂肪密度增高、边界模糊，见多发粟粒样结节，甚至呈"网膜饼"征。③腹盆腔、腹膜实性结节/肿块：常为多发的软组织密度病灶，增强扫描可见不同程度的强化。④肿大淋巴结：直径>1cm的软组织结节，增强后边界显示更清晰，实质成分呈轻-中度强化，较大淋巴结易坏死，坏死区域未见强化。但CT对直径<2 mm的微小结节检出率较低，采用CT薄层重建有助于提高微小病灶的检出率。

2.2.3 MRI

与CT相比，MRI可提高原发性腹膜肿瘤诊断的敏感度，尤其是MRI扩散加权成像（DWI）的应用，为评价肿瘤良恶性提供无创方法。实性原发性腹膜肿瘤，T_1WI呈低信号，T_2WI呈稍高信号，DWI信号呈等或高信号（恶性肿瘤多为高信号，良性肿瘤多为等信号），T_1WI增强可见病变明显强化；当肿瘤发生囊变坏死时，T_2WI呈显著高信号，DWI 低信号，T_1WI 增强显示囊变坏死区域无强化，但囊壁可强化。但 MRI 对<5 mm 的癌灶检出率较低，MRI 阴性时，不能完全排除原发性腹膜肿瘤。

2.2.4 PET/CT

PET/CT 通过检测组织氟代脱氧葡萄糖（Fludeoxyglucose，FDG）摄取程度的差异，用于判别病变的良恶性及侵袭性。

相较于常规 CT，PET/CT 可提高诊断灵敏度和特异性，在原发性腹膜肿瘤鉴别诊断中的作用更加突出。但 PET/CT 检查费用昂贵、设备紧缺、同位素辐射及软组织分辨率较低等限制其作为常规筛选工具；且存在一定"假阳性"，部分代谢旺盛的良性肿瘤及炎性淋巴结也呈 FDG 高摄取。所以一般作为 CT/MRI 检查无法达到诊断需求时的备选检查项目。

2.3 病理学检查

2.3.1 原发性腹膜肿瘤的活检方法

（1）腹水肿瘤细胞检测

癌细胞较少时，难与其他肿瘤细胞鉴别，腹水细胞学检测常灵敏度不高，但可与大多非肿瘤疾病鉴别，具有特异性高、经济、简便、快速等优势，常作为首选检查。

反麦氏点穿刺或腹腔镜穿刺抽取腹水行腹水细胞学检查，可找到癌细胞，必要时可多次检测。亦可将腹水离心，沉渣包埋，制成细胞蜡块，行 HE 染色观察、诊断，还可通过免疫组化帮助诊断和鉴别诊断。

（2）腹膜活检

对原发性腹膜肿瘤有决定性诊断意义。常分为腹腔镜辅助下病理活检或剖腹探查活检，相对于其他检查手段，活检更为直观、精确，是诊断的最直接依据。在腹腔镜下或剖腹探查时，能直观了解病变性质、分布、结节/肿块的形状大小及质地等信息，且可直接吸取腹水行检测诊断。但为创伤性检查，一般不作首选。

腹腔镜探查具有创伤小、恢复快等优势，在腹腔镜辅助下取病检还能直观并全面评估腹腔情况，判断能否在腹腔镜下或开腹下行 CRS，也可了解是否需要先行化疗，再制定下一步治疗方案。

剖腹探查取病检，可直观了解腹腔情况，术中取病检可直接行最大限度的 CRS，如切除消化道、子宫、卵巢、网膜、系膜、阑尾等病变组织。如腹腔粘连严重，剖腹探查还有较大的灵活性。但剖腹探查有创伤过大、术后恢复慢等不足之处。

2.3.2 原发性腹膜肿瘤的病理特征

（1）原发性腹膜癌

即腹膜浆液性癌，类似于卵巢的低级别或高级别浆液性癌。多为高级别癌，临床及病理学特征明显不同于低级别癌。高级别癌好发生于中位年龄为 62 岁的女性患者。低级别癌发病平均年龄是52岁。TP53和BRCA突变常见于高级别癌，KRAS和BRAF突变少见。高级别癌应当视为家族性乳腺和卵巢癌综合征的表型之一。相反，低级别癌常有KRAS和BRAF突变，但缺乏TP53突变和BRCA异常。

低级别癌等同于来自交界性/非典型增殖性浆液性肿瘤的浸润性种植，但更广泛，常见与卵巢低级别浆液性癌相似的独特的小巢肿瘤性浆液性细胞。高级别腹膜浆液性癌类似于卵巢的高级别腹膜浆液性癌。

高级别腹膜浆液性癌与低级别的区分主要依据细胞异型性，低级别具有小而一致的核，细胞异型性较小，核分裂象少见。核分裂活性高倾向于诊断高级别癌。肿瘤分期、治疗和预后均类似于卵巢浆液性癌。低级别癌罕见进展为高级别肿瘤。与高级别癌相比，低级别癌对化疗不敏感。手术是更有效的治疗方法，高级别癌可参照卵巢和输卵管的同类肿瘤进行治疗。

（2）MPM

MPM是高度恶性肿瘤，一般分为双相性恶性间皮瘤、上皮样恶性间皮瘤和肉瘤样恶性间皮瘤。

1）双相性恶性间皮瘤

同时具有恶性上皮性和肉瘤性两种成分，组织学与双向分化的滑膜肉瘤类似。恶性上皮成分常呈腺管状、乳头状或裂隙状结构。梭形细胞区域偶见灶性骨和软骨化生，偶见散在或灶性分布的小圆形未分化细胞，梭形细胞和上皮细胞之间有过渡。组织化学和免疫组化对确定间皮瘤的诊断和鉴别诊断很有帮助。组织化学PAS、AB、胶体铁等染色肿瘤细胞呈阳性，网状纤维在梭形细胞间阳性，在上皮细胞间则阴性。

2）上皮样恶性间皮瘤

上皮性恶性间皮瘤瘤组织主要呈小管状、腺泡状、乳头状排列，部分也有呈巢状、条索状、片状、裂隙状、微囊状或网格状，瘤细胞呈立方形或扁平形，具有丰富胞浆，红染，或空泡状似透明、印戒细胞样，部分细胞胞浆充满红染物质，形成玻璃样小体，PAS阳性。瘤细胞核大小不等，异型性大，核分裂多见。

蜕膜样变型间皮瘤属上皮型间皮瘤一种变型，少见，好发于年轻女性腹腔内，具有高度侵袭性。镜下由大圆形或多边形上皮样或组织细胞样细胞组成，胞质丰富，嗜伊红，毛玻璃样，胞界清，核空泡状，可见明显嗜伊红核仁，类似妊娠时蜕膜细胞，细胞轻至中度异型，核分裂象少见，局部可见横纹肌样细胞的形态。

3）肉瘤样恶性间皮瘤

瘤细胞由条索状或杂乱状排列的纤维母细胞样梭形细胞构成，极似纤维肉瘤。可见典型的间皮瘤成分，部分病例瘤细胞异型性明显，核分裂象易见，并可见多核瘤巨细胞，瘤细胞可呈席纹状排列，类似高级别多形性未分化肉瘤，某些病例可出现类似平滑肌肉瘤、骨肉瘤、软骨肉瘤或其他肉瘤的区域，但病变范围小，若上述病变范围广时，极易与上述肉瘤混淆。

以上三种类型恶性间皮瘤免疫组化特征见表29-3-3。MPM与浆液性癌鉴别常较困难，需借助免疫组化鉴别，鉴别指标见表29-3-4。

表29-3-3　MPM免疫组化学特征

	CK		EMA	Vimentin	CEA	Calretinin	CK5/6
	低分子量	高分子量					
上皮性间皮瘤	+	+	+	−	−	+	+
肉瘤样间皮瘤	+	−	±	+	−	+	+
混合型							
上皮成分	+	+	+	−	−	+	+
肉瘤样成分	+	−	±	+	−	+	+

注：引自刘彤华主编《刘彤华诊断病理学》第4版

表29-3-4　MPM与浆液性癌的免疫组化鉴别

	Calretinin	CK5/6	D2-40	Ber-EP4	MOC-31	ER	WT-1
间皮瘤	+	+	+	−	−	−	+
浆液性癌	−	−	−	+	+	+	+

注：引自刘彤华主编《刘彤华诊断病理学》第4版

3　诊断与鉴别诊断

3.1　原发性腹膜肿瘤的诊断标准

3.1.1　原发性腹膜癌的诊断标准

原发性腹膜癌的诊断标准，一般用美国妇科肿瘤诊断标准（GOG），主要依据卵巢受累病灶的体积及肿瘤的浸润深度：

①两侧卵巢符合正常生理大小，或者仅发现良性病变性增大。②双侧卵巢受累病灶体积小于卵巢外的病灶体积。③镜下卵巢内病变有以下表现之一：A.未发现卵巢病变存在；B.肿瘤结节局限于卵巢表面、未发现间质浸润；C.卵巢表面及其间质受累，间质受累面积小于5 mm×5 mm；D.组织学和细胞学特征以浆液性为主，类似于卵巢浆液性乳头状腺癌，或与其相同，而分化程度各异。

3.1.2　MPM的诊断标准

患者出现腹胀、腹痛、腹部肿块、腹水及体重减轻等症状和体征，CT或MRI显示弥漫性网膜肿块、肠系膜结节或结节样包块、腹膜弥漫性或局限性增厚，应高度怀疑MPM的可能。

诊断主要依据：①症状：临床上以腹痛、腹胀、腹水、腹部肿块就诊的患者，尤其是有石棉接触史者。②影像学诊断：B超、CT、MRI、PET/CT等影像学证据支持MPM诊断。③腹水检测：腹水/腹腔冲洗液细胞学检出肿瘤细胞。腹水肿瘤标志物CEA明显升高可排除恶性间皮瘤诊断，透明质酸浓度异常增高则支持恶性间皮瘤的诊断。④病理检查：穿刺活检、腹腔镜下或开腹手术直视下获取组织活检等支持MPM的诊断。⑤排除继发性腹膜肿瘤。

3.2 原发性腹膜肿瘤的鉴别诊断

3.2.1 结核性腹膜炎

好发于中青年女性，部分可发现肺或肺外结核证据。结核性腹膜炎的临床表现为低热、盗汗、腹痛、腹部胀满感、腹腔积液及腹部包块等症状及体征，与缺乏特异性临床表现的原发性腹膜肿瘤鉴别困难。结核性腹膜炎的腹水生化可以检出腺苷脱氨酶（ADA）较正常值升高，腹水细菌培养检出结核分枝杆菌也可确诊。结核菌素试验或T-SPOT试验呈强阳性支持结核性腹膜炎诊断。结核性腹膜炎CA125可轻度升高，但不如原发性腹膜肿瘤显著，对鉴别结核性腹膜炎有一定帮助。

临床上对诊断暂未明确又高度怀疑结核性腹膜炎可行诊断性治疗，对治疗无效及无法明确诊断者，可行腹腔镜探查及病理活检确诊。

3.2.2 肝硬化腹水

肝硬化失代偿期腹水增多，会有腹胀、腹部不适、腹部膨隆等表现，需与腹膜肿瘤合并腹水鉴别。肝硬化腹水与门静脉高压和肝功能减退有密切关系，超声、CT及MRI均可发现肝脏形态变化及脾大表现，实验室检查可发现肝功异常。肝硬化腹水大多为漏出液，腹膜肿瘤多为渗出液，腹水中查出癌细胞可排除肝硬化腹水。

3.2.3 腹膜炎

急性腹膜炎常出现腹痛难忍、反射性恶心呕吐及全身中毒症状，查体有全腹压痛及腹膜刺激征，白细胞及中性粒细胞升高，抗感染治疗有效等。继发性腹膜炎较为多见，可由外伤或脏器穿孔破裂所致，CT有助于鉴别腹膜炎和腹膜肿瘤，腹腔穿刺可帮助诊断。

原发性腹膜炎腹腔脏器内无原发病灶，其中，肝硬化失代偿期所致自发性腹膜炎较为多见，多出现腹痛、腹胀等非特异性症状，肝功多有减退，诊断性穿刺腹水白细胞升高，可培养出致病菌，但阳性率不高。

3.2.4 卵巢癌腹膜转移

原发性腹膜肿瘤双侧卵巢实质内无原发病灶，而卵巢癌腹膜转移则可在发现腹膜内肿瘤病灶的同时发现卵巢内癌灶，因为两种疾病组织学类型较为相似甚至相同，因此免疫组化对两者鉴别无太大意义。

3.2.5 阑尾黏液瘤

阑尾黏液瘤，多发中年男性，为低度恶性肿瘤，瘤中分泌黏液的细胞穿破阑尾壁进入腹腔，在腹腔内种植形成PMP。早期常无症状，部分以腹部包块为唯一主诉，形成PMP后，可出现黏液性腹水、腹胀、饼状网膜等并发症。当出现腹部明显膨大症状时，腹部视诊腹外形不似"蛙腹"，叩诊无移动性浊音。腹腔穿刺腹水常难抽出，改用粗针可抽出胶冻样黏稠液体。B超检查具较高特异性，腹腔可见大量絮状回声，暗区内有光点、光斑、光环缓慢晃动。

第二节 继发性腹膜肿瘤的诊断

继发性腹膜肿瘤的诊断主要根据原发肿瘤病史、临床体征、腹膜转移影像学证据、病理学检查结果等整合诊断。临床表现均缺乏特异性，超声、CT、MRI、PET/CT各种影像学检查只能在病变累及范围、程度、肿瘤负荷等术前诊断中起参考作用，腹腔镜探查及剖腹探查在病变累及范围、程度、肿瘤负荷等严重程度诊断中起重要作用，细胞学及免疫组化对肿瘤起源及病理类型诊断起关键作用。

1 临床表现

主要表现为腹部包块、腹胀、腹水、消化系统症状及全身症状等。

1.1 腹部包块

腹膜转移癌的腹部包块常呈多发散在分布。转移瘤较小时，常不能触及腹部包块，部分肿瘤较大查体时可在不同区域触及多个活动度各异的腹部包块。因肿瘤所处部位、病理性质不同，活动度、大小、质地等均有差异，腹壁肿瘤可表现为腹壁固定性肿块，质地较硬，明显压痛。

1.2 腹胀及腹水

类似于原发性腹膜肿瘤，腹水及腹胀是继发性腹膜肿瘤最常见的临床症状。腹部胀痛较早出现，腹水量一般不大。体查时，腹水较多者腹部膨隆，甚至呈蛙状腹，移动性浊音阳性。触诊可扪及不规则肿块，腹部穿刺抽取引流腹水为无色或淡黄色，微浑浊，也见血性腹水，提示瘤组织可能侵犯血管出血或局部组织坏死出血。PMP的特征为弥漫性腹腔内"胶状腹水"。对腹水细胞学检查可查见肿瘤细胞。

1.3 消化系统症状

可表现明显的消化系统症状，腹痛、恶心、呕吐等消化系统症状常为首发症状。肿瘤侵犯腹部消化道及其他脏器，可出现腹痛、恶心、呕吐、食欲不振和腹泻等症状，初期不明显，当疾病进展侵犯消化道引起粘连、梗阻、甚至扭转、套叠时，症状较为明显，表现为明显腹胀、腹痛、恶心呕吐等，严重者出现休克症状，当肿瘤侵犯肝胆、胰等可出现发热、黄疸、肝功不全等表现。

1.4 原发疾病症状

主要继发于胃癌、结直肠癌、卵巢癌、阑尾黏液瘤，可有这些原发肿瘤表现。

原发疾病为胃癌，可出现消化道出血、幽门梗阻、呕吐、腹痛等。为结直肠癌，可表现腹痛、腹胀、呕吐、肛门不排气、不排便等肠道梗阻症状。为卵巢癌，表现为腹胀、腹痛、月经紊乱、阴道不规则流血等，侵犯泌尿系统时可有尿频尿急症状，检查盆腔可触及肿块，因此盆腔检查和直肠指检应作为临床常规检查项目。为阑尾黏液瘤，表现为腹胀、腹痛、腹部包块、食欲不振、消瘦等症状。

2 继发性腹膜肿瘤的诊断方法

2.1 实验室检查

2.1.1 肿瘤标志物检查

肿瘤标志物有一定辅助意义，原发病为卵巢癌、结直肠癌及阑尾黏液瘤，推荐CEA、CA125、CA19-9等多种因子联合检测，为临床诊断提供参考。原发病为胃癌，常用肿瘤标志物包括CEA、CA125、CA19-9、CA724，这些标志物升高与腹膜转移呈正相关，但对腹膜转移诊断敏感性及特异性较差，仅供临床参考。

可通过CEA判断肿瘤侵袭程度，CA125评估肿瘤负荷及腹水形成，CA19-9判断瘤细胞增殖活性。CEA在胃肠肿瘤，特别是结直肠癌中高表达，升高明显时倾向为胃肠道来源的转移癌。CA125主要用作卵巢肿瘤的标志物，可根据CA125：CEA比值是否大于25：1来评估肿瘤来源。CA19-9与胰腺和上消化道肿瘤密切相关，但在腹膜恶性肿瘤中也有表达。

2.1.2 血常规和生化检查

肿瘤负荷大、病程长，多表现为消耗性病状，血液检查可发现红细胞、血红蛋白等减少，血浆白蛋白降低等，常规生化检查可发现不同指标异常，如转氨酶、胆红素等异常。

2.1.3 大便隐血筛查

肿瘤侵犯胃肠道造成出血时，大便隐血多阳性，继发于胃肠道肿瘤的腹膜转移，阳性率更高。

2.1.4 腹水肿瘤细胞检测

对可疑患者，行腹水脱落细胞或腹腔灌洗液细胞学检查，也可行腹水细胞沉渣包埋，制成细胞蜡块，石蜡切片，必要时辅助免疫组化行腹水细胞学检查。

检测阳性者多可明确腹膜转移诊断，虽敏感性较低，阳性率50%~80%，但腹腔穿刺具有操作简便、费用低、可行性强、可重复等优点，可作为确诊的有效方式协助判断肿瘤恶性程度等。对PMP，显微镜可显示腹水中伴大量黏液形成，但其黏度较高的胶冻样腹水增加腹腔穿刺难度及影响检查阳性率。

为提高腹水癌细胞检出率可采取以下措施：①尽量取足量的腹水/灌洗液≥500 mL。②多次抽取腹水或进行腹腔灌洗。③抽腹水时，嘱患者翻身、改变体位，更易抽出沉淀细胞，进而提高癌细胞检出率。

细胞蜡块技术在病理学中地位日渐突出，是将浆膜腔积液的样品离心，细胞和微小组织块被高度浓缩后用固定剂凝聚、石蜡包埋，再制成切片。除可在光镜下观察癌细胞形态学，还用于免疫细胞化学和基因检测等，对良恶性细胞、组织学类型、癌细胞来源的诊断及鉴别诊断有一定帮助，可提高病理诊断敏感性。对黏液成分较多的腹水，该法较传统细胞学检查阳性率更高。

2.2 影像学检查

2.2.1 超声

超声检查对转移肿瘤性腹水及较大转移灶具有较高检出率，可作为腹膜转移性肿瘤诊断的辅助工具。

继发性腹膜肿瘤较典型的超声表现为：①腹水：腹、盆腔液性暗区，腹水量大时，可通过腹水作为声窗，较好地观察腹膜增厚、腹膜结节等转移征象。②"网膜饼"状大网膜：大网膜转移性肿瘤病变，超声显示其明显增厚、僵硬，呈"饼"状，称之为"网膜饼"征。③多发转移灶：表现为腹膜上多发、大小不等的低回声结节灶。④原发肿瘤：可发现胃肠、卵巢等脏器内的原发肿瘤。超声检查易受腹壁厚度、胃肠道气体、胃肠蠕动及检查者操作经验影响。但对小于10 mm腹膜病灶检出率较低，难以作为腹膜转移的定性诊断依据。

2.2.2 CT

CT是首选诊断方法，可观察转移灶的大小、部位、数量、性质、血供等情况，特异度达90%以上。但敏感度与癌灶大小密切相关，总体敏感度不高。

CT征象主要包括：①腹水：低密度液体，合并出血时，可呈高密度及分层征象。②腹膜不均匀增厚：条索状增厚或伴结节，增强扫描显示强化。③"网膜饼"状大网膜：大网膜呈结节状、污垢状改变，增厚并强化。④单发或多发转移灶：大小、形状、性质各异；原发肿瘤征象，详见各原发肿瘤对应章节。⑤肠管受侵犯：肠管不对称增厚/狭窄并强化，肠周脂肪间隙模糊、密度增高，肠系膜可见不规则增厚并强化，可合并肠梗阻。⑥其他：侵犯泌尿系统导致肾盂输尿管扩张；侵犯胆系，引起肝内、外胆管扩张等征象；肿瘤浸润使肝包膜扇形凹陷，是PMP特点。可发现腹腔脏器的原发病灶；如PMP，CT显示网膜粘连结块和黏液性腹水外，还能显示阑尾原发灶、阑尾钙化或破裂。

2.2.3 MRI

一项Meta分析显示，MRI结合DWI能有效提高小转移灶检出率及诊断符合率，敏感度及特异度均达90%，效能优于CT。

MRI征象主要包括：①腹水：呈长T_1长T_2信号，无强化。②腹膜/网膜增厚：壁层显示稍长T_1等T_2信号，包括大网膜在内的各区域显示腹膜不规则增厚，T_1WI增强扫描可见明显强化。③多发转移灶：结节/肿块体积、形态各异，分布不同区域，T_1WI呈低信号，T_2WI呈中等至高信号，T_1WI增强呈明显强化，边界多不规则。④转移灶DWI：转移灶多表现弥散受限，即DWI呈明显高信号，其衍生的表观扩散系数图呈低信号。不足之处在于成像时间长，易受呼吸和运动伪影干扰，对检查依从性差的患者，MRI检查受到限制。

2.2.4 PET/CT

PET/CT可评估FDG代谢变化，提高转移灶检出率。一项Meta分析显示，PET/CT诊断继发性腹膜肿瘤的敏感度为87%，特异性为92%。PET/CT显像下，继发性腹膜肿瘤呈FDG高摄取，常为多发癌灶，大小不一、边界不规则。PMP软组织成分少，FDG摄取低，PET/CT诊断价值有限。

2.3 病理学检查

继发性腹膜肿瘤的确诊主要依靠病理学检查，能明确肿瘤组织学类型，是确诊病理类型最直接准确的手段，对原发肿瘤判断具较高价值。

病理活检可分为影像引导下穿刺活检及腹腔镜活检，前者操作简便，收集样品较易，但少数病例可能有扩散转移风险。经CT或B超引导穿刺活检通常对诊断PMP无帮助，穿刺所获可能是无细胞性黏液，在其他继发性癌中也可能如此，因此经皮穿刺活检被选择性使用。如发现无细胞性黏液则高度提示PMP。

腹腔镜在活检同时对腹、盆腔进行探查，判断转移灶大小、数量、质地、分布情况等，为诊断提供依据。

因原发肿瘤的多样性，继发性腹膜肿瘤病理类型各异，具体如下。

2.3.1 胃癌腹膜转移

（1）乳头状腺癌：具有明显乳头结构，被覆以柱状或立方状癌细胞，间质少至中等，可见腺体囊性扩张。多见于胃癌早期阶段，可演变为乳头管状腺癌（若以管状癌为主，归为管状腺癌）。

（2）管状腺癌：按腺管形成程度分为高及中分化型。高分化型，整个肿瘤组织显现完整清晰的腺管结构，肿瘤细胞呈柱状，间质少至中等。中分化型，腺管结构小或不完整，偶见筛状结构，瘤细胞呈立方型或扁平型，间质数量不等。

（3）低分化腺癌：仅在局部区域见腺管形成或黏液分泌，大部分癌细胞呈片状、巢状排列，瘤细胞异型性较大，核分裂象易见，常可见坏死。

（4）印戒细胞癌：主要或全部由印戒细胞组成称印戒细胞癌。癌细胞含不等量黏液，核偏位，多呈印戒状，局部可有腺管形成倾向。在腹膜转移癌中最常见。部分黏膜层内与深层浸润部分组织学分型不同，应按优势原则分型。

（5）黏液腺癌（胶样癌）：含大量黏液，在间质中形成黏液池。黏液成分超过50%者可称为黏液腺癌，癌细胞飘浮其中。黏液腺癌可含有印戒细胞癌成分。

（6）特殊类型：含腺鳞癌、鳞癌、肝样腺癌、未分化癌、伴淋巴样间质的癌和类癌等。

2.3.2 结直肠癌腹膜转移

可分为以下主要类型。

（1）管状腺癌：乳头状浸润性生长，呈腺管状结构、按腺管形成占比，分高、中、低分化三类。

（2）黏液腺癌：肿瘤中细胞外黏液占比超过50%，两种主要生长方式：①腺体由柱状黏液分泌上皮组成，间质腺腔中存在黏液；②细胞呈链状或不规则串状散在漂浮于黏液湖内。腺体间质中也可见到黏液。

（3）印戒细胞癌：主要由含有胞质内黏液的癌细胞组成，在腹膜转移癌中更常见，发病更年轻，预后很差。

（4）髓样癌：肿瘤组织成实片状、梁状排列，伴明显淋巴细胞浸润。胞质丰富、红染，核仁明显。常伴高微卫星不稳定性（MSI-H），属于低度恶性肿瘤。

（5）鳞癌和腺鳞癌：极少见。腺鳞癌由腺癌和鳞癌两种成分组成

（6）未分化癌：呈团块状或弥漫成片生长，无腺样结构及提示向腺体分化的特征。

（7）其他罕见类型：如肝样腺癌、锯齿状腺癌、微乳头状腺癌、透明细胞癌等。

2.3.3 卵巢癌腹膜转移

上皮性癌最常见，占80%~90%，分5个亚型：高级别浆液性癌（High Grade Serous Carcinoma，HGSC）占70%~80%、子宫内膜样癌占10%、透明细胞癌占10%、低级别浆液性癌（Low Grade Serous Carcinoma，LGSC）占5%、黏液癌占3%。

（1）HGSC：关键特征为明显细胞异型性及突出的核分裂活性。胞核深染，异型性明显，大小为原来三倍以上，常见瘤巨细胞。核分裂象易见，阈值界定为每10个高倍视野核分裂象≥12；若核分裂象少，则须考虑LGSC或其他诊断。

（2）卵巢子宫内膜样癌：多为低级别，肉眼表现多样，囊性或实性。组织学上类似于子宫内膜癌的低级别宫内膜样腺癌。大多具有复杂腺状、筛状和（或）绒毛状结构，呈背靠背生长、细长形或圆形腺体，管腔光滑。

（3）透明细胞癌：呈囊实性，多累计单侧，较大。细胞核深染，有明显异型性，可见特殊的靴钉细胞附于囊内。

（4）LGSC：肿瘤呈惰性，实性或囊性，囊内或表面可有易碎乳头状赘生物。LGSC由小乳头组成，被覆癌细胞核大小相对一致，大小变化程度小于3倍。核分裂象较少，远低于HGSC，界定阈值为每10个HPF核分裂象<12。

（5）黏液癌：少见，含大量黏液，在间质中形成黏液池。常发生于单侧卵巢，年轻女性较常见，多为早期，通常不引起PMP。

（6）卵巢癌的罕见亚型：癌肉瘤及未分化癌，恶性程度高。上皮成分常为高级别浆液性癌。

2.3.4 PMP

以浓聚胶样物质局限或泛发性积聚于腹部和/或盆腔、腹膜腔内为特征。大多是阑尾黏液瘤进展结果。其他原发灶包括胰腺的黏液瘤、膀胱的脐尿管和卵巢的畸胎瘤等。播散性黏液瘤的诊断术语和组织学特征具体见表29-3-5。分述如下：

（1）低级别（G1，高分化）：对Ⅳ期阑尾黏液瘤，低级别是高分化和G1级的同义词。低级别（G1，高分化）腹膜肿瘤定义为具有低级别细胞学形态和缺乏侵袭性浸润的肿瘤。

低级别（G1，高分化）腹膜肿瘤大都源于原发性低级别黏液瘤（LAMN）。

播散性低级别（G1，高分化）腹膜肿瘤特征为腹膜腔内以丰富的黏液池为主。肿瘤性黏液上皮成分占肿瘤黏液性成分比例<20%。肿瘤性黏液上皮大多表现为上皮呈条索状或小巢状聚集并伴低级异型别细胞学形态。淋巴结转移较罕见，如有淋巴结转移，应考虑黏液腺癌。

在诊断低级别（G1，高分化）腹膜肿瘤时，不会出现侵袭性浸润、印戒细胞、血管或淋巴管和腹膜侵犯，一旦出现，应考虑黏液腺癌。

播散性低级别（G1，高分化）腹膜肿瘤常侵入胃肠道壁内，可能累及脾脏、胰腺、卵巢、网膜和肝实质。这些器官内存在肿瘤性黏液上皮和黏液，但不足以诊断为侵袭性浸润，因为这类肿瘤典型显示"推挤性"边界而无明确侵袭性浸润。

（2）高级别（G2，中分化）：高级别黏液腺癌定义为存在高级别异型细胞学形态，但缺乏印戒细胞。高级别异型细胞学的细胞结构标准与其他胃肠道相同，包括胞核增大，核圆形，核膜和染色质不规则，显著核仁，核分裂象易见，明显（全层）核复层，核极性丧失和腺体复杂性（筛状腺体、"背靠背"腺体和腔内乳头簇）。

高级别（G2，中分化）黏液腺癌能证实弥漫性高级别异型细胞学或能显示低级别和高级别异型细胞区混合。播散性阑尾黏液瘤内的细胞学分级可能具有异质性，低级别异型细胞区与明确的高级别异型细胞区混合，这种异质性提示腹膜肿瘤灶需大量取材以行组织学评估。浸润性、破坏性侵犯见于几乎所有高级别（G2，中分化）黏液腺癌中。

在播散性肿瘤内组织学评估破坏性侵犯可能困难。高级别（G2，中分化）黏液腺癌常证实有高的肿瘤细胞密度。后者定义为肿瘤性黏液上皮成分占肿瘤黏液成分比例>20%。整个切片肿瘤细胞密度的评估最好观察整个病例的所有切片，且最好在低倍镜下确认。低倍镜下评估细胞密度通常是诊断高级别（G2，中分化）黏液腺癌的组织学线索。不同于低级别（G1，高分化）肿瘤，约20%高级别（G2，中分化）黏液腺癌可见淋巴结转移。

（3）高级别（G3，低分化）黏液腺癌：这种肿瘤通常来源于异质性阑尾腺癌，最常见的特征性表现为存在印戒细胞成分。大多数肿瘤有>95%印戒细胞，少数病例显示腺体和印戒细胞形态混合。

浸润性、破坏性侵犯和高肿瘤密度见于几乎所有高级别（G3，低分化）黏液腺癌中。

不同于高级别（G2，中分化）黏液腺癌，约70%高级别（G3，低分化）黏液腺癌有淋巴结转移，大多数病例有血管及淋巴管和腹膜侵犯。罕见情况下，G3级腺癌呈实性、片状生长。

表29-3-5 播散性黏液性肿瘤的诊断术语和组织学特征

诊断术语	PSOGI同义词	组织学特征
无细胞性黏液	无细胞性黏液	大量黏液但无肿瘤上皮，需要广泛取材进行评估
低级别黏液性肿瘤（G1，高分化）	腹膜低级别黏液性癌或DPAM	含有细胞学低级别黏液性上皮的大量黏液积聚。肿瘤性黏液上皮少，占肿瘤体积<20%
		必须缺乏以下特征：高级别细胞学；浸润到临近组织；血管淋巴管或神经周围侵犯，印戒细胞成分
高级别（G2，中分化黏液性腺癌）	腹膜高级别黏液性癌或PMCA	高级别细胞学特征存在。可显示低级别和高级别细胞学。浸润到临近组织。肿瘤性黏液上皮丰富（占肿瘤体积>20%）
高级别（G3，低分化黏液性腺癌伴印戒细胞）	腹膜高级别黏液性癌伴印戒细胞或PMCA-S	存在印戒细胞成分，也存在浸润到邻近的组织，肿瘤性黏液上皮丰富（占肿瘤体积>20%）
		伴退变改变的肿瘤细胞具有印戒细胞样形态和肿瘤体积<10%不应考虑为G3

注：PSOGI：腹膜表面肿瘤国际协作组联盟；DPAM：播散性腹膜腺黏液病；PMCA：腹膜黏液性癌病；PMCA-S：腹膜黏液性癌病伴印戒细胞

2.4 腹腔探查

2.4.1 腹腔镜探查

腹腔镜技术的临床应用，使其已成为诊断原发性及继发性腹膜肿瘤的重要手段。腹腔镜寻找肿瘤结节相对容易，对原发肿瘤侵犯浆膜层或脏层腹膜者具有较高检出率，容易获得病理学样本以确诊。可通过微创技术先行探查、冲洗查找脱落肿瘤细胞、活检明确诊断，并评估能否在腹腔镜或剖腹下行满意CRS，以及是否进行先期化疗，同时能避免不必要剖腹探查术，指导选择剖腹手术切口及术式。腹腔镜检查创伤小，并发症少，恢复快，被临床广泛认可。

腹腔镜可弥补影像学不足，发现肉眼腹膜转移及腹腔内隐蔽性转移，在直视下观察肿瘤部位、大小、浸润范围，进行腹膜肿瘤指数评分，评估可否进行CRS。亦存在以下不足：①少量观察死角，对特殊部位如肠系膜间肿物、结节等观察不清；存在活检假阴性可能。②缺乏触感，无法评估周围脏器受侵程度，对原发灶可切除性评估价值有限。

应注重不同腹膜病变的鉴别。胃癌腹膜转移可表现为散在，不均匀灰白结节，或部分成片融合，常见于膈顶、肠系膜、盆壁等，也可伴有网膜挛缩增厚、深黄色或淡血性腹水。腹膜结核表现为腹膜弥漫密布、均匀的隆起样结节伴表面粘液、草绿色腹水。

需严格按照顺序探查，肿瘤位于胃后壁，探查是否侵透浆膜和累及邻近结构固定，可用电钩切开胃结肠韧带，探查横结肠系膜及胰腺被膜是否受侵。用长直钳将左肝外叶抬起，暴露胃小弯侧，观察肿瘤是否侵透浆膜及小网膜受累等。检查结束后应妥善关闭穿刺孔，注意无瘤操作，防止经穿刺路径形成皮下、肌肉间种植。

2.4.2 剖腹探查术

剖腹探查术是外科医师用来寻找病因或确定病变程度而采取相应手术的检查和/或治疗方法。创伤大应谨慎选择，在腹腔镜探查有困难时可考虑。对临床难以确诊的腹膜肿物，可通过剖腹探查来实现疾病的诊断甚至治疗。

剖腹探查术可取组织活检以判断腹膜肿瘤的来源及病理类型，评估可否进行CRS、CRS程度及后续治疗。亦可对腹膜肿瘤引起的恶性腹水进行置管HIPEC治疗，在诊断、鉴别诊断及治疗中具重要应用，是确诊病理类型最直接、准确的手段，对原发肿瘤的诊断及治疗具较高价值。

对一些位置较深的腹膜肿瘤，腹腔镜检查可能无法达到临床所需要求。剖腹探查术可直接观察到腹膜、大网膜、肠系膜及腹腔脏器表面的结节、斑块、肿物，了解脏器受累及淋巴结转移状况，在取得病理诊断同时可行手术治疗。剖腹探查也有一定劣势，如开腹手术造成刀口较大，创伤较大。

3 诊断标准与鉴别诊断

3.1 继发性腹膜肿瘤的诊断标准

对已接受手术治疗或其他治疗的恶性肿瘤，发生腹膜转移的诊断较为容易，常结合CT等影像学检查能迅速确诊。对出现不明原因腹部肿块、腹水者，尤其腹部肿块多发者，应考虑继发性腹膜肿瘤的可能，结合影像学检查、血清肿瘤标志物、腹水细胞学检查等整合判断，原发肿瘤证据以及病理活检支持则确诊最重要依据。高度可疑者可尽早行腹腔镜检查或剖腹探查，及早治疗。

诊断主要依据：①原发肿瘤病史：明确原发的腹腔内器官或其他部位的肿瘤史。②症状：腹水、腹痛、腹部包块、贫血和体重的进行性下降等。③影像学诊断：CT、MRI、PET/CT等影像学证据支持继发性腹膜肿瘤诊断。④腹水/腹腔冲洗液细胞学检查：检出肿瘤细胞。⑤穿刺活检、腹腔镜下或开腹手术直视下组织活检：支持继发性腹膜肿瘤的诊断。

3.2 继发性腹膜肿瘤的鉴别诊断

继发性腹膜肿瘤常有原发肿瘤病史，或初诊发现原发肿瘤影像学证据。CT征象类似于MPM，但MPM多有石棉接触史，组织钙化较腹膜转移癌明显，淋巴结转移少见。腹膜转移癌还应与原发性腹膜癌相鉴别,临床上较易将原发性腹膜浆液性腺癌诊断为卵巢浆液性腺癌转移,应当结合病史以及病理活检结果进行排除。

3.2.1 结核性腹膜炎

结核性腹膜炎与继发性腹膜肿瘤主要有以下区别:①结核可有较长时间低热,行腹水结核杆菌检测阳性、结核菌素试验阳性。②结核性腹膜炎导致肿大淋巴结中心容易发现钙化灶或坏死灶,CT等检查注意分辨。③结核产生的腹水密度较大,CT值多处于20~45 HU。④另外结核性腹膜炎可发现肝脾粟粒样微脓肿等征象。

3.2.2 肝癌腹水

部分患者因出现腹水而确诊肝癌,根据患者体征、影像学检查鉴别不难。

3.2.3 腹膜炎性假瘤

主要由纤维成分构成,临床罕见,特征表现为MRI检查T_1WI、T_2WI均呈低信号。

3.2.4 原发性硬化性腹膜炎

极少见,主要发生于长期腹膜透析者,根据病史及相关影像学检查鉴别不难。

3.3 原发性腹膜肿瘤相关分期标准及评分量表(继发性腹膜肿瘤的分期参考原发性腹膜肿瘤分期)

3.3.1 AJCC分期 第八版(适用于卵巢、输卵管肿瘤和原发性腹膜癌)

表29-3-6 AJCC分期

T分期		
TNM	FIGO	
Tx		原发肿瘤无法评估
T0		无原发肿瘤证据
T1	I	肿瘤局限于(单侧或双侧)卵巢(输卵管)
T1a	IA	肿瘤局限于一侧卵巢(输卵管),包膜完整,腹水或腹腔冲洗液中无恶性细胞
T1b	IB	肿瘤局限于一侧或两侧卵巢(输卵管),包膜完整,卵巢或输卵管表面无肿瘤,腹水或腹腔冲洗液中无恶性细胞;
T1c	IC	肿瘤局限于一侧或两侧卵巢(输卵管),有下列特征之一
T1c1	IC1	术中包膜破裂
T1c2	IC2	术前包膜破裂或者卵巢(输卵管)表面有肿瘤;
T1c3	IC3	腹水或腹腔冲洗液中有恶性细胞
T2	II	一侧或两侧卵巢,有盆腔浸润和/或种植
T2a	IIA	直接浸润和/或种植到子宫和/或输卵管,和/或卵巢
T2b	IIB	直接浸润和/或种植到盆腔其他组织
T3	III	一侧或两侧卵巢(输卵管/腹膜癌),伴镜下证实的盆腔以外的腹膜转移,和/或腹膜后(盆腔和/或腹主动脉旁)淋巴结转移
T3a	IIIA	镜下可见的盆腔外腹腔转移,伴或不伴有腹膜后淋巴结转移
T3b	IIIB	肉眼可见的盆腔外腹腔转移,转移灶最大径小于或等于2cm,伴或不伴腹膜后淋巴结转移
T3c	IIIC	肉眼可见的盆腔外腹腔转移,转移灶最大径>2cm,伴或不伴腹膜后淋巴结转移

续表

N分期		
NX		区域淋巴结情况无法评估
N0		无区域淋巴结转移
N0（i+）		区域淋巴结中发现的肿瘤细胞直径≤0.2mm
N1	ⅢA1	有腹膜后淋巴结转移（组织学证实）
N1a	ⅢA1i	转移灶最大径≤10mm
N1b	ⅢA1ii	转移灶最大径>10mm
M分期		
M0		无远处转移
M1	Ⅳ	远处转移，包括胸腔积液癌细胞学阳性，肝脏、脾脏实质的转移，腹腔外器官的转移（包括腹股沟淋巴结及腹腔外淋巴结），肠壁受累
M1a	ⅣA	胸腔积液癌细胞学阳性
M1b	ⅣB	肝脏、脾脏实质的转移，腹腔外器官的转移（包括腹股沟淋巴结及腹腔外淋巴结），肠壁受累

3.3.2 腹膜肿瘤病理分期

表29-3-7 腹膜肿瘤病理分期

分期	T	N	M
Ⅰ	T1	N0	M0
ⅠA	T1a	N0	M0
ⅠB	T1b	N0	M0
ⅠC	T1c	N0	M0
Ⅱ	T2	N0	M0
ⅡA	T2a	N0	M0
ⅡB	T2b	N0	M0
ⅢA1	T1/T2	N1	M0
ⅢA2	T3a	N0/N1	M0
ⅢB	T3b	N0/N1	M0
ⅢC	T3c	N0/N1	M0
Ⅳ	AnyT	AnyN	M1
ⅣA	AnyT	AnyN	M1a
ⅣB	AnyT	AnyN	M1b

3.3.3 腹膜肿瘤指数（PCI）分期

腹膜肿瘤指数（PCI）是目前临床常用的腹膜肿瘤分期系统。该法将腹部分成13个区域：采用通过两侧肋弓最低点的水平线、两侧髂前上棘最高点的水平线及双侧锁骨中线将腹腔分为9个区域（0~8），即：左、右上腹，上腹部，左、右腰部，中央区，左、右髂窝以及盆底部；小肠分为4个区域（9~12），即：空肠上、下段，回肠上、下段。共分13个区域，对每个区域病灶大小（Lesion Size, LS）进行评分。各区LS分值累加即为PCI评分，总评分为0~39分。

区域内肿瘤LS评分：

①无肉眼可见肿瘤，记0分。

②肿瘤直径<0.5 cm，记1分。

③肿瘤直径0.5 cm～5.0 cm，记2分。

④肿瘤直径>5.0 cm或肿瘤融合，记3分。

当PCI>20时则应谨慎考虑手术。PCI指数与长期生存率密切相关，不仅对预测生存率、并发症发生率和病死率有重要参考价值，且与CRS、HIPEC等治疗的疗效密切相关。尽管要检测弥漫性腹膜转移数量缺乏可操作性，但PCI指数仍是相对合理的一种腹膜肿瘤严重程度评价方法。

第四章

腹膜肿瘤的治疗

腹膜肿瘤根据不同来源肿瘤，治疗方式选择不尽相同，但以CRS联合HIPEC为主的外科整合治疗可显著改善预后，获得较为满意疗效。

化疗是最常用的姑息性治疗手段，放疗、免疫治疗、靶向治疗、中医药治疗及营养支持等根据患者情况也可选择性应用。

本指南推荐的主要疗法是CRS+HIPEC，其他疗法另行介绍。

表29-4-1 腹膜肿瘤的治疗方法

常规方法	CRS
	HIPEC
	化疗
其他方法	放疗
	免疫治疗
	靶向治疗
	中医中药治疗
	营养支持治疗

第一节 CRS联合HIPEC

CRS联合HIPEC用手术切除、热疗、局部化疗和腹腔灌洗的方法，为腹膜肿瘤创立了一种全新整合治疗策略。CRS可切除腹腔肉眼可见瘤灶和腹膜，HIPEC对术后残留微小癌灶有清除杀伤作用，对腹膜肿瘤及所致恶性腹水有独特疗效。

1 CRS

1.1 CRS定义

CRS指通过手术尽可能完全地将腹腔内肉眼可见肿瘤切除，降低肿瘤负荷。即从腹膜壁层和脏层切除所有肿瘤，包括受影响的器官或组织和腹膜，以及相关区域淋巴结清扫，目标是将残余肿瘤最大径减小到0.25 cm以下。

整合围术期治疗、患者整体状况、腹膜扩散程度、病灶远处转移及手术风险和并发症等因素，不是所有病灶都能被清除。患者在接受CRS前，应行全面评估并记录PCI。

1.2 CRS方法

CRS指所受累器官、组织和腹膜的完整切除，推荐CRS肿瘤切除顺序为：肝圆韧带、大网膜、小网膜、右上腹、左上腹、膈面腹膜、侧壁腹膜、右髂窝、左髂窝、盆底腹膜和小肠系膜。

最大程度上CRS需要的操作有：①壁层腹膜行区域性整片剥脱术。②脏层腹膜和病变器官行切除术。③胆囊窝、脾窝、道格拉斯腔等处易形成肿瘤种植，结合患者整体情况，对已发生病变的胆囊、脾脏、直肠及子宫附件进行切除。

出现脏层腹膜受侵，需联合切除部分胃、小肠或结直肠等器官。如胃窦部在幽门处固定于后腹膜，瘤细胞通过网膜孔常在幽门下间隙聚集，进而造成胃流出道梗阻，当小网膜和幽门下间隙的肿瘤融合时，需行全胃切除术以达满意CRS。回盲部活动度范围较小，出现瘤细胞侵犯时，需切除末段回肠及右半结肠。出现盆腔受侵时，瘤细胞常侵犯至乙状结肠、直肠，盆腔腹膜切除术则需剥离盆腔侧壁腹膜、膀胱表面腹膜，以及切除部分乙状结肠、直肠。

1.3 CRS评价标准

CRS术后进行细胞减灭程度（Completeness of Cytoreduction，CCR）评估，一般采用CCR评分法。

具体评分细则为：①CCR-0分：术后无肉眼可见肿瘤结节。②CCR-1分：残余瘤直径<0.25 cm。③CCR-2分：残余瘤直径0.25 cm～2.5 cm。④CCR-3分：残余瘤直径>2.5 cm或腹部任何部位存在无法切除的病灶。

残余肿瘤病灶直径小于0.25 cm（CCR-0和CCR-1）即视为满意CRS。

2 HIPEC

2.1 HIPEC定义

HIPEC指将含化疗药物的灌注液加热到治疗温度、灌注到患者腹腔内并维持一定时间，以预防和治疗腹膜肿瘤及其引起的恶性腹水的一种治疗技术。已用于胃癌、结直肠癌、卵巢癌、肝癌、胆管癌、胰腺癌、PMP和MPM等原发及继发性腹膜肿瘤的治疗。

2.2 HIPEC原理

（1）癌细胞处于43℃环境中，持续被液体浸泡和冲刷，可出现不可逆损伤，正常组织能在47℃高温中耐受1小时，利用不同组织温度耐受差异以特定温度进行肿瘤的定向杀伤。

（2）HIPEC的多重热效应，可导致肿瘤血管形成血栓、抑制肿瘤血管再生和破坏肿瘤细胞稳态，造成肿瘤细胞变性坏死。

（3）热疗能增强化疗药物对肿瘤细胞的毒性，强化药物的敏感性和渗透作用。

（4）腹腔持续灌洗，可对腹腔内游离癌细胞和腹膜微小病灶起到物理冲刷作用，清除腹腔残留癌细胞和游离癌灶。

（5）热休克蛋白能在温热效应下被进一步激活，诱发抗瘤免疫作用，导致肿瘤蛋白变性。

2.3　HIPEC技术方法

开放式HIPEC和闭合式HIPEC。

开放式是在开腹治疗或探查结束放置热灌注治疗管，2根出水管及2根进水管共4根，在开放状态下持续腹腔冲洗灌注，过程中可在人为操作下动态搅动腹腔内灌流液，保证灌流液温度均衡和腹腔内间隙充分浸泡。

闭合式用于腹腔镜治疗或探查结束后，在腹腔镜或开腹直视下放置4根灌注管，2进2出，在腹腔关闭状态下持续腹腔冲洗灌注。

2.4　HIPEC技术标准参数操作细则

（1）开放式或闭合式：开放状态下或关闭腹腔后。

（2）化疗药物：原发肿瘤敏感药物，同时穿透性高、分子量大、腹膜吸收率低、与热效应有协同作用、腹膜刺激性小。

（3）化疗药物剂量：参考系统化疗剂量。

（4）温度：43±0.1℃。

（5）时间和次数：60~90 min，每次治疗间隔不小于24小时；预防性：1~2次，治疗性：1~3次，可酌情行3~5次。

（6）容量：有效灌注液一般为4~6 L，以腹腔充盈为原则。

（7）速度：400~600 mL/min。

2.5　HIPEC适应证与禁忌证

适应证：①年龄20~75岁。②KPS评分>70分。③术中游离癌细胞检测阳性。④腹膜转移（PCI<20）。⑤高危腹膜播散患者，如肿瘤穿孔、穿透浆膜层或侵及邻近器官者。

禁忌证：①年龄>75岁或<20岁。②术前常规检查发现远处器官（肝脏、肺、脑或全身骨）多处转移或腹膜后淋巴结转移。③小肠系膜中、重度挛缩。④有常规手术的明显禁忌证。

2.6　HIPEC药物与灌注液选择

腹腔内给药比静脉给药具有更好药代动力学活性，药物须有直接的细胞毒活性、与热协同作用、无局部毒性、无全身扩散或全身毒性。

根据化疗药物的特性、患者情况、肿瘤敏感性选择合适药物行HIPEC治疗（具体药物详见后续各肿瘤分述）。

灌注液一般选择有5%葡萄糖、生理盐水、蒸馏水等，总量控制为4~6L为宜，保持腹腔充分灌注，构建完整循环系统。卡铂和奥沙利铂由于其特殊性，生理盐水稀释易导致药物疗效不稳定，故皆用5%葡萄糖作为其稀释液。患者患有糖尿病时，需慎重甚至不采用5%葡萄糖作为其化疗药物的稀释液。HIPEC具体灌注药物的选择需结合药物效果和患者情况。

2.7 HIPEC治疗模式

HIPEC的应用逐渐精细化、规范化，国内学者研发了高精度、大容量、恒温灌注、持续循环等优点的中国腹腔热灌注化疗（China Hyperthermic Intraperitoneal Chemotherapy，C-HIPEC）技术，提出了C-HIPEC肿瘤治疗模式，包括预防模式、治疗模式和转化模式：

（1）预防模式，肿瘤根治术（Curative Intent Surgery，CIS）CIS+HIPEC，即C-HIPEC，适用于接受CIS后的腹膜转移高危人群。HIPEC治疗可预防性清除微小、亚临床病灶及腹腔游离癌细胞，预防腹膜肿瘤的发生，提高治愈率。

（2）治疗模式，CRS+HIPEC，即C-HIPEC，适用接受CRS术后的腹膜肿瘤。经HIPEC治疗，争取使细胞减灭程度满意（CCR-0、CCR-1）者实现临床治愈，非满意（CCR-2、CCR-3）者延长生存期及提高生活质量。

（3）转化模式，Conversion+HIPEC，即C-HIPEC，适用首诊伴大量腹水或腹腔广泛转移者。经过HIPEC联合全身治疗后，肿瘤病灶减少和缩小，争取转化为CRS+HIPEC。

第二节 原发性腹膜肿瘤的治疗

原发性腹膜肿瘤的治疗包括原发性腹膜癌和MPM的治疗。

1 原发性腹膜癌的治疗

原发性腹膜癌推荐以CRS+HIPEC为主的整合治疗，术后根据病理学诊断进行分期和分级选择化疗方案。全面评估患者情况，能达满意CRS者可先行CRS+HIPEC，再行辅助化疗；不能满意CRS，可先行新辅助化疗（2~3周期），肿瘤退缩达手术要求，及时行CRS+HIPEC，术后继续辅助化疗（共6~8周期）。

1.1 CRS+HIPEC

原发性腹膜癌的术式以CRS为主，力争将腹膜壁层和脏器上所有能够肉眼识别的肿瘤彻底切除，达满意CRS。不能彻底切除则应使残余瘤直径尽量控制在1 cm以内。行CRS术后，无明显禁忌证，均建议HIPEC治疗。HIPEC常用推荐化疗药物有：奥沙利铂、丝裂霉素、顺铂、多西他赛、吉西他滨、伊立替康等。

1.2 化疗

生物学行为与晚期卵巢癌具相似组织学和临床特征及扩散模式，治疗原则参照卵巢癌化疗方案。2020年NCCN指南，卵巢癌的一线化疗为TC方案（紫杉醇175mg/m² + 卡铂AUC 5~6 ± 贝伐珠单抗7.5 mg/m²或15 mg/m²，至少6疗程），化疗达CR/PR者用贝伐珠单抗维持治疗，也被推荐用于原发性腹膜癌患者的治疗。手术风险高者可考虑先行新辅助治疗，方案采用静脉TC方案化疗。

1.3 靶向治疗

铂类药物敏感者，贝伐珠单抗联合以铂类为基础的化疗也可作为该类患者首选。复发患者如对以铂类为基础的化疗+贝伐珠单抗治疗达到CR/PR，可继续使用贝伐珠单抗作为维持治疗。部分患者有BRCA突变或多元重组修复缺陷（Homologous Recombination Deficiency，HRD），可选择聚腺苷二磷酸核糖聚合酶（Poly ADP·Ribose Polymerase，PARP）抑制剂维持治疗。

1.4 放疗

放射治疗在原发性腹膜癌中较少使用，当患者存在手术及化疗禁忌证时，或局部症状较为明显，可考虑使用，多为减轻疼痛及症状的姑息性放疗。方式包括外照射和放射性粒子植入，方案的决定及剂量选择因人而异，建议经过多学科整合诊治（Multidisciplinary Team to Holistic Integrative Medicine，MDT to HIM）团队讨论决策。

2 MPM的治疗

MPM推荐以CRS+HIPEC[a]为主的整合治疗。CRS尽可能切除腹腔内肉眼可见的肿瘤病灶，HIPEC可清除术后残留的游离癌细胞、微小转移结节及亚临床病灶，化疗、放疗及靶向治疗等在MPM的整合治疗中起辅助作用。

2.1 CRS+HIPEC[a]

MPM应尽早行CRS治疗，完整切除肿瘤。瘤体较大且播散程度较广时，尽量切除主要瘤体，减轻肿瘤负荷。病情进展导致肠梗阻，无法切除主要瘤体时，考虑行肠造瘘术，缓解肠梗阻。再次复发如无手术禁忌证，仍可积极手术治疗。

MPM患者CRS手术联合HIPEC疗效显著。MPM行HIPEC的化疗药物种类有：顺铂、培美曲塞等。

注a：

①2009年J Clin Oncol报道一项8个国际多中心405例MPM临床研究（中位PCI评分：20分），372例接受CRS+HIPEC，其中位生存期达56个月。

②2014年在荷兰阿姆斯特丹召开的第九届腹膜表面肿瘤国际大会上，腹膜表面

肿瘤国际协作组联盟（Peritoneal Surface Oncology Group International，PSOGI）正式提出了CRS+HIPEC策略作为MPM的标准治疗方案。

③2015年，国际权威医学期刊《CA Cancer J Clin》总结了治疗的最新进展，对接受满意CRS手术联合HIPEC治疗的MPM，平均生存期为38至90个月以上，接受系统化疗仅为12个月。

2.2 化疗

不能手术的MPM，可参考胸膜间皮瘤疗法，化疗方案：培美曲塞联合顺铂，治疗有效率和疾病控制率分别为26%和71%，耐受性好，不良反应发生率<10%，但中位OS为13.1个月，对改善预后作用有限。

二线治疗可考虑长春瑞滨单药、曲美木单抗等，有效率有待进一步研究。CRS+HIPEC的术前新辅助和术后辅助化疗是否给患者带来获益仍需证实。

2.3 靶向治疗

靶向治疗未取得突破性进展。患有EGFR基因过表达、ALK、BAP1、NF2和ALK基因突变者，相关药物尼达尼布、EZH2抑制剂、ALK抑制剂Ⅰ/Ⅱ期临床试验都展示良好临床前景，但暂无突破性Ⅲ期临床试验结果。

2.4 免疫治疗

免疫治疗处于探索阶段，CTLA-4抗体tremelimumab和PD-L1抗体durvalumab联合治疗晚期MPM的Ⅱ期临床试验，中位PFS为5.7个月，中位OS为16.6个月，不良反应可控。但仍需Ⅲ期临床试验证实双免疫单抗治疗价值。

2.5 放疗

放疗价值目前仍无法确定。小样本研究证实术后或化疗后全腹部放疗能提高中位OS，改善生活质量，但疗效有限，且腹腔重要脏器耐受性差、诸多不良反应（肠粘连、肠梗阻）是阻碍放疗在MPM应用的主要原因。建议使用放疗需经MDT to HIM讨论。

第三节 继发性腹膜肿瘤的治疗

1 胃癌腹膜转移的治疗

胃癌腹膜转移常继发于进展期胃癌，由原发灶突破浆膜直接种植或经淋巴结、血行播散形成。病情较为复杂，涉及多个脏器，对多系统造成影响，预后不佳，是造成晚期胃癌死亡的首要原因，转移程度越严重，预后越差。自然病程极短，中位OS一般不超过1年，合并其他转移者OS只有3.3个月。治疗目标主要为减轻痛苦、改善生活质量及延长生存期。选择CRS+HIPEC、全身化疗、腹腔化疗、分子靶向治疗、免疫治疗等为主的整合治疗。

1.1 CRS+HIPEC

满意的CRS常限于早期侵犯区域较小或转移病灶较局限的胃癌腹膜转移，提高早期检出率对能否获得满意手术疗效极为重要。

但很多患者发现时已是弥漫性腹膜转移，难达满意手术切除，合并其他脏器转移时更是如此。常用姑息性手术，减轻肿瘤负荷，缓解症状，降低原发灶出血、穿孔等并发症风险，为整合治疗争取机会。

HIPEC治疗胃癌腹膜转移常选用奥沙利铂、丝裂霉素、顺铂、多西他赛、伊立替康等。

1.1.1 预防模式：CIS+HIPEC

伴腹膜转移高危因素的胃癌，接受根治性术切除后，行1~2次HIPEC治疗，可清除术中游离癌细胞和亚临床病灶，目前多项临床研究显示可提高生存率，尚需进一步Ⅲ期研究证实。

1.1.2 治疗模式：CRS+HIPEC[b]

适用于腹膜转移较为局限、PCI分数较低（<20分）及耐受较佳者，CRS联合HIPEC在不增加手术并发症和死亡率情况下，尤其是腹膜转移较局限且获满意CRS者，经过1~3次HIPEC治疗可显著提高生存率。

注b：

①前瞻性临床研究结果表明，与CRS组6.5个月相比，CRS+HIPEC治疗组中位生存期明显延长，为11.0个月。

②2019年，J Clin Oncol报道一项胃癌腹膜转移的临床研究，CRS+HIPEC组中位生存时间18.8个月，5年OS达19.9%，显著优于对照组12.1个月及5年OS 6.4%。

③2021年NCCN指南：HIPEC或腹腔镜辅助下HIPEC可能是经严格选择的Ⅳ期胃癌患者的治疗选择，正在开展多项临床研究。

1.1.3 转化模式：Conversion+HIPEC[c]

适用于首诊伴广泛腹膜转移或合并大量腹水的胃癌腹膜转移者，HIPEC作为一种转化治疗，可清除或缩小转移癌结节，联合全身治疗使腹膜转移及原发病灶减少和缩小，转化为CRS+HIPEC，改善生活质量和提高生存率，尚需进一步Ⅲ期研究证实。

注c：

①2019年，一项71例胃癌腹膜转移行腹腔镜下HIPEC治疗的报道指出：腹腔镜腹腔热灌注化疗（LS-HIPEC）是一种治疗胃癌腹膜转移的新策略，对患者是安全的，可能有助于行胃切除术。

②2020年，国内多中心临床数据显示，HIPEC可将胃癌腹膜转移中位生存期从10.8个月提升至15.9个月，3年OS提高了8.3%，有望提高患者转化成功率。

③国内多个专家共识推荐对胃癌腹膜转移行HIPEC治疗。

1.2 化疗

全身系统化疗是晚期胃癌的有效治疗方式，可控制病情进展、缓解症状，降低分期，增加手术切除率，提高总体疗效。以氟尿嘧啶类作为基础，联合铂类和/或紫杉醇类组成两药/三药方案。

1.2.1 一线治疗方案

①XELOX（3周/疗程）：奥沙利铂130 mg/m² 静滴 d1；卡培他滨1000 mg/m² bid 口服 d1~14。

②FOLFOX（2周/疗程）：奥沙利铂85 mg/m² 静滴 d1；亚叶酸钙400 mg/m² 静滴 d1；5-Fu 400 mg/m² 静滴 d1，后续为2400~3600 mg/（m²·d） civ 46h。

③SOX（3周/疗程）：奥沙利铂130 mg/m² 静滴 d1；替吉奥40 mg/m² bid 口服 d1~14。

④DF（4周/疗程）：顺铂75~100 mg/m² 静滴 d1；氟尿嘧啶75~1000 mg/m² 持续泵入 d1~4。

⑤DCF方案（2周/疗程）：

A. 多西他赛40 mg/m² 静滴 d1；亚叶酸钙400 mg/m² 静滴 d1；5-Fu 400 mg/m² 静滴 d1，后续为1000 mg/（m²·d） civ d1-d2；顺铂40 mg/m² 静滴 d3。

B. 多西他赛50 mg/m² 静滴 d1；奥沙利铂85 mg/m² 静滴 d1；5-Fu 1200 mg/（m²·d） civ d1-d2。

注：其他化疗方案参考2021年NCCN胃癌指南的"全身治疗原则"。

1.2.2 二线治疗方案

①紫杉醇/多西他赛单药：

A. 多西他赛 75-100 mg/m² 静滴 d1，3周/疗程；

B. 紫杉醇 135-250 mg/m² 静滴 d1，3周/疗程；或紫杉醇 80 mg/m² 静滴 d1，每周给药一次，4周/疗程；或紫杉醇 80 mg/m² 静滴 d1，d8，d15，4周/疗程。

②伊立替康单药：

伊立替康 250-350 mg/m² 静滴 d1，3周/疗程；或伊立替康 150-180 mg/m² 静滴 d1，2周/疗程；或伊立替康 125 mg/m² 静滴 d1，d8，3周/疗程。

注：其他化疗方案请参考2021年NCCN胃癌指南的"全身治疗原则"。

1.3 腹腔化疗

将化疗药物直接输入腹腔作用于肿瘤细胞，无需经过血-腹膜屏障，可与病灶充分接触发挥作用。PHOENIX研究是首个关于胃癌腹膜转移行腹腔化疗的Ⅲ期临床研究，提示中等量以上腹水患者可获显著生存获益，为患者提供了一种新的治疗思路，即新辅助腹腔内联合全身化疗（Neoadjuvant Intraperitoneal and Systemic chemotherapy,

NIPS）。本指南认为腹腔化疗具有一定应用前景，但需大样本前瞻性随机对照临床研究来证实。

1.4 靶向治疗
1.4.1 一线治疗方案

主要作为补充治疗方式。曲妥珠单抗以HER-2为靶点，可诱导肿瘤细胞死亡，抑制肿瘤细胞增殖。Ⅲ期随机对照试验显示曲妥珠单抗联合化疗能提高有效率及增加生存获益，联合治疗组中位生存期为13.8个月，较单独化疗组11.1个月明显延长。曲妥珠单抗联合化疗方案（如奥沙利铂/顺铂+5-FU/卡培他滨）是HER2阳性患者的一线治疗方案。

1.4.2 二线治疗方案

雷莫芦单抗（抗VEGFR2单抗）单药或联合紫杉醇被2021年NCCN胃癌指南（1类证据）推荐为二线治疗方案，具体剂量为：雷莫卢单抗8 mg/kg，静滴，d1和d15 + 紫杉醇80 mg/m^2，静滴，d1，8，15，每4周为一周期；雷莫卢单抗8 mg/kg，单药，静滴，d1，每2周为一周期。还可联合伊立替康±氟尿嘧啶作为二线化疗方案。

1.4.3 三线治疗方案

甲磺酸阿帕替尼（VEGFR-2小分子酪氨酸激酶抑制剂）被推荐为晚期胃癌或食管胃结合部腺癌三线或三线以上治疗方案，具体剂量为：阿帕替尼片850 mg，口服，每天1次。

NTRK基因融合阳性的晚期胃癌，2021年NCCN胃癌指南推荐使用恩曲替尼或拉罗替尼，剂量为：恩曲替尼胶囊600 mg，口服，每天1次；拉罗替尼胶囊100 g，口服，每天2次。

2021年NCCN加入了新型抗HER2抗体偶联药物（ADC），为晚期HER2表达阳性胃癌三线治疗提供全新的靶向药物，如：DS-8201（T-DXd, trastuzumb derutecan）6.4 mg/kg静脉注射，第一天，3周/一疗程。

1.5 免疫治疗

免疫检查点抑制剂纳武利尤单抗联合化疗（FOLFOX或XELOX）（PD-L1 CPS≥5）获批成为胃癌一线治疗药物。纳武利尤单抗和帕博利珠单抗治疗复发性胃癌，能明显降低死亡风险，有明显生存获益。

纳武利尤单抗、帕博利珠单抗等更多用于治疗PD-L1联合阳性分数（Combined Positive Score, CPS）高的复发或转移性胃或胃食管结合部腺癌。

对MSI-H及dMMR的胃癌腹膜转移者，可用帕博利珠单抗、纳武利尤单抗行一线、二线或三线治疗。其他患者应在严格把控适应证条件下，进行免疫治疗。

1.6 放疗

胃癌腹膜转移一般是多发癌灶，克隆式分布于腹腔多个区域甚至遍布整个腹腔，单纯放疗常达不到满意效果。放疗常作为一种姑息性治疗手段，以缓解症状，改善局部控制及提高生活质量。

考虑行放疗，需经 MDT to HIM 讨论后确定方案。胃癌姑息性切除术后单独行放疗能有效提高局部控制率。对有较高局部复发风险患者价值较高，胃癌放疗推荐照射剂量为 45～50.4 Gy/25～28fx，可在妥善保护临近肠管等危及器官前提下，对局部或化疗后残留病灶加量至 54～60 Gy。

2 结直肠癌腹膜转移的治疗

2.1 CRS+HIPEC

结直肠癌腹膜转移整体预后较差，以全身系统治疗为主，对肿瘤负荷较小患者，除全身系统治疗之外，可考虑积极 CRS+HIPEC 为主的整合治疗，能显著延长 PFS 和 OS，已成为标准治疗方式。

2.1.1 预防模式：CIS+HIPEC

伴腹膜转移高危因素的结直肠癌患者，接受根治术后，行预防性 HIPEC 治疗 1～2 次，可清除术中游离癌细胞和亚临床病灶，目前多项临床研究显示可提高生存率，尚需进一步Ⅲ期研究证实。

2.1.2 治疗模式：CRS+HIPEC[d]

结直肠癌腹膜转移行 CRS 尽可能达到满意程度。需切除腹膜转移灶及肿瘤累及脏器组织，需联合脏器切除时据情行胃、部分小肠、结直肠、部分胰腺、部分肝脏、胆囊、脾脏、肾脏、输尿管、膀胱、子宫、卵巢等脏器切除术。

结直肠癌腹膜转移行 HIPEC 的化疗药物种类：

①铂类化疗药：奥沙利铂。②抗代谢类化疗药：雷替曲塞。③拓扑异构酶抑制剂：伊立替康。④抗生素类化疗药：丝裂霉素。

注 d：

①2003 年，一项Ⅲ期前瞻性临床研究结果，将结直肠癌腹膜转移随机分成两组，姑息手术+全身静脉化疗组（亚叶酸/5-氟尿嘧啶）和 CRS+HIPEC+全身静脉化疗，中位生存时间分别为 12.6 和 22.4 个月。

②2014 年在荷兰阿姆斯特丹召开的第九届腹膜表面肿瘤国际大会上，PSOGI 正式提出 CRS+HIPEC 策略作为结直肠腹膜转移标准治疗方案。

③国家卫生计生委《中国结直肠癌诊疗规范（2017 版）》：CRS+HIPEC 联合全身治疗是目前结直肠癌腹膜转移标准疗法，全身治疗包括化疗和或靶向治疗。

2.2 化疗

CRS+HIPEC 治疗后，全身化疗不可缺少，可巩固术后治疗、预防复发、延长生存期。达到 CCR-0 和 CCR-1，可行术后辅助化疗；CCR-2 或 CCR-3 患者，应按晚期结直肠癌实施姑息性化疗，推荐术后辅助或姑息性化疗方案有：

2.2.1 一线化疗方案

①mFOLFOX6（2周/疗程）：奥沙利铂85 g/m² 静滴 2h d1；亚叶酸钙400 mg/m² 静滴 2h d1；氟尿嘧啶400 mg/m² 静推 d1，1200 mg/（m²·d）持续静滴 d×2（总量2400 mg/m² 持续静滴 46～48 h）。

②FOLFIRI（2周/疗程）：伊立替康180 mg/m² 静滴>30～90 min d1；亚叶酸钙400 mg/m² 静滴 2h（伊立替康滴注后立即接）d1；氟尿嘧啶400 mg/m² 静推 d1，1200 mg/（m²·d）持续静滴 d×2（总量2400 mg/m² 持续静滴 46～48 h）。

③CAPEOX（3周/疗程）：奥沙利铂130 mg/m² 静滴>2h d1；卡培他滨1000 mg/m² BID 口服 d1～14。

④FOLFOXIRI（2周/疗程）：伊立替康165 mg/m² 静滴 d1；奥沙利铂85 mg/m² 静滴 d1；亚叶酸钙400 mg/m² 静滴 d1；氟尿嘧啶总量2400～3200 mg/m² d1 持续静滴 48 h。

注：其他化疗方案和剂量请参考2021年NCCN结直肠癌指南的"全身治疗原则"。

2.2.2 二线化疗方案

①mFOLFOX6（2周/疗程）或CAPEOX（3周/疗程）：具体化疗剂量同上，适用于一线接受伊立替康治疗的患者。

②FOLFIRI（2周/疗程）：具体化疗剂量同上，适用于一线接受奥沙利铂治疗的患者。

③奥沙利铂+雷替曲塞（氟尿嘧啶不能耐受）（2周/疗程）：奥沙利铂85 g/m² 静滴 2h d1；雷替曲塞 2 mg/m² 静滴 15min d1。

④伊立替康+雷替曲塞（氟尿嘧啶不能耐受）（2周/疗程）：伊立替康180 mg/m² 静滴>30～90 min d1；雷替曲塞 2 mg/m² 静滴 15min d1。

注：其他化疗方案请参考2021年NCCN结直肠癌指南的"全身治疗原则"

2.3 靶向治疗

2.3.1 一线治疗方案

①贝伐珠单抗（bevacizumab injection，Avastin）：对原发灶位于右侧结肠或KRAS或BRAF突变型，2021年NCCN结直肠癌指南推荐贝伐珠单抗联合双药化疗方案（具体化疗剂量同上）。

A. 7.5 mg/kg 静滴 d1（3周/疗程）。

B. 5 mg/kg 静滴 d1（2周/疗程）。

②西妥昔单抗（cetuximab，Erbitux）：对原发灶位于左侧结直肠癌且KRAS和BRAF均为野生型，2021年NCCN结直肠癌指南推荐西妥昔单抗联合双药化疗方案

（具体化疗剂量同上）。

A. 400 mg/m² 首次静滴>2 h，后续为 250 mg/m² 静滴>60 min（1周/疗程）。

B. 500 mg/m² d1 静滴>2 h（2周/疗程）。

2.3.2　二线治疗方案

①贝伐珠单抗（Avastin），靶向药物方案和剂量同前。适用于一线化疗失败的结直肠癌患者，无论 KRAS 和 BRAF 的表型，无论一线是否联合西妥昔单抗或贝伐珠单抗化疗。

②西妥昔单抗（cetuximab，Erbitux），靶向药物方案和剂量同前。仅适用于一线化疗中未联合西妥昔单抗的 KRAS 和 BRAF 均为野生型晚期结直肠癌。

③康奈非尼（Braftovi，BRAF 抑制剂），对 RAS 野生型或 BRAF V600E 突变者选择康奈非尼（300 mg，口服，一天一次）+西妥昔单抗+伊立替康或奥沙利铂，作为二线及二线以后的治疗。

注：①若一线化疗采用化疗联合西妥昔单抗，则不推荐二线续用西妥昔单抗；若一线治疗采用化疗联合贝伐珠单抗，二线可考虑更换化疗方案继续联合贝伐珠单抗。②其他二线治疗的靶向药物（如：MEK 抑制剂、阿帕西普）的具体化疗方案和剂量请参考 2021 年 NCCN 结直肠癌指南的"全身治疗原则"。

2.3.3　三线治疗方案

目前 NCCN 指南推荐瑞戈非尼和曲氟尿苷替匹嘧啶（TAS-102）为三线靶向治疗药物。

①瑞戈非尼：多靶点抗血管生成抑制剂瑞戈非尼 160 mg，口服，一天一次，连续服药3周，停药1周，4周一疗程。

②曲氟尿苷替匹嘧啶：TAS-102 为口服抗代谢类化疗药物，初始建议剂量为 35 mg/m²，至多 80 mg，每日两次，d1-5 和 d8-12，4 周为一疗程。

③呋喹替尼：国产多靶点抗血管生成抑制剂，是晚期结直肠三线靶向治疗药物，用法为：5mg，口服，一天一次，连续服药3周，停药1周，4周一疗程。

④HER2 抗体和抑制剂：对于 HER2 扩增以及 RAS 和 BRAF 野生型患者选择曲妥珠单抗+帕妥珠单抗或曲妥珠单抗+拉帕替尼作为三线治疗方案，2B 类证据。

注：其他三线靶向单药或联合化疗的治疗方案和剂量请参考 2021 年 NCCN 结直肠癌指南的"全身治疗原则"。

2.4　免疫治疗

微卫星不稳定性（Microsatellite Instability，MSI）和 DNA 错配修复状态（DNA mismatch repair，MMR）是免疫治疗疗效预测的最佳指标。

高度 MSI（MSI-H）/dMMR（deficient MMR，dMMR）型结直肠癌属于"热肿瘤"，对免疫治疗有良好的疗效。约 15% 的结直肠癌会出现 MSI-H/dMMR，晚期结直肠癌为5%。帕博利珠单抗（PD-1抑制剂）已批准用于基因KRAS、NRAS和BRAF均为野生型，不可切除或转移性MSI-H/dMMR结直肠癌的一线治疗。

2.5 放疗

放疗主要用于局部晚期直肠癌的围术期治疗、姑息性治疗，以及不可切除局部晚期直肠癌的整合治疗。对出现腹膜局部或广泛转移者，若考虑行放疗，需行MDT to HIM讨论决策。

3 卵巢癌腹膜转移的治疗

卵巢癌腹膜转移可实现满意减瘤，应先行CRS手术治疗，术后联合全身化疗、HIPEC、放疗等整合治疗。不能实现满意减瘤术或不能耐受手术，可先行新辅助化疗，2~3周期后再次评估，肿瘤达到缓解或稳定者可行中间型肿瘤细胞减灭术（IDS）+HIPEC治疗术后辅以全身化疗或IDS+全身化疗，共计6~8周期。

有妇科肿瘤专家推荐通过腹腔镜Fagotti's评分确定卵巢癌患者是否能接受满意肿瘤细胞减灭术，是确定行初始肿瘤细胞减灭术（PDS）或IDS的方法之一。Fagotti's评分≥8分，达到满意CRS可能性较低，可考虑行活检和新辅助化疗，然后行IDS。Fagotti's评分<8分，获得满意CRS可能性较大，可考虑PDS。

卵巢癌患者手术和化疗后达到CR或PR可考虑维持治疗，如抗血管生成药物、PARP抑制剂等。

3.1 CRS+HIPEC

CRS是卵巢癌手术治疗最主要方式，能减轻肿瘤负荷，使生存获益。应尽量实现肉眼无残留，不行者应尽可能清除瘤灶，使残余灶直径在1 cm以内。

减瘤手术实施程度对预后有极大影响。如有必要可联合子宫、双附件、部分肠管、部分胃、脾等脏器切除，常涉及多脏器切除，需MDT to HIM合作方能完成满意减瘤。

HIPEC一般在术中或术后进行。初次减瘤手术联合HIPEC总生存期获益，并未增加不良反应发生率。多项随机对照研究提示，CRS+HIPEC能明显提高Ⅲc/Ⅳ期患者及复发性卵巢癌患者3年及5年生存率，患者明显获益。如无禁忌证，卵巢癌患者CRS后均可考虑增加HIPEC治疗。

推荐卵巢癌行HIPEC治疗次数为1~3次，所需化疗药物有：顺铂，多西他赛和伊立替康等。

3.1.1 预防模式

该模式适用于腹腔种植转移的卵巢癌患者，经满意减瘤手术后，行HIPEC可巩固手术疗效。

3.1.2 治疗模式

卵巢癌行CRS术后，行HIPEC能清除微小癌结节和残余病灶，减轻肿瘤负荷，减少腹水，缓解症状等。

3.1.3 转化模式

适用于卵巢癌合并大量腹水或腹膜广泛转移者，行PDS无法获得满意减瘤或不能耐受手术者，可先行HIPEC联合全身化疗做转化治疗，争取达到成功转化后，行IDS联合HIPEC治疗。

注e：

①2018年，《新英格兰医学杂志》报道首个新辅助化疗后IDS达残留病灶小于1 cm的患者，加一次HIPEC治疗的Ⅲ期临床试验结果，与对照组IDS联合术后静脉化疗相比，IDS+HIPEC再联合术后静脉化疗组的中位RFS和OS分别延长了3.5个月和11.8个月。

②2019年卵巢癌NCCN指南已将HIPEC纳入行IDS后治疗的指南中。

③2020年，国内多中心回顾性临床研究，对于满意减瘤的Ⅲ期卵巢癌患者，HIPEC治疗可提升3年生存率10.5%。

3.2 化疗

卵巢癌全身化疗一线化疗方案主要有：

（1）紫杉醇+铂类药物（首选卡铂，6~8个疗程）

①紫杉醇175 mg/m^2 静滴3h d1，卡铂AUC 5~6 静滴1h d1（3周/疗程）。

②紫杉醇80 mg/m^2 静滴1h d1、8、15，卡铂AUC 5~6 静滴1h d1（3周/疗程）。

（2）多西他赛+铂类药物（首选卡铂，6~8个疗程）

多西他赛60~75 mg/m^2 静滴1h d1，卡铂AUC 5~6 静滴1h d1（3周/疗程）。

（3）脂质体阿霉素+卡铂（6个疗程）

聚乙二醇化脂质体阿霉素30 mg/m^2 静滴d1，卡铂AUC 5 静滴1h d1（3周/疗程）。

注：2021年NCCN卵巢癌指南支持紫杉醇腹腔化疗的方案，主要依据GOG 172临床研究结果。方案至今未被广泛应用，主要原因是仅42%患者完成6个周期的腹腔内化疗，患者生活质量较差。

3.3 靶向治疗

（1）贝伐珠单抗：高复发风险的晚期卵巢癌患者可联合贝伐珠单抗（7.5mg/Kg或15mg/Kg，静滴）治疗，停止化疗后继续用贝伐珠单抗（7.5mg/Kg或15mg/Kg，静滴）维持治疗，可延长高复发风险人群的PFS和OS。

（2）PARP抑制剂：BRCA1/2突变或HRD阳性的晚期上皮性卵巢癌患者，不限组织学类型，在初治和复发的患者，以铂为基础的化疗疾病缓解后，可选择PARP抑制剂行进一步维持治疗，可显著延长初治和铂敏感复发卵巢癌的PFS，已成为最佳靶治疗选择之一。而BRCA1/2野生型及HRD阴性者，同样能从PARP抑制剂治疗获益。

PARP抑制剂：奥拉帕利（300mg，bid）、帕米帕利（60mg，bid）、氟唑帕利

（150mg，bid）以及尼拉帕利（300mg，bid）。

3.4 免疫治疗

国内目前没有免疫治疗方法被批准用于卵巢癌的治疗，临床试验仍在积极开展中。晚期卵巢癌化疗失败后，续用PD-1抗体有一定疗效。MSI-H/dMMR和TMB-H的卵巢癌患者，PD-1联合化疗或抗血管生成药物的有效率更高。

3.5 放疗

放疗在卵巢癌中应用范围有限，常作为姑息性治疗手段，以缓解症状、提高生活质量、延长生存期。

对无法手术及化疗耐药等可行放疗，全腹放疗可用于腹膜腔播散。特定部位，如不可切除的阴道断端、颈部淋巴结及纵膈淋巴结等，放疗有助于控制局部病变。调强放疗、立体定向放疗、超分割放疗等新放疗技术，有助于降低治疗毒性。放疗前可行MDT to HIM讨论决策。

4 PMP的治疗

PMP大多数来源于阑尾黏液瘤，分低侵袭性和高侵袭性。低侵袭性及其黏液囊肿在未侵及浆膜层或破裂情况下经手术完整切除，可获临床治愈。但肿瘤破裂，无论低侵袭性或高侵袭性，均易发生PMP。CRS+HIPEC可作为PMP整合治疗方案。

4.1 CRS+HIPEC

阑尾黏液瘤是否完整切除对疗效至关重要，手术治疗需保证肿瘤完整性。肿瘤穿孔或破裂，极易播散至腹膜形成种植转移。为避免手术导致的医源性播散，行腹腔镜切除阑尾，发现黏液瘤体积较大则立即转为开腹手术。术前检查已发现存在明显腹腔粘连或种植征象，可行开腹手术。

肿瘤为肠型阑尾癌或低分化阑尾黏液瘤时，需取阑尾淋巴结活检，如阳性，需行预防性右半结肠切除术。

HIPEC在PMP治疗极其重要。PMP行HIPEC的化疗药物种类有：奥沙利铂、丝裂霉素、顺铂和表柔比星等。近年雷替曲塞等药物在结肠癌腹膜转移治疗中取得一定效果，也可应用到PMP治疗。

4.1.1 预防模式

阑尾黏液瘤行根治术后，可实现组织水平的根治，但术中操作不当或术前阑尾肿瘤组织已破溃穿孔，不排除细胞水平的腹膜种植转移，可行HIPEC治疗，及时清除腹腔游离癌细胞和亚临床病灶，尚需进一步Ⅲ期研究证实。

4.1.2 治疗模式

CRS+HIPEC疗效显著。CRS的彻底性是影响预后的关键因素，CRS获得满意手术者，预后明显优于CCR-2和CCR-3。与消化道其他肿瘤腹膜转移不同的是，即使

PCI评分较高者，通过彻底CRS后也可获得良好预后。

CRS常需清除"胶冻状"黏液，但开腹冲洗也难"洗净"腹腔，处理不当易致腹腔广泛转移。术后规范联合HIPEC（1~3次，视情况可增加至5次）治疗，可多次持续性冲洗腹腔每个角落，去除黏液、破碎组织、游离癌细胞、微小癌灶等。

注f：

①2012年J Clin Oncol杂志报道目前国际上最大样本量的临床研究结果，2298例PMP经CRS+HIPEC治疗后，10年生存率达63%，15年生存率可达59%。

②2014年在荷兰阿姆斯特丹召开的第九届腹膜表面肿瘤国际大会上，PSOGI正式提出了CRS+HIPEC策略作为PMP标准治疗方案。

③国内外多个共识均推荐CRS+HIPEC为PMP标准治疗方案。

4.2 化疗

部分PMP术后可考虑辅助化疗，进一步巩固疗效。建议术后辅助化疗：

（1）手术达到CC-0/1，肿瘤病理为腹膜黏液腺癌病（Peritoneal Mucinous Carcinomatosis，PMCA）和腹膜黏液腺癌病伴印戒细胞（Peritoneal Mucinous Carcinomatosis with Signet ring cells，PMCA-S）方案可采取以5-Fu为基础的化疗，方案有mFOLFOX6、FOLFIRI或CAPEOX等。化疗方案具体如下：

①mFOLFOX6（2周/疗程）：奥沙利铂85 g/m^2 静滴2h d1；亚叶酸钙400 mg/m^2 静滴2h d1；氟尿嘧啶400 mg/m^2 静推d1，1200 mg/（m^2·d）持续静滴d×2（总量2400 mg/m^2 持续静滴46~48 h）。

②FOLFIRI（2周/疗程）：伊立替康180 mg/m^2 静滴>30~90 min d1；亚叶酸钙400 mg/m^2 静滴2h（伊立替康滴注后立即接）d1；氟尿嘧啶400 mg/m^2 静推d1，1200 mg/（m^2·d）持续静滴d×2（总量2400 mg/m^2 持续静滴46~48 h）。

③CAPEOX（3周/疗程）：奥沙利铂130 mg/m^2 静滴>2h d1；卡培他滨1000 mg/m^2 BID 口服d1~14。

（2）手术程度为CCR-2/3，无论何种病理结果，可尝试术后辅助化疗，化疗方案同前。也可联合分子靶向药物协同治疗，如贝伐珠单抗。

5 其他继发性腹膜肿瘤的治疗

HIPEC对于肝癌、胆管癌、胰腺癌等继发性腹膜肿瘤的治疗有一定疗效，目前正在开展相关的临床研究。

第四节 腹膜肿瘤其他疗法

1 生物疗法

肿瘤生物疗法涉及的领域十分广泛,主要分为:

1.1 非特异性免疫治疗

(1)一类为通过直接刺激细胞因子实现,如IL-2和α-干扰素。

(2)另一类为通过抑制免疫负调控过程发挥作用,如免疫治疗。

1.2 过继性免疫治疗

过继性免疫治疗可来源于血液、肿瘤组织、转移淋巴结或者恶性腹水等,包括淋巴因子激活的杀伤细胞(LAK)、树突状细胞调节的细胞因子诱导的杀伤细胞(Dendritic Cell activated cytokineinduced killer cell,D-CIK)及肿瘤浸润性淋巴(TIL)等,目前处于试用阶段,但费用昂贵,缺乏规范化监管,临床疗效差异甚大,需国家相关政策允许才能在临床推广应用。

2 中医药治疗

中医药在改善腹膜肿瘤患者身体状况、增强免疫力、提高生存质量、减轻肿瘤治疗相关并发症、稳定瘤体、防治肿瘤术后复发等方面发挥重要辅助作用。中医治疗遵循整体观念,以辨证论治为主,辨病为辅,重视辨证与辨病相结合,局部与整体观,扶正与祛邪全方位的治疗体系。

辨病施治

辨病施治是中医治疗的重要方法。根据腹膜肿瘤的临床表现及病因病机特点,拟定一个基本方,再随症加减。

2.1 便秘

(1)内治法:以通下为基本治法。基本方:大黄、枳壳、厚朴、芒硝、莱菔子等;临证加减:腹部胀痛、气机阻滞者加川芎、木香、乌药等;短气乏力、气血两亏者加黄芪、当归、阿胶、太子参等;五心烦热,阴虚燥热者加玄参、麦冬、生地等。中成药:麻仁软胶囊、麻仁滋脾丸;枳实导滞丸、莫家清宁丸;芦荟胶囊、通便灵。

(2)外治法:针刺内关、合谷、足三里、上巨虚、下巨虚等;耳穴贴压:大肠、直肠、交感等;穴位按摩:足三里、中脘、梁门,天枢等。

2.2 腹胀

(1)内治法:以行气健脾、消胀除满为基本治法。基本方:川楝子、莱菔子、厚朴、香附、木香、枳壳等;临证加减:腹胀伴大便秘结、腑实证者,加大黄、枳实等；食积不化、呃逆频发者，加旋覆花、代赭石、炒山楂、炒麦芽、丁香、柿蒂等。中成药：柴胡疏肝丸、沉香舒郁片、枳术丸、六味安消散等；

（2）外治法：针刺外关、合谷、阳陵泉、足三里、太冲等；隔姜灸神阙、天枢、中脘等；耳穴贴压：胃、肝、交感、皮质下等。

2.3 恶心呕吐

（1）内治法：以和胃降逆止呕为基本治法。基本方：姜半夏、生姜、陈皮、旋覆花、代赭石、竹茹；临证加减：腹胀反酸、胃气上逆者，加神曲、鸡内金、莱菔子、海螵蛸等；脘腹胀痛、气滞不舒者，加枳壳、砂仁、元胡、川楝子、香附、郁金等。中成药：越鞠保和丸、理中丸、胃肠安等。

（2）外治法：针刺攒竹、内关、合谷、膈俞、阳陵泉、太冲等；灸神阙、足三里、中脘等；穴位敷贴：神阙、上脘、中脘、足三里等；耳穴贴压：脾、胃、交感、神门等。

中医药在肿瘤防治中发挥重要辅助作用，但在腹膜肿瘤治疗中的临床应用潜力尚需深入研究。

3 营养支持

腹膜恶性肿瘤患者表现营养不良，营养治疗应根据患者病情，胃肠道功能状况选择适当的途径和方法。患者能经口摄入2/3的营养需要量时，可经口补充营养，否则需肠内管饲营养（Tube Feeding）。不能经胃肠道摄入、消化及吸收，则应给予全胃肠道外营养（Total Parenteral Nutrition，TPN）。

HIPEC治疗过程中患者处于应激状态，代谢处于负氮平衡，营养支持要求高。应予高蛋白、高热量、低糖饮食进行相应营养支持，如TPN、胃肠外营养及肠内营养等，同时补充谷氨酰胺、精氨酸制剂。

关于HIPEC治疗患者的营养支持尚无统一标准，需不断探索。

4 多学科整合诊治

腹膜肿瘤可起源于腹腔内不同器官，临床表现缺乏特异性，单一科室无法准确诊断，需要通过MDT to HIM为患者制定个体化整合诊疗方案。患者病情复杂，就诊时多已处于晚期，无法通过手术达到根治目的。应根据患者的机体状况，肿瘤的病理类型、侵犯范围和发展趋向，有计划地、合理地整合应用各科治疗手段。不同来源的腹膜肿瘤患者，治疗方案差异较大，采用MDT to HIM模式能更加深入了解患者病情，为肿瘤患者制定更全面的整合诊治方案，改善患者的预后。

第五节　CRS联合HIPEC的并发症

CRS并发症主要与患者自身情况、PCI指数、手术团队的技术水平及术后药物使用情况等有关。术中并发症主要包括脏器损伤及血管损伤。脏器损伤中最易波及消化道和泌尿系统。消化道系统最常损伤直肠前壁，为盆腔最低点，术中操作空间狭小，最易造成撕脱损伤。十二指肠、空肠、回肠和结肠损伤多为操作失误带来的机械性损伤。泌尿系统以膀胱和输尿管损伤多见。最直观的发现即为术中出现难控制性稀水样出血。血管损伤也较常发生。肿瘤侵犯血管外膜，或自身血管变异产生新分支，均易导致血管损伤。血液系统中，少数患者可出现白细胞降低等骨髓抑制。

CRS+HIPEC联合治疗对腹腔脏器影响程度较小，部分患者出现纳差、腹胀、腹痛等并发症，一般在结束治疗，拔除腹部灌注管后，都能快速恢复，个别患者胃肠道功能仍未明显好转，主要与自身疾病和手术操作因素相关。

HIPEC不增加吻合口瘘发生风险，发生多与患者自身营养状态、手术操作水平、吻合口张力和血运等相关。

第六节　CRS联合HIPEC的疗效评价

HIPEC在理论研究和技术层面上不断突破，已成为治疗腹膜肿瘤的有效辅助手段，很早就得到了国内外学者的广泛关注。HIPEC在治疗原发性腹膜肿瘤及胃癌、结直肠癌、卵巢癌、阑尾黏液瘤等继发性腹膜肿瘤其并发的恶性腹水方面具有独特疗效，可显著提高生活质量和长期存活率。

2014年第九届腹膜表面肿瘤国际大会上，PSOGI正式提出了CRS+HIPEC策略作为PMP、结直肠癌腹膜转移、MPM的标准治疗方案；作为卵巢癌、胃癌腹膜转移癌的推荐治疗手段。《2019年卵巢癌NCCN指南》将HIPEC纳入行IDS后治疗的指南中。《2021年胃癌NCCN指南》新增HIPEC内容：HIPEC或腹腔镜辅助下HIPEC可能是经严格选择的Ⅳ期患者的治疗选择。目前我国多个单位在开展CRS联合HIPEC治疗腹膜肿瘤的多中心随机对照研究，前期结果令人鼓舞。

第五章

临床随访及预后

第一节 腹膜肿瘤随访

经过全面详细的治疗后,均应定期复查,密切检查患者病情,出现病情进展,及时治疗,更改治疗方案。腹膜肿瘤在完成治疗后,应按时定期行规范检查。

第1年内,每间隔1月,复查1次。第2年内,病情无进展,可适当延长至2~3个月复查1次。第3~5年,每6个月复查1次。5年后,视病情具体情况,延长至每12个月复查1次。

定期复查期间,出现病情进展,应恢复每月复查1次。每次随访,均应详细记录病情情况,治疗效果佳,可维持原方案;病情进展,及时更改方案,并评估后续治疗方案的有效性。

患者每次返院均应进行体检。继发性腹膜肿瘤可发生淋巴结转移,体检可发现部分远处肿大淋巴结。

1 血清学检测

CA125已成为原发性腹膜肿瘤的常规有效检测,在腹部结核也有升高,存有一定鉴别难度。但在结核患者中,CA125的表达量一般低于50 ng/L,而在原发性腹膜肿瘤的表达量明显升高,且表达量高低与腹腔肿瘤的播散程度成正比。血清学在继发性腹膜肿瘤检测指标则较多,CA19-9、CEA、AFP、CA724、HCG、CA125皆为可密切监测指标。

2 影像学检查

B超、CT、MRI及PET/CT都是腹膜肿瘤常规检查项目。

B超可检出腹水,并行腹水定位穿刺引流术,也可检测出腹膜处低回声结节,但易受周围器官及组织的影响。

CT能清晰显示肿瘤与周围组织的整体位置关系，以及重要血管的毗邻关系。

MRI对腹腔内恶性结节与其周围软组织有更好辨识度。

PET/CT可通过病变组织代谢增强发现微小病灶，能发现其他影像学无法发现的微小病变，在发现全身远处病变转移方面能发挥重要作用。

第二节　腹膜肿瘤预后

腹膜肿瘤整体预后较差，重在预防。对胃癌、结直肠癌、卵巢癌、阑尾黏液瘤等接受根治术后进行早期干预，预防腹膜转移、提高治愈率为重点突破方向。早发现、早诊断并行规范化治疗是获得满意临床疗效的关键。腹膜肿瘤能否行满意手术治疗和规范HIPEC是影响CRS+HIPEC效果的重要因素。随着对其发病机制和相关治疗的进一步开展，目前已显著改善了腹膜肿瘤的预后。

参考文献

[1] CHEN W, ZHENG R, BAADE P D, et al. Cancer statistics in China, 2015 [J]. CA: a cancer journal for clinicians, 2016, 66 (2): 115-32.

[2] SUNG H, FERLAY J, SIEGEL R L, et al. Global Cancer Statistics 2020: GLOBOCAN Estimates of Incidence and Mortality Worldwide for 36 Cancers in 185 Countries [J]. CA: a cancer journal for clinicians, 2021, 71 (3): 209-49.

[3] 樊代明. 整合肿瘤学·临床卷[M]. 北京: 科学出版社, 2021.

[4] 崔书中. 体腔热灌注治疗[M]. 北京: 人民卫生出版社, 2021.

[5] LEI Z, WANG J, LI Z, et al. Hyperthermic intraperitoneal chemotherapy for gastric cancer with peritoneal metastasis: A multicenter propensity score-matched cohort study [J]. Chin J Cancer Res, 2020, 32 (6): 794-803.

[6] 关天培, 雷子颖, 崔书中. 结肠直肠癌腹膜转移防治临床研究 [J]. 外科理论与实践, 2021, 26 (01): 7-10.

[7] LHEUREUX S, GOURLEY C, VERGOTE I, et al. Epithelial ovarian cancer [J]. Lancet (London, England), 2019, 393 (10177): 1240-53.

[8] CHUA T C, MORAN B J, SUGARBAKER P H, et al. Early- and long-term outcome data of patients with pseudomyxoma peritonei from appendiceal origin treated by a strategy of cytoreductive surgery and hyperthermic intraperitoneal chemotherapy [J]. Journal of clinical oncology: official journal of the American Society of Clinical Oncology, 2012, 30 (20): 2449-56.

[9] MCKENNEY J K, GILKS C B, KALLOGER S, et al. Classification of Extraovarian Implants in Patients With Ovarian Serous Borderline Tumors (Tumors of Low Malignant Potential) Based on Clinical Outcome [J]. Am J Surg Pathol, 2016, 40 (9): 1155-64.

[10] SPIRTAS R, HEINEMAN E F, BERNSTEIN L, et al. Malignant mesothelioma: attributable risk of asbestos exposure [J]. Occupational and environmental medicine, 1994, 51 (12): 804-11.

[11] STRAUSS D C, HAYES A J, THOMAS J M. Retroperitoneal tumours: review of management [J]. Annals of the Royal College of Surgeons of England, 2011, 93 (4): 275-80.

[12] PASCUAL-ANTóN L, CARDEñES B, SAINZ DE LA CUESTA R, et al. Mesothelial-to-Mesenchymal Transition and Exosomes in Peritoneal Metastasis of Ovarian Cancer [J]. International journal of molecular sciences, 2021, 22 (21).

[13] MIKUŁA-PIETRASIK J, URUSKI P, TYKARSKI A, et al. The peritoneal "soil" for a cancerous "seed": a comprehensive review of the pathogenesis of intraperitoneal cancer metastases [J]. Cellular and molecular life sciences: CMLS, 2018, 75 (3): 509-25.

[14] SPRATT J S, ADCOCK R A, MUSKOVIN M, et al. Clinical delivery system for intraperitoneal hyperthermic chemotherapy [J]. Cancer Res, 1980, 40 (2): 256-60.

[15] 樊代明. 整合肿瘤学·基础卷[M]. 西安: 世界图书出版西安有限公司, 2021.

[16] 中国腹腔热灌注化疗技术临床应用专家共识（2019版）[J]. 中华医学杂志, 2020, 02: 89-90.

[17] 陈万青, 李霓, 兰平, 等. 中国结直肠癌筛查与早诊早治指南（2020, 北京）[J]. 中国肿瘤, 2021, 30 (01): 1-28.

[18] 李晶, 吴妙芳, 林仲秋.《FIGO 2018妇癌报告》——卵巢癌、输卵管癌、腹膜癌诊治指南解读 [J]. 中国实用妇科与产科杂志, 2019, 35 (03): 304-14.

[19] MCCLUGGAGE W G, JUDGE M J, CLARKE B A, et al. Data set for reporting of ovary, fallopian tube and primary peritoneal carcinoma: recommendations from the International Collaboration on Cancer Reporting (ICCR) [J]. Modern pathology: an official journal of the United States and Canadian Academy of Pathology, Inc, 2015, 28 (8): 1101-22.

[20] ROUSHDY-HAMMADY I, SIEGEL J, EMRI S, et al. Genetic-susceptibility factor and malignant mesothelioma in the Cappadocian region of Turkey [J]. Lancet (London, England), 2001, 357 (9254): 444-5.

[21] GLEHEN O, PASSOT G, VILLENEUVE L, et al. GASTRICHIP: D2 resection and hyperthermic intraperitoneal chemotherapy in locally advanced gastric carcinoma: a randomized and multicenter phase III study [J]. BMC cancer, 2014, 14: 183.

[22] 裴炜, 熊斌, 崔书中, 等. 结直肠癌腹膜转移预防和治疗腹腔用药中国专家共识（V 2019）[J]. 中华结直肠疾病电子杂志, 2019, 8（04）: 329-35.

[23] 李雁, 许洪斌, 彭正, 等. 肿瘤细胞减灭术加腹腔热灌注化疗治疗腹膜假黏液瘤专家共识 [J]. 中华医学杂志, 2019, 20: 1527-35.

[24] KIM S J, KIM H H, KIM Y H, et al. Peritoneal metastasis: detection with 16- or 64-detector row CT in patients undergoing surgery for gastric cancer [J]. Radiology, 2009, 253 (2): 407-15.

[25] BOZKURT M, DOGANAY S, KANTARCI M, et al. Comparison of peritoneal tumor imaging using conventional MR imaging and diffusion-weighted MR imaging with different b values [J]. Eur J Radiol, 2011, 80 (2): 224-8.

[26] LOW R N, SEBRECHTS C P, BARONE R M, et al. Diffusion-weighted MRI of peritoneal tumors: comparison with conventional MRI and surgical and histopathologic findings--a feasibility study [J]. AJR Am J Roentgenol, 2009, 193 (2): 461-70.

[27] DROMAIN C, LEBOULLEUX S, AUPERIN A, et al. Staging of peritoneal carcinomatosis: enhanced CT vs. PET/CT [J]. Abdominal imaging, 2008, 33 (1): 87-93.

[28] HU J, ZHANG K, YAN Y, et al. Diagnostic accuracy of preoperative (18) F-FDG PET or PET/CT in detecting pelvic and para-aortic lymph node metastasis in patients with endometrial cancer: a systematic review and meta-analysis [J]. Archives of gynecology and obstetrics, 2019, 300 (3): 519-29.

[29] SCHMELER K M, SUN C C, MALPICA A, et al. Low-grade serous primary peritoneal carcinoma [J]. Gynecologic oncology, 2011, 121 (3): 482-6.

[30] ZUO T, WONG S, BUZA N, et al. KRAS mutation of extraovarian implants of serous borderline tumor: prognostic indicator for adverse clinical outcome [J]. Modern pathology: an official journal of the United States and Canadian Academy of Pathology, Inc, 2018, 31 (2): 350-7.

[31] DILANI LOKUHETTY V A W M. WHO Calssification of tumor (5th Edition) Female Genital Tumors [M]. International Agency for Research, 2020.

[32] 刘彤华. 刘彤华诊断病理学[M]. 北京: 人民卫生出版社, 2018.

[33] 曲延峻, 赵小阳, 董丽娜. 超声诊断卵巢癌腹膜及大网膜转移 [J]. 中国医学影像技术, 2010, 26 (07): 1334-6.

[34] BURBIDGE S, MAHADY K, NAIK K. The role of CT and staging laparoscopy in the staging of gastric cancer [J]. Clinical radiology, 2013, 68 (3): 251-5.

[35] VAN 'T SANT I, ENGBERSEN M P, BHAIROSING P A, et al. Diagnostic performance of imaging for the detection of peritoneal metastases: a meta-analysis [J]. European radiology, 2020, 30 (6): 3101-12.

[36] KIM S J, LEE S W. Diagnostic accuracy of F-18 FDG PET/CT for detection of peritoneal carcinomatosis; a Systematic Review and meta-analysis [J]. British Journal of Radiology, 2017, 91 (1081): 20170519.

[37] VALASEK M A, PAI R K. An Update on the Diagnosis, Grading, and Staging of Appendiceal Mucinous Neoplasms [J]. Advances in anatomic pathology, 2018, 25 (1): 38-60.

[38] CASCALES-CAMPOS P A, GIL J, GIL E, et al. Treatment of microscopic disease with hyperthermic intraoperative intraperitoneal chemotherapy after complete cytoreduction improves disease-free survival

in patients with stage IIIC/IV ovarian cancer [J]. Ann Surg Oncol, 2014, 21 (7): 2383-9.

[39] SUGARBAKER, PAUL H, et al. 腹膜表面肿瘤细胞减灭术与围手术期化疗[M]. 科学出版社, 2018.

[40] FELDMAN A L, LIBUTTI S K, PINGPANK J F, et al. Analysis of factors associated with outcome in patients with malignant peritoneal mesothelioma undergoing surgical debulking and intraperitoneal chemotherapy [J]. Journal of clinical oncology: official journal of the American Society of Clinical Oncology, 2003, 21 (24): 4560-7.

[41] CEELEN W P, FLESSNER M F. Intraperitoneal therapy for peritoneal tumors: biophysics and clinical evidence [J]. Nat Rev Clin Oncol, 2010, 7 (2): 108-15.

[42] YAN T D, DERACO M, BARATTI D, et al. Cytoreductive surgery and hyperthermic intraperitoneal chemotherapy for malignant peritoneal mesothelioma: multi-institutional experience [J]. Journal of clinical oncology: official journal of the American Society of Clinical Oncology, 2009, 27 (36): 6237-42.

[43] HELM J H, MIURA J T, GLENN J A, et al. Cytoreductive surgery and hyperthermic intraperitoneal chemotherapy for malignant peritoneal mesothelioma: a systematic review and meta-analysis [J]. Ann Surg Oncol, 2015, 22 (5): 1686-93.

[44] LAMBERT L A. Looking up: Recent advances in understanding and treating peritoneal carcinomatosis [J]. CA: a cancer journal for clinicians, 2015, 65 (4): 284-98.

[45] VOGELZANG N J, RUSTHOVEN J J, SYMANOWSKI J, et al. Phase III study of pemetrexed in combination with cisplatin versus cisplatin alone in patients with malignant pleural mesothelioma [J]. Journal of clinical oncology: official journal of the American Society of Clinical Oncology, 2003, 21 (14): 2636-44.

[46] BAAS P, SCHERPEREEL A, NOWAK A K, et al. First-line nivolumab plus ipilimumab in unresectable malignant pleural mesothelioma (CheckMate 743): a multicentre, randomised, open-label, phase 3 trial [J]. Lancet (London, England), 2021, 397 (10272): 375-86.

[47] SUGARBAKER P H. Prevention and Treatment of Peritoneal Metastases from Gastric Cancer [J]. Journal of clinical medicine, 2021, 10 (9).

[48] 季加孚, 沈琳, 徐惠绵, 等. 胃癌腹膜转移防治中国专家共识 [J]. 中华普通外科学文献（电子版）, 2017, 11 (05): 289-97.

[49] BA M, CUI S, LONG H, et al. Safety and Effectiveness of High-Precision Hyperthermic Intraperitoneal Perfusion Chemotherapy in Peritoneal Carcinomatosis: A Real-World Study [J]. Frontiers in oncology, 2021, 11: 674915.

[50] YANG X J, HUANG C Q, SUO T, et al. Cytoreductive surgery and hyperthermic intraperitoneal chemotherapy improves survival of patients with peritoneal carcinomatosis from gastric cancer: final results of a phase III randomized clinical trial [J]. Ann Surg Oncol, 2011, 18 (6): 1575-81.

[51] BONNOT P E, PIESSEN G, KEPENEKIAN V, et al. Cytoreductive Surgery With or Without Hyperthermic Intraperitoneal Chemotherapy for Gastric Cancer With Peritoneal Metastases (CYTO-CHIP study): A Propensity Score Analysis [J]. Journal of Clinical Oncology, 2019, 37 (23): JCO.18.016882028-2040.

[52] NEWHOOK T E, AGNES A, BLUM M, et al. Laparoscopic Hyperthermic Intraperitoneal Chemotherapy is Safe for Patients with Peritoneal Metastases from Gastric Cancer and May Lead to Gastrectomy [J]. Ann Surg Oncol, 2019, 26 (5): 1394-400.

[53] ISHIGAMI H, FUJIWARA Y, FUKUSHIMA R, et al. Phase III Trial Comparing Intraperitoneal and Intravenous Paclitaxel Plus S-1 Versus Cisplatin Plus S-1 in Patients With Gastric Cancer With Peritoneal Metastasis: PHOENIX-GC Trial [J]. Journal of clinical oncology: official journal of the American Society of Clinical Oncology, 2018, 36 (19): 1922-9.

[54] BANG Y J, VAN CUTSEM E, FEYEREISLOVA A, et al. Trastuzumab in combination with chemotherapy versus chemotherapy alone for treatment of HER2-positive advanced gastric or gastro-oesophageal junction cancer (ToGA): a phase 3, open-label, randomised controlled trial [J]. Lancet (London, England), 2010, 376 (9742): 687-97.

[55] BOKU N, RYU M H, KATO K, et al. Safety and efficacy of nivolumab in combination with S-1/capecitabine plus oxaliplatin in patients with previously untreated, unresectable, advanced, or recurrent gastric/gastroesophageal junction cancer: interim results of a randomized, phase II trial (ATTRACTION-4) [J]. Ann Oncol, 2019, 30 (2): 250-8.

[56] KANG Y K, BOKU N, SATOH T, et al. Nivolumab in patients with advanced gastric or gastro-oesophageal junction cancer refractory to, or intolerant of, at least two previous chemotherapy regimens (ONO-4538-12, ATTRACTION-2): a randomised, double-blind, placebo-controlled, phase 3 trial [J]. Lancet (London, England), 2017, 390 (10111): 2461-71.

[57] WANG F, WEI X L, WANG F H, et al. Safety, efficacy and tumor mutational burden as a biomarker of overall survival benefit in chemo-refractory gastric cancer treated with toripalimab, a PD-1 antibody in phase Ib/II clinical trial NCT02915432 [J]. Ann Oncol, 2019, 30 (9): 1479-86.

[58] ELIAS D, LEFEVRE J H, CHEVALIER J, et al. Complete cytoreductive surgery plus intraperitoneal chemohyperthermia with oxaliplatin for peritoneal carcinomatosis of colorectal origin [J]. Journal of clinical oncology: official journal of the American Society of Clinical Oncology, 2009, 27 (5): 681-5.

[59] ELIAS D, GILLY F, BOUTITIE F, et al. Peritoneal colorectal carcinomatosis treated with surgery and perioperative intraperitoneal chemotherapy: retrospective analysis of 523 patients from a multicentric French study [J]. Journal of clinical oncology: official journal of the American Society of Clinical Oncology, 2010, 28 (1): 63-8.

[60] VAN STEIN R M, AALBERS A G J, SONKE G S, et al. Hyperthermic Intraperitoneal Chemotherapy for Ovarian and Colorectal Cancer: A Review [J]. JAMA Oncol, 2021, 7 (8): 1231-8.

[61] HONORé C, GELLI M, FRANCOUAL J, et al. Ninety percent of the adverse outcomes occur in 10% of patients: can we identify the populations at high risk of developing peritoneal metastases after curative surgery for colorectal cancer? [J]. International journal of hyperthermia: the official journal of European Society for Hyperthermic Oncology, North American Hyperthermia Group, 2017, 33 (5): 505-10.

[62] HALLAM S, TYLER R, PRICE M, et al. Meta-analysis of prognostic factors for patients with colorectal peritoneal metastasis undergoing cytoreductive surgery and heated intraperitoneal chemotherapy [J]. BJS open, 2019, 3 (5): 585-94.

[63] 中国结直肠癌诊疗规范（2017年版）[J]. 中国实用外科杂志, 2018, 38 (10): 1089-103.

[64] VERWAAL V J, VAN RUTH S, DE BREE E, et al. Randomized trial of cytoreduction and hyperthermic intraperitoneal chemotherapy versus systemic chemotherapy and palliative surgery in patients with peritoneal carcinomatosis of colorectal cancer [J]. Journal of clinical oncology: official journal of the American Society of Clinical Oncology, 2003, 21 (20): 3737-43.

[65] BOTREL T E A, CLARK L G O, PALADINI L, et al. Efficacy and safety of bevacizumab plus chemotherapy compared to chemotherapy alone in previously untreated advanced or metastatic colorectal cancer: a systematic review and meta-analysis [J]. BMC cancer, 2016, 16 (1): 677.

[66] WRIGHT A A, BOHLKE K, ARMSTRONG D K, et al. Neoadjuvant Chemotherapy for Newly Diagnosed, Advanced Ovarian Cancer: Society of Gynecologic Oncology and American Society of Clinical Oncology Clinical Practice Guideline [J]. Journal of clinical oncology: official journal of the American Society of Clinical Oncology, 2016, 34 (28): 3460-73.

[67] SAFRA T, GRISARU D, INBAR M, et al. Cytoreduction surgery with hyperthermic intraperitoneal chemotherapy in recurrent ovarian cancer improves progression-free survival, especially in BRCA-

positive patients- a case-control study [J]. J Surg Oncol, 2014, 110 (6): 661-5.

[68] SIOULAS V D, SCHIAVONE M B, KADOURI D, et al. Optimal primary management of bulky stage IIIC ovarian, fallopian tube and peritoneal carcinoma: Are the only options complete gross resection at primary debulking surgery or neoadjuvant chemotherapy? [J]. Gynecologic oncology, 2017, 145 (1): 15-20.

[69] SPILIOTIS J, HALKIA E, LIANOS E, et al. Cytoreductive surgery and HIPEC in recurrent epithelial ovarian cancer: a prospective randomized phase III study [J]. Ann Surg Oncol, 2015, 22 (5): 1570-5.

[70] VAN DRIEL W J, KOOLE S N, SIKORSKA K, et al. Hyperthermic Intraperitoneal Chemotherapy in Ovarian Cancer [J]. N Engl J Med, 2018, 378 (3): 230-40.

[71] LEI Z, WANG Y, WANG J, et al. Evaluation of Cytoreductive Surgery With or Without Hyperthermic Intraperitoneal Chemotherapy for Stage III Epithelial Ovarian Cancer [J]. JAMA network open, 2020, 3 (8): e2013940.

[72] FALANDRY C, ROUSSEAU F, MOURET-REYNIER M A, et al. Efficacy and Safety of First-line Single-Agent Carboplatin vs Carboplatin Plus Paclitaxel for Vulnerable Older Adult Women With Ovarian Cancer: A GINECO/GCIG Randomized Clinical Trial [J]. JAMA Oncol, 2021, 7 (6): 853-61.

[73] PIGNATA S, SCAMBIA G, FERRANDINA G, et al. Carboplatin plus paclitaxel versus carboplatin plus pegylated liposomal doxorubicin as first-line treatment for patients with ovarian cancer: the MITO-2 randomized phase III trial [J]. Journal of clinical oncology: official journal of the American Society of Clinical Oncology, 2011, 29 (27): 3628-35.

[74] BURGER R A, BRADY M F, BOOKMAN M A, et al. Incorporation of bevacizumab in the primary treatment of ovarian cancer [J]. N Engl J Med, 2011, 365 (26): 2473-83.

[75] BURGER R A, BRADY M F, RHEE J, et al. Independent radiologic review of the Gynecologic Oncology Group Study 0218, a phase III trial of bevacizumab in the primary treatment of advanced epithelial ovarian, primary peritoneal, or fallopian tube cancer [J]. Gynecologic oncology, 2013, 131 (1): 21-6.

[76] CHANG J S, KIM S W, KIM Y J, et al. Involved-field radiation therapy for recurrent ovarian cancer: Results of a multi-institutional prospective phase II trial [J]. Gynecologic oncology, 2018, 151 (1): 39-45.

[77] MORAN B, BARATTI D, YAN T D, et al. Consensus statement on the loco-regional treatment of appendiceal mucinous neoplasms with peritoneal dissemination (pseudomyxoma peritonei) [J]. J Surg Oncol, 2008, 98 (4): 277-82.

[78] KUSAMURA S, BARRETTA F, YONEMURA Y, et al. The Role of Hyperthermic Intraperitoneal Chemotherapy in Pseudomyxoma Peritonei After Cytoreductive Surgery [J]. JAMA Surg, 2021, 156 (3): e206363.

肾癌

名誉主编

樊代明

主　编

李长岭

副主编

陈立军　张爱莉　齐　隽　李　响　韩苏军

编　委（姓氏笔画排序）

王　栋　王东彬　孔广起　师长进　朱　煜

刘孝东　何卫阳　张　进　张　炜　张　超

张志凌　张崔建　陈惠庆　易发现　赵志红

种　铁　施国海　袁建林　顾正勤　郭剑明

盛锡楠　章小平　韩苏军　曾　浩

秘　书

王　栋

第一章 流行病学

肾细胞癌（renal cell carcinoma，RCC）简称肾癌，是源于肾小管上皮的恶性肿瘤，占肾脏恶性肿瘤的80%~90%。在世界范围内，RCC的发病率占成人恶性肿瘤的2%~3%，分布有明显地域差异，北美、西欧等国发病率最高。发病可见于各年龄段，高发在50~70岁，男女比例约为2∶1。据GLOBOCAN 2020统计，全球RCC发病率居恶性肿瘤第14位，死亡率居第15位。年龄标化发病率男性6.1/10万，女性3.2/10万。年龄标化死亡率男性4.6/10万，女性1.8/10万。

据2019中国肿瘤登记数据显示，2016年肿瘤登记地区肾及泌尿系统不明癌居全部癌症发病第17位，最常见为RCC，占77.38%。肿瘤登记地区RCC发病率为4.02/10万，男性（5.15/10万）高于女性（2.86/10万），城市（5.17/10万）高于农村（2.86/10万）。肾及泌尿系统不明癌居全部癌症死亡第18位。登记地区RCC死亡率为1.37/10万，男性（1.79/10万）高于女性（0.94/10万），城市（1.77/10万）高于农村（0.96/10万）。

第二章 预防及筛查

第一节 预防

RCC病因不明确，可能与吸烟、肥胖、高血压、长期血透等有关，少数与遗传因素有关（表30-2-1）。

表30-2-1 肾细胞癌预防推荐意

推荐意见	推荐等级
保持良好生活习惯，吸烟者建议戒烟[a]	强
肥胖者建议控制体重[b]	强
预防与控制高血压[c]	弱

a. 吸烟是RCC中度危险因素。有吸烟史者RCC相对危险度为1.3；正在吸烟者为1.6。吸烟是目前唯一公认的RCC环境危险因素。
b. 研究显示：RCC风险随体重指数增加而增长，具体机制不明，可能与肥胖增加雄性和雌性激素释放，或与脂肪细胞释放某些细胞因子相关。
c. 研究显示，高血压及其相关药物使用是RCC发病的可能因素。可使发病风险增加1.4~2倍。

第二节 筛查

不同分期RCC预后差异较大。欧洲泌尿外科学会（European Association of Urology，EAU）指南显示，Ⅰ期至Ⅳ期5年肿瘤特异生存（cancer specific survival，CSS）分别为91%、74%、67%、32%，因此早诊早治可明显提高生存率。结合美国泌尿外科协会（American Urological Association，AUA）和EAU指南及相关文献，本指南对RCC早期筛查提出如下推荐意见。

1 对象

推荐对以下RCC高危人群进行筛查（表30-2-2）。

表30-2-2　肾细胞癌高危人群筛查对象推荐意见

推荐意见	推荐等级
有家族史或合并遗传性综合征[a]	强
终末期肾病[b]	强
与终末期肾病长期透析相关的获得性囊性肾病[c]	强
肾移植患者[d]	强
存在其他RCC危险因素的人群[e]	弱

a.VHL综合征（VHL基因突变）、结节性硬化症（TSC1/2突变）、遗传性乳头状RCC（MET基因突变）等遗传性肿瘤患者。对存在RCC家族史或家族中存在多发肿瘤病史的人群，也推荐积极筛查RCC。
b.终末期肾病（end stage renal disease，ESRD），RCC风险为普通人的5~35倍。
c.与ESRD长期透析相关的获得性囊性肾病（acquired cystic kidney disease，ARCD），RCC风险与透析时间成正比。且发病更年轻，肿瘤常为双侧和多发，组织病理学呈现乳头状结构。
d.肾移植，RCC风险比普通人群高10~100倍，可发生在原肾，也可在移植肾。
e.对有RCC危险因素（吸烟，肥胖，高血压等）人群，尤其男性应积极筛查。

2　方案

RCC筛查与诊断主要靠影像学检查，确诊需病理学检查表30-2-3。

表30-2-3　肾细胞癌筛查方案推荐意见

推荐意见	推荐等级
肾脏超声[a]	强
尿常规[b]	弱

a.超声检查经济、简便、无辐射、普及率高，是目前最常用的初检手段，适宜人群筛查。灰阶超声能示肿瘤大小、位置、与周围组织的关系。彩色多普勒超声能示肿瘤血供状态，亦能对静脉瘤栓作初步评价。超声检查对囊实性肾肿瘤鉴别有较高敏感性。对高危人群建议每一年一次行肾脏超声检查，可疑者建议CT或MRI。
b.尿常规：约35%RCC出现血尿（肉眼或镜下血尿），简便易行，应常规检查。

第三章 诊断

第一节 临床表现

见表30-3-1。

表30-3-1 肾细胞癌临床表现推荐意见

推荐意见		推荐等级
临床症状[a]	原发灶症状[b]	强
	转移灶症状[c]	强
	副瘤综合征[d]	强
体格检查[e]		强

a.多数患者早期无自觉症状,多在健康查体或其他疾病诊疗中发现。随早期筛查逐步普及,无症状早期RCC收治率显著提高,疗效也显著提升。

b.原发灶症状:①血尿:通常为间歇性、无痛性全程肉眼血尿或镜下血尿。常于肿瘤穿破肾盏、肾盂后出现。②疼痛:缺乏特异性,常为腰部钝痛或隐痛。常因肿瘤生长牵扯肾包膜或侵犯腰肌及邻近器官所致。血尿严重时会形成血块,后者通过输尿管可引起肾绞痛或肾区疼痛,进一步可致排尿痛、排尿困难,甚至尿潴留。③腹部包块:肾脏较为隐蔽,肿瘤生长较大或位于肾下极时才发现腹部包块。若较为肥胖则更难发现。④RCC"三联征":肉眼血尿、腰痛和腹部包块同时出现,多数已属中晚期。

c.转移灶症状:部分患者以转移灶表现为首诊或伴发症状,如骨痛、骨折、咳嗽、咯血等。体检可见颈淋巴结肿大、继发性精索静脉曲张及双下肢水肿等,后者提示肿瘤侵犯肾静脉和下腔静脉可能。晚期也可表现消瘦、乏力、纳差等恶病质症状。

d.副瘤综合征:临床表现不由原发肿瘤或转移灶所在部位直接引起,而是由肿瘤分泌物质间接引起异常免疫反应或不明原因引起的机体内分泌、神经、消化、造血、骨关节、肾脏及皮肤等系统发生病变,并出现相应临床表现,如高血压、血沉增快、红细胞增多症、肝功异常、高钙血症、高血糖、神经肌肉病变、淀粉样变性、溢乳症、凝血机制异常等,被称为副瘤综合征。

e.体格检查:肾脏解剖部位较深,RCC又起病隐匿,故体检对RCC的诊断价值有限。腹部肾区触及表面光滑的肿块,并随呼吸活动,若肿块固定则提示可能侵犯相邻组织。体检还可发现颈淋巴结肿大、继发性精索静脉曲张及双下肢水肿等,后者提示肿瘤侵犯肾静脉和下腔静脉可能。

第二节 实验室及细胞学检查

见表30-3-2。

表30-3-2 肾细胞癌实验室及细胞学检查推荐意见

推荐意见		推荐等级
实验室检查[a]	肾功能、肝功能、全血细胞计数、血红蛋白、血钙、血沉、碱性磷酸酶和乳酸脱氢酶、尿常规	强
细胞学检查[b]	尿脱落细胞学检查	弱

a.实验室检查：目前尚无公认用于RCC辅助诊断的血清肿瘤标志物，实验室检查可了解和评估肾功及全身系统功能，以助制定相应治疗措施。常见异常包括血尿、红细胞增多、血沉增快、高血糖、高血钙、Hb低、肝功及肾功异常等。
b.对靠近或怀疑侵犯肾集合系统的中央型肿物，应考虑尿细胞学检查，必要时考虑输尿管镜检，以排除尿路上皮癌。

第三节 影像学检查

对RCC筛查、发现、定位、定性、分期及治疗后随访全程均有重要作用（30-3-3）。

表30-3-3 肾细胞癌影像学检查

推荐意见	推荐等级
CT平扫和多期增强扫描[a]	强
MRI[b]	强
超声[c]	弱
超声造影[d]	弱
核素肾动态显像[e]	弱
核素骨扫描[f]	弱
PET/PET-CT[g]	弱

a.CT：是RCC术前诊断、分期及术后随访最常用的检查方法，包括CT平扫和多期增强扫描。①CT扫描可对大多数肾肿瘤进行定性诊断，具有较高的诊断敏感性和特异性。对透明细胞性RCC（clear cell renal cell carcinoma，ccRCC）多具有较典型的造影剂"快进快出"表现：平扫多呈不均匀等/低密度的类圆形肿块，增强后皮髓质期呈中-高度强化，实质期肿瘤密度低于肾实质。肿瘤内坏死、出血较常见。但需注意，CT对部分少见类型RCC与良性肿瘤如嗜酸细胞腺瘤和乏脂型血管平滑肌脂肪瘤鉴别有一定困难。②除定性诊断外，CT还能为术前提供更多信息：肿瘤侵犯范围，包括静脉系统、邻近器官是否受侵（T分期），区域淋巴结是否转移（N分期），扫描范围内有无其他器官转移（M分期），有无变异血管（CTA）及双肾形态及功能的粗略评估等。③CT还是治疗后随访的重要手段。
b.MRI：是RCC诊断及随访较常用的检查方法，尤其适用于碘造影剂过敏、肾功损害、妊娠或其他不宜行CT检查者。与CT相比，MRI诊断肾脏小的占位病变和静脉瘤栓的敏感性和特异性更高。MRI对肾脏囊性病变内结构的显示及出血性肾囊肿的鉴别诊断也更具优势。
c.超声对肾肿瘤筛查、诊断、术中治疗及随访等均起重要作用。①超声诊断肾肿瘤的敏感性及特异性低于CT，但对肾囊性病变的准确性较高。特别是彩色多普勒超声对显示肿瘤内部和周边血流情况、判断瘤内有无坏死液化等具有重要意义。②超声无辐射且灵活便捷，常规用于引导穿刺活检，还常用于术中探查确定手术范围，包括肿瘤位置，对肾静脉、下腔静脉及右心房内瘤栓的范围可做出清晰判断。③超声还可观察淋巴结肿大及脏器转移等情况。但超声检查范围较局限，且易受分辨率、患者条件及操作经验等影响，对肿瘤分期准确性不如CT。
d.超声造影（contrast enhanced ultrasonography，CEUS）对肾肿瘤良、恶性鉴别敏感性（>88%）较

高和特异性（50%~80%）相对高。肾恶性肿瘤多表现高增强、不均匀增强，消退迅速；良性肿瘤则以低增强、均匀增强，消退缓慢为主。

e.核素肾动态显像：可动态了解肾脏血流灌注、肾小球滤过及泌尿系统的结构和功能，主要用于评价双肾功能，有助于指导手术方案决策。

f.核素骨扫描：有骨疼痛或碱性磷酸酶升高者推荐骨扫描以明确有否骨转移。

g.PET或PET-CT：对RCC原发灶诊断敏感性较低，主要用于远处转移灶评估，具有较高敏感性和特异性。

第四节 肾囊性肿物的 Bosniak 分类

见表30-3-4。

表30-3-4 肾囊性肿物 Bosniak 分类的影像学特征及处理方式

Bosniak分类	影像学特征	恶性肿瘤风险	处理方式
Ⅰ	密度均匀，囊壁光滑，无分隔，无钙化，无强化	<2%	定期随访
Ⅱ	可有小分隔，囊壁或分隔有小钙化，无明显强化；直径<3cm，边缘光滑，无明显强化的高密度囊肿	0~14%	定期随访
ⅡF	可有多个小分隔，有较粗大钙化，囊壁无明显强化，直径>3cm或完全肾实质内无明显强化的高密度囊肿	20%	定期监测
Ⅲ	囊壁或分隔增厚，有粗大钙化，囊壁或分隔有明显强化	30%~60%	手术治疗
Ⅳ	囊壁或分隔不规则增厚，有粗大钙化，多发壁结节或软组织肿块，伴明显强化	90%~100%	手术治疗

第五节 肾肿瘤穿刺活检

见表30-3-5。

表30-3-5 肾肿瘤穿刺活检推荐意见

推荐意见	推荐等级
决定肾肿瘤穿刺活检时，需成立泌尿外科、影像科、超声科、病理科在内的MDT to HIM团队，并充分说明所选方案的获益及风险[a]	强
拟接受消融治疗或等待观察的肾脏小肿瘤，应行穿刺活检[b]	强
mRCC系统性治疗前，如无病理，应行穿刺活检[c]	强
肾肿瘤穿刺活检可在超声或CT引导下进行[d]	强
在行肾肿瘤活检时推荐使用同轴技术[e]	强
肾脏囊性肿物不推荐行穿刺活检[f]	强
对准备手术治疗的肾肿瘤无须进行穿刺活检[g]	弱

a.肾肿瘤穿刺活检对病理诊断有重要价值，但对评估坏死及肉瘤样/横纹肌样改变等不良预后特征有局限性。肾肿瘤穿刺活检可能出现出血、种植转移等潜在风险，虽发生率较低，但仍需综合考虑风险、操作者技术及会否影响当前治疗方案等，由多学科整合诊治（MDT to HIM）团队做整合决定。

b.肾脏小肿瘤（small renal masses，SRMs）指最大径≤4cm的肾脏肿瘤。不宜手术治疗的（年迈体弱或有手术禁忌）SRMs，尤其是影像学检查难以定性的SRMs，在拟行消融治疗或等待观察前，可行穿刺活检明确病理诊断，进而制定更适合的治疗方案。一项对542例SRMs行手术切除的多中心研究表明，在行肾肿瘤活检的中心，术后病理良性比例小于未行活检的中心（5% vs 16%），表明穿刺活检可降低良性肿瘤的手术概率，避免过度治疗，进而减少相应并发症。

c.转移性肾细胞癌（metastatic renal cell cancer，mRCC）在系统治疗前，如无病理应行穿刺活检病染率小于1%，感染部位多在肺外。因副作用致BCG灌注中断多发生在治疗第一年。灌注治疗的疗效和毒性与患者年龄无关。因此，老年高危NMIBC的治疗方法应与年轻患者相同。BCG毒性在不同菌株间无显著统计学差异。有些症状在灌注前就已存在，可能由膀胱疾病本身（如伴随的CIS）引起，也有相当数量患者随治疗开始后症状逐渐减退。

国产BCG（必赛吉®）灌注1年的不良反应发生率为40.4%~74.5%，与国外的69.3%类似，绝大多数不良反应为I~II级，发生率为37.9%~60.1%，III~IV级仅为3.7%~11.7%。因此，国产BCG（必赛吉®）膀胱灌注有较好的安全性。

BCG全身性吸收后可能会出现严重并发症，禁忌证包括TURBt术后2周内、肉眼可见的血尿、创伤性导尿后以及有症状的泌尿系感染。尿中出现白细胞、镜下血尿及无症状菌尿并不是BCG治疗的禁忌，也无须使用抗生素进行预防。

另外，BCG对免疫功能低下者应慎用，如正服免疫抑制剂、HIV感染者。BCG灌注治疗常见不良反应及处理方法见表31-4-3、表31-4-4。

表31-4-3　膀胱内灌注BCG相关副作用及处理

	局部副作用处理方法
膀胱炎症状	非甾体类消炎镇痛药（NSAIDs）。 如症状在几天内改善，继续灌注。如症状持续或加重： 1. 延迟灌注。 2. 进行尿培养。 3. 开始试验性抗生素治疗。 如在使用抗生素治疗期间症状依然持续： 　尿培养阳性：根据药敏结果调整抗生素。 　尿培养阴性：喹诺酮类（左氧氟沙星、莫西沙星、吉米沙星等）和有潜在止痛作用的抗炎药。 　如症状持续：抗结核药物-异烟肼（300mg/d），利福平（600mg/d）+皮质醇。 如对治疗无反应和/或膀胱挛缩：根治性膀胱切除术。
血尿	如有其他症状，进行尿培养以排除出血性膀胱炎。 如血尿持续，膀胱镜检查以评估是否有膀胱肿瘤复发。
症状性肉芽肿性前列腺炎	罕见症状：进行尿培养。 喹诺酮类。 如果喹诺酮类无效，异烟肼（300mg/d），利福平（600mg/d），3个月。 停止膀胱灌注治疗。
睾丸附睾炎	尿培养和应用喹诺酮类抗生素。 停止膀胱灌注治疗。 如形成脓肿或对治疗无反应，睾丸切除。
	全身副作用处理方法
全身不适，发热	无论是否用退烧药，一般会在48小时内缓解。
关节痛和/或关节炎	很少见的并发症，应该考虑自身免疫反应。 关节痛：非甾体类消炎镇痛药（NSAIDs）治疗。 关节炎：非甾体类消炎镇痛药（NSAIDs）治疗。 如无/部分有反应，使用皮质醇，高剂量的喹诺酮或抗结核药物。

进展的概率降低了27%（OR 0.73，P=0.001），且Ta、T1期乳头状肿瘤与原位癌的疗效相似。对于长期终点，BCG相对于灌注化疗的效果仍存争议。EORTC一项长期随访随机对照试验显示，与表柔比星相比，接受BCG治疗可显著降低远处转移率，总OS和疾病特异性生存期更高，中高危患者受益相同。另一项个体患者数据Meta分析显示，BCG与丝裂霉素C比较在进展、总生存和肿瘤特异性生存方面无统计学差异。这些研究存在部分不一致结果，可能与患者特征、随访时间、方法学和统计效力存在差异有关。大多数研究表明，应用BCG膀胱维持灌注可使中高危NMIBC的进展风险降低。

国内BCG治疗NMIBC可追溯到20世纪80年代。2013年底，国产治疗用BCG上市，用于治疗膀胱原位癌和预防复发，以及用于预防处于Ta或T1期的膀胱乳头状癌TURBt术后的复发。国产BCG治疗中高危NMIBC近期疗效确切，1年无复发生存率为79%~92%。一项多中心随机对照研究显示，国产BCG膀胱灌注预防中高危NMIBC的2年无复发生存率优于表柔比星。

3.2 BCG菌株

BCG在全球有不同菌株，即BCG Pasteur 1173p2，BCG Moreau，BCG Moscow，BCG Danish 1331，BCG Tokyo 172-1，中国有BCG D2PB302。小样本研究显示某些BCG株效果更好，但Meta分析发现各菌株间疗效并无明显差异。国内上市的为中国D2PB302培养而成的治疗用BCG（商品名：必赛吉®），生产工艺先进，与国外BCG株相比，抑瘤效果更高。

3.3 BCG治疗方案

BCG膀胱灌注一般在术后2周内开始，先采用诱导灌注方案，即每周一次共6次，之后休息4~6周。为获最佳疗效，在第12周（3月）时开始维持灌注治疗。美国SWOG推荐对高危患者在6周诱导灌注完成后，于第3、6、12、18、24、30、36个月时进行维持灌注，每周1次共3次，三年共27次。减少灌注次数（1年内15次减到9次）会使首次复发风险增加60%。对高危患者，全剂量BCG维持治疗3年比治疗1年的复发率显著降低，但中危患者获益不明显。因此，推荐给予中危患者1年，高危患者3年维持治疗。国产BCG推荐的灌注方案如下：在6周诱导灌注后，每2周1次，共3次强化灌注，然后每月1次，共10次，1年共19次，第2到3年维持灌注无统一意见，需更多临床证据。患者意愿和BCG副作用对维持时间有影响。应尽可能使用推荐BCG的标准剂量。国产BCG（必赛吉®）推荐剂量为每次120mg。灌注剂量减至1/3或1/6会影响疗效，且副作用无明显降低。

3.4 BCG治疗的不良反应

BCG灌注引起局部和全身不良反应比灌注化疗副作用更多，但严重副作用的比例不到5%，且通过有效治疗均能好转。大多数局部和全身副作用在灌注诱导期和维持期6个月内出现，6个月后的维持灌注与毒性反应无明显关联。灌注后出现BCG感物灌注保留时间的研究显示，丝裂霉素C灌注保留1小时效果优于30分钟。另一项使用表柔比星的RCT研究表明，在提高灌注化疗疗效方面，化疗药物浓度比灌注药物保留时间更重要。

2.6 装置辅助的膀胱内灌注化疗

微波诱导热疗效应：对高危患者，研究显示利用微波诱导热疗可增强丝裂霉素C的疗效。一项针对中高危RCT研究显示，丝裂霉素C微波诱导热疗与BCG治疗相比，能增加24个月PFS。膀胱热灌注化疗：可采用不同技术提高灌注丝裂霉素C的温度，但缺乏有效性研究数据。电化学膀胱灌注化疗：一项针对高危患者的小型RCT研究显示，电化学膀胱灌注丝裂霉素C并序贯BCG治疗与单用BCG相比效果更佳（表31-4-2）。

表31-4-2 NMIBC灌注治疗推荐意见

NMIBC灌注治疗推荐意见	推荐等级
复发率≤1次/年的患者以及EORTC复发评分<5的中低风险的NMIBC患者，建议在TURBt术后24小时内行单次膀胱灌注化疗。	强
如果存在明显或可疑的膀胱穿孔，或术后膀胱出血需要进行膀胱冲洗时，则不应行即刻膀胱灌注化疗。	强
维持膀胱灌注化疗的总疗程不建议超过1年。	弱
单次膀胱灌注化疗的时间达到1小时以上为宜。	弱

3 NMIBC的卡介苗灌注治疗

虽然多数NMIBC可通过经尿道膀胱肿瘤电切术切除，但术后复发率较高，特别是高危NMIBC，术后五年复发率高达50%~80%，并有可能进展为肌层浸润性膀胱癌。高危NMIBC术后通过膀胱内灌注卡介苗（BCG）诱导机体局部产生免疫反应，可达到降低肿瘤复发，控制肿瘤进展的目的。

3.1 BCG治疗效果

多项Meta分析证实，TURBt术后BCG灌注比单纯TURBt或TURBt+灌注更能有效预防NMIBC复发。3项随机对照试验将BCG与表柔比星和干扰素（IFN）、丝裂霉素C（MMC）或单用表柔比星对比，证实BCG对降低肿瘤复发有优势。这在长期随访及对中危NMIBC的独立分析中均得以证实。BCG的膀胱维持灌注同样重要，一项Meta分析评估9项随机对照试验2820名患者，在BCG维持灌注的复发风险比MMC降低了32%（P<0.0001），但在无BCG维持灌注试验中，BCG复发风险却增加了28%（P=0.006）。两项Meta分析结果表明，BCG灌注治疗在降低NMIBC肿瘤进展中有显著优势。EORTC对4863例24项随机试验进行Meta分析，根据平均2.5年和最长15年的随访，BCG治疗2658例患者有260名（9.8%）出现进展，而对照组（单独TURBt或TURBt加其他灌注治疗）2205名患者有304名（13.8%）出现进展。表明BCG维持治疗后肿瘤

水对照组，并有较低副作用。另一项类似研究中TURBt术后盐水冲洗时间长达24小时，可能与对照组复发率偏低有关。另有两项Meta分析显示持续盐水膀胱冲洗能预防肿瘤早期复发。

预防肿瘤细胞种植的措施应在TURBt术后几小时内实施，在细胞和动物实验中发现瘤细胞会在几小时内种植，并被细胞外基质覆盖。所有SI相关研究，均推荐24小时内灌注治疗。药物外渗可能引起严重并发症，故明确或怀疑膀胱可能穿孔者应避免SI。

2.2 维持膀胱灌注化疗

即刻灌注化疗后是否进一步行维持膀胱灌注化疗因肿瘤风险分层而异。多项研究SI联合维持灌注能否进一步降低低危肿瘤复发风险，结果显示应用丝裂霉素C和表柔比星维持灌注，与SI相比无获益，在大多数情况下还增加了副作用。因而对低危患者，SI即可降低复发风险，被认为是标准和完整的治疗方案。一项针对中危患者的研究发现，SI后维持膀胱灌注化疗改善了无复发生存期，不过中危患者的复发风险存在较大异质性，临床可使用一些风险评估工具评估患者的复发风险，以决定是否给予维持膀胱灌注治疗和灌注治疗药物的类型。对高危患者，其复发和（或）进展可能性更大，仅行SI无法取得满意疗效。

2.3 维持膀胱灌注化疗 vs. 无辅助治疗

一项纳入11个RCT（3 703例）的Meta分析表明，相比无辅助治疗，维持膀胱灌注化疗1年肿瘤复发率降低44%。另有2项Meta分析表明，BCG治疗可降低肿瘤进展风险。对预防复发，BCG维持治疗较化疗更有优势，但BCG会产生更多不良反应。故当复发风险适中且膀胱灌注化疗适宜，主要目标是预防复发时，膀胱灌注化疗可能比BCG有更好的风险获益比。

2.4 SI+维持膀胱灌注化疗 vs. 单纯维持膀胱灌注化疗

证据表明，对中危患者，无论是否采用维持膀胱化疗，SI均能对防止肿瘤复发产生有利作用。一项包括2 243例NMIBC的随机对照比较采用丝裂霉素行SI结合术后2周丝裂霉素维持膀胱灌注化疗与仅用维持膀胱灌注化疗的效果比较，结果SI组三年内复发风险降低了9%（从36%降至27%），这对中、高危患者尤为显著。维持膀胱灌注化疗的治疗方案尚存争议。一篇纳入随机对照试验的系统评价比较了不同化疗灌注方案的效果，未能得出最佳治疗方案，不过灌注维持化疗的时间建议不超过1年。

2.5 提高膀胱内化疗疗效的选择

调整pH值、灌注药物保留时间及药物浓度：一项使用丝裂霉素C的多中心RCT研究表明，优化灌注条件可增强疗效，具体包括：灌注前8小时限制液体摄入，碱化尿液，确认膀胱完全排空（残余尿量<10mL），提高丝裂霉素C浓度等。一项关于药

期膀胱癌二次电切5年疾病进展率为6.5%，明显优于单次电切（23.5%）。另一项回顾性研究对高级别T1期肿瘤进行二次电切后随访10年，PFS为69.7%，单次电切仅为49.6%。二次电切能够提高无复发生存（RFS），PFS及OS。

二次电切在术后14~42天进行要优于43~90天，能获更高RFS和PFS，因此推荐初次电切术后2~6周行二次电切。二次电切需对原肿瘤基底行再次切除，深度需达深肌层。二次电切适应证包括：①首次电切不充分者；②首次电切标本中无肌层组织（除外低级别/G1 Ta期肿瘤和原位癌）；③T1期肿瘤。另外，中国膀胱癌联盟专家共识指出G3（高级别）肿瘤也可作为二次电切适应证（表31-4-1）。

表31-4-1 NMIBC经尿道手术推荐意见

NMIBC经尿道手术推荐意见	推荐等级
对怀疑膀胱肿瘤患者行经尿道切除，获取组织以明确病理诊断。	强
经尿道切除膀胱肿瘤可采用整块剜除或分块切除，切除范围需包括肿瘤边缘及肿瘤下方膀胱壁组织。	强
建议术中对可疑黏膜处行活检，对于尿细胞学阳性或曾有HG/G3肿瘤的患者推荐行随机活检或荧光引导下的活检。	强
推荐以下情况时对前列腺尿道黏膜行活检：膀胱颈部肿瘤，尿细胞学阳性但膀胱内无可疑新生物，前列腺尿道黏膜异常。	强
TURBt记录必须描述肿瘤的位置、外观、大小和多灶性，以及切除的范围和完整性。	强
尿脱落细胞学阳性但膀胱内无可疑新生物时需积极排查：上尿路肿瘤、膀胱原位癌，及前列腺尿道肿瘤。	强

2　NMIBC的膀胱灌注化疗

TURBt术后膀胱肿瘤存在较高复发风险并有可能进展为肌层浸润性膀胱癌，术后3月内复发率与肿瘤残留、瘤细胞种植、不可见肿瘤的遗漏及肿瘤侵袭性等有关。对Ta及T1期肿瘤，单纯行TURBt术不充分，需行术后辅助治疗。

2.1　术后即刻单次膀胱灌注化疗

术后行即刻单次膀胱灌注（single instillation，SI）能杀灭术中播散的瘤细胞、创面残留的瘤细胞和遗漏的小肿瘤。一项纳入13篇RCT研究的系统评价，结果显示与单纯TURBt术相比，术后SI可降低35%的早期肿瘤复发风险，并使5年复发率降低14%（从58.8%降至44.8%）。研究还发现每年复发次数>1次或欧洲癌症研究与治疗组织（EORTC）复发评分≥5分的患者不能从术后SI中获益。还有3项大型Meta分析也报道相同结果。因此，除每年复发次数>1次或EORTC复发评分≥5分和有禁忌证（术中发生膀胱穿孔或术后明显血尿）者，所有非肌层浸润性膀胱癌均应接受术后SI，以降低复发风险。

应用丝裂霉素C、表柔比星或吡柔比星单次灌注均有临床获益，但尚无药物之间的随机对照研究。一项纳入约400例的RCT研究显示单次灌注吉西他滨的疗效优于盐

第四章

尿路上皮癌的治疗及随访

第一节　非肌层浸润性膀胱 UC 的治疗及随访

1　NMIBC 的外科治疗

1.1　经尿道切除的方法与技术

经尿道膀胱肿瘤切除术（transurethral resection of bladder tumor，TURBt）是非肌层浸润性膀胱癌（NMIBC）的重要诊断和治疗方法，手术目的是获取准确的病理分期和切除肉眼可见病灶。

对体积不大的肿瘤，可用等离子电切技术或各种激光技术（铥激光、钬激光）将其完整切除。激光剜除技术无闭孔反射，气化效果好，凝固层薄，96%~100%标本含肌层组织，可提高标本质量，以进行精准病理分期。对体积较大的肿瘤，可分块切除，直至膀胱肌层显露。电切标本应包含膀胱肌层成分，并减少灼烧对组织标本的破坏。电切标本缺乏肌层组织与肿瘤残留风险的增高相关。

窄带成像（narrow band imaging，NBI）技术可更好显示富含血管的肿瘤组织，其对肿瘤和原位癌的检出率要显著优于白光成像。因此，对多发病灶、原位癌，NBI 引导下经尿道电切术能降低病灶遗漏风险。随机对照研究显示与白光膀胱镜相比，NBI 用于 TURBt 可降低术后复发率（5.6% vs. 27.3%）。

1.2　膀胱病理活检

TURBt 术中，对地毯样病变、红肿黏膜等难与 UC 相鉴别时，需对可疑病变行活检或诊断性电切。对尿细胞学阳性，或曾有高级别 UC 病史者，若无肉眼可见病灶，可行多点活检或多处诊断性电切，范围包括三角区、膀胱顶部、左右侧壁及前后壁。

1.3　二次电切

首次 TURBt 术后肿瘤残留率为 4%~78%，与肿瘤分期和数目相关。一项 Meta 分析结果显示，pT1 期肿瘤电切后残留率为 58%，其中 11% 会出现病理分期升级。pT1

4 诊断性输尿管镜及膀胱镜检查

膀胱镜检查是UTUC评估手段之一，因UTUC同时合并膀胱癌占17%，膀胱镜检查了解有无合并膀胱肿瘤很有必要。对尿细胞学检查阳性，影像学有明显上尿路定位病灶，同时膀胱镜检查除外膀胱癌者，目前多数指南认为足以诊断UTUC。否则需进一步输尿管镜检查。

通常建议采用软性输尿管镜行上尿路诊断性检查，软性输尿管镜不但能观察输尿管及肾盂，且能准确观察肾脏各盏情况。输尿管镜诊断UTUC准确性高达90%，即使较小组织块，也能对肿瘤细胞分级做出准确判断；还能准确判断是否存在多中心可能，有资料显示UTUC大约23%为多中心病灶，且高级别浸润性及伴原位癌者多中心病灶风险明显升高；这些资料决定是否考虑行保留肾脏的患者尤为重要。对合适者也可经软输尿管镜同时行局部肿瘤钬激光切除术。

输尿管镜检查或肾输尿管全长切除术可增加膀胱种植转移风险。国内资料显示未经输尿管镜诊断的肾盂输尿管全长切除术后患者5年膀胱PFS比经输尿管镜诊断者高46.5%（64.9% vs. 44.3%），提示可能与输尿管镜检查增加膀胱种植转移风险有关。目前有关预防UTUC输尿管镜术后预防膀胱种植转移的研究多来自于保留肾脏的UTUC内镜治疗，结果提示保留肾脏的UTUC经输尿管镜局部切除后1小时内膀胱单次灌注丝裂霉素40毫克，可有效降低膀胱种植复发的风险。由于诊断性输尿管镜检查在尿细胞学阴性或影像学检查不确定情况下有重要诊断价值，建议一旦诊断性输尿管镜检查确诊为UTUC，术后1小时内应行膀胱化疗药物灌注治疗以减低膀胱种植风险。

并非所有输尿管镜检查均能获得成功，使UTUC诊断面临挑战；尤其是输尿管浸润性UC，不但造成输尿管梗阻使输尿管镜难以到达有效活检部位及增加尿细胞学假阴性可能，同时也增加输尿管镜检查损伤输尿管而造成肿瘤扩散风险；而且以梗阻为表现的输尿管浸润性癌其传统影像学表现也难以与子宫内膜异位或炎性假瘤等罕见疾病鉴别，以上情况均给UTUC诊断带来挑战，需要医生整合评估尿细胞学、尿FISH、影像学、输尿管镜，甚至分子影像学结果，并告知患者及其家属相关信息，共同决定诊治方案。

段。MRI平扫可提供尿路水成像，并可了解梗阻部位及肿瘤的多发及单发，有助手术方案制定。MRI优点是可提供优于CT平扫的组织辨识度，有助发现肿瘤是否侵入周围软组织器官并判断淋巴结情况。但对<2cm肿瘤敏感性较低（检出率仅为75%）且因各种因素易受假阳性结果影响，临床使用价值有限。研究表明，CTU在诊断UTUC及分期优于磁共振尿路造影（MRU），尤其是对cTa~cT2期的肿瘤。由于存在肾纤维化风险，严重肾功受损（肌酐清除率<30mL/min）限制使用钆对比剂。MRU是一种无须造影剂即可完成的影像学方法，适用于肾功能衰竭。对肾功不全又无法行MRI，可选择逆行输尿管肾盂造影检查。

2.3 PET/CT及其临床意义

^{18}F-FDG PET/CT相较于传统的检查手段，对局部UTUC病变的诊断及鉴别诊断无明显优势，不推荐单独使用。延迟成像病变区域可见明显的示踪剂摄取，但对较小病灶敏感性及特异性均不优于CTU。怀疑有淋巴结及远处转移病灶，可用^{18}F-FDG PET/CT提供疾病完整的影像学分期信息，但需注意，在评估淋巴结转移中，^{18}F-FDG PET/CT的敏感性有争议。另外，在UTUC复发评估中，^{18}F-FDG PET/CT具有较高准确性。

3 尿细胞学及生物学标记在UTUC诊断中的意义

UTUC的尿细胞学检查是否准确不但取决于尿细胞学检查本身的准确性，也受到疾病状态的影响；如怀疑UTUC伴输尿管梗阻者其尿细胞学检查阴性难以作为除外肿瘤的证据；而未行膀胱镜检查的排出尿液尿细胞学阳性难以对肿瘤进行定位。因此众多研究和国际上的诊治指南建议，拟获UTUC诊断证据的尿细胞学检查首先应行膀胱镜检查甚至活检以除外膀胱存在尿路上皮癌的可能。

即使除外膀胱癌的可能，UTUC尿细胞学的准确性也取决于癌细胞的分级，有研究显示尿细胞学敏感性与分级明显相关，如G1为20%，G2为45%及G3为75%。因此尿细胞学阳性多提示高级别UTUC。为提高尿细胞学的阳性率和可靠性，通常建议行逆行插管取肾盂尿，尤其是反复冲洗的尿细胞学检查（又称barbotage cystology）对UTUC检出率可达91%，诊断功效几乎等同于组织活检。

基于某种分子异常特征的尿荧光原位免疫杂交检查（FISH），敏感性几乎等同于膀胱癌的FISH检测，尤其对低级别UTUC有同样敏感性和特异性。

对已存在膀胱癌拟怀疑合并UTUC者，排出尿细胞学检查并不能定位，需行患侧上尿路插管取分肾尿液行尿细胞学检查，但操作中应注意膀胱尿液污染，如插管成功后摒弃初始自行流出的肾盂尿液或许能减低这种污染风险。

前尿生物学标记检测均对低级别复发肿瘤的敏感性较低，限制了其在低/中危NMIBC早期发现复发的应用。所以只能作为膀胱镜随访的辅助手段，以期提高膀胱镜检查质量或避免遗漏膀胱复发。

第二节 UTUC的诊断

1 症状及体征

（1）血尿：70%~80%的UTUC可表现为肉眼血尿或镜下血尿，多为间歇性、无痛性全程血尿，部分可能伴有条状血块。

（2）腰痛：肿瘤梗阻输尿管可引起肾积水，部分可表现为腰酸、腰痛。血块引起输尿管急性梗阻可出现急性肾绞痛。

（3）其他症状：晚期可能会触及体表包块，出现体重减轻、纳差、骨痛或淋巴水肿等全身症状。早期UTUC可无任何临床症状而单靠体检发现。膀胱UC经尿道膀胱肿瘤电切或根治性全膀胱切除术后，定期复查时可发现部分上UTUC。

2 影像学检查

2.1 超声检查及临床意义

超声通过发现肾积水筛查UTUC，可对病灶进行初步评估，因其具无创、简便易行且费用较低优点，较多用于各类体检。但其对肿瘤难以定性，单独应用临床价值有限。临床上，有大量无症状性UTUC在常规体检中被超声检查发现，有利于疾病的早期诊断。考虑我国现状，推荐采用超声进行筛查和初始评估。

2.2 CT和MRI及其临床意义

泌尿系统CT（CTU），CTU可较准确判断肿瘤位置、形态大小、浸润深度、区域淋巴结及与周围脏器关系，增强扫描有助了解肿瘤血供，鉴别肿瘤性质。CTU可为术前提供分期信息，是诊断UTUC准确性最高、临床首选的影像学方法。

CTU即在静注造影剂后，用CT检测肾、输尿管和膀胱。检测中快速获取薄层扫描（<2mm）以提供高分辨率图像，便于多平面重建以辅助诊断。1,233例13项研究的荟萃分析显示，CTU对UTUC的综合敏感性为92%（置信区间：88~98），综合特异性95%。但CT无法显示肾盂、输尿管壁各层结构；可较为准确区分T3期及以上病变，但在准确区分Ta，T2方面价值有限。CTU容易漏诊扁平状浸润型生长的肿瘤。缺点还包有射线暴露量较多的、注射碘对比剂引起潜在风险及较昂贵费用。对肾功不全等无法耐受CTU，可考虑逆行插管造影或MRI。

MRI是UTUC常用检查方法，对碘造影剂过敏或因肾功不全无法行CTU的替代手快速、无创、批量筛查等优点，经过进一步验证后可考虑推广用于临床。多项研究发现在膀胱镜检查和上尿路检查阴性的患者，细胞学或尿生物学标记[UroVysion（FISH）、NMP22、FGFR3/TERT 和微卫星分析]检测结果阳性可能肿瘤复发和进展风险更大。

但目前尚无任何尿液生物学标记检查在临床指南中被接受可用于膀胱UC的诊断或随访。相比尿细胞学，尿生物学标记检测敏感性更高，但相应的代价是特异性更低。尿路系统感染或结石等良性疾病以及既往BCG灌注治疗均可能影响各种尿生物学标记检测结果。尿生物学标记检测的敏感性和特异性在很大程度上取决于患者的不同临床情况，如高风险人群筛查、膀胱UC早期检测、NMIBC的术后随访等。尿生物学标记检测目前均不能独立诊断或随访膀胱UC，只能作为膀胱镜检查的辅助手段。如果主要目的是避免不必要的膀胱镜检查，则应开发阴性预测值更高的标记物，从而达到预测排除膀胱UC的诊断，在临床上会有更强的实用性。目前已有多项前瞻性研究在评估多个靶点中有前景的新型尿液生物标志物，均具有非常高的阴性预测值。

（3）尿细胞学和生物学检测在临床的潜在应用：虽然尿细胞学和生物学标记检测不能独立诊断或随访膀胱UC，但尿液检查的便利性和对原位癌诊断的意义，应考虑其潜在应用价值。

A. 膀胱UC风险人群的筛查：对膀胱UC高发病风险人群的UC筛查时，尿液检测提示血尿阳性者，随后进行FGFR3、NMP22或UroVysion等尿生物学标记检测从而进行膀胱UC的筛查已有报道。但膀胱UC在总人群中的发病率较低，且从发病至表现为症状或临床可检出的时间较短，影响用尿生物学标记行筛查的可行性和成本效益，故不推荐用于总人群膀胱UC的常规筛查。

B. 血尿或其他症状提示可疑膀胱UC的进一步检查，以及膀胱UC的初步诊断：普遍认为在膀胱UC的诊断和随访方面，目前无任何检测可替代膀胱镜检查。但尿细胞学或生物学标记可作为辅助手段，以发现膀胱镜下遗漏的肿瘤，尤其是膀胱原位癌。

C. NMIBC的术后随访监测：已有学者对尿细胞学和生物学标记在NMIBC随访中的应用进行过多项研究。目前结果，尚无任何尿生物学标记可替代NMIBC随访期间的膀胱镜检查或降低膀胱镜检查的常规频率。前瞻性随机研究发现，微卫星分析结果阳性再行膀胱镜检查，可改善随访膀胱镜检查的质量，支持在膀胱镜随访前行无创尿液检测的辅助作用。高危NMIBC肿瘤复发和进展风险较高，应在随访中及早发现，最大限度降低复发肿瘤的漏诊率。高危患者随访时应行更频繁的膀胱镜检查和尿细胞学/生物学标记检测，对可疑膀胱原位癌尿液肿瘤相关检查更加重要。复发和进展风险相对较低的低/中危NMIBC患者，如果希望减少膀胱镜检查的次数，需要尿液标记物在肿瘤较大、数量较多且侵犯肌层之前就发现肿瘤复发。但尿细胞学和当不建议采用晨起第一次排尿进行尿细胞学检查。膀胱镜下活检是诊断原位癌的必要步骤，以下患者有必要进行活检：①膀胱镜下黏膜异常表现可疑原位癌，应对病变部位取活检；②尿细胞学检查阳性，已除外UTUC，影像学和膀胱镜检查未发现膀胱内乳头状肿瘤时，应对外观正常的黏膜进行地图活检；③有HG/G3 NMIBC病史且肿瘤呈非乳头状表现时，应对膀胱进行地图活检。明确诊断或可疑膀胱原位癌时，男性应对前列腺尿道进行活检明确有无CIS。设备允许，采用光动力诊断（PDD）对膀胱内原位癌定位活检。

3.7 尿细胞学及尿生物学标记在膀胱UC诊断的临床意义

（1）尿细胞学检查：尿细胞学有助于发现UC，尤其对膀胱原位癌有重要意义。膀胱排出尿或膀胱冲洗标本的脱落细胞检查对高级别肿瘤（HG/G3及CIS）具有较高敏感性，但对在LG/G1肿瘤敏感性较低。尿细胞学阳性提示尿路任何部位的UC（肾盂肾盏、输尿管或者膀胱及尿道的肿瘤），但阴性不能排除UC的诊断。尿细胞学受很多因素影响：如检测者经验、尿液细胞量、尿路感染或结石、膀胱内灌注史等。因此尿细胞学只能作为膀胱UC诊断和随访时膀胱镜检查的辅助手段，并不能独立诊断或排除膀胱UC。

为避免影响尿细胞学结果，应留不少于25mL的新鲜尿液或充分固定的尿液，为保证充足的细胞量可连续留取3天尿液。晨起首次排尿细胞溶解率较高，不应留取晨起首次排尿送检。对尿细胞学可疑者，要多次重复送检。尿细胞学诊断类别的标准化报告系统于2016年由巴黎工作组进行了重新定义：尿液标本充足（充足）；高级别UC阴性（阴性）；非典型尿路上皮细胞（AUC）；可疑高级别UC（可疑）；高级别UC（HGUC）；低级别尿路上皮瘤（LGUN）。

（2）尿生物学标记检查：尿细胞学检查敏感性较低，因此各种检测膀胱癌的尿液检查被开发出来作为膀胱UC的尿生物学标记。UroVysion（FISH）、ImmunoCyt/uCyt+、核基质蛋白（NMP）22、BTA（bladder tumor antigen，膀胱肿瘤抗原）stat、BTA TRAK已被美国FDA批准用于膀胱UC检测，其他如微卫星分析、成纤维细胞生长因子受体（FGFR）3/端粒酶逆转录酶（TERT）、细胞角蛋白也已逐渐用于膀胱癌的检测。国内研究发现生存蛋白（Survivin）在尿液脱落细胞中的表达有望用于膀胱UC初检以及有无肌层浸润的诊断。目前多种商品化的FISH试剂盒在中国也已通过CFDA批准用于临床，敏感性比较理想。DNA甲基化作为肿瘤表观遗传学修饰最为常见的方式，其检测在肿瘤分子诊断中具重要前景。已有报道检测尿液中膀胱UC特定的DNA甲基化位点，诊断敏感性和准确性均较理想，在早期、微小、残留和复发肿瘤诊断上具有显著优势，在国内已实现临床转化应用，有望用于膀胱UC的高危人群筛查、早期诊断和术后随访。国内学者对多种尿生化标志物联合检测膀胱UC进行了研究，结果显示尿液NMP22和BTA联合检测对诊断具有较高临床价值，具有简便、边缘，深部膀胱壁内组织必须包括逼尿肌。如切除的肿瘤基底仅包含少量逼尿肌纤维，不足以诊断肿瘤浸润深度及制定后续治疗策略，因此必须分块切除基底膀胱壁内包含逼尿肌的组织并单独送检，提交给病理医生时应全面准确地提供膀胱镜下所见和既往膀胱肿瘤病史及治疗情况。如不准备进行根治性膀胱切除术，考虑术后进行同期放化疗或新辅助化疗后的膀胱部分切除术等保留膀胱的治疗，有必要排除原位癌时可以使用PDD，必要时需活检除外原位癌，目前尚无证据表明PDD在诊断MIBC方面有作用。

（2）MIBC诊断性TURB的尿道活检及意义：膀胱UC男性的前列腺尿道和导管受侵情况均有报道，目前研究提示肿瘤位于三角区或膀胱颈、伴发膀胱原位癌及多发肿瘤，似乎前列腺尿道受累的风险更高。MIBC尿道有无侵犯对TURB后根治性手术的尿流改道方式有一定决定作用，前列腺尿道受累风险较高和局部黏膜异常的患者，初次诊断性TURB时可于膀胱颈部至精阜间的前列腺尿道5-7点位置电切取材送检病理学检查，明确有无尿道受累。如尿道活检结果阴性，后续则可考虑行原位尿流改道。根治性膀胱切除术前发现肿瘤侵犯尿道可能是原位改道的禁忌证，但尿道诊断性电切的阳性结果作用也存在局限性，该结果并不能提示最终尿道断端切缘的状态。根治性手术中通过尿道断端的冰冻切片能明确前列腺尿道受累情况，具有更高的阴性预测价值且更准确，因此不应单独根据术前的阳性活检结果而放弃原位改道，根治性手术中应行冰冻切片，尤其是对男性患者。

3.6 膀胱原位癌诊断及其临床意义

（1）膀胱原位癌的临床意义：膀胱原位癌是一种扁平状、高级别、非浸润性UC，尿路上皮的原位癌都是高级别肿瘤。膀胱镜下原位癌的典型表现为天鹅绒状、微红色区域，较难与普通炎症区分，甚至在白光镜下完全不可见。原位癌通常是多灶性病变，不仅可发生在膀胱内，也可发生在上尿路（肾盂、肾盏或输尿管）、前列腺尿道或导管。原位癌如果不行任何治疗，约54%会进展为MIBC。单纯通过内镜下切除方式治疗，无法治愈原位癌，病理明确诊断膀胱原位癌后必须进一步治疗，如膀胱内BCG灌注或根治性膀胱切除术。如果术后明确Ta T1肿瘤并发原位癌，肿瘤复发和进展的风险比单纯Ta T1肿瘤更高。基于以上发现，准确诊断膀胱原位癌尤其重要。从临床角度，原位癌可分为原发性、继发性和并发性。原发性：孤立的原位癌，无既往或并发的乳头状肿瘤，且既往无原位癌病史；继发性：既往患有非原位癌膀胱肿瘤的患者进行随访时发现CIS；并发性：膀胱中同时存在其他尿路上皮肿瘤的原位癌。

（2）膀胱原位癌的诊断：膀胱原位癌在内镜下不易与炎症区分、甚至完全不可见，影像学检查也无法发现膀胱原位癌，尿细胞学检查应作为膀胱镜检查的必要辅助手段，原位癌作为高级别肿瘤其阳性率较低级别肿瘤更高。由于细胞溶解效应，方式（单极、双极或激光）整块切除肿瘤，肿瘤基底应包括逼尿肌，以明确有否肌层浸润。文献报道96%~100%的病例整块切除可获有逼尿肌的高质量标本。

B. 分块切除：任何膀胱UC都可分块切除，特别是位置不佳或体积较大的肿瘤，可分步切除"外生肿瘤、基底膀胱壁内组织和肿瘤切除边缘组织"，这样可以全面提供肿瘤的垂直（浸润深度）和水平范围（是否存在癌旁肿瘤或CIS）的良好信息。TURB术中尽量避免过度烧灼，以免造成组织变性病理无法诊断，较微小的肿瘤可先利用活检钳活检后再行切除。

（3）NMIBC诊断性TURB的病理检查：TURB和活检标本的病理检查是诊断和制定膀胱UC治疗决策必不可少的步骤。泌尿外科医生应与病理医生充分合作：送检时提供详细的临床信息，包括膀胱UC病史、既往治疗史、膀胱镜下肿瘤特点等；术后应送检高质量的切除标本（避免过度烧灼、基底包含逼尿肌），深部膀胱壁内组织应明确标注并放入单独容器中送检，以明确其内有否可见逼尿肌以及有无肌层浸润。病理医生应在病理报告中说明膀胱肿瘤的级别、浸润深度及标本中有否固有层和肌肉组织。

（4）NMIBC诊断性TURB手术的质量评估和二次TURB：TURB的切除标本中有否逼尿肌是评价手术质量的替代标准，标本中必须可见逼尿肌，否则无法明确是否存在肌层浸润。仅有Ta LG/G1肿瘤，这些非浸润性的低度恶性肿瘤如标本内可见黏膜下结缔组织且未受累，可不包括逼尿肌。

非Ta LG/G1的NMIBC患者，如切除标本中未见逼尿肌，存在肿瘤残留和低估肿瘤分期的风险，无法准确评估肿瘤分期和制定治疗策略。即使切除标本中存在逼尿肌的T1期肿瘤，仍然存在肿瘤残留和升级为肌层浸润性膀胱癌（MIBC）的较高风险。研究显示二次TURB在明确肿瘤分期和预后信息基础上，还可改善肿瘤预后，如RFS和BCG治疗后结果。因此，切除标本中未见逼尿肌的非Ta LG/G1肿瘤、T1肿瘤和初次TURB未达到或可疑未彻底切除肿瘤，均应于术后2~6周内行二次TURB，以明确肿瘤分期。

3.5 肌层浸润性膀胱癌（muscle-invasive bladder cancer，MIBC）

（1）MIBC的诊断性TURB：影像学检查已明确诊断的膀胱UC，特别是可疑肌层浸润性肿瘤，可以省略诊断性膀胱镜检查，直接在麻醉下进行诊断性TURB。MIBC的最终诊断，必须有膀胱镜下切除肿瘤基底膀胱壁内的逼尿肌行组织病理学评估是否存在肌层浸润。MIBC无法单纯通过内镜下切除的方式治愈，因此MIBC进行的TURB的主要目的是明确病理学诊断和分期，需要切除标本中有膀胱逼尿肌。TURB应首先观察全部膀胱黏膜和尿道情况，包括肿瘤位置、大小、数量、外观特点以及其他黏膜有否异常。如果肿瘤无蒂、宽基底、体积较大（>3cm）可能为肌层浸润性肿瘤，需要分块切除肿瘤，包括肿瘤的外生部分、基底深部膀胱壁以及切除区域的癌组织间对比度。NBI柔性膀胱镜检查及其引导的活检和切除术可改善膀胱UC的发现率。随机对照发现NBI引导的TURB术后复发率在总人群中无降低，但在低危肿瘤（pTa / LG、<30 mm、无原位癌）中观察3个月和12个月，复发率有所获益。

3.3 膀胱镜下活检

（1）膀胱黏膜活检：原位癌在膀胱镜下的表现不易与炎症区分，甚至常规白光内镜下完全不可见，应对可疑原位癌进行活检，如：①膀胱镜下黏膜异常可疑原位癌；②尿细胞学呈阳性，已除外UTUC，膀胱镜检查无异常时，也要对外观正常的黏膜进行地图活检（mapping biopsy）；③有HG/G3非肌层浸润性膀胱癌（NMIBC）病史且肿瘤呈非乳头状表现时，应对膀胱进行地图活检。为能全面反映膀胱内病变，地图活检应对膀胱三角区、后壁、左右侧壁、顶部均行活检。设备允许，应采用PDD对膀胱内定位活检有一定帮助。

（2）前列腺尿道活检：NMIBC男性中肿瘤可累及前列腺尿道，在T1 G3膀胱UC男性中前列腺尿道原位癌的发生率为11.7%。目前研究结果，前列腺尿道受累风险较高的男性包括：肿瘤位于三角区或膀胱颈，存在膀胱CIS和多发性肿瘤，前列腺尿道黏膜异常表现，在此情况下有必要行前列腺尿道活检，可于膀胱颈部至精阜前列腺尿道的5~7点位置取材，明确肿瘤范围。

3.4 非肌层浸润性膀胱癌（non-muscle-invasive bladder cancer，NMIBC）

膀胱UC需要膀胱镜和组织病理学检查最终确诊。在日常临床中，通过CT、MRI或超声等影像学检查已明确膀胱UC，可以省略诊断性膀胱镜检查，直接行诊断性TURB，从而达到切除膀胱UC和明确组织学诊断的目的。

（1）NMIBC诊断性TURB的步骤：对Ta T1的NMIBC进行TURB，主要目的是明确诊断和彻底切除所有可见病变，是诊断和治疗的关键步骤，手术应系统性分步骤进行。

A. 直视下进镜，全面检查膀胱黏膜及全部尿道情况，避免遗漏隐蔽病变，如膀胱颈肿瘤。详细记录膀胱内病变或异常情况，特别是明确膀胱UC风险分层所需的各种因素，包括肿瘤数量、大小（是否>3cm）、形态特征（有蒂、宽基底、乳头状或扁平状等）、多灶性、有无可疑原位癌表现、原发或复发肿瘤。

B. 彻底切除膀胱内所有可见肿瘤，可采取整块或分块切除方式，术中通过视觉观察切除全部可见病变和切除部位基底可见肌肉组织以明确是否彻底切除。

C. 切除完成后，判断有否并发症，如有否膀胱穿孔、输尿管开口损伤等。

（2）NMIBC诊断性TURB的具体术式：NMIBC的TURB切除术分为整块切除（en-bloc）和分块切除，不论哪种术式，都应达到肿瘤的准确诊断和彻底切除，彻底切除对预后至关重要。

A. 整块切除（en-bloc）：对位置和大小适合（≤1cm）的膀胱UC，可以通过各种膀胱并用50~100mL生理盐水冲洗后显像或利尿后延迟显像法可减少膀胱内示踪剂的影响。

有报道使用新型示踪剂（如胆碱、蛋氨酸、乙酸），^{11}C-胆碱和^{11}C-乙酸均不经泌尿系统排泄，可有效避免对膀胱肿瘤显像的干扰。有数据显示^{11}C-胆碱和^{11}C-乙酸可能是检测淋巴结转移的一种很有前途的示踪剂，但还需证实。

对比研究及荟萃分析显示，PET-CT诊断淋巴结转移的准确率优于CT和MRI，因此^{18}F-FDG PET-CT多用于术前膀胱UC淋巴结转移或术后肿瘤残余的评估。早期成像（注射FDG后10min）是膀胱UC的最佳诊断时相。^{18}F-FDG PET-CT诊断转移的敏感性为56%，特异性为98%。PET-CT比单独CT对膀胱UC分期更准确。但因显像机制不同，对骨转移诊断PET-CT尚不能取代MRI和核素骨扫描。

3 膀胱镜检查及诊断性经尿道膀胱肿瘤电切除术

3.1 诊断性膀胱镜检查

膀胱UC的诊断取决于膀胱镜检查和活检组织的病理学结果，取材方式可以采用活检钳夹取或经尿道切除。原位癌在膀胱镜下无法明确定位，需要整合膀胱镜检查、尿细胞学和多点活检来明确诊断。初次诊断性膀胱镜检查可在门诊进行，柔性膀胱镜相比硬镜可以提高舒适度和依从性，特别是男性患者，设备允许建议柔性膀胱镜检查。膀胱镜检查可全面观察膀胱内全部黏膜，包括膀胱UC的部位、大小、数量和外观特点（乳头状或宽基底），同时可在进镜或退镜时观察全部尿道，特别是男性的前列腺尿道。膀胱镜检查后必须详细记录以上全部内容，建议在报告中使用膀胱示意图。

3.2 增加膀胱UC可视性的新技术

临床工作中通常使用白光进行膀胱镜检查，但白光下镜检会遗漏某些存在但不可见的病变，为了提高内镜下膀胱UC的可视性开发了各种新技术。

（1）光动力诊断（photodynamic diagnosis，PDD）：也称作荧光膀胱镜检查，向膀胱内滴注5-氨基戊酸（ALA）或己糖戊酸（HAL）后，用紫光进行光动力诊断。研究证实，荧光引导下的活检和切除术比白光下常规方法在发现恶性肿瘤方面更敏感，特别是对于原位癌。但与白光内镜相比，光动力诊断的特异性更低（63%比81%）。炎症、近期接受过经尿道膀胱切除（transurethral resection of the bladder，TURB）以及BCG灌注后的前三个月内，光动力诊断都可能会造成假阳性。在术后疗效方面，光动力诊断可改善TURB术后的复发率，但进展率和死亡率无差异。另一项随机对照研究显示，荧光引导的TURB相比白光下手术，减少了肿瘤的复发和进展。但结果仍待进一步研究验证。

（2）窄带成像（narrow-band imaging，NBI）：NBI可增强正常尿道上皮和高血管断效能显示非肌层浸润性肿瘤准确率为94%~100%，肌层浸润性肿瘤准确率为63%~96.8%。经尿道超声属于有创伤性检查，未广泛应用。

超声还可分为二维、三维超声及超声造影。二维超声有助于膀胱UC浅表性与肌浸润性的鉴别，三维超声和超声造影可提高膀胱UC分期的准确性。

和其他影像学检查一样，超声检查无法判断膀胱原位癌。

2.2 CT及MRI及其临床意义

CT检查多用于诊断膀胱UC以及评估肿瘤浸润范围，其中腹、盆腔增强CT应作为膀胱UC术前必须且首选推荐的检查项目。目前CT可发现较小肿瘤（1~5 cm），可判断邻近器官是否受侵犯及转移。动脉期和静脉期增强扫描可用于膀胱UC的检出、定位及分期诊断，同时可评估肾脏功能，腹腔及盆腔其他脏器有无病变，盆腔、腹膜后淋巴结有无肿大。膀胱充分充盈，多期增强CT扫描，常规图像结合薄层图像及多平面重建图像可判定病变部位、范围及浸润深度，对T4期肿瘤周围组织结构侵犯的评估较为准确。CT检查不能发现原位癌；无法显示膀胱壁各层结构，在准确区分T1、T2和T3a方面诊断价值有限；不能区分肿大淋巴结是转移还是炎症；也不能很好显示输尿管。既往有肿瘤切除史可因局部炎症反应所致假象造成分期过高。存在尿道狭窄或膀胱有活动性出血不能进行膀胱镜检查，CT仍有一定优越性。对肾功能不全或中度肾盂及输尿管积水无法行MRI者，可行逆行肾盂输尿管造影+腹、盆腔CT平扫评估上尿路情况。

多参数磁共振成像（multiparmetric magnetic resonance imaging，mpMRI）多参数MRI扫描用于膀胱UC术前分期和对盆腔淋巴结转移评估，膀胱扩张程度影响膀胱壁及病变的显示情况。MRI对T2、T3期肿瘤分期准确性优于CT。动态增强MRI在显示有否UC以及肌层浸润深度方面准确性高于CT或非增强MRI。由于膀胱UC的平均表现弥散系数（ADC）较周围组织低，弥散加权成像（DWI）UC在评估肿瘤侵犯周围组织中可能有价值。mpMRI对于膀胱UC肌层受侵评估有重要价值，敏感性为90%~94%，特异性为87%~95%，高场强（3.0T）和DWI可提高诊断敏感度和特异度。增强MRI也可发现淋巴结有无转移征象，对术前预判淋巴结清扫范围有一定参考价值。对造影剂过敏、肾功能不全、IVU检查肾不显影及伴有肾盂输尿管积水者行磁共振水成像（MRU），能显示整个泌尿道，特别是可显示上尿路梗阻部位及原因、是否有UTUC等。膀胱结石MRI各序列表现为明显低信号，边界清楚，增强无强化，易与肿瘤鉴别。在检测有无骨转移时，MRI敏感性远高于CT，甚至高于核素骨扫描。但MRI对上尿路疾病的敏感性较低。

2.3 PET/CT及其临床意义

PET-CT对膀胱UC的诊断有一定局限性，一般不作为常规诊断方法。因示踪剂（氟脱氧葡萄糖）经肾排入膀胱显影会影响对已经摄取示踪剂肿瘤的判断。采用排空

第三章

UC 的诊断

第一节 膀胱 UC 的诊断

1 症状及体征

（1）血尿：膀胱 UC 最常见的症状为血尿。大部分表现为无痛性全程肉眼血尿，严重者可伴血块，血尿通常呈间歇性。血尿常是膀胱 UC 的首发症状，根据出血量和出血时间不同可为淡红色、洗肉水样、暗红色或深褐色。病变位于膀胱颈部常表现为初始血尿，位于膀胱三角区或后尿道常表现为终末血尿。长期血尿因慢性失血可致不同程度贫血。部分仅表现为尿潜血阳性。

（2）膀胱刺激症状：肿瘤大小、数目、位置不同，部分可表现为尿频、尿急、尿痛等，合并膀胱原位癌可能会伴明显的下尿路刺激症状。

（3）其他症状：若肿瘤堵塞膀胱出口可能会引起尿潴留，堵塞输尿管开口引起同侧上尿路积水，导致腰酸、腰痛等。巨大肿瘤或晚期患者还可有盆腔包块、下肢淋巴水肿、营养不良、局部疼痛或骨痛等。早期可无临床症状只能在体检时发现。

2 影像学检查

2.1 超声检查及其临床意义

超声是诊断膀胱 UC 最常用、最基本的检查方法。临床上主要应用于血尿患者常规检查和膀胱 UC 分期评估，特别用于碘造影剂过敏和肾功能不全的患者。

超声检查可通过经腹、经直肠、经尿道 3 种途径进行。①经腹超声诊断膀胱 UC 的敏感性为 63%~98%，特异性为 99%，且可同时检查肾、输尿管和腹部其他脏器。②经直肠超声显示膀胱三角区、膀胱颈和前列腺较清楚，能近距离观察肿瘤基底部，判断肿瘤浸润深度，适用于膀胱不能充盈的患者。③经尿道膀胱内超声检查需要麻醉，但影像清晰，分期准确性较高，国外报道经尿道膀胱内超声判断肿瘤分期的诊

续表

N	区域淋巴结
N1	最大长径≤2cm的单个淋巴结转移
N2	最大长径>2cm的单个淋巴结转移；或多个淋巴结转移
M	远处转移
M0	无远处转移
M1	远处转移

	T3a	显微镜下发现肿瘤侵犯膀胱周围组织
	T3b	肉眼可见肿瘤侵犯膀胱周围组织（膀胱外肿块）
	T4	肿瘤侵犯以下任一器官或组织，如前列腺、精囊、子宫、阴道、盆壁和腹壁
	T4a	肿瘤侵犯前列腺、精囊、子宫或阴道
	T4b	肿瘤侵犯盆壁或腹壁
N		区域淋巴结
	NX	区域淋巴结无法评估
	N0	无区域淋巴结转移
	N1	真骨盆区单个淋巴结转移（髂内、闭孔、髂外、骶前）
	N2	真骨盆区多个淋巴结转移（髂内、闭孔、髂外、骶前）
	N3	髂总淋巴结转移
M		远处转移
	M0	无远处转移
	M1	远处转移
	M1a	区域淋巴结以外的淋巴结转移
	M1b	其他远处转移

第四节 UTUC 的 TNM 分期

UTUC是指发生于上尿路（肾盂或输尿管）的UC，占全部UC的5%~10%。分期采用最广泛的是美国，AJCC和UICC制订的TNM分期系统，推荐应用2017年第8版（表31-2-3）。

表31-2-3 上尿路尿路上皮癌2017 UICC TNM 分期（第8版）

T		原发肿瘤
	TX	原发肿瘤无法评估
	T0	无原发肿瘤证据
	Ta	非浸润性乳头状癌
	Tis	原位癌
	T1	肿瘤侵犯上皮下结缔组织
	T2	肿瘤侵犯肌层
	T3	肿瘤侵犯超过肌层
	肾盂	肿瘤侵犯盆腔周围脂肪或肾实质
	输尿管	肿瘤侵犯盆腔周围脂肪
	T4	肿瘤侵犯邻近器官，或穿透肾脏侵犯肾周脂肪
N		区域淋巴结
	NX	区域淋巴结无法评估
	N0	无区域淋巴结转移

第二节 UC组织变型及临床意义

2016年版WHO为UC病理分型做了更新（表31-2-1），要求在对膀胱UC标本做出诊断时，除需要对主要病理成分做出诊断外，还应判读是否合并有各种变异亚型。由于膀胱UC的各种变异亚型与肿瘤预后显著相关，因此在制定临床诊疗策略时应做出相应调整。

有将近四分之一接受根治术的膀胱UC患者术后病理证实存在组织变型；这些组织变型可影响患者对化疗或免疫治疗的反应并进一步影响预后。因此，UC的精确病理诊断，特别是组织变型，可优化患者诊疗、避免不必要侵入性治疗并改善预后。如浸润性UC伴鳞样分化/腺样分化者接受新辅助化疗可获显著的临床受益，有趣的是，单纯的鳞状细胞癌或腺癌病例对化疗并不敏感。再如，KEYNOTE-045研究（帕博丽珠单抗作为铂类化疗抵抗的UC的二线治疗）发现合并变异亚型的患者相比普通患者有更好的OS和CSS；PURE01研究证实浸润性UC伴鳞样分化和淋巴上皮瘤样UC亚型对新辅助帕博丽珠单抗治疗展现更好反应。UC组织变型另一个重要的临床意义是其可避免基于影像学的分期不足。大多数UC组织变型，临床T分期相比，倾向于表现出更高级别的病理T分期。因此，判读是否合并有各种变异亚型是判断肿瘤分期的重要一环，而后者是决定是否进行全膀胱切除术的决定性因素。

第三节 膀胱UC的TNM分期

采用最广泛的是美国，AJCC和UICC制订的TNM分期系统，推荐应用2017年第8版。根据肿瘤是否浸润膀胱肌层分为非肌层浸润性膀胱UC（non-muscle-invasive bladder cancer NMIBC）和肌层浸润性膀胱UC（muscle-invasive bladder cancer，MIBC）（表31-2-2）。

表31-2-2　膀胱UC 2017 UICC TNM分期（第8版）

T	原发肿瘤
TX	原发肿瘤无法评估
T0	无原发肿瘤证据
Ta	非浸润性乳头状癌
Tis	原位癌（扁平肿瘤）
T1	肿瘤侵犯上皮下结缔组织
T2	肿瘤侵犯肌层
T2a	肿瘤侵犯浅肌层（内侧1/2）
T2b	肿瘤侵犯深肌层（外侧1/2）
T3	肿瘤侵犯膀胱周围组织

第二章 UC的病理及组织变型

第一节 UC的病理类型

UC的分级与复发和侵袭行为密切相关,其恶性程度以分级(grade)表示。目前普遍采用WHO2004版分级法,将尿路上皮肿瘤分为乳头状瘤、低度恶性潜能乳头状尿路上皮肿瘤、低级别乳头状尿路上皮癌(low grade)和高级别乳头状尿路上皮癌(high grade)。尽管UC已被公认为一种同质性疾病,但其拥有广泛的组织学变型,如浸润性UC伴鳞样分化/腺样分化、微乳头UC、肉瘤样UC、透明细胞UC等亚型。多个研究证明,有些特定的UC组织变型是高级别肿瘤以及极差预后明确的危险因素。同时,欧洲泌尿协会(EAU)指南认为,所有非肌层浸润性UC伴任何一种UC组织变型,都被认为是极高危因素。因此,准确报告UC组织变型对UC的临床诊疗尤为重要。目前,UC组织学分类推荐采用2016年《WHO泌尿系统及男性生殖器官肿瘤分类》分类标准(第4版)(表31-2-1)。

表31-2-1 WHO2016版UC病理类型及组织变型

非浸润性膀胱UC	浸润性膀胱UC
尿路上皮原位癌	浸润性UC伴多向分化(包括伴鳞样分化、腺样分化和滋养层分化等)
低级别乳头状UC	巢状UC亚型(包括大巢状型)
高级别乳头状UC	微囊UC亚型
乳头状UC伴内翻性结构	微乳头UC亚型
低度恶性潜能的尿路上皮乳头状瘤	淋巴上皮瘤样UC亚型
尿路上皮乳头状瘤	弥漫性/浆细胞样/印戒细胞样UC亚型
内翻性尿路上皮乳头状瘤	肉瘤样UC亚型
恶性潜能未定的尿路上皮增生	巨细胞UC亚型
尿路上皮异型增生	低分化型UC亚型
	富含脂质UC亚型
	透明细胞UC亚型

定。该类患者可能存在多种癌症，其中包括直肠癌，结肠癌，胃癌，卵巢癌及UC；这类UC主要涉及上尿路，膀胱UC多为UTUC种植转移所致。

4 其他

饮水习惯与膀胱UC相关性并不确定，但饮水含氯及砷过高者可明显增加膀胱UC的风险。对有NAT2乙酰化表型者永久性染发剂可增加膀胱UC的风险。

无论是化疗或放疗，只要患者有足够长的生存期，均可增加膀胱UC的风险。

服用含马兜铃酸的马兜铃属植物，会明显增加膀胱UC，肝癌及肾癌发生率，因其从泌尿系统排泄，会导致肾小管慢性炎症，触发基因突变，从而导致UTUC发生率明显升高；导致膀胱UC风险升高的危险因素或多或少也与UTUC有关。

随年龄增长发病率明显升高；男女性5年生存率差异不大，男性为62.64%，女性为64.81%，合计为63.16%。

2 上尿路UC流行病学

发布在2020年前Cancer Statistics上的资料将肾癌与肾盂癌，以及输尿管癌与尿道癌一并发表，难以判断UTUC的流行病学情况。从2011年发表的相关数据看，自1973年至2005年，UTUC总发病率为1.88~2.06人/10万人，其中输尿管UC 0.69~0.91人/10万人；双侧UTUC少见，大约占总体UTUC的5%。尽管发病率缓慢升高，但UTUC被西方学界认为是比较少见的肿瘤。我国尚无UTUC的发病资料，但从UTUC占UC的百分比（9.3%~29.9%）看明显高于西方统计数据（5%~10%），说明我国UTUC的发病率并不低。

有关UTUC生存期的资料很少，从1988—2006年SEER数据库统计的肾输尿管全长术后随访资料显示男性5年癌症特异性死亡（cancer specific mortality，简称CSM）为14.8%，女性为16.9%，如以总生存率计算，男性5年生存率不会超过85.2%，女性不会超过83.1%；似乎预后优于膀胱UC。由于肾盂或输尿管UC并不在北京市户籍人口十大癌症之列，因此《北京市健康白皮书》尚无相关的流行病学资料，国内专家共识认为UTUC预后应比膀胱UC要差，国内有限资料显示UTUC的乳头型5年OS和CSS分别为76.6%和81.8%，而平坦型5年OS和CSS分别为54.4%和60.5%。

第三节 病因及危险因素

1 吸烟

吸烟与UC的相关性被很多研究证实，约50%膀胱UC与吸烟有关，且低焦油并不能降低其风险，二手烟会增加膀胱UC的风险；吸烟产生膀胱UC的原因为吸烟后芳香胺和多环芳烃吸收并经肾脏排出所致。

2 职业暴露

职业暴露常见化合物有芳香胺、多环芳烃和氯化碳氢化合物等，也是膀胱UC第二常见病因或危险因素。多见于与油漆、燃料、金属和汽油制品相关的职业。

3 家族遗传

从遗传角度看，与UC最为相关的遗传因素为Lynch综合征，或称之为遗传性非息肉性结直肠癌综合征，主要为错配基因修复缺陷。最典型基因突变为微卫星不稳

第一章

概述

第一节 相关定义

尿路上皮癌（urothelial carcinoma，简称UC）是指尿路覆盖上皮（其中包括肾盂、输尿管、膀胱及部分后尿道及前列腺大导管内覆盖上皮）恶变所致的上皮癌。传统常称移形上皮细胞癌（transitional cell carcinoma，简称TCC），但在1998年，WHO/ISUP（国际泌尿病理学会）即提倡采用UC以替代移行上皮细胞癌，前者能更易定位上皮的来源器官，后者则主要基于病理形态描述，也常见于鼻窦腔、女性生殖系统及肛直肠部位肿瘤。以前按尿路部位称为肾盂癌、输尿管癌、膀胱癌等，目前标准定义为肾盂UC和输尿管UC（两者又统称为上尿路UC，即upper tract urothelial carcinoma，简称UTUC），以及膀胱UC。既能方便定位肿瘤来自的器官或部位，也能提示UC作为一个整体而存在，尤其是后者对理解UC的发生发展极为重要。

第二节 流行病学

1 膀胱UC流行病学

根据美国国家癌症研究所公布的截止于2021年数据，美国膀胱UC总发病率19.7人/10万人；5年总生存（overall survival，简称OS）为77.1%。按肿瘤分期统计，原位癌（占51%）5年OS为96%，局限性（占34%，即分期≤pT3）5年OS为69.6%，区域性（占7%，即伴盆腔淋巴结转移）5年OS为37.5%，远处转移者（占5%）5年OS为6.4%；无论是发病率及死亡率总体呈缓慢下降趋势。

2016年北京市卫健委颁布北京市户籍人口10年恶性肿瘤基本数据。男性膀胱UC发病率为17.2人/10万人，居男性恶性肿瘤第六位，女性发病率为5.97人/10万人，远低于男性；总体发病趋势是男性缓慢升高，女性基本保持稳定；发病多始于40岁后，

名誉主编

樊代明

主　编

姚　欣

副主编

李宁忱　杨　勇　史本康　周芳坚

编　委（姓氏笔画排序）

马志方　马洪顺　王小林　王永华　王春喜
王照翔　瓦斯里江　邓耀良　史本康　叶云林
田　军　刘　川　刘希高　刘卓炜　刘嘉铭
刘　磊　孙卫兵　尧　凯　朱一平　朱照伟
江　军　何立儒　张　争　张兆存　张　朋
张　勇　张晓光　张新伟　李宁忱　李向东
李　鸣　李海涛　李毅宁　杨　勇　汪　磊
沈柏华　沈益君　肖克峰　肖泽均　邱建宏
陈　山　陈旭升　陈志文　陈忠杰　陈海戈
陈　辉　周芳坚　周晓洲　林天海　范晋海
郑　松　郑筱男　柳建军　胡海龙　胡　滨
贺大林　钟　鑫　徐　涛　聂清生　韩惟青
蒙清贵　谭　平　谭朝晖　穆中一　薛学义

秘　书

陈旭升

尿路上皮癌

ses From Renal Cell Carcinoma: Results of the GETUG-AFU 26 NIVOREN Multicenter Phase II Study [J]. Journal of clinical oncology: official journal of the American Society of Clinical Oncology, 2019, 37 (23): 2008-16.

[56] ZAORSKY N G, LEHRER E J, KOTHARI G, et al. Stereotactic ablative radiation therapy for oligometastatic renal cell carcinoma (SABR ORCA): a meta-analysis of 28 studies [J]. European urology oncology, 2019, 2 (5): 515-23.

[57] LINEHAN W M, RICKETTS C J. The Cancer Genome Atlas of renal cell carcinoma: findings and clinical implications [J]. Nature reviews Urology, 2019, 16 (9): 539-52.

[58] JELDRES C, PATARD J J, CAPITANIO U, et al. Partial versus radical nephrectomy in patients with adverse clinical or pathologic characteristics [J]. Urology, 2009, 73 (6): 1300-5.

[59] DABESTANI S, BEISLAND C, STEWART G D, et al. Long-term Outcomes of Follow-up for Initially Localised Clear Cell Renal Cell Carcinoma: RECUR Database Analysis [J]. European urology focus, 2019, 5 (5): 857-66.

[60] DOORNWEERD B H, DE JONG I J, BERGMAN L M, et al. Chest X-ray in the follow-up of renal cell carcinoma [J]. World journal of urology, 2014, 32 (4): 1015-9.

[61] DABESTANI S, BEISLAND C, STEWART G D, et al. Intensive Imaging-based Follow-up of Surgically Treated Localised Renal Cell Carcinoma Does Not Improve Post-recurrence Survival: Results from a European Multicentre Database (RECUR) [J]. European urology, 2019, 75 (2): 261-4.

[62] 樊代明. 整合肿瘤学·基础卷[M]. 西安：世界图书出版西安有限公司，2021.

Who Underwent Cytoreductive Nephrectomy [J].European urology oncology, 2020, 3 (1): 47-56.

[37] 徐达, 潘秀武, 陈佳鑫, 等.基因检测技术指导晚期转移性肾癌个体化靶向治疗的初步经验 [J]. 中华泌尿外科杂志, 2019, 40 (5): 365-369.

[38] BRAUN D A, ISHII Y, WALSH A M, et al.Clinical Validation of PBRM1 Alterations as a Marker of Immune Checkpoint Inhibitor Response in Renal Cell Carcinoma [J].JAMA oncology, 2019, 5 (11): 1631-3.

[39] MOTZER R J, ROBBINS P B, POWLES T, et al.Avelumab plus axitinib versus sunitinib in advanced renal cell carcinoma: biomarker analysis of the phase 3 JAVELIN Renal 101 trial [J].Nature medicine, 2020, 26 (11): 1733-41.

[40] MOTZER R J, BANCHEREAU R, HAMIDI H, et al.Molecular Subsets in Renal Cancer Determine Outcome to Checkpoint and Angiogenesis Blockade [J].Cancer cell, 2020, 38 (6): 803-17.e4.

[41] MOTZER, R. J. Interferon-Alfa as a Comparative Treatment for Clinical Trials of New Therapies Against Advanced Renal Cell Carcinoma [J].Jclinoncol, 2002, 20 (1): 289-96.

[42] SINGLA N, HUTCHINSON R C, GHANDOUR R A, et al.Improved survival after cytoreductive nephrectomy for metastatic renal cell carcinoma in the contemporary immunotherapy era: An analysis of the National Cancer Database [J].Urologic oncology, 2020, 38 (6): 604.e9-.e17.

[43] LUZZAGO S, PALUMBO C, ROSIELLO G, et al.Association Between Systemic Therapy and/or Cytoreductive Nephrectomy and Survival in Contemporary Metastatic Non-clear Cell Renal Cell Carcinoma Patients [J].European urology focus, 2021, 7 (3): 598-607.

[44] SILAGY A W, MANO R, BLUM K A, et al.The Role of Cytoreductive Nephrectomy for Sarcomatoid Renal Cell Carcinoma: A 29-Year Institutional Experience [J].Urology, 2020, 136 (169-75.

[45] MéJEAN A, RAVAUD A, THEZENAS S, et al.Sunitinib Alone or after Nephrectomy in Metastatic Renal-Cell Carcinoma [J].The New England journal of medicine, 2018, 379 (5): 417-27.

[46] BEX A, MULDERS P, JEWETT M, et al.Comparison of Immediate vs Deferred Cytoreductive Nephrectomy in Patients With Synchronous Metastatic Renal Cell Carcinoma Receiving Sunitinib: The SURTIME Randomized Clinical Trial [J].JAMA oncology, 2019, 5 (2): 164-70.

[47] MOTZER R J, TANNIR N M, MCDERMOTT D F, et al.Nivolumab plus Ipilimumab versus Sunitinib in Advanced Renal-Cell Carcinoma [J].The New England journal of medicine, 2018, 378 (14): 1277-90.

[48] CORREA R J M, LOUIE A V, ZAORSKY N G, et al.The Emerging Role of Stereotactic Ablative Radiotherapy for Primary Renal Cell Carcinoma: A Systematic Review and Meta-Analysis [J].European urology focus, 2019, 5 (6): 958-69.

[49] LYON T D, THOMPSON R H, SHAH P H, et al.Complete Surgical Metastasectomy of Renal Cell Carcinoma in the Post-Cytokine Era [J].The Journal of urology, 2020, 203 (2): 275-82.

[50] OUZAID I, CAPITANIO U, STAEHLER M, et al.Surgical Metastasectomy in Renal Cell Carcinoma: A Systematic Review [J].European urology oncology, 2019, 2 (2): 141-9.

[51] 邓建华, 李汉忠, 纪志刚, 等.晚期肾细胞癌靶向药物治疗后孤立转移灶手术切除的疗效 [J]. 协和医学杂志, 2016, 7 (4): 280-284.

[52] BHINDI B, ABEL E J, ALBIGES L, et al.Systematic Review of the Role of Cytoreductive Nephrectomy in the Targeted Therapy Era and Beyond: An Individualized Approach to Metastatic Renal Cell Carcinoma [J].European urology, 2019, 75 (1): 111-28.

[53] 董培, 刘洋, 危文素, 等.靶向药物联合立体定向放疗治疗肾癌骨转移的临床疗效分析 [J]. 中华泌尿外科杂志, 2020, 41 (6): 434-438.

[54] 肾癌骨转移专家共识编写组.肾癌骨转移专家共识（2020版）[J]. 中华肿瘤杂志, 2020, 42 (07): 537-42.

[55] FLIPPOT R, DALBAN C, LAGUERRE B, et al.Safety and Efficacy of Nivolumab in Brain Metasta-

Ablation [J].The Journal of urology, 2019, 201 (2): 251-8.

[20] PECORARO A, PALUMBO C, KNIPPER S, et al.Cryoablation Predisposes to Higher Cancer Specific Mortality Relative to Partial Nephrectomy in Patients with Nonmetastatic pT1b Kidney Cancer [J].The Journal of urology, 2019, 202 (6): 1120-6.

[21] BHINDI B, WALLIS C J D, BOORJIAN S A, et al.The role of lymph node dissection in the management of renal cell carcinoma: a systematic review and meta-analysis [J].BJU international, 2018, 121 (5): 684-98.

[22] BLOM J H M, POPPEL H V, MARéCHAL J M, et al.Radical Nephrectomy with and without Lymph-Node Dissection: Final Results of European Organization for Research and Treatment of Cancer (EORTC) Randomized Phase 3 Trial 30881 [J].European urology, 2009, 55 (1): 28-34.

[23] KWON T, SONG C, HONG J H, et al.Reassessment of renal cell carcinoma lymph node staging: analysis of patterns of progression [J].Urology, 2011, 77 (2): 373-8.

[24] CAPITANIO U, SUARDI N, MATLOOB R, et al.Extent of lymph node dissection at nephrectomy affects cancer-specific survival and metastatic progression in specific sub-categories of patients with renal cell carcinoma (RCC) [J].BJU international, 2014, 114 (2): 210-5.

[25] WANG B, LI H, MA X, et al.Robot-assisted Laparoscopic Inferior Vena Cava Thrombectomy: Different Sides Require Different Techniques [J].European urology, 2016, 69 (6): 1112-9.

[26] GHOREIFI A, DJALADAT H.Surgical Tips for Inferior Vena Cava Thrombectomy [J].Current urology reports, 2020, 21 (12): 51.

[27] RINI B I, POWLES T, ATKINS M B, et al.Atezolizumab plus bevacizumab versus sunitinib in patients with previously untreated metastatic renal cell carcinoma (IMmotion151): a multicentre, open-label, phase 3, randomised controlled trial [J].Lancet (London, England), 2019, 393 (10189): 2404-15.

[28] MOTZER R, ALEKSEEV B, RHA S Y, et al.Lenvatinib plus Pembrolizumab or Everolimus for Advanced Renal Cell Carcinoma [J].The New England journal of medicine, 2021, 384 (14): 1289-300.

[29] RINI B I, PLIMACK E R, STUS V, et al.Pembrolizumab plus Axitinib versus Sunitinib for Advanced Renal-Cell Carcinoma [J].The New England journal of medicine, 2019, 380 (12): 1116-27.

[30] MOTZER R J, PENKOV K, HAANEN J, et al.Avelumab plus Axitinib versus Sunitinib for Advanced Renal-Cell Carcinoma [J].The New England journal of medicine, 2019, 380 (12): 1103-15.

[31] CHOUEIRI T K, POWLES T, BUROTTO M, et al.Nivolumab plus Cabozantinib versus Sunitinib for Advanced Renal-Cell Carcinoma [J].The New England journal of medicine, 2021, 384 (9): 829-41.

[32] DEUKER M, STOLZENBACH F, ROSIELLO G, et al.Renal Cell Carcinoma: Comparison between Variant Histology and Clear Cell Carcinoma across All Stages and Treatment Modalities [J].The Journal of urology, 2020, 204 (4): 671-6.

[33] SUN G, ZHANG X, LIANG J, et al.Integrated Molecular Characterization of Fumarate Hydratase-deficient Renal Cell Carcinoma [J].Clinical cancer research: an official journal of the American Association for Cancer Research, 2021, 27 (6): 1734-43.

[34] XU Y, ZHANG Y, WANG X, et al.Prognostic value of performance status in metastatic renal cell carcinoma patients receiving tyrosine kinase inhibitors: a systematic review and meta-analysis [J].BMC cancer, 2019, 19 (1): 168.

[35] 张浩然, 张兴明, 朱旭东, 等.不同部位转移灶对肾癌患者预后的影响及其对IMDC评分的改良价值 [J].中华泌尿外科杂志, 2020, 41 (6): 439-445.

[36] DINATALE R G, XIE W, BECERRA M F, et al.The Association Between Small Primary Tumor Size and Prognosis in Metastatic Renal Cell Carcinoma: Insights from Two Independent Cohorts of Patients

参考文献

[1] 樊代明.整合肿瘤学·临床卷[M].北京：科学出版社，2021.

[2] SUNG H，FERLAY J，SIEGEL R L，et al.Global Cancer Statistics 2020：GLOBOCAN Estimates of Incidence and Mortality Worldwide for 36 Cancers in 185 Countries [J].CA：a cancer journal for clinicians，2021，71（3）：209-49.

[3] 赫捷，魏文强，张思维，等.2019中国肿瘤登记年报[M].北京：人民卫生出版社，2020：178-186.

[4] TAHBAZ R，SCHMID M，MERSEBURGER A S.Prevention of kidney cancer incidence and recurrence：lifestyle，medication and nutrition [J].Current opinion in urology，2018，28（1）：62-79.

[5] ROSSI S H，KLATTE T，USHER-SMITH J，et al.Epidemiology and screening for renal cancer [J].World journal of urology，2018，36（9）：1341-53.

[6] CAMPBELL S，UZZO R G，ALLAF M E，et al.Renal Mass and Localized Renal Cancer：AUA Guideline [J].The Journal of urology，2017，198（3）：520-9.

[7] 闫冰，刘克克，王辉.超声造影在肾脏良恶性肿瘤中的鉴别诊断价值 [J].微量元素与健康研究，2019，36（5）：20-21.

[8] LJUNGBERG B，ALBIGES L，ABU-GHANEM Y，et al.European Association of Urology Guidelines on Renal Cell Carcinoma：The 2019 Update [J].European urology，2019，75（5）：799-810.

[9] VIG S V L，ZAN E，KANG S K.Imaging for Metastatic Renal Cell Carcinoma [J].The Urologic clinics of North America，2020，47（3）：281-91.

[10] LUI S T，SHUCH B.Genetic Testing in Kidney Cancer Patients：Who，When，and How? [J].European urology focus，2019，5（6）：973-6.

[11] MACKLIN P S，SULLIVAN M E，TAPPING C R，et al.Tumour Seeding in the Tract of Percutaneous Renal Tumour Biopsy：A Report on Seven Cases from a UK Tertiary Referral Centre [J].European urology，2019，75（5）：861-7.

[12] COOPER S，FLOOD T A，KHODARY M E，et al.Diagnostic Yield and Complication Rate in Percutaneous Needle Biopsy of Renal Hilar Masses With Comparison With Renal Cortical Mass Biopsies in a Cohort of 195 Patients [J].AJR American journal of roentgenology，2019，212（3）：570-5.

[13] ANDREWS J R，ATWELL T，SCHMIT G，et al.Oncologic Outcomes Following Partial Nephrectomy and Percutaneous Ablation for cT1 Renal Masses [J].European urology，2019，76（2）：244-51.

[14] ABU-GHANEM Y，FERNáNDEZ-PELLO S，BEX A，et al.Limitations of Available Studies Prevent Reliable Comparison Between Tumour Ablation and Partial Nephrectomy for Patients with Localised Renal Masses：A Systematic Review from the European Association of Urology Renal Cell Cancer Guideline Panel [J].European urology oncology，2020，3（4）：433-52.

[15] CAMPBELL S C，UZZO R G，KARAM J A，et al.Renal Mass and Localized Renal Cancer：Evaluation，Management，and Follow-up：AUA Guideline：Part II [J].The Journal of urology，2021，206（2）：209-18.

[16] PECORARO A，ROSIELLO G，LUZZAGO S，et al.Small Renal Masses With Tumor Size 0 to 2 cm：A SEER-Based Study and Validation of NCCN Guidelines [J].Journal of the National Comprehensive Cancer Network：JNCCN，2020，18（10）：1340-7.

[17] 徐斌，宋尚卿，吴震杰，等.肾癌冷冻消融术64例经验总结 [J].中华泌尿外科杂志，2018，39（6）：422-7.

[18] WAH T M，LENTON J，SMITH J，et al.Irreversible electroporation（IRE）in renal cell carcinoma（RCC）：a mid-term clinical experience [J].European radiology，2021，31（10）：7491-930：1-9.

[19] JOHNSON B A，SOROKIN I，CADEDDU J A.Ten-Year Outcomes of Renal Tumor Radio Frequency

年一次，可据情况调整。

c.影像学检查：①对无明显禁忌者，腹部增强CT/MRI优于平扫；②胸片或CT用于肺转移瘤或新发病变排查，胸片敏感性低已逐渐被低剂量CT取代；③可据情况调整，对切缘阳性或高复发风险肿瘤（如伴高级别或肉瘤样成分的RCC）以及怀疑复发或进展者，应缩短复查间隔时间，必要时行穿刺活检。

d.应基于肿瘤危险分层、治疗选择、患者身体情况并结合当地医疗条件等因素个体化制定随访方案。①有学者提出个性化的基于风险的RCC随访策略。使用竞争性风险模型计算非RCC死亡危险超过RCC复发风险的时间，结果支持基于风险的随访方案。②VHL综合征随访应每6个月进行腹部和头部CT扫描1次。每年进行一次中枢神经系统的MRI，尿儿茶酚胺测定，眼科和听力检查。

e.有临床指证时需完善相关检查：①有神经系统症状者，建议行头颅MRI或CT，MRI对脑转移诊断优于CT；②怀疑有脊柱转移时行MRI；③因碱性磷酸酶持续增高，或伴骨痛而怀疑骨转移时行骨扫描；④PET-CT仅推荐用于临床怀疑复发或转移者，目前不推荐将其列为常规随访手段。

第七章

随访

随访主要目的是观察有无治疗并发症，监控治疗后肾功改变及有无心血管功能恶化，监测有否复发、转移和新生肿瘤。定期随访者更具生存优势（表30-7-1）。

表30-7-1 肾癌随访推荐意见

推荐意见	病史询问及体格检查[a]	实验室检查[b]	影像学检查[c]	其他	推荐强度
T1a期RCC采取AS	1次/年，可根据临床具体情况调整	1次/年，可根据临床具体情况调整	1次/3~6月，持续1年，以后1次/年，可根据临床具体情况调整	应基于肿瘤危险分层、患者身体情况并结合当地医疗条件等因素个体化制定随访方案[d]	弱
T1a期RCC消融治疗后	1次/年，可根据临床具体情况调整	1次/年，可根据临床具体情况调整	影像学检查[b]，1次/3~6月，持续5年，以后1次/年，可根据临床具体情况调整	怀疑肿瘤复发或进展者，应缩短复查间隔时间，必要时行穿刺活检	弱
局限性RCC术后	1次/年，可根据临床具体情况调整	至少1次/年，可根据临床具体情况调整	1次/3~6月，持续3年，以后1次/年，可根据临床具体情况调整	对切缘阳性或高复发风险肿瘤（如伴有高级别或肉瘤样成分的RCC），以及怀疑肿瘤复发或进展者，应缩短复查间隔时间	弱
局部进展期RCC手术后	1次/3~6月，持续3年，以后1次/年，可根据临床具体情况调整	1次/3~6月，持续3年，以后1次/年，可根据临床具体情况调整	1次/3~6月，持续1年，以后1次/年，可根据临床具体情况调整	有临床指证怀疑转移时需完善相关检查[e]	弱
晚期/转移性RCC	1次/6~16周，或根据临床具体情况调整	根据临床用药具体情况调整	留取治疗前的CT/MRI检查作为基线片。1次/6~16周，根据临床具体情况调整	有临床指证怀疑转移时需完善相关检查[e]	弱

a.病史询问及体检通常每年1次，可据临床情况调整。体检除腹部外，还包括颈淋巴结、精索静脉曲张及下肢水肿等的检查。
b.实验室检查：目前尚无公认用于RCC辅助诊断的血清肿瘤标志物。常规检查包括尿常规、血常规、肝肾功能。如术前血碱性磷酸酶异常，常需进一步复查，如持续碱性磷酸酶升高伴（或不伴）骨痛者提示骨转移，需行骨扫描。碱性磷酸酶升高也可是肝转移或副瘤综合征。实验室检查至少每

及安全性。结果显示，112例nccRCC接受治疗，其中乳头状癌66例（59%），Xp11.2易位型17例（15%），组织学未分类者15例（13%），嫌色细胞癌10例（9%），集合管型4例（4%）。30例（27%，95%CI 19%~36%）获得客观缓解。中位随访11个月（IQR：6~18个月），至治疗失败的中位时间为6.7个月（95%CI 5.5~8.6个月），中位PFS为7.0个月（95%CI 5.7~9.0个月），中位OS为12.0个月（95%CI 9.2~17.0个月）。最常见的不良事件为疲劳（52%）和腹泻（34%）。最常见的3级不良事件为皮肤毒性（皮疹和手足综合征，4%）和高血压（4%）。未观察到治疗相关性死亡。

f.依维莫司：一项Ⅱ期临床研究显示，34例初治的转移性nccRCC接受贝伐珠单抗+依维莫司治疗，中位PFS和OS为11.0个月和18.5个月，ORR为29%。

g.仑伐替尼+依维莫司：一项单臂、多中心Ⅱ期研究（Study 221），共31例初治晚期或转移性nccRCC（乳头状n=20，嫌色细胞n=9，未分类n=2），接受lenvatinib（18mg/天）和依维莫司（5mg/天）联合治疗。2020年ASCO-GU会上公布的结果显示：ORR为25.8%（95%CI：11.9-44.6），8例（乳头状n=3，嫌色细胞n=4，未分类n=1）获得部分缓解（PR）。58%（n=18）疾病稳定（SD）。临床受益率[CR+PR+持久SD（持续时间≥23周）]为61.3%。无患者获CR。中位PFS为9.23个月（95%CI：5.49-不可估计[NE]），中位OS为15.64个月（95%CI：9.23-NE）。32.3%的患者出现了导致lenvatinib联合依维莫司撤药或停药的治疗相关不良事件（TEAE）。TEAE导致剂量减少在45.2%的患者中发生、TEAE导致剂量中断发生在67.7%的患者中。最常见的TEAE是疲劳（71%）、腹泻（58.1%）、食欲下降（54.8%）、恶心（54.8%）和呕吐（51.6%）。≥3级TEAE发生率48.4%，最常见高血压（16.1%）、恶性肿瘤进展（12.9%）、腹泻（9.7%）和疲劳、恶心、呕吐、蛋白尿和血小板减少（各6.5%）。

h.培唑帕尼：一项意大利的回顾性研究，37例nccRCC一线接受培唑帕尼治疗，疾病控制率81%，有效率27%，中位PFS和OS为15.9个月和17.3个月。

i.贝伐珠单抗+厄洛替尼：一项Ⅱ期临床研究显示，41例肾乳头状癌接受贝伐珠单抗+厄罗替尼治疗，其中19例至少接受过一次系统治疗，遗传性平滑肌瘤病RCC综合征相关性RCC（HLRCC）有效率60%，散发乳头状RCC有效率29%，中位PFS为24.2个月和7.4个月。

j.贝伐珠单抗+依维莫司：一项Ⅱ期临床研究显示，34例初治nccRCC接受贝伐珠单抗+依维莫司治疗，中位PFS和OS为11.0个月和18.5个月，有效率29%。

k.化疗：集合管癌和肾髓质癌对系统治疗高度耐药，转移后中位OS不足7个月。目前主要以化疗为主，遗憾的是，治疗后集合管癌OS仅提升至10.5~12.5个月，髓质癌OS不超过9个月。基于针对两种病理类型RCC的多组学研究，未来有望开展相应的临床研究，进一步提升生存概率。

l.中医药治疗尚缺乏高级别证据。可开展个体化治疗，在减轻肿瘤相关并发症，防治靶向或免疫治疗相关毒副反应，改善生活质量方面有一定帮助。

h. 仑伐替尼+依维莫司：2016年Lancet Onco报道仑伐替尼联合依维莫司二线治疗ccRCC的Ⅱ期临床研究，153例随机接受仑伐替尼联合依维莫司治疗、仑伐替尼单药治疗和依维莫司单药治疗，联合组与依维莫司组中位PFS为14.6个月和5.5个月，中位OS为25.5个月和15.4个月，仑伐替尼单药组中位OS 18.4个月。

i. 培唑帕尼一线治疗Ⅲ期试验中有202例为细胞因子治疗后进展患者，培唑帕尼与安慰剂的中位PFS为7.4个月和4.2个月。另一项56例Ⅱ期研究显示，针对舒尼替尼或贝伐珠单抗治疗后失败患者，培唑帕尼治疗有效率27%，中位PFS为7.5个月，2年OS 43%。

j. 舒尼替尼针二线治疗经细胞因子治疗后进展的mRCC同样表现出一定有效性。2006年JCO报道回顾性研究，63例经细胞因子治疗后进展的mRCC二线接受舒尼替尼治疗，有效率达40%，中位PFS为8.7个月。同样，2006年JAMA报道106例回顾性研究，ORR为34%，中位PFS为8.3个月。

k. 索拉非尼：2009年JCO报道Ⅲ期随机对照临床研究，针对一线治疗失败（绝大部分为细胞因子）的晚期ccRCC，一线治疗至少持续8个月，ECOG 0~1分，共903例分别接受索拉非尼和安慰剂治疗，两组的PFS为5.5个月和2.8个月，中位OS为17.8个月和14.3个月（HR = 0.78；P =0.029）。

l. Ⅱ期研究显示：对一线靶向治疗进展的转移性ccRCC，二线使用靶向TKIs联合免疫（PD-1抑制剂）的ORR、PFS更高，毒副反应可接受。

m. 中医药治疗尚缺乏高级别证据。可开展个体化治疗，在减轻肿瘤相关并发症，防治靶向或免疫治疗相关毒副反应，改善生活质量方面有一定帮助。

3.2 晚期/转移性非透明细胞为主型RCC的系统治疗（表30-6-7）

表30-6-7 晚期/转移性非透明细胞为主型RCC系统治疗推荐意见

推荐意见	推荐等级
临床试验[a]	强
推荐在MDT to HIM诊疗模式下权衡利弊后进行个体化决策[b]	强
最佳支持治疗[c]	强
舒尼替尼[d]	强
卡博替尼[e]	弱
依维莫司[f]	弱
仑伐替尼+依维莫司[g]	弱
培唑帕尼[h]	弱
贝伐珠单抗+厄洛替尼[i]	弱
贝伐珠单抗+依维莫司[j]	弱
化疗[k]	弱
中医中药治疗[l]	弱

a. 晚期nccRCC由于样本量少，缺乏相应大宗随机对照临床试验，在任何情况下均首选参加临床试验。

b. 包括卡博替尼等药物目前在国内尚未上市，亦未获批用于RCC治疗。临床上应用卡博替尼或免疫联合治疗策略时应视为超适应证或超说明书使用。根据一些小样本前瞻性研究或回顾性数据分析结果，以不同等级推荐患者接受已获批晚期ccRCC治疗适应证的药物治疗同时针对这部分患者治疗疗效的不确定性，强烈建议患者接受MDT to HIM模式诊疗。

c. 最佳支持治疗包括针对骨转移灶的放疗、双磷酸盐治疗、RANKL抑制剂治疗，以及对症、止痛治疗，营养支持，心理辅导等。

d. 舒尼替尼：对nccRCC的研究目前多为Ⅱ期临床研究，一项涉及31例的研究中，对nccRCC，舒尼替尼的有效率为36%，中位PFS为6.4个月；另一项53例研究中，舒尼替尼/索拉非尼的有效率为23%，中位PFS为10.6个月。

ASPEN研究，108例nccRCC初治者随机接受舒尼替尼和依维莫司治疗，中位PFS为8.3个月和5.6个月，低和中危组中位PFS为14.0个月与5.7个月、6.5个月与4.9个月；高危组依维莫司略占优势，但无统计学意义（4.0个月与6.1个月）。

ESPN研究，68例随机接受舒尼替尼和依维莫司，一线治疗两组中位PFS为6.1个月和4.1个月（P=0.6)，中位OS为16.2个月和14.9个月（P=0.18）。

e. 卡博替尼：2019年报道的一项多中心，回顾性队列研究，评估卡博替尼治疗晚期nccRCC的疗效

（2）晚期/转移性透明细胞为主型RCC的后线系统治疗（表30-6-6）

表30-6-6　晚期/转移性透明细胞为主型RCC后线系统治疗推荐意见

推荐意见	推荐等级
临床试验[a]	强
推荐在MDT to HIM诊疗模式下权衡利弊后行个体化决策[b]	强
最佳支持治疗[c]	强
阿昔替尼[d]	强
依维莫司[e]	强
卡博替尼[f]	强
纳武单抗[g]	强
仑伐替尼+依维莫司[h]	强
培唑帕尼[i]	弱
舒尼替尼[j]	弱
索拉非尼[k]	弱
阿昔替尼+帕博利珠单抗[l]	弱
仑伐替尼+帕博利珠单抗[l]	弱
卡博替尼+纳武单抗[l]	弱
中医中药治疗[m]	弱

a.推荐参加临床试验仍是mRCC的优先选项。
b.包括卡博替尼和伊匹单抗等药物目前国内尚未上市，亦未获批用于RCC治疗。尽管仑伐替尼、纳武单抗、帕博利珠单抗单抗均已在国内上市，但均暂无RCC适应证，尤其是免疫联合治疗策略，临床应用时应结合考虑超适应证或超说明书使用问题，推荐通过MDT to HIM诊疗模式权衡利弊行个体化决策。
c.最佳支持治疗包括针对骨转移灶的放疗、双磷酸盐治疗、RANKL抑制剂治疗，以及对症、止痛治疗，营养支持，心理辅导等。
d.2011年Lancet报道随机对照Ⅲ期临床研究（AXIS研究），针对一线治疗失败（绝大部分为细胞因子或舒尼替尼）的mRCC二线治疗，共723例按1∶1接受阿昔替尼或索拉非尼治疗，中位PFS为6.7个月和4.7个月（HR 0.665；95% CI 0.544~0.812；P<0.0001），ORR为19%和9%（P=0.0001），一线为细胞因子治疗的中位PFS为12.1个月和6.5个月（P<0.0001），一线为舒尼替尼的中位PFS为4.8个月和3.4个月（P=0.01），中位OS为20.1个月和19.3个月。一项亚洲mRCC患者二线接受阿昔替尼治疗的注册临床研究，其中大部分为中国患者，结果显示阿昔替尼中位PFS为6.5个月，ORR为23.7%。亚组分析显示既往接受舒尼替尼治疗患者二线接受阿昔替尼的中位PFS时间为4.7个月。基于上述临床试验结果，推荐阿昔替尼作为mRCC的二线治疗，用法为阿昔替尼5mg，每日2次。
e.依维莫司（everolimus）为口服mTOR抑制剂，用于mRCC的临床数据主要来自2008年的一项国际多中心随机对照Ⅲ期临床研究（RECORD-1研究）。经舒尼替尼或索拉非尼治疗后进展的mRCC按2∶1接受依维莫司或安慰剂治疗，最终中位PFS为4.9个月和1.9个月（HR，0.33；P <0.001），安慰剂组进展后80%交叉到依维莫司组，故两组中位OS无明显差异，分别为14.8个月和14.4个月。依维莫司常见的不良反应为胃炎、皮疹和乏力。一项国内患者接受依维莫司治疗的多中心注册临床研究（L2101研究），证实依维莫司作为TKI治疗失败后二线靶向治疗的疗效及安全性，疾病控制率61%，中位PFS为6.9个月，临床获益率66%，1年OS为56%，1年PFS为36%。
基于上述临床试验结果，推荐依维莫司作为mRCC TKI治疗失败后的二线治疗药物，用法为依维莫司10mg，每日1次。
f.卡博替尼二线治疗晚期ccRCC与依维莫司比较有明显生存优势，2016年Lancet Oncol报道METE-OR研究，针对一线接受VEGFR-TKI治疗后进展的ccRCC，1∶1接受卡博替尼与依维莫司治疗，结果中位OS为21.4个月和16.5个月（HR 0.66，95% CI 0.53~0.83；P=0.00026）。
卡博替尼在中国尚未上市，但基于上述国外临床试验结果，推荐卡博替尼作为mRCC TKI治疗失败后的二线治疗药物，用法为卡博替尼60mg，每日1次。
g.纳武单抗：2015年CheckMate 025研究结果显示针对接受过1~2种治疗后进展的ccRCC，按1∶1接受纳武单抗和依维莫司治疗，中位OS为25.0个月和19.6个月，ORR为25%和5%，中位PFS为4.6个月和4.4个月。3/4度不良反应发生率为19%和37%。

生长因子受体VEGFR1、VEGFR2、VEGFR3、纤维生长因子受体（FGR1-4）、血小板源性生长因子受体α（PDGFRα）、KIT及RET，这些激酶除发挥正常细胞功能外，还参与病理血管生成、肿瘤生长及进展。

随机、对照、Ⅲ期临床研究KEYNOTE-581/CLEAR纳入1069例未经治疗的晚期ccRCC，按1：1：1比例随机分配接受仑伐替尼（20mg，口服，每日1次）+帕博利珠单抗（200mg，静脉滴注，每3周1次）或仑伐替尼（18mg，口服，每日1次）+依维莫司（5mg，口服，每日1次）或舒尼替尼（50mg，口服，每日1次，给药4周/停药2周）。结果显示，与舒尼替尼组相比，仑伐替尼联合帕博利珠单抗组显著延长中位PFS（23.9 vs. 9.2 mo，HR=0.39，95%CI：0.32~0.49，P<0.001）；不论患者PD-L1表达水平，IMDC风险分层，仑伐替尼联合帕博利珠单抗均能带来显著PFS获益。中位OS均未达到，但与舒尼替尼组比，仑伐替尼联合帕博利珠单抗组延长OS（HR=0.66，95%CI：0.49~0.88，P=0.005）。仑伐替尼联合帕博利珠单抗组ORR更高（71.0% vs. 36.1%），CR也更高（16.1% vs. 4.2%）。≥3级治疗相关不良反应分别为71.6%和58.8%。

j.卡博替尼联合纳武单抗：纳武单抗（nivolumab）是一种抗PD-1的单抗。卡博替尼（cabozantinib）是针对VEGFR、MET、AXL等靶点的口服小分子激酶抑制剂。随机、开放、Ⅲ期临床研究Checkmate 9ER评估纳武单抗联合卡博替尼对比舒尼替尼一线治疗转移性ccRCC的疗效和安全性。651例随机分为纳武单抗（240mg，静脉滴注，每2周1次）联合卡博替尼（40mg，口服，每日1次）组（323例）和舒尼替尼（50mg，口服，每日1次，给药4周/停药2周）组（328例）。与舒尼替尼相比，纳武单抗联合卡博替尼显著改善了中位PFS（17.0 vs. 8.3个月，HR=0.52，95% CI 0.43~0.64，P<0.0001）、OS（NR vs. 29.5个月，HR=0.66，95% CI 0.50~0.87，P=0.0034）及ORR（54.8% vs. 28.4%）。

k.2013年Lancet报道随机对照Ⅲ期临床研究，288例按阿昔替尼与索拉非尼2：1入组一线治疗晚期ccRCC，中位PFS分别为10.1个月和6.5个月（HR 0.77，95% CI 0.56~1.05）。尽管PFS延长了3.6个月，由于例数偏少，统计学无显著差异，但仍表现出阿昔替尼一线治疗晚期ccRCC的有效性。基于临床研究数据，推荐阿昔替尼作为晚期ccRCC的一线治疗，具体用法为5mg，每日2次。

l.索拉非尼（sorafenib）是最早上市用于mRCC的多靶点受体酪氨酸酶抑制剂，具有双重抗瘤作用：一方面通过抑制RAF/MEK/ERK信号传导通路，另一方面作用于VEGFR、PDGFR、以及c-KIT、FLT-3、MET等靶点，抑制肿瘤生长。

2009年临床肿瘤学杂志报道索拉非尼与α干扰素1：1对比一线治疗转移性ccRCC Ⅱ期临床研究，共189例，索拉非尼400mg 每天两次，α干扰素900万单位 每周三次，索拉非尼组进展后可加量至600mg 每天两次，干扰素组进展后可交叉到索拉非尼组。索拉非尼与α干扰素中位PFS分别为5.7个月和5.6个月，两组出现肿瘤缩小的比例分别为68.2%和39.0%，索拉非尼组生活质量评分更好，耐受性也更好。但索拉非尼一线治疗缺乏有效的大型研究且替代药物越来越多，目前NCCN不推荐索拉非尼一线治疗晚期ccRCC，主要用于后线治疗。

一项国内多中心研究对845例晚期RCC一线索拉非尼或舒尼替尼治疗后的生存和预后因素进行了回顾性分析，结果显示索拉非尼组与舒尼替尼组的中位PFS时间分别为11.1个月和10.0个月（P=0.028），两组中位OS无差异，均为24个月。于索拉非尼具有良好耐受性及在亚洲人群显示较高的有效率，因此目前在国内索拉非尼仍在部分mRCC推荐为一线治疗方案。

m.临床观察中发现小部分mRCC肿瘤进展缓慢，呈惰性发展，权衡RCC治疗药物的疗效与毒性反应，RINI团队开展了一项Ⅱ期临床研究，即对无症状mRCC，在医患双方知情同意情况下采取主动监测（AS）的治疗策略，入组48例，结果证实这部分患者从AS到接受药物治疗的时间可延缓14.9个月。因此，选择部分无症状mRCC接受AS不失为少数mRCC的一种治疗选择。

n.纳武单抗联合伊匹单抗：伊匹单抗（ipilimumab）是一种人类细胞毒性T细胞抗原4（CTLA-4）的阻断抗体。CheckMate214为多中心随机对照Ⅲ期临床研究，评估纳武单抗联合伊匹单抗对比舒尼替尼一线治疗中高危mRCC（1082例）的效果。结果显示在IMDC中高危mRCC，联合治疗组与舒尼替尼组ORR（42%对27%，P<0.001）及中位OS（未达到对26个月，P<0.001）均有明显获益。因此，2018年FDA批准纳武单抗联合伊匹单抗作为IMDC中高危mRCC的标准一线治疗。

o.一项Ⅱ期多中心随机研究（CABOSUN）比较卡博替尼和舒尼替尼一线治疗中危或高危（Heng氏评分）ccRCC的疗效。157例按1：1随机接受一线卡博替尼（60mg，每日1次）或舒尼替尼（50mg，4/2方案）治疗，结果显示卡博替尼组PFS显著优于舒尼替尼组，两组中位PFS为8.2与5.6个月（P=0.012），ORR为46%和18%，OS为30.3与21.8个月。

基于国外临床研究数据，推荐卡博替尼可以作为中高危晚期ccRCC的一线治疗，具体用法为60mg，每日1次。

续表

风险分级[a]	推荐意见	推荐等级
中/高危	培唑帕尼[f]	强
	舒尼替尼[g]	强
	阿昔替尼[k]	弱

a. 根据IMDC或MSKCC风险预后模型进行风险评估。
b. 推荐参加临床试验仍是晚期RCC的优先选项。
c. 卡博替尼等药物尚未在国内上市，亦未被批准用于RCC治疗。尽管仑伐替尼、纳武单抗、帕博利珠单抗、伊匹单抗均已在国内上市，但均暂无RCC适应证，尤其是免疫联合治疗策略，临床用此治疗策略时应结合考虑超适应证或超说明书使用问题，推荐通过MDT to HIM诊疗模式权衡利弊后行个体化决策。
d. 最佳支持治疗包括针对骨转移病灶的放疗、双磷酸盐治疗、RANKL抑制剂治疗，以及对症、止痛治疗，营养支持，心理辅导等。
e. 我国药监部门批准治疗RCC的中药制剂不多，治疗适应证多针对多种肿瘤，其中也包括治疗RCC，但这些药物已上市多年，早期实验和临床研究比较薄弱，缺乏高级别证据，需积极进行深入研究。除上市的中成药外，遵从中医辨证论治原则采用中药复方治疗是中医最常用的方法，可根据患者个体差异，开展个体化治疗，具有一定优势；在减轻肿瘤相关并发症，防治靶向或免疫治疗相关毒副反应（例如治疗相关皮疹、腹泻、手足综合征等），改善生活质量方面有一定疗效。但均缺乏相关高质量研究。由于部分中药成分（如连翘类药物）可能影响TKI类药物的肝脏代谢，会降低血药浓度，可能影响靶向药物的抗瘤疗效，正在接受TKI类药物治疗者需谨慎考虑使用。
f. 培唑帕尼（pazopanib）是一种能抑制血管内皮生长因子受体VEGFR-1、VEGFR-2、VEGFR-3、血小板衍生生长因子受体（PDGFR）和纤维母细胞生长因子受体FGFR-1和FGFR-3、细胞因子受体（Kit）、白介素-2受体可诱导T细胞激酶（Itk）、白细胞特异性蛋白酪氨酸激酶（Lck）、穿膜糖蛋白受体酪氨酸激酶（c-Fms）的多酪氨酸激酶抑制剂。
培唑帕尼治疗mRCC的临床数据来自国际多中心Ⅲ期临床研究，结果显示培唑帕尼的中位PFS为11.1个月，ORR为32%，显著优于安慰剂对照组。另外一项培唑帕尼与舒尼替尼对照用于mRCC一线治疗的国际多中心Ⅲ期临床研究（COMPARZ研究），国内多家中心参与了该临床试验，独立评估显示培唑帕尼与舒尼替尼的中位PFS分别为8.4与9.5个月，统计学达到非劣效，次要研究终点方面：ORR分别为31%与25%，中位OS分别为28.4与29.3个月。该研究共纳入包含中国受试者在内共计367例的亚洲患者，亚组分析显示亚洲患者培唑帕尼治疗组中位PFS8.4个月，与欧美人群无显著差异，中国人群结果显示培唑帕尼治疗组PFS为13.9个月，ORR为41%。
培唑帕尼推荐剂量：800mg口服，每天1次，不和食物同服（至少在进餐前1小时或后2小时）。
g. 舒尼替尼（sunitinib）是多靶点受体酪氨酸激酶抑制剂，主要作用靶点为血管内皮生长因子受体1-2（VEGFR1-2）、血小板衍生生长因子受体（PDGFR-α，PDGFR-β）、干细胞生长因子受体（c-KIT）以及FMS样酪氨酸激酶3（FLT-3），具有抗肿瘤血管生成、抑制肿瘤细胞增殖的作用。
2007年新英格兰杂志报道舒尼替尼与α干扰素1：1对比一线治疗转移性ccRCCⅢ期临床研究，入组750例，90%为MSKCC中低风险，中位PFS为11个月和5个月（HR 0.42，95% CI 0.32~0.54；P<0.001），ORR为31%和6%（P<0.001），中位OS为26.4个月和21.8个月（P=0.051）。从而奠定了舒尼替尼一线治疗晚期ccRCC的地位。舒尼替尼一线治疗中国mRCC的多中心Ⅳ期临床研究结果显示ORR为31.1%，中位PFS为14.2个月，中位OS为30.7个月。
基于上述临床数据，推荐舒尼替尼用于晚期ccRCC的一线治疗，用法为：50mg，每日1次，口服，4/2方案（服药4周，停药2周）给药。考虑舒尼替尼4/2给药方案血液学毒性不良反应发生率高，可选择2/1方案（服药2周，停药1周），耐受性提高，疗效未受影响。
h. 阿昔替尼联合帕博利珠单抗：帕博利珠单抗（pembrolizumab）是一种程序性死亡受体-1（programmed death 1，PD-1）的单抗。阿昔替尼（axitinib）为新一代VEGFR1-3的受体多靶点酪氨酸激酶抑制剂。随机、对照Ⅲ期研究KEYNOTE-426评估了帕博利珠单抗联合阿昔替尼对比舒尼替尼一线治疗转移性ccRCC的疗效和安全性。861例随机分为帕博利珠单抗（200mg，静脉滴注，每3周1次）联合阿昔替尼（5mg，口报，每日2次）（432例）和舒尼替尼组（50mg，口服，每日1次，给药4周/停药2周）（429例）。与舒尼替尼相比，帕博利珠单抗联合阿昔替尼显著改善了OS（HR=0.53，95% CI 0.38~0.74，P<0.0001）、中位PFS（15.1 vs. 11.1个月，HR=0.69，95% CI 0.57~0.84，P=0.0001）及ORR（59.3% vs. 35.7%，P<0.0001）。帕博利珠单抗联合阿昔替尼在所有亚组中都观察到良好疗效，包括IMDC风险组和PD-L1表达亚组。治疗相关3~5级不良事件发生率，帕博利珠单抗联合阿昔替尼组为62.9%，舒尼替尼组为58.1%。
i. 仑伐替尼联合帕博利珠单抗：仑伐替尼（lenvatinib）是酪氨酸激酶RTK抑制剂，可抑制血管内皮关。两项回顾性分析证实肝转移灶切除的完整程度及转移灶发生时间与治疗效果密切相关。

骨转移临床处理更多用放疗。有回顾性研究表明骨转移灶切除联合系统治疗能进一步改善OS。对骨骼稳定性差、存在脊柱骨折、截瘫高危风险或已发生骨折、出现脊髓压迫症状、估计手术减压后功能有望恢复者，只要条件允许，宜先在骨科接受预防或抢救性手术治疗，术后再加放疗。

b.骨、脑转移灶等，放疗可缓解局部症状。包括中山大学肿瘤防治中心在内的多个医学中心先后报道靶向药物治疗基础上联合骨转移灶SBRT，可有效提高骨转移的生活质量并延长生存。中国RCC骨转移专家共识亦推荐对需要局部治疗者，除骨骼稳定性差或脊髓压迫严重需要手术外，其他情况应首选SBRT。

RCC脑转移预后极差，靶向药物和免疫药物临床试验均将脑转移患者排除，目前系统性治疗缺乏足够的脑转移临床获益证据，因此针对脑转移病灶的局部治疗尤为重要。与脑转移手术相比，放疗具有创伤小、可重复且疗效确切等优势。一项来自瑞典的研究证实，脑转移接受放疗能获与手术类似的生存时间。相比全脑照射和常规外照射放疗，SBRT颅内控制效果更好和总体临床获益。

c.通过放疗或消融对肝转移灶行局部治疗也可取得不错的局部控制效果。Maciolek等评估2011—2016年间经皮微波消融18例mRCC。消融部位包括腹膜后、对侧肾、肝、肺和肾上腺。局部控制率达93%，中位随访1.6年，5年OS为75%。对治疗选择受限者，还可行栓塞治疗，有助缓解症状。

d.原发灶及转移灶完全切除达R0者，需否继续行系统治疗尚存争议，优先推荐此类患者参加临床试验。两项前瞻性研究均未显示持续靶向治疗能改善生存。根据局部进展期RCC术后辅助靶向治疗（S-TRAC研究）的结果，术后辅助舒尼替尼治疗可能带来DFS获益，但需权衡治疗不良反应。KEYNOTE-564是一种多中心的随机双盲Ⅲ期研究，旨在评估帕博利珠单抗对比安慰剂用于RCC术后辅助治疗的效果。2022年ASCO-GU大会上报道了在中位随访30个月的疗效与安全性结果。在高危组中包括原发肿瘤+软组织转移灶完全切除的M1期RCC患者，术后≤1年，且无疾病证据，1∶1随机接受帕博利珠单抗200mg，每3周1次，或安慰剂，每3周1次，治疗1年，结果显示生存获益（中位DFS未达到 vs. 11.6个月，24个月DFS率78.4% vs. 37.9%；HR=0.28）。

3 系统治疗

3.1 晚期/转移性透明细胞为主型RCC的系统治疗

（1）晚期/转移性透明细胞为主型RCC的一线治疗策略（表30-6-5）

表30-6-5 晚期/转移性透明细胞为主型RCC的一线治疗策略推荐意见

风险分级[a]	推荐意见	推荐等级
低/中/高危	临床试验[b]	强
	推荐在MDT to HIM诊疗模式下权衡利弊后行个体化决策[c]	强
	最佳支持治疗[d]	强
	中医中药治疗[e]	弱
低危	培唑帕尼[f]	强
	舒尼替尼[g]	强
	阿昔替尼+帕博利珠单抗[h]	强
	仑伐替尼+帕博利珠单抗[i]	强
	卡博替尼+纳武单抗[j]	强
	阿昔替尼[k]	弱
	索拉非尼[l]	弱
	主动监测[m]	弱
中/高危	阿昔替尼+帕博利珠单抗[h]	强
	仑伐替尼+帕博利珠单抗[i]	强
	卡博替尼+纳武单抗[j]	强
	纳武单抗+伊匹单抗[n]	强
	卡博替尼[o]	强

表 30-6-3　mRCC 肾原发病灶局部治疗的推荐意见

推荐意见	推荐等级
无原发灶症状的中危患者，在无充分评估疾病状态和身体状态以及系统治疗前，不推荐行即刻 CN[a]	弱
高危患者，不推荐行即刻 CN[a]	强
仅对谨慎选择的 mRCC 施行 CN[b]	弱
不适合手术但伴明显局部症状（如肉眼血尿）者，可栓塞介入治疗[c]	弱
肾原发灶放疗，仅为姑息性治疗，建议开展临床研究[d]	弱

a. 2018 和 2019 年连续发布了减瘤性肾切除（cytoreductive nephrectomy，CN）的前瞻性临床试验 CARMENA 和 SURTIME 研究。CARMENA 研究显示：中高危（MSKCC 分级）患者，单纯接受舒尼替尼治疗并不比先接受 CN 再接受舒尼替尼治疗的生存期短。SURTIME 研究尽管例数有限，但仍证实在 CN 之前先行靶向治疗的必要性和价值。几项临床试验表明：与舒尼替尼单用相比，免疫联合免疫或靶向联合免疫组合对中高危转移性 ccRCC 具有更好效果。但尚缺乏 CN 能改善免疫联合治疗临床获益的证据。因此，CN 需整合评估病情后决定。

b. 仅对谨慎选择者可行 CN：①无脑转移；②经全身系统治疗获益者可讨论延迟 CN 的价值；③对体能状态良好且不需接受全身系统治疗者，在患者充分知情同意下，可行即刻 CN；④当寡转移灶与原发灶可完整切除时，可即刻 CN；⑤CN 应经 MDT to HIM 团队讨论决定。

c. 不适合手术和肿瘤不能切除者，在控制局部症状情况下，小样本回顾研究显示：肾动脉栓塞可缓解或控制肉眼血尿及腰痛，改善生活质量。

d. 目前没有随机研究证实，mRCC 能从原发灶的局部放疗中获益。有回顾性和 I/II 期临床研究显示，应用立体定向放疗（stereotactic body radiation therapy，SBRT）可获优于常规放疗的近期局控率，且安全性好。但例数均较少，且缺乏长期随访。因此，SBRT 只能在有精准放疗技术支持和具备丰富放疗经验的医疗中心，作为 mRCC 的姑息治疗，或开展相关临床研究。

2　转移灶的局部治疗

mRCC 针对转移灶的局部治疗，如转移灶切除术或放疗目前仍有争议。近年研究表明，在选择性人群行转移灶局部治疗可改善患者生存，也可控制症状。但所有研究均有一定偏倚和混杂因素，故对这些研究结果应持谨慎态度（表 30-6-4）。

表 30-6-4　mRCC 转移灶局部治疗的推荐意见

推荐意见	推荐等级
无不良风险因素且可完全切除的 mRCC 可尝试转移灶完全切除术[a]	弱
骨或脑转移灶可以提供 SBRT，以实现局部控制和症状缓解[b]	弱
为控制局部症状，可行消融治疗或栓塞治疗[c]	弱
对原发灶及转移灶完全切除达 R0 者，推荐参加临床试验[d]	弱

a. RCC 转移灶的完全切除及不同部位病灶手术治疗的价值：Mayo 诊所 Leibovich BC 教授对不同系统治疗时代 mRCC 接受转移灶手术的疗效进行分析，结果显示，转移灶完整切除的生存均比不完全/未切除者更长。随后的多项荟萃分析亦证实转移灶切除在 mRCC 中的治疗价值。与 CN 类似的是，转移灶切除术并非在全人群中获益。在无不良 IMDC/MSKCC 风险因素、体能状况良好和低转移负荷患者中，CN 联合转移灶切除术可改善生存，延缓系统治疗。手术风险和获益需在术前向患者充分告知。

肺部是 RCC 最常见的转移部位。系统综述表明，肺转移灶切除与生存获益的相关性最强。另有发现伴胰腺、肾上腺和甲状腺转移者接受转移灶切除，生存获益也较大。

肝脏手术并发症较多，故接受肝转移灶切除术的 mRCC 不多见。肝转移与 RCC 的不良预后显著相因素；而转移灶占比则是预测针对原发病灶减瘤手术是否获益的重要参数之一。营养状况、LDH、Hb、血钙和血清白蛋白、甚至 CRP 和中性粒细胞-淋巴细胞比值（NLR）等指标异常与预后相关。

d.不断发展的分子生物学技术在揭示 RCC 发生发展机制的同时，也提供了许多具有潜在预测价值的分子标志物以指导个体化精准治疗。细胞增殖相关标记（如 Ki67、p53、p21、PTEN 等）和低氧/血管生成通路相关标记（如：CAIX、VEGF 家族、HIF-1α 等）被广泛研究并报道与晚期 RCC 预后相关。多项研究表明免疫相关标记，如 PD-L1，人白细胞抗原（HLA）类型和肿瘤浸润淋巴细胞等对免疫治疗的疗效具有一定预测作用。利用 COMPARZ 和 RECORD3 研究的相关检测数据系统分析证实，PBRM1、BAP1、SETD2、KMD5C 及 TP53 等突变基因能预测 mRCC 预后和对靶向药物酪氨酸激酶抑制剂（tyrosine kinase inhibitor，TKI）药物的差异化反应，并发现上述突变基因能进一步增加 MSKCC 评分对预后的预测效能。JAVELIN101、IMMOTION151、CheckMate 214 等多项前瞻性 3 期临床试验利用入组人群基因组学数据先后建立了预测不同治疗方案疗效和预后的分子预测模型。然而，上述基于临床试验人群的基因集预测模型尚需经过独立的外部验证，才能真正实现指导临床的实用价值。近年来，特殊类型 RCC 的分子发病机制和组学研究受到越来越多关注。当然，针对 nc-cRCC 预后和疗效预测的分子标记研究多数仍处于探索阶段，一旦明确了不同病理类型 RCC 独特的分子改变并以此为治疗靶点，必定会给 nccRCC 预后和疗效带来划时代变革。

表 30-6-2 晚期 RCC 预后风险评估标准

危险因素	MSKCC 标准	IMDC 标准
1	诊断到治疗的间隔时间<1 年	诊断到治疗的间隔时间<1 年
2	卡式（Karnofsky）体能状态<80%	卡式（Karnofsky）体能状态<80%
3	血清钙>正常指标上限	血清钙>正常指标上限
4	血红蛋白<正常指标下限	血红蛋白<正常指标下限
5	乳酸脱氢酶>正常指标上限 1.5 倍	中性粒细胞>正常指标上限
6		血小板水平>正常指标上限
危险分层		
低危组	0 个危险因素	0 个危险因素
中危组	1-2 个危险因素	1-2 个危险因素
高危组	3-5 个危险因素	3-6 个危险因素

第二节 治疗

mRCC 的整合治疗，首先需要有效的系统治疗；针对患瘤肾脏、转移灶的局部治疗，其可能的获益包括减轻肿瘤负荷、减缓病情进展，改善局部压迫、疼痛等症状，以及避免或延缓、减轻病灶破坏所导致的严重后果，如脑转移所致脑疝，骨转移所致骨折等。这些临床获益在部分病人甚可转化为最终的生存获益；但对肿瘤负荷重、恶病质显著、体能状况不佳以及合并重要器官基础疾病的患者，局部治疗改善生存的价值有限，还可能因过度治疗给病人带来危害。

1 肾原发病灶的局部治疗

需整合 mRCC 病人的预后风险、肿瘤负荷、身体状况、系统治疗等因素，评估肾原发病灶局部治疗的获益和风险之后，合理选择适当的局部治疗（表 30-6-3）。

第六章

晚期/转移性 RCC 的治疗

晚期/转移性 RCC 指肿瘤已突破 Gerota 筋膜和/或伴区域外淋巴结转移和/或远处转移，包括 TNM 分期为 T4N0-1M0/ T1-4N0-1M1 期，临床分期为Ⅳ期的 RCC。mRCC 的治疗推荐在预后风险评估的基础上，开展 MDT to HIM 整合诊疗。

第一节 预后风险评估

mRCC 的预后可分为三个层面进行风险评估：组织病理预测因素，临床参数预测因素和分子标记预测因素。由于肿瘤异质性和预后影响因素混杂，临床上往往根据预后预测模型对各层面预测因素进行整合评估和预测（表30-6-1）。

表30-6-1 mRCC 预后风险评估推荐意见

推荐意见	推荐等级
利用 IMDC/MSKCC 等预后预测模型预测 mRCC 患者预后[a]	强
利用组织病理参数[b]、临床参数[c]评估 mRCC 的预后	弱
某些分子标记物[d]可能对评估 mRCC 预后有帮助	弱

a. 随着药物治疗进展，mRCC 的预后风险模型为危险分层和临床治疗选择发挥作用。目前常用模型包括纪念斯隆-凯特琳癌症中心（Memorial Sloan Kettering Cancer Center，MSKCC）评分和国际转移性肾细胞癌数据库联盟（International Metastatic Renal Cell Carcinoma Database Consortium，IMDC）标准（表30-6-2）。Motzer 等通过分析接受细胞因子治疗后的临床数据，提出了 MSKCC 评分概念，将 mRCC 分为低危、中危和高危，相应危险分层的中位 OS 分别为30个月、14个月和5个月。Heng 等通过分析接受靶向药物治疗的临床数据，引入了 IMDC 预后模型，其低危、中危和高危患者的2年 OS 分别为75%、53%和7%。

b. 影响 mRCC 预后的组织病理参数包括 Fuhrman 核分级（ISUP 核分级）和病理类型。多项回顾研究表明，核分级高（Fuhrman 核分级≥3级）是 mRCC 不良预后的独立预测因素。ISUP 核分级4级特别强调横纹肌分化和肉瘤样变对晚期患者预后的独立预测能力。总体而言，不同病理类型 RCC 预后差异明显，与 ccRCC 相比，转移性 nccRCC 对靶向药物及免疫检查点抑制剂的疗效更差，生存期更短。近年来，越来越多证据表明特殊类型 RCC，如肾集合管癌、FH 缺失型和 TFE3 易位相关性 RCC，因有特征性基因改变，肿瘤进展快，预后极差。

c. 影响晚期 mRCC 预后的临床参数大致有三方面：患者体力/活动状态、肿瘤负荷以及炎症/营养/酶学相关指标。体力/活动状态一般通过 ECOG 或 Karnofsky 活动状态量表评估，活动状态较差被广泛认为是晚期患者的不良预后因素。肿瘤负荷包括转移灶数量、转移病灶累及器官和原发灶或转移灶在全身肿瘤的占比等。其中转移病灶累及器官，如肝脏和脑，是预测晚期 RCC 不良预后的独立预测测有否复发、转移和新生肿瘤。研究显示，定期随访者比未定期随访更具生存优势。常规随访内容包括：①病史询问；②体检；③实验室检查：尿常规、血常规、肝肾功能以及术前检查异常的血生化指标，如术前血碱性磷酸酶异常，需要进一步复查。如果有碱性磷酸酶异常升高和（或）有骨转移症状如骨痛，需要进行骨扫描。④影像学检查：胸部首选CT，胸部平片的敏感性低，已逐渐被低剂量CT取代；腹部检查包括超声、CT或MRI，超声发现异常者及中高危RCC需行腹部CT或MRI。如有神经系统症状，建议行头颅CT或MRI。

c.局部进展期RCC术后辅助靶向治疗的多个Ⅲ期临床研究结果已公布，包括ASSURE、S-TRAC、PROTECT、ATLAS、SORCE等，涉及舒尼替尼、培唑帕尼、阿昔替尼及索拉非尼等药物。所有研究的OS均为阴性结果，仅有S-TRAC研究使用足量舒尼替尼（50mg/每天，用4周停2周）辅助治疗1年时与安慰剂相比DFS获益（6.8年对5.6年，HR 0.76，95% CI 0.59~0.98，P=0.03）。但在改善DFS的同时，患者需要承担明显的药物相关毒副反应及经济负担。目前，仅对高复发风险的ccRCC者，在充分了解辅助治疗相关风险和可能获益情况下，选择术后辅助靶向治疗。辅助靶向治疗应尽量维持舒尼替尼足量（全剂量）、充分（减少剂量中断）和长时间（至少1年）用药，以减少及延缓肿瘤复发和转移。

d.一项随机、双盲、3期KEYNOTE-564研究，中位随访24.1个月，结果显示，与安慰剂相比，帕博利珠单抗显著提高DFS（24个月DFS为68.1%对77.3%，HR 0.68，95%CI 0.53~0.87，P=0.001）和OS（24个月OS为93.5%对96.6%，HR 0.54，95%CI 0.3~0.96，P=0.0164）。帕博利珠单抗组和安慰剂组的3-5级治疗相关不良事件的发生率分别为18.9%和1.2%。

第四节 康复

见表30-5-4。

表30-5-4 局部进展期RCC康复推荐意见

推荐意见	推荐等级
局部进展期RCC的康复需由MDT to HIM康复团队协作完成[a]	强
围术期实施ERAS能缩短康复时间、减少住院天数、降低住院费用[b]	强

a.肿瘤康复医学作为康复医学和肿瘤学的一个分支，秉承全程、全面、全员的原则，由肿瘤外科、肿瘤内科、放疗科、康复科、心理科、疼痛科、营养科的医生，还有康复治疗师、中医师、康复护士等构成MDT to HIM康复团队协作完成。局部进展期RCC的康复，可在临床治疗期、治疗间期、病情平稳期，分别由肿瘤临床治疗科室、康复科室、康复专科医院、中医体系等共同提供一个治疗、康复、随访、回归社会的平台，促进患者的身心康复，提高生命及生活质量。中医药在RCC康复的临床实践中亦有所应用，但目前缺乏高级别支持证据。

b.加速康复外科（Enhanced Recovery After Surgery，ERAS）指在围术期实施各种已证实有效的方法来减少或减轻患者应激及并发症，减少生理及心理创伤，降低病死率和缩短住院时间，加快术后康复速度。ERAS实施的主要内容包括：术前完善评估、禁烟禁酒、加强营养支持、完善术前教育、优化术前肠道准备方式；术中优化麻醉方式、减少应激反应、术中保温、深静脉血栓预防；术后有效镇痛、早期下床活动、早期肠内营养、如病情允许尽早拔除引流管及导尿管。ERAS的核心仍是强调以服务病人为中心的诊疗理念。ERAS涉及医师、麻醉师、手术护士等人员和护理、营养、康复、医院管理等多个环节，同时也离不开患者及其家属的配合。国内一项随机对照研究表明，ERAS能降低腹腔镜下PN术后的住院天数、住院费用、并发症发生率，并提高患者术后生活质量。更多研究证实，RN围术期实施ERAS能加速康复时间、缩短住院天数、降低住院费用。

目前国际上常采用Mayo Clinic瘤栓五级分类法，RCC合并静脉瘤栓的术式与瘤栓分级密切相关。0级和I级瘤栓按常规RN操作，早期结扎动脉，充分游离并依次阻断下腔静脉远心端、对侧肾静脉和下腔静脉近心端之后，一般可以完成瘤栓切除；II级需对下腔静脉做更大范围游离，必要时需结扎离断数支腰静脉和肝短静脉；III级一般采取翻肝技术，结扎离断更多的肝短静脉，将肝右叶或左右两侧叶翻向左侧以完全暴露肝后下腔静脉，术中下腔静脉近心端阻断需在第二肝门以上，需同时阻断第一肝门；III-IV级一般需请心胸外科协助建立体外循环，在深低温停循环下完成瘤栓切除。近几年，国内解放军总医院对机器人辅助下腔静脉瘤栓取出术做了有益探索，提出了以第一肝门和第二肝门为分界点的新的静脉瘤栓分类方法。

d. 下腔静脉瘤栓取出术，特别是III级以上瘤栓，手术操作复杂，风险高，需MDT to HIM团队协作，应在有经验的中心开展，根据所在中心技术条件选择开放、腹腔镜或机器人辅助下手术。

第二节 术前新辅助治疗

新辅助治疗指在实施局部治疗（如手术等）前所做的系统性治疗，以缩小肿瘤、消除微转移，从而利于后续手术治疗，并有助于延长OS。针对局限性或局部进展期RCC的称为新辅助治疗，而针对mRCC则称为术前治疗。

新辅助治疗的潜在价值在于：①改善肿瘤预后；②缩小肿瘤体积，缩小静脉癌栓，降低复杂肿瘤的手术难度及手术风险；③使某些不可切除的肿瘤可被切除，并减少切除毗邻组织器官的风险；④使某些存在PN绝对适应证的患者保留肾脏；⑤消除微小转移灶；⑥评价肿瘤对药物敏感性，作为术后进一步治疗的参考；⑦有研究认为，在原发肿瘤存在情况下，促血管生成和/或促免疫因子可能提高靶向治疗疗效，且较高肿瘤负荷可促进全身炎症反应和更强的免疫系统激活。目前已有回顾性及少量前瞻性研究证实术前新辅助靶向治疗或免疫治疗均可降低肿瘤分期，但无随机对照研究证实新辅助治疗可改善局部进展期RCC的预后。

第三节 术后辅助治疗

见表30-5-3。

表30-5-3 局部进展期RCC术后辅助治疗推荐意见

推荐意见		推荐等级
透明细胞癌	临床试验[a]	强
	观察随访[b]	弱
	舒尼替尼[c]	弱
	帕博利珠单抗[d]	弱
非透明细胞癌	临床试验[a]	强
	观察随访[b]	弱

a. 局部进展期RCC即使手术切除，术后复发、转移风险仍高，总体生存率和生存时间均较局限性RCC显著下降，且其术后尚无标准的辅助治疗方案，基于mRCC靶向治疗和免疫治疗取得的显著疗效，全球范围内开展了多项针对局部进展期RCC术后辅助治疗的临床试验。目前开展的主要是针对高危ccRCC，此类患者优先推荐参加临床试验。

b. 观察随访的主要目的是检查有无治疗并发症，监控治疗后肾功能改变及有无心血管功能恶化，监

第五章

局部进展期 RCC 的治疗

局部进展期 RCC 是指肿瘤突破肾脏被膜，累及肾周脂肪或肾窦脂肪但仍局限于 Gerota 筋膜内，可伴区域淋巴结转移或/和静脉瘤栓，但无远处转移者，包括 TNM 分期为 T1-2N1M0/ T3N0-1M0 的 RCC，临床分期为Ⅲ期。广义上，T4 和累及邻近器官，在无转移的情况下，通常也被归入局部进展期 RCC 范畴。

第一节　手术治疗

见表 30-5-1。

表 30-5-1　局部进展期 RCC 手术治疗推荐意见

推荐意见	推荐等级
可耐受手术者，推荐行 RN[a]	强
临床诊断淋巴结转移者，建议行腹膜后淋巴结清扫[b]	弱
合并静脉瘤栓的非转移 RCC 患者，应完整切除患肾及瘤栓[c]	强
下腔静脉瘤栓，特别是Ⅲ-Ⅳ级瘤栓，手术操作复杂，风险高，需 MDT to HIM 团队协作[d]	强

a. RN 是局部进展期 RCC 的主要疗法。应充分评估全身情况、合并疾病、肿瘤侵犯范围和预计手术创伤等，整合判断患者对手术的耐受度和预期获益来制定治疗方案。对可耐受手术者，推荐 RN。严格选择后的局部进展性 RCC 可行 PN。对无法耐受手术且局部症状（如血尿）明显者，可行局部栓塞缓解症状。
b. 对术前影像学提示或术中探查发现可疑区域淋巴结转移（cN+）者，可行淋巴结清扫。清扫范围有争议。目前认为淋巴结清扫不能为局部进展期患者带来生存获益，但可提供更准确的分期信息。对合并有特殊不良预后因素的肿瘤（如 pT3c-pT4 肿瘤、肉瘤样变、>10cm 大肿瘤等），特殊情况下（如年轻大 RCC 患者，nccRCC 等），可考虑行 eLND。
c. RCC 合并静脉瘤栓常采用 Mayo 分级，见表 30-5-2。

表 30-5-2　Mayo Clinic 瘤栓五级分类法

分级	标准
0 级	瘤栓局限在肾静脉内
Ⅰ级	瘤栓头端进入下腔静脉，顶端距肾静脉开口处 ≤2cm
Ⅱ级	瘤栓顶端距肾静脉开口处 >2cm，但低于肝静脉水平
Ⅲ级	瘤栓顶端超过肝静脉，但在膈肌水平以下
Ⅳ级	瘤栓顶端位于膈肌水平以上下腔静脉

b. 主动监测（active surveillance，AS）通过连续影像学检查（超声、CT或MRI）密切监测肿瘤大小变化，暂时不处理肿瘤，随访期间一旦发现肿瘤进展则给予延迟干预。患有偶发性SRMs的老年患者和存在严重合并症者肿瘤特异性死亡率较低，而非肿瘤死亡率较高。一项队列研究显示，127例SRMs进行AS，其中72例接受了穿刺活检。中位随访超过12个月（平均28个月），12%出现局部进展、1.1%出现远处转移，肿瘤直径增加速率约为0.13cm/年。一项前瞻性、非随机、多中心、小肾肿瘤延迟干预及监测（delayed intervention and surveillance for small renal masses，DISSRM）研究共纳入497例SRMs患者，其中274（55%）例选择初始干预，223（45%）例选择AS。选择AS的年龄更大、ECOG评分更低、合并症更多、肿瘤更小、多发性和双侧病变的发生率更高。选择AS的患者中，SRMs总体中位生长率为0.11 cm/年，初始干预组和主动监测组2年OS分别为98%和96%，5年OS为92%和75%（P=0.06）。两组5年CSS分别为99%和100%（P=0.3）。
2017年ASCO推荐AS可作为存在高危因素及预期寿命不佳SRMs的首选治疗方案，并明确了适用范围，绝对适应证：存在较高手术麻醉风险或预期寿命<5年；相对适应证：如治疗可致终末期肾病风险，SRMs<1 cm或预期寿命<10年。但对年轻无合并其他疾病SRMs不主张行长期AS。
c. 消融治疗适应证：有严重合并症和麻醉/手术禁忌、不适合接受手术者，或患有遗传性RCC或双肾RCC、需尽可能保留肾单位、并且肿瘤最大径<4 cm者。常用消融技术包括射频消融、冷冻消融、高强度聚焦超声、不可逆电穿孔等。回顾性研究显示：消融和PN治疗T1a期RCC疗效相当，5年无瘤生存率、复发率、并发症等无显著差异，且消融对肾功能保护具有一定优势。然而，现有研究主要为单中心、小样本、回顾性研究，缺乏多中心、大样本、前瞻性、随机对照研究。一项综述纳入2000—2019年间发表的关于RCC消融治疗的26项非随机比较性研究。评估显示，所有研究均存在较高偏倚风险，且随访时间短；有限数据显示消融具有安全性，但与PN相比，长期肿瘤学结果仍不确定。对现有11项系统综述进行质量评估，发现所有系统综述的可信度均很低。总之，目前数据尚不足以得出消融治疗与PN相比，在治疗T1N0M0期RCC上有效性相当的有力结论。因此，需谨慎考虑将消融作为PN治疗T1N0M0 RCC的替代方案。
d. 消融途径：可选择经皮途径和腹腔镜途径。一般肾脏背侧、外侧及肾下极的肿瘤多选择经皮途径，而对腹侧及上极肿瘤，有时须选择腹腔镜途径。一项对167例腹腔镜下冷冻消融治疗和123例经皮消融治疗的对照研究显示，两组围术期并发症发生率均为10%，但经皮消融组的平均住院时间明显缩短（2.1±0.5天 vs. 3.5±3.1天，P<0.01）。两组肾小球滤过率下降幅度相当（P=0.21）。Kaplan-Meier估计的5年OS和无复发率在腹腔镜下消融组中分别为79.3%和85.5%，而经皮消融组分别为86.3%和86.3%。结果表明，经皮消融和腹腔镜下消融在肿瘤控制、并发症、短期肾功能降低方面均相似，但经皮消融一般可在局麻下进行，且住院时间更短。有两项荟萃分析表明，经皮消融与腹腔镜下消融在肿瘤复发率、总体并发症等方面没有显著差异，但经皮消融的住院时间较短。
e. 肿瘤大小对消融作用的影响：目前研究表明，对射频消融，肿瘤直径应<3 cm；对冷冻消融，直径应<4 cm。一项回顾研究显示，106例RCC（112个肿瘤）接受射频消融，中位随访79个月，肿瘤大小平均2.5cm，6年DFS和CSS为89%和96%。而在肿瘤>3 cm亚组中，DFS下降至68%。另一项系统综述表明，当T1b期RCC行冷冻消融时，与PN相比，肿瘤特异死亡率增加了2.5倍。
f. 再次消融：多篇文献证实，首次消融后，对增强CT提示消融不彻底或肿瘤复发者，可行再次消融。
g. 穿刺活检：研究显示，肾肿瘤穿刺活检安全性较高，并发症和针道种植率低。一项成本-效益研究表明，对小的偶发性肾肿瘤，治疗前穿刺活检的成本-效益更高，可避免很多不必要的手术。

以评估PN术的复杂性。有文献指出：R.E.N.A.L评分与术后无复发生存率显著相关，R.E.N.A.L评分越低，临床证据更支持选择PN。PADUA评分与R.E.N.A.L评分高度一致，C-index评分可从影像学角度对拟行PN的手术效果进行预测，C-index小于2.5者，术后出现肾功能不全的风险会相对升高。

d.PN的理想目标是达成三连胜，即完整切除肿瘤保证切缘阴性、最大程度保留正常肾单位功能以及避免并发症，其中最重要的是保证肿瘤切缘阴性。术中需要切除的肿瘤周围正常肾实质的厚度并非关键问题，重点是保证手术切缘阴性。

e.PN术后同侧肿瘤复发率在1%~6%，多由于原发RCC多灶性或切缘阳性（positive surgical margins，PSM）所致。回顾性研究显示即使PSM，但中期随访未见肿瘤复发风险增加。另有研究表明行补救性肾切除术时，绝大多数都未发现有肿瘤残留。文献报告3%~8%的PN会出现术后病理PSM，但只有高风险肿瘤（Ⅲ-Ⅳ级和/或≥pT3）的复发风险增高。

f.对遗传性多发肿瘤，如von Hippel-Lindau（VHL）综合征等可合并单发或多发RCC，当后者直径≥4cm时，可选择手术治疗，并优先推荐行PN。

g.Meta分析显示：PN有利于T2期RCC的OS和肾功能保护，但手术并发症风险较高。最终选择PN或RN，应根据术者的技术水平和经验、医院的条件及患者的体能状态进行整合评估。T2期RCC有以下情况应选择PN：①解剖性或功能性孤立肾；②双肾肿瘤；③家族性或遗传性RCC；④对侧肾功能不全或无功能；⑤健侧肾脏存在某些良性疾病（肾结石、慢性肾炎或肾盂肾炎、肾损伤或重复肾等）或合并有潜在使肾功能恶化的疾病（高血压、糖尿病等）。

h.局限性RCC累及同侧肾上腺的风险很低，切除同侧肾上腺难获额外受益。因此，如CT扫描未见肾上腺异常，应保留同侧肾上腺，如术中发现同侧肾上腺异常，应予切除。

i.目前尚无证据表明淋巴结清扫能使患者获益。EORTC开展的随机对照Ⅲ期临床研究显示，对可切除的局限性RCC（N0M0）行淋巴结清扫在DFS和OS方面无明显获益。因此，RCC在行RN时，一般不常规进行区域或扩大淋巴结清扫（extended lymph node dissection，eLND）。若术前影像学显示区域淋巴结肿大或术中触及肿大淋巴结，可行区域淋巴结清扫术或切除以明确病理分期，但不推荐进行eLND。

j.研究显示，与开放手术相比，腹腔镜手术的优点是切口小、损伤小、出血少、术后恢复快、并发症少、住院时间短，近期肿瘤控制率与开放手术无明显差异。缺点是器械昂贵、技术较复杂、熟练掌握的学习曲线较长、初学阶段手术时间较长。随技术熟练，手术时间会明显缩短，切除的彻底程度则可达到与开放手术完全相同。达芬奇机器人的问世，使腹腔镜下PN的几个关键步骤变得更易掌握，学习曲线更短。目前，在技术条件允许情况下，开放手术、腹腔镜手术或机器人辅助技术都可用于RCC的治疗，选择主要根据医生的经验程度。

k.局限性RCC术后辅助放、化疗，靶向治疗均不能提高生存率，且可带来潜在不良反应。因此，T1-2N0M0期RCC患者术后应以随访观察为主，可参加临床试验，不常规使用辅助治疗。

第二节 其他治疗

见表30-4-2。

表30-4-2 局限性RCC其他治疗推荐意见

推荐意见	推荐等级
拟实施非手术治疗前，需经MDT to HIM讨论，并向患者充分说明所选方案的获益及风险[a]	弱
存在高危因素及预期寿命不佳SRMs推荐主动监测[b]	强
对满足消融治疗适应证[d]的T1a期患者，推荐消融治疗[c]	弱
非必须选择腹腔镜途径时，一般推荐经皮消融治疗[d]	弱
建议冷冻消融肿瘤<4 cm；建议射频消融肿瘤<3 cm[e]	弱
对首次消融不彻底或消融后复发者，可再行消融治疗[f]	弱
肿瘤消融前需行穿刺活检[g]	强

a.对不能耐受或不接受手术，合并症多或预期寿命较短者可选择主动监测、消融等其他治疗手段。目前尚缺乏大型前瞻性随机对照研究证据，因此，局限性RCC决定实施非手术治疗前，需成立含泌尿外科、影像科、肿瘤内科、超声科、介入科等在内的MDT to HIM团队，并向患者充分说明所选方案的获益及风险。

第四章

局限性 RCC 的治疗

局限性 RCC 是指肿瘤局限于肾脏被膜内，包括 2017 年 AJCC-TNM 分期为 T1-2N0M0 期，临床分期为Ⅰ、Ⅱ期的 RCC。

第一节 手术治疗

见表 30-4-1。

表 30-4-1 局限性 RCC 手术治疗推荐意见

推荐意见	推荐等级
局限性 RCC 的治愈性治疗首选外科手术[a]	强
T1a 期 RCC 患者，条件允许，首选 PN； T1b 期 RCC 患者，条件允许，可采用 PN[b]	强
影像学肾肿瘤评分系统可用于 PN 手术的风险评估[c]	弱
PN 应首先保证切缘阴性[d]	强
PN 发生切缘阳性者应根据肿瘤学特点及患者意愿选择 RN 或严密随访[e]	弱
对遗传性多发肿瘤，条件允许，应尽量行 PN[f]	强
对条件允许的 T2 期 RCC 也可选择 PN，否则接受 RN[g]	弱
临床无肾上腺受累时，不支持同期切除患侧肾上腺[h]	强
不推荐局限性 RCC 常规开展淋巴清扫术[i]	强
开放手术、腹腔镜手术或机器人辅助技术均可用于 RCC 的外科治疗[j]	强
不推荐局限性 RCC 患者术后接受辅助治疗[k]	强

a. 目前局限性 RCC 的治愈性治疗首选外科手术，包括肾部分切除术（partial nephrectomy，PN）和根治性肾切除术（radical nephrectomy，RN）。要根据肿瘤学结果、肾功能保护和术者经验等整合评估，做出患者获益最大的选择。

b. 前瞻性随机对照研究（EORTC-30904）表明，局限性 RCC，PN 具有与 RN 相同的肿瘤学结果，但肾功能保护更佳，且因肾功能不全发生心脑血管疾病的风险降低。因此，T1a 期 RCC 条件允许时推荐首选 PN。由于 PN 对术者的技术及经验要求较高，对解剖复杂的 RCC，当术者主观判断不能完成 PN 时，也可选择 RN。对术前评估患侧肾脏功能严重不全，或合并严重结石症，或多囊肾等保留肾单位对远期无明显获益时，也可行 RN。

c. 目前对 RCC 术前评估有三种主流的评分系统，即 R.E.N.A.L、PADUA 和 C-index 评分系统，有助于临床医师对肿瘤选择合适术式。其中 R.E.N.A.L 和 PADUA 评分系统是通过对肿瘤复杂性进行量化的一类术前评分系统。C-index 评分系统是基于 CT 横截面影像来量化肾肿瘤与肾窦中心的接近度，

表 30-3-8　WHO/ISUP 分级系统

分级	定义
Ⅰ级	400×镜下核仁缺如或不明显，呈嗜碱性
Ⅱ级	400×镜下核仁明显，嗜酸性；100×镜下可见但不突出
Ⅲ级	100×镜下核仁明显，嗜酸性
Ⅳ级	明显的核多形性，多核巨细胞和/或横纹肌样和/或肉瘤样分化

3　分期

RCC 分期采用最广泛的是 AJCC 制定的 TNM 分期系统，目前应用的是 2017 年更新的第 8 版（表 30-3-9 及表 30-3-10）。

表 30-3-9　2017 年 AJCC 肾癌 TNM 分期

分期		标准
原发肿瘤（T）		
TX		原发肿瘤无法评估
T0		无原发肿瘤的证据
T1		肿瘤最大径≤7cm，且局限于肾内
	T1a	肿瘤最大径≤4cm，且局限于肾内
	T1b	4cm<肿瘤最大径≤7cm，且局限于肾内
T2		肿瘤最大径>7cm，且局限于肾内
	T2a	7cm<肿瘤最大径≤10cm，且局限于肾内
	T2b	肿瘤局限于肾脏，最大径>10cm，且局限于肾内
T3		肿瘤侵及主要静脉或肾周围组织，但未侵及同侧肾上腺，未超过肾周围筋膜
	T3a	肿瘤侵及肾静脉或其分支的肾段静脉，或侵犯肾盂系统，或侵犯肾周脂肪和/或肾窦脂肪，但是未超过肾周围筋膜
	T3b	肿瘤侵及膈下的腔静脉
	T3c	肿瘤侵及膈上的腔静脉或侵及腔静脉壁
T4		肿瘤侵透肾周筋膜，包括侵及邻近肿瘤的同侧肾上腺
区域淋巴结（N）		
NX		区域淋巴结无法评估
N0		区域淋巴结无转移
N1		区域淋巴结有转移
远处转移（M）		
M0		无远处转移
M1		有远处转移

表 30-3-10　2017 年 AJCC 肾癌临床分期/预后分组

分期	肿瘤情况		
Ⅰ期	T1	N0	M0
Ⅱ期	T2	N0	M0
Ⅲ期	T3 T1，T2	N0 或 N1 N1	M0 M0
Ⅳ期	T4 任何 T	任何 N 任何 N	M0 M1

表 30-3-7　肾脏肿瘤的良、恶性分类

	恶性	良性	无法定性
肾细胞肿瘤	透明细胞性RCC 多房囊性RCC 乳头状RCC 遗传性平滑肌瘤病RCC综合征相关性RCC 嫌色性RCC Bellini集合管癌 肾髓质癌 Xp11.2易位/TPE3基因融合相关性RCC 神经母细胞瘤相关性RCC 黏液样小管状和梭形细胞癌 未分类的RCC 后肾腺肉瘤	乳头状腺瘤 嗜酸细胞瘤	
后肾肿瘤	肾源性残余 肾母细胞瘤	后肾腺瘤 后肾腺纤维瘤 后肾间质瘤	
主要发生于儿童的肾母细胞性肿瘤和囊性细胞肿瘤	部分囊性分化的肾母细胞瘤 透明细胞肉瘤 横纹肌样瘤		儿童囊性肾瘤
间叶性肿瘤	先天性中胚层细胞肾瘤		
主要发生于儿童的间叶性肿瘤	平滑肌肉瘤 骨肉瘤 横纹肌肉瘤	儿童期骨化性肾肿瘤	
主要发生于成人的间叶性肿瘤	肾血管肉瘤 恶性纤维组织细胞瘤 上皮样血管平滑肌脂肪瘤 肾脏滑膜肉瘤 肾类癌 肾脏神经内分泌癌 原始神经外胚叶肿瘤 神经母细胞瘤 淋巴瘤 浆细胞瘤 白血病 生殖细胞肿瘤	血管平滑肌脂肪瘤 平滑肌瘤 血管瘤 淋巴管瘤 球旁细胞瘤 肾髓质间质细胞瘤 肾内神经鞘瘤 囊性肾瘤 混合性上皮和间质肿瘤 副节瘤/嗜铬细胞瘤	血管周细胞瘤 孤立性纤维瘤
其他肿瘤			

2　分级

病理分级是一个重要的预后因素，适于ccRCC和乳头状RCC。2016版病理分级在原Fuhrman分级系统上做了进一步调整，增加了客观评价标准，形成WHO/ISUP病理分级系统（表30-3-8）。

理确诊,同时可行组织学基因检测,对制定诊疗方案有一定指导价值。
d.肾肿瘤穿刺活检可在超声或CT引导下进行,可用14G、18G、20G穿刺针。用18G穿刺针,在保证穿刺结果准确前提下,可以尽可能减少术后并发症。
e.同轴技术通过同轴套管行多次活检,且可能减少肿瘤经针道种植和转移。
f.肾囊性肿块穿刺活检的诊断率和准确性较低,不建议单独进行。有实性区域(BosniakⅣ型囊肿)者,考虑对实性部分穿刺活检。
g.拟行手术治疗的肾肿瘤患者,由于腹部增强影像诊断准确率很高,无须行穿刺活检。但对拟行术前新辅助治疗者,需行穿刺活检,明确病理类型。

第六节 组织病理学

1 分类

肾肿瘤病理分类见2016版WHO分类标准(表30-3-6)。RCC常分为ccRCC和非透明细胞RCC(non-clear cell renal cell carcinoma,nccRCC),后者包括乳头状RCC、嫌色性RCC等。肾肿瘤良恶性分类见表30-3-7。

表30-3-6 WHO肾肿瘤分类(2016年版)

肾细胞肿瘤	
ccRCC	
低度恶性潜能的多房囊性肾肿瘤	主要发生于成人的间叶肿瘤
乳头状RCC	平滑肌肉瘤
遗传性平滑肌瘤病RCC综合征相关性RCC	横纹肌样瘤
嫌色性RCC	骨肉瘤
集合管癌	滑膜肉瘤
肾髓质癌	尤因肉瘤
MiT家族易位性RCC	血管平滑肌脂肪瘤
琥珀酸脱氢酶缺陷相关的RCC	上皮样血管平滑肌脂肪瘤
黏液样小管状和梭形细胞癌	平滑肌瘤
获得性囊性疾病相关性RCC	血管瘤
透明细胞乳头状RCC	淋巴管瘤
未分类的RCC	成血管细胞瘤
乳头状腺瘤	肾小球旁细胞瘤
嗜酸细胞瘤	肾髓质间质细胞瘤
后肾肿瘤	神经鞘瘤
后肾腺瘤	孤立性纤维肿瘤
后肾腺纤维瘤	间质和上皮混合性肿瘤
后肾间质瘤	囊性肾瘤
主要发生于儿童的肾母细胞性肿瘤和囊性细胞肿瘤	混合性上皮间质肿瘤
	神经内分泌肿瘤
肾源性残余	高分化神经内分泌肿瘤
肾母细胞瘤	大细胞神经内分泌癌
部分囊性分化的肾母细胞瘤	小细胞神经内分泌癌
儿童囊性肾瘤	嗜铬细胞瘤
间叶性肿瘤	**其他肿瘤**
主要发生于儿童的间叶肿瘤	肾造血肿瘤
透明细胞肉瘤	生殖细胞瘤
横纹肌样瘤	
先天性中胚层肾瘤	
儿童期骨化性肾肿瘤	

持续高热 (>38.5℃ for >48 h)	永久停止BCG灌注。 即刻评估：尿培养，血液检查，胸部X线检查。 在进行诊断评估同时，尽早使用二联及以上抗生素治疗。 与感染科专家讨论对策。
BCG脓毒血症	预防：至少在TURBt后2周再开始BCG的灌注（如果没有血尿的体征和症状）。 停止BCG灌注。 1. 严重感染：高剂量的喹诺酮或异烟肼，利福平和乙胺丁醇1.2g，每日一次，6个月。 2. 如症状持续，早期使用高剂量的皮质醇。 3. 考虑试验性覆盖革兰氏阴性细菌和/或肠球菌的非特异性抗生素。
过敏反应	抗组胺药和抗炎药。 如果症状持续，高剂量的喹诺酮或异烟肼和利福平。 延迟治疗至反应消失。

表31-4-4　BCG治疗推荐意见

BCG治疗推荐意见	推荐等级
中危NMIBC，推荐全剂量BCG治疗1年。	强
高危NMIBC，推荐全剂量BCG治疗1~3年。	强
国产BCG治疗效果好于表柔比星，推荐全剂量治疗至少1年。	中
BCG膀胱灌注治疗的绝对禁忌证为： 　TURBt术后两周内 　肉眼血尿患者 　创伤性导尿 　有症状的尿路感染患者	强

4　膀胱原位癌的治疗

4.1　治疗策略

伴发于Ta、T1期肿瘤的膀胱原位癌（CIS）会增加肿瘤复发和进展的风险，原位癌不能只采用单纯腔内手术治疗方案，病理确诊后须行进一步治疗，可选择卡介苗（BCG）膀胱灌注或根治性膀胱切除术（RC）。若能及时接受RC，肿瘤特异性生存率很高，但大部分患者存在过度治疗的可能。

4.2　膀胱腔内灌注卡介苗或化疗药物的队列研究

对CIS回顾性评估，膀胱内灌注化疗药和BCG完全反应率分别达48%和72%~93%。但有50%完全反应者最终发展为浸润癌和/或出现膀胱外复发。

4.3　膀胱腔内灌注卡介苗或化疗药物的前瞻性随机试验

在CIS进行的随机试验较少，一项对CIS膀胱内灌注BCG与灌注化疗进行比较的Meta分析显示，灌注BCG后显著提高了治疗成功率，降低了59%治疗失败率。一项EORTC-GUCG的Meta分析结果显示，在403例CIS中，较之膀胱腔内化疗药物灌注或其他免疫治疗，BCG治疗能使肿瘤进展率降低35%。另有研究，BCG联合丝裂霉素治疗并未显示较单独使用BCG有优势。总之，与化疗相比，BCG治疗可提高CR和PFS，并降低肿瘤进展风险。

4.4 前列腺部尿道及上尿路CIS的治疗

CIS可累及膀胱外器官，如上尿路及前列腺部尿道，Solsona等经过对138例CIS的观察发现，63%在初诊或随访中有膀胱外器官受累。较之单纯CIS，膀胱外器官受累者预后更差。在前列腺部位，原位癌可能仅存在于前列腺部尿道上皮或前列腺腺管。需与侵入前列腺实质（T4a期膀胱肿瘤）的膀胱癌相鉴别，后者需行根治性膀胱前列腺切除术。位于前列腺部尿道的尿路上皮原位癌，可采用膀胱腔内灌注BCG方式治疗。经尿道前列腺切除能增加前列腺部尿道与BCG的接触，但由此可能增加原位癌扩散风险，术中不能进行耻骨上膀胱穿刺置管。前列腺导管原位癌一般需行RC术，有报道表明BCG治疗显示一定效果，但由于病例较少，不足以形成明确的指导意见。

5 灌注治疗失败后的处理

5.1 膀胱灌注化疗失败

NMIBC膀胱灌注化疗后复发患者可从BCG灌注方案中获益，因此可行BCG灌注治疗，既往膀胱灌注化疗对BCG灌注的效果无影响。

5.2 膀胱灌注卡介苗治疗后的无效和复发

BCG灌注失败可分为BCG难治、BCG复发和BCG无应答三种类型。有研究显示，BCG复发患者比BCG难治者预后更好。BCG无应答属于新近提出的分类，是指那些BCG继续治疗无效且具有较高肿瘤进展风险的病例（表31-4-5）。

表31-4-5 膀胱灌注卡介苗治疗失败的分类

随访期间任何时间点发现肌层浸润性膀胱癌。
卡介苗难治性肿瘤
1.BCG开始治疗后的3个月内发现T1G3/高级别肿瘤，继续BCG治疗会增加肿瘤进展的风险。 2.BCG治疗3~6个月后，即在二次诱导或首次维持治疗后出现TaG3/HG肿瘤。 3.BCG治疗3个月后发现CIS（不伴乳头状瘤）并且持续至6个月时仍存在。通常来说这部分病例在追加一个BCG疗程后，有超过50%的病例可以实现完全缓解。 4.在卡介苗维持灌注期间出现HG肿瘤*。
卡介苗复发性肿瘤
最初对BCG治疗有反应，但在疗程结束后再发G3/HG肿瘤。
卡介苗无应答肿瘤
包括BCG难治性肿瘤以及在完成足量BCG治疗**后6个月内T1、Ta/HG肿瘤复发或完成足量BCG治疗后12个月内发生CIS。
卡介苗不耐受
疗程完成前，因严重不良反应停止进行BCG灌注治疗。

*在卡介苗治疗期间或治疗后，低级别复发的患者并不被视为卡介苗无效。
**完成足量卡介苗治疗被定义为完成6剂初始诱导疗程中的至少5次，加上第二次诱导疗程中至少六剂中有两剂，或三剂疗程治疗中有两剂

5.3 卡介苗治疗失败的处理

BCG治疗失败后一般不会再对BCG治疗出现反应，故推荐采用RC。此外，几种保留膀胱策略正处于研究阶段，如细胞毒性药物膀胱内灌注治疗、膀胱热灌注治疗、膀胱内免疫治疗、全身免疫治疗或基因治疗。某些BCG治疗失败的病例，能对这些治疗产生一定反应。在一项随机对照试验中，对之前BCG诱导治疗失败的高风险NMIBC，丝裂霉素联合微波诱导热疗在2年内获得了35%的DFS，而对照组为41%（使用卡介苗、丝裂霉素或丝裂霉素联合根据研究者判断酌情使用的电离子导入化疗药物）。经过预实验的分析，丝裂霉素联合微波诱导热疗在CIS复发患者DFS较低，但在非CIS乳头状肿瘤中DFS较高（24% vs. 53%）。最近，全身免疫治疗药物帕博利珠单抗（pembrolizumab）获得了FDA的批准。

对于BCG治疗失败者选择非治性RC的保守治疗，必须考虑到这些疗法在肿瘤治疗中的不足。各种研究表明，重复BCG治疗适用于非高级别以及卡介苗治疗后一年以上复发的高级别肿瘤。对不耐受而无法完成卡介苗灌注的高危肿瘤，目前尚无更理想治疗方案。卡介苗治疗后发生的非高级别肿瘤复发不被视为卡介苗治疗无效。应根据肿瘤特性选择个体化治疗方案（表31-4-6）。

表31-4-6 卡介苗治疗无效的推荐意见

分类	卡介苗治疗无效的推荐意见	推荐等级
卡介苗无应答	1.根治性膀胱切除术（RC）。	强
	2.参加新治疗策略的临床试验。	弱
	3.不适于或不接受RC者，选择膀胱保留策略。	弱
迟发性卡介苗复发（接受卡介苗治疗T1Ta/HG复发>6个月或CIS>12个月）	1.根治性膀胱切除术或根据个体情况重复卡介苗疗程。	强
	2.保留膀胱的策略。	弱
BCG治疗原发肿瘤后低级别复发肿瘤	1.重复卡介苗或膀胱灌注化疗。	弱
	2.RC。	弱

5.4 非肌层浸润性膀胱癌的RC

由于下面情况，对于部分NMIBC患者也需考虑尽早行RC术。

（1）根据TURBt标本判定的分期并不准确，接受RC的"T1"肿瘤中有27%~51%被重新归为肌层浸润性肿瘤。

（2）部分非肌层浸润性膀胱肿瘤后期会进展为肌层浸润性肿瘤。

（3）后期进展为肌层浸润性肿瘤的患者，较"初始"即为肌层浸润性肿瘤的患者预后更差。

在与患者共同决策中，必须对RC优点、风险、并发症、对生活质量的影响等进行充分讨论和比较。对具有高进展风险的NMIBC，应建议立即行RC。对BCG无应答者推荐尽早进行RC术，延迟可能导致肿瘤特异性生存率降低。在进展为MIBC前进行RC术，5年DFS率超过80%（表31-4-7）。

表 31-4-7 NMIBC 根治性膀胱切除推荐意见

NMIBC根治性膀胱切除推荐意见	推荐等级
对于前列腺尿道尿路上皮内CIS患者，经尿道前列腺切除术后推荐行膀胱内卡介苗灌注治疗。	弱
肿瘤进展高风险患者立即行RC。	强
卡介苗无应答患者推荐行根治性膀胱切除术。	强
BCG治疗无反应且因并发症无法接受RC者，推荐膀胱保留策略（膀胱灌注治疗、膀胱灌注化疗+微波诱导高热、电离子导入化疗药物、膀胱腔内或全身免疫治疗，选择性参与临床试验）。	弱

6 NMIBC的风险度分级及随访

6.1 风险度分级

非肌层浸润性膀胱尿路上皮癌（NMIBC）约占初发膀胱UC的70%，其中Ta、T1、Tis期占比分别约为70%、20%和10%。Ta期肿瘤指非浸润性乳头状UC，尿路上皮呈乳头状增生，具有结构和细胞异型性，但未发生浸润，该期肿瘤的进展风险较低。T1期肿瘤的根部已浸润生长至黏膜下层，此处存在微小的血管和淋巴管，发生肿瘤进展甚至转移的风险显著升高。Tis期肿瘤指尿路上皮非乳头状（即平坦）病变，细胞具有显著异型性，虽然尚未发生浸润，但生物学行为显著差于Ta期肿瘤。

对非肌层浸润性膀胱UC，与复发、进展相关的临床和病理指标主要包括肿瘤数量、大小、复发频率、临床分期、病理分级，以及是否伴原位癌（CIS）。其中，肿瘤数量≥8个以及复发频率>1次/年对复发的预示意义最大，临床分期为T1期、病理分级为高级别及同时伴有原位癌对进展的预示意义最大。

参照2020年欧洲泌尿外科学会（EAU）指南，NMIBC的风险度分级如表31-4-8。

表 31-4-8 非肌层浸润性膀胱UC风险度分级及治疗建议

NMIBC危险度	定义	治疗建议
低危	同时符合：初发、单发、Ta、低级别（LG）、<3cm、不伴CIS	TURB后立即行1次膀胱腔内灌注化疗。
中危	介于高、低危之间的肿瘤	TURB术后即刻膀胱灌注化疗一次，最长1年的膀胱灌注化疗，或全剂量BCG治疗1年。
高危	符合下述任意一项： T1 高级别（HG） 伴CIS 或者同时符合：复发、多发、>3cm的Ta LG肿瘤	全剂量BCG膀胱灌注治疗1~3年。
极高危	T1HG的基础上，伴有下述任意一项： 复发 多发 >3cm 伴CIS（膀胱或前列腺部尿道） 伴脉管癌栓 伴不良组织学变异亚型	必须考虑根治性膀胱切除术。拒绝或不适于接受根治性膀胱切除术者，推荐行全剂量BCG膀胱灌注治疗1~3年。

6.2 随访

NMIBC电切术后存在较高复发和进展风险,术后监测意义重大,特别对高级别肿瘤,及时发现肿瘤复发或进展并采取有效治疗措施会显著改善预后。

膀胱镜检查是复发监测的金标准,泌尿系影像学检查、尿细胞学检查以及尿癌标志物检测等是有益补充。对所有NMIBC均推荐术后三个月行首次膀胱镜检查,不建议用其他非侵袭性检查替代。

膀胱镜检查的频率和持续时间需考虑个体风险度级别:低危患者如术后3月时的膀胱镜检查为阴性,之后可适当降低镜检频率,如经5年随访无复发,可考虑停止膀胱镜复查或改为影像学检查替代;中、高危患者推荐终身使用膀胱镜复查,频率可逐渐降低至1年/次。高危患者重视对前列腺部尿道及上尿路的监测,建议联合尿细胞学检查,定期行上尿路影像学检查。

如膀胱镜下发现黏膜异常应行活检或诊断性电切,如仅尿细胞学检查阳性(膀胱镜为阴性),可行膀胱系统性活检。对伴有原位癌者,可在随访过程中酌情行膀胱系统性活检。

随访过程中如发现肿瘤复发,则治疗后的随访计划按上述重新开始(表31-4-9)。

表31-4-9 NIMBC随访推荐意见

NIMBC随访推荐意见	推荐等级
推荐NMIBC术后进行规律的膀胱镜检查。	强
如膀胱镜下膀胱黏膜存在可疑病变或术后尿细胞学检查异常,应行膀胱镜下活检。	强
如尿细胞学检查阳性但膀胱黏膜外观正常,需行膀胱系统性象限活检或光动力学辅助下活检,并积极排查前列腺部尿道或上尿路复发的可能。	强
低危患者建议术后3个月行首次膀胱镜检查,如无异常,术后1年时行第二次镜检,之后每年膀胱镜检一次,5年后可改为影像学检查替代。	弱
高危患者建议术后3个月行首次膀胱镜检查及尿细胞学检查,之后每3月复查一次,如持续未见复发,2年后可将复查频率降为每半年一次,5年后可降为每年一次。	弱
中危患者建议术后3个月行首次膀胱镜检查,之后镜检频率可介于高、低危患者之间。	弱
高危患者建议每年行上尿路影像学检查一次(CTU或静脉肾盂造影)。	弱

第二节 肌层浸润性膀胱UC的治疗及随访

1 肌层浸润性膀胱癌新辅助治疗

肌层浸润性膀胱癌(muscle invasive bladder cancer,MIBC)单纯手术治疗效果不理想,联合新辅助治疗(neoadjuvant therapy,NAT)可提高疗效。新辅助治疗包括新辅助化疗(neoadjuvant chemotherapy,NAC)、放疗(neoadjuvant radiotherapy,NAR)和免疫治疗,当前新辅助治疗仍以NAC为主。

NAC具有消除微转移、降低肿瘤分期、评估化疗敏感性、降低手术难度、减少并发症和提高远期生存作用，但可能延迟对NAC无效的手术时间，而且基于临床分期的NAC可能存在过度治疗问题。多项前瞻性临床研究证实NAC能显著提高MIBC生存时间。NAC主要采用以顺铂为基础的联合化疗方案，常用有吉西他滨+顺铂（GC）方案、甲氨蝶呤+长春碱+多柔比星+顺铂（MVAC）方案，剂量密集MVAC方案（dose-dense MVAC，ddMVAC）和顺铂+甲氨蝶呤+长春碱（CMV）方案。

新辅助放疗（neoadjuvant radiotherapy，NAR）本质上为局部治疗，可使肿瘤降期，但对远处微转移无作用，对生存影响不明确，临床使用较少，常不推荐。

应用免疫检查点抑制剂如PD-1抗体、PD-L1抗体、细胞毒性T淋巴细胞相关蛋白4（CTLA-4）抗体的新辅助免疫治疗尚处于临床研究阶段。单臂Ⅱ期试验结果表明，PD-1抗体可使肿瘤降期，对有鳞状细胞癌或淋巴上皮瘤样变的亚型的患者也有效，可能具有广阔应用前景。

1.1 新辅助化疗（NAC）

RC是治疗MIBC和伴有变异组织学特征MIBC的金标准。但RC术后5年生存率仅50%左右，多种基于顺铂的新辅助化疗方案被证实能改善预后。RC患者对新辅助化疗的耐受性和依从性优于术后辅助化疗，但新辅助化疗会延迟对化疗不敏感者手术时机，从而可能影响预后。目前尚无前瞻性研究表明，因NAC而延迟手术对生存有不良影响。因此认为，NAC不影响RC成功率和并发症。

共有三项荟萃分析评估NAC对生存的影响。2005年发表的荟萃分析共纳入11项随机研究，包含3005名患者，结果显示NAC可使患者生存获益。最近一项荟萃分析，新纳入4项随机临床试验，并更新了Nordic Ⅰ、Nordic Ⅱ和BA06 30894的研究结果。该研究发现NAC可使5年生存率提高8%。目前，只有基于顺铂的联合化疗方案才使生存获益，包括吉西他滨+顺铂、甲氨蝶呤+长春碱+阿霉素（表柔比星）+顺铂（MVA（E）C）、顺铂+甲氨蝶呤+长春碱（CMV）、顺铂+甲氨蝶呤（CM）、顺铂+阿霉素、顺铂+5-氟尿嘧啶（5-FU）。

系统回顾性研究和荟萃分析发现，GC方案与MVAC方案能达相似的pT0/pT1缓解率，小样本研究显示ddMVAC的降期率和病理完全缓解率更高。最近GETUG/AFU V05 VESPER随机临床试验显示ddMVAC和GC方案的病理缓解率（ypT0N0）相似，分别为42%和36%（p = 0.2），两者分别使154名（77%）和124名（63%）的肿瘤局限于膀胱（< ypT3pN0）（p = 0.001）；ddMVAC导致更严重的乏力和胃肠道副作用。尽管ddMVAC组的局部控制率更高（pCR、肿瘤降期或器官局限性疾病）（p = 0.021），但作为主要终点的三年PFS尚未到达随访终点。剂量密集GC方案（ddGC）由于副作用明显，一般不推荐。

新辅助化疗对原发性或继发性MIBC（初诊为非肌层浸润性膀胱癌）的效果可能

存在差异，但在缺乏前瞻性高质量数据支持时，继发性MIBC的治疗方案应与原发性MIBC保持一致。非尿路上皮组织类型的膀胱癌患者能否从NAC中获益尚不清楚。一项回顾性研究表明，NAC治疗可使膀胱神经内分泌肿瘤的OS获益，降低非器官局限性疾病的发生；对微乳头分化、肉瘤样分化和腺癌，NAC也可降低非器官限制性疾病的发生，但对OS无统计学差异；且鳞状细胞癌似乎不能从NAC中获益。

不能耐受顺铂化疗的患者，不建议行新辅助化疗。目前专家共识认为不耐受顺铂化疗的患者需满足下列标准中的至少1条：①ECOG评分≥2分；②肾功不全（肌酐清除率<60mL/min）；③2级或以上听力损失；④2级或以上神经病变；⑤心功能不全（NYHA标准Ⅲ级心力衰竭）。

新辅助化疗可实现肿瘤降期、肿体缩小和降低手术治疗中微转移等效果，但部分患者对新辅助化疗反应较差甚至完全无反应，使其在遭受化疗副作用同时，还出现本可避免的手术延误。因此，寻找新辅助化疗疗效预测因素十分必要。有研究表明，性别、吸烟状态、少肌症、病理结果、术后pCR、多参数MRI（mpMRI）、FDG-PET/CT、多种分子标志物、基于不同计算方法的MIBC分子分型等可能作为NAC疗效的潜在预测因素，但目前仍无有效工具预测NAC疗效。

1.2 新辅助免疫治疗

近年膀胱癌的免疫治疗一直是进展、更新的热点。在ESMO、ASCO-GU及EAU等大会相继公布MIBC新辅助免疫治疗的临床研究（PURE-01和ABACUS）结果，病理完全缓解率分别为37%（42/114）和31%（21/68）。此外，免疫治疗联合化疗的新辅助治疗，也取得令人鼓舞的初步结果，病理完全缓解率达33%~49%，但尚需长期随访的生存数据来证实。

PD-L1高表达、肿瘤突变负荷（TMB）、微卫星不稳定性（Microsatellite Instability，MSI）、DDR突变对预测免疫治疗疗效有参考意义（表31-4-10）。

表31-4-10 MIBC新辅助治疗推荐意见

MIBC新辅助治疗推荐意见	推荐等级
cT2-T4a、cN0M0膀胱癌行新辅助化疗（NAC）并建议使用基于顺铂的联合化疗方案	强
对于不耐受顺铂联合化疗的患者不推荐行NAC	强
铂类不耐受的患者可尝试新辅助免疫治疗	弱

2 术前/术后放疗

2.1 术后放疗

根治术后局部晚期膀胱癌（pT3-4N+）局部复发率高达30%左右，且远处转移风险和预后不良较高，故针对降低局部复发和远处转移风险的辅助治疗备受关注。目前支持辅助放疗的文献有限，尤其缺乏前瞻性研究证据。最近，一项120例根治术后切缘阴性的局部晚期患者（53%为UC，47%为小细胞癌，具有至少一个高危因素：≥T3b，grade3，N+）的Ⅱ期临床研究，比较了辅助序贯放化疗与单纯辅助化疗的疗效和安全性。结果显示：辅助放化疗组2年局部无失败生存率明显优于单纯辅助化疗组（96% vs. 69%）、PFS和总OS也有优势，但统计学无显著性差异。辅助放化疗组≥3度消化道毒副反应率为7%，说明安全性好。

2019年的系统综述评估辅助放疗在膀胱和上尿路UC的价值，发现单纯辅助放疗的临床获益不明确，但局部晚期患者可从辅助放疗联合化疗中获益。

目前尚无证据表明术后辅助放疗可改善膀胱UC总生存，但对pT3/pT4pN0-2患者给予辅助放化疗是合理的。放疗范围应基于手术病理结果，包括膀胱切除术床和淋巴结引流区。推荐辅助放疗剂量为45~50.4Gy。对接受过新辅助化疗，在两程辅助化疗之间穿插辅助放疗的三明治治疗法可能是合适的。术后同期放化疗的有效性和安全性尚需进一步研究。

2.2 术前放疗

到目前为止，已有六篇关于术前放疗的随机对照研究，但都是几十年前的。其中样本量最大的一项临床研究，45Gy术前放疗显著提高了肌层浸润性膀胱癌的病理完全缓解率（9%~34%）。后者是影响预后的重要因素。但对该研究的生存数据存在争议，因部分患者接受过辅助化疗，50%以上的患者（241/475）则未计划接受治疗，都被排除在最终分析之外。两个样本量较小的研究采用了较低放疗剂量（20Gy），术前放疗仅在≥T3的患者中显示出略微的生存优势。另外两个小型试验的结果提示术前放疗可以降低分期。

一项包含5项随机对照试验的荟萃分析显示，术前放疗提高了5年生存率（OR：0.71，95%CI：0.48~1.06）。然而，荟萃分析的数据可能有偏差，其中样本量最大的研究，有相当一部分患者没有按计划进行治疗。若将这项研究排除之后，OR变为0.94（95%CI：0.57~1.55），无统计学显著差异。

近期的一项随机对照研究比较了RC术前与术后放疗的差异（n=100），结果显示术前放疗与术后放疗在OS、PFS和并发症发生率上相当。该研究大约一半患者为UC，另一半为小细胞癌。总体而言，这些较旧的数据为现代指南提供的证据级别很有限（表31-4-11）。

表31-4-11 MIBC放疗推荐意见

MIBC放疗推荐意见	推荐等级
不建议对肌层浸润性膀胱癌患者进行术前放疗；术前放疗可降低分期，但无生存获益。	强
建议对根治术后存在病理高危因素（pT3b-4/淋巴结阳性/切缘阳性）的患者给予辅助化疗联合辅助放疗。	弱

3 RC及尿流改道

RC是肌层浸润性膀胱癌标准疗法,是提高生存率、避免局部复发和远处转移有效疗法。手术包括膀胱及其邻近器官切除、盆腔淋巴结清扫和尿流改道。该术式涉及范围广,并发症风险高,术前需明确肿瘤病理类型、分期、分级、肿瘤部位和邻近器官累及情况,并据患者全身状况、预期寿命选择最合适入路和术式。

3.1 RC的指征

RC基本指征为:无远处转移、局部可切除的肌层浸润性膀胱癌(T2-4a, N0-x, M0)。其他适应证包括:反复复发或多发的T1G3(或高级别)肿瘤;伴发原位癌(CIS)的T1G3(或高级别)肿瘤;BCG治疗无效的肿瘤;TUR和膀胱灌注治疗无法控制的广泛乳头状病变;膀胱非UC;UC合并不良组织学变异亚型。挽救性RC指征包括非手术治疗无效、保留膀胱治疗后肿瘤复发的肌层浸润性膀胱癌。手术时间延迟>12周对疗效有负面影响。总体而言,计划接受RC患者应及时接受治疗,以使生存期最大化。

3.2 RC的手术范围

经典RC手术范围包括膀胱及周围脂肪组织、输尿管远端,并同时行盆腔淋巴结清扫术;男性包括前列腺和精囊,女性包括子宫、部分阴道前壁和附件。若肿瘤侵犯女性膀胱颈或男性尿道前列腺部,或术中冰冻发现切缘阳性,应同时行全尿道切除。

在男性,保护神经血管束、保留部分或全部前列腺和精囊的术式,可提高术后生活质量,但需慎重权衡保留器官导致肿瘤复发的风险。女性保留生殖器官存在增加切缘阳性风险,需谨慎选择保留器官。在合适病例,如绝经前保留卵巢能维持激素稳态,保留子宫和阴道能降低新膀胱尿潴留。

3.3 盆腔淋巴结清扫

盆腔淋巴结清扫(LND)具有明确分期和改善生存的双重作用。标准LND范围包括髂总血管分叉处(近端)、生殖股神经(外侧)、旋髂静脉和Cloquet淋巴结(远端)、髂内血管(后侧)之间的淋巴脂肪组织,包括髂外、髂内和闭孔。扩大LND在标准清扫基础上向上扩展至主动脉分叉处,包括髂总血管和骶骨前淋巴结。超扩大LND在扩大淋巴结清扫基础上向上扩展至肠系膜下动脉水平,包括腹主动脉远端及下腔静脉周围淋巴组织。尽管有研究显示扩大淋巴结清扫范围可提高病理分期的准确性和可能清除潜在的微转移灶,以提高生存率,但RC淋巴清扫最合理范围目前尚无定论。2019年,一项前瞻性随机临床研究(LEA研究)纳入401名患者,中位随访43月,结果显示扩大淋巴结清扫的临床获益并不优于局限性淋巴结清扫,但该研究入组人群选择和生存终点存在偏倚可能,关于扩大淋巴结清扫范围的临床获益仍需进一步RCT证实。另一项前瞻性随机对照研究（SWOG S1011）已结束招募并在随访中，相比LEA，该研究纳入了更多新辅助治疗后患者，且排除了T1期患者。待该研究结果公布后将会有更进一步的淋巴结清扫范围的高级别证据。

关于盆腔淋巴结清扫数目的研究目前都来自回顾性研究，结果提示增加淋巴结清扫数目，可能提高分期准确性，有利于改善预后。但因个体差异、淋巴结送检方式和病理医师处理淋巴结的方式都可能影响到淋巴结数目。因此在一定清扫范围内，细致彻底的淋巴结清扫操作比淋巴结数目更为重要。

3.4 手术方式选择

目前RC可分为开放和腹腔镜手术两种，腹腔镜手术包括常规腹腔镜和机器人辅助腹腔镜手术。与开放手术相比，常规腹腔镜手术对操作技巧要求较高。目前对其可行性、围术期疗效已得到证实，有些远期肿瘤控制效果也证实了腹腔镜手术的安全性。单孔腹腔镜手术的可行性已得到证实，但手术难度大，手术耗时长，所用器械和技术上有待完善。机器人辅助腹腔镜RC目前只在大型医疗中心开展，荟萃分析显示机器人辅助腹腔镜手术较开放手术可减少出血、术后短期并发症和住院时间，但在PFS、肿瘤特异性生存率和OS相似。对有盆腔放疗史者用机器人辅助腹腔镜手术可能更有优势。机器人辅助腹腔镜手术更精细和高效，手术缩短，创伤更轻，但完全腹腔内尿流改道技术仍需探索。总之，外科医生的经验才是RC术后结局的关键因素。

3.5 术中尿道切缘和输尿管切缘冰冻活检

回顾性研究显示尿道切缘阳性和输尿管切缘阳性都是影响术后生存的因素。根治术后复发尿道为1%~8%，上尿路为4%~10%，膀胱切除术中行尿道切缘和输尿管切缘冰冻活检的必要性仍存争议，但对高危患者（肿瘤侵犯膀胱颈或前列腺部尿道、输尿管口和原位癌）推荐术中行冰冻活检。

3.6 尿流改道

尿流改道是全膀胱切除术的重要组成部分，围术期并发症有不少与之相关。常用尿流改道方式以输出道解剖位置分三类：即经腹壁、尿道和经直肠乙状结肠。其中，经腹壁的尿流改道主要有：输尿管皮肤造口，回肠导管或结肠导管，可控储尿囊等；经尿道的改道方式指各部分胃肠道重塑形成的可控原位新膀胱（主要有回肠或结肠新膀胱）；经直肠乙状结肠改道主要指输尿管乙状结肠造口。目前，经腹壁的可控储尿囊和输尿管乙状结肠造口（尿粪合流）临床较少使用。

（1）尿流改道方式的选择：选择合适的尿流改道方式需结合患者的综合情况（肿瘤分期分级和位置、控尿功能、身体状态、个人意愿及依从性）而定。在术前，需充分告知患者及家属不同尿流改道方式对生活质量、术后护理康复以及主要并发症的影响，确保患者对尿流改道类型充分知情后做出决定。回肠导管术和原位新膀胱术是目前最常见的两种尿流改道术式，大多数需行RC的患者，均可选择这两种术式，极少数身体情况较差者更倾向于输尿管皮肤造口术。年龄不是选择尿流改道方式的绝对指标，患者生理状态更具参考价值。但80岁以上很少行原位新膀胱术。

选择两种不同的改道方式都不影响膀胱癌术后的控瘤效果和肾功状态；不过，有回顾性研究发现原位新膀胱术后尿道复发率似比其他改道方式低，但结论仍存争议，可能有选择偏倚。近期研究报道，原位新膀胱术与回肠导管术围术期并发症相当，大多研究认为原位新膀胱术并发症更多，级别更高。ERAS有助术后康复加速，并减少胃肠道、静脉血栓等并发症。

A 输尿管皮肤造口术（ureterocutaneostomy）：输尿管皮肤造口术，术式简单、手术时间短、术后恢复快、围术期胃肠道并发症少。对预期寿命较短、一般情况较差（ASA评分较高）、肠道病变不合适作为输出道或主要目的为上尿路尿液引流的患者，该术式是合理选择。最近发现，与回肠导管术相比，选择输尿管皮肤造口的年龄更大，一般情况更差，但两组术后生活质量相当，肿瘤特异生存时间和OS均与尿流改道方式无关。但后者输尿管造口狭窄及上尿路感染风险较前者明显增高。

输尿管皮肤造口术可将双侧输尿管直接造口于腹壁，也可一侧与对侧先行端侧/侧侧吻合，仅一侧输尿管乳头造口于腹壁。左侧输尿管在肠系膜下动脉上方从腹膜后迁移至右侧，与右侧输尿管一并造口于腹壁，并实现双侧输尿管全程腹膜外化，这可提高患者的生活质量。输尿管管径较小，造口狭窄、内陷是常见远期并发症，通过腹壁皮瓣改良乳头固定输尿管末端，可减少相关并发症。

B 回肠导管术（Ileal conduit）：回肠导管术仍是使用最广泛、最可靠的尿流改道术。文献报道围术期总并发症40%~60%，1月内死亡率1~3%。但随术式普及和不断改良，大规模泌尿肿瘤中心3级以上围术期并发症已少见，围术期死亡更少。围术期常见并发症包括上尿路感染、尿漏、造口坏死/狭窄，远期并发症常见有上尿路积水、结石、输尿管肠吻合口狭窄和造口旁疝。长期随访主要并发症是造口并发症（24%）和上尿路功能及形态变化（30%），发生率从术后5年45%增至15年的94%。

回肠导管术在距回盲瓣10~15cm选取末端回肠10~15cm，导管长度根据腹壁厚度和保留输尿管长度决定。左侧输尿管通过腹主动脉/腔静脉和乙状结肠系膜间隙转移到右侧腹膜后，输尿管与回肠导管的吻合方式有多种，包括端侧吻合、端侧插入、端端吻合、黏膜下隧道吻合等，不同的吻合方式无明显差异。如肿瘤侵犯输尿管，残留正常输尿管较短，可延长回肠导管，将回肠导管从乙状结肠系膜后方穿过至左侧腹膜后，行输尿管与导管吻合。国内报道，回肠导管的腹膜外化、改良输尿管回肠导管吻合方式等能有效减少造口旁疝、吻合口狭窄等相关并发症。也有研究乙状结肠后回肠导管术能有效减少左输尿管导管吻合口狭窄。

C 原位新膀胱术（orthotopic neobladder）：原位新膀胱术通过肠道缝制的新膀胱恢

复储排尿功能，术后能维持较好外形和正常排尿，现有研究认为选择回肠导管术或原位新膀胱术并不影响肿瘤治疗效果。在规模较大的泌尿肿瘤中心，原位新膀胱术逐渐成为主流尿流改道方式。但是，原位新膀胱术仍需选择合适的膀胱癌患者。

不建议原位新膀胱术包括：肿瘤累及膀胱颈及尿道、预后较差（T4或N2-3等）、尿道狭窄、术前有尿失禁、盆腔放疗或肠道手术史、一般情况较差、随访依从性差、无经济能力保障随访和并发症治疗等。同时，在选择尿流改道术式时，需充分告知原位新膀胱术相关的近期及远期并发症和围术期注意事项。

回肠远端是缝制新膀胱最常用的肠管，乙状结肠新膀胱也有少数中心开展。原位新膀胱术最常见并发症包括尿失禁、输尿管肠道吻合口狭窄和代谢紊乱等。利用肠管缝制新膀胱方法众多，W形膀胱（Hautmann Pouch）、U形膀胱、Studer膀胱（Studer Pouch）是目前使用广泛的新膀胱重建方式，有些手术细节的改良如保留部分前列腺尖部、改变新膀胱尿道吻合方式以及各种抗反流输尿管新膀胱吻合方法可能减少原位新膀胱术相关并发症，但仍需进一步验证。两项大样本研究显示，回肠原位新膀胱术后白天和夜间尿失禁发生率分别为8%~10%和20%~30%，输尿管肠管吻合口狭窄发生率为3%~18%。对行原位新膀胱术的女性患者，术前膀胱颈更需要严格评估，否则容易导致尿道肿瘤复发。

机器人辅助全膀胱切除+盆腔淋巴结清扫已经逐步得到认可，较大的肿瘤中心已在开展全腔镜下尿流改道术，但仅限于经验丰富的医生。对照研究少，现有报道，机器人辅助全腔镜下尿流改道术的手术时间比开放尿流改道术长（不论是回肠导管术还是原位新膀胱术），围术期并发症无明显差异。

D 其他尿流改道术：经腹壁造口可控的尿流改道术一度非常流行，且术式繁多，但在国内应用较少。可能是该术式复杂，并发症较多，对患者的全方位素质要求高，难以普及。输尿管乙状结肠造口术将尿液与大便汇合于一个通道，虽然手术操作相对简单，但围术期感染和上尿路并发症多，容易继发输尿管肠管吻合口恶性肿瘤。

（2）尿流改道常见并发症：回肠导管术和原位新膀胱术在大的泌尿肿瘤中心3级以上并发症已少见。RC多为老人，仍需注意保温、减少出血、避免吻合口漏和肠梗阻等。

围术期常见并发症如下。

A 肠梗阻：表现为腹胀、停止排气排便。回肠导管术后肠梗阻多为低位不完全性肠梗阻，可有少量排气排便，大多经保守治疗能好转。早期肠梗阻可能增加吻合口漏风险，严重腹胀甚至会影响其他腹腔脏器的血运。除禁食、胃肠减压、抑酸、补液、促进胃肠蠕动等保守治疗，术前胃肠道准备时减少肠道应激、微创手术减少肠道术中暴露、术后早期下床活动可有效缩短胃肠道恢复时间。

B 尿漏：回肠导管术可能发生管肠道吻合口、回肠导管残端尿漏。表现为回肠导管尿液引流减少，腹盆腔引流液突然增多。早期大多无明显腹部刺激症状，通过引流液生化检查和/或导管造影能确诊。回肠导管相关尿漏保守治疗大多能成功，导管内负压吸引能持续吸走导管内尿液，有效促进瘘口愈合；保守治疗期间要加强营养，避免组织水肿，促进吻合口愈合。保守治疗失败者，可考虑内镜下输尿管置管或经皮肾造瘘，但操作较复杂，效果有待证实；必要时需行二次经腹手术修补瘘口。保留输尿管末端血供，仔细缝合及选择合适的输尿管支架管能有效减少尿漏发生。对原位新膀胱术，输尿管新膀胱吻合、新膀胱肠管缝合及其与尿道吻合口都可能发生尿漏，表现为引流液增多，有时合并腹腔感染。术中仔细缝合，术后保持新膀胱的引流通畅、合理的膀胱冲洗可预防新膀胱尿漏。

C 肠漏：回肠吻合口漏发病急，大多发生在术后2~5天，有明显腹部刺激症状，引流液有时可见浑浊液体等。一旦发现应积极剖腹探查，避免进一步恶化。直肠瘘多为术中不经意损伤所致，往往瘘口较小，大多在术后4~8天，肠道恢复蠕动后出现。对漏出液局限，引流通畅，无明显腹腔感染症状者，可行保守治疗；否则，应积极手术。术中保留肠管足够的血管弓，仔细吻合，能降低肠漏风险。

D 回肠导管缺血、坏死：术后发现回肠导管颜色变暗需密切观察，积极处理病因；明确导管坏死应积极手术。术中肠系膜血供选择不当、术后严重腹胀、腹壁肥厚是回肠导管缺血坏死的高危因素。

E 腹腔感染：单纯腹腔感染少见，往往继发于肠漏或尿漏。术中注意无菌原则，切开肠管避免内容物污染术野，及时更换污染器械并用大量无菌注射用水冲洗能有效降低腹腔感染风险。

F 上尿路积水：输尿管皮肤造口长期常发生输尿管造口狭窄、内陷，导致上尿路积水、感染；回肠导管术上尿路积水多发生在左侧，与左侧输尿管从乙状肠系膜后方传至右侧腹膜后有关；原位新膀胱上尿路积水因素较多，新膀胱尿潴留反流至上尿路、输尿管新膀胱吻合后狭窄是常见原因。一项1,383例回顾性研究表明，术前肾功正常，术后估计肾小球滤过率（eGFR）下降与采用回肠导管或新膀胱术式无关，但与年龄和吻合口狭窄相关。术中注意输尿管血供，剖开输尿管口末端，行端侧、端端吻合（回肠导管）、半乳头植入（新膀胱）时要精细操作。

G 造口旁疝：回肠导管术后因腹壁部分肌肉缺损，长期随访可见造口旁疝。其手术修补困难，重在预防。回肠导管全腹膜外化能有效减少造口旁疝发生。

众多并发症中以肠梗阻最常见，而且严重肠梗阻导致的肠管积气积液、腹胀可能影响全身多器官功能障碍，如膈肌上抬，回肠导管血运障碍，肠吻合口漏以及腹腔室隔综合征等。因此，术后肠道功能恢复需要充分重视。

总之，RC必须包含淋巴结清扫术，尿流改道方式需据病情制定，但其类型不影响肿瘤结局。新辅助化疗是T3期及以上分期的标准治疗。RC延迟不超过3个月，否则会增加肿瘤进展风险和癌症特异性死亡。

4 膀胱保留治疗

尽管RC联合铂类为基础的新辅助化疗是非转移性肌层浸润性膀胱癌（MIBC）的标准治疗。但对不能耐受或不愿接受RC的MIBC，保留膀胱治疗是可接受的替代方案。MIBC淋巴结和远处转移比例较高，保留膀胱治疗需严格筛选，对病变位置、浸润深度、肿瘤大小、未受累的膀胱黏膜状态及患者情况（如膀胱容量、膀胱功能、伴随疾病）等整合评估，选择适当治疗模式，随后密切随访。对治疗无效和复发病变仍为MIBC，应及时行挽救性RC。

4.1 经尿道膀胱肿瘤电切术（transurethral resection of bladder tumour，TURBT）

对不适合行RC者，可选择单纯TURBT，但仅适合侵犯膀胱浅肌层、单发、肿瘤小于2cm，且二次电切无肿瘤残留者。如有原位癌、可触及肿块，或与肿瘤有关的肾积水，则提示肿瘤无法完整切除，建议行TURBT。单纯TURBT术后，约50%因复发MIBC行挽救性RC，术后疾病特异性死亡率高达47%。一项非随机2期前瞻性研究对133例MICB行最大限度TURBT后，活检确定肿瘤基底部阴性，随访15年，30%复发为NMIBC并继续行膀胱内治疗；30%出现疾病进展且其中27例死于膀胱癌。5年、10年和15年的肿瘤特异性存活率分别为81.9%、79.5%和76.7%，PFS分别为75.5%、64.9%和57.8%。因此，对单纯TURBT患者，应行二次电切，确保无肿瘤残留。对无残留者，应密切随访，每3个月做一次膀胱镜和细胞学检查。发现复发，根据肿瘤分期决定下一步治疗方式。

4.2 外照射放疗（external beam radiotherapy，EBRT）

对能耐受RC的MIBC，TURBT术后单纯放疗不如放疗联合化疗，单纯放疗适用于因伴随疾病不能耐受RC或化疗者。有研究指出TURBT术后接受联合放化疗，中位生存为70个月，而单纯放疗仅为28.5个月。影响预后的主要因素包括肿瘤对放疗的反应、肿瘤大小、分期、肾积水、原位癌的存在和初始TURBT是否完整切除肿瘤。一项360例的多中心、随机对照研究，单纯放疗组与同步放化疗组（丝裂霉素和5-氟尿嘧啶）相比，2年DFS从54%提高到67%（P=0.01），5年OS从35%提高到48%（P=0.16）。对美国国家癌症数据库2004—2013年间的数据进行回顾性队列研究分析，发现80岁以上临床分期T2–4、N0–3、M0的膀胱癌，接受治疗性放疗（60~70 Gy，n=739）或同步放化疗（n=630），2年OS分别为42%和56%（P<0.001）。单独放疗不如整合治疗有效。但对不适行RC或同步放化疗者，放疗可作为一种替代疗法，并在控制出血非常有效。

4.3 化疗（chemotherapy）

单纯化疗很少产生持久的完全缓解。临床上不建议MIBC实施单纯化疗，应与TURBT联合。并应严格定期膀胱镜检查和评估，即使未发现残留病灶，也要警惕肿瘤存在可能；如发现肿瘤，则应行挽救性膀胱切除。国外一项大型回顾性研究分析1538例接受TURBT+全身化疗，2年和5年OS分别为49%和32.9%，其中cT2期分别为52.6%和36.2%。国内学者报道26例患者采用动脉化疗后，实施TURBT+膀胱灌注化疗方式保留膀胱。随访31.9个月，92.9%的肿瘤缩小，89.3%患者保留膀胱。5年DFS和OS分别为44%和62%。虽然这些数据表明一部分患者可以实现保留膀胱的长期存活状态，但不建议常规使用。

4.4 TURBT联合同步放化疗（trimodal therapy，TMT）

最大限度经尿道膀胱肿瘤切除（maximal TURBT）联合同步放化疗的TMT方案，是在不影响肿瘤预后前提下保护膀胱功能和生活质量，也是目前研究最多的保膀胱治疗方案。至今虽无前瞻性随机对照研究结果，但多个大型回顾性系列研究和前瞻性临床研究证明，严格挑选患者，TMT可获与根治术相当的预后。术后5年OS从40.2%到58%不等，与RC术后5年OS（49%~57%）相近。

美国麻省总院单中心回顾性研究1986—2013年475例cT2-4aMIBC接受TMT治疗。中位随访7.2年，5年和10年DFS为66%和59%，OS为57%和39%，78%的T2获CR。对比早年（1986—1995年）和近期（2005—2013年）的临床CR率，从66%提高到88%，5年DFS率从60%提高到84%，5年挽救性膀胱切除率从42%降低到16%。

美国RTOG一项荟萃分析汇总1988—2007年的6项研究，共486例在TURBT后接受同步放化疗。尽管方案有很大差异，但CR达69%。平均随访7.8年，5年和10年OS、疾病特异性生存率、局部复发率分别为57%和36%，71%和65%，43%和48%。

德国单中心大样本回顾性研究对1982—2002年415例高危T1（n=89）或MIBC（n=326）行TURBT术后放疗加（n=289）或不加（n=126）化疗。72%实现临床CR。中位随访为60个月，10年局部控制率为64%，5年和10年DFS为56%和42%，OS为51%和31%。

单中心倾向评分匹配分析MIBC行RC和TMT治疗，平均随访4.5年，两组5年DFS分别为73.2%和76.6%（P=0.49）。一项荟萃分析汇总8个中心9554例患者，发现在OS（P=0.778），DFS（P=0.905）或PFS（P=0.639）TMT与RC没有差异。

国内多项研究证实TMT在保膀胱治疗中的安全性和有效性。一项107例MIBC实施TMT保留膀胱治疗36例，RC术71例，2年PFS两组间无明显差异，但T2患者保留膀胱的疗效明显优于T3和T4a患者。建议TURBT术后1周应尽早开始化疗。另一项比较28例接受TMT治疗与45例接受RC治疗的MIBC。中位随访37.8个月，两组生存相近：DFS为78.6%和82.2%，OS为64.3%和66.7%。但生活质量TMT组优于RC组。

一项日本前瞻性研究提出在TMT基础上行巩固性膀胱部分切除术及盆腔淋巴结清扫的四联模式。共评估154名接受过四联模式的患者，其中125例（81%）MIBC为CR（MRI，尿细胞学，膀胱镜检查，二次电切），有107例随后接受了巩固性膀胱部分切除术，术后96例（90%）为pT0。其5年OS为91%，复发率仅为4%，同时保留了良好的膀胱功能。尽管结果令人鼓舞，但还需更大规模临床研究评估。

4.5 新辅助化疗（Neoadjuvant chemotherapy，NAC）联合TMT

以顺铂为基础的NAC在RC中是1类证据支持。但在已有临床研究中，TMT前先行NAC的几个前瞻性临床研究，在局控率或OS上结果并不一致，这一策略存在争议。RTOG89-03是首个NAC联合放化疗行保膀胱治疗的3期临床研究。在放化疗前随机接受或不接受两个周期的CMV（顺铂，甲氨蝶呤和长春碱）治疗。研究中由于严重中性粒细胞减少和败血症，被提前终止者较多。只有67%完成了规定的治疗方案。两组间5年OS无统计学差异（48%和49%）。尽管有近60%为T3-T4a疾病，但在长期随访中未见任何临床获益。

BA06 3期临床研究，共976例随机接受3个周期新辅助CMV联合RC/放疗，或仅接受RC/放疗。随访8年，NAC组显示6%的生存优势（P=0.037）。但无论接受RC或放疗，NAC都有相同获益。且未显示放疗前化疗对局部DFS的改善（P=0.417）。

有两个英国大型随机3期临床研究（BC2001和BCON），评估MIBC放疗时增加同步化疗的效果。360例中117例（33%）接受了以铂类为主的NAC，并随机联合同步放化疗（48%，采用5-氟尿嘧啶和丝裂霉素）和单独放疗（52%），以评估NAC治疗优势。经中位110个月随访，NAC联合同步放化疗未改善肿瘤的局部控制（P=0.18）和OS（P=0.8）。

英国一项SPARE的随机多中心研究，旨在对比NAC后进行RC或选择性TMT治疗的预后。但入组太慢（30个月仅随机45例），以及医患对治疗的强烈偏好，明显影响了治疗分配的随机化，最终因无法得出确切结论而告停。

4.6 免疫治疗在保膀胱中的应用

2018年，度伐利尤单抗（durvalumab）首次在ASCO行联合放疗的1b期DUART，验证安全性。随后又报道2期临床研究，结果显示度伐利尤单抗辅助治疗后的疾病控制率为70%，1年OS为83.8%，2年PFS为76.8%，尚未达到中位OS，而且与肿瘤的PD-L1表达无关。由于在淋巴结阳性患者中也观察到同样疗效，针对其开展的2期临床研究EA8185也已在同步进行中。

2021年ASCO连续报道三项关于ICIs联合放化疗的保膀胱治疗研究：①HCRN GU 16-257是一项应用吉西他滨加顺铂化疗（GC）+纳武利尤单抗（nivolumab）+选择性保膀胱的2期研究；②帕博利珠单抗（pembrolizumab）联合吉西他滨化疗以及同步大分割放疗的多中心2期研究，即在TMT基础上联合免疫治疗；③IMMUNOPRE-

SERVE-SOGUG是一项应用PD-L1/CTLA-4双免疫治疗（度伐利尤单抗+tremelimumab）联合同步放疗的2期研究。这些研究均纳入了临床分期T2-4aN0M0的拒绝或不耐受RC的MIBC，治疗后的临床CR率分别为48%，80%和81%。提示保膀胱治疗策略正转向多种手段联合的整合治疗模式。在最大限度TURBT基础上整合免疫、化疗、放疗、甚至双免疫治疗，旨在患者可耐受的程度上最大获益。不过，这几项研究均为单臂小样本探索，尚未得出确切结论。

4.7 膀胱保留患者的选择和随访

保留膀胱的治疗模式可作为RC替代选择之一，特别对不适合RC或强烈要求保留膀胱的MIBC。由于其潜在进展风险，必须严格把握指征。常用于体积较小的孤立性肿瘤、淋巴结阴性、无广泛或多灶性CIS、无肿瘤相关肾盂积水及治疗前膀胱功能良好者。对适合RC但有肾积水者不适合此种疗法。

严格把握适应证，并与患者充分沟通此选择的优缺点，慎重决定。患者随访依从性好才能取得较好疗效。即使对保留膀胱的整合治疗表现出良好的临床和病理反应，也要明确其依然有潜在复发风险。长期、规律、严密的以膀胱镜、尿细胞学、影像学等检查为基础的随访十分必要。对复发患者应据情采取更为积极的治疗措施：①复发为NMIBC者，可行TURBT联合BCG治疗；②复发为MIBC者，及时行挽救性膀胱切除术；③远处转移者，采取全身系统治疗（表31-4-12）。

表31-4-12　MIBC膀胱保留治疗推荐意见

MIBC膀胱保留治疗推荐意见	推荐等级
对于考虑行保膀胱治疗的MIBC患者，不要单独选择TURBT、放疗或化疗作为唯一治疗方式，因为大多数患者将不会受益。	强
相比于单一治疗措施，联合治疗，尤其是最大限度TURBT联合同步放化疗的TMT模式保留膀胱更为有效。	强
对不适合行根治性手术或希望保留膀胱的MIBC，进行严格筛选（体积较小的孤立性肿瘤、淋巴结阴性、无广泛或多灶性CIS、无肿瘤相关肾盂积水以及治疗前膀胱功能良好），告知并选择依从性好者进行保留膀胱的综合治疗，随后进行长期、规律、严密的随访。	强
新辅助化疗联合TMT的策略仍然存在争议。	中
联合免疫治疗的保膀胱模式仍在探索中，目前仅适用于前瞻性的临床研究。	弱

5　辅助治疗

5.1　辅助化疗

目前尚无招募完全，检验效能足够的临床随机对照研究评估辅助化疗，但新辅助化疗仍是肌层浸润性膀胱UC的首选。已有临床随机试验、meta分析和观察性研究表明，对行RC而未接受新辅助化疗的高危型患者，应考虑辅助化疗。临床上辅助治疗的高危适应证包括肿瘤侵犯肌层以外（pT3/pT4）和/或术后病理证实局部淋巴结阳性，但无临床检测到的转移瘤。

EORTC 30994是目前评估辅助化疗最大型的临床试验，随机分组接受4周期即刻化疗（膀胱切除术后90日内开始）或观察，观察组复发后行6周期化疗（延期化疗）。原计划纳入660例，因进展太慢，在对284例行随机分组后停止了招募，中位随访7年。结果显示：与术后即刻化疗相比延迟化疗显著改善5年DFS（47.6% vs. 31.8%；HR 0.54；95% CI 0.40~0.73，P<0.0001）；但5年OS无统计学差异。探索性分析发现术后病理淋巴结阴性者，OS显著改善（79.5% vs. 59.0%）。因而支持术后辅助化疗，但因招募不足，影响了检验效能。即刻化疗改善了淋巴结阴性的OS，但对淋巴结阳性的OS无影响。出现此结果，可能与手术因素（如淋巴结清扫范围）和化疗周期数有关。

目前最详细的meta分析纳入9项945例随机试验数据（不包括EORTC 30994），提示辅助化疗能改善OS及DFS，且淋巴结转移者DFS获益更明显。但该分析所有试验纳入患者均不到100例，且都提前结束。试验还包含两项规模更大的未发表的随机试验，而后者的结果却相互矛盾。已发表的EORTC 30994研究结合自身数据纳入该meta分析的最新数据，结果发现，与延期化疗相比，辅助化疗可改善OS（HR 0.77，95% CI 0.65~0.91）。

2016年一项回顾性研究纳入未接受新辅助化疗和任何膀胱放疗的5653例数据，近7年随访发现，辅助化疗组5年OS比观察组高（37.0% vs 29.1%；HR 0.72；95% CI 0.67~0.78）。结果与更早期一项3 947例的研究结果类似，表明辅助化疗与OS改善独立相关，尤其是疾病进展风险最高者。近期一项15 397例分析辅助化疗在不同膀胱癌病理类型中反应的回顾性研究，发现辅助化疗也可改善膀胱UC的OS，但在UC合并变异成分或非UC中未见明显获益。值得注意的是，回顾性研究分组患者基本特征有很大差异，即使通过倾向匹配评分等统计学处理，亦不可忽视病例选择偏倚。

尽管证据不够充分，但辅助化疗用于未接受新辅助化疗的高危型膀胱UC的作用仍被大多数研究肯定。基于术后准确的病理分期，可避免对低危患者的过度治疗，且不会延误确切的RC时间。但辅助化疗同样难以评估肿瘤体内的化疗敏感性，也同样可能存在过度治疗；同时，约30%患者在RC后出现并发症，因而无法接受辅助化疗。UC主要发生于年龄较大者，而肾功能不全和全身合并疾病随年龄增长而增多，进一步限制了辅助治疗应用。所以应在RC前充分告知患者新辅助化疗和辅助化疗的各自益处及其证据的相对局限性。

早期研究评估体能状态对基于铂类联合化疗治疗结局的影响，发现70岁以上，体能状态评分≥2接受基于顺铂联合化疗出现毒副反应的可能性升高，死亡风险亦显著增加（HR 2.5）。该类患者建议不予辅助化疗，包括单药治疗或基于卡铂的联合化疗。如下患者可考虑筛选适宜辅助化疗。

（1）WHO/美国（ECOG）的体能状态评分<2或Karnofsky体能状态评分>70。

(2) 肌酐清除率≥60mL/min。
(3) 无听力损失的证据。
(4) 周围神经病分级不超过1级。
(5) 无充血性心力衰竭的表现。

术后病理提示高危且未行新辅助化疗者推荐尽快行基于顺铂的辅助化疗。但要选择适当时间，必须充分考虑术后恢复情况及其他临床因素，常为术后6~8周开始。基于EORTC 30994研究结果不建议推迟到术后90天后。基于顺铂的整合化疗对阻止转移有疗效，需行辅助化疗者推荐3~4个周期的GC，或MVAC或剂量密集型MVAC（ddMVAC），部分也可考虑PCG方案（紫杉醇+顺铂+吉西他滨）。目前有限数据显示顺铂单药、卡铂方案以及不含铂类的方案作为顺铂不耐受的辅助化疗替代方案均无明显疗效。因此对不耐受顺铂整合化疗者，建议观察或参加临床试验，免疫检查点抑制剂的应用仍在评估中。

5.2 辅助免疫治疗

免疫检查点抑制剂尤其是直接针对PD-1、程序性PD-L1和CTLA-4的免疫调节药物治疗UC的疗效逐步得到临床证实。近年国内研发的替雷利珠单抗和特瑞普利单抗注射液已被CFDA批准用于治疗UC。目前免疫治疗的适应证主要是无法切除和/或远处转移UC的二线治疗及不适合铂类化疗的PD-L1阳性的一线治疗。

目前有3项Ⅲ期临床随机研究分别评估阿替珠单抗（atezolizumab），纳武单抗（nivolumab）及派姆单抗（pembrolizumab，NCT03244384）单药和观察组做比较辅助治疗高危UC。阿替珠单抗并未获得预期的主要终点（DFS获益）。而纳武单抗在意向性治疗人群和PD-L1表达≥1%的人群中与观察组相比均获得了更长DFS。值得注意的是，该研究纳入了术前已行新辅助化疗的患者，而新辅助化疗对辅助免疫治疗的疗效影响并未进一步分析，同时次要终点中的OS亦未披露。目前，美国FDA已批准纳武单抗作为辅助疗法，治疗接受切除术后，具有高复发风险的UC。辅助免疫治疗很有前景，但目前还处于临床探索阶段（表31-4-13）。

表31-4-13 MIBC辅助治疗推荐意见

MIBC辅助治疗推荐意见	推荐等级
对未行新辅助化疗的pT3/4和/或淋巴结阳性的膀胱UC患者，身体状况允许情况下推荐基于顺铂的联合辅助化疗	强
术后恢复后尽快开始辅助化疗，通常为术后6-8周，不迟于术后3个月	弱
免疫检查点抑制剂辅助免疫治疗目前在临床试验阶段，条件允许建议参加	强

6 肌层浸润性膀胱癌术后随访

膀胱癌接受RC和尿流改道术后必须进行终身定期随访，随访重点包括肿瘤局部、远处及尿路上皮复发和与尿流改道相关的并发症和功能检测。

局部复发指肿瘤发生在原手术部位的软组织或淋巴结。RC后有5%~15%的盆腔复发率，通常发生在术后24个月内，最常在术后6~18个月，晚期复发可到RC术后5年。局部复发的危险因素包括病理分期、淋巴结数量、切缘阳性、淋巴结清扫范围和围术期化疗。盆腔复发后，预后通常很差，即使治疗，中位生存期也只4~8个月。针对性治疗可延长生存期，且多能显著缓解症状。

高达50%的肌层浸润性膀胱癌在接受RC后出现远处复发。与局部复发一样，病理分期和淋巴结受累是危险因素。远处复发在局部晚期（pT3/4）的发生率为32%~62%，在淋巴结受累的发生率为52%至70%。远处复发最常见部位是淋巴结、肺、肝和骨。约90%远处复发出现在RC术后前3年内，主要在前2年，有术后10年才复发的报道。疾病出现进展接受铂类化疗的中位生存期为9~26个月。此外，有报道微小转移性疾病，接受包括转移灶切除术在内的多模式治疗能获更长生存期（5年生存率为28%~33%）。

RC术后，尿道肿瘤复发率为4.4%（1.3%~13.7%），危险因素包括肿瘤累及前列腺部尿道或前列腺，以及女性膀胱颈部尿道。大约4%~10%会发生上尿路尿路上皮（UTUC）复发，其中有60%~67%死于转移性疾病，中位OS为10~55个月。

肿瘤复发通过定期影像学检查很易发现，但检查间隔时间仍存争论。有学者推荐pT1期肿瘤每年进行一次体检、血液生化、超声（包括肝、上尿路、腹膜后等）及肺和盆腔CT；pT2期肿瘤6个月进行1次上述检查；而pT3期肿瘤每3个月进行1次。术后2~3年后若病情稳定可改为每年检查1次。原位新膀胱需同时定期行膀胱镜检查，RC术后出现尿道溢血需行尿道镜检查。伴有原位癌、输尿管或尿道切缘阳性的上尿路及尿道复发风险增加。尿细胞学和肿瘤标志物检查有助于泌尿系统腔内复发的诊断。需要特别指出的是，上尿路影像学检查对排除输尿管狭窄和上尿路肿瘤有价值，上尿路肿瘤虽不常见，但一旦发现常需手术治疗。

RC术后尿流改道随访应包括手术相关并发症：输尿管狭窄或反流、贮尿囊尿潴留、造口旁疝、泌尿系感染、结石、尿失禁、相关代谢问题（如维生素B_{12}缺乏致贫血和外周神经病变、水电解质酸碱平衡紊乱）及有否肿瘤复发转移等（表31-4-14）。

表31-4-14　MIBC术后随访推荐意见

MIBC术后随访推荐意见	推荐等级
膀胱癌患者接受RC和尿流改道术后必须进行终身定期随访	强
随访重点包括肿瘤局部、远处及尿路上皮复发和与尿流改道相关的并发症和功能检测	强
检查包括体格检查、血液生化检查、超声（包括肝、上尿路、腹膜后等）和肺和盆腔CT，原位新膀胱的患者需同时定期进行膀胱镜检查。	强

第五章

上尿路上皮癌的治疗及随访

第一节 UTUC 的外科治疗

根据有否远处转移将 UTUC 分为转移和无转移 UTUC。无转移的外科治疗包括保留肾手术如内镜下治疗、输尿管切除术等，开放性根治性肾输尿管切除术，微创根治性肾输尿管切除术，也可联合淋巴结清扫术。有转移的外科治疗包括根治性肾输尿管切除术及转移灶切除术。

1 无转移的 UTUC

1.1 保留肾脏手术

对低风险 UTUC，保留肾手术可降低根治性手术相关并发症的发病率（如肾功丧失），且不影响肿瘤预后，故为首选方法，其生存率接近根治性肾输尿管切除术。因此，无论对侧肾脏如何，所有低风险病例都应考虑保留肾手术。对严重肾功不全或孤立肾的高风险患者在充分评估后也可考虑此选择。肾移植术后及透析状态的 UTUC 不推荐此类手术。国内研究提出肿瘤预后，部分输尿管切除术并不亚于根治性肾输尿管切除术，且可更好地保留肾功能。

（1）内镜下治疗：对临床上低风险患者应考虑内镜下切除。输尿管和部分肾盂内肿瘤可选用输尿管镜，而肾盂和上段输尿管内较大肿瘤或输尿管镜难及的病灶可选经皮肾镜术。两者也可联用。输尿管镜术推荐采用激光技术处理病灶。比较 UTUC 接受光纤和数字输尿管镜保留肾手术的肿瘤预后，数字输尿管镜无任何优势，并发症发生率接近，光纤输尿管镜更多用于诊断，数字输尿管镜可用于诊断和治疗。另外，输尿管软镜在肾盂肾盏肿瘤治疗中有一定优势。患者应早期复查输尿管镜并严格监测及随访，手术应将肿瘤完全切除或破坏。由于影像学和病理活检在肿瘤风险分层和生物学方面有局限性，因此内镜治疗仍存疾病进展风险。

肾盂低风险 UTUC 可考虑皮肾镜治疗。后者也可用于输尿管软镜难及的肾下盏低风险肿瘤。经皮肾镜对尿流改道术后的 UTUC 具一定优势，但可能会有肿瘤沿穿刺道种植风险。肿瘤切除后，需留置肾造瘘管以便再次经肾镜随访观察肿瘤是否彻底切除以及术后辅助灌注治疗，同时留置双 J 管引流。如有肿瘤残余则行电切或激光切除。由于输尿管镜改良后的应用，如内镜远端偏转等，经皮肾镜已较少用于临床。其并发症发生率比输尿管镜高。

（2）输尿管切除术：对低风险或需保留肾脏的高风险 UTUC 可考虑输尿管切除术。宽切缘节段输尿管切除术可为分期和分级提供足够病理标本，同时保留同侧肾脏。节段输尿管切除术可联合淋巴结清扫术。对输尿管远端的低风险肿瘤，可行远端输尿管切除加输尿管膀胱再植；对输尿管中上段低风险肿瘤，可行节段性输尿管切除加输尿管端端吻合；对多病灶低风险肿瘤，可行长段输尿管切除加肾造瘘术或输尿管皮肤造口术或回肠代输尿管术。此外也有报道行自体肾移植术。不论哪种术式，输尿管切除均可在开放、腹腔镜辅助及机器人辅助下完成。输尿管近端 2/3 节段切除术失败率高于远端输尿管。输尿管远端切除术加输尿管膀胱吻合术适于内镜下无法完全切除的输尿管远端低风险肿瘤，以及需要保留肾功能的高风险肿瘤。全输尿管切除术加回肠代输尿管术在技术上可行，但只在必须保留肾脏且肿瘤风险低的特定情况下才选择。输尿管部分切除术与根治性切除术预后相当，生存率与肿瘤分期和分级相关。

1.2 根治性肾输尿管切除术

UC 易沿尿路上皮播散，完整切除从肾盂到膀胱入口，包括肾、输尿管及其在膀胱出口的尿路上皮才能达到最好疗效。多病灶无转移 UTUC 也应考虑根治性肾输尿管切除术。切除同侧肾上腺对预后有否影响证据很少，肿瘤局限于肾盂且未发生肾上腺转移时，无须常规切除肾上腺。

（1）开放根治性肾输尿管切除术：开放根治性肾输尿管切除术和膀胱袖口状切除术是高风险 UTUC 传统的标准治疗，无论肿瘤位于何处。手术原则为防止肿瘤播散。

（2）微创根治性肾输尿管切除术：气腹下手术发生腹膜后转移播散和沿穿刺道转移的报道很少。以下措施可降低其风险：①避免进入尿路；②避免设备与肿瘤直接接触；③在封闭系统中完成手术。避免粉碎肿瘤，可用内袋将肿瘤取出；④肾脏和输尿管须连同部分膀胱一并切除；⑤侵袭性或大肿瘤（如 T3/T4 和或 N+/M+）是腹腔镜下肾输尿管切除术的禁忌证，预后比开放性手术差。有经验术者施行该术安全，预后可与开放性手术相似。

国内有耻骨上辅助单孔腹腔镜下上尿路切除术和经脐腹腔镜输尿管肾切除术报

道。经腹腔入路与经腹膜后入路对预后无明显差异。国内研究报道腹膜联合经腹腔镜肾输尿管切除术，此法整合后腹膜入路和经腹膜入路的优点，是一种更微创、简化和有效术式。优点是手术时间短，失血少，恢复快，侵袭小，效果可能更好。但需更大样本和更长随访时间证实。三十年间的研究发现，机器人辅助腹腔镜与其他术式的预后相同。

（3）膀胱袖状切除术：切除远端输尿管及其开口，可降低肿瘤复发风险。BCE可通过开放式、内窥镜、腹腔镜或机器人完成。用腹腔镜行BCE可减少手术时间和避免进入远端输尿管的泌尿系统，有几种处理输尿管膀胱壁内端的技术，包括套叠内翻术、拔除术、剥离术、经尿道输尿管壁内切除术等，但都未被视同膀胱袖状切除术。内镜方法膀胱内肿瘤复发率更高，不过上述各种方法总体存活率和癌症特异性存活率相同。国内研究报道，在处理输尿管末端时，完全后腹腔镜下肾输尿管切除及膀胱袖状切除术的手术时间短，术中安全，疗效确切。且并发症发生率低。国内还有比较膀胱内切口、膀胱外切口和经尿道膀胱切口三种术式，发现膀胱内切口与肿瘤预后改善相关，但病例数有限，需增加数据证实。

（4）淋巴结清扫术：LND不仅改善预后，还有助肿瘤分期以指导术后辅助治疗。有报道提示肾盂及输尿管上段肿瘤应清扫同侧肾门淋巴结、主动脉旁淋巴结和腔静脉旁淋巴结，输尿管下段肿瘤应清扫同侧髂血管淋巴结。模板淋巴结清扫术可能比清除淋巴结数量有更大影响。可改善有肌肉侵袭患者的相关生存率，降低局部复发的风险，但有待前瞻性研究确定具体适应证和清扫范围。有研究证实在UTUC发生肌层浸润者有较高淋巴结转移率，因此对此类患者可能更大获益。即使临床和病理淋巴结转移阴性中，LND也能提高生存率。淋巴结转移风险随肿瘤分期的增加而增加。TaT1 UTUC发生淋巴结转移风险低，没必要行淋巴结清扫，然而，术前肿瘤分期常不准确，因此，应为所有计划接受RNU者行基于模板的LND。

2 转移的UTUC

2.1 根治性肾输尿管切除术

最近几项观察性研究探索RNU在转移性UTUC治疗作用。虽证据非常有限，但选定患者的癌症特异性和OS均获益，特别适合接受顺铂化疗的患者。需注意，这些益处可能仅限于单处转移者。且对RNU治疗转移性UTUC的观察性研究存在较高偏倚风险，因此其适应证主要应为需姑息性手术，以控制症状者。

2.2 转移灶切除术

对晚期UTUC是否行转移灶切除术尚无研究。但对UTUC和膀胱癌患有几篇报道，切除转移灶安全且对生存期超过6个月者有益。这在近期最大研究中得到证实。尽管如此，在缺乏随机对照试验数据下，应在个例基础上进行评估，与患者共同决定是否行转移性切除术（表31-5-1）。

表31-5-1　UTUC手术治疗推荐意见

UTUC手术治疗推荐意见	推荐等级
保留肾脏治疗作为低风险患者的主要治疗选择。	强
作为局限在输尿管远端高风险患者提供保留肾脏的治疗（输尿管远端切除术）	弱
如果不影响患者的生存，为孤立肾和/或肾功能受损者提供保留肾脏的治疗。这一决定必须在与患者协商的基础上做出。	强
高风险非转移性UTUC行根治性肾输尿管切除术（RNU）	强
对非器官限制的UTUC行开放性RNU	弱
膀胱袖口状切除术要求完整切除	强
对肌肉浸润性UTUC实施规范的淋巴结清除术	强
对可切除局部晚期肿瘤，提供根治性肾输尿管切除术作为姑息性治疗。	弱

第二节　UTUC的新辅助治疗及术后辅助治疗

UTUC与膀胱癌均属UC，但基因突变谱有不同，因此肌层浸润性膀胱癌围术期治疗方案可能不适合UTUC。UTUC围术期治疗主要包括新辅助治疗、辅助治疗及膀胱腔内灌注化疗。新辅助治疗及辅助治疗不仅限于化疗，也包括放疗、靶向治疗、免疫治疗及最新抗体偶联药物治疗或这些疗法的整合方案。

1　UTUC新辅助治疗

新辅助治疗指在术前进行的系列治疗。对UTUC术前治疗主要为化疗，近年还有以免疫治疗为核心的治疗方案。新辅助治疗主要目的是使肿瘤缩小，肿瘤降期，清除微转移，降低复发率和转移率，延长生存时间并提高生存质量。

1.1　新辅助化疗

目前，UTUC辅助化疗主要为以顺铂为基础的方案，包括GC（吉西他滨+顺铂）和MVAC（氨甲蝶呤+长春花碱+多柔比星+顺铂）方案。顺铂对肾功有影响，部分患者术后无法行以顺铂为基础的化疗，故新辅助化疗可供选择。

近期荟萃分析认为新辅助化疗有肿瘤降期及疾病特异性生存增进作用。目前尚无随机对照试验，MD Anderson肿瘤中心一项回顾性分析2004—2008年43例接受新辅助化疗+RNU，对照组为107例1993—2004年只接受RNU，结果显示新辅助化疗病理分期在T2、T3及以上病理降基因发生率较仅手术组显著降低（pT2，65.4% vs. 48.8%；P = .043；pT3或以及，47.7% vs. 27.9%；P = .029），且有14%获得病理完全缓解。Johns Hopkins医院另一项回顾性研究纳入2003—2017年高级别UTUC，新辅助化疗+RNU 32例，仅行RNU 208例，结果显示，新辅助化疗+RNU组达到了病理降期的目标，其pT2及以上的比例（37.5%）明显低于仅行RUN组（59.6%），有显著性差异（P=0.02），其中9.4%达到了病理完全缓解。我国UTUC，部分伴有马兜铃酸肾病，行RNU后合并肾功能不全可能性较大，对这类患者实施新辅助化疗更具可行性。

1.2 新辅助免疫单药治疗

近年，免疫检查点抑制剂相继研发并获批用于临床，已在多种晚期不能切除肿瘤中显示强大抗瘤活性，2016年美国FDA批准了首个用于UTUC的免疫治疗药物。目前，Atezolizumab和Pembrolizumab已作为一线药物用于不宜采用顺铂化疗的转移性UTUC治疗；已有5种PD-1/PD-L1类药物获FDA批准作为治疗局部晚期或转移性UTUC铂类化疗失败后的二线药物。国产PD-1抑制剂替雷利珠单抗和特瑞普利单抗于2020年和2021年获批晚期UTUC适应证。

PURE-02报道2018~2020年10例高危UTUC在RNU前应用Pembrolizumab的可行性研究结果。9例完成新辅助治疗，1例死于免疫相关不良事件。1例（14.3%）达到影像学CR并拒绝接受RNU。2例（20%）在RNU前出现疾病进展并接受后续化疗。总体而言，7例接受RNU：1例（14.3%）达到ypT1N0，其余为无反应者。结论显示对高风险UTUC，新辅助单药Pembrolizumab不是有前景的治疗策略。目前有两项新辅助单药免疫治疗临床试验在进行中，上海仁济医院正进行一项新辅助替雷利珠单抗在局部晚期UTUC中的疗效和安全性的单臂II期临床试验（NCT04672330）结果待公布。

1.3 新辅助双免疫联合治疗

双免疫联合治疗常为CTLA-4和PD-L两种抑制剂的整合，有在提高免疫治疗活性和pCR率，降低复发和死亡风险，也防潜在毒性延迟手术，目前未见结果报道，M.D. Anderson肿瘤中心正进行PD-L1抗体整合CTLA-4抗体对不宜顺铂新辅助化疗的肌层浸润性高危UC的I期试验研究（NCT02812420）。

1.4 新辅助免疫联合化疗

ICIs与化疗整合旨在提高两种治疗对UC的疗效，通过协同作用扩大受益者范围。化疗改变肿瘤微环境，一是增加淋巴细胞、髓系细胞和$CD8^+T$细胞向肿瘤浸润，二是减少调节性T细胞和髓系抑制细胞向肿瘤浸润。此外，化疗诱导免疫细胞死亡，通过MHC-I增加肿瘤抗原呈递。在非小细胞肺癌，以顺铂为基础的化疗整合ICIs已成为标准治疗方案。目前尚无结果发表，正在进行的如表31-5-2所示。

表31-5-2 新辅助免疫联合化疗

药物	人数	研究设计	主要终点	试验ID	用药方式
替雷利珠单抗联合GC	20	II期	pCR率	NCT04672317	静脉
特瑞普利单抗联合GC	34	II期	pCR率	NCT04099589	静脉
Durvalumab联合GC	99	II期	pCR率	NCT04617756	静脉
Durvalumab联合MVAC	249	III期	EFS、pCR率	NCT04628767	静脉

1.5 新辅助靶向治疗

Infigratinib是一种有效的选择性成纤维细胞生长因子受体（FGFR）1-3抑制剂，在具有FGFR3改变的转移性UC中具有显著活性。目前M.D. Anderson肿瘤中心正在进行新辅助Infigratinib在UTUC中的耐受性和活性的I期试验（NCT04228042）（表31-5-3）。

表31-5-3 UTUC新辅助治疗推荐意见

UTUC新辅助治疗推荐意见	推荐等级
若肾功能耐受，对进展期可行以铂类为基础的新辅助化疗	中
新辅助免疫单药治疗目前仅在临床试验应用	弱
新辅助免疫联合化疗目前仅在临床试验应用	弱
新辅助靶向治疗目前仅在临床试验应用	弱

2 UTUC术后辅助治疗

辅助治疗通常是术后给予的附加治疗，以消灭体内残余瘤细胞，降低肿瘤复发或向他处播散。UTUC辅助治疗主要包括化疗、免疫治疗或分子靶向治疗。

2.1 辅助化疗

目前，UTUC术后辅助化疗分为两类：即膀胱内灌注化疗，和系统性化疗。

（1）膀胱内灌注治疗：UTUC在RNU后膀胱复发率为22%~47%，术后预防性膀胱灌注化疗可有效降低膀胱癌发生率。药物用量和方法类似于非肌层浸润性膀胱癌的术后灌注化疗，优先选择吡柔比星或丝裂霉素C等，一般在术后一周内进行，多次灌注的证据不多，有研究发现6~8次预防性膀胱灌注，有可能进一步降低膀胱癌复发风险。两项前瞻性随机试验和一项荟萃分析表明，术后2~10天单剂量膀胱内化疗（丝裂霉素C和吡柔比星）可降低RNU后最初几年内膀胱肿瘤的复发风险。现有研究发现吉西他滨灌注能有效预防膀胱癌复发，特别是成本较低和局部毒性作用较少，不良反应仅与安慰剂相似。因此也有选择吉西他滨作术后膀胱灌注（表31-5-4）。

表31-5-4 辅助膀胱灌注化疗

药物	人数	研究设计	主要终点	试验ID	用药方式
表阿霉素 或 吡柔比星	200	II期	膀胱内复发	NCT02547350	膀胱灌注
吉西他滨	134	II期	2y-DFS	NCT03062059	膀胱灌注
MMC	29	II期	1y-复发率	NCT03658304	膀胱灌注
UGN-101（MMC）	71	III期	CR	NCT02793128	膀胱灌注

（2）系统性化疗：目前膀胱UC的辅助化疗药物大多以铂类为基础，常用化疗方案有甲氨蝶呤+长春新碱+多柔比星+顺铂（MVAC）和吉西他滨+顺铂（GC）两种方案。MVAC是UC的传统标准化疗方案，其明显毒副作用限制了临床应用，GC相比

MVAC，治疗UC有效率相似，但毒副作用明显降低，因此逐渐取代MVAC方案，为膀胱UC辅助化疗提供了新选择。

一项吉西他滨-铂类整合化疗三期前瞻性随机试验（n=261）在RNU后局部晚期UTUC PFS有显著改善后90天内开始。此外，近期Lancet发表的POUT研究Ⅲ期结果显示，局部进展型UTUC在半系切除术后90天内，行辅助GC化疗，可显著延长DFS，以DFS为主要研究终点，平均随访时间30.3个月（IQR：18~47.5）。结果显示，辅助化疗组DFS获显著改善（HR=0.45；95%CI：0.3~0.68）。此外，辅助化疗组和监测组3年DFS分别为71%（95%CI：61~78）和46%（95%CI：36~56），辅助化疗组提高3年DFS 25%（95%CI：11~38）。因此，在UTUC半系术后90天内开始4周期辅助铂类化疗应视为这类患者的标准治疗（表31-5-5）。

表31-5-5 辅助静脉化疗

药物	人数	研究设计	主要终点	试验ID	用药方式
吉西他滨	90	Ⅱ期	RFS	NCT04398368	静脉
GC或GCarbo	261	Ⅲ期	DFS	NCT01993979	静脉

2.2 辅助免疫治疗

近年，免疫检查点抑制剂相继研发并获批用于临床，在UTUC的辅助治疗中也有一些临床试验。一项119例的IMvigor 210（队列1）单臂Ⅱ期多中心临床试验，采用Atezolizumab一线治疗不适合铂类化疗的转移性UC。23%（27/119）ORR，9.4%获CR。PFS仅为2.7个月，与传统化疗比获益不明显；但中位OS15.9个月，较传统化疗明显改善（表31-5-6）。

表31-5-6 辅助免疫治疗

药物	人数	研究设计	主要终点	试验ID	用药方式
Nivolumab	700	Ⅲ期	DFS	NCT02632409	静脉
Pembrolizumab	739	Ⅲ期	OS、DFS	NCT03244384	静脉

2.3 辅助靶向治疗

Infigratinib是一种有效的选择性成纤维细胞生长因子受体（FGFR）1-3抑制剂，对有FGFR3突变的转移性UC有显著活性。一项对UTUC术后辅助Infigratinib观察DFS的Ⅲ期临床试验（NCT04197986）正在进行。

2.4 辅助放疗

辅助放疗用于控制术后局部疾病。数据不足以得出结论，附加价值待总结（表31-5-7）。

表31-5-7 UTUC术后辅助治疗推荐意见

UTUC术后辅助治疗推荐意见	推荐等级
低危UTUC患者，术后给予单次膀胱灌注化疗	强
Ⅰ期（pT1N0M0）患者，术后采取随访观察	强
Ⅱ~Ⅳ期（pT2-4N+M0）患者术后采用GC方案系统辅助化疗	强
辅助免疫治疗目前仅在临床试验中应用	弱
辅助靶向治疗目前仅在临床试验中应用	弱

第三节 UTUC的放疗

1 放疗意义

对UTUC根治术后辅助放疗的作用尚无前瞻性随机对照研究，行肾输尿管根治性切除术后复发率高，尤其是高分级和位置深的肿瘤。德克萨斯西南医学中心总结了252例UC根治术后，局部复发仅为9%，但新发浸润性UC或远处转移发生率分别高达69%和22%。孤立局部复发少见。玛格丽特公主医院发现35%局部晚期出现了局控失败，更多同时出现远处转移。

一项回顾性研究对133例肾盂UC行根治性切除术，其中67例给予术后放疗，66例仅予膀胱灌注化疗。放疗临床靶体积（CTV）包括患侧肾瘤床、输尿管全程区域、全膀胱和下腔静脉和腹主动脉周围淋巴引流区。中位放疗剂量为50Gy，其中14例给予瘤床或残留肿瘤加量放疗。结果显示T3/4期肾盂UC生存率术后放疗组明显优于对照组；膀胱肿瘤复发率术后放疗组明显低于对照组（P=0.004）。另一项回顾性研究显示术后辅助放疗能降低肿瘤局部复发，但未延长OS或降低远处转移率。Cozad等回顾性分析94例肾盂UC，其中77例R0切除，多因素分析显示术后辅助放疗提高了局部控制率（P=0.02），在提高生存接近统计学显著性差异（P=0.07），故对组织学分级高、近切缘或淋巴结转移可提高局控率。

2 放疗技术

肾盂和输尿管UC根治术后的辅助放疗，CTV应包括肾瘤床、输尿管全程区域、全膀胱和下腔静脉和腹主动脉周围淋巴引流区。建议用CT定位调强放疗精确覆盖高危区域，尽量减少周围正常组织受量。放疗剂量推荐45~50 Gy，1.8~2 Gy/次，以消灭亚临床灶和微转移灶。对多发淋巴结转移、镜下切缘阳性或肉眼切缘阳性的广泛期术后患者，建议局部加量5~10 Gy。对未能手术切除或肉眼残存肿瘤，在保护周围正常组织前提下尽量给予更高疗量。CT模拟定位、三维适形放疗和强化扫描能更好确定治疗靶区，建议有条件的应用多野照射技术或容积弧形旋转调强计划，有利于正常组织保护。

该射野靶区上下范围长，放疗时应充分保护周围正常组织。危及器官主要包括脊髓、肝、脾、胃、十二指肠、小肠、健侧肾和肾上腺。QUANTEC建议双肾平均受量<15~18 Gy，双肾DVH限制V20<32，V28<20%。胃壁受照射量应45 Gy，小肠肠袋V45<195 cc。平均肝受照射量应<30~32 Gy，对患肝病或肝细胞肝癌者要降低肝脏受照剂量。保证至少700 cc正常肝脏未受照射能有效避免肝并发症发生。脾脏和肾上腺无明确剂量限定，建议脾脏<5~10 Gy。脊髓应<45 Gy。

3 放疗并发症

放疗急性不良反应主要有恶心、呕吐、腹泻和腹部绞痛。右侧肿瘤要警惕肝脏相关放射损伤。哥本哈根肾癌研究小组报道27例术后辅助放疗12例发生明显不良反应：其中3例为放射性肝炎；3例十二指肠和小肠狭窄；6例十二指肠和小肠黏膜出血。9例出现肠道相关放疗并发症的患者，4例实施手术治疗，其中5例最终死于治疗相关并发症。上述研究总放疗剂量为50 Gy，肠道相关不良反应发生率高与单次剂量2.5 Gy过高可能有关。Fugitt等报道52例术后辅助放疗，4例出现肝功能衰竭（表31-5-8）。

表31-5-8 UTUC术后放疗推荐意见

UTUC术后放疗推荐意见	推荐等级
肿瘤T3/4	强
组织学高分级	中
肿瘤近切缘	中
淋巴结转移	中

第四节 UTUC的随访

患者需定期复查以发现异时性膀胱肿瘤、局部复发及远处转移。随访监测方案需超过5年的膀胱镜和尿细胞学检查。膀胱复发不被认为是远处复发。当行保留肾手术时，由于疾病复发风险高，同侧上尿路要仔细和长期随访。重复内窥镜检查必要。在保留肾术之后，和膀胱癌一样，建议在最初内镜治疗后6~8周内行早期输尿管镜复查，但不作为常规推荐。

第六章

晚期 UC 的治疗

第一节 晚期 UC 的一线治疗

约 10%~15% 的膀胱癌在初诊时已有转移，而且，约 50% 的肌层浸润性 UC 行 RC 后会复发，其中局部复发约占 10%~30%，远处转移更为多见。铂类为主的化疗在晚期 UC 治疗中非常重要，但部分患者不能耐受。所以根据铂类耐受情况可将晚期 UC 分为两类。

1 可耐受顺铂人群的治疗

1.1 吉西他滨联合顺铂化疗

研究显示 GC 与传统的 MVAC 方案疗效相当，两组 ORR 为 49.4% 与 45.7%，中位 PFS 为 7.7 月与 8.3 月，中位 OS 为 14.0 月与 15.2 月，但 GC 治疗导致中性粒细胞减少性发热、脓毒症和黏膜炎显著低于 MVAC 组。

1.2 G-CSF 支持下的 DDMVAC 化疗

即 G-CSF 支持下剂量密集性 MVAC 方案，与传统 MVAC 相比，两组 ORR 分别为 62% 与 50%，中位 PFS 为 9.1 月与 8.2 月，中位 OS 为 15.1 月与 14.9 月，虽未达统计学差异，但 DD-MVAC 疗效和耐受性更好。

1.3 化疗后的免疫维持治疗

JAVELIN Bladder 100（NCT02603432）为 III 期随机临床研究，旨在评估 PD-L1 单抗 avelumab 用于晚期 UC 对一线含铂治疗有反应或疾病稳定患者维持治疗的疗效和安全性。吉西他滨整合顺铂或卡铂治疗 4 至 6 周期后，共 700 例各 350 例随机分配接受 avelumab 维持治疗（10 mg/kg，静注，每 2 周 1 次）+最佳支持治疗（BSC）或仅接受 BSC。中位随访时间分别为 19.6 个月和 19.2 个月时，总体上，PD-L1 阳性患者占 51%（358 例）。与 BSC 比，Avelumab + BSC 可显著改善 OS（HR=0.69；P<0.001）；两

组中位 OS 分别为 21.4 个月和 14.3 个月。

基于以上临床证据，晚期 UC 在接受铂类化疗后有反应或疾病稳定，推荐应用 avelumab 维持治疗，直至疾病进展或患者无法耐受副反应。

2 不耐受顺铂人群的治疗

2.1 非顺铂方案化疗

（1）吉西他滨整合卡铂化疗：EORTC30986 是评估吉西他滨整合卡铂与 M-CAVI 方案（氨甲蝶呤＋卡铂＋长春花碱）的随机对照Ⅱ/Ⅲ期临床研究，入组病人的 GFR<60 mL/min 或体力状况差，不能耐受顺铂化疗。结果显示两组 ORR 分别为 42% 与 30%，中位 PFS 为 5.8 月与 4.2 月，中位 OS 为 9.3 月与 8.1 月，整合评价吉西他滨联合卡铂治疗组更优。严重毒性反应在吉西他滨整合卡铂治疗组为 13.6%，而 M-CAVI 组为 23%。因此吉西他滨整合卡铂可作为此类人群的标准治疗方案。

（2）吉西他滨单药化疗：有临床研究显示，吉西他滨单药用于晚期 UC 的一线治疗，其 ORR 为 24%~44%，其中 CR 为 8%~17%，中位 OS 为 8~13.5 个月。吉西他滨单药治疗可作为不耐受铂类患者的可选择治疗方案。

（3）吉西他滨整合紫杉醇化疗：多项吉西他滨整合紫杉醇化疗用于治疗不耐受铂类化疗的晚期 UC 研究显示，此方案耐受良好，反应率为 38%~60%。目前缺乏与标准铂类为基础的整合化疗对照的 RCT 研究，所以，此方案不推荐用于能耐受铂类的一线治疗。

（4）化疗后的免疫维持治疗：基于本节 1.3 里 JAVELIN Bladder 100 研究结果，晚期 UC 在接受非铂类化疗后有反应或疾病稳定者，也推荐应用 avelumab 维持治疗，直至疾病进展或患者无法耐受副反应。

2.2 免疫治疗

以 PD-1/L1 单抗为代表的免疫检查点抑制剂在晚期 UC 二线治疗中取得了较好疗效。而后有研究显示，免疫检查点抑制剂也可作为一线治疗用于不耐受铂类化疗的晚期 UC。阿替利珠单抗最先用于不耐受铂类化疗晚期 UC 一线治疗的 2 期单臂临床研究（IMvigor210 研究），结果显示，ORR 为 23%，9% 达 CR。中位 OS 为 15.9 个月。3 至 4 级治疗相关 AE 发生率为 16%。

KEYNOTE-052 是帕博利珠单抗用于不耐受顺铂晚期 UC 一线治疗的 2 期单臂临床研究，结果显示治疗 ORR 为 29%，7% 达 CR。3 级或以上的治疗相关 AE 反应发生率为 16%。

阿替利珠整合化疗用于晚期 UC 一线治疗的随机对照 3 期临床试验（IMvigor130 研究），结果显示单独阿替利珠治疗组与单独化疗组 PD-L1 IC0/1 患者的中位 OS 为 13.5 个月与 12.9 个月，统计学分析显示有利于单独化疗组（HR=1.07），而对 PD-L1 IC2/3

患者,则有利于单独阿替利珠单抗治疗(HR=0.68)。另一项帕博利珠单抗整合化疗用于晚期UC一线治疗的KEYNOTE361研究结果与之类似。因此阿替利珠单抗与帕博利珠单抗用于晚期UC的一线治疗,有如下限定条件:①不耐受顺铂,但耐受卡铂化疗的人群,仅适用于PD-L1阳性者;②不耐受任何铂类化疗者,无须选择PD-L1表达情况(表31-6-1)。

表31-6-1 晚期UC一线治疗推荐意见

晚期UC一线治疗推荐意见	推荐等级
耐受顺铂的患者	
吉西他滨联合顺铂化疗,之后用阿维鲁单抗维持	强
G-CSF支持下的DDMVAC化疗,之后用阿维鲁单抗维持	强
不耐受顺铂的患者	
吉西他滨联合卡铂化疗	中
吉西他滨化疗(不耐受卡铂)	中
吉西他滨联合紫杉醇化疗(不耐受卡铂)	中
化疗有效或稳定的患者,应用阿维鲁单抗维持治疗	中
阿替利珠单抗(不耐受卡铂或PDL1高表达)	弱
帕博利珠单抗(不耐受卡铂或PDL1高表达)	弱

第二节 晚期UC二线及二线后治疗

近年已有多个化疗、免疫、靶向等药物获批晚期UC二线及二线后治疗。

1 化疗

长春氟宁属三代长春花属生物碱。三期研究显示长春氟宁和安慰剂二线治疗的ORR分别为8.6%和0(P=0.0063);PFS为3.0和1.5个月(P=0.0012)。尽管主要研究终点意向性人群的OS为6.9和4.6个月,无显著性差异(P=0.287)。但进一步多因素分析:两组接受治疗人群的OS存在显著性差异(HR=0.772;P=0.03),因此长春氟宁被欧洲医药管理局批准用于UC的二线治疗。

紫杉醇和多烯紫杉醇属紫杉类药物,常用于晚期UC的二线治疗,KEYNOTE-045和IMvigor两项三期研究提示,紫杉类药物和长春氟宁均可作为二线化疗的备选方案。结果还提示:紫杉类药物的OS和长春氟宁相当。

2 免疫治疗

目前,FDA基于I/II期的研究结果先后批准多个PD-1/L1抑制剂用于晚期UC二线治疗。其中,Pembrolizumab和Atezolizumab的三期研究结果已经发表。KEYNOTE-045证实:Pembrolizumab二线治疗晚期UC的OS优于化疗(10.1 vs. 7.3个月,HR=

0.70；$P < 0.001$）；Pembrolizumab 的 ORR 达 21.1%，而化疗仅为 11.0%；并且 Pembrolizumab 的 3-5 级副作用低于化疗组（16.5% vs. 50.2%）。而 IMvigor211 显示：Atezolizumab 与化疗组相比，PD-L1 IC2/3 人群的 OS 无显著性差异。Genentech 因此于 2021-3-7 撤回 Atezolizumab 晚期膀胱癌二线适应证。当前，NCCN 将 Pembrolizumab 作为晚期 UC 二线治疗优选推荐。

基于Ⅱ期 BGB-A317-204 和 POLARIS-03 研究结果，中国于 2020-4-9 批准替雷利珠单抗二线治疗 IC≥1% 或 TC≥25% 的晚期 UC，于 2021-4-12 批准特瑞普利单抗二线治疗晚期 UC。BGB-A317-204 研究是一项单臂多中心临床研究，纳入既往接受一线或二线治疗失败且 PD-L1 阳性（经 SP263 检测 IC≥1% 或 TC≥25%）的局部晚期不可切除或转移性 UC。主要疗效终点为 ORR，次要疗效终点包括 DOR、PFS 和 OS。共 113 例接受替雷利珠单抗治疗，在可评估疗效的 104 例中，ORR 为 24%，其中 CR 为 10%，疾病控制率为 38.6%。PFS 为 2.1 个月，OS 为 9.8 个月。POLARIS-03 为一项开放、多中心的临床研究，旨在评估特瑞普利单抗二线治疗局部晚期或转移性 UC 的有效性和安全性。主要终点为 ORR，次要终点包括 DOR、PFS 和 OS。151 例晚期或转移性 UC ORR 为 25.8%，其中 PD-L1 阳性人群为 41.7%，PD-L1 阴性人群为 16.7%。全组 PFS 为 2.3 个月，PD-L1 阳性者达 3.7 个月。全组 OS 为 14.4 个月，其中 PD-L1 阳性者以及阴性者依次为 35.6 和 11.2 个月。该研究奠定了特瑞普利单抗在 UC 二线治疗中的地位。

3 靶向治疗

厄达替尼（erdafitinib，Balversa）为口服泛 FGFR 抑制剂，2019 年 FDA 批准用于治疗 FGFR 突变的 UC。FGFRs 是一个受体酪氨酸激酶家族，20%~80% 的 UC 有该家族基因激活突变。厄达替尼获批基于一项多中心、开放性单臂试验 BLC2001（NCT02365597）。该试验纳入 87（后增至 99）名有 FGFR3 基因突变、FGFR2 或 FGFR3 基因融合的局部晚期或转移性 UC，且在化疗后出现疾病进展。厄达替尼的 ORR 达 40%，CR 为 3%。PFS 和 OS 为 5.5 和 13.8 个月。

Enfortumab Vedotin（Padcev）是靶向 Nectin-4 的抗体偶联药物（ADC），由靶向 Nectin-4 的 IgG1 单抗 enfortumab 与细胞毒制剂 MMAE 偶联而成，2019 年 FDA 批准用于治疗 UC。Nectin-4 在 UC 细胞广泛表达。Padcev 的获批主要基于 EV-201（NCT03219333）的研究结果。EV-201 是一项Ⅱ期单臂、多中心试验，共纳入 125 例曾用过 PD-1/L1 抑制剂和含铂化疗的局部晚期或转移性 UC。主要终点 ORR 达 44%，其中 15 例 CR。中位缓解持续时间为 7.6 个月，常见严重不良反应是尿路感染（6%）、蜂窝织炎（5%）、高热性中性粒细胞减少症（4%）、腹泻（4%）、败血症（3%）、急性肾损伤（3%）、呼吸困难（3%）和皮疹（3%）。随后进行的Ⅲ期确证性临床试验（EV-301）中608例曾接受过PD-1/L1抑制剂和含铂方案进展的晚期UC随机分为Enfortumab Vedotin治疗或化疗。两组OS分别为12.88和8.97个月（HR=0.70；P=0.001）；PFS分别为5.55和3.71个月（HR=0.62；P<0.001）；ORR依次为40.6%和17.9%；两组毒性相似，进一步明确了Enfortumab Vedotin在膀胱癌三线治疗中的地位。EV-201研究队列2为Enfortumab Vedotin用于铂类不耐受人群既往免疫治疗失败后的二线治疗。2021年ASCO公布了新的随访结果，ORR为51%，DOR达13.8个月，PFS和OS分别为6.7个月（95%CI：5.0~8.3）和16.1个月（95%CI：11.3~24.1）。

维迪西妥单抗（RC48）为荣昌生物自主研发的HER2 ADC药物，通过Disitamab靶向HER2，采用可裂解的半胱氨酸偶联MMAE，于2021年在中国获批用于治疗至少接受过2种系统化疗的HER2过表达局部晚期或转移性胃癌（包括胃食管结合部腺癌）。2021年ASCO报道了RC48-C009研究结果。共64例常规化疗后进展且HER2阳性（ICH 2+或3+）的局部晚期或转移性UC，其中85.9%既往接受≥2线系统治疗。RC48-ADC的ORR为50.0%，DCR为76.6%，中位PFS为5.1个月，中位DOR为8.3个月，OS达14.2个月，严重不良事件发生率仅为6.3%。该研究为HER-2高表达UC提供了新治疗思路。

Sacituzumab Govitecan（IMMU-132）是特异靶向人滋养细胞表面抗原-2（TROP-2）的ADC药物，对晚期三阴性乳腺癌有高抗瘤活性。在二期研究TROPGY-U-01中，113例经含铂化疗及免疫检查点抑制剂治疗失败后的UC接受Sacituzumab Govitecan 10mg/（kg·d1），8治疗，3周一个疗程。ORR达27%，77%出现肿瘤缩小，PFS和OS分别达5.4和10.9个月。该药已被云顶药业引进正行临床研究。

当前，如何选择二线及二线后治疗，主要基于一线及维持治疗（avelumab）方案、肿瘤分子特征、药物可及性和患者耐受性。如一线治疗采用化疗且未行免疫维持治疗者，二线优选免疫治疗，其次厄达替尼（中国未上市）或化疗；一线治疗采用化疗并采用免疫治疗维持者，二线可采用厄达替尼（中国未上市）或化疗；一线采用免疫治疗者，二线可考虑含铂的整合化疗或单药化疗（不耐受含铂方案）或厄达替尼。三线治疗优选Enfortumab Vedotin，但该药在中国尚未上市，临床上常将免疫治疗与紫杉类药物互为二、三线推荐。对HER-2过表达者也可考虑维迪西妥单抗治疗。另外，也可优先推荐参加Sacituzumab Govitecan等临床研究。随着对UC发生机制的深入研究和新药的快速研发，参加临床研究是当前晚期UC一个重要选择（表31-6-2）。

表 31-6-2 晚期 UC 二线治疗推荐意见

晚期 UC 二线治疗推荐意见	推荐等级
雷利珠单抗（IC≥1% 或 TC≥25%）	中
瑞普利单抗	中
Pembrolizumab	中
厄达替尼（FGFR 突变）	弱
紫杉醇/多烯紫杉醇	弱
晚期 UC 三线治疗推荐意见	推荐等级
临床研究优先	强
维迪西妥单抗（ICH 2+ 或 3+）	弱
Enfortumab Vedotin	弱

第七章 膀胱非UC的病理分型、治疗及随访

第一节　膀胱非UC的病理类型

单纯非尿路上皮膀胱肿瘤约占所有膀胱肿瘤的5%，由不同组织学类型的肿瘤组成，主要的非UC为鳞状细胞癌、腺癌和神经内分泌瘤等。与UC相比，非尿路上皮肿瘤通常预后更差。然而，针对分期和其他相关因素进行校正，很多非尿路上皮肿瘤的预后可能与UC相似（表31-7-1）。

表31-7-1　2016年WHO尿路肿瘤分类节选（除外UC）

鳞状细胞肿瘤	黑色素细胞瘤
纯鳞状细胞癌	恶性黑色素瘤
疣状癌	痣
鳞状细胞乳头状瘤	黑变病
腺体肿瘤	**间充质肿瘤**
腺癌，未特别说明	横纹肌肉瘤
肠溶	平滑肌肉瘤
黏液	血管肉瘤
混合	炎性肌纤维母细胞瘤
绒毛状腺瘤	血管周围上皮样细胞瘤
脐尿管癌	良性
苗勒氏管型肿瘤	恶性
透明细胞癌	孤立性纤维瘤
子宫内膜样癌	平滑肌瘤
神经内分泌肿瘤	血管瘤
小细胞神经内分泌癌	颗粒细胞瘤
大细胞神经内分泌癌	神经纤维瘤
分化良好的神经内分泌肿瘤	**其他肿瘤**
副神经节瘤	Skene、Cowper和Littre癌

尿路造血和淋巴肿瘤	从其他器官转移性和侵袭的肿瘤
	膀胱憩室中产生的肿瘤

第二节 鳞状细胞癌

1 概述及诊断

膀胱鳞状细胞癌（SCC）是最常见的膀胱非UC，占所有膀胱恶性肿瘤的2.1~6.7%。膀胱SCC常见突出特点是纯侵袭性鳞状细胞表型，特征是高分化至中分化癌中多存在角蛋白珠和细胞间桥，其中无尿路上皮或腺上皮成分，且排除转移性鳞状细胞癌；但也可能包括低分化的SCC和包括肉瘤样SCC在内的变异类型。UC出现鳞状细胞成分被定义为膀胱UC并鳞状细胞化生。虽然膀胱SCC的发生机制虽未完全阐明，但似与慢性膀胱感染和刺激相关。中东和埃及国家的膀胱SCC具有独特的发病机制，与血吸虫慢性感染有关。

文献报道膀胱SCC好发50~70岁，男女比例为3∶2。PORTER等报道不同种族膀胱SCC发病率不同，美国黑人发病率及相对危险度比白人高。

膀胱SCC按病因可分为血吸虫病性和非血吸虫病性：血吸虫膀胱SCC主要分布在埃及和中东等地区，是该区膀胱癌的主要类型；非血吸虫病性膀胱SCC，一般认为长期留置导尿管、反复尿路感染，膀胱结石、出口梗阻、黏膜白斑、憩室及神经源性膀胱等可能与其发生有关。泌尿系血吸虫感染，血吸虫寄生在盆腔器官包括膀胱组织的小静脉中，其成虫每天可产20~200枚虫卵，后者可导致膀胱壁和尿道壁的炎症性和肉芽肿性反应，继而出现多种组织学改变，包括鳞状上皮化生、膀胱糜烂、溃疡、挛缩、输尿管狭窄进而导致膀胱SCC发生。也有学者认为血吸虫病性膀胱SCC的发生可能与血吸虫导致的细菌和病毒感染有关，而非寄生虫本身。有临床研究发现泌尿道HPV感染可能与膀胱SCC发生有关，主要为高危型HPV，如HPV16、35等，可能原因是高危型HPV诱导的癌基因E6、E7及抑癌基因P53、P16、RB异常表达并影响细胞正常增殖。在大多数影像学和临床研究中，B-SCC的临床表现与常规SCC相似，而膀胱和远端输尿管钙化可能更多见。寄生虫卵的迁移通过膀胱壁引起慢性炎症被认为与B-SCC发生相关。多数患者治疗已属晚期，25%初诊时已丧失手术机会。

膀胱SCC常伴长期反复的尿路结石，临床症状常无明显特异性。血尿是共同的、最常见的临床表现，可是间歇性无痛全程血尿，也可是镜下血尿或肉眼血尿，出现比例为63%~100%，出现膀胱刺激征可达33%~67%，还可出现排尿困难、下腹疼痛等症状，膀胱双合诊在部分患者的耻骨后方可触及肿块。诊断时常有局部进展，治疗前影像学显示33%~59%可有肾积水。单纯性膀胱SCC预后不良，大多数在诊断后1~3年内死亡。

辅助检查包括：①超声检查简便、无创、经济，是膀胱SCC最常用的影像学方法，对膀胱肿瘤分期的准确率在61%~84%，但操作医生间有差异，肠道积气、膀胱充盈不佳等也影响超声的观察。此外，超声对淋巴结转移的检出率较低。②CT检查肿瘤表现为软组织肿块影，形状可为斑块状、息肉样、乳头状等，可有钙化灶，增强扫描可见肿瘤强化现象。CT可用以了解肿瘤侵犯深度、有无转移，有助肿瘤诊断和分期，对肿瘤分期优于超声，但对肿瘤转移性较大的淋巴结和反应性淋巴结的鉴别有一定难度。③MRI对软组织观察和多位显像能力更高，对肿瘤分期准确率为72%~96%，与CT相似，有学者认为膀胱癌的影像学检查，MRI优于CT。④尿细胞学可作为泌尿系鳞癌的初筛，但敏感性较低，也不能完全准确评估肿瘤组织类型，阴性者不能排除肿瘤存在。⑤膀胱镜检查及镜下活检对肿瘤确诊意义重大，但内镜下活检无法准确评估肿瘤侵犯深度，对肿瘤分期判断不准确。

膀胱SCC恶性程度高、多为浸润性、生长迅速、对放化疗等反应不佳，多数预后不良。分期晚、分化低、有淋巴转移者预后更差。初次就诊约有10%已发生转移，美国安德森癌症中心曾报道非血吸虫性原发膀胱SCC 5年和2年OS分别为10.6%和47.6。文献报道膀胱SCC切除术后复发的中位生存仅7个月，即使经根治性切除的Ⅲ、Ⅳ期膀胱SCC其生存率也显著低于同期膀胱UC。大样本分析发现T3期是膀胱SCC就诊时最常见肿瘤分期，常表现为肌层浸润性生长、分期较晚，导致预后较差（表31-7-2）。

表31-7-2 膀胱鳞癌临床诊断方法推荐意见

膀胱鳞癌临床诊断方法推荐意见	推荐等级
怀疑鳞癌需询问病史（结石、慢性感染、血吸虫接触等），做体格检查，行泌尿系超声、腹部强化CT/MRI及胸部CT检查	强
怀疑鳞癌应行膀胱镜检查了解肿瘤位置及形态并取活检，有条件建议行诊断性TUR及病理检查	强
尿细胞学是一种无创性检查，但对鳞癌阳性率不高	弱
泌尿道人类乳头瘤病毒（HPV）感染筛查，高危型如HPV16、35等	弱
利用PET-CT对可疑患者行术前评估，但不优于强化CT	弱

2 治疗

2.1 外科治疗

膀胱SCC最基本治疗仍是手术治疗，临床应根据肿瘤分期、分级、有无远处转移及全身一般情况制定治疗方案，对分期较低者可行经尿道膀胱肿瘤电切术或膀胱部分切除术，但术后盆腔复发风险很大，是造成膀胱SCC的主要死因。有研究提示T1-T4a期膀胱SCC首选术式是RC+盆腔淋巴结清扫术，行RC者生存率高于其他术式；对T4b期及有远处转移者，若一般情况好，可行姑息性RC（表31-7-3）。

表31-7-3 膀胱鳞癌手术推荐意见

膀胱鳞癌手术推荐意见	推荐等级
T1-T4a期的膀胱SCC者首选术式是RC	强
分期较低（T1高分化）、孤立局限性鳞癌可行经尿道膀胱肿瘤电切术或膀胱部分切除术	弱
T4b期及有远处转移者，若一般情况好，可行姑息性RC	弱
术前影像学评估区域淋巴结阳性者，行盆腔淋巴结清扫（范围包括双侧髂总、髂外、髂内和闭孔淋巴结）	强
术前评估区域淋巴结阴性者，行盆腔淋巴结清扫	弱

2.2 辅助治疗

本病单纯放疗效果差，RC疗效优于单纯放疗，术前放疗加RC可有效预防术后盆腔复发，建议对T2期以上膀胱SCC行术前新辅助放疗。有文献报道，膀胱SCC在RC术后接受辅助性放疗与单纯行RC相比，明显改善肿瘤局控率和PFS。

膀胱SCC对化疗多不敏感，临床上也有以铂类为基础的化疗使伴远处转移的T3-4期获得CR的报道。Kassouf等观察8例接受以铂类为基础的新辅助化疗有3例肿瘤降级和较好预后。

多项研究表明膀胱SCC PD-L1表达高于UC，由北大第一附院开展的单中心回顾性研究表明：PD-L1阳性的膀胱SCC有更好预后，是OS和PFS的独立保护因素。目前临床已有帕博利珠单抗使远处转移膀胱SCC达到CR的报道，或许为以后开展免疫治疗提供了新思路（表31-7-4）。

表31-7-4 膀胱鳞癌系统治疗推荐意见

膀胱鳞癌系统治疗推荐意见	推荐等级
T2期以上膀胱SCC行术前新辅助放疗	弱
RC术后接受辅助性放疗	弱
单纯放疗效果差	弱
不推荐新辅助化疗以及术后辅助化疗（以铂类为主）	强

第三节 腺癌

腺癌是具有腺体特征的恶性肿瘤。根据组织来源不同，膀胱腺癌可分为非脐尿管腺癌、脐尿管腺癌、转移性腺癌。原发性膀胱腺癌约占全部膀胱恶性肿瘤的0.5%~2%，好发于中老年人，50~60岁发病率最高，男女比例为2~3∶1。诊断主要靠膀胱镜活检，超声、CT及MRI等可显示肿瘤大小、侵犯范围及临床分期，特别对脐尿管腺癌，当肿瘤未侵及膀胱黏膜时，膀胱镜检可无异常。

1 非脐尿管腺癌

非脐尿管腺癌约占膀胱腺癌的2/3，可能由移行上皮腺性化生引起。长期慢性刺激、梗阻及膀胱外翻是引起化生的常见原因。流行病学调查，非脐尿管腺癌在血吸虫病流行区域常见，该区膀胱腺癌约占膀胱癌的10%。

膀胱腺癌主要症状有血尿、尿痛、膀胱刺激征、黏液尿等。原发性膀胱腺癌好发生于膀胱颈部、膀胱三角区、膀胱憩室和苗勒管囊肿等部位，病变进展较快，多为肌层浸润性膀胱癌。非脐尿管腺癌伴腺性膀胱炎比原位癌更常见。

绝大多数就诊时已属局部晚期或已转移，只有35%病变局限在膀胱，24%为低级别病变。对局限的原发性膀胱腺癌，标准治疗为RC加盆腔淋巴结清扫，以提高手术效果，术后辅助以放疗，可提高肿瘤PFS。TURBT或膀胱部分切除术效果不佳。此外，单一放疗或系统性治疗对原发性膀胱腺癌疗效有限，有研究表明与手术治疗相比，外照射放疗甚至外照射放疗整合手术治疗的5年OS较低。目前尚无有效证据证明新辅助治疗在膀胱腺癌中的治疗作用，但有研究表明术前新辅助放疗可显著提高膀胱腺癌DFS。膀胱灌注对膀胱腺癌效果不明。对进展期和有转移的腺癌可考虑化疗，对淋巴结阳性的膀胱腺癌，考虑采用FOLFOX（奥沙利铂、亚叶酸、5-FU）或GemFLP（5-FU、亚叶酸、吉西他滨和顺铂）化疗。对化疗有效者可行化疗后手术巩固治疗。对晚期肿瘤，首选参加临床试验。对有些选择性患者，可考虑采用以5-FU为基础的整合化疗（FOLFOX或GemFLP）或TIP方案（紫杉醇、异环磷酰胺、顺铂联合化疗）。或采用紫杉醇整合铂类。有研究用高通量测序分析膀胱腺癌中具潜在治疗价值的突变基因，但尚无证据佐证其疗效。有研究表明与UC和膀胱鳞癌相比，膀胱腺癌中PD-L1表达水平和肿瘤突变负荷水平低，提示免疫治疗可能不适于膀胱腺癌。

目前针对非脐尿管腺癌预后的研究结果不一，5年OS在11%~55%之间，差异较大。但普遍认为与膀胱UC相比，非脐尿管腺癌预后较差。

2 脐尿管腺癌

脐尿管腺癌是一种罕见的膀胱恶性肿瘤，占全部膀胱肿瘤<1%，占膀胱腺癌的1/3。一般认为脐尿管腺癌可能与脐尿管上皮增生及其内覆移行上皮腺性化生有关。好发于中老年人，50~60岁发病率最高（中位发病年龄51.5岁），在国人中，中位发病年龄为50岁。患病人群中男性较多，男女比例为1.4~1.6∶1。

脐尿管的组织学有三层结构：内层上皮常为移行细胞（70%），也可是柱状细胞（30%）；中层为黏膜下结缔组织；最外是肌肉层，与膀胱逼尿肌相延续。

尽管绝大多数残余脐尿管的内层是尿路上皮，但脐尿管恶性肿瘤的主要病理类型却是腺癌（>90%）。存在两种假说。①慢性炎症刺激导致上皮腺性化生，进而诱发癌变；②某些脐尿管腺癌，尤其是肠型腺癌，可能起源于胚胎发育中遗留在脐尿管中的后肠残迹。不管癌症发生原因如何，并未发现遗传易感性、家族聚集性或环境因素可诱发脐尿管癌。

脐尿管腺癌只发生在膀胱顶部前壁，膀胱黏膜无腺性膀胱炎和囊性膀胱炎及肠上皮化生，肿瘤集中于膀胱壁，即肌间或更深层，而非黏膜层，并可见脐尿管残留。多数初诊时表现为血尿，少数可出现腹痛和排尿困难、黏液尿、非特异性尿路紊乱（脓尿、尿频、慢性尿路感染等）、脐部分泌物或全身性非特异性症状（发烧、体重减轻、恶心等）。约8%可无显著不适症状。

由于脐尿管腺癌发病率低且组织病理学特征与其他来源的腺癌相似，故临床诊断困难。Paner等通过回顾性分析多项研究，对脐尿管腺癌提出如表31-7-5诊断标准。

表31-7-5 脐尿管腺癌诊断标准

脐尿管腺癌诊断标准
A 强制性标准 　肿瘤位于膀胱穹窿和/或膀胱前壁 　肿瘤位于膀胱壁内 　在膀胱穹窿和膀胱前壁之外无广泛的囊性膀胱炎和/或腺性膀胱炎 　无其他原发性腺癌的证据
B 可选标准 　存在与肿瘤相关的脐尿管残留

脐尿管腺癌分期系统由Sheldon于1984年提出，并于1996年由Nakanishi修改，其分期标准如表31-7-6。

表31-7-6 脐尿管腺癌分期标准

Sheldon et al.（1984）	Nakanishi et al.（1996）	5-year survival
Ⅰ期 肿瘤局限于脐尿管黏膜 Ⅱ期 肿瘤局部突破黏膜但局限于脐尿管内 Ⅲ期 　ⅢA 局部累及膀胱 　ⅢB 局部侵犯腹壁 　ⅢC 局部侵犯腹膜 　ⅢD 局部侵犯邻近脏器 Ⅳ期 　ⅣA 局部淋巴结转移 　ⅣB 远处转移	A 肿瘤侵入膀胱，但尚未侵入腹壁、腹膜或其他脏器 B 侵入腹壁、腹膜或其他脏器 C 局部淋巴结转移或远处转移	58%（n=30） 42%（n=6） 0%（n=5）

2.1 辅助检查

（1）膀胱镜检查：脐尿管癌的临床诊断，膀胱镜检并活检非常重要。文献数据显示脐尿管癌中膀胱镜检阳性率达89%，且有助于确定肿瘤位置是在膀胱顶部还是前壁。肿瘤典型镜下表现是广基的溃疡性肿物。由于脐尿管肿瘤由外至内侵袭膀胱，在稍早期阶段，膀胱镜下可呈外在压迫，而表面黏膜正常。有时黏膜也可见葡萄样病变、小结节样肿物或乳头样病变。部分患者压迫耻骨上区病变黏膜处可见黏液喷溢。

（2）诊断性经尿道电切术（transurethal resection，TUR）：诊断性TUR可获更多组织标本，提高病理诊断准确率。对肿瘤未侵及膀胱黏膜者，获取足够肿瘤组织仍是临床难题。研究显示，经尿道切检（TUR）脐尿管癌术前诊断敏感性为93%，特异性100%，阳性预测值100%，阴性预测值50%。

（3）血清学标记物：脐尿管腺癌与结直肠腺癌在组织病理学上具相似性，常可见CEA、CA19-9和CA125升高，荟萃分析，确诊时血清CEA升高达55.7%，CA19-9和CA125升高分别为50.8%和51.4%。其他少见血清标记物还有LDH、CA15-3、AFP和NSE等。这些标志物不但有助诊断，还可评估治疗反应，并在随访中预测复发。

（4）超声：超声是脐尿管癌初诊时最常用影像学检查，脐尿管癌可表现为中线附近、膀胱和前腹壁间的混杂回声软组织肿物，内部有较丰富血流信号，并可见强回声钙化灶。彩色多普勒超声下，脐尿管癌的血流分布以周边型为主，占71.43%；膀胱移行上皮癌的血流以中央型为主，占72.22%。

（5）CT：CT对脐尿管癌诊断可提供可靠信息。脐尿管癌表现为实性、囊性或囊实性病变，并可见不均匀强化。60%肿瘤可见低密度病灶，常为黏液成分。50%~70%肿瘤内可见钙化灶，表现为散在斑点状、曲线状或周边型。脐尿管癌CT的特征性表现：①肿瘤均位于中线或稍偏中线的脐尿管走行区；②肿瘤多为囊实性肿块，囊壁厚薄不均，外缘不光整，囊内壁不规则。增强扫描实性部分及囊壁多呈中度以上强化，其内可见低密度无强化区。③肿瘤常侵犯膀胱壁，致邻近膀胱壁增厚，并向膀胱腔内生长，但主体多位于膀胱腔外；④肿瘤中央或周边可见钙化，呈点状、斑点状、条形或弧形；⑤若有与病变相连的残存脐尿管多提示脐尿管癌，矢状面显示残存脐尿管可更好。因此，膀胱顶部靠中线的肿物，不论实性或囊性，尤其伴有小钙化灶，应高度怀疑脐尿管癌。CT还有助于评估肿瘤局部侵犯，淋巴结及远处转移情况和手术切除可行性。

（6）MRI：由于瘤内有黏液成分、囊性变或坏死，在T2WI可见高信号影像，增强后在T1WI肿瘤边缘和实性部分可见不均匀强化。评估肿瘤对临近组织脏器的侵犯和局部淋巴结转移，MRI可提供更多信息。对脐尿管肿瘤术前评估，CT+MRI诊断脐尿管癌敏感性为61%，特异性43%，阳性预测值81%，阴性预测值21%（表31-7-7）。

表 31-7-7 脐尿管癌临床诊断方法推荐意见

脐尿管癌临床诊断方法推荐意见	推荐等级
怀疑脐尿管肿瘤需询问病史，做体格检查，行泌尿系超声、腹部强化CT/MRI及胸部CT检查	强
怀疑脐尿管癌应行膀胱镜检查了解肿瘤位置及形态并取活检，有条件建议行诊断性TUR及病理检查	强
对肿瘤进行超声造影检查，有助于与膀胱癌相鉴别	弱
尿细胞学是一种无创性检查，但在脐尿管癌的阳性率不高	弱
对怀疑脐尿管癌常规筛查CEA、CA19-9和CA125	强
利用PET-CT对可疑患者进行术前评估，并不优于强化CT	弱

2.2 治疗

（1）手术

1）原发灶切除：对局限性病变，手术是主要疗法，金标准是切除脐尿管、脐部和部分/根治性膀胱全切术，同时行双侧盆腔淋巴结清扫术。TURBT联合外照射和近距离放疗等保留膀胱的疗法，在脐尿管癌不推荐使用，但对cN0M0脐尿管癌，可选择性采用这种术式。部分研究推荐采用扩大性膀胱部分切除术，应尽可能整块切除膀胱顶、脐尿管和脐，包括部分腹直肌、腹直肌后鞘、腹膜及弓状线。研究表明切缘阴性和无淋巴结受累与术后长期生存相关。术后复发和转移是治疗失败的重要原因，一般在术后2年内发生。常见转移部位为盆腔（37%）、膀胱（34%）、肺（28%）和淋巴结（18%）。对切缘阳性和有转移者，推荐辅助或新辅助治疗，但基于5-FU和顺铂的化疗方案，疗效尚未明确。

脐尿管癌主要由膀胱由外向内侵袭膀胱黏膜，生物学特性不像膀胱原发上皮肿瘤具有多中心性，可通过膀胱部分切除实现治疗目的。但切缘阳性是术后预后不良的独立预测因素。因此，不能保证切缘阴性或残留膀胱功能容量过小，过去多支持RC（SS）。1993年Henly等提出绝大部分患者可接受膀胱部分切除+脐切除术，取得了与RC+脐切除相近的OS，并极大改善了生活质量。一项回顾性研究多变量分析发现，肿瘤分级和切缘状况是肿瘤特异性生存的独立预测因子。膀胱部分切除术和与RC相比，OS并无显著性差异。另一项研究评估脐尿管癌不同治疗组间的预后，结果也显示RC组的OS并不优于膀胱部分切除组。

脐尿管肿瘤可出现在沿脐尿管走行的任何部位，瘤内常有含黏液的囊性结构，在脐下横断脐尿管韧带可能导致含有肿瘤细胞的囊液溢出，造成广泛种植转移。Jia等回顾性分析39例脐尿管肿瘤，27例（69.2%）接受脐切除术。多变量分析显示肿瘤大小、Mayo分期和脐切除是OS的独立预测因素。荟萃分析显示，429例中67%接受脐部完整切除，结果表明需要进一步强调脐部切除的重要性，但有少数研究持不同观点。Ashley等的研究中54%接受脐切除术，单变量分析显示是未行脐切除（HR3.0）、切缘阳性（HR4.7）、肿瘤高分级（HR3.6）、区域淋巴结阳性（HR5.1）和肿瘤高分期（HR4.8），是脐尿管肿瘤特异性生存的风险因素，进一步多变量分析发现脐切除并非肿瘤特异性生存的独立预测因素。文献报道脐尿管癌侵犯脐部及术后脐部复发非常罕见，同时考虑肚脐的美学意义，是否需要切除脐部值得研究商榷。

尽管开放手术仍是经典术式，但国内外均有尝试腹腔镜或机器人辅助术式，并取得良好效果，且具术野清晰、恢复快、出血少、并发症少等优点，可作为治疗脐尿管癌一种有效术式，但长期疗效有待进一步观察。

2）盆腔淋巴结清扫：盆腔淋巴结清扫（PLND）作为膀胱部分切除或RC的一部分可否改善脐尿管癌预后，尚存争议。Bruins等纳入152例，其中43例接受盆腔淋巴结清扫，多变量分析显示淋巴结转移是影响OS的独立预测因素之一，但未发现淋巴结清扫能带来显著生存获益。国内有回顾性分析发现，尽管淋巴结清扫组的预后指标有优于未清扫组的趋势，但并无显著性差异。因此认为淋巴结清扫对明确肿瘤分期的意义要大于肿瘤控制。Duan等对62例行回顾性研究，多变量分析显示术后盆腔淋巴结复发是影响OS的独立预测因子之一。未接受盆腔淋巴结切除者术后出现盆腔淋巴结转移的比例要高于接受淋巴结切除者（20% vs. 11.1%）。盆腔淋巴结清扫可切除阳性淋巴结（包括微转移灶），进而降低局部淋巴结复发风险，理论上能带来生存获益。

考虑到淋巴结阳性（无远处转移）对生存的负面影响与有远处转移者相似，故建议行盆腔淋巴结切除术。术前及时发现阳性淋巴结不仅有助于准确分期，还会影响治疗选择。有关盆腔淋巴结清扫能否带来生存获益的结论，尚需更大规模临床对照试验评估。

来自纪念斯隆-凯瑟琳癌症中心的Herr等明确提出盆腔淋巴结清扫范围至少包括双侧的髂总、髂外、髂内和闭孔淋巴结。所有患者均行扩大的膀胱部分切除术（整块切除含脐部在内的全部脐尿管韧带、腹直肌筋膜后层、表面覆盖的腹膜以及膀胱周围延伸至盆侧壁的全部软组织），同时切除累及的邻近器官。对病变局限于脐尿管和膀胱（≤ⅢA期）者，术后5年肿瘤特异性生存率达93%，即使ⅢA期以上，也达41%，取得了满意疗效。对伴寡转移灶的晚期脐尿管癌，需依据个体情况整合评判，亦可考虑姑息性切除手术，同时联合全身化疗（表31-7-8）。

表31-7-8 脐尿管癌手术治疗推荐意见

脐尿管癌手术治疗推荐意见	推荐等级
原发灶手术，连同肿瘤整块切除部分膀胱+脐尿管韧带全长+脐部	强
若无法保证切缘阴性或残存膀胱功能容量过小，则行全膀胱切除	强
术前评估区域淋巴结阳性者，行盆腔淋巴结清扫（范围包括双侧髂总、髂外、髂内和闭孔淋巴结）	强
术前评估区域淋巴结阴性者，行盆腔淋巴结清扫	弱
若肿瘤体积较小，且远离脐部，结合患者意愿，考虑保留肚脐	弱

(2) 系统化疗：脐尿管癌确诊时常分期较晚，出现远处转移者占20%以上，常失去手术治愈机会。即使接受手术治疗，也常会出现局部复发和远处转移，尤其淋巴结和切缘阳性者。对这类患者，系统化疗可能延长生存期，但5年OS不足20%，证明目前的化疗方案效果不尽人意。

顺铂为基础的联合化疗（MVAC或GC），是膀胱UC的一线化疗方案，也常用于晚期脐尿管癌。由于脐尿管腺癌与结直肠腺癌在组织学和临床上具明显相似性，用于结直肠癌以5-FU为基础的化疗方案，也被用于脐尿管癌。有荟萃分析用影像学反应评估不同化疗方案疗效。其中以5-FU为基础和顺铂+5-FU为基础的整合化疗方案，ORR接近，分别为44%和43%，明显高于顺铂为基础和不含顺铂、5-FU的化疗方案（9%和23%）。将肿瘤稳定者计算在内，顺铂+5-FU为基础的整合化疗方案的DCR明显优于5-FU为基础的整合化疗方案（86% vs. 69%）。因此，顺铂+5-FU为基础的整合化疗方案能为脐尿管癌患者提供最高生存获益。结合文献，以5-FU+铂类为基础的有效联合化疗方案包括以下整合：①5-FU+亚叶酸钙，吉西他滨，顺铂；②5-FU+INFα，顺铂；③5-FU+奥沙利铂；④5-FU+顺铂。一项单中心回顾性研究，使用包括奥沙利铂、亚叶酸钙和5-FU在内的改良FOLFOX方案治疗转移性脐尿管癌，总DCR为80%。加拿大泌尿外科协会关于脐尿管癌治疗的专家共识也推荐FOLFOX方案作为首选化疗方案。

系统化疗在围术期应用，尚无一致意见。美国M.D.安德森癌症中心的Siefker-Radtke认为，术前评估无淋巴结转移者，均不推荐术前化疗。对手术难以切除的淋巴结阳性患者，系统化疗有可能带来手术治愈机会。出现盆腔淋巴结转移者，接受3个周期GC新辅助化疗后，行膀胱扩大部分切除术（包括脐尿管和脐）+盆腔淋巴结清扫，术后再接受3个周期辅助化疗，最终实现5年以上的肿瘤无复发生存。

切缘阳性、淋巴结阳性或腹膜受累以及脐尿管韧带切除不完整的患者术后复发可能性较高，如愿意接受积极治疗，可给予术后辅助化疗，但术后辅助化疗能否带来生存获益，尚需更多试验数据明确。

(3) 放疗：脐尿管癌对放疗不太敏感，很少单独使用放疗。有研究收集SEER数据库中420例脐尿管癌临床资料，接受过放疗者仅10%，其中联合手术治疗者29例（含Ⅳ期13人，Ⅲ期10人，Ⅱ期5人），单独放疗仅13例（含Ⅳ期11人）。有研究显示，术后接受辅助放疗的中位生存期为19.5个月（4~28.5个月），接受辅助放疗+化疗的中位生存期为21个月（6~32.5个月）。国内有研究报告，1例Ⅲa期黏液腺癌术后仅接受盆腔局部放疗，随访8个月未见复发和转移。

对术后切缘阳性或局部不能手术切除的病灶，有时可尝试放疗，但能否提升肿瘤长期治疗结果，尚无有力证据支持（表31-7-9）。

表 31-7-9 脐尿管癌系统治疗推荐意见

脐尿管癌系统治疗推荐意见	推荐等级
对出现远处转移或局部不能切除的晚期脐尿管癌，首选系统化疗	强
推荐5-FU+铂类为基础的联合化疗方案，其中首选FOLFOX方案	强
可考虑顺铂为基础的化疗方案，如GC方案	弱
对切缘阳性、淋巴结阳性或腹膜受累以及脐尿管韧带切除不完整者，酌情给予术后辅助化疗	弱
对术前评估无淋巴结转移的患者，不推荐新辅助化疗	强
脐尿管癌对放疗不敏感，通常不推荐使用放疗	强

2.3 预后

脐尿管癌是一种罕见肿瘤，确诊时多为中晚期，总体预后相对不佳。大宗病例荟萃分析显示，总体中位生存时间是57个月，5年OS为51%。随分期升高，5年OS下降，Ⅰ期为73%，Ⅱ期60%，Ⅲ期58%，Ⅳ期20%。

手术切缘阴性和无淋巴结受累与术后长期生存相关。术后复发和转移是治疗失败重要原因，一般在术后2年内发生。常见转移部位为盆腔（37%）、膀胱（34%）、肺（28%）和淋巴结（18%）。对手术切缘阳性和有转移的患者，推荐行辅助或新辅助治疗，但基于5-FU和顺铂的化疗方案，效果不明确。

对转移性脐尿管腺癌，首选化疗，反应率约为15%，化疗方案参照非脐尿管腺癌。脐尿管腺癌的治疗和生存与结肠腺癌相似，故部分研究推荐使用贝伐单抗、西妥昔单抗或帕尼单抗或伊立替康。目前，包括吉非替尼、舒尼替尼和西妥昔单抗在内的多种靶向药物在某些脐尿管腺癌中显示显著疗效。舒尼替尼可导致肿瘤坏死进而改善临床症状。有研究报道一例EGFR扩增和野生型KRAS的转移性患者，接受抗EGFR治疗后，在8个月内出现PR。脐尿管腺癌出现BRAF突变约18%，与结肠癌类似。该基因突变可预测肿瘤对BRAF抑制剂与EGFR或MEK 1/2抑制剂整合方案的敏感性。关于免疫治疗，一项研究表明，一例携带MSH6突变的脐尿管腺癌，接受抗PD-L1治疗后，肺转移灶初始进展，随后消退。由于脐尿管腺癌少见，大规模免疫检查点抑制剂的临床试验难以进行，但该研究仍为携带DNA MMR突变的脐尿管腺癌接受抗PD-L1治疗的有效性提供佐证。目前，如卡博替尼-纳武单抗或卡博替尼-纳武单抗-伊匹单抗的整合治疗方案在脐尿管腺癌的疗效尚处评估中，还无相关结论，但整合疗法在转移性脐尿管腺癌显示药物毒性可控和疗效尚佳。

3 转移性腺癌

转移性腺癌是最常见的膀胱腺癌，原发灶来自直肠、胃、子宫内膜、乳腺、前列腺和卵巢等。治疗上施行以处理原发病为主的整合治疗。

第四节 肉瘤

1 概述及诊断

膀胱肉瘤为膀胱恶性软组织非上皮性肿瘤，包括平滑肌肉瘤、横纹肌肉瘤、血管肉瘤、骨源性肉瘤、黏液脂肪瘤、纤维肉瘤及未分化肉瘤等。膀胱原发性肉瘤罕见，最常见为平滑肌肉瘤，发病率在膀胱原发性恶性肿瘤中小于1%，发病年龄多见于50岁以上，男性略多。其次为横纹肌肉瘤，好发于儿童及青少年。

常见临床表现为肉眼血尿和/或排尿困难，少数表现膀胱刺激症状。其他症状如下腹包块、疼痛及肾积水等。肿瘤可发生在膀胱任何部位，膀胱平滑肌肉瘤好发膀胱顶部及侧壁，三角区很少。另外两种比较特殊的病理类型为癌肉瘤（carcinosarcoma）及肉瘤样癌（sarcomatoid carcinoma）。其病理成分为同时具有上皮来源和间质双向分化的肿瘤，恶性程度高，侵袭转移能力强，预后差。癌肉瘤为恶性上皮成分含并异源性恶性间质成分构成的复合型恶性肿瘤，肉瘤样癌为具有肉瘤样成分的癌。癌肉瘤是多能干细胞向肉瘤和癌两个方向分化形成，肉瘤样癌中的肉瘤样成分是癌细胞向肉瘤样异向分化形成，本质是癌。癌肉瘤及肉瘤样癌好发于老年人，临床表现与原发性肉瘤相似。

本病确诊仍靠病理学。影像学及膀胱镜检无特异性，但B超、CT及MRI可发现膀胱占位性病变。肉瘤镜下表现为长梭形，排列成束状，纵横交织，也可成漩涡状、栅栏状及血管外皮瘤样排列，可伴有坏死，细胞间质可见胶原纤维及灶性淋巴细胞、浆细胞浸润。胞质丰富，嗜伊红，可见核旁圆形和卵圆形空泡，胞核较大，位于细胞中央，梭形或棒状，部分胞核两端钝圆呈"雪茄烟"样，典型者数行细胞核相平行，核染色质细，散在分布，核仁大而清楚。免疫组化上皮性标志物（CK、EMA以及keratin等）阴性，间质标志物（Vimentin、Desmin、Myoglobin以及S-100等）阳性。癌肉瘤中癌性成分上皮性标志物阳性，肉瘤样成分Vimentin或与不同分化相对应的特异性标记物阳性，肉瘤样癌间质成分除表达间质标记物外，还可见灶性或片状上皮性标记物表达。

2 治疗

2.1 外科治疗

恶性程度高的膀胱肉瘤，就诊时多数已侵及肌层或膀胱外。一经确诊，应立即行RC（表31-7-10）。

表 31-7-10 膀胱肉瘤手术治疗推荐意见

膀胱肉瘤手术治疗推荐意见	推荐等级
T1-T4a期的膀胱SCC首选RC	强
T4b期及有远处转移者，若一般情况较好，亦可行姑息性RC	弱
术前影像学评估区域淋巴结阳性者，行盆腔淋巴结清扫（范围包括双侧髂总、髂外、髂内和闭孔淋巴结）	强
术前评估区域淋巴结阴性者，行盆腔淋巴结清扫	弱

2.2 辅助治疗

（1）化疗：对可切除的膀胱肉瘤，用否新辅助化疗意见不同。134例高危肉瘤（任何级别的肿瘤直径>8cm，II/III级肿瘤<8cm，II/III级肿瘤局部复发，肿瘤不完整切除）接受新辅助化疗（阿霉素+异环磷酰胺）后并无明显获益，接受新辅助化疗5年PFS为56%，未接受新辅助化疗组5年PFS为52%（P=0.3548）。另一项前瞻性研究发现，肿瘤高级别且直径大于10cm者从新辅助化疗获益。荟萃分析发现术后辅助化疗可提高PFS，但能否延长OS仍不确定。一项1953例的荟萃分析显示，基于阿霉素的化疗可延迟局部和远处复发，并提高OS。两项EORTC研究发现，基于阿霉素的化疗可提高40岁以上男性的PFS，而女性及40岁以下男性接受化疗后COS。

对进展期、无法切除、转移性肿瘤，目前单药（达卡巴嗪，阿霉素，表柔比星以及异环磷酰胺）或基于蒽环霉素方案（阿霉素/表柔比星+异环磷酰胺和/或达卡巴嗪）可作为整合治疗方案，其他化疗药物如吉西他滨、多西他赛、长春瑞滨、替莫唑胺也可作为药物选择方案。

（2）放疗：放疗可用于膀胱肉瘤的新辅助、辅助或主要疗法。新辅助放疗可降低手术操作中肿瘤种植的概率，可能不缩小瘤体，但可降低肿瘤复发风险。新辅助放疗主要副作用为切口愈合并发症。对切缘阳性者，术后辅助放疗可有效控制复发。术后辅助放疗的随机对照试验较少，建议术后8周内进行，避免出现晚期纤维化及肿瘤复发，应权衡风险与获益。

（3）靶向药物治疗：培唑帕尼（多靶点丝氨酸激酶抑制剂），在一项III期临床试验（EORTC 62072）中发现，369例接受基于蒽环霉素化疗方案失败的患者，培唑帕尼显著延长中位PFS（4.6个月 vs. 1.6个月，安慰剂组）。生活治疗评分无显著差异。伊马替尼/舒尼替尼在进展或转移性患者可发挥作用（表31-7-11）。

表 31-7-11 膀胱肉瘤系统治疗推荐意见

膀胱肉瘤系统治疗推荐意见	推荐等级
对任何级别肿瘤直径>8cm，II/III级肿瘤<8cm，II/III级肿瘤局部复发，肿瘤不完整切除者，推荐新辅助化疗（阿霉素为主的单药或联合化疗方案）	强
对有远处转移或局部不能切除的晚期脐尿管癌，首选系统化疗（基于阿霉素为主的单药或联合化疗方案）	强
对切缘阳性、淋巴结阳性等合并高危因素者，酌情给予术后辅助化疗	弱

续表

膀胱肉瘤系统治疗推荐意见	推荐等级
对术前局部临床分期较高（T2及以上）患者，给予术前新辅助放疗	弱
对切缘和淋巴结阳性合并高危因素者，酌情给予辅助放疗，可降低复发	弱
对蒽环霉素化疗失败、肿瘤进展的膀胱肉瘤，可予培唑帕尼靶向治疗	弱

2.3 横纹肌肉瘤治疗

横纹肌肉瘤发生率较低，大部分为单中心回顾性治疗，系统性大规模治疗试验较少。两项回顾性研究显示，横纹肌肉瘤对化疗有高反应率（75%和82%），显著延长了生存时间。其中在MD德森癌症中心研究中，对化疗敏感10年无转移生存率为72%，对化疗反应低者仅19%。在丹娜法伯癌症研究院研究中，化疗后达到CR的5年OS为57%，而化疗反应较差的5年OS则为7%。国际合作小组建议，长春新碱+放线菌素D+环磷酰胺（VAC）方案作为治疗非转移性横纹肌肉瘤的标准整合化疗方案。儿童肿瘤协作组（COG）一项随机试验（D9803），对中危横纹肌肉瘤加入拓扑替康与VAC方案相比，无显著优点，4年无失败存活率为73%和68%。另一项研究（D9602）显示对新诊断的低危横纹肌肉瘤，接受长春新碱+放线菌素D与接受VAC方案治疗的5年无失败存活率相近（89%和85%）。证明长春新碱+放线菌素D可作为新诊断低危横纹肌肉瘤的整合治疗方案。横纹肌肉瘤主要发生于青少年，对成人横纹肌肉瘤的治疗目前尚无明确可选择的治疗方案，仍主要用VAC方案治疗。

第五节　未分化癌（小细胞癌 Small cell carcinoma）

膀胱小细胞癌指含有小细胞癌成分的膀胱肿瘤，好发于膀胱两侧壁和膀胱底部，在所有膀胱恶性肿瘤不到1%。男性多于女性，占比约为3:1。吸烟为主要致癌因素，膀胱结石、慢性膀胱炎也是小细胞癌的危险因素。

1　临床表现

膀胱小细胞癌的症状与UC相似。最常见症状为无痛性肉眼血尿，其他常见症状包括排尿困难、尿路梗阻、盆腔疼痛、尿路感染等。可能会出现全身症状，如食欲减退、体重减轻、疲乏等。膀胱小细胞癌瘤体直径常较大，平均约5cm。与UC相似，膀胱小细胞癌主要通过淋巴转移，不同点是更具侵袭性，更早发生转移，最常见的转移部位依次为淋巴结、肝脏、肺和脑。膀胱小细胞癌的诊断同UC，但应考虑有无远处转移。膀胱小细胞癌与膀胱UC在CT上的区别是：膀胱小细胞癌广基、无蒂、息肉样改变，向膀胱壁内浸润明显，在未出现膀胱邻近器官或淋巴结转移时常已侵犯膀胱全层。

2 诊断

膀胱小细胞癌靠经尿道膀胱电切术取下的标本,病理学为主要诊断依据。根据WHO分类,任何含有小细胞癌成分的膀胱肿瘤均被当作小细胞癌。膀胱小细胞癌的组织学表现与肺小细胞癌相似,病理学特征为零散、相互孤立、圆形、大小均匀的小细胞,相邻肿瘤细胞缺乏巢状或腺状结构。免疫组化对细胞分化的诊断具支持作用,嗜铬粒蛋白A染色有助于区分高级别UC与膀胱小细胞癌。

3 治疗和预后

对所有组织学含小细胞成分的局限性病变,无论分期如何,均推荐同期放化疗或新辅助化疗,序贯行局部治疗(RC或放疗)。化疗方案一般选择依托泊苷+顺铂,替代方案为异环磷酰胺+多柔比星。膀胱小细胞癌诊断时多数已属晚期,常规治疗效果欠佳,手术治疗仍是选项之一。膀胱小细胞癌易于转移,预后差,平均生存期为11个月(表31-7-12)。

表31-7-12 膀胱小细胞癌系统治疗推荐意见

膀胱小细胞癌系统治疗推荐意见	推荐等级
新辅助化疗+RC+术后辅助化疗/放疗(化疗方案首选依托泊苷+顺铂)	弱
同步放化疗	弱
小细胞癌易转移,预后差,应行肿瘤内科整合治疗	弱

第六节 混合细胞癌(尿路上皮肿瘤的变异)

混合细胞癌是指原发于膀胱的两种不同类型恶性肿瘤同时出现或并存。80%UC将包含一些混合型分化,以鳞癌最常见,其他包括腺癌、微乳头、巢状、浆细胞样以及肉瘤样分化等。混合细胞癌病程进展快,恶性程度高,预后极差,治疗上建议行RC。RC后无证据表明辅助化疗有效(小细胞癌除外)。如含有小细胞癌的成分,RC术后根据分期选择小细胞癌的辅助化疗方案。有研究表明,铂类新辅助化疗加膀胱切除方案较单纯膀胱切除术的生存获益比单纯UC者更大,表明新辅助化疗是浸润性混合分化UC在RC前的合适治疗方法(表31-7-13)。

表31-7-13 膀胱混合细胞癌系统治疗推荐意见

膀胱混合细胞癌系统治疗推荐意见	推荐等级
新辅助化疗+RC+术后辅助化疗(化疗方案首选依托泊苷+顺铂)	弱
混合细胞癌易转移,恶性程度高,预后极差,肿瘤内科整合治疗(放化疗/免疫抑制剂治疗/靶向治疗)	弱

第七节 其他类型

1 恶性纤维组织细胞瘤

罕见肿瘤，肉眼血尿常见，发现时体积较大，侵及膀胱全层。确诊后行 RC，但易局部复发和远处转移。术后生存短，多死于广泛转移。放化疗作用不明显。

2 原发神经外胚层瘤

极罕见，表现尿频、尿痛、血尿、急迫性尿失禁，严重时出现下肢淋巴水肿。肿瘤高度恶性，生长极快，就诊时常侵犯到膀胱外，预后极差。

3 恶性外周神经鞘瘤

极罕见，可能起源于膀胱自主神经丛神经鞘。高度恶性，生长极快，初次手术2个月后复发或转移，预后极差。

4 血管外皮细胞瘤

极罕见，临床表现为慢性增大的无痛性肿块，肿瘤有假性包膜，瘤中常伴出血和坏死区，可发生进行性排尿梗阻症状，伴腹股沟疼痛，易发生急性尿潴留。尽管表现为良性肿瘤发展过程，但50%最终发生转移。

5 黑色素瘤

原发性膀胱黑色素瘤极罕见，截至2017年1月全世界仅报道30例，发病年龄34-84岁，男女无明显差别。细胞起源难以确定，尿道发生率高于膀胱。多数继发于皮肤黑色素瘤转移。与UC相似，肉眼血尿为最常见临床表现。原发性黑色素瘤的治疗手段为RC，但预后较差，约2/3病人3年内死亡。

6 淋巴瘤

膀胱淋巴瘤多由系统性淋巴瘤转移引起，原发性极少。最常见为弥漫大B细胞淋巴瘤和黏膜相关淋巴组织结节外周淋巴瘤。女性较常见。原发肿瘤多局限，分级低。主要以血液内科整合治疗为主，局部放疗效果可，预后较好。

7 和膀胱副神经节瘤

膀胱副神经节瘤占膀胱肿瘤的0.05%，可能源于膀胱逼尿肌的交感神经丛，恶性病例仅为10%。发病年龄较UC年轻，平均43岁。临床症状与肾上腺嗜铬细胞瘤类似，表现为排尿时阵发性高血压，头晕，视物模糊，大汗。如考虑该病，膀胱镜检前应予α受体阻滞剂。膀胱镜检表现为孤立的黏膜下或壁内结节。碘131间位碘代苄胍（MIBG）作为定位小型嗜铬细胞瘤的首选方法，特异性超过90%。标准治疗是膀胱部分切除或RC并盆腔淋巴结切除，围术期处理同肾上腺嗜铬细胞瘤。该瘤在病理上难判断良恶性，术后随访很重要。

8 膀胱假性瘤

极罕见，低度恶性，组织起源不明，病理表现为梭形细胞，和平滑肌肉瘤难以区分。肿瘤局部切除后复发和转移极罕见。如诊断明确，根据肿瘤大小行经尿道膀胱肿瘤电切术或膀胱部分切除术即可；但诊断不能与肉瘤区分，建议行RC。其他明确为良性膀胱肿瘤如膀胱海绵状血管瘤、膀胱壁纤维瘤、膀胱平滑肌瘤，进行局部切除或膀胱部分切除。

参考文献

[1] EPSTEIN J I, AMIN M B, REUTER V R, et al. The World Health Organization/International Society of Urological Pathology consensus classification of urothelial (transitional cell) neoplasms of the urinary bladder. Bladder Consensus Conference Committee [J]. The American journal of surgical pathology, 1998, 22 (12): 1435-48.

[2] https://seer.cancer.gov/statfacts/html/urinb.html.

[3] 北京市疾病预防控制中心/北京市预防医学研究中心, 北京市卫生与人群健康状况报告. 首都公共卫生 2016: 11.

[4] JEMAL A, SIEGEL R, XU J, et al. Cancer statistics, 2010 [J]. Ca A Cancer Journal for Clinicians, 2020: 70 (1): 7-30.

[5] 方冬, 李学松. 上尿路尿路上皮癌诊断与治疗中国专家共识 [J]. 中华泌尿外科杂志, 2018, 39 (07): 485-8.

[6] 袁易初, 张楠, 黄吉炜, 等. 肿瘤大体形态与上尿路尿路上皮癌患者预后的相关性分析 [J]. 中华泌尿外科杂志, 2020, 41 (5): 334-340.

[7] OSCH F H V, JOCHEMS S H, SCHOOTEN F J V, et al. Quantified relations between exposure to tobacco smoking and bladder cancer risk: a meta-analysis of 89 observational studies [J]. International Journal of Epidemiology, 2016: 45 (3): 857-870.

[8] 樊代明. 整合肿瘤学·临床卷[M]. 北京: 科学出版社, 2021.

[9] BURGER M, CATTO J, DA LBAGNI G, et al. Epidemiology and risk factors of urothelial bladder cancer [J]. European urology, 2013, 63 (2): 234-41.

[10] AUDENET F, ISHARWAL S, CHA E K, et al. Clonal Relatedness and Mutational Differences between Upper Tract and Bladder Urothelial Carcinoma [J]. Clinical cancer research: an official journal of the American Association for Cancer Research, 2019, 25 (3): 967-76.

[11] 黄文斌, 程亮. 膀胱浸润性尿路上皮癌组织学亚型及其分子病理学研究进展 [J]. 中华病理学杂志 2021年50卷2期 155-158页 MEDLINE ISTIC PKU CSCD, 2021.

[12] TAKAHARA T, MURASE Y, TSUZUKI T. Urothelial carcinoma: variant histology, molecular subtyping, and immunophenotyping significant for treatment outcomes [J]. Pathology, 2021, 53 (1): 56-66.

[13] MOSCHINI M, D'ANDREA D, KORN S, et al. Characteristics and clinical significance of histological variants of bladder cancer [J]. Nature reviews Urology, 2017, 14 (11): 651-68.

[14] LOBO N, SHARIAT S F, GUO C C, et al. What Is the Significance of Variant Histology in Urothelial Carcinoma? [J]. European urology focus, 2020, 6 (4): 653-63.

[15] BABJUK M, BURGER M, COMPéRAT E M, et al. European Association of Urology Guidelines on Non-muscle-invasive Bladder Cancer (TaT1 and Carcinoma In Situ) – 2019 Update [J]. European urology, 2019, 76 (5): 639-57.

[16] HUMPHREY P A, MOCH H, CUBILLA A L, et al. The 2016 WHO Classification of Tumours of the Urinary System and Male Genital Organs-Part B: Prostate and Bladder Tumours [J]. European urology, 2016, 70 (1): 106-19.

[17] NECCHI A, RAGGI D, GALLINA A, et al. Impact of Molecular Subtyping and Immune Infiltration on Pathological Response and Outcome Following Neoadjuvant Pembrolizumab in Muscle-invasive Bladder Cancer [J]. European urology, 2020, 77 (6): 701-10.

[18] WARRICK J I. Clinical Significance of Histologic Variants of Bladder Cancer [J]. Journal of the National Comprehensive Cancer Network: JNCCN, 2017, 15 (10): 1268-74.

[19] MOSCHINI M, SHARIAT S F, LUCIANò R, et al. Pure but Not Mixed Histologic Variants Are Asso-

ciated With Poor Survival at Radical Cystectomy in Bladder Cancer Patients [J]. Clinical genitourinary cancer, 2017, 15 (4): e603-e7.

[20] LOPEZ-BELTRAN A, HENRIQUES V, MONTIRONI R, et al. Variants and new entities of bladder cancer [J]. Histopathology, 2019, 74 (1): 77-96.

[21] COHEN A J, PACKIAM V, NOTTINGHAM C, et al. Upstaging of nonurothelial histology in bladder cancer at the time of surgical treatment in the National Cancer Data Base [J]. Urologic oncology, 2017, 35 (1): 34.e1-.e8.

[22] ROUPRêT M, BABJUK M, BURGER M, et al. European Association of Urology Guidelines on Upper Urinary Tract Urothelial Carcinoma: 2020 Update [J]. European urology, 2021, 79 (1): 62-79.

[23] HORIUCHI K, TSUBOI N, SHIMIZU H, et al. High-frequency endoluminal ultrasonography for staging transitional cell carcinoma of the bladder [J]. Urology, 2000, 56 (3): 404-7.

[24] GUO S, XU P, ZHOU A, et al. Contrast-Enhanced Ultrasound Differentiation Between Low- and High- Grade Bladder Urothelial Carcinoma and Correlation With Tumor Microvessel Density [J]. Journal of ultrasound in medicine: official journal of the American Institute of Ultrasound in Medicine, 2017, 36 (11): 2287-97.

[25] TADIN T, SOTOSEK S, RAHELIĆ D, et al. Diagnostic accuracy of ultrasound T-staging of the urinary bladder cancer in comparison with histology in elderly patients [J]. Collegium antropologicum, 2014, 38 (4): 1123-6.

[26] TRITSCHLER S, MOSLER C, STRAUB J, et al. Staging of muscle-invasive bladder cancer: can computerized tomography help us to decide on local treatment? [J]. World journal of urology, 2012, 30 (6): 827-31.

[27] BROWNE R F, MURPHY S M, GRAINGER R, et al. CT cystography and virtual cystoscopy in the assessment of new and recurrent bladder neoplasms [J]. European journal of radiology, 2005, 53 (1): 147-53.

[28] HUANG L, KONG Q, LIU Z, et al. The Diagnostic Value of MR Imaging in Differentiating T Staging of Bladder Cancer: A Meta-Analysis [J]. Radiology, 2018, 286 (2): 502-11.

[29] VAN DER POL C B, CHUNG A, LIM C, et al. Update on multiparametric MRI of urinary bladder cancer [J]. Journal of magnetic resonance imaging: JMRI, 2018, 48 (4): 882-96.

[30] MERTENS L S, BRUIN N M, VEGT E, et al. Catheter-assisted 18F-FDG-PET/CT imaging of primary bladder cancer: a prospective study [J]. Nuclear medicine communications, 2012, 33 (11): 1195-201.

[31] VARGAS H A, AKIN O, SCHöDER H, et al. Prospective evaluation of MRI, ^{11}C-acetate PET/CT and contrast-enhanced CT for staging of bladder cancer [J]. European journal of radiology, 2012, 81 (12): 4131-7.

[32] NAYAK B, DOGRA P N, NASWA N, et al. Diuretic 18F-FDG PET/CT imaging for detection and locoregional staging of urinary bladder cancer: prospective evaluation of a novel technique [J]. European journal of nuclear medicine and molecular imaging, 2013, 40 (3): 386-93.

[33] APOLO A B, RICHES J, SCHöDER H, et al. Clinical value of fluorine-18 2-fluoro-2-deoxy-D-glucose positron emission tomography/computed tomography in bladder cancer [J]. Journal of clinical oncology: official journal of the American Society of Clinical Oncology, 2010, 28 (25): 3973-8.

[34] SOUBRA A, HAYWARD D, DAHM P, et al. The diagnostic accuracy of 18F-fluorodeoxyglucose positron emission tomography and computed tomography in staging bladder cancer: a single-institution study and a systematic review with meta-analysis [J]. World journal of urology, 2016, 34 (9): 1229-37.

[35] YOON H J, YOO J, KIM Y, et al. Enhanced Application of 18F-FDG PET/CT in Bladder Cancer by Adding Early Dynamic Acquisition to a Standard Delayed PET Protocol [J]. Clinical nuclear medicine,

2017, 42 (10): 749-55.

[36] AARONSON D S, WALSH T J, SMITH J F, et al. Meta-analysis: does lidocaine gel before flexible cystoscopy provide pain relief? [J]. BJU international, 2009, 104 (4): 506-9; discussion 9-10.

[37] KRAJEWSKI W, KOŚCIELSKA-KASPRZAK K, RYMASZEWSKA J, et al. How different cystoscopy methods influence patient sexual satisfaction, anxiety, and depression levels: a randomized prospective trial [J]. Quality of life research: an international journal of quality of life aspects of treatment, care and rehabilitation, 2017, 26 (3): 625-34.

[38] MOWATT G, N'DOW J, VALE L, et al. Photodynamic diagnosis of bladder cancer compared with white light cystoscopy: Systematic review and meta-analysis [J]. International journal of technology assessment in health care, 2011, 27 (1): 3-10.

[39] DRAGA R O, GRIMBERGEN M C, KOK E T, et al. Photodynamic diagnosis (5-aminolevulinic acid) of transitional cell carcinoma after bacillus Calmette-Guérin immunotherapy and mitomycin C intravesical therapy [J]. European urology, 2010, 57 (4): 655-60.

[40] CHOU R, SELPH S, BUCKLEY D I, et al. Comparative Effectiveness of Fluorescent Versus White Light Cystoscopy for Initial Diagnosis or Surveillance of Bladder Cancer on Clinical Outcomes: Systematic Review and Meta-Analysis [J]. The Journal of urology, 2017, 197 (3 Pt 1): 548-58.

[41] ROLEVICH A I, ZHEGALIK A G, MOKHORT A A, et al. Results of a prospective randomized study assessing the efficacy of fluorescent cystoscopy-assisted transurethral resection and single instillation of doxorubicin in patients with non-muscle-invasive bladder cancer [J]. World journal of urology, 2017, 35 (5): 745-52.

[42] KIM S B, YOON S G, TAE J, et al. Detection and recurrence rate of transurethral resection of bladder tumors by narrow-band imaging: Prospective, randomized comparison with white light cystoscopy [J]. Investigative and clinical urology, 2018, 59 (2): 98-105.

[43] DREJER D, BéJI S, MUNK NIELSEN A, et al. Clinical relevance of narrow-band imaging in flexible cystoscopy: the DaBlaCa-7 study [J]. Scandinavian journal of urology, 2017, 51 (2): 120-3.

[44] NAITO S, ALGABA F, BABJUK M, et al. The Clinical Research Office of the Endourological Society (CROES) Multicentre Randomised Trial of Narrow Band Imaging-Assisted Transurethral Resection of Bladder Tumour (TURBT) Versus Conventional White Light Imaging-Assisted TURBT in Primary Non-Muscle-invasive Bladder Cancer Patients: Trial Protocol and 1-year Results [J]. European urology, 2016, 70 (3): 506-15.

[45] PALOU J, SYLVESTER R J, FABA O R, et al. Female gender and carcinoma in situ in the prostatic urethra are prognostic factors for recurrence, progression, and disease-specific mortality in T1G3 bladder cancer patients treated with bacillus Calmette-Guérin [J]. European urology, 2012, 62 (1): 118-25.

[46] BRANT A, DANIELS M, CHAPPIDI M R, et al. Prognostic implications of prostatic urethral involvement in non-muscle-invasive bladder cancer [J]. World journal of urology, 2019, 37 (12): 2683-9.

[47] SUAREZ-IBARROLA R, SORIA F, ABUFARAJ M, et al. Surgical checklist impact on recurrence-free survival of patients with non-muscle-invasive bladder cancer undergoing transurethral resection of bladder tumour [J]. BJU international, 2019, 123 (4): 646-50.

[48] TEOH J Y, MACLENNAN S, CHAN V W, et al. An International Collaborative Consensus Statement on En Bloc Resection of Bladder Tumour Incorporating Two Systematic Reviews, a Two-round Delphi Survey, and a Consensus Meeting [J]. European urology, 2020, 78 (4): 546-69.

[49] ANDERSON C, WEBER R, PATEL D, et al. A 10-Item Checklist Improves Reporting of Critical Procedural Elements during Transurethral Resection of Bladder Tumor [J]. The Journal of urology, 2016, 196 (4): 1014-20.

[50] HURLE R, LAZZERI M, COLOMBO P, et al. "En Bloc" Resection of Nonmuscle Invasive Bladder

Cancer: A Prospective Single-center Study [J]. Urology, 2016, 90: 126-30.

[51] KRAMER M W, RASSWEILER J J, KLEIN J, et al. En bloc resection of urothelium carcinoma of the bladder (EBRUC): a European multicenter study to compare safety, efficacy, and outcome of laser and electrical en bloc transurethral resection of bladder tumor [J]. World journal of urology, 2015, 33 (12): 1937-43.

[52] RICHTERSTETTER M, WULLICH B, AMANN K, et al. The value of extended transurethral resection of bladder tumour (TURBT) in the treatment of bladder cancer [J]. BJU international, 2012, 110 (2 Pt 2): E76-9.

[53] CUMBERBATCH M G K, FOERSTER B, CATTO J W F, et al. Repeat Transurethral Resection in Non-muscle-invasive Bladder Cancer: A Systematic Review [J]. European urology, 2018, 73 (6): 925-33.

[54] NASELLI A, HURLE R, PAPARELLA S, et al. Role of Restaging Transurethral Resection for T1 Non-muscle invasive Bladder Cancer: A Systematic Review and Meta-analysis [J]. European urology focus, 2018, 4 (4): 558-67.

[55] PALOU J, PISANO F, SYLVESTER R, et al. Recurrence, progression and cancer-specific mortality according to stage at re-TUR in T1G3 bladder cancer patients treated with BCG: not as bad as previously thought [J]. World journal of urology, 2018, 36 (10): 1621-7.

[56] HASHINE K, IDE T, NAKASHIMA T, et al. Results of second transurethral resection for high-grade T1 bladder cancer [J]. Urology annals, 2016, 8 (1): 10-5.

[57] EROGLU A, EKIN R G, KOC G, et al. The prognostic value of routine second transurethral resection in patients with newly diagnosed stage pT1 non-muscle-invasive bladder cancer: results from randomized 10-year extension trial [J]. International journal of clinical oncology, 2020, 25 (4): 698-704.

[58] GRIMM M O, STEINHOFF C, SIMON X, et al. Effect of routine repeat transurethral resection for superficial bladder cancer: a long-term observational study [J]. The Journal of urology, 2003, 170 (2 Pt 1): 433-7.

[59] GORDON P C, THOMAS F, NOON A P, et al. Long-term Outcomes from Re-resection for High-risk Non-muscle-invasive Bladder Cancer: A Potential to Rationalize Use [J]. European urology focus, 2019, 5 (4): 650-7.

[60] MARTIN C, LEISER C L, O'NEIL B, et al. Familial Cancer Clustering in Urothelial Cancer: A Population-Based Case-Control Study [J]. Journal of the National Cancer Institute, 2018, 110 (5): 527-33.

[61] ABUFARAJ M, SHARIAT S, MOSCHINI M, et al. The impact of hormones and reproductive factors on the risk of bladder cancer in women: results from the Nurses' Health Study and Nurses' Health Study II [J]. Int J Epidemiol, 2020, 49 (2): 599-607.

[62] MEILLEROUX J, DANIEL G, AZIZA J, et al. One year of experience using the Paris System for Reporting Urinary Cytology [J]. Cancer cytopathology, 2018, 126 (6): 430-6.

[63] FIGUEROA J D, YE Y, SIDDIQ A, et al. Genome-wide association study identifies multiple loci associated with bladder cancer risk [J]. Human molecular genetics, 2014, 23 (5): 1387-98.

[64] KATES M, BALL M W, CHAPPIDI M R, et al. Accuracy of urethral frozen section during radical cystectomy for bladder cancer [J]. Urologic oncology, 2016, 34 (12): 532.e1-.e6.

[65] VON RUNDSTEDT F C, MATA D A, SHEN S, et al. Transurethral biopsy of the prostatic urethra is associated with final apical margin status at radical cystoprostatectomy [J]. Journal of clinical urology, 2016, 9 (6): 404-8.

[66] SYLVESTER R J, VAN DER MEIJDEN A P, OOSTERLINCK W, et al. Predicting recurrence and progression in individual patients with stage Ta T1 bladder cancer using EORTC risk tables: a com-

bined analysis of 2596 patients from seven EORTC trials [J]. European urology, 2006, 49 (3): 466-5; discussion 75-7.

[67] YAFI F A, BRIMO F, STEINBERG J, et al. Prospective analysis of sensitivity and specificity of urinary cytology and other urinary biomarkers for bladder cancer [J]. Urologic oncology, 2015, 33 (2): 66.e25-31.

[68] KARAKIEWICZ P I, BENAYOUN S, ZIPPE C, et al. Institutional variability in the accuracy of urinary cytology for predicting recurrence of transitional cell carcinoma of the bladder [J]. BJU international, 2006, 97 (5): 997-1001.

[69] SORIA F, DROLLER M J, LOTAN Y, et al. An up-to-date catalog of available urinary biomarkers for the surveillance of non-muscle invasive bladder cancer [J]. World journal of urology, 2018, 36 (12): 1981-95.

[70] 徐兰锋, 朱丹, 袁潮. 生存蛋白在膀胱癌患者尿液脱落细胞中的表达及临床相关性研究 [J]. 中国实验诊断学, 2020, 24 (02): 316-9.

[71] RUAN W, CHEN X, HUANG M, et al. A urine-based DNA methylation assay to facilitate early detection and risk stratification of bladder cancer [J]. Clinical epigenetics, 2021, 13 (1): 91.

[72] CHEN X, ZHANG J, RUAN W, et al. Urine DNA methylation assay enables early detection and recurrence monitoring for bladder cancer [J]. The Journal of clinical investigation, 2020, 130 (12): 6278-89.

[73] 杨婧, 索杰, 高海锋. 尿液核基质蛋白22联合膀胱肿瘤抗原检测对膀胱癌的诊断价值 [J]. 肿瘤研究与临床, 2020, 32 (11): 772-5.

[74] KIM P H, SUKHU R, CORDON B H, et al. Reflex fluorescence in situ hybridization assay for suspicious urinary cytology in patients with bladder cancer with negative surveillance cystoscopy [J]. BJU international, 2014, 114 (3): 354-9.

[75] TODENHöFER T, HENNENLOTTER J, GUTTENBERG P, et al. Prognostic relevance of positive urine markers in patients with negative cystoscopy during surveillance of bladder cancer [J]. BMC cancer, 2015, 15: 155.

[76] BEUKERS W, VAN DER KEUR K A, KANDIMALLA R, et al. FGFR3, TERT and OTX1 as a Urinary Biomarker Combination for Surveillance of Patients with Bladder Cancer in a Large Prospective Multicenter Study [J]. The Journal of urology, 2017, 197 (6): 1410-8.

[77] LOTAN Y, INMAN B A, DAVIS L G, et al. Evaluation of the Fluorescence In Situ Hybridization Test to Predict Recurrence and/or Progression of Disease after bacillus Calmette-Guérin for Primary High Grade Nonmuscle Invasive Bladder Cancer: Results from a Prospective Multicenter Trial [J]. The Journal of urology, 2019, 202 (5): 920-6.

[78] LIEM E, ODDENS J R, VERNOOIJ R W M, et al. The Role of Fluorescence In Situ Hybridization for Predicting Recurrence after Adjuvant bacillus Calmette-Guérin in Patients with Intermediate and High Risk Nonmuscle Invasive Bladder Cancer: A Systematic Review and Meta-Analysis of Individual Patient Data [J]. The Journal of urology, 2020, 203 (2): 283-91.

[79] PALOU J, BRAUSI M, CATTO J W F. Management of Patients with Normal Cystoscopy but Positive Cytology or Urine Markers [J]. European urology oncology, 2020, 3 (4): 548-54.

[80] KONETY B, SHORE N, KADER A K, et al. Evaluation of Cxbladder and Adjudication of Atypical Cytology and Equivocal Cystoscopy [J]. European urology, 2019, 76 (2): 238-43.

[81] D'ANDREA D, SORIA F, ZEHETMAYER S, et al. Diagnostic accuracy, clinical utility and influence on decision-making of a methylation urine biomarker test in the surveillance of non-muscle-invasive bladder cancer [J]. BJU international, 2019, 123 (6): 959-67.

[82] VALENBERG F, HIAR A M, WALLACE E, et al. Prospective Validation of an mRNA-based Urine Test for Surveillance of Patients with Bladder Cancer [J]. European urology, 2019, 75 (5): 853-60.

[83] ROUPRET M, GONTERO P, MCCRACKEN S R C, et al. Diagnostic Accuracy of MCM5 for the Detection of Recurrence in Nonmuscle Invasive Bladder Cancer Followup: A Blinded, Prospective Cohort, Multicenter European Study [J]. The Journal of urology, 2020, 204 (4): 685-90.

[84] STARKE N, SINGLA N, HADDAD A, et al. Long-term outcomes in a high-risk bladder cancer screening cohort [J]. BJU international, 2016, 117 (4): 611-7.

[85] VAN DER MOLEN A J, COWAN N C, MUELLER-LISSE U G, et al. CT urography: definition, indications and techniques. A guideline for clinical practice [J]. European radiology, 2008, 18 (1): 4-17.

[86] ROUPRêT M, BABJUK M, COMPéRAT E, et al. European Association of Urology Guidelines on Upper Urinary Tract Urothelial Carcinoma: 2017 Update [J]. European urology, 2018, 73 (1): 111-22.

[87] JANISCH F, SHARIAT S F, BALTZER P, et al. Diagnostic performance of multidetector computed tomographic (MDCTU) in upper tract urothelial carcinoma (UTUC): a systematic review and meta-analysis [J]. World journal of urology, 2020, 38 (5): 1165-75.

[88] ROJAS C P, CASTLE S M, LLANOS C A, et al. Low biopsy volume in ureteroscopy does not affect tumor biopsy grading in upper tract urothelial carcinoma [J]. Urologic oncology, 2013, 31 (8): 1696-700.

[89] TANAKA H, YOSHIDA S, KOMAI Y, et al. Clinical Value of 18F-Fluorodeoxyglucose Positron Emission Tomography/Computed Tomography in Upper Tract Urothelial Carcinoma: Impact on Detection of Metastases and Patient Management [J]. Urologia internationalis, 2016, 96 (1): 65-72.

[90] VOSKUILEN C S, SCHWEITZER D, JENSEN J B, et al. Diagnostic Value of (18) F-fluorodeoxyglucose Positron Emission Tomography with Computed Tomography for Lymph Node Staging in Patients with Upper Tract Urothelial Carcinoma [J]. European urology oncology, 2020, 3 (1): 73-9.

[91] ZATTONI F, INCERTI E, COLICCHIA M, et al. Comparison between the diagnostic accuracies of 18F-fluorodeoxyglucose positron emission tomography/computed tomography and conventional imaging in recurrent urothelial carcinomas: a retrospective, multicenter study [J]. Abdominal radiology (New York), 2018, 43 (9): 2391-9.

[92] MALM C, GRAHN A, JAREMKO G, et al. Diagnostic accuracy of upper tract urothelial carcinoma: how samples are collected matters [J]. Scandinavian journal of urology, 2017, 51 (2): 137-45.

[93] COSENTINO M, PALOU J, GAYA J M, et al. Upper urinary tract urothelial cell carcinoma: location as a predictive factor for concomitant bladder carcinoma [J]. World journal of urology, 2013, 31 (1): 141-5.

[94] DEFIDIO L, ANTONUCCI M, DE DOMINICIS M, et al. Thulium-Holmium: YAG Duo Laser in Conservative Upper Tract Urothelial Cancer Treatment: 13 Years Experience from a Tertiary National Referral Center [J]. Journal of endourology, 2019, 33 (11): 902-8.

[95] Gallioli Andrea, Boissier Romain, Territo Angelo, VilaReyes Helena, Sanguedolce Francesco, Gaya Josep Maria, Regis Federica, Subiela José Daniel, Palou Joan, Breda Alberto. Adjuvant single-dose upper urinary tract instillation of mitomycin C after therapeutic ureteroscopy for upper tract urothelial carcinoma: a single-centre prospective non-randomized trial.[J]. Journal of endourology, 2020, 34 (5): 573-580.

[96] Current Evidence of Transurethral En-bloc Resection of Nonmuscle Invasive Bladder Cancer: Update 2016. European Urology Focus 2017: 3 (6).

[97] NASELLI A, HURLE R, PAPARELLA S, et al. Role of Restaging Transurethral Resection for T1 Non-muscle invasive Bladder Cancer: A Systematic Review and Meta-analysis [J]. European urology focus, 2017: S2405456917300068.

[98] HASHINE K, IDE T, NAKASHIMA T, et al. Results of second transurethral resection for high-

grade T1 bladder cancer [J]. Urology annals, 2015, 8 (1).

[99] BALTACı S, BOZLU M, YıLDıRıM A, et al. Significance of the interval between first and second transurethral resection on recurrence and progression rates in patients with high-risk non-muscle-invasive bladder cancer treated with maintenance intravesical Bacillus Calmette-Guérin [J]. BJU international, 2015.

[100] BROCKS C P, BüTTNER H, BöHLE A. Inhibition of tumor implantation by intravesical gemcitabine in a murine model of superficial bladder cancer [J]. The Journal of urology, 2005, 174 (3): 1115-8.

[101] CHANG, SAM S. Re: Systematic Review and Individual Patient Data Meta-Analysis of Randomized Trials Comparing a Single Immediate Instillation of Chemotherapy after Transurethral Resection with Transurethral Resection Alone in Patients with Stage pTa-pT1 Urothelial Carcinoma of the Bladder: Which Patients Benefit from the Instillation? [J]. Journal of Urology, 2017, 197 (5): 1219.

[102] ABERN M R, OWUSU R A, ANDERSON M R, et al. Perioperative intravesical chemotherapy in non-muscle-invasive bladder cancer: a systematic review and meta-analysis [J]. Journal of the National Comprehensive Cancer Network: JNCCN, 2013, 11 (4): 477-84.

[103] PERLIS N, ZLOTTA A R, BEYENE J, et al. Immediate post-transurethral resection of bladder tumor intravesical chemotherapy prevents non-muscle-invasive bladder cancer recurrences: an updated meta-analysis on 2548 patients and quality-of-evidence review [J]. European urology, 2013, 64 (3): 421-30.

[104] SYLVESTER R J, OOSTERLINCK W, HOLMANG S, et al. Systematic Review and Individual Patient Data Meta-analysis of Randomized Trials Comparing a Single Immediate Instillation of Chemotherapy After Transurethral Resection with Transurethral Resection Alone in Patients with Stage pTa-pT1 Urothelial Carcinoma of the Bladder: Which Patients Benefit from the Instillation? [J]. European urology, 2016, 69 (2): 231-44.

[105] MAHRAN A, BUKAVINA L, MISHRA K, et al. Bladder irrigation after transurethral resection of superficial bladder cancer: a systematic review of the literature [J]. The Canadian journal of urology, 2018, 25 (6): 9579-84.

[106] ZHOU Z, ZHAO S, LU Y, et al. Meta-analysis of efficacy and safety of continuous saline bladder irrigation compared with intravesical chemotherapy after transurethral resection of bladder tumors [J]. World journal of urology, 2019, 37 (6): 1-10.

[107] GOFRIT O N, PODE D, PIZOV G, et al. The natural history of bladder carcinoma in situ after initial response to bacillus Calmette-Gúerin immunotherapy [J]. Urologic oncology, 2009, 27 (3): 258-62.

[108] ELMAMOUN M H, CHRISTMAS T J, WOODHOUSE C R. Destruction of the bladder by single dose Mitomycin C for low-stage transitional cell carcinoma (TCC) --avoidance, recognition, management and consent [J]. BJU international, 2014, 113 (5b): E34-8.

[109] LIU B, WANG Z, CHEN B, et al. Randomized study of single instillation of epirubicin for superficial bladder carcinoma: long-term clinical outcomes [J]. Cancer investigation, 2006, 24 (2): 160-3.

[110] TüRKERI L, TANıDıR Y, ÇAL Ç, et al. Comparison of the efficacy of single or double intravesical epirubicin instillation in the early postoperative period to prevent recurrences in non-muscle-invasive urothelial carcinoma of the bladder: prospective, randomized multicenter study [J]. Urologia internationalis, 2010, 85 (3): 261-5.

[111] SYLVESTER R J, VAN DER M A, LAMM D L. Intravesical bacillus Calmette-Guerin reduces the risk of progression in patients with superficial bladder cancer: a meta-analysis of the published results of randomized clinical trials [J]. The Journal of urology, 2002, 168 (5): 1964-70.

[112] MALMSTRöM P U, SYLVESTER R J, CRAWFORD D E, et al. An individual patient data meta-analysis of the long-term outcome of randomised studies comparing intravesical mitomycin C versus bacillus Calmette-Guérin for non-muscle-invasive bladder cancer [J]. European urology, 2009, 56 (2): 247-56.

[113] SHANG P F, KWONG J, WANG Z P, et al. Intravesical Bacillus Calmette-Guérin versus epirubicin for Ta and T1 bladder cancer [J]. The Cochrane database of systematic reviews, 2011, (5): Cd006885.

[114] BOSSCHIETER J, NIEUWENHUIJZEN J A, VAN GINKEL T, et al. Value of an Immediate Intravesical Instillation of Mitomycin C in Patients with Non-muscle-invasive Bladder Cancer: A Prospective Multicentre Randomised Study in 2243 patients [J]. European urology, 2018, 73 (2): 226-32.

[115] KAASINEN E, RINTALA E, HELLSTRöM P, et al. Factors explaining recurrence in patients undergoing chemoimmunotherapy regimens for frequently recurring superficial bladder carcinoma [J]. European urology, 2002, 42 (2): 167-74.

[116] GIESBERS A A, VAN HELSDINGEN P J, KRAMER A E. Recurrence of superficial bladder carcinoma after intravesical instillation of mitomycin-C. Comparison of exposure times [J]. British journal of urology, 1989, 63 (2): 176-9.

[117] ARENDS T J, VAN DER HEIJDEN A G, WITJES J A. Combined chemohyperthermia: 10-year single center experience in 160 patients with nonmuscle invasive bladder cancer [J]. The Journal of urology, 2014, 192 (3): 708-13.

[118] ARENDS T J, NATIV O, MAFFEZZINI M, et al. Results of a Randomised Controlled Trial Comparing Intravesical Chemohyperthermia with Mitomycin C Versus Bacillus Calmette-Guérin for Adjuvant Treatment of Patients with Intermediate- and High-risk Non-Muscle-invasive Bladder Cancer [J]. European urology, 2016, 69 (6): 1046-52.

[119] DUCHEK M, JOHANSSON R, JAHNSON S, et al. Bacillus Calmette-Guérin is superior to a combination of epirubicin and interferon-alpha2b in the intravesical treatment of patients with stage T1 urinary bladder cancer. A prospective, randomized, Nordic study [J]. European urology, 2010, 57 (1): 25-31.

[120] 徐佩行, 陆晓霖, 沈益君, 等. 高危非肌层浸润性膀胱癌卡介苗灌注的近期疗效与预测因素分析 [J]. 中华泌尿外科杂志, 2019, 40 (1): 20-24.

[121] 孙卫兵, 徐万海, 于广海, 等. 卡介苗膀胱灌注预防中, 高危非肌层浸润性膀胱癌复发的疗效及并发症分析 [J]. 中华泌尿外科杂志, 2019, 40 (1): 14-19.

[122] 于浩, 李锴文, 胡海龙, 等. 膀胱灌注国产卡介苗对比表柔比星预防中高危NMIBC复发的多中心、随机、对照研究2年疗效报告及复发风险因素分析 [J]. 中华泌尿外科杂志, 2020, 41 (10): 724-30.

[123] BOEHM B E, CORNELL J E, WANG H, et al. Efficacy of bacillus Calmette-Guérin Strains for Treatment of Nonmuscle Invasive Bladder Cancer: A Systematic Review and Network Meta-Analysis [J]. The Journal of urology, 2017, 198 (3): 503-10.

[124] GRIMM M O, VAN DER HEIJDEN A G, COLOMBEL M, et al. Treatment of High-grade Non-muscle-invasive Bladder Carcinoma by Standard Number and Dose of BCG Instillations Versus Reduced Number and Standard Dose of BCG Instillations: Results of the European Association of Urology Research Foundation Randomised Phase III Clinical Trial "NIMBUS" [J]. European urology, 2020, 78 (5): 690-8.

[125] ODDENS J, BRAUSI M, SYLVESTER R, et al. Final results of an EORTC-GU cancers group randomized study of maintenance bacillus Calmette-Guérin in intermediate- and high-risk Ta, T1 papillary carcinoma of the urinary bladder: one-third dose versus full dose and 1 year versus 3 years of maintenance [J]. European urology, 2013, 63 (3): 462-72.

[126] OJEA A, NOGUEIRA J L, SOLSONA E, et al. A multicentre, randomised prospective trial comparing three intravesical adjuvant therapies for intermediate-risk superficial bladder cancer: low-dose bacillus Calmette-Guerin (27 mg) versus very low-dose bacillus Calmette-Guerin (13.5 mg) versus mitomycin C [J]. European urology, 2007, 52 (5): 1398-406.

[127] LARSEN E S, NORDHOLM A C, LILLEBAEK T, et al. The epidemiology of bacille Calmette-Guérin infections after bladder instillation from 2002 through 2017: a nationwide retrospective cohort study [J]. BJU international, 2019, 124 (6): 910-6.

[128] MATSUOKA Y, TAOKA R, KOHASHIGUCHI K, et al. Efficacy and toxicity of intravesical Bacillus Calmette-Guérin therapy in elderly patients with non-muscle-invasive bladder cancer [J]. Current urology, 2021, 15 (1): 16-21.

[129] DANIELSSON G, MALMSTRöM P U, JAHNSON S, et al. Bladder health in patients treated with BCG instillations for T1G2-G3 bladder cancer - a follow-up five years after the start of treatment [J]. Scandinavian journal of urology, 2018, 52 (5-6): 377-84.

[130] LOSA A, HURLE R, LEMBO A. Low dose bacillus Calmette-Guerin for carcinoma in situ of the bladder: long-term results [J]. The Journal of urology, 2000, 163 (1): 68-72; discussion -2.

[131] TAKENAKA A, YAMADA Y, MIYAKE H, et al. Clinical outcomes of bacillus Calmette-Guérin instillation therapy for carcinoma in situ of urinary bladder [J]. International journal of urology: official journal of the Japanese Urological Association, 2008, 15 (4): 309-13.

[132] JAKSE G, HALL R, BONO A, et al. Intravesical BCG in patients with carcinoma in situ of the urinary bladder: long-term results of EORTC GU Group phase II protocol 30861 [J]. European urology, 2001, 40 (2): 144-50.

[133] KAASINEN E, WIJKSTRöM H, RINTALA E, et al. Seventeen-year follow-up of the prospective randomized Nordic CIS study: BCG monotherapy versus alternating therapy with mitomycin C and BCG in patients with carcinoma in situ of the urinary bladder [J]. Scandinavian journal of urology, 2016, 50 (5): 360-8.

[134] PALOU J, BANIEL J, KLOTZ L, et al. Urothelial carcinoma of the prostate [J]. Urology, 2007, 69 (1 Suppl): 50-61.

[135] HERR H W, MILAN T N, DALBAGNI G. BCG-refractory vs. BCG-relapsing non-muscle-invasive bladder cancer: a prospective cohort outcomes study [J]. Urologic oncology, 2015, 33 (3): 108.e1-4.

[136] KAMAT A M, SYLVESTER R J, BöHLE A, et al. Definitions, End Points, and Clinical Trial Designs for Non-Muscle-Invasive Bladder Cancer: Recommendations From the International Bladder Cancer Group [J]. Journal of clinical oncology: official journal of the American Society of Clinical Oncology, 2016, 34 (16): 1935-44.

[137] LERNER S P, TANGEN C M, SUCHAREW H, et al. Failure to achieve a complete response to induction BCG therapy is associated with increased risk of disease worsening and death in patients with high risk non-muscle invasive bladder cancer [J]. Urologic oncology, 2009, 27 (2): 155-9.

[138] MORALES A, HERR H, STEINBERG G, et al. Efficacy and safety of MCNA in patients with non-muscle invasive bladder cancer at high risk for recurrence and progression after failed treatment with bacillus Calmette-Guérin [J]. The Journal of urology, 2015, 193 (4): 1135-43.

[139] V M M, E G J, NEAL S, et al. Emerging Immunotherapy Options for bacillus Calmette-Guérin Unresponsive Nonmuscle Invasive Bladder Cancer [J]. The Journal of urology, 2019, 202 (6): 1111-1119.

[140] PACKIAM V T, LAMM D L, BAROCAS D A, et al. An open label, single-arm, phase II multi-center study of the safety and efficacy of CG0070 oncolytic vector regimen in patients with BCG-unresponsive non-muscle-invasive bladder cancer: Interim results [J]. Urologic oncology, 2018, 36

(10): 440-7.

[141] DALBAGNI G, RUSSO P, BOCHNER B, et al. Phase II trial of intravesical gemcitabine in bacille Calmette-Guérin-refractory transitional cell carcinoma of the bladder [J]. Journal of clinical oncology: official journal of the American Society of Clinical Oncology, 2006, 24 (18): 2729-34.

[142] DI LORENZO G, PERDONà S, DAMIANO R, et al. Gemcitabine versus bacille Calmette-Guérin after initial bacille Calmette-Guérin failure in non-muscle-invasive bladder cancer: a multicenter prospective randomized trial [J]. Cancer, 2010, 116 (8): 1893-900.

[143] Gabriel, Jones, Anne et al, Intravesical gemcitabine for non-muscle invasive bladder cancer. Cochrane Database of Systematic Reviews 2012.

[144] DI G L, MARCO R, MAURO R, et al. MP83-01 ELECTROMOTIVE DRUG ADMINISTRATION (EMDA) OF MITOMYCIN C AS FIRST LINE SALVAGE THERAPY IN HIGH RISK "BCG-FAILURE" NON MUSCLE INVASIVE BLADDER CANCER: 3? YEARS FOLLOWUP OUTCOMES [J]. Journal of Urology, 2018, 199 (4): e1115-.

[145] TAN W S, PANCHAL A, BUCKLEY L, et al. Radiofrequency-induced Thermo-chemotherapy Effect Versus a Second Course of Bacillus Calmette-Guérin or Institutional Standard in Patients with Recurrence of Non-muscle-invasive Bladder Cancer Following Induction or Maintenance Bacillus Calmette-Guérin Therapy (HYMN): A Phase III, Open-label, Randomised Controlled Trial [J]. European urology, 2019, 75 (1): 63-71.

[146] FRITSCHE H M, BURGER M, SVATEK R S, et al. Characteristics and outcomes of patients with clinical T1 grade 3 urothelial carcinoma treated with radical cystectomy: results from an international cohort [J]. European urology, 2010, 57 (2): 300-9.

[147] MOSCHINI M, SHARMA V, DELL'OGLIO P, et al. Comparing long-term outcomes of primary and progressive carcinoma invading bladder muscle after radical cystectomy [J]. BJU international, 2015.

[148] WILLIS D L, FERNANDEZ M I, DICKSTEIN R J, et al. Clinical outcomes of cT1 micropapillary bladder cancer [J]. The Journal of urology, 2015, 193 (4): 1129-34.

[149] RAJ G V, HERR H, SERIO A M, et al. Treatment paradigm shift may improve survival of patients with high risk superficial bladder cancer [J]. The Journal of urology, 2007, 177 (4): 1283-6; discussion 6.

[150] HAUTMANN R E, DE PETRICONI R C, PFEIFFER C, et al. Radical cystectomy for urothelial carcinoma of the bladder without neoadjuvant or adjuvant therapy: long-term results in 1100 patients [J]. European urology, 2012, 61 (5): 1039-47.

[151] RIANNE, J., M., et al. Prediction model for recurrence probabilities after intravesical chemotherapy in patients with intermediate-risk non-muscle-invasive bladder cancer, including external validation [J]. World journal of urology, 2015, 34 (2): 173-80.

[152] CAMBIER S, SYLVESTER R J, COLLETTE L, et al. EORTC Nomograms and Risk Groups for Predicting Recurrence, Progression, and Disease-specific and Overall Survival in Non-Muscle-invasive Stage Ta-T1 Urothelial Bladder Cancer Patients Treated with 1-3 Years of Maintenance Bacillus Calmette-Guérin [J]. European urology, 2016: 60-9.

[153] Active Surveillance for Low Risk Nonmuscle Invasive Bladder Cancer: A Confirmatory and Resource Consumption Study from the BIAS Project [J]. Journal of Urology, 2018.

[154] NIWA N, MATSUMOTO K, HAYAKAWA N, et al. Comparison of outcomes between ultrasonography and cystoscopy in the surveillance of patients with initially diagnosed TaG1-2 bladder cancers: A matched-pair analysis [J]. Urologic oncology, 2015, 33 (9): 386.e15-.e21.

[155] HOLM?NG S, STR?CK V. Should follow-up cystoscopy in bacillus Calmette-Guérin-treated patients continue after five tumour-free years? [J]. European urology, 2012, 61 (3): 503-7.

[156] 何天基, 葛波. 肌层浸润性膀胱癌新辅助治疗现状及展望 [J]. 临床泌尿外科杂志, 2020, 35

(02): 158-61.

[157] GRIFFITHS G, HALL R, SYLVESTER R, et al. International Phase III Trial Assessing Neoadjuvant Cisplatin, Methotrexate, and Vinblastine Chemotherapy for Muscle-Invasive Bladder Cancer: Long-Term Results of the BA06 30894 Trial [J]. Journal of Clinical Oncology, 2011, 29 (16): 2171-7.

[158] NECCHI A, ANICHINI A, RAGGI D, et al. Pembrolizumab as Neoadjuvant Therapy Before Radical Cystectomy in Patients With Muscle-Invasive Urothelial Bladder Carcinoma (PURE-01): An Open-Label, Single-Arm, Phase II Study [J]. Journal of clinical oncology: official journal of the American Society of Clinical Oncology, 2018, 36 (34): 3353-60.

[159] POWLES T, KOCKX M, RODRIGUEZ-VIDA A, et al. Clinical efficacy and biomarker analysis of neoadjuvant atezolizumab in operable urothelial carcinoma in the ABACUS trial [J]. Nature medicine, 2019, 25 (11): 1706-14.

[160] SHERIF A, VALE C L, ABOL-EINEN H, et al. Neoadjuvant chemotherapy in invasive bladder cancer: update of a systematic review and meta-analysis of individual patient data advanced bladder cancer (ABC) meta-analysis collaboration [J]. European urology, 2005, 48 (9373): 202-6.

[161] YIN M, JOSHI M, MEIJER R P, et al. Neoadjuvant Chemotherapy for Muscle-Invasive Bladder Cancer: A Systemic Review and Two-Step Meta-Analysis [J]. Oncologist, 2016: 708-15.

[162] GALSKY M D, PAL S K, CHOWDHURY S, et al. Comparative effectiveness of gemcitabine plus cisplatin versus methotrexate, vinblastine, doxorubicin, plus cisplatin as neoadjuvant therapy for muscle-invasive bladder cancer [J]. Cancer, 2015, 121 (15): 2586-93.

[163] PFISTER C, GRAVIS G, FLéCHON A, et al. Randomized Phase III Trial of Dose-dense Methotrexate, Vinblastine, Doxorubicin, and Cisplatin, or Gemcitabine and Cisplatin as Perioperative Chemotherapy for Patients with Muscle-invasive Bladder Cancer. Analysis of the GETUG/AFU V05 VESPER Trial Secondary Endpoints: Chemotherapy Toxicity and Pathological Responses [J]. European urology, 2021, 79 (2): 214-21.

[164] NECCHI A, RAGGI D, GALLINA A, et al. Updated Results of PURE-01 with Preliminary Activity of Neoadjuvant Pembrolizumab in Patients with Muscle-invasive Bladder Carcinoma with Variant Histologies [J]. European urology, 2020, 77 (4): 439-46.

[165] MURTHY V, BAKSHI G, MANJALI J J, et al. Locoregional recurrence after cystectomy in muscle invasive bladder cancer: Implications for adjuvant radiotherapy [J]. Urologic oncology, 2021, 39 (8): 496.e9-.e15-9.

[166] IWATA T, KIMURA S, ABUFARAJ M, et al. The role of adjuvant radiotherapy after surgery for upper and lower urinary tract urothelial carcinoma: A systematic review [J]. Urologic oncology, 2019, 37 (10): 659-71.

[167] SMITH J A, JR., CRAWFORD E D, PARADELO J C, et al. Treatment of advanced bladder cancer with combined preoperative irradiation and radical cystectomy versus radical cystectomy alone: a phase III intergroup study [J]. The Journal of urology, 1997, 157 (3): 805-7; discussion 7-8.

[168] Anderström C, Johansson S, Nilsson S, et al. A Prospective Randomized Study of Preoperative Irradiation with Cystectomy orCystectomy Alone for Invasive Bladder Carcinoma. Eur Urol 2017; 9: 142-147.

[169] HUNCHAREK M, MUSCAT J, GESCHWIND J F. Planned preoperative radiation therapy in muscle invasive bladder cancer; Results of a meta-analysis [J]. Anticancer Research, 1998, 18 (3B): 1931-4.

[170] EL-MONIM H A, EL-BARADIE M M, YOUNIS A, et al. A prospective randomized trial for postoperative vs. preoperative adjuvant radiotherapy for muscle-invasive bladder cancer [J]. Urologic oncology, 2013, 31 (3): 359-65.

[171] STEIN J P, QUEK M L, SKINNER D G. Lymphadenectomy for invasive bladder cancer: I. historical perspective and contemporary rationale [J]. BJU international, 2006, 97 (2): 227-31.

[172] WITJES J A, BRUINS H M, CATHOMAS R, et al. European Association of Urology Guidelines on Muscle-invasive and Metastatic Bladder Cancer: Summary of the 2020 Guidelines [J]. European urology, 2021, 79 (1): 82-104.

[173] 张东正, 高靖达, 王鑫朋, 等. 根治性膀胱切除术后发生尿道癌的危险因素分析 [J]. 中华泌尿外科杂志, 2016, 37 (9): 681-684.

[174] MARLON, PERERA, SHANNON, et al. Pelvic lymph node dissection during radical cystectomy for muscle-invasive bladder cancer [J]. Nature Reviews Urology, 2018, 15: 686-692.

[175] ZAGHLOUL, MOHAMED, S., et al. Adjuvant Sandwich Chemotherapy Plus Radiotherapy vs Adjuvant Chemotherapy Alone for Locally Advanced Bladder Cancer After Radical Cystectomy A Randomized Phase 2 Trial [J]. JAMA surgery, 2018, 153: e174591.

[176] 刘泽赋, 刘卓炜. 膀胱癌根治术中的超扩大淋巴结清扫: 诊断还是治疗? [J]. 肿瘤学杂志, 2017, 23 (7): 561-566.

[177] MANDEL P, TILKI D, ESLICK G D. Extent of lymph node dissection and recurrence-free survival after radical cystectomy: a meta-analysis [J]. Urologic oncology, 2014, 32 (8): 1184-90.

[178] BI L, HUANG H, FAN X, et al. Extended vs non-extended pelvic lymph node dissection and their influence on recurrence-free survival in patients undergoing radical cystectomy for bladder cancer: a systematic review and meta-analysis of comparative studies [J]. BJU international, 2014, 113 (5b): E39-48.

[179] GSCHWEND J E, HECK M M, LEHMANN J, et al. Extended Versus Limited Lymph Node Dissection in Bladder Cancer Patients Undergoing Radical Cystectomy: Survival Results from a Prospective, Randomized Trial [J]. European urology, 2019, 75 (4): 604-11.

[180] DJALADAT H, BRUINS H M, MIRANDA G, et al. The association of preoperative serum albumin level and American Society of Anesthesiologists (ASA) score on early complications and survival of patients undergoing radical cystectomy for urothelial bladder cancer [J]. BJU international, 2014, 113 (6): 887-93.

[181] SATHIANATHEN N J, KALAPARA A, FRYDENBERG M, et al. Robotic Assisted Radical Cystectomy vs Open Radical Cystectomy: Systematic Review and Meta-Analysis [J]. The Journal of urology, 2019, 201 (4): 715-20.

[182] 黄健, 林天歆, 许可慰, 等. 改良单孔腹腔镜下膀胱前列腺根治性切除-原位回肠新膀胱术应用分析 [J]. 中华医学杂志, 2010, 90 (22): 1542-1546.

[183] PAREKH D J, REIS I M, CASTLE E P, et al. Robot-assisted radical cystectomy versus open radical cystectomy in patients with bladder cancer (RAZOR): an open-label, randomised, phase 3, non-inferiority trial [J]. Lancet (London, England), 2018, 391 (10139): 2525-36.

[184] KARL A, BUCHNER A, BECKER A, et al. A new concept for early recovery after surgery for patients undergoing radical cystectomy for bladder cancer: results of a prospective randomized study [J]. The Journal of urology, 2014, 191 (2): 335-40.

[185] NIELSEN M E, MALLIN K, WEAVER M A, et al. Association of hospital volume with conditional 90-day mortality after cystectomy: an analysis of the National Cancer Data Base [J]. BJU international, 2014, 114 (1): 46-55.

[186] FICARRA V, GIANNARINI G, CRESTANI A, et al. Retrosigmoid Versus Traditional Ileal Conduit for Urinary Diversion After Radical Cystectomy [J]. European urology, 2019, 75 (2): 294-9.

[187] TANNERU K, JAZAYERI S B, KUMAR J, et al. Intracorporeal versus extracorporeal urinary diversion following robot-assisted radical cystectomy: a meta-analysis, cumulative analysis, and systematic review [J]. Journal of robotic surgery, 2021, 15 (3): 321-33.

[188] SOLSONA E, IBORRA I, COLLADO A, et al. Feasibility of radical transurethral resection as monotherapy for selected patients with muscle invasive bladder cancer [J]. The Journal of urology, 2010, 184 (2): 475-81.

[189] JAMES N D, HUSSAIN S A, HALL E, et al. Radiotherapy with or without chemotherapy in muscle-invasive bladder cancer [J]. The New England journal of medicine, 2012, 366 (16): 1477-88.

[190] AUDENET F, WAINGANKAR N, FERKET B S, et al. Effectiveness of Transurethral Resection plus Systemic Chemotherapy as Definitive Treatment for Muscle Invasive Bladder Cancer in Population Level Data [J]. The Journal of urology, 2018, 200 (5): 996-1004.

[191] 梁胜杰, 邹青松, 韩邦旻, 等. 新辅助动脉化疗在肌层浸润性大体积膀胱癌保留膀胱治疗中的价值 [J]. 现代泌尿外科杂志, 2014, 19 (8): 517-520.

[192] GIACALONE N J, SHIPLEY W U, CLAYMAN R H, et al. Long-term Outcomes After Bladder-preserving Tri-modality Therapy for Patients with Muscle-invasive Bladder Cancer: An Updated Analysis of the Massachusetts General Hospital Experience [J]. European urology, 2017, 71 (6): 952-60.

[193] PICHLER R, FRITZ J, HEIDEGGER I, et al. Gender-related Outcome in Bladder Cancer Patients undergoing Radical Cystectomy [J]. Journal of Cancer, 2017, 8 (17): 3567-74.

[194] GROSSMAN H B, NATALE R B, TANGEN C M, et al. Neoadjuvant chemotherapy plus cystectomy compared with cystectomy alone for locally advanced bladder cancer [J]. The New England journal of medicine, 2003, 349 (9): 859-66.

[195] KULKARNI G S, HERMANNS T, WEI Y, et al. Propensity Score Analysis of Radical Cystectomy Versus Bladder-Sparing Trimodal Therapy in the Setting of a Multidisciplinary Bladder Cancer Clinic [J]. Journal of clinical oncology: official journal of the American Society of Clinical Oncology, 2017, 35 (20): 2299-305.

[196] VASHISTHA V, WANG H, MAZZONE A, et al. Radical Cystectomy Compared to Combined Modality Treatment for Muscle-Invasive Bladder Cancer: A Systematic Review and Meta-Analysis [J]. International journal of radiation oncology, biology, physics, 2017, 97 (5): 1002-20.

[197] KIJIMA T, TANAKA H, KOGA F, et al. Selective tetramodal bladder-preservation therapy, incorporating induction chemoradiotherapy and consolidative partial cystectomy with pelvic lymph node dissection for muscle-invasive bladder cancer: oncological and functional outcomes of 107 patients [J]. BJU international, 2019, 124 (2): 242-50.

[198] GRIFFITHS G, HALL R, SYLVESTER R, et al. International phase III trial assessing neoadjuvant cisplatin, methotrexate, and vinblastine chemotherapy for muscle-invasive bladder cancer: long-term results of the BA06 30894 trial [J]. Journal of clinical oncology: official journal of the American Society of Clinical Oncology, 2011, 29 (16): 2171-7.

[199] HUSSAIN S A, PORTA N, HALL E, et al. Outcomes in Patients with Muscle-invasive Bladder Cancer Treated with Neoadjuvant Chemotherapy Followed by (Chemo) radiotherapy in the BC2001 Trial [J]. European urology, 2021, 79 (2): 307-15.

[200] PAL S K, AGARWAL N, GRIVAS P, et al. Adjuvant Chemotherapy for Bladder Cancer: Using Population-Based Data to Fill a Void of Prospective Evidence [J]. Journal of clinical oncology: official journal of the American Society of Clinical Oncology, 2016, 34 (8): 777-9.

[201] STERNBERG C N, SKONECZNA I, KERST J M, et al. Immediate versus deferred chemotherapy after radical cystectomy in patients with pT3-pT4 or N+M0 urothelial carcinoma of the bladder (EORTC 30994): an intergroup, open-label, randomised phase 3 trial [J]. The Lancet Oncology, 2015, 16 (1): 76-86.

[202] COGNETTI F, RUGGERI E M, FELICI A, et al. Adjuvant chemotherapy with cisplatin and gemcitabine versus chemotherapy at relapse in patients with muscle-invasive bladder cancer submitted to

radical cystectomy: an Italian, multicenter, randomized phase III trial [J]. Annals of oncology: official journal of the European Society for Medical Oncology, 2012, 23 (3): 695-700.

[203] GALSKY M D, STENSLAND K D, MOSHIER E, et al. Effectiveness of Adjuvant Chemotherapy for Locally Advanced Bladder Cancer [J]. Journal of clinical oncology: official journal of the American Society of Clinical Oncology, 2016, 34 (8): 825-32.

[204] SVATEK R S, SHARIAT S F, LASKY R E, et al. The effectiveness of off-protocol adjuvant chemotherapy for patients with urothelial carcinoma of the urinary bladder [J]. Clinical cancer research: an official journal of the American Association for Cancer Research, 2010, 16 (17): 4461-7.

[205] BERG S, D'ANDREA D, VETTERLEIN M W, et al. Impact of adjuvant chemotherapy in patients with adverse features and variant histology at radical cystectomy for muscle-invasive carcinoma of the bladder: Does histologic subtype matter? [J]. Cancer, 2019, 125 (9): 1449-58.

[206] BAMIAS A, EFSTATHIOU E, MOULOPOULOS L A, et al. The outcome of elderly patients with advanced urothelial carcinoma after platinum-based combination chemotherapy [J]. Annals of oncology: official journal of the European Society for Medical Oncology, 2005, 16 (2): 307-13.

[207] MICHAEL K, CLAUS F, BJOERN V, et al. Randomized phase III study of adjuvant versus progression-triggered treatment with gemcitabine (G) after radical cystectomy (RC) for locally advanced bladder cancer (LABC) in patients not suitable for cisplatin-based chemotherapy (CBC) (AUO-trial AB22/00) [J]. Journal of clinical oncology: official journal of the American Society of Clinical Oncology, 2013, 31 (6_suppl): 250.

[208] YE D, LIU J, ZHOU A, et al. Tislelizumab in Asian patients with previously treated locally advanced or metastatic urothelial carcinoma [J]. Cancer science, 2021, 112 (1): 305-13.

[209] Sheng X, Chen H, Hu B, et al. Recombinant humanized anti-PD-1 monoclonal antibody to ripalimab in patients with metastatic urothelial carcinoma: Preliminary results of an open-label phase II clinical study (POLARIS-03). J Clin Oncol 2020; 38: 504-504.

[210] BAJORIN D F, WITJES J A, GSCHWEND J E, et al. Adjuvant Nivolumab versus Placebo in Muscle-Invasive Urothelial Carcinoma [J]. New England Journal of Medicine, 2021, 384 (22): 2102-14.

[211] HUGUET, J. Seguimiento oncológico después de cistectomía radical basado en patrones de recidiva tumoral y sus factores de riesgo [J]. Actas urologicas espaolas, 2013, 37 (6): 376-82.

[212] BEKKU K, SAIKA T, KOBAYASHI Y, et al. Could salvage surgery after chemotherapy have clinical impact on cancer survival of patients with metastatic urothelial carcinoma? [J]. International journal of clinical oncology, 2013, 18: 110-115.

[213] LAGUNA, PILAR M. Re: Oncologic Outcomes of Kidney-Sparing Surgery versus Radical Nephroureterectomy for Upper Tract Urothelial Carcinoma: A Systematic Review by the EAU Non-Muscle Invasive Bladder Cancer Guidelines Panel [J]. Journal of Urology, 2017: 1437-8.

[214] LI S, PAN Y, HU J. Oncologic outcomes comparison of partial ureterectomy and radical nephroureterectomy for urothelial carcinoma [J]. BMC Urology, 2019, 19 (1): 120.

[215] SORIA F, LAGUNA M P, ROUPRET M, et al. Flexible fibre optic vs digital ureteroscopy and enhanced vs unenhanced imaging for diagnosis and treatment of upper tract urothelial carcinoma (UTUC): results from the Clinical Research Office of the Endourology Society (CROES) -UTUC registry [J]. BJU international, 2021, 128 (6): 734-43.

[216] VILLA L, CLOUTIER J, LETENDRE J, et al. Early repeated ureteroscopy within 6-8 weeks after a primary endoscopic treatment in patients with upper tract urothelial cell carcinoma: preliminary findings [J]. World journal of urology, 2016, 34 (9): 1201-6.

[217] VEMANA G, KIM E H, BHAYANI S B, et al. Survival Comparison Between Endoscopic and Surgical Management for Patients With Upper Tract Urothelial Cancer: A Matched Propensity Score Analy-

sis Using Surveillance, Epidemiology and End Results-Medicare Data [J]. Urology, 2016, 95: 115-20.

[218] AASBJERG K, MORTENSEN P E, NøRGAARD M A, et al. Comparison of Survival After Aortic Valve Replacement With Mitroflow or Perimount Prostheses [J]. Seminars in thoracic and cardiovascular surgery, 2019, 31 (3): 350-8.

[219] ABD EL AZIZ M A, CALINI G, GRASS F, et al. Minimally invasive ileal pouch-anal anastomosis for patients with obesity: a propensity score-matched analysis [J]. Langenbeck's archives of surgery, 2021, 406 (7): 2419-24.

[220] COLIN P, OUZZANE A, PIGNOT G, et al. Comparison of oncological outcomes after segmental ureterectomy or radical nephroureterectomy in urothelial carcinomas of the upper urinary tract: results from a large French multicentre study [J]. BJU international, 2012, 110 (8): 1134-41.

[221] OU Y C, HU C Y, CHENG H L, et al. Long-term outcomes of total ureterectomy with ileal-ureteral substitution treatment for ureteral cancer: a single-center experience [J]. BMC Urol, 2018, 18 (1): 73.

[222] MARGULIS V, SHARIAT S F, MATIN S F, et al. Outcomes of radical nephroureterectomy: a series from the Upper Tract Urothelial Carcinoma Collaboration [J]. Cancer, 2009, 115 (6): 1224-33.

[223] ONG A M, BHAYANI S B, PAVLOVICH C P. Trocar site recurrence after laparoscopic nephroureterectomy [J]. The Journal of urology, 2003, 170 (4 Pt 1): 1301.

[224] WALTON T J, NOVARA G, MATSUMOTO K, et al. Oncological outcomes after laparoscopic and open radical nephroureterectomy: results from an international cohort [J]. BJU international, 2011, 108 (3): 406-12.

[225] NI S, TAO W, CHEN Q, et al. Laparoscopic versus open nephroureterectomy for the treatment of upper urinary tract urothelial carcinoma: a systematic review and cumulative analysis of comparative studies [J]. European urology, 2012, 61 (6): 1142-53.

[226] ARIANE M M, COLIN P, OUZZANE A, et al. Assessment of oncologic control obtained after open versus laparoscopic nephroureterectomy for upper urinary tract urothelial carcinomas (UUT-UCs): results from a large French multicenter collaborative study [J]. Annals of surgical oncology, 2012, 19 (1): 301-8.

[227] SIMONATO A, VARCA V, GREGORI A, et al. Elective segmental ureterectomy for transitional cell carcinoma of the ureter: long-term follow-up in a series of 73 patients [J]. BJU international, 2012, 110 (11 Pt B): E744-9.

[228] SHEN Y, YE H, ZHU Q, et al. Comparison of modified transumbilical laparoendoscopic single-site nephroureterectomy and retroperitoneal laparoscopic nephroureterectomy: initial experience [J]. Wideochirurgia i inne techniki maloinwazyjne = Videosurgery and other miniinvasive techniques, 2020, 15 (1): 199-207.

[229] SONG L, WANG W, ZHAO Q, et al. A New Surgical Technique of Combination Retroperitoneal with Transperitoneal Laparoscopic Nephroureterectomy in a Single Position and Comparative Outcomes [J]. Cancer management and research, 2020, 12: 5721-8.

[230] RODRIGUEZ J F, PACKIAM V T, BOYSEN W R, et al. Utilization and Outcomes of Nephroureterectomy for Upper Tract Urothelial Carcinoma by Surgical Approach [J]. Journal of endourology, 2017, 31 (7): 661-5.

[231] XYLINAS E, KLUTH L, PASSONI N, et al. Prediction of intravesical recurrence after radical nephroureterectomy: development of a clinical decision-making tool [J]. European urology, 2014, 65 (3): 650-8.

[232] BRAUN A E, SRIVASTAVA A, MAFFUCCI F, et al. Controversies in management of the bladder

cuff at nephroureterectomy [J]. Translational andrology and urology, 2020, 9 (4): 1868-80.

[233] XYLINAS E, RINK M, CHA E K, et al. Impact of distal ureter management on oncologic outcomes following radical nephroureterectomy for upper tract urothelial carcinoma [J]. European urology, 2014, 65 (1): 210-7.

[234] KIM D W, TALATI C, KIM R. Hepatocellular carcinoma (HCC): beyond sorafenib-chemotherapy [J]. Journal of gastrointestinal oncology, 2017, 8 (2): 256-65.

[235] LAI S, GUO R, SEERY S, et al. Assessing the impact of different distal ureter management techniques during radical nephroureterectomy for primary upper urinary tract urothelial carcinoma on oncological outcomes: A systematic review and meta-analysis [J]. International journal of surgery (London, England), 2020, 75: 165-73.

[236] KONDO T, HASHIMOTO Y, KOBAYASHI H, et al. Template-based lymphadenectomy in urothelial carcinoma of the upper urinary tract: impact on patient survival [J]. International journal of urology: official journal of the Japanese Urological Association, 2010, 17 (10): 848-54.

[237] DOMINGUEZ-ESCRIG J L, PEYRONNET B, SEISEN T, et al. Potential Benefit of Lymph Node Dissection During Radical Nephroureterectomy for Upper Tract Urothelial Carcinoma: A Systematic Review by the European Association of Urology Guidelines Panel on Non-muscle-invasive Bladder Cancer [J]. European urology focus, 2019, 5 (2): 224-41.

[238] DONG F, XU T, WANG X, et al. Lymph node dissection could bring survival benefits to patients diagnosed with clinically node-negative upper urinary tract urothelial cancer: a population-based, propensity score-matched study [J]. International journal of clinical oncology, 2019, 24 (3): 296-305.

[239] LENIS A T, DONIN N M, FAIENA I, et al. Role of surgical approach on lymph node dissection yield and survival in patients with upper tract urothelial carcinoma [J]. Urologic oncology, 2018, 36 (1): 9.e1-9.e.

[240] ZAREBA P, ROSENZWEIG B, WINER A G, et al. Association between lymph node yield and survival among patients undergoing radical nephroureterectomy for urothelial carcinoma of the upper tract [J]. Cancer, 2017, 123 (10): 1741-50.

[241] KONDO T, HARA I, TAKAGI T, et al. Template-based lymphadenectomy in urothelial carcinoma of the renal pelvis: a prospective study [J]. International journal of urology: official journal of the Japanese Urological Association, 2014, 21 (5): 453-9.

[242] SEISEN T, JINDAL T, KARABON P, et al. Efficacy of Systemic Chemotherapy Plus Radical Nephroureterectomy for Metastatic Upper Tract Urothelial Carcinoma [J]. European urology, 2017, 71 (5): 714-8.

[243] MOSCHINI M, XYLINAS E, ZAMBONI S, et al. Efficacy of Surgery in the Primary Tumor Site for Metastatic Urothelial Cancer: Analysis of an International, Multicenter, Multidisciplinary Database [J]. European urology oncology, 2020, 3 (1): 94-101.

[244] NAZZANI S, PREISSER F, MAZZONE E, et al. Survival Effect of Nephroureterectomy in Metastatic Upper Urinary Tract Urothelial Carcinoma [J]. Clinical genitourinary cancer, 2019, 17 (3): e602-e11.

[245] HERR H W. Extravesical tumor relapse in patients with superficial bladder tumors [J]. Journal of clinical oncology: official journal of the American Society of Clinical Oncology, 1998, 16 (3): 1099-102.

[246] SIMSIR A, SARSIK B, CUREKLIBATIR I, et al. Prognostic factors for upper urinary tract urothelial carcinomas: stage, grade, and smoking status [J]. International urology and nephrology, 2011, 43 (4): 1039-45.

[247] LEHMANN J, SUTTMANN H, ALBERS P, et al. Surgery for metastatic urothelial carcinoma with

curative intent: the German experience (AUO AB 30/05) [J]. European urology, 2009, 55 (6): 1293-9.

[248] FALTAS B M, GENNARELLI R L, ELKIN E, et al. Metastasectomy in older adults with urothelial carcinoma: Population-based analysis of use and outcomes [J]. Urologic oncology, 2018, 36 (1): 9.e11-9.e7.

[249] LEOW J J, CHONG Y L, CHANG S L, et al. Neoadjuvant and Adjuvant Chemotherapy for Upper Tract Urothelial Carcinoma: A 2020 Systematic Review and Meta-analysis, and Future Perspectives on Systemic Therapy [J]. European urology, 2021, 79 (5): 635-54.

[250] WANG Q, ZHANG T, WU J, et al. Prognosis and risk factors of patients with upper urinary tract urothelial carcinoma and postoperative recurrence of bladder cancer in central China [J]. BMC Urol, 2019, 19 (1): 24.

[251] NORTIER J, POZDZIK A, ROUMEGUERE T, et al. [Aristolochic acid nephropathy ("Chinese herb nephropathy")] [J]. Nephrologie & therapeutique, 2015, 11 (7): 574-88.

[252] MAISCH P, LUNGER L, DüWEL C, et al. Outcomes of palliative cystectomy in patients with locally advanced pT4 bladder cancer [J]. Urologic oncology, 2021, 39 (6): 368.e11-.e17.

[253] GANDHI L, RODRíGUEZ-ABREU D, GADGEEL S, et al. Pembrolizumab plus Chemotherapy in Metastatic Non-Small-Cell Lung Cancer [J]. The New England journal of medicine, 2018, 378 (22): 2078-92.

[254] FANG D, LI X S, XIONG G Y, et al. Prophylactic intravesical chemotherapy to prevent bladder tumors after nephroureterectomy for primary upper urinary tract urothelial carcinomas: a systematic review and meta-analysis [J]. Urologia internationalis, 2013, 91 (3): 291-6.

[255] BOLAND P, WU J. Systemic therapy for hepatocellular carcinoma: beyond sorafenib [J]. Chinese clinical oncology, 2018, 7 (5): 50.

[256] O'BRIEN T, RAY E, SINGH R, et al. Prevention of bladder tumours after nephroureterectomy for primary upper urinary tract urothelial carcinoma: a prospective, multicentre, randomised clinical trial of a single postoperative intravesical dose of mitomycin C (the ODMIT-C Trial) [J]. European urology, 2011, 60 (4): 703-10.

[257] BIRTLE A, JOHNSON M, CHESTER J, et al. Adjuvant chemotherapy in upper tract urothelial carcinoma (the POUT trial): a phase 3, open-label, randomised controlled trial [J]. Lancet (London, England), 2020, 395 (10232): 1268-77.

[258] CZITO B, ZIETMAN A, KAUFMAN D, et al. Adjuvant radiotherapy with and without concurrent chemotherapy for locally advanced transitional cell carcinoma of the renal pelvis and ureter [J]. The Journal of urology, 2004, 172 (4 Pt 1): 1271-5.

[259] Blacher EJ, Johnson DE, Abdul-Karim FW et al, Squamous cell carcinoma of renal pelvis. Urology 1985: 25 (2): 124-126.

[260] CATTON C N, WARDE P, GOSPODAROWICZ M K, et al. Transitional cell carcinoma of the renal pelvis and ureter: Outcome and patterns of relapse in patients treated with postoperative radiation [J]. Urologic oncology, 1996, 2 (6): 171-6.

[261] COZAD S C, SMALLEY S R, AUSTENFELD M, et al. Adjuvant radiotherapy in high stage transitional cell carcinoma of the renal pelvis and ureter [J]. International journal of radiation oncology, biology, physics, 1992, 24 (4): 743-5.

[262] COZAD S C, SMALLEY S R, AUSTENFELD M, et al. Transitional cell carcinoma of the renal pelvis or ureter: patterns of failure [J]. Urology, 1995, 46 (6): 796-800.

[263] PAN C C, KAVANAGH B D, DAWSON L A, et al. Radiation-associated liver injury [J]. International journal of radiation oncology, biology, physics, 2010, 76 (3 Suppl): S94-100.

[264] KJAER M, FREDERIKSEN P L, ENGELHOLM S A. Postoperative radiotherapy in stage II and III

renal adenocarcinoma. A randomized trial by the Copenhagen Renal Cancer Study Group [J]. International journal of radiation oncology, biology, physics, 1987, 13 (5): 665-72.

[265] STERNBERG C N, DE MULDER P, SCHORNAGEL J H, et al. Seven year update of an EORTC phase III trial of high-dose intensity M-VAC chemotherapy and G-CSF versus classic M-VAC in advanced urothelial tract tumours [J]. European journal of cancer (Oxford, England: 1990), 2006, 42 (1): 50-4.

[266] POWLES T, PARK S H, VOOG E, et al. Avelumab Maintenance Therapy for Advanced or Metastatic Urothelial Carcinoma [J]. The New England journal of medicine, 2020, 383 (13): 1218-30.

[267] VON DER MAASE H. Gemcitabine in transitional cell carcinoma of the urothelium [J]. Expert review of anticancer therapy, 2003, 3 (1): 11-9.

[268] CALABRò F, LORUSSO V, ROSATI G, et al. Gemcitabine and paclitaxel every 2 weeks in patients with previously untreated urothelial carcinoma [J]. Cancer, 2009, 115 (12): 2652-9.

[269] FECHNER G, SIENER R, REIMANN M, et al. Randomised phase II trial of gemcitabine and paclitaxel second-line chemotherapy in patients with transitional cell carcinoma (AUO Trial AB 20/99) [J]. International journal of clinical practice, 2006, 60 (1): 27-31.

[270] BALAR A V, GALSKY M D, ROSENBERG J E, et al. Atezolizumab as first-line treatment in cisplatin-ineligible patients with locally advanced and metastatic urothelial carcinoma: a single-arm, multicentre, phase 2 trial [J]. Lancet (London, England), 2017, 389 (10064): 67-76.

[271] GALSKY M D, ARIJA JÁ A, BAMIAS A, et al. Atezolizumab with or without chemotherapy in metastatic urothelial cancer (IMvigor130): a multicentre, randomised, placebo-controlled phase 3 trial [J]. Lancet (London, England), 2020, 395 (10236): 1547-57.

[272] BELLMUNT J, THéODORE C, DEMKOV T, et al. Phase III trial of vinflunine plus best supportive care compared with best supportive care alone after a platinum-containing regimen in patients with advanced transitional cell carcinoma of the urothelial tract [J]. Journal of clinical oncology: official journal of the American Society of Clinical Oncology, 2009, 27 (27): 4454-61.

[273] POWLES T, DURáN I, VAN DER HEIJDEN M S, et al. Atezolizumab versus chemotherapy in patients with platinum-treated locally advanced or metastatic urothelial carcinoma (IMvigor211): a multicentre, open-label, phase 3 randomised controlled trial [J]. Lancet (London, England), 2018, 391 (10122): 748-57.

[274] FRADET Y, BELLMUNT J, VAUGHN D J, et al. Randomized phase III KEYNOTE-045 trial of pembrolizumab versus paclitaxel, docetaxel, or vinflunine in recurrent advanced urothelial cancer: results of >2 years of follow-up [J]. Annals of oncology: official journal of the European Society for Medical Oncology, 2019, 30 (6): 970-6.

[275] LORIOT Y, NECCHI A, PARK S H, et al. Erdafitinib in Locally Advanced or Metastatic Urothelial Carcinoma [J]. The New England journal of medicine, 2019, 381 (4): 338-48.

[276] HEATH E I, ROSENBERG J E. The biology and rationale of targeting nectin-4 in urothelial carcinoma [J]. Nature reviews Urology, 2021, 18 (2): 93-103.

[277] POWLES T, ROSENBERG J E, SONPAVDE G P, et al. Enfortumab Vedotin in Previously Treated Advanced Urothelial Carcinoma [J]. The New England journal of medicine, 2021, 384 (12): 1125-35.

[278] TAGAWA S T, BALAR A V, PETRYLAK D P, et al. TROPHY-U-01: A Phase II Open-Label Study of Sacituzumab Govitecan in Patients With Metastatic Urothelial Carcinoma Progressing After Platinum-Based Chemotherapy and Checkpoint Inhibitors [J]. Journal of clinical oncology: official journal of the American Society of Clinical Oncology, 2021, 39 (22): 2474-85.

[279] BARDIA A, HURVITZ S A, TOLANEY S M, et al. Sacituzumab Govitecan in Metastatic Triple-Negative Breast Cancer [J]. The New England journal of medicine, 2021, 384 (16): 1529-41.

[280] HUMPHREY P A, MOCH H, CUBILLA A L, et al. The 2016 WHO Classification of Tumours of the Urinary System and Male Genital Organs-Part B: Prostate and Bladder Tumours [J]. European urology, 2016, 70 (1): 106-19.

[281] Johnson D, Schoenwald M, Ayala A et al, Squamous cell carcinoma of the bladder. The Journal of urology 1976: 115 (5): 542-544.

[282] LYNCH C F, COHEN M B. Urinary system [J]. Cancer, 1995, 75 (1 Suppl): 316-29.

[283] RUNDLE J S, HART A J, MCGEORGE A, et al. Squamous cell carcinoma of bladder. A review of 114 patients [J]. British journal of urology, 1982, 54 (5): 522-6.

[284] SHOKEIR A A. Squamous cell carcinoma of the bladder: pathology, diagnosis and treatment [J]. BJU international, 2004, 93 (2): 216-20.

[285] PORTER M P, VOIGT L F, PENSON D F, et al. Racial variation in the incidence of squamous cell carcinoma of the bladder in the United States [J]. The Journal of urology, 2002, 168 (5): 1960-3.

[286] GINORI A, BARONE A, SANTOPIETRO R, et al. Human papillomavirus-related basaloid squamous cell carcinoma of the bladder associated with genital tract human papillomavirus infection [J]. International journal of urology: official journal of the Japanese Urological Association, 2015, 22 (2): 222-5.

[287] KASSOUF W, SPIESS P E, SIEFKER-RADTKE A, et al. Outcome and patterns of recurrence of nonbilharzial pure squamous cell carcinoma of the bladder: a contemporary review of The University of Texas M D Anderson Cancer Center experience [J]. Cancer, 2007, 110 (4): 764-9.

[288] ERDEM G U, DOGAN M, SAKIN A, et al. Non-Urothelial Bladder Cancer: Comparison of Clinicopathological and Prognostic Characteristics in Pure Adenocarcinoma and Non-Bilharzial Squamous Cell Carcinoma of the Bladder [J]. Oncology research and treatment, 2018, 41 (4): 220-5.

[289] ZAHOOR H, ELSON P, STEPHENSON A, et al. Patient Characteristics, Treatment Patterns and Prognostic Factors in Squamous Cell Bladder Cancer [J]. Clinical genitourinary cancer, 2018, 16 (2): e437-e42.

[290] IZARD J P, SIEMENS D R, MACKILLOP W J, et al. Outcomes of squamous histology in bladder cancer: a population-based study [J]. Urologic oncology, 2015, 33 (10): 425.e7-13.

[291] ROYCE T J, LIN C C, GRAY P J, et al. Clinical characteristics and outcomes of nonurothelial cell carcinoma of the bladder: Results from the National Cancer Data Base [J]. Urologic oncology, 2018, 36 (2): 78.e1-.e12.

[292] UDAGER A M, MCDANIEL A S, HOVELSON D H, et al. Frequent PD-L1 Protein Expression and Molecular Correlates in Urinary Bladder Squamous Cell Carcinoma [J]. European urology, 2018, 74 (4): 529-31.

[293] MAIA M C, HANSEN A, ALVES C, et al. Biomarkers in Non-Schistosomiasis-related squamous cell carcinoma of the urinary bladder: A review [J]. Critical reviews in oncology/hematology, 2019, 135: 76-84.

[294] LIU Z, MENG Y, CAO Y, et al. Expression and prognostic value of PD-L1 in non-schistosoma-associated urinary bladder squamous cell carcinoma [J]. Translational andrology and urology, 2020, 9 (2): 428-36.

[295] ZAGHLOUL M S, NOUH A, NAZMY M, et al. Long-term results of primary adenocarcinoma of the urinary bladder: a report on 192 patients [J]. Urologic oncology, 2006, 24 (1): 13-20.

[296] ZAFFUTO E, GAZDOVICH S, LEYH-BANNURAH S R, et al. Contemporary rates of pathological features and mortality for adenocarcinoma of the urinary bladder in the USA [J]. International journal of urology: official journal of the Japanese Urological Association, 2017, 24 (2): 117-23.

[297] FLAIG T W, SPIESS P E, AGARWAL N, et al. Bladder Cancer, Version 3.2020, NCCN Clinical Practice Guidelines in Oncology [J]. Journal of the National Comprehensive Cancer Network: JNCCN,

2020, 18 (3): 329-54.

[298] NECCHI A, MADISON R, RAGGI D, et al. Comprehensive Assessment of Immuno-oncology Biomarkers in Adenocarcinoma, Urothelial Carcinoma, and Squamous-cell Carcinoma of the Bladder [J]. European urology, 2020, 77 (4): 548-56.

[299] CHEN D, LI Y, YU Z, et al. Investigating urachal carcinoma for more than 15 years [J]. Oncology letters, 2014, 8 (5): 2279-83.

[300] PARADA VILLAVICENCIO C, ADAM S Z, NIKOLAIDIS P, et al. Imaging of the Urachus: Anomalies, Complications, and Mimics [J]. Radiographics: a review publication of the Radiological Society of North America, Inc, 2016, 36 (7): 2049-63.

[301] REIS H, SZARVAS T. Urachal cancer-current concepts of a rare cancer [J]. Der Pathologe, 2019, 40 (Suppl 1): 31-9.

[302] DHILLON J, LIANG Y, KAMAT A M, et al. Urachal carcinoma: a pathologic and clinical study of 46 cases [J]. Human pathology, 2015, 46 (12): 1808-14.

[303] SZARVAS T, MóDOS O, NIEDWOROK C, et al. Clinical, prognostic, and therapeutic aspects of urachal carcinoma-A comprehensive review with meta-analysis of 1, 010 cases [J]. Urologic oncology, 2016, 34 (9): 388-98.

[304] CLAPS M, STELLATO M, ZATTARIN E, et al. Current Understanding of Urachal Adenocarcinoma and Management Strategy [J]. Current oncology reports, 2020, 22 (1): 9.

[305] YU J S, KIM K W, LEE H J, et al. Urachal remnant diseases: spectrum of CT and US findings [J]. Radiographics: a review publication of the Radiological Society of North America, Inc, 2001, 21 (2): 451-61.

[306] SIEFKER-RADTKE A. Urachal adenocarcinoma: a clinician's guide for treatment [J]. Seminars in oncology, 2012, 39 (5): 619-24.

[307] DAS J P, VARGAS H A, LEE A, et al. The urachus revisited: multimodal imaging of benign & malignant urachal pathology [J]. The British journal of radiology, 2020, 93 (1110): 20190118.

[308] AJAY, AGGARWAL, SAMARTH, et al. Urachal adenocarcinoma [J]. BMJ case reports, 2018, 2018.

[309] ASHLEY R A, INMAN B A, SEBO T J, et al. Urachal carcinoma: clinicopathologic features and long-term outcomes of an aggressive malignancy [J]. Cancer, 2006, 107 (4): 712-20.

[310] JIA Z, CHANG X, LI X, et al. Urachal Carcinoma: Are Lymphadenectomy and Umbilectomy Necessary? [J]. Medical science monitor: international medical journal of experimental and clinical research, 2020, 26: e927913.

[311] 杨洋, 张晓卿, 肖云翔, 等. 脐尿管癌的诊疗经验和预后分析 [J]. 中华泌尿外科杂志, 2020, 41 (10): 741-5.

[312] HERR H W, BOCHNER B H, SHARP D, et al. Urachal carcinoma: contemporary surgical outcomes [J]. The Journal of urology, 2007, 178 (1): 74-8; discussion 8.

[313] YANAGIHARA Y, TANJI N, MIURA N, et al. Modified FOLFOX6 chemotherapy in patients with metastatic urachal cancer [J]. Chemotherapy, 2013, 59 (6): 402-6.

[314] VOUTSADAKIS I A. Successful treatment of locally advanced urachal adenocarcinoma with peri-operative gemcitabine - cisplatin combination therapy: a case report and perspective on targeted therapies [J]. Central European journal of urology, 2020, 73 (4): 476-81.

[315] MYLONAS K S, P O M, ZIOGAS I A, et al. Malignant urachal neoplasms: A population-based study and systematic review of literature [J]. Urologic oncology, 2017, 35 (1): 33.e11-33.e19.

[316] KUME H, TOMITA K, TAKAHASHI S, et al. Irinotecan as a new agent for urachal cancer [J]. Urologia internationalis, 2006, 76 (3): 281-2.

[317] COLLAZO-LORDUY A, CASTILLO-MARTIN M, WANG L, et al. Urachal Carcinoma Shares Ge-

nomic Alterations with Colorectal Carcinoma and May Respond to Epidermal Growth Factor Inhibition [J]. European urology, 2016, 70 (5): 771-5.

[318] DI NICOLANTONIO F, MARTINI M, MOLINARI F, et al. Wild-type BRAF is required for response to panitumumab or cetuximab in metastatic colorectal cancer [J]. Journal of clinical oncology: official journal of the American Society of Clinical Oncology, 2008, 26 (35): 5705-12.

[319] GORTZAK E, AZZARELLI A, BUESA J, et al. A randomised phase II study on neo-adjuvant chemotherapy for 'high-risk' adult soft-tissue sarcoma [J]. European journal of cancer (Oxford, England: 1990), 2001, 37 (9): 1096-103.

[320] CORMIER J N, HUANG X, XING Y, et al. Cohort analysis of patients with localized, high-risk, extremity soft tissue sarcoma treated at two cancer centers: chemotherapy-associated outcomes [J]. Journal of clinical oncology: official journal of the American Society of Clinical Oncology, 2004, 22 (22): 4567-74.

[321] LE CESNE A, OUALI M, LEAHY M G, et al. Doxorubicin-based adjuvant chemotherapy in soft tissue sarcoma: pooled analysis of two STBSG-EORTC phase III clinical trials [J]. Annals of oncology: official journal of the European Society for Medical Oncology, 2014, 25 (12): 2425-32.

[322] DELANEY T F, KEPKA L, GOLDBERG S I, et al. Radiation therapy for control of soft-tissue sarcomas resected with positive margins [J]. International journal of radiation oncology, biology, physics, 2007, 67 (5): 1460-9.

[323] VAN DER GRAAF W T, BLAY J Y, CHAWLA S P, et al. Pazopanib for metastatic soft-tissue sarcoma (PALETTE): a randomised, double-blind, placebo-controlled phase 3 trial [J]. Lancet (London, England), 2012, 379 (9829): 1879-86.

[324] LITTLE D J, BALLO M T, ZAGARS G K, et al. Adult rhabdomyosarcoma: outcome following multimodality treatment [J]. Cancer, 2002, 95 (2): 377-88.

[325] WALTERHOUSE D O, PAPPO A S, MEZA J L, et al. Shorter-duration therapy using vincristine, dactinomycin, and lower-dose cyclophosphamide with or without radiotherapy for patients with newly diagnosed low-risk rhabdomyosarcoma: a report from the Soft Tissue Sarcoma Committee of the Children's Oncology Group [J]. Journal of clinical oncology: official journal of the American Society of Clinical Oncology, 2014, 32 (31): 3547-52.

[326] ERDEM G U, ÖZDEMIR N Y, DEMIRCI N S, et al. Small cell carcinoma of the urinary bladder: changing trends in the current literature [J]. Current medical research and opinion, 2016, 32 (6): 1013-21.

[327] PAN C X, ZHANG H, LARA P N, JR., et al. Small-cell carcinoma of the urinary bladder: diagnosis and management [J]. Expert review of anticancer therapy, 2006, 6 (12): 1707-13.

[328] CHOONG N W, QUEVEDO J F, KAUR J S. Small cell carcinoma of the urinary bladder. The Mayo Clinic experience [J]. Cancer, 2005, 103 (6): 1172-8.

[329] TRIAS I, ALGABA F, CONDOM E, et al. Small cell carcinoma of the urinary bladder. Presentation of 23 cases and review of 134 published cases [J]. European urology, 2001, 39 (1): 85-90.

[330] KIM J C, KIM K H, JUNG S. Small cell carcinoma of the urinary bladder: CT and MR imaging findings [J]. Korean journal of radiology, 2003, 4 (2): 130-5.

[331] KOAY E J, TEH B S, PAULINO A C, et al. A Surveillance, Epidemiology, and End Results analysis of small cell carcinoma of the bladder: epidemiology, prognostic variables, and treatment trends [J]. Cancer, 2011, 117 (23): 5325-33.

[332] DAYYANI F, CZERNIAK B A, SIRCAR K, et al. Plasmacytoid urothelial carcinoma, a chemosensitive cancer with poor prognosis, and peritoneal carcinomatosis [J]. The Journal of urology, 2013, 189 (5): 1656-61.

[333] KARABULUT Y Y, ERDOGAN S, SAYAR H, et al. Primary malignant melanoma of the urinary

bladder: clinical, morphological, and molecular analysis of five cases [J]. Melanoma research, 2016, 26 (6): 616-24.

[334] KEMPTON C L, KURTIN P J, INWARDS D J, et al. Malignant lymphoma of the bladder: evidence from 36 cases that low-grade lymphoma of the MALT-type is the most common primary bladder lymphoma [J]. The American journal of surgical pathology, 1997, 21 (11): 1324-33.

[335] Klingler HC, Klingler PJ, Martin JK, Jr. et al, Pheochromocytoma. Urology 2001: 57 (6): 1025-1032.

[336] 樊代明. 整合肿瘤学·基础卷[M]. 西安：世界图书出版西安有限公司，2021.

前列腺癌

名誉主编

樊代明

主　编

叶定伟

副主编

邢金春　魏少忠　魏　强　潘铁军

编　委（姓氏笔画排序）

于志坚	门　超	马学军	王弘恺	王红霞
王启林	王奇峰	王　峰	王增军	牛远杰
尹传民	卢建林	付　成	边家盛	邢念增
吕志勇	吕家驹	朱绍兴	朱　耀	朱耀丰
刘　畅	刘　承	刘晓航	孙　发	孙　羿
杜　涛	李　顺	李　珲	李　源	李　磊
杨　庆	吴小候	何朝宏	余志贤	汪　磊
宋　毅	张庆云	张运涛	张　强	张　婷
陆　皓	陈　东	陈　捷	陈　露	邰　勝
林国文	金百冶	赵　强	郝海龙	侯建全
俞洪元	姜　帅	姜昊文	姚旭东	骆　磊
秦晓健	贾瑞鹏	顾正勤	倪少滨	徐卓群
徐　勇	翁国斌	涂新华	陶　陶	盛　璐
崔　岩	康新立	鹿占鹏	董柏君	蒋军辉
韩从辉	喻　彬	谢栋栋	谢晓冬	靳宏勇
廖　洪	樊　博	戴　波		

秘　书

王弘恺

第一章

流行病学

前列腺癌（Prostate Cancer，PC）是指发生在前列腺的上皮性恶性肿瘤。按WHO 2018年GLOBOCAN统计，在世界范围内，PC发病率在男性所有恶性肿瘤中位居第二。我国PC发病率远低于欧美国家，但近年来呈现上升趋势，且增长比欧美发达国家更为迅速。

PC在老年男性中发病率极高，50岁前该病发病率处较低水平，随年龄增长发病率逐渐升高，80%的病例发生在65岁以上男性。我国PC患者的分期构成与西方发达国家存在巨大差别。以美国为例，在其确诊的新发PC中，接近91%为临床局限型PC，这些患者的一线治疗为根治性手术或根治性放疗，在接受标准治疗后预后较好，5年OS接近100%。而我国新发病例中确诊时仅30%为临床局限型，余者均为局部晚期或广泛转移患者，这些患者无法接受局部的根治性治疗，预后较差。

早期PC可通过根治性手术或根治性放疗等方式，达到良好疗效，甚至得以治愈。由于肿瘤本身生长缓慢，部分低危、高龄患者也可根据具体情况选择主动监测，待病情进展再进一步治疗。局部进展期和转移性PC，一般选择雄激素去除治疗，以延长生存期，改善生活质量；部分患者可选择手术切除，或在放疗基础上进行多手段的整合治疗。近些年来，随着对晚期PC，去势抵抗型PC的深入研究，以新型内分泌药物、化疗、靶向治疗、免疫治疗等整合治疗模式开启了新时代。基因检测指导下的精准治疗，多学科整合诊治模式下的个体化整合治疗方式为PC指明了未来方向。

第二章

PC 的筛查和诊断

第一节 PC 的筛查

表 32-2-1 PC 的筛查

I 类推荐	II 类推荐
年龄>50 岁的男性 年龄>45 岁且有前列腺癌家族史的男性 年龄>40 岁 PSA>1 ng/mL 的男性 携带 BRCA2 基因突变且年龄>40 岁的男性 （均建议每 2 年随访 PS）	40 岁以前 PSA>1ng/mL 男性建议每 2 年随访 PSA[a] 60 岁以前 PSA>2ng/mL 男性建议每 2 年随访 PSA[a]

注：a. 对于无危险因素男性，PSA 随访时间间隔可延长至 8 年。

第二节 PC 的症状

表 32-2-2 PC 的症状

排尿梗阻症状[a]	排尿困难 排尿等待 尿线无力 排尿间歇 尿潴留
下尿路刺激症状	尿频 尿急 夜尿增多 急迫性尿失禁
局部侵犯症状[b]	睾丸疼痛 射精痛 血尿 肾功能减退 腰痛 血精 勃起功能障碍

续表

全身症状[c]	骨痛 病理性骨折、截瘫 贫血 下肢水肿 腹膜后纤维化 副瘤综合征 弥散性血管内凝血

注：a.PC侵犯尿道或膀胱颈可致梗阻症状，如排尿困难表现为排尿等待、尿线无力、排尿间歇甚至尿潴留等。如肿瘤明显压迫直肠，可引起大便困难或肠梗阻。

b.肿瘤侵犯并压迫输精管会致患侧睾丸疼痛和射精痛，侵犯膀胱可致血尿，侵犯膀胱三角区如侵犯双侧输尿管开口可致肾功减退和腰酸，局部侵犯输精管可引起血精，当肿瘤突破前列腺纤维囊侵犯支配阴茎海绵体的盆丛神经分支时会出现勃起功能障碍。

c.PC常易发生骨转移，引起骨痛或病理骨折、截瘫；PC可侵及骨髓引起贫血或全血象减少；肿瘤压迫髂静脉或盆腔淋巴结转移可引起双下肢水肿。其他少见临床表现包括肿瘤细胞沿输尿管周围淋巴扩散导致的腹膜后纤维化，异位激素分泌导致副瘤综合征和弥散性血管内凝血。

第三节 PC的诊断方法

表32-2-3 PC的诊断方法

I级推荐	II级推荐	III级推荐
前列腺特异性抗原（PSA）[a]	直肠指检（DRE）	p2PSA与PHI指数[c]
前列腺穿刺活检[b]	经直肠超声检查（TRUS）	PCA3[d]
	前列腺核磁共振成像（MRI）	4K评分[e]
		ConfirmeMDX[f]

注：a.PSA作为血清标志物彻底改变了PC诊断。PSA是器官特异性而非肿瘤特异性，良性前列腺肥大（BPH）、前列腺炎和其他非恶性前列腺疾病PSA也有可能升高。作为一个独立变量，PSA相较于直肠指检和经直肠超声是一个更好的肿瘤预测指标。PSA结果可受多种因素影响，如直肠指检、前列腺穿刺、服用保列治等。

b.前列腺穿刺活检要基于PSA水平和/或可疑的直肠指检和/或影像学检查，年龄、潜在伴随疾病和治疗反应也需考虑。超声引导下经直肠或会阴穿刺活检是标准措施。基线活检时对前列腺体积较小者一般建议至少行8点系统活检，当前列腺较大时建议行10~12点系统活检。再次活检时饱和穿刺（穿刺针数>20针）可提高PC检出率。

MRI-TRUS融合靶向穿刺是前列腺穿刺活检新技术，是指将多参数MRI（mpMRI）与经直肠超声图像（TRUS）关联融合，针对可疑病灶靶向穿刺，可提高临床有意义PC检出率，同时减少临床无意义的低危PC检出率。MRI-TRUS融合靶向穿刺分为认知融合（cognitive fusion biopsy）、软件融合和MR直接引导穿刺三种类型。认知融合靶向穿刺是指事先进行mpMRI扫描，术者根据MRI图像寻找出可疑病灶或感兴趣区，然后在常规超声引导下对TRUS图像上对应的可疑病灶或感兴趣区穿刺。软件融合是指将事先进行的mpMRI扫描，并将MRI图像导入相关软件，勾画靶区和前列腺轮廓，匹配并锁定TRUS与MRI中的对应图像，使MRI提示的可疑靶区图像和前列腺图像能实时随超声探头的移动而变化，并行针对性穿刺。MRI直接引导穿刺需使用特定的穿刺针，并要在穿刺过程中多次进行实时MRI扫描来明确穿刺针与可疑病灶的位置信息。目前研究表明认知融合和软件融合靶向穿刺在穿刺阳性率上没有显著差别。但前者更需要有经验的穿刺者实施操作。在前列腺穿刺的实际操作中，可以采用靶向穿刺结合系统穿刺的方法以进一步提高穿刺准确率。

c.p2PSA是PSA前体的一种截短异构体，在异构体中最稳定、肿瘤特异性最高。
前列腺健康指数（PHI）是整合了血清PSA、fPSA和p2PSA浓度的一个多因子整合模型参数，其临床应用已得到欧洲EMA、美国FDA、中国CFDA等监管机构的批准。国内外多项研究都形成共识：PHI具有比PSA和%fPSA更好的PC诊断效能。特别针对50岁以上直肠指检阴性，PSA为4~10 ng/mL的人群，PHI对提高前列腺穿刺活检阳性率，预测高分级的PC有更好效能。

d. PCA3即新型前列腺癌抗原3，是非编码信使核糖核酸（mRNA）片段，定位于第9号染色体上（9q21-22）。大规模前列腺穿刺活检回顾性临床研究显示，PCA3的阳性（48%~75%）和阴性（74%~90%）预测值均较好。

e. 4K评分是整合了总PSA、游离PSA、完整PSA和hK2的一个指标。

f. ConfirmeMDX检测是基于在PC病灶附近的良性前列腺组织表现出独特的表观遗传学改变这一观念，量化了良性前列腺组织中APC、RASSF1和GSTP1三个基因启动子区域的甲基化水平。如果活检错过了PC，则良性组织中的表观遗传学改变会提示肿瘤存在。

第四节 前列腺穿刺

表32-2-4 前列腺初次穿刺指征

前列腺初次穿刺指征
DRE发现前列腺可疑结节，任何PSA值
TURS或MRI发现可疑病灶，任何PSA值
PSA值>4 ng/mL

表32-2-5 前列腺穿刺活检技术的实施

前列腺穿刺活检术的实施	
穿刺术前检查[a]	I类推荐
抗生素保护下行经直肠/经会阴穿刺活检[b]	I类推荐
前列腺周围局部浸润麻醉[c]	I类推荐
围手术期抗凝及抗血小板药物的使用[d]	I类推荐
初次（基线）穿刺，经直肠/会阴10~12针系统活检[e]	I类推荐

注：a. mpMRI可提高临床有意义的PC（csPC）检出率。mpMRI阳性，前列腺系统性穿刺中应包括MRI引导下的前列腺靶向穿刺（MRI-TBx）。mpMRI阴性可行前列腺系统性穿刺。
b. 活检前建议口服或静脉应用抗生素。喹诺酮类药物为首选，环丙沙星优于氧氟沙星。选择抗生素时要考虑耐药性。
c. 经会阴穿刺推荐超声引导下的前列腺外周神经阻滞。经直肠穿刺可行直肠内灌注局部麻醉。
d. 对有心脑血管病风险、支架植入病史长期口服抗凝或抗血小板药物的患者，围术期要整合评估出血风险及心脑血管疾病风险，慎重决定相关药物使用。
e. 基线穿刺，前列腺小于30mL建议至少行8针系统活检。前列腺更大时建议行10~12针系统活检，针数增加并未显著增加并发症发生率。近期研究证实MRI引导下融合靶向穿刺能提高临床有意义PC检出率（提高12%），减少无意义低危PC检出率（减少13%），因此鼓励在初次穿刺前施行MRI检查以及MRI引导的靶向前列腺穿刺。

表32-2-6 前列腺重复穿刺指征

重复穿刺指征[a]
首次穿刺病理发现非典型性增生或高级别PIN
复查PSA>10 ng/mL，任何f/t PSA和PSAD值
复查PSA 4~10 ng/mL，f/t PSA、PSAD值、DRE或影像学表现异常[b]
复查PSA 4~10 ng/mL，f/t PSA、PSAD值、DRE或影像学表现均正常[c]

注：a. 重复穿刺时首选MRI-TBx。
b. 如TRUS或MRI提示可疑癌灶（例如PI-RADS>3），推荐行mpMRI检查，基于mpMRI的靶向穿刺可显著提高重复穿刺阳性率、避免漏诊。
c. 每3个月复查PSA。如PSA连续2次>10 ng/mL，或PSAV>0.75 ng/mL，应重复穿刺。

第五节 PC的病理学评价

表32-2-7 Gleason评分系统[a]

分级	病理形态
1	由密集排列但相互分离的腺体构成境界清楚的肿瘤结节
2	瘤性结节有向周围正常组织微浸润，且腺体排列疏松，异型性大于1级
3	瘤性腺体大小不等，形态不规则，明显浸润性生长，但每个腺体均独立不融合，有清楚的管腔
4	瘤性腺体相互融合，形成筛孔状，或细胞环形排列中间无腺腔形成
5	呈低分化癌表现，不形成明显腺管，排列成实性细胞巢或单排及双排的细胞条索

注：a.前列腺腺癌的病理分级推荐使用Gleason评分系统。将PC组织分为主要分级区和次要分级区，每区按5级评分，两区的Gleason分级值相加得到总评分即为其分化程度。

表32-2-8 PC分级分组（Grading Groups）系统[a]

分级分组系统	
分级分组1	Gleason评分≤6，仅由单个分离的、形态完好的腺体组成
分级分组2	Gleason评分3+4=7，主要由形态完好的腺体组成，伴有较少形态发育不良腺体/融合腺体/筛状腺体组成
分级分组3	Gleason评分4+3=7，主要由发育不良的腺体/融合腺体/筛状腺体组成，伴少量形态完好的腺体
分级分组4	Gleason评分4+4=8；3+5=8；5+3=8，仅由发育不良的腺体/融合腺体/筛状腺体组成；或者以形态完好的腺体为主伴少量缺乏腺体分化的成分组成；或者以缺少腺体分化的成分为主伴少量形态完好的腺体组成[b]
分级分组5	Gleason评分5+5=10；5+4=9；4+5=9，缺乏腺体形成结构（或伴坏死），伴或不伴腺体形态发育不良或融合腺体或筛状腺体[c]

注：a.2014年国际泌尿病理协会（ISUP）提出一种新的分级系统，称为PC分级分组系统，根据Gleason总评分和疾病危险度将PC分为5个不同组别。
b.由更少量发育不良的腺体/融合腺体/筛状腺体组成。
c.对大于95%发育不良的腺体/融合腺体/筛状腺体，或活检针或RP标本缺乏腺体形成结构，发育良好的腺体组成小于5%不作为分级的因素考虑。

第六节 PC的分期

表32-2-9（Ⅰ） PC TNM分期系统[a]

原发肿瘤（T）[b]		病理	(pT)[c]
临床			
T$_X$	原发肿瘤无法评估		
T0	没有原发肿瘤证据		
T1	不能被扪及和影像无法发现的临床隐匿性肿瘤		
	T1a在5%或更少的切除组织中偶然的肿瘤病理发现		

续表

原发肿瘤（T）[b]		病理	(pT)[c]
临床			
T1	T1b 在5%以上的切除组织中偶然的肿瘤病理发现		
	T1c 穿刺活检证实的肿瘤（如由于PSA升高），累及单侧或者双侧叶，但不可扪及		
T2	肿瘤可扪及，局限于前列腺之内	pT2	局限于器官内
	T2a 肿瘤限于单侧叶的二分之一或更少		
	T2b 肿瘤侵犯超过单侧叶的二分之一，但仅限于一叶		
	T2c 肿瘤侵犯两叶		
T3	肿瘤侵犯包膜外，但未固定也未侵犯临近结构	pT3	前列腺包膜外受侵
	T3a 包膜外侵犯（单侧或双侧）		pT3a 前列腺受侵（单侧或者双侧），或显微镜下可见侵及膀胱颈
	T3b 肿瘤侵犯精囊（单侧或双侧）		pT3b 侵犯精囊
T4	肿瘤固定或侵犯除精囊外的其他邻近组织结构：如外括约肌、直肠、膀胱、肛提肌和/或盆壁	pT4	肿瘤固定或侵犯除精囊外的其他邻近组织结构：如外括约肌、直肠、膀胱、肛提肌和/或盆壁。

注：a.PC 分期系统目前最广泛采用的是美国 AJCC 制订的 TNM 分期系统，采用2017年第8版。
b.T 分期表示原发肿瘤，分期主要依靠 DRE、TURS、MRI 及穿刺结果，病理分级和 PSA 亦可辅助。
c.没有病理学 T1 分类。

表 32-2-9（Ⅱ） PC TNM 分期系统[a]

区域淋巴结（N）[a]		病理	(pN)
临床			
N_x	区域淋巴结无法评估	pN_x	无区域淋巴结取材标本
N0	无区域淋巴结转移	pN0	无区域淋巴结转移
N1	区域淋巴结转移	pN1	区域淋巴结转移

注：a.N 分期表示淋巴结情况，N 分期金标准依赖淋巴结切除术后病理，CT、MRI 及超声亦可辅助。

表 32-2-9（Ⅲ） PC TNM 分期系统[a]

远处转移（M）[a]	
临床	
M_x	远处转移无法评估
M0	无远处转移
M1	远处转移[b]
	M1a 非区域淋巴结的转移
	M1b 骨转移
	M1c 其他部位转移，有或无骨转移

注：a.M 分期表示远处转移，主要针对骨转移，分期依赖 ECT、PSMA-SPECT/CT、PSMA-PET、MRI、CT 及 X 片等影像学检查。
b.如果存在一处以上的转移，则按最晚期分类。

表 32-2-10 预后分组

分组	T	N	M	PSA	Grade Group
Ⅰ	cT1a-c	N0	M0	PSA<10	1
	cT2a	N0	M0	PSA<10	1
	pT2	N0	M0	PSA<10	1
ⅡA	cT1a-c	N0	M0	10≤PSA<20	1
	cT2a	N0	M0	10≤PSA<20	1
	pT2	N0	M0	10≤PSA<20	1
	cT2b	N0	M0	PSA<20	1
	cT2c	N0	M0	PSA<20	1
ⅡB	T1-2	N0	M0	PSA<20	2
ⅡC	T1-2	N0	M0	PSA<20	3
	T1-2	N0	M0	PSA<20	4
ⅢA	T1-2	N0	M0	PSA≥20	1-4
ⅢB	T3-4	N0	M0	任何PSA	1-4
ⅢC	任何T	N0	M0	任何PSA	5
ⅣA	任何T	N1	M0	任何PSA	任何
ⅣB	任何T	任何N	M1	任何PSA	任何

第七节 PC的中医诊断

表 32-2-11 PC的中医诊断

中医诊断
疾病诊断[a]
证候诊断（局部、全身治疗前）[b]
证候诊断（局部、全身治疗后）[c]

注：a.疾病诊断：前列腺癌是外邪、内伤、饮食、脏腑功能失调等多种因素综合作用导致机体阴阳失调，正气亏虚，气血阻于经络而引起局部气滞、血瘀、痰凝、湿聚、热毒等互结而成。脾肾亏虚为本，湿热下注、痰瘀闭阻等因素加速了疾病的进展。
b.证候诊断（局部、全身治疗前）。
（1）肝气郁结证：胸闷不舒，胁痛，腹胀，不欲饮食，或气上逆于咽喉，四肢倦怠，舌淡红，苔白厚，脉弦。
（2）气郁化火证：胸闷不舒，胁痛，腹胀，不欲饮食，并有面红目赤、心胸烦热、小便赤涩灼痛，舌红，苔黄，脉弦。
（3）心神失养证：精神恍惚，心神不宁，多疑易惊，悲忧善哭，喜怒无常，或时时欠伸，舌淡，苔薄，脉弦。
（4）心脾两虚证：心悸怔忡，失眠多梦，眩晕健忘，面色萎黄，食欲不振，腹胀便溏，神倦乏力，舌质淡嫩，或有齿痕，苔薄，脉细弱。
（5）心肾阴虚证：心痛憋闷，心悸盗汗，虚烦不寐，腰膝酸软，头晕耳鸣，尿频尿急，夜尿频，口干便秘，舌红少津，苔薄或剥，脉细数或促代。
c.证候诊断（局部、全身治疗后）。
（1）瘀热伤津证：术口疼痛，发热无恶寒，口干，舌暗红，苔少，脉弦细。
（2）脾虚气滞证：乏力，气少，腹胀，纳差，大便未解，舌淡红，苔厚或黄腻，脉弦细。
（3）肾虚湿热证：尿痛滴沥、甚至失禁，舌淡红，苔黄，脉沉细。
（4）气血两亏证：疲乏，体虚气弱，舌淡，苔薄或少，脉细。

第三章

局限性 PC 的治疗

第一节 极低危

分期为 T1c，Gleason 评分≤6 分且 PSA<10ng/mL，同时满足穿刺小于 3 条组织见癌，每条穿刺组织中瘤占比≤50% 且前列腺 PSA 密度<0.15ng/mL/g。

表 32-3-1 极低危可选方案

可选方案	I 类推荐	II 类推荐
初始治疗	仅行 PC 根治术[a, b]（对于能耐受手术副作用的患者）	PC 根治术+淋巴结清扫
	EBRT 或粒子植入放疗[c]	针对前列腺的其他局部治疗[d]
	主动监测[e]	
	等待观察：对于预期生存<10 年（基于并发症）无症状患者	
辅助治疗	EBRT（根治术后无淋巴结转移，但病理有不良预后特征[f]）	随访
	ADT（根治术后有淋巴结转移）	EBRT
	随访（根治术后无不良预后特征且无淋巴结转移或初始治疗选择 EBRT 或粒子植入）	

注：a.PC 根治术可用开放、腹腔镜或机器人辅助，对预期生存>10 年或发生包膜外侵犯风险较低者可行神经保留手术。
b.预测淋巴结转移风险<2% 可不行淋巴结清扫。
c.外放疗（external beam radiotherapy，EBRT）推荐 74~80Gy，每次 2Gy 的调强放疗；低分割方案（68Gy/20fx 四周或 70Gy/28fx 六周）可作为备选方案；对未曾进行过 TURP、IPSS 评分较好且前列腺<50mL 者可行低剂量近距离放疗。
d.前列腺的其他局部治疗包括：冷冻治疗、高能聚焦超声（HIFU）治疗等。
e.动态随访的目的是：避免给予局限期前列腺癌过度治疗并避免不必要的并发症，但时刻准备在必要时给予治愈性治疗。动态随访的方式包括：每 6 个月测 PSA；每 12 个月查 DRE。注意事项：对于主动监测的候选人可进行 BRAC1/2 检测。结果为阳性的患者，不建议进行主动监测。
f.病理不良预后特征包括：切缘阳性、精囊侵犯、包膜外侵犯，或术后 PSA 下降不到检测不到水平（PSA<0.1ng/mL）。

第二节 低危

定义：T1~T2a 且 Gleason 评分≤6 分/预后分组 1 且 PSA<10ng/mL。

表 32-3-2 低危可选方案

	I 类推荐	II 类推荐
初始治疗	仅行 PC 根治术[a, b]（对能耐受手术副作用的患者）	PC 根治术+淋巴结清扫
	EBRT 或粒子植入放疗[c]	针对前列腺的其他局部治疗[d]
		主动监测[e]
辅助治疗	EBRT（根治术后病理有不良预后特征[f]且无淋巴结转移）	随访
	ADT（有淋巴结转移）	EBRT
	随访（根治术后，无不良预后特征且无淋巴结转移）	
	随访（对调强放疗患者）	ADT

注：a. PC 根治术可用开放、腹腔镜或机器人辅助，对预期生存>10 年或发生包膜外侵犯风险较低的患者可行神经保留的手术。
b. 预测淋巴结转移风险<2% 可不行淋巴结清扫。
c. 外放疗（external beam radiotherapy，EBRT）推荐 74~80Gy，每次 2Gy 的调强放疗；低分割方案（68Gy/20fx 四周或 70Gy/28fx 六周）可作为备选方案；对未曾进行 TURP、IPSS 评分较好且前列腺<50mL 的患者可行低剂量近距离放疗。
d. 冷冻治疗、高聚焦超声治疗等。
e. 动态随访包括：每 6 个月测 PSA；每 12 个月查 DRE；仅限预期寿命小于 10 年患者。仍建议在合适的时候行 BRAC1/2 检测。
f. 病理不良预后特征包括：切缘阳性、精囊侵犯、包膜外侵犯，或术后 PSA 下降不到检测不到水平（PSA<0.1ng/mL）。

第三节 中危

定义：cT2b~T2c 或 Gleason 评分 7 分或 PSA10~20ng/mL。

表 32-3-3 中危可选方案

	I 类推荐	II 类推荐
初始治疗	PC 根治术[a]+盆腔淋巴结清扫[b]	PC 根治术+标准淋巴结清扫
	EBRT（76~78Gy）+同期 4~6 个月 ADT[c]	EBRT（76~80Gy）不伴同期 ADT
		EBRT（76~78Gy）联合粒子植入放疗，不伴同期 ADT
		粒子植入放疗[d]或针对前列腺的其他局部治疗[e]
		主动监测[f]
辅助治疗	EBRT（RP 术后，无淋巴结转移，但病理有不良预后特征[g]）	随访（RP 术后，无淋巴结转移，但病理有不良预后特征[g]）
	ADT（RP 术后有淋巴结转移）	EBRT（RP 术后有淋巴结转移）
	随访（RP 术后无不良预后特征且无淋巴结转移）	
	放疗后短程 ADT 4~6 个月	不愿 ADT 则需要增加放疗剂量

注：a.PC 根治术可用开放、腹腔镜或机器人辅助，对预期生存>10 年或发生包膜外侵犯风险较低者

可行神经保留手术。
b.预测淋巴结转移风险<2%可不清扫。根据患者具体情况和治疗目的选择标准/扩大盆腔淋巴结清扫术。
c.外放疗（external beam radiotherapy，EBRT）推荐76~78Gy，每次2Gy的调强放疗，伴同期ADT 4~6个月。
d.对未曾进行过TURP、IPSS评分较好且前列腺<50mL者可行低剂量近距离放疗，碘125 145Gy，钯103 125Gy铯115Gy。
e.冷冻治疗、高聚焦超声治疗等。
f.动态随访包括：每6个月测PSA；每12个月查DRE；只针对高选择者（GS 4占比<10%），且患者能接受疾病转移潜在风险有所上升，预期寿命小于10年。
g.病理不良预后特征包括：切缘阳性、精囊侵犯、包膜外侵犯，或术后PSA下降<0.1ng/mL。

第四节 高危和极高危

高危PC：T3a期或病理等级分组4或5或PSA>20ng/mL；极高危PC：T3b-T4或主要病理等级分组5或>4针组织病理等级分组4-5。

表32-3-4 高危和极高危初始临床评估

初始临床评估	分层	Ⅰ类推荐	Ⅱ类推荐	Ⅲ类推荐
预期寿命>5年或有症状	初始治疗	外放疗+雄激素剥夺治疗[a]		
		外放疗+近距离照射治疗+雄激素剥夺治疗[b]		
		前列腺根治术+盆腔淋巴结清扫[c]		
	术后辅助治疗	外放疗或观察[d]（术后证实存在不良特征[e]且无淋巴结转移）		
		雄激素剥夺治疗或观察[f]（术后证实有淋巴结转移）	加用外放疗[g]（术后证实有淋巴结转移）	
	后续治疗	主动监测[h]（初始治疗后PSA不可测或达到最低点）		
		参见前列腺放疗后复发或术后复发的诊治（初始治疗后PSA复发）		
预期寿命≤5年且无症状	治疗选择[i]	观察		
		雄激素剥夺治疗		
		外放疗		

注：a.对高危和极高危PC患者中，外放疗联合2~3年的雄激素剥夺治疗（LHRH激动剂单用或LHRH激动剂+第一代抗雄激素药，如氟他胺、比卡鲁胺）已被证明有效。
一项研究将415例随机分为单用外放疗和外放疗整合3年雄激素剥夺治疗。另一项研究（RTOG 8531），933例T3期PC行外放疗后被分为辅助雄激素剥夺治疗和复发后行雄激素剥夺治疗两组。另两项3期临床随机试验评估了对T3期PC行雄激素剥夺治疗联合或不联合放疗的长期疗效。在所有4项研究中，相较于单一治疗模式，外放疗联合雄激素剥夺治疗均提升了疾病特异性生存和OS。有适合的患者可考虑在外放疗完成后行6周期多西他赛整合类固醇化疗，同时继续雄激素剥夺治疗。GETUG 12研究将413例高危/极高危PC患者随机分为调强放疗+雄激素剥夺治疗组和调强放疗+雄激素剥夺治疗+多西他赛+雌莫司汀组，中位随访8.8年，后者无复发率为62%，而前者只有50%。
b.外放疗联合近距离照射治疗及1~3年的雄激素剥夺治疗（LHRH激动剂单用或LHRH激动剂+第一代抗雄激素药，如氟他胺、比卡鲁胺）普遍用于高危/极高危PC患者。该治疗模式的预后很理想，9年PFS和DFS分别达到87%和91%。在一项1809例Gleason评分9-10 PC多中心回顾性研究中发现，外放疗+近距离照射治疗+雄激素剥夺治疗相较于前列腺根治术或外放疗+雄激素剥夺治疗，三种治疗模式联用与提升的前列腺特异性生存和无转移生存相关。此外，一项分析了国家癌症数据库（National Cancer Database）43000高危PC的研究发现，外放疗+近距离照射治疗+雄激素剥夺治疗与前列腺根治术相比，死亡率相似，但低于外放疗+雄激素剥夺治疗。

c.对肿瘤未固定于盆壁，且年轻、身体状况较好的高危/极高危PC，可行PC根治术+盆腔淋巴洁清除术。

部分高危/极高危PC患者可从PC根治术中获益。一项分析822例穿刺Gleason评分8-10 PC行根治术发现，PSA大于10ng/mL、分期T2b及以上、Gleason评分9-10、更多穿刺组织呈高级别肿瘤及肿瘤累及超过50%组织等预示术后生存不良。不具有以上不良因素10年无生化复发率和疾病特异性生存均显著好于具有上述不良因素的患者。因此，PC根治术是高危及部分极高危患者的选择。盆腔淋巴结清扫可包括所有淋巴结存在的区域，即髂外静脉前面、盆壁侧面、膀胱壁中间、盆底后面、Cooper韧带远端和髂内动脉近端所围成的区域。有好几项研究都提示清扫淋巴结区域更多，生存获益更好，可能是清除了微转移灶，不过目前还缺乏相关确定性证据。目前大多主张对高危/极高危PC患者行扩大盆腔淋巴结切除术，包括髂外、髂内、闭孔淋巴结，有人提出还应向上清扫至髂总与输尿管交叉处以及包括骶前淋巴结。此举可获更为精确的分期信息，也可去除微小转移灶，有益于PC治疗，但该术式对术者要求较高，且并发症较多。

对于可疑局部向外侵犯，固定于盆壁或者直肠表面，局部明显具备肿大淋巴结但是可以通过手术切除者，可考虑新辅助内分泌治疗。在新辅助治疗一段时间后重新评估进行手术治疗。

d.对高危/极高危PC行根治术后，有两种治疗选择，一是在术后6个月内，一旦泌尿功能恢复，立刻对手术区行辅助性外放疗。二是观察随访，进行临床和生物学监测。

e.不良特征包括：切缘阳性、精囊腺侵犯、突破前列腺包膜或可检测到PSA。

f.PC根治术后存在淋巴结转移，术后辅助雄激素剥夺治疗（去势手术或LHRH激动剂单用）是一种选择，另一选择是观察随访，进行临床和生物学监测。

一项研究将98例术后证实淋巴结转移阳性患者分为术后即刻雄激素剥夺治疗组和观察组，前者相较于后者明显提升了术后OS。另一项SEER的研究比较了前列腺根治术后淋巴结转移患者行120天雄激素剥夺治疗或等待观察，结果显示两组间OS和肿瘤特异性生存相似。另一项731例淋巴结转移患者未证实术后初始雄激素剥夺治疗比等待观察有更好的术后生存获益。回顾性研究显示初始观察对前列腺根治术后N1患者是安全的，因为369例中28%术后10年仍无生化复发。

g.PC根治术后存在淋巴结转移，第三种选择是雄激素剥夺治疗（去势手术或LHRH激动剂单用）基础上加用盆腔外放疗。一项回顾性研究显示，前列腺根治术后淋巴结转移患者行雄激素剥夺治疗+外放疗相较于单用雄激素剥夺治疗，能提升无生化复发生存、肿瘤特异性生存及OS。

h.初始治疗后前5年每3个月查一次PSA，5年后每年查一次PSA。直肠指检每年查一次，如果PSA不可测，也可省略。

i.姑息性雄激素剥夺治疗（去势手术或LHRH激动剂单用）或外放疗可用于预期寿命≤5年的高危/极高危PC患者，但5年内有可能发生肾积水或肿瘤转移。如果评估相关治疗的风险大于获益，也可考虑观察随访，并行临床和生物学监测。

第五节 区域淋巴结转移（任何T，N1，M0）

表32-3-5 区域淋巴结转移可选方案

分层	I类推荐	II类推荐
	ADT（2-3年）[a]+放疗[b]±阿比特龙[c]+强的松/甲强龙	前列腺根治术+盆腔淋巴结清扫[d]
	ADT[a]±阿比特龙[c]+强的松/甲强龙	
术后辅助治疗	雄激素剥夺治疗或观察[e]	加用外放疗[e]

注：a.应用方案：①睾丸去势术；②LHRH激动剂，如醋酸亮丙瑞林，醋酸曲普瑞林，醋酸戈舍瑞林，醋酸组氨瑞林。

b.应用方案：①外放疗：72Gy至80Gy，单次剂量2Gy；75.6Gy至81Gy，单次剂量1.8Gy；70.2Gy，单次剂量2.7Gy；70Gy，单次剂量2.5Gy；60Gy，单次剂量3Gy。②内放疗：^{125}I内放疗，110~115Gy；^{103}Pd内放疗，90~100Gy；^{137}Cs内放疗，85Gy；高剂量率近程放疗21.5Gy（单剂量10.75Gy×2）；调强放疗37.5Gy（单剂量2.5Gy）+12~15Gy高剂量率近程放疗。

c.阿比特龙方案：阿比特龙1000mg po qd+强的松5mg（或甲强龙4mg）po bid。阿比特龙，应空腹服用，即口服前至少2小时和服用后至少1小时避免进食。需要联合去势治疗。强的松，甲强龙，应饭后服用。常见副反应有高血压，电解质紊乱，肾上腺皮质功能不全，肝毒性，血脂异常等。

d.参见极高危前列腺根治术的诊治。

e.参见术后证实为淋巴结转移的极高危前列腺根治术后的诊治方案。

第四章

PC根治性治疗后复发的诊疗

第一节 PC根治术后复发的诊疗

1 PC根治术后复发的检查及评估

表32-4-1 PC根治术后复发的检查及评估

	基本原则
一般状况评估	1.既往史[a]
	2.体格检查
	3.血液学检查[b]
	4.PSA及睾酮检查[c]
	5.心理评估及疏导
确诊性检查[d]	1.原发灶病理会诊[e]
	2.胸部X线或CT
	3.骨扫描[f]
	4.腹盆腔CT或MRI[g]
	5.^{11}C-胆碱PET/CT或^{18}F PET/CT[h]
	6.PSMA PET/CT[i]
	7.前列腺瘤床活检（若影像学提示局部复发）

注：a.详细询问既往治疗史，特别是既往手术方式、术后病理包括Gleason评分、分期、切缘等情况，新辅助或辅助内分泌治疗及其他与治疗相关的重要病史信息。
b.抗雄及新型内分泌治疗的药物大多通过肝脏代谢，因此肝肾功能检查十分重要，对判断是否存在药物禁忌提供参考。
c.一般将PC根治术后，影像学检查阴性前提下，连续两次PSA≥0.2ng/mL定义为生化复发的标准。然而，部分学者认为将PSA基准值提高到0.4ng/mL可更好提示远处转移风险。
d.所有影像学检查只有在指导后续治疗时使用。
e.确认复发转移后对原发灶的病理确诊必要时进行病理会诊十分重要。特别是既往Gleason评分，切缘等状态未知，进一步明确是否有神经内分泌分化等特殊病理类型。并推荐对复发转移进行转移灶活检明确病变性质。
f.PC根治术后PSA不能降低至检测水平以下，或RP术后PSA降至检测水平以下又连续两次上升都可考虑行骨扫描检测。骨扫描可能存在闪烁现象即假阳性摄取增高病灶，应结合患者PSA，症状等整合考虑。

g.CT能很好显示解剖结构，评估淋巴结、骨或内脏转移。MRI可更好地显示软组织，还可完成多参数和功能显像。RP术后PSA不能降至检测水平以下，或PSA降至检测水平以下又连续两次上升都可考虑行局部MRI判断有无局部复发。

h.检测骨转移，PET/CT灵敏度要高于骨扫描，在生化复发病人其灵敏度和特异度分别为86%~89%和89%~93%。

i.全称为Prostate-specific membrane antigen-based PET/CT即前列腺特异膜抗原PET/CT，是以PSMA为标记的新型核素显像。在生化复发病人中，PSA在0.2~0.5 ng/mL，0.5~1 ng/mL，1~2 ng/mL和>2 ng/mL人群中，病灶检出率分别为15%~58%，25%~73%，69%~100%和71%~100%，均高于其他传统检测手段。

2 PC根治术后复发的治疗

表32-4-2 PC根治术后复发的治疗

分层	I类推荐	II类推荐	III类推荐
生化复发/局部复发	挽救性放疗[a]	内分泌治疗[b]	挽救性淋巴结清扫[d]
		观察随访[c]	
远处转移		全身治疗[e]	
		转移灶放疗[f]	
后继治疗[g]	ADT治疗±比卡鲁胺	奥拉帕尼（存在HRR通路基因突变）	其他化疗方案
	阿比特龙（或一线其他药物失效后）	镭-223（单纯骨转移）	加用抗雄激素药物
	多西他赛（或一线其他药物失效后）	卡巴他赛（多西他赛化疗后的mCRPC）	抗雄激素撤退治疗
	恩扎卢胺（或一线其他药物失效后）		抗雄激素药物互换
	阿帕他胺（或一线其他药物失效后）		酮康唑
	新药临床研究		糖皮质激素
			低剂量雌激素

注：a.PC根治术后生化复发，早期行放疗可获治愈，在PSA上升至0.5ng/mL前，通过挽救性放疗可使60%患者PSA再次下降至检测不到的水平，可降低80%五年内进展风险。目前对根治术后挽救性放疗的照射靶区和剂量没有明确推荐，但至少包括前列腺癌瘤床，也可包括全盆腔，剂量一般推荐为64~72Gy，若存在局部复发病灶可考虑更高剂量。主要不良反应为放射性膀胱炎，尿失禁和放射性肠炎，2级不良反应发生率为4.7%~16.6%，3级为0.6%~1.7%，随剂量增加而增加。

b.根据RTOG 9601临床试验结果，在SRT基础上加用2年比卡鲁胺抗雄治疗可延长疾病特异生存和OS。根据GETUG-AFU 16临床试验结果，在SRT基础上加用6个月GnRH类似物可显著延长PFS。对存在放疗禁忌，PC术后尿控无法恢复或不愿接受放疗也可单独使用内分泌治疗。

c.对低危患者（PSA倍增时间>12个月，术后至生化复发>3年，GS≤7及T分期<T3a），预期寿命<10年或拒绝接受挽救性治疗的可行观察随访。

d.目前对PC根治术后局部淋巴结转移，行挽救性淋巴结清扫术的研究主要是回顾性的。据报道，肿瘤PFS和10年DFS可达70%。

e.具体详见第五章 转移性PC的诊疗。

f.对承重骨或存在症状的骨转移灶可行姑息性放疗，单次8Gy可有效缓解症状；对寡转移病人可以临床试验的形式对转移灶行SBRT治疗。

g.经挽救性放疗但未经内分泌治疗的患者出现疾病进展，转移的后续治疗具体参见第五章第一节转移性激素敏感性PC的诊疗；经过内分泌治疗，睾酮始终处于去势水平者出现疾病进展，转移的后续治疗具体参见第五章第三节转移性去势抵抗性PC的诊疗。

第二节　PC根治性放疗后复发的诊疗

根治性放疗后无论是否接受内分泌治疗，PSA较最低值升高2ng/mL定义生化复发。

1　PC根治性放疗后复发的检查及评估

表32-4-3　PC根治性放疗后复发的检查及评估

分层	I类推荐	II类推荐	III类推荐
适合局部治疗[a]	PSA倍增时间 胸部X线或CT PSMA PET/CT[b] PSMA SPECT/CT 前列腺MRI[c] TRUS穿刺活检[d]	腹部/盆腔CT或MRI[e] ^{11}C-胆碱PET/CT[f]或^{18}F PET/CT[g]	
不适合局部治疗		PSMA PET/CT PSMA SPECT/CT 骨扫描	

注：a.适合局部治疗的定义：初始临床分期T1~T2，Nx或N0；预期寿命>10年；目前PSA<10 ng/mL。
b.对生化复发患者，PSMA PET/CT检测是否存在远处转移的敏感度显著优于骨扫描和胆碱PET/CT。
c.多参数MRI是目前定位局部复发的最佳手段，可引导前列腺穿刺活检及后续的局部挽救性治疗。
d.穿刺活检是否阳性是RT术后生化复发主要预后因素，由于局部挽救性治疗的并发症发生率很高，在治疗前获得病理证据很有必要。
e.由于生化复发进展至临床转移需7~8年，无症状患者骨扫描和腹盆腔CT阳性率很低。
f.胆碱PET/CT检测骨转移的敏感度优于骨扫描，但依赖于PSA水平和动力学。当生化复发PSA<1 ng/mL时，敏感度仅为5%~24%，而PSA升高至>5 ng/Ml时，敏感度提高至67%~100%。对淋巴结转移敏感度不高，仅适于后续适合局部治疗的患者。研究显示放疗后生化复发的PSA水平分别为1~2 ng/mL、2~4 ng/mL、4~6 ng/mL和>6 ng/mL时，对应的敏感度分别为54.5%，81%，89%和100%。
g.^{18}F PET/CT检测骨转移比骨扫描更具优势，但评估软组织转移灶方面不如^{11}C-胆碱PET/CT。

2　PC根治性放疗后复发的治疗

表32-4-4　PC根治性放疗后复发的治疗

分层		I类推荐	II类推荐	III类推荐
适合局部治疗	TRUS穿刺活检阳性，无远处转移证据		观察随访[a] 挽救性前列腺切除+盆腔淋巴结清扫术[b]	冷冻治疗[c] 近距离放疗[d] 高能聚焦超声[e]
	TRUS穿刺活检阴性，无远处转移证据		观察随访 内分泌治疗 新药临床研究	
	有远处转移证据		全身治疗[f]	

分层	I类推荐	II类推荐	III类推荐
不适合局部治疗		内分泌治疗 观察随访	

注：a.对低危患者（PSA倍增时间>12个月；生化复发时间>3年；Gleason评分≤7且病理分期≤T3a），直到出现有明显转移之前都可进行观察。预期寿命不足10年或不愿接受挽救治疗的不健康病人也可进行观察。从生化复发到转移的中位时间约为8年，从转移到死亡约为5年。

b.相比其他治疗手段，挽救性前列腺切除是历史最悠久、最有可能达到局部控制的手段。然而，实行挽救性前列腺切除须要考虑并发症发生率更高，因为放疗后可能增加纤维化和伤口愈合不良风险。挽救性前列腺切除后5年和10年无生化复发生存率为47%~82%和28%~53%。10年DFS和OS分别为70%~83%和54%~89%。与初始PC根治术相比，挽救性前列腺切除的吻合口狭窄（47% vs.5.8%），尿潴留（25.3%vs.3.5%），尿瘘（4.1%vs.0.06%），脓肿（3.2%vs.0.7%）和直肠损伤（9.2% vs.0.6%）等并发症风险升高。尿失禁发生率在21%~90%，几乎所有患者都出现了勃起功能障碍。因此对病人的选择应极为慎重，并且在有经验的中心开展。

c.前列腺冷冻消融术5年无生化复发生存率在50%~70%。PSA<10 ng/mL的患者术后约50%可获持久缓解。冷冻消融后5年无生化复发生存率（21%）和OS（85%）均劣于挽救性前列腺切除术（61%和95%）。

d.尽管放疗后局部复发不宜再行外照射放疗，对某些符合条件的患者（局限性PC，组织学证实局部复发的），高剂量率（HDR）或低剂量率（LDR）近距离放疗仍不失为一种有效治疗手段，其毒性反应也在可接受范围内。但目前发表的研究相对较少，只应在有经验的中心进行。其5年生化控制率为51%。

e.目前高强度聚焦超声治疗的大部分研究数据都来自同一中心。中位随访时间尚短，结局评价也不标准化。重要并发症的发生率与其他挽救性治疗大致相同。

f.详见第五章 转移性PC的诊疗。

第五章

转移性 PC 的诊疗

第一节 转移性激素敏感性 PC 的诊疗

1 晚期 PC 的检查及评估

表 32-5-1 晚期 PC 的检查及评估

	基本原则
一般状况评估	1.既往史 2.家族史 [a] 3.PSA 检查 [b] 4.血液学评估 5.评估主要脏器功能（肝、肾、心脏）[c] 6.直肠指检
确诊检查	1.前列腺穿刺 [d] 2.转移灶病理活检 [d] 3.骨扫描 [e] 4.MRI、CT [f] 5.腹部超声 6.PET/CT [g]

注：a.以下情况提示有较强家族遗传倾向：兄弟、父亲或多名有血缘关系的家族成员在 60 岁前被诊断为 PC。已知的家族遗传性 DNA 修复基因异常，特别是 BRCA2 突变或 lynch 综合征。超过一个亲属有乳腺癌、卵巢癌、胰腺癌（提示 BRCA2 突变），或结直肠癌、子宫内膜癌、胃癌、卵巢癌、胰腺癌、小肠肿瘤、尿路上皮癌、肾癌或胆管癌（lynch 综合征）。无论是否存在家族史，均建议行基因检测以明确是否存在以上或者其他类型基因突变以指导遗传咨询和治疗。
b.PSA 每 3 个月复查一次以及时确认疾病状态，调整治疗方案。根据 SWOG 9346 研究，内分泌治疗 7 个月后 PSA 水平可将患者区分为 3 个不同预后组：①PSA<0.2 ng/mL：中位生存时间 75 个月；②PSA 0.2<4 ng/mL：中为生存时间 44 个月；③PSA>4 ng/mL：中为生存时间 13 个月 1。
c.预期进行化疗或阿比特龙治疗的患者，高龄患者，有高血压、心脑血管疾病等病史的患者均应在全身治疗前进行心功能、肝肾功能等重要脏器的功能评估。
d.病理确诊对后续治疗非常重要，前列腺腺泡腺癌最为常见，其他类型的前列腺肿瘤还包括肉瘤、鳞癌、小细胞癌、尿路上皮癌基底细胞癌等，不同病理类型的前列腺恶性肿瘤的治疗方式迥异。在发生 CRPC 后若怀疑神经内分泌分化，还可对复发转移灶活检或原发灶二次活检以帮助确诊。
e.骨扫描对评估骨转移程度、全身治疗疗效非常有帮助。注意：全身治疗后的骨扫描若发现新发病灶但 PSA 下降或软组织病灶缓解者，应于 8~12 周后复查骨扫描以排除闪烁现象或成骨愈合反应。骨扫描"闪烁"现象比较常见，特别是初次使用 LHRH 类似物或更换新型内分泌药物

(例如恩杂鲁胺或者阿比特龙)。

f.CT/MRI可提供解剖学的高分辨率影像结果，对于评估内脏转移、软组织转移、转移灶生物学活性有相当优势。

g.^{18}F-NaF PET/CT的敏感性优于骨扫描，特异性较骨扫描略低。然而相较胆碱PET/CT，^{18}F-NaF PET/CT对于淋巴结及内脏转移的诊断能力不足。PSA仍处于低值时PSMA PET/CT对于PC复发有理想诊断能力，可辅助评估疗效，然而目前并不推荐PSMA PET/CT用于PC初诊时分期。

2 转移性激素敏感性PC的治疗选择

表32-5-2 转移性激素敏感性PC的治疗选择

	Ⅰ类推荐	Ⅱ类推荐	Ⅲ类推荐
定义：发现转移时尚未行内分泌治疗的晚期PC	药物去势（LHRH激动剂[a]）或药物去势（LHRH拮抗剂[b]）±比卡鲁胺	加用一代抗雄药物比卡鲁胺[c]	加用一代抗雄激素药物氟他胺[c]
	去势+阿比特龙+强的松[d]	原发灶手术切除或者近距离放疗[e]	间歇性药物去势[f]
	去势+多西他赛+/-强的松[g]		转移灶局部治疗[h]
	去势+恩扎卢胺[i]+强的松		手术去势（双侧睾丸切除）
	去势+阿帕他胺[j]+强的松		

注：a.如果患者存在承重骨骨转移，应在首次应用LHRH激动剂前使用一代抗雄激素药物≥7天，以避免或降低睾酮"闪烁"效应。常用LHRH激动剂包括：戈舍瑞林，亮丙瑞林，曲普瑞林。

b.LHRH拮抗剂：地加瑞克。

c.一代抗雄激素药物：比卡鲁胺，氟他胺。纳入1286名最大随机对照临床研究发现，单纯手术去势或手术去势联合氟他胺无明显生存差异。但后续回顾性分析及小型随机对照临床研究提示，在去势基础上整合一代抗雄激素药物仍可带来较小生存获益（<5%）。因此在可能增加副作用与临床获益之间需行个体化评估后决定。在一项针对进展期PC随机对照双盲临床试验中，比卡鲁胺相较氟他胺有更长的开始治疗至治疗失效时间，因此有更高推荐级。

注意事项：避免给M1病人仅提供抗雄激素单药治疗。

d.STAMPEDE和LATITUDE两项大型随机对照临床研究提示阿比特龙整合强的松治疗转移性激素敏感性PC可有效延长总体生存时间。

具体方案：阿比特龙1000mg qd+强的松 5mg qd。持续服用直至疾病进展。

临床研究简析：LATITUDE研究入组1199例具有高危因素的转移性PC患者，研究中阿比特龙组3年的OS比对照组上升了38%。

STAMPEDE研究入组1917例高危局部晚期或远处转移性或淋巴结转移的PC患者。阿比特龙组3年的OS比对照组上升37%。值得一提的是，STAMPEDE研究对其中的M1期和M0期病人进行了亚组分析，发现M1期有生存获益，而M0期生存获益并不明显。

e.部分队列研究及回顾性研究提示，初诊转移性PC可能从原发灶手术或近距离放疗中获益，国内研究也证实寡转移PC根治性手术的有效性与安全性。然而，目前建议仍以临床试验的形式开展此类临床诊疗。

f.在无症状的M1期，只给具有较高意愿并在诱导期后有较好PSA反应的病人提供间歇性治疗。给药阶段一般不超过9个月，以避免睾酮无法恢复的情况。在6~7个月治疗后如PSA水平<4ng/mL就停止治疗。当PSA水平达>10~20ng/mL（或者回到初始水平<20ng/mL）时恢复治疗。

g.多个随机对照临床研究均提示多西他赛整合ADT应被视为高瘤负荷激素敏感性转移性PC的标准治疗方法（高瘤负荷的定义：出现≥4个骨转移灶（其中≥1个骨转移位于盆腔或脊柱以外）或出现内脏转移）。

具体方案：多西他赛用75mg/m^2（3周1次）+地塞米松8mg（化疗前12小时，3小时，1小时各一次）±强的松5mg bid。持续使用6个周期。如结束时疾病退缩即停药。如疾病进展，则调整治疗方案按照mCRPC治疗。联合化疗的毒副作用主要是血液学的，12%~15%出现3~4级粒缺，6%~12%出现3~4级粒缺后发热，使用粒细胞集落刺激因子受体（G-CSF）能够降低发热性粒细胞减少症。糖皮质激素也可引起心血管并发症。在治疗过程中这两种并发症均需积极随访观察以及时处理。

临床研究简析：CHAARTED研究共入组790例激素敏感性转移性PC，多西他赛治疗组比对照组获得了13个月的生存获益，生存率提升39%。其中高转移负荷PC患者（≥4处骨转移，包括一处中轴骨以外的转移或者内脏转移）联用多西他赛组获得了17个月的生存获益。（本研究未联用强的松）。

STAMPEDE研究纳入了1184例高危局部晚期或远处转移性或淋巴结转移的PC患者进行分析。发现M1期患者整合多西他赛化疗有15个月的生存获益，而M0期患者联用多西他赛化疗无OS获益。（本研究联用强的松5mg bid）。

h.主要用于有临床症状转移灶的局部治疗或于临床试验中开展此类临床诊疗。

i.ARCHES和ENZAMET研究提示：新型抗雄药物恩扎卢胺整合ADT治疗mHSPC可有效延长总生存时间。在ARCHES研究中，与对照组相比，恩扎卢胺整合ADT治疗可明显改善HSPC患者的rPFS（未达到vs.19.0个月），HR为0.39（0.3~0.5）。在ENZAMET研究中，恩扎卢胺组和对照组的3年OS分别是80%和72%（HR=0.67，P=0.002）。

j.TITAN研究显示：阿帕他胺整合ADT可有效延长mHSPC患者的rPFS[HR为0.48（0.39~0.6）]及OS。2年OS为82.4%，而对照组为73.5%（HR=0.67，P=0.005）。

第二节 非转移性去势抵抗性PC（M0CRPC）的诊疗

表32-5-3 M0CRPC的诊断

诊断
确认处于去势状态[a]
血清PSA进展[b]
影像学未进展[c]

注：a.血清睾酮<50 ng/mL或者1.7nmol/L。
b.PSA>2ng/mL且PSA相隔1周连续3次上升，3次大于最低值50%。
c.传统影像学检查包括CT、MRI及骨扫描未发现远处转移。如无转移证据，可用C^{11}胆碱PET/CT或PET/MRI，或F^{18}PET/CT进一步排除软组织转移和骨转移。

表32-5-4 M0CRPC的治疗

全身系统性治疗	I类推荐	II类推荐
PSADT>10个月[a]	随访观察	其他二线内分泌治疗[e]
PSADT≤10个月	阿帕他胺[b]	
	达罗他胺[c]	其他二线内分泌治疗[e]
	恩扎卢胺[d]	

注：a.PSADT（PSA倍增时间）是指血清PSA水平增长一倍所需时间。对于PSADT>10个月者，一般认为肿瘤趋于惰性，可继续ADT治疗一段时间。对PSADT≤10个月者可用ADT整合新型内分泌治疗药物。并非所有PSA复发都具临床意义，PSADT可能更能反映疾病进展。已经证实PSADT是nmCRPC预后独立预测因子，权威指南将"PSADT≤10个月"定义为高危转移风险。高危转移风险nmCRPC患者较其他nmCRPC患者，转移发生更快，死亡风险更高。

b.SPARTAN研究纳入了1207名PSADT≤10个月的M0CRPC患者，结果显示，接受ADT+阿帕他胺（240mg/天）治疗较安慰剂组可显著延长无转移生存期（40.5个月vs.16.2个月，HR=0.28，95%CI 0.23~0.35，P<0.001）。经长达52个月的中位随访时间，终期分析证实其在nmCRPC具有显著的总生存时间获益（73.9个月vs.59.0个月，HR=0.78，95%CI 0.64~0.96，P=0.016）。

c.ARAMIS研究显示，达罗他胺+ADT治疗显著延长nmCRPC患者无转移生存期（40.4个月vs.18.4个月，HR=0.41，95%CI 0.34~0.50，P<0.001）。达罗他胺组总生存期显著优于安慰剂组，降低患者死亡风险31%（中位总生存期尚未达到，HR=0.69）。达罗他胺组3年OS为83%，对照组为77%。值得注意的是，有部分安慰剂组在疾病进展后交叉至达罗他胺组（约170人）。

d.PROSPER研究显示，恩扎卢胺+ADT治疗较安慰剂组显著延长无转移生存期（36.6个月 vs.14.7个月），恩扎卢胺+ADT将转移或死亡风险显著降低了71%。恩扎卢胺+ADT治疗较安慰剂组显著延长了中位生存时间（67.0个月 vs. 56.3个月，HR=0.73，95%CI 0.61~0.89，P<0.001）。此外，包括疼痛进展时间、首次抗瘤治疗时间、PSA发展时间以及生活质量评估等都显示恩扎卢胺对nmCRPC的治疗优势。

e.其他二线内分泌治疗是指一代抗雄药物（比卡鲁胺、氟他胺）、酮康唑、尼鲁米特、糖皮质激素等。

第三节 转移性去势抵抗性PC的诊疗

表 32-5-5 转移性去势抵抗性PC的诊断

诊断
确认处于去势状态[a]
血清PSA进展[b]
影像学进展[c]

注：a.血清睾酮<50 ng/mL或者1.7nmol/L。
b.PSA>2ng/mL且PSA相隔1周连续3次上升，3次大于最低值50%。
c.出现明确的新发病灶；骨扫描提示≥2处新发骨病灶；CT或MR提示软组织病灶进展（RECIST）

表 32-5-6 转移性去势抵抗性PC的治疗原则

治疗原则
多学科整合诊治（MDT to HIM）转移性去势抵抗性PC[a]
根据患者体力状态、症状、疾病严重程度、患者意愿选择药物治疗方案，同时考虑既往药物对激素敏感性转移性PC的治疗效果
持续维持去势治疗
在系统性治疗的基础上考虑支持治疗[b]
定期进行疾病监测及疗效评估[c]
基因检测[d]

注：a.多学科整合诊治团队需要包括泌尿外科、肿瘤内科、放射治疗科、影像诊断科、病理科、核医学科医生。
b.转移性去势抵抗PC发生时患者往往已高龄或者身体较虚弱，支持治疗包括疼痛管理，营养支持，中医药调理，心理安慰以及骨相关事件预防。
c.基线检查应包括病史、体检和辅助检查（PSA，睾酮，血常规、肝肾功能、ALP、骨扫描、胸腹及盆腔CT等），即使患者无临床症状也要每2~3个月行血液检查，至少每6个月行骨扫描和CT检查。疗效评估需要整合PSA、影像学检查结果和临床症状，出现至少两项进展才考虑停止当前治疗。
d.基因检测包括肿瘤细胞dMMR MSI-H和胚系或体系同源重组基因（BRCA1、BRCA2、ATM、PALB2、FANCA等）突变的检测。前者阳性则提示Lynch综合征可能，PD-1抑制剂（如Pembrolizumab）可能成为后期治疗的可选方案之一。后者阳性提示可能从铂类化疗药物或PARP抑制剂获益，可以参加相关的临床研究。

表 32-5-7 转移性去势抵抗性PC的治疗

全身系统性治疗	I类推荐	II类推荐	III类推荐
一线治疗	阿比特龙[a]	Sipuleucel-T[f]	临床研究

续表

全身系统性治疗	I类推荐	II类推荐	III类推荐
一线治疗	多西他赛[b]		其他二线内分泌治疗药物
	恩扎卢胺[c]		
	镭-223[d]		
二线治疗（一线阿比特龙/恩扎卢胺治疗失败）	多西他赛	卡巴他赛[g]	帕博利珠单抗[h]
	镭-233	Sipuleucel-T	其他二线内分泌治疗药物
	奥拉帕利[e]	恩扎卢胺/阿比特龙±地塞米松	
二线治疗（一线多西他赛治疗失败）	阿比特龙	卡巴他赛±卡铂	帕博利珠单抗
	恩扎卢胺		其他二线内分泌治疗药物
	镭-233		

注：a.阿比特龙：COU-AA-302 III期临床试验结果一线使用阿比特龙对比安慰剂。总生存期（34.7对30.3个月，HR：0.81，P=0.0033 中位随访时间49.2月）和影像学无进展期（16.5对8.2个月，HR：0.52，P<0.001 中位随访时间22.2月）均显著延长。阿比特龙在>75岁的病人同样有效且耐受性好。不仅一线治疗，III期研究CUU-AA-301提示多西他赛治疗失败后，阿比特龙对比安慰剂，生存时间显著延长（15.8对11.2个月，HR：0.74，P<0.001 中位随访时间20.2月）。具体给药方案：阿比特龙1000mg qd+强的松5mg bid，阿比特龙需要空腹给药。阿比特龙治疗需要注意水肿、高血压和低钾血症等不良反应。

b.多西他赛联合强的松对比米托蒽醌联合强的松能显著提高中位生存期2~2.9个月。标准一线化疗是多西他赛$75mg/m^2$每三周合并强的松5mg bid，化疗前地塞米松预处理（8mg化疗前12小时，3小时，1小时各1次）。一般多西他赛在此阶段疗程为大于等于8周期。副作用主要为骨髓抑制，约12%~15%出现3~4级粒缺，6%~12%的患者出现3~4级粒缺后发热，预防性使用粒细胞集落刺激因子受体（G-CSF）能降低发热性粒细胞减少症。其他副反应有神经毒性，恶心呕吐等胃肠道反应，皮肤瘙痒伴红疹，指甲色素沉着等。国内一项多中心、单臂、前瞻性、观察性研究纳入403例mCRPC接受多西他赛+泼尼松治疗。在总研究人群中，接受多西他赛治疗中位总生存时间为22.4个月（95%CI 20.4~25.8），PSA反应率为70.9%。

c.恩杂鲁胺：III期临床试验（PREVAIL）提示一线治疗去势抵抗转移性PC恩杂鲁胺和安慰剂对比，总生存时间显著延长，且亚组分析提示恩杂鲁胺在>75岁病人中同样有效，但对肝转移者无临床获益。AFFIRM研究提示多西他赛化疗失败后二线使用恩杂鲁胺仍有生存获益。恩杂鲁胺推荐剂量为每天160mg。常见不良反应有乏力，腹泻，潮热，头痛和癫痫（发生率为0.9%）。

d.镭-223是对骨转移的特异性药物，不但能显著改善生存质量且有生存受益。III期临床试验（ALSYMPCA）提示镭-233可提高中位总体生存为3.6个月。镭-223主要不良反应为血液学毒性，但3-4级毒性并不常见。初用前需要中性粒细胞≥$1.5×10^9$/L，血小板≥$100×10^9$/L，血红蛋白≥10g/dL。非血液学不良反应比较轻，常见恶心，呕吐，腹泻。镭-223常在核医学科使用，每月注射1次，持续6个月。

e.一项评估奥拉帕利对比恩扎鲁胺或醋酸阿比特龙在既往使用新型激素类药物治疗失败且携带同源重组修复基因突变（HRRm）的mCRPC中疗效和安全性的随机、开放、III期研究（PROfound）显示，在携带BRCA1/2和ATM基因突变（队列A）的患者中，奥拉帕利显著降低影像学进展和死亡风险66%，中位影像学无进展生存期（rPFS）为7.4个月，优于恩扎卢胺或醋酸阿比特龙组的3.6个月；携带HRR相关基因突变（队列A+B）的总人群中，奥拉帕利显著降低影像学进展和死亡风险51%，中位rPFS为5.82个月，优于恩扎卢胺或醋酸阿比特龙组的3.52个月。同时，奥拉帕利显著延长携带BRCA1/2和ATM基因突变（队列A）患者总生存19.1个月，对比新型内分泌治疗药物仅14.7个月。

f.Sipuleucel-T III期临床研究表明，无症状或轻症状的去势抵抗转移性PC患者有生存获益。Sipuleucel-T耐受性好，常见副反应有头痛，发热，寒战等流感样症状。

g.卡巴他赛对多西他赛耐药的肿瘤有抗瘤活性，故推荐为多西他赛失败后的二线用药。PROSELICA研究证实，在多西他赛治疗后接受卡巴他赛化疗的患者，后者剂量$20mg/m^2$不劣于$25mg/m^2$，且耐受性更好。因此目前推荐剂量为$20mg/m^2$，每3周1次，同多西他赛化疗一样需要整合激素治疗。卡巴他赛毒副反应最显著的为血液学毒性，但神经毒性比多西他赛轻，要由有经验的肿瘤内科医生处理。

h.帕博利珠单抗：一项针对149名癌症患者的治疗，涉及5项临床试验的治疗方案纳入了MSI-H或MMR缺陷（dMMR）的实体瘤患者，其中2名患者为mCRPC，1例达到了部分缓解，1例疾病稳定超过9个月。

第四节　骨相关事件的预防

表32-5-8　预防骨相关事件

预防骨相关事件
药物治疗
骨改良药物：双膦酸盐[a]或地诺单抗[b]，同时补充钙，维生素D
放射治疗[c]
手术治疗[d]

注：a.双膦酸盐：唑来磷酸可显著减少骨骼相关事件，特别是病理性骨折。但无临床研究发现生存获益。下颌骨坏死是较严重的不良事件，治疗前应进行牙科检查。外伤、牙科手术或牙齿感染史都会增加颌骨坏死风险。推荐剂量为每次4mg，每3~4周注射1次。不推荐在肾功受损者使用（肌酐清除率<30mL/min）。

b.地诺单抗是一种针对核因子受体激活剂κB配体的人源化单抗。Ⅲ期临床试验对比地诺单抗和唑来磷酸在治疗转移性去势抵抗PC的有效性和安全性。地诺单抗在延缓和阻止骨骼相关并发症的发生优于唑来磷酸，用法为60mg皮下注射，每4周1次。地诺单抗容易发生低钙血症，需同时补充钙和维生素D。

c.骨转移常引起椎体塌陷、病理骨折和脊髓压迫。外放疗可显著减轻骨痛症状。

d.脊髓压迫是一种紧急情况，一旦怀疑脊髓压迫，必须尽快给予大剂量激素治疗，并完善检查尽早手术介入。

第六章

PC 的中医药诊疗

第一节 PC 的中医诊断

表 32-6-1 PC 的中医诊断

中医诊断
疾病诊断[a]
证候诊断[b]

注：a.疾病诊断。

前列腺癌是外邪、内伤、饮食、脏腑功能失调等多种因素综合作用导致机体阴阳失调，正气亏虚，气血阻于经络而引起局部气滞、血瘀、痰凝、湿聚、热毒等互结而成。脾肾亏虚为本，湿热下注、痰瘀闭阻等因素加速了疾病的进展。

b.证候诊断。

（1）局部、全身治疗前。

1）肝气郁结证：胸闷不舒，胁痛，腹胀，不欲饮食，或气上逆于咽喉，四肢倦怠，舌淡红，苔白厚，脉弦。

2）气郁化火证：胸闷不舒，胁痛，腹胀，不欲饮食，并有面红目赤、心胸烦热、小便赤涩灼痛，舌红，苔黄，脉弦。

3）心神失养证：精神恍惚，心神不宁，多疑易惊，悲忧善哭，喜怒无常，或时时欠伸，舌淡，苔薄，脉弦。

4）心脾两虚证：心悸怔忡，失眠多梦，眩晕健忘，面色萎黄，食欲不振，腹胀便溏，神倦乏力，舌质淡嫩，或有齿痕，苔薄，脉细弱。

5）心肾阴虚证：心痛憋闷，心悸盗汗，虚烦不寐，腰膝酸软，头晕耳鸣，尿频尿急，夜尿频，口干便秘，舌红少津，苔薄或剥，脉细数或促代。

（2）局部、全身治疗后。

1）瘀热伤津证：术口疼痛，发热无恶寒，口干，舌暗红，苔少，脉弦细。

2）脾虚气滞证：乏力，气少，腹胀，纳差，大便未解，舌淡红，苔厚或黄腻，脉弦细。

3）肾虚湿热证：尿痛滴沥、甚至失禁，舌淡红，苔黄，脉沉细。

4）气血两亏证：疲乏，体虚气弱，舌淡，苔薄或少，脉细。

第二节 PC 的中医药治疗

表 32-6-2 PC 的中医药治疗

中医治疗
局部治疗或全身治疗前[a]
局部治疗或全身治疗后[b]

注：a.局部、全身治疗前。

（1）肝气郁结证。

治法：疏肝解郁，理气畅中。

①推荐方药：柴胡疏肝散加减。陈皮、柴胡、川芎、香附、枳壳、芍药、甘草等。或具有同类功效的中成药（包括中药注射剂）。

②中医泡洗技术：选用理气、活血中药，煎煮后，洗按足部，每日1次，每次15～30min，水温宜在37～40℃，浸泡几分钟后，再逐渐加水至踝关节以上，水温不宜过高，以免烫伤皮肤。

（2）气郁化火证。

治法：疏肝解郁，清肝泻火。

①推荐方药：丹栀逍遥丸加减。牡丹皮、栀子（炒焦）、柴胡（酒制）、白芍（酒炒）、当归、白术（土炒）、茯苓、薄荷、炙甘草等。或具有同类功效的中成药（包括中药注射剂）。

②中医泡洗技术：选用理气、清热中药，煎煮后，洗按足部，每日1次，每次15～30min，水温宜在37～40℃，浸泡几分钟后，再逐渐加水至踝关节以上，水温不宜过高，以免烫伤皮肤。

（3）心神失养证。

治法：甘润缓急，养心安神。

①推荐方药：甘麦大枣汤加减。甘草、小麦、大枣等。或具有同类功效的中成药（包括中药注射剂）。

②中医泡洗技术：选用养心、安神中药，煎煮后，洗按足部，每日1次，每次15～30min，水温宜在37～40℃，浸泡几分钟后，再逐渐加水至踝关节以上，水温不宜过高，以免烫伤皮肤。

（4）心脾两虚证。

治法：健脾养心，补益气血。

①推荐方药：归脾汤加减。白术、人参、黄芪、当归、甘草、茯苓、远志、酸枣仁、木香、龙眼肉、生姜、大枣等。或具有同类功效的中成药（包括中药注射剂）。

②中医泡洗技术：选用健脾、养心、补气中药，煎煮后，洗按足部，每日1次，每次15～30min，水温宜在37～40℃，浸泡几分钟后，再逐渐加水至踝关节以上，水温不宜过高，以免烫伤皮肤。

（5）心肾阴虚证。

治法：滋养心肾。

①推荐方药：天王补心丹加减。人参、茯苓、玄参、丹参、桔梗、远志、当归、五味、麦门冬、天门冬、柏子仁、酸枣仁、生地黄等。或具有同类功效的中成药（包括中药注射剂）。

②中医泡洗技术：选用养心、补肾中药，煎煮后，洗按足部，每日1次，每次15～30min，水温宜在37～40℃，浸泡几分钟后，再逐渐加水至踝关节以上，水温不宜过高，以免烫伤皮肤。

b.局部、全身治疗后。

（1）瘀热伤津证。

治法：祛瘀清热生津。

推荐方药：用五味消毒饮合益胃汤加减。金银花、野菊花、蒲公英、北沙参、玉竹、生地、麦冬、甘草、砂仁、陈皮等，或具有同类功效的中成药（包括中药注射剂）。

（2）脾虚气滞。

治法：益气健脾行气通腑。

推荐方药：四磨汤加减；乌药、人参、沉香、槟榔等，或具有同类功效的中成药（包括中药注射剂）。

（3）肾虚湿热。

治法：益肾通淋、温清并用。

推荐方药：滋肾通关丸合二妙散加减。黄柏、知母、肉桂、苍术等。或具有同类功效的中成药（包括中药注射剂）。

(4) 气血两亏。

治法：补益气血。

推荐方药：八珍汤加减。人参、白术、白茯苓、当归、川芎、白芍药、熟地黄、甘草等。或具有同类功效的中成药（包括中药注射剂）。

第三节 PC的其他中医特色疗法

中医药有助于促进PC术后机体功能恢复，减少内分泌治疗以及化疗的不良反应，提高自身免疫力，改善生活质量，可单独应用或与其他抗瘤药联用。中医药治疗的辩证原则与西医的"个体化治疗"原则具有异曲同工之妙，可对个体提供针对性疗法。在PC的术后功能恢复方面，中医有独到之处，已有多篇文献证实中医针灸可有效改善性功能及控尿功能恢复。

(1) 针灸疗法：①灸法：选取气海、关元等穴位随症加减，可使用艾灸箱，每次20min，日两次。②药物穴位贴敷：药物如坎离砂、四子散、吴茱萸等，选取神阙、肾俞、腰阳关、足三里、涌泉等穴位，取药贴于相应穴位，4~6h取下即可。③针灸治疗：选取三阴交、足三里、关元俞、委中、膀胱俞、中极、承山、阴陵泉、关元等穴位，每周2次，3个月1疗程。

(2) 饮食调理：适宜清淡饮食，忌食辛辣、酗酒、咖啡、浓茶之类；可适当吃些抗癌水果：草莓、橙子、苹果、哈密瓜、奇异果、柠檬、葡萄、菠萝、猕猴桃；多吃十字花科蔬菜，如豌豆、萝卜、胡萝卜、西蓝花和花椰菜等；少食肉类奶制品，如牛肉、狗肉、羊肉等红肉类；多补充维生素E，也可以多吃坚果类、橄榄油、豆油、玉米油、芝麻油等。

(3) 情志调理：①重视情志护理，避免情志刺激。②加强疾病常识宣教，正确认识疾病，学会心理的自我调节，避免焦虑、紧张、抑郁、恐惧等不良情绪，保持心情舒畅。

第七章

PC 的康复治疗

表 32-7-1 PC 的康复治疗

康复治疗
1. 心理治疗 a
2. 癌痛治疗 b
3. 躯体功能康复 c

注：a. 心理治疗：①确诊前后：分析纠正患者对恶性肿瘤不正确认识，使其能正确认识和对待疾病，迅速通过心理休克期、冲突期，进入适应期。同时动员患者家属和同事，配合医务人员消除患者顾虑，解决实际困难，达到心理康复。②治疗前后：治疗癌症前使患者了解治疗的目的、方法，以及可能出现的副作用、功能障碍、残疾及其处理、康复治疗方法，使患者在治疗后能很快适应和正确对待。对有严重功能障碍和复发者更应加强心理康复，使其尽快通过再次的心理休克期、冲突期。必要时请同类病情的病友来现身说法，可能会有现实的引导作用。③终末期：对能正确对待疾病的晚期患者要给予最大的帮助和支持，尽可能完全满足其最后心愿。对悲观绝望患者要安静舒适的环境，给予细致周到的护理及充分的关怀和安慰，也可配合采用放松技术和必要药物。对有剧烈癌痛者给予镇痛和精神支持，减轻身心痛苦，直到临终。

b. 癌痛治疗：①药物疗法：药物疗法是最常用的镇痛措施。应遵循 WHO 推荐的癌症三级止痛阶梯疗法指导原则。轻至中度疼痛：应用非阿片类镇痛剂，可先用阿司匹林、对乙酰氨基酚等解热镇痛药，效果不明显改用布洛芬、吲哚美辛等非甾体抗炎药。中至较重疼痛：应用弱阿片类镇痛剂，如可待因、芬太尼等。严重疼痛：应用强阿片类镇痛药，如吗啡、哌替啶、美沙酮等。在上述各阶梯给药时适当辅以非甾体抗炎药、三环类抗抑郁药、抗组胺药、抗痉挛剂、肌肉松弛剂及破坏神经的药物和激素类药物，联合用药可增强镇痛效果，降低麻醉性镇痛剂的级别，减少用药剂量。②放疗：有较好的缓解效果，可在数日内缓解疼痛，同时还有控制癌症的作用。针对转移灶不多，疼痛部位明确的，可以咨询放疗科医生制定放疗相关计划。③中医疗法：针刺远离的相关腧穴有一定镇痛效果，但禁止在肿瘤局部针刺。④注射治疗：可应用末梢神经阻滞、神经根阻滞、交感神经阻滞、蛛网膜下腔阻滞、硬膜外腔阻滞等方法。阻滞剂可选用局部麻醉剂、6% 苯酚（石碳酸）、10% 苯酚甘油、无水酒精等，也可进行脊神经后根冷冻或射频凝固。⑤手术治疗：对于顽固的严重疼痛可行神经松解术、神经切断术等。

c. 躯体功能康复：①控尿功能康复：主要采用保守疗法，如盆底肌肉训练、电刺激、针灸治疗、体外磁神经支配、阴茎夹夹闭阴茎。盆底肌肉训练即提肛锻炼，在收缩肛门周围肌肉同时会主动带动尿道外括约肌的收缩，进而帮助主动控尿。一般建议盆底肌肉训练每日坚持，200~500 次不等，直至控尿功能逐步恢复正常。②性功能康复：PC 根治术后的勃起功能障碍为最常见的性功能障碍，对于有性功能要求的患者可以在行根治术时选择保留神经的手术技术，另一方面在术后，可予一定药物以治疗勃起功能障碍，例如 PDE5 抑制剂，如西地那非、伐地那非、他达拉非等。还可借助器械如阴茎康复仪，阴茎假体植入等。

参考文献

[1] HEIDENREICH A, BASTIAN P J, BELLMUNT J, et al. EAU guidelines on prostate cancer. part 1: screening, diagnosis, and local treatment with curative intent-update 2013 [J]. European urology, 2014, 65 (1): 124-137.

[2] SIDDIQUI M M, RAIS-BAHRAMI S, TURKBEY B, et al. Comparison of MR/ultrasound fusion-guided biopsy with ultrasound-guided biopsy for the diagnosis of prostate cancer [J]. Jama, 2015, 313 (4): 390-397.

[3] AHMED H U, EL-SHATER BOSAILY A, BROWN L C, et al. Diagnostic accuracy of multi-parametric MRI and TRUS biopsy in prostate cancer (PROMIS): a paired validating confirmatory study [J]. Lancet (London, England), 2017, 389 (10071): 815-822.

[4] VALERIO M, DONALDSON I, EMBERTON M, et al. Detection of Clinically Significant Prostate Cancer Using Magnetic Resonance Imaging-Ultrasound Fusion Targeted Biopsy: A Systematic Review [J]. European urology, 2015, 68 (1): 8-19.

[5] BUYYOUNOUSKI M K, CHOYKE P L, MCKENNEY J K, et al. Prostate cancer - major changes in the American Joint Committee on Cancer eighth edition cancer staging manual [J]. CA Cancer J Clin, 2017, 67 (3): 245-253.

[6] PANER G P, STADLER W M, HANSEL D E, et al. Updates in the Eighth Edition of the Tumor-Node-Metastasis Staging Classification for Urologic Cancers [J]. European urology, 2018, 73 (4): 560-569.

[7] YU G P, NA R, YE D W, et al. Performance of the Prostate Health Index in predicting prostate biopsy outcomes among men with a negative digital rectal examination and transrectal ultrasonography [J]. Asian journal of andrology, 2016, 18 (4): 633-638.

[8] ZHU Y, HAN C T, ZHANG G M, et al. Development and external validation of a prostate health index-based nomogram for predicting prostate cancer [J]. Scientific reports, 2015, 5: 15341.

[9] HAMDY F C, DONOVAN J L, LANE J A, et al. 10-Year Outcomes after Monitoring, Surgery, or Radiotherapy for Localized Prostate Cancer [J]. The New England journal of medicine, 2016, 375 (15): 1415-1424.

[10] THOMSEN F B, BRASSO K, KLOTZ L H, et al. Active surveillance for clinically localized prostate cancer--a systematic review [J]. Journal of surgical oncology, 2014, 109 (8): 830-835.

[11] KLOTZ L, VESPRINI D, SETHUKAVALAN P, et al. Long-term follow-up of a large active surveillance cohort of patients with prostate cancer [J]. J Clin Oncol, 2015, 33 (3): 272-277.

[12] SANDBLOM G, DUFMATS M, VARENHORST E. Long-term survival in a Swedish population-based cohort of men with prostate cancer [J]. Urology, 2000, 56 (3): 442-447.

[13] WILT T J, JONES K M, BARRY M J, et al. Follow-up of Prostatectomy versus Observation for Early Prostate Cancer [J]. The New England journal of medicine, 2017, 377 (2): 132-142.

[14] STUDER U E, COLLETTE L, WHELAN P, et al. Using PSA to guide timing of androgen deprivation in patients with T0-4 N0-2 M0 prostate cancer not suitable for local curative treatment (EORTC 30891) [J]. European urology, 2008, 53 (5): 941-949.

[15] KUPELIAN P A, CIEZKI J, REDDY C A, et al. Effect of increasing radiation doses on local and distant failures in patients with localized prostate cancer [J]. Int J Radiat Oncol Biol Phys, 2008, 71 (1): 16-22.

[16] JONES C U, HUNT D, MCGOWAN D G, et al. Radiotherapy and short-term androgen deprivation for localized prostate cancer [J]. The New England journal of medicine, 2011, 365 (2): 107-118.

[17] JOHANSSON E, BILL-AXELSON A, HOLMBERG L, et al. Time, symptom burden, androgen

deprivation, and self-assessed quality of life after radical prostatectomy or watchful waiting: the Randomized Scandinavian Prostate Cancer Group Study Number 4 (SPCG-4) clinical trial [J]. European urology, 2009, 55 (2): 422-430.

[18] DALELA D, KARABON P, SAMMON J, et al. Generalizability of the Prostate Cancer Intervention Versus Observation Trial (PIVOT) Results to Contemporary North American Men with Prostate Cancer[J]. European urology, 2017, 71 (4): 511-514.

[19] SPRATT D E, DAI D L Y, DEN R B, et al. Performance of a Prostate Cancer Genomic Classifier in Predicting Metastasis in Men with Prostate-specific Antigen Persistence Postprostatectomy [J]. European urology, 2018, 74 (1): 107-114.

[20] POUND C R, PARTIN A W, EISENBERGER M A, et al. Natural history of progression after PSA elevation following radical prostatectomy [J]. Jama, 1999, 281 (17): 1591-1597.

[21] FIZAZI K, FAIVRE L, LESAUNIER F, et al. Androgen deprivation therapy plus docetaxel and estramustine versus androgen deprivation therapy alone for high-risk localised prostate cancer (GETUG 12): a phase 3 randomised controlled trial [J]. The Lancet Oncology, 2015, 16 (7): 787-794.

[22] BRIGANTI A, KARNES R J, DA POZZO L F, et al. Combination of adjuvant hormonal and radiation therapy significantly prolongs survival of patients with pT2-4 pN+ prostate cancer: results of a matched analysis [J]. European urology, 2011, 59 (5): 832-840.

[23] ABDOLLAH F, KARNES R J, SUARDI N, et al. Impact of adjuvant radiotherapy on survival of patients with node-positive prostate cancer [J]. J Clin Oncol, 2014, 32 (35): 3939-3947.

[24] TOUIJER K A, MAZZOLA C R, SJOBERG D D, et al. Long-term outcomes of patients with lymph node metastasis treated with radical prostatectomy without adjuvant androgen-deprivation therapy [J]. European urology, 2014, 65 (1): 20-25.

[25] FOSSATI N, WILLEMSE P M, VAN DEN BROECK T, et al. The Benefits and Harms of Different Extents of Lymph Node Dissection During Radical Prostatectomy for Prostate Cancer: A Systematic Review [J]. European urology, 2017, 72 (1): 84-109.

[26] JOSLYN S A, KONETY B R. Impact of extent of lymphadenectomy on survival after radical prostatectomy for prostate cancer [J]. Urology, 2006, 68 (1): 121-125.

[27] CHADE D C, EASTHAM J, GRAEFEN M, et al. Cancer control and functional outcomes of salvage radical prostatectomy for radiation-recurrent prostate cancer: a systematic review of the literature [J]. European urology, 2012, 61 (5): 961-971.

[28] PIERORAZIO P M, ROSS A E, LIN B M, et al. Preoperative characteristics of high-Gleason disease predictive of favourable pathological and clinical outcomes at radical prostatectomy [J]. BJU international, 2012, 110 (8): 1122-1128.

[29] MARTíNEZ-MONGE R, MORENO M, CIéRVIDE R, et al. External-beam radiation therapy and high-dose rate brachytherapy combined with long-term androgen deprivation therapy in high and very high prostate cancer: preliminary data on clinical outcome [J]. Int J Radiat Oncol Biol Phys, 2012, 82 (3): e469-476.

[30] BITTNER N, MERRICK G S, BUTLER W M, et al. Long-term outcome for very high-risk prostate cancer treated primarily with a triple modality approach to include permanent interstitial brachytherapy [J]. Brachytherapy, 2012, 11 (4): 250-255.

[31] ENNIS R D, HU L, RYEMON S N, et al. Brachytherapy-Based Radiotherapy and Radical Prostatectomy Are Associated With Similar Survival in High-Risk Localized Prostate Cancer [J]. J Clin Oncol, 2018, 36 (12): 1192-1198.

[32] KISHAN A U, COOK R R, CIEZKI J P, et al. Radical Prostatectomy, External Beam Radiotherapy, or External Beam Radiotherapy With Brachytherapy Boost and Disease Progression and Mortality in Patients With Gleason Score 9-10 Prostate Cancer [J]. Jama, 2018, 319 (9): 896-905.

[33] MORRIS W J, TYLDESLEY S, RODDA S, et al. Androgen Suppression Combined with Elective Nodal and Dose Escalated Radiation Therapy (the ASCENDE-RT Trial): An Analysis of Survival Endpoints for a Randomized Trial Comparing a Low-Dose-Rate Brachytherapy Boost to a Dose-Escalated External Beam Boost for High- and Intermediate-risk Prostate Cancer [J]. Int J Radiat Oncol Biol Phys, 2017, 98 (2): 275-285.

[34] WIDMARK A, KLEPP O, SOLBERG A, et al. Endocrine treatment, with or without radiotherapy, in locally advanced prostate cancer (SPCG-7/SFUO-3): an open randomised phase III trial [J]. Lancet (London, England), 2009, 373 (9660): 301-308.

[35] WARDE P, MASON M, DING K, et al. Combined androgen deprivation therapy and radiation therapy for locally advanced prostate cancer: a randomised, phase 3 trial [J]. Lancet (London, England), 2011, 378 (9809): 2104-2111.

[36] PILEPICH M V, WINTER K, LAWTON C A, et al. Androgen suppression adjuvant to definitive radiotherapy in prostate carcinoma--long-term results of phase III RTOG 85-31 [J]. Int J Radiat Oncol Biol Phys, 2005, 61 (5): 1285-1290.

[37] BOLLA M, VAN TIENHOVEN G, WARDE P, et al. External irradiation with or without long-term androgen suppression for prostate cancer with high metastatic risk: 10-year results of an EORTC randomised study [J]. The Lancet Oncology, 2010, 11 (11): 1066-1073.

[38] BOLLA M, VAN POPPEL H, TOMBAL B, et al. Postoperative radiotherapy after radical prostatectomy for high-risk prostate cancer: long-term results of a randomised controlled trial (EORTC trial 22911) [J]. Lancet (London, England), 2012, 380 (9858): 2018-2027.

[39] WIEGEL T, BARTKOWIAK D, BOTTKE D, et al. Adjuvant radiotherapy versus wait-and-see after radical prostatectomy: 10-year follow-up of the ARO 96-02/AUO AP 09/95 trial [J]. European urology, 2014, 66 (2): 243-250.

[40] THOMPSON I M, TANGEN C M, PARADELO J, et al. Adjuvant radiotherapy for pathological T3N0M0 prostate cancer significantly reduces risk of metastases and improves survival: long-term followup of a randomized clinical trial [J]. The Journal of urology, 2009, 181 (3): 956-962.

[41] WONG Y N, FREEDLAND S, EGLESTON B, et al. Role of androgen deprivation therapy for node-positive prostate cancer [J]. J Clin Oncol, 2009, 27 (1): 100-105.

[42] MESSING E M, MANOLA J, SAROSDY M, et al. Immediate hormonal therapy compared with observation after radical prostatectomy and pelvic lymphadenectomy in men with node-positive prostate cancer [J]. The New England journal of medicine, 1999, 341 (24): 1781-1788.

[43] MESSING E M, MANOLA J, YAO J, et al. Immediate versus deferred androgen deprivation treatment in patients with node-positive prostate cancer after radical prostatectomy and pelvic lymphadenectomy [J]. The Lancet Oncology, 2006, 7 (6): 472-479.

[44] JAMES N D, DE BONO J S, SPEARS M R, et al. Abiraterone for Prostate Cancer Not Previously Treated with Hormone Therapy [J]. The New England journal of medicine, 2017, 377 (4): 338-351.

[45] MASON M D, PARULEKAR W R, SYDES M R, et al. Final Report of the Intergroup Randomized Study of Combined Androgen-Deprivation Therapy Plus Radiotherapy Versus Androgen-Deprivation Therapy Alone in Locally Advanced Prostate Cancer [J]. J Clin Oncol, 2015, 33 (19): 2143-2150.

[46] FOSSÅ S D, WIKLUND F, KLEPP O, et al. Ten- and 15-yr Prostate Cancer-specific Mortality in Patients with Nonmetastatic Locally Advanced or Aggressive Intermediate Prostate Cancer, Randomized to Lifelong Endocrine Treatment Alone or Combined with Radiotherapy: Final Results of The Scandinavian Prostate Cancer Group-7 [J]. European urology, 2016, 70 (4): 684-691.

[47] STEPHENSON A J, KATTAN M W, EASTHAM J A, et al. Defining biochemical recurrence of prostate cancer after radical prostatectomy: a proposal for a standardized definition [J]. J Clin Oncol, 2006, 24 (24): 3973-3978.

[48] BOCCON-GIBOD L, DJAVAN W B, HAMMERER P, et al. Management of prostate-specific antigen relapse in prostate cancer: a European Consensus [J]. International journal of clinical practice, 2004, 58 (4): 382-390.

[49] GOMEZ P, MANOHARAN M, KIM S S, et al. Radionuclide bone scintigraphy in patients with biochemical recurrence after radical prostatectomy: when is it indicated? [J]. BJU international, 2004, 94 (3): 299-302.

[50] EVANGELISTA L, ZATTONI F, GUTTILLA A, et al. Choline PET or PET/CT and biochemical relapse of prostate cancer: a systematic review and meta-analysis [J]. Clinical nuclear medicine, 2013, 38 (5): 305-314.

[51] FANTI S, MINOZZI S, CASTELLUCCI P, et al. PET/CT with (11) C-choline for evaluation of prostate cancer patients with biochemical recurrence: meta-analysis and critical review of available data [J]. European journal of nuclear medicine and molecular imaging, 2016, 43 (1): 55-69.

[52] MENA E, LINDENBERG M L, SHIH J H, et al. Clinical impact of PSMA-based (18) F-DCFBC PET/CT imaging in patients with biochemically recurrent prostate cancer after primary local therapy [J]. European journal of nuclear medicine and molecular imaging, 2018, 45 (1): 4-11.

[53] WIEGEL T, LOHM G, BOTTKE D, et al. Achieving an undetectable PSA after radiotherapy for biochemical progression after radical prostatectomy is an independent predictor of biochemical outcome--results of a retrospective study [J]. Int J Radiat Oncol Biol Phys, 2009, 73 (4): 1009-1016.

[54] STISH B J, PISANSKY T M, HARMSEN W S, et al. Improved Metastasis-Free and Survival Outcomes With Early Salvage Radiotherapy in Men With Detectable Prostate-Specific Antigen After Prostatectomy for Prostate Cancer [J]. J Clin Oncol, 2016, 34 (32): 3864-3871.

[55] SHIPLEY W U, SEIFERHELD W, LUKKA H R, et al. Radiation with or without Antiandrogen Therapy in Recurrent Prostate Cancer [J]. The New England journal of medicine, 2017, 376 (5): 417-428.

[56] CARRIE C, HASBINI A, DE LAROCHE G, et al. Salvage radiotherapy with or without short-term hormone therapy for rising prostate - specific antigen concentration after radical prostatectomy (GETUG-AFU 16): a randomised, multicentre, open-label phase 3 trial [J]. The Lancet Oncology, 2016, 17 (6): 747-756.

[57] SUARDI N, GANDAGLIA G, GALLINA A, et al. Long-term outcomes of salvage lymph node dissection for clinically recurrent prostate cancer: results of a single-institution series with a minimum follow-up of 5 years [J]. European urology, 2015, 67 (2): 299-309.

[58] RIGATTI P, SUARDI N, BRIGANTI A, et al. Pelvic/retroperitoneal salvage lymph node dissection for patients treated with radical prostatectomy with biochemical recurrence and nodal recurrence detected by [11C]choline positron emission tomography/computed tomography [J]. European urology, 2011, 60 (5): 935-943.

[59] ROACH M, 3RD, HANKS G, THAMES H, JR., et al. Defining biochemical failure following radiotherapy with or without hormonal therapy in men with clinically localized prostate cancer: recommendations of the RTOG-ASTRO Phoenix Consensus Conference [J]. Int J Radiat Oncol Biol Phys, 2006, 65 (4): 965-974.

[60] BEER A J, EIBER M, SOUVATZOGLOU M, et al. Radionuclide and hybrid imaging of recurrent prostate cancer [J]. The Lancet Oncology, 2011, 12 (2): 181-191.

[61] ALONZO F, MELODELIMA C, BRATAN F, et al. Detection of locally radio-recurrent prostate cancer at multiparametric MRI: Can dynamic contrast-enhanced imaging be omitted? [J]. Diagnostic and interventional imaging, 2016, 97 (4): 433-441.

[62] ROUVIèRE O, VITRY T, LYONNET D. Imaging of prostate cancer local recurrences: why and how? [J]. European radiology, 2010, 20 (5): 1254-1266.

[63] TREGLIA G, CERIANI L, SADEGHI R, et al. Relationship between prostate-specific antigen kinetics and detection rate of radiolabelled choline PET/CT in restaging prostate cancer patients: a meta-analysis [J]. Clinical chemistry and laboratory medicine, 2014, 52 (5): 725-733.

[64] BEHESHTI M, VALI R, WALDENBERGER P, et al. Detection of bone metastases in patients with prostate cancer by 18F fluorocholine and 18F fluoride PET-CT: a comparative study [J]. European journal of nuclear medicine and molecular imaging, 2008, 35 (10): 1766-1774.

[65] PISTERS L L, REWCASTLE J C, DONNELLY B J, et al. Salvage prostate cryoablation: initial results from the cryo on-line data registry [J]. The Journal of urology, 2008, 180 (2): 559-563; discussion 563-554.

[66] CHEN C P, WEINBERG V, SHINOHARA K, et al. Salvage HDR brachytherapy for recurrent prostate cancer after previous definitive radiation therapy: 5-year outcomes [J]. Int J Radiat Oncol Biol Phys, 2013, 86 (2): 324-329.

[67] GELET A, CHAPELON J Y, POISSONNIER L, et al. Local recurrence of prostate cancer after external beam radiotherapy: early experience of salvage therapy using high-intensity focused ultrasonography [J]. Urology, 2004, 63 (4): 625-629.

[68] HUSSAIN M, TANGEN C M, HIGANO C, et al. Absolute prostate-specific antigen value after androgen deprivation is a strong independent predictor of survival in new metastatic prostate cancer: data from Southwest Oncology Group Trial 9346 (INT-0162) [J]. J Clin Oncol, 2006, 24 (24): 3984-3990.

[69] EVEN-SAPIR E, METSER U, MISHANI E, et al. The detection of bone metastases in patients with high-risk prostate cancer: 99mTc-MDP Planar bone scintigraphy, single- and multi-field-of-view SPECT, 18F-fluoride PET, and 18F-fluoride PET/CT [J]. Journal of nuclear medicine: official publication, Society of Nuclear Medicine, 2006, 47 (2): 287-297.

[70] UMBEHR M H, MüNTENER M, HANY T, et al. The role of 11C-choline and 18F-fluorocholine positron emission tomography (PET) and PET/CT in prostate cancer: a systematic review and meta-analysis [J]. European urology, 2013, 64 (1): 106-117.

[71] PERERA M, PAPA N, CHRISTIDIS D, et al. Sensitivity, Specificity, and Predictors of Positive (68) Ga-Prostate-specific Membrane Antigen Positron Emission Tomography in Advanced Prostate Cancer: A Systematic Review and Meta-analysis [J]. European urology, 2016, 70 (6): 926-937.

[72] LABRIE F, DUPONT A, BELANGER A, et al. Flutamide eliminates the risk of disease flare in prostatic cancer patients treated with a luteinizing hormone-releasing hormone agonist [J]. The Journal of urology, 1987, 138 (4): 804-806.

[73] Maximum androgen blockade in advanced prostate cancer: an overview of the randomised trials. Prostate Cancer Trialists' Collaborative Group [J]. Lancet (London, England), 2000, 355 (9214): 1491-1498.

[74] SOLOWAY M S, SCHELLHAMMER P, SHARIFI R, et al. A controlled trial of Casodex (bicalutamide) vs. flutamide, each in combination with luteinising hormone-releasing hormone analogue therapy in patients with advanced prostate cancer. Casodex Combination Study Group [J]. European urology, 1996, 29 Suppl 2: 105-109.

[75] FIZAZI K, TRAN N, FEIN L, et al. Abiraterone plus Prednisone in Metastatic, Castration-Sensitive Prostate Cancer [J]. The New England journal of medicine, 2017, 377 (4): 352-360.

[76] 李高翔, 戴波, 叶定伟, 等. 寡转移性前列腺癌根治术的临床初步疗效观察及围手术期并发症分析 [J]. 中国癌症杂志, 2017, 27 (01): 20-25.

[77] ABRAHAMSSON P A. Potential benefits of intermittent androgen suppression therapy in the treatment of prostate cancer: a systematic review of the literature [J]. European urology, 2010, 57 (1): 49-59.

[78] KYRIAKOPOULOS C E, CHEN Y H, CARDUCCI M A, et al. Chemohormonal Therapy in Meta-

static Hormone-Sensitive Prostate Cancer: Long-Term Survival Analysis of the Randomized Phase III E3805 CHAARTED Trial [J]. J Clin Oncol, 2018, 36 (11): 1080-1087.

[79] JAMES N D, SYDES M R, CLARKE N W, et al. Addition of docetaxel, zoledronic acid, or both to first-line long-term hormone therapy in prostate cancer (STAMPEDE): survival results from an adaptive, multiarm, multistage, platform randomised controlled trial [J]. Lancet (London, England), 2016, 387 (10024): 1163-1177.

[80] ARMSTRONG A J, SZMULEWITZ R Z, PETRYLAK D P, et al. ARCHES: A Randomized, Phase III Study of Androgen Deprivation Therapy With Enzalutamide or Placebo in Men With Metastatic Hormone-Sensitive Prostate Cancer [J]. J Clin Oncol, 2019, 37 (32): 2974-2986.

[81] DAVIS I D, MARTIN A J, STOCKLER M R, et al. Enzalutamide with Standard First-Line Therapy in Metastatic Prostate Cancer [J]. The New England journal of medicine, 2019, 381 (2): 121-131.

[82] CHI K N, AGARWAL N, BJARTELL A, et al. Apalutamide for Metastatic, Castration-Sensitive Prostate Cancer [J]. The New England journal of medicine, 2019, 381 (1): 13-24.

[83] LOWRANCE W T, MURAD M H, OH W K, et al. Castration-Resistant Prostate Cancer: AUA Guideline Amendment 2018 [J]. The Journal of urology, 2018, 200 (6): 1264-1272.

[84] SMITH M R, SAAD F, CHOWDHURY S, et al. Apalutamide Treatment and Metastasis-free Survival in Prostate Cancer [J]. The New England journal of medicine, 2018, 378 (15): 1408-1418.

[85] SMITH M R, SAAD F, CHOWDHURY S, et al. Apalutamide and Overall Survival in Prostate Cancer [J]. European urology, 2021, 79 (1): 150-158.

[86] FIZAZI K, SHORE N, TAMMELA T L, et al. Darolutamide in Nonmetastatic, Castration-Resistant Prostate Cancer [J]. The New England journal of medicine, 2019, 380 (13): 1235-1246.

[87] STERNBERG C N, FIZAZI K, SAAD F, et al. Enzalutamide and Survival in Nonmetastatic, Castration-Resistant Prostate Cancer [J]. The New England journal of medicine, 2020, 382 (23): 2197-2206.

[88] HUSSAIN M, FIZAZI K, SAAD F, et al. Enzalutamide in Men with Nonmetastatic, Castration-Resistant Prostate Cancer [J]. The New England journal of medicine, 2018, 378 (26): 2465-2474.

[89] MATEO J, CARREIRA S, SANDHU S, et al. DNA-Repair Defects and Olaparib in Metastatic Prostate Cancer [J]. The New England journal of medicine, 2015, 373 (18): 1697-1708.

[90] RYAN C J, SMITH M R, FIZAZI K, et al. Abiraterone acetate plus prednisone versus placebo plus prednisone in chemotherapy-naive men with metastatic castration-resistant prostate cancer (COU-AA-302): final overall survival analysis of a randomised, double-blind, placebo-controlled phase 3 study [J]. The Lancet Oncology, 2015, 16 (2): 152-160.

[91] FIZAZI K, SCHER H I, MOLINA A, et al. Abiraterone acetate for treatment of metastatic castration-resistant prostate cancer: final overall survival analysis of the COU-AA-301 randomised, double-blind, placebo-controlled phase 3 study [J]. The Lancet Oncology, 2012, 13 (10): 983-992.

[92] TANNOCK I F, DE WIT R, BERRY W R, et al. Docetaxel plus prednisone or mitoxantrone plus prednisone for advanced prostate cancer [J]. The New England journal of medicine, 2004, 351 (15): 1502-1512.

[93] HE D, SUN Z, GUO J, et al. A multicenter observational study of the real-world use of docetaxel for metastatic castration-resistant prostate cancer in China [J]. Asia-Pacific journal of clinical oncology, 2019, 15 (3): 144-150.

[94] BEER T M, ARMSTRONG A J, RATHKOPF D E, et al. Enzalutamide in metastatic prostate cancer before chemotherapy [J]. The New England journal of medicine, 2014, 371 (5): 424-433.

[95] SCHER H I, FIZAZI K, SAAD F, et al. Increased survival with enzalutamide in prostate cancer after chemotherapy [J]. The New England journal of medicine, 2012, 367 (13): 1187-1197.

[96] PARKER C, NILSSON S, HEINRICH D, et al. Alpha emitter radium-223 and survival in metastat-

ic prostate cancer [J]. The New England journal of medicine, 2013, 369 (3): 213-223.

[97] DE BONO J, MATEO J, FIZAZI K, et al. Olaparib for Metastatic Castration-Resistant Prostate Cancer [J]. The New England journal of medicine, 2020, 382 (22): 2091-2102.

[98] KANTOFF P W, HIGANO C S, SHORE N D, et al. Sipuleucel-T immunotherapy for castration-resistant prostate cancer [J]. The New England journal of medicine, 2010, 363 (5): 411-422.

[99] DE BONO J S, OUDARD S, OZGUROGLU M, et al. Prednisone plus cabazitaxel or mitoxantrone for metastatic castration-resistant prostate cancer progressing after docetaxel treatment: a randomised open-label trial [J]. Lancet (London, England), 2010, 376 (9747): 1147-1154.

[100] EISENBERGER M, HARDY-BESSARD A C, KIM C S, et al. Phase III Study Comparing a Reduced Dose of Cabazitaxel (20 mg/m (2)) and the Currently Approved Dose (25 mg/m (2)) in Postdocetaxel Patients With Metastatic Castration-Resistant Prostate Cancer-PROSELICA [J]. J Clin Oncol, 2017, 35 (28): 3198-3206.

[101] LE D T, URAM J N, WANG H, et al. PD-1 Blockade in Tumors with Mismatch-Repair Deficiency [J]. The New England journal of medicine, 2015, 372 (26): 2509-2520.

[102] FIZAZI K, CARDUCCI M, SMITH M, et al. Denosumab versus zoledronic acid for treatment of bone metastases in men with castration-resistant prostate cancer: a randomised, double-blind study [J]. Lancet (London, England), 2011, 377 (9768): 813-822.

[103] 樊代明. 整合肿瘤学·临床卷[M]. 北京: 科学出版社, 2021.

[104] 樊代明. 整合肿瘤学·基础卷[M]. 西安: 世界图书出版西安有限公司, 2021.

[105] Zhu S, Chen J, Ni Y, et al. Dynamic multidisciplinary team discussions can improve the prognosis of metastatic castration-resistant prostate cancer patients[J]. The Prostate, 2021, 81 (11): 721-7.

[106] Ahdoot M, Wilbur AR, Reese SE, et al. MRI-Targeted, Systematic, and Combined Biopsy for Prostate Cancer Diagnosis[J]. N Engl J Med, 2020, 382 (10): 917-28.

[107] 顾成元, 秦晓健, 黄永墙, 等. 我国部分省市前列腺癌精准筛查初步结果分析[J]. 中华医学杂志, 2019, 99 (42): 6.

[108] 中国抗癌协会泌尿男生殖系统肿瘤专业委员会前列腺癌学组, 戴波, 叶定伟, 等. 前列腺癌筛查中国专家共识（2021年版）[J]. 中国癌症杂志, 2021, 31 (5): 6.

[109] 中国抗癌协会泌尿男生殖系统肿瘤专业委员会, 叶定伟, 王弘恺, 等. 前列腺癌骨转移和骨相关疾病临床诊疗专家共识（2021版）[J]. 中华肿瘤杂志, 2021, 43 (10): 11.

[110] 朱耀. 中国前列腺癌患者基因检测专家共识（2018年版）[J]. 中国癌症杂志, 2018, 28 (8): 7.

宫颈癌

名誉主编

樊代明

主　编

周　琦

副主编

盛修贵

编　委（姓氏笔画排序）

王纯雁	王　莉	田小飞	龙行涛	刘乃富
刘开江	孙蓬明	张国楠	李雨聪	李隆玉
邹冬玲	陈月梅	陈　刚	陈　锐	周　琦
巫恒棵	柯桂好	赵秀娟	夏百荣	郭红燕
康　山	盛修贵	黄　奕	黄曼妮	蔡红兵

玛依努尔·尼牙孜　古扎丽努尔·阿不力孜

第一章 概述

宫颈癌（Cervical Carcinoma，CC）发病率位列女性癌症第4位，女性生殖系统恶性肿瘤第2位。2020年全球新发CC约60.4万人，占女性总体癌症的6.5%，发病率为15.6/10万，死亡率排女性癌症第4位，死亡人数34.2万。HPV疫苗接种和CC筛查普及率高的国家，其发病率明显下降。而在全球欠发达国家的发病率和死亡率分别是发达国家的1.7倍与2.4倍。CC是我国最常见的女性生殖道恶性肿瘤，2015年中国肿瘤发病登记报告显示：CC新发病11.1万，发病率16.56/10万，死亡病例3.4万。在我国，特别是中西部地区，晚期CC发病率仍较高，是导致CC患者死亡的主要原因。CC发生主要由HPV感染引起。因此，CC有效的一级预防和筛查是预防浸润性CC的重要策略。治疗方法主要有手术治疗和放疗，化疗广泛用于与手术、放疗联合的整合治疗以及晚期复发性CC的治疗。目前靶向治疗、免疫治疗及其联合治疗可用于复发或转移CC的全身系统性治疗。

第二章 宫颈癌预防

第一节 预防策略

1 一级预防

一级预防包括HPV疫苗和健康教育，是CC最有效的预防措施。目前，尚无任何一种方法可以替代HPV疫苗预防HPV感染相关CC，已有的经验表明，9~14岁女孩接受HPV疫苗接种效率更高。HPV疫苗不满足需求、公众健康意识不足及价格因素是导致我国疫苗接种率低的重要原因。

2 二级预防

CC筛查是CC重要的二级预防措施，宫颈细胞学筛查及HPV检查的CC筛查是发现CC癌前病变的重要手段。我国开展农村妇女CC免费检查，十余年间不断累积经验，优化技术与筛查管理流程，逐步扩大受益人群覆盖范围并取得良好效果。但国内大多数地区妇女仍只接受机会性筛查。

3 三级预防

可分为宫颈上皮内病变治疗与管理和CC治疗，规范化的宫颈上皮内病变诊疗和随访管理是影响其转归的重要因素，CC癌前病变分为高级别和低级别病变，根据HPV感染型别或有无HPV感染进行分类管理、治疗与随访。各期浸润性CC规范化治疗是影响患者预后的重要因素，在确定患者治疗及随访方案时，应充分考虑患者年龄、婚育状况、阴道镜及病理学检查结果、随诊条件、治疗条件等，避免治疗不足或过度治疗。

第二节 预防方法

1 一级预防

主要包括对适龄人群接种HPV疫苗，以及进行性健康教育。

为预防CC接种HPV疫苗，应该遵照国家说明书规定的接种年龄范围，从9~45岁均可选择HPV疫苗接种。疫苗接种强调按我国批准的适龄女性进行。9~14岁女性，在未感染HPV前接种HPV疫苗可获得最好的效果。自2016年来，中国依次有2价（希瑞适®）、4价（佳达修®）及9价（佳达修9®）HPV疫苗。首个国产HPV疫苗（馨可宁®）2019年12月获批上市。

过早性生活、不洁性行为、多个性伴侣或性伴侣有其他性伴侣者，发生HPV感染的可能性更高。此外，吸烟，感染艾滋病病毒或其他导致免疫功能低下的疾病感染HPV病毒可能性更高。因此，应教育女性避免过早性生活、不洁性行为、多性伴侣，提倡健康生活方式。

接种CC疫苗的女性，应与未接种女性同法进行CC筛查。

2 二级预防

CC筛查是重要的二级预防措施，包括宫颈细胞学、人乳头瘤病毒（HPV）、生物标志物、阴道镜检查等。其中以宫颈细胞学检测、HPV检测及阴道镜检查为主。目前，我国CC筛查策略在参考欧美国家CC筛查指南基础上结合我国具体实践开展。美国癌症协会（ACS）2020年首次将HPV检测作为CC初筛首选，提出25~65岁女性首选每5年进行一次主要HPV检测（FDA批准的HPV高危类型），次选每5年1次联合检测（细胞学及HPV DNA检测）或每3年1次细胞学检查（高级证据、1类，推荐）。鉴于我国HPV检测试剂多样，HPV疫苗尚未普及，CC筛查认知度不高，推荐中国女性HPV检测可作为初筛的一种选择，有条件仍然提倡细胞学及HPV DNA联合筛查作为初筛。

2.1 筛查起始及终止年龄

CC筛查指使用最简单、有效、经济方法对无症状人群进行普查。CC筛查的起始年龄各国略有不同，WHO推荐为30岁。鉴于我国CC发病情况，结合国际指南推荐，中国女性筛查起始年龄为25岁。对于超过65岁的女性，若既往25年内无CIN2+病史，且10年内CC充分筛查阴性，可终止筛查。充分筛查阴性指连续3次细胞学结果阴性，或连续2次细胞学联合HPV检查阴性，且最近一次检查是3~5年内。终止筛查前要做好充分检查及记录，减少宫颈病变漏诊率。

2.2 筛查分流

宫颈细胞学初筛分流管理，见图33-2-1；

高危型HPV初筛分流管理，见图33-2-2；

细胞学及HPV联合筛查分流管理，见图33-2-3；

CC筛查不同初筛异常者分流管理，参考[7]。

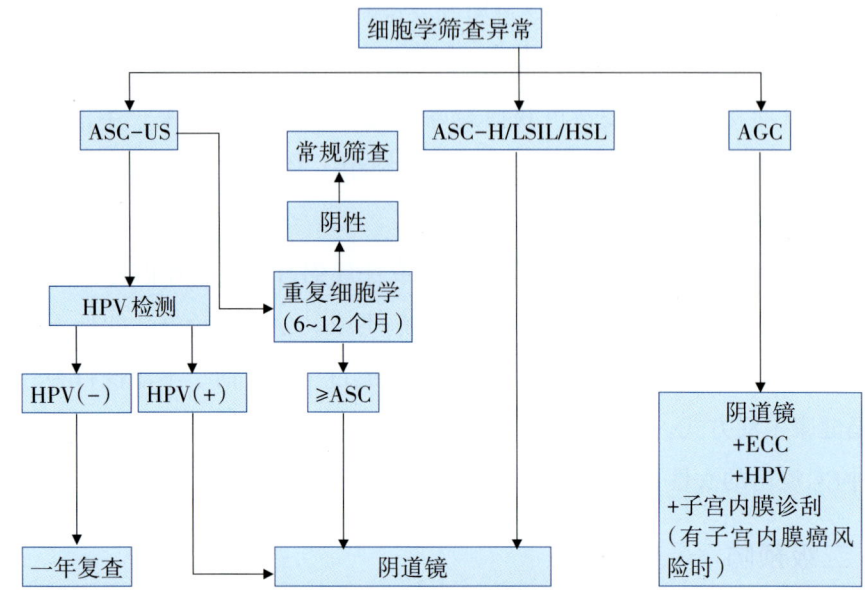

图33-2-1 宫颈细胞学初筛分流管理

注：ASC-US 意义不明的非典型鳞状细胞；ASC 非典型鳞状细胞；ASC-H 非典型鳞状上皮细胞不除外高度鳞状上皮内瘤变；LSIL 低级别鳞状上皮内瘤变；HSIL 高级别鳞状上皮内瘤变；AGC 非典型腺细胞；HPV 人乳头瘤病毒；ECC 宫颈管搔刮

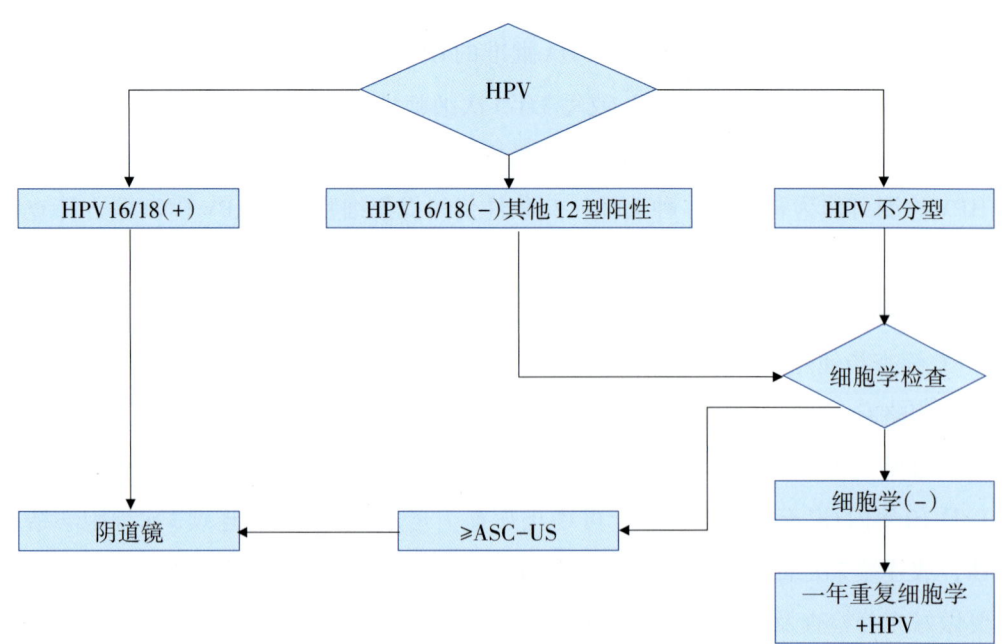

图33-2-2 高危型HPV初筛分流管理

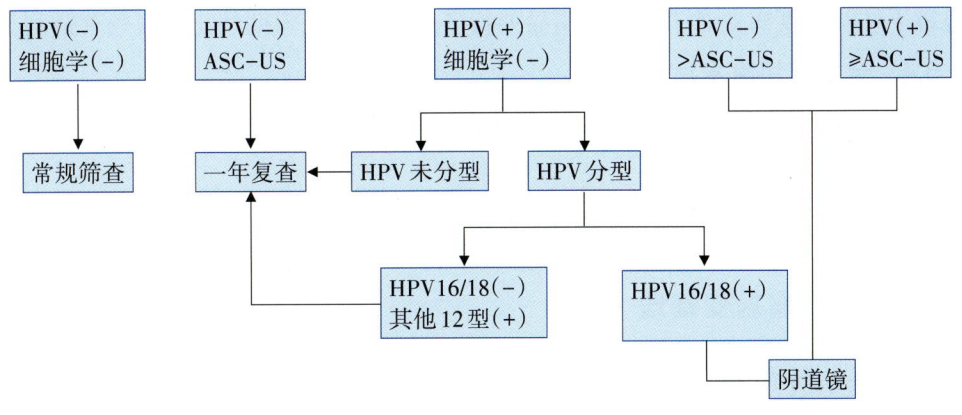

图33-2-3　细胞学及HPV联合筛查分流管理

3　特殊人群筛查

3.1　高危人群

高危人群定义为存在患CC高危险因素的妇女，如过早性生活、CC家族史、获得性免疫缺陷综合征（HIV）、免疫抑制、宫内己烯雌酚暴露、既往诊断≥CIN2接受过治疗的女性等。感染HIV女性患宫颈恶性肿瘤的概率较一般人群高。高危人群的筛查，建议每年1次细胞学检查和妇科检查，必要时阴道镜检查，并缩短筛查间隔时间，初始筛查年龄可提前至25岁以下。

3.2　25岁以下人群

25岁以下女性感染HPV后自然缓解率高，极少数进展为CC。随着HPV疫苗普及，预计25岁以下宫颈病变的总体发生风险将显著降低，故针对25岁以下女性仅对高危人群进行筛查。临床应减少对无症状25岁以下女性的过度检查及治疗。

3.3　妊娠期女性

妊娠不是CC筛查的禁忌证，仍遵循"三阶梯"原则，应避免进行侵入性操作。1年内未行CC筛查的女性，孕前或初次产检需CC筛查，推荐联合检测。若为阴性，可继续备孕或妊娠，妊娠期无须筛查，产后3~5年再行筛查。联合检测阴性但妊娠期出现阴道不规则出血、宫颈增生等，需排除产科异常出血后必要时行阴道镜检查：①非HPV16/18感染而细胞学阴性的孕妇建议产后6周进行联合复查；②HPV16/18（+）但细胞学阴性的孕妇可立即转诊阴道镜，也可推迟至产后6周行阴道镜检查。妊娠期宫颈上皮内病变产后自然缓解率高。

高危型HPV阴性的ASC-US孕妇，建议产后6周联合复查；高危型HPV阳性的ASC-US孕妇和LSIL孕妇（无论是否感染HPV）可行阴道镜检查，也可推迟至分娩后6周再行阴道镜检查。对宫颈筛查结果持续异常（≥12个月）且产后无法随访者，推荐妊娠期完成阴道镜检查。妊娠期细胞学和阴道镜检查均提示低度病变者一般不需活检；但镜下低度病变范围较大者需活检，以排除宫颈隐匿性高度病变。妊娠期阴道镜下怀疑高度病变者于病变最明显处行多点活检。妊娠期禁止行宫颈管搔刮。

3.4 全子宫切除术后

无子宫者，术前25年内无宫颈病变≥CIN2者女性可终止筛查。

3.5 HPV疫苗接种女性

HPV疫苗接种女性：与未接种女性筛查方式一致。

4 上皮内瘤病变管理

4.1 低级病变（LSIL）

包括CINⅠ及CINⅡ免疫组化P16阴性者，此类LSIL多为HPV高危亚型一过性感染，60%病变可自然消退，30%持续存在，仅有约10%2年内进展为高级别病变（HSIL）。原则上不需治疗，随诊观察。ASCCP最新指南，不再使用阴道镜转化区类型，而主要评估宫颈的可见性和鳞柱交接的可见性，结合我国情况，建议仍按转化区Ⅰ、Ⅱ、Ⅲ型判断。

LSIL建议12月重复细胞学和HPV联合检查，两次检查均阴性，转为常规筛查；任何一项检查异常均推荐阴道镜检查，并按组织病理学结果进行相应管理。

4.2 高级病变（HSIL）

包括既往三级分类法的CINⅡ、CINⅡ/Ⅲ和CINⅢ。

（1）CINⅡ/P16阳性者按HSIL管理，CINⅡ/P16阴性者按LSIL管理。

（2）CINⅡ为干预治疗阈值。年轻女性有生育要求且经医生评价具有生育能力（无明确年龄限定），如组织病理学明确为CINⅢ，建议治疗。

（3）组织病理学为CINⅡ或者没有明确指出级别者，可每6月行细胞学检查和阴道镜再评价。观察中如CINⅡ、CINⅡ/Ⅲ病变持续24月，或阴道镜检查为Ⅲ型转化区、病变面积增大或阴道镜评价较前加重，应给予治疗。

HSIL治疗后建议用细胞学联合HPV检测随诊20年。经质量控制的术后病理诊断切缘有HSIL病变，建议宫颈锥形切除，术后4~6月复查并阴道镜评估后采取医疗干预。若切缘阴性建议术后6~12个月行细胞学联合HPV检测，若未发现病变持续存在迹象，建议12个月再次重复检查，连续2次检查未见异常者，可每3年复查。复查过程中发现异常，按流程管理。随访中发现组织学确诊为CINⅡ、CINⅡ/Ⅲ或CINⅢ的病变，建议再行切除术，不能重复性切除者可考虑全子宫切除术。

对妊娠期女性，宫颈低级病变或高级病变管理主要目标是排除CC。妊娠女性若无浸润癌证据，可每10~12周复查细胞学或阴道镜观察，产后6~8周进行。

4.3 原位腺癌（AIS）

是宫颈腺癌的癌前病变，特点为：

（1）现有的CC筛查方法对AIS不敏感。

（2）AIS病变阴道镜下改变常无特异性。

（3）病灶多位于宫颈管内，不在阴道镜检查范围。

（4）AIS病变部分呈多中心或跳跃性特征。故对AIS的临床处理原则是积极治疗，不建议观察。可行全子宫切除术，或行宫颈锥切术并长期随访。

总之，对于组织病理学确诊的HSIL和AIS应进行治疗，方法包括切除性治疗和消融性治疗。切除性治疗包括LEEP或大环电切术（LLETZ）、CKC锥切术等，消融性治疗包括冷冻、激光、电凝、冷凝等。所有治疗必须有完整规范记录，LEEP/CKC锥切标本应能满足12点连续病理切片的要求。对于术后病理证实为浸润癌者，应转诊妇科肿瘤医师进一步管理。

第三章 宫颈癌诊断

第一节 临床症状

早期CC常无症状，大部分CC患者表现为阴道分泌物增多或阴道流血，性交接触性出血为主要表现，晚期可同时表现骨盆疼痛、下肢水肿、肠道或膀胱压迫等症状，其表现形式和程度取决于临床期别、组织学类型、肿块大小和生长方式等。

第二节 体检

1 妇科专科检查

妇科专科检查对疾病诊断必不可少，决定临床分期。包括：窥阴器缓慢暴露宫颈，暴露阴道穹隆及阴道壁全貌，观察宫颈外形和病灶位置、形态、大小及有无结节、溃疡和空洞等。阴道指诊用手指触摸全部阴道壁至穹隆部及宫颈外口，进一步了解病灶质地、形状、侵及范围等，部分内生型肿瘤的宫颈外观无异常，或仅表现为宫颈肥大或宫颈管增粗。

触诊：双合诊，了解子宫体位置、活动度、形状大小和质地，以及双附件区域、宫旁结缔组织有无肿块和结节状增厚；部分老年或阴道狭窄妇女无法通过扩阴器暴露，因而触诊极为关键；三合诊，是明确CC临床期别不可缺少的临床检查，主要了解宫旁组织及阴道旁及后壁有无肿瘤病灶浸润。

2 全身检查

全身检查，有无贫血，浅表淋巴结（包括锁骨上、腹股沟淋巴结有无肿大以排除全身转移）。

同时评估患者营养状况，进行营养及体能状态评分，可采用ECOG评分和KPS

评分。

第三节 辅助检查

1 常规检测

通常包括血、尿和大便三大常规，肝、肾功能，电解质等，育龄期做血液HCG检测。

2 肿瘤标志物

CC相关肿瘤标志物的联合和动态检测，对于CC的早期筛查、辅助诊断、预后判断以及疾病的复发监控等均有重要意义。鳞状细胞癌常规检测SCC-Ag、CEA、CA19-9等，其中SCC-Ag是从宫颈鳞状上皮中分离出来的鳞状上皮细胞相关抗原TA-4的亚单位，是宫颈鳞癌较特异的肿瘤标志物，现已被广泛用于临床；腺癌常规检测：CA125、CEA、CA19-9、CA153等；其他病理类型：NSE在宫颈神经内分泌瘤中常有升高，有一定预后及复发监测的价值。肿瘤标志物必须结合其他临床证据判断实际病情。

3 生殖内分泌功能检测

年轻CC患者及要求保留生育功能的患者，治疗前后卵巢功能评估非常重要。常见的血液指标包括雌/孕激素、FSH、LH、FSH/LH比值。此外，抗苗勒管激素、彩超监测窦卵泡也能有效反映卵巢储备水平。

4 影像学检查

CC治疗前必须完善影像学检查，MRI是目前CC影像学检查中最推荐的方法，盆腔影像常规检查选择MRI。对妊娠患者，MRI也可作为诊断方法。对放置节育环或不能配合MRI的患者，可行增强CT代替。上腹、中腹及盆腔选择增强CT检查，胸部可选择CT平扫。PET-CT具有较高特异度，推荐应用于ⅠB1期及以上CC患者，国内PET-CT设备普及率低，费用昂贵，目前多用于复发、晚期患者。部分患者可行核医学肾图检查了解肾脏代谢功能。

5 内镜检查

CC Ⅲb期/Ⅳa/Ⅳb期需常规肠镜和/或膀胱镜检查。当镜下活检提示膀胱黏膜或直肠黏膜有肿瘤累及，则可判断为Ⅳa期，仅影像学诊断的膀胱或直肠黏膜侵犯不足以作为分期依据。

第四节 病理诊断

1 宫颈活检

从宫颈上夹取组织送病理检查，可在阴道镜引导下进行，可以是单点或多点，是诊断CC金标准，送检组织需标注活检位置。部分患者病灶位于宫颈管，需行宫颈管搔刮明确诊断。

2 宫颈锥切

主要用于宫颈细胞学检查多次异常而宫颈活组织学结果为阴性，或活组织学结果为癌前病变但不能排除浸润癌者。宫颈锥切不仅能有助确诊，同时能治疗早期病变。

3 病理类型

遵照妇科肿瘤WHO分类（2020版），具体见表33-3-1。

表33-3-1 子宫颈癌主要病理类型及分类原则（2020 WHO）

病理类型及分类
鳞状上皮肿瘤（squamous epithelial tumours）
低级别鳞状上皮内病变（low-grade squamous intraepithelial lesion）
宫颈上皮内瘤变，1级（cervical intraepithelial neoplasia，grade 1）
高级别鳞状上皮内病变（high-grade squamous intraepithelial lesion）
宫颈上皮内瘤变，2级（cervical intraepithelial neoplasia，grade 2）
宫颈上皮内瘤变，3级（cervical intraepithelial neoplasia，grade 3）
鳞状细胞癌，HPV相关（squamous cell carcinoma，HPV-associated）
鳞状细胞癌，非HPV相关（squamous cell carcinoma，HPV-independent）
鳞状细胞癌，非特指（squamous cell carcinoma，NOS）
腺体肿瘤及前驱病变（glandular tumours and precursors）
原位腺癌，非特指（adenocarcinoma in situ，NOS）
原位腺癌，HPV相关（adenocarcinoma in situ，HPV-associated）
原位腺癌，非HPV相关（adenocarcinoma in situ，HPV-independent）
腺癌，非特指（adenocarcinoma，NOS）
腺癌，HPV相关（adenocarcinoma，HPV-associated）
腺癌，非HPV相关，胃型（adenocarcinoma，HPV-independent，gastric type）
腺癌，非HPV相关，透明细胞型（adenocarcinoma，HPV-independent，clear cell type）
腺癌，非HPV相关，中肾管型（adenocarcinoma，HPV-independent，mesonephric type）
腺癌，非HPV相关，非特指（adenocarcinoma，HPV-independent，NOS）

病理类型及分类
内膜样腺癌，非特指（endometrioid adenocarcinoma，NOS）
癌肉瘤，非特指（carcinosarcoma，NOS）
腺鳞癌（adenosquamous carcinoma）
黏液表皮样癌（mucoepidermoid carcinoma）
腺样基底细胞癌（adenoid basal carcinoma）
未分化癌，非特指（carcinoma，undifferentiated，NOS）
混合性上皮-间叶肿瘤（mixed epithelial and mesenchymal tumours）
腺肉瘤（adenosarcoma）

注：NOS：Non otherwise-specified，非特指

第五节 分 期

1 分期规则

CC分期采用国际上统一使用的国际妇产科联盟（FIGO）2018年临床分期，影像学及病理结果也纳入分期。TNM分期作为参考，目前采用AJCC 2021第九版（表33-3-2）。FIGO 2018年CC分期与2009年分期相比，主要有以下不同：①因存在取材和病理"伪影"误差，微小浸润癌的分期不再考虑病变宽度。②ⅠB期根据子宫颈病变的最大直径细分为ⅠB1、ⅠB2和ⅠB3期。③由于淋巴结受累预后更差，所有伴淋巴结转移病例归为ⅢC期，若仅有盆腔淋巴结阳性，则为ⅢC1期；若腹主动脉旁淋巴结阳性，则为ⅢC2期，分期规则还指出，添加符号标明影像学评估为"r"，已获得病理学确诊的为"p"。因此，FIGO 2018年CC分期规则为临床结合影像学及病理学诊断的分期。

表33-3-2 CC FIGO 2018与TNM分期对照表

原发肿瘤（T）		
T类	FIGO分期	FIGO描述
TX		原发肿瘤无法评估
T0		无原发肿瘤证据
T1	Ⅰ	病灶局限在宫颈（是否扩散至宫体不予考虑）
T1a	ⅠA	仅在镜下可见浸润癌，最大浸润深度≤5mm
T1a1	ⅠA1	间质浸润深度≤3mm
T1a2	ⅠA2	间质浸润深度>3mm且≤5mm
T1b	ⅠB	浸润癌最大浸润深度>5mm（超出ⅠA期），病灶局限于宫颈并测量肿瘤最大径
T1b1	ⅠB1	间质浸润深度>5mm，癌灶最大径线≤2cm
T1b2	ⅠB2	浸润癌最大径>2cm且≤4cm
T1b3	ⅠB3	浸润癌最大径>4cm

续表

原发肿瘤（T）		
T类	FIGO分期	FIGO描述
T2	Ⅱ	肿瘤超出子宫，但未达阴道下1/3或骨盆壁
T2a	ⅡA	肿瘤侵犯阴道上2/3，无宫旁浸润
T2a1	ⅡA1	浸润癌最大径≤4cm
T2a2	ⅡA2	浸润癌最大径>4cm
T2b	ⅡB	有宫旁浸润，但未达骨盆壁
T3	Ⅲ	肿瘤累及阴道下1/3和（或）延伸到盆壁和（或）引起肾盂积水或肾无功能和（或）累及腔和（或）主动脉旁淋巴结
T3a	ⅢA	肿瘤累及阴道下1/3，但未达到骨盆壁
T3b	ⅢB	肿瘤延伸到盆壁和（或）引起肾盂积水或肾无功能（除非已知是由其他原因引起）
T4	ⅣA	邻居器官转移（T描述：活检证实侵犯膀胱或直肠黏膜或肿瘤扩散至临近器官，大疱性水肿病例不列为ⅣA期）

区域淋巴结(N)		
N类	FIGO分期	N描述
NX		区域淋巴结无法评估
N0		无区域淋巴结转移
N0(i+)		区域淋巴结见孤立肿瘤细胞（最大径≤0.2mm）或在单个淋巴结切片检查中见单个肿瘤细胞或见≤200个成团肿瘤细胞
N1	ⅢC1	仅盆腔淋巴结转移
N1mi	ⅢC1	盆腔区域淋巴结转移（最大径>0.2mm，≤2.0mm）
N1a	ⅢC1	盆腔区域淋巴结转移（最大径>2.0mm）
N2	ⅢC2	腹主动脉旁淋巴结转移，伴或不伴盆腔淋巴结转移
N2mi	ⅢC2	腹主动脉旁淋巴结转移（最大径>0.2mm，≤2.0mm），伴或不伴盆腔淋巴结转移
N2a	ⅢC2	腹主动脉旁淋巴结转移（最大径>2.0mm），伴或不伴盆腔淋巴结转移

远处转移（M）		
M类	FIGO分期	M描述
M0		无远处转移
cM1	ⅣB	远处转移（包括腹股沟淋巴结转移、腹腔内病灶、肺、肝或骨转移；不包括盆腔或主动脉旁淋巴结或阴道转移）
pM1	ⅣB	显微镜下证实远处转移（包括腹股沟淋巴结转移、腹腔内病灶、肺、肝或骨转移；不包括盆腔或主动脉旁淋巴结或阴道转移）

注：1.cM，临床转移分类；pM，病理转移分类
2.可利用影像学和病理学结果（如果有），对临床检查的肿瘤大小和侵犯范围进行补充用于分期。病理学结果可取代影像学和临床检查结果。
3.淋巴脉管间隙浸润不改变分期，不再考虑病灶浸润宽度。
4.FIGO2018 ⅢC分期添加"r（影像）"和"p（病理）"标注，用于表明将病例归为ⅢC期的证据。例如：如果是影像学发现的盆腔淋巴结转移，则分期为ⅢC1r，如果是经病理检查确诊，则分期为ⅢC1p，影像学检查方式或病理技术应始终记录在案。

2　分期前检查

CC治疗前分期很重要，同时应全面检查评估患者病情及身体状态，避免遗漏转移病灶，以下检查应为常规检查：

（1）子宫颈活检。判定镜下浸润，必要时行子宫颈锥切及子宫颈管搔刮术，以明确组织病理学诊断及病变范围。

（2）妇科检查仍是临床分期主要依据。

（3）分期为ⅡB期以上或有相关临床症状或必要时，需行肾图、膀胱镜、肠镜检查。

（4）对子宫颈鳞癌行血清鳞状上皮细胞癌抗原（SCC-Ag）检测，对子宫颈腺癌行糖类抗原125（CA125）检测。

（5）胸CT平扫、上下腹（含腹主动脉旁）平扫+增强CT、盆腔增强MRI或CT平扫+增强。建议ⅠB1行期以上有条件者选择PET/CT。

（6）子宫颈HPV定性或定量检测。

（7）肿瘤相关基因检测可选择。

3　临床分期

遵照FIGO 2018年分期原则，CC FIGO临床分期见表33-3-2，TNM分期用AJCC第9版。临床分期是基础，影像和手术后可改变分期。临床分期需注意4点：① 需2名及以上高年资医师共同查体明确临床分期，有条件最好在麻醉下行盆腔检查。② 分期有分歧时以分期较早为准。③ 允许影像学和病理学检查结果用于分期。④ 微小浸润癌诊断必须根据子宫颈锥切标本由有经验的病理科医师做出诊断。

4　影像分期

FIGO 2018年分期将影像学检查结果纳入分期，盆腔和（或）腹主动脉旁淋巴结受累，无论宫颈肿瘤大小与范围（采用r标记），ⅢC1r表示只有盆腔淋巴结转移，ⅢC2r表示腹主动脉旁淋巴结转移，转移淋巴结以肿瘤淋巴结评价为基础，即阳性淋巴结判定以短径≥10mm。对ⅠB3、ⅡA2-ⅣA期的CC患者，采用影像学分期尤为重要，根据影像学评估肿瘤大小和淋巴结是否阳性，指导下一步治疗方案。

5　手术分期

对ⅠB3、ⅡA2~ⅣA期CC患者也可采用手术病理学分期，不论宫颈肿瘤大小与范围（采用p标记），ⅢC1p表示只有病理学证实的盆腔淋巴结转移，ⅢC2p表示病理学证实的腹主动脉旁淋巴结转移。对ⅢC1r期的CC患者影像学分期提示盆腔淋巴结阳性，腹主动脉旁淋巴结阴性，也可选择采用腹主动脉旁淋巴结切除手术病理学分期，有利于治疗方案选择，流程图见图33-3-1。

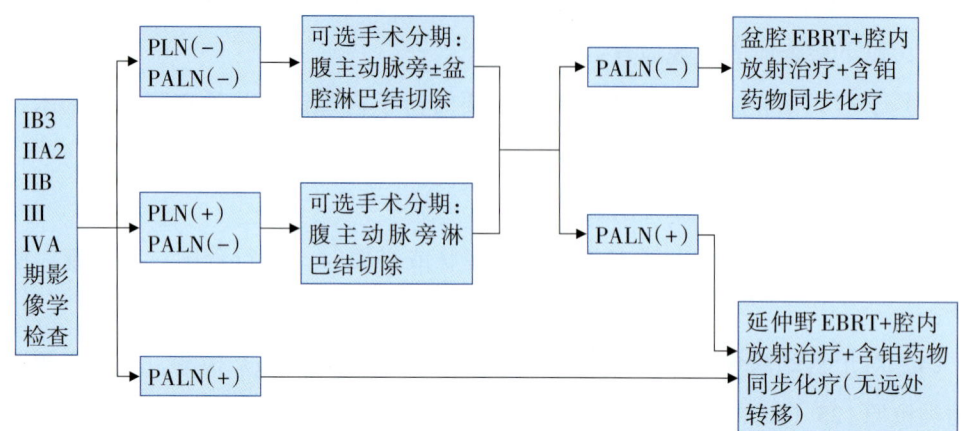

图33-3-1　局部晚期CC手术分期流程图

注：PLN 盆腔淋巴结；PALN 腹主动脉旁淋巴结。淋巴结切除上界至肠系膜下动脉水平，ⅢC2p期患者建议分期术后再行影像学检查明确淋巴结是否充分切除，同时需行全身检查排除远处转移。

对早期（Ⅰa2-Ⅰb2、Ⅱa1期）CC，若术中探查发现阳性淋巴结（术中快速病理），可仅行手术分期，淋巴结切除上界至肠系膜下动脉水平，不建议行盆腔淋巴结系统性切除，根据术后手术病理分期结果确定术后放疗野，此方式在欧洲有临床研究证实可行，国内仍属于探索阶段，多个妇科肿瘤中心在开展前瞻性研究。

第四章 宫颈癌治疗基本原则

CC治疗主要有手术治疗、放疗和化疗，手术适于ⅠA、ⅠB1、ⅠB2、ⅡA1分期的CC，放疗适于所有分期的CC，化疗广泛用于与手术、放疗配合的整合治疗和晚期复发性CC的全身治疗。

靶向治疗、免疫治疗及其整合治疗可用于复发或转移CC的全身系统性整合治疗。

CC整合治疗不是几种方法盲目叠加，而是有计划地分步骤实施，根据患者一般状况、分期治疗推荐及患者治疗意愿选择。手术治疗根据病理诊断结果和病理危险因素及时补充治疗，减少肿瘤未控或复发，放疗应根据肿瘤消退情况及时予以调整治疗计划。

早期CC以手术治疗为主，局部晚期CC以同步放疗为主。

手术治疗适于ⅠA期、ⅠB1、ⅠB2、ⅡA1患者，ⅠB3期及ⅡA2期首选同步放化疗，放疗资源缺乏地区可选择手术，术后根据病理危险因素及时补充放疗或化疗，无放疗条件及时转诊。

对未绝经患者，特别是年龄小于40岁，放疗可引起盆腔纤维化和阴道萎缩狭窄，早于ⅡB期、无手术禁忌证者可选择手术治疗。手术入路推荐开腹手术或经阴道手术，对ⅠA1期无脉管侵犯可选腹腔镜微创手术。

放疗适于各期CC，外照射可采用前后对穿野、盆腔四野、三维适形、调强放疗。适形放疗和调强放疗已广泛用于临床，由于CC后装腔内放疗的剂量学特点，具有不可替代性。

以顺铂为基础的联合化疗或单用顺铂化疗，主要适于同步放化疗、姑息化疗和新辅助化疗，CC新辅助化疗仅推荐用于保留生育功能患者和临床研究。

全身系统性治疗的二线治疗，可选用化疗联合靶向治疗或免疫治疗。PD-L1阳性或微卫星高度不稳定（MSI-H）/错配修复缺陷（dMMR）的患者可选择PD-1抑制剂（如派姆单抗）。NTRK基因融合者可选用拉罗替尼或恩曲替尼。

治疗方式选择取决于本地区现有设备与技术条件，妇科肿瘤医师的技术水平及患者一般状况、年龄、愿望、肿瘤分期和肿瘤标志物检测结果。

治疗前应进行充分的医患沟通。

第一节 手术治疗

1 手术分类与分型

CC手术治疗包括子宫颈锥切术、子宫颈根治性切除术、子宫根治性切除术。

保留生育功能宫颈锥切术是治疗CC前病变确定有无浸润的治疗方法，也是治疗性诊断，为达到准确判断疾病程度，对宫颈锥切要求：①锥切切缘至少有3mm的阴性距离（切缘阴性是指无浸润性病变或高级别鳞状上皮内病变）；②治疗性锥切推荐冷刀锥切，切除深度至少为10mm，已生育者可增加到18~20mm（如评估能达到足够切缘，也可采用LEEP术）；③应尽量整块切除，保持标本完整性；④切除组织的形状和深度需与术前评估的病灶大小、形状和病变部位相适应；⑤子宫颈管的可疑浸润性腺癌与原位腺癌，锥切应设计成一个窄长锥形，延伸至子宫颈内口以避免遗漏子宫颈管病变；⑥推荐在锥顶上方的子宫颈管单独取样以评估残断是否切尽。

不保留生育功能手术，推荐采用Querleu-Morrow（QM）分型，包括筋膜外子宫切除术（A型）、改良根治性子宫切除术（B型）、根治性子宫切除术（C型）和超根治性子宫切除术（D型）。C型手术又分为保留膀胱神经（C1型）和不保留膀胱神经（C2型），根治性子宫切除手术方式推荐经腹开放性手术，QM分型见表33-4-1。也可采用Piver分型，其手术分型特点为明确子宫动脉结扎的部位，主韧带切除的宽带，阴道切除的长度及淋巴结切除范围，标明不同术式适应分期，便于学习和掌握，Piver分型型见表33-4-2。两种分型均被广泛应用与临床，CC手术记录应写明采用的手术方式及分型，便于资料统计分析。

盆腔廓清术，包括前盆腔廓清术、后盆腔廓清术和全盆腔廓清术。通常应用于放疗后盆腔中心性复发或病灶持续存在，可选择在放疗结束3个月进行。手术前充分全面评估，除外远处转移，评估手术风险、患者生存获益和术后并发症处理。

关于盆腔淋巴结的处理，根据病期可选择双侧盆腔淋巴结切除或前哨淋巴结显影。

非根治性手术主要用于出现肿瘤并发症的患者（如大出血、梗阻、肠瘘、尿瘘等），主要术方式包括肠造瘘、输尿管支架置入、膀胱造瘘、输尿管膀胱种植等。

表 33-4-1　Querleu-Morrow（QM）分型

QM分型	术式
A型	有限的根治性子宫切除术，在输尿管和子宫颈之间切断侧方子宫旁组织，腹侧和背侧子宫旁组织贴近子宫切除，约切除5 mm，切除阴道<10 mm。适用于：IA1期不伴淋巴血管侵犯
B型	改良式根治性子宫切除术，在输尿管隧道处切断侧方子宫旁组织，不切除下腹下神经，在子宫直肠反折腹膜处切除背侧子宫旁组织，切除部分腹侧子宫旁组织。在子宫颈或肿瘤下方10 mm处切除阴道，也称B1型手术；B2型手术是B1+子宫颈旁淋巴结切除。适应证：IA1期伴淋巴血管侵犯或IA2期
C型	经典的根治性子宫切除术，于髂内血管内侧切除侧方子宫旁组织，近直肠水平切断骶韧带、近膀胱水平切断膀胱子宫颈韧带、膀胱阴道韧带、完全游离输尿管，根据阴道受侵的范围调整阴道切除的长度。适用于深肌层受侵的ⅠB1期、ⅠB2~ⅡA期或偏早的ⅡB期CC
C1型	保留神经的根治性子宫切除术，分离出背侧的自主神经后切除背侧子宫旁组织；暴露下腹下神经丛，在切除侧方子宫旁组织时仅切除盆丛的子宫支；膀胱阴道韧带内的盆丛的膀胱支予以保留，故只切除腹侧子宫旁组织的内侧，暴露输尿管下方的下腹神经，保留膀胱支
C2型	不保留自主神经的根治性子宫切除术，在直肠侧方切断下腹下神经丛、骶内脏神经；分离出尿管后，近膀胱壁处切除腹侧子宫旁组织（膀胱阴道韧带），不保留下腹神经丛里的膀胱支；切除侧方子宫旁组织时沿着髂内血管的内侧至盆壁。在骶骨水平切除背侧子宫旁组织。该型仅适用于因解剖原因不能保留盆腔自主神经者
D型	侧盆扩大切除术，D1型近盆壁切除所有的子宫旁组织，包括下腹、闭孔血管。可适用于ⅡB期CC；D2型即盆腔脏器廓清术（LEER术），范围包括D1+临近的筋膜/肌肉组织。适用于侧方复发的肿瘤

表 33-4-2　piver 分型

Piver分型	子宫动脉	主韧带	宫骶韧带	阴道	淋巴结	适应证
Ⅰ型	子宫颈筋膜外侧	子宫颈筋膜外侧	子宫颈筋膜外侧	子宫颈筋膜外侧	不切除	ⅠA1期
Ⅱ型	与输尿管交汇处结扎	从中间切断	靠近子宫切断	切除上1/3	选择性切除肿大的淋巴结	ⅠA2期
Ⅲ型	髂内动脉起始部结扎	全部切除	近骶骨处切断	切除上1/2	常规行盆腔淋巴结清扫术	ⅠB1/ⅠB2/ⅡA1期
Ⅳ型	必要时于盆壁结扎髂内动脉	全部切除	近骶骨处切断	切除3/4	常规行盆腔淋巴结清扫术	中央型复发
Ⅴ型	结扎髂内动脉	全部切除	近骶骨处切断	切除3/4	常规行盆腔淋巴结清扫术	中央型复发累及远端输尿管或膀胱

2　前哨淋巴结（Sentinel lymph nodes，SLN）显影及前哨淋巴结切除

推荐在早期病例中应用，针对部分病例为避免系统的盆腔淋巴结切除时，在肿瘤直径<2.0cm时阳性检测率和显影效果最好。前哨淋巴结显影推荐用于经选择的临床影像分期为Ⅰ期CC。

具体操作步骤：在子宫颈3和9点或3、6、9、12点位置注射染料或放射性胶

体 ^{99m}Tc。注射染料采用肉眼观察有色染料，注射 ^{99m}Tc 采用 γ 探测器，吲哚菁绿（ICG）采用荧光摄像。

病理镜下SLN检查，进行超分期，可提高微小转移检出率。ICG能识别出比蓝色染料更多SLN。

第二节 放疗

各期CC都适合放疗，包括各种病理学类型，对患有内科疾病不能耐受手术的CIN Ⅲ也可选择单纯腔内放疗。但对年轻早期CC患者，考虑对卵巢功能的保护，主要采用手术治疗或卵巢移位后的盆腔放疗。

1 放疗一般原则

CC放疗包括远距离体外照射和近距离放疗，两者针对的靶区不同，对CC治疗的作用也不同，外照射主要针对CC癌原发灶和盆腔蔓延及淋巴转移区域，近距离放疗主要照射CC的原发病灶区域。放疗应有足够剂量以保证疗效，同时也需最大限度保护邻近正常组织，减少放疗并发症，提高生存质量。

根据患者一般状况、肿瘤范围（分期）及治疗单位放疗设备条件、患者意愿选择放疗方式。

体外放疗可选择前后二野传统照射技术，或精确放疗技术如三维适形放疗（3D-CRT）、适型调强放疗（IMRT）、容积调强放疗（VMAT）、螺旋断层放疗（TOMO）等。腔内照射可选择二维、三维，有条件可以选用四维技术，外照射不能取代后装治疗在CC根治性放疗中的作用。

CC的放疗剂量根据分期不同有所差别，A点总剂量为盆腔体外照射联合后装治疗换算后的总的生物等效剂量，对早期（ⅠA期及病灶小于1.0 cm的ⅠB1期）子宫颈局部肿瘤小的患者，也可以单独接受后装腔内治疗，特别是对外照射放疗（EBRT）有相对禁忌证者。A点通常给予60~65 Gy的等效剂量。EBRT与腔内近距离放疗（ICRT）联合方案也是这类患者的一种选择。局部肿瘤大或晚期患者A点总剂量≥85 Gy[常规2 Gy分次放射的生物等效剂量（EQD_2）]。

治疗剂量应根据治疗过程中的患者症状、盆腔检查及影像学检查等获得的肿瘤变化及时调整，采用个体化放疗方案。根治性放疗应尽量在8周内完成。无化疗禁忌患者，放疗过程中需要接受铂类药物为基础的同步化疗。

2 体外照射

体外照射主要针对CC原发灶和盆腔蔓延及淋巴转移区域，要求在5~6周内完成，尽量避免放疗时间延长。强调不能以任何体外照射方式替代后装放疗。CC放疗靶区的设定应根据妇科检查情况和影像学检查（如CT、MRI、PET/CT）确认，应包括子宫体、宫颈、宫旁和上1/3阴道（或距阴道受侵最低点下2.0 cm，ⅢA期包括全部阴道）以及盆腔淋巴引流区，如闭孔、髂内、髂外、髂总、骶前；如果腹股沟区淋巴结、腹主动脉旁淋巴结转移，该区域也应包括在照射野内。照射野设定采用X线模拟定位机或CT、MRI模拟定位机定位。

（1）盆腔等中心照射

包括下腹及盆腔，设前后野等中心垂直照射。上界在L4~L5间隙，下界在闭孔下缘或肿瘤下界以下至少2.0 cm，侧界在真骨盆最宽处向外1.5~2.0 cm，同时，应用铅块[有条件者用多叶光栅技术（MLC）]遮挡正常器官，减少危及器官受量。每次盆腔中平面处方剂量为1.8~2.0 Gy，每周4~5次。盆腔等中心照射可分两阶段完成，第1阶段为全盆腔等中心照射，DT量为20~30 Gy，2~3周完成；第2阶段建议行影像学复查，可根据情况重新定位，中间遮挡照射，全盆腔中间遮挡4.0 cm×（8.0~12.0）cm，以降低危及器官膀胱和直肠的受量，给后装治疗提供剂量空间，DT量为20~25 Gy（EQD_2），2~3周完成。

（2）四野箱式照射

即盆腔前后两野照射加两个侧野照射，主要适于特别肥胖患者以增加子宫旁或淋巴引流区的剂量。上界在L4~L5间隙，下界在闭孔下缘或肿瘤下界以下至少2.0 cm，侧界在真骨盆最宽处向外1.5~2.0 cm。两侧野前缘达耻骨联合（包括髂外淋巴引流区），后缘在S2-S3骶椎交界水平（包括骶前淋巴引流区），如子宫颈原发灶大，宫骶韧带受累，后缘可达S3-S4骶椎水平，应用铅块或MLC技术遮挡正常器官。每天四野同时照射，一般给予B点DT量为45~50 Gy（EQD_2），4~5周完成。

（3）腹主动脉旁野（延伸野）照射

髂总或主动脉旁淋巴结转移时需延伸野照射，照射野宽度一般为6.0~8.0 cm，长度据淋巴结转移范围予个体化设计。建议DT量为40~45 Gy，4~5周，每天1次，1.8~2.0 Gy，照射时注意保护肾脏和脊髓。对腹主动脉旁淋巴引流区，建议采用适形或调强精确放疗技术。

根据所用放疗技术、照射野数及医疗机构设备、防护条件而选择射线。射线能量越高，穿透能力越强，需要防护条件越高，前后二野照射可选择10~15 MV X射线，多野照射可选择6~10 MV X射线。

精确放疗技术实施均基于靶区精确定位，包括靶区准确定义、针对治疗中靶区变化和器官移动的应对、摆位及质量控制，其中合理靶区勾画是治疗成败的关键，也直接影响放疗并发症的发生。建议行MRI或PET/CT以保证照射靶区覆盖受侵子宫旁及转移淋巴结组织，同时最大限度保护直肠、小肠、膀胱等危及器官。CC的靶区包括大体肿瘤区（GTV）、临床靶区（CTV）和计划靶区（PTV）。确定PTV是确保临床靶区得到规定的治疗剂量。PTV应包括CTV、照射中器官运动和由于日常摆位、治疗中靶位置和靶体积变化等因素引起的扩大照射范围。CC体外照射由CTV外放一定距离形成PTV，目前无统一标准。盆腔原发肿瘤区对未行子宫切除者包括肿瘤、全子宫（宫颈+宫体）、部分阴道、子宫旁或阴道旁软组织；对已行子宫切除者包括残存肿瘤、阴道残端、上段阴道（3.0~4.0 cm）、阴道旁或瘤床软组织。淋巴引流区包括闭孔、髂内、髂外、髂总±腹主动脉旁淋巴结引流区。对影像学诊断子宫颈间质受侵的患者，应包括骶前淋巴引流区；如髂总淋巴结、腹主动脉旁淋巴结有转移则需行腹主动脉旁淋巴引流区照射，其靶区上界要求达肾血管水平；如转移淋巴结超过肾血管水平，则根据受侵淋巴结范围决定上界；肿瘤侵及阴道下1/3时，靶区需包括全阴道及双腹股沟淋巴引流区。

需要特别指出的是，应建立考虑膀胱体积变化的内靶区（ITV），若在制订计划时发现直肠过度扩张，应考虑再次行CT、MRI模拟定位。处方剂量：外照射处方剂量约45~50 Gy（高级别，对于转移淋巴结可采用同步加量照射或后程加量，根据转移淋巴结大小，增加剂量10~15 Gy，总剂量可达55~65 Gy。加量照射时需保护临近正常组织。

3 近距离放射

主要照射CC的原发区域，在CC治疗中占有重要地位。据情况选择传统二维后装或图像引导的三维后装治疗。

3.1 二维后装治疗

治疗剂量换算与原则：剂量率按ICRU89号报告分为三个级别，低剂量率（<1Gy/h，Low Dose Rate，LDR）、中剂量率（1~12Gy/h，Middol Dose Rate，MDR）和高剂量率（>12Gy/h，High Dose Rate，HDR），目前，国内多使用HDR后装治疗机。A点剂量以传统剂量分割及HDR近距离治疗为依据，对近距离放疗，设定为一个4~7 Gy/h HDR。近距离放疗应依据线性二次方程的HDR剂量转换为生物学上等效的LDR剂量换算，即转化成相当于常规2Gy分次放射"等效生物剂量（equivalent dose in 2Gy/f，EQD_2）"的A点剂量。如30 Gy HDR的A点剂量被分割为5次照射，等同于用EQD_2的A点40 Gy剂量（剂量率换算参考第4版《肿瘤放射治疗学》）。

近距离照射剂量应与体外照射剂量统筹考虑，近距离一般予高剂量率A点总剂量20~42 Gy，联合体外照射总剂量（EQD_2）大于75 Gy，每次5~7 Gy，每周1次，腔内后装治疗当天不行体外照射，若体外放射治疗结束可一周给予两次治疗。体外照射联合腔内治疗A点的EQD_2因期别而异，ⅠA2期应达75~80 Gy（EQD_2），ⅠB1、ⅠB2和ⅡA1期达80~85 Gy，ⅠB3、ⅡA2和ⅡB-ⅣA期≥85Gy（EQD_2），采用不同剂量率后装机治疗时，应行生物剂量转换（腔内剂量以体外常规分割等效生物剂量换算），同时注意对膀胱及直肠剂量的监测，避免膀胱及直肠过高受量。直肠、膀胱剂量限制在处方剂量的60%~70%以下，最高不能>80%。

近距离治疗时机通常在外照射的中后程加入，预估肿瘤病灶处于二维剂量曲线包绕范围内，若宫颈病灶较小可与体外放射治疗同步开始，避免后期宫颈萎缩置管困难及正常组织受量过高。总的放疗疗程尽量控制在7周内，最好不要超过8周。

3.2 三维后装治疗

CC近距离治疗采用图像引导的三维治疗计划有明显优势，可提高局控率、肿瘤特异性生存率和总生存率。采用CT或MRI定位，扫描范围从髂前上棘（或子宫底上3.0 cm）至坐骨结节下缘，层厚3 mm。对无法行MRI定位的单位，可行CT扫描定位，但需参照定位前MRI扫描图像。靶区、危及器官（organ at risk，OAR）勾画，参考ICRU89号报告和IBS-GEC ESTRO-ABS联合推荐的基于CT定位近距离靶区勾画指南：以MRI-T2加权像上的高信号及灰色信号加上妇科查体病灶确定为GTV。CTV分3类：肿瘤高危临床靶区（CTV-THR），包括整个子宫颈和后装治疗时残留的可见肿瘤及查体和MRI确定的残留病变组织。

肿瘤中危临床靶区（CTV-TIR），包括GTV-Tinit的范围映射在近距离治疗时影像上的区域，及CTV-THR基础上外扩的总和。肿瘤低危临床靶区（CTV-TLR）代表来自原发肿瘤潜在的连续或非连续的具有临床上病灶扩散的危险区域。建议以D90、D100评估CTV-THR和CTV-TIR剂量，以V150、V200评估高剂量体积；以D1cc、D2cc评估OAR的耐受剂量。A点剂量仍需报告，作为评价靶区剂量的参考。以CTV-THR确定处方剂量，至少达到80 Gy，对肿瘤体积大或退缩不佳病灶，应≥87 Gy。OAR限定剂量为：直肠2 cc≤65~75 Gy；乙状结肠2 cc≤70~75 Gy；膀胱2 cc≤80~90 Gy。当腔内近距离治疗无法满足上述剂量时，可考虑联合组织间插植放疗。

3.3 特殊情况后装治疗

对子宫切除术后患者（尤其是阴道切缘阳性或肿瘤近切缘者），可采用阴道柱状施源器、多通道阴道施源器或插置针等施源器提供适形剂量，作为体外放疗的补充。以阴道黏膜表面或阴道黏膜下5 mm处为参照点，高剂量率192Ir剂量为20~24 Gy（EQD_2）。对子宫颈外生型大肿瘤，特别是出血较多者，体外放疗前可先给予后装治疗消瘤止血，肿瘤表面出血多采用阴道施源器，以源旁1cm为参考点，一次性给予10~12 Gy。

4 危及器官（Organ at Risk，OAR）的耐受剂量

CC放疗邻近器官的耐受剂量：CC放疗的OAR包括膀胱、直肠、结肠、骨髓、皮肤、小肠、输尿管等，一般用$TD_{5/5}$表示最小放射耐受量，表示在治疗后5年内，预计

严重并发症发生率不超过5%。

5　根治性放疗时间控制

CC放疗包含体外照射和腔内照射，总时间应控制在7~8周内。

6　术后放疗

CC术后放疗包括CC根治术后补充放疗和单纯性全子宫切除术后意外发现的CC的放疗。

由于术后肠管活动度变差，容易导致肠道局部受量过大，推荐调强放疗等立体照射技术，盆腔剂量45~50 Gy，建议术后8周内完成。

放射野可根据术后病理学检查结果来确定。有髂总或腹主动脉旁淋巴结转移者，腹主动脉旁淋巴引流区也应给予（50±5）Gy的照射剂量，阴道切缘阳性或近切缘者，应增加后装近距离治疗，推荐柱状施源器阴道黏膜下0.5 cm 5.5 Gy×2次，或阴道黏膜面6.0 Gy×3次（中级别证据，推荐）。

第三节　化疗

CC化疗以顺铂为基础联合化疗或单用顺铂化疗为主。目前主要适用于同步放化疗、姑息化疗和新辅助化疗（保留生育功能或部分特殊情况下）。

同期放化疗一般采用顺铂单药或含铂联合化疗，不能耐受顺铂者可采用卡铂。

新辅助化疗主要用于保留生育功能的术前辅助治疗，缺乏放疗设备地区的ⅠB3或ⅡA2期，即肿瘤直径≥4.0 cm的局部晚期CC术前化疗，一般2~3个疗程。

局部晚期CC新辅助化疗后不能改善CC的预后，术后病理学危险因素易被掩盖，原则上不推荐使用。

建议诊断为局部晚期的CC，如放疗设备缺乏，建议转诊至有CC放疗设备的医疗机构治疗。

晚期及复发性CC全身治疗初始化疗，首选含铂类药物联合化疗+贝伐珠单抗的联合方案，如顺铂/卡铂+紫杉醇/紫杉醇脂质体+贝伐珠单抗，也可选择顺铂+紫杉醇/紫杉醇脂质体、拓扑替康+紫杉醇/紫杉醇脂质体等联合化疗方案。针对PD-L1阳性也可以加帕博丽珠单抗治疗或有CC适应证的PD-1。推荐参加临床试验。

接受化疗或化疗后疾病进展的，对于PD-L1阳性或MSI-H/dMMR患者首选派姆单抗治疗。派姆单抗也可用于无法切除或转移性的高肿瘤突变负荷（TMB-H）肿瘤。而拉罗替尼、恩曲替尼用于NTRK基因阳性肿瘤治疗。

主要化疗方案推荐见表33-4-3。

表 33-4-3　鳞癌、腺癌或腺鳞癌

放化疗	复发或转移性疾病		
	一线联合治疗	可选的一线单药治疗	二线或以上治疗
首选方案 顺铂 卡铂（如果不能耐受顺铂）	**首选方案** 帕博利珠单抗+顺铂/紫杉醇±贝伐珠单抗（适用于PD-L1阳性肿瘤） 帕博利珠单抗+卡铂/紫杉醇±贝伐珠单抗（适用于PD-L1阳性肿瘤） 顺铂/紫杉醇/贝伐珠单抗 卡铂/紫杉醇/贝伐珠单抗 **其他推荐方案** 顺铂/紫杉醇 卡铂/紫杉醇（推荐先前用过顺铂治疗的患者） 拓扑替康/紫杉醇/贝伐珠单抗 拓扑替康/紫杉醇 顺铂/拓扑替康	**首选方案** 顺铂 **其他推荐方案** 卡铂 紫杉醇	**首选方案** 帕博利珠单抗（适用于PD-L1阳性或MSI-H/dMMR的肿瘤） 纳武利尤单抗(适用于PD-L1阳性肿瘤) **其他推荐方案** 贝伐珠单抗 白蛋白结合型紫杉醇 多西他赛 氟尿嘧啶 吉西他滨 异环磷酰胺 伊立替康 丝裂霉素 培美曲塞 拓扑替康 长春瑞滨 Tisotumab vedotin-tftv **用于特定情况的方案** 帕博利珠单抗（适用于TMB-H的肿瘤） Larotrectinib 或 entrectinib（适用于NTRK基因融合的肿瘤）

备注：选择合适的治疗方案时应慎重考虑费用和毒性；推荐用于肿瘤表达PD-L1（CPS≥1，经FDA批准的检测方法）的患者；必要时紫杉醇脂质体可替代紫杉醇

第四节　各期治疗选择

1　ⅠA1期

应根据患者是否有生育要求选择治疗方法。

无生育要求者可选择：

（1）ⅠA1期不伴脉管受侵，行子宫颈锥切术，确认锥切切缘阴性，若不能耐受子宫切除手术，可选择观察。耐受手术，无保留生育功能要求，推荐行筋膜外子宫切除；切缘阳性可考虑重复锥切活检以更好评估浸润深度以排除ⅠA2/ⅠB1期病变或直接行筋膜外或改良根治性子宫切除术（B型）+盆腔淋巴结切除术（切缘为癌阳性

时推荐行淋巴切除或SLN显影)。

(2) ⅠA1期伴脉管受侵，行改良根治性子宫切除术（B型）+盆腔淋巴结切除术（或SLN显影）。不耐受手术或拒绝手术可选择体外照射+近距离治疗。根据正常组织的耐受性、放疗分割方法和靶区大小调整方案。A点/或HR-CTV D90剂量75~80Gy（EQD$_2$）。治疗流程见图33-4-1。

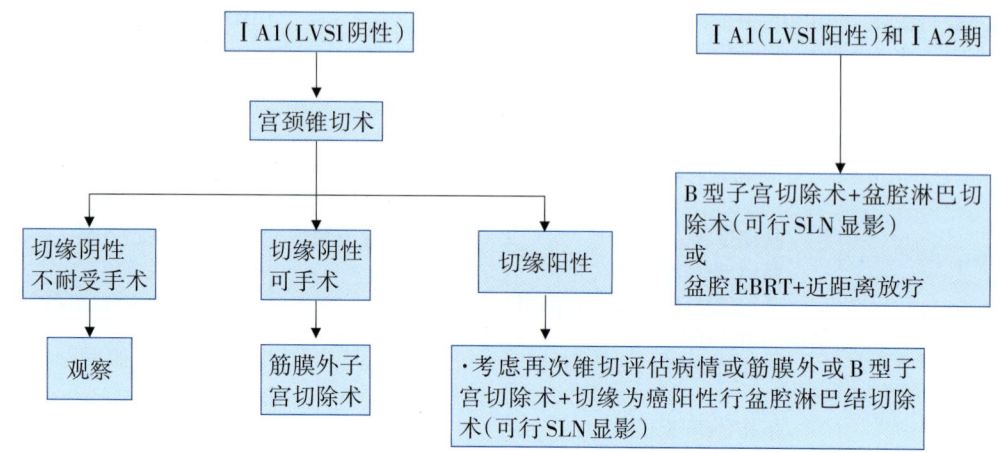

图33-4-1　ⅠA1、ⅠA2期CC不保留生育功能治疗流程图

注：LVSI：淋巴血管间隙浸润；EBRT：外放疗

2　ⅠA2期

ⅠA2期CC治疗仍可根据是否有生育要求选择。

无生育要求者：行改良根治性子宫切除术（B型）+盆腔淋巴结切除术，年龄小于45岁者可切除输卵管、保留双侧卵巢。不能耐受手术或拒绝手术患者可选择体外照射+近距离治疗。根据正常组织耐受性、放疗分割方法和靶区大小调整方案。A点/或HR-CTV D90剂量为75~80Gy（EQD$_2$ D90）。

3　ⅠB1、ⅠB2及ⅡA1期

无生育要求者可选择：

根治性子宫切除术（C型）+盆腔淋巴结切除（高级别证据，推荐）±主动脉旁淋巴结切除（中级别证据，推荐），可考虑行SLN显影。绝经前如双侧卵巢正常，45岁前，可保留双侧卵巢。根治性子宫切除术的标准术式是开腹（高级别证据，推荐）。有手术禁忌证或拒绝手术者，可行盆腔外照射+阴道近距离放疗±含铂药物的同期化疗，治疗流程示意见图33-4-2。

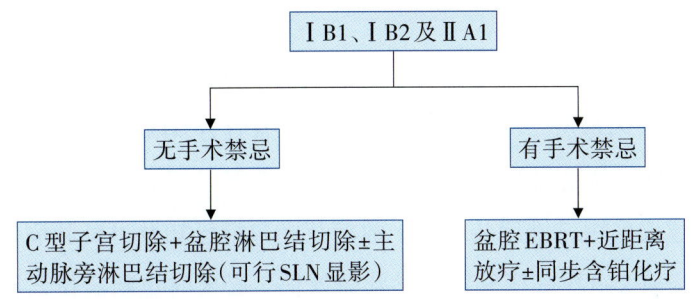

图33-4-2 ⅠB1、ⅠB2及ⅡA1期CC不保留生育功能治疗流程示意图

4 ⅠB3和ⅡA2期

依次可选：

（1）盆腔外照射+近距离治疗+含顺铂方案的同步化疗（传统方法为75~80 Gy至总A点）[A点的EQD_2≥85 Gy（EQD_2）]。对阴道侵犯明显患者，必要时可加用阴道塞进行后装腔内放疗，黏膜下0.5 cm处予20~30 Gy（EQD_2）。治疗根据正常组织耐受性、分割和靶体积大小调整。

（2）根治性子宫切除术（C型）+盆腔淋巴结切除±主动脉旁淋巴结切除（中级别证据，建议）。先行盆腔淋巴结切除术，如淋巴结阴性，行根治性子宫切除术。如淋巴结阳性，选择手术分期及放化疗。不推荐术前以铂类药物为基础的新辅助化疗。

（3）盆腔外照射+含顺铂方案的同步化疗+近距离治疗+选择性子宫切除术（根治性放疗后子宫颈病灶残存）。

初次放化疗后是否推荐辅助子宫切除术存在争议，目前仅3类证据推荐。放疗后辅助子宫切除术能改善盆腔控制，但不能改善总生存率。对于因疾病范围或子宫解剖学关系不能充分覆盖近距离放疗患者，可考虑采用此方法，治疗流程见图33-4-3。

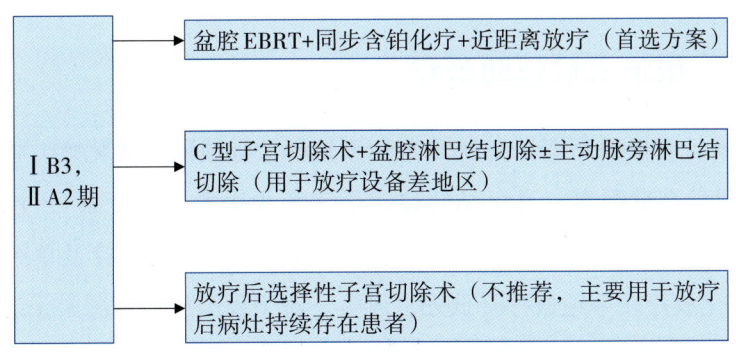

图33-4-3 ⅠB3、ⅡA2期CC治疗流程示意

5　ⅡB~ⅣA期

同步放化疗作为首选，化疗用铂类单药或联合（见第四章第三节同步化疗推荐），放疗包括外放疗+腔内放疗。常规放疗剂量：肿瘤直径≥4.0 cm，A点应达到85 Gy（EQD$_2$）及以上。对盆壁受侵明显，必要时可适形缩野局部盆腔加量10~15 Gy。对阴道侵犯明显者，建议采用三维后装放疗。放疗范围包括已知及可疑肿瘤侵犯部位。

放疗中至少应有2~3次临床和影像学疗效评估，必要时重新定位，以确定个体化治疗剂量。

治疗结束后评估进入随访；若局部病灶持续存在或局部复发，考虑全身治疗（化疗、靶向治疗、免疫治疗）、姑息性支持治疗、子宫切除术或盆腔廓清术，参加临床试验。肿瘤残存的手术治疗推荐在放疗后3个月，应全面评估，无远处转移，MDT讨论，充分知情后进行。

6　ⅣB期

寡转移病灶，若适合局部治疗，可考虑局部切除±个体化放疗，或局部消融治疗±个体化放疗，或个体化放疗±全身系统性治疗，也可考虑整合治疗。

在行盆腔局部放疗同时，应加强以铂类药物为基础的联合化疗，并对转移灶行个体化治疗，加强对症、营养、止痛，以控制病情进展，改善生存质量。

全身广泛转移者，应全身系统性治疗及最佳支持治疗，鼓励参加临床试验。靶向治疗药物在ⅣB期中得到广泛应用，以贝伐珠单抗及其生物类似药为代表。可用于复发晚期CC，常与铂类药物/紫杉醇或铂类药物/拓扑替康等联合，用前仔细评估胃肠道/泌尿生殖系统毒性风险，通常需要参加MDT，治疗由妇科肿瘤专科医生决定。推荐参加临床试验。

第五节　根治术后辅助治疗

CC根治术后应根据病理学高危/中危因素选择放疗或同步放化疗。根治性子宫切除术后有病理学高危因素（淋巴结转移，子宫旁或手术切缘受累），首选同步放化疗，在术后6周内完成。CC根治术后，序贯化放疗较同步放化疗及单纯放疗更能延长PFS，序贯化放疗较单纯放疗降低死亡风险。对于我国放疗资源紧张地区可以选择该方案或用于临床研究。

（1）术后病理学检查结果显示存在高危因素

CC根治术后存在淋巴结阳性、切缘阳性或子宫旁阳性任一个高危因素均需补充放疗。术后补充盆腔放疗+铂类同步化疗（高级别证据推荐）±阴道近距离放疗，无髂总或腹主动脉旁淋巴结转移，仅行盆腔照射；髂总、腹主动脉旁淋巴结转移，照射需包括腹主动脉旁淋巴引流区，如果盆腔淋巴结多枚阳性，腹主动脉旁淋巴结清扫阴性，可不延伸放射野，如未做腹主动脉旁淋巴结清扫，可选择延伸放射野；如有腹主动脉旁淋巴结转移者，还需进一步明确有无其他部位的远处转移。

（2）术后病理学检查结果显示存在中危因素

病理学类型和肿瘤浸润范围是重要因素，鳞状细胞癌，可参考FIGO指南推荐具有2个中危因素补充术后单纯放疗（包括肿瘤直径≥4 cm、淋巴脉管浸润、宫颈深肌层浸润）。也可参考Sedlis标准决定是否行辅助治疗，见表33-4-4。

（3）任何病理学类型，病灶近切缘应当考虑辅助放疗

ⅠB~ⅡA期CC患者行根治性子宫切除术后补充放疗或放化疗者，腺癌预后更差。因此，腺癌或腺鳞癌患者术后是否补充治疗应参照"四因素模式"，如肿瘤≥3.0 cm、浸润子宫颈外1/3、间质脉管间隙见癌栓、腺癌/腺鳞癌，术后病理学因素中，有以上4个中危因素中的2个以上，应当辅助治疗。

表33-4-4　Sedlis标准

淋巴脉管间质浸润（LVSI）	宫颈间质浸润	肿瘤大小（cm）
+	深1/3	任意肿瘤大小
+	中1/3	≥2
+	浅1/3	≥5
−	中或深1/3	≥4

第六节　复发宫颈癌治疗

对复发性CC治疗，尽量针对复发病灶活检以明确复发或PET/CT证实复发。复发性CC疗效差，治疗前推荐参加MDT，建议二代基因测序，或参加临床试验。

1　局部复发的治疗

局限于子宫颈或阴道的CC局部复发，可针对复发部位行以临床治愈为目标的治疗。

1.1　既往无放疗史或复发灶位于既往放疗野外

可手术切除病灶，手术后再行个体化外照射治疗±含铂联合化疗±近距离放疗。

不能耐受手术者或不接受手术者，外照射放疗±同步化疗和（或）近距离放疗+靶向。

对初始治疗后短期复发患者，以全身系统性治疗为主，按复发性CC系统治疗选用化疗，鼓励参加临床试验和做相关基因检测。治疗后再复发者，做相关基因检测，

选择化疗、靶向治疗、支持治疗、免疫治疗，参加临床试验。

1.2 既往有放疗史或复发灶位于既往放疗野内

（1）中心性复发可选择手术治疗，手术应以临床治愈为目的。最可能从手术中获益患者：盆腔中央复发，无侧盆壁固定或相关肾积水；无病间期较长；复发肿瘤直径小于3.0 cm。① 盆腔廓清术（前盆腔、后盆腔、全盆腔）±术中放疗（无术中放疗条件者可考虑放射性粒子植入放疗，应同时进行盆底重建，术后制订有关社会心理学及性心理学的康复计划。② 复发灶直径<2.0 cm并经仔细评估的病例，可行子宫切除术或近距离放疗。

（2）不适合手术切除的患者，可予插植放疗等。

（3）非中心性复发治疗：

1）针对肿瘤局部放射治疗±化疗。

2）切除肿瘤±术中放射性粒子植入放疗。

3）以铂类药物为基础的联合化疗，联合贝伐珠单抗。

4）PD-1/PD-L1单抗（单用或联合化疗+/-贝伐珠单抗）。

5）支持治疗。

6）参加临床试验。

（4）治疗后再复发者可采用全身系统性治疗、支持治疗、免疫治疗和参加临床试验。

2 远处转移复发的治疗

复发灶为多病灶或无法切除者，选择化疗、免疫治疗（PD-1/PD-L1单抗，单用或联合化疗）、放疗。

病灶可切除者选择：

（1）病灶切除+放疗+/-化疗。一线化疗推荐以铂类药物为基础的联合治疗，首选顺铂+紫杉醇加用血管生成抑制剂贝伐珠单抗。

（2）一线治疗后疾病进展及不适合联合化疗患者，用单药治疗联合贝伐珠单抗（见第四章第二节复发性CC化疗）。

（3）PD-1/PD-L1单抗治疗或卡铂+紫杉醇+帕博丽珠单抗（PD-L1+）+/-贝伐珠单抗。

（4）参加临床试验。

第七节 营养状态评估及治疗

CC患者大多需要经历手术和或放化疗，肿瘤治疗导致的消化道不良反应及肿瘤本身的消耗，均可使患者的营养状况恶化。应对CC患者治疗前进行营养评估，及时发现营养不良风险，早期识别营养不良，纠正贫血，在治疗过程中采取适当营养支持措施，对于疾病康复至关重要。

常见的营养评估量表采用欧洲肠外肠内营养学会和中华医学会肠外肠内营养学分会推荐的营养评估量表营养风险筛查2002（NRS-2002），分为：①营养状况受损评分（0~3分）；②疾病严重程度评分（0~3分）；③年龄评分（0~1分）。三项评分相加为最后总分。若临床营养筛查总分≥3分，表明有营养风险，应结合临床状况，制定营养支持治疗计划。若总分<3分，表明目前无营养风险，应每周重复进行筛查。

除营养风险筛查2002（NRS-2002）外，常见的营养评估量表还包括主观整体营养状况评量表（PG-SGA），该量表是一项肿瘤特异性的营养状态评分方法，广泛用于各种肿瘤营养状况评估。PG-SGA分为体重丢失评分、疾病状态评分、代谢应激评分、体格检查部分评分及PG-SGA总体评估分级五个项目的评分，根据各项目的总和给予患者营养建议。0~1分：目前不需要营养支持，在未来治疗中常规再评估。2~3分：营养师、护士或其他医护人员依据症状调查与实验室检查，对患者及家属进行药物治疗指导。4~8分：需要营养师进行营养支持，依据症状调查表与护士或医师联系。≥9分：急切需要改善不适应证和/或营养支持治疗。

肿瘤合并营养不良，可引起贫血、影响机体免疫功能，增加术后并发症发生率，延长住院时间，增加医疗费用。采取合理的营养支持措施，能明显改善恶性肿瘤患者的营养状况，改善预后，减少因营养不良所致的额外治疗费用。因此，对患者在治疗前后实施营养评估，及时发现营养不良状况并加以纠正，可对治疗起到事半功倍的效果。

第八节 传统中医药治疗

祖国传统医学在CC的中医治疗，以"扶正祛邪"为基本原则，中医药治疗贯穿疾病全过程，早期以攻邪为主，中晚期攻补兼施。手术阶段促进正气恢复，放化疗阶段减轻副作用、增强抗癌效果，不能手术及放化疗患者中医治疗能改善症状、提高生活质量。可辅助缓解CC患者手术后并发症，以及放、化疗不良反应，提高生活质量，对无法耐受前文所述治疗方案的特殊患者，如高龄、体质较差、肿瘤终末期患者，中药的合理运用，与手术、放疗和化疗的配合可在一定程度上辅助治疗。

关于中医药对CC的抗肿瘤机制正在探索之中，有研究认为能调节细胞凋亡、病毒基因转录和翻译、细胞信号转导途径和免疫功能。

1 手术后辅助治疗

中医认为,手术耗气伤血,可致气血、阴阳、脏腑、经络受损,从而出现相关症状。

(1) 气血亏虚证

症见:神疲乏力,少气懒言,面色㿠白,头晕,心悸,食欲不振,伤口愈合差,舌质淡,脉细弱。治法:补气养血。主方:归脾汤合八珍汤加减。常用药:人参、白术、茯苓、熟地、阿胶、当归、白芍、山药、大枣、炙甘草等。

(2) 阴虚火旺证

症见:时有低热,手足心热,乏力,气短,自汗、盗汗,头晕耳鸣,少寐多梦,口干、口渴,大便秘结,小便黄少,舌质红,苔少,脉细数。治法:补气滋阴,清热生津。主方:竹叶石膏汤合天王补心丹加减。常用药:麦冬、人参、西洋参、生地、天冬、当归、玄参、淡竹叶、石膏、五味子、酸枣仁、柏子仁等。

(3) 脾胃虚弱证

症见:脘腹痞闷,时缓时急,不知饥,不欲饮食,时有呕恶,身倦乏力,面白少华,大便溏泄,舌质淡,苔白,脉濡弱。治法:益气健脾,和胃降逆。主方:香砂六君子汤加减。常用药:人参、白术、茯苓、砂仁、木香、陈皮、半夏、黄芪、扁豆、山药、大枣、炙甘草等。

2 放疗的辅助治疗

中医认为,放射线属"火热之毒",进入身体后会耗伤气血津液,引起相关不良反应。

(1) 肠道湿热证(放射性肠炎)

症见:大便频频,里急后重,便如稀水或黏稠如胶冻,肛门灼热,或泻下鲜血,小便短赤,淋漓不尽,口干、口渴,舌质红,苔黄腻或燥,脉弦滑数。治法:清热利湿,解毒凉血。主方:白头翁汤合地榆散加减。常用药:白头翁、黄连、黄芩、黄柏、葛根、当归、白芍、地榆、茜草、槐角、薏苡仁、滑石、白茅根、甘草等。中药灌肠方:白及、地榆炭、侧柏叶炭、乌贼骨、白头翁、槐花、秦皮、仙鹤草、蛋黄油、薏苡仁、败酱草等。常用针刺:足三里、上巨虚、下巨虚、阴陵泉、公孙、太白等。

(2) 下焦热盛证(放射性膀胱炎)

症见:小便黄赤,灼热刺痛,尿血鲜红,少腹拘急胀痛,心烦口渴,或大便秘结,口干、口渴,大便秘结,小便黄少,舌质红,苔黄,脉滑数。治法:清热利湿,通淋止血。主方:八正散合小蓟饮子加减。常用药:木通、车前子、萹蓄、瞿麦、滑石、小蓟、生地、藕节、栀子、甘草、淡竹叶等。常用针刺：石门、水道、归来、横骨、关元、中极等。

（3）肝肾阴虚证（骨髓抑制）

症见：头晕耳鸣，手足心热，颧红口干，潮热盗汗，腰背酸痛，肢体麻木，两足痿弱，急躁易怒，大便秘结，小便涩痛，舌质红，苔少，脉弦细。治法：滋阴清热，化瘀解毒。主方：左归丸合二至丸加减。常用药：熟地、山茱萸、菟丝子、枸杞、龟板、牛膝、山药、鹿角胶、女贞子、旱莲草、丹皮、泽泻、白芍、知母、黄柏等。常用针刺：大椎、足三里、血海、关元、中极等。

3 化疗的辅助治疗

3.1 化疗中的辅助治疗

（1）实证：痰湿内阻

症见：胃脘痞满，闷塞不舒，恶心呕吐，纳呆厌食，打嗝吞酸，大便或溏或结，口淡不渴，小便不利，舌体胖大，边有齿痕，苔白厚腻，脉沉滑。治法：除湿化痰，理气宽中。主方：二陈汤合保和丸加减。常用药：苍术、半夏、厚朴、陈皮、茯苓、山楂、神曲、麦芽、莱菔子、甘草。

（2）虚证：脾胃虚弱

症见：呕吐时有发作，脘腹痞闷，纳呆，身倦乏力，面白少华，大便溏泄，舌质淡，苔白，脉濡弱。治法：益气健脾，和胃降逆。主方：香砂六君子汤加减。常用药：人参、白术、茯苓、砂仁、木香、陈皮、半夏、黄芪、扁豆、山药、大枣、炙甘草等。常用针刺：足三里、内关、阴陵泉、膻中、公孙、太白等。

3.2 化疗后的辅助治疗

（1）气血亏虚证

症见：神疲乏力，少气懒言，脱发，面色㿠白，头晕，心悸，食欲不振，大便稀溏，小便不利，舌质淡，脉细弱。治法：补气养血。主方：归脾汤合八珍汤加减。常用药：人参、白术、茯苓、熟地、阿胶、鸡血藤、女贞子、当归、白芍、山药、大枣、炙甘草等。

（2）脾肾阳虚证

症见：精神疲惫，面色苍白或萎黄，畏寒肢冷，颜目浮肿，腰背酸痛，纳少乏味，大便溏薄或五更泄泻，小便清长，崩中漏下，舌淡胖，苔白，脉沉细弱。治法：健脾温肾，填精益髓。主方：右归丸合六君子汤加减。常用药：附子、肉桂、杜仲、山茱萸、菟丝子、鹿角胶、人参、山药、黄芪、当归、白术、猪苓、茯苓、陈皮、半夏、炙甘草等。

第五章 宫颈癌康复

第一节 围手术期快速康复

1 术前准备

（1）宣教：术前由麻醉医生、手术医生及护士三方完成，内容：重点介绍麻醉、围术期诊疗过程，缓解其焦虑、恐惧及紧张情绪。

（2）营养状态及全身情况评估：术前营养科医师全面筛查病人营养状态。麻醉医生评估心肺功能及基础疾病，必要时请相关科室会诊给予对症治疗，以降低围术期严重并发症发生率。

（3）术前肠道准备：不涉及肠道手术可不行灌肠等肠道准备。

（4）术前禁饮、禁食：术前禁饮2小时，禁食6小时，术前2小时可口服含碳水化合物饮品150~200mL，须是无渣清亮饮料（营养科提供，糖尿病人除外）。

（5）术前备皮：手术当日。

（6）术前麻醉用药：不应常规给予长效镇静和阿片类药物，如必须，术前失眠，首选短效镇静药物。

2 术中管理

（1）麻醉方法与药物选择：全部患者均实施气管插管全身麻醉，手术结束后病人快速苏醒，早期拔管。药物以中短效阿片类镇痛药及肌松药联合丙泊酚为首选。

（2）术中液体管理：均实施以目标导向液体治疗的理念及措施指导液体治疗，避免输液过度或不足。

（3）术中体温管理 术中常规监测体温直至术后，辅助暖风保暖设备，维持中心体温不低于36℃。

（4）缩短手术时间，减少术中出血量。

3 术后管理

（1）术后疼痛管理；推荐采用神经阻滞+NSAIDs方案，术毕于苏醒前由同一麻醉师在超声引导下行双侧腹直肌鞘阻滞，药物为0.25%罗哌卡因10mL每侧，氟比洛芬酯50mg为单次补救剂量。

（2）术后：全部患者术后补充液体总量控制。

（3）术后尿管管理：尽早拔出尿管及引流管。

（4）术后饮食管理：麻醉清醒后2h开始进少量流质饮食和水，若无呛咳可开始进少量半流质饮食。可口服肠内营养辅助制剂（营养科提供），术后6h内指导适当床下活动。

第二节 治疗后康复

1 健康咨询

包括健康生活方式、肥胖、营养、运动、性健康、激素替代疗法及潜在治疗相关影响等。应鼓励患者戒烟。

2 健康教育

针强疾病认知，选择合理治疗方案，与患者共同讨论治疗选择的利弊，尊重患者选择。

提倡健康生活方式，改变不良生活习惯，适度运动，增强疾病预防能力。

鉴于CC的患者生存期延长，接受放疗者越来越多，这一人群中存在HPV感染和吸烟等癌症危险因素，因此CC患者有高继发性肿瘤风险。CC患者继发与HPV相关癌症（咽部、生殖部位和直肠/肛门）和吸烟相关癌症（咽部、气管/支气管/肺、胰腺和膀胱）的风险均较普通人群显著升高。接受放疗的CC患者，与一般人群女性相比，在结肠、直肠/肛门、膀胱、卵巢和生殖器部位的所有继发性肿瘤和癌症的风险均增加。因此，要强调患者治疗后随访，进行相关癌症预防监测。

CC放疗可能出现阴道狭窄和干燥，应接受有关性健康和阴道健康的教育。告知患者应定期阴道性交和/或使用阴道扩张器、阴道保湿剂/润滑剂（如雌激素霜）。阴道扩张器可用于预防或治疗阴道狭窄，可在放疗后2~4周开始使用，且可无限期使用。

3 神经源性膀胱功能障碍康复

CC治疗后常合并不同程度的神经源性膀胱，主要表现储尿和排尿功能障碍。CC根治术后神经源性膀胱患者常规采用留置导尿2~3周，以缓解暂时性排尿障碍。临床上常用经尿道导尿方式主要有留置导尿与间歇导尿（IC）两种。IC指不将导尿管留置于膀胱内，仅在需要时插入膀胱，排空后即拔除，也是国际尿控协会推荐的治疗神经源性膀胱的首选方法和金标准。目前临床上最常用的IC为自我清洁间歇导尿（CISC），即由患者自己或家属完成导尿操作。具体方法如下：用物准备：导尿管，润滑剂、肥皂、速干洗手液、量杯、镜子。环境准备：卫生间或床旁。个人准备：患者或其家属。操作流程：准备导尿用品—自行排尿—放置量杯—洗手—选择体位—会阴及尿道口清洁—洗手—插入导尿管—固定放尿—排尿彻底—拔除导尿管—洗手。

尿潴留的中医治疗（辩证为中气不足，肾阳衰惫）。治法：温阳利水，益气补肾。主方：补中益气汤合《济生》肾气丸加减。常用药：黄芪、柴胡、升麻、当归、白术、附子、肉桂、茯苓、人参、陈皮、半夏、山茱萸、山药、熟地、泽泻、牛膝等。常用针刺：足三里、三阴交、关元、气海、照海、委中、膀胱俞、秩边、合谷、太冲等。常用灸法：关元、气海等。

4 治疗后淋巴水肿康复管理

手术或放疗导致的淋巴管损伤，淋巴回流通路受阻，大量淋巴液进入组织间隙，严重者导致下肢水肿。淋巴水肿如不能及时治疗将导致生活质量严重下降。下肢淋巴水肿是一种进行性慢性疾病，可造成肢体肿胀和功能障碍，不仅严重影响日常生活和工作，而且会带来焦虑、抑郁等心理问题，严重影响身心健康和生活质量。包括皮肤护理、手法淋巴引流、绷带包扎及功能锻炼四部分。

（1）皮肤护理

绷带或弹力袜，会给皮肤角质层很大机械压力，且会吸收皮肤脂肪和汗液导致皮肤干燥、开裂、脆弱，如不做好皮肤护理，很容易导致感染发生。要指导使用中性（pH7）的清洁剂清洗皮肤，清洗完后将皮肤仔细擦干。洗完澡、穿压力服之前、脱掉压力服后可用赛肤润、杏仁油、胡萝卜油、花生油等涂擦，特别干燥的皮肤可增加使用次数。

（2）手法淋巴引流

手法引流综合消肿治疗（CDT）是近年来最先进、使用最广、疗效较好的淋巴水肿治疗方法。每天行手法淋巴引流治疗1次，每次约40min，治疗前嘱患者排空膀胱，协助患者取平卧位，治疗时可播放舒缓的音乐利于患者放松。治疗顺序一般为先健侧后患侧，先躯干后肢体，先对区域淋巴结（锁骨上窝、腋窝及腹股沟）进行按压，再按引流区域的淋巴管走向作引流，以促进患侧淋巴液通过淋巴通路回流，达到减轻和消除患肢水肿作用。行手法淋巴引流时喷涂适量润滑油进行皮肤润滑与保护。

（3）绷带包扎

手法淋巴引流结束后采用多层低弹性绷带加压包扎，对组织疏松、活动度大的部位，加用U型泡胶绷带；对纤维化部位，采用高密度泡沫衬垫，提高疗效。

（4）功能锻炼

深呼吸可增强肢体和生殖器淋巴水肿的静脉和淋巴回流，无论患者处于什么体位或身处何地均可进行深呼吸锻炼。可用不同速度原地踏步、爬楼梯、瑜伽、太极、步行、骑自行车、游泳、滑雪等方式进行功能锻炼，但必须在使用压力绷带或穿戴淋巴水肿压力袜的基础上进行，建议每天1小时，分多次进行。

（5）中医淋巴水肿（饮停瘀阻）康复治疗

利水蠲饮，活血化瘀。主方：柴苓汤合补阳还五汤加减。常用药：柴胡、黄芩、人参、黄芪、当归、白术、猪苓、茯苓、陈皮、半夏、桃仁、地龙、红花、赤芍等。常用针刺：足三里、阴陵泉、三阴交、外关、合谷、太冲。

5　康复期中药维持治疗

中医认为CC的发病与肝脾肾及冲任二脉密切相关，故康复期CC的中医治疗，尽量防止肿瘤复发，以调节肝脾肾三脏及冲任功能失调为原则，根据兼证不同用不同方药。

基本证型：肝郁脾虚，冲任不调，症见精神不振，或情志郁闷，或心烦易怒，或多思忧虑，少寐健忘，潮热盗汗，心悸胸闷。纳呆，大便或溏或结，小便不利或失禁，舌质淡，苔白，肝脉弦，寸尺弱。治法：疏肝健脾，调理冲任。主方：逍遥散合二仙汤加减。若挟瘀滞，可加膈下逐瘀汤或鳖甲煎丸；若挟痰湿，可加二陈汤或实脾饮；若挟气血不足，可加八珍汤或六君子汤等。常用药：柴胡、当归、白术、茯苓、香附、赤芍、白芍、仙茅、仙灵脾、淫羊藿、胆南星、莪术、仙鹤草、白茅根、茜草、乌贼骨、半枝莲、白花蛇舌草、穿山甲等。

第六章

随访

肿瘤随访时间及频次：随访间隔，治疗结束后2年，每3~6个月随访1次，结束3~5年，每6~12个月随访1次。根据患者疾病复发风险进行年度复查。

随访内容包括：全身体检、妇科检查、鳞癌抗原、细胞角蛋白等肿瘤标志物检测和子宫颈或阴道残端细胞学、人乳头瘤病毒检查。必要时行阴道镜及活检，每6个月或必要时胸部CT、盆腔MRI、超声、全身浅表淋巴结超声检查。

根据症状、体征怀疑复发或血清肿瘤标志物可行相关实验室、影像学检查，如血常规、血尿素氮、肌酐等。根据检查结果，必要时行阴道镜检查及活检、胸片、胸部CT、盆腔MRI、超声、全身浅表淋巴结超声检查。

第七章

特定情况与特殊类型宫颈癌治疗

第一节 保留生育功能宫颈癌治疗

1 保留生育功能适应证

（1）宫颈鳞癌、腺癌或腺鳞癌。

（2）病灶最大径≤2cm。

（3）肿瘤直径为2.0~4.0 cm保留生育功能者，告知相关预后风险，推荐行经腹根治性子宫颈切除术。

（4）有生育意愿及生殖功能。

（5）充分评估病灶位置及阴道侵犯程度（如无宫颈内口侵犯）。

（6）对神经内分泌小细胞癌、胃型腺癌或恶性腺瘤病理类型，不支持保留生育能力。

2 ⅠA1期保留生育功能治疗

无淋巴脉管浸润，可采用子宫颈锥切术，切缘至少达3mm阴性，如切缘阳性，则推荐再次锥切或行子宫颈根治性切除术。保留生育功能宫颈锥切术要求是锥切切缘至少有3mm的阴性距离，切缘阴性是指无浸润性病变或高级别鳞状上皮内病变。推荐冷刀锥切，切除深度至少为10mm，已生育者可增加到18~20mm。如评估能达足够切缘，也可以用LEEP术。应尽量整块切除，保持标本完整性。切除组织形状和深度需与病灶大小、形状和病变部位相适应。位于子宫颈管的可疑浸润性腺癌与原位腺癌，锥切应设计成一个窄长锥形，延伸至子宫颈内口以避免遗漏子宫颈管病变。推荐在锥顶上方的子宫颈管取样以评估残留病灶。

有淋巴脉管浸润时，首选子宫颈根治性切除术+盆腔淋巴结切除术（或SLN显影），手术先行盆腔淋巴结切除，送快速冷冻切片病检。有淋巴结转移者，应改行改良根治性子宫切除术（B型）；无转移者，行根治性子宫颈切除术。次选子宫颈锥切+盆腔淋巴结切除（或SLN显影），锥切切缘至少有3 mm的阴性距离，如切缘阳性，推荐再次锥切或行子宫颈根治性切除术，治疗流程见图33-7-1。

3　ⅠA2期CC保留生育功能治疗

首选子宫颈根治性切除术+盆腔淋巴结切除术（或SLN显影），手术先行盆腔淋巴结切除，送快速冷冻病检。有转移者，应改行改良根治性子宫切除术（B型）；无转移者，行根治性子宫颈切除术。次选子宫颈锥切+盆腔淋巴结切除（或SLN显影），锥切切缘至少有3 mm的阴性距离，如切缘阳性，推荐再次锥切或行子宫颈根治性切除术。

4　ⅠB1、ⅠB2期CC保留生育功能治疗

ⅠB1期可行根治性子宫颈切除术。

ⅠB2期肿瘤直径为2.0~4.0 cm者，推荐选择性行经腹根治性子宫颈切除术，或新辅助化疗后经腹根治性子宫颈切除术。术中先行盆腔淋巴结切除，送术中快速冷冻切片病检，淋巴结转移，不建议保留生育功能。

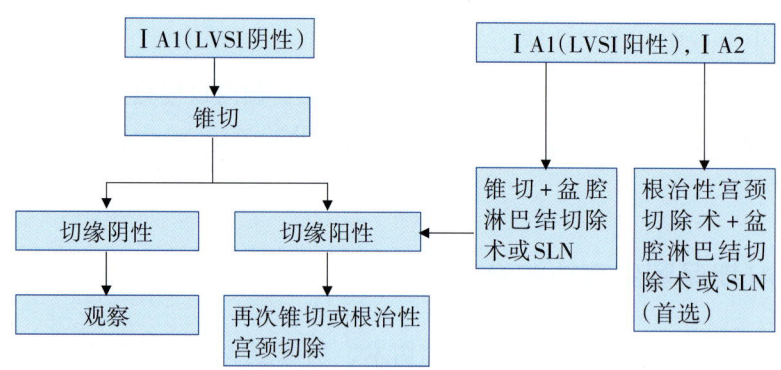

图33-7-1　ⅠA1、ⅠA2期CC保留生育功能治疗流程

注：LVSI：淋巴血管间隙

第二节 妊娠期CC治疗

1 诊断方法同非妊娠期CC

2 治疗前评估

肿瘤评估：组织病理学类型、FIGO分期、影像学检查（超声或MRI）诊断有无淋巴结转移和肿瘤标志物。

妊娠评估：胎次、妊娠阶段、胎儿发育情况。

治疗原则：妊娠期CC的管理应首先考虑孕妇的安全，同时考虑到胎儿的伦理。治疗方案应与产科医师、患者及亲属充分沟通，整合考虑CC的恶性程度、孕周及胎儿发育情况，严密监测病情发展及产科情况，多采取个体化处理原则。充分了解患者及家属对妊娠的期望，在决定治疗方案前，患者及其家属享有充分知情权，结合肿瘤评估结果，选择是否保留胎儿和恰当的治疗方式，获得患者及其家属的知情同意。

对各妊娠时期的CC尚无成熟方案，继续妊娠保留胎儿，根据不同分期可采取期待治疗，在妊娠期间严密监测管理，如未发现肿瘤进展，可以推迟到产后治疗。IA2-IB1、肿瘤直径大小<2cm、淋巴结阴性，可进行单纯的子宫颈切除术或大的锥切，不推荐在妊娠期间进行根治性子宫颈切除术；更高分期的CC，新辅助化疗（NACT）是唯一可以保留胎儿至成熟的方案，对妊娠期行腹腔镜下淋巴切除及子宫颈切除术慎重。

国际妇科肿瘤协会和欧洲妇科肿瘤协会2014年专家共识认为，在不保留胎儿和生育功能时，处理同非妊娠期CC。

3 治疗推荐

按照不同孕期和分期的治疗建议推荐如下：

（1）妊娠早期（孕20周以内），除CC ⅠA1期外，不建议继续妊娠。

（2）ⅠA1期应严密监测，每8周包括重复细胞学、阴道镜检查，必要时子宫颈活检，直至妊娠结束开始治疗。无LVSI可行子宫颈锥切并行子宫颈环扎术。

（3）妊娠中期（孕20~孕28周）要求继续妊娠、ⅡB期以内者，可继续妊娠。ⅡB期以上者，不建议继续妊娠。ⅠB2期及ⅠB3期继续妊娠患者考虑行新辅助化疗，新辅助化疗可维持至孕34~35周。对此分期妊娠中期保留胎儿风险大，处理应谨慎，应充分评估风险和尊重患者选择权。

（4）妊娠晚期（孕28周以上）诊断CC，无论期别，患者要求继续妊娠者在孕34

周、胎儿肺成熟后采用剖宫产结束妊娠为宜，再根据分期制订相应治疗方案：ⅠA、ⅠB1期可在剖宫产同时行根治性子宫切除术+淋巴结切除术，避免放疗引起的纤维化，并保留卵巢功能；根治性术后如需放疗，可在切口愈合后进行；ⅡB期以上的CC患者，结束妊娠后按分期选择同期放化疗。

第三节　意外发现CC的术后治疗

1　定义

因良性疾病子宫切除术，术后诊断为CC的，称为意外发现CC（仅限于鳞癌、腺癌、腺鳞癌和神经内分泌癌），除ⅠA1期外，绝大部分需要补充术后治疗。

2　处理原则

首先需明确病理学诊断，对病理学诊断不清者，尤其是无法判断ⅠA1或ⅠA2期、是否有LVSI、切缘情况不明等，需明确病理学诊断后制定治疗措施。其次，需行全面检查评估，包括手术范围、查体、血生化检查和影像学检查。影像学检查包括盆腹腔CT、肺CT及盆腔MRI，有条件者可行PET/CT检查，MRI对软组织有较高识别度，可判断盆腔有无病灶残留，CT和PET/CT有助于发现淋巴结问题和是否有远处转移。

3　治疗措施

根据病理学、影像学检查结果，结合当地技术条件及患者具体情况选择以下治疗方案：

（1）术后病理学诊断为ⅠA1期，无LVSI，术后可密切随访。

（2）术后病理学诊断为ⅠA1期且LVSI（+）、ⅠA2、ⅠB1期及以上者，根据不同情况，可选择不同的后续处理方式，手术切缘情况与后续治疗方案选择密切相关。

（3）切缘和影像学检查均呈阴性，选择：

1）盆腔放疗+阴道残端近距离放疗±含铂药物的同步化疗。

2）若子宫标本的病理学检查无Sedlis标准中术后补充放疗的适应，可行根治性子宫旁切除术+阴道上段切除+盆腔淋巴结切除±腹主动脉旁淋巴结切除。再次术后病理学检查阴性，建议随访；再次术后病检提示淋巴结阳性、切缘阳性或子宫旁阳性，则需辅助盆腔放疗±阴道残段近距离放疗+同期化疗。

（4）若病理学检查显示切缘阳性，或影像学检查提示有明显肿瘤残留或盆腔淋巴结肿大，或者子宫标本病理学检查有Sedlis标准中术后放疗指征的，应行盆腔放疗+同步含铂化疗+阴道残端近距离放疗。

（5）意外发现CC的患者在术后选择二次手术治疗，需考虑手术后病理学检查结果、患者对再次手术的耐受能力和当地医疗水平，做出整合判断。虽然手术+术后放疗对意外发现的CC是可行的，但比同样分期直接广泛子宫切除差预后，由于瘢痕、粘连形成和解剖学改变，手术难度增加。第二次手术的优势只适于部分早期年轻患者，有望通过再次手术治愈，手术后无须辅助放疗，可保留卵巢功能和阴道功能，避免放疗不良反应，有助于提高生活质量。对评估术后放疗概率大的病例，不推荐手术和放疗方式叠加，建议选择盆腔放疗+同期化疗。

第四节 宫颈神经内分泌癌（NECC）的治疗

宫颈神经内分泌癌是生长在宫颈的神经内分泌瘤，其发病率低，占宫颈恶性肿瘤0.5%~1%，宫颈神经内分泌癌分为小细胞癌和大细胞癌，小细胞神经内分泌癌是神经内分泌癌的主要类型，占80%，主要特点为侵袭性强、易发生早期转移、预后较差，对化疗相对敏感。

有别于其他常见病理类型CC，NECC的病理学诊断主要基于形态学改变，而无论免疫组化结果如何，但免疫组化和形态学仍然是诊断的重要依据。

初治评估：胸部/腹部/盆腔的CT+脑部MRI，或颈部/胸部/腹部/盆腔/腹股沟PET/CT+脑部MRI，以排除脑转移。

NECC不推荐保留生育功能。

治疗选择及整合治疗：

ⅠA、ⅠB1、ⅠB2手术治疗；ⅠB3/ⅡA2期不推荐直接手术治疗，NECC对化疗相对敏感，局部晚期患者可行新辅助化疗。

无论首选手术还是放疗，治疗后所有患者均推荐补充全身系统性治疗，化疗和同步放化疗推荐首选使用顺铂+泊苷，若不能耐受顺铂，可采用卡铂+依托泊苷。放宽术后补充放疗的适应证。

对新辅助治疗、术后辅助治疗，以及出现疾病复发或转移的病例，一线推荐首选顺铂+依托泊苷或卡铂+依托泊苷，二线推荐方案与鳞状细胞癌/腺癌/腺鳞癌的一、二线推荐治疗一致。

参考文献

[1] 樊代明. 整合肿瘤学·临床卷·腹部肿瘤[M]. 北京：科学出版社，2021. 458-496.

[2] 樊代明. 整合肿瘤学·临床卷·腹部肿瘤[M]. 北京：科学出版社，2021. 677-690.

[3] SUNG H, FERLAY J, SIEGEL R L, et al. Global Cancer Statistics 2020：GLOBOCAN Estimates of Incidence and Mortality Worldwide for 36 Cancers in 185 Countries [J]. CA Cancer J Clin, 2021, 71（3）：209-49.

[4] ZHANG S, SUN K, ZHENG R, et al. Cancer incidence and mortality in China, 2015 [J]. Journal of the National Cancer Center, 2020.

[5] 黄留叶, 赵雪莲, 赵方辉. 宫颈癌的发病与死亡变化趋势及其预防策略进展[J]. 肿瘤综合治疗电子杂志，2021，2（7）：21-25.

[6] FONTHAM E T H, WOLF A M D, CHURCH T R, et al. Cervical cancer screening for individuals at average risk：2020 guideline update from the American Cancer Society [J]. CA Cancer J Clin, 2020, 70（5）：321-46.

[7] 魏丽惠, 赵昀, 沈丹华, 等. 中国子宫颈癌筛查及异常管理相关问题专家共识（一）[J]. 中国妇产科临床杂志，2017，（02）：190-2.

[8] ROSITCH A F, LEVINSON K, SUNEJA G, et al. Epidemiology of cervical adenocarcinoma and squamous cell carcinoma among women living with HIV compared to the general population in the United States [J]. Clinical infectious diseases：an official publication of the Infectious Diseases Society of America, 2021.

[9] SILVER M I, GAGE J C, SCHIFFMAN M, et al. Clinical Outcomes after Conservative Management of Cervical Intraepithelial Neoplasia Grade 2（CIN2）in Women Ages 21-39 Years [J]. Cancer prevention research（Philadelphia, Pa），2018，11（3）：165-70.

[10] WRIGHT T C, JR., COX J T, MASSAD L S, et al. 2001 Consensus Guidelines for the management of women with cervical cytological abnormalities [J]. Jama, 2002, 287（16）：2120-9.

[11] KHAN M J, WERNER C L, DARRAGH T M, et al. ASCCP Colposcopy Standards：Role of Colposcopy, Benefits, Potential Harms, and Terminology for Colposcopic Practice [J]. Journal of lower genital tract disease, 2017, 21（4）：223-9.

[12] KATKI H A, SCHIFFMAN M, CASTLE P E, et al. Benchmarking CIN 3+ risk as the basis for incorporating HPV and Pap cotesting into cervical screening and management guidelines [J]. Journal of lower genital tract disease, 2013, 17（5 Suppl 1）：S28-35.

[13] 黄爱娟, 赵昀, 邹晓莲, 等. 子宫颈高危型HPV阳性而细胞学阴性患者临床管理方法的初步探讨[J]. 中华妇产科杂志，2017，52（11）：745-50.

[14] HAMMES L S, NAUD P, PASSOS E P, et al. Value of the International Federation for Cervical Pathology and Colposcopy（IFCPC）Terminology in predicting cervical disease [J]. Journal of lower genital tract disease, 2007, 11（3）：158-65.

[15] WHO Classification of tumours Editorial Board. Female Genital Tumours. WHO Classification of Tumours, 5th edition, vol. 4 ［M］. Lyon：IARC Press, 2020：8.

[16] OLAWAIYE A B, BAKER T P, WASHINGTON M K, et al. The new（Version 9）American Joint Committee on Cancer tumor, node, metastasis staging for cervical cancer [J]. CA Cancer J Clin, 2021, 71（4）：287-98.

[17] MINION L E, TEWARI K S. Cervical cancer - State of the science：From angiogenesis blockade to checkpoint inhibition [J]. Gynecol Oncol, 2018, 148（3）：609-21.

[18] CHUNG H C, SCHELLENS J, DELORD J P, et al. Pembrolizumab treatment of advanced cervical cancer：Updated results from the phase 2 KEYNOTE-158 study [J]. Journal of Clinical Oncology,

2018, 36（15_suppl）: 5522-.

[19] MARABELLE A, LE D T, ASCIERTO P A, et al. Efficacy of Pembrolizumab in Patients With Non-colorectal High Microsatellite Instability/Mismatch Repair-Deficient Cancer: Results From the Phase II KEYNOTE-158 Study [J]. Journal of clinical oncology: official journal of the American Society of Clinical Oncology, 2020, 38（1）: 1-10.

[20] CIBULA D, ABU-RUSTUM N R, BENEDETTI-PANICI P, et al. New classification system of radical hysterectomy: emphasis on a three-dimensional anatomic template for parametrial resection [J]. Gynecol Oncol, 2011, 122（2）: 264-8.

[21] RAMIREZ P T, FRUMOVITZ M, PAREJA R, et al. Minimally Invasive versus Abdominal Radical Hysterectomy for Cervical Cancer [J]. New England Journal of Medicine, 2018, 379（20）: 1895-1904.

[22] UPPAL S, GEHRIG P A, PENG K, et al. Recurrence Rates in Patients With Cervical Cancer Treated With Abdominal Versus Minimally Invasive Radical Hysterectomy: A Multi-Institutional Retrospective Review Study [J]. Journal of Clinical Oncology, 2020, 38（10）: 1030-40.

[23] WU Y, LI Z, WU H, et al. Sentinel lymph node biopsy in cervical cancer: A meta-analysis [J]. Molecular and clinical oncology, 2013, 1（6）: 1025-30.

[24] KADKHODAYAN S, HASANZADEH M, TREGLIA G, et al. Sentinel node biopsy for lymph nodal staging of uterine cervix cancer: a systematic review and meta-analysis of the pertinent literature [J]. European journal of surgical oncology: the journal of the European Society of Surgical Oncology and the British Association of Surgical Oncology, 2015, 41（1）: 1-20.

[25] FRUMOVITZ M, PLANTE M, LEE P S, et al. The FILM trial: a randomized phase III multicenter study assessing near infrared fluorescence in the identification of sentinel lymph nodes（SLN）[J]. Gynecol Oncol, 2018, 149: 7.

[26] LIM K, SMALL W, PORTELANCE L, et al. Consensus Guidelines for Delineation of Clinical Target Volume for Intensity-Modulated Pelvic Radiotherapy for the Definitive Treatment of Cervix Cancer [J]. International Journal of Radiation Oncology Biology Physics, 2011, 79（2）: 348-55.

[27] SMALL W, JR., BOSCH W R, HARKENRIDER M M, et al. NRG Oncology/RTOG Consensus Guidelines for Delineation of Clinical Target Volume for Intensity Modulated Pelvic Radiation Therapy in Postoperative Treatment of Endometrial and Cervical Cancer: An Update [J]. International journal of radiation oncology, biology, physics, 2021, 109（2）: 413-24.

[28] KLOPP A H, YEUNG A R, DESHMUKH S, et al. Patient-Reported Toxicity During Pelvic Intensity-Modulated Radiation Therapy: NRG Oncology-RTOG 1203 [J]. Journal of clinical oncology: official journal of the American Society of Clinical Oncology, 2018, 36（24）: 2538-44.

[29] TAYLOR A, ROCKALL A G, REZNEK R H, et al. Mapping pelvic lymph nodes: guidelines for delineation in intensity-modulated radiotherapy [J]. International journal of radiation oncology, biology, physics, 2005, 63（5）: 1604-12.

[30] LANDONI F, MANEO A, COLOMBO A, et al. Randomised study of radical surgery versus radiotherapy for stage Ib-IIa cervical cancer [J]. Lancet, 1997, 350（9077）: 535-40.

[31] WHITNEY C W, SAUSE W, BUNDY B N, et al. Randomized comparison of fluorouracil plus cisplatin versus hydroxyurea as an adjunct to radiation therapy in stage IIB-IVA carcinoma of the cervix with negative para-aortic lymph nodes: a Gynecologic Oncology Group and Southwest Oncology Group study [J]. Journal of clinical oncology: official journal of the American Society of Clinical Oncology, 1999, 17（5）: 1339-48.

[32] ROSE P G, BUNDY B N, WATKINS E B, et al. Concurrent cisplatin-based radiotherapy and chemotherapy for locally advanced cervical cancer [J]. The New England journal of medicine, 1999, 340（15）: 1144-53.

[33] KEYS H M, BUNDY B N, STEHMAN F B, et al. Cisplatin, radiation, and adjuvant hysterectomy compared with radiation and adjuvant hysterectomy for bulky stage IB cervical carcinoma [J]. The New England journal of medicine, 1999, 340 (15): 1154-61.

[34] MORRIS M, EIFEL P J, LU J, et al. Pelvic radiation with concurrent chemotherapy compared with pelvic and para-aortic radiation for high-risk cervical cancer [J]. The New England journal of medicine, 1999, 340 (15): 1137-43.

[35] COLOMBO P E, BERTRAND M M, GUTOWSKI M, et al. Total laparoscopic radical hysterectomy for locally advanced cervical carcinoma (stages IIB, IIA and bulky stages IB) after concurrent chemo-radiation therapy: surgical morbidity and oncological results [J]. Gynecol Oncol, 2009, 114 (3): 404-9.

[36] TOUBOUL C, UZAN C, MAUGUEN A, et al. Prognostic factors and morbidities after completion surgery in patients undergoing initial chemoradiation therapy for locally advanced cervical cancer [J]. Oncologist, 2010, 15 (4): 405-15.

[37] HUGUET F, COJOCARIU O M, LEVY P, et al. Preoperative concurrent radiation therapy and chemotherapy for bulky stage IB2, IIA, and IIB carcinoma of the uterine cervix with proximal parametrial invasion [J]. International Journal of Radiation Oncology Biology Physics, 2008, 72 (5): 1508-15.

[38] LEATH C A, 3RD, STRAUGHN J M, JR. Chemotherapy for advanced and recurrent cervical carcinoma: results from cooperative group trials [J]. Gynecol Oncol, 2013, 129 (1): 251-7.

[39] MCLACHLAN J, BOUSSIOS S, OKINES A, et al. The Impact of Systemic Therapy Beyond First-line Treatment for Advanced Cervical Cancer [J]. Clinical oncology (Royal College of Radiologists (Great Britain)), 2017, 29 (3): 153-60.

[40] HUANG H, FENG Y L, WAN T, et al. Effectiveness of Sequential Chemoradiation vs Concurrent Chemoradiation or Radiation Alone in Adjuvant Treatment After Hysterectomy for Cervical Cancer: The STARS Phase 3 Randomized Clinical Trial [J]. JAMA Oncol, 2021, 7 (3): 361-9.

[41] TRIFILETTI D M, SWISHER-MCCLURE S, SHOWALTER T N, et al. Postoperative Chemoradiation Therapy in High-Risk Cervical Cancer: Re-evaluating the Findings of Gynecologic Oncology Group Study 109 in a Large, Population-Based Cohort [J]. International journal of radiation oncology, biology, physics, 2015, 93 (5): 1032-44.

[42] KEYS H M, BUNDY B N, STEHMAN F B, et al. Radiation therapy with and without extrafascial hysterectomy for bulky stage IB cervical carcinoma: a randomized trial of the Gynecologic Oncology Group [J]. Gynecol Oncol, 2003, 89 (3): 343-53.

[43] DIAZ E S, AOYAMA C, BAQUING M A, et al. Predictors of residual carcinoma or carcinoma-in-situ at hysterectomy following cervical conization with positive margins [J]. Gynecol Oncol, 2014, 132 (1): 76-80.

[44] 临床营养风险筛查. 中华人民共和国卫生行业标准. 2013.

[45] 樊代明. 整合肿瘤学·基础卷[M]. 西安：世界图书出版西安有限公司, 2021.

[46] LIN J, CHEN L, QIU X, et al. Traditional Chinese medicine for human papillomavirus (HPV) infections: A systematic review [J]. Bioscience trends, 2017, 11 (3): 267-73.

[47] 周岱翰. 中医肿瘤学 [M]. 广州：广东高等教育出版社, 2007: 254

[48] 国家中医药管理局. 肿瘤中医诊疗指南[S]. 北京：中国中医药出版社, 2008: 67-68

[49] CHATURVEDI A K, ENGELS E A, GILBERT E S, et al. Second cancers among 104,760 survivors of cervical cancer: evaluation of long-term risk [J]. Journal of the National Cancer Institute, 2007, 99 (21): 1634-43.

[50] 蔡文智, 陈思婧. 神经源性膀胱护理指南（2011年版）（二）[J]. 中华护理杂志, 2011, 46 (2): 210-6.

[51] 汪立, 陈佳佳, 于子优, 等. 手法淋巴引流综合消肿疗法治疗盆腔恶性肿瘤根治术后下肢淋巴

水肿 [J]. 组织工程与重建外科杂志，2016，12（3）：186-8.

[52] 刘高明，胡进，刘媛媛，等. 宫颈癌治疗后继发性双下肢淋巴水肿患者的护理 [J]. 护理学杂志，2019，34（9）：37-9.

卵巢癌

名誉主编

樊代明

主　编

吴小华

副主编

张师前

编　委（姓氏笔画排序）

于　浩	孔为民	尹如铁	王　冬	王建东
王　珂	王　莉	刘淑娟	孙　力	孙立新
朱笕青	张国楠	李玉芝	李庆水	李　莉
李　斌	杨宏英	陈友国	胡元晶	唐　洁
袁　航	高春英	曹冬焱	温　灏	

前言

卵巢癌是（Ovarian cancer，OC）严重威胁妇女健康的恶性肿瘤之一，发病率在女性生殖系统恶性肿瘤中位居第3位，病死率居妇科恶性肿瘤之首。OC发病隐匿，因目前尚缺乏有效的筛查及早期诊断措施，绝大多数患者在确诊时已存在局部或远处播散，5年生存率约为46%。据其组织病理特征，原发性OC主要分为上皮性OC、生殖细胞肿瘤及性索-间质肿瘤三大类。上皮性OC多见于绝经后女性，而恶性生殖细胞肿瘤则高发于儿童和青春期女性。上皮性肿瘤是最为常见的卵巢肿瘤，按生物学行为分为良性、交界性及恶性肿瘤。不同病理类型的OC在其发病机制、生物学行为、组织学形态、临床表现、治疗方法以及预后等方面均有些许不同。

第一章 筛查与遗传基因检测

大部分OC为散发性，遗传性OC约占所有OC患者的15%。目前，已发现十余种抑癌基因的胚系突变与遗传性OC发病相关，其中超过80%的遗传性OC与BRCA1/2胚系突变有关。流行病学显示，一般女性终生（至70岁时）罹患OC的累积风险为1%~2%，而携带BRCA1基因突变者终生累积患病风险可达59%（95%CI，43%~76%），携带BRCA2基因突变可达16.5%（95%CI，7.5%~34%）。与OC相关的遗传性肿瘤综合征主要有遗传性乳腺癌/OC综合征（Hereditary Breast and Ovarian Cancer Syndrome，HBOC）、林奇综合征（Lynch Syndrome，LS）等。这些综合征的共同特点为：常染色体显性遗传，平均发病年龄较散发性患者早，患多种原发肿瘤的风险增加，可表现为一人罹患多种原发肿瘤，和（或）家族中多人罹患同种或多种原发肿瘤的情况。

第一节 筛查

1 一般人群筛查

国际上第一项涉及OC筛查的随机对照试验是前列腺癌、肺癌、结肠直肠癌和OC（PLCO）筛查试验，其研究结果于2011年正式发布，经历了12.4年的中位随访后，并未发现可降低OC死亡率的筛查手段。此外，干预组中将近10%的妇女出现假阳性筛查结果，并有相当一部分接受了手术。此后，国内外学者就影像学检查、肿瘤标志物等手段单一或联合用于OC的筛查与早期诊断的问题进行不断探索，至今尚无证据证实对一般人群行OC筛查有生存获益。美国预防服务工作组（US Preventive Services Task Force，USPSTF）发布的多版OC筛查指南均不建议对一般人群行OC筛查，并强调基于现有循证医学证据，在一般人群中行OC筛查不仅不能降低OC的死亡率，筛查出现的假阳性结果反而会给女性带来中至重度伤害，综合分析弊大于利。2021

年英国OC筛查协作试验（UK Collaborative Trial of Ovarian CancerScreening，UKCTOCS）结果正式发布，长期随访结果再次证实，在一般人群中，无论采用何种筛查手段，均不能真正降低OC和输卵管癌的死亡率，所以OC筛查在一般人群中不应该被推荐。现有基于一般人群的循证医学证据表明，无论是CA125、经阴道超声单独筛查或二者联合筛查手段，OC筛查效果均不满意。目前不推荐对无症状、非高危女性进行OC筛查。在一般人群中如何实现OC的有效筛查还需进一步探索。

尽管尚无有效筛查手段，但应重视OC相关临床症状，如腹胀、盆腔或腹部疼痛、腹围增加、易饱感，或尿频尿急，特别是这些症状为新发，或经常出现，应及时检查。

2　高危人群筛查

以下6类人群应视为OC高危人群：HBOC（即BRCA1或BRCA2胚系致病变异或疑似致病变异）携带者；携带RAD51C或RAD51D或BRIP1胚系致病变异或疑似致病变异者；遗传性非息肉病性结直肠癌综合征（林奇综合征）患者；一级亲属确诊遗传性肿瘤综合征或携带致病或疑似致病基因，而未行或拒绝检测者；OC、乳腺癌、前列腺癌、胰腺癌家族史或子宫内膜癌、结直肠癌及其他林奇综合征相关肿瘤家族史经遗传咨询、风险评估建议基因检测而未行或拒绝检测者；具有显著的OC及相关肿瘤家族史（多人发病），虽经遗传基因检测，家族患病者中未检出已知致病或疑似致病者。

虽经遗传咨询可有效筛选高危人群，但即使在高危人群，甚至携带BRCA1和BRCA2突变人群中也无早期识别OC的万全之策。目前已知对携带BRCA突变或其他明确易致OC有害突变者，降低OC风险最有效策略仍是预防性双侧输卵管-卵巢切除术，但基于生理和内分泌考量，部分人群可能暂不接受或延期接受预防性双侧输卵管-卵巢切除术。对此类患者，推荐从30~35岁开始，联合血清CA125检测与经阴道超声检查定期筛查。上述手段有助实现高危人群中OC的早诊、早治，但不能明显提高OS。

第二节　遗传基因检测

大多数遗传性OC是由于BRCA1或BRCA2基因的致病突变。至少15%罹患高级别非黏液性OC的女性具有BRCA1/2的生殖系突变，这些女性中近40%无乳腺癌/OC家族史。因此，对上皮性OC患者，即使无乳腺癌/OC家族史，也推荐遗传致病基因突变的筛查，特别是对所有非黏液性上皮性OC进行BRCA1/2胚系检测。对检出胚系突变的OC个体，需进一步对其家系进行"逐级检测"（Cascade testing），以发现高危个体，有针对性地开展肿瘤预防与监测，降低个人发病与死亡风险及群体发病率。

推荐在遗传基因检测前后行专业遗传咨询；推荐所有非黏液性上皮性OC接受BRCA1/2胚系检测；胚系突变会增加上皮性OC风险的基因：BRCA1/2、RAD51C、RAD51D、BRIP1、PALB2、ATM及Lynch相关基因（MLH1、MSH2、MSH6、PMS2、EPCAM）；STK11胚系突变主要与卵巢环小管性索瘤发病相关。

具体的遗传基因检测策略与高危个体的干预非本指南探讨范畴。

第二章

组织病理分类

卵巢肿瘤中上皮性肿瘤最为常见，占90%以上。性索间质肿瘤占5%~6%，生殖细胞瘤占2%~3%。在上皮性OC中，高级别浆液性癌（High Grade Serous Carcinoma，HGSC）占70%，子宫内膜样癌（Endometrioid carcinoma，EC）占10%，透明细胞癌（Clear cell carcinoma，CCC）占10%，黏液性癌（Mucinous carcinoma，MC）占3%，低级别浆液性癌（Low Grade Serous Carcinoma，LGSC）<5%。

目前，国内外卵巢肿瘤组织病理分类多以WHO女性生殖器官肿瘤分类为标准。2020年，WHO更新了第5版肿瘤分类标准，见表34-2-1。对于卵巢浆液性癌，第5版沿用了HGSC和LGSC分类，明确子宫外HGSC发病部位诊断标准，见表34-2-2。尽管追溯子宫外HGSC起源，对治疗指导意义有限，但对厘清HGSC起源，探索疾病发生原因、完善癌症登记及流行病学研究具重要意义。基于此标准，约80%的子宫外HGSC应归类为输卵管起源，而原发性腹膜HGSC是极其罕见的，仅在无浆液性输卵管上皮内癌（serous tubal intraepithelial carcinoma，STIC）或无双侧输卵管HGSC[使用伞端切开和广泛检查（SEE-FIM）方法进行诊断]或卵巢实质无HGSC的情况下，才能诊断腹膜HGSC。

在第5版中，交界性肿瘤不再沿用"非浸润性低级别浆液性癌""低度恶性潜能"或"不典型增生性浆液性肿瘤"等名称，其浸润性种植从组织形态学和生物学行为上更相似于LGSC，并再次强调有微乳头结构的浆液性肿瘤仍应归为浆液性交界性肿瘤。

第4版分类引入了卵巢浆黏液性肿瘤概念，第5版基于对其形态学、免疫组化及分子特征的新认识，对卵巢浆黏液性肿瘤的分类进行了调整，保留了其中的良性和交界性浆黏液性肿瘤的分类，将卵巢浆黏液性癌归入子宫内膜样癌的浆黏液特殊亚型。

此外，在第5版中，卵巢肿瘤新增加了中肾管样腺癌（mesonephric-like adenocarcinoma）和混合性癌（mixed carcinoma），重新引入两性母细胞瘤（gonadoblastoma）。

后者包含女性成分[包括成人型粒层细胞瘤（adult granulosa cell tumour，AGCT）或幼年型粒层细胞瘤（juvenile granulosa cell tumour，JGCT）]和男性成分（包括Sertoli细胞瘤或Sertoli Leydig细胞瘤），最常见的是较多的Sertoli Leydig细胞瘤成分和较少的JGCT成分混合，被归为混合性索间质肿瘤之一。免疫组化显示，两种肿瘤成分常对性索来源组织标志物（如抑制素和FOXL2）呈阳性表达。大多数两性母细胞瘤为良性，罕见复发。卵巢中肾管样腺癌和混合性癌均为罕见肿瘤类型，发病机制尚不清楚，基于形态学及免疫组化特征第5版将其单独列出。

近年来，分子生物学发展迅速，越来越多的肿瘤特异性基因异常或分子改变成为协助肿瘤分类的得力助手。第5版以形态学分类为基础，较之前融入了更多分子生物学内容，在肿瘤组织病理分类上呈现逐步向整合的形态-分子分类发展的趋势，借助免疫组化等可更加精准的实现肿瘤分类。常见卵巢恶性肿瘤主要类型的免疫组化特征见下表34-2-3，具体的肿瘤免疫组化及基因特征在组织病理诊断中的应用不在本指南中详细探讨。

表34-2-1　2020年WHO卵巢肿瘤组织病理分类

分类	肿瘤性质	
浆液性肿瘤	浆液性囊腺瘤，非特指	良性
	浆液性表面乳头状瘤	良性
	浆液性腺纤维瘤，非特指	良性
	浆液性囊腺纤维瘤，非特指	良性
	浆液性交界性肿瘤，非特指	交界性
	浆液性交界性肿瘤，微乳头亚型	原位癌
	非侵袭性低级别浆液癌	原位癌
	低级别浆液性腺癌	恶性
	高级别浆液性腺癌	恶性
黏液性肿瘤	黏液性囊腺瘤，非特指	良性
	黏液性腺纤维瘤，非特指	良性
	黏液性交界性肿瘤	交界性
	黏液性腺癌	恶性
子宫内膜样肿瘤	子宫内膜样囊腺瘤，非特指	良性
	子宫内膜样腺纤维瘤，非特指	良性
	子宫内膜样交界性肿瘤	交界性
	子宫内膜样腺癌，非特指	恶性
	浆—黏液性癌	恶性
透明细胞肿瘤	透明细胞囊腺瘤	良性
	透明细胞腺纤维瘤	良性
	透明细胞交界性肿瘤	交界性
	透明细胞癌，非特指	恶性
Brenner肿瘤	Brenner瘤，非特指	良性
	交界性Brenner瘤	交界性
	恶性Brenner瘤	恶性

续表

分类		肿瘤性质
其他类型癌	中肾样腺癌	恶性
	未分化癌，非特指	恶性
	去分化癌	恶性
	癌肉瘤，非特指	恶性
	混合细胞腺癌	恶性
间叶源性肿瘤	低级别内膜间质肉瘤	恶性
	高级别内膜间质肉瘤	恶性
	平滑肌瘤，非特指	良性
	平滑肌肉瘤，非特指	恶性
	恶性潜能未定的平滑肌肿瘤	交界性
	黏液瘤，非特指	良性
混合性上皮性/间叶源性肿瘤	腺肉瘤	恶性
性索间质肿瘤	纤维瘤，非特指	良性
单纯间质肿瘤	富细胞性纤维瘤	交界性
	卵泡膜细胞瘤，非特指	良性
	黄素化卵泡膜细胞瘤	良性
	硬化性间质瘤	良性
	微囊性间质瘤	良性
	印戒细胞间质瘤	良性
	卵巢Leydig细胞瘤，非特指	良性
	类固醇细胞瘤，非特指	良性
	恶性类固醇细胞瘤	恶性
	纤维肉瘤，非特指	恶性
单纯性索肿瘤	成年型颗粒细胞瘤	恶性
	幼年型颗粒细胞瘤	交界性
	Sertoli细胞瘤，非特指	交界性
	环状小管性索间质瘤	交界性
混合性性索间质肿瘤	Sertoli-Leydig细胞瘤，非特指	交界性
	高分化型	良性
	中分化型	交界性
	低分化型	恶性
	网状型	交界性
	性索肿瘤，非特指	交界性
	男性母细胞瘤	交界性
生殖细胞肿瘤	良性畸胎瘤	良性
	未成熟畸胎瘤，非特指	恶性
	无性细胞瘤	恶性
	卵黄囊瘤，非特指	恶性
	胚胎癌，非特指	恶性
	绒癌，非特指	恶性
	混合性生殖细胞肿瘤	恶性
单胚层畸胎瘤和起源于皮样囊肿的体细胞型肿瘤	良性卵巢甲状腺肿，非特指	良性
	恶性卵巢甲状腺肿	恶性

分类	肿瘤性质	
单胚层畸胎瘤和起源于皮样囊的体细胞型肿瘤	甲状腺肿类癌	交界性
	畸胎瘤伴恶性转化	恶性
	囊性畸胎瘤，非特指	良性
生殖细胞—性索间质肿瘤	性母细胞瘤	交界性
	分割性性腺母细胞瘤	
	未分化性腺组织	
	混合性生殖细胞—性索间质肿瘤，非特指	交界性
杂类肿瘤	卵巢网腺瘤	良性
	卵巢网腺癌	恶性
	Wolffian 肿瘤	交界性
	实性假乳头状肿瘤	交界性
	小细胞癌，高钙血症型	恶性
	小细胞癌，大细胞亚型	
	Wilms 肿瘤	恶性
肿瘤样病变	卵泡囊肿	良性
	黄体囊肿	良性
	巨大孤立性黄素化卵泡囊肿	良性
	高反应性黄素化	良性
	妊娠黄体瘤	良性
	间质增生	良性
	间质泡膜增生症	良性
	纤维瘤病	良性
	重度水肿	良性
	Leydig 细胞增生	良性
卵巢转移性肿瘤		

表34-2-2 子宫外HGSC的原发部位诊断标准

原发部位	诊断标准	备注
输卵管（任一情况）	有STIC	无论是否存在卵巢和腹膜病变，无论卵巢和腹膜病变大小
	可见输卵管黏膜HGSC，有或无STIC	
	部分或整个输卵管与输卵管-卵巢肿物融合	
卵巢	大体或镜下可见卵巢肿物，而双侧输卵管均未见STIC或黏膜HGSC	双侧输卵管可见且按SEE-FIM方案全面剖检，无论腹膜是否存在病变，无论腹膜病变大小
输卵管-卵巢	无法对输卵管和卵巢进行完整检查	应得到临床病理学结果的支持，包括免疫组化检查以鉴别组织学相似疾病，主要是子宫浆液性癌
	通过较小的标本、腹膜/网膜活检、细胞学检查或化疗后取样标本诊断的HGSC	
腹膜	双侧输卵管和卵巢进行完全检查后，大体和镜下均未见STIC或HGSC	用于诊断的标本取样前患者未接受任何化疗

注：HGSC，高级别浆液性癌；STIC，浆液性输卵管上皮内癌

表 34-2-3　OC主要类型的免疫组化特征（阳性病例占比%）

	PAX	WT1	P53异常[a]	Napsin A	PR
HGSC*	95	97	94–98	1	37–42
LGSC*	87–100	98–100	0	0	59–60
EC*	82	10–14	14–15	3–8	81–85
CCC*	95	1	11–12	92	5–7
MC*	39–47[b]	0–1	61–66	0–3	0–4

注：a：p53异常表达（伴有p53突变）指过表达（>80%肿瘤细胞核呈强阳性）、失表达（肿瘤细胞核完全不表达且内对照阳性）或反常的胞质表达。b：黏液癌PAX8表达常为局灶弱阳性。*：HGSC（高级别浆液性癌），LGSC（低级别浆液性癌），EC（子宫内膜癌样腺癌），CCC（透明细胞癌），MC（黏液性癌）。

第三章 分期

目前，OC分期仍沿用手术病理分期，必须通过体检及影像学检查，结合手术对盆腹腔全面探查，腹水或腹腔冲洗液的细胞学检查，以及盆腹腔可疑部位多点活检，经病理证实后才能做出全面分期。现用是国际妇产科联盟（FIGO）手术病理分期，2014年进行过修订。其分期标准见表34-3-1。2014年FIGO分期与UICC肿瘤TNM分期对应关系见表34-10-1。

此外，基于现有证据，结合组织病理学依据，借鉴国际最新病理学诊断规则，对早期HGSC在兼顾组织起源原发部位判定基础上，本指南对子宫外HGSC分期认定的推荐如下：①基于分期目的，STIC系HGSC的原发部位。如仅存在卵巢转移的STIC或HGSC，应修正诊断为输卵管HGSC FIGO ⅡA期；②子宫外HGSC罕见多部位起源，当双侧卵巢-输卵管为HGSC时，应由FIGO ⅠB期修正为FIGO ⅡA期。

表34-3-1 OC-输卵管癌-原发性腹膜癌分期标准（FIGO，2014）及对应TNM分期

分期	标准	TNM分期
Ⅰ期	肿瘤局限于卵巢或输卵管	T1
ⅠA	ⅠA 肿瘤局限于一侧卵巢（包膜完整）或输卵管，卵巢和输卵管表面无肿瘤；腹水或腹腔冲洗液未找到癌细胞	T1a
ⅠB	肿瘤局限 肿瘤局限于双侧卵巢（包膜完整）或输卵管，卵巢和输卵管表面无肿瘤；腹水或腹腔冲洗液未找到癌细胞	T1b
ⅠC	肿瘤局限于一侧或双侧卵巢或输卵管，并伴有如下任何一项： IC1：术中肿瘤包膜破裂 IC2：术前肿瘤包膜已破裂或卵巢、输卵管表面有肿瘤 IC3：腹水或腹腔冲洗液中找到癌细胞	T1c
Ⅱ期	肿瘤累及一侧或双侧卵巢或输卵管伴盆腔扩散（在骨盆入口平面以下）或原发性腹膜癌	T2
ⅡA	肿瘤扩散至或种植到子宫和（或）输卵管和（或）卵巢	T2a
ⅡB	肿瘤扩散至其他盆腔内组织	T2b
Ⅲ期	肿瘤累及单侧或双侧卵巢、输卵管或原发性腹膜癌，伴有细胞学或组织学证实的盆腔外腹膜转移，或腹膜后淋巴结转移	T3

续表

分期	标准	TNM分期
ⅢA	腹膜后淋巴结转移，伴或不伴有显微镜下盆腔外腹膜病灶转移	T1，T2，T3aN1
	ⅢA1：仅有腹膜后淋巴结阳性（细胞学或组织学证实） ⅢA1（i）期：淋巴结转移灶最大径≤10 mm（注意是肿瘤径线而非淋巴结径线）； ⅢA1（ii）期：淋巴结转移灶最大径>10 mm	T3a/T3aN1
	ⅢA2：显微镜下盆腔外腹膜受累，伴或不伴腹膜后阳性淋巴结	T3a/T3aN1
ⅢB	肉眼可见盆腔外腹膜转移，病灶最大径≤2 cm，伴或不伴腹膜后淋巴结转移	T3b/T3bN1
ⅢC	肉眼可见盆腔外腹膜转移，病灶最大径>2 cm，伴或不伴腹膜后淋巴结转移（注1）	T3c/T3cN1
Ⅳ期	超出腹腔外的远处转移	Any T，Any N，M1
ⅣA	胸腔积液细胞学检查发现癌细胞	
ⅣB	腹腔外器官转移（包括腹股沟淋巴结转移或腹腔外淋巴结转移）（注2）	

注：1. 肿瘤蔓延至肝、脾包膜，但无脏器实质转移
2. 脏器实质转移为ⅣB期

第四章 诊断原则和依据

第一节 诊断原则

卵巢恶性肿瘤主要诊断原则如下：

详细的病史采集（强调家族遗传史的询问）。

全面体检（包括妇科检查）。

影像学检查：CT/MRI/US，必要时行PET/CT检查。对晚期OC应行肿瘤可切除性评价，首选增强CT、增强MRI或PET/CT（需排除检查禁忌）。

胸部X线或CT，若有胸腔积液需穿刺抽取积液做细胞学检查。

肿瘤标志物检测：针对不同患者选择对应的肿瘤标志物检测。

注意排除胃肠道原发肿瘤，如盆腔肿物为实性或双侧，或存在明显胃肠道症状，或胃肠道相关肿瘤指标异常升高时，胃肠道检查（胃镜、肠镜）尤为必要。

注意乳腺检查，特别是有乳腺癌/OC家族史，或高度怀疑HBOC综合征，或已知携带乳腺癌/OC相关基因胚系致病突变时，应行乳腺MRI和（或）钼靶检查。

酌情可选择的检查：胃肠钡餐、钡灌肠、静脉肾盂造影、盆腹X线等检查。酌情行腹腔镜、膀胱镜等检查。

对接受保留生育功能手术者，如卵巢肿瘤的病理类型为子宫内膜样癌，需要排除合并子宫内膜癌（子宫内膜与卵巢双原发或子宫内膜癌转移至卵巢）的可能。

确诊需病理组织学检查。对不适合直接行减瘤手术者，首先推荐行肿物穿刺活检或腹腔镜探查取活检组织病理（囊性肿瘤不宜穿刺）。对拒绝上述检查或其他特殊病例，临床高度怀疑OC，可行腹水、胸水或肿块细针穿刺细胞学诊断，且血清CA125/CEA值大于25，临床上除外胃肠道转移肿瘤，方可考虑为卵巢原发。

第二节 诊断依据

1 详细的病史采集

病史采集重点关注发病危险因素及临床表现，约15%的OC有明显遗传倾向，对其家族遗传史要重视。

强调家族遗传史的询问，病史采集包括年龄、月经、避孕方法、妊娠及哺乳情况、肿瘤史、家族史及生活习惯等。早期OC多无自觉症状。初始表现可为消化系症状，如食欲减退，消化不良，腹部不适，恶心等。随疾病进展，肿瘤增大，腹水产生，腹部不适及腹胀症状逐渐明显，或伴腹痛，出现大量腹水或胸腔积液可引起呼吸道症状。由于早期OC缺乏特异性症状，极易漏诊。对不明原因腹胀、腹水、盆腹腔肿块及腹痛都应行彻底检查。晚期常有消瘦、体重下降及恶病质表现。

遗传性OC综合征（HBOC）、林奇综合征（LS）和Peutz-Jeghers综合征（PJS）等与遗传性OC密切相关，应对此类人群的家族遗传史进行详细询问。此类患者多表现为发病年龄较早，多携带胚系BRCA基因突变，其近亲中常有乳腺癌、OC或其他相关癌症（如子宫内膜癌、结肠癌、前列腺癌等），家谱分析多显示常染色体显性遗传特征。

2 全面体检

全面体检是卵巢恶性肿瘤术前诊断和评估的重要手段，尤其应重视妇科检查。早期OC多无明显体征，妇科检查发现附件肿块可能是体检可获得的唯一体征。任何年龄女性发现附件包块均应重视，尤其是绝经后女性出现附件包块并伴腹水，需高度怀疑OC可能。对实质性或混合性卵巢肿块，或囊肿大于5cm且已绝经的妇女应避免用细针穿刺做细胞学检查。许多OC是以腹水征就诊，临床可见腹部隆起，移动性浊音阳性。妇检可有盆腔或子宫直肠窝肿块，也可能无异常发现。胸腔积液也是部分就诊的原因，以右侧多见。晚期可出现锁骨上或腹股沟淋巴结肿大、肠梗阻等体征。

3 肿瘤标志物检查

对不同患者选择对应的肿瘤标志物检测，如癌抗原125（CA125）、人附睾蛋白4（HE4）、CA153、CA19-9、甲胎蛋白（AFP）、β-人绒毛膜促性腺激素（β-HCG）、雌二醇（E2）、孕酮（P）、鳞状上皮细胞癌抗原（SCCA）、神经元特异性烯醇化酶（NSE）、癌胚抗原（CEA）等；基于CA125和HE4检测的OC风险预测值（Risk of Ovarian Malignancy Algorithm，ROMA）对鉴别盆腔肿物的良恶性有帮助。抗苗勒氏管激(AMH)可作为绝经后或卵巢切除术后颗粒细胞肿瘤标志物。

3.1 CA125

CA125是最常用的OC肿瘤标志物,尤其是浆液性OC的首选肿瘤标志物。CA125阳性率与肿瘤分期、组织类型有关,晚期、浆液性癌阳性率显著高于早期及非浆液性癌(早期OC阳性率为43.50%~65.70%,晚期为84.10%~92.40%)。有研究发现,CA125在绝经后人群的应用价值更高,其诊断OC的敏感度(79.1%~90.7%)和特异度(79.1%~89.8%)均优于绝经前人群(敏感度69.8%~87.5%,特异度63.3%~85.7%)。约20%OC中不存在CA125,且其在腹膜炎、肝硬化、子宫内膜异位、月经周期和怀孕前2/3时期内可能会中等升高,在任何有非肿瘤性腹水患者中都明显增高,所以用于OC诊断特异性不强。目前,CA125不宜作为正常人群OC筛查指标,但对有家族史的高危女性可行OC早期诊断,可对女性盆腔肿块行良恶性鉴别,联合经阴道盆腔超声或其他标志物可提高特异性。

外科手术或化疗后,87%~94%的OC病例中血清CA125浓度与疾病进程相关性较好,可提示肿瘤进展或消退,满意减瘤术后7天内CA125可下降到最初水平的75%以下。OC术前、术后CA125水平持续升高多被视为预后不良的重要提示,血清中CA125的表达水平与机体肿瘤负荷呈明显相关,如CA125水平经治疗降至原来水平的1/10及以下表明病情转归良好,如首次治疗过程中CA125水平持续升高多提示预后不良,术后CA125 >65U/mL多提示生存情况较差。目前CA125仍是卵巢肿瘤治疗前辅助诊断及随访监测的肿瘤标志物,推荐作为疑似卵巢恶性肿瘤的生物标志物,有助于区分恶性肿瘤的亚型,但不能用作OC筛。

3.2 HE4

HE4作为肿瘤标志物广泛用于临床已有10余年,是被FDA批准的可用于监测上皮性OC疾病进展、复发的标志物之一。HE4对OC的诊断特异度(90%~95%)显著高于CA125(76.6%~86.5%)。其水平不受月经周期及绝经状态的影响,在绝经前人群中,诊断OC的特异度明显优于CA125。在鉴别盆腔肿块和良恶性肿瘤方面HE4在OC中呈非正态分布,对绝经前、绝经后差异均具有统计学意义,在Ⅰ、Ⅱ、Ⅲ期OC中均有较高灵敏度,随着病情进展、分期增高,HE4水平也随之增高。HE4浓度水平也是反映疾病进展趋势的标志,可用于OC手术及化疗效果的监测,如治疗后1周检测HE4水平较治疗前明显下降,多提示病情缓解和稳定,如无明显变化或呈升高趋势,则应考虑疗效欠佳,需及时更换治疗方案。与CA125相比,HE4变化幅度更大,对OC预后判断更为有效。

HE4用于OC的参考值范围应考虑年龄、绝经与否等多种因素,研究表明,在中国表观健康人群总体参考值为105.10pmol/L,绝经前、绝经后女性HE4水平的参考值分别为68.96 pmol/L和114.90 pmol/L,绝经后水平显著升高,且在>70岁人群中HE4

表达水平升高可能是正常现象。总体上，HE4在鉴别卵巢良恶性肿瘤中有重要诊断价值，可用于判断预后及随访监测。

3.3 ROMA指数

Moore等人将CA125和HE4的血清浓度测定与绝经状态相结合，建立了上皮性OC的预测模型，即ROMA指数，其值取决于CA125、HE4的血清浓度、激素和绝经状态。研究显示，对绝经前患者，ROMA指数诊断OC敏感度平均为76.00%（70.20%~81.00%），特异度约为85.10%（80.40%~88.80%），而在绝经后患者，敏感度约为90.60%（87.40%~93.00%），特异度约为79.40%（73.70%~84.20%）。根据ROMA值对发现盆腔肿块女性进行罹患OC风险评估，以特异度75%为截点，对绝经前和绝经后盆腔肿块女性行危险分组，结果表明，对绝经前女性≥11.65%为罹患OC高风险组，<11.65%为低风险组；而对绝经后女性≥31.76%为罹患OC高风险组，<31.76%为低风险组。也有学者认为，尽管有研究表明HE4与CA125存在一定互补性，但无论是CA125联合HE4检测还是ROMA指数都未能显著提高女性盆腔良恶性肿块的鉴别特异度。

ROMA指数可用于辅助评估绝经前和绝经后的女性罹患OC的风险，有助于实现卵巢恶性肿瘤的及时、正确诊治。

目前，尚无高质量证据证实，与单独应用CA 125相比，联合HE4和ROMA能提高肿瘤标志物对卵巢肿瘤良恶性的诊断及鉴别能力。

3.4 其他

卵巢恶性生殖细胞肿瘤相关的标志物主要包括：甲胎蛋白（AFP），人绒毛膜促性腺激素（β-hCG），神经元特异性烯醇化酶（NSE），乳酸脱氢酶（LDH），CA19-9。AFP升高可见于卵黄囊瘤、胚胎癌和未成熟畸胎瘤，β-hCG升高可见于卵巢非妊娠性绒毛膜癌，NSE升高可提示未成熟畸胎瘤或伴有神经内分泌分化的肿瘤，LDH升高常见于无性细胞瘤，CA19-9升高可见于未成熟或成熟畸胎瘤。

此外，CEA在特定情况下可能有助于鉴别原发性OC和继发性（卵巢）肿瘤，CA 19-9有助于区分卵巢继发性转移性肿瘤。如血清CA125/CEA大于25：1，更倾向于原发性卵巢肿瘤，但不能完全排除原发性胃肠道肿瘤可能。总体上，CEA、CA19-9特异性较差，在多种肿瘤中均可检测到，但二者对于卵巢黏液性肿瘤敏感性较好，常见可见明显升高。

肿瘤标志物检测对卵巢恶性肿瘤辅助诊断及判断疗效、预后和转归都具重要意义，但现有肿瘤标志物，无论是单一检测还是联合检测，敏感性和特异性都难以完美实现早期诊断及随访监测要求，因而肿瘤标志物在卵巢恶性肿瘤早期筛查、诊断及随访监测中应用仍具一定局限性。

4 影像学检查

OC诊疗中常用影像学检查方法超声（经阴道/经腹超声）、CT、MRI、PET-CT等。良好的影像学评估有助于明确肿瘤形态、侵犯范围等，协助肿瘤定性诊断及决策治疗；如怀疑有邻近器官受累和/或远处转移，可依据可能侵犯范围相应行胃肠造影检查、静脉尿路造影检查和胸部X线或CT检查等。适当整合上述影像学检查方法，可实现对OC的术前评估、术后随诊观察和疗效监测。

4.1 超声检查

超声检查是卵巢肿瘤初诊评估的首选影像学检查方法，可明确卵巢有无占位性病变，初步判断卵巢肿瘤的性质。

经阴道超声检查（transvaginal ultrasound，TVS）探头接近卵巢，图像分辨率高，不受肥胖及肠气干扰，对OC的诊断有更高的敏感度和特异度，但当肿瘤过大时，TVS探查范围有限，难以获得整个肿瘤视野。无性生活史的女性可采用经直肠超声。经腹超声也是卵巢肿瘤评估的重要方式，可以与TVS联合，尤其是当肿瘤较大时，可以弥补TVS难以获得整个肿瘤视野的缺陷。此外，经腹超声还可评估OC对周围脏器的侵犯、腹膜后淋巴结转移及腹腔种植转移情况，如有否输尿管扩张、腹水、腹膜种植。

超声彩色多普勒显像（彩超）是在二维灰阶图基础上加上彩色多普勒血流显像技术，获得血流信号。可直接或间接反映血管阻力和弹性，有助卵巢肿瘤良恶性鉴别。同良性肿瘤相比，卵巢恶性肿瘤表现为更高的峰值流速、更低的血流阻力指数。血流信息常用阻抗指数（RI）或脉冲指数（PI）表示。RI=（A-B）/B，PI=（A-B）/M（A：收缩期峰血流速度，B：舒张期末血流速度，M：平均血流速度）。卵巢恶性肿瘤血流阻力值明显低于卵巢良性肿瘤。一般认为 $PI<1.0$ 或 $RI<0.4$ 应考虑恶性肿瘤。

超声造影可观察肿瘤内部血供情况，特别是与微血管的显示优于多普勒，有利于鉴别诊断及疗效评价，特别是抗血管生成等分子靶向药物的疗效评价，可用超声微泡对比剂介导靶向药物及基因治疗。另外老年或病情严重者，需心脏超声检测心功能，血管超声检测深静脉血栓等并发症，超声造影可协助鉴别瘤栓与血栓。

对预计难以满意减瘤或体能状态较差难以耐受手术者，可选择超声引导下穿刺获取细胞学或病理学诊断。穿刺部位可选择盆腔肿瘤、增厚的大网膜、腹膜等部位。另外盆底腹膜增厚明显者，可经阴道或直肠超声引导下穿刺活检。但需指出的是，对术前整合影像评估无明确转移的孤立性卵巢肿瘤，尤其是可疑早期OC者，需谨慎选测穿刺活检，原因是避免因穿刺导致的医源性肿瘤播散。

4.2 胸部X线

胸部X线可用于评估肺部有无转移灶及胸腔积液情况,敏感性和特异性均低于胸部CT,如条件允许,推荐选择胸部CT。

4.3 CT

盆腹腔CT扫描是OC术前评估常用的检查方法,对判断肿瘤大小、性质、转移部位,尤其是评估盆腔或主动脉旁淋巴结,肝、脾、肺等实质器官有无转移具有重要参考价值,可辅助临床分期。患者无对比剂禁忌情况下强调增强CT扫描。卵巢恶性肿瘤可表现为盆腔或下腹部不规则形或分叶状囊实性肿块,囊壁及囊内间隔薄厚不一,可伴结节状、乳头状突起,实性部分形态不规则、密度不均匀,增强扫描呈不均质强化。晚期OC常见腹水、腹膜及网膜转移灶,CT上可表现为网膜区扁平样或饼状软组织块,边缘不规则,界线不清等。腹膜转移表现为腹腔内、肝、脾、结肠等脏器表面不规则软组织结节及肿块等。此外,病变内微小脂肪、钙化等特征,可辅助卵巢生殖细胞来源肿瘤的检出;且CT扫描速度快,一次屏气即可同时完成对腹部和盆腔的扫描,临床应用便捷。但CT对早期OC、卵巢形态未发生显著改变者敏感度较低。

4.4 MRI

MRI软组织分辨率高,其多参数、动态增强扫描可显示病变的组织成分性质和血流动力学特点,对于脂肪、出血等成分观察有优势,区分良恶性卵巢肿瘤的敏感性、特异性分别为92%、85%,高于CT和超声,有助确定盆腔肿块起源,并辅助CT进行OC的术前分期。OC原发灶的MRI影像特点与CT相似,以囊实性肿块、不规则囊壁及分隔、乳头结节及不均匀强化为主要特点,但MRI扫描范围有限,且对因运动引起的位移敏感,因此对腹膜转移和大量腹水显示效果不如CT,可作为腹盆腔CT的有效补充。全身弥散加权磁共振(whole body MRI with diffusion-weighted sequence, WB-DWI/MRI)能够较为准确的判断腹膜有无受累,比普通MRI能准确地显示OC原发肿瘤、腹膜转移灶及远处转移灶的特点,可辅助临床医生进行肿瘤术前评价,结合临床血清肿瘤标志物CA125检测,可对OC术后复发进行预测和评价。

4.5 PET-CT

PET-CT同步增强CT扫描有利于小病灶检出,有利于发现隐匿转移灶,使临床分期更准确。与盆腹腔增强CT相比,PET-CT对累及膈下和小肠浆膜面肿瘤检测准确性更高,并且诊断淋巴结转移的准确率也明显优于CT,尤其是腹膜后淋巴结转移。PET-CT在复发病灶的早期发现上具有明显优势,不仅可提示复发病灶的部位,而且可以提示大小和数目,尤其在CA125升高而CT或MRI检查阴性时。但PET-CT价格高,不推荐为常规检查。对下列情况,如临床认为需要,可推荐使用PET-CT:①盆腔肿物良恶性难以鉴别;②卵巢上皮来源肿瘤治疗结束后随访监测;③恶性生殖细胞肿瘤及恶性性索间质肿瘤，随访过程中出现典型症状、体检发现异常或肿瘤标志物升高；④Ⅰ期2、3级及Ⅱ～Ⅳ期的未成熟畸胎瘤、任意期别的胚胎性肿瘤、任意期别的卵黄囊瘤和Ⅱ～Ⅳ期的无性细胞瘤化疗后的随访监测。

5 胃肠镜检查

盆腔肿块需排除胃肠道原发肿瘤卵巢转移者，尤其相对年轻，血清CA19-9、CEA升高显著者需行胃肠检查，排除胃肠道转移性肿瘤。

6 腹腔镜检查

诊断不明确，可通过腹腔镜检查是否可能为OC，通过对可疑部位的活检获取病理诊断。对于晚期OC，Fagotti等提出通过腹腔镜探查进行评分，以判断能否实施满意初始肿瘤细胞减灭术，即腹腔镜预测指数评分（predictive index value，PIV）。

7 细胞学检查

大多数卵巢恶性肿瘤合并腹水或胸水，行腹水或胸水细胞学检查可发现癌细胞。

8 组织病理学诊断

OC确诊必须依靠组织病理检查而非胸腹水细胞学检查。对早期OC不主张穿刺活检，卵巢肿瘤包膜穿破会使分期上升。考虑已为晚期时可行肿块穿刺活检。大多数OC是开腹手术或腹腔镜手术中切除卵巢肿瘤或转移灶送冰冻切片来诊断。经腹或后穹窿穿刺抽取腹水进行细胞学检查，也有助于卵巢恶性肿瘤的诊断。早期患者行手术分期时，除原发灶和转移灶外，常规腹膜多点活检及可疑组织活检都需分别标记取材部位分别固定送检。晚期患者切除器官者应将标本完整送检。

第五章

初始治疗

初始治疗总原则：以手术为主，辅助化疗，强调综合治疗。

第一节 初始治疗评估主体

OC初始治疗是指对新诊断为OC进行治疗。恰当的初始治疗直接影响患者和预后。研究表明，与普通外科医师相比，经由妇科肿瘤专科医师治疗的OC能得到更恰当的分期，接受更适宜的肿瘤细胞减灭术和更规范的术后辅助化疗，患者的生存率更高，预后更佳。在卵巢恶性肿瘤初始治疗决策中，不仅要强调妇科肿瘤医师在病情评估及诊疗方案制定中的地位，更要突出明确准确的分期、理想的肿瘤细胞减灭术和规范的辅助化疗均需妇科肿瘤专科医师参与并主导，而不仅是外科医师、普通妇科医师甚至传统意义上的妇产科医师。推荐所有疑诊卵巢恶性肿瘤者均需由妇科肿瘤专家进行评估以决策初始治疗的选择。

第二节 手术治疗

1 全面分期手术

对临床早期OC，应行全面精确手术分期，可免除部分早期患者术后接受辅助化疗。

1.1 适应证

适用于临床早期的卵巢恶性肿瘤患者。腹腔镜手术仅适用于瘤体小，可完整装入取物袋中取出的病例。建议由有经验的妇科肿瘤医师施行腹腔镜手术。

1.2 分期手术原则及内容（见表34-5-1）

表34-5-1 全面分期手术的内容

全面分期手术具体内容
1.术前肠道准备
2.足够长的腹部纵行切口
3.抽取腹水或盆、腹腔冲洗液进行脱落细胞学检查
4.尽可能完整取出卵巢肿瘤，避免包膜破裂，并送术中快速冰冻病理切片
5.全子宫双附件切除术，高位断扎骨盆漏斗韧带
6.全面探查及评估所有腹膜、肠表面、横膈、肝脾表面，对粘连或可疑之处进行活检，以及腹膜随机取样活检，包括子宫直肠窝、膀胱浆膜面、盆腔侧腹膜、两侧结肠旁沟、横膈面（也可使用细胞刮片行膈下细胞学取样）
7.切除大网膜
8.腹主动脉旁淋巴结切除水平至少达肠系膜下动脉血管水平，最好达肾血管水平，包括下腔静脉和腹主动脉周围，以及动静脉之间的淋巴结
9.两侧盆腔淋巴结切除应包括髂总血管前外侧、髂内外血管表面及闭孔神经上方的淋巴结
10.性索间质肿瘤可不进行淋巴结切除
11.若为黏液性肿瘤，应切除阑尾
12.切除所有肉眼可见的腹盆腔病灶，残留灶最大径不超过1 cm
13.术后详细记录病变范围和大小、术式、残留病灶部位及大小、卵巢肿瘤是否自发破裂或术中破裂

2 再次全面分期手术

2.1 适应证

因各种原因在首次手术时未能行全面分期手术，术后尚未行抗瘤化疗的，应考虑再次手术，完成全面探查和分期手术。尤其适用于早期低危（即可能为ⅠA期G1或ⅠB期G1）术后无须化疗者。如可能为早期高危者（如ⅠA期G2/G3或ⅠB期G2/G3，ⅠC期，Ⅱ期或透明细胞癌），可先行CT或MRI等检查。有残留灶也应再次手术分期；如影像学检查未见残留灶，患者对再次手术有顾虑，可予铂类联合化疗6个疗程。手术分期不完全包括如下情形：①子宫未切除。②附件未切除。③大网膜未切除。④分期记录不完整。⑤有残留灶并可能再行切除。⑥淋巴结未切除。⑦预防性切除手术时发现附件隐匿性浸润癌等。

对一些特殊病理类型，如膨胀性浸润的早期黏液腺癌、早期性索-间质细胞瘤（SCSTs）等腹膜后转移发生率较低，不推荐对其行腹膜后再分期手术。

2.2 手术原则及内容

如首次手术时已完整切除肿瘤，无明显残留，可考虑经腹腔镜行再次分期手术。手术方式和内容与全面分期手术相同。

3 保留生育功能的全面分期手术

3.1 适应证

①年轻有生育要求 GCTs 患者无论期别早晚均可实施保留生育功能手术。单侧卵巢受累者，推荐单侧卵巢-输卵管切除术，不建议对外观正常卵巢进行活检。部分双侧卵巢受累者可通过保留部分正常卵巢组织来实现。年轻 SCSTs 患者实施保留生育功能手术需综合考虑病理类型和期别。Ⅰ期以内 SCSTs 可选择保留生育功能的单纯卵巢-输卵管切除术。②对上皮性 OC，则要求严格满足下列条件才能保留生育功能。患者年轻，渴望生育，无不孕不育因素，分化好的ⅠA期或ⅠC期；子宫和对侧卵巢外观正常；有随诊条件。完成生育后视情况可能需再次手术切除子宫及对侧附件。

3.2 手术原则及内容

保留子宫和正常一侧的附件。若对侧卵巢外观正常，则不必做活检，以免引起继发性不孕；盆腔和腹主动脉旁淋巴结切除；其余同全面分期手术。

4 肿瘤细胞减灭术

4.1 适应证

初始肿瘤细胞减灭术（Primary Debulking Surgery，PDS），适用于临床拟诊为中晚期（部分Ⅱ期、Ⅲ期和Ⅳ期）的卵巢恶性肿瘤者。中间性肿瘤细胞减灭术（Interval Debulking Surgery，IDS），适用于新辅助化疗（Neoadjuvant Chemotherapy，NACT）后肿瘤缩小，达 PR 或稳定（SD），且经评估有可能满意减灭的晚期病例。最大程度的 PDS 应在患者可耐受手术或无严重内科合并症的前提下进行。

（1）手术原则及内容

晚期患者的标准术式是最大限度的肿瘤细胞减灭术，PDS 应包括：全子宫双附件切除，所有受累大网膜的切除，双侧盆腔和主动脉旁肿大或可疑淋巴结切除，根据需要切除受累肠管、阑尾、部分膀胱或输尿管、脾脏或（和）远端胰体尾、部分膈肌、胆囊、部分肝脏、部分胃等，尽可能剥除受累腹膜或对粟粒样转移灶行消融。最大限度的 PDS 应在患者可耐受手术或无严重内科合并症前提下进行。手术原则及内容见表 34-5-2。

减瘤术标准是术后残留灶最大径<1cm（R1），力争做到无肉眼残留（R0）。近年更多证据显示，PDS 终极目标是 R0，达 R0 者无论 PFS 或 OS 均显著高于 R1 者。

既往，对晚期 OC 需否系统性腹膜后淋巴结清扫术存在争议。2019 年 LION 临床试验报道 647 例术前影像学检查或术中触诊评估淋巴结无肿大的晚期 OC，在实现 R0 前提下对比做系统性腹膜后淋巴结清扫术与不做淋巴结切除，结果两组 PFS 和 OS 均无差异，行系统性淋巴结清扫显著增加术后并发症和手术死亡率。因此，对术前影像学和术中探查评估淋巴结无异常的晚期OC（临床阴性），不必实施淋巴结清扫术。

（2）手术满意度评价（必须在手术记录中说明）

1）满意肿瘤细胞减灭术：单个残留瘤灶最大径≤1 cm 记录为R1，完全切净肿瘤记录无肉眼残留肿瘤为R0。

2）不满意肿瘤细胞减灭术：单个残留肿瘤病灶最大径>1 cm，记录为R2。

（3）晚期OC手术应由妇科肿瘤医师评估并实施。研究证据显示，由妇科肿瘤医师实施的OC手术，其疗效优于普通妇科医师和外科医师。

表34-5-2 初始肿瘤细胞减灭术的内容

初始肿瘤细胞减灭术的内容
术前充分肠道准备
足够长的腹部纵向切口
抽取腹水或盆、腹腔冲洗液进行脱落细胞学检查
术中送快速冰冻病理检查
全面探查盆腹腔，特别注意横膈、双侧结肠旁沟
切除所有受累的网膜
腹、盆腔转移灶切除
全子宫和双附件切除（卵巢动静脉高位断扎），必要时游离输尿管
根据术中探查情况，切除受累的肠管、阑尾、部分膀胱或输尿管、脾脏（或）和远端胰体尾、部分膈肌、胆囊、部分肝脏、部分胃等脏器
尽可能剥离切除受累的腹膜，包括膈肌表面的肿瘤
以下情况应考虑行腹膜后（腹主动脉旁和盆腔）淋巴结切除：①临床拟诊Ⅱ期及以下的病例，以准确分期。②腹膜后淋巴结明显增大者，以缩减肿瘤。
尽最大努力切除所有病灶，使残留病灶最大径不超过1 cm，争取达到无肉眼可见残留病灶
术后详细记录病灶形态和范围、手术方式和名称、残留病灶部位及大小等

第三节 辅助化疗

1 新辅助化疗（Neoadjuvant Chemotherapy，NACT）

近年越来越多资料显示，晚期OC手术的终极目标应是无肉眼残留。术后无残留灶的患者肿瘤PFS和OS均显著高于有残留灶者。手术效果不仅取决于手术医师技能，也取决于肿瘤播散严重程度。研究显示，对无法达到满意肿瘤细胞减灭术者，可先行NACT，再行手术减瘤，不仅可降低围术期并发症，也不影响生存期。为此，国际上建立了一些手术评估模型来预测患者能否做到理想减灭术，最常用的有影像学评估模型和腹腔镜评分系统（见表34-5-3、表34-5-4）。

1.1 共识

对OC进行NACT一直存有争议。目前共识是，晚期OC行NACT后再行IDS，其疗效不劣于PDS。必须由妇科肿瘤医师进行评估，决定是否先行NACT。对一些虽机体状态适于PDS，但妇科肿瘤医师认定达满意减瘤可能性不大者，应推荐NACT，而不采用PDS。先接受NACT的围术期和术后并发症发生率以及病死率更低，住院时间更短。

1.2 适应证、方案和疗程

①适于Ⅲ/Ⅳ期，特别是大量胸腹水者，不适用于早期病例。②取得病理诊断，有条件时优先选择获取组织病理。③经体检和影像学检查评估，或手术探查（包括腹腔镜探查）评估，难达满意减瘤。④围术期高危患者，如高龄、有内科合并症或无法耐受PDS者。⑤经3~4个疗程NACT后，应考虑IDS。⑥NACT的方案与术后辅助化疗的一线方案相同，但严格要求采用静脉化疗。⑦NACT时需慎用贝伐珠单抗，在IDS前应停用贝伐珠单抗至少6周。

1.3 手术评估模型

Suidan等对Ⅲ~Ⅳ期OC、输卵管癌和原发性腹膜癌行PDS回顾性、非随机、多中心试验结果表明，下述因素与PDS能否达到满意肿瘤细胞减灭术密切相关：≥60岁、CA125≥500 kU/L、美国麻醉医师协会（AmericanSociety of Anesthesiologists，ASA）评分3~4分、肾门上水平腹膜后淋巴结直径>1cm、弥漫性小肠粘连或增厚、小肠系膜病变直径>1cm、肠系膜上动脉根部病变直径>1cm、脾周区域病变直径>1cm和网膜囊病变直径>1cm，基于临床因素和CT影像学特征构建Suidan多因素评估量表（见表34-5-3）。该模型预判实施PDS的准确率为72.0%，当评分≥3分时，推荐NACT联合IDS。另一项大样本研究证实，若晚期EOC患者CT检查提示弥漫性腹膜增厚或超过2/3的CT扫描区域提示存在腹水，预示可能难以经由PDS达到满意的肿瘤细胞减灭术。

随着腹腔镜技术的进步与发展，腹腔镜手术探查在卵巢恶性肿瘤初始治疗前评估中的作用日益受到关注。腹腔镜探查分级评估（Fagootti评分）既可获取组织学证据用以明确组织病理学诊断，又可直观评估疾病累及范围。Fagootti评分参照前期研究结果，以7个相关参数进行赋值累加计算预测值（见表34-5-4）。对表34-5-4中各项评分进行累加计算腹腔镜预测值（laparoscopic predictive index value，PIV）。当PIV<8分时考虑PDS；PIV≥8分建议先行3~4个周期NACT，依据实体瘤治疗反应评价标准（RECIST）再次进行评估。NACT后疾病进展者，考虑更换二线化疗；对NACT治疗反应良好者行IDS；无反应或仅呈部分反应者，建议再次行腹腔镜评估，Fagootti评分结果PIV<4分方可选择IDS，若再次评估结果PIV≥4分，推荐继续标准化疗或更换二线化疗。不同评分系统从影像学或腹腔镜评价的不同角度出发，对预后有不同预测作用。

前期各项临床试验来源于不同研究者、研究中心、研究人群，必然存在偏倚，所提炼出来的Suidan多因素评估量表和Fagootti标准赋分表虽然多被引用，但均缺乏多中心的重复验证。故特别推荐进行前瞻性临床试验进一步验证和优化，以期对晚期EOC进行更客观真实的术前评估，达到更为客观、科学的个体化治疗选择。无论是影像学模型还是腹腔镜评估，术者还需结合自身经验及团队能力来做选择。制定一套适合自己的方案并不断总结，加以完善，以提高R0切除率。

表34-5-3　Suidan临床因素联合CT影像学特征预测不满意肿瘤细胞减灭术多因素评分

临床特征（3个）	分值
年龄≥60岁	1
CA125≥600 U/mL	1
ASA评分3-4分	1
影像学特征（8个）	分值
脾周病变	1
肝门/肝十二指肠韧带病变	1
肾门上腹膜后淋巴结	1
弥漫性小肠粘连或增厚	1
中重度腹水	2
胆囊窝/肝叶间裂病变	2
小网膜囊病变>1cm	2
肠系膜上动脉根部病变	4

表34-5-4　腹腔镜探查分级评估（staging laparoscopy，S-LPS）赋值

参考因素	赋值
大面积腹膜受累和（或）呈粟粒状分布的腹膜癌	2分
广泛浸润转移和（或）侵及大部分膈肌表面的融合结节	2分
多节段肠管受累、肠系膜血管根部受累	2分
大网膜受累与胃大弯紧密粘连	2分
极大可能进行肠切除吻合或造瘘（但不包括直肠、乙状结肠切除术）	2分
肿瘤明显累及的胃壁	2分
肝表面病变直径大于2cm	2分

初始治疗方案的选择除外上述"以分期为目的"的选项，还需考虑患者体能状态。晚期EOC患者常因疾病广泛转移，累及多个器官，基础体能状态呈消耗状态。多数情况下，医师对患者体能状态的主观评估偏倚颇大，从而影响治疗选择。临床经验不是判定患者可否耐受手术的标准，应严格按照美国东部肿瘤协作组（ECOG）体能状况评分标准（PS）和ASA体能状况评分标准进行评估。卵巢恶性肿瘤者围术期并发症风险与高龄、体质虚弱、合并慢性疾病、营养状况不良、低白蛋白血症和静脉血栓栓塞等有密切相关。NACT联合IDS更适合于体能状态较差、围术期高风险患者。

卵巢恶性肿瘤行NACT前应尽可能取得组织学证据，依据病史，结合妇科检查、盆腹腔影像学检查、血清肿瘤标志物检测、腹腔镜手术探查等整合评估，要高度关

注患者体能状态。

2 术后辅助化疗

2.1 上皮性OC和卵巢性索间质恶性肿瘤化疗适应证和疗程

ⅠA和ⅠB期，G1分化，全面分期手术后，无须辅助化疗。

ⅠA和ⅠB期，G2分化，可观察或酌情给予化疗3~6个疗程。

其他Ⅰ期，全面分期手术后，化疗3~6个疗程。

Ⅱ~Ⅳ期：术后视满意度决定化疗疗程数以及是否行再次细胞减灭术。接受满意细胞减灭术者共化疗6个疗程（包括新辅助化疗的疗程数），或在血清肿瘤标志物正常后至少化疗2个疗程。

对达满意减灭术的晚期患者，可给予腹腔灌注化疗。

早期SCSTs需否辅助治疗存在争议。ⅠA期颗粒细胞瘤可不需化疗。ⅠC期幼年型颗粒细胞瘤和ⅠC2期成年型颗粒细胞瘤需行术后化疗。

紫杉醇联合卡铂仍是上皮性OC一线化疗的标准方案和首选方案。在此方案中，加入第3种化疗药或其他三药联合的化疗方案，不仅不能提高疗效，还会增加毒性。其他可以替代的一线化疗的方案见表34-5-5。多西他赛联合卡铂和多柔比星脂质体（PLD）联合卡铂，主要优点是神经毒性低，脱发较轻，可用于不耐受紫杉醇毒性的患者。剂量密集型紫杉醇周疗联合卡铂3周给药可改善晚期OC的OS和PFS，缺点是贫血和生活质量略有下降。对高龄、体力状况评分差者，小剂量紫杉醇周疗和卡铂周疗也是一种选择。

2.2 恶性生殖细胞肿瘤化疗适应证和疗程

①对IA期无性细胞瘤和IA期肿瘤细胞分化好的未成熟畸胎瘤，在全面分期手术后，可随访观察，不需化疗。②其他临床期别在分期手术或满意肿瘤细胞减灭术后，都应接受3~4个疗程化疗，或在血清学肿瘤标志物检测正常后再化疗2个疗程。③首选BEP方案。Ⅰ期推荐3周期，Ⅱ期及以上推荐4周期。无性细胞肿瘤可选择EP方案。

2.3 交界性肿瘤的化疗适应证和疗程

①所有期别的交界性卵巢肿瘤，在进行满意减灭术后，如转移灶也是交界性肿瘤，可不进行辅助化疗。②腹盆腔播散病灶的病理检查结果为浸润性种植时，术后应行化疗。③化疗方案参见上皮性OC。

3 一线化疗方案

上皮性OC（高级别浆液性癌、子宫内膜样癌2/3级、透明细胞癌、癌肉瘤）一线化疗方案见表34-5-5。恶性生殖细胞肿瘤和性索间质肿瘤一线化疗方案见表34-5-6。

少见卵巢恶性肿瘤的一线化疗方案,见表34-5-7。

表34-5-5 上皮性OC一线化疗方案

	首选方案	备选方案	特殊情况可选
Ⅰ期	卡铂+紫杉醇	卡铂+多柔比星脂质体	卡铂单药(年龄>70岁或存在内科合并症)
		卡铂+多西他赛	
Ⅱ-Ⅳ期	卡铂+紫杉醇	卡铂(周疗)+紫杉醇(周疗)	顺铂/紫杉醇静脉/腹腔化疗(满意减瘤的Ⅱ-Ⅲ期)
	卡铂+紫杉醇+贝伐珠单抗	卡铂+多西他赛	
		卡铂+多柔比星脂质体	
		卡铂+紫杉醇(周疗)	

注:1. 对溶剂型紫杉醇溶媒(聚氧乙烯蓖麻油)过敏者,铂类联合方案中,可选择白蛋白结合型紫杉醇进行替代。2. 紫杉醇脂质体在国内获批用于OC一线治疗,紫杉醇脂质体可在铂类联合方案中替代紫杉醇,作为OC一线可选方案。

表34-5-6 恶性生殖细胞肿瘤和性索间质肿瘤一线化疗方案

病理类型	首选方案	备选方案	特殊情况可选
恶性生殖细胞肿瘤	BEP方案(博来霉素+依托泊苷+顺铂)		卡铂+依托泊苷(适用于ⅠB~Ⅲ期无性细胞肿瘤术后患者,且亟须降低化疗毒性的部分患者)
恶性性索间质肿瘤	TC方案(卡铂+紫杉醇)	EP方案(顺铂+依托泊苷)	BEP方案

表34-5-7 少见卵巢恶性肿瘤的一线化疗方案

病理类型	首选方案	其他可选方案	特殊情况可选
黏液性肿瘤	氟尿嘧啶+四氢叶酸+奥沙利铂±贝伐珠单抗*	同上皮性OC的静脉化疗方案	同上皮性OC的静脉化疗方案
	卡培他滨+奥沙利铂±贝伐珠单抗*		
	其余同上皮性OC的静脉化疗方案		
低级别浆液性癌/高分化子宫内膜样癌(G1)	芳香化酶抑制剂(阿那曲唑、来曲唑、依西美坦)	亮丙瑞林、他莫昔芬	同上皮性OC的静脉化疗方案
	其余同上皮性OC的各种腹腔及静脉化疗方案	其余同上皮性OC的各种腹腔及静脉化疗方案	

注:*:贝伐珠单抗仅适用于Ⅱ期及以上的患者。

第四节 初治OC的靶向药物与维持治疗

FIGO Ⅱ期及以上的高级别浆液性/高级别子宫内膜样OC或携带有BRCA突变的其他病理类型OC均需考虑在初始治疗结束且获得临床缓解后,开始维持治疗,以期最大程度延长PFS、提高临床治愈率。目前，用于初始OC维持治疗的靶向药物主要有贝伐珠单抗与聚腺苷二磷酸核糖聚合酶（PARP）抑制剂。

1 贝伐珠单抗（bevacizumab）

贝伐珠单抗是靶向血管内皮生长因子-A（VEGF-A）的单抗，已在多国获批在OC的应用。在OC一线化疗同时加入贝伐珠单抗，并在完成化疗后续用贝伐珠单抗维持治疗，可使晚期患者中位PFS提高2~4个月。

随着PARP抑制剂的出现，目前仅在不存在同源重组修复缺陷（homologous recombination deficiency，HRD）的患者中，推荐贝伐珠单抗单药维持治疗。

2 PARP抑制剂

与PARP抑制剂治疗疗效相关的生物标志物有BRCA基因突变、HRD状态等。在新诊断晚期OC中，BRCA1/2和HRD检测被推荐用于指导OC一线维持治疗的方案选择，具体详见《上皮性OCPARP抑制剂相关生物标志物检测的中国专家共识》。与HRD阴性相比，存在BRCA1/2突变或HRD阳性的OC可更加获益于PARP抑制剂单药和双药联合维持治疗。基于已经获取的研究证据，奥拉帕利单药维持治疗仅限于BRCA突变者，而尼拉帕利单药维持治疗则不受分子标志物的限制（可用于BRCA突变或野生型患者）。一线化疗过程中联合使用贝伐珠单抗，且存在BRCA突变或HRD的患者中，奥拉帕利联合贝伐珠单抗是这一人群维持治疗的首选。

第六章 复发后的治疗

第一节 复发性OC分型

参考美国妇科肿瘤学组（Gynecologic Oncology Group，GOG）的标准，复发性OC根据无铂期（Platinum-free interval，PFI）的长短进行分型，具体如下：铂类敏感型指对初期以铂类药物为基础的治疗有明确反应，且已达到临床缓解，前次含铂化疗停用6个月以上（含）出现进展或复发，其中停化疗6-12个月间复发的患者，有时也被称为铂类部分敏感型。铂类耐药型指对初期的化疗有反应，但在完成化疗后6个月内进展或复发。难治型指对初始化疗无反应，如肿瘤稳定或肿瘤进展，含在化疗后4周内进展者。

第二节 复发性OC的处理原则

复发性OC尚未确立最佳治疗方案，手术治疗对复发性OC的意义尚不明确，二线化疗有效率低。近年来分子靶向治疗在复发性OC治疗中取得较大进展。对反复复发的患者，治疗上应重视生存质量。复发性OC处理原则如下：①铂类敏感复发者，经评估能再次满意切除者（R0切除），推荐二次（再次）细胞减灭术。对二次细胞减灭术患者选择的标准，国际上仍缺乏统一标准。通常是接受二次细胞减灭术的患者，复发灶多为孤立或寡转移灶，无腹水，无广泛的腹膜癌灶。②铂耐药患者，通常不能从二次细胞减灭术中获益，在行手术决策时应慎重选择和个体化考虑。③按复发类型，并参考既往化疗史、毒性反应残留情况选择挽救化疗方案。④放疗应经过多学科整合诊治（MDT）讨论决定。如可用于不适合手术切除或存在手术禁忌证的局灶性复发，或存在脑、骨转移需姑息放疗的患者。⑤鼓励复发患者参加临床试验。

第三节 复发性OC的系统治疗

1 复发上皮性OC

对复发的上皮性OC，首先根据无铂间期或无治疗间期对患者进行分型，从而采取相应的治疗措施。对铂类敏感型复发，首选以铂类为基础的联合化疗或联合贝伐珠单抗，再予以PARP抑制剂或贝伐珠单抗维持治疗。对铂耐药型或难治型复发，则首选非铂类单药化疗或联合抗血管生成靶向药物的联合化疗（见表34-6-1、表34-6-2）。对于一些存在特定生物标志物的复发性OC患者，也可以考虑包括NTRK抑制剂、免疫检查点抑制剂在内的治疗（见表34-6-3）。

表34-6-1 铂敏感复发上皮性OC的二线化疗方案

类别	化疗方案	靶向治疗	内分泌治疗
首选方案	卡铂+吉西他滨±贝伐珠单抗	贝伐珠单抗	
	卡铂+多柔比星脂质体±贝伐珠单抗	奥拉帕利[a] 尼拉帕利[b]	
	卡铂+紫杉醇±贝伐珠单抗	Rucaparib[c]	
	顺铂+吉西他滨	氟唑帕利[a]	
		帕米帕利[a]	
备选方案	卡铂+多西他赛 卡铂+紫杉醇（周疗）	尼拉帕利+贝伐珠单抗	芳香化酶抑制剂（来曲唑、阿那曲唑、依西美坦）
	卡培他滨	培唑帕尼	醋酸亮丙瑞林
	卡铂		醋酸甲地孕酮
	顺铂		他莫昔芬
	环磷酰胺		
	多柔比星		
	异环磷酰胺		
	伊立替康		
	美法仑		
	奥沙利铂		
	紫杉醇		
	白蛋白结合型紫杉醇 培美曲赛 长春瑞滨		
特定患者可选方案			
黏液性肿瘤	氟尿嘧啶+四氢叶酸+奥沙利铂±贝伐珠单抗		
	卡培他滨+奥沙利铂±贝伐珠单抗		
透明细胞癌	顺铂+伊立替康		
低级别浆液性癌		曲美替尼	氟维司群

注：对溶剂型紫杉醇溶媒（聚氧乙烯蓖麻油）过敏的患者，铂类联合方案中，可选择白蛋白结合型

紫杉醇进行替代。紫杉醇脂质体在国内获批用于复发性OC治疗，在上表所列含紫杉醇的方案中，紫杉醇脂质体可替代使用。a.适于2线及以上化疗且携带有BRCA胚系突变的晚期OC患者。b.适于3线及以上化疗失败且存在HRD缺陷的患者，符合以下之一：①BRCA胚系/体系突变；或②存在HRD并且距前次含铂化疗>6个月。c.适于2线及以上化疗且携带有BRCA胚系/体系突变的晚期OC患者。

表34-6-2　铂耐药复发上皮性OC的二线化疗方案

类别	化疗方案	靶向治疗	内分泌治疗
首选方案	环磷酰胺（口服）+贝伐珠单抗 多西他赛	贝伐单抗	
	依托泊苷（口服）	奥拉帕利[a]	
	吉西他滨	尼拉帕利[b]	
	多柔比星脂质体±贝伐珠单抗	Rucaparib[c]	
	紫杉醇周疗±贝伐珠单抗	帕米帕利[a]	
	拓扑替康±贝伐珠单抗		
备选方案	卡培他滨	培唑帕尼	芳香化酶抑制剂（来曲唑、阿那曲唑、依西美坦）
	环磷酰胺		醋酸亮丙瑞林
	多柔比星		醋酸甲地孕酮
	异环磷酰胺 伊立替康 马法兰		他莫昔芬
	奥沙利铂		
	紫杉醇		
	白蛋白结合型紫杉醇		
	培美曲赛		
	长春瑞滨		
	索拉菲尼+拓扑替康		

注：对溶剂型紫杉醇溶媒（聚氧乙烯蓖麻油）过敏的患者，铂类联合方案中，可以选择白蛋白结合型紫杉醇进行替代。紫杉醇脂质体在国内获批用于复发性OC的治疗，在上表所列含紫杉醇的方案中，紫杉醇脂质体可替代使用。a.适用于2线及以上化疗且携带有BRCA胚系突变的晚期OC患者。b.适用于3线及以上化疗失败且携带有BRCA胚系/体系突变的晚期OC患者。c.适用于2线及以上化疗且携带有BRCA胚系/体系突变的晚期OC患者。

表34-6-3　上皮性OC中可使用的泛癌种适应证药物

适应证	药物
NTRK基因融合实体瘤	恩曲替尼或拉罗替尼
MSI-H或dMMR	帕博利珠单抗
TMB-H（≥10muts/MB）且缺乏其他满意替代治疗方案的实体瘤	帕博利珠单抗

2　复发恶性生殖细胞和性索间质肿瘤

对复发的卵巢生殖细胞恶性肿瘤，如果仍有治愈可能，应该首先推荐在有条件做骨髓移植的中心进行大剂量化疗（high-dose chemotherapy）。放射治疗仅用于局部复发的姑息治疗，见表34-6-4、表34-6-5。

表34-6-4 复发卵巢恶性生殖细胞肿瘤的二线化疗方案

可能治愈的方案	姑息化疗方案
化疗+骨髓移植	顺铂+依托泊苷
紫杉醇+异环磷酰胺+顺铂	多西他赛
	多西他赛+卡铂
	紫杉醇
	紫杉醇+异环磷酰胺
	紫杉醇+卡铂
	紫杉醇+吉西他滨
	顺铂+异环磷酰胺+依托泊苷（VIP）
	顺铂+异环磷酰胺+长春碱（VeIP）
	长春新碱+达卡巴嗪+环磷酰胺（VAC）
	紫杉醇+异环磷酰胺+顺铂（TIP）

表34-6-5 复发卵巢恶性性索间质肿瘤的二线化疗方案

化疗方案	激素治疗	靶向药物
多西他赛	芳香化酶抑制剂	贝伐珠单抗
紫杉醇	醋酸亮丙瑞林（用于颗粒细胞瘤）	
紫杉醇+异环磷酰胺	他莫昔芬	
紫杉醇+卡铂		
长春碱+达卡巴嗪+环磷酰胺		

第四节 单纯CA125升高的处理

有些患者在完成初始手术和辅助化疗后，达到临床完全缓解，在常规的随访和监测中发现CA125水平上升，但无肿瘤复发症状、体征和影像学证据，处理可选以下方法之一：①参加临床试验；②随诊观察直至临床复发再开始挽救治疗；③立即按复发肿瘤进行化疗。

第七章 预后与随访

第一节 预后

由于难以早期诊断及对耐药复发卵巢上皮癌缺乏有效治疗，卵巢上皮癌的总体预后较差。卵巢上皮癌一线铂类联合紫杉类化疗的有效率达80%以上，其中一半以上达到肿瘤完全缓解，但即使达到完全缓解者仍有50%~70%复发，平均复发时间16~18个月。Ⅰ期5年生存率可达90%，Ⅱ期约80%，Ⅲ/Ⅳ期仅为30%~40%，多数患者死于肿瘤复发耐药。卵巢恶性生殖细胞肿瘤的5年存活率早期可达96%，晚期及复发患者约为60%。90%的复发发生在术后2年内，但复发后疗效仍较好。影响卵巢恶性肿瘤患者预后的因素包括：年龄、肿瘤分期、组织学类型、分化程度、肿瘤细胞减灭术后残留病灶的大小等。

第二节 随访目的

随访目的：发现复发病灶；处理治疗相关症状；提供心理社会支持。

第三节 无症状患者随访间隔

第1~2年，每2~4个月1次。第3~5年，每4~6个月1次。5年后，每6~12个月1次。

第四节 随访内容

病史采集，询问症状，并进行体检（包括阴道检查、双合诊、三合诊等）。CA125或其他初诊时升高的肿瘤标志物、超声检查等。根据临床需要，完善胸部、腹部及盆腔CT或MRI或PET/CT检查。建议每4~6个月做一次腹、盆腔增强CT，每6~12个月行胸部X线或胸部CT检查。根据临床需要，进行血常规及生化检查。遗传风险评估与遗传咨询（如既往未开展）。对有显著焦虑和抑郁症状的患者提供心理社会支持。

第八章

营养治疗

卵巢肿瘤使机体处于高分解状态，常会加重患者营养不良风险，有23%的患者确诊时伴有恶液质。OC者的营养状态可能与预后相关。欧洲肠外肠营养学会（The European Society for Clinical Nutrition and Metabolism，ESPEN）发布的《肿瘤患者营养指南》推荐，从肿瘤确诊开始定期评估营养摄入、体重改变和BMI，并根据临床状况重复评估。目前有多种工具用于营养不良的筛查和营养评估，患者主观整体评估（patient generated subjective global assessment，PG-SGA）是肿瘤特异性营养评估方法，在临床广泛应用。除了营养不良风险筛查和相关评估工具，综合考虑患者的营养摄入、体格检查、辅助检查及临床表现，有助于全面准确评估OC的营养状况。

评估人体总能量消耗（total energy expenditure，TEE），需要考虑患者的REE和与体力活动相关的能量消耗。REE与肿瘤类型、分期、全身系统性炎性反应状态、体重、肌肉量有关。OC能量需求缺乏临床研究数据，参照健康人群标准，推荐约为30kcal/（kg·d）。蛋白质摄入量应高于1g/（kg·d），如可能，应增加到1.5g/（kg·d）营养治疗的途径包括肠内营养和肠外营养，首选口服的肠内营养途径。目前尚缺乏针对OC接受营养治疗最佳时机的高质量临床研究。现有证据显示，对于OC术后患者，采用早期肠内营养对患者营养指标如白蛋白、前白蛋白、总蛋白等可能有改善作用，但仍缺乏足够证据支持。

对肠内营养不能满足能量需求者，应予肠外营养补充，但全肠外营养的应用尚存争议。OC术后一般性营养不良患者，全肠外营养延长住院时间，增加感染等并发症的发生率。ESPEN指南推荐：接受抗瘤药物治疗者，接受营养咨询和ONS后，如经口摄入仍然不足，推荐补充肠内营养；如仍然不足或肠内营养无法实施时，应予肠外营养。

中国专家共识推荐，晚期OC发生营养不良的风险较高，应常规进行营养不良风险筛查和营养评估。超重或肥胖的OC应控制体重。OC的推荐总能量摄入量约为30kcal/（kg·d）。

第九章

中医中药治疗

中医的治疗作用可贯穿于 OC 各个治疗阶段，有助于加快术后机体恢复、增强放化疗疗效、减少不良反应、延长生存期、提高生存质量。脏腑虚弱、冲任督带失调是 OC 发病的首要病因病机，故以调理冲任，扶正祛邪为主要治疗原则。应根据个体差异，通过辨证论治，制定个性化治疗方案，中医具有一定优势，可配合西医来补充与完善 OC 治疗。

第一节 OC 的中医症候诊断

参照《恶性肿瘤中医诊疗指南》（林洪生主编，人民卫生出版社 2014 年出版）。

肝胃不和证：呕吐嗳气，脘腹满闷不舒，厌食，反酸嘈杂，舌边红，苔薄腻，脉弦。阳虚水盛证：腹大胀满，形似蛙腹，朝宽暮急，面色苍黄，脘闷纳呆，神倦怯寒，肢冷浮肿，小便短少不利，舌体胖，质紫，苔淡白，脉沉细无力。

气滞血瘀证：腰膝酸软，耳鸣，五心烦热，颧红盗汗，口干咽燥，失眠多梦，舌红苔少，脉细数。

痰湿蕴结证：少腹部胀满疼痛，痛而不解，或可触及质硬包块，胸脘痞闷，面浮懒言，带下量多质粘色黄，舌淡胖或红，舌苔白腻，脉滑或滑数。

肝肾阴虚证：下腹疼痛，绵绵不绝，或可触及包块，头晕目眩，腰膝酸软，四肢无力，形体消瘦小，五心烦热，月经不调，舌红少津，脉细弦数。

气血两虚证：腹痛绵绵，或有少腹包块，伴消瘦，倦怠乏力，面色苍白，惊悸气短，动则汗出，食少无味，口干不多饮，舌质淡红，脉沉细弱。

第二节 中医中药治疗方法

1 辨证论治

1.1 肝胃不和证

治法：疏肝理气，和胃降逆。

推荐方药：四逆散（《伤寒论》）合半夏厚朴汤（《金匮要略》）加减；柴胡、白芍、枳壳、厚朴、法半夏、茯苓、苏梗、生姜、甘草等。或具有同类功效的中成药（包括中药注射剂）。

1.2 阳虚水盛证

治法：温补脾肾，化气利水。

推荐方药：附子理苓汤或济生肾气丸加减；附子、干姜、人参、白术、鹿角片、胡芦巴、茯苓、泽泻、陈葫芦及车前子等。或具有同类功效的中成药（包括中药注射剂）。

1.3 气滞血瘀证

治法：行气活血，祛瘀消癥。

推荐方药：少腹逐瘀汤（《医林改错》）合桂枝茯苓丸加减；小茴香、干姜、延胡索、没药、当归、川芎、肉桂、赤芍、蒲黄、五灵脂、桂枝、茯苓、牡丹皮、白芍、桃仁等。或具有同类功效的中成药（包括中药注射剂）。

1.4 痰湿蕴结证

治法：燥湿化痰，软坚散结。

推荐方药：开郁二陈汤（《万氏女科》）加减；半夏、陈皮、茯苓、甘草、香附、木香、青皮、川芎、莪术、夏枯草、山慈菇、苦参、露蜂房、焦山楂、焦神曲等。或具有同类功效的中成药（包括中药注射剂）。

1.5 肝肾阴虚证

治法：滋补肝肾。

推荐方药：知柏地黄丸加减；知母、黄柏、熟地黄、山药、山萸肉、牡丹皮、茯苓、泽泻等。或具有同类功效的中成药（包括中药注射剂）。

1.6 气血两虚证

治法：益气养血，滋补肝肾。

推荐方药：人参养荣汤（《太平惠民和剂局方》）加减；人参、白术、黄芪、熟地黄、大枣、川芎、远志、白芍、五味子、茯苓、陈皮、甘草等。或具有同类功效的中成药（包括中药注射剂）。

2 其他中医特色疗法

2.1 中药外敷（涂）法

将药物敷贴或涂擦于体表某部，透过药物透皮吸收、穴位刺激发挥作用，从而达到调节免疫、控制病灶、康复保健等目的。

（1）腹痛外治方

治法：活血止痛

推荐方药：乳香、没药、冰片、红花等。

用法用量：将上药放入90%乙醇溶液500mL中浸泡3天后，取少量澄清液备用。用棉签蘸适量药水搽于痛处，每日可反复使用，疗程不限。

（2）腹水外治方

治法：益气活血、渗湿利水

推荐方药：黄芪、牵牛子、猪苓、桃仁、薏米、冰片等。

用法用量：将上方煎制成膏状，取膏约15g，均匀纳于大小约9cm×12cm的无纺膏药布内，厚度约5mm。将上述无纺膏药布贴于恶性积液患侧在体表的投射区域，轻压边缘，使其与患者皮肤充分贴紧，增加皮肤的水合程度，促进药物吸收。根据腹腔积液的分度标准，少量腹腔积液贴1贴即可，中量或者大量腹腔积液贴2贴。

（3）胸水外治方

治法：益气消饮、温阳化瘀

推荐方药：生黄芪、桂枝、莪术、老鹳草、牵牛子、冰片等。

用量用法：将上方煎制成膏状，均匀纳于大小约9cm×12cm的无纺膏药布内，厚度约为5mm。将上述无纺膏药布贴于恶性积液患侧在体表的投射区域，轻压边缘，使其与患者皮肤充分贴紧，增加皮肤的水合程度，促进药物吸收。根据胸腔积液的分度标准，少量胸腔积液贴1贴即可，中量或者大量胸腔积液贴2贴。

（4）肿块外治方

治法：消肿散结

推荐方药：大黄、芒硝、冰片等。

用法用量：大黄、芒硝、冰片按一定的比例混匀装至外敷袋，外敷患处，每天外敷至少8h以上。

2.2 针灸治疗

处方：取足厥阴肝经，足阳明经，任脉经穴为主。关元、气海、中极、天枢、三阴交、太冲。腹痛者，加中脘、大横、足三里、次髎；腹水者，加阴陵泉、内廷；胸水者，加期门、章门、京门、归来；腹部肿块者，加中脘、足三里、膻中；食欲不振者，加足三里、内关、公孙、中脘、下脘、冲脉；肠梗阻者，加足三里、大肠腧、长强。

操作：毫针针刺，补泻兼施。每日1次，每次留针30min，10次为1个疗程。虚证可加灸。电针用疏密波，频率为2/15Hz，持续刺激20~30min。

2.3 其他疗法

可根据病情选择，如耳穴埋豆法治疗恶心呕吐，拔罐缓解局部胀痛等，也可根据病情酌情选用适当的中医诊疗设备以提高疗效。

第十章 附录

表 34-10-1 卵巢/输卵管/腹膜癌 FIGO 分期与 UICC TNM 分期对应关系

FIGO	UICC		
原发部位：Tov，Tft，Tp 或 Tx			
分期	T	N	M
ⅠA	T1a	N0	M0
ⅠB	T1b	N0	M0
ⅠC	T1c	N0	M0
ⅡA	T2a	N0	M0
ⅡB	T2b	N0	M0
ⅢA	T3a	N0	M0
	T3a	N1	M0
ⅢB	T3b	N0	M0
	T3b	N1	M0
ⅢC	T3c	N0-1	M0
	T3c	N1	M0
Ⅳ	任意 T	任意 N	M1
区域淋巴结（N）			
Nx	区域淋巴结无法评估		
N0	无区域淋巴结转移		
N1	区域淋巴结转移		
远处转移（M）			
Mx	远处转移状况未评估		
M0	无远处转移		
M1	远处转移，包括腹膜转移		

注：1.肿瘤原发部位：卵巢、输卵管还是腹膜应尽可能明确，如无法确定肿瘤的原发位置，可将其列为"原发部位不明确"；2.应当记录肿瘤的组织学类型；3.新分期对Ⅲ期进行了修订，肿瘤扩散至腹膜后淋巴结但无腹腔内转移者，其预后显著优于发生腹腔内播散者，其分期调整为ⅢA1期；4.腹膜后淋巴结转移应当有细胞学或组织学证据；5.肿瘤由大网膜扩散至脾脏或肝脏（ⅢC期）应当与孤立性脾脏或肝实质转移相区别。

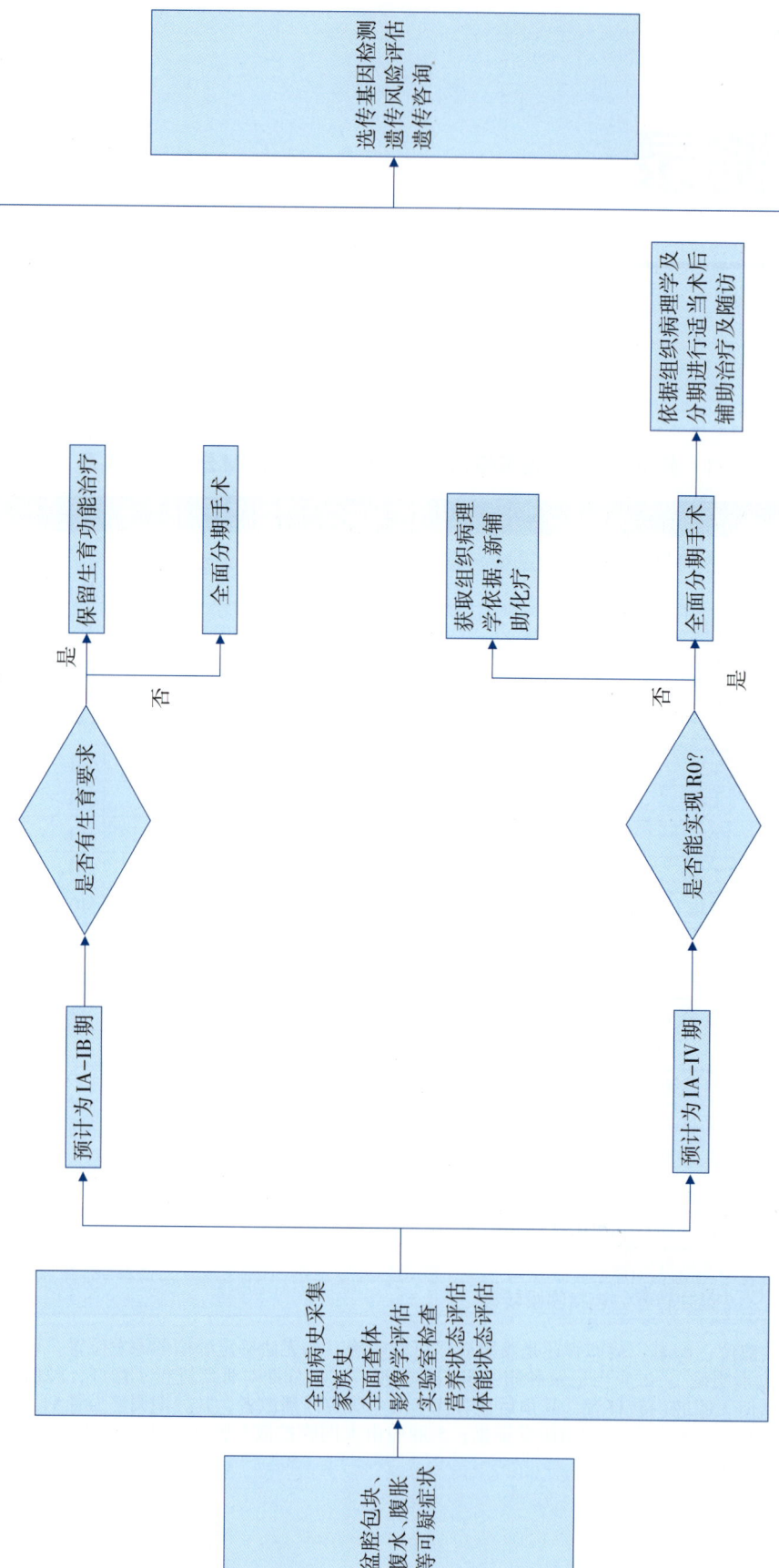

图 34-10-1 OC 诊疗流程图

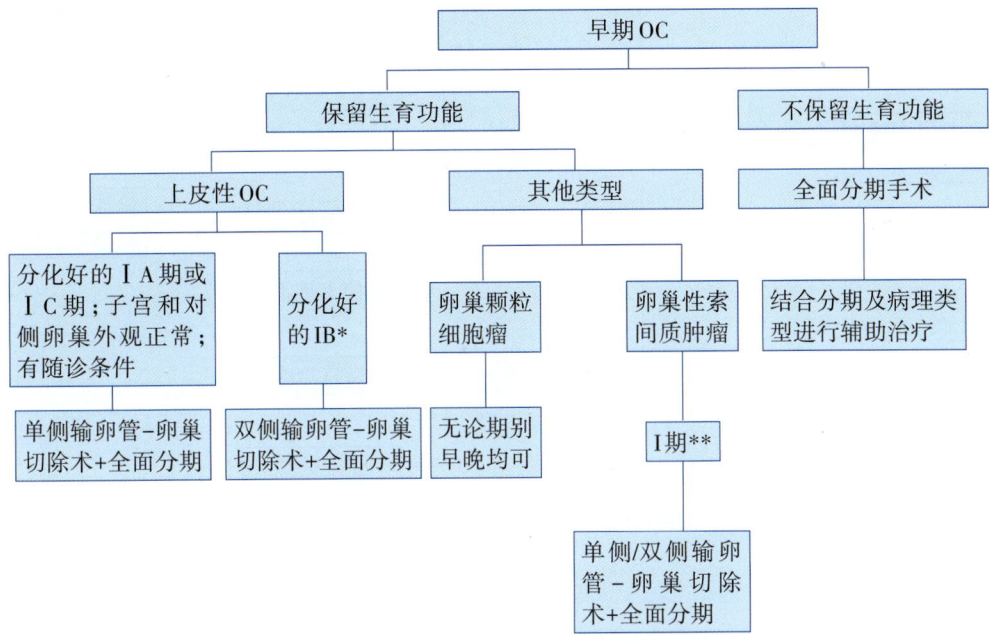

图 34-10-2　早期 OC 诊疗流程

*分化好的ⅠB期患者，充分告知，参考NCCN等国际指南，可尝试进行保留生育功能治疗，需双侧输卵管-卵巢切除术+全面分期
**卵巢性索间质肿瘤保留生育功能需综合考虑病理类型和期别

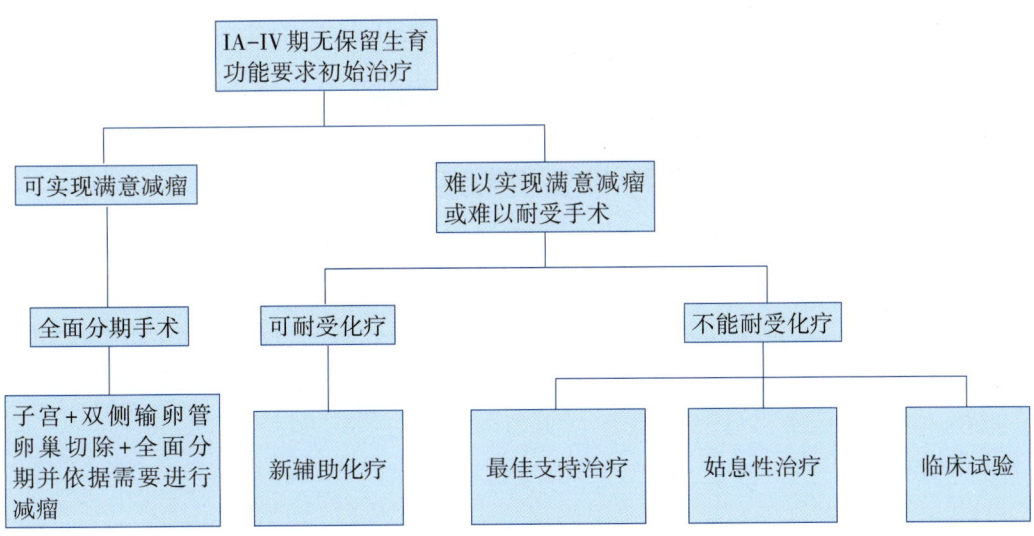

图 34-10-3　ⅠA-Ⅳ期无保留生育功能要求初始治疗流程

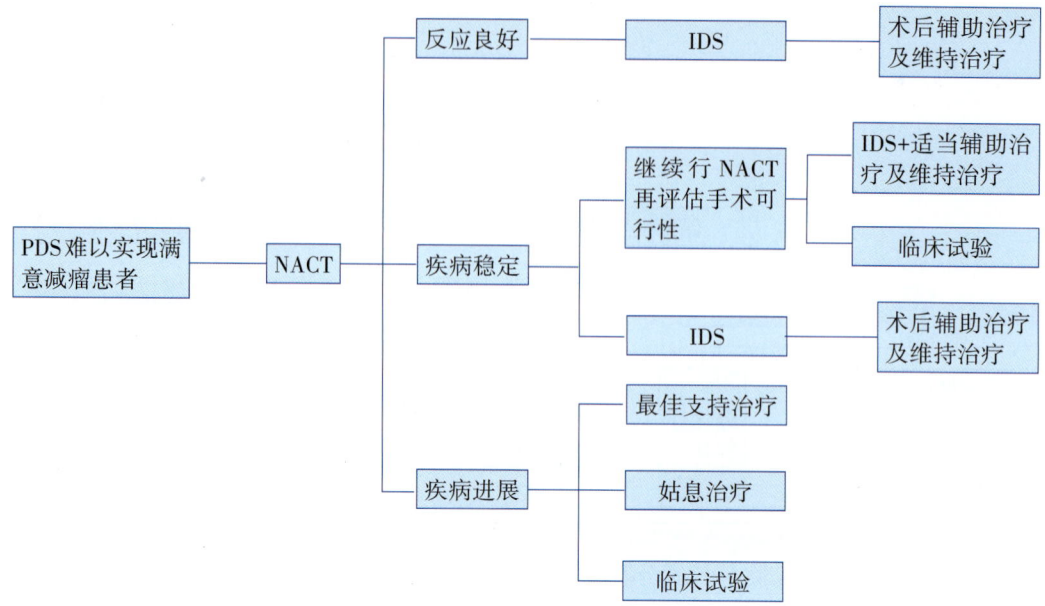

图 34-10-4　NACT 后治疗流程

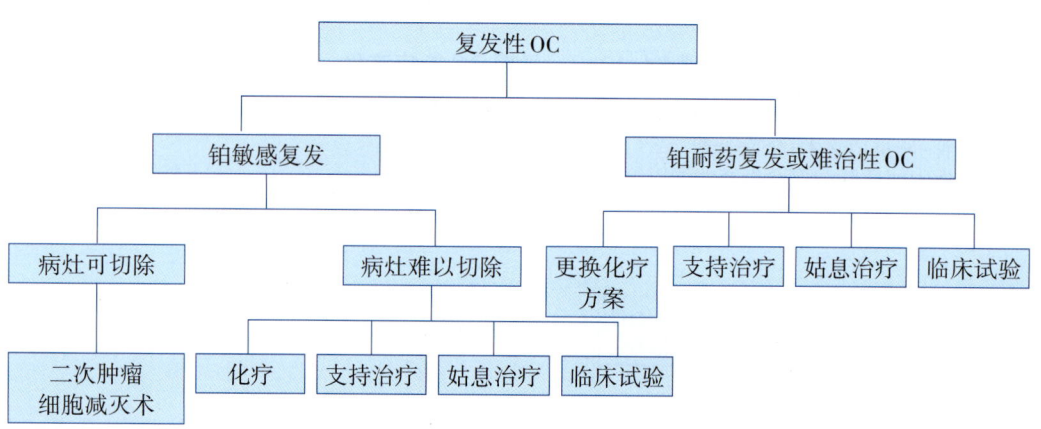

图 34-10-5　复发性 OC 治疗

参考文献

[1] MAVADDAT N, PEOCK S, FROST D, et al. Cancer Risks for BRCA1 and BRCA2 Mutation Carriers: Results From Prospective Analysis of EMBRACE[J]. JNCI: Journal of the National Cancer Institute, 2013, 105 (11): 812-822.

[2] BUYS SS, PARTRIDGE E, BLACK A, et al. Effect of screening on ovarian cancer mortality: the Prostate, Lung, Colorectal and Ovarian (PLCO) Cancer Screening Randomized Controlled Trial[J]. JAMA: the Journal of the American Medical Association, 2011, 305 (22): 2295-2303.

[3] Screening for testicular cancer: U.S. Preventive Services Task Force reaffirmation recommendation statement[J]. Annals of Internal Medicine, 2011, 154 (7): 483-486.

[4] GROSSMAN D C, CURRY S J, OWENS D K, et al. Screening for Ovarian Cancer: US Preventive Services Task Force Recommendation Statement[J]. JAMA, 2018, 319 (6): 588-594.

[5] MENON U, GENTRY-MAHARAJ A, BURNELL M, et al. Ovarian cancer population screening and mortality after long-term follow-up in the UK Collaborative Trial of Ovarian Cancer Screening (UKCTOCS): a randomised controlled trial[J]. The Lancet (British edition), 2021, 397 (10290): 2182-2193.

[6] 蔡三军, 徐烨, 蔡国响, 等. 居民常见恶性肿瘤筛查和预防推荐（2021年版）[J]. 肿瘤, 2021, 41 (04): 296-308.

[7] DALY MB, PAL T, BERRY MP, et al. Genetic/Familial High-Risk Assessment: Breast, Ovarian, and Pancreatic, Version 2.2021, NCCN Clinical Practice Guidelines in Oncology[J]. J Natl Compr Canc Netw. 2021 Jan 6; 19 (1): 77-102.

[8] 王玉东, 王颖梅, 王建东, 等. 遗传性妇科肿瘤高风险人群管理专家共识（2020）[J]. 中国实用妇科与产科杂志, 2020, 36 (09): 825-834.

[9] BEREK J S, KEHOE S T, KUMAR L, et al. Cancer of the ovary, fallopian tube, and peritoneum[J]. International Journal of Gynecology & Obstetrics, 2018, 143: 59-78.

[10] BROWN J, FRIEDLANDER M, BACKES F J, et al. Gynecologic Cancer Intergroup (GCIG) Consensus Review for Ovarian Germ Cell Tumors[J]. International Journal of Gynecologic Cancer, 2014, 24 (Supp 3): S48-S54.

[11] BRETT M. R, JENNIFER B. P, THOMAS A. S, et al. Epidemiology of ovarian cancer: a review[J]. Cancer Biology & Medicine, 2017, 14 (1): 9-32.

[12] WHO Classification of Tumours Editorial Board. WHO classification of tumours: female genital tumours [M]. Lyon (France): IARC Publications, 2020: 1-2632.

[13] MCCLUGGAGE W G, JUDGE M J, CLARKE B A, et al. Data set for reporting of ovary, fallopian tube and primary peritoneal carcinoma: recommendations from the International Collaboration on Cancer Reporting (ICCR) [J]. Mod Pathol, 2015, 28 (8): 1101-1122.

[14] 卢珊珊, 沈丹华. 第5版WHO女性生殖器官肿瘤分类的更新及解读[J]. 中华妇产科杂志, 2021, 56 (08): 588-592.

[15] 张师前, 刘从容, 孙阳, 等. 子宫外高级别浆液性癌原发部位判定的快速指南（2020年版）[J]. 中国实用妇科与产科杂志, 2020, 36 (10): 957-958.

[16] MUTCH D G, PRAT J. 2014 FIGO staging for ovarian, fallopian tube and peritoneal cancer[J]. Gynecologic Oncology, 2014, 133 (3): 401-404.

[17] 中国抗癌协会妇科肿瘤专业委员会. 卵巢恶性肿瘤诊断与治疗指南（2021年版）[J]. 中国癌症杂志, 2021, 31 (06): 490-500.

[18] 樊代明. 整合肿瘤学, 临床卷（全三卷）[M]. 北京: 科学出版社, 2021: 477-490.

[19] 卵巢癌诊疗规范（2018年版）[J]. 肿瘤综合治疗电子杂志, 2019, 5 (02): 87-96.

[20] 杜鲁涛，靖旭，段伟丽. 妇科肿瘤标志物应用专家共识[J]. 山东大学学报（医学版），2018，56（10）：3-8.

[21] FÄRKKILÄ A, HALTIA U, TAPPER J, et al. Pathogenesis and treatment of adult-type granulosa cell tumor of the ovary[J]. Annals of medicine (Helsinki), 2017, 49 (5)：435-447.

[22] MONTAGNANA M, DANESE E, GIUDICI S, et al. HE4 in ovarian cancer：from discovery to clinical application.[J]. AdvClin Chem. 2011；55：1-20.

[23] MOORE R G, JABRE-RAUGHLEY M, BROWN A K, et al. Comparison of a novel multiple marker assay vs the Risk of Malignancy Index for the prediction of epithelial ovarian cancer in patients with a pelvic mass[J]. American Journal of Obstetrics and Gynecology, 2010, 203 (3)：221-228.

[24] TIAN Y, WANG C, CHENG L, et al. Determination of reference intervals of serum levels of human epididymis protein 4 (HE4) in Chinese women[J]. Journal of Ovarian Research, 2015, 8 (1).

[25] TIMMERMAN D, PLANCHAMP F, BOURNE T, et al. ESGO/ISUOG/IOTA/ESGE Consensus Statement on pre-operative diagnosis of ovarian tumors[J]. International Journal of Gynecologic Cancer, 2021, 31 (7)：961-982.

[26] Sørensen SS, Mosgaard BJ. Combination of cancer antigen 125 and carcinoembryonic antigen can improve ovarian cancer diagnosis.[J]. Dan Med Bull. 2011 Nov；58 (11)：A4331.

[27] NCCN clinical practice guidelines in oncology-ovarian cancer including fallopian tube cancer and primary peritoneal cancer (Version1.2020) [DB/OL] .http：//www.nccn.org.

[28] RIM S H, HIRSCH S, THOMAS C C, et al. Gynecologic oncologists involvement on ovarian cancer standard of care receipt and survival[J]. World Journal of Obstetrics and Gynecology, 2016, 5 (2)：187.

[29] CHAN JK, KAPP DS, SHIN JY, et al. Influence of the gynecologic oncologist on the survival of ovarian cancer patients.[J]. Obstet Gynecol. 2007 Jun；109 (6)：1342-1350.

[30] VERNOOIJ F, HEINTZ P, WITTEVEEN E, et al. The outcomes of ovarian cancer treatment are better when provided by gynecologic oncologists and in specialized hospitals：A systematic review[J]. Gynecologic Oncology, 2007, 105 (3)：801-812.

[31] WRIGHT A A, BOHLKE K, ARMSTRONG D K, et al. Neoadjuvant Chemotherapy for Newly Diagnosed, Advanced Ovarian Cancer：Society of Gynecologic Oncology and American Society of Clinical Oncology Clinical Practice Guideline[J]. Journal of Clinical Oncology, 2016, 34 (28)：3460-3473.

[32] COLOMBO N, SESSA C, du BOIS A, et al. ESMO‐ESGO consensus conference recommendations on ovarian cancer：pathology and molecular biology, early and advanced stages, borderline tumours and recurrent disease[J]. Annals of Oncology, 2019, 30 (5)：672-705.

[33] NASIOUDIS D, KANNINEN T T, HOLCOMB K, et al. Prevalence of lymph node metastasis and prognostic significance of lymphadenectomy in apparent early-stage malignant ovarian sex cord-stromal tumors[J]. Gynecologic Oncology, 2017, 145 (2)：243-247.

[34] WRIGHT J D, SHAH M, MATHEW L, et al. Fertility preservation in young women with epithelial ovarian cancer[J]. Cancer, 2009, 115 (18)：4118-4126.

[35] NASIOUDIS D, MASTROYANNIS S A, LATIF N A, et al. Trends in the surgical management of malignant ovarian germcell tumors[J]. Gynecologic Oncology, 2020, 157 (1)：89-93.

[36] AL HARBI R, MCNEISH I A, EL-BAHRAWY M. Ovarian sex cord-stromal tumors：an update on clinical features, molecular changes, and management[J]. International Journal of Gynecologic Cancer, 2021, 31 (2)：161-168.

[37] SATOH T, HATAE M, WATANABE Y, et al. Outcomes of Fertility-Sparing Surgery for Stage I Epithelial Ovarian Cancer：A Proposal for Patient Selection[J]. Journal of Clinical Oncology, 2010, 28 (10)：1727-1732.

[38] EARLE C C, SCHRAG D, NEVILLE B A, et al. Effect of Surgeon Specialty on Processes of Care

and Outcomes for Ovarian Cancer Patients[J]. JNCI: Journal of the National Cancer Institute, 2006, 98 (3): 172-180.

[39] 袁航, 张师前, 李小平, 等. 晚期上皮性卵巢癌新辅助化疗指征的快速指南 (2021年版) [J]. 中国实用妇科与产科杂志, 2021, 37 (04): 444-448.

[40] SUIDAN R S, RAMIREZ P T, SARASOHN D M, et al. A multicenter prospective trial evaluating the ability of preoperative computed tomography scan and serum CA-125 to predict suboptimal cytoreduction at primary debulking surgery for advanced ovarian, fallopian tube, and peritoneal cancer[J]. Gynecologic Oncology, 2014, 134 (3): 455-461.

[41] SUIDAN R S, RAMIREZ P T, SARASOHN D M, et al. A multicenter assessment of the ability of preoperative computed tomography scan and CA-125 to predict gross residual disease at primary debulking for advanced epithelial ovarian cancer[J]. Gynecologic Oncology, 2017, 145 (1): 27-31.

[42] GERESTEIN C G, EIJKEMANS M J, BAKKER J, et al. Nomogram for suboptimal cytoreduction at primary surgery for advanced stage ovarian cancer[J]. Anticancer Res, 2011, 31 (11): 4043-4049.

[43] FAGOTTI A, FERRANDINA G, FANFANI F, et al. A Laparoscopy-Based Score to Predict Surgical Outcome in Patients With Advanced Ovarian Carcinoma: A Pilot Study[J]. Annals of Surgical Oncology, 2006, 13 (8): 1156-1161.

[44] VERGOTE I, MARQUETTE S, AMANT F, et al. Port-site metastases after open laparoscopy: a study in 173 patients with advanced ovarian carcinoma[J]. Int J Gynecol Cancer, 2005, 15 (5): 776-779.

[45] VIZZIELLI G, COSTANTINI B, TORTORELLA L, et al. Influence of Intraperitoneal Dissemination Assessed by Laparoscopy on Prognosis of Advanced Ovarian Cancer: An Exploratory Analysis of a Single-Institution Experience[J]. Annals of Surgical Oncology, 2014, 21 (12): 3970-3977.

[46] BRUN J, ROUZIER R, UZAN S, et al. External validation of a laparoscopic-based score to evaluate resectability of advanced ovarian cancers: Clues for a simplified score[J]. Gynecologic Oncology, 2008, 110 (3): 354-359.

[47] WILSON M K, FONG P, MESNAGE S, et al. Stage I granulosa cell tumours: A management conundrum? Results of long-term follow up[J]. Gynecologic Oncology, 2015, 138 (2): 285-291.

[48] GERSHENSON D M. Current advances in the management of malignant germ cell and sex cord-stromal tumors of the ovary[J]. Gynecologic Oncology, 2012, 125 (3): 515-517.

[49] BOOKMAN M A, BRADY M F, MCGUIRE W P, et al. Evaluation of New Platinum-Based Treatment Regimens in Advanced-Stage Ovarian Cancer: A Phase III Trial of the Gynecologic Cancer InterGroup[J]. Journal of Clinical Oncology, 2009, 27 (9): 1419-1425.

[50] BOLIS G, SCARFONE G, RASPAGLIESI F, et al. Paclitaxel/carboplatin versus topotecan/paclitaxel/carboplatin in patients with FIGO suboptimally resected stage III–IV epithelial ovarian cancer a multicenter, randomized study[J]. European Journal of Cancer, 2010, 46 (16): 2905-2912.

[51] du BOIS A, WEBER B, ROCHON J, et al. Addition of Epirubicin as a Third Drug to Carboplatin-Paclitaxel in First-Line Treatment of Advanced Ovarian Cancer: A Prospectively Randomized Gynecologic Cancer Intergroup Trial by the Arbeitsgemeinschaft Gynaekologische Onkologie Ovarian Cancer Study Group and the Groupe d'Investigateurs Nationaux pour l'Etude des Cancers Ovariens[J]. Journal of Clinical Oncology, 2006, 24 (7): 1127-1135.

[52] PIGNATA S, SCAMBIA G, FERRANDINA G, et al. Carboplatin Plus Paclitaxel Versus Carboplatin Plus Pegylated Liposomal Doxorubicin as First-Line Treatment for Patients with Ovarian Cancer: The MITO-2 Randomized Phase III Trial[J]. Journal of Clinical Oncology, 2011, 29 (27): 3628-3635.

[53] KATSUMATA N, YASUDA M, ISONISHI S, et al. Long-term results of dose-dense paclitaxel and carboplatin versus conventional paclitaxel and carboplatin for treatment of advanced epithelial ovarian, fallopian tube, or primary peritoneal cancer (JGOG 3016): a randomised, controlled, open-label

trial[J]. The Lancet Oncology, 2013, 14 (10): 1020-1026.

[54] DEBORAH F BILLMIRE, JOHN W CULLEN, FREDERICK J RESCORLA, et al., Rodriguez-Galindo C, Frazier AL. Surveillance after initial surgery for pediatric and adolescent girls with stage I ovarian germ cell tumors: report from the Children's Oncology Group.[J]. J Clin Oncol. 2014 Feb 10; 32 (5): 465-470

[55] WILLIAMS S D, KAUDERER J, BURNETT A F, et al. Adjuvant therapy of completely resected dysgerminoma with carboplatin and etoposide: a trial of the Gynecologic Oncology Group[J]. Gynecologic Oncology, 2004, 95 (3): 496-499.

[56] HALL M, GOURLEY C, MCNEISH I, et al. Targeted anti-vascular therapies for ovarian cancer: current evidence[J]. British Journal of Cancer, 2013, 108 (2): 250-258.

[57] BURGER RA, BRADY MF, BOOKMAN MA, et al. Gynecologic Oncology Group. Incorporation of bevacizumab in the primary treatment of ovarian cancer.[J]. N Engl J Med. 2011 Dec 29; 365 (26): 2473-2483.

[58] PERREN TJ, SWART AM, PFISTERER J, et al. ICON7 Investigators. A phase 3 trial of bevacizumab in ovarian cancer.[J]. N Engl J Med. 2011 Dec 29; 365 (26): 2484-2496.

[59] 温灏, 吴焕文. 上皮性卵巢癌PARP抑制剂相关生物标志物检测的中国专家共识[J]. 中国癌症杂志, 2020, 30 (10): 841-848.

[60] 韩娜, 石汉平. 卵巢癌患者的营养治疗专家共识[J]. 肿瘤代谢与营养电子杂志, 2020, 7 (04): 418-420.

[61] ARENDS J, BACHMANN P, BARACOS V, et al. ESPEN guidelines on nutrition in cancer patients [J]. Clinical Nutrition, 2017, 36 (1): 11-48.

[62] 林洪生. 恶性肿瘤中医诊疗指南[M]. 北京: 人民卫生出版社, 2014: 448-464.

子宮内膜癌

名誉主编

樊代明

主　编

刘继红

副主编

吴令英　陈晓军

编　委（姓氏笔画排序）

王　冬	王建六	邓　婷	丘惠娟	冯艳玲
叶文峰	生秀杰	石少权	曲芃芃	张楚瑶
李从铸	李　宁	李　虎	李　政	李　凌
李艳芳	李珺芸	杨宏英	周　云	周怀君
林　安	姜　洁	娄　阁	淘光实	黄永文
黄绮丹	黄　鹤	樊晓妹		

第一章 概述

子宫内膜癌（Endometrial Carcinoma，EC）是指发生于子宫内膜的一类上皮恶性肿瘤，以来源于子宫内膜腺体的腺癌最常见，是女性生殖系统常见的三大恶性肿瘤之一，占女性生殖道恶性肿瘤的20%~30%。在北美和欧洲发病率更高，子宫内膜癌是位列乳腺癌、肺癌和结直肠癌之后的第四个最常见的女性恶性肿瘤。2018年全球数据表明EC新增发病人数超过38万，新增死亡人数8.9万。近年来，随着我国社会经济结构变化，人群饮食及生活习惯的改变以及内分泌和代谢性疾病罹患人群的增加，EC也呈现发病率增高及年轻化的趋势，每年约有5万新发病例，1.8万死亡病例。

EC的主要治疗手段是手术治疗。对大多数早期患者，手术治疗为主的整合治疗可达根治目的。晚期、复发性EC的治疗仍是妇科肿瘤医师的难题，外科治疗、放疗、化疗、结合分子指标的靶向/免疫治疗等多种治疗方式相互配合的多学科整合诊疗（MDT to HIM）将为晚期、复发性EC治疗带来新方向。

第二章 流行病学特征

第一节 发病趋势

流行病学显示，近10年来EC发病率和死亡率在全球呈上升趋势，美国2005—2014年期间，EC的发病率每年增加1.2%，同期死亡率也有增加。2018年美国年度EC发病人数为6.3万，死亡人数为1.1万，预计2030年发病人数将翻倍达到12万人。据2015年我国癌症中心统计EC的发病率从2003年的3.94／10万上升到2015年的6.34／10万，呈明显增高趋势。

第二节 地区分布

EC发病率有明显地区差异。以北美、东中欧地区等发达国家发病率最高，南非、印度等欠发达地区发病率较低。近40年来，EC在日本占子宫恶性肿瘤的比例由5%上升至40%，欧美等国家已接近50%。在我国如北上广等部分经济发达地区，EC已经成为发病率首位的女性生殖恶性肿瘤。总体上看，我国EC的发病率表现为城市高于农村，相关文献报道城市EC的发病率是同期农村的3~10倍。

第三节 人群分布特点

EC多见于围绝经期和绝经后妇女，随年龄增长发病率呈明显上升趋势。在美国，EC发病平均确诊年龄为66岁，而中国，发病年龄高峰为50~59岁，平均确诊年龄为55岁。发病年龄段明显年轻于美国。许多学者把小于40岁的EC称年轻妇女EC，近年来文献报道年轻妇女EC发病率为4.6%~13.3%，有年轻化趋势。EC发病率和死亡率在不同种族间没有明显差异，尽管早期数据显示非裔美国妇女的癌症新发病率低于高加索裔妇女，但自90年代末期，非洲裔美国妇女发病率迅速增加，至2011年两种族的发病率已经相近。经济收入高、受过高等教育的人，较低收入人群发生 EC 的风险更大，可能与社会人文环境及 EC 发病高危因素有关。

第三章 发病因素

1 年龄

随着年龄增长，EC 发病率呈明显上升趋势，年龄越大，预后越差。

2 月经及孕育因素

初潮早、绝经延迟是 EC 发病的高危因素。

尽管 EC 发病风险与妊娠年龄无关，但与是否生育密切相关。相比从未生育的人群，有生育史的人群 EC 发病风险显著下降，多数研究认为，哺乳对子宫内膜有保护作用，这种保护作用可能不受种族影响。

3 生活方式

有研究结果显示高糖、胆固醇、饱和脂肪酸摄入可增加发病风险，而经常食用豆类食品、水果可减少其发生风险。

4 肥胖、糖尿病、高血压等代谢综合征

代谢综合征（Metabolic syndrome，MS）是以中心性肥胖、血脂紊乱、血压升高、血糖升高等多种代谢异常聚集于某一个体的病理生理现象。有研究表明，MS 是女性人群发生 EC 的独立危险因素，肥胖、糖尿病、高血压统称为 EC 三联征。

5 内源性雌激素作用

大部分 EC 是雌激素依赖性肿瘤，EC 的发生与无保护性的雌激素过度刺激密切相关。内源性雌激素增多与排卵障碍、神经内分泌系统疾病、内分泌腺疾病、功能性卵巢肿瘤有关，也与肝功障碍、雌激素转化障碍等相关。

（1）多囊卵巢综合征（PCOS）

PCOS是一种生殖功能障碍与糖代谢异常并存的内分泌紊乱综合征，以持续性无排卵、雄激素过多及胰岛素抵抗为重要临床特征。流行病学显示，PCOS发生EC的风险是普通人群的3倍。

（2）功能性卵巢肿瘤

卵巢性索间质肿瘤包括颗粒细胞瘤和卵泡膜细胞瘤，而卵泡膜细胞瘤较颗粒细胞瘤具有更强的雌激素分泌功能。约25%的卵泡膜细胞瘤患者并发EC。国外报道，较多颗粒细胞瘤并发EC，但国内相关病例报道较少。

6 外源性雌激素作用

（1）激素替代治疗

EC的发生与雌激素替代治疗具有一定量效关系，单独使用雌激素替代治疗可增加EC的危险性。此外，EC发病危险性与雌激素用药时间长短、是否合用孕激素、是否中间停药以及患者自身特点等相关，用药时间≤1年者危险性增加40%，用药时间≥10年者危险性上升达10倍以上。不论是间断给药还是持续给药都会增加EC发生的风险，即使已经切除子宫，外源性的雌激素仍有可能会刺激EC患者隐匿的肿瘤生长。有研究表明整合孕激素可降低雌激素替代治疗患者EC的危险性。但孕激素使用是否能降低这种风险仍存在争论。因为即使是激素替代中生理剂量的孕激素也可能增加乳腺癌的风险，且患者依从性较差。激素替代治疗与EC的相关性仍待进一步研究。

（2）三苯氧胺

三苯氧胺（Tamoxifen，TAM）又名他莫昔芬，为非甾体类抗瘤的激素药物，主要应用于雌激素受体阳性乳腺癌患者的内分泌治疗。近来研究结果认为TAM与EC有关，相对危险系数在1.6~10之间，因此需要注意监测服用TAM的人群，及时发现及治疗EC，监测手段是超声和（或）内膜活检。

（3）口服避孕药

雌孕激素联合的口服避孕药在停药几天中内源性雌激素仍能维持在较低水平，可使EC发病风险降低，保护作用始于用药1年后，它对子宫内膜的保护作用随应用时间延长而增加，在停止服用后这种保护作用仍可持续15~20年。

7 遗传因素

3%~5%的EC与遗传学因素有关。研究表明，有卵巢癌，乳腺癌或肠癌家族史者患EC的危险性增大，可能与肿瘤易感基因有关。Lynch综合征（Lynch syndrome）又称遗传性非息肉性结直肠癌综合征（hereditary non-polyposis colorectal cancer，HNPCC）。EC是HNPCC最常见的肠外表现，40%~60%的HNPCC女性患者表现为

EC。PTEN错构瘤肿瘤综合征中的考登综合征（cowden syndrome）患者患EC的比率亦高于一般人群，为5%~10%。

8 其他

宫内节育器的应用可诱导子宫环境发生免疫和生化方面的变化，从而可能影响EC的发病风险，但更多研究认为宫内节育器具有保护作用。宫内节育器与EC的确切关系有待进一步研究。

第四章

预防及筛查

第一节 遗传咨询

EC绝大部分为散发性，但约5%患者为遗传性EC。以错配修复（mismatch repair，MMR）系统基因胚系突变为特征的Lynch综合征是最常见的遗传性EC，其他还包括以PTEN基因胚系突变为主要特征的Cowden综合征等。遗传性EC患者平均发病年龄较散发性患者小10~20岁。Lynch综合征为常染色体显性遗传性疾病，患者及其家族成员具有DNA MMR系统（MLH1、MSH2、MSH6和PMS2）之一或EPCAM基因的胚系突变。Lynch综合征也是最常见的遗传性结直肠癌，患者80岁前患结直肠癌的风险为8.7%~61.0%，女性患EC风险为21.0%~57.0%，患卵巢癌风险为≤1.0%~38.0%。此外，患者发生胃、小肠、肝、胆和泌尿系统恶性肿瘤的风险也较普通人群增加。

第二节 子宫内膜癌患者Lynch综合征的筛查

在条件允许时，建议对所有EC患者行Lynch综合征筛查。在条件有限时，至少对以下EC患者进行Lynch综合征筛查：

（1）≤60岁时诊断为EC。

（2）任何年龄被诊断为EC，同时具有以下一个或几个危险因素：患者本人同时或先后患有Lynch综合征相关癌症；一位一级亲属在60岁或更年轻时患Lynch综合征相关癌症；病理学检查强烈提示Lynch综合征相关癌症。

针对EC组织进行Lynch综合征的筛查，包括采用免疫组化检测肿瘤组织MMR蛋白，或检测肿瘤组织微卫星不稳定性（microsatellite instability，MSI）。如一个或多个MMR基因产物表达缺失或MSI高（MSI-high，MSI-H）时，均应高度怀疑Lynch综合征可能性，建议接受遗传咨询，必要时行基因检测以明确诊断。如免疫组化未见

MMR蛋白表达缺失，但据家族史或其他情况高度怀疑Lynch综合征时，也应行遗传咨询和进一步检查。肿瘤组织MMR免疫组化检查和MSI检测对Lynch综合征筛查敏感性均能达到90%以上，但免疫组化检查更为简便，且成本较低。

第三节 Lynch综合征患者的管理

对已确诊Lynch综合征的患者，应行长期监测和健康管理，并采取预防措施，及早发现癌前病变，降低Lynch综合征相关恶性肿瘤的发病风险和死亡率。

首先应进行充分健康教育，让携带Lynch综合征相关基因胚系突变的女性认识到罹患EC、结直肠癌、卵巢癌和其他恶性肿瘤的风险。对EC的筛查，一般可从35岁开始，亦可根据患者特定基因突变类型和家族史，来确定开始监测子宫内膜的年龄。建议每年行子宫内膜取样或经阴道超声检查监测子宫内膜情况。并建议定期肠镜检查，以降低患结直肠癌风险。

携带胚系MLH1、MSH2、MSH6基因突变的女性，完成生育后，可考虑在40岁之前接受预防性子宫和双附件切除，以降低EC和卵巢癌的发病风险。这类患者术后可采用激素替代治疗，直至自然绝经年龄。在未切除子宫和双侧附件之前，Lynch综合征的女性患者可使用口服避孕药，以降低EC和卵巢癌的发病风险。口服阿司匹林有助于预防Lynch综合征结直肠癌的发生。

第五章

诊断

第一节 症状与体征

早期患者可无特殊症状，随病情进展，可出现不规则阴道出血、阴道排液等症状，在绝经前常表现为经期紊乱。部分患者可因宫腔积血、积脓出现下腹胀痛。进展期患者如肿瘤侵犯盆腔神经，可引起腰骶部或下肢疼痛，若出现远处转移（肺、脑、骨等），亦可出现转移部位相应症状，如咳嗽、咯血、头痛、骨痛等。

早期EC无明显阳性体征，随疾病发展可出现子宫增大、肿瘤累及宫颈、阴道、盆腔转移或附件转移，妇科检查可见宫颈、阴道肿物，可触及盆腔肿物。存在明显浅表淋巴结转移者，可于腹股沟区或锁骨上区触及肿大淋巴结。

第二节 肿瘤标记物检测

肿瘤标志物可用于EC的术前评估，为诊断、治疗、随访检测和预测预后提供一定帮助。单一血清HE4、CA125和CA19-9的诊断性能和效能均不理想，整合检测有助于提高准确性。其他肿瘤标志物如CA153、CA724、CD44、上皮细胞粘附分子、谷氨酰胺转氨酶2、中性粒细胞与淋巴细胞比率、血小板与淋巴细胞比率、胃泌素释放肽前体、内脂素、纤维蛋白原、血浆生长分化因子15等血液学指标对EC的诊断和预后均有不同程度价值。

1 传统肿瘤标志物的诊断价值

（1）HE4。HE4于人附睾上皮细胞中发现，在多数良性疾病中低表达，但在EC组织及血清中水平明显升高，且特异性明显高于CA125。Meta分析评估血清HE4对EC诊断的准确性，结果提示，HE4异常诊断EC的灵敏度、特异性分别为65%~78.8%和91%~100%，表明HE4是EC有用的诊断标记物。但需要注意，血清中HE4

水平除了和肿瘤负荷相关外，也受年龄、绝经状态、肾功能等因素有关。

（2）整合检测。对HE4、CA125、CA724和CA19-9在诊断为EC的患者中作为潜在标志物的实用性研究发现，EC患者的血清HE4、CA125、CA724和CA19-9浓度显著升高。其中HE4的敏感性（58%）和阳性预测值（60%）均高于其他任何单一肿瘤标志物，整合使用HE4、CA125、CA724和CA19-9的敏感性和阳性预测值分别达到59.1%和88%。因此，HE4、CA125、CA724和CA19-9的整合使用在EC的诊断中具有更高的价值。

2 传统肿瘤标志物对早期患者治疗决策的参考意义

（1）CA125。有学者发现术前血清CA125是EC的重要预测指标，是独立预后因素，也可用于预测淋巴结转移。有前瞻性研究提示低级别EC如有CA125升高，提示预后不良，应视为高危EC，在治疗上应采取积极措施。

（2）整合检测。在肿瘤≥2cm、深肌层浸润（≥50%）或淋巴结转移的患者中，HE4和CA125的水平显著升高。此外，HE4水平随年龄和组织学分级的升高显著升高。对淋巴结转移，HE4的敏感性和阴性预测值均高于CA125。作者认为，整合评估血清HE4和CA125可为医生提供更好信息。

第三节 影像学检查

1 不保留生育功能患者的影像学检查诊断原则

行胸部影像检查者，首选X光片。如不正常，则需胸部CT检查。

盆腔MRI检查了解宫腔和宫颈原发肿瘤情况，以及评估盆腔转移情况。

对病理诊断为高级别患者，需行胸腹盆CT评估肿瘤可能的转移情况。

对因全子宫切除术意外发现的EC或有高危因素而未行全面分期手术的患者，需考虑行胸腹盆CT评估肿瘤可能的转移情况。

怀疑转移的患者建议行全身PET-CT检查。

其他影像学检查根据患者的症状和怀疑转移的部分决定。

2 保留生育功能患者的影像诊断原则

首选盆腔MRI检查排除肌层侵犯和局部转移。如有MRI检查禁忌则采用经阴道盆腔超声检查。

考虑行胸部影像检查者，首选X光片。如不正常，则需胸部CT检查。

怀疑转移的患者建议行全身PET-CT检查。

其他影像学检查根据患者症状和怀疑转移的部分决定。

3 影像学检查特点

3.1 超声检查

超声检查是妇科疾病常用检查方法。优点很多，对子宫内膜病变的检查方便、经济、无创，且可反复、多次检查。

研究显示经阴道超声检查（transvaginal sonography，TVS）诊断EC的灵敏度及特异度都较高，运用肿瘤标志物整合TVS筛查EC的符合率明显高于单独TVS。研究还发现，TVS对恶性程度较低的EC肌层浸润深度的判断有一定灵敏度和特异度，弥补了诊断性刮宫难以判断子宫肌层浸润深度的问题。而经阴道彩色多普勒超声（transvaginal color doppler sonography，TVCDS）检查对子宫内膜血流动力学的变化情况更为敏感，能清晰显示病灶及周围肌层内血流分布情况，EC对肌层浸润深度与血供丰富程度密切相关，对肌层浸润越深，血供越丰富，流速越快，血流阻力越低。因此，采用TVCDS判断子宫肌层的浸润深度会更准确。

但超声检查对以下情况判断的准确率较低：子宫诊刮后破坏了内膜的完整性、EC合并宫颈炎症、宫颈间质浸润、淋巴结转移等，故临床多整合其他检查以提高诊断准确率。

3.2 MRI检查

MRI是骨盆和腹部解剖的首选成像方式，MRI能显示肿瘤大小、病变程度、肌层侵犯及淋巴转移等，可为手术方式的具体选择提供有价值的参考和依据。NCCN指南基于MRI对病情评估的准确性推荐其为术前首选检查方法。MRI对宫颈管受累、浸润深度、卵巢受累、淋巴结转移的评估均有一定作用。但MRI较CT昂贵，且受体内金属物质和气体的干扰，因此有检查禁忌和需要检查胸部的患者，须改用CT或PET-CT检查评估病情。

3.3 CT检查

CT具有良好的可重复性，不受体内金属物质干扰，且费用比MRI低，最明显优势就是可以扫描胸、腹，查看是否有胸部或腹部远处转移，从而为肿瘤分期做出贡献。但CT对肿瘤组织与子宫肌层的对比分辨率低，使CT在EC肌层浸润和宫颈受累诊断的敏感性和特异性差。何斌分析240例EC患者CT检查结果和术后病理结果，发现CT对EC术前分期、淋巴结转移、宫颈间质浸润诊断的准确率分别为78.9%、74.07%和85.71%，均显著低于MRI。提示CT检查诊断晚期EC术前分期的准确率为58%~78.9%，因此无检查禁忌者盆腹腔建议优先选择MRI检查。

3.4 PET-CT检查

PET-CT对EC远处转移具有高特异度和阳性预测值。综合相关文献，PET-CT诊断淋巴结转移的敏感度为82.8%（53%~97%），特异度为90.4%（69%~100%），阳性预测值为78.4%（60%~100%），阴性预测值为95.6%（93%~98%），准确度为92.6%（90%~95%）。PET-CT对LN诊断的准确性主要取决于淋巴结大小，对于直径<4mm的淋巴结，其检出率仅12%，但对于直径≥10mm的淋巴结，其检出率高达100%。PET-CT也可检出局部浸润病灶，在评估宫颈受累及肌层浸润时，PET-CT和超声以及MRI的准确率相当。此外，PET-CT也可用于监测和确定EC治疗后的复发灶。

总之，PET-CT能较准确地为患者术前分期和手术方式的制定提供依据，但价格也较昂贵。临床可根据实际需要决定是否为患者进行该检查。

第四节 组织病理学检查

1 诊断性刮宫

诊断性刮宫术是诊治异常子宫出血的经典方法。Kisielewski等将204例子宫内膜不典型增生，以及EC患者术前诊刮组织标本与手术后的病理结果进行比较，发现83.75%患者的诊刮病理和手术标本病理一致，其中子宫内膜样腺癌符合率最高，达85.81%。诊断性刮宫操作简单易行，在临床应用广泛，但为盲视操作，有可能遗漏病灶。其为有创性检查，如要做到无痛诊刮，需麻醉配合。

2 宫腔镜检查及子宫内膜组织活检

宫腔镜下子宫内膜组织取样较诊断性刮宫术可更直观地了解宫腔内部情况，同时，直视下活检可疑病灶更准确。据报道，宫腔镜下子宫内膜组织活检诊断EC的灵敏度及特异度分别为91%、90.75%，判断子宫角部局灶病变及萎缩性内膜病变的准确度较高，可显著降低漏诊率。宫腔镜检查时EC细胞是否通过输卵管途径增加盆腔播散率尚存争议。Meta分析结果提示，EC患者术前行宫腔镜检查组与未行宫腔镜检查组的腹水癌细胞学阳性率比较，无明显差异。以生理盐水作为膨宫介质可显著增加癌细胞的腹腔内播散，用5%葡萄糖则不增加。膨宫压力控制在80mmHg以下时，腹腔冲洗液或腹水细胞学阳性的概率为0.063（16/255），压力达到或超过80mmHg后，细胞学阳性概率为0.152（77/508）。术前行宫腔镜检查组与未行宫腔镜检查组的OS和DFS，无显著差异。

3 子宫内膜吸引活检术

子宫内膜吸引活检最初用于不孕患者的常规检查，后逐渐运用于EC的筛查诊断。Pipelle是一种无须麻醉，依靠导管和内部活塞连接负压吸引进行子宫内膜取样的装置，在 EC 疾病子宫内膜活检中应用广泛。一项研究对 140 例异常子宫出血患者同时行 Pipelle 及诊断性刮宫术，比较两者诊断子宫内膜病变的价值，结果显示两者标本合格率分别为 97.9% 和 100%。Pipelle 诊断增殖期和分泌期内膜、子宫内膜增生、EC 的灵敏度及准确度均为 100%。Pipelle 因获取标本的限制，在宫腔形态不规则（子宫内膜息肉和子宫肌瘤）、萎缩性内膜患者中样本满意度较差，对局限性病变诊断存在一定缺陷。此外，Pipelle 因获取组织量不足而造成的漏诊也不容忽视。建议对于 Pipelle 取材失败、有 EC 患病高危因素或有症状人群进一步行全面的诊断性刮宫术或宫腔镜检查。

第五节 复发的诊断

1 复发的临床表现

EC 复发或转移的症状主要包括阴道流血、疼痛、下肢水肿、胃纳下降、恶病质等。症状和体征与肿瘤所在部位、大小以及是否侵犯或压迫周围的组织脏器有关。但早期通常表现隐匿，缺乏特异性表现。

EC 复发可能出现的症状包括：①阴道流血或排液，阴道分泌物增多、排液，伴或不伴臭味，以及阴道不规则流血，是肿瘤阴道复发的最常见症状；②疼痛可表现为下腹痛、股臀部和（或）腰骶部疼痛及下肢疼痛，常为肿瘤盆腔复发或骨转移引起；③肿瘤晚期可侵犯和压迫周围的脏器，如压迫直肠时可出现排便困难和肛门坠胀等症状；④阴道直肠瘘或阴道膀胱瘘；⑤远处转移症状：EC 远处复发转移可出现转移病灶相应的症状和体征：如肺转移出现咳嗽、咳痰、痰中带血、胸痛、背部疼痛等；骨转移部位较为固定的局灶性疼痛；肝转移一般无明显临床症状，部分诉肝区不适或疼痛；转移到腹股沟淋巴结、锁骨上淋巴结在相应部位出现肿块。

EC 复发常见体征有：阴道残端局部肿块、盆腔或近盆壁肿块、下肢水肿等，常提示宫旁或盆腔淋巴结复发/转移。如发生锁骨上淋巴结转移时，可在锁骨上区扪及大小不等，甚至融合的肿大淋巴结。

2 复发的诊断原则

复发 EC 的诊断依靠患者病史，体征，影像学检查及病理检查。复发的早期诊断常较困难。原因是术后复发患者早期无特异性症状，症状出现常取决于肿瘤位置以及大小。如手术后残端复发患者，肿瘤浸润阴道黏膜后才出现阴道分泌物增多、不规则流血等症状；位于阴道残端以外盆腔或盆侧壁复发病灶常较晚才出现压迫或疼痛等症状。详细询问有关症状有利于早期发现复发情况。

阴道细胞学检查对早期发现宫颈癌复发病灶作用有限，很多复发病灶的发现有赖于影像学检查，主要影像学检查包括：超声、CT、MRI及PET。PET-CT在诊断复发EC中有较高准确性，D. Albano的回顾性分析157例可疑复发患者，^{18}F-FDG PET/CT检查的准确率优于传统影像学。

如前文所述，大部分EC患者于治疗后2年内复发，而绝大部分病例复发都发生于治疗后5年内。如在治疗后2年内出现相关症状，应高度警惕复发风险，必要时行相关检查。

对复发EC的诊断需尽可能取得病理组织学的确诊。对于盆腔、阴道复发病灶，可行活检或超声/CT引导下穿刺获得病理组织学证据；对远处转移病灶在肝脏、肺部患者，应对相应病灶行穿刺活检明确诊断；对颅脑、骨转移病灶等临床不常规穿刺活检部位，可结合病史、症状体征、肿瘤标记物情况及PET-CT/MRI、骨扫描等影像学诊断和/或动态检查结果做出临床诊断，对一些可疑、体积较小及位置特殊的病灶或淋巴结难以穿刺获得组织病理学诊断的，也可以考虑根据肿瘤标记物、影像学动态检查结果判读病灶性质。

3 要点小结

（1）EC治疗前基本诊断手段主要包括诊断性刮宫、宫腔镜下内膜活检和影像学检查，用于EC的定性诊断和临床分期诊断。

（2）诊断性刮宫/宫腔镜下内膜活检组织病理学诊断是EC确诊和治疗的依据；术后的病理学诊断，则为明确EC的组织学类型、全面评估EC分期和判断患者预后、制定个体化治疗方案提供依据。

（3）胸腹CT和盆腔MRI，或全身PET/CT检查是治疗前分期的基本手段，影像学报告应提供肌层侵犯情况、淋巴结及远处转移情况信息，以初步确定分期，作为治疗依据。

第六章

分期与分子分型

第一节 手术病理分期

EC多采用手术病理学分期。目前采用的EC的分期包括第8版美国癌症联合会（AJCC）的TNM分期（2017年版）和国际妇产科联盟（FIGO）的FIGO分期（2009年版），详见附录。

手术病理学分期需通过全面分期手术，对子宫、输卵管、卵巢及淋巴结等进行病理学评估后进行分期。然而，并非所有EC患者都适合用手术病理分期，如部分年轻希望保留生育功能的患者、有严重内科疾患或手术禁忌证无法接受手术的患者、单纯放疗或需要术前放疗的患者。对这些患者仍采用1971年FIGO发布的临床分期标准。

1 2009 FIGO 分期争议

腹水细胞学对分期的影响：Garg等利用美国监测、流行病学和结果（SEER）数据库对14704例患者进行研究发现，在早期（Ⅰ期或Ⅱ期）EC患者中，腹水细胞学阳性是一个独立危险因素。与低危患者相比，具有高危因素患者（如G3子宫内膜样癌，透明细胞或浆液性癌）细胞学阳性的可能性更大（17.5%vs.7.5%）。另一项共纳入1668例Ⅰ~Ⅱ期EC患者的多中心回顾性研究显示，与腹水细胞学阴性患者相比，阳性患者远处复发风险显著增加（P=0.001），且患者的无病生存率及疾病特异性生存率显著降低。整合分析近年来多个相关研究，结果均提示腹水细胞学异常是降低早期EC患者生存率的因素。此外，腹水细胞学异常与远处复发及转移有关，术后化疗可降低腹膜复发风险。

2 Ⅰ期EC风险分级

Ⅰ期低危型EC需同时满足如下条件：①病理类型为子宫内膜样腺癌。②FIGO手术病理分期为Ⅰ期。③子宫肌层浸润深度<1/2。④病理分级为G1或G2。⑤肿瘤直径<2cm。

如包含以下1项即为Ⅰ期高危型EC：①FIGO手术病理分期为Ⅰ期且病理分级为G3。②病理类型为子宫内膜浆液性乳头状癌或透明细胞。③肌层浸润深度≥1/2。④肿瘤直径≥2cm。

第二节 病理分类及分子分型

1 传统分型及其局限性

1.1 Bokhman分型

Bokhman最早于1983年依据EC与雌激素的关系、组织病理学、流行病学特征等因素，把EC分为Ⅰ型和Ⅱ型。

Ⅰ型即激素相关性EC，占EC发病的80%~90%，多发生于年轻女性，组织学类型主要为子宫内膜样腺癌，疾病进展相对缓慢，预后较好。从分子水平看，Ⅰ型EC中主要的基因变化为：抑癌基因PTEN失活、癌基因K-RAS突变、β-catenin激活、微卫星不稳定（MSI）及PIK3CA、ARID1A基因突变等。这些基因的异常改变可造成PI3K通路、MARK通路、Wnt/β-catenin通路的信号转导异常，导致细胞异常及肿瘤发生。

Ⅱ型即非激素相关性EC，常见于绝经后妇女，主要组织学类型为浆液性腺癌和透明细胞腺癌，发病率为10%~20%，其转移早，恶性度高，预后差。Ⅱ型EC中，抑癌基因p53突变和癌基因HER2过表达是其主要的基因变化，其次为PPP2R1A、p16、IMP3基因突变等。

1.2 2014年WHO女性生殖器官肿瘤学分类

WHO组织学分类根据组织学类型将EC分类为：子宫内膜样腺癌、子宫内膜样腺癌伴鳞状分化、子宫内膜样腺癌绒毛腺样变异、子宫内膜样腺癌伴分泌型分化、子宫内膜样腺癌其他变异、浆液性子宫内膜样上皮内癌、浆液性腺癌、癌肉瘤（恶性苗勒氏混合瘤）、黏液性腺癌、透明细胞腺癌、小细胞神经分泌癌、大细胞神经分泌癌、混合细胞癌、未分化癌、去分化癌、其他类型。

不同分类系统的亚型之间存在一定程度相关性，如WHO组织学分类中Ⅰ型EC主要包括子宫内膜样腺癌及黏液腺癌；Ⅱ型子EC主要包括浆液性腺癌、透明细胞腺癌、癌肉瘤、未分化癌等类型。

1.3 传统分型的局限性

传统的Bokhman分型和WHO组织学分类揭示了EC最常见的临床病理表现，至今仍广泛用于日常工作中，并取得较为一致性的认可。但经过长期的临床实践发现，EC异质性大，传统分型和组织学分类的各型之间镜下常重叠，如高级别EC（G3子宫内膜样腺癌和浆液性癌）。相同亚型的EC会出现预后不同的情况。因此，越来越多学者认为传统二分型及组织学分类难以满足临床要求，尤其在指导个体化精准治疗方面用途更有限。

2 分子分型及进展

2.1 美国NCCN指南分子分型

EC的分子分型根据患者的不同预后情况，分为四种亚型：POLE突变，错配修复（mismatch repair，MMR）/微卫星不稳定性（microsatellite instability，MSI），低拷贝数和高拷贝数。

2.2 癌症基因组图谱（TCGA）分型

近年来，在基因表达谱、mRNA表达、蛋白表达以及DNA甲基化等方面开展了多种肿瘤分子分型的相关研究，以有效指导预后评估及临床治疗，提高生存率及生活质量。目前，最全面的分子研究是2013年TCGA项目，该项目将373例EC（子宫内膜样腺癌307例、浆液性腺癌53例、混合型腺癌13例）分成4个不同的分子亚型：DNA聚合酶（DNA polymerase epsilon，POLE）突变型（7%）、微卫星不稳定（MSI）型（28%）、低拷贝数型（39%）、高拷贝数型（26%）。

相比传统分型，TCGA分型更好地显示不同亚型EC在临床经过、病理表现和分子特征方面的独特性，为患者治疗方案的选择提供了更有价值的信息，尤其是有生育要求的年轻女性。尽管有学者提出POLE突变型和MSI型EC在镜下有相似的形态学表现，如肿瘤周围和肿瘤细胞内有浸润性淋巴细胞、瘤内常存在异质瘤细胞，但仅从镜下形态难以区分4种亚型。TCGA分型经济成本高、耗时长，所纳入的数据并未包含透明细胞癌、未分化癌/去分化癌、癌肉瘤等组织学类型。因此，这个分型体系目前在临床诊断上实用性受限。

（1）POLE突变型

许多研究者认为POLE突变可作为一项提示EC良好预后的指标，对有生育要求的年轻女性可采取保守治疗。形态学上，POLE突变型EC富含过表达程序性死亡因子1（PD-1）和程序性死亡因子配体1（PD-L1）的肿瘤浸润淋巴细胞，提示该型是PD-1/PD-L1抗体免疫治疗的候选亚型。

（2）MSI型

MSI普遍认为是林奇综合征的特征性遗传学标志。林奇综合征女性患者终生患EC和结直肠癌的风险基本持平，约60%，并常以EC为首发临床表现。且林奇综合征是目前唯一已知的遗传性EC的病因，所以对这组患者仍应采用积极的手术治疗。组织学上该型通常为高级别子宫内膜样腺癌，常伴淋巴细胞浸润。有研究显示年轻的MSI型EC患者预后不好，但近几年发现PD-1单抗pembrolizumab对MSI型EC疗效高于MMR完善的EC，可显著改善MSI患者的预后，提示MSI型EC可能是PD-1/PD-L1阻断治疗的获益人群。

（3）低拷贝数型

拷贝数变异被定义为基因组部分重复的现象。

低拷贝数型代表了大部分G1和G2子宫内膜样腺癌，在所有亚型中具有中等预后，该型EC中TP53极少发生突变，但Wnt信号通路基因（CTNNB1、K-RAS和SOX17）及PTEN、PIK3CA和ARID1A基因中均存在频繁突变。此外，CTNNB1突变的早期低级别EC更具侵袭性，因此具有CTNNB1突变的EC患者可能从更积极的治疗中获益。

（4）高拷贝数型

高拷贝数型EC特征是出现高频的p53、PIK3CA和PPP2R1A等基因突变，而PTEN和KRAS基因突变罕见。TCGA数据库显示高拷贝数型组形态上几乎包含所有浆液性腺癌（97.7%）、高级别子宫内膜样腺癌（19.6%）、低级别子宫内膜样腺癌（5%）和混合型子宫内膜癌（75.0%），患者大都预后不良。

2.3 改良TCGA分型（ProMisE模型）

为解决TCGA分型的不足，2017年Hoang等采用ProMisE模型分析了包含粘液性癌、浆液性癌、透明细胞癌、去分化癌、癌肉瘤等400例EC的分子亚型。该方法利用POLE核酸外切酶区域测序、免疫组化检测MMR蛋白和p53蛋白，从而将EC分为4个分子亚型：POLE核酸外切酶突变型、错配修复功能缺陷型（MMR-d）、p53野生型（p53wt）、p53突变型（p53abn）。结果显示，p53突变型在高级别、进展期肿瘤所占比例最高，而POLE突变型中的肿瘤虽富侵袭性（大部分为G3，并且常伴有深肌层浸润和淋巴脉管受累），但预后较好，这与TCGA的分子分型结果基本一致。ProMisE模型不仅解释了EC的分子异质性，在方法学上也更经济实用。目前研究发现，用ProMisE模型进行分子分型，术前诊断性标本和术后子宫切除标本具有高度一致性，这意味着用该分型可在诊断性刮宫标本中就为临床个体化治疗提供更准确的信息，并为有生育要求的年轻女性带来更多机会。

总之，EC的分子分型与治疗方式的选择、预后评估及林奇综合征的筛查密切相关。但这4种基于形态学外的分子亚型并未涉及与EC预后相关的其他重要参数，如深肌层浸润与否、淋巴脉管是否受累、有无子宫内膜样癌伴MELF浸润等形态学表现。鉴于EC的组织形态和分子表型的异质性，目前单纯基于组织病理学分类或基因改变的分子分型不能很好地全面反映肿瘤的生物学行为及患者的预后，组织病理学特征与分子学信息的整合可能为EC的分类诊断及预后评估提供了一个更合适的方式，这不仅有助于区分G3子宫内膜样癌和浆液性癌，更有助于POLE突变、MSI、高拷贝数亚型的鉴定，为这些患者提供更精准的治疗和更可靠的预后预测。

第七章 治疗

第一节 治疗基本原则

EC治疗以手术为主，放疗和化疗是常用的辅助治疗方式。制定治疗方案应结合患者的年龄、病理学类型和分子分型、临床（影像）分期、体能状态等整合考虑决策。

手术可采用开腹、经阴道、腹腔镜或机器人手术系统等方式。无论采取何种术式，均要坚持无瘤原则，子宫切除后应完整取出，禁止采用子宫粉碎术取标本。肿瘤局限于子宫者（临床Ⅰ/Ⅱ期）应行全面分期手术，推荐术中取腹腔冲洗液送细胞病理学检查，并作记录。术中全面探查评估腹膜、膈肌及腹腔器官，并对可疑处取样活检。

对临床Ⅰ/Ⅱ期的EC，前哨淋巴结定位切除是系统性淋巴结清扫的可选择替代方案。但前哨淋巴结定位切除可能更适合于中低危患者（不存在任何高危因素或仅存在以下一个高危因素：深肌层浸润、G2或G3、Ⅰa期非内膜样癌无肌层浸润）。如一侧盆腔未检出前哨淋巴结，则该侧需行系统性淋巴结切除术。推荐对前哨淋巴结行病理超分期。

对年龄<45岁的低级别子宫内膜样癌、子宫肌层浸润<1/2、术前检查和术中评估无卵巢累及和子宫外转移证据的绝经前患者，可考虑保留卵巢，但应切除双侧输卵管。对有胚系BRCA突变、Lynch综合征或子宫内膜癌家族史的患者，不建议保留卵巢。

对有子宫外转移的晚期患者，经多学科整合诊治（MDT to HIM）评估能完全切除病灶，且手术风险和对术后生活质量的影响可接受，可考虑行肿瘤细胞减灭术（包括切除肿大淋巴结）。如基于影像学检查和手术探查发现有明显子宫外转移病灶，为分期目的进行淋巴结切除不必要。

第二节 手术治疗

手术是EC的主要治疗手段。对大多数早期患者，手术治疗可达到根治目的。基本术式主要包括子宫切除、双侧附件切除和腹膜后淋巴结切除等。对特殊病理类型的EC，如子宫浆液性腺癌、透明细胞腺癌和癌肉瘤，需同时行大网膜切除，手术原则类似上皮性卵巢癌。

手术入路包括传统的开腹手术或经阴道手术，亦可选择腹腔镜手术、机器人辅助腹腔镜手术等微创手术（minimally invasive surgery）。对早期病例，微创术有利于减少术后切口感染、下肢深静脉血栓形成等并发症，加速术后恢复，且不影响患者的长期预后。但不同治疗中心、不同手术医生的资质、手术设备的不同等因素，每个患者的临床病理特征也不尽相同（如有些患者子宫体积大，难以经阴道完整取出），临床上应遵循肿瘤的无瘤手术原则，根据实际情况决定手术入路。

1 早期子宫内膜癌的手术

早期EC是指术前评估肿瘤局限于宫体和宫颈，未发生宫外播散和远处转移的病例。超过80%的EC患者就诊时处于疾病早期。

1.1 子宫切除

单纯全子宫切除适用于肿瘤局限于宫体，即FIGO Ⅰ期的患者。单纯宫颈黏膜受累者，预后和Ⅰ期相似，FIGO 2009更新分期后，宫颈黏膜受累不再单独分期，而被纳入Ⅰ期。但是，如果宫颈间质受侵犯则预后明显较Ⅰ期患者差。大部分学者认为，EC宫颈受累有别于宫颈癌的生物学行为，其向宫旁组织的侵犯少见。因此，对这一部分患者的子宫切除范围一直有争议。

来自日本的一项回顾性临床研究显示，发生宫颈间质浸润但无子宫外转移的病例，无论接受何种子宫切除方式（广泛性/次广泛性/单纯子宫切除），预后均无显著差异。而次广泛和广泛性子宫切除术由于手术范围更大，给患者带来更多的围术期并发症和长期并发症，影响患者的生活质量。FIGO 2018 cancer report建议，对有明显宫颈间质侵犯的病例，应行次广泛性子宫切除，而非广泛性子宫切除。而欧洲内科和妇科、影像协会（ESMO-ESGO-ESTRO）共识则认为，如果切缘阴性，单纯全子宫切除和腹膜后淋巴结清扫也已经足够。NCCN指南推荐对术前宫颈活检病理阳性或宫颈存在肉眼可见肿瘤的病例，手术治疗可考虑全子宫切除或广泛性子宫切除、双附件切除和分期手术。

综上所述，对于肿瘤侵犯宫颈间质（FIGO分期为Ⅱ期）的病例，行单纯子宫切除或广泛性子宫切除尚无定论。单纯全子宫切除手术创伤较小，患者恢复更快，对患者生活质量的影响较小。但对难以区分EC累及宫颈或原发宫颈癌的病例，次广泛或广泛性子宫切除可能更有利于肿瘤的局部控制。

1.2 腹膜后淋巴结切除

（1）腹膜后淋巴结清扫的必要性和适应证

不同于宫颈癌，EC的腹膜后淋巴结转移缺乏明显规律，淋巴结取样敏感度低，早期患者不建议进行淋巴结取样或活检。而淋巴结状态是重要的分期标准，是否有必要为了分期，对所有的内膜癌患者进行腹膜后淋巴结清扫，目前亦无定论。

多个研究尝试寻找淋巴结清扫的获益人群，然而，至今没有一致结果。多数研究根据患者的临床病理特征将患者分成不同的风险组（见表35-7-1），低危组发生淋巴结转移的风险低，多数研究不建议对这组病人进行淋巴结清扫；对高危组则需进行腹膜后淋巴结清扫。各研究采用的标准难分优劣，临床应用方面亦存在不少问题。例如，淋巴脉管癌栓（Lymphovascular Space Invasion，LVSI）无论是术前诊断性刮宫或术中冰冻病理切片检查都难以及时和准确判断；肿瘤分化程度、肌层浸润深度等都存在术中冰冻病理检查结果和术后石蜡病理结果不一致等问题。

表35-7-1　早期EC的风险分组

	低危组	高危组
Mayo标准	●G1-2，肌层浸润深度≤50%，肿瘤直径≤2cm ●无肌层浸润	●G1-2，肌层浸润深度≤50%，肿瘤直径>2cm ●G3 ●肌层浸润深度>50%
GOG 99标准 危险因素：①G2-3；②LVSI阳性；③侵犯子宫肌层外1/3	●G1-2，肿瘤局限于内膜层，IA期 ●年龄≤50岁，≤2个危险因素 ●年龄50~69岁，≤1个危险因素 ●年龄≥70岁，无危险因素	●≥3个危险因素 ●年龄50~69岁，≥2个危险因素 ●年龄≥70岁，≥1个危险因素
ESMO-ESGO-ESTRO 共识标准	低危组 ●临床FIGO ⅠA期，G1-2，内模样腺癌，LVSI阴性[a] 中危组[b] ●临床FIGO ⅠA期，G3，内模样腺癌 ●临床FIGO ⅠB期，G1-2	●临床FIGO ⅠB期，G3，内模样腺癌 ●FIGO Ⅱ期 ●非内模样腺癌（浆液性癌、透明细胞癌、癌肉瘤或未分化癌）

a《ESMO妇科恶性肿瘤指南2018年》增加了LVSI
b《ESMO妇科恶性肿瘤指南2018年》增加了高-中危组。中危组更改为：临床FIGO ⅠB期，G1-2，LVSI阴性。高-中危组：①临床FIGO ⅠA期，G3，内模样腺癌，LVSI阳性或阴性；②临床FIGO Ⅰ期，G1-2，内模样腺癌，LVSI阳性

腹膜后淋巴结清扫的手术适应证仍无共识，各大指南的推荐也不尽相同（见表35-7-2）。FIGO 2018 cancer report认为，腹膜后淋巴结清扫并不影响临床Ⅰ期患者的PFS和OS，推荐仅对有高危因素的患者进行腹膜后淋巴结清扫。美国NCCN指南推荐对评估可以手术的所有患者都进行包括盆腔淋巴结清扫在内的分期手术，具有高危因素者则加上腹主动脉旁淋巴结清扫。ESMO-ESGO-ESTRO共识认为，低危患者淋巴结转移风险低，可不进行淋巴结清扫，中危患者若为达到手术分期的目的，可考

虑行淋巴结清扫,但不确定是否有生存获益。另有研究在 ESMO-ESGO-ESTRO 基础上分出"高-中危组",发现该组患者接受淋巴结清扫有明显的生存获益。

淋巴结清扫的适应证有待更多的临床研究进一步探索。系统的腹膜后淋巴结清扫是 EC 分期的重要组成部分,有助于更好地评估患者的危险因素,制定更加准确的辅助治疗方案;但不加选择对所有患者进行淋巴结清扫术,不但给低危患者带来更多的手术并发症,影响患者生活质量,而且不一定能带来生存获益。

表 35-7-2 腹膜后淋巴结清扫适应证的推荐

	盆腔淋巴结清扫	腹主动脉旁淋巴结清扫
FIGO cancer report 2018	合并高危因素的患者进行腹膜后淋巴结清扫,未明确清扫的范围: ● 肿瘤分化差(G3) ● LVSI 阳性 ● 非内模样腺癌(例如浆液性癌、透明细胞癌、未分化癌、小细胞癌等) ● 宫颈间质侵犯 ● 深肌层浸润 ● 术前影像学检查提示存在腹膜后淋巴结转移	
NCCN 指南	● 评估可以手术的所有患者	● 深肌层浸润 ● 肿瘤分化差 ● 特殊病理类型
ESMO-ESGO-ESTRO 共识	低危组不推荐行腹膜后淋巴结清扫 如果决定做淋巴结清扫,应包括盆腔和腹主动脉淋巴结清扫 ● 早期中危组患者为了分期,可考虑进行腹膜后淋巴结清扫 ● 早期高危组患者 ● Ⅱ期和Ⅲ期患者,推荐淋巴结切除以便分期 ● Ⅳ期患者,淋巴结切除作为肿瘤细胞减灭术的一部分	

(2)淋巴结清扫的范围

EC 腹膜后淋巴结清扫的范围主要包括盆腔和腹主动脉旁。盆腔淋巴结包括髂内外动脉分叉上 2cm 的髂总动脉表面、髂内外动静脉表面、闭孔区和腹股沟韧带深面(髂外血管下段表面)的淋巴结,有的学者还清扫骶前区域的淋巴结。腹主动脉旁淋巴结清扫一般要求上界达到肠系膜下动脉(Inferior Mesenteric Artery,IMA)水平或肾血管水平。

前文已提到,盆腔和腹主动脉旁淋巴结是否存在转移是区分 FIGO ⅢC1 期和ⅢC2 期的标准。EC 的淋巴结转移缺乏规律性,存在腹主动脉旁淋巴结转移的患者不一定先出现盆腔淋巴结转移。高达 16% 的高危患者可出现孤立的腹主动脉旁淋巴结转移。SEPAL 回顾性研究显示,高危和中高危患者,接受盆腔和腹主动脉旁淋巴结清扫,预后明显优于仅接受单纯盆腔淋巴结清扫的患者。虽然该研究被诟病两组患者术后接受辅助治疗的比例不一致,对预后分析造成影响,但也从另一方面提示,对比单纯的盆腔淋巴结清扫,接受腹主动脉旁淋巴结清扫的患者有更大可能因手术而发现危险因素,并接受辅助治疗,从而改善预后。

更全面的分期手术有利于更好地指导辅助治疗,是否能带来生存获益需要前瞻性临床研究进一步证实。需要注意的是，腹主动脉旁淋巴结清扫对术者的手术技巧有更高要求，需要有经验的妇科肿瘤医生进行。

（3）前哨淋巴结的应用

近年来，前哨淋巴结（Sentinel Lymph Node，SLN）标记活检术也逐渐被用于EC。SLN是原发肿瘤发生淋巴结转移时，引流的第一站淋巴结。SLN标记活检术能快速和准确地评估腹膜后淋巴结的状况，避免大范围的淋巴结清扫。同时，SLN标记有助于发现更隐匿的转移淋巴结，特别是仅存在微小转移灶（micro-metastases）的淋巴结。FIRES前瞻性临床研究中，利用SLN标记技术识别EC转移淋巴结的敏感度（发生淋巴结转移的病例中，由SLN标记术识别出来的病例占所有发生淋巴结转移病例的比例）为97.2%，阴性预测值高达99.6%，显示出SLN应用于EC的可靠性。

SLN标记适用于肿瘤局限于宫体、临床早期的低危和中-低危患者，低危患者使用SLN标记术取代系统的腹膜后淋巴结清扫，对预后影响不大。也有一些研究在探索将SLN标记活检应用于高危患者，但目前仅限于临床研究中，其在高危患者中应用的安全性和价值有待研究。

标记SLN的示踪剂可选择异硫蓝、亚甲蓝、吲哚菁绿（indocyanine green，ICG）、放射性同位素锝（Tc-99）等。多数研究显示，使用ICG检出率较高。也有研究联合使用两种示踪剂（例如亚甲蓝和ICG），临床上可根据实际情况选择。

EC SLN示踪剂注射部位包括宫体注射和宫颈注射。宫体注射可在子宫底浆膜下注射、子宫深肌层注射或宫腔内肿瘤周围注射，需要B超引导下或在宫、腹腔镜下进行，操作较复杂。NCCN指南推荐宫颈部位注射，宫颈注射操作简便、可重复注射。宫颈示踪剂的注射方法是，在宫颈3、9点两点注射或3、6、9、12点四点注射。先浅（0.1~0.3cm）后深（10~20mm）注射，分别缓慢推注示踪剂，注意避免示踪剂向宫颈外渗漏而造成宫旁组织污染，影响SLN的识别。但是，宫颈部位注射示踪剂能否反映EC病灶部位的淋巴引流，特别是腹主动脉旁淋巴结检出率相对较低，有待进一步研究。

注射示踪剂后应尽快打开后腹膜探查，沿淋巴引流区寻找示踪剂标记的淋巴管和淋巴结。术中除了切除显影（染色）的SLN，还应切除所有可疑转移的淋巴结。若术中注射示踪剂后探查不到SLN，应对无SLN显影的一侧盆腔进行系统的淋巴结清扫。因术中冰冻病理检查难以准确判断肉眼正常的淋巴结是否存在转移，多数学者不建议对SLN进行常规的冰冻病理检查。

术后建议使用"超分期"方法对切除的SLN进行病理评估，5%~15%的EC患者因超分期病理检查而出现分期上升。和传统的病理检查不同，超分期旨在通过更多的连续切片和免疫组化检查寻找淋巴结中的微小转移病灶。根据美国AJCC指南，微小转移灶指的是包含>200个细胞，直径>0.2mm但<2.0mm的转移灶；孤立肿瘤细胞

（Isolated Tumor Cells，ITCs）指的是包含<200个细胞，直径≤0.2mm的转移灶，或单个癌细胞的转移灶。存在微转移的患者是否需要进一步处理（例如术后辅助治疗）尚无定论。有研究显示，接受SLN切除的患者，存在微转移（包括微小转移灶和ITCs）并不影响预后。

SLN活检术的准确性受到多方面因素的影响。术者操作也存在学习曲线，需要接受一定的培训（要求假阴性率< 5%）以提高SLN检出率，并减少手术并发症。此外，SLN标记术的临床应用仍存在不少问题，例如如何处理术中冰冻病理检查发现的阳性SLN，存在微转移是否需要增加术后辅助治疗，存在高危因素是否适合进行SLN标记活检，如何将SLN活检术和临床病理特征整合，以更好地进行淋巴结状态评估等，需要更多的临床研究进一步探索。

1.3 保留生育功能和生理功能的手术

绝大部分EC具有雌激素依赖性，而卵巢是分泌女性雌孕激素的主要器官。因此，双侧卵巢切除是EC手术治疗的重要组成部分。随着民众生活水平的提高，EC呈现出年轻化的发病特点，切除双侧卵巢导致雌激素缺乏，骨质疏松、心脑血管意外等风险显著增加，无疑会给年轻患者的生活质量带来负面影响。

至今，尚无前瞻性临床研究验证早期EC保留卵巢的安全性。文献报道，不到1%的早期EC存在卵巢转移，保留双侧卵巢并不增加复发风险和死亡风险，且使患者的OS提高。符合以下条件的患者可考虑保留卵巢，但建议切除双侧输卵管：①年龄小于45岁的绝经前女性；②肿瘤局限于内膜层或浅肌层；③病理类型为内膜样腺癌，并且为高分化；④无卵巢和子宫外转移；⑤无患有遗传性肿瘤，如林奇综合征，遗传性乳腺癌-卵巢癌综合征、Cowden综合征等。EC如确定为Lynch综合征，术前还需完善胃肠镜、乳腺超声等检查，明确是否同时存在的第二原发肿瘤。即使考虑为低危早期内膜癌，也不建议保留卵巢。

因此，对于有保留生育功能要求的患者，开始治疗前应全面评估肿瘤情况：①由有经验的妇科肿瘤病理医生审阅分段诊断性刮宫的病理切片，确认病理类型为高分化的内膜样腺癌；②盆腔磁共振检查或经阴道彩超检查显示肿瘤局限于内膜层；③影像学检查提示肿瘤局限于宫体，无宫外或远处转移；④无内分泌治疗的禁忌证；⑤治疗前应咨询生殖专家及遗传学专家，必要时行基因检测排除遗传性疾病。除此之外，需与患者充分沟通，告知保留子宫并非子宫内膜癌的标准治疗方式。完成生育后，建议接受标准的手术治疗。

保留生育功能的手术治疗主要包括：①直接刮宫手术；②宫腔镜检查后刮宫或宫腔镜直视下切除肿瘤（尤其是带蒂的息肉样肿瘤）。直接刮宫术由于是盲刮，存在漏掉病灶的风险。手术去除病灶后需要口服孕激素（如甲地孕酮、甲羟孕酮）治疗，或在宫腔内放置具有孕激素缓释功能的节育环（Levonorgestrel Intrauterine System，

LNG-IUS）。病理类型为内膜样腺癌的患者刮宫后，口服孕激素治疗的完全缓解率可达70%~80%，主要不良反应有体重增加、阴道不规则出血、静脉血栓形成等。LNG-IUS治疗较简便（不需要每天服药），副作用较小，但不适于子宫体积较大的患者，且目前治疗效果不明确，文献报道完全缓解率差别大，为22%~81.3%。另外，有研究提示，孕激素联合二甲双胍能提高内膜逆转的成功率，尤其是肥胖的患者。

保守治疗期间需要密切随访，每3~6个月进行内膜活检评估内膜情况，治疗6~12个月后内膜活检仍存在内膜癌，不建议继续保守治疗。保守治疗成功后再次复发者，如保育意愿强烈，仍可选择继续内分泌治疗，文献报道完全缓解率仍能达80%左右。

2 晚期子宫内膜癌的手术

2.1 肿瘤细胞减灭手术

晚期EC是指肿瘤超出子宫，即FIGO分期为Ⅲ期和Ⅳ期的EC。手术切除能减少晚期患者的肿瘤负荷，缓解肿瘤引起的症状，是改善晚期EC患者预后和生活质量的重要手段。不适合手术治疗的晚期患者，可选择放疗、化疗、激素治疗等整合治疗。近年来，随着对EC分子特征的深入研究，出现了很多相应的靶向治疗药物以及免疫治疗药物，但多数尚处于临床研究阶段，临床疗效有待后续评估。

对晚期患者，常需全面的术前整合评估。若评估直接手术肿瘤难以切净，或手术创伤太大，可选择新辅助化疗，待肿瘤改善后再行手术治疗。手术范围包括切除子宫和双侧附件，并切除盆腹腔内所有肉眼可见的肿瘤，即肿瘤细胞减灭术（Cytoreductive Surgery，CRS）。如探查到可疑转移的腹膜后（盆腔或腹主动脉旁）肿大淋巴结，应一并切除。残留肿瘤的大小是影响患者预后的重要因素，手术应争取切净所有肉眼可见的肿瘤。残留肿瘤小于1cm的ⅢC期和Ⅳ期患者，无论是PFS或OS，都明显优于残留肿瘤大于1cm的患者。研究显示，残留肿瘤超过1cm的患者，死亡风险较残留肿瘤小于1cm的患者增加了3.5倍。

2.2 改良盆腔脏器廓清术

对肿瘤侵犯膀胱或直肠，但局限于盆腔的晚期患者，特别是合并尿瘘或粪瘘者，可考虑行盆腔脏器廓清术（Pelvic Exenteration，PE），切除受累的盆腔脏器，包括子宫、膀胱（前盆腔脏器廓清）和直肠（后盆腔脏器廓清）等。因PE创伤大，对初次治疗，从未接受过放化疗的晚期患者，一般不作为首选治疗手段，多用于复发患者。晚期EC的盆腔扩散类似于卵巢癌，多在道格拉斯窝种植浸润，以侵犯直肠前壁多见，为达到满意的肿瘤减灭，常需经腹膜后将肿瘤连同子宫附件和受累直肠整块切除，部分直肠切除后多有机会将乙状结肠与剩余的直肠肛管吻合（Dixon术），有时需游离结肠脾曲，可避免永久性肠改道，故称改良盆廓术。

2.3 意外发现的EC的补充手术

因良性疾病切除子宫，术后意外发现EC的患者，应根据病理特征，结合影像学检查、患者对生理功能的要求等制定补充治疗方案。

初次手术保留卵巢的年轻患者，若符合保留卵巢条件（见前文），在充分告知相关风险前提下，可选择密切随访。

术后病理检查存在危险因素，如肿瘤为特殊病理类型、低分化、肿瘤浸润深肌层等，或影像学考虑有宫外转移，应补充包括双侧附件切除和腹膜后淋巴结清扫的分期手术，术后根据病理结果制定辅助治疗方案。无法耐受手术的患者，亦可根据肿瘤情况选择放化疗。

3 要点小结

（1）手术治疗是EC的主要治疗手段。对EC的术式应依据临床分期、术中所见，结合患者年龄、生育要求等进行具体决策。

（2）肿瘤细胞减灭术、改良的盆腔脏器廓清术可作为部分晚期和复发患者的治疗选择。

（3）对因其他疾病切除子宫意外发现EC的患者，根据具体术式、病理检查结果和初步分期情况，决定是否补充手术及补充术式。

第三节 放疗

放疗是治疗EC的重要手段之一。可将放疗作为根治性治疗，也可将放疗作为术后辅助性治疗。包括体外照射（External Beam Radiotherapy，EBRT）和（或）阴道近距离腔内照射（Vaginal Brachytherapy，VBT）。放疗前必须进行影像学检查以评估局部照射范围和排除远处转移。一般体外放疗包括盆腔区域和（或）腹主动脉区域。单独近距离放疗可用于术前或术后的辅助放疗。

1 根治性放射治疗

EC中约3%因合并内科疾病（最常见的是肥胖症和严重心肺疾病）或年龄因素不适合手术，可给予根治性放疗。对Ⅰ-Ⅱ期的EC（病理类型为内膜样腺癌），根治性放疗可较好控制疾病，少于16%的患者会发生复发。根据子宫大小、肿瘤病理和病变的扩展情况决定用腔内放疗或加用外照射治疗。

1.1 放疗方法和原则

（1）单纯腔内照射：如病灶局限于宫体且未侵犯深肌层、病理分级为G1或G2，治疗前可行MRI评估，可予单纯腔内放疗。腔内照射的目的是使整个子宫得到均匀的高剂量分布。需要注意的是，当子宫过大时，仅凭腔内的施源器可能无法提供足够大的临床靶区（CTV）包含子宫，此种情况不宜采用单纯腔内照射治疗。

（2）腔内照射联合盆腔外照射：如组织病理学分级为低分化（G3）或子宫体积偏大或有深肌层侵犯或存在宫颈受累或有宫外侵犯或治疗前不能用MRI评估，常需在腔内照射的基础上联合盆腔外照射。

1.2 根治性放疗方式及技术

（1）腔内照射：主要用于EC原发肿瘤区域的照射，包括宫腔、宫颈及部分阴道。传统照射方法是使用黑曼（Heymen）宫腔填塞法。子宫腔因填满放射容器而被撑大、变薄，肌层的浸润可得到有效照射。随着现代后装放疗机的应用，现在常用的方法有：后装宫腔单管照射、"Y型"双管技术、宫腔三管技术、伞状技术、宫腔管联合组织间插植等。中山大学肿瘤防治中心从2006年开始采用宫腔管联合组织间插植技术。组织间插植是通过空心针或导管植入肿瘤所在器官，之后将放射源通过空心针或导管输送到治疗区域对肿瘤进行治疗。该方法与传统技术相比，可以更精准地进行个体化治疗，更好地锁定肿瘤靶区位置的同时，能更好地保护膀胱、直肠等正常组织。美国近距离协会（ABS）2015年专家共识推荐，最好以MRI作为治疗参考。大体肿瘤靶区（GTV）包含MRI T2加权相上可见的肿瘤区，临床靶区（CTV）包含全子宫、宫颈及阴道上段1~2cm。如果无MRI影像作为参考，也可以CT影像来确定上述CTV。根据临床情况，如果单纯腔内照射，子宫、宫颈以及阴道上1~2cm需至少予48Gy剂量；如腔内照射联合外照射，总剂量则需上升至65Gy。

（2）外照射：主要针对肿瘤蔓延和转移区域的治疗。盆腔外照射可采用盆腔箱式四野照射技术、三维适形照射技术或调强放疗技术。目前主要推荐的体外照射技术是调强放疗，其在保证靶区准确照射前提下，可明显减少或避免正常组织和器官的照射剂量，减少并发症发生。照射范围包括大体病灶（如果存在）、髂总、髂外、髂内、闭孔、骶前（如果有累及宫颈）淋巴结引流区以及子宫、宫旁、阴道上1/2部分。部分患者还需包括腹主动脉旁淋巴结引流区，上界位于肾静脉上1~2cm。

2 辅助性放射治疗

EC通常首选手术，术后再辅助以放疗、化疗等整合治疗。辅助放疗目的为对可能潜在的亚临床病灶区域进行预防照射，以提高疗效；对残留病灶区域进行照射，以减少复发。是否需要进行术后辅助放疗依据危险因素决定，危险因素包括病理类型、组织学分级、肌层浸润深度、脉管癌栓、年龄等。

2.1 治疗原则

（1）ⅠA期G1-G2：观察或近距离腔内照射。一项丹麦队列研究表明，Ⅰ期G1

或G2级，无或只有浅肌层浸润的EC患者，单纯手术5年生存率为96%。

（2）ⅠA期G3级、ⅠB期G1或G2级：近距离腔内照射或观察。

1）EBRT vs 观察。

PORTEC-1是首个关于EC术后放疗的临床试验，其研究结果提示给予Ⅰ期EC术后患者放疗虽可减少局部复发率，但不带来生存获益，同时放疗会增加治疗副反应。对年龄小于60岁且为G2级伴浅肌层浸润的患者，并不建议术后放疗。

另外两个大型随机临床试验 the US GOG-99 和 the UK ASTEC 得到的结论与PORTEC 1类似（表35-7-4）。研究表明，对高中危（HIR）患者（PORTEC-1和GOG-99对高中危患者的定义略有不同，见表35-7-3），术后辅助外照射放疗（EBRT）可显著降低阴道和盆腔复发；但是，EBRT在增加患者的长期副反应时却无法给患者带来生存获益。

表35-7-3　比较PORTEC-1和GOG-99研究

危险因素	PORTEC	GOG-99
年龄	≤60 vs. >60	≤50 vs. ≤70 vs. >70
组织学分级	G1-2 vs. G3	G1 vs. G2-3
浸润深度	≤50% vs. >50%	≤66% vs. >66%
脉管癌栓		有 vs. 无
高中危组	至少符合2个以上条件	任何年龄，满足3个条件；年龄≥50岁，满足2个条件；年龄≥70岁，满足1个条件；
结果（高中危组）	10年局部复发率 放疗组：5% 观察组：23%	4年复发率 放疗组：13% 观察组：27%

表35-7-4　术后辅助放疗在Ⅰ期子宫内膜癌中的作用

临床试验（年份）	患者数分期	手术类型	随机对照分组	局部复发率	生存率
PORTEC-1（1990-1997）	714 ⅠB期，G2-G3 ⅠC期，G1-G2	TAH-BSO	观察 vs. EBRT	14% vs. 4%（5年） P<0.001	85% vs. 81%（5年） P=0.31
GOG-99（1987-1995）	392 ⅠB期，ⅠC ⅡA	TAH-BSO + 淋巴结清扫	观察 vs. EBRT	12% vs. 3%（2年） P<0.01	86% vs. 92%（4年） P=0.56
ASTEC/EN5（1996-2005）	905 ⅠAB期，G3 ⅠC Ⅰ-ⅡA 浆液性/透明细胞	TAH-BSO ± 淋巴结清扫	观察 vs. EBRT	7% vs. 4%（5年） P=0.038	84% vs. 84%（5年） P=0.98
PORTEC-2（2002-2006）	427 年龄>60且 ⅠBG3或ⅠCG1-2	TAH-BSO	VBT vs. EBRT	4% vs. 4%（5年） P=0.74（无意义）	85% vs. 80%（5年） P=0.57

上述研究结果表明，对中危EC，EBRT并未带来生存获益。由于大部分复发发生在阴道，学界开始探寻，单纯的阴道近距离放疗（VBT）与EBRT相比，是否可在提

高生活质量同时，带来相似的局部控制率。

2）VBT vs. EBRT。

一项瑞典的随机对照研究将低危的645位术后EC患者分为VBT和观察两组，两组的局部复发率无显著差异，VBT组1% vs. 观察组3%。再次说明，低危的EC患者不会从术后辅助放疗中获益，所以不需行术后辅助放疗。

PORTEC-2的研究结果提示对高中危患者，VBT可取代EBRT成为术后辅助治疗的方式。

是否需予所有高中危的术后EC行辅助VBT治疗仍存争议。由于这类患者局部复发率约15%，不予术后VBT将为85%的患者节约各项费用和免去相关副反应。但对15%的复发患者，复发后再治疗所承担的治疗和心理负担、相关副作用将远远大于单纯术后VBT。一项患者意向调查表明，相比于术后观察，更多患者倾向于术后VBT。目前，PORTEC-4随机临床试验正在进行，旨在根据患者的临床病理、免疫组化、分子标志物等综合因素为高危患者选择术后观察、VBT或者EBRT。

（3）ⅠB期G3级、Ⅱ-Ⅳ期：EBRT±VBT±化疗。

ⅠB期G3级通常作为Ⅰ期中一个单独的亚组考虑，因为该组较其他Ⅰ期亚组有更高的盆腔复发率、远处转移率以及更低生存率。由于累及宫颈的病变增加LVSI和淋巴结转移风险，病变累及宫颈（Ⅱ期患者）和不良预后相关。一直以来，专家达成共识，Ⅲ-Ⅳ的患者有更高的盆腔复发率和远处转移率。目前，一些研究正在探寻对这些高危患者，联合放疗和化疗的疗效。

GOG-249研究认为，对于Ⅰ-Ⅱ期伴高危因素的患者，盆腔EBRT仍是标准治疗方案。最终结果待发表。

PORTEC-3研究认为，对高危EC患者，虽然联合放化疗提高5年无失败生存率，但并未提高5年总生存率，需要个体化决定治疗方案。

GOG-258结果显示联合放化疗组并未因为加入放疗而增加PFS或OS。但单纯化疗组的盆腔复发率（7% vs. 3%）和腹主动脉旁淋巴结复发率（21% vs. 10%）均较联合放化疗组显著升高。

综上，对Ⅰ-Ⅱ期伴高危因素的患者（G3级伴深肌层浸润和/或脉管癌栓，预后不良病理类型，预后不良分子分型），盆腔EBRT仍是标准治疗方案。对Ⅲ期患者，化疗整合放疗目前是最有效增加PFS的治疗方案，但该方案并没有提高5年OS，所以需要个体化决定治疗方案。ⅣB期患者以化疗为主，有时考虑用盆腔EBRT局部控制肿瘤或治疗阴道流血、局部肿瘤压迫引起的疼痛、淋巴结转移导致的下肢水肿等。短程放疗可姑息性治疗脑或骨转移。

（4）预后不良的病理类型：浆液性和透明细胞性EC分别占EC的10%和5%。两者因侵袭性强、易远处转移，预后差。但因这两种病理类型很少见，所以缺乏大规模随机对照研究。目前主要治疗方式为手术+EBRT±VBT±化疗。

表 35-7-5　NCCN 指南对 EC 术后处理的推荐

FIGO 分期	组织学分级	高危因素	术后辅助治疗
Ⅰ 期			
ⅠA	G1、G2	无	观察
		有	阴道近距离放疗
	G3	无	阴道近距离放疗或观察
		有	阴道近距离放疗
ⅠB	G1、G2	无	阴道近距离放疗或观察
		有	阴道近距离放疗
	G3	不考虑危险因素	阴道近距离放疗±外照射放疗±全身治疗

手术方式	组织学分级	
	G1、G2	G3
Ⅱ 期		
筋膜外子宫切除术	阴道近距离放疗±外照射放疗	外照射放疗±阴道近距离放疗±全身治疗
广泛性子宫切除	切缘及淋巴结阴性	观察或阴道近距离放疗
	切缘和（或）淋巴结阴性	按Ⅲ处理

	Ⅲ 期、Ⅳ 期	
ⅢA—ⅣA	外照射放疗±阴道近距离放疗±全身治疗或全身治疗±阴道近距离放疗	
ⅣB	外照射放疗±阴道近距离放疗±全身治疗	

表 35-7-6　ASTRO 对 EC 术后处理的专家共识

术后观察	1.活检病理阳性，但全子宫切除后，标本没有残留病灶 2.组织学分级 G1-G2，无肌层侵犯或肌层侵犯深度<50%，尤其是不伴其他危险因素时
	可酌情加 VBT： 1.淋巴结阴性，G3 级但没有肌层侵犯 2.淋巴结阴性，G1-G2 级，肌层浸润<50% 伴 LVSI 和/或年龄大于 60 岁
术后 VBT	1.G1-G2 且肌层侵犯深度≥50% 2.G3 级且肌层侵犯深度<50%
术后 EBRT	1.G3 级且肌层浸润深度≥50% 或宫颈间质侵犯 2.G1-G2 级，肌层浸润≥50% 伴 LVSI 和/或年龄大于 60 岁 3.淋巴结阳性、肿瘤累及子宫浆膜、卵巢/输卵管、阴道、膀胱或直肠，除了辅助 EBRT，还应包括辅助化疗
术后 EBRT+VBT	缺乏前瞻性以及大样本的回顾性研究，证明 EBRT 后加 VBT 能使患者获益。通常不推荐 EBRT+VBT，除非有阴道复发的危险因素存在（弱推荐，低级别证据）

2.2　辅助性放疗方式

（1）术后腔内照射：主要用于阴道残端和阴道上段的照射。可单独使用，也可作为体外照射后的推量治疗。推荐在阴道残端愈合后尽快开始术后腔内照射，通常开始的时间为术后 6~8 周，最好不要超过 12 周。照射范围通常为阴道上 1/2 或阴道上段 3~5cm。照射长度通常不超过阴道的 2/3，如有广泛的 LVSI 或者切缘阳性时，可酌情增加照射长度。剂量参考点为阴道表面或阴道黏膜下 0.5cm。如单独使用，常予阴道表面6Gy*5F或予阴道表面黏膜下0.5cm 7Gy*3F；如联合盆腔外照射，常予阴道黏膜（4~6Gy）*（2~3）次。

（2）术后外照射：术后外照射的临床靶区（CTV）照射范围包括髂总下段、髂外、髂内、闭孔、骶前和髂总上段（如果病灶累及宫颈或者淋巴结阳性）淋巴结引流区以及宫旁、阴道上1/2部分。部分患者还需包括腹主动脉旁淋巴结引流区，上界位于肾静脉上1~2cm。由于摆位误差、器官运动等原因，计划靶区（PTV）需要在临床靶区的基础上外扩一定边界。如有镜下病灶，处方剂量为45~50Gy，每日分割剂量为1.8~2Gy；如有肉眼残留病灶或者切缘阳性，需推量至60~70Gy。理想状态下，在术中会放置银夹标记这些危险区域。

3 放疗毒副反应及处理

EC放疗副反应受广泛关注，副反应发生率、严重程度和放疗照射范围、处方剂量、分割模式、放疗技术等有关，和患者自身相关的危险因素包括腹部手术史、年轻、体重偏低、肥胖、高血压、炎性肠病或其他盆腔炎症等。

3.1 近期毒副反应

近期毒副反应指放疗过程中或放疗结束3个月内出现的毒副反应。近期毒性在生殖泌尿系统表现为尿路刺激症状（少尿、尿频、尿急和夜尿增多）和膀胱痉挛等；在胃肠道表现为恶心、呕吐、厌食、腹泻、腹部疼痛、直肠不适、里急后重等；在阴道反应表现为黏膜炎（从红斑到表面溃疡）、渗出性流液、浆液性流液、易感染等；在骨和骨髓表现为无完全性骨折、血液毒性（三系减低）等；照射区域皮肤反应可表现为红疹、疼痛、湿性脱皮、溃疡等，外阴和腹股沟区域的反应尤甚。

3.2 远期毒副反应

远期毒副反应指放疗结束3个月后发生的毒副反应。远期毒性在生殖泌尿系统反应表现为尿频、尿急、血尿、尿失禁、尿道阴道瘘、直肠阴道瘘等；胃肠道毒性表现为慢性腹泻、吸收不良、溃疡、反复肠道绞痛或梗阻、肠道瘘等；在阴道表现为溃疡、组织坏死、狭窄、瘘等，患者在放疗后容易因阴道狭窄而影响性功能。可让患者在放疗结束后2~4周开始使用阴道扩张器预防或治疗阴道狭窄。

总之，EC放疗常见的并发症为腹泻、直肠炎、尿频尿痛、阴道狭窄等。其中，EBRT与小肠的并发症相关，VBT则会增加阴道和直肠的副反应，比如纤维化、狭窄、溃疡和瘘道等。EBRT联合VBT的副作用率高于单纯EBRT。如手术进行了全面淋巴结清扫，也会增加术后EBRT的副作用率。研究表明，全子宫双附件切除术后联合EBRT或EBRT+VBT或单纯VBT，发生严重并发症的概率分别为2%~6%、4%~13%、0~7%（和剂量相关）。如果子宫双附件切除术加淋巴结清扫术后EBRT，严重并发症的概率则上升为7%~18%。

第四节　系统治疗

1　系统治疗原则

EC 的药物治疗包括内分泌治疗、传统化学药物（细胞毒药物）治疗和靶向药物治疗。激素内分泌治疗用于早期子宫内膜样腺癌患者保留生育功能和高危患者的维持治疗、复发患者的姑息治疗，细胞毒药物治疗用于有高危因素患者的辅助治疗及复发患者的治疗，靶向治疗目前多用于复发患者的治疗中。

2　细胞毒药物治疗

2.1　新辅助化疗

对初诊时评估肿瘤负荷较大，特别是有盆腔外腹腔内播散，或远处转移到晚期患者，经妇科肿瘤专科医师评估无法通过初始手术满意切除病灶，或患者不能耐受手术治疗，NCCN 指南（2019）和中国常见妇科恶性肿瘤诊治指南（2019）建议可给予新辅助化疗，化疗后重新评估是否可行手术治疗。

Vandenput I 等学者的研究结果表明新辅助化疗后中间细胞减灭术 92% 可达到 R0 切除，另 8% 残余病灶亦在 1cm 以下。多项研究结果提示，手术达到满意减灭是 PFS 和 OS 的重要影响因素，提示新辅助化疗后再行手术治疗，或能改善初治时晚期无法手术的 EC 的预后。

2.2　术后辅助化疗

表 35-7-7　各指南中 EC 术后辅助化疗适应证

ESMO（2013）	NCCN（2020 V1）	中国常见妇科恶性肿瘤诊治指南（2019）	SYSUCC 指南
FIGO 分期 I 期，存在年龄大于 70 岁、淋巴脉管间隙受累、肿瘤负荷大等高危因素； FIGO 分期为 II 期、III 期； 特殊病理类型：如浆液性腺癌、透明细胞癌	FIGO 分期为 I、II 期，存在肿瘤分化差、淋巴脉管间隙受累、年龄大于 60 岁等高危因素； FIGO 分期为 III 期、IV 期； 特殊病理类型：如浆液性癌、透明细胞癌、分化差的癌等	FIGO 分期为 IB 期，存在肿瘤分化为 G3，淋巴脉管间隙受累、年龄大于 60 岁等高危因素； FIGO 分期为 II 期，肿瘤分化为 G3； FIGO 分期为 III 期、IV 期； II 型子宫内膜癌患者	肿瘤细胞分化差（G3）（IA 期小病灶除外） 脉管受累 特殊类型子宫内膜癌（IA 期病灶局限于子宫内膜层除外）；透明细胞腺癌、浆液性腺癌、癌肉瘤 III、IV 期患者

研究发现，早期的 EC 患者，如肿瘤分化差，且为深肌层侵犯，其发生远处转移的风险较高，建议在术后补充全身化疗以降低复发转移风险。Hogberg T 等的研究整合分析了 NSGO 9501/EORTC 55991 和 MaNGO ILIADEIII 两项研究的结果，提示高危早期 EC 术后放疗的基础上辅以放化疗可带来 PFS 的延长，降低复发、死亡的风险。

某些特殊病理类型（如浆液性腺癌、透明细胞癌及癌肉瘤等）的 EC 无论手术病理分期早晚，术后均建议行辅助化疗以降低复发、转移的风险。

对病灶超出子宫的晚期患者术后建议化疗，是基于发表自2006年的GOG122研究结果：FIGO Ⅲ/Ⅳ期患者术后辅助治疗的化疗组无论PFS还是OS都较放疗组更胜一筹，目前术后治疗需包括全身化疗已成为多数指南的推荐。

2.3 晚期和复发患者的挽救化疗

全身化疗是肿瘤已出现广泛转移的晚期和复发EC的主要治疗手段，化疗方案见下文详述，如患者化疗后肿瘤消退不理想或进展，则建议给予最佳支持治疗或参加临床研究。

2.4 化疗方案

在20世纪中后期，EC的化疗多采用单药方案，所用药物包括：蒽环类药物、顺铂、环磷酰胺、紫杉醇等。

EORTC 55872和GOG107两项随机对照研究的结果提示了多柔比星+顺铂的整合用药方案在晚期EC的治疗中疗效优于多柔比星单药方案，因此，在研究结果公布之后很多年中，多柔比星+顺铂（AP）方案一直是EC的标准一线化疗方案。随后的GOG177研究，对比TAP方案（紫杉醇+多柔比星+顺铂+非格司亭支持治疗）与标准AP方案用于晚期/复发EC的疗效和安全性，结果提示，虽然TAP方案在PFS、OS等疗效指标方面均优于AP方案，但TAP方案由于治疗副反应较严重，其并未得到广泛应用。

JGOG2041研究对比了多种紫杉类药物和铂类的组合在晚期/复发性EC治疗中的情况，紫杉醇+卡铂（TC）/多西他赛+顺铂（DP）/多西他赛+卡铂（DC）方案的治疗反应率分别为60.0%/51.7%/48.3%，提示TC方案疗效略优于其他组合，且毒副反应可控。GOG209研究结果显示尽管TC方案在生存数据上的表现稍逊于TAP方案（差异无统计学意义），但治疗相关毒副反应显著低于TAP方案。目前，TC方案已成为EC的治疗中临床应用最广泛的方案。

对子宫癌肉瘤，既往研究提示含异环磷酰胺的化疗方案为该类型肿瘤的首选化疗方案，推荐单药异环磷酰胺、异环磷酰胺+紫杉醇（IP）、异环磷酰胺+顺铂（IT）等方案用于子宫癌肉瘤的化疗。2019年ASCO年会报道了一项对比TC方案和IP方案用于子宫或卵巢癌肉瘤的Ⅲ期临床研究结果（GOG0261），TC方案组的中位PFS和OS均优于IP方案，对比IP方案，使用TC方案化疗未降低患者的生活质量，可考虑推荐作为子宫癌肉瘤的标准化疗方案。

表35-7-8　EC化疗方案

首选方案	其他可选方案	
紫杉醇+卡铂 紫杉醇+卡铂+曲妥珠单抗（用于HER-2阳性的浆液性癌）	联合化疗方案 多西他赛+卡铂 多柔比星+顺铂 紫杉醇+卡铂+贝伐珠单抗 异环磷酰胺+紫杉醇（癌肉瘤可选） 异环磷酰胺+顺铂（癌肉瘤可选）	单药化疗方案 顺铂 卡铂 多柔比星/脂质体多柔比星 紫杉醇 白蛋白结合紫杉醇 托泊替康 多西他赛 异环磷酰胺（癌肉瘤可选）

3　内分泌药物治疗

由于Ⅰ型EC为雌激素依赖型肿瘤，孕激素对雌激素相关的子宫内膜增生/子宫内膜癌有拮抗作用，可使增生的子宫内膜/子宫内膜样腺癌细胞向正常转化，拮抗雌激素及抑制雌激素产生的药物亦可使雌激素依赖型肿瘤消退，因此，内分泌药物治疗可用于部分Ⅰ型EC的治疗，使用的药物包括孕激素类药物、芳香化酶抑制剂、抗雌激素类药物、促性腺激素释放激素激动剂（GnRH-a）。

表35-7-9　EC常用的内分泌治疗药物

药物类别	孕激素类	芳香化酶抑制剂	抗雌激素类药物	促性腺激素释放激素激动剂
代表药物通用名	醋酸甲羟孕酮	来曲唑	他莫昔芬	戈舍瑞林
	醋酸甲地孕酮	阿那曲唑	阿佐昔芬	亮丙瑞林
	左炔诺酮宫内缓释系统（LNG-IUS）	依西美坦	福维司群	曲普瑞林

3.1　年轻患者保留生育功能的内分泌治疗

文献报道40岁以下的EC占总人群的1%~14%，患者中部分尚未生育，近年来随着我国二胎政策开放，更多已育1孩的患者也有了保留生育功能的需求。

Gunderson等对多项EC保留生育功能的研究进行综述，纳入研究45项，子宫内膜不典型增生/子宫内膜癌病例共391例，其中280例为高分化（G1）EC，治疗总体的CR 53.2%，不典型增生/EC的CR分别为65.8%/48.2%，复发率分别为23.2%/35.4%。约35%治疗后CR的患者获得成功分娩。

基于研究数据，2019年V4的NCCN指南指出，年轻EC接受保留生育功能的治疗需满足以下要求：

①诊断性刮宫提示病理类型为子宫内膜样腺癌，G1；②MRI或经阴道超声提示病灶局限于内膜层；③影像学未见转移病灶；④无药物治疗禁忌（乳癌、深静脉血

栓、心梗等）或妊娠禁忌；⑤患者需了解保留生育功能的治疗不是EC的标准治疗。

建议保留生育功能治疗前咨询生殖专家和进行遗传相关检测。

首选治疗：大剂量孕激素口服，醋酸甲地孕酮160~320mg/d或醋酸甲羟孕酮250~500mg/d，必要时进行代谢及体重管理。每3~6个月使用经阴道超声/盆腔MRI及诊断性刮宫进行评估，如治疗6个月已完全缓解，有妊娠计划者，应尽快就诊辅助生殖中心助孕；无妊娠计划者建议含孕激素方案维持治疗及评估。如治疗6个月时病灶有反应，但未达到完全缓解，可建议联用GnRH-a、芳香化酶抑制剂。如治疗6个月无反应，则建议行标准的手术治疗。

可选治疗：宫腔镜手术电切病灶组织，术前、术后联用大剂量孕激素或LNG-IUS+GnRH-a。

保留生育功能治疗后复发率高，建议完成生育后行EC的标准手术治疗。

3.2 晚期/复发患者的内分泌治疗

高效孕激素用于晚期/复发性EC的治疗已有超过50年历史，后续亦有研究报道使用芳香化酶抑制剂、雌激素拮抗药物、促性腺激素释放激素激动剂等用于治疗EC，但由于有效率不及孕激素，除部分存在孕激素使用禁忌的患者外，目前晚期/复发性EC的内分泌治疗多数仍然使用孕激素类药物。与细胞毒药物相比，激素治疗的毒副反应较小，治疗期间患者生活质量较高，小部分患者亦能获得长期生存。

1999年发表的一项GOG的研究对比口服高剂量（1000mg/d）和低剂量（200mg/d甲羟孕酮）治疗晚期/复发性EC，结果提示，增加剂量并未提高疗效。另外，该研究亦发现，肿瘤为高分化，PR阳性的患者能获得较好的治疗反应。另有研究探索联合激素治疗在EC中的应用，结果提示，他莫昔芬的加入并未提高疗效。故目前推荐的治疗仍为标准剂量的单药内分泌治疗。

第五节 靶向治疗及免疫治疗

随着对EC生物学特性的研究逐渐深入，越来越多的药物针对不同生物标记，而不一定将组织学类型作为治疗的主要适应证，这些靶向特定分子标志物的治疗（Molecular-targeted therapies，MTT）已经显现出令人鼓舞的疗效。例如，识别对免疫治疗特别敏感的亚群（微卫星不稳定的肿瘤），可能会极大地改善这一群体的治疗结果。

1 免疫治疗

肿瘤免疫治疗分为主动免疫治疗和被动免疫治疗：前者是增强自身的免疫系统的抗瘤能力，包括免疫检测点抑制剂（靶向程序性死亡受体/配体、靶向CTLA-4）、抗瘤疫苗；而后者是基于给予外源性产生的免疫系统成分来促进抗瘤免疫反应，包括各种过继细胞疗法、过继因子。POLE-mutated 和 MSI-H 的 EC 和肿瘤浸润性淋巴细胞富集及较多的新抗原相关，提示对免疫治疗可能产生较好的反应，其中研究最为活跃、临床应用较多的是免疫检查点抑制剂。

1.1 免疫检查点抑制剂（immune checkpoint blockade，ICB）

（1）免疫检查点抑制剂单药应用

研究表明 MMR-D 的肿瘤因为有更多突变新抗原，所以能对 ICB 治疗有更高反应率。美国 FDA 快速批准了 PD-L1 用于在前线治疗进展后无更满意的治疗选择的 MSI-H 或 MMR-D 的实体肿瘤，包括 EC。也有相关研究结果提示用 IHC 检测 MMR 相关蛋白可用于筛选可能有效的患者。

（2）免疫检查点抑制剂疗效预测

众多研究显示，对具有某些生物标记的人群，ICB 治疗可能带来强烈而持久的治疗反应。KEYNOTE-028 中 PD-L1 表达（+）的 EC ORR 13%（3/23），预测效果并不理想。有报道，POLE mutated EC/癌肉瘤对 ICB 治疗反应好、持续时间长。PD-L1 预测价值仍有待验证。肿瘤组织的高通量测序有助于更全面发现相关的生物标记物，避免盲目使用 ICB 治疗。

（3）免疫检测点抑制剂在整合治疗中的作用

通过生物标记物筛选的基因组不稳定的 EC 对 ICB 的反应率 13.1%~53%，但超过70% 的子宫内膜样腺癌和 84% 的非内膜样腺癌不具基因组不稳定的分子特征。对这类不具基因组不稳定分子特征的 EC，ICB 治疗热点集中在通过整合不同靶点的 ICB、其他靶向药物、化疗或放疗来提高反应率。

Lenvatinib 是一个口服的多靶点激酶抑制剂，靶点包括 VEGFR1‐3，FGFR1‐4，PDGFRα，RET 和 KIT。Ⅱ期单臂研究发现，在已接受过系统性治疗的 MSI/PD-L1 状态非选择性的转移性 EC 中应用 Lenvatinib 整合 pembrolizumab 至肿瘤进展，中位随访 13.3 个月，24 周的 ORR 39.6%（21/53）。Ⅲ期随机对照验证了在经治的晚期生物标记物非选择性的 EC 中使用 ICB 整合多靶点激酶抑制剂（Lenvatinib+Pembrolizumab）较化疗可获得更好的 PFS 和 OS（NCT03517449）。NCCN 指南（2019 版）将 Lenvatinib 联合 pembrolizumab 列为晚期或复发性 EC 治疗的可选择方案。

CTLA-4 抑制剂（Ipilimumab）整合 PD-1 抑制剂（Nivolumab）、PD-L1 抗体（Durvalumab）整合 PARP 抑制剂（Olaparib）和 VEGFR1-3 抑制剂（Cediranib）均有研究在进行。

还有其他研究在探索潜在的协同增效的治疗方法，如 ICB 与放疗及免疫调节剂整合（PRIMMO 研究，NCT03192059），ICB 与化疗（表柔比星）整合（NCT03276013），与叶酸受体抗体整合（NCT03835819）等。

1.2 抗肿瘤疫苗

肿瘤疫苗主要分为基因修饰的肿瘤细胞疫苗、重组病毒疫苗、核酸疫苗、合成肽疫苗、DC疫苗等。Brown TA等的小样本研究发现肽疫苗E39对预防卵巢癌、EC复发有作用。小规模的研究显示，在HLA-A2+的EC患者应用搭载WT1 mRNA的树突状细胞（dendritic cells，DC）疫苗有反应。尚需进一步研究证实。

1.3 被动免疫

被动免疫又称过继免疫，通过将体外扩增的自体或异体的免疫细胞或因子输入肿瘤患者体内起抗瘤作用。过继免疫细胞治疗（adoptive cell transfer therapy，ACT）、BiTE抗体（Bispecific T cell engager Antibodies）等在EC中的应用尚在研究当中。

2 靶向HER2的药物

人表皮生长因子受体-2（human epithermal growth factor receptor 2/neu，HER-2/neu）又名c-erbB-2或P185基因，是HER家族中的重要成员。研究发现，该基因过度表达与细胞转化、肿瘤发生、转移、预后不良相关。

EC HER2过表达率在13%~17%，在侵袭性高的浆液性腺癌、透明细胞癌、癌肉瘤等HER2的过表达率更高，和预后差相关。其中子宫内膜浆液性腺癌HER2过表达率为17%~80%。HER2过表达率各家报道差异较大可能与HER2免疫组化检测在EC尚无标准的判读标准有关。美国FDA批准HercepTest用于HER2免疫组化检测，根据肿瘤细胞膜染色情况评为0，1+，2+，3+，以HercepTest 3+为HER2过表达来预测ERBB-2扩增有较好的敏感性和特异性。11.5%~14%EC，17%~28%内膜浆液性腺癌检测到HER2扩增。

Trastuzumab是一种靶向HER2的人源化的单抗，1998年已被FDA批准用于HER2过表达的高危乳腺癌整合治疗和维持治疗，一项前瞻性随机对照的Ⅱ期研究提示，Trastuzumab整合TC方案化疗及维持治疗可明显改善晚期或复发HER2阳性的子宫浆液性腺癌的预后。NCCN指南（2019）将该方案作为HER2阳性晚期或复发性子宫浆液性腺癌的首选方案推荐。

新型的抗HER2的抗体偶联药物（antibody-drug conjugate，ADC）：如T-DM1（ado-trastuzumab emtansine）和DS-8201（Trastuzumab Deruxtecan）、SYD985（Trastuzumab duocarmazine）等在具有HER2阳性分子特征的EC的作用也值得探讨。

3 抗血管生成药物

Bevacizumab（贝伐单抗）是靶向VEGF-A（vascular endothelial growth factor-A）重组人单克隆抗体，已被FDA批准用于肠癌、非小细胞肺癌。Bevacizumab在EC有一定疗效。GOG Ⅱ期研究提示在接受过一线或二线化疗的持续或复发EC中应用单药

Bevacizumab 或整合应用 Bevacizumab 和 temsirolimus，均有一定的疗效。将 Bevacizumab 应用于前线（未接受过化疗）进展期或复发的 EC 整合化疗的 GOG-86P 研究结果显示，与历史的化疗疗效比较，紫杉醇联合卡铂方案增加 Bevacizumab 并未改善治疗反应率和 PFS，但 OS 获益。NCCN 指南建议 Bevacizumab 可考虑用于已使用过细胞毒性药物进展的病例。

4　小分子靶向药物

小分子类靶向药均为激酶抑制剂，通常口服吸收好，但半衰期短、需每日服用。Sunitinib 是一个靶向 VEGFR1-3 以及包括 PDGFR、KIT、RET、FLT3 在内的大部分酪氨酸激酶受体的抑制剂（tyrosine kinase inhibitor，TKI）。一项 Ⅱ 期研究显示，接受过不超过一线治疗的复发转移 EC 中，客观反应率 18.1%，30.3% 的患者无进展超过 6 个月，21% 的患者无进展超过 12 个月。Brivanib 是一个靶向 VEGFR 和 FGFR 的 TKI，在接受过一线或两线的持续或复发 EC 的 Ⅱ 期研究中客观有效率 18.6%，30.2% 的患者 PFS 超过 6 个月。Lenvatinib 整合 pembrolizumab 24 周的 ORR 达 39.6%，被 NCCN 指南（2019）推荐为晚期或复发性 EC 治疗的可选择方案。Lenvatinib 单药用于接受过一线或二线的转移性/转移性 EC 的 ORR 为 14.3%。

5　PARP 抑制剂

PARP 抑制剂（Poly（ADP-Ribose）Polymerase Inhibitors，PARPi）已被 FDA 批准用于上皮卵巢癌一线治疗后或铂敏感复发治疗后的维持治疗以及有胚系或体系 BRCA1/2 突变的复发性卵巢癌的治疗。EC 同源重组修复缺陷（Homologous recombination repair deficiency，HRD）的发生率目前只有小样本的报道。Marthe M. 报道一组 25 例患者（非内膜样腺癌占 52%，60% 为低分化癌）中 HRD 6 例（24%）。子宫内膜样腺癌无一例是 HRD（0/11），非内膜样癌 46%（6/13）为 HRD。除一例外，所有的 HRD 病例都有致病性 BRCA1 突变或体细胞 HR 相关基因高拷贝数丢失。分析 TCGA 的病例也支持这一结果，非内膜样癌中 48%（63/132）有 BRCA 相关基因组疤痕，而内膜样癌中只有 12%（37/312），差异显著。

目前尚无 PARP 抑制剂用于 EC 的临床研究结果报道。一项前瞻性随机对照研究比较 olaparib 单药、cediranib 单药及 olaparib 整合 cediranib 在复发/转移 EC 的研究正在进行（NRG-GY012，NCT03660826）。

6　PI3K/mTOR/Akt 通路抑制剂

Ⅰ 型 EC 常有 PI3K 通路的改变（大部分是 PTEN 和 PIK3CA 突变）。TCGA 数据提示，92% 的内膜样癌有 PI3K 通路突变。已开发的 PI3K/AKT/mTOR 通路的靶向抑制剂很多，但单独使用疗效有限，ORR基本上都低于10%。mTOR抑制剂Everolimus联合Letrozole抗雌激素治疗用于接受过不超过两线的复发EC，ORR 32%（CR 9例，PR 2例），临床获益率（CR/PR/SD）40%。病理类型为浆液性癌是治疗无反应的预测因子，内膜样癌及CTNNB1突变者对Everolimus整合letrozole治疗反应好。另外一项mTOR抑制剂Temsirolimus加或不加孕激素和tamoxifen的Ⅱ期随机对照研究提示增加内分泌治疗并未提高反应率，反而增加了静脉血栓风险。

7 靶向治疗的毒性管理

靶向药物有特殊的作用靶点，其不良反应相对于细胞毒性药物少且较轻。但是靶向药物的靶点在人体正常组织也会存在，所以靶向药物也会有一定的不良反应，最常见的是乏力、虚弱、发热寒战和关节肌肉痛等全身性反应。此外，对不同靶点药物特有的毒性应特别留意，如EGFR抑制剂常见皮疹、瘙痒、干燥、红斑等皮肤毒性；高血压是VEGF/VEGFR单抗最常见的不良反应；靶向VEGFR的抑制剂引起内皮细胞凋亡而诱发血栓性事件和出血；曲妥珠单抗可通过激活蛋白介导的线粒体凋亡途径来抑制线粒体功能，导致ATP合成不足而引起心肌细胞收缩功能障碍等。

随着免疫治疗适应证的不断获批，越来越多的患者接受免疫治疗。免疫治疗的毒性可能涉及多个系统，更重要的是部分不良反应会引起非常严重的后果，甚至是致命的。NCCN、ASCO或ESMO都有免疫治疗相关毒性处理指南，对不同系统不同分级的毒性反应处理给出指引。总体原则是对毒性反应进行准确、动态评估，继续、暂停或永久性停用免疫治疗，合理使用激素。毒性反应严重者，建议转至专科医院就诊。

由于靶向治疗、免疫治疗发展迅速，不少的适应证获批是基于样本量不大的Ⅱ期研究，部分的毒性反应在临床研究阶段并未暴露或被识别。对于靶向治疗、免疫治疗使用，更应注重毒性反应的监控和管理，不断更新不良反应谱，从而更好地预防和处理相关的毒性反应。

第六节 复发性EC的治疗

复发性EC是指EC经系统的初始治疗完全缓解一段时间后，临床又发现癌灶，且组织病理类型与原发灶完全一致。广义上，初始治疗未达完全缓解肿瘤进展或肿瘤持续存在也归为复发性EC。文献报道，EC治疗后复发率约为15%，一半以上的复发发生在初始治疗后2年内。早期患者的复发率从2%到15%不等，而晚期患者或低分化、特殊病理类型患者的复发率可高达50%。

对复发EC的治疗需要整合考虑复发部位、组织病理学类型、既往治疗（是否放疗、化疗及其用药）、复发时间间隔以及初治分期、组织学、肿瘤分化等情况。一般将EC复发部位分为阴道残端孤立复发、盆腔区域复发、远处复发3种情况。具有较长的无瘤间隔、分化好的子宫内膜样癌或阴道孤立复发的患者预后较好，而非子宫内膜样癌（浆液性癌和透明细胞癌）、盆腔外复发、放疗野外复发的患者总生存率较低。早期患者的复发约50%局限于盆腔，其余患者出现孤立的盆腔外转移（25%）或盆腔以及盆腔外病灶（25%）。初治为晚期（Ⅲ/Ⅳ期）的患者有较高的复发风险，并且更有可能在复发时出现盆腔外转移。盆腔内和盆腔外复发患者的五年总体生存率分别为55%和17%。

复发EC的治疗需要整合考虑复发部位、是否接受了先前的辅助放疗、既往是否接受化疗、复发间隔时间以及患者的一般状况等因素。胸部、腹部和骨盆的成像是排除转移性疾病所必需的，按照复发部位可分为阴道残端孤立复发、盆腔区域复发、远处复发3种情况。常用的治疗方法包括放射治疗、化疗、手术治疗、激素治疗、抗血管生成药物、靶向药物、免疫治疗等。

1 复发后的放射治疗

对复发EC，放疗是常用的治疗手段。尤其对阴道孤立复发的患者，需要优先考虑采用放疗，其他可施行放疗的情况包括：局限于盆腔复发孤立病灶、腹主动脉旁淋巴结孤立转移等。

1.1 阴道残端孤立复发

EC的局部复发一般是指在阴道残端或顶端穹窿处孤立复发性病灶。对既往未接受过辅助放疗的患者，放疗（盆腔外照射和/或后装放疗）是首选的治疗方法。在PORTEC-1研究结果发现阴道残端孤立复发，放疗CR达87%，且在随访8年后，20例（67%）患者没有出现再次复发。在一项多中心的回顾性分析也显示了类似结果，对有孤立性阴道复发并且既往未接受过放疗的患者69例实施了放疗，总体5年的生存率为75%。

一些作者建议可以采用FIGO阴道癌分期系统对EC的孤立阴道复发病灶进行评估，对预后有一定预测价值，Jereczek Fossa等人的回顾分析中，EC阴道复发病灶按照阴道癌分期为Ⅰ期、ⅡA、ⅡB或Ⅲ期的患者3年生存率分别为62%、55%、38%和5%。

对既往接受过辅助放疗的复发患者，对放疗反应率有所下降，预后较接受过放疗患者差。在PORTEC-1中，该部分患者的3年总生存率为43%，远低于未接受过放疗的患者。尽管对放疗的反应率有所降低，副作用发生的风险增高，放疗仍是这部分患者治疗选择之一，需要有资质的放疗中心评估后选择合适的患者并确定放疗方案，新的放疗技术如适型调强放疗（IMRT），影像介导的后装放疗（IGBT）有助于减少对周围正常组织的毒性。同期放化疗模式还需要更多证据支持。

1.2 盆腔复发

与孤立的阴道复发相比，这部分患者可能伴随阴道、盆腔组织的直接浸润或淋巴转移，预后更差。病灶累及到盆腔侧壁的妇女3年的OS约为5%，宫旁组织浸润者为38%，而仅阴道黏膜受累者为62%。治疗可考虑放疗，放疗反应率较阴道孤立复发患者差；手术也是这部分患者（尤其是放疗野内复发患者）的治疗选择，有条件情况下可施行术中放疗；对盆腔复发病灶患者的治疗需要考虑全身化疗在内的整合治疗，全身化疗可作为整合治疗一部分，或对不适合手术或放疗患者仅行化疗。

1.3 腹主动脉旁淋巴结孤立转移

对孤立腹主动脉旁淋巴结转移患者可考虑放疗。一项回顾性分析报道对7例孤立腹主动脉旁淋巴结复发转移患者实施立体定向放疗（stereotactic body RT，SBRT），放疗剂量为36~51 Gy/3 fraction，治疗后患者1年，3年的生存率分别为100%和71.4%。由于这部分病例数较少，治疗方式还有待更多证据。

2 复发后的手术治疗

对阴道、盆腔孤立复发不适合施行放疗或放疗未能控制肿瘤患者，手术是另一种治疗选择，手术前需影像学评估肿瘤局限于盆腔，无远处转移病灶。此外评估可达满意的手术切缘，是提高患者生存的关键因素，必要时可考虑盆腔脏器廓清术。对仔细评估观察仅为远处孤立转移病灶如肺转移结节，可考虑行姑息病灶切除手术。

2.1 盆腔脏器廓清术

对复发肿瘤局限于盆腔，评估局部切除难达满意切缘，或肿瘤侵犯膀胱、直肠患者（尤其是既往已经接受过盆腔放疗的患者），可考虑实施盆腔脏器廓清术。手术分为前盆、后盆、全盆腔脏器廓清术。局部复发EC进行盆腔脏器廓清术既往报告5年OS为20%~45%，术后并发症发生率为60%~80%。更多的近期病例系列报道了5年的OS为40%~73%，并发症发生率为30%~48%。Seagle等人分析美国国家癌症数据库652例因EC复发而接受盆腔廓清手术切除的数据，通过多因素回归，年龄增加，手术边缘阳性，淋巴结转移，组织学分化差，黑人种族与死亡危险增加有关。盆腔脏器廓清手术创伤大，往往涉及多个器官的切除和重建、改道，围术期和术后并发症发生率高，并不适合全部患者。因此，实施盆腔脏器廓清要有严格的手术适应证，并尽量做到切缘阴性以提高患者生存，肿瘤已经发生远处转移者不建议进行盆腔脏器廓清手术。除严格把握手术适应证，术前需和患者做好充分沟通，并经多学科整合诊疗（MDT to HIM）讨论，进一步优化治疗方案。

2.2 肿瘤细胞减灭术

复发肿瘤在盆腹腔内播散，经影像学评估可以切除的患者，肿瘤细胞减灭术仍能给患者带来生存获益。虽然缺乏前瞻性数据，一些回顾性分析表明，满意的肿瘤细胞减灭术后患者5年OS可高达60%。Barlin等人报告了14项回顾性研究，包括672名患者的汇总数据也显示满意肿瘤细胞减灭术将为患者带来16个月的总体生存获益。无论是初次治疗的晚期患者或复发的患者，肿瘤细胞减灭术后残留肿瘤的大小是影响预后的重要因素，应争取切净所有肉眼可见的肿瘤。

总体而言，复发EC手术治疗需要整合考虑病灶位置、是否局部/孤立复发病灶、是否可施行放疗、外科医生的经验和评估达到满意手术切缘/肿瘤细胞减灭术的可能性，以及病人的一般状况和手术对生活质量的影响。

3 复发后的化疗

化疗是复发EC整合治疗的重要组成部分。对盆腔非孤立复发患者、盆腔外扩散患者，生存期显著下降，全身化疗是主要的治疗方法。常用的化疗药物选择包括有：紫杉醇、铂类、蒽环类细胞毒性药物。需要结合患者既往是否接受过化疗及复发时间间隔进行药物选择。

对既往未接受过化疗患者，紫杉醇整合卡铂是首选的治疗方案。

既往接受过化疗的患者预后更差，是一个不良的预后因素，再次接受化疗的反应率和疾病控制时间更短。部分观点认为，类似于复发性卵巢癌中"铂敏感"的定义，EC无铂间隔的长短也有重要意义。回顾性分析发现，在二线治疗中，对于复发无铂间隔小于6个月、6个月至12个月、12个月至23个月和大于24个月的EC患者，二线以铂为基础的化疗反应率分别为25%、38%、61%和65%。因此，对无铂间隔大于12个月的患者再次给予含铂的方案如紫杉醇整合卡铂方案化疗是合理的。

复发性EC二线化疗常用药物反应率均较低，包括一些一线常用的有效药物如阿霉素。阿霉素在对转移、复发性EC的治疗中反应率为17%~22%，然而，在一些对既往使用过紫杉醇联合卡铂化疗后的复发病例的研究中，该药物反应率为0。同样多西他赛周疗的反应率也较低（7.7%）。其他细胞毒性药物包括脂质体阿霉素、拓扑替康、培美曲塞和吉西他滨的反应率介于4%至12%之间。其中紫杉醇和脂质体阿霉素的反应率相对较高。对既往未使用过紫杉醇的患者，紫杉醇的药物反应率可高达27.3%~37%。

一些新药对这些EC也并未显示出让人满意的疗效，如伊沙贝酮（Ixabepilone）一种半合成的EpothiloneB类似物，在Ⅲ研究中未展现出生存获益。

总体而言，紫杉醇和铂类是复发EC常用药物，对复发无铂间隔大于12个月患者，可再选择铂为基础化疗如紫杉醇联合卡铂；对无铂间隔较短的患者，除更换化疗方案外，更加需要考虑激素治疗，进行相关检测了解是否适合免疫治疗或分子靶向治疗。化疗可考虑整合靶向药物治疗。复发性EC相关临床研究及常用化疗方案、用药见表35-7-10。

4 复发后的靶向药物治疗

4.1 抗血管生成药物

虽然贝伐单抗在EC中展现出一定抗瘤活性，但在卡铂和紫杉醇中加入贝伐单抗的生存效益还需进一步证实。小样本研究提示，Bevacizumab整合放疗对复发EC，尤其是不可切除的淋巴结，有很好局部控制率和生存。

4.2 抗HER-2抗体

NCCN指南已将Trastuzumab（曲妥珠单抗）整合紫杉醇加卡铂的方案作为HER2阳性晚期或复发性子宫浆液性腺癌的推荐方案。

4.3 免疫检查点抑制剂治疗

与其他实体肿瘤相类似，免疫检查点抑制剂被批准可用于MSI-H或MMR-D（MMR-deficient）、既往接受过抗瘤治疗的EC后线治疗。一项Ⅱ期临床研究观察了15例既往接受过至少1次抗瘤治疗且为MMR-D（MMR-deficient）EC患者，使用PD-1抑制剂pembrolizumab治疗后其中3例患者（20%）达到完全缓解，5例患者（33%）部分缓解。而分析KEYNOTE-028研究中EC患者的数据，其中24例PD-L1阳性患者接受治疗并进行疗效和安全性评估，客观缓解率为13%（均为部分缓解，无完全缓解病例）。对免疫检查点抑制剂在EC中的应用适应证和效果还需更多证据证实。

5 复发后的内分泌治疗

主要用于远处播散转移、分化好的子宫内膜样腺癌、ER/PR阳性、无明显症状的患者。高效孕酮是激素治疗主要药物，对未接受过化疗患者，醋酸甲羟孕酮的客观反应率为18%~25%，但药物疾病控制时间较短，平均为3~4个月；其他药物包括雌激素受体调节剂（SERM）如他莫昔芬，应答率在10%左右，中位PFS较短（小于2个月）；促性腺激素释放激素激动剂（GnRH-a）在EC中表现出相对较差的活性，反应率为0~12%。芳香化酶抑制剂阿纳斯特罗唑和来曲唑在Ⅱ期临床研究中反应率为9%左右。

以高效孕酮为主的整合用药可能获得更好的反应率，在两项随机试验评估了孕酮和他莫昔芬联合治疗的更大效果。GOG153每3周评估一次未接受过化疗的复发患者使用他莫昔芬和醋酸甲地孕酮的疗效，结果显示客观反应率可达27%，并且在病理为1级和2级的患者中，客观反应率为38%，支持Ⅰ型子宫内膜癌激素治疗更为有效。在另一项对未接受过化疗的复发EC临床研究中（GOG 119），甲羟孕酮联合他莫昔芬的疗效客观反应率可达32%。

表35-7-10 晚期/复发子宫内膜癌相关研究及常用方案

研究	研究人群	试验组	对照组	结果
GOG 177：Fleming 2004（N=263）	晚期/复发患者	TAP：阿霉素（45mg/m²）、紫杉醇（160mg/m²）、顺铂（50mg/m²）每3周×7疗程	AP：阿霉素（60mg/m²）+顺铂（50mg/m²）每3周×7疗程	ORR：57% vs. 34%；PFS：8.3 vs. 5.3个月；OS：15.3 vs. 12.3个月
GOG 209：Miller 2012（N=1381）	晚期/复发患者	CT：卡铂（AUC5或6）+紫杉醇（135或175mg/m²）每3周×7疗程	TAP：阿霉素（45mg/m²）、紫杉醇（160mg/m²）、顺铂（50mg/m²）每3周×7疗程	PFS：14 vs. 14个月（HR，1.03）；OS：32 vs. 38个月（HR，1.01）；CT不低于TAP
GOG 3007：Slomovitz 2018（N=74）	晚期/复发患者	Everolimus/letrozole（EL）或 megestrol acetate/tamoxifen（MT）	NA	ORR（既往未接受化疗者）：EL：53%；MT：43%
Fader 2018（N=61）	晚期/复发患者，HER2阳性，浆液性癌	CT + trastuzumab：卡铂（AUC5）、紫杉醇（175mg/m²）+trastuzumab（6mg/kg）	CT：卡铂（AUC5）+紫杉醇（175mg/m²）	ORR：44% vs. 75%（无显著差异）；PFS：8 vs. 12.6个月
GOG 86P：Aghajanian 2018（N=349）	晚期/复发患者	CT+贝伐单抗：卡铂、紫杉醇+贝伐单抗	历史对比（GOG209）	ORR：60% vs. 51%；OS：HR，0.71（95%CI，0.55-0.91）

AUC：曲线下面积；GOG：美国妇科肿瘤学组；ORR：客观反应率；OS：总体生存率；PFS：无进展生存率。

6 要点小结

对阴道孤立复发的EC首选放疗（盆腔外照射和/或后装放疗）；盆腔局部复发患者需要考虑多种治疗方式的整合治疗，对孤立复发病灶可考虑放疗（既往未接受放疗者）或手术治疗，结合全身化疗，对放疗野内复发、放疗后肿瘤未控、评估无远处转移及可达到满意切缘患者可选择手术治疗整合化疗；盆腔外复发转移患者应采用全身化疗为主的治疗，同时考虑是否适合联用靶向药物、免疫治疗、激素治疗等整合治疗方法。

第八章 营养治疗与中医调理

应向患者宣教健康生活方式，指导饮食营养，鼓励适当性生活（包括阴道扩张器、润滑剂的使用），评估其他合并疾病如糖尿病、高血压等情况，注意治疗的远期不良反应处理等。

第一节 营养治疗

在最近的流行病学调查中，以患者主观整体评估（PG-SGA）评估492例EC的营养状况，发现营养正常仅占26.0%，轻度、中度及重度营养不良的患者分别占24.4%、33.5%和16.1%。营养不良在EC的发生不容忽视。

1 营养筛查

可用营养风险筛查（NRS-2002）、主观全面评定（SGA）、肿瘤患者整体主观营养评定（PG-SGA）等工具对EC进行筛查。

2 营养评定

从EC临床资料中收集相关资料，如一般状况、饮食情况、身体测量指标和生化指标，肌肉功能测量、人体组成等并对此进行评估。

3 营养支持治疗方法

3.1 治疗前

营养支持的目的是提供营养、改善机体状态，纠正治疗前营养不良，保证各项生命适应证稳定，使患者机体有可能接受治疗。

如患者无营养风险或营养不良，经口能进普通饮食，应维持基本正常的饮食摄入，给予普通饮食，一般无须提供额外的营养治疗。

如患者有营养风险或营养不良，经口能进普通饮食，应指导患者从基本正常的饮食获取足够的营养摄入，如经口进食饮食依然不能满足患者营养需要，可予口服营养补充（ONS）。

需行手术治疗的患者，若合并下列情况之一：6个月内体重丢失10%~15%，或体质指数（BMI）<18.5kg/m^2，或主观全面评定（SGA）达到C级，或无肝功能不全患者的血清白蛋白<30g/L，营养治疗可改善患者的临床结局（降低感染率，缩短住院时间）。这些患者应在术前给予营养治疗7~14天，即使手术因此而推迟也是值得的。首选经口服或管饲途径予肠内营养。

3.2 治疗期

减少患者在治疗期间因经口摄入减少而导致的饥饿，使患者如期、按计划、最少的并发症地完成治疗，或在治疗期间尽管有某些严重并发症时仍能按计划完成治疗。

外科手术：

大部分EC可参考ERAS项目进行营养管理。推荐对存在营养不良及营养风险的患者开展围术期营养治疗。如预计围术期超过5天无法经口进食，或经口进食量低于需要量的60%且持续7天，应尽快给予营养治疗，首选肠内营养（口服营养补充或管饲营养）。但通过肠内营养仍无法达到需要量的60%且持续7天以上者，推荐肠内营养与肠外营养联合使用。如患者需要营养治疗，但存在着肠内营养禁忌（如肠梗阻、腹膜炎等），应尽早给予肠外营养。

如术后出现乳糜腹进行保守治疗时，可首选给予无脂或低脂的饮食或肠内营养，如经口摄入不足，可予部分肠外营养补充。

放疗、化疗、激素治疗、靶向治疗及免疫治疗：

放疗、化疗、激素治疗、靶向治疗及免疫治疗期间因患者会产生不同程度的胃肠道反应，特别是放疗中的腹泻、食欲不振等，造成患者营养不良进一步加重。营养支持治疗可明显改善患者的营养不良状态，有利于提高治疗的完成率，进而提高肿瘤控制率；还能帮助患者尽快度过不良反应恢复期，缩短肿瘤治疗间歇期。

如患者无营养风险或营养不良，经口能进普通饮食，应维持患者基本正常的饮食摄入，给予普通饮食，一般无须提供额外的营养治疗。

如患者有营养风险或营养不良，经口能进普通饮食，应指导患者从基本正常的饮食获取足够的营养摄入，如经口进食饮食依然不能满足患者营养需要，可予口服营养补充（ONS）。如经口进食不能满足患者营养需要，可予建立肠内营养支持途径，经管予肠内营养。

如患者存在恶心、呕吐、腹胀、腹痛、腹泻持续超过3天者，应检查患者目前经口进食是否达到需要量，如不能达到需要量，建议使用营养治疗，首选肠内营养。

治疗中如有腹泻：增加液体摄入补偿丢失，少吃多餐；食用含可溶性纤维的食物，如苹果、香蕉等中的果胶有增稠作用；暂时避免食用含不可溶性纤维的食物，如未成熟的蔬菜和水果、绿豆、椰子奶、咖喱或咖喱粉、菠菜、啤酒或其他含酒精的饮料、牛奶、冰冻饮料、过分油炸的食物、含高浓度香料的食物等；使用益生元和/或益生菌；药物治疗。

3.3 治疗后

及时发现与处理导致EC治疗后营养不良的各种因素，使患者在治疗后有较好的生活质量。

建议患者每周测量体重1次并记录。

如患者有/无营养风险或营养不良，经口能进普通饮食，应鼓励患者从正常的饮食摄入获取足够的营养，如经口进食饮食不能满足患者营养需要，可予口服营养补充（ONS）。

治疗后的患者不管是否存在营养风险或营养不良，如出现吞咽哽咽感加重、存在进食后呕吐、腹泻、经口进食量极少或进食时存在呛咳和/或误吞，应细心诊查患者，排除导致症状体征出现的因素，如暂时不能纠正患者症状，应考虑予积极营养支持。

4 营养需要量

（1）建议热量：25~30kcal/kg体重，蛋白质：1.0~1.5g/kg体重，视患者营养及代谢状况变化调整营养供给量

（2）有并发症者，热量可增加至30~35kcal/kg体重，视患者营养及代谢状况变化调整营养供给量

5 配方选择

（1）肠内营养：整蛋白配方已能满足EC患者的一般需要。
（2）肠外营养：按常规设计。

第二节 中医调理

子宫内膜癌在中国医学中归于"崩漏""五色带下""石瘕""癥瘕"等病证中。《血证论》云："崩漏者，非经期而下血之谓也。"《诸病源候论》云："带下病者，由劳伤血气，损动冲脉任脉，致令其血与秽液相兼带而下也。""五色带下"即妇人带下青、赤、黄、白、黑五色相杂。这些描述与子宫内膜癌大致类同。

中国医学认为"崩漏""带下""癥瘕"是由于情志失调，冲任受损；或肝肾亏

虚，冲任二脉功能失调；或脾失健运，水湿内停，聚而成痰，痰湿阻滞经脉，蕴而化热，下注胞宫与瘀血互结而成。

根据子宫内膜癌的分期不同，西医治疗上采用手术、放疗、化疗及免疫靶向治疗等等，中医以扶正祛邪的总体治则，通过辨证论治，可促进患者术后康复，尽快地为及时下一步治疗创造条件，减少肿瘤的复发和转移，减轻放化疗及免疫靶向等治疗的不良反应，促进患者及时、规范地完成相关治疗。对于晚期患者，中医药可减缓肿瘤生长、提高生活质量、延长生存时间。

1 EC 术后中医调理

手术祛除病邪的同时也给患者带来不同程度的损伤。所谓"邪之所凑，其气必虚"；术中失血、元气受损；术后机体多见正气亏虚、阴血不足；机体各脏器功能受损，导致气机郁滞，升降失司，开阖失常；或余毒未清，瘀阻经脉，血行不畅，导致气滞血瘀等邪实存在。因此，正虚邪滞是 EC 术后的辨治特点，以气血亏虚为本，气滞血瘀为标。

1.1 中医辨证调理

术后应根据正虚邪滞的体质特点，通过不同的临床证候辨明正邪盛衰，分清标本主次，采取不同的阶段性治疗方法，调整机体阴阳、气血，恢复脏器功能。气血亏虚型以益气补血为治则，方用八珍汤加减；气阴两虚型以滋阴益气为治则，方用补中益气汤加减；脾气虚弱型以健脾益气为治则，方用四君子汤加减。气滞血瘀型以活血化瘀为治则，方用少腹逐瘀汤加减；湿热下注型以清热利湿解毒为治则，方用黄连解毒汤加减。

1.2 术后并发症的中医调理

EC 术后会出现一些并发症和不良反应，中医药在改善某些术后并发症和减少不良反应发生等方面具有独特优势，可提高患者生活质量。

（1）胃肠功能紊乱

手术直接或间接损伤脾胃，易出现恶心、呕吐、腹胀、便秘等。病机为脾胃功能虚弱、气机升降失常。术后恶心呕吐的发生多与胃中寒冷，难以腐熟食物；肠道壅塞，胃腑不降有关，治以温中健脾、降逆止呕，方用理中汤加减。术后腹胀便秘多属气机不畅，升降失常，腑气不通有关，治以理气通便，方用四磨汤加减。

（2）淋巴水肿

淋巴水肿是 EC 术后常见并发症，属于中医学"脉痹""水肿"等范畴。中医学认为 EC 术后会消耗损伤人体自身正气，损伤人体脉络，以致气虚血瘀，络脉不通，津液不能循脉络正常运行，渗出脉外而发为水肿，积聚于下则引起会阴、下肢淋巴水肿。如果部分患者术后要接受放疗化疗，进一步损伤正气，无力推动血行，津血溢出脉外，日久则发生阴阳失衡、气血不足，甚者会导致血瘀、水湿、痰凝。其辨证分型主要有寒湿阻络型、湿热下注型、痰凝血瘀型，以温阳利水、清热利水、活血利水为治则，方用五皮饮合胃苓汤、疏凿饮子、少腹逐瘀汤合三仁汤加减。

（3）血栓

因肿瘤患者血液高凝状态、手术部位、手术范围等原因，血栓成为EC术后并发症之一，临床以下肢静脉血栓多见，偶尔也见脑梗、心梗或肺梗等。中医认为血栓属于"血瘀证"范畴。临床上常常使用活血化瘀的药物来防治血栓形成。下肢深静脉血栓常见湿热下注型、血瘀湿重型和脾肾阳虚型，在清热利湿、利湿通络、温肾健脾的基础上，注重加强活血通络。方用五苓散、苓桂术甘汤、阳和汤加减。

（4）乳糜样腹水

EC行腹主动脉旁淋巴结清扫术后，少数患者会出现乳糜样腹水。腹水中医称为鼓胀，是由于脾脏运化失司，水湿不化，肾脏气化不利，膀胱功能失调，三焦壅滞，津液输布失常，积聚日久，湿热或寒湿内停，气血交阻，脉络瘀结，邪毒内聚，而成鼓胀。脉络阻滞，清浊相混，水谷精微失于运化传输，行于脉络之外，湿浊与精微脂液相溢于腹中，积聚为乳糜腹水。病机为本虚标实，虚实并见，治疗宜攻补兼施为原则。气滞湿阻证治宜疏肝理气、运脾化湿为主，方选柴胡疏肝散加减；水瘀互结证以活血化瘀利水为治法，方用调营饮加减；而脾肾阳虚证治宜温补脾肾、行气利水为主，首选附子理中丸合五苓散加减治疗；肝肾阴虚证，以补肝益肾、滋阴利水为法，方用六味地黄丸合一贯煎加减。

（5）尿潴留

术后尿潴留多因术后气血亏损、经脉受阻、气化失利、膀胱开阖功能失常所致。手术多损及膀胱细小络脉，引起经脉瘀滞、气化失常，同时手术造成气血耗失，因而致小便淋漓不畅，多属虚实夹杂证。中医辨证治疗多考虑从"腑以通为用"论治，以活血、利尿、通淋为原则，方用石韦散、代抵当汤加减治疗。

2 EC化疗后的中医调理

中医药配合肿瘤化学治疗，在减轻消化道反应，改善骨髓抑制，提高化疗完成率等方面具有良好的疗效。化疗药物对癌细胞的杀灭作用，类似于中医攻伐、祛邪，攻伐太过则人体气、血、阴、阳俱损。化疗偏于耗气伤阴，表现为脾胃失调、气阴两虚及气血两亏。中医药通过扶正固本，既能减轻化疗的毒副反应，又能增强机体免疫功能，起到减毒增效的作用。

2.1 消化道反应的中医调理

化疗引起的消化道反应多是由于胃失和降、胃气上逆所致。脾气虚弱型治以益气健脾，方用香砂六君子汤加减。肝脾不和型治以健脾和胃，降逆止呕，方用旋覆代赭汤加减。

2.2 骨髓抑制的中医调理

中医认为，化疗引起的骨髓抑制，如白细胞减少、贫血、血小板减少等，其病因为"药毒"所为，其发生与进展是动态的变化过程，与患者脏腑功能状态、气血阴阳盛衰程度密切相关。大致可分4个阶段：①气血亏损：药毒直接损伤气血，导致气血亏虚。治以益气补血，方用八珍汤加减。②脾胃虚弱：在气血亏虚基础上，药毒中伤脾胃，脾虚胃弱，气血生化无源。治以健脾和胃、补益中气，方用补中益气汤加减。③肝肾阴虚：药毒损伤肝肾，精气不足，骨髓失养，髓不生血。治以滋补肝肾、益气养血，方用知柏地黄汤合当归补血汤加减。④脾肾阳虚：药毒蓄积，损伤脾肾，阳气耗损。治以温补脾肾，方用右归丸合当归建中汤加减。

3 EC放疗后的中医调理

放疗在中医理论上是属于热毒之邪，患者接受放疗之后，机体被辐射之热邪灼伤，造成体内热毒之邪过盛，邪气伤阴耗气、损伤机体津液，损害脾胃之功能，影响气血生化之源，造成阴虚火旺、气滞血瘀或湿热蕴结等证。阴虚火旺型治以滋阴降火，方用青蒿鳖甲汤、秦艽鳖甲散加减。气滞血瘀型治以活血化瘀，行气止痛，方用少腹逐瘀汤加减。湿热蕴结型治以清热利湿止痛，方用八正散、葛根芩连汤加减。

4 EC激素治疗的中医调理

内分泌治疗阶段所产生的类更年期综合征可归结为中医范畴"郁证""百合病""脏躁"，中医认为内分泌药物易引起肾-天癸-冲任-子宫轴的平衡失调、脏腑失和而发病，与肾、肝、心、脾、胃密切相关。肝肾阴虚型治以滋补肝肾，方用六味地黄丸、知柏地黄丸加减。肝郁气滞型治以疏肝解郁，方用逍遥散、丹栀逍遥散等加减。脾虚湿阻型治以健脾化湿，方用四君子汤加减。冲任失调型治以调摄冲任，方用二仙汤加减。

5 EC免疫靶向治疗的中医调理

免疫靶向引起的不良反应是以药物引起的"药毒"为主要病因。主要病机特点可见风邪兼夹湿邪与热毒，侵及肌表而发为瘙痒、皮疹等皮肤相关不良反应；辛散耗气至脾胃虚弱而出现中焦气机运行失常，升降失和而发为腹泻等胃肠道相关不良反应；气血亏虚则因气血生化亏耗不足而发为疲劳、贫血等相关不良反应。

5.1 皮肤相关不良反应

免疫治疗引起皮肤相关不良反应以"本虚标实"为病机特点。外治法当以祛风、清热、燥湿为主，选用金银花、苦参、黄芩、白鲜皮等清热燥湿类中药湿渍或药浴。内服法则基于辨证论治，分别针对风热侵犯肌表者选用消风散，湿热蕴结肌肤者选用萆薢渗湿汤加减，热毒入于营血者选用清营汤加减，阴虚血燥在内而毒邪结聚在外者选用荆防四物汤加减，气阴两伤者选用增液汤合益胃汤加减等。

5.2 胃肠道相关不良反应

胃肠道相关不良反应治疗当以健脾和胃为主，辅以清热燥湿，选用参苓白术散、香砂六君子、理中丸等作为基础方，配合葛根芩连汤加减。如若久泻不愈而致中气下陷，选用补中益气汤/藿香正气丸加减；如若里急后重、腹痛痉挛，甚至血便或黏液便严重，加以葛根芩连汤、芍药汤等，在清热燥湿的同时应注意苦寒之品勿进一步败伤脾胃。

5.3 气血亏虚相关不良反应

免疫靶向治疗引起的疲劳、乏力等症状，其病机为正气不足，气血生化不足或气血耗伤太过，导致气虚血亏而引起疲乏。气虚者可重用补气药，方用补中益气汤加减；血虚者可用升血调元汤、方用四物汤加减；气血亏虚者方用八珍汤加减。

6 EC姑息治疗中的中医调理

对无法根治的晚期EC，当抗肿瘤治疗可能不再获益时，以姑息治疗为主。以中医整体观念、辨证论治为治疗原则，进行积极、全面的中医干预姑息治疗，主要目的是缓解症状、减轻痛苦、改善生活质量、延长生存期。

6.1 辨证选药

临床常见6个分型：湿热下注型以清热解毒利湿为原则，方用黄连解毒汤加减。肝郁血热型以疏肝清热、凉血止血为原则，方用丹栀逍遥散加减。瘀血内停型以活血化瘀、散结止痛为原，方用少腹逐瘀汤加减。脾气亏虚型以健脾益气、固摄止血为原则，方用参苓白术散加减。肝肾阴虚型以滋补肝肾、清热止血为原则，方用左归丸加减。脾肾阳虚型以健脾益肾为原则，方用右归丸加减。

6.2 辨病选药

在辨证论治基础上，应加上辨病用药。可适当选用下列药物：山慈菇、蒲公英、忍冬藤、薏苡仁、败酱草、白花蛇舌草、蜈蚣、全蝎等。

6.3 随症加减

阴道流血较多：生蒲黄、三七粉、血余炭、阿胶、仙鹤草、茜草炭、黄芩炭等。

带下量多：苍术、焦薏苡仁、淮山、蒲公英、土茯苓、黄柏、车前草等。

少腹胀痛：广木香、香附、大腹皮、莱菔子等。

神疲乏力：党参、白术、生黄芪、山药等。

胸闷纳呆：佛手、枳壳、鸡内金、砂仁、焦三仙、麦芽等。

腰膝酸软：淮牛膝、杜仲、川断、山茱萸、桑寄生等。

头晕耳鸣：杭菊、牡蛎、龙骨、龟板、白芍、钩藤、天麻、牛膝等。

EC是发病率居第四位的女性恶性肿瘤，多数患者诊断时尚处早期，经过手术为主的治疗可得到治愈，但仍有小部分患者预后不佳，目前针对此部分患者的诊疗及预后改善是EC领域探索的重点。在EC诊疗方面有如下展望：

（1）居民教育，让居民知晓体检的重要性，并重视不规则阴道出血症状，早诊早治。健康大数据、人工智能、云计算等将助力EC危险因素控制和筛查。

（2）加强全国性的EC治疗临床大数据平台的建设，完善临床EC组织及血液标本库的建立，加强全国多中心临床医疗数据的交流共享。

（3）进一步促进临床诊疗过程中多学科整合诊疗（MDT to HIM）模式发展，发挥其优势，为疑难患者制定个体化整合治疗方案。

（4）研发新药物，优化药物组合。药物治疗是高危早期及进展期、复发性EC的主要治疗手段之一。进一步研发各类分子靶向药物、免疫治疗药物及措施，整合有效治疗手段，成为提高EC疗效的关键。应积极参与国际、国内多中心临床研究，探索新的药物及治疗方法，进一步改善患者预后。

（5）EC的整合诊疗仍在探索中，子宫内膜癌整合诊疗研究热点可能包括：精准诊断，寻找优势通路和在疾病发生发展中起关键作用的靶点，精细化EC的分子分型研究，以指导精准治疗。根据生物标志物与药物疗效关系，建立疗效预测模型，明确免疫靶向治疗获益的优势人群。

随着基础研究、临床研究、转化研究的不断深入，EC的整合诊疗在未来定会取得更大突破。

第九章 随访

第一节 康复随访

康复随访的总体目标：一方面通过合理的综合调理，降低肿瘤治疗相关并发症对患者长期生活质量的影响，并帮助患者逐步回归社会；另一方面通过适当的医学监测，及早发现肿瘤复发或相关第二原发肿瘤，并及时干预处理。研究已发现罹患 EC 或结直肠癌的患者，发生第二原发肿瘤标准化发病率比（standardized incidence ratio，SIR）为 2.98，诊断年龄<60 岁的患者罹患第二原发肿瘤的 SIR 为 5.47，风险明显高于普通人群。第二原发肿瘤发生风险高可能和患者的生活方式、环境因素、肥胖等相关，遗传性因素比如错配修复基因突变可能也起一定作用。

1 常见问题的处理

除了保留生育功能治疗外，EC 患者多数接受了手术为主的治疗，有的患者还接受了辅助的放疗和/或化疗，一些治疗相关的并发症可能在较长一段时间里影响患者的生活质量。

1.1 下肢淋巴水肿

通过对 EC 患者的问卷调查发现，接受过淋巴清扫和前哨淋巴结活检的患者，下肢淋巴水肿的发生率分别是 41% 和 27%，常在术后数周到一年内出现。接受过外照射放疗的患者有 51% 报告发生下肢淋巴水肿，明显高于无外照射者，肥胖者更容易发生淋巴水肿。淋巴水肿早期多在较长时间站立或行走后出现，抬高下肢休息后可缓解。严重者仍渐发生患侧肢体皮肤组织皮革化、活动功能受限。

在手术前知情同意、治疗后随访过程中，均要告知患者有出现淋巴水肿可能。出现下肢水肿时要注意完善检查，排除静脉血栓形成、肿瘤复发压迫、心源性水肿等其他原因导致的下肢水肿。如考虑手术和/或放疗引起的下肢淋巴水肿，应督促患者及早就诊专科进行淋巴水肿管理，治疗的方法包括手法淋巴引流、压力绷带或者压力袜、功能锻炼、皮肤护理等。应用外科淋巴管重建术来治疗淋巴水肿，疗效并不确定、争议很多。

1.2 医源性绝经

绝经年龄前的EC患者治疗后发生医源性绝经，多数患者会出现更年期的表现。一项GOG随机双盲研究，对比雌激素替代（estrogen replacement therapy，ERT）治疗和安慰剂在Ⅰ、Ⅱ期EC治疗后的应用。虽然该研究因后期入组进度慢而提前终止入组，中位随访35.7个月，并未发现ERT组的EC复发风险和第二原发肿瘤的风险增加。NCCN指南也指出，对于复发风险低的EC，ERT是合理的，但应注意和患者充分地讨论，个体化应用。ERT的使用要注意把握窗口期，并加强乳腺检查。对于罹患乳腺癌风险高（如Lynch综合征患者）、有吸烟、中风史的患者，应避免使用ERT。雌激素受体表达阴性（常有TP53突变）的EC，使用ERT的安全性尚缺乏研究。临床上有使用黑升麻提取物来治疗绝经症状，目前尚无足够的证据说明黑升麻提取物在治疗绝经症状、改善骨骼状况等方面的有效性和安全性。

2 随访间隔和内容

2.1 随访的主要内容

（1）病史：包括不适主诉、治疗并发症、生活质量、体能状况的改变、肿瘤家族史的收集等。

（2）体检：浅表淋巴结、妇科检查等。由于大约40%的患者复发为局部复发，常规的妇科检查（包括窥器下对整个阴道壁视诊、三合诊）对于发现阴道及盆腔内复发很有帮助。

（3）肿瘤标志物：CA125、CA153、CEA、CA19-9、HE4等，结合治疗前肿瘤标志物异常情况选择。

（4）影像学检查：盆腔、腹部超声检查、胸部X线。怀疑有复发或第二原发肿瘤考虑使用CT、MR或PET/CT等检查。

（5）阴道细胞学检查的敏感性和经济效用比都不高，在随访中不建议常规使用。

2.2 随访间隔

治疗结束3年内每3~6个月随访一次；第3~5年每6个月随访一次；5年以后每年随访一次。对于分期晚（FIGO分期Ⅲ、Ⅳ期）或分子分型为TP53突变型（p53-abn）、特殊病理类型等（透明细胞癌、高级别浆液性腺癌、未分化癌、癌肉瘤等）预后差的病例，适当缩短随访间隔。

第二节 特殊人群随访

1 保留生育功能治疗患者的随访

EC有保留生育意愿的通常比较年轻，多合并多囊卵巢综合征等内分泌异常、代谢异常（脂肪、糖代谢异常）、肥胖等问题。患者在采用孕激素为主治疗EC的过程中，以及后续维持治疗、备孕、妊娠等过程中，都应该将控制体重、调节代谢异常等作为治疗和总体健康管理的重要组成部分。研究发现，治疗、维持治疗、妊娠过程中使用二甲双胍，可能与提高缓解率、延长无复发间隔和获得更好的妊娠结局相关，但有待进一步研究证实。

EC保育治疗后有较高的复发率，目前NCCN指南、FIGO指南等均建议在完成生育后切除子宫。用孕激素为主的保育治疗获得完全缓解后，应敦促患者就诊辅助生殖专科，对于因未婚等原因短期内不考虑妊娠的患者需考虑维持治疗，严密随访，并进行体重、代谢异常等管理，随访间隔3~6个月，随访主要内容包括：

①病史采集：月经情况、有无异常阴道流血、性生活情况；体重变化；药物副反应；家族史再收集。②体检：体重、毛发分布、腰围、妇科检查（包括三合诊）。③影像检查：经阴道超声、盆腔MR、下肢静脉彩超。④肿瘤标志物：CA125、CA153、HE4、CEA、CA99等。⑤其他血液检查：空腹血糖、餐后两小时血糖、空腹胰岛素水平、糖化血红蛋白、血脂、肝功能、血肌酐、止血凝血功能、性激素等。⑥子宫内膜活检：通过诊刮或宫腔镜检查获得。

2 遗传性肿瘤综合征患者的随访

大约有3%EC是遗传性基因突变相关，其中由错配修复（MMR）基因（MLH1，MSH2，MSH6或PMS2）或上皮细胞黏附分子（EPCAM）胚系突变引起显性遗传的Lynch综合征最为常见。Lynch综合征人群终生患癌风险明显高于一般人群，包括结直肠癌（52%~82% vs.5.5%）、EC（16%~60% vs.2.7%）、卵巢癌（5%~38% vs.1.3%）、乳腺癌（12%~17% vs.13%）、胃癌、胰腺癌、输尿管癌、肾盂癌、胆道癌、脑（胶质母细胞瘤）癌和小肠癌，以及皮脂腺腺瘤性息肉和角化棘皮瘤等。Lynch综合征的识别对于癌症患者本人监测早期发现、预防第二原发癌或异时性结直肠癌，以及其亲属突变携带者中患癌风险管理都有很重要的意义。

以EC为首发肿瘤的患者治疗后的随访除常规内容外，还应关注以下内容：①进一步的家族史收集，详细记录亲属中恶性肿瘤的类型、诊断年龄。敦促适龄亲属进行家系认证。②肠镜检查：20~25岁以后每1~2年一次，如亲属中有<25岁诊断结肠癌的患者，肠镜检查较亲属中最早诊断肠癌的年龄提前1~2年。③乳腺自查和彩超检

查。④胃十二指肠镜：40岁以上的每3~5年一次。⑤MMR相关蛋白检测：关注患者切除的子宫肿瘤标本是否已经完成MMR相关蛋白检测。如MLH1/PMS2（-），可进行MLH1启动子甲基化检测、BRAF突变检测或直接进行遗传性肿瘤多基因检测；MSH2/MSH6（-）者进行遗传性肿瘤多基因检测。所有考虑有遗传性肿瘤综合征、筛查结果异常且无法解释的患者均应转介至肿瘤遗传咨询。

第三节　要点小结

（1）随访/监测的主要目的，是尽早发现尚可接受治疗的复发肿瘤，并及时干预处理，以提高患者总生存、改善生活质量。

（2）随访应按照患者个体化情况和肿瘤分期的原则进行。

第十章 附录

子宫内膜癌诊治流程图

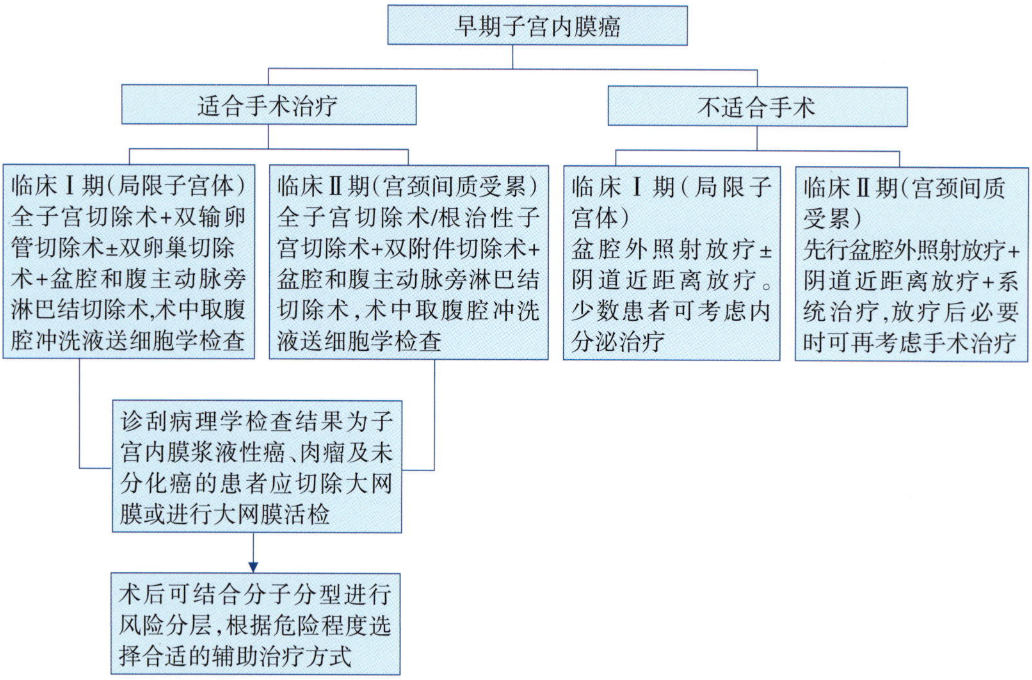

```
                        早期子宫内膜癌
                    ┌────────┴────────┐
                适合手术治疗         不适合手术
```

适合手术治疗：
- 临床Ⅰ期（局限子宫体）全子宫切除术+双输卵管切除术±双卵巢切除术+盆腔和腹主动脉旁淋巴结切除术,术中取腹腔冲洗液送细胞学检查
- 临床Ⅱ期（宫颈间质受累）全子宫切除术/根治性子宫切除术+双附件切除术+盆腔和腹主动脉旁淋巴结切除术,术中取腹腔冲洗液送细胞学检查
  - 诊刮病理学检查结果为子宫内膜浆液性癌、肉瘤及未分化癌的患者应切除大网膜或进行大网膜活检
  - 术后可结合分子分型进行风险分层,根据危险程度选择合适的辅助治疗方式

不适合手术：
- 临床Ⅰ期（局限子宫体）盆腔外照射放疗±阴道近距离放疗。少数患者可考虑内分泌治疗
- 临床Ⅱ期（宫颈间质受累）先行盆腔外照射放疗+阴道近距离放疗+系统治疗,放疗后必要时可再考虑手术治疗

图 35-10-1　早期子宫内膜癌诊治流程

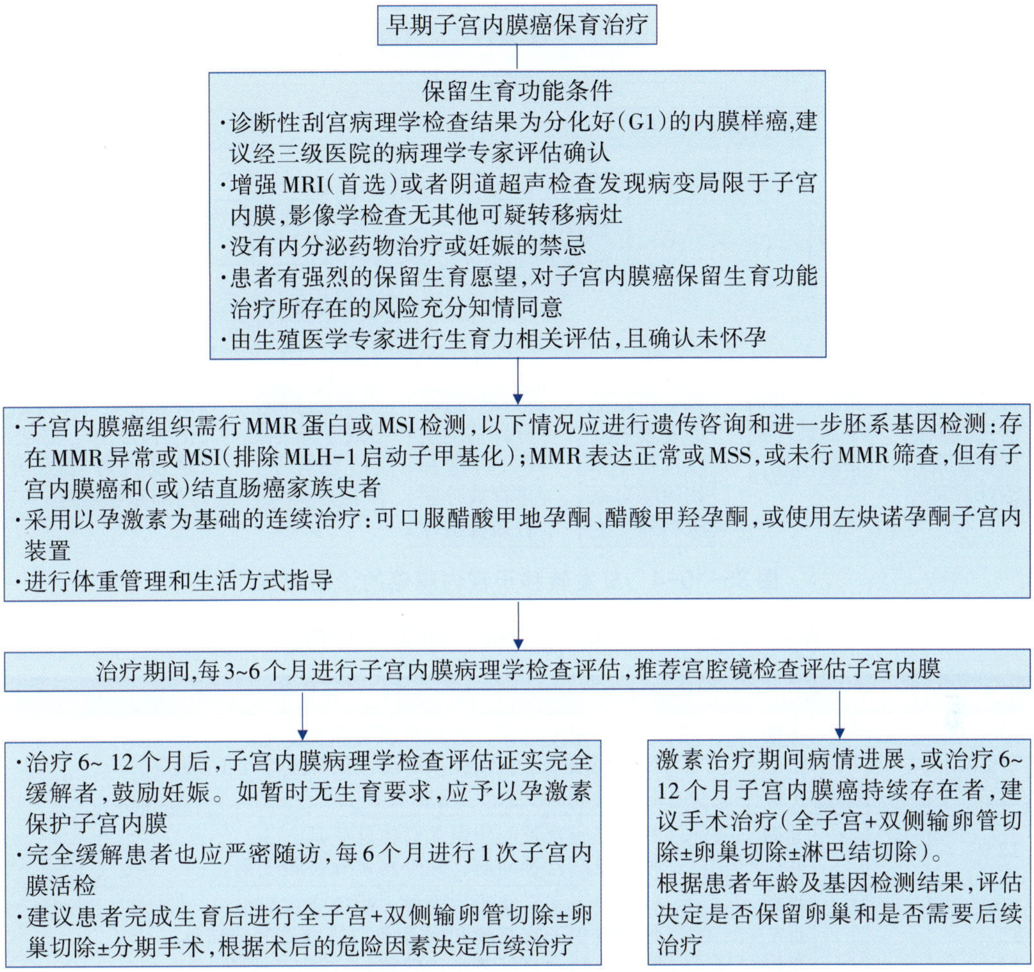

早期子宫内膜癌保育治疗
保留生育功能条件
·诊断性刮宫病理学检查结果为分化好(G1)的内膜样癌,建议经三级医院的病理学专家评估确认
·增强MRI(首选)或者阴道超声检查发现病变局限于子宫内膜,影像学检查无其他可疑转移病灶
·没有内分泌药物治疗或妊娠的禁忌
·患者有强烈的保留生育愿望,对子宫内膜癌保留生育功能治疗所存在的风险充分知情同意
·由生殖医学专家进行生育力相关评估,且确认未怀孕
·子宫内膜癌组织需行MMR蛋白或MSI检测,以下情况应进行遗传咨询和进一步胚系基因检测:存在MMR异常或MSI(排除MLH-1启动子甲基化);MMR表达正常或MSS,或未行MMR筛查,但有子宫内膜癌和(或)结直肠癌家族史者
·采用以孕激素为基础的连续治疗:可口服醋酸甲地孕酮、醋酸甲羟孕酮,或使用左炔诺孕酮子宫内装置
·进行体重管理和生活方式指导
治疗期间,每3~6个月进行子宫内膜病理学检查评估,推荐宫腔镜检查评估子宫内膜
·治疗6~12个月后,子宫内膜病理学检查评估证实完全缓解者,鼓励妊娠。如暂时无生育要求,应予以孕激素保护子宫内膜
·完全缓解患者也应严密随访,每6个月进行1次子宫内膜活检
·建议患者完成生育后进行全子宫+双侧输卵管切除±卵巢切除±分期手术,根据术后的危险因素决定后续治疗
激素治疗期间病情进展,或治疗6~12个月子宫内膜癌持续存在者,建议手术治疗(全子宫+双侧输卵管切除±卵巢切除±淋巴结切除)。
根据患者年龄及基因检测结果,评估决定是否保留卵巢和是否需要后续治疗

图35-10-2 早期子宫内膜癌保留生育功能的诊治流程

晚期(临床Ⅲ/Ⅳ期)子宫内膜癌
局限盆腹腔
远处转移
适合手术治疗
不适合手术治疗
系统治疗为主
新辅助化疗后手术或直接手术,行肿瘤细胞减灭术,包括全子宫切除+双附件切除术淋巴结切除(切除肿大的淋巴结±腹盆腔内肿物切除±大网膜切除等
行盆腔外照射±阴道近距离放疗±系统治疗再次评估是否可以手术治疗
根据系统治疗的效果,再次评估是否可以手术治疗(姑息性子宫+双附件切除)和(或)盆腔放疗
系统治疗
再次评估是否可以手术治疗

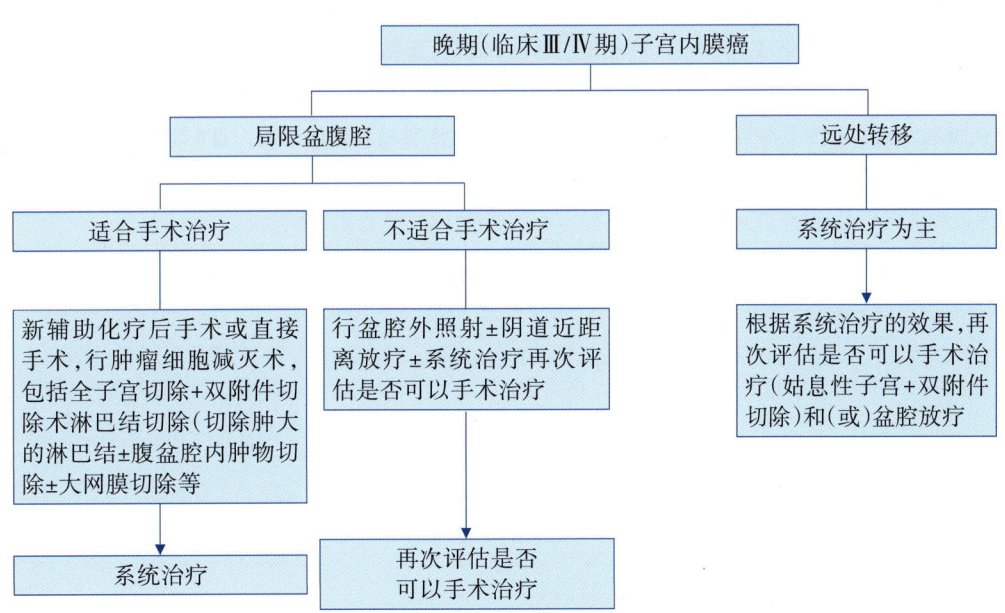

图35-10-3 晚期子宫内膜癌的诊治流程

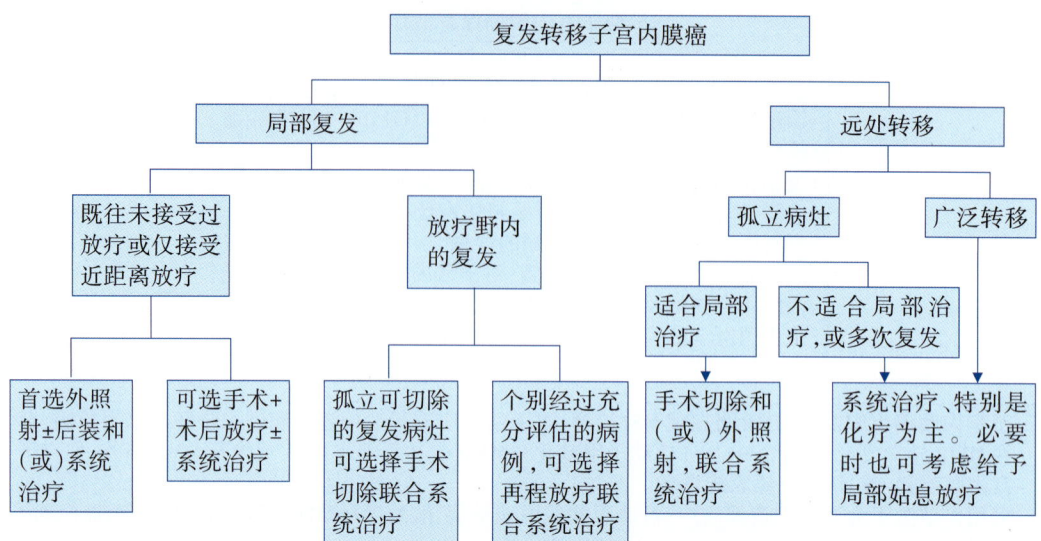

图 35-10-4　复发转移子宫内膜癌的诊治流程

表 35-10-1　2017 AJCC TNM 分期及 2009 FIGO 分期

AJCC TNM 分期		FIGO 分期	肿瘤情况
T1 T1a T1b		Ⅰ期 ⅠA ⅠB	肿瘤局限于宫体，包括宫颈管黏膜受累。 肿瘤局限于子宫内膜或肿瘤浸润深度小于1/2肌层； 肿瘤浸润深度大于1/2肌层。
T2		Ⅱ期 Ⅱ	肿瘤侵犯宫颈间质但无宫体外蔓延。 肿瘤浸润宫颈间质，除外宫颈管黏膜受累。
T3 T3a T3b	N1a N2a	Ⅲ期 ⅢA ⅢB ⅢC1 ⅢC2	肿瘤侵犯子宫浆膜、附件、阴道或宫旁组织。 肿瘤侵犯子宫浆膜和/或附件（直接蔓延或转移）； 阴道转移（直接蔓延或转移）；或宫旁受累 盆腔淋巴结转移； 腹主动脉旁淋巴结转移。
T4	M1	Ⅳ期 ⅣA ⅣB	肿瘤侵犯膀胱和/或直肠黏膜； 远处转移（包括腹腔内转移和/或腹股沟淋巴结转移）。

注：腹水细胞学阳性不参与疾病分期，但须记录；有盆底种植者建议诊断为ⅢA期。

参考文献

[1] 樊代明.整合肿瘤学·临床卷[M].北京：科学出版社，2021.

[2] NJOKU K，ABIOLA J，RUSSELL J，et al.Endometrial Cancer Prevention in High Risk Women [J]. Best practice & research Clinical obstetrics & gynaecology，2019，65.

[3] LORTET-TIEULENT J，FERLAY J，BRAY F，et al.International Patterns and Trends in Endometrial Cancer Incidence，1978-2013 [J].Journal of the National Cancer Institute，2018，110（4）：354-61.

[4] CHEN W，ZHENG R，BAADE P D，et al.Cancer statistics in China，2015 [J].CA：a cancer journal for clinicians，2016，66（2）：115-32.

[5] SMITH R A，ANDREWS K S，BROOKS D，et al.Cancer screening in the United States，2018：A review of current American Cancer Society guidelines and current issues in cancer screening [J].CA：a cancer journal for clinicians，2018，68（4）：297-316.

[6] 周琦，吴小华，刘继红，等.子宫内膜癌诊断与治疗指南（第四版）[J].中国实用妇科与产科杂志，2018，34（08）：880-886.DOI：10.19538/j.fk2018080114.

[7] CHEN Q，TONG M，GUO F，et al.Parity Correlates with the Timing of Developing Endometrial Cancer，But Not Subtype of Endometrial Cancer [J].Journal of Cancer，2015，6（11）：1087-92.

[8] ROSATO V，ZUCCHETTO A，BOSETTI C，et al.Metabolic syndrome and endometrial cancer risk [J]. Annals of oncology：official journal of the European Society for Medical Oncology，2011，22（4）：884-9.

[9] GAO J，YANG G，WEN W，et al.Impact of known risk factors on endometrial cancer burden in Chinese women [J].European journal of cancer prevention：the official journal of the European Cancer Prevention Organisation（ECP），2016，25（4）：329-34.

[10] BIAN J，SUN X，LI B，et al.Clinical Significance of Serum HE4，CA125，CA724，and CA19-9 in Patients With Endometrial Cancer [J].Technology in cancer research & treatment，2017，16（4）：435-9.

[11] ABBINK K，ZUSTERZEEL P L，GEURTS-MOESPOT A J，et al.HE4 is superior to CA125 in the detection of recurrent disease in high-risk endometrial cancer patients [J].Tumour biology：the journal of the International Society for Oncodevelopmental Biology and Medicine，2018，40（2）：1010428318757103.

[12] TORRES A，PAC-SOSIŃSKA M，WIKTOR K，et al.CD44，TGM2 and EpCAM as novel plasma markers in endometrial cancer diagnosis [J].BMC cancer，2019，19（1）：401.

[13] AOYAMA T，TAKANO M，MIYAMOTO M，et al.Pretreatment Neutrophil-to-Lymphocyte Ratio Was a Predictor of Lymph Node Metastasis in Endometrial Cancer Patients [J].Oncology，2019，96（5）：259-67.

[14] KISELI M，CAGLAR G S，YARCI GURSOY A，et al.Pro-Gastrin Releasing Peptide：A New Serum Marker for Endometrioid Adenocarcinoma [J].Gynecologic and obstetric investigation，2018，83（6）：540-5.

[15] NIE D，YANG E，LI Z.Pretreatment thrombocytosis predict poor prognosis in patients with endometrial carcinoma：a systematic review and meta-analysis [J].BMC cancer，2019，19（1）：73.

[16] ENGERUD H，HOPE K，BERG H F，et al.Plasma growth differentiation factor-15 is an independent marker for aggressive disease in endometrial cancer [J].PloS one，2019，14（1）：e0210585.

[17] GIANNELLA L，MFUTA K，SETTI T，et al.A risk-scoring model for the prediction of endometrial cancer among symptomatic postmenopausal women with endometrial thickness > 4 mm [J].BioMed research international，2014，2014：130569.

[18] MA A，FAN D，YAN F.A study of the application of TAP combined with transvaginal ultrasound in

the diagnosis of early-stage endometrial cancer [J].Oncology letters, 2018, 16 (4): 5186-90.

[19] PINEDA L, ALCáZAR J L, CAPARRóS M, et al.Agreement between preoperative transvaginal ultrasound and intraoperative macroscopic examination for assessing myometrial infiltration in low-risk endometrioid carcinoma [J].Ultrasound in obstetrics & gynecology: the official journal of the International Society of Ultrasound in Obstetrics and Gynecology, 2016, 47 (3): 369-73.

[20] 俞立琛, 高立, 周荷妹.磁共振常规平扫联合扩散加权成像和动态增强检查诊断子宫内膜癌的应用[J].影像研究与医学应用, 2018, 2 (22): 81-82.

[21] XU X, LI N, CHEN Y, et al.Diagnostic efficacy of MRI for pre-operative assessment of ovarian malignancy in endometrial carcinoma: A decision tree analysis [J].Magnetic resonance imaging, 2019, 57: 285-92.

[22] 马伟泓.MR不同序列对子宫内膜癌盆腔淋巴结的诊断[J].影像研究与医学应用, 2018, 2 (22): 202-203.

[23] GEE M S, ATRI M, BANDOS A I, et al.Identification of Distant Metastatic Disease in Uterine Cervical and Endometrial Cancers with FDG PET/CT: Analysis from the ACRIN 6671/GOG 0233 Multicenter Trial [J].Radiology, 2018, 287 (1): 176-84.

[24] ANTONSEN S L, JENSEN L N, LOFT A, et al.MRI, PET/CT and ultrasound in the preoperative staging of endometrial cancer - a multicenter prospective comparative study [J].Gynecologic oncology, 2013, 128 (2): 300-8.

[25] KISIELEWSKI F, GAJEWSKA M E, MARCZEWSKA M J, et al.Comparison of endometrial biopsy and postoperative hysterectomy specimen findings in patients with atypical endometrial hyperplasia and endometrial cancer [J].Ginekologia polska, 2016, 87 (7): 488-92.

[26] MOROTTI M, MENADA M V, MOIOLI M, et al.Frozen section pathology at time of hysterectomy accurately predicts endometrial cancer in patients with preoperative diagnosis of atypical endometrial hyperplasia [J].Gynecologic oncology, 2012, 125 (3): 536-40.

[27] OZTURK E, DIKENSOY E, BALAT O, et al.Intraoperative frozen section is essential for assessment of myometrial invasion but not for histologic grade confirmation in endometrial cancer: a ten-year experience [J].Archives of gynecology and obstetrics, 2012, 285 (5): 1415-9.

[28] MAHESHWARI A, GUPTA S, PRAT J.A proposal for updating the staging of endometrial cancer [J]. International journal of gynaecology and obstetrics: the official organ of the International Federation of Gynaecology and Obstetrics, 2019, 145 (2): 245-52.

[29] GARG G, GAO F, WRIGHT J D, et al.Positive peritoneal cytology is an independent risk-factor in early stage endometrial cancer [J].Gynecologic oncology, 2013, 128 (1): 77-82.

[30] MATSUO K, YABUNO A, HOM M S, et al.Significance of abnormal peritoneal cytology on survival of women with stage I-II endometrioid endometrial cancer [J].Gynecologic oncology, 2018, 149 (2): 301-9.

[31] KITCHENER H, SWART A M, QIAN Q, et al.Efficacy of systematic pelvic lymphadenectomy in endometrial cancer (MRC ASTEC trial): a randomised study [J].Lancet (London, England), 2009, 373 (9658): 125-36.

[32] PIULATS J M, GUERRA E, GIL-MARTíN M, et al.Molecular approaches for classifying endometrial carcinoma [J].Gynecologic oncology, 2017, 145 (1): 200-7.

[33] HOANG L N, ANEJA A, CONLON N, et al.Novel High-grade Endometrial Stromal Sarcoma: A Morphologic Mimicker of Myxoid Leiomyosarcoma [J].The American journal of surgical pathology, 2017, 41 (1): 12-24.

[34] TAKANO M, OCHI H, TAKEI Y, et al.Surgery for endometrial cancers with suspected cervical involvement: is radical hysterectomy needed (a GOTIC study)? [J].British journal of cancer, 2013, 109 (7): 1760-5.

[35] AMANT F, MIRZA M R, KOSKAS M, et al.Cancer of the corpus uteri [J].International journal of gynaecology and obstetrics: the official organ of the International Federation of Gynaecology and Obstetrics, 2018, 143 Suppl 2: 37-50.

[36] COLOMBO N, CREUTZBERG C, AMANT F, et al.ESMO-ESGO-ESTRO Consensus Conference on Endometrial Cancer: Diagnosis, Treatment and Follow-up [J].International journal of gynecological cancer: official journal of the International Gynecological Cancer Society, 2016, 26 (1): 2-30.

[37] KOH W J, ABU-RUSTUM N R, BEAN S, et al.Cervical Cancer, Version 3.2019, NCCN Clinical Practice Guidelines in Oncology [J].Journal of the National Comprehensive Cancer Network: JNCCN, 2019, 17 (1): 64-84.

[38] SHEPHERD J H.Revised FIGO staging for gynaecological cancer [J].British journal of obstetrics and gynaecology, 1989, 96 (8): 889-92.

[39] CREASMAN W.Revised FIGO staging for carcinoma of the endometrium [J].International journal of gynaecology and obstetrics: the official organ of the International Federation of Gynaecology and Obstetrics, 2009, 105 (2): 109.

[40] KITCHENER H, SWART A M, QIAN Q, et al.Efficacy of systematic pelvic lymphadenectomy in endometrial cancer (MRC ASTEC trial): a randomised study [J].Lancet (London, England), 2009, 373 (9658): 125-36.

[41] OULDAMER L, BENDIFALLAH S, BODY G, et al.Call for Surgical Nodal Staging in Women with ESMO/ESGO/ESTRO High-Intermediate Risk Endometrial Cancer: A Multicentre Cohort Analysis from the FRANCOGYN Study Group [J].Annals of surgical oncology, 2017, 24 (6): 1660-6.

[42] MARIANI A, WEBB M J, KEENEY G L, et al.Low-risk corpus cancer: is lymphadenectomy or radiotherapy necessary? [J].American journal of obstetrics and gynecology, 2000, 182 (6): 1506-19.

[43] KEYS H M, ROBERTS J A, BRUNETTO V L, et al.A phase III trial of surgery with or without adjunctive external pelvic radiation therapy in intermediate risk endometrial adenocarcinoma: a Gynecologic Oncology Group study [J].Gynecologic oncology, 2004, 92 (3): 744-51.

[44] MARIANI A, DOWDY S C, CLIBY W A, et al.Prospective assessment of lymphatic dissemination in endometrial cancer: a paradigm shift in surgical staging [J].Gynecologic oncology, 2008, 109 (1): 11-8.

[45] TODO Y, KATO H, KANEUCHI M, et al.Survival effect of para-aortic lymphadenectomy in endometrial cancer (SEPAL study): a retrospective cohort analysis [J].Lancet (London, England), 2010, 375 (9721): 1165-72.

[46] ROSSI E C, KOWALSKI L D, SCALICI J, et al.A comparison of sentinel lymph node biopsy to lymphadenectomy for endometrial cancer staging (FIRES trial): a multicentre, prospective, cohort study [J].The Lancet Oncology, 2017, 18 (3): 384-92.

[47] HOLLOWAY R W, ABU-RUSTUM N R, BACKES F J, et al.Sentinel lymph node mapping and staging in endometrial cancer: A Society of Gynecologic Oncology literature review with consensus recommendations [J].Gynecologic oncology, 2017, 146 (2): 405-15.

[48] NIIKURA H, KAIHO-SAKUMA M, TOKUNAGA H, et al.Tracer injection sites and combinations for sentinel lymph node detection in patients with endometrial cancer [J].Gynecologic oncology, 2013, 131 (2): 299-303.

[49] LIN K Y, MILLER D S, BAILEY A A, et al.Ovarian involvement in endometrioid adenocarcinoma of uterus [J].Gynecologic oncology, 2015, 138 (3): 532-5.

[50] MATSUO K, MACHIDA H, SHOUPE D, et al.Ovarian Conservation and Overall Survival in Young Women With Early-Stage Low-Grade Endometrial Cancer [J].Obstetrics and gynecology, 2016, 128 (4): 761-70.

[51] YANG B Y, GULINAZI Y, DU Y, et al.Metformin plus megestrol acetate compared with megestrol

acetate alone as fertility-sparing treatment in patients with atypical endometrial hyperplasia and well-differentiated endometrial cancer: a randomised controlled trial [J].BJOG: an international journal of obstetrics and gynaecology, 2020, 127 (7): 848-57.

[52] MITSUHASHI A, HABU Y, KOBAYASHI T, et al.Long-term outcomes of progestin plus metformin as a fertility-sparing treatment for atypical endometrial hyperplasia and endometrial cancer patients [J]. Journal of gynecologic oncology, 2019, 30 (6): e90.

[53] RAJKUMAR S, NATH R, LANE G, et al.Advanced stage (IIIC/IV) endometrial cancer: Role of cytoreduction and determinants of survival [J].European journal of obstetrics, gynecology, and reproductive biology, 2019, 234: 26-31.

[54] AREND R C, JONES B A, MARTINEZ A, et al.Endometrial cancer: Molecular markers and management of advanced stage disease [J].Gynecologic oncology, 2018, 150 (3): 569-80.

[55] TEMPFER C B, KERN P, DOGAN A, et al.Cytoreductive surgery with hyperthermic intraperitoneal chemotherapy for endometrial cancer-derived peritoneal metastases: a systematic review [J].Clinical & experimental metastasis, 2019, 36 (4): 321-9.

[56] SCHMIDT A M, IMESCH P, FINK D, et al.Pelvic Exenterations for Advanced and Recurrent Endometrial Cancer: Clinical Outcomes of 40 Patients [J].International journal of gynecological cancer: official journal of the International Gynecological Cancer Society, 2016, 26 (4): 716-21.

[57] CHIANTERA V, ROSSI M, DE IACO P, et al.Pelvic exenteration for recurrent endometrial adenocarcinoma: a retrospective multi-institutional study about 21 patients [J].International journal of gynecological cancer: official journal of the International Gynecological Cancer Society, 2014, 24 (5): 880-4.

[58] NCCN Clinical Practice Guidelines in Uterine Neoplasms.Version 5.2019.http://www.nccn.org.

[59] 侯晓荣, 张福泉.子宫内膜癌的放射治疗[J].中国实用妇科与产科杂志, 2017, 33 (05): 465-469.DOI: 10.19538/j.fk2017050108

[60] CREUTZBERG C L, VAN PUTTEN W L, KOPER P C, et al.Surgery and postoperative radiotherapy versus surgery alone for patients with stage-1 endometrial carcinoma: multicentre randomised trial. PORTEC Study Group.Post Operative Radiation Therapy in Endometrial Carcinoma [J].Lancet (London, England), 2000, 355 (9213): 1404-11.

[61] BLAKE P, SWART A M, ORTON J, et al.Adjuvant external beam radiotherapy in the treatment of endometrial cancer (MRC ASTEC and NCIC CTG EN.5 randomised trials): pooled trial results, systematic review, and meta-analysis [J].Lancet (London, England), 2009, 373 (9658): 137-46.

[62] CREUTZBERG C L, VAN PUTTEN W L, KOPER P C, et al.Survival after relapse in patients with endometrial cancer: results from a randomized trial [J].Gynecologic oncology, 2003, 89 (2): 201-9.

[63] NOUT R A, SMIT V T, PUTTER H, et al.Vaginal brachytherapy versus pelvic external beam radiotherapy for patients with endometrial cancer of high-intermediate risk (PORTEC-2): an open-label, non-inferiority, randomised trial [J].Lancet (London, England), 2010, 375 (9717): 816-23.

[64] Randall M, Filiaci V, McMeekin D, et al.A Phase 3 trial of pelvic radiation therapy versus vaginal cuff brachytherapy followed by paclitaxel/carboplatin chemotherapy in patients with high-risk, early-stage endometrial cancer: A Gynecology Oncology Group Study.Int J Rad Oncol Biol Phys.2017, 99: 1313.

[65] DE BOER S M, POWELL M E, MILESHKIN L, et al.Adjuvant chemoradiotherapy versus radiotherapy alone for women with high-risk endometrial cancer (PORTEC-3): final results of an international, open-label, multicentre, randomised, phase 3 trial [J].The Lancet Oncology, 2018, 19 (3): 295-309.

[66] Matei D, Filiaci VL, Randall M, Steinhoff M, DiSilvestro P, Moxley KM.A randomized phase III

trial of cisplatin and tumor volume directed irradiation followed by carboplatin and paclitaxel vs.carboplatin and paclitaxel for optimally debulked, advanced endometrial carcinoma.J Clin Oncol.2017, 35: 5505.

[67] VAN DER STEEN-BANASIK E, CHRISTIAENS M, SHASH E, et al.Systemic review: Radiation therapy alone in medical non-operable endometrial carcinoma [J].European journal of cancer (Oxford, England: 1990), 2016, 65: 172-81.

[68] VARGO J A, BOISEN M M, COMERCI J T, et al.Neoadjuvant radiotherapy with or without chemotherapy followed by extrafascial hysterectomy for locally advanced endometrial cancer clinically extending to the cervix or parametria [J].Gynecologic oncology, 2014, 135 (2): 190-5.

[69] KLOPP A, SMITH B D, ALEKTIAR K, et al.The role of postoperative radiation therapy for endometrial cancer: Executive summary of an American Society for Radiation Oncology evidence-based guideline [J].Practical radiation oncology, 2014, 4 (3): 137-44.

[70] VANDENPUT I, VAN CALSTER B, CAPOEN A, et al.Neoadjuvant chemotherapy followed by interval debulking surgery in patients with serous endometrial cancer with transperitoneal spread (stage IV): a new preferred treatment? [J].British journal of cancer, 2009, 101 (2): 244-9.

[71] HOGBERG T, SIGNORELLI M, DE OLIVEIRA C F, et al.Sequential adjuvant chemotherapy and radiotherapy in endometrial cancer--results from two randomised studies [J].European journal of cancer (Oxford, England: 1990), 2010, 46 (13): 2422-31.

[72] HAVRILESKY L J, SECORD A A, BAE-JUMP V, et al.Outcomes in surgical stage I uterine papillary serous carcinoma [J].Gynecologic oncology, 2007, 105 (3): 677-82.

[73] RANDALL M E, FILIACI V L, MUSS H, et al.Randomized phase III trial of whole-abdominal irradiation versus doxorubicin and cisplatin chemotherapy in advanced endometrial carcinoma: a Gynecologic Oncology Group Study [J].Journal of clinical oncology: official journal of the American Society of Clinical Oncology, 2006, 24 (1): 36-44.

[74] THIGPEN J T, BRADY M F, HOMESLEY H D, et al.Phase III trial of doxorubicin with or without cisplatin in advanced endometrial carcinoma: a gynecologic oncology group study [J].Journal of clinical oncology: official journal of the American Society of Clinical Oncology, 2004, 22 (19): 3902-8.

[75] FLEMING G F, BRUNETTO V L, CELLA D, et al.Phase III trial of doxorubicin plus cisplatin with or without paclitaxel plus filgrastim in advanced endometrial carcinoma: a Gynecologic Oncology Group Study [J].Journal of clinical oncology: official journal of the American Society of Clinical Oncology, 2004, 22 (11): 2159-66.

[76] SORBE B, ANDERSSON H, BOMAN K, et al.Treatment of primary advanced and recurrent endometrial carcinoma with a combination of carboplatin and paclitaxel-long-term follow-up [J].International journal of gynecological cancer: official journal of the International Gynecological Cancer Society, 2008, 18 (4): 803-8.

[77] NOMURA H, AOKI D, TAKAHASHI F, et al.Randomized phase II study comparing docetaxel plus cisplatin, docetaxel plus carboplatin, and paclitaxel plus carboplatin in patients with advanced or recurrent endometrial carcinoma: a Japanese Gynecologic Oncology Group study (JGOG2041) [J].Annals of oncology: official journal of the European Society for Medical Oncology, 2011, 22 (3): 636-42.

[78] GUNDERSON C C, FADER A N, CARSON K A, et al.Oncologic and reproductive outcomes with progestin therapy in women with endometrial hyperplasia and grade 1 adenocarcinoma: a systematic review [J].Gynecologic oncology, 2012, 125 (2): 477-82.

[79] HAHN H S, YOON S G, HONG J S, et al.Conservative treatment with progestin and pregnancy outcomes in endometrial cancer [J].International journal of gynecological cancer: official journal of the International Gynecological Cancer Society, 2009, 19 (6): 1068-73.

[80] DECRUZE S B, GREEN J A.Hormone therapy in advanced and recurrent endometrial cancer: a systematic review [J].International journal of gynecological cancer: official journal of the International Gynecological Cancer Society, 2007, 17 (5): 964-78.

[81] THIGPEN J T, BRADY M F, ALVAREZ R D, et al.Oral medroxyprogesterone acetate in the treatment of advanced or recurrent endometrial carcinoma: a dose-response study by the Gynecologic Oncology Group [J].Journal of clinical oncology: official journal of the American Society of Clinical Oncology, 1999, 17 (6): 1736-44.

[82] RENDINA G M, DONADIO C, FABRI M, et al.Tamoxifen and medroxyprogesterone therapy for advanced endometrial carcinoma [J].European journal of obstetrics, gynecology, and reproductive biology, 1984, 17 (4): 285-91.

[83] RANDALL M E, FILIACI V, MCMEEKIN D S, et al.Phase III Trial: Adjuvant Pelvic Radiation Therapy Versus Vaginal Brachytherapy Plus Paclitaxel/Carboplatin in High-Intermediate and High-Risk Early Stage Endometrial Cancer [J].Journal of clinical oncology: official journal of the American Society of Clinical Oncology, 2019, 37 (21): 1810-8.

[84] MATEI D, FILIACI V, RANDALL M E, et al.Adjuvant Chemotherapy plus Radiation for Locally Advanced Endometrial Cancer [J].The New England journal of medicine, 2019, 380 (24): 2317-26.

[85] KANDOTH C, SCHULTZ N, CHERNIACK A D, et al.Integrated genomic characterization of endometrial carcinoma [J].Nature, 2013, 497 (7447): 67-73.

[86] KOMMOSS S, MCCONECHY M K, KOMMOSS F, et al.Final validation of the ProMisE molecular classifier for endometrial carcinoma in a large population-based case series [J].Annals of oncology: official journal of the European Society for Medical Oncology, 2018, 29 (5): 1180-8.

[87] WORTMAN B G, BOSSE T, NOUT R A, et al.Molecular-integrated risk profile to determine adjuvant radiotherapy in endometrial cancer: Evaluation of the pilot phase of the PORTEC-4a trial [J].Gynecologic oncology, 2018, 151 (1): 69-75.

[88] LE D T, DURHAM J N, SMITH K N, et al.Mismatch repair deficiency predicts response of solid tumors to PD-1 blockade [J].Science (New York, NY), 2017, 357 (6349): 409-13.

[89] KONSTANTINOPOULOS P A, LUO W, LIU J F, et al.Phase II Study of Avelumab in Patients With Mismatch Repair Deficient and Mismatch Repair Proficient Recurrent/Persistent Endometrial Cancer [J].Journal of clinical oncology: official journal of the American Society of Clinical Oncology, 2019, 37 (30): 2786-94.

[90] HODI F S, CHIARION-SILENI V, GONZALEZ R, et al.Nivolumab plus ipilimumab or nivolumab alone versus ipilimumab alone in advanced melanoma (CheckMate 067): 4-year outcomes of a multicentre, randomised, phase 3 trial [J].The Lancet Oncology, 2018, 19 (11): 1480-92.

[91] BHANGOO M S, BOASBERG P, MEHTA P, et al.Tumor Mutational Burden Guides Therapy in a Treatment Refractory POLE-Mutant Uterine Carcinosarcoma [J].The oncologist, 2018, 23 (5): 518-23.

[92] MAKKER V, RASCO D, VOGELZANG N J, et al.Lenvatinib plus pembrolizumab in patients with advanced endometrial cancer: an interim analysis of a multicentre, open-label, single-arm, phase 2 trial [J].The Lancet Oncology, 2019, 20 (5): 711-8.

[93] OH M S, CHAE Y K.Deep and Durable Response With Combination CTLA-4 and PD-1 Blockade in Mismatch Repair (MMR) -proficient Endometrial Cancer [J].Journal of immunotherapy (Hagerstown, Md: 1997), 2019, 42 (2): 51-4.

[94] ZIMMER A S, NICHOLS E, CIMINO-MATHEWS A, et al.A phase I study of the PD-L1 inhibitor, durvalumab, in combination with a PARP inhibitor, olaparib, and a VEGFR1-3 inhibitor, cediranib, in recurrent women's cancers with biomarker analyses [J].Journal for immunotherapy of cancer, 2019, 7 (1): 197.

[95] BROWN T A, BYRD K, VREELAND T J, et al.Final analysis of a phase I/IIa trial of the folate-binding protein-derived E39 peptide vaccine to prevent recurrence in ovarian and endometrial cancer patients [J].Cancer medicine, 2019, 8 (10): 4678-87.

[96] HALLE M K, TANGEN I L, BERG H F, et al.HER2 expression patterns in paired primary and metastatic endometrial cancer lesions [J].British journal of cancer, 2018, 118 (3): 378-87.

[97] MARIANI A, SEBO T J, KATZMANN J A, et al.HER-2/neu overexpression and hormone dependency in endometrial cancer: analysis of cohort and review of literature [J].Anticancer research, 2005, 25 (4): 2921-7.

[98] 章杰捷,吕卫国.子宫内膜浆液性腺癌组织HER-2的表达及其临床意义研究[J].浙江医学, 2018, 40 (19): 35.

[99] SLOMOVITZ B M, BROADDUS R R, BURKE T W, et al.Her-2/neu overexpression and amplification in uterine papillary serous carcinoma [J].Journal of clinical oncology: official journal of the American Society of Clinical Oncology, 2004, 22 (15): 3126-32.

[100] SANTIN A D, BELLONE S, GOKDEN M, et al.Overexpression of HER-2/neu in uterine serous papillary cancer [J].Clinical cancer research: an official journal of the American Association for Cancer Research, 2002, 8 (5): 1271-9.

[101] JONES N L, XIU J, REDDY S K, et al.Identification of potential therapeutic targets by molecular profiling of 628 cases of uterine serous carcinoma [J].Gynecologic oncology, 2015, 138 (3): 620-6.

[102] GRUSHKO T A, FILIACI V L, MUNDT A J, et al.An exploratory analysis of HER-2 amplification and overexpression in advanced endometrial carcinoma: a Gynecologic Oncology Group study [J].Gynecologic oncology, 2008, 108 (1): 3-9.

[103] FLEMING G F, SILL M W, DARCY K M, et al.Phase II trial of trastuzumab in women with advanced or recurrent, HER2-positive endometrial carcinoma: a Gynecologic Oncology Group study [J].Gynecologic oncology, 2010, 116 (1): 15-20.

[104] HAINSWORTH J D, MERIC-BERNSTAM F, SWANTON C, et al.Targeted Therapy for Advanced Solid Tumors on the Basis of Molecular Profiles: Results From MyPathway, an Open-Label, Phase IIa Multiple Basket Study [J].Journal of clinical oncology: official journal of the American Society of Clinical Oncology, 2018, 36 (6): 536-42.

[105] FADER A N, ROQUE D M, SIEGEL E, et al.Randomized Phase II Trial of Carboplatin-Paclitaxel Versus Carboplatin-Paclitaxel-Trastuzumab in Uterine Serous Carcinomas That Overexpress Human Epidermal Growth Factor Receptor 2/neu [J].Journal of clinical oncology: official journal of the American Society of Clinical Oncology, 2018, 36 (20): 2044-51.

[106] MODI S, PARK H, MURTHY R K, et al.Antitumor Activity and Safety of Trastuzumab Deruxtecan in Patients With HER2-Low-Expressing Advanced Breast Cancer: Results From a Phase Ib Study [J].Journal of clinical oncology: official journal of the American Society of Clinical Oncology, 2020, 38 (17): 1887-96.

[107] SHITARA K, IWATA H, TAKAHASHI S, et al.Trastuzumab deruxtecan (DS-8201a) in patients with advanced HER2-positive gastric cancer: a dose-expansion, phase 1 study [J].The Lancet Oncology, 2019, 20 (6): 827-36.

[108] ALVAREZ E A, BRADY W E, WALKER J L, et al.Phase II trial of combination bevacizumab and temsirolimus in the treatment of recurrent or persistent endometrial carcinoma: a Gynecologic Oncology Group study [J].Gynecologic oncology, 2013, 129 (1): 22-7.

[109] VISWANATHAN A N, LEE H, BERKOWITZ R, et al.A prospective feasibility study of radiation and concurrent bevacizumab for recurrent endometrial cancer [J].Gynecologic oncology, 2014, 132 (1): 55-60.

[110] CASTONGUAY V, LHEUREUX S, WELCH S, et al.A phase II trial of sunitinib in women with

metastatic or recurrent endometrial carcinoma: a study of the Princess Margaret, Chicago and California Consortia [J].Gynecologic oncology, 2014, 134 (2): 274-80.

[111] POWELL M A, SILL M W, GOODFELLOW P J, et al.A phase II trial of brivanib in recurrent or persistent endometrial cancer: an NRG Oncology/Gynecologic Oncology Group Study [J].Gynecologic oncology, 2014, 135 (1): 38-43.

[112] Vergote I, Teneriello M, Powell MA, et al: A phase II trial of lenvatinib in patients with advanced or recurrent endometrial cancer: Angiopoietin-2 as a predictive marker for clinical outcomes.Journal of Clinical Oncology, 2013

[113] DE JONGE M M, AUGUSTE A, VAN WIJK L M, et al.Frequent Homologous Recombination Deficiency in High-grade Endometrial Carcinomas [J].Clinical cancer research: an official journal of the American Association for Cancer Research, 2019, 25 (3): 1087-97.

[114] GOCKLEY A A, KOLIN D L, AWTREY C S, et al.Durable response in a woman with recurrent low-grade endometrioid endometrial cancer and a germline BRCA2 mutation treated with a PARP inhibitor [J].Gynecologic oncology, 2018, 150 (2): 219-26.

[115] MORICE P, LEARY A, CREUTZBERG C, et al.Endometrial cancer [J].Lancet (London, England), 2016, 387 (10023): 1094-108.

[116] SLOMOVITZ B M, JIANG Y, YATES M S, et al.Phase II study of everolimus and letrozole in patients with recurrent endometrial carcinoma [J].Journal of clinical oncology: official journal of the American Society of Clinical Oncology, 2015, 33 (8): 930-6.

[117] FLEMING G F, FILIACI V L, MARZULLO B, et al.Temsirolimus with or without megestrol acetate and tamoxifen for endometrial cancer: a gynecologic oncology group study [J].Gynecologic oncology, 2014, 132 (3): 585-92.

[118] ALBANO D, ZIZIOLI V, ODICINO F, et al.Clinical and prognostic value of (18) F-FDG PET/CT in recurrent endometrial carcinoma [J].Revista espanola de medicina nuclear e imagen molecular, 2019, 38 (2): 87-93.

[119] KHOURY-COLLADO F, EINSTEIN M H, BOCHNER B H, et al.Pelvic exenteration with curative intent for recurrent uterine malignancies [J].Gynecologic oncology, 2012, 124 (1): 42-7.

[120] SEAGLE B L, DAYNO M, STROHL A E, et al.Survival after pelvic exenteration for uterine malignancy: A National Cancer Data Base study [J].Gynecologic oncology, 2016, 143 (3): 472-8.

[121] BARLIN J N, PURI I, BRISTOW R E.Cytoreductive surgery for advanced or recurrent endometrial cancer: a meta-analysis [J].Gynecologic oncology, 2010, 118 (1): 14-8.

[122] CORNALI T, SAMMARTINO P, KOPANAKIS N, et al.Cytoreductive Surgery Plus Hyperthermic Intraperitoneal Chemotherapy for Patients with Peritoneal Metastases from Endometrial Cancer [J].Annals of surgical oncology, 2018, 25 (3): 679-87.

[123] HOMESLEY H D, FILIACI V, GIBBONS S K, et al.A randomized phase III trial in advanced endometrial carcinoma of surgery and volume directed radiation followed by cisplatin and doxorubicin with or without paclitaxel: A Gynecologic Oncology Group study [J].Gynecologic oncology, 2009, 112 (3): 543-52.

[124] GARCIA A A, BLESSING J A, NOLTE S, et al.A phase II evaluation of weekly docetaxel in the treatment of recurrent or persistent endometrial carcinoma: a study by the Gynecologic Oncology Group [J].Gynecologic oncology, 2008, 111 (1): 22-6.

[125] MCMEEKIN S, DIZON D, BARTER J, et al.Phase III randomized trial of second-line ixabepilone versus paclitaxel or doxorubicin in women with advanced endometrial cancer [J].Gynecologic oncology, 2015, 138 (1): 18-23.

[126] AGHAJANIAN C, SILL M W, DARCY K M, et al.Phase II trial of bevacizumab in recurrent or persistent endometrial cancer: a Gynecologic Oncology Group study [J].Journal of clinical oncology: offi-

cial journal of the American Society of Clinical Oncology, 2011, 29 (16): 2259-65.

[127] LORUSSO D, FERRANDINA G, COLOMBO N, et al.Randomized phase II trial of carboplatin-paclitaxel (CP) compared to carboplatin-paclitaxel-bevacizumab (CP-B) in advanced (stage III-IV) or recurrent endometrial cancer: The MITO END-2 trial [J].Journal of Clinical Oncology, 2015, 33 (15_suppl): 5502-.

[128] Aghajanian, C., et al., A randomized phase II study of paclitaxel/carboplatin/bevacizumab, paclitaxel/carboplatin/temsirolimus and ixabepilone/carboplatin/bevacizumab as initial therapy for measurable stage III or IVA, stage IVB or recurrent endometrial cancer, GOG-86P.JOURNAL OF CLINICAL ONCOLOGY, 2015.33S (15).

[129] ROSE P G, BRUNETTO V L, VANLE L, et al.A phase II trial of anastrozole in advanced recurrent or persistent endometrial carcinoma: a Gynecologic Oncology Group study [J].Gynecologic oncology, 2000, 78 (2): 212-6.

[130] FIORICA J V, BRUNETTO V L, HANJANI P, et al.Phase II trial of alternating courses of megestrol acetate and tamoxifen in advanced endometrial carcinoma: a Gynecologic Oncology Group study [J].Gynecologic oncology, 2004, 92 (1): 10-4.

[131] WHITNEY C W, BRUNETTO V L, ZAINO R J, et al.Phase II study of medroxyprogesterone acetate plus tamoxifen in advanced endometrial carcinoma: a Gynecologic Oncology Group study [J].Gynecologic oncology, 2004, 92 (1): 4-9.

[132] WILTINK L M, NOUT R A, FIOCCO M, et al.No Increased Risk of Second Cancer After Radiotherapy in Patients Treated for Rectal or Endometrial Cancer in the Randomized TME, PORTEC-1, and PORTEC-2 Trials [J].Journal of clinical oncology: official journal of the American Society of Clinical Oncology, 2015, 33 (15): 1640-6.

[133] BARAKAT R R, BUNDY B N, SPIRTOS N M, et al.Randomized double-blind trial of estrogen replacement therapy versus placebo in stage I or II endometrial cancer: a Gynecologic Oncology Group Study [J].Journal of clinical oncology: official journal of the American Society of Clinical Oncology, 2006, 24 (4): 587-92.

[134] 吴燕平, 王建芬.妇科恶性肿瘤术后早期中医干预加速康复体会[J].中国中医急症, 2012, 21 (10): 1611-1612.

[135] 陈信义, 史哲新, 侯丽.肿瘤化疗相关性血小板减少症中医药防治专家共识[J].北京中医药, 2021, 40 (05): 451-455.DOI: 10.16025/j.1674-1307.2021.05.002.

[136] 史玉树.肿瘤放疗反应的中医中药治疗[J].中国卫生产业, 2012, 9 (27): 175.DOI: 10.16659/j.cnki.1672-5654.2012.27.046

[137] 陈泓志, 梁伟林, 顾瞻, 张慧卿.程序性细胞死亡蛋白-1及其配体抑制剂免疫相关不良反应的中医病因病机及治法[J].世界中医药, 2021, 16 (09): 1386-1390+1399.

[138] 鹿竞文, 徐力.肿瘤中医姑息治疗概念的建立及其优势探讨[J].中医临床研究, 2013, 5 (01): 110-112.

[139] 樊代明.整合肿瘤学·基础卷[M].西安: 世界图书出版西安有限公司, 2021.

外阴癌

名誉主编

樊代明

主 编

林仲秋

副主编

王 静

编 委（姓氏笔画排序）

尹如铁　王 莉　田小飞　白 萍　曲芃芃

朱根海　吴 强　张 燕　杨英捷　陆安伟

陈 勍　黄 奕　谢 榕　韩丽萍　蔡红兵

魏丽春

秘 书

卢淮武　谢玲玲

前言

外阴恶性肿瘤（malignant tumor of the vulva）是一种少见的妇科恶性肿瘤，占所有女性生殖道恶性肿瘤的2%~5%，多发生于绝经后妇女。肿瘤可发生于外阴的皮肤、黏膜及其附件组织，主要病理类型有鳞状细胞癌、恶性黑色素瘤、腺癌、基底细胞癌、肉瘤及转移性癌。外阴恶性肿瘤的发生率呈上升趋势，尤其是在75岁及以上的老龄妇女，可能与外阴的硬化苔藓病变等非肿瘤性上皮病变和高龄导致上皮细胞出现非典型性增生有关。50岁以上妇女的外阴上皮内瘤变（vulval intraepithelial neoplasia，VIN）发病率也呈上升趋势。在与人乳头瘤病毒（human papillomavirus，HPV）感染（主要是HPV16和HPV18型）相关的外阴癌中，VIN是其癌前病变。外阴高级别上皮内瘤变若未治疗，约80%可进展为外阴浸润癌。

第一章 筛查

对于外阴恶性肿瘤的预防，目前并无明确证据支持常规筛查。若患者出现外阴色素沉着、外阴溃疡或慢性外阴瘙痒等异常症状和体征时，建议尽快就诊，必要时行外阴患处活检评估。外阴硬化性苔癣与老年女性的外阴角化型鳞癌发病相关，鼓励此类患者自检。年轻女性常见外阴疣状/基底细胞样鳞癌是由于高危型HPV持续感染导致，其癌前病变是外阴鳞状上皮内病变，可能合并下生殖道其他部位（如宫颈，阴道）的鳞状上皮内病变，因此，一旦确诊下生殖道鳞状上皮内病变者，在阴道镜随访中都需同时检查外阴部位，以及时发现相关病变。

第二章

诊断

第一节 病史询问

了解外阴癌相关症状出现的时间、部位及其他伴随症状。常见症状为外阴瘙痒、局部肿块或溃疡，合并感染。晚期癌可出现疼痛、渗液和出血。

第二节 全身体检

进行详细全身体检，特别注意检查浅表淋巴结（尤其腹股沟淋巴结）有无肿大。若肿瘤转移至腹股沟淋巴结，可扪及增大、质硬、固定的淋巴结。

第三节 妇科检查

外阴病灶最常位于大阴唇，其次小阴唇、阴蒂、会阴、尿道口、肛周等。妇科检查应明确外阴肿物或病变部位、大小、质地、活动度、色素改变、形态（丘疹或斑块、结节、菜花、溃疡等）、皮下浸润深度、距外阴中线距离等，肿瘤是否累及尿道（口）、阴道、肛门和直肠，外阴皮肤有无增厚、色素改变及溃疡。

第四节 组织病理学检查

组织病理学检查是确诊外阴恶性肿瘤的金标准。

1 术前确诊

对有多年外阴瘙痒史并伴外阴白斑或经久不愈糜烂、外阴结节、乳头状瘤、尖锐湿疣及溃疡等可疑病变应及时取活检行组织病理学检查。必要时阴道镜指导下行病变部位活检。肿瘤直径>2 cm的外阴癌可直接在肿瘤部位钳夹活检。对肿瘤直径≤2 cm的早期外阴恶性肿瘤可在局麻下行完整切除活检，包括肿瘤、肿瘤周围皮肤和皮下组织，或采用Keyes活检器，经连续病理切片检查，准确评价肿瘤浸润深度，以指导早期外阴恶性肿瘤的个体化治疗。

2 术后病理学诊断

病理报告需包括：肿瘤病理类型、组织分级、浸润深度、有无淋巴脉管间隙浸润（lymph-vascular space invasion，LVSI）、手术切缘和肿瘤基底切缘有无病灶及其与肿瘤边缘的距离、淋巴结转移部位和数目及是否扩散到包膜外等，以明确肿瘤期别，并指导术后辅助治疗。

外阴恶性肿瘤的主要病理类型为鳞状细胞癌，占80%~90%，黑色素瘤为外阴第二常见恶性肿瘤，占2%~4%；疣状癌肿瘤体积较大，呈菜花状，多数与HPV感染相关；基底细胞癌和腺癌少见；腺癌主要来自前庭大腺；外阴佩吉特病（Paget's disease）也属于外阴恶性肿瘤的一种病理类型。

第五节 辅助检查

1 常规检查

治疗前应常规检查血、尿、粪三大常规，肝、肾功能和血清肿瘤标志物[如鳞癌查SCCA，腺癌查癌胚抗原（CEA）、糖类抗原19-9（CA19-9）]等。

2 影像学检查

常规胸部X线/CT排除肺转移；晚期需行外阴、腹股沟区和盆腔增强CT或MRI或PET/CT等影像学检查。

3 HPV检测及细胞学检查

外阴HPV阴性者多为单一病灶或为大、小阴唇表面溃疡，HPV阳性者常为多点病灶或同时存在宫颈肿瘤。HPV阳性者需行宫颈HPV和细胞学检查，有助于发现宫颈、阴道同时存在的病灶。

4 超声指引下细针穿刺活检

该检查是诊断腹股沟淋巴结转移的方法，灵敏度可达77%~93%。

5 其他检查

对晚期外阴癌患者,应行膀胱镜和(或)直肠镜检查,了解尿道、膀胱和直肠黏膜受侵情况。

第三章 分期

外阴癌的分期包括国际妇产科联盟（International Federation of Gynecology and Obstetrics，FIGO）的分期和国际抗癌联盟（Union for International Cancer Control，UICC）的TNM分期，目前临床多采用FIGO分期。1988年FIGO确立了外阴癌的手术病理分期，1994年进行了修改，将Ⅰ期按肿瘤的浸润深度进一步分为ⅠA期（肿瘤浸润间质深度≤1.0mm）和ⅠB期（间质浸润深度>1.0mm）。2009年FIGO再次进行了修订，此次分期取消了0期，除ⅠA和ⅣB期还保持1994年的分期标准外，其余各期均进行了更新，并据腹股沟淋巴结转移大小、数目和形态将外阴癌进一步分为ⅢAi和ⅱ、ⅢBi和ⅱ、ⅢC和ⅣAi和ⅱ期。FIGO 2009分期已在临床沿用多年，鉴于其引用的数据资料主要来自回顾性分析，无法真正区分各期的生存预后，FIGO委员会修订发布了外阴癌2021分期，该分期适用于除恶性黑色素瘤以外的其他所有外阴恶性肿瘤，详见表36-3-1。

表36-3-1 外阴癌的分期（FIGO，2021）

FIGO 分期	肿瘤范围
Ⅰ	肿瘤局限于外阴
ⅠA	病变≤2cm，且间质浸润≤1.0mm[a]
ⅠB	病变>2cm，或间质浸润>1.0mm[a]
Ⅱ	任何大小的肿瘤蔓延到邻近的会阴结构（下1/3尿道，下1/3阴道和下1/3肛门），且淋巴结阴性
Ⅲ	任何大小的肿瘤蔓延到邻近的会阴结构的上部，或存在任何数目的不固定、无溃疡形成的淋巴结转移
ⅢA	任何大小的肿瘤蔓延到上2/3尿道、上2/3阴道、膀胱黏膜、直肠黏膜或区域淋巴结转移≤5mm
ⅢB	区域淋巴结[b]转移>5mm
ⅢC	区域淋巴结[b]转移且扩散到淋巴结包膜外
Ⅳ	任何大小的肿瘤固定于骨质，或固定的、溃疡形成的淋巴结转移，或远处转移
ⅣA	病灶固定于骨盆，或固定的或溃疡形成的区域淋巴结转移
ⅣB	远处转移

注：a：浸润深度的测量是从邻近最表浅真皮乳头的皮肤—间质结合处至浸润的最深点。b：区域淋巴结指腹股沟和股淋巴结。

第四章

治疗

外阴恶性肿瘤的主要病理类型为鳞癌，以下推荐主要针对鳞癌（简称外阴癌），其他类型见第六章。外阴癌以手术治疗为主。随着对外阴癌生物学行为的认识，手术治疗模式发生了很大改变，对早期外阴癌强调个体化手术治疗，而局部晚期（或）晚期则强调手术+放疗+化疗的整合治疗。

第一节 手术治疗

手术前需明确病理类型。肿瘤直径≤2 cm需明确浸润深度以确定是否行腹股沟淋巴结切除术。手术范围包括外阴肿瘤和腹股沟淋巴结切除，必要时切除肿大的盆腔淋巴结。外阴肿瘤切除术式包括单纯部分外阴切除术（simple partial vulvectomy）、根治性部分外阴切除术（radical partial vulvectomy）和根治性全外阴切除术（radical vulvectomy）；腹股沟淋巴结切除术包括腹股沟淋巴结根治性切除术（腹股沟淋巴结清扫术）、前哨淋巴结活检和淋巴结活检术。外阴和腹股沟分开的"三切口"术式已成为目前大多数医师采用的术式。

1 外阴手术

1.1 根治性外阴切除术

根治性外阴切除术包括根治性全外阴切除术及根治性部分外阴切除术，适用于ⅠB~Ⅲ期患者，要求皮肤切缘宽度达2~3cm，切除深度需达泌尿生殖膈或耻骨筋膜。以上术式均为外阴毁损性手术，受累外阴的皮肤黏膜及皮下组织全部切除，创面大，切缘缝合张力较大，切口Ⅰ期愈合率较低，部分患者需行皮瓣转移手术。两种术式的区别在于是否保留部分外阴组织，主要根据外阴病灶的大小及侵犯范围选择相应的术式。病灶较小的单侧型肿瘤可选择根治性部分外阴切除术、保留对侧外阴以减少手术创伤。目前没有前瞻性随机对照研究比较两种术式之间的优劣，已有回顾性研究证实只要达到足够的阴性手术切缘，这两种术式的复发率及生存率相当。目前，根治性部分外阴切除术已成为外阴癌外阴切除术的最基本术式。

1.2 单纯部分外阴切除术

单纯部分外阴切除术适用于外阴癌前病变、ⅠA期患者，皮肤切缘离肿瘤病灶边缘的宽度至少1cm，切除深度比较表浅，超过皮下1cm即可。

对术后病理报告手术切缘阳性者，可再次手术切除，也可直接补充放疗。

1.3 手术切缘

手术切缘状态是外阴癌复发的重要预测因素。初次手术必须达到足够的大体手术切缘（至少1cm），以保证镜下8mm以上的安全病理切缘。越来越多研究表明，为保留外阴敏感部位及维持性功能，小于8mm的病理镜下阴性切缘也是可接受的。初始手术时切缘靠近浸润癌者可密切随访。切缘阳性考虑再次手术切除，也可辅助性局部放疗。当切缘阳性累及尿道、肛门或阴道时，切除过多组织可能会导致较多的并发症和功能障碍，建议选择辅助放疗。另外，切缘阳性或切缘邻近病灶是否选择再次手术需结合淋巴结状态，当合并腹股沟淋巴结转移时，术后已有需要补充外照射放疗±同期化疗的明确适应证，不宜选择再次手术。

2 腹股沟淋巴结切除术

外阴癌除ⅠA期外，其他采用手术治疗的各期患者均需行腹股沟淋巴结切除。分为腹股沟浅淋巴结和深淋巴结切除术。推荐采用独立分开的腹股沟横直线切口。单侧外阴癌可考虑只切除同侧腹股沟淋巴结，中线部位肿瘤及患侧腹股沟淋巴结阳性需切除对侧腹股沟淋巴结。

2.1 腹股沟淋巴结切除术

腹股沟淋巴结位于股三角区域，股三角位于大腿的前面上部，上界为腹股沟韧带，内侧界为长收肌内侧缘，外侧界为缝匠肌的内侧缘。横切口腹股沟淋巴结切除术一般在腹股沟韧带下方做一个横直线切口，外界为缝匠肌内侧、内界为耻骨结节和长收肌内侧、下界为股三角下尖、上界为腹股沟韧带上2cm，深达筛筋膜。整块切除该区域的淋巴脂肪组织。既往多采用直切口，Ⅰ期愈合率较低。术后可出现下肢回流障碍、淋巴水肿等并发症，尤其是术后辅助放疗的患者。

2.2 腹股沟前哨淋巴结活检术

该检查以放射性核素或蓝染料为示踪剂，发现并识别腹股沟前哨淋巴结。已发表的相关研究证实早期外阴鳞癌（临床Ⅰ、Ⅱ期，肿瘤直径<4cm）通过切除前哨淋巴结评估腹股沟淋巴结转移的敏感性和阴性预测值均可达90%以上。

外阴癌的腹股沟前哨淋巴结是指外阴癌癌细胞首先引流到的一组腹股沟淋巴结，大多位于耻骨联合两侧的耻骨结节旁，也称为耻骨结节旁淋巴结。对于外阴肿瘤<4

cm的单灶性病变、临床无腹股沟淋巴结转移证据者可采用前哨淋巴结活检术。术前于外阴癌灶旁注射示踪剂[亚甲蓝和（或）^{99m}Tc、荧光等示踪剂]。注射亚甲蓝后20~30min切除蓝染的腹股沟前哨淋巴结送快速病理检查，结果为阳性者需采取补充治疗。因冰冻切片导致的组织缺失可能会造成漏诊或未能检出微转移，可能与术后的组织病理检查不符合，术前宜签署术中快速病理检查同意书。前哨淋巴结阳性者，应进行患侧腹股沟淋巴结切除或切除阳性前哨淋巴结后给予腹股沟区放疗。前哨淋巴结阴性，则不需再切除剩余的淋巴结；肿瘤累及中线时，必须进行双侧前哨淋巴结切除。如仅在一侧检出前哨淋巴结阳性，对侧也应行腹股沟淋巴结切除或放疗。前哨淋巴结的病理学评估要求进行超分期，应至少每200 μm一个层面进行连续切片，如H-E染色阴性，应行免疫组化染色。

2.3 腹股沟淋巴结活检术

若腹股沟区出现明显肿大的淋巴结，可考虑细针穿刺活检或切除肿大淋巴结以明确其性质。如未融合、可活动的淋巴结可以完整切除；已经融合固定的淋巴结可只行部分组织切除术。病理学诊断明确淋巴结转移后可予以放化疗。

2.4 腹股沟淋巴结穿刺活检术

对已经固定的腹股沟病灶或体质不能耐受腹股沟肿大淋巴结切除活检者，可行穿刺活检，行病理学诊断，确诊为阳性予以放化疗。

第二节 放疗

因外阴潮湿、皮肤黏膜对放射线的耐受较差、外阴肿瘤较大或已转移至淋巴结等因素，放疗难以得到满意的剂量分布，上述因素使得外阴癌难以接受达到根治性治疗效果的照射剂量。因此，外阴癌单纯放疗的疗效差，局部复发率高。对于局部晚期外阴癌，放化疗联合手术的整合治疗可降低超广泛手术的创伤和改善外阴癌患者的预后。因正常器官受量较高，目前不推荐使用外照射、三维适形技术（3D-CRT），主要采取适型调强放疗（intensity-modulated radiotherapy，IMRT）技术。没有化疗禁忌证者，推荐同期放化疗。

1 根治性放疗

根治性放疗主要适用以下患者：① 不可切除的局部晚期肿瘤，包括部分Ⅱ期（肿瘤直径>4 cm或肿瘤侵及阴道、尿道、肛门）、Ⅲ~ⅣA期肿瘤。② 手术有可能造成严重并发症或有严重伴发疾病不能接受手术的早期患者。

建议使用IMRT技术、常规分割模式（1.8~2.0）Gy/次，5次/周，外阴及盆腔临床下病灶区域（CTV区域）为（45~50）Gy/25次，原发可见病灶及转移淋巴结局部推量至（60~70）Gy，具体剂量根据肿瘤部位、大小、治疗反应及急性不良反应、是否化疗等决定。残留肿瘤或瘤床区域局部推量照射使用的放疗技术要根据肿瘤位置、周围器官受照射剂量限制等因素考虑，如果肿瘤位置表浅，可使用电子线垂直照射。如残留肿瘤适合近距离治疗，也可使用近距离后装插植技术给予推量照射。

放化疗结束后对肿瘤反应进行评估，如原发病灶、转移淋巴结有肿瘤残留，可通过多学科整合诊疗模式（MDT to HIM）讨论确定能否手术切除。

一项来自美国国家癌症数据库（National Cancer Data Base，NCDB）的数据分析显示，外阴癌放疗联合同期化疗优于单纯放疗。同期化疗药物推荐顺铂周疗方案，40 mg/m^2，但目前仍缺乏对比顺铂与其他化疗方案的临床随机对照研究。

2　术后辅助放疗

术后有复发高危因素者，需接受放疗。术后复发高危因素包括：手术切缘阳性、邻近手术切缘（<8 mm）、LVSI、淋巴结转移（特别是2个以上淋巴结转移）、出现淋巴结包膜外扩散。对腹股沟淋巴结切除术时发现多个阳性淋巴结或大块型淋巴结转移者，GOG37研究结果显示，术后辅以盆腔和腹股沟区放疗的疗效优于行盆腔淋巴结切除术。

外阴癌的术后辅助放疗分为以下情况：①切缘阳性，但淋巴结影像学、病理及临床检查均阴性，可再次手术切除，或外照射放疗±后装放疗±同期化疗；②切缘阴性、淋巴结阳性，术后行外照射放疗±同期化疗；③切缘及淋巴结均阳性，术后行外照射放疗±后装放疗±同期化疗±再次手术切除。

术后放疗要在手术伤口愈合后尽快开始，一般在术后6~8周内开始。

术后瘤床区域的放疗，如切缘阴性、有足够的阴性手术切缘，建议补充放疗45~50 Gy。如切缘近肿瘤边缘、切缘阳性或有LVSI，考虑局部加量。如有病理证实的腹股沟淋巴结转移，建议腹股沟区域接受50 Gy照射。如淋巴结有包膜外扩散，建议术后局部剂量推至54~64 Gy。腹股沟淋巴区域推量照射建议采用局部电子线代替IMRT推量照射。

3　姑息性放疗

复发、转移患者可给予姑息减轻症状的放疗。针对复发转移病灶给予局部照射，照射剂量分割模式及总照射剂量根据治疗目的及周围危及器官耐受剂量确定。

第三节　全身治疗

目前尚无标准全身治疗方案。常用化疗方案如下：

同步放化疗：首选顺铂40 mg/m² 静滴，第1天，每周1次，不超过7次。其他方案：① PF方案：顺铂100 mg/m² 静滴，第1天；氟尿嘧啶（5-FU）750~1 000 mg/m² 静滴，第1~4天，每4周重复，共2~3次。② MF方案：丝裂霉素10 mg/m² 静滴，第1天；5-FU 1 000 mg/（m²·24 h）静脉持续滴注96 h；放疗第1周和第4周给药。

晚期或复发、转移性外阴癌全身治疗方案见表36-4-1。

表36-4-1　晚期或复发/转移性外阴癌

首选	其他推荐药物	某些情况下使用
●顺铂 ●卡铂 ●顺铂/紫杉醇 ●卡铂/紫杉醇 ●顺铂/紫杉醇/贝伐珠单抗或其生物类似物	●紫杉醇 ●顺铂/长春瑞滨 ●厄洛替尼 ●顺铂/吉西他滨 ●卡铂/紫杉醇/贝伐珠单抗或其生物类似物	●派姆单抗（TMB-H、PD-L1阳性或MSI-H/dMMR外阴癌的二线治疗） ●纳武单抗（nivolumab）用于HPV相关的晚期或复发/转移外阴癌 ●拉罗替尼或恩曲替尼用于NTRK基因融合阳性患者

注：① 顺铂、卡铂或紫杉醇单药，每周或3周重复。② TP（紫杉醇+顺铂）方案：紫杉醇135~175 mg/m²+顺铂60~70 mg/m²，每3周重复。可在此基础上加用贝伐珠单抗或其生物类似物7.5~15 mg/kg。③ TC（紫杉醇+卡铂）方案：紫杉醇135~175 mg/m²+卡铂（AUC）4~5，每3周重复。可在此基础上加用贝伐珠单抗或其生物类似物7.5~15 mg/kg ④ 顺铂+长春瑞滨：顺铂80 mg/m²，第1天，长春瑞滨25 mg/m² 化疗第1、8天，每3周重复。⑤ 顺铂+吉西他滨：顺铂50 mg/m²，第1天，吉西他滨1 000 mg/m² 化疗第1、8天，每3周重复。⑥ TMB-H：高肿瘤突变负荷（tumor mutation burden-high）；PD-L1：程序性死亡［蛋白］配体-1（programmed death ligand-1）；MSI-H/dMMR：微卫星高度不稳定（microsatellite instability-high）/错配修复缺陷（mismatch repair deficient）。

第五章

复发外阴癌的治疗

若临床怀疑复发，需先行影像学检查了解转移情况，并尽可能经病理学活检证实。复发分局部复发和远处转移，治疗可分为以下两种情况：

第一节 局限于外阴的临床复发（淋巴结阴性）

1 无放疗史患者的治疗

无放疗史的患者可选择：①可选择根治性部分或全外阴切除病灶±单侧/双侧腹股沟股淋巴结切除术（既往未切除淋巴结者）。若术后切缘、影像学、病理和临床检查淋巴结均阴性，可随访观察或补充外照射放疗；若切缘阳性，但影像学、病理及临床检查淋巴结均阴性，可再次手术切除或外照射放疗±近距离放疗±同期化疗；若切缘阴性、淋巴结阳性，术后行外照射放疗±同期化疗；若切缘及淋巴结均阳性，术后行外照射放疗±近距离放疗±同期化疗±再次手术切除。②外照射放疗±近距离放疗±同期化疗，治疗后病变完全缓解者定期随访。仍残留明显的外阴病灶者再次手术切除，术后定期复查。

2 有放疗史患者的放疗

有放疗史者，应行根治性部分或全外阴切除术±皮瓣转移，术后定期随访。

第二节 淋巴结复发或远处转移

1 孤立的淋巴结或盆腔复发

未接受外照射放疗者可切除阳性淋巴结，术后辅助外照射放疗±同期化疗。有放疗史者，合适病例可考虑手术切除转移的淋巴结，术后化疗；或直接化疗。

2 多发盆腔淋巴结转移或远处转移或曾接受过盆腔放疗

对多发盆腔淋巴结转移或远处转移或曾接受过盆腔放疗的患者，应接受全身化疗和（或）外照射放疗。

第六章

其他类型的外阴恶性肿瘤

第一节 外阴恶性黑色素瘤

1 临床特征

外阴恶性黑色素瘤常由外阴色素痣恶变而来，外观呈棕褐色或蓝黑色的隆起样或扁平结节，也可表现为息肉样或乳头样结节，晚期肿瘤还可表现为溃疡状。但约有10%的病灶不含黑色素细胞，外观与外阴鳞状上皮原位癌类似，此部分称为无色素的恶性黑色素瘤。

2 诊断

诊断除根据病史和临床特征外，主要依靠肿瘤的组织病理学检查确诊。组织活检最好将病灶完整切除，切缘距肿瘤边缘至少1cm。采用抗黑色素瘤特异性抗体（HMB-45）、S-100和神经特异性烯醇化酶（NSE）等标志物进行免疫组化染色作为诊断和鉴别诊断依据，对无色素的恶性黑色素瘤患者尤其重要。

3 分期

推荐采用2017年美国AJCC制定的黑色素瘤TNM分期系统（第8版）见表36-6-1。

表36-6-1 黑色素瘤TNM分期

分期	厚度	溃疡
T		
T_X：原发肿瘤不能厚度不能测量（如搔刮活检来诊断）	不适用	不适用
T_0：没有原发肿瘤的证据（如不知原发肿瘤位置或原发肿瘤完全消退）	不适用	不适用
T_{is}：原位黑色素瘤	不适用	不适用

续表

分期	厚度	溃疡
T_1	≤1 mm	不知道或未明确指出
T_{1a}	<0.8 mm	无溃疡
T_{1b}	<0.8 mm	有溃疡
	0.8~1 mm	无或有溃疡
T_2	>1.0~2.0 mm	不知道或未明确指出
T_{2a}	>1.0~2.0 mm	无溃疡
T_{2b}	>1.0~2.0 mm	有溃疡
T_3	>2.0~4.0 mm	不知道或未明确指出
T_{3a}	>2.0~4.0 mm	无溃疡
T_{3b}	>2.0~4.0 mm	有溃疡
T_4	>4.0 mm	不知道或未明确指出
T_{4a}	>4.0 mm	无溃疡
T_{4b}	>4.0 mm	有溃疡
N	区域淋巴结受累个数	是否存在中途转移、卫星灶和（或）微卫星灶
N_X	区域淋巴结未评估（比如未进行前哨淋巴结活检，或者之前因为某种原因区域淋巴结已切除）例外：$pT_{1c}M_0$黑色素瘤若临床检查无淋巴转移，记为cN_0，而非pN_X	无
N_0	无区域淋巴结转移	无
N_1	1枚淋巴结受累，或无淋巴结受累但有中途转移、卫星灶和（或）微卫星灶	
N_{1a}	1枚临床隐匿淋巴结受累（如前哨淋巴结活检发现）	无
N_{1b}	1枚临床显性淋巴结受累	无
N_{1c}	无区域淋巴结转移	有
N_2	2或3枚淋巴结受累，或1枚淋巴结受累并有中途转移、卫星灶和（或）微卫星灶	
N_{2a}	2或3枚临床隐匿淋巴结受累（如前哨淋巴结活检发现）	无
N_{2b}	2或3枚，其中至少1枚为临床显性淋巴结受累	无
N_{2c}	1枚临床显性或隐匿淋巴结转移	有
N_3	4枚或以上淋巴结受累，或2枚及以上淋巴结受累并伴有中途转移、卫星灶和（或）微卫星灶，或任何数量的融合淋巴结伴或不伴中途转移、卫星灶和（或）微卫星灶	
N_{3a}	4枚或以上临床隐匿淋巴结受累（如前哨淋巴结活检发现）	无
N_{3b}	4枚或以上，其中至少1枚为临床显性淋巴结受累；或存在任何数量的融合淋巴结	无
N_{3c}	2枚或以上临床显性或隐匿淋巴结转移和（或）存在任何数量的融合淋巴结	有
M	转移部位	血清LDH水平
M_0	没有远处转移证据	不适用
M_1	有远处转移	

分期	厚度	溃疡
M1a M1a（0） M1a（1）	远处转移至皮肤、软组织（包括肌肉）和（或）非区域淋巴结	没有记录或不明确 不升高 升高
M1b M1b（0） M1b（1）	远处转移至肺，包含或不包含 M1a 中的部位	没有记录或不明确 不升高 升高
M1c M1c（0） M1c（1）	远处转移至非中枢神经系统的内脏器官，包含或不包含 M1a 或 M1b 中的部位	没有记录或不明确 不升高 升高
M1d M1d（0） M1d（1）	远处转移至中枢神经系统，包含或不包含 M1a、M1b 或 M1c 中的部位	没有记录或不明确 不升高 升高

4 治疗

外阴恶性黑色素瘤恶性程度高、预后差、容易复发和转移。以手术治疗为主。近年，对早期外阴恶性黑色素瘤的手术更趋向保守，可行根治性部分外阴切除术，切缘应距肿瘤边缘1~2cm。生物治疗在恶性黑色素瘤的治疗中占有重要地位，且生物治疗联合化疗的有效率明显高于单纯化疗和单纯生物治疗。分子靶向药物联合化疗用于治疗晚期和复发性恶性黑色素瘤的药物有索拉非尼、贝伐珠单抗、反义寡核苷酸药物 oblimersen 等联合替莫唑胺，但绝大多数研究疗效有限。

女性生殖道恶性黑色素瘤的治疗可借鉴皮肤黏膜恶性黑色素瘤的治疗。

4.1 化疗

目前认为有效的药物有达卡巴嗪、替莫唑胺、紫杉醇、白蛋白结合型紫杉醇、多柔比星、异环磷酰胺、长春新碱、顺铂、放线菌素D等。达卡巴嗪为首选的化疗药物，首选化疗方案推荐达卡巴嗪和TMZ为主的联合化疗方案（如顺铂或福莫司汀）或紫杉醇联合卡铂方案。适用于晚期患者，4~6个疗程后评估疗效。其他化疗方案有：① BDPT方案：卡莫司汀 150 mg/m^2，静滴，第1天，每6周重复；达卡巴嗪 200 mg/m^2，静滴，第1~3天，每3周重复；顺铂 20 mg/m^2，静滴，第1~3天，每3周重复。② PVD方案：顺铂 20 mg/m^2，静滴，第1~4天；达卡巴嗪 200 mg/m^2，静滴，第1~4天；长春花碱 1.5 mg/m^2，静注，第1~4天。每3~4周重复。③ CPD方案：洛莫司汀 100 mg/m^2 口服，每6~8周1次，3次为1个疗程；丙卡巴肼 100 mg/m^2 分为3次服用，连续口服2周；放线菌素D 200~300 μg/m^2，静注，第1~8天。

4.2 联合治疗

既往曾推荐化疗联合干扰素（IFN）和白细胞介素（IL）-2生物治疗，但大量的前瞻性随机试验显示干扰素生存疗效有限，且受到适应证和不良反应限制，目前已不推荐干扰素作为恶性黑色素瘤的辅助治疗手段。对不可切除或远处转移恶性黑色素瘤，免疫治疗和靶向治疗是首选，无法使用免疫治疗和靶向治疗时才考虑化疗。转移性恶性黑色素瘤的治疗可选用达卡巴嗪或替莫唑胺、顺铂或卡铂、联合或不联合长春花碱或亚硝基脲、PD-1抑制剂或CTLA-4抑制剂治疗，有报道纳武单抗治疗效果优于伊匹单抗（ipilimumab），推荐患者参加临床试验。

MAPK通路下游效应因子BRAF突变可导致BRAF激酶的活性增加，细胞异常增殖，推荐达拉非尼（dabrafenib）联合曲美替尼（trametinib）作为Ⅲ期BRAF突变阳性者术后辅助治疗。另外，伊匹单抗可用于区域淋巴结转移或>1 mm的微转移的术后辅助治疗。BRAF突变阴性者可选用PD-1抑制剂。纳武单抗也推荐用于术后辅助治疗。

第二节 外阴基底细胞癌

1 临床特征

外阴基底细胞癌是一种较罕见的外阴恶性肿瘤，其发病占外阴恶性肿瘤的2%~4%。无特异性的临床症状，易被误诊为炎症。大多无潜在外阴疾病，通常表现为缓慢性生长、恶性程度较低、病程较长。以大阴唇局部浸润性生长为主，约60%为结节亚型，其次为浅表型，腹股沟淋巴结转移少见。

2 诊断

确诊靠组织病理学诊断。常因肿瘤生长缓慢，病程长，而延误诊断4~6年。因此，对持续存在的外阴肿物应警惕有本病可能。肿瘤直径>4 cm的外阴基底细胞癌且具有侵袭性组织亚型的患者发生腹股沟淋巴结转移的风险较高，术前应常规进行腹股沟区和盆腔MR或CT检查。

3 治疗和预后

外阴基底细胞癌以手术治疗为主。对病灶局限者可行局部切除或局部扩大切除术，还有采用Mohs显微外科手术报道。目前尚无明确的推荐切缘，但应考虑亚临床病灶存在。不建议常规行腹股沟淋巴切除术。对病变范围广、浸润较深者，建议行根治性外阴切除术。若有可疑腹股沟淋巴结转移应行淋巴结活检，病理学证实淋巴结转移者行同侧或双侧腹股沟淋巴结切除术。基底细胞癌对化疗不敏感，彻底手术后一般不需要放疗与化疗，皮肤切缘阳性或基底切缘阳性者术后可补充放疗，总体预后好。

第三节 外阴前庭大腺癌

1 临床特征

外阴前庭大腺癌（primary carcinoma of the Bartholin gland）占所有外阴恶性肿瘤的7.7%，病因尚不清楚，可能与前庭大腺囊肿感染有关。鳞状细胞癌和腺癌是主要的病理类型，约占外阴前庭大腺癌的80%。据报道，腺癌和鳞状细胞癌发生率大致相等，也有鳞状细胞癌占87.9%的报道。少见的病理类型有腺鳞癌、移行细胞癌、腺样囊性癌和小细胞癌等，其中腺样囊性癌是外阴前庭大腺癌中的一种特殊类型，生物学行为独特（见本章第四节）。

外阴前庭大腺癌发病年龄相对较小，平均年龄57岁。多数表现为外阴前庭大腺部位表面光滑的肿物，少数继发感染者肿瘤表面可溃烂，呈溃疡型，肿瘤大小为4~70 mm，平均40 mm。对存在多年的前庭大腺囊肿近期持续增大者，应警惕前庭大腺癌可能。

2 诊断

确诊主要依据肿瘤的组织病理学和前庭大腺的特有解剖部位，可检测CEA、酸性和中性黏蛋白、过碘酸雪夫染色（PAS）和p53等免疫组化及特染标志物进行诊断及鉴别诊断。治疗前应做外阴、腹盆腔CT或MRI，了解肿瘤与周围器官（直肠、阴道等）的关系、有无腹股沟及盆腹腔淋巴结转移等。

3 治疗

因外阴前庭大腺癌少见，目前尚无统一治疗方案，推荐行根治性外阴切除或根治性部分外阴切除术及单侧或双侧腹股沟淋巴结切除术。文献报道约40%的外阴前庭大腺癌初治患者发生腹股沟淋巴结转移，其中鳞癌腹股沟淋巴结转移较腺癌更常见，但无统计学意义。前庭大腺位置深，少数可直接转移到盆腔淋巴结。

第四节 外阴前庭大腺的腺样囊性癌

1 临床特征

腺样囊性癌最常发生在大小唾液腺、泪腺、鼻咽、乳腺、皮肤和宫颈。外阴前庭大腺的腺样囊性癌很少见，是外阴前庭大腺癌中一种特殊类型，占所有前庭大腺恶性肿瘤的5%~15%，占前庭大腺癌的1/3。肿瘤由均匀的小细胞组成，排列成网状，呈筛网状。肿瘤生长缓慢，病程长，主要呈局部浸润，常沿神经周围和淋巴管浸润，腹股沟淋巴结转移少见，仅10%，有时有远处转移。

2 治疗和预后

该病的临床研究多为小样本回顾性研究，目前尚无最佳治疗方案。手术方式多样，从单纯局部切除到根治性外阴切除，伴（或）不伴部分到完全的腹股沟淋巴结切除，取决于局部肿瘤范围和腹股沟淋巴结转移风险。肿瘤局限者建议行肿瘤局部扩大切除，有淋巴结转移的高危患者同时行同侧腹股沟淋巴结切除。

腺样囊性癌术后易局部复发，复发率高达50%，且与手术切缘状态无关。可通过血管内的迟发播散导致术后远期发生肺、肝、脑等器官的远处转移。术后辅助放疗或化疗的疗效尚不明确。

第五节　外阴佩吉特病

外阴佩吉特病（Vulvar Paget's disease）是一种少见、发展缓慢的外阴上皮瘤性病变，多发生于绝经后老年女性，外阴瘙痒、烧灼感常见，手术为主要疗法。

1 发生率

占外阴肿瘤的1%~2%。其特征性的肿瘤细胞－佩吉特（Paget's）细胞源于皮肤胚胎生发层的多潜能基底细胞。

2 临床特征

病程长，发展缓慢，通常发生在53~75岁绝经后妇女。最常见症状为持续性外阴瘙痒。其次是外阴疼痛或灼痛，少数表现为排尿困难和阴道排液。外阴病变呈湿疹样的红色斑片，边界清晰，表面有渗出结痂或角化脱屑，多发生于大小阴唇和会阴，也可累及阴蒂和肛周皮肤。病变范围差异较大，从2 cm到累及整个外阴和会阴，甚至累及肛周皮肤。病变范围大者（直径≥10 cm）常有浸润性佩吉特病或合并外阴腺癌。绝大多数外阴佩吉特病为表皮内癌，但10%可能有浸润，还有4%~8%（同时或先后）合并外阴和全身其他部位的腺癌，包括外阴汗腺癌、皮肤基底细胞癌、乳腺癌、甲状腺癌、胰腺癌、肺癌、胃癌、子宫内膜腺癌等。

3 诊断

确诊需组织活检病理学证实。全身PET/CT、皮肤镜及共聚焦显微成像技术可辅助诊断。CEA、细胞角蛋白（cytokeratin，CK）、趋化因子受体（CXCR4）等标志物可预测外阴佩吉特病侵袭、转移风险。

外阴佩吉特病病理分型为原发型和继发型。原发型（即Ⅰ型）依据佩吉特细胞浸润程度又分为：局限于表皮（Ⅰa型）、真皮浸润（Ⅰb型）、皮肤附属器受累或伴外阴皮下腺癌（Ⅰc型）；继发型依据来源分为继发于肛门直肠腺癌（Ⅱ型）、泌尿系统腺癌（Ⅲ型）和其他部位的腺癌（Ⅳ型）。

约20%外阴佩吉特病合并（或）伴随外阴或其他部位的恶性肿瘤。因此，当诊断外阴佩吉特病时，还应排除是否合并其他器官肿瘤，如泌尿生殖系统、胃肠道和乳腺等；最常合并肛门直肠及尿路上皮腺癌，有适应证需行肠镜和膀胱镜检查。

4　治疗

外阴佩吉特病以手术切除为主。根据病灶大小及部位，可选择根治性外阴切除术、根治性部分外阴切除术和单纯部分外阴切除术。一般需行浅表性外阴切除。由于真皮层潜在的组织学改变常超过临床可见病变范围，故手术切缘距病灶边缘应有一定距离，切缘距病灶至少2 cm，并切除浅层皮下脂肪，确保病灶切除干净，减少局部复发。建议术中行冰冻病理学检查明确切缘状态，若切缘阳性，则应再切除1 cm手术切缘，必要时多次冰冻、多次扩大切除，直至切缘阴性为止。术前怀疑有皮下浸润或合并浸润性腺癌时，术中还应送冰冻病理学检查，并行前哨淋巴结活检，病理学诊断证实后应按外阴浸润癌处理。佩吉特病通常切除范围较大、外阴缺损面积较大，常需皮瓣转移覆盖手术创面。但也有文献报道术中慎行皮瓣移植，因为移植皮瓣容易掩盖局部复发病灶。

对有严重合并症或广泛转移不能耐受手术、或术后复发者，可行咪喹莫特、放疗、二氧化碳激光消融治疗、光动力学治疗（PDT）和化疗等非侵入性治疗。

局部外用5%咪喹莫特治疗外阴上皮内佩吉特病的完全缓解率高达75%，对初治和复发的患者均有效，且对5%咪喹莫特初治后复发者再治仍有效。放疗可治愈部分外阴佩吉特病，放疗总剂量应控制于40~70 Gy；二氧化碳激光消融治疗有一定疗效，但术后复发率高。PDT治疗效果有限，但与手术切除相比，PDT可明显提高生活质量。化疗药物可选用FP方案（顺铂+5-氟尿嘧啶）、FECOM方案（表柔比星+卡铂+长春新碱+5-氟尿嘧啶）、多西他赛或联合用药。因该病发病率低，尚无最佳治疗方案。

近年来文献报道针对常规化疗耐药或转移性的外阴佩吉特病，靶向治疗（曲妥珠单抗或拉帕替尼）可作为一种新的候选方法。

第七章

营养治疗

作为肿瘤整合治疗措施之一，医学营养治疗（MNT）应得到临床医生重视。欧洲肠外肠内营养学会发布的《肿瘤患者营养指南》推荐，从肿瘤确诊开始定期评估营养摄入、体重改变和体质指数（body mass index，BMI），并根据临床状况重复评估。

临床营养师对患者及家属进行规范的营养教育和干预指导。规范的营养治疗和咨询流程，包括客观的营养评估、准确的营养诊断、科学的营养干预和全面的营养监测。对营养良好或轻度营养不良者，自然饮食充足，仅需营养宣教或专业饮食指导，无须过多营养干预，但应避免营养不良发生。若患者治疗前已有营养不良，应及时进行营养干预，通过合理营养治疗，纠正营养不良状态。肿瘤患者营养不良发生率高、后果严重，约20%恶性肿瘤患者直接死于营养不良。以"营养筛查—评估—诊断—治疗"为基础的规范化临床营养诊疗路径，是及时筛查肿瘤患者营养风险、精准诊断营养不良的基本措施，也是合理营养治疗、改善临床结局的基础保障。

实验室检查是评估营养状况的重要指标，受营养状况、免疫、代谢等多方面影响，能较为及时、敏感、客观的评价，代谢紊乱或系统性炎症是肿瘤患者常见的病理特征，肿瘤恶病质常表现为能量消耗增加、癌组织分解代谢（蛋白质水解）、液体向细胞外转移、急性期蛋白质变化和高血糖等，因此血清C反应蛋白、白蛋白、前白蛋白、视黄醇结合蛋白等实验室指标是评定肿瘤患者营养状况的重要参考指标。多种因素导致患者自然饮食不足超过1周，积极开展对症处理的同时，根据患者的情况选择合适的肠内营养或肠外营养，以减少营养不良造成的不利影响，保证生活质量。

外阴癌患者营养状况除了与肿瘤状态有关，还与年龄高度相关，对接受手术治疗的中至重度营养不良患者，尤其是需要切除腹股沟淋巴结甚至盆腔淋巴结患者，往往建议在手术前1~2周开始接受营养治疗。推荐首选肠内营养，术后鼓励尽早恢复经口进食，饮食上可选用鱼、家禽、瘦红肉、鸡蛋、低脂乳制品和大豆食品等。推荐能量为25~30kcal/（kg·d），对与肿瘤相关的营养不良患者，不能耐受肠内营养情况下，推荐采用肠外营养，推荐能量为30~35kcal/（kg·d）。不推荐对无营养风险的患者常规应用肠外营养，尤其是不存在胃肠道功能障碍者，应用肠外营养非但无益，反而有害。

营养治疗的适应证包括：①年龄70岁以下患者，BMI<20kg/m²，或年龄70岁以上患者，BMI<22kg/m²；②短期内体重下降明显，比如半年内体重减轻超过10%，或3个月内体重减轻超过5%或体重每周持续减轻0.5kg；③营养风险筛查评分简表（nutrition risk screening）NRS 2002≥3分或病人提供的主观整体营养状况评量表（scored patient-generated subjective global assessment）PG-SGA≥4分；④血清白蛋白<30g/L；⑤经口摄入不足75%目标能量和蛋白质需要量；⑥出现严重治疗相关不良反应，胃肠道反应导致进食减少、摄入不足，持续超过3天等。

营养治疗的途径包括肠内营养和肠外营养，首选口服的肠内营养途径，对肠内营养不能满足能量需求者，应予肠外营养补充。营养治疗在于及时纠正营养不良，避免恶病质或营养状况进一步恶化，改善机体功能，提高抗瘤治疗的耐受性和生活质量。系统根据营养筛查评估结果，智能化推出营养治疗方案，用以辅助临床决策。根据营养不良的五阶梯治疗，对肿瘤患者营养治疗的基本要求是四达标，即满足90%液体目标需求、大于70%（70%~90%）能量目标需求、100%蛋白质目标需求及100%微量营养素目标需求。规范治疗需遵循五阶梯原则，依次包括：营养教育、口服营养补充、全肠内营养、部分肠外营养和完全肠外营养。

ESPEN指南建议，当下一阶梯不能满足60%目标能量需求3~5d时，应选择上一阶梯。营养方法治疗作为药物治疗的补充干预措施，得到越来越多的关注。口服营养补充剂简单、方便、易行，但是需注意方法：①口服营养补充剂需定时服用。定时是指固定时间点来服用，一般推荐3+3模式，7:00吃早餐，12:00吃午餐，18:00吃晚餐，让患者在9:00~9:30、15:00~15:30、20:00~20:30，这3个时间段分别服用口服营养制剂。通过这3次定时服用口服营养制剂，可以很好地补充饮食，且不影响3餐正常就餐。②口服营养补充剂需定量服用。根据患者缺失量，将口服营养制剂平均分为3等份，在上述3个时间段服用。③口服营养补充剂需慢服。④口服营养补充剂需适当加热。以40~50°C为宜，这样可以避免腹泻。合理营养可有效改善患者高能量分解状态，保证患者得到充足营养，供给疾病转归对能量的需求，从而达到理想治疗效果。

营养方法治疗在某些程度上不仅可帮助患者减少营养成分的流失，还可显著改善生存质量，改善预后效果，减轻心理负担。

第八章

中医调理

第一节　外阴恶性肿瘤术后中医调理

外阴癌患者术后由于切口创面较大，恢复慢，并发症多，常出现神疲乏力、脘腹痞满、纳呆、排气排便不畅、小腹疼痛、小便癃闭、潮热盗汗等诸症，影响机体康复及后续治疗实施。因此，术后患者的康复时间、康复程度成为能否及时进行后续治疗的关键。

中医药治疗能有效促进术后患者康复，通过益气养阴、健脾理气等治疗，改善乏力、纳差、腹胀、潮热盗汗等症状，促使机体正气复原。同时，减轻手术不良反应，如淋巴水肿、尿潴留、肾盂积水、尿路感染、术口不愈等。此外，妇科肿瘤患者，根据手术病理及分期，很多需要进一步行放疗、化疗，中医药可提高手术、放化疗耐受性，促进患者及时、规范地完成相关治疗。

第二节　病因病机

祖国医学对妇科肿瘤的论述，散见于中医妇科的"癥瘕""积聚""石瘕""肠覃"等病症之中。妇科肿瘤的成因，常由多产、房劳、情志不舒或饮食失衡，导致湿热、瘀毒之邪内袭胞宫，客于胞门，气血瘀阻，湿毒内积而成。正如《景岳全书·妇人归·血癥》所言："瘀血留滞作癥，唯妇人有之。其证则或由经期，或由产后，凡内伤生冷，或外受风寒，或郁怒伤肝，气逆而血流，或忧思伤脾，气虚而血滞，或积劳积弱，气弱而不行，总由血动之时，余血未尽，而一有所逆，则留滞日积而以成癥矣"。指出肝脾气滞、气虚血瘀为发病的主要病机。

妇科肿瘤的脏腑辨证，主要在肝、脾、肾三脏，因脾虚失运，肝郁气滞，肾虚不固，脏腑功能亏损，致冲任失调，督带失约而导致本病的发生。总体病性为本虚标实，强调扶正以固本、祛邪以治标。临证应明辨虚实，分清脏腑，根据"虚"

"瘀""痰""毒"状况进行辨证施治，并灵活采用健脾祛湿，滋养肝肾，疏肝理气，清利湿热，祛瘀散结等治则。

手术既可祛除病邪，也可带来不同程度损伤，所谓"邪之所凑，其气必虚"，术中失血、元气受损，术后机体多见正气亏虚、阴血不足，机体各脏器功能受损，导致气机郁滞，升降失司，开阖失常，或余毒未清，瘀阻经脉，血行不畅，导致气滞血瘀等邪实存在。因此，"正虚邪滞"是妇科恶性肿瘤术后的辨治特点，以气血亏虚为本，气滞、痰湿、血瘀为标。

第三节　外阴癌术后的中医辨治方法

术后早期应根据正虚邪滞的体质特点，通过不同临床证候辨明正邪盛衰，分清标本主次，采取不同的阶段性治疗方法，调整机体阴阳、气血，恢复脏器功能。

1　理气通滞，利湿散结

对手术患者，由于手术本身对脏器的刺激、麻醉，术后近期不能摄食等原因使肠壁内源性运动活性的神经性抑制，胃肠道蠕动消失，导致气机郁滞，肠腑传导不利，升降失司，从而出现脘腹痞满，矢气不转，下腹胀痛，恶心泛呕，不思饮食，口渴心烦，大便秘结，舌苔腻、脉弦滑等标实之证。因此理气通腑，恢复胃肠功能成为术后早期康复的首要任务。根据中医"六腑以通为用"理论，在西医常规治疗基础上，术后加用理气通腑、行气导滞之中药治疗，方拟枳实消痞汤或逍遥散，以枳实、厚朴、莱菔子、白术、柴胡、青皮、郁金、当归、白芍、薄荷、大腹皮、砂仁等加减。待肛门排气，腹胀缓解后给半流质饮食，加炒党参、炒白芍、淮山药健脾益气，资气血生化之源。诸药合用，使脾运得健，气机调畅，升降有序，则胃肠功能快速康复，诸症缓解。临诊应用此法应注意分清本虚标实之主次，遵循"衰其大半而止"的原则，一旦标实之证缓解及时调整治疗用药。

术后虽有正虚，亦不忘祛邪，《内经》云："坚者削之，结者散之，留者攻之，滞者导之。"此之谓也。因邪实留滞，脾虚失运，水湿内停，患者常表现为带下赤白或赤黄，少腹胀痛，纳呆脘闷，口舌生疮，便秘溲黄，苔黄腻，脉弦数。此时当清热、利湿、散结，方以四妙丸、龙胆泻肝汤等加减，常用苍术、黄柏、怀牛膝、薏苡仁、土茯苓、泽泻、蒲公英、马齿苋等清利湿热，用山慈菇、浙贝、海藻、昆布、牡蛎、莪术等散结祛瘀。

若肿瘤术后余毒未清，加上离经之血、渗出之液蕴结留滞体内，而机体正气亏损，无力驱邪外出，则邪毒瘀阻胞脉，蕴而化热，出现阴道接触性出血或流出血快，带下微黄或夹血块，下腹或臀、骶疼痛，伴有口苦、尿赤，舌淡红质泛紫或边尖瘀点、苔黄腻、脉弦涩，此乃热毒瘀结。此时不应拘泥于术后体虚而妄加补益，应祛邪为先，以减少对正气的损伤。治拟活血散结，解毒祛瘀，方拟桂枝茯苓丸合下瘀血方，以桂枝、赤芍、茯苓、牡丹皮、延胡索、桃仁、土鳖、大黄、川楝子、威灵仙等加减。

2 健脾固肾，柔肝养阴

由于手术耗伤元气，脾胃运化功能失调，气机郁滞，出现神疲倦怠、纳呆食少、头晕气短等表现；肾与膀胱气化不利，开阖失司，从而出现小便欲解不出或滴沥不爽，腰膝酸冷，舌淡胖苔白、脉沉迟无力等脾肾两虚证候。治以健脾温肾为主，方选济生肾气丸或右归丸之类，选熟附子、桂枝、地黄、黄芪、党参、补骨脂、川断、鹿角胶、巴戟天、肉苁蓉等。临证若见腰膝酸软较甚者加杜仲、怀牛膝、桑寄生、乌梢蛇等；头晕耳鸣者加当归、钩藤、天麻；纳少腹胀者，加炒麦芽、鸡内金以消食助运；脱发者加旱莲草、何首乌；腹泻者加赤石脂、炒薏苡仁、淮山药；汗出不止者加浮小麦、煅龙骨、煅牡蛎。

若见眩晕耳鸣，腰膝酸痛，手足心热，心烦失眠，潮热盗汗，口渴咽干，白带色黄夹血，舌质红苔少，脉弦细，乃肝肾阴虚，治以滋补肝肾为主，方选六味地黄丸或左归丸之属，以熟地黄、山药、山萸肉、龟板、鳖甲、枸杞、黄精、女贞子等加减。若少腹痛，痛如针刺，加乳香、没药、蒲黄、五灵脂以活血祛瘀；胸闷心烦易怒者，加柴胡、郁金、山栀子以疏肝清热。

3 益气养血，祛瘀通络

癌毒之邪易损阴液，手术创伤耗气伤血，耗散阴津，气虚无力推动血行，而致血瘀，患者多表现为神疲乏力，头晕耳鸣，夜寐不安，舌淡黯苔少，脉细弱或沉涩，乃气血亏虚，瘀血阻滞之证。正如《景岳全书·妇人归·血癥》所言："瘀血留滞作癥，唯妇人有之。其证则或由经期，或由产后，凡内伤生冷，或外受风寒，或郁怒伤肝，气逆而血流，或忧思伤脾，气虚而血滞，或积劳积弱，气弱而不行，总由血动之时，余血未尽，而一有所逆，则留滞日积而以成癥矣"，指出"气虚血瘀"乃妇人癥积的重要病因。治拟益气养血，祛瘀通络，方选四物汤加减，药用：熟地黄、当归、川芎、白芍、牡丹皮、党参、黄芪、砂仁等。若见术后发热不退，小腹疼痛，痛处不移，口干不欲饮，舌暗紫边有瘀点、脉沉涩者，此乃血瘀发热，加用行气活血，化瘀通络之品，如桃仁、赤芍、柴胡、郁金、茜草等，内热可退。现代药理学研究表明，益气养血之剂可改善脏器血供，保护骨髓造血功能，提高机体细胞免疫功能，从而促进机体尽快康复，改善生存质量。

第四节 术后并发症的中医药治疗

1 淋巴水肿

主证：双下肢水肿，活动尤甚，按之坚韧、不凹陷，偶可扪及腹部包块，质韧，疲倦乏力，纳眠可，舌淡胖，苔白腻，脉细。

辨证：湿毒内阻

治法：清热利湿、解毒散结

方药：五苓散（《金匮要略》）内服合大黄、芒硝外敷。

药物内服：猪苓25g，茯苓15g，泽泻15g，桂枝10g，白术15g，路路通30g，丹参15g，茜草15g，地龙10g，牡丹皮15g，甘草6g。

外敷：大黄、芒硝按照1：4比例打粉，装入布袋后放置水肿处外敷，晾晒后可重复使用。

加减：腹痛、伴有发热者，可加蒲公英15g，金银花15g，益母草20g。

2 术后贫血

主证：面色苍白或萎黄，头晕目眩，神疲乏力，气短懒言，纳眠差，舌淡，苔白，脉沉细无力。

辨证：气血亏虚

治法：补气养血

方药：八珍汤加减（《正体类要》）。

具体药物：党参20g，白术12g，茯苓15g，当归10g，熟地15g，白芍15g，川芎10g，黄芪30g，大枣30g，甘草6g。

加减：气血两虚明显者，加人参15g，女贞子10g，枸杞子20g；自汗、畏风怕冷者，加防风15g，桂枝10g；阴道出血不止者，加三七粉（冲）6g，地榆炭10g，仙鹤草30g；胃纳差者，加鸡内金15g，麦芽15g，谷芽15g；心悸、眠差者，加远志15g，酸枣仁20g。

3 尿潴留及肾盂积水

主证：排尿不畅、尿频、伴有排尿不尽感，或尿失禁，腹胀纳差，或腰部酸软疼痛，排尿不畅，神疲乏力，恶心呕吐，纳差，眠可，舌淡胖，苔白厚腻，脉沉细或沉缓。

辨证：肾阳虚衰，水湿内停

治法：温补肾阳，化气行水

方药：济生肾气丸加减（《济生方》）。

具体药物：桂枝 10g，熟附子 10g，熟地 20g，茯苓 20g，山药 20g，山茱萸 15g，泽泻 15g，牡丹皮 15g，白芍 15g，甘草 6g。

加减：伴脘痞腹胀、纳差者，加厚朴 15g，枳实 10g，焦麦芽 20g，焦神曲 15g；伴尿痛者，加金钱草 15g，海金沙 15g；伴血尿者，加田七粉 6g，小蓟 15g。

4　泌尿系统感染

主证：小便短赤热痛、淋漓不畅，小腹急满，口干咽燥，舌红，苔黄腻，脉滑数。

辨证：湿热下注

治法：清热利湿

方药：八正散加减（《太平惠民和剂局方》）。

具体药物：木通 15g，车前草（包）15g，萹蓄 15g，瞿麦 30g，栀子 15g，滑石 15g（包），大黄 10g，甘草 6g。

加减：小便混浊者，加草薢 15g，菖蒲 15g；少腹拘急疼痛、盆腔感染者，加黄柏 15g，蒲公英 15g，当归 10g；口干咽燥者，加沙参 15g，麦冬 15g。

第五节　常用中成药

（1）桂枝茯苓丸（《金匮要略》）：由桂枝、茯苓、牡丹皮、桃仁、芍药组成。具有活血化瘀，缓消癥块的功效，适用于妇科肿瘤盆腔转移、下腹部包块硬实者。每服一至二丸。

（2）少腹逐瘀丸（《医林改错》）：由当归、川芎、赤芍、五灵脂、蒲黄、没药、小茴香、干姜、肉桂、延胡索等药物组成。具有行气活血，祛瘀散结的作用，适用于妇科肿瘤属气滞血瘀者。每次服 1 丸，早晚各 1 次，用温黄酒送服。

（3）平消胶囊（《癌瘤中医防治研究》方）：制马钱子、郁金、枳壳、干漆、五灵脂、白矾、仙鹤草等，口服，每次 4~8 片，每日 3 次，1~3 个月为 1 疗程，具有活血行气、化痰软坚、扶正祛邪的功效，适用于各型妇科肿瘤患者。

第九章

随访

遵循妇科恶性肿瘤治疗后随访原则。治疗后前2年每3~6个月随访1次,第3~5年每6~12个月随访1次,以后每年随访1次。建议行宫颈/阴道细胞学筛查(可包括HPV检测)以早期发现下生殖道上皮内病变。若症状或临床检查怀疑复发,需行影像学及肿瘤标志物检查,必要时行活检病理学检查明确。

第十章 附录

外阴恶性肿瘤诊治流程图

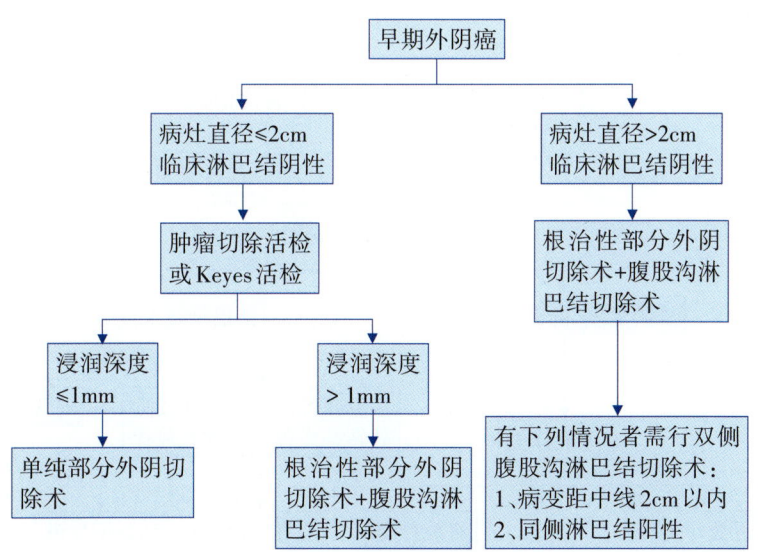

图 36-10-1　早期外阴癌诊治流程

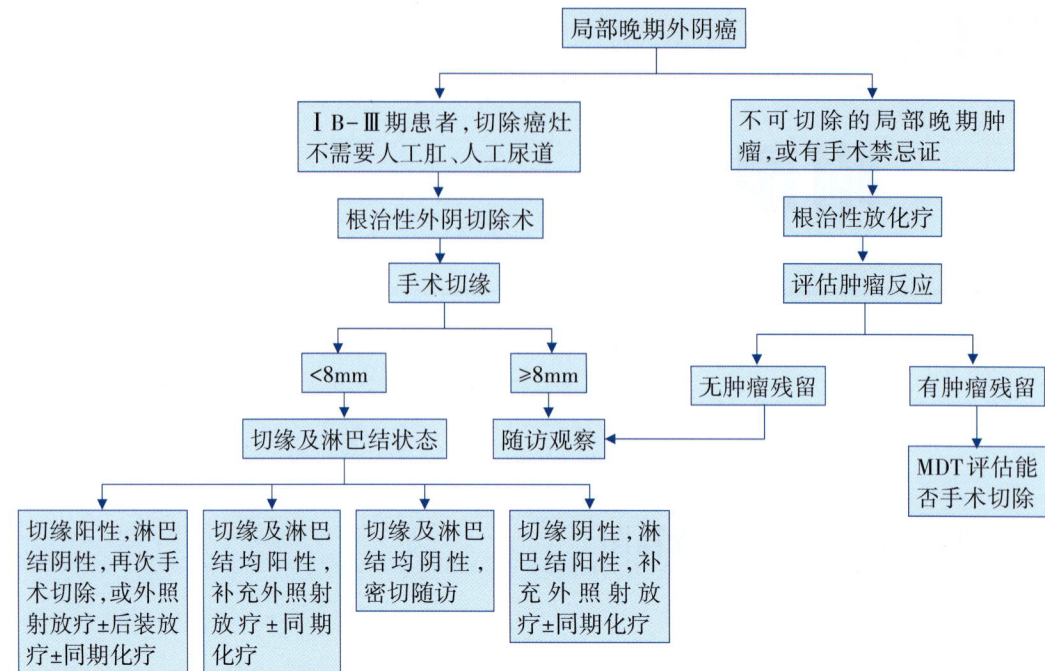

图 36-10-2　局部晚期外阴癌诊治流程

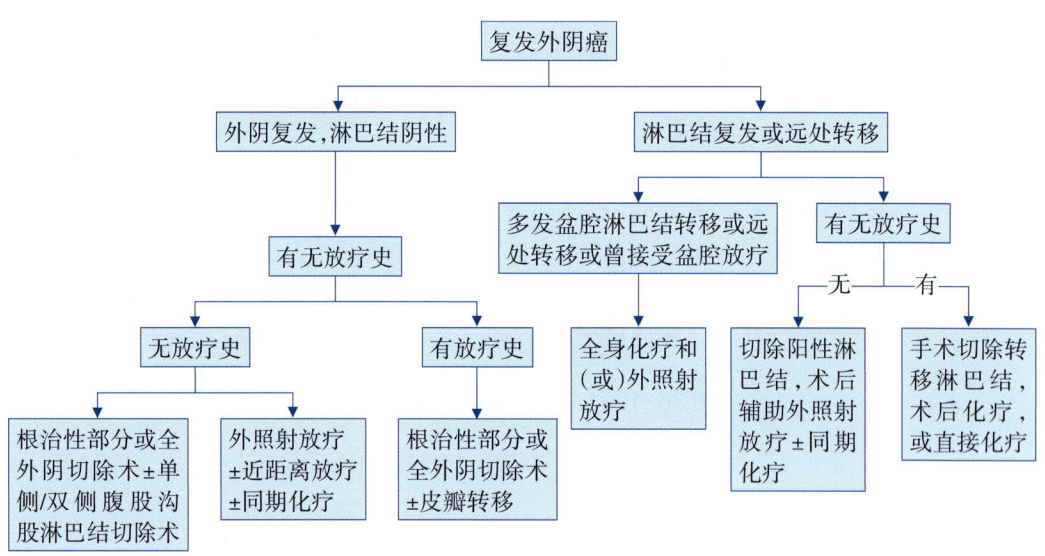

图 36-10-3　复发外阴癌诊治流程

参考文献

[1] 谢玲玲，林荣春，林仲秋.《FIGO 2018癌症报告》——外阴癌诊治指南解读[J].中国实用妇科与产科杂志，2019，35（06）：660-5.

[2] 李静然，隋龙，吴瑞芳，等.外阴鳞状上皮内病变诊治专家共识[J].中国妇产科临床杂志，2020，21（04）：441-5.

[3] FABER M T，SAND F L，ALBIERI V，et al.Prevalence and type distribution of human papillomavirus in squamous cell carcinoma and intraepithelial neoplasia of the vulva[J].Int J Cancer，2017，141（6）：1161-9.

[4] HOANG L N，PARK K J，SOSLOW R A，et al.Squamous precursor lesions of the vulva：current classification and diagnostic challenges[J].Pathology，2016，48（4）：291-302.

[5] EIFEL PJ B J，MARKMAN MA..Cancer of the cervix，vagina，and vulva.[M]//VINCENT T.DEVITA J M D，THEODORE S.LAWRENCE，STEVEN A.ROSENBERG.Principles and Practice of Oncology. Wolters Kluwer Health/Lippincott Williams & Wilkins.2011：1311-44.

[6] ANGELICO G，SANTORO A，INZANI F，et al.Ultrasound-guided FNA cytology of groin lymph nodes improves the management of squamous cell carcinoma of the vulva：Results from a comparative cytohistological study[J].Cancer Cytopathol，2019，127（8）：514-20.

[7] NETWORK N C C.NCCN Clinical Practice Guidelines in Oncology：vulva cancer（squamous cell carcinoma）version2.2021.[M].2020.

[8] MAGRINA J F，GONZALEZ-BOSQUET J，WEAVER A L，et al.Primary squamous cell cancer of the vulva：radical versus modified radical vulvar surgery[J].Gynecol Oncol，1998，71（1）：116-21.

[9] ANSINK A，VAN DER VELDEN J.Surgical interventions for early squamous cell carcinoma of the vulva[J].Cochrane Database Syst Rev，2000，2）：CD002036.

[10] DESIMONE C P，VAN NESS J S，COOPER A L，et al.The treatment of lateral T1 and T2 squamous cell carcinomas of the vulva confined to the labium majus or minus[J].Gynecol Oncol，2007，104（2）：390-5.

[11] ROGERS L J，CUELLO M A.Cancer of the vulva[J].Int J Gynaecol Obstet，2018，143 Suppl 2（4-13.

[12] DELLINGER T H，HAKIM A A，LEE S J，et al.Surgical Management of Vulvar Cancer[J].J Natl Compr Canc Netw，2017，15（1）：121-8.

[13] MICHELETTI L，PRETI M.Surgery of the vulva in vulvar cancer[J].Best Pract Res Clin Obstet Gynaecol，2014，28（7）：1074-87.

[14] HEAPS J M，FU Y S，MONTZ F J，et al.Surgical-pathologic variables predictive of local recurrence in squamous cell carcinoma of the vulva[J].Gynecol Oncol，1990，38（3）：309-14.

[15] CHAN J K，SUGIYAMA V，PHAM H，et al.Margin distance and other clinico-pathologic prognostic factors in vulvar carcinoma：a multivariate analysis[J].Gynecol Oncol，2007，104（3）：636-41.

[16] ROUZIER R，HADDAD B，PLANTIER F，et al.Local relapse in patients treated for squamous cell vulvar carcinoma：incidence and prognostic value[J].Obstet Gynecol，2002，100（6）：1159-67.

[17] DE HULLU J A，HOLLEMA H，LOLKEMA S，et al.Vulvar carcinoma.The price of less radical surgery[J].Cancer，2002，95（11）：2331-8.

[18] ARVAS M，KAHRAMANOGLU I，BESE T，et al.The Role of Pathological Margin Distance and Prognostic Factors After Primary Surgery in Squamous Cell Carcinoma of the Vulva[J].Int J Gynecol Cancer，2018，28（3）：623-31.

[19] VISWANATHAN A N，PINTO A P，SCHULTZ D，et al.Relationship of margin status and radiation dose to recurrence in post-operative vulvar carcinoma[J].Gynecol Oncol，2013，130（3）：545-9.

[20] POLTERAUER S, SCHWAMEIS R, GRIMM C, et al.Prognostic value of lymph node ratio and number of positive inguinal nodes in patients with vulvar cancer[J].Gynecol Oncol, 2017, 147 (1): 92-7.

[21] OONK M H M, PLANCHAMP F, BALDWIN P, et al.European Society of Gynaecological Oncology Guidelines for the Management of Patients With Vulvar Cancer[J].Int J Gynecol Cancer, 2017, 27 (4): 832-7.

[22] POLTERAUER S, SCHWAMEIS R, GRIMM C, et al.Lymph node ratio in inguinal lymphadenectomy for squamous cell vulvar cancer: Results from the AGO-CaRE-1 study[J].Gynecol Oncol, 2019, 153 (2): 286-91.

[23] BELL JG L J, REID GC.Complete groin lymphadenectomy with preservation of the fascia lata in the treatment of vulvar carcinoma.[J].Gynecol Oncol, 2000, 77 (2): 314–8.

[24] CIRIK D A, KARALOK A, UREYEN I, et al.Early and Late Complications after Inguinofemoral Lymphadenectomy for Vulvar Cancer[J].Asian Pacific Journal of Cancer Prevention, 2015, 16 (13): 5175-9.

[25] LEVENBACK C F, ALI S, COLEMAN R L, et al.Lymphatic mapping and sentinel lymph node biopsy in women with squamous cell carcinoma of the vulva: a gynecologic oncology group study[J].J Clin Oncol, 2012, 30 (31): 3786-91.

[26] 沈扬, 吴强, 孙志华, 等.外阴癌腹股沟前哨淋巴结精确定位和切除的临床观察[J].临床肿瘤学杂志, 2018, 23 (11): 1028-31.

[27] 吴强, 高雨农, 赵绍杰, 等.腔镜下腹股沟淋巴结切除术中对前哨淋巴结的辨认和处理[J].临床肿瘤学杂志, 2017, 22 (08): 722-4.

[28] GAFFNEY D K, KING B, VISWANATHAN A N, et al.Consensus Recommendations for Radiation Therapy Contouring and Treatment of Vulvar Carcinoma[J].Int J Radiat Oncol Biol Phys, 2016, 95 (4): 1191-200.

[29] RAO Y J, CHUNDURY A, SCHWARZ J K, et al.Intensity modulated radiation therapy for squamous cell carcinoma of the vulva: Treatment technique and outcomes[J].Adv Radiat Oncol, 2017, 2 (2): 148-58.

[30] GILL B S, BERNARD M E, LIN J F, et al.Impact of adjuvant chemotherapy with radiation for node-positive vulvar cancer: A National Cancer Data Base (NCDB) analysis[J].Gynecol Oncol, 2015, 137 (3): 365-72.

[31] KUNOS C, SIMPKINS F, GIBBONS H, et al.Radiation therapy compared with pelvic node resection for node-positive vulvar cancer: a randomized controlled trial[J].Obstet Gynecol, 2009, 114 (3): 537-46.

[32] 谢玲玲, 林荣春, 林仲秋.《2021.2 NCCN外阴鳞癌临床实践指南》解读[J].中国实用妇科与产科杂志, 2020, 36 (12): 1172-6.

[33] GERSHENWALD J E, SCOLYER R A, HESS K R, et al. Melanoma staging: Evidence-based changes in the American Joint Committee on Cancer eighth edition cancer staging manual[J].CA Cancer J Clin, 2017, 67 (6): 472-92.

[34] WEBER J, MANDALA M, DEL VECCHIO M, et al.Adjuvant Nivolumab versus Ipilimumab in Resected Stage III or IV Melanoma[J].N Engl J Med, 2017, 377 (19): 1824-35.

[35] EGGERMONT A M, CHIARION-SILENI V, GROB J J, et al.Adjuvant ipilimumab versus placebo after complete resection of high-risk stage III melanoma (EORTC 18071): a randomised, double-blind, phase 3 trial[J].Lancet Oncol, 2015, 16 (5): 522-30.

[36] BENEDET J L, MILLER D M, EHLEN T G, et al.Basal cell carcinoma of the vulva: clinical features and treatment results in 28 patients[J].Obstet Gynecol, 1997, 90 (5): 765-8.

[37] RENATI S, HENDERSON C, ALUKO A, et al.Basal cell carcinoma of the vulva: a case report and systematic review of the literature[J].Int J Dermatol, 2019, 58 (8): 892-902.

[38] DALTON A K, WAN K M, GOMES D, et al.Inguinal Metastasis from Basal Cell Carcinoma of the Vulva[J].Case Rep Oncol, 2019, 12 (2): 573-80.

[39] BICHAKJIAN C A S, ALAM M, ANDERSEN J, BLITZBLAU R, BORDEAUX J, ET AL.National Comprehensive Cancer Network Basal Cell Skin Cancer, Version 1.Clinical Practice Guidelines in Oncology.[J].J Natl Compr Canc Netw, 2019,

[40] SINHA K, ABDUL-WAHAB A, CALONJE E, et al.Basal cell carcinoma of the vulva: treatment with Mohs micrographic surgery[J].Clin Exp Dermatol, 2019, 44 (6): 651-3.

[41] BHALWAL A B, NICK A M, DOS REIS R, et al.Carcinoma of the Bartholin Gland: A Review of 33 Cases[J].Int J Gynecol Cancer, 2016, 26 (4): 785-9.

[42] OULDAMER L, CHRAIBI Z, ARBION F, et al.Bartholin's gland carcinoma: epidemiology and therapeutic management[J].Surg Oncol, 2013, 22 (2): 117-22.

[43] NASU K, KAWANO Y, TAKAI N, et al.Adenoid cystic carcinoma of Bartholin's Gland.Case report with review of the literature[J].Gynecol Obstet Invest, 2005, 59 (1): 54-8.

[44] WOIDA F M, RIBEIRO-SILVA A.Adenoid cystic carcinoma of the Bartholin gland: an overview[J].Arch Pathol Lab Med, 2007, 131 (5): 796-8.

[45] TAN A, BIEBER A K, STEIN J A, et al.Diagnosis and management of vulvar cancer: A review[J].J Am Acad Dermatol, 2019, 81 (6): 1387-96.

[46] DRAKE J A W A.Paget's disease of the vulva[J].Brit J Dermatol, 1929, 41 (5): 11.

[47] NASIOUDIS D, BHADRA M, KO E M.Extramammary Paget disease of the vulva: Management and prognosis[J].Gynecol Oncol, 2020, 157 (1): 146-50.

[48] SHEPHERD V, DAVIDSON E J, DAVIES-HUMPHREYS J.Extramammary Paget's disease[J].BJOG, 2005, 112 (3): 273-9.

[49] KHOO A C H, YEOH K W.18F-FDG PET/CT in Metastatic Extramammary Paget's Disease[J].Clin Nucl Med, 2019, 44 (10): 808-9.

[50] CHUH A, ZAWAR V, FOLSTER-HOLST R.Dermoscope-guided lesional biopsy to diagnose EMA+ CK7+ CK20+ extramammary Paget's disease with an extensive lesion[J].J Eur Acad Dermatol Venereol, 2018, 32 (3): e92-e4.

[51] PAN Z Y, LIANG J, ZHANG Q A, et al.In vivo reflectance confocal microscopy of extramammary Paget disease: diagnostic evaluation and surgical management[J]. J Am Acad Dermatol, 2012, 66 (2): e47-53.

[52] HATTA N.Prognostic Factors of Extramammary Paget's Disease[J].Curr Treat Options Oncol, 2018, 19 (10): 47.

[53] CHANG K, LI G X, KONG Y Y, et al.Chemokine Receptors CXCR4 and CXCR7 are Associated with Tumor Aggressiveness and Prognosis in Extramammary Paget Disease[J]. J Cancer, 2017, 8 (13): 2471-7.

[54] WILKINSON E J, BROWN H M.Vulvar Paget disease of urothelial origin: a report of three cases and a proposed classification of vulvar Paget disease[J].Hum Pathol, 2002, 33 (5): 549-54.

[55] FANNING J, LAMBERT H C, HALE T M, et al.Paget's disease of the vulva: prevalence of associated vulvar adenocarcinoma, invasive Paget's disease, and recurrence after surgical excision[J]. Am J Obstet Gynecol, 1999, 180 (1 Pt 1): 24-7.

[56] JONES I S, CRANDON A, SANDAY K.Paget's disease of the vulva: Diagnosis and follow-up key to management; a retrospective study of 50 cases from Queensland[J].Gynecol Oncol, 2011, 122 (1): 42-4.

[57] CAI Y, SHENG W, XIANG L, et al.Primary extramammary Paget's disease of the vulva: the clinicopathological features and treatment outcomes in a series of 43 patients[J].Gynecol Oncol, 2013, 129 (2): 412-6.

[58] SCHMITT A R, LONG B J, WEAVER A L, et al.Evidence-Based Screening Recommendations for Occult Cancers in the Setting of Newly Diagnosed Extramammary Paget Disease[J]. Mayo Clin Proc, 2018, 93 (7): 877-83.

[59] EDEY K A, ALLAN E, MURDOCH J B, et al.Interventions for the treatment of Paget's disease of the vulva[J].Cochrane Database Syst Rev, 2019, 6 (CD009245.

[60] BAE J M, CHOI Y Y, KIM H, et al.Mohs micrographic surgery for extramammary Paget disease: a pooled analysis of individual patient data[J].J Am Acad Dermatol, 2013, 68 (4): 632-7.

[61] ITO T, KAKU-ITO Y, FURUE M.The diagnosis and management of extramammary Paget's disease[J].Expert Rev Anticancer Ther, 2018, 18 (6): 543-53.

[62] GENTILESCHI S, SERVILLO M, GARGANESE G, et al.Surgical therapy of vulvar cancer: how to choose the correct reconstruction?[J].J Gynecol Oncol, 2016, 27 (6): e60.

[63] MARCHITELLI C, PEREMATEU M S, SLUGA M C, et al.Treatment of primary vulvar paget disease with 5% imiquimod cream[J].J Low Genit Tract Dis, 2014, 18 (4): 347-50.

[64] COWAN R A, BLACK D R, HOANG L N, et al.A pilot study of topical imiquimod therapy for the treatment of recurrent extramammary Paget's disease[J].Gynecol Oncol, 2016, 142 (1): 139-43.

[65] VAN DER LINDEN M, VAN ESCH E, BULTEN J, et al.The immune cell infiltrate in the microenvironment of vulvar Paget disease[J].Gynecol Oncol, 2018, 151 (3): 453-9.

[66] FONTANELLI R, PAPADIA A, MARTINELLI F, et al.Photodynamic therapy with M-ALA as non surgical treatment option in patients with primary extramammary Paget's disease[J]. Gynecol Oncol, 2013, 130 (1): 90-4.

[67] TOKUDA Y, ARAKURA F, UHARA H.Combination chemotherapy of low-dose 5-fluorouracil and cisplatin for advanced extramammary Paget's disease[J].Int J Clin Oncol, 2015, 20 (1): 194-7.

[68] OASHI K, TSUTSUMIDA A, NAMIKAWA K, et al.Combination chemotherapy for metastatic extramammary Paget disease[J].Br J Dermatol, 2014, 170 (6): 1354-7.

[69] NAKAMURA Y H, I; ISHII, M; KAWAKAMI, Y; TANESE, K; FUNAKOSHI, T.355PEfficacy and safety of weekly docetaxel regimen for advanced extramammary Paget's disease: Retrospective single institute analysis.[J].Annals of Oncology, 2018, 29(

[70] KARAM A, BEREK J S, STENSON A, et al.HER-2/neu targeting for recurrent vulvar Paget's disease A case report and literature review[J].Gynecol Oncol, 2008, 111 (3): 568-71.

[71] ICHIYAMA T, GOMI D, FUKUSHIMA T, et al.Successful and long-term response to trastuzumab plus paclitaxel combination therapy in human epidermal growth factor receptor 2-positive extramammary Paget's disease: A case report and review of the literature[J].Mol Clin Oncol, 2017, 7 (5): 763-6.

[72] 樊代明.整合肿瘤学[M].北京：世界图书出版公司，2021.

[73] 吴燕平，王建芬.妇科恶性肿瘤术后早期中医干预加速康复体会[J].中国中医急症，2012，21（10）：1611-2.

[74] 林丽珠.肿瘤中西医治疗学[M].北京：人民军医出版社，2013.

[75] 林丽珠，肖志伟，张少聪.中医治肿瘤理论及验案[M].北京：中国中医药出版社，2016.

[76] 何彬，冯启廷.益气养阴法在恶性肿瘤术后及放化疗后的应用现状[J].临床合理用药杂志，2013，6（19）：173-4.

[77] 樊代明.整合肿瘤学·基础卷[M].西安：世界图书出版西安有限公司，2021.

阴道癌

名誉主编

樊代明

主　编

王丹波

副主编

李　力

编　委（姓氏笔画排序）

王丹波	王建六	王　莉	孙　丽	阳志军
佟　锐	吴绪峰	张　晶	李　力	李长忠
李秀敏	李　斌	杨佳欣	杨英捷	迟志宏
陆安伟	娄　阁	赵卫东	郝　敏	唐郢
徐惠成	郭瑞霞	隋　龙	黄曼妮	

第一章

流行病学

阴道癌（vaginal cancer，VaC）泛指发生在阴道部位的恶性肿瘤，分为原发性阴道癌（primary vaginal cancer，PVaC）和继发性阴道癌（secondary vaginal cancer，SVaC）两类，其中PVaC仅占VaC的10%，为少见的妇科恶性肿瘤，人群发病率为0.6/10万，占妇科恶性肿瘤的1%~2%。SVaC多来自相邻器官恶性肿瘤的直接蔓延、浸润以及淋巴转移，以宫颈癌侵及阴道最常见，其次为外阴、尿道、直肠等毗邻器官癌的侵及，来自远隔器官的血行转移较少。VaC发病率低，缺乏大样本、前瞻性研究。PVaC通常指上皮来源的鳞癌（squamous carcinoma）、腺癌（adenocarcinoma）、腺鳞癌（adenosquamous carcinoma）等，还包括非上皮来源的特殊类型如恶性黑色素瘤（vagina melanoma）、横纹肌肉瘤（sarcoma botryoides）等，各自的临床生物学行为存在较大差异。SVaC较多见，处理也具有相对独立性，而且诊断PVaC应先考虑并排除SVaC的可能性。

第一节 原发性阴道癌（PVaC）

1 阴道鳞状细胞癌

阴道鳞癌占PVaC的90%，多见于老年或绝经后妇女。由于高危型人乳头瘤病毒（human papillomavirus，HPV）持续感染逐年增多，年轻患者增多。阴道鳞癌HPV感染率为65%~70%，HPV16是最常见类型。发病机制还与阴道壁反复损伤、免疫抑制治疗、吸烟、子宫颈放疗史、长期异常阴道分泌物刺激等有关。子宫切除尤其是40岁前的子宫切除史是PVaC发生的高危因素之一，40%的PVaC患者有全子宫切除病史，其中20%~30%因子宫颈癌前病变切除子宫。

2 阴道腺癌

阴道本身没有腺体，阴道腺癌可来自残余的中肾管、副中肾管或阴道的子宫内膜异位结节。腺癌仅占PVaC的8%~10%，多确诊于14~22岁。己烯雌酚（Diethylstilbestrol，DES）与阴道透明细胞癌可能相关，母亲妊娠16周前有DES暴露史的女性为高危人群。非DES暴露相关的阴道腺癌罕见，如内膜样腺癌，可能与子宫内膜异位症相关。

3 阴道恶性黑色素瘤

恶性黑色素瘤是起源于黑色素母细胞的高度恶性肿瘤，发病率低，生长速度极快，误诊率高、治愈率低、预后差。其形成常伴随基因突变或表达异常。恶性黑色素瘤好发于皮肤，发生于黏膜者少，仅占20%~30%，BRAF、NRAS基因突变率很低，C-KIT基因突变更为常见。不同部位的黏膜恶性黑色素瘤具有类似的生物学行为、自然病程与转移模式。但黏膜恶性黑色素瘤不同于皮肤恶性黑色素瘤的种族分布，长期日光暴露并不是其主要致病原因。

阴道恶性黑色素瘤属于黏膜恶性黑色素瘤的一种，来源于阴道黏膜中的黑色素母细胞，仅有3%女性阴道黏膜中有这种细胞，因此，阴道恶性黑色素瘤少见，占女性恶性肿瘤的0.4%~0.8%，居女性生殖道恶性黑色素瘤的第二位，占PVaC的3%，常见于绝经后女性。肿瘤生长快，容易血行转移，早期远处转移，由于缺乏系统性治疗的前瞻性临床研究证据，尚无标准治疗方式，治疗多参考皮肤恶性黑色素瘤，但预后更差。手术是早期患者的主要治疗方式。放疗整合化疗或免疫治疗推荐用于晚期和转移性患者。基因突变阳性病例中，新型免疫疗法和靶向疗法颇有前景。

4 胚胎性横纹肌肉瘤

又称葡萄状肉瘤（即横纹肌肉瘤），20%发生在下生殖道，超过50%是胚胎组织亚型。发病年龄早，在儿童任何年龄均可发生，多在2岁以内。主要症状为阴道流血，晚期可有腹痛、腹部包块或其他远处转移症状。

第二节 继发性阴道癌（SVaC）

生殖道本身及生殖道外其他部位的肿瘤都有转移至阴道的可能。SVaC可以局限于阴道或不局限于阴道，可来源于PVaC的复发，也可以来源于其他器官恶性肿瘤的阴道复发转移。来源于盆腔脏器的肿瘤主要通过种植、直接浸润、淋巴道及血行转移；来源于盆腔以外部位的肿瘤主要是通过血行转移。发现阴道病变时，需追问恶性肿瘤病史，行全身检查，评估病变范围。组织病理学检查结果证实，与既往肿瘤病理同源是复发诊断的金标准。若除阴道病灶外存在其他复发转移病灶，治疗应遵循原发疾病的治疗原则。

第二章 预防与筛查

第一节 预防

HPV疫苗对高危型HPV持续感染相关VaC可以达到一级预防目的。长期研究数据显示，开展HPV疫苗接种地区的HPV相关VaC有望减少。美国食品药品管理局（Food and Drug Administration，FDA）于2018年批准了HPV 9价疫苗（重组疫苗）Gardasil 9的补充申请，扩大了疫苗的使用范围，用于预防由9种HPV类型导致的包括VaC和阴道上皮内瘤变（vaginal intraepithelial neoplasia，VaIN）2级和3级在内的癌症与疾病。VaIN的规范治疗也是预防PVaC的主要方式，治疗方法附后。

保持健康的生活方式，针对发病危险因素进行健康宣教。妊娠期避免应用己烯雌酚可以预防女性子代阴道腺癌。

第二节 筛查

尚无证据支持常规VaC筛查。高危型HPV持续感染是VaC主要致病因素，VaIN是VaC的癌前病变。宫颈癌筛查异常者行阴道镜检查时推荐同时进行全阴道评估，对可疑部位进行活检确诊，有利于早期发现VaIN。

VaC高危人群主要包括：①有HPV持续感染病史；②宫颈癌前病变病史；③因宫颈癌前病变或宫颈癌行子宫切除手术史；④盆腔放疗史；⑤有肛门癌病史或有己烯雌酚子宫内暴露史。有上述高危因素者，特别是因宫颈癌及其癌前病变已切除子宫者，建议长期随访，行阴道细胞学检查，高危型HPV检测联合细胞学更有助于发现VaIN。对宫颈锥切术后细胞学反复异常或持续性高危型HPV阳性者，应警惕CIN与VaIN并存，阴道镜下未发现CIN时更应注意评估阴道壁。

筛查方法与宫颈癌三阶梯筛查方法一致，即细胞学和（或）高危型HPV-阴道镜-组织病理学。

1 细胞学和高危型HPV检测

VaIN多由于子宫颈癌筛查异常就诊。VaIN筛查中高危型HPV检测灵敏度高于细胞学，建议联合筛查。因子宫颈癌或癌前病变切除全子宫者，阴道细胞学联合高危型HPV检查有助提高VaIN检出率。

2 阴道镜检查

VaIN常呈多灶性改变，多累及穹窿部和阴道上1/3，HSIL甚至可累及全阴道。阴道镜下VaIN的异常图像主要为微乳头样增生、醋白上皮、点状血管和碘不着色上皮。子宫颈癌和CIN病史是VaIN发生的高危因素，VaIN常与CIN并存，阴道镜检查宫颈时还需对全阴道进行评估，可疑部位活检确诊。全子宫切除术后，VaIN常发生在阴道残端缝合褶皱内，尤其是两侧顶角处，检查时应充分暴露避免漏诊。绝经后妇女雌激素水平降低会导致阴道壁黏膜出现充血、炎症，影响阴道镜检效果，如无禁忌可考虑阴道局部应用雌激素软膏，待阴道黏膜充血和炎症改善后再行检查。

3 组织病理学检查

阴道镜指导下阴道壁可疑部位活检获得的病理诊断是VaIN诊断的金标准。诊断VaIN Ⅱ时若形态学鉴别高级别与低级别病变存在争议，推荐采用免疫组化检查辅助鉴别诊断，包括p16，Ki67。

第三章 诊断

第一节　原发性阴道癌（PVaC）

根据国际妇产科联盟（FIGO）制定的PVaC诊断标准：①子宫颈和外阴未见恶性肿瘤；②距子宫颈原位癌手术2年后，距浸润性子宫颈癌手术治疗5年后，距接受放疗的子宫颈癌10年后。

1　主要临床表现

临床症状：早期阴道分泌物增多或不规则流血，接触性阴道出血。晚期症状与子宫颈癌相似。晚期可累及阴道旁，肿瘤侵犯附近组织器官如神经、骨质、尿道、膀胱和直肠等，可出现下腹部/腰骶部疼痛、排尿痛、血尿、肛门坠胀、排便困难、排便时疼痛等，以及出现腹股沟、锁骨上淋巴结肿大和远隔器官转移。

2　查体

2.1　全身查体

明确有无浅表淋巴结特别是腹股沟淋巴结、锁骨上淋巴结肿大。有无盆骨叩击痛等骨质转移体征，有无肾区叩击痛。合并感染者可有腹部压痛等炎症体征。

2.2　妇科查体

早期病变可窥见或扪及阴道壁病灶，呈结节状、菜花状、溃疡状或浅表糜烂状，也可见阴道白斑或息肉状病变，但子宫颈及外阴外观无肿瘤性病变。晚期病变阴道可完全被肿瘤填塞、阴道旁组织浸润甚至形成冰冻骨盆。浸润较深的阴道前壁/后壁肿物若侵透尿道/直肠前壁，可因尿瘘/肠瘘出现经阴道漏尿/漏便。阴道前、后壁病变因窥器遮挡容易漏诊。

3 主要的辅助检查

3.1 病理

可以在直视下行病理学活检,也可借助阴道镜定位活检。对不能耐受疼痛、阴道口狭窄者可在镇静或全麻后进行。病灶位于上1/3阴道壁居多,鳞癌多位于后壁,腺癌多位于前壁。最常见的大体分型为菜花型或结节型,其次为溃疡型、浅表糜烂型。

3.2 血液学检查

(1) 完善血常规、肝肾功能、电解质等血液学检查,明确有无感染、贫血、低蛋白血症、糖尿病等合并症,有无肝肾功能不全。

(2) 血液肿瘤标志物检查:鳞癌可行鳞状细胞癌抗原(squamous cell carcinoma antigen,SCCA)检查。非鳞癌应行糖类抗原(carbohydrate antigen,CA)125、CA19-9、癌胚抗原(carcinoembryonic antigen,CEA)、甲胎蛋白(alpha fetoprotein,AFP)和神经元特异性烯醇化酶(neuron-specificenolase,NSE)等检查。

3.3 影像学检查

包括超声、X线胸片、CT、MRI、静脉肾盂造影、PET/CT等。如无禁忌证,CT、MRI应为增强扫描。盆腔MRI增强扫描可评估局部病灶范围及膀胱、直肠的浸润程度;静脉肾盂造影可评估输尿管的受压/浸润程度。全身PET-CT可评估转移情况。可根据临床症状及可疑转移部位选择其他影像学检查。

3.4 内镜检查

阴道镜下阴道病变评估,同时可做子宫颈细胞学检查以排除子宫颈原发病变可能。凡期别较晚者,均需行尿道-膀胱镜、直肠-乙状结肠镜检查,以排除癌灶侵犯这些器官。

3.5 基因检测

由于缺乏有力证据,基因检测尚未被作为诊断标准之一予以推荐。但随着免疫相关治疗、靶向治疗等研究进展,基因检测有望成为用于诊断或指导后续治疗的推荐检测项目。

4 分期

采用FIGO 2009年VaC分期标准,为临床分期(表37-3-1)。分期原则:①根据临床检查全面评估;②妇科检查需由两位或以上有经验的妇科肿瘤专科医师进行;③分期需在治疗前确定,一旦确定,其后不能更改;④当分期有异议时,将分期定于较早的期别;⑤术中探查及术后病理学检查结果,或治疗中及治疗后发现转移,均不能改变分期。

表 37-3-1　FIGO 2009 年版阴道癌分期及与不同分期系统的对比

AJCC 分期	TNM 分期	FIGO 分期	分期描述
ⅠA	$T_{1a}N_0M_0$	Ⅰ	肿瘤局限于阴道壁，病灶直径≤2.0 cm（4/5 英寸），未累及临近淋巴结（N_0）或远处转移（M_0）
ⅠB	$T_{1b}N_0M_0$	Ⅰ	肿瘤局限于阴道壁，病灶直径>2.0 cm（4/5 英寸）（T_{1b}），未累及临近淋巴结（N_0）或远处转移（M_0）
ⅡA	$T_{2a}N_0M_0$	Ⅱ	肿瘤穿透阴道壁、未达盆腔，病灶直径≤2.0 cm（4/5 英寸）（T_{2b}），未累及临近淋巴结（N_0）或远处转移（M_0）
ⅡB	$T_{2b}N_0M_0$	Ⅱ	肿瘤穿透阴道壁、未达盆腔，病灶直径>2.0 cm（4/5 英寸）（T_{2b}），未累及临近淋巴结（N_0）或远处转移（M_0）
Ⅲ	$T_{1-3}N_1M_0$	Ⅲ	任何大小肿瘤可能累及盆腔，和（或）累及阴道下 1/3，和（或）阻断尿流出道（肾脏积水），引发肾脏并发症（T_1~T_3），转移到临近盆腔或腹股沟区域淋巴结（N_1）但无远处病灶（M_0）
	$T_3N_0M_0$	Ⅲ	肿瘤累及盆腔，和（或）累及阴道下 1/3，和（或）阻断尿流出道，引发肾脏并发症（T_3），未转移到临近淋巴结（N_0）或远处转移（M_0）
ⅣA	T_4 任何 N	ⅣA	肿瘤侵犯膀胱或直肠；超出盆腔（T_4）有或无转移到盆腔或腹股沟淋巴结（任何 N），无远处病灶（M_0）
ⅣB	任何 T 任何 N M_1	ⅣB	任何大小的肿瘤转移到远处器官，如肺或骨（M_1），有或无侵犯邻近结构或器官（任何 T），有或无转移到邻近淋巴结（任何 N）

5　特殊类型 PVaC 诊断

5.1　阴道恶性黑色素瘤

诊断主要根据临床表现、组织病理学检查及免疫组化染色。主要临床表现包括异常阴道流血、流液和肿块，10% 患者无临床表现。45% 分布在阴道前壁，阴道后壁和侧壁分别占 32% 与 24%。60% 病灶位于阴道下 1/3。尚无特异肿瘤标志物，血清乳酸脱氢酶（lactate dehydrogenase，LDH）可用来指导预后。如病灶不大建议完整切除活检，部分/局部切取不利于组织学诊断和厚度测量。如病灶过大或已存在远处转移，方可局部取材活检，局部取材活检是否增加不良预后风险存在争议。病理确诊后，尽快开始后续治疗，不推荐术中快速冷冻切片病理学检查。病灶常伴有溃疡与坏死，需与鳞癌鉴别。典型病例存在黑色或棕色色素沉着，但 10%~23% 为少色素或无色素，容易误诊，需借助免疫组化检查。特异性的免疫组化检查指标主要有 S-100、SOX10、HMB-45、波形蛋白（vimentin）、Melan-A 等。

无标准的分期系统，FIGO 的 VaC 临床分期法由于未整合肿瘤大小以及区域淋巴结状况，不完全适用于阴道恶性黑色素瘤。既往曾建议参照外阴恶性黑色素瘤，建议使用美国 AJCC 分期（第 8 版见表 37-3-2，临床分期见表 37-3-3）。或暂按有无肌层侵犯分为Ⅰ期和Ⅱ期，出现区域淋巴结转移的为Ⅲ期，远处转移的为Ⅳ期。镜下 Breslow 垂直厚度分级法（表 37-3-4）被认为对判断早期阴道恶性黑色素瘤的预后有意义。

表 37-3-2　皮肤黑色素瘤 TNM 分期（AJCC 第 8 版）

分期	厚度	溃疡
T		
TX：原发肿瘤不能厚度不能测量（如搔刮活检来诊断）	不适用	不适用
T_0：没有原发肿瘤的证据（如不知原发肿瘤位置或原发肿瘤完全消退）	不适用	不适用
T_{is}：原位黑色素瘤	不适用	不适用
T_1	≤1.0 mm	不知道或未明确指出
T_{1a}	<0.8 mm	无溃疡
T_{1b}	<0.8 mm	有溃疡
	0.8~1.0 mm	无或有溃疡
T_2	>1.0~2.0 mm	不知道或未明确指出
T_{2a}	>1.0~2.0 mm	无溃疡
T_{2b}	>1.0~2.0 mm	有溃疡
T_3	>2.0~4.0 mm	不知道或未明确指出
T_{3a}	>2.0~4.0 mm	无溃疡
T_{3b}	>2.0~4.0 mm	有溃疡
T_4	>4.0 mm	不知道或未明确指出
T_{4a}	>4.0 mm	无溃疡
T_{4b}	>4.0 mm	有溃疡
N	区域淋巴结受累个数	是否存在中途转移、卫星灶和（或）微卫星灶
N_X	区域淋巴结未评估（比如未进行前哨淋巴结活检，或者之前因为某种原因区域淋巴结已切除）例外：$pT_{1c}M_0$ 黑色素瘤若临床检查无淋巴转移，记为 cN_0，而非 pN_X	无
N_0	无区域淋巴结转移	无
N_1	1 枚淋巴结受累，或无淋巴结受累但有中途转移、卫星灶和（或）微卫星灶	
N_{1a}	1 枚临床隐匿淋巴结受累（如前哨淋巴结活检发现）	无
N_{1b}	1 枚临床显性淋巴结受累	无
N_{1c}	无区域淋巴结转移	有
N_2	2 或 3 枚淋巴结受累，或 1 枚淋巴结受累并有中途转移、卫星灶和（或）微卫星灶	
N_{2a}	2 或 3 枚临床隐匿淋巴结受累（如前哨淋巴结活检发现）	无
N_{2b}	2 或 3 枚，其中至少 1 枚为临床显性淋巴结受累	无
N_{2c}	1 枚临床显性或隐匿淋巴结转移	有
N_3	4 枚或以上淋巴结受累，或 2 枚及以上淋巴结受累并伴有中途转移、卫星灶和（或）微卫星灶，或任何数量的融合淋巴结伴或不伴中途转移、卫星灶和（或）微卫星灶	
N_{3a}	4 枚或以上临床隐匿淋巴结受累（如前哨淋巴结活检发现）	无

续表

分期	厚度	溃疡
N_{3b}	4枚或以上，其中至少1枚为临床显性淋巴结受累；或存在任何数量的融合淋巴结	无
N_{3c}	2枚或以上临床显性或隐匿淋巴结转移和（或）存在任何数量的融合淋巴结	有
M	转移部位	血清LDH水平*
M_0	没有远处转移证据	不适用
M_1	有远处转移	
M_{1a}	远处转移至皮肤、软组织（包括肌肉）和（或）非区域淋巴结	没有记录或不明确
M_{1a}（0）		不升高
M_{1a}（1）		升高
M_{1b}	远处转移至肺，包含或不包含M_{1a}中的部位	没有记录或不明确
M_{1b}（0）		不升高
M_{1b}（1）		升高
M_{1c}	远处转移至非中枢神经系统的内脏器官，包含或不包含M_{1a}或M_{1b}中的部位	没有记录或不明确
M_{1c}（0）		不升高
M_{1c}（1）		升高
M_{1d}	远处转移至中枢神经系统，包含或不包含M_{1a}、M_{1b}或M_{1c}中的部位	没有记录或不明确
M_{1d}（0）		不升高
M_{1d}（1）		升高

*：血清LDH水平是4期黑色素瘤患者预后的独立预测因素之一，也是黑色素瘤相关药物治疗反应、药物治疗后无进展生存期和总生存期的重要预测指标之一

表37-3-3　AJCC第8版临床分期（cTNM）

	N_0	N_1	N_2	N_3
Tis	0			
T_{1a}	ⅠA	Ⅲ	Ⅲ	Ⅲ
T_{1b}	ⅠB	Ⅲ	Ⅲ	Ⅲ
T_{2a}	ⅠB	Ⅲ	Ⅲ	Ⅲ
T_{2b}	ⅡA	Ⅲ	Ⅲ	Ⅲ
T_{3a}	ⅡA	Ⅲ	Ⅲ	Ⅲ
T_{3b}	ⅡB	Ⅲ	Ⅲ	Ⅲ
T_{4a}	ⅡB	Ⅲ	Ⅲ	Ⅲ
T_{4b}	ⅡC	Ⅲ	Ⅲ	Ⅲ
M_{1a}	Ⅳ	Ⅳ	Ⅳ	Ⅳ
M_{1b}	Ⅳ	Ⅳ	Ⅳ	Ⅳ
M_{1c}	Ⅳ	Ⅳ	Ⅳ	Ⅳ

表 37-3-4 黑色素瘤 Breslow 垂直厚度分级法

级别	肿瘤侵犯深度 D/mm
I	≤0.75
II	0.76~1.50
III	1.51~3.00
IV	3.01~4.50
V	>4.50

5.2 阴道横纹肌肉瘤

肿瘤呈息肉状物或结节状病灶充满阴道，或葡萄状肿物突出于阴道口，局部浸润为主，转移以区域淋巴结为主。依据活组织病理学检查确诊。分期参考美国横纹肌肉瘤研究协作组或欧洲儿童肿瘤协会的标准。

第二节 继发性阴道癌（SVaC）

局限于阴道者常因异常阴道流血、分泌物增多或阴道肿块而被发现。直视下/阴道镜下活检是明确病理学诊断的主要方法。MRI 可评估局部病灶范围及与周围器官的空间关系；膀胱镜/肠镜可评估膀胱、尿道/直肠的受侵程度；PET-CT 有助于排除其他转移病灶。

第四章 治疗

第一节 原发性阴道癌（PVaC）

1 治疗原则

由于缺乏大样本前瞻性研究，尚无标准化治疗方案。根据患者具体情况采取多学科整合诊治（MDT to HIM）制定个体化整合治疗方案，依据患者年龄、疾病分期、病灶部位、组织病理学特征、肿瘤大小确定整合治疗方案，采用放射治疗或手术治疗，以及化疗等综合治疗，预后较子宫颈癌差。由于发病率低，患者应集中于有经验的肿瘤中心进行治疗。总体而言，阴道上段癌参照子宫颈癌治疗，阴道下段癌参照外阴癌治疗。Ⅰ期~Ⅱ期手术患者通常可以保留卵巢，阴道下1/3部位鳞癌手术患者可保留生育功能，肿瘤直径<2 cm、浸润深度<3 mm的囊管状透明细胞腺癌患者若肿物远离子宫颈且可完整切除，则手术可保留生育功能，采用局部切除+阴道模具近距离放疗。Ⅰ期阴道透明细胞腺癌淋巴结转移概率为17%，因此不建议局部切除。

由于阴道与膀胱、尿道、直肠间隔较小，不同部位淋巴引流不同，血管及淋巴管丰富、吻合支多等解剖学特点，肿瘤治疗难度大，且需注意不同治疗方式对生殖功能和性功能可能产生影响。

2 放疗

放疗适用于Ⅰ~Ⅳ期病例，是大多数PVaC患者首选治疗。尤其适用于Ⅱ期及以上中晚期及失去手术机会的患者。制定放疗计划时，MRI有重要指导作用，可确定肿瘤大小、判断与邻近器官的空间结构关系。

放疗包括腔内或近距离治疗及体外照射（EBRT）两部分。70 Gy为最优或较低阈值剂量，可提高阴道鳞癌的2年生存率及局部控制率，但可能导致3级或4级毒性反应。推荐PVaC放疗的最佳剂量为70~80 Gy（EQD2）。

2.1 各期放疗原则

（1）Ⅰ期：阴道肿瘤表浅，肿瘤浸润深度≤5 mm且肿瘤宽度≤2 cm，仅给予阴道近距离放疗，阴道黏膜下0.5 cm，60 Gy以上。肿瘤浸润深度>5 mm或肿瘤宽度>2 cm，先用外照射治疗阴道肿瘤、阴道旁区域及引流淋巴结区域，外照射后给予近距离放疗补量。

（2）Ⅱ、Ⅲ期：应用体外+腔内照射，外照射剂量为45~50 Gy，转移的肿大淋巴结可以同步加量或后期加量10~15 Gy。照射范围详见4.1.2.2体外照射（2）、（3）的放射野设计。常规照射20~30 Gy时需屏蔽直肠和膀胱，同时加用阴道腔内照射。若用调强放射技术时用40 Gy后再加用阴道腔内照射，如肿瘤大，腔内放疗不能有效覆盖肿瘤区域，可以联合组织间插植。近距离放疗剂量：详见腔内放疗。

（3）Ⅳ期：应采取个体化治疗，大多数患者采用姑息性治疗。ⅣA期可选择根治性放化疗，ⅣB期首选化疗，但对于寡转移灶，仍可能有治愈机会，可积极给予根治性放疗，治疗靶区因病灶范围而定。

2.2 体外照射

根据PVaC生长部位及大小、淋巴结转移情况进行个体化设计。

（1）放疗技术：放疗技术包括适型调强放疗（IMRT）、容积调强放疗（VMAT）、螺旋断层放疗（TOMO）等，可以使病灶获得更高的放疗剂量，降低邻近器官放疗剂量，不良反应更少，推荐使用。

（2）阴道原发肿瘤区域放射野设计：主要照射范围包括阴道、阴道旁，如肿瘤邻近或达阴道穹窿，需要包括子宫颈及子宫颈旁组织。

（3）淋巴结引流区放射野设计：肿瘤位于阴道中上段，其照射范围与子宫颈癌照射范围近似，主要包括髂内淋巴结、髂外淋巴结、闭孔淋巴结及骶前淋巴结。若盆腔淋巴结有转移，要包括髂总淋巴结；如淋巴结转移到更高水平，应根据影像学检查确定照射范围。肿瘤位于阴道中下段，其照射范围与外阴癌照射范围近似，包括腹股沟、髂外、髂内和闭孔淋巴结引流区。如肿瘤仅位于阴道下1/3，且证实腹股沟淋巴结无转移，可以不勾画髂内外淋巴结及闭孔淋巴结，仅包括腹股沟淋巴结引流区。腹股沟淋巴结照射，患者体位固定建议蛙腿或八字分开固定，能减少腹股沟皮肤放射性损伤。

（4）放射剂量：一般每次给予1.8~2.0 Gy，总量45~50 Gy，转移的肿大淋巴结可同步加量或后期加量10~15 Gy。

（5）同步化疗：目前未见大样本前瞻性研究证实VaC同步化疗可以获益。一个纳入13689例VaC的回顾性研究提示，同期放化疗较单纯放疗对OS、PFS具有潜在获益。可考虑采用顺铂或含铂类药物整合方案的同期化疗。

2.3 腔内照射

主要针对阴道原发病灶及临近浸润区，腔内治疗根据具体情况可选择不同的阴道施源器，或联合组织间插植放疗，有报道推荐对浸润深度≥0.5 cm、阴道中下段病灶、体积较大阴道肿瘤使用腔内整合组织间插植近距离放疗，以达到控制肿瘤、保护危及器官的目的。三维后装技术，可提高治疗有效率。借助3D打印技术的适型施源器可加强保护，提高治疗满意度。剂量推荐：阴道黏膜下0.5 cm或HR-CTV D90 5~7 Gy/次，每周1~2次，总量24~30 Gy，联合体外放疗总量70~80 Gy（EQD2）。

2.4 术后辅助放疗

Ⅰ期阴道鳞癌手术与放疗效果相似。FIGO分期、病理学类型是影响PVaC预后的独立因素，肿瘤>4 cm、阴道受累长度>2/3阴道壁是影响预后的高危因素，存在高危因素的患者，术后可整合放疗以增加局部控制率。如手术切缘及淋巴结阴性，则不用辅助放疗。少数Ⅱ期患者可通过根治性手术治愈，术后建议辅助放疗者，手术治疗后辅助放疗，预后较好。

3 手术治疗

由于阴道解剖位置的特殊性，根治性手术创伤较大，副损伤多，性功能影响大，对患者及性伴侣的生活质量影响较大。手术作为初始治疗仅用于早期、局限于阴道壁的小病灶。术式可根据病情选择经腹、经阴道、经腹腔镜等。阴式路径更适用于局限于阴道壁的表浅小病灶。由于缺乏生存数据，选择腹腔镜手术应慎重，应于放疗前卵巢悬吊、淋巴结活检较为安全。

3.1 病变位于阴道壁上1/3的Ⅰ期患者

可行根治性全子宫和阴道上段切除，阴性切缘至少距病变1cm，并行盆腔淋巴结切除。若已行子宫全切，可行子宫旁组织切除+阴道上段切除+盆腔淋巴结切除术。

3.2 病变位于阴道壁中1/3或较广且浸润深的患者

需行全子宫切除、全阴道切除及盆腔和腹股沟淋巴结切除，手术创伤大，患者常难接受而多选择放疗。

3.3 病变仅位于阴道壁下1/3的早期患者

可行阴道局部广泛切除/扩大切除（切缘距离病灶1 cm）+腹股沟淋巴结切除术，必要时切除部分尿道和外阴并同时做成形术。

3.4 ⅣA期患者

若合并直肠阴道瘘或膀胱阴道瘘时行盆腔器官廓清术（全盆腔廓清术/前盆腔廓清术/后盆腔廓清术），但手术复杂，恢复慢，围手术期并发症风险高。如在基层医院发现并确诊，建议转诊到有手术能力的肿瘤中心治疗。

盆腔廓清术是指对肿瘤累及的相邻盆腔脏器进行整体切除，用在初始治疗时常为一种姑息手术。手术适应证中，VaC 占 17%，位居第二位。患者的 5 年生存率从原来 20% 提高至 30%~60%。手术分为 Ⅰ 型（肛提肌上型）、Ⅱ 型（肛提肌下型）和 Ⅲ 型（肛提肌下联合外阴切除术型），其手术范围广、难度大，通常需要妇科、胃肠外科、泌尿外科医师的共同参与，切缘阴性对预后有重要意义。初期手术死亡率可达 23%，现已经降到 3%~5%，同时围术期并发症发生率也降到 30%~44%。对某些中心型复发的 VaC 患者，盆腔廓清术是获得长期生存唯一可能的治疗选择。盆腔廓清术的常见并发症有伤口感染、尿路感染、败血症、脓肿等，晚期易发生肠梗阻、消化道和泌尿生殖道瘘，同时患者的社会心理障碍也可能长期存在。因此术前应严格筛选病例，充分评估患者病情，排除远处转移，明确肿瘤界限，严格把握手术适应证，术后积极康复管理。

3.5 卵巢移位手术

初始治疗选择放疗的早中期年轻患者，可于放疗前行腹腔镜下或经腹卵巢移位，同时予钛夹标记，为后续放疗做准备。晚期患者卵巢转移率未见报道，故保留卵巢需慎重。

3.6 放疗前淋巴结切除术

经选择的病例，经腹腔镜或腹膜外切除增大淋巴结可作为分期和治疗计划的一部分。

4 化疗

单纯化疗效果较差，常用于放疗的同步化疗。化疗不增加老年患者的死亡率。

辅助化疗多与手术或放疗整合用于晚期或肿瘤复发、转移的辅助治疗，作用有待评价。静脉化疗考虑给予 3~4 个疗程，化疗方案与子宫颈癌或外阴癌类似，动脉灌注化疗选择以铂类药物为主的整合化疗方案，可作为中晚期 PVaC 患者姑息性治疗方法之一。

5 靶向及免疫治疗

PVaC 的靶向治疗及免疫治疗缺乏临床证据。免疫治疗（如帕姆单抗）适用于 PD-L1 阳性者以及微卫星高度不稳定（MSI-H）或 dMMR 的难治性子宫颈癌患者。靶向治疗如血管内皮生长因子抑制药物（如贝伐珠单抗）已经被推荐用于复发子宫颈癌的一线治疗。两者均已成为改善子宫颈癌预后的新策略，但是能否适用于 PVaC 的临床治疗仍需后续关注临床试验结果。

6 介入治疗

介入治疗多用于阴道病灶大出血、保守治疗无效时。采用双侧超选择性插管至双侧阴道动脉、子宫动脉或髂内动脉后以明胶海绵颗粒栓塞肿瘤供血血管。可同时进行动脉介入化疗。

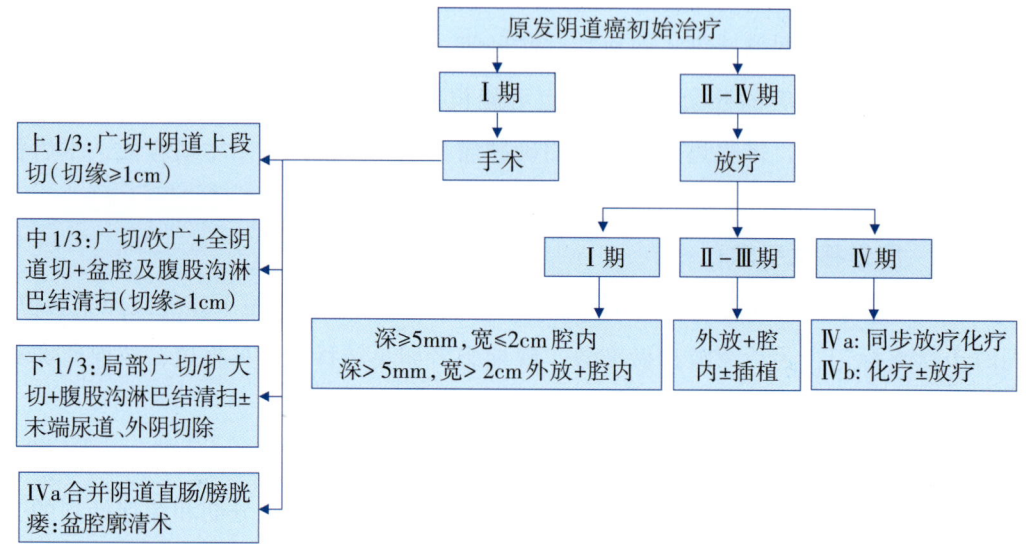

图 37-4-1 原发性阴道癌初始治疗流程图

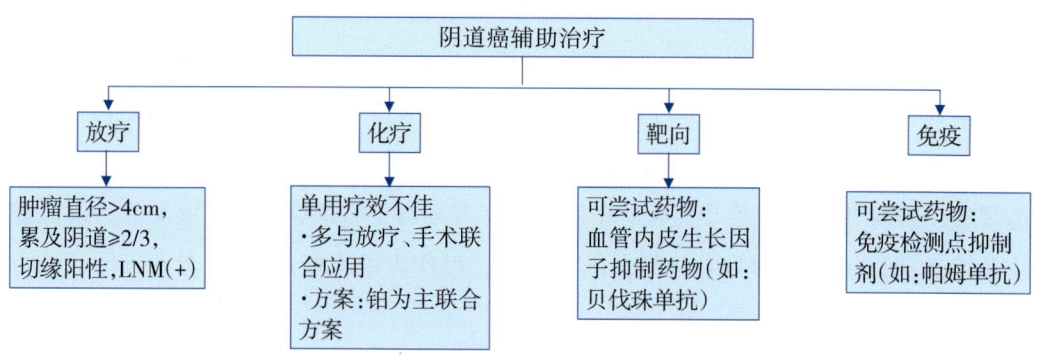

图 37-4-2 原发性阴道癌辅助治疗流程图

7 特殊类型 PVaC 治疗

7.1 阴道恶性黑色素瘤

阴道恶性黑色素瘤发病率低，相关研究较少，尚无标准的治疗方案。应重视多学科整合诊治（MDT to HIM）的作用，MDT to HIM 原则应贯穿每一位患者的治疗全程，由妇科、骨与软组织肿瘤科、病理科、影像科等多个学科的专家共同分析患者的疾病资料，做出全面评估，为患者制定最适合个体化整合治疗策略。手术是早期恶性黑色素瘤的主要治疗方式。晚期和转移性阴道恶性黑色素瘤的治疗中，推荐放疗整合化疗或免疫治疗，在基因突变阳性病例中，新型免疫疗法和靶向疗法似乎颇有前景。目前早期患者首选手术治疗，术后推荐辅助治疗。晚期采用整合治疗。建议对初诊患者进行C-KIT、BRAF和NRAS基因检测。

（1）手术治疗

手术方式应结合肿瘤大小、浸润深度、单灶还是多灶以及有无肿大淋巴结制定个体化整合治疗方案。早期首选手术治疗，Ⅰ~Ⅲ期手术可有效地延长生存期。手术最需考虑的是原发肿瘤的处理及淋巴结的评估。手术方式：原发灶完整切除术，保证阴性切缘前提下，如子宫双附件无受侵证据，不推荐预防性全子宫和双附件切除。手术切缘阴性是决定预后的关键因素，对应不同浸润深度皮肤恶性黑色素瘤的手术安全切缘有明确的要求，但阴道恶性黑色素瘤的手术安全切缘暂无统一标准。是否行区域淋巴结切除存在争议。若临床或影像学检查见区域淋巴结转移需同时行区域淋巴结切除术，肿大的淋巴结建议切除。局部复发，手术仍是最主要的治疗方法。新诊断及复发病例不建议局部广泛切除以及盆腔廓清术。

（2）化疗

黏膜恶性黑色素瘤较皮肤恶性黑色素瘤对化疗更敏感，术后辅助化疗可提高OS，优于辅助干扰素治疗。达卡巴嗪是化疗药物中的首选用药，以达卡巴嗪或其口服类似物替莫唑胺为主的单药或整合治疗是目前主要的化疗方案。中国临床肿瘤学会（CSCO）黑色素瘤诊疗指南推荐紫杉醇/白蛋白结合型紫杉醇+卡铂方案也可用于黏膜恶性黑色素瘤的化疗。

（3）免疫治疗

因恶性黑色素瘤有很强的免疫原性，免疫治疗是无法手术/复发转移患者的主要治疗手段。

免疫治疗药物：

1）高剂量干扰素-α2b：由于不能明显提高OS及存在明显毒性而不再是有高危因素的阴道恶性黑色素瘤的标准治疗药物，但部分患者仍可从中获益，因而目前用于部分患者备选。

2）高剂量白细胞介素-2（interleukin-2，IL-2）：第一个在转移性恶性黑色素瘤患者中能使部分患者获得长期临床缓解的免疫治疗药物，但目前已基本不用。

3）免疫检查点抑制剂，如细胞毒性T淋巴细胞相关抗原4（CTLA-4）抗体、PD-1抗体、PD-L1抗体等：整合应用可提高疾病缓解率，PD-1抑制剂（nivolumab和pembrolizumab）已被美国FDA批准与CTLA-4抑制剂（ipilimumab）联合使用治疗BRAF V600野生型转移性恶性黑色素瘤。特瑞普利单抗被中国国家药品监督管理局（NMPA）批准用于既往接受全身系统性治疗失败的不可切除或转移性恶性黑色素瘤。

(4) 放疗

一般认为放疗不敏感，但黏膜恶性黑色素瘤对放疗的反应性优于皮肤恶性黑色素瘤。放疗主要包括辅助性放疗和姑息性放疗。辅助性放疗主要用于不适宜手术的患者以及手术切缘阳性的患者，可进一步提高局部控制率。仅推荐用于以控制局部复发为首要目的的患者，或在无法进行全身性辅助治疗的患者中作为备选。术前放疗作为新辅助治疗可缩小瘤体有利于手术实施。姑息性放疗一般用于控制转移（骨和脑），比辅助性放疗效果更好。

(5) 靶向治疗

建议所有患者治疗前进行基因检测，目前成熟的靶点是BRAF、C-KIT和NRAS，其检测结果可指导预后、分子分型和晚期治疗。BRAF突变的患者可从BRAF抑制剂维莫非尼治疗中获益，但黏膜恶性黑色素瘤总体BRAF突变率非常低，所以BRAF抑制剂靶向治疗的范围非常窄。发生C-KIT突变者较多，在黏膜恶性黑色素瘤等特定病理学类型中达23%，伊马替尼（imatinib）是一种C-KIT基因的小分子抑制剂，美国NCCN治疗指南中将其作为C-KIT突变的转移性恶性黑色素瘤的指导用药。基于基因检测的BRAF V600E突变的转移性恶性黑色素瘤可从维莫非尼、达拉非尼、曲美替尼治疗中获益，目前更推荐达拉非尼联合曲美替尼。推荐NRAS、BRAF、C-KIT等28个基因的基因检测，可为恶性黑色素瘤的分子分型、晚期治疗和预后预测提供临床参考。

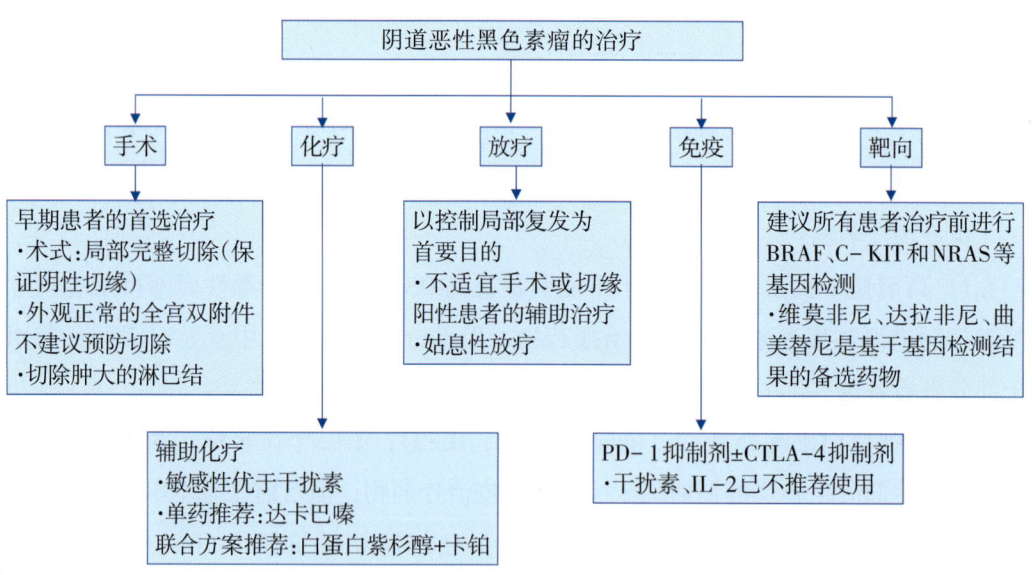

图37-4-3　阴道恶性黑色素瘤治疗流程图

7.2 胚胎性横纹肌肉瘤

罕见，尚无一级证据支持最优治疗方案。推荐多学科整合诊疗（MDT to HIM）制定整合治疗方案，尤其是涉及儿童和青少年病例，建议转诊到有治疗经验的医学中心。

主要治疗方案包括手术、化疗和放疗。

（1）手术

尽量保留器官的生理功能，初治病灶评估可实施完整切除者建议先行病灶切除。如存在大块肿瘤、疾病范围广等危险因素，可行新辅助化疗后再行手术治疗；手术整合化疗对幼女阴道横纹肌肉瘤治疗可获得满意的效果。

（2）化疗

阴道横纹肌肉瘤最具权威性的有下述两大研究组织，一是欧洲的国际小儿肿瘤学会恶性间叶肿瘤委员会（Malignant Mesenchymal Tumor Committee of the International Society of Pediatric Oncology，ISPO-MMT），另一个是美国的组间横纹肌肉瘤研究组（The Intergroup Rhabdomyosarcoma Study Group，IRSG）。他们依据患儿年龄、肿瘤分期、肿瘤部位、肿瘤来源及肿瘤切除情况来指导后续化疗方案及巩固疗程。整合化疗方案可用于术后辅助治疗及术前新辅助治疗。整合化疗常用方案有 VAI（VCR+KSM+异环磷酰胺）方案，或 VCE 方案（VCR+卡铂+VP16）。用法参考表 37-4-1。

表 37-4-1 阴道横纹肌肉瘤联合化疗方案

化疗方案	剂量	使用
VAI 方案		
VACR	1.5 mg/m^2（最大剂量 2 mg）	第 1、8、15 天，前 6 周使用
放线菌素 D*	1.5 mg/m^2（最大剂量 2 mg）	第 1 天，q3w
异环磷酰胺	3 g/m^2（需要 Mesna 解救和水化）	第 1 天，q3w
VACE 方案		
VACR	1.5 mg/m^2（最大剂量 2mg）	第 1 天，q3w
卡铂	600 mg/m^2	第 1 天，q3w
VP16	150 mg/m^2	第 1 天，q3w

*：因放线菌素 D 每日用量过大，故实际应用时常用 0.5 mg/m^2

（3）放疗

放疗只考虑用于未控及复发病例治疗，建议放疗前咨询生育医师，评估卵巢保护的先行方案。放疗可导致远期不良反应，如有可能应避免放疗。治疗后患者的生存率较高，多数患者预后良好，长期生存率在 90% 以上。故建议对儿童阴道横纹肌肉瘤应积极治疗，保留生理、生育功能。

第二节　继发性阴道癌（SVaC）

局限复发的病例，如初治未接受放疗或复发部位在原放射野以外，能切除者应行积极的根治性治疗，可考虑手术切除后继续个体化放疗±化疗±近距离放疗±免疫或靶向治疗的整合治疗。位于既往放射野内的可切除小病灶，经仔细选择可考虑病灶切除或近距离放疗。对不可切除者，可综合选择放疗±全身系统性治疗。手术以病灶完整切除、切缘阴性为原则，不需要根治性切除，以免增加手术风险与创伤。阴道局部复发病灶侵及膀胱或直肠，可选择盆腔廓清术。总之，对于复发局限于阴道的恶性肿瘤若经手术或放疗有实现彻底去除肿瘤的可能，则采取积极的治疗措施仍可使肿瘤消失或缩小，达到一定的疗效甚至获得根治。

第五章

康复

第一节 手术后性功能康复

阴道成形术：年轻 VaC 患者，特别是需要全阴道切除者，可选择在阴道切除的同时行阴道成形术，维持术后性功能。术前充分告知，知情选择。随生物技术进步，阴道成形术使用的阴道替代物也在不断多样化。根据材料来源不同可分为：自体材料、异体生物材料、人造材料、组织工程材料等。全阴道切除后将失去性功能，二期无法补充阴道成形术，因此，阴道成形术必须与阴道切除同期完成。

年轻 VaC 患者治疗后性功能障碍是主要后遗症，根据病灶部位、范围不同，不同阴道成形手术方式后有不同的康复方式，本指南将推荐常用、成熟性功能康复方法。

1 顶压法

部分阴道保留时，阴道断端原位缝合，术后可出现阴道明显缩短，加之患者对术后恢复的恐惧心理，术后容易出现不同程度的性功能障碍，严重影响患者术后性生活恢复。但部分保留卵巢的年轻患者，雌激素作用使残留阴道黏膜弹性良好，术后经阴道适应性恢复，可不影响性生活。若阴道过于短缩，可尝试模具顶压延长阴道、改善性生活。特点：方法简单，不增加创伤。

2 腹膜代阴道

多用于切除阴道≤1/2 的患者。与宫颈癌手术的阴道延长术相似，利用自体腹膜组织，腹膜有足够的长度，便于操作。膀胱子宫返折腹膜缝合于阴道前壁，子宫直肠返折腹膜缝合于阴道后壁。姚凤球等小样本临床研究发现，腹膜代阴道手术时间、出血量均无增加，术后阴道长度、阴道壁光滑度、湿润度等较正常阴道无明显差别。术后放置阴道磨具对维持阴道功能更有利。性生活恢复时间为 3~6 月，12 月基本均恢复正常性生活。性满意、性疼痛、性高潮方面均优于未行阴道延长的患者。个别患者出现术后阴道断端坏死、出血、狭窄环、脱垂、反复肉芽增生、膀胱或直肠瘘以及阴道顶端裂开甚至肠管脱出阴道等并发症。特点：手术方法简单，安全可靠。

3　结肠代阴道

多用于年轻患者，全阴道切除术后为了减轻术后女性的心理影响以及满足对性生活的需求。需个体化进行，重建有功能的阴道是生理和心理恢复的重要方面。由于结肠（多选乙状结肠）形态和功能接近阴道，具有术后不易狭窄、性功能满意等优点。但肠段切除，毕竟破坏原有组织器官的完整性，增加创伤，术后有肠瘘、吻合口瘘、阴道脱垂等风险。特点：性功能恢复满意，增加手术创伤及风险。

4　人造生物补片

（1）人造真皮：是一种由胶原纤维交联而成的人工材料，可人工合成，也可取自异体皮肤，使用简便创伤小，但价格昂贵。

（2）INTERCEED：是一种灰白色再生氧化纤维素，原先用于妇科手术创面，具有抗菌止血及防粘连功能。有报道运用其进行阴道再造能获满意效果，无明显并发症，术后阴道分泌物较正常阴道少。特点：操作简单，效果满意，经济成本高。

5　异体生物材料

包括羊膜、胎儿皮片，因干燥、易挛缩，需长期扩张，性交满意度不高。

第二节　放疗后康复

放疗后患者因阴道挛缩、粘连、干涩、菌群失调等放射性阴道炎相关副反应，直接影响患者阴道长度及弹性，同时年轻患者卵巢功能放疗后也受到部分影响，造成患者术后性生活质量降低。阴道粘连一方面使宫颈暴露困难，导致复查时宫颈采样困难，还可因子宫分泌物流出受阻而发生宫腔积液甚至积脓。康复建议：放疗后3月可恢复性生活或使用阴道扩张器避免阴道粘连。阴道干涉者建议性生活使用润滑剂缓解症状。放疗后卵巢去势引起的雌激素水平下降会加重阴道干涩，但阴道局部雌激素的应用还缺乏临床证据。

第三节　心理康复

部分患者由于强烈的病耻感，对手术切除带来的性器官局部结构和功能性改变顾虑颇多，也对治疗的预后有很多误解。除了癌症本身带来的巨大压力外，阴道手术/放疗带来的潜在两性关系影响常使患者承受更大心理压力，也使心理康复成为VaC患者治疗后康复的重点难点。

完善的心理精神干预包括适当的药物治疗及适切的心理治疗。药物治疗是应获得重视的首要干预方式，在充分评估后，对症的药物治疗常有利于快速消解负面情绪，提高正性思维，同时改善躯体功能性症状、改善疼痛及睡眠，提升整体的心身康复水平。常用的药物包括SSRI类抗抑郁药，如氟西汀、舍曲林、艾斯西酞普兰等，SNRI类抗抑郁抗焦虑药，如文拉法辛、度洛西汀等，其他药物如米氮平、曲唑酮等由于对睡眠及胃肠功能的独特受体作用也较为常用。由于肿瘤患者用药方案较复杂，药物间的相互作用及代谢干扰是必须考虑的因素，具体药物的选择应在精神科医生的指导下进行。

阴道手术/放疗对心理健康的影响可以归结为三方面，除了药物治疗外，也需相应的心理疗愈。

1 情绪影响

包括情绪低落，兴趣缺失，紧张恐惧，欲望下降，焦虑担心，易怒暴躁，坐立不安，谨小慎微，犹豫纠结，自我贬低，内疚自责等等。同时可能伴随相应的认知功能下降，意志行为消沉，退缩回避社交等。对这部分影响，患者的自我接纳非常重要。悦纳自己身体，重塑自我关爱，将疾病树立成未来康复的里程碑，而不是一味地反刍痛苦。可以在专业心理治疗师指导下完成，同时配合放松训练、正念冥想、身体锻炼等个体化康复指导。

2 生理功能影响

由于心理生理的相互作用，心理压力有时也表现为躯体功能性症状。具体影响包括疲乏感、食欲减退、心慌胸闷、潮热焦躁，睡眠不稳等症状。上述症状与放化疗导致的雌激素分泌水平下降引起的围绝经综合征表现相近，因此临床不需积极处理。事实上，上述症状在排除器质性疾病情况下，通过抗焦虑抗抑郁治疗常会得到很大改善，精神科药物是很好选择。针对雌激素水平下降所引起的更年期综合征，激素替代治疗、黑升麻提取物（莉芙敏）在部分人群中可改善症状，但远期不良反应缺乏临床研究证据。

3 性生活质量影响

VaC与其他肿瘤患者术后不同，女性生理功能及性功能质量的直接或间接影响给患者增加心理创伤。除了解剖改变导致对性功能影响外，心理情绪的变化是导致性功能改变的重要因素。部分女性担心自我躯体完整性破坏，担心被配偶嫌弃或抛弃，对无法完成"义务"感到内疚，担心家庭不和甚至分解。在性活动中对对方的状态敏感，对自己表现紧张。对此，配偶的支持性态度，接受现实并坦诚沟通是摆脱困境的第一步。沟通要点包括对性活动频率、方式、体位、时间等方面的共识，达到减少张力，彼此保护，避免苛责。彼此的依偎抚触也会增加亲密感。原发病不会通过亲密行为传染，性生活也不会导致病情恶化，相反，生活的和睦带来的情绪愉悦非常有利于患者的康复。每个患者都应该破除上述误解，即使性活动有困难，经常相互温柔的拥抱、亲吻和抚触都是表达关心和爱意的极好方式。

第四节　中医辅助康复

中医药对妇科恶性肿瘤的防治，可贯穿于围术期、放化疗期以及缓解期的各个不同阶段，以达到扶正祛邪的目的。祖国医学发展至今已有千年历史，妇科恶性肿瘤属于"癥瘕"范畴，亦有"肠覃"之称。《内经》认为外感六淫是引发癌症的病因病机；现代医家认为恶性肿瘤是"正虚"与"癌毒"相互作用的结果。张英从中医学整体观念出发，将妇科恶性肿瘤的发病机理概括为虚、瘀、寒、痰、毒五个方面，即正气虚弱、气滞血瘀、寒邪凝滞、痰停湿聚、邪毒蕴结。

中医在治疗妇科恶性肿瘤上有其独特优势，在肿瘤的不同阶段运用不同治法，在围术期、围放化疗期可以减毒增效，在术后放化疗后则具有防止复发和转移作用，与西医维持治疗相互为用。尤其针对创伤性治疗带来的并发症或副作用，中医药的应用可有效降低风险。中药防栓合剂对血液高凝状态的形成有着"防病于未然，既病防变"的作用。维生素 B1 双侧足三里穴位注射联合中药热熨包可降低腹胀发生率。术前采用益气通腑灌肠方保留灌肠，术后采用敷脐促通膏脐部外敷治疗、大承气汤加减联合中药热奄包治疗能够促进术后胃肠功能恢复。针灸配合中药外敷（如大黄、芒硝等）对预防及治疗淋巴囊肿可有一定疗效。另外，左归丸联合橄榄油组成的复方可以防治术后骨质疏松症。护理干预配合中药外敷可促进切口的愈合。解表导滞法是治疗妇科恶性肿瘤术后发热的可能有效方法。

针对放化疗后的毒副反应，运用中医药三步调护法可以有减毒增效作用。阳性点耳穴压豆联合西药组与单纯西药组相比，可降低迟发性恶心程度、减少呕吐发生次数和改善食欲。芪术茯苓汤加减、扶正升白汤能够有效提高患者体内的白细胞数量。圣愈汤佐治化疗后贫血。

中医五行音乐、生脉散合十全大补汤、中药安神枕等干预措施对改善围手术期、化疗期患者的生存质量有积极的干预效果，且安全易实施。

第六章

预后及随访

PVaC中上皮来源癌的预后与分期、病理学类型、组织分级、病灶部位及治疗方法相关，其中分期最为重要。鳞癌的不良预后因素还包括肿瘤大小（>4 cm）、病灶超出阴道上1/3、HPV感染状态和MIB-1指数（Ki-67增殖指数）。病理学类型、年龄、生育和性功能、一般状态都可影响治疗选择，从而可能影响预后。MD安德森癌症中心报道了随访20年以上的193例VaC，Ⅰ~Ⅳ期患者5年OS分别为73%、48%、28%和11%。鳞癌患者的预后优于非鳞癌患者。

年轻、早期、已烯雌酚相关阴道腺癌患者有良好的5年OS，达80%~87%。非已烯雌酚相关腺癌局部复发和远处转移风险高，预后欠佳，有报道5年OS仅34%。

第1年，每1~3个月1次；第2、3年，每3~6个月1次；3年后，每年1次。随访时行阴道细胞学涂片检查，必要时行阴道镜检查和必要的影像学检查。

阴道恶性黑色素瘤与肿瘤大小、肿瘤厚度、是否伴有溃疡、淋巴结转移、镜下有丝分裂率（mitotic rate，MR）等因素有关。由于阴道淋巴引流系统复杂，复发、转移的方向和程度也复杂多样。阴道恶性黑色素瘤5年OS很低，文献报道在0~25%，需要注意进行局部复发的监测随访。

阴道横纹肌肉瘤治疗后患者的生存率较高，多数患者预后良好，长期生存率在90%以上。故建议对儿童阴道横纹肌肉瘤应积极治疗，保留生理、生育功能。

附：阴道上皮内瘤变（vaginal intraepithelial neoplasia，VaIN）治疗

VaIN治疗是阴道癌最重要的预防方式之一，患者常缺乏特异性临床表现，少数表现为阴道分泌物增多或性交后出血。子宫切除术后的VaIN大多数发生在因宫颈癌或宫颈癌前病变切除子宫者，少数也发生在因妇科良性疾病、内膜癌或卵巢输卵管癌等切除子宫者。2014年WHO第4版《女性生殖器官肿瘤分类》中将以往的三级分类法更改为二级分类法。阴道低级别鳞状上皮内病变（阴道LSIL）包括VaIN Ⅰ、鳞状上皮轻度不典型增生、湿疣样变；阴道高级别鳞状上皮内病变（阴道HSIL）包括鳞状上皮中、重度不典型增生、VaIN Ⅱ、VaIN Ⅲ及鳞状细胞原位癌。

1 治疗原则

VaIN 的治疗应综合考虑病灶情况（级别、范围、部位、数量）和患者情况（年龄、生育要求、并发症、心理状态、能否坚持随访等）。

2 阴道 LSIL（VaIN Ⅰ）的治疗

阴道 LSIL 患者经过阴道镜检查及活检，排除隐匿的阴道 HSIL 后，可以观察，不治疗，部分病变可自行退变，可密切随访 2 年，必要时再治疗。

3 阴道 HSIL（VaIN Ⅱ~Ⅲ）的治疗

阴道 HSIL 应给予及时、合理的治疗，以降低发展为浸润癌的风险。

3.1 药物治疗

适用于多发性病灶的阴道 HSIL 患者，包括氟尿嘧啶（5-FU）乳膏、5% 咪喹莫特乳膏等。5-FU 治疗文献推荐剂量为每周 2g，连用 10~12 周，副反应主要有阴道烧灼感、性交困难、溃疡和渗出物多，另有 5-FU 治疗后出现阴道腺病的文献报道，值得关注。5% 咪喹莫特为免疫反应调节剂，阴道给药耐受性较好，疗效肯定，对 HPV 具有较高的清除率。推荐从每周 1 次增加至每周 3 次给药，连续治疗 12 周，副反应主要是阴道烧灼感、疼痛、溃疡，全身不良反应少见。

3.2 物理治疗

物理治疗具有创伤小、操作简便及可重复实施等优点，尤其适用于多发性病灶或病灶可清楚暴露的阴道 HSIL 患者，特别注意治疗前需有明确的组织学诊断并排除浸润癌。

临床应用较广的为 CO_2 激光治疗，治疗前行阴道镜评估，以 Lugol 碘液对病变部位及范围定位，于不着色区域以 CO_2 激光汽化病灶，功率 4~15W，外缘距离病灶 3~5mm，治疗深度至少为 1.5mm。对复发性 VaIN 患者，可重复实施 CO_2 激光治疗。

另外，还有阴道电灼、超声空化抽吸术（cavitron ultrasonic surgical aspirator，CUSA）、光动力疗法（photodynamic therapy，PDT）、射频等治疗手段，但疗效和不良反应有待更多临床证据。

3.3 手术治疗

适用于局灶性、继发性或不除外浸润癌的阴道 HSIL 患者，以及保守性治疗无效、病变进展风险高、不适合随访患者，推荐手术治疗。常用术式包括阴道病灶切除术、阴道顶端切除术。绝经后阴道 HSIL 患者，如病变范围广泛累及整个阴道或高度怀疑阴道癌时，可考虑全阴道切除，因手术可能引起严重并发症，选择应慎重并充分知情同意。

3.4 近距离放疗

近距离放疗不应作为阴道 HSIL 的一线治疗方法，仅适用于 VaIN Ⅲ，且有宫颈癌治疗史、病变范围广泛或其他治疗方法无效时，可采用后装腔内放疗。主要副作用为阴道纤维化、缩窄和影响性功能等，而且放疗限制日后实施放疗和手术治疗，选择该治疗应十分慎重。

4 特殊人群 VaIN 的治疗

4.1 妊娠合并 VaIN

妊娠期 VaIN 在全面检查排除浸润癌后，推荐分娩后进一步医疗干预。

4.2 宫颈癌放疗后的 VaIN

宫颈癌放疗后随访过程中，细胞学检查结果受放疗影响容易出现假阳性。放疗后高危型 HPV 持续阳性，尤其高危型 HPV-DNA 高载量需警惕宫颈癌放疗后的 VaIN。阴道镜下活检是诊断金标准，由于放疗后阴道壁纤维化而使得活检取材困难，必要时可疑区域多点活检。若发现 VaIN，如为 LSIL，可严密观察，如为 HSIL，应及时治疗，但因阴道纤维化，治疗中应注意防范副损伤，目前治疗方案尚无证据，可选择药物治疗、物理治疗，如为 VaIN Ⅲ 且阴道镜改变可疑浸润或病变范围广泛可根据情况补充腔内放疗等。由于放疗后 VaIN 多位于阴道上段，若采用腔内放疗，放射剂量的设定需结合既往放疗的范围与剂量，避免发生严重膀胱、直肠并发症。

5 随访

VaIN 治疗后需要长期随访，治疗后每 6 个月随访 1 次，连续随访 2 年无异常，可改为每年随访 1 次，随访内容包括细胞学、高危型 HPV 检测和阴道镜检查。

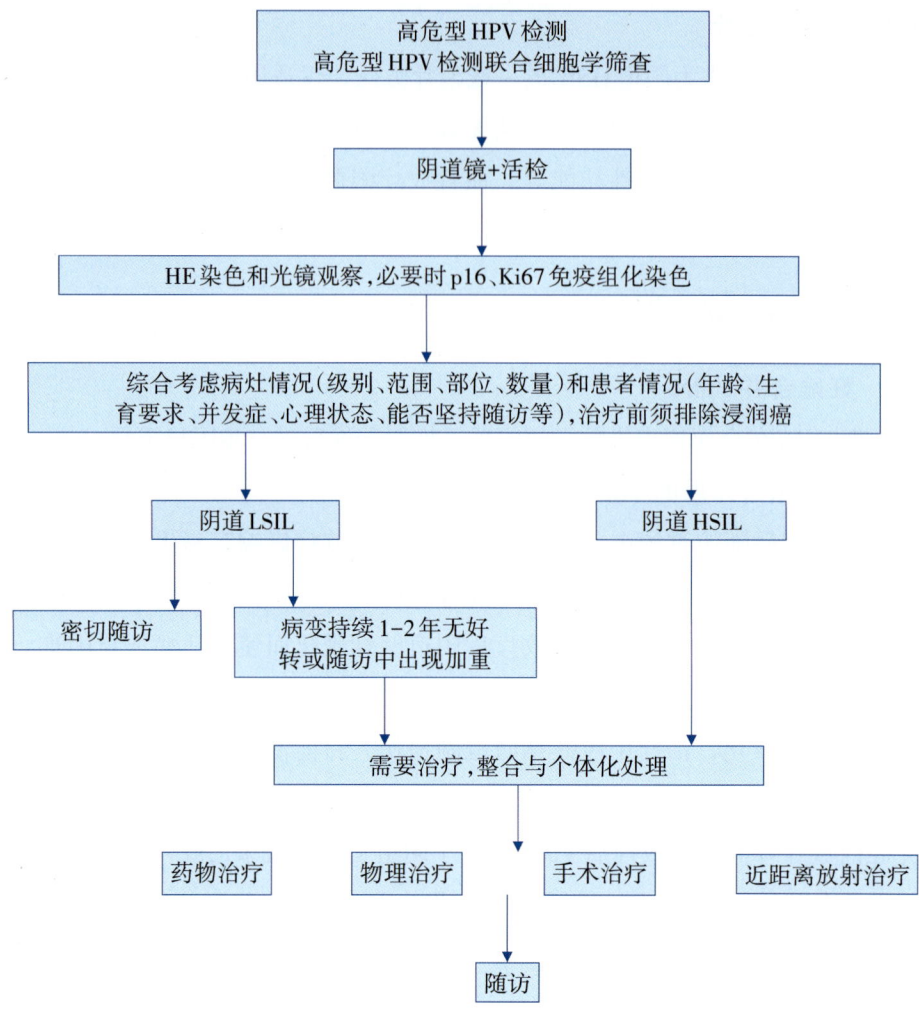

图 37-6-1 VaIN 诊疗流程

参考文献

[1] 中国抗癌协会妇科肿瘤专业委员会，周琦，吴小华，et al.阴道恶性肿瘤诊断与治疗指南（第四版）[J].中国实用妇科与产科杂志，2018，（11）：1227-9.

[2] ADAMS T S，CUELLO M A.Cancer of the vagina [J].International journal of gynaecology and obstetrics：the official organ of the International Federation of Gynaecology and Obstetrics，2018，143 Suppl 2：14-21.

[3] 中华预防医学会疫苗与免疫分会.子宫颈癌等人乳头瘤病毒相关疾病免疫预防专家共识[J].中华预防医学杂志，2019，53（8）：761-803.

[4] HORN L C，HöHN A K，HAMPL M，et al.[Interdisciplinary S2k guidelines on the diagnosis and treatment of vaginal carcinoma and its precursors-recommendations on surgical pathology for histopathological workup，diagnostics，and reporting] [J].Der Pathologe，2021，42（1）：116-24.

[5] LIMA M，RIO G，HORTA M，et al.Primary vaginal malignancies：a single oncology centre experience [J].Journal of obstetrics and gynaecology：the journal of the Institute of Obstetrics and Gynaecology，2019，39（6）：827-32.

[6] 曾月.影响原发性阴道癌预后的相关因素分析[J].中国肿瘤临床，2017，44（12）：612-5.

[7] 廖婷.阴道癌的治疗方法和预后因素的临床及Meta分析研究[D]；广西医科大学，2014.

[8] 吕笑冬、杨俊芳、张坤.残端阴道上皮内瘤变的临床特征分析[J].癌症进展，2020，18（16）：1631-3.

[9] 张玥月，张新.残端阴道病变的诊疗进展[J].世界最新医学信息文摘，2018，（96）：26-7.

[10] 陈燕钦，何春妮，洪新如.全子宫切除术后阴道上皮内瘤样病变治疗探讨[J].国际妇产科学杂志，2018，（5）：523-6.

[11] 朱笕青，杨莉，ZHU，et al.阴道恶性黑色素瘤的诊治[J].中国实用妇科与产科杂志，2017，33（4）：333-7.

[12] 李少伟，王致萍，池鑫，et al.人乳头瘤病毒疫苗的研究进展[J].厦门大学学报：自然科学版，2021，60（2）：290-305.

[13] 陈汶.人乳头瘤病毒疫苗安全性研究的新进展[J].中华预防医学杂志，2021，55（3）：428-434.

[14] 尤淑文，叶菁，吕卫国.人乳头瘤病毒疫苗的应用及研究进展[J].浙江医学，2020，42（15）：1669-1672.

[15] CONG Q，SONG Y，WANG Q，et al.A Retrospective Study of Cytology，High-Risk HPV，and Colposcopy Results of Vaginal Intraepithelial Neoplasia Patients [J].BioMed research international，2018，2018：5894801.

[16] SONG Y，SUI L，WANG Q，et al.Retrospective analysis of liquid based cytology and HPV test on 1 467 cases of vaginal intraepithelial neoplasia [J].Fudan University Journal of Medical Sciences，2018，45（4）：530-5.

[17] 中国医师协会微无创医学专业委员会妇科肿瘤专委会，中国优生科学协会女性生殖道疾病诊治分会，中国优生科学协会肿瘤生殖学分会.阴道上皮内瘤变诊治专家共识（2020）[J].中国实用妇科与产科杂志，2020，36（8）：722-728.

[18] LIMA M，RIO G，HORTA M，et al.Primary vaginal malignancies：a single oncology centre experience [J].Journal of Obstetrics & Gynaecology，2019，39（6）：827-832.

[19] 杜鲁涛，靖旭，段伟丽.妇科肿瘤标志物应用专家共识[J].山东大学学报（医学版），2018，56（10）：3-8.

[20] WOHLMUTH C，WOHLMUTH-WIESER I，MAY T，et al.Malignant Melanoma of the Vulva and Vagina：A US Population-Based Study of 1863 Patients [J].American journal of clinical dermatology，2020，21（2）：285-95.

[21] GARBE C, AMARAL T, PERIS K, et al.European consensus-based interdisciplinary guideline for melanoma. Part 1: Diagnostics - Update 2019 [J]. European journal of cancer (Oxford, England: 1990), 2020, 126: 141-58.

[22] 中华人民共和国国家卫生健康委员会.胰腺癌诊疗规范（2018年版）[J].中华普通外科学文献（电子版），2019，13（4）：253-262.

[23] FRUMOVITZ M, ETCHEPAREBORDA M, SUN C C, et al.Primary malignant melanoma of the vagina [J].Obstetrics and gynecology, 2010, 116（6）: 1358-65.

[24] GARBE C, AMARAL T, PERIS K, et al.European consensus-based interdisciplinary guideline for melanoma. Part 2: Treatment - Update 2019 [J]. European journal of cancer (Oxford, England: 1990), 2020, 126: 159-77.

[25] Network NCC.NCCN Clinical Practice Guidelines in Oncology（NCCN Guidelines®）: Cutaneous Melanoma Version 1.2021, 2021.

[26] 石一复.外阴阴道疾病[J].人民卫生出版社，2005：1-467.

[27] 何薇，胡丽娜.原发性阴道癌治疗进展及预后分析[J].现代医药卫生，2018，34（11）：1662-5.

[28] YANG J, DELARA R, MAGRINA J, et al.Management and outcomes of primary vaginal Cancer [J]. Gynecologic Oncology, 2020, 159（2）: 456-463.

[29] RAJAGOPALAN M S, XU K M, LIN J F, et al.Adoption and impact of concurrent chemoradiation therapy for vaginal cancer: A National Cancer Data Base（NCDB） study [J].Gynecologic Oncology, 2014, 135（3）: 495-502.

[30] 倪烨韧，何廷淦.调强放疗后程三维腔内后装放疗治疗原发性阴道癌的临床疗效评价[J].中西医结合心血管病电子杂志，2018，6（24）：73.

[31] 马爽，周常锋.3D打印技术在阴道癌放射治疗中的应用效果评价[J].岭南急诊医学杂志，2020，25（5）：504-506.

[32] 晏俊芳.3D打印技术在妇科恶性肿瘤术后阴道腔内照射中的应用研究[D]；北京协和医学院，2018.

[33] BOA R, GRéNMAN S.Psychosexual health in gynecologic cancer [J].International journal of gynaecology and obstetrics: the official organ of the International Federation of Gynaecology and Obstetrics, 2018, 143 Suppl 2: 147-52.

[34] 中国抗癌协会妇科肿瘤专业委员会，王丹波，李力.阴道恶性肿瘤诊断与治疗指南（2021年版）[J].中国癌症杂志，2021，31（6）：559.

[35] .樊代明.整合肿瘤学[M].北京：科学出版社，2021：531-548.FAN D M.Holistic integrative oncology.Beijing: Science Press, 2021: 531-548.

[36] 刘忠宇，郭红燕，吴郁.盆腔廓清术围术期管理及并发症防治[J].实用妇产科杂志，2021，37（4）：249-253.

[37] TER GLANE L, HEGELE A, WAGNER U, et al.Pelvic exenteration for recurrent or advanced gynecologic malignancies - Analysis of outcome and complications [J].Gynecologic oncology reports, 2021, 36: 100757.

[38] 徐琳，杨慧，燕锦，et al.盆腔廓清术治疗复发宫颈癌12例临床分析[J].中国临床医生杂志，2020，48（6）：652-655.

[39] 刘孜，代丽.老年妇科恶性肿瘤的放射治疗策略[J].实用妇产科杂志，2019，35（8）：573-576.

[40] 彭莛婷 唐.复发性宫颈癌治疗策略研究进展[J].现代医药卫生，2020，36（21）：3446-3450.

[41] BASU P, MUKHOPADHYAY A, KONISHI I.Targeted therapy for gynecologic cancers: Toward the era of precision medicine [J].International journal of gynaecology and obstetrics: the official organ of the International Federation of Gynaecology and Obstetrics, 2018, 143 Suppl 2: 131-6.

[42] 中国临床肿瘤学会指南工作委员会.中国临床肿瘤学会（CSCO）黑色素瘤诊疗指南-2020 [M].北京：人民卫生出版社，2020.Guidelines Working Committee of Chinese Society of Clinical

Oncology.Guidelines for diagnosis and treatment of melanoma of Chinese Society of Clinical Oncology（CSCO）-2020［M］.Beijing：People's Health Publishing House，2020.

[43] 中国抗癌协会肉瘤专业委员会软组织肉瘤及恶性黑色素瘤学组.皮肤和肢端恶性黑色素瘤的外科治疗规范中国专家共识1.0 [J].中华肿瘤杂志，2020，042（002）：81-93.

[44] WANG H Y, WU X Y, ZHANG X, et al.Prevalence of NRAS Mutation, PD-L1 Expression and Amplification, and Overall Survival Analysis in 36 Primary Vaginal Melanomas [J].The oncologist，2020，25（2）：e291-e301.

[45] YU Y, TSE K Y, LEE H H Y, et al.Predictive biomarkers and tumor microenvironment in female genital melanomas: a multi-institutional study of 55 cases [J].Modern pathology: an official journal of the United States and Canadian Academy of Pathology, Inc, 2020, 33（1）：138-52.

[46] MEZA J L, ANDERSON J, PAPPO A S, et al.Analysis of prognostic factors in patients with nonmetastatic rhabdomyosarcoma treated on intergroup rhabdomyosarcoma studies III and IV: the Children's Oncology Group [J].Journal of clinical oncology: official journal of the American Society of Clinical Oncology, 2006, 24（24）：3844-51.

[47] STEVENS M C, et al.Overall and event-free survival for patients with parameningeal tumors, who were younger than 3 560years [J].JCO, 2005, 23：2618.

[48] 洪玮，孙桦.先天性无阴道治疗方法及进展 [J].中国实用妇科与产科杂志，2015，31（12）：1163-1167.

[49] 姚凤球，张爱君，胡卫平，et al.腹腔镜下阴道癌根治术中腹膜代阴道术的临床研究 [J].中国妇幼保健，2014，29（28）：4665-6.

[50] 齐聪.妇科恶性肿瘤患者的中医调理 [J].中国实用妇科与产科杂志，2008，24（7）：3.

[51] 李奇，张英.张英治疗妇科恶性肿瘤经验介绍 [J].新中医，2020，52（19）：187-190.

[52] 贺晓霞，王永周，程霖.中药防栓合剂对妇科恶性肿瘤术后下肢深静脉血栓的防治研究 [J].中药药理与临床，2018，34（5）：128-131+184.

[53] 葛静，马红英，王淼.中医适宜技术治疗妇科恶性肿瘤术后腹胀的临床观察 [J].卫生职业教育，2019，37（15）：154-155.

[54] 朱劲松，王一庆，张彩霞，et al.中医外治法防治妇科恶性肿瘤患者术后胃肠功能低下临床研究 [J].新中医，2014，46（11）：179-182.

[55] 唐婷，谢宝全，陈小英，et al.基于大承气汤加减中药热奄包改善妇科恶性肿瘤术后胃肠功能的疗效观察 [J].当代医学 2020年26卷34期 132-133页，2020.

[56] 郑小花.左归丸联合橄榄油对妇科恶性肿瘤术后骨质疏松症的疗效观察 [D]；福建中医药大学，2014.

[57] 任瑞芳.护理干预配合中药外敷对妇科恶性肿瘤患者切口愈合的影响 [J].齐鲁护理杂志，2012，18（20）：49-50.

[58] 董娟娟，齐容，武权生.武权生教授运用解表导滞法辨治妇科恶性肿瘤术后发热经验 [J].中医临床研究，2017，（20）：106-108.

[59] 程慧莲，张智玲.妇科恶性肿瘤术后放化疗中的中医药三步调治法暨减毒增效的疗效观察[A].中华中医药学会（China Association of Chinese Medicine）.第九次全国中医妇科学术大会论文集[C].中华中医药学会（China Association of Chinese Medicine）：中华中医药学会，2009（6）：699-704.

[60] 彭嘉.阳性点耳穴压豆防治妇科恶性肿瘤TP/TC化疗后恶心呕吐 [D]；广州中医药大学，2016.

[61] 田雪.芪术茯苓汤治疗妇科恶性肿瘤化疗后白细胞减少临床观察 [J].中国中医药现代远程教育，2020，18（16）：58-60.

[62] 赵敏敏.扶正升白汤防治妇科恶性肿瘤首次化疗后骨髓抑制的临床观察 [D]；南京中医药大学，2016.

[63] 彭仁通.中药方剂圣愈汤治疗妇科恶性肿瘤化疗后贫血的临床疗效研究[A].中国环球文化出版

社、华教创新（北京）文化传媒有限公司.全国科研理论学术研究成果汇编（四）[C].中国环球文化出版社、华教创新（北京）文化传媒有限公司：华教创新（北京）文化传媒有限公司，2020：5.

[64] 温明华，陈小凤，肖静.中医五音疗法对妇科恶性肿瘤患者化疗期生存质量的影响[J].新中医，2016，48（1）：160-1.

[65] 李莉娜、阿也提古丽、文博、任丽.中药干预对妇科恶性肿瘤患者化疗间期与康复期中医症状和生存质量的影响[J].中西医结合心血管病电子杂志，2020，8（35）：164-5.

[66] ZHANG J, CHANG X, QI Y, et al.A retrospective study of 152 women with vaginal intraepithelial neoplasia [J].International journal of gynaecology and obstetrics: the official organ of the International Federation of Gynaecology and Obstetrics, 2016, 133（1）：80-3.

[67] KURMAN R J, CARCANGIU M L, HERRINGTON C S, et al.WHO Classification of Tumours of Female Reproductive Organs [J].2014：172-176, 183-184.

[68] GURUMURTHY M, CRUICKSHANK M E.Management of vaginal intraepithelial neoplasia [J].Journal of lower genital tract disease, 2012, 16（3）：306-12.

[69] TRANOULIS A, LAIOS A, MITSOPOULOS V, et al.Efficacy of 5% imiquimod for the treatment of Vaginal intraepithelial neoplasia-A systematic review of the literature and a meta-analysis [J].European journal of obstetrics, gynecology, and reproductive biology, 2017, 218：129-36.

[70] 宋昱，戴斐，隋龙，et al.CO_2激光气化治疗外阴和阴道上皮内瘤变191例临床分析[J].复旦学报：医学版，2015，42（4）：511-516.

子宫肉瘤

名誉主编

樊代明

主　编

朱笕青

副主编

高雨农

编　委（姓氏笔画排序）

王长河　王纯雁　田小飞　刘文欣　张　翔

杨心凤　杨慧娟　沈丹华　陈仲波　陈雅卿

易　萍　郑　虹　柯晓慧　段　微　康　山

程静新　谢　榕　颜笑健

第一章 流行病学及筛查

子宫肉瘤（uterine sarcomas，US）约占所有女性生殖道恶性肿瘤的1%，占子宫体恶性肿瘤的3%~7%。其病因尚不明确。肥胖、糖尿病史可能是US的相关危险因素。雌激素替代治疗或乳腺癌患者长期使用他莫昔芬均可使US的发病风险升高。盆腔接受放射治疗者远期继发US的可能性也明显升高。由于该病少见，目前尚无有效早期筛查方法。影像学检查难以在术前辨别子宫体部肿瘤的良恶性，许多患者就诊时常诊断为子宫良性疾病，直到术后病理检查时才得以确诊。肿瘤分期是US患者最重要的预后因素。

第二章

诊断

第一节 子宫肉瘤的组织病理分类

US是一类恶性间叶组织源性肿瘤，病理类型及治疗方案的选择与预后关系密切，主要包括以下几种类型。

1 子宫平滑肌肉瘤（uterine leiomyosarcoma，uLMS）

uLMS是呈现平滑肌分化的子宫间叶源性恶性肿瘤，占US的40%~50%，占所有子宫体恶性肿瘤的1%~2%。病理组织学类型包括梭形细胞型（普通型）、上皮样型和黏液型，其中梭形细胞型（普通型）uLMS最为常见，肿瘤细胞为梭形，呈束状排列，细胞核多形，具有异形，核分裂象通常≥4个/mm^2，相当于≥10个/10HPF（HPF指0.55mm直径的高倍镜视野），出现肿瘤细胞坏死对诊断梭形细胞型uLMS具特征性意义。当肿瘤细胞主要（>50%）由圆形、多角形细胞组成时，且细胞核具有中-重度异型，核分裂象≥1.6个/mm^{2}相当于≥4个/10HPF，则诊断为上皮样型uLMS。黏液型uLMS最为少见，肿瘤具有丰富的黏液间质，细胞具有中-重度异型，但细胞较稀疏，核分裂象≥0.4个/mm^2，相当于≥1个/10HPF，肿瘤向周围肌壁浸润性生长。

2 子宫内膜间质肉瘤（endometrial stromal sarcoma，ESS）

ESS较少见，发病率不足整个子宫体恶性肿瘤的1%，约占US的20%。包括以下两种类型。

2.1 低级别子宫内膜间质肉瘤（low-grade endometrial stromal sarcoma，LGESS）

LGESS是第二常见的子宫间叶源性恶性肿瘤，仅次于uLMS。肿瘤由类似于增生期子宫内膜间质细胞的肿瘤细胞组成，瘤细胞呈弥漫浸润性生长，有时可见瘤细胞围绕小血管漩涡状生长。肿瘤舌状浸润肌层，或出现淋巴血管侵犯是诊断LGESS的病理依据。免疫组化染色显示肿瘤细胞雌激素受体（estrogen receptor，ER）/孕激素受体（progesterone receptor，PR）阳性，CD10弥漫强阳性表达。分子病理学显示大约2/3的肿瘤出现多个基因融合，其中以JAZF1-SUZ12基因融合最为多见。

2.2 高级别子宫内膜间质肉瘤（high-grade endometrial stromal sarcoma，HGESS）

HGESS是极为罕见的高度恶性肿瘤，尚无具体发病率统计。肿瘤由一致的高级别的圆形或是梭形细胞构成，核分裂象活跃，有时肿瘤中可见LGESS成分。肿瘤呈现膨胀、穿透及浸润性生长。瘤细胞免疫组化染色常表达CyclinD1。分子病理学显示HGESS具有两种主要分子遗传学改变，最为常见是YWHAE-FAM22 A/B基因重排，较为少见的是ZC3H7B-BCOR基因重排，后者肿瘤细胞经常呈现梭形，间质伴有黏液变性。

3 未分化子宫肉瘤（undifferentiated uterine sarcoma，UUS）

UUS是缺乏特异性分化的高度恶性间叶性肿瘤，瘤细胞显示高度多形性及核异形性、核分裂象活跃、可见破坏性肌层侵犯，肿瘤缺乏特异性免疫标记及分子遗传学改变，病理诊断需除外HGESS、癌肉瘤以及未分化癌等高度恶性肿瘤。

4 其他少见的类型

包括腺肉瘤（adenosarcoma）、血管周上皮样细胞肿瘤（perivascular epithelioid cell tumor，PEComa）以及横纹肌肉瘤（rhabdomyosarcoma）等。子宫腺肉瘤是由良性上皮和恶性间叶成分组成的肿瘤，占所有US的5%~10%。病理学表现为肿瘤呈现分叶状，其间可见呈裂隙或扩张的衬覆良性子宫内膜上皮的腺体成分，腺体周围可见袖套状环绕的肿瘤间质细胞，细胞丰富，呈现不同程度异形性，核分裂象一般少见或不出现。多数情况下，腺肉瘤中的肉瘤成分为同源性，呈现子宫内膜间质或平滑肌分化，此时肿瘤整体预后优于其他US。当间质肉瘤成分生长明显超过腺体成分，且细胞异形性增加，呈现高级别肉瘤表现或是出现横纹肌肉瘤等异源性分化时，称为腺肉瘤伴肉瘤过度生长（adenosarcoma with sarcomatous overgrowth），此时肿瘤具有高侵袭性，预后差。此外，近年发生在子宫的PEComa陆续有报道，并且发现部分PEComa可以出现TFE3基因易位。诊断恶性PEComa需具备以下条件中的3个及以上：肿瘤>5cm、浸润性生长、细胞高度异形、核分裂象>1个/50HPF、坏死以及血管侵犯。

第二节 临床表现

US常缺乏特异的临床表现，对短期内明显增大的子宫平滑肌瘤应引起重视，尤其在绝经后妇女。

1　uLMS

uLMS是最常见的US亚型，患者的症状和体征常与子宫平滑肌瘤相似，术前难以区分。多见于40岁以上女性，通常表现为异常阴道出血（56%）、可触及的盆腔肿块（54%）和（或）盆腔疼痛（22%）。子宫平滑肌瘤与子宫平滑肌肉瘤比例约为800∶1。如果发现平滑肌瘤短期内增大（如6个月内增大1倍），应怀疑uLMS可能。在未使用激素替代疗法的绝经后妇女，如子宫平滑肌瘤持续增大应怀疑为恶性。

2　LGESS

LGESS多见于40~55岁女性，其中50%以上发生于绝经前。常表现为异常子宫出血、盆腔疼痛和痛经，但多达25%的患者无任何症状。LGESS常发生在多囊卵巢、长期使用雌激素或三苯氧胺的女性。卵巢是子宫外扩散最常见的部位，占1/3以上。由于LGESS生长缓慢，临床多见远期复发，因而需要长期随访。复发部位以盆腔和腹腔多见，肺和阴道少见。

3　HGESS

HGESS发病年龄28~67岁（平均50岁）。临床表现为异常阴道出血、子宫增大或盆腔肿块。恶性度介于LGESS和UUS之间，常在一年内复发。

4　UUS

UUS临床罕见，常发生在绝经后女性（平均60岁）。表现为绝经后阴道出血，或继发于子宫外扩散的症状与体征。60%的患者就诊时已属晚期（Ⅲ或Ⅳ期）。该病预后差，生存期常小于2年。

5　腺肉瘤

腺肉瘤好发于绝经后女性（平均58岁），但绝经前甚至青少年也可发病（占30%）。典型肿瘤在宫腔内呈外生型息肉状生长，可长在宫腔下段，但宫颈内膜或子宫外部位罕见。最多见症状为异常阴道出血，部分患者可表现为盆腔疼痛或白带增多等。

第三节 临床检查

US缺乏特异性肿瘤标志物，影像学检查无论B超、CT、MRI或PET-CT，都难以在术前区分肿瘤的良恶性。MRI弥散加权成像（diffusion weighted imaging，DWI）对肿瘤的定位和定性有帮助，但结果尚待证实。部分有症状的患者行诊断性刮宫或子宫内膜活检，可提高LGESS的诊断率，但敏感性较差。术中怀疑恶性子宫肿瘤者应行冰冻切片检查，术后确诊为US者需常规检测ER和PR。病理诊断为uLMS者需重视与其他类型子宫平滑肿肌瘤鉴别，如富细胞性平滑肌瘤、不典型平滑肌瘤、奇异型平滑肌瘤、核分裂活跃平滑肌瘤、上皮样平滑肌瘤以及不能确定恶性潜能的平滑肌瘤等。

第四节 肿瘤分期

US采用国际妇产科联盟（FIGO）2009年修订的分期标准（见表38-2-1和表38-2-2）。

表38-2-1 uLMS和ESS的FIGO分期标准

Ⅰ期	肿瘤局限于子宫
ⅠA	≤5 cm
ⅠB	>5 cm
Ⅱ期	肿瘤超出子宫但局限于盆腔
ⅡA	侵犯附件
ⅡB	侵犯其他盆腔组织
Ⅲ期	肿瘤侵犯腹腔组织（并非仅凸向腹腔）
ⅢA	1个部位
ⅢB	2个或以上部位
ⅢC	转移至盆腔或（和）腹主动脉旁淋巴结
Ⅳ期ⅣA	肿瘤侵犯膀胱或（和）直肠
ⅣB	远处转移

注：若子宫体和卵巢或盆腔同时发生与卵巢或盆腔子宫内膜异位症相关的子宫内膜间质肉瘤，应归类为独立的原发性肿瘤。

表38-2-2 子宫腺肉瘤的FIGO分期标准

Ⅰ期	肿瘤局限于子宫
ⅠA	肿瘤局限于子宫内膜/颈管内膜，未侵及肌层
ⅠB	肌层侵犯≤1/2
ⅠC	肌层侵犯>1/2
Ⅱ期	肿瘤超出子宫但局限于盆腔
ⅡA	侵犯附件

续表

ⅡB	侵犯其他盆腔组织
Ⅲ期	肿瘤侵犯腹腔组织（并非仅凸向腹腔）
ⅢA	一个部位
ⅢB	两个或以上部位
ⅢC	转移至盆腔或（和）腹主动脉旁淋巴结
Ⅳ期ⅣA	肿瘤侵犯膀胱或（和）直肠
ⅣB	远处转移

第三章 治疗

治疗原则：以手术为主，内分泌治疗、化疗和（或）放疗为辅。

第一节 初始治疗

1 初治患者治疗流程图（见图38-3-1）

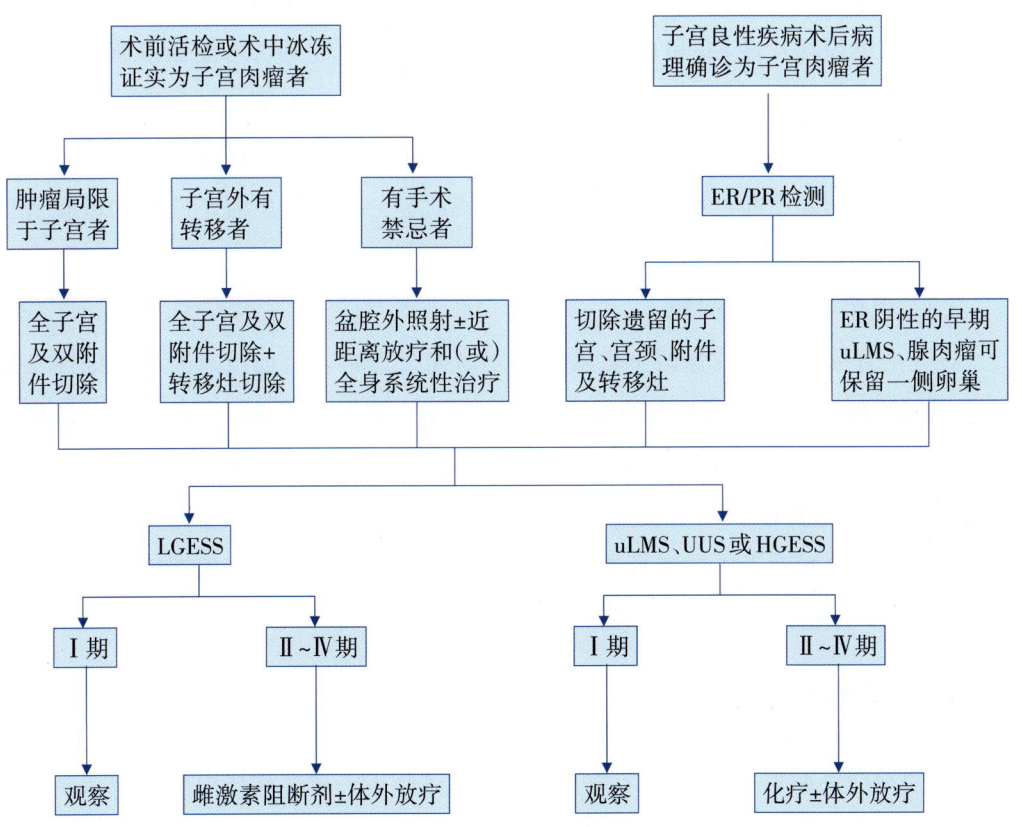

图38-3-1 初治US患者治疗流程图

2 手术

2.1 术前或术中确诊为US的处理

US的标准术式是全子宫切除术及双附件切除术，一般不常规施行系统性盆腔及腹主动脉旁淋巴结切除术，但术中应予探查，肿大或可疑淋巴结应予切除。①局限于子宫者：全子宫+双附件切除；不能手术者：盆腔外照射±近距离放疗和（或）全身系统性治疗。②子宫外有病灶者：全子宫+双附件切除+转移病灶切除，包括转移淋巴结切除；不能手术者：盆腔外照射±近距离放疗和（或）全身系统性治疗。由于LGESS患者保留卵巢复发率极高，故建议双侧附件切除，也不提倡术后雌激素替代治疗。尽管有人提出对I期LGESS患者经严格选择可考虑保留卵巢，但仍需积累更多证据证实。子宫腺肉瘤卵巢转移发生罕见，绝经前低危患者可考虑保留卵巢。US的手术强调完整切除子宫肿瘤，切忌在腹腔内施行肿瘤分碎术。

2.2 子宫良性疾病手术后病理确诊为US的处理

由于US常被误诊为子宫良性疾病，在实施手术以后病理检查才得以确诊，故多数患者需补做手术。再次手术前应尽可能明确病理类型，同时影像学检查（增强CT或MRI）明确有无盆腔以外的转移灶。盆腔MRI对判断子宫外受侵或局部肿瘤残留有一定优势。组织切片做ER和PR检测有助于决定年轻女性是否可能保留卵巢。通常再次手术需切除遗留的子宫、宫颈或附件等。对年轻的、ER阴性的早期uLMS患者，可谨慎保留一侧卵巢。术中探查到肿大淋巴结或可疑转移淋巴结应予以切除，对宫外转移病灶应切除干净。对前次手术行子宫或肌瘤分碎术的患者，应再次进腹清理散落病灶，尽可能彻底减灭肿瘤细胞。

2.3 保留生育功能问题

对有生育要求者实施保留生育功能手术应格外谨慎。目前没有高级别证据支持US患者实施保留生育功能手术的安全性，仅见于一些个例报道。一般认为恶性程度高的US，诸如uLMS、HGESS及UUS等均不主张实施保留子宫的手术；仅在少数恶性程度低，如早期的LGESS、腺肉瘤或横纹肌肉瘤的患者中有报道。如患者愿意承担风险，在充分知情同意下，临床检查无宫外转移灶发现，可以选择保守性手术。术后需严密随访，并建议完成生育后切除子宫。

3 术后辅助治疗

US的处理常需根据临床病理等预后因素进行修正，强烈建议由妇科病理专家复核阅片。相关危险因素包括子宫切除方式，肿瘤标本是否完整（完整、开放或分碎），肿瘤大小（大于或小于5 cm），组织学类型，核分裂象多少以及有无脉管浸润等。对腺肉瘤还需明确子宫肌层有无受侵和组织学分级。此外，若有子宫外转移还需详细记录部位、数目等，若已行淋巴结切除，需明确淋巴结受累数目及部位（如左右盆腔、腹主动脉旁等）。随着分子病理学进展，一些基因检测方法也被用于US的评估。尽管目前没有针对US特有的靶向治疗或免疫治疗方案，但一些泛肿瘤靶点可考虑检测，建议至少应包含NTRK（neurotrophic tyrosine receptor kinase，神经营养酪氨酸受体激酶）基因融合、MSI（microsatellite instability，微卫星不稳定性）和TMB（tumor mutation burden，肿瘤突变负荷）等。

3.1 LGESS

对Ⅰ期的LGESS可术后观察，尤其是绝经后或已实施双附件切除的患者，也可行内分泌治疗（雌激素阻断剂）。对Ⅱ～Ⅳ期的LGESS术后给予雌激素阻断剂治疗，对切缘阳性或有肿瘤残留的患者可补充体外放疗。

3.2 uLMS、UUS或HGESS

对Ⅰ期的uLMS、UUS或HGESS可术后观察，不建议常规辅助放疗，辅助化疗对早期uLMS也无益处。而ER或PR阳性的患者可使用雌激素阻断剂。对Ⅱ～Ⅳ期的uLMS、UUS或HGESS可术后辅助化疗和（或）体外放疗。

4 姑息治疗

姑息治疗适用于无法耐受手术或手术无法切除，或有远处转移的患者。一般LGESS给予雌激素阻断剂治疗，酌情选用放化疗。uLMS、UUS或HGESS则给予全身化疗，酌情选用姑息性放疗。

第二节 复发性US患者的治疗

复发患者的治疗策略主要取决于2个因素：①是否可能再次手术切除；②以前有无放疗史。此外，需根据复发的部位及肿瘤的恶性程度选择治疗方法。选择全身系统性治疗时，LGESS首先考虑雌激素阻断剂，而uLMS、UUS或HGESS则采用化疗。有证据表明肿瘤细胞减灭术可改善复发性ESS患者的生存期，因此，尽可能切除所有复发病灶对患者生存有益。

1 复发患者治疗流程图（见图38-3-2）

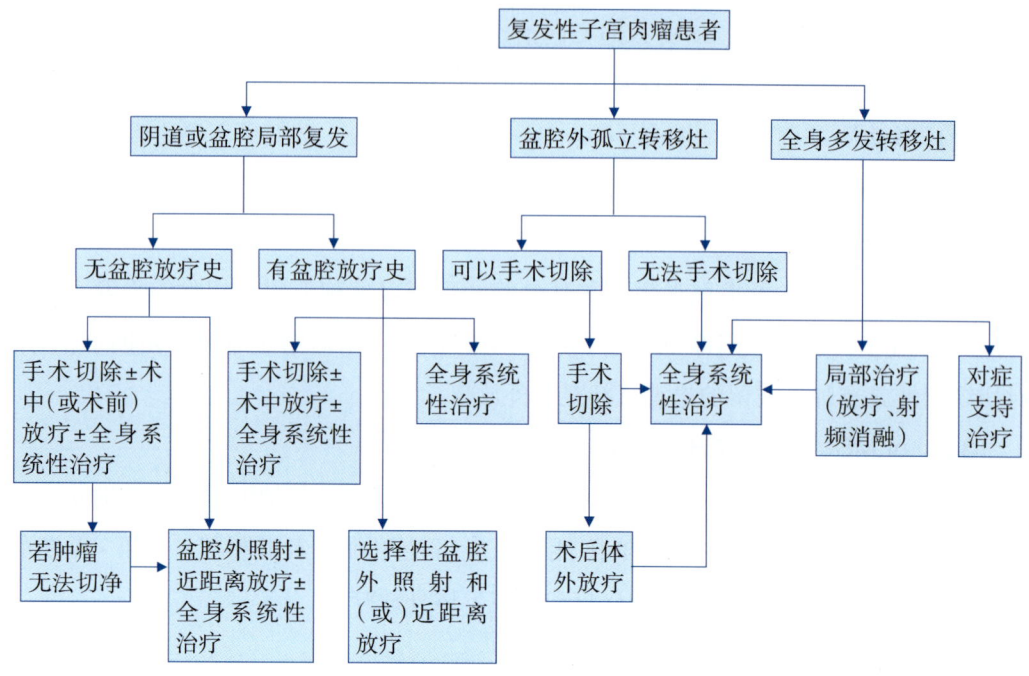

图38-3-2 复发US患者治疗流程图

2 对于阴道或盆腔局部复发，影像学排除有远处转移患者的处理

对于既往盆腔未接受过放疗的患者，治疗选择包括：①手术切除±术中放疗±全身系统性治疗；②若肿瘤无法切净，术后盆腔外照射±近距离放疗±全身系统性治疗；③术前放疗和（或）全身系统性治疗+手术切除+全身系统性治疗；④盆腔外照射±近距离放疗±全身系统性治疗。

对于既往盆腔接受过放疗的患者，治疗选择包括：①手术切除±术中放疗±全身系统性治疗；②全身系统性治疗；③选择性盆腔外照射和（或）近距离放疗。

3 对于盆腔外孤立转移灶患者的处理

应争取手术切除，并在术后辅以体外放疗和（或）全身系统性治疗。对于转移灶无法切除者，可选择全身系统性治疗和（或）局部治疗（如射频消融，立体定向放疗等）。

4 对于全身多发转移患者处理

一般选择全身系统性治疗和（或）姑息性放疗。也可考虑对症支持治疗。

第三节 靶向治疗和免疫治疗

目前，一些US的靶向治疗多在临床试验阶段。一项非随机的Ⅱ期临床研究显示曲贝替定（trabectedin）加多柔比星在晚期uLMS或软组织平滑肌肉瘤患者中观察到了60%的客观缓解率。一项随机双盲安慰剂对照Ⅲ期临床研究证实培唑帕尼（pazopanib）可以显著延长转移性非脂肪细胞软组织肉瘤患者的PFS。但另一项对无法切除的、转移性uLMS行一线治疗的Ⅲ期临床研究，在吉西他滨和多西他赛联合化疗方案中加入贝伐珠单抗并不提高疗效。对TMB≥10的手术无法切除或全身多处转移的初治或复发患者，在无更满意的治疗方法时可选择免疫治疗，如帕姆单抗（pembrolizumab）等。对检测有NTRK基因融合的患者可选择拉罗替尼（larotrectinib）或恩曲替尼（entrectinib）等药物。对晚期复发患者，在常规治疗失败情况下，可行基因检测，尝试个体化靶向治疗。并鼓励患者参加临床试验。

第四节 治疗方案选择

1 全身系统性治疗

1.1 雌激素阻断剂

主要用于LGESS，首选芳香化酶抑制剂（来曲唑、阿那曲唑或依西美坦等），也可用竞争性雌激素受体拮抗剂（氟维司群）、高剂量孕酮或促性腺激素释放激素（GnRH）类似物（亮丙瑞林、曲普瑞林等），目前已不使用他莫昔芬。此外，一些ER和PR阳性的uLMS、HGESS、腺肉瘤也可选用雌激素阻断剂治疗。雌激素阻断剂的使用方案并未达成共识，如芳香化酶抑制剂或孕激素的最佳剂量、给药方案及治疗持续时间等均不明确。有人认为需用2年，也有人认为需终生使用。

1.2 化疗

主要用于uLMS、UUS或HGESS，首选多柔比星单药化疗，也可选择联合化疗（见表38-3-1）。

表38-3-1 US的全身系统性治疗

首选方案	其他联合化疗	其他单药方案	其他雌激素阻断剂
化疗： 多柔比星单药 雌激素阻断剂： 芳香化酶抑制剂 （用于LGESS）	吉西他滨+多西他赛 多柔比星+异环磷酰胺 多柔比星+氮烯咪胺 吉西他滨+氮烯咪胺 吉西他滨+长春瑞滨	氮烯咪胺 吉西他滨 表柔比星 异环磷酰胺 脂质体多柔比星 培唑帕尼 替莫唑胺 曲贝替定 艾日布林（eribulin）	芳香化酶抑制剂（ER/PR阳性的uLMS） 氟维司群 甲地孕酮（ER/PR阳性的uLMS） 甲羟孕酮（ER/PR阳性的uLMS） GnRH类似物（用于LGESS和ER/PR阳性的uLMS）

2 放疗治疗

放疗不作为US治疗的首选,主要用于有肿瘤残留或有亚临床转移区域的补充治疗,以及复发或转移病灶的姑息治疗。包括外照射放疗和近距离放疗。影像学检查可以评估局部肿瘤累及范围,并可排除远处转移。盆腔或腹主动脉旁淋巴引流区域一般选用外照射放疗。亚临床病灶一般给予45~50 Gy;对明确病灶至少需给予60Gy;对部分较大病灶,可采用精准放疗技术(如调强放疗、立体定向放疗),总剂量达到70Gy以上,应注意保护危及器官。近距离放疗多用于子宫切除术后阴道局部的放疗、阴道复发病灶的放疗或用于子宫切除前的新辅助放疗。新辅助放疗有助于降低术后切缘不足或切缘阳性的风险。对手术无法切除的肿瘤,可根据部位采用外照射和(或)近距离放疗。如果条件允许,宜采用图像引导放疗(特别是图像引导的近距离放疗)。如单独使用近距离放疗,子宫体、宫颈、阴道上段1~2cm的90%体积至少照射48 Gy(等效剂量EQD2)。如近距离放疗联合外照射,剂量须增加至65 Gy(等效剂量EQD2)。如采用MRI做近距离放疗计划,可见肿瘤区(GTV)的D90剂量应大于或等于80 Gy(等效剂量EQD2)。

2.1 外照射靶区

盆腔外照射的靶区应包括肿瘤原发或复发病灶、盆腔淋巴结引流区(髂总、髂外、髂内、闭孔淋巴结区)、宫旁、阴道上段(包含阴道旁组织)和骶前淋巴结区。腹主动脉区延伸野应包括整个腹主动脉旁淋巴引流区域,其上界取决于肿瘤波及的范围,至少应达左肾血管水平并位于肿瘤上2~3cm。建议采用适形放疗或调强放疗以减少对正常组织的损伤。

2.2 近距离放疗

作为术后辅助治疗的近距离放疗可在阴道切口痊愈后开始实施,一般应于术后6~8周开始,不应晚于术后12周。术后近距离放疗范围为阴道上段。照射剂量参考点一般选阴道黏膜面或黏膜下0.5cm,阴道黏膜面给予6 Gy×5次,或阴道黏膜下0.5 cm处给予7 Gy×3次或5.5 Gy×4次。对于术后阴道切缘阳性或安全边界不足的情况,应采用外照射联合近距离放疗的方式。除了外照射的剂量外,再用高剂量率近距离放疗给予阴道黏膜面(4~6)Gy×(2~3)次的补充量。

第四章

康复

第一节 患者教育及心理辅导

鼓励患者改变生活方式,如均衡饮食、适当锻炼及戒烟等。与家属一起,帮助患者回归家庭、回归社会。嘱咐家属注意营造氛围,让患者与家人、与朋友多沟通、多交流。帮助患者恢复正常的生理功能状态和良好的生命质量。若患者出现焦虑、失眠等症状时,及时寻求心理医生的帮助。

第二节 中医药

中医主要是通过中药、针灸等方法来治疗或调理。讲究辨证施治,通过调理五脏六腑,实现阴阳互补、气血通畅。常会根据患者具体病情证型的不同来选择不同的治疗方案。

妇科恶性肿瘤属于中医"癥瘕"范畴,中医药的精华在于药物配伍。举例如下。

(1) 鸡内金、郁金、水蛭:鸡内金味甘,性平,有消食涩精止遗,化坚消石之功;郁金味辛、苦,性寒,归肝、胆经,可行气活血解郁,为血中之气药;水蛭味咸,性平,归肝经,能破血通经消癥。女子癥瘕,多为气滞血瘀之病理产物,三药合用兼顾气血而消癥瘕,化积滞,多用于各种妇科肿瘤或伴有消化功能障碍者。

(2) 甘松、栀子:甘松味辛、甘,性温,归脾、胃经,行气开郁止痛;栀子味苦、寒,归心、肺、三焦经,泻火除烦,清热解毒。两药合用主要用于减轻妇科肿瘤相关治疗引起的激素水平变化导致的烦躁、抑郁等类更年期症状。

(3) 枸杞子、女贞子:枸杞子味甘,性平,归肝、肾经;女贞子味甘、苦,性凉,归肝、肾经,二者皆可滋补肝肾,用于肝肾不足,腰膝酸软,虚象较明显者。

(4) 甘松和丹参:甘松能开郁行气止痛;丹参可活血通经,清心除烦,祛瘀止痛。两者均入心经,用于蒽环类药物引起的心脏相关并发症。

此外，中医饮食护理也有独到之处。根据食物的"四气""五味"及疾病的证型进行调理。举例如下。

（1）气滞血瘀、湿聚痰凝型：可进食海带、魔芋、辣椒、山楂、柚子等食物。

（2）阴虚内热、热毒内蕴型：可进食无花果、苦瓜、河蚌、茄子、萝卜、薏苡仁、芝麻等食物。

（3）气血两亏型：可进食牛肉、鸡肉、海参、银耳、香菇、牡蛎、芦笋、菱角、龙眼肉、胡萝卜等食物。

第五章 随访计划

前2~3年每3个月随访1次，以后每6~12个月随访1次；复查内容包括全身体检及妇科检查、影像学检查和健康宣教。

胸部、腹部和盆腔CT检查（也可选择胸部CT结合腹部和盆腔MRI），前3年内每3~6个月1次，第4~5年每6~12个月检查1次，第6~10年根据肿瘤初始分期和病理分级，每1~2年检查1次。当上述检查不能排除肿瘤转移时，宜行全身PET-CT检查。

参考文献

[1] MBATANI N, OLAWAIYE A B, PRAT J. Uterine sarcomas [J]. Int J Gynaecol Obstet, 2018, 143 Suppl 2: 51-58.

[2] FELIX A S, COOK L S, GAUDET M M, et al. The etiology of uterine sarcomas: a pooled analysis of the epidemiology of endometrial cancer consortium [J]. British journal of cancer, 2013, 108 (3): 727-734.

[3] VAN DEN BOSCH T, COOSEMANS A, MORINA M, et al. Screening for uterine tumours [J]. Best practice & research Clinical obstetrics & gynaecology, 2012, 26 (2): 257-266.

[4] LAVIE O, BARNETT-GRINESS O, NAROD S A, et al. The risk of developing uterine sarcoma after tamoxifen use [J]. Int J Gynecol Cancer, 2008, 18 (2): 352-356.

[5] WHO Classification of Tumors Editoral Board. Female Genital Tumors (5th Eds) .In WHO Classification of Tumors Series. IARC Lyon: 2020; 283-297.

[6] AMANT F, FLOQUET A, FRIEDLANDER M, et al. Gynecologic Cancer InterGroup (GCIG) consensus review for endometrial stromal sarcoma [J]. Int J Gynecol Cancer, 2014, 24 (9 Suppl 3): S67-72.

[7] CHANG K L, CRABTREE G S, LIM-TAN S K, et al. Primary uterine endometrial stromal neoplasms. A clinicopathologic study of 117 cases [J]. The American journal of surgical pathology, 1990, 14 (5): 415-438.

[8] HENSLEY M L, BARRETTE B A, BAUMANN K, et al. Gynecologic Cancer InterGroup (GCIG) consensus review: uterine and ovarian leiomyosarcomas [J]. Int J Gynecol Cancer, 2014, 24 (9 Suppl 3): S61-66.

[9] PAUTIER P, NAM E J, PROVENCHER D M, et al. Gynecologic Cancer InterGroup (GCIG) consensus review for high-grade undifferentiated sarcomas of the uterus [J]. Int J Gynecol Cancer, 2014, 24 (9 Suppl 3): S73-77.

[10] YOON A, PARK J Y, PARK J Y, et al. Prognostic factors and outcomes in endometrial stromal sarcoma with the 2009 FIGO staging system: a multicenter review of 114 cases [J]. Gynecologic oncology, 2014, 132 (1): 70-75.

[11] REICH O, REGAUER S. Estrogen replacement therapy and tamoxifen are contraindicated in patients with endometrial stromal sarcoma [J]. Gynecologic oncology, 2006, 102 (2): 413-414; author reply 414.

[12] NASIOUDIS D, MASTROYANNIS S A, LATIF N A, et al. Effect of bilateral salpingo-oophorectomy on the overall survival of premenopausal patients with stage I low-grade endometrial stromal sarcoma: a National Cancer Database analysis [J]. Gynecologic oncology, 2020, 157 (3): 634-638.

[13] FRIEDLANDER M L, COVENS A, GLASSPOOL R M, et al. Gynecologic Cancer InterGroup (GCIG) consensus review for mullerian adenosarcoma of the female genital tract [J]. Int J Gynecol Cancer, 2014, 24 (9 Suppl 3): S78-82.

[14] BOGANI G, CLIBY W A, ALETTI G D. Impact of morcellation on survival outcomes of patients with unexpected uterine leiomyosarcoma: a systematic review and meta-analysis [J]. Gynecologic oncology, 2015, 137 (1): 167-172.

[15] GHIRARDI V, BIZZARRI N, GUIDA F, et al. Role of surgery in gynaecological sarcomas [J]. Oncotarget, 2019, 10 (26): 2561-2575.

[16] SHUSHKEVICH A, THAKER P H, LITTELL R D, et al. State of the science: Uterine sarcomas: From pathology to practice [J]. Gynecologic oncology, 2020, 159 (1): 3-7.

[17] L'HEVEDER A, JONES B P, SASO S, et al. Conservative management of uterine adenosarcoma:

lessons learned from 20 years of follow-up [J]. Archives of gynecology and obstetrics, 2019, 300 (5): 1383-1389.

[18] RICCIARDI E, PLETT H, SANGIORGIO V, et al. Adult primary cervical rhabdomyosarcomas: A Multicentric cross-national case series [J]. Int J Gynecol Cancer, 2020, 30 (1): 21-28.

[19] REICHARDT P. The treatment of uterine sarcomas [J]. Annals of oncology: official journal of the European Society for Medical Oncology, 2012, 23 Suppl 10: x151-157.

[20] REED N S, MANGIONI C, MALMSTRöM H, et al. Phase III randomised study to evaluate the role of adjuvant pelvic radiotherapy in the treatment of uterine sarcomas stages I and II: an European Organisation for Research and Treatment of Cancer Gynaecological Cancer Group Study (protocol 55874) [J]. European journal of cancer (Oxford, England: 1990), 2008, 44 (6): 808-818.

[21] COSTALES A B, RADEVA M, RICCI S. Characterizing the efficacy and trends of adjuvant therapy versus observation in women with early stage (uterine confined) leiomyosarcoma: a National Cancer Database study [J]. Journal of gynecologic oncology, 2020, 31 (3): e21.

[22] RIZZO A, NANNINI M, ASTOLFI A, et al. Impact of Chemotherapy in the Adjuvant Setting of Early Stage Uterine Leiomyosarcoma: A Systematic Review and Updated Meta-Analysis [J]. Cancers, 2020, 12 (7).

[23] HENSLEY M L, ENSERRO D, HATCHER H, et al. Adjuvant Gemcitabine Plus Docetaxel Followed by Doxorubicin Versus Observation for High-Grade Uterine Leiomyosarcoma: A Phase III NRG Oncology/Gynecologic Oncology Group Study [J]. J Clin Oncol, 2018, 36 (33): Jco1800454.

[24] PAUTIER P, FLOQUET A, CHEVREAU C, et al. Trabectedin in combination with doxorubicin for first-line treatment of advanced uterine or soft-tissue leiomyosarcoma (LMS-02): a non-randomised, multicentre, phase 2 trial [J]. The Lancet Oncology, 2015, 16 (4): 457-464.

[25] VAN DER GRAAF W T, BLAY J Y, CHAWLA S P, et al. Pazopanib for metastatic soft-tissue sarcoma (PALETTE): a randomised, double-blind, placebo-controlled phase 3 trial [J]. Lancet (London, England), 2012, 379 (9829): 1879-1886.

[26] HENSLEY M L, MILLER A, O'MALLEY D M, et al. Randomized phase III trial of gemcitabine plus docetaxel plus bevacizumab or placebo as first-line treatment for metastatic uterine leiomyosarcoma: an NRG Oncology/Gynecologic Oncology Group study [J]. J Clin Oncol, 2015, 33 (10): 1180-1185.

[27] National Comprehensive Cancer Network. NCCN Clinical Practice Guidelines in Oncology: Uterine Neoplasms, V.1.2021.[DB/OL].

[28] KLOPP A, SMITH B D, ALEKTIAR K, et al. The role of postoperative radiation therapy for endometrial cancer: Executive summary of an American Society for Radiation Oncology evidence-based guideline [J]. Practical radiation oncology, 2014, 4 (3): 137-144.

[29] 王一同, 卢雯平. 妇科肿瘤中药常用药物组合 [J]. 中国肿瘤临床与康复, 2018, 25 (04): 504.

[30] 张晓蕾. 辨证施护对妇科肿瘤患者情绪与生活质量的影响 [J]. 中国中医药现代远程教育, 2021, 19 (13): 154-156.

[31] 樊代明. 整合肿瘤学·临床卷[M]. 北京: 科学出版社, 2021.

[32] 樊代明. 整合肿瘤学·基础卷[M]. 西安: 世界图书出版西安有限公司, 2021.

妊娠滋养细胞肿瘤

名誉主编

樊代明

主　编

向　阳

副主编

尹如铁

编　委（姓氏笔画排序）

万希润　张国楠　张　新　李小平　李秀琴

李清丽　杨开选　杨隽钧　姜　洁　钱建华

鹿　欣　程晓东　谢　幸　谢　萍

秘　书

蒋　芳

前言

妊娠滋养细胞疾病（gestational trophoblastic disease，GTD）是一组来源于胎盘滋养细胞的疾病，包括良性葡萄胎及恶性滋养细胞肿瘤等。近年来，亚洲国家葡萄胎发生率有所下降，主要原因可能与经济发展、饮食结构改善以及生育率下降相关。胎盘部位滋养细胞肿瘤（Placental site trophoblastic tumor，PSTT）和上皮样滋养细胞肿瘤（Epithelioid trophoblastic tumor，ETT）比绒癌更罕见，发生率约占所有妊娠滋养细胞肿瘤（Gestational trophoblastic neoplasia，GTN）的2%~3%。GTN属于少见肿瘤，治疗方案和随访指导意见缺乏前瞻性、随机对照临床试验等高级别证据支持。

第一章

筛查

中国流行病学调查显示，葡萄胎发生率约为0.81‰（以千次妊娠计算），若以多次妊娠中一次葡萄胎计算，其发生率为1∶1238，葡萄胎在亚洲某些地区发病率为2/1000次妊娠；但在欧洲和北美通常小于1/1000次妊娠。葡萄胎的发生可能与多种遗传学及表观遗传学改变有关，并通过多种机制致病，目前尚无法完全阐明。因而对葡萄胎的筛查也很难实现。早孕期B超如果有特征性表型，可在典型症状出现前诊断葡萄胎。另外，对罕见的双亲来源的葡萄胎（BiCHM），患者本人尤其是生殖细胞的某些遗传缺陷是导致反复出现葡萄胎妊娠或妊娠失败的原因，这些患者多数存在*NLRP7*或*KHDC3L*基因突变。有相应病史的女性可行产前基因诊断，确诊患者只能靠借卵妊娠。

绒毛膜癌（绒癌）发病率低，临床上很多病例缺乏组织病理学证据，发生于葡萄胎后的绒癌与侵袭性葡萄胎（侵葡）难以区分，故其准确发生率难以估算，为1~9/40000次妊娠。GTN的早期发现有赖于葡萄胎清宫术后的正规随访。

第二章

诊断

第一节 详细询问病史

GTD 是一组与妊娠相关的疾病，葡萄胎主要表现为异常子宫出血及其他症状。侵葡继发于葡萄胎后，绒癌可继发于正常或不正常妊娠之后，前次妊娠可为葡萄胎，也可为流产、足月产或异位妊娠。前次妊娠后至发病间隔时间不定，有的妊娠开始即可发生绒癌，有的间隔期可长达 18 年。PSTT 和 ETT 可继发于各种类型妊娠，包括：足月产、流产、异位妊娠和葡萄胎等，也可和上述各种妊娠同时合并存在。

1 葡萄胎相关临床表现

典型葡萄胎表现为早中孕期异常子宫出血、60% 的葡萄胎妊娠存在异常子宫出血。子宫明显大于孕周。随着早孕期 B 超诊断技术的进步，很多葡萄胎在早期得以诊断，因而既往常见的症状和很多并发症（如妊娠剧吐、子痫前期、甲亢）已不常见。

（1）异常子宫出血：葡萄胎最常见的临床表现为异常子宫出血，多发生在停经 8~12 周，开始为少量，逐渐增多，可反复出现。当葡萄胎快自然排出时（常在妊娠 4 个月左右）可发生大出血，处理不及时会导致病人休克甚至死亡。少数是在人工流产时意外发现，无阴道流血史。

（2）妊娠剧吐：出现时间一般较正常妊娠早且严重，持续时间长。常发生于高 β-hCG（绒毛膜促性腺激 β-亚单位，beta-human chorionic gonadotropin）水平及子宫异常增大的患者。随着诊断时间提前，需治疗的妊娠剧吐的发生率已由既往 20%~26% 降至 8%。

（3）妊娠高血压病：在完全性葡萄胎中发生率为 12%~27%，且大部分出现在高 β-hCG 水平以及子宫异常增大患者中，子痫罕见。随葡萄胎诊断时间提前，目前发生率明显降低。葡萄胎一经排出，妊娠期高血压症状迅即消失。

（4）甲状腺功能亢进：约 7% 患者可出现轻度甲状腺功能亢进，如心动过速、皮肤潮湿和震颤，但突眼少见。当葡萄胎排出后，所有症状及实验室检查迅速恢复正常。

（5）广泛肺栓塞和急性心力衰竭：这是葡萄胎中最危险的两种并发症，可立即致人死亡。这种情况常发生在葡萄胎尚未排出，子宫受外界压力（如妇科检查、手术切除子宫等，但更多是用催产素引产），将葡萄胎组织挤入子宫壁血窦，随血运侵入肺动脉，形成瘤栓。一般情况侵入量不大，病人可无明显症状或仅有胸部隐痛等不适。侵入量较大，有较多瘤栓在肺动脉内形成，加上周围血管痉挛，导致肺循环受阻，可出现急性右心扩大和急性右心衰竭症状，严重可致死亡。

2　GTN的临床表现

主要是异常子宫出血。在葡萄胎清空后、流产（包括宫外孕、人工流产、自然流产、稽留流产）或足月产后，阴道持续不规则出血，量多少不定。可在妊娠终止后持续不断，或断续出现，亦有病例可先有几次正常月经，然后出现闭经，再发生阴道流血。

3　其他GTD相关症状

有些症状在良性及GTN患者中均可以出现：

（1）卵巢黄素化囊肿（ovarian luteinizing cysts）：是一种由于大量β-hCG刺激卵巢，卵泡内膜细胞发生黄素化而形成的囊肿。多为双侧、多房，内含琥珀色或淡血性液体，直径常为6~12cm，也有20cm者。黄素化囊肿一般无症状，多由超声做出诊断。常在葡萄胎清除后2~4个月自行消退。在GTN中，由于hCG的持续作用，在葡萄胎排空、流产或足月产后，两侧或一侧卵巢黄素化囊肿可持续存在。

（2）腹痛：葡萄胎患者腹痛并不多见，葡萄胎自行排出时，可因子宫收缩而疼痛。在GTN中，一般无腹痛，当病变穿破子宫浆膜时可引起腹腔内出血及腹痛。若子宫病灶坏死继发感染也可引起腹痛及脓性白带。若黄素化囊肿发生扭转或破裂，也可引起急性腹痛。

4　GTN的转移症状

GTN主要经血行播散，转移发生早且广泛。最常见的转移部位是肺（80%），其次是阴道（30%），盆腔（20%）、肝（10%）和脑（10%）等。转移性GTN可同时出现原发灶和继发灶症状，但也有不少患者原发灶消失而转移灶发展，仅表现为转移灶症状。

（1）肺转移：多数无症状，仅靠影像学检查做出诊断，为浅淡小圆形阴影，分布在肺外带，个数不多。转移瘤较大或者广泛时可表现为胸痛、咳嗽、咯血及呼吸困难，常呈急性发作，也可呈慢性持续状态达数月之久。少数情况下，可因肺动脉滋养细胞瘤栓形成，造成急性肺梗死，出现肺动脉高压和急性肺功能衰竭。

（2）阴道转移：转移灶常位于阴道前壁下段及穹窿，呈紫蓝色结节，阴道转移瘤破裂可发生阴道大出血。

（3）脑转移：预后凶险，为主要致死原因，也是GTN患者最常见的死亡原因。一般同时伴肺转移。脑转移的形成分为3个时期：①瘤栓期，表现为一过性脑缺血症状，如猝然跌倒、暂时性失语、失明等。②脑瘤期，即瘤组织增生侵入脑组织形成脑瘤，出现头痛、喷射样呕吐、偏瘫、抽搐直至昏迷。③脑疝期，因脑瘤增大及周围组织出血、水肿，造成颅内压进一步升高，脑疝形成，压迫生命中枢、最终死亡。

（4）肝转移：为不良预后因素之一，多同时伴肺转移，表现为上腹部或肝区疼痛，若病灶穿破肝包膜，可出现腹腔内出血，导致死亡。

（5）其他转移：包括脾、肾、膀胱、消化道、骨等，其症状视转移部位而异。脾转移可出现脾肿大及上腹闷胀或黄疸等，破溃时并可出现腹腔内出血，形成急腹症。消化道转移可出现呕血及柏油样大便，肾转移可以出现血尿等，严重者一出血即可致死亡。

第二节　全身体检

对于GTN患者，应行全面的查体，了解患者一般情况。

第三节　妇科检查

妇科检查中需注意有无阴道转移灶；明确子宫大小、形态及有否宫旁血管搏动；明确盆腔有无包块及包块位置。妇科查体可有如下阳性发现：

（1）子宫异常增大：葡萄胎临床检查常伴/不伴阴道血迹，子宫异常增大、质软；IM或CC妇科检查时，在合并出血的患者中，可见阴道有暗红色分泌物，双合诊子宫增大、柔软、形状不规则，有时可触及宫旁两侧子宫动脉有明显搏动，并可触到像"猫喘样"的血流漩涡感觉，这是宫旁组织内有转移瘤或动静脉瘘所致。怀疑宫旁动静脉瘘时，应考虑盆腔MRI评估病情，在临床处理时要警惕大出血可能。

（2）子宫复旧不全或不均匀性增大：葡萄胎患者常在葡萄胎排空后4~6周子宫恢复到正常大小。当发生侵葡时，子宫未如期恢复正常，质地偏软。子宫内病灶如已接近子宫浆膜面，检查时可感到该处子宫向外突出且质软，并有明显压痛。

第四节 组织病理学检查

1 清宫标本

组织学检查是葡萄胎最重要和最终的诊断依据。葡萄胎每次清宫的刮出物必须全部送组织学检查，确保所有妊娠产物被送检以评估所有绒毛组织，只凭少数送检绒毛不能做出完全准确的组织学诊断。葡萄胎的大体表现多种多样。病理医生需从大体上判断绒毛是否有水肿等异常改变。如发现这类改变，病理医生需要决定这些改变是否符合葡萄胎或其他非葡萄胎性胎盘异常。对葡萄胎的组织学诊断和分级较困难，即使专门从事胎盘研究的病理医师之间也会有分歧。分歧主要在对部分性葡萄胎和水肿性流产的鉴别诊断上。必要时可借助辅助实验室检测，如染色体倍体分析、基因标记物印迹或其他分子学检查。如无常规应用这些技术，报告中可写明"可能诊断为"以及注明不确定的原因。病人可能需要 hCG 水平短期监测。在非葡萄胎性水肿性流产中，hCG 水平常会在平均 7 周内迅速降低并继而恢复正常水平。对少量非葡萄胎性水肿性流产患者也进行 hCG 随访，可减少葡萄胎漏诊，进而避免延误诊断由此导致的 GTN。

2 子宫切除术后病理诊断

在切除子宫标本中，侵葡的大体表现与侵袭部位相关。主要表现为宫腔及子宫肌层或邻近的子宫外组织出现多少不等的水泡伴有显著出血。而绒癌常表现为单个或多发界限清楚的出血结节，病灶可能位置较深，仅出现于子宫深肌层。二者之间鉴别诊断的要点在于有无绒毛，如被检查的部位（子宫或子宫外）没有可辨认的绒毛，仅有高度异型增生滋养细胞，则诊断为绒癌更为恰当。因此，为避免错误归类，必须连续切片，尽可能确认病变组织是否存在绒毛结构。

3 胎盘的病理

产后绒癌可能来源于无症状的胎盘内绒癌。当病灶很小时，可能仅在晚期胎盘中被当成出血结节而意外发现，对母体和胎儿都不造成影响。接近半数病例可转移到母体。偶尔，可发生婴儿致命的绒癌。胎盘大体检查多无特异性改变或表现为类似胎盘梗死的病灶或出血块。组织学上，邻近绒癌灶的一些绒毛局部或完全被增生的滋养细胞覆盖。

4 肺、脑和肝脏的转移灶

肺、脑和肝是最常见的转移部位，如手术切除，应仔细检查转移肿瘤。

第五节 辅助检查

1 常规血化验检查

治疗前常规化验包括血常规、肝肾功能、凝血功能、甲状腺功能、血型等以及hCG测定。常用的hCG测定方法是放射免疫测定和酶联免疫吸附试验。为避免抗hCG抗体与其他多肽激素发生交叉反应，临床上也用抗hCG-β链单抗检测。正常妊娠，血清hCG测定呈双峰曲线，至妊娠70~80天达高峰，中位数多在10万mIU/mL以下，最高值可达20万mIU/mL。达高峰后迅速下降，34周时又略上升呈小高峰，至分娩后3周转为正常。增生的滋养细胞比正常滋养细胞产生更多的hCG，且在停经8~10周后仍继续持续上升。因此，葡萄胎患者血清hCG测定值常远高于正常妊娠，且持续较久。但也有少数葡萄胎，尤其部分性葡萄胎因绒毛退行性变，hCG升高不明显。因此血清hCG在葡萄胎和正常妊娠两者间有交叉，故hCG作为葡萄胎特异标记物的价值有限。GTN中，hCG在葡萄胎清除后四次测定血清hCG呈平台或升高，或在流产、足月产、异位妊娠终止4周后，血β-HCG持续在高水平，或曾一度下降后又上升。PSTT的合体滋养细胞很少，β-hCG主要由合体滋养细胞产生，因而这类肿瘤血β-hCG多数正常或轻度升高。

2 影像学检查

影像学检查包括盆腔B超、胸部CT/X线胸片，有些病人需进行头颅MRI及腹部CT。

（1）超声检查：B超是诊断葡萄胎重要辅助检查。推荐经阴道彩色多普勒超声检查，有助于鉴别葡萄胎、多胎妊娠或胎儿畸形。早孕期超声检查特征性表现如下：完全性葡萄胎包括孕5~7周息肉样肿块，孕8周后绒毛组织增厚囊性变及缺乏可识别的孕囊；部分性葡萄胎表现胎盘增大，回声杂乱。完全性葡萄胎和部分性葡萄胎诊断灵敏度分别为95%和20%。此外，回顾性研究提出其他超声软指标，包括胎盘内囊性间隙、胎囊横径与前后径之比>1∶1.5，增加这些指标，清宫前完全性葡萄胎及部分性葡萄胎的确诊率可达86.4%和41.4%。

在PSTT的诊断，B超能显示肿瘤浸润子宫肌层的程度，在一定程度上可预测疾病的侵袭和复发。PSTT在超声下可分两种：一种是富于血管型，表现为含有多个囊性或血管区域的肿块，应尽量避免刮宫术；另一种是相对乏血管型，表现为不含囊性的实性肿块或未见明显异常，对此型肿瘤局限者可行保守性手术，保留其生育功能。

ETT的超声图像表现为子宫和（或）颈管肌壁内单发高度异质性回声结节，可凸向宫腔，多普勒血流信号值较低，与PSTT不同的是，ETT肿块边界清楚，不呈浸润

（2）盆腔动脉造影：葡萄胎造影表现：①子宫动脉增粗，血流增快；②宫腔内不规则造影剂滞留在血窦或绒毛间隙，可见圆形或类圆形充盈缺损；③静脉期提前显影；④病变不侵及子宫肌层。

侵葡与绒癌患者盆腔动脉造影常见表现有：①子宫动脉扩张、扭曲，子宫肌壁血管丰富，病灶部位出现多血管区；②子宫肌层动静脉瘘；③造影剂大量溢出血管外，形成边缘整齐均匀的"肿瘤湖"；④造影剂滞留，呈头发团样充盈，又称肿瘤着色。⑤卵巢静脉扩张。侵葡与绒癌的造影表现几乎很难区别，侵葡除上述表现外，肌壁血窦中有时可见圆形或半圆形充盈缺损，而绒癌中，如病变较大，则在多血管区中心出现无血管区，这是因为绒癌病灶主要由病变中心大片坏死组织和凝血块和周围滋养细胞所组成，病变中心的坏死组织内无血液进入之故。无论是侵葡，还是绒癌，如病变向外扩展而形成宫旁转移时，在子宫范围外可见多血管区或血窦造成的宫旁转移灶阴影。

（3）X线/CT：X线胸片是肺转移的重要诊断方法，肺转移最初胸片表现为肺纹理增粗，后发展为片状或小结节阴影，典型表现为棉球状或团块状阴影，若胸片未发现转移灶，一般建议行肺部CT检查。若影像学提示肺部转移灶（3cm或有多发转移），建议进一步行脑、肝等部位CT或MRI。CT对肺较小病灶和脑、肝等部位转移灶，有较高诊断价值。

（4）MRI：主要用于脑和盆腔病灶的诊断。对PSTT，MRI不是用于确诊，而能显示超声未能发现的病变，评估子宫外肿瘤播散、肿瘤血供，为保守性治疗提供依据。最常表现为宫腔内或肌层内强度不均肿物，绝大部分都显示有囊性区域和显著扩张血管，少数为境界清楚实性肿物。ETT表现为实性占位，强T2WI信号（长T2等T1，DWI增强），根据病灶大小不同可有出血、坏死、钙化等表现；肿瘤直径0.5~14.8cm不等，形状多样：可以呈子宫肌层的实性结节或凸向宫腔的分叶状，甚至剖宫产瘢痕处的不规则病变。

3 内镜检查

典型GTN通过临床病史、血hCG水平和影像学检查整合分析，常能确诊。不需内镜检查。对不典型病例，需要鉴别不全流产、胎盘残留及不典型的异位妊娠（输卵管妊娠、宫角妊娠、宫颈妊娠、子宫疤痕妊娠、肌壁间妊娠和子宫残角妊娠等）。这些疾病与GTN的治疗方案明显不同。推荐对可疑GTD而诊断证据不足，或其他妇科肿瘤临床表现不典型者，应尽量通过手术获取组织标本，以便及早确诊。术式依据病变部位可选择宫腔镜、腹腔镜或开腹手术，直观、准确地定位子宫表面、宫角、以及盆腹腔脏器病变，即可确诊，同时也可进行手术治疗取得组织标本，获得病理诊断。对转移部位的肿瘤，有条件及时获得组织标本得到病理诊断。

（1）腹腔镜检查：对宫角妊娠、输卵管妊娠、肌壁间妊娠，可在腹腔镜直视下看到子宫及输卵管的形态，妊娠部位，并取病理检查。

（2）宫腔镜检查：鉴别流产后宫腔残留或胎盘残留，宫腔镜可在直视下观察宫腔形态，明确占位性病变的解剖部位、大小及形态，并可同时在宫腔镜直视下或辅助定位下清除占位性病变送组织病理学检查，以明确诊断。

第六节 GTN 的临床诊断

根据葡萄胎排空后或流产、足月分娩、异位妊娠后出现阴道流血和（或）转移灶及其相应症状和体征，应考虑 GTN 可能。GTN 可以无组织学诊断，仅根据临床做出诊断，β-hCG 水平变化是临床诊断的主要依据，影像学是重要的辅助诊断方法，但不是必需的。可获取组织时，应行组织学诊断，若在子宫肌层内或子宫外转移灶组织中见到绒毛或退化绒毛阴影，则诊断为侵葡，若仅见成片增生的滋养细胞浸润及出血坏死，未见绒毛结构，则诊断为绒癌。

1 葡萄胎后 GTN 诊断标准

①升高的血 β-hCG 水平呈平台（±10%）达 4 次（第 1、7、14、21 天），持续 3 周或更长；②血 β-hCG 水平连续上升（>10%）达 3 次（第 1、7、14 天）持续 2 周或更长；③组织学诊断为侵葡或绒癌。

2 非葡萄胎后 GTN（绒癌）诊断标准

①流产、足月产、异位妊娠终止后 4 周以上，血 β-hCG 水平持续在高水平，或曾经一度下降后又上升，已排除妊娠物残留或排除再次妊娠；②组织学诊断为绒癌。

第三章

分类及分期

第一节　GTD的病理分类及描述

根据WHO 2020年（第5版）女性生殖系统肿瘤病理分类标准，GTD在组织学上可分为：①GTN，包括绒癌、PSTT、ETT和混合性滋养细胞肿瘤。②葡萄胎，包括完全性葡萄胎、部分性葡萄胎和侵袭性/转移性葡萄胎。③肿瘤样病变（tumour-like lesions），包括超常胎盘部位反应和胎盘部位结节/斑块。④异常（非葡萄胎）绒毛病变。（见表39-3-1）。虽然WHO分类将侵袭性葡萄胎列为交界性或生物学行为不确定肿瘤，但在临床上仍将其归类于恶性肿瘤，并与绒癌同称为GTN。由于GTN独特的组织学来源及生物学行为，使其成为最早可能通过化疗治愈的实体肿瘤。

表39-3-1　妇科肿瘤WHO分型

组织学类型		ICD编码
GTN	绒毛膜癌	9100/3
	胎盘部位滋养细胞肿瘤	9104/1
	上皮样滋养细胞肿瘤	9105/3
	混合性滋养细胞肿瘤	9101/3
肿瘤样病变	超常胎盘部位反应	
	胎盘部位结节/斑块	
葡萄胎	完全性葡萄胎	9100/0
	部分性葡萄胎	9100/0
	侵袭性葡萄胎/转移性葡萄胎	9100/1
异常（非葡萄胎性）绒毛病变		

（1）葡萄胎（hydatidiform mole，HM）为良性疾病，是以胚胎发育异常、胎盘绒毛水肿增大伴滋养细胞增生为特征的异常妊娠。根据肉眼标本及显微镜下所见特点、染色体核型分析、细胞遗传特性及临床表现，可将良性葡萄胎分为完全性葡萄胎

（CHM）及部分性葡萄胎（PHM）两种类型。CHM有以下特征：绒毛水肿增大，大小不等，多数绒毛可见中央水池；细胞滋养细胞和合体滋养细胞弥漫增生，在绒毛周围呈环状分布；绒毛间质一般无血管，但可见明显的核碎裂。PHM可见正常绒毛与水肿绒毛混合存在；水肿绒毛轮廓不规则，呈扇贝样，某些增大的绒毛可见中央水池；滋养细胞增生通常为局灶性，可见杂乱的增生滋养细胞簇从绒毛表面向外呈放射状排列；部分滋养细胞陷入绒毛间质内形成包涵体；同时可见胚胎发育的证据，如胚胎组织或胎儿、绒毛间质血管内出现有核红细胞等。

染色体核型检查和免疫组织化学 $P57^{Kip2}$ 有助于完全性和部分性葡萄胎的鉴别诊断。CHM的染色体核型为二倍体，PMH通常为三倍体。$P57^{Kip2}$ 是一个父系印记母系表达基因，CHM细胞滋养细胞和绒毛间质细胞呈 $P57^{Kip2}$ 核染色阴性；而PMH则相反，细胞滋养细胞和绒毛间质细胞呈 $P57^{Kip2}$ 核染色阳性。

（2）侵袭性葡萄胎（invasive mole，IM）又称恶性葡萄胎（Malignant Mole）。葡萄胎水肿绒毛不再局限于宫腔，而是进入肌层、血管或子宫以外的部位。葡萄胎组织的肌层侵蚀可是浅表的，也可蔓延到子宫壁，导致穿孔并累及韧带和附件。肉眼观察，病灶处可见局部出血或水肿绒毛。镜下见胎盘绒毛和异型增生滋养细胞出现在子宫肌层、血管或远隔部位；绒毛水肿常不显著，滋养细胞增生程度也有较大差异。

（3）绒毛膜癌（choriocarcinoma，CC）简称绒癌，是一种高度恶性的滋养细胞肿瘤，其特点是滋养细胞失去原来的绒毛或葡萄胎结构，浸入子宫肌层，造成局部严重破坏，并可转移至其他脏器或组织，造成严重后果。绒癌大体标本上，肿瘤见于子宫不同部位，常位于子宫肌层内，也可突向宫腔或穿破浆膜，常为暗红色出血性肿块，伴不同程度坏死。极少数可原发于输卵管、宫颈、阔韧带及胎盘等部位。位于胎盘的绒癌病灶常很小，有时为多发性，位于母体面，就像普通梗死灶，很容易在取材时被忽略而漏诊。显微镜下，成片异型增生的滋养细胞浸润周围组织和血管，肿瘤细胞大多数呈双相分化，可见细胞滋养细胞和合体滋养细胞密切混合，并可见少许中间型滋养细胞。肿瘤中央出血坏死，仅在周边见瘤细胞存活。肿瘤缺乏新生血管，可见假性血管网，血池周围环绕滋养细胞。肿瘤内找不到绒毛组织。

（4）胎盘部位滋养细胞肿瘤（PSTT）：起源于胎盘种植部位的一种特殊类型的滋养细胞肿瘤，肿瘤几乎完全由中间型滋养细胞组成。是相对少见的GTD，多数不发生转移，预后良好。少数病例可发生子宫外转移，则预后不良。PSTT大体表现多样，息肉型呈突向宫腔的黄褐色、质软的息肉样组织。包块型局限于子宫肌层内，病变可与子宫肌层界限清楚或不清楚，呈弥漫性浸润至深肌层、甚达浆膜层或发生子宫外扩散。肿瘤切面呈黄褐色或黄色，有时见局限性出血和坏死。显微镜下：肿瘤几乎完全由中间型滋养细胞组成，无绒毛结构。瘤细胞是大的多角形绒毛外滋养细胞，细胞中等偏大、单核或多核、具轻度到明显的细胞核的非典型性、核仁明显、胞浆嗜酸到透明、散在核分裂象，偶尔可见核内包涵体。核分裂数目不定，大多数病例为 1~2 个/10HPF，最多可达 50 个/10HPF；这些瘤细胞以类似种植部位滋养细胞的方式穿透子宫肌层及血管，常见坏死；免疫组化见 PSTT 弥漫表达种植部位滋养细胞标记 HPL、CD146 等。

诊断需要与胎盘部位过度反应进行鉴别。后者组织学特征包括无明确肿块形成、存在正常绒毛和混合存在同等数量增殖的单核中间型滋养细胞和多核滋养细胞。

胎盘部位滋养细胞肿瘤与分化差的癌和肉瘤有时难以鉴别，特别是与上皮样平滑肌肉瘤、绒癌、黑色素瘤等。当冰冻切片仅表现为不确定的子宫内病变时，这便成为悬而未决的问题。对诊断有帮助的线索为：有血管侵袭及侵袭的瘤细胞和纤维素样沉积物将肌束分隔开，无绒毛结构。罕见有并存绒癌和胎盘部位滋养细胞肿瘤组织特征的滋养细胞肿瘤。

（5）上皮样滋养细胞肿瘤：是起源于绒毛膜型中间型滋养细胞的肿瘤，占整个 GTN 的 1.39%~2%。2003 年首次纳入 WHO 妇科肿瘤病理分类。ETT 的诊断需靠组织病理学。肿瘤常在子宫形成结节状隆起，边界较清，局灶可见明显浸润。大体上，病灶位于子宫肌层深层、子宫下段或子宫颈管，甚至可转移至阴道，成实性、褐色或黄色肿块，可见灶性出血、坏死。镜下见相对单一的上皮样瘤细胞呈巢状、条索状或团块状排列，肿瘤内常见地图样坏死。无绒癌的双向混杂结构和 PSTT 的散在浸润性生长方式，也很少有血管浸润。免疫组化显示 ETT 弥漫表达 P63，仅灶性表达 HPL、CD146。

（6）胎盘部位过度反应。这种反应性病变，可见大量中间型滋养细胞有时还有合体滋养细胞广泛浸润胎盘种植部位的内膜和肌层。该病曾被命名为合体细胞性子宫内膜炎，现已不再用此名称。病变与正常妊娠、流产或葡萄胎有关。可见大量滋养细胞浸润子宫内膜和肌层但后二者结构无改变，也无融合性包块或坏死。滋养细胞偶尔可以侵入血管。滋养细胞核分裂罕见或缺如。

（7）胎盘部位结节（placental site nodule，PSN）和非典型胎盘部位结节（atypical placental site nodule，APSN）PSN 或斑片偶尔发生在育龄期人群。多于因月经过多或不规则阴道出血进行子宫内膜诊刮，或抽吸的病人子宫内膜标本中意外发现。有时，可在因其他原因而切除的子宫标本中意外发现。结节可以单发或多发，边界清楚，伴广泛玻璃样变。细胞胞质多样，病变细胞有多量嗜双色性、嗜酸性细胞胞质或偶尔呈空泡状胞质。核形不规则。常无核分裂或少见。

多年来，PSN 被认为是临床意义不大的良性中间型滋养细胞病变。伴或不伴非典型特征的 PSN 可与 PSTT 或 ETT 混合存在，也可逐渐发展为 PSTT 或 ETT。非典型 PSN 10%~15% 可能会进展为 PSTT 或 ETT。对非典型 PSN 或局部病理不确定者，应对其组织病理进行集中复核。对已完成生育的非典型 PSN 在无转移性病灶情况下可考虑行子宫切除术。如希望保留生育功能，则需进一步咨询和检查。

第二节　GTN 分期

1　FIGO 临床分期与预后评分系统

国际滋养细胞肿瘤学会（ISSTD）于 1998 年提出 GTN 分期与预后评分意见，并提交 FIGO 讨论，FIGO 于 2000 年审定并通过分期及预后评分标准（见表 39-3-2、表 39-3-3）该评分系统客观反映 GTN 的实际情况，在疾病诊断同时更加简明指出患者除分期外的疾病程度及预后危险因素。期别早者可能为高危患者，而期别晚者可能为低危者。值得强调的是，诊断时分期与评分系统的整合，更有利于治疗方案选择及预后评估。

表 39-3-2　GTN 解剖学分期标准（FIGO，2000 年）

期别	定义
Ⅰ	病变局限于子宫
Ⅱ	病变超出子宫但局限于生殖器官（宫旁、附件及阴道）
Ⅲ	病变转移至肺伴或不伴生殖道转移
Ⅳ	病变转移至脑肝肠肾等其他器官

表 39-3-3　GTN 预后评分标准（FIGO，2000 年）

预后因素	计分			
	0	1	2	4
年龄（岁）	<40	≥40		
末次妊娠	葡萄胎	流产	足月产	
妊娠终止至化疗开始的间隔（月）	<4	4~6	7~12	≥13
HCG（IU/L）	$<10^3$	10^3~10^4	10^4~10^5	$≥10^5$
肿瘤最大直径（cm）	<3	3~5	≥5	
转移部位	肺	脾、肾	胃肠道	脑、肝
转移瘤数目*		1~4	5~8	>8
先前化疗失败			单药化疗	两药或多药化疗
总计分　0-6 低危；≥7 高危				

*肺内转移瘤直径超过 3 cm 者或根据胸片可计数的予以记数；按照总计分分组：0~6 分为低危组，≥7 分为高危组

对中间型滋养细胞肿瘤，可采用 FIGO 分期中的解剖学分期，但预后评分系统不适用于 PSTT 和 ETT。

2 TNM 分期系统

T 指肿瘤原发灶。M 指远处转移（通常是血行转移）。M1 表示有远处转移，又进一步分为 M1a 和 M1b。N 指区域淋巴结受累情况。GTN 中未对 N 进行定义。在此基础上，用 TNM 三个指标整合划出特定分期。（见表 39-3-4）

表 39-3-4 分期系统

TNM	FIGO	
Tx		原发肿瘤无法评估
T0		无原发肿瘤的证据
T1	Ⅰ	肿瘤局限于子宫
T2	Ⅱ	肿瘤超过子宫到其他生殖器官：阴道、卵巢、阔韧带、输卵管
M0		无远处转移
M1		远处转移
M1a	Ⅲ	转移到肺
M1b	Ⅳ	其他远处转移

第四章

治疗

葡萄胎一经诊断，应尽快予以清除。侵葡和绒癌的治疗原则以化疗为主，辅以手术和放疗等其他治疗手段。治疗方案的选择根据FIGO分期、预后评分、年龄、对生育的要求和经济情况等综合考虑，实施分层或个体化治疗。

第一节 手术治疗

1 葡萄胎的手术治疗

葡萄胎一经临床诊断，应尽快予以B超引导下清宫术，不推荐药物流产。2019年的一项Meta分析显示，对40岁以上、无生育要求的葡萄胎患者，可以直接行子宫切除术来替代吸宫术。但手术有一定难度，要求由有经验的医师完成，术后仍需密切随访。考虑到子宫切除并不减少远处转移可能性，因此，不建议作为葡萄胎吸宫术的首选替代方法。

1.1 葡萄胎清宫术的术前准备

详细了解患者一般情况及生命体征：完善术前检查，包括血常规、尿常规、血生化检查、甲状腺功能、血型、Rh阴性血型患者应准备抗D人免疫球蛋白。合并重度妊娠期高血压疾病或心衰者，应积极对症治疗，待病情平稳后予以清宫。此外，建立静脉通路：配血并保持静脉通路开放。

1.2 葡萄胎清宫术术中注意事项

（1）充分扩张宫颈，从小号扩宫棒依次扩张至8号以上，避免宫颈管过紧影响操作，进而减少损伤。术前用物理方法或前列腺素促进宫颈成熟不会增加进展为GTN的风险。

（2）尽量选用大号吸管，以免葡萄胎组织堵塞吸管影响操作，如遇葡萄胎组织堵塞吸头，可迅速用卵圆钳钳夹，基本吸净后再用刮匙沿宫壁轻刮2~3周。

(3) 建议由有经验的医师进行以上操作。如术中出血多，可予缩宫素10 U，加至500mL葡萄糖/葡萄糖氯化钠中静滴。缩宫素应在充分扩张宫颈管和开始吸宫后使用，避免因宫口未开时子宫收缩，滋养细胞经挤压后由静脉系统扩散甚至导致肺栓塞。

(4) 葡萄胎子宫极软，易发生穿孔，因此建议清宫术在B超引导下进行。目前主张对子宫大小<妊娠12周者，争取1次清净，若高度怀疑葡萄胎组织残留则须再次清宫。此外，当清宫后临床疑似GTN时，也可行再次清宫。一项前瞻性Ⅱ期临床试验显示，这类患者行2次清宫术后有40%可避免化疗，且手术并发症低。

(5) 对Rh阴性血型者，在清宫术后可预防性应用抗D免疫球蛋白。

1.3 葡萄胎清宫术的术后处理

仔细检查并记录清出物的质量（g）、出血量（mL）、水肿绒毛的直径（cm），观察术后阴道流血，生命体征及子宫收缩，将吸刮出物送病理检查，有条件可行葡萄胎组织亲源性检测。

1.4 子宫穿孔的处理

如吸宫开始不久即发现穿孔，应立即停止吸宫操作，同时行腹腔镜或开腹探查，根据患者年龄及对生育要求决定术式（如剖宫取胎、子宫修补或切除子宫等）。如在葡萄胎已基本吸净后发生穿孔，则应停止操作，严密观察。如无活动性子宫出血，也无腹腔内出血征象，可等待1~2周后复查超声决定是否再次清宫；如疑有内出血应行超选择性子宫动脉栓塞术或尽早手术探查。

2 黄素化囊肿的处理

葡萄胎清除后，大多数黄素化囊肿均能自然消退，无须处理。若发生囊肿扭转，需及时手术探查。如术中见卵巢血运尚可，可将各房囊内液穿刺吸出，使囊肿缩小自然复位，不需手术切除卵巢。如血运障碍甚至卵巢已有变色坏死，可复位后用温生理盐水湿敷15分钟以上，若色泽无改变，则应切除患侧卵巢。

3 侵葡和绒癌的手术治疗

手术治疗是辅助治疗，当发生肿瘤浸润导致致命性出血以及化疗耐药病灶等特定情况下应用。术式有子宫切除、病灶切除、肺叶切除术以及急诊开颅手术等。

(1) 子宫切除术

对大病灶、耐药病灶或病灶穿孔出血时，应在化疗基础上行手术。年轻女性应保留卵巢。对有生育要求者，若血β-hCG水平不高、耐药病灶为单个及子宫外转移灶已控制时，可考虑病灶切除术。

(2) 保留生育功能的子宫病灶切除术

手术适应证：GTN患者，经多疗程化疗子宫内仍存在1~2个病灶，血中β-hCG

水平不很高，子宫外病灶少或无，患者无法再耐受多疗程化疗，要求保留生育功能者，行子宫病灶剔除术。

（3）转移性GTN的手术治疗

1）肺叶切除术

对肺孤立的耐药病灶可考虑肺叶切除术。适应证包括：全身情况良好；子宫原发灶已控制；无其他转移灶；肺部转移灶为孤立性结节；β-hCG尽可能接近正常水平。术后化疗：术后第二天继续化疗，完成疗程。血hCG正常后继续巩固化疗2~3个疗程。

2）脑转移瘤手术

对某些选择性病例，如孤立耐药病灶，其他转移灶消退者，手术具有一定治疗价值。对颅内出血伴颅内压增高者，尤其是多发脑转移及巨大脑转移瘤，常伴有脑出血和水肿而致颅内压急剧升高，出现一系列神经系统症状和体征，经积极予以降颅压、镇静解痉及止血处理后，如在短期内效果不满意，尤其是出现昏迷及呼吸障碍时应当机立断，紧急行开颅去骨瓣减压及转移瘤切除术，开颅手术更具挽救生命的意义。

3）阴道转移灶的手术切除

阴道组织较脆、血管丰富，出现转移灶后，大出血风险很大。对阴道转移灶治疗，目前仍以化疗为主。除非考虑阴道病灶是唯一耐药病灶，否则手术切除应尽量避免，因为一旦大出血，很难控制。在化疗后病灶会缩小，此时切除，出血风险会降低。出现出血时，有必要通过缝合病灶或行病灶局部广泛切除以止血。

4）肝转移灶的手术切除

目前仍无肝转移的明确治疗方案，各中心常予这些患者整合治疗，包括手术切除孤立病灶、血管栓塞及局部放疗。同样，手术切除可能对控制急性出血及去除局灶性耐药病灶有作用。但是，因为通常大部分肝转移患者都合并其他部位的活跃性病变或肝部病变呈弥散性，所以很少患者以化疗耐药为适应证行肝孤立转移灶切除。

4　PSTT的手术治疗

相比于绒癌，PSTT对化疗敏感性差，手术是首选治疗。

（1）手术范围：为全子宫切除术。年轻妇女若病灶局限于子宫，卵巢外观正常，可保留卵巢。对非高危PSTT患者，手术后不必给予任何辅助治疗。淋巴结转移率目前无相关报道，是否在手术中行淋巴结活检需根据术前影像学检查及术中探查结果决定。

（2）保留生育功能的手术：对年轻、渴望生育、低危且病灶局限的PSTT患者，可在充分知情同意前提下，采用彻底刮宫、子宫病灶切除和（或）联合化疗等方法。

病变弥漫者不适用保守治疗。保守治疗后若出现持续性子宫病灶和血β-hCG水平异常，则考虑子宫切除术。

5 ETT的手术治疗

手术是ETT主要的治疗手段

（1）手术范围：全子宫或广泛性全子宫切除，适用于局限于子宫的病灶，理论上认为该肿瘤并非激素依赖性疾病，卵巢转移发生率也不高，所以不考虑常规切除卵巢，是否切除卵巢可根据患者年龄决定。

（2）复发病灶：对复发患者，如能手术切除复发病灶，仍然认为是有效的治疗方式。不推荐常规淋巴结清扫，对术前影像学或术中探查有盆腔淋巴结增大者，可考虑淋巴结清扫术。

ETT具有较强的侵袭行为和对化疗不敏感，目前不常规推荐保留生育功能的手术治疗。

第二节 化学药物治疗

GTN是人类通过化疗获得治愈的第一个实体瘤。GTN对于化疗高度敏感。目前化疗分为葡萄胎预防性化疗和GTN的治疗性化疗。

1 葡萄胎预防性化疗

大多数葡萄胎可经清宫治愈，但仍有部分病例可发展为GTN。完全性葡萄胎恶变率约20%。当存在某些高危因素时，恶变率明显上升。

葡萄胎的预防性化疗不作常规推荐，对有恶变高危因素者，如规律随访困难，可予预防性化疗。恶性变相关高危因素有：①hCG>500000IU/L；②子宫明显大于停经孕周；③卵巢黄素化囊肿直径>6cm。另外，年龄>40岁和重复葡萄胎也被视为恶变高危因素。预防性化疗以单药为宜，可选用放线菌素D（Act-D）、甲氨蝶呤（MTX）（表39-4-1）。β-hCG正常后，不再需要巩固化疗。

2 侵葡和绒癌的化疗

在制订治疗方案以前，应做出正确的临床分期及预后评分，并评估对治疗的耐受性，治疗原则以化疗为主，辅以手术和放疗等其他治疗手段。治疗方案的选择根据FIGO分期、预后评分、年龄、对生育的要求和经济情况等整合考虑，实施分层或个体化治疗。

2.1 低危患者的化疗

(1) 化疗方案的选择：对低危患者，可采用单药化疗。单药方案在下列患者中成功率更高：预后评分0~4分、末次妊娠为葡萄胎、病理诊断为非绒癌患者。常用一线药物有MTX和Act-D。常用单药方案。（见表39-4-1）。目前尚无推荐某种单药或哪种给药方案优于其他方案。荟萃分析显示，Act-D的5d方案、Act-D冲击方案及MTX多天方案相对疗效更好。对于预后评分5~6分或病理诊断绒癌的低危患者，一线采用单药化疗的失败风险明显增高，可参照预后评分高危患者的方案选择联合化疗。

(2) 药物的更换：9%~33%的低危GTN首次单药化疗后会产生耐药或对化疗方案不耐受。单药化疗耐药的定义：原发耐药指在开始应用单药化疗的前两个疗程即出现β-hCG升高或平台（下降<10%）；继发耐药指开始化疗时有效，随后β-hCG在两个疗程中呈现平台或升高。

当对第1种单药化疗有反应，但因毒性反应无法耐受时，可更换另一种单药。如出现单药耐药，β-hCG呈现平台且<300U/L，可改为另一种单药化疗。如β-hCG呈现平台且>300U/L，或β-hCG升高，或出现新病灶，或对两种单药化疗均反应不佳时，建议改为联合化疗。

(3) 停止化疗适应证：β-hCG正常后巩固化疗2~3个疗程。对β-hCG正常而影像学异常者不建议继续化疗，因为β-hCG是反应肿瘤活性的可靠指标。

表39-4-1 常用单药化疗方案

药物名称	给药方案	疗程间隔	CR/%
MTX	1 mg/kg或50 mg，IM或IV，第1、3、5、7天；四氢叶酸0.1 mg/kg，IM或PO，第2、4、6、8天	2周	74~90
	0.4 mg/kg或15 mg，IM或IV，连续5天	2周	87~93
	30~50 mg/m² IM	1周	49~74
	100 mg/m² IV，200 mg/m² IV 12 h，FA 15 mg Q12H IM×4次	2周	69~90
Act-D	1.25 mg/m² IV（最大2 mg）	2周	69~90
	10~12μg/kg或0.5 mg IV，连续5d	2周	77~94

2.2 高危患者的化疗

高危GTN化疗方案首选EMA-CO方案或以5-氟尿嘧啶（5-FU）/氟尿苷（FUDR）为主的联合化疗方案。EMA-CO方案（依托泊苷、甲氨蝶呤、放线菌素D、环磷酰胺和长春新碱）初次治疗高危转移病例的CR及远期生存率均在90%以上，最常见不良反应为骨髓抑制，其次为肝肾毒性。由于G-CSF骨髓支持和预防肝肾毒性药物及止吐药物的支持，EMA-CO方案的计划化疗剂量强度已可得到保证。

中国GTN相对高发，在治疗高危病例方面也取得了丰富经验，以5-FU/FUDR为主的联合化疗方案包括FAV（5-FU/FUDR、放线菌素D和长春新碱）和FAEV（5-FU/FUDR、放线菌素D、依托泊苷和长春新碱），治疗高危和耐药GTN的CR达80%

以上。由于不同地区医疗条件存在差异，其他化疗方案可依据各地医疗条件及可选择药物选择，常见联合化疗方案具体药物及剂量。（见表39-4-2）。停止化疗的适应证为β-hCG正常后再巩固化疗3~4个疗程。

2.3 极高危患者的化疗

指预后评分≥13分及伴肝、脑或广泛转移的高危病例。可直接选择EP-EMA等二线方案。这类患者如一开始就采用标准多药联合化疗，可能会造成严重骨髓抑制导致大出血、败血症，甚至多器官衰竭，可在标准化疗前先采用低剂量的诱导化疗，如EP方案（依托泊苷100 mg/m² 和顺铂20 mg/m²，2d，每周1次共1~3周）或AE方案（Act-D 500μg和依托泊苷100 mg/m²，3d，疗程间隔2周），待病情缓解后，转为标准化疗方案。血β-hCG正常后巩固治疗3~4个疗程。

表39-4-2 常用联合化疗方案

1.FAV方案：（VCR+5-FU/FUDR+ Act-D） 6d为一个疗程，间隔17~21d			
用法：	VCR	2 mg + NS 20 mL	静脉注射，化疗前3 h，（第1天用）床旁化药
	5-FU 或FUDR	24~26 mg/（kg·d） 24 mg/（kg·d）	静脉滴注，每日1次（匀速，8 h）
	5% GS	500 mL	
	Act-D	4~6 μg/（kg·d）	静脉滴注，每日1次（1 h）
	5%GS	250 mL	
2.FAEV方案：（VCR +5-FU/FUDR+ Act-D+VP-16） 5d为1个疗程，间隔17~21 d			
用法：	VCR	2 mg + NS 20 mL	静脉注射，化疗前3 h（只用1 d）
	VP-16	100 mg/（m²·d）	静脉滴注，每日1次（1h）
	NS	500 mL	
	Act-D	200 μg/（m²·d）	静脉滴注，每日1次（1 h）
	5%GS	200 mL	
	5-FU 或FUDR	800~900 mg/（m²·d） 800 mg/（m²·d）	静脉滴注，每日1次（匀速，8 h）
	5% GS	500 mL	
3.EMA/CO 包括EMA及CO二部分			
EMA部分：			
第1天	Act-D	500 μg（体重小于40 kg用400 μg）	静脉滴注（1h）
	5% GS	250 mL	
	VP-16	100 mg/m²	静脉滴注（1 h）
	NS	500 mL	

续表

第1天	MTX	100 mg/m²	静脉注射
	NS	30 mL	
	MTX	200 mg/m²	静脉滴注（12 h）
	NS	1 000 mL	
	水化2 d，日补液总量2 500~3 000 mL，记尿量，尿量应>25 00 mL/d		
第2天	Act-D	500 μg	静脉滴注（1 h）
	5% GS	250 mL	
	VP-16	100 mg/m²	静脉滴注（1 h）
	NS	500 mL	
	CVF	15 mg	静脉注射，每12 h一次（从静脉推MTX开始24 h后开始，共4次）
	NS	4 mL	
CO部分：			
第8天	VCR	2 mg+ NS 20 mL	静脉注射，化疗前3 h
	CTX	600 mg/m²	静脉滴注（2 h）
	或IFO	1 600~1 800mg/m²	
	NS	500 mL	
	注意事项：补液1 500~2 000mL（用CTX者不需大量补液）；IFO时用美司钠解救，用法：20%IFO的量（一般为400 mg），0、4和8 h		
第15天	重复下一疗程		

4.EMA/EP化疗

EMA部分同EMA/CO方案，一般仅用第1天之药物，第二天不用化疗药物，仅使用CVF解救。

第8天 EP	VP-16	150 mg/m²（最大剂量200 mg）	静脉滴注
	NS	500 mL	
	DDP（水剂）	75 mg/m²最大剂量（100 mg）	静脉滴注
	NS	500 mL	
第15天	重复下一疗程第1天。		

5.TE/TP方案

TE 和 TP 两周交替，4周为一疗程

第1天	地塞米松	20 mg	口服，化疗前12 h, 6 h
	西咪替丁	30 mg+NS 100 mL	静脉注射 大于30 min
	紫杉醇	135 mg/m²+NS 250 mL	静脉注射>3 h
	10%甘露醇	500 mL	静脉注射>1 h
	DDP	60 mg/m²（最大100mg）+NS 1 000 mL	静脉注射>3 h
第15天	紫杉醇	135 mg/m²+NS 250 mL	静脉注射>3 h
	VP-16	150 mg/m²（最大200 mg）+NS 1 000 mL	静脉注射>1 h

3 PSTT 的化疗

化疗作为高危患者子宫切除后辅助治疗，应选择联合化疗，可选方案包括 FAEV、EMA-CO、EMA-EP 和 TP/TE 等。实施化疗的疗程数同高危 GTN。高危因素包括：存在子宫外病灶（即：FIGO Ⅱ～Ⅳ期），FIGO Ⅰ期但合并有其他不良预后因素（如：发病与前次妊娠终止间隔时间大于2年、脉管浸润、深肌层受累、高核分裂相等），术后血清 β-hCG 仍持续上升者。

4 ETT 的化疗

对Ⅰ期 ETT，如已行全子宫切除手术，术后 β-HCG 降至正常，可不行化疗。对Ⅱ-Ⅳ期及治疗后复发患者，术后化疗对转移病灶治疗有帮助，可考虑术后化疗。应直接选择联合化疗，方案包括：FAEV、EP-EMA、EMA-CO 等。对有远处或广泛转移者，高强度化疗可能有一定作用。由于病例的异质性，无法推荐哪种方法更好，至于术后化疗的适应证，以及巩固化疗多少疗程亦无明确定论。

第三节 放疗

放疗作为化疗补充，主要用于脑转移和胸部、盆腔残存病灶或耐药灶的治疗。

1 放疗适应证

①脑转移，包括多发脑转移、症状性脑转移和脑部寡转移；②阴道、宫颈等转移灶急性出血，病灶广泛，局部/介入止血无效，可考虑加用放疗；③胸部、盆腔团块转移灶化疗消退不满意者或化疗后残存病灶；④耐药灶且无法手术切除；⑤肿瘤压迫产生症状时，可行姑息性放疗缩小肿瘤，减轻症状。

2 放疗技术选择

包括调强放疗（IMRT）、容积调强放疗（VMAT）、螺旋断层放疗（TOMO）、立体定向放疗（SBRT）。常规放疗和三维适形放疗（3D-CRT）的使用正在逐渐减少。立体定向放疗包括射波刀、速锋刀等X刀技术；伽马刀技术的应用亦逐渐减少。

3 放疗方案

胸部病灶和盆腔病灶常用 IMRT 和 VMAT，脑转移病灶根据病灶数量选择 TOMO 或 SBRT。SBRT 常用于脑部寡转移（1~5个病灶），TOMO 可用于脑部寡转移病灶，亦可进行全脑放疗并同步给予肿瘤区域加量。在脑部放疗中，应同时采用脱水、止血及全身支持治疗，以利放疗顺利进行。待脑部转移灶控制后，及时行全身化疗根治肿瘤。对阴道及宫颈转移灶需放疗控制出血时，可用局部放疗配合全身化疗，尤其是阴道腔内±插植放疗，单次量高，数次后即可达到止血，肿瘤常迅速消退。对耐药灶的放疗，放疗野包括受累区域，给予高姑息剂量，可采用IMRT或VMAT。

第四节 介入治疗

选择性动脉栓塞：选择性动脉栓塞术可用于治疗GTN导致的腹腔内出血或子宫出血。动脉造影能很快明确出血部位，选择性动脉栓塞术可准确阻断出血部位血供，手术时间短，创伤小，对病情危重的肿瘤大出血是一种有效应急措施，使某些无法承受手术的患者可能获得治疗机会。对有生育要求妇女，既可达到保留子宫目的，也有利于随后化疗。此外，对肝脾转移瘤破裂导致大出血的患者，动脉栓塞术也是一种有效应急措施，使某些无法承受手术者可获治疗机会。

（1）常用栓塞剂

1）明胶海绵：是目前应用最多的一种栓塞剂，优点是安全无毒，取材方便。明胶海绵常在7~21天后吸收，被阻塞血管可再通。从栓塞时间看，是一种中效栓塞剂。

2）不锈钢圈：可制成不同大小以适合所要栓塞的血管。只能栓塞动脉近端，且易建立侧支循环，是一种长效栓塞剂。

3）无水乙醇：一种液态栓塞剂。栓塞机制是造成微小血管内膜损伤，血液中蛋白质变性，形成凝固混合物而起栓塞作用，是一种长效栓塞剂。由于是微血管栓塞，栓塞后不易建立侧支循环，因而是一种很好的治疗肿瘤的栓塞剂。但值得注意的是，酒精反流引起邻近器官梗死是一种严重并发症，在选用和操作时要谨慎。

4）聚乙烯醇：一种无毒、组织相容性好、在体内不被吸收的长效栓塞剂。

5）碘油乳剂：碘油乳剂可通过肝动脉注入，并滞留在肿瘤血管内，产生微血管栓塞。还可混合化疗药物或标记放射性核素，进行内放疗，是目前肝癌栓塞治疗中应用最广的一种栓塞剂。

6）微囊或微球微囊：可包裹化疗药物如MMC微囊，DDP微囊，MTX微囊以及5-FU微囊等进行化疗性栓塞。

各种栓塞剂有不同优缺点，使用时应根据不同情况做出适当选择：如为控制出血或术前栓塞，可采用短中效栓塞剂；如作为肿瘤的姑息性治疗则宜选用长效栓塞剂。另外，还应根据栓塞血管大小及栓塞部位和邻近器官，选择不同类型栓塞剂。

（2）栓塞方法：将导管插进肿瘤供血动脉，在栓塞前作动脉造影以了解血管分布及变异、肿瘤大小或局部出血及侧支循环等情况。然后根据具体情况及治疗目的选择栓塞剂。注入栓塞剂时要在电视监视下缓慢注入，导管头要尽量靠近靶血管，以防栓塞剂反流。另外对有较大盆腔动静脉瘘进行栓塞时，有可能造成栓塞物质游走致肺栓塞，因此选择较大不锈钢圈栓塞为宜。

第五章 高危耐药和复发GTN的处理

第一节 高危GTN的耐药和复发标准

（1）耐药标准：目前尚无公认耐药标准。对高危患者的联合化疗后，一般认为，化疗过程中出现如下现象应考虑为耐药：经连续2个疗程化疗后，血清β-hCG未呈对数下降或呈平台（下降<10%）甚至上升，或影像学检查提示肿瘤病灶不缩小甚至增大或出现新病灶。

（2）复发标准：治疗后血清β-hCG连续3次阴性3个月后出现血β-hCG升高（除外妊娠）或影像学检查发现新病灶。

第二节 耐药和复发GTN治疗方案选择

化疗前完善辅助检查（包括胸部及腹部CT，盆腔及脑部MRI），必要时可行PET/CT。治疗前需重新进行预后评分。可选择化疗方案包括FAEV、EMA-EP、ICE（依托泊苷、异环磷酰胺和卡铂）、VIP（依托泊苷、异环磷酰胺和顺铂）、TP/TE（紫杉醇、顺铂/紫杉醇和依托泊苷）、BEP等（博莱霉素、依托泊苷和顺铂），具体用法见表39-5-1。对多药耐药患者，可考虑选择大剂量化疗联合自体干细胞移植、靶向治疗及PD-1/PD-L1抗体（例如pembrolizumab）单独使用或联合化疗，新近研究显示，对复发耐药的高危GTN者，使用卡瑞利珠单抗联合甲磺酸阿帕替尼的ORR可达55%，是一种有效的治疗选择。动脉灌注化疗可提高耐药、复发患者的疗效。停止化疗适应证仍然为血β-hCG正常后再巩固化疗3~4个疗程。

表 39-5-1 复发耐药病例用化疗方案

方案名称	方案内容	周期	注意事项
ICE	VP16: 100mg/m²/d（D1-3）+IFO：1.2g/m²/d（D1-3）+卡铂300mg/m²（D1）	每21天一周期	IFO时用mesna解救，水化2天
VIP	VP16：75mg/m²/d（D1-4） IFO：1.2g/m²/d（D1-4） DDP：20mg/m²/d（D1-4）	每21天一周期	IFO时用mesna解救，用法：20%IFO的量（一般为400mg），0h、4h、和8h
PEB	DDP（20mg/m²/d）（D1-5） VP16 100mg/m²/d（D1-5） 博莱霉素 15mg/m²/d（D1-2）	每21天一周期	充分水化。博莱霉素应监测肺功能，尤其是弥散功能

第三节 手术治疗在耐药和复发GTN中的价值

手术治疗及手术时间选择在高危耐药和复发患者治疗中非常重要，强调手术治疗在高危耐药和复发患者治疗中的重要性，并慎重选择手术时机。耐药性GTN的手术适应证为：一般情况好，可耐受手术；转移灶为孤立可切除病灶；无手术切除部位以外活跃性转移灶；术前血清β-hCG应尽可能接近正常水平。

第六章

随访

葡萄胎病人作为高危人群，随访有重要意义。通过定期随访，可早期发现 GTN 并及时处理。葡萄胎随访目标是监测疾病，尽早发现恶变、尽早治疗。

对 GTN，治疗后随访应规范，早期发现复发，及时给予干预。

第一节 葡萄胎清除后的随访

葡萄胎清除后，应每周检测血 hCG 或 β-hCG，滴度应呈对数下降，一般在 8~12 周恢复正常。随访应包括：①hCG 定量测定，葡萄胎清宫后每周 1 次，直至连续 3 次正常，然后每个月监测血 β-hCG1 次，至少持续 6 个月此后可每半年 1 次，持续至少 1 年，如出现异常，应提前复查。②每次随访时除必须做 hCG 测定外，应注意月经是否规则，有无异常阴道流血，有无咳嗽、咯血及其他转移灶症状，并做妇科检查，可定期作超声、X 线胸片或肺 CT 检查。完全性葡萄胎的恶变率为 10%~30% 不等，部分性葡萄胎的恶变率为 0.5%~5.6%。

第二节 IM 和 CC 化疗后的预后及随访

GTN 在化疗结束后，应严密随访血 hCG，第 1 次在出院后 1 个月，然后每 1 个月一次到 1 年，每 3 个月 1 次至 2 年，每 6 个月一次至 3 年，此后每年 1 次直至 5 年，然后可每 2 年 1 次。目前证据显示，高危患者治疗结束后 5 年再复发病例少见，因此建议至少随访 5 年。高危患者治疗后全身影像学检查可作为评估残留病灶或变化的方法，当出现疾病复发时，有助于转移病灶的定位及监测。在发现有效化疗药物之前，侵葡的死亡率可达 25%，自 20 世纪 50 年代后期证实大剂量甲氨蝶呤能有效治疗该肿瘤及随后发现了一系列有效化疗药物之后，侵葡已基本无死亡病例发生。对于 IM 和 CC，影响预后的主要因素有：年龄、终止妊娠至治疗开始的间隔时间、血 β-hCG 水平、FIGO分期及是否规范治疗等。

第三节　PSTT的预后及随访

一般认为，当出现下列情况之一者为高危PSTT，预后不良：①核分裂象>5个/10个HPF；②距前次妊娠时间>2年；③子宫外转移；④深肌层浸润、LVSI、弥漫坏死。也有报道，FIGO晚期、病程大于4年及出现胞浆透亮的瘤细胞是独立不良预后因素。

随访内容基本同GTN，应终身随访，尤其是接受保留生育功能治疗的患者。但由于血β-hCG水平多数正常或轻度增高，影像学检查更为重要。有条件的单位可选择增强MRI。

第四节　ETT患者的预后及随访

虽然ETT生长缓慢，但相比PSTT其恶性程度明显升高，一旦出现转移或复发，常疗效不好。不良预后因素包括：FIGO分期晚，存在子宫多发病灶，侵及子宫全层并累及浆膜层；细胞低分化，细胞异型、核分裂指数高或存在血管侵袭等。子宫外病灶要进一步区分，子宫外的盆腔种植性病灶的预后要好于经血行转移的病灶（如肺转移）。

随访内容基本同GTN，但由于血β-hCG水平多数正常或轻度增高，影像学检查更为重要。有条件单位可选择增强MRI。

第七章 其他问题处理

第一节 葡萄胎的良性转移问题

良性葡萄胎亦可发生阴道或肺转移,在葡萄胎清除后这些转移可以自然消失,不一定是恶性表现。Novak 称"迁徙"(Deportation)或"生理性转移"。对肺出现转移小结节,但血清 hCG 持续下降,在有知情同意下,可不予化疗,密切随诊。

第二节 再次葡萄胎问题

单次葡萄胎后再次发生葡萄胎的风险较低,为 0.6%~2%,有 2 次者发生第三次的机会可达 28%。

第三节 残余葡萄胎

葡萄胎排出不净,部分残存宫内,可致子宫复旧不良及子宫持续异常出血,血清 hCG 下降不满意。再次刮宫,将残存组织刮净,所有症状迅即消失。称为"残存葡萄胎"。一般无严重后果。但长期流血易致宫内感染,处理应极为小心。这种情况易和葡萄胎发生恶变(侵入肌层)相混淆,诊断也应注意。

第四节 GTD 后的妊娠问题

葡萄胎随访期间避孕应采用可靠方法,首选避孕套或口服避孕药。不建议选用宫内节育器,以免穿孔或混淆子宫出血原因。葡萄胎后如 β-hCG 自然降至正常,发生 GTN 的概率不足 1%,故葡萄胎后 6 个月若 β-hCG 已降至正常者可以妊娠。即使发生随访不足 6 个月的意外妊娠,只要孕前 β-hCG 已恢复正常,无须终止妊娠。1 次葡萄胎妊娠后再次葡萄胎妊娠的发生率为0.6%~2%，连续发生葡萄胎后再次发生葡萄胎的风险更高，因此，对葡萄胎后的再次妊娠，应在早孕期间行超声和β-hCG动态监测，以明确是否为正常妊娠，分娩后胎盘送病理检查，并随访β-hCG直至降至正常。

对IM和CC，目前研究显示，化疗后12个月内妊娠者，与普通人群相比，未增加流产、异位妊娠、再次葡萄胎和死产发生风险，与化疗12个月后妊娠相比，GTN的复发风险也无增加，但考虑到化疗药物的生殖毒性，建议随访期间严格避孕1年。如在血β-hCG正常后的随访期间短期内意外妊娠，需与患者充分沟通，权衡利弊，进行个体化处理。

第五节　双胎之一合并葡萄胎的管理

完全性葡萄胎与正常胎儿共存（Complete hydatidiform mole with co-existing fetus，CHMCF）是一种罕见情况，发生率为1/（22 000~100 000）次妊娠，发生率可随诱导排卵及辅助生育技术应用的增加而升高。细胞遗传学分析对诊断CHMCF至关重要。当无法鉴别CHMCF或单胎部分性葡萄胎时，应考虑行侵入性产前诊断检查胎儿染色体核型。若胎盘异常（如怀疑胎盘间质发育不良或异常），也应考虑行侵入性产前诊断。

CHMCF患者是否继续妊娠必须充分考虑到患者意愿、医疗条件及胎儿存活的可能性，应强调遵循个体化处理原则。如患者有强烈生育意愿，应充分告知围产期相关疾病发生风险可能增加；早期流产（40%）和早产（36%）的风险均增加；进展为GTN的风险也较高，从15%~20%增加到27%~46%。妊娠期间应加强产科并发症的监测。终止妊娠时，建议对胎盘行组织学检查，终止妊娠后还应密切随访血β-hCG水平。

第八章

营养治疗与中医论治

第一节 营养治疗

同其他恶性肿瘤一样,对GTN患者需关注营养治疗。需要定期评估患者的营养摄入、体重变化等。GTN的营养状态还与化疗有很大关系。几乎所有化疗药物都可导致营养相关不良反应。化疗可直接影响新陈代谢,或因引起恶心、呕吐、腹泻、口腔炎、味觉改变、胃肠道黏膜损伤、食欲减退及厌食而间接影响营养物质摄入。EMA/EP中的静脉用DDP为高致吐风险药物,EMA-CO方案中,CTX($600mg/m^2$)和MTX属于中度致吐风险(呕吐发生率30%~90%),但由于GTN的FAV和FAEV均为联合方案,且化疗5~7天,患者在实际过程中,恶心呕吐仍然严重。氟尿嘧啶类药物(如5-FU)中比较常见的副反应是腹泻。

营养不良会降低患者对化疗的耐受程度,影响生活质量、治疗效果及预后。营养不良会影响中性粒细胞水平,致使患者在化疗药物作用的基础上白细胞下降更为明显,也会使血浆蛋白水平降低,化疗药物的吸收、分布、代谢及排泄出现障碍,明显影响化疗药物的药动学,化疗药物的不良反应也因此增加,机体耐受化疗能力降低,化疗有效反应显著降低。

当判断患者适宜进行营养治疗时应早期使用,才能发挥最大效果。存在下列情况可视为化疗营养治疗开始的适应证:①已存在营养不良;②预计每日摄入量<预计能量消耗的60%且持续时间>10天,或预计患者不能进食时间>7天;③对因营养摄入不足导致近期体重丢失>5%的患者。治疗途径选择遵循"只要肠道功能允许,首先使用肠道途径"的原则,优先选择肠内营养;符合营养治疗适应证,但不能耐受肠内营养,或存在消化道梗阻、化疗所致严重黏膜炎、肠道功能紊乱等情况,以及仅通过经口摄食和肠内营养途径,患者仍无法获得足够营养时,可给予静脉营养,一般为短期治疗。具体能量计算及制剂选择建议请营养科专科医生会诊。

第二节　中医论治

1　GTN中医历史沿革

中医古籍无GTD病名，根据其临床表现，归属于"鬼胎"、"伪胎"等范畴。早在数千年前，古代医家就认识到了本病。但由于历史原因，认知及检测手段局限，对于本病的认识，多局限于表象描述，对于发生原因，又带有年代认知的烙印。作为独立疾病的提出，首见于隋代巢元方所著《诸病源候论·妇人妊娠病诸候下》。原文言："夫人腑脏调和，则血气充实，风邪鬼魅，不能干之。若荣卫虚损，则精神衰弱，妖魅鬼精，得入于脏，状如怀娠，故曰鬼胎也。"此后，历代医家沿用此病名，并不断丰富对鬼胎的描述及处治原则，南宋医家陈沂指出"妊娠腹内鬼胎者，由营卫虚损，精神衰耗，以致妖魅精气感入藏府。状如怀妊，腹大如抱一瓮，按之无凹凸，不动者，是鬼胎也。间下黑血或浊水等物，不可作安胎治之。"明代医家虞抟对隋以来的陈旧观点进行批判，并将本病命名为伪胎，认为"夫所谓鬼胎者，伪胎也，非实有鬼神交接而成胎也。古方有云，思想无穷，所愿不遂，为白淫白浊，流于子宫，结为鬼胎，乃本妇自己之血液淫精，聚结成块，而胸腹胀满，俨若胎孕耳。"明代医家孙一奎所著《赤水玄珠》中言"人由脏腑失调，血气不充，营卫虚损，则精神衰弱，而鬼魅之类得以乘之，亦如怀妊之状。"清代医家傅山在《傅青主女科》中提到的室女鬼胎和妇人鬼胎，有如下描述："妇人有腹似怀妊，终年不产，甚至二三年不生者，此鬼胎也。其人必面色黄瘦，肌肤消削，腹大如斗，厥所由来，必素与鬼交，或入神庙而兴云雨之思，或游山林而起交感之念，皆能召祟成胎"；"女子有在家未嫁，月经忽断，腹大如妊，面色乍赤乍白，六脉乍大乍小，人以为血结经闭也，谁知是灵鬼凭身乎？"可见即使清代著名中医大家傅山对本病的认知也带有深深的历史烙印。清代医家徐大椿在《妇科指要》中提到"妇人身感妖魅，腹怀异胎，疼痛攻绞，亦为鬼胎。"清代竹林寺僧所创《竹林寺女科》中认为："此由本妇质弱，或邪思蓄注，血随气结而不散，或卫任滞逆，脉道壅瘀而不行，是宫内因之病。"对本病的病机描述已非常详实。随着后世医家对本病认识的不断深入，《中医妇科学》"十二五""十三五"规划教材已沿用西医"葡萄胎"作为中医病名，将本病定义为：妊娠数月，腹部异常增大，隐隐作痛，阴道反复流血，或下水泡者，称为"葡萄胎"，亦称"鬼胎""伪胎"。

2　GTN中医病因病机

梳理历代医家对鬼胎病因、病机的认识，本病主要病因病机为素体虚弱，七情郁结，湿浊痰凝不散，损伤冲任，精血虽凝而终不成形。

2.1 肾脾两虚、水湿失运

素体禀赋不足，或肾气未充，过早交接；或多产房劳，损伤肾气，肾气渐衰；或素体脾胃虚弱、忧思伤脾，脾气亏虚；肾虚蒸腾气化失职，脾虚水湿运化不力，水湿聚集，致使孕后精血虽凝而终不成形，发为鬼胎。《医学心悟》言："凡人脏腑安和，血气充实，精神健旺，荣卫条畅，则妖魅之气，安得而乘之？惟夫体质虚衰，精神惑乱，以致邪气交侵，经闭腹大，如怀子之状。其面色青黄不泽，脉涩细，或乍大乍小，两手如出两人，或寒热往来，此乃肝脾郁之气，非胎也。"

2.2 寒湿阻滞、痰凝血瘀

孕妇久居湿地，或贪凉饮冷，寒湿客于冲任，寒湿伤肾，或因素体肾阳亏虚，命门火衰，温煦无力，气血、津液运行不畅，而生痰浊、瘀血，凝滞胞宫，腹大异常，寒湿生浊伤胎，发为鬼胎。《张氏医通》言："古人论鬼胎之说，皆由其人阳气不足，或肝气郁结，不能生发，致阴血不化而为患也。有因经时饮冷，停经而成者，有郁痰惊痰湿热，凝滞而成者，有因恚怒气食，瘀积互结而成者，故凡鬼胎之脉，必沉细弦涩，或有时虚浮，有时沉紧，皆阳气不充之验，其腹虽渐大，而漫起重坠，终与好胎不同"。

2.3 肝郁失疏、气滞血瘀

妇人素体抑郁，孕后情志不遂，肝失疏泄，气滞则胞脉阻滞，瘀阻脉道，血随气结，冲任损伤，精血凝集，瘀血结聚胞中，瘀伤胞脉则流血，发为鬼胎。《景岳全书·妇人规》中言："妇人有鬼胎之说，岂虚无之鬼气，果能袭人胞宫而遂得成形者乎？此不过由本妇之气质，盖或以邪思蓄注……盖即血气瘕之类耳"。吴谦在《医宗金鉴》中亦言："鬼胎者，因其人思想不遂，情志相感，自身气血凝结而成，其腹渐大如怀子形状。古云实有鬼神交接，其说似属无据。妇人石瘕，肠覃二证，亦俱如怀孕之状，由气血凝结而成，则可知其必无是理矣！"吴氏认为，状如怀孕之病多，如石瘕，肠覃，皆由气血相结而成，故此病亦是情志不遂，气血凝结，而非古云之鬼魅传说。

3 GTN中医辨证论治

根据患者停经、阴道流血情况，并结合全身症状、舌脉进行辨证。若停经后阴道不规则流血，量少，色淡红，舌淡，苔白，脉沉细弱者，多为肾脾两虚；若停经后阴道不规则流血，量少，色紫暗，有块，伴小腹冷痛，舌黯，苔白，脉沉紧，为寒湿瘀结；若停经后阴道不规则流血，量少，伴胸闷呕恶，舌淡胖，苔厚腻，脉滑者，为痰浊瘀结；若停经后阴道不规则流血，量时多时少，色黯红，夹血块，舌黯红有瘀斑，脉弦涩者，为气滞血瘀。

鬼胎一经确诊，应及时下胎益母，参照西医的治疗方法。中医治法以下胎祛瘀为主,佐以补肾健脾,温经散寒,利湿化痰,行气活血。

3.1 肾脾两虚证

主要证候:停经后阴道不规则出血,量少,色淡红,可有水泡状物排出;腹大异常,或腹部隐痛,无胎心胎动;腰膝酸软,倦怠乏力;舌质淡,苔薄白,脉沉细弱。

证候分析:素体禀赋不足,或肾气未充,过早交接,或多产房劳,损伤肾气,肾气渐衰;或素体脾胃虚弱、忧思伤脾,脾气亏虚;肾虚蒸腾气化失职,脾虚水湿运化不力,水湿停聚,孕后精血虽凝而终不成形,故致本病,妊娠而无胎心胎动,可有水泡状物排出;脾肾两虚生化无源,摄纳无力,故阴道流血,量或多或少,色淡;胞脉失养故腹痛隐隐;腰膝酸软,倦怠乏力,舌质淡,苔白,脉沉细弱均为肾脾两虚之征。

治法:补肾健脾,运化水湿。

方药:救母丹(《傅青主女科》)。

方药组成:人参、当归、川芎、益母草、赤石脂、芥穗(炒黑)。

3.2 寒湿瘀结证

主要证候:停经后阴道不规则出血,量少,色紫暗,有块;小腹冷痛,腹大异常,无胎心胎动;形寒肢冷;舌淡苔白,脉沉紧。

证候分析:贪凉感寒,寒湿伤肾,或素体肾阳亏虚,命门火衰,温煦无力,致使下焦寒湿与血结聚胞中,孕后精血虽凝而终不成形,故腹大异常,无胎心、胎动;瘀伤胞脉,故阴道流血,量少,色紫暗,有块;寒凝胞宫、冲任,故小腹冷痛;寒邪阻遏阳气,故形寒肢冷;舌淡苔白,脉沉紧均为寒湿瘀结之征。

治法:温经散寒,逐水化瘀

方药:芫花散(《妇科玉尺》)加味。

方药组成:芫花、吴茱萸、秦艽、白僵蚕、柴胡、川乌、巴戟天。

3.3 痰浊瘀结证

主要证候:停经后阴道不规则出血,量少,夹血块或夹水泡状胎块;腹大异常,无胎心胎动;头晕胸闷,呕吐痰涎;舌淡胖,苔厚腻,脉滑。

证候分析:孕后痰湿互结,阻滞气机,瘀阻胞络,湿浊痰凝不散,损伤冲任,精血虽凝而终不成形,故致本病,妊娠而无胎心胎动,可有水泡状物排出;络损血溢,故阴道流血,量少;痰湿阻滞,清阳不升,故头晕;气机阻滞,升降失调,故胸闷,呕吐痰涎;舌苔腻,脉滑为湿浊痰结之征。

治法:祛湿化浊,涤痰逐瘀。

方药:苍附导痰丸(《叶天士女科诊治秘方》)加芒硝、当归、川芎、牛膝。

方药组成:茯苓、半夏、陈皮、甘草、苍术、香附、胆南星、枳壳、生姜、神曲、芒硝、当归、川芎、牛膝。

3.4 气滞血瘀证

主要证候：停经后阴道不规则出血，量时多时少，色黯红，夹血块或水泡状物，呕吐频作；腹大异常，或时有腹部胀痛，拒按，无胎心胎动，胸胁胀满，烦躁易怒；舌黯红有瘀斑，脉弦或弦涩。

证候分析：素体抑郁，孕后情志不遂，肝失疏泄，气滞则胞脉阻滞，血随气结，损伤冲任，精血凝而不能成形，故致本病。妊娠而无胎心胎动，可有水泡状物排出；气滞血瘀，血不循经，故阴道流血，时多时少，夹血块；瘀血结于胞中，故腹大异常；气机阻滞，不通则痛，故腹部胀痛，拒按；气机升降失常，胃气上逆，故呕吐；情志抑郁，气滞不宣，故胸胁胀满，烦躁易怒；舌黯红有瘀斑、脉弦涩为气滞血瘀之征。

治法：疏肝理气，活血祛瘀。

方药：膈下逐瘀汤（《医林改错》）。

方药组成：当归、川芎、赤芍、桃仁、枳壳、延胡索、五灵脂、丹皮、乌药、香附、甘草。

4 GTN手术及放化疗后常见并发症的中医特色调治

4.1 外治疗法

（1）口腔溃疡

①口腔含漱：中药五味子5g，蒲黄10g，生黄芪4g泡水含漱。

②药粉外搽：柳花散：黄柏末30 g，青黛9g，肉桂3 g，冰片0.6g研磨细粉局部外用。

③药膜外贴：中药珍珠30 g，白及30g，青黛15 g，冰片10g、儿茶10 g等制成药膜贴敷患处。

（2）便秘

①针灸：可选取天枢（双侧）、神阙、足三里（双侧）、上巨虚（双侧）、殷门（左侧）行针施灸。

②穴位贴敷：生大黄粉、厚朴粉、冰片研磨细粉，加蜂蜜调匀制成敷贴，贴神阙穴。

③中药灌肠：大黄15g（后下），芒硝10 g（冲），厚朴20g，枳实20 g，桃仁15g，红花6 g水煎100mL灌肠。

（3）恶心呕吐

①针刺：选取中脘、胃俞、内关、足三里为主穴。根据辨证选取配穴。寒吐者，加上脘、公孙；热吐者，加商阳、内庭；脾胃虚寒者，加脾俞、神阙；胃阴不足者，

加脾俞、三阴交、阴陵泉；食滞者，加梁门、天枢、上巨虚；痰饮者，加膻中、丰隆；肝气犯胃者，加肝俞、太冲、合谷、章门、阳陵泉；泛酸者，加建里、公孙。

②隔姜灸：选取上脘、中脘、下脘、神阙为主穴，根据伴随症状选取配穴，腹胀者加关元、气海，腹泻者加大横。

③耳穴贴压：选取胃、脾、贲门为主穴，操作配穴选取肾上腺、内分泌、神门、食管、交感等。

④穴位注射：选取足三里、内关为主穴，配穴选取三阴交。穴位注射的药物可选用甲氧氯普胺（20mg/穴，10 mg/穴），氟哌利多（1.25mg/穴），维生素 B6（50 mg/穴），地塞米松（5mg/穴），异丙嗪（25 mg/穴）等。

⑤穴位贴敷：选取神阙、足三里、中脘为主穴，药物选用公丁香、砂仁、半夏各20g，碾成细末，取鲜姜50 g打成姜汁后调和诸药，用文火熬成膏行穴位贴敷。

⑥手指点穴：选取内关、足三里手指按压。

（4）腹泻

①针刺：选取中脘、内关、足三里为主穴，配穴选取天枢、上巨虚、阴陵泉。

②灸法：施灸穴位选取关元、神阙、足三里（双侧）。

③穴位贴敷：选取神阙穴，药物选用诃子10g，肉豆蔻15 g，炒艾叶10g，肉桂、吴茱萸各6 g，公丁香10g，碾成细末，取鲜姜50 g打成姜汁后调和诸药贴敷。

4.2 饮食调理

谢孟志在《傅青主女科发挥》一书中提到食疗治疗鬼胎有如下四法：①山豆根末3~6g，黄柏、黄芩各6g，牡蛎30g，甘草3g，白糖适量，研末于白糖同服，每日一剂，连服10~15天为一疗程。②槐树菌适量，6~10g水煎服，每天一剂，常服。③薏米30g，菱角60g，每日一剂，浓煎内服，30天为一疗程。④生地15g，旱莲15g，淮山15g，白花蛇舌草30g，草河车30g，蔗糖适量，煎水去渣，兑蔗糖冲服，每日一剂，20~30天为一疗程。

邱锡坚中医食疗方减轻侵袭性葡萄胎患者化疗不良反应。具体做法如下：取芪枣汤处方中的黄芪30g，大枣17枚，枸杞子30g，阿胶5g，制首乌15g，另加上排骨100g，龟甲250g，以上材料除阿胶外，其余材料一起放进瓦煲内加1500~2000mL水，大火煮开后再调小火慢煎约90min，将汤汁浓缩至700~1000mL，分2~3次在1天内服完，阿胶在第一餐服完。每2天进食此汤1次，于化疗前3天开始食用，化疗期间及化疗间歇期均按此法服用。

第九章

附录

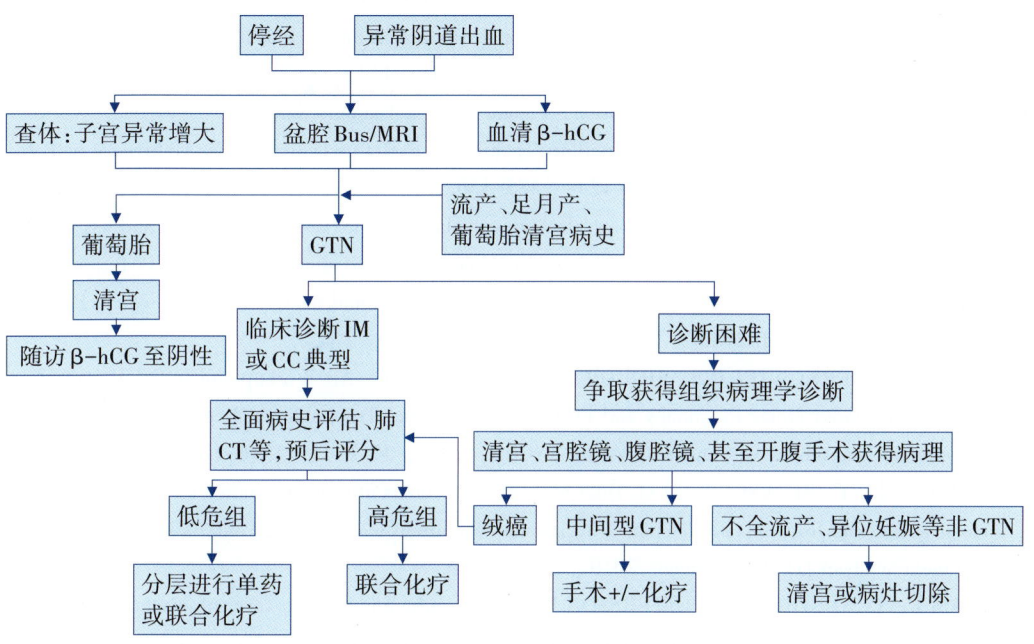

图 39-9-1 GTD 的诊治流程图

参考文献

[1] 向阳.宋鸿钊滋养细胞肿瘤学（第4版）.人民卫生出版社，2020.

[2] SAVAGE J L, MATUREN K E, MOWERS E L, et al. Sonographic diagnosis of partial versus complete molar pregnancy: A reappraisal [J]. Journal of clinical ultrasound: JCU, 2017, 45（2）: 72-78.

[3] JAUNIAUX E, MEMTSA M, JOHNS J, et al. New insights in the pathophysiology of complete hydatidiform mole [J]. Placenta, 2018, 62: 28-33.

[4] BENSON C B, GENEST D R, BERNSTEIN M R, et al. Sonographic appearance of first trimester complete hydatidiform moles [J]. Ultrasound in obstetrics & gynecology: the official journal of the International Society of Ultrasound in Obstetrics and Gynecology, 2000, 16（2）: 188-191.

[5] NGAN H Y S, SECKL M J, BERKOWITZ R S, et al. Update on the diagnosis and management of gestational trophoblastic disease [J]. Int J Gynaecol Obstet, 2018, 143 Suppl 2: 79-85.

[6] WHO Classification of Tumours（5th Edition）Female Genital Tumours. 2020.

[7] RONNETT B M. Hydatidiform Moles: Ancillary Techniques to Refine Diagnosis [J]. Archives of pathology & laboratory medicine, 2018, 142（12）: 1485-1502.

[8] KAUR B, SHORT D, FISHER R A, et al. Atypical placental site nodule（APSN）and association with malignant gestational trophoblastic disease: a clinicopathologic study of 21 cases [J]. International journal of gynecological pathology: official journal of the International Society of Gynecological Pathologists, 2015, 34（2）: 152-158.

[9] ELIAS K M, BERKOWITZ R S, HOROWITZ N S. State-of-the-Art Workup and Initial Management of Newly Diagnosed Molar Pregnancy and Postmolar Gestational Trophoblastic Neoplasia [J]. Journal of the National Comprehensive Cancer Network: JNCCN, 2019, 17（11）: 1396-1401.

[10] ZHAO P, LU Y, HUANG W, et al. Total hysterectomy versus uterine evacuation for preventing postmolar gestational trophoblastic neoplasia in patients who are at least 40 years old: a systematic review and meta-analysis [J]. BMC cancer, 2019, 19（1）: 13.

[11] FLAM F, LUNDSTRöM V, PETTERSSON F. Medical induction prior to surgical evacuation of hydatidiform mole: is there a greater risk of persistent trophoblastic disease? [J]. European journal of obstetrics, gynecology, and reproductive biology, 1991, 42（1）: 57-60.

[12] OSBORNE R J, FILIACI V L, SCHINK J C, et al. Second Curettage for Low-Risk Nonmetastatic Gestational Trophoblastic Neoplasia [J]. Obstetrics and gynecology, 2016, 128（3）: 535-542.

[13] ZHAO J, LV W G, FENG F Z, et al. Placental site trophoblastic tumor: A review of 108 cases and their implications for prognosis and treatment [J]. Gynecologic oncology, 2016, 142（1）: 102-108.

[14] WOLFBERG A J, BERKOWITZ R S, GOLDSTEIN D P, et al. Postevacuation hCG levels and risk of gestational trophoblastic neoplasia in women with complete molar pregnancy [J]. Obstetrics and gynecology, 2005, 106（3）: 548-552.

[15] LAWRIE T A, ALAZZAM M, TIDY J, et al. First-line chemotherapy in low-risk gestational trophoblastic neoplasia [J]. The Cochrane database of systematic reviews, 2016, 2016（6）: Cd007102.

[16] LI J, LI S, YU H, et al. The efficacy and safety of first-line single-agent chemotherapy regimens in low-risk gestational trophoblastic neoplasia: A network meta-analysis [J]. Gynecologic oncology, 2018, 148（2）: 247-253.

[17] LOK C, VAN TROMMEL N, MASSUGER L, et al. Practical clinical guidelines of the EOTTD for treatment and referral of gestational trophoblastic disease [J]. European journal of cancer（Oxford, England: 1990）, 2020, 130: 228-240.

[18] GOLDSTEIN D P, BERKOWITZ R S, HOROWITZ N S. Optimal management of low-risk gestational trophoblastic neoplasia [J]. Expert review of anticancer therapy, 2015, 15（11）: 1293-1304.

[19] BOLZE P A, RIEDL C, MASSARDIER J, et al. Mortality rate of gestational trophoblastic neoplasia with a FIGO score of ≥13 [J]. American journal of obstetrics and gynecology, 2016, 214 (3): 390. e391-398.

[20] CYRIAC S, RAJENDRANATH R, SRIDEVI V, et al. Etoposide, cisplatin-etoposide, methotrexate, actinomycin-D as primary treatment for management of very-high-risk gestational trophoblastic neoplasia [J]. Int J Gynaecol Obstet, 2011, 115 (1): 37-39.

[21] ALIFRANGIS C, AGARWAL R, SHORT D, et al. EMA/CO for high-risk gestational trophoblastic neoplasia: good outcomes with induction low-dose etoposide-cisplatin and genetic analysis [J]. J Clin Oncol, 2013, 31 (2): 280-286.

[22] KONG Y, YANG J, JIANG F, et al. Clinical characteristics and prognosis of ultra high-risk gestational trophoblastic neoplasia patients: A retrospective cohort study [J]. Gynecologic oncology, 2017, 146 (1): 81-86.

[23] FRIJSTEIN M M, LOK C A R, SHORT D, et al. The results of treatment with high-dose chemotherapy and peripheral blood stem cell support for gestational trophoblastic neoplasia [J]. European journal of cancer (Oxford, England: 1990), 2019, 109: 162-171.

[24] MAPELLI P, MANGILI G, PICCHIO M, et al. Role of 18F-FDG PET in the management of gestational trophoblastic neoplasia [J]. European journal of nuclear medicine and molecular imaging, 2013, 40 (4): 505-513.

[25] YAMAMOTO E, NIIMI K, FUJIKAKE K, et al. High-dose chemotherapy with autologous peripheral blood stem cell transplantation for choriocarcinoma: A case report and literature review [J]. Molecular and clinical oncology, 2016, 5 (5): 660-664.

[26] YAMAMOTO E, NIIMI K, FUJIKAKE K, et al. Erratum: High-dose chemotherapy with autologous peripheral blood stem cell transplantation for choriocarcinoma: A case report and literature review [J]. Molecular and clinical oncology, 2017, 7 (3): 510.

[27] 程红燕, 杨隽钧, 赵峻, 等. PD-1抑制剂治疗耐药复发妊娠滋养细胞肿瘤的初步探讨 [J]. 中华妇产科杂志, 2020, 55 (06): 390-394.

[28] GHORANI E, KAUR B, FISHER R A, et al. Pembrolizumab is effective for drug-resistant gestational trophoblastic neoplasia [J]. Lancet (London, England), 2017, 390 (10110): 2343-2345.

[29] CHENG H, ZONG L, KONG Y, et al. Camrelizumab plus apatinib in patients with high-risk chemorefractory or relapsed gestational trophoblastic neoplasia (CAP 01): a single-arm, open-label, phase 2 trial [J]. The Lancet Oncology, 2021, 22 (11): 1609-1617.

[30] SEBIRE N J, FOSKETT M, SHORT D, et al. Shortened duration of human chorionic gonadotrophin surveillance following complete or partial hydatidiform mole: evidence for revised protocol of a UK regional trophoblastic disease unit [J]. Bjog, 2007, 114 (6): 760-762.

[31] GADDUCCI A, CARINELLI S, GUERRIERI M E, et al. Placental site trophoblastic tumor and epithelioid trophoblastic tumor: Clinical and pathological features, prognostic variables and treatment strategy [J]. Gynecologic oncology, 2019, 153 (3): 684-693.

[32] ZHANG X, Lü W, Lü B. Epithelioid trophoblastic tumor: an outcome-based literature review of 78 reported cases [J]. Int J Gynecol Cancer, 2013, 23 (7): 1334-1338.

[33] SHEN X, XIANG Y, GUO L, et al. Analysis of clinicopathologic prognostic factors in 9 patients with epithelioid trophoblastic tumor [J]. Int J Gynecol Cancer, 2011, 21 (6): 1124-1130.

[34] DEICAS R E, MILLER D S, RADEMAKER A W, et al. The role of contraception in the development of postmolar gestational trophoblastic tumor [J]. Obstetrics and gynecology, 1991, 78 (2): 221-226.

[35] SHEN Y, WAN X, XIE X. A metastatic invasive mole arising from iatrogenic uterus perforation [J]. BMC cancer, 2017, 17 (1): 876.

[36] SCHMITT C, DORET M, MASSARDIER J, et al. Risk of gestational trophoblastic neoplasia after

hCG normalisation according to hydatidiform mole type [J]. Gynecologic oncology, 2013, 130 (1): 86-89.

[37] BRAGA A, MAESTá I, MATOS M, et al. Gestational trophoblastic neoplasia after spontaneous human chorionic gonadotropin normalization following molar pregnancy evacuation [J]. Gynecologic oncology, 2015, 139 (2): 283-287.

[38] WILLIAMS J, SHORT D, DAYAL L, et al. Effect of early pregnancy following chemotherapy on disease relapse and fetal outcome in women treated for gestational trophoblastic neoplasia [J]. The Journal of reproductive medicine, 2014, 59 (5-6): 248-254.

[39] JIANG F, YANG K, WAN X R, et al. Reproductive outcomes after floxuridine-based regimens for gestational trophoblastic neoplasia: A retrospective cohort study in a national referral center in China [J]. Gynecologic oncology, 2020, 159 (2): 464-469.

[40] LIN L H, MAESTá I, BRAGA A, et al. Multiple pregnancies with complete mole and coexisting normal fetus in North and South America: A retrospective multicenter cohort and literature review [J]. Gynecologic oncology, 2017, 145 (1): 88-95.

[41] SEBIRE N J, FOSKETT M, PARADINAS F J, et al. Outcome of twin pregnancies with complete hydatidiform mole and healthy co-twin [J]. Lancet (London, England), 2002, 359 (9324): 2165-2166.

[42] 隋.巢元方.诸病源候论[M].北京：中国医药科技出版社，2011：236-237.

[43] 明.虞抟.医学正传[M].北京：中国医药科技出版社，2011.

[44] 明.孙一奎.赤水玄珠[M].上海：著易堂石印本，1914.

[45] 清.傅山.傅青主女科[M].北京：中国医药科技出版社，2011：12-13，20-22.

[46] 清.徐大椿.女科指要[M].山西：山西科学技术出版社，2012：215-216.

[47] 清.竹林寺僧.竹林寺女科[M].太原：山西科学技术出版社，2012：58.

[48] 清.程国彭.医学心悟[M].北京：人民卫生出版社，2006.

[49] 清.张璐.张氏医通[M].北京：人民卫生出版社，2006.

[50] 明.张景岳.景岳全书[M].山西：山西科学技术出版社，2010.

[51] 清.吴谦.医宗金鉴[M].北京：人民卫生出版社，2006.

[52] 谢萍.中医妇科外治法[M].成都：四川科学技术出版社，2018.10，313-341.

[53] 谢孟志.傅青主女科发挥[M].北京：中国中医药出版社，1994：31-32.

[54] 邱锡坚，黄亦武，许美华.中医食疗对侵蚀性葡萄胎化疗患者的影响[J].护理学报，2011，18（11）：63-65.

[55] 樊代明.整合肿瘤学·临床卷[M].北京：科学出版社，2021.

[56] 樊代明.整合肿瘤学·基础卷[M].西安：世界图书出版西安有限公司，2021.

淋巴瘤

名誉主编

樊代明

主　编

石远凯

副主编

王华庆　张清媛　冯继锋　黄慧强　张会来

李小秋　高玉环

编　委（姓氏笔画排序）

马光宇　冯　利　平丽琴　刘海生　吕　妍

吴建中　李　维　杨　晟　邱鸣寒　周　钰

周　培　贺　瑾　赵　可　赵桂敏　赵培起

赵　曙　秦　燕

第一章

淋巴瘤的诊疗总则

第一节 淋巴瘤的病理分类

1 淋巴瘤WHO分类及诊断原则

淋巴瘤（lymphoma）的类型区分和诊断标准主要依据WHO制订的造血和淋巴组织肿瘤分类，目前使用的是2016年修订、2017年出版的修订第4版，第5版分类也正在编撰中，预计2022年出版。WHO分类认为不同类型或亚型的淋巴瘤在其形态、免疫表型、遗传学及临床表现等方面各自具备独特特征。淋巴瘤病理诊断整合了组织形态、免疫组化染色、流式细胞分析、细胞遗传学以及分子生物学等多种辅助检测技术。迄今为止，组织病理学仍是绝大部分淋巴瘤的确诊方法，而免疫组化染色则是判断肿瘤免疫表型以及检测部分遗传学异常的重要手段。所以，几乎所有淋巴瘤均需接受包括免疫组化在内的组织病理学检查后方能确诊，部分病例的诊断和鉴别，还需辅以其他必要的检测技术。

独特的临床特点也是某类淋巴瘤确诊的重要依据，申请病理检查的医师有义务通过填写病理检查申请单提供必要信息（包括患者年龄、性别、活检部位等一般信息以及临床表现、影像学、内镜和其他实验室检查主要阳性发现、既往诊断、治疗史等）。病理医师也可通过查阅病历、直接与医师沟通或参加多学科整合诊治（MDT to HIM）讨论等获得相关信息。

2 活检与制片

2.1 标本获得

淋巴瘤首次病理诊断须据切除或切取活检（包括钳取、空芯针穿刺等）所获组织标本做出。足量、合格的组织是对淋巴瘤行形态观察及免疫表型和遗传学研究的物质基础。对不适合做组织学评估（例如：严重的器械性损伤或大量坏死而致组织过少）的标本，应建议重复活检。淋巴结或某些结外病灶的完整切除标本，有助于病理医师对整个病变行全面评估，且有足量的组织用于辅助检查，是诊断淋巴瘤最为理想的标本。如有多个解剖区域的淋巴结病灶，一般宜选颈部病灶。手术时应选择最有代表性的淋巴结予以完整切除。手术动作宜轻柔，尽可能避免组织牵拉、钳夹等造成机械性损伤。对难以完整切除的病灶，可通过开放手术、内镜下活检或空芯针穿刺等获得小块组织样本供病理学检查，多数也能满足诊断需要。空芯针穿刺也是胸、腹腔等深部病灶活检最常用的方法。一般而言，细针吸取细胞学检查不能作为淋巴瘤的首诊依据，但可用于淋巴瘤疑似病例的初筛及部分确诊病例可疑或复病灶的确认，某些特定情形（如非实体性淋巴瘤、体液标本或获得病变组织较为困难），细胞学检查亦可用于疾病诊断，但通常需辅以细胞块制作、免疫组化、流式细胞或细胞遗传学分析等辅助检查。

2.2 组织处理

原则上，所有淋巴结或体积较大的淋巴瘤组织标本均应在新鲜、湿润状态下尽快（离体30分钟内）送病理科处理，不能及时送检的标本可用生理盐水湿纱布包裹后放置4℃冰箱短暂保存。病理科收到标本后应尽快处理。较大的淋巴结标本应垂直其长轴做平行切分（每片组织厚度0.3~0.5cm），小于1cm的淋巴结可沿淋巴结长轴最大面对剖。可先行快速病理检查（冷冻切片或印片）以初步判断是否淋巴造血组织肿瘤，对疑似淋巴瘤者，应选择1~2片最大的组织标本浸于4%中性甲醛溶液固定，通常为12~24小时。及时和适当时间的固定是制作高质量淋巴瘤组织切片的重要前提，不但有利于形态观察，还能较好地保存各种蛋白抗原和核酸物质，从而有利于后期免疫组化和分子生物学检测的开展。剩余的组织可分别用于生物样本库存档、流式细胞分析、细胞遗传学检查、病原微生物检测等。对非淋巴瘤或疑似感染性病变的标本，应尽快将所有组织固定。对体积较小的切取、钳取或穿刺活检标本，应先行固定，然后再送病理科。对骨髓活检标本，还应固定后行脱钙处理。标本组织在固定后还需脱水、透明、浸蜡、包埋等程序化加工才能制作切片，目前多在自动组织处理仪中完成。

2.3 切片制作

高质量的常规HE染色切片是淋巴瘤病理诊断的重要依据。许多"疑难"病例之所以诊断困难，实际是制片质量不佳所致。HE染色切片质量取决于组织处理、切片、染色、封固等诸多环节的质量控制。其中，及时充分的固定、浸蜡前彻底脱水及封片前透明尤为关键。特别，二甲苯透明步骤切不可用风干操作（包括电吹风）代替，后者会致细胞收缩影响形态观察。切片厚度以2~4μm为宜。一般而言，小细胞性病变切片宜薄，大细胞性病变切片可略厚；观察细胞形态切片宜薄，观察组织结构切片可略厚。概括而言，一张高质量切片，应固定良好、组织平整、无刀痕或气泡、染色鲜艳、组织及细胞结构清晰、封固良好。

术中冷冻切片检查对初步区分淋巴瘤与非淋巴造血组织肿瘤有一定价值，但通常不足以确诊淋巴瘤。通过冷冻切片检查还能及早发现标本组织有严重变性、坏死、钙化等可能影响诊断的因素，从而确保活检标本适用并足以做出明确诊断。淋巴瘤印片检查是组织切片检查的有益补充，其方法简便、操作快捷常被用于淋巴瘤的快速筛查。

3 组织病理学检查

3.1 组织学形态分析

基于常规HE染色切片的组织形态分析尤为重要。一方面，特征性的形态改变本身对某类淋巴瘤的诊断有决定性的提示作用；另一方面，相当多的辅助检查（如免疫表型分析、分子遗传学检测等）都须在形态分析基础上合理选择和使用。此外，这些辅助检查的结果，只有结合形态正确解读才具诊断价值。概括而言，淋巴瘤组织形态分析的基本原则和其他实体肿瘤相似，需对肿瘤细胞的生长方式、细胞形态及间质反应等对肿瘤特点予以观察、比较和总结。恶性肿瘤一些共同特性，如瘤细胞的异型性和破坏性生长等，在各种淋巴瘤中也有相应表现，且常是淋巴瘤和反应性病变鉴别的重要依据。需要指出的是，淋巴瘤的形态分析常需免疫组化染色。

3.2 免疫组化检查

（1）免疫组化的作用

免疫组化对于淋巴瘤诊断与鉴别诊断：①判断肿瘤的细胞系（例如：B细胞或T、NK细胞淋巴瘤）；②判断肿瘤性免疫细胞的分化阶段和成熟程度（如淋巴母细胞淋巴瘤与外周B/T细胞淋巴瘤、滤泡性淋巴瘤与边缘区淋巴瘤等）；③检测遗传学改变（如CCND1、ALK等基因易位所致蛋白异常表达）；④鉴别良、恶性疾病（例如：通过检测免疫球蛋白轻链有否限制性表达以判断B细胞/浆细胞是否克隆性增生）；⑤检测病原微生物（如EBV、HHV8、幽门螺杆菌等）；⑥为临床免疫或靶向治疗提供依据（如CD20、CD30、CD19、CD38、CD79b、PD-L1、ALK等靶点的检测）；⑦提示预后（如通过检测CD10、BCL6、MUM1等以区分弥漫性大B细胞淋巴瘤的COO分型；通过检测MYC与BCL2蛋白表达水平来甄别"双表达"淋巴瘤）。

（2）常用标志物

可用于淋巴瘤石蜡包埋组织免疫染色的常用标志物包括以下几类：①白细胞共同抗原（CD45/LCA）；②B细胞相关标记物，例如CD20、CD79a、CD19、PAX5、Oct-2、BOB.1、κ、λ、IgG、IgG4、IgM、IgA、IgD、CD38、CD138、CD23等；③T细胞/NK细胞相关标记物，例如CD3、CD2、CD5、CD7、CD4、CD8、CD43、CD45RO、CD56、CD57、细胞毒性分子（包括TIA-1、颗粒酶B、穿孔素）、T细胞受

体蛋白（例如βF1、TCRG）等；④淋巴细胞活化/分化相关标记物，例如CD30、TdT、CD99、CD10、BCL6、MUM1、MNDA等；⑤肿瘤基因和增殖相关标记物，例如ALK、BCL2、BCL10、cyclin D1、MYC、TP53、Ki-67等；⑥组织细胞、树突细胞及髓系相关标记物，例如CD68（KP1、PGM1）、CD163、溶菌酶、髓过氧化物酶（MPO）、CD15、CD33、CD123、CD117、CD21、CD35、S-100、CD1a、CD207/langerin等；⑦微生物标志物，例如EB病毒（EBV）-LMP1、HHV8等；⑧其他，如EMA、细胞角蛋白、LEF1、MNDA、PD1、PD-L1、ICOS、CXCL13等。

(3) 免疫组化诊断注意事项

①免疫组化首先应确保染色质量，要从组织处理、制片、抗原修复、抗体选择、染色程序等诸多环节加强监控，并通过设置合理的阳性对照作平行染色，以确保染色质量稳定在较高水平。②要熟悉各类淋巴瘤组织学形态和免疫表型，在形态分析基础上，有所针对地选择必要的抗体组合来证实诊断或帮助鉴别，不使用抗体"大套餐"作过度检测。③应学会正确判读免疫组化染色结果。病理医师要做到：（a）熟悉各种抗体的预期染色结果，并通过适当内、外对照判断染色成功与否；（b）在形态分析基础上正确判断何种细胞成分表达何种抗原；（c）熟悉各种抗体的反应谱系和适用范围，避免片面或错误解读阳性结果。

(4) 常用标志物组合选择

①对需做免疫组化的淋巴组织增生性病变，几乎都需检测CD20、CD3和Ki-67。这一组合能突显淋巴组织的免疫结构，有助于良、恶性病变的鉴别，并能提示淋巴瘤的细胞系起源；②对呈滤泡/结节状生长模式的病变，可选择CD10、BCL6、IgD、CD21、Ki-67等来显示结节和淋巴滤泡的关系；③对疑似小B细胞肿瘤性病变（包括低级别滤泡性淋巴瘤、慢性淋巴细胞性白血病/小淋巴细胞性淋巴瘤、套细胞淋巴瘤、边缘区淋巴瘤等），可选用CD10、BCL6、CD5、CD23、cyclin D1、SOX11、LEF1和MNDA这组指标予以鉴别诊断；④对富含浆细胞的病变，可检测免疫球蛋白轻链（κ/λ）有无限制性表达以区分良、恶性；⑤对疑似高侵袭性成熟B细胞肿瘤的病变[包括绝大部分弥漫性大B细胞淋巴瘤、伯基特淋巴瘤以及具有前二者中间特征的B细胞淋巴瘤（BCLU）或高级别B细胞淋巴瘤（HGBL）、高级别滤泡性淋巴瘤等]，选用CD10、BCL6、BCL2、MUM1、MYC这组指标（并结合细胞遗传学检查）有助确诊并区分亚型；EBV-LMP1、CD5和TP53的检测对于弥漫性大B细胞淋巴瘤有预后意义；⑥对疑似T细胞或NK细胞肿瘤的病变，可选择CD2、CD5、CD7、CD4、CD8、CD10、CD30、CD56、ALK、CXCL13、PD1、ICOS、T细胞受体蛋白、细胞毒性分子等标志物行EBER原位杂交帮助判断肿瘤类型；⑦对经典型霍奇金淋巴瘤或类似病变（如具有经典型霍奇金淋巴瘤和弥漫性大B细胞淋巴瘤中间特征的灰区淋巴瘤、结节性淋巴细胞为主型霍奇金淋巴瘤、富于T细胞/组织细胞的大B细胞淋巴瘤等），可选

CD20、PAX5、Oct-2、BOB.1、CD30、CD15、EBV-LMP1（或EBER）、EMA、PD1等指标组合，此外，还应注意部分外周T细胞淋巴瘤也可伴有霍奇金样异型大B细胞浸润，增生的T细胞有无异型性、是否克隆性增生是鉴别诊断的关键；⑧富于细胞的经典型霍奇金淋巴瘤与ALK阴性的间变性大细胞淋巴瘤有时不易区分，检测B、T细胞系标志物、细胞毒分子并结合IG、TCR基因重排会有帮助。⑨对混合B、T细胞增生性病变，应结合形态分析正确区分肿瘤细胞和反应性成分。少数情况下，也不排除组合表型的淋巴瘤可能，但诊断后者应有充分的病理学和分子遗传学证据；⑩对形态高度疑似淋巴造血组织肿瘤、但CD20和CD3均不表达的病变，常需检测部分"二线"细胞系标志物（例如：CD79a、PAX5、CD19、Oct-2、BOB.1、浆细胞相关抗原、CD3以外的全T细胞抗原以及CD43、CD33、CD68、MPO等髓细胞标志物等）来帮助判别细胞系。

4 流式细胞术分析

流式细胞术的免疫表型分析也是淋巴瘤诊断和分型的重要手段，有技术条件的实验室应积极开展。相比免疫组化，流式细胞术具有敏感度高、特异性强、检测周期短等特点，特别是对判断B、T细胞的克隆性增生、抗原表达水平及小B细胞类肿瘤鉴别诊断等具有独特优势，弱点是不能结合组织学形态分析（免疫组化可在原位标记抗原）、不适合检测部分定位于细胞核或细胞浆内的抗原（如BCL6、MUM1、cyclin D1、Ki-67、BCL2等）、对霍奇金淋巴瘤等瘤细胞较少的病变及T细胞或NK细胞肿瘤的甄别能力不如免疫组化强。此外，流式细胞分析需细胞悬液或由新鲜组织制备的单细胞悬液，不常规留用新鲜组织标本的单位无法开展这项技术，细胞悬液也不像组织块可长期保存，故流式细胞不能用于回顾性研究。

5 遗传学与分子病理检测

淋巴瘤抗原受体基因（IG、TCR）的克隆性基因重排、非随机、类型相关性染色体及基因异常、特定病原微生物感染等不仅对研究肿瘤的发生、发展机制有重要意义，也是精确诊断疾病、指导规范治疗及预测预后必不可少的工具。常用淋巴瘤遗传与分子病理检测包括PCR（包括RT-PCR、RQ-PCR等）和Sanger测序、FISH、ISH、核型分析（包括G显带、M-FISH、SKY等）及基因表达谱（GEP）、二代测序（NGS）等高通量检测技术。

5.1 克隆性IG和TCR基因重排检测

（1）方法

多数用PCR并用BIOMED-2引物组检测，以毛细管电泳基因扫描分析结果或PAGE电泳异源双链分析。

(2) 适用范围

绝大部分淋巴组织增生性病变据形态特征并免疫组化和临床特点便能确诊。少数病例需开展克隆性IG和TCR基因重排检测对淋巴瘤的诊断与鉴别、肿瘤细胞系确定及克隆相关性分析：①良恶性较难鉴别的病变，如淋巴瘤局限或隐匿性累犯、形态异常不显著或缺乏特征性免疫表型者（如在某些炎性疾病基础上发生瘤变的早期MALT型边缘区淋巴瘤、EBV相关淋巴瘤等）、小细胞性皮肤淋巴瘤早期病变等；②疑似淋巴瘤、但标本组织较小者，例如不理想的穿刺活检或内镜活检标本、体液标本等；③某些特定病种的诊断与鉴别，如儿童型滤泡性淋巴瘤、淋巴瘤样丘疹病、水疱-痘疮样淋巴瘤等；④细胞构成较复杂或免疫标记难以区分细胞系的肿瘤，例如，肿瘤细胞异常表达CD20的外周T细胞淋巴瘤、伴B细胞成分旺炽增生的外周T细胞淋巴瘤或B、T细胞组合性淋巴瘤等；⑤肿瘤克隆相关性分析，如判断弥漫性大B细胞淋巴瘤是否由滤泡性淋巴瘤转化而来；⑥微小残留病灶评估。

(3) 判读结果注意事项

IG和TCR基因克隆性重排检测结果，一定要在组织病理学检查背景下解读才有意义，如与形态或免疫组化证据不符，一般更倾向于组织学检查结论。判读基因重排结果，应注意以下事项：①克隆性不一定等于淋巴瘤，部分良性病变也可有淋巴细胞克隆性增生；②部分B或T细胞淋巴瘤（特别是淋巴母细胞性肿瘤、血管免疫母细胞性T细胞淋巴瘤等）IG和TCR基因重排检测结果存在谱系交叉，不足以判断瘤细胞系起源，此外，TCRB和TCRG基因重排并不代表就是αβ和γδT细胞来源的肿瘤；③假克隆和寡克隆，由于PCR技术的高敏性，标本组织中较少细胞成分有时会产生假克隆或寡克隆，需与真性克隆性病变鉴别。④某些技术因素会导致假阳性或假阴性结果。

5.2 FISH法检测非随机性染色体和基因异常

部分B细胞非霍奇金淋巴瘤亚型和少数T细胞淋巴瘤具有特征性、非随机性染色体异常（如染色体易位、缺失等），并导致相关基因异常，检测这些异常，有助于病理诊断或评估预后。目前，FISH是对其检测最常用的方法，也有多种针对染色体易位断裂区和基因缺失（或扩增）的商品化探针供应，针对易位的探针包括融合探针和分离探针两种，分别是针对不同基因或同一基因断裂位点两侧序列而设计，前者如t（14；18）（IgH/BCL2）、t（11；14）（IgH/CCND1）等，后者如t（18q21）(BCL2)、t（3q27）(BCL6)、t（8q24）(MYC)、t（14q32）(IgH)、t（18q21.31）/MALT1等。需指出的是，部分染色体易位/基因重排可通过更为简易、经济的免疫组化予以间接提示，如套细胞淋巴瘤相关的t（11；14）和间变性大细胞淋巴瘤相关的t（2p23）就可分别通过cyclin D1和ALK的免疫组化来显示，在这些情形下，FISH就并非必需。但对蛋白表达并不一定对应于基因异常的情形（如弥漫性大B细胞淋巴瘤中

BCL2 和/或 BCL6 与 MYC 基因重排检测、有 BCL2 基因易位但免疫组化阴性的滤泡性淋巴瘤等），FISH 就是必要方法。此外，部分遗传异常对应于肿瘤的生物学异质性，如伴 t（2p23）(ALK)、t（6p25）(DUSP22-IRF4) 和 t（3q28）(TP63) 的间变性大细胞淋巴瘤及伴 del（17p）、del（11q）、del（13q）、+12 等异常的慢性淋巴细胞性白血病/小淋巴细胞性淋巴瘤就有不同的生物学行为，通过 FISH 对其检测，能提示疾病预后并指导治疗。

5.3 EBER 原位杂交检测

EBV 感染与多种良、恶性淋巴组织增生性疾病（后者包括多种 B 细胞和 T 细胞/NK 细胞淋巴瘤以及部分经典型霍奇金淋巴瘤等）相关。EBER-1/2 是 EBV 编码的两个小分子量早期核糖核酸，常高水平地表达于病毒感染的细胞核中。利用 EBER 探针作原位杂交可敏感地在原位显示病毒感染，如结合细胞系标志物免疫染色作双重标记，还能显示病毒阳性细胞的表型。通过免疫组化检测 EBV 编码的部分蛋白抗原（如 LMP1、LMP2A、EBNA 等）虽也能显示病毒存在，但这些抗原表达情况在病毒不同感染模式中有所不同（如 EBV 阳性的经典型霍奇金淋巴瘤通常表达 LMP1，而 EBV 阳性的伯基特淋巴瘤则通常 LMP1 阴性），而 EBER 却呈恒定表达，且免疫组化灵敏度也往往不如原位杂交，因此，EBER 原位杂交技术通常被视作组织内原位检测 EBV 的"金标准"。

5.4 二代测序、基因表达谱等高通量技术检测

随着分子生物学研究的深入，一些重现性基因突变（或其他异常）被发现在特定类型的淋巴瘤中高频发生，提示这些异常可能参与了肿瘤的发生发展机制，其中，有不少特定的基因突变已被用于淋巴瘤的诊断、分型、预测预后，乃至辅助临床做治疗决策。近年来，Sanger 测序、二代测序等越来越多地使用到淋巴瘤的分子病理诊断中，特别是高通量二代测序技术具有单次实验能检测多个基因变化以及多种遗传学异常（基因突变、易位、缺失等）的优势，大有替代其他测序技术的趋势。就淋巴瘤相关基因二代测序在临床应用而言，建议优先选择一组与诊断、预后判断和治疗选择密切相关的基因进行检测。基因表达谱是指一次同时定量检测特定组织中成千上万个基因的表达，再根据基因表达种类和丰度信息，构建出基因表达的数据表或谱型（或称指纹）。在淋巴瘤领域，弥漫性大 B 细胞淋巴瘤是第一种通过基因表达谱信息进行分子分型的肿瘤。此外，Nanostring 公司推出的 nCounter 技术也能高度灵敏地定量检测多种样品类型（纯化总 RNA、细胞和组织裂解液、石蜡包埋组织提取的 RNA 等）中的基因表达，该技术应用分子条形码和单分子成像来检测并计数单个反应中的几百个转录本，而不需要逆转录或扩增反应，直接数字化读出每一种 mRNA 的相对丰度。利用 Nanostring 平台的 20 基因检测（Lymph2Cx）研究已表明该项技术可对弥漫性大 B 细胞淋巴瘤石蜡包埋标本进行准确的分子分型，但 Nanostring 设备和

检测费用相对昂贵以及相对封闭的检测平台不利于在基层推广。最近，某些基于qPCR对有限数量基因表达加以检测的尝试显示了和GEP结果较高的一致性，结果也与总生存期显著相关，且操作相对简易，平台更为开放，有望成为DLBCL分子分型诊断的新兴工具。

表40-1-1　2016年修订第4版WHO淋巴组织肿瘤分类

前体淋巴母细胞性肿瘤	B淋巴母细胞性白血病/淋巴瘤
	T淋巴母细胞性白血病/淋巴瘤
	早期T细胞前体淋巴母细胞性白血病
	NK淋巴母细胞性白血病/淋巴瘤
成熟B细胞肿瘤	慢性淋巴细胞性白血病（CLL）/小淋巴细胞性淋巴瘤
	单克隆性B细胞淋巴细胞增多症，CLL型
	单克隆性B细胞淋巴细胞增多症，非CLL型
	B细胞幼淋巴细胞性白血病
	脾边缘区淋巴瘤
	毛细胞白血病
	脾B细胞淋巴瘤/白血病，不能分类
	脾弥漫性红髓小B细胞淋巴瘤
	毛细胞白血病变异型
	淋巴浆细胞性淋巴瘤
	华氏巨球蛋白血症
	IgM型意义不明的单克隆丙种球蛋白血症（MGUS）
	重链病
	μ重链病
	γ重链病
	α重链病
	浆细胞肿瘤
	非IgM型MGUS
	浆细胞骨髓瘤
	骨孤立性浆细胞瘤
	骨外浆细胞瘤
	单克隆性免疫球蛋白沉积症
	原发性淀粉样变性
	轻链及重链沉积症
	黏膜相关淋巴组织结外边缘区淋巴瘤（MALT淋巴瘤）
	淋巴结边缘区淋巴瘤
	儿童淋巴结边缘区淋巴瘤
	滤泡性淋巴瘤
	原位滤泡性瘤变
	十二指肠型滤泡性淋巴瘤
	睾丸滤泡性淋巴瘤

	儿童型滤泡性淋巴瘤
	伴有*IRF4*重排的大B细胞淋巴瘤
	原发性皮肤滤泡中心淋巴瘤
	套细胞淋巴瘤
	白血病性非淋巴结型套细胞淋巴瘤
	原位套细胞瘤变
	弥漫性大B细胞淋巴瘤（DLBCL），非特指型
	生发中心B细胞亚型
	活化B细胞亚型
	富于T细胞/组织细胞的大B细胞淋巴瘤
	原发性中枢神经系统DLBCL
	原发性皮肤DLBCL，腿型
	EBV阳性DLBCL，非特指型
	EBV阳性黏膜皮肤溃疡
	慢性炎症相关性DLBCL
	纤维素相关性DLBCL
	淋巴瘤样肉芽肿病，1级和2级
	淋巴瘤样丘疹病，3级
	原发性纵隔（胸腺）大B细胞淋巴瘤
	血管内大B细胞淋巴瘤
	ALK阳性大B细胞淋巴瘤
	浆母细胞性淋巴瘤
	多中心Castleman病
	HHV8阳性DLBCL，非特指型
	HHV8阳性的嗜生发中心淋巴组织增生性疾病
	伯基特淋巴瘤
	伴有11q异常的伯基特样淋巴瘤
	高级别B细胞淋巴瘤（HGBL）
	伴有*MYC*和*BCL2*和/或*BCL6*重排的HGBL
	HGBL，非特指型
	B细胞淋巴瘤，不能分类，具有DLBCL和经典型霍奇金淋巴瘤中间特征
	单克隆性B细胞淋巴细胞增多症，CLL型
成熟T及NK细胞肿瘤	T细胞幼淋巴细胞性白血病
	T细胞大颗粒淋巴细胞性白血病
	慢性NK细胞淋巴组织增生性疾病
	侵袭性NK细胞白血病
	儿童系统性EBV阳性T细胞淋巴瘤
	T及NK细胞型慢性活动性EBV感染，系统型
	水疱-痘疮样淋巴组织增生性疾病
	严重蚊虫叮咬过敏
	成人T细胞白血病/淋巴瘤
	结外NK/T细胞淋巴瘤，鼻型

续表

		肠病相关T细胞淋巴瘤
		单形性嗜上皮性肠道T细胞淋巴瘤
		肠道T细胞淋巴瘤，非特指型
		胃肠道惰性T细胞淋巴组织增生性疾病
		肝脾T细胞淋巴瘤
		皮下脂膜炎样T细胞淋巴瘤
		蕈样霉菌病
		Sézary综合征
		原发性皮肤CD30阳性T细胞淋巴组织增生性疾病
		淋巴瘤样丘疹病
		原发性皮肤间变性大细胞淋巴瘤
		原发性皮肤γδT细胞淋巴瘤
		原发性皮肤CD8阳性侵袭性嗜表皮性细胞毒性T细胞淋巴瘤
		原发性皮肤肢端CD8阳性T细胞淋巴瘤
		原发性皮肤CD4阳性小/中T细胞淋巴组织增生性疾病
		外周T细胞淋巴瘤，非特指型
		血管免疫母细胞性T细胞淋巴瘤
		滤泡性T细胞淋巴瘤
		具有滤泡辅助T细胞表型的淋巴结外周T细胞淋巴瘤
		间变大T细胞淋巴瘤，ALK阳性
		间变大T细胞淋巴瘤，ALK阴性
		乳腺植入物相关性间变性大细胞淋巴瘤
霍奇金淋巴瘤		结节性淋巴细胞为主型霍奇金淋巴瘤
		经典型霍奇金淋巴瘤（CHL）
		结节硬化性CHL
		富于淋巴细胞的CHL
		混合细胞性CHL
		淋巴细胞消减性CHL
免疫缺陷相关性淋巴组织增生性疾病		移植后淋巴组织增生性疾病（PTLD）
		非破坏性PTLD
		浆细胞增生型PTLD
		传染性单核细胞增多症型PTLD
		旺炽滤泡增生型PTLD
		多形性PTLD
		单形性PTLD
		经典型霍奇金淋巴瘤样PTLD
		其他医源性免疫缺陷相关性淋巴组织增生性疾病
组织细胞及树突细胞肿瘤		组织细胞肉瘤
		朗格汉斯细胞组织细胞增生症
		朗格汉斯细胞肉瘤
		未确定树突细胞肿瘤

	交指树突细胞肉瘤
	滤泡树突细胞肉瘤
	纤维母细胞性网状细胞肿瘤
	播散性幼年黄色肉芽肿
	Erdheim-Chester病

备注：斜体为暂定类型

第二节　淋巴瘤的分期

淋巴瘤的临床分期目前采用 Ann Arbor-Cotswolds 分期系统（表40-1-2），同时根据患者是否有B症状分为A组和B组，B症状定义为：不明原因发热，体温>38℃连续3天以上，排除感染的原因；夜间盗汗；体重于诊断前半年内下降10%以上；以上三者中出现任意一个即为B症状。2014版 Lugano 分期标准对 Ann Arbor-Cotswolds 分期进行了改良（表40-1-3）。此外，一些特殊类型的淋巴瘤，如慢性淋巴细胞白血病、皮肤蕈样霉菌病和Sézary综合征、原发结外鼻型NK/T细胞淋巴瘤和原发中枢淋巴瘤等，有其专属的分期系统。

表40-1-2　淋巴瘤 Ann Arbor-Cotswolds 分期

Ⅰ期	Ⅰ期：单个淋巴结区受累
	Ⅰ$_E$期：单个淋巴外器官或部位局部受侵
Ⅱ期	Ⅱ期：累及横膈同侧两个或两个以上的淋巴结区
	Ⅱ$_E$期：局部累及单个相关淋巴外器官或部位及其区域淋巴结，伴或不伴同侧横膈其他淋巴区受累
Ⅲ期	Ⅲ期：横膈两侧均有淋巴结区受累
	Ⅲ$_E$期：同时伴相关淋巴外器官或部位局部受侵
	Ⅲ$_S$期：伴脾脏受累
	Ⅲ$_{S+E}$期：同时伴相关淋巴外器官或部位局部受侵及脾脏受累
Ⅳ期	扩散性（多部位）一处或多处淋巴外器官受累，伴或不伴相关淋巴受累，或孤立淋巴外器官受累伴远处淋巴受累（非淋巴结区）

E：结外病变；S：脾脏病变；H：肝脏病变；M：骨髓病变。病变部位可用下标记录于分期之后（如Ⅱ$_E$）。

表40-1-3　2014版淋巴瘤 Lugano 分期系统

分期	侵犯范围
局限期	
Ⅰ期	仅侵及单一淋巴结区域（Ⅰ期），或侵及单一结外器官不伴有淋巴结受累（ⅠE期）
Ⅱ期	侵及横膈一侧≥2个淋巴结区域（Ⅱ期），可伴有同侧淋巴结引流区域的局限性结外器官受累（ⅡE期）
Ⅱ期伴大包块	包块最大直径≥7.5cm
进展期	

分期	侵犯范围
Ⅲ期	侵及横膈肌上下淋巴结区域，或横膈以上淋巴结区受侵伴脾脏受侵（ⅢS期）
Ⅳ期	侵及淋巴结引流区域外的结外器官

第三节　淋巴瘤的治疗前评估

淋巴瘤的治疗前评估主要包括病史采集及全面体检、实验室检查、影像学及病理学检查。

1　病史采集及全面体检

详尽的病史采集是做出正确诊断及病情评估的第一步，其中应特别注意患者有无B症状。体检时应注意淋巴结、肝脾触诊及有无骨骼压痛等。淋巴瘤常见症状有进行性无痛性淋巴结肿大、发热、夜间盗汗、体重下降、皮肤瘙痒、乏力等。淋巴瘤侵犯的淋巴结多表现为无痛、表面光滑、质韧饱满、早期活动度可。

2　实验室检查

患者在治疗前应行血常规、肝肾功能、乳酸脱氢酶（lactic dehydrogenase，LDH）、碱性磷酸酶、β2-微球蛋白、电解质、血沉、免疫球蛋白和感染筛查（乙型肝炎病毒（hepatitis B virus，HBV）、丙型肝炎病毒（hepatitis C virus，HCV）、人类免疫缺陷病毒（human immunodeficiency Virus，HIV）和梅毒等，异常者需行病毒载量或确诊实验）等。淋巴瘤疗前还应行骨髓检查，包括骨髓涂片和骨髓活检，用于评估有无骨髓受侵。若存在中枢神经系统受侵风险则需行腰穿，检查项目包括脑脊液常规、生化和细胞学等。对胃淋巴瘤，应检查有无幽门螺旋杆菌（helicobacter pylori，Hp）；对NK/T细胞淋巴瘤等EB病毒相关淋巴瘤，应行外周血EB病毒DNA定量检测。

3　影像检查

影像学检查包括CT、PET/CT、MRI等。CT是淋巴瘤分期与再分期、疗效评价和随诊常用的影像学检查方法，PET/CT一般用于淋巴瘤疗前分期、代谢活性和治疗中期疗效评价，对中枢神经系统、软组织、肝脏等病变推荐采用MRI检查。其他辅助检查包括超声、心电图、超声心动图、内窥镜、肺功能和同位素骨扫描等。高龄、有心血管系统基础疾病或拟使用蒽环类药物治疗者需定期行心电图和超声心动检查；拟用博来霉素或既往存在肺基础疾病者应行肺功能检查；有胃肠道受侵或可疑受侵、易发生胃肠道受侵的淋巴瘤亚型（如套细胞淋巴瘤、NK/T细胞淋巴瘤、伯基特

[Burkitt] 淋巴瘤等）应行内窥镜检查等。

4 病理检查

病理检查是淋巴瘤确诊和分型的金标准。进行病理检查时应注意：①取材：选择增长迅速、质韧、饱满、PET/CT 氟脱氧葡萄糖（fluoro deoxy glucose，FDG）代谢活性高的肿大淋巴结尽量完整切除，若淋巴结太大无法做到完整切除则建议行粗针穿刺细胞学检查，避免细针穿刺，活检部位一般宜选择颈部、锁骨上和腋窝淋巴结等；②检查项目：应包括形态学、免疫组化、荧光原位杂交（FISH）、淋巴细胞抗原受体基因重排和其他分子病理学检测。

第四节 淋巴瘤的预后评价

与实体瘤不同，大多数情况下，临床分期不是决定淋巴瘤预后的最关键因素，病理类型的预后价值最重要。此外，同一病理类型还可依据多项基线数据进一步判断预后，如国际预后指数评分（International Prognostic Index，IPI）为侵袭性淋巴瘤最常用的预后评估体系（表40-1-4）。部分病理类型也有其特有的评分体系，如滤泡性淋巴瘤、套细胞淋巴瘤等，可参考具体的章节。

表 40-1-4 国际预后指数（International Prognostic Index，IPI）

项目	0分	1分
年龄（岁）	≤60	>60
ECOG PS 评分	0或1	>1
临床分期	Ⅰ-Ⅱ	Ⅲ-Ⅳ
结外受侵部位数目	<2	≥2
LDH	正常	升高

注：0~1分为低危组，2分中低危组，3分为中高危组，4~5分为高危组。

第五节 淋巴瘤的疗效评价

淋巴瘤的疗效评价目前主要采用2014 Lugano 标准（表40-1-5），疗效分为基于CT 和（或）MRI评价的影像学缓解和基于PET/CT评价的代谢缓解，PET/CT评价代谢缓解的依据是PET 5 分法（Deauville 标准）。2017国际工作组淋巴瘤疗效评价标准（Response evaluation criteria in lymphoma，RECIL 2017）是新建立的疗效评价标准，正在逐渐得到应用。

表 40-1-5　Lugano 2014淋巴瘤治疗效果评价标准

疗效	病灶区域	PET/CT评价	CT评价
完全缓解	淋巴结及结外受累部位	完全的代谢缓解[a] 5PS评分（1分、2分、3分[b]）伴或不伴有残存肿块影	完全的影像学缓解 淋巴结靶病灶长径≤1.5cm，结外病灶消失
	不可测量病灶	不适用	消失
	器官增大	不适用	退至正常
	新病灶	无	无
	骨髓	无FDG代谢增高病变	形态学正常；若形态学不能确定，需免疫组化确认阴性
部分缓解	淋巴结及结外受累部位	部分代谢缓解 5PS评分为4~5分，与基线相比摄取降低，影像残余病灶可为任意大小；中期评效时，上述情况提示治疗有效；治疗结束时评效，提示可能病变残存	部分缓解，包括以下条件： 最多6个淋巴结和结外病灶垂直直径乘积之和降低≥50%；当病灶小到CT无法测量，病灶大小统一设为5mm×5mm；当淋巴结看不见，设为0mm×0mm；当淋巴结大小>5mm×5mm，取实际值
	不可测量病灶	不适用	消失或消退或维持不变，未增大
	器官增大	不适用	脾脏长径较正常脾脏长径增大值降低>50%
	新病灶	无	无
	骨髓	比正常骨髓摄取更高、但较基线减低；如果在淋巴结缩小的情况下骨髓持续存在局灶异常改变，需考虑活检或再次扫描	不适用
疾病稳定	淋巴结及结外受累部位	改善 中期或治疗结束时评效，5PS评分为4~5分，与基线相比摄取值无明显变化	疾病稳定 最多6个淋巴结和结外病灶长径与对应垂直直径乘积之和降低<50%
	不可测量病灶	不适用	未达疾病进展
	器官增大	不适用	未达疾病进展
	新病灶	无	无
	骨髓	较基线无变化	不适用
疾病进展	淋巴结靶病灶和（或）淋巴结融合肿块和（或）结外病灶	5PS评分4~5分，摄取较基线升高；和（或）在中期或治疗结束评价时出现新的FDG摄取增高病灶	至少满足以下1条 1枚淋巴结和（或）结外病灶需符合以下异常条件：淋巴结和（或）结外病灶长径>1.5cm且长径与对应垂直直径乘积之和较最小状态增加≥50%；淋巴结和（或）结外病灶长径≤2cm的病灶而言：长径或短径增加0.5cm；淋巴结和（或）结外病灶长径>2cm的病灶而言：长径或短径增加1cm 脾大时，脾长径增加>既往较基线基础值的50%；若基线无脾大，脾长径需在基础值上增加>2cm；新发或复发的脾大
	不可测量病灶	无	新发病灶或此前不可测量的病灶明确进展

续表

疗效	病灶区域	PET/CT评价	CT评价
新病灶		排除炎症、感染等后出现的新发FDG摄取增高病灶；若不确定新发病灶性质，需考虑活检或中期评价	原缓解病灶增大；新发淋巴结任一径线>1.5cm；新发结外病灶任一径线>1cm；如新发结外病灶任一径线<1cm需确认与淋巴瘤相关；明确与淋巴瘤相关的任何大小的病灶
	骨髓	新发或复发的FDG摄取增高灶	新发或复发性浸润

注：5PS：5 point scale，5分法标准；FDG：fluoro deoxy glucose氟脱氧葡萄糖；a韦氏环、结外高代谢摄取器官如脾脏或粒细胞集落刺激因子干预后的骨髓，代谢可能高于纵隔和（或）肝血池，此时浸润部位的摄取不超过周围正常组织时，可判定为完全缓解；b5PS评分为3分时，在多数患者中通常预示标准治疗下预后良好，尤其是中期评效时，但在涉及PET的降阶梯临床试验中，为避免治疗不足，3分通常认为预后不佳；c可测量病灶的定义：（1）淋巴结：需按区域划分，最好纳入纵隔和腹膜后区域；（2）非淋巴结病灶：包括实体器官（如肝、脾、肾、肺等）、消化道、皮肤、可触诊的病灶

表40-1-6　PET 5分法（Deauville标准）

评分（分）	PET/CT检查结果
1	无摄取
2	病灶或者其他正常组织的摄取值≤纵隔
3	病灶或者其他正常组织的摄取值>纵隔但<肝
4	病灶或者其他正常组织的摄取程度较肝脏适度增加
5	病灶或者其他正常组织的摄取值明显高于肝脏和（或）新病灶
X	新的摄取区域不太可能与淋巴瘤有关

第六节　淋巴瘤患者的随访

1　随访原则

参照2014年Lugano标准。

2　随访内容

病史、体检、实验室检查、影像学检查。随访超过1年者，尽量减少CT或MRI，而以胸片或超声检查代替。通常不推荐PET/CT作为随访手段。

3　随访频率

对可治愈的淋巴瘤，如弥漫性大B细胞淋巴瘤、霍奇金淋巴瘤，在治疗结束后前2年，每3个月复查1次，以后每6个月复查1次至5年。此后每年复查1次维持终生。

对不可治愈的淋巴瘤，如滤泡性淋巴瘤、套细胞淋巴瘤，建议每3~6个月复查1次，维持终生。当临床出现可疑复发征象时应立即检查，对新出现的病灶应尽量活检，以病理确诊。

第二章

霍奇金淋巴瘤

霍奇金淋巴瘤（HL）是一种累及淋巴结和淋巴系统的恶性肿瘤。开始常发生于一组淋巴结，然后逐步扩散到其他邻近淋巴结。我国HL的发病率明显低于欧美国家，年龄-发病曲线呈现单峰，高峰在40岁左右。WHO将HL分为2个主要类型，包括经典霍奇金淋巴瘤（CHL）和结节性淋巴细胞为主的霍奇金淋巴瘤（NLPHL）。CHL的特征是在炎症背景下存在Reed-Sternberg细胞，而NLPHL缺乏Reed-Sternberg细胞，其特征是存在淋巴细胞为主的细胞，有时称为爆米花细胞。其中CHL又可分为四个亚型，即结节硬化型，混合细胞型，淋巴细胞耗竭型，以及富含淋巴细胞型。我国HL以混合细胞型居多。

HL的病因和发病机制尚不明确，可能与遗传背景、EB病毒感染、免疫抑制、电离辐射及基因突变等相关。在过去几十年中，HL的治疗取得了显著进展；对大部分患者，已成为可治愈的恶性肿瘤。需综合疾病特点、一般情况、经济、社会和治疗药物等综合因素考虑个体化、多学科的整合诊治（MDT to HIM），这是进一步提高疗效和长期生存质量的关键。

第一节 病理诊断

1 切除活检

确诊HL须靠病理学检查，除组织及细胞形态学特点，还需结合免疫组化检查，必要时还要完善细胞遗传学检测。对可疑HL，初步检查通常建议行淋巴结切除活检。取浅表淋巴结活检应选浅表可触及、质韧、饱满且相对安全部位的肿大淋巴结，尽量完整切除，避免挤压及切除不完整。

2 穿刺活检

空芯针及细针穿刺（FNA）穿刺活检损伤较小，且快速简便，但取到的组织较少，有可能不足以行后续的免疫组化，造成诊断延误。在允许完整切除情况下，推荐完整淋巴结切除活检。只有在特殊情况下，如肿大淋巴结位置较深，完整切除活检风险大，或操作困难，可试行穿刺活检，结合免疫组化，由淋巴瘤病理学专家给出最终病理诊断。

3 活检手术适应证及禁忌证

无明显诱因出现肿大淋巴结应尽快切除活检，病理确诊，尤其是对抗感染治疗无效者。

淋巴结活检无绝对禁忌证。相对禁忌证为严重凝血障碍、伴出血性疾病及接受抗凝治疗、患有精神疾病等无法配合及局部皮肤伴感染者。

4 活检手术前准备

全面且仔细的体检及复习影像学检查，以确定最佳活检切口部位。完善术前检查，包括血常规、凝血常规及传染病等相关检查，并询问近期服药史以及既往心血管、血液系统等病史。切除活检术前谈话并签署同意书，告知可能的风险及活检的必要性，解除患者疑惑和恐惧，征得患者及家属的同意和配合。

5 免疫组化评估

CHL免疫表型包括CD15（+）、CD30（+）、PAX-5弱阳性，以及CD3（-）、CD20（-）（主要）、CD45（-）、CD79a（-）。NLPHL免疫表型包括CD20（+）、CD45（+）、CD79a（+）、BCL6（+）、PAX-5（+），以及CD3（-）、CD15（-）、CD30（-）。诊断时需完善CD3、CD15、CD20、CD21、CD30、CD45以及CD57。形态学和免疫组化是诊断HL的关键方法，对诊断不明者可能需要更多的分子标记物检测。

第二节 分 期

HL的临床分期仍采用基于Ann Arbor分期系统：

Ⅰ期：侵犯单个淋巴结区域（Ⅰ）或单个结外部位（ⅠE）

Ⅱ期：侵犯2个或2个以上淋巴结区域，但均在膈肌同侧（Ⅱ），可伴同侧局限性结外器官侵犯（ⅡE）

Ⅲ期：膈肌上下淋巴结区域均有侵犯（Ⅲ），可伴局限性结外器官侵犯（ⅢE）

或脾侵犯（ⅢS）或两者均侵犯（ⅢES）。

Ⅳ期：在淋巴结、脾脏和咽淋巴环之外，一个或多个结外器官或组织受广泛侵犯，伴或不伴淋巴结肿大等。

每个分期可分为A和B两类，"A"表示不存在全身症状，"B"用于表示存在B症状，指诊断后6个月内不明原因发热>38℃、夜间盗汗或体重下降>10%。

第三节　治疗前评估

1　询问病史及体检

治疗前应仔细询问全面病史及体检，包括："B"症状、酒精不耐受、皮肤瘙痒、疲劳、体能状态等。体检应包括所有淋巴结区、脾脏、肝脏等部位的查体。

2　实验室检查

包括全血细胞计数[CBC]、白细胞分类、血小板计数、血沉、β2-微球蛋白、碱性磷酸酶、LDH、肝肾功能（LFT）；育龄妇女进行妊娠试验。

3　影像学检查

为进一步明确临床分期，需完善全身影像学检查。诊断性CT平扫+增强扫描范围常含颈部、胸部、腹部、骨盆，同时也含体查异常及PET/CT诊断为异常的区域。对纵隔肿块较大者，鼓励行胸部前后位和侧位的X线检查。条件允许，鼓励定期行PET/CT扫描，对HL初诊分期及疗效评估意义重大，并可指导后续治疗。

4　特殊的治疗前评估/准备

4.1　保留生育能力
以烷化剂为基础的化疗发生卵巢早衰的风险高于以非烷化剂为基础的化疗。患者如有生育需求，建议在开始烷化剂化疗或盆腔RT前考虑保留生育力的相关措施，包括：男性的精液冷冻保存，女性卵巢组织或卵母细胞冷冻保存等。

4.2　肺功能检查
若用ABVD或escalated BEACOPP治疗，特别是年长患者，应定期行肺功能检查（PFTs，包括弥散量[DLCO]）。

4.3　接种疫苗
若考虑行脾放疗，需提前接种肺炎球菌、H型流感病毒及脑膜炎球菌疫苗。

4.4 骨髓检查

在大多数情况下，如PET/CT显示骨髓摄取均一（被认为继发于细胞因子释放）则不考虑累及骨髓。如存在多灶性（3个或3个以上）骨骼PET/CT病灶，可考虑累及骨髓，一般情况下，不需再行骨髓检查。若出现血细胞减少但PET骨髓阴性，应完善骨髓检查，包含骨髓细胞学检查和骨髓活检。

4.5 心脏超声

考虑使用以阿霉素为基础的化疗，需进行定期左室射血分数评估。特别是老年和有心脏基础疾病者。

第四节 预后评价

1 早期（Ⅰ-Ⅱ期）HL患者

初诊HL常可分3型：早期预后良好型（Ⅰ-Ⅱ期无"B"症状或无大肿块）；早期预后不良型（Ⅰ-Ⅱ期伴纵隔大肿块或伴"B"症状；或伴>10cm淋巴结）；晚期疾病（Ⅲ-Ⅳ期）。

2 早期（Ⅰ-Ⅱ期）HL患者

对早期（Ⅰ-Ⅱ期）HL患者，多种因素与预后相关。≥50岁、受累区域>3处、ESR≥50mm/h、B症状及纵隔肿物是HL的不良预后因素。纵隔肿物评估最常用纵隔肿物比（MMR）进行测量。MMR是指肿块最大宽度与胸腔内最大直径的比值。MMR>0.33或胸腔肿物>10cm是不良预后因素。

3 晚期（Ⅲ-Ⅳ期）HL患者

晚期（Ⅲ-Ⅳ期）患者，常采用国际预后评分（IPS）进行预后分层。IPS确定了7项晚期HL不良预后因素，包括：①≥45岁；②男性；③Ⅳ期；④白蛋白水平<40g/L；⑤Hb<105g/L；⑥白细胞增多（计数>15×10⁹/L）；⑦淋巴细胞减少（淋巴细胞计数<WBC的8%和/或淋巴细胞计数<0.6×10⁹/L）。每个不良预后因素为1分，每个因素使生存率每年降低7%~8%。

第五节 治疗

1 早期预后良好型

对不伴大肿块的早期CHL,主要采用单纯化疗。建议先行2个周期ABVD方案(表40-2-1),后行PET/CT评估。Deauville评分达到1~3分者,有多种建议,若ESR<50mm/h、无结外病灶受累以及<3个病灶,建议接受ISRT(20Gy)治疗;反之再接受1周期的ABVD方案加上ISRT(30Gy)治疗;若倾向于单纯化疗,则在Deauville评分1~2分者,建议再加1~2程ABVD治疗。Deauville评分4分的者,再接受2程ABVD治疗,然后根据再次PET/CT评分结果决定后续治疗。Deauville评分5分者建议重新活检。如活检为阴性,则按照Deauville评分4分建议治疗;活检阳性者按难治性CHL处理。

表40-2-1 治疗霍奇金淋巴瘤的ABVD方案

药物	剂量	给药途径	给药时间	给药间隔
多柔比星	$25mg/m^2$	静脉滴注	第1、15天	每28天重复
博来霉素	$10units/m^2$	静脉推注	第1、15天	
长春花碱	$6mg/m^2$	静脉推注	第1、15天	
达卡巴嗪	$375mg/m^2$	静脉滴注	第1、15天	

2 早期预后不良型

首选ABVD方案治疗,最初给药2个周期,随后用PET/CT进行再分期。Deauville评分为1~3分者可再接受2个周期的ABVD(共4个周期)和ISRT(30Gy)治疗;也可建议再加4周期ABVD化疗。Deauville评分为4~5分者接受2个周期的提高剂量BEACOPP治疗后再行PET/CT疗效评估。如Deauville评分为1~3分,接受ISRT(30Gy)治疗或另增加2周期提高剂量的BEACOPP,然后随访。Deauville评分为4~5分者,建议重新活检。如果为阴性,按照Deauville评分1~3分者进行治疗。活检阳性者应按难治性CHL行治疗。

3 晚期疾病

ABVD方案仍是Ⅲ-Ⅳ期CHL的首选标准化疗方案,最初先给药ABVD方案2周期,然后PET/CT评估,Deauville评分1~3分者接受4周期AVD治疗。4周期AVD后,策略包括对初始体积较大或选定的PET阳性部位行观察或ISRT。对Deauville评分为4~5分者,推荐2周期的escalated BEACOPP方案,然后用PET重新评估疗效。Deauville评分为1~3分者,推荐的选择是继续治疗1周期的escalated BEACOPP方案或对初始体积较大及PET阳性的病灶行ISRT。对于Deauville评分为4~5分者，建议活检。如果活检结果为阴性，按上述Deauville评分为1~3分治疗。活检为阳性者应按难治性疾病的处理方法进行治疗。

对于年龄<60岁，且IPS评分≥4的Ⅲ-Ⅳ期CHL，可考虑首先使用escalated BEACOPP方案治疗。并对基线体积较大的部位或PET阳性的部位进行ISRT治疗。由于免疫靶向治疗药物逐渐应用于临床，目前BEACOPP临床应用呈下降趋势。如博来霉素不耐受，同时伴IPS≥4分，且无已知神经病变，可考虑维布妥昔单抗+AVD方案治疗。

4　老年（>60岁）HL患者的治疗

老龄是CHL的不良预后因素之一。ABVD和CHOP方案均被纳入Ⅰ-Ⅱ期预后良好型老年者（>60岁）的主要治疗选择。给予ABVD或AVD方案治疗4周期，然后进行ISRT。其他治疗方案包括CHOP 4周期联合ISRT（30 Gy）。

对Ⅰ-Ⅱ期预后不良型或Ⅲ-Ⅳ期老年患者，酌情选用ABVD、维布妥昔单抗+AVD和维布妥昔单抗维持治疗、维布妥昔单抗加DTIC、CHOP伴或不伴ISRT是主要治疗选择。

5　NLPHL患者的治疗

NLPHL常表现为慢性病程，与CHL的自然病程及对化疗的反应有所不同。大部分患者分期较早，较少伴有"B"症状、纵隔及结外侵犯或大肿块。单纯ISRT是早期NLPHL的治疗选择之一，ⅠA期或ⅡA期不伴大肿块者推荐采用ISRT（30~36Gy）治疗。ⅠB/ⅡB期及ⅠA/ⅡA期伴大肿块、不连续病灶者，推荐化疗（ABVD、CHOP或者CVP方案）联合ISRT及利妥昔单抗方案治疗。Ⅲ-Ⅳ期者推荐化疗及利妥昔单抗联合或不联合ISRT治疗。

6　复发难治性HL患者的管理

对复发难治性CHL，建议在治疗前重新活检行组织病理学确诊。如活检为阴性，则行观察（PET/CT的短间隔随访）。活检阳性者建议PET/CT再分期。维布妥昔单抗或联合苯达莫司汀或联合纳武利尤单抗、DHAP、GVD、ICE、IGEV、BeGEV等方案是复发难治性CHL患者常用的二线全身治疗选择。建议所有患者在接受二线全身治疗后用PET/CT评估疗效。随后行大剂量化疗联合HDT/ASCR，有条件者行维布妥昔单抗维持1年。对于既往未接受过放疗的复发部位，强烈建议放疗。

苯达莫司汀、依维莫司和来那度胺可作为复发难治性CHL的后续治疗选择。纳武利尤单抗和帕博利珠单抗可作为3线或3线以上全身治疗（包括自体HSCT）后复发或进展的CHL治疗选择。清髓性预处理异基因HSCT的复发率较低，但其治疗相关性死亡率较高，主要适合部分年轻患者。此外，中国学者采用地西他滨联合PD-1单抗治疗复发难治性CHL，其CR率可达到71%，疗效明显优于PD-1单抗疗效，不良反应低，疗效持久、可部分逆转PD-1单抗耐药，值得探讨和关注。

对NLPHL，在难治性疾病或疑似疾病复发治疗前，应重新活检，以排除向侵袭性淋巴瘤的转化。活检阴性继续观察。活检证实NLPHL复发的患者接受二线治疗，主要尝试采用利妥昔单抗联合化疗方案，或大肿块或有压迫症状者给予局部放疗，然后用PET再评价。对疾病进展者进行活检，以排除转化。对接受过利妥昔单抗单药治疗的患者，可考虑利妥昔单抗维持治疗2年。若疾病转化为DLBCL，应按照DLBCL治疗。

第三章

弥漫大B细胞淋巴瘤

第一节 病理诊断

诊断弥漫大B细胞淋巴瘤（diffuse large B cell lymphoma，DLBCL）常规IHC标志物包括CD19、CD20、PAX5、CD3、CD5、CD79α、CyclinD1、Ki-67；常表现为CD19（+）、CD20（+）、PAX5（+）、CD3（-）。通过检测基因表达谱，根据细胞起源（cell of origin，COO）的不同将DLBCL分为3类，即生发中心B细胞样（germinal center B-cell like，GCB）型、活化B细胞样型（activated B-cell like，ABC）和第3型。临床上常用Han's分型进行分类，分为GCB型及非生发中心B细胞样（non-germinal center B-cell like，non-GCB）型，其中GCB型的IHC表现为：①CD10（+）、不论BCL-6和MUM1表达如何；②CD10（-）、BCL-6（+）、MUM1（-）。其他情况均为non-GCB型。

DLBCL应行FISH检测以明确BCL-2、BCL-6、MYC基因重排，有助于判断预后并选择治疗方案。WHO造血和淋巴组织肿瘤分类淋巴瘤部分（2017年修订版）将伴MYC和BCL-2和（或）BCL-6基因易位，即遗传学特征为同时存在MYC和BCL-2或BCL-6基因重排（双打击），或同时存在MYC、BCL-2和BCL-6基因重排（三打击）的DLBCL列为一类独特分类，即高级别B细胞淋巴瘤。后者和所谓的"双表达"DLBCL，即MYC和BCL-2的IHC表达阳性（MYC蛋白表达>40%，BCL-2蛋白表达>50%）DLBCL，均提示预后不良。

第二节 分期

对DLBCL，目前最常用的分期系统为2014 Lugano分期系统（表40-1-3）。

第三节 治疗前评估

1 实验室检查

1.1 实验室检查

包括血常规、肝肾功能、LDH、碱性磷酸酶、β2-微球蛋白、电解质、血沉、尿便常规、病毒（HBV、HCV、HIV及梅毒病毒）、骨髓涂片和活检、外周血涂片等。

1.2 脑脊液常规、生化、细胞学和墨汁染色检查

适用于中枢神经系统（CNS）受侵风险高的DLBCL，包括评估CNS-IPI高危（伴有4~6个CNS受侵的危险因素：年龄>60岁、LDH升高、Ⅲ-Ⅳ期、美国东部肿瘤协作组（Eastern Cooperative Oncology Group，ECOG）体能状态（performance Status，PS）>1分、结外病变>1个、肾或肾上腺受累）、HIV相关淋巴瘤、伴MYC、BCL2和（或）BCL6重排的高级别B细胞淋巴瘤、原发睾丸DLBCL、原发皮肤DLBCL腿型、ⅠE期乳腺DLBCL等情况。

1.3 其他

育龄妇女治疗前应行妊娠试验排除妊娠。男性应考虑生殖及精子储存问题。

2 影像学及其他辅助检查

包括CT、MRI、PET/CT和超声等。原发鼻咽、胃肠的DLBCL应行鼻咽镜、胃肠镜检查。

第四节 预后评价

（1）国际预后指数（international prognostic index，IPI）是DLBCL预后的经典评价系统（表40-3-1、表40-3-2）。

（2）年龄调整的IPI（age adjusted IPI，aaIPI）适合≤60岁的患者（表40-3-1、表40-3-2）。

（3）修正的IPI（revised IPI，R-IPI）被认为能够更好预测利妥昔单抗治疗时代患者的预后（表40-3-3），R-IPI 0分为预后非常好组；R-IPI 1~2分为预后好组；R-IPI 3~5分为预后差组。

（4）美国国家癌症综合网络IPI（NCCN-IPI）是在IPI基础上将年龄和LDH进一步分层形成的，能更好预测患者预后，0~1分为低危组，2~3分为低中危组，4~5分为中高危组，≥6分为高危组（表40-3-4）。

表 40-3-1　IPI 和 aaIPI 模型的危险因素及分值

预后模型	危险因素	分值（分）
IPI	年龄>60 岁	1
	晚期疾病（Ⅲ-Ⅳ期）	1
	结外侵犯>1 个部位	1
	乳酸脱氢酶水平>正常值	1
	ECOG PS≥2 分	1
aa-IPI	晚期疾病（Ⅲ-Ⅳ期）	1
	乳酸脱氢酶水平>正常值	1
	ECOG PS≥2 分	1

表 40-3-2　基于 IPI 和 aaIPI 的危险程度分层

危险分层	IPI 评分（分）[a]	aaIPI 评分（分）[b]
低危组	0~1	0
低中危组	2	1
中高危组	3	2
高危组	4~5	3

注：a 适用于所有弥漫大 B 细胞淋巴瘤患者；b 适用于≤60 岁弥漫大 B 细胞淋巴瘤患者

表 40-3-3　R-IPI 的危险因素和分值

危险因素	分值（分）
年龄>60 岁	1
晚期疾病（Ⅲ-Ⅳ期）	1
结外侵犯>1 个部位	1
乳酸脱氢酶水平>正常值	1
ECOG PS≥2 分	1

表 40-3-4　NCCN-IPI 的危险因素和分值

危险因素	分值（分）
年龄	
>40 岁且≤60 岁	1
>60 岁且≤75 岁	2
>75 岁	3
乳酸脱氢酶水平	
>正常值 1 倍且≤正常值 3 倍	1
>正常值 3 倍	2
Ann Arbor 分期Ⅲ-Ⅳ期	1
结外受累[a]	1
ECOG PS≥2 分	1

注：a 结外受累部位包括骨髓、中枢神经系统、肝脏、胃肠道或肺。

第五节 治疗

1 一线治疗

1.1 Ⅰ-Ⅱ期的一线治疗

（1）Ⅰ-Ⅱ期不伴大包块（最大径<7.5cm）者：一线推荐3周期R-CHOP（利妥昔单抗、环磷酰胺、多柔比星、长春新碱、泼尼松）方案化疗+受累部位放疗（involved site radiotherapy, ISRT），或6周期R-CHOP方案化疗±ISRT，或4周期R-CHOP方案化疗。对于IPI=0者，4周期R-CHOP方案化疗后序贯2周期利妥昔单抗治疗也可选择。

（2）Ⅰ-Ⅱ期伴大包块（最大径≥7.5cm）者：一线推荐6周期R-CHOP方案化疗±ISRT。

（3）Ⅰ-Ⅱ期者在接受3~4周期R-CHOP方案化疗后推荐进行PET/CT检查以评估疗效，若疗效为完全缓解（PET阴性，5-PS 1~3分），则继续原方案治疗至4~6周期；若疗效为部分缓解（PET阳性，5-PS 4分），参照复发或难治性DLBCL治疗或ISRT；若疾病进展（PET阳性，5-PS 5分），需再行活检确认，并参照复发或难治性DLBCL治疗。

1.2 Ⅲ-Ⅳ期的一线治疗

（1）对Ⅲ-Ⅳ期者，一线推荐参加合适的临床试验或R-CHOP方案化疗。

（2）若选择R-CHOP方案治疗，需2~4周期后行疗效评价。若治疗有效（疗效为完全缓解或部分缓解），可继续R-CHOP方案治疗至6周期。

（3）6周期R-CHOP方案治疗结束后需再次全面复查评价疗效，若最终疗效为完全缓解，后续可选择观察，或对初始大包块或孤立的骨受累病灶进行ISRT；若无效或疾病进展，需再次行活检确认，并参照复发或难治性DLBCL患者的治疗。

1.3 特殊DLBCL的一线治疗

（1）左室功能较差的DLBCL：一线可选择R-CEPP（利妥昔单抗、环磷酰胺、依托泊苷、泼尼松、甲基苄肼）、R-CDOP（利妥昔单抗、环磷酰胺、脂质体阿霉素、长春新碱、泼尼松）、剂量调整的R-EPOCH（利妥昔单抗、依托泊苷、泼尼松，长春新碱、环磷酰胺、阿霉素）、R-CEOP（利妥昔单抗、环磷酰胺、依托泊苷、长春新碱、泼尼松）和R-GCVP（利妥昔单抗、吉西他滨、环磷酰胺、长春新碱、泼尼松）等化疗方案。

（2）体质较差和年龄大于80岁且伴并发症者：一线治疗可选择R-CEPP、R-CDOP、R-mini-CHOP和R-GCVP方案等。

（3）存在中枢受侵的DLBCL患者：若为脑实质受累，需在R-CHOP化疗基础上加用静脉大剂量甲氨蝶呤（≥3g/m²）；若为脑膜受累，需鞘内注射甲氨蝶呤/阿糖胞苷，也可在R-CHOP化疗基础上静脉加用甲氨蝶呤（3~3.5g/m²），或在R-CHOP联合鞘内注射后采用静脉甲氨蝶呤作为巩固治疗。

（4）中枢神经系统预防：具有4~6个中枢神经系统受侵的危险因素（危险因素包括：年龄>60岁、乳酸脱氢酶升高、Ⅲ期或Ⅳ期、ECOG PS评分>1分、结外病变>1、肾或肾上腺受累）的患者、HIV相关淋巴瘤、伴MYC、BCL2和（或）BCL6重排的高级别B细胞淋巴瘤、原发睾丸DLBCL、原发皮肤DLBCL腿型、ⅠE期乳腺DLBCL，应考虑中枢神经系统预防。可用鞘内注射4~8剂的甲氨蝶呤和（或）阿糖胞苷，或静脉应用3~3.5g/m²甲氨蝶呤2~4周期进行中枢神经预防性治疗。

（5）原发纵隔大B细胞淋巴瘤：一线治疗推荐方案包括：6周期剂量调整的R-EPOCH、6周期R-CHOP±ISRT、4周期R-CHOP续贯R-ICE±ISRT。纵隔残留肿瘤较为常见，因此推荐化疗结束时采用PET/CT评价疗效。

2 复发或难治性DLBCL的治疗

2.1 适合移植的DLBCL

（1）适合移植的患者：可先进行二线方案治疗。二线治疗后获得完全缓解者，推荐参加合适的临床试验，或高剂量化疗联合自体干细胞移植±受累部位放疗（involved site radiation therapy，ISRT），或异体造血干细胞移植±ISRT（适用于自体动员失败或持续骨髓受侵的患者）；二线治疗获得部分缓解或疾病稳定或疾病进展者，若既往未用过抗CD19 CAR-T细胞治疗，可选择抗CD19 CAR-T细胞治疗，或参加临床试验，或给予其他二线治疗方案，或姑息性ISRT，或最佳支持治疗。

（2）适合移植者二线治疗方案包括：DHAP（地塞米松、顺铂、阿糖胞苷）±R（利妥昔单抗）方案、DHAX（地塞米松、阿糖胞苷、奥沙利铂）±R方案、GDP（吉西他滨+顺铂+地塞米松）±R方案、ICE（异环磷酰胺+卡铂+依托泊苷）±R方案、ES-HAP（依托泊苷+甲基强的松龙+高剂量阿糖胞苷+顺铂）方案±R、GemOx（吉西他滨+奥沙利铂）±R方案、MINE（依托泊苷+异环磷酰胺+美司钠+米托蒽醌）±R方案等。

2.2 不适合移植的DLBCL

（1）不适合移植者，如化疗后获得完全缓解，可随访观察；获得部分缓解或疾病稳定或疾病进展者，若既往未接受过抗CD19 CAR-T细胞治疗，可选择抗CD19 CAR-T细胞治疗，或参加临床试验，或给予其他二线治疗方案，或姑息性ISRT，或最佳支持治疗。

（2）不适合移植者二线治疗方案包括：GemOx±R方案、CEPP±R方案、CEOP±R方案、DA-EPOCH±R方案、GDP±R方案、吉西他滨+长春瑞滨±R方案和利妥昔单抗单药方案、苯达莫司汀±利妥昔单抗等。

第四章

滤泡性淋巴瘤

第一节 病理诊断

表 40-4-1 滤泡性淋巴瘤病理诊断

	Ⅰ级推荐	Ⅱ级推荐	Ⅲ级推荐
获取组织的方式	可疑淋巴结（或结外病灶）切除或切取活检，腔道器官的肿瘤可经内镜活检[a]	空芯针穿刺活检	
IHC[b]	CD20、CD3、CD5、CD10、CD21、BCL2、BCL6、CD23、Ki-67[c]	MUM1[d]、CyclinD1、LMO2、MYC	
流式细胞		CD45、κ/λ、CD19、CD20、CD5、CD23、CD10	
遗传学和基因检测		IG基因重排；（t14；18）[e]；BCL2重排和IRF4/MUM1重排[d]、1p36异常、MYC重排	

注：a. 滤泡性淋巴瘤（follicular lymphoma，FL）的诊断主要基于形态学和免疫组化检查的组织病理学检查，必要时参考流式细胞术及细胞遗传学检查，在治疗前应进行完整的淋巴结切除活检，如无法进行，可行粗针穿刺活检以明确病理诊断。初次诊断时，最好是切除或切取病变组织。对复发者，可通过粗针穿刺获取的病变组织来诊断。b. FL具有特征性的免疫表型，细胞表面表达泛B细胞抗原（CD19、CD20、CD79a），及BCL-6。典型的免疫组化为CD20（+）、CD10（+）、BCL-2（+）、CD23（+/-）、CD43（-）、BCL-6（+）、CD5（-）、Cyclin D1（-），偶发病例可出现BcL-2（-）或CD10（-）。此外针对FL 3级患者建议检查MUM-1以及Ki-67。c. Ki-67>30%在低级别FL中被认为与临床侵袭性表现有关，但尚无指导治疗的意义。d. MUM-1/IRF4可见于FL 3B级或FL伴DLBCL转化患者，常累及韦氏环及颈部淋巴结，临床表现为侵袭性但对化疗反应良好。e. FL特征性遗传学改变包括t（14；18）异位及BCL-2/IgH基因重排，导致BCL-2基因表达上调，发生率为70%~95%。

表 40-4-2 滤泡性淋巴瘤的病理分级

分级	定义
1~2级（低级别）	0~15个中心母细胞/高倍视野
1级	0~5个中心母细胞/高倍视野
2级	6~15个中心母细胞/高倍视野
3级	>15个中心母细胞/高倍视野
3A	仍存在中心细胞
3B	中心母细胞成片浸润，无中心细胞

分级	定义
滤泡和弥漫的比例	滤泡的比例
滤泡为主型	>75%
滤泡—弥漫型	25%~75%
局部滤泡型	<25%
弥漫为主型	0

注：FL传统的分类方法是根据中心母细胞的数量进行分级，与临床侵袭程度大致相关。WHO分型包括1~3级，1级：每个高倍镜视野内中心母细胞个数0~5个；2级：每个高倍镜视野内中心母细胞个数6~15个；3级：每个高倍镜视野内中心母细胞个数>15个，其中，仍保留少数中心细胞为3A级，成片中心母细胞浸润，不见中心细胞者为3B级。1~2级和大部分3A级FL患者临床表现为惰性，而3B级FL患者在某些生物学特征上与DLBCL相似。大多数研究已将3B级FL归入DLBCL，并按DLBCL进行治疗。

第二节 分期

表40-4-3 2014版淋巴瘤Lugano分期

分期	侵犯范围
局限期	
Ⅰ期	仅侵及单一淋巴结区域（Ⅰ期），或侵及单一结外器官不伴有淋巴结受累（ⅠE期）
Ⅱ期	侵及横膈一侧≥2个淋巴结区域（Ⅱ期），可伴有同侧淋巴结引流区域的局限性结外器官受累ⅡE期）
Ⅱ期伴大包块	包块最大直径≥7.5 cm
进展期	
Ⅲ期	侵及横膈肌上下淋巴结区域，或侵及横膈上淋巴结区+脾脏受侵（ⅢS期）
Ⅳ期	侵及淋巴结引流区域外的结外器官

A：无全身症状

B：有全身症状，包括不明原因发热（>38℃，连续3天及以上）、盗汗（连续7天及以上）或体重减轻（6个月内下降10%以上）

E：结外病变。单一结外部位受侵，病变侵犯到与淋巴结/淋巴组织直接相连的器官/组织时，不记录为Ⅳ期，应在各期后记入"E"字母（如病变浸润至与左颈部淋巴结相连结的皮肤，记录为"ⅠE"）

X：大肿块，肿瘤直径>胸廓宽度的1/3或融合瘤块最大径>7.5cm

S：脾脏病变

注：目前FL采用Ann-Arbor分期系统。正确的临床分期对判断FL的预后和选择治疗有重要意义。恶性淋巴瘤最早采用1965年Rye会议制定的分期，于1971年Ann Arbor会议进行修改，将其分成四期，并根据有无全身症状分为A、B两组。2014版Lugano会议对Ann-Arbor分期系统进行了修订，适用于HL和原发淋巴结的NHL，而对某些原发淋巴结外的NHL难以适用。

第三节 治疗前评估

表 40-4-4 滤泡性淋巴瘤治疗前评估

	Ⅰ级推荐	Ⅱ级推荐	Ⅲ级推荐
常规检查	体格检查：浅表淋巴结、韦氏环、肝、脾等；体能状态评分；B症状		
实验室检查	全血细胞计数；LDH；肝肾功能；尿酸；HBV检测（表面抗原、核心抗体、e抗原和HBV DNA）	β2-微球蛋白（β2-MG）针对 FLIPI 2 预后评分是必需的；血清蛋白电泳和/或免疫球蛋白定量；HCV检测	
影像学检查	颈部、胸部、腹部、盆腔增强CT；PET/CT（高级别 FL）	颈部、胸部、腹部、盆腔平扫CT（造影剂过敏患者）；PET/CT（低级别 FL）；超声心动图或MUGA扫描（蒽环类或蒽醌类药物治疗）	浅表淋巴结和腹部盆腔B超
骨髓检查	骨髓穿刺和活检（骨髓活检样本至少应在1.6cm以上）		

注：治疗前必须进行以下检查：①病史；②体检：注意淋巴结累及区域，包括韦氏环和肝、脾大小；③体能状态；④B症状；⑤实验室检查包括全血细胞检查、血生化检查、血清LDH水平、β2-微球蛋白以及乙型肝炎、丙型肝炎、HIV相关检测；⑥影像学检查常规推荐颈、胸、腹、盆腔增强CT；⑦双侧或单侧骨髓活检+涂片检查，其中骨髓活检样本长度至少应在1.6cm以上；⑧常规心电图及超声心动图检查。

PET/CT有助于隐匿性病灶诊断，但临床价值不如在DLBCL和HL中重要，另外PET/CT能协助诊断FL是否转化为侵袭性淋巴瘤。

第四节 预后评价

表 40-4-5 滤泡性淋巴瘤国际预后指数（folicullar lymphoma IPI，FLIPI1）

项目	0分	1分
年龄（岁）	<60	≥60
血红蛋白水平（g/L）	≥120	<120
临床分期	Ⅰ或Ⅱ	Ⅲ或Ⅳ
受侵淋巴结数目	<5	≥5
LDH	正常	升高

表 40-4-6　滤泡淋巴瘤国际预后指数的风险分组与生存率

风险组	分值	患者比例（%）	5年总生存率（%）	10年总生存率（%）
低危	0或1	36	90.6	70.7
中危	2	37	77.6	50.9
高危	3~5	27	52.5	35.5

表 40-4-7　滤泡性淋巴瘤国际预后指数2（FLIPI2）

项目	0分	1分
年龄（岁）	<60	≥60
血红蛋白水平（g/L）	≥120	<120
淋巴结最长径（cm）	≤6	>6
$β2$-微球蛋白	正常	升高
骨髓	未受侵	受侵

表 40-4-8　滤泡性淋巴瘤国际预后指数2的风险分组与生存率

风险组	分值	5年总生存率（%）	5年无进展生存（%）
低危	0	98	79
中危	1或2	88	51
高危	3~5	77	20

注：FL预后评分（FLIPI）包括FLIPI1和FLIPI2两个评分系统。其中FLIPI1是回顾性研究分析利妥昔单抗上市前的治疗情况得出，FLIPI2为前瞻性收集利妥昔单抗时代治疗FL的数据开发形成的预后模型。FLIPI2对治疗结局具有高度预测作用，低危、中危、高危患者的5年PFS率分别为79%、51%和20%（P<0.001），5年OS率分别为98%、88%和77%（P<0.0001）。

第五节　治疗

表 40-4-9　滤泡性淋巴瘤1~3A级一线治疗基本原则

分期	分层	Ⅰ级推荐	Ⅱ级推荐	Ⅲ级推荐
Ⅰ/Ⅱ期	Ⅰ期/局部侵犯的Ⅱ期	受累部位放疗 ISRT（2A类）	观察（2A类） ISRT+利妥昔单抗或奥妥珠单抗±化疗（2A类） 利妥昔单抗或奥妥珠单抗±化疗+ISRT（腹腔大包块或者肠系膜病变的Ⅰ期患者）（2A类）	
	非局限的Ⅱ期	利妥昔单抗或奥妥珠单抗±化疗+ISRT（2A类）	观察（2A类）	
Ⅲ/Ⅳ期	无治疗指征	等待观察（1A类）	临床试验（2A类）	
	有治疗指征	化疗±利妥昔单抗或奥妥珠单抗（2A类）	临床试验（2A类） 局部放疗（缓解局部症状）（2A类）	

注：FL1~2级为惰性淋巴瘤，病程进展缓慢，除极少数病灶非常局限者经放疗±化疗有望得到治愈外，绝大部分不能治愈，因此治疗原则因临床分期不同而定。FL3B级按DLBCL治疗。FL3A级按FL还是DLBCL治疗，目前还有争议。本指南推荐FL 1~3A级按滤泡性淋巴瘤治疗。

（1）Ⅰ-Ⅱ期：以积极治疗为主，有望得到长期疾病控制。受累野放疗（involved site radiation therapy，ISRT）是标准治疗，剂量为24~30Gy。放疗联合全身免疫化疗，能改善无失败和无进展生存，但不能提高OS。对伴大肿块的Ⅰ-Ⅱ期或病灶较广泛的Ⅱ期，可一线选择免疫化疗±ISRT。对无症状或者局部淋巴结病灶切除后者，可观察等待。当化疗或放疗毒性超过可能的临床获益时，也可观察等待。

（2）Ⅲ-Ⅳ期：属不可治愈性。对无治疗指征者（无症状和低肿瘤负荷）可观察等待；有治疗指征应积极治疗。目前可选择的治疗方案较多，如化疗、免疫治疗（单药或联合治疗）、参加临床试验、局部放疗等。

治疗指征：①有适合的临床试验；②肿瘤相关症状，影响正常工作和生活；③器官功能受损；④淋巴瘤侵及骨髓继发的血细胞减少症；⑤巨块型病变（受累淋巴结区≥3个且至少存在一个淋巴结长径≥3cm；或任何淋巴结或结外肿块长径≥7cm）；⑥病情持续进展。

表40-4-10 滤泡性淋巴瘤1~3A级一线免疫化疗方案

分层	Ⅰ级推荐	Ⅱ级推荐	Ⅲ级推荐
一线治疗	RCHOP RCVP 苯达莫司汀+利妥昔单抗 来那度胺+利妥昔单抗	CHOP+奥妥珠单抗 CVP+奥妥珠单抗 苯达莫司汀+奥妥珠单抗 利妥昔单抗（低肿瘤负荷）	来那度胺+奥妥珠单抗
老年或体弱患者的一线治疗	利妥昔单抗 来那度胺+利妥昔单抗	烷化剂单药±利妥昔单抗	
一线维持或巩固治疗	利妥昔单抗（初诊时表现为高肿瘤负荷）	利妥昔单抗	

注：利妥昔单抗联合化疗是目前初治FL的首选标准方案。无论是CHOP、CVP，还是以氟达拉滨为基础的方案联合利妥昔单抗均可改善近期及远期疗效。目前国际上对晚期FL最佳一线方案尚未达成共识。近期研究主要集中在以CD20单抗联合各种靶向药物的"无化疗"方案，以提高疗效降低毒副反应。奥妥珠单抗（Obinutuzumab）是首个全人源化的CD20抗体，GALLIUM研究显示奥妥珠单抗联合化疗较利妥昔单抗联合化疗显著延长初治FL PFS，NMPA于2021年6月批准奥妥珠单抗上市。苯达莫司汀联合利妥昔单抗（BR）方案较R-CHOP方案延长了PFS。来那度胺联合利妥昔单抗（R2）方案与R-CHOP方案相比，疗效相当，血液学毒性更低。以上均可作为一线治疗方案之一。因Ⅲ-Ⅳ期FL属于不可治愈性疾病，大多数多次复发进展，因此治疗方案应以保护骨髓功能、保障后续治疗的长期可行性为前提。

对老年和体弱FL可选择单药治疗，主要包括利妥昔单抗，单药烷化剂（如苯丁酸氮芥、环磷酰胺）±利妥昔单抗等。RELEVANCE研究提示，老年患者也可从R2方案中获益。

维持治疗可延长晚期FL缓解时间、降低复发率。目前推荐用于维持治疗的药物为利妥昔单抗，375mg/m^2，每8~12周1次，持续2年。

表 40-4-11　复发难治性滤泡性淋巴瘤患者的治疗

	Ⅰ级推荐	Ⅱ级推荐	Ⅲ级推荐
二线治疗	RCHOP RCVP 苯达莫司汀+利妥昔单抗（既往使用过苯达莫司汀患者不推荐再使用） 来那度胺+利妥昔单抗 参照弥漫性大B细胞淋巴瘤的二线治疗方案 临床试验	CHOP+奥妥珠单抗 CVP+奥妥珠单抗 苯达莫司汀+奥妥珠单抗（既往使用过苯达莫司汀患者不推荐再使用） Copanlisib Idelalisib 利妥昔单抗 来那度胺 来那度胺+奥妥珠单抗 奥妥珠单抗	
二线维持或巩固治疗	利妥昔单抗	自体造血干细胞移植	

注：复发难治性FL标准治疗目前尚未完全统一，挽救治疗方案的选择取决于既往治疗方案的疗效、缓解持续时间、患者年龄、体能状态、复发时的病理类型以及治疗目标。对一线治疗后长期缓解且病理类型无转化的复发患者，可重新使用原治疗方案或选用其他一线治疗方案。对治疗开始12个月内复发的患者，可选用非交叉耐药的方案治疗，也可以考虑新药临床试验。在利妥昔单抗难治的FL中，奥妥珠单抗联合苯达莫司汀序贯奥妥珠单抗维持治疗较苯达莫司汀单药可显著延长PFS。AUGMENT研究显示来那度胺联合利妥昔单抗较利妥昔单抗单药也可延长PFS。部分年轻高危多次复发后化疗仍然敏感者，可酌情选用HDT/ASCT。复发、难治患者在诱导化疗获得CR或PR后，建议采用利妥昔单抗单药维持治疗，能够显著改善PFS。

自体造血干细胞移植（ASCT）：首次复发后再次缓解的患者，酌情考虑，不作常规推荐；≥2次复发且复发间隔时间短者或高滤泡性淋巴瘤国际预后指数的患者考虑；allo-HSCT主要限于ASCT后复发，复发率低于ASCT，但移植相关死亡率偏高。

PI3K抑制剂：Idelalisib为PI3K-δ亚型抑制剂，Copanlisib可抑制PI3K-α和PI3K-δ两种激酶亚型，在接受过二线治疗的复发或难治患者中可选用。

约15%的FL可发生组织学转化，其中以DLBCL最常见，年发生率为2%~3%，之后转化风险逐渐下降，转化后中位生存期为1.7年。怀疑有转化者应重新活检。转化型FL可选择放射免疫治疗、化疗±利妥昔单抗、受累野放疗或最佳支持治疗，诱导治疗缓解后可考虑HDT/ASCT或allo-HSCT作为巩固治疗。

第五章

边缘区淋巴瘤

边缘区淋巴瘤（marginal zone lymphoma，MZL）是一组异质性较强的惰性淋巴瘤，包括黏膜相关淋巴组织（MALT）淋巴瘤、结内边缘区淋巴瘤及脾边缘区淋巴瘤（SMZL）三种亚型，三者在形态学、免疫表型和基因表型方面基本相似，但其临床表现和治疗选择略有差异。胃肠道是结外MALT淋巴瘤最常见的原发部位，约占所有MALT淋巴瘤的50%，其他常见部位包括眼附属器、腮腺、肺部、甲状腺和皮肤等，15%~20%存在骨髓受侵。大部分MALT淋巴瘤为局限性疾病，约1/3表现为播散性。MZL的病因与慢性感染或炎症所致的持续免疫刺激有关，胃MALT淋巴瘤与幽门螺杆菌（Hp）的慢性感染有关，小肠MALT淋巴瘤与空肠弯曲菌感染有关，甲状腺MALT淋巴瘤与桥本氏甲状腺炎有关，腮腺MALT淋巴瘤与干燥综合征有关，22%~35%的淋巴结MZL、脾脏MZL和非胃MALT淋巴瘤中存在HCV感染。

第一节 病理诊断

MZL病理诊断更多是排除法，标准主要参照2016版WHO淋巴瘤分类根据形态学和免疫组化的方法来诊断，必要时行流式细胞检测。形态学特征包括淋巴结和脾脏生发中心缩小、边缘区增宽。MZL典型的免疫表型为CD5（-）、CD10（-）、CD20（+）、CD21（-/+）、CD23（-/+）、CD43（-/+）、CyclinD1（-）以及BCL2（-）。t（11；18）、t（1；14）、t（14；18）和t（3；14）是MALT中比较常见的染色体改变。对SMZL，也可检测-7q+、3q等染色体异常或NOTCH2、KLF2等基因突变，此外，还可通过检测MYD88突变和淋巴浆细胞淋巴瘤/华氏巨球蛋白血症（LPL/WM）鉴别，以及检测BRAF突变与毛细胞白血病进行鉴别。

第二节 分期

目前淋巴瘤应用最广泛的分期系统是Lugano分期，但是该分期系统对MZL只适用于非胃或者结内MZL，胃肠道常用Ann Arbor分期系统的Lugano改良版或胃肠道淋巴瘤的TNM分期系统（巴黎分期），而SMZL通常为脾单发，通过脾脏切除进行诊断和分期。

表40-5-1 边缘区淋巴瘤分期系统

分期	Ann Arbor 分期系统的 Lugano 改良版		TNM 分期	肿瘤浸润
Ⅰ期	局限于胃肠道（非连续性单个或多个病灶）			
Ⅰ期	ⅠE	Ⅰ1＝黏膜，黏膜下	T1N0M0	黏膜，黏膜下
Ⅰ期	ⅠE	Ⅰ2＝固有肌层，浆膜	T2N0M0	固有肌层
Ⅰ期	ⅠE		T3N0M0	浆膜
Ⅱ期	扩展到腹部			
Ⅱ期	ⅡE	Ⅱ1＝区域淋巴结累及	T1-3N1M0	胃周淋巴结
Ⅱ期	ⅡE	Ⅱ2＝远处淋巴结累及	T1-3N2M0	远处区域淋巴结
ⅡE期	ⅡE	穿透浆膜累及邻近器官和组织	T4N0M0	侵犯邻近结构
Ⅳ期	Ⅳ	广泛结外累及或合并膈上淋巴结累及	T1-4N3M0	淋巴结侵犯横膈两侧/远处转移（骨髓或其他结外部位）
			T1-4N0-3M1	

第三节 治疗前评估

1 推荐对初诊Ⅱ2或ⅡE或Ⅳ期的胃MALT治疗指征

包括：①符合临床试验入组条件；②存在淋巴瘤相关的临床症状；③胃肠道出血；④终末器官损害；⑤大肿块；⑥持续或快速疾病进展；⑦患者意愿；对初诊Ⅳ期非胃MALT只有在诊断性手术切除病灶或放疗可能导致严重并发症时可考虑对患者进行观察。

2 推荐对初诊Ⅲ-Ⅳ期NMZL治疗指征

和滤泡性淋巴瘤一样采用GELF标准，包括：①存在≥3个不同区域受累淋巴结、且每个受累淋巴结直径≥3cm；②存在直径>7cm的任何淋巴结或淋巴结外病灶；③存在B症状；④脾肿大；⑤器官压迫症状，胸、腹腔积液；⑥本病导致的血细胞减少；⑦持续或快速疾病进展；⑧符合临床试验入组条件。

3　推荐对初诊SMZL治疗指征

包括：①进行性或疼痛性脾肿大；②症状性或进行性血细胞减少如HB<100g/L、PLT<80×10⁹/L、中性粒细胞绝对值（ANC）<1.0×10⁹/L（注意与自身免疫因素导致的血细胞减少进行鉴别）。

第四节　预后评价

在预后因素方面，Ⅲ-Ⅳ期、>70岁和LDH高于正常值上限是原发结外MALT淋巴瘤3个不良的预后因素，由此组成的MALT-IPI将MALT淋巴瘤分为低、中、高3个危险分组，适用于原发胃和非原发胃的患者。对SMZL常用3个指标（血红蛋白<12g/dl，白蛋白<35g/l和LDH高于上限）作为预后模型，以及后开发的新预后模型HPLL（血红蛋白、血小板计数、LDH水平和肝门外淋巴结）和HPLL的简化版本具有更好的预测价值。滤泡性淋巴瘤国际预后指数（FLIPI）对于NMZL的预后分层也具有一定意义。但目前无证据支持以上3种预后模型来指导MZL的治疗选择。

第五节　治疗

1　MALT淋巴瘤

1.1　原发胃MALT淋巴瘤

主要包括抗Hp、手术、放疗以及化疗等综合治疗手段。

（1）Ⅰ-Ⅱ1期患者：由于Hp在局限期胃MALT淋巴瘤的发生过程中起重要作用，因此在治疗前必须进行Hp的相关检测，判断感染情况，决定是否需行抗Hp治疗。Hp阳性者均应首先行抗Hp治疗。对疗前Hp阳性、t（11；18）阳性的患者，推荐行抗Hp感染治疗+受累部位放疗（ISRT），如ISRT有禁忌，也可联合利妥昔单抗治疗。对Hp阳性、t（11；18）状态不明或阴性的患者，推荐首先抗Hp治疗。对疗前Hp阴性者，首选ISRT；如存在ISRT禁忌证，可选择利妥昔单抗治疗。初治患者在治疗3个月后需复查内镜和活检以评价疗效。如肿瘤无残存且Hp为阴性，可定期复查；如肿瘤残存而Hp阴性，患者无症状可再观察3个月后复查或接受ISRT，有症状者应接受ISRT；对肿瘤无残存而Hp阳性的患者，应接受二线抗Hp治疗；如肿瘤残存且Hp阳性，疾病无进展可考虑二线抗Hp治疗，疾病较疗前进展，应考虑二线抗Hp治疗+ISRT。对抗Hp治疗后局部复发者，推荐行ISRT；抗Hp治疗序贯ISRT后复发者，需评估是否具有治疗指征。无症状、无治疗指征者可以观察，对有治疗指征者可接受

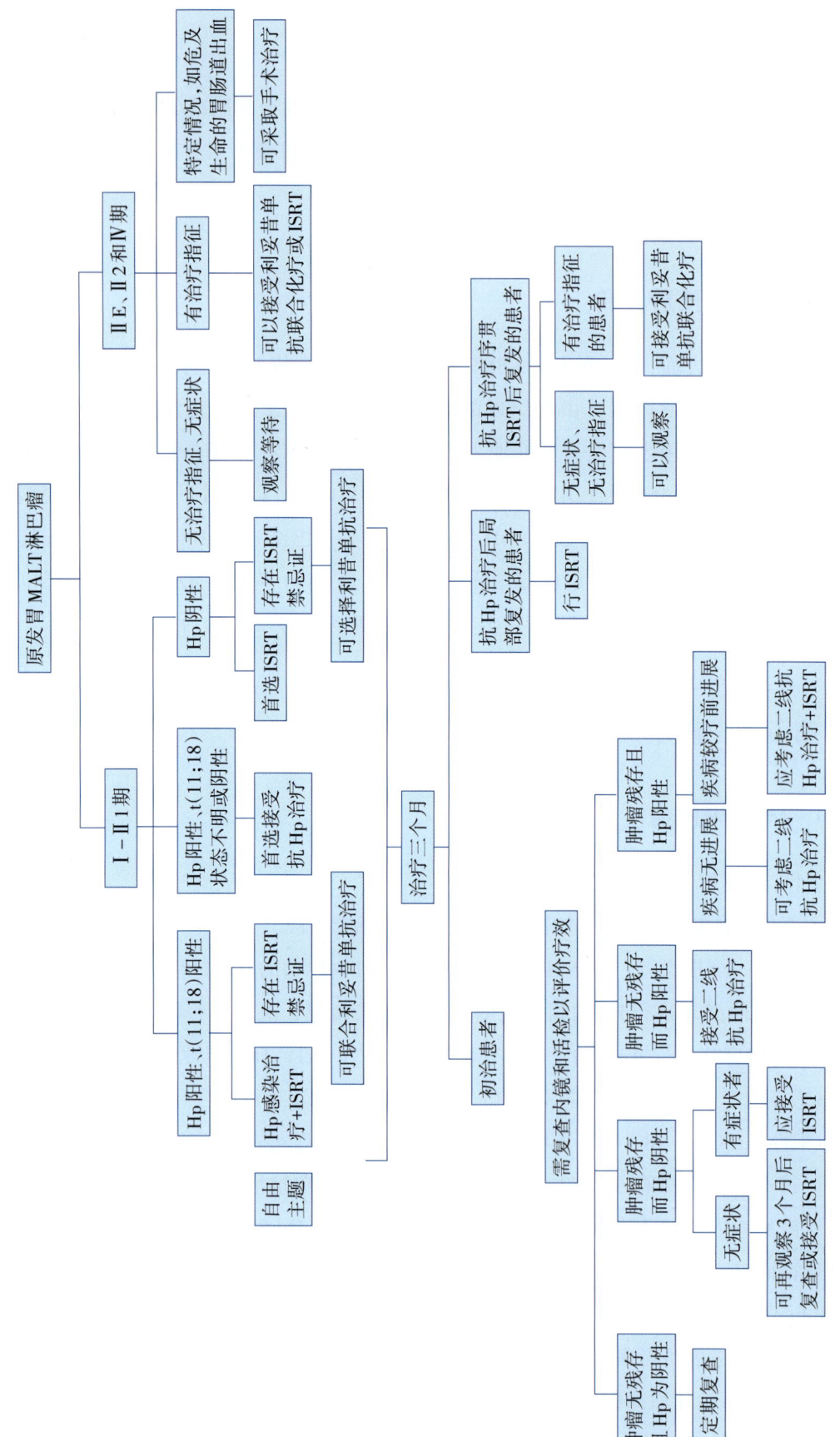

图 40-5-1 原发胃 MALT 淋巴瘤的治疗流程

利妥昔单抗联合化疗。

（2）ⅡE、Ⅱ2和Ⅳ期患者：对无治疗指征、无症状的ⅡE、Ⅱ2和Ⅳ期患者可以观察等待。治疗指征包括影响器官功能、淋巴瘤相关症状（如胃肠道出血、腹胀等）、大肿块、疾病持续进展或患者有治疗意愿。有治疗指征者可接受利妥昔单抗联合化疗或ISRT。针对特定情况，如危及生命的胃肠道出血，可采取手术治疗。

1.2 非胃原发MALT淋巴瘤

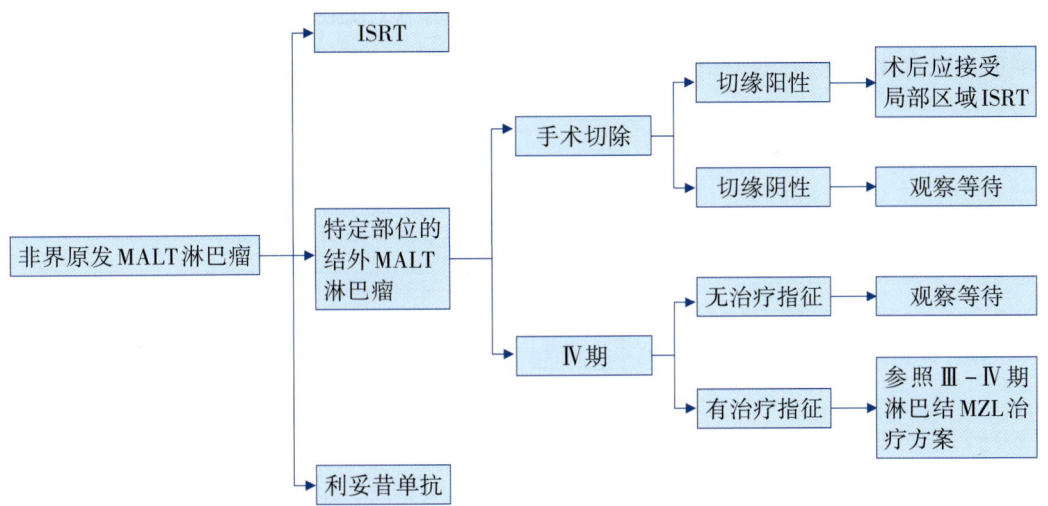

图40-5-2 非胃原发MALT淋巴瘤的治疗流程

对非胃MALT淋巴瘤，ISRT具有良好疗效；利妥昔单抗也可作为治疗选择；对某些特定部位的结外MALT淋巴瘤（如肺、甲状腺、结肠、小肠、乳腺等），可选择手术切除，如切缘阳性，术后应接受局部区域ISRT，切缘阴性可以选择观察等待，对一些Ⅳ期患者如有治疗指征可参考Ⅲ-Ⅳ期淋巴结MZL的治疗方案。

2 淋巴结MZL

2.1 Ⅰ-Ⅱ期

对Ⅰ期和局限Ⅱ期者，推荐ISRT，也可用ISRT+利妥昔单抗±化疗；对广泛Ⅱ期者，推荐利妥昔单抗±化疗±ISRT，无症状者也可按Ⅲ-Ⅳ期方案选择观察等待。

2.2 Ⅲ-Ⅳ期

对无治疗指征的Ⅲ-Ⅳ期，推荐观察等待；对有治疗指征者，推荐利妥昔单抗联合化疗（苯达莫司汀、CHOP或CVP），如不能耐受上述化疗方案，也可选择利妥昔联合环磷酰胺、苯丁酸氮芥或者来那度胺。治疗指征包括出现淋巴瘤相关症状、影响器官功能、淋巴瘤所致血细胞减少、大肿块、脾大、6个月内疾病持续进展。

2.3 一线治疗后的巩固治疗

对一线接受含利妥昔单抗的方案治疗后达到 CR 或 PR 者，推荐利妥昔单抗每 8-12 周一次巩固维持治疗 2 年。

2.4 二线及二线以后的治疗

一线治疗后出现复发或进展者，如无治疗指征，常能再次从观察等待中获益。进展及复发难治性患者的治疗指征和一线治疗的指征类似。对 LDH 升高、局部淋巴结持续增长、有结外受累、出现新症状、进展及复发者，需再行组织活检，以明确是否出现病理类型转化。二线及二线后的治疗推荐含 CD20 单抗（利妥昔或者奥妥珠单抗）联合化疗或新药治疗以及参加临床研究。

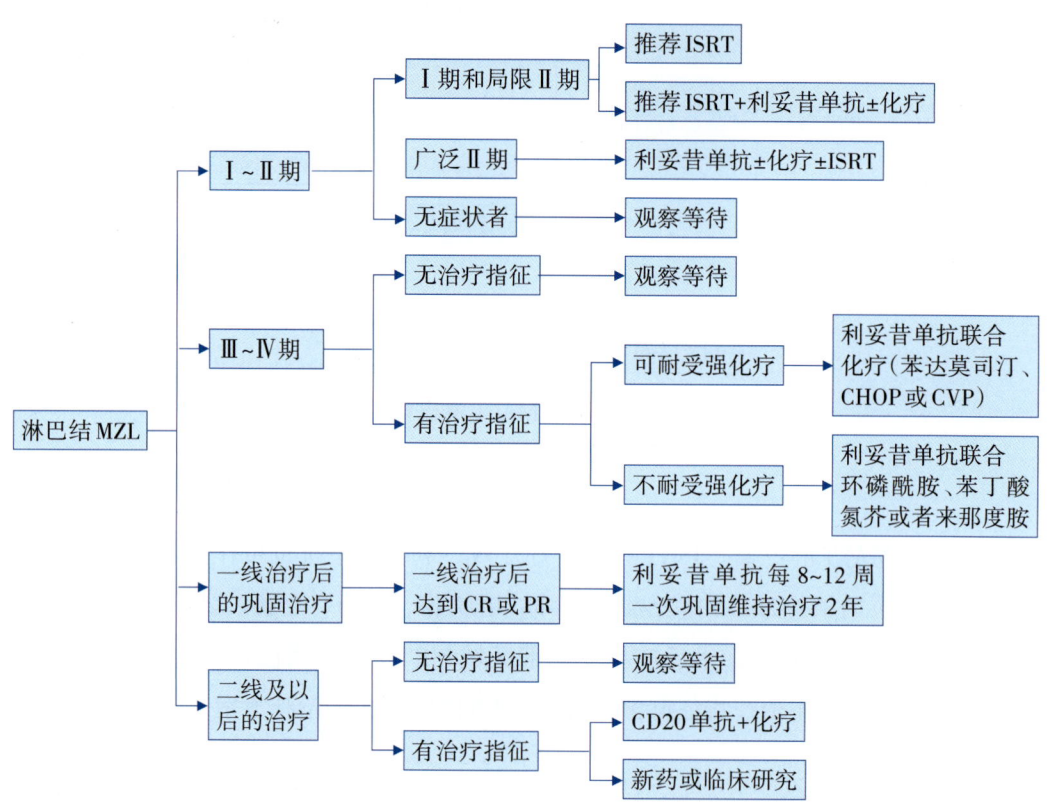

图 40-5-3 淋巴结 MZL 的治疗流程

3 SMZL

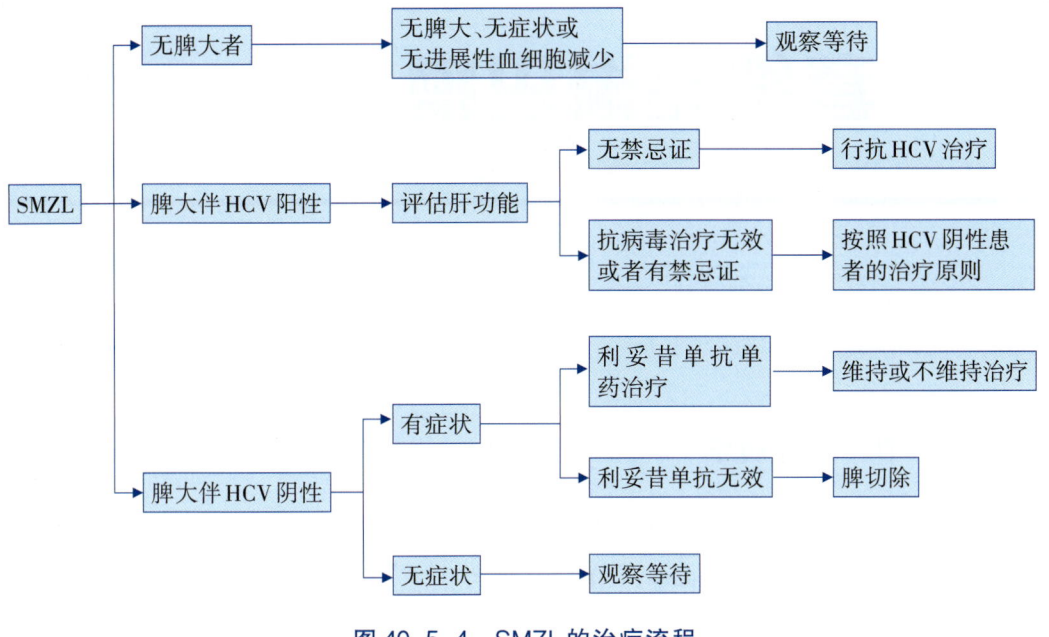

图 40-5-4　SMZL 的治疗流程

3.1 无脾大者
对无脾大、无症状或无进展性血细胞减少的 SMZL 者，可行观察等待。

3.2 脾大伴 HCV 阳性
评估肝功能，如无禁忌证，应行抗 HCV 治疗。对 HCV 阳性的 SMZL，合适的抗 HCV 治疗疗效良好；抗病毒无效或有禁忌证，应按 HCV 阴性原则治疗。

3.3 脾大伴 HCV 阴性
如无症状，可采取观察等待策略。对有症状者，可用利妥昔单抗单药治疗，后续可选择维持或不维持治疗。对利妥昔单抗无效者，可行脾切除。

4 复发/难治性 MZL

对复发/难治性 MZL，如局部复发可考虑局部放疗；如系统治疗已经结束 2 年以上复发，可考虑重复之前的治疗方案，但如果 2 年之内出现疾病进展，则需更换其他非交叉耐药的免疫化疗方案，包括干细胞移植。可选择的非交叉耐药方案包括 CD20 单抗（利妥昔单抗或奥妥珠单抗）联合苯达莫司汀、R-CHOP/CVP、来那度胺±CD20 单抗、单药 CD20 单抗、放免治疗和 CAR-T 细胞治疗。经上述治疗后如能获 CR 或 PR，可用利妥昔单抗或奥妥珠单抗作为巩固维持治疗。新药方面目前美国 FDA 已批准 BTK 抑制剂伊布替尼用于一线以上含 CD20 单抗治疗后进展的 MZL，PI3K 抑制剂 Idelalisib、Copanlisib、Duvelisib 和 Umbralisib 对多线治疗后的 MZL 也显示良好疗效和安全性。

第六章

套细胞淋巴瘤

第一节 流行病学

套细胞淋巴瘤（Mantle cell lymphoma，MCL）是一种罕见的B细胞起源非霍奇金淋巴瘤（Non-Hodgkin lymphoma，NHL）。西方国家中MCL约占成人NHL3%~10%，中国MCL约占B细胞淋巴瘤的6.3%。MCL兼具惰性和侵袭性淋巴瘤的恶性特点，侵袭性较强，临床分期较晚、结外浸润广泛，对传统放化疗不敏感，预后较差。男女比为2~3∶1，诊断的中位年龄约68岁。目前仍无法治愈，未观察到生存曲线平台，几乎所有患者出现复发。

第二节 预防及筛查

1 预防

（1）避免放射线照射和放射线尘埃接触。
（2）健康生活，加强运动，健康膳食，避免高脂高蛋白饮食，戒烟限酒。
（3）积极治疗自身免疫性疾病或慢性疾病。
（4）合理疏导不良情绪。
（5）定期体检。

2 筛查

（1）一般人群：临床体检，每2~3年1次。
（2）高危人群：临床体检。每年1次。高危对象：①有放射线照射史或放射线尘埃接触史；②感染及慢性炎症患者；③免疫功能低下，有自身免疫性疾病或器官移植史者。

（3）上述临床体检包括以下项目：①外科体检：浅表淋巴结、肝脏、脾脏触诊；②B超检查：浅表淋巴结、肝脏、脾脏和腹腔淋巴结；③血常规。

第三节 诊断

1 病理诊断

MCL的诊断主要基于淋巴结穿刺活检和组织学检查，其中包括结节状、弥漫性、多形性和囊胚性病变，后两种类型侵袭程度更高。典型免疫学表型特征为CD19（+），CD20（+），CD22（+），CD43（+），CD79a（+），CD5（+），FMC7（+），sIgM/sIgD（+++），CD23（-），CD10（-），CD200（-），BCL6（-）。病理特征为t（11；14）（q13；q32）和cyclin D1过表达。但大约有5%的MCL会表现出cyclin D1（-）cyclin D2（+）。此外2016年WHO更新了MCL分类，主要有两种类型，一种是由成熟B细胞组成非生发中心的经典性MCL，该型无或有极少IGHV突变，转录因子SOX11会发生突变，临床表现为淋巴结和结外部位累及，侵袭性较强；另一型是比较少见（10%~20%）的非淋巴结性白血病型MCL（leukemic non-nodal MCL），该型是一种起源于生发中心的惰性淋巴瘤，IGHV会发生高频突变，且转录因子SOX11不表达或极少表达，临床表现为外周血、骨髓和脾脏受累。接受传统治疗的MCL中，TP53突变提示预后更差，故行TP53基因检测有助判断预后。

表40-6-1 套细胞淋巴瘤的诊断指标

标志物	支持	不支持
MIPI or MIPI-c评分	低	高
Ki-67	<30%	≥30%
17p染色体	完整	缺失
TP53	野生型	突变型
形态学	白血病/非结节性亚型	母细胞样或多形性MCL
诱导后微小残存病灶	阴性	阳性
MCL35表达增殖水平	低风险	高风险
抗LRPAP1血清反应阳性	存在	-

2 临床诊断

表 40-6-2 套细胞淋巴瘤的临床表现

类型	病理形态
冒烟型 MCL	• 缺少 B 组症状［夜间盗汗，消瘦（6个月或者更短的时间内体重下降 10% 以上）］，不明原因发热（38℃以上） • 血清中正常水平的乳酸脱氢酶（LDH），β2-微球蛋白 • 白细胞计数 < 30000K/μL • 低 MIPI（套细胞淋巴瘤国际预后指数）得分 • 非骨髓组织活检中淋巴细胞 Ki-67% < 30% • 组织活检呈非母细胞性/多形性细胞形态 • 最大淋巴结直径 < 3cm，脾脏大小 < 20cm • PET 扫描（正电子发射断层扫描）显示最大标准化摄取值（SUV）< 6 • 无 TP53 或 NOTCH1/2 突变 • FISH 检测无 17p 或 MYC 易位，无复杂核型
无症状性白血病非母细胞性 MCL	• 外周血或骨髓单克隆 B 淋巴细胞增多，且伴/不伴脾肿大
经典型 MCL（最常见）	• 有症状的淋巴结肿大/淋巴结外疾病 • 细胞形态学经典型或母细胞性/多形性 • 临床进展证据

第四节 分期

表 40-6-3 套细胞淋巴瘤的临床 Lugano 分期

分期	受累区域
Ⅰ	单个原发病灶
ⅠE	局灶性单个结外器官淋巴结受侵犯
Ⅱ	两个或多个淋巴结受侵犯
ⅡE	伴或不伴横膈同侧其他淋巴结区域受侵犯
Ⅲ	横膈上下淋巴结同时受侵犯，可伴有局灶性相关结外器官受侵犯、脾脏受侵犯或两者皆有
Ⅳ	弥漫性（多灶性）或弥散性淋巴外器官受累

第五节 治疗前评估

（1）病史和体检（特别是浅表淋巴结和肝脾大小）。

（2）体能状态评分：ECOG。

（3）B症状：盗汗、发热、体重减轻。

（4）实验室：三大常规，肝肾功能，血 LDH、β2-微球蛋白。

（5）HBV、HIV 检测。

（6）病理：①淋巴结病理+免疫组化；②骨髓活检+免疫组化+流式细胞术分析免疫表型；③染色体核型和FISH检测 t（11；14）（q13；q32）。有条件单位推荐IGHV突变及TP53和MYC检测。

（7）影像学：①推荐全身PET-CT或颈、胸、全腹部增强CT；②胃肠道受累时行胃肠内镜检测，Ⅰ-Ⅱ期建议常规胃肠内镜检查；③形态学母细胞性或考虑中枢神经系统受累时行腰椎穿刺及MRI；④心脏彩超（左室射血分数）或多门控探测（MUGA）扫描：考虑蒽环类方案化疗时。

第六节 预后评价

相比国际预后指数（IPI），简易套细胞淋巴瘤国际预后评分系统（mantle cell lymphoma international prognostic index，MIPI）对MCL的预后分层效果更好，目前被广泛应用（表40-6-4），0~3分为低危组，4~5分为中危组，6~11分为高危组。Ki-67是MCL中独立于MIPI的重要预后指标，Ki-67>30%与MCL的不良预后有关。其他不良预后因素还包括TP53突变和母细胞转化等。结合Ki-67和MIPI联合评分系统被认为能更好预测MCL预后（表40-6-5）。

表40-6-4 简易套细胞淋巴瘤国际预后评分系统

评分（分）	年龄（岁）	ECOG	LDH值/正常值	WBC（10⁹/L）
0	<50	0~1	<0.67	<6.700
1	50~59	-	0.67~0.99	6.700~9.999
2	60~69	2~4	1.00~1.49	10.000~14.999
3	≥70	-	≥1.50	≥15.000

表40-6-5 MIPI联合Ki-67评估套细胞淋巴瘤患者预后分组

MIPI-c 预后	MIPI预后	Ki-67指数
低危组	低危组	<30%
低中危组	低危组	≥30%
	中危组	<30%
高中危组	中危组	≥30%
	高危组	<30%
高危组	高危组	≥30%

第七节 治疗

MCL预后较差，目前尚无标准治疗方案，许多化疗方案有较高治疗有效率，但晚期常不能治愈。目前治疗方案主要取决于患者年龄和体质，包括利妥昔单抗联合大剂量阿糖胞苷诱导化疗、ASCT巩固治疗、利妥昔单抗维持治疗、利妥昔单抗联合化疗等，新兴治疗策略也不断涌现，如BTK抑制剂、BCL2抑制剂、CAR-T细胞治疗等。此外，预后标志物（微小残留病灶）的发现，对临床指导用药起很大推动作用。

1 惰性MCL

典型临床表现为白血病非结节性样，包括脾肿大、肿瘤负荷低、Ki-67增殖分数<10%。目前对年轻、无症状MCL治疗有否一定优势仍不清楚。对于惰性MCL指南推荐的首选方案是观察，尤其对SOX11（-）的患者。对于有症状或有任何其他治疗指征的惰性MCL，NCCN指南建议重新活检并行TP53突变检测来判断后续治疗，如TP53（-）建议积极治疗，反之无明确治疗方案，且TP53突变者对化疗不敏感。

2 Ⅰ/Ⅱ期MCL

临床上诊断为Ⅰ/Ⅱ期MCL比较少见，50%以上都会出现胃肠道累及。对于Ⅰ/Ⅱ期的MCL患者，ESMO指南推荐短期传统的化疗加放疗巩固。NCCN指南也建议放疗、化疗和低侵袭性方案，或两者结合。根据对治疗的反应，可每3~6个月观察一次，或者行更积极的治疗。

3 晚期MCL

对晚期MCL，应根据年龄、有无并发症、治疗状态和治疗目标选择合适治疗方案。分为"年轻患者"适合auto-HSCT，或"年老患者"不适合HSCT。

（1）年轻患者

对年轻患者推荐行高剂量化疗及HSCT巩固治疗。推荐R-DHAP（利妥昔单抗、地塞米松、阿糖胞苷、顺铂），R-CHOP（利妥昔单抗、环磷酰胺、阿霉素、长春新碱、泼尼松龙）或R-DHAP，北欧方案（利妥昔单抗与环磷酰胺，阿霉素，长春新碱，强的松交替使用[Maxi-CHOP]，外加高剂量的阿糖胞苷），或R-Hyper CVAD（环磷酰胺、长春新碱、阿霉素、地塞米松、高剂量甲氨蝶呤和阿糖胞苷交替）。苯达莫司汀+利妥昔单抗也可参考。

（2）年龄>65岁和（或）一般状况较差、不适合ASCT的患者

一般建议不适合积极治疗的老年、身体不适的患者接受一线治疗，采用强度较低的常规化疗联合利妥昔单抗，R-CHOP，VR-CAP（硼替佐米、利妥昔单抗、环磷酰胺、阿霉素、强的松），BR，R-BAC（利妥昔单抗、阿糖胞苷、苯达莫司汀），其他方案还包括改良的R-Hyper CVAD，（适于<65岁者）以及RBAC500方案（利妥昔单抗+苯达莫司汀+阿糖胞苷），来那度胺+利妥昔单抗等。诱导治疗达到CR者应采用利妥昔单抗维持治疗。

（3）年龄≤65岁且一般状况较好、适合ASCT的患者

推荐参加合适的临床试验或用高强度诱导治疗方案，包括 R-DHA（利妥昔单抗+地塞米松+阿糖胞苷）+铂类（卡铂或顺铂或奥沙利铂）方案、R-CHOP 与 R-DHAP 交替方案、NORDIC 方案（高剂量 R-CHOP 与利妥昔单抗+高剂量阿糖胞苷交替）、R-Hyper CVAD 方案、利妥昔单抗+苯达莫司汀序+利妥昔单抗+高剂量阿糖胞苷，其他推荐方案有苯达莫司汀+利妥昔单抗。诱导治疗达到 CR 后行 ASCT 巩固治疗，之后用利妥昔单抗维持治疗3年。

4　复发或难治性患者的治疗

尽管目前对 MCL 的疗法有很高的缓解率和无进展生存期，但仍不可避免复发。复发或难治性 MCL 尚无标准治疗方案，可选择一线治疗时未使用的方案。

(1) 二线治疗

目前二线及以上推荐的方案包括伊布替尼±利妥昔单抗、泽布替尼、奥布替尼、来那度胺+利妥昔单抗；其他可选择的方案包括 BR 方案、RBAC500 方案、硼替佐米±利妥昔单抗、R-DHAP 方案、R-DHAX 方案、GemOx 方案、伊布替尼+来那度胺+利妥昔单抗、伊布替尼+维奈托克、维奈托克±利妥昔单抗等。根据一项Ⅱ期临床研究结果，FDA 于 2013 年 11 月批准伊布替尼用于一线治疗失败的 MCL。2017 年 8 月，NMPA 批准伊布替尼在中国上市，用于既往至少接受过 1 种方案治疗的 MCL。一项纳入国内 9 家医疗中心 67 例复发/难治 MCL 的研究显示，中国复发/难治 MCL 接受伊布替尼治疗的疗效好，安全性可控，中位 PFS 为 21.3 个月，与单药相比，伊布替尼联合治疗显示出更理想的近期疗效和起效时间。FDA 和 NMPA 分别于 2019 年 11 月和 2020 年 6 月批准泽布替尼上市，用于既往接受过至少 1 种方案治疗的成人 MCL。2020 年 12 月，奥布替尼被 NMPA 批准上市，适应证为既往至少接受过 1 种方案治疗的 MCL 患者。二线治疗后获得 CR 者可用 HSCT 巩固治疗。

(2) 新药研发

复发难治 MCL 对普通化疗方案药物敏感性差，致二线治疗疗效差，因此，依赖于新药研发。目前用于 MCL 的新药主要包括 BTK 抑制剂、BCL-2 抑制剂、免疫调节剂来那度胺以及 CAR-T 疗法等。其中，CAR-T 疗法对于这类患者一个革命性治疗手段，其治疗缓解率非常高，完全缓解率高达 60%~70%，且部分患者能获持续缓解。ZUMA-2 研究于 2020 年 ASH 大会和 2021 年 EBMT 大会公布了近期和远期随访结果：靶向 CD19 的 CAR-T 疗法 KTE-X19 在复发难治 MCL 中近期疗效出色，ORR 达 93%，CR 率达 67%。KTE-X19 在复发难治 MCL 的远期疗效同样维持较好水平，预期 15 个月 PFS 为 59.2%，OS 为 76%。

5 康复

（1）强调个体化管理治疗方案，具有靶向性，规律治疗。

（2）康复期随访：包括病史、体检、常规实验室和影像学检查。对MCL，建议每3~6个月复查1次，维持终身。

（3）中医药治疗，调整机体虚弱状态，改善免疫力，促进胃肠生理功能改善和恢复，改善MCL机体微环境。

（4）结合中医药治疗，调畅气机，调理情志。MCL的发生和转归与情志密切相关，多用理气化痰、疏肝解郁、重镇安神等缓解抑郁情绪，改善因气机郁滞造成的病理改变。

（5）心理疏导，饮食指导，健康教育，运动指导。

第七章

慢性淋巴细胞白血病/小淋巴细胞淋巴瘤

CLL/SLL主要发生在中老年，是一种具有特殊免疫表型的成熟B淋巴细胞克隆增殖性肿瘤，以淋巴细胞在外周血、骨髓、脾脏和淋巴结聚集为特征。中国CLL/SLL发病率较低，占NHL的6%~7%。中位发病年龄65岁，男性多发。

第一节　病理诊断

1　诊断

表40-7-1　慢性淋巴细胞白血病/小淋巴细胞淋巴瘤的诊断标准

	CLL	SLL
血常规	外周血单克隆B淋巴细胞计数≥5×10^9/L	①淋巴结和（或）脾、肝肿大 ②无血细胞减少 ③外周血单克隆B淋巴细胞<5×10^9/L
外周血免疫分型	CD19（+）、CD5（+）、CD23（+）、CD200（+）、CD10（-）、FMC7（-）、CD43（+/-）；表面免疫球蛋白（sIg）、CD20及CD79b弱表达（dim）	
血涂片	小的、形态成熟的淋巴细胞显著增多，其细胞质少、核致密、核仁不明显、染色质部分聚集，并易见涂抹细胞；外周血淋巴细胞中不典型淋巴细胞及幼稚淋巴细胞<55%	

2　鉴别诊断

根据外周血淋巴细胞计数明显升高、典型的淋巴细胞形态及免疫表型特征，大多数CLL容易诊断，但尚需与其他疾病，特别是其他B-CLPD相鉴别。根据CLL免疫表型积分系统（CD5（+）、CD23（+）、FMC7（-）、sIgdim、CD22/CD79bdim/-各积1分），

CLL 积分为 4~5，其他 B-CLPD 为 0~2 分。（见表 40-7-2）积分≤3 分需结合淋巴结、脾脏、骨髓组织细胞学及遗传学、分子生物学检查等进行鉴别诊断（特别是套细胞淋巴瘤）。

表 40-7-2　慢性淋巴细胞白血病的英国马斯登皇家医院（Royal Marsden Hospital，RMH）免疫标志积分系统

指标	1分	0分
CD5	阳性	阴性
CD23	阳性	阴性
FMC7	阴性	阳性
sIg	弱表达	中等/强表达
CD22/CD79b	弱表达/阴性	中等/强表达

第二节　分期

CLL 中位生存期约 10 年，但不同患者预后呈高度异质性。临床评估预后最常使用 Rai 和 Binet 两种分期系统，均仅依赖体检和简单实验室检查，不需超声、CT 或 MRI 等影像学检查（见表 40-7-3）。

表 40-7-3　慢性淋巴细胞白血病的临床分期系统

分期	定义
Binet 分期	
Binet A	MBC≥5×10^9/L，HGB≥100g/L，PLT≥100×10^9/L，＜3 个淋巴区域ª
Binet B	MBC≥5×10^9/L，HGB≥100g/L，PLT≥100×10^9/L，≥3 个淋巴区域
Binet C	MBC≥5×10^9/L，HGB＜100g/L 和（或）PLT＜100×10^9/L
Rai 分期	
Rai 0	仅 MBC≥5×10^9/L
Rai Ⅰ	MBC≥5×10^9/L+淋巴结肿大
Rai Ⅱ	MBC≥5×10^9/L+肝和（或）脾肿大±淋巴结肿大
Rai Ⅲ	MBC≥5×10^9/L+HGB＜110 g/L±淋巴结/肝/脾肿大
Rai Ⅳ	MBC≥5×10^9/L+PLT＜100×10^9/L±淋巴结/肝/脾肿大

注：a：5 个淋巴区域包括颈、腋下，腹股沟（单侧或双侧均计为 1 个区域）、肝和脾。MBC：单克隆 B 淋巴细胞计数。免疫性血细胞减少不作为分期的标准。

第三节　治疗前评估

CLL 治疗前（包括复发患者治疗前）必须进行全面评估。包括：①病史和体检：特别是淋巴结（包括咽淋巴环和肝脾大小）；②体能状态：ECOG 和（或）疾病累积评分表（CIRS）评分；③B 症状：盗汗、发热、体重减轻；④血常规：包括白细胞计数及分类、血小板计数、血红蛋白等；⑤血清生化，包括肝肾功能、电解质、LDH

等；⑥血清β2-MG；⑦骨髓活检±涂片；治疗前、疗效评估及鉴别血细胞减少原因时进行，典型病例的诊断、常规随访无需骨髓检查；⑧常规染色体核型分析（CpG寡核苷酸+IL2刺激）；⑨FISH检测del（13q）、+12、del（11q）、del（17p）；⑩检测TP53和IGHV等基因突变；⑪感染筛查：HBV、HCV、HIV、EBV、CMV等检测；⑫特殊情况下检测：免疫球蛋白定量；网织红细胞计数和直接抗人球蛋白试验（怀疑有溶血时必做）；心电图、超声心动图检查（拟采用蒽环类或蒽醌类药物治疗时）；妊娠筛查（育龄期妇女），拟采用放化疗时；颈、胸、腹、盆腔增强CT；PET-CT（怀疑Richter转化时）等。

第四节 预后评价

CLL/SLL中位生存期约为10年，但预后具有异质性。临床、实验室及分子生物学指标可作为预后因素。预后意义比较明确的生物学标志有：免疫球蛋白重链基因可变区（IGHV）del（13q）、+12、del（11q）（ATM基因缺失）、del（17p）（TP53基因缺失）、TP53、NOTCH1（含非编码区）、SF3B1、BIRC3等基因，CD38、ZAP-70和CD49d表达等（见表40-7-4）。

表40-7-4 慢性淋巴细胞白血病的预后标志

生物学标志	检测方法	检测内容
染色体异常	CpG寡核苷酸+白细胞介素2（IL2）刺激	染色体核型
	荧光原位杂交（FISH）	del（13q）、+12、del（11q）（ATM基因缺失）、del（17p）（TP53基因缺失）等
基因突变	二代基因测序	TP53、NOTCH1（含非编码区）、SF3B1、BIRC3等基因
细胞表面标志	流式细胞术	CD38、ZAP-70和CD49d

目前常用慢性淋巴细胞白血病国际预后指数（chronic lymphocytic leukemia international prognostic index，CLL-IPI）评估预后，0~1分为低危；2~3分为中危；4~6分为高危；7~10分为极高危。CLL-IPI低危、中危、高危、极高危者5年生存率分别为93.2%、79.4%、63.6%和23.3%（见表40-7-5）。

表40-7-5 慢性淋巴细胞白血病国际预后指数（CLL-IPI）

参数	不良预后因素	积分	CLL-IPI积分	危险分层	5年生存率（%）
TP53异常	缺失或突变	4	0~1	低危	93.2
IGHV突变状态	无突变	2	2~3	中危	79.4
β2-MG	>3.5mg/L	2	4~6	高危	63.6
临床分期	Rai I~IV或Binet B-C	1	7~10	极高危	23.3
年龄	>65岁	1			

注：IGHV：免疫球蛋白重链基因可变区；β2-MG：β2-微球蛋白。

第五节 治疗

1 治疗指征

不是所有CLL都需治疗,具备以下至少1项时开始治疗:①进行性骨髓衰竭的证据:表现为血红蛋白和(或)血小板进行性减少;②巨脾(如左肋缘下>6cm)或进行性或有症状的脾肿大;③巨块型淋巴结肿大(如最长直径>10cm)或进行性或有症状的淋巴结肿大;④进行性淋巴细胞增多,如2个月内淋巴细胞增多>50%,或淋巴细胞倍增时间(LDT)<6个月。当初始淋巴细胞<30×10^9/L,不能单凭LDT作为治疗指征;⑤身免疫性溶血性贫血(AIHA)和(或)免疫性血小板减少症(ITP)对皮质类固醇或其他标准治疗反应不佳;⑥至少存在下列一种疾病相关症状:(a)在前6个月内无明显原因的体重下降≥10%;(b)严重疲乏(如ECOG体能状态≥2;不能进行常规活动);(c)无感染证据,体温>38.0℃,≥2周;(d)无感染证据,夜间盗汗>1个月;⑦临床试验:符合所参加临床试验的入组条件。

不符合上述治疗指征者,每2~6个月随访1次,内容包括临床症状及体征,肝、脾、淋巴结肿大和血常规等。

2 一线治疗

根据TP53缺失和(或)突变、年龄及身体状态行分层治疗。体能状态和实际年龄均为重要参考因素:治疗前患者的CIRS评分和身体适应性极其重要。

(1) 无del(17p)/TP53基因突变的CLL/SLL治疗方案推荐

身体状态良好者:优先推荐伊布替尼单药治疗,也可选择氟达拉滨+环磷酰胺+利妥昔单抗(用于IGHV突变,且年龄小于65岁)、苯达莫司汀+利妥昔单抗(用于IGHV突变,且65岁及以上)。其他建议:泽布替尼、氟达拉滨+利妥昔单抗、氟达拉滨+环磷酰胺、维奈克拉+利妥昔单抗。

身体状态欠佳者:优先推荐:伊布替尼、苯丁酸氮芥+利妥昔单抗。其他推荐:泽布替尼、苯丁酸氮芥、利妥昔单抗、维奈克拉+利妥昔单抗。

(2) 有del(17p)/TP53基因突变CLL/SLL的治疗方案推荐

表40-7-6 初治慢性淋巴细胞白血病治疗方案推荐

分层1	分层2	推荐	建议
无del(17p)/TP53基因突变的CLL/SLL治疗方案推荐	身体状态良好的患者	伊布替尼单药 氟达拉滨+环磷酰胺+利妥昔单抗(用于IGHV突变,且年龄小于65岁) 苯达莫司汀+利妥昔单抗(用于IGHV突变,且65岁及以上)	泽布替尼、 氟达拉滨+利妥昔单抗、 氟达拉滨+环磷酰胺、 维奈克拉+利妥昔单抗

续表

分层1	分层2	推荐	建议
	身体状态欠佳的患者	伊布替尼 苯丁酸氮芥+利妥昔单抗	泽布替尼、 苯丁酸氮芥、 利妥昔单抗、 维奈克拉+利妥昔单抗
有del（17p）/TP53基因突变CLL/SLL患者的治疗方案推荐		伊布替尼、 参加临床试验	泽布替尼、 维奈克拉+利妥昔单抗、 大剂量甲泼泥龙+利妥昔单抗

优先推荐：伊布替尼参加临床试验。其他推荐：泽布替尼、维奈克拉+利妥昔单抗、大剂量甲泼泥龙+利妥昔单抗。

（3）一线治疗后的维持治疗

一线治疗（免疫化疗）后维持：结合微小残留病（MRD）评估和分子遗传学特征行维持治疗，对血液中MRD$\geq 10^{-2}$或MRD$<10^{-2}$伴IGHV无突变状态或del（17p）/TP53基因突变者，可考虑来那度胺进行维持治疗。曾以伊布替尼治疗者，可继续以其治疗。

3 复发或难治性患者的治疗

复发：患者达到CR或PR，≥6个月后PD；难治：治疗失败（未获PR）或最后1次化疗后<6个月PD。考虑为复发或难治性CLL/SLL前，须再次确认CLL/SLL诊断。开始后续治疗前，应再行FISH del（17p）检测和TP53突变检测。

（1）无del（17p）/TP53基因突变的患者

身体状态良好者：优先推荐伊布替尼。其他推荐：氟达拉滨+环磷酰胺+利妥昔单抗±伊布替尼（用于IGHV突变，且<65岁）、苯达莫司汀+利妥昔单抗±伊布替尼（用于IGHV突变，且≥65岁）、泽布替尼、奥布替尼、维奈克拉+利妥昔单抗/奥妥珠单抗，大剂量甲强龙甲泼泥龙+利妥昔单抗、奥妥珠单抗、来那度胺±利妥昔单抗、参加临床试验。

身体状态欠佳者：优先推荐伊布替尼。其他推荐：苯丁酸氮芥+利妥昔单抗/奥妥珠单抗、泽布替尼、奥布替尼、维奈克拉+利妥昔单抗/奥妥珠单抗、大剂量甲泼尼龙+利妥昔单抗、奥妥珠单抗、来那度胺±利妥昔单抗、参加临床试验。

（2）有del（17p）/TP53基因突变者

优先推荐：伊布替尼、参加临床试验。其他推荐：泽布替尼、奥布替尼、维奈克拉+利妥昔单抗/奥妥珠单抗、大剂量甲泼泥龙+利妥昔单抗、来那度胺±利妥昔单抗。

二线治疗后维持：免疫化疗取得CR或PR后，使用来那度胺进行维持治疗；曾用伊布替尼、泽布替尼、奥布替尼治疗者，可持续用其治疗。

4 疗效评价

在CLL治疗中应定期评估疗效，诱导治疗通常以6个周期为宜，建议治疗3~4个周期时进行中期疗效评估，疗效标准（见表40-7-7）。B细胞受体（BCR）信号通路的小分子抑制剂如BTK抑制剂伊布替尼、泽布替尼、奥布替尼和PI3Kδ抑制剂艾代拉利司、杜韦利西布治疗后出现短暂淋巴细胞增高，淋巴结、脾脏缩小，淋巴细胞增高在最初几周出现，并会持续数月，此时单纯淋巴细胞增高不作为疾病进展。

表40-7-7 慢性淋巴细胞白血病/小淋巴细胞淋巴瘤的疗效标准

参数	CR	PR	PR-L	PD
A组：用于评价肿瘤负荷				
淋巴结肿大	无>1.5cm	缩小≥50%	缩小≥50%	增大≥50%
肝脏肿大	无	缩小≥50%	缩小≥50%	增大≥50%
脾脏肿大	无	缩小≥50%	缩小≥50%	增大≥50%
骨髓	增生正常，淋巴细胞比例<30%，无B细胞性淋巴小结；骨髓增生低下则为CR伴骨髓造血不完全恢复	骨髓浸润较基线降低≥50%，或出现B细胞性淋巴小结	骨髓浸润较基线降低≥50%，或出现B细胞性淋巴小结	
ALC	$<4\times10^9$/L	较基线降低≥50%	淋巴细胞升高或较基线下降≥50%	较基线升高≥50%
B组：评价骨髓造血功能				
PLT（不使用生长因子）	$>100\times10^9$/L	$>100\times10^9$/L或较基线升高≥50%	$>100\times10^9$/L或较基线升高≥50%	由于CLL本病下降≥50%
HGB（无输血、不使用生长因子）	>110g/L	>110g/L或较基线升高≥50%	>110g/L或较基线升高≥50%	由于CLL本病下降>20g/L
ANC（不使用生长因子）	$>1.5\times10^9$/L	$>1.5\times10^9$/L或较基线升高>50%	$>1.5\times10^9$/L或较基线升高>50%	

5 支持治疗

感染预防：大多数CLL发病年龄较大，有体液免疫缺陷且治疗方案大多含有免疫抑制剂，因此存在较大的各种病原体（细菌、病毒）感染风险。对反复感染且IgG<5g/L者，需行静注丙种球蛋白（IVIG）至IgG>5~7g/L以提高非特异性免疫力。

HBV再激活：参照《中国淋巴瘤合并HBV感染患者管理专家共识》进行预防和治疗。

免疫性血细胞减少：①糖皮质激素是一线治疗，无效者可选择行IVIG、RTX、环孢素A及脾切除等治疗。②氟达拉滨相关的自身免疫性溶血，应停用并避免再次使用。

肿瘤溶解综合征（TLS）：对TLS发生风险较高者，应密切监测相关血液指标（钾、尿酸、钙、磷及LDH等），同时进行充足水化碱化。

6 随访

完成诱导治疗（一般6个周期）达CR或PR者，应定期随访，包括每3个月血细胞计数及肝、脾、淋巴结触诊检查等。伊布替尼、泽布替尼、奥布替尼等BTK抑制剂治疗后应该定期随访，包括每1~3个月血细胞计数，肝、脾、淋巴结触诊，以及BTK抑制剂相关不良反应检查等。还要特别注意继发恶性肿瘤（包括MDS、AML及实体瘤等）的出现。

第八章

T细胞淋巴瘤

第一节 病理诊断

1 外周T细胞淋巴瘤-非特指型病理诊断

外周T细胞淋巴瘤-非特指型（PTCL-NOS）由于其在形态学、免疫学、遗传学和临床表现上均无特异性，只有在排除其他独立分型的T细胞淋巴瘤后，方能做出PTCL-NOS的诊断。组织病理学表现为异型的淋巴细胞分布于副皮质区或弥漫分布。瘤细胞通常会丢失一种或多种成熟T细胞抗原（CD5或CD7），表达T细胞受体（TCR），多为α或β型，一般不表达B细胞相关抗原。PTCL-NOS的TCR基因常表现为克隆性重排。PTCL-NOS包括3种亚型，分别以GATA3、TBX21和细胞毒基因过表达为特征，GATA3型预后差。

2 NK/T细胞淋巴瘤病理诊断

NK/T细胞淋巴瘤（ENKTL）的病理学特征为弥漫性淋巴瘤细胞浸润，呈血管中心性、血管破坏性生长，致组织缺血坏死以及黏膜溃疡。组织坏死很常见，是导致结外ENKTL漏诊的主要原因。ENKTL诊断所需免疫组化标志物包括CD3、CD56、CD2、CD4、CD5、CD7、CD8、CD45RO、CD20、PAX5、TIA-1、granzyme B、Ki-67及EBV-EBER等。ENKTL的典型免疫表型为CD2（+）、CD3（+）、CD56（+）、TIA-1（+）、granzyme B（+）和EBV-EBER（+）。EBV-EBER阴性时诊断要谨慎，如CD56（+）、CD3（+）、细胞毒标志物均表达可诊断为ENKTL，如CD3（-）、CD56（-），则诊断PTCL-NOS。60%~90%的ENKTL无TCR基因重排。ENKTL还需注意与未分化癌相鉴别，应增加CK、EMA等上皮标志物检测。

3 T淋巴母细胞淋巴瘤病理诊断

T淋巴母细胞淋巴瘤（T-LBL）的细胞形态有如下特点，瘤细胞中等大小，胞质少，核浆比高，胞核为圆形、椭圆形或不规则形，核膜清楚而薄，染色质细而分散，核仁常不明显（大的母细胞核仁相对明显），核分裂象多见。淋巴结受累时，淋巴结结构常完全破坏，伴被膜累及，可见"星空"现象。有时纤维组织增生分隔成多结节状。软组织中浸润细胞常呈单行排列。LBL免疫表型以TdT阳性为特点，也可增加CD99、CD10协助母细胞分化的判定。T-LBL的免疫表型为sIg（-）、CD10（-）、CD19（-）/CD20（-）、CD3ε（+/-）、CD2（+）、CD4（+）、CD8（+）、CD1α（+/-）、CD7（+）、TdT（+）。CD7、CD43不单独作为T淋巴细胞的标志物。细胞幼稚时，需增加CD34、CD117、MPO、Lys等检测，以鉴别AML。

第二节 分期

外周T细胞淋巴瘤和T淋巴母细胞淋巴瘤的分期参照2014年Lugano分期标准。结外鼻型NK/T细胞淋巴瘤仍以Ann Arbor分期为主要原则，参照Lugano分期修正原则，Ⅰ期指原发于结外部位，无区域或远处淋巴结转移；Ⅱ期指原发结外部位伴横膈同侧区域淋巴结转移；Ⅲ期指原发结外部位伴横膈两侧淋巴结转移；Ⅳ期指伴远处结外器官转移。原发结外部位广泛受侵是局部肿瘤负荷指标，是影响预后的重要因素。近年来，也有专家学者建立了TNM分期，中国南方肿瘤淋巴研究协会和亚洲淋巴瘤协作组提出了CA分期，均对NK/T细胞淋巴瘤的治疗有指导作用。

第三节 治疗前评估

（1）病史采集（包括发热、盗汗、体重减轻等B症状）、体检（尤其注意浅表淋巴结、韦氏环、肝脾等部位）、体力状态评分等。

（2）实验室检查：血尿便常规、生化检查全项、ESR、β2-微球蛋白、LDH、流病筛查。对于有CNS受侵风险因素者行腰穿，并行脑脊液常规、生化及细胞学检查。

（3）影像学：全身CT，PET/CT，MRI，内镜，心电图，超声心动图及肺功能等。

（4）骨髓检查：骨髓涂片、流式细胞学和骨髓活检。

（5）育龄期需注意在治疗前与患者讨论生育力保留问题。

第四节 预后评价

PTCL-NOS总体预后差于侵袭性B细胞淋巴瘤，5年生存率约为30%。中国PTCL一线接受CHOP和CHOPE方案的中位PFS为6.0和15.3个月，1年生存率为65.0%和83.3%。PTCL-NOS预后评分系统包括IPI和PIT，PIT的危险因素包括>60岁、LDH>正常值、ECOG评分2~4分和骨髓受侵。

ENKTL的预后模型包括PINK和PINK-E模型，PINK模型包括>60岁、远处淋巴结侵犯、Ⅲ-Ⅳ期、鼻外原发；在PINK模型的基础上增加外周血EBV-DNA水平，形成PINK-E模型。

成人LBL预后明显比儿童差，不良预后因素有CNS受累、诱导化疗后有残存病变等。

第五节 治疗

1 外周T细胞淋巴瘤-非特指型治疗

PTCL-NOS最佳治疗方案和治疗策略仍在探索中，推荐首选合适的临床试验。若无合适的临床试验，对IPI低危或低中危的Ⅰ-Ⅱ期给予4~6个周期化疗±局部放疗±ASCT。对IPI高危或高中危的Ⅰ-Ⅳ期，给予6~8个周期化疗±局部放疗±ASCT。对复发或难治性的PTCL-NOS，推荐参加合适的临床试验、应用二线方案治疗或姑息性放疗。

1.1 一线治疗

一线治疗推荐方案包括CHOEP、CHOP、DA-EPOCH、维布妥昔单抗+CHP（适于CD30阳性者）；其他推荐方案还包括CHOP序贯IVE等。一线治疗达CR可随访观察或行ASCT。造血干细胞移植能否改善生存尚缺乏前瞻性临床研究证实。但基于单臂前瞻性或回顾性临床研究推荐行造血干细胞移植，尤其是IPI评分较高的患者。对于局限期诱导化疗达CR者，也可考虑巩固放疗。一线化疗未达CR者，参照复发难治者的治疗原则。

1.2 复发或难治性患者的治疗

复发或难治性PTCL-NOS优先推荐参加合适临床试验，否则接受二线治疗（包括局部放疗）。二线治疗方案要结合是否计划移植、患者一般状况和药物不良反应等综合考虑。二线全身治疗后获CR或PR者序贯ASCT或allo-SCT。二线治疗单药方案包括西达本胺、普拉曲沙、维布妥昔单抗（针对CD30+PTCL）、吉西他滨、苯达莫司汀、来那度胺、硼替佐米等；可选择联合化疗方案包括DHAP、ESHAP、GDP、GemOx、GVD、ICE等。

2 NK/T细胞淋巴瘤治疗

2.1 一线治疗

任何期别ENKTL参加合适临床试验都是最佳选择。无危险因素的Ⅰ期ENKTL（<60岁、ECOG评分0~1分、LDH正常、无原发肿瘤局部广泛侵犯）可行单纯放疗。有危险因素的Ⅰ期或Ⅱ期者，可行序贯化放疗、同步化放疗或夹心化放疗。ENKTL对含蒽环类药物的方案疗效不佳，推荐含左旋门冬酰胺酶或培门冬酶为基础的化疗方案，包括P-GemOx、DDGP、剂量调整的SMILE和AspaMetDex等。Ⅲ期或Ⅳ期ENKTL和任何期别鼻外型病变可用左旋门冬酰胺酶或培门冬酶为基础的联合化疗方案±放疗，诱导化疗后获CR或PR者，可行ASCT。

2.2 复发或难治性患者的治疗

复发或难治性ENKTL首先推荐合适临床试验。其他推荐方案包括单药或多药联合方案治疗，单药包括西达本胺、维布妥昔单抗（CD30阳性者）、普拉曲沙、PD-1/PD-L1单抗等，多药联合方案包括一线治疗中未用过含门冬酰胺酶的联合化疗方案、DHAP、ESHAP、GDP、GemOx和ICE方案等。对敏感复发者，身体状态允许，在上述治疗获得缓解后可行ASCT，有合适供者可考虑allo-SCT。对化疗后局部进展或复发者可行放疗。

3 T淋巴母细胞淋巴瘤治疗

3.1 一线治疗

LBL属高度侵袭性淋巴瘤，无论Ⅰ期或Ⅳ期患者，均按全身性疾病治疗。CHOP方案疗效差，临床上LBL多按ALL原则进行治疗，儿童ALL疗效优于成人。治疗过程包括诱导治疗、巩固强化、维持治疗等阶段。诱导治疗推荐采用Berlin-Farnkfurt-Münster方案（环磷酰胺+长春新碱+柔红霉素+地塞米松+阿糖胞苷+甲氨蝶呤+培门冬酶和强的松），也可采用HyperCVAD/MA，BFM-90方案。诱导治疗达到CR后应继续巩固强化治疗，方案常用高剂量阿糖胞苷+高剂量甲氨蝶呤。对无骨髓受侵者，可考虑在巩固化疗后尽快行ASCT。ASCT后应予甲氨蝶呤+6-巯基嘌呤或6-硫代鸟嘌呤维持治疗，总的治疗周期至少2年。预防性鞘内注射有利降低CNS复发风险，应尽早开始腰椎穿刺、鞘内注射进行CNS预防治疗，常用的鞘内注射药物有甲氨蝶呤、阿糖胞苷和皮质类固醇等。纵隔是LBL最主要的复发部位，放疗可降低纵隔复发率。由于纵隔放疗有诸多不良反应，不推荐用于儿童LBL的常规治疗，可作为成人LBL的巩固治疗手段。

3.2 复发或难治性患者的治疗

初治高危和复发或难治性患者,可选择参加合适临床试验等,有条件者可考虑 allo-SCT。

参考文献

[1] 樊代明.整合肿瘤学·临床卷[M].北京：科学出版社，2021.

[2] 樊代明.整合肿瘤学·基础卷[M].西安：世界图书出版西安有限公司，2021.

[3] 中华人民共和国国家卫生健康委员会.淋巴瘤诊疗规范（2018年版）[M].2018.

[4] 中国抗癌协会淋巴瘤专业委员会，中国医师协会肿瘤医师分会，中国医疗保健国际交流促进会肿瘤内科分会.中国淋巴瘤治疗指南（2021年版）[J].中华肿瘤杂志，2021，43（7）：29.

[5] SWERDLOW S H. WHO classification of tumours of haematopoietic and lymphoid tissues in 2008：an overview [J]. Pathologica，2010，102（3）：83-7.

[6] 李小秋.恶性淋巴瘤的组织形态分析[J].中华病理学杂志，2011，40（4）：3.

[7] 沈志祥，朱雄增.恶性淋巴瘤（第2版）[M].北京：人民卫生出版社，2011.

[8] ALIZADEH A A, EISEN M B, DAVIS R E, et al. Distinct types of diffuse large B-cell lymphoma identified by gene expressionprofiling [J]. Nature，2000，403（6769）：503.

[9] SCOTT D W, WRIGHT G W, WILLIAMS P M, et al. Determining cell-of-origin subtypes of diffuse large B-cell lymphoma using gene expression in formalin-fixed paraffin-embedded tissue [J]. 2014.

[10] YAN W H, JIANG X N, WANG W G, et al. Cell-of-Origin Subtyping of Diffuse Large B-Cell Lymphoma by Using a qPCR-based Gene Expression Assay on Formalin-Fixed Paraffin-Embedded Tissues [J]. Frontiers in Oncology，2020，10.

[11] LISTER T A, CROWTHER D, SUTCLIF FE S B, et al. Report of a committee convened to discuss the evaluation and staging of patients with Hodgkin's disease：Cotswolds meeting [J]. Journal of Clinical Oncology Official Journal of the American Society of Clinical Oncology，1989，7（11）：1630-6.

[12] CHESON B D, FISHER R I, BARRINGTON S F, et al. Recommendations for Initial Evaluation, Staging, and Response Assessment of Hodgkin and Non-Hodgkin Lymphoma：The Lugano Classification [J]. Journal of Clinical Oncology，2014，32（27）.

[13] GROUP I C-I W. An international prognostic index for patients with chronic lymphocytic leukaemia （CLL-IPI）：a meta-analysis of individual patient data [J]. The Lancet Oncology，2016，17（6）：779-90.

[14] OLSEN E, VONDERHEID E, PIMPINELLI N, et al. Revisions to the staging and classification of mycosis fungoides and Sezary syndrome：a proposal of the International Society for Cutaneous Lymphomas（ISCL）and the cutaneous lymphoma task force of the European Organization of Research and Treatment of Cancer（EORTC）[J]. Blood, The Journal of the American Society of Hematology，2007，110（6）：1713-22.

[15] KIM S J, YOON D H, JACCARD A, et al. A prognostic index for natural killer cell lymphoma after non-anthracycline-based treatment：a multicentre, retrospective analysis [J]. The lancet oncology，2016，17（3）：389-400.

[16] SCHMITZ N, ZEYNALOVA S, NICKELSEN M, et al. CNS International Prognostic Index：a risk model for CNS relapse in patients with diffuse large B-cell lymphoma treated with R-CHOP [J]. Journal of Clinical Oncology，2016，34（26）：3150-6.

[17] YOUNES A, HILDEN P, COIFFIER B, et al. International Working Group consensus response evaluation criteria in lymphoma（RECIL 2017）[J]. Annals of Oncology，2017，28（7）：1436-47.

[18] GREEN T M, YOUNG K H, VISCO C, et al. Immunohistochemical double-hit score is a strong predictor of outcome in patients with diffuse large B-cell lymphoma treated with rituximab plus cyclophosphamide, doxorubicin, vincristine, and prednisone [J]. J Clin Oncol，2012，30（28）：3460-7.

[19] PROJECT I N-H S L P F. A predictive model for aggressive non-Hodgkin's lymphoma [J]. New England Journal of Medicine，1993，329（14）：987-94.

[20] SEHN L H, BERRY B, CHHANABHAI M, et al. The revised International Prognostic Index (R-IPI) is a better predictor of outcome than the standard IPI for patients with diffuse large B-cell lymphoma treated with R-CHOP [J]. Blood, 2007, 109 (5): 1857-61.

[21] ZHOU Z, SEHN L H, RADEMAKER A W, et al. An enhanced International Prognostic Index (NCCN-IPI) for patients with diffuse large B-cell lymphoma treated in the rituximab era [J]. Blood, The Journal of the American Society of Hematology, 2014, 123 (6): 837-42.

[22] PERSKY D O, UNGER J M, SPIER C M, et al. Phase II study of rituximab plus three cycles of CHOP and involved-field radiotherapy for patients with limited-stage aggressive B-cell lymphoma: Southwest Oncology Group study 0014 [J]. Journal of clinical oncology, 2008, 26 (14): 2258-63.

[23] WäSTERLID T, BICCLER J, BROWN P, et al. Six cycles of R-CHOP-21 are not inferior to eight cycles for treatment of diffuse large B-cell lymphoma: a Nordic Lymphoma Group Population-based Study [J]. Annals of Oncology, 2018, 29 (8): 1882-3.

[24] POESCHEL V, HELD G, ZIEPERT M, et al. Four versus six cycles of CHOP chemotherapy in combination with six applications of rituximab in patients with aggressive B-cell lymphoma with favourable prognosis (FLYER): a randomised, phase 3, non-inferiority trial [J]. The Lancet, 2019, 394 (10216): 2271-81.

[25] HELD G, MURAWSKI N, ZIEPERT M, et al. Role of radiotherapy to bulky disease in elderly patients with aggressive B-cell lymphoma [J]. Journal of Clinical Oncology, 2014, 32 (11): 1112-8.

[26] PFREUNDSCHUH M, KUHNT E, TRüMPER L, et al. CHOP-like chemotherapy with or without rituximab in young patients with good-prognosis diffuse large-B-cell lymphoma: 6-year results of an open-label randomised study of the MabThera International Trial (MInT) Group [J]. The lancet oncology, 2011, 12 (11): 1013-22.

[27] PERSKY D O, LI H, STEPHENS D M, et al. Positron emission tomography-directed therapy for patients with limited-stage diffuse large B-cell lymphoma: Results of Intergroup National Clinical Trials Network Study S1001 [J]. Journal of clinical oncology: official journal of the American Society of Clinical Oncology, 2020, 38 (26): 3003-11.

[28] MARTINO R, PEREA G, CABALLERO M D, et al. Cyclophosphamide, pegylated liposomal doxorubicin (Caelyx), vincristine and prednisone (CCOP) in elderly patients with diffuse large B-cell lymphoma: results from a prospective phase II study [J]. haematologica, 2002, 87 (8): 822-7.

[29] ZAJA F, TOMADINI V, ZACCARIA A, et al. CHOP-rituximab with pegylated liposomal doxorubicin for the treatment of elderly patients with diffuse large B-cell lymphoma [J]. Leukemia & lymphoma, 2006, 47 (10): 2174-80.

[30] FIELDS P A, TOWNSEND W, WEBB A, et al. De novo treatment of diffuse large B-cell lymphoma with rituximab, cyclophosphamide, vincristine, gemcitabine, and prednisolone in patients with cardiac comorbidity: a United Kingdom National Cancer Research Institute trial [J]. J Clin Oncol, 2014, 32 (4): 282-7.

[31] PEYRADE F, JARDIN F, THIEBLEMONT C, et al. Attenuated immunochemotherapy regimen (R-miniCHOP) in elderly patients older than 80 years with diffuse large B-cell lymphoma: a multicentre, single-arm, phase 2 trial [J]. The lancet oncology, 2011, 12 (5): 460-8.

[32] DUNLEAVY K, PITTALUGA S, MAEDA L S, et al. Dose-adjusted EPOCH-rituximab therapy in primary mediastinal B-cell lymphoma [J]. New England Journal of Medicine, 2013, 368 (15): 1408-16.

[33] NEELAPU S S, LOCKE F L, BARTLETT N L, et al. Axicabtagene ciloleucel CAR T-cell therapy in refractory large B-cell lymphoma [J]. New England Journal of Medicine, 2017, 377 (26): 2531-44.

[34] LOCKE F L, GHOBADI A, JACOBSON C A, et al. Long-term safety and activity of axicabtagene ciloleucel in refractory large B-cell lymphoma (ZUMA-1): a single-arm, multicentre, phase 1-2

trial [J]. The lancet oncology, 2019, 20 (1): 31-42.

[35] SCHUSTER S J, BISHOP M R, TAM C S, et al. Tisagenlecleucel in adult relapsed or refractory diffuse large B-cell lymphoma [J]. New England Journal of Medicine, 2019, 380 (1): 45-56.

[36] GISSELBRECHT C, SCHMITZ N, MOUNIER N, et al. Rituximab maintenance therapy after autologous stem-cell transplantation in patients with relapsed CD20+ diffuse large B-cell lymphoma: final analysis of the collaborative trial in relapsed aggressive lymphoma [J]. Journal of Clinical Oncology, 2012, 30 (36): 4462.

[37] LIGNON J, SIBON D, MADELAINE I, et al. Rituximab, dexamethasone, cytarabine, and oxaliplatin (R-DHAX) is an effective and safe salvage regimen in relapsed/refractory B-cell non-Hodgkin lymphoma [J]. Clinical Lymphoma Myeloma and Leukemia, 2010, 10 (4): 262-9.

[38] CRUMP M, KURUVILLA J, COUBAN S, et al. Randomized comparison of gemcitabine, dexamethasone, and cisplatin versus dexamethasone, cytarabine, and cisplatin chemotherapy before autologous stem-cell transplantation for relapsed and refractory aggressive lymphomas: NCIC-CTG LY.12 [J]. 2014.

[39] KEWALRAMANI T, ZELENETZ A D, NIMER S D, et al. Rituximab and ICE as second-line therapy before autologous stem cell transplantation for relapsed or primary refractory diffuse large B-cell lymphoma [J]. Blood, 2004, 103 (10): 3684-8.

[40] MARTíN A, CONDE E, ARNAN M, et al. R-ESHAP as salvage therapy for patients with relapsed or refractory diffuse large B-cell lymphoma: the influence of prior exposure to rituximab on outcome. A GEL/TAMO study [J]. Haematologica, 2008, 93 (12): 1829-36.

[41] MOUNIER N, EL GNAOUI T, TILLY H, et al. Rituximab plus gemcitabine and oxaliplatin in patients with refractory/relapsed diffuse large B-cell lymphoma who are not candidates for high-dose therapy. A phase II Lymphoma Study Association trial [J]. Haematologica, 2013, 98 (11): 1726.

[42] CHAO N J, ROSENBERG S A, HORNING S J. CEPP (B): an effective and well-tolerated regimen in poor-risk, aggressive non-Hodgkin's lymphoma [J]. 1990.

[43] WEIDMANN E, KIM S-Z, ROST A, et al. Bendamustine is effective in relapsed or refractory aggressive non-Hodgkin's lymphoma [J]. Annals of Oncology, 2002, 13 (8): 1285-9.

[44] WANG S A, WANG L, HOCHBERG E P, et al. Low histologic grade follicular lymphoma with high proliferation index: morphologic and clinical features [J]. The American journal of surgical pathology, 2005, 29 (11): 1490-6.

[45] KATZENBERGER T, KALLA J, LEICH E, et al. A distinctive subtype of t (14; 18) -negative nodal follicular non-Hodgkin lymphoma characterized by a predominantly diffuse growth pattern and deletions in the chromosomal region 1p36 [J]. Blood, The Journal of the American Society of Hematology, 2009, 113 (5): 1053-61.

[46] HANS C P, WEISENBURGER D D, VOSE J M, et al. A significant diffuse component predicts for inferior survival in grade 3 follicular lymphoma, but cytologic subtypes do not predict survival [J]. Blood, The Journal of the American Society of Hematology, 2003, 101 (6): 2363-7.

[47] SCHODER H, NOY A, GONEN M, et al. Intensity of 18fluorodeoxyglucose uptake in positron emission tomography distinguishes between indolent and aggressive non-Hodgkin's lymphoma [J]. Journal of Clinical Oncology, 2005, 23 (21): 4643-51.

[48] NOY A, SCHöDER H, GöNEN M, et al. The majority of transformed lymphomas have high standardized uptake values (SUVs) on positron emission tomography (PET) scanning similar to diffuse large B-cell lymphoma (DLBCL) [J]. Annals of Oncology, 2009, 20 (3): 508-12.

[49] NOOKA A, NABHAN C, ZHOU X, et al. Examination of the follicular lymphoma international prognostic index (FLIPI) in the National LymphoCare study (NLCS): a prospective US patient cohort treated predominantly in community practices [J]. Annals of oncology, 2013, 24 (2): 441-8.

[50] SOLAL-CéLIGNY P, ROY P, COLOMBAT P, et al. Follicular lymphoma international prognostic index [J]. Blood, 2004, 104 (5): 1258-65.

[51] FEDERICO M, BELLEI M, MARCHESELLI L, et al. Follicular lymphoma international prognostic index 2: a new prognostic index for follicular lymphoma developed by the international follicular lymphoma prognostic factor project [J]. Journal of Clinical Oncology, 2009, 27 (27): 4555-62.

[52] MACMANUS M, FISHER R, ROOS D, et al. Randomized trial of systemic therapy after involved-field radiotherapy in patients with early-stage follicular lymphoma: TROG 99.03 [J]. Journal of Clinical Oncology, 2018, 36 (29): 2918-25.

[53] NASTOUPIL L J, SINHA R, BYRTEK M, et al. Outcomes following watchful waiting for stage II - IV follicular lymphoma patients in the modern era [J]. British journal of haematology, 2016, 172 (5): 724-34.

[54] FEDERICO M, LUMINARI S, DONDI A, et al. R-CVP versus R-CHOP versus R-FM for the initial treatment of patients with advanced-stage follicular lmphoma: results of the FOLL05 trial conducted by the Fondazione Italiana Linfomi [J]. 2013.

[55] MARCUS R, DAVIES A, ANDO K, et al. Obinutuzumab for the first-line treatment of follicular lymphoma [J]. New England Journal of Medicine, 2017, 377 (14): 1331-44.

[56] FLINN I W, VAN DER JAGT R, KAHL B, et al. First-line treatment of patients with indolent non-Hodgkin lymphoma or mantle-cell lymphoma with bendamustine plus rituximab versus R-CHOP or R-CVP: results of the BRIGHT 5-year follow-up study [J]. Journal of Clinical Oncology, 2019, 37 (12): 984.

[57] MORSCHHAUSER F, FOWLER N H, FEUGIER P, et al. Rituximab plus lenalidomide in advanced untreated follicular lymphoma [J]. New England Journal of Medicine, 2018, 379 (10): 934-47.

[58] BACHY E, SEYMOUR J F, FEUGIER P, et al. Sustained progression-free survival benefit of rituximab maintenance in patients with follicular lymphoma: long-term results of the PRIMA study [J]. Journal of Clinical Oncology, 2019, 37 (31): 2815.

[59] SHI Y-K, HONG X-N, YANG J-L, et al. Bendamustine treatment of Chinese patients with relapsed indolent non-Hodgkin lymphoma: a multicenter, open-label, single-arm, phase 3 study [J]. Chinese medical journal, 2021, 134 (11): 1299.

[60] SEHN L H, CHUA N, MAYER J, et al. Obinutuzumab plus bendamustine versus bendamustine monotherapy in patients with rituximab-refractory indolent non-Hodgkin lymphoma (GADOLIN): a randomised, controlled, open-label, multicentre, phase 3 trial [J]. The Lancet Oncology, 2016, 17 (8): 1081-93.

[61] LEONARD J P, TRNENY M, IZUTSU K, et al. AUGMENT: a phase III study of lenalidomide plus rituximab versus placebo plus rituximab in relapsed or refractory indolent lymphoma [J]. Journal of Clinical Oncology, 2019, 37 (14): 1188.

[62] SMITH S M, GODFREY J, AHN K W, et al. Autologous transplantation versus allogeneic transplantation in patients with follicular lymphoma experiencing early treatment failure [J]. Cancer, 2018, 124 (12): 2541-51.

[63] VAN OERS M H, VAN GLABBEKE M, GIURGEA L, et al. Rituximab maintenance treatment of relapsed/resistant follicular non-Hodgkin's lymphoma: long-term outcome of the EORTC 20981 phase III randomized intergroup study [J]. Journal of Clinical Oncology, 2010, 28 (17): 2853.

[64] SALLES G, SCHUSTER S J, DE VOS S, et al. Efficacy and safety of idelalisib in patients with relapsed, rituximab-and alkylating agent-refractory follicular lymphoma: a subgroup analysis of a phase 2 study [J]. Haematologica, 2017, 102 (4): e156.

[65] DREYLING M, SANTORO A, MOLLICA L, et al. Phosphatidylinositol 3-kinase inhibition by copanlisib in relapsed or refractory indolent lymphoma [J]. Journal of Clinical Oncology, 2017, 35

(35): 3898-905.

[66] SARKOZY C, MAURER M J, LINK B K, et al. Cause of Death in Follicular Lymphoma in the First Decade of the Rituximab Era: A Pooled Analysis of French and US Cohorts [J]. Journal of clinical oncology: official journal of the American Society of Clinical Oncology, 2019, 37 (2): 144.

[67] ZUCCA, MOREAU, ANNE. Final Results of the IELSG-19 Randomized Trial of Mucosa-Associated Lymphoid Tissue Lymphoma: Improved Event-Free and Progression-Free Survival With Rituximab Plus Chlorambucil Versus Either Chlorambucil or Rituximab Monotherapy [J]. Journal of Clinical Oncology, 2017, 35 (17): 1905-12.

[68] RUMMEL M J, NIEDERLE N, MASCHMEYER G, et al. Bendamustine plus rituximab versus CHOP plus rituximab as first-line treatment for patients with indolent and mantle-cell lymphomas: an open-label, multicentre, randomised, phase 3 non-inferiority trial [J]. Lancet, 2013, 381 (9873): 1203-10.

[69] FLINN I W, VAN DER JAGT R, KAHL B S, et al. Randomized trial of bendamustine-rituximab or R-CHOP/R-CVP in first-line treatment of indolent NHL or MCL: the BRIGHT study [J]. Blood, The Journal of the American Society of Hematology, 2014, 123 (19): 2944-52.

[70] SALAR A, DOMINGO-DOMENECH E, PANIZO C, et al. Long-term results of a phase 2 study of rituximab and bendamustine for mucosa-associated lymphoid tissue lymphoma [J]. Blood, The Journal of the American Society of Hematology, 2017, 130 (15): 1772-4.

[71] FOWLER N H, DAVIS R E, RAWAL S, et al. Safety and activity of lenalidomide and rituximab in untreated indolent lymphoma: an open-label, phase 2 trial [J]. The Lancet Oncology, 2014, 15 (12): 1311-8.

[72] WILLIAMS M E, HONG F, GASCOYNE R D, et al. Rituximab extended schedule or retreatment trial for low tumour burden non-follicular indolent B-cell non-Hodgkin lymphomas: Eastern Cooperative Oncology Group Protocol E4402 [J]. British journal of haematology, 2016, 173 (6): 867-75.

[73] TSIMBERIDOU A M, CATOVSKY D, SCHLETTE E, et al. Outcomes in patients with splenic marginal zone lymphoma and marginal zone lymphoma treated with rituximab with or without chemotherapy or chemotherapy alone [J]. Cancer: Interdisciplinary International Journal of the American Cancer Society, 2006, 107 (1): 125-35.

[74] ELSE M, MARíN-NIEBLA A, DE LA CRUZ F, et al. Rituximab, used alone or in combination, is superior to other treatment modalities in splenic marginal zone lymphoma [J]. British journal of haematology, 2012, 159 (3): 322-8.

[75] KALPADAKIS C, PANGALIS G A, ANGELOPOULOU M K, et al. Treatment of splenic marginal zone lymphoma with rituximab monotherapy: progress report and comparison with splenectomy [J]. The oncologist, 2013, 18 (2): 190.

[76] VANAZZI A, GRANA C, CROSTA C, et al. Efficacy of 90Yttrium-ibritumomab tiuxetan in relapsed/refractory extranodal marginal-zone lymphoma [J]. Hematological oncology, 2014, 32 (1): 10-5.

[77] SACCHI S, MARCHESELLI R, BARI A, et al. Safety and efficacy of lenalidomide in combination with rituximab in recurrent indolent non-follicular lymphoma: final results of a phase II study conducted by the Fondazione Italiana Linfomi [J]. haematologica, 2016, 101 (5): e196.

[78] FLINN I W, MILLER C B, ARDESHNA K M, et al. DYNAMO: a phase II study of duvelisib (IPI-145) in patients with refractory indolent non-Hodgkin lymphoma [J]. Journal of Clinical Oncology, 2019, 37 (11): 912-+.

[79] NOY A, DE VOS S, THIEBLEMONT C, et al. Targeting Bruton tyrosine kinase with ibrutinib in relapsed/refractory marginal zone lymphoma [J]. Blood, The Journal of the American Society of Hematology, 2017, 129 (16): 2224-32.

[80] GOPAL A K, KAHL B S, DE VOS S, et al. PI3Kδ inhibition by idelalisib in patients with relapsed

indolent lymphoma [J]. New England Journal of Medicine, 2014, 370 (11): 1008-18.

[81] WITZIG T E, WIERNIK P H, MOORE T, et al. Lenalidomide Oral Monotherapy Produces Durable Responses in Relapsed or Refractory Indolent Non-Hodgkin's Lymphoma [J]. Journal of Clinical Oncology Official Journal of the American Society of Clinical Oncology, 2009, 27 (32): 5404.

[82] MIAO Y, CAO L, SUN Q, et al. Spectrum and immunophenotyping of 653 patients with B-cell chronic lymphoproliferative disorders in China: A single-centre analysis [J]. Hematological Oncology, 2017.

[83] JAIN P, DREYLING M, SEYMOUR J F, et al. High-Risk Mantle Cell Lymphoma: Definition, Current Challenges, and Management [J]. Journal of Clinical Oncology, 2020, 38 (36): JCO.20.02287.

[84] SWERDLOW S H, CAMPO E, PILERI S A, et al. The 2016 revision of the World Health Organization classification of lymphoid neoplasms - ScienceDirect [J]. Blood, 2016.

[85] CHEAH C Y, SEYMOUR J F, WANG M L. Mantle cell lymphoma [J]. Journal of clinical oncology, 2016, 34 (11): 1256-69.

[86] ROYO C, NAVARRO A, CLOT G, et al. Non-nodal type of mantle cell lymphoma is a specific biological and clinical subgroup of the disease [J]. Leukemia, 2012, 26 (8): 1895-8.

[87] ESKELUND C W, DAHL C, HANSEN J W, et al. TP53 mutations identify younger mantle cell lymphoma patients who do not benefit from intensive chemoimmunotherapy [J]. Blood, 2017, 130 (17).

[88] JAIN P, WANG M. Mantle cell lymphoma: 2019 update on the diagnosis, pathogenesis, prognostication, and management [J]. American journal of hematology, 2019, 94 (6): 710-25.

[89] GEISLER C H, KOLSTAD A, LAURELL A, et al. The Mantle Cell Lymphoma International Prognostic Index (MIPI) is superior to the International Prognostic Index (IPI) in predicting survival following intensive first-line immunochemotherapy and autologous stem cell transplantation (ASCT) [J]. Blood, The Journal of the American Society of Hematology, 2010, 115 (8): 1530-3.

[90] HOSTER E, DREYLING M, KLAPPER W, et al. A new prognostic index (MIPI) for patients with advanced-stage mantle cell lymphoma [J]. Blood, The Journal of the American Society of Hematology, 2008, 111 (2): 558-65.

[91] HOSTER E, ROSENWALD A, BERGER F, et al. Prognostic Value of Ki-67 Index, Cytology, and Growth Pattern in Mantle-Cell Lymphoma: Results From Randomized Trials of the European Mantle Cell Lymphoma Network [J]. Journal of Clinical Oncology, 2016: JCO.2015.63.8387.

[92] DABAJA B S, ZELENETZ A, NG A, et al. Early-stage mantle cell lymphoma: a retrospective analysis from the International Lymphoma Radiation Oncology Group (ILROG) [J]. Annals of Oncology, 2017, 28 (9): 2185-90.

[93] DREYLING M, CAMPO E, HERMINE O, et al. Newly diagnosed and relapsed mantle cell lymphoma: ESMO Clinical Practice Guidelines for diagnosis, treatment and follow-up [J]. Annals of Oncology, 2017, 28: iv62-iv71.

[94] MCKAY P, LEACH M, JACKSON B, et al. Guideline for the management of mantle cell lymphoma [J]. British journal of haematology, 2018, 182 (1): 46-62.

[95] WANG M L, RULE S, MARTIN P, et al. Targeting BTK with ibrutinib in relapsed or refractory mantle-cell lymphoma [J]. New England Journal of Medicine, 2013, 369 (6): 507-16.

[96] LI G, LIU X, CHEN X. Simultaneous development of zanubrutinib in the USA and China [J]. Nature Reviews Clinical Oncology, 2020, 17 (10): 589-90.

[97] SONG Y, ZHOU K, ZOU D, et al. Treatment of Patients with Relapsed or Refractory Mantle-Cell Lymphoma with Zanubrutinib, a Selective Inhibitor of Bruton's Tyrosine Kinase [J]. Clinical Cancer Research, 2020, 26 (16): 4216-24.

[98] QIN Y, SONG Y, SHEN Z, et al. Safety and efficacy of obinutuzumab in Chinese patients with B-

cell lymphomas: a secondary analysis of the GERSHWIN trial [J]. Cancer Communications, 2018, 38 (1): 1-9.

[99] GOY A, SINHA R, WILLIAMS M E, et al. Single-agent lenalidomide in patients with mantle-cell lymphoma who relapsed or progressed after or were refractory to bortezomib: phase II MCL-001 (EMERGE) study [J]. Journal of clinical oncology, 2013, 31 (29): 3688.

[100] FISHER R I, BERNSTEIN S H, KAHL B S, et al. Multicenter phase II study of bortezomib in patients with relapsed or refractory mantle cell lymphoma [J]. Journal of clinical oncology, 2006, 24 (30): 4867-74.

[101] CAI Q, HUANG H, ZHANG Y, et al. Efficacy and Safety Analysis of Ibrutinib-Containing Therapy for Relapsed/Refractory (R/R) Mantle Cell Lymphoma (MCL): Results from a Real-World Study in China [J]. Blood, 2020, 136: 1.

[102] HALLEK M, CHESON B D, CATOVSKY D, et al. iwCLL guidelines for diagnosis, indications for treatment, response assessment, and supportive management of CLL [J]. Blood, The Journal of the American Society of Hematology, 2018, 131 (25): 2745-60.

[103] BURGER J A, TEDESCHI A, BARR P M, et al. Ibrutinib as initial therapy for patients with chronic lymphocytic leukemia [J]. New England Journal of Medicine, 2015, 373 (25): 2425-37.

[104] BURGER J A, BARR P M, ROBAK T, et al. Long-term efficacy and safety of first-line ibrutinib treatment for patients with CLL/SLL: 5 years of follow-up from the phase 3 RESONATE-2 study [J]. Leukemia, 2020, 34 (3): 787-98.

[105] EICHHORST B, FINK A-M, BAHLO J, et al. First-line chemoimmunotherapy with bendamustine and rituximab versus fludarabine, cyclophosphamide, and rituximab in patients with advanced chronic lymphocytic leukaemia (CLL10): an international, open-label, randomised, phase 3, non-inferiority trial [J]. The lancet oncology, 2016, 17 (7): 928-42.

[106] HALLEK M, FISCHER K, FINGERLE-ROWSON G, et al. Addition of rituximab to fludarabine and cyclophosphamide in patients with chronic lymphocytic leukaemia: a randomised, open-label, phase 3 trial [J]. The Lancet, 2010, 376 (9747): 1164-74.

[107] FISCHER K, AL-SAWAF O, BAHLO J, et al. Venetoclax and obinutuzumab in patients with CLL and coexisting conditions [J]. New England journal of medicine, 2019, 380 (23): 2225-36.

[108] SHARMAN J P, MIKLOS E, WOJCIECH J, et al. Acalabrutinib with or without obinutuzumab versus chlorambucil and obinutuzmab for treatment-naive chronic lymphocytic leukaemia (ELEVATE TN): a randomised, controlled, phase 3 trial [J]. Lancet, 2020, 395 (10232): 1278-91.

[109] SHANAFELT T D, WANG X V, KAY N E, et al. Ibrutinib–Rituximab or Chemoimmunotherapy for Chronic Lymphocytic Leukemia [J]. New England Journal of Medicine, 2019, 381 (5): 432-43.

[110] CHANG J E, HAVIGHURST T, KIM K M, et al. Bendamustine+rituximab chemoimmunotherapy and maintenance lenalidomide in relapsed, refractory chronic lymphocytic leukaemia and small lymphocytic lymphoma: A Wisconsin Oncology Network Study [J]. British Journal of Haematology, 2016, 173 (2): 283-91.

[111] BYRD J C, FURMAN R R, COUTRE S E, et al. Targeting BTK with ibrutinib in relapsed chronic lymphocytic leukemia [J]. The New England journal of medicine, 2013, 369 (1): 32-42.

[112] XU W, YANG S, ZHOU K, et al. Treatment of relapsed/refractory chronic lymphocytic leukemia/small lymphocytic lymphoma with the BTK inhibitor zanubrutinib: phase 2, single-arm, multicenter study [J]. Journal of hematology & oncology, 2020, 13: 1-12.

[113] SEYMOUR J F, KIPPS T J, EICHHORST B, et al. Venetoclax–rituximab in relapsed or refractory chronic lymphocytic leukemia [J]. New England Journal of Medicine, 2018, 378 (12): 1107-20.

[114] FURMAN R R, SHARMAN J P, COUTRE S E, et al. Idelalisib and rituximab in relapsed chronic lymphocytic leukemia [J]. New England Journal of Medicine, 2014, 370 (11): 997-1007.

[115] ÖSTERBORG A, JEWELL R C, PADMANABHAN-IYER S, et al. Ofatumumab monotherapy in fludarabine-refractory chronic lymphocytic leukemia: final results from a pivotal study [J]. Haematologica, 2015, 100 (8): e311.

[116] FLINN I W, HILLMEN P, MONTILLO M, et al. The phase 3 DUO trial: duvelisib vs ofatumumab in relapsed and refractory CLL/SLL [J]. Blood, The Journal of the American Society of Hematology, 2018, 132 (23): 2446-55.

[117] KATER A P, WU J Q, KIPPS T, et al. Venetoclax Plus Rituximab in Relapsed Chronic Lymphocytic Leukemia: 4-Year Results and Evaluation of Impact of Genomic Complexity and Gene Mutations From the MURANO Phase III Study [J]. J Clin Oncol, 2020: JCO2000948-JCO.

[118] BARRINGTON S F, MIKHAEEL N G, KOSTAKOGLU L, et al. Role of imaging in the staging and response assessment of lymphoma: consensus of the International Conference on Malignant Lymphomas Imaging Working Group [J]. Journal of clinical oncology, 2014, 32 (27): 3048.

[119] MAUCH P, GOODMAN R, HELLMAN S. The significance of mediastinal involvement in early stage Hodgkin's disease [J]. Cancer, 1978, 42 (3): 1039-45.

[120] MOCCIA A A, DONALDSON J, CHHANABHAI M, et al. International Prognostic Score in advanced-stage Hodgkin's lymphoma: altered utility in the modern era [J]. Journal of clinical oncology, 2012, 30 (27): 3383-8.

[121] FUCHS M, GOERGEN H, KOBE C, et al. Positron emission tomography-guided treatment in early-stage favorable Hodgkin lymphoma: final results of the international, randomized phase III HD16 trial by the German Hodgkin Study Group [J]. Journal of Clinical Oncology, 2019, 37 (31): 2835-45.

[122] ANDRE M, GIRINSKY T, FEDERICO M, et al. Early positron emission tomography response-adapted treatment in stage I and II Hodgkin lymphoma: final results of the randomized EORTC/LYSA/FIL H10 trial [J]. 2017.

[123] EICH H T, DIEHL V, GöRGEN H, et al. Intensified chemotherapy and dose-reduced involved-field radiotherapy in patients with early unfavorable Hodgkin's lymphoma: final analysis of the German Hodgkin Study Group HD11 trial [J]. Journal of clinical oncology, 2010, 28 (27): 4199-206.

[124] VIVIANI S, ZINZANI P L, RAMBALDI A, et al. ABVD versus BEACOPP for Hodgkin's lymphoma when high-dose salvage is planned [J]. New England Journal of Medicine, 2011, 365 (3): 203-12.

[125] JOHNSON P, FEDERICO M, KIRKWOOD A, et al. Adapted treatment guided by interim PET-CT scan in advanced Hodgkin's lymphoma [J]. N Engl J Med, 2016, 374: 2419-29.

[126] CONNORS J M, JURCZAK W, STRAUS D J, et al. Brentuximab vedotin with chemotherapy for stage III or IV Hodgkin's lymphoma [J]. New England Journal of Medicine, 2018, 378 (4): 331-44.

[127] JAGADEESH D, DIEFENBACH C, EVENS A M. XII. Hodgkin lymphoma in older patients: challenges and opportunities to improve outcomes [J]. Hematological oncology, 2013, 31 (S1): 69-75.

[128] STAMATOULLAS A, BRICE P, BOUABDALLAH R, et al. Outcome of patients older than 60 years with classical Hodgkin lymphoma treated with front line ABVD chemotherapy: frequent pulmonary events suggest limiting the use of bleomycin in the elderly [J]. British journal of haematology, 2015, 170 (2): 179-84.

[129] KOLSTAD A, NOME O, DELABIE J, et al. Standard CHOP-21 as first line therapy for elderly patients with Hodgkin's lymphoma [J]. Leukemia & lymphoma, 2007, 48 (3): 570-6.

[130] ADVANI R H, HOPPE R T. How I treat nodular lymphocyte predominant Hodgkin lymphoma [J]. Blood, The Journal of the American Society of Hematology, 2013, 122 (26): 4182-8.

[131] JACKSON C, SIROHI B, CUNNINGHAM D, et al. Lymphocyte-predominant Hodgkin lympho-

ma—clinical features and treatment outcomes from a 30-year experience [J]. Annals of Oncology, 2010, 21 (10): 2061-8.

[132] NOGOVA L, REINEKE T, EICH H, et al. Extended field radiotherapy, combined modality treatment or involved field radiotherapy for patients with stage IA lymphocyte-predominant Hodgkin's lymphoma: a retrospective analysis from the German Hodgkin Study Group (GHSG) [J]. Annals of Oncology, 2005, 16 (10): 1683-7.

[133] LIU Y, WANG C, LI X, et al. Improved clinical outcome in a randomized phase II study of anti-PD-1 camrelizumab plus decitabine in relapsed/refractory Hodgkin lymphoma [J]. Journal for immunotherapy of cancer, 2021, 9 (4).

[134] ADVANI R H, HORNING S J, HOPPE R T, et al. Mature results of a phase II study of rituximab therapy for nodular lymphocyte - predominant Hodgkin lymphoma [J]. Journal of Clinical Oncology, 2014, 32 (9): 912-8.

[135] QI S-N, XU L-M, YUAN Z-Y, et al. Effect of primary tumor invasion on treatment and survival in extranodal nasal-type NK/T-cell lymphoma in the modern chemotherapy era: a multicenter study from the China Lymphoma Collaborative Group (CLCG) [J]. Leukemia & lymphoma, 2019.

[136] YAN Z, HUANG H-Q, WANG X-X, et al. A TNM staging system for nasal NK/T-cell lymphoma [J]. PloS one, 2015, 10 (6): e0130984.

[137] HONG H, LI Y, LIM S T, et al. A proposal for a new staging system for extranodal natural killer T-cell lymphoma: a multicenter study from China and Asia Lymphoma Study Group [J]. Leukemia, 2020, 34 (8): 2243-8.

[138] HORWITZ S, O'CONNOR O A, PRO B, et al. Brentuximab vedotin with chemotherapy for CD30-positive peripheral T-cell lymphoma (ECHELON-2): a global, double-blind, randomised, phase 3 trial [J]. The Lancet, 2019, 393 (10168): 229-40.

[139] SHI Y, DONG M, HONG X, et al. Results from a multicenter, open-label, pivotal phase II study of chidamide in relapsed or refractory peripheral T-cell lymphoma [J]. Annals of oncology, 2015, 26 (8): 1766-71.

[140] SHI Y, JIA B, XU W, et al. Chidamide in relapsed or refractory peripheral T cell lymphoma: a multicenter real-world study in China [J]. Journal of hematology & oncology, 2017, 10 (1): 1-5.

[141] HONG X, SONG Y, HUANG H, et al. Pralatrexate in Chinese patients with relapsed or refractory peripheral T-cell lymphoma: a single-arm, multicenter study [J]. Targeted oncology, 2019, 14 (2): 149-58.

[142] O'CONNOR O A, PRO B, PINTER-BROWN L, et al. Pralatrexate in patients with relapsed or refractory peripheral T-cell lymphoma: results from the pivotal PROPEL study [J]. Journal of clinical oncology, 2011, 29 (9): 1182.

[143] LI X, CUI Y, SUN Z, et al. DDGP versus SMILE in newly diagnosed advanced natural killer/T-cell lymphoma: a randomized controlled, multicenter, open-label study in China [J]. Clinical Cancer Research, 2016, 22 (21): 5223-8.

白血病

名誉主编

樊代明

主　编

王建祥　李建勇　邱录贵　纪春岩

副主编

周剑峰　秘营昌　魏　辉　徐　卫

编　委（姓氏笔画排序）

马　军	方美云	王少元	王　迎	王季石
王建祥	王　欣	王健民	主鸿鹄	冯建明
叶静静	白　海	任汉云	刘代红	刘兵城
刘　利	刘启发	刘卓刚	刘　竞	刘　霆
孙自敏	江　明	江　倩	纪春岩	吴　彤
吴德沛	宋永平	宋献民	张广森	张连生
张　钰	张　梅	张　曦	张龑莉	李文倩
李玉华	李军民	李建勇	李　娟	李　艳
李　菲	李　薇	杜　欣	杜　新	杨建民
杨林花	沈志祥	贡铁军	邱录贵	陈协群
陈苏宁	陈国安	陈洁平	周剑峰	周道斌
易树华	罗建民	金　洁	俞文娟	姚红霞
姜尔烈	胡建达	胡　豫	倪海雯	徐　卫
徐　兵	秘营昌	高春记	高素君	章静茹
黄　河	黄晓军	游　泳	韩艳秋	赖永榕
颜晓菁	魏　辉			

第一章

前言

第一节 流行病学

白血病（leukemia）是起源于造血干、祖细胞的造血系统恶性肿瘤。白血病细胞具有增殖、生存优势，在体内无控性增生、积聚，逐渐抑制正常造血，并侵袭其他器官、系统，使患者出现贫血、出血、感染和浸润征象，最终导致死亡。

白血病发病与感染、辐射、化学制剂，与生活方式和遗传等有关，细胞、分子遗传学异常是其致病基础。这些致病因素改变细胞的遗传特性，影响细胞的正常生物学行为，使之恶变，形成白血病。

根据白血病细胞的分化程度和自然病程，将白血病分为急性和慢性两大类。急性白血病（acute leukemia，AL）细胞的分化停滞于早期阶段，多为原始细胞和早期幼稚细胞，病情发展迅速，自然病程仅数月。慢性白血病（chronic leukemia，CL）细胞的分化停滞于晚期阶段，多为较成熟细胞或成熟细胞，病情相对缓慢，自然病程可达数年。

按照主要受累的细胞系列可将急性白血病分为急性淋巴细胞白血病（acute lymphoblastic leukemia，ALL）和急性髓系白血病（acute myeloid leukemia，AML）。慢性白血病则分为慢性髓性白血病，常称为慢性粒细胞白血病（chronic myeloid leukemia，CML）、慢性淋巴细胞白血病（chronic lymphocytic leukemia，CLL）及少见类型的白血病。

不同类型白血病的发病率、病死率和地区、族群分布有明显差异。1982年，IARC根据十余个国家的登记，公布了白血病各亚型的年发病率：ALL（0.6~1.9）/10万，CLL（0.1~3.1）/10万，AML（0.7~3.1）/10万，CML（0.7~2.3）/10万。

北美肿瘤登记协会报道1997—2002年5年间美国根据人口学特征、不同亚型白血病的发病率，该调查覆盖61%的美国人口。白血病的诊断分类采用第三版的国际肿瘤性疾病分类（ICD-O-3，参考的是WHO分类），所有的发病率均采用根据2000

年美国标准人群年龄校正后的发生率（以每10万人的发病率表示）。1997—2002年5年间调查人群共诊断白血病144559例，AL 66067例（占46%）、CL 71860例（占50%）。CLL 51874（占36%，第一位）、AML 41746例（占29%，第二位）、ALL 19619例（占14%，居第三位）；CML 15686例（占11%，居第四位）。

我国1986—1988年由中国医学科学院血液学研究所杨崇礼牵头进行全国白血病流行病学调查，结果显示：白血病年发病率2.71/10万，标化率为2.62/10万[95% CI 2.85~2.84/10万]。其中AML发病率为1.62/10万，ALL为0.69/10万，CML为0.36/10万，CLL为0.05/10万，特殊类型白血病为0.03/10万。在所有白血病中，AML发病率最高，ALL次之，CML第三。各自构成比分别为58.7%、25.0%和12.9%；CLL及特殊类型白血病较少，占3.4%。在AML各亚型之中，M2a、M3、M5发病率较高，其AML之中的构成比分别为25.2%、18.7%和23.2%。M1、M2b次之，分别为10.8%和10.5%。

目前，我国也采用和国际接轨的肿瘤登记模式。2012年国家肿瘤登记中心（NCCR）的数据，共有193个癌症登记处（城市74个，农村119个），覆盖198060406人口（城市100450109；农村97610297）。白血病（C91-C95）发病率5.68/10万，中标率（中国标准人群年龄标化后的发病率）为4.74/10万，世标率（世界标准人群年龄标化后的发病率）4.90/10万，占全部肿瘤的2.02%，白血病发病率居所有肿瘤的第13位。城市的发生率为6.19/10万，农村为5.11/10万。男性发病率（粗率）为6.28/10万，中标率为5.30/10万，世标率为5.46/10万；女性发病率（粗率）为5.07/10万，中标率为4.19/10万，世标率为4.36/10万；男性中标率为女性的1.26倍。

2012年全国肿瘤登记地区白血病死亡率4.05/10万，中标率3.14/10万，世标率3.16/10万；居所有肿瘤的第9位。男性死亡率4.67/10万，居各种肿瘤的第7位；女性3.41/10万，居各种肿瘤的第10位。城市白血病死亡率4.42/10万，农村为3.68/10万。死亡率/发病率=0.71（城市、农村均为0.71）。

第二节 预防与筛查

1 预防

白血病的发生是多因素、多基因、多步骤、多阶段的复杂生物学现象。随着现代分子生物学技术的发展，白血病的病因学研究已从群体医学进入细胞生物学和分子生物学水平。

研究发现，白血病的发生可能与诸多因素有关，虽然迄今距离阐明白血病的确切病因仍相差甚远，但总体认识到，与实体恶性肿瘤相仿，白血病是机体固有的遗传基因特性与外界致病因素间相互作用的结果。前者包括宿主自身因素如年龄、性别、种族和遗传特性等，后者包括环境因素如物理因素、化学因素、病毒因素等。

应尽量避免接触危险因素：

（1）物理因素：避免接触过多放射线，从事放射工作的人员做好个人防护。

（2）化学因素：避免接触致癌物质（如苯等）。

（3）生物因素：防治感染，特别是病毒的感染。

（4）药物因素：勿滥用氯霉素、细胞毒类抗癌药、免疫抑制剂等药物。

（5）健康生活方式：保证睡眠充足，营养合理，多吃新鲜蔬菜水果，常做户外体育锻炼，注意保暖，戒烟限酒。

三级预防为康复预防，通常指对肿瘤患者经过各种方法治疗后进行康复治疗，减少并发症，防止致残率，提高生存率和生存质量，还包括对晚期患者实行止痛和临终关怀。对接受化疗、靶向药物治疗的患者应注意对脏器功能的影响，及时发现、及早干预。对接受异基因造血干细胞移植（allogeneic hematopoietic stem cell transplantation，allo-HSCT）后伴有慢性移植物抗宿主病（graft-versus-host disease，GVHD）影响功能的患者，应通过综合措施尽量促进功能恢复，从而提高生活质量。白血病的治疗往往周期长、需要患者密切合作，应及早进行心理干预减少心理问题发生。无论是单纯化疗，还是接受过 HSCT 的患者，生存仅是基本目标，回归社会才是最终目标。

2 筛查

急性白血病大多起病急骤，症状在几天或 1~2 周内出现，常以高热、进行性贫血、显著出血倾向或骨关节疼痛等为早期症状。起病缓慢的病例，则常以数周至数月的乏力、虚弱、苍白、劳动后气短、体重减轻、食欲不振或体内某处疼痛或肿胀等开始，乏力、虚弱可能由于贫血，或与白血病细胞代谢异常引起的血钙过高、过低或血镁过低等有关。体重减轻是因进食减少而代谢率增高所致。

慢性白血病病程较长，通常是在常规体检时发现血常规指标异常，如白细胞增高，或无意间触及肿大淋巴结或脾脏后就诊。大部分患者就诊时无症状，随疾病进展，可能逐渐出现消瘦等症状及正常血细胞减少和功能障碍、高代谢等疾病相关表现，如全身不适、头晕、乏力、瘀点、瘀斑、感染、盗汗、体重减轻、低热、心悸等。随疾病进展，可出现器官增大相关症状，由于淋巴结和脾脏肿大造成局部压迫，压迫部位不同会出现相应症状。如脾大会引起腹胀、左上腹沉重感或疼痛、食后饱胀等不适。

对白血病的早筛工作应重点注意科普宣传以便有相关症状者能尽早就诊，另外定期进行包含血常规在内的常规查体对白血病的早筛也非常重要。

第三节 诊断

白血病的诊断主要是依赖骨髓涂片计数原始细胞比例。其分型早期主要依赖细胞形态学和细胞化学染色，目前白血病分型主要靠免疫表型。遗传学信息主要用于白血病的预后判断，但对伴有特定遗传学异常［如t（8；21）、inv（16）或t（15；17）］者，不论原始细胞比例如何，可直接诊断为AML。

白血病的诊断标准几经变迁，1976年，法、英、美3国7位学者共同研究了大量白血病的骨髓和外周血涂片，结合细胞化学染色，提出了白血病的FAB诊断分型标准，这一标准至今对AML的分型仍有影响。

FAB将原始细胞≥30%作为急性白血病的诊断标准，将白血病分为急性淋巴细胞白血病、急性髓细胞白血病、慢性淋巴细胞白血病和慢性粒细胞白血病四类。其中急性淋巴细胞白血病又分为L1、L2和L3三种亚型；急性髓细胞白血病分为M0-M7型；慢性淋巴细胞白血病分为慢性B和T细胞白血病。

随着研究深入，发现白血病具有异常的细胞膜和细胞质分子免疫标记，许多白血病类型还有特征性的染色体和分子遗传异常。将细胞免疫表型和细胞遗传学特征与细胞形态诊断结合起来，无疑会使白血病的诊断分型更加客观、科学、精确，更具可重复性。

为此，1985—1986年FAB协作组会同免疫学家和遗传学家共同制订了白血病新的形态学-免疫学-细胞遗传学（MIC）分型标准；后来又结合了分子遗传特征，形成了MICM诊断分型标准。经过多年的临床实践，认识到一种恶性疾病实体的定义不能仅依靠细胞形态、免疫表型和遗传特征，而应综合现在已知的所有疾病要素。

1997年WHO召集了130余位世界著名的临床血液学家和病理学家，借鉴淋巴瘤的REAL分型原则，综合病因、既往病史、细胞形态、免疫表型、遗传学特征及临床、治疗和预后特点，于2001年提出了包括白血病在内的血液和淋巴组织肿瘤新的诊断分型标准；经过多年实践，结合新的研究进展，2008年、2016年WHO对该标准又作了补充修订。总的来说，WHO诊断分型标准按细胞类型将血液和淋巴组织肿瘤分为三大类：髓系、淋系和组织细胞/树突细胞肿瘤，每一种类疾病又分若干亚型。

WHO分类方案与FAB两个最基本的区别：一是WHO分类综合白血病形态学、免疫表型、遗传学和患者临床特征作为分类诊断标准，尽可能使每一亚类成为具有不同实验、临床、预后特点的特定病种，而FAB分类是简单的形态学分类；另一区别是WHO分类中诊断AML的血或骨髓原始细胞下限从FAB的30%，降为20%。随着近年二代测序应用，根据组学的研究结果提出了Ph样及早期前体T（ETP）急性淋巴细胞白血病。WHO2016年分型同样将这些新的亚型纳入WHO分型中。

未来随着组学更加普遍的应用，会有更多根据组学特征确立的疾病亚型出现。

随着基因组学、蛋白质组学、代谢组学和生物信息学等技术迅速发展，也为免疫治疗与靶向药物提供了重要指导。现今，从整合医学的角度，开发疾病诊断、分型方法，完善疾病本身及并发症的治疗，从而改善生活质量，提高治疗效果。

由于不同类型白血病的诊断、治疗不同，本文就AML、ALL、CML、CLL四种最常见的白血病类型进行分节阐述。

第二章

成人急性髓系白血病

第一节 成人急性髓系白血病的诊断

1 成人急性髓系白血病的诊断

急性髓系白血病（AML）的诊断标准参照 WHO 2016 造血和淋巴组织肿瘤分类标准，外周血或骨髓原始细胞≥20%是诊断 AML 的必要条件。但当患者被证实有克隆性重现性细胞遗传学异常 t（8；21）(q22；q22)、inv（16）(p13；q22) 或 t（16；16）(p13；q22) 以及 t（15；17）(q22；q12) 时，即使原始细胞<20%，也应诊断为AML。

在接诊时，病史采集应包含年龄，既往病史及治疗情况，特别是血液病史或肿瘤史，有无重要脏器功能不全，有无髓外浸润，有无家族史，特别是血液病或肿瘤，有无遗传代谢病病史。疑诊白血病时，要进行检查并明确诊断分型，包括骨髓细胞形态学（细胞形态学、细胞化学、组织病理学），免疫分型，细胞遗传学（染色体核型），必要时荧光原位杂交（FISH），白血病相关融合基因、基因突变分子学检测。有可能接受异基因造血干细胞移植者行 HLA 配型。

2 AML 的预后和分层因素

2.1 AML 不良预后因素

年龄≥60岁，有骨髓增生异常综合征（myelodysplastic syndromes，MDS）或骨髓增殖性肿瘤（myeloproliferative neoplasm，MPN）病史，治疗相关性/继发性 AML，高白细胞（≥100×10^9/L），合并中枢神经系统白血病（central nervous system leukemia，CNS-L），合并髓外浸润（除外肝、脾、淋巴结受累）等。

2.2 细胞遗传学/分子遗传学指标危险度分级

根据初诊时 AML 细胞遗传学和分子遗传学异常行 AML 遗传学预后分组，具体分组见表41-2-1。

表41-2-1　AML遗传学预后分组

预后等级	细胞遗传学	分子遗传学
预后良好	inv（16）（p13;q22）或t（16;16）（p13;q22） t（8;21）（q22;q22）	NPM1突变但不伴有FLT3-ITD突变，或者伴有低等位基因比FLT3-ITD突变[a] CEBPA双突变
预后中等	正常核型 t（9;11）（p22;q23） 其他异常	inv（16）（p13;q22）或t（16;16）（p13;q22）伴有C-kit突变[b] t（8;21）（q22;q22）伴有C-kit突变[b] NPM1突变伴有高等位基因比FLT3-ITD突变[a]
预后不良	单体核型 复杂核型（≥3种），不伴有t（8;21）（q22;q22）、inv（16）（p13;q22）或t（16;16）（p13;q22）或t（15;17）（q22;q12） -5 -7 5q- -17或abn（17p） 11q23染色体易位，除外t（9;11） inv（3）（q21;q26.2）或t（3;3）（q21q26.2） t（6;9）（p23;q34） t（9;22）（q34.1;q11.2） t（7;11）（p15;p15）	TP53突变 RUNX1（AML1）突变[c] ASXL1突变[c] 高等位基因比FLT3-ITD突变[a,c]

注：a.低等位基因比为<0.5，高等位基因比为≥0.5。如未行FLT3等位基因比检测，FLT3-ITD阳性应按高等位基因比对待。
b.C-kit D816对t（8;21）（q22;q22）、inv（16）（p13;q22）或t（16;16）（p13;q22）具有预后影响，其他突变位点对预后无影响，仍归入预后良好组。
c.这些异常如发生在预后良好组，不应作为不良预后标志。
单体核型：两个或以上常染色体单体，或一个常染色体单体合并至少一个染色体结构异常。
DNMT3a、RNA剪接染色质修饰基因突变（SF3B1、U2AF1、SRSF2、ZRSR2、EZH2、BCOR、STAG2），这类基因突变在同时不伴有t（8;21）（q22;q22）、inv（16）（p13q22）或t（16;16）（p13;q22）或t（15;17）（q22;q12）时，预后不良。但其循证医学证据级别不能等同于TP53、ASXL1、RUNX1等突变，暂不作为危险度分层依据。

3　复发难治性AML（relapsed or refractory acute myeloid leukemia，R/R AML）的诊断

3.1　复发性AML诊断标准

完全缓解（CR）后外周血再现白血病细胞或骨髓中原始细胞≥0.050（除外巩固化疗后骨髓再生等其他原因）或髓外出现白血病细胞浸润。

3.2　难治性白血病诊断标准

经标准方案治疗2个疗程无效的初治病例；CR后经巩固强化治疗，12个月内复发者；12个月后复发但经常规化疗无效者；2次或多次复发者；AML持续存在者。

第二节　成人急性髓系白血病及其并发症的治疗及护理

对于 AML（非 APL）均建议首选参加临床研究。若不能参加，按下述建议治疗。

1　初诊 AML（非 APL）的治疗

1.1　年龄<60 岁 AML 的治疗

（1）诱导缓解治疗

表 41-2-2　年龄<60 岁 AML 诱导治疗方案

化疗方案分类	
常规的诱导缓解方案	标准剂量阿糖胞苷（Ara-C）100~200mg/m²/d×7 天联合去甲氧柔红霉素（IDA）12mg/m²/d×3 天或柔红霉素（DNR）60~90mg/m²/d×3 天。
含中剂量 Ara-C 的诱导治疗方案	高三尖杉酯碱（HHT）2mg/m²/d×7 天，DNR40mg/m²/d×3 天，Ara-C 前 4 天为 100mg/m²/d，第 5、6、7 天为 1g/m²/q12h。
其他诱导方案	IA、DA、MA 及 HA+蒽环类药物组成的方案，如 HAA（HA+阿克拉霉素）、HAD（HA+DNR）等。

注：有严重并发症者，参照老年不耐受强烈化疗的治疗方案。

（2）诱导治疗后监测

①标准剂量 Ara-C 诱导后治疗监测：

表 41-2-3　停化疗后第 7~14 天复查骨髓

残留白血病细胞	治疗方案
残留白血病细胞≥10%	考虑双诱导治疗[a]或等待观察
残留白血病细胞<10% 但无增生低下	可给予双诱导治疗[a]或等待恢复
增生低下且残留白血病细胞<10%	等待恢复

注：a 标准剂量 Ara-C+蒽环或蒽醌类等药物（IDA 或 DNR、Mitox 等）；含 G-CSF 的预激方案（如 CAG 方案：G-CSF+Ara-C+Acla）。

表 41-2-4　停化疗后第 21~28 天（骨髓恢复）复查骨髓、血象

骨髓缓解情况	治疗方案
完全缓解	进入缓解后治疗
白血病细胞比例下降不足 60%	按诱导失败对待
未取得完全缓解但白血病细胞比例下降超过 60%	重复原方案一疗程；也可换二线方案
增生低下且残留白血病细胞<10%	等待恢复
增生低下且残留白血病细胞≥10%	考虑下一步治疗（参考双诱导治疗的方案或按诱导治疗失败患者的选择治疗方案）

②中大剂量 Ara-C 方案诱导后监测：

表 41-2-5　停化疗后第 21~28 天（骨髓恢复）复查骨髓、血象

骨髓缓解情况	治疗方案
完全缓解	进入缓解后治疗
骨髓已恢复但未达到完全缓解标准	按诱导失败对待
增生低下且残留白血病细胞<10%	等待恢复
增生低下且残留白血病细胞≥10%	按治疗失败对待

（3）AML 完全缓解后治疗的选择

表 41-2-6　AML 完全缓解后不同危险组治疗的选择

预后等级	完全缓解后治疗方案
预后良好组	多疗程的大剂量 Ara-C[a]
	其他[b]
预后中等组	异基因造血干细胞移植[c]
	多疗程的大剂量 Ara-C[a]
	自体造血干细胞移植[d]
	其他[b]
预后不良组	尽早行异基因造血干细胞移植[c]
	多疗程的大剂量 Ara-C[a]
	其他[e]
无法进行危险度分层者	参考预后中等细胞遗传学或分子异常组患者治疗 若诊断时白细胞数≥100×10^9/L，则按预后不良组治疗

注：a 大剂量 Ara-C（3g/m^2/q12h，6 个剂量），3~4 疗程，单药应用。
b 中大剂量 Ara-C（1~2g/m^2/q12h，6 个剂量）为基础的方案；2~3 疗程中大剂量 Ara-C 为基础的方案巩固，继而行自体造血干细胞移植；标准剂量化疗（Ara-C 联合蒽环/蒽醌类、HHT、鬼臼类等），总的缓解后化疗周期≥6 疗程或标准剂量化疗巩固 3~4 疗程后行自体造血干细胞移植。
c 寻找供者期间行 1~2 疗程中大剂量 Ara-C 为基础的化疗或标准剂量化疗。异基因造血干细胞移植后视复发风险及造血重建状态，FLT3-ITD 阳性患者可以选择 FLT3 抑制剂进行维持治疗，其他患者可以选择去甲基化药物维持治疗
d 2~3 疗程中大剂量 Ara-C 为基础的巩固治疗后行自体造血干细胞移植。
e 2~3 疗程的中大剂量 Ara-C 为基础的化疗，或标准剂量化疗巩固，继而行自体造血干细胞移植。

AML 缓解后治疗方案的选择除根据上述的遗传学危险度分组外，还要根据可检测残留病（Measurable residual disease，MRD）进行动态调整。对于 MRD 持续阳性，或 MRD 阴转阳，尤其是巩固治疗完成后 MRD 阳性者，虽然遗传学分层属预后中低危组，仍然建议行造血干细胞移植。MRD 可采用多参数流式、PCR 等检测。

1.2 年龄≥60岁 AML 的治疗

（1）年龄≥60岁 AML 的诱导治疗

表 41-2-7　年龄≥60岁 AML 的诱导治疗选择

年龄		
年龄≥60~75岁（适合强化疗）	无不良预后因素	标准剂量化疗[a]
		低强度化疗[b]
	有不良预后因素	低强度化疗[b]
		标准剂量化疗[a]
年龄≥75岁或<75岁合并严重非血液学并发症或不适合强化疗	低强度化疗	
	支持治疗	

注：a 标准剂量化疗：Ara-C（100mg/m²/d×7天）联合 IDA（10~12mg/m²/d×3天）或 DNR（45~60mg/m²/d×3天）。
b 低强度化疗：维奈克拉（100mg，d1，200mg，d2，400mg，d3~28）联合阿扎胞苷（75mg/m²/d×7天）或地西他滨（20mg/m²/d×5天）。伴有 IDH1 突变的患者，可以采用阿扎胞苷（75mg/m²/d×7天）联合艾伏尼布（500mg，每天一次口服）。阿扎胞苷（75mg/m²/d×7天）或地西他滨（20mg/m²/d×5天）。小剂量化疗±G-CSF（如小剂量 Ara-C 为基础的方案——CAG、CHG、CMG 等，C-阿糖胞苷、A-阿克拉霉素、H-高三尖杉酯碱、M-米托蒽醌）；阿扎胞苷或地西他滨联合小剂量化疗等。

（2）年龄≥60岁 AML 强诱导化疗后骨髓情况监测及对策

表 41-2-8　年龄≥60岁 AML 强诱导化疗后第 21~28 天复查骨髓、血象

骨髓缓解情况	治疗方案
完全缓解	进入缓解后治疗
白血病细胞比例下降不足60%	按诱导失败对待
白血病细胞比例下降超过60%但未达完全缓解	重复原方案一疗程或更换二线方案
增生低下且残留白血病细胞<10%	等待恢复
增生低下且残留白血病细胞≥10%	按治疗失败对待

（3）年龄≥60岁 AML 完全缓解（CR）后的治疗选择

经标准剂量诱导化疗达完全缓解的方案选择：

①标准剂量 Ara-C（75~100mg/m²/d×5~7天）为基础的方案巩固强化。可与蒽环或蒽醌类（IDA、DNR 或 Mitox 等）、HHT、鬼臼类等联合。总的缓解后化疗周期4~6疗程。

②年龄<70岁，一般状况良好、肾功能正常（肌酐清除率≥70mL/min）、预后良好核型或伴有良好分子遗传学异常的正常核型可接受 Ara-C 0.5~2g/m²/q12h×4~6个剂量，1~2疗程。后改为标准剂量方案治疗，总的缓解后治疗周期4~6疗程。

③年龄<70岁，一般状况良好、重要脏器功能基本正常、伴有预后不良因素、有合适供者的患者，可采用非清髓预处理的异基因造血干细胞移植治疗。

④去甲基化药物（如阿扎胞苷或地西他滨）治疗，直至疾病进展。

经过低强度诱导化疗达完全缓解：

对一些预后良好，达到完全缓解后，能耐受标准剂量化疗者，可按提供的治疗

方案进行。也可继续前期的低强度治疗方案。

（4）维持治疗

经诱导和巩固治疗后，可用去甲基化药物（阿扎胞苷或地西他滨）维持治疗，至疾病进展。

2 急性早幼粒细胞白血病的治疗

近年，规范使用全反式维甲酸（all trans retinoic acid，ATRA）及砷剂治疗急性早幼粒细胞白血病（acute promyelocytic，APL），使之不用造血干细胞移植即可治愈。

表 41-2-9 APL治疗选择

初诊 WBC≤10×10⁹/L		
ATRA+砷剂治疗方案	诱导治疗	ATRA 联合三氧化二砷（简称亚砷酸）复方黄黛片直到完全缓解（CR）[a]
	巩固治疗	ATRA 7个疗程。亚砷酸或复方黄黛片4个疗程[b]
	维持治疗	每3个月为1个周期。第1个月：ATRA 2周，间歇2周；第2个月和第3个月亚砷酸或复方黄黛片×2周，间歇2周[a]，完成3个周期
ATRA+砷剂+其他化疗治疗方案	诱导治疗	同 ATRA+砷剂治疗方案中诱导治疗[a]；蒽环类或者蒽醌类药物控制白细胞增高
	巩固治疗	HA方案、MA方案、DA方案、IA方案[c]
	维持治疗	同 ATRA+砷剂治疗方案中维持治疗，完成8个周期
ATRA+其他化疗治疗方案（砷剂不耐受或无砷剂药品时）	诱导治疗	使用ATRA直到CR，第2、4、6、8天联合DNR或IDA[a]
	巩固治疗	ATRA 14d联合DNR或IDA 3d，间歇28d，为1个疗程，共2个疗程[a]
	维持治疗	每3个月为1个周期：第1~14天 ATRA，第15~90天 6-巯基嘌呤（6-MP），每周1次甲氨蝶呤（MTX），共11次。共8个周期[a]
初诊 WBC>10×10⁹/L		
ATRA+砷剂+化疗诱导、化疗巩固、ATRA/砷剂交替维持治疗	诱导治疗	使用ATRA联合亚砷酸或复方黄黛片直到CR[a]，第1~3天联合DNR或IDA[a]
	巩固治疗	HA方案、MA方案、DA方案、IA方案[c]
	维持治疗	同初诊 WBC≤10×10⁹/L，ATRA+砷剂治疗方案中维持治疗，完成8个周期
ATRA+砷剂+化疗诱导、ATRA+砷剂巩固、ATRA/6-MP/MTX维持治疗	诱导治疗	ATRA（第1~36天）+亚砷酸（第9~36天）+IDA（第2、4、6、8天）[a]
	巩固治疗	①ATRA（第1~28天）+亚砷酸（第1~2天）；②ATRA（第1~7、15~21、29~35天）+亚砷酸（第1~5、8~12、15~19、22~26、29~33天）
	维持治疗	同初诊 WBC≤10×10⁹/L中 ATRA+其他化疗治疗方案的维持治疗

注：a 药物剂量：ATRA 25mg/m²/d；三氧化二砷（简称亚砷酸）0.16mg/m²/d；复方黄黛片 60mg/m²/d；DNR 45mg/m²/d；IDA 8mg/m²/d；6-巯基嘌呤（6-MP）50~90mg/m²/d；甲氨蝶呤（MTX）5~15mg/m²/d。
b ATRA 25mg/m²/d×2周，间歇2周，为1个疗程。亚砷酸 0.16mg/m²/d 或者复方黄黛片 60mg/m²/d×4周，间歇4周，为1个疗程。
c HA方案：第1~7天，高三尖杉酯碱（HHT）2g/m²/d；第1~5天，Ara-C 100mg/m²/d。MA方案：第

1~3天，米托蒽醌（MIT）6~8mg/m²/d；第1~5天，Ara-C 100mg/m²/d。DA方案：第1~3天，柔红霉素（DNR）40mg/m²/d；第1~5天，Ara-C 100mg/m²/d。IA方案：第1~3天，去甲氧柔红霉素（IDA）8mg/m²/d；第1~5天，Ara-C 100mg/m²/d。

3 复发难治 AML 的治疗

复发难治AML应重新进行染色体和分子遗传学检查（如二代测序、RNA测序等），评估疾病状态，选择合适方案或临床试验。早期复发指缓解后12个月内复发者；晚期复发指缓解后12个月以上复发者。

表 41-2-10 复发难治 AML 的治疗原则

年龄		治疗建议
年龄<60岁	早期复发者	临床试验（强烈推荐）
		靶向药物治疗
		挽救化疗，获得CR后继之行同胞相合或无关供体HSCT
		直接进行异基因造血干细胞移植
	晚期复发者	重复初始有效的诱导化疗方案，如达到再次缓解，考虑进行allo-HSCT）
		临床试验
		靶向药物治疗
		挽救化疗，CR后行同胞相合或无关供者HSCT
	难治性患者	处理同早期复发者
年龄≥60岁	早期复发者	临床试验（强烈推荐）
		新药（包括靶向药物与非靶向药物）治疗
		最佳支持治疗
		挽救化疗，CR后如体能状况好可以考虑allo-HSCT
	晚期复发者	临床试验（强烈推荐）
		重复初始有效的诱导化疗方案
		新药（包括靶向药物与非靶向药物）治疗
		挽救化疗，CR后如体能状况好可以考虑allo-HSCT
		最佳支持治疗（用于不能耐受或不愿意进一步治疗的患者）
	难治性患者	处理同早期复发者

表 41-2-11 复发难治 AML 的治疗方案

		治疗方案
靶向治疗±去甲基化药物	FLT3-ITD突变	吉瑞替尼[a]
		索拉菲尼+去甲基化药物（阿扎胞苷或地西他滨）[b]
	FLT3-TKD突变	吉瑞替尼[a]
	IDH1突变	艾伏尼布，可联合去甲基化药物[c]
	IDH2突变	恩西地平，可联合去甲基化药物[d]

续表

治疗方案		
联合化疗	强烈化疗方案（一般情况好，耐受性好者）	CLAG±IDA/Mitox方案[e]
		大剂量阿糖胞苷±蒽环类药物[f]
		FLAG±IDA方案[g]
		HAA（HAD）方案[h]
		EA±Mitox方案[i]
		CAG方案[j]
	非强烈化疗方案（体能状况差、耐受较差者）	去甲基化药物（阿扎胞苷，地西他滨）[k]
		小剂量Ara-C[l]
		维奈克拉+去甲基化药物/小剂量Ara-C[m]
异基因造血干细胞移植	条件许可应尽早、尽可能进行异基因造血干细胞移植	
免疫治疗	CAR-T等免疫治疗	

注：a吉瑞替尼：治疗剂量为120mg/天。吉瑞替尼的临床试验表明标准剂量初始诱导治疗一疗程未达CR患者，也从吉瑞替尼单药治疗中获益。因此，初始诱导治疗一疗程未达CR患者，也推荐吉瑞替尼的治疗。

b 索拉菲尼+去甲基化药物（阿扎胞苷或地西他滨）：索拉菲尼200mg，Bid；阿扎胞苷75mg/m^2，第1~7天；或地西他滨20mg/m^2，第1~5天。

c 艾伏尼布500mg qd，可联用去甲基化药物，去甲基化药物剂量及用法同上。

d 恩西地平100mg qd，可联用去甲基化药物，去甲基化药物剂量及用法同上。

e CLAG±IDA/Mitox方案：克拉屈滨（Cla）、阿糖胞苷（Ara-C）、G-CSF，加或不加去甲氧柔红霉素（IDA）/米托蒽醌（Mitox）；Cla 5mg/m^2，d1~5；Ara-C 1~2g/m^2，Cla用后4h使用，d1~5，静脉滴注3h，G-CSF 300μg/m^2，d0~5（WBC>20×10^9/L暂停）；IDA 10~12mg/m^2，d1~3或Mitox 10~12mg/m^2，d1~3。

f 大剂量阿糖胞苷±蒽环类药物：Ara-C 1~3g/m^2，q12h，d1，3，5；联合DNR 45mg/m^{2}或IDA 10mg/m^2，d2，4，6或Ara-C（未曾用过大剂量Ara-C者可选择）3g/m^2，q12h，d1~3。

g FLAG±IDA方案：氟达拉滨（Flu）、Ara-C、G-CSF±IDA；Flu 30mg/m^2，d1~5；Ara-C 1~2g/m^2，Flu用后4h使用，d1~5，静滴3h；G-CSF 300μg/m^2，d0~5；IDA 10~12mg/m^2，d1~3。

h HAA（HAD）方案：高三尖杉酯碱（HHT），Ara-C，阿克拉霉素（Acla）或柔红霉素（DNR）：HHT 2mg/m^2，d1~7（或HHT 4mg/m^2，分2次给予，d1~3）；Ara-C 100~200mg/m^2，d1~7；Acla 20mg/d，d1~7（或DNR 45mg/m^2/d，d1~3）。

i EA±Mitox方案：足叶乙甙（VP16）、Ara-C±Mitox；VP16 100mg/m^2，d1~5，Ara-C 100~150mg/m^2，d1~7 ± Mitox 10mg/m^2，d1~5。

j CAG方案：Acla、Ara-C加G-CSF方案；G-CSF 150U/m^2，q12h，d0~14；Acla 20mg/d，d1~4；Ara-C 10mg/m^2，皮下，q12h，d1~14。

k 去甲基化药物：阿扎胞苷75 mg/m^2，d1~7，28天为一疗程，直至出现疾病恶化或严重不良反应；地西他滨20mg/m^2，d1~5，28天为一疗程，直至出现疾病恶化或严重不良反应。

l 小剂量Ara-C；Ara-C 10mg/m^2，皮下，q12h，d1~14。

m 维奈克拉+去甲基化药物/小剂量Ara-C。

维奈克拉联合去甲基化药物：维奈克拉剂量为第1天100mg，第2天200mg，第3天开始每天400mg直至28天；去甲基化药物：阿扎胞苷75mg/m^2，第1~7天；地西他滨25mg/m^2，第1~5天；维奈克拉联合小剂量Ara-C：维奈克拉剂量为第1天100mg，第2天200mg，第3天400mg，第4天开始每天600mg直至28天；Ara-C 10mg/m^2，皮下，q12h，d1~10。

4 AML患者并发症的治疗

4.1 中枢神经系统白血病（CNSL）的治疗

AML中CNSL发生率常不到3%。NCCN建议对初诊无CNS症状者不常规行腰穿。

表41-2-12 CNSL的治疗

有神经系统症状，行CT/MRI	无颅内/脊髓肿块，行腰穿	脑脊液正常者	观察
		脑脊液发现白血病细胞	鞘注化疗药物（2次/周）直至脑脊液正常，以后每周1次×4~6周
	有颅内/脊髓肿块或颅压增高	先行放疗；然后鞘注药物（2次/周）直至脑脊液正常，以后每周1次×4~6周	
无神经系统症状	CR1后腰穿发现白血病细胞	2次/周鞘注化疗药直至脑脊液正常，以后每周1次×4~6周。若接受HD-Ara-C治疗，治疗完成后复查脑脊液	
	CR1后腰穿正常	已达完全缓解者，行腰穿、鞘注，以进行CNSL筛查。无CNSL建议4次鞘注治疗	

4.2 AML心脏毒性的治疗

临床观察及研究显示蒽环类药物导致心脏毒性常呈进展性与不可逆性，且第1次使用蒽环类药物就可对心脏造成损伤，因此早期监测和提前预防尤为重要。

4.2.1 蒽环类药物心脏毒性分类

蒽环类心脏毒性按发病时间分为急性、慢性和迟发性。

表41-2-13 蒽环类药物心脏毒性分类

急性	给药后数小时或数天内发生，常表现心内传导紊乱和心律失常，极少数表现心包炎和急性左心衰
慢性	在化疗1年内发生，表现为左心室功能障碍，最终可致心衰
迟发性	化疗后数年发生，可表现心衰、心肌病及心律失常等

4.2.2 诊断

药物心脏毒性指具如下一项或多项，但不包含化疗药物使用早期发生的亚临床心血管损伤。

表41-2-14 蒽环类药物心脏毒性表现

左心室射血分数（LVEF）降低的心肌病，表现整体功能降低或室间隔运动明显降低
充血性心衰（CHF）相关症状
CHF相关体征，如第3心音奔马律、心动过速，或两者都有
LVEF较基线降低至少5%至绝对值<55%，伴CHF的症状或体征；或LVEF降低至少10%至绝对值<55%，不伴有症状或体征

4.2.3 治疗

对症处理：心衰常规联用3种药物：血管紧张素转化酶抑制剂（ACEI）、血管紧张素受体拮抗剂（ARB）和β-受体阻滞剂。

心脏保护剂：辅酶Q10、左卡尼汀、N-乙酰半胱氨酸、抗氧化剂（维生素C和维生素E等）及其他铁螯合剂（如去铁敏和EDTA）。

4.3 AML粒缺发热的治疗

4.3.1 AML粒缺发热的诊断

粒细胞缺乏：指外周血中性粒细胞绝对计数（ANC）<$0.5×10^9$/L，严重粒缺指ANC<$0.1×10^9$/L。发热：指单次口温≥38.3℃（腋温≥38.0℃），或口温≥38.0℃（腋温≥37.7℃）持续超过1h。

4.3.2 AML粒缺发热的治疗

尽快使用抗生素初始经验性治疗，原则是覆盖会迅速引起严重并发症或威胁生命的最常见和毒力较强的病原菌，同时必须考虑本区域、本院及本科感染的流行病学覆盖耐药菌，直至获得准确的病原学结果。革兰阴性菌是粒细胞缺乏中感染的主要原因。

对不明原因发热的粒缺抗生素经验性治疗后若ANC≥$0.5×10^9$/L、稳定退热48h，可停用抗生素；若ANC持续<$0.5×10^9$/L，抗生素可用至退热7d后停药。ANC仍<$0.5×10^9$/L如已停用经验性抗生素，可加用氟喹诺酮类药物预防治疗。

4.4 预防AML乙型肝炎病毒的再激活

乙型肝炎病毒再激活在行常规化疗的实体瘤和血液恶性肿瘤中相当常见，并可构成严重并发症。

4.4.1 AML乙肝病毒再激活的高危因素

接受蒽环类药物治疗；接受激素治疗每日大于或相当于10~20mg强的松维持4周以上；接受单抗治疗，如：利妥昔单抗、阿托珠单抗、阿仑单抗等；有乳腺癌或淋巴瘤病史。

4.4.2 检查

完善血常规、生化检查以及HBsAg，anti-HBc，anti-HBs，HBV-DNA。

4.4.3 治疗

有乙肝病史者，在免疫抑制治疗同时，使用拉米夫定、恩替卡韦或核苷酸类似物进行抗病毒治疗。免疫抑制剂停药一年后可停止抗病毒治疗。定期检测HBV-DNA和ALT。

4.5 防治尿酸性肾病

化疗致白血病细胞破坏（特别是高白细胞患者），易致尿酸性肾病。注意水化碱化，可予别嘌醇抑制尿酸形成。

4.6 纠正出凝血障碍

严密监测白血病患者的出凝血时间，必要时补充凝血因子以纠正出凝血障碍。

5 AML患者的护理

化疗前向患者介绍AML的治疗方案、不良反应、常见并发症等。粒缺期病室内定期定时消毒，保持洁净，减少探视，必要时住层流病房。告知患者戴医用口罩，进食清洁，预防口腔及肛周感染。缓解期讲解预防复发的重要性。出院后，定期电话询问，了解心理状态。嘱少量多餐，进食清淡、易消化食物，确保蛋白质、维生素、能量摄入，多吃新鲜蔬菜和水果。禁吃油腻、生冷、辛辣的刺激性食物。预防感冒，保持心情舒畅，心理健康。

第三节 成人 AML 的随访

通过 RT-PCR、流式细胞术等对 MRD 的监测可提早预警复发，以及早采取有效措施。MRD 持续阴性有望获得长期无病生存甚至治愈，因此必须定期监测 MRD。推荐巩固治疗前、治疗后均应检测 MRD，巩固治疗结束后 2 年内应每 3 个月监测 1 次。

第三章

成人急性淋巴细胞白血病

第一节 成人 ALL 的诊断

临床接诊应注意病史询问（症状、既往病史、家族史等），认真体格检查、必要的理化检查；血常规、生化检查；相关脏器的功能检查。进行综合评估（表41-3-1、表41-3-2）。

ALL诊断应采用MICM（细胞形态学、免疫学、细胞遗传学和分子遗传学）诊断模式，诊断分型采用WHO 2016标准。最基本检查应包括细胞形态学、免疫表型，以保证ALL与AML等的鉴别；骨髓中原始/幼稚淋巴细胞比例≥20%才可诊断ALL（少数患者因发热、使用糖皮质激素可致原始细胞比例不足20%，需结合病史和其他检查鉴别诊断）。骨髓干抽者可考虑外周血、骨髓活检（应进行免疫组化检查）。为准确判断肿瘤负荷，可酌情考虑相关检查（B超、CT等）。病史采集和实验室检查同AML。

免疫分型应采用多参数流式细胞术，最低诊断分型可参考EGIL标准（表41-3-1）。同时，除外系列不清的急性白血病（尤其是混合表型急性白血病，建议参照WHO 2008/2016造血及淋巴组织肿瘤分类）（表41-3-2，可同时参考欧洲白血病免疫分型协作组（EGIL）标准（表41-3-3）。

表41-3-1 急性淋巴细胞白血病（ALL）的免疫学分型（EGIL，1995）

亚型	免疫学标准
B系ALL[a]	CD19、CD79a、CD22至少两个阳性
早期前B-ALL（B-Ⅰ）	无其他B细胞分化抗原表达
普通型ALL（B-Ⅱ）	CD10+
前B-ALL（B-Ⅲ）	胞质IgM+
成熟B-ALL（B-Ⅳ）	胞质或膜κ或λ+
T系ALL[b]	胞质/膜CD3+
早期前T-ALL（T-Ⅰ）	CD7+
前T-ALL（T-Ⅱ）	CD2+和（或）CD5+和（或）CD8+
皮质T-ALL（T-Ⅲ）	CD1a+

续表

亚型	免疫学标准
成熟T-ALL（T-Ⅳ）	膜CD3⁺，CD1a⁻
α/β⁺T-ALL（A组）ᶜ	抗TCRα/β⁺
γ/δ⁺T-ALL（B组）ᶜ	抗TCRγ/δ⁺
伴髓系抗原表达的ALL（My⁺ALL）	表达1或2个髓系标志，但又不满足杂合性急性白血病的诊断标准

注：a 绝大多数B-ALL患者TdT和HLA-DR阳性（B-Ⅳ除外，TdT多为阴性）；
b 绝大多数T-ALL患者TdT阳性，HLA-DR、CD34为阴性（但不为诊断分类必需）；
c 是T-ALL中根据膜表面T细胞受体（TCR）表达情况进行的分组。

表41-3-2　WHO2008/2016分类标准对系列诊断的要求

系列	诊断要求
髓系	髓过氧化物酶阳性（流式细胞术、免疫组化或细胞化学）或单核细胞分化（至少具备以下两条：NSE、CD11c、CD14、CD64、溶菌酶）
T细胞系	胞质CD3（CyCD3，流式细胞术或免疫组化）强表达或膜CD3阳性（混合表型急性白血病中少见）
B细胞系（需多种抗原）	CD19强表达，CD79a、CyCD22、CD10至少一种强阳性。或CD19弱表达，CD79a、CyCD22、CD10至少两种强阳性

表41-3-3　EGIL急性混合型白血病的诊断积分系统（EGIL，1998）

积分	B细胞系	T细胞系	髓系	备注
2	CD79a	Cy/mCD3	MPO	
	CyIgM、CyCD22	抗TCRα/β、抗TCRγ/δ		
1	CD19	CD2	CD117	
	CD20	CD5	CD13	每一系列2分才可以诊断
	CD10	CD8	CD33	
		CD10	CDw65	
0.5	TdT	TdT	CD14	
	CD24	CD7	CD15	
		CD1a	CD64	

为保证诊断分型的准确性及预后判断合理可靠，应常规进行遗传学检查，包括染色体核型分析及必要的荧光原位杂交（FISH）检查，如MLL、CRLF2、JAK2等基因重排和TP53基因缺失。开展相关的分子学检测（融合基因筛查、BCR-ABL1样ALL的筛查，有条件可考虑转录组测序），以满足ALL精准分型；建议开展二代测序技术（NGS）检测基因突变和基因拷贝数变异（如IKZF1和CDKN2A/B缺失等），为诊断分型、预后判断、靶向治疗提供依据。预后分组可参考NCCN 2021细胞遗传学预后分组和Gökbuget等（主要的非遗传学因素）建议的危险度分组标准（表41-3-4，表41-3-5）。

ALL确诊后，应据具体分型、预后分组，采用规范化分层治疗策略，以获最佳疗效。

表41-3-4　成人急性B淋巴细胞白血病的细胞遗传学预后分组（NCCN 2021）

组别	标准
预后良好组	高超二倍体（51~65条染色体；4、10、17三体预后最好）
	t（12；21）(p13；q22）或TEL-AML1
预后不良组	低二倍体（44条染色体）
	KMT2A重排：t（4；11）或其他
	t（v；14q32）/IgH
	t（9；22）(q34；q11.2）或BCR-ABL1[a]
	复杂染色体异常（≥5种染色体异常）
	BCR-ABL1样（Ph样）ALL 　JAK-STAT（CRLF2r，EPORr，JAK1/2/3r，TYK2r；SH2B3，IL7R，JAK1/2/3突变） 　ABL同源激酶重排阳性（如ABL1，ABL2，PDGFRA，PDGFRB，FGFR等） 　其他（NTRKr，FLT3r，LYNr，PTL2Br）
	21号染色体内部扩增（iAMP21-ALL）
	t（17；19）：TCF3-HLF融合基因阳性
	IKZF1改变

注：a 随着酪氨酸激酶抑制剂的应用Ph阳性ALL的预后逐渐改善。

表41-3-5　成人急性淋巴细胞白血病（ALL）预后危险度分组（非遗传学因素）

	因素	预后好	预后差	
			B-ALL	T-ALL
诊断时	WBC（×10⁹/L）	<30	>30	>100
	免疫表型	胸腺T	Pro-B（CD10⁻） Pre-B（CD10⁻）	Early-T（CD1a⁻，sCD3⁻） 成熟T（CD1a⁻，sCD3⁺）
治疗个体反应	达CR的时间	早期	较晚（>3~4周）	
	CR后MRD	阴性/$<10^{-4}$	阳性/$\geq 10^{-4}$	
	年龄	<35岁	≥35岁	
其他因素	依从性、耐受性等			
	多药耐药基因过表达、药物代谢相关基因的多态性等			

注：CR：完全缓解。
MRD：微小残留病。ETP-ALL为预后较差的类型，因文章发表年代早，此表未包括这一类型（引自Gökbuget N. Sem Hematol，2009，46：64）。

第二节　WHO 2016关于前体淋巴细胞肿瘤分类

1　B淋巴母细胞白血病/淋巴瘤（B-ALL/LBL）

（1）B淋巴母细胞白血病/淋巴瘤非特指型（NOS）

（2）伴重现性遗传学异常的B淋巴母细胞白血病/淋巴瘤

包括：·伴t（9；22）(q34.1；q11.2）；BCR-ABL1的B淋巴母细胞白血病/淋巴瘤

- 伴t（v；11q23.3）；KMT2A重排的B淋巴母细胞白血病/淋巴瘤
- 伴t（12；21）（p13.2；q22.1）；ETV6-RUNX1的B淋巴母细胞白血病/淋巴瘤
- 伴超二倍体的B淋巴母细胞白血病/淋巴瘤
- 伴亚二倍体的B淋巴母细胞白血病/淋巴瘤
- 伴t（5；14）（q31.1；q32.3）；IL3-IGH的B淋巴母细胞白血病/淋巴瘤
- 伴t（1；19）（q23；p13.3）；TCF3-PBX1的B淋巴母细胞白血病/淋巴瘤

1.3 建议分类

（1）BCR-ABL1样B淋巴母细胞白血病/淋巴瘤（BCR-ABL1-like ALL）

与BCR/ABL1阳性（Ph阳性）ALL具有相似基因表达谱。共同特征是涉及其他酪氨酸激酶的易位、CRLF2易位。还包括EPOR（EPO受体）截短重排、激活等少见情况。CRLF2易位常与JAK基因突变有关。涉及酪氨酸激酶突变的易位可累及ABL1（伙伴基因并非BCR）、ABL2、PDGFRB、NTRK3、TYK2、CSF1R、JAK2等，形成多种融合基因。IKZF1和CDKN2A/B缺失发生率较高。BCR-ABL1样ALL的筛查流程建议见图41-3-1。

（2）伴iAMP21（intrachromosomal amplification of chromosome 21）的B淋巴母细胞白血病/淋巴瘤

第21号染色体部分扩增，采用RUNX1探针，FISH方法可发现5个或5个以上的基因拷贝（或中期分裂细胞的一条染色体上有≥3拷贝）。占儿童ALL的2%，成人少见。白细胞计数低。预后差，建议强化疗。

2 T淋巴母细胞白血病/淋巴瘤（T-ALL/LBL）

2.1 根据抗原表达分为不同阶段

早期前-T、前-T、皮质-T、髓质-T。

2.2 建议分类

早期T前体淋巴母细胞白血病（Early T-cell precursor lymphoblastic leukemia，ETP-ALL）CD7阳性，CD1a和CD8阴性。cCD3阳性（膜CD3阳性罕见），CD2和/或CD4可以阳性。CD5一般阴性，或阳性率<75%。髓系/干细胞抗原CD34、CD117、HLA-DR、CD13、CD33、CD11b或CD65一个或多个阳性；MPO阴性。常伴有髓系白血病相关基因突变：FLT3、NRAS/KRAS、DNMT3A、IDH1和IDH2等。T-ALL常见的突变，如NOTCH1、CDKN1/2不常见。

第三节 成人ALL的治疗

ALL的治疗按作用机制大致可分为：①传统的细胞毒化疗；②造血干细胞移植；

③分子靶向治疗；④免疫治疗。

ALL化疗方案是多药联合方案，需要持续的、长时间的用药，大部分成人ALL仍需造血干细胞移植获得治愈。患者一经确诊应尽快开始治疗，并根据疾病分型采用合适治疗方案。

ALL治疗分为诱导治疗（部分病例需要预治疗）、缓解后的巩固强化治疗、维持治疗等几个阶段及髓外白血病（主要是CNSL）的预防和治疗。

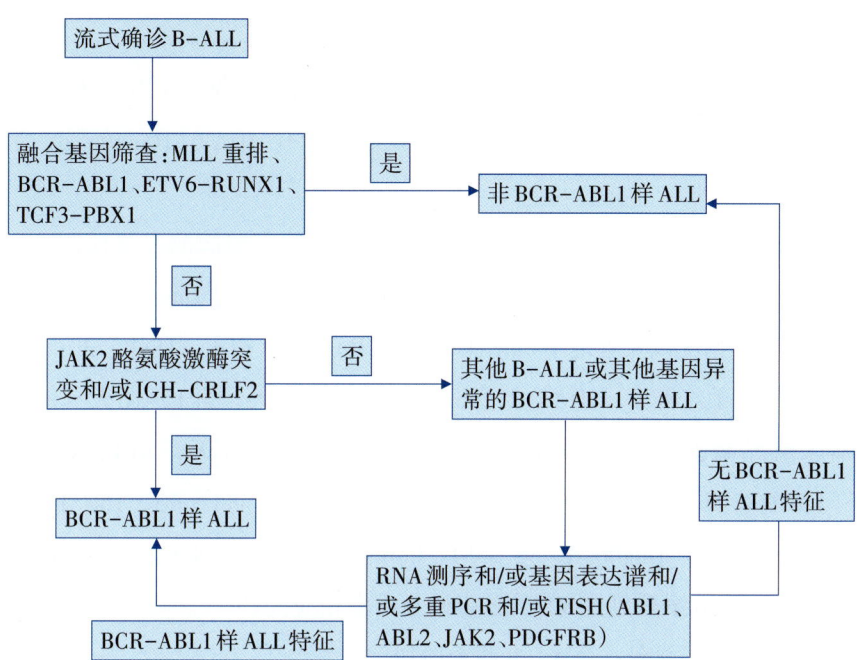

图41-3-1　BCR-ABL1样ALL的筛查流程图（Herold T. Curr Oncol Rep，2017，19：31）

注：临床一般采用"急性淋巴细胞白血病（ALL）"替代"淋巴母细胞白血病"。KMT2A=MLL，ETV6-RUNX1=TEL-AML1，TCF3-PBX1=E2A-PBX1。

1　Ph^--ALL 的治疗

1.1　诱导治疗

1.1.1　治疗选择

年轻成人和青少年（<40岁，AYA）：①临床试验；②儿童特点联合化疗方案（优先选择）；③多药联合化疗方案（如VDP/VDCLP/Hyper-CVAD方案）。

成年患者（≥40岁）：①<60岁，可入组临床试验，或用多药联合化疗（如VDP/VDCLP/Hyper-CVAD方案）；②≥60岁，可入组临床试验，或用多药化疗（如VDP/VP方案）诱导。

临床试验：如常规、前瞻性系统治疗方案；CD20阳性的B-ALL可用化疗联合抗CD20单抗方案；其他有科学依据的探索性研究方案等。

1.1.2 治疗方案

一般以4周方案为基础。年轻成人和非老年ALL至少应予长春新碱（VCR）或长春地辛、蒽环/蒽醌类药物（如柔红霉素-DNR、去甲氧柔红霉素-IDA、阿霉素、米托蒽醌等）、糖皮质激素（如泼尼松、地塞米松等）为基础的方案（如VDP、VIP）诱导治疗。

推荐采用VDP联合门冬酰胺酶（ASP：大肠杆菌或欧文氏菌来源，或培门冬酰胺酶）（可再联合环磷酰胺）组成的VD（C）LP方案，鼓励开展临床研究。也可用Hyper-CVAD方案。

蒽环/蒽醌类药物：连用（连续2~3天，第1、3周；或仅第1周用药）；或每周用药一次（每周第一天）。参考剂量：DNR 30~45mg/m^2/d、IDA 6~10mg/m^2/d、米托蒽醌（Mitox）6~10mg/m^2/d。

儿童样方案：重点是化疗强度和周期的加强以及门冬酰胺酶足量使用。

VDCLP方案：长春新碱（VCR）1.5mg/m^2/d，最大不超过2mg/每次，第1、8、15、22天（可根据个体情况以长春地辛4mg/次取代VCR）；柔红霉素（DNR）30~45mg/m^2/d，第1~3天或去甲氧柔红霉素（IDA）6~10mg/m^2/d，第1~3天，第15~16天（依照第14天骨髓及临床情况调整）；环磷酰胺（CTX）750mg/m^2/d第1天，第15天（美斯钠解救）；L-门冬酰胺酶（L-ASP）6000IU/m^2/d，第5、7、9、11、13、15、17、19、21、23天；强的松（Pred）1mg/kg/d，第1~14、0.5mg/kg/d第15~28天。

VDP/VDLP/VP方案分别在VDCLP基础上减去相应药物。

Hyper-CVAD/MA方案：分A、B两个阶段。

A方案（Hyper-CVAD）第1、3、5、7疗程

CTX 300 mg/m^2，静滴，q12h，第1、2、3天

VCR 2mg，静滴，第4、11天

阿霉素（ADM）50mg/m^2，静滴，第4天

地塞米松（DEX）40mg/d，静滴或口服，第1~4、11~14天

甲氨蝶呤（MTX）12mg，鞘内注射，第2天

阿糖胞苷（Ara-C）70mg，鞘内注射，第7天。

B方案（MA）第2、4、6、8疗程

MTX 1g/m^2/d，持续静滴24小时，第1天

四氢叶酸钙：25mg/m^2，静滴，q6h，MTX用药后12小时开始解救

Ara-C 3g/m^2，持续静滴2小时，q12h，第2、3天

利妥昔单抗联合方案：白血病细胞如表达CD20，可联合利妥昔抗体，375mg/m^2，静滴，于化疗方案前1天。

1.1.3 注意事项

（1）预治疗：WBC≥30×10⁹/L，或肝脾、淋巴结肿大明显；或有发生肿瘤溶解特征（生化检查等结果）进行预治疗，以防肿瘤溶解综合征发生。

预治疗方案：糖皮质激素（如泼尼松或地塞米松等，按泼尼松1mg/kg/d口服或静脉用，连续3~5天）。可联用环磷酰胺（CTX）（200mg/m²/d，静滴，连续3~5天）。

（2）单次应用CTX剂量较大时（超过1g）可以予美司钠解救。

（3）诱导治疗第14天复查骨髓，据骨髓（增生程度、原始细胞比例等）、血常规及并发症调整第3周的治疗（是否需续用DNR和CTX）。

一般于诱导治疗第28（+7）天评估疗效，包括骨髓形态学和MRD水平，未能达CR/CRi的患者进入挽救治疗。

（4）尽早开始腰穿、鞘注，预防CNSL，在血小板计数安全、外周血无原始细胞时进行。

（5）60岁以上老年ALL根据体能状态可用长春碱类、糖皮质激素，或长春碱类、糖皮质激素联合巯嘌呤、甲氨蝶呤（POMP）的低强度治疗方案。也可用长春碱类、蒽环类药物、CTX、ASP、糖皮质激素等药物的多药化疗方案（中高强度治疗），酌情调整药物剂量。体能状态较差、伴严重感染（不适合常规治疗）的非老年ALL也可用低强度治疗方案，情况好转后再调整。

1.2 完全缓解后的治疗

1.2.1 治疗选择

年轻成人和青少年患者：①继续多药联合化疗（尤其是MRD阴性者）；或②allo-HSCT（诊断时高白细胞计数、伴预后不良遗传学异常的B-ALL，T-ALL）。

成年患者：①<60岁，继续多药联合化疗（尤其是MRD阴性者）；或考虑allo-HSCT（尤其是诊断时高白细胞计数、伴预后不良遗传学异常的B-ALL，T-ALL）。②≥60岁体能状态好可用多药联合化疗，伴不良预后因素者可考虑减低剂量预处理的allo-HSCT；不适合强化疗者（高龄、体能状态较差、严重脏器并发症等）可考虑低强度化疗。

各年龄组诱导缓解后MRD阳性的B-ALL可用CD19/CD3双抗（Blinatumomab，贝林妥欧单抗）清除残留病细胞后行allo-SCT，或直接行allo-HSCT。

1.2.2 治疗方案

缓解后强巩固治疗可清除残存白血病细胞，但在不同研究组、不同人群疗效不同。一般给予多疗程治疗，药物组合包括诱导治疗使用的药物（如长春碱类药物、蒽环类药物、糖皮质激素等）、甲氨蝶呤（MTX）、阿糖胞苷（Ara-C）、巯嘌呤（6-MP）、ASP等。缓解后治疗可用1~2个疗程再诱导方案（如VDLP方案），MTX和Ara-C为基础的方案各2~4个疗程。

在整个治疗过程中应参考儿童ALL方案的设计，强调非骨髓抑制性药物的应用

（包括糖皮质激素、长春碱类、ASP）。

（1）一般应含有 MTX 方案：主要为大剂量 MTX（HD-MTX）1~5.0g/m²（成人 B-ALL 通常 3g/m²，T-ALL 可以 5g/m²）。应用 HD-MTX 应行血清 MTX 浓度监测，甲酰四氢叶酸钙的解救治疗至血清 MTX<0.1μmol/L（或低于 0.25μmol/L，可根据本单位界值决定）时结合临床症状停止解救，不能及时获取 MTX 浓度，应关注血清肌酐变化和黏膜损伤情况。

（2）含 Ara-C 为基础的方案。Ara-C 可选标准剂量、分段应用（如 CTX、Ara-C、6-MP 为基础的 CAM 方案），或中大剂量 Ara-C 为基础的方案（如 Hyper-CVAD/MA 方案中的 MA，见诱导治疗）。

CAMLV 方案：

CTX 1000mg/m²/d（≥55 岁者 750mg/m²/d），第 1 天

Ara-C 75mg/m²/d，q12h，第 1~3，8~10 天

6-MP 60mg/m²/晚，第 1~14 天

VCR 1.5mg/m²（最大 2mg），第 1、8 天

L-ASP 6000IU/m²/d，第 3、5、7、9、11、13 天

（3）继续用 L-ASP，与其他药物（如 MTX、Ara-C 等）联用。

（4）缓解后 6 个月左右参考诱导治疗方案（VDLD）予再诱导强化 1 次。

VDLD 方案：

VCR 1.5mg/m²（最大 2mg），第 1、8、15 天

DNR 40mg/m²/d，第 1、8、15 天

L-ASP 6000IU/m²/d，第 5、7、9、11、13、15、17、19 天

Dex 8mg/m²/d（≥55y，6mg/m²/d），静滴或口服，第 1~7，15~21 天

（5）干细胞移植：考虑 allo-HSCT 应在一定巩固强化治疗后尽快移植。无合适供体的预后不良（尤其是 MRD 持续阴性者）、预后良好（MRD 阴性者）者考虑在充分巩固强化治疗后进行 Auto-HSCT，其后应继续予一定维持治疗。无移植条件患者、持续属于预后良好者可按计划巩固强化治疗。

（6）老年患者可适当调整治疗强度（如降低阿糖胞苷、MTX、门冬酰胺酶等的用量）。

1.2.3 注意事项

为减少复发、提高生存率，诱导治疗结束后应尽快开始缓解后的巩固强化治疗（诱导缓解治疗和缓解后治疗不要有过长的间歇期）。应根据危险度分组情况和 MRD 水平判断（详见 MRD 监测部分）是否需行 allo-HSCT，并积极寻找供体。

1.3 维持治疗

ALL 强调维持治疗：6-MP 60~75mg/m² 每日一次，MTX 15~20mg/m² 每周 1 次。

注意事项：①6-MP晚上用药效果较好。可用硫鸟嘌呤（6-TG）替代6-MP。维持治疗期间应注意监测血常规和肝功能，调整用药剂量。②维持治疗既可在完成巩固强化治疗后单独连续使用，也可与强化巩固方案交替序贯进行。③自取得CR后总治疗周期至少2年。

1.4 特殊类型ALL的治疗

（1）ETP-ALL的治疗

目前经验证明采用ALL传统诱导治疗方案（如VDCLP等）治疗ETP-ALL的完全缓解率低、缓解质量差（MRD偏高）；单纯化疗的长生存率低。诱导治疗疗效不理想者应及时调整含阿糖胞苷的方案治疗（或其他试验性研究方案），取得CR后尽快行allo-HSCT。

（2）BCR-ABL1样ALL的治疗

BCR-ABL1样ALL的重要特点是存在涉及BCR-ABL1外的其他酪氨酸激酶的易位（形成多种融合基因）、CRLF2易位和/或JAK-STAT信号通路基因突变。可根据不同分子学特点联合相应靶向药物治疗，如涉及ABL系列融合基因可联用达沙替尼等酪氨酸激酶抑制剂（TKIs）；涉及JAK2家族或JAK-STAT通路异常可联用JAK2抑制剂芦可替尼（ruxolitinib）。用药方法可参考Ph^+-ALL中TKIs的使用方法。BCR-ABL1样ALL预后较差，应及早行allo-HSCT。

2 Ph^+-ALL的治疗

2.1 诱导治疗

2.1.1 治疗选择

非老年（<60岁，包括<40岁和≥40岁）Ph^+-ALL：①临床试验；②中高强度治疗：多药化疗（如VDCP/VDP/Hyper-CVAD方案）+TKIs治疗；③低强度治疗：TKIs+糖皮质激素±长春碱类（如VP方案）。TKIs优先推荐持续应用，至维持治疗结束。

老年（≥60岁）Ph^+-ALL：①临床试验；②低强度治疗：TKIs+糖皮质激素±长春碱类（如VP方案）；③中高强度治疗：多药化疗（如VDCP/VDP/Hyper-CVAD方案）+TKIs治疗。TKIs优先推荐持续应用，至维持治疗结束。

2.1.2 治疗方案

（1）60岁以下非老年Ph^+-ALL诱导化疗与Ph^--ALL一样，建议予VCR或长春地辛、蒽环/蒽醌类药物、糖皮质激素为基础的方案（如VDP）诱导治疗，可以联用CTX（组成VDCP方案）剂量见Ph^--ALL治疗方案；鼓励临床研究。

一旦融合基因筛查（PCR方法）或染色体核型/荧光原位杂交（FISH）证实为Ph/BCR-ABL1阳性ALL（应明确转录本类型——P^{210}、P^{190}或少见类型转录本）则进入Ph^+-ALL治疗流程，不再应用ASP。自确诊之日起即加用（或根据方案设计尽早开始）TKIs，推荐药物及剂量：达沙替尼100~140mg/d、伊马替尼400~800mg/d等；优先推荐TKIs持续应用。对粒缺（尤其是中性粒细胞绝对值<0.2×10^9/L）持续时间较长（超过1周）、出现感染发热等并发症时，可临时停用TKIs，以减少感染风险。

（2）60岁以上老年Ph$^+$-ALL诱导化疗以TKIs为基础，剂量同非老年患者，优先推荐TKIs持续应用。化疗参考老年Ph$^-$-ALL。

2.1.3 注意事项

诱导治疗第14天复查骨髓，根据骨髓（造血恢复和原始细胞比例）和血常规调整第3周治疗。诱导治疗第28（+7）天评估疗效，复查骨髓形态学、细胞遗传学（诊断时有异常者）、BCR-ABL1融合基因定量及流式MRD。有干细胞移植条件者行HLA配型、积极寻找供体。

诱导治疗也可在保证TKI用药前提下适当降低化疗强度（如采用长春碱类药物、糖皮质激素联合TKI的方案），以保证安全。尽早开始腰穿、鞘注。

2.2 完全缓解后的治疗

Ph$^+$-ALL的缓解后治疗原则上参考一般Ph$^-$-ALL的治疗（但可不再用门冬酰胺酶），应保证TKIs的用药（TKIs优先推荐持续应用，至维持治疗结束）；无条件应用TKIs或多种TKIs不耐受者按一般Ph$^-$-ALL方案治疗。非老年Ph$^+$-ALL的缓解后化疗强度应有一定保证（基本同Ph$^-$-ALL）；老年Ph$^+$-ALL缓解后可继续TKIs+糖皮质激素，身体条件允许也可用TKIs+化疗巩固。

（1）有合适供体建议allo-HSCT，合并其他不良预后因素者优先选择allo-HSCT（如出现ABL1激酶突变、流式MRD持续阳性或融合基因定量持续达不到主要分子学缓解、MRD指标呈上升趋势）。移植后继续用TKIs维持治疗（使用时间为1~2年）。

MRD阳性的Ph$^+$-ALL可采用CD19/CD3双抗（Blinatumomab，贝林妥欧单抗）±TKIs清除残留病细胞后行allo-HSCT，或直接行allo-HSCT；也可以进行探索性研究。

（2）无合适供体，按计划继续多药化疗+TKIs治疗，方案按Ph$^-$-ALL。BCR-ABL1融合基因转阴，尤其是3~6月内转阴者，可考虑Auto-HSCT，移植后予TKIs维持治疗。

（3）治疗过程中定期监测BCR-ABL1融合基因水平（推荐定量检测）和流式MRD，MRD出现波动者应及时行allo-HSCT。

2.3 维持治疗

（1）可用TKIs治疗者，采用TKI为基础的维持治疗（可联合VCR、糖皮质激素，或6-MP和MTX；或干扰素），至CR后至少2年。

（2）不能坚持TKIs治疗者，用干扰素（可以联合VCR、糖皮质激素）维持治疗，300万单位/次，1次/隔日，缓解后至少治疗2年。或参考Ph$^-$-ALL进行维持治疗。

3 中枢神经系统白血病的诊断、预防和治疗

CNSL是急性白血病（尤其是ALL）复发的主要根源之一，严重影响ALL疗效。诊断时有神经系统症状者应先进行头颅CT或MRI，排除出血或占位后再考虑腰穿，无神经系统症状者按计划进行CNSL预防。有条件的机构应尽可能用流式细胞术行脑脊液检测。

3.1 中枢神经系统白血病状态分类

CNS-1：白细胞分类无原始淋巴细胞（不考虑脑脊液白细胞计数）。

CNS-2：脑脊液白细胞计数<5个/μl，可见原始淋巴细胞。

CNS-3：脑脊液白细胞计数≥5个/μl，可见原始淋巴细胞。

3.2 CNSL诊断标准

CNSL尚无统一诊断标准。1985年讨论ALL预后差的危险因素时，提出：脑脊液白细胞计数≥$0.005×10^9$/L（5个/μl），离心标本证明细胞为原始细胞者，即可诊断CNSL。

流式细胞仪检测脑脊液对CNSL的诊断意义尚无一致意见，出现阳性应按CNSL对待。

3.3 CNSL的预防

任何类型的成人ALL均应强调CNSL的早期预防。措施包括：①鞘内化疗；②放疗；③大剂量全身化疗；④多种措施联用。

（1）鞘内化疗

是预防CNSL的主要措施。诱导治疗中无中枢神经系统症状者可在血细胞计数安全水平后行腰穿、鞘注。鞘注主要用药包括：地塞米松、MTX、Ara-C。常用剂量为MTX 10~15mg/次、Ara-C 30~50mg/次、地塞米松 5~10mg/次三联（或两联）用药。

巩固强化治疗中也应积极的CNSL预防，主要是腰穿、鞘注（鞘注次数一般应达6次以上，高危者可达12次以上），鞘注频率一般不超过2次/周。

（2）预防性头颅放疗

预防性头颅放疗目前已较少采用，18岁以上高危患者或40岁以上（不考虑干细胞移植）患者可考虑，放疗一般在缓解后的巩固化疗期或维持治疗时进行。预防性照射部位一般为单纯头颅，总剂量1800~2000cGy，分次完成。

3.4 CNSL的治疗

确诊CNSL的ALL，尤其是症状和体征明显者，建议先行腰穿、鞘注，2次/周，直至脑脊液正常；以后每周1次×4~6周。也可在鞘注化疗至脑脊液白细胞数正常、症状体征好转后再行放疗（头颅+脊髓放疗）。建议剂量头颅2000~2400cGy、脊髓1800~2000cGy，分次完成。进行过预防性头颅放疗的患者原则上不进行二次放疗。

4 难治复发ALL的治疗

4.1 难治复发Ph⁻-ALL

难治复发Ph⁻-ALL的治疗目前无统一意见，可选择的方案如下：

（1）临床试验：如新药临床试验，各种靶点的CAR-T细胞治疗（如靶向CD19、CD22、CD20的单靶点或双靶点CAR-T细胞治疗B-ALL，靶向CD7的CAR-T细胞治疗T-ALL等）及研究者发起的临床研究（如CD38单抗治疗CD38阳性的ALL、西达本胺为基础的T-ALL方案，BCL-2抑制剂的应用等）等。

（2）难治复发B-ALL可考虑CD19/CD3双抗（Blinatumomab，贝林妥欧单抗）、CD22抗体偶联药物（InO）为基础的挽救治疗。

（3）CD20阳性B-ALL可联合CD20单抗（利妥昔单抗）治疗。

（4）强化的Hyper-CVAD方案。

（5）中大剂量Ara-C为主的联合化疗方案（如氟达拉滨联合Ara-C方案）。

（6）其他联合化疗方案（如VP-16、异环磷酰胺、米托蒽醌方案）。

（7）T-ALL可采用奈拉滨（Nelarabine）单药或奈拉滨为基础的治疗。

4.2 难治复发Ph⁺-ALL

（1）临床试验：如新药临床试验，各种靶点的CAR-T细胞治疗（如靶向CD19、CD22、CD20的单靶点或双靶点CAR-T细胞等）及研究者发起的临床研究（如BCL-2抑制剂的应用）等。

（2）规范应用TKIs为基础治疗中复发、难治患者：以ABL1激酶区突变结果、前期用药情况为依据，选择适合的TKIs。可继续联合化疗（参考初诊的诱导治疗方案）。

（3）CD19/CD3双抗、CD22抗体偶联药物为基础的挽救治疗。

（4）无敏感TKIs选择的患者可采用复发难治Ph⁻-ALL的治疗方案。

无论是Ph⁻-ALL、还是Ph⁺-ALL，在挽救治疗同时即应考虑造血干细胞移植，及时寻找供体，尽快实施allo-HSCT。

5 ALL治疗反应定义

5.1 ALL治疗反应的定义

5.1.1 疗效标准

（1）完全缓解（CR）：①外周血无原始细胞，无髓外白血病；②骨髓三系造血恢复，原始细胞<5%；③ANC>$1.0×10^9$/L；④血小板计数>$100×10^9$/L；⑤4周内无复发。

（2）CR伴血细胞不完全恢复（CRi）：血小板计数≤$100×10^9$/L和/或ANC≤$1.0×10^9$/L。其他应满足CR标准。

总反应率（ORR）=CR+CRi

（3）难治性疾病：诱导治疗结束（常指4周方案或Hyper-CVAD方案）未获CR/CRi。

（4）疾病进展（PD）：外周血或骨髓原始细胞绝对数增加25%，或出现髓外疾病。

（5）疾病复发：已获CR者外周血或骨髓再出现原始细胞（比例≥5%），或出现髓外疾病。

5.2 CNSL的治疗反应

（1）CNS缓解：CNS-2或CNS-3取得CNS-1状态。

（2）CNS复发：发生CNS-3状态或出现CNSL临床症状（如面神经麻痹、脑/眼受累，或下丘脑综合征表现）。

5.3 纵隔疾病的治疗反应

纵隔疾病的疗效判断依靠胸部CT和/或PET-CT。

CR：CT检查纵隔肿块完全消失；或PET阴性。

PR：肿大的纵隔最大垂直直径的乘积（SPD）缩小50%以上。

PD：SPD增加25%以上。

NR：不满足PR或PD。

复发：取得CR的患者又出现纵隔肿大。

6 MRD的监测

6.1 MRD的监测时间点

ALL治疗全程强调规范的MRD监测，并据结果行动态危险度分层和治疗方案调整。

（1）早期—诱导治疗期间（第14天）和/或结束时（第28天左右）。

（2）缓解后定期监测，应保证治疗第12~16、18~22周的MRD监测。

诱导治疗结束、治疗第3个月（第12~16周）、6个月（第18~22周）流式MRD阴性或<10^{-4}可认为疗效满意。MRD检测可用于预后和危险度预测、治疗策略调整；缓解后MRD持续较高或治疗中MRD由阴转阳者复发危险较高（危险度应上调），缓解后治疗应调整（如allo-HSCT）。

6.2 MRD的监测方法

（1）经典的MRD检测技术：①IgH、TCR定量PCR检测（DNA水平）；②4~6色流式细胞术MRD检测；③融合基因转录本的实时定量PCR（如BCR/ABL1）。

（2）新的高通量MRD检测技术：①基于EuroFlow≥8色二代流式细胞术检测MRD；②IgH、TCR高通量测序。

Ph⁺-ALL疾病反复时应行ABL1激酶区突变的分析。

第四节 成人ALL的康复和随访

1 并发症处理

1.1 感染

ALL治疗中，并发症不可避免，感染仍是血液肿瘤主要死因之一，随着化疗强度增加，移植广泛开展，尤其是半相合移植及去T细胞药物治疗的应用，感染发生率逐渐增高，尤其是真菌等机会性病原体感染。近几年来，对化疗后支持治疗的改善主要归功于感染控制的进步，从而减少了治疗相关死亡，提高了整体疗效，改善了生存率。有些感染尤其是肺感染，治疗周期长，白血病本病治疗结束后有可能还需继续抗感染治疗。（见AML章）

1.2 营养治疗

大部分患者在整体化疗结束后，随着正常饮食恢复，营养状态通常可以恢复。需要注意的是，异基因HSCT伴慢性GVHD可影响营养状态。有研究表明异基因移植后一年仍可表现体重减轻、口腔过敏、口干、口腔炎、厌食、胃食管反流等营养障碍。也有研究表明慢性GVHD在移植后6~12个月体重明显减轻，脂肪含量增加。慢性GVHD口腔改变常较明显并影响咀嚼及吞咽。吞咽困难可通过改变饮食的质地如进食液态及软食来改善。症状严重时需行食管扩张。如口腔及食管症状影响足够能量与蛋白质摄入，则需放置胃造瘘管来行肠内营养支持。慢性GVHD导致的腹泻及吸收不良与其引起的胰腺外分泌功能不良有关。胰腺导管系统的组织改变可致胰液分泌减少，从而引起脂肪泻。这类患者多可通过口服胰酶及限制脂肪摄入得到改善，同时还可尝试摄入中链甘油三酯。

此外，ALL还需关注治疗相关肥胖。后者主要与治疗中的头颅放疗、使用强的松及地塞米松等糖皮质激素、体力活动减少、低龄、女性和能量消耗减少等有关。因此，建议这类患者在治疗中及治疗后，尽量给予恰当饮食及运动，以尽量避免超重。

2 心理治疗及健康行为辅导

关心爱护患者，给予心理支持，对进行健康教育，讲解有关疾病知识、治疗、护理方法和预防保健常识，了解与解除不安情绪，对长期治疗效果不佳、化疗或移植治疗后发生并发症者做好心理疏导，警惕情绪的异常变化，及时采取措施，防止意外。必要的心理干预和定期随访有助于提高依从性，降低复发率。对完成整体治疗，进入康复随访期的患者做好出院指导，嘱定期复查。重点注意：①保持良好心态、平和、放松、开朗、乐观。②居室环境要求：干净整洁、舒适、定时通风，保持空气清新。③合理安排作息时间，生活工作有规律，不要过劳，避免或少去公共场所。④合理膳食搭配，确保蛋白质、维生素、能量摄入，注意卫生，均衡营养。⑤坚持用软毛牙刷刷牙，进食前后漱口。⑥如还有维持治疗，遵嘱按时服药，定期复查血象，定期复诊，特殊情况随时就诊。

3　随访

成人ALL随访主要通过定量PCR和流式细胞术进行骨髓MRD监测，以便早期发现复发，及时干预处理。完成巩固强化治疗后、治疗进入维持治疗阶段后的随访检查：

（1）第1年（每1~2个月1次）：体格检查、血常规、肝功能（尤其是服用6-MP患者）。

（2）第2年（每3~6个月1次）：同第1年。

（3）第3年及以后（每6~12个月1次或根据病情需要。一般至诊断后5年可以停止复查）：体格检查、血常规。

每个复查随访时间点均应检测骨髓形态学和MRD（流式MRD和/或特异融合基因定量）。

定期随访中如发现MRD阳性，甚至全面血液学复发，应及时进行干预。对复发/难治ALL，目前无统一治疗意见，可以参加合适的临床试验，如CAR-T细胞治疗，对Ph^+-ALL，以ABL激酶突变结果和前期用药为依据更换TKI，TKI联合的化疗方案尽量选择以前未应用的化疗方案；对Ph^--ALL，尽量选择以前未应用的化疗方案。无论是Ph^+-ALL，还是Ph^--ALL，在挽救治疗同时即应考虑异基因HSCT并积极寻找供者，取得再次CR后尽快行异基因HSCT。

第四章

成人慢性髓性白血病

第一节 慢性髓性白血病的检查和诊断

1 慢性髓性白血病的检查

慢性髓性白血病（CML）是一种造血干细胞恶性克隆性疾病，我国年发病率（0.39~0.55）/10万人。中国患者较西方更为年轻化，中位诊断年龄<50岁。TKI问世使CML治疗取得前所未有的突破性进展，使CML可获得与正常人群相似的长期生存。CML可视为一种慢性疾病，TKI是一线治疗药物。随着OS延长，CML管理越来越重视生活质量，避免长期器官毒性，期望尽可能实现无治疗缓解（TFR）。

CML诊断性筛查包括外周血血常规及分类、BCR-ABL融合基因定量（以国际标准化IS表示）和骨髓细胞学、染色体核型。确诊CML启动治疗前需评估病史、体格检查、体能状态、肝肾功、电解质、LDH、心电图、心脏彩超。部分学者认为还需完善肝炎病毒筛查和腹部B超。若以急变期起病，需评估骨髓免疫分型判断急淋变或急髓变。若Ph染色体阴性而BCR-ABL阳性，需评估骨髓荧光原位杂交（FISH），当骨髓干抽时可采用外周血。部分学者推荐行骨髓二代测序筛查预后高危基因，如ASXL1、IKZF1、RUNX1、SETD1B突变。

2 CML诊断

典型的临床表现、体征，合并Ph染色体和（或）BCR-ABL融合基因阳性即可确诊。

3 CML分期

CML分为慢性期（CP）、加速期（AP）和急变期（BP）。疾病分期见表41-4-1。本指南兼顾2016 WHO和2020 ELN分期标准。当初诊时出现主要途径克隆染色体异常（+Ph，+8，i[17q]，+19），复杂核型或3q26.2异常时，推荐采用WHO标准，认为符合AP。当初诊时骨髓活检存在原始细胞聚集，推荐采用WHO标准，认为符合BP。

表 41-4-1　CML 分期标准

	WHO 2016版	ELN 2020版
CP	未达到加速/急变期标准	
AP	符合以下至少一项： ①对治疗无反应的持续白细胞增高（>10×10⁹/L） ②对治疗无反应的持续脾脏增大 ③对治疗无反应的持续血小板增高（>1000×10⁹/L） ④非治疗引起的持续血小板减少（<100×10⁹/L） ⑤外周血嗜碱性粒细胞≥20% ⑥外周血或骨髓原始细胞占10%~19% ⑦初诊时出现主要途径克隆染色体异常（+Ph，+8，i[17q]，+19），复杂核型或3q26.2异常 ⑧治疗中出现Ph染色体基础上的克隆演变	①外周血或骨髓原始细胞占15%~29% ②外周血或骨髓原始+早幼粒细胞>29%且原始细胞<30% ③外周血嗜碱性粒细胞≥20% ④非治疗引起的持续血小板减少（<100×10⁹/L） ⑤治疗过程中出现Ph染色体基础上的主要途径克隆染色体异常
BP	符合以下至少一项： ①外周血或骨髓原始细胞≥20%ª ②骨髓活检原始细胞集聚 ③髓外原始细胞浸润（脾除外）	①外周血或骨髓原始细胞≥30%ª ②髓外原始细胞浸润

注：a 当出现任意比例的淋系原始细胞增多时，应诊断为急变期。

4　CML 危险度分层

针对CP，危险度分层包括Sokal、Euro、EUTOS和ELTS评分。Sokal评分被广泛使用。TKI时代更推荐ELTS评分，识别真正因CML死亡的高危人群。

表 41-4-2　CML 危险度评分

	低危	中危	高危
Sokal 评分	<0.8	0.8~1.2	>1.2
Euro 评分	≤780	781~1480	>1480
EUTOS 评分	≤87		>87
ELTS 评分	≤1.568	1.568~2.2185	>2.2185

注：所有数据应当在任何CML相关治疗开始前获得，仅适用于CP。

Sokal评分计算指标：年龄、脾脏大小、外周血原始细胞、血小板。Euro评分计算指标：年龄、脾脏大小、外周血原始细胞、血小板、嗜碱性粒细胞、嗜酸性粒细胞。EUTOS评分计算指标：脾脏大小、嗜碱性粒细胞。ELTS评分计算指标：年龄、脾脏大小、外周血原始细胞、血小板。年龄为岁数，脾脏大小为肋下厘米数，血小板计数（×10⁹/L），原始细胞、嗜酸性粒细胞、嗜碱性粒细胞为外周血分类百分数。

第二节 CML 治疗

1 治疗目标

CML治疗近期目标是尽快获得完全细胞遗传学反应以及更深的分子学反应。近年来，越来越多CML追求的长期治疗目标是能正常生存并有良好的生活质量，且无需终身治疗，即功能性治愈。结合中国国情，CML的治疗目标主要包括：①延长生存寿命；②降低TKI治疗对合并症结局的不良影响；③提高生存质量，减少药物不良反应；④追求停药获得TFR；⑤减少治疗费用；⑥实现年轻CML患者家庭生育计划。

2 依据疾病分期、危险度分层的治疗选择

2.1 慢性期治疗

除妊娠期新诊断者，CML-CP一线治疗药物为TKI。具体选择取决于年龄、危险度分层、共存疾病、合并用药等。对低危、老年或共病多者，伊马替尼是首选；对中高危或有停药追求者，二代TKI更好。CML-CP推荐口服剂量：伊马替尼400mg qd；尼洛替尼300mg bid；达沙替尼100mg qd；氟马替尼600mg qd。

2.1.1 一线治疗

<65岁的低危患者首选一线药物为伊马替尼、尼洛替尼，氟马替尼和达沙替尼为可选治疗。<65岁中、高危者首选一线药物为尼洛替尼、氟马替尼，部分学者认为达沙替尼也是可选药物。≥65~80岁高危者首选一线药物为尼洛替尼、氟马替尼，也可选伊马替尼。≥65~80岁低、中危者和≥80岁者，首选一线药物均为伊马替尼。

表 41-4-3 慢性期CML一线治疗TKI选择

年龄	疾病危险度	首选治疗推荐
<65岁	低危	伊马替尼、尼洛替尼
	中/高危	尼洛替尼、氟马替尼
≥65~80岁	低/中危	伊马替尼
	高危	尼洛替尼、氟马替尼
≥80岁	低/中/高危	伊马替尼

2.1.2 二线治疗

伊马替尼一线治疗失败者首选二线药物为尼洛替尼、达沙替尼和氟马替尼。尼洛替尼一线治疗失败者首选二线药物为达沙替尼和氟马替尼。达沙替尼一线治疗失败者首选二线药物为尼洛替尼和氟马替尼。氟马替尼一线治疗失败者首选二线药物为尼洛替尼和达沙替尼。部分学者认为，无论哪一种TKI一线治疗失败，二线治疗均可选择临床试验。干扰素或allo-HSCT作为备选方案。

表 41-4-4　慢性期 CML 二线治疗 TKI 选择

前线治疗情况	首选治疗推荐
伊马替尼一线失败	尼洛替尼、达沙替尼、氟马替尼
尼洛替尼一线失败	达沙替尼、氟马替尼
达沙替尼一线失败	尼洛替尼、氟马替尼
氟马替尼一线失败	尼洛替尼、达沙替尼

2.1.3 后续治疗

接受过 2 种以上 TKI 治疗失败者首选临床试验或使用其余任何一种获批 TKI，也可选择普纳替尼、allo-HSCT 或干扰素。T315I 突变者首选临床试验或普纳替尼，allo-HSCT 或干扰素可作为备选。有学者认为奥雷巴替尼和 Asciminib 是接受过 2 种以上 TKI 耐药/不耐受或 T315I 突变 CML 的另一种有效选择。

2.2 进展期治疗

进展期参照既往治疗史、基础疾病以及 BCR-ABL 激酶突变情况选择合适 TKI。新诊断 AP 者首选药物为伊马替尼，也可选择尼洛替尼或达沙替尼。既往接受过 TKI、从 CP 进展至 AP 者首选药物为尼洛替尼或达沙替尼，参与临床试验或 allo-HSCT 为备选。BP 者是选择 TKI 单药或联合强烈化疗提高诱导缓解率，缓解后尽快行 allo-HSCT；对无法耐受强烈化疗者，根据免疫表型选择更缓和的治疗方法；存在 T315I 突变或二代 TKI 不敏感突变者尽早行 allo-HSCT。新诊断 BP 者首选 TKI 为伊马替尼或达沙替尼。既往接受过 TKI、从 CP/AP 进展至 BP 者首选 TKI 为达沙替尼，参与临床试验为备选。进展期推荐口服剂量：伊马替尼 AP 400~600mg qd，BP 600~800mg qd；尼洛替尼 AP 300~400mg bid；达沙替尼 AP/BP 100~140mg qd。

表 41-4-5　进展期 CML 治疗选择

分期	前期治疗情况	首选治疗推荐
AP	新诊断	伊马替尼
	既往用过 TKI，CP 进展	尼洛替尼、达沙替尼
BP	新诊断	伊马替尼或达沙替尼±化疗桥接 allo-HSCT
	既往用过 TKI，CP/AP 进展	达沙替尼±化疗桥接 allo-HSCT

3　依据共存疾病的治疗选择

合并心血管疾病、胰腺炎、糖脂代谢或肝功异常者，应避免使用尼洛替尼。有学者认为可在有效管理基础疾病和严密监测下使用尼洛替尼，每日剂量不超过 600mg。合并肺部疾病、胸腔积液、肺动脉高压、消化道出血或自身免疫性疾病者，应避免使用达沙替尼。合并胃肠道或肝病者，应避免使用氟马替尼。

表 41-4-6　合并共存疾病 CML TKI 治疗选择

共存疾病	推荐 TKI 药物	不推荐药物
糖尿病	伊马替尼，达沙替尼，氟马替尼	尼洛替尼

共存疾病	推荐TKI药物	不推荐药物
肺部疾病/肺动脉高压	伊马替尼，尼洛替尼，氟马替尼	达沙替尼
胃肠道相关疾病	尼洛替尼，达沙替尼	伊马替尼，氟马替尼
心血管疾病	伊马替尼	尼洛替尼，达沙替尼
外周动脉相关疾病	伊马替尼	尼洛替尼
肝脏	伊马替尼	氟马替尼
肾脏	尼洛替尼，达沙替尼	伊马替尼

4 依据BCR-ABL突变类型的治疗选择

目前以下类型突变对TKI选择有较为明确的指导意义。

表41-4-7 CML发生ABL突变TKI治疗选择

突变状态	治疗推荐
T315I	临床试验，普纳替尼，allo-HSCT
F317L/V/I/C、V299L、T315A	尼洛替尼
Y253H、E255K/V、F359C/V/I	达沙替尼
Q252H、Y253F、E255K、V299L、F317L/I、M315T、H396P	氟马替尼

第三节 CML疗效监测

1 血液学、细胞遗传学及分子学反应的定义

CML治疗反应分完全血液学反应、细胞遗传学反应、分子学反应三层级，反应定义见表41-4-8。

表41-4-8 CML治疗反应定义

治疗反应	定义
血液学反应	
完全血液学反应（CHR，持续≥4周）	PLT<450×10^9/L
	WBC<10×10^9/L
	外周血中无髓系不成熟细胞，嗜碱性粒细胞<5%
	无疾病的症状、体征，可触及的脾肿大已消失
细胞遗传学反应	
完全细胞遗传学反应（CCyR）	Ph$^+$细胞0
部分细胞遗传学反应（PCyR）	Ph$^+$细胞1%~35%
次要细胞遗传学反应（mCyR）	Ph$^+$细胞36%~65%
微小细胞遗传学反应（miniCyR）	Ph$^+$细胞66%~95%
无细胞遗传学反应	Ph$^+$细胞>95%
分子学反应	
主要分子学反应（MMR）	BCR-ABL^{IS}≤0.1%

治疗反应	定义
分子学反应4（MR^4）	BCR-ABL^{IS}≤0.01%
分子学反应4.5（MR$^{4.5}$）	BCR-ABL^{IS}≤0.0032%
分子学反应5（MR^5）	BCR-ABL^{IS}≤0.001%
分子学无法检测	在可扩增ABL转录本水平下无法检测到BCR-ABL转录本

注：IS，国际标准化。

2 血液学、细胞遗传学及分子学反应的监测频率和方法

表41-4-9 CML疗效监测频率和方法

治疗反应	监测频率	监测方法
血液学	每1~2周1次，直至确认达CHR 随后每3个月1次，除非有特殊要求	血常规及分类
细胞遗传学	初诊、TKI治疗3，6，12个月1次 获CCyR后每12~18个月1次 未达到最佳疗效增加监测频率	骨髓染色体核型（显带法） 荧光原位杂交（FISH）
分子学（外周血）	每3个月1次，直至达稳定MMR后每3-6个月1次 未达到最佳疗效增加监测频率 转录本水平明显升高并丧失MMR时尽早复查	定量聚合酶链反应测BCR-ABL^{IS}
激酶突变	进展期患者TKI治疗前 未达最佳反应或疾病进展时	聚合酶链反应扩增BCR-ABL转录本后测序

3 TKI疗效评价标准

表41-4-10 一线治疗的疗效评价标准

时间	最佳反应	警告	失败
3个月	BCR-ABL^{IS}≤10% 或 Ph$^+$细胞≤35%	BCR-ABL^{IS}>10% 或 Ph$^+$细胞36%~95%	无CHR或Ph$^+$细胞>95%
6个月	BCR-ABL^{IS}<1% 或 Ph$^+$细胞=0	BCR-ABL^{IS} 1%~10% 或 Ph$^+$细胞1%~35%	BCR-ABL^{IS}>10% 或 Ph$^+$细胞>35%
12个月	BCR-ABL^{IS}≤0.1%	BCR-ABL^{IS}>0.1%~1%^{a}	BCR-ABL^{IS}>1% 或 Ph$^+$细胞>0
任何时间	BCR-ABL^{IS}≤0.1%	Ph$^-$染色体的克隆性异常（-7或7q-）	丧失CHR或CCyR或MMR^b，耐药性突变，Ph$^+$染色体的克隆性异常

注 CHR：完全血液学缓解；CCyR：细胞遗传学反应；MMR：主要分子学反应；IS：国际标准化。a若治疗目标是TFR，则认为12个月时BCR-ABL^{IS}>0.1%~1%是治疗警告，应与患者商讨是否更换治疗方案；若治疗目标是长期生存，则认为12个月时BCR-ABL^{IS}>0.1%~1%是最佳反应，可继续应用原方案治疗。b连续2次检测明确丧失MMR并且其中1次BCR-ABL^{IS}≥1%。

表 41-4-11　二线治疗的疗效评价标准

时间	最佳反应	警告	失败
3个月	BCR-ABL^{IS}≤10% 或 Ph$^+$细胞≤65%	BCR-ABL^{IS}>10% 或 Ph$^+$细胞 66%~95%	无 CHR 或 Ph$^+$细胞>95% 或新发突变
6个月	BCR-ABL^{IS}<10% 或 Ph$^+$细胞≤35%	Ph$^+$细胞 36%~65%	BCR-ABL^{IS}>10% 或 Ph$^+$细胞>65% 或新发突变
12个月	BCR-ABL^{IS}<1% 或 Ph$^+$细胞=0	BCR-ABL^{IS} 1%~10% 或 Ph$^+$细胞 1%~35%	BCR-ABL^{IS}>10% 或 Ph$^+$细胞>35% 或新发突变
任何时间	BCR-ABL^{IS}≤0.1%	BCR-ABL^{IS}>0.1% 或 Ph$^-$染色体的克隆性异常（-7或7q-）	丧失 CHR 或 CCyR 或 MMR[a]，耐药性突变，Ph$^+$染色体的克隆性异常

注　CHR：完全血液学缓解；CCyR：细胞遗传学反应；MMR：主要分子学反应；IS：国际标准化。
a 连续2次检测明确丧失 MMR 并且其中1次 BCR-ABL^{IS}≥1%。

第四节　CML 治疗策略调整

一线 TKI 治疗反应包括最佳、警告及失败。治疗警告及失败者在评价依从性、药物耐受性、合并用药基础上及时行 BCR-ABL 激酶区突变检测，适时更换其他 TKI。有学者提出早期分子学反应至关重要，特别是 TKI 治疗 3 个月 BCR-ABL 水平及下降速率。若治疗 3 个月 BCR-ABL>10%，建议在其后 1~3 个月再次确认。还有学者认为对 BCR-ABL 非突变依赖耐药者，可通过二代测序寻找耐药相关癌症基因。

对 TKI 不耐受或药物毒副反应重者，更换 TKI 需根据患者情况、医师对药物的了解、支持治疗情况进行综合判定。对治疗失败/耐药者，必须更换 TKI。对有突变者，参照 BCR-ABL 激酶突变类型进行药物选择。对突变阴性者，二代 TKI 在二线治疗无直接比较数据，均可能有效，可参考患者年龄、并发症、既往 TKI 毒性反应综合考虑。对治疗警告者，需参考治疗目标，尤其是追求 TFR 者，结合年龄、生活方式、并发症及耐药情况综合决定。

表 41-4-12　CML 治疗策略调整

治疗反应	评估	治疗方案调整
最佳治疗反应		继续原方案治疗
警告	①评价患者依从性	①更换其他 TKI
	②评价药物相互作用	②继续原方案
	③BCR-ABL 激酶突变分析	③临床试验
		④一线伊马替尼治疗者可考虑提高伊马替尼剂量
治疗失败	①评价患者依从性	①更换其他 TKI
	②评价药物相互作用	②造血干细胞移植评估
	③BCR-ABL 激酶突变分析	③临床试验
不耐受		①更换其他 TKI
		②造血干细胞移植评估
		③临床试验

第五节 CML 其他治疗

因各种原因无法使用 TKI 治疗者可考虑以下治疗方案。

1 干扰素为基础的方案

在 TKI 治疗时代，干扰素为基础的治疗方案逐步成为二、三线选择。结合中国实际情况，以下患者可考虑干扰素为基础的方案：TKI 耐药、不耐受且不适合 allo-HSCT 的 CP 者；各种原因暂时无法应用 TKI 或无法坚持长期使用 TKI 的 CP 者。

2 allo-HSCT

在 TKI 治疗时代，allo-HSCT 不再是 CP 者一线治疗选择，原则上至少二线 TKI 治疗（两种以上 TKI）不耐受或耐药者考虑 allo-HSCT。因此 allo-HSCT 作为二线 TKI 治疗失败后的三线治疗选择，目标人群包括：①二线 TKI 治疗失败的 CP 者。②治疗中任何时间出现 T315I 突变。③对多种 TKI 治疗不耐受。④AP/BP 者，尤其是 TKI 治疗期间疾病进展者。

3 中医药治疗

3.1 治疗原则

慢髓毒是正虚感邪、正不胜邪，邪气盘踞，逐渐发展所致。辨证时要辨明正、邪的盛衰。初期，邪气虽实，而正气未虚，治宜祛邪解毒为主。中期，邪渐盛而正气渐衰，血液瘀积加重，治宜祛邪解毒，兼以扶正。中晚期，正气衰而邪气盛，此时需依据病状、年龄、体质等因素决定治则。邪气盛者，以攻邪为主，兼以扶正。正气亏虚者，以扶正为主，兼以祛邪。老年及体质虚弱者应扶正治疗，慎重攻邪，坚持"先留人，再治病的原则"，延长生存期是关键。另外，在中医药为主治疗本病同时，也应针对严重并发症辨证治疗。

3.2 常用方剂

青黄散：成分为青黛、雄黄。功能主治清热解毒，化瘀散结。用于肝经热毒、瘀血阻滞、气阴两虚引起的低热、自汗盗汗、消瘦等；急慢性白血病、骨髓纤维化、真性红细胞增多症、血小板增多症，见上述证候者。

大黄䗪虫丸：成分为熟大黄、土鳖虫（炒）、水蛭（制）、虻虫（去翅足，炒）、蛴螬（炒）、干漆（煅）、桃仁、苦杏仁（炒）、黄芩、地黄、白芍、甘草。功能主治活血破瘀，通经消癥。用于瘀血内停所致的癥瘕、闭经，症见腹部肿块、肌肤甲错、面色黯黑、潮热羸瘦、经闭不行；CML 见上述证候者。

梅花点舌丸：成分为西红花、红花、雄黄、蟾酥（制）、乳香（制）、没药

（制）、血竭、沉香、硼砂、蒲公英、大黄、葶苈子、穿山甲（制）、牛黄、麝香、珍珠、熊胆、蜈蚣、金银花、朱砂、冰片。功能主治清热解毒，消肿止痛。用于各种疮疡初起，无名肿毒，疔疮发背，乳痈肿痛等。

六神丸：成分为牛黄、麝香、蟾酥、雄黄、冰片、珍珠。功能主治清凉解毒，消炎止痛。用于烂喉丹痧，咽喉肿痛，喉风喉痈，单双乳蛾，小儿热疖，痈疡疔疮，乳痈发背等。

牛黄解毒丸：成分为牛黄、雄黄、石膏、大黄、黄芩、桔梗、冰片、甘草。功能主治清热解毒。用于火热内盛，咽喉肿痛，牙龈肿痛，口舌生疮，目赤肿痛。

3.3 养生调护

起居适宜：起居规律，适当运动。改变不良生活习惯，避免熬夜，戒烟限酒。建立良好家庭关系，家庭成员间相互理解、支持和交流。保持乐观情绪，以平和心态对待疾病，树立战胜疾病的信心。加强家庭护理，注意口腔卫生，保持肛周洁净，及时更换内衣、内裤，便后温水擦浴或药浴。

饮食调理：合理安排饮食，进食高蛋白、高热量、富含铁及维生素的食品。疾病治疗中，可出现恶心、呕吐、腹胀、腹泻等脾胃虚弱症状，宜少食多餐，可进食半流质或选择质软的饭菜。注意饮食结构合理搭配，避免进食有刺激性、腌制品及不易消化的食物。

第六节 停止TKI治疗的筛选标准

NCCN 2021版CML指南对停止TKI治疗提出明确建议。ELN 2020版CML指南将TFR筛选要求分为3种：必须满足的要求、最低要求（允许尝试停药）和最佳要求（可考虑停药）。TFR患者筛选必须满足要求：CML首次慢性期；患者充分理解TFR风险及获益并推动TFR；具有可靠的国际标准分子学检测，数据准确、稳定并且解读迅速；患者能够坚持频繁的检测：6个月内，每月监测1次；6~12个月，每2个月监测1次；12个月后，每3个月监测1次。TFR患者筛选最低要求：TKI一线治疗，一线治疗不耐受更换二线治疗（无对任何TKI耐药病史）；具有经典e13a2或e14a2转录本；TKI治疗>5年（二代TKI治疗>4年）；深度分子学反应（MR^4及以上）持续2年以上。TFR患者筛选最佳要求：TKI治疗>5年；MR^4持续>3年；$MR^{4.5}$持续>2年。

结合中国国情，建议临床试验外，满足下列条件可尝试停药：>18岁、CP患者且TKI治疗3年以上；可行国际标准化定量的BCR-ABL（P210）转录本；稳定DMR超过2年；既往无TKI耐药；有条件接受严格规范的国际标准化的分子学监测，结果解读正确迅速；在有经验的医师指导下尝试TFR；能获得及时再治疗及正确的再治疗后分子学监测。

第七节 TKI药物不良反应的管理

1 伊马替尼不良反应

1.1 血液学不良反应

（1）CP：ANC<$1.0×10^9$/L 或 PLT<$50×10^9$/L，暂停药，直至 ANC≥$1.5×10^9$/L、PLT≥$75×10^9$/L，恢复伊马替尼400mg/d；若反复发生 ANC<$1.0×10^9$/L 或 PLT<$50×10^9$/L，停药恢复后予以伊马替尼300mg/d。若持续中性粒细胞减少，可采用生长因子联合伊马替尼治疗。3~4级贫血建议输注红细胞，不支持使用促红细胞生成素（EPO）治疗。

（2）AP/BP：ANC<$0.5×10^9$/L 或 PLT<$10×10^9$/L，行骨髓检查鉴别疾病进展和药物相关性骨髓抑制。非疾病进展所致的全血细胞减少处理：①全血细胞减少持续2周，将伊马替尼减量至400mg/d或300mg/d。②全血细胞减少持续4周，暂停伊马替尼，直至 ANC≥$1.0×10^9$/L 且 PLT≥$20×10^9$/L，然后重新以伊马替尼300mg/d开始治疗。若顽固性中性粒细胞减少和血小板减少，可采用生长因子联合治疗。建议第一个月内尽量不要停用伊马替尼，剂量至少300mg/d，同时加强输注红细胞、血小板和细胞因子等支持治疗。

1.2 非血液学不良反应

3级不良反应采取相应具体治疗措施，如对症处理无效，按4级不良反应处理。即暂停用药直至症状恢复至1级或更好，然后考虑减量25%~33%（不少于300mg/d）重新开始治疗；亦可考虑换用二代TKI或参加临床试验。具体措施：①≥2级肝脏不良反应：暂停用药直至症状恢复至≤1级，减量25%~33%（不少于300mg）重新开始治疗。评价其他可能具有肝毒性的药物，包括对乙酰氨基酚。可考虑换用2代TKI或参加临床试验。②腹泻：对症支持治疗。③水肿：利尿剂，支持治疗。④体液潴留：利尿剂，支持治疗，药物减量、中断用药或停药。考虑超声心动图检测左室射血分数。⑤胃肠道反应：餐中服药并饮一大杯水送下。⑥肌肉痉挛：补钙，运动饮料。⑦皮疹：局部或全身应用类固醇激素，药物减量、暂时中断用药或停药。

2 尼洛替尼不良反应

2.1 血液学不良反应

ANC<$1.0×10^9$/L 或 PLT<$50×10^9$/L，暂停用药，直至 ANC≥$1×10^9$/L、PLT≥$50×10^9$/L 恢复用药。如2周内ANC恢复，以原剂量重新开始治疗。如停药后血细胞减少持续超过2周，剂量需减少至400mg/d重新开始治疗。若持续中性粒细胞减少，可采用生长因子联合治疗。3~4级贫血建议输注红细胞，不支持使用EPO治疗。

2.2 非血液学不良反应

（1）QT间期延长：QT间期>480ms，暂停用药，同时保证血钾、镁在正常范围。如2周内QT间期恢复至450ms以内且在基线20ms以内，以原用药剂量重新开始治疗。如超出2周内QT间期恢复至450~480ms，剂量需减少至400mg/d重新开始治疗。恢复用药7d后应复查心电图（ECG）以监测QT间期。

（2）肝脏、胰腺毒性：出现3~4级肝酶、胆红素、脂肪酶、淀粉酶升高，暂停用药，直至症状恢复至≤1级并减量至400mg/d重新开始治疗。

（3）罕见外周动脉闭塞性疾病：一旦出现应永久终止尼洛替尼治疗。

（4）3级不良反应采取相应具体治疗措施，如对症处理无效，按4级不良反应处理。即暂停用药，直至症状恢复至1级或更好，然后考虑减量至400mg/d重新开始治疗。具体措施：①头痛：对症支持。②恶心：对症支持。③腹泻：对症支持。④皮疹：局部或全身应用类固醇激素，药物减量、暂时中断用药或停药。

2.3 尼洛替尼用药注意事项

对低血钾、低血镁以及长QT综合征患者应避免使用尼洛替尼。尼洛替尼治疗开始前必须纠正血钾及血镁至正常水平，用药期间定期检测。避免联合使用延长QT间期的药物，避免使用强CYP3A4抑制剂。尼洛替尼使用前2h及用药后1h暂停进食。合并肝功能损伤者应减低剂量。心电图监测QT间期基线水平，治疗开始后7d及治疗过程中定期监测，及时调整药物治疗。

3 达沙替尼不良反应

3.1 血液学不良反应

（1）CP：ANC<0.5×10^9/L或PLT<50×10^9/L，暂停用药，直至ANC≥1.0×10^9/L、PLT≥50×10^9/L。若1周内恢复，以原剂量100mg/d重新开始治疗。若1周内不恢复，剂量需减少至第二等级70mg/d重新开始治疗（第三等级为50mg/d）。若持续中性粒细胞减少，可采用生长因子联合治疗。3~4级贫血建议输注红细胞，不支持使用EPO治疗。

（2）AP/BP：ANC<0.5×10^9/L或PLT<10×10^9/L，首先明确血细胞减少是否疾病所致。若非疾病相关血细胞减少，暂停用药，直至ANC≥1.0×10^9/L、PLT≥20×10^9/L，恢复原剂量140mg/d治疗。若反复发作血细胞减少，逐步减低剂量至100mg/d（第二等级）、75mg/d（第三等级）。

3.2 非血液学不良反应

3级不良反应采取相应具体治疗措施，如对症处理无效，按4级不良反应处理。即暂停用药直至症状恢复至1级或更好，然后考虑减量重新开始治疗。具体措施：①水钠潴留：渗透性利尿，支持对症治疗。②浆膜腔积液：暂停达沙替尼，渗透性利尿，若症状明显可短疗程应用皮质激素，待症状体征好转后减低剂量重新开始治疗。

③罕见肺动脉高压：一旦出现应当立即永久终止达沙替尼治疗。④头痛：对症支持。⑤胃肠道不适：对症支持。⑥腹泻：对症支持。⑦皮疹：局部或全身应用类固醇激素，药物减量、中断用药或停药。

4 氟马替尼不良反应

4.1 血液学不良反应

ANC<$1.0×10^9$/L或PLT<$50×10^9$/L，暂停用药，直至ANC≥$1.5×10^9$/L、PLT≥$75×10^9$/L。若2周内恢复，以原剂量600mg/d继续治疗。若2~4周内恢复，剂量减低至400mg/d继续治疗。若400mg/d治疗再次发生，剂量减低至300mg/d继续治疗。若4周内不恢复或以300mg/d治疗再次发生，则终止治疗。若持续中性粒细胞减少，可采用生长因子联合治疗。3~4级贫血建议输注红细胞，不支持使用EPO治疗。

4.2 非血液学不良反应

（1）肝功能损害：1级肝功能异常对症支持，密切监测肝功能变化。第1次发生2级肝功能异常，暂停用药，恢复至≤1级后600mg/d继续治疗；第2次发生，暂停用药，恢复至≤1级后400mg/d继续治疗；第3次发生或4周内不恢复至≤1级，终止治疗。第1次发生3级及以上肝功能异常，暂停用药，恢复至≤1级后以600mg/d继续治疗；第2次发生或4周内不恢复至≤1级，终止治疗。

（2）脂肪酶升高：1~2级无需调整剂量。3~4级脂肪酶升高第1次发生，暂停用药，行腹部CT检查，排除胰腺病变。如CT呈阳性，根据医生意见，继续中断治疗并重复CT检查。如CT呈阴性，则恢复到≤1级后400mg/d继续治疗。第2次发生3~4级脂肪酶升高或4周内不恢复至≤1级，终止治疗。

（3）QT间期延长：一旦出现QT间期延长，暂停用药，同时保证血钾、镁在正常范围。第1次出现QT间期>480ms，尽快监测心电图，若QT间期仍>480ms，需重复监测，至少每日一次，直到恢复<480ms。若14天内恢复到基线20ms以内且持续>14天，或重新治疗后恢复至450~480ms，则应降低1级剂量水平继续治疗。若继续治疗后再次>480ms，终止治疗。QT间期>480ms且持续>14d，必须终止治疗。

第八节 TKI药物与其他合并用药的管理

TKI与质子泵抑制剂、组胺H2受体拮抗剂、抗抑郁药、唑类抗真菌药等联合使用，会增加或减少TKI血药浓度，进而影响疗效。因此，建议根据情况及时调整药物用法用量。

表 41-4-13　TKI药物与其他合并用药的相互作用和用药调整

药品类别／药物	伊马替尼	达沙替尼	尼洛替尼
质子泵抑制剂：兰索拉唑、雷贝拉唑、埃索美拉唑、奥美拉唑、泮托拉唑	无相互作用	暴露量减少	暴露量减少
组胺2受体拮抗剂：法莫替丁、雷尼替丁、尼扎替丁	无相互作用	暴露量减少，避免使用；若绝对必要，考虑服用达沙替尼后≥2小时服用组胺2受体拮抗剂	暴露量减少，避免使用；若绝对必要，考虑服用尼洛替尼≥2小时后或≥10小时前服用组胺2受体拮抗剂
抗抑郁药：氟西汀、安非他酮、西酞普兰	暴露量略增加；监测QT间期	暴露量略增加；监测QT间期	因存在累积QTc延长风险，应避免使用
心血管药物：胺碘酮、地尔硫䓬、维拉帕米	暴露量增加；强烈考虑其他心脏药物或调整TKI剂量	增加暴露量和心律失常风险；强烈考虑其他心脏药物或调整TKI剂量	增加暴露量和心律失常风险；应避免使用
唑类抗真菌药：氟康唑、伏立康唑、伊曲康唑、泊沙康唑、克拉霉素	暴露量增加；强烈考虑其他抗感染药物或调整TKI剂量	暴露量增加；强烈考虑其他抗感染药物或调整TKI剂量	暴露量增加；强烈考虑其他抗感染药物或调整TKI剂量
氟喹诺酮类：左氧氟沙星、莫西沙星、环丙沙星	无相互作用	暴露量略增加；监测QT间期	谨慎使用

第九节　TKI药物治疗期间的妊娠管理

1　计划妊娠

在开始TKI治疗前，与所有育龄患者讨论保留生育能力问题。男性患者TKI治疗前可考虑精子冻存，备孕期间无需停用TKI。女性患者TKI治疗前可考虑卵子冻存，TKI治疗期间避免备孕；在尝试自然怀孕前停用TKI并且在孕期保持停药，但最佳停药时机尚不清楚。在尝试怀孕前，向女性患者及其伴侣告知有关停药的潜在风险和益处，并告知若妊娠期间CML复发可能需要重新接受TKI治疗。未获得MMR女性患者避免计划妊娠。满足停药标准的女性患者可停药后妊娠，后续治疗取决于是否丧失MMR和妊娠状态。若丧失MMR时处于妊娠状态，若疾病稳定，无需立即开始TKI再治疗；若丧失MMR时未妊娠，需立即重启TKI治疗。

2　TKI治疗中意外妊娠

确定胎儿孕周及TKI暴露时间，充分权衡药物对患者流产和胎儿畸形的风险及停药对疾病的不利影响。若继续妊娠，立即停用TKI。若血象稳定，妊娠期间无需TKI

治疗，但需密切监测。当WBC>100×10⁹/L，可行白细胞分离术，孕中晚期可加用干扰素。当PLT>500×10⁹/L或不能有效控制，可予以阿司匹林或低分子肝素治疗。

3 妊娠期间确诊CML

BP者尽快终止妊娠，并建议立即开始TKI和（或）化疗。AP者个体化决策。CP者避免应用TKI、羟基脲和白消安等致畸性药物。孕早期可定期行白细胞分离术维持血液学相对稳定，直至孕中晚期；当白细胞分离术控制血小板不能满意，可予阿司匹林或低分子肝素治疗；若上述方法不耐受或疗效不佳，建议在妊娠后6个月加用干扰素。

4 母乳喂养

分娩后可重启TKI治疗。建议接受TKI的妇女避免母乳喂养。未重启治疗者行母乳喂养可能是安全的，但首选用于获得持久DMR者。在分娩后的头2~5天，短时间内避免TKI可初乳喂养。对延长无治疗期进行哺乳喂养者，建议密切分子学监测。若丧失DMR，终止母乳喂养并重启TKI治疗。

第十节 CML心理健康管理

1 治疗前心理健康宣教

采取循序渐进策略向患者透露疾病诊断，用亲切和蔼的言语缓解得知患病后的恐惧、否认、愤怒等负性情绪。详细讲解病因、BCR-ABL融合基因监测、治疗方案、生存结局、不良反应、常见并发症等，帮助提高对疾病的正确认识，引导树立战胜疾病的信心，并做好持久战准备。告知依从性会影响治疗效果，引导与医务人员合作，加强TKI治疗的规范性，以积极心态面对疾病带来的影响。对TKI副作用如恶心、呕吐、皮疹、肌肉痉挛、身体肿胀等要有足够心理准备。

2 不良反应心理干预

耐心倾听患者主诉，对不适症状进行准确、动态评估，并予高效心理疏导，预防心血管意外、肺动脉高压等不良事件发生。帮助患者正确应对疾病和治疗所带来的忧伤、沮丧、焦躁等负性情绪，引导患者尽己之能帮助其他患者，帮助血液学缓解者尽快恢复原有社会角色。

3　TFR患者心理干预

尝试TFR应充分尊重患者意愿,并由患者要求积极主动停药;应充分告知TFR并不意味治愈,任何时候都可能出现分子学复发(甚至急变),从而需要重启TKI治疗;停药后可能出现TKI停药综合征,应监测戒断症状,并需更密切的分子学监测。超过50%TFR患者会有焦虑、恐惧等负面情绪,可能会导致BCR-ABL水平波动,还可能出现其他心理及情绪问题,必要时应接受专业心理疏导。

第五章

慢性淋巴细胞白血病

第一节 流行病学

慢性淋巴细胞白血病/小淋巴细胞淋巴瘤（Chronic lymphocytic leukemia/small lymphocytic lymphoma，CLL/SLL）是欧美国家最常见的成人白血病。根据美国国立癌症研究所"监测、流行病学和结果数据库"（SEER）2014—2018年统计，CLL发病率男性6.7/10万，女性3.5/10万。2015—2019年CLL死亡率男性1.6/10万，女性0.7/10万。

CLL发病存在性别、年龄及种族差异。男性多发，发病率随年龄增长，中位发病年龄为70岁。且有种族差异，东亚人群（0.1~0.2）/10万，我国台湾省0.39/10万，远低于欧美人群。

除发病率外，东西方CLL的临床、生物学特征也有差异。我国CLL中位发病年龄（60岁左右）显著低于欧美患者。此外，免疫球蛋白重链基因可变区（Immunoglobulin heavy chain gene variable region，IGHV）突变状态、片段使用及B细胞受体（B-cell receptor，BCR）同型模式（stereotype）等也存在显著差异。中国患者的IGHV突变比例较高，IGHV3-7、IGHV3-74、IGHV4-39以及IGHV4-59片段的使用率较高，同型模式BCR的比例较低但subset 8（8亚群）的比例较高。中国患者MYD88、KMT2D以及IGLL5基因的突变频率显著高于西方患者，而SF3B1基因的突变频率显著低于西方患者。

第二节 CLL筛查

在临床实践中，主要对淋巴细胞增多、淋巴结肿大者行CLL筛查。发病的明确危险因素包括老年、男性、高加索人种、CLL或淋巴肿瘤家族史（我国未见相关报道）等，是否对高危人群筛查及其意义尚不明确。出于医学研究目的，可对高危人群进行CLL前期病变单克隆B淋巴细胞增多症（Monoclonal B cell lymphocytosis，MBL）筛查，因为高计数MBL具有发展成CLL的风险。通过4色流式细胞术筛查发现，年龄大于40岁者具有MBL达3.5%，60~89岁高达5.0%。检测灵敏度提高还可进一步提高检出率。在具有CLL家族史（家族中至少2例）的非患病一级亲属检出率高达17%。

1 筛查方法

流式细胞术是筛查MBL的主要手段，采用的抗体组合及检测敏感性不同单位之间存在差异，Ghia等采用CD19/CD5/κ轻链/λ轻链四色组合筛查，分析$CD19^+CD5^+$细胞或$CD19^+CD5^-$细胞的轻链限制性表达（κ/λ比值>3∶1或<0.3∶11）确定是否存在MBL。

2 筛查策略及随访策略

MBL随年龄增长，推荐老年人群（>60岁）筛查MBL。根据免疫表型将MBL分为3型：CLL样表型、不典型CLL样表型和非CLL样表型。对后二者需全面检查，如影像学、骨髓活检等，以排除B细胞非霍奇金淋巴瘤。对CLL样表型MBL，需据外周血单克隆B淋巴细胞计数（Monoclonal B cell count，MBC）分为"低计数"MBL（克隆性B淋巴细胞$<0.5×10^9/L$）和"高计数"MBL（克隆性B淋巴细胞$≥0.5×10^9/L$），前者无需常规临床随访，但后者的免疫表型、遗传学与分子生物学特征与Rai 0期CLL接近，需定期随访。

第三节 CLL诊断

1 CLL的临床表现

表41-5-1 CLL的症状与血常规改变

外周血淋巴细胞计数增高	由于其他原因就诊或体检发现外周血淋巴细胞计数增多
淋巴结肿大	是CLL仅次于外周血淋巴细胞计数增多的常见临床表现
B症状	发热、盗汗、体重减轻、疲乏
血细胞减少	贫血、血小板减少、中性粒细胞减少

2 CLL的诊断

CLL的诊断需要满足表41-5-2诊断标准。

表 41-5-2　CLL 诊断标准

	标准
MBC	外周血 MBC≥5×10⁹/L，且持续>3 个月（如有典型 CLL 免疫表型、形态学等特征，时间长短对 CLL 的诊断意义不大）
外周血细胞形态学	外周血涂片特征性表现为小的、形态成熟的淋巴细胞显著增多，其细胞质少、核致密、核仁不明显、染色质部分聚集，易见涂抹细胞；外周血淋巴细胞中不典型淋巴细胞及幼稚淋巴细胞<55%
免疫表型	外周血典型的流式细胞术免疫表型：CD19⁺、CD5⁺、CD23⁺、CD200⁺、CD10⁻、FMC7⁻、CD43⁺/⁻；表面免疫球蛋白（sIg）、CD20、CD22 及 CD79b 弱表达（dim）。流式细胞术免疫表型确认 B 细胞的克隆性，即 B 细胞表面限制性表达 κ 或 λ 轻链（κ∶λ>3∶1 或<0.3∶1）或>25% 的 B 细胞 sIg 不表达

SLL 与 CLL 为同一疾病的不同表现，约 20%SLL 进展为 CLL。淋巴组织具有 CLL 的细胞形态与免疫表型特征。确诊需病理组织学及免疫组化染色（IHC）检查。临床特征：①淋巴结和（或）脾、肝肿大；②无骨髓浸润所致的血细胞减少；③外周血 MBC<5×10⁹/L。CLL 与 SLL 的主要区别在于前者主要累及外周血和骨髓，后者则主要累及淋巴结和骨髓。Lugano Ⅰ期 SLL 可局部放疗，其他 SLL 的治疗指征和治疗选择同 CLL，以下均称 CLL。

MBL 的诊断标准为：①B 细胞克隆性异常；②外周血 MBC<5×10⁹/L；③无肝、脾、淋巴结肿大（淋巴结长径<1.5cm）；④无贫血及血小板减少；⑤无慢性淋巴增殖性疾病（Chronic lymphoproliferative disease，CLPD）的其他临床症状。

3　CLL 的分期与预后分层

临床上评估预后最常使用 Rai 和 Binet 两种临床分期系统，均仅依赖体检和血常规检查，无需超声、CT 或 MRI 等检查。

表 41-5-3　CLL 的临床分期系统

分期	定义
Binet 分期	
Binet A	MBC≥5×10⁹/L，HGB≥100g/L，PLT≥100×10⁹/L，<3 个淋巴区域ᵃ
Binet B	MBC≥5×10⁹/L，HGB≥100g/L，PLT≥100×10⁹/L，≥3 个淋巴区域
Binet C	MBC≥5×10⁹/L，HGB<100g/L 和（或）PLT<100×10⁹/L
Rai 分期	
Rai 0	仅 MBC≥5×10⁹/L
Rai Ⅰ	MBC≥5×10⁹/L+淋巴结肿大
Rai Ⅱ	MBC≥5×10⁹/L+肝和（或）脾肿大±淋巴结肿大
Rai Ⅲ	MBC≥5×10⁹/L+HGB<110g/L±淋巴结/肝/脾肿大
Rai Ⅳ	MBC≥5×10⁹/L+PLT<100×10⁹/L±淋巴结/肝/脾肿大

注：a 5 个淋巴区域包括颈、腋下、腹股沟（单侧或双侧均计为 1 个区域）、肝和脾。

免疫性血细胞[血红蛋白（HGB），血小板（PLT）]减少不作为分期标准。

这两种临床分期系统存在以下缺陷：①处于同一期的患者，疾病发展过程存在异质性；②不能预测早期患者疾病是否进展以及进展的速度，目前大多数患者诊断时处于疾病早期。预后意义比较明确的生物学标志有：IGHV突变状态、片段使用及BCR同型模式，染色体异常[推荐CpG寡核苷酸+白细胞介素2刺激的染色体核型分析，荧光原位杂交（Fluorescence in situ hybridization，FISH）检测 del（13q）、+12、del（11q）(ATM基因缺失）、del（17p）(TP53基因缺失）等]，基因突变[推荐二代基因测序检测TP53、NOTCH1（含非编码区）、SF3B1、BIRC3等基因]，流式细胞术检测CD38、ZAP-70和CD49d表达等。IGHV无突变患者预后较差；同型模式为2亚群（subset 2）的使用IGHV3-21片段的患者，无论IGHV的突变状态，预后均较差。染色体复杂核型异常、del（17p）和（或）TP53基因突变的患者预后最差，TP53基因或其他基因的亚克隆突变的预后价值有待探讨，del（11q）是另一个预后不良标志。此外，中国数据表明，MYD88突变、EGR2突变、DDX3X突变、CD200表达、EBV及HBV感染状态等均具有一定的预后价值。推荐应用CLL国际预后指数（CLL international prognostic index，CLL-IPI）对初治患者综合预后评估。CLL-IPI通过纳入TP53缺失和（或）突变、IGHV突变状态、β_2-微球蛋白（β_2-microglobulin，β_2-MG）、临床分期、年龄，将患者分为低、中、高危与极高危组。上述预后因素主要在接受化疗或化学免疫治疗的患者中总结得出，新药或新的治疗策略可能克服或部分克服上述不良预后。此外，对于难治复发患者，纳入β_2-MG、乳酸脱氢酶（Lactate dehydrogenase，LDH）、HGB、距前一周期治疗开始时间，将患者分为低、中与高危组。应用BTK抑制剂治疗的患者，通过纳入TP53异常、前期是否接受过其他治疗、β_2-MG、LDH，将患者分为低、中与高危组，获理想的预后分层效果。

表41-5-4　CLL国际预后指数（CLL-IPI）

参数	不良预后因素	积分	CLL-IPI积分	危险分层	5年生存率（%）
TP53异常	缺失或突变	4	0~1	低危	93.2
IGHV突变状态	无突变	2	2~3	中危	79.4
β_2-MG	>3.5mg/L	2	4~6	高危	63.6
临床分期	Rai Ⅰ~Ⅳ或Binet B~C	1	7~10	极高危	23.3
年龄	>65岁	1			

表41-5-5　难治复发CLL预后积分

参数	不良预后因素	积分	难治复发CLL积分	危险分层	2年生存率（%）
β_2-MG	≥5mg/dL	1	0~1	低危	87.5
LDH	>正常范围上界	1	2~3	中危	63.5
HGB	女性<110g/L，男性<120g/L	1	4	高危	44.4
距前一周期治疗开始时间	<24个月	1			

表 41-5-6　伊布替尼治疗 CLL 患者预后积分

参数	不良预后因素	积分	伊布替尼治疗CLL患者积分	危险分层	3年生存率（%）
TP53异常	缺失和/或突变	1	0~1	低危	93
是否曾接受治疗	是	1	2	中危	83
β_2-MG	≥5mg/dL	1	3~4	高危	63
LDH	>250U/L	1			

第四节　CLL 的治疗

1　CLL 的治疗指征

不是所有 CLL 都需治疗，具备以下至少 1 项时开始治疗。

表 41-5-7　CLL 治疗指征

CLL的治疗指征
1.进行性骨髓衰竭的证据：表现为血红蛋白（<100g/L）和（或）血小板（<100×10^9/L）进行性减少
2.巨脾（如左肋缘下>6cm）或进行性或有症状的脾肿大
3.巨块型淋巴结肿大（如最长直径>10cm）或进行性或有症状的淋巴结肿大
4.进行性淋巴细胞增多，如 2 个月内淋巴细胞增多>50%，或淋巴细胞倍增时间（Lymphocyte doubling time，LDT）<6 个月。如初始淋巴细胞<30×10^9/L，不能单凭 LDT 作为治疗指征
5.自身免疫性溶血性贫血（Autoimmune hemolytic anemia，AIHA）和（或）免疫性血小板减少症（Immune thrombocytopenia，ITP）对皮质类固醇治疗反应不佳
6.至少存在下列一种疾病相关症状：①在前 6 个月内无明显原因的体重下降≥10%；②严重疲乏[如美国东部肿瘤协作组（Eastern United States Cancer Collaborative Group，ECOG）体能状态≥2；不能进行常规活动]；③无感染证据，体温>38.0℃，≥2周；④无感染证据，夜间盗汗>1个月
7.终末器官受损
8.临床试验：符合所参加临床试验的入组条件

不符合上述治疗指征者，每 2~6 个月随访 1 次，内容包括临床症状及体征，肝、脾、淋巴结肿大情况和血常规等。

2　CLL 治疗前评估

CLL 治疗前（包括复发患者治疗前）必须对患者进行全面评估。

表 41-5-8　CLL 治疗前评估内容

评估项目	评估内容
病史和体格检查	特别是淋巴结（包括咽淋巴环和肝脾大小）
体能状态	ECOG 体能状态和（或）疾病累积评分表（Cumulative illness rating scale，CIRS）评分
B症状	盗汗、发热、体重减轻、乏力
血常规	包括白细胞计数及分类、血小板计数、血红蛋白浓度等
生化指标	包括肝肾功能、电解质、LDH 等

续表

评估项目	评估内容
血清标志物	β_2-MG
骨髓检查	骨髓涂片、骨髓活检+IHC[a]
核型分析	需要进行CpG寡核苷酸+白细胞介素2刺激的染色体核型分析
FISH	FISH检测del（13q）、+12、del（11q）、del（17p）
基因突变	检测TP53和IGHV等基因突变[b]
感染筛查	HBV、HCV、HIV、EBV等检测
特殊情况下检测	免疫球蛋白定量及免疫固定电泳；网织红计数和直接抗人球蛋白试验（怀疑溶血时必做）；心电图、超声心动图检查（拟蒽环类或蒽醌类药物治疗时）；妊娠筛查（育龄期妇女，拟放化疗时）；颈、胸、腹、盆腔增强CT检查；PET-CT检查（怀疑Richter转化时）等

注：a治疗前、疗效评估及鉴别血细胞减少原因时进行，典型病例诊断、常规随访无需骨髓检查。
bTP53等基因的亚克隆突变可能有预后意义，故有条件单位，建议二代测序检测基因突变。

3 CLL一线治疗

据TP53缺失和（或）突变、年龄及身体状态行分层治疗。体能状态和实际年龄为重要参考因素，治疗前要评估CIRS评分和身体适应性。CLL仍为难治愈疾病，鼓励参加临床试验。

3.1 无del（17p）/TP53基因突变CLL的治疗

表41-5-9 无del（17p）/TP53基因突变CLL的治疗方案推荐

	优先推荐	次要推荐
身体状态良好者	伊布替尼 氟达拉滨+环磷酰胺+利妥昔单抗（用于IGHV有突变，且年龄小于60岁） 苯达莫司汀+利妥昔单抗（用于IGHV突变，且60岁及以上）	泽布替尼 维奈克拉+利妥昔单抗/奥妥珠单抗 氟达拉滨+利妥昔单抗 氟达拉滨+环磷酰胺
身体状态欠佳者	伊布替尼 苯丁酸氮芥+利妥昔单抗/奥妥珠单抗	泽布替尼 维奈克拉+利妥昔单抗/奥妥珠单抗 奥妥珠单抗 苯丁酸氮芥 利妥昔单抗

3.2 伴del（17p）/TP53基因突变CLL的治疗

表41-5-10 伴del（17p）/TP53基因突变CLL的治疗方案推荐

优先推荐	次要推荐
伊布替尼 泽布替尼	维奈克拉+利妥昔单抗/奥妥珠单抗 大剂量甲泼尼龙+利妥昔单抗 奥妥珠单抗

伴del（17p）/TP53基因突变者预后很差，RESONTATE研究显示伊布替尼显著改善伴del（17p）/TP53基因突变者的预后，尽管入组是难治复发者，鉴于其治疗del（17p）/TP53基因突变者的出色数据，推荐伊布替尼作为初治的伴del（17p）/TP53基

因突变CLL者的首选（优先推荐）。泽布替尼等二代BTK抑制剂更具选择性，不良反应较少，ALPINE研究显示泽布替尼治疗伴del（17p）的难治复发CLL较伊布替尼ORR更高、PFS更长，Ⅲ期SEQUOIA（Arm C）研究也显示泽布替尼一线治疗伴del（17p）者，可获良好疗效，因此，泽布替尼作为一线治疗伴del（17p）/TP53基因突变患者的优先推荐。

4 难治复发CLL治疗

复发的定义为：患者达到完全缓解（CR）或部分缓解（PR）≥6个月后疾病进展（PD）；难治的定义为：治疗失败（未获PR）或最后1次化疗后<6个月PD。

复发、难治患者的治疗指征、治疗前检查同一线治疗（IGHV突变状态在病程中保持不变，不用重复检查），在选择治疗方案时除考虑患者年龄、体能状态及遗传学等预后因素外，应同时综合考虑既往治疗方案的疗效（包括持续缓解时间）及耐受性等因素。

4.1 无del（17p）/TP53基因突变难治复发CLL的治疗

表41-5-11 无del（17p）/TP53基因突变难治复发CLL的治疗方案推荐

	优先推荐	次要推荐
身体状态良好的患者	伊布替尼 泽布替尼 奥布替尼	苯达莫司汀+利妥昔单抗±伊布替尼（用于IGHV有突变，且60岁及以上） 维奈克拉+利妥昔单抗/奥妥珠单抗 大剂量甲泼尼龙+利妥昔单抗 奥妥珠单抗 来那度胺±利妥昔单抗 参加临床试验
身体状态欠佳的患者	伊布替尼 泽布替尼 奥布替尼	苯丁酸氮芥+利妥昔单抗/奥妥珠单抗 维奈克拉+利妥昔单抗/奥妥珠单抗 大剂量甲泼尼龙+利妥昔单抗 奥妥珠单抗 来那度胺±利妥昔单抗 参加临床试验

4.2 伴del（17p）/TP53基因突变难治复发CLL的治疗

表41-5-12 伴del（17p）/TP53基因突变难治复发CLL患者的治疗方案推荐

优先推荐	次要推荐
伊布替尼 泽布替尼 奥布替尼 维奈克拉+利妥昔单抗/奥妥珠单抗	大剂量甲泼尼龙+利妥昔单抗 来那度胺±利妥昔单抗

一项基于中国难治复发CLL/SLL的临床研究也证实包括高危细胞遗传学在内的所有亚组，泽布替尼治疗均获很好的持久缓解，耐受良好，因此作为难治复发的优先推荐。另一种中国自主研发的二代BTK抑制剂奥布替尼具有较高选择性，治疗难治

复发取得了理想疗效，特别是在目前报道的所有BTK抑制剂中CR率最高（中位随访31.2个月，CR/CRi[骨髓未恢复的CR]率为26.3%），因此也作为难治复发的优先推荐。

5 CLL组织学转化和进展患者的治疗

5.1 组织学转化

对临床疑有转化者，为避免假阴性或假阳性，尽可能行淋巴结切除活检以确诊，无法切检时，可用粗针穿刺，行免疫组化、流式细胞学等确诊。可用PET-CT指导活检部位。

组织学转化在组织病理学上主要为弥漫大B细胞淋巴瘤（Diffuse large B-cell lymphoma，DLBCL），少数经典型霍奇金淋巴瘤（Classical Hodgkin lymphoma，cHL）。对前者，尽量行CLL和转化后组织的IGHV测序以明确克隆起源，同一起源患者预后差。

治疗前除行常规CLL治疗前评估外，对转化淋巴瘤的预后相关特征按相应淋巴瘤评估包括分期、预后等。对Richter综合征的患者，需据转化的组织学类型及是否为克隆相关决定治疗方案。

5.1.1 克隆无关的DLBCL

参照DLBCL进行治疗。

5.1.2 克隆相关的DLBCL或不明克隆起源

可选用免疫化疗[R-DA-EPOCH、R-HyperCVAD（A方案）、R-CHOP]±维奈克拉或BTK抑制剂、程序性死亡受体-1（PD-1）单抗、参加临床试验（CAR-T疗效显著，优先推荐参加临床试验）等方案，如获缓解，尽可能行异基因造血干细胞移植，否则参照难治复发DLBCL治疗方案。

5.1.3 cHL

参考cHL治疗方案。

5.2 组织学进展

组织学进展包括：①加速期CLL：淋巴结活检增殖中心扩张（大于一个20×视野）或融合且Ki-67>40%或每个增殖中心>2.4个有丝分裂象；②CLL伴幼淋细胞增多（CLL with prolymphocytosis，CLL/PL）：外周血的幼稚淋巴细胞比例增加（10%~55%）。

治疗前除行常规CLL治疗前评估外，还需PET-CT或增强CT检查。

CLL/PL或加速期CLL：CLL/PL或加速期CLL不同于Richter综合征，但预后较差，目前无最佳治疗方案。临床参照CLL治疗方案。

第五节 CLL 的支持治疗

1 感染预防

大多发病年龄较大，存在体液免疫缺陷且治疗方案大多含有免疫抑制剂，因此，CLL 存在各种病原体（细菌、病毒）感染的较大风险。对反复感染且 IgG<5g/L 的 CLL，需静注丙种球蛋白（IVIG）至 IgG>5~7g/L 以提高非特异性免疫力。

2 HBV 再激活

参照《中国淋巴瘤合并 HBV 感染管理专家共识》行预防和治疗。

3 免疫性血细胞减少

一线治疗采用糖皮质激素，无效则为治疗指征，启动 CLL 治疗。氟达拉滨相关的自身免疫性溶血，应避免再次使用。

4 肿瘤溶解综合征（TLS）

对 TLS 发生风险较高者，应密切监测相关血液指标（钾、尿酸、钙、磷及 LDH 等），同时进行充足的水化碱化。尤其维奈克拉治疗应行 TLS 危险分级并予相应的预防措施。

第六节 CLL 中医中药治疗

中医无淋巴瘤病名，2009 年《规范常见血液病中医病名建议》确定"恶核"为淋巴瘤中医学病名，CLL 沿用"恶核"病名，肝脾肿大可参考"癥积"；乏力，全血细胞减少可参考"虚劳"。

中医药治疗淋巴瘤方案众多，但未达成共识，淋巴瘤种类众多，目前 CLL/SLL 在新药时代慢病管理模式下成为可以长生存的疾病，进一步规范诊疗路径、辨病辨证相结合，精准分期分层为中西整合优化治疗的基本策略。

1 病因病机

中医学对于 CLL 的认识并无系统论述，缺乏统一标准，对其病机多责之于"痰浊、瘀毒、正虚"，国医大师周仲瑛教授于 20 世纪 90 年代率先提出"癌毒"学说，广泛用于中医肿瘤临床治疗，癌毒是肿瘤的特异性致病因子，正虚癌毒是本病核心病机，祛除癌毒贯穿始终；所谓"无痰不成核"，淋巴结肿大、无名肿块，多属痰浊，痰浊有寒热之分，凝滞血脉，郁而化热，耗伤气血，癌毒伤正，于至虚之处肆意生长，其病机多为两种以上的单一病机兼夹、转化、复合为患，即"复合病机"，正气与"癌毒"交争，决定疾病进展速度。临床在消癌解毒基础上以复合病机阐释并发症、兼证。

2 治疗原则

规范诊疗路径，分期分段分群，辨病辨证结合，精准治疗，重视个体；中西内外并举，多法综合，减毒增效，减少并发症，提高生存质量。

3 区分不同时期中药西药的权重，优势互补

早期：一般无明显不适主诉，仅在检查血常规时发现白细胞数增高，此期以邪实为主，是中医药介入的最佳时机，邪气充盛，正气未虚，攻邪为主，在一定程度上降低白细胞计数，延缓病情。此期病情轻，无治疗指征，以单纯中药治疗为主。

中期：体表包块，或脏器肿大，逐渐出现不同程度的乏力，消瘦，潮热盗汗，此期正虚邪实；已有不同程度的正气虚损，此时攻邪一定要注意扶助正气，以中西整合治疗为主。中医治疗重点在于扶正，提高治疗耐受性，减少并发症，提高生活质量为主。

晚期：可见乏力、黄疸、皮肤紫斑、疱疹，丘疹等表现，此时正衰邪盛，病情进展，一派虚劳征象，正气已衰，邪气独盛。此时虽扶正而正气难以恢复，若攻邪但正已虚，恐难任攻伐，此阶段多属复发难治阶段，中西整合治疗，加强支持，中医药以扶正抗癌兼顾。

4 区分免疫化疗期、维持治疗期

免疫化疗期药毒伤正，西药控制癌毒，中药扶正助力抗癌，重在增加治疗耐受性，减少副作用所导致的治疗中断、调整脏腑功能、平调阴阳、减毒增效；免疫化疗结束后结合疗效评估及肿瘤残留指导治疗，癌毒未尽则扶正抗癌协同增效，进一步清除肿瘤，减少复发；癌毒已祛，则重在扶正调整脏腑功能，勿使攻伐太过徒伤其正。

5 辨证论治

依据《恶性淋巴瘤中医临床路径与诊疗方案（2018年版）》、《淋巴瘤中西医结合诊疗专家共识（2020年）》，证候标准参照《常见血液病中医诊疗范例》结合癌毒病机理论及目前中西医整合治疗文献辨证分型如下：

（1）痰毒凝结型：常见颈部、腹股沟等处淋巴结肿大，舌淡苔白，脉弦滑，治

宜化痰解毒散结，方选柴胡疏肝散加消瘰丸加减。

（2）痰热蕴结型：全身多处肿核，或胁下痞块，皮色发红，或伴瘙痒，兼见口舌生疮，伴见口干口苦，舌红苔黄，脉数，治以清热解毒、祛痰散结。推荐方药：黄连解毒汤加消瘰丸加减。元参、煅牡蛎、生地、黄连、黄芩、黄柏、栀子。

（3）寒痰凝滞证：颈项、耳旁、腋下、鼠蹊等处肿核，不痛不痒，皮色如常，坚硬如石，兼见形寒肢冷，神疲乏力，面白少华，舌质淡，苔白或腻，脉沉或细。治法：散寒解毒，化痰散结；推荐方药：阳和汤加减。熟地、肉桂、白芥子、姜炭、生甘草、麻黄、鹿角胶。

（4）瘀毒互结型：常见全身多处肿核，或胁下痞块，时而疼痛，活动差，兼见面色黧黑，舌红苔腻，脉弦涩，治宜解毒活血，推荐方药：和营软坚丸、消瘰丸加减。

（5）气虚痰毒型：常见颈部肿块，肿核质硬、无痛，伴面色无华，颜面或下肢浮肿，乏力倦怠，舌淡苔白，边有齿痕，脉沉细而迟，治宜温阳利水祛湿，方选黄芪防己汤或真武汤加减。

（6）阴虚痰毒型：全身多处肿核，或胁下痞块，伴见午后潮热，盗汗，腰膝酸软，舌红少苔，脉细数，治宜滋补肝肾、解毒散结，可选大补阴丸合消瘰丸加减。

6　对症治疗

本病的伴随症状，如皮肤瘙痒、皮疹、盗汗等，口腔溃疡、放化疗相关的胃肠道反应及便秘等；化疗药物相关的周围神经病变，部分症状西医缺乏对应治疗而中医有较好疗效。

（1）皮肤瘙痒与皮疹：热毒郁表证用麻黄连翘赤小豆汤；风热里实证用防风通圣散；血虚生风证用消风散；BTK抑制剂使用中皮肤瘀斑可用犀角地黄汤。

（2）淋巴瘤发热：青蒿鳖甲汤合泻心汤加减。

自汗与盗汗：营卫不调证用桂枝汤、气虚不固证用玉屏风散；气阴两虚证用生脉饮；阴虚火旺证用当归六黄汤。

（3）胃肠道反应：多属寒热错杂证，以半夏泻心汤加减，腹泻属湿热内蕴可加白头翁汤、胃气不降证用旋覆代赭汤、脾胃不和证用香砂六君子汤；中焦虚寒证用理中汤。

（4）口腔溃疡：外用锡类散、养阴生肌散、六神丸等。

（5）周围神经病变：气虚血瘀证用黄芪桂枝五物汤；肝气郁滞证用柴胡桂枝汤；寒湿阻滞证用薏苡仁汤。

7 注意事项

要注意有毒中药的正确使用，攻毒不必祛邪务尽，而伤其正，同时应通过配伍达到减毒增效的目的，重视有毒药物的量效关系，更要重视扶正与祛邪的关系，避免过度治疗。

与BTK抑制剂同时使用时注意中药对于CYP3A4的影响。BTK抑制剂如伊布替尼、泽布替尼主要通过细胞色素P450 3A4酶（CYP3A4）代谢成多种代谢产物，使用中药过程中注意避免对于CYP3A4酶的影响。

8 扶正与康复

中医药康复可参与太极拳、五禽戏、易筋经等传统功法，引导调气，也可配合针灸，改善化疗药物相关神经毒性、骨痛、腰痛等症状。

中药外敷：大黄、川乌、草乌等适量研末，蜂蜜调敷肿大之淋巴结，纱布固定；大黄研末水调敷于神阙穴，减轻化疗后便秘。

针灸疗法：三阴交、丰隆、足三里、阴陵泉，颈部恶核可加外关、天井。

情绪调节：太极拳、五禽戏、易筋经等传统功法，引导调气，慢性淋巴细胞白血病患者进行正念认知疗法辅助治疗，可以有效降低患者的焦虑、抑郁水平，提高患者生活质量。

第七节 CLL的疗效标准

在CLL患者的治疗中应定期进行疗效评估，诱导治疗通常以6个疗程为宜，建议治疗3~4个疗程时进行中期疗效评估，疗效标准见表41-5-13。

CR：达到表41-5-13所有标准，无疾病相关症状；

骨髓未恢复的CR（CRi）：除骨髓未恢复正常外，其他符合CR标准；

PR：至少达到2个A组标准+1个B组标准；

疾病稳定（Stable disease，SD）：疾病无进展同时不能达到PR；

PD：达到任何1个A组或B组标准；

复发：患者达到CR或PR，≥6个月后PD；

难治：治疗失败（未获CR或PR）或最后1次化疗后<6个月PD；

伴有淋巴细胞增高的PR（PR-L）：B细胞受体信号通路的小分子抑制剂如BTK抑制剂和磷脂酰肌醇3激酶δ（Phosphatidylinositol 3 kinase δ，PI3Kδ）抑制剂治疗后出现短暂淋巴细胞增高，淋巴结、脾脏缩小，淋巴细胞增高在最初几周出现，并会持续数月，此时单纯的淋巴细胞增高不作为疾病进展；

微小残留病灶（Minimal residual lesions，MRD）阴性：多色流式细胞学检测残存白血病细胞$<1\times10^{-4}$。对于初步疗效评估为CR的患者，应进行骨髓穿刺及活检检查。

骨髓检查时机：化疗或化学免疫治疗方案结束后治疗2个月；伊布替尼、泽布替尼、奥布替尼等需要持续治疗的患者，应在患者达到最佳反应至少2个月后。

骨髓活检是确认CR的必需检查，对于其他条件符合CR而免疫组织化学显示CLL细胞组成的淋巴小结的患者，评估为结节性部分缓解（nPR）。

表41-5-13　慢性淋巴细胞白血病的疗效标准

参数	CR	PR	PR-L	PD
A组：用于评价肿瘤负荷				
淋巴结肿大	无>1.5 cm	缩小≥50%	缩小≥50%	增大≥50%
肝脏肿大	无	缩小≥50%	缩小≥50%	增大≥50%
脾脏肿大	无	缩小≥50%	缩小≥50%	增大≥50%
骨髓	增生正常，淋巴细胞比例<30%，无B细胞性淋巴小结；骨髓增生低下则为CR伴骨髓造血不完全恢复	骨髓浸润较基线降低≥50%，或出现B细胞性淋巴小结	骨髓浸润较基线降低≥50%，或出现B细胞性淋巴小结	
ALC	$<4\times10^9$/L	较基线降低≥50%	淋巴细胞升高或较基线下降≥50%	较基线升高≥50%
B组：评价骨髓造血功能				
PLT（不使用生长因子）	$>100\times10^9$/L	$>100\times10^9$/L或较基线升高≥50%	$>100\times10^9$/L或较基线升高≥50%	由于CLL本病下降≥50%
HGB（无输血、不使用生长因子）	>110g/L	>110 g/L或较基线升高≥50%	>110 g/L或较基线升高≥50%	由于CLL本病下降>20g/L
ANC（不使用生长因子）	$>1.5\times10^9$/L	$>1.5\times10^9$/L或较基线升高>50%	$>1.5\times10^9$/L或较基线升高>50%	

注：ALC：外周血淋巴细胞绝对值；ANC：外周血中性粒细胞绝对值。

第八节　CLL的随访与康复

完成诱导治疗（一般6个疗程）达CR或PR后，应定期随访，包括每3个月血细胞计数及肝、脾、淋巴结触诊检查等。伊布替尼、泽布替尼、奥布替尼等BTK抑制剂需长期治疗至疾病进展或不耐受，因此在BTK抑制剂治疗期间应定期随访，包括每1~3个月血细胞计数，肝、脾、淋巴结触诊，以及BTK抑制剂相关不良反应检查等。还应特别注意继发恶性肿瘤（包括骨髓增生异常综合征、AML及实体瘤等）的出现。

康复治疗是肿瘤整合治疗的一个重要部分，目前缺乏针对CLL康复治疗的研究，合理使用康复训练、将中医治疗纳入CLL的康复治疗可能改善预后和生活质量。

参考文献

[1] 樊代明主编. 整合肿瘤学·临床卷. 科学出版社，北京，2021.

[2] 樊代明主编. 整合肿瘤学·基础卷. 世界图书出版西安有限公司，西安，2021.

[3] ARBER D A, ORAZI A, HASSERJIAN R, et al. The 2016 revision to the World Health Organization classification of myeloid neoplasms and acute leukaemia [J]. Blood, 2016, 127（20）：2391-405.

[4] DöHNER H, ESTEY E, GRIMWADE D, et al. Diagnosis and management of AML in adults：2017 ELN recommendations from an international expert panel [J]. Blood, 2017, 129（4）：424-47.

[5] MI Y, XUE Y, YU W, et al. Therapeutic experience of adult acute myeloid leukemia in a single institution of China and its relationship with chromosome karyotype [J]. Leukemia & lymphoma, 2008, 49（3）：524-30.

[6] JIN J, WANG J X, CHEN F F, et al. Homoharringtonine-based induction regimens for patients with de-novo acute myeloid leukaemia：a multicentre, open-label, randomised, controlled phase 3 trial [J]. The Lancet Oncology, 2013, 14（7）：599-608.

[7] WEI H, ZHOU C, LIN D, et al. Benefit of intermediate-dose cytarabine containing induction in molecular subgroups of acute myeloid leukemia [J]. Haematologica, 2020, 106（5）：1491-5.

[8] WEI H, WANG Y, GALE R P, et al. Randomized Trial of Intermediate-dose Cytarabine in Induction and Consolidation Therapy in Adults with Acute Myeloid Leukemia [J]. Clinical cancer research：an official journal of the American Association for Cancer Research, 2020, 26（13）：3154-61.

[9] WEI S, WANG S, QIU S, et al. Clinical and laboratory studies of 17 patients with acute myeloid leukemia harboring t（7；11）（p15；p15）translocation [J]. Leukemia research, 2013, 37（9）：1010-5.

[10] PAPAEMMANUIL E, GERSTUNG M, BULLINGER L, et al. Genomic Classification and Prognosis in Acute Myeloid Leukemia [J]. The New England journal of medicine, 2016, 374（23）：2209-21.

[11] GALE R E, LAMB K, ALLEN C, et al. Simpson's Paradox and the Impact of Different DNMT3A Mutations on Outcome in Younger Adults With Acute Myeloid Leukemia [J]. Journal of clinical oncology：official journal of the American Society of Clinical Oncology, 2015, 33（18）：2072-83.

[12] FERNANDEZ H F, SUN Z, YAO X, et al. Anthracycline dose intensification in acute myeloid leukemia [J]. The New England journal of medicine, 2009, 361（13）：1249-59.

[13] OHTAKE S, MIYAWAKI S, FUJITA H, et al. Randomized study of induction therapy comparing standard-dose idarubicin with high-dose daunorubicin in adult patients with previously untreated acute myeloid leukemia：the JALSG AML201 Study [J]. Blood, 2011, 117（8）：2358-65.

[14] BURNETT A K, RUSSELL N H, HILLS R K, et al. A randomized comparison of daunorubicin 90 mg/m2 vs 60 mg/m2 in AML induction：results from the UK NCRI AML17 trial in 1206 patients [J]. Blood, 2015, 125（25）：3878-85.

[15] LIU J, MI Y, FU M, et al. Intensive induction chemotherapy with regimen containing intermediate dose cytarabine in the treatment of de novo acute myeloid leukemia [J]. American journal of hematology, 2009, 84（7）：422-7.

[16] MAYER R J, DAVIS R B, SCHIFFER C A, et al. Intensive postremission chemotherapy in adults with acute myeloid leukemia. Cancer and Leukemia Group B [J]. The New England journal of medicine, 1994, 331（14）：896-903.

[17] BURNETT A K, RUSSELL N H, HILLS R K, et al. Optimization of chemotherapy for younger patients with acute myeloid leukemia：results of the medical research council AML15 trial [J]. Journal of clinical oncology：official journal of the American Society of Clinical Oncology, 2013, 31（27）：3360-8.

[18] CORNELISSEN J J, VERSLUIS J, PASSWEG J R, et al. Comparative therapeutic value of post-re-

mission approaches in patients with acute myeloid leukemia aged 40-60 years [J]. Leukemia, 2015, 29 (5): 1041-50.

[19] ZITTOUN R A, MANDELLI F, WILLEMZE R, et al. Autologous or allogeneic bone marrow transplantation compared with intensive chemotherapy in acute myelogenous leukemia. European Organization for Research and Treatment of Cancer (EORTC) and the Gruppo Italiano Malattie Ematologiche Maligne dell'Adulto (GIMEMA) Leukemia Cooperative Groups [J]. The New England journal of medicine, 1995, 332 (4): 217-23.

[20] CASSILETH P A, HARRINGTON D P, APPELBAUM F R, et al. Chemotherapy compared with autologous or allogeneic bone marrow transplantation in the management of acute myeloid leukemia in first remission [J]. The New England journal of medicine, 1998, 339 (23): 1649-56.

[21] 秘营昌, 卞寿庚, 薛艳萍, 等. 急性髓系白血病完全缓解后治疗周期的初步探讨 [J]. 中华血液学杂志, 2001, 22 (10): 4.

[22] KORETH J, SCHLENK R, KOPECKY K J, et al. Allogeneic stem cell transplantation for acute myeloid leukemia in first complete remission: systematic review and meta-analysis of prospective clinical trials [J]. Jama, 2009, 301 (22): 2349-61.

[23] PAUTAS C, MERABET F, THOMAS X, et al. Randomized study of intensified anthracycline doses for induction and recombinant interleukin-2 for maintenance in patients with acute myeloid leukemia age 50 to 70 years: results of the ALFA-9801 study [J]. Journal of clinical oncology: official journal of the American Society of Clinical Oncology, 2010, 28 (5): 808-14.

[24] GARDIN C, TURLURE P, FAGOT T, et al. Postremission treatment of elderly patients with acute myeloid leukemia in first complete remission after intensive induction chemotherapy: results of the multicenter randomized Acute Leukemia French Association (ALFA) 9803 trial [J]. Blood, 2007, 109 (12): 5129-35.

[25] GARDIN C, CHEVRET S, PAUTAS C, et al. Superior long-term outcome with idarubicin compared with high-dose daunorubicin in patients with acute myeloid leukemia age 50 years and older [J]. Journal of clinical oncology: official journal of the American Society of Clinical Oncology, 2013, 31 (3): 321-7.

[26] LöWENBERG B, OSSENKOPPELE G J, VAN PUTTEN W, et al. High-dose daunorubicin in older patients with acute myeloid leukemia [J]. The New England journal of medicine, 2009, 361 (13): 1235-48.

[27] DINARDO C D, PRATZ K W, LETAI A, et al. Safety and preliminary efficacy of venetoclax with decitabine or azacitidine in elderly patients with previously untreated acute myeloid leukaemia: a non-randomised, open-label, phase 1b study [J]. The Lancet Oncology, 2018, 19 (2): 216-28.

[28] DINARDO C D, PRATZ K, PULLARKAT V, et al. Venetoclax combined with decitabine or azacitidine in treatment-naive, elderly patients with acute myeloid leukemia [J]. Blood, 2019, 133 (1): 7-17.

[29] DINARDO C D, JONAS B A, PULLARKAT V, et al. Azacitidine and Venetoclax in Previously Untreated Acute Myeloid Leukemia [J]. The New England journal of medicine, 2020, 383 (7): 617-29.

[30] DOMBRET H, SEYMOUR J F, BUTRYM A, et al. International phase 3 study of azacitidine vs conventional care regimens in older patients with newly diagnosed AML with >30% blasts [J]. Blood, 2015, 126 (3): 291-9.

[31] FENAUX P, MUFTI G J, HELLSTRöM-LINDBERG E, et al. Azacitidine prolongs overall survival compared with conventional care regimens in elderly patients with low bone marrow blast count acute myeloid leukemia [J]. Journal of clinical oncology: official journal of the American Society of Clinical Oncology, 2010, 28 (4): 562-9.

[32] KANTARJIAN H M, THOMAS X G, DMOSZYNSKA A, et al. Multicenter, randomized, open-la-

bel, phase III trial of decitabine versus patient choice, with physician advice, of either supportive care or low-dose cytarabine for the treatment of older patients with newly diagnosed acute myeloid leukemia [J]. Journal of clinical oncology: official journal of the American Society of Clinical Oncology, 2012, 30 (21): 2670-7.

[33] QIAN S X, LI J Y, TIAN T, et al. Effect of low-dose cytarabine and aclarubicin in combination with granulocyte colony-stimulating factor priming (CAG regimen) on the outcome of elderly patients with acute myeloid leukemia [J]. Leukemia research, 2007, 31 (10): 1383-8.

[34] LI J, CHEN Y, ZHU Y, et al. Efficacy and safety of decitabine in combination with G-CSF, low-dose cytarabine and aclarubicin in newly diagnosed elderly patients with acute myeloid leukemia [J]. Oncotarget, 2015, 6 (8): 6448-58.

[35] STORB R. Can reduced-intensity allogeneic transplantation cure older adults with AML? [J]. Best practice & research Clinical haematology, 2007, 20 (1): 85-90.

[36] VERSLUIS J, HAZENBERG C L, PASSWEG J R, et al. Post-remission treatment with allogeneic stem cell transplantation in patients aged 60 years and older with acute myeloid leukaemia: a time-dependent analysis [J]. The Lancet Haematology, 2015, 2 (10): e427-36.

[37] HULS G, CHITU D A, HAVELANGE V, et al. Azacitidine maintenance after intensive chemotherapy improves DFS in older AML patients [J]. Blood, 2019, 133 (13): 1457-64.

[38] WEI A H, DöHNER H, POCOCK C, et al. Oral Azacitidine Maintenance Therapy for Acute Myeloid Leukemia in First Remission [J]. The New England journal of medicine, 2020, 383 (26): 2526-37.

[39] LO-COCO F, AVVISATI G, VIGNETTI M, et al. Retinoic acid and arsenic trioxide for acute promyelocytic leukemia [J]. The New England journal of medicine, 2013, 369 (2): 111-21.

[40] BURNETT A K, RUSSELL N H, HILLS R K, et al. Arsenic trioxide and all-trans retinoic acid treatment for acute promyelocytic leukaemia in all risk groups (AML17): results of a randomised, controlled, phase 3 trial [J]. The Lancet Oncology, 2015, 16 (13): 1295-305.

[41] ZHU H, WU D, XI Z, et al. Oral Arsenic Plus Retinoic Acid Versus Intravenous Arsenic Plus Retinoic Acid for Non-High Risk Acute Promyelocytic Leukemia: A Multicenter Randomized Controlled Trials [J]. Blood, 2017, 130 (Suppl_1): 641-.

[42] ZHU H H, WU D P, JIN J, et al. Oral Tetra-Arsenic Tetra-Sulfide Formula Versus Intravenous Arsenic Trioxide As First-Line Treatment of Acute Promyelocytic Leukemia: A Multicenter Randomized Controlled Trial [J]. Journal of Clinical Oncology Official Journal of the American Society of Clinical Oncology, 2013, 31 (33): 4215.

[43] ILAND H J, COLLINS M, BRADSTOCK K, et al. Use of arsenic trioxide in remission induction and consolidation therapy for acute promyelocytic leukaemia in the Australasian Leukaemia and Lymphoma Group (ALLG) APML4 study: a non-randomised phase 2 trial [J]. The Lancet Haematology, 2015, 2 (9): e357-66.

[44] PERL A E, ALTMAN J K, CORTES J, et al. Selective inhibition of FLT3 by gilteritinib in relapsed or refractory acute myeloid leukaemia: a multicentre, first-in-human, open-label, phase 1-2 study [J]. The Lancet Oncology, 2017, 18 (8): 1061-75.

[45] PERL A E, MARTINELLI G, CORTES J E, et al. Gilteritinib or Chemotherapy for Relapsed or Refractory FLT3-Mutated AML [J]. The New England journal of medicine, 2019, 381 (18): 1728-40.

[46] DINARDO C D, STEIN E M, DE BOTTON S, et al. Durable Remissions with Ivosidenib in IDH1-Mutated Relapsed or Refractory AML [J]. The New England journal of medicine, 2018, 378 (25): 2386-98.

[47] DINARDO C D, STEIN A S, STEIN E M, et al. Mutant Isocitrate Dehydrogenase 1 Inhibitor Ivosidenib in Combination With Azacitidine for Newly Diagnosed Acute Myeloid Leukemia [J]. Journal of clinical oncology: official journal of the American Society of Clinical Oncology, 2021, 39 (1): 57-

65.

[48] STEIN E M, DINARDO C D, POLLYEA D A, et al. Enasidenib in mutant IDH2 relapsed or refractory acute myeloid leukemia [J]. Blood, 2017, 130 (6): 722-31.

[49] RAM R, AMIT O, ZUCKERMAN T, et al. Venetoclax in patients with acute myeloid leukemia refractory to hypomethylating agents-a multicenter historical prospective study [J]. Annals of hematology, 2019, 98 (8): 1927-32.

[50] ALDOSS I, YANG D, ARIBI A, et al. Efficacy of the combination of venetoclax and hypomethylating agents in relapsed/refractory acute myeloid leukemia [J]. Haematologica, 2018, 103 (9): e404-e7.

[51] LOU Y, SHAO L, MAO L, et al. Efficacy and predictive factors of venetoclax combined with azacitidine as salvage therapy in advanced acute myeloid leukemia patients: A multicenter retrospective study [J]. Leukemia research, 2020, 91: 106317.

[52] BARRY E, ALVAREZ J A, SCULLY R E, et al. Anthracycline-induced cardiotoxicity: course, pathophysiology, prevention and management [J]. Expert opinion on pharmacotherapy, 2007, 8 (8): 1039-58.

[53] CVETKOVIĆ R S, SCOTT L J. Dexrazoxane: a review of its use for cardioprotection during anthracycline chemotherapy [J]. Drugs, 2005, 65 (7): 1005-24.

[54] SEIDMAN A, HUDIS C, PIERRI M K, et al. Cardiac dysfunction in the trastuzumab clinical trials experience [J]. Journal of clinical oncology: official journal of the American Society of Clinical Oncology, 2002, 20 (5): 1215-21.

[55] 中华医学会血液学分会，中国医师协会血液科医师分会. 中国中性粒细胞缺乏伴发热患者抗菌药物临床应用指南（2020年版）[J]. 中华血液学杂志，2020，41（12）：10.

[56] SANDHERR M, HENTRICH M, VON LILIENFELD-TOAL M, et al. Antiviral prophylaxis in patients with solid tumours and haematological malignancies--update of the Guidelines of the Infectious Diseases Working Party (AGIHO) of the German Society for Hematology and Medical Oncology (DGHO) [J]. Annals of hematology, 2015, 94 (9): 1441-50.

[57] MALLET V, VAN BöMMEL F, DOERIG C, et al. Management of viral hepatitis in patients with haematological malignancy and in patients undergoing haemopoietic stem cell transplantation: recommendations of the 5th European Conference on Infections in Leukaemia (ECIL-5) [J]. The Lancet Infectious diseases, 2016, 16 (5): 606-17.

[58] SCHUURHUIS G J, HEUSER M, FREEMAN S, et al. Minimal/measurable residual disease in AML: a consensus document from the European LeukemiaNet MRD Working Party [J]. Blood, 2018, 131 (12): 1275-91.

[59] 中国抗癌协会血液肿瘤专业委员会，中华医学会血液学分会白血病淋巴瘤学组. 中国成人急性淋巴细胞白血病诊断与治疗指南（2016年版）[J]. 中华血液学杂志，2016，37（010）：837-45.

[60] NCCN Clinical Practice Guidelines in Oncology—Acute Lymphoblastic Leukemia (2021 Version 1.0)

[61] HAFERLACH T, KERN W, SCHNITTGER S, et al. Modern diagnostics in acute leukemias [J]. Critical Reviews in Oncology & Hematology, 2005, 56 (2): 223-34.

[62] MI J Q, WANG X, YAO Y, et al. Newly diagnosed acute lymphoblastic leukemia in China (II): prognosis related to genetic abnormalities in a series of 1091 cases [J]. Leukemia, 2012, 26 (7): 1507-16.

[63] ANNINO L, VEGNA M L, CAMERA A, et al. Treatment of adult acute lymphoblastic leukemia (ALL): Long-term follow-up of the GIMEMA ALL 0288 randomized study [J]. Blood, 2002, 99 (3): 863-71.

[64] ROWE J M, BUCK G, BURNETT A K, et al. Induction therapy for adults with acute lymphoblastic leukemia: results of more than 1500 patients from the international ALL trial: MRC UKALL XII/ECOG E2993 [J]. Blood, 2005, 106 (12): 3760-7.

[65] HUGUET F, LEGUAY T, RAFFOUX E, et al. Pediatric-inspired therapy in adults with Philadelphia chromosome-negative acute lymphoblastic leukemia: the GRAALL-2003 study [J]. Journal of clinical oncology: official journal of the American Society of Clinical Oncology, 2009, 27 (6): 911-8.

[66] BARRY E, DEANGELO D J, NEUBERG D, et al. Favorable outcome for adolescents with acute lymphoblastic leukemia treated on Dana-Farber Cancer Institute Acute Lymphoblastic Leukemia Consortium Protocols [J]. Journal of clinical oncology: official journal of the American Society of Clinical Oncology, 2007, 25 (7): 813-9.

[67] DEANGELO D J, STEVENSON K E, DAHLBERG S E, et al. Long-term outcome of a pediatric-inspired regimen used for adults aged 18-50 years with newly diagnosed acute lymphoblastic leukemia [J]. Leukemia, 2015, 29 (3): 526-34.

[68] TOFT N, BIRGENS H, ABRAHAMSSON J, et al. Results of NOPHO ALL2008 treatment for patients aged 1-45 years with acute lymphoblastic leukemia [J]. Leukemia, 2018, 32 (3): 606-15.

[69] HUGUET F, CHEVRET S, LEGUAY T, et al. Intensified Therapy of Acute Lymphoblastic Leukemia in Adults: Report of the Randomized GRAALL-2005 Clinical Trial [J]. Journal of clinical oncology: official journal of the American Society of Clinical Oncology, 2018, 36 (24): 2514-23.

[70] VITALE A, GUARINI A, ARIOLA C, et al. Adult T-cell acute lymphoblastic leukemia: biologic profile at presentation and correlation with response to induction treatment in patients enrolled in the GIMEMA LAL 0496 protocol [J]. Blood, 2006, 107 (2): 473-9.

[71] KANTARJIAN H, THOMAS D, O'BRIEN S, et al. Long-term follow-up results of hyperfractionated cyclophosphamide, vincristine, doxorubicin, and dexamethasone (Hyper-CVAD), a dose-intensive regimen, in adult acute lymphocytic leukemia [J]. Cancer, 2004, 101 (12): 2788-801.

[72] RIBERA J M, ORIOL A, MORGADES M, et al. Treatment of high-risk Philadelphia chromosome-negative acute lymphoblastic leukemia in adolescents and adults according to early cytologic response and minimal residual disease after consolidation assessed by flow cytometry: final results of the PETHEMA ALL-AR-03 trial [J]. Journal of clinical oncology: official journal of the American Society of Clinical Oncology, 2014, 32 (15): 1595-604.

[73] STOCK W, LUGER S M, ADVANI A S, et al. A pediatric regimen for older adolescents and young adults with acute lymphoblastic leukemia: results of CALGB 10403 [J]. Blood, 2019, 133 (14): 1548-59.

[74] 赵邢力, 魏辉, 林冬, 等. 成人Ph阴性急性淋巴细胞白血病的优化治疗 [J]. 中华血液学杂志, 2014, 35 (10): 873-9.

[75] 王婧, 江滨, 刘开彦, 等. 2000-2013年成人急性淋巴细胞白血病患者疗效单中心分析 [J]. 中华血液学杂志, 2015, 36 (9): 726-32.

[76] WILLEMZE R, LABAR B. Post-remission treatment for adult patients with acute lymphoblastic leukemia in first remission: is there a role for autologous stem cell transplantation? [J]. Seminars in Hematology, 2007, 44 (4): 267-73.

[77] RIBERA J M, ORIOL A, BETHENCOURT C, et al. Comparison of intensive chemotherapy, allogeneic or autologous stem cell transplantation as post-remission treatment for adult patients with high-risk acute lymphoblastic leukemia. Results of the PETHEMA ALL-93 trial [J]. Haematologica, 2005, 90 (10): 1346-56.

[78] JOSE-MARIA R, JUAN-JOSé O, ALBERT O, et al. Comparison of Intensive Chemotherapy, allogeneic, or Autologous Stem-Cell Transplantation As Postremission Treatment for Children With Very High Risk Acute Lymphoblastic Leukemia: PETHEMA ALL-93 Trial [J]. Journal of Clinical Oncology, 2007, 26 (1): 16-24.

[79] CHIARETTI S, MESSINA M, FOà R. BCR/ABL1-like acute lymphoblastic leukemia: How to diag-

nose and treat? [J]. Cancer, 2019, 125（2）.

[80] ABAZA Y, H M K, FADERL S, et al. Hyper-CVAD plus nelarabine in newly diagnosed adult T-cell acute lymphoblastic leukemia and T-lymphoblastic lymphoma [J]. American journal of hematology, 2018, 93（1）: 91-9.

[81] JAIN N, LAMB A V, O'BRIEN S, et al. Early T-cell precursor acute lymphoblastic leukemia/lymphoma（ETP-ALL/LBL）in adolescents and adults: a high-risk subtype [J]. Blood, 2016, 127（15）: 1863-9.

[82] CONTER V, VALSECCHI M G, BULDINI B, et al. Early T-cell precursor acute lymphoblastic leukaemia in children treated in AIEOP centres with AIEOP-BFM protocols: a retrospective analysis [J]. The Lancet Haematology, 2016, 3（2）: e80-6.

[83] 弓晓媛，王迎，刘兵城，等. 成人早期前体T细胞急性淋巴细胞白血病的临床特征和预后分析[J]. 中华血液学杂志, 2018, 39（12）: 977-82.

[84] MARTELL M P, ATENAFU E G, MINDEN M D, et al. Treatment of elderly patients with acute lymphoblastic leukaemia using a paediatric-based protocol [J]. British journal of haematology, 2013, 163（4）: 458-64.

[85] BASSAN R, ROSSI G, POGLIANI E M, et al. Chemotherapy-phased imatinib pulses improve long-term outcome of adult patients with Philadelphia chromosome-positive acute lymphoblastic leukemia: Northern Italy Leukemia Group protocol 09/00 [J]. Journal of clinical oncology: official journal of the American Society of Clinical Oncology, 2010, 28（22）: 3644-52.

[86] VIGNETTI M, FAZI P, CIMINO G, et al. Imatinib plus steroids induces complete remissions and prolonged survival in elderly Philadelphia chromosome-positive patients with acute lymphoblastic leukemia without additional chemotherapy: results of the Gruppo Italiano Malattie Ematologiche dell'Adulto（GIMEMA）LAL0201-B protocol [J]. Blood, 2007, 109（9）: 3676-8.

[87] MALAGOLA M, PAPAYANNIDIS C, BACCARANI M. Tyrosine kinase inhibitors in Ph+ acute lymphoblastic leukaemia: facts and perspectives [J]. Annals of hematology, 2016, 95（5）: 681-93.

[88] SASAKI K, JABBOUR E J, RAVANDI F, et al. Hyper-CVAD plus ponatinib versus hyper-CVAD plus dasatinib as frontline therapy for patients with Philadelphia chromosome-positive acute lymphoblastic leukemia: A propensity score analysis [J]. Cancer, 2016, 122（23）: 3650-6.

[89] GIEBEL S, LABOPIN M, POTTER M, et al. Comparable results of autologous and allogeneic haematopoietic stem cell transplantation for adults with Philadelphia-positive acute lymphoblastic leukaemia in first complete molecular remission: An analysis by the Acute Leukemia Working Party of the EBMT [J]. European journal of cancer（Oxford, England: 1990）, 2018, 96: 73-81.

[90] GIEBEL S, CZYZ A, OTTMANN O, et al. Use of tyrosine kinase inhibitors to prevent relapse after allogeneic hematopoietic stem cell transplantation for patients with Philadelphia chromosome-positive acute lymphoblastic leukemia: A position statement of the Acute Leukemia Working Party of the European Society for Blood and Marrow Transplantation [J]. Cancer, 2016, 122（19）: 2941-51.

[91] OTTMANN O G, WASSMANN B, PFEIFER H, et al. Imatinib compared with chemotherapy as front-line treatment of elderly patients with Philadelphia chromosome-positive acute lymphoblastic leukemia（Ph+ALL）[J]. Cancer, 2007, 109（10）: 2068-76.

[92] ROUSSELOT P, COUDé M M, GOKBUGET N, et al. Dasatinib and low-intensity chemotherapy in elderly patients with Philadelphia chromosome-positive ALL [J]. Blood, 2016, 128（6）: 774-82.

[93] BüRGER B, ZIMMERMANN M, MANN G, et al. Diagnostic cerebrospinal fluid examination in children with acute lymphoblastic leukemia: significance of low leukocyte counts with blasts or traumatic lumbar puncture [J]. Journal of clinical oncology: official journal of the American Society of Clinical Oncology, 2003, 21（2）: 184-8.

[94] SURAPANENI U R, CORTES J E, THOMAS D, et al. Central nervous system relapse in adults with

acute lymphoblastic leukemia [J]. Cancer, 2002, 94 (3): 773-9.

[95] SANCHO J M, RIBERA J M, ORIOL A, et al. Central nervous system recurrence in adult patients with acute lymphoblastic leukemia: frequency and prognosis in 467 patients without cranial irradiation for prophylaxis [J]. Cancer, 2006, 106 (12): 2540-6.

[96] GONG X, LIN D, WANG H, et al. Flow cytometric analysis of cerebrospinal fluid in adult patients with acute lymphoblastic leukemia during follow-up [J]. European journal of haematology, 2018, 100 (3): 279-85.

[97] ORIOL A, VIVES S, HERNáNDEZ-RIVAS J M, et al. Outcome after relapse of acute lymphoblastic leukemia in adult patients included in four consecutive risk-adapted trials by the PETHEMA Study Group [J]. Haematologica, 2010, 95 (4): 589-96.

[98] FADERL S, THOMAS D A, O'BRIEN S, et al. Augmented hyper-CVAD based on dose-intensified vincristine, dexamethasone, and asparaginase in adult acute lymphoblastic leukemia salvage therapy [J]. Clinical lymphoma, myeloma & leukemia, 2011, 11 (1): 54-9.

[99] SALTMAN D, BARLEV A, SESHAGIRI D, et al. Management and treatment of relapsed or refractory Ph (−) B-precursor ALL: a web-based, double-blind survey of EU clinicians [J]. BMC cancer, 2015, 15: 771.

[100] VAN DONGEN J J, VAN DER VELDEN V H, BRüGGEMANN M, et al. Minimal residual disease diagnostics in acute lymphoblastic leukemia: need for sensitive, fast, and standardized technologies [J]. Blood, 2015, 125 (26): 3996-4009.

[101] 刘凯奇, 魏辉, 林冬, 等. 微小残留病在Ph染色体阴性急性B淋巴细胞白血病中的预后意义 [J]. 中华血液学杂志, 2018, 39 (9): 724-8.

[102] 李宗儒, 赵婷, 刘艳荣, 等. 微小残留病在高危Ph阴性急性淋巴细胞白血病中的意义 [J]. 中华血液学杂志, 2019, 40 (7): 554-60.

[103] RICHARD-CARPENTIER G, KANTARJIAN H, JABBOUR E. Recent Advances in Adult Acute Lymphoblastic Leukemia [J]. Current hematologic malignancy reports, 2019, 14 (2): 106-18.

[104] KANTARJIAN H, RAVANDI F, SHORT N J, et al. Inotuzumab ozogamicin in combination with low-intensity chemotherapy for older patients with Philadelphia chromosome-negative acute lymphoblastic leukaemia: a single-arm, phase 2 study [J]. The Lancet Oncology, 2018, 19 (2): 240-8.

[105] PAN J, YANG J F, DENG B P, et al. High efficacy and safety of low-dose CD19-directed CAR-T cell therapy in 51 refractory or relapsed B acute lymphoblastic leukemia patients [J]. Leukemia, 2017, 31 (12): 2587-93.

[106] PAN J, NIU Q, DENG B, et al. CD22 CAR T-cell therapy in refractory or relapsed B acute lymphoblastic leukemia [J]. Leukemia, 2019, 33 (12): 2854-66.

[107] HU Y, ZHOU Y, ZHANG M, et al. CRISPR/Cas9-Engineered Universal CD19/CD22 Dual-Targeted CAR-T Cell Therapy for Relapsed/Refractory B-cell Acute Lymphoblastic Leukemia [J]. Clinical cancer research: an official journal of the American Association for Cancer Research, 2021, 27 (10): 2764-72.

[108] CHEN Y H, ZHANG X, CHENG Y F, et al. Long-term follow-up of CD19 chimeric antigen receptor T-cell therapy for relapsed/refractory acute lymphoblastic leukemia after allogeneic hematopoietic stem cell transplantation [J]. Cytotherapy, 2020, 22 (12): 755-61.

[109] SIEGEL R L, MILLER K D, JEMAL A. Cancer statistics, 2020 [J]. CA: a cancer journal for clinicians, 2020, 70 (1): 7-30.

[110] BRANFORD S, WANG P, YEUNG D T, et al. Integrative genomic analysis reveals cancer-associated mutations at diagnosis of CML in patients with high-risk disease [J]. Blood, 2018, 132 (9): 948-61.

[111] HOCHHAUS A, BACCARANI M, SILVER R T, et al. European LeukemiaNet 2020 recommenda-

tions for treating chronic myeloid leukemia [J]. Leukemia, 2020, 34 (4): 966-84.

[112] PFIRRMANN M, CLARK R E, PREJZNER W, et al. The EUTOS long-term survival (ELTS) score is superior to the Sokal score for predicting survival in chronic myeloid leukemia [J]. Leukemia, 2020, 34 (8): 2138-49.

[113] SOKAL J E, COX E B, BACCARANI M, et al. Prognostic discrimination in "good-risk" chronic granulocytic leukemia [J]. Blood, 1984, 63 (4): 789-99.

[114] HASFORD J, PFIRRMANN M, HEHLMANN R, et al. A new prognostic score for survival of patients with chronic myeloid leukemia treated with interferon alfa. Writing Committee for the Collaborative CML Prognostic Factors Project Group [J]. Journal of the National Cancer Institute, 1998, 90 (11): 850-8.

[115] CASTAGNETTI F, GUGLIOTTA G, BRECCIA M, et al. The Use of EUTOS Long-Term Survival Score Instead of Sokal Score Is Strongly Advised in Elderly Chronic Myeloid Leukemia Patients [J]. Blood, 2018, 132 (Suppl_1): 44-.

[116] CORTES J E, SAGLIO G, KANTARJIAN H M, et al. Final 5-Year Study Results of DASISION: The Dasatinib Versus Imatinib Study in Treatment-Naïve Chronic Myeloid Leukemia Patients Trial [J]. Journal of clinical oncology: official journal of the American Society of Clinical Oncology, 2016, 34 (20): 2333-40.

[117] KHOURY H J, WILLIAMS L A, ATALLAH E, et al. Chronic Myeloid Leukemia: What Every Practitioner Needs to Know in 2017 [J]. American Society of Clinical Oncology educational book American Society of Clinical Oncology Annual Meeting, 2017, 37: 468-79.

[118] 中华医学会血液学分会. 慢性髓性白血病中国诊断与治疗指南（2020年版）[J]. 中华血液学杂志, 2020, 41 (05): 353-64.

[119] HOCHHAUS A, LARSON R A, GUILHOT F, et al. Long-Term Outcomes of Imatinib Treatment for Chronic Myeloid Leukemia [J]. The New England journal of medicine, 2017, 376 (10): 917-27.

[120] WANG J, SHEN Z X, SAGLIO G, et al. Phase 3 study of nilotinib vs imatinib in Chinese patients with newly diagnosed chronic myeloid leukemia in chronic phase: ENESTchina [J]. Blood, 2015, 125 (18): 2771-8.

[121] HUGHES T P, MAURO M J, CORTES J E, et al. Asciminib in Chronic Myeloid Leukemia after ABL Kinase Inhibitor Failure [J]. The New England journal of medicine, 2019, 381 (24): 2315-26.

[122] HUGHES T P, ROSS D M. Moving treatment-free remission into mainstream clinical practice in CML [J]. Blood, 2016, 128 (1): 17-23.

[123] BACCARANI M, PILERI S, STEEGMANN J L, et al. Chronic myeloid leukemia: ESMO Clinical Practice Guidelines for diagnosis, treatment and follow-up [J]. Annals of oncology: official journal of the European Society for Medical Oncology, 2012, 23 Suppl 7: vii72-7.

[124] BACCARANI M, DRUKER B J, BRANFORD S, et al. Long-term response to imatinib is not affected by the initial dose in patients with Philadelphia chromosome-positive chronic myeloid leukemia in chronic phase: final update from the Tyrosine Kinase Inhibitor Optimization and Selectivity (TOPS) study [J]. International journal of hematology, 2014, 99 (5): 616-24.

[125] HEHLMANN R, LAUSEKER M, SAUßELE S, et al. Assessment of imatinib as first-line treatment of chronic myeloid leukemia: 10-year survival results of the randomized CML study IV and impact of non-CML determinants [J]. Leukemia, 2017, 31 (11): 2398-406.

[126] MARIN D, IBRAHIM A R, LUCAS C, et al. Assessment of BCR-ABL1 transcript levels at 3 months is the only requirement for predicting outcome for patients with chronic myeloid leukemia treated with tyrosine kinase inhibitors [J]. Journal of clinical oncology: official journal of the American So-

ciety of Clinical Oncology, 2012, 30 (3): 232-8.

[127] HANFSTEIN B, MüLLER M C, HEHLMANN R, et al. Early molecular and cytogenetic response is predictive for long-term progression-free and overall survival in chronic myeloid leukemia (CML) [J]. Leukemia, 2012, 26 (9): 2096-102.

[128] SHAH N P, GARCíA-GUTIéRREZ V, JIMéNEZ-VELASCO A, et al. Dasatinib discontinuation in patients with chronic-phase chronic myeloid leukemia and stable deep molecular response: the DAS-FREE study [J]. Leukemia & lymphoma, 2020, 61 (3): 650-9.

[129] REA D, NICOLINI F E, TULLIEZ M, et al. Discontinuation of dasatinib or nilotinib in chronic myeloid leukemia: interim analysis of the STOP 2G-TKI study [J]. Blood, 2017, 129 (7): 846-54.

[130] ROSS D M, MASSZI T, GóMEZ CASARES M T, et al. Durable treatment-free remission in patients with chronic myeloid leukemia in chronic phase following frontline nilotinib: 96-week update of the ENESTfreedom study [J]. Journal of cancer research and clinical oncology, 2018, 144 (5): 945-54.

[131] MAHON F X, BOQUIMPANI C, KIM D W, et al. Treatment-Free Remission After Second-Line Nilotinib Treatment in Patients With Chronic Myeloid Leukemia in Chronic Phase: Results From a Single-Group, Phase 2, Open-Label Study [J]. Annals of internal medicine, 2018, 168 (7): 461-70.

[132] VAN LEEUWEN R W, VAN GELDER T, MATHIJSSEN R H, et al. Drug-drug interactions with tyrosine-kinase inhibitors: a clinical perspective [J]. The Lancet Oncology, 2014, 15 (8): e315-26.

[133] PALANI R, MILOJKOVIC D, APPERLEY J F. Managing pregnancy in chronic myeloid leukaemia [J]. Annals of hematology, 2015, 94 Suppl 2: S167-76.

[134] KUWABARA A, BABB A, IBRAHIM A, et al. Poor outcome after reintroduction of imatinib in patients with chronic myeloid leukemia who interrupt therapy on account of pregnancy without having achieved an optimal response [J]. Blood, 2010, 116 (6): 1014-6.

[135] SHARF G, MARIN C, BRADLEY J A, et al. Treatment-free remission in chronic myeloid leukemia: the patient perspective and areas of unmet needs [J]. Leukemia, 2020, 34 (8): 2102-12.

[136] https://seer.cancer.gov/statfacts/html/clyl.html.

[137] YANG S, VARGHESE A M, SOOD N, et al. Ethnic and geographic diversity of chronic lymphocytic leukaemia [J]. Leukemia, 2021, 35 (2): 433-9.

[138] MIAO Y, ZOU Y X, GU D L, et al. SF3B1 mutation predicts unfavorable treatment-free survival in Chinese chronic lymphocytic leukemia patients [J]. Annals of translational medicine, 2019, 7 (8): 176.

[139] YANG S M, LI J Y, GALE R P, et al. The mystery of chronic lymphocytic leukemia (CLL): Why is it absent in Asians and what does this tell us about etiology, pathogenesis and biology? [J]. Blood reviews, 2015, 29 (3): 205-13.

[140] MARINELLI M, ILARI C, XIA Y, et al. Immunoglobulin gene rearrangements in Chinese and Italian patients with chronic lymphocytic leukemia [J]. Oncotarget, 2016, 7 (15): 20520-31.

[141] YI S, YAN Y, JIN M, et al. High incidence of MYD88 and KMT2D mutations in Chinese with chronic lymphocytic leukemia [J]. Leukemia, 2021, 35 (8): 2412-5.

[142] Miao Y, Xia Y, Fan L, Xu W, Li J. Genomic Landscape of Chronic Lymphocytic Leukemia in China By Targeted Gene Sequencing. Blood 2017; 130: 4298.

[143] MIAO Y, XIA Y, QIAO C, et al. Genomic Landscape of Chinese Patients with Chronic Lymphocytic Leukemia By Whole-Exome Sequencing [J]. Blood, 2019, 134 (Supplement_1): 2784-.

[144] SWER D LOW S H, CAMPO E, PILERI S A, et al. The 2016 revision of the World Health Organization classification of lymphoid neoplasms - ScienceDirect [J]. Blood, 2016.

[145] HALLEK M, CHESON B D, CATOVSKY D, et al. iwCLL guidelines for diagnosis, indications for treatment, response assessment, and supportive management of CLL [J]. Blood, 2018, 131 (25): 2745-60.

[146] XU W, LI J Y, WU Y J, et al. Clinical features and outcome of Chinese patients with monoclonal B-cell lymphocytosis [J]. Leukemia research, 2009, 33 (12): 1619-22.

[147] RAWSTRON A C, GREEN M J, KUZMICKI A, et al. Monoclonal B lymphocytes with the characteristics of "indolent" chronic lymphocytic leukemia are present in 3.5% of adults with normal blood counts [J]. Blood, 2002, 100 (2): 635-9.

[148] DAGKLIS A, FAZI C, SALA C, et al. The immunoglobulin gene repertoire of low-count chronic lymphocytic leukemia (CLL) -like monoclonal B lymphocytosis is different from CLL: diagnostic implications for clinical monitoring [J]. Blood, 2009, 114 (1): 26-32.

[149] NIETO W G, ALMEIDA J, ROMERO A, et al. Increased frequency (12%) of circulating chronic lymphocytic leukemia-like B-cell clones in healthy subjects using a highly sensitive multicolor flow cytometry approach [J]. Blood, 2009, 114 (1): 33-7.

[150] GOLDIN L R, LANASA M C, SLAGER S L, et al. Common occurrence of monoclonal B-cell lymphocytosis among members of high-risk CLL families [J]. British journal of haematology, 2010, 151 (2): 152-8.

[151] GHIA P, PRATO G, SCIELZO C, et al. Monoclonal CD5+ and CD5- B-lymphocyte expansions are frequent in the peripheral blood of the elderly [J]. Blood, 2004, 103 (6): 2337-42.

[152] STRATI P, SHANAFELT T D. Monoclonal B-cell lymphocytosis and early-stage chronic lymphocytic leukemia: diagnosis, natural history, and risk stratification [J]. Blood, 2015, 126 (4): 454-62.

[153] HALLEK M, CHESON B D, CATOVSKY D, et al. Guidelines for the diagnosis and treatment of chronic lymphocytic leukemia: a report from the International Workshop on Chronic Lymphocytic Leukemia updating the National Cancer Institute-Working Group 1996 guidelines [J]. Blood, 2008, 111 (12): 5446-56.

[154] WHO classification of tumours of haematopoietic and lymphoid tissues (IARC WHO Classification of Tumours) revised edition.

[155] XIA Y, FAN L, WANG L, et al. Frequencies of SF3B1, NOTCH1, MYD88, BIRC3 and IGHV mutations and TP53 disruptions in Chinese with chronic lymphocytic leukemia: disparities with Europeans [J]. Oncotarget, 2015, 6 (7): 5426-34.

[156] ZOU Y X, TANG H N, ZHANG J, et al. Low prevalence and independent prognostic role of del (11q) in Chinese patients with chronic lymphocytic leukemia [J]. Translational oncology, 2021, 14 (10): 101176.

[157] QIN S C, XIA Y, MIAO Y, et al. MYD88 mutations predict unfavorable prognosis in Chronic Lymphocytic Leukemia patients with mutated IGHV gene [J]. Blood cancer journal, 2017, 7 (12): 651.

[158] MIAO Y, FAN L, WU Y J, et al. Low expression of CD200 predicts shorter time-to-treatment in chronic lymphocytic leukemia [J]. Oncotarget, 2016, 7 (12): 13551-62.

[159] LIANG J H, GAO R, DAI J C, et al. The prognostic role of HBV infection in chronic lymphocytic leukemia [J]. Journal of cancer research and clinical oncology, 2018, 144 (7): 1309-15.

[160] LIANG J H, GAO R, XIA Y, et al. Prognostic impact of Epstein-Barr virus (EBV) -DNA copy number at diagnosis in chronic lymphocytic leukemia [J]. Oncotarget, 2016, 7 (2): 2135-42.

[161] An international prognostic index for patients with chronic lymphocytic leukaemia (CLL-IPI): a meta-analysis of individual patient data [J]. The Lancet Oncology, 2016, 17 (6): 779-90.

[162] SOUMERAI J D, NI A, DARIF M, et al. Prognostic risk score for patients with relapsed or refractory chronic lymphocytic leukaemia treated with targeted therapies or chemoimmunotherapy: a retro-

spective, pooled cohort study with external validations [J]. The Lancet Haematology, 2019, 6 (7): e366-e74.

[163] AHN I E, TIAN X, IPE D, et al. Prediction of Outcome in Patients With Chronic Lymphocytic Leukemia Treated With Ibrutinib: Development and Validation of a Four-Factor Prognostic Model [J]. Journal of clinical oncology: official journal of the American Society of Clinical Oncology, 2021, 39 (6): 576-85.

[164] BURGER J A, TEDESCHI A, BARR P M, et al. Ibrutinib as Initial Therapy for Patients with Chronic Lymphocytic Leukemia [J]. The New England journal of medicine, 2015, 373 (25): 2425-37.

[165] WOYACH J A, RUPPERT A S, HEEREMA N A, et al. Ibrutinib Regimens versus Chemoimmunotherapy in Older Patients with Untreated CLL [J]. The New England journal of medicine, 2018, 379 (26): 2517-28.

[166] SHANAFELT T D, WANG X V, KAY N E, et al. Ibrutinib-Rituximab or Chemoimmunotherapy for Chronic Lymphocytic Leukemia [J]. The New England journal of medicine, 2019, 381 (5): 432-43.

[167] FISCHER K, AL-SAWAF O, BAHLO J, et al. Venetoclax and Obinutuzumab in Patients with CLL and Coexisting Conditions [J]. The New England journal of medicine, 2019, 380 (23): 2225-36.

[168] HALLEK M, FISCHER K, FINGERLE-ROWSON G, et al. Addition of rituximab to fludarabine and cyclophosphamide in patients with chronic lymphocytic leukaemia: a randomised, open-label, phase 3 trial [J]. Lancet (London, England), 2010, 376 (9747): 1164-74.

[169] XU W, YANG S, ZHOU K, et al. Treatment of relapsed/refractory chronic lymphocytic leukemia/small lymphocytic lymphoma with the BTK inhibitor zanubrutinib: phase 2, single-arm, multicenter study [J]. Journal of hematology & oncology, 2020, 13 (1): 48.

[170] ROBERTS A W, DAVIDS M S, PAGEL J M, et al. Targeting BCL2 with Venetoclax in Relapsed Chronic Lymphocytic Leukemia [J]. The New England journal of medicine, 2016, 374 (4): 311-22.

[171] SEYMOUR J F, KIPPS T J, EICHHORST B, et al. Venetoclax-Rituximab in Relapsed or Refractory Chronic Lymphocytic Leukemia [J]. The New England journal of medicine, 2018, 378 (12): 1107-20.

[172] XU W, MIAO K R, ZHU D X, et al. Enhancing the action of rituximab by adding fresh frozen plasma for the treatment of fludarabine refractory chronic lymphocytic leukemia [J]. International journal of cancer, 2011, 128 (9): 2192-201.

[173] WEI X, YONGPING S, TINGYU W, et al. Orelbrutinib Monotherapy in Patients with Relapsed or Refractory Chronic Lymphocytic Leukemia/Small Lymphocytic Lymphoma: Updated Long Term Results of Phase II Study [J]. Blood, 2021, 138 (S1).

[174] 中华医学会血液学分会，中国抗癌协会淋巴瘤专业委员会，中华医学会肝病学分会.中国淋巴瘤合并HBV感染患者管理专家共识[J].中华血液学杂志，2013，34（11）：988-93.

[175] 陈信义，麻柔，李冬云.规范常见血液病中医病名建议[J].中国中西医结合杂志，2009，29（11）：1040-1.

[176] 95个中医优势病种的中医临床路径和中医诊疗方案（2018年版）[EB/OL].[2020-06-30]. http://www.cacm.org.cn/zhzyyxh/tzgg/lanmutzgg.shtml.

[177] 中国中西医结合学会血液学专业委员会淋巴瘤专家委员会.淋巴瘤中西医结合诊疗专家共识（2020年）[J].中国中西医结合杂志.

[178] 程海波，周仲瑛.癌毒病机科学内涵的现代诠释[J].南京中医药大学学报2021年37卷5期637-641页 ISTIC PKU，2021：国家重点研发计划.

[179] 李柳，程海波，叶放，等.国医大师周仲瑛谈中医肿瘤防治的若干问题[J].南京中医药大学学报，2020，36（3）：4.

[180] 郭爽，于姗姗，刘丽，等.正念认知疗法对降低慢性淋巴细胞白血病患者焦虑抑郁情绪的作用[J].吉林医学，2019，40（9）：3.

多发性骨髓瘤

名誉主编

樊代明

主　编

邱录贵

副主编

安　刚　蔡　真　陈文明　侯　健

编　委（姓氏笔画排序）

王亚非　王鲁群　王慧君　邓书会　史哲新
付　蓉　冯　茹　庄俊玲　孙春艳　杜心如
杜　鹃　李春蕊　李　剑　李　菲　邹德慧
张　丽　陈协群　陈丽娟　房佰俊　郝　牧
施菊妹　夏忠军　夏　爽　徐　燕　黄仲夏
黄湘华　傅卫军　傅琤琤　靳凤艳　鲍　立
糜坚青

第一章

多发性骨髓瘤概述和流行病学

多发性骨髓瘤（multiple myeloma，MM）是一种主要发生于中老年人的恶性浆细胞血液肿瘤，特征为克隆性浆细胞在骨髓中增殖，血、尿中出现单克隆免疫球蛋白或其片段，恶性增殖的浆细胞或其产生的单克隆免疫球蛋白等产物造成骨髓、骨骼、肾脏等相关靶器官损害。临床主要表现为贫血、骨病、肾功能不全、高钙血症等。

MM发病约占血液肿瘤10%，在很多国家是仅次于恶性淋巴瘤的第二常见的血液恶性肿瘤。MM年发病率为（3~6）/100000，在不同地区和种族差异比较明显，亚洲人群发病率在（1~2）/100000左右。随着对MM发病机制和生物学行为的深入研究，多种有效治疗药物和治疗方法进入临床应用，MM已成为一种治疗反应率高，可以获得深度缓解的肿瘤，但目前仍然难以治愈。

第二章 多发性骨髓瘤的筛查和诊断

第一节 多发性骨髓瘤的高危因素和筛查

MM的病因迄今尚不明确，环境、免疫和遗传学因素均可能参与其中。与其他恶性肿瘤类似，MM的发病既与患者本身的细胞生物学和遗传学改变有关，也与外来危险因素的暴露有关。曾有报告化学物质如石棉、杀虫剂、石油化学产品、橡胶类以及金属、皮革等职业的长期接触者中MM发病风险增高，但目前尚缺乏确凿证据证实其相关性。遗传因素在MM发病中具有一定作用，发病率较低的亚裔移民在美国的后裔仍然保持着较黑人及白人更低的发病率。MM患者的一级亲属中发病风险显著升高。以上均提示MM发病与遗传有关。MM的发病是肿瘤细胞与微环境相互作用的结果。在发病机制上，MM具备基因组高度不稳定的内部特征和对微环境高度依赖的外部特性，两者共同参与了MM的发生和发展。

MM早期症状不典型，容易被忽视或误诊。对不明原因贫血或血沉加快的老年患者，不明原因长期腰背痛的患者，以及不明原因蛋白尿或肌酐升高的患者，应该警惕MM的可能。意义未明单克隆免疫球蛋白血症或冒烟型MM患者，需要定期随诊。随着我国逐渐进入老龄化社会，MM发病率逐年提高，并且有证据表明高危冒烟型骨髓瘤（SMM）患者可从早期干预中获益，因此建议将血清蛋白电泳检测整合到生化检查中，作为老年人的常规体检项目。

第二节 多发性骨髓瘤的临床表现

多数MM患者就诊时已经出现单克隆浆细胞增殖相关的靶器官损害，包括贫血、肾功不全、骨痛、高钙血症等。贫血约见于70%初诊MM患者，与骨髓瘤细胞浸润骨髓、慢性病贫血及肾功能不全引起促红细胞生成素不足等有关。80%初诊MM伴有溶骨性损害、骨质疏松和/或压缩性骨折，这些患者常伴骨痛，其中25%合并高钙血症。肾功不全约见于20%~40%初诊MM，主要原因是单克隆轻链沉积致管型肾病，脱水、高钙血症及使用肾毒性药物也可以导致肾小管直接受损。其他临床表现包括高黏滞血症、淀粉样变性及由于正常免疫球蛋白受抑导致的反复感染等。

第三节 MM诊断所需检测项目

MM的检查项目大致可分三类：确认浆细胞单克隆增殖的检查、评估MM相关靶器官损害的检查以及对MM进行预后分层的检查。临床疑似MM的患者，应完成基本检查项目。在此基础上，进一步完成对预后分层具有重要价值的检测项目（表42-2-1）。

1 确认浆细胞单克隆增殖的检查

主要包括单克隆免疫球蛋白和/或其轻链（M蛋白）和骨髓细胞学及病理组织学检查。M蛋白检测手段包括血清蛋白电泳（包括M蛋白含量）、血尿免疫固定电泳（包括IgD）、血清游离轻链、尿M蛋白定性和定量。使用上述检测手段不能检测到M蛋白的患者为不分泌MM，仅占MM的1%~2%。考虑到少数MM不分泌M蛋白，国际骨髓瘤工作组（IMWG）最新诊断标准中已经不再要求必须M蛋白阳性。骨髓中克隆性浆细胞增多是诊断MM的重要指标，IMWG 2016年诊断标准要求骨髓中单克隆浆细胞比例≥10%和/或骨或髓外活检证明有浆细胞瘤。由于MM肿瘤性浆细胞多呈灶性分布，可能需要多部位穿刺才能确定浆细胞比例。骨髓活检一般可发现更高比例浆细胞。免疫分型是确定浆细胞克隆性的重要手段，但流式细胞术获得的浆细胞比例常较低，一般不用于计数浆细胞比例。

2 评估MM相关靶器官损害的检查

血细胞计数、生化检查、影像学检查等，可用于评估靶器官损害程度。骨髓中浆细胞比例较低时，应注意评估靶器官损害与浆细胞的相关性。

3 MM预后分层的检查

所有患者明确诊断后都应进行危险度分层。MM的预后应该结合患者年龄、生化指标[主要是白蛋白、β_2-微球蛋白（β_2-MG）及LDH]、分子遗传学指标、髓外病变、循环浆细胞等进行综合评估。分子遗传学异常是危险度分层的核心。应强调分子遗传学检测的标准化，对MM患者进行染色体荧光原位杂交（FISH）检测前，必须进行浆细胞的富集或标记。

表 42-2-1　初诊 MM 需要进行的检查

		具体内容
基本检查项目	血液检查	血常规、肝肾功能（包括白蛋白、乳酸脱氢酶、尿酸）、电解质（包括钙离子）、凝血功能、血清蛋白电泳（包括 M 蛋白含量）、免疫固定电泳（包括 IgD）、β_2-MG、C 反应蛋白、外周血涂片（浆细胞百分数）、血清免疫球蛋白定量（包括轻链）、血清游离轻链
	尿液检查	尿常规、尿蛋白电泳、尿免疫固定电泳、24h 尿 M 蛋白（尿蛋白谱）、24h 尿轻链
	骨髓检查	骨髓细胞学涂片分类，骨髓活检+免疫组化（骨髓免疫组化建议应包括针对如下分子的抗体：CD19、CD20、CD38、CD56、CD138、κ 轻链、λ 轻链、BCMA、BCL2、P53、纤维染色），流式细胞术（建议抗体标记采用 4 色以上，应包括针对如下分子的抗体：CD38、CD138、CD45、CD19、CD56、CD20、CD27、CD28、CD81、CD117、CD200、CD269、κ 轻链、λ 轻链）
	影像学检查	全身骨骼低剂量 CT（包括头颅、骨盆、股骨、肱骨、胸椎、腰椎、颈椎）或全身扩散加权 MRI 成像（包括颅骨、颈椎、胸椎、腰椎、骨盆、长骨、肋骨）或 PET-CT
	其他检查	胸部 CT、心电图、腹部 B 超、心脏超声
对诊断或预后分层有价值的项目	血液检查	怀疑合并淀粉样变性患者，检测心肌酶谱、肌钙蛋白、N 末端 B 型利钠肽原；非常年轻患者有条件行异基因干细胞移植的进行 HLA 配型
	骨髓检查	荧光原位杂交（建议 CD138 磁珠分选骨髓瘤细胞或行胞浆免疫球蛋白轻链染色以区别浆细胞），检测位点建议包括：超二倍体、IgH 重排、17p 缺失（p53 缺失）、13q14 缺失、1q21 扩增、1p 缺失、MYC 基因异常*；若荧光原位杂交检测 IgH 易位阳性，则进一步检测 t（4；14）、t（11；14）、t（14；16）、t（14；20）、t（6；14） 取得 VGPR 或以上疗效患者使用 EuroFlow 或相当方法进行微小残留病检测：第一管 CD45、CD138、CD38、CD56、CD19、CD27、CyIgκ、CyIgλ；第二管 CD45、CD138、CD38、CD56、CD19、CD27、CD117、CD81；收取细胞数>10^6 二代测序（NGS）*：检测与 MM 密切相关基因的全部蛋白编码区域或指定区域，包括但不限于 ACTG1、ARID4B、ATM、ATP13A4、ATR、BRAF、BRCA1、BRCA2、CCND1、CCND2、CCND3、CDK4、CDKN2C、CKS1B、CRBN、CREBBP、CXCR4、CYLD、DIS3、DNAH11、DNAH5、DNMT3A、EGFR、EGR1、FAM46C、FAT1、FAT3、FAT4、FGFR1、FGFR3、FUBP1、HIST1H1E、HLA-A、HUWE1、IDH1、CKS1B、IKZF1、IKZF3、IRF4、KMT2D、KRAS、LRP1B、LTB、LYST、MAF、MAFB、MAGED1、MAX、MYC、MYD88、NCOR1、NFKBIA、NRAS、PARK2、PCDH8、PCLO、PIK3CA、PKHD1、PRDM1、PRDM9、PRKD2、PSMB5、PTPN11、RASA2、RB1、ROBO1、ROCO2、RPL5、RYR2、SETD2、SF3B1、SP140、SPEN、STAT3、TET2、TGDS、TP53、TRAF2、TRAF3、USP29、UTX、WHSC1、XBP1、ZFHX4
	其他检查	怀疑淀粉样变性者，需行受累器官，或腹壁皮下脂肪、骨髓活检，并行刚果红染色。怀疑心功能不全及怀疑合并心脏淀粉样变性者，需行超声心动图、心脏增强 MRI 检查；孤立性溶骨病灶活检
备注：*有条件的诊疗中心可以开展		

4　单克隆免疫球蛋白（M 蛋白）

所有 MM 患者均应该进行血、尿 M 蛋白检测。血清蛋白电泳（SPEP）可在 82%MM 患者中检出 M 蛋白，血清免疫固定电泳（IFE）更敏感，M 蛋白检出率达 93%。约有 20%MM 患者出现重链表达缺失，即为轻链型骨髓瘤，尿蛋白电泳

(UPEP)及尿免疫固定电泳(IFE)对轻链型MM尤其重要。在血、尿IFE未检出M蛋白，用血清游离轻链(sFLC)方法，仍有高达60%的检出率。经过以上所有检查仍不能检出M蛋白者为真正意义上的不分泌性骨髓瘤，仅占MM的1%~2%。双克隆或三克隆型MM极其少见。

5　骨髓细胞学及病理组织学检查

骨髓中克隆性浆细胞增多是诊断MM的一个重要指标。IMWG最新诊断标准要求骨髓克隆性浆细胞的比例≥10%，由于MM骨髓浆细胞分布并不均匀，多呈灶性分布，有时需行多部位穿刺方可确定浆细胞比例。为区分反应性浆细胞增多，可通过流式细胞分析或免疫组化以确定表达κ或λ轻链浆细胞的比例（即轻链的限制性表达），辨别浆细胞是否为克隆性增殖。诊断骨浆细胞瘤及髓外浆细胞瘤均需要病理学检查。

6　浆细胞免疫表型检测

骨髓浆细胞免疫表型检测有助于MM的诊断。CD38和CD138是常用的浆细胞标志抗原，通常以CD138和CD45设门，结合胞浆κ、λ轻链检查，可对骨髓浆细胞进行克隆性分析。正常浆细胞免疫表型为$CD38^+$，$CD138^+$，$CD45^+$，$CD19^+$，$CD56^-$，$CD27^+$，$CD81^+$，$CD28^-$，$CD33^-$，$CD117^-$，$CD200^-$。典型MM细胞免疫表型为$CD38^+$，$CD138^+$，$CD45^-$，$CD19^-$，$CD56^+$。MM细胞免疫表型检测的另一个重要功能为监测微小残留病(MRD)。取得VGPR或以上疗效患者使用EuroFlow、NGS或其他相当的方法进行MRD检测。

7　细胞遗传学检查

遗传学异常是MM危险度分层的核心指标。遗传学异常的检测技术主要包括染色体核型分析、染色体荧光原位杂交(Fluorescence in situ hybridization，FISH)技术、基因表达谱、二代测序和微阵列比较基因组杂交等。基因表达谱检测在不同研究队列中，得到的高危基因可重现性较差。基因测序检测技术复杂、成本高，大部分突变基因预后价值较小，尚不适合临床常规开展。因此，染色体核型和FISH技术作为初诊MM的主要遗传学检测技术。

MM瘤细胞增殖率较低，传统染色体制备很难获得足够分裂象，加之送检标本中瘤细胞比例常较低，故核型异常检出率低。MM的核型改变多同时包含数量和结构改变的复杂核型异常。绝大多数为非整倍体核型，其中超二倍体（48~74条染色体）常见（30%~70%），常伴有3、5、7、9、11、15、17和19号染色体三体，非超二倍体（<48或>74条染色体），常伴有13、14、16和22号染色体缺失以及14q32易位。

FISH技术具有快速灵敏、特异性高、能分析中期分裂象和间期细胞的特点，弥补了常规染色体核型检测需要中期分裂象、分辨率低的不足，成为MM遗传学检测的主要方法。MM的FISH检测有其特殊性。与白血病等其他恶性血液病不同，许多MM患者的瘤细胞在骨髓中比例较低且分布不均匀，加之骨髓抽吸过程中会发生外周血稀释，浆细胞比例在遗传学检测样本中的比例一般仅占有核细胞的1%~20%。即使骨髓涂片中浆细胞比例较高患者，遗传学检测样本中浆细胞比例仍然可能非常低。因此，对MM进行FISH检测时，如何准确识别瘤细胞而不被正常细胞信号所干扰是首先需要解决的问题。用FISH行MM遗传学检测前，需行浆细胞的富集或标记，不能直接用全骨髓标本行FISH检测。如用未经处理的骨髓标本行FISH检测，结果易受实验条件、检测人员等干扰，并易出现接近阈值的结果，难以判读。FISH检测靶点至少应包括与MM危险分层密切相关的靶点del 13、del17p13、t（4；14）、t（11；14）、t（14；16）、t（14；20）、1q21获得/扩增、1p缺失。建议参考欧洲骨髓瘤工作组（EMN）的阳性阈值：基因拷贝数数目缺失阳性阈值为20%，基因拷贝数扩增、基因断裂和双色双融合探针融合基因阳性阈值为10%。在不同的危险度分层体系中，对高危遗传学异常的定义存在差异。在R-ISS分期中，t（4；14）、t（14；16）和del17p13被认为是高危遗传学异常。Mayo诊所的mSMART3.0模型中对高危遗传学异常的定义更加宽泛，包括t（4；14）、t（14；16）、t（14；20）、del17p13、p53突变、1q获得/扩增以及高危的基因表达谱。MM基因组不稳定，复发或者进展时可以获得新的遗传学异常。因此，MM复发或进展时应重新进行遗传学检查。

8　影像学检查

多发性骨髓瘤骨病（MM bone diseases，MBD）是MM的特征性临床表现之一。全身低剂量CT扫描是目前诊断MBD的标准诊断手段，可发现骨皮质的溶骨性破坏，但不能区分陈旧骨质破坏病变部位是否存在有活性的骨髓瘤细胞。对骨髓的早期浸润敏感性低，作为再分期工具的能力有限。全身弥散加权成像（WB-DWI）无电离辐射，是当前最敏感的骨髓成像技术，是评估MM骨髓浸润的金标准。国际骨髓瘤工作组推荐所有MM患者应用WB-DWI MRI技术作为一线成像。对于全身低剂量CT未发现溶骨性病灶的无症状冒烟型骨髓瘤和意义未明的单克隆丙种球蛋白病（Monoclonal gammopathy of undetermined significance，MGUS）患者，需常规行WB-DWI MRI检查。在MM的诊断、治疗反应、微小残留病灶、预后评估中，WB-DWI MRI起重要作用。此外，PCT/CT也可评估髓外疾病及微小残留病灶，但由于电离辐射的存在其应用受限。

第四节 MM 的诊断标准

1 意义未明单克隆免疫球蛋白血症（MGUS）诊断标准

同时符合以下两条标准：①血清单克隆 M 蛋白（IgG 型或 IgA 型）<30g/L，和尿 M 蛋白<500mg/24 小时；并且骨髓单克隆浆细胞比例<10%；②无相关器官及组织的损害（无 SLiM、CARB 等终末器官损害表现，无浆细胞增殖导致的淀粉样变性）。

2 无症状骨髓瘤（冒烟型骨髓瘤）诊断标准

需满足第 3 条，加上第 1 条和/或第 2 条：①血清单克隆 M 蛋白≥30g/L 或尿 M 蛋白≥500mg；②骨髓单克隆浆细胞比例 10%~59%；③无相关器官及组织的损害（无 SLiM、CRAB 等终末器官损害表现、无浆细胞增殖导致的淀粉样变性）。

3 有症状 MM 的诊断标准

IMWG 2016 年诊断标准要求骨髓中单克隆浆细胞比例≥10% 和/或骨或者髓外活检证明有浆细胞瘤，但由于 MM 肿瘤性浆细胞局灶性分布的特点，5% 左右的骨髓瘤患者的浆细胞比例低于 10%。相比较于骨髓涂片，骨髓活检一般可发现更高比例的浆细胞。部分患者可能需要进行多部位穿刺才能获得诊断。由于肿瘤性浆细胞分泌免疫球蛋白能力存在很大差异，部分 MM 细胞甚至不分泌免疫球蛋白，因此单克隆免疫球蛋白不再作为诊断的必需条件，但血尿 M 蛋白鉴定仍然是判断浆细胞克隆性的良好手段。

（1）骨髓中单克隆浆细胞比例≥10% 和/或骨或者髓外活检证明有浆细胞瘤；

（2）骨髓瘤引起的相关临床表现（≥1项）

①靶器官损害（CRAB）

[C]血钙升高：较正常上限升高>0.25mmol/L 或者校正钙[a]>2.75mmol/L

[R]肾功能不全：肌酐清除率（CrCl）<40mL/min 或者肌酐>177μmol/L

[A]贫血：血红蛋白<100g/L 或较正常值低限下降 20g/L

[B]骨病：使用 X 线、CT 或 PET-CT 发现一个部位或以上溶骨性损害。

②无靶器官损害表现，但出现以下 1 项或多项指标异常（SLiM）

[S]骨髓单克隆浆细胞比例≥60%[b]

[Li]受累/非受累血清游离轻链比≥100[c]

[M]MRI 检查出现>1 处 5mm 或以上局灶性病灶

注：a 校正血清钙（mmol/L）=血清总钙（mmol/L）-0.025×血清白蛋白浓度（g/L）+1.0（mmol/L），或校正血清钙（mg/dl）=血清总钙（mg/dl）-血清白蛋白浓度（g/L）+4.0（mg/dl）；b 浆细胞单克隆

性可通过流式细胞术、免疫组化、免疫荧光的方法鉴定其轻链 κ/λ 限制性表达，判断骨髓浆细胞比例应采用骨髓细胞涂片和骨髓活检方法而不是流式细胞术进行计数，在穿刺和活检比例不一致时，选用浆细胞比例高的数值；c 需要受累轻链数值至少≥100mg/L。

第五节 MM 的分型

依照 M 蛋白类型分为：IgG 型、IgA 型、IgD 型、IgM 型、轻链型、双克隆型以及不分泌型。进一步可根据 M 蛋白的轻链型别分为 κ 型和 λ 型。

第六节 MM 的分期及危险度分层

1 Durie-Salmon 分期（D-S 分期）

1975 年提出的 Durie-Salmon 分期（D-S 分期）是常规化疗时代广泛应用的 MM 分期体系，通过血红蛋白水平、血清钙、肌酐、血/尿 M 蛋白量和溶骨性破坏病灶数进行临床分期，以判断肿瘤负荷（表 42-2-2）。D-S 分期简便易行，但存在明显缺陷，首先溶骨性破坏的判定依赖于检查者经验，且 MM 细胞分泌 M 蛋白的能力与肿瘤负荷并不完全平行，更为重要的是临床实践已证明 D-S 分期不能很好反映 MM 患者的预后，随着蛋白酶体抑制剂等新药的应用，反映肿瘤负荷的 DS 临床分期对于指导治疗价值已经不大。

表 42-2-2 Durie-Salmon 分期

分期	分 期 标 准
I	符合下列各项： 血红蛋白>100g/L 血钙正常 X 线正常或只有孤立的溶骨病变 M 蛋白较低（IgG<50g/L，IgA<30g/L，尿本周蛋白<4g/24h）
II	介于 I 期和 III 期两者之间
III	符合下列至少任何一项： 1.血红蛋白<85g/L 2.血钙>12mg/dL 3.X 线多处进行性溶骨性损害 4.M 蛋白较高（IgG>70g/L，IgA>50g/L，尿本周氏蛋白>12g/24h）

注：A.肾功能正常，血肌酐<2mg/dL；B.肾功能不全，血肌酐≥2mg/dL。

2 ISS 和 R-ISS 分期

研究表明 β_2-MG 和白蛋白具有很强的预后判断价值。在此基础上国际骨髓瘤工作组于 2005 年提出了基于 β_2-MG 和白蛋白的预后临床分期标准 ISS（International

Staging System）分期。ISS 分期仅用血清 β_2-MG 和白蛋白两项指标即可将 MM 区分为预后显著不同的三群。ISS 分期较 D-S 分期更加简便易行、重复性好，但 ISS 也存在局限性。首先，ISS 分期只能用于有症状 MM 的预后评估，对于 MGUS 及 SMM 的预后评估并无价值。其次，β_2-MG 反映了肿瘤负荷及生物学特征，但也与肾功能不全有关。更重要的是，没有包含具有重要预后价值的分子遗传学异常。2015 年国际骨髓瘤工作组对 ISS 临床分期进行了修订，提出了修订的 ISS 临床分期标准 R-ISS（Revised International Staging System）分期。R-ISS 结合了生化和遗传学指标，成为目前最为常用的预后分层体系，能够区分出低危和极高危的患者。但 R-ISS 分期同样存在一定缺点，比如Ⅱ期患者比例过高（表 42-2-3）。

表 42-2-3 ISS 分期和 R-ISS 分期

分期	ISS 分期标准	R-ISS 分期
Ⅰ	白蛋白≥35g/L 和 β_2-MG<3.5mg/L	ISS Ⅰ期、细胞遗传学标危，同时 LDH 正常水平
Ⅱ	介于Ⅰ期和Ⅲ期两者之间	介于Ⅰ期和Ⅲ期两者之间
Ⅲ	β_2-MG≥5.5mg/L	ISS Ⅲ 同时伴有高危遗传学异常[a] 或 LDH 升高

a. 高危遗传学异常：荧光原位杂交检测出 del17p13 或 t（4；14）或 t（14；16）。

3　MM 危险度分层

MM 是一种高度异质性的肿瘤，生存时间差别较大。诊断后应进行危险度分层，实施个体化治疗。单一因素通常并不足以决定预后，需要多因素整合应用对患者进行分期和危险分层。分子遗传学异常是多发性骨髓瘤最重要的预后因素，也是进行预后分层的基础。ISS 和 R-ISS 均具有很强的预后判断价值，其中 R-ISS 结合了生化学检查和遗传学检查，对于预后判断更加准确。Mayo 骨髓瘤分层及风险调整治疗（Mayo Stratification of Myeloma And Risk-adapted Therapy，mSMART）分层系统也较广泛使用，但循证医学证据有所欠缺。2014 年 IMWG 共识建议联合应用 ISS 和遗传学异常进行危险分层，高危患者定义为 ISS Ⅱ/Ⅲ 同时 t（4；14）或者 17p13 缺失。尽管目前存在较多危险度分层体系，但这些体系均不能覆盖 MM 所有的预后不良因素，比如年龄、髓外病变、循环浆细胞、微环境等因素。此外，不同预后因素对 MM 疗效的影响可能存在不同权重，比如 P53 基因异常对于 MM 的预后不良影响可能大于其他因素。总之，如何定义高危 MM，目前仍存争议。

第三章

MM 的治疗

第一节 治疗时机

目前尚无证据支持对 MGUS 患者进行治疗的必要性，对 MGUS 的处理以临床观察为主。MGUS 患者前两年每 6 个月随访 1 次，随后每年随访 1 次。SMM 需密切随访，至少每 3~6 个月 1 次，每年 1 次骨骼影像学筛查。有研究表明，高危 SMM 患者可从提前干预中获益，首选推荐进入适合的临床试验。

对有症状的 MM 患者，即出现 CRAB 症状，应立即开始治疗。此外，2014 年 IMWG 更新了治疗指征，在原有 CRAB 临床表现基础上加入了以下 3 个生物学标记，即骨髓单克隆浆细胞比例≥60%（Sixty percent）、受累/非受累血清游离轻链（Light chain）比值≥100，或 MRI 检查出现>1 处（直径≥5mm）局灶性病灶，按照首字母简称为"SLiM"，建立了新的 SLiM-CRAB 诊断标准。SLiM 标准的提出，使得即将出现 CRAB 症状的 MM 患者能够得到提前治疗，并被证实可以生存获益。

第二节 治疗策略

尽管近年 MM 的预后获得了极大改善，但 MM 迄今仍是不可治愈的疾病。因此 MM 治疗的主要目的仍是尽量降低肿瘤负荷达到深度缓解以改善症状并延长生存期、提高生活质量，同时尽可能减少治疗相关的不良反应。对初诊 MM 患者应在选择治疗方案前先根据年龄、一般状况和并发症情况整合考虑是否适宜自体造血干细胞移植（ASCT）。国内一般将接受 ASCT 的 MM 患者年龄限制在≤65 岁。一般状况较好、无并发症的患者可放宽到≤70 岁。对适宜或不适宜进行 ASCT 的 MM 患者应采用不同治疗策略。适合移植 MM 患者应考虑含蛋白酶体抑制剂和免疫调节剂的诱导方案联合 ASCT。不适合移植的 MM 患者应根据患者体能状况、是否存在并发症等将患者进行分层治疗，对虚弱的老年患者适当减低化疗强度，以减轻化疗毒性或防止治疗中断。

近十余年来，MM的治疗效果获得了里程碑式进展，已使MM的中位生存从3~4年延长至6~8年，这主要归功于ASCT和抗MM新药的问世。以硼替佐米、卡非佐米、来那度胺、泊马度胺、达雷妥尤单抗等为代表的新药纳入MM诱导、巩固、维持各个治疗阶段，为患者带来了显著生存获益。已经明确，治疗深度与患者生存存在明显相关性，获得深度缓解已经成为MM的治疗目标。微小残留病（minimal residual disease，MRD）阴性患者可获最佳生存，MRD阴性已成为最重要的动态预后指标，尤其对于高危MM，但目前MRD检测指导临床诊疗尚需更多数据。

新药和新治疗手段的出现，使得危险度分层治疗成为可能。患者诊断明确以后，应进行危险分层评估，采取不同治疗策略。目前对高危MM的定义仍存在一定争议，高危遗传学异常的界定也存在混乱。建议按照R-ISS分期对患者进行危险度分层，同时参考髓外病变、循环肿瘤细胞、二代测序、遗传学异常数目等综合判断。治疗策略上，对标患者使用目前最有效的一线治疗方案。对高危MM患者，可考虑实施试验性疗法，以根除所有肿瘤克隆为目标，实现MRD阴性。

第四章

适合移植的初诊MM的治疗

第一节 治疗原则

有症状MM需启动治疗，抗浆细胞治疗是MM治疗的核心。治疗原则为对患者进行危险度分层和个体化治疗，治疗目标为力争获得深度缓解。ASCT作为诱导化疗后的巩固治疗，为可以接受自体移植的MM患者带来了显著生存优势。年龄≤65岁，体能状况好，或虽然>65岁但全身体能状态评分良好患者，经有效诱导治疗后行ASCT是一线推荐的治疗方案。

第二节 移植患者的筛选

一般ASCT选择在65岁以下且无严重脏器功能障碍的患者中进行，但年龄并非决定是否可行ASCT的决定性因素。有研究表明大于65岁的体格健壮的MM患者中实施ASCT，可使PFS和OS获益，且不显著增加移植相关死亡率。MM患者常合并肾功损害。肾功损害本身不是接受ASCT的禁忌证，但肾功不全会使接受移植患者毒副作用增加，需要根据肌酐清除率调整马法兰的预处理剂量。

第三节 移植前的诱导治疗

初始治疗的目的是迅速控制肿瘤，避免重要脏器损害，同时为ASCT采集创造条件。目前蛋白酶体抑制剂联合免疫调节剂及地塞米松的三药联合方案已经成为一线治疗方案，在此基础上加入达雷妥尤单抗可进一步提高缓解质量，加深缓解深度。达雷妥尤单抗将来可能会进入一线治疗，组成四药联合诱导治疗方案。长期使用马法兰会损害干细胞产量，符合ASCT条件的患者诱导治疗用药应尽量避免使用马法兰。此外，大量暴露于来那度胺（超过4~6个疗程）也可以损害干细胞产量。目前常用诱导治疗方案为以来那度胺、硼替佐米为基础的三药联合方案（RVd）。尚无随机对照试验来确定干细胞采集前的最佳诱导疗程数，现阶段三联疗法（PI/ImiDs/Dex）的试验数据表明，大多数患者在4个周期内能获得VGPR及以上的缓解，缓解深度已显著改善。事实上，在第一个治疗周期之后，M蛋白水平一般就出现显著下降，在第3~4个疗程后，M蛋白的减少幅度相对较小。因此，建议计划进行ASCT的患者进行3~6个疗程的诱导治疗，达到≥部分缓解（PR）疗效的患者，可行自体造血干细胞的采集。

（1）首选方案：来那度胺/硼替佐米/地塞米松（RVd）。

（2）其他常用方案包括：达雷妥尤单抗/来那度胺/硼替佐米/地塞米松（D-RVd）；硼替佐米/环磷酰胺/地塞米松（BCD）；卡非佐米/来那度胺/地塞米松（KRd）；伊沙佐米/来那度胺/地塞米松（IRd）。

（3）特殊情况下可用方案包括：硼替佐米/阿霉素/地塞米松（PAD）；硼替佐米/沙利度胺/地塞米松（BTD）；卡非佐米/环磷酰胺/地塞米松（KCd）；伊沙佐米/环磷酰胺/地塞米松（ICd）；来那度胺/环磷酰胺/地塞米松（RCD）；达雷妥尤单抗/卡非佐米/来那度胺/地塞米松（D-KRd）；达雷妥尤单抗/硼替佐米/环磷酰胺/地塞米松（D-VCd）；达雷妥尤单抗/硼替佐米/沙利度胺/地塞米松（D-VTd）；地塞米松/沙利度胺/顺铂/多柔比星/环磷酰胺/依托泊苷/硼替佐米（VTD-PACE）。

第四节 移植时机的选择

早期移植是指诱导治疗缓解后紧接着进行的自体移植，一般指在诊断一年内进行移植。晚期移植是经诱导治疗后只采集干细胞不立即移植而是推迟至首次复发后再进行的自体移植。建议将早期移植作为标准治疗，而不应该将自体移植推迟到复发时进行。尚无随机对照试验评估移植前最佳诱导疗程数，或确定进行ASCT前需要达到的理想缓解深度。研究表明，即使对靶向药物耐药的MM也可以对含大剂量马法兰的预处理方案产生治疗反应，因此诱导治疗的缓解深度不应作为是否可行自体移植的重要考量。由于自体移植是治疗多发性骨髓瘤最有效的方法之一，作为整体治疗一部分的自体移植可以加深治疗深度，因此达到≥PR疗效的患者即可行自体造血干细胞的采集。研究表明，移植后缓解的深度比移植前缓解深度更为重要。

第五节 自体造血干细胞动员、采集和保存

外周血造血干细胞动员方法包括稳态动员和化疗动员。稳态动员指基于G-CSF

的单药或联合普乐沙福进行动员，G-CSF按10μg/kg/d（可分两次）应用5~7天。普乐沙福是趋化因子受体（CXCR4）拮抗剂，与G-CSF联合使用，可以显著提高G-CSF干细胞动员效率。化疗动员指大剂量化疗基础上整合G-CSF进行动员。常用化疗药物为环磷酰胺，剂量为3~5g/m²或依托泊苷（Vp16）1.6g/m²化疗。动员时采集时间窗需视骨髓抑制恢复的情况决定，通常第10~14天，监测外周血CD34⁺细胞达到≥10/uL可以指导最佳采集时间。单次ASCT需要的CD34⁺细胞数最低值为2×10⁶/kg。大多数患者维持治疗期间均接受了长期的来那度胺治疗，维持治疗期间来那度胺的长期暴露可能会损害将来对干细胞的采集。因此，建议在第一次动员后尽量采集满足两次ASCT所需的造血干细胞数量，为高危MM患者的双次移植或者标危患者挽救性移植储备所需的干细胞。干细胞保存需要在有资质的单位进行，一般采用细胞冷冻保护剂二甲基亚砜（DMSO）进行干细胞低温保存，采集后的干细胞加入含DMSO的细胞营养液，DMSO终浓度为10%，然后分装于血液冻存袋内，经程控冷冻系统降温至-80℃，然后再置入液氮（-196℃）贮存。

第六节 预处理方案的选择

大剂量马法兰（200mg/m²）是MM患者ASCT的标准预处理方案。一些随机试验或队列研究比较了大剂量马法兰、大剂量马法兰加全身放疗、大剂量马法兰联合其他化疗（如白消安、环磷酰胺、硼替佐米）的疗效，但这些方案均未展现出明显优势。医生可根据年龄、虚弱程度、肥胖或肾功的不同，调整马法兰的剂量。肾功不全者（血清肌酐清除率<60mL/min）可将马法兰剂量减低至140mg/m²，安全性显著提高，但PFS和OS并无明显下降。

第七节 ASCT后造血重建

由于G-CSF的使用，大部分患者会在干细胞回输后2周左右造血恢复（粒细胞>0.5×10⁹/L、血小板>20×10⁹/L）。但对于二次移植患者，其造血重建会有所延长。采集的造血干细胞数量（CD34⁺细胞<2×10⁶/kg）及质量较差（CD34比例较低），都可能会造成造血延迟。造血重建延迟可影响维持治疗的实施，从而导致疾病复发风险增加。患者出院后应每1~2周查血常规一次，观察中性粒细胞及血小板变化。血小板延迟恢复时，可使用TPO受体激动剂治疗。极少部分患者3月后造血不能完成重建，应行骨髓穿刺检查明确原因。少数ASCT后不能脱离输血的患者，可考虑回输储存的造血干细胞。

第八节 自体移植后的巩固治疗

巩固疗法被定义为ASCT后的短期联合治疗，旨在改善缓解深度。自体移植后巩固治疗的地位目前仍存较大争议。两个大型研究 BMT CTN 0702（STaMINA）和EMN02/HO95研究结果并不一致。尽管一些研究表明巩固治疗可以提高缓解深度和延长PFS，但巩固治疗是否可延长OS尚需更多数据。自体移植后巩固治疗的地位，很大程度上受到诱导治疗缓解质量的影响。建议接受硼替佐米/环磷酰胺/地塞米松（VCd）诱导的患者须考虑2个周期的RVd方案进行巩固。双次移植或串联移植（Tandem transplantation）是指在第一次ASCT后的六个月内进行计划中的第二次ASCT。大多数临床试验均证实，高危MM可从双次移植中获益。建议高危MM患者将双次移植作为巩固，即具有高危因素的MM患者在第一次移植后不管获得何种疗效，均建议在半年内进行双次移植。首次ASCT后未能达到VGPR的患者，再次进行ASCT患者获益。两次移植之间不进行巩固和维持治疗。两次移植采用的预处理方案均为马法兰200mg/m^2。

第九节 自体移植后的维持治疗

维持治疗应作为MM治疗不可或缺的一部分。自体移植后来那度胺维持治疗可带来PFS和OS获益，并将死亡风险降低25%。自体移植后3~4个月开始来那度胺维持治疗，10~15mg/d，直到疾病进展。考虑到长期使用糖皮质激素的毒副作用，来那度胺维持治疗中可不联合地塞米松，并且不影响疗效。对于不能耐受或无法接受来那度胺的患者，可以考虑每两周一次的硼替佐米维持治疗。尽管来那度胺维持治疗显示出PFS获益，但对于高危MM患者，来那度胺维持治疗的生存获益可能有限。对具有高危细胞遗传学特征的患者，应考虑将蛋白酶体抑制剂（硼替佐米、伊沙佐米）作为维持治疗。超高危的MM患者，可予蛋白酶体抑制和免疫调节剂联合进行维持治疗。目前还无充分证据表明需要根据反应深度（如是否达到完全缓解或MRD阴性）来调整维持治疗的时间。无论治疗后反应深度如何，至少要维持治疗2年。维持治疗持续时间或最佳的停药反应深度尚未确定，未来的临床试验将探讨患者的MRD状况是否可用于指导维持治疗。

第十节 异基因造血干细胞移植在MM中的地位

异基因造血干细胞移植长期疗效仍有待商榷，鉴于不一致的临床研究结果、尚不明确的移植物抗骨髓瘤免疫作用及MM治疗出现更多新的选择（包括单抗和其他免疫疗法），应仅在临床试验的背景下，或特定的高危患者中选择进行异基因造血干细胞移植。

第五章

不适合移植初诊 MM 的治疗

第一节 老年人身体状况评估

MM 属中老年疾病,发病率随年龄增长而增加。西方国家的发病年龄高峰为 65~74 岁,诊断时中位年龄为 69 岁。来自中国医学科学院血液病医院的统计资料显示:我国 MM 的发病年龄高峰为 55~65 岁,中位发病年龄为 57 岁。由于病例选择的偏倚,以及老龄化的加剧,实际的中位发病年龄应该更高。老年患者的人群非常庞大。除年龄因素外,是否能够接受自体移植还要整合考虑生活自理能力、基础脏器状况等因素。因此,需要做好老年人身体状况评估。

目前应用最广的是国际骨髓瘤工作组(IMWG)的 GA(Geriatric assessment)评估体系。这个体系包含三个工具:ADL 评估自我照顾能力,IADL 评估使用工具能力,Charlson 并发症指数(CCI)评估并发症情况。建议在临床评估中系统性前瞻性地应用 GA(表 42-5-1 至表 42-5-3)。

表 42-5-1 ADL 和 IADL

ADL	IADL
洗澡	打电话
穿衣	购物
上厕所	做饭
轮椅与床之间的转移	整理房间
自主控制大小便	洗衣服
吃饭	外出交通
	管理自己的服药
	处理财务
能做到得1分,不能做到得0分,评分0~6分 0分:完全依赖;6分:完全独立	能做到得1分,不能做到得0分,评分0~8分 0分:完全依赖;8分:完全独立

表 42-5-2 Charlson 并发症指数（CCI）

积分	并发症	积分	并发症
1	心梗	2	偏瘫
	充血性心衰		中度至重度肾损害
	外周血管病（包括主动脉瘤≥6cm）		糖尿病伴终末器官损害
	脑血管病		肿瘤病史（无转移）
	老年痴呆		白血病（急性或慢性）
	慢性肺病		淋巴瘤
	结缔组织病	3	中度至重度肝损害
	消化性溃疡	6	实体瘤转移
	轻度肝病（无门脉高压）		AIDS
	糖尿病（无终末器官损害）		

表 42-5-3 GA 评分细则

变量		积分	GA 评分
年龄	75~80 岁	1	0：健康
	>80 岁	2	1：一般健康
ADL	≥4	1	2~5：虚弱
IADL	≥5	1	
CCI	≥2	1	

第二节 治疗

尽管新型药物和更好的支持治疗可显著改善预后，但老年人由于存在多种基础疾病及对化疗耐受性差，与年轻患者相比，年龄≥75岁的结局仍然不理想。对于不适合移植的MM患者，应根据医生和患者的共同决策来选择初始治疗的方案。选择时需考虑多种因素，包括：疾病特异性因素，如疾病阶段、细胞遗传学异常；患者特定的因素，包括年龄、并发症、器官功能状态、虚弱状态等。此外，老年患者中能接受后续治疗的比例相对年轻患者也明显下降。因此初始治疗的选择尤为重要。

在不适合移植的MM人群中，治疗的初始剂量应个体化。例如对于高龄患者（>75岁）或具有多种并发症的患者，应使用低剂量的抗MM药物作为初始治疗方案。对于75岁以上的患者，地塞米松的起始剂量为每周20mg；对于虚弱的患者，可以考虑进一步降低初始剂量（每周一次，8~20mg），随后根据缓解和治疗耐受性进行调整。肾功能不全在老年人中很常见，来那度胺的剂量应相应调整。

化疗方案选择：

（1）体能状况良好患者：可以考虑标准三药治疗方案。首选硼替佐米/来那度胺/地塞米松（VRd）和达雷妥尤单抗/来那度胺/地塞米松（Dara-Rd）的三药联合方案。其他可选方案包括硼替佐米/环磷酰胺/地塞米松±达雷妥尤单抗/（BCD±Dara）、达雷妥尤单抗/硼替佐米/马法兰/泼尼松（Dara-VMP）、伊沙佐米/来那度胺/地塞米松（IRd）；

（2）体能状况一般患者：可以考虑减量的三药治疗方案或者标准的两药联合方案。可选择的治疗方案包括硼替佐米/来那度胺/地塞米松（VRd-lite）、来那度胺/地塞米松±达雷妥尤单抗（Rd±Dara）、伊沙佐米/来那度胺/地塞米松（IRd）；硼替佐米/环磷酰胺/地塞米松（BCd）、来那度胺/环磷酰胺/地塞米松（RCd）；

（3）衰弱患者：可以考虑减量的两药治疗方案或者最佳支持治疗。可选择的治疗方案包括硼替佐米/地塞米松（BD）、来那度胺/地塞米松（Rd）、伊沙佐米/地塞米松（Id），与达雷妥尤单抗（Dara）联合或不联合。

第六章

复发/难治 MM（RRMM）

第一节　治疗原则

进展及复发的定义参考治疗反应章节。复发患者治疗时需考虑的因素较多，包括启动治疗时机、前期治疗方案、前期治疗反应及持续时间、前期治疗毒性、患者身体状况、患者骨髓储备等。临床症状复发，需要立即开始治疗，CRAB仍是复发再治疗的指征。仅有生化复发且M蛋白上升速度缓慢的患者，不需立即开始治疗，建议密切随诊。快速生化复发需要开始治疗，快速生化复发包括：M蛋白在连续2月检测翻倍（基线需5g/L），或连续两次检测符合下列任何一项：血M蛋白绝对值增加≥10g/L；24小时尿M蛋白增加≥500mg；受累FLC增加≥20mg/dL（并比例异常）或增加25%（不要求具体数值）。对于高危或高侵袭性的MM复发患者，生化诊断明确后，也应立即开始治疗，避免出现严重症状性复发。高危/侵袭性复发包括：不良的细胞遗传学异常，如t（4；14），17p-，1q21+，亚二倍体；在治疗过程中出现进展或对于前期治疗疗效持续时间较短（<6个月）；高$β_2$-MG（>5.5mg/L）或低白蛋白（<35g/L）；髓外浆细胞瘤；高LDH；循环浆细胞；侵袭性临床表现，如快速出现症状、广泛的疾病进展、疾病相关的器官功能不全等。

RRMM应进行危险度分层，ISS分期和R-ISS分期同样可以用于RRMM的疗效评估。RRMM患者应重新进行遗传学检测，发生克隆演变预后差。ASCT后12个月内或诊断后1年内复发进展者预后较差。应将RRMM分为首次复发和多次复发，两者治疗目标和治疗方式均有不同。无论是首次复发患者还是多次复发患者，均首选推荐患者入组临床试验。

在过去的十年中，MM的治疗取得了巨大进展，FDA批准了许多药物和组合，包括单克隆抗体（达雷妥尤单抗、埃罗妥珠单抗），组蛋白去乙酰化基酶抑制剂（帕比司他），蛋白酶体抑制剂（硼替佐米、卡非佐米、伊沙佐米）和免疫调节药物（来那度胺、沙利度胺、泊马度胺）以及历史悠久的烷基化药和蒽环类药物。如此丰富的治疗选择使临床医生很难选择要使用哪种药物，以及何时和以何种顺序使用。通常，由于没有可用于指导特定治疗顺序的随机试验，因此会根据多种因素（包括可及性、前期治疗疗效、毒性等），依次尝试这些方案。缓解时间短且愿意接受与治疗相关的高死亡风险的高危MM年轻患者，可以考虑异基因造血干细胞移植。

第二节 首次复发MM的治疗

首次复发MM的治疗目标是获得最大程度缓解，延长PFS。治疗方案要考虑首次缓解持续的时间，如6个月以内复发，应换用与复发前不同作用机制药物组成的方案。6个月以上复发可考虑重复原先治疗方案，也可以使用不同作用机制的药物。适合ASCT者若从未接受过移植或首次移植后联合维持缓解时间超过2~3年，首次复发时应考虑将ASCT作为挽救性治疗一部分。

由于来那度胺常被用于维持治疗，较多患者在来那度胺维持治疗过程中出现疾病进展。因此，首次复发患者分为来那度胺难治和非来那度胺难治两组，有助于选择后续的挽救治疗方案（图42-6-1）。

第三节 多次复发MM的治疗

≥2次复发的患者，首要目标是控制疾病，减轻症状，避免重要脏器损害、提高生活质量，在此基础上尽可能获得最大程度缓解。有研究显示，如患者对两类PIs、两类IMiDs和CD38单抗均耐药，预后极差，中位OS仅有5~6个月。

针对≥2线RRMM患者的Ⅲ期临床研究较少。≥2线RRMM的挽救治疗比较个体化，可采用三药联合方案，其中至少包含1~2种患者非耐药的新药。可以选择一线复发未使用的方案，如达雷妥尤单抗/泊马度胺/地塞米松（DPd）、达雷妥尤单抗/卡非佐米/地塞米松（DKd）、卡非佐米/泊马度胺/地塞米松（KPd）等。其他可以选用的治疗药物包括塞利尼索、Belantamab mafodotin、VdT-PACE、BCMA-CAR T细胞或双抗、维奈托克（仅用于IGH/CCND1或BCL-2高表达MM患者）。继发浆细胞白血病或广泛髓外浆细胞瘤患者需使用含细胞毒药物的多药整合方案，如VDR-PACE。此外，CART细胞治疗、双特异性抗体等治疗多次复发MM都取得了令人瞩目的疗效。

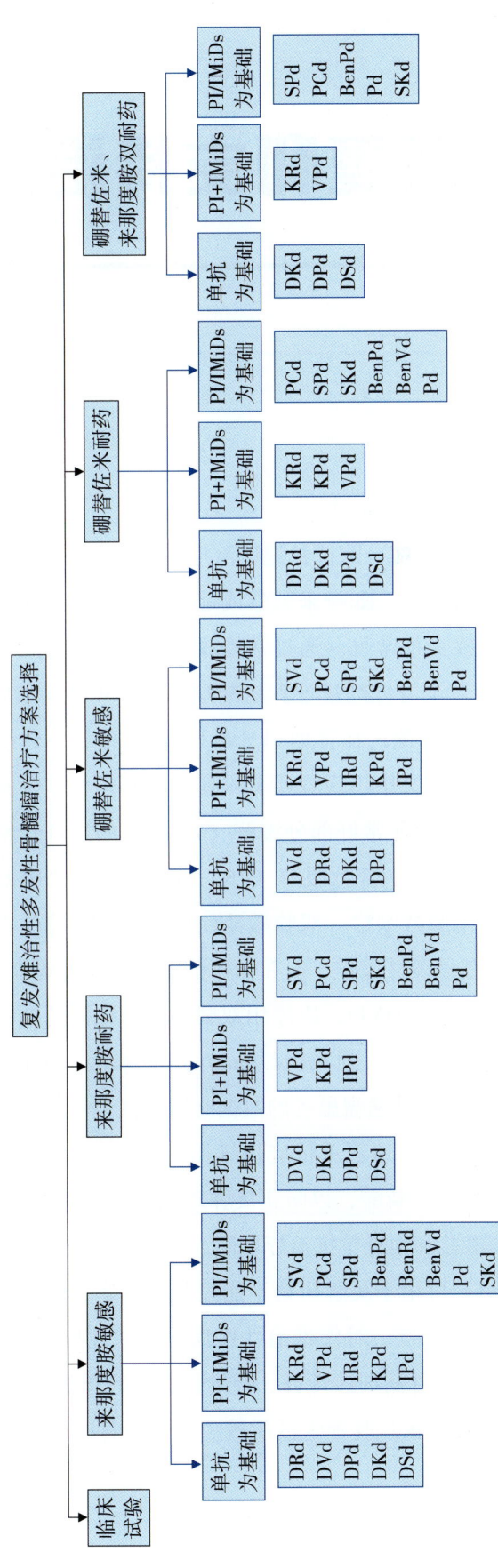

图 42-6-1 首次复发 MM 的治疗流程

第七章

MM 的康复和支持治疗

第一节 骨病

溶骨性骨病是 MM 最常见的并发症。除抗骨髓瘤治疗外，所有诊断时伴溶骨性疾病的骨髓瘤患者应使用抗骨吸收药物，如唑来膦酸或地舒单抗治疗。地舒单抗显示更好的肾脏安全性，但低钙血症更加常见。通过常规放射检查评估的无骨病患者也应接受骨骼靶向药物治疗，但对全身低剂量计算机断层扫描（WBLD-CT）或 PET-CT 无骨受累的患者，其优势尚不清楚。在冒烟型 MM（SMM）中，不建议使用双膦酸盐或地舒单抗；如在 MGUS 或 SMM 中出现骨质疏松症，则必须根据骨质疏松症指南使用抗骨吸收药物。对已获 CR 或非常好部分缓解（VGPR）的患者，使用唑来膦酸治疗 12~24 个月。在初始治疗后未达部分缓解（PR）的患者中唑来膦酸使用两年以上。复发时，须重新启动唑来膦酸治疗。双膦酸盐使用前应行口腔检查，使用中避免口腔侵袭性操作。如需口腔侵袭性操作，应在操作前后停用双膦酸盐 3 个月，并加强抗感染治疗。如有下颌骨坏死（ONJ），应停用双膦酸盐或地舒单抗；如 ONJ 已愈合，则需专家组一致同意可重新使用。对 CrCl<30mL/min 的患者，不建议应用双膦酸盐类药物。尽管 CrCl<30mL/min 的骨髓瘤患者的数据有限，但地舒单抗不通过肾脏清除，用于这些患者可能是合理的。地舒单抗应持续用药，停止使用地舒单抗后，必须在 6~9 个月内使用至少一次唑来膦酸，以防止反弹现象。唑来膦酸疗效不佳者，可考虑换用地舒单抗，在双膦酸盐和地舒单抗治疗期间，须补充维生素 D 和钙。

低剂量放疗（不超过 30Gy）可用于缓解药物不能控制的骨痛、即将发生病理性骨折或即将发生脊髓压迫的姑息治疗。对伴难治性疼痛的症状性椎体压迫性骨折，应考虑球囊椎体后凸成形术。对长骨病理性骨折、脊椎骨折压迫脊髓或椎体不稳定，建议外科手术治疗，可明显缓解症状，改善生活质量、延长生存时间，有利于病人能够接受后续治疗。

第二节　肾功不全

肾功损害（RI）是MM的常见并发症，在诊断时高达20%~40%的患者合并RI，应接受水化、碱化、利尿，减少尿酸形成和促进尿酸排泄，以避免肾功不全；避免使用非甾体消炎药（NSAIDs）等肾毒性药物；避免使用静脉造影剂；合并肾功衰竭的患者，应合理选择肾脏替代治疗。长期接受双膦酸盐治疗的患者需监测肾功能（表42-7-1）。

以硼替佐米为基础的方案仍然是骨髓瘤相关RI治疗的基石，达雷妥尤单抗（daratumumab）用于严重RI、甚至需接受透析治疗的患者，也显示出良好的疗效。在初始治疗的第1个月应给予高剂量地塞米松。来那度胺对轻度至中度RI患者有效且安全，但应根据CrCl调整剂量。泊马度胺对骨髓瘤患者有效，且不需根据CrCl调整剂量。对严重RI患者，可按标准剂量给予泊马度胺，透析患者可减量为3mg/d。ASCT在RI骨髓瘤患者中是可行的，预处理马法兰的剂量应限制在100~140mg/m²。

表 42-7-1　RI患者用药剂量调整（NCCN多发性骨髓瘤指南2022.V1）

肾损害程度	肾功能（Cockcroft-Gault CrCl）	来那度胺	帕米磷酸	唑来磷酸
无	≥60mL/min	25mg po qn	90mg iv 输注时间>2h，3~4周一次	4mg iv 输注时间>5min
轻中度	≥30mL/min 且<60mL/min	10mg/24h	标准剂量	减量
重度	<30mL/min（无需透析）	15mg/48h	60~90mg 输注时间4~6h	—
终末期肾病	<30mL/min（需要透析）	5mg，每日一次；透析当天，于透析后服药	—	—

第三节　凝血/血栓

对接受以免疫调节剂为基础治疗的患者，应行静脉血栓栓塞风险评估，并据发生血栓的风险予预防性抗凝或抗血栓治疗（表42-7-2）。

表 42-7-2　静脉血栓（VTE）风险评估和IMPEDE/SAVED评分系统（NCCN多发性骨髓瘤指南2022.V1）

IMPEDE评分			
个人风险因素	分值	骨髓瘤风险因素	分值
阳性因素			
中心静脉导管	+2	免疫调节药物（IMiD）	+4
骨盆髋部或股骨骨折	+4	促红细胞生成剂	+1
肥胖（BMI）≥25	+1	低剂量地塞米松	+2
既往有VTE病史	+5	大剂量地塞米松	+4
		阿霉素或多药化疗	+3

续表

阴性因素		
族裔/种族=亚洲/太平洋岛民	−3	
现有血栓预防 预防性低分子肝素（LMWH）或阿司匹林	−3	
现有血栓预防 治疗性LMWH或华法林	−4	
SAVED评分		
影响因素	分值	
90天以内接受外科手术	+2	
亚洲人种	−3	
VTE病史	+3	
年龄≥80岁	+1	
地塞米松（方案剂量） 标准剂量（120~160毫克/周期） 高剂量（>160毫克/周期）	+1 +2	

1 VTE预防管理

VTE的最高风险是在确诊MM后的前6个月。无出血或其他禁忌证（见附件）的情况下，伴急性内科疾病（充血性心衰、急性呼吸衰竭、急性感染、急性风湿性疾病和炎症性肠病）或行动不便的住院患者应行药物预防；对已发生VTE预防再发生的患者，起始药物可选低分子肝素（LMWH）、磺达肝素或利伐沙班；如持续性抗瘤治疗的患者可以使用LMWH、新型口服抗凝药物或维生素K拮抗剂进行>6个月的抗凝治疗；如需长期抗凝治疗，优选LMWH、利伐沙班（表42-7-3）。

骨髓瘤住院患者：对接受具血栓形成高风险的抗血管生成治疗患者，即接受免疫调节剂（沙利度胺/来那度胺/泊马度胺）和地塞米松或阿霉素类等多个药物整合化疗的MM患者，或伴有≥2个VTE发生风险因素的MM患者，推荐预防性治疗：使用LMWH或华法林（调整至INR 2-3）。对伴1个或无VTE风险因素的MM患者，推荐预防性治疗：阿司匹林75~150mg qd。

骨髓瘤门诊患者：门诊评估为中、高风险的MM患者，推荐预防治疗：利伐沙班或LMWH。

表42-7-3　VTE预防性和治疗性抗凝治疗药物用法用量（CSCO肿瘤患者静脉血栓防治指南2020）

药物名称	预防性用法用量	治疗性用法用量
普通肝素	5000U ih q8h	负荷剂量80U/kg iv，继以18U/kg/h输注（治疗目标APTT达到2.0~2.5倍正常值）
低分子肝素	2~5kU ih qd，或2~2.5kU ih q12h	80~100U/kg ih q12h

续表

药物名称	预防性用法用量	治疗性用法用量
磺达肝素	2.5mg ih qd	体重 50~100kg 推荐剂量 7.5mg ih qd <50kg　　5mg ih qd >100kg　　10mg ih qd
华法林	维持 INR 2-3	2.5~5mg po qd（维持 INR 2-3，用于长期治疗预防复发）
利伐沙班	10mg po qd	急性期初始治疗推荐剂量 15mg po bid，3 周后调整为 20mg qd
艾多沙班		必须先使用 5~10 天非口服抗凝剂，然后方可换用本药 常规剂量 60mg po qd（Ccr 30~50mL/min 或体重<60kg 或使用 p-糖蛋白抑制剂时需减量到 30mg po qd）

2　VTE 治疗管理

如发生 VTE，需据临床表现、实验室检查等明确是深静脉血栓（DVT）及是否合并肺栓塞（PE）。可疑 DVT 的主要临床表现：单侧肢体肿胀、疼痛、沉重感；原因不明的持续腓肠肌痉挛；面部、颈部、锁骨上区肿胀；静脉导管不畅通。诊断检查项目：D-二聚体；血管超声；其他成像方法按优先顺序排列（当超声结果阴性或不确定时）增强 CT、MRI、静脉造影。

3　DVT 治疗推荐

放置下腔静脉滤器（IVC）：有抗凝治疗绝对禁忌证的急性近端下肢 VDT 需考虑放置 IVC 滤器。

抗凝：可选择药物分为非口服抗凝剂（UFH、LMWH、磺达肝素）、口服直接 Xa 因子抑制剂（利伐沙班、艾多沙班）、维生素 K 拮抗剂（华法林）。患者应接受 3~6 个月或根据病情给予 6 个月以上的抗凝治疗；合并 PE 应予 6~12 个月或据病情予 12 个月以上的抗凝治疗。非口服抗凝剂可用于急性期抗凝，治疗时间至少为 5 天。对出血风险较高患者，推荐用 LMWH 和口服 Xa 因子抑制剂（如利伐沙班）作为替换方案。

溶栓：可促进血凝块快速溶解，降低血栓后综合征（PTS）发生率。

第四节　高钙血症

治疗 MM 本病的同时，双膦酸盐是治疗骨髓瘤高钙血症和骨病的理想选择，但降低血钙作用较慢且受肾功影响。地舒单抗不受肾功能影响。严重和症状性的高钙血症除积极治疗原发病外，还需其他治疗措施，包括水化、利尿。如尿量正常，则日补液 2000~3000mL；补液同时合理使用利尿剂以保持尿量>1500mL/d。其他药物治疗包括大剂量糖皮质激素、降钙素。合并肾功衰竭时，也可行血液或腹膜透析。

第五节 贫血

持续存在症状性贫血（血红蛋白水平<10g/dL）可考虑用促红细胞生成素治疗；但需注意其对血压和血液高凝状态的影响。在用促红细胞生成素同时，酌情补充铁剂、叶酸、维生素 B_{12} 等造血原料。目标是使血红蛋白水平不高于12g/dL，以避免血栓栓塞和高血压。重度贫血患者可考虑输注红细胞悬液。达雷妥尤单抗与红细胞表面CD38整合会干扰输血相容性检测，使用前应行血型鉴定和抗体筛查，并采用二硫苏糖醇法配血。

第六节 神经炎

神经系统异常可以由骨髓瘤压迫脊髓或脑神经引起，需要进行鉴别。多发性神经炎见于淀粉样物质在神经或血管周围沉积的患者。出现明显肌无力或非对称性体征，请神经科会诊，行肌电图和神经传导检测。

治疗相关神经炎主要与硼替佐米、伊沙佐米和沙利度胺相关。硼替佐米和沙利度胺相关周围神经病变需与其他病因鉴别，如M蛋白相关神经病变、使用神经毒性化疗药物（长春新碱或顺铂）、糖尿病及AL淀粉样变性。硼替佐米推荐皮下注射，也可选择神经毒性较低的二代蛋白酶体抑制剂卡非佐米。治疗药物相关性神经病变的药物：加巴喷丁、普加巴林、三环类抗抑郁药（表42-7-4）。

表42-7-4 与治疗相关周围神经病毒性的剂量调整指南

PN级别	毒性表现	剂量调整
1级	无症状、无疼痛或功能丧失	无须采取任何措施
	1级伴疼痛	降低一个剂量水平
2级	中度症状：IADL受限（做饭、购买杂货或衣物、使用电话、理财），2级无疼痛	降低一个剂量水平
	中度症状：IADL受限（做饭、购买杂货或衣物、使用电话、理财），2级伴疼痛	中止治疗直至毒性恢复至基线水平，降低2个剂量水平（必要时延长给药间隔），重新开始给药
3级	重度症状：自理性ADL受限（洗澡、穿脱衣、用餐、上厕所、服药、非卧床不起）	同2级伴疼痛
4级	危及生命的情况	需要紧急干预，停用与PN相关的药物

第七节 感染

发生急性感染即用广谱抗生素治疗。在初始12周抗骨髓瘤治疗同时，预防性给予左氧氟沙星较安慰剂组可有效减少发热和死亡（非感染性），且不增加抗生素耐药。因此，建议在开始治疗前3个月使用左氧氟沙星预防治疗，尤其是接受来那度胺或泊马度胺治疗的患者，或感染风险高的患者（既往严重感染或中性粒细胞减少症）。建议接种流感、水痘带状疱疹（灭活疫苗）和肺炎球菌疫苗，同时建议接受蛋白酶体抑制剂（PI）和达雷妥尤单抗治疗的患者使用阿昔洛韦或伐昔洛韦预防带状疱疹病毒的发生。不常规推荐预防性应用人免疫球蛋白（IgG），但强烈推荐接受双特异性抗体或者CAR-T细胞治疗患者预防性使用；或用于低IgG水平（<400~500mg）的患者，及过去一年中因严重感染需住院治疗≥2次的患者。

如反复发生感染或出现威胁生命的感染，可考虑静脉使用免疫球蛋白；若用大剂量地塞米松方案，应考虑预防耶氏肺孢子菌肺炎和真菌感染；对乙型肝炎病毒（HBV）血清学呈阳性的患者，应预防性使用抑制病毒复制的药物，并注意监测病毒载量；达雷妥尤单抗治疗的患者，在治疗中及治疗后至少6个月内应监测HBV-DNA。对在治疗中发生HBV再激活者，应暂停达雷妥尤单抗治疗，并给予相应治疗。

第八节 高黏血症

不到10%的骨髓瘤患者会发生高黏血症，表现为脑、肺、肾和其他器官功能不全。IgA分子易形成多聚体，因此比IgG型骨髓瘤更易出现高黏血症；在IgG型骨髓瘤中IgG3亚类更易发生高黏血症。血浆置换可作为症状性高黏血症的辅助治疗。

第八章

MM 的中医药治疗

根据本病的发病特点及临床表现，中医病名可归属于"骨痹""骨蚀""骨瘤""虚劳"等范畴。2009年国家中医药管理局全国中医血液病重点专科协作组将本病命名为"骨髓瘤"。中医治疗分辨证论治及对症论治两方面。

第一节 辨证论治

辨证治疗就是运用中医理论对患者疾病及整体进行辨证分型论治。分四个证型：

气血亏虚型：临床表现为面色少华，倦怠乏力，心悸气短，食少纳呆，腹胀便溏，舌质淡，苔白或少苔，脉濡细或细弱等。治以补气养血，填精益髓。十全大补汤加减。常用药物：人参、肉桂、川芎、地黄、茯苓、白术、炙甘草、黄芪、当归、白芍。

肝肾阴虚型：临床表现为低热盗汗，五心烦热，口渴咽干，大便干结，舌红，质暗或有瘀斑，少苔，脉细数等。治以滋补肝肾，通络止痛。六味地黄丸加减。常用药物：熟地黄、山萸肉、山药、茯苓、牡丹皮、泽泻。

脾肾阳虚型：临床表现为面色㿠白，纳呆食少，双下肢浮肿酸重，怯寒神疲，大便溏薄，小便清长，舌质淡胖，苔白腻，脉沉细。治以温补脾肾，活血通络。真武汤加减。常用药物：茯苓、芍药、生姜、附子（制）、炒白术。

痰瘀痹阻型：临床表现为骨痛剧烈，痛有定处，疼痛难忍，转侧不利，肢体麻木，痰核肿大，癥瘕痞块，胸闷，痰多，面色黧黑，精神萎靡，舌体胖大，质暗，苔厚腻，脉涩或紧或弦滑等。治以活血化瘀，祛痰通络。涤痰汤合身痛逐瘀汤加减。常用药物：制南星、半夏、枳实、茯苓、橘红、石菖蒲、人参、竹茹、甘草、秦艽、川芎、桃仁、红花、羌活、没药、当归、灵脂、香附、牛膝、地龙。

第二节 对症论治

对症治疗就是针对患者患病过程中的某一症状或治疗相关并发症进行中医治疗。

骨痛：多为瘀血阻滞，不通则痛所致。治以活血化瘀，通经止痛。身痛逐瘀汤加减。常用药物：秦艽、川芎、桃仁、红花、羌活、甘草、没药、当归、五灵脂、香附、牛膝、地龙等。

神经炎：多为正气不足，筋脉失养；或邪滞经络，经络不通所致。治以补气活血通络。黄芪桂枝五物汤加减。如神经炎疼痛明显，可同时参考骨病治疗。常用药物：黄芪、芍药、桂枝、生姜、大枣、全蝎、蜈蚣；或黄芪、当归尾、赤芍、地龙、川芎、红花、桃仁。

肾病：多由肾阳虚、水湿内停所致。治以温补肾阳，化气行水。选用金匮肾气丸加减。常用药物：熟地黄、山药、山茱萸、茯苓、牡丹皮、桂枝、附子（制）、牛膝、车前子、大腹皮、五加皮等。

贫血：多为气血不足所致。治以温补气血。十全大补汤加减。常用药物：熟地黄、山药、当归、川芎、党参、茯苓、白术、甘草、黄芪、肉桂等。

感染：一般为热毒蕴结所致。治以清热泻火、凉血解毒。清瘟败毒饮加减。常用药物：生石膏、水牛角、生地黄、栀子、黄芩、连翘、知母、丹皮、黄连、赤芍、玄参、竹叶、桔梗、甘草。若属肺部感染，咳嗽咳痰，憋喘，可加黄芩、天花粉、芦根、鱼腥草、杏仁、桑白皮、葶苈子等。

化疗致消化道不良反应：由胃气上逆所致。治以理气和胃、降逆止呕。小半夏汤或温胆汤加减。常用药物：半夏、生姜、黄芩、陈皮、甘草、枳实、黄连、竹茹等。

第九章

MM 的疗效评估

随着MM治疗的进步,越来越多患者可获得深度缓解。缓解深度越深,保持缓解状态越长,生存时间越长。因此,治疗后对疗效评估非常重要,所有患者治疗后均应进行疗效判断。MRD检测在MM疗效判断中的地位越来越重要。准确进行M蛋白的检测是疗效判断的基础。多参数流式细胞术、二代测序均为检测MRD的良好手段。由于MM细胞灶性分布的特点,这些检测技术均存在一定缺陷,并需标准化。MRD检测的方法及MRD状态对治疗的指导作用仍然有待确认。

第一节 传统的 IMWG 疗效评估

MM的缓解的质量和深度应按照国际骨髓瘤评估工作组(IMWG)标准来确定。传统的IMWG疗效评估基于血清和尿液中M蛋白浓度、骨髓浆细胞以及髓外浆细胞瘤的评估。准确计算M蛋白是疗效评估的基础。传统意义上,血液中单克隆蛋白的水平是使用血清蛋白电泳来测定的。在某些免疫球蛋白(例如IgA)难以被量化的情况下,可以通过浊度法对免疫球蛋白进行定量,以代替血清蛋白电泳。对于主要为轻链单克隆蛋白的患者,血清游离轻链测定可用于测量单克隆κ或λ轻链水平。可以使用类似于血液中的电泳方法来测量尿液单克隆蛋白,准确定量需要24小时的尿液样本,以评估尿总蛋白和尿M蛋白水平。值得注意的是,少数MM复发后可能演变为寡分泌、不分泌甚至轻链型。因此,除血清蛋白电泳外,还应常规检测血清游离轻链水平(表42-9-1)。

表 42-9-1 MM疗效判断标准

疗效分级	标准
严格意义的 CR (sCR)	①满足CR标准的基础上要求FLC比率正常以及经免疫组化检测证实骨髓中无克隆性浆细胞(针对轻链κ型或λ型患者,计数≥100个浆细胞,κ/λ比值≤4:1或者≥1:2) ②以上指标均需连续两次评估(骨髓检查不需要重复)

续表

疗效分级	标 准
完全缓解（CR）	①血清和尿免疫固定电泳阴性，软组织浆细胞瘤消失，骨髓中浆细胞<5% ②对仅依靠血清游离轻链（FLC）水平作为可测量病变的患者，除满足以上CR的标准外，还要求FLC的比率恢复正常（0.26~1.65） ③以上指标均需连续两次评估（骨髓检查不需要重复）
非常好的部分缓解（VGPR）	①蛋白电泳检测不到M蛋白，但血清和尿免疫固定电泳阳性 ②或血清M蛋白降低≥90%且尿M蛋白<100mg/24h ③在仅依靠血清FLC水平作为可测量病变的患者，除满足以上VGPR的标准外，还要求受累与未受累FLC之间的差值缩小>90% ④以上指标均需连续两次评估（骨髓检查不需要重复）
部分缓解（PR）	①血清M蛋白减少≥50%，同时24h尿M蛋白减少≥90%或降至<200mg/24h ②若血清和尿中M蛋白无法检测，则要求受累与非受累FLC之间的差值缩小>50% ③若血清和尿中M蛋白以及血清FLC都不可测定，并且基线骨髓浆细胞比例>30%时，则要求骨髓内浆细胞数目减少≥50% ④除上述标准外，若基线存在软组织浆细胞瘤，则要求浆细胞瘤缩小≥50% ⑤以上指标均需连续两次评估。如做影像学检查，则应无新的骨质病变或原有骨质病变进展的证据
微小缓解（MR）	①血清M蛋白减少25%~49%，同时24h尿M蛋白减少50%~89% ②若基线存在软组织浆细胞瘤，则要求浆细胞瘤SPD缩小25%~49% ③溶骨性病变数量和大小没有增加（可允许压缩性骨折的发生）
疾病稳定	不符合CR、VGPR、PR、MR及PD标准。如做影像学检查，则应无新的骨质病变或原有骨质病变进展的证据
进展	诊断至少应符合以下1项（以下数据均为与获得的最低数值相比）： ①血清M蛋白升高≥25%（升高绝对值须≥5g/L），若基线血清M蛋白≥50g/L，M蛋白增加≥10g/L即可 ②尿M蛋白升高≥25%（升高绝对值须≥200mg/24h） ③若血清和尿M蛋白无法检出，则要求血清受累与非受累FLC之间的差值增加≥25%（增加绝对值须>100mg/L） ④若血清和尿中M蛋白以及血清FLC都不可测定，则要求骨髓浆细胞比例升高≥25%（增加绝对值≥10%） ⑤出现新的软组织浆细胞瘤病变；原有1个以上的可测量病变SPD从最低点增加≥50%；或原有的≥1cm病变的长轴增加≥50% ⑥循环浆细胞增加≥50%（在仅有循环中浆细胞作为可测量病变时应用，绝对值要求至少200个细胞/μl）
临床复发	符合以下1项或多项： ①出现新的骨病变或者软组织浆细胞瘤（骨质疏松性骨折除外） ②明确的已有的浆细胞瘤或骨病变增加（可测量病变SPD增加50%且绝对值≥1cm） ③高钙血症（>2.75mmol/L） ④Hb下降≥20g/L（与治疗和非MM因素无关） ⑤从MM治疗开始，血肌酐上升≥2mg/dl，并且与MM相关 ⑥血清M蛋白相关的高黏滞血症
CR后复发（只有终点研究是无病生存期时才使用）	符合以下之一： ①免疫固定电泳或者蛋白电泳证实血或尿M蛋白再次出现 ②骨髓浆细胞比例≥5% ③出现以上PD的标准之一

第二节　IMWG微小残留病疗效评估

有多种技术可以检测出患者骨髓中残留的肿瘤细胞（MRD）。二代流式细胞术（NGF）依靠检测细胞表面抗原的两个8色抗体组合来鉴定典型的异常浆细胞，并检测胞浆κ和λ轻链确认克隆性。其灵敏度为能够在10^5个细胞中识别出1个异常浆细胞或更高。二代测序技术（NGS）使用多组聚合酶链式反应的引物对免疫球蛋白基因片段进行扩增和测序。使用Lympho-SIGHT平台（或经过验证的等效方法）对骨髓细胞进行DNA测序，其灵敏度为识别出10^5个细胞中的1个异常浆细胞或更高。通过测序进行的MRD测试需要基线样本，而二代流式细胞术则不需要基线样本。多项研究表明，通过这些方法检测达到MRD阴性状态的患者的预后更好。但哪种方法是首选、何时进行检测以及合适的检测间隔时间，尚未达成共识，也未得到前瞻性研究的验证。总体而言，MRD阴性状态与预后的改善相关。然而，在前瞻性试验验证了MRD的应用价值之前，暂不推荐以MRD状态指导治疗决策（表42-9-2）。

表42-9-2　MRD疗效判断标准

疗效	标　准
持续MRD阴性（sustained MRD-negative）	新一代流式（new generation flow，NGF）或新一代测序（new generation sequencing，NGS）检测骨髓MRD阴性并且影像学检测阴性，至少间隔1年两次检测均为阴性。进一步的评估用MRD阴性持续时间描述，例如"5年MRD阴性"
流式MRD阴性（flow MRD- negative）	NGF检测显示骨髓无表型异常的克隆性浆细胞，流式采用EuroFlow标准操作规程（或者应用经过验证的等效方法），最低检测敏感度为10^5个有核细胞中可检测出1个克隆性浆细胞
测序MRD阴性（sequencing MRD-negative）	采用NGS深度测序方法（Lympho SIGHT平台或经过验证的等效方法），检测患者骨髓中无克隆性浆细胞（定义为同样的测序读长少于2个）。最低检测敏感度为10^5个有核细胞中可检测出1个克隆性浆细胞
原有影像学阳性的MRD阴性（imaging-positive-MRD-negative）	要求NGF或NGS检测MRD阴性，并且原有PET-CT上所有高代谢病灶消失，或者病灶标准摄取值（SUV）低于纵隔血池，或者低于周围正常组织的SUV值
MRD阴性后复发（relapse from MRD negative）	符合以下任意一项或多项标准：失去MRD阴性状态（NGF或者NGS证实存在克隆性浆细胞，或影像学提示MM复发）；固定电泳或蛋白电泳检测血清或尿中M蛋白再现；骨髓中克隆浆细胞≥5%；出现任何其他疾病进展情况（例如新的浆细胞瘤、溶骨性破坏或高钙血症）

注：微小残留病（MRD）标准（需要至少CR）

第十章

少见浆细胞疾病的诊断与治疗

第一节 淀粉样变性

淀粉样变性（Amyloidosis）是因蛋白质代谢紊乱产生特殊淀粉样蛋白在细胞外组织沉积，造成沉积部位组织和器官结构和功能改变，从而导致相应临床表现的一组异质性疾病。常见受累组织和器官包括肾脏、心脏、肝脏、皮肤软组织、外周神经、和舌体等。大约有31种不同蛋白质沉积都可导致不同类型淀粉样变性疾病的发生。本小节仅涉及系统性轻链型淀粉样变性（Systemic light chain amyloidosis，AL）。轻链型淀粉样变性是指由浆细胞或淋巴细胞肿瘤（少见）引起的，结构异常的免疫球蛋白轻链或轻链片段沉积在不同组织，形成β片层结构（淀粉样轻链），导致脏器功能损害。

1 系统性AL型淀粉样变性的诊断

需要同时满足以下4条标准：①存在淀粉样变性相关的症状（如：肾脏、肝、心脏、胃肠道或外周神经受累）；②任何组织刚果红染色阳性（如：脂肪抽吸组织、骨髓或其他组织器官活检）；③淀粉样物为轻链相关的直接证据：基于蛋白质谱分析的蛋白质组学分析、免疫电镜、免疫组织化学；④单克隆浆细胞增殖性疾病的证据：血或尿单克隆球蛋白，rFLC异常，或骨髓中克隆性浆细胞。

AL诊断明确以后，需要判断受累器官的数量和严重程度。肾脏、心、肝和周围神经是AL型淀粉样变性患者最为常见的受累器官。肾脏：主要表现为肢体水肿和尿中泡沫增多。实验室检查可发现单纯的蛋白尿或肾病综合征，晚期可出现肾功能不全。采用24h尿蛋白定量和肾小球滤过率（eGFR）评价器官受累严重度。心：主要表现为活动后气短、肢体水肿、腹水、晕厥等限制性心功能不全表现。心电图多表现为肢导低电压和胸前导联的R波递增不良，可伴多种心律失常。超声心动图可见全心增厚，心肌内回声不均匀（"雪花状"回声），左室射血分数多数正常或轻度下降。心脏磁共振延迟显像可见心内膜下环形强化，伴 T1 mapping 和 ECV 增高。血清肌钙蛋白 T/I（cTnT/I）和 N 末端前体脑钠肽（NT-proBNP）升高是较为敏感的心脏受累的血清标志。肝：可有轻微肝区不适或疼痛，但多数患者可无症状，常是体检时发现异常。影像学可发现肝大、血清胆管酶（如碱性磷酸酶和谷氨酰转肽酶）升高。疾病晚期可出现胆红素增高和肝功能衰竭。周围神经和自主神经：对称性的四肢感觉和（或）运动性周围神经病，肌电图和神经传导速度常提示波幅下降和神经传导速度减慢。自主神经异常多表现为体位性低血压、胃轻瘫、假性肠梗阻和阳痿等。胃肠道：可出现全胃肠道受累，以胃部和小肠受累多见。表现为上腹不适、消化不良、腹泻、便秘、吸收不良综合征和消化道出血等。内镜下组织活检可以确诊。软组织：舌体受累可出现巨舌、舌体活动障碍和构音异常等。皮肤黏膜可出现皮肤紫癜和瘀斑，以眼眶周围和颈部皮肤松弛部位较为常见。也可出现指甲萎缩脱落和毛发脱落等。凝血功能异常：AL 型淀粉样变患者常伴发凝血因子 X 缺乏，造成相应的出血表现（表 42-10-1）。

表 42-10-1 AL 受累器官诊断标准

受累脏器	诊断标准
肾脏	24h 尿蛋白>0.5g，主要为白蛋白尿
心脏	超声心动图提示平均室壁厚度>12mm（无其他病因）或 NT-proBNP>332ng/L（无肾功能不全或房颤）
肝脏	肝脏总界>15cm（无心功能不全时）；或碱性磷酸酶超过正常上限的 1.5 倍
神经	周围神经：临床表现，对称性下肢感觉运动周围神经病变 自主神经：胃排空障碍，假性梗阻和与脏器直接浸润无关的排尿功能障碍
胃肠道	有症状者需经活检验证
肺	有症状者经活检验证；肺间质影像学检查
软组织	舌肿大，关节病，跛行（推测为血管淀粉样蛋白所致），皮肤病变，肌病（活检或假性肥大），淋巴结（可能局限分布），腕管综合征

2 AL 型淀粉样变性的分期

建议采用梅奥诊所的 2004 分期或者 2012 分期，以及肾脏分期系统（表 42-10-2 至表 42-10-4）。

表 42-10-2 梅奥 2004 分期

分期	分期标准
I	cTnT（cTnI）<0.035（0.1）μg/L 且 NT-proBNP < 332ng/L
II	其他
III	cTnT（cTnI）≥0.035（0.1）μg/L 且 NT-proBNP≥332ng/L

注：可以按照 NT-proBNP 是否≥8500ng/L 将 III 期患者进一步分成 IIIa 期和 IIIb 期。

表 42-10-3 梅奥 2012 分期

危险因素	
cTnT	≥0.025ng/mL（或超敏 cTnT≥40pg/mL）
NT-proBNP	≥1800ng/L
dFLC	≥180mg/L
分期：	
Ⅰ期	无危险因素
Ⅱ期	1个危险因素
Ⅲ期	2个危险因素
Ⅳ期	3个危险因素

表 42-10-4 肾脏分期

分期	分期标准
Ⅰ	eGFR<50mL/（min·1.73m^2）且尿蛋白<5g/24h
Ⅱ	其他
Ⅲ	eGFR<50mL/（min·1.73m^2）且尿蛋白>5g/24h

3 系统性AL型淀粉样变性的治疗

系统性AL常累及多个组织器官，需全身治疗。治疗主要针对浆细胞，抑制致病性免疫球蛋白轻链的产生，治疗目标是获得VGPR以上血液学缓解。ASCT在AL型淀粉样变性中有着确切的疗效。对于初治的患者，首先要评估患者是否适合行ASCT治疗，符合条件的患者应将ASCT作为患者的一线治疗方案。但AL患者中ASCT有较高的治疗相关死亡率（24%），只有15%~20%AL患者可以进行ASCT，需要严格把握适应证。建议在完成诱导治疗后重新评估是否能够进行ASCT。ASCT适应证包括：年龄≤65岁，ECOG≤2分，梅奥2004分期Ⅰ期，纽约心脏病协会（NYHA）心功能分级1级，左室射血分数>50%，收缩压>90mmHg（1mmHg=0.133kPa）、肺功能氧饱和度>95%、总胆红素<2mg/dL、eGFR>60mL/min、无大量胸腔积液（图42-10-1）。

初治患者首选达雷妥尤单抗+BCD方案：硼替佐米+环磷酰胺+地塞米松整合方案。达雷妥尤单抗1800mg皮下注射；第1~2周期，每周1次；第3~6周期，每2周1次；进入维持治疗以后每4周一次，直到疾病进展；推荐每周1次硼替佐米的剂量为1.3mg/m^2，可静脉用药或皮下注射。地塞米松剂量一般是每疗程160mg，但对高危或极高危患者，地塞米松可减量为每疗程40~80mg。环磷酰胺300mg/m^2，每周一次，静脉或口服。

其他联合方案还包括硼替佐米+环磷酰胺+地塞米松；硼替佐米±地塞米松；硼替佐米±马法兰±地塞米松；来那度胺±环磷酰胺±地塞米松；来那度胺±地塞米松；口服

马法兰±地塞米松。需要注意的是来那度胺有可能升高AL患者的NT-proBNP。梅奥分期Ⅲ期的患者应避免使用沙利度胺。

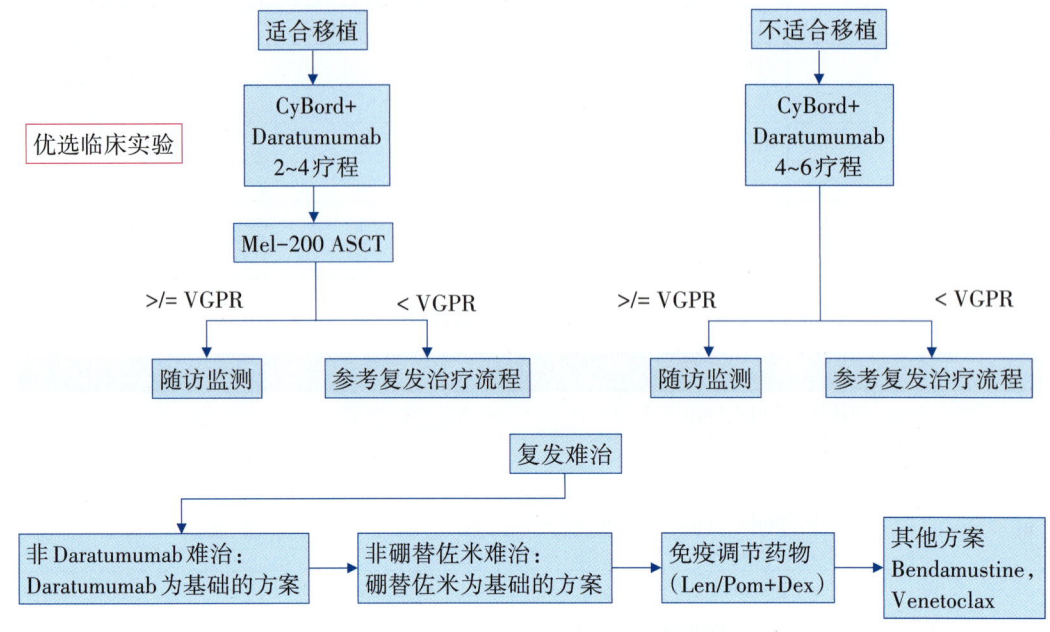

图42-10-1 轻链淀粉样变性的治疗流程

对复发难治患者，如既往未用过达雷妥尤单抗，或非达雷妥尤单抗难治，建议首选以达雷妥尤单抗为基础的整合方案；其他还包括以蛋白酶体抑制剂、免疫调节剂等为基础的联合方案。对伴有t（11;14）的患者，可考虑BCL2抑制剂。

4 AL型淀粉样变性的疗效评价

AL淀粉样变性理想的治疗目标是获得器官缓解，但现有治疗仅靶向于克隆性浆细胞，降低血清单克隆免疫球蛋白水平，并最终通过人体的自我清除机制获得器官缓解。因此，现阶段治疗目标是迅速获得高质量的血液学缓解，即达到VGPR及以上的疗效。器官缓解常发生在获得血液学缓解的3~12个月后。每个化疗疗程后都应监测血液学状态，一旦确定无效或进展应尽快改用其他治疗方案，治疗1月疗效<PR或者3~4疗程<VGPR的患者应调整治疗方案。治疗疗程应在获得VGPR及以上缓解后再巩固2个疗程。尚无证据支持维持治疗的疗效，对于诊断时肿瘤负荷较重、携带高危遗传学异常以及治疗深度不佳的患者，可以考虑维持治疗。疗效评价标准分为血液学疗效和器官疗效标准，应同时评价这两个方面的疗效（表42-10-5至表42-10-6）。

表 42-10-5 血液学疗效评价标准

疗效	评价标准
完全缓解（CR）	血尿免疫固定电泳阴性，及血清游离轻链（FLC）水平和比值正常
非常好的部分缓解（VGPR）	FLC差值（dFLC）下降到<40mg/L
部分缓解（PR）	dFLC下降超过50%
疾病稳定（SD）	疗效未达到PR和PD标准
疾病进展（PD）	对于CR患者，新出现的单克隆免疫球蛋白或者FLC比值异常（致淀粉样变FLC水平必须加倍） 对于PR患者，血清单克隆免疫球蛋白增加≥50%并超过了5g/L，或者尿单克隆免疫球蛋白增加≥50%并超过了200mg/d，或者受累FLC水平增加≥50%并超过了100mg/L，或者受累FLC水平增加≥50%并超过了100mg/L

注：一般认为dFLC≥50mg/L，同时rFLC异常为可测量病灶。虽然98%的AL患者都存在FLC中受累轻链水平升高和比值异常，但约10%~15%的患者dFLC数值低于可测量范畴。对这部分患者，如血M蛋白高于5g/L，可参考用于血液学疗效判断。基线时dFLC 20~50 mg/L的患者，治疗后dFLC<10mg/L，定义为低dFLC缓解（Low- dFLC response）。

表 42-10-6 器官疗效评价标准及进展标准

器官	缓解定义	进展标准
心脏	基线NT-proBNP水平≥650ng/L者NT-proBNP水平下降>300ng/L且>30%；纽约心脏病协会（NYHA）心功能分级基线3或4级者改善≥2个级别	NT-proBNP水平增加>300ng/L且>30%；或cTnT增加≥33%；或射血分数下降≥10%。
肾脏	24h尿蛋白下降≥30%或降至<0.5g，无肾功能进行性下降	eGFR下降≥25%
肝脏	基线异常的碱性磷酸酶下降≥50%；经影像学评价的肝脏缩小≥2cm	碱性磷酸酶水平较最低值增加≥50%
周围神经	经肌电图/神经传导速度检测证实的神经改善	经肌电图/神经传导速度检测证实的神经病变进展

第二节 POEMS综合征

1 POEMS综合征的诊断

POEMS综合征是一种罕见的单克隆浆细胞疾病，以多发性神经病（Polygneuropathy, P）、脏器肿大（Organomegaly, O）、内分泌病（Endocrinopathy, E）、M蛋白（M-protein, M）和皮肤改变（Skin-changes, S）为主要临床表现。诊断需要符合2条强制标准、至少1条主要标准和至少1条次要标准（表42-10-7）：

表 42-10-7 POEMS诊断标准

强制标准	周围神经病变
	单克隆浆细胞增殖（M蛋白阳性或浆细胞瘤）

主要标准	VEGF水平增高
	硬化性骨病
	Castleman病
次要标准	器官肿大（肝脾大或淋巴结肿大）
	血管外容量超负荷（包括胸腔积液及腹水）
	内分泌障碍（包括垂体、甲状腺、甲状旁腺、胰腺、肾上腺、性腺）
	皮肤改变（皮肤色素沉着、多毛症、血管瘤、白甲等）
	视乳头水肿
	血小板增多和/或红细胞增多
其他症状	杵状指、体重减轻、多汗症、肺动脉高压/限制性肺疾病、血栓性疾病、腹泻、维生素B_{12}缺乏

注：1.证实单克隆浆细胞疾病的证据可以包括：血/尿蛋白电泳或免疫固定电泳、血清游离轻链比例、骨髓流式细胞术、骨髓或骨骼病灶病理和免疫组化等。2.M蛋白轻链类型几乎均为λ链；3.单纯的甲状腺功能减退症和糖尿病不能作为诊断标准。

2 POEMS综合征的治疗

由于POEMS比较罕见，目前尚无标准治疗方法。尽管疾病反应与VEGF水平的下降明显相关，但治疗成功主要依赖于针对潜在克隆性浆细胞。根据患者有无广泛骨髓受累，治疗方法有所不同。对无骨髓受累者，放射治疗是首选治疗方法，可改善症状和预后。对已有骨髓播散性疾病者，即使浆细胞比例很低，放疗无法治愈，因此建议全身治疗，可与放疗联合。目前POEMS综合征缺乏随机研究，治疗基于有限临床研究、个案报道，所采用的化疗方案均来自于MM的治疗经验。符合移植条件者应行ASCT治疗，可先行短疗程诱导治疗后再行ASCT。化疗可考虑Rd联合方案（来那度胺+地塞米松）、BD（硼替佐米+地塞米松）、MD（马法兰+地塞米松）、CD（环磷酰胺+地塞米松）、PD（泊马度胺+地塞米松）等方案治疗。目前也有少量联合应用达雷妥尤单抗治疗复发难治POEMS综合征有效的个案报道，以及BCMA CART治疗成功的案例。既往研究中预处理马法兰的剂量推荐200mg/m^2。ASCT之后不推荐行常规巩固和维持治疗，尚缺乏双次ASCT的研究结果。由于硼替佐米或沙利度胺存在使神经病变加重的风险，使用时应谨慎。治疗有效与神经系统功能恢复之间存在时间差异，神经症状缓解缓慢：6个月内很难看到，一般2~3年可观察到最佳治疗反应。临床复发是再诱导治疗的指征，单纯M蛋白转为阳性或VEGF水平升高需要密切随诊。具体化疗方案参考MM章节（表42-10-8）。

表 42-10-8　POEMS综合征患者的治疗

治疗选择	治疗反应
一般支持治疗	通过利尿消肿、激素替代、功能康复锻炼及心理支持等治疗可改善患者的一般状况及生活质量
局部放疗	适用于具有孤立性病灶（硬化性骨病）的患者，50%~70%的患者有显著的临床改善，部分患者会在2~3年后复发。
抗浆细胞治疗	
马法兰联合地塞米松	81%获得血液学效应，100%获得某种程度的神经系统改善
ASCT	存活患者中100%有显著的临床改善
来那度胺联合地塞米松	75%~95%的患者有显著的临床和VEGF水平的改善
硼替佐米为基础的治疗	大部分患者有临床反应，建议采用每周一次的方案，减轻外周神经炎
CD38单抗、BCMA-CART	仅有个案报道，期待后续更多数据更新
抗VEGF治疗	

3　POEMS综合征的疗效评价

虽然POEMS综合征缺乏公认的疗效标准，但其疗效评价应是整合的疗效评价，主要包括：临床疗效；血液学疗效；血清VEGF疗效。

临床疗效：评价神经病变、水负荷、肺动脉高压等主要临床异常的改善情况。对神经病变缓解的评价可用整体神经病变限制量表（overall neuropathy limitation scale，ONLS）评分来评估神经病变的治疗效果，积分下降1分为有效。

血液学疗效：评价M蛋白的清除情况

①完全缓解（CRH）：血/尿免疫固定电泳阴性和血清游离轻链比例正常。②未缓解：不符合完全缓解和复发/进展的定义。③疾病进展或复发：血/尿免疫固定电泳转阳；或血清蛋白电泳提示M蛋白量增加50%且绝对值增加≥5g/L。

血清VEGF疗效：评价血清VEGF的下降水平

①完全缓解（CRV）：血清VEGF下降到正常水平。②部分缓解（PRV）：血清VEGF下降≥50%。③未缓解（NRV）：不符合其他疗效标准。④进展（PDV）：血清VEGF水平增加超过50%。

需要注意的是POEMS综合征的血液学疗效评价存在较大困难，故POEMS的理想治疗目标应追求取得CRV或PRV+临床改善的疗效。此外，也可参考梅奥诊所的疗效评价标准（表42-10-9）。

表 42-10-9　POEMS综合征梅奥诊所疗效评价标准

指标	可评估标准	完全缓解	改善	进展[a]
血浆VEGF	≥基线2倍	正常[b]	较基线下降≥50%[b]	较最低水平升高≥50%
血液学指标	血M蛋白≥5g/L[c] ≥10g/L[d]	血尿免疫固定电泳和骨髓均阴性[b]	M蛋白较基线下降≥50%	较最低水平升高≥25%，同时升高绝对值≥5g/L

续表

指标	可评估标准	完全缓解	改善	进展[a]
PET/CT	1个或以上FDG高摄取病灶	无FDG高摄取	SUVmax之和下降≥50%	SUVmax之和较最低水平升高≥30%，且升高的绝对值至少为4；或者出现新的FDG高摄取病灶
改良神经病变损伤评分+7（mNIS+7）	所有患者	…	较基线下降≥15%（下降最少10分）	较最低值升高≥15%（升高最少10分）
腹水/渗出/水肿	存在	消失	较基线改善最少1个CTCAE级别	较最低水平加重最少1个CTCAE级别
超声心动图右心室收缩压	≥40mmHg	…	<40mmHg	…
视神经乳头水肿	存在	…	消失	加重最少1个CTCAE级别
一氧化碳弥散量（DLCO）	较估计值<70%	较估计值≥70%	…	加重最少1个CTCAE级别

注：a. 任何进展事件（VEGF、血液学或临床）都将被视为进展，只要相关指标的变化是由疾病引起的，而不是治疗相关不良事件。b. 对VEGF、血M蛋白和免疫固定电泳结果，需要复查验证。c. 用于评估VGPR。VGPR定义为血尿M蛋白均阴性，但免疫固定电泳仍阳性。d. 用于评估PR。如IgA型存在M蛋白峰向β区迁移，则免疫比浊法检测的IgA定量可替代M蛋白用于疗效评估。

第三节 具有肾功能意义的M蛋白血症（MGRS）

1 MGRS的诊断

具有肾功能意义的M蛋白血症（MGRS）是指肾脏损害由单克隆免疫球蛋白（MIg）引起，但没有达到MM（如骨病变、高钙血症或贫血）或淋巴瘤（如淋巴结肿大或全身症状）的诊断标准。因为严重的肾损害和单克隆Ig导致的系统性损害，早期确诊很重要，应用化疗抑制单克隆Ig分泌通常能改善预后。在MGRS中肾脏疾病谱范围很宽，例如AL淀粉样变、伴有单克隆Ig沉积的增殖性肾小球肾炎、和伴有单克隆球蛋白血症的C3肾小球病等。大多数情况下建议肾脏活检，以明确与MGRS相关的损害，以及评估危险性。诊断需要包括：光镜下的形态学改变，免疫荧光，电镜，和某些情况下对Ig类型的IF染色，免疫电镜观察，与蛋白质组学分析；血液学检验：血尿M蛋白电泳，免疫固定电泳和血清游离轻链分析等。

2 MGRS的治疗

MGRS治疗应基于潜在克隆的本质，即抗淋巴细胞或抗浆细胞治疗，从而改善肾功能，延长生存。

第四节 原发浆细胞白血病（PPCL）

1 原发浆细胞白血病（PPCL）诊断标准

外周血单克隆浆细胞占分化成熟白细胞总数的5%以上（≥5%）；所有PPCL危险度分层列为极高危。

2 原发浆细胞白血病的治疗

PPCL的治疗原则：由于PPCL的高度侵袭性，需要快速控制疾病以防发生疾病相关的并发症以及早期死亡。对外周血发现浆细胞的患者治疗上参照PPCL。因为缺乏随机前瞻性研究，治疗推荐仅基于小型前瞻性及回顾性研究，以及MM的研究数据。如有合适的临床研究，首先推荐参加临床研究，特别是包含单抗或其他靶向新药（如维纳托克）的临床研究。诱导治疗考虑多药整合（包含一种蛋白酶体抑制剂，一种免疫调节剂，以及单抗）。由于ASCT后复发率极高，建议双次ASCT，或ASCT/alloSCT。治疗流程图见图42-10-2。

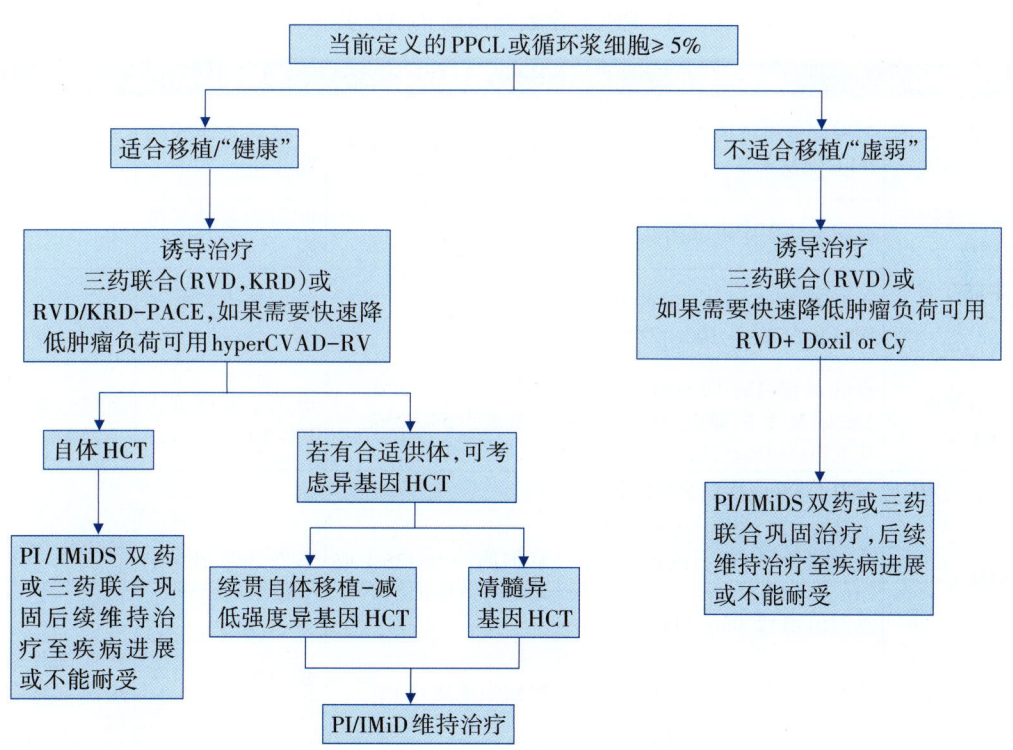

图42-10-2　浆细胞白血病治疗流程

适合移植的年轻PPCL（<65岁）的诱导治疗化疗方案：可选用VDT/VRD/KRD/KPD-PACE或hyperCVAD-RV整合方案化疗，有条件在此基础上可与CD38单抗联合。其他建议整合治疗方案：VRd（硼替佐米/来那度胺/地塞米松、VCd（硼替佐米/

环磷酰胺/地塞米松)、VTd（硼替佐米/沙利度胺/地塞米松)、PAd（硼替佐米/阿霉素/地塞米松)，有条件还可与CD38单抗整合。完成ASCT巩固治疗后早期（移植后60-80天）开始维持治疗，预防疾病复发。推荐两药或三药整合，如来那度胺与硼替佐米整合，有条件在此基础上联合单克隆抗体。

不适合移植PPCL患者的治疗：诱导治疗整合化疗方案首选VRd+X（首选CD38单抗，或CTX，或脂质体阿霉素)，其他可以选择的方案包括IRd、VRd-lite、Rd、Id、BD。

需根据患者年龄和身体状况调整化疗药物的剂量；特定情况下可用的整合化疗方案：VTD-PACE（地塞米松/沙利度胺/顺铂/多柔比星/环磷酰胺/依托泊苷/硼替佐米）和V-DECP方案。

复发PPCL和SPCL的治疗原则：对复发的PPCL和SPCL，以提高生活质量为主要治疗目标，其次尽可能获得最大程度缓解，积极入组临床试验，改换未用过的新方案和新药。具体诱导治疗方案参考MM章节。

3　PPCL疗效评价标准（表42-10-10）

表42-10-10　PPCL疗效判断的IMWG共识（2013）

疗效分级	血清学标准[a]	骨髓标准	外周血标准	髓外病灶
严格意义的CR（sCR）	血尿固定电泳阴性 rFLC恢复正常	浆细胞<5% 流式未发现恶性浆细胞	形态学及流式阴性	无
完全缓解（CR）	血尿免疫固定电泳阴性[b]	浆细胞<5%	形态学未见浆细胞	无
非常好的部分缓解（VGPR）	血清M蛋白减少≥90%且24h尿M蛋白降至<100mg/24h[c]	浆细胞<5%	形态学未见浆细胞	无
部分缓解（PR）	血清M蛋白减少≥50% 24h尿M蛋白降低≥90%且尿M蛋白<200mg/24h[d]	浆细胞占5%~25%	形态学浆细胞占1%~5%	浆细胞瘤缩小≥50%
疾病稳定	不符合PR或疾病进展的标准			
进展	血清M蛋白升高>25%（升高绝对值须≥5g/L)，或者24h尿轻链升高>25%（升高绝对值须≥200mg/24h）	浆细胞增加>25%或者绝对数增加≥10%	形态学浆细胞绝对数增加>5%	浆细胞瘤的数目和大小增加
CR后复发	血尿免疫固定电泳重现M蛋白	浆细胞增加>10%	浆细胞重现（无论多少数目）	任何髓外软组织浆细胞瘤

注：a.维持至少6周。对血清学参数不可测的患者需根据骨髓评价。b.如血和尿M蛋白不可测，需血清游离轻链比值（rFLC）正常。c.如血和尿M蛋白不可测，需受累与非受累游离轻链差值（dFLC）下降≥90%。d.如血和尿M蛋白不可测，需受累与非受累游离轻链差值（dFLC）下降≥50%。

第五节 孤立性浆细胞瘤

1 孤立性浆细胞瘤的诊断

孤立性浆细胞肿瘤（solitary plasmacytoma，SP）是一种少见的浆细胞恶性疾病，发病率0.15/100000。孤立性浆细胞瘤分为两种：骨孤立性浆细胞瘤（SBP）和髓外孤立性浆细胞瘤（EMP）；SBP的定义是由于单克隆浆细胞浸润引起的单个溶骨性病变，有或没有向周围软组织扩展；EMP的定义是由于单克隆浆细胞浸润引起的不与骨相连的软组织肿块。SBP占所有SP病例的70%，主要发生在含红骨髓的骨骼中，如椎骨、股骨、骨盆和肋骨。EMP可以涉及任何部位或器官，最常见的是头颈部（鼻窦、鼻和口咽），胃肠道和肺部。大约50%的SBP患者和30%的EMP患者在诊断后10年内进展为多发性骨髓瘤。根据患者是否存在骨髓浸润将孤立性浆细胞瘤患者分为以下两类：

孤立性浆细胞瘤（无骨髓浸润），诊断标准为：组织活检证实克隆性浆细胞导致的孤立性骨骼或软组损害；其他部位骨髓活检未发现克隆性浆细胞；MRI或CT检查未发现其他部分存在骨骼或组织损害；无浆细胞增殖导致的终末器官损害（CRAB，高钙血症、肾功能损害、贫血、多发骨质损害）。

孤立性浆细胞瘤伴骨髓微浸润，诊断标准为：组织活检证实克隆性浆细胞导致的孤立性骨骼或软组织损害；骨髓检查发现克隆性浆细胞，比例<10%（一般需要流式细胞术证实其克隆性，若比例>10%，应该诊断为多发性骨髓瘤）；MRI或CT检查未发现其他部分存在骨骼或组织损害；无浆细胞增殖导致的终末器官损害（CRAB）。

SP诊断明确以后，应该判断患者进展为活动性MM的风险，比较肯定的危险度因素包括：年龄>65岁、骨髓中存在克隆性浆细胞（<10%）、肿块>5cm、放疗后持续存在单克隆球蛋白超过1年。

2 孤立性浆细胞瘤的治疗

SP对放疗敏感。目前无前瞻性研究比较放疗、支持治疗与化疗的疗效。放疗是标准治疗：分次放疗（剂量率1.8~2.0Gy/次），总剂量40~50Gy。照射野：影像学发现的所有受累组织，包括边缘的正常组织至少2cm。对脊柱的照射包含两侧至少1个未受累的椎体。对SBP，外科手术可用于治疗病理性骨折、神经压迫并发症及高骨折风险，彻底切除联合放疗可以获得很好的疗效，达到治愈的效果。对EMP，外科手术可用于切除巨大、界限清楚包块，但必须序贯放疗。目前一般不推荐辅助化疗，对于具有较高的进展为有症状MM风险的患者，以及放疗后PET/CT提示病灶持续存在的可考虑联合化疗。

第十一章

随访与监测

MM仍是不可治愈的疾病，需要定期随访，血常规、血尿蛋白电泳、血清游离轻链（sFLC）、肌酐、血钙每月复查一次或至少每3个月一次。如出现骨痛，应行全身低剂量CT（WBLD-CT）、MRI或PET-CT检查，以发现新的骨病灶。

第一节 冒烟型骨髓瘤

每3个月复查相关指标，包括血常规、血尿M蛋白鉴定（血β_2-MG、血清免疫球蛋白定量、24h尿蛋白定量、SPE、UPE及血和尿IFE）、血肌酐、白蛋白、乳酸脱氢酶、血清钙。血清FLC有助于判断疾病进展。骨骼检查每年1次或在有临床症状时进行。

第二节 孤立性浆细胞瘤

随访期间每4周评估1次疗效；若浆细胞瘤治疗后M蛋白完全消失，每3~6个月进行1次评估，或在有临床症状时进行；若M蛋白持续存在，继续每4周1次的监测。每6~12个月1次影像学检查。

第三节 活动性骨髓瘤

诱导治疗期间每个疗程1次生化评估，诱导结束时需全面疗效评价（血尿M蛋白鉴定、骨髓形态和MRD、影像学检查）；巩固及维持治疗期间每3个月1次疗效评估（骨髓检查）；非分泌型骨髓瘤的疗效评估需血清FLC和骨髓检查；骨骼检查每6个月1次，或据临床症状进行；伴髓外病灶需影像学检查。

第十二章

科普与患者教育

在过去的15年中，MM患者享受到了许多新的治疗选择，显著改善了PFS和OS，特别是标危患者。自2003年以来，至少有10种抗MM药物获得FDA批准，并且将来还会有更多的疗法。这对患者和临床医生来说都是好消息，但同时患者也可能承受比较重的经济负担，因此我们从初始治疗到复发的每个阶段都需要进行最佳药物组合的选择。

制定临床决策，除了移植（或不移植）、多种药物和免疫疗法的组合之外，还具有其他的复杂性。医师、患者、家属之间的信任、持续教育以及清晰的沟通是至关重要的。虽然MM患者最终仍然会死于MM，但是大多数人的寿命足以允许我们对其疾病及其治疗选择有充分的研究和了解。一些受过良好教育的患者，还可以帮助发展和促进MM的临床试验。临床医生鼓励患者了解MM，并告知治疗选择。医师应花费必要的时间来指导患者了解MM治疗的发展方向，提供推荐信息的来源，包括印刷材料和值得信赖的网站。应建立一种氛围，使患者有能力分享他们所学到的知识，例如仍然处于临床试验中的新疗法，以期建立最令人满意的医患关系和最佳治疗决策。

参考文献

[1] 樊代明主编.整合肿瘤学·临床卷.科学出版社，北京，2021.

[2] 樊代明主编.整合肿瘤学·基础卷.世界图书出版西安有限公司，西安，2021.

[3] Kumar SK, Rajkumar V, Kyle RA, et al. Multiple myeloma[J]. Nat Rev Dis Primers, 2017, 3: 17046. doi: 10.1038/nrdp.2017.46

[4] NCCN Clinical Practice Guidelines in Oncology: Multiple Myeloma. Version.1.2022

[5] 中国医师协会血液科医师分会，中华医学会血液学分会，中国医师协会多发性骨髓瘤专业委员会.中国多发性骨髓瘤诊治指南（2020年修订）[J].中华内科杂志，2020，59（5）：341-346.

[6] Dimopoulos MA, Moreau P, Terpos E, et al. Multiple myeloma: EHA-ESMO Clinical Practice Guidelines for diagnosis, treatment and follow-up (dagger)[J]. Ann Oncol, 2021, 32 (3): 309-322. doi: 10.1016/j.annonc.2020.11.014

[7] Mikhael J, Ismaila N, Martin T. Treatment of Multiple Myeloma: ASCO and CCO Joint Clinical Practice Guideline Summary[J]. Journal of Oncology Practice, 2019, 15 (5): 279-286. doi: 10.1200/jop.18.00782

[8] Rajkumar SV, Dimopoulos MA, Palumbo A, et al. International Myeloma Working Group updated criteria for the diagnosis of multiple myeloma [J]. Lancet Oncol, 2014, 15 (12): e538-48. DOI: 10.1016/s1470-2045 (14) 70442-5

[9] Kumar S, Paiva B, Anderson KC, et al. International Myeloma Working Group consensus criteria for response and minimal residual disease assessment in multiple myeloma [J]. Lancet Oncol, 2016, 17 (8): e328-e46.DOI: 10.1016/s1470-2045 (16) 30206-6)

[10] Moreau P, Kumar SK, San Miguel J, et al. Treatment of relapsed and refractory multiple myeloma: recommendations from the International Myeloma Working Group[J]. Lancet Oncol, 2021, 22 (3): e105-e118. doi: 10.1016/S1470-2045 (20) 30756-7

[11] Terpos E, Zamagni E, Lentzsch S, et al. Treatment of multiple myeloma-related bone disease: recommendations from the Bone Working Group of the International Myeloma Working Group [J]. Lancet Oncol, 2021, 22 (3): e119-e30.DOI: 10.1016/s1470-2045 (20) 30559-3

[12] An G, Li Z, Tai YT, et al. The impact of clone size on the prognostic value of chromosome aberrations by fluorescence in situ hybridization in multiple myeloma[J]. Clin Cancer Res, 2015, 21 (9): 2148-2156. doi: 10.1158/1078-0432.CCR-14-2576.

[13] 陈丽娟，安刚.多发性骨髓瘤遗传学检测专家共识[J].中华医学遗传学杂志，2019，36（2）：99-102.

[14] An G, Yan Y, Xu Y, et al. Monitoring the cytogenetic architecture of minimal residual plasma cells indicates therapy-induced clonal selection in multiple myeloma[J]. Leukemia, 2020, 34 (2): 578-588. doi: 10.1038/s41375-019-0590-x.

[15] Hillengass J, Usmani S, Rajkumar SV, et al. International myeloma working group consensus recommendations on imaging in monoclonal plasma cell disorders[J]. Lancet Oncol, 2019, 20 (6): e302-e312. doi: 10.1016/S1470-2045 (19) 30309-2

[16] Palumbo A, Bringhen S, Mateos MV, et al. Geriatric assessment predicts survival and toxicities in elderly myeloma patients: an International Myeloma Working Group report [J]. Blood, 2015, 125 (13): 2068-74.DOI: 10.1182/blood-2014-12-615187

[17] Merlini G, Dispenzieri A, Sanchorawala V, et al. Systemic immunoglobulin light chain amyloidosis [J]. Nat Rev Dis Primers, 2018, 4 (1): 38.DOI: 10.1038/s41572-018-0034-3

[18] Dispenzieri A. POEMS syndrome: 2021 Update on diagnosis, risk-stratification, and management [J]. Am J Hematol, 2021, 96 (7): 872-88.DOI: 10.1002/ajh.26240

[19] Fernandez de Larrea C, Kyle RA, Durie BG, et al. Plasma cell leukemia: consensus statement on diagnostic requirements, response criteria and treatment recommendations by the International Myeloma Working Group [J]. Leukemia, 2013, 27 (4): 780-91.DOI: 10.1038/leu.2012.336

[20] 国际骨髓瘤基金会中国多发性骨髓瘤工作组外科治疗专家. 多发性骨髓瘤骨病外科治疗中国专家共识[J]. 中华骨科杂志, 2016 (4). DOI: 10.3760/cma.j.issn.0253-2352.2016.04.001

[21] Huang X, Ren G, Chen W, Guo J, Zhao L, Zeng C, Ge Y, Liu Z. The role of induction therapy before autologous stem cell transplantation in low disease burden AL amyloidosis patients. Amyloid, 2021, 28 (2): 75-83.

[22] Shen KN, Fu WJ, Wu Y, et al. Doxycycline Combined With Bortezomib-Cyclophosphamide-Dexamethasone Chemotherapy for Newly Diagnosed Cardiac Light-Chain Amyloidosis: A Multicenter Randomized Controlled Trial. Circulation, 2022, 145: 8-17.

软组织肉瘤

名誉主编

樊代明

主　编

蔡建强　牛晓辉　沈靖南

副主编

陈　静　金　晶　邵增务　屠重棋　张晓晶

张　星

编　委（姓氏笔画排序）

毕新宇　董　扬　樊征夫　郭　卫　郭　征

华莹奇　汤小东　王　植　徐海荣　闫　东

杨吉龙　尹军强　应建明　周健国　周宇红

李建民　林建华　肖建如　依荷芭丽·迟

第一章

流行病学

软组织肉瘤（soft tissue sarcoma，STS）是指来源于非上皮性骨外组织的一组恶性肿瘤，但不包括网状内皮系统、神经胶质细胞和各个实质器官的支持组织。STS主要来源于中胚层，部分来源于神经外胚层，主要包括肌肉、脂肪、纤维组织、血管及外周神经。

STS占人类所有恶性肿瘤的0.72%~1.05%，我国年发病率约为2.91/10万，男女发病比例接近1∶1。STS的发病率与年龄相关，随年龄增长，发病率明显增高。根据年龄校准后的发病率，80岁时发病率约为30岁时的8倍。STS最常见的部位是肢体，约占53%，其次是腹膜后（19%）、躯干（12%）、头颈部（11%）。STS依据组织来源共分12大类，根据不同形态和生物学行为，有50余种亚型。最常见亚型包括未分化多形性肉瘤（undifferentiated pleomorphic sarcoma，UPS）、脂肪肉瘤（liposarcoma，LPS）、平滑肌肉瘤（leiomyosarcoma，LMS）、滑膜肉瘤（synovial sarcoma，SS）。儿童和青少年最常见的STS为横纹肌肉瘤（rhabdomyosarcoma，RMS）。

STS总的5年生存率约为60%~80%。影响STS生存预后的主要因素有年龄、肿瘤部位、大小、组织学分级、是否存在转移及转移部位等。影响STS局部复发的因素主要有不充分的外科边界、多次复发、肿瘤体积大、组织学分级高等。AJCC分期ⅠA期、ⅠB期、Ⅱ期、ⅢA期、ⅢB期和Ⅳ期的5年总生存率分别为85.3%、83.0%、79.0%、62.4%、50.1%、13.9%。

第二章

诊断与分期

第一节 诊断

疑似STS患者的标准诊断步骤应包括病史采集、体检、原发肿瘤部位的影像学检查，以及病变区域和全身影像学检查，然后进行活检（首选穿刺活检）获得组织学诊断，完成STS的诊断和分期。由于STS病理组织学和影像学的特点，其诊断应遵循临床-影像-病理三结合原则。

接诊STS患者，需对肿瘤发现时间、病变部位、疼痛、压痛、肿瘤大小、移动性、皮肤颜色、有无血管怒张等进行仔细询问和详细检查，这是确立诊断的基础。影像学主要是对STS进行定位、定性、肿瘤范围、分期、治疗方案制定、预后和疗效评估以及鉴别诊断等。

超声对软组织具有良好的空间分辨率和对比度分辨率，能区分实性和囊性病变，动态观察肿物内部回声和血供情况，甚至可帮助确定某些STS的起源，如神经源性肿瘤，并且评价与周围大血管、神经等重要结构的关系，如腘窝、肘窝的曲窝肿瘤，也是软组织引导下穿刺活检主要手段。超声在淋巴结转移检查时起重要作用，对血管肉瘤、横纹肌肉瘤、滑膜肉瘤、上皮样肉瘤、腺泡状肉瘤，及透明细胞肉瘤等应行超声进行区域淋巴结检查。

X线片可对肿瘤进行初步评估，显示钙化、脂肪和邻近骨质受累。CT常用于评估位于头颈部、纵隔和腹膜后的STS，对肿瘤内钙化、骨化、结石、坏死、囊变、出血和脂肪成分显示清晰，并可评估肿瘤邻近结构的侵犯情况。

MRI是评价STS的金标准，能准确显示肿瘤与邻近肌肉、皮下脂肪、关节，以及与主要神经血管束的关系，指导制定术前计划。软组织通常T1WI为中等信号，T2WI为高信号，增强MRI可了解肿瘤的血运情况。此外，MRI可很好地显示肿瘤在软组织内和骨髓腔内的侵及范围、发现跳跃病灶。MRI对脂肪、出血、囊变、粘液、纤维、血管、神经等成分有较明确的提示作用。根据软组织肿瘤的位置、信号特点、肿瘤大小等特点结合临床特征可初步判断STS的来源。

随着MRI软、硬件的不断发展，DWI、IVIM、DCE、APT等MRI定量检查方法对STS的鉴别诊断、分期、预后、疗效评价等方面发挥越来越重要的作用。CTA、MRA、MR神经成像等检查方法可对STS的血供情况和是否侵犯肿瘤周围血管神经进行精确诊断。有条件的地区和单位建议用PET/CT对肿瘤进行分期检查，同时可为新辅助化疗或放疗的疗效评估提供基线数据。PET/CT不仅可显示原发肿瘤部位的代谢状况，更重要的是可评价患者的局部和全身情况。肺是STS最常见的转移部位，肺转移也是影响预后的重要因素，因此胸部CT是必需的影像学检查。黏液性脂肪肉瘤需行腹部CT检查。黏液性/圆细胞脂肪肉瘤和尤文肉瘤可行全脊髓MRI检查。对腺泡状STS及血管肉瘤可行中枢神经系统检查。

组织病理学是STS诊断和分级的金标准，对指导临床放化疗、靶向治疗、免疫治疗和预后判断具有重要作用。STS病理检查方法包括石蜡包埋HE染色、特殊染色、免疫组化、分子检测、基因测序等，分子病理学诊断是STS病理学的新领域，是疾病精准化、个体化治疗的基础，目前研究较多。

病理学诊断可通过活检或手术方式获得肿瘤组织后进行。临床医师应详尽填写病理申请单信息，并获取尽可能多的肿瘤组织送检。送检肿瘤组织过少会影响STS病理诊断的准确性。手术切除标本切缘应定位。标本通过规范化的前处理及取材，制成HE切片后行组织学评估，参照最新版STSWHO分类（2020，第五版）进行组织学分类，以及推荐采用FNCLCC分级法进行分级。根据需要合理加做辅助检查，包括免疫组化和分子检测。免疫组化和分子检测的选择应结合临床病理特征具有针对性。病理诊断报告应规范化。对分子检测报告应正确解读。术前治疗后的标本应行治疗反应评估。

第二节 分期

1 AJCC分期系统

对于新诊断的STS进行准确而完整的分期，是制定和实施精准治疗的重要基础，不同分期的STS也具不同预后。美国AJCC分期系统是世界上使用最广泛的癌症分期系统之一，目前STS的分期采用的是2017年更新的第8版分期系统。该分期特别强调原发肿瘤大小、淋巴结转移、组织学分级对于分期及预后的影响，进一步反映出肿瘤生物学行为对临床诊治的指导意义。同时，不同原发部位局部复发和远处转移的风险存在差异，其分期标准也不尽相同，其中四肢/躯干、腹膜后肿瘤的分期标准相似，但头颈部肉瘤、胸部和腹部内脏器官有各自独立的分期标准，特别是T分期的标准不同，需要区别对待，也反映了不同部位STS从分期开始就需要多学科整合诊治（MDT to HIM）团队参与。

在第8版AJCC分期系统中，四肢/躯干原发、腹膜后的STS，根据肿瘤大小，分别划分为T1（≤5cm）、T2（>5cm且≤10cm）、T3（>10cm且≤15cm）及T4（>15cm）。将是否伴有淋巴结（N）和远处转移（M）分别区分为N0/N1及M0/M1。

在G分级上，采用法国癌症中心联合会（French Federation of Cancer Centers Sarcoma Group，FNCLCC）肿瘤分级评分，不仅考虑到肿瘤分化程度，还纳入了肿瘤核分裂计数和坏死率，通过对这三个参数的量化计算，总分2-3分为G1，4-5分为G2，6-8分为G3。肿瘤复发后需要再次分期，应采用相同的分期系统，并使用前缀r（rTNM）加以标注。

2　外科分期

对肢体原发的STS，Enneking提出的SSS外科分期系统是目前临床上使用比较广泛的分期系统，此分期系统与外科治疗密切相关，因此被美国骨骼肌肉系统肿瘤协会（Musculoskeletal Tumor Society，MSTS）及国际保肢协会（International Society Of Limb Salvage，ISOLS）采纳，又称MSTS外科分期。此系统根据肿瘤的组织学级别、局部累及范围和有无远隔转移对骨及软组织肿瘤进行分期。肿瘤完全位于一块肌肉内的称为间室内（A）肿瘤，而穿透肌肉到另一块肌肉或侵犯临近骨骼、血管或神经，称为间室外（B）肿瘤；通过影像学分期，无转移证据的患者被归于M0，有转移者为M1。其病理分级定义为低恶（G1）和高恶（G2）。

3　AJCC和MSTS分期系统的评价

AJCC分期系统对预后的判断更加科学有效，反映出肿瘤生物学行为对放化疗等整合治疗决策的影响，而手术方案的制定更多遵从SSS分期系统。需要在临床实践中将两者进行有机整合，以制定更为科学合理的整合治疗策略。

第三章 治疗

第一节 外科治疗

STS治疗通常采用以手术为主的整合治疗模式，治疗强调多学科整合诊治（MDT to HIM）协作。手术策略依据肿瘤的外科分期和部位决定，不影响功能的安全外科边界是肿瘤外科医生争取的目标。多种因素影响手术治疗成功率，包括肿瘤分期、解剖部位、解剖深度、肿瘤大小、浸润周围组织的情况、是否需要一期关闭伤口或需整形外科组织重建等。患者的一般情况，手术范围、方式及手术技巧亦是重要影响因素。因此，在明确肿瘤组织学诊断基础上制定完善的术前计划至关重要。

目前常用外科手术边界评价标准包括美国骨骼肌肉系统肿瘤协会（musculoskeletal tumor society，MSTS）的MSTS外科边界和UICC的R切除手术分类两种。MSTS提出4种切除边界为囊内切除、边缘切除、广泛切除和根治切除。STS推荐进行广泛或根治切除外科边界。R切除手术分类包括3种手术切除边界，包括R0切除，是指显微镜下无肿瘤残留，R1切除，是指显微镜下肿瘤残留，R2切除，是指肉眼肿瘤残留。R切除手术分类对判断局限性STS切缘和指导手术后放疗更为科学，肿瘤外科医生在处理软组织肿瘤时可以充分运用切缘概念制定合理有效的整合手术方案。

第二节 药物治疗

1 化疗

STS围术期的药物治疗主要是指手术前后的化疗、靶向治疗和免疫治疗。目前靶向治疗和免疫治疗尚无循证医学证据，对多数病理亚型而言，化疗仍是主要选择。

化疗敏感性是STS是否选择化疗的重要依据。常见STS的化疗敏感性大致分为：①高度敏感：尤文肉瘤、胚胎性/腺泡状横纹肌肉瘤；②中高度敏感：滑膜肉瘤、黏液性/圆细胞脂肪肉瘤、子宫平滑肌肉瘤；③中度敏感：多形性横纹肌肉瘤，多形性脂肪肉瘤，黏液纤维肉瘤，上皮样肉瘤，平滑肌肉瘤等；④不敏感：去分化脂肪肉瘤、透明细胞肉瘤；⑤极不敏感：腺泡状STS。

横纹肌肉瘤可分为胚胎型横纹肌肉瘤、腺泡型横纹肌肉瘤、多形性横纹肌肉瘤及梭形细胞/硬化性横纹肌肉瘤四类，其中多形性横纹肌肉瘤的化疗方案参考非特指型STS。胚胎型/腺泡状横纹肌肉瘤主要以儿童多见，能完整切除者推荐直接手术，手术困难者可在明确诊断后予术前化疗，术后无论分期如何均需行辅助化疗。化疗方案需根据病理类型、是否存在FOXO1融合基因、年龄、TNM分期和IRS分组、是否中枢受累等因素进行危险度分级来选择，主要药物包括长春新碱、更生霉素、环磷酰胺、伊立替康等。梭形细胞/硬化性横纹肌肉瘤是非多形性横纹肌肉瘤中的罕见类型，化疗敏感性及预后比胚胎型/腺泡状横纹肌肉瘤要差，目前并无标准化疗方案推荐，有研究表明可将VAC作为初始化疗方案。成人横纹肌肉瘤按照儿童横纹肌肉瘤方案化疗，能取得与儿童相似的疗效。

未分化小圆细胞肉瘤包括尤文肉瘤、伴有EWSR1-non-ETS融合的圆细胞肉瘤、CIC重排肉瘤、伴有BCOR遗传学改变的肉瘤。其中尤文肉瘤对化疗高度敏感，其他三种罕见类型的临床研究较少，化疗方案可参考尤文肉瘤。尤文肉瘤术前至少需行9周多药整合化疗，术后均推荐辅助化疗，化疗药物包括长春新碱（V）、多柔比星（D）、环磷酰胺（C）、放线菌素D、异环磷酰胺（I）和依托泊甙（E）等，其中VDC/IE交替方案应用最为广泛，总化疗疗程建议49周。

非特指型STS指除外化疗高度敏感、极不敏感或需特殊处理的肉瘤，不常规推荐术前化疗。如手术困难选择术前化疗，依据ISG-STS1001前瞻性研究证据推荐蒽环类药与异环磷酰胺的整合化疗。术后化疗并非必须，对于化疗敏感的Ⅲ期和Ⅱ期伴高危因素患者（肿瘤位置深，肿瘤累及周围血管，包膜不完整或突破间室，局部复发二次切除术等）可考虑术后化疗，以改善无复发生存时间和总生存时间。化疗方案可选择以蒽环类为基础的单药或整合化疗，多柔比星与异环磷酰胺的整合在改善总生存方面更具优势。

2 靶向免疫治疗

靶向药物治疗主要分为两类，以靶向血管生成的治疗和针对特异靶向信号转导通路分子治疗。目前治疗STS的抗血管生成药物包括培唑帕尼、安罗替尼、瑞戈非尼和伊马替尼等。安罗替尼成为晚期或不可手术STS的二线治疗选择，培唑帕尼和瑞戈非尼可作为除脂肪肉瘤外STS接受含阿霉素药物治疗后进展的治疗选择。一些其他血管生成抑制剂在一些特定亚型的STS中也显示出一定的抗瘤活性，例如索拉非尼用于治疗血管肉瘤，伊马替尼最早是被批准用于胃肠道间质瘤的首选治疗药物，对硬纤维瘤、脊索瘤和隆突型皮肤纤维肉瘤也有较好疗效。靶向特定信号转导通路治疗用于晚期或不可手术的特定肉瘤亚型，如mTOR抑制剂对恶性血管上皮样细胞瘤疗效较好；CDK4/6抑制剂治疗高分化脂肪肉瘤和去分化脂肪肉瘤；ALK抑制剂克唑替尼用于炎性肌纤维母细胞瘤患者；靶向表观遗传EZH2抑制剂对上皮样肉瘤有效。

在免疫治疗方面，目前临床研究显示PD-1抗体对多形性未分化肉瘤、去分化脂肪肉瘤、腺泡状STS病理亚型效果较好。PD-1抗体整合其他治疗如化疗、抗血管生成靶向药物等的临床试验正在进行，细胞免疫治疗如TCR-T和CAR-T免疫治疗也正在临床试验中。

近年来分子靶向药物和免疫治疗在STS治疗取得了一定进展，可作为部分晚期或不可手术肉瘤患者的治疗方案选择，在个体化治疗及安全性方面展现出突出优势，为肉瘤患者提供了新治疗手段，改善了部分患者的疗效和预后。

第三节 放疗

局限原发的肢体STS的治疗以计划性根治性的肿瘤切除术为主，局部复发风险高的患者，放疗可显著降低局部复发率。局部复发风险评估的因素包括：肿瘤因素如FNCLCC分级、大小、位置、组织病理学亚型；手术因素如切缘、复发后果（影响功能、挽救手术的潜在并发症）。通常Ⅱ期、Ⅲ期、选择性的Ⅳ期（TanyN1M0），即G2-3的患者，需行放疗（术前或术后，更推荐术前）。低风险患者（IB期）若术后切缘阳性，或出现预期外的不良病理学特征如近切缘、侵透筋膜、分级变高、浸润性或非连续性播散等，考虑扩大切除及术后放疗。若患者已经接受了非计划性切除，则评估患者是否有行计划性根治性切除的机会。如有，且需要放疗，则推荐术前放疗及根治性切除；如没有，则推荐直接行放疗。不可切除的患者可行根治性放疗，Ⅳ期患者可行姑息减症放疗。

术前放疗与术后放疗的局部控制率相同，但可显著提高R0切除率。术前放疗增加急性期伤口并发症的风险，而术后放疗的远期毒性为永久性的，限制功能的。因此推荐术前放疗，尤其是在需要保留重要器官时。

腹膜后STS，局部复发风险高者选择性行放疗，需从切缘、病理类型、年龄、PS评分、手术考虑、局部复发的影响等多方面整合评估。

推荐个体化定位，注意保护健侧肢体、睾丸等重要器官。靶区勾画请参考ASTRO指南。

第四节 其他治疗

1 微创介入治疗

1.1 血管介入治疗

①动脉灌注化疗/栓塞：经皮穿刺血管将导管输送至肿瘤滋养血管，用携药微球或注入抗瘤药物后用栓塞剂堵塞血管。适于腹膜后、盆腔及四肢STS。②隔离肢体热灌注/输注：利用肢体局部高浓度药物及热来杀灭肿瘤，达到缩瘤保肢等目的。主要药物有顺铂、马法兰及肿瘤坏死因子等。

1.2 非血管性介入治疗

经皮穿刺至病灶，利用化学或物理方法破坏肿瘤。适于STS原发或转移病灶局部治疗。①化学消融：注射无水乙醇或乙酸。②热消融：通过射频消融、微波消融、激光诱导间质热疗、高强度聚焦超声等加热≥50℃，使不耐热肿瘤细胞死亡。③冷冻消融：借助冷冻治疗仪、液氮、氩氦刀等制冷到超低温，使肿瘤细胞坏死。④不可逆电穿孔（纳米刀）：利用高压电场破坏细胞磷脂双分子层完整性，进而失去内稳态而死亡。

2 内分泌治疗

依据激素受体（ER、PR或AR）检测结果给予治疗，如女性韧带样纤维瘤抗雌激素治疗部分有效。ER和AR在分化良好或去分化脂肪肉瘤（LS）良好分化区中普遍表达，并随复发时间而改变，内分泌治疗有效。

3 放射性粒子植入

在精确三维植入计划下，把I^{-125}投送到无法切除肉瘤部位，在局部形成持续精准放疗，适用于STS姑息治疗。

4 中医药治疗

采取扶正与祛邪相结合辨证施治原则，通过提高患者免疫力、改善全身状况、扶正培本，达到减轻放化疗毒副作用、延缓肿瘤生长、改善生活质量的目的。

第五节 复发及转移的诊治

1 复发转移STS的化疗

STS复发和转移时如不能手术治疗,可以行姑息性化疗,目的是使肿瘤缩小、稳定,以减轻症状,延长生存期,提高生活质量。考虑到STS病理亚型的多样性和化疗较重的毒副反应,化疗方案的制定需因人而异。

对转移的非多形性横纹肌肉瘤,一线化疗方案应按高危组选择VAC/VI/VDC/IE交替,有中枢受侵者可采用VAI/VACa/VDE/VDI交替,有部分化疗效果好但仍存在病灶残留者也可积极选择手术或放疗等局部治疗。二线化疗可选方案包括:环磷酰胺+托泊替康,长春瑞滨,环磷酰胺+长春瑞滨,吉西他滨+多西紫杉醇,多柔比星+异环磷酰胺,卡铂+依托泊苷。多形性横纹肌肉瘤化疗方案参照非特指型STS。

转移或不可切除的尤文肉瘤采用高强度整合化疗方案在客观缓解率方面更具优势,但不能改善总生存,仅适于疗效较好且潜在可切除的患者。一线化疗方案可采用VCD、VCD/IE交替、VAIA等多种化疗方案,二线化疗方案可采用:异环磷酰胺+卡铂+依托泊苷、环磷酰胺+托泊替康、伊立替康+替莫唑胺、吉西他滨+多西紫杉醇等。

非特指型STS的姑息性化疗一线方案仍以蒽环类±异环磷酰胺为主,单药蒽环类药物化疗的缓解率为10%~25%,整合异环磷酰胺使缓解率提高10%的同时也明显增加毒副反应,未能带来总生存获益。二线化疗目前无公认方案,如一线化疗已用过AI方案,二线方案可参照病理类型选择,如平滑肌肉瘤可选择吉西他滨整合达卡巴嗪、多西紫杉醇、曲贝替定等;脂肪肉瘤可以选择曲贝替定或艾立布林;滑膜肉瘤可以选择大剂量异环磷酰胺;未分化多形性肉瘤可以选择吉西他滨整合多西紫杉醇;血管肉瘤可选择紫杉醇等。

2 复发转移STS的外科治疗及其他治疗

STS复发,高风险进展期病灶,需要在全身治疗、稳定病灶基础上,行根治性手术。低风险病灶,可直接手术切除。手术范围包括既往手术后皮肤及软组织瘢痕。不可切除病灶,需要新辅助治疗,然后行根治性手术,仍然不可切除,需考虑截肢。对高龄或全身情况较差的复发者,考虑放疗、介入、射频、冷冻等局部姑息性治疗。

对单发转移灶,如全身治疗后可控制,应予根治性切除,否则需完整切除或尝试局部姑息治疗。对多发转移灶,全身治疗控制后,可对主要影响病灶行局部姑息性治疗,如全身治疗无法控制,仍可局部姑息性治疗明显进展病灶。

第六节 MDT to HIM 团队建立和管理实施

1 完善 STS MDT to HIM 团队诊疗规范的必要性

恶性肿瘤的多学科整合诊疗（MDT to HIM）模式作为医院医疗体系的重要组成部分，已成为肿瘤治疗的国际标准。目前国内肿瘤的 MDT to HIM 模式仍处于学习和发展的起步阶段。截至目前，我国尚未有完善的软组织 MDT to HIM 指南，且我国各地区间医疗资源和经济条件差异较大，客观上造成 STS 诊疗规范化程度和规模建设滞后等不足。

MDT to HIM 可通过多学科的共同参与，发挥各学科的优势，解决患者在诊断和治疗中的难题。STS 诊疗中心的专业性是影响 STS 患者生存率的最重要因素，各个学科通过 MDT to HIM 制订最合理的治疗方案，动态评估 STS 的治疗效果，并适时调整治疗方案，改善疗效。由肉瘤 MDT to HIM 专家在肉瘤中心管理患者会取得更好的临床效果。

2 人员组成、科室组成和不同科室的具体要求

肉瘤 MDT to HIM 团队通常应由肉瘤外科和内科专家、影像科和病理科专家，最好有专门的肉瘤病理学家、影像科医师、临床护士、姑息治疗专家，及相关支持治疗人员组成。

STS 多学科协作组策略及学科构成如下。

MDT to HIM 核心科室：骨与软组织肿瘤外科、影像科、病理科（包括分子病理检测）、肿瘤（包括儿童肿瘤）内科、放疗科。

可能需要学科：整形外科、重建外科、血管外科、介入科、胸外科、普外科、神经外科、麻醉科、康复科、心理科。

必要时邀请相关学科：如护理、营养方面的专家及社会团体等进行讨论。

MDT to HIM 成员由相关科室具有丰富的临床经验、能够独立处理本学科方面相关问题、了解专业相关前沿知识的人员组成。

STS MDT to HIM 应以固定时间、固定地点、固定人员的相关学科会诊模式定期进行，会诊地点配备教学演示系统。

3 MDT to HIM 的主要服务对象

MDT to HIM 的主要服务对象包括难以明确诊断或病情复杂的初诊 STS 患者，或经过治疗后病情变化、需要更改治疗方案的 STS 患者均需进入 MDT to HIM 讨论。

下述患者应优先进入 MDT to HIM 讨论：规范或指南所推荐的首选治疗效果不佳

或不适宜执行者；前期治疗效果不佳或不能继续者；需要多学科整合治疗者；潜在可转化手术病例的阶段性评估后；或综合其他各种原因，主管医生认为需要进行MDT to HIM 讨论的患者。

4 MDT to HIM 的实施流程和运行管理

参加 MDT to HIM 的各科室指定一位临床秘书负责协调 MDT to HIM 的工作，临床秘书负责收集拟讨论患者的资料并提前发给讨论专家。

主管医生汇报患者的病史和讨论目的。

影像诊断科专家解读患者影像学资料。

病理科专家解读患者病理资料，提供相关的病理诊断、必要的分子标记。

各学科专家围绕患者的资料，确定肿瘤分期，商讨形成建议的治疗方案，并应由主管医生在病历中做好记录，并落实患者至相应专科实施治疗。最后由记录人员打印出书面会诊意见，一式三份，由主要参与科室副高级及以上人员签字后分别交患者、上报医务处和病历留存。

MDT to HIM 应由各医院医疗行政主管部门和指定的 MDT to HIM 负责人共同管理，建议列入医院医疗质量管理体系中，定期对 MDT to HIM 开展情况进行总结和改进。基层医院如因条件所限难以实施 MDT to HIM，建议通过"医联体"或"远程医疗"等方式实施。MDT to HIM 会诊制度的实施形成了 STS 多学科整合治疗体系，从而避免 STS 单一学科治疗的局限性。

MDT to HIM 的运行过程应遵从"三要三不要"原则。

三要：要以患者为中心；要以疗效为目的；要以循证医学为依据。

三不要：不要以自己一技之长决定患者的治疗方案；不要过多地单一治疗；不要以经济利益来决定治疗方案。

通过 MDT to HIM 为软组织肿瘤患者提供多学科一站式的医疗服务，实现"以患者为中心"，提高生存率，改善生存质量。

总之，MDT to HIM 是目前国际国内普遍提倡的肿瘤诊疗模式，对疑难复杂肿瘤，尤其对 STS 等治疗效果不佳且易复发的肿瘤，MDT to HIM 治疗获益会更大。MDT to HIM 在国内不同医院的开展良莠不齐，其效果自然迥异。因此，制订 STS MDT to HIM 的模式并推广，规范国内 STS MDT to HIM 的模式，非常紧迫、也十分必要。本共识的制定基于现有的临床证据，随学科发展和临床研究深入开展，共识的内容也将与时俱进，不断完善更新。

5 MDT to HIM 的诊治原则

5.1 平等讨论，互相尊重的原则

MDT to HIM 的团队是由多个相关科室的专家组成，围绕患者共同制定合理的整合治疗策略，是目前公认的肿瘤治疗最有效的模式。能够充分调动各科室的积极性和主观能动性，发挥每种治疗优势并有机地整合，是 MDT to HIM 的优势。因此参与 MDT to HIM 整合诊疗过程中所有科室和人员都是平等的，应互相尊重，充分发表对病人的诊治意见。整合诊治方案的制定，应由所有 MDT to HIM 专家共同讨论决定。尤其是遇到有争议或不同意见时，更需要集体讨论而非听从权威专家或行政领导的意见。

5.2 以病人为中心的原则

MDT to HIM 的最终目标是改善病人的总体疗效，因此在 MDT to HIM 诊疗过程中应时刻遵循以病人为中心的原则。一方面，是否能够给患者带来获益是选择治疗方案最重要的判断标准，另一方面，在确定治疗方案时不但要结合目前最新的循证医学证据和专家的诊疗经验，也要充分考虑病人的价值观以及治疗意愿。方案确定后要及时充分与患者及家属进行沟通，必要时根据患者的经济状况、对治疗的依从性及对治疗结果的预期进一步调整治疗方案。

5.3 遵循循证医学的原则

STS 发病部位遍及全身，病理学类型繁多，治疗方法复杂，不但包括传统的手术、化疗、放疗还可以有介入栓塞治疗、分子靶向治疗、免疫治疗等等，涉及的科室繁多。确定诊疗方案时应严格遵循循证医学的原则，优先选择有高循证级别医学证据的治疗方法。对于新技术，新方法以及新的药物，应当首先在有条件的中心开展临床研究，获得循证医学证据后再大规模推广。

5.4 结合病理分型及临床分期精准治疗的原则

STS 是一大类肿瘤，虽然发病率较低，但病理类型涉及 12 大类 50 种以上的亚型，不同类型的生物学行为和预后不同，治疗策略也不同，因此治疗前明确病理类型非常重要。同时，精确的临床分期是制定合理方案的前提，既可避免治疗不足，也可避免治疗过度。因此在进行 MDT to HIM 讨论前应尽可能取得病理诊断并进行必要的分子生物学检测及分型并由 MDT to HIM 团队确定临床分期后再进一步讨论整合诊疗方案。

5.5 肿瘤治疗与功能保全兼顾的原则

STS 多发生于四肢及腹膜后，不但会产生占位效应，同时还可能侵犯周围结构、器官导致肢体功能障碍或器官功能受损。因此治疗过程中不但要关注治疗的疗效，也要兼顾功能保全。尤其是在制定手术计划时，既要保证手术的根治性，又要尽可

能保护肢体运动功能。或者通过整合治疗使肿瘤缩小降期后合理地缩小手术范围，达到保护重要脏器的目的。同时，在制定术后治疗计划时，康复治疗也应给予足够的重视。

5.6 规范化治疗与个体化治疗并重的原则

遵循循证医学的原则，采用最高级别证据的方案进行规范化治疗，能够最大限度保证患者的治疗效果。但也应认识到STS种类多样，个体差异极大，同时不同病人的价值观，对疾病治疗的目标、预期及依从性也不同，另外，由于STS病情复杂，治疗困难，很多情况缺乏高级别循证医学证据。这就要求MDT to HIM团队在规范化治疗的同时，应重视个体化治疗。充分发挥团队专家的经验，结合目前最新证据，并考虑患者自身意愿以及肿瘤具体情况，制定个体化整合治疗方案。

第四章 康复及随访

康复锻炼有助于STS患者达到并维持理想的功能状态，在诊断STS后应尽快进行康复前评估（prerehabilitation），包括对STS病情、并发症、基础机体功能等的评估。早期功能锻炼的开展主要取决于手术类型及对于负重、关节活动度的限制，皮肤移植和肌皮瓣的闭合也可能限制肢体活动。疼痛控制、伤口管理，以及并发症等也对功能锻炼有明显影响；化疗及放疗也会延缓功能康复。康复锻炼过程中主要通过MSTS（The Musculoskeletal Tumor Society Rating Scale）及TESS（the Toronto Extremity Salvage Score）来评定STS患者的功能结果。STS患者的功能通常在术后4-12个月稳定，逐步回归日常生活及工作有助于提高康复锻炼质量。

STS术后需要长期随访监测复发与转移。治疗结束后即应开始随访。术后半年内主要面临的是外科问题，例如伤口不愈合、感染等。术后2年内是STS局部复发的高峰时间，高危患者通常在2~3年内复发，而低危患者可能复发较晚。最常见转移部位为肺和淋巴系统，每次复查应注意胸部CT和区域淋巴结B超检查。中/高级别STS患者接受手术治疗后的2~3年中，每3~4个月随访一次，然后每半年1次直到5年，此后每年一次；低级别STS患者在术后前3~5年中，每隔4~6个月随访，然后每年一次。每次随访的内容包括：全面体检、B超、MR或局部增强CT、骨扫描、胸部影像学检查（胸部CT）、功能评分。其中全面体检、局部B超，以及胸部影像学检查是每次随访均应包括的检查项目。如怀疑有复发可能，需行局部增强MRI和或CT检查；有骨累及的STS患者，全身骨扫描在术后5年内每6个月检查一次，术后5年以后每年检查一次。

参考文献

[1] GELDERBLOM H, HOGENDOORN P C, DIJKSTRA S D, et al. The clinical approach towards chondrosarcoma [J]. Oncologist, 2008, 13(3): 320-9.

[2] RIEDEL R F, LARRIER N, DODD L, et al. The clinical management of chondrosarcoma [J]. Curr Treat Options Oncol, 2009, 10(1-2): 94-106.

[3] THE WHO CLASSIFICATION OF TUMOURS EDITORIAL BOARD. WHO Classifcation of Soft Tissue and Bone Tumours, 5th Edition [J]. Lyon (France): IARC, 2020.

[4] VERDEGAAL S H, BOVEE J V, PANSURIYA T C, et al. Incidence, predictive factors, and prognosis of chondrosarcoma in patients with Ollier disease and Maffucci syndrome: an international multicenter study of 161 patients [J]. Oncologist, 2011, 16(12): 1771-9.

[5] AHMED A R, TAN T S, UNNI K K, et al. Secondary chondrosarcoma in osteochondroma: report of 107 patients [J]. Clin Orthop Relat Res, 2003, 411: 193-206.

[6] AMARY M F, BACSI K, MAGGIANI F, et al. IDH1 and IDH2 mutations are frequent events in central chondrosarcoma and central and periosteal chondromas but not in other mesenchymal tumours [J]. The Journal of pathology, 2011, 224(3): 334-43.

[7] AMARY M F, DAMATO S, HALAI D, et al. Ollier disease and Maffucci syndrome are caused by somatic mosaic mutations of IDH1 and IDH2 [J]. Nature genetics, 2011, 43(12): 1262-5.

[8] PANSURIYA T C, VAN EIJK R, D'ADAMO P, et al. Somatic mosaic IDH1 and IDH2 mutations are associated with enchondroma and spindle cell hemangioma in Ollier disease and Maffucci syndrome [J]. Nature genetics, 2011, 43(12): 1256-61.

[9] MEIJER D, DE JONG D, PANSURIYA T C, et al. Genetic characterization of mesenchymal, clear cell, and dedifferentiated chondrosarcoma [J]. Genes Chromosomes Cancer, 2012, 51(10): 899-909.

[10] KILPATRICK S E, INWARDS C Y, FLETCHER C D, et al. Myxoid chondrosarcoma (chordoid sarcoma) of bone: a report of two cases and review of the literature [J]. Cancer, 1997, 79(10): 1903-10.

[11] ANTONESCU C R, ARGANI P, ERLANDSON R A, et al. Skeletal and extraskeletal myxoid chondrosarcoma: a comparative clinicopathologic, ultrastructural, and molecular study [J]. Cancer, 1998, 83(8): 1504-21.

[12] BRUNS J, ELBRACHT M, NIGGEMEYER O. Chondrosarcoma of bone: an oncological and functional follow-up study [J]. Ann Oncol, 2001, 12(6): 859-64.

[13] BERGH P, GUNTERBERG B, MEIS-KINDBLOM J M, et al. Prognostic factors and outcome of pelvic, sacral, and spinal chondrosarcomas: a center-based study of 69 cases [J]. Cancer, 2001, 91(7): 1201-12.

[14] ENNEKING W F, DUNHAM W K. Resection and reconstruction for primary neoplasms involving the innominate bone [J]. J Bone Joint Surg Am, 1978, 60(6): 731-46.

[15] NORMAN A, SISSONS H A. Radiographic hallmarks of peripheral chondrosarcoma [J]. Radiology, 1984, 151(3): 589-96.

[16] KUMAR J, SEITH A, KUMAR A, et al. Whole-body MR imaging with the use of parallel imaging for detection of skeletal metastases in pediatric patients with small-cell neoplasms: comparison with skeletal scintigraphy and FDG PET/CT [J]. Pediatric radiology, 2008, 38(9): 953-62.

[17] DALDRUP-LINK H E, FRANZIUS C, LINK T M, et al. Whole-body MR imaging for detection of bone metastases in children and young adults: comparison with skeletal scintigraphy and FDG PET [J]. AJR Am J Roentgenol, 2001, 177(1): 229-36.

[18] SCHUETZE S M. Utility of positron emission tomography in sarcomas [J]. Curr Opin Oncol, 2006, 18 (4): 369-73.

[19] VOLKER T, DENECKE T, STEFFEN I, et al. Positron emission tomography for staging of pediatric sarcoma patients: results of a prospective multicenter trial [J]. Journal of clinical oncology: official journal of the American Society of Clinical Oncology, 2007, 25 (34): 5435-41.

[20] LIU P T, VALADEZ S D, CHIVERS F S, et al. Anatomically based guidelines for core needle biopsy of bone tumors: implications for limb-sparing surgery [J]. Radiographics, 2007, 27 (1): 189-205; discussion 6.

[21] HUANG A J, KATTAPURAM S V. Musculoskeletal neoplasms: biopsy and intervention [J]. Radiol Clin North Am, 2011, 49 (6): 1287-305, vii.

[22] ASHFORD R U, MCCARTHY S W, SCOLYER R A, et al. Surgical biopsy with intra-operative frozen section. An accurate and cost-effective method for diagnosis of musculoskeletal sarcomas [J]. The Journal of bone and joint surgery British volume, 2006, 88 (9): 1207-11.

[23] SKRZYNSKI M C, BIERMANN J S, MONTAG A, et al. Diagnostic accuracy and charge-savings of outpatient core needle biopsy compared with open biopsy of musculoskeletal tumors [J]. J Bone Joint Surg Am, 1996, 78 (5): 644-9.

[24] WELKER J A, HENSHAW R M, JELINEK J, et al. The percutaneous needle biopsy is safe and recommended in the diagnosis of musculoskeletal masses [J]. Cancer, 2000, 89 (12): 2677-86.

[25] MITSUYOSHI G, NAITO N, KAWAI A, et al. Accurate diagnosis of musculoskeletal lesions by core needle biopsy [J]. J Surg Oncol, 2006, 94 (1): 21-7.

[26] ADAMS S C, POTTER B K, PITCHER D J, et al. Office-based core needle biopsy of bone and soft tissue malignancies: an accurate alternative to open biopsy with infrequent complications [J]. Clin Orthop Relat Res, 2010, 468 (10): 2774-80.

[27] DAVIES N M, LIVESLEY P J, CANNON S R. Recurrence of an osteosarcoma in a needle biopsy track [J]. The Journal of bone and joint surgery British volume, 1993, 75 (6): 977-8.

[28] SAGHIEH S, MASROUHA K Z, MUSALLAM K M, et al. The risk of local recurrence along the core-needle biopsy tract in patients with bone sarcomas [J]. Iowa Orthop J, 2010, 30: 80-3.

[29] BOVÉE, J. Bone Tumor Pathology, An Issue of Surgical Pathology Clinics, Volume 10-3, 1st Edition [J]. Elsevier, 2017.

[30] UNNI K K, INWARD C Y. Dahlin's Bone Tumor. 6th Edition. [J]. Philadelphia (USA): Wolters Kluwer, 2010.

[31] ANDERSON W J, JO V Y. Diagnostic Immunohistochemistry of Soft Tissue and Bone Tumors: An Update on Biomarkers That Correlate with Molecular Alterations [J]. Diagnostics (Basel, Switzerland), 2021, 11 (4): 690.

[32] BAUMHOER D, AMARY F, FLANAGAN A M. An update of molecular pathology of bone tumors. Lessons learned from investigating samples by next generation sequencing [J]. Genes Chromosomes Cancer, 2019, 58 (2): 88-99.

[33] JEONG W, KIM H J. Biomarkers of chondrosarcoma [J]. J Clin Pathol, 2018, 71 (7): 579-83.

[34] LI L, HU X, EID J E, et al. Mutant IDH1 Depletion Downregulates Integrins and Impairs Chondrosarcoma Growth [J]. Cancers (Basel), 2020, 12 (1): 141.

[35] SYED M, MUSHTAQ S, LOYA A, et al. NKX3.1 a useful marker for mesenchymal chondrosarcoma: An immunohistochemical study [J]. Ann Diagn Pathol, 2021, 50 (151660.

[36] TALLEGAS M, MIQUELESTORENA-STANDLEY É, LABIT-BOUVIER C, et al. IDH mutation status in a series of 88 head and neck chondrosarcomas: different profile between tumors of the skull base and tumors involving the facial skeleton and the laryngotracheal tract [J]. Human pathology, 2019, 84: 183-91.

[37] MOHAMMAD N, WONG D, LUM A, et al. Characterisation of isocitrate dehydrogenase 1/isocitrate dehydrogenase 2 gene mutation and the d-2-hydroxyglutarate oncometabolite level in dedifferentiated chondrosarcoma [J]. Histopathology, 2020, 76 (5): 722-30.

[38] FIORENZA F, ABUDU A, GRIMER R J, et al. Risk factors for survival and local control in chondrosarcoma of bone [J]. The Journal of bone and joint surgery British volume, 2002, 84 (1): 93-9.

[39] SHETH D S, YASKO A W, JOHNSON M E, et al. Chondrosarcoma of the pelvis. Prognostic factors for 67 patients treated with definitive surgery [J]. Cancer, 1996, 78 (4): 745-50.

[40] PRING M E, WEBER K L, UNNI K K, et al. Chondrosarcoma of the pelvis. A review of sixty-four cases [J]. J Bone Joint Surg Am, 2001, 83 (11): 1630-42.

[41] ANDREOU D, RUPPIN S, FEHLBERG S, et al. Survival and prognostic factors in chondrosarcoma: results in 115 patients with long-term follow-up [J]. Acta Orthop, 2011, 82 (6): 749-55.

[42] FUNOVICS P T, PANOTOPOULOS J, SABETI-ASCHRAF M, et al. Low-grade chondrosarcoma of bone: experiences from the Vienna Bone and Soft Tissue Tumour Registry [J]. Int Orthop, 2011, 35 (7): 1049-56.

[43] VETH R, SCHREUDER B, VAN BEEM H, et al. Cryosurgery in aggressive, benign, and low-grade malignant bone tumours [J]. Lancet Oncol, 2005, 6 (1): 25-34.

[44] AHLMANN E R, MENENDEZ L R, FEDENKO A N, et al. Influence of cryosurgery on treatment outcome of low-grade chondrosarcoma [J]. Clin Orthop Relat Res, 2006, 451: 201-7.

[45] MOHLER D G, CHIU R, MCCALL D A, et al. Curettage and cryosurgery for low-grade cartilage tumors is associated with low recurrence and high function [J]. Clin Orthop Relat Res, 2010, 468 (10): 2765-73.

[46] LEERAPUN T, HUGATE R R, INWARDS C Y, et al. Surgical management of conventional grade I chondrosarcoma of long bones [J]. Clin Orthop Relat Res, 2007, 463: 166-72.

[47] DONATI D, COLANGELI S, COLANGELI M, et al. Surgical treatment of grade I central chondrosarcoma [J]. Clin Orthop Relat Res, 2010, 468 (2): 581-9.

[48] HICKEY M, FARROKHYAR F, DEHESHI B, et al. A systematic review and meta-analysis of intralesional versus wide resection for intramedullary grade I chondrosarcoma of the extremities [J]. Ann Surg Oncol, 2011, 18 (6): 1705-9.

[49] GODA J S, FERGUSON P C, O'SULLIVAN B, et al. High-risk extracranial chondrosarcoma: long-term results of surgery and radiation therapy [J]. Cancer, 2011, 117 (11): 2513-9.

[50] KAWAGUCHI S, WEISS I, LIN P P, et al. Radiation therapy is associated with fewer recurrences in mesenchymal chondrosarcoma [J]. Clin Orthop Relat Res, 2014, 472 (3): 856-64.

[51] HUG E B, LOREDO L N, SLATER J D, et al. Proton radiation therapy for chordomas and chondrosarcomas of the skull base [J]. J Neurosurg, 1999, 91 (3): 432-9.

[52] MUNZENRIDER J E, LIEBSCH N J. Proton therapy for tumors of the skull base [J]. Strahlenther Onkol, 1999, 175 Suppl 2: 57-63.

[53] NOËL G, FEUVRET L, FERRAND R, et al. Radiotherapeutic factors in the management of cervical-basal chordomas and chondrosarcomas [J]. Neurosurgery, 2004, 55 (6): 1252-60; discussion 60-2.

[54] NOEL G, HABRAND J L, MAMMAR H, et al. Combination of photon and proton radiation therapy for chordomas and chondrosarcomas of the skull base: the Centre de Protontherapie D'Orsay experience [J]. Int J Radiat Oncol Biol Phys, 2001, 51 (2): 392-8.

[55] ARES C, HUG E B, LOMAX A J, et al. Effectiveness and safety of spot scanning proton radiation therapy for chordomas and chondrosarcomas of the skull base: first long-term report [J]. Int J Radiat Oncol Biol Phys, 2009, 75 (4): 1111-8.

[56] SCHULZ-ERTNER D, NIKOGHOSYAN A, HOF H, et al. Carbon ion radiotherapy of skull base

chondrosarcomas [J]. Int J Radiat Oncol Biol Phys, 2007, 67 (1): 171-7.

[57] SCHULZ-ERTNER D, NIKOGHOSYAN A, THILMANN C, et al. Results of carbon ion radiotherapy in 152 patients [J]. Int J Radiat Oncol Biol Phys, 2004, 58 (2): 631-40.

[58] UHL M, MATTKE M, WELZEL T, et al. High control rate in patients with chondrosarcoma of the skull base after carbon ion therapy: first report of long-term results [J]. Cancer, 2014, 120 (10): 1579-85.

[59] AMICHETTI M, AMELIO D, CIANCHETTI M, et al. A systematic review of proton therapy in the treatment of chondrosarcoma of the skull base [J]. Neurosurg Rev, 2010, 33 (2): 155-65.

[60] ROSENBERG A E, NIELSEN G P, KEEL S B, et al. Chondrosarcoma of the base of the skull: a clinicopathologic study of 200 cases with emphasis on its distinction from chordoma [J]. Am J Surg Pathol, 1999, 23 (11): 1370-8.

[61] MITCHELL A D, AYOUB K, MANGHAM D C, et al. Experience in the treatment of dedifferentiated chondrosarcoma [J]. The Journal of bone and joint surgery British volume, 2000, 82 (1): 55-61.

[62] DICKEY I D, ROSE P S, FUCHS B, et al. Dedifferentiated chondrosarcoma: the role of chemotherapy with updated outcomes [J]. J Bone Joint Surg Am, 2004, 86 (11): 2412-8.

[63] GRIMER R J, GOSHEGER G, TAMINIAU A, et al. Dedifferentiated chondrosarcoma: prognostic factors and outcome from a European group [J]. Eur J Cancer, 2007, 43 (14): 2060-5.

[64] STAALS E L, BACCHINI P, BERTONI F. Dedifferentiated central chondrosarcoma [J]. Cancer, 2006, 106 (12): 2682-91.

[65] CESARI M, BERTONI F, BACCHINI P, et al. Mesenchymal chondrosarcoma. An analysis of patients treated at a single institution [J]. Tumori, 2007, 93 (5): 423-7.

[66] DANTONELLO T M, INT-VEEN C, LEUSCHNER I, et al. Mesenchymal chondrosarcoma of soft tissues and bone in children, adolescents, and young adults: experiences of the CWS and COSS study groups [J]. Cancer, 2008, 112 (11): 2424-31.

[67] ITALIANO A, MIR O, CIOFFI A, et al. Advanced chondrosarcomas: role of chemotherapy and survival [J]. Ann Oncol, 2013, 24 (11): 2916-22.

[68] BERNSTEIN-MOLHO R, KOLLENDER Y, ISSAKOV J, et al. Clinical activity of mTOR inhibition in combination with cyclophosphamide in the treatment of recurrent unresectable chondrosarcomas [J]. Cancer Chemother Pharmacol, 2012, 70 (6): 855-60.

[69] MARCO R A, GITELIS S, BREBACH G T, et al. Cartilage tumors: evaluation and treatment [J]. J Am Acad Orthop Surg, 2000, 8 (5): 292-304.

[70] MAVROGENIS A F, ANGELINI A, DRAGO G, et al. Survival analysis of patients with chondrosarcomas of the pelvis [J]. J Surg Oncol, 2013, 108 (1): 19-27.

[71] MOCHIZUKI K, YAMAGUCHI H, UMEDA T. The management of pelvic chondrosarcoma in Japan. Japanese Musculo-Skeletal Oncology Group [J]. Int Orthop, 2000, 24 (2): 65-70.

[72] OZAKI T, HILLMANN A, LINDNER N, et al. Chondrosarcoma of the pelvis [J]. Clin Orthop Relat Res, 1997, 337): 226-39.

[73] BJORNSSON J, MCLEOD R A, UNNI K K, et al. Primary chondrosarcoma of long bones and limb girdles [J]. Cancer, 1998, 83 (10): 2105-19.

[74] SÖDERSTRÖM M, EKFORS T O, BÖHLING T O, et al. No improvement in the overall survival of 194 patients with chondrosarcoma in Finland in 1971-1990 [J]. Acta orthopaedica Scandinavica, 2003, 74 (3): 344-50.

[75] BALL A B, BARR L, WESTBURY G. Chondrosarcoma of the pelvis: the role of palliative debulking surgery [J]. Eur J Surg Oncol, 1991, 17 (2): 135-8.

[76] GITELIS S, BERTONI F, PICCI P, et al. Chondrosarcoma of bone. The experience at the Istituto Ortopedico Rizzoli [J]. J Bone Joint Surg Am, 1981, 63 (8): 1248-57.

[77] GUO W, LI D, TANG X, et al. Surgical treatment of pelvic chondrosarcoma involving periacetabulum [J]. J Surg Oncol, 2010, 101 (2): 160-5.

[78] HEALEY J H, LANE J M. Chondrosarcoma [J]. Clin Orthop Relat Res, 1986, 204): 119-29.

[79] KAWAI A, HEALEY J H, BOLAND P J, et al. Prognostic factors for patients with sarcomas of the pelvic bones [J]. Cancer, 1998, 82 (5): 851-9.

[80] LEE F Y, MANKIN H J, FONDREN G, et al. Chondrosarcoma of bone: an assessment of outcome [J]. J Bone Joint Surg Am, 1999, 81 (3): 326-38.

[81] MARCOVE R C. Chodrosarcoma: diagnosis and treatment [J]. Orthop Clin North Am, 1977, 8 (4): 811-20.

[82] SHIN K H, ROUGRAFF B T, SIMON M A. Oncologic outcomes of primary bone sarcomas of the pelvis [J]. Clin Orthop Relat Res, 1994, 304): 207-17.

[83] WEBER K L, PRING M E, SIM F H. Treatment and outcome of recurrent pelvic chondrosarcoma [J]. Clin Orthop Relat Res, 2002, 397): 19-28.

[84] NORMAND A N, CANNON C P, LEWIS V O, et al. Curettage of biopsy-diagnosed grade 1 periacetabular chondrosarcoma [J]. Clin Orthop Relat Res, 2007, 459: 146-9.

[85] OZAKI T, LINDNER N, HILLMANN A, et al. Influence of intralesional surgery on treatment outcome of chondrosarcoma [J]. Cancer, 1996, 77 (7): 1292-7.

[86] ZANG J, GUO W, YANG Y, et al. Reconstruction of the hemipelvis with a modular prosthesis after resection of a primary malignant peri-acetabular tumour involving the sacroiliac joint [J]. Bone Joint J, 2014, 96-B (3): 399-405.

[87] HSIEH P C, XU R, SCIUBBA D M, et al. Long-term clinical outcomes following en bloc resections for sacral chordomas and chondrosarcomas: a series of twenty consecutive patients [J]. Spine (Phila Pa 1976), 2009, 34 (20): 2233-9.

[88] PURI A, AGARWAL M G, SHAH M, et al. Decision making in primary sacral tumors [J]. Spine J, 2009, 9 (5): 396-403.

[89] 尉然, 郭卫, 杨荣利. 整块切除与分块切除治疗骶骨软骨肉瘤的预后分析 [J]. 中国脊柱脊髓杂志, 2014, 24 (11): 979-83.

[90] LI D, GUO W, TANG X, et al. Surgical classification of different types of en bloc resection for primary malignant sacral tumors [J]. Eur Spine J, 2011, 20 (12): 2275-81.

[91] DONATI D, EL GHONEIMY A, BERTONI F, et al. Surgical treatment and outcome of conventional pelvic chondrosarcoma [J]. The Journal of bone and joint surgery British volume, 2005, 87 (11): 1527-30.

[92] EVANS H L, AYALA A G, ROMSDAHL M M. Prognostic factors in chondrosarcoma of bone: a clinicopathologic analysis with emphasis on histologic grading [J]. Cancer, 1977, 40 (2): 818-31.

[93] HENDERSON E D, DAHLIN D C. Chondrosarcoma of Bone--a Study of Two Hundred and Eighty-Eight Cases [J]. J Bone Joint Surg Am, 1963, 45: 1450-8.

[94] DELOIN X, DUMAINE V, BIAU D, et al. Pelvic chondrosarcomas: surgical treatment options [J]. Orthop Traumatol Surg Res, 2009, 95 (6): 393-401.

[95] SPRINGFIELD D S, GEBHARDT M C, MCGUIRE M H. Chondrosarcoma: a review [J]. Instr Course Lect, 1996, 45: 417-24.

[96] MARCOVE R C, MIKE V, HUTTER R V, et al. Chondrosarcoma of the pelvis and upper end of the femur. An analysis of factors influencing survival time in one hundred and thirteen cases [J]. J Bone Joint Surg Am, 1972, 54 (3): 561-72.

[97] CHO H S, OH J H, HAN I, et al. The outcomes of navigation-assisted bone tumour surgery: minimum three-year follow-up [J]. The Journal of bone and joint surgery British volume, 2012, 94 (10): 1414-20.

[98] JEYS L, MATHARU G S, NANDRA R S, et al. Can computer navigation-assisted surgery reduce the risk of an intralesional margin and reduce the rate of local recurrence in patients with a tumour of the pelvis or sacrum? [J]. Bone Joint J, 2013, 95-b (10): 1417-24.

[99] KRETTEK C, GEERLING J, BASTIAN L, et al. Computer aided tumor resection in the pelvis [J]. Injury, 2004, 35 Suppl 1: S-A79-83.

[100] HOFFMANN C, GOSHEGER G, GEBERT C, et al. Functional results and quality of life after treatment of pelvic sarcomas involving the acetabulum [J]. J Bone Joint Surg Am, 2006, 88 (3): 575-82.

[101] HUGATE R, JR., SIM F H. Pelvic reconstruction techniques [J]. Orthop Clin North Am, 2006, 37 (1): 85-97.

[102] O'CONNOR M I, SIM F H. Salvage of the limb in the treatment of malignant pelvic tumors [J]. J Bone Joint Surg Am, 1989, 71 (4): 481-94.

[103] ABOULAFIA A J, BUCH R, MATHEWS J, et al. Reconstruction using the saddle prosthesis following excision of primary and metastatic periacetabular tumors [J]. Clin Orthop Relat Res, 1995, 314): 203-13.

[104] BELL R S, DAVIS A M, WUNDER J S, et al. Allograft reconstruction of the acetabulum after resection of stage-IIB sarcoma. Intermediate-term results [J]. J Bone Joint Surg Am, 1997, 79 (11): 1663-74.

[105] FRASSICA F J, CHAO E Y, SIM F H. Special problems in limb-salvage surgery [J]. Semin Surg Oncol, 1997, 13 (1): 55-63.

[106] HARRINGTON K D. The use of hemipelvic allografts or autoclaved grafts for reconstruction after wide resections of malignant tumors of the pelvis [J]. J Bone Joint Surg Am, 1992, 74 (3): 331-41.

[107] MARCO R A, SHETH D S, BOLAND P J, et al. Functional and oncological outcome of acetabular reconstruction for the treatment of metastatic disease [J]. J Bone Joint Surg Am, 2000, 82 (5): 642-51.

[108] GUO W, LI D, TANG X, et al. Reconstruction with modular hemipelvic prostheses for periacetabular tumor [J]. Clin Orthop Relat Res, 2007, 461: 180-8.

[109] JI T, GUO W, YANG R L, et al. Modular hemipelvic endoprosthesis reconstruction--experience in 100 patients with mid-term follow-up results [J]. Eur J Surg Oncol, 2013, 39 (1): 53-60.

[110] FISHER N E, PATTON J T, GRIMER R J, et al. Ice-cream cone reconstruction of the pelvis: a new type of pelvic replacement: early results [J]. The Journal of bone and joint surgery British volume, 2011, 93 (5): 684-8.

[111] GILLIS C C, STREET J T, BOYD M C, et al. Pelvic reconstruction after subtotal sacrectomy for sacral chondrosarcoma using cadaveric and vascularized fibula autograft: Technical note [J]. Journal of neurosurgery Spine, 2014, 21 (4): 623-7.

[112] WAFA H, GRIMER R J, JEYS L, et al. The use of extracorporeally irradiated autografts in pelvic reconstruction following tumour resection [J]. Bone Joint J, 2014, 96-b (10): 1404-10.

[113] YANG Y, GUO W, YANG R, et al. [Reimplantation of devitalized tumor-bearing bone in pelvic reconstruction after en-bloc tumor resection] [J]. Zhonghua Wai Ke Za Zhi, 2014, 52 (10): 754-9.

[114] CLOYD J M, ACOSTA F L, JR., POLLEY M Y, et al. En bloc resection for primary and metastatic tumors of the spine: a systematic review of the literature [J]. Neurosurgery, 2010, 67 (2): 435-44; discussion 44-5.

[115] MUKHERJEE D, CHAICHANA K L, PARKER S L, et al. Association of surgical resection and survival in patients with malignant primary osseous spinal neoplasms from the Surveillance, Epidemiology, and End Results (SEER) database [J]. Eur Spine J, 2013, 22 (6): 1375-82.

[116] HASEGAWA K, HOMMA T, HIRANO T, et al. Margin-free spondylectomy for extended malignant

spine tumors: surgical technique and outcome of 13 cases [J]. Spine (Phila Pa 1976), 2007, 32 (1): 142-8.

[117] MARTIN N S, WILLIAMSON J. The role of surgery in the treatment of malignant tumours of the spine [J]. The Journal of bone and joint surgery British volume, 1970, 52 (2): 227-37.

[118] WINDHAGER R, WELKERLING H, KASTNER N, et al. [Surgical therapy of pelvis and spine in primary malignant bone tumors] [J]. Orthopade, 2003, 32 (11): 971-82.

[119] MARULLI G, DURANTI L, CARDILLO G, et al. Primary chest wall chondrosarcomas: results of surgical resection and analysis of prognostic factors [J]. Eur J Cardiothorac Surg, 2014, 45 (6): e194-201.

[120] BORIANI S, DE IURE F, BANDIERA S, et al. Chondrosarcoma of the mobile spine: report on 22 cases [J]. Spine (Phila Pa 1976), 2000, 25 (7): 804-12.

[121] YIN H, ZHOU W, YU H, et al. Clinical characteristics and treatment options for two types of osteoblastoma in the mobile spine: a retrospective study of 32 cases and outcomes [J]. Eur Spine J, 2014, 23 (2): 411-6.

[122] KREPLER P, WINDHAGER R, BRETSCHNEIDER W, et al. Total vertebrectomy for primary malignant tumours of the spine [J]. The Journal of bone and joint surgery British volume, 2002, 84 (5): 712-5.

[123] CHEN B, YANG Y, CHEN L, et al. Unilateral lateral mass fixation of cervical spinal low-grade chondrosarcoma with intralesional resection: A case report [J]. Oncol Lett, 2014, 7 (5): 1515-8.

[124] MAYORGA-BUIZA M J, ALCÁNTARA R, ALMARCHA J M. Tracheal stent-implanted patients who underwent nonrelated cervical surgery: endoprosthesis management when removed it is possible [J]. Journal of neurosurgical anesthesiology, 2011, 23 (1): 62-3.

[125] OHUE S, SAKAKI S, KOHNO K, et al. Primary spinal chondrosarcoma localized in the cervical spinal canal and intervertebral foramen--case report [J]. Neurol Med Chir (Tokyo), 1995, 35 (1): 36-9.

[126] O'TOOLE J E, CONNOLLY E S, JR., KHANDJI A G, et al. Clinicopathological review: cord compression secondary to a lesion of the cervical spine in an 11-year-old girl [J]. Neurosurgery, 2004, 54 (4): 934-7; discussion 8.

[127] GIETZEN L, POKORSKI P. Chondrosarcoma of the cervical spine [J]. JAAPA, 2017, 30 (12): 23-5.

[128] SIMSEK S, BELEN D, YIGITKANLI K, et al. Circumferential total resection of cervical tumors: report of two consecutive cases and technical note [J]. Turk Neurosurg, 2009, 19 (2): 153-8.

[129] DRUSCHEL C, DISCH A C, MELCHER I, et al. Surgical management of recurrent thoracolumbar spinal sarcoma with 4-level total en bloc spondylectomy: description of technique and report of two cases [J]. Eur Spine J, 2012, 21 (1): 1-9.

[130] LI Y H, YAO X H. Primary intradural mesenchymal chondrosarcoma of the spine in a child [J]. Pediatric radiology, 2007, 37 (11): 1155-8.

[131] NOIRHOMME P, D'UDEKEM Y, MUNTING E, et al. Resection of a chest chondrosarcoma invading the spine and the aorta [J]. Ann Thorac Surg, 1998, 65 (2): 534-5.

[132] VERTZYAS N, CUMMINE J, BIANKIN S, et al. Chondrosarcoma of the thoracic spine in an 8-year-old child with 12 years follow-up: A case report [J]. J Orthop Surg (Hong Kong), 2000, 8 (1): 89-92.

[133] GOSLING T, PICHLMAIER M A, LANGER F, et al. Two-stage multilevel en bloc spondylectomy with resection and replacement of the aorta [J]. Eur Spine J, 2013, 22 (Suppl 3): S363-8.

[134] HU Y, XIA Q, JI J, et al. One-stage combined posterior and anterior approaches for excising thoracolumbar and lumbar tumors: surgical and oncological outcomes [J]. Spine (Phila Pa 1976), 2010,

35（5）：590-5.

[135] ALPANTAKI K, DATSIS G, ZORAS O, et al. The value of cryosurgery in treating a case of thoracic chondrosarcoma [J]. Case Rep Med, 2011, 2011: 2432-43.

[136] MATSUDA Y, SAKAYAMA K, SUGAWARA Y, et al. Mesenchymal chondrosarcoma treated with total en bloc spondylectomy for 2 consecutive lumbar vertebrae resulted in continuous disease-free survival for more than 5 years: case report [J]. Spine（Phila Pa 1976）, 2006, 31（8）: E231-6.

[137] OZAKI T, HILLMANN A, BLASIUS T S, et al. Skeletal metastases of intermediate grade chondrosarcoma without pulmonary involvement. A case report [J]. Int Orthop, 1998, 22（2）: 131-3.

[138] KAWAHARA N, TOMITA K, MURAKAMI H, et al. Total excision of a recurrent chondrosarcoma of the thoracic spine: a case report of a seven-year-old boy with fifteen years follow-up [J]. Spine（Phila Pa 1976）, 2010, 35（11）: E481-7.

[139] LEWANDROWSKI K U, HECHT A C, DELANEY T F, et al. Anterior spinal arthrodesis with structural cortical allografts and instrumentation for spine tumor surgery [J]. Spine（Phila Pa 1976）, 2004, 29（10）: 1150-8; discussion 9.

[140] CHANG D W, FRIEL M T, YOUSSEF A A. Reconstructive strategies in soft tissue reconstruction after resection of spinal neoplasms [J]. Spine（Phila Pa 1976）, 2007, 32（10）: 1101-6.

[141] MAZEL C, HOFFMANN E, ANTONIETTI P, et al. Posterior cervicothoracic instrumentation in spine tumors [J]. Spine（Phila Pa 1976）, 2004, 29（11）: 1246-53.

[142] RAWLINS J M, BATCHELOR A G, LIDDINGTON M I, et al. Tumor excision and reconstruction of the upper cervical spine: a multidisciplinary approach [J]. Plast Reconstr Surg, 2004, 114（6）: 1534-8.

[143] SANERKIN N G. The diagnosis and grading of chondrosarcoma of bone: a combined cytologic and histologic approach [J]. Cancer, 1980, 45（3）: 582-94.

[144] GIUFFRIDA A Y, BURGUENO J E, KONIARIS L G, et al. Chondrosarcoma in the United States（1973 to 2003）: an analysis of 2890 cases from the SEER database [J]. J Bone Joint Surg Am, 2009, 91（5）: 1063-72.

[145] STROTMAN P K, REIF T J, KLIETHERMES S A, et al. Dedifferentiated chondrosarcoma: A survival analysis of 159 cases from the SEER database（2001-2011）[J]. J Surg Oncol, 2017, 116（2）: 252-7.

[146] XU J, LI D, XIE L, et al. Mesenchymal chondrosarcoma of bone and soft tissue: a systematic review of 107 patients in the past 20 years [J]. PLoS One, 2015, 10（4）: e0122216.

[147] 樊代明. 整合肿瘤学·基础卷 [M]. 西安: 世界图书出版西安有限公司, 2021.

[148] 樊代明. 整合肿瘤学·临床卷 [M]. 北京: 科学出版社, 2021.

骨肉瘤

名誉主编

樊代明

主　编

郭　卫

副主编

李建民　沈靖南

编　委（姓氏笔画排序）

丁　宜　华莹奇　杨　毅　谢　璐

第一章

流行病学

第一节 临床特点

骨肉瘤（Osteosarcoma，OS）是儿童及年轻患者最常见的原发性恶性肿瘤。中位发病年龄为20岁。65岁以上的OS常继发于Paget病。

OS主要有髓内、表面、骨外三种亚型。髓内高级别OS是经典病理类型，约占全部OS的80%。最常见的病变部位为生长活跃的股骨远端、胫骨近端的干骺端。低级别髓内OS占全部OS不到2%，发病部位与经典OS类似。皮质旁和骨膜OS发生于皮质旁或皮质表面。皮质旁OS为低度恶性，约占全部OS的5%。最常见的部位为股骨远端后方，肿瘤很少发生转移。24%~43%的低级别骨旁OS可能转变为高级别肉瘤。骨膜OS为中度恶性肿瘤，好发于股骨及胫骨。骨表面高级别OS十分罕见，占骨表面OS的10%。

疼痛及肿胀是OS早期最常见的症状。疼痛最初多为间断性，常与生长痛混淆，因而导致确诊较晚。OS可通过血行播散，最常见的转移部位为肺。

以TP53基因突变为特征的Li-Fraumeni综合征患者发生OS的风险较高。有视网膜母细胞瘤病史的患者，OS是最常见的继发恶性肿瘤，这类患者的特征是视网膜母细胞瘤基因RB1突变。OS患病风险的增高还与其他一系列遗传倾向综合征相关。OS是最常见的放射诱导的骨起源恶性肿瘤。

多药方案的新辅助化疗和其他辅助治疗措施使OS患者预后得到了改善。通过目前的整合治疗，约2/3的OS患者能够治愈，保肢率达90%~95%。

第二节 预后因素

肿瘤部位、大小、年龄、出现转移、转移灶部位、化疗效果、手术类型、外科边界是肢体及躯干OS的主要预后因素。应用COSS方案治疗的1702例躯干或肢体OS

随访研究表明，年龄、部位、转移是影响预后的因素。在肢体OS中，除上述因素外，就诊时瘤体大小及肢体部位不同对预后有显著影响。在多因素分析中，除年龄外其他因素均影响预后，其中手术切除边界及化疗反应是关键预后因素。一项4838例OS新辅助化疗荟萃分析表明，女性患者接受化疗后的肿瘤坏死率较高，总体生存率较高，儿童患者较青少年及成年患者疗效更好。一项联合3个欧洲OS协作组的随机对照研究，术前化疗疗效较好、部位位于肢体远端（膝关节、肘关节、踝关节周围）、女性患者的预后较好。此外，高BMI患者预后较差。

在出现转移的OS患者中，转移灶数目及可否彻底切除是影响预后的因素。对肺部有一个或少量可切除病灶的患者，其预后与无转移的患者接近。

血清碱性磷酸酶（ALP）、乳酸脱氢酶（LDH）水平升高为影响OS的预后因素。一项包括1421例肢体OS研究中，Bacci等报道有转移者LDH水平较无转移者高（36.6% vs. 18.8%；P<0.0001），五年无病生存率（DFS）亦与LDH水平相关（LDH升高者为39.5%，正常者为60%）。一项789例肢体OS患者的回顾性研究，Bacci等报道ALP水平对于无事件生存率（EFS）有显著影响。ALP水平升高4倍以上患者5年EFS为24%，而低于此水平的患者5年EFS为46%（P<0.001）。但在多因素预后分析中，血清LDH及ALP水平并未表现出显著性。

第二章

预防及筛查

目前尚无证据支持OS相关的预防及筛查措施。疼痛是OS早期最常见症状，常与生长痛混淆，若出现同一部位反复疼痛或伴肿胀，应及时就诊骨肿瘤专科并行相应检查协助诊断。

第三章

诊断

第一节 辅助检查

OS除病史和体检外，应完善病变部位增强MRI和增强CT，胸部影像学主要为胸部CT，同时还应行PET/CT和/或全身骨扫描检查；发现转移灶，则行增强MRI和增强CT检查；LDH和ALP水平是常规检查。切开活检和穿刺活检（粗针）是骨与软组织肿瘤两种诊断方法。切开活检是最准确的方法。可提供较多标本进行免疫组化或细胞遗传学检查。切开活检常需要在手术室接受全麻或局麻，特殊部位的切开活检还易造成局部血肿和肿瘤播散。在保证获取足够标本前提下，优先选择穿刺活检。穿刺活检可在局麻下进行，诊断准确率为88%~96%。随着影像学技术发展，影像学定位下的穿刺活检逐渐在诊断原发和继发骨肿瘤中得到应用。活检应在患者将会接受进一步治疗的医疗机构进行。活检后应妥善固定病变骨以防止病理骨折发生。活检实施对保肢手术非常重要，活检不当会影响预后。如果切开或穿刺活检的瘢痕组织在随后的肿瘤切除过程中未能一并切除，有导致肿瘤局部复发可能。穿刺活检导致肿瘤播散风险相对较低。在计划活检路径时，应保证活检切口或穿刺针道在后续计划切除的范围内。

第二节 病理学特点

OS是发生在骨内的恶性成骨性肿瘤，最重要特征是恶性肿瘤细胞直接成骨。OS包括低、中和高级别三型，低级别中心型OS和骨旁OS是低级别OS。骨膜OS是中级别OS。普通型OS、小细胞OS、毛细血管扩张型OS和骨表面高级别OS属于高级别恶性OS。OS可以是原发性的，也可继发于多种骨疾患，如骨Paget病、骨梗死、放疗后及其他骨病变等。

肉眼观察，经典型OS常位于长骨干骺端，体积较大，最大径可达5~10cm或以上，可局部或多处穿破皮质骨并在软组织内形成半球状或不规则肿块。典型OS切面呈灰白色，质硬有沙砾感或质地软并呈鱼肉状；富含软骨的区域呈灰白色透明样，局部可呈黏液样，出血和囊变。瘤组织可形成卫星结节，可发生同一骨内，也可跨关节存在，称为"跳跃"灶。

镜下观察OS组织学形态多样，肿瘤性成骨的判读是诊断关键。肿瘤性成骨偏嗜酸性着色，如出现矿化也可嗜碱性着色。瘤骨量可多可少，可呈编织状、花边状、细网状、斑片状、Paget骨病样等，肿瘤性软骨很常见。OS常呈浸润性生长方式，包围并浸润宿主骨小梁侵蚀髓腔组织生长，破坏正常骨的哈弗氏系统。OS的瘤细胞异型性及多形性常明显，可呈上皮样、浆细胞样、小细胞型、梭形细胞型等，但有时由于骨样基质围绕，瘤细胞小且看似正常。瘤细胞胞浆常嗜酸或透亮，坏死及病理学核分裂象易见。经典型OS最常见的亚型依次为成骨型（76%~80%）、成软骨型（10%~13%）和成纤维型（10%）。在Mayo ClinicOS病例统计中这三个亚型的发病比例为56%，20%和24%。新辅助化疗后OS常出现大片坏死、肉芽及纤维化，Huvos分级判读有助于预测预后。

免疫组化，经典型OS具有广泛的免疫组化表达谱，但诊断意义有限，常用抗体包括Osteocalcin, Osteonectin, Osteoprotegerin, RUNX2, FOS, Vim, S100, Actin, SMA, CK, CD99, SATB2, IMP3, MDM2, CDK4, Ki67、P53和P16等，其中免疫组化抗体SATB2是提示骨母细胞分化的抗体，比较敏感但缺乏特异性。部分OS亦可表达Keratin和EMA。MDM2和CDK4免疫组化抗体联合应用在低级别OS中有较好的敏感性和特异性，分子检测（FISH或PCR等方法）是必需的辅助手段。

分子病理，OS拥有高度不稳定且复杂的基因组，存在大量的结构变异，常短时间内爆发出现大量高频度和高密度基因异常，直接导致染色体碎裂和畸变等结构改变，这些以非整倍体不稳定形式存在的染色体是导致OS肿瘤内部和肿瘤间异质性的原因。胚系突变常见TP53和RB1，少见RECQ解旋酶基因。OS体细胞突变体现在数量和结构上的变化，而特异性点突变非常少。40%~50%的普通型OS6p12-p21会携带RUNX2，VEGFA，E2F3和CDC5，主要表现为重复扩增；45%~55%的经典型OS8q和17p会携带MYC基因。大约10%的普通型OS可检测到MDM2基因扩增，提示这部分病例可能为低级别OS发生去分化成为高级别OS。少部分OS病例还会出现包括FGFR1，IGF，CDKN2A，RB1，PTEN，PI3K/mTOR，ATRX，LSAMP，DLG2和WWOX的基因异常。部分OS也可出现BRCA2基因突变，导致的体细胞杂合性缺失会影响瘤细胞DNA双链断裂的同源重组修复过程。HIC1，WIF1，TSSC3，ESR1，RASSF1A，GADD45和RUNX2基因在普通型OS中会出现过度甲基化从而影响转录活性，其中雌激素受体（ESR1）甲基化还参与成骨细胞分化。

第四章

治疗

第一节 概述

1 治疗原则

1.1 无转移的 OS

对低级别 OS（包括髓内型和表面型）及骨膜 OS 首选广泛切除。骨膜 OS 患者可考虑术前化疗。广泛切除术后病理检测发现高级别 OS 成分，推荐术后辅助化疗。尽管新辅助化疗及辅助化疗已被应用于骨膜 OS，但实际上并无证据支持其与单纯广泛切除相比能改善预后。

对高级别 OS（包括髓内型和表面型）推荐在广泛切除前进行术前化疗（1A），化疗后通过胸部 CT、局部 X 光平片、局部增强 MRI 和增强 CT、PET/CT 或骨扫描等进行重新评估及再分期。儿童肿瘤协作组（Children's Oncology Group，COG）一项前瞻临床试验提示，无转移的肢体 OS 行术前化疗并不改善总 OS。欧洲骨肉瘤协作组一项临床试验也提示 40 岁以上的 OS 行术前化疗并不改善 OS。然而，术前化疗具有改善肿瘤水肿反应区、缩小瘤体进而改善手术边界、预防围术期远处转移、判断肿瘤对药物的敏感性等作用，目前仍然推荐使用。

对可切除肿瘤，应予广泛切除。对高级别无转移 OS，术后辅助化疗可显著提高 DFS 和 OS。当切缘阴性、化疗反应良好时，则继续化疗；化疗反应差，可考虑更改化疗方案。切缘阳性、化疗反应良好，则继续化疗，同时考虑再次局部治疗（手术、放疗等）；化疗反应差，可考虑更改化疗方案，同时考虑再次局部治疗（手术、放疗等）。

对不可切除或不完全切除 OS，可考虑行光子/质子联合放疗或质子束放疗控制局部病灶。

1.2 初诊时即存在转移病灶的OS

10%~20%初诊时即发现有转移。尽管化疗能显著改善无转移的高级别OS的预后，但对初诊时即存在转移者则差很多。转移灶数量、所有临床可及病灶是否可行完整切除是独立预后因素。肺转移患者，单侧转移、肺部结节数量较少与预后良好相关。只有1~2处转移灶2年DFS显著高于3处及以上转移灶者（分别为78%和28%）。在初诊时即有转移的OS中，通过化疗和外科治疗切除转移灶者长期生存率高于那些无法切除转移灶的（分别为48%和5%）。积极化疗联合外科同时切除原发灶和转移灶可改善初诊时即有肺转移的肢体OS的预后。

对就诊时即有转移灶（包括肺、腹腔脏器或骨）的OS，若所有转移灶均可切除，本指南推荐术前化疗继以广泛切除原发肿瘤，并积极切除所有转移灶，术后继续化疗。不可切除的转移灶应当行化疗和/或放疗，继以对原发肿瘤进行再评估。

1.3 复发和难治性OS

无转移OS中约30%、诊断时即有转移者中约80%会复发或转移。孤立的转移灶、初次复发时间、初次复发时病变可完整切除是最重要的改善生存的预后因素，而无法耐受手术、二次以上复发者预后不佳。原发无转移OS，发生肺转移的间隔时间越长，生存状况明显更佳。COSS试验通过大宗队列研究，报道多次复发患者的预后与其外科切除情况相关。

对复发和难治性OS，本指南推荐药物治疗为主、手术治疗为辅的策略。在药物控制有效基础上，建议完整切除所有寡转移灶，不适合手术者可使用放疗手段加强局部控制。药物治疗包括二线化疗如依托泊苷联合环磷酰胺或异环磷酰胺、抗血管生成靶向药如括索拉菲尼、帕唑帕尼、阿帕替尼、瑞格菲尼、卡博替尼、安罗替尼、仑伐替尼等。钐-153-乙烯二胺四亚甲基膦酸（^{153}Sm-EDTMP）是一类亲骨性放射性治疗物，已于局部复发或转移性OS及骨转移癌患者中行评估，但目前证据不足，不作为优先推荐。对肿瘤微卫星灶不稳定或肿瘤突变负荷高的OS，可考虑使用免疫检测点抑制剂。

2 外科治疗

手术（截肢或保肢）仍是OS治疗的主要方式。对无转移的高级别OS，研究表明截肢术与保肢术在复发率及生存率上无显著差异，而保肢术常能带来更好功能。对新辅助化疗反应较好的高级别OS，如能达到广泛外科边界，应首选保肢治疗。当保肢治疗无法达满意外科边界时应行截肢治疗。

3 药物治疗

手术基础上联合辅助化疗和新辅助化疗明显改善非转移性OS的预后。早期临床试验使用多药整合方案，包括以下药物中至少三种：多柔比星、顺铂、博来霉素、环磷酰胺或异环磷酰胺、放线菌素D和大剂量甲氨蝶呤。其后的临床试验证实，包含以顺铂、多柔比星的短期密集化疗方案（含或不含大剂量甲氨蝶呤和异环磷酰胺）可获得类似远期结果，也有临床试验认为在以下四个药物中：多柔比星、顺铂、大剂量甲氨蝶呤、异环磷酰胺中使用2种或2种以上进行最密集强度整合即可，整体的生存预后与欧美骨肉瘤协作组研究多药整合方案（MAP：大剂量甲氨蝶呤、多柔比星和顺铂）效果大致相同，5年OS可达71%（95% CI：68%~73%）。

为减轻远期心脏毒性和耳毒性，针对非转移性OS，研究者设计了不包括多柔比星和顺铂的方案。在法国肉瘤协作组的研究中，在术前及术后使用大剂量甲氨蝶呤序贯异环磷酰胺联合依托泊苷的方案，在年龄小于25岁青少年OS中，5年OS达到71%。

无论何种方案的化疗，对新辅助化疗具有高组织病理学反应率（坏死率是否大于90%）是判断预后的重要因素。Rizzoli Institute进行一项包括881例非转移性肢体OS的新辅助化疗研究，Bacci等发现5年DFS和OS与化疗的组织学坏死率相关。COG的报告也确认了上述发现；反应好者，8年术后EFS和OS分别为81%和87%；反应差者，8年EFS和OS分别为46%和52%。然而，Campanacci等人研究证实手术切缘对生存的影响远大于组织学反应率对生存的影响。

近20年来，小分子酪氨酸激酶抑制剂的发展在肿瘤领域取得了长足进步。近年来，阻断VEGFR的TKI在OS中的研究取得令人兴奋的效果，包括索拉菲尼、帕唑帕尼、阿帕替尼、瑞戈非尼、卡博替尼、仑伐替尼等，如何选择合适的TKI并延迟其耐药发生，成为最近研究的热门。目前，在OS二线治疗中，靶向药联合化疗正成为热点，各类临床试验在开展中。

在非转移、可切除的患者中，加用米伐木肽后6年OS显著提高（70%升至78%），EFS有改善趋势，但在转移性疾病中，对生存改善并不显著。在小分子干扰素α-2b、免疫截点抑制剂PD-1或PD-L1的系列临床试验及抗神经节苷脂等的临床研究中，OS并未见显著生存改善，仅有个案出现免疫应答，生物学标志物研究正在进行中。中医药对OS的治疗作用尚不明确，目前主要临床认识尚局限于辩证分型和作为辅助治疗配合化疗使用。

表44-4-1 常用化疗药物整合

●一线治疗（初始/新辅助/辅助治疗或转移）	
优先选择：	顺铂联合多柔比星
	大剂量甲氨蝶呤、顺铂、多柔比星
其次选择：	多柔比星、顺铂、异环磷酰胺，联合大剂量甲氨蝶呤
●二线治疗（复发/难治或转移）	
优先选择：	异环磷酰胺、依托泊苷

●二线治疗（复发/难治或转移）	
	瑞戈非尼
	索拉菲尼
	阿帕替尼
	安罗替尼
其次选择：	卡博替尼
	环磷酰胺、拓扑替康
	多西他赛和吉西他滨
	吉西他滨
	索拉菲尼和依维莫司
某些情况下使用：	环磷酰胺和依托泊苷（异环磷酰胺和依托泊苷敏感，但异环磷酰胺导致严重脑白质病）
	异环磷酰胺、卡铂、依托泊苷
	大剂量甲氨蝶呤
	大剂量甲氨蝶呤、依托泊苷、异环磷酰胺
	^{153}Sm-EDTMP 用于难治或复发的超二线治疗

4 随访和监测

随访监测在第1、2年应每3个月一次，第3年每4个月一次，第4、5年每半年一次，此后每年一次。每次均应完善影像学及实验室检查。每次随访应重新评估患者功能。发现复发，应行化疗，如可能尽量考虑手术切除。治疗反应良好则继续监测，当出现复发或疾病进展，如有可能则考虑手术切除，或参与相关临床实验性治疗，也可考虑姑息性放疗或核素内照射治疗，同时给予支持治疗。

第二节 外科治疗详解

1 四肢病变

1.1 四肢OS的外科治疗方式：截肢和保肢选择

在20世纪70年代以前，由于局部复发率高且瘤段截除后缺乏有效重建方法，临床上常采用截肢术。直到现在，截肢仍然是治疗OS的重要手段之一。截肢的适应证包括：患者要求截肢、化疗无效的ⅡB期肿瘤、重要血管神经束受累、缺乏保肢所需骨或软组织重建条件、预计义肢功能优于保肢。截肢包括经骨截肢和关节离断术，其优点在于能最大限度地切除原发病灶，手术操作简单，无须特别技术及设备，而且费用低廉，术后并发症少，术后即可尽快施行化疗以及其他辅助治疗，控制和杀灭原发病灶以外的转移。

目前，大约90%可接受保肢治疗，保肢适应证为：ⅡA期肿瘤、化疗有效的ⅡB期肿瘤、重要血管神经束未受累、软组织覆盖完好、预计保留肢体功能优于义肢。远隔转移不是保肢的禁忌证，因此对Ⅲ期肿瘤，也可行保肢治疗，甚至可行姑息性保肢治疗。但需强调的是，化疗反应好仍然是保肢治疗的前提。

肢体OS保肢手术包括肿瘤切除和功能重建两个步骤，需满足肿瘤学及骨科学两方面要求，即完整、彻底切除肿瘤和重建因切除肿瘤所造成的骨骼肌肉系统功能损失。普通骨科医生最常犯的错误是过分重视肢体功能的保留及重建，而牺牲肿瘤治疗的外科边界。OS的生物学行为是影响肢体及生命是否得以存留的主要因素。如肿瘤复发，后果不仅是增加再截肢的风险以及加重患者的痛苦和医疗费用负担，还使得复发者肺转移率远高于无复发者，而绝大部分OS患者的生命终结都是因为出现肺转移。

保肢手术的重建方法包括骨重建与软组织重建。骨重建即重建力学支撑及关节各向活动功能，软组织重建包括修复动力和提供良好覆盖。按照重建特点又可分为生物重建和非生物重建。目前临床上可供选择的重建方法有：①人工假体：可提供足够的稳定性和强度，允许早期负重行走，目前组配式假体功能良好，易于操作，但人工假体最主要的问题仍然是感染、远期松动和机械性损坏；②异体骨关节移植：既往在OS治疗中曾经起过重要作用，最大优点是可以提供关节表面、韧带和肌腱附丽，缺点是并发症发生率高，有报道包括感染、骨折等在内的并发症发生率高达40%~50%；③异体骨–人工假体复合体：一般认为可以结合人工假体和异体骨两者的特点，肢体功能恢复快，但同样也存在两种重建方式的缺点；④游离的带血管蒂腓骨或髂骨移植：常与其他生物重建方法同时使用，带血管蒂的自体骨随负重刺激会逐渐增粗，实现力学传导的替代；⑤瘤段灭活再植术：该重建方式在国内外也曾广泛应用，虽然存在肿瘤灭活不确切、复发率高、无法进行术后化疗评估、死骨引起的并发症高等问题，但随近年灭活技术和重建技术的改进，目前仍有较广泛应用；⑥可延长式人工假体：适宜儿童患者，须定期实行延长手术；⑦旋转成型术：适宜于儿童患者，但年龄较大者容易存在心理接受方面的问题。无论是截肢还是保肢，术后都应积极进行康复训练。

1.2 肢体OS的术前计划和术后评估

不管采取什么手术方法，外科手术切除的原则仍是以最大限度上减少局部复发为首要目标，其次是最大限度地减少对功能的影响。术前计划对手术实施非常重要。广泛切除意味着手术切缘为组织学阴性，以达到最佳的局部控制效果。对部分病例而言，截肢可能是达到这一目标最适当的选择。然而，能够合理保全功能时，应首选保肢手术。虽然在不同的专家之间，保肢治疗方法可能存在相当大的差异，但对于外科切除，确实需要一个统一的评价标准。Enneking首先提出这个问题，并提出了外科边界评价的概念，主要分成四类：根治性边界、广泛性边界、边缘性边界和囊内边界。对OS这类高度恶性的肿瘤，手术切除应获广泛性或根治性边界。

1.3 局部复发的处理

肢体OS局部复发的预后很差。外科处理应遵循原则仍然是安全的肿瘤边界。对复发病灶需行局部X线、B超、CT和MRI的评估，以及全身骨扫描排除多发转移病灶。MD Anderson骨肿瘤中心Takeuchi等报道对局部复发病灶5年和10年OS分别为30%和13%。多因素分析如果合并转移或复发肿块直径大于5cm者为独立危险因素，足够外科边界是局部复发手术治疗的关键。当复发病变弥漫或肿块临近神经血管时应首选根治性截肢手术。

2 骨盆病变

2.1 骨盆OS保肢治疗适应证

随着化疗药物、外科技术和骨科重建技术长足发展，自20世纪70年代起OS保肢率与长期生存率都有显著升高，大量长期临床研究显示保肢治疗和截肢治疗效果相似。保肢治疗有其适应证，如盲目给不适合患者实施保肢治疗会带来较差疗效。保肢治疗的适应证包括：①保肢手术能达到满意切除边界；②半骨盆截肢术并不能提供更好的切除边界（特别是存在弥漫血管内瘤栓）；③保肢治疗术后功能必须优于截肢治疗。禁忌证包括：①截肢手术的外科边界显著优于保肢手术；②肿瘤侵及坐骨神经及髂血管致使无法保留有功能肢体；③同侧远端肢体存在复发转移病灶。

2.2 外科边界

对于任何病理类型和分级的OS，首选初始治疗方案均为切缘阴性的广泛切除。位于骨盆的OS常致高复发率和低生存率，完整彻底的切除是长期生存的前提，切除边缘残留的瘤组织和局部复发密切相关，且最终导致较差的预后。多数研究表明广泛切除边界可降低术后局部复发率，但鲜有文献定义距离肿瘤边缘多远属于安全边界。在一些著名教科书上建议截骨边界距瘤至少3cm以上才能保证切除边缘无瘤残留。但Andreou等统计1355例接受保肢治疗OS治疗结果后否定了截骨范围大于3cm的必要性，认为在广泛切除肿瘤前提下，截骨量与局部复发率并无关系。相反截骨量越少，保肢后的关节功能会相对越好。对骨盆OS，很难获得2~3cm安全边界。周密的术前计划，术中导航技术、截骨导板的应用可辅助外科医生获得更好切缘。此外，骨盆OS常常因广泛血管内瘤栓而无法获得满意外科边界。

2.3 Ⅰ区OS切除后重建

单纯累及Ⅰ区的肿瘤如不侵及骶髂关节和髋臼区，可获满意术后功能和预后。Ⅰ区切除后需重建骨盆连续性。钉棒系统重建是常用方法，内固定周围的软组织瘢痕有助于维持钉棒内固定系统的长期稳定性。常可在内固定周围辅以骨水泥、残余髂骨回植或钛网提升稳定性，降低术后内固定失败发生率。使用带或不带血管蒂的自体游离腓骨重建骨缺损同样是常用方法之一。骨愈合后可达到生物重建效果。结合内固定可降低植骨段骨折风险，使患者早期负重活动。根据术前影像学资料设计截骨导板和3D打印骨长入型金属假体等数字骨科技术为骨盆Ⅰ区的修复重建提供了更多方法和选择。

2.4 Ⅱ区OS切除后重建

髋臼周围肿瘤切除后如不重建会导致连枷髋，肢体不等长，术后功能欠佳。较多文献显示重建后患者MSTS功能评分更高。与单纯Ⅰ区或Ⅲ区受累的患者相比，累及Ⅱ区（髋臼周围）OS切除重建术后功能损失较大，并发症发生率也较高。手术相关并发症发生率文献报道可达30%~90%。Ⅱ区切除后的重建方法较多，包括关节融合、髋关节移位、异体骨重建、假关节重建、加强坏重建和假体重建等。生物重建和假体重建均有各自优缺点，鉴于OS的特点，手术应着眼于尽快恢复患者运动功能，同时降低并发症的发生率。

髋关节融合是以牺牲髋关节活动度来重建骨盆稳定性。术后常伴随发生步态异常和长期疼痛。治疗效果通常较差。Capanna等建议可建立髂骨和股骨间假关节来取代关节融合，研究中患者治疗结果与融合相似，但假关节愈合更快，技术要求更低且并发症发生率也更低。

异体骨结合或不结合假体重建能够恢复肢体长度，并且手术后获得较好功能结果。但全部由异体骨重建时要求与宿主骨的尽量贴合以提高骨愈合率，并减少术后骨折发生，这间接地延长了手术时间并提高了手术技术要求，术后常发生感染、排异等并发症。Christian等研究发现儿童和青少年接受异体骨重建后的MSTS评分明显高于成年人。

Hoffmann等尝试在切除Ⅱ区OS后，利用铆钉和缝线将股骨头移位至髂骨残端。虽然术后肢体会有5~12cm的短缩。但患者身体、社会和情感功能恢复良好。疼痛和肢体残疾等并发症发生率较异体骨或假体重建低。

假体置换是目前最常使用的重建术方法。假体股骨侧为全髋关节置换，近端针对不同的肿瘤切除边缘有不同的固定设计，包括：鞍状假体、定制型半骨盆假体和组配式半骨盆假体等，Guo等报道3D打印技术辅助的组配式半骨盆假体术后功能、并发症发生率和假体长期保有率等指标均优于国内外相关报道。总体而言，假体重建髋关节周围骨缺损的功能结果较连枷假关节、半骨盆截肢好得多，并发症发生率也低于灭活再植和异体半骨盆移植重建。

2.5 Ⅲ区OS切除后的重建

累及坐骨与耻骨的Ⅲ区OS在切除后不是必须进行重建，Ham等研究显示未重建患者术后肢体功能较满意。利用自体带血管蒂腓骨重建骨盆连续性，也是可供选择的治疗方案。耻骨区域骨性结构消失会导致术后盆底局部区域张力薄弱，易发生切口疝，术中应进行适当的软组织修补加固腹股沟管和盆底。

2.6　Ⅳ区 OS 切除后的重建

骨盆Ⅳ区是 OS 常累及部位。肿瘤侵犯骶骨翼甚至整个骶骨，手术难度极大。在保证满意切缘前提下，需切除骶髂关节、部分或全部骶骨，肿瘤切除术后需重建腰骶和骨盆的连续性。Guo 等根据 Ennecking 骨盆分区制定不同的术式：累及Ⅰ+Ⅳ区采用钉棒系统内固定、自体腓骨或髂骨植骨或采用钉棒系统联合骨水泥重建骨盆环稳定性；累及Ⅰ+Ⅱ+Ⅳ区或Ⅰ+Ⅱ+Ⅲ+Ⅳ区采用钉棒联合半骨盆假体重建，骨缺损较大时采用自体股骨头植骨。Guo 等 2018 年提出髂骨肿瘤累及骶骨的 Beijing 分型，根据肿瘤是否累及同侧和对侧骶神经孔和髋臼决定手术切除范围、手术入路和术后重建方式。

2.7　半骨盆截肢术

适用于瘤体过大、侵犯范围较广、不符合保肢指证的病例。半骨盆截肢作为涉及大腿、腹股沟及髋臼周围区域的巨大骨盆肿瘤的标准治疗手段已有数十年之久。骨盆的切除范围可根据肿瘤范围进行调整，为了达到满意切除边界，扩大半骨盆切除范围可达到骶骨神经孔甚至全骶骨，术后需行相应钉棒重建。半骨盆截骨后可用标准的前侧或后侧肌瓣覆盖残端，如肿瘤从后方侵犯臀部及大腿上段，股管未受侵，建议使用前侧股直肌肌瓣覆盖。

2.8　局部复发

局部复发的骨盆 OS 常见并发症，化疗是否敏感等因素决定是否再次进行手术。由于骨盆的解剖结构较特殊，达到满意的切除边界难度较大，局部复发率较四肢 OS 高，30%~60%。Fuchs 等回顾性分析单中心骨盆 OS 的疗效，发现局部复发和远处转移都是降低生存率的风险因素。且对局部复发病例是否进行手术和进行何种手术都对生存率无明显影响。如半骨盆截肢等根治性手术能达到广泛边界，则建议再次手术。术前评估无法再次获得满意外科边界的患者建议接受化疗、靶向治疗或参加药物临床试验。

3　骶骨病变外科治疗

发生在骶骨上的原发 OS 较少见，约占全部原发骶骨肿瘤的 4%，有学者采用局部放疗及全身化疗治疗骶骨 OS，但预后不佳。近年来，骶骨肿瘤的手术切除技术有了较大进步，部分病例经外科治疗取得了良好疗效。

3.1　手术入路的选择

正确的骶骨肿瘤手术入路可减少术中出血和术后并发症，同时有助术者顺利完成手术。目前采用的的手术入路主要有单纯后方入路和前后方联合入路等。单纯后方入路适于切除病变局限的低位骶骨OS；对累及S_2及以上的肿瘤或瘤体明显向前突入盆腔者宜用前后联合入路，能充分暴露骶骨的前后侧及其边缘，容易达到广泛的切除边界，降低出血、盆腔脏器损伤等并发症风险。对病灶累及较高骶椎节段或全骶骨受累者，宜采用前后方联合入路。高度恶性OS手术前需化疗，并评估肿瘤对药物的反应。高分化骶骨OS可直接手术切除，但也应获得较广泛的手术边缘。Guo等报道一期后路全骶骨切除术，能有效切除累及全骶骨的OS，获得满意边界，同时极大缩短手术时间、减少术中出血量，显著提高围术期安全性。该术式还能较方便地保留双侧L_5神经根，极大地保证术后患者的下肢运动功能。

3.2 术后稳定性重建

骶骨不仅是骨盆环的重要组成部分，而且还有支撑脊椎的功能。因此，重建缺损与切除肿瘤一样重要。Gunterberg等通过生物力学试验证实当高位骶骨作横向截骨并累及骶骨翼时，骨盆抵抗垂直重力的能力就会减弱。Hugate等进一步研究发现，若骶骨横向截骨面在S_1神经以近，则需要重建。椎弓根螺钉及髂骨螺钉固定是目前骶骨肿瘤切除术后重建腰骶骨稳定性的标准方法。对非全骶骨切除的重建，使用钉棒系统进行腰椎髂骨固定即可获得足够稳定性。对全骶骨切除术后的重建，Bederman等提出需要进行多重复合重建方可恢复满意的腰骶稳定性。该多重复合重建应包括脊柱骨盆固定（SPF）、后骨盆环固定（PPRF）、脊柱前柱固定（ASCF）。使用传统的固定方式可实现SPF+PPRF+ASCF的复合固定，如钉棒系统后路固定复合自体腓骨移植支撑前柱，但这种重建手术步骤烦琐且耗时，术后并发症风险较高。经L_5下终板向L_5椎体内拧入螺钉1枚，同时用钛棒将其和两侧髂骨螺钉连接，能有效重建骨盆后环完整性及脊柱前柱的力学传导，短期内效果好，但长期随访有可能因应力过大和金属疲劳而出现内固定失败。Guo等报道3D打印全骶骨假体用于全骶骨切除术后骨缺损，能有效、便捷地实现SPF+PPRF+ASCF的复合重建，缩短了手术时间及术中出血量，术后并发症率低，患者功能状态良好。

3.3 手术并发症及预防措施

3.3.1 术中出血

骶骨肿瘤手术失血较多，尤其是高位骶骨的次全切除或全切术有可能发生失血性休克。因此，术前应做好充分准备：术前备好充足血源；电刀和射频止血装置的使用可以加速凝血；术中开放2个或2个以上静脉通路并详细记录术中出血量、尿量及液体输入量；出血较多时快速加压输血；术中先处理出血少部位后处理出血多部位。另外，对低位肿瘤，一般无须结扎髂内血管；对高位肿瘤，可行双侧髂内动脉分支超选栓塞，或经前路结扎双侧髂内动脉从而减少出血的同时充分分离肿瘤前方组织。对巨大或高位骶骨肿瘤切除患者采用控制性低血压麻醉或低温低压麻醉。若术前血管造影显示瘤体血供不丰富可考虑不行血管栓塞。国内外学者认为：使用球囊扩张导管（BDC）术中暂时阻断腹主动脉可获很好效果。

3.3.2 神经功能损伤

骶骨肿瘤尤其是高位肿瘤切除术后困扰患者最严重的问题就是大小便失禁或/和行走困难。一般来讲，仅保留双侧L_5神经可保持正常步态但将无法控制括约肌并且失去正常的肠道和膀胱功能；保留双侧S_1、S_2神经，患者可能保持正常肠道功能（40%）以及正常膀胱功能（25%）；保留双侧S_1、S_2神经及单侧S_3神经，患者可能保持正常肠道功能（67%）及正常膀胱功能（60%）；保留双侧S_1-S_3神经，患者可能保持正常肠道功能（100%）及正常膀胱功能（69%）；保留单侧S_1-S_5神经，患侧会阴部感觉麻木，但不影响性功能，患者可能保持正常肠道功能（87%）以及正常膀胱功能（89%）。因此，术中保留神经数目越多，术后患者神经功能越好。

总之，骶骨OS的外科治疗首先要明确手术目的。对医生而言，手术切除方式取决于肿瘤体积、肿瘤累及范围等；然而，对患者而言，术后神经功能的需求也是临床治疗应当着重考虑的方面。因此，术前应当告知患者各种手术方式所带来的利弊，医患双方及时沟通。对不愿进行广泛切除手术的患者或合并广泛转移的原发骶骨OS也可采取放疗、射频消融进行姑息性局部治疗。

4 脊柱病变

4.1 切除边界的选择

发生于脊柱活动节段的原发或继发OS，在可能情况下均应选择边缘阴性的全脊椎肿瘤整块切除术。

脊柱OS占所有OS3%左右，常见于胸腰椎，也见于颈椎。骨骼肌肉系统的原发恶性肿瘤需施行广泛的手术切除并获得阴性边界。肿瘤刮除、囊内切除及肿瘤分块切除等病灶内切除方法会导致肿瘤切除不彻底，易出现肿瘤术后复发及远处转移，导致预后不良。

目前随着手术技术的进步，边缘阴性的全脊椎肿瘤整块切除已成为脊柱肿瘤的治疗金标准，样本量相对大的病例研究显示，对OS进行广泛切除或至少边缘切除能最大限度地避免因手术操作带来的瘤细胞污染，对降低术后肿瘤局部复发率、提高生存率有显著积极的作用。

脊柱OS切除过程中，全脊椎切除、整块切除和边缘阴性切除是并行的概念，对手术技术提出了更高要求，肿瘤发生部位、侵及范围大小及周围的解剖结构在一定程度上限制了手术方法的选择。发生于胸椎及腰椎部位的OS，Tomita脊柱肿瘤外科分期中的1-3型可采用全脊椎肿瘤整块切除术并获边缘阴性，而Tomita 4-7型的患者多需采用囊内切除；对颈椎OS，由于椎动脉系统以及参与臂丛形成的颈神经根等因素存在而几乎难以实现肿瘤边缘阴性的整块切除，目前关于颈椎OS的整块切除偶见个案报道，常采用矢状切除、椎体切除及全脊椎切除等方式对肿瘤实行全切除，但切除方式仍属于病灶内分块切除，肿瘤的污染、种植难以避免，术后肿瘤复发率高。

4.2 复发及转移病例的治疗

脊柱OS具有较高复发率及转移率，复发灶及转移灶处理依据患者的具体情况和病灶的具体位置来决定。

多个系列病例报道均指出，脊柱OS外科术后的复发率与初次手术的术式密切相关，其总体复发率为27%~60%，而边缘阴性术后的肿瘤复发率为0~6%，虽然术前及术后的化疗及放疗也会影响复发率，但初次手术外科边界仍然是OS复发的重要影响因素。在患者个体许可情况下，即使多次复发，也应尝试切除所有可切除的病灶，部分患者可获更多的治疗选择及更长的生存期。

4.3 脊柱OS切除后的稳定性重建

几乎所有脊柱OS在切除后都应进行脊柱稳定性重建。脊柱作为人体的中轴骨骼，在受到肿瘤破坏及外科切除后，重建稳定性是必须完成的手术步骤。脊柱的重建包括前中柱重建及后柱的重建，后柱重建国内外主要使用椎弓根螺钉，国内前中柱重建主要为钛网和人工椎体支撑，考虑到OS的高复发性及转移性，钛网内很少使用瘤骨灭活再植、自体腓骨移植或异体骨等生物重建方式，而是填充骨水泥等化合物材料。

第五章

康复

OS在术后进行康复治疗有助于恢复功能状态。康复治疗的目标包括：改善可纠正的躯体障碍、增加肌肉强度和耐受力、提高剩余肢体功能和代偿能力、纠正躯体平衡感和协调性障碍、学会使用辅助器械、改善疼痛和疲劳、指导家属帮助患者自理生活等。康复训练方案应根据具体切除范围、重建方式及患者的身体状态来制定，并遵循骨科术后康复的一般原则。康复训练计划应分阶段制定，包括术后急性期（术后2周内）、术后亚急性期（术后2~6周）和术后慢性期（术后6周以后）。

术后急性期的康复目标是促进伤口康复、预防围术期并发症。手术部位临近关节以制动为主，但提倡术区肌群行等长收缩训练，鼓励非术区的躯体关节运动。在良好保护下，患者可下地活动，但患肢是否负重则应具体而定。

术后亚急性期的康复目标是尽可能地恢复躯体功能，逐步达到独立自理的状态。手术部位临近关节逐步开展被动及主动训练，以尽可能地恢复关节活动度；患侧肢体逐渐增加负重；训练量逐步增大以提高活动耐受力；逐步脱离支具和辅助器械的保护。由于此阶段中大部分患者处于术后化疗期，因而应注意处理化疗带来的不良反应，如体质衰弱、免疫力低下等。

术后慢性期的康复目标是进一步改善患者的体能和肢体功能，最终让患者融入正常生活。患者需继续增加活动强度和提高活动耐受力。对下肢受累患者应注意步态和平衡感的改善，为此需要有针对性地训练特定肌群，如臀肌群和股四头肌。患者可逐步开展低强度的体育锻炼，如骑自行车、游泳等。此阶段可能会出现内植入物松动、断裂、磨损、感染及肿瘤复发等并发症，一旦发现应及时就诊处理。

参考文献

[1] YOUN P M M, CONSTINE LS, TRAVIS LB. Long-term cause-specific mortality in survivors of adolescent and young adult bone and soft tissue sarcoma: a population-based study of 28, 844 patients [J]. Cancer, 2014, 120 (15): 2334-42.

[2] KLEIN MJ S G. Osteosarcoma: anatomic and histologic variants [J]. Am J Clin Pathol, 2006, 125 (4): 555-81.

[3] ANTONESCU C, HUVOS A. Low-grade osteogenic sarcoma arising in medullary and surface osseous locations [J]. American journal of clinical pathology, 2000: S90-103.

[4] SHETH D, YASKO A, RAYMOND A, et al. Conventional and dedifferentiated parosteal osteosarcoma. Diagnosis, treatment, and outcome [J]. Cancer, 1996, 78 (10): 2136-45.

[5] BERTONI F, BACCHINI P, STAALS E, et al. Dedifferentiated parosteal osteosarcoma: the experience of the Rizzoli Institute [J]. Cancer, 2005, 103 (11): 2373-82.

[6] WINKLER K, BERON G, KOTZ R, et al. Neoadjuvant chemotherapy for osteogenic sarcoma: results of a Cooperative German/Austrian study [J]. Journal of clinical oncology: official journal of the American Society of Clinical Oncology, 1984, 2 (6): 617-24.

[7] STAALS E, BACCHINI P, BERTONI F. High-grade surface osteosarcoma: a review of 25 cases from the Rizzoli Institute [J]. Cancer, 2008, 112 (7): 1592-9.

[8] BACCI G L A, FERRARI S, BRICCOLI A, et al. Prognostic significance of serum lactate dehydrogenase in osteosarcoma of the extremity: experience at Rizzoli on 1421 patients treated over the last 30 years [J]. Tumori, 2004, 90 (5): 478-84.

[9] BACCI G L A, VERSARI M, MERCURI M, et al. Prognostic factors for osteosarcoma of the extremity treated with neoadjuvant chemotherapy: 15-year experience in 789 patients treated at a single institution [J]. Cancer, 2006, 106 (5): 1154-61.

[10] WHELAN J, JINKS R, MCTIERNAN A, et al. Survival from high-grade localised extremity osteosarcoma: combined results and prognostic factors from three European Osteosarcoma Intergroup randomised controlled trials [J]. Annals of oncology: official journal of the European Society for Medical Oncology, 2012, 23 (6): 1607-16.

[11] FERRARI S, BERTONI F, MERCURI M, et al. Predictive factors of disease-free survival for non-metastatic osteosarcoma of the extremity: an analysis of 300 patients treated at the Rizzoli Institute [J]. Annals of oncology: official journal of the European Society for Medical Oncology, 2001, 12 (8): 1145-50.

[12] ALTAF S, ENDERS F, JEAVONS E, et al. High-BMI at diagnosis is associated with inferior survival in patients with osteosarcoma: a report from the Children's Oncology Group [J]. Pediatric blood & cancer, 2013, 60 (12): 2042-6.

[13] COLLINS M, WILHELM M, CONYERS R, et al. Benefits and adverse events in younger versus older patients receiving neoadjuvant chemotherapy for osteosarcoma: findings from a meta-analysis [J]. Journal of clinical oncology: official journal of the American Society of Clinical Oncology, 2013, 31 (18): 2303-12.

[14] BACCI G, BRICCOLI A, FERRARI S, et al. Neoadjuvant chemotherapy for osteosarcoma of the extremities with synchronous lung metastases: treatment with cisplatin, adriamycin and high dose of methotrexate and ifosfamide [J]. Oncology reports, 2000, 7 (2): 339-46.

[15] HECK R, PEABODY T, SIMON M. Staging of primary malignancies of bone [J]. CA: a cancer journal for clinicians, 2006, 56 (6): 366-75.

[16] BERNTHAL N, FEDERMAN N, EILBER F, et al. Long-term results (>25 years) of a randomized,

prospective clinical trial evaluating chemotherapy in patients with high-grade, operable osteosarcoma [J]. Cancer, 2012, 118 (23): 5888-93.

[17] DAVIS AM B R, GOODWIN PJ. Prognostic factors in osteosarcoma: a critical review [J]. J Clin Oncol, 1994, 12 (2): 423-431.

[18] BIELACK S, KEMPF-BIELACK B, DELLING G, et al. Prognostic factors in high-grade osteosarcoma of the extremities or trunk: an analysis of 1,702 patients treated on neoadjuvant cooperative osteosarcoma study group protocols [J]. Journal of clinical oncology: official journal of the American Society of Clinical Oncology, 2002, 20 (3): 776-90.

[19] DAW N, BILLUPS C, RODRIGUEZ-GALINDO C, et al. Metastatic osteosarcoma [J]. Cancer, 2006, 106 (2): 403-12.

[20] HUANG A, KATTAPURAM S. Musculoskeletal neoplasms: biopsy and intervention [J]. Radiologic clinics of North America, 2011, 49 (6): 1287-305, vii.

[21] LIU P, VALADEZ S, CHIVERS F, et al. Anatomically based guidelines for core needle biopsy of bone tumors: implications for limb-sparing surgery [J]. Radiographics: a review publication of the Radiological Society of North America, Inc, 2007, 27 (1): 189-205; discussion 6.

[22] ASHFORD R, MCCARTHY S, SCOLYER R, et al. Surgical biopsy with intra-operative frozen section. An accurate and cost-effective method for diagnosis of musculoskeletal sarcomas [J]. The Journal of bone and joint surgery British volume, 2006, 88 (9): 1207-11.

[23] SKRZYNSKI M, BIERMANN J, MONTAG A, et al. Diagnostic accuracy and charge-savings of outpatient core needle biopsy compared with open biopsy of musculoskeletal tumors [J]. The Journal of bone and joint surgery American volume, 1996, 78 (5): 644-9.

[24] WELKER JA H R, JELINEK J, SHMOOKLER BM, et al. The percutaneous needle biopsy is safe and recommended in the diagnosis of musculoskeletal masses [J]. Cancer, 2000, 89 (12): 2677-86.

[25] MITSUYOSHI G, NAITO N, KAWAI A, et al. Accurate diagnosis of musculoskeletal lesions by core needle biopsy [J]. Journal of surgical oncology, 2006, 94 (1): 21-7.

[26] ADAMS S, POTTER B, PITCHER D, et al. Office-based core needle biopsy of bone and soft tissue malignancies: an accurate alternative to open biopsy with infrequent complications [J]. Clinical orthopaedics and related research, 2010, 468 (10): 2774-80.

[27] DAVIES N, LIVESLEY P, CANNON S. Recurrence of an osteosarcoma in a needle biopsy track [J]. The Journal of bone and joint surgery British volume, 1993, 75 (6): 977-8.

[28] SAGHIEH S, MASROUHA K, MUSALLAM K, et al. The risk of local recurrence along the core-needle biopsy tract in patients with bone sarcomas [J]. The Iowa orthopaedic journal, 2010, 30: 80-3.

[29] The WHO Classification of Tumours Editorial Board. WHO Classifcation of Soft Tissue and Bone Tumours [J]. 5th edn, Lyon (France), IARC: 2020.

[30] EA J B. Bone Tumor Pathology.An Issue of Surgical Pathology Clinics [J]. vol 10-3, 1st edn, 2002, Elsevier: 2017.

[31] CYI K K U. Dahlin's Bone Tumor, 6th edn. Philadelphia (USA) [J]. Wolters Kluwer: 2010.

[32] PICCI P, BACCI G, CAMPANACCI M, et al. Histologic evaluation of necrosis in osteosarcoma induced by chemotherapy. Regional mapping of viable and nonviable tumor [J]. Cancer, 1985, 56 (7): 1515-21.

[33] ANDERSON W, JO V. Diagnostic Immunohistochemistry of Soft Tissue and Bone Tumors: An Update on Biomarkers That Correlate with Molecular Alterations [J]. Diagnostics (Basel, Switzerland), 2021, 11 (4).

[34] BAUMHOER D, AMARY F, FLANAGAN A. An update of molecular pathology of bone tumors. Lessons learned from investigating samples by next generation sequencing [J]. Genes, chromosomes & cancer, 2019, 58 (2): 88-99.

[35] GRIMER R, BIELACK S, FLEGE S, et al. Periosteal osteosarcoma--a European review of outcome [J]. European journal of cancer (Oxford, England: 1990), 2005, 41 (18): 2806-11.

[36] CESARI M, ALBERGHINI M, VANEL D, et al. Periosteal osteosarcoma: a single-institution experience [J]. Cancer, 2011, 117 (8): 1731-5.

[37] BACCI G, FERRARI S, TIENGHI A, et al. A comparison of methods of loco-regional chemotherapy combined with systemic chemotherapy as neo-adjuvant treatment of osteosarcoma of the extremity [J]. European journal of surgical oncology: the journal of the European Society of Surgical Oncology and the British Association of Surgical Oncology, 2001, 27 (1): 98-104.

[38] BRAMWELL V, BURGERS M, SNEATH R, et al. A comparison of two short intensive adjuvant chemotherapy regimens in operable osteosarcoma of limbs in children and young adults: the first study of the European Osteosarcoma Intergroup [J]. Journal of clinical oncology: official journal of the American Society of Clinical Oncology, 1992, 10 (10): 1579-91.

[39] SOUHAMI RL, CRAFT AW, VAN DER EIJKEN JW, et al. Randomised trial of two regimens of chemotherapy in operable osteosarcoma: a study of the European Osteosarcoma Intergroup [J]. Lancet, 1997, 350 (9082): 911-7.

[40] FUCHS N, BIELACK S, EPLER D, et al. Long-term results of the co-operative German-Austrian-Swiss osteosarcoma study group's protocol COSS-86 of intensive multidrug chemotherapy and surgery for osteosarcoma of the limbs [J]. Annals of oncology: official journal of the European Society for Medical Oncology, 1998, 9 (8): 893-9.

[41] FERRARI S, SMELAND S, MERCURI M, et al. Neoadjuvant chemotherapy with high-dose Ifosfamide, high-dose methotrexate, cisplatin, and doxorubicin for patients with localized osteosarcoma of the extremity: a joint study by the Italian and Scandinavian Sarcoma Groups [J]. Journal of clinical oncology: official journal of the American Society of Clinical Oncology, 2005, 23 (34): 8845-52.

[42] LEWIS I, NOOIJ M, WHELAN J, et al. Improvement in histologic response but not survival in osteosarcoma patients treated with intensified chemotherapy: a randomized phase III trial of the European Osteosarcoma Intergroup [J]. Journal of the National Cancer Institute, 2007, 99 (2): 112-28.

[43] MEYERS P, SCHWARTZ C, KRAILO M, et al. Osteosarcoma: the addition of muramyl tripeptide to chemotherapy improves overall survival--a report from the Children's Oncology Group [J]. Journal of clinical oncology: official journal of the American Society of Clinical Oncology, 2008, 26 (4): 633-8.

[44] BASARAN M, BAVBEK E, SAGLAM S, et al. A phase II study of cisplatin, ifosfamide and epirubicin combination chemotherapy in adults with nonmetastatic and extremity osteosarcomas [J]. Oncology, 2007, 72 (3-4): 255-60.

[45] LE DELEY M, GUINEBRETIèRE J, GENTET J, et al. SFOP OS94: a randomised trial comparing preoperative high-dose methotrexate plus doxorubicin to high-dose methotrexate plus etoposide and ifosfamide in osteosarcoma patients [J]. European journal of cancer (Oxford, England: 1990), 2007, 43 (4): 752-61.

[46] BACCI G, BRICCOLI A, FERRARI S, et al. Neoadjuvant chemotherapy for osteosarcoma of the extremity: long-term results of the Rizzoli's 4th protocol [J]. Eur J Cancer, 2001, 37 (16): 2030-9.

[47] GOORIN A, SCHWARTZENTRUBER D, DEVIDAS M, et al. Presurgical chemotherapy compared with immediate surgery and adjuvant chemotherapy for nonmetastatic osteosarcoma: Pediatric Oncology Group Study POG-8651 [J]. Journal of clinical oncology: official journal of the American Society of Clinical Oncology, 2003, 21 (8): 1574-80.

[48] FERRARI S, BIELACK S, SMELAND S, et al. EURO-B.O.S.S.: A European study on chemotherapy in bone-sarcoma patients aged over 40: Outcome in primary high-grade osteosarcoma [J]. Tumori, 2018, 104 (1): 30-6.

[49] XIE L, XU J, DONG S, et al. Gain and loss from transcatheter intra-arterial limb infusion of cisplatin for extremity osteosarcoma: a retrospective study of 99 cases in the past six years [J]. Cancer management and research, 2019, 11: 7183-95.

[50] DELANEY T, PARK L, GOLDBERG S, et al. Radiotherapy for local control of osteosarcoma [J]. International journal of radiation oncology, biology, physics, 2005, 61 (2): 492-8.

[51] CIERNIK I, NIEMIERKO A, HARMON D, et al. Proton-based radiotherapy for unresectable or incompletely resected osteosarcoma [J]. Cancer, 2011, 117 (19): 4522-30.

[52] KAGER L, ZOUBEK A, PöTSCHGER U, et al. Primary metastatic osteosarcoma: presentation and outcome of patients treated on neoadjuvant Cooperative Osteosarcoma Study Group protocols [J]. Journal of clinical oncology: official journal of the American Society of Clinical Oncology, 2003, 21 (10): 2011-8.

[53] MEYERS P, HELLER G, HEALEY J, et al. Osteogenic sarcoma with clinically detectable metastasis at initial presentation [J]. Journal of clinical oncology: official journal of the American Society of Clinical Oncology, 1993, 11 (3): 449-53.

[54] BACCI G, BRICCOLI A, MERCURI M, et al. Osteosarcoma of the extremities with synchronous lung metastases: long-term results in 44 patients treated with neoadjuvant chemotherapy [J]. Journal of chemotherapy (Florence, Italy), 1998, 10 (1): 69-76.

[55] BACCI G, BRICCOLI A, ROCCA M, et al. Neoadjuvant chemotherapy for osteosarcoma of the extremities with metastases at presentation: recent experience at the Rizzoli Institute in 57 patients treated with cisplatin, doxorubicin, and a high dose of methotrexate and ifosfamide [J]. Ann Oncol, 2003, 14 (7): 1126-34.

[56] WINKLER K, TORGGLER S, BERON G, et al. [Results of treatment in primary disseminated osteosarcoma. Analysis of the follow-up of patients in the cooperative osteosarcoma studies COSS-80 and COSS-82] [J]. Onkologie, 1989, 12 (2): 92-6.

[57] BACCI G, MERCURI M, BRICCOLI A, et al. Osteogenic sarcoma of the extremity with detectable lung metastases at presentation. Results of treatment of 23 patients with chemotherapy followed by simultaneous resection of primary and metastatic lesions [J]. Cancer, 1997, 79 (2): 245-54.

[58] TABONE M, KALIFA C, RODARY C, et al. Osteosarcoma recurrences in pediatric patients previously treated with intensive chemotherapy [J]. Journal of clinical oncology: official journal of the American Society of Clinical Oncology, 1994, 12 (12): 2614-20.

[59] SAETER G, HOIE J, STENWIG AE, et al. Systemic relapse of patients with osteogenic sarcoma. Prognostic factors for long term survival [J]. Cancer, 1995, 75 (5): 1084-93.

[60] FERRARI S, BRICCOLI A, MERCURI M, et al. Postrelapse survival in osteosarcoma of the extremities: prognostic factors for long-term survival [J]. Journal of clinical oncology: official journal of the American Society of Clinical Oncology, 2003, 21 (4): 710-5.

[61] BRICCOLI A, ROCCA M, SALONE M, et al. High grade osteosarcoma of the extremities metastatic to the lung: long-term results in 323 patients treated combining surgery and chemotherapy, 1985-2005 [J]. Surgical oncology, 2010, 19 (4): 193-9.

[62] BUDDINGH E, ANNINGA J, VERSTEEGH M, et al. Prognostic factors in pulmonary metastasized high-grade osteosarcoma [J]. Pediatric blood & cancer, 2010, 54 (2): 216-21.

[63] BIELACK S, KEMPF-BIELACK B, BRANSCHEID D, et al. Second and subsequent recurrences of osteosarcoma: presentation, treatment, and outcomes of 249 consecutive cooperative osteosarcoma study group patients [J]. Journal of clinical oncology: official journal of the American Society of Clinical Oncology, 2009, 27 (4): 557-65.

[64] GENTET J, BRUNAT-MENTIGNY M, DEMAILLE M, et al. Ifosfamide and etoposide in childhood osteosarcoma. A phase II study of the French Society of Paediatric Oncology [J]. European journal of

cancer (Oxford, England: 1990), 1997, 33 (2): 232-7.

[65] BERGER M, MASSIMO B, GRIGNANI G, et al. Phase 2 trial of two courses of cyclophosphamide and etoposide for relapsed high-risk osteosarcoma patients [J]. Cancer, 2009, 115 (13): 2980-7.

[66] GRIGNANI G, PALMERINI E, DILEO P, et al. A phase II trial of sorafenib in relapsed and unresectable high-grade osteosarcoma after failure of standard multimodal therapy: an Italian Sarcoma Group study [J]. Annals of oncology: official journal of the European Society for Medical Oncology, 2012, 23 (2): 508-16.

[67] ELETE K, ALBRITTON K, AKERS L, et al. Response to Pazopanib in Patients With Relapsed Osteosarcoma [J]. Journal of pediatric hematology/oncology, 2020, 42 (4): e254-e7.

[68] LONGHI A, PAIOLI A, PALMERINI E, et al. Pazopanib in relapsed osteosarcoma patients: report on 15 cases [J]. Acta oncologica (Stockholm, Sweden), 2019, 58 (1): 124-8.

[69] XIE L, XU J, SUN X, et al. Apatinib for Advanced Osteosarcoma after Failure of Standard Multimodal Therapy: An Open Label Phase II Clinical Trial [J]. The oncologist, 2019, 24 (7): e542-e50.

[70] DUFFAUD F, MIR O, BOUDOU-ROUQUETTE P, et al. Efficacy and safety of regorafenib in adult patients with metastatic osteosarcoma: a non-comparative, randomised, double-blind, placebo-controlled, phase 2 study [J]. The Lancet Oncology, 2019, 20 (1): 120-33.

[71] ITALIANO A, MIR O, MATHOULIN-PELISSIER S, et al. Cabozantinib in patients with advanced Ewing sarcoma or osteosarcoma (CABONE): a multicentre, single-arm, phase 2 trial [J]. The Lancet Oncology, 2020, 21 (3): 446-55.

[72] LINA TANG XN, ZHEN WANG, QIQING CAI, et al. A phase II study of anlotinib in treating patients with relapsed or metastatic primary malignant bone tumor [J]. ASCO conference, 2013, 2020 (poster): P11525.

[73] NATHALIE GASPAR FJBS, RAJKUMAR VENKATRAMANI, ALESSANDRA LONGHI, et al. Phase 1 combination dose finding/phase 2 expansion cohorts of levantinib +etoposide +ifofamide in patients aged 2 to ≤25 years with relapsed/regractory (R/R) osteosarocma [J]. ESMO annual meeting, 2019: 1676PD.

[74] ANDERSON P, WISEMAN G, DISPENZIERI A, et al. High-dose samarium-153 ethylene diamine tetramethylene phosphonate: low toxicity of skeletal irradiation in patients with osteosarcoma and bone metastases [J]. Journal of clinical oncology: official journal of the American Society of Clinical Oncology, 2002, 20 (1): 189-96.

[75] LOEB D, GARRETT-MAYER E, HOBBS R, et al. Dose-finding study of 153Sm-EDTMP in patients with poor-prognosis osteosarcoma [J]. Cancer, 2009, 115 (11): 2514-22.

[76] MARULANDA G, HENDERSON E, JOHNSON D, et al. Orthopedic surgery options for the treatment of primary osteosarcoma [J]. Cancer control: journal of the Moffitt Cancer Center, 2008, 15 (1): 13-20.

[77] BACCI G, FERRARI S, LARI S, et al. Osteosarcoma of the limb. Amputation or limb salvage in patients treated by neoadjuvant chemotherapy [J]. The Journal of bone and joint surgery British volume, 2002, 84 (1): 88-92.

[78] SIMON M, ASCHLIMAN M, THOMAS N, et al. Limb-salvage treatment versus amputation for osteosarcoma of the distal end of the femur. 1986 [J]. The Journal of bone and joint surgery American volume, 2005, 87 (12): 2822.

[79] MAVROGENIS A, ABATI C, ROMAGNOLI C, et al. Similar survival but better function for patients after limb salvage versus amputation for distal tibia osteosarcoma [J]. Clinical orthopaedics and related research, 2012, 470 (6): 1735-48.

[80] AKSNES L, BAUER H, JEBSEN N, et al. Limb-sparing surgery preserves more function than amputation: a Scandinavian sarcoma group study of 118 patients [J]. The Journal of bone and joint surgery

British volume, 2008, 90 (6): 786-94.

[81] NAGARAJAN R, NEGLIA J, CLOHISY D, et al. Limb salvage and amputation in survivors of pediatric lower-extremity bone tumors: what are the long-term implications? [J]. Journal of clinical oncology: official journal of the American Society of Clinical Oncology, 2002, 20 (22): 4493-501.

[82] LINK M, GOORIN A, MISER A, et al. The effect of adjuvant chemotherapy on relapse-free survival in patients with osteosarcoma of the extremity [J]. The New England journal of medicine, 1986, 314 (25): 1600-6.

[83] EILBER F, GIULIANO A, ECKARDT J, et al. Adjuvant chemotherapy for osteosarcoma: a randomized prospective trial [J]. Journal of clinical oncology: official journal of the American Society of Clinical Oncology, 1987, 5 (1): 21-6.

[84] LINK M, GOORIN A, HOROWITZ M, et al. Adjuvant chemotherapy of high-grade osteosarcoma of the extremity. Updated results of the Multi-Institutional Osteosarcoma Study [J]. Clinical orthopaedics and related research, 1991, (270): 8-14.

[85] MEYERS P, HELLER G, HEALEY J, et al. Chemotherapy for nonmetastatic osteogenic sarcoma: the Memorial Sloan-Kettering experience [J]. Journal of clinical oncology: official journal of the American Society of Clinical Oncology, 1992, 10 (1): 5-15.

[86] BACCI G, FERRARI S, BERTONI F, et al. Long-term outcome for patients with nonmetastatic osteosarcoma of the extremity treated at the istituto ortopedico rizzoli according to the istituto ortopedico rizzoli/osteosarcoma-2 protocol: an updated report [J]. Journal of clinical oncology: official journal of the American Society of Clinical Oncology, 2000, 18 (24): 4016-27.

[87] GASPAR N, OCCEAN B, PACQUEMENT H, et al. Results of methotrexate-etoposide-ifosfamide based regimen (M-EI) in osteosarcoma patients included in the French OS2006/sarcome-09 study [J]. European journal of cancer (Oxford, England: 1990), 2018, 88: 57-66.

[88] PROVISOR A, ETTINGER L, NACHMAN J, et al. Treatment of nonmetastatic osteosarcoma of the extremity with preoperative and postoperative chemotherapy: a report from the Children's Cancer Group [J]. Journal of clinical oncology: official journal of the American Society of Clinical Oncology, 1997, 15 (1): 76-84.

[89] BACCI G, MERCURI M, LONGHI A, et al. Grade of chemotherapy-induced necrosis as a predictor of local and systemic control in 881 patients with non-metastatic osteosarcoma of the extremities treated with neoadjuvant chemotherapy in a single institution [J]. European journal of cancer (Oxford, England: 1990), 2005, 41 (14): 2079-85.

[90] PICCI P, SANGIORGI L, ROUGRAFF B, et al. Relationship of chemotherapy-induced necrosis and surgical margins to local recurrence in osteosarcoma [J]. Journal of clinical oncology: official journal of the American Society of Clinical Oncology, 1994, 12 (12): 2699-705.

[91] CHOU A, KLEINERMAN E, KRAILO M, et al. Addition of muramyl tripeptide to chemotherapy for patients with newly diagnosed metastatic osteosarcoma: a report from the Children's Oncology Group [J]. Cancer, 2009, 115 (22): 5339-48.

[92] BIELACK SS, SMELAND S, WHELAN JS, et al. Methotrexate, Doxorubicin, and Cisplatin (MAP) Plus Maintenance Pegylated Interferon Alfa-2b Versus MAP Alone in Patients With Resectable High-Grade Osteosarcoma and Good Histologic Response to Preoperative MAP: First Results of the EURAMOS-1 Good Response Randomized Controlled Trial [J]. J Clin Oncol, 2015, 33 (20): 2279-87.

[93] D'ANGELO S, MAHONEY M, VAN TINE B, et al. Nivolumab with or without ipilimumab treatment for metastatic sarcoma (Alliance A091401): two open-label, non-comparative, randomised, phase 2 trials [J]. The Lancet Oncology, 2018, 19 (3): 416-26.

[94] TAWBI H, BURGESS M, BOLEJACK V, et al. Pembrolizumab in advanced soft-tissue sarcoma and

bone sarcoma (SARC028): a multicentre, two-cohort, single-arm, open-label, phase 2 trial [J]. The Lancet Oncology, 2017, 18 (11): 1493-501.

[95] LE CESNE A, MAREC-BERARD P, BLAY J, et al. Programmed cell death 1 (PD-1) targeting in patients with advanced osteosarcomas: results from the PEMBROSARC study [J]. European journal of cancer (Oxford, England: 1990), 2019, 119: 151-7.

[96] XIE L, XU J, SUN X, et al. Apatinib plus camrelizumab (anti-PD1 therapy, SHR-1210) for advanced osteosarcoma (APFAO) progressing after chemotherapy: a single-arm, open-label, phase 2 trial [J]. Journal for immunotherapy of cancer, 2020, 8 (1).

[97] NAVID F, SONDEL P, BARFIELD R, et al. Phase I trial of a novel anti-GD2 monoclonal antibody, Hu14.18K322A, designed to decrease toxicity in children with refractory or recurrent neuroblastoma [J]. Journal of clinical oncology: official journal of the American Society of Clinical Oncology, 2014, 32 (14): 1445-52.

[98] 樊代明. 整合肿瘤学·基础卷 [J]. 世界图书出版西安有限公司, 2021.

[99] 樊代明. 整合肿瘤学·临床卷 [J]. 科学出版社, 2021.

[100] BACCI G, PICCI P, RUGGIERI P, et al. Primary chemotherapy and delayed surgery (neoadjuvant chemotherapy) for osteosarcoma of the extremities. The Istituto Rizzoli Experience in 127 patients treated preoperatively with intravenous methotrexate (high versus moderate doses) and intraarterial cisplatin [J]. Cancer, 1990, 65 (11): 2539-53.

[101] SCULLY S, TEMPLE H, O'KEEFE R, et al. The surgical treatment of patients with osteosarcoma who sustain a pathologic fracture [J]. Clinical orthopaedics and related research, 1996, (324): 227-32.

[102] WITTIG JC, BICKELS J, PRIEBAT D, et al. Osteosarcoma: a multidisciplinary approach to diagnosis and treatment [J]. Am Fam Physician, 2002, 65 (6): 1123-32.

[103] PICCI P. Osteosarcoma (osteogenic sarcoma) [J]. Orphanet journal of rare diseases, 2007, 2: 6.

[104] BIELACK S, JüRGENS H, JUNDT G, et al. Osteosarcoma: the COSS experience [J]. Cancer treatment and research, 2009, 152: 289-308.

[105] FERRARI S, PALMERINI E, STAALS E, et al. The treatment of nonmetastatic high grade osteosarcoma of the extremity: review of the Italian Rizzoli experience. Impact on the future [J]. Cancer treatment and research, 2009, 152: 275-87.

[106] MEI J, ZHU X, WANG Z, et al. Functional outcomes and quality of life in patients with osteosarcoma treated with amputation versus limb-salvage surgery: a systematic review and meta-analysis [J]. Archives of orthopaedic and trauma surgery, 2014, 134 (11): 1507-16.

[107] VIJAYAKUMAR V, LOWERY R, ZHANG X, et al. Pediatric osteosarcoma: a single institution's experience [J]. Southern medical journal, 2014, 107 (11): 671-5.

[108] 牛晓辉, 蔡槱伯, 张清, 等. IIB期肢体骨肉瘤189例综合治疗临床分析 [J]. 中华骨科杂志, 2005, 2005 (24): 1576-9.

[109] DURR HR, BAKHSHAI Y, RECHL H, et al. Resection margins in bone tumors: what is adequate? [J]. Unfallchirurg, 2014, 117 (7): 593-9.

[110] CAMPANACCI M, BACCI G, BERTONI F, et al. The treatment of osteosarcoma of the extremities: twenty year's experience at the Istituto Ortopedico Rizzoli [J]. Cancer, 1981, 48 (7): 1569-81.

[111] UCHIDA A, MYOUI A, ARAKI N, et al. Neoadjuvant chemotherapy for pediatric osteosarcoma patients [J]. Cancer, 1997, 79 (2): 411-5.

[112] DINçBAŞ F, KOCA S, MANDEL N, et al. The role of preoperative radiotherapy in nonmetastatic high-grade osteosarcoma of the extremities for limb-sparing surgery [J]. International journal of radiation oncology, biology, physics, 2005, 62 (3): 820-8.

[113] JAFFE N. Osteosarcoma: review of the past, impact on the future. The American experience [J]. Can-

cer treatment and research, 2009, 152: 239-62.

[114] 蔡槴伯, 牛晓辉, 张清. 肢体原发成骨肉瘤综合治疗的远期结果 [J]. 中华外科杂志, 2000, 000 (005): 8-10.

[115] NESS K, NEEL M, KASTE S, et al. A comparison of function after limb salvage with non-invasive expandable or modular prostheses in children [J]. European journal of cancer (Oxford, England: 1990), 2014, 50 (18): 3212-20.

[116] 牛晓辉. 恶性骨肿瘤外科治疗的术前计划及术后评估 [J]. 中华外科杂志, 2007, 45 (10): 699-701.

[117] LASCELLES B, DERNELL W, CORREA M, et al. Improved survival associated with postoperative wound infection in dogs treated with limb-salvage surgery for osteosarcoma [J]. Annals of surgical oncology, 2005, 12 (12): 1073-83.

[118] LI J, WANG Z, GUO Z, et al. Irregular osteotomy in limb salvage for juxta-articular osteosarcoma under computer-assisted navigation [J]. Journal of surgical oncology, 2012, 106 (4): 411-6.

[119] Enneking W F, Spanier S S, Goodman M A. A system for the surgical staging of musculoskeletal sarcoma.[J]. Clinical orthopaedics and related research, 1980 (153): 106-120.

[120] WEEDEN S, GRIMER R, CANNON S, et al. The effect of local recurrence on survival in resected osteosarcoma [J]. European journal of cancer (Oxford, England: 1990), 2001, 37 (1): 39-46.

[121] TAKEUCHI A, LEWIS V, SATCHER R, et al. What are the factors that affect survival and relapse after local recurrence of osteosarcoma? [J]. Clinical orthopaedics and related research, 2014, 472 (10): 3188-95.

[122] SIMON M, ASCHLIMAN M, THOMAS N, et al. Limb-salvage treatment versus amputation for osteosarcoma of the distal end of the femur [J]. The Journal of bone and joint surgery American volume, 1986, 68 (9): 1331-7.

[123] GOORIN A, PEREZ-ATAYDE A, GEBHARDT M, et al. Weekly high-dose methotrexate and doxorubicin for osteosarcoma: the Dana-Farber Cancer Institute/the Children's Hospital--study III [J]. Journal of clinical oncology: official journal of the American Society of Clinical Oncology, 1987, 5 (8): 1178-84.

[124] ROUGRAFF B, SIMON M, KNEISL J, et al. Limb salvage compared with amputation for osteosarcoma of the distal end of the femur. A long-term oncological, functional, and quality-of-life study [J]. The Journal of bone and joint surgery American volume, 1994, 76 (5): 649-56.

[125] O'CONNOR MI, FH S. Salvage of the limb in the treatment of malignant pelvic tumors [J]. 1989, 71 (4): 481-94.

[126] O'CONNOR M. Malignant pelvic tumors: limb-sparing resection and reconstruction [J]. Seminars in surgical oncology, 1997, 13 (1): 49-54.

[127] PRING M, WEBER K, UNNI K, et al. Chondrosarcoma of the pelvis. A review of sixty-four cases [J]. The Journal of bone and joint surgery American volume, 2001, 83 (11): 1630-42.

[128] SHERMAN C, O'CONNOR M, SIM F. Survival, local recurrence, and function after pelvic limb salvage at 23 to 38 years of followup [J]. Clinical orthopaedics and related research, 2012, 470 (3): 712-27.

[129] HR C. General principles of tumors [J]. Philadelphia, 2003: PA: Mosby; 2003.

[130] GITELIS S, MALAWER M, MACDONALD D, et al. Principles of limb salvage surgery [J]. chapmans orthopaedic surgery, 2001.

[131] ANDREOU D, BIELACK S, CARRLE D, et al. The influence of tumor- and treatment-related factors on the development of local recurrence in osteosarcoma after adequate surgery. An analysis of 1355 patients treated on neoadjuvant Cooperative Osteosarcoma Study Group protocols [J]. Annals of oncology: official journal of the European Society for Medical Oncology, 2011, 22 (5): 1228-35.

[132] KUMTA S, CHOW T, GRIFFITH J, et al. Classifying the location of osteosarcoma with reference to the epiphyseal plate helps determine the optimal skeletal resection in limb salvage procedures [J]. Archives of orthopaedic and trauma surgery, 1999, 119: 327-31.

[133] CHO H, OH J, HAN I, et al. Joint-preserving limb salvage surgery under navigation guidance [J]. Journal of surgical oncology, 2009, 100 (3): 227-32.

[134] LIANG H, GUO W, TANG X, et al. Venous Tumor Thrombus in Primary Bone Sarcomas in the Pelvis: A Clinical and Radiographic Study of 451 Cases [J]. The Journal of bone and joint surgery American volume, 2021, 103 (16): 1510-1520.

[135] SAKURABA M, KIMATA Y, IIDA H, et al. Pelvic ring reconstruction with the double-barreled vascularized fibular free flap [J]. Plastic and reconstructive surgery, 2005, 116 (5): 1340-5.

[136] GERRAND C, WUNDER J, KANDEL R, et al. Classification of positive margins after resection of soft-tissue sarcoma of the limb predicts the risk of local recurrence [J]. The Journal of bone and joint surgery British volume, 2001, 83 (8): 1149-55.

[137] OZAKI T, HILLMANN A, BETTIN D, et al. High complication rates with pelvic allografts. Experience of 22 sarcoma resections [J]. Acta orthopaedica Scandinavica, 1996, 67 (4): 333-8.

[138] HILLMANN A, HOFFMANN C, GOSHEGER G, et al. Tumors of the pelvis: complications after reconstruction [J]. Arch Orthop Trauma Surg, 2003, 123 (7): 340-4.

[139] YUEN A, EK E, CHOONG P. Research: Is resection of tumours involving the pelvic ring justified?: A review of 49 consecutive cases [J]. International seminars in surgical oncology: ISSO, 2005, 2 (1): 9.

[140] BELL R, DAVIS A, WUNDER J, et al. Allograft reconstruction of the acetabulum after resection of stage-IIB sarcoma. Intermediate-term results [J]. The Journal of bone and joint surgery American volume, 1997, 79 (11): 1663-74.

[141] FRASSICA F, CHAO E, SIM F. Special problems in limb-salvage surgery [J]. Seminars in surgical oncology, 1997, 13 (1): 55-63.

[142] SATCHER R, O'DONNELL R, JOHNSTON J. Reconstruction of the pelvis after resection of tumors about the acetabulum [J]. Clinical orthopaedics and related research, 2003, (409): 209-17.

[143] HOFFMANN C, GOSHEGER G, GEBERT C, et al. Functional results and quality of life after treatment of pelvic sarcomas involving the acetabulum [J]. The Journal of bone and joint surgery American volume, 2006, 88 (3): 575-82.

[144] HUGATE R, SIM F. Pelvic reconstruction techniques [J]. The Orthopedic clinics of North America, 2006, 37 (1): 85-97.

[145] SCHWAMEIS E, DOMINKUS M, KREPLER P, et al. Reconstruction of the pelvis after tumor resection in children and adolescents [J]. Clinical orthopaedics and related research, 2002, (402): 220-35.

[146] SYS G, UYTTENDAELE D, POFFYN B, et al. Extracorporeally irradiated autografts in pelvic reconstruction after malignant tumour resection [J]. Int Orthop, 2002, 26 (3): 174-8.

[147] TANG X, GUO W, YANG R, et al. Acetabular Reconstruction With Femoral Head Autograft After Intraarticular Resection of Periacetabular Tumors is Durable at Short-term Followup [J]. Clinical orthopaedics and related research, 2017, 475 (12): 3060-70.

[148] ABUDU A, GRIMER R, CANNON S, et al. Reconstruction of the hemipelvis after the excision of malignant tumours. Complications and functional outcome of prostheses [J]. The Journal of bone and joint surgery British volume, 1997, 79 (5): 773-9.

[149] GRIMER RJ, CARTER SR, TILLMAN RM, et al. Osteosarcoma of the pelvis [J]. J Bone Joint Surg Br, 1999, 81 (5): 796-802.

[150] WIRBEL RJ, SCHULTE M, WE M. Surgical treatment of pelvic sarcomas: oncologic and functional

outcome [J]. Clin Orthop Relat Res, 2001, 390 (390): 190-205.

[151] CAMPANACCI M, R C. Pelvic resections: the Rizzoli Institute experience [J]. Orthop Clin North Am, 1991, 22 (1): 65-86.

[152] DELLOYE C, BANSE X, BRICHARD B, et al. Pelvic reconstruction with a structural pelvic allograft after resection of a malignant bone tumor [J]. The Journal of bone and joint surgery American volume, 2007, 89 (3): 579-87.

[153] GUO W, LI D, TANG X, et al. Reconstruction with modular hemipelvic prostheses for periacetabular tumor [J]. Clinical orthopaedics and related research, 2007, 461: 180-8.

[154] JI T, YANG Y, TANG X, et al. 3D-Printed Modular Hemipelvic Endoprosthetic Reconstruction Following Periacetabular Tumor Resection: Early Results of 80 Consecutive Cases [J]. The Journal of bone and joint surgery American volume, 2020, 102 (17): 1530-41.

[155] YANG Y, GUO W, YANG R, et al. [Reimplantation of devitalized tumor-bearing bone in pelvic reconstruction after en-bloc tumor resection] [J]. Zhonghua wai ke za zhi [Chinese journal of surgery], 2014, 52 (10): 754-9.

[156] HAM S, SCHRAFFORDT KOOPS H, VETH R, et al. External and internal hemipelvectomy for sarcomas of the pelvic girdle: consequences of limb-salvage treatment [J]. European journal of surgical oncology: the journal of the European Society of Surgical Oncology and the British Association of Surgical Oncology, 1997, 23 (6): 540-6.

[157] GUO W, SUN X, JI T, et al. Outcome of surgical treatment of pelvic osteosarcoma [J]. Journal of surgical oncology, 2012, 106 (4): 406-10.

[158] ZHANG Y, GUO W, TANG X, et al. En bloc resection of pelvic sarcomas with sacral invasion: a classification of surgical approaches and outcomes [J]. Bone Joint J, 2018, 100-B (6): 798-805.

[159] SPBJ M M. Musculoskeletal Cancer Surgery [J]. Kluwer Academic Publishers, 2004.

[160] FAHEY M, SPANIER S, VANDER GRIEND R. Osteosarcoma of the pelvis. A clinical and histopathological study of twenty-five patients [J]. The Journal of bone and joint surgery American volume, 1992, 74 (3): 321-30.

[161] HAM S, KROON H, KOOPS H, et al. Osteosarcoma of the pelvis--oncological results of 40 patients registered by The Netherlands Committee on Bone Tumours [J]. European journal of surgical oncology: the journal of the European Society of Surgical Oncology and the British Association of Surgical Oncology, 2000, 26 (1): 53-60.

[162] MATSUO T, SUGITA T, SATO K, et al. Clinical outcomes of 54 pelvic osteosarcomas registered by Japanese musculoskeletal oncology group [J]. Oncology, 2005, 68: 375-81.

[163] FUCHS B, HOEKZEMA N, LARSON D, et al. Osteosarcoma of the pelvis: outcome analysis of surgical treatment [J]. Clinical orthopaedics and related research, 2009, 467 (2): 510-8.

[164] SIMPSON AH, PORTER A, DAVIS A, et al. Cephalad sacral resection with a combined extended ilioinguinal and posterior approach [J]. J Bone Joint Surg Am, 1995, 77 (3): 405-11.

[165] GITSCH G, JENSEN D, HACKER N. A combined abdominoperineal approach for the resection of a large giant cell tumor of the sacrum [J]. Gynecologic oncology, 1995, 57 (1): 113-6.

[166] 陈晓亮, 胡有谷. 原发性骶骨肿瘤的手术治疗 [J]. 中国脊柱脊髓杂志, 1998, 8 (2): 16-8.

[167] LIUHONG W, MINMING Z. Well-differentiated intraosseous osteosarcoma in the sacrum: a case report [J]. Iranian journal of radiology: a quarterly journal published by the Iranian Radiological Society, 2013, 10 (3): 175-8.

[168] ZANG J, GUO W, YANG R, et al. Is total en bloc sacrectomy using a posterior-only approach feasible and safe for patients with malignant sacral tumors? [J]. Journal of neurosurgery Spine, 2015, 22 (6): 563-70.

[169] GUNTERBERG B, ROMANUS B, STENER B. Pelvic strength after major amputation of the sacrum.

An exerimental study [J]. Acta orthopaedica Scandinavica, 1976, 47 (6): 635-42.

[170] GUNTERBERG B. Effects of major resection of the sacrum. Clinical studies on urogenital and anorectal function and a biomechanical study on pelvic strength [J]. Acta orthopaedica Scandinavica Supplementum, 1976, 162: 1-38.

[171] HUGATE R, DICKEY I, PHIMOLSARNTI R, et al. Mechanical effects of partial sacrectomy: when is reconstruction necessary? [J]. Clinical orthopaedics and related research, 2006, 450: 82-8.

[172] BEDERMAN S, SHAH K, HASSAN J, et al. Surgical techniques for spinopelvic reconstruction following total sacrectomy: a systematic review [J]. European spine journal: official publication of the European Spine Society, the European Spinal Deformity Society, and the European Section of the Cervical Spine Research Society, 2014, 23 (2): 305-19.

[173] HOUDEK M, WELLINGS E, MORAN S, et al. Outcome of Sacropelvic Resection and Reconstruction Based on a Novel Classification System [J]. The Journal of bone and joint surgery American volume, 2020, 102 (22): 1956-65.

[174] WEI R, GUO W, YANG R, et al. en blocReconstruction of the pelvic ring after total sacrectomy using a 3D-printed sacral endoprosthesis with re-establishment of spinopelvic stability: a retrospective comparative study [J]. The bone & joint journal, 2019, 101-B (7): 880-8.

[175] MI C, LU H, LIU H. Surgical excision of sacral tumors assisted by occluding the abdominal aorta with a balloon dilation catheter: a report of 3 cases [J]. Spine, 2005, 30 (20): E614-6.

[176] TANG X, GUO W, YANG R, et al. Use of aortic balloon occlusion to decrease blood loss during sacral tumor resection [J]. The Journal of bone and joint surgery American volume, 2010, 92 (8): 1747-53.

[177] 徐懋, 张耕, 韦峰, 等. 球囊阻断低位腹主动脉在腰骶骨肿瘤手术中的应用 [J]. 中国微创外科杂, 2010, 2 (3): 147-9.

[178] HUANG L, GUO W, YANG R, et al. Proposed Scoring System for Evaluating Neurologic Deficit after Sacral Resection: Functional Outcomes of 170 Consecutive Patients [J]. Spine, 2016, 41 (7): 628-37.

[179] 范胜利, 杨惠林, 徐华中, 等. 骶骨肿瘤骶神经切除后肛门直肠及膀胱排便功能的观察 [J]. 中国肿瘤临床, 2005, 8: 466-8.

[180] 郑龙坡, 蔡郑东. 射频消融技术在骨肿瘤治疗中的应用 [J]. 国际骨科学杂志, 2006, 27 (4): 220-4.

[181] BORIANI S, BIAGINI R, DE IURE F, et al. En bloc resections of bone tumors of the thoracolumbar spine. A preliminary report on 29 patients [J]. Spine, 1996, 21 (16): 1927-31.

[182] BORIANI S, WEINSTEIN J, BIAGINI R. Primary bone tumors of the spine. Terminology and surgical staging [J]. Spine, 1997, 22 (9): 1036-44.

[183] TOMITA K, KAWAHARA N, BABA H, et al. Total en bloc spondylectomy. A new surgical technique for primary malignant vertebral tumors [J]. Spine, 1997, 22 (3): 324-33.

[184] KREPLER P, WINDHAGER R, BRETSCHNEIDER W, et al. Total vertebrectomy for primary malignant tumours of the spine [J]. J Bone Joint Surg Br, 2002, 84 (5): 712-5.

[185] MAZEL C, GRUNENWALD D, LAUDRIN P, et al. Radical excision in the management of thoracic and cervicothoracic tumors involving the spine: results in a series of 36 cases [J]. Spine, 2003, 28 (8): 782-92; discussion 92.

[186] FISHER C, KEYNAN O, BOYD M, et al. The surgical management of primary tumorsof the spine: initial results of an ongoing prospective cohort study [J]. Spine, 2005, 30 (16): 1899-908.

[187] LILJENQVIST U, LERNER T, HALM H, et al. En bloc spondylectomy in malignant tumors of the spine [J]. European spine journal: official publication of the European Spine Society, the European Spinal Deformity Society, and the European Section of the Cervical Spine Research Society, 2008,

17（4）：600-9.

[188] BARWICK K, HUVOS A, SMITH J. Primary osteogenic sarcoma of the vertebral column: a clinicopathologic correlation of ten patients [J]. Cancer, 1980, 46（3）：595-604.

[189] SHIVES TC, DAHLIN DC, SIM FH, et al. Osteosarcoma of the spine [J]. J Bone Joint Surg Am, 1986, 68（5）：660-8.

[190] TIGANI D, PIGNATTI G, PICCI P, et al. Vertebral osteosarcoma [J]. Ital J Orthop Traumatol, 1988, 14（1）：5-13.

[191] PICCI P, MERCURI M, FERRARI S, et al. Survival in high-grade osteosarcoma: improvement over 21 years at a single institution [J]. Annals of oncology: official journal of the European Society for Medical Oncology, 2010, 21（6）：1366-73.

[192] KREPLER P, WINDHAGER R, TOMA C, et al. Dura resection in combination with en bloc spondylectomy for primary malignant tumors of the spine [J]. Spine, 2003, 28（17）：E334-8.

[193] FUJITA T, UEDA Y, KAWAHARA N, et al. Local spread of metastatic vertebral tumors. A histologic study [J]. Spine, 1997, 22（16）：1905-12.

[194] OZAKI T, FLEGE S, LILJENQVIST U, et al. Osteosarcoma of the spine: experience of the Cooperative Osteosarcoma Study Group [J]. Cancer, 2002, 94（4）：1069-77.

[195] SCHOENFELD A, HORNICEK F, PEDLOW F, et al. Osteosarcoma of the spine: experience in 26 patients treated at the Massachusetts General Hospital [J]. The spine journal: official journal of the North American Spine Society, 2010, 10（8）：708-14.

[196] SCHWAB J, GASBARRINI A, BANDIERA S, et al. Osteosarcoma of the mobile spine [J]. Spine, 2012, 37（6）：E381-6.

[197] FENG D, YANG X, LIU T, et al. Osteosarcoma of the spine: surgical treatment and outcomes [J]. World journal of surgical oncology, 2013, 11（1）：89.

[198] LIM J, SHARMA H, MACDUFF E, et al. Primary osteosarcoma of the spine: a review of 10 cases [J]. Acta orthopaedica Belgica, 2013, 79（4）：457-62.

[199] ZILS K, BIELACK S, WILHELM M, et al. Osteosarcoma of the mobile spine [J]. Annals of oncology: official journal of the European Society for Medical Oncology, 2013, 24（8）：2190-5.

[200] COHEN Z, FOURNEY D, MARCO R, et al. Total cervical spondylectomy for primary osteogenic sarcoma. Case report and description of operative technique [J]. Journal of neurosurgery, 2002, 97（3 Suppl）：386-92.

[201] CHOU D, WANG V. Two-level en bloc spondylectomy for osteosarcoma at the cervicothoracic junction [J]. Journal of clinical neuroscience: official journal of the Neurosurgical Society of Australasia, 2009, 16（5）：698-700.

[202] 肖建如. 前、后联合入路全脊椎切除附加内固定治疗颈椎骨肿瘤39例报告 [J]. 中华外科杂志, 2005,（12）：795-8.

[203] KEMPF-BIELACK B, BIELACK S, JüRGENS H, et al. Osteosarcoma relapse after combined modality therapy: an analysis of unselected patients in the Cooperative Osteosarcoma Study Group (COSS) [J]. Journal of clinical oncology: official journal of the American Society of Clinical Oncology, 2005, 23（3）：559-68.

[204] ABE E, KOBAYASHI T, MURAI H, et al. Total spondylectomy for primary malignant, aggressive benign, and solitary metastatic bone tumors of the thoracolumbar spine [J]. Journal of spinal disorders, 2001, 14（3）：237-46.

[205] PUNZALAN M, HYDEN G. The role of physical therapy and occupational therapy in the rehabilitation of pediatric and adolescent patients with osteosarcoma [J]. Cancer treatment and research, 2009, 152：367-84.

骨巨细胞瘤

名誉主编

樊代明

主　编

郭　卫

副主编

牛晓辉　肖建如　蔡郑东　于秀淳

编　委（姓氏笔画排序）

丁　宜　汤小东　董　扬

第一章

流行病学

骨巨细胞瘤（Giant Cell Tumor，GCT）是一种原发交界性骨肿瘤，1818年由Copper首次描述，占所有原发性骨肿瘤的3%~5%，良性骨肿瘤的15%，在东亚人群更为常见。GCT好发于20~40岁。在四肢长骨中，股骨远端、胫骨近端、桡骨远端和肱骨近端最为多见，骨盆和脊柱等中轴骨也常受累。常规刮除术后局部复发率较高，肺转移率1%~9%。极少数可转化为高度恶性骨肉瘤，预后差。多中心GCT偶见于个案报道。

第二章 预防及筛查

由于GCT好发于20~40岁且常位于长骨骨端偏心性生长，因此对该年龄段患者出现上述部位临床症状时，应进行必要的影像学检查，做到早诊早治，避免误诊漏诊。对无法进行正规治疗的基层医院，应做好疾病的初筛工作，完善病变部位的影像学检查，包括X线、CT及MRI等检查，转诊至针对骨肿瘤的上级医院。

第三章

诊断

第一节　影像学诊断

初始检查应包括病史、体格检查、原发病灶全面的影像学检查（X线、CT和MRI）。X线检查为最基本和首选的检查方式，CT有助于确定骨皮质破坏范围，而评估肿瘤侵犯周围软组织及神经血管时首选MRI。CT和MRI增强扫描还可提供肿瘤血供信息。骨扫描检查可用于除外多中心GCT。PET/CT已应用于治疗前分期、监测肿瘤进展速度和评估辅助治疗疗效。胸部影像学对确定有无肺转移至关重要。血清钙、磷水平和甲状旁腺激素水平可用于排除甲状旁腺亢进棕色瘤。

第二节　活检及病理学诊断

1　病理活检

临床上，GCT应与甲状旁腺功能亢进性棕色瘤、动脉瘤样骨囊肿、软骨母细胞瘤、毛细血管扩张性骨肉瘤等鉴别。活检是确诊的最重要手段，切开活检和穿刺活检（粗针）是骨与软组肿瘤诊断中最常用的两种方法。切开活检是最准确的方法，同时可提供较多标本进行免疫组化或细胞遗传学检查，但切开活检需要患者接受全身麻醉或区域阻滞麻醉，特殊部位的切开活检还易造成局部血肿和肿瘤的播散。因此在保证获取足够标本前提下，尽量采取穿刺活检，穿刺活检一般可在局麻下进行，诊断准确率为88%~96%。

随着影像学技术发展，影像学定位下的穿刺活检越来越多地在诊断原发和继发骨肿瘤中得到应用。活检应在患者将会接受进一步治疗的中心进行。在活检时，应妥善固定病变骨，采取适当措施防止病理骨折发生。活检实施对保肢手术非常重要，活检不当会影响患者预后。如果活检瘢痕在肿瘤切除时未整块切除，切开活检和穿刺活检有导致肿瘤局部复发可能，这与活检道的肿瘤播散有关。穿刺活检的肿瘤播散风险低。在计划活检路径时，应保证活检带在计划切除的范围内，使手术时其切除范围可与原发肿瘤达到同样的广泛边缘。

2 病理学诊断

GCT 是骨富巨细胞病变中最常见的一种。经典型 GCT 呈局部侵袭性并偶见转移，恶性 GCT 又分为原发恶性 GCT 和继发恶性 GCT。肉眼观察，肿瘤常位于长骨骨端偏心性生长，边界较清晰，可见骨皮质变薄或明显破坏，肿瘤组织质地常柔软，棕红色，但也可有淡黄色区域（泡沫细胞增生）或质韧的白色区域（纤维化）。有时可见血液充盈的囊性区域。

镜下观察，GCT 有很强的组织学异质性。经典型 GCT 肿瘤主体由成片的卵圆形/梭形单核细胞和散在分布的破骨细胞样多核巨细胞构成。

单核细胞可分两类，一类是梭形基质细胞即真正的肿瘤成分；另一类是单核巨噬细胞样细胞，这些细胞属破骨细胞样细胞的前体细胞，聚集融合成为破骨细胞样多核巨细胞，属反应性成分。

巨细胞体积可很大，核数量可达 50~100 个，其中单核细胞的核与巨细胞的形态相似，染色质疏松，有 1~2 个小核仁。单核基质细胞胞质界限不清，可见核分裂象，甚至可高达 20/10HPF，但常缺乏病理性核分裂。部分区域多核巨细胞数量减少，卵圆形或梭形核的单核细胞增生显著，可伴有出血、坏死、含铁血黄素沉积及泡沫细胞聚集，周围反应性梭形纤维细胞增生等。GCT 中还可见小灶性或片状新生骨和软骨。脉管内瘤栓常见。

在这些组织学改变中，坏死、单核细胞轻-中度异型性、丰富的核分裂象、脉管内瘤栓等都不是诊断恶性 GCT 的证据，与 GCT 整体预后无关，但脉管内瘤栓和大片出血提示可能有更高的肺转移率。恶性 GCT 常见到经典型 GCT 区域同"肉瘤样"区域界限分明，过渡较突然。

免疫组化检测，GCT 单核基质细胞 H3.3G34W、H3.3G34R、H3.3G34L 等抗体阳性，与基因检测一致性较好。同时也可完善 H3K36M、SATB2、RANK、RANKL、SMA、P53、P16、CD68、P63、Ki67 等来帮助诊断与鉴别诊断。

分子病理学进展主要在两方面，一方面是对 GCT 与 OPG-RANK-RANKL 通路及 Denosumab 药物使用之间关系的认识。GCT 梭形基质细胞即真正的肿瘤成分高表达核因子 κβ 受体活化因子配体（Receptor activator of nuclear factor kappa-β ligand, RANKL），通过与单核巨噬细胞梭形细胞表面的核因子 κβ 受体活化因子（Receptor activator of nuclear factor kappa-β，RANK）受体结合，启动单核细胞的招募融合过程，从而形成有溶骨作用的破骨细胞。而相关药物 Denosumab 正是抑制了这种结合过程，从而控制GCT肿瘤进程。另一方面，约95%的GCT存在H3F3A基因突变，其中90%表现为p.Gly34Leu（p.G34W），少部分表现为p.Gly34Met，p.Gly34Arg和p.Gly34Val等，极少数为野生型突变。

第四章 治疗

第一节 治疗原则

1 对无远处转移患者

若原发灶可手术切除，建议手术切除。对原发灶虽可切除但会导致严重并发症和功能损失、或中轴骨病变无法切除者，建议使用连续选择性动脉栓塞联合Denosumab，同时还可联合干扰素或聚乙二醇-干扰素以及放疗。无法手术患者接受上述治疗后，进行定期随访监测和评估，如病情稳定或肿瘤缩小明显，病灶可切除时应选择手术治疗，切除后进行定期随访监测，如仍无法切除可继续接受上述治疗后再行评估；如病情进展建议在接受上述治疗前提下，参加临床试验或适时采取根治性手术。

2 对就诊时已发生转移者

如原发灶可切除则按上述方案治疗；如转移灶能切除可考虑手术切除，并辅以有效的辅助治疗手段，而后进行随访监测；如转移灶无法切除则考虑以下方案：Denosumab、干扰素或聚乙二醇-干扰素、放疗以及密切观察转移灶变化。

第二节 治疗方法

1 外科治疗

对可切除的GCT，主要术式包括广泛切除和病灶内刮除。广泛切除的复发率为0~12%，刮除术为12%~65%。有研究证实，病灶内手术和肿瘤分期是导致局部复发的危险因素。Backley等报道了59例Companacci Ⅱ-Ⅲ级患者的研究，采用刮除加高速磨钻及植骨的疗法，局部复发率为12%。Prosser等报道137例以刮除术为主要治疗方式的临床随访结果，局部复发率为19%。其中Ⅰ-Ⅱ级的复发率仅为7%，而伴骨外累及的Ⅲ级为29%。

病灶内刮除术中常联合物理化学等辅助措施以降低复发率，有研究表明，液氮、石碳酸、高渗盐水等理化方法可降低局部复发。而另有报道认为术中辅助理化治疗措施并未降低局部复发率。

大多数GCT可获长期无瘤生存，因此广泛切除常致较差的远期术后功能以及更高的远期并发症发生率。因此，对于CompanacciⅠ-Ⅱ级肿瘤应首选扩大刮除术。广泛切除主要用于Ⅲ级或其他无法刮除的肿瘤。

2 放疗

对手术切缘阳性、不可切除、进展期或复发病灶，可采用放疗或手术联合放疗方式以改善局部控制率及PFS。一项包含58例GCT（45例初治，13例复发）的回顾性研究显示，单纯接受放疗后5年局部控制率为85%，OS为94%，平均随访时间为8年。年龄是影响局部控制率（青年为96%，老年为73%）、OS（青年100%，老年87%）以及PFS（青年为96%，老年为65%）的唯一因素。其他研究表明肿瘤大于4cm、复发病灶及放疗剂量小于40Gy是导致局部控制率降低的因素。在手术完整切除难度较大的部位，三维适形调强放疗等可提高GCT的局部控制率。

手术可能导致严重并发症或功能损失/不可切除/进展期/复发病例，并对连续选择性动脉栓塞、Denosumab、IFN或PEG IFN治疗无效者，考虑行放疗（50~60Gy）。大多数指南共识未将放疗作为GCT首选辅助治疗措施，究其原因是有研究证实放疗会导致GCT恶变概率升高。

3 全身系统治疗

Denosumab（人源RANK配体单抗）对不可切除的GCT有显著疗效。在一项Ⅱ期开放实验中（n=37），Denosumab对不可切除或复发GCT有效率为86%（30/35）（巨细胞减少90%或靶病灶影像学25周无进展）。Chawla等报道一项开放Ⅱ期平行对照研究，将282例GCT分为3组：组1为不可切除GCT，组2为切除可导致严重并发症者，组3为既往参与过Denosumab研究者，发现Denosumab治疗后可使肿瘤减小并实现外科降级。在中位随访时间13个月的研究中，组1中96%（163/169）的患者为PFS，组2的平均随访时间为9.2个月，74%（74/100）的患者未接受手术治疗，62%（16/26）的患者接受了低风险手术。

在2013年6月，FDA批准Denosumab在骨发育成熟的未成年及成年人群中，用于治疗不可切除或切除后导致严重并发症和功能损失的GCT。有学者提出新辅助治疗模式和外科降级概念，但目前尚缺乏高质量的随机对照研究。对计划手术治疗患者术前过度用药，可能导致大量骨化、纤维增生和骨性分隔，给刮除造成困难，增加复发风险。有研究显示，术前3~4次用药即可达到降低血供、抑制肿瘤的效果，同时不增加骨化和纤维化。Ⅱ期临床试验表明FDG-PET是评估Denosumab早期疗效较敏感的工具。Denosumab用药期间应避免口腔医学操作，防止发生下颌骨坏死。

中药制剂对改善患者围术期全身抵抗力具有一定疗效，同时在改善患肢术后肢体肿胀等方面具有良好效果，必要时术后可辅助中药制剂缓解手术带来的肿胀和疼痛。

第三节　不同分期GCT的治疗原则

1　局灶GCT病变，无远处转移

对于可切除肿瘤，根据病变位置、范围和残留骨质决定采取囊内刮除或广泛切除清除病灶。连续选择性动脉栓塞对皮质破坏明显或关节受累的肢体巨大GCT，以及较大的骨盆、脊柱（骶骨）GCT有效。有研究表明干扰素或长效干扰素治疗GCT也有效。

对切除可导致严重并发症或不可切除的中轴骨肿瘤，建议连续选择性动脉栓塞、Denosumab、干扰素或长效干扰素作为首选治疗。由于放疗有导致肿瘤恶变风险，当患者无法接受栓塞、Denosumab及干扰素治疗时可采取放疗。如病情控制稳定或肿瘤缩小明显，病灶可以切除时应选择手术治疗，切除后行定期随访监测，如仍无法切除可继续接受上述治疗后再行评估；如病情进展建议在接受上述治疗前提下，参加临床试验或适时采取根治性手术。

2　转移病变

当转移灶可切除时，推荐对原发灶采取上述治疗或对转移灶采用病灶切除术；当转移灶无法切除时，可考虑采用Denosumab、干扰素及长效干扰素、观察及放疗等手段。

第四节　四肢病灶外科治疗

1　手术方式与预后

手术是肢体GCT主要治疗手段。常用术式包括：①病灶内刮除，②边缘或广泛切除。

病灶刮除术是最常用的术式，该术式在清除肿瘤同时，最大限度地保全骨关节结构和功能，但复发率较高，部分文献报道可达12%~65%，部分研究发现肿瘤分期是导致局部复发的危险因素。Prosser等报道137例以刮除术为主要治疗的患者，局部复发率为19%。其中Campanacci Ⅰ-Ⅱ级肿瘤的复发率仅为7%，伴有骨外累及的Campanacci Ⅲ级肿瘤的复发率为29%。郭卫等报道使用病灶刮除治疗Campanacci Ⅰ-Ⅱ级，Enneking静止期或活跃期的96例四肢GCT，局部复发率为11.9%~13.5%。因此，目前对Ⅰ-Ⅱ级GCT建议采取刮除术。

边缘或广泛切除可明显减少GCT复发，复发率为0~12%，但常导致较差的术后功能及更高的并发症发生率。广泛切除主要用于Ⅲ级或其他方式无法切除的肿瘤；也适用于腓骨近端、桡骨近端和尺骨远端的GCT，以及其他非承重骨的GCT；另外对恶性GCT，广泛切除也是比较适宜的方法。郭卫等报道使用广泛切除治疗Campanacci Ⅲ级，Enneking侵袭性的32例四肢GCT，局部复发率为6.1%。

2 肿瘤刮除后局部病灶的辅助处理

病灶刮除是GCT最常用的手术治疗方式。在肿瘤刮除同时，常辅以物理或化学方法局部处理，以消灭瘤腔壁残存的瘤细胞，包括：高速磨钻、苯酚、液氮、氯化锌、过氧化氢等，使病灶边缘产生近似广泛刮除的坏死区域，达到彻底刮除目的。

单纯病灶刮除联合植骨术复发率高达30%~60%，研究显示不同物理或化学方法局部处理消灭残存的瘤细胞后，局部复发率降低至10%~25%。Blackley对59例GCT行局部病灶刮除后用高速磨钻磨除瘤壁的方法，局部复发率仅为12%。Capanna等对138例GCT行局部刮除及苯酚处理，局部复发率为19%。Malawer等对86例GCT行局部刮除及液氮处理，局部复发率为8%。有研究显示92例四肢GCT行病灶内刮除及氯化锌处理，经长达11年的随访发现仅13%病例出现局部复发。Balke等对42例四肢GCT行病灶内刮除辅助高速磨钻、过氧化氢灭活、骨水泥填充后局部复发率为11%，明显低于无辅助灭活的病例。

3 骨缺损的修复与重建

肢体GCT病灶内刮除术后，瘤腔可用植骨或骨水泥填充，还可联合钢板内固定重建肢体功能。广泛切除术后造成的骨关节缺损，应行复杂的个体化关节功能重建。

病灶刮除灭活后填充物选择包括自体骨、人工骨、异体骨、骨水泥。文献报道采用高速磨钻—辅助病灶内刮除—异体骨移植的复发率为12%，高速磨钻—辅助病灶内刮除—骨水泥充填复发率为14%，两者复发率较接近。病灶内刮除联合骨水泥充填对GCT的治疗具有一定优势，因其费用低、术后恢复期短，且术后出现病变复发，在X线片上会表现出低密度改变，使肿瘤复发极易识别。骨水泥聚合过程由于其本身材料细胞毒性以及聚合时释放的热量，可使瘤壁骨质深部2~3mm产生坏死，起到抗瘤作用。目前，尚无大样本、前瞻、随机、对照研究，比较不同填充物在局部刮除病灶后，对四肢GCT的疗效。单纯填充适用于病骨最大破坏横截面在50%以下或受累关节面破坏在25%以下的骨缺损。对病骨最大破坏横截面达到50%~80%或受累关节面破坏达到25%~50%时，病理骨折发生率较高，应联合钢板内固定。

肢体GCT广泛切除术常涉及关节，术后患肢功能受限，常用功能重建方法包括：关节融合术、异体半关节或大段异体骨移植术、人工关节置换术、复合体置换术。目前，人工关节置换使用最为广泛。

4 复发及转移病灶的处理

对局部复发的四肢GCT，仍按首发病例相同的原则选择术式，但病灶刮除术后填充物倾向用骨水泥。对伴有肺转移的GCT，在治疗原发病灶同时，如转移灶可切除，则考虑手术切除，并联合一种有效的辅助治疗，之后进行随访观察。对局部复发或转移病例，如病灶无法切除或切除后有严重功能缺失，则考虑Denosumab（人源RANKL单抗）、干扰素、放疗以及继续观察等处理方式。

对局部复发的四肢GCT，若未侵犯关节面，骨皮质仍完整，周围无明显软组织肿块，可考虑病灶刮除、联合局部辅助处理、骨水泥填充，否则应进行广泛切除及重建手术。Klenke回顾性分析46例局部复发GCT，发现对局部复发灶行病灶内刮除、骨水泥填充后的再次复发率为14%，而仅骨材料填充的复发率为50%。

对局部复发或转移病例，如病灶无法切除或切除后有严重功能缺失者，考虑使用Denosumab、干扰素、放疗等辅助治疗方法。在一项Ⅱ期开放实验中（n=37），Denosumab在不可切除或复发的GCT中有效率为86%（巨细胞减少90%或靶病灶25周无进展）。Chawla等报道一项开放Ⅱ期平行对照研究，将282例GCT患者分3组：组1为不可切除的GCT、组2为切除可导致严重并发症的患者、组3为既往参与过Denosumab研究的患者，Denosumab治疗后可使肿瘤减小或高风险手术的需求降低。在中位随访时间为13个月研究中，组1中96%（163/169）为PFS。组2平均随访为9.2个月，74%（74/100）的可评估患者未接受手术治疗，62%（16/26）的患者接受了低风险手术。

在2013年6月，FDA批准Denosumab用于骨发育成熟的未成年及成年患者，治疗不可切除或切除后导致严重并发症的GCT。Kaiser等报道使用干扰素治疗GCT肺转移患者，获得12个月的PFS。Malone等回顾性分析使用局部放疗治疗13例局部复发GCT，5年局部控制率达85%。

在全部GCT中，1%~3%会出现肺转移，而在局部复发病例中，肺转移比例约6%。Tubbs对13例肺转移的四肢GCT回顾性分析，发现对转移灶行手术切除可获长期无瘤生存。

5 肿瘤影像分级与手术方式选择

影像及临床表现与GCT预后关系密切,因此GCT临床及影像分级是术式选择的重要依据。

Jaffe将GCT病理分为三级,但单纯的病理学分级在临床上常无法反映GCT的生物学行为。因此,Enneking和Campanacci根据影像学及临床表现提出不同的GCT分级。Enneking分期是在临床、X线表现和病理学三者结合基础上进行的临床分期。Ⅰ期,无临床症状,X线表现有病灶,病理变化呈良性;Ⅱ期,有临床症状,X线表现明显,病灶呈膨胀性,但骨皮质尚完整未穿破,病理变化呈良性;Ⅲ期,有临床症状,X线表现明显,病灶呈侵袭性,伴骨皮质缺损,形成软组织肿块,病灶可伸展至软骨下,甚至侵犯关节,病理变化良性、侵袭性或恶性。

Campanacci依据X线表现将GCT分三期:Ⅰ期为静止期,GCT在X线表现为边界明显和完整的局限性骨肿瘤,对周围骨组织无明显侵犯;Ⅱ期为活跃期,肿瘤边界仍清晰,可观察到其呈膨胀性生长,周围骨皮质变薄;Ⅲ期GCT边界已难分辨,病灶呈恶性肿瘤方式生长,可有骨皮质穿破,软组织受累,甚至发生病理骨折。

GCT临床分级越高,局部复发可能性越大。Prosser回顾性分析137例初发GCT发现:病灶被刮除后,Campanacci Ⅰ、Ⅱ期局部复发率为7%,Ⅲ期局部复发率达29%。目前建议对Enneking Ⅰ、Ⅱ期或Campanacci Ⅰ、Ⅱ期的四肢GCT常可实行病灶内刮除术,对Enneking Ⅲ期或Campanacci Ⅲ期的四肢GCT可考虑广泛切除术。

国内杨迪生等报道病骨最大破坏横截面在50%以下或受累关节面破坏在25%以下时,给予病灶刮除、植骨填充即可;对病骨最大破坏横截面达50%~80%或受累关节面破坏达25%~50%时,发生病理骨折的风险加大,应联合应用内固定。对病骨破坏较大、关节面破坏超50%、桡骨和尺骨远端以及其他非承重骨部位的GCT,广泛切除是比较适宜的方法。

第五节 骨盆环GCT(骨盆、骶骨)

GCT是骨盆及骶骨较常见的原发性骨肿瘤之一,骶骨、骨盆GCT分别占全身GCT的4%~5%和1.5%~6.1%。由于侵袭性较高、局部解剖复杂、症状隐匿、术中出血多、复发率高等特点,骨盆及骶骨GCT的外科治疗仍是一个难题。难点主要集中在外科切除边界的选择、术中出血的控制、骶神经的保留及辅助治疗方法的选择等。

骶骨及骨盆GCT局部复发率高,主要影响因素包括肿瘤分级及外科切除边界等因素。骶骨及骨盆GCT多毗邻盆腔大血管,周围解剖结构复杂,术中出血量大,影响术野，干扰外科操作。骨盆及骶骨GCT手术方式多样，对初发骶骨GCT，多选择保守的手术治疗（刮除或部分切除），在有效的术中出血控制情况下，可获得较低复发率及良好功能状态。

1 骶骨GCT外科边界的选择和预后

对首诊骶骨GCT患者而言，对任何Campanacci分级，尽量采取高位骶椎（S_1和S_2）刮除术，低位骶椎（S_3及以下）广泛或边缘切除的方法。

GCT尽管组织学为良性，但具很明显侵袭性，局部复发率高，尤其是位于骶骨的GCT，术后复发率高于四肢GCT。囊内刮除能充分保留神经根、保护盆腔脏器和维持骨盆环稳定，但增加肿瘤术后复发风险。有研究显示其复发率甚至超过50%。

骶骨GCT位置深在、瘤体大、术中出血多，分离瘤体时要保护骶神经根，且多数肿瘤常侵犯高位骶椎及骶髂关节，因此广泛切除难以实施。有研究推荐保守的外科切除方案，即高位骶椎（S_1和S_2）首选刮除术，病灶刮除后辅以高速磨钻磨除，达到近似病灶内边缘切除的效果；低位骶椎（S_3及以下）首选广泛切除或边缘切除，根据情况尽量保留S_3神经根；对同时侵犯高位和低位骶骨者，S_3及以下部分行广泛切除或边缘切除，而S_2及以上部分采用刮除术。该种手术策略得到较多学者的认同，优点在保持脊柱及骨盆连续性，手术操作较易实现且快速，降低潜在的出血和术中致死风险。同时也确保瘤壁处理彻底，降低医源性神经根损害及相关并发症发生。

2 骶骨GCT复发病例的处理

骶骨GCT复发病例，可在充分控制术中出血和Denosumab保护下行二次刮除或整块切除。对侵及S_2以上椎体的GCT，切除后应行腰骶髂重建恢复骨盆环稳定，而S_2椎体未受侵犯者，仅行单纯整块切除，无须重建腰骶髂稳定性。

骶骨GCT术后初次复发，可据肿瘤侵犯情况再行手术切除。但对复发肿瘤，病变范围常更大，血供也较丰富，需在充分控制术中出血情况下行保留神经根的切刮术，术后辅助放疗及药物治疗等。肿瘤的完整切除势必可减少复发，但牺牲神经功能带来的相关并发症也不容忽视。对部分病例，可反复栓塞骶骨GCT的供瘤血管，从而达到局部控制骶骨GCT的效果，尤其是肿瘤较大者。有研究者强调该治疗手段的优势，可在反复栓塞供瘤血管的基础上，选择其他治疗措施，包括手术等。

关于骶骨切除程度与是否重建，一直以来是争论焦点。以往临床研究显示，手术保留至少$1/2 S_1$的患者，术后并不会出现腰骶髂不稳。Gunterberg等研究发现，S_1以下切除者，骨盆环稳定性降低30%，骶骨岬下1cm以远切除者降低50%，并认为骶骨次全切除术后早期患者站立时可完全负重。研究显示经S_1神经孔下缘水平切除骶骨组能承受术后活动而不发生骨折，而经上缘水平切除者则难以承受。也有研究发现，经S_1椎体以下平面切除骶骨时，骨盆环稳定性受到一定影响，但不是行腰骶局部重建的绝对指征，可据年龄、体重、骨质条件、经济状况等因素综合考虑，决定是否重建。而当切除平面涉及S_1椎体（下1/4~1/2S_1平面）时，骶髂关节应力过度集中，整个骨盆稳定性大幅下降，极易发生残留骶骨骨折或脊椎下沉，需行腰骶髂局部重建以增强骶髂关节稳定性。

3 骶骨GCT再次复发病例的处理

骶骨GCT再次复发病例，应据肿瘤侵犯情况及患者需求个性化制定手术策略，部分患者可能从手术中受益。

骶骨GCT术后再次复发，可据肿瘤侵犯情况决定是否再行手术切除。对年轻患者，若肿瘤未广泛浸润，主要神经血管、盆腔脏器等未受累，征求患者及家属意见后，可考虑再次手术。如肿瘤完整切除可能导致严重并发症时，可考虑行保留神经根的切刮术，术后辅助放疗及药物等其他治疗方案，可能更适合患者。对广泛浸润的难切性肿瘤，进一步切刮术势必可以减瘤，但牺牲神经功能带来的相关并发症也不能忽视，常导致较差的术后功能以及更高的并发症发生率。因此，对这部分病例以及老年再次复发患者，可反复栓塞骶骨供瘤血管，一般在栓塞3~4月后疼痛减轻，数年后瘤体有不同程度减小。选择性动脉栓塞治疗骶骨GCT，可单独应用或联用其他方法，以作为手术切除的一种替代治疗方法，从而达到局部控制的效果。部分病例也可通过单纯放疗控制，剂量常在40~70Gy，优势在于避免手术切除相关并发症发生，但也会引起局部皮肤损害及纤维化以及与放射相关的恶变或肉瘤变。

4 骨盆GCT外科边界的选择和预后

对骨盆GCT初始治疗方案为切缘阴性的广泛切除，边缘和囊内切除适用于病灶较小、边界清楚、术野易于清晰暴露的病例。

由于骨盆解剖复杂以及GCT具有侵袭性，目前骨盆GCT尚无标准的治疗策略，尤其是累及骨盆Ⅱ区的GCT。既往的治疗方式包括放疗、囊内刮除和广泛切除等。骨盆GCT未行广泛切除的局部复发率为43%，Leggon等报道囊内刮除的复发率约为41%，但广泛切除可确保肿瘤邻近肌肉附着点切除干净，短期随访未见复发病例。

考虑到GCT局部侵袭性生长的特点，首次外科切除对肿瘤局部控制至关重要，广泛切除有助于控制局部复发。当骨盆GCT侵犯髋臼内上壁时，行囊内刮除后并无可供植骨或骨水泥填充的腔室。外科切除方式的选择需平衡患者局部复发率及肿瘤切除相关并发症的发生率。

骨盆GCT的治疗一直是一个挑战，主要争议在如何选择有效控制局部复发的切除方式及切除后髋关节的功能重建方式。尽管广泛切除后假体重建相关并发症发生率高，但局部复发率低，可征求患者同意后，选择广泛切除方式。

5 骨盆 GCT 复发病例的处理

骨盆 GCT 复发病例，应根据肿瘤侵犯情况及患者需求个性化制定治疗策略，部分患者可能从手术中受益。

骨盆 GCT 复发病例，若复发肿瘤未广泛浸润，主要神经血管、盆腔脏器等未受累，可实现整块切除情况下，征求患者及家属同意后，在充分控制术中出血前提下予以再次手术。当肿瘤广泛浸润周围血管及盆腔脏器时，完整切除已难以实现，手术势必导致严重并发症及较差的肢体功能时，结合放疗及药物等其他治疗方案，可能更适合患者。

6 骨盆/骶骨 GCT 外科手术出血控制

充分有效地控制术中出血，有助于清晰显示肿瘤切缘，彻底切除肿瘤以降低术后复发率。减少术中出血的手段有很多，需个性化选择。相比低压麻醉、供瘤血管栓塞及切开临时阻断髂血管，应用腹主动脉内球囊阻断技术有一定的优势。

骶骨 GCT 术中出血较大，有研究显示，出血最高者甚至超过 35000ml。在无充分止血或充分备血情况下，术中视野不清及肿瘤细胞随出血发生扩散等问题，导致骶骨 GCT 行刮除术具有巨大困难。通过降低术中出血，达到显露充分、降低瘤细胞污染可能、彻底处理瘤壁和减少术后手术相关并发症的发生率，以保证手术安全性和减少局部复发。

为控制骶骨及骨盆术中出血，临床曾用低压麻醉，即在整个手术过程中保证各个生命器官足够的血液灌注，因其对麻醉医生的综合素质及术中监护要求较高、风险极大，且其控制效果欠佳而应用受限。预先前路结扎单侧或双侧髂内动脉，甚至经腹切开临时阻断腹主动脉，因其手术损伤大、术后并发症多而在临床应用较少。

经股动脉穿刺栓塞双侧髂内动脉及可栓塞的供瘤动脉，大大减少术中出血，提高手术安全性，但该法常需行多条供血动脉栓塞，才能达到良好的控制出血效果，且费用昂贵、耗时长，并可能增加下肢缺血损伤、局部缺血性疼痛等并发症的发生，甚至有误栓风险。

应用腹主动脉内球囊阻断术在体外控制血流，其球囊位于腹主动脉的分支肾动脉水平以下，腹主动脉分叉以上，约在第 2~3 腰椎间隙水平。在此处腹主动脉供血范围内并无对缺血较为敏感的器官，止血效果显著，术中出血显著减少，便于操作，同时理论上又可充分延长手术时间。因此，术中应用腹主动脉内球囊阻断术具有一定优势。

7 骨盆/骶骨 GCT 的 Denosumab 治疗

Denosumab 是治疗骨盆、骶骨 GCT 安全有效的手段。对体积巨大的肿瘤，术前用药可降低手术难度，减少术中出血，但术前用药以 3~4 次为宜，用药时间不宜超过 3 周。囊内刮除术后长期用药局部复发率可降低至 15% 左右，但停药后仍有复发风险。长时间用药需注意下颌骨坏死和肉瘤变等并发症。外科手术彻底清除肿瘤仍应作为骨盆 GCT 的基本手段，Denosumab 在恶性 GCT 中的疗效尚不确定。

第六节　脊柱 GCT

1　手术方式的选择和预后

由于脊柱 GCT 有较高复发风险，大范围全脊椎切除术是首选的术式。对那些无法行全脊椎切除术的患者，辅以切缘灭活处理和其他药物治疗的病灶刮除或椎体次全切除术、动脉栓塞和放疗是经典的治疗方式。

降低肿瘤局部复发风险的主要措施是行全脊椎整块切除术（en-blok 切除），但全脊椎切除的局部复发率仍较高。全脊椎整块切除的手术难度及风险较病灶刮除或分块切除大大增加，而且有些部位如颈椎 GCT 常仅能做到瘤内刮除或次全切除，复发率可高达 40% 以上。

术前根据影像学表现按照 WBB 外科分期系统设计手术方案。当肿瘤主体位于椎体内且至少一侧椎弓根未受侵犯时（4~8 区或 5~9 区），可采取一期后路全脊椎切除术（Tomita 方法）或前后路联合全脊椎切除术（Boriani 方法），可大大降低脊椎肿瘤切除后的局部复发率。当肿瘤呈偏心性生长而累及一侧椎弓根或/和横突时（3~5 区或 8~10 区），为获得良好手术边界，应进行病椎矢状切除。对单纯后方附件结构的病变（3~10 区），可行单纯后弓切除。在可能情况下行椎体切除时尽量避免分块切除。

首次选择较为彻底的术式是降低脊柱 GCT 局部复发的关键，病灶内手术及肿瘤分期是导致局部复发的危险因素。研究发现全脊椎切除并长期应用双磷酸盐可显著降低脊柱 GCT 的复发率，年龄<40 岁预后更好。对行病灶刮除术者，局部应用乙醇、苯酚或过氧化氢处理后填充骨水泥可一定程度上降低局部复发率。

2　复发病例的处理

局部复发病例仍可采用前后路联合全脊椎切除术。但脊柱 GCT 手术后复发再次手术治愈的可能性大大减小。

Teixeira 的回顾性分析指出肿瘤大小和Ⅲ级肿瘤是局部复发的高风险因素。有研究发现GCT的初次手术后的短期复发率为9%，局部复发后再次手术后的复发率为16%。郭卫等发现二次手术后复发率达57.1%。Fidler报告9例胸腰椎的GCT，均采用前、后联合入路全脊椎切除术，术后只有1例二次手术后出现局部复发。

3 动脉栓塞的应用

由于脊柱GCT血供较为丰富，在行全脊椎切除术前应尽量行节段动脉栓塞，以减少术中出血并能改善预后。

脊柱GCT的节段动脉栓塞是一种重要的辅助治疗措施，术前动脉栓塞能最大限度减少富血管性肿瘤切除术中的出血量。对无法耐受全脊椎切除术或术后可能导致严重神经功能障碍者可用节段动脉栓塞及病灶刮除术。

4 脊柱GCT切除后的功能重建

在行椎体全切或次全切除术后应行脊柱功能重建，常用功能重建材料有自体骨、同种异体骨、骨水泥、钛网、前路钛板和后路椎弓根螺钉，可根据术式不同选择重建材料组合使用。

由于术式的多样性，脊柱GCT切除术后的重建材料选择多为病例报道，尚无对照研究，治疗中多参照其他脊柱肿瘤切除术后的力学性能需求进行脊柱的稳定性重建。

第七节 随访与监测

随访内容包括体检、手术部位影像学检查（X线、CT、MRI）及胸部影像学检查（2年内每三个月复查一次、2年后每半年复查一次）。如出现局部复发，复发灶可切除时建议选择Denosumab保护下手术治疗；如二次手术可能导致严重并发症和功能损失，或中轴骨病变无法切除时，建议使用连续选择性动脉栓塞、Denosumab、干扰素或聚乙二醇-干扰素以及放疗等保守治疗方法。

第五章

康复

术后早期康复锻炼可有效地预防深静脉血栓、关节僵直和肌肉萎缩,维持有效的关节活动度。对肢体和骨盆GCT行肿瘤型假体置换,术后进行患肢肌力和关节活动度的康复训练,肌力康复训练首先从等长运动开始,逐渐过渡到等张运动,活动幅度以无痛范围为主。对于肢体和骶骨GCT行刮除术者,可建议术后早期挂拐下地部分负重,避免卧床相关并发症发生。

参考文献

[1] TURCOTTE R E, WUNDER J S, ISLER M H, et al. Giant cell tumor of long bone: a Canadian Sarcoma Group study [J]. Clinical orthopaedics and related research, 2002, (397): 248-58.

[2] KLENKE F M, WENGER D E, INWARDS C Y, et al. Giant cell tumor of bone: risk factors for recurrence [J]. Clinical orthopaedics and related research, 2011, 469 (2): 591-9.

[3] NIU X, ZHANG Q, HAO L, et al. Giant cell tumor of the extremity: retrospective analysis of 621 Chinese patients from one institution [J]. J Bone Joint Surg Am, 2012, 94 (5): 461-7.

[4] MCGRATH P J. Giant-cell tumour of bone: an analysis of fifty-two cases [J]. J Bone Joint Surg Br, 1972, 54 (2): 216-29.

[5] UNNI K K, UNNI K K J L W, WILKINS. Dahlin's bone tumors: general aspects and data on 11,087 cases [J]. 1996.

[6] SCHAJOWICZ F G C T I S F, SUNDARAM M, GITELIS S, MCDONALD DJ, EDS. Tumors and Tumorlike Lesions of Bone. 2nd ed. 1996, New York, NY: Springer-Verlag. 257-295.

[7] SANERKIN N G. Malignancy, aggressiveness, and recurrence in giant cell tumor of bone [J]. Cancer, 1980, 46 (7): 1641-9.

[8] DOMINKUS M, RUGGIERI P, BERTONI F, et al. Histologically verified lung metastases in benign giant cell tumours--14 cases from a single institution [J]. International orthopaedics, 2006, 30 (6): 499-504.

[9] VISWANATHAN S, JAMBHEKAR N A. Metastatic giant cell tumor of bone: are there associated factors and best treatment modalities? [J]. Clinical orthopaedics and related research, 2010, 468 (3): 827-33.

[10] TSUKAMOTO S, MAVROGENIS A F, LEONE G, et al. Denosumab does not decrease the risk of lung metastases from bone giant cell tumour [J]. International orthopaedics, 2019, 43 (2): 483-9.

[11] YAMAGISHI T, KAWASHIMA H, OGOSE A, et al. Disappearance of giant cells and presence of newly formed bone in the pulmonary metastasis of a sacral giant-cell tumor following denosumab treatment: A case report [J]. Oncology letters, 2016, 11 (1): 243-6.

[12] YANG Y, HUANG Z, NIU X, et al. Clinical characteristics and risk factors analysis of lung metastasis of benign giant cell tumor of bone [J]. Journal of bone oncology, 2017, 7: 23-8.

[13] WANG J, LIU X, YANG Y, et al. Pulmonary metastasis of giant cell tumour: a retrospective study of three hundred and ten cases [J]. International orthopaedics, 2021, 45 (3): 769-78.

[14] ANRACT P, DE PINIEUX G, COTTIAS P, et al. Malignant giant-cell tumours of bone. Clinico-pathological types and prognosis: a review of 29 cases [J]. International orthopaedics, 1998, 22 (1): 19-26.

[15] BERTONI F, BACCHINI P, STAALS E L. Malignancy in giant cell tumor of bone [J]. Cancer, 2003, 97 (10): 2520-9.

[16] TORNBERG D N, DICK H M, JOHNSTON A D. Multicentric giant-cell tumors in the long bones. A case report [J]. J Bone Joint Surg Am, 1975, 57 (3): 420-2.

[17] PUROHIT S, PARDIWALA D N. Imaging of giant cell tumor of bone [J]. Indian J Orthop, 2007, 41 (2): 91-6.

[18] THOMAS D M, SKUBITZ K M. Giant cell tumour of bone [J]. Curr Opin Oncol, 2009, 21 (4): 338-44.

[19] DALDRUP-LINK H E, FRANZIUS C, LINK T M, et al. Whole-body MR imaging for detection of bone metastases in children and young adults: comparison with skeletal scintigraphy and FDG PET [J]. AJR Am J Roentgenol, 2001, 177 (1): 229-36.

[20] KUMAR J, SEITH A, KUMAR A, et al. Whole-body MR imaging with the use of parallel imaging for detection of skeletal metastases in pediatric patients with small-cell neoplasms: comparison with skeletal scintigraphy and FDG PET/CT [J]. Pediatr Radiol, 2008, 38 (9): 953-62.

[21] SCHUETZE S M. Utility of positron emission tomography in sarcomas [J]. Curr Opin Oncol, 2006, 18 (4): 369-73.

[22] VöLKER T, DENECKE T, STEFFEN I, et al. Positron emission tomography for staging of pediatric sarcoma patients: results of a prospective multicenter trial [J]. J Clin Oncol, 2007, 25 (34): 5435-41.

[23] HUANG A J, KATTAPURAM S V. Musculoskeletal neoplasms: biopsy and intervention [J]. Radiol Clin North Am, 2011, 49 (6): 1287-305, vii.

[24] LIU P T, VALADEZ S D, CHIVERS F S, et al. Anatomically based guidelines for core needle biopsy of bone tumors: implications for limb-sparing surgery [J]. Radiographics, 2007, 27 (1): 189-205; discussion 6.

[25] ASHFORD R U, MCCARTHY S W, SCOLYER R A, et al. Surgical biopsy with intra-operative frozen section. An accurate and cost-effective method for diagnosis of musculoskeletal sarcomas [J]. J Bone Joint Surg Br, 2006, 88 (9): 1207-11.

[26] MITSUYOSHI G, NAITO N, KAWAI A, et al. Accurate diagnosis of musculoskeletal lesions by core needle biopsy [J]. J Surg Oncol, 2006, 94 (1): 21-7.

[27] SKRZYNSKI M C, BIERMANN J S, MONTAG A, et al. Diagnostic accuracy and charge-savings of outpatient core needle biopsy compared with open biopsy of musculoskeletal tumors [J]. J Bone Joint Surg Am, 1996, 78 (5): 644-9.

[28] WELKER J A, HENSHAW R M, JELINEK J, et al. The percutaneous needle biopsy is safe and recommended in the diagnosis of musculoskeletal masses [J]. Cancer, 2000, 89 (12): 2677-86.

[29] ADAMS S C, POTTER B K, PITCHER D J, et al. Office-based core needle biopsy of bone and soft tissue malignancies: an accurate alternative to open biopsy with infrequent complications [J]. Clinical orthopaedics and related research, 2010, 468 (10): 2774-80.

[30] DAVIES N M, LIVESLEY P J, CANNON S R. Recurrence of an osteosarcoma in a needle biopsy track [J]. J Bone Joint Surg Br, 1993, 75 (6): 977-8.

[31] SAGHIEH S, MASROUHA K Z, MUSALLAM K M, et al. The risk of local recurrence along the core-needle biopsy tract in patients with bone sarcomas [J]. Iowa Orthop J, 2010, 30: 80-3.

[32] BOARD. T W C O T E. WHO classifcation of soft tissue and bone tumours, 5th edition, Lyon (France): IARC; 2020. [J].

[33] JUDITH BOVéE E A, BONE TUMOR PATHOLOGY, AN ISSUE OF SURGICAL PATHOLOGY CLINICS. 1ST EDITION ED. VOL. VOLUME 10-3. 2017: ELSEVIER.

[34] K. KRISHNAN UNNI C Y I, DAHLIN'S BONE TUMOR. 6TH EDITION ED. 2010: PHILADELPHIA (USA) .WOLTERS KLUWER.

[35] BOVéE J. Bone tumor pathology, an issue of surgical pathology clinics, volume 10-3, 1st edition, elsevier. 2017. [J].

[36] ALBERGHINI M, KLISKEY K, KRENACS T, et al. Morphological and immunophenotypic features of primary and metastatic giant cell tumour of bone [J]. Virchows Arch, 2010, 456 (1): 97-103.

[37] B D, A F, FLANAGAN; A M. An update of molecular pathology of bone tumors. Lessons learned from investigating samples by next generation sequencing. [J]. Genes, chromosomes & cancer 2019, 58 (2): 88-99.

[38] S B, PS T, N P. Distinct H3F3A and H3F3B driver mutations define chondroblastoma and giant cell tumor of bone. [J]. Nat Genet, 2013, 45: 1479-82.

[39] SCHAEFER I M, HORNICK J L. Diagnostic Immunohistochemistry for Soft Tissue and Bone Tumors:

An Update [J]. Adv Anat Pathol, 2018, 25 (6): 400-12.

[40] CAMPANACCI M, BALDINI N, BORIANI S, et al. Giant-cell tumor of bone [J]. J Bone Joint Surg Am, 1987, 69 (1): 106-14.

[41] ERRANI C, RUGGIERI P, ASENZIO M A, et al. Giant cell tumor of the extremity: A review of 349 cases from a single institution [J]. Cancer Treat Rev, 2010, 36 (1): 1-7.

[42] KIVIOJA A H, BLOMQVIST C, HIETANIEMI K, et al. Cement is recommended in intralesional surgery of giant cell tumors: a Scandinavian Sarcoma Group study of 294 patients followed for a median time of 5 years [J]. Acta Orthop, 2008, 79 (1): 86-93.

[43] MALEK F, KRUEGER P, HATMI Z N, et al. Local control of long bone giant cell tumour using curettage, burring and bone grafting without adjuvant therapy [J]. International orthopaedics, 2006, 30 (6): 495-8.

[44] MCDONALD D J, SIM F H, MCLEOD R A, et al. Giant-cell tumor of bone [J]. J Bone Joint Surg Am, 1986, 68 (2): 235-42.

[45] SAIZ P, VIRKUS W, PIASECKI P, et al. Results of giant cell tumor of bone treated with intralesional excision [J]. Clinical orthopaedics and related research, 2004, (424): 221-6.

[46] BLACKLEY H R, WUNDER J S, DAVIS A M, et al. Treatment of giant-cell tumors of long bones with curettage and bone-grafting [J]. J Bone Joint Surg Am, 1999, 81 (6): 811-20.

[47] O'DONNELL R J, SPRINGFIELD D S, MOTWANI H K, et al. Recurrence of giant-cell tumors of the long bones after curettage and packing with cement [J]. J Bone Joint Surg Am, 1994, 76 (12): 1827-33.

[48] PROSSER G H, BALOCH K G, TILLMAN R M, et al. Does curettage without adjuvant therapy provide low recurrence rates in giant-cell tumors of bone? [J]. Clinical orthopaedics and related research, 2005, (435): 211-8.

[49] BALKE M, SCHREMPER L, GEBERT C, et al. Giant cell tumor of bone: treatment and outcome of 214 cases [J]. J Cancer Res Clin Oncol, 2008, 134 (9): 969-78.

[50] BECKER W T, DOHLE J, BERND L, et al. Local recurrence of giant cell tumor of bone after intralesional treatment with and without adjuvant therapy [J]. J Bone Joint Surg Am, 2008, 90 (5): 1060-7.

[51] KLENKE F M, WENGER D E, INWARDS C Y, et al. Recurrent giant cell tumor of long bones: analysis of surgical management [J]. Clinical orthopaedics and related research, 2011, 469 (4): 1181-7.

[52] PIETSCHMANN M F, DIETZ R A, UTZSCHNEIDER S, et al. The influence of adjuvants on local recurrence rate in giant cell tumour of the bone [J]. Acta Chir Belg, 2010, 110 (6): 584-9.

[53] RUGGIERI P, MAVROGENIS A F, USSIA G, et al. Recurrence after and complications associated with adjuvant treatments for sacral giant cell tumor [J]. Clinical orthopaedics and related research, 2010, 468 (11): 2954-61.

[54] TRIEB K, BITZAN P, LANG S, et al. Recurrence of curetted and bone-grafted giant-cell tumours with and without adjuvant phenol therapy [J]. Eur J Surg Oncol, 2001, 27 (2): 200-2.

[55] BOONS H W, KEIJSER L C, SCHREUDER H W, et al. Oncologic and functional results after treatment of giant cell tumors of bone [J]. Arch Orthop Trauma Surg, 2002, 122 (1): 17-23.

[56] ODA Y, MIURA H, TSUNEYOSHI M, et al. Giant cell tumor of bone: oncological and functional results of long-term follow-up [J]. Jpn J Clin Oncol, 1998, 28 (5): 323-8.

[57] RASTOGI S, PRASHANTH I, KHAN S A, et al. Giant cell tumor of bone: Is curettage the answer? [J]. Indian J Orthop, 2007, 41 (2): 109-14.

[58] SU Y P, CHEN W M, CHEN T H. Giant-cell tumors of bone: an analysis of 87 cases [J]. International orthopaedics, 2004, 28 (4): 239-43.

[59] BENNETT C J, JR., MARCUS R B, JR., MILLION R R, et al. Radiation therapy for giant cell tumor of bone [J]. Int J Radiat Oncol Biol Phys, 1993, 26 (2): 299-304.

[60] BHATIA S, MISZCZYK L, ROELANDTS M, et al. Radiotherapy for marginally resected, unresectable or recurrent giant cell tumor of the bone: a rare cancer network study [J]. Rare Tumors, 2011, 3 (4): e48.

[61] CAUDELL J J, BALLO M T, ZAGARS G K, et al. Radiotherapy in the management of giant cell tumor of bone [J]. Int J Radiat Oncol Biol Phys, 2003, 57 (1): 158-65.

[62] CHAKRAVARTI A, SPIRO I J, HUG E B, et al. Megavoltage radiation therapy for axial and inoperable giant-cell tumor of bone [J]. J Bone Joint Surg Am, 1999, 81 (11): 1566-73.

[63] DAHLIN D C. Caldwell Lecture. Giant cell tumor of bone: highlights of 407 cases [J]. AJR Am J Roentgenol, 1985, 144 (5): 955-60.

[64] FEIGENBERG S J, MARCUS JR R B, ZLOTECKI R A, et al. Radiation therapy for giant cell tumors of bone [J]. Clinical orthopaedics and related research, 2003, (411): 207-16.

[65] MALONE S, O'SULLIVAN B, CATTON C, et al. Long-term follow-up of efficacy and safety of megavoltage radiotherapy in high-risk giant cell tumors of bone [J]. Int J Radiat Oncol Biol Phys, 1995, 33 (3): 689-94.

[66] MISZCZYK L, WYDMAŃSKI J, SPINDEL J J I J O R O. Efficacy of radiotherapy for giant cell tumor of bone: given either postoperatively or as sole treatment [J]. 2001, 49 (5): 1239-42.

[67] NAIR M K, JYOTHIRMAYI R. Radiation therapy in the treatment of giant cell tumor of bone [J]. Int J Radiat Oncol Biol Phys, 1999, 43 (5): 1065-9.

[68] RUKA W, RUTKOWSKI P, MORYSIŃSKI T, et al. The megavoltage radiation therapy in treatment of patients with advanced or difficult giant cell tumors of bone [J]. Int J Radiat Oncol Biol Phys, 2010, 78 (2): 494-8.

[69] HUG E B, MUENTER M W, ADAMS J A, et al. 3-D-conformal radiation therapy for pediatric giant cell tumors of the skull base [J]. Strahlenther Onkol, 2002, 178 (5): 239-44.

[70] ROEDER F, TIMKE C, ZWICKER F, et al. Intensity modulated radiotherapy (IMRT) in benign giant cell tumors--a single institution case series and a short review of the literature [J]. Radiat Oncol, 2010, 5: 18.

[71] BRANSTETTER D G, NELSON S D, MANIVEL J C, et al. Denosumab induces tumor reduction and bone formation in patients with giant-cell tumor of bone [J]. Clin Cancer Res, 2012, 18 (16): 4415-24.

[72] CHAWLA S, HENSHAW R, SEEGER L, et al. Safety and efficacy of denosumab for adults and skeletally mature adolescents with giant cell tumour of bone: interim analysis of an open-label, parallel-group, phase 2 study [J]. Lancet Oncol, 2013, 14 (9): 901-8.

[73] THOMAS D, HENSHAW R, SKUBITZ K, et al. Denosumab in patients with giant-cell tumour of bone: an open-label, phase 2 study [J]. Lancet Oncol, 2010, 11 (3): 275-80.

[74] RUTKOWSKI P, FERRARI S, GRIMER R J, et al. Surgical downstaging in an open-label phase II trial of denosumab in patients with giant cell tumor of bone [J]. Ann Surg Oncol, 2015, 22 (9): 2860-8.

[75] 杨毅, 郭卫, 杨荣利, et al. 地诺单抗治疗复发或难治骨巨细胞瘤疗效和安全性的初步观察 [J]. 2016, 5 (01): 19-23.

[76] SKUBITZ K M T D C S, RESPONSE TO TREATMENT WITH DENOSUMAB IN PATIENTS WITH GIANT CELL TUMOR OF BONE (GCTB): FDG PET RESULTS FROM TWO PHASE 2 TRIALS, IN ASCO MEETING ABSTRACTS 32 (2004).

[77] FUSCO V, ROSSI M, DE MARTINO I, et al. Incidence of osteonecrosis of the jaw (ONJ) in cancer patients with bone metastases treated with bisphosphonates and/or denosumab: some comments and

questions [J]. Acta Clin Belg, 2018, 73 (2): 163-4.

[78] 樊代明. 整合肿瘤学基础卷. 世界图书出版社 2021

[79] 樊代明. 整合肿瘤学临床卷. 科学出版社 2021

[80] EMORI M, KAYA M, SASAKI M, et al. Pre-operative selective arterial embolization as a neoadjuvant therapy for proximal humerus giant cell tumor of bone: radiological and histological evaluation [J]. Jpn J Clin Oncol, 2012, 42 (9): 851-5.

[81] HOSALKAR H S, JONES K J, KING J J, et al. Serial arterial embolization for large sacral giant-cell tumors: mid- to long-term results [J]. Spine (Phila Pa 1976), 2007, 32 (10): 1107-15.

[82] LIN P P, GUZEL V B, MOURA M F, et al. Long-term follow-up of patients with giant cell tumor of the sacrum treated with selective arterial embolization [J]. Cancer, 2002, 95 (6): 1317-25.

[83] ONISHI H, KAYA M, WADA T, et al. Giant cell tumor of the sacrum treated with selective arterial embolization [J]. Int J Clin Oncol, 2010, 15 (4): 416-9.

[84] KAISER U, NEUMANN K, HAVEMANN K. Generalised giant-cell tumour of bone: successful treatment of pulmonary metastases with interferon alpha, a case report [J]. J Cancer Res Clin Oncol, 1993, 119 (5): 301-3.

[85] WEI F, LIU X, LIU Z, et al. Interferon alfa-2b for recurrent and metastatic giant cell tumor of the spine: report of two cases [J]. Spine (Phila Pa 1976), 2010, 35 (24): E1418-22.

[86] CHENG J C, JOHNSTON J O. Giant cell tumor of bone. Prognosis and treatment of pulmonary metastases [J]. Clinical orthopaedics and related research, 1997, (338): 205-14.

[87] SIEBENROCK K A, UNNI K K, ROCK M G. Giant-cell tumour of bone metastasising to the lungs. A long-term follow-up [J]. J Bone Joint Surg Br, 1998, 80 (1): 43-7.

[88] RASKIN K A, SCHWAB J H, MANKIN H J, et al. Giant cell tumor of bone [J]. J Am Acad Orthop Surg, 2013, 21 (2): 118-26.

[89] TURCOTTE R E. Giant cell tumor of bone [J]. Orthop Clin North Am, 2006, 37 (1): 35-51.

[90] 郭卫, 杨毅, 李晓, et al. 四肢骨巨细胞瘤的外科治疗 [J]. 2007, 27 (3): 177-82.

[91] GOUIN F, DUMAINE V. Local recurrence after curettage treatment of giant cell tumors in peripheral bones: retrospective study by the GSF-GETO (French Sarcoma and Bone Tumor Study Groups) [J]. Orthop Traumatol Surg Res, 2013, 99 (6 Suppl): S313-8.

[92] ZHEN W, YAOTIAN H, SONGJIAN L, et al. Giant-cell tumour of bone. The long-term results of treatment by curettage and bone graft [J]. J Bone Joint Surg Br, 2004, 86 (2): 212-6.

[93] VAN DER HEIJDEN L, DIJKSTRA P D, VAN DE SANDE M A, et al. The clinical approach toward giant cell tumor of bone [J]. Oncologist, 2014, 19 (5): 550-61.

[94] CAMPANACCI L, ALÌ N, CASANOVA J M, et al. Resurfaced allograft-prosthetic composite for proximal tibial reconstruction in children: intermediate-term results of an original technique [J]. J Bone Joint Surg Am, 2015, 97 (3): 241-50.

[95] CAPANNA R, FABBRI N, BETTELLI G. Curettage of giant cell tumor of bone. The effect of surgical technique and adjuvants on local recurrence rate [J]. Chir Organi Mov, 1990, 75 (1 Suppl): 206.

[96] MALAWER M M, BICKELS J, MELLER I, et al. Cryosurgery in the treatment of giant cell tumor. A long-term followup study [J]. Clinical orthopaedics and related research, 1999, (359): 176-88.

[97] BINI S A, GILL K, JOHNSTON J O. Giant cell tumor of bone. Curettage and cement reconstruction [J]. Clinical orthopaedics and related research, 1995, (321): 245-50.

[98] MALHOTRA R, KIRAN KUMAR G N, V K D, et al. The clinical and radiological evaluation of the use of an allograft-prosthesis composite in the treatment of proximal femoral giant cell tumours [J]. Bone Joint J, 2014, 96-b (8): 1106-10.

[99] TARAZ-JAMSHIDI M H, GHARADAGHI M, MAZLOUMI S M, et al. Clinical outcome of en-block resection and reconstruction with nonvascularized fibular autograft for the treatment of giant cell tumor

of distal radius [J]. J Res Med Sci, 2014, 19 (2): 117-21.

[100] GAO Z H, YIN J Q, XIE X B, et al. Local control of giant cell tumors of the long bone after aggressive curettage with and without bone cement [J]. BMC Musculoskelet Disord, 2014, 15: 330.

[101] ZUO D, ZHENG L, SUN W, et al. Contemporary adjuvant polymethyl methacrylate cementation optimally limits recurrence in primary giant cell tumor of bone patients compared to bone grafting: a systematic review and meta-analysis [J]. World J Surg Oncol, 2013, 11: 156.

[102] VULT VON STEYERN F, BAUER H C, TROVIK C, et al. Treatment of local recurrences of giant cell tumour in long bones after curettage and cementing. A Scandinavian Sarcoma Group study [J]. J Bone Joint Surg Br, 2006, 88 (4): 531-5.

[103] 杨迪生, 严世贵, 范顺武, et al. 病损内处置与整块切除治疗邻膝关节骨巨细胞瘤的比较观察 [J]. 中国矫形外科杂志, 1999, (08): 565-7.

[104] 杨正明, 陶惠民, 杨迪生, et al. 邻膝关节骨巨细胞瘤外科治疗的选择 [J]. 2006, 044 (024): 1693-8.

[105] BALKE M, AHRENS H, STREITBUERGER A, et al. Treatment options for recurrent giant cell tumors of bone [J]. J Cancer Res Clin Oncol, 2009, 135 (1): 149-58.

[106] WOJCIK J, ROSENBERG A E, BREDELLA M A, et al. Denosumab-treated Giant Cell Tumor of Bone Exhibits Morphologic Overlap With Malignant Giant Cell Tumor of Bone [J]. Am J Surg Pathol, 2016, 40 (1): 72-80.

[107] TUBBS W S, BROWN L R, BEABOUT J W, et al. Benign giant-cell tumor of bone with pulmonary metastases: clinical findings and radiologic appearance of metastases in 13 cases [J]. AJR Am J Roentgenol, 1992, 158 (2): 331-4.

[108] WANG H, WAN N, HU Y. Giant cell tumour of bone: a new evaluating system is necessary [J]. International orthopaedics, 2012, 36 (12): 2521-7.

[109] MENDENHALL W M, ZLOTECKI R A, SCARBOROUGH M T, et al. Giant cell tumor of bone [J]. Am J Clin Oncol, 2006, 29 (1): 96-9.

[110] GUO W, JI T, TANG X, et al. Outcome of conservative surgery for giant cell tumor of the sacrum [J]. Spine (Phila Pa 1976), 2009, 34 (10): 1025-31.

[111] GUO W, TANG X D, LI X, et al. [The analysis of the treatment of giant cell tumor of the pelvis and sacrum] [J]. Zhonghua Wai Ke Za Zhi, 2008, 46 (7): 501-5.

[112] TEUSCHER J, AEBERHARD P, GANZ R. [Combined abdominosacral excision of a giant-cell tumor of the os sacrum] [J]. Helv Chir Acta, 1980, 46 (5-6): 751-3.

[113] DAWSON G R, JR. Giant-cell tumor of the pelvis at the acetabulum, ilium, ischium, and pubis [J]. J Bone Joint Surg Am, 1955, 37-a (6): 1278-80.

[114] GUO W, SUN X, ZANG J, et al. Intralesional excision versus wide resection for giant cell tumor involving the acetabulum: which is better? [J]. Clinical orthopaedics and related research, 2012, 470 (4): 1213-20.

[115] SANJAY B K, FRASSICA F J, FRASSICA D A, et al. Treatment of giant-cell tumor of the pelvis [J]. J Bone Joint Surg Am, 1993, 75 (10): 1466-75.

[116] MI C, LU H, LIU H. Surgical excision of sacral tumors assisted by occluding the abdominal aorta with a balloon dilation catheter: a report of 3 cases [J]. Spine (Phila Pa 1976), 2005, 30 (20): E614-6.

[117] TANG X, GUO W, YANG R, et al. Risk factors for blood loss during sacral tumor resection [J]. Clinical orthopaedics and related research, 2009, 467 (6): 1599-604.

[118] TANG X D, GUO W, YANG R L, et al. Use of aortic balloon occlusion to decrease blood loss during sacral tumor resection. [J]. J Bone Joint Surg Am, 2010, 92 (8): 1747-53.

[119] ALTHAUSEN P L, SCHNEIDER P D, BOLD R J, et al. Multimodality management of a giant cell

tumor arising in the proximal sacrum: case report [J]. Spine (Phila Pa 1976), 2002, 27 (15): E361-5.

[120] MARCOVE R C, SHETH D S, BRIEN E W, et al. Conservative surgery for giant cell tumors of the sacrum. The role of cryosurgery as a supplement to curettage and partial excision [J]. Cancer, 1994, 74 (4): 1253-60.

[121] DOITA M, HARADA T, IGUCHI T, et al. Total sacrectomy and reconstruction for sacral tumors [J]. Spine (Phila Pa 1976), 2003, 28 (15): E296-301.

[122] RANDALL R L. Giant cell tumor of the sacrum [J]. Neurosurg Focus, 2003, 15 (2): E13.

[123] TOMITA K, TSUCHIYA H. Total sacrectomy and reconstruction for huge sacral tumors [J]. Spine (Phila Pa 1976), 1990, 15 (11): 1223-7.

[124] WUISMAN P, LIESHOUT O, SUGIHARA S, et al. Total sacrectomy and reconstruction: oncologic and functional outcome [J]. Clinical orthopaedics and related research, 2000, (381): 192-203.

[125] LEGGON R E, ZLOTECKI R, REITH J, et al. Giant cell tumor of the pelvis and sacrum: 17 cases and analysis of the literature [J]. Clinical orthopaedics and related research, 2004, (423): 196-207.

[126] MARTIN C, MCCARTHY E F. Giant cell tumor of the sacrum and spine: series of 23 cases and a review of the literature [J]. Iowa Orthop J, 2010, 30: 69-75.

[127] OZAKI T, LILJENQVIST U, HALM H, et al. Giant cell tumor of the spine [J]. Clinical orthopaedics and related research, 2002, (401): 194-201.

[128] YU X C, LIU X P, FU Z H. [Long-term effect of repeated selective arterial embolization and curettage on high-level sacral giant cell tumor of bone] [J]. Zhonghua Zhong Liu Za Zhi, 2013, 35 (3): 233-5.

[129] MING Z, KANGWU C, HUILIN Y, et al. Analysis of risk factors for recurrence of giant cell tumor of the sacrum and mobile spine combined with preoperative embolization [J]. Turk Neurosurg, 2013, 23 (5): 645-52.

[130] MIN K, ESPINOSA N, BODE B, et al. Total sacrectomy and reconstruction with structural allografts for neurofibrosarcoma of the sacrum. A case report [J]. J Bone Joint Surg Am, 2005, 87 (4): 864-9.

[131] NISHIZAWA K, MORI K, SARUHASHI Y, et al. Long-term clinical outcome of sacral chondrosarcoma treated by total en bloc sacrectomy and reconstruction of lumbosacral and pelvic ring using intraoperative extracorporeal irradiated autologous tumor-bearing sacrum: a case report with 10 years follow-up [J]. Spine J, 2014, 14 (5): e1-8.

[132] HAYS R P. Resection of the sacrum for benign giant cell tumor; a case report [J]. Ann Surg, 1953, 138 (1): 115-20.

[133] STENER B, GUNTERBERG B. High amputation of the sacrum for extirpation of tumors. Principles and technique [J]. Spine (Phila Pa 1976), 1978, 3 (4): 351-66.

[134] THANGARAJ R, GRIMER R J, CARTER S R, et al. Giant cell tumour of the sacrum: a suggested algorithm for treatment [J]. European spine journal: official publication of the European Spine Society, the European Spinal Deformity Society, and the European Section of the Cervical Spine Research Society, 2010, 19 (7): 1189-94.

[135] SHI W, INDELICATO D J, REITH J, et al. Radiotherapy in the management of giant cell tumor of bone [J]. Am J Clin Oncol, 2013, 36 (5): 505-8.

[136] GIBBS I C, CHANG S D. Radiosurgery and radiotherapy for sacral tumors [J]. Neurosurg Focus, 2003, 15 (2): E8.

[137] KANAMORI M, OHMORI K. Curettage and radiotherapy of giant cell tumour of the sacrum: a case report with a 10-year follow-up [J]. J Orthop Surg (Hong Kong), 2005, 13 (2): 171-3.

[138] OSAKA S, TORIYAMA S. Surgical treatment of giant cell tumors of the pelvis [J]. Clinical orthopaedics and related research, 1987, (222): 123-31.

[139] KANAMORI M, OHMORI K. Curettage and radiotherapy of giant cell tumour of the sacrum: a case report with a 10-year follow-up. [J]. J Orthop Surg (Hong Kong), 2005, 13 (2): 171-3.

[140] CLARKE M J, ZADNIK P L, GROVES M L, et al. En bloc hemisacrectomy and internal hemipelvectomy via the posterior approach [J]. J Neurosurg Spine, 2014, 21 (3): 458-67.

[141] GITELIS S, MALLIN B A, PIASECKI P, et al. Intralesional excision compared with en bloc resection for giant-cell tumors of bone [J]. J Bone Joint Surg Am, 1993, 75 (11): 1648-55.

[142] CHIRAS J, GAGNA G, ROSE M, et al. [Arteriography and embolization of tumors of the sacrum] [J]. Rev Chir Orthop Reparatrice Appar Mot, 1987, 73 (2): 99-103.

[143] SALAI M, GARNIEK A, RUBINSTEIN Z, et al. Preoperative angiography and embolization of large pelvic tumors [J]. J Surg Oncol, 1999, 70 (1): 41-4.

[144] WIRBEL R J, ROTH R, SCHULTE M, et al. Preoperative embolization in spinal and pelvic metastases [J]. J Orthop Sci, 2005, 10 (3): 253-7.

[145] JI T, YANG Y, WANG Y, et al. Combining of serial embolization and denosumab for large sacropelvic giant cell tumor: Case report of 3 cases [J]. Medicine, 2017, 96 (33): e7799.

[146] LUO Y, DUAN H, LIU W, et al. Clinical evaluation for lower abdominal aorta balloon occluding in the pelvic and sacral tumor resection [J]. J Surg Oncol, 2013, 108 (3): 148-51.

[147] ZHOU M, YANG H, CHEN K, et al. Surgical treatment of giant cell tumors of the sacrum and spine combined with pre-operative transarterial embolization [J]. Oncology letters, 2013, 6 (1): 185-90.

[148] BORIANI S, BIAGINI R, DE IURE F, et al. En bloc resections of bone tumors of the thoracolumbar spine. A preliminary report on 29 patients [J]. Spine (Phila Pa 1976), 1996, 21 (16): 1927-31.

[149] BORIANI S, WEINSTEIN J N, BIAGINI R. Primary bone tumors of the spine. Terminology and surgical staging [J]. Spine (Phila Pa 1976), 1997, 22 (9): 1036-44.

[150] FIDLER M W. Surgical treatment of giant cell tumours of the thoracic and lumbar spine: report of nine patients [J]. European spine journal: official publication of the European Spine Society, the European Spinal Deformity Society, and the European Section of the Cervical Spine Research Society, 2001, 10 (1): 69-77.

[151] HART R A, BORIANI S, BIAGINI R, et al. A system for surgical staging and management of spine tumors. A clinical outcome study of giant cell tumors of the spine [J]. Spine (Phila Pa 1976), 1997, 22 (15): 1773-82; discussion 83.

[152] MICHALOWSKI M B, PAGNIER-CLéMENCE A, CHIROSSEL J P, et al. Giant cell tumor of cervical spine in an adolescent [J]. Med Pediatr Oncol, 2003, 41 (1): 58-62.

[153] XU W, LI X, HUANG W, et al. Factors affecting prognosis of patients with giant cell tumors of the mobile spine: retrospective analysis of 102 patients in a single center [J]. Ann Surg Oncol, 2013, 20 (3): 804-10.

[154] YIN H, YANG X, XU W, et al. Treatment and outcome of primary aggressive giant cell tumor in the spine [J]. European spine journal: official publication of the European Spine Society, the European Spinal Deformity Society, and the European Section of the Cervical Spine Research Society, 2015, 24 (8): 1747-53.

[155] 郭卫, 李大森, 杨毅, et al. 脊柱骨巨细胞瘤的手术治疗策略 [J]. 2009, (12): 25-9.

[156] 石磊, 姜亮, 刘晓光, et al. 胸腰椎骨巨细胞瘤手术治疗后复发的原因分析. [J]. 中国脊柱脊髓杂志, 2013, (09): 815-20.

[157] 许炜, 徐乐勤, 李磊, et al. 脊柱骨巨细胞瘤术后复发的预后因素 [J]. 2014, 34 (4): 487-93.

[158] JONES K B, DEYOUNG B R, MORCUENDE J A, et al. Ethanol as a local adjuvant for giant cell tumor of bone [J]. Iowa Orthop J, 2006, 26: 69-76.

[159] TEIXEIRA L E, VILELA J C, MIRANDA R H, et al. Giant cell tumors of bone: nonsurgical factors associated with local recurrence [J]. Acta Orthop Traumatol Turc, 2014, 48 (2): 136-40.

[160] KREMEN T J, JR., BERNTHAL N M, ECKARDT M A, et al. Giant cell tumor of bone: are we stratifying results appropriately? [J]. Clinical orthopaedics and related research, 2012, 470 (3): 677-83.

[161] GUZMAN R, DUBACH-SCHWIZER S, HEINI P, et al. Preoperative transarterial embolization of vertebral metastases [J]. European spine journal: official publication of the European Spine Society, the European Spinal Deformity Society, and the European Section of the Cervical Spine Research Society, 2005, 14 (3): 263-8.

[162] TANG B, JI T, GUO W, et al. Which is the better timing between embolization and surgery for hypervascular spinal tumors, the same day or the next day?: A retrospective comparative study [J]. Medicine, 2018, 97 (23): e10912.

[163] TANG B, JI T, TANG X, et al. Risk factors for major complications in surgery for hypervascular spinal tumors: an analysis of 120 cases with adjuvant preoperative embolization [J]. European spine journal: official publication of the European Spine Society, the European Spinal Deformity Society, and the European Section of the Cervical Spine Research Society, 2015, 24 (10): 2201-8.

[164] MESTIRI M, BOUABDELLAH M, BOUZIDI R, et al. Giant cells tumor recurrence at the third lumbar vertebra [J]. Orthop Traumatol Surg Res, 2010, 96 (8): 905-9.

软骨肉瘤

名誉主编

樊代明

主　编

郭　卫

副主编

叶招明　李建民　邵增务

编　委（姓氏笔画排序）

丁　宜　李浩淼　杨　毅

第一章

流行病学

软骨肉瘤（Chondrosarcoma，CS）约占全部原发恶性骨肿瘤的9.2%，年发病率约1/200000，可发生在任何年龄，平均发病年龄50岁左右，男性多于女性（55% vs. 45%）。中轴骨CS约占30%，以骨盆最好发，肢体长骨约占45%，以股骨最常见。另有10%的CS发生于软组织内，多为粘液型CS。

经典型CS占所有CS的85%，包括原发性和继发性两大类。目前国内外常用的病理学分级为三级法，根据软骨细胞丰富程度和异形性、双核细胞和核分裂相多少、以及粘液变性程度将经典型CS分为1、2、3级。值得注意的是，2013年开始WHO骨与软组织肿瘤分类标准已将1级CS归入交界性肿瘤。遗传性多发骨软骨瘤病、Ollier's病（多发性内生软骨瘤病）和Maffucci综合征（内生软骨瘤病伴软组织血管瘤）经常会恶变为继发性CS。后者通常恶性程度低，转移率低。大约一半的CS和几乎所有的Ollier's病和Maffucci综合症存在异柠檬酸脱氢酶（IDH1或IDH2）突变。

除经典型CS外，还有一些特殊亚型，占所有CS的10%~15%，包括透明细胞型、去分化型、黏液型、皮质旁型、间叶型CS及恶性软骨母细胞瘤。原发于骨的黏液型CS相对少见，具有明显的临床病理特点，是一类中度到高度恶性的CS，常见于髋关节周围。研究表明绝大部分透明细胞型、去分化型及间叶性CS中存在视网膜母细胞瘤（Rb）通路的改变。

第二章 筛查及预防

CS目前病因尚未明确，故无有效预防措施，早诊早治是改善CS预后、提高疗效最重要的手段。大多数CS症状比较轻微，由肿瘤大小及部位决定。病变位于骨盆或中轴骨者通常在疾病后期肿瘤增大明显时才表现症状，疼痛发作较隐匿。中心型CS在X线片上表现为骨皮质破坏及骨髓内向外生长的包块，瘤内可见钙化。MRI示髓内病变及肿瘤向外侵袭范围。继发病变由先前存在的病变引起，序贯性X线片会显示骨软骨瘤或内生软骨瘤缓慢增大。成年后原有病变或新发病变的软骨帽厚度超过2cm时应怀疑肉瘤变。

第三章

诊断

第一节 临床诊断

典型CS在放射学上容易诊断，但低度恶性CS与良性软骨类肿瘤的鉴别诊断，在临床、放射学、甚至病理上都存在困难。影像学检查包括X线平片、CT、MR和核素扫描，不同方法各有优缺点：平片简单易行，容易显示骨质破坏、钙化及骨膜反应，但细微钙化及软组织侵犯显示不佳；CT显示骨质破坏、细微钙化及软组织包块优于平片；MRI显示肿瘤边界、水肿、软组织侵犯最佳，但钙化显示差。CT和MRI增强扫描还可提供肿瘤的血供信息。PET/CT是一种可选择的影像学技术，已应用于治疗前分期和监测肿瘤进展速度。

怀疑CS的患者要在活检前进行分期。标准步骤包括胸部CT检测肺转移情况，原发部位的影像学包括平片、MRI、CT、骨扫描。治疗前实验室检查包括全血细胞计数（CBC），乳酸脱氢酶（LDH）和碱性磷酸酶（ALP）。

切开活检和穿刺活检（粗针或针吸）是骨与软组肿瘤术前组织学诊断的两种方法。切开活检最准确，可提供较多标本进行免疫组化或细胞遗传学检查。但需在手术室全麻或区域麻醉下进行，此外，特殊部位的切开活检还易造成局部血肿和肿瘤播散污染。穿刺活检可在局麻下进行，诊断准确率为88%~96%。影像学定位下的穿刺活检越来越多在诊断原发和继发骨肿瘤中得到应用。活检应该在接受进一步治疗的中心进行。活检时，应妥善固定病变骨，采取适当措施防止病理骨折。活检对保肢手术非常重要，活检不当会影响预后。如活检瘢痕在肿瘤切除时未一并切除，有致肿瘤局部复发可能，与活检道肿瘤播散有关。穿刺活检肿瘤播散风险低。在计划活检路径时，应保证活检带在计划切除的范围内。

第二节 病理学诊断

经典型CS（1~3级）是产生透明软骨/软骨样基质呈侵袭性-恶性的肿瘤。发生在四肢的非典型性软骨性肿瘤和发生在中轴部位（含颅底、肋骨、骨盆，肩胛骨）的1级经典型CS组织形态学类似，主要以发病位置区分，前者属于交界性肿瘤，后者属于低度恶性肿瘤。2级与3级经典型CS属于中等恶性和高恶性肿瘤。其他少见类型包括去分化CS和间叶性CS（二者均为高度恶性）、透明细胞CS（低度恶性）。

肉眼观察经典型CS常呈分叶状，切面为半透明或白色的透明质脆组织甚至凝胶状，可见黏液和囊变。因钙化或矿化原因，可有沙砾感呈黄白色或粉笔灰样区域，可质韧也可以质软，常见对宿主皮质骨的侵蚀和破坏。

镜下观察，经典型CS低倍镜下可见分叶状丰富蓝染软骨样基质伴有多少不一的钙化区域，软骨细胞可有不同程度异型性，基质黏液变性常见，常见包裹或侵蚀宿主松质骨小梁或皮质骨。经典型CS仍采用Evans组织学分级系统。1级CS细胞轻微增多，核较肥硕且染色深，偶见双核细胞，没有核分裂象。2级CS细胞密度增加，核增大，染色质增粗出现异型性和双核细胞，可见核分裂象。3级CS细胞密度更高，多形性和异型性明显，坏死和核分裂象易见，小叶周边的梭形细胞分化不成熟。去分化CS镜下特点体现在高级别肉瘤和低级别软骨性肿瘤两种成分的构成上，两者关系常泾渭分明且转变突然，高级别肉瘤成分可以是骨肉瘤、纤维肉瘤、未分化多形性肉瘤等。间叶性CS由分化差的小圆/小梭形原始间叶细胞和高分化透明软骨岛构成。透明细胞CS常由成片的胞质透亮核仁居中的圆形核细胞构成，细胞异型性不明显，其间可见均匀分布的小梁骨和多核巨细胞。

免疫组化，经典型CS中仅少数（约20%）病例免疫组化IDH1抗体呈阳性表达，S-100、SOX9在多数软骨细胞中阳性。去分化CS的非软骨性成分可表达CK、EMA、SMA、Myogenin和Desmin，部分也表达P53和MDM2。少数可出现H3K27me3丢失。新近报道AMACR和Periostin有助于内生软骨瘤和CS的鉴别诊断。间叶性CS肿瘤细胞S-100阳性，CD99和SOX9阳性，近来报道NKX3.1有很好的敏感性和特异性，偶可见EMA、Desmin、Myogenin和MyoD1阳性，INI-1无缺失。透明细胞CS肿瘤细胞S-100和SOX-9阳性，Ⅱ型和X型胶原阳性。

分子病理方面，经典型CS热点突变主要集中在IDH1pArg132和IDH2pArg172，而IDH1pArg140较少见，文献统计38%~70%原发中心性CS，会出现前两种突变。其他COL2A1基因、TP53基因、RB1基因及YEATS2基因突变，CDKN2A基因丢失及CDK4基因扩增等也可见到。另外，86%的高级别CS受RB1通路影响，部分CSIHH/PTHLH信号通路会发生异常等。DNA倍体分析显示非典型性软骨性肿瘤/CS1级几乎全部为二倍体核型，而部分2级CS和几乎所有3级CS核型为非整倍体。50%~87%去分化CS也可出现IDH1和IDH2突变，复杂的染色体畸变表现在TP53、RB1、H-ras等基因突变。几乎所有间叶性CS（>90%）都存在HEY1-NCOA2融合基因，少数病例存在罕见的IRF2BP2-CDX1融合基因，无IDH1/IDH2突变。部分透明细胞CS存在克隆异常，二倍体和近二倍体占优势，9号染色体缺失或结构异常，以及20号染色体增益，无IDH1/IDH2突变。

第四章

治疗

第一节 治疗原则

1 低度恶性或间室内CS

1.1 治疗

对于可切除病灶，建议广泛、边缘切除、或囊内切除±辅助治疗。对不可切除病灶，应考虑放疗。

1.2 随访与监测

前两年每6~12个月行体检、胸片及病变X线检查，之后改为每年一次。

局部复发如可切除，继续广泛切除。对切缘阳性者，可考虑放疗或再次手术获得外科阴性边界。对切缘阴性者，继续观察。复发病灶不可切除者，建议放疗。

2 高度恶性（2~3级）、透明细胞、间室外CS

2.1 治疗

对可切除病灶，行广泛切除；对不可切除病灶，考虑放疗。

2.2 随访与监测

随访包括体检、原发部位影像学检查。前5年每3~6个月行胸部CT，之后每年一次，至少为期10年。出现局部复发，对可切除病灶继续行广泛切除，切缘阳性建议放疗或再次手术获得阴性外科边界。对切缘阴性者继续观察。不可切除的病灶建议放疗。对全身转移者，首选临床试验或应用环磷酰胺及西罗莫司，也可选择手术切除转移灶。

3 去分化CS

参照骨肉瘤治疗方案，即术前化疗+手术+术后化疗的新辅助治疗模式。药物以阿霉素、顺铂、甲氨蝶呤和异环磷酰胺为主。

4　间叶性CS

参照尤文肉瘤治疗，即术前化疗+手术+术后化疗的新辅助治疗模式。药物以阿霉素、长春新碱、环磷酰胺、足叶乙甙和异环磷酰胺为主。

第二节　治疗方法

1　手术

对肿瘤较大或累及中轴骨CS，切缘阴性的广泛切除是首选初始治疗。进行充分外科边界广泛切除的中轴骨及骨盆CS 10年OS和PFS更高，分别为61%、44%；而非充分外科边界切除的患者为17%、0。瘤内刮除术加冷冻辅助治疗可降低间室内1级CS复发率。对某些低度恶性、影像学侵袭较少的非骨盆、中轴骨部位的CS，瘤内切除可替代广泛切除且无不良后果。

2　放疗

对于肿瘤高度恶性或难以切除者，放疗可作为切缘阳性术后的补救措施或缓解症状的疗法。在一项60例颅外高风险CS术后回顾性分析中，术前或术后放疗作为一种辅助治疗手段，可以减少复发率，延长复发时间。一项间叶性CS回顾性研究表明，辅助性放疗可降低局部复发率。

对于低度恶性颅底及颈椎CS患者，质子束放疗或质子+光子束放疗可减少肿瘤局部复发及延长生存期。在两项独立的研究中，光子束放疗对颅底CS的局部控制率分别为92%及94%。Noel报告26例颅底及上颈椎CS术后质子+光子束放疗的3年局部控制率为26%。在一项包含299例颅底CS的研究中，质子+光子束放疗的10年局部控制率为94%。碳离子放疗也报道对颅底CS局部控制率高。

2.1　放疗原则

颅底肿瘤：术后放疗或不可切除病灶放疗：>70Gy专业技术放疗。

颅外病灶：考虑术后放疗（60~70Gy），尤其对有肿瘤细胞相近或切缘阳性的高度恶性/去分化/间叶亚型；不可切除病例考虑大剂量专业技术放疗。

3　化疗及靶向治疗

化疗对CS不很有效，特别是经典型CS。Mitchell等报告，顺铂、阿霉素辅助化疗可提高去分化CS生存率。但未被其他研究证实。Cesari等报告，辅助化疗可提高间叶型CS生存率。另一来自德国的研究也证实，间叶性CS的年轻患者接受化疗的效果更好。2013年一篇文献显示，应用蒽环类药物为主的化疗，RECIST评估的客观反应率分别为间叶型CS 31%、去分化CS 20.5%、经典CS 11.5%、透明细胞CS 0。目前尚无前瞻性随机试验证据，CS化疗的治疗作用还未得到确认。

3.1 CS的化疗

传统CS（1~3级）：无标准化疗方案；环磷酰胺和西罗莫司用于高度恶性CS全身性复发。

间叶型CS：遵从尤文肉瘤治疗方案。

去分化CS：遵从骨肉瘤治疗方案。

第三节 不同部位的外科手术

1 四肢

肢体CS术式选择需要考虑多种因素：肿瘤分期（局灶病变、多中心继发恶变、远处转移）、肿瘤组织学分级（1~3级、间叶性CS、去分化CS、透明细胞CS）、受累骨所处位置（上肢、下肢、肢端）、肿瘤起源部位和破坏骨质范围（周围型、中心型）、病变累及长骨位置（骨干、干骺端）、患者年龄和一般状况等。

总体而言，继发性CS的预后优于原发性CS。继发于遗传性多发骨软骨瘤病、Ollier's病或Maffucci综合征的肢体CS并不多见，发生率远低于骨盆脊柱。

肢体1级中央型CS初次手术可采用囊内刮除，能保留更好的肢体功能，也不会影响生存率，对出现局部复发者二期行扩大完整切除的手术后仍可获满意的局部控制率。Veth、Ahlmann、Mohler等分别报道囊内切除加冷冻治疗1级CS，均获得理想的临床效果。采用囊内刮除的另一个重要原因是1级CS和良性内生软骨瘤在临床表现、影像学，甚至病理组织学检测中都难于鉴别，以至于2013年开始WHO骨与软组织肿瘤分类标准已将1级CS归入交界性肿瘤范畴。文献回顾显示，肢体1级中央型CS初次手术采用囊内刮除，局部复发率为0~7.7%，MSTS评分平均为27~30。

低级别周围型CS（软骨帽厚度大于2cm）应手术完整切除，并争取切除肿瘤表面有正常组织覆盖，必要时可选择长骨瘤段截除或皮质骨矢状位截骨。

发生于肢端（手指、足趾）的CS比较少见，当骨质破坏严重且对功能影响不大时可选择截指（趾）术。发生于桡骨近端、尺骨远端、腓骨上段等部位的CS可选择广泛或边缘切除，这些部位的骨质缺失对术后功能并无显著影响。

2~3级CS、间叶性CS、去分化CS、透明细胞CS应行足够广泛且边缘阴性的切除术。术后根据组织学类型和切缘决定是否辅以放疗或全身药物治疗。

大多数CS患者术后可长期生存，肿瘤切除后功能重建应充分考虑这一因素。四肢1级中央型CS采用囊内刮除后可选择植骨（自体骨、异体骨、人工骨）和钢板固定，必要时可选择腓骨或髂骨的结构性植骨。对四肢CS切除后大段骨缺损的修复，可选择灭活再植、异体骨、带血管蒂腓骨移植等生物重建方法。如选择金属假体重建，可尝试通过3D打印金属骨小梁等技术实现假体与自体骨的整合，以提高假体长期保有率，降低远期并发症。

2 骨盆和骶骨

2.1 外科边界的选择和预后

对任何病理分级的骨盆和骶骨CS，首选初始治疗均为切缘阴性的广泛切除。

骨盆CS10年生存率为51%~88%，低于四肢CS。

低级别CS发生于四肢可选择囊内切除，对骨盆CS无论病理分级如何，都必须选择切缘阴性的广泛切除。Andreou等在2011年的对照研究显示，中轴骨及骨盆CS在获得满意外科边界广泛切除后10年OS与PFS分别为61%和44%；而切缘阳性的10年OS与PFS仅为17%和0。其他骨盆CS的回顾性队列研究显示，切缘阴性的广泛切除后局部控制率为25%~82%，囊内刮除后局部复发率较高。因此，即使是1级CS也不宜采用刮除术。

骨盆CS具体的发病部位同样是重要预后因子。普遍认为，骨盆Ⅰ区（髂骨翼）未累及骶髂关节的CS预后最好，髋臼周围CS预后不良。Sheth和Ozaki分别报道Ⅲ区CS预后不良。Guo等报道累及骶髂关节的Ⅳ区CS预后不良。有研究显示外生性CS预后优于内生性CS。

骶骨CS发病率较低，国内外多为个案报道，研究者一致认为对可切除病灶实施广泛切除是提高长期生存率的有效方法。依据Guo等报道的骶骨肿瘤外科分区方法指导切除范围可提高局部控制率。

综上所述，外科边界的满意程度是骨盆CS预后最重要的影响因素。

2.2 复发病例的处理

高级别骨盆和骶骨CS复发率高，复发病例是否接受二次手术需根据个体情况决定，部分可从中受益。

骨盆CS复发率18%~45%，初次手术边界满意程度是最重要的影响因素。大多数研究示局部复发与预后不良密切相关，也有研究示复发与生存期无显著相关。

Pring等提示，高级别骨盆CS易复发。有研究示二次手术可提高生存率，但例数较少，统计学差异不显著。骨盆CS复发外科治疗后再次复发概率较高。

2.3 截肢和保肢的选择

体积巨大的骨盆CS累及主要血管神经，或复发、放疗等因素造成局部软组织条件不良者应选择截肢。

截肢和保肢手术获得满意外科边界的比例无统计学差异，Deloin的研究中截肢组63%取得满意外科边界，保肢组为81%。其他多项研究均获同样结论。仅有2项研究示截肢可获更好边界。1972年，Marcove报道半骨盆离断术可获得更好预后。2005年，Donati报道125例骨盆CS，截肢比保肢获得更好外科边界（80% vs. 61%，P=0.077），并降低局部复发率，但统计学差异不显著。此外，上述两项研究术前影像学检查仅为X线片。随着影像学和导航技术发展，目前临床判断骨盆CS的外科边界已更加精确。有学者推荐仅对体积巨大且不伴远处转移的高级别CS病例实施截肢术。

综上所述，骨盆CS切除方式的选择需充分考虑主要血管神经受累情况、周围软组织条件及肿瘤生物学行为等因素。

2.4 骨盆CS切除后的功能重建

低级别CS在术中条件允许情况下应行恢复肢体功能的骨盆重建。

接受保肢治疗的骨盆CS患者术后功能评分较高，骨盆CS接受保肢治疗后长期随访，48%~92%在末次随访时仍保留患肢，并靠其行走，提示在切除肿瘤后一期完成功能重建是必要的。

Ⅰ、Ⅳ区区CS切除后应重建骨盆环连续性。Ⅲ区CS切除后一般无需重建，且术后功能较好。髋臼周围（Ⅱ区）CS切除后功能损失最大，在国内，髋臼重建主要采用可调式人工半骨盆假体，术后功能和并发症发生率优于国外马鞍式假体，国外文献报道的其他重建方式包括冰激凌假体等。Guo等报道累及骶髂关节（Ⅳ区）恶性肿瘤的分区和切除重建策略，对外科手术有指导意义。

鉴于CS患者生存期较长，治愈率高，在选择重建方式时应兼顾内固定的持久性。在条件允许情况下，可选择瘤骨灭活再植、自体腓骨移植或异体半骨盆移植等生物重建。

Guo等报道骶骨恶性肿瘤的外科分区系统，对低位骶骨（骶2、3间盘以下）的恶性肿瘤，外科切除后无须重建。高位骶骨（骶2、3间盘以上）恶性肿瘤切除后需重建骶髂关节连续性。

3 脊柱

3.1 脊柱CS外科治疗的适应证

大多数Tomita Ⅰ-Ⅳ型及部分Ⅴ、Ⅵ型的脊柱CS病例适合进行en bloc切除术，Ⅶ型则不推荐。大多数Enneking Ⅰ、Ⅱ期适合en bloc切除术，Ⅲ期则不推荐。

3.2 外科边界的选择和预后

对于脊柱CS，任何病理分级，首选初治方案均为切缘阴性的广泛切除。脊柱CS的五年生存率为33%~71%，低于其他部位的CS。

对脊柱CS，手术干预是目前最佳治疗手段。全脊椎切除可获满意外科边界。其中的en bloc切除，相对于其他手术，肿瘤污染可能更小，局部控制率更好，复发率更低。Huabin Yin等在2014年发表的回顾性研究，en bloc切除是影响复发、远处转移和OS的独立预后因素。

但是，en bloc切除并非适用于所有脊柱CS。因为其实施受保护脊髓等重要生理结构制约，需术前周密计划和较高手术技术水平。如en bloc切除涉及脊柱重要结构，可能无法实施。此时，更加传统的手术干预配合术前、术中乃至术后的辅助治疗至关重要。

3.2.1 颈椎

对颈椎CS，en bloc切除有时很难实施。相对于胸腰椎，颈椎有更多的重要血管神经结构毗邻，其复杂的血供和神经分布给外科医师带来不小困难。有报道称可结扎脊髓以获得理想的颈椎en bloc切除结果，但显然大部分无法接受随之而来的神经功能缺损。且对前后侧都受侵犯的椎体，为追求阴性边缘而实施en bloc切除，也增加了污染的可能性。

对只有前侧或后侧侵犯的颈椎CS，在重要解剖结构不受明显影响前提下，首选en bloc切除。

对前后侧皆有侵犯的颈椎软骨肿瘤，周密计划的大剂量三维适型放疗配合辅助治疗能达到不亚于en bloc切除的效果，且风险更低，从而成为首选。

对无条件行全脊柱切除的颈椎CS，有研究及病例报告称，全病灶切除配合辅助治疗或行环椎骨切除术也能获得较长的PFS及神经功能保留。

3.2.2 胸椎

脊柱CS最好发于胸椎。首选手术仍是en bloc切除。除了脊柱本身及其周围的重要结构外，需要注意胸腔内的重要结构。有病例报告，当肿瘤十分靠近主动脉时，可在周密准备下，行主动脉切除加置换术，以完成理想的en bloc切除术，从而获得理想的手术边界。

可根据肿瘤侵袭具体情况，选择前路或前后路手术，Yongcheng Hu等回顾性研究显示，选择一侧卧位的手术体位可一次性完成前后路操作，有足够的术野暴露，减轻了神经血管损伤，减少了术中失血，缩短了手术时间。

有报告显示，在手术过程中使用冰冻治疗，通过液氮形成的低温，从细胞层面上杀伤肿瘤细胞，有助于肿瘤切除更加彻底。

3.2.3 腰椎

首选手术方案仍是en bloc切除。可根据肿瘤侵袭具体情况，选择前路或前后路手术，条件允许也可选择一侧卧位的手术体位可以一次性完成前后路操作，以期更好预后。

3.3 复发病例的处理

高级别脊柱 CS 复发率高，复发病例是否接受二次手术需根据个体情况决定，部分患者可从中受益。

脊柱 CS 在实施了 en bloc 切除术同时获得满意边界前提下，复发率可低至 3%~8%。如果未行 en bloc 切除术，或边界不甚满意，复发率可高达 80%。所以初次手术外科边界的满意程度是最重要影响因素。局部复发与预后不良密切相关。

有研究显示二次手术可能提高生存率，但例数较少，统计学差异不显著。

3.4 脊柱 CS 切除后的功能重建

低级别 CS 在术中条件允许情况下应行恢复肢体功能的脊柱重建。

手术干预条件允许选择 en bloc 切除术已成共识，因而一期完成功能重建是必要的。一期软组织重建可降低潜在严重伤口并发症的发生率。对软组织状况不好者，清创及覆盖有血管的组织可控制并发症的发生，同时保持固定装置稳定。

在国内，脊柱重建主要采用钛网和人工椎体，术后功能和并发症发生率较优，国外文献有报道用其他重建方式如前脊柱关节融合加结构性皮层移植。

CS 患者生存期较长，肿瘤治愈率高，在选择重建方式时应兼顾内固定的持久性。

第五章 预后及康复

　　CS 整体的 5 年生存率约为 70%，预后与分级和亚型密切相关，文献报道，经典型 1、2、3 级 CS 的 5 年生存率分别为 90%、81% 和 29%，肺转移率分别为 0、10% 和 66%。一项对 SEER 数据库中 2890 例 CS 分析表明，不同亚型 5 年生存率存在巨大差异，去分化型 CS 的 5 年生存率为 0，透明细胞型达到 100%，其他亚型 5 年生存率分别为黏液型 71%、皮质旁型 93%、间叶型 48%、恶性软骨母细胞瘤 85%。统计学分析显示 CS 的重要的预后因素包括：病变为原发或继发、中心型或周围型、解剖部位、组织学级别及体积大小。SEER 资料显示：女性、低度恶性和无远处转移在单因素分析中有显著疾病相关生存优势，而多因素分析中只有分级与分期与预后有明显相关。一项针对去分化 CS 的随访显示，其 5 年 OS 仅为 18%，发生于中轴骨、肿瘤最大径 > 8cm、伴肺转移者预后更差，通过手术达到广泛外科边界可提高生存率。针对间叶型 CS 的荟萃分析显示，其 5 年、10 年、20 年生存率分别为 55.0%、43.5%、15.7%，发生于 30 岁以上、病变位于中轴骨、非手术治疗、切缘阳性等因素与预后不良相关，化疗能否提高生存率仍有争议，切缘阳性术后接受放疗可有效降低复发风险。中长期随访结果显示，CS 的 10 年和 30 年的 PFS 均为 72.8%。

　　对接受手术治疗的 CS，应根据不同手术部位的具体术式选择适宜的康复方案。由于复发病例在康复过程中强调随访的重要性，一旦发现复发，应积极对其行外科治疗，同时注意全身检查以及时发现转移灶，并及时对转移灶行相应治疗。

第六章

总结

组织学分级与肿瘤部位是决定CS治疗方式的最重要因素。

对可切除、低级别（1级）、间室内的肢体CS，应选择单纯广泛切除或瘤内切除加辅助治疗。低级别（1级）骨盆CS应广泛切除。

可切除的高级别（2、3级）、透明细胞型或间室外CS应行切缘阴性的广泛切除。

多学科整合治疗对改善肿瘤患者预后有重要作用。虽然传统上认为CS对辅助治疗效果一般，但在CS治疗中辅助治疗仍有一定的意义。

术后质子束或结合光子束放疗可能对肿瘤不易切除者（尤其是颅底及中轴骨CS）有效。不可切除的高级别或低级别肿瘤可考虑放疗。但因无足够支持CS放疗的数据，有待进一步研究。

建议对去分化CS应等同于骨肉瘤、间叶性CS应等同于尤文肉瘤来治疗。

局部复发时，若病变可切除，应广泛切除。若广泛切除术后切缘仍为阳性，应考虑放疗或再手术达到切缘阴性。不能切除的复发病变采取放疗。高度恶性CS全身复发时，应采取手术切除或建议参加临床试验。

参考文献

[1] GELDERBLOM H, HOGENDOORN P C, DIJKSTRA S D, et al. The clinical approach towards chondrosarcoma [J]. Oncologist, 2008, 13 (3): 320-9.

[2] RIEDEL R F, LARRIER N, DODD L, et al. The clinical management of chondrosarcoma [J]. Curr Treat Options Oncol, 2009, 10 (1-2): 94-106.

[3] THE WHO CLASSIFICATION OF TUMOURS EDITORIAL BOARD. WHO Classifcation of Soft Tissue and Bone Tumours, 5th Edition [J]. Lyon (France): IARC, 2020.

[4] VERDEGAAL S H, BOVEE J V, PANSURIYA T C, et al. Incidence, predictive factors, and prognosis of chondrosarcoma in patients with Ollier disease and Maffucci syndrome: an international multicenter study of 161 patients [J]. Oncologist, 2011, 16 (12): 1771-9.

[5] AHMED A R, TAN T S, UNNI K K, et al. Secondary chondrosarcoma in osteochondroma: report of 107 patients [J]. Clin Orthop Relat Res, 2003, 411: 193-206.

[6] AMARY M F, BACSI K, MAGGIANI F, et al. IDH1 and IDH2 mutations are frequent events in central chondrosarcoma and central and periosteal chondromas but not in other mesenchymal tumours [J]. The Journal of pathology, 2011, 224 (3): 334-43.

[7] AMARY M F, DAMATO S, HALAI D, et al. Ollier disease and Maffucci syndrome are caused by somatic mosaic mutations of IDH1 and IDH2 [J]. Nature genetics, 2011, 43 (12): 1262-5.

[8] PANSURIYA T C, VAN EIJK R, D'ADAMO P, et al. Somatic mosaic IDH1 and IDH2 mutations are associated with enchondroma and spindle cell hemangioma in Ollier disease and Maffucci syndrome [J]. Nature genetics, 2011, 43 (12): 1256-61.

[9] MEIJER D, DE JONG D, PANSURIYA T C, et al. Genetic characterization of mesenchymal, clear cell, and dedifferentiated chondrosarcoma [J]. Genes Chromosomes Cancer, 2012, 51 (10): 899-909.

[10] KILPATRICK S E, INWARDS C Y, FLETCHER C D, et al. Myxoid chondrosarcoma (chordoid sarcoma) of bone: a report of two cases and review of the literature [J]. Cancer, 1997, 79 (10): 1903-10.

[11] ANTONESCU C R, ARGANI P, ERLANDSON R A, et al. Skeletal and extraskeletal myxoid chondrosarcoma: a comparative clinicopathologic, ultrastructural, and molecular study [J]. Cancer, 1998, 83 (8): 1504-21.

[12] BRUNS J, ELBRACHT M, NIGGEMEYER O. Chondrosarcoma of bone: an oncological and functional follow-up study [J]. Ann Oncol, 2001, 12 (6): 859-64.

[13] BERGH P, GUNTERBERG B, MEIS-KINDBLOM J M, et al. Prognostic factors and outcome of pelvic, sacral, and spinal chondrosarcomas: a center-based study of 69 cases [J]. Cancer, 2001, 91 (7): 1201-12.

[14] ENNEKING W F, DUNHAM W K. Resection and reconstruction for primary neoplasms involving the innominate bone [J]. J Bone Joint Surg Am, 1978, 60 (6): 731-46.

[15] NORMAN A, SISSONS H A. Radiographic hallmarks of peripheral chondrosarcoma [J]. Radiology, 1984, 151 (3): 589-96.

[16] KUMAR J, SEITH A, KUMAR A, et al. Whole-body MR imaging with the use of parallel imaging for detection of skeletal metastases in pediatric patients with small-cell neoplasms: comparison with skeletal scintigraphy and FDG PET/CT [J]. Pediatric radiology, 2008, 38 (9): 953-62.

[17] DALDRUP-LINK H E, FRANZIUS C, LINK T M, et al. Whole-body MR imaging for detection of bone metastases in children and young adults: comparison with skeletal scintigraphy and FDG PET [J]. AJR Am J Roentgenol, 2001, 177 (1): 229-36.

[18] SCHUETZE S M. Utility of positron emission tomography in sarcomas [J]. Curr Opin Oncol, 2006, 18 (4): 369-73.

[19] VOLKER T, DENECKE T, STEFFEN I, et al. Positron emission tomography for staging of pediatric sarcoma patients: results of a prospective multicenter trial [J]. Journal of clinical oncology: official journal of the American Society of Clinical Oncology, 2007, 25 (34): 5435-41.

[20] LIU P T, VALADEZ S D, CHIVERS F S, et al. Anatomically based guidelines for core needle biopsy of bone tumors: implications for limb-sparing surgery [J]. Radiographics, 2007, 27 (1): 189-205; discussion 6.

[21] HUANG A J, KATTAPURAM S V. Musculoskeletal neoplasms: biopsy and intervention [J]. Radiol Clin North Am, 2011, 49 (6): 1287-305, vii.

[22] ASHFORD R U, MCCARTHY S W, SCOLYER R A, et al. Surgical biopsy with intra-operative frozen section. An accurate and cost-effective method for diagnosis of musculoskeletal sarcomas [J]. The Journal of bone and joint surgery British volume, 2006, 88 (9): 1207-11.

[23] SKRZYNSKI M C, BIERMANN J S, MONTAG A, et al. Diagnostic accuracy and charge-savings of outpatient core needle biopsy compared with open biopsy of musculoskeletal tumors [J]. J Bone Joint Surg Am, 1996, 78 (5): 644-9.

[24] WELKER J A, HENSHAW R M, JELINEK J, et al. The percutaneous needle biopsy is safe and recommended in the diagnosis of musculoskeletal masses [J]. Cancer, 2000, 89 (12): 2677-86.

[25] MITSUYOSHI G, NAITO N, KAWAI A, et al. Accurate diagnosis of musculoskeletal lesions by core needle biopsy [J]. J Surg Oncol, 2006, 94 (1): 21-7.

[26] ADAMS S C, POTTER B K, PITCHER D J, et al. Office-based core needle biopsy of bone and soft tissue malignancies: an accurate alternative to open biopsy with infrequent complications [J]. Clin Orthop Relat Res, 2010, 468 (10): 2774-80.

[27] DAVIES N M, LIVESLEY P J, CANNON S R. Recurrence of an osteosarcoma in a needle biopsy track [J]. The Journal of bone and joint surgery British volume, 1993, 75 (6): 977-8.

[28] SAGHIEH S, MASROUHA K Z, MUSALLAM K M, et al. The risk of local recurrence along the core-needle biopsy tract in patients with bone sarcomas [J]. Iowa Orthop J, 2010, 30: 80-3.

[29] BOVÉE, J. Bone Tumor Pathology, An Issue of Surgical Pathology Clinics, Volume 10-3, 1st Edition [J]. Elsevier, 2017.

[30] UNNI K K, INWARD C Y. Dahlin's Bone Tumor. 6th Edition. [J]. Philadelphia (USA): Wolters Kluwer, 2010.

[31] ANDERSON W J, JO V Y. Diagnostic Immunohistochemistry of Soft Tissue and Bone Tumors: An Update on Biomarkers That Correlate with Molecular Alterations [J]. Diagnostics (Basel, Switzerland), 2021, 11 (4): 690.

[32] BAUMHOER D, AMARY F, FLANAGAN A M. An update of molecular pathology of bone tumors. Lessons learned from investigating samples by next generation sequencing [J]. Genes Chromosomes Cancer, 2019, 58 (2): 88-99.

[33] JEONG W, KIM H J. Biomarkers of chondrosarcoma [J]. J Clin Pathol, 2018, 71 (7): 579-83.

[34] LI L, HU X, EID J E, et al. Mutant IDH1 Depletion Downregulates Integrins and Impairs Chondrosarcoma Growth [J]. Cancers (Basel), 2020, 12 (1): 141.

[35] SYED M, MUSHTAQ S, LOYA A, et al. NKX3.1 a useful marker for mesenchymal chondrosarcoma: An immunohistochemical study [J]. Ann Diagn Pathol, 2021, 50 (151660.

[36] TALLEGAS M, MIQUELESTORENA-STANDLEY É, LABIT-BOUVIER C, et al. IDH mutation status in a series of 88 head and neck chondrosarcomas: different profile between tumors of the skull base and tumors involving the facial skeleton and the laryngotracheal tract [J]. Human pathology, 2019, 84: 183-91.

[37] MOHAMMAD N, WONG D, LUM A, et al. Characterisation of isocitrate dehydrogenase 1/isocitrate dehydrogenase 2 gene mutation and the d-2-hydroxyglutarate oncometabolite level in dedifferentiated chondrosarcoma [J]. Histopathology, 2020, 76 (5): 722-30.

[38] FIORENZA F, ABUDU A, GRIMER R J, et al. Risk factors for survival and local control in chondrosarcoma of bone [J]. The Journal of bone and joint surgery British volume, 2002, 84 (1): 93-9.

[39] SHETH D S, YASKO A W, JOHNSON M E, et al. Chondrosarcoma of the pelvis. Prognostic factors for 67 patients treated with definitive surgery [J]. Cancer, 1996, 78 (4): 745-50.

[40] PRING M E, WEBER K L, UNNI K K, et al. Chondrosarcoma of the pelvis. A review of sixty-four cases [J]. J Bone Joint Surg Am, 2001, 83 (11): 1630-42.

[41] ANDREOU D, RUPPIN S, FEHLBERG S, et al. Survival and prognostic factors in chondrosarcoma: results in 115 patients with long-term follow-up [J]. Acta Orthop, 2011, 82 (6): 749-55.

[42] FUNOVICS P T, PANOTOPOULOS J, SABETI-ASCHRAF M, et al. Low-grade chondrosarcoma of bone: experiences from the Vienna Bone and Soft Tissue Tumour Registry [J]. Int Orthop, 2011, 35 (7): 1049-56.

[43] VETH R, SCHREUDER B, VAN BEEM H, et al. Cryosurgery in aggressive, benign, and low-grade malignant bone tumours [J]. Lancet Oncol, 2005, 6 (1): 25-34.

[44] AHLMANN E R, MENENDEZ L R, FEDENKO A N, et al. Influence of cryosurgery on treatment outcome of low-grade chondrosarcoma [J]. Clin Orthop Relat Res, 2006, 451: 201-7.

[45] MOHLER D G, CHIU R, MCCALL D A, et al. Curettage and cryosurgery for low-grade cartilage tumors is associated with low recurrence and high function [J]. Clin Orthop Relat Res, 2010, 468 (10): 2765-73.

[46] LEERAPUN T, HUGATE R R, INWARDS C Y, et al. Surgical management of conventional grade I chondrosarcoma of long bones [J]. Clin Orthop Relat Res, 2007, 463: 166-72.

[47] DONATI D, COLANGELI S, COLANGELI M, et al. Surgical treatment of grade I central chondrosarcoma [J]. Clin Orthop Relat Res, 2010, 468 (2): 581-9.

[48] HICKEY M, FARROKHYAR F, DEHESHI B, et al. A systematic review and meta-analysis of intralesional versus wide resection for intramedullary grade I chondrosarcoma of the extremities [J]. Ann Surg Oncol, 2011, 18 (6): 1705-9.

[49] GODA J S, FERGUSON P C, O'SULLIVAN B, et al. High-risk extracranial chondrosarcoma: long-term results of surgery and radiation therapy [J]. Cancer, 2011, 117 (11): 2513-9.

[50] KAWAGUCHI S, WEISS I, LIN P P, et al. Radiation therapy is associated with fewer recurrences in mesenchymal chondrosarcoma [J]. Clin Orthop Relat Res, 2014, 472 (3): 856-64.

[51] HUG E B, LOREDO L N, SLATER J D, et al. Proton radiation therapy for chordomas and chondrosarcomas of the skull base [J]. J Neurosurg, 1999, 91 (3): 432-9.

[52] MUNZENRIDER J E, LIEBSCH N J. Proton therapy for tumors of the skull base [J]. Strahlenther Onkol, 1999, 175 Suppl 2: 57-63.

[53] NOËL G, FEUVRET L, FERRAND R, et al. Radiotherapeutic factors in the management of cervical-basal chordomas and chondrosarcomas [J]. Neurosurgery, 2004, 55 (6): 1252-60; discussion 60-2.

[54] NOEL G, HABRAND J L, MAMMAR H, et al. Combination of photon and proton radiation therapy for chordomas and chondrosarcomas of the skull base: the Centre de Protontherapie D'Orsay experience [J]. Int J Radiat Oncol Biol Phys, 2001, 51 (2): 392-8.

[55] ARES C, HUG E B, LOMAX A J, et al. Effectiveness and safety of spot scanning proton radiation therapy for chordomas and chondrosarcomas of the skull base: first long-term report [J]. Int J Radiat Oncol Biol Phys, 2009, 75 (4): 1111-8.

[56] SCHULZ-ERTNER D, NIKOGHOSYAN A, HOF H, et al. Carbon ion radiotherapy of skull base

chondrosarcomas [J]. Int J Radiat Oncol Biol Phys, 2007, 67 (1): 171-7.

[57] SCHULZ-ERTNER D, NIKOGHOSYAN A, THILMANN C, et al. Results of carbon ion radiotherapy in 152 patients [J]. Int J Radiat Oncol Biol Phys, 2004, 58 (2): 631-40.

[58] UHL M, MATTKE M, WELZEL T, et al. High control rate in patients with chondrosarcoma of the skull base after carbon ion therapy: first report of long-term results [J]. Cancer, 2014, 120 (10): 1579-85.

[59] AMICHETTI M, AMELIO D, CIANCHETTI M, et al. A systematic review of proton therapy in the treatment of chondrosarcoma of the skull base [J]. Neurosurg Rev, 2010, 33 (2): 155-65.

[60] ROSENBERG A E, NIELSEN G P, KEEL S B, et al. Chondrosarcoma of the base of the skull: a clinicopathologic study of 200 cases with emphasis on its distinction from chordoma [J]. Am J Surg Pathol, 1999, 23 (11): 1370-8.

[61] MITCHELL A D, AYOUB K, MANGHAM D C, et al. Experience in the treatment of dedifferentiated chondrosarcoma [J]. The Journal of bone and joint surgery British volume, 2000, 82 (1): 55-61.

[62] DICKEY I D, ROSE P S, FUCHS B, et al. Dedifferentiated chondrosarcoma: the role of chemotherapy with updated outcomes [J]. J Bone Joint Surg Am, 2004, 86 (11): 2412-8.

[63] GRIMER R J, GOSHEGER G, TAMINIAU A, et al. Dedifferentiated chondrosarcoma: prognostic factors and outcome from a European group [J]. Eur J Cancer, 2007, 43 (14): 2060-5.

[64] STAALS E L, BACCHINI P, BERTONI F. Dedifferentiated central chondrosarcoma [J]. Cancer, 2006, 106 (12): 2682-91.

[65] CESARI M, BERTONI F, BACCHINI P, et al. Mesenchymal chondrosarcoma. An analysis of patients treated at a single institution [J]. Tumori, 2007, 93 (5): 423-7.

[66] DANTONELLO T M, INT-VEEN C, LEUSCHNER I, et al. Mesenchymal chondrosarcoma of soft tissues and bone in children, adolescents, and young adults: experiences of the CWS and COSS study groups [J]. Cancer, 2008, 112 (11): 2424-31.

[67] ITALIANO A, MIR O, CIOFFI A, et al. Advanced chondrosarcomas: role of chemotherapy and survival [J]. Ann Oncol, 2013, 24 (11): 2916-22.

[68] BERNSTEIN-MOLHO R, KOLLENDER Y, ISSAKOV J, et al. Clinical activity of mTOR inhibition in combination with cyclophosphamide in the treatment of recurrent unresectable chondrosarcomas [J]. Cancer Chemother Pharmacol, 2012, 70 (6): 855-60.

[69] MARCO R A, GITELIS S, BREBACH G T, et al. Cartilage tumors: evaluation and treatment [J]. J Am Acad Orthop Surg, 2000, 8 (5): 292-304.

[70] MAVROGENIS A F, ANGELINI A, DRAGO G, et al. Survival analysis of patients with chondrosarcomas of the pelvis [J]. J Surg Oncol, 2013, 108 (1): 19-27.

[71] MOCHIZUKI K, YAMAGUCHI H, UMEDA T. The management of pelvic chondrosarcoma in Japan. Japanese Musculo-Skeletal Oncology Group [J]. Int Orthop, 2000, 24 (2): 65-70.

[72] OZAKI T, HILLMANN A, LINDNER N, et al. Chondrosarcoma of the pelvis [J]. Clin Orthop Relat Res, 1997, 337): 226-39.

[73] BJORNSSON J, MCLEOD R A, UNNI K K, et al. Primary chondrosarcoma of long bones and limb girdles [J]. Cancer, 1998, 83 (10): 2105-19.

[74] SÖDERSTRÖM M, EKFORS T O, BÖHLING T O, et al. No improvement in the overall survival of 194 patients with chondrosarcoma in Finland in 1971-1990 [J]. Acta orthopaedica Scandinavica, 2003, 74 (3): 344-50.

[75] BALL A B, BARR L, WESTBURY G. Chondrosarcoma of the pelvis: the role of palliative debulking surgery [J]. Eur J Surg Oncol, 1991, 17 (2): 135-8.

[76] GITELIS S, BERTONI F, PICCI P, et al. Chondrosarcoma of bone. The experience at the Istituto Ortopedico Rizzoli [J]. J Bone Joint Surg Am, 1981, 63 (8): 1248-57.

[77] GUO W, LI D, TANG X, et al. Surgical treatment of pelvic chondrosarcoma involving periacetabulum [J]. J Surg Oncol, 2010, 101 (2): 160-5.

[78] HEALEY J H, LANE J M. Chondrosarcoma [J]. Clin Orthop Relat Res, 1986, 204): 119-29.

[79] KAWAI A, HEALEY J H, BOLAND P J, et al. Prognostic factors for patients with sarcomas of the pelvic bones [J]. Cancer, 1998, 82 (5): 851-9.

[80] LEE F Y, MANKIN H J, FONDREN G, et al. Chondrosarcoma of bone: an assessment of outcome [J]. J Bone Joint Surg Am, 1999, 81 (3): 326-38.

[81] MARCOVE R C. Chodrosarcoma: diagnosis and treatment [J]. Orthop Clin North Am, 1977, 8 (4): 811-20.

[82] SHIN K H, ROUGRAFF B T, SIMON M A. Oncologic outcomes of primary bone sarcomas of the pelvis [J]. Clin Orthop Relat Res, 1994, 304): 207-17.

[83] WEBER K L, PRING M E, SIM F H. Treatment and outcome of recurrent pelvic chondrosarcoma [J]. Clin Orthop Relat Res, 2002, 397): 19-28.

[84] NORMAND A N, CANNON C P, LEWIS V O, et al. Curettage of biopsy-diagnosed grade 1 periacetabular chondrosarcoma [J]. Clin Orthop Relat Res, 2007, 459: 146-9.

[85] OZAKI T, LINDNER N, HILLMANN A, et al. Influence of intralesional surgery on treatment outcome of chondrosarcoma [J]. Cancer, 1996, 77 (7): 1292-7.

[86] ZANG J, GUO W, YANG Y, et al. Reconstruction of the hemipelvis with a modular prosthesis after resection of a primary malignant peri-acetabular tumour involving the sacroiliac joint [J]. Bone Joint J, 2014, 96-B (3): 399-405.

[87] HSIEH P C, XU R, SCIUBBA D M, et al. Long-term clinical outcomes following en bloc resections for sacral chordomas and chondrosarcomas: a series of twenty consecutive patients [J]. Spine (Phila Pa 1976), 2009, 34 (20): 2233-9.

[88] PURI A, AGARWAL M G, SHAH M, et al. Decision making in primary sacral tumors [J]. Spine J, 2009, 9 (5): 396-403.

[89] 尉然, 郭卫, 杨荣利. 整块切除与分块切除治疗骶骨软骨肉瘤的预后分析 [J]. 中国脊柱脊髓杂志, 2014, 24 (11): 979-83.

[90] LI D, GUO W, TANG X, et al. Surgical classification of different types of en bloc resection for primary malignant sacral tumors [J]. Eur Spine J, 2011, 20 (12): 2275-81.

[91] DONATI D, EL GHONEIMY A, BERTONI F, et al. Surgical treatment and outcome of conventional pelvic chondrosarcoma [J]. The Journal of bone and joint surgery British volume, 2005, 87 (11): 1527-30.

[92] EVANS H L, AYALA A G, ROMSDAHL M M. Prognostic factors in chondrosarcoma of bone: a clinicopathologic analysis with emphasis on histologic grading [J]. Cancer, 1977, 40 (2): 818-31.

[93] HENDERSON E D, DAHLIN D C. Chondrosarcoma of Bone--a Study of Two Hundred and Eighty-Eight Cases [J]. J Bone Joint Surg Am, 1963, 45: 1450-8.

[94] DELOIN X, DUMAINE V, BIAU D, et al. Pelvic chondrosarcomas: surgical treatment options [J]. Orthop Traumatol Surg Res, 2009, 95 (6): 393-401.

[95] SPRINGFIELD D S, GEBHARDT M C, MCGUIRE M H. Chondrosarcoma: a review [J]. Instr Course Lect, 1996, 45: 417-24.

[96] MARCOVE R C, MIKE V, HUTTER R V, et al. Chondrosarcoma of the pelvis and upper end of the femur. An analysis of factors influencing survival time in one hundred and thirteen cases [J]. J Bone Joint Surg Am, 1972, 54 (3): 561-72.

[97] CHO H S, OH J H, HAN I, et al. The outcomes of navigation-assisted bone tumour surgery: minimum three-year follow-up [J]. The Journal of bone and joint surgery British volume, 2012, 94 (10): 1414-20.

[98] JEYS L, MATHARU G S, NANDRA R S, et al. Can computer navigation-assisted surgery reduce the risk of an intralesional margin and reduce the rate of local recurrence in patients with a tumour of the pelvis or sacrum? [J]. Bone Joint J, 2013, 95-b (10): 1417-24.

[99] KRETTEK C, GEERLING J, BASTIAN L, et al. Computer aided tumor resection in the pelvis [J]. Injury, 2004, 35 Suppl 1: S-A79-83.

[100] HOFFMANN C, GOSHEGER G, GEBERT C, et al. Functional results and quality of life after treatment of pelvic sarcomas involving the acetabulum [J]. J Bone Joint Surg Am, 2006, 88 (3): 575-82.

[101] HUGATE R, JR., SIM F H. Pelvic reconstruction techniques [J]. Orthop Clin North Am, 2006, 37 (1): 85-97.

[102] O'CONNOR M I, SIM F H. Salvage of the limb in the treatment of malignant pelvic tumors [J]. J Bone Joint Surg Am, 1989, 71 (4): 481-94.

[103] ABOULAFIA A J, BUCH R, MATHEWS J, et al. Reconstruction using the saddle prosthesis following excision of primary and metastatic periacetabular tumors [J]. Clin Orthop Relat Res, 1995, 314): 203-13.

[104] BELL R S, DAVIS A M, WUNDER J S, et al. Allograft reconstruction of the acetabulum after resection of stage-IIB sarcoma. Intermediate-term results [J]. J Bone Joint Surg Am, 1997, 79 (11): 1663-74.

[105] FRASSICA F J, CHAO E Y, SIM F H. Special problems in limb-salvage surgery [J]. Semin Surg Oncol, 1997, 13 (1): 55-63.

[106] HARRINGTON K D. The use of hemipelvic allografts or autoclaved grafts for reconstruction after wide resections of malignant tumors of the pelvis [J]. J Bone Joint Surg Am, 1992, 74 (3): 331-41.

[107] MARCO R A, SHETH D S, BOLAND P J, et al. Functional and oncological outcome of acetabular reconstruction for the treatment of metastatic disease [J]. J Bone Joint Surg Am, 2000, 82 (5): 642-51.

[108] GUO W, LI D, TANG X, et al. Reconstruction with modular hemipelvic prostheses for periacetabular tumor [J]. Clin Orthop Relat Res, 2007, 461: 180-8.

[109] JI T, GUO W, YANG R L, et al. Modular hemipelvic endoprosthesis reconstruction--experience in 100 patients with mid-term follow-up results [J]. Eur J Surg Oncol, 2013, 39 (1): 53-60.

[110] FISHER N E, PATTON J T, GRIMER R J, et al. Ice-cream cone reconstruction of the pelvis: a new type of pelvic replacement: early results [J]. The Journal of bone and joint surgery British volume, 2011, 93 (5): 684-8.

[111] GILLIS C C, STREET J T, BOYD M C, et al. Pelvic reconstruction after subtotal sacrectomy for sacral chondrosarcoma using cadaveric and vascularized fibula autograft: Technical note [J]. Journal of neurosurgery Spine, 2014, 21 (4): 623-7.

[112] WAFA H, GRIMER R J, JEYS L, et al. The use of extracorporeally irradiated autografts in pelvic reconstruction following tumour resection [J]. Bone Joint J, 2014, 96-b (10): 1404-10.

[113] YANG Y, GUO W, YANG R, et al. [Reimplantation of devitalized tumor-bearing bone in pelvic reconstruction after en-bloc tumor resection] [J]. Zhonghua Wai Ke Za Zhi, 2014, 52 (10): 754-9.

[114] CLOYD J M, ACOSTA F L, JR., POLLEY M Y, et al. En bloc resection for primary and metastatic tumors of the spine: a systematic review of the literature [J]. Neurosurgery, 2010, 67 (2): 435-44; discussion 44-5.

[115] MUKHERJEE D, CHAICHANA K L, PARKER S L, et al. Association of surgical resection and survival in patients with malignant primary osseous spinal neoplasms from the Surveillance, Epidemiology, and End Results (SEER) database [J]. Eur Spine J, 2013, 22 (6): 1375-82.

[116] HASEGAWA K, HOMMA T, HIRANO T, et al. Margin-free spondylectomy for extended malignant

spine tumors: surgical technique and outcome of 13 cases [J]. Spine (Phila Pa 1976), 2007, 32 (1): 142-8.

[117] MARTIN N S, WILLIAMSON J. The role of surgery in the treatment of malignant tumours of the spine [J]. The Journal of bone and joint surgery British volume, 1970, 52 (2): 227-37.

[118] WINDHAGER R, WELKERLING H, KASTNER N, et al. [Surgical therapy of pelvis and spine in primary malignant bone tumors] [J]. Orthopade, 2003, 32 (11): 971-82.

[119] MARULLI G, DURANTI L, CARDILLO G, et al. Primary chest wall chondrosarcomas: results of surgical resection and analysis of prognostic factors [J]. Eur J Cardiothorac Surg, 2014, 45 (6): e194-201.

[120] BORIANI S, DE IURE F, BANDIERA S, et al. Chondrosarcoma of the mobile spine: report on 22 cases [J]. Spine (Phila Pa 1976), 2000, 25 (7): 804-12.

[121] YIN H, ZHOU W, YU H, et al. Clinical characteristics and treatment options for two types of osteoblastoma in the mobile spine: a retrospective study of 32 cases and outcomes [J]. Eur Spine J, 2014, 23 (2): 411-6.

[122] KREPLER P, WINDHAGER R, BRETSCHNEIDER W, et al. Total vertebrectomy for primary malignant tumours of the spine [J]. The Journal of bone and joint surgery British volume, 2002, 84 (5): 712-5.

[123] CHEN B, YANG Y, CHEN L, et al. Unilateral lateral mass fixation of cervical spinal low-grade chondrosarcoma with intralesional resection: A case report [J]. Oncol Lett, 2014, 7 (5): 1515-8.

[124] MAYORGA-BUIZA M J, ALCÁNTARA R, ALMARCHA J M. Tracheal stent-implanted patients who underwent nonrelated cervical surgery: endoprosthesis management when removed it is possible [J]. Journal of neurosurgical anesthesiology, 2011, 23 (1): 62-3.

[125] OHUE S, SAKAKI S, KOHNO K, et al. Primary spinal chondrosarcoma localized in the cervical spinal canal and intervertebral foramen--case report [J]. Neurol Med Chir (Tokyo), 1995, 35 (1): 36-9.

[126] O'TOOLE J E, CONNOLLY E S, JR., KHANDJI A G, et al. Clinicopathological review: cord compression secondary to a lesion of the cervical spine in an 11-year-old girl [J]. Neurosurgery, 2004, 54 (4): 934-7; discussion 8.

[127] GIETZEN L, POKORSKI P. Chondrosarcoma of the cervical spine [J]. JAAPA, 2017, 30 (12): 23-5.

[128] SIMSEK S, BELEN D, YIGITKANLI K, et al. Circumferential total resection of cervical tumors: report of two consecutive cases and technical note [J]. Turk Neurosurg, 2009, 19 (2): 153-8.

[129] DRUSCHEL C, DISCH A C, MELCHER I, et al. Surgical management of recurrent thoracolumbar spinal sarcoma with 4-level total en bloc spondylectomy: description of technique and report of two cases [J]. Eur Spine J, 2012, 21 (1): 1-9.

[130] LI Y H, YAO X H. Primary intradural mesenchymal chondrosarcoma of the spine in a child [J]. Pediatric radiology, 2007, 37 (11): 1155-8.

[131] NOIRHOMME P, D'UDEKEM Y, MUNTING E, et al. Resection of a chest chondrosarcoma invading the spine and the aorta [J]. Ann Thorac Surg, 1998, 65 (2): 534-5.

[132] VERTZYAS N, CUMMINE J, BIANKIN S, et al. Chondrosarcoma of the thoracic spine in an 8-year-old child with 12 years follow-up: A case report [J]. J Orthop Surg (Hong Kong), 2000, 8 (1): 89-92.

[133] GOSLING T, PICHLMAIER M A, LANGER F, et al. Two-stage multilevel en bloc spondylectomy with resection and replacement of the aorta [J]. Eur Spine J, 2013, 22 (Suppl 3): S363-8.

[134] HU Y, XIA Q, JI J, et al. One-stage combined posterior and anterior approaches for excising thoracolumbar and lumbar tumors: surgical and oncological outcomes [J]. Spine (Phila Pa 1976), 2010,

35（5）：590-5.

[135] ALPANTAKI K, DATSIS G, ZORAS O, et al. The value of cryosurgery in treating a case of thoracic chondrosarcoma [J]. Case Rep Med, 2011, 2011: 2432-43.

[136] MATSUDA Y, SAKAYAMA K, SUGAWARA Y, et al. Mesenchymal chondrosarcoma treated with total en bloc spondylectomy for 2 consecutive lumbar vertebrae resulted in continuous disease-free survival for more than 5 years: case report [J]. Spine（Phila Pa 1976），2006, 31（8）：E231-6.

[137] OZAKI T, HILLMANN A, BLASIUS T S, et al. Skeletal metastases of intermediate grade chondrosarcoma without pulmonary involvement. A case report [J]. Int Orthop, 1998, 22（2）：131-3.

[138] KAWAHARA N, TOMITA K, MURAKAMI H, et al. Total excision of a recurrent chondrosarcoma of the thoracic spine: a case report of a seven-year-old boy with fifteen years follow-up [J]. Spine（Phila Pa 1976），2010, 35（11）：E481-7.

[139] LEWANDROWSKI K U, HECHT A C, DELANEY T F, et al. Anterior spinal arthrodesis with structural cortical allografts and instrumentation for spine tumor surgery [J]. Spine（Phila Pa 1976），2004, 29（10）：1150-8; discussion 9.

[140] CHANG D W, FRIEL M T, YOUSSEF A A. Reconstructive strategies in soft tissue reconstruction after resection of spinal neoplasms [J]. Spine（Phila Pa 1976），2007, 32（10）：1101-6.

[141] MAZEL C, HOFFMANN E, ANTONIETTI P, et al. Posterior cervicothoracic instrumentation in spine tumors [J]. Spine（Phila Pa 1976），2004, 29（11）：1246-53.

[142] RAWLINS J M, BATCHELOR A G, LIDDINGTON M I, et al. Tumor excision and reconstruction of the upper cervical spine: a multidisciplinary approach [J]. Plast Reconstr Surg, 2004, 114（6）：1534-8.

[143] SANERKIN N G. The diagnosis and grading of chondrosarcoma of bone: a combined cytologic and histologic approach [J]. Cancer, 1980, 45（3）：582-94.

[144] GIUFFRIDA A Y, BURGUENO J E, KONIARIS L G, et al. Chondrosarcoma in the United States（1973 to 2003）: an analysis of 2890 cases from the SEER database [J]. J Bone Joint Surg Am, 2009, 91（5）：1063-72.

[145] STROTMAN P K, REIF T J, KLIETHERMES S A, et al. Dedifferentiated chondrosarcoma: A survival analysis of 159 cases from the SEER database（2001-2011）[J]. J Surg Oncol, 2017, 116（2）：252-7.

[146] XU J, LI D, XIE L, et al. Mesenchymal chondrosarcoma of bone and soft tissue: a systematic review of 107 patients in the past 20 years [J]. PLoS One, 2015, 10（4）：e0122216.

[147] 樊代明. 整合肿瘤学·基础卷 [M]. 西安：世界图书出版西安有限公司，2021.

[148] 樊代明. 整合肿瘤学·临床卷 [M]. 北京：科学出版社，2021.

尤文肉瘤

名誉主编

樊代明

主　编

郭　卫

副主编

张伟滨　郭　征　屠重棋

编　委（姓氏笔画排序）

丁　宜　汤小东　张　星　陈　静　黄　纲

第一章

流行病学

第一节 概述

尤文肉瘤（Ewing's Sarcoma，ES）是一种小圆细胞恶性肿瘤，占原发恶性骨肿瘤的10%，发生率仅次于骨肉瘤。好发于儿童和青少年，发病时中位年龄13岁，男女发病比例为1.30~1.51：1。ES以22q12染色体上EWS基因（EWSR1）与ETS基因家族的几种基因（FLI1、ERG、ETV1、ETV4、FEV）融合为特征。EWS与11号染色体上的FLI1融合，以及相应的t（11；22）（q24；q12）染色体易位导致的EWS-FLI1融合基因转录，出现在约85%的尤文肉瘤中。在5%~10%病例中，EWS与ETS基因家族的其他基因相融合。在极少数的病例，FUS可替代EWS，导致无EWS的重新排列，即由t（16；21）（p11；q24）易位引起的FUS-ERG融合基因转录或t（2；16）（q35；p11）易位引起的FUS-FEV融合基因转录。

根据WHO 2020版分型，有EWSR1或FUS重排的肿瘤可据其融合的伙伴基因分为两种：EWSR1或FUS基因与ETS家族转录因子融合者定义为ES；EWSR1或FUS与非ETS伙伴基因融合者定义为"有EWSR1-非ETS融合的小圆细胞肉瘤"，取消了之前ES家族肿瘤的定义。除EWSR1或FUS重排外，此前一些小圆细胞肿瘤如BCOR-CCNB3、CIC-DUX4也被归为尤文家族肿瘤名下。但据WHO 2020版分型，这两种基因异常的肿瘤被单独列出，从尤文家族肿瘤中分列出来，单独以融合基因名称命名。

ES还有高表达细胞表面糖蛋白MIC2（CD99）的特征。虽然MIC2的表达不特异，但有助于ES与其他小圆细胞肿瘤的鉴别。

ES可发生于全身任何骨骼，最常见原发部位为骨盆、股骨及胸壁。长骨病变骨干最易受累。影像学多表现为溶骨性破坏。骨膜反应呈典型"洋葱皮"样改变。

ES与多数骨肿瘤一样，常因局部疼痛或肿胀就诊。不同的是，全身性症状如发热、体重下降及疲劳在发病时常见。实验室检查LDH升高及白细胞增多。

第二节　预后因素

ES预后较好的重要因素包括：原发肿瘤位于肢体、肿瘤体积<100ml、发病时LDH正常。与其他部位的ES相比，脊柱及骶骨的ES预后更差。

发病时即有转移是ES最显著的不良预后因素，与其他骨起源肉瘤相同，转移最常见于肺、骨和骨髓。欧洲ES合作研究组（EICESS）对975例回顾性分析中发现，诊断时即有转移者5年PFS为22%，诊断时无转移者为55%。在有转移灶患者中，单纯肺转移比骨转移或肺骨同时转移的生存时间更长。一项30例回顾性分析表明，肿瘤转移至肺和骨以外的其他脏器（如脑、肝、脾）预后更差。无转移患者对化疗反应不佳，是PFS的一个不良预后因素。

ES研究协作组（IESS）303例ES患者的临床病理学特征回顾资料显示，原发病变位于骨盆者较四肢者生存率低。在一项53例ES化疗预后的多因素分析，Gupta等发现，骨盆是否受累与PFS相关。Lee等将成年后起病、有转移灶、瘤体大、社会经济水平低认定为OS的不良预后因素。

第二章

预防及筛查

疼痛和肿胀是多数患者的主要症状，局部包块是主要体征。儿童和青少年患者出现上述临床表现时，要考虑到ES的诊断，建议患者行疼痛部位的影像学检查。X线检查是基本和必要检查手段。如有条件可行疼痛部位的CT或MRI检查。

第三章 诊断

ES常有特征性染色体平衡易位，即位于22号染色体的EWSR1基因与ETS转录因子家族成员易位形成融合基因。ES与CIC重排肉瘤、伴有BCOR遗传学改变的肉瘤和EWSR1-non-ETS融合的圆细胞肉瘤共同构成了骨与软组织未分化小圆细胞肉瘤这一独立类别。

肉眼观察ES一般呈灰白色，质软，常伴坏死和出血区，骨内病变常突破骨皮质伴软组织侵犯。

镜下观察，ES呈巢、片状分布，细胞巢之间可见纤维性间隔。肿瘤主体由一致小圆形细胞构成，细胞核类圆形，染色质细颗粒状较细腻，胞质少或仅见少量透亮或嗜酸性胞质，核仁和细胞膜常不清晰。少数ES肿瘤细胞体积较大，有明显核仁，细胞轮廓不规则，部分还可有上皮样或神经内分泌样分化特点。化疗后ES常出现不同程度细胞坏死及肉芽组织，评估新辅助化疗后切除标本的坏死率有助于预测ES患者的预后。

免疫组化，95%ES肿瘤细胞膜弥漫表达CD99，该法敏感性好，但缺乏特异性。NKX2.2比CD99对ES有更高特异性。大约25%的ES细胞可以表达Keratin。FLI1基因是尤文肉瘤中与EWS基因发生易位最主要的ETS家族成员，其编码的FLI1蛋白免疫组化表达于肿瘤细胞核。当ES出现ERG基因重排时，免疫组化检测ERG有助于诊断。曾经的原始神经外胚层肿瘤（PNET）与ES不再区分，因此部分ES可呈现神经内分泌分化，NSE、S-100、Syn、CD56均可出现不同程度的阳性表达。极罕见的釉质瘤样ES，常表达鳞状上皮标记物。

分子病理，融合基因的形成是ES重要特点之一。大约85%的ES会发生t（11；22）（q24；q12）染色体易位，形成EWSR1-FLI1融合基因。10%病例具有t（21；22）（q22；q12）易位，即EWS基因与21q22上的ERG基因发生融合。还有不足5%ES为EWS与其他ETS家族基因（FEV，ETV1，ETV4，ZSG）异位形成相应融合基因，极少数病例存在FUS-ERG或FUS-FEV易位。这些融合基因编码嵌合转录因子调控多个基因功能，从而影响ES发生和发展。部分ES还会出现其他基因突变包括STAG2（15%~22%），CDKN2A（12%），TP53（7%）。

怀疑ES都应进行详细病史采集及体检，在活检前应行全面肿瘤分期。应包括胸部CT，原发病变部位MRI、CT、PET扫描和/或骨扫描及骨髓活检，必要时建议行脊柱及骨盆MRI除外骨髓侵犯。在一项系统性回顾和meta分析，Treglia等报道将PET/CT与传统影像学结合对ES分期及治疗后再分期很有价值，敏感性96%，特异性92%。

由于ES有显著遗传易感性（90%ES拥有四种特定染色体易位），因此强烈建议病人行细胞遗传学和/或分子生物学检测（可能因此需要再次活检）。活检标本应行细胞遗传学和/或分子生物学分析评估t（11；22）易位。初步报道认为EWS-FLI1易位较其他变异预后更好。与上述观点不同，来自EURO-EWING99及儿童肿瘤组的研究报道认为，运用当前有效治疗后的疗效预后与融合基因亚型无关。除EWS外，在分子学诊断上为了确诊罕见的带有FUS-ERG或FUS-FEV融合基因转录的ES病例，FUS也应作为融合基因检测靶点。

为完善诊断和分期，可进行骨髓活检。血清LDH已被证明是一种具有判断预后意义的肿瘤标志物，本指南将该检验列为ES初步评估手段。患者在接受放化疗前建议至生殖医学科行相关咨询。

第四章 治疗

第一节 治疗原则

由于ES多为化疗高度敏感的肿瘤，因此建议在局部治疗前至少行9周的化疗，并在化疗后对肿瘤再次分期。对初诊无转移的局灶病变，再次分期评估包括胸部及原发部位影像检查，可考虑行PET扫描或骨扫描检查。而对转移性ES，除行上述检查外，还需对初次检查过程中所有异常结果做再次评估。若肿瘤对化疗有反应（病情稳定或缓解），则对可切除的局部病灶进行广泛切除，对不可切除的病灶行根治性放疗或继续化疗（根据治疗反应，对转移性疾病可考虑延长初始化疗时间）。

手术切除后需对切缘行病理学评估，对切缘阳性者，术后继续化疗后放疗，或放疗后化疗。化疗时长28~49周，具体化疗周期数取决于化疗方案及剂量，此后定期随访。对切缘阴性者，术后继续辅助化疗，此后定期随访。

对初始化疗后再评估肿瘤进展者，考虑先对原发病灶行放疗和/或手术治疗，以达到局部控制或姑息治疗目的。此后继续化疗或接受姑息支持治疗。

中医中药对于骨肿瘤的治疗，需要更多临床实践。中医认为骨肿瘤多由虚实夹杂的病机导致，扶正祛邪是治疗骨肿瘤的基本原则。

第二节 随访与监测

病人治疗结束后，需每3个月行原发部位的体检、影像学检查及胸部CT，并同时行血常规及LDH、ALP等实验室检查，可考虑PET扫描或骨扫描进行监测。24个月后体检、胸部CT和局部影像检查的间隔可延长至6个月。5年后延长至每年一次。随访中发现早期或晚期复发者，需再次化疗（对晚期复发病例，可考虑应用前期有效的治疗方案再治疗）和/或放疗。

第三节 治疗方法说明

1 局部控制治疗（手术和放疗）

手术切除及放疗是非转移ES最常用局控法。目前无比较此两种方法的随机研究。

多中心研究显示，治疗非转移性ES时，局控手段的选择（手术、放疗或手术加放疗）未见对OS和PFS产生显著影响。在CESS86临床试验中，虽然根治性手术和手术联合放疗后的局控率（分别为100%和95%），较单纯适形放疗（86%）更高，但因术后有转移风险，在OS无提高。在INT-0091研究中，单用手术或放疗治疗后局控失败发生率相近（25%），但手术加放疗后的局控失败发生率更低（10.5%）。5年PFS同样在组间无显著差别（手术、放疗、手术加放疗组分别为42%、52%、47%）。其他回顾性分析数据表明手术（加或不加术后放疗）对局限性病变的局控能力优于单纯放疗。1058例CESS81、CESS86及EICESS92临床试验联合分析表明手术（加或不加术后放疗）后局部控制失败率，较单纯适形放疗明显降低（分别为7.5%和26.3%，P=0.001），而术前放疗组的局控率与手术组（5.3%）相当。由儿童肿瘤组开展的的回顾性分析（INT-0091、INT-0154或AEWS0031）表明：适形放疗与手术加放疗相比有更高的局控失败风险，但对远隔部位治疗失败无影响。

适形放疗可作为无法实现手术广泛切除者一种有效疗法。一项针对CESS81/86与EICESS92研究，治疗椎体ES的回顾性分析显示，适形放疗的局控率为22.6%，与其他部位肿瘤接受适形放疗后的水平相当；5年PFS和OS分别为47%和58%。对接受化疗和适形放疗的非转移性ES，肿瘤大小和放疗剂量被证实可以用于预测局控率。

根治性放疗：应在VAC/IE化疗方案12周或VIDE化疗方案18周后开始；放射治疗范围和剂量；肿瘤区（GTV）45Gy照射剂量，临床靶区1（CTV1）扩大1~1.5cm，计划靶区1（PTV1）再扩大0.5~1cm；锥形下区（CD）覆盖病变骨范围，化疗后软组织区（GTV2）总量55.8Gy照射剂量，CTV2扩大1~1.5cm，PTV2再扩大0.5~1cm；化疗反应（体积缩小）<50%的肿瘤，考虑增加到总量59.4Gy的增强剂量。

术前放疗：拟行边缘切除的肿瘤可考虑术前放疗；放疗范围和剂量：36~45Gy剂量照射初始GTV，扩大2cm。

术后放疗：术后60天内开始放疗，可与巩固性化疗同时进行；照射范围和剂量：R0切除：组织学反应差，即使边界切除充分，仍考虑放疗（GTV2 45Gy照射剂量，CTV1扩大1~1.5cm，PTV1扩大0.5~1cm）；R1切除：GTV2 45Gy照射剂量，CTV1扩大1~1.5cm，PTV1再扩大0.5~1cm；R2切除：GTV2 45Gy照射剂量，CTV1扩大1~1.5cm，PTV1再扩大0.5~1cm，继续对残余病灶行CD照射，GTV2总量55.8Gy照射剂量，CTV2扩大1~1.5cm，PTV2再扩大0.5~1cm。

半胸照射：原发于胸壁合并胸膜受累，15~20Gy（1.5Gy/fx），继续对原发病灶行CD照射（最终剂量以切除边缘为基础）

转移病灶治疗：全肺照射后行彻底化疗/转移灶切除；14岁以下患者15Gy（1.5 Gy/fx）；14岁以上患者行18Gy；COG研究以年龄在6岁上下进行分层（12Gy vs.15Gy）。

2 化疗

美国和欧洲的单中心及多中心合作临床研究表明，包含异环磷酰胺和/或环磷酰胺、依托泊苷、多柔比星和/或放线菌素D、长春新碱的多药整合化疗对非转移性ES有效。术前新辅助化疗可缩减瘤体，增加完整切除并获镜下阴性边缘的概率。外科切除术后辅助化疗可提高大部分患者的RFS和OS。

IESS-1和IESS-2证明，在病灶局限的、非转移性ES患者，放疗整合VACD方案辅助化疗（长春新碱、放线菌素D、环磷酰胺和多柔比星）比VAC方案（长春新碱、放线菌素D和环磷酰胺）疗效好，5年RFS分别为60%和24%（P<0.001），相应的OS分别为65%和28%（P<0.001），提示阿霉素在ES化疗中有重要作用。

IESS-2研究探索VACD方案给药方式对疗效的影响，214例初治尤文肉瘤患者被随机分为高剂量间歇治疗组（阿霉素75mg/m^2，化疗药物每3周重复）和中剂量连续治疗组（阿霉素60mg/m^2，长春新碱和环磷酰胺为周疗），5年RFS分别为73%和56%（P=0.03），5年OS分别为77%和63%（P=0.05），由此奠定了ES多药整合辅助化疗时3周疗法的地位。

对初治无转移的ES患者，在VACD方案的基础上单独加用异环磷酰胺或同时整合依托泊苷可提高疗效。儿童癌症协作组（POG-COG）的研究（INT-0091），398例非转移性ES随机接受共计17周期VACD或VACD-IE（VACD-异环磷酰胺+依托泊苷）整合方案化疗。VACD-IE组的5年EFS显著高于VACD组（分别为69%及54%，P=.005），5年OS也显著提高（分别为72%及61%，P=0.01）。无论局部治疗方式如何，与VACD组相比，VACD-IE组局部复发率更低（分别为30%和11%）。

但对初治即有转移，加用异环磷酰胺/依托泊苷并不能改善预后。INT0091试验共纳入120例转移性患者，VACD-IE组与VACD组的5年EFS均为22%，5年OS分别为34%和35%，均无显著区别。Miser等报道该研究长期随访结果，转移性ES 8年EFS和OS在VCD-IE组为20%及29%，而在VCD组为20%和32%，亦无明显区别。

VAC-IE方案中烷化剂剂量的提高不能改善非转移性患者的预后，但缩短化疗间期的方案可改善非转移性患者的预后。一项针对50岁以内非转移性ES（n=568）的随机临床试验，Womer等报道VAC-IE双周方案比3周方案更有效，2组5年EFS分别为73%和65% P=0.048），5年OS分别为83%和77%（P=0.056），且药物毒性无增加。

EICESS-92试验旨在探索在标准危险度（瘤体<100ml）ES患者中环磷酰胺是否

与异环磷酰胺有类似疗效,以及在高危患者(瘤体≥100ml或初治即有转移)已使用异环磷酰胺基础上再加用依托泊苷能否提高生存率。标准危险度患者接受4周期VAIA方案(长春新碱、放线菌素D、异环磷酰胺和多柔比星)化疗后被随机分配至VAIA(n=76)或VACA组(长春新碱、放线菌素D、环磷酰胺和多柔比星,n=79)。VACA组和VAIA组的3年EFS分别为73%和74%,说明在此类患者中,环磷酰胺与异环磷酰胺疗效相当,但VACA组血液学毒性明显增加。高危患者被随机分配至VAIA组或EVAIA组(VAIA加依托泊苷),两组3年EFS分别为47%和52%(P=0.12)。但亚组分析表明,加用依托泊苷的非转移性患者EFS风险降低21%(P=0.18),而转移性患者无更多获益(P=0.84)。

为进一步评估环磷酰胺和异环磷酰胺在疗效和安全性上的差异,Euro-EWING99-R1试验纳入856例标准危险度ES,在使用6周期VIDE方案(长春新碱,异环磷酰胺,多柔比星,依托泊苷)和1周期VAI方案(长春新碱,放线菌素D,异环磷酰胺)后,随机分为VAC组和VAI组,两组3年EFS率分别为75.4%和78.2%。发生严重血液学毒性的比例在VAC组略高,但VAI组患者肾小管功能损伤更为显著。

3 大剂量化疗后行干细胞移植

大剂量化疗后行干细胞移植(HDT/SCT)在非转移性及转移性ES患者中均有评估。HDT/SCT在未转移性患者中可提高生存率,但针对转移性患者的研究得出相反结论。

EURO-EWING 99是第一个大型随机临床试验,旨在评估6周期VIDE的多药联合方案,局部治疗(手术和/或放疗),和HDT/SCT在281例初治转移性ES中的疗效。中位随访3.8年后,全部患者3年EFS和OS分别为27%和34%。HDT/SCT后获得完全或部分缓解的患者,其EFS分别为57%和25%。患者年龄、肿瘤体积、疾病进展程度都是相关危险因素。由于非移植组早期偏倚较大(82%未行HDT/SCT的患者在平均1年内死亡),HDT/SCT对预后影响未得出最终结论。

4 治疗步骤

所有ES均采取以下方案治疗:初始诱导化疗,之后接受局部控制治疗(手术和/或放疗),再后继续辅助化疗。

初始治疗包括多药化疗及粒细胞集落刺激因子支持,至少9周。已有转移者据化疗反应适当延长初始诱导化疗周期。VAC/IE(长春新碱、阿霉素和环磷酰胺与异环磷酰胺和依托泊苷交替)是局部ES的首选方案,VAC/IE或VAC(长春新碱、阿霉素和环磷酰胺)是有转移灶患者的首选方案。

初始治疗后应根据病变部位MRI和胸部检查再分期。根据初始诊断时所用影像学技术，PET和/或骨扫描也可以用于再分期。初始治疗后患者维持稳定状态或肿瘤缩小应行局控治疗。

局控治疗方法包括局部切除、适形放疗，甚至截肢。局控方法的选择应个性化，根据肿瘤位置、大小、化疗反应、患者年龄、功能预期来制定。

无论手术切缘如何，建议对所有患者行术后辅助化疗。强烈建议广泛切除后化疗持续时间为28~49周，根据方案和剂量制定具体时间。对切缘阳性或外科边缘非常临近者，建议在化疗基础上增加术后放疗。Denbo等报道在小体积肿瘤（<8cm）及切缘阴性者，未行术后放疗不影响OS。接受辅助放疗患者的15年预计OS为80%，未经辅助放疗者为100%。

初始治疗后如出现肿瘤进展，最好疗法是对原发病灶行放疗和/或手术，之后采取化疗或适当的姑息支持性治疗。

5 复发或难治性疾病

30%~40%ES会出现局部复发和/或远处转移，预后很差。首次复发间隔时间越长，病人生存机会越大。晚期复发（首诊后≥2年）、只有肺部转移、可积极手术切除局部复发和密集化疗是预后良好因素，而有肺部和/或其他部位转移的早期复发（首诊后<2年）、同时出现复发和转移、首诊LDH升高被认为是不良预后因素。一项回顾性分析显示初次复发的部位及间隔时间对成人局限性ES是重要的预后因素。局部复发和远处转移患者的复发后5年预计生存概率分别为50%和13%，晚期复发患者的复发后5年预计生存率明显高于早期复发患者。

有临床试验评估联合异环磷酰胺与依托泊苷（加或不加卡铂）治疗复发或难治性肉瘤患者的效果。在一个Ⅱ期研究中，对儿童及年轻人的复发性ES，用异环磷酰胺及依托泊苷联合治疗在可接受的毒性范围内可获明显疗效。由儿童肿瘤组开展的Ⅰ/Ⅱ期研究表明，复发性或难治性肉瘤患者的总体反应率为51%；1年及2年的总体生存率分别为49%和28%。肿瘤有完全或部分反应患者的OS明显提高。

不以异环磷酰胺为基础的化疗方案在复发性或难治性骨组织肉瘤患者中也显示有效果。多西他赛与吉西他滨联合被证实有很好的耐受性，治疗后患有难治性骨组织肉瘤的儿童及年轻人的总体客观反应率为29%；中位反应持续时间为4.8个月，其纳入的2例ES中有1例达到SD。拓扑异构酶Ⅰ抑制剂（拓扑替康和伊立替康）与环磷酰胺与替莫唑胺整合治疗复发或难治性骨组织肉瘤有可观的反应率。对54例复发或难治性肉瘤患者，环磷酰胺和拓扑替康在44%患者中显示了治疗反应（35%完全反应，9%部分反应）。在中位随访时间23个月之后，26%患者处于持续性缓解期。对患有复发性或进展期ES的回顾性分析中，伊立替康和替莫唑胺治疗后的总体客观反应率为63%。所有可评估患者（20例）的肿瘤进展中位时间（TTP）为8.3个月（复发患者为16.2个月）。与诊断后两年内复发和诊断时即有转移的患者比较，2年以上晚期复发和原发局限性肿瘤患者的中位TTP更好。复发或难治性ES对长春新碱、伊立替康与替莫唑胺整合用药的反应好且耐受性好，总体反应率为68.1%。

复发或难治性患者的疗法包括参加临床试验和化疗（加或不加放疗）。ES有时会出现延迟复发，采用以前有效方案可能有作用。所有复发和转移者均应考虑参加研究新型治疗方法的临床试验。

表47-4-1　ES的常用化疗方案

常用化疗方案
一线治疗方案（初始/新辅助/辅助治疗）
VAC/IE（长春新碱、阿霉素联合环磷酰胺或异环磷酰胺联合足叶乙甙）
VAI（长春新碱、阿霉素联合异环磷酰胺）
VIDE（长春新碱、异环磷酰胺、阿霉素联合足叶乙甙）
就诊即存在转移病灶初始治疗
VAdriaC（长春新碱、阿霉素联合环磷酰胺）
VAC/IE
VAI
VIDE
二线治疗方案（复发/难治性或转移）
环磷酰胺联合拓扑替康
伊立替康±替莫唑胺
异环磷酰胺联合足叶乙甙
异环磷酰胺、卡铂、足叶乙甙
多西紫杉醇联合吉西他滨

6　不同部位ES的外科手术

6.1　四肢ES的外科治疗

6.1.1　外科边界的选择与预后

对肢体ES，在完成术前新辅助化疗后且可保肢时，应首选切缘阴性的广泛切除或根治性手术。保肢手术指征主要包括：①Enneking外科分期ⅡA或ⅡB期；②化疗反应良好；③无主要的血管神经受累、病理性骨折、局部感染和弥漫性皮肤浸润；④能在肿瘤外将肿瘤完整切除，有足够的皮肤和软组织覆盖。⑤保留的肢体经重建后，功能预期要比假肢好。⑥保肢手术的局部复发率不会高于截肢，预期生存率不会低于截肢。⑦患者及其家属均有保留肢体的强烈愿望。

肢体ES的5年生存率在50%~75%之间，高于脊柱及骨盆ES的5年生存率。ES恶性程度高，易发生远处转移，尤其是肺，远处转移率为60%左右。因此肢体ES必须选择切缘阴性的广泛性切除或根治性手术。

M. Sluga等在2001年发表数据显示，无转移的肢体ES做切缘阴性的广泛切除后与囊内切除患者的五年OS分别为60.2%和40.1%。肢体ES的其他回顾性研究显示，切缘阴性的广泛切除或根治术的局部复发率为10%左右，而囊内刮除术后局部复发率较高，约为30%，因此切缘阴性的广泛切除或根治性手术较囊内刮除术可减少肢体ES的局部复发率，且五年OS亦有所提高。

综上所述，外科边界的满意程度是肢体ES预后重要的影响因素之一，外科手术应追求R0切除。

6.1.2 复发病例的处理

复发病例是否接受二次手术需据个体情况决定，部分患者可能从中受益。

肢体ES局部复发率为20%~30%，初次手术外科边界的满意程度是最重要的影响因素。局部复发与预后不良密切相关。局部复发患者要根据患者实际情况考虑推荐给予放疗、再次手术或化疗。对复发病灶体积较小、远离重要血管神经、预期可达安全外科边界，应首选再次手术切除，切除后根据手术切缘行辅助放疗或化疗。

6.1.3 截肢和保肢的选择

当肢体ES体积巨大且新辅助化疗效果不佳，肿瘤累及主要血管神经，或复发、放疗等因素造成局部软组织条件不良情况下应选择截肢。

截肢和保肢手术对于ES的生存率、局部复发率无统计学差异，Schrager的数据显示，截肢组63.1% vs.保肢组71.8%。保肢与截肢患者的生存质量无明显差异，但截肢患者较保肢患者社会适应性更差；保肢患者术后功能有好于截肢患者的趋势，但统计学差异不显著。亦有学者认为保肢患者的功能比截肢患者好。随着影像学和计算机技术的发展，目前对肢体ES的诊断、外科边界已更加精确。

综上所述，肢体ES术式的选择需充分考虑外科边界、新辅助化疗敏感性、肿瘤是否累及主要血管神经、软组织条件等因素，其中，通过安全外科边界达到肿瘤局控，防止复发并在有效辅助治疗帮助下改善预后是外科手术的目的。

6.1.4 肢体ES切除后的功能重建

对于接受保肢手术的ES患者，在切除肿瘤后应行缺损区域的功能重建，以恢复肢体功能。重建方法选择应根据患者年龄、病变部位等综合因素考虑。重建方式主要有生物学重建、机械性重建以及复合重建。

机械性重建的优点主要包括近期功能好、来源及重建范围不受限等，是较为常用的重建方式，尤其是对骨骼成熟者，对肿瘤切除后的缺损区域可采用机械性重建方法，如关节的缺损可采用关节假体置换的重建方法，骨干缺损则可以采用中段假体置换的重建方法。但机械性重建存在难以避免的松动、断裂和假体周围感染等风险，常致远期肢体功能的下降甚至丧失，随着骨量丢失，翻修手术的难度也会明显升高。羟基磷灰石涂层、多孔钽金属骨小梁、银离子涂层等假体设计有助于改善松动和感染，而3D打印假体也在四肢骨不规则切除后重建中显示出其独有的优越性。

常见的生物学重建方法包括自体瘤骨灭活再植、大段异体骨、带血管腓骨移植等，其主要优点在于移植骨愈合后机械并发症较低，可拥有较好的远期肢体功能，并在一定程度上避免翻修手术，但近期肢体功能较差、移植骨不愈合、疲劳骨折等风险也始终存在。复合型重建采用人工关节假体和自体或异体骨联合方式，希望可以以机械重建获得较好的近期肢体功能，而在远期通过移植骨的愈合来降低远期机械并发症。

6.2 脊柱ES的外科治疗

6.2.1 新辅助化疗有利于提高OS和手术方式的制定

原发脊柱占所有ES的3.5%~10%。平均发病年龄为13岁，通常源于单一脊椎（61%），胸腰椎占绝大多数（91%）。脊柱ES单纯手术或放疗的5年OS为5%~20%。多药整合化疗结合手术或放疗使脊柱ES的5年OS提高至41%~80%，局控率达50%~80%。Oberlin等报道一组67例患者，化疗对ES有效率为61%。

新辅助化疗的益处包括三个方面：①对化疗敏感的脊柱ES的软组织包块能够很快缩小，脊髓的受压能够很快减轻，并使得部分原先不能切除的肿瘤变得可以切除。Vogin等报道了一组脊柱ES病例，实行新辅助化疗组的患者37%获得了R0切除，而未行新辅助化疗直接行椎板减压组无一例获得R0切除；②系统化疗可消灭循环肿瘤细胞和微转移灶；③肿瘤对化疗的敏感性利于制定术后化疗方案。对脊髓神经功能稳定的患者，活检确诊后即开始新辅助化疗，对确诊时脊髓功能已受损害的患者，在行椎管减压后开始化疗。

6.2.2 术前动脉栓塞有利于手术的安全进行

动脉栓塞逐渐成为原发和继发脊柱肿瘤治疗有效和安全的辅助措施。术前栓塞可有效减少肿瘤血供，使瘤体缩小，术中出血减少，改善总体预后。脊柱ES的出血倾向虽不如肾癌、甲状腺癌等转移瘤，但仍推荐患者接受术前栓塞治疗。

6.2.3 就诊时有脊髓功能损害需紧急进行椎管减压手术

脊柱ES虽然初始瘤体不大（平均60ml），但由于肿瘤向椎管内生长导致脊髓或马尾症状，需行紧急椎管减压手术（全椎板切除减压或前方减压）。Vogin等报道了75例脊柱ES，57例（79%）患者在就诊时表现为神经受压的症状，69%行减压手术。Marco等报道13例脊柱ES患者有10例行椎板切除减压术。Indelicato等报道27例脊柱ES中6例行紧急椎板切除减压。Sharafuddin等报道的7例脊柱ES有4例行椎板切除减压，1例行前方减压。椎管减压后超过三分之二患者神经功能可以恢复。

6.2.4 切缘阴性的整块切除为无转移脊柱ES局部治疗的首选方法

与瘤内切除或单纯放疗相比，整块切除局部复发风险低，并可能提高长期生存率。Boriani等报道27例脊柱ES，OS为40.7%，而6例行整块切除且切缘阴性患者中5例长期无瘤生存，OS为83.3%。Ulf等报道7例行整块切除的脊柱ES，5例达到广泛切除，1例边缘切除，1例瘤内切除，随访10~96月，5例无瘤生存，1例由于其他疾病死亡，1例带瘤生存。李晓等报道整块切除可降低局部复发率，7例中1例复发，2例出现肺转移。分块切除20例，局部复发8例。但脊柱肿瘤整块切除技术要求高，容易出现大的并发症，死亡率可达7.7%（0~7.7%），最常见死亡原因为呼吸衰竭，术后并发症发生率为10%~30%，主要包括血管神经损伤、伤口预后不良、感染和内固定失败等，故采取整块切除应根据肿瘤的分期和患者的状况在专业的骨肿瘤中心进行。

6.2.5 脊柱ES是否采用瘤内切除尚存在争议

瘤内切除相对于整块切除技术要求低，对脊柱稳定性影响小，多数医生可以实施，术后患者的局部症状可很快部分缓解。但由于局部仍有肿瘤残留，局部复发率较整块切除高，术后需要进行辅助放疗。瘤内切除或边缘切除后辅助放疗是否比单纯根治性放疗更使患者获益尚存在争议。Vogin等报道一组脊柱ES病例，56例行手术切除，其中R0切除11例，R1切除8例，R2切除37例，术后50例行辅助放疗，与19例单纯行根治性放疗患者相比，前者局部控制率为83%，后者为74%，两者无统计学差异。Schuck等观察了111例脊柱尤文肉瘤，单纯放疗组75例局部控制率为77.4%，手术结合放疗组32例局部控制率为81.3%，两组之间无统计学差异，47例患者出现放疗相关的急性并发症。Indelicato等报道了一组27例脊柱ES，其中5例在确诊时已有转移。单纯放疗21例，手术结合放疗6例，单纯放疗组平均放疗剂量为55Gy。肿瘤局控率在单纯放疗组为84%，手术结合放疗组为100%，两组之间无统计学差异。5年OS分别为50%和80%，PFS分别为35%和69%，两组均无统计学差异。10例患者（37%）出现严重并发症，其中3例与放疗相关，包括食道狭窄、顽固性恶性呕吐和膀胱肥大导致的双肾积水。Boriani等报道27例脊柱ES，其中瘤内切除并辅以放疗的11例患者均死亡，而单纯放疗的9例中5例存活。但术后放疗与单纯放疗相比，由于瘤内切除后局部只有少量肿瘤残留，所需的放疗剂量低，低剂量的放疗也降低了放疗相关的肉瘤变和放射性脊髓病的风险。

6.2.6 放疗在脊柱ES局部治疗中具有重要作用，瘤内切除或单纯椎板减压术后需行辅助放疗

ES对放疗相对敏感，长期以来放疗在ES局控中占重要地位，单纯放疗所需剂量为55~60Gy，超过了脊髓的耐受剂量，易于引起放射性脊髓病。另外放疗可以导致脊柱畸形、软组织纤维化、挛缩和继发恶性肿瘤的发生风险。多数学者对于肿瘤较大，侵及范围较广，无法手术的倾向于单纯放疗。放疗的范围为包括病变脊椎和其上下各一个脊椎。Marco等报道13例单纯局部放疗的治疗结果：放疗剂量为30~66Gy，平均48Gy，5年无瘤生存率为49%，局控率为77%。瘤内切除或单纯椎板减压术后由于局部有肿瘤残留，需行术后辅助放疗，放疗剂量一般低于45Gy，以降低放疗相关脊髓病的发生，也可降低放疗相关肉瘤发生的风险。放疗后局部复发的原因在于在放

疗区域内有活的肿瘤细胞残存。Tellers等通过尸解在化疗整合放疗的20例患者中13例发现肿瘤残留。

6.2.7 椎板切除减压或整块切除术后需行脊柱稳定性重建

单纯椎板减压后易于发生远期脊柱的畸形和神经系统的并发症，Vogin报道一组脊柱ES，在存活超过5年的患者中神经和脊柱畸形的并发症发生率分别为32%和73%，而在儿童患者，脊柱畸形的发生率可达95%~100%。最常见的脊柱畸形为椎板减压后的后凸畸形，其发生率为40%~75%。单纯放疗可以导致椎体前方或一侧的楔形变，随后发生脊柱的侧弯或后凸畸形，其发生率为10%~100%。脊柱尤文肉瘤行椎板减压后的患者一般需行辅助放疗，在已经行椎板减压的患者再行放疗可导致严重的脊柱畸形。故在行单纯椎板切除减压后需行脊柱稳定手术，如椎板成型术或后外侧融合术并辅以外固定以预防脊柱畸形的发生，行全脊椎整块切除的患者则应进行包括前柱在内的360°稳定性重建。

6.3 骨盆/骶骨ES的外科治疗

6.3.1 外科边缘

建议采用UICC手术切缘（"R"切缘），因为多数病人需考虑术后放疗。对于骨盆/骶骨的ES病例，在化疗和/或放疗的基础上，为使患者获得更高的局控率以及更好预后，首选外科初始治疗方案均为切缘阴性（R0切除）的广泛切除，尽量避免囊内切除。

国际抗癌联盟手术切缘定义为：手术切缘镜下观察，R0为无微小病灶残留，R1为微小病灶残留，R2为肉眼可见病灶残留。经多学科综合治疗（MDT），骨盆/骶骨ES的5年OS在45%~75%之间，而四肢ES患者的5年PFS、OS以及局控率分别为：24.1%，43.5%~64%，以及55%。骨盆/骶骨ES患者的预后差，对于骨盆/骶骨ES，无论病理分级如何，外科手术都首选切缘阴性的广泛切除。满意的外科边界可能能够降低局部复发的风险。Hoffmann，C等人报道的大样本对照研究长达13年的随访结果显示，接受外科手术的骨盆/骶骨ES，广泛切除使无转移的入组治疗患者PFS达到60%，边缘切除与囊内切除为52%；广泛切除使无转移的随访患者其PFS达到37%，而边缘切除与囊内切除为0。尽量避免囊内切除，因为此种手术与单纯放疗相比并无获益。非常接近肿瘤的骨盆/骶骨尤文肉瘤R0边缘，也建议采用术后放疗。由于骨盆/骶骨的ES来源特性、解剖部位、放化疗敏感性等特征，NCCN推荐的广泛切除的概念即为R0切除。

局部治疗中手术切除是最佳方法；外科手术边界不足时应予以术后放疗；术后组织学反应不良时应考虑放疗（与放疗医生讨论）。

如可能，切缘阴性的广泛切除是局部的最佳选择，局部放疗也是对局限性病变的局控方法，但是目前尚无比较此两种方法的随机研究。合作性研究小组的ES局控方式的对比研究发现，局部控制手段（手术、放疗或手术加放疗）未对OS以及PFS产生十分显著影响。在CESS86临床试验中，虽然积极手术和切除再加放疗后的局部控制率（分别为100%和95%）较适形放疗（86%）更高，但因外科手术后发生转移的风险更高，在无复发生存率或总体生存率方面没有显著提高。在INT-0091研究中，患者单用手术或放疗治疗后局部控制失败的发生率相近（25%），但手术加放疗后的局部控制失败的发生率更低（10.5%）。5年PFS同样在组间无显著差别（手术、放疗、手术加放疗组分别为42%、52%、47%）。其他回顾性分析的数据表明手术（加或不加术后放疗）对于局限性病变的局控能力优于单纯放疗。1058例CESS81、CESS86及EICESS92临床试验联合分析表明手术（加或不加术后放疗）后局部控制失败率，较适形放疗明显降低（分别为7.5%和26.3%，P=0.001），而术前放疗组的局部控制率与手术组（5.3%）相当。由儿童肿瘤组开展的对于序贯性研究（INT-0091、INT-0154或AEWS0031）的回顾性分析表明：适形放疗与手术加放疗相比有更高的局部控制失败风险，但对远隔部位治疗失败无影响。然而，对手术边界不足的患者，术后应当给予局部放疗，以期提高局控率。当术后标本的组织学应答不良（即肿瘤细胞存活率>10%）时应与放疗科专业医生讨论是否予以术后放疗。

6.3.2 复发、转移病例的处理

建议对骨复发或转移病灶进行手术治疗或放疗。

ES较易复发，单纯局部病灶患者复发率为30%~40%，存在原发转移及播散的患者复发率为60%~80%。对复发患者，目前发现唯一的预后因素是复发时间：初始诊断2年后复发者预后较好（P<0.0001）。而且，局部复发患者的5年OS为13%~30%，优于全身复发患者。对复发性骨病灶，建议行手术切除和（或）放疗，部分患者可从中获益。20%~25%患者在诊断时已有转移（10%：肺；10%：骨/骨髓；5%：上述两种部位或其他），单纯肺转移预后优于骨转移患者以及同时肺转移、骨转移的患者，5年PFS分别为：29%、19%和8%（P<0.001）。对单纯骨转移者建议行外科手术切除和（或）放疗，对肺转移患者进行全肺放疗可能会提高生存率。

6.3.3 骨盆重建手术

术中条件允许应行恢复肢体功能的骨盆重建。

骨盆功能是传导躯体的重量和参与构成髋关节。如在肿瘤切除后，股骨—骶骨之间的骨连续性和髋关节的结构不完整，则需重建。对Ⅲ型或骶髂关节稳定性未受到影响的Ⅰ型切除，通常不需要重建。对于骶髂关节的稳定性受到影响的Ⅰ型或Ⅰ+Ⅳ型切除，需要重建，恢复骨盆环的连续性。骨盆恶性肿瘤切除后的功能重建是骨肿瘤医生的一大挑战，重建方法包括人工假体和骨水泥、马鞍式假体、病灶骨灭活或者辐照再植、近端股骨自体骨移植、同种异体骨移植以及带血管蒂的腓骨瓣移植等，国内王臻教授团队也提出了儿童及青少年ES"髋臼挽救"的概念。同种异体移

植骨重建方法的优点在于能够重建复杂的骨盆骨结构，但是文献报道注意此种方法的并发症，如：感染、异体骨吸收等发生率较高。文献报道可调式人工半骨盆假体的术后功能及并发症发生率均优于马鞍式假体。

6.3.4 截肢手术的选择

当体积巨大的骨盆软骨肉瘤累及主要血管神经，或复发、放疗等因素造成局部软组织条件不良的情况下应选择截肢。

局部控制可通过保肢或截肢来实现。对部分病例而言，截肢可能是达到这一目标的最佳选择。但是，能够合理保全功能，应选择保肢手术。保留髋臼患者MSTS评分高于髋臼切除的骨盆ESMSTS评分。截肢和保肢手术获得满意的外科边界的比例无统计学差异。

6.3.5 切除技术与重建技术

建议采用数字导航技术以及数字化骨科技术（3D打印模型与假体、3D打印截骨导板）。

骨盆肿瘤导航手术便于骨盆区域深部骨性结构和肿瘤的观察，可以做到内植物的精确放置，减少并发症，避免因反复透视增加辐射危害。计算机导航侧重于术中影像学辅助肿瘤定位，引导切除肿瘤和骨盆截骨。计算机导航辅助肿瘤切除和个体化定制髋臼假体重建能够满足髋臼肿瘤精确切除和重建的要求，肿瘤切除彻底、髋臼重建满意、并发症发生率低、近期效果良好，是外科治疗恶性髋臼肿瘤的一种有效方法。3D打印手术导板很好地适应了骨肿瘤手术个体化要求，可在术中实现术前设计，不同3D打印技术制备的手术导板各有优势，需根据具体手术方式选择。

6.3.6 腰骶稳定

建议对骶髂关系不稳的进行稳定性重建。

国内郭卫教授团队报道了新的骶骨恶性肿瘤的外科分区系统，对低位骶骨（骶2、3间盘以下）的恶性肿瘤，外科切除后无须重建。高位骶骨（骶2、3间盘以上）恶性肿瘤切除后需重建骶髂关节连续性。也有其他研究支持这一结论。

第五章

康复

对接受局部手术切除、重建的患者，康复目的是逐渐恢复肢体的功能，早日重返社会。功能恢复的程度也是因人而异，这和术中肌肉的保留情况密切相关。锻炼的内容涉及肌肉力量，以及关节活动。锻炼过程也是循序渐进的，从被动活动到主动的关节活动。对下肢，需要经历从卧床锻炼，到床边锻炼，到下床锻炼的过程。按照时间，可分为康复早期（术后第1~2周），康复中期（术后第3~6周），康复后期（术后第7起）。在康复早期，要达到的目的是拔除引流管，切口尽快愈合。进行肌肉等长收缩，锻炼的肌肉力量，防止关节僵直。康复中期，由于肌腱或韧带逐渐愈合，可是适当增大关节活动。遵循的原则就是循序渐进，由被动变为主动，活动范围由小到大。康复后期，主要是逐渐进行主动练习，增加肌肉的力量。在整个康复过程中，都需要和主治医生进行沟通交流，达到最佳的效果。

参考文献

[1] DELATTRE O, ZUCMAN J, MELOT T, et al. The Ewing family of tumors--a subgroup of small-round-cell tumors defined by specific chimeric transcripts [J]. N Engl J Med, 1994, 331 (5): 294-9.

[2] DENNY C T. Gene rearrangements in Ewing's sarcoma [J]. Cancer investigation, 1996, 14 (1): 83-8.

[3] SHING D C, MCMULLAN D J, ROBERTS P, et al. FUS/ERG gene fusions in Ewing's tumors [J]. Cancer Res, 2003, 63 (15): 4568-76.

[4] NG T L, O'SULLIVAN M J, PALLEN C J, et al. Ewing sarcoma with novel translocation t (2; 16) producing an in-frame fusion of FUS and FEV [J]. The Journal of molecular diagnostics: JMD, 2007, 9 (4): 459-63.

[5] AMBROS I M, AMBROS P F, STREHL S, et al. MIC2 is a specific marker for Ewing's sarcoma and peripheral primitive neuroectodermal tumors. Evidence for a common histogenesis of Ewing's sarcoma and peripheral primitive neuroectodermal tumors from MIC2 expression and specific chromosome aberration [J]. Cancer, 1991, 67 (7): 1886-93.

[6] PERLMAN E J, DICKMAN P S, ASKIN F B, et al. Ewing's sarcoma--routine diagnostic utilization of MIC2 analysis: a Pediatric Oncology Group/Children's Cancer Group Intergroup Study [J]. Human pathology, 1994, 25 (3): 304-7.

[7] OLSEN S H, THOMAS D G, LUCAS D R. Cluster analysis of immunohistochemical profiles in synovial sarcoma, malignant peripheral nerve sheath tumor, and Ewing sarcoma [J]. Modern pathology: an official journal of the United States and Canadian Academy of Pathology, Inc, 2006, 19 (5): 659-68.

[8] BERNSTEIN M, KOVAR H, PAULUSSEN M, et al. Ewing's sarcoma family of tumors: current management [J]. Oncologist, 2006, 11 (5): 503-19.

[9] GLAUBIGER D L, MAKUCH R, SCHWARZ J, et al. Determination of prognostic factors and their influence on therapeutic results in patients with Ewing's sarcoma [J]. Cancer, 1980, 45 (8): 2213-9.

[10] AHRENS S, HOFFMANN C, JABAR S, et al. Evaluation of prognostic factors in a tumor volume-adapted treatment strategy for localized Ewing sarcoma of bone: the CESS 86 experience. Cooperative Ewing Sarcoma Study [J]. Medical and pediatric oncology, 1999, 32 (3): 186-95.

[11] GöBEL V, JüRGENS H, ETSPüLER G, et al. Prognostic significance of tumor volume in localized Ewing's sarcoma of bone in children and adolescents [J]. Journal of cancer research and clinical oncology, 1987, 113 (2): 187-91.

[12] BACCI G, LONGHI A, FERRARI S, et al. Prognostic factors in non-metastatic Ewing's sarcoma tumor of bone: an analysis of 579 patients treated at a single institution with adjuvant or neoadjuvant chemotherapy between 1972 and 1998 [J]. Acta oncologica (Stockholm, Sweden), 2006, 45 (4): 469-75.

[13] RODRíGUEZ-GALINDO C, LIU T, KRASIN M J, et al. Analysis of prognostic factors in ewing sarcoma family of tumors: Review of St. Jude Children's Research Hospital studies [J]. Cancer, 2007, 110 (2): 375-84.

[14] BACCI G, BORIANI S, BALLADELLI A, et al. Treatment of nonmetastatic Ewing's sarcoma family tumors of the spine and sacrum: the experience from a single institution [J]. Eur Spine J, 2009, 18 (8): 1091-5.

[15] COTTERILL S J, AHRENS S, PAULUSSEN M, et al. Prognostic factors in Ewing's tumor of bone: analysis of 975 patients from the European Intergroup Cooperative Ewing's Sarcoma Study Group [J]. Journal of clinical oncology: official journal of the American Society of Clinical Oncology, 2000, 18 (17): 3108-14.

[16] CANGIR A, VIETTI T J, GEHAN E A, et al. Ewing's sarcoma metastatic at diagnosis. Results and

comparisons of two intergroup Ewing's sarcoma studies [J]. Cancer, 1990, 66 (5): 887-93.

[17] PAULINO A C, MAI W Y, TEH B S. Radiotherapy in metastatic ewing sarcoma [J]. Am J Clin Oncol, 2013, 36 (3): 283-6.

[18] OBERLIN O, DELEY M C, BUI B N, et al. Prognostic factors in localized Ewing's tumours and peripheral neuroectodermal tumours: the third study of the French Society of Paediatric Oncology (EW88 study) [J]. Br J Cancer, 2001, 85 (11): 1646-54.

[19] PAULUSSEN M, AHRENS S, DUNST J, et al. Localized Ewing tumor of bone: final results of the cooperative Ewing's Sarcoma Study CESS 86 [J]. Journal of clinical oncology: official journal of the American Society of Clinical Oncology, 2001, 19 (6): 1818-29.

[20] KISSANE J M, ASKIN F B, FOULKES M, et al. Ewing's sarcoma of bone: clinicopathologic aspects of 303 cases from the Intergroup Ewing's Sarcoma Study [J]. Human pathology, 1983, 14 (9): 773-9.

[21] GUPTA A A, PAPPO A, SAUNDERS N, et al. Clinical outcome of children and adults with localized Ewing sarcoma: impact of chemotherapy dose and timing of local therapy [J]. Cancer, 2010, 116 (13): 3189-94.

[22] LEE J, HOANG B H, ZIOGAS A, et al. Analysis of prognostic factors in Ewing sarcoma using a population-based cancer registry [J]. Cancer, 2010, 116 (8): 1964-73.

[23] THE WHO CLASSIFICATION OF TUMOURS EDITORIAL BOARD. WHO Classifcation of Soft Tissue and Bone Tumours [C]. 5th Edition ed. 2020: Lyon (France): IARC.

[24] JUDITH BOVÉE, E.A. Bone Tumor Pathology, An Issue of Surgical Pathology Clinics [J]. Elsevier. 2017, 10 (3).

[25] K. Krishnan Unni, C.Y.I., Dahlin's Bone Tumor. 6th Edition ed. 2010: Philadelphia (USA). Wolters Kluwer.

[26] GRUNEWALD, T, CIDRE-ARANAZ F, SURDEZ D, et al., Ewing sarcoma [J]. Nat Rev Dis Primers, 2018, 4 (1): 5.

[27] GALLEGOS Z R, TAUS P, GIBBS Z A, et al. EWSR1-FLI1 Activation of the Cancer/Testis Antigen FATE1 Promotes Ewing Sarcoma Survival [J]. Molecular and cellular biology, 2019, 39 (14): e00138-19.

[28] KINNAMAN M D, ZHU C, WEISER D A, et al. Survey of Paediatric Oncologists and Pathologists regarding Their Views and Experiences with Variant Translocations in Ewing and Ewing-Like Sarcoma: A Report of the Children's Oncology Group [J]. Sarcoma, 2020, 2020: 3498549.

[29] MACHADO I, YOSHIDA A, MORALES M G N, et al. Review with novel markers facilitates precise categorization of 41 cases of diagnostically challenging, "undifferentiated small round cell tumors". A clinicopathologic, immunophenotypic and molecular analysis [J]. Ann Diagn Pathol, 2018, 34: 1-12.

[30] SBARAGLIA M, RIGHI A, GAMBAROTTI M, et al. Ewing sarcoma and Ewing-like tumors [J]. Virchows Archiv: an international journal of pathology, 2020, 476 (1): 109-19.

[31] TREGLIA G, SALSANO M, STEFANELLI A, et al. Diagnostic accuracy of 18F-FDG-PET and PET/CT in patients with Ewing sarcoma family tumours: a systematic review and a meta-analysis [J]. Skeletal Radiology, 2012, 41 (3): 249-56.

[32] AVIGAD S, COHEN I J, ZILBERSTEIN J, et al. The predictive potential of molecular detection in the nonmetastatic Ewing family of tumors [J]. Cancer, 2004, 100 (5): 1053-8.

[33] DE ALAVA E, KAWAI A, HEALEY J H, et al. EWS-FLI1 fusion transcript structure is an independent determinant of prognosis in Ewing's sarcoma [J]. Journal of clinical oncology: official journal of the American Society of Clinical Oncology, 1998, 16 (4): 1248-55.

[34] ZOUBEK A, DOCKHORN-DWORNICZAK B, DELATTRE O, et al. Does expression of different

EWS chimeric transcripts define clinically distinct risk groups of Ewing tumor patients? [J]. Journal of clinical oncology: official journal of the American Society of Clinical Oncology, 1996, 14 (4): 1245-51.

[35] LE DELEY M C, DELATTRE O, SCHAEFER K L, et al. Impact of EWS-ETS fusion type on disease progression in Ewing's sarcoma/peripheral primitive neuroectodermal tumor: prospective results from the cooperative Euro-E.W.I.N.G. 99 trial [J]. Journal of clinical oncology: official journal of the American Society of Clinical Oncology, 2010, 28 (12): 1982-8.

[36] VAN DOORNINCK J A, JI L, SCHAUB B, et al. Current treatment protocols have eliminated the prognostic advantage of type 1 fusions in Ewing sarcoma: a report from the Children's Oncology Group [J]. Journal of clinical oncology: official journal of the American Society of Clinical Oncology, 2010, 28 (12): 1989-94.

[37] DUNST J, JüRGENS H, SAUER R, et al. Radiation therapy in Ewing's sarcoma: an update of the CESS 86 trial [J]. Int J Radiat Oncol Biol Phys, 1995, 32 (4): 919-30.

[38] YOCK T I, KRAILO M, FRYER C J, et al. Local control in pelvic Ewing sarcoma: analysis from INT-0091--a report from the Children's Oncology Group [J]. Journal of clinical oncology: official journal of the American Society of Clinical Oncology, 2006, 24 (24): 3838-43.

[39] SCHUCK A, AHRENS S, PAULUSSEN M, et al. Local therapy in localized Ewing tumors: results of 1058 patients treated in the CESS 81, CESS 86, and EICESS 92 trials [J]. Int J Radiat Oncol Biol Phys, 2003, 55 (1): 168-77.

[40] KRASIN M J, DAVIDOFF A M, RODRIGUEZ-GALINDO C, et al. Definitive surgery and multiagent systemic therapy for patients with localized Ewing sarcoma family of tumors: local outcome and prognostic factors [J]. Cancer, 2005, 104 (2): 367-73.

[41] SCHUCK A, AHRENS S, VON SCHORLEMER I, et al. Radiotherapy in Ewing tumors of the vertebrae: treatment results and local relapse analysis of the CESS 81/86 and EICESS 92 trials [J]. Int J Radiat Oncol Biol Phys, 2005, 63 (5): 1562-7.

[42] KRASIN M J, RODRIGUEZ-GALINDO C, BILLUPS C A, et al. Definitive irradiation in multidisciplinary management of localized Ewing sarcoma family of tumors in pediatric patients: outcome and prognostic factors [J]. Int J Radiat Oncol Biol Phys, 2004, 60 (3): 830-8.

[43] PAULINO A C, NGUYEN T X, MAI W Y, et al. Dose response and local control using radiotherapy in non-metastatic Ewing sarcoma [J]. Pediatric blood & cancer, 2007, 49 (2): 145-8.

[44] GRIER H E, KRAILO M D, TARBELL N J, et al. Addition of ifosfamide and etoposide to standard chemotherapy for Ewing's sarcoma and primitive neuroectodermal tumor of bone [J]. N Engl J Med, 2003, 348 (8): 694-701.

[45] NESBIT M E, JR., GEHAN E A, BURGERT E O, JR., et al. Multimodal therapy for the management of primary, nonmetastatic Ewing's sarcoma of bone: a long-term follow-up of the First Intergroup study [J]. Journal of clinical oncology: official journal of the American Society of Clinical Oncology, 1990, 8 (10): 1664-74.

[46] SHAMBERGER R C, LAQUAGLIA M P, GEBHARDT M C, et al. Ewing sarcoma/primitive neuroectodermal tumor of the chest wall: impact of initial versus delayed resection on tumor margins, survival, and use of radiation therapy [J]. Annals of surgery, 2003, 238 (4): 563-7; discussion 7-8.

[47] BURGERT E O, JR., NESBIT M E, GARNSEY L A, et al. Multimodal therapy for the management of nonpelvic, localized Ewing's sarcoma of bone: intergroup study IESS-II [J]. Journal of clinical oncology: official journal of the American Society of Clinical Oncology, 1990, 8 (9): 1514-24.

[48] KOLB E A, KUSHNER B H, GORLICK R, et al. Long-term event-free survival after intensive chemotherapy for Ewing's family of tumors in children and young adults [J]. Journal of clinical oncology: official journal of the American Society of Clinical Oncology, 2003, 21 (18): 3423-30.

[49] ROSITO P, MANCINI A F, RONDELLI R, et al. Italian Cooperative Study for the treatment of children and young adults with localized Ewing sarcoma of bone: a preliminary report of 6 years of experience [J]. Cancer, 1999, 86 (3): 421-8.

[50] WEXLER L H, DELANEY T F, TSOKOS M, et al. Ifosfamide and etoposide plus vincristine, doxorubicin, and cyclophosphamide for newly diagnosed Ewing's sarcoma family of tumors [J]. Cancer, 1996, 78 (4): 901-11.

[51] BACCI G, PICCI P, FERRARI S, et al. Neoadjuvant chemotherapy for Ewing's sarcoma of bone: no benefit observed after adding ifosfamide and etoposide to vincristine, actinomycin, cyclophosphamide, and doxorubicin in the maintenance phase--results of two sequential studies [J]. Cancer, 1998, 82 (6): 1174-83.

[52] OBERLIN O, HABRAND J L, ZUCKER J M, et al. No benefit of ifosfamide in Ewing's sarcoma: a nonrandomized study of the French Society of Pediatric Oncology [J]. Journal of clinical oncology: official journal of the American Society of Clinical Oncology, 1992, 10 (9): 1407-12.

[53] MISER J S, KRAILO M D, TARBELL N J, et al. Treatment of metastatic Ewing's sarcoma or primitive neuroectodermal tumor of bone: evaluation of combination ifosfamide and etoposide--a Children's Cancer Group and Pediatric Oncology Group study [J]. Journal of clinical oncology: official journal of the American Society of Clinical Oncology, 2004, 22 (14): 2873-6.

[54] GRANOWETTER L, WOMER R, DEVIDAS M, et al. Dose-intensified compared with standard chemotherapy for nonmetastatic Ewing sarcoma family of tumors: a Children's Oncology Group Study [J]. Journal of clinical oncology: official journal of the American Society of Clinical Oncology, 2009, 27 (15): 2536-41.

[55] WOMER R B, WEST D C, KRAILO M D, et al. Randomized controlled trial of interval-compressed chemotherapy for the treatment of localized Ewing sarcoma: a report from the Children's Oncology Group [J]. Journal of clinical oncology: official journal of the American Society of Clinical Oncology, 2012, 30 (33): 4148-54.

[56] PAULUSSEN M, CRAFT A W, LEWIS I, et al. Results of the EICESS-92 Study: two randomized trials of Ewing's sarcoma treatment--cyclophosphamide compared with ifosfamide in standard-risk patients and assessment of benefit of etoposide added to standard treatment in high-risk patients [J]. Journal of clinical oncology: official journal of the American Society of Clinical Oncology, 2008, 26 (27): 4385-93.

[57] LE DELEY M C, PAULUSSEN M, LEWIS I, et al. Cyclophosphamide compared with ifosfamide in consolidation treatment of standard-risk Ewing sarcoma: results of the randomized noninferiority Euro-EWING99-R1 trial [J]. Journal of clinical oncology: official journal of the American Society of Clinical Oncology, 2014, 32 (23): 2440-8.

[58] FERRARI S, SUNDBY HALL K, LUKSCH R, et al. Nonmetastatic Ewing family tumors: high-dose chemotherapy with stem cell rescue in poor responder patients. Results of the Italian Sarcoma Group/Scandinavian Sarcoma Group III protocol [J]. Ann Oncol, 2011, 22 (5): 1221-7.

[59] GASPAR N, REY A, BéRARD P M, et al. Risk adapted chemotherapy for localised Ewing's sarcoma of bone: the French EW93 study [J]. Eur J Cancer, 2012, 48 (9): 1376-85.

[60] KUSHNER B H, MEYERS P A. How effective is dose-intensive/myeloablative therapy against Ewing's sarcoma/primitive neuroectodermal tumor metastatic to bone or bone marrow? The Memorial Sloan-Kettering experience and a literature review [J]. Journal of clinical oncology: official journal of the American Society of Clinical Oncology, 2001, 19 (3): 870-80.

[61] JUERGENS C, WESTON C, LEWIS I, et al. Safety assessment of intensive induction with vincristine, ifosfamide, doxorubicin, and etoposide (VIDE) in the treatment of Ewing tumors in the EURO-E.W.I.N.G. 99 clinical trial [J]. Pediatric blood & cancer, 2006, 47 (1): 22-9.

[62] BURDACH S, THIEL U, SCHöNIGER M, et al. Total body MRI-governed involved compartment irradiation combined with high-dose chemotherapy and stem cell rescue improves long-term survival in Ewing tumor patients with multiple primary bone metastases [J]. Bone marrow transplantation, 2010, 45 (3): 483-9.

[63] LADENSTEIN R, PöTSCHGER U, LE DELEY M C, et al. Primary disseminated multifocal Ewing sarcoma: results of the Euro-EWING 99 trial [J]. Journal of clinical oncology: official journal of the American Society of Clinical Oncology, 2010, 28 (20): 3284-91.

[64] OBERLIN O, REY A, DESFACHELLES A S, et al. Impact of high-dose busulfan plus melphalan as consolidation in metastatic Ewing tumors: a study by the Société Française des Cancers de l'Enfant [J]. Journal of clinical oncology: official journal of the American Society of Clinical Oncology, 2006, 24 (24): 3997-4002.

[65] ROSENTHAL J, BOLOTIN E, SHAKHNOVITS M, et al. High-dose therapy with hematopoietic stem cell rescue in patients with poor prognosis Ewing family tumors [J]. Bone marrow transplantation, 2008, 42 (5): 311-8.

[66] HAEUSLER J, RANFT A, BOELLING T, et al. The value of local treatment in patients with primary, disseminated, multifocal Ewing sarcoma (PDMES) [J]. Cancer, 2010, 116 (2): 443-50.

[67] DENBO J W, SHANNON ORR W, WU Y, et al. Timing of surgery and the role of adjuvant radiotherapy in ewing sarcoma of the chest wall: a single-institution experience [J]. Ann Surg Oncol, 2012, 19 (12): 3809-15.

[68] BACCI G, FORNI C, LONGHI A, et al. Long-term outcome for patients with non-metastatic Ewing's sarcoma treated with adjuvant and neoadjuvant chemotherapies. 402 patients treated at Rizzoli between 1972 and 1992 [J]. Eur J Cancer, 2004, 40 (1): 73-83.

[69] BACCI G, FERRARI S, LONGHI A, et al. Therapy and survival after recurrence of Ewing's tumors: the Rizzoli experience in 195 patients treated with adjuvant and neoadjuvant chemotherapy from 1979 to 1997 [J]. Ann Oncol, 2003, 14 (11): 1654-9.

[70] LEAVEY P J, MASCARENHAS L, MARINA N, et al. Prognostic factors for patients with Ewing sarcoma (EWS) at first recurrence following multi-modality therapy: A report from the Children's Oncology Group [J]. Pediatric blood & cancer, 2008, 51 (3): 334-8.

[71] RODRIGUEZ-GALINDO C, BILLUPS C A, KUN L E, et al. Survival after recurrence of Ewing tumors: the St Jude Children's Research Hospital experience, 1979-1999 [J]. Cancer, 2002, 94 (2): 561-9.

[72] ROBINSON S I, AHMED S K, OKUNO S H, et al. Clinical outcomes of adult patients with relapsed Ewing sarcoma: a 30-year single-institution experience [J]. Am J Clin Oncol, 2014, 37 (6): 585-91.

[73] STAHL M, RANFT A, PAULUSSEN M, et al. Risk of recurrence and survival after relapse in patients with Ewing sarcoma [J]. Pediatric blood & cancer, 2011, 57 (4): 549-53.

[74] MISER J S, KINSELLA T J, TRICHE T J, et al. Ifosfamide with mesna uroprotection and etoposide: an effective regimen in the treatment of recurrent sarcomas and other tumors of children and young adults [J]. Journal of clinical oncology: official journal of the American Society of Clinical Oncology, 1987, 5 (8): 1191-8.

[75] VAN WINKLE P, ANGIOLILLO A, KRAILO M, et al. Ifosfamide, carboplatin, and etoposide (ICE) reinduction chemotherapy in a large cohort of children and adolescents with recurrent/refractory sarcoma: the Children's Cancer Group (CCG) experience [J]. Pediatric blood & cancer, 2005, 44 (4): 338-47.

[76] NAVID F, WILLERT J R, MCCARVILLE M B, et al. Combination of gemcitabine and docetaxel in the treatment of children and young adults with refractory bone sarcoma [J]. Cancer, 2008, 113 (2):

419-25.

[77] BERNSTEIN M L, DEVIDAS M, LAFRENIERE D, et al. Intensive therapy with growth factor support for patients with Ewing tumor metastatic at diagnosis: Pediatric Oncology Group/Children's Cancer Group Phase II Study 9457——a report from the Children's Oncology Group [J]. Journal of clinical oncology: official journal of the American Society of Clinical Oncology, 2006, 24 (1): 152-9.

[78] CASEY D A, WEXLER L H, MERCHANT M S, et al. Irinotecan and temozolomide for Ewing sarcoma: the Memorial Sloan-Kettering experience [J]. Pediatric blood & cancer, 2009, 53 (6): 1029-34.

[79] HUNOLD A, WEDDELING N, PAULUSSEN M, et al. Topotecan and cyclophosphamide in patients with refractory or relapsed Ewing tumors [J]. Pediatric blood & cancer, 2006, 47 (6): 795-800.

[80] KUSHNER B H, KRAMER K, MEYERS P A, et al. Pilot study of topotecan and high-dose cyclophosphamide for resistant pediatric solid tumors [J]. Medical and pediatric oncology, 2000, 35 (5): 468-74.

[81] SAYLORS R L, 3RD, STINE K C, SULLIVAN J, et al. Cyclophosphamide plus topotecan in children with recurrent or refractory solid tumors: a Pediatric Oncology Group phase II study [J]. Journal of clinical oncology: official journal of the American Society of Clinical Oncology, 2001, 19 (15): 3463-9.

[82] WAGNER L M, CREWS K R, IACONO L C, et al. Phase I trial of temozolomide and protracted irinotecan in pediatric patients with refractory solid tumors [J]. Clin Cancer Res, 2004, 10 (3): 840-8.

[83] WAGNER L M, MCALLISTER N, GOLDSBY R E, et al. Temozolomide and intravenous irinotecan for treatment of advanced Ewing sarcoma [J]. Pediatric blood & cancer, 2007, 48 (2): 132-9.

[84] RACIBORSKA A, BILSKA K, DRABKO K, et al. Vincristine, irinotecan, and temozolomide in patients with relapsed and refractory Ewing sarcoma [J]. Pediatric blood & cancer, 2013, 60 (10): 1621-5.

[85] MCNALL-KNAPP R Y, WILLIAMS C N, REEVES E N, et al. Extended phase I evaluation of vincristine, irinotecan, temozolomide, and antibiotic in children with refractory solid tumors [J]. Pediatric blood & cancer, 2010, 54 (7): 909-15.

[86] BLANEY S, BERG S L, PRATT C, et al. A phase I study of irinotecan in pediatric patients: a pediatric oncology group study [J]. Clin Cancer Res, 2001, 7 (1): 32-7.

[87] FURMAN W L, STEWART C F, POQUETTE C A, et al. Direct translation of a protracted irinotecan schedule from a xenograft model to a phase I trial in children [J]. Journal of clinical oncology: official journal of the American Society of Clinical Oncology, 1999, 17 (6): 1815-24.

[88] MCGREGOR L M, STEWART C F, CREWS K R, et al. Dose escalation of intravenous irinotecan using oral cefpodoxime: a phase I study in pediatric patients with refractory solid tumors [J]. Pediatric blood & cancer, 2012, 58 (3): 372-9.

[89] OZAKI T, HILLMANN A, HOFFMANN C, et al. Significance of surgical margin on the prognosis of patients with Ewing's sarcoma. A report from the Cooperative Ewing's Sarcoma Study [J]. Cancer, 1996, 78 (4): 892-900.

[90] IWAMOTO Y. Diagnosis and treatment of Ewing's sarcoma [J]. Jpn J Clin Oncol, 2007, 37 (2): 79-89.

[91] AVEDIAN R S, HAYDON R C, PEABODY T D. Multiplanar osteotomy with limited wide margins: a tissue preserving surgical technique for high-grade bone sarcomas [J]. Clin Orthop Relat Res, 2010, 468 (10): 2754-64.

[92] RUGGIERI P, ANGELINI A, MONTALTI M, et al. Tumours and tumour-like lesions of the hip in the paediatric age: a review of the Rizzoli experience [J]. Hip international: the journal of clinical and experimental research on hip pathology and therapy, 2009, 19 Suppl 6: S35-45.

[93] LIU C Y, YEN C C, CHEN W M, et al. Soft tissue sarcoma of extremities: the prognostic significance of adequate surgical margins in primary operation and reoperation after recurrence [J]. Ann Surg Oncol, 2010, 17 (8): 2102-11.

[94] MCKEE M D, LIU D F, BROOKS J J, et al. The prognostic significance of margin width for extremity and trunk sarcoma [J]. J Surg Oncol, 2004, 85 (2): 68-76.

[95] KANDEL R, COAKLEY N, WERIER J, et al. Surgical margins and handling of soft-tissue sarcoma in extremities: a clinical practice guideline [J]. Current oncology (Toronto, Ont), 2013, 20 (3): e247-54.

[96] LI J, GUO Z, PEI G X, et al. Limb salvage surgery for calcaneal malignancy [J]. J Surg Oncol, 2010, 102 (1): 48-53.

[97] LAURENCE V, PIERGA J Y, BARTHIER S, et al. Long-term follow up of high-dose chemotherapy with autologous stem cell rescue in adults with Ewing tumor [J]. Am J Clin Oncol, 2005, 28 (3): 301-9.

[98] WHELAN J, MCTIERNAN A, COOPER N, et al. Incidence and survival of malignant bone sarcomas in England 1979-2007 [J]. International journal of cancer, 2012, 131 (4): E508-17.

[99] ESIASHVILI N, GOODMAN M, MARCUS R B, JR. Changes in incidence and survival of Ewing sarcoma patients over the past 3 decades: Surveillance Epidemiology and End Results data [J]. Journal of pediatric hematology/oncology, 2008, 30 (6): 425-30.

[100] ELOMAA I, BLOMQVIST C P, SAETER G, et al. Five-year results in Ewing's sarcoma. The Scandinavian Sarcoma Group experience with the SSG IX protocol [J]. Eur J Cancer, 2000, 36 (7): 875-80.

[101] HOFFMANN C, AHRENS S, DUNST J, et al. Pelvic Ewing sarcoma: a retrospective analysis of 241 cases [J]. Cancer, 1999, 85 (4): 869-77.

[102] SUCATO D J, ROUGRAFF B, MCGRATH B E, et al. Ewing's sarcoma of the pelvis. Long-term survival and functional outcome [J]. Clin Orthop Relat Res, 2000, 373): 193-201.

[103] RöDL R W, HOFFMANN C, GOSHEGER G, et al. Ewing's sarcoma of the pelvis: combined surgery and radiotherapy treatment [J]. J Surg Oncol, 2003, 83 (3): 154-60.

[104] GRONCHI A, LO VULLO S, COLOMBO C, et al. Extremity soft tissue sarcoma in a series of patients treated at a single institution: local control directly impacts survival [J]. Annals of surgery, 2010, 251 (3): 506-11.

[105] SLUGA M, WINDHAGER R, LANG S, et al. A long-term review of the treatment of patients with Ewing's sarcoma in one institution [J]. Eur J Surg Oncol, 2001, 27 (6): 569-73.

[106] LILJENQVIST U, LERNER T, HALM H, et al. En bloc spondylectomy in malignant tumors of the spine [J]. Eur Spine J, 2008, 17 (4): 600-9.

[107] TALAC R, YASZEMSKI M J, CURRIER B L, et al. Relationship between surgical margins and local recurrence in sarcomas of the spine [J]. Clin Orthop Relat Res, 2002, 397): 127-32.

[108] GHERLINZONI, F, PICCI P, BACCI G, et al, Limb sparing versus amputation in osteosarcoma. Correlation between local control, surgical margins and tumor necrosis: Istituto Rizzoli experience. Ann Oncol, 1992. 3 Suppl 2: p. S23-7.

[109] AKHAVAN A, BINESH F, HASHEMI A, et al. Clinicopathologic characteristics and outcome of childhood and adolescent Ewing's sarcoma in center of Iran [J]. Iranian journal of pediatric hematology and oncology, 2014, 4 (3): 97-102.

[110] HONG A M, MILLINGTON S, AHERN V, et al. Limb preservation surgery with extracorporeal irradiation in the management of malignant bone tumor: the oncological outcomes of 101 patients [J]. Ann Oncol, 2013, 24 (10): 2676-80.

[111] KUTLUK M T, YALçIN B, AKYüZ C, et al. Treatment results and prognostic factors in Ewing sar-

coma [J]. Pediatric hematology and oncology, 2004, 21 (7): 597-610.

[112] PéREZ-MUñOZ I, GRIMER R J, SPOONER D, et al. Use of tissue expander in pelvic Ewing's sarcoma treated with radiotherapy [J]. Eur J Surg Oncol, 2014, 40 (2): 197-201.

[113] ARPACI E, YETISYIGIT T, SEKER M, et al. Prognostic factors and clinical outcome of patients with Ewing's sarcoma family of tumors in adults: multicentric study of the Anatolian Society of Medical Oncology [J]. Medical oncology (Northwood, London, England), 2013, 30 (1): 469.

[114] MARULANDA G A, HENDERSON E R, JOHNSON D A, et al. Orthopedic surgery options for the treatment of primary osteosarcoma [J]. Cancer control: journal of the Moffitt Cancer Center, 2008, 15 (1): 13-20.

[115] MAVROGENIS A F, ABATI C N, ROMAGNOLI C, et al. Similar survival but better function for patients after limb salvage versus amputation for distal tibia osteosarcoma [J]. Clin Orthop Relat Res, 2012, 470 (6): 1735-48.

[116] SCHRAGER J, PATZER R E, MINK P J, et al. Survival outcomes of pediatric osteosarcoma and Ewing's sarcoma: a comparison of surgery type within the SEER database, 1988-2007 [J]. Journal of registry management, 2011, 38 (3): 153-61.

[117] POSTMA A, KINGMA A, DE RUITER J H, et al. Quality of life in bone tumor patients comparing limb salvage and amputation of the lower extremity [J]. J Surg Oncol, 1992, 51 (1): 47-51.

[118] MALEK F, SOMERSON J S, MITCHEL S, et al. Does limb-salvage surgery offer patients better quality of life and functional capacity than amputation? [J]. Clin Orthop Relat Res, 2012, 470 (7): 2000-6.

[119] MEI J, ZHU X Z, WANG Z Y, et al. Functional outcomes and quality of life in patients with osteosarcoma treated with amputation versus limb-salvage surgery: a systematic review and meta-analysis [J]. Archives of orthopaedic and trauma surgery, 2014, 134 (11): 1507-16.

[120] OTTAVIANI G, ROBERT R S, HUH W W, et al. Sociooccupational and physical outcomes more than 20 years after the diagnosis of osteosarcoma in children and adolescents: limb salvage versus amputation [J]. Cancer, 2013, 119 (20): 3727-36.

[121] AKSNES L H, BAUER H C, JEBSEN N L, et al. Limb-sparing surgery preserves more function than amputation: a Scandinavian sarcoma group study of 118 patients [J]. The Journal of bone and joint surgery British volume, 2008, 90 (6): 786-94.

[122] KOUDELOVá J, KUNESOVá M, KOUDELA K, JR., et al. [Peripheral primitive neuroectodermal tumor -- PNET] [J]. Acta chirurgiae orthopaedicae et traumatologiae Cechoslovaca, 2006, 73 (1): 39-44.

[123] MASROUHA K Z, MUSALLAM K M, SAMRA A B, et al. Correlation of non-mass-like abnormal MR signal intensity with pathological findings surrounding pediatric osteosarcoma and Ewing's sarcoma [J]. Skeletal Radiol, 2012, 41 (11): 1453-61.

[124] SANFORD Z, ISRAELSEN S, SEHGAL R, et al. Atypical growth on MRI in a case of Ewing's sarcoma despite lower SUV on PET [J]. Skeletal Radiol, 2014, 43 (6): 819-25.

[125] BORKOWSKI P, PAWLIKOWSKI M, SKALSKI K. Expandable Non-invasive Prostheses - an Alternative to Pediatric Patients with Bone Sarcoma [J]. Conference proceedings: Annual International Conference of the IEEE Engineering in Medicine and Biology Society IEEE Engineering in Medicine and Biology Society Annual Conference, 2005, 2005: 4056-9.

[126] MUSCOLO D L, AYERZA M A, APONTE-TINAO L A, et al. Partial epiphyseal preservation and intercalary allograft reconstruction in high-grade metaphyseal osteosarcoma of the knee [J]. J Bone Joint Surg Am, 2004, 86 (12): 2686-93.

[127] BERNTHAL N M, GREENBERG M, HEBERER K, et al. What are the functional outcomes of endoprosthestic reconstructions after tumor resection? [J]. Clin Orthop Relat Res, 2015, 473 (3):

812-9.

[128] GEBERT C, WESSLING M, HOFFMANN C, et al. Hip transposition as a limb salvage procedure following the resection of periacetabular tumors [J]. J Surg Oncol, 2011, 103 (3): 269-75.

[129] NATARAJAN M V, CHANDRA BOSE J, VISWANATH J, et al. Custom prosthetic replacement for distal radial tumours [J]. Int Orthop, 2009, 33 (4): 1081-4.

[130] PURI A, GULIA A. The results of total humeral replacement following excision for primary bone tumour [J]. The Journal of bone and joint surgery British volume, 2012, 94 (9): 1277-81.

[131] PURI A, GULIA A, CHAN W H. Functional and oncologic outcomes after excision of the total femur in primary bone tumors: Results with a low cost total femur prosthesis [J]. Indian journal of orthopaedics, 2012, 46 (4): 470-4.

[132] CAMPANACCI D A, PUCCINI S, CAFF G, et al. Vascularised fibular grafts as a salvage procedure in failed intercalary reconstructions after bone tumour resection of the femur [J]. Injury, 2014, 45 (2): 399-404.

[133] HU Y C, JI J T, LUN D X. Intraoperative microwave inactivation in-situ of malignant tumors in the scapula [J]. Orthopaedic surgery, 2011, 3 (4): 229-35.

[134] RABITSCH K, MAURER-ERTL W, PIRKER-FRüHAUF U, et al. Intercalary reconstructions with vascularised fibula and allograft after tumour resection in the lower limb [J]. Sarcoma, 2013, 2013: 160295.

[135] MORAN M, STALLEY P D. Reconstruction of the proximal humerus with a composite of extracorporeally irradiated bone and endoprosthesis following excision of high grade primary bone sarcomas [J]. Archives of orthopaedic and trauma surgery, 2009, 129 (10): 1339-45.

[136] BACCI G, PICCI P, GHERLINZONI F, et al. Localized Ewing's sarcoma of bone: ten years' experience at the Istituto Ortopedico Rizzoli in 124 cases treated with multimodal therapy [J]. European journal of cancer & clinical oncology, 1985, 21 (2): 163-73.

[137] OBERLIN O, PATTE C, DEMEOCQ F, et al. The response to initial chemotherapy as a prognostic factor in localized Ewing's sarcoma [J]. European journal of cancer & clinical oncology, 1985, 21 (4): 463-7.

[138] PILEPICH M V, VIETTI T J, NESBIT M E, et al. Ewing's sarcoma of the vertebral column [J]. Int J Radiat Oncol Biol Phys, 1981, 7 (1): 27-31.

[139] WILKINS R M, PRITCHARD D J, BURGERT E O, JR., et al. Ewing's sarcoma of bone. Experience with 140 patients [J]. Cancer, 1986, 58 (11): 2551-5.

[140] HIMELSTEIN B P, DORMANS J P. Malignant bone tumors of childhood [J]. Pediatric Clinics of North America, 1996, 43 (4): 967-84.

[141] VOGIN G, HELFRE S, GLORION C, et al. Local control and sequelae in localised Ewing tumours of the spine: a French retrospective study [J]. Eur J Cancer, 2013, 49 (6): 1314-23.

[142] PHILLIPS R F, HIGINBOTHAM N L. The curability of Ewing's endothelioma of bone in children [J]. The Journal of pediatrics, 1967, 70 (3): 391-7.

[143] ROSEN G. Current management of Ewing's sarcoma [J]. Progress in clinical cancer, 1982, 8 (267-82.

[144] INDELICATO D J, KEOLE S R, SHAHLAEE A H, et al. Spinal and paraspinal Ewing tumors [J]. Int J Radiat Oncol Biol Phys, 2010, 76 (5): 1463-71.

[145] MUKHERJEE D, CHAICHANA K L, GOKASLAN Z L, et al. Survival of patients with malignant primary osseous spinal neoplasms: results from the Surveillance, Epidemiology, and End Results (SEER) database from 1973 to 2003 [J]. Journal of neurosurgery Spine, 2011, 14 (2): 143-50.

[146] RAZEK A, PEREZ C A, TEFFT M, et al. Intergroup Ewing's Sarcoma Study: local control related to radiation dose, volume, and site of primary lesion in Ewing's sarcoma [J]. Cancer, 1980, 46

(3): 516-21.

[147] ROSEN G, CAPARROS B, NIRENBERG A, et al. Ewing's sarcoma: ten-year experience with adjuvant chemotherapy [J]. Cancer, 1981, 47 (9): 2204-13.

[148] SHARAFUDDIN M J, HADDAD F S, HITCHON P W, et al. Treatment options in primary Ewing's sarcoma of the spine: report of seven cases and review of the literature [J]. Neurosurgery, 1992, 30 (4): 610-8; discussion 8-9.

[149] MARCO R A, GENTRY J B, RHINES L D, et al. Ewing's sarcoma of the mobile spine [J]. Spine (Phila Pa 1976), 2005, 30 (7): 769-73.

[150] HESS T, KRAMANN B, SCHMIDT E, et al. Use of preoperative vascular embolisation in spinal metastasis resection [J]. Archives of orthopaedic and trauma surgery, 1997, 116 (5): 279-82.

[151] RADELEFF B, EIERS M, LOPEZ-BENITEZ R, et al. Transarterial embolization of primary and secondary tumors of the skeletal system [J]. Eur J Radiol, 2006, 58 (1): 68-75.

[152] 林俊, 邱贵兴, 吴志宏. 脊柱原发性尤文氏肉瘤的治疗进展 [J]. 中国骨与关节外科, 2010, 3 (03): 245-9.

[153] GRUBB, M.R., CURRIER BL, PRITCHARD DJ, et al., Primary Ewing's sarcoma of the spine [J]. Spine (Phila Pa 1976), 1994, 19 (3): 309-13.

[154] TOMITA K, KAWAHARA N, KOBAYASHI T, et al. Surgical strategy for spinal metastases [J]. Spine (Phila Pa 1976), 2001, 26 (3): 298-306.

[155] BORIANI S, AMENDOLA L, CORGHI A, et al. Ewing's sarcoma of the mobile spine [J]. European review for medical and pharmacological sciences, 2011, 15 (7): 831-9.

[156] 李晓, 郭卫, 杨荣利, 等. 脊柱原发尤文家族肿瘤的治疗及预后 [J]. 中国脊柱脊髓杂志, 2014, 24 (02): 127-32.

[157] YAMAZAKI T, MCLOUGHLIN G S, PATEL S, et al. Feasibility and safety of en bloc resection for primary spine tumors: a systematic review by the Spine Oncology Study Group [J]. Spine (Phila Pa 1976), 2009, 34 (22 Suppl): S31-8.

[158] BORIANI S, BANDIERA S, DONTHINENI R, et al. Morbidity of en bloc resections in the spine [J]. Eur Spine J, 2010, 19 (2): 231-41.

[159] BACCI G, TONI A, AVELLA M, et al. Long-term results in 144 localized Ewing's sarcoma patients treated with combined therapy [J]. Cancer, 1989, 63 (8): 1477-86.

[160] PATEL S R. Radiation-induced sarcoma [J]. Curr Treat Options Oncol, 2000, 1 (3): 258-61.

[161] STRONG L C, HERSON J, OSBORNE B M, et al. Risk of radiation-related subsequent malignant tumors in survivors of Ewing's sarcoma [J]. J Natl Cancer Inst, 1979, 62 (6): 1401-6.

[162] TUCKER M A, D'ANGIO G J, BOICE J D, JR., et al. Bone sarcomas linked to radiotherapy and chemotherapy in children [J]. N Engl J Med, 1987, 317 (10): 588-93.

[163] MACBETH F. Radiation myelitis and thoracic radiotherapy: evidence and anecdote [J]. Clinical oncology (Royal College of Radiologists (Great Britain)), 2000, 12 (5): 333-4.

[164] MARANZANO E, BELLAVITA R, FLORIDI P, et al. Radiation-induced myelopathy in long-term surviving metastatic spinal cord compression patients after hypofractionated radiotherapy: a clinical and magnetic resonance imaging analysis [J]. Radiotherapy and oncology: journal of the European Society for Therapeutic Radiology and Oncology, 2001, 60 (3): 281-8.

[165] WARSCOTTE L, DUPREZ T, LONNEUX M, et al. Concurrent spinal cord and vertebral bone marrow radionecrosis 8 years after therapeutic irradiation [J]. Neuroradiology, 2002, 44 (3): 245-8.

[166] KUTTESCH J F, JR., WEXLER L H, MARCUS R B, et al. Second malignancies after Ewing's sarcoma: radiation dose-dependency of secondary sarcomas [J]. Journal of clinical oncology: official journal of the American Society of Clinical Oncology, 1996, 14 (10): 2818-25.

[167] MAYFIELD J K. Postradiation spinal deformity [J]. Orthop Clin North Am, 1979, 10 (4): 829-44.

[168] TELLES N C, RABSON A S, POMEROY T C. Ewing's sarcoma: an autopsy study [J]. Cancer, 1978, 41 (6): 2321-9.

[169] ALBERT T J, VACARRO A. Postlaminectomy kyphosis [J]. Spine (Phila Pa 1976), 1998, 23 (24): 2738-45.

[170] HERMAN J M, SONNTAG V K. Cervical corpectomy and plate fixation for postlaminectomy kyphosis [J]. J Neurosurg, 1994, 80 (6): 963-70.

[171] SHIKATA J, YAMAMURO T, SHIMIZU K, et al. Combined laminoplasty and posterolateral fusion for spinal canal surgery in children and adolescents [J]. Clin Orthop Relat Res, 1990, 259): 92-9.

[172] DE JONGE T, SLULLITEL H, DUBOUSSET J, et al. Late-onset spinal deformities in children treated by laminectomy and radiation therapy for malignant tumours [J]. Eur Spine J, 2005, 14 (8): 765-71.

[173] LONSTEIN J E. Post-laminectomy kyphosis [J]. Clin Orthop Relat Res, 1977, 128): 93-100.

[174] OTSUKA N Y, HEY L, HALL J E. Postlaminectomy and postirradiation kyphosis in children and adolescents [J]. Clin Orthop Relat Res, 1998, 354): 189-94.

[175] ZANG J, GUO W, QU H Y. [Ewing's sarcoma of the pelvis: treatment results of 31 patients] [J]. Zhonghua Wai Ke Za Zhi, 2012, 50 (6): 524-8.

[176] DUBOIS S G, KRAILO M D, GEBHARDT M C, et al. Comparative evaluation of local control strategies in localized Ewing sarcoma of bone: a report from the Children's Oncology Group [J]. Cancer, 2015, 121 (3): 467-75.

[177] FRASSICA F J, FRASSICA D A, PRITCHARD D J, et al. Ewing sarcoma of the pelvis. Clinicopathological features and treatment [J]. J Bone Joint Surg Am, 1993, 75 (10): 1457-65.

[178] EVANS R G, NESBIT M E, GEHAN E A, et al. Multimodal therapy for the management of localized Ewing's sarcoma of pelvic and sacral bones: a report from the second intergroup study [J]. Journal of clinical oncology: official journal of the American Society of Clinical Oncology, 1991, 9 (7): 1173-80.

[179] BISWAS B, RASTOGI S, KHAN S A, et al. Outcomes and prognostic factors for Ewing-family tumors of the extremities [J]. J Bone Joint Surg Am, 2014, 96 (10): 841-9.

[180] SEKER M M, KOS T, OZDEMIR N, et al. Treatment and outcomes of Ewing sarcoma in Turkish adults: a single centre experience [J]. Asian Pacific journal of cancer prevention: APJCP, 2014, 15 (1): 327-30.

[181] RACIBORSKA A, BILSKA K, RYCHLOWSKA-PRUSZYNSKA M, et al. Internal hemipelvectomy in the management of pelvic Ewing sarcoma - are outcomes better than with radiation therapy? [J]. Journal of pediatric surgery, 2014, 49 (10): 1500-4.

[182] KUSHNER B H, MEYERS P A, GERALD W L, et al. Very-high-dose short-term chemotherapy for poor-risk peripheral primitive neuroectodermal tumors, including Ewing's sarcoma, in children and young adults [J]. Journal of clinical oncology: official journal of the American Society of Clinical Oncology, 1995, 13 (11): 2796-804.

[183] PAULUSSEN M, AHRENS S, CRAFT A W, et al. Ewing's tumors with primary lung metastases: survival analysis of 114 (European Intergroup) Cooperative Ewing's Sarcoma Studies patients [J]. Journal of clinical oncology: official journal of the American Society of Clinical Oncology, 1998, 16 (9): 3044-52.

[184] ENNEKING W F, DUNHAM W K. Resection and reconstruction for primary neoplasms involving the innominate bone [J]. J Bone Joint Surg Am, 1978, 60 (6): 731-46.

[185] HUGATE, R.J. AND F.H. Sim, Pelvic reconstruction techniques [J]. Orthop Clin North Am, 2006, 37 (1): 85-97.

[186] JOHNSON J T. Reconstruction of the pelvic ring following tumor resection [J]. J Bone Joint Surg Am,

1978, 60（6）：747-51.

[187] GUO W, LI D, TANG X, et al. Reconstruction with modular hemipelvic prostheses for periacetabular tumor [J]. Clin Orthop Relat Res，2007，461（180-8.

[188] JI T, GUO W, YANG R L, et al. Modular hemipelvic endoprosthesis reconstruction--experience in 100 patients with mid-term follow-up results [J]. Eur J Surg Oncol，2013，39（1）：53-60.

[189] ABOULAFIA A J, BUCH R, MATHEWS J, et al. Reconstruction using the saddle prosthesis following excision of primary and metastatic periacetabular tumors [J]. Clin Orthop Relat Res，1995，314）：203-13.

[190] HARRINGTON K D. The use of hemipelvic allografts or autoclaved grafts for reconstruction after wide resections of malignant tumors of the pelvis [J]. J Bone Joint Surg Am，1992，74（3）：331-41.

[191] SATCHER R L, JR., O'DONNELL R J, JOHNSTON J O. Reconstruction of the pelvis after resection of tumors about the acetabulum [J]. Clin Orthop Relat Res，2003，409）：209-17.

[192] SYS G, UYTTENDAELE D, POFFYN B, et al. Extracorporeally irradiated autografts in pelvic reconstruction after malignant tumour resection [J]. Int Orthop，2002，26（3）：174-8.

[193] WAFA H, GRIMER R J, JEYS L, et al. The use of extracorporeally irradiated autografts in pelvic reconstruction following tumour resection [J]. Bone Joint J，2014，96-b（10）：1404-10.

[194] LAFFOSSE J M, POURCEL A, REINA N, et al. Primary tumor of the periacetabular region：resection and reconstruction using a segmental ipsilateral femur autograft [J]. Orthop Traumatol Surg Res，2012, 98（3）：309-18.

[195] BELL R S, DAVIS A M, WUNDER J S, et al. Allograft reconstruction of the acetabulum after resection of stage-IIB sarcoma. Intermediate-term results [J]. J Bone Joint Surg Am，1997，79（11）：1663-74.

[196] DELLOYE C, DE NAYER P, ALLINGTON N, et al. Massive bone allografts in large skeletal defects after tumor surgery：a clinical and microradiographic evaluation [J]. Archives of orthopaedic and trauma surgery，1988，107（1）：31-41.

[197] LANGLAIS F, LAMBOTTE J C, THOMAZEAU H. Long-term results of hemipelvis reconstruction with allografts [J]. Clin Orthop Relat Res，2001，388）：178-86.

[198] OZAKI T, HILLMANN A, BETTIN D, et al. High complication rates with pelvic allografts. Experience of 22 sarcoma resections [J]. Acta orthopaedica Scandinavica，1996，67（4）：333-8.

[199] WANG W, WANG Y, BI W, et al. [Allogeneic bone transplantation for pelvic reconstruction of large skeletal defects after tumor resection] [J]. Zhongguo xiu fu chong jian wai ke za zhi = Zhongguo xiufu chongjian waike zazhi = Chinese journal of reparative and reconstructive surgery，2014，28（3）：331-4.

[200] DELLOYE C, BANSE X, BRICHARD B, et al. Pelvic reconstruction with a structural pelvic allograft after resection of a malignant bone tumor [J]. J Bone Joint Surg Am，2007，89（3）：579-87.

[201] CLEMENS M W, CHANG E I, SELBER J C, et al. Composite extremity and trunk reconstruction with vascularized fibula flap in postoncologic bone defects：a 10-year experience [J]. Plast Reconstr Surg，2012，129（1）：170-8.

[202] 范宏斌，王臻，郭征，等. 经"Y"型软骨截骨髋臼挽救术治疗儿童和青少年Type II 型骨盆尤文肉瘤 [J]. 中华骨科杂志，2014，34（04）：460-5.

[203] FU J, GUO Z, WANG Z, et al. [Treatment of pelvic Ewing's sarcoma in children and the effect on the skeletal growth and development] [J]. Zhonghua zhong liu za zhi Chinese journal of oncology，2012，34（12）：927-31.

[204] TOMITA K. [Reconstruction of the pelvic ring based on classification following resection of bone tumors] [J]. Gan to kagaku ryoho Cancer & chemotherapy，1988，15（4 Pt 2-3）：1521-7.

[205] PURI A, PRUTHI M, GULIA A. Outcomes after limb sparing resection in primary malignant pelvic

tumors [J]. Eur J Surg Oncol, 2014, 40 (1): 27-33.

[206] SHIN K H, ROUGRAFF B T, SIMON M A. Oncologic outcomes of primary bone sarcomas of the pelvis [J]. Clin Orthop Relat Res, 1994, 304): 207-17.

[207] WONG K C, KUMTA S M, CHIU K H, et al. Precision tumour resection and reconstruction using image-guided computer navigation [J]. The Journal of bone and joint surgery British volume, 2007, 89 (7): 943-7.

[208] WONG K C, KUMTA S M, CHIU K H, et al. Computer assisted pelvic tumor resection and reconstruction with a custom-made prosthesis using an innovative adaptation and its validation [J]. Computer aided surgery: official journal of the International Society for Computer Aided Surgery, 2007, 12 (4): 225-32.

[209] 张涌泉. 计算机导航辅助髋臼肿瘤切除与个体化定制假体重建的临床应用研究 [D]; 第四军医大学, 2013: 102.

[210] LI D, GUO W, TANG X, et al. Surgical classification of different types of en bloc resection for primary malignant sacral tumors [J]. Eur Spine J, 2011, 20 (12): 2275-81.

[211] BEADEL G P, MCLAUGHLIN C E, ALJASSIR F, et al. Iliosacral resection for primary bone tumors: is pelvic reconstruction necessary? [J]. Clin Orthop Relat Res, 2005, 438: 22-9.

[212] 樊代明. 整合肿瘤学·临床卷[M]. 北京: 科学出版社, 2021.

[213] 樊代明. 整合肿瘤学·基础卷[M]. 西安: 世界图书出版西安有限公司, 2021.

黑色素瘤

名誉主编

樊代明

主　编

郭　军

副主编

梁　军　林桐榆　刘基巍　牛晓辉　潘宏铭

秦叔逵　斯　璐　吴　荻　张晓实

编　委（姓氏笔画排序）

方美玉　毛丽丽　王之龙　王佃灿　王宝成
王　锋　兰世杰　叶　挺　任秀宝　刘佳勇
刘　欣　刘巍峰　孙阳春　朱　骥　许春伟
吴令英　张寅斌　张维真　张　睿　李丹丹
李永恒　李忠武　李金銮　李　航　杜　楠
杨　焱　连　斌　邹征云　陈晓红　陈　誉
罗志国　范　云　姚　煜　姜　愚　胡　毅
郭　伟　陶　敏　项晓琳　顾康生　崔传亮
梁后杰　楼　芳　魏文斌

执笔人

连　斌　毛丽丽

第一章

概述

第一节　流行病学

黑色素瘤（Melanoma，MM）在我国虽然是少见恶性肿瘤，但病死率高，发病率也在逐年增加。我国的MM与欧美白种人相比差异较大，两者在发病机制、生物学行为、组织学形态、治疗方法以及预后等方面差异较大。在亚洲人和其他有色人种中，原发于肢端的MM约占50%，原发部位多见于足底、足趾、手指末端及甲下等肢端部位，原发于黏膜，如鼻咽、口咽、食道、直肠肛管、阴道、泌尿道等部位的MM占20%~30%；但白种人，原发于皮肤的MM约占90%，常见于背部、胸腹部和下肢皮肤；原发于肢端、黏膜的MM分别只占5%、1%。

第二节　预防及筛查

对MM高危人群的筛查，有助于早发现、早诊断和早治疗，也是提高MM疗效的关键。在我国，皮肤MM的高危人群主要包括严重日光晒伤史、皮肤癌病史、肢端皮肤有色素痣、慢性炎症及一些不恰当的处理（如盐腌、切割、针挑、绳勒等）。黏膜MM的高危因素尚不明确。建议高危人群定期自查，必要时到专科医院就诊，不要自行随意处理。

皮肤MM多由痣发展而来，痣的早期恶变症状可总结为ABCDE法则：

A 非对称（asymmetry）：色素斑的一半与另一半看似不对称。

B 边缘不规则（border irregularity）：边缘不整或有切迹、锯齿等，不像正常色素痣具有光滑的圆形或椭圆形轮廓。

C 颜色改变（color variation）：正常色素痣通常为单色，而MM表现为污浊黑色，也可有褐、棕、棕黑、蓝、粉、黑甚至白色等多种不同颜色。

D 直径（diameter）：色素痣直径>5mm或明显长大时要注意，MM通常比普通痣大，对直径>1cm最好做活检评估。

E 隆起（elevation）：一些早期MM，整个瘤体会有轻微隆起。

ABCDE法则唯一不足是未将MM的发展速度考虑在内，如几周或几个月内有显著变化的趋势。皮肤镜可弥补肉眼观察不足，可检测和对比可疑MM的变化，可显著提高MM早期诊断的准确度。MM进一步发展可出现卫星灶、溃疡、反复不愈、区域淋巴结转移和移行转移。晚期MM转移部位不同症状不一，容易转移的部位为肺、肝、骨、脑。眼和直肠来源MM容易发生肝转移。

第二章

诊断原则

第一节 病理诊断原则

1 病灶活检

皮肤MM的活检方式包括切除活检、切取活检和环钻活检，一般不采取削刮活检和穿刺活检。常规推荐切除活检，切缘0.3~0.5cm，切口应沿皮纹走行方向（如肢体一般选择沿长轴切口）。部分切取活检不利于组织学诊断和厚度测量，增加诊断和分期误判风险。切取活检和环钻活检一般仅用于大范围病变或特殊部位的诊断性活检，如在颜面部、手掌、足底、耳、手指、足趾或甲下等部位的病灶，或巨大病灶，完整切除活检无法实现时，可考虑切取活检或环钻活检。标本需完整送检，外科医师做好标记切缘，10%甲醛溶液固定标本达6~48小时。

2 病理诊断

皮肤MM原发灶的病理报告应包括与治疗和预后相关的所有内容，包括：肿瘤部位、标本类型、肿瘤大小或范围、组织学类型、Breslow厚度、有无溃疡、浸润深度（Clark水平分级）、有丝分裂率、切缘状况（包括各切缘与肿瘤的距离以及切缘病变的组织学类型）、有无微卫星转移灶或卫星转移灶、有无脉管内瘤栓、有无神经侵犯等。前哨淋巴结和区域淋巴结需报告淋巴结总数、有转移淋巴结个数及有无淋巴结被膜外受累。

3 分子分型

建议所有患者治疗前都做基因检测，目前成熟的靶点是BRAF、CKIT和NRAS，基因检测结果与预后、分子分型和晚期治疗有关。MM依基因变异可分为4种基本类型：①肢端型；②黏膜型；③慢性日光损伤型（CSD）；④非慢性日光损伤型（non-

CSD，包括原发病灶不明型）。其中CSD主要包括头颈部和四肢MM，日光暴露较多，高倍镜下慢性日光晒伤小体，国外资料显示28%的MM患者发生KIT基因变异（突变或拷贝数增多），10%发生BRAF变异，5%发生NRAS变异；肢端型和黏膜型发生KIT基因变异较多，其次为BRAF突变；non-CSD，如躯干MM，大部分发生BRAF基因V600E突变（60%）或NRAS突变（20%）。我国502例原发MM标本KIT基因检测显示总体突变率为10.8%，基因扩增率7.4%；其中肢端型、黏膜型、CSD、non-CSD和原发灶不明型分别为11.9%和7.3%，9.6%和10.2%，20.7%和3.4%，8.1%和3.2%及7.8%和5.9%。我国468例原发MM标本BRAF突变率为25.9%，肢端和黏膜MM的突变率分别为17.9%和12.5%，其中15号外显子的V600E是最常见的突变位点（87.3%）。多因素分析显示KIT基因和BRAF基因突变均是MM的独立预后因素，危险系数分别为1.989（95%CI：1.263~3.131）和1.536（95%CI：1.110~2.124），P分别为0.003和0.01。

第二节 影像诊断原则

影像学需包括：浅表淋巴结B超（颈部、腋窝、腹股沟、腘窝等），胸部CT、腹盆部超声、CT或MRI，全身骨扫描及头颅CT或MRI。

MM的超声检查主要用于区域淋巴结、皮下结节性质判定。实时超声造影技术可揭示转移灶的血流动力学改变，特别是帮助鉴别和诊断小的肝转移、淋巴结转移等有优势。淋巴结转移的超声表现：淋巴结呈类圆形，髓质消失，边缘型血流。

CT/MRI目前除用于MM临床诊断及分期外，也常用于MM疗效评价、瘤体测量、肺和骨等其他脏器转移评价，临床应用广泛。

经济情况好者可行全身PET-CT，特别对原发灶不明者。对Ⅲ期患者，PET-CT更有用，可鉴别CT无法确诊的病变及常规CT扫描无法显示的部位（比如四肢）。PET-CT与普通CT比发现远处病灶有优势。

第三章

MM 分期

表 48-3-1　AJCC 皮肤 MM 第 8 版临床 TNM 分期

原发肿瘤（T）分期		区域淋巴结（N）分期		远处转移（M）分期	
TX	原发肿瘤厚度无法评估	NX	区域淋巴结无法评估	M0	无远处转移证据
T0	无原发肿瘤证据	N0	无区域淋巴结转移证据		
Tis	原位癌				
T1	厚度≤1.0mm	N1	1个淋巴结或者无淋巴结转移但是出现以下转移：移行转移，卫星结节和/或微卫星转移	M1	有远处转移
T1a	厚度<0.8mm且无溃疡	N1a	1个临床隐匿淋巴结转移（镜下转移，例如经前哨淋巴结活检诊断）	M1a	转移至皮肤、软组织（包括肌肉）和/或非区域淋巴结转移
				M1a（0）	LDH 正常
				M1a（1）	LDH 升高
T1b	厚度<0.8mm且有溃疡 0.8~1.0mm	N1b	1个临床显性淋巴结转移	M1b	转移至肺伴或不伴 M1a 转移
				M1b（0）	LDH 正常
				M1b（1）	LDH 升高
		N1c	无区域淋巴结转移，但是出现以下转移：移行转移，卫星转移和/或微卫星转移	M1c	非中枢神经系统的其他内脏转移伴或不伴 M1a 或 M1b 转移
				M1c（0）	LDH 正常
				M1c（1）	LDH 升高
				M1d	转移至中枢神经系统伴或不伴 M1a 或 M1b 或 M1c 转移
				M1d（0）	LDH 正常
				M1d（1）	LDH 升高
T2	厚度>1.0~2.0mm	N2	2~3个淋巴结或1个淋巴结伴有移行转移，卫星转移和/或微卫星转移		

T2a	无溃疡	N2a	2~3个临床隐匿淋巴结转移（镜下转移，例如经前哨淋巴结活检诊断）	
T2b	有溃疡	N2b	2~3个淋巴结转移中至少1个临床显性淋巴结转移	
		N2c	至少1个淋巴结转移（临床显性或隐性）伴有移行转移，卫星转移和/或微卫星转移	
T3	厚度>2.0~4.0mm	N3	4个及以上淋巴结；或2个以上淋巴结伴有移行转移，卫星转移和/或微卫星转移；融合淋巴结无论是否伴有移行转移，卫星转移和/或微卫星转移	
T3a	无溃疡	N3a	4个及以上临床隐匿淋巴结转移（镜下转移，例如经前哨淋巴结活检诊断）	
T3b	有溃疡	N3b	4个及以上淋巴结转移中至少1个临床显性淋巴结转移或可见融合淋巴结	
		N3c	2个及以上临床隐匿淋巴结转移或临床显性淋巴结转移伴/不伴融合淋巴结且伴有移行转移，卫星转移和/或微卫星转移	
T4	厚度>4.0mm			
T4a	无溃疡			
T4b	有溃疡			

表48-3-2 AJCC皮肤MM第8版病理分期

	N0	N1a	N1b	N1c	N2a	N2b	N2c	N3a	N3b	N3c
Tis	0	–	–	–	–	–	–	–	–	–
T0	–	–	ⅢB	ⅢB	–	ⅢC	ⅢC	–	ⅢC	ⅢC
T1a	ⅠA	ⅢA	ⅢB	ⅢB	ⅢA	ⅢB	ⅢC	ⅢC	ⅢC	ⅢC
T1b	ⅠA	ⅢA	ⅢB	ⅢB	ⅢA	ⅢB	ⅢC	ⅢC	ⅢC	ⅢC
T2a	ⅠB	ⅢA	ⅢB	ⅢB	ⅢA	ⅢB	ⅢC	ⅢC	ⅢC	ⅢC
T2b	ⅡA	ⅢB	ⅢB	ⅢB	ⅢB	ⅢB	ⅢC	ⅢC	ⅢC	ⅢC
T3a	ⅡA	ⅢB	ⅢB	ⅢB	ⅢB	ⅢB	ⅢC	ⅢC	ⅢC	ⅢC
T3b	ⅡB	ⅢC	ⅢC	ⅢC	ⅢC	ⅢC	ⅢC	ⅢC	ⅢC	ⅢC
T4a	ⅡB	ⅢC	ⅢC	ⅢC	ⅢC	ⅢC	ⅢC	ⅢC	ⅢC	ⅢC
T4b	ⅡC	ⅢC	ⅢC	ⅢC	ⅢC	ⅢC	ⅢC	ⅢD	ⅢD	ⅢD
M1a	Ⅳ	Ⅳ	Ⅳ	Ⅳ	Ⅳ	Ⅳ	Ⅳ	Ⅳ	Ⅳ	Ⅳ
M1b	Ⅳ	Ⅳ	Ⅳ	Ⅳ	Ⅳ	Ⅳ	Ⅳ	Ⅳ	Ⅳ	Ⅳ
M1c	Ⅳ	Ⅳ	Ⅳ	Ⅳ	Ⅳ	Ⅳ	Ⅳ	Ⅳ	Ⅳ	Ⅳ

续表

	N0	N1a	N1b	N1c	N2a	N2b	N2c	N3a	N3b	N3c
Tis	0	–	–	–	–	–	–	–	–	–
T0	–	–	ⅢB	ⅢB	–	ⅢC	ⅢC	–	ⅢC	ⅢC
T1a	ⅠA	ⅢA	ⅢB	ⅢB	ⅢA	ⅢB	ⅢC	ⅢC	ⅢC	ⅢC
T1b	ⅠA	ⅢA	ⅢB	ⅢB	ⅢA	ⅢB	ⅢC	ⅢC	ⅢC	ⅢC
T2a	ⅠB	ⅢA	ⅢB	ⅢB	ⅢA	ⅢB	ⅢC	ⅢC	ⅢC	ⅢC
T2b	ⅡA	ⅢB	ⅢB	ⅢB	ⅢB	ⅢB	ⅢC	ⅢC	ⅢC	ⅢC
T3a	ⅡA	ⅢB	ⅢB	ⅢB	ⅢB	ⅢB	ⅢC	ⅢC	ⅢC	ⅢC
T3b	ⅡB	ⅢC	ⅢC	ⅢC	ⅢC	ⅢC	ⅢC	ⅢC	ⅢC	ⅢC
T4a	ⅡB	ⅢC	ⅢC	ⅢC	ⅢC	ⅢC	ⅢC	ⅢC	ⅢC	ⅢC
T4b	ⅡC	ⅢC	ⅢC	ⅢC	ⅢC	ⅢC	ⅢC	ⅢD	ⅢD	ⅢD
M1a	Ⅳ	Ⅳ	Ⅳ	Ⅳ	Ⅳ	Ⅳ	Ⅳ	Ⅳ	Ⅳ	Ⅳ
M1b	Ⅳ	Ⅳ	Ⅳ	Ⅳ	Ⅳ	Ⅳ	Ⅳ	Ⅳ	Ⅳ	Ⅳ
M1c	Ⅳ	Ⅳ	Ⅳ	Ⅳ	Ⅳ	Ⅳ	Ⅳ	Ⅳ	Ⅳ	Ⅳ

黑色素瘤　第三章　MM分期

第四章

MM外科手术原则

第一节 原发灶手术

1 扩大切除结果

手术切除是早中期MM主要疗法。目前有多项前瞻性随机临床试验用于评估原发MM的手术切除范围。WHO开展的一项国际前瞻性研究，厚度不超过2.0mm的612例MM患者被随机分组接受切缘宽度为1cm或≥3cm扩大切除。经90个月中位随访，两组局部复发率、DFS和OS相似。与此类似，瑞典和法国的一项随机试验证实，对厚度小于2mm的MM，较窄切缘不会影响生存率。欧洲另一项多中心临床试验将厚度大于2.0mm 936例MM随机分组，分别接受切缘为2cm或4cm的扩大切除。两组5年生存率相似，与以前的临床试验结果一致。

2 扩大切除推荐

早期MM在活检确诊后应尽快做原发灶扩大切除手术。扩大切除的安全切缘是根据病理报告中的肿瘤浸润深度（Breslow厚度）来决定：①病灶厚度≤1.0mm时，安全切缘为1cm；②厚度在1.01~2mm时，安全切缘为1~2cm；③厚度在>2mm时，安全切缘为2cm；④当厚度>4mm时，安全切缘为2cm；从手术角度看，肢端型MM手术不仅要考虑肿瘤切净，还要充分考虑尽可能保留功能，尤其是手指功能。不主张积极采用截肢手段治疗肢端型MM，截肢属于权益的手段，但仅截除手指或足趾末节的截指（趾）手术，因功能损失不大而切除更彻底，对指（趾）端MM应为首选。手术切缘可调整以适应个体解剖结构或处于美容方面的考虑。在解剖困难的区域，全部切缘都保持2cm难以实现，1~2cm切缘可接受。

第二节 前哨淋巴结活检

前哨淋巴结活检是病理分期评估区域淋巴结是否转移的手段。肿瘤厚度>1mm推荐行前哨淋巴结活检。通常不推荐对原发肿瘤厚度≤0.8mm者行前哨淋巴结活检，传统危险因素，例如溃疡、高有丝分裂率及淋巴与血管侵犯在患者前哨淋巴结活检中的指导意义有限。这些危险因素一旦出现，是否行前哨淋巴结活检需考虑个人意愿。病灶厚度为0.8~1.0mm的可结合临床考虑行前哨淋巴结活检。鉴于我国皮肤MM溃疡发生率高达60%以上，且伴溃疡发生的皮肤MM预后较差，故当活检技术或病理检测技术受限从而无法获得可靠浸润深度时，合并溃疡者均推荐SLNB。SLNB有助于准确获得N分期，提高PFS，但对OS无影响。前哨淋巴结内低肿瘤负荷（前哨淋巴结的转移灶直径<0.1mm）无需接受扩大淋巴结清扫。

第三节 淋巴结清扫术

1 前哨淋巴结活检阳性后行完全性淋巴结清扫

传统上，所有前哨淋巴结活检（SLNB）阳性者都被建议行完全性淋巴结清扫（CLND）。既往前瞻性研究提示，前哨淋巴结阳性者，与临床上出现显性淋巴结转移时再行治疗性淋巴结清扫（TLND）的策略相比，隐匿淋巴结转移时即行选择性淋巴结清扫术患者生存率更高。这些患者推荐CLND的原因还包括：残留阳性非前哨淋巴结（NSLN）的已知概率、其他阳性NSLN的预后价值、CLND后改善的区域淋巴引流区控制，CLND带来的损伤比TLND低以及通过早期积极淋巴引流区干预改善长期疾病特异性生存率（DSS）的潜力。反对CLND的理由包括：该手术的花费和手术带来的损伤，以及该手术事实上从未被证明能为该类患者提供临床获益，即基于其SLNB结果阳性已被定义为全身性疾病风险增加的患者。

2 完全性淋巴结清扫的预后价值

许多回顾性研究评估了前哨淋巴结（无可触及淋巴结）阳性后行完全性淋巴结清扫（CLND）患者中发现非前哨淋巴结（NSLN）受累的预后价值。与行CLND发现NSLN未受累的患者相比，NSLN阳性患者的复发率更高，DFS更差、MMDSS和OS更差。事实上，在通过多因素分析评估NSLN阳性的临床重要性中，NSLN阳性始终是DSS最重要的独立预测因子之一。

3 完全性淋巴结清扫的治疗价值

对前哨淋巴结活检（SLNB）结果阳性一些回顾性研究表明，完全性淋巴结清扫（CLND）治疗与观察治疗相比，可能与DFS提高相关，但与OS或MMDSS的提高无显著相关。正在进行的两项临床试验，旨在评估CLND对前哨淋巴结阳性（但无可触及淋巴结）患者的治疗价值。DeCOG-SLT是一项Ⅲ期前瞻性随机试验，其中SLNB阳性MM被随机分为立即CLND组（n=241）或淋巴引流区超声检测组（n=242）。在平均34个月随访中，CLND组没有表现出DFS、无远处转移生存率或MMDSS有改善。这项试验中一个有趣的亚组分析表明，无论对SLN肿瘤负荷高者还负荷低者，CLND都未表现出临床获益。MSLT-Ⅱ是一项规模更大的国际前瞻性随机试验，同样的SLNB阳性患者也分成CLND组或淋巴引流区超声检测组。这项临床试验有望进一步明示CLND是否对结局有影响。

4 淋巴结清扫原则

（1）区域淋巴结须充分清扫。

（2）受累淋巴结基部须完全切除。

（3）通常，各部位清扫淋巴结个数应达到一定数目：腹股沟≥10个，腋窝≥15个，颈部≥15个。

（4）在腹股沟区，临床发现有髂窝淋巴结转移迹象淋巴结，或腹股沟淋巴结转移数≥3个，可考虑行预防性髂窝和闭孔区淋巴结清扫。

（5）如果盆腔CT检查证实存在转移，或证实Cloquet（股管）淋巴结转移，推荐行髂窝和闭孔区淋巴结清扫。

（6）对头颈部原发皮肤MM，若存在腮腺淋巴结显性或微转移，都建议在颈部引流区域淋巴结清扫同时，行浅表腮腺切除术。

（7）如受客观条件所限仅行转移淋巴结切除，需采用淋巴结超声或CT、MRI严密监测淋巴结复发情况。

第四节 指南推荐

以往所有经前哨淋巴结活检（SLNB）证实区域淋巴结存在微转移者，都推荐行即刻区域淋巴结清扫术（CLND）。预测非前哨淋巴结存在转移风险因素包括前哨淋巴结内转移负荷、前哨淋巴结阳性数目及原发灶浸润深度和溃疡情况。

最新两项Ⅲ期多中心随机对照临床研究，DeCOG-SLT研究和MSLT-Ⅱ临床研究结果显示，对前哨淋巴结微转移者，即刻CLND与观察组相比，未能改善OS，在PFS

获益也有争议。故目前对经SLNB证实区域淋巴结微转移的Ⅲ期，可考虑行即刻清扫，亦可行区域淋巴结密切监测。监测内容至少包括每3~6个月的区域淋巴结超声检查，具体根据预测淋巴结复发风险而定。

中国患者的原发病灶Breslow平均浸润深度较深，故前哨淋巴结阳性率及清扫后非前哨淋巴结阳性率都较欧美数据高，为28%~30%。故对中国患者前哨淋巴结阳性后，是否可以摒弃区域淋巴结清扫尚存争议，特别对Breslow浸润深度厚和存在溃疡患者，临床应谨慎处理。

第五章

MM 的辅助治疗

第一节 传统辅助治疗

大剂量干扰素α-2b，多年来已广泛用于 MM 术后辅助治疗。多项临床研究证实大剂量干扰素α-2b 能延长 PFS，但并未显著改善 OS。大型 Meta 分析同样证实上述观点。而干扰素的给药剂型、最优剂量和给药时间同样被探讨，长期随访数据提示，并不是所有患者获益，存在溃疡ⅡB~Ⅲ期的患者，大剂量干扰素辅助治疗能降低 PFS 和无远处转移风险。EORTC18991 是迄今使用长效干扰素 PEG-IFN 辅助治疗Ⅲ期的最大型研究，结果显示长效干扰素在 RFS 方面有明显优势（P=0.05），但对 DMFS 和 OS 无差别，亚组分析表明，显微镜下淋巴结转移以及原发肿瘤有溃疡者在 RFS、OS 和 DMFS 有最大获益。FDA 于 2011 年批准长效干扰素治疗高危Ⅲ期术后 MM。但由于长效干扰素国内并无成熟的临床研究数据，所以本指南不做推荐。

在过去很多年，生物化疗一直是手术切除后高危Ⅲ期 MM 的辅助治疗方案之一。将生物化疗作为辅助方案的依据是 SWOG S0008 三期随机临床试验结果，显示顺铂、长春花碱、达卡巴嗪、IL-2 和干扰素α联合治疗与大剂量干扰素α-2b 相比改善了 RFS，中位 RFS 4.0 年对 1.9 年；HR，0.75，95% CI，0.58-0.97；P=0.03。但大部分生物化疗方案毒性高，而且有了更有效的辅助治疗方案，所以生物化疗很少再使用，目前已从辅助方案列表中删除。

第二节 免疫和靶向辅助治疗

多项前瞻性随机试验表明，免疫检查点抑制剂和 BRAF 靶向治疗对无法切除的Ⅲ期和Ⅳ期 MM 有效，这些药物已获得 FDA 批准并广泛用于该类患者。基于近期研究结果，免疫检查点抑制剂（ipilimumab、纳武单抗、帕博利珠单抗）和靶向治疗（维罗非尼、达拉非尼、曲美替尼）也在多个前瞻性研究中用于 MM 术后辅助治疗。

1 Ipilimumab

Ipilimumab 是一种结合并阻断免疫检查点受体 CTLA-4 功能的单抗，临床研究显示可显著改善无法切除或转移性 MM 的无 PFS 和 OS，该药最初于 2011 年获 FDA 批准用于转移性 MM 患者。2015 年 10 月 FDA 批准用于Ⅲ期 MM 术后的辅助治疗，Ⅲ期随机对照研究（NCT00636168）纳入Ⅲ期皮肤 MM 完全切除术后患者，随机分为 Ipilimumab 组和安慰剂对照组，Ipilimumab 组 5 年无复发生存率 40.8%，安慰剂组是 30.3%。Ipilimumab 组 5 年的 OS 65.4%，安慰剂组是 54.4%。亚组分析显示，Ipilimumab 组可显著提高原发灶溃疡及淋巴结微小转移合并原发灶溃疡患者或大于 3 个淋巴结受累患者的生存时间。但 Ipilimumab 组免疫相关的 3/4 级不良事件发生率达 41.6%，而在安慰剂对照组仅是 2.7%。Ipilimumab 组中 52% 患者由于不良反应中断，5 名患者（1.1%）死于免疫相关不良事件。

2 抗 PD-1 单抗

抗 PD-1 单抗可干扰 T 细胞表面受体 PD-1 与配体结合，从而增强 T 细胞活化，PD-1 单抗已成为晚期 MM 的重要药物之一。同样也在辅助治疗中开展了多项研究，其中包括 2 项三期随机对照试验（CheckMate 238、KEYNON-054），评估了两种 PD-1 单抗（纳武单抗和帕博利珠单抗）作为手术切除黑色素瘤的辅助治疗。2017 年 12 月，FDA 批准 PD-1 抑制剂纳武利尤单抗（nivolumab）作为ⅢB、ⅢC 和Ⅳ期完全切除的皮肤 MM 患者术后单药辅助治疗。该研究对比纳武利尤单抗（3mg/kg）与伊匹木单抗（10mg/kg）在ⅢB、ⅢC 和Ⅳ期 MM 的术后辅助治疗，12 个月 RFS 率分别为 70.5% 和 60.8%，纳武利尤单抗组复发或死亡风险较伊匹木单抗组下降 35%（HR：0.65，$P<0.001$）；而纳武利尤单抗组 3~4 级不良反应发生率只有 14.4%，显著低于伊匹木单抗组的 45.9%。

2017 年 2 月 19 日，FDA 批准帕博利珠单抗（pembrolizumab）用于高危复发风险Ⅲ期 MM 手术完全切除患者的辅助治疗。这一获批是基于大型 3 期临床研究 KEYNOTE-054 数据。该研究纳入完全切除的Ⅲ期患者，结果提示与安慰剂相比，帕博利珠单抗辅助治疗 1 年能显著延长无复发生存期。帕博利珠单抗组 1 年无复发生存率为 75.4%，安慰剂组为 61%，无复发风险下降 43%。

3 BRAF 抑制剂

基于 COMBI-AD 临床研究结果，2018 年 4 月，FDA 批准 dabrafenib 联合 trametinib 用于 BRAF V600 突变的Ⅲ期 MM 患者的术后辅助治疗。该研究对比 dabrafenib 联合 trametinib 和安慰剂在Ⅲ期 MM 患者的术后辅助治疗的疗效。结果提示，与安慰剂组相比，联合治疗组疾病复发或死亡风险显著降低53%，安慰剂组中位RFS为16.6个月，而联合治疗组尚未达到；安慰剂组3年、4年无复发生存率分别为40%和38%，联合治疗组分别为59%和54%。联合治疗在所有患者亚组均表现出RFS治疗受益。

BRIM8研究是维莫非尼单药辅助治疗的随机、双盲、安慰剂对照Ⅲ期临床研究。入组患者为ⅡC-ⅢC期术后伴BRAF V600突变的MM，结果显示在ⅡC-ⅢB期患者中，安慰剂组中位DFS为36.9个月，而维莫非尼组尚未达到，维莫非尼可降低46%的复发转移风险，但上述获益未在ⅢC期患者中观察到。

第三节　淋巴结辅助放疗原则

辅助放疗可提高局部控制率，但未能改善无复发生存时间或OS，可能增加不良反应（水肿、皮肤、皮下组织纤维化、疼痛等）。仅推荐用于以控制局部复发为首要目的的患者，或在无法行全身性辅助治疗的患者中作为备选。淋巴结区复发的高危因素包括：临床显性淋巴结转移的囊外侵犯（肉眼或镜下）；腮腺受累淋巴结≥1个；颈部或腋窝受累淋巴结≥2个，腹股沟受累淋巴结≥3个，颈部或腋窝淋巴结≥3cm，和/或腹股沟淋巴结≥4cm。目前缺乏中国循证医学证据。

目前尚未建立统一的放疗剂量，常用剂量包括：50~66Gy/25~33Fxs/5~7周；48Gy/20Fxs/连续4周；30Gy/5Fxs/2周（每周两次或隔天一次）。应由有经验的放射肿瘤医师来确定淋巴结辅助外照射治疗的最佳方案。较新的放疗方式，如IMRT或容积调强技术（VMAT）可降低淋巴结辅助放疗毒性风险，并应在适当可行时加以考虑。

第四节　不同亚型MM辅助治疗原则

1　皮肤MM

对于Ⅱ期高危MM，仍推荐大剂量干扰素辅助治疗为主。对Ⅲ期皮肤黑色素瘤术后患者，推荐PD-1单抗（帕博利珠单抗、特瑞普利单抗）辅助。ⅡC期携带BRAF V600突变：维莫非尼1年；Ⅲ期携带BRAF V600突变：达拉非尼+曲美替尼1年。

2　肢端MM

有关肢端MM术后辅助研究较少，2011年郭军团队一个专门针对肢端MMⅡ期临床研究显示，高危（ⅡB-ⅢC）术后肢端MM患者随机分为高剂量干扰素辅助治疗4周（A组）和1年（B组），两组的中位RFS分别为17.9个月和22.5个月。分层分析显示，ⅢB-ⅢC期患者的RFS曲线在A组与B组有显著性差异（P=0.02），RFS中位数A

组（3.3个月）的淋巴结转移数（n≥3）明显短于B组（11.9个月），差异有显著性（P=0.004）。大剂量干扰素辅助治疗诱导剂量为$15×10^6U/m^2$，维持剂量为$9×10^6U$，根据此研究结果，对肢端MM ⅢB-ⅢC或≥3淋巴结转移患者，1年方案可能更加获益，针对ⅡB-ⅢA的患者或耐受性欠佳患者，4周方案亦可选择。因此目前肢端MM辅助治疗，仍推荐大剂量干扰素辅助治疗为主。

3 黏膜MM

黏膜MM的生物学行为有别于皮肤MM，更易侵及血管，更易出现复发转移，术后辅助治疗更为关键。黏膜MM全球首个前瞻性辅助治疗研究由北京大学肿瘤医院2012年ASCO大会发布。该研究前瞻性随机对照比较了黏膜MM术后接受观察、大剂量干扰素治疗、替莫唑胺+顺铂化疗的辅助治疗方案，研究初步提示替莫唑胺+顺铂化疗组延长了无复发生存时间。2018年ASCO大会，一项国内多中心、前瞻性、随机对照Ⅲ期黏膜MM辅助治疗研究公布，共入组204例黏膜MM术后无远处转移患者，按1:1随机至大剂量干扰素组［干扰素α-2b，静注$15×10^9$ U/（m²·d），第1~5天/周，持续4周，然后皮下注射$9×10^9$ U/d，每周3次，持续48周和辅助化疗组口服替莫唑胺200mg/（m²·d），第1~5天；顺铂静脉滴注25mg/（m²·d），第1~3天，每21天重复，持续6个周期]。研究结果显示：干扰素组中位RFS时间为9.47个月，化疗组为15.53个月，化疗组复发风险降低44%（P<0.001）。干扰素组DMFS时间为9.57个月，化疗组为16.80个月，化疗组远处转移风险降低47%（P<0.001）。研究结果进一步证实，辅助化疗优于辅助干扰素治疗。

辅助大剂量干扰素治疗可作为黏膜MM的备选，总体改善无复发生存时间不如辅助化疗，但部分患者仍可从中获益。具体用法：干扰素α-2b，静脉注射$15×10^9$ U/（m²·d），第1~5天/周，持续4周，然后皮下注射$9×10^9$ U/d，每周3次，持续48周。

黏膜MM辅助PD-1单抗vs.大剂量干扰素的研究于2021年ASCO会议发布，共入组145例黏膜MM术后无转移患者，按1:1随机至大剂量干扰素组和PD1（特瑞普利单抗）组，研究结果显示：干扰素组中位RFS为13.9个月，特瑞普利单抗组为13.6个月，干扰素组DMFS为14.6个月，特瑞普利单抗组为14.4个月；PD-L1表达阳性亚组，干扰素组中位RFS为11.1个月，特瑞普利单抗组为17.3个月，干扰素组DMFS为11.1个月，特瑞普利单抗组为17.8个月。研究结果证实，辅助干扰素治疗和辅助PD1治疗均能延长黏膜MM的PFS，在PD-L1表达阳性（JS311试剂盒）人群中，辅助PD1治疗更能获益。目前具体用法：①特瑞普利单抗3mg/kg，q2w，治疗1年。②帕博利珠单抗2mg/kg，q3w，治疗1年。

对鼻腔/鼻窦/鼻咽、口腔黏膜MM，术后辅助放疗能改善肿瘤局部控制率，但尚无高级别证据提示术后放疗能延长生存期。放疗时间建议在术后6周之内，给予瘤床及颈部淋巴引流区域放疗，口腔原发灶放疗仅限于局部极晚期或为了保护功能无法达到阴性切缘者，颈部高危区域（转移淋巴结数目≥2个，直径≥3cm，淋巴结结外侵犯，淋巴清扫后局部再次复发）可辅助行颈部淋巴引流区域放疗。对不可切除局部晚期，原发灶放疗亦有助于局部肿瘤控制。

基于以上研究，替莫唑胺联合顺铂为黏膜MM术后辅助推荐方案，大剂量干扰素或PD-1单抗可作为备选方案，对头颈黏膜MM术后，局部放疗有利于提高局控率。

4 葡萄膜MM

国内外部分研究证实大剂量干扰素可改善葡萄膜MM的无复发生存时间，另有一些联合细胞毒化疗和免疫治疗药物的研究在进行之中，对经转移风险评估为高风险，可考虑入组新的临床研究。大剂量干扰素具体用法：干扰素α-2b，静注$15×10^9$ U/（m^2·d），第1~5天/周，持续4周，然后皮下注射$9×10^9$ U/d，每周3次，持续48周。

第六章

MM 的晚期治疗

对晚期不可切除的 MM，需考虑以药物治疗为主的系统性治疗，并以多学科整合诊疗（MDT to HIM）协作为基础，以改善生活质量，延长生存时间。

第一节 药物治疗

MM 的药物治疗包括化疗、靶向治疗和免疫治疗三大部分。

1 化疗

1.1 达卡巴嗪（Dacarbazine，DTIC）

自 1972 年以来，达卡巴嗪一直是经 FDA 批准用于进展期 MM 治疗唯一的化疗药物。达卡巴嗪是一种烷化剂，通过连接 DNA 的特殊部位，抑制细胞分裂，导致细胞死亡。达卡巴嗪是药物前体，在肝脏内转换为活性复合物（MTIC）。自 1992 年起，多项随机临床试验将达卡巴嗪作为对照组，超过 1000 名患者接受了达卡巴嗪治疗，总体有效率 13.4%，完全缓解罕见（≤5%），中位生存时间为 5.6~11 个月。一项中国随机对照 II 期研究入组 110 例初治晚期不伴 KIT 或 BRAF 突变 MM 患者，分别接受卡巴嗪联合恩度（56 例）或达卡巴嗪单药（54 例）治疗，结果显示中位 PFS 4.5 个月 vs. 1.5 个月（HR：0.578；P=0.013），中位 OS 12.0 个月 vs. 8.0 个月（HR：0.522；P=0.005），且联合治疗耐受性良好。

1.2 替莫唑胺（Temozolomide，TMZ）

替莫唑胺是一种达卡巴嗪类似物的小分子口服制剂，在体内亦转换为 MTIC，与达卡巴嗪不同的是，替莫唑胺不需经肝脏代谢。替莫唑胺可穿透血脑屏障，在脑脊液中的浓度是血浆中浓度的 28%~30%。对于尸检脑转移率超过 50% 的 MM，这一特点尤为宝贵。欧洲一项大型 III 期临床研究在晚期初治 MM 患者中对照了替莫唑胺 [250mg/（m^2·d），连用 5 天，每 4 周重复] 和达卡巴嗪 [200mg/（m^2·d），连用 5 天，每3周重复]，该研究共入组305例晚期初治MM患者，结果显示前者有效率较高（分别为12.2%与9.4%，P=0.43），PFS也超过后者（分别为1.74个月和1.38个月，P=0.002），而总生存两者相当（分别为7.7个月与6.4个月，P=0.2）。该研究虽未达到预期设想，但表明TMZ的疗效至少与DTIC相当。最常见的不良反应为恶心（52%）、呕吐（34%）、疼痛（34%）、便秘（30%）、头痛（22%）及乏力（20%）。大多数不良反应为轻到中度，可控制。两组均有9%的患者发生血小板下降，3/4度血小板下降见于7%的替莫唑胺组患者和8%的达卡巴嗪组患者。替莫唑胺组中3%的患者因骨髓抑制中断治疗，而达卡巴嗪组中的比例是5%。替莫唑胺组患者的生活质量更佳。入组859例的Ⅲ期临床研究E18032试验发现，改变TMZ服用方法后（150mg/m² d_{1-7} q2w）与DTIC（1000mg/m² q21d）比较，前者有效率明显提高（分别为14.5%和9.8%，P=0.05），但PFS和OS无显著性差异。由于TMZ能透过血脑屏障，有多项临床试验评价了TMZ治疗脑转移的作用。2007年发表的一项研究共入组179例初治晚期患者，其中52例脑转移患者，发现如TMZ全身治疗有效，脑部病灶中位进展时间7个月（2~15个月），脑转移中位生存时间5.6个月。因此，该试验表明TMZ对脑部病灶的控制作用持久有效，多数脑部小转移灶患者可延期放疗或不需要放疗。2006年发表了一项TMZ一线治疗117例脑转移患者的Ⅱ期临床研究，200mg/m²连用5天，28天重复，口服1年或不能耐受，其中25%患者转移灶超过4个，结果总有效率7%（1例CR，7例PR），SD29%，中位生存时间3.5个月。

1.3 铂类

铂类药物对MM也具有一定疗效。顺铂单药有效率为10%~20%，但有效持续时间短，约3个月。通常认为剂量低于80mg/m²会降低有效率，但剂量≥150mg/m²并不能提高有效率。常见毒性包括肾脏毒性、耳毒性、神经毒性、呕吐以及骨髓毒性。有3项Ⅱ期临床研究探讨卡铂在转移性MM中的疗效，结果显示有效与顺铂相似。卡铂的主要毒性为骨髓抑制，剂量限制性毒性为血小板下降。

1.4 紫杉类

紫杉醇是新型抗微管药物，通过促进微管蛋白聚合抑制解聚，保持微管蛋白稳定，抑制细胞有丝分裂。多个Ⅰ/Ⅱ期临床研究探索了紫杉类在治疗晚期MM中的作用。结果显示紫杉醇单药有效率在12%~30%。常用方案包括：175mg/m²，每3周重复，或是90mg/m²，每周给药。常见毒性包括中性粒细胞下降、神经毒性、乏力等。

1.5 白蛋白结合型紫杉醇（Nab-Paclitaxel）

白蛋白结合型紫杉醇是一种纳米微粒大小的抗瘤复合物。采用可溶型人白蛋白包被活性药物，并携带药物进入瘤细胞，瘤细胞会分泌一种SPARC蛋白汲取细胞间质中的蛋白质。白蛋白结合紫杉醇纳米微粒通过SPARC蛋白吸附在瘤细胞上，最终进入瘤细胞，释放出细胞毒药物，杀死瘤细胞。这样不但避免了传统紫杉醇以聚氧乙烯蓖麻油为溶剂带来的在使用及安全性方面的问题,还改善了紫杉醇在体内分布,增强了药物对瘤组织独特的靶向性和穿透性,使药物高度浓集于瘤组织内,减少了其在血液中的存留,因而白蛋白紫杉醇的疗效更好、对正常组织影响更小。白蛋白紫杉醇的标准用法为260mg/m^2,每3周重复;优化方案为100~150mg/m^2,每周给药一次。一项Ⅲ期随机多中心临床试验评估了白蛋白紫杉醇(ABRAXANE)对照化疗药物达卡巴嗪在初治Ⅳ期转移性MM患者中的安全性和有效性。529例患者随机接受ABRAXANE(150mg/m^{2}每周1次,连用3周,每4周重复)(264例)或达卡巴嗪(1000mg/m^{2}每3周用药1次)(265例)。结果显示,初治的转移性MM患者,白蛋白紫杉醇明显提高了中位PFS(4.8个月 vs. 2.5个月,HR:0.792;95% CI:0.631~0.992;P=0.044),但OS无显著差异(12.8个月 vs. 10.7个月,P=0.09)。在白蛋白紫杉醇组中发生率≥10%的毒性包括神经毒性(25% vs. 0)和中性粒细胞下降(20% vs. 10%)。白蛋白紫杉醇组神经病变改善的中位时间是28天。

1.6 亚硝基脲类

具有β-氯乙基亚硝基脲的结构,具有广谱的抗瘤活性。该类药物具有较强的亲脂性,易通过血脑屏障进入脑脊液中,因此广泛用于脑瘤和其他中枢神经系统肿瘤的治疗,主要的副作用为迟发性和累积性的骨髓抑制。其中应用最多的是福莫司汀,它在欧洲被批准用于转移性MM的治疗,多个临床研究显示其有效率约为22%。此外,脂溶性福莫司汀还被证实对25%的脑转移灶有效。在一项福莫司汀(每周100mg/m^2,共3周)对照达卡巴嗪(每天250mg/m^2×5天,每4周重复)的Ⅲ期临床研究中,229例晚期患者入组,福莫司汀组的有效率为15.2%,而达卡巴嗪组为6.8%(P=0.053)。福莫司汀组的中位脑转移控制时间为22.7个月,而达卡巴嗪组仅为7.2个月。毒性主要包括延迟的骨髓抑制以及胃肠道毒性。

鉴于晚期MM化疗有效率较低,生存期改善有限,鼓励患者参加临床研究,一般状况较差的患者可考虑采用最佳支持治疗。

2 靶向治疗

BRAF是位于细胞内MAPK信号通路的激酶。白种人中约一半的转移性皮肤MM患者具有BRAF基因活化突变。MM中大部分BRAF基因活化突变位于V600位点,通常为V600E,偶可为V600K或其他位点。BRAF抑制剂对于携带BRAF V600活化突变的转移性MM患者有效。MEK是位于BRAF信号通路下游的分子。MEK抑制剂可增加BRAF抑制剂的疗效。BRAF突变转移性MM患者一线治疗的选择包括针对BRAF的靶向治疗,主要包括BRAF+MEK抑制剂联合治疗(达拉非尼和曲美替尼或维莫非尼/cobimetinib或Encorafenib/binimetinib)。目前国内已上市的药物包括维莫非尼、达拉非尼和曲美替尼,并已纳入医保目录。

2.1 BRAF抑制剂单药治疗

Vemurafenib（维莫非尼）和Dabrafenib（达拉非尼）是特定的BRAF V600突变抑制剂。对初治Ⅲ期不可切除或Ⅳ期MM患者，Ⅲ期临床研究（BRIM-3，BREAK-3）结果显示与化疗相比这两个药都可改善缓解率、PFS和OS。一项Ⅲ期随机临床试验（BRIM-3）将675例未经治疗，伴BRAF V600E基因突变的转移性MM患者随机分为两组，比较Vemurafenib与达卡巴嗪的疗效。试验证实Vemurafenib较达卡巴嗪可OS及PFS（死亡风险比=0.37；死亡或进展风险比=0.26；P<0.001）。两组的半年存活率分别为84%及64%。基于这项研究，2011年8月FDA批准Vemurafenib用于治疗BRAFV600E基因突变的转移性或不可切除的MM。另据一项由132例非初治患者参与的临床试验，发现Vemurafenib有53%的总反应率15.9个月的中位生存期。在Vemurafenib后，Dabrafenib亦被FDA所批准。一项Ⅲ期临床研究（BREAK-3）比较了Dabrafenib与达卡巴嗪在BRAF V600E突变患者中的作用。共入组250例Ⅳ期或不可切除的Ⅲ期患者，主要终点为无进展生存期。结果显示Dabrafenib组的PFS时间为5.1月，而对照组达卡巴嗪组为2.7月（HR：0.3；95%可信区间0.18-0.51；P<0.001）。

单臂开放性研究（NCT00949702，BREAK-2）显示在之前治疗过的晚期患者中，包括接受过依匹木单抗治疗的患者中，Vemurafenib和Dabrafenib治疗的缓解率、中位PFS和中位OS和Ⅲ期研究（BRIM-3，BREAK-3）中相似。Ⅲ期研究结果显示BRAF抑制剂治疗的中位至缓解时间（1.5个月）短于化疗。和其他研究数据相比，似乎也短于免疫检查点抑制剂（中位2.1~3.5个月）。BRAF抑制剂单药治疗的缓解持续时间（中位5~7个月）相对较短。Vemurafenib和Dabrafenib治疗的PFS和OS生存曲线显示，在治疗的最初几个月几乎没有下降，然后开始急剧下降。Vemurafenib和Dabrafenib单药治疗无症状脑转移患者的非对照研究结果显示，Vemurafenib（24%）和Dabrafenib（31%–38%）治疗的缓解率低于无脑转移患者，但对这类治疗困难的人群，这个疗效也是值得关注的。

2.2 BRAF/MEK抑制剂联合治疗

尽管最初的缓解率很高，一半接受了BRAF靶向单药治疗的病人由于出现耐药在6个月内复发。目前正在探索靶向MAPK通路以克服BRAF抑制剂治疗的耐药性。Trametinib（曲美替尼）和Cobimetinib（考比替尼）是口服小分子MEK1和MEK2抑制剂。一项Ⅲ期随机临床试验将322名具有BRAF V600E/K基因突变转移性MM患者随机分为两组，比较Trametinib与化疗的疗效。Ⅲ期随机对照试验（NCT01245062）显示在未用过BRAF抑制剂的BRAF突变转移性MM患者中，相比于化疗组，Trametinib组的PFS（4.8 vs. 1.5月；HR：0.45；95%可信区间0.33-0.63；P<0.001）及6个月OS（81% vs. 67%；HR：0.54；95%置信区间0.32-0.92；P<0.01）均有显著提高。尽管

曲美替尼的缓解率（22%）明显优于化疗（8%，P =0.01），但不如 Vemurafenib（48%，53%）和 dabrafenib（50%）。此外，在一项开放的Ⅱ期研究中，在40例用过 BRAF 抑制剂治疗的患者中，曲美替尼未能引起肿瘤缓解。

虽然 MEK 抑制剂单药治疗晚期转移性 MM 疗效有限，Ⅲ期试验已经证实在不可切除或转移性疾病中，联合 BRAF 和 MEK 抑制剂的疗效优于 BRAF 抑制剂单药治疗。不论与 Vemurafenib 或 Dabrafenib 单药相比，达拉非尼和曲美替尼联合治疗改善了缓解率、缓解持续时间、PFS 和 OS。一项Ⅲ期临床研究纳入了423例 BRAF V600 基因突变的晚期患者，评价联合治疗（BRAF 抑制剂+MEK 抑制剂）的安全性和疗效。该研究随机分为两组：Dabrafenib 单药与 Dabrafenib 联合 Trametinib。结果显示，联合用药组的 PFS（11.0月 vs. 8.8月；HR 0.67，95% CI 0.53–0.84；P=0.0004）和 OS（25.1月 vs. 18.7月；HR：0.71，95% CI 0.55–0.92；P=0.0107）明显提高。

在以前接受过 BRAF 抑制剂治疗的晚期 MM 患者中，BRAF/MEK 抑制剂联合治疗疗效的临床资料很少。Ⅰ/Ⅱ期研究结果显示，在使用 BRAF 抑制剂治疗进展的患者中，与既往未接受过 BRAF 抑制剂治疗的患者相比，达拉非尼和曲美替尼联合治疗的缓解率、缓解持续时间，PFS 和 OS 相对较差（虽然至缓解时间相似）。NCT01072175 研究的亚组分析显示，一线 BRAF 抑制剂治疗快速进展（至进展时间<6月）的患者，与一线 BRAF 抑制剂治疗≥6个月后耐药的患者相比，二线 BRAF/MEK 抑制剂联合治疗获益很少（缓解：0对25%；中位 PFS：1.8个月 vs. 3.9个月，P = 0.018）。

中国 MM 中 BRAFV600E 变异率接近26%，虽然不如白种人约50%的变异率高，但对于我国 MM 的治疗也有十分重要的意义，故在本指南中也将这些药物作为 BRAFV600E 突变患者的1类证据推荐。

2.3 BRAF/MEK 抑制剂的安全性

在Ⅲ期试验中，BRAF 抑制剂单药治疗（Vemurafenib 或 Dabrafenib）常见的毒性为疲劳、关节痛或肌痛、发热和寒战、皮肤事件、脱发和皮肤 AEs。皮肤并发症多种多样，严重不一，不仅包括皮疹、瘙痒和光敏，还包括角化棘球蚴、皮肤鳞状细胞癌（cSCC）、乳头状瘤、角化过度和光化性角化。对采用 BRAF 抑制剂治疗的患者，推荐常规于皮肤科进行相关检查以监测皮肤相关不良反应情况。相比 Vemurafenib，Dabrafenib 相关的皮肤鳞状细胞癌或角化棘皮瘤较为罕见。发热更为常见（11%）。

Ⅲ期试验的安全性分析表明，BRAF/MEK 抑制剂联合治疗的毒性（各等级和3-4级）与单药 BRAF 抑制剂治疗相似。正如所料，与单药 BRAF 抑制剂相比，BRAF/MEK 抑制剂联合治疗增加了一些最常见毒性的发生，但脱发和皮肤增生的发生很低。不同临床研究的比较显示，Vemurafenib/Cobimetinib 联合治疗的腹泻，ALT/AST 升高，肌酐升高、皮疹和光敏反应更为常见，Dabrafenib/Trametinib 联合治疗的发热更为常见。一旦出现发热需暂时停药，并予对乙酰氨基酚和/或 NSAID 类药物或激素治疗。

在体温恢复正常后可考虑恢复治疗。

2.4 C-KIT抑制剂

C-KIT是一种酪氨酸激酶，C-KIT突变导致在没有配体的前提下，受体激活，并持续激活下游的MAPK和PI3K通路。已有研究发现肢端和黏膜MM中C-KIT基因变异明显高于其他亚型，而这两种类型正是有色人种，包括亚裔MM患者中最常见的亚型。2011年发表于Clin Can Res杂志上的中国黑色素瘤患者C-KIT基因变异分析的研究结果显示，17%患者存在C-KIT基因变异，其中肢端和黏膜MM亚型的C-KIT变异率分别为19.2%和19.8%，而高加索人种表浅扩散型MM中C-KIT变异率仅为1.5%。目前针对KIT突变的小分子靶向药物主要包括伊马替尼，nilotinib（尼洛替尼），dasatinib（达沙替尼）。

2.4.1 伊马替尼

中国的一项国内多中心Ⅱ期临床研究探索了伊马替尼在KIT变异晚期MM患者中的疗效，这一研究亦是迄今为止规模最大的一项临床研究。该研究共纳入43例KIT基因突变或扩增的晚期MM患者，均接受伊马替尼400mg qd治疗，结果显示，中位PFS为3.5个月，6个月PFS率为36.6%。亚组分析显示，11号或13号外显子突变患者的中位PFS较其他外显子突变患者更长，此外，携带多种C-KIT变异的患者较单独变异患者的PFS长（但无显著性差异）。23.3%（n=10）的患者获得PR，30.2%（n=13）为SD，47%的患者为（n=20）PD。虽然有效率不如BRAFV600E抑制剂，但对KIT突变患者仍具一定的疗效：1年OS率达到51.0%，中位OS达到14个月；在获得PR或SD患者中，OS为15个月，显著高于疾病进展患者（P=0.036）。

另一项Ⅱ期研究来自美国，采用伊马替尼400mg bid，共28名KIT突变的患者入组，ORR为16%，中位TTP 12周，中位OS 46.3周。此后还有一项美国的Ⅱ期研究主要入组原发肢端、黏膜、慢性日光损伤型皮肤来源的突变患者，入组25名患者，初始接受伊马替尼400mg qd治疗，如无缓解则加量至400mg bid，结果显示ORR为29%，均见于KIT突变患者，KIT表达扩增的患者无客观缓解。

基于上述研究结果，目前针对KIT突变的ORR患者，可选用伊马替尼治疗，部分患者可获明显缓解，且这一药物不良反应较轻，主要以水肿、皮疹、恶心相对常见，患者耐受性好。

2.4.2 其他KIT抑制剂

（1）Dasatinib

Woodman最初在两例KIT L576P突变的MM患者中观察到Dasatinib的疗效，其中一名患者既往还接受过伊马替尼治疗。Dasatinib的一项Ⅱ期临床研究入组39例患者，但未能达到6个月PPFS率30%的目标。另一项Ⅱ期临床研究（NCT00700882；ECOG 2607）分为两个阶段，第一阶段的57名患者中，有效率仅为5.9%。第二阶段则因入组太慢终止了，但可评价的22例患者中，4名获得PR（18.2%）。中位PFS 2.1个月，中位OS 7.5个月。

（2）Nilotinib

同为二代KIT抑制剂的Nilotinib似乎要强于Dasatinib。韩国的一项单中心二期临床研究显示，共有9名患者进行可评估；其中两人获得PR，疗效持续时间分别为8.4个月和10.4个月，4人获得SD。两个突变患者的突变位点均位于11号外显子，分别为L576P和V559A。美国一项Ⅱ期临床研究纳入KIT突变患者接受Nilotinib 400 mg bid的治疗，19例患者分为两组，一组是既往接受过KIT抑制剂的患者，另一组是脑转移患者。结果显示既往KIT抑制剂治疗失败的患者中，有效率为18.2%。而脑转移的患者未见客观疗效。2017年，TEAM研究结果报道，该研究为全球多中心单臂Ⅱ期研究，共入组42例患者，接受Nilotinib 400 mg bid的治疗，客观有效率为26%，中位PFS 4.2个月，中位OS 18个月。

3）Masitinib

Masitinib（AB1010）是AB科学公司开发的C-KIT选择性酪氨酸激酶抑制剂。Masitinib开展了大量的Ⅰ/Ⅱ期临床研究，一名KIT突变的黏膜MM患者获得了PR，但仅持续2个月后便又进展了。

遗憾的是，大多数KIT抑制剂并未进入到Ⅲ期研究阶段，唯一进入Ⅲ期研究的Masitinib迄今仍无相关研究结果报告。

目前由于KIT突变相对分散，KIT抑制剂的选择性并不像BRAF抑制剂那么精准，因此有效率偏低一直是未能解决的问题。通常伊马替尼失败后，二代KIT抑制剂并未作为首选，化疗或免疫治疗或许也有一定的疗效。

3 免疫治疗

3.1 Ipilimumab（CTLA-4单抗）

Ipilimumab是一种针对细胞毒T细胞抗原4（CTLA-4）的全人源化单抗，于2011年3月被FDA批准用于晚期MM的治疗。Ipilimumab阻断了CTLA-4的活性，从而增强了肿瘤特异性T细胞的活性。如果把其他的免疫治疗比喻为"踩油门"，那么Ipilimumab的治疗如同是"松开刹车"。

1995年，Allison和Krummel提出阻断CTLA-4在临床治疗中可增强T细胞的反应。CTLA-4是至关重要的负性调节点，可控制T细胞的活化和增殖。T细胞受体与其同源抗原相结合，该抗原由抗原提呈细胞（APC）上的主要组织相容性复合物Ⅰ类分子所表达，但这一过程（即所谓的第一信号）还不足以激活T细胞。只有当T细胞上的CD28同时与APC上的B7共刺激受体家族成员相结合（第二信号），才能促进T细胞的活化和增殖。CTLA-4通过两种方式对T细胞活化进行调节。首先，它与B7共刺激家族成员的结合力要强于与CD28结合的能力。此外，CTLA-4还产生一种负性信号来调节T细胞，导致T细胞活化和增殖功能减弱。

真正进入临床研究的人源化抗CTLA-4抗体有两种，百时美施贵宝公司的Ipilimumab（IgG1抗体）和辉瑞公司的Tremelimumab（IgG2）。在早期的临床研究中，两种药物均在MM患者中显示持续的临床疗效，也均表现出类似的毒性反应，即会诱导自身免疫性疾病。Ⅰ/Ⅱ期临床研究结果显示，在既往治疗失败的MM患者中，无论是ipilimumab单药还是与疫苗或IL-2联合，均获得显著的抗瘤活性。此外，多次给药方案比单次给药方案的疾病控制率更高。Ipilimumab副作用主要类似于自体免疫疾病，亦被称作免疫相关副反应（irAEs）。

一项多中心随机Ⅱ期临床研究入组72名初治进展期恶性MM患者，随机分入Ipilimumab加或不加DTIC组，Ipilimumab 3 mg/kg，每月一次共4次，DTIC 250 mg/m²连续给药5天，至多6个周期。结果显示联合治疗组的ORR（分别为14.3 vs. 5.4%）和中位OS（分别为14.3 vs. 11.4个月）优于单药组，但均无统计学差异。3、4度不良反应在联合组中更常见，但总体而言毒性可耐受并可控制。另一项Ⅱ期临床研究旨在确定Ipilimumab的剂量范围，200名既往治疗失败的晚期MM患者随机分入3个剂量组：0.3、3和10 mg/kg，每3周给药一次，共4次。如患者未出现不可耐受的毒性或疾病进展，可继续进入维持治疗期：按原剂量给药，每12周一次。0.3mg/kg，3mg/kg和10 mg/kg 3个剂量组的临床疗效分别为0，4.2%和11.1%。显然10 mg/kg剂量组的疗效更佳，而生存期结果也支持此剂量，但高剂量组中的3、4度irAE也更常见。

Ⅰ/Ⅱ期研究显示Ipilimumab联合肿瘤疫苗可能诱导MM缓解，毒性亦可耐受。这些结果为Ⅲ期研究奠定了基础。现已有两项Ⅲ期临床研究的结果获得发表，在MDX010-20研究中，探索了Ipilimumab联合来源于MM相关糖蛋白（gp100）的HLA-A*0201限制性多肽疫苗的疗效和安全性。该试验入组676名既往治疗失败的Ⅲc期或Ⅳ期HLA-A*0201阳性MM患者，患者按3:1:1的比例随机入Ipilimumab联合gp100组，Ipilimumab加安慰剂组，以及gp100加安慰剂组，Ipilimumab剂量为10mg/kg，每3周给药，共4次。全组患者的平均年龄范围为55.6~57.4岁，两组中超过70%的患者存在M1c病变。随访20个月后，联合组的中位生存期为10个月，Ipilimumab组为10.1个月，而gp100组为6.4个月。风险比分析提示Ipilimumab联合组和单药组的生存获益均显著优于gp100组，并具有统计学差异。与gp100对照组相比较，Ipilimumab联合gp100组和Ipilimumab加安慰剂可分别降低32%（P < 0.001）和34%（P = 0.003）的风险。Ipilimumab组的1年生存率分别为44%和46%，2年生存率为22%和24%。这是MM治疗史上首次有药物获得显著的生存期延长，因此在2011年获得FDA批准及欧洲EMA批准上市用于晚期MM患者的治疗。而在CA184-024研究中，入组患者为初治的转移性MM患者，以1:1分别入Ipilimumab+DTIC组（Ipilimumab 10 mg/kg+

DTIC 850 mg/m², 每3周一次, 共4次) 和安慰剂+DTIC组, 4次给药后以DTIC单药维持治疗。两组平均年龄相仿, 分别为57.5岁和56.4岁, 超过50%的患者存在M1c病变。结果显示Ipilimumab+DTIC组的OS较DTIC单药组显著延长, 为11.2个月 vs. 9.1个月, P = 0.00009, 死亡风险降低28%。Ipilimumab+DTIC组的1、2、3年生存率分别为47.3%, 28.5%和20.8%, 而DTIC单药组的1、2、3年生存率分别为36.3%, 17.9%和12.2%。联合治疗组的PFS较单药组显著提高, 疾病进展降低24%（P =0.006）。两组的疾病控制率相当（33.2%和30.2%）。联合治疗组的CR和PR率较单药组增高, 疾病稳定率和疾病进展率则较低。联合治疗组的缓解持续时间较长, 两组分别为19.3个月和8.1个月。irAE结果与Ⅱ期研究相似。

免疫相关不良反应及处理

由于CTLA-4调节免疫系统对自体抗原的反应, 因此阻断CTLA-4可能导致自体免疫对正常组织的破坏。最常见irAE影响的器官包括皮肤, 胃肠道, 肝脏以及内分泌腺体。总体而言, irAE与剂量, 给药时程相关, 且有累积性, 通常出现在Ipilimumab首次给药后12周内, 多为轻到中度, 对症治疗常可缓解。在3 mg/kg的剂量水平, 约60%患者出现irAE, 10%~15%出现3、4度严重不良反应。尽管重度irAE可能危及生命, 但通过早期报告, 医生及时处理, 多数可控制。采用激素或其他免疫抑制剂可最大限度地降低致残率和死亡率。一旦发现irAE, 如果相对缓和而稳定, 可给予4-6周的糖皮质激素治疗。更重要的是, 对于2度及以上的irAE, 应及时停止Ipilimumab给药。待毒性缓解至0-1度, 泼尼松用量低于7.5mg或等量的其他激素, 可继续应用Ipilimumab。如患者出现3、4度毒性, 应永久停用该药。

1) 皮肤毒性

皮肤毒性见于约40%的患者, 通常与治疗起始后3.1周开始, 是最常见的irAE。临床表现为瘙痒, 斑丘疹, 白癜风。皮肤irAE常为轻度, 用抗组胺药物或外用激素可控制, 一般不需要停药。但仍有2%的患者可能出现危及生命的皮肤反应, 如Stevens—Johnson综合征, 则需要永久停用Ipilimumab。

2) 腹泻/肠炎

胃肠道毒性是仅次于皮肤毒性的第二大不良反应, 常于治疗后6~7周出现。1、2度腹泻可用止泻药及水电解质保守治疗。对持续性腹泻或严重腹泻, 则需考虑行内镜检查, 针对3、4毒性应给予泼尼松全身治疗1~2 mg/kg/d。通常2周后症状开始缓解, 但完全缓解需要约10周时间。早期研究提示肠穿孔发生率为1%。一旦发生穿孔, 必须采取外科干预, 并禁忌使用免疫抑制剂。

3) 肝炎

免疫介导的肝脏毒性并不常见, 发生率约4%, 通常于治疗起始后6~7周出现。肝脏irAE的临床表现为转氨酶升高, 右上腹区疼痛, 恶心和呕吐。严重肝毒性发生率低于2%，而致命性肝毒性仅见于0.2%的患者。因此每次给药前应监测患者肝功能，并检查有无肝炎症状和体征。一般情况下，停止Ipilimumab 4周后肝毒性开始缓解，对于激素抵抗性肝毒性应采用其他免疫抑制剂治疗。

4）内分泌毒性

约7.6%患者被报告在治疗开始后9~11周出现免疫介导的内分泌功能异常。3、4度的内分泌毒性多为垂体炎，包括乏力、痛、恶心、呕吐、视力改变、精神改变和低血压。MRI可提示垂体腺体增大。血清学提示全激素水平降低。因此在基线和每次给药前应评价甲状腺功能。一旦确诊，应采用高剂量激素治疗垂体炎。与其他irAE不同，垂体炎恢复耗时较长，有报道称有患者在停用Ipilimumab两年后仍需要激素替代治疗。

5）其他irAE

累及其他脏器的irAE亦有报道，包括眼部的irAE，神经并发症，肾炎，心包炎，结节病样综合征，免疫相关红细胞发育不良，白细胞下降，血小板下降等。任何重度的不良反应都应立即停药，并采用激素全身治疗。

3.2 抗PD-1单抗

PD-1是T细胞表面的抑制性分子，通过与其配体PD-L1和PD-L2结合发挥诱导耐受作用，抑制抗瘤作用并介导免疫逃逸。多种PD-1/PD-L1通路阻断剂进入到临床研究中，MDX-1106/BMS-936558/ONO-4538（全人源化IgG4抗-PD1单抗；BMS），CT-011（人源化IgG1抗-PD1单抗；CureTech/Teva），MK-3475（人源化IgG4抗-PD1单抗；Merck），MPDL3280A/RG7446（抗-PD1单抗；Genentech），BMS-936559（全人源化PD-L1 IgG4单抗，同时抑制PD-1和B7.1）以及AMP-224（B7-DC/IgG1融合蛋白；GSK）。

首个Ⅰ期临床试验在39名转移性实体瘤患者中应用MDX-1106（抗PD-1单抗），由于MDX-1106对PD-1受体的高亲和性，其药效动力学效应较预期的半衰期更长，提示其具有较高的生物效应持续性。Brahmer et al.等在一项Ⅰ期临床试验中应用BMS-936559（抗PD-1单抗），对207名实体瘤患者（其中非小细胞肺癌75人，MM 55人，结直肠癌18人，肾细胞癌17人，卵巢癌17人，前列腺癌14人，胃癌7人，乳腺癌4人）进行了BMS-936559剂量爬坡治疗（0.3~10 mg/kg）。每2周给药一次，静脉输注，6周为一周期，共16周期或直至患者完全缓解。MM患者中56%和9%既往分别接受过免疫治疗和BRAF抑制剂治疗。9%的患者发生了3-4度免疫相关毒性，52名黑色素瘤患者中有9人获得了持续的缓解（1、3、10 mg/kg剂量组的缓解率分别为6%，29%和19%）。3名MM患者获得了CR。9名有效患者中，5名持续缓解至少1年，此外14名（27%，14/52名）患者疾病稳定至少24周。另一项BMS-936559的研究报道了296名患者接受0.1~10 mg/kg剂量的治疗，有效率为20%~25%。3-4度免疫相关毒性的发生率为14%，94名MM患者中有26人获得了持续的缓解。KEYNOTE-001研究是一项多中心、Ib期研究。入组年龄≥18岁，经治或初治晚期或转移性MM患者，给予帕博利珠单抗2 mg/kg Q3W，10 mg/kg Q3W，或10 mg/kg Q2W治疗，直至疾病进展或不可耐受毒性或患者或研究中要求出组。2018年ASCO大会公布了KEY-NOTE-001的5年生存分析结果。共入组655例，其中151为初治患者；504例为经治患者。在中位随访55个月（范围：48-69）后，目前还仍有35例患者在接受治疗。总体人群中，5年OS为34%，初治患者中，5年OS为41%；总体人群和初治人群的4年OS与之相当，分别为38%和48%。总体人群和初治人群的中位OS分别为23.8个月（95% CI，20.2-30.4）和38.6个月（95% CI，27.2-NR）。在总体人群中，疗效最长者，已持续66个月，仍未进展。治疗相关的不良事件（treatment related adverse events，TRAE）发生率为86%（n = 562），其中3-4度TRAE发生率为17%（n = 114），7.8%（n = 51）的患者因为TRAE终止治疗。

Keynote 151是首项在中国转移性MM患者中开展的帕博利珠单抗的Ib期临床研究。为了尽快验证帕博利珠单抗在中国患者的疗效，研究未设立对照组。共入组103例先前接受过系统疗法治疗后病情进展的局部晚期或转移性MM的中国成人患者，给予帕博利珠单抗（2 mg/kg，Q3W）治疗35个周期（2年）或直至确诊疾病进展，或毒性无法耐受，或患者/研究者决定停止。全组患者51.5%患者为PD-L1阳性；37.9%患者为肢端来源，14.6%为黏膜来源MM。主要研究终点全组患者ORR为16.7%，其中CR 1例，部分缓解（PR）16例；疾病稳定（SD）22例。疾病控制率（DCR）为38.2%。肢端患者的ORR为15.8%，黏膜亚型为13.3%。BRAF突变患者的ORR为15.0%。有效患者的中位反应持续时间（DOR）为8.4个月；5例（65.6%）患者反应持续时间≥6个月。中位PFS期为2.8个月；预计的6个月PFS率为20.4%，12个月PFS率为11.9%。中位OS为12.1个月。Keynote 151验证了帕博利珠单抗在中国晚期MM患者中二线治疗中疗效及耐受性，有效患者有可能获得长期生存获益。基于该研究帕博利珠单抗2018年在我国正式获批晚期MM二线适应证。POLARIS-01研究纳入患者是病理证实为局部晚期或转移性MM、曾接受过全身治疗失败的18岁及以上的患者，ECOG评分为0-1，未接受过抗PD-1或PD-L1单抗治疗等。对纳入患者每2周静脉输注1次特瑞普利单抗（3 mg/kg），直到病情进展或出现不可耐受的毒性或撤回知情同意。POLARIS-01研究的结果提示，特瑞普利单抗对中国晚期黑色素瘤患者表现出可接受的安全性和明确的临床获益。可评估疗效的患者数为121例，ORR达20.7%，DCR达60.3%；并就不同亚组等进行了初步疗效分析，相对于肢端和黏膜亚型患者，西方MM人群常见的慢性日光损伤型（CSD）和非慢性日光损伤型（non-CSD）患者表现出更好的疗效；但特瑞普利单抗治疗肢端型和黏膜型黑色素瘤患者也获得了明显的疾病控制率，分别为53.1%和42.1%。肿瘤组织PD-L1阳性患者以及之前系统治疗线数较少的患者更能从治疗中获益。据此研究结果，特瑞普利单抗于2018年12月17日以用于既往接受全身系统治疗失败的不可切除或转移性MM适应证在中国获批上市。

3.2.1 一线治疗

基于国际上已有的Ⅲ期临床研究结果，帕博利珠单抗、纳武利尤单抗或PD-1单抗联合伊匹单抗可被考虑用作晚期皮肤MM的一线治疗，并且适用于BRAF突变型和BRAF野生型患者。因纳武利尤单抗在国内未开展MM相关的临床研究，未获批MM适应证，因此不作为首选推荐。此外，PD-1单抗与伊匹单抗的联合方案虽然能在一定程度上改善PFS，但会使严重免疫相关不良反应发生率明显升高。治疗方案的选择需结合药物的可及性和效价比，以及患者的一般情况、既往病史、合并用药、合并症、对不良反应相关监测和治疗的依从性等方面加以整合考虑。不推荐伊匹单抗单药用于一线治疗。PD-L1可能对于PD-1单抗的疗效具有预测价值，但目前尚不能用于指导临床用药。对于携带有BRAF V600突变的患者，由于缺乏Ⅲ期临床研究的相关证据，一二线治疗究竟选择免疫检查点抑制剂序贯BRAF靶向治疗还是BRAF靶向治疗序贯免疫检查点抑制剂目前尚不清楚。鉴于免疫检查点抑制剂起效慢，对于存在症状或快速进展或一般情况迅速恶化的患者而言，优选BRAF靶向治疗。对肿瘤负荷小、无症状的Ⅳ期患者而言，优选免疫检查点抑制剂。免疫检查点抑制剂和BRAF靶向治疗的不良反应及处理方式迥异，因此在选择治疗方案时应考虑到患者的一般情况、既往病史、合并用药、合并症，以及依从性。对BRAF突变型患者，若一线使用BRAF抑制剂治疗，当临床获益最大化时应考虑及时转化为免疫治疗或联合靶向治疗，可选方案包括帕博利珠单抗、纳武利尤单抗、纳武利尤单抗联合伊匹单抗、伊匹单抗或伊匹单抗联合溶瘤病毒、BRAF联合MEK抑制剂治疗。帕博利珠单抗和纳武利尤单抗均会导致免疫介导的毒副反应，虽然3-4级的毒副反应较伊匹单抗少，但仍需密切关注。常见的不良事件（发生概率>20%）包括恶心、皮疹、瘙痒、咳嗽、腹泻、食欲下降、便秘和关节痛。当出现严重的免疫介导肺炎、结肠炎、肝炎、垂体炎、肾炎及甲状腺功能紊乱时，需考虑使用类固醇激素治疗。

3.2.2 二线及后续治疗

美国默沙东研制开发的抗PD-1受体的帕博利珠单抗（商品名：可瑞达）于2018年7月获国家药品监督管理局批准在中国大陆上市，用于不可切除或转移性MM的二线治疗。我国君实生物研制开发的抗PD-1受体的特瑞普利单抗（商品名：拓益）于2018年12月被国家药品监督管理局批准上市，用于治疗既往接受全身系统治疗失败的不可切除或转移性MM患者。专家组认为，对于一线未使用免疫治疗者，二线治疗推荐帕博利珠单抗或特瑞普利单抗，适用于BRAF突变型和BRAF野生型患者。其他二线治疗选择包括纳武利尤单抗、纳武利尤单抗+伊匹单抗联合治疗、伊匹单抗单药或伊匹单抗联合溶瘤病毒局部注射。对于二线之后的后续治疗,目前不推荐使用与既往治疗相同的药物,但可考虑选用与既往治疗同一类的其他药物。对于接受12周伊匹单抗诱导治疗后病情稳定3个月及以上、评效PR或CR的患者而言,在后续出现病情进展后,可考虑再次接受伊匹单抗的诱导治疗(3mg/mg q3w * 4周期)。尽管抗CTLA-4单抗(伊匹单抗)和抗PD-1单抗(帕博利珠单抗、纳武利尤单抗、特瑞普利单抗)均为免疫检查点抑制剂,但由于二者的作用分子不同,目前认为二者不属于同一类药物。对既往接受过CTLA-4单抗治疗的患者而言,后续推荐抗PD-1单抗治疗;反之亦然。对于免疫检查点抑制剂治疗后进展的患者(携带BRAF突变、BRAF抑制剂治疗后进展)而言,二线之后的后续治疗的其他选择可考虑细胞毒化疗、MAPK通路抑制剂靶向治疗。由于上述治疗选择的相关临床研究多在靶向和免疫治疗出现前进行,目前上述方案用于后续治疗中的获益情况尚不明确。一般状况较差(PS评分3-4)的患者应采用最佳支持治疗。

3.3 附录:皮肤MM常用的晚期治疗方案

3.3.1 化疗方案

达卡巴嗪单药:DTIC 250mg/m² d1-5 q3-4w 或 850mg/m² d1 q3-4w;

替莫唑胺单药:TMZ 200mg/m² d1-5 q4w;

达卡巴嗪+恩度:DTIC 250mg/m² d1-5,恩度 7.5mg/m² d1-14 q4w;

紫杉醇±卡铂±贝伐珠单抗:紫杉醇 175mg/m² d1,卡铂 AUC=5,±贝伐 5mg/kg d1/15 q4w;

白蛋白结合型紫杉醇±卡铂±贝伐珠单抗:白蛋白结合型紫杉醇 260mg/m² d1,卡铂 AUC=5,±贝伐 5mg/kg d1/15 q4w。

3.3.2 靶向治疗方案

Dabrafenib联合Trametinib方案:Dabrafenib(150 mg,每日2次)+Trametinib(2 mg,每日1次)直至进展或不能耐受

Vemurafenib的单药方案:960mg,每日2次,直至进展或不能耐受

伊马替尼:400mg,每日1次,直至进展或不能耐受

3.3.3 免疫治疗方案

Pembrolizumab:Pembrolizumab 2mg/kg 静脉输注30min以上,每3周重复,直至进展或不能耐受或用满2年。

Nivolumab:Nivolumab 3mg/kg 静脉输注30min以上,每2周重复,直至进展或不能耐受或用满2年。用满2年。

特瑞普利单抗:特瑞普利单抗 240mg 静脉输注30min以上,每2周重复,直至进展或不能耐受或用满2年。

Nivolumab+Ipilimumab

Nivolumab 1mg/kg + Ipilimumab 3mg/kg，静脉输注 30min 以上，每 3 周重复×4 次→Nivolumab 3mg/kg，每 2 周重复，直至进展或不能耐受或用满 2 年。

Ipilimumab+T-Vec 瘤内注射

Ipilimumab 3mg/kg，静脉输注 30min 以上，每 3 周重复×4 次

T-Vec ≤4mL×10^6 pfu/mL，第一剂→≤4mL×10^8 pfu/mL（第一剂后三周），每 2 周重复，每个治疗疗程总量≤4mL，瘤体内注射（内脏病灶除外）

第二节 特殊病灶的处理

1 MM 脑转移的治疗

1.1 脑转移灶的治疗

对脑转移的患者，应优先处理中枢神经系统（CNS）病灶，以延迟或防止出现瘤内出血、癫痫或神经相关功能障碍。MM 脑转移的治疗应基于症状、脑转移灶数目和部位整合考虑。立体定向放疗（SRS）可作为一线治疗或术后辅助治疗。全脑放疗（WBRT）主要针对脑转移灶比较弥漫，无法实施立体定向放疗患者，但全脑放疗的疗效有限。与 WBRT 相比，SRS 可能具有更好的长期安全性，能更早地使 CNS 病灶达到稳定，因此能使患者更早地接受全身系统性抗瘤治疗或参加临床研究。对携带 BRAF 突变、同时存在颅外和颅内转移患者，初始治疗应采用 BRAF 或 BRAF+MEK 抑制剂，根据颅内转移情况必要时联合放疗。在针对颅内病灶的治疗结束后，针对颅外病灶的处理与不伴有颅内转移的患者相同。Ipilimumab 可能能够长期地控制颅外转移灶。

若患者同时存在颅内和颅外病灶，可在对颅内病灶进行处理期间或之后给予全身系统性抗瘤治疗，但不建议行大剂量 IL-2 治疗，因为 IL-2 在既往未经治疗的脑转移中有效率低，并可能加重病灶周围的水肿。由于联合或序贯应用放疗和系统性抗瘤治疗（尤其是 BRAF 靶向治疗）可能增加治疗相关毒性，因此需要密切观察。

1.2 晚期 MM 的放疗原则

对脑转移灶，立体定向放疗可作为一线治疗或辅助治疗。全脑放疗可作为一线治疗，也可考虑作为辅助治疗，但作为辅助治疗时疗效不确切，需结合个体情况综合选择。

对其他有症状或即将出现症状的软组织转移灶和/或骨转移灶，可选择放疗，具体剂量和分次无统一规定，但低分次照射放疗方案可能会增加长期并发症风险。

2　MM 肝转移的治疗

晚期 MM 患者 50%~80% 会出现肝转移，尤其来自脉络膜、鼻腔及直肠等黏膜来源的 MM，更容易出现肝转移。由于全身化疗效果差，一旦出现肝转移，治疗机会非常有限，预后极差，积极治疗情况下中位生存期为 2~6 个月，一年生存率 13%。肝转移病灶进展程度常决定了生存期，其对生存影响重要，意义甚至超过原发灶或其他脏器转移。对比全身化疗，单纯动脉灌注化疗和肝动脉化疗栓塞三种治疗方式，全身化疗有效率低于 1%，而以铂类药物为基础的动脉化疗栓塞方案是可获益改善生存的治疗手段，有效反应率达 36%，相对比其他两种治疗方式有显著优势。

3　MM 骨转移的治疗

MM 骨转移与其他肿瘤骨转移的处理相似，主要根据转移部位（是否承重骨）和症状进行治疗，目的在于降低骨相关事件的发生和缓解疼痛。孤立骨转移灶可考虑手术切除，术后可补充局部放疗。多发骨转移应在全身治疗基础上加局部治疗，局部治疗包括手术、骨水泥填充和局部放疗，定期使用双磷酸盐治疗可降低骨相关事件发生，伴疼痛的患者可加用止疼药物。对脊髓压迫的处理方案取决于患者的一般状态，对预后较好、肿瘤负荷轻患者可联合手术减压和术后放疗，一般情况差者考虑单纯放疗。放疗的适应证为缓解骨痛及内固定术后治疗。

4　营养支持治疗

4.1　保证足量饮水

在治疗期间喝水并保持水分很重要。脱水（体内水分不足）会导致疲劳、头晕和恶心（感觉不得不呕吐）。当服用药物时，液体有助于冲洗肾脏。冲洗肾脏可以防止药物造成损害。可通过在增加饮食中液体（如水、汤、果汁、牛奶和豆类饮料）来保证液体量。也可每天喝 6~8 杯（1½~2 升）水或吃含有大量水分的食物。

4.2　摄入蛋白质

蛋白质是饮食的重要组成部分。蛋白质可帮助免疫系统抵抗感染。还可帮助伤口愈合并增强肌肉。蛋白质含量高的食物包括：肉、家禽、鱼、金枪鱼罐头或鲑鱼、鸡蛋；奶酪、酸奶、布丁；坚果酱（如花生酱或杏仁酱）、坚果、种子；扁豆和鹰嘴豆（豆类）；牛奶、豆腐或大豆饮料；脱脂奶粉、乳清蛋白粉、豌豆蛋白粉。具体的蛋白质量取决于患者身高、体重、活动水平及接受治疗类型。建议与注册营养师沟通，了解适合的蛋白质摄入量。

MM 的发生与饮食并无明确关系，所以对饮食并无特殊要求。如患者常年是某种饮食习惯，针对 MM 之后不用特意改变饮食习惯。如患者目前正在手术期间，或正行药物治疗，可能会因为这些治疗导致腹泻或便秘。对辛辣刺激性食物需暂时忌口，这些食物可能会加重腹泻、便秘等症状。有人认为海鲜、牛羊肉是"发物"，会对肿瘤不好，但西医并无这方面限制。对海鲜和牛羊肉，一般建议按目前的饮食习惯食用就好，不过，确实有一小部分人，食用海鲜或某种食物后可能会过敏。因此，建议患者在治疗期间，对一些容易过敏的食物要谨慎。先少量食用，无问题便可恢复正常饮食习惯。MM要戒烟戒酒，需要严格执行。烟酒对身体无益处，更多是不利。

适度康复运动可增强机体免疫功能。应加强对症支持治疗，包括在晚期MM患者中的积极镇痛、纠正贫血、纠正低白蛋白血症、加强营养支持，控制合并糖尿病患者的血糖，处理胸腹水、黄疸等伴随症状。

对于晚期MM患者，应理解患者及家属心态，采取积极措施调整其相应状态，把消极心理转化为积极心理，通过舒缓疗护让其享有安全感、舒适感而减少抑郁与焦虑。

5 中医药治疗

中医对MM的研究有久远历史，对治疗和预后有独特优势。早在古代，中医就有对类似MM的描述和治疗，治疗多以内服中药为主，辅助外治、针灸、中药制注射剂等疗法。近年来中药提取物治疗MM已进入视野，成为药物治疗MM研究的主流。中医药针对MM的报道主要是个案报道，尚缺乏一定样本量的临床研究，但依然是西医治疗的重要补充。多种中药或提取物的内服、外用，在个案报道中体现出对MM的一定疗效。此外，中医药对于患者的支持治疗发挥巨大作用，对于晚期盗汗患者，可采用五倍子止汗治疗；对化疗期间便秘的患者，可饮番泻叶水协助通便。有患者采用中药对MM溃疡进行处理，取得一定疗效。

第三节 特殊类型的处理

1 肢端MM

肢端MM是指来源于掌跖部或甲下的MM。在我国占比最高，其生物学行为、基因表型等均有别于皮肤。目前针对晚期肢端MM的治疗，如携带BRAF基因突变，可考虑给予BRAF±MEK抑制剂治疗。对无针对性突变的晚期肢端MM，可选择化疗或免疫治疗。但单纯免疫治疗对晚期肢端MM疗效欠佳，目前针对肢端MM的临床研究还在进行中，前期研究也在逐步公布中。

2 黏膜MM

黏膜MM是指来源于黏膜黑色素细胞的MM，其生物学行为、基因表型等均有别于皮肤来源的MM。在西方国家，黏膜型MM是一类罕见亚型，仅占所有MM患者的1.3%，然而这类亚型却是亚洲人群中第二大亚型，22%~25%MM患者属于黏膜型MM。因此黏膜MM的诊治经验更多依赖于东亚人群的研究结果。对晚期黏膜MM，可考虑化疗+抗血管生成药物，BRAF±MEK抑制剂是重要选择；PD-1单抗+阿西替尼有望成为标准方案。一线治疗加入卡铂+紫杉醇+贝伐珠单抗联合方案。

2019年8月，一项阿昔替尼联合PD-1单抗的研究发表在国外杂志上。该研究是一项开放标签、单中心、剂量递增ⅠB期临床试验，旨在探讨特瑞普利单抗联合阿昔替尼在晚期黏膜型MM患者中的安全性和有效性。研究分为2个阶段，阶段A进行剂量递增以确定推荐剂量，6例（3例/组）晚期黏膜MM患者接受阿昔替尼（口服，BID，5mg）联合特瑞普利单抗（静注，Q2W，1mg/kg或3mg/kg）；阶段B进行剂量扩展，以推荐剂量入组27例晚期黏膜MM，进一步观察特瑞普利单抗联合阿昔替尼的疗效及安全性。自2017年4月25日至2018年4月2日，该研究共入组晚期黏膜MM患者33例，其中大部分患者（31例/33例）未接受过全身化疗。

在安全性方面，97%的患者出现治疗相关不良反应（TRAE），不良反应多为1~2级，包括腹泻、ALT升高、蛋白尿、AST升高、体重下降、肌酸激酶升高和高血压，多数通过暂停给药或对症治疗后可控或缓解。3级以上TRAE发生率为39.4%，未出现治疗相关的死亡。截至2018年12月19日，中位治疗持续时间为9.4个月（1.1个月~19.8个月）。ORR达到60.6%，在29例未接受过化疗的晚期黏膜型MM患者（RECIST 1.1标准）中，14例（48.3%）达到PR或CR，DCR高达86.2%，ORR（irRECIST标准）为51.7%，平均响应时间（TTR）为2.1个月。中位PFS为7.5个月（RECIST 1.1标准）/8.9个月（irRECIST标准），中位OS 20.7个月。

2021年初，一项评估贝伐单抗联合卡铂和紫杉醇（CPB）用于既往治疗过的晚期MM的疗效和安全性的研究结果发表。研究设计将受试患者按2:1随机分至两组，接受卡铂+紫杉醇+贝伐单抗或卡铂+紫杉醇（CP）治疗。主要终点是PFS。次要终点包括OS、ORR和副反应事件。共招募114位患者，CPB组的中位PFS明显长于CP组：4.8个月（95% CI 3.6-6.0）vs 3.0个月（1.7-4.3；风险比[HR] 0.461，95% CI 0.306-0.695，$P<0.001$）。CPB组的中位OS也明显长于CP组：13.6 vs. 9.0个月（HR 0.611，95% CI 0.407-0.917，$P=0.017$）。CPB组和CP组的ORR分别为19.7%和13.2%（$P=0.384$）。基于此项研究，转移性黏膜MM患者采用贝伐单抗联合卡铂和紫杉醇治疗的PFS和OS均优于紫杉醇卡铂化疗。

3 葡萄膜MM

晚期葡萄膜黑色素瘤治疗的特点主要有突变率低、易肝转移、免疫治疗不敏感等，总体预后较差。化疗+抗血管生成药物±经肝动脉插管化疗栓塞（TACE，transcatheter arterial chemoembolization）方案仍是临床上的重要选择。肝转移灶瘤体注射对于MM肝转移可能成为新的研究热点。国内外对晚期葡萄膜MM的研究探索一直在进行中，相关研究结果有效率低，仍需进一步探索。

第七章

黑色素瘤的康复

第一节 术后患者的康复

针对可切除的MM患者，可考虑行手术切除MM病灶。行手术治疗后，针对不同手术部位，进行相应的康复治疗。尤其是接受淋巴结清扫术患者，术后可能出现患肢水肿，应注意适当活动，避免下肢出现血栓，及时进行深静脉超声等检查，如出现血栓应给予抗凝治疗。

第二节 晚期患者的康复

晚期患者一方面由于存在不可切除的转移病变，可能导致患者的不适症状，另一方面，患者多接受药物的抗瘤治疗，可能出现药物相关不良反应。对存在转移患者，根据不同转移部位，可采取相应的康复措施：

（1）骨转移：骨转移的主要症状是疼痛，夜间明显，疼痛比较持续。针对承重部位的骨转移，需要避免负重，对于颈椎、腰椎转移，可佩戴颈托、腰托缓解压力。对长骨转移，应避免碰撞、外伤，避免骨折。

（2）肝转移：转移灶不大时患者常并无症状。如果出现肝转移症状肿瘤常已经达一定体积，可表现为腹胀、腹部膨隆、食欲减退、周身皮肤及眼睛发黄。对肝转移灶位于被膜下患者，避免腹压升高或外伤，以防肝转移灶破裂。

（3）肺转移：肺转移的症状包括咳嗽、咳痰、痰中带血丝、憋气、胸痛。患者可自备指氧监测仪或吸氧装置，用于监测氧饱和度和改善缺氧症状。

（4）脑转移：脑转移症状多种多样。包括卒中样表现，如出现肢体偏瘫，言语不利；高颅压症状，如头痛、头晕、恶心、呕吐；甚至有的出现意识不清，乏力、胡言乱语。如出现肢体偏瘫，经治疗后需要康复训练。对出现认知力、记忆力下降者，应加强看护。

对接受药物治疗的晚期MM患者，应注意药物相关不良反应的康复。传统的化疗药物可能导致脱发、恶心呕吐、骨髓抑制（白细胞下降、贫血、血小板下降）。目前针对脱发缺乏有效办法，治疗期间可考虑假发替代。对恶心呕吐、白细胞下降可采取药物治疗，饮食上以清淡为主，并无特别的食补办法能改善骨髓抑制问题。新型靶向药物的不良反应包括：皮疹，高血压，发热；对皮疹的发生应避免抓挠，避免感染，采用针对性药物治疗。血压应该每天监测，根据血压情况调整降压药物。对药物导致的发热，可采用相应的退热药物，并摄入足够液体量。免疫治疗不良反应多种多样，应注意定期化验监测，并寻找有经验的医生诊治，避免延误诊疗。

参考文献

[1] BALCH C M, GERSHENWALD J E, SOONG S J, et al. Final version of 2009 AJCC melanoma staging and classification [J]. Journal of clinical oncology: official journal of the American Society of Clinical Oncology, 2009, 27 (36): 6199-206.

[2] THOMPSON J F, SOONG S J, BALCH C M, et al. Prognostic significance of mitotic rate in localized primary cutaneous melanoma: an analysis of patients in the multi-institutional American Joint Committee on Cancer melanoma staging database [J]. Journal of clinical oncology: official journal of the American Society of Clinical Oncology, 2011, 29 (16): 2199-205.

[3] BALCH C M, GERSHENWALD J E, SOONG S J, et al. Multivariate analysis of prognostic factors among 2,313 patients with stage III melanoma: comparison of nodal micrometastases versus macrometastases [J]. Journal of clinical oncology: official journal of the American Society of Clinical Oncology, 2010, 28 (14): 2452-9.

[4] EDGE S B, COMPTON C C. The American Joint Committee on Cancer: the 7th edition of the AJCC cancer staging manual and the future of TNM [J]. Ann Surg Oncol, 2010, 17 (6): 1471-4.

[5] GERSHENWALD JE, SCOLYER RA, HESS KR, et al. AJCC Cancer Staging Manual. Eight Edtion, 2016, 564.

[6] PIRIS A, MIHM M C, JR., DUNCAN L M. AJCC melanoma staging update: impact on dermatopathology practice and patient management [J]. Journal of cutaneous pathology, 2011, 38 (5): 394-400.

[7] AZZOLA M F, SHAW H M, THOMPSON J F, et al. Tumor mitotic rate is a more powerful prognostic indicator than ulceration in patients with primary cutaneous melanoma: an analysis of 3661 patients from a single center [J]. Cancer, 2003, 97 (6): 1488-98.

[8] FRANCKEN A B, SHAW H M, THOMPSON J F, et al. The prognostic importance of tumor mitotic rate confirmed in 1317 patients with primary cutaneous melanoma and long follow-up [J]. Ann Surg Oncol, 2004, 11 (4): 426-33.

[9] GIMOTTY P A, ELDER D E, FRAKER D L, et al. Identification of high-risk patients among those diagnosed with thin cutaneous melanomas [J]. Journal of clinical oncology: official journal of the American Society of Clinical Oncology, 2007, 25 (9): 1129-34.

[10] PAEK S C, GRIFFITH K A, JOHNSON T M, et al. The impact of factors beyond Breslow depth on predicting sentinel lymph node positivity in melanoma [J]. Cancer, 2007, 109 (1): 100-8.

[11] SONDAK V K, TAYLOR J M, SABEL M S, et al. Mitotic rate and younger age are predictors of sentinel lymph node positivity: lessons learned from the generation of a probabilistic model [J]. Ann Surg Oncol, 2004, 11 (3): 247-58.

[12] HARRIST T J, RIGEL D S, DAY C L, JR., et al. "Microscopic satellites" are more highly associated with regional lymph node metastases than is primary melanoma thickness [J]. Cancer, 1984, 53 (10): 2183-7.

[13] CANCER GENOME ATLAS N. Genomic Classification of Cutaneous Melanoma [J]. Cell, 2015, 161 (7): 1681-96.

[14] HIGH W A, ROBINSON W A. Genetic mutations involved in melanoma: a summary of our current understanding [J]. Advances in dermatology, 2007, 23 (61-79.

[15] CURTIN J A, BUSAM K, PINKEL D, et al. Somatic activation of KIT in distinct subtypes of melanoma [J]. Journal of clinical oncology: official journal of the American Society of Clinical Oncology, 2006, 24 (26): 4340-6.

[16] CURTIN J A, FRIDLYAND J, KAGESHITA T, et al. Distinct sets of genetic alterations in melanoma [J]. N Engl J Med, 2005, 353 (20): 2135-47.

[17] KONG Y, SI L, ZHU Y, et al. Large-scale analysis of KIT aberrations in Chinese patients with melanoma [J]. Clin Cancer Res, 2011, 17（7）：1684-91.

[18] SI L, KONG Y, XU X, et al. Prevalence of BRAF V600E mutation in Chinese melanoma patients: large scale analysis of BRAF and NRAS mutations in a 432-case cohort [J]. Eur J Cancer, 2012, 48（1）：94-100.

[19] VERONESI U, CASCINELLI N. Narrow excision（1-cm margin）. A safe procedure for thin cutaneous melanoma [J]. Arch Surg, 1991, 126（4）：438-41.

[20] VERONESI U, CASCINELLI N, ADAMUS J, et al. Thin stage I primary cutaneous malignant melanoma. Comparison of excision with margins of 1 or 3 cm [J]. N Engl J Med, 1988, 318（18）：1159-62.

[21] COHN-CEDERMARK G, RUTQVIST L E, ANDERSSON R, et al. Long term results of a randomized study by the Swedish Melanoma Study Group on 2-cm versus 5-cm resection margins for patients with cutaneous melanoma with a tumor thickness of 0.8-2.0 mm [J]. Cancer, 2000, 89（7）：1495-501.

[22] KHAYAT D, RIXE O, MARTIN G, et al. Surgical margins in cutaneous melanoma（2 cm versus 5 cm for lesions measuring less than 2.1-mm thick）[J]. Cancer, 2003, 97（8）：1941-6.

[23] GILLGREN P, DRZEWIECKI K T, NIIN M, et al. 2-cm versus 4-cm surgical excision margins for primary cutaneous melanoma thicker than 2 mm: a randomised, multicentre trial [J]. Lancet（London, England）, 2011, 378（9803）：1635-42.

[24] BALCH C M, SOONG S J, SMITH T, et al. Long-term results of a prospective surgical trial comparing 2 cm vs. 4 cm excision margins for 740 patients with 1-4 mm melanomas [J]. Ann Surg Oncol, 2001, 8（2）：101-8.

[25] Balch C M, Urist M M, Karakousis C P, et al. Efficacy of 2-cm surgical margins for intermediate-thickness melanomas（1 to 4 mm）. Results of a multi-institutional randomized surgical trial [J]. Annals of surgery, 1993, 218（3）：262-7; discussion 7-9.

[26] HAYES A J, MAYNARD L, COOMBES G, et al. Wide versus narrow excision margins for high-risk, primary cutaneous melanomas: long-term follow-up of survival in a randomised trial [J]. Lancet Oncol, 2016, 17（2）：184-92.

[27] TESTORI A, MOZZILLO N. Surgical techniques of melanoma and sentinel node biopsy [J]. Semin Oncol, 2002, 29（4）：325-328.

[28] MOCELLIN S, HOON D S, PILATI P, et al. Sentinel lymph node molecular ultrastaging in patients with melanoma: a systematic review and meta-analysis of prognosis [J]. Journal of clinical oncology: official journal of the American Society of Clinical Oncology, 2007, 25（12）：1588-95.

[29] MORTON D L, THOMPSON J F, COCHRAN A J, et al. Sentinel-node biopsy or nodal observation in melanoma [J]. N Engl J Med, 2006, 355（13）：1307-17.

[30] MORTON D L, THOMPSON J F, COCHRAN A J, et al. Final trial report of sentinel-node biopsy versus nodal observation in melanoma [J]. N Engl J Med, 2014, 370（7）：599-609.

[31] CHI Z, LI S, SHENG X, et al. Clinical presentation, histology, and prognoses of malignant melanoma in ethnic Chinese: a study of 522 consecutive cases [J]. BMC cancer, 2011, 11（85.

[32] VAN DER PLOEG A P, VAN AKKOOI A C, RUTKOWSKI P, et al. Prognosis in patients with sentinel node-positive melanoma is accurately defined by the combined Rotterdam tumor load and Dewar topography criteria [J]. Journal of clinical oncology: official journal of the American Society of Clinical Oncology, 2011, 29（16）：2206-14.

[33] CASCINELLI N, MORABITO A, SANTINAMI M, et al. Immediate or delayed dissection of regional nodes in patients with melanoma of the trunk: a randomised trial. WHO Melanoma Programme [J]. Lancet（London, England）, 1998, 351（9105）：793-6.

[34] MATTHEY-GIÉ M L, GIÉ O, DERETTI S, et al. Prospective Randomized Study to Compare Lymphocele and Lymphorrhea Control Following Inguinal and Axillary Therapeutic Lymph Node Dissection with or Without the Use of an Ultrasonic Scalpel [J]. Ann Surg Oncol, 2016, 23 (5): 1716-20.

[35] SLAGELSE C, PETERSEN K L, DAHL J B, et al. Persistent postoperative pain and sensory changes following lymph node excision in melanoma patients: a topical review [J]. Melanoma Res, 2014, 24 (2): 93-8.

[36] THEODORE J E, FRANKEL A J, THOMAS J M, et al. Assessment of morbidity following regional nodal dissection in the axilla and groin for metastatic melanoma [J]. ANZ J Surg, 2017, 87 (1-2): 44-8.

[37] HYNGSTROM J R, CHIANG Y J, CROMWELL K D, et al. Prospective assessment of lymphedema incidence and lymphedema-associated symptoms following lymph node surgery for melanoma [J]. Melanoma Res, 2013, 23 (4): 290-7.

[38] KRETSCHMER L, BERTSCH H P, ZAPF A, et al. Nodal Basin Recurrence After Sentinel Lymph Node Biopsy for Melanoma: A Retrospective Multicenter Study in 2653 Patients [J]. Medicine (Baltimore), 2015, 94 (36): e1433.

[39] GUGGENHEIM M M, HUG U, JUNG F J, et al. Morbidity and recurrence after completion lymph node dissection following sentinel lymph node biopsy in cutaneous malignant melanoma [J]. Annals of surgery, 2008, 247 (4): 687-93.

[40] LEITER U, STADLER R, MAUCH C, et al. Complete lymph node dissection versus no dissection in patients with sentinel lymph node biopsy positive melanoma (DeCOG-SLT): a multicentre, randomised, phase 3 trial [J]. Lancet Oncol, 2016, 17 (6): 757-67.

[41] MORTON D L. Overview and update of the phase III Multicenter Selective Lymphadenectomy Trials (MSLT-I and MSLT-II) in melanoma [J]. Clin Exp Metastasis, 2012, 29 (7): 699-706.

[42] LEUNG A M, MORTON D L, OZAO-CHOY J, et al. Staging of regional lymph nodes in melanoma: a case for including nonsentinel lymph node positivity in the American Joint Committee on Cancer staging system [J]. JAMA Surg, 2013, 148 (9): 879-84.

[43] PASQUALI S, MOCELLIN S, MOZZILLO N, et al. Nonsentinel lymph node status in patients with cutaneous melanoma: results from a multi-institution prognostic study [J]. Journal of clinical oncology: official journal of the American Society of Clinical Oncology, 2014, 32 (9): 935-41.

[44] BROWN R E, ROSS M I, EDWARDS M J, et al. The prognostic significance of nonsentinel lymph node metastasis in melanoma [J]. Ann Surg Oncol, 2010, 17 (12): 3330-5.

[45] GHAFERI A A, WONG S L, JOHNSON T M, et al. Prognostic significance of a positive nonsentinel lymph node in cutaneous melanoma [J]. Ann Surg Oncol, 2009, 16 (11): 2978-84.

[46] CADILI A, SCOLYER R A, BROWN P T, et al. Total sentinel lymph node tumor size predicts nonsentinel node metastasis and survival in patients with melanoma [J]. Ann Surg Oncol, 2010, 17 (11): 3015-20.

[47] KIM C, ECONOMOU S, AMATRUDA T T, et al. Prognostic significance of microscopic tumor burden in sentinel lymph node in patients with cutaneous melanoma [J]. Anticancer Res, 2015, 35 (1): 301-9.

[48] ROKA F, MASTAN P, BINDER M, et al. Prediction of non-sentinel node status and outcome in sentinel node-positive melanoma patients [J]. Eur J Surg Oncol, 2008, 34 (1): 82-8.

[49] EGGER M E, BOWER M R, CZYSZCZON I A, et al. Comparison of sentinel lymph node micrometastatic tumor burden measurements in melanoma [J]. J Am Coll Surg, 2014, 218 (4): 519-28.

[50] SATZGER I, MEIER A, ZAPF A, et al. Is there a therapeutic benefit of complete lymph node dissection in melanoma patients with low tumor burden in the sentinel node? [J]. Melanoma Res, 2014, 24 (5): 454-61.

[51] BAMBOAT Z M, KONSTANTINIDIS I T, KUK D, et al. Observation after a positive sentinel lymph node biopsy in patients with melanoma [J]. Ann Surg Oncol, 2014, 21 (9): 3117-23.

[52] VAN DER PLOEG A P, VAN AKKOOI A C, RUTKOWSKI P, et al. Prognosis in patients with sentinel node-positive melanoma without immediate completion lymph node dissection [J]. The British journal of surgery, 2012, 99 (10): 1396-405.

[53] KIMBROUGH C W, MCMASTERS K M, DAVIS E G. Principles of surgical treatment of malignant melanoma [J]. Surg Clin North Am, 2014, 94 (5): 973-88, vii.

[54] LEITER U, STADLER R, MAUCH C, et al. Complete lymph node dissection versus no dissection in patients with sentinel lymph node biopsy positive melanoma (DeCOG-SLT): a multicentre, randomised, phase 3 trial. Lancet Oncol, 2016, 17: 757-767.

[55] FARIES M B, THOMPSON J F, COCHRAN A J, et al. Completion Dissection or Observation for Sentinel-Node Metastasis in Melanoma [J]. N Engl J Med, 2017, 376 (23): 2211-22.

[56] KIRKWOOD J M, IBRAHIM J G, SOSMAN J A, et al. High-dose interferon alfa-2b significantly prolongs relapse-free and overall survival compared with the GM2-KLH/QS-21 vaccine in patients with resected stage IIB-III melanoma: results of intergroup trial E1694/S9512/C509801 [J]. Journal of clinical oncology: official journal of the American Society of Clinical Oncology, 2001, 19 (9): 2370-80.

[57] KIRKWOOD J M, IBRAHIM J G, SONDAK V K, et al. High- and low-dose interferon alfa-2b in high-risk melanoma: first analysis of intergroup trial E1690/S9111/C9190 [J]. Journal of clinical oncology: official journal of the American Society of Clinical Oncology, 2000, 18 (12): 2444-58.

[58] KIRKWOOD J M, STRAWDERMAN M H, ERNSTOFF M S, et al. Interferon alfa-2b adjuvant therapy of high-risk resected cutaneous melanoma: the Eastern Cooperative Oncology Group Trial EST 1684 [J]. Journal of clinical oncology: official journal of the American Society of Clinical Oncology, 1996, 14 (1): 7-17.

[59] MOCELLIN S, PASQUALI S, ROSSI C R, et al. Interferon alpha adjuvant therapy in patients with high-risk melanoma: a systematic review and meta-analysis [J]. J Natl Cancer Inst, 2010, 102 (7): 493-501.

[60] PECTASIDES D, DAFNI U, BAFALOUKOS D, et al. Randomized phase III study of 1 month versus 1 year of adjuvant high-dose interferon alfa-2b in patients with resected high-risk melanoma [J]. Journal of clinical oncology: official journal of the American Society of Clinical Oncology, 2009, 27 (6): 939-44.

[61] CASCINELLI N, BUFALINO R, MORABITO A, et al. Results of adjuvant interferon study in WHO melanoma programme [J]. Lancet (London, England), 1994, 343 (8902): 913-4.

[62] HAUSCHILD A, WEICHENTHAL M, RASS K, et al. Efficacy of low-dose interferon {alpha}2a 18 versus 60 months of treatment in patients with primary melanoma of ≥ 1.5 mm tumor thickness: results of a randomized phase III DeCOG trial [J]. Journal of clinical oncology: official journal of the American Society of Clinical Oncology, 2010, 28 (5): 841-6.

[63] EGGERMONT A M, SUCIU S, MACKIE R, et al. Post-surgery adjuvant therapy with intermediate doses of interferon alfa 2b versus observation in patients with stage IIb/III melanoma (EORTC 18952): randomised controlled trial [J]. Lancet (London, England), 2005, 366 (9492): 1189-96.

[64] EGGERMONT A M, SUCIU S, SANTINAMI M, et al. Adjuvant therapy with pegylated interferon alfa-2b versus observation alone in resected stage III melanoma: final results of EORTC 18991, a randomised phase III trial [J]. Lancet (London, England), 2008, 372 (9633): 117-26.

[65] MAO L, SI L, CHI Z, et al. A randomised phase II trial of 1 month versus 1 year of adjuvant high-dose interferon α-2b in high-risk acral melanoma patients [J]. Eur J Cancer, 2011, 47 (10): 1498-503.

[66] AGARWALA S S, LEE S J, YIP W, et al. Phase III Randomized Study of 4 Weeks of High-Dose Interferon-α-2b in Stage T2bN0, T3a-bN0, T4a-bN0, and T1-4N1a-2a (microscopic) Melanoma: A Trial of the Eastern Cooperative Oncology Group-American College of Radiology Imaging Network Cancer Research Group (E1697) [J]. Journal of clinical oncology: official journal of the American Society of Clinical Oncology, 2017, 35 (8): 885-92.

[67] EGGERMONT A M, SUCIU S, RUTKOWSKI P, et al. Long term follow up of the EORTC 18952 trial of adjuvant therapy in resected stage IIB-III cutaneous melanoma patients comparing intermediate doses of interferon-alpha-2b (IFN) with observation: Ulceration of primary is key determinant for IFN-sensitivity [J]. Eur J Cancer, 2016, 55 (111-21.

[68] EGGERMONT A M, SUCIU S, TESTORI A, et al. Long-term results of the randomized phase III trial EORTC 18991 of adjuvant therapy with pegylated interferon alfa-2b versus observation in resected stage III melanoma [J]. Journal of clinical oncology: official journal of the American Society of Clinical Oncology, 2012, 30 (31): 3810-8.

[69] FLAHERTY L E, OTHUS M, ATKINS M B, et al. Southwest Oncology Group S0008: a phase III trial of high-dose interferon Alfa-2b versus cisplatin, vinblastine, and dacarbazine, plus interleukin-2 and interferon in patients with high-risk melanoma——an intergroup study of cancer and leukemia Group B, Children's Oncology Group, Eastern Cooperative Oncology Group, and Southwest Oncology Group [J]. Journal of clinical oncology: official journal of the American Society of Clinical Oncology, 2014, 32 (33): 3771-8.

[70] CHAPMAN P B, HAUSCHILD A, ROBERT C, et al. Improved survival with vemurafenib in melanoma with BRAF V600E mutation [J]. N Engl J Med, 2011, 364 (26): 2507-16.

[71] MCARTHUR GA, CHAPMAN PB, ROBERT C, et al. Safety and efficacy of vemurafenib in BRAF (V600E) and BRAF (V600K) mutation-positive melanoma (BRIM-3): extended follow-up of a phase 3, randomised, open-label study. Lancet Oncol 2014, 15: 323-332.

[72] HAUSCHILD A, GROB J J, DEMIDOV L V, et al. Dabrafenib in BRAF-mutated metastatic melanoma: a multicentre, open-label, phase 3 randomised controlled trial [J]. Lancet (London, England), 2012, 380 (9839): 358-65.

[73] HAUSCHILD A, GROB JJ, DEMIDOV LV, et al. An update on BREAK-3, a phase III, randomized trial: Dabrafenib (DAB) versus dacarbazine (DTIC) in patients with BRAF V600E-positive mutation metastatic melanoma (MM) [J]. ASCO Meeting Abstracts 2013, 31: 9013.

[74] MARGOLIN K, ERNSTOFF M S, HAMID O, et al. Ipilimumab in patients with melanoma and brain metastases: an open-label, phase 2 trial [J]. Lancet Oncol, 2012, 13 (5): 459-65.

[75] HODI F S, O'DAY S J, MCDERMOTT D F, et al. Improved survival with ipilimumab in patients with metastatic melanoma [J]. N Engl J Med, 2010, 363 (8): 711-23.

[76] ROBERT C, THOMAS L, BONDARENKO I, et al. Ipilimumab plus dacarbazine for previously untreated metastatic melanoma [J]. N Engl J Med, 2011, 364 (26): 2517-26.

[77] RIBAS A, HAMID O, DAUD A, et al. Association of Pembrolizumab With Tumor Response and Survival Among Patients With Advanced Melanoma [J]. Jama, 2016, 315 (15): 1600-9.

[78] RIBAS A, PUZANOV I, DUMMER R, et al. Pembrolizumab versus investigator-choice chemotherapy for ipilimumab-refractory melanoma (KEYNOTE-002): a randomised, controlled, phase 2 trial [J]. Lancet Oncol, 2015, 16 (8): 908-18.

[79] ROBERT C, SCHACHTER J, LONG G V, et al. Pembrolizumab versus Ipilimumab in Advanced Melanoma [J]. N Engl J Med, 2015, 372 (26): 2521-32.

[80] LARKIN J, CHIARION-SILENI V, GONZALEZ R, et al. Combined Nivolumab and Ipilimumab or Monotherapy in Untreated Melanoma [J]. N Engl J Med, 2015, 373 (1): 23-34.

[81] HODI F S, CHESNEY J, PAVLICK A C, et al. Combined nivolumab and ipilimumab versus ipilim-

umab alone in patients with advanced melanoma: 2-year overall survival outcomes in a multicentre, randomised, controlled, phase 2 trial [J]. Lancet Oncol, 2016, 17 (11): 1558-68.

[82] LARKIN J, MINOR D, D'ANGELO S, et al. Overall Survival in Patients With Advanced Melanoma Who Received Nivolumab Versus Investigator's Choice Chemotherapy in CheckMate 037: A Randomized, Controlled, Open-Label Phase III Trial [J]. Journal of clinical oncology: official journal of the American Society of Clinical Oncology, 2018, 36 (4): 383-90.

[83] LONG G V, STROYAKOVSKIY D, GOGAS H, et al. Dabrafenib and trametinib versus dabrafenib and placebo for Val600 BRAF-mutant melanoma: a multicentre, double-blind, phase 3 randomised controlled trial [J]. Lancet (London, England), 2015, 386 (9992): 444-51.

[84] ROBERT C, KARASZEWSKA B, SCHACHTER J, et al. Improved overall survival in melanoma with combined dabrafenib and trametinib [J]. N Engl J Med, 2015, 372 (1): 30-9.

[85] LARKIN J, ASCIERTO P A, DRENO B, et al. Combined vemurafenib and cobimetinib in BRAF-mutated melanoma [J]. N Engl J Med, 2014, 371 (20): 1867-76.

[86] EGGERMONT A M, CHIARION-SILENI V, GROB J J, et al. Prolonged Survival in Stage III Melanoma with Ipilimumab Adjuvant Therapy [J]. N Engl J Med, 2016, 375 (19): 1845-55.

[87] WOO S R, TURNIS M E, GOLDBERG M V, et al. Immune inhibitory molecules LAG-3 and PD-1 synergistically regulate T-cell function to promote tumoral immune escape [J]. Cancer Res, 2012, 72 (4): 917-27.

[88] WANG C, THUDIUM K B, HAN M, et al. In vitro characterization of the anti-PD-1 antibody nivolumab, BMS-936558, and in vivo toxicology in non-human primates [J]. Cancer Immunol Res, 2014, 2 (9): 846-56.

[89] WEBER J, MANDALA M, DEL VECCHIO M, et al. Adjuvant Nivolumab versus Ipilimumab in Resected Stage III or IV Melanoma [J]. N Engl J Med, 2017, 377 (19): 1824-35.

[90] EGGERMONT A M M, BLANK C U, MANDALA M, et al. Adjuvant Pembrolizumab versus Placebo in Resected Stage III Melanoma [J]. N Engl J Med, 2018, 378 (19): 1789-801.

[91] HAUSCHILD A, DUMMER R, SCHADENDORF D, et al. Longer Follow-Up Confirms Relapse-Free Survival Benefit With Adjuvant Dabrafenib Plus Trametinib in Patients With Resected BRAF V600-Mutant Stage III Melanoma [J]. Journal of clinical oncology: official journal of the American Society of Clinical Oncology, 2018, 36 (35): 3441-9.

[92] LONG G V, HAUSCHILD A, SANTINAMI M, et al. Adjuvant Dabrafenib plus Trametinib in Stage III BRAF-Mutated Melanoma [J]. N Engl J Med, 2017, 377 (19): 1813-23.

[93] MAIO M, LEWIS K, DEMIDOV L, et al. Adjuvant vemurafenib in resected, BRAF (V600) mutation-positive melanoma (BRIM8): a randomised, double-blind, placebo-controlled, multicentre, phase 3 trial [J]. Lancet Oncol, 2018, 19 (4): 510-20.

[94] BURMEISTER B H, HENDERSON M A, AINSLIE J, et al. Adjuvant radiotherapy versus observation alone for patients at risk of lymph-node field relapse after therapeutic lymphadenectomy for melanoma: a randomised trial [J]. Lancet Oncol, 2012, 13 (6): 589-97.

[95] HENDERSON M A, BURMEISTER B H, AINSLIE J, et al. Adjuvant lymph-node field radiotherapy versus observation only in patients with melanoma at high risk of further lymph-node field relapse after lymphadenectomy (ANZMTG 01.02/TROG 02.01): 6-year follow-up of a phase 3, randomised controlled trial [J]. Lancet Oncol, 2015, 16 (9): 1049-60.

[96] MAO L, SI L, CHI Z, et al. A randomised phase II trial of 1 month versus 1 year of adjuvant high-dose interferon alpha-2b in high-risk acral melanoma patients. Eur J Cancer, 2011, 47 (10): 1498-1503.

[97] BIN LIAN, LU SI, CHUANLIANG CUI, et al. Phase II randomized trial comparing high-dose IFN-a2b with temozolomide plus cisplatin as systemic adjuvant therapy for resected mucosal melanoma

[J]. ASCO Annual Meeting, United States, 2012. 6. 1-6. 5. Oral Presentation.

[98] BIN LIAN, LU SI, CHUANLIANG CUI, et al. Phase Ⅱ randomized trial comparing high-dose IFN-a 2b with temozolomide plus cisplatin as systemic adjuvant therapy for resected mucosal melanoma. Clin Cancer Res, 2013, 19（16）：4488-4498.

[99] B LIAN, CL CUI, X SONG, et al. Phase Ⅲ randomized, multicenter trial comparing high-dose IFN-a2b with temozolomide plus cisplatin as adjuvant therapy for resected mucosal melanoma [J]. ASCO Annual Meeting, United States, 2018. 6. 1-6. 5. Poster Presentation.

[100] CUI CL, LIAN B, SI L, et al. Adjuvant anti-PD-1 ab（Toripalimab）versus high-dose IFN-a2b in resected mucosal melanoma: A phase Ⅱ randomized trial [J]. ASCO Annual Meeting, 2021: 9573.

[101] CHRISTOPHERSON K, MALYAPA R S, WERNING J W, et al. Radiation therapy for mucosal melanoma of the head and neck [J]. Am J Clin Oncol, 2015, 38（1）：87-9.

[102] DIRIX P, VANSTRAELEN B, JORISSEN M, et al. Intensity-modulated radiotherapy for sinonasal cancer: improved outcome compared to conventional radiotherapy [J]. Int J Radiat Oncol Biol Phys, 2010, 78（4）：998-1004.

[103] WU A J, GOMEZ J, ZHUNG J E, et al. Radiotherapy after surgical resection for head and neck mucosal melanoma [J]. Am J Clin Oncol, 2010, 33（3）：281-5.

[104] NATHAN P, COHEN V, COUPLAND S, et al. Uveal Melanoma UK National Guidelines [J]. Eur J Cancer, 2015, 51（16）：2404-12.

[105] WEIS E, SALOPEK T G, MCKINNON J G, et al. Management of uveal melanoma: a consensus-based provincial clinical practice guideline [J]. Current oncology（Toronto, Ont）, 2016, 23（1）：e57-64.

[106] CHOUDHARY M M, TRIOZZI P L, SINGH A D. Uveal melanoma: evidence for adjuvant therapy [J]. International ophthalmology clinics, 2015, 55（1）：45-51.

[107] BLUM E S, YANG J, KOMATSUBARA K M, et al. Clinical Management of Uveal and Conjunctival Melanoma [J]. Oncology（Williston Park, NY）, 2016, 30（1）：29-32, 34-43, 48.

[108] KRANTZ B A, DAVE N, KOMATSUBARA K M, et al. Uveal melanoma: epidemiology, etiology, and treatment of primary disease [J]. Clinical ophthalmology（Auckland, NZ）, 2017, 11（279-89.

[109] FALKSON C I, IBRAHIM J, KIRKWOOD J M, et al. Phase III trial of dacarbazine versus dacarbazine with interferon alpha-2b versus dacarbazine with tamoxifen versus dacarbazine with interferon alpha-2b and tamoxifen in patients with metastatic malignant melanoma: an Eastern Cooperative Oncology Group study [J]. Journal of clinical oncology: official journal of the American Society of Clinical Oncology, 1998, 16（5）：1743-51.

[110] MIDDLETON M R, GROB J J, AARONSON N, et al. Randomized phase III study of temozolomide versus dacarbazine in the treatment of patients with advanced metastatic malignant melanoma [J]. Journal of clinical oncology: official journal of the American Society of Clinical Oncology, 2000, 18（1）：158-66.

[111] AVRIL M F, AAMDAL S, GROB J J, et al. Fotemustine compared with dacarbazine in patients with disseminated malignant melanoma: a phase III study [J]. Journal of clinical oncology: official journal of the American Society of Clinical Oncology, 2004, 22（6）：1118-25.

[112] BEDIKIAN A Y, MILLWARD M, PEHAMBERGER H, et al. Bcl-2 antisense（oblimersen sodium）plus dacarbazine in patients with advanced melanoma: the Oblimersen Melanoma Study Group [J]. Journal of clinical oncology: official journal of the American Society of Clinical Oncology, 2006, 24（29）：4738-45.

[113] LEGHA S S, RING S, ETON O, et al. Development of a biochemotherapy regimen with concurrent administration of cisplatin, vinblastine, dacarbazine, interferon alfa, and interleukin-2 for pa-

tients with metastatic melanoma [J]. Journal of clinical oncology: official journal of the American Society of Clinical Oncology, 1998, 16 (5): 1752-9.

[114] CHAPMAN P B, EINHORN L H, MEYERS M L, et al. Phase III multicenter randomized trial of the Dartmouth regimen versus dacarbazine in patients with metastatic melanoma [J]. Journal of clinical oncology: official journal of the American Society of Clinical Oncology, 1999, 17 (9): 2745-51.

[115] CUI C, MAO L, CHI Z, et al. A phase II, randomized, double-blind, placebo-controlled multicenter trial of Endostar in patients with metastatic melanoma [J]. Mol Ther, 2013, 21 (7): 1456-63.

[116] TENTORI L, GRAZIANI G. Recent approaches to improve the antitumor efficacy of temozolomide [J]. Curr Med Chem, 2009, 16 (2): 245-57.

[117] BOOGERD W, DE GAST G C, DALESIO O. Temozolomide in advanced malignant melanoma with small brain metastases: can we withhold cranial irradiation? [J]. Cancer, 2007, 109 (2): 306-12.

[118] SCHADENDORF D, HAUSCHILD A, UGUREL S, et al. Dose-intensified bi-weekly temozolomide in patients with asymptomatic brain metastases from malignant melanoma: a phase II DeCOG/ADO study [J]. Ann Oncol, 2006, 17 (10): 1592-7.

[119] RAO R D, HOLTAN S G, INGLE J N, et al. Combination of paclitaxel and carboplatin as second-line therapy for patients with metastatic melanoma [J]. Cancer, 2006, 106 (2): 375-82.

[120] AGARWALA SS, KEILHOLZ U, HOGG D, et al. Randomized phase III study of paclitaxel plus carboplatin with or without sorafenib as second-line treatment in patients with advanced melanoma [J]. J ClinOncol, 2007, 25 (18_suppl): 8510.

[121] HAUSCHILD A, AGARWALA S S, TREFZER U, et al. Results of a phase III, randomized, placebo-controlled study of sorafenib in combination with carboplatin and paclitaxel as second-line treatment in patients with unresectable stage III or stage IV melanoma [J]. Journal of clinical oncology: official journal of the American Society of Clinical Oncology, 2009, 27 (17): 2823-30.

[122] WIERNIK P H, EINZIG A I. Taxol in malignant melanoma [J]. J Natl Cancer Inst Monogr, 1993, 15: 185-7.

[123] WIERNIK P H, SCHWARTZ E L, EINZIG A, et al. Phase I trial of taxol given as a 24-hour infusion every 21 days: responses observed in metastatic melanoma [J]. Journal of clinical oncology: official journal of the American Society of Clinical Oncology, 1987, 5 (8): 1232-9.

[124] LEGHA S S, RING S, PAPADOPOULOS N, et al. A phase II trial of taxol in metastatic melanoma [J]. Cancer, 1990, 65 (11): 2478-81.

[125] EINZIG A I, HOCHSTER H, WIERNIK P H, et al. A phase II study of taxol in patients with malignant melanoma [J]. Invest New Drugs, 1991, 9 (1): 59-64.

[126] WALKER L, SCHALCH H, KING D M, et al. Phase II trial of weekly paclitaxel in patients with advanced melanoma [J]. Melanoma Res, 2005, 15 (5): 453-9.

[127] BEDIKIAN A Y, PLAGER C, PAPADOPOULOS N, et al. Phase II evaluation of paclitaxel by short intravenous infusion in metastatic melanoma [J]. Melanoma Res, 2004, 14 (1): 63-6.

[128] HERSH E, DEL VECCHIO M, BROWN M, et al. Phase III randomized, open-label, multicenter trial of nab-paclitaxel (nab-P) versus dacarbazine (DTIC) in previously untreated patients with metastatic malignant melanoma (MMM) [J]. Pigment Cell Melanoma Res, 2012, 25 (6): 863.

[129] EKEDAHL H, CIRENAJWIS H, HARBST K, et al. The clinical significance of BRAF and NRAS mutations in a clinic-based metastatic melanoma cohort [J]. Br J Dermatol, 2013, 169 (5): 1049-55.

[130] SALA E, MOLOGNI L, TRUFFA S, et al. BRAF silencing by short hairpin RNA or chemical blockade by PLX4032 leads to different responses in melanoma and thyroid carcinoma cells [J]. Mol Cancer Res, 2008, 6 (5): 751-9.

[131] HALABAN R, ZHANG W, BACCHIOCCHI A, et al. PLX4032, a selective BRAF (V600E) kinase inhibitor, activates the ERK pathway and enhances cell migration and proliferation of BRAF melanoma cells [J]. Pigment Cell Melanoma Res, 2010, 23 (2): 190-200.

[132] LEMECH C, INFANTE J, ARKENAU H T. The potential for BRAF V600 inhibitors in advanced cutaneous melanoma: rationale and latest evidence [J]. Ther Adv Med Oncol, 2012, 4 (2): 61-73.

[133] MCARTHUR G A, CHAPMAN P B, ROBERT C, et al. Safety and efficacy of vemurafenib in BRAF (V600E) and BRAF (V600K) mutation-positive melanoma (BRIM-3): extended follow-up of a phase 3, randomised, open-label study [J]. Lancet Oncol, 2014, 15 (3): 323-32.

[134] SOSMAN J A, KIM K B, SCHUCHTER L, et al. Survival in BRAF V600-mutant advanced melanoma treated with vemurafenib [J]. N Engl J Med, 2012, 366 (8): 707-14.

[135] HAUSCHILD A, GROB J J, DEMIDOV L V, et al. Dabrafenib in BRAF-mutated metastatic melanoma: a multicentre, open-label, phase 3 randomised controlled trial [J]. Lancet (London, England), 2012, 380 (9839): 358-65.

[136] ASCIERTO P A, MINOR D, RIBAS A, et al. Phase II trial (BREAK-2) of the BRAF inhibitor dabrafenib (GSK2118436) in patients with metastatic melanoma [J]. Journal of clinical oncology: official journal of the American Society of Clinical Oncology, 2013, 31 (26): 3205-11.

[137] LONG G V, TREFZER U, DAVIES M A, et al. Dabrafenib in patients with Val600Glu or Val600Lys BRAF-mutant melanoma metastatic to the brain (BREAK-MB): a multicentre, open-label, phase 2 trial [J]. Lancet Oncol, 2012, 13 (11): 1087-95.

[138] FLAHERTY K T, ROBERT C, HERSEY P, et al. Improved survival with MEK inhibition in BRAF-mutated melanoma [J]. N Engl J Med, 2012, 367 (2): 107-14.

[139] KIM K B, KEFFORD R, PAVLICK A C, et al. Phase II study of the MEK1/MEK2 inhibitor Trametinib in patients with metastatic BRAF-mutant cutaneous melanoma previously treated with or without a BRAF inhibitor [J]. Journal of clinical oncology: official journal of the American Society of Clinical Oncology, 2013, 31 (4): 482-9.

[140] FLAHERTY K T, INFANTE J R, DAUD A, et al. Combined BRAF and MEK inhibition in melanoma with BRAF V600 mutations [J]. N Engl J Med, 2012, 367 (18): 1694-703.

[141] PAVLICK AC, RIBAS A, GONZALEZ R, et al. Extended follow-up results of phase Ib study (BRIM7) of vemurafenib (VEM) with cobimetinib (COBI) in BRAF-mutant melanoma [J]. ASCO Meeting Abstracts, 2015, 33: 9020.

[142] SANLORENZO M, CHOUDHRY A, VUJIC I, et al. Comparative profile of cutaneous adverse events: BRAF/MEK inhibitor combination therapy versus BRAF monotherapy in melanoma [J]. J Am Acad Dermatol, 2014, 71 (6): 1102-9 e1.

[143] CURTIN JA, BUSAM K, PINKEL D, BASTIAN BC. Somatic activation of KIT in distinct subtypes of melanoma. J Clin Oncol 2006, 24: 4340-4346.

[144] DUENSING A, MEDEIROS F, MCCONARTY B, et al. Mechanisms of oncogenic KIT signal transduction in primary gastrointestinal stromal tumors (GISTs) [J]. Oncogene, 2004, 23 (22): 3999-4006.

[145] GUO J, SI L, KONG Y, et al. Phase II, open-label, single-arm trial of imatinib mesylate in patients with metastatic melanoma harboring C-KIT mutation or amplification [J]. Journal of clinical oncology: official journal of the American Society of Clinical Oncology, 2011, 29 (21): 2904-9.

[146] CARVAJAL R D, ANTONESCU C R, WOLCHOK J D, et al. KIT as a therapeutic target in metastatic melanoma [J]. Jama, 2011, 305 (22): 2327-34.

[147] HODI F S, CORLESS C L, GIOBBIE-HURDER A, et al. Imatinib for melanomas harboring mutationally activated or amplified KIT arising on mucosal, acral, and chronically sun-damaged skin [J]. Journal of clinical oncology: official journal of the American Society of Clinical Oncology, 2013, 31

(26): 3182-90.

[148] WYMAN K, ATKINS M B, PRIETO V, et al. Multicenter Phase II trial of high-dose imatinib mesylate in metastatic melanoma: significant toxicity with no clinical efficacy [J]. Cancer, 2006, 106 (9): 2005-11.

[149] KLUGER H M, DUDEK A Z, MCCANN C, et al. A phase 2 trial of dasatinib in advanced melanoma [J]. Cancer, 2011, 117 (10): 2202-8.

[150] UGUREL S, HILDENBRAND R, ZIMPFER A, et al. Lack of clinical efficacy of imatinib in metastatic melanoma [J]. Br J Cancer, 2005, 92 (8): 1398-405.

[151] LEE S J, KIM T M, KIM Y J, et al. Phase II Trial of Nilotinib in Patients With Metastatic Malignant Melanoma Harboring KIT Gene Aberration: A Multicenter Trial of Korean Cancer Study Group (UN10-06) [J]. Oncologist, 2015, 20 (11): 1312-9.

[152] CARVAJAL R D, LAWRENCE D P, WEBER J S, et al. Phase II Study of Nilotinib in Melanoma Harboring KIT Alterations Following Progression to Prior KIT Inhibition [J]. Clin Cancer Res, 2015, 21 (10): 2289-96.

[153] GUO J, CARVAJAL R D, DUMMER R, et al. Efficacy and safety of nilotinib in patients with KIT-mutated metastatic or inoperable melanoma: final results from the global, single-arm, phase II TEAM trial [J]. Ann Oncol, 2017, 28 (6): 1380-7.

[154] PROSVICOVA J, LUKESOVA S, KOPECKY J, et al. Rapid and clinically significant response to masitinib in the treatment of mucosal primary esophageal melanoma with somatic KIT exon 11 mutation involving brain metastases: A case report [J]. Biomed Pap Med Fac Univ Palacky Olomouc Czech Repub, 2015, 159 (4): 695-7.

[155] HERSH E M, O'DAY S J, POWDERLY J, et al. A phase II multicenter study of ipilimumab with or without dacarbazine in chemotherapy-naïve patients with advanced melanoma [J]. Invest New Drugs, 2011, 29 (3): 489-98.

[156] WOLCHOK J D, WEBER J S, HAMID O, et al. Ipilimumab efficacy and safety in patients with advanced melanoma: a retrospective analysis of HLA subtype from four trials [J]. Cancer Immun, 2010, 10: 9.

[157] BRAHMER J R, DRAKE C G, WOLLNER I, et al. Phase I study of single-agent anti-programmed death-1 (MDX-1106) in refractory solid tumors: safety, clinical activity, pharmacodynamics, and immunologic correlates [J]. Journal of clinical oncology: official journal of the American Society of Clinical Oncology, 2010, 28 (19): 3167-75.

[158] BRAHMER J R, TYKODI S S, CHOW L Q, et al. Safety and activity of anti-PD-L1 antibody in patients with advanced cancer [J]. N Engl J Med, 2012, 366 (26): 2455-65.

[159] TOPALIAN S L, HODI F S, BRAHMER J R, et al. Safety, activity, and immune correlates of anti-PD-1 antibody in cancer [J]. N Engl J Med, 2012, 366 (26): 2443-54.

[160] HAMID O, ROBERT C, DAUD A, et al. Five-year survival outcomes for patients with advanced melanoma treated with pembrolizumab in KEYNOTE-001 [J]. Ann Oncol, 2019, 30 (4): 582-8.

[161] SI L, ZHANG X, SHU Y, et al. A Phase Ib Study of Pembrolizumab as Second-Line Therapy for Chinese Patients With Advanced or Metastatic Melanoma (KEYNOTE-151) [J]. Translational oncology, 2019, 12 (6): 828-35.

[162] TANG B, CHI Z, CHEN Y, et al. Safety, Efficacy, and Biomarker Analysis of Toripalimab in Previously Treated Advanced Melanoma: Results of the POLARIS-01 Multicenter Phase II Trial [J]. Clin Cancer Res, 2020, 26 (16): 4250-9.

[163] WEBER J S, D'ANGELO S P, MINOR D, et al. Nivolumab versus chemotherapy in patients with advanced melanoma who progressed after anti-CTLA-4 treatment (CheckMate 037): a randomised, controlled, open-label, phase 3 trial [J]. Lancet Oncol, 2015, 16 (4): 375-84.

[164] LIEW D N, KANO H, KONDZIOLKA D, et al. Outcome predictors of Gamma Knife surgery for melanoma brain metastases. Clinical article [J]. J Neurosurg, 2011, 114 (3): 769-79.

[165] FRAKES J M, FIGURA N B, AHMED K A, et al. Potential role for LINAC-based stereotactic radiosurgery for the treatment of 5 or more radioresistant melanoma brain metastases [J]. J Neurosurg, 2015, 123 (5): 1-7.

[166] SELEK U, CHANG E L, HASSENBUSCH S J, 3RD, et al. Stereotactic radiosurgical treatment in 103 patients for 153 cerebral melanoma metastases [J]. Int J Radiat Oncol Biol Phys, 2004, 59 (4): 1097-106.

[167] BERNARD M E, WEGNER R E, REINEMAN K, et al. Linear accelerator based stereotactic radiosurgery for melanoma brain metastases [J]. J Cancer Res Ther, 2012, 8 (2): 215-21.

[168] RADES D, SEHMISCH L, HUTTENLOCHER S, et al. Radiosurgery alone for 1-3 newly-diagnosed brain metastases from melanoma: impact of dose on treatment outcomes [J]. Anticancer Res, 2014, 34 (9): 5079-82.

[169] ATKINS M B, SOSMAN J A, AGARWALA S, et al. Temozolomide, thalidomide, and whole brain radiation therapy for patients with brain metastasis from metastatic melanoma: a phase II Cytokine Working Group study [J]. Cancer, 2008, 113 (8): 2139-45.

[170] FOGARTY G, MORTON R L, VARDY J, et al. Whole brain radiotherapy after local treatment of brain metastases in melanoma patients--a randomised phase III trial [J]. BMC cancer, 2011, 11 (142.

[171] CHANG E L, WEFEL J S, HESS K R, et al. Neurocognition in patients with brain metastases treated with radiosurgery or radiosurgery plus whole-brain irradiation: a randomised controlled trial [J]. Lancet Oncol, 2009, 10 (11): 1037-44.

[172] HUGUENIN P U, KIESER S, GLANZMANN C, et al. Radiotherapy for metastatic carcinomas of the kidney or melanomas: an analysis using palliative end points [J]. Int J Radiat Oncol Biol Phys, 1998, 41 (2): 401-5.

[173] OLIVIER K R, SCHILD S E, MORRIS C G, et al. A higher radiotherapy dose is associated with more durable palliation and longer survival in patients with metastatic melanoma [J]. Cancer, 2007, 110 (8): 1791-5.

[174] OVERGAARD J, VON DER MAASE H, OVERGAARD M. A randomized study comparing two high-dose per fraction radiation schedules in recurrent or metastatic malignant melanoma [J]. Int J Radiat Oncol Biol Phys, 1985, 11 (10): 1837-9.

[175] SAUSE W T, COOPER J S, RUSH S, et al. Fraction size in external beam radiation therapy in the treatment of melanoma [J]. Int J Radiat Oncol Biol Phys, 1991, 20 (3): 429-32.

[176] ANKER C J, RIBAS A, GROSSMANN A H, et al. Severe liver and skin toxicity after radiation and vemurafenib in metastatic melanoma [J]. Journal of clinical oncology: official journal of the American Society of Clinical Oncology, 2013, 31 (17): e283-7.

[177] PEUVREL L, RUELLAN A L, THILLAYS F, et al. Severe radiotherapy-induced extracutaneous toxicity under vemurafenib [J]. Eur J Dermatol, 2013, 23 (6): 879-81.

[178] JAHANSHAHI P, NASR N, UNGER K, et al. Malignant melanoma and radiotherapy: past myths, excellent local control in 146 studied lesions at Georgetown University, and improving future management [J]. Frontiers in oncology, 2012, 2 (167.

[179] SHENG X, YAN X, CHI Z, et al. Axitinib in Combination With Toripalimab, a Humanized Immunoglobulin G4 Monoclonal Antibody Against Programmed Cell Death-1, in Patients With Metastatic Mucosal Melanoma: An Open-Label Phase IB Trial [J]. Journal of clinical oncology: official journal of the American Society of Clinical Oncology, 2019, 37 (32): 2987-99.

[180] YAN X, SHENG X, CHI Z, et al. Randomized Phase II Study of Bevacizumab in Combination With

Carboplatin Plus Paclitaxel in Patients With Previously Untreated Advanced Mucosal Melanoma [J]. Journal of clinical oncology：official journal of the American Society of Clinical Oncology，2021，39（8）：881-9.

[181] 樊代明. 整合肿瘤学·临床卷[M]. 北京：科学出版社，2021.

[182] 樊代明. 整合肿瘤学·基础卷[M]. 西安：世界图书出版西安有限公司，2021.

儿童及青少年横纹肌肉瘤

名誉主编

樊代明

主　编

马晓莉　王焕民　倪　鑫　汤永民

副主编

段　超　苏　雁　成海燕　刘志凯　黄东生

汤静燕

编　委（姓氏笔画排序）

于　彤　马晓莉　方拥军　王生才　王金湖

王　珊　王焕民　伏利兵　刘志凯　刘雅莉

孙　宁　孙晓非　成海燕　汤永民　汤静燕

何乐健　张伟令　张福泉　张潍平　苏　雁

段　超　赵卫红　徐晓军　殷敏智　袁晓军

高　举　黄东生　彭　芸　董岿然　蒋马伟

黎　阳

秘书组

周宇晨　朱　帅　蒋持怡　苏明珠　童楚鸿

第一章

概述

第一节 病因及流行病学

横纹肌肉瘤（Rhabdomyosarcoma，RMS）是儿童最常见的软组织肉瘤，约占儿童恶性肿瘤的3.5%。RMS在美国20岁以下人群中总发病率为4.5/100万，男性高于女性（1.37∶1）。美国1973—2005年SEER数据库1544例RMS的流行病学结果显示，<1岁占6%，1~4岁31%，5~9岁25%，10~14岁18%，15~19岁20%；胚胎型RMS在0~4岁最常见（占42%），多形型RMS在15岁以上占59%。欧洲1978—1997年数据显示，15岁以下儿童RMS发病率为5.4/100万，日本1993—2010年RMS发病率为3.4/100万。中国上海2002—2005年报告RMS发病率为3.4/100万，低于美国及欧洲。

RMS是一种间叶来源的恶性肿瘤，被认为起源于骨骼肌细胞系。最近研究显示，RMS也可起源于缺乏骨骼肌组织的区域，如内皮祖细胞。

儿童及青少年RMS的病因仍不明确，多为偶发性。RMS与多种癌症易感综合征相关。50%以上的RMS见于10岁以下儿童，表明宫内和早期环境暴露可能在RMS病因中起重要作用。此外，父母高龄、母亲孕早期X-射线暴露是发生RMS的危险因素，出生体重过高及过低是发生腺泡型横纹肌肉瘤（Alveolar rhabdomyosarcoma，ARMS）的危险因素。目前研究结果尚不能表明，各种类型的出生缺陷、早产儿、父亲的电磁场职业暴露等因素与RMS发生存在明确相关。

第二节 RMS的基因易感性

越来越多证据表明，RMS与多种癌症易感综合征相关，包括Li-Fraumeni综合征、DICER1综合征、Beckwith-Wiedemann综合征，以及各种RAS病（Rasopathies），如Costello综合征、Noonan综合征、1型神经纤维瘤病等。这类遗传性癌症易感综合征的特点是肿瘤谱广、发病早、对基因毒性药物异常敏感、多种肿瘤的高发生率。存在肿瘤易感基因的RMS，罹患第二肿瘤的风险明显升高，因此对制定手术及放化疗、随访策略至关重要。对其家系的筛查，有助于对其家族中其他携带胚系突变的家庭成员进行遗传咨询及肿瘤监测指导。

胚胎型RMS（Embryonal rhabdomyosarcoma，ERMS）较ARMS更易见胚系突变。对年幼RMS患儿，病理类型为胚胎型，具有间变性（弥漫性或局灶性）特征，不论有无恶性肿瘤家族史，均应进行肿瘤易感基因，如TP53突变的遗传学检测。对发生于泌尿生殖系如膀胱、宫颈部位的ERMS，应注意DICER1肿瘤易感基因的筛查。

注：

COG对615例新诊断RMS行外显子测序，对照人群9963例，结果发现7.3%存在胚系肿瘤易感基因，最常见是TP53（n=11）、NF1（n=9）和HRAS（n=5）。检出胚系肿瘤易感基因的ERMS年龄更低，中位诊断年龄3岁。

Li-Fraumeni综合征：这种综合征与肿瘤蛋白p53基因（TP53）异常有关。Hettme报告15名具有间变性特征的儿童RMS，11名（73%）出现胚系TP53突变。一项Li-Fraumeni综合征相关RMS研究中，100%患儿有间变性组织学特征。一项31例Li-Fraumeni综合征相关RMS研究中，12/16例肿瘤有间变性特征，第二恶性肿瘤的10年累积风险为40%，TP53基因突变在3岁以下有间变性特征的ERMS中更常见。因此，有间变性特征的ERMS低龄儿童应在治疗前行TP53突变分析，对TP53胚系突变患儿尽可能行宽切缘手术，以减少或避免放疗，并确保早期发现第二肿瘤。

神经纤维瘤病1型：与NF1基因突变相关，由NF1编码的神经纤维蛋白通常对Ras通路起负性调节作用。一项16例伴NF1的RMS进行的回顾性研究发现，所有均为ERMS。一项对日本26084名15岁以下癌症进行的回顾性分析发现，56名儿童患有NF1，除发病率较高的视神经胶质瘤及恶性神经鞘瘤外，在非神经系统肿瘤中，NF1在RMS中的发病率较高（1.36%）。

Costello综合征：罕见，由HRAS杂合突变激活引起。一项29例Costello综合征回顾性分析，19例同时发生RMS，中位年龄2.3岁，其中ERMS 9例，ARMS 1例。另一项784例伴RAS突变回顾性分析，12名癌症中2例伴HRAS胚系突变发展成ERMS。

DICER1综合征：胚系DICER1突变被认为与如下儿童及青少年罕见肿瘤相关，包括胸膜肺母细胞瘤、卵巢Sertoli-Leydig细胞肿瘤、甲状腺结节、RMS。Stewart研究显示RMS是DICER1突变携带者中第四常见肿瘤，平均诊断年龄10岁。一项DICER1突变在儿童RMS相关性分析中发现，共6例携带DICER1胚系突变病例发生7例次ERMS，其中3例位于膀胱，3例位于子宫颈。一项女性生殖道RMS的回顾性分析显示，除Sertoli-Leydig细胞肿瘤外，宫颈EMRS是与DICER1最相关的女性生殖道肿瘤。

Noonan综合征：Noonan综合征是一种常染色体显性遗传的肿瘤易感综合征，涉及RAS通路上多种基因突变，如KRAS、NRAS、RAF1、BRAF、PTPN11、SOS1、

SHOC2及MEK1等。文献荟萃报告中，46例Noonan综合征中6例发生ERMS。

第三节　RMS的早诊和筛查

尽管RMS是罕见病，但早诊是提高生存率的重要因素。RMS通常出现临床症状后才被诊断，对早诊和筛查有挑战性。然而，RMS与某些遗传性肿瘤易感综合征和胚系基因突变有关，检测这些易感基因可能有助于早诊和筛查，从而改善早期肿瘤的治疗及预后。

对于有TP53胚系突变者，发生软组织肉瘤的风险伴随终身，可每年行全身MRI，以早期筛出RMS。有胚系DICER1突变的个体可增加泌尿生殖系RMS发生概率，因此应定期监测腹盆腔影像，对携带胚系DICER1突变的青春期和青春期后女孩，需监测子宫颈RMS的发生。有Costello综合征、Noonan综合征、1型神经纤维瘤病等癌症易感综合征儿童，均需定期监测RMS发生，尤其是ERMS。

第二章

RMS 的诊断

第一节 临床表现

RMS可发生于身体任何部位，常见原发部位包括头颈部（36%）、泌尿生殖道（23%）、四肢（19%）和其他部位（22%），以头颈多发。据原发瘤部位分类，55%位于预后良好部位，45%位于预后不良部位。

初诊时，约25%的RMS出现转移。肺是最常见转移部位（40%~50%），其他转移部位包括骨髓（20%~30%）、骨骼（10%）、淋巴结（20%，取决于原发肿瘤部位）。3%~6%的青少年及年轻成年女性RMS会发生乳腺转移，表现为乳腺肿块，多见于ARMS。

1岁以下婴儿及10岁以上儿童，与1~9岁儿童相比预后不佳。婴儿的不良预后与婴儿发病率低、骨髓对化疗耐受性差、不愿积极配合局部治疗而导致局部治疗失败有关。青少年更多见不良肿瘤特征，包括腺泡型、预后不良部位（主要是四肢）、局部淋巴结受累和转移性疾病，导致其预后差。

注：

头颈部RMS可发生在眼眶、脑膜旁区（中耳、鼻腔、鼻旁窦、鼻咽和颞下窝）或非脑膜旁区（头皮、腮腺、口腔、咽部、甲状腺和甲状旁腺以及颈部）。脑膜旁区占头颈部RMS的50%，可表现为出现鼻腔或外耳道脓血性分泌物、耳道或鼻腔阻塞、吞咽困难，颅神经或其他神经系统症状，提示颅底或中枢神经系统侵犯。眼眶RMS占头颈部RMS的25%，表现为眼球突出、固定、眼睑增厚、眶周出血或斜视等。喉部RMS极少见，占头颈部RMS的3%，可表现为声音嘶哑、喉痛、咽部异物感、吞咽不畅、呼吸困难等。

泌尿生殖系RMS（如膀胱/前列腺、睾旁、阴道、子宫，及宫颈等部位）约占RMS的15%~20%，最常见于膀胱和前列腺，约占30%~50%。膀胱RMS多在膀胱三角区内或附近，向腔内生长，以血尿、尿路梗阻、尿中黏液血性成分为主要表现。睾丸旁RMS占泌尿生殖道RMS的7%左右，发病呈双峰年龄分布，3~4月龄婴儿期及16岁左右的青春期，肿瘤起源于附睾、精索、睾丸和睾丸膜的间充质组织，表现为进行性增大的单侧阴囊内无痛性肿物。女性生殖道RMS约占RMS的3.5%，阴道RMS表现为黏液血性分泌物、阴道突出的息肉样肿块，易发生于婴儿期和年幼儿童；子宫颈RMS以阴道出血、阴道肿块为主要症状。

原发于会阴-肛周区的RMS极为罕见，仅占所有RMS的2%左右，90%以上表现为肛周肿块，经常被误诊为肛周脓肿而接受抗生素治疗、甚至脓肿切开手术、瘘管切除术等，误诊率高达45%。其他症状包括便血、排便困难和大便失禁。

原发于胸腔、腹部和盆腔RMS，因肿瘤位置深，早期可无症状，诊断时往往肿瘤已经很大，常包绕大血管，难以完全切除。胸腔RMS表现为咳嗽、喘息、呼吸困难，腹盆腔RMS可表现腹部包块、腹胀、尿便潴留等症状。

原发于胆道的RMS少见，可有梗阻性黄疸，可发生肝内、腹膜后及肺的转移。

第二节　RMS的影像学检查

对疑似肿瘤活检之前，应获得肿块的基线影像学检查结果。病理确诊RMS后，在治疗前应进行全面影像评估以了解受累范围，并确定分期、分组。

表49-2-1　RMS的影像学检查推荐

	Ⅰ级推荐	Ⅱ级推荐	Ⅲ级推荐
原发肿瘤		CT或者MRI（平扫+增强） B超	X线
区域淋巴结		CT或MRI（平扫+增强） B超	
转移病灶及全身		CT或MRI（平扫+增强） 肺CT平扫评估有无肺部转移 B超 PET/PET-CT	骨扫描

原发肿瘤：在评估原发肿瘤时，MRI和CT均应采用增强扫描。考虑到CT辐射剂量风险，儿童在头颈部肿瘤、腹部、纵隔、椎旁肿瘤、四肢和泌尿生殖系统等部位的原发肿瘤中推荐首选MRI。患儿有金属植入物、幽闭恐惧症等MRI禁忌证时，推荐低剂量CT。颅底和脑部的MRI用于评估原发肿瘤位于脑膜旁区及非脑膜旁区的头颈部肿瘤。如怀疑椎管内延伸或脑膜受累，建议行脑脊髓MRI。睾丸旁肿瘤，必须评估区域（主动脉旁）淋巴结，可选择MRI或者超声。

区域淋巴结情况：区域淋巴结被定义为引流原发肿瘤部位的淋巴结，病理性非区域淋巴结则被确定为转移性疾病并接受相应治疗。可通过CT/MRI、B超或PET/PET-CT评估区域淋巴结情况。如有可能，应对明显肿大的淋巴结进行活检，因为在临床及影像学阴性的患者中，肿瘤阳性活检可改变治疗方案。

肺CT平扫：欧洲儿科软组织肉瘤研究组的一项前瞻性研究，纳入316例RMS，在胸部基线CT扫描中发现的不确定肺结节（≤4个直径小于5mm的肺结节，或1个直径5~10mm结节）接受的治疗与明确无肺结节患者相同，结果显示不确定结节的5年EFS和OS分别为77.0%和82.0%，明确无结节的5年EFS和OS分别为73.2%和80.8%（$P=0.68$ 和 $P=0.76$），两者无统计学差别。因此，诊断时不确定的肺结节不影响局限性RMS预后，对诊断时肺CT有不确定肺结节的RMS，无需行活检或提高分期。

PET/PET-CT扫描：PET/PET-CT有助于提高初始分期的准确性，检测淋巴结受累PET-CT敏感性为80%~100%，特异性为89%~100%；而常规检查敏感性为67%~86%，特异性在90%~100%。对远处转移部位，PET-CT的敏感性为95%~100%，特异性为80%~100%；而常规检查敏感性为17%~83%，特异性在43%~100%。有限证据显示PET-CT在检测骨转移病变优于骨扫描；对识别骨髓受累的敏感性有限；对肺转移的检出率低，可能会遗漏小的肺转移病灶。

超声：表浅病灶考虑超声检查，建议由有肌肉骨骼疾病经验的超声医生进行。超声检查可作为本病的检查方法之一，但尚需结合MRI或CT方可完整显示肿瘤全貌。

第三节 RMS的活检

1 活检适应证

表49-2-2 RMS活检适应证

活检适应证	推荐等级
影像学表现为肿瘤恶性程度高	Ⅰ级推荐
手术直接切除困难	Ⅰ级推荐
疾病晚期根治困难	Ⅰ级推荐

注：在对RMS进行治疗前，强烈建议先行活检。即使临床和影像学都提示非常典型的RMS，也须活检确诊及分型。

在以下几种情况下强调活检的必要性：①影像学表现肿瘤的恶性程度高，如坏死区域多、侵袭性生长、侵犯重要的血管和神经，活检有助于确定肿瘤的病理学类型，能协助外科医生评估手术的意义、制定合理的手术方案。②手术切除困难，可能造成较严重的并发症，拟通过术前放化疗为后续手术创造更好的机会。③病灶为多发、范围较广、根治意义不明确，术前诊断有助选择其他替代方案。

2 活检方式

表 49-2-3　RMS 活检方式

活检方式的选择	推荐等级
穿刺活检	Ⅰ级推荐
经内镜活检	Ⅰ级推荐
切开活检/切除活检	Ⅱ级推荐

注：推荐经皮粗针穿刺活检（CNB），可获足量病理组织，结合现代病理学、免疫细胞学、分子生物学等技术为诊断提供丰富的信息，病理诊断的准确性高。粗针穿刺活检有效、安全、微创、并发症少。通常需 B 超或 CT 引导。

如首次活检因为标本量少未获明确诊断，可考虑在影像学辅助下行再次穿刺活检或切开活检，以获确诊。

内镜活检适用于膀胱、前列腺、阴道、胆道等位置的肿瘤：①膀胱镜活检很适合于泌尿生殖系统肿瘤，是目前该部位 RMS 活检主要方法。②内镜下逆行胰胆管造影（ERCP）可结合胆道内活检诊断儿童胆道 RMS。主要优点是与肝活检相比，肿瘤局部扩散的风险要低。ERCP 还可同时进行患儿胆道系统的评估和胆管支架的植入。

手术切开活检可获更多标本，利于诊断，在无条件实施穿刺活检的单位推荐切开活检，肢体 RMS 切开活检应行纵行切口，以便以后的广泛局部切除。切开活检可能破坏解剖层面，术野暴露所致组织损伤也增加了种植转移的风险。由于无影像学引导反而容易误伤周围的重要血管或神经。对二次手术的要求比粗针穿刺活检高，另外费用也更高。

如病变范围小，位于浅层，病灶可完整切除且切除后不会造成重大功能障碍，若行穿刺活检反而会造成相对于原病灶更大的污染，可考虑做切除活检。切除活检时，应仔细标记切缘（常规均需标记，肉眼切除都不可靠，需要病理证实切缘情况），以便在切缘阳性的情况下再次切除。

不推荐进行细针穿刺活检（FNA），虽具有快速、微创等优点，但获取组织有限。不能满足免疫组化及分子病理学等检测需求，病理诊断的准确性低。

不推荐术中冰冻活检。

3 穿刺活检

表 49-2-4　RMS 穿刺活检

穿刺活检术的实施	推荐等级
穿刺前检查及准备	Ⅰ级推荐
出血风险评估	Ⅰ级推荐

穿刺活检术的实施	推荐等级
超声引导下CNB	Ⅰ级推荐
术后留诊观察	Ⅰ级推荐

注：穿刺前需详细询问病史，评估全身状态，交代穿刺操作风险和注意事项，签署知情同意书。

推荐术前评估出血危险因素，包括血常规和出凝血时间，影响凝血功能的疾病和抗血栓药物服用史等。有出血风险者行穿刺活检也并非完全禁忌，应由有经验的医生操作，术后压迫止血时间也应延长。

超声引导下CNB：①穿刺前应行高分辨率二维超声和彩色多普勒超声检查，定位穿刺目标，了解目标血供及周边的血管神经分布，遵循最短穿刺路径且安全有效穿刺的原则，同时以经过未来手术切口为宜，以便手术时可将穿刺道予以切除。②推荐使用Tru-cut活检针，一般选取16G/18G，沿探头声束平面进针，清楚显示针道和针尖。动态监测针尖位置，到达目标后，快速、多角度、多位点穿刺，一般取样3~5次，以保证样本代表性。尽量避开肿瘤组织坏死区。对囊实性病变，应从实性部分取材，若收集到囊液成分也须全部送检。获取组织中血液成分较多时可改变穿刺途径或换用更细的穿刺针，以降低血液成分对细胞学诊断的影响。③尽可能获得足够的肿瘤组织，以便不仅行常规的病理检查（HE染色、免疫组化），还可对新鲜标本行分子生物学检测。

推荐穿刺术后留诊观察20~30min，其间手动压迫穿刺点以止血，离开前需再次超声确认无活动性出血。如局部有少量出血，最有效的处理方式是压迫，可采用加压包扎、冰敷，防止再出血。部分患者可能伴穿刺部位轻微痛感或放射痛，术后多逐渐消失。持续疼痛可口服止疼药缓解。

无证据表明活检前及活检后需用抗生素预防感染。

常见并发症：①出血。②感染。③血管迷走神经反射：轻度头疼、恶心、出汗或类似癫痫样反应，均是由于术前、术中和术后的疼痛或紧张导致，建议平卧位，双腿略抬高，冷敷前额，监测生命体征。④针道种植转移：针道种植率低，与以下因素有关：针径过大、运针过多或有力、未释放负压就拔针，以及肿瘤侵袭性。

第四节 RMS的病理诊断

RMS传统分为两个主要组织学亚型，ERMS占60%~70%，ARMS占20%~30%。2013年WHO骨与软组织肿瘤分类明确RMS包括四个亚型：ERMS、ARMS、多形型RMS（Pleomorphic rhabdomyosarcoma）、梭形细胞/硬化型RMS（Spindle cell/sclerosing rhabdomyosarcoma）。2020年WHO RMS分类对上述分类并无修订。

病理报告常规包括病变部位、病理诊断。如样本量足够，需一并报告组织学亚型。手术完整切除标本还应包括：肿瘤大小、重量、病理诊断和组织学亚型、坏死百分率、手术切缘、肿瘤周缘组织浸润、脉管内瘤栓和区域淋巴结受累情况。临床研究表明，即使无淋巴结转移的临床证据，也应常规术中区域淋巴结活检，尤其是原发于肢体的RMS。免疫组化标记物Desmin、MyoD1和Myogenin诊断RMS敏感度和特异度较高。

注：美国1973—2005年SEER数据，1544例RMS病人，胚胎型67%，腺泡型32%，多形型1%。其中胚胎型在0~4岁儿童最常见，占42%，腺泡型在15岁以上青年占59%。胚胎型在头颈部最常见，见于33%病例；腺泡型在四肢最常见，占35%病例，其次是头颈部；53%多形型也见于四肢。

ERMS：RMS最常见亚型，常见于5岁以下儿童，好发于头颈部和泌尿生殖道。组织学特点类似于孕7~10周胚胎骨骼肌，显示胞质极少的梭形细胞、胞质丰富、嗜酸性大细胞，或胞质稀少、小卵圆形细胞，一些梭形细胞呈疏松和致密交替排列，肌母细胞分散在原始间叶细胞中；葡萄状变异型是ERMS一个特殊亚型，好发于膀胱、阴道、鼻腔、鼻窦和胆道等空腔脏器。肉眼检查呈息肉状。3%~13%的ERMS存在间变：胞核大、深染、常为背景细胞的三倍，间变瘤细胞可呈局灶型或弥漫型分布。间变不要与多形型相混淆，在多形型RMS中，无小瘤细胞背景群。

ARMS好发于较大儿童、青少年和青年人，以四肢、会阴和椎旁区域多见。ARMS组织学表现与孕10~21周的胎儿骨骼肌形态相似，典型病理形态特点：小圆细胞被纤维血管间质分隔呈巢状或片状，粘附性差、排列松散的瘤细胞位于腺泡腔中，其间可见多核瘤巨细胞。横纹肌母细胞分化在该亚型中少见，但可见于治疗后肿瘤标本中。ARMS亚型，肿瘤组织必须有50%以上的腺泡亚型。但实体型RMS为ARMS特殊的亚型，"腺泡"结构不明显或缺乏。

梭形细胞/硬化型RMS：占RMS的5%~10%，年轻患者多见，睾丸旁最常见，其次是头颈部。组织学特点，通常由长束相对均匀的梭形细胞组成，高倍镜下见两种细胞形态，大多数为梭形细胞，胞质丰富红染，有椭圆形或细长的核，核深染，核仁不明显或有1个小核仁，另可见少量核仁深染，核仁明显，红染胞质丰富的肌母细胞。免疫组化染色显示瘤细胞常表达Desmin和MyoD1弥漫强阳性，而Myogenin表达常呈斑片状。

多形型RMS：好发于成人四肢，儿童极少发生，是高级别软组织肿瘤，形态更像未分化多形型肉瘤。组织学主要由多形型瘤细胞和一些小的未分化细胞及梭形细胞混合组成，肌母细胞分化很罕见，存在大量嗜酸性多边形细胞质细胞，部分区域可见瘤巨细胞或多核巨细胞。多形型在该亚型中弥漫分布，与ERMS中可能出现的局灶性间变特征相反。免疫组化染色Desmin呈弥漫阳性，Myogenin和MyoD1常局灶阳性。

第五节 RMS的分子病理检测

病理组织形态学诊断仍然是诊断RMS的金标准。分子遗传学检测正成为一种辅助检测方法。后者大多数采用荧光原位杂交（FISH）、PCR和NGS方法。组织形态学和分子遗传学相结合是WHO自2000年以来分类的主要进展之一。

表49-2-5 RMS的分子病理分型

病理类型	染色体改变	分子类型
ERMS	复杂改变	MYOD1变异、KRAS变异、HRAS变异、TP53变异、NF1变异、NRAS变异、PIK3CA变异、FBXW7变异、FGFR4变异、BCOR变异
ARMS	t（2；13）(q35；q14) t（1；13）(p36；q14) t（X；2）(q13；q35)	PAX3-FOXO1 PAX7-FOXO1 PAX3-AFX
多形型RMS		不明确
梭形细胞/硬化型RMS		具有VGLL2/NCOA2重排的RMS 伴有MYOD1突变的RMS 具有TFCP2重排的RMS

ERMS：大多数ERMS有染色体11P15区等位基因丢失，即11P15.5杂合性缺失（LOH）。有广泛的体细胞突变，包括TP53、RAS家族（NRAS、KRAS、HRA）、PIK3CA、CTNNB1和FGFR4（81114）中的基因突变，以及11p15的杂合性缺失。

ARMS：75%的ARMS存在位于13号染色体上的FOXO1基因与位于2号染色体t（2；13）（q35；q14）上的PAX3基因或与位于1号染色体t（1；13）（p36；q14）上的PAX7基因的易位。

COG-D9803研究纳入434例RMS预后分析显示，5年EFS PAX3-FOXO1融合54%与PAX7-FOXO1融合65%均低于ERMS的77%（P<0.001），5年OS PAX3-FOXO1融合64%明显低于PAX7-FOXO1融合87%（P=0.006）。无FOXO1融合的ARMS生物学特性与ERMS相似，5年EFS 90% vs.77%，无差异。一项334例RMS系统综述显示，PAX3-FOXO1、PAX7-FOXO1和融合基因阴性RMS 5年OS分别为39%、74%和84%（P<0.001），PAX3-FOXO1融合基因阳性与预后显著相关，PAX7/FOXO1融合阳性与阴性RMS无显著差异。一项meta分析共纳入7项研究，包括993例RMS，其中3项研究显示融合阳性和阴性的ARMS生存率无显著差异，4项研究表明PAX3-FOXO1融合比PAX7-FOXO1的存活概率更低，但未达统计学意义。虽然生存率无显著差异，但有迹象表明，PAX3-FOXO1融合是不利预后因素。

梭形细胞/硬化型RMS：2020年第五版《WHO软组织和骨肿瘤分类》将梭形细胞/硬化型RMS分为有多个分子遗传学改变如VGLL2、CITED2、NCOA2、MEIS1、

EWSR1、TFCP2等分子亚型，其中常见的有以下三种，其预后有显著差异。①具有VGLL2/NCOA2重排的RMS：主要发生在3岁以下婴幼儿，部分为先天性梭形细胞RMS，主要累及软组织，好发于躯干、睾丸旁，其次是头颈部，生物学行为类似于先天性/婴幼儿纤维肉瘤，预后良好。基因重排包括SRF-NCOA2、TEAD1-NCOA2、VGLL2-NCOA2、VGLL2-CITED2、SRF-FOXO1。部分病人骨内RMS存在MES1-NCOA2融合。Agaram报告三例MES1-NCOA2融合的RMS，主要见于成年的骨骼中，侵袭性更强。②伴有MYOD1突变的RMS：年龄范围广，2~94岁，女性多见，常累及头颈部，其次为躯干、四肢，纯合性/或杂合性MYOD1外显子突变，可伴PIK3CA共突变，生物学行为类似ARMS，预后差，儿童死亡率高达83%。③具有TFCP2重排的RMS：罕见，通常TFCP2基因与FUS或EWSR1融合，可见ALK表达（在缺乏ALK基因重排的情况下），常见于颌面骨骼，累及软组织，年龄范围11~86岁，侵袭性高，预后差，中位生存期8个月。

多形型RMS：主要见于成人，60岁以上患者，儿童罕见，可在任何部位发生，并与不良结局相关。目前未发现特异性分子遗传学改变。

第六节 RMS分期

表49-2-6 RMS TNM治疗前分期系统

分期	原发部位	肿瘤浸润	肿瘤最大直径（cm）	淋巴结转移	远处转移
1	预后良好位置	T_1或T_2	任何	N_0、N_1、N_x	M_0
2	预后不良位置	T_1或T_2	a≤5cm	N_0或N_x	M_0
3	预后不良位置	T_1或T_2	a≤5cm b>5cm	N_1 N_0、N_1、N_x	M_0
4	预后良好和不良位置	T_1或T_2	任何	N_0、N_1、N_x	M_1

注：T_1肿瘤局限于原发解剖部位；T_2肿瘤超出原发解剖部位，侵犯邻近器官或组织；a肿瘤最大径≤5cm；b肿瘤最大径>5cm；N_0无区域淋巴结转移；N_1有区域淋巴结转移；N_x区域淋巴结转移不详；M_0无远处转移；M_1有远处转移。

预后良好的位置指眼眶、头颈（除外脑膜旁区域）、胆道、非肾脏、膀胱和前列腺区泌尿生殖道；预后不良的位置指膀胱和前列腺，肢体，脑膜，其他包括背部、腹膜后、盆腔、会阴部/肛周、胃肠道和肝脏。脑膜旁区域指原发部位在中耳-乳突、鼻腔、鼻窦、鼻咽、颞下窝、翼腭、咽旁区等区域，以及其他距离颅骨1.5cm以内病灶。

表49-2-7 RMS-IRS手术后病理分期

分期	临床特征
I	局限性病变，肿瘤完全切除，且病理证实已完全切除，无区域淋巴结转移（除了头颈部病灶外，需要淋巴结活检或切除以证实无区域性淋巴结受累）
	Ia肿瘤局限于原发肌肉或原发器官
	Ib肿瘤侵犯至原发肌肉或器官以外的邻近组织，如穿过筋膜层

续表

分期	临床特征
Ⅱ	肉眼所见肿瘤完全切除，肿瘤已有局部浸润或区域淋巴结转移
	Ⅱa 肉眼所见肿瘤完全切除，但镜下有残留，区域淋巴结无转移
	Ⅱb 肉眼所见肿瘤完全切除，镜下无残留，但区域淋巴结转移
	Ⅱc 肉眼所见肿瘤完全切除，镜下有残留，区域淋巴结有转移
Ⅲ	肿瘤未完全切除或仅活检取样，肉眼有残留肿瘤
	Ⅲa 仅做活检取样
	Ⅲb 肉眼所见肿瘤大部分被切除，但肉眼有明显残留肿瘤
Ⅳ	有远处转移，肺、肝、骨、骨髓、脑、远处肌肉或淋巴结转移（脑脊液细胞学检查阳性，胸水或腹水以及胸膜或腹膜有瘤灶种植等）

注：局部转移指肿瘤浸润或侵犯原发部位邻近的组织。区域转移指肿瘤迁移至原发部位引流区淋巴结。远处转移指肿瘤进入血液循环转移至其他部位。

淋巴结转移：纳入 Intergroup Rhabdomyosarcoma Study Ⅳ（IRS-Ⅳ）的898例RMS患者为三组，即临床或病理均无淋巴结转移（696例）（N0）、临床或病理阳性转移淋巴结（125例）（N1）、单部位转移（77例）。结果显示N1在不同原发部位发生率有差异，其中在会阴部高达50%、腹膜后28%、肢体23%。N0的ARMS预后明显优于N1的ARMS（5年EFS为73%和43%；5年OS为80%和46%；$P<0.001$），单部位转移的ARMS的EFS和OS较N1的ARMS更差。对于ERMS，N1和N0的EFS或OS无差异。

第七节 RMS 的危险度分组

根据病理亚型、术后病理分期和TNM分期，将危险度分为低危、中危、高危组，以便分层治疗。

表 49-2-8 RMS 的危险度分组

危险组	病理亚型	TNM分期	IRS分组
低危	胚胎型	1	Ⅰ~Ⅲ
	胚胎型	2~3	Ⅰ~Ⅱ
中危	胚胎型/多形型	2~3	Ⅲ
	腺泡型/多形型	1~3	Ⅰ~Ⅲ
高危	胚胎型/多形型/腺泡型	4	Ⅳ

由于目前国内应用CCCG-RMS-2016方案中中枢侵犯组方案证据级别不足，本危险度分组仍然借鉴COG的危险度分期系统，基于组织学、TNM分期、IRS分期。将危险度分为低危、中危、高危，以便分层治疗。所有转移性（M1）疾病，不考虑组织学类型，均为高危组。腺泡型局部区域RMS，不良部位的、不可切除的ERMS，为中危组。其他的ERMS为低危型，中枢侵犯组归入特殊部位RMS的诊治。

回顾性分析IRS Group从1972—1991年进行的4项研究，判断不同因素对预后的影响，有利的预后因素包括：①诊断时无远处转移；②眼眶、非脑膜旁区头/颈、非膀胱/前列腺区域泌尿生殖系统的主要部位；③诊断时对局部肿瘤进行大体完全手术切除；④胚胎/葡萄状组织学；⑤肿瘤大小≤5cm；⑥诊断时年龄<10岁。在COG的ARST1431研究中，危险度分组有所调整，低危组只包括TNM分期1期和2期及IRS分期Ⅰ期和Ⅱ期，只有眼眶部位RMS的IRS为Ⅲ期、且TNM为1期患者为低危组。在高危组中，TNM为4期、IRS为Ⅴ期的ERMS，只有年龄≥10岁才进入高危组，而<10岁则为中危组。欧洲儿童软组织肉瘤协作组危险度分期（European Paediatric Soft Tissue Sarcoma Study Group，EpSSG），也将年龄≥10岁纳入不良预后因素。

  风险分层一直是RMS临床管理改善的关键，当前治疗的总体风险分层基于肿瘤部位、可切除性、分期和组织学亚型。但是，目前的风险分层并未使用分子数据。从1993年发现PAX3/FOXO1融合基因，在目前的SIOP或COG临床试验中，PAX/FOXO1还不是一个正式的风险因素。一项meta分析共纳入7项研究，其中3项研究显示融合阳性和阴性的ARMS生存率无显著差异，4项研究表明，PAX3-FOXO1融合比PAX7-FOXO1的存活概率更低，PAX3－FOXO1融合是OS的不利预后因素，分析结果鼓励将融合基因状态纳入临床分子分类系统。这将是未来改进的方向。

第三章

RMS 的全身治疗

第一节 低危组 RMS 的化疗

表 49-3-1 低危组 RMS 的化疗

Ⅰ级推荐	Ⅱ级推荐
VAC×12周+VA×12周 [a]	VA×22周 [b]
	IVA×12周+VA×14周 [c]
	IVA×9周+（IVA×4周+VA×8周）或（IVA×12周）[d]

注：

a：我国CCCG-RMS协作组以及美国COG低危者推荐使用VAC（长春新碱+放线菌素D+环磷酰胺）×12周+VA（长春新碱+防线菌素D）×12周方案。化疗药物如下：

长春新碱（VCR）：静推，第1~10周，第13~22周；最大剂量2mg。<1岁，0.025mg/kg/次；1~3岁，0.05mg/kg/次；>3岁，1.5mg/m²/次。

放线菌素D（ADM）：静点1~5分钟入，第1、4、7、10、13、16、19、22周；最大单次剂量2.5mg。<1岁，0.025mg/kg/次；≥1岁，0.045mg/kg/次。

环磷酰胺（CTX）：静点1小时，第1、4、7、10周予。<1岁，40mg/kg/次；≥1岁，1.2g/m²/次。

美司那（Mesna）：360mg/m²/次，于环磷酰胺0、3、6、9小时予。

本方案更适用于TNM1期、IRSⅠ-Ⅱ组，TNM1期、IRS-Ⅲ组（眼眶），以及TNM 2期、IRSⅠ-Ⅱ组的胚胎型RMS。对TNM1期、IRS-Ⅲ组（非眼眶）以及TNM3期、IRSⅠ-Ⅱ组的患者，按VAC×12周+VA×36周方案化疗复发率高，在目前COG最新临床试验中已归入中危组。

b：欧洲EpSSG目前将年龄<10岁，IRSⅠ组，肿瘤<5cm，无淋巴结受累的RMS患儿，给予VA（长春新碱+放线菌素D）×22周方案，以避免烷化剂的使用。该临床试验结果将为今后低危组RMS的治疗提供证据支持。

c：欧洲EpSSG目前将≥10岁，原发于预后良好部位，IRSⅠ组，肿瘤>5cm，无淋巴结受累的RMS患儿，给予IVA（异环磷酰胺+长春新碱+放线菌素D）×12周+VA×14周方案，无放疗。

d：欧洲EpSSG目前将任何年龄，任何肿瘤大小，原发于预后良好部位，IRSⅡ-Ⅲ组，无淋巴结受累的RMS，给予IVA×9周+（IVA×4周+VA×8周）+放疗或（IVA×12周），无放疗。

IVA方案具体用法用量参考中危组化疗中EpSSG方案。

第二节 中危组 RMS 的化疗

表 49-3-2 中危组 RMS 的化疗

Ⅰ级推荐	Ⅱ级推荐
VAC方案×42周，或VAC/VI交替×42周[a]	VAC×12周+VA×12周[f]
VAC/VI交替+/− 坦罗莫斯 × 42周+（环磷酰胺 + 长春瑞滨）×24周[b, e]	
IVA×27周[c]+（环磷酰胺 + 长春瑞滨）×24周[d, e]	

注：a：我国CCCG-RMS-2016协作组方案中，中危组采用VAC（长春新碱+放线菌素D+环磷酰胺）或VAC/VI（长春新碱+伊立替康）交替。VI方案由长春新碱和伊立替康组成，长春新碱剂量同前，伊立替康50mg/m²/次，每疗程连用5天，单日最大≤100mg/天。化疗药物如下：

长春新碱（VCR）：静推，第1、2、3、4、5、6、7、8、9、10、13、14、15、16、17、18、19、20、22、25、28、31、34、37、40周。应用伊立替康期间，第26、27、32、33、38、39周，若血常规提示中性粒细胞大于0.75×10⁹/L，血小板大于75×10⁹/L，每周可酌情应用VCR。最大剂量2mg。<1岁，0.025mg/kg/次；1~3岁，0.05mg/kg/次；>3岁，1.5mg/m²/次。

放线菌素D（ADM）：静点，1~5分钟入，VAC组为第1、4、7、10、13、16、19、22、25、28、31、34、37、40周，每周1次；VAC/VI交替组为第1、7、16、22、28、34、40周，每周1次；最大单次剂量2.5mg。<1岁，0.025mg/kg/次；≥1岁，0.045mg/kg/次。

环磷酰胺（CTX）：静点1小时，VAC组为第1、4、7、10、13、16、19、22、25、28、31、34、37、40周予，VAC/VI组为第1、7、16、22、28、34、40周予。<1岁，40mg/kg/次；≥1岁，1.2g/m²/次。

美司那（Mesna）：360mg/m²/次，于环磷酰胺0、3、6、9小时予。

伊立替康（Irin）：于长春新碱后静点，90min入，剂量为50mg/m²/次，单日最大≤100mg/天。第4、10、19、25、31、37周，每疗程连用5天。

b：ARST0531方案结果显示，VAC组与VAC/VI交替组EFS大致相同，但VAC/VI组较VAC组骨髓毒性更轻，腹泻反应更重。在ARST1431中，沿用VAC/VI交替42周，在此基础上随机应用坦罗莫斯（15mg/m²/次）静点30~60分钟，第1~12周，第21~42周的第1天使用，后予环磷酰胺+长春瑞滨维持治疗。

c：欧洲EpSSG RMS 2005临床试验完成两项独立的随机对照研究。在前期化疗中，将患儿随机分为IVA×27周组，以及（IVA+ADR）×12周+IVA×15周组，结果显示增加阿霉素只会增加毒性，并不改善预后。因此IVA方案作为EpSSG RMS中危组方案的骨架。IVA方案包括异环磷酰胺3g/m²/次，长春新碱1.5mg/m²，放线菌素D 1.5mg/m²。若年龄为6~12个月，或体重<10kg，异环磷酰胺为100mg/kg/次，长春新碱0.05mg/kg/次，放线菌素D 0.05mg/kg/次。

d：EpSSG RMS 2005的另一项随机对照试验为在结束IVA×27周化疗或（IVA+ADR）×12周+IVA×15周化疗后，将患儿随机分为停药组及维持治疗组，结果长春瑞滨+环磷酰胺口服维持治疗组可显著提高PFS及OS。长春瑞滨25mg/m²/次，静点，每周1次，第1、2、3、5、6、7、9、10、11、13、14、15、17、18、19、21、22、23周第一天予；环磷酰胺25mg/m²/天，共24周。

e：上述COG及EpSSG方案均为北美及欧洲的一线治疗方案。考虑我国实情，仅推荐在有经验的儿童肿瘤中心借鉴使用。

f：COG-ARST1431中，对TNM1-2期、IRSI-Ⅱ、Ⅲ（眼眶），融合基因阴性的腺泡状RSM采用和低危组相同的化疗方案。

第三节 高危组 RMS 的化疗

表 49-3-3 高危组 RMS 的化疗

Ⅰ级推荐	Ⅱ级推荐	Ⅲ级推荐
VAC/VI交替（第1~12周）+VDC/IE交替（第16~27周）+VAC/VI交替（第28~32周）+VDC/IE交替（第33~54周）[a]	西妥木单抗[e]（cixutumumab）	VIVA（长春瑞滨+异环磷酰胺+长春新碱+放线菌素D）[e]

续表

Ⅰ级推荐	Ⅱ级推荐	Ⅲ级推荐
VI（第1~6周、20~25周、47~52周）+VDC/IE交替（第7~19周，第26~34周）+VAC（第38~46周）[b]	替莫唑胺[c]	--
IVADo×12周+IVA×15周+/-贝伐单抗+（环磷酰胺+长春瑞滨）×24周+/-贝伐单抗[d]	--	--

注：a：我国CCCG-RMS-2016协作组方案中，高危组患儿采用VAC/VI交替+VDC/IE方案交替。化疗药物如下：

长春新碱（VCR）：静推，第1、2、3、4、5、6、7、8、9、10、11、12、16、17、18、22、28、31、33、39、45、48、51周。<1岁，0.025mg/kg/次；1~3岁，0.05mg/kg/次；>3岁，1.5mg/m²/次。

放线菌素D（ADM）：静点，1~5分钟入，第1、7、28、45周，每周1次；最大单次剂量2.5mg。<1岁，0.025mg/kg/次；≥1岁，0.045mg/kg/次。

环磷酰胺（CTX）：静点1小时入，VAC组为第1、7、16、22、28、33、39、45、51周。<1岁，40mg/kg/次；≥1岁，1.2g/m²/次。

美司那（Mesna）：360mg/m²/次，于环磷酰胺0、3、6、9小时予。

伊立替康（Irin）：于长春新碱后静点，90min入，剂量为50mg/m²/次，单日最大≤100mg/天。第4、10、31、48周，每疗程连用5天。

阿霉素（ADR）：30mg/m²/天，连用2天，静点6小时入。第16、22、33、39、51周。

异环磷酰胺（IFO）：1.8g/m²/天，连用5天，静点1小时入。第19、25、36、42、54周。

美司那（Mesna）：360mg/m²/次，于环磷酰胺0、3、6、9小时予。

依托泊苷（VP-16）：100mg/m²/天，连用5天，静点4小时入。第19、25、36、42、54周。

b：COG ARST0431对转移性RMS（<10岁的转移性胚胎型RMS除外）采用多种药物联合化疗，同时采用伊立替康作为放疗增敏剂。结果显示，Oberlin危险因素包括：年龄>10岁或<1岁，原发于预后不良部位，3个及以上的转移部位，骨/骨髓受累，与预后显著相关。存在1个及以下Oberlin危险因素者，预后好于历史对照组，EFS为67% vs. 44%。存在1个以上Oberlin危险因素者，预后较历史对照组无显著改善，EFS19% vs.14%。

c：COG ARST08P1在ARST0431方案基础上，加用西妥木单抗或替莫唑胺，结果显示3年EFS为16%及18%。小于2个Oberlin危险因素较≥2个危险因素，EFS为38%及9%。西妥木单抗为胰岛素样生长因子-1受体（IGF-IR）人单抗，IGF-IR在各种人类肿瘤中普遍过表达，在肿瘤的增殖和抗凋亡信号通路中发挥重要作用。

d：EpSSG-BERNIE研究显示，在IVADo+IVA前期化疗及后期环磷酰胺+长春瑞滨维持治疗骨架上加入贝伐单抗，在aRMS组治疗反应率为64%及53.1%，在eRMS组治疗反应率为66.7%及53.3%。2年EFS在两组间均为41%。

e：一项来自意大利的最新研究结果显示，对转移的RMS采用长春瑞滨、异环磷酰胺、长春新碱和放线菌素D（VIVA）方案，早期治疗反应率高，全部4例均达PR，中位随诊时间11个月患儿均生存。长春瑞滨（VNR）：25mg/m²，静点6~10分钟，第8、15天；IVA：异环磷酰胺3g/m²，静点，第1、2天；长春新碱1.5mg/m²，最大剂量2mg/次，第1天；放线菌素D1.5mg/m²，最大剂量2mg/次，第1天。

第四节 难治复发RMS的全身治疗

表49-3-4 难治复发RMS的化疗

Ⅰ级推荐	Ⅱ级推荐	Ⅲ级推荐
长春瑞滨+环磷酰胺+贝伐单抗或坦罗莫司[a]	托泊替康+卡铂×6周+托泊替康+环磷酰胺/依托泊苷+卡铂交替×12周[f]	异基因造血干细胞移植[g]

Ⅰ级推荐	Ⅱ级推荐	Ⅲ级推荐
复发后UR组（存在可测量瘤灶，未暴露过伊立替康）：VI（6周）+DC/VI/IE交替；若对VI（6周）无反应，则DC/IE+TPZ[b] 复发后UR组（无可测量瘤灶/暴露过伊立替康）：DC/IE+TPZ[c] 复发后FR组：DC/IE交替[d]	— —	安罗替尼[h]
VIT×12疗程[e]	— —	— —

注：

a：COG ARST0921将首次复发的RMS随机接受贝伐单抗或坦罗莫斯，联合长春瑞滨+环磷酰胺，每21天一个循环，共12个循环。结果显示坦罗莫斯组较贝伐单抗组有更高治疗反应率（47% vs. 28%）及EFS（69.1% vs. 54.6%）。

b：美国COG ARST0121方案为随机对照研究，将复发RMS分为UR组及FR组。其中UR（unfavorable risk）组（初诊时TNM2-4期，IRSⅡ-Ⅳ组的胚胎型RMS；TNM1期，IRSI组的胚胎型RMS经过VA方案化疗后出现远处复发，或经过VAC方案化疗后出现复发；腺泡型RMS），存在1处及以上可测量的病变（直径大于1cm），之前未暴露过伊立替康，采用VI窗口疗法，若对窗口疗法有反应，予DC/VI/IE交替共50周；若对VI无反应，则后期采用不包括VI的方案化疗，同时加用替拉扎明（Tirapazamine）。

c：入组时为存在UR特征的首次复发进展的RMS，无可测量的瘤灶，或之前曾暴露过伊利替康，或者拒绝接受VI窗口疗法，接受DC/IE交替化疗+替拉扎明。

d：对FH（favorable risk）特征（TNM 1期，IRS 1组，胚胎型，未用过环磷酰胺治疗，出现首次局部及区域复发）的复发RMS患儿，接受DC/IE联合化疗。

e：欧洲EpSSG随机2期临床研究，对难治复发RMS随机给予VI或VIT方案，其中长春新碱1.5mg/m²/次，D1、D8静推；伊立替康50mg/m²/次 静点，D1-5；替莫唑胺第1疗程125mg/m²/次 D1-5 口服，若无严重不良反应，第2疗程起150mg/m²/次 D1-5 口服；共12疗程，若期间进展，或发生不可接受的不良反应，则终止。第12疗程后治疗需个体化。结果显示VIT方案可显著提高疗效。

f：意大利软组织协会，对难治复发RMS采用托泊替康+卡铂2疗程，后予托泊替康+环磷酰胺与依托泊苷+卡铂交替共4疗程，结果显示治疗总反应率37.5%，但OS仅为17%，且为小样本临床研究，建议需要在有经验的儿童肿瘤中心讨论后使用。

g：Kristin等，对包括RMS在内的难治复发软组织肉瘤采用EPOCH-F诱导后，予环磷酰胺、氟达拉滨、马法兰预处理，后予HAL匹配的外周血造血干细胞移植。结果显示：异基因造血干细胞移植在该人群中安全，并且在接受异基因造血干细胞移植时已无明显瘤灶患者，显示出比使用标准疗法更高的生存率。移植后观察到肿瘤和正常组织的化学和放射敏感性增强。研究显示大剂量化疗后予自体干细胞挽救未显示出治疗优势。关于难治复发RMS的异基因移植治疗，需在有条件的儿童血液肿瘤中心，经肿瘤内科及移植科专家讨论后决定。

h：安罗替尼是一种小分子多靶点酪氨酸激酶抑制剂，其中一项适应证为既往至少接受过含蒽环类化疗方案后复发进展的软组织肉瘤。目前尚无关于小于18岁应用的有效性及安全性报告，只有少量临床研究提示对晚期RMS有效。建议需要在有经验的儿童肿瘤中心，经专家讨论后使用。

第四章

RMS 的局部治疗

第一节 RMS 的手术治疗

1 外科边界的定义

表 49-4-1 RMS 外科手术治疗边界评价

外科边界评价	切除范围
R0	肿瘤完全切除，无镜下残留
R1	肿瘤肉眼完全切除，存在镜下残留
R2	肿瘤不完全切除，存在肉眼残留

2 不同原发部位外科手术原则

表 49-4-2 RMS 不同原发部位外科手术原则

原发部位		手术方案	推荐等级
头颈部	眼眶	仅限于活检 眼眶内容物清除术选择性地用于复发性疾病	Ⅰ级推荐
	非眶/非脑膜旁	原发肿瘤的广泛切除（在没有功能损害的情况下）、临床诊断淋巴结受累情况下行同侧颈部淋巴结取样	Ⅰ级推荐
泌尿生殖系统	睾丸旁	根治性睾丸切除术（经腹股沟切口）	Ⅰ级推荐
		同侧腹膜后淋巴结清扫术（IRPLND）（>10岁）	Ⅱ级推荐
		对侧睾丸移位术（须阴囊放疗时，可暂时移位到相邻的大腿）	Ⅲ级推荐
	外阴/阴道/子宫	保守的局部肿瘤切除术（延迟切除）	Ⅰ级推荐
		仅活检，放化疗后再次活检	Ⅱ级推荐
	膀胱/前列腺	膀胱部分切除术（膀胱顶）	Ⅰ级推荐
		保留膀胱的肿瘤局部切除术（延迟初次切除）	Ⅰ级推荐
		根治性膀胱全切除术（延迟术后残留活性肿瘤、复发）	Ⅲ级推荐
躯干/四肢		一期广泛局部切除术（可切除肿瘤）	Ⅰ级推荐
		初次再切除（扩大切除术）	Ⅰ级推荐
		前哨淋巴结活检	Ⅱ级推荐

续表

原发部位	手术方案	推荐等级
胸腔/腹膜后/盆腔	一期局部切除术（可切除肿瘤）	I级推荐
	延迟初次切除（不可切除肿瘤）	I级推荐

注：RMS分期主要采用国际儿科肿瘤研究协会TNM术前分期系统和美国IRS术后病理分期系统，外科边界评价遵循UICC的R0/R1/R2切除标准。

RMS外科原则：完全广泛切除原发肿瘤、保证安全边缘，保留美观和功能。

RMS外科治疗因肿瘤发生部位不同而原则不同，要根据部位不同讨论决策。

虽然广泛局部切除是最佳方法，但多少为足够切缘，仍存争议。一些研究建议安全边缘为2cm，但很大程度上是经验性的，对大多数儿童不切实际。如头颈部RMS，由于解剖学限制，窄切缘（<1 mm）是可以接受的。

在初次切除术后有微小残留，可在开始化疗前进行第二次手术（初次再切除）切除原发瘤床，前提是可在不丧失外形和功能情况下完全切除肿瘤，可改善预后。如初次切除不以恶性肿瘤手术准备的（最初切除时没有怀疑恶性肿瘤），也应考虑初次再切除。

与单独活检相比，没有证据表明减瘤手术（预计会肉眼残留的手术）可改善预后；因此，不建议对RMS进行减瘤手术。

对肿瘤体积较大、紧邻重要血管、神经或骨的RMS，术前新辅助放疗可能有助增加手术局部控制率（除非对新辅助化疗不敏感或特殊部位），活检和新辅助治疗后延迟切除比部分或不完全切除效果更好，可较破坏性手术获更好预后。

多数情况下为保证肢体功能，手足部RMS要完全切除常不可能。COG研究显示，对这部分儿童，放疗和化疗可100%达到10年局部控制，避免截肢。

对肢体RMS，COG-STS建议对所有肿大或临床可疑淋巴结进行活检，如果不可行，需将临床异常淋巴结区域纳入放疗计划。

在躯干和四肢RMS中临床未发现肿大淋巴结，建议行前哨淋巴结活检，这是一种比随机取样更能准确评估区域淋巴结的方法，须由有经验的外科医生完成。

胆道RMS，过去认为是有利部位，但最近COG对低风险组研究发现预后不佳。

睾丸旁RMS的淋巴结转移率高达26%~43%，所有睾丸旁RMS应行腹部和盆腔增强CT扫描以评估淋巴结受累情况。

对I组、<10岁且CT扫描未示淋巴结肿大的睾丸旁RMS，不需要腹膜后淋巴结活检/取样，但建议每3个月复查一次。对影像学可疑阳性者，建议腹膜后淋巴结取样（但不是淋巴结清扫）。目前，COG-STS研究中所有10岁及以上睾丸旁RMS儿童均行同侧腹膜后淋巴结清扫术。

目前对膀胱/前列腺 RMS 的治疗强调尽量通过化疗、放疗等综合治疗保留膀胱，避免一期行根治性器官摘除术。若肿瘤经规范足疗程综合治疗后残留肿物仍具活性且无法局部切除，则应行根治性器官摘除手术。

关于可切除和不可切除肿瘤的定义。可切除肿瘤是指通过外科手术可在安全边界下完整切除的肿瘤。对不可切除肿瘤的定义仍有争议，一般是指通过手术无法获得安全边界的肿瘤。或肿瘤切除后会造成重大功能障碍，甚至严重时危及生命。常见四种情况：①肿瘤巨大或累及重要脏器；②肿瘤包绕重要血管神经；③肿瘤多发转移，难以通过手术控制；④合并严重内科疾病可致致命手术风险。

第二节 RMS 转移病灶的手术治疗

表 49-4-3 RMS 转移病灶手术治疗

原发部位	手术干预	推荐等级
四肢	前哨淋巴结活检	Ⅱ级推荐
睾丸旁	同侧腹膜后淋巴结清扫术（IRPLND）（>10岁）	Ⅱ级推荐
任何原发部位发生肺转移	肺转移瘤切除术（放化疗后的持续性病灶）	Ⅱ级推荐

注：RMS 转移灶最常见累及肺（58%）、骨（33%）、区域淋巴结（33%）、肝（22%）和脑（20%）。参加 IRS-Ⅲ 患者，14% 在诊断时是临床Ⅳ组。易发生转移的原发部位包括四肢（23%）、脑膜旁（13%）、腹膜后、躯干和胸腔等部位。转移率低的原发部位有眼眶（1.8%）、非脑膜旁或非眼眶的头颈部（4.5%）和泌尿生殖系统部位。转移性疾病是影响 RMS 临床预后最重要的单一因素。3年 FFS 仅为 25%。

正如前述，区域淋巴结转移随原发部位（四肢最高）不同而不同，影响存活率。

肺是 RMS 转移最常见部位。肺转移似比多部位转移或转移到骨或肝的预后更好。

RMS 对化疗高度敏感，许多转移的 RMS（4 期，M1，Ⅳ组）无手术切除的适应证。COG 建议对病变部位放疗。放化疗后的持续性或复发病灶需切除，以诊断和减轻肿瘤负荷。

第三节 RMS 的放疗

1 适应证

RMS 胚胎型 IRS-Ⅰ期患者术后可不做放疗，Ⅱ~Ⅳ期患者术后则须放疗。腺泡型 RMS 易有局部复发，故Ⅰ期也须做放疗。

2 与全身治疗的时序配合

对于手术已经完全切除瘤灶者，可于术后1月左右，伤口完全愈合后开始放疗。

对于无法手术的患者，放疗最常在4个周期的诱导化疗后开始，但也可在全部化疗结束后进行，目前无研究表明两者之间存在疗效差异。对于肿瘤较大无法手术者，建议放疗时间在原发瘤灶4个周期化疗后，转移瘤灶可延迟到8个周期化疗后。

对于伴颅底侵犯的患者，有明显压迫症状，需要紧急放疗者，可于化疗开始时同步开始放疗。

对于年龄较小的患者，可考虑优先进行化疗并在化疗后期开始放疗。

放疗与化疗可同步进行，同步放化疗可能会加重治疗期间患儿副反应，从而造成治疗中断。常见引起治疗中断的副反应包括：骨髓抑制、局部放射性皮炎和黏膜炎等。为降低上述副反应发生概率及程度，应合理进行放疗靶区勾画及计划设计，必要时须降低化疗剂量或延长化疗间隔，避免使用能造成严重骨髓抑制及皮肤、黏膜损伤的药物。

在有条件的情况下，尤其是深部肿瘤邻近重要器官或初次放疗后局部复发的患者再程放疗可以考虑采用质子放疗，能更高的保护靶区周围的正常组织和器官。

转移灶的局部治疗：对于晚期患者，可考虑对引起症状的转移灶进行放疗，减少肿瘤负荷，从而提高患者生活质量、延长患者生存。对于寡转移（远处转移部位不超过5个）的患者，在全身疾病情况控制较好的前提下可考虑采用立体定向放疗（Stereotactic Body Radiation Therapy，SBRT）技术进行转移灶的局部放疗。

对于因各种原因错过最佳放疗时机者，应在患儿身体及其他条件允许的情况下尽快放疗，放疗的剂量不变。对于前期手术及化疗结束半年以上，仍未放疗者，在各项评估均无肿瘤残余的情况下，可以选择密切观察，暂不放疗。对于本条建议，需在有经验的放疗中心，经专家讨论后决定。

3 照射靶区

若无病理学或影像学证据证明区域淋巴结受累，则只需要照射瘤区及周围高危区。若存在淋巴结转移证据，则还要照射淋巴结转移区域以减少局部失败。

4 照射剂量

原则上采用直线加速器6-MV的X线，1.6~1.8Gy/次，5次/周。同步加量：有条件的中心可考虑同步予肿瘤或局部高危瘤床区加量，须由有经验的放疗医师及物理师共同制定放疗计划。对于浅表肿瘤可考虑应用电子束放疗，或加用等效补偿物，使靶区剂量达到处方剂量要求。

依据欧洲 EpSSG 指南并同时参考《中国儿童及青少年横纹肌肉瘤诊疗建议 CCCG-RMS-2016》具体剂量详见表 49-4-4。

表 49-4-4 不同危险度分组 RMS 患者放疗推荐剂量

危险度分组	疾病情况	Ⅰ级推荐	Ⅱ级推荐
低危组	胚胎型 IRS-Ⅰ期患者术后	不做放疗	-
	腺泡型 IRS-Ⅰ期患者术后	36Gy	-
中危组	胚胎型、年龄≥10岁、无区域淋巴结转移、预后良好部位、原发灶直径>5cm、IRSⅠ期	不做放疗[a]	-
	胚胎型、无区域淋巴结转移、预后良好部位、IRSⅡ-Ⅲ期患者	IVA×9周+（IVA×4周+VA×8周）+放疗（41.4~45Gy）[b]	IVA×12周，无放疗[b]
	胚胎型、年龄<10岁、无区域淋巴结转移、预后不良部位、原发灶直径≤5cm、IRSⅡ-Ⅲ期	41.4~45Gy	-
高危组	均需要放疗	依据原发灶局部手术情况而决定，建议局部放疗 45~50.4Gy	-
头颈部中枢侵犯组	均需要放疗	45Gy（原发于眼眶周围）	-
	均需要放疗	50.4Gy（原发于除眼眶外其他中枢侵犯部位）	若原发肿瘤>5cm或诱导化疗效果不佳，其局部复发风险较高，可考虑采用高于50.4Gy的剂量进行治疗[c]

注：
a：欧洲 EpSSG 将≥10岁，原发于预后良好部位，IRSⅠ组，肿瘤>5cm，无淋巴结受累的 RMS，给予 IVA（异环磷酰胺+长春新碱+放线菌素D）×12周+VA×14周方案，无放疗。
b：欧洲 EpSSG 将任何年龄，任何肿瘤大小，原发于预后良好部位，IRSⅡ-Ⅲ组，无淋巴结受累的 RMS，给予 IVA×9周+（IVA×4周+VA×8周）+放疗或（IVA×12周），无放疗。
c：须严格限制照射体积和正常器官剂量，避免严重副反应发生。

5 放疗照射技术

考虑到对正常器官保护，尤其是考虑到患者生长发育，不推荐采用常规单野式或对穿照射放疗技术（表浅部位肿瘤，拟采用电子线治疗者除外）。建议 CT 或 MR 模拟定位，头颈部肿瘤及年龄较小的患儿扫描层厚推荐为 2~3mm，其他部位及年龄较大患儿的扫描层厚推荐为 3~5mm。体位固定可采用低温热塑板或发泡胶等固定，四肢等特殊部位肿瘤推荐发泡胶固定以减少靶区旋转等原因造成的摆位误差。治疗首选调强放疗技术进行治疗。

第五章

特殊部位 RMS 的治疗

第一节　头颈部中枢侵犯组 RMS 的治疗

中枢侵犯组是指同时伴有颅内转移扩散、脑脊液阳性、颅底侵犯或者颅神经麻痹中任意一项。肿瘤颅底侵犯：有些肿瘤由颅内向颅外或由颅外向颅内，通过颅底裂孔，或破坏颅底骨质后，在颅内生长。因此部分瘤体位于颅内，而部分瘤体位于颅外。临床上以前、中、后三个颅窝底和岩斜区范围划分。

1　头颈部中枢侵犯组 RMS 的外科治疗

1.1　外科边界的定义

表 49-5-1　头颈部中枢侵犯组 RMS 的外科治疗边界

外科边界评价	切除范围	肿瘤切缘
R0 切除	局部病变完全切除	肉眼及显微镜下切缘阴性
	局部病变扩大切除	
R1 切除	经病灶大部分切除（肉眼下肿瘤完全切除）	显微镜下切缘阳性
R2 切除	经病灶切除或仅活检取样	肉眼可见肿瘤残留

注：外科边界评价采用 UICC 的 R0/R1/R2 切除标准：R0 为完整切除，肉眼及显微镜下切缘阴性；R1 为肿瘤切除不完整并有显微镜下阳性切缘；R2 为肉眼下可见肿瘤残留的不完整切除。

1.2　头颈部脑膜旁区 RMS 的外科治疗原则

RMS 最好发的部位为头颈部（约占 40%），泌尿生殖道（占 25%）和四肢（占 20%）。头颈部 RMS 可分为三个区域，分别为脑膜旁区、眼眶区和非眼眶非脑膜旁区。其中，脑膜旁区是指原发部位在中耳—乳突、鼻腔、鼻窦、鼻咽、颞下窝、翼腭窝、咽旁等区域，以及其他距离颅骨 1.5cm 以内的病灶。

脑膜旁区 RMS 占头颈部 RMS 的 50%，早期不易发现，且很难完全切除。临床可表现为鼻腔或外耳道出现脓血性分泌物，耳道或鼻腔阻塞或吞咽困难。可能会被误认为上呼吸道慢性炎症。出现颅神经系统症状或其他神经系统症状，提示颅底或中枢神经系统侵犯。我国CCCG-RMS-2016协作组方案中，对同时伴有颅内转移扩散、脑脊液阳性、颅底侵犯或颅神经麻痹中任意一项的RMS患儿归入中枢侵犯组。

RMS的外科治疗原则为在保证安全切缘同时广泛切除原发肿瘤，同时应兼顾美观及保留重要结构功能。由于解剖学限制，对于头颈部RMS，<1mm的窄切缘是可以接受的。目前关于脑膜旁RMS的具体外科方案尚无统一推荐。

表 49-5-2 头颈部脑膜旁区RMS的外科治疗

原发部位	手术方案	推荐等级
中耳-乳突区	原发病灶活检术[a]	Ⅱ级推荐
	原发肿瘤的广泛切除[b]	Ⅲ级推荐
鼻腔、鼻窦、鼻咽部	原发肿瘤的广泛切除[c]（鼻内镜下鼻腔及鼻窦肿瘤切除术）	Ⅱ级推荐
颞下窝、翼腭窝区	原发肿瘤的广泛切除[d]	Ⅱ级推荐
咽旁区	原发肿瘤的广泛切除（颈外入路咽旁间隙肿瘤切除术）±局部淋巴结清扫术[e]	Ⅱ级推荐

注：
a：中耳-乳突区RMS，常累及颞骨及颅底骨质，伴中枢系统侵犯，局部完全切除常较困难且易造成邻近器官及功能的严重损伤。因此，该部位RMS的治疗推荐为原发病灶活检手术，并结合化疗、原发病灶和周围亚临床病灶区放疗的整合治疗方案。周围亚临床病灶区主要指局部区域淋巴结，若有局部淋巴结受累要行局部淋巴结区放疗。具体化疗及放疗方案详见化疗和放疗章节。
b：根据病变范围，原发肿瘤的切除可选择颞骨全切除术、颞骨次全切除术、乳突根治术和岩尖切除术等，侵犯中枢神经系统的病变可酌情行颅底修复手术。
c：对不伴中枢神经系统侵犯的鼻腔、鼻窦及鼻咽部RMS，原发灶切除常用鼻内镜下鼻腔及鼻窦肿瘤切除术。若原发灶范围大，可先行化疗使病变缩小后再行原发灶切除术。对侵犯中枢神经系统的鼻腔、鼻窦及鼻咽部RMS，以化疗及局部放疗为主，4~8疗程后再评估酌情行原发灶切除术以获阴性切缘。
d：翼腭窝、颞下窝区RMS，常累及下颌骨及颅底骨质，术式常用翼腭窝、颞下窝肿物切除术联合下颌骨部分切除术及颅底外科手术，以实现完全切除，局部缺损较大时可行游离皮瓣行修复重建。伴中枢侵犯者，应以化疗及局部放疗为主，应由耳鼻咽喉头颈外科、口腔颌面外科联合神经外科共同完成。
e：咽旁区RMS，外科方案为原发肿瘤广泛切除，常用颈外入路咽旁间隙肿瘤切除术，有局部淋巴结受累则行局部淋巴结清扫术，术后行放化疗，具体方案详见相关章节。若原发肿瘤范围大或侵犯颅底并伴有中枢神经系统侵犯者，可先行化疗和（或）放疗待肿瘤缩小后行二次手术切除原发灶，有局部淋巴结受累则行局部淋巴结清扫术。
f：中枢侵犯组预后差。AIEOP软组织肉瘤委员会一项109例非转移性脑膜旁区RMS分析报告，更密集的强化疗及手术、放疗策略的改善，使得五年OS从最初40%上升到72%，而其他部位出现的RMS不良肿瘤特征，如组织学、侵袭性或淋巴结受累，不能预测脑膜旁区RMS的预后。

2 中枢侵犯组RMS的化疗

表 49-5-3 中枢侵犯组RMS的化疗方案

Ⅰ级推荐	Ⅱ级推荐	Ⅲ级推荐
VAI/VACa/VDE/VDI交替共16周[a]	参照中危组及高危组方案[b]	参照中危组及高危组方案[b]
参照中危组及高危组方案[b]		

注：
a：我国CCCG-RMS-2016协作组方案，对存在颅内侵犯、颅底骨侵犯、颅神经麻痹、脑脊液阳性

任意一项的RMS归入中枢侵犯组。采用包括长春新碱、异环磷酰胺、线菌素D、卡铂、依托泊苷和阿霉素在内的六药联合方案。VAI：长春新碱＋放线菌素D＋异环磷酰胺；VACa：长春新碱＋放线菌素D＋卡铂；VDE：长春新碱＋阿霉素＋依托泊苷；VDI：长春新碱＋阿霉素＋异环磷酰胺；VAI方案剂量：长春新碱同低中危组，放线菌素D：1.5mg/m² d1，异环磷酰胺：3g/m²，d1-3（0.3.6.9h予美司那600mg/m²/次）。VACa方案：长春新碱、放线菌素D同VAI方案，卡铂560mg/m²，d1；VDE方案：长春新碱同前，阿霉素：25mg/m²，d1-2；依托泊苷：150mg/m² d1-3；VDI方案：长春新碱＋阿霉素同VDE，异环磷酰胺同VDI。如24周评估无影像学残留，即处于完全缓解、无瘤状态，25~48周继续原方案；如24周评估可疑残留，可改为VDC（长春新碱＋阿霉素＋环磷酰胺）和IE（异环磷酰胺＋依托泊苷）巩固治疗；全部化疗在48周后完成，总疗程超16个时，考虑个体化调整。如化疗12、24、36周后瘤灶评估处于肿瘤增大或出现新病灶则出组。在2020年CCCG-RMS-2016的初步研究报告及中期研究报告中，已报告中枢侵犯组的研究数据。

b：符合中危或高危组脑膜旁区伴中枢侵犯RMS，对应的中高危组化疗方案适宜。

3 中枢侵犯RMS的放疗

中枢侵犯组首选治疗模式为根治性同步放化疗，若初治放化疗后复发考虑挽救性手术治疗，优势是保留头颈部器官功能，减少损伤。次选治疗模式为手术＋辅助放化疗。

3.1 放疗剂量

依据欧洲EpSSG指南并同时参考《中国儿童及青少年横纹肌肉瘤诊疗建议CCCG-RMS-2016》具体剂量详见表49-5-4。

表49-5-4 中枢侵犯RMS放疗推荐剂量

危险度分组	疾病情况	Ⅰ级推荐	Ⅱ级推荐
头颈部中枢侵犯组	均需要放疗	45Gy（原发于眼眶周围）	–
	均需要放疗	50.4Gy（原发于除眼眶外其他中枢侵犯部位）	若原发肿瘤>5cm或诱导化疗效果不佳，局部复发风险较高，可考虑采用高于50.4Gy的剂量治疗ª

注：须严格限制照射体积和正常器官剂量，避免严重副反应发生。

3.2 放疗照射技术

考虑到对正常器官的保护，尤其是考虑到患者生长发育，不推荐采用常规单野式对穿照射放疗技术。建议CT或MR模拟定位，年龄较小的患儿扫描层厚推荐为2mm，年龄较大患儿的扫描层厚推荐为3mm。体位固定可采用低温热塑板或发泡胶等固定，发泡胶固定可以减少靶区旋转等原因造成的摆位误差。治疗首选调强放疗技术进行治疗。

第二节 胆道RMS的治疗

胆道RMS（rhabdomyosarcoma of biliary tree，RMS/BT）很罕见，仅占所有儿童

RMS 的 0.5%，通常发生在胆总管，也可起源于肝内、外胆道的任何部位，临床常表现为黄疸和高胆红素血症，需与胆总管囊肿、神经母细胞瘤、肝肿瘤等鉴别诊断。临床分期采用 TNM 术前分期和 IRS 术后病理临床分期。

RMS/BT 发病率低，国内外无统一治疗方案及相关指南推荐。以综合治疗为主，对原发肿瘤不能一期切除者，应选择化疗、手术和放疗，以改善预后和风险分层，提高治愈率。

1 活检

RMS/BT 起病隐匿，大部分就诊时已属晚期，难以一期切除原发肿瘤，可先行活检明确诊断后，先化疗再手术。

2 手术方案的选择

表 49-5-5　胆道 RMS 手术方案

原发部位	手术方案	推荐等级
肝外胆道来源	推荐原发肿瘤、受累胆管及胆囊切除，并行肝外胆道重建，重建方式须据术中肿瘤侵袭及大小选择（如 Roux-en-Y 胆道空肠吻合术、肝门空肠吻合术、左右肝管空肠端侧吻合术、肝总管空肠端侧吻合术等）	Ⅱ级推荐
肝内胆管来源	推荐行原发肿瘤+肝部分切除术	Ⅱ级推荐
累及胆总管末端	Whipple 手术	Ⅲ级推荐

注：手术在儿童 RMS/BT 的治疗中非常重要，主要目标是保证镜下切缘阴性情况下完全切除肿瘤。RMS/BT 分组以手术切缘病理为基础，由手术切缘肿瘤残留情况而定，与预后及术后放疗剂量有关。针对一期可切除的原发肿瘤，手术方案的选择须据肿瘤原发部位判断。

3 解除梗阻

若胆道梗阻症状严重，可经内镜逆行胆道造影（ERCP）或经皮穿刺胆道造影等方式了解胆道梗阻及肝内外胆管扩张情况，也可行部分肿瘤切除、置入胆道引流管等分流胆汁，减少胆汁淤积，成人胆囊癌治疗指南推荐应用经内镜胆道引流术，但国内条件有限，可开展儿童 ERCP 的单位不多。

4 化疗

表 49-5-6　胆道 RMS 化疗方案

肿瘤分组	化疗方案	推荐等级
低危组	VAC	Ⅰ级推荐
中危组	VAC VAC/VI 交替	Ⅰ级推荐
高危组	VAC/VI/VDC/IE 交替	Ⅰ级推荐

注：RMS/BT根据年龄、肿瘤大小、组织病理亚型、TNM分期不同，可分为低危、中危和高危组，普遍对化疗敏感，均可适用RMS经典的VAC化疗方案（长春新碱+放线菌素D+环磷酰胺）。中危组也可在VAC化疗基础上加用伊立替康与长春新碱，以提高局部治疗效果。高危组可联合用VDC（长春新碱+阿霉素+环磷酰胺）和IE（异环磷酰胺+依托泊苷）巩固化疗。

5 放疗

RMS/BT对放疗也较敏感，对手术困难和重要功能区无法完全切除的部位，放疗有独特优势。IRS研究推荐除胚胎型Ⅰ组RMS不需放疗外，其余均需放疗。所有Ⅲ组建议给予放疗总量为50.4Gy。常规分割放疗与超分割放疗无明显区别，可采用多次、较长期小剂量放疗，以减少早期及晚期的放射线损伤。

6 肝移植治疗

对于局部晚期，接受化疗后仍不能切除者，建议行肝移植治疗，但后续移植相关并发症也严重威胁生命健康，对其长期预后有显著影响。

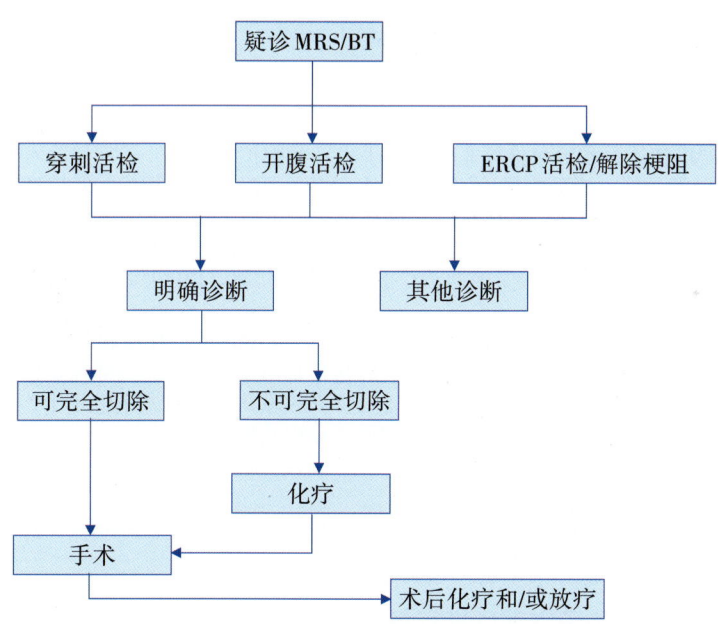

图 49-5-1 疑诊RMS的诊断治疗流程

第三节 子宫、阴道及外阴RMS的治疗

1 阴道RMS的治疗原则

阴道RMS通常为融合基因阴性，组织学为葡萄簇状细胞型，通常向阴道腔内生

长，突出外阴。融合基因阳性腺泡型、侵犯临近结构组织的RMS在阴道RMS中不常见。这类肿瘤化疗反应好。

治疗前评估：盆腔MRI，膀胱镜、阴道镜，直肠阴道指诊，还需活检，活检可通过息肉切除术或切口活检来实现，不需切除阴道壁。术中应收集足够数量的组织，以确诊并行进一步分子或基因分析。

化疗前阴道肿瘤完全切除通常不可能，也无必要。阴道RMS化疗反应好，故无须积极前期切除。应避免首次行肿瘤完全切除，但对非常小、局限性好、边界清楚的肿瘤可在对正常局部结构破坏最小情况下大体切除。

区域淋巴结（腹股沟淋巴结）转移极少见，不推荐常规手术切除淋巴结评估。在初始影像学评估时怀疑淋巴结转移应在首次手术或活检时进行评估。

对肉眼或镜下残留者，不建议为实现完全切除而行辅助治疗前再次切除。

表49-5-7 阴道RMS治疗原则

	Ⅰ级推荐	Ⅱ级推荐	不推荐
初始治疗	非根治性切除[a]	积极初始手术治疗[b]	辅助治疗前行R0切除[c]
辅助治疗	初次保守手术后行初次化疗及选择性放疗[d]	—	—

注：
a：女性生殖道RMS初始手术治疗推荐非根治性手术（盆腔扩大切除、子宫切除术、阴道切除术），以期能保留相应脏器功能，接受非根治性手术者生存率无下降且手术相关并发症降低。
b：小而局限、边界清楚的肿瘤，可在对正常局部结构最小损害情况下大体切除。完全切除可能性常难以判断，故大多数患者最好采用保守的器官保留手术，仅限于获取组织进行诊断。
c：不推荐IRS Ⅱ、Ⅲ阴道RMS在接受辅助治疗前获得完全切除（R0切除），术后有大体残留及镜下残留者行再次切除。
d：通过化疗及保守手术治疗部分患儿可达长期缓解。阴道RMS的放疗原则与其他部位RMS放疗原则相同。对于IRS Ⅲ组患儿，接受低剂量环磷酰胺化疗且不予放疗者，局部复发率高。儿童接受阴道放疗潜在的远期不良反应较大，特别是年龄小于2岁的患儿，COG方案中小于2岁的阴道RMS患儿可不接受放疗，可考虑其他局部控制措施，如质子治疗或粒子植入。

2 阴道RMS的局部治疗

应避免在外阴/阴道/子宫部位进行根治性手术。接受化疗和根治性放疗（外部放疗和近距离放疗）在保留功能方面取得了良好疗效。COG-ARST0331研究报告，未接受放疗Ⅲ组阴道肿瘤局部复发率高得令人无法接受。

表49-5-8 阴道RMS局部治疗

治疗	Ⅰ级推荐	Ⅱ级推荐
手术[a]	活检[a] 诱导化疗后未达到CR，行阴道镜活检 若6疗程后无反应，或预后不良病理类型，须进一步局部治疗[d] 避免阴道切除术	保留器官且R0切除二次手术；部分阴道切除、部分或全部子宫颈切除术和子宫颈根治术[b]

续表

治疗	Ⅰ级推荐	Ⅱ级推荐
化疗	化疗可以达到局部控制，环磷酰胺累积剂量小于8g/m²的患者局部复发率高c。	—
放疗	未接受或接受低剂量环磷酰胺患者c 化疗后未达到CR患者d 近距离放射治疗优于体外放射治疗e-h，环磷酰胺累积剂量小于8g/m²的患者局部复发率高c。	—

注：

a：手术主要目的是活检诊断和分期；可疑直肠浸润者应行直肠切除术，任何影像学检查可疑肿瘤浸润病灶都须行活检证实。

b：在大多数情况下，延迟手术仅限于活检或息肉切除术，而不行阴道壁切除术。在阴道镜检查中，对CR不建议进行活检，但对可疑病变，活检有助于确认是否仍存在活的肿瘤细胞。除阴道镜检查和活检以确认无影像学残留疾病是否完全缓解外，延迟手术很少有适应证。少数可实现延迟R0切除可能接受保守但完整的肿瘤切除并保留器官。对阴道上部肿瘤，部分阴道切除术、部分或全部子宫颈切除术和子宫颈根治术（切除宫颈、周围组织和阴道上部）被视为器官抢救手术。此外，对化疗无反应者可能需要外科手术，如部分或全阴道切除术，以治疗残余肿瘤。通常不行完全的盆腔清除术。如标本切缘阴性，可不行额外RT。应注意避免尿道和直肠受伤。同样，对在完成所有计划治疗后仍不能达CR者，肿块切除作用尚未得到证实。

c：阴道RMS对化疗敏感，是否需要进一步局部治疗主要取决于化疗烷化剂累积剂量。

d：阴道RMS对化疗敏感，融合基因阴性RMSⅠ期应行适当化疗，而不行手术或者放疗；是否需要进一步局部治疗取决于烷化剂化疗药物累积剂量。当预计累计剂量>8g/m²，伴FOXO1基因阴性（组织学为胚胎型或葡萄簇型）化疗3疗程后有任何反应，都应继续化疗，然后进一步评估。若6疗程后可完全缓解，则可不再进一步局部治疗；若6疗程后无反应，或预后不良病理类型，需进一步局部治疗，包括保守性切除和（或）放疗。接受低累积剂量烷化剂（<8g/m²）化疗者，后期局部复发率高，不论化疗反应如何，都应行局部治疗。

e：近距离放疗是一种首选的局部治疗形式。应考虑对未来生育能力的影响，如卵巢受预期放射量超过耐受，则需要对接受近距离放疗者行腹腔镜或开放式卵巢临时移位术。

f：近距离放疗是RT的一种特殊形式，与体外放疗比，主要优点是靶区体积小。因此，对健康组织影响小，导致功能损害减少。近距离放疗应用须适应儿童解剖结构。因为腔内近距离放疗是最常见的方式，因此，需要创建适应个体的阴道模具。组织间植入放疗可用于外阴RMS，高度浸润性肿瘤可能需要组织间植入放疗和腔内放疗结合。

g：当外科医生在6疗程化疗后行阴道镜检以确定有否残余肿瘤时，可在不切除阴道壁情况下行活检或切除肿瘤的任何有蒂部分。这可与腹腔镜临时卵巢移位术相结合，并在同一过程中获得阴道印模。确定有残余肿瘤时应启动放疗计划。

h：在开始近距离放疗之前，治疗计划应以跨学科方式进行，包括放射肿瘤学科和儿科外科医生/泌尿科医生。患者可使用铱192（^{192}Ir）或其他同位素的低剂量率（LDR）、脉冲剂量率（PDR）或高剂量率（HDR）进行治疗。通常，在不同时间段，近距离放射的总剂量为50~60 Gy（LDR和PDR）或27.5~36 Gy（HDR）。残余疾病应被认为是近距离放疗的靶器官体积，但许多人认为整个阴道黏膜有原发性阴道肿瘤的风险。近距离放疗时目标体积由全身麻醉下的临床检查和任何相关成像（最常见的是MRI）确定。可以放置手术夹，以帮助在CT扫描上确定肿瘤范围。

3 子宫RMS的治疗原则

病理类型为FOXO1融合-阴性的胚胎型RMS。子宫RMS患者的Ⅳ期疾病发病率较高。

对子宫颈RMS，应采用与阴道肿瘤相同的原则和专家共识。此外，除了腹部和骨盆的MRI扫描外，还应在全麻下接受膀胱镜检查及阴道镜检查和指检检查。如直肠出现可疑结果，应行直肠镜检查。通过息肉切除术或切口/切除（刮宫）活组织检查经阴道行活组织检查。对小的有蒂肿瘤，宫颈部分切除被认为是一种保守切除术，应在适用情况下进行。由于化疗反应好和出于保留器官功能的目的，不建议初始行子宫切除术或盆腔扩大清除术在内的根治性手术。

与阴道RMS类似，只有在保留器官功能前提下，对较小且可完全切除RMS的情况才能进行初始根治性手术。

4 子宫RMS的局部治疗

表49-5-9 子宫RMS的局部治疗方案

治疗	Ⅰ级推荐	Ⅱ级推荐	不推荐
手术	活检&分期[a] 延迟保守手术：诱导化疗后未达CR（活检证实残余肿瘤），术式根据部位选择部分或全部宫颈切除术、子宫颈根治切除术、腹式子宫切除术[a, b]	宫颈RMS根治性切除术[c] 卵巢切除术[b] 卵巢转位手术[d]	预防性子宫切除及盆腔扩大清除术 子宫颈RMS广泛切除术，经阴道子宫切除术[b]
化疗	化疗可以达到局部控制，行宫腔镜或者腹腔镜检查，或腹腔镜活检确定有无达到CR[e]	—	—
放疗	未接受或接受低剂量环磷酰胺（磷酰胺累积剂量<8g/m²）患者 诱导化疗后未达CR（活检证实残余肿瘤）[a] 术后切缘阳性 根据机构偏好选择选择近距离放射治疗或体外放射治疗	—	—

注：
a：与阴道RMS不同的是，即使影像学提示CR，也须活检。如影像学上无可见残余肿瘤，则应据肿瘤位置行宫颈内窥镜活检，和/或宫腔镜检查。如果无疾病组织学证据，可省略局部治疗，但须密切随访（前两年每三个月一次，后三年每六个月一次）。所有其他子宫RMS都需延迟保守切除和/或RT（使用外放疗、质子束或近距离放疗）。位于宫颈的残余肿瘤（尤其是息肉样病变）建议通过部分或全切除宫颈治疗，联合近距离放疗或外放疗/质子束疗法，通常可保存器官。另一种手术选择是子宫颈根治切除术，其中宫颈和阴道上部整体切除，并在残留的子宫和阴道间进行吻合术。子宫颈根治切除术可采用开腹或腹腔镜方法进行。不建议广泛切除。
b：延迟手术治疗：六个新辅助化疗周期后的CR不需二次肿瘤切除，但诱导化疗后子宫体仍存在残留肿瘤者应行腹式子宫切除以实现R0切除，通常可保留远端阴道和卵巢。只有当肿瘤累及卵巢时才须行卵巢切除术。应避免放置腹腔引流管。由于术中视野有限，不建议行经阴道子宫切除术。子宫切除术后放疗适用于术后切缘阳性者。
c：与阴道RMS类似，只有在保留器官功能前提下，较小且可完全切除，才能对宫颈RMS行初始根治性手术。
d：如前所述，使用单独的阴道模具，将近距离放射管插入宫颈，行近距离放疗。根据子宫长度和宫颈导管内停留位置的长度，照射后子宫可能功能不全。对接受近距离放疗的宫颈疾病患者，应行卵巢转位术。
e：诱导化疗（三个周期）后，再评估，包括膀胱镜、阴道镜检查和全麻下双手直肠指检。此外，如阴道肿瘤，建议对腹部和骨行MRI扫描。化疗六个周期后再行阴道镜检查评估。可在两次之间进行超声随访，以评估疗效。

5　外阴 RMS 的治疗

外阴部 RMS 少见，预后良好，多位于阴唇部，很少位于阴蒂。

手术治疗为主要方式，当化疗和部分阴道切除术不能获得 CR 时，应行局部放疗。减少近距离放疗容量覆盖率、更好手术适应证和更有效的化疗，有助于提高生存率，避免长期后遗症。

6　保留生育能力的治疗

生育功能保存咨询应在治疗前开始；接受任何烷化剂或盆腔放疗的初潮后女患者，如可在不延迟治疗开始情况下获得卵母细胞；接受盆腔放疗的女患者可接受卵巢移位术；卵巢组织冷冻保存是一种额外的、实验性的生育能力保存方法，可用于接受烷化剂治疗和（或）骨盆放射治疗的月经初潮前和月经初潮后的女患者。不孕症和过早绝经的风险与烷基化剂的剂量成正比；另一种选择是在治疗完成后，在青少年晚期采集卵母细胞并行冷冻保存。

第六章

RMS 幸存者的长期随访

第一节 整体随访策略

表 49-6-1 RMS 长期整体随访策略

	Ⅰ级推荐	Ⅱ级推荐	Ⅲ级推荐	
治疗结束后随访频率[a]	—	—	第1年每3个月1次	体格检查、血常规、血生化、血压、胸x线片，以及原发瘤灶的影像学检查
			第2~3年间隔4个月1次	体格检查、血常规、血生化、血压、胸x线片，以及原发瘤灶的影像学检查
			第4年间隔6个月1次[b]	体格检查、血常规、血生化、血压、胸x线片，以及原发瘤灶的影像学检查
			第5~10年每年1次[b]	体格检查、血常规、生化和血压检查
			第10年后尽量每年电话随诊[c]	结婚生育、第二肿瘤状况等

注：
a：几乎无前瞻性研究评价随访策略，也未检索到证据级别较高的随访策略研究，仅检索到中国抗癌协会小儿肿瘤专业委员会及国外发表的共识类文献，推荐意见相近，对于随访频率和内容稍有不同，考虑到随访需适应国情及地区经济水平，故推荐建议引自我国《中国儿童及青少年RMS诊疗建议（CCCG-RMS-2016）》。
b：初诊和治疗5年后出现视觉、内分泌、心、肺、神经感觉和神经运动后遗症的风险显著升高。治疗5年后的监测重点在于并发症的监测。
c：表中主要为原发病、脏器功能、第二肿瘤监测等针对所有患儿的普适随访项目，但据原发部位及治疗不同，在其监测治疗长期毒副作用方面有不同侧重。

第二节 头颈部 RMS 随访

表 49-6-2 头颈部 RMS 随访项目

	Ⅰ级推荐	Ⅱ级推荐	Ⅲ级推荐
随访项目	—	头颈部RMS患儿诊断前5年至少每年测量身高、体重、青春期发育和实验室调查（包括血清IGF-1浓度、IGF-BP3、TSH和FT4）[a]	—

续表

	I 级推荐	II 级推荐	III 级推荐
随访项目	—	眼眶、眼窝及鼻旁区域 RMS 患儿应定期进行眼科监测[b]	
		至少每半年进行一次牙科检查和颌面发育检查[c]	
		社会心理健康监测应纳入长期监测,并增加与面部外观问题相关的具体调查问卷[d]	

注:

a:通过放疗成功的儿童头颈部 RMS 幸存者内分泌疾病的风险很高,30% 被诊断为垂体功能障碍,GHD 是最常见的垂体前叶异常,其次是 TSH 缺乏症(9%)。有多中心研究数据表明,在头颈部 RMS 诊断后的 11 年中位随访时间中,超过三分之一的幸存者患有至少一种内分泌紊乱。头颈部 RMS 诊断后发生垂体功能障碍的中位时间为 3 年,主要发生在前 5 年,危险因素为基于放疗,脑膜旁肿瘤部位和胚胎 RMS 组织学类型。

b:眼部迟发效应在 RMS 累及眼眶者中占显著比例,在眼窝或鼻旁 RMS 中也有类似并发症,两组都要接受定期眼科随访。最常见的眼部并发症是眼窝和鼻旁窦组的白内障和角膜病变。其他眼部并发症包括眼眶发育不全或脂肪萎缩、眼睑位置失调和泪道狭窄。最常见治疗引起的眼部并发症是点状上皮性角膜炎、结膜充血和白内障,这很可能是由于辐射,但也可以归因于治疗方案中的化疗药物,如环磷酰胺和异环磷酰胺。眼附件效应,如眶面骨发育不全,在两组中也很常见,通常是早期放疗的结果。脂肪萎缩引起的眼球内缩在接受过照射的眼眶中更为常见。

c:在接受颅面放疗并存活下来的儿童中,高达 80% 会出现颌面畸形,并可能在较低年龄组(<5 岁)和高剂量治疗发生率更高。头颈部 RMS 的化疗和放疗联合治疗可导致牙齿和骨骼发育的改变,特别是对小年龄(<5 岁)儿童进行治疗时,即使采用调强放疗仍面临同样问题。单纯化疗也可影响骨骼和牙齿的生长和发育。因此对头面部 RMS 应每半年进行口腔科及颌面发育随访,以早期发现问题和改善生活质量。

d:社会交往很大程度上受面部特征影响,与健康同龄人相比,有颅面症状的儿童更容易受到欺凌,并且与长期幸存者中不良事件的发生率和严重程度,以及对外观和 HRQoL 的不满有关。头颈部 RMS 患儿长期生存者的社会心理健康应长期监测,并在系统监测项目中包括与面部外观困难相关的具体调查问卷,之后是量身定制的干预措施,如心理社会护理或重建手术。

第三节 泌尿系统 RMS 随访

表 49-6-3 泌尿系统 RMS 随访项目

	I 级推荐	II 级推荐	III 级推荐	
原发病监测[a]	—	—	第 1 年每 3 个月 1 次	体格检查、血常规、生化、胸部 CT 和腹盆腔 B 超或 CT 检查各一次
			第 2~5 年每 6 个月 1 次	体格检查、血常规、生化、胸部 CT 和腹盆腔 B 超或 CT 检查各一次
相关功能监测[b]	—	—	男性患儿成年后勃起功能的评估应纳入长期随访	—

注:

a:几乎无前瞻性研究评价随访策略,对原发病未检索到证据级别较高的随访策略研究、参考文献,证据来源为《膀胱/前列腺横纹肌肉瘤专家共识》,该证据来源为权威机构中华医学会小儿外科学分会泌尿学组发布的专家共识。

b:泌尿系统 RMS,即使接受了膀胱前列腺切除术,部分患者的勃起功能仍能得到保留。且即使在 pde5 抑制剂失效后,静注前列地尔也能有效治疗勃起功能障碍。因此治疗后勃起功能的评估和治疗干预应提供给那些希望性生活的患者,以提高他们的生活质量。

参考文献

[1] BORINSTEIN S C, STEPPAN D, HAYASHI M, et al. Consensus and controversies regarding the treatment of rhabdomyosarcoma[J]. Pediatric blood & cancer, 2018, 65（2）.

[2] MARTINGIACALONE B A, WEINSTEIN P A, PLON S E, et al. Pediatric Rhabdomyosarcoma: Epidemiology and Genetic Susceptibility[J]. Journal of Clinical Medicine, 2021, 10（9）.

[3] EDUARDO A P, NOOR K, MICHAEL C C, et al. Rhabdomyosarcoma in Children: A SEER Population Based Study[J]. Journal of Surgical Research, 2011, 170（2）.

[4] NAKATA K, ITO Y, MAGADI W, et al. Childhood cancer incidence and survival in Japan and England: A population-based study（1993-2010）[J]. Cancer science, 2018, 109（2）.

[5] BAO P P, ZHENG Y, WANG C F, et al. Time trends and characteristics of childhood cancer among children age 0-14 in Shanghai[J]. Pediatr Blood Cancer, 2009, 53（1）: 13-16.

[6] KASHI V P, HATLEY M E, GALINDO R L. Probing for a deeper understanding of rhabdomyosarcoma: insights from complementary model systems[J]. Nat Rev Cancer, 2015, 15（7）: 426-439.

[7] 樊代明. 整合肿瘤学·临床卷[M]. 北京: 科学出版社, 2021.

[8] DRUMMOND C J, HANNA J A, GARCIA M R, et al. Hedgehog Pathway Drives Fusion-Negative Rhabdomyosarcoma Initiated from Non-myogenic Endothelial Progenitors[J]. Cancer Cell, 2018, 33（1）: 108-124.

[9] PANDA S P, CHINNASWAMY G, VORA T, et al. Diagnosis and Management of Rhabdomyosarcoma in Children and Adolescents: ICMR Consensus Document[J]. Indian J Pediatr, 2017, 84（5）: 393-402.

[10] LI H, SISOUDIYA S D, MARTIN-GIACALONE B A, et al. Germline Cancer Predisposition Variants in Pediatric Rhabdomyosarcoma: A Report from the Children's Oncology Group[J]. J Natl Cancer Inst, 2021, 113（7）: 875-883.

[11] HAMPEL H, BENNETT R L, BUCHANAN A, et al. A practice guideline from the American College of Medical Genetics and Genomics and the National Society of Genetic Counselors: referral indications for cancer predisposition assessment[J]. Genet Med, 2015, 17（1）: 70-87.

[12] PONDROM M, BOUGEARD G, KARANIAN M, et al. Rhabdomyosarcoma associated with germline TP53 alteration in children and adolescents: The French experience[J]. Pediatr Blood Cancer, 2020, 67（9）: e28486.

[13] CRUCIS A, RICHER W, BRUGIERES L, et al. Rhabdomyosarcomas in children with neurofibromatosis type I: A national historical cohort[J]. Pediatr Blood Cancer, 2015, 62（10）: 1733-1738.

[14] KRATZ C P, RAPISUWON S, REED H, et al. Cancer in Noonan, Costello, cardiofaciocutaneous and LEOPARD syndromes[J]. Am J Med Genet C Semin Med Genet, 2011, 157C（2）: 83-89.

[15] KRATZ C P, FRANKE L, PETERS H, et al. Cancer spectrum and frequency among children with Noonan, Costello, and cardio-facio-cutaneous syndromes[J]. Br J Cancer, 2015, 112（8）: 1392-1397.

[16] KEBUDI R, DURAL O, BAY S B, et al. Childhood Rhabdomyosarcoma of the Female Genital Tract: Association with Pathogenic DICER1 Variation, Clinicopathological Features, and Outcomes[J]. J Pediatr Adolesc Gynecol, 2021, 34（4）: 449-453.

[17] DOROS L, YANG J, DEHNER L, et al. DICER1 mutations in embryonal rhabdomyosarcomas from children with and without familial PPB-tumor predisposition syndrome[J]. Pediatr Blood Cancer, 2012, 59（3）: 558-560.

[18] STEWART D R, BEST A F, WILLIAMS G M, et al. Neoplasm Risk Among Individuals with a Pathogenic Germline Variant in DICER1[J]. J Clin Oncol, 2019, 37（8）: 668-676.

[19] KRATZ C P, ACHATZ M I, BRUGIÈRES L, et al. Cancer Screening Recommendations for Individuals with Li-Fraumeni Syndrome[J]. Clinical cancer research: an official journal of the American Association for Cancer Research, 2017, 23 (11).

[20] BALLINGER M L, MITCHELL G, THOMAS D M. Surveillance recommendations for patients with germline TP53 mutations[J]. Curr Opin Oncol, 2015, 27 (4): 332-337.

[21] RIPPERGER T, BIELACK S S, BORKHARDT A, et al. Childhood cancer predisposition syndromes-A concise review and recommendations by the Cancer Predisposition Working Group of the Society for Pediatric Oncology and Hematology[J]. American journal of medical genetics. Part A, 2017, 173 (4).

[22] SCHULTZ K, WILLIAMS G M, KAMIHARA J, et al. DICER1 and Associated Conditions: Identification of At-risk Individuals and Recommended Surveillance Strategies[J]. Clin Cancer Res, 2018, 24 (10): 2251-2261.

[23] VILLANI A, GREER M C, KALISH J M, et al. Recommendations for Cancer Surveillance in Individuals with RASopathies and Other Rare Genetic Conditions with Increased Cancer Risk[J]. Clinical cancer research: an official journal of the American Association for Cancer Research, 2017, 23 (12).

[24] SULTAN I, QADDOUMI I, YASER S, et al. Comparing adult and pediatric rhabdomyosarcoma in the surveillance, epidemiology and end results program, 1973 to 2005: an analysis of 2,600 patients[J]. J Clin Oncol, 2009, 27 (20): 3391-3397.

[25] 马晓莉, 汤静燕. 中国儿童及青少年横纹肌肉瘤诊疗建议（CCCG-RMS-2016）[J]. 中华儿科杂志, 2017, 55 (10): 724-728.

[26] MALEMPATI S, RODEBERG D A, DONALDSON S S, et al. Rhabdomyosarcoma in infants younger than 1 year: a report from the Children's Oncology Group[J]. Cancer, 2011, 117 (15).

[27] JOSHI D, ANDERSON J R, PAIDAS C, et al. Age is an independent prognostic factor in rhabdomyosarcoma: a report from the Soft Tissue Sarcoma Committee of the Children's Oncology Group[J]. Pediatric blood & cancer, 2004, 42 (1).

[28] BISOGNO G, COMPOSTELLA A, FERRARI A, et al. Rhabdomyosarcoma in adolescents: a report from the AIEOP Soft Tissue Sarcoma Committee[J]. Cancer, 2012, 118 (3).

[29] 刘沛, 宋宏程. 膀胱/前列腺横纹肌肉瘤专家共识[J]. 临床小儿外科杂志, 2019, 18 (11): 902-905.

[30] ROGERS T, MINARD-COLIN V, COZIC N, et al. Paratesticular rhabdomyosarcoma in children and adolescents-Outcome and patterns of relapse when utilizing a nonsurgical strategy for lymph node staging: Report from the International Society of Paediatric Oncology (SIOP) Malignant Mesenchymal Tumour 89 and 95 studies[J]. Pediatr Blood Cancer, 2017, 64 (9).

[31] KRISEMAN M L, WANG W L, SULLINGER J, et al. Rhabdomyosarcoma of the cervix in adult women and younger patients[J]. Gynecol Oncol, 2012, 126 (3): 351-356.

[32] GUO Y, HU B, HUANG D, et al. Perianal and perineal rhabdomyosarcomas: a retrospective multicenter study of 35 cases[J]. BMC Surg, 2021, 21 (1): 66.

[33] von MEHREN M, KANE J M, BUI M M, et al. NCCN Guidelines Insights: Soft Tissue Sarcoma, Version 1.2021[J]. J Natl Compr Canc Netw, 2020, 18 (12): 1604-1612.

[34] VAARWERK B, BISOGNO G, MCHUGH K, et al. Indeterminate Pulmonary Nodules at Diagnosis in Rhabdomyosarcoma: Are They Clinically Significant? A Report From the European Paediatric Soft Tissue Sarcoma Study Group[J]. J Clin Oncol, 2019, 37 (9): 723-730.

[35] RICARD F, CIMARELLI S, DESHAYES E, et al. Additional Benefit of F-18 FDG PET/CT in the staging and follow-up of pediatric rhabdomyosarcoma[J]. Clin Nucl Med, 2011, 36 (8): 672-677.

[36] NORMAN G, FAYTER D, LEWIS-LIGHT K, et al. An emerging evidence base for PET-CT in the management of childhood rhabdomyosarcoma: systematic review[J]. BMJ Open, 2015, 5 (1):

e6030.

[37] von MEHREN M, KANE J M, BUI M M, et al. NCCN Guidelines Insights: Soft Tissue Sarcoma, Version 1.2021[J]. J Natl Compr Canc Netw, 2020, 18 (12): 1604-1612.

[38] 王静, 王晓曼, 贾立群. 儿童膀胱横纹肌肉瘤的超声诊断[J]. 中华医学超声杂志, 2018, 15 (08): 579-582.

[39] CHOWDHURY T, BARNACLE A, HAQUE S, et al. Ultrasound-guided core needle biopsy for the diagnosis of rhabdomyosarcoma in childhood[J]. Pediatr Blood Cancer, 2009, 53 (3): 356-360.

[40] ENGLAND R J, AL-ADNANI M, COHEN M C, et al. Cystoscopy assisted transvesical biopsy of prostatic rhabdomyosarcoma[J]. Pediatr Blood Cancer, 2010, 55 (3): 583-585.

[41] SCOTTONI F, De ANGELIS P, DALL'OGLIO L, et al. ERCP with intracholedocal biopsy for the diagnosis of biliary tract rhabdomyosarcoma in children[J]. Pediatr Surg Int, 2013, 29 (6): 659-662.

[42] 陆维祺. 腹腔及腹膜后软组织肿瘤的外科治疗: 共识与争议[J]. 中国普外基础与临床杂志, 2016, 23 (03): 263-266.

[43] 韩婧, 田臻, 张春叶, 等. 穿刺活检在儿童及青少年颌面部肿瘤中的诊断价值[J]. 中国口腔颌面外科杂志, 2020, 18 (02): 160-164.

[44] 曲鹏, 于晓玲. 超声引导下穿刺活检在骨骼肌肉系统疾病诊断中的价值[J]. 解放军医学院学报, 2013, 34 (07): 676-679.

[45] RUDZINSKI E R, ANDERSON J R, HAWKINS D S, et al. The World Health Organization Classification of Skeletal Muscle Tumors in Pediatric Rhabdomyosarcoma: A Report from the Children's Oncology Group[J]. Arch Pathol Lab Med, 2015, 139 (10): 1281-1287.

[46] SBARAGLIA M, BELLAN E, DEI T A P. The 2020 WHO Classification of Soft Tissue Tumours: news and perspectives[J]. Pathologica, 2020, 113 (2).

[47] 中华医学会病理学分会儿科病理学组, 中国抗癌协会小儿肿瘤专业委员会病理学组, 福棠儿童医学发展研究中心病理专业委员会. 儿童横纹肌肉瘤病理诊断规范化专家共识[J]. 中华病理学杂志, 2021, 50 (10): 1110-1115.

[48] LEINER J, Le LOARER F. The current landscape of rhabdomyosarcomas: an update[J]. Virchows Arch, 2020, 476 (1): 97-108.

[49] 白月霞, 马阳阳, 冯佳燕, 等. 儿童腺泡状横纹肌肉瘤的临床病理学特征及预后[J]. 中华病理学杂志, 2019 (09): 710-714.

[50] 杨丽, 张红娟, 杨守京. 梭形细胞/硬化型横纹肌肉瘤20例临床病理学观察[J]. 中华病理学杂志, 2020 (04): 336-337.

[51] ZHAO Z, YIN Y, ZHANG J, et al. Spindle cell/sclerosing rhabdomyosarcoma: case series from a single institution emphasizing morphology, immunohistochemistry and follow-up[J]. Int J Clin Exp Pathol, 2015, 8 (11): 13814-13820.

[52] SEKI M, NISHIMURA R, YOSHIDA K, et al. Integrated genetic and epigenetic analysis defines novel molecular subgroups in rhabdomyosarcoma[J]. Nat Commun, 2015, 6: 7557.

[53] SKAPEK S X, ANDERSON J, BARR F G, et al. PAX-FOXO1 fusion status drives unfavorable outcome for children with rhabdomyosarcoma: a children's oncology group report[J]. Pediatr Blood Cancer, 2013, 60 (9): 1411-1417.

[54] MISSIAGLIA E, WILLIAMSON D, CHISHOLM J, et al. PAX3/FOXO1 fusion gene status is the key prognostic molecular marker in rhabdomyosarcoma and significantly improves current risk stratification[J]. J Clin Oncol, 2012, 30 (14): 1670-1677.

[55] KUBO T, SHIMOSE S, FUJIMORI J, et al. Prognostic value of PAX3/7-FOXO1 fusion status in alveolar rhabdomyosarcoma: Systematic review and meta-analysis[J]. Crit Rev Oncol Hematol, 2015, 96 (1): 46-53.

[56] MONTOYA-CERRILLO D M, DIAZ-PEREZ J A, VELEZ-TORRES J M, et al. Novel fusion genes

in spindle cell rhabdomyosarcoma: The spectrum broadens[J]. Genes Chromosomes Cancer, 2021, 60 (10): 687-694.

[57] AGARAM N P, ZHANG L, SUNG Y S, et al. Expanding the Spectrum of Intraosseous Rhabdomyosarcoma: Correlation Between 2 Distinct Gene Fusions and Phenotype[J]. Am J Surg Pathol, 2019, 43 (5): 695-702.

[58] AGARAM N P, LAQUAGLIA M P, ALAGGIO R, et al. MYOD1-mutant spindle cell and sclerosing rhabdomyosarcoma: an aggressive subtype irrespective of age. A reappraisal for molecular classification and risk stratification[J]. Mod Pathol, 2019, 32 (1): 27-36.

[59] RODEBERG D A, GARCIA-HENRIQUEZ N, LYDEN E R, et al. Prognostic significance and tumor biology of regional lymph node disease in patients with rhabdomyosarcoma: a report from the Children's Oncology Group[J]. J Clin Oncol, 2011, 29 (10): 1304-1311.

[60] BRENEMAN J C, LYDEN E, PAPPO A S, et al. Prognostic factors and clinical outcomes in children and adolescents with metastatic rhabdomyosarcoma——a report from the Intergroup Rhabdomyosarcoma Study IV[J]. Journal of clinical oncology: official journal of the American Society of Clinical Oncology, 2003, 21 (1).

[61] RANEY R B, WALTERHOUSE D O, MEZA J L, et al. Results of the Intergroup Rhabdomyosarcoma Study Group D9602 protocol, using vincristine and dactinomycin with or without cyclophosphamide and radiation therapy, for newly diagnosed patients with low-risk embryonal rhabdomyosarcoma: a report from the Soft Tissue Sarcoma Committee of the Children's Oncology Group[J]. Journal of clinical oncology: official journal of the American Society of Clinical Oncology, 2011, 29 (10).

[62] WALTERHOUSE D O, PAPPO A S, MEZA J L, et al. Shorter-duration therapy using vincristine, dactinomycin, and lower-dose cyclophosphamide with or without radiotherapy for patients with newly diagnosed low-risk rhabdomyosarcoma: a report from the Soft Tissue Sarcoma Committee of the Children's Oncology Group[J]. Journal of clinical oncology: official journal of the American Society of Clinical Oncology, 2014, 32 (31).

[63] WALTERHOUSE D O, PAPPO A S, MEZA J L, et al. Reduction of cyclophosphamide dose for patients with subset 2 low-risk rhabdomyosarcoma is associated with an increased risk of recurrence: A report from the Soft Tissue Sarcoma Committee of the Children's Oncology Group[J]. Cancer, 2017, 123 (12).

[64] GARTRELL J, PAPPO A. Recent advances in understanding and managing pediatric rhabdomyosarcoma[J]. F1000Res, 2020, 9.

[65] HAWKINS D S, CHI Y Y, ANDERSON J R, et al. Addition of Vincristine and Irinotecan to Vincristine, Dactinomycin, and Cyclophosphamide Does Not Improve Outcome for Intermediate-Risk Rhabdomyosarcoma: A Report from the Children's Oncology Group[J]. J Clin Oncol, 2018, 36 (27): 2770-2777.

[66] BISOGNO G, JENNEY M, BERGERON C, et al. Addition of dose-intensified doxorubicin to standard chemotherapy for rhabdomyosarcoma (EpSSG RMS 2005): a multicentre, open-label, randomised controlled, phase 3 trial[J]. Lancet Oncol, 2018, 19 (8): 1061-1071.

[67] BISOGNO G, De SALVO G L, BERGERON C, et al. Vinorelbine and continuous low-dose cyclophosphamide as maintenance chemotherapy in patients with high-risk rhabdomyosarcoma (RMS 2005): a multicentre, open-label, randomised, phase 3 trial[J]. Lancet Oncol, 2019, 20 (11): 1566-1575.

[68] WEIGEL B J, LYDEN E, ANDERSON J R, et al. Intensive Multiagent Therapy, Including Dose-Compressed Cycles of Ifosfamide/Etoposide and Vincristine/Doxorubicin/Cyclophosphamide, Irinotecan, and Radiation, in Patients with High-Risk Rhabdomyosarcoma: A Report From the Children's Oncology Group[J]. J Clin Oncol, 2016, 34 (2): 117-122.

[69] MALEMPATI S, WEIGEL B J, CHI Y, et al. The addition of cixutumumab or temozolomide to intensive multiagent chemotherapy is feasible but does not improve outcome for patients with metastatic rhabdomyosarcoma: A report from the Children's Oncology Group[J]. Cancer, 2019, 125 (2).

[70] JULIA C C, JOHANNES H M M, MICHELA C, et al. Open-label, multicentre, randomised, phase II study of the EpSSG and the ITCC evaluating the addition of bevacizumab to chemotherapy in childhood and adolescent patients with metastatic soft tissue sarcoma (the BERNIE study) [J]. European Journal of Cancer, 2017, 83.

[71] FERRARI A, CHIARAVALLI S, ZECCA M, et al. VIVA (vinorelbine, ifosfamide, vincristine, actinomycin-D): A new regimen in the armamentarium of systemic therapy for high-risk rhabdomyosarcoma[J]. Pediatr Blood Cancer, 2020, 67 (11): e28649.

[72] MASCARENHAS L, CHI Y Y, HINGORANI P, et al. Randomized Phase II Trial of Bevacizumab or Temsirolimus in Combination with Chemotherapy for First Relapse Rhabdomyosarcoma: A Report from the Children's Oncology Group[J]. J Clin Oncol, 2019, 37 (31): 2866-2874.

[73] MASCARENHAS L, LYDEN E R, BREITFELD P P, et al. Risk-based treatment for patients with first relapse or progression of rhabdomyosarcoma: A report from the Children's Oncology Group[J]. Cancer, 2019, 125 (15).

[74] DEFACHELLES A, BOGART E, CASANOVA M, et al. Randomized Phase II Trial of Vincristine-Irinotecan with or Without Temozolomide, in Children and Adults With Relapsed or Refractory Rhabdomyosarcoma: A European Paediatric Soft tissue Sarcoma Study Group and Innovative Therapies for Children With Cancer Trial[J]. Journal of clinical oncology: official journal of the American Society of Clinical Oncology, 2021.

[75] ALESSIA C, MARIA C A, MICHELA C, et al. Topotecan/carboplatin regimen for refractory/recurrent rhabdomyosarcoma in children: Report from the AIEOP Soft Tissue Sarcoma Committee[J]. Tumori Journal, 2019, 105 (2).

[76] KRISTIN B, TERRY J F, SETH M S, et al. Reduced-Intensity Allogeneic Stem Cell Transplantation in Children and Young Adults with Ultrahigh-Risk Pediatric Sarcomas[J]. Biology of Blood and Marrow Transplantation, 2012, 18 (5).

[77] PEINEMANN F, KRÖGER N, BARTEL C, et al. High-dose chemotherapy followed by autologous stem cell transplantation for metastatic rhabdomyosarcoma--a systematic review[J]. PloS one, 2011, 6 (2).

[78] TIAN Z, LIU H, ZHANG F, et al. Retrospective review of the activity and safety of apatinib and anlotinib in patients with advanced osteosarcoma and soft tissue sarcoma[J]. Investigational new drugs, 2020, 38 (5).

[79] WITTEKIND C, COMPTON C C, GREENE F L, et al. TNM residual tumor classification revisited [J]. Cancer, 2002, 94 (9).

[80] CECCHETTO G, BISOGNO G, De CORTI F, et al. Biopsy or debulking surgery as initial surgery for locally advanced rhabdomyosarcomas in children: the experience of the Italian Cooperative Group studies[J]. Cancer, 2007, 110 (11): 2561-2567.

[81] CASANOVA M, MEAZZA C, FAVINI F, et al. Rhabdomyosarcoma of the extremities: a focus on tumors arising in the hand and foot[J]. Pediatr Hematol Oncol, 2009, 26 (5): 321-331.

[82] La TH, WOLDEN S L, SU Z, et al. Local therapy for rhabdomyosarcoma of the hands and feet: is amputation necessary? A report from the Children's Oncology Group[J]. Int J Radiat Oncol Biol Phys, 2011, 80 (1): 206-212.

[83] WRIGHT S, ARMESON K, HILL E G, et al. The role of sentinel lymph node biopsy in select sarcoma patients: a meta-analysis[J]. Am J Surg, 2012, 204 (4): 428-433.

[84] AYE J M, XUE W, PALMER J D, et al. Suboptimal outcome for patients with biliary rhabdomyosar-

coma treated on low-risk clinical trials: A report from the Children's Oncology Group[J]. Pediatr Blood Cancer, 2021, 68 (4): e28914.

[85] LAWRENCE W J, HAYS D M, HEYN R, et al. Lymphatic metastases with childhood rhabdomyosarcoma. A report from the Intergroup Rhabdomyosarcoma Study[J]. Cancer, 1987, 60 (4): 910-915.

[86] FERRARI A, BISOGNO G, CASANOVA M, et al. Paratesticular rhabdomyosarcoma: report from the Italian and German Cooperative Group[J]. J Clin Oncol, 2002, 20 (2): 449-455.

[87] WIENER E S, LAWRENCE W, HAYS D, et al. Retroperitoneal node biopsy in paratesticular rhabdomyosarcoma[J]. J Pediatr Surg, 1994, 29 (2): 171-177, 178.

[88] HAMILTON E C, MILLER C R, JOSEPH M, et al. Retroperitoneal lymph node staging in paratesticular rhabdomyosarcoma-are we meeting expectations[J]. J Surg Res, 2018, 224: 44-49.

[89] DALY M B, PAL T, BERRY M P, et al. Genetic/Familial High-Risk Assessment: Breast, Ovarian, and Pancreatic, Version 2.2021, NCCN Clinical Practice Guidelines in Oncology[J]. J Natl Compr Canc Netw, 2021, 19 (1): 77-102.

[90] RODEBERG D, ARNDT C, BRENEMAN J, et al. Characteristics and outcomes of rhabdomyosarcoma patients with isolated lung metastases from IRS-IV[J]. J Pediatr Surg, 2005, 40 (1): 256-262.

[91] GLUTH M B. Rhabdomyosarcoma and other pediatric temporal bone malignancies[J]. Otolaryngol Clin North Am, 2015, 48 (2): 375-390.

[92] CARLTON D A, DAVID B D, CHIU A G. Sinonasal malignancies: Endoscopic treatment outcomes [J]. Laryngoscope Investig Otolaryngol, 2019, 4 (2): 259-263.

[93] HIGGINS T S, THORP B, RAWLINGS B A, et al. Outcome results of endoscopic vs craniofacial resection of sinonasal malignancies: a systematic review and pooled-data analysis[J]. Int Forum Allergy Rhinol, 2011, 1 (4): 255-261.

[94] MINARD-COLIN V, KOLB F, SAINT-ROSE C, et al. Impact of extensive surgery in multidisciplinary approach of pterygopalatine/infratemporal fossa soft tissue sarcoma[J]. Pediatr Blood Cancer, 2013, 60 (6): 928-934.

[95] BISOGNO G, De ROSSI C, GAMBOA Y, et al. Improved survival for children with parameningeal rhabdomyosarcoma: results from the AIEOP soft tissue sarcoma committee[J]. Pediatr Blood Cancer, 2008, 50 (6): 1154-1158.

[96] 段超, 张伟令, 孙青, 等. 儿童及青少年横纹肌肉瘤多中心临床研究——CCCG-RMS-2016方案近期疗效研究报告[J]. 中国小儿血液与肿瘤杂志, 2020, 25 (5): 253-257.

[97] PERRUCCIO K, CECINATI V, SCAGNELLATO A, et al. Biliary tract rhabdomyosarcoma: a report from the Soft Tissue Sarcoma Committee of the Associazione Italiana Ematologia Oncologia Pediatrica [J]. Tumori, 2018, 104 (3): 232-237.

[98] SKAPEK S X, FERRARI A, GUPTA A A, et al. Rhabdomyosarcoma[J]. Nat Rev Dis Primers, 2019, 5 (1): 1.

[99] 常晓峰, 成海燕, 秦红, 等. 儿童胆道横纹肌肉瘤的诊断与治疗[J]. 临床小儿外科杂志, 2020, 19 (7): 608-613.

[100] Cristian U, W. W S, Monika S, Et Al. Treatment and Outcome Of The Patients With Rhabdomyosarcoma Of The Biliary Tree: Experience Of The Cooperative Weichteilsarkom Studiengruppe (Cws) [J]. Bmc Cancer, 2019, 19 (1).

[101] GUERIN F, ROGERS T, MINARD-COLIN V, et al. Outcome of localized liver-bile duct rhabdomyosarcoma according to local therapy: A report from the European Paediatric Soft-Tissue Sarcoma Study Group (EpSSG) -RMS 2005 study[J]. Pediatr Blood Cancer, 2019, 66 (7): e27725.

[102] KIRLI E A, PARLAK E, OGUZ B, et al. Rhabdomyosarcoma of the common bile duct: an unusual cause of obstructive jaundice in a child[J]. Turk J Pediatr, 2012, 54 (6): 654-657.

[103] PERRUCCIO K, CECINATI V, SCAGNELLATO A, et al. Biliary tract rhabdomyosarcoma: a re-

port from the Soft Tissue Sarcoma Committee of the Associazione Italiana Ematologia Oncologia Pediatrica[J]. Tumori, 2018, 104（3）：232-237.

[104] MINARD-COLIN V, WALTERHOUSE D, BISOGNO G, et al. Localized vaginal/uterine rhabdomyosarcoma-results of a pooled analysis from four international cooperative groups[J]. Pediatr Blood Cancer, 2018, 65（9）：e27096.

[105] de LAMBERT G, HAIE-MEDER C, GUERIN F, et al. A new surgical approach of temporary ovarian transposition for children undergoing brachytherapy：technical assessment and dose evaluation[J]. J Pediatr Surg, 2014, 49（7）：1177-1180.

[106] NASIOUDIS D, ALEVIZAKOS M, CHAPMAN-DAVIS E, et al. Rhabdomyosarcoma of the lower female genital tract：an analysis of 144 cases[J]. Arch Gynecol Obstet, 2017, 296（2）：327-334.

[107] WALTERHOUSE D O, MEZA J L, BRENEMAN J C, et al. Local control and outcome in children with localized vaginal rhabdomyosarcoma：a report from the Soft Tissue Sarcoma committee of the Children's Oncology Group[J]. Pediatr Blood Cancer, 2011, 57（1）：76-83.

[108] FUCHS J, PAULSEN F, BLEIF M, et al. Conservative surgery with combined high dose rate brachytherapy for patients suffering from genitourinary and perianal rhabdomyosarcoma[J]. Radiother Oncol, 2016, 121（2）：262-267.

[109] LEVY A, MARTELLI H, FAYECH C, et al. Late toxicity of brachytherapy after female genital tract tumors treated during childhood：Prospective evaluation with a long-term follow-up[J]. Radiother Oncol, 2015, 117（2）：206-212.

[110] N M, O O, H M, et al. Vulval and vaginal rhabdomyosarcoma in children：update and reappraisal of Institut Gustave Roussy brachytherapy experience[J]. International Journal of Radiation Oncology, Biology, Physics, 2008, 72（3）：878-883.

[111] DA R, JA S, A H J. Prognostic significance of tumor response at the end of therapy in group Ⅲ rhabdomyosarcoma：a report from the children's oncology group[J]. Journal of Clinical Oncology, 2009, 27（22）：3705-3711.

[112] ARNDT C A, DONALDSON S S, ANDERSON J R, et al. What constitutes optimal therapy for patients with rhabdomyosarcoma of the female genital tract[J]. Cancer, 2001, 91（12）：2454-2468.

[113] BOUCHARD-FORTIER G, KIM R H, ALLEN L, et al. Fertility-sparing surgery for the management of young women with embryonal rhabdomyosarcoma of the cervix：A case series[J]. Gynecol Oncol Rep, 2016, 18：4-7.

[114] JOHNSON S, RENZ M, WHEELER L, et al. Vulvar sarcoma outcomes by histologic subtype：a Surveillance, Epidemiology, and End Results (SEER) database review[J]. Int J Gynecol Cancer, 2020, 30（8）：1118-1123.

[115] CLEMENT S C, SCHOOT R A, SLATER O, et al. Endocrine disorders among long-term survivors of childhood head and neck rhabdomyosarcoma[J]. Eur J Cancer, 2016, 54：1-10.

[116] EADE E, TUMULURI K, DO H, et al. Visual outcomes and late complications in paediatric orbital rhabdomyosarcoma[J]. Clin Exp Ophthalmol, 2017, 45（2）：168-173.

[117] GANDHI P D, FLEMING J C, HAIK B G, et al. Ophthalmic complications following treatment of paranasal sinus rhabdomyosarcoma in comparison to orbital disease[J]. Ophthalmic Plast Reconstr Surg, 2011, 27（4）：241-246.

[118] MATTOS V D, FERMAN S, MAGALHAES D, et al. Dental and craniofacial alterations in long-term survivors of childhood head and neck rhabdomyosarcoma[J]. Oral Surg Oral Med Oral Pathol Oral Radiol, 2019, 127（4）：272-281.

[119] OWOSHO A A, BRADY P, WOLDEN S L, et al. Long-term effect of chemotherapy-intensity-modulated radiation therapy (chemo-IMRT) on dentofacial development in head and neck rhabdomyosarcoma patients[J]. Pediatr Hematol Oncol, 2016, 33（6）：383-392.

[120] VAARWERK B, SCHOOT R A, MAURICE-STAM H, et al. Psychosocial well-being of long-term survivors of pediatric head-neck rhabdomyosarcoma[J]. Pediatr Blood Cancer, 2019, 66 (2): e27498.

[121] PUNYKO J A, MERTENS A C, GURNEY J G, et al. Long-term medical effects of childhood and adolescent rhabdomyosarcoma: a report from the childhood cancer survivor study[J]. Pediatr Blood Cancer, 2005, 44 (7): 643-653.

[122] FREES S, RUBENWOLF P, ZIESEL C, et al. Erectile function after treatment for rhabdomyosarcoma of prostate and bladder[J]. J Pediatr Urol, 2016, 12 (6): 401-404.

[123] 樊代明. 整合肿瘤学·基础卷[M]. 西安：世界图书出版西安有限公司, 2021.

肝母细胞瘤

名誉主编

樊代明

主　编

袁晓军　吴晔明　赵　强　王焕民　汤永民

汤静燕

副主编

王　珊　何乐健　吕　凡　孙晓非　董岿然

顾劲扬　高　举　高　亚　张翼鷟　刘玉峰

编　委（姓氏笔画排序）

马晓莉　方建培　方拥军　牛会忠　王立峰

王金湖　卢　俊　仲智勇　刘江斌　刘　炜

刘钧澄　刘爱国　吕志宝　孙立荣　朱志军

汤宏峰　张伟令　张晓红　李玉华　李仲荣

李　府　李　杰　汪　健　邵静波　陈　莲

罗　毅　贺湘玲　赵卫红　钟玉敏　徐　敏

殷敏智　贾海威　顾　松　高怡瑾　高　晖

黄东生　黄顺根　董　倩　蒋马伟　蒋莎义

黎　阳　薛　峰　戴云鹏

秘　书

汤梦婕　吕　凡

第一章 概述

肝母细胞瘤（hepatoblastoma，HB）起源于胚胎发育过程中原始肝母细胞或具有高度增殖潜能的未分化多能肝前体细胞的异常分化，虽仅占儿童所有肿瘤的1%，但为儿童最常见的肝脏恶性肿瘤，也是儿童期常见的腹部实体肿瘤，发病率仅次于神经母细胞瘤和肾母细胞瘤。90%HB发生于5岁以下儿童，尤其好发于婴幼儿，偶可见于成人。

HB发病率为0.5~2/100万，美国每年新诊断病例约100例。亚洲人群中，中国台湾HB发病率为0.76/100万，上海地区HB为1.8/100万。可能与早产儿和低出生体重儿生存率提高等因素有关，近20年来HB的发病率呈逐渐上升趋势，从0.8/100万（1975—1983年）升高至1.6/100万（2002—2009年），且男孩高于女孩（男孩和女孩分别为1.57/100万和1.09/100万）。

HB的发病可能与部分遗传性疾病相关，包括贝-维综合征（Beckwith-Wiedemann syndrome，BWS）、家族性腺瘤性息肉病和18-三体综合征等。

HB的临床症状多表现为无症状性腹部肿块，可伴发热、消瘦、厌食、阻塞性黄疸或肿瘤破裂引发的急腹症。血清甲胎蛋白（alpha-fetoprotein，AFP）水平是HB的一个重要生化指标，初诊时，90%以上病例AFP水平升高，AFP<100 ng/mL常提示预后不良。HB影像学上表现为单发或多发病灶，其中肝右叶单发病灶多见，多病灶病例的预后较差。

HB的标准治疗策略是手术联合化疗（包括新辅助化疗和辅助化疗），其中手术为无法替代的治疗手段。初诊时，20%~30%的HB可手术完整切除，这是治愈HB的重要手段。如不能一期手术完整切除，可先予新辅助化疗、经导管动脉化疗栓塞等方式使肿瘤缩小，以期达到手术完整切除。以顺铂为基础的化疗方案可以使初诊无法手术完整切除HB患者的生存率提高至60%~65%，PRETEXT Ⅰ期和Ⅱ期且完整切除的病例生存率达到90%。目前我国儿童HB患者采用以顺铂为基础的方案化疗，6年总体生存率和无事件生存率分别为83.3%和71.0%。

目前公认，HB 的预后危险因素包括初诊年龄大于 8 岁、血清 AFP<100 ng/mL、PRETEXT Ⅳ期、PRETEXT 注释因子阳性（VPEFR 阳性，包括肝静脉/下腔静脉侵犯、门静脉侵犯、肝外腹内疾病、肝脏多发病灶、肿瘤破裂等）、远处转移、小细胞未分化病理类型等。多个国际儿童肝肿瘤协作组均依据上述危险因素进行 HB 的危险度分组，给予相应不同强度的化疗。

第二章

预防

第一节 环境因素

HB发生的环境因素仍然未知,目前不能从环境因素方面对HB的发生进行预防。

第二节 遗传因素

既往几十年的研究结果提示,部分遗传性疾病是HB发病的高危因素,主要包括贝-维综合征、家族性腺瘤性息肉病和18-三体综合征。

(1) 贝-维综合征(BWS):又称脐膨出-巨舌-巨体综合征,BWS患者发生HB的概率是正常婴儿的1000~10000倍。BWS易发生多种肿瘤,包括HB、肾母细胞瘤、横纹肌肉瘤、肾上腺皮质癌、神经母细胞瘤等。为早期发现肿瘤,建议BWS患者生后定期进行腹部超声检查和血清AFP检测。

(2) 家族性腺瘤性息肉病(Familial Adenomatous Polyposis,FAP):一种由抑癌基因APC的胚系突变引起的常染色体显性癌症易感综合征,多呈家族性发病,携带APC基因的儿童发生HB的概率是正常儿童的800倍,但仅有1%的FAP患者会发生HB,因此是否对该类患者进行定期筛查目前仍存在争议性。德国多中心报道50例散发HB,有5例(10%)存在APC胚系突变。

(3) 18-三体综合征:由18号染色体拷贝增多所致,在新生儿中发生率为1/3000~1/7000,是继21-三体综合征后第二常见的三体综合征。已有文献报道10余例18-三体综合征同时伴有HB,且多见于女性患者。

第三节 孕期其他因素

鉴于部分HB在出生时即发现,提示潜伏期可能开始于妊娠期,因此许多关于

HB病因的研究集中在妊娠期的暴露事件上。目前已有报道母亲孕期高血压、羊水过多、先兆子痫、孕早期肥胖、吸烟史，以及胎儿出生体质量<1500g等因素均会增加儿童HB的发病风险。父母亲的职业暴露也增加肿瘤发生风险。北美儿童肿瘤协作组（Children's Oncology Group，COG）对HB患者与正常儿童的对比研究结果显示，肿瘤组患者父母亲接触油漆或父亲接触其他化学物质的概率较高，显示父母职业暴露与肿瘤发生存在一定关系。

第三章

早诊和筛查

对存在相关遗传性疾病的患者，尤其是贝-维综合征、FAP等发生HB的风险大于1%的患者，建议从出生开始常规定期筛查，包括每3个星期腹部超声和血清AFP检测，直达4岁，此后每半年筛查1次。定期筛查可有效地发现90%~95%的HB患者，从而改善预后。

第四章

诊断

第一节 临床表现

1 腹部包块

HB的临床表现常是无症状的腹部包块。产前超声波检查有助发现肝脏占位性病变。新生儿出生时一般无明显临床症状,但需警惕少数患儿分娩过程中,可能由于肿瘤巨大而发生破裂,存在大出血风险。通常认为,出生后6周内发现的HB在胎儿期已发生并存在。约17%的HB患者初诊时已远处转移,肺为主要转移部位。

2 其他症状

部分患者可伴腹胀、发热、乏力、贫血、厌食和体重减轻,严重症状如梗阻性黄疸导致的皮肤巩膜黄染、大便白陶土色,及病初因外伤或自发性肿瘤破裂导致的急腹症和失血性休克,但相对少见。

第二节 影像学检查

影像学检查是诊断HB必不可少的重要手段。HB多表现为肝脏巨大的实性肿块,单发病灶多见,少数患者可呈多发病灶。肿块边界多较清晰,部分病变可侵犯邻近的肝血管或穿透肝脏包膜扩散至肝外组织。增强MRI是HB诊断和评估的推荐检查方法,但由于镇静要求较高,增强CT仍在影像学评估中具有重要作用。

(1)B超:腹部B超是HB筛查的首选检查方式,通过以下两点可初步判定肿块是否为肝脏来源。第一,肝脏外的肿块与肝脏运动不一致,肝脏会滑过腹膜后肿瘤;第二,肝脏肿瘤由肝内血管(肝动脉和/或肝静脉)供血或引流。但对部分定位困难的巨大肿瘤或已定位的肝脏肿瘤,均须进一步行CT/MRI增强检查进行肿瘤的鉴别诊断及影像学分期。

（2）CT（增强+三维血管重建）：HB诊断与分期最重要的检查方法。CT检查具有扫描速度快、检查成功率高、空间分辨率高等优势，即便在不能配合屏气的婴幼儿中，也能获得较高图像质量，进行准确的PRETEXT（pretreatment extent of disease）或POST-TEXT（post-treatment extent of disease）分期。虽然检查过程存在一定辐射，但随着低剂量技术的开发及广泛应用，CT检查的辐射剂量已较前明显减低。在增强CT图像上，HB常表现为密度混杂的巨大肿块，50%病例可见钙化。注射造影剂后，大多数HB在各期中的强化均低于周围肝实质，少部分肿瘤在动脉期的强化程度超过周围肝脏，但门脉期均呈相对低密度，表现为"快进快出"的强化模式。

（3）MRI（增强）：与CT相比，MRI的主要优点是软组织分辨率高，且可进行多参数扫描。在HB的诊断与分期中，MRI增强检查的诊断效能可取代CT增强检查，且MRI中的扩散加权成像（diffusion weighted imaging，DWI）及其定量参数——表观扩散系数（apparent diffusion coefficient，ADC）对肿瘤活性成分的检出具有较高敏感性，在肿瘤PRETEXT分期及治疗后随访中具有重要价值。MRI检查过程无辐射，但成像时间较长，检查过程中噪音较大。对不能配合屏气或制动的患儿，检查成功率略低，图像质量也易受运动伪影的影响而难以做到准确评估，应用有一定局限。

（4）其他检查：HB最易出现肺脏转移。对所有确诊患者治疗前均须同步行胸部CT平扫检查，评估有无肺脏转移。当患儿出现头痛、呕吐或其他神经系统症状/体征，或出现难以解释的AFP增高时，建议行头颅MRI（增强）检查以评估患者有否转移灶。患者如出现四肢疼痛等症状可行全身骨扫描检查。PET-CT在HB患者的初诊评估中还没有明确的优势，因此不常规推荐，可在患者治疗或随访中出现AFP升高且不能明确肿瘤来源时使用。

第三节　肿瘤标志物

1　甲胎蛋白（AFP）

AFP是HB最重要的肿瘤标志物，但新生儿和其他少数几种肿瘤也会出现AFP升高。AFP半衰期5~7天，新生儿AFP随年龄增长而进行性下降，绝大多数儿童至8月时可降至正常成人水平（0~6 ng/mL）。约90%的HB患者初诊时伴AFP升高，如AFP正常或<100 ng/mL，提示预后较差，其病理类型多为小细胞未分化型。需注意的是，部分复发病例血清AFP水平再次升高明显早于影像学检查能发现的阳性病灶。此外，同时出现血小板增多、贫血和AFP升高的HB患者的长期预后较差。

2 甲胎蛋白异质体3（AFP-L3）

虽然AFP是HB诊断和随访的重要指标，但特异性及敏感性并不完美。研究表明，AFP并非单一成分，具有3种异质体。依据其与小扁豆凝集素（Lens culinaris agglutinin，LCA）的亲和力从低至高依次分为AFP-L1、AFP-L2和AFP-L3。不同异质体与不同疾病相关，其中AFP-L3被公认为肝细胞癌的特异性指标之一，AFP异质体3比率（AFP-L3%），即L3型异质体占总AFP水平的百分比，可作为早期肝细胞癌的独立诊断指标，2005年FDA批准该指标应用于肝细胞癌的诊断。成人肝细胞癌患者的多个回顾性研究结果显示，AFP-L3升高出现的时间一般较影像学检查发现阳性病灶早3~28个月，准确率达94%；AFP不升高情况下，34.3%的原发性肝细胞癌患者确诊前一年AFP-L3%即已升高。因此对高危患者，即使AFP持续低水平徘徊，AFP-L3%检测可成为早期预测肝细胞癌的重要指标。AFP-L3检测在儿童HB中的临床应用正在逐渐推广。婴幼儿（尤其是新生儿）存在AFP的生理性增高，而AFP-L3水平不会增高。有单中心研究监测手术完整切除的14例HB患者手术前后的AFP和AFP-L3水平，根据是否存在复发分为复发组和非复发组，结果显示两组患者术后2个月时的AFP水平无明显差异，但AFP下降至正常的患者中仍有部分可出现疾病复发，而AFP-L3%下降至正常的患者均未出现复发。提示对肿瘤完整切除的HB患者，AFP-L3%可能是预测疾病复发的一个早期指标，且敏感性和特异性均优于AFP。

3 异常凝血酶原（protein induced by vitamin K absence or antagonist-Ⅱ，PIVKA-Ⅱ）

异常凝血酶原，又称维生素K缺乏或拮抗剂-Ⅱ诱导的蛋白，是由于凝血酶原前体羧化不足产生的蛋白质。PIVKA-Ⅱ在肝癌细胞的增殖、血管浸润和转移过程中发挥作用，对肝细胞癌诊断的灵敏度和特异度达到80%和89%，尤其在AFP阴性患者中的价值更大。PIVKA-Ⅱ在肝细胞癌中的应用已得到公认，但儿童HB中的应用仍处于探索阶段，可将PIVKA-Ⅱ纳入肝母细胞瘤患者的监测指标之一，探讨与HB的相关性。

第四节 诊断标准

1 病理组织学诊断

HB治疗前，通常建议先行肿块切除或穿刺活检（如无法手术时）明确诊断。以下两种情况不建议先行活检检查：

（1）对PRETEXT分期Ⅰ或Ⅱ期且影像学检查显示肿瘤边缘距离下腔静脉、肝中静脉和门静脉超过1cm的患者，建议直接手术切除肿瘤（COG AHEP0731推荐）。

（2）影像学检查结果怀疑婴儿肝脏血管瘤或肝脏局灶结节性增生的患者，不建议活检。

根据《国际儿童肝脏肿瘤分类共识》修订版，将HB的病理类型分为完全上皮型和混合性上皮-间叶型。见表50-4-1。

表50-4-1　修订版《国际儿童肝脏肿瘤分类共识》HB的病理分类

完全上皮型	混合性上皮-间叶型
胎儿型	不伴有畸胎瘤样特点
分化良好的胎儿型（纯胎儿型伴低核分裂活性）	伴有畸胎瘤样特点
核分裂活跃的胎儿型（胎儿型伴高核分裂活性）	
多形性	
胚胎型	
巨小梁型	
小细胞未分化型（IN1阳性）	
胆管母细胞型	

1.1　完全上皮型（Epithelial Mixed Hepatoblastoma）

（1）胎儿型：胎儿型患者预后较好，细胞体积小于正常肝细胞，呈多边形，细胞核圆形，细胞质丰富，多为嗜酸性，胞界清楚，异型性小，核分裂象少见，通常排列呈2、3层细胞厚的不规则肝板。根据核分裂象情况分为分化良好的胎儿型（纯胎儿型伴低核分裂活性）和核分裂活跃的胎儿型（胎儿型伴高核分裂活性）。

1）分化良好的胎儿型HB（Well-differentiated fetal hepatoblastoma）：指纯胎儿型HB伴低核分裂活性（Pure fetal Hepatoblastoma with low mitotic activity），核分裂象≤2/10 HPF（注释：即在镜下全面观察所有肿瘤切片后，选择核分裂象最活跃的区域选取30个高倍视野计数的平均结果），该亚型Glypican-3免疫组化在胞质内呈细小颗粒染色。这一病理类型仅限于化疗前切除的肿瘤标本，单纯活检并不能完全证实为该类型。

2）核分裂活跃的胎儿型HB（Crowded fetal Hepatoblastoma）：即胎儿型伴高核分裂活性（Mitotically active fetal hepatoblastoma），核分裂象>2/10HPF，细胞形态学示细胞排列拥挤、细胞糖原含量少，核仁更大且明显。与分化良好胎儿型不同，该病理类型即使完全手术切除，术后仍须化疗。通常与其他病理类型相混合，如胚胎型或低核分裂活性的胎儿型。

（2）多形性上皮型（Pleomorphic epithelial pattern）：较为罕见，多见于化疗后切除的肿瘤病灶或HB转移灶。肿瘤细胞通常具有胎儿/胚胎的外观，但与其他上皮类型相比，核仁较大，核形状不规则，呈多形性，染色质粗糙，可见明显核仁，核分裂象增加。若这些多形性的肿瘤细胞呈粗小梁模式生长，该类形态需与肝细胞癌相鉴别。

（3）胚胎型（Embryonal pattern）：肿瘤细胞分化较差，细胞较小，直径10~15μm，圆形或成角的不规则形。胞质稀少，核大，核质比例为1∶1-2，核分裂象易见。肿瘤细胞排列呈腺样、腺泡状和假腺样结构。

（4）巨小梁型（Macrotrabecular pattern）：与肝细胞癌的粗梁型相似，肿瘤细胞排列上显示明显的粗梁结构，通常小梁厚度超过5或5层肿瘤细胞以上。肿瘤细胞形态包括胎儿型、胚胎型或多形性。

（5）小细胞未分化型（Small cell undifferentiated Hepatoblastoma，SCUD）：较少见，多发生于婴儿，血清AFP水平较低或正常，具有较高的侵袭性，预后较差。肿瘤由小细胞未分化细胞组成，多呈弥漫性生长，这些细胞过去描述为间变型。这些小细胞比淋巴细胞稍大，直径为7~8μm，胞质稀少，染色质细腻，核仁不明显，有丝分裂活动低。细胞呈束状或巢状排列，通常与其他上皮细胞成簇，在肿瘤细胞和非肿瘤细胞的边界。免疫组化表达细胞角蛋白（Cytokeratins，CK）8、CK18和波形蛋白，但不表达AFP和Glypican-3，INI1表达阳性或阴性。INI1缺失表达据认为是肝恶性横纹肌样瘤。

（6）胆管母细胞型（Cholangioblastic Hepatoblastoma）：该亚型组织学特征是部分肿瘤细胞呈现类似胆管细胞的特征，并形成小导管。细胞呈立方状，核圆形伴较粗染色质，偶尔表达胆管上皮标志物（CK7、CK19等）。肿瘤细胞排列成管腔样结构，分布于其他类型肿瘤细胞中或瘤巢周围。该型瘤细胞往往不表达Glypican-3，Beta-catenin核阳性。

1.2 混合性上皮-间叶型（Mixed Epithelial and Mesenchymal Hepatoblastoma）

混合性上皮-间叶型是指除胚胎性肝脏来源的上皮外，还包括其他来源的上皮和间叶来源的肿瘤成分。包括2个亚型：

（1）不伴有畸胎瘤样特点（without teratoid features）：经典的混合性上皮间叶型，除可见上皮性HB区域外，还可见各种成熟或不成熟的间叶成分，最常见间叶成分是骨样组织、软骨组织和横纹肌。

（2）伴有畸胎瘤样特点（with teratoid features）：指HB中出现在经典的混合型中未见的非肝来源的上皮成分，如原始内胚层、神经管样结构、黑色素、鳞状上皮和腺上皮等异源性成分等。

1.3 免疫组化

常用免疫组化标记物包括：AFP、氨基甲酰磷酸合成酶1（carbamoyl phosphate synthetase 1，CPS1）、甘氨酸-3（glypican-3，GPC3）、beta-catenin（CTNNB1）、波

形蛋白、CK、INI1、CD34、CK7、Ck9、CyclinD1等。

(1) AFP：常在胎儿和胚胎上皮成分中呈阳性，在间质成分和SCUD呈阴性。但在婴儿的非肿瘤性干细胞中也可呈阳性。

(2) CPS1：一种由单克隆抗体HEP-Par1（Hepatocyte paraffin 1）检测到的抗原，主要在上皮细胞成分（主要是胎儿）中表达，在间质成分和SCUD中呈阴性，也可在胎儿、儿童和成人正常肝细胞中强阳性。

(3) GPC3：上皮亚型的相对可靠的标记物，但可在部分非肿瘤性疾病中表达，如胆汁淤积性疾病和肝脏再生。

(4) CTNNB1：是Wnt信号通路中的关键蛋白，与HB的发生有关。CTNNB1突变可见于80%~90%的HB患者，且CTNNB1的细胞核或细胞质染色对于诊断肿瘤细胞非常有用，因为非肿瘤性肝细胞和胆道上皮细胞只有细胞膜染色。CTNNB1的细胞核或细胞质染色常见于上皮、间质和胆管母细胞成分中，在SCUD中不定。骨样肿瘤细胞也显示CTNNB1的细胞核或细胞质。畸胎瘤样成分中，如神经上皮成分，常不显示CTNNB1的细胞核或细胞质。

(5) 波形蛋白：常在上皮成分中呈阴性，在间质中呈阳性，偶尔在SCUD中呈阳性。

(6) CK：CK7、CK19是胆管上皮标志物之一，上皮和间质细胞成分常呈阴性。

(7) IN1：在所有HB肿瘤成分的细胞核染色均呈阳性，INI1阴性的小细胞未分化型HB目前已被认为是肝横纹肌样瘤。

2 临床诊断

对少数在初诊时临床高度怀疑HB，但患者肿块巨大、一般情况差，肿块切除或活检存在极大风险的患儿，如发病年龄<5岁，影像学提示肝脏占位（需排除肝脏血管瘤或其他良性占位），且AFP异常增高时（>正常年龄组，见表50-4-2），可临床诊断为HB。经法定监护人签署知情同意书后，建议按照中危组方案（具体方案详见化疗章节）化疗2疗程后，再行评估择期手术，以获病理学诊断。

表50-4-2 不同年龄组婴儿血清AFP水平（视各实验室检查值参考范围而定）

年龄	平均值±标准差（ng/mL）
胎儿	134734.0 ± 41444.0
初生新生儿	48406.0 ± 34718.0
初生~2周龄	33113.0 ± 32503.0
2周龄~1个月	9452.0 ± 12610.0
1个月	2654.0 ± 3080.0
2个月	323.0 ± 278.0
3个月	88.0 ± 87.0

续表

年龄	平均值±标准差（ng/mL）
4个月	74.0 ± 56.0
5个月	46.5 ± 19.0
6个月	12.5 ± 9.8
7个月	9.7 ± 7.1
8个月及以上	8.5 ± 5.5

第五节 肝母细胞瘤临床分期

在确诊时需要对患者进行详细评估，明确原发病灶大小、局部侵犯情况（血管、淋巴结、相邻组织）、转移部位，及是否伴有肿瘤破裂（采用PRETEXT分期）。治疗过程中需多次评估，包括化疗后手术前（采用POST-TEXT分期）和术后（采用COG分期），详细分期标准如下。

1 PRETEXT 分期

PRETEXT分期通过增强CT或MRI评估治疗前肿瘤累及肝脏的范围，主要用于评估初诊手术完整切除的可行性。POST-TEXT则是指化疗后肝脏肿块累及范围，主要用于评估新辅助化疗后、延期手术完整切除的可行性。肿瘤手术切除后将不再使用POST-TEXT分期。各期定义如下（表50-4-3）。PRETEXT和POST-TEXT进一步由注释因子（annotation factors）描述，定义包括为V（侵犯肝静脉或下腔静脉）、P（侵犯门静脉）、E（肝外腹内疾病）、F（肝脏多发病灶）、R（肿瘤破裂）、C（尾状叶受累）、N（淋巴结受累）、M（远处转移）。具体定义见表50-4-4。

表50-4-3 PRETEXT/POST-TEXT分期定义

分期	定义
PRETEXT/ POST-TEXT Ⅰ期	肿瘤局限在一个肝区，相邻的另外3个肝区无肿瘤侵犯
PRETEXT/ POST-TEXT Ⅱ期	肿瘤累及一个或两个肝区，相邻的另外2个肝区无肿瘤侵犯
PRETEXT/ POST-TEXT Ⅲ期	2个或3个肝区受累，另1个相邻的肝区未受累
PRETEXT/ POST-TEXT Ⅳ期	肿瘤累及所有4个肝区

表50-4-4 PRETEXT/POST-TEXT注释因子定义（PHITT定义）

注解因子		定义
肝静脉（包括肝右静脉、肝中静脉或肝左静脉）或下腔静脉		
V+		肿瘤阻塞全部3条第一级肝静脉[a]或下腔静脉（阻碍定义为影像上静脉内腔未见显示）
		肿瘤包裹全部3条第一级肝静脉或下腔静脉（包裹定义为肿瘤包绕静脉超过50%或超过180°）
		瘤栓存在于任意1条（或更多）第一级肝静脉或下腔静脉（任意血栓都可定义为癌栓）

续表

注解因子	定义
门静脉（门静脉主干和/或左右门静脉分支）	
P+	肿瘤阻塞全部2条第一级门静脉分支或门静脉主干（阻碍定为影像上静脉内腔未见显示）
	肿瘤包裹全部2条第一级门静脉分支或门静脉主干（包裹定义为肿瘤包绕静脉超过50%或超过180°）
	瘤栓存在于任意1条（或2条）第一级门静脉分支或门静脉主干（任意血栓或海绵样变性都可定义为癌栓）
肝外腹内疾病	
E+ [b]	肿瘤生长跨越边界/组织平面（如：肿瘤生长超过隔膜或穿透腹壁）
	肿瘤被正常组织包绕超过180°（注意正常组织不包括正常肝实质）
	存在腹膜结节（非淋巴结），至少有一个≥10mm的结节或至少两个≥5mm的结节
肝脏多发病灶	
F+	两个或更多分散的肝脏肿瘤（肿瘤之间有正常肝脏组织间隔）
肿瘤破裂	
R+	存在腹腔或盆腔内游离液体，并伴有以下一个或多个影像学出血表现
	积液内部结构/信号复杂
	CT显示高密度液体（>25 HU）
	MRI显示有出血或者出血降解产物的影像学特征
	超声显示不均匀液体内有回声碎片
	显示肿瘤包膜缺损
	或者腹水中可见肿瘤细胞[c]或前期接受手术切除的患者经病理明确为破裂[d]
尾状叶受累	
C+	肿瘤存侵犯肝脏尾状叶
淋巴结受累	
N+	淋巴结短径>1cm或门-腔静脉淋巴结短径>1.5 cm
	淋巴结成球形，淋巴结脂肪门消失
远处转移	
M+	1个直径≥5mm的非钙化肺结节
	两个或两个以上非钙化肺结节，每个结节直径≥3mm
	经病理证实的转移病灶

注：a.第一级肝静脉：肝静脉与下腔静脉汇合处及其中央分支之间的部分。
b.腹水常见于肝脏肿瘤，因此单纯腹水不能定义为肝外疾病；影像学建议采用冠状面或矢状面评估隔膜疾病和肝外疾病。
c.肿瘤破裂除外活检导致的出血或手术导致的肿瘤破裂，非血性腹水不考虑为肿瘤破裂，肝脏包膜下的液体（即使为血性液体）也不考虑肿瘤破裂。
d.通过病理可以确诊肿瘤破裂，但并不能确定肿瘤破裂时间，除非化疗前进行手术。化疗后手术确定有肿瘤破裂，考虑为POSTTEXT注释因子。

2　COG分期（Evans分期系统）

分期系统根据手术切除情况进行定义，评估肿瘤是否完整切除，具体分期定义见表50-4-5。

表 50-4-5　COG 分期定义

分期	定义
Ⅰa 期	肿瘤完全切除，组织病理学类型为单纯胎儿型
Ⅰb 期	肿瘤完全切除，除单纯胎儿型以外其他组织病理学类型
Ⅱ 期	肿瘤基本切除，有镜下残留
Ⅲ 期	肿块有肉眼残留；或基本切除伴淋巴结阳性；或肿瘤破裂或腹膜内出血
Ⅳ 期	诊断时发生远处转移，不论原发病灶是否完全切除

第六节　危险度分组

1　危险度分组

目前国际上儿童肝肿瘤协作组主要有北美儿童肿瘤协作组（Children's Oncology Group，COG）、国际儿童肝肿瘤协作组（International Childhood Liver Tumors Strategy Group，SIOPEL）、德国儿童肿瘤协作组（Society of Paediatric Oncology and Haematology，Germany，GPOH）和日本儿童肝脏肿瘤协作组（Japanese Study Group for Pediatric Liver Tumor，JPLT）。由于 HB 的发病率较低，为探究新预后因素，上述四个协作组成立了儿童肝肿瘤国际协作组（Children's Hepatic tumors International Collaboration，CHIC）。中国抗癌协会小儿肿瘤专业委员会（CCCG）也建立了中国儿童 HB 协作组。不同协作组对确诊的 HB 患者根据不同的危险因子进行分组，各个协作组的分组标准详见表 50-4-6。

表 50-4-6　国际上不同儿童肿瘤协作组 HB 的危险度分组标准

协作组（方案）	极低危组	低危组/标危组	中危组	高危组
CCCG（CCCG-HB-2016）	病理类型为分化良好的单纯胎儿型 + 术后 COG 分期 Ⅰ 期	①PRETEXT 分期 Ⅰ 或 Ⅱ 期+AFP≥100ng/mL+无注释危险因素；或②术后 COG 分期为 Ⅰ 期或 Ⅱ 期，且病理类型非单纯胎儿型和非 SCUD	① 术前 PRETEXT Ⅲ 期；或②术后 COG Ⅲ 期；或③术后 COG 分期为 Ⅰ 或 Ⅱ 期，且组织病理学类型为 SCUD	①AFP<100 ng/mL；或②术前 PRETEXT 分期 Ⅳ 期；或③COG 分期为 Ⅳ 期；或④存在 P+、V+；或⑤初诊年龄>8 岁
COG（AHEP-0731）	PRETEXT 分期 Ⅰ 或 Ⅱ 期 + 病理学类型为分化良好的胎儿型+完整切除	完整切除的任何组织学类型的 PRETEXT 分期 Ⅰ 或 Ⅱ 期	①不能手术切除的 PRETEXT 分期 Ⅱ、Ⅲ、Ⅳ 期；或②存在 P+、V+、E+；或③病理类型为 SCUD	①AFP<100 ng/mL；或②COG 分期为 Ⅳ 期（M+）

续表

协作组（方案）	极低危组	低危组/标危组	中危组	高危组
SIOPEL（SIOPEL-3、3HR、4、6）	无	PRETEXT 分期Ⅰ、Ⅱ或Ⅲ期	无	①AFP<100 ng/mL；或②病理学类型为小细胞未分化型；或③存在P+；或④V+；或⑤E+；或⑥R+；或⑦COG分期为Ⅳ期（M+）
GPOH	无	PRETEXT 分期Ⅰ、Ⅱ或Ⅲ期	无	①F+；或②P+；或③V+；或④E+；或⑤COG分期为Ⅳ期（M+）
JPLT（JPTL 2）	无	PRETEXT 分期Ⅰ、Ⅱ或Ⅲ期	①PRETEXT 分期Ⅳ期；或②R+；或③F+；或④P+，3条肝静脉侵犯（V3），或腹腔淋巴结侵犯（N1）	①AFP<100 ng/mL；或②COG分期为Ⅳ期（M+）
CHIC	确诊时完整切除的①PRETEXTⅠ期+VPEFR阴性；②PRETEXTⅡ期+年龄<8岁+AFP>100ng/mL+VPEFR阴性	①确诊时不能切除的PRETEXTⅠ期+VPEFR阴性；或PRETEXTⅡ期+年龄<8岁+AFP>100ng/mL+VPEFR阴性；②PRETEXTⅢ期+年龄<8岁+AFP>1000ng/mL+VPEFR阴性	①VPEFR阳性且年龄<8岁的PRETEXT分期Ⅰ期，或AFP>100ng/mL的PRETEXTⅡ期；②PRETEXTⅢ期+AFP为101-1000ng/mL+年龄<8岁；③PRETEXTⅣ期+年龄<3岁+AFP>100ng/mL	①M+；②年龄≥8岁；③AFP≤100ng/mL；④年龄≥3岁的PRETEXT分期Ⅳ期

注：
CCCG：中国抗癌协会小儿肿瘤专业委员会（Chinese Children's Cancer Group）；COG：北美儿童肿瘤协作组（Children's Oncology Group）；SIOPEL：国际儿童肝脏肿瘤协作组（International Childhood Liver Tumors Strategy Group）；GPOH：德国儿童肿瘤协作组（Society of Paediatric Oncology and Haematology，Germany）；JPLT：日本儿童肝脏肿瘤协作组（Japanese Study Group for Pediatric Liver Tumor）；CHIC：儿童肝肿瘤国际协作组（Children's Hepatic tumors International Collaboration）。
P+：侵犯门静脉；V+：侵犯下腔静脉或者肝静脉；M+：远处转移；E+：肝外腹内疾病；R+：肿瘤破裂或腹膜内出血；N+：侵犯淋巴结；F+：肝脏多发病灶；SCUD：小细胞未分化型。

2 危险因素

（1）年龄

HB患者发生死亡或治疗失败等事件的风险随确诊年龄增加而增加，且这种趋势不能归因于其他已知危险因子在不同年龄段的差异分布，随着年龄的增长其他已知危险因子的作用呈逐渐下降趋势。在SIOPEL-1研究中，研究者将年龄划分成3组（<6月，6~48个月和>48个月），结果显示无明显差异性。在后续SIOPEL-2和3的研究中发现年龄>60个月的儿童风险比（Hazard Ratio，HR）明显升高。其他研究中也有报道如患者年龄超过5岁预后较差，年龄<1岁时预后较好。虽受限于样本数，但上述研究已初步说明年龄对HB患者预后的影响。因此CHIC纳入的1605例HB患者进行分析，数据显示82%的患者年龄低于3岁，中位诊断年龄是16个月，4.2%患者的年龄超过8岁，HR随年龄升高逐渐增加，年龄超过13岁患者的HR达到7.3（<1岁HR=1），而1岁以内不同天数亚组的患儿HR无明显差异，且预后较其他年龄段好。随年龄进一步增长，其他危险因子对患者预后的影响也逐渐下降，如对于13岁的HB患儿，转移等其他危险因子的作用已可忽略不计。

（2）AFP水平

HB患者初诊时血清AFP<100ng/mL是目前已知的危险因子之一，已成为国际各HB协作组高危组的分组标准之一，确诊时AFP<100ng/mL的患者5年EFS仅有35%。为进一步研究AFP在不同危险因子下的作用，儿童肝肿瘤国际协作组对1605例HB患者进行分层研究发现PRETEXT Ⅰ 期患者中，AFP<100ng/mL的患者预后并不像预期那么差，因此对确诊时肿块可以完整切除的低AFP患者不建议给予过强的化疗。研究同时发现PRETEXT Ⅲ 期或远处转移的患者，若AFP水平在100~1000ng/mL，其预后也不容乐观。虽然只有7%（28/397）PRETEXT Ⅲ 期患者的AFP水平在100~1000ng/mL，但与组内AFP>1000ng/mL的患者相比，前者5年EFS仅为61%，后者5年EFS为73%~89%。AFP在100~1000ng/mL的转移性HB患者5年EFS也仅有14%。

（3）影像学危险因素（VPEFR）

1）侵犯肝静脉或下腔静脉和侵犯门静脉和（V+和P+）。CHIC回顾性分析显示门静脉侵犯或下腔静脉/肝静脉侵犯是预后危险因子之一，两者的HR分别为2.26和2.20。

2）肝外腹内疾病（E+）。肝外腹内疾病发生率较低，约5%的HB患者会发生。CHIC回顾性分析显示肝外腹内疾病也是影响预后的危险因子，HR为1.91。

3）肝脏多发病灶（F+）。肝脏多发病灶也是HB独立的危险因子之一，其预后较差。由于担心手术的可切除性、局部复发和残肝中可能发生异时性肿瘤，多灶性HB患者常采用全肝切除和肝移植治疗。Saettini等对多发肝脏病灶的HB患者进行回顾性研究，结果显示有35%的患者存在肝脏多发病灶，在新辅助化疗后肿块体积缩小的程度低于肝脏单发病灶患者；多发病灶的HB患者3年EFS和OS分别为40%和42%，在高危组患者中，肝脏多发病灶亚组的患者生存率远低于单发病灶患者，且风险比较高（HR:10.01）。多发病灶患者手术后复发风险较高，推测其原因是影像学检查对新辅助化疗后的多发病灶评估并不准确，即使完整手术切除，手术后仍可能存在影像学未能发现的微小残留。为改善此类患者的预后，降低复发的风险，建议有条件者，在新辅助化疗后可施行肝移植术，且术后仍需给予一定强度的化疗。但也有研究显示接受肝脏 R0 部分切除术后予以化疗的多病灶 HB 患者复发风险并未增加，单病灶和多病灶组患者的肺部复发率相当（单灶组 8% vs. 多灶组 14%，P = 0.89），单灶患者的 6 年总生存率为 97%，多灶患者为 86%（p = 0.12）。因此对多发病灶患者是否进行肝移植术仍存一定争议性。

4) 肿瘤破裂（R+）。SIOPEL-3 临床试验中，已将确诊时肿瘤破裂考虑为高危预后因素，儿童肝肿瘤国际协作组的 Meta 分析中也将肿瘤破裂定义为预后差的因素之一。法国一项单中心研究对肿瘤破裂的 HB 患者临床特征、治疗及预后进行了回顾性分析，150 例患者中 16% 的患者出现肿瘤破裂（70% 在活检前已发生肿瘤破裂），肿瘤破裂患者的 3 年 EFS 和 OS 分别为 49.6%（95%CI=30-69）和 68.2%（95%CI=40-84）。提示肿瘤破裂是影响 HB 患者预后的因素之一，但其影响程度小于肺转移，且肿瘤破裂不是肝移植的禁忌证。

（4）病理危险因素

小细胞未分化型（SCUD）是 HB 中预后最差的病理亚型，多见于 6~10 月的小婴儿，AFP 水平正常或较低，具有较强的侵袭性，预后通常较差。COG 的研究结果显示 SCUD 病理亚型是 HB 患者死亡率增加的预后因子，即使 SCUD 亚型患者手术初期完整切除病灶，后期仍存在治疗失败的较大风险，因此治疗初期即需要予以高强度化疗。为了明确患者是否存在小细胞未分化成分，建议对手术完整切除的患者需行全面病理组织检测。

（5）远处转移

约有 17% 的 HB 患者初诊时可出现远处转移，转移部位包括肺、中枢神经系统等，其中肺转移是 HB 患者最常见的转移部位。研究显示肺转移患者的 2 年 EFS 明显低于无肺转移的患者（2 年 EFS：62.5% vs. 89.3%），而 2 年 OS 与无肺转移患者接近，提示肺转移的 HB 患者发生事件的概率高于无转移患者，主要事件是疾病复发。但通过及时的化疗、手术等治疗后，复发患者的总体生存率尚乐观。然而如果在疾病治疗过程中发生肺转移，其预后较差。

中枢神经系统是 HB 较为罕见的转移部位，其预后较其他转移部位差。研究表明虽然发生中枢神经系统转移的 HB 患者数量较少，但在特定患者群中其发生的风险仍较高，如 20% 的患者确诊时年龄>4 岁、33% 确诊时为 PRETEXT Ⅳ 期、63% 既往曾多次出现肿瘤复发（多为肺转移）。化疗对中枢系统转移患者无明显优势，因此对高危患者应定期进行头颅 MRI 检查，以提高手术切除的机会。

第五章 初诊肝母细胞瘤的治疗

第一节 手术治疗

1 原发肝脏肿瘤的切除

安全、彻底地切除肿瘤是HB综合治疗取得良好预后的基石。HB手术按照手术时机可分为初诊手术切除（upfront surgery）和化疗后或延期手术切除（delayed surgery）。

（1）初诊手术：需要满足以下所有条件：①无麻醉禁忌；②残存肝脏组织能够满足代谢需要；③PRETEXT Ⅰ或Ⅱ期的单发肿瘤病灶，距离重要血管有足够间隙（≥1cm）；④预计镜下残留（COG Ⅱ期）无须二次手术者。

（2）化疗后手术切除：不满足初诊手术切除适应证的患儿可行新辅助化疗后，再次评估为POST-TEXT Ⅰ期、Ⅱ期，或没有重要血管（门静脉或下腔静脉）累及的POST-TEXT Ⅲ期的患者，无麻醉禁忌，可行手术切除肿瘤；对PRETEXT Ⅳ期和化疗后评估为POST-TEXT Ⅲ期并伴有下腔静脉（V+）或门静脉（P+）累及的患者，应该尽早转入具有复杂肝段切除或肝移植能力的医院治疗；新辅助化疗后仍残留肺或脑单发转移病灶者，可行残留转移病灶手术切除。

儿童肝母细胞瘤的手术治疗目前国内仍以开放式肝切除为主，微创手术尚处于探索阶段。在开展微创手术时，除与开腹肝切除术相同的手术禁忌证外，不能耐受气腹、腹腔严重粘连，病灶紧贴第一、第二或第三肝门难以显露，肝门部受侵需行大范围肝门部淋巴结清扫的患者，需谨慎选择腹腔镜术。

条件许可情况下，HB手术应该首选解剖性切除。解剖性肝切除术中肝实质离断平面可利用解剖标志确定，也通过肝脏病理学改变、通过肝脏缺血范围确定。如无解剖性切除肿瘤的条件，非解剖性肝切除术中肝实质离断平面可以目标病灶边界为中心，设定在肿瘤边界外的安全切缘。术中探查结束后，应再次判断评估切除后剩余肝脏的容量，和可能的功能状态。肝实质离断时应精细操作，由表面向深部推进，离断面充分显露，减少肝实质损失，保护脉管结构。避免在狭小范围内向深部进行挖掘式操作。肝脏血流阻断是控制肝实质离断过程中出血的最有效手段。反复多次的肝血流阻断对患者的打击远小于大量出血和大量输注异体血。根据阻断目标不同，肝脏血流阻断可分为选择性或非选择性入肝血流阻断、出肝血流阻断和全肝血流阻断。术者应根据手术方式和术中具体情况，选择不同的血流阻断方式。

2　转移肿瘤的切除

HB最常见的转移部位是肺。但大多数初诊伴有肺转移的患者在接受化疗后肺部病灶可达到完全缓解，40%~60%的患者仅通过化疗就可以使肺部转移灶消失。因此肺部转移性疾病的存在并不是HB手术切除原发病灶或肝移植的反适应证。肺转移灶切除应早于肝移植手术；非肝移植患者的肺转移灶手术时机应于化疗结束后，但若手术不延误化疗也可适当提前。肺楔形切除术是首选的术式，如果单个肺叶中的病变超过四个，可行肺叶切除术。

第二节　化学治疗

HB对化疗敏感，术前化疗可以显著降低肿瘤分期，为手术完整切除肿瘤创造更多的机会，术后化疗则对于提高无法手术完整切除或已远处转移肿瘤患儿的长期无瘤生存率具有重要作用。以铂类药物为骨架的化疗方案极大地改善了HB患者的预后。尽管COG、SIOPEL、GPOH、JPLT和CCCG等不同国家的儿童肝脏肿瘤协作组使用的化疗方案不尽相同，但HB患儿的总生存期相似。应根据HB分期和危险度分组选择不同的化疗时机和化疗强度。

1　化疗前评估

（1）分期检查

除外原发病灶评估，影像学检查还包括胸部CT、全身骨扫描（选择性）和头颅MRI（选择性）。因HB骨髓转移发生率较低，目前没有证据支持初诊患者常规骨髓穿刺检查。

（2）脏器功能评估

包括全血象、尿常规、大便常规、肝肾功能、肌酐清除率、血/尿 β2 微球蛋白、电解质系列、血清LDH、铁蛋白、心肌酶谱、凝血功能、乙肝两对半、丙肝、CMV、EBV、免疫功能（IgG、IgM、IgA，外周血T、B、NK细胞亚群比例与绝对值），化疗前进行心彩超和听力检测（详见药物剂量调整、毒性及辅助治疗章节）。

2 极低危组

极低危组HB患者术后可密切随访,无须化疗。

3 低危组

CCCG推荐C5V方案化疗(顺铂+5-氟尿嘧啶+长春新碱),每3周为一疗程,共4~6个疗程,见表50-5-1。化疗前血象条件为:中性粒细胞绝对值≥$1.0×10^9$/L,血小板≥$100×10^9$/L,肝肾功能、心肌酶谱及心电图正常。使用顺铂时应遵循顺铂化疗常规,进行水化、利尿、监测尿量和尿常规、血电解质水平等,注意顺铂的肾毒性,定期监测听力。

表50-5-1 C5V方案的药物及使用剂量

药物	剂量	给药途径	给药时间	给药间隔
顺铂(CDDP)	90 mg/m²	静脉滴注(≥6小时)	第1天	每3周
5-氟尿嘧啶(5-FU)	600 mg/m²	静脉滴注4小时	第2天	
长春新碱(VCR)	1.5mg/m²(单次最大剂量≤2mg)	静脉注射	第2天	

COGP9645(NCT00980460)建议低危组(指PRETEXT Ⅰ期或Ⅱ期,且已行Ⅰ期手术切除)减少化疗疗程,术后给予2个疗程C5V方案:顺铂(CDDP,100mg/m²,第1天)+5-氟尿嘧啶(5-Fu,600mg/m²,第2天),长春新碱(VCR,1.5mg/m²,第2、9、16天)。该临床试验纳入51例患者,5年EFS和OS分别为88%和91%,略高于SIOPEL-3临床试验的标危组患儿,其3年EFS和OS分别为83%和95%,且COG的顺铂累积剂量明显减少。

4 中危组

CCCG推荐C5VD方案(顺铂、5-氟尿嘧啶、长春新碱和阿霉素)化疗,每3~4周重复1轮,共6~8个疗程,见表50-5-2。化疗前血象条件:中性粒细胞绝对值≥$1.0×10^9$/L,血小板≥$100×10^9$/L,肝肾功能、心肌酶谱及心电图正常。使用顺铂时应遵循顺铂化疗常规,进行水化、利尿、监测尿量和尿常规、电解质水平等,注意顺铂的肾毒性,定期监测听力。使用阿霉素时应遵循蒽环类药物化疗常规,监测心肌酶谱、心肌肌钙蛋白、脑钠肽、心电图和心彩超,必要时可联合使用右丙亚胺预防蒽环类药物相关心脏毒性。

表50-5-2 C5VD方案的药物及使用剂量

药物	剂量	给药途径	给药时间	给药间隔
顺铂(CDDP)	90 mg/m²	静脉滴注(≥6小时)	第1天	每3~4周
5-氟尿嘧啶(5-FU)	600 mg/m²	静脉滴注(4小时)	第2天	

药物	剂量	给药途径	给药时间	给药间隔
长春新碱（VCR）	1.5mg/m^2（单次最大剂量≤2mg）	静脉注射	第2天	每3~4周
阿霉素（ADR）	25mg/m^2	静脉滴注（2小时）	第2~3天	

5 高危组

高危组HB患者的总体生存率仍差强人意，SIOPEL-4研究中的高危组患者采用铂类联合蒽环类药物，其中25%的患者同时接受肝移植治疗，3年EFS和OS分别为76%和83%，其中PRETEXT Ⅳ期患者3年EFS和OS分别为75%和88%，转移患者3年EFS和OS分别为77%和79%。JPLT-2协作组高危组患者也采用铂类联合蒽环类药物化疗，研究结果显示初期化疗反应良好组的5年EFS和OS分别为71.6%和85.9%；而初期反应不佳患者的5年EFS和OS分别是59.1%和67.3%。而COG协作组AHEP0731研究的高危组患者给予长春新碱联合伊立替康（VI）化疗，结果显示高危组患者的3年EFS和OS分别为49%和62%，47%的患者对初期2疗程的VI方案有反应，但明显低于SIOPEL-4方案的预后。国内多中心研究也对高危组患者给予伊立替康联合环磷酰胺和长春新碱化疗，初步结果显示2年OS和PFS分别为44.8%和43.2%。

基于目前SIOPEL-4高危组患者的总体生存率在所有协作组中仍为最高，CCCG-HB协作组同时结合我国国情制定了CCCG-HB-2016高危组方案，初步数据分析较适用于中国高危组患者，但强烈建议有肝移植条件的患者尽早进行移植前准备，必要时可在确诊时进行前期移植咨询，以避免增加额外的化疗周期。

（1）CCCG协作组方案（CCCG-HB-2016）

1）术前化疗。采用C-CD（顺铂-顺铂+阿霉素）方案，每3~4周重复1轮，共3个疗程，3疗程后评估是否可手术切除。如3疗程后评估仍无法手术，改为ICE（异环磷酰胺、卡铂和依托泊苷）方案，每3~4周重复，共2个疗程，见表50-5-3。如仍无法手术，建议退出方案进行个体化治疗，或可接受TACE治疗或进行肝移植治疗。顺铂和阿霉素使用注意事项同前，使用卡铂时应注意监测肾脏毒性和血小板减少情况，定期监测听力；异环磷酰胺使用时应注意水化、协同使用尿路保护剂美司钠，注意监测尿常规、肾功能。如出现粒细胞减少症，可给予粒细胞集落刺激因子（G-CSF）或粒系-巨噬细胞集落刺激因子（GM-CSF）皮下注射。

2）术后化疗。采用C-CD方案3疗程后手术的患者，术后采用CARBO+ADR方案（卡铂和阿霉素），每3~4周重复，共3疗程。术前采用ICE方案患者，术后继续采用ICE方案，每3~4周重复，共2疗程。

表 50-5-3　CCCG高危组用药方案及药物剂量

方案	药物	剂量	给药途径	给药时间	给药间隔
C-CD方案	顺铂（CDDP）	70mg/m²	静脉滴注24小时	第1、8天	每3~4周
	阿霉素（ADR）	30mg/m²	静脉滴注24小时	第8~9天	
ICE方案	异环磷酰胺（IFOS）	1.5g/m²	静脉滴注2-3小时	第1~5天	每3~4周
	美司钠（MESNA）	1.5g/m²	静脉滴注，分为3次（于IFOS 0、4、8小时给予）或4次（于IFOS 0、3、6、9小时给予）	第1~5天	
	卡铂（CARBO）	450 mg/m²	静脉滴注2小时	第1天	
	依托泊苷（VP16）	100 mg/m²	静脉滴注4小时	第1~3天	
CARBO+ADR方案	卡铂（CARBO）	500 mg/m²	静脉滴注2小时	第1天	每4周
	阿霉素（ADR）	20 mg/m²	静脉滴注24小时	第1~2天	

（2）SIOPEL协作组（SIOPEL-4）

SIOPEL-4研究采用CDDP+ADR+CARBO方案治疗，详见表50-5-4。术前分别采用A1、A2和A3方案各1轮，结束后评估是否可行手术（肝移植和转移病灶切除术），术后给予方案C，共3疗程。若无法手术，再给予方案B，共计2疗程，化疗结束后行手术切除术，术后不给予化疗。

表 50-5-4　SIOPEL高危组用药方案及药物剂量

方案	药物	剂量	给药途径	给药时间	给药间隔
方案A1	顺铂（CDDP）	70mg/m²（第1天80mg/m²）	静脉滴注24小时	第1、8、15天	/
	阿霉素（ADR）	30mg/m²	静脉滴注24小时	第8~9天	
方案A2	顺铂（CDDP）	70mg/m²	静脉滴注24小时	第1、8、15天	/
	阿霉素（ADR）	30mg/m²	静脉滴注24小时	第8~9天	
方案A3	顺铂（CDDP）	70mg/m²	静脉滴注24小时	第1、8天	
	阿霉素（ADR）	30mg/m²	静脉滴注24小时	第8~9天	
方案B	卡铂（CARBO）	AUC 10.6 mg/mL 每分钟	静脉滴注1小时	第1天	每3周
	阿霉素（ADR）	25mg/m²	静脉滴注24小时	第1~3天	
方案C	卡铂（CARBO）	AUC 6.6mg/mL 每分钟	静脉滴注1小时	第1天	每3周
	阿霉素（ADR）	20mg/m²	静脉滴注24小时	第1~2天	

6　药物剂量调整、毒性及辅助治疗

（1）药物剂量调整原则和方法

1）对于体重<10kg的婴幼儿，需要按照体重调整药物剂量，按照1m²体表面积等于30kg换算。

2）肥胖患儿计量调整原则（体重大于标准体重的2SD或125%及以上）：调整体重= 标准体重+ 0.4×（实际体重−标准体重），须根据调整体重计算体表面积，且最大体表面积不超过1.73m²。

3）如某一疗程出现化疗相关严重并发症（感染性休克、非常严重的口腔黏膜溃疡等）或外周血象恢复时间超过6周，下一疗程可降低药物剂量（建议按照75%—50%—25%原则减量；如严重并发症不再出现，则按照25%—50%—75%原则增加剂量）。

（2）粒细胞减少症的处理：

化疗结束24小时以后，如外周血中性粒细胞绝对值≤$1.0×10^9$/L，可给予粒细胞集落刺激因子（G-CSF）或粒-巨噬细胞集落刺激因子（GM-CSF），皮下注射，一般剂量为5μg/（kg·d），粒细胞减少严重者剂量可增加至10μg/（kg·d），至少持续应用至连续2天外周血中性粒细胞绝对值≥$1.0×10^9$/L。

（3）听力测定

铂类是治疗HB最重要的药物，但可能引起约60%的婴幼儿出现不同程度的双侧永久性、进行性高频听力损伤，因此建议5岁以上或可以配合的患儿进行纯音听阈测定，其余患儿给予畸变产物耳声发射和脑干听觉诱发电位检测。检测时间点为：治疗前、每2疗程及化疗结束时，化疗结束后每半年检测一次至停药5年。

（4）蒽环类药物

鉴于蒽环类药物对心肌的毒性作用，当阿霉素累积剂量≥$400mg/m^2$时，建议谨慎使用蒽环类药物，同时密切监测心功能（心肌酶谱、肌钙蛋白、脑钠肽、心脏彩超）。一旦心功能检测提示心脏射血分数<55%或轴缩短分数<28%，若能证明左心功能异常和细菌感染有关，可继续使用蒽环类药物，否则应该暂停，直到射血分数≥55%或轴缩短分数≥28%。根据蒽环类药物使用剂量或心肌损伤程度选择右丙亚胺等药物。

（5）复方磺胺甲基异恶唑（SMZco）

为预防卡氏肺囊虫肺炎，在整个治疗期间及停化疗后3~6个月内，建议所有患儿均服用SMZco 25mg/（kg·d），分2次口服，每周连用3天。

7　治疗中评估及截止化疗适应证

在治疗过程中建议每个疗程后进行血清AFP和腹部B超检查评估，每2个疗程后进行AFP和影像学腹部CT/MRI（增强）评估。患者如影像学无残留，AFP水平正常后3个疗程可以停药；如无AFP增高者，影像学无残留后4个疗程可以停药。若患者AFP水平或影像学仍有异常，则出方案进行个体化治疗，详见各危险度组的治疗方案。

第三节 肝移植

1 肝移植适应证

（1）适应证

1）HB 患儿经新辅助化疗后评估为 POST-TEXT Ⅳ 期，或 POST-TEXT Ⅲ 期伴有肝静脉、下腔静脉或肝门血管等重要结构侵犯，或预判残肝不足，或预判手术可能无法达到 R0 切除的患儿，建议首选肝脏移植。

2）伴有肺转移的 HB 患者经化疗后肺转移灶消失后或已经根治性切除的孤立肺转移灶患儿可考虑行肝脏移植。

3）HB 破裂是肝移植术后复发的高风险因素，但不应作为肝移植的手术禁忌证。

（2）禁忌证

未经治疗的 HB 伴肝外转移，或难以控制的全身性感染是肝移植的绝对禁忌证；HB 合并无法彻底清除的肝外转移灶；合并严重的心、肺、脑等重要脏器器质性病变。

2 肝移植术前评估

（1）确认为不可切除的 HB 患儿，应在确诊时尽早转诊至专业中心行肝移植评估，或不迟于化疗 2 个周期后。

（2）考虑到肝移植等待时间与 HB 肝移植术后复发相关，建议在化疗 2~4 个周期内评估是否需要行肝脏移植并加入等待名单。

（3）HB 患儿在移植前应由肿瘤科医生、病理科医生、放射科医生和外科医生共同组成的多学科联合诊疗小组（MDT to HIM）进行评估，且手术前 30 天内应有一次评估结果。

3 肝移植新辅助及辅助化疗

（1）新辅助化疗能使接受肝移植的 HB 患儿获益，而单纯术后辅助化疗并不能获益，因此推荐肝移植患儿接受术前新辅助化疗和术后辅助化疗，不推荐行单纯辅助化疗。

（2）根据 SIOPEL 方案推荐：中危组患儿采用 CV5D（顺铂+5-氟尿嘧啶+长春新碱+阿霉素）方案，移植术前新辅助化疗 4 周期，术后一个月各器官功能正常时，可行术后辅助化疗 2 个周期。高危组患儿移植术前采用 VIT（长春新碱+伊立替康+替西罗莫司）方案 2 个周期，如初始反应良好，可序贯采用 CV5D 方案 2 个周期与 VIT 方案 1 个周期交替 2 轮；如肿瘤对 VIT 初始化疗无反应，则采用 CV5D 方案 4 个周期；术后辅助化疗采用 CV5D 方案 2 个周期（具体详见指南化疗部分）。

4 肝移植手术及术后管理

（1）对有成熟儿童肝移植经验的中心除等待公民逝世后捐献全肝移植外，也可考虑劈离式供肝或亲体供肝行部分肝脏移植。

（2）肝移植术后需终身服用免疫抑制药物，目前仍是以钙调磷酸酶抑制剂（CsA、FK506）为主的个体化免疫抑制方案，建议尽早撤除激素或使用无激素免疫抑制方案。

（3）儿童肝移植术后并发症主要包括血管并发症、胆道并发症、感染性并发症、急慢性排斥反应，以及移植肝无功能或功能延迟恢复，早期判断及有效地治疗干预对于挽救患儿生命及移植物功能至关重要。

（4）儿童肝移植术后血管栓塞风险高于成人，推荐术后常规采用预防性肝素及低分子肝素抗凝以降低栓塞风险。

（5）HB患儿肝移植术后免疫抑制诱导方案不推荐使用清除T细胞的抗体药物（抗CD52单克隆抗体阿伦珠单抗和抗胸腺细胞球蛋白ATG）。

（6）HB患儿肝移植术后肿瘤监测包括AFP和影像学检查，术后2年内为高复发期，监测频次最高，此后可过渡至每年一次至5年后可停止监测。

（7）儿童肝移植术后应定期监测身高、体重、骨质密度等指标，对生长发育异常的患儿应查明原因并给予对应治疗。

（8）与患儿密切接触的家庭成员应每年接种流感疫苗，患儿灭活疫苗接种时间应选择在移植前1个月或移植后6~12个月接种，减毒疫苗仅限于移植前28天以上。

第四节 其他治疗方式

1 经导管动脉化疗栓塞

对于对肿瘤破裂出血HB患儿，以及无法完整切除肿瘤且不能进行肝移植的HB患儿，经导管动脉化疗栓塞（Transcatheter Arterial chemoembolization，TACE）提供了另一种选择。TACE主要适用于：①PRETEXT Ⅲ期及以上和/或肺部转移，经常规治疗后仍无法手术切除者；②等待肝移植的患儿；③经2~3个周期的全身化疗，影像学出现新发病灶，或肿瘤缩小程度<50%患者。对于存在门静脉主干癌栓的HB，TACE容易引发肝功能衰竭，需要引起警惕。TACE的常见并发症包括腹痛、发热、恶心、呕吐、谷草转氨酶、谷丙转氨酶和C反应蛋白升高，少数病例可出现急性肝衰竭、肝梗死、肝脓肿、肿瘤破裂或肺栓塞，故仅推荐TACE在有条件的儿科中心开展。肝动脉注射药物详见表50-5-5。

表 50-5-5　TACE 用药方案及药物剂量

方案	药物	剂量	给药途径
CDDP+THP 方案	顺铂（CDDP）	$50\sim60\text{mg/m}^2$ 或 $80\sim90\text{mg/m}^2$	缓慢肝动脉注射
	吡喃阿霉素（THP-ADR）	$20\sim30\text{mg/m}^2$	缓慢肝动脉注射
CDDP+ADR+VCR	顺铂（CDDP）	40mg/m^2	缓慢肝动脉注射
	阿霉素（ADR）	20mg/m^2	缓慢肝动脉注射
	长春新碱（VCR）	1.5mg/m^2	缓慢肝动脉注射
CATA-L	卡铂（CARBO）	200mg/m^2	缓慢肝动脉注射
	吡喃阿霉素（THP）	30mg/m^2	缓慢肝动脉注射

2　高强度超声聚焦刀

高强度超声聚焦刀（High-Intensity Focused Ultrasound，HIFU）是一种针对多种肿瘤和疾病的非侵入性治疗方法，运用超声换能器将高能量的超声波聚焦于体内的肿瘤组织内，焦域内产生瞬态高温效应，导致目标组织发生凝固性坏死。适用于难治性的肝脏多灶、未能进行肝移植及手术后残留的患儿。

3　超声引导下经皮消融治疗

超声引导下经皮消融治疗（Radiofrequency Ablation，RFA）具有微创、有效等作用，对成人肝细胞癌有一定疗效，对于<3cm 的成人转移病灶也是公认的微创治疗方法，但在儿童中应用较少。可适用于化疗无效、无法手术切除的转移性或反复复发的 HB 患者。

4　放疗

一般情况下 HB 通过化疗和手术可获满意疗效，同时考虑到辐射的远期损伤，临床上常很少采用放疗，仅在系统性药物治疗和手术及其他局部手段治疗后仍有病灶残留时才酌情考虑放疗。

（1）适应证

① 诱导化疗后肝内原发灶广泛残留，仍无法手术时可考虑术前全肝或局部放疗，为手术切除提供转化机会；② 早期病变未达 R0 切除且化疗反应不佳时可考虑术后局部放疗；③ 经系统性药物（化疗或靶向）、手术及其他局部治疗后最终仍无法完全缓解的肝内病变和转移灶考虑放疗；④ 门脉或腔静脉系统瘤栓持续存在；⑤ 局部转移灶导致明显的临床症状或潜在严重并发症且化疗效果不佳时考虑放疗，如疼痛、病理性骨折、截瘫等。

（2）放疗技术

根据不同单位具体情况，可采用三维适形、静态或动态调强、立体定向放疗、螺旋断层放疗等技术，常规推荐光子的容积弧形调强技术（VMAT），中枢神经系统转移灶也可考虑质子放疗。HB属放射中度敏感肿瘤，有效剂量范围为25~50Gy，通常镜下残留予以25~30Gy，大体残留予以35~50Gy，全肝或全肺照射剂量为15~18Gy。

5　造血干细胞移植

对难治性或复发转移的HB患者，可给予造血干细胞移植。但造血干细胞移植是否能改善HB患者的预后仍无定论。一项多中心研究回顾了1990至2012年间42例接受干细胞移植的HB患者数据，发现在初始治疗时接受移植患者的OS和EFS分别55%和48%，复发后接受造血干细胞移植患者的OS和EFS分别64%和36%，造血干细胞移植未显示出对复发难治HB患者的获益。日本JPTL协作组中有28例患者接受了造血干细胞移植，其中12例患者无事件存活，11例患者死亡，生存率与未接受造血干细胞移植的患者相比也无明显升高。

造血干细胞移植方案可参照JPTL方案予序贯化疗+自体造血干细胞移植，具体方案如下：

（1）造血干细胞动员方案

异环磷酰胺（IFOS）2.8g/m^2，第1~5天；

美司钠（MESNA）2.8g/m^2，第1~5天；

依托泊苷（Vp16）120mg/m^2，第1~5天。

（2）预处理方案

1）Hi-MEC

依托泊苷（Vp16）200mg/m^2，第-6、-5、-4、-3天；

卡铂（CBDCA）400mg/m^2，第-6、-5、-4、-3天；

马法兰（L-PAM）90mg/m^2，第-3、-2天。

2）Hi-MT

马法兰（L-PAM）50mg/m^2，第-11、-10、-4、-3天；

塞替派（thio-TEPA）150mg/m^2，第-11、-10天；

塞替派（thio-TEPA）200mg/m^2，第-4、-3天。

第五节 初诊肝母细胞瘤的治疗流程

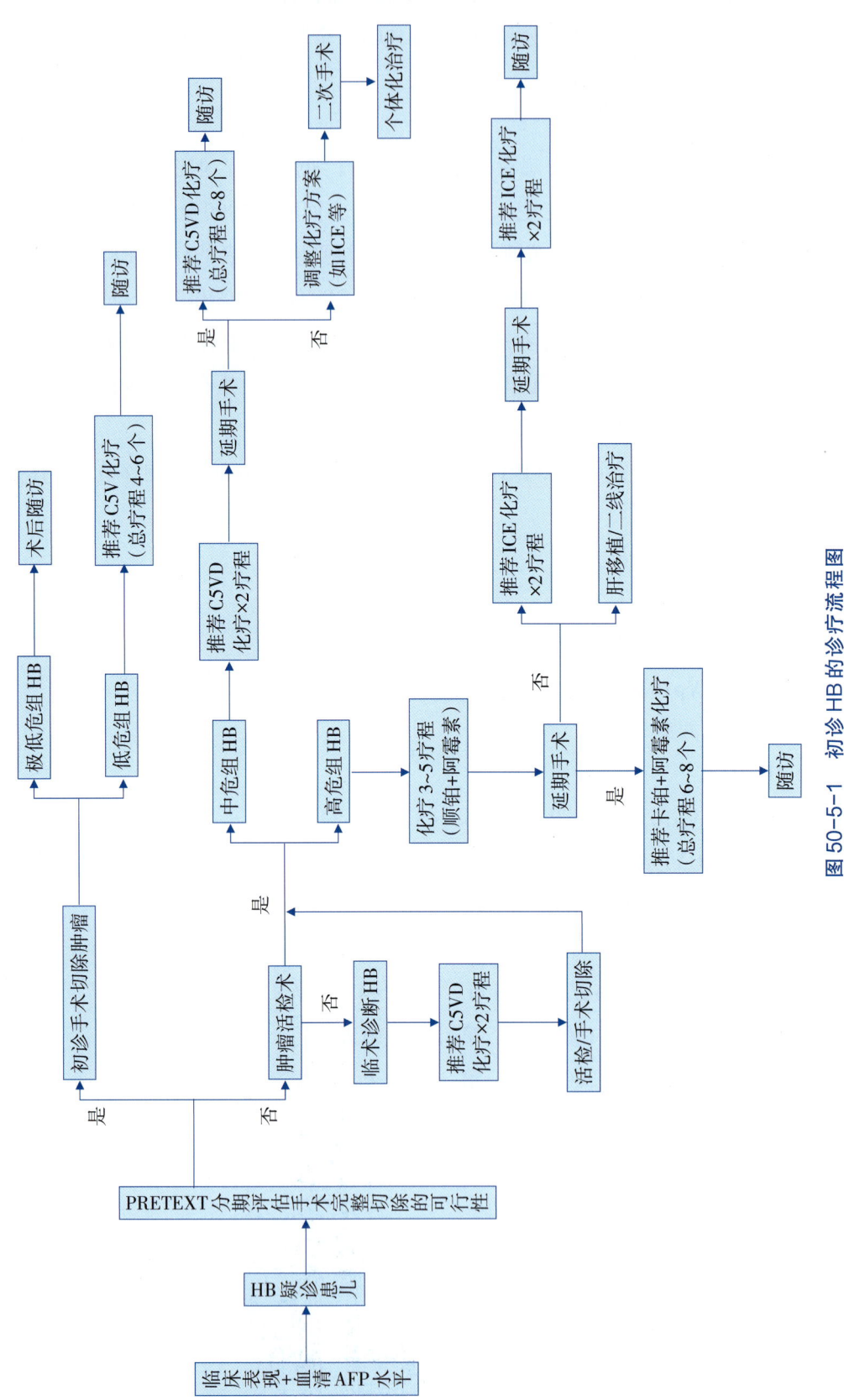

图 50-5-1 初诊 HB 的诊疗流程图

第六章 进展/复发肝母细胞瘤的治疗

在对SIOPEL协作组SIOPEL-1、SIOPEL-2和SIOPEL-3系列研究进行的回顾性分析发现，有12%的患者在肿瘤完全切除后出现影像学复发和AFP水平升高。进展或复发HB患者的预后与患者复发的部位、既往治疗情况和患者或监护人的主观意见相关。

第一节 手术治疗

若进展或复发的孤立性肺部结节尽可能再次手术切除，同时联合化疗可有效延长该类患者的生存率。能够完整切除进展或复发病灶的患者预后最好，同时接受二次手术和化疗的患者，3年EFS率为34%，3年OS率为43%。经皮射频消融术已可代替手术切除治疗孤立性转移灶HB。

第二节 化疗

对复发HB患者研究发现，初期接受过顺铂/长春新碱/氟尿嘧啶治疗的患者可考虑使用含阿霉素的方案挽救，而曾接受过阿霉素和顺铂治疗的患者不建议采用长春新碱和氟尿嘧啶挽救治疗。SIOPEL协作组对伊立替康单药治疗难治或复发的HB进行研究，结果显示24例HB患者采用伊立替康（20mg/m^2/d，d1-5，d8-12）单药治疗，至最终随访时间有12例患者存活（6例无肿瘤残留和6例肿瘤残留）。另也有单中心研究报道伊立替康联合长春新碱治疗复发HB患者后达到无病生存。对于复发HB患者推荐进行二代测序，以寻找潜在的靶向治疗药物。

第三节　肝移植

对于无法手术切除的、非转移性的复发HB可考虑肝移植。

第四节　姑息性放疗

对于复发HB患者可行姑息性放疗,具体剂量如下:肝脏复发灶放疗剂量36Gy/20Fx,纵隔、腹部淋巴结转移灶放疗剂量36~40Gy/18~20Fx,骨转移灶 36~40Gy/18~20Fx,肺转移灶为37.5~49Gy/2.5~3.5Gy/Fx。

第七章

随访

HB综合治疗后可以达到完全缓解，但仍有部分患者出现复发，因此建议定期随访，尽早发现及时治疗。推荐参照下列时间节点进行随访，主诊医师可根据患儿的具体情况进行酌情调整。

表 50-7-1　随访时间及检查项目表

结疗时间	AFP	肿瘤评估		
		腹部B超	胸部CT平扫（推荐）或胸片	腹部MRI（增强）
第一年	1个月	1~2个月	3个月	3个月
第二年	3个月	3个月	3~6个月	3~6个月
第三年	3个月	3~6个月	6个月	6个月
第四年	3~6个月	6~12个月	1年（必要时）	1年
第五年	6个月	1年	1年（必要时）	1年

同时根据患儿实际情况，定期复查血常规、生化常规、内分泌检测、听力检查、心脏功能检测等相关检查。如随访过程中，出现不伴临床症状的AFP增高，建议增加复查频次并配合相应的影像学检查，以便及早发现复发的迹象。

参考文献

[1] 樊代明.整合肿瘤学·临床卷[M].北京：科学出版社，2021.

[2] SPECTOR L G, BIRCH J. The epidemiology of hepatoblastoma [J]. Pediatric blood & cancer, 2012, 59（5）：776-9.

[3] HUNG G Y, LIN L Y, YU T Y, et al. Hepatoblastoma incidence in Taiwan：A population-based study [J]. Journal of the Chinese Medical Association：JCMA, 2018, 81（6）：541-7.

[4] 鲍萍萍，李凯，吴春晓，等.2002-2010年上海市户籍儿童恶性实体肿瘤发病特征和变化趋势分析[J].中华儿科杂志，2013（04）：288-294

[5] Howlader N, N.A.K.M., SEER Cancer Statistics Review, 1975-2009（Vintage 2009 Populations），in Childhood cancer by the ICCC. 2012, National Cancer Institute.

[6] VON SCHWEINITZ D. Management of liver tumors in childhood [J]. Seminars in pediatric surgery, 2006, 15（1）：17-24.

[7] ARONSON D C, MEYERS R L. Malignant tumors of the liver in children [J]. Seminars in pediatric surgery, 2016, 25（5）：265-75.

[8] KATZENSTEIN H M, LANGHAM M R, MALOGOLOWKIN M H, et al. Minimal adjuvant chemotherapy for children with hepatoblastoma resected at diagnosis（AHEP0731）：a Children's Oncology Group, multicentre, phase 3 trial [J]. The Lancet Oncology, 2019, 20（5）：719-27.

[9] YUAN X J, WANG H M, JIANG H, et al. Multidisciplinary effort in treating children with hepatoblastoma in China [J]. Cancer letters, 2016, 375（1）：39-46.

[10] HAEBERLE B, RANGASWAMI A, KRAILO M, et al. The importance of age as prognostic factor for the outcome of patients with hepatoblastoma：Analysis from the Children's Hepatic tumors International Collaboration（CHIC）database [J]. Pediatric blood & cancer, 2020, 67（8）：e28350.

[11] TROBAUGH-LOTRARIO A D, VENKATRAMANI R, FEUSNER J H. Hepatoblastoma in children with Beckwith-Wiedemann syndrome：does it warrant different treatment? [J]. Journal of pediatric hematology/oncology, 2014, 36（5）：369-73.

[12] WEKSBERG R, SHUMAN C, SMITH A C. Beckwith-Wiedemann syndrome [J]. American journal of medical genetics Part C, Seminars in medical genetics, 2005, 137c（1）：12-23.

[13] ALGAR E M, ST HEAPS L, DARMANIAN A, et al. Paternally inherited submicroscopic duplication at 11p15.5 implicates insulin-like growth factor II in overgrowth and Wilms' tumorigenesis [J]. Cancer research, 2007, 67（5）：2360-5.

[14] CLERICUZIO C L, CHEN E, MCNEIL D E, et al. Serum alpha-fetoprotein screening for hepatoblastoma in children with Beckwith-Wiedemann syndrome or isolated hemihyperplasia [J]. The Journal of pediatrics, 2003, 143（2）：270-2.

[15] ARETZ S, KOCH A, UHLHAAS S, et al. Should children at risk for familial adenomatous polyposis be screened for hepatoblastoma and children with apparently sporadic hepatoblastoma be screened for APC germLine mutations? [J]. Pediatric blood & cancer, 2006, 47（6）：811-8.

[16] TAN Z H, LAI A, CHEN C K, et al. Association of trisomy 18 with hepatoblastoma and its implications [J]. European journal of pediatrics, 2014, 173（12）：1595-8.

[17] JANITZ A E, RAMACHANDRAN G, TOMLINSON G E, et al. Maternal and paternal occupational exposures and hepatoblastoma：results from the HOPE study through the Children's Oncology Group [J]. Journal of exposure science & environmental epidemiology, 2017, 27（4）：359-64.

[18] MUSSA A, MOLINATTO C, BALDASSARRE G, et al. Cancer Risk in Beckwith-Wiedemann Syndrome：A Systematic Review and Meta-Analysis Outlining a Novel（Epi）Genotype Specific Histotype Targeted Screening Protocol [J]. The Journal of pediatrics, 2016, 176：142-9.e1.

[19] WU J T, BOOK L, SUDAR K. Serum alpha fetoprotein (AFP) levels in normal infants [J]. Pediatric research, 1981, 15 (1): 50-2.

[20] 黄一晋，王焕民.甲胎蛋白异质体在儿童肿瘤中的研究进展[J].中华小儿外科杂志，2017，38 (05): 395-398.

[21] KAWAHARA I, FUKUZAWA H, URUSHIHARA N, et al. AFP-L3 as a Prognostic Predictor of Recurrence in Hepatoblastoma: A Pilot Study [J]. Journal of pediatric hematology/oncology, 2021, 43 (1): e76-e9.

[22] 马浙平，单钰莹，周叶明，等.PIVKA-Ⅱ生物学作用及其在肝细胞癌诊断和预后判断中的价值[J].中华肝胆外科杂志，2021，27（04）：309-313.

[23] 肝母细胞瘤病理诊断专家共识[J].中华病理学杂志，2019（03）：176-181.

[24] TANAKA Y, INOUE T, HORIE H. International pediatric liver cancer pathological classification: current trend [J]. International journal of clinical oncology, 2013, 18 (6): 946-54.

[25] FAZLOLLAHI L, HSIAO S J, KOCHHAR M, et al. Malignant Rhabdoid Tumor, an Aggressive Tumor Often Misclassified as Small Cell Variant of Hepatoblastoma [J]. Cancers, 2019, 11 (12).

[26] TOWBIN A J, MEYERS R L, WOODLEY H, et al. 2017 PRETEXT: radiologic staging system for primary hepatic malignancies of childhood revised for the Paediatric Hepatic International Tumour Trial (PHITT) [J]. Pediatric radiology, 2018, 48 (4): 536-54.

[27] CZAUDERNA P, HAEBERLE B, HIYAMA E, et al. The Children's Hepatic tumors International Collaboration (CHIC): Novel global rare tumor database yields new prognostic factors in hepatoblastoma and becomes a research model [J]. European journal of cancer (Oxford, England: 1990), 2016, 52: 92-101.

[28] MEYERS R L, TIAO G, DE VILLE DE GOYET J, et al. Hepatoblastoma state of the art: pre-treatment extent of disease, surgical resection guidelines and the role of liver transplantation [J]. Current opinion in pediatrics, 2014, 26 (1): 29-36.

[29] 袁晓军.儿童肝母细胞瘤多学科诊疗专家共识（CCCG-HB-2016）[J].中华小儿外科杂志，2017，38（10）：733-739.

[30] MALOGOLOWKIN M H, KATZENSTEIN H M, KRAILO M, et al. Treatment of hepatoblastoma: the North American cooperative group experience [J]. Frontiers in bioscience (Elite edition), 2012, 4: 1717-23.

[31] ZSIROS J, BRUGIERES L, BROCK P, et al. Dose-dense cisplatin-based chemotherapy and surgery for children with high-risk hepatoblastoma (SIOPEL-4): a prospective, single-arm, feasibility study [J]. The Lancet Oncology, 2013, 14 (9): 834-42.

[32] CZAUDERNA P. Hepatoblastoma throughout SIOPEL trials - clinical lessons learnt [J]. Frontiers in bioscience (Elite edition), 2012, 4: 470-9.

[33] HAEBERLE B, SCHWEINITZ D. Treatment of hepatoblastoma in the German cooperative pediatric liver tumor studies [J]. Frontiers in bioscience (Elite edition), 2012, 4: 493-8.

[34] HIYAMA E, UEDA Y, ONITAKE Y, et al. A cisplatin plus pirarubicin-based JPLT2 chemotherapy for hepatoblastoma: experience and future of the Japanese Study Group for Pediatric Liver Tumor (JPLT) [J]. Pediatric surgery international, 2013, 29 (10): 1071-5.

[35] MEYERS R L, MAIBACH R, HIYAMA E, et al. Risk-stratified staging in paediatric hepatoblastoma: a unified analysis from the Children's Hepatic tumors International Collaboration [J]. The Lancet Oncology, 2017, 18 (1): 122-31.

[36] MAIBACH R, ROEBUCK D, BRUGIERES L, et al. Prognostic stratification for children with hepatoblastoma: the SIOPEL experience [J]. European journal of cancer (Oxford, England: 1990), 2012, 48 (10): 1543-9.

[37] SAETTINI F, CONTER V, PROVENZI M, et al. Is multifocality a prognostic factor in childhood hep-

atoblastoma? [J]. Pediatric blood & cancer, 2014, 61 (9): 1593-7.

[38] FAHY A S, SHAIKH F, GERSTLE J T. Multifocal hepatoblastoma: What is the risk of recurrent disease in the remnant liver? [J]. Journal of pediatric surgery, 2019, 54 (5): 1035-40.

[39] ZSíROS J, MAIBACH R, SHAFFORD E, et al. Successful treatment of childhood high-risk hepatoblastoma with dose-intensive multiagent chemotherapy and surgery: final results of the SIOPEL-3HR study [J]. Journal of clinical oncology: official journal of the American Society of Clinical Oncology, 2010, 28 (15): 2584-90.

[40] FUCHS J, RYDZYNSKI J, VON SCHWEINITZ D, et al. Pretreatment prognostic factors and treatment results in children with hepatoblastoma: a report from the German Cooperative Pediatric Liver Tumor Study HB 94 [J]. Cancer, 2002, 95 (1): 172-82.

[41] DE IORIS M, BRUGIERES L, ZIMMERMANN A, et al. Hepatoblastoma with a low serum alpha-fetoprotein level at diagnosis: the SIOPEL group experience [J]. European journal of cancer (Oxford, England: 1990), 2008, 44 (4): 545-50.

[42] TROBAUGH-LOTRARIO A D, TOMLINSON G E, FINEGOLD M J, et al. Small cell undifferentiated variant of hepatoblastoma: adverse clinical and molecular features similar to rhabdoid tumors [J]. Pediatric blood & cancer, 2009, 52 (3): 328-34.

[43] MEYERS R L, ROWLAND J R, KRAILO M, et al. Predictive power of pretreatment prognostic factors in children with hepatoblastoma: a report from the Children's Oncology Group [J]. Pediatric blood & cancer, 2009, 53 (6): 1016-22.

[44] WANAGURU D, SHUN A, PRICE N, et al. Outcomes of pulmonary metastases in hepatoblastoma--is the prognosis always poor? [J]. Journal of pediatric surgery, 2013, 48 (12): 2474-8.

[45] RAI P, J H F. Cerebral Metastasis of Hepatoblastoma: A Review [J]. Journal of pediatric hematology/oncology, 2016, 38 (4): 279-82.

[46] MALOGOLOWKIN M H, KATZENSTEIN H M, MEYERS R L, et al. Complete surgical resection is curative for children with hepatoblastoma with pure fetal histology: a report from the Children's Oncology Group [J]. Journal of clinical oncology: official journal of the American Society of Clinical Oncology, 2011, 29 (24): 3301-6.

[47] PERILONGO G, MAIBACH R, SHAFFORD E, et al. Cisplatin versus cisplatin plus doxorubicin for standard-risk hepatoblastoma [J]. The New England journal of medicine, 2009, 361 (17): 1662-70.

[48] HIYAMA E, HISHIKI T, WATANABE K, et al. Outcome and Late Complications of Hepatoblastomas Treated Using the Japanese Study Group for Pediatric Liver Tumor 2 Protocol [J]. Journal of clinical oncology: official journal of the American Society of Clinical Oncology, 2020, 38 (22): 2488-98.

[49] KATZENSTEIN H M, FURMAN W L, MALOGOLOWKIN M H, et al. Upfront window vincristine/irinotecan treatment of high-risk hepatoblastoma: A report from the Children's Oncology Group AHEP0731 study committee [J]. Cancer, 2017, 123 (12): 2360-7.

[50] 甄子俊, 刘钧澄, 周李, 等.100例肝母细胞瘤基于新危险分层的治疗结果分析[J].中华肿瘤杂志, 2021, 43 (02): 228-232

[51] HIBI T, RELA M, EASON J D, et al. Liver Transplantation for Colorectal and Neuroendocrine Liver Metastases and Hepatoblastoma. Working Group Report From the ILTS Transplant Oncology Consensus Conference [J]. Transplantation, 2020, 104 (6): 1131-5.

[52] KULKARNI S, BRAUER D G, TURMELLE Y, et al. Surgical Therapy for Pediatric Hepatoblastoma in the USA over the Last Decade: Analysis of the National Cancer Database [J]. Journal of gastrointestinal cancer, 2021, 52 (2): 547-56.

[53] MOOSBURNER S, SCHMELZLE M, SCHöNING W, et al. Liver Transplantation Is Highly Effective in Children with Irresectable Hepatoblastoma [J]. Medicina (Kaunas, Lithuania), 2021, 57 (8).

[54] PIRE A, TAMBUCCI R, DE MAGNéE C, et al. Living donor liver transplantation for hepatic malig-

nancies in children [J]. Pediatric transplantation,2021,25(7):e14047.

[55] PONDROM M, PARIENTE D, MALLON B, et al. Tumor rupture in hepatoblastoma: A high risk factor? [J]. Pediatric blood & cancer, 2020, 67(9): e28549.

[56] EZEKIAN B, MULVIHILL M S, SCHRODER P M, et al. Improved contemporary outcomes of liver transplantation for pediatric hepatoblastoma and hepatocellular carcinoma [J]. Pediatric transplantation, 2018, 22(8): e13305.

[57] TALAKIĆ E, JANEK E, MIKALAUSKAS S, et al. Liver Transplantation in Malignancies: A Comprehensive and Systematic Review on Oncological Outcome [J]. Visceral medicine, 2021, 37(4): 302-14.

[58] DE VILLE DE GOYET J, MEYERS R L, TIAO G M, et al. Beyond the Milan criteria for liver transplantation in children with hepatic tumours [J]. The lancet Gastroenterology & hepatology, 2017, 2(6): 456-62.

[59] 夏强. 中国儿童肝移植临床诊疗指南（2015版）[J]. 临床肝胆病杂志, 2016, 32(07): 1235-1244.

[60] 钭金法, 王金湖, 熊启星, 等. 不可切除型肝母细胞瘤的术前介入治疗临床研究[J]. 中华小儿外科杂志, 2006(07): 341-344.

[61] ZHANG J, XU F, CHEN K, et al. An effective approach for treating unresectable hepatoblastoma in infants and children: Pre-operative transcatheter arterial chemoembolization [J]. Oncology letters, 2013, 6(3): 850-4.

[62] KARSKI E E, DVORAK C C, LEUNG W, et al. Treatment of hepatoblastoma with high-dose chemotherapy and stem cell rescue: the pediatric blood and marrow transplant consortium experience and review of the literature [J]. Journal of pediatric hematology/oncology, 2014, 36(5): 362-8.

[63] SEMERARO M, BRANCHEREAU S, MAIBACH R, et al. Relapses in hepatoblastoma patients: clinical characteristics and outcome--experience of the International Childhood Liver Tumour Strategy Group (SIOPEL) [J]. European journal of cancer (Oxford, England: 1990), 2013, 49(4): 915-22.

[64] ZSÍROS J, BRUGIèRES L, BROCK P, et al. Efficacy of irinotecan single drug treatment in children with refractory or recurrent hepatoblastoma--a phase II trial of the childhood liver tumour strategy group (SIOPEL) [J]. European journal of cancer (Oxford, England: 1990), 2012, 48(18): 3456-64.

[65] QAYED M, POWELL C, MORGAN E R, et al. Irinotecan as maintenance therapy in high-risk hepatoblastoma [J]. Pediatric blood & cancer, 2010, 54(5): 761-3.

[66] 樊代明. 整合肿瘤学·基础卷[M]. 西安: 世界图书出版西安有限公司, 2021.

神经母细胞瘤

名誉主编

樊代明

主　编

赵　强　　王焕民　　吴晔明　　汤永民　　汤静燕

副主编

闫　杰　　王　珊　　袁晓军　　高怡瑾　　李璋琳

孙晓非　　曹嫣娜　　金润铭　　张翼鷟　　刘玉峰

编　委（姓氏笔画排序）

马晓莉　　方拥军　　牛会忠　　王阳阳　　王佩国

王金湖　　王景福　　王　琦　　王道威　　卢贤映

卢　俊　　仲智勇　　刘　炜　　刘爱国　　刘　潜

刘　赟　　吕　凡　　吕志宝　　江　莲　　齐丽莎

张文林　　张伟令　　李时望　　李　凯　　李　府

李忠元　　李　杰　　李　鹏　　杨　维　　杨　博

杨　超　　陈开澜　　武玉睿　　竺晓凡　　罗学群

赵　平　　钟本富　　唐锁勤　　徐晓军　　徐　敏

殷敏智　　秦　红　　贾海威　　顾　松　　高　亚

高　举　　高　群　　常　健　　曹文枫　　黄东生

童强松　　董岿然　　詹江华　　靳　燕　　蔡炜嵩

戴云鹏

秘　书

李　杰　　靳　燕　　李忠元　　王道威

第一章

概述

神经母细胞瘤（Neuroblastoma，NB）是儿童常见的颅外实体瘤之一，尤其是小于5岁婴幼儿常见的恶性肿瘤，源于原始神经嵴细胞，可发生于肾上腺髓质或椎旁交感神经系统。占儿童恶性肿瘤的8%~10%，病死率却达15%，其生物学行为多样，病因复杂，尤其高危NB，肿瘤异质性更明显，制定多中心、多学科诊治指南尤为重要。

国际上开展的多中心临床试验结果，逐步改善了NB的预后，目前高危NB治愈率也提高到50%左右。由于国际上各个NB协作组织的分期及危险度各有侧重，导致部分病例临床分析结果存在差异。国际NB危险度分组（INRG）组织制定的基于影像学定义危险因子的治疗前分期和危险度分组方案，考虑到NB治疗前评估及手术策略的相关因素，有利于各分组间临床比较，目前被国际很多医疗临床及研究机构所采用。

第二章

神经母细胞瘤的流行病学与筛查

第一节 流行病学

NB是儿童时期最常见的颅外实体瘤。在美国，每年大约有650例NB被诊断。发病率每百万分之10.2例，是生命第一年最常出现的癌症，也是最常见的颅外实体恶性肿瘤，在所有儿童恶性肿瘤中占8%~10%。儿童期癌症死亡率中的15%是由NB造成的。其中婴儿患病率约为1例/7000人，15岁以下儿童约为10.54例/100万人，90%在诊断时年龄小于5岁，发病率随年龄增长而降低。NB的生存率，1岁以下儿童五年生存率从86%增加到95%，1至14岁儿童从34%增加至68%。

目前研究显示药物、性激素、低出生体重、先天异常、母体酒精和烟草暴露、母亲自然流产史，以及父亲的职业暴露与该病无直接相关性证据。家族性NB发病率只有1%~2%，且一般年龄较小，约20%的病例为双侧或多灶性疾病。

第二节 筛查

研究表明通过筛查，NB的检出有所增加；然而，这并未改善预后。大部分NB都会产生儿茶酚胺，且尿中可检出儿茶酚胺代谢物香草扁桃酸和高香草酸。德国的研究对比140万例接受筛查的1岁儿童和同样规模对照组的尿液分析。与其他研究一致，在筛查组检出了更多的NB病例；然而，筛查组和对照组中4期疾病患病率相似，分别是3.7/100万和3.8/100万；死亡率分别为1.3/100万和1.2/100万。研究结果认为对婴儿进行NB婴儿的筛查并不能降低其死亡率，因而不提倡早期筛查。在小于18个月的孩子中，病灶出现自发消退。因此，在此人群中的筛查会导致过度诊断。

第三章

神经母细胞瘤的诊断

第一节 临床表现

NB在临床表现上存在极大异质性,瘤细胞能从未分化状态自然消退到完全彻底的良性细胞表现,也能表现为即使高强度、多方法治疗也不能控制疾病进展。NB源于未分化的交感神经节细胞,故凡有胚胎性交感神经节细胞的部位,都可发生NB。临床表现因组织学位置的广泛分布、诊断年龄不同和受累程度不同而有很大差异。NB可出现副肿瘤综合征,如胆胺或血管活性肠肽的过度生成。过量胆胺可表现为发汗、面色潮红和心悸,过量血管活性肠肽可表现为脱水、腹泻和继发性电解质异常。眼阵挛-肌阵挛综合征也可见于NB。临床表现包括以下几种:

(1)腹部肿块:这是NB最常见表现。

(2)眼睑突出症和眶周瘀斑:常见于高危患者,起因于球后转移。

(3)腹胀:可能由于肝转移或肿瘤巨大,导致婴儿呼吸困难。

(4)骨痛:与转移性疾病有关。

(5)全血细胞减少:可能由于广泛骨髓转移所致。

(6)发烧、高血压和贫血:多见于有转移患者,偶尔在无转移患者中发现。

(7)麻痹:椎旁神经节的NB可通过神经孔侵入,压迫脊髓,引起麻痹。有症状脊髓受压需立即治疗。

(8)水样腹泻:在极少数情况下,儿童可能因肿瘤分泌血管活性肠肽而引起严重水样腹泻,或患肠道淋巴管扩张症而丧失蛋白质的肠病。化疗还可引起血管活性肠肽分泌,肿瘤切除术会减少血管活性肠肽分泌。

(9)霍纳综合征:霍纳综合征的特征为瞳孔缩小,上睑下垂和多汗症,是由于NB累犯星状神经节引起的。

(10)皮下皮肤结节:NB的皮下转移瘤通常在其上层皮肤上呈现蓝紫色,通常在婴儿中可见。

青少年中NB的临床表现与儿童相似。但骨髓受累在青少年中发生频率低，在其他部位（如肺部或脑部）的转移频率更高。

第二节 病理组织学

NB是源于交感神经节的肿瘤，是从发育中的脊髓外层迁移过来的神经母细胞或原始神经嵴细胞所衍化的。恶性未分化的神经母细胞及良性已分化的神经节细胞可能是"成熟"过程的不同阶段，节细胞NB在细胞分化程度上介于NB和节细胞神经瘤二者之间。

NB的大体形态呈结节状，可有假包膜，常见出血、坏死及钙化灶。多数肿瘤含低分化的原始NB，有些肿瘤有不同程度混合的富有细胞质的细胞，细胞质突起，有中心纤维的菊形团及成熟的神经节细胞。电子显微镜检查可见含有纵形排列微小管的外围齿状突起，特点是有电子致密核心（electron dense cores）的有包膜的小圆颗粒，即是细胞质内积聚的儿茶酚胺。

组织学类型包括NB（neuroblastoma /NB）、节细胞性神经母细胞瘤（ganglioneuroblastoma /GNB）、神经节细胞瘤（ganglioneuroma/GN）三个基本类型，与交感神经系统的正常分化模型相一致，具有独特和难以预测的临床行为及生物学特性，表现为退化、自然消退、分化成熟及侵袭进展等。

1 INRG NB病理组织学分类

1.1 形态学分类（病理类型和分化程度）

（1）NB（Schwannian间质贫乏）：未分化的；弱分化的；分化中的。

（2）节细胞NB，混合型（Schwannian间质丰富）。

（3）节细胞神经瘤：成熟中。

（4）节细胞NB，结节型（混合型，Schwannian间质丰富/优势和贫乏）：未分化的；弱分化的；分化中的。

1.2 MKI分为三级

低度（<100/5000）；中度（100~200/5000）；高度（>200/5000）。

第三节 分子生物学

1 胚系变异

1%~2%的NB患者有家族史，即发生胚系变异。患者平均初诊年龄为9个月，约20%为多原发灶。最常见的胚系变异为ALK突变、PHOX2B突变和1 p36或11 q14-23缺失等。通过激活ALK原癌基因的酪氨酸激酶结构域而使其发生突变，可导致大多数遗传性NB的发生。这些种系突变编码激酶结构域关键区域的单碱基替换，导致激酶的结构性激活和癌前状态。导致致癌基因激活的突变同样存在于5~15%的NB患者的体细胞中。患有散发或家族性NB的患儿，若同时联合先天性中枢性低通气综合征或先天性巨结肠或两者兼有，则通常存在同源框基因PHOX2B失活。因此，只要患者有NB家族史或其他强烈提示可遗传突变的临床症状，如双侧原发性肾上腺肿瘤，就需要对ALK和PHOX2B处的突变进行基因检测。

2 体系变异

与成人癌症相比，NB体系变异特点为较低的外显子突变频率。低中危NB患儿体系变异特征为发生整个染色体的数量改变或倍性变为超二倍体。高危NB患儿体系变异特点主要概括为：常发生1p、1q、3p、11q、14q、17p等节段性染色体畸变；MYCN基因扩增（占16%~25%）；低频率的外显子突变，如ALK为最常见突变，占10%，其他为ATRX、PTPN11、ARID1A、ARID1B等；促进端粒延长的基因组改变。这些多预示着：患儿确诊时年龄较大；肿瘤处于较晚期；复发风险较高；预后较差。

由于MYCN扩增对临床结果有显著影响，故被常规用作治疗分层的生物标记。其实自最初发现MYCN以来，已经提出了许多用于NB的预后生物标志物，其中被研究最多的是组织病理学说的分类，DNA指数（倍性）和特定节段染色体畸变。DNA拷贝数异常分为两大预后类别：全染色体增加导致超二倍体与良好预后有关；而节段性染色体畸变，例如MYCN扩增和染色体物质的区域性缺失或获得，都与不良预后有关，如1p、1q、3p、11q、14q、17p等节段性染色体畸变。在非MYCN扩增的情况下，节段性染色体畸变可预测局限性不可切除或转移性NB的婴儿复发。另外，复发NB体系变异特点为体系突变频率增加，这使应用二代深度测序更有意义，复发病例变异类型主要为RAS-MAPK信号通路活跃。而其他分子特征，如RNA调控改变、表观遗传改变，以及综合这些因素，可能也会为高危患者群的细分提供基础，以更加精准地为患者安排合适的治疗方案。

第四节 诊断

1 治疗前检查

NB的临床病情检查是多层面的。原发性肿瘤评估一般包含CT和/或MRI。MRIs在评估椎管延伸和肝疾病状态时也很有用。在适当情况下,手术可切除性很大程度是基于这个评估。大多数病例都有大量儿茶酚胺产生。这也产生了可检测的代谢物,包括香草扁桃酸和高香草酸。这些标志物可在病情检查的早期阶段将NB与其他肿瘤类型区分开来。骨髓评估时,需要做双侧髂嵴后吸出物和活组织检查。检测转移性疾病的首要措施是 ^{123}I-碘苄胍(MIBG)或 ^{18}F-FDG示踪的FDG-PET筛查。目前不推荐使用锝放射性核素骨扫描,因这种方法的灵敏性和特异性不高。

具体治疗前检查包括:

(1)肿瘤组织学检查:肿瘤切除或活检(影像学引导带芯活检针穿刺或开放活检)

(2)骨髓穿刺/活检:至少两个不同部位的骨髓样本,一般是双侧髂骨。

骨髓活检(推荐):

a)组织形态学;b)免疫组化方法(IHC):突触素、酪氨酸羟化酶、嗜铬粒蛋白A、PHOX2B、CD56、PGP9.5和S-100。(至少包含2项)

骨髓穿刺(MD检测):

a)骨髓涂片细胞形态学;b)免疫细胞学GD2检测,或RTqPCR检测酪氨酸羟化酶和PHOX2B。

(3)肿瘤标记物:尿VMA/HVA,血NSE。

(4)常规影像检查:强化CT、MRI(椎旁原发必查)、超声。

(5)功能影像检查:国际首推MIBG扫描,如MIBG不摄取者再行PET-CT检查;国内受限于MIBG扫描可及性,行PET-CT检查。

(6)实验室及辅助检查:血常规、尿常规、肝肾功能、离子检测、LDH、铁蛋白、流病检测、听力检测、EEG和超声心动。

(7)基因分子生物学检测:MYCN扩增、DNA倍性、节段性染色体变异11q。

表51-3-1 建议

检测项目	推荐检测方法
MYCN扩增	传统:FISH 其他:PCR、aCGH、SNP arrays、WGS
染色体倍性	传统:流式 其他:aCGH、SNP arrays、WGS

续表

检测项目	推荐检测方法
节段染色体变异： 必做：11q 选做：1p、2p、3p、4p、14q和17q等	FISH、MLPA、aCGH、SNP arrays、WGS
基因突变（选做）： ALK、TERT、RAS/MARK等基因	Sanger测序（一代测序）、PCR、Panel、WGS

注：
FISH：荧光原位杂交（fluorescence in situ hybridisation）；PCR：聚合酶链式反应（polymerase chain reaction）；aCGH：基于阵列的比较基因组杂交（array-based comparative genomic hybridisation）；SNP：单核苷酸多态性（single nucleotide polymorphism）；WGS：全基因组测序（whole genome sequencing）；MLPA：多重连接探针扩增技术（multiplex ligation-dependent probe amplification）。

2 NB的诊断标准

具备下述一项即可确诊：

（1）肿瘤组织光镜下获得肯定的病理学诊断。

（2）骨髓穿刺或活检发现特征性NB细胞（小圆细胞，呈巢状或菊花团状排列或抗GD2抗体染色阳性），并伴尿中VMA升高，血清NSE升高。

第五节 治疗前分期及危险度分组

基于NB临床特性的异质性，将NB患儿分组治疗是必要的。局限性病灶的患儿大部分可经手术治愈，而大于1岁的晚期患儿尽管接受了高强度、多方法（强诱导、手术、放疗、术后清髓化疗+干细胞移植、视黄酸诱导分化和免疫抗体治疗等）治疗，生存率仍较低，因此准确的分期及危险度分组能指导治疗强度选择，从而避免治疗过程中的不足或过度。

随着对NB分子生物学及临床特性的研究发掘及医疗工作者的医疗经验积累，逐渐的将肿瘤分期、首次确诊年龄、病理学分型、基因分子生物学特性（染色体倍数、N-MYC基因扩增、11q异常等）纳入指导治疗的分组中，比较有时间代表性的分期原则有，在1971年提出的EVANS分期，它为1988年提出的INSS分期奠定了基础，1993年对INSS分期进行修改并发表，这一分期被世界各地医疗机构接受，并逐步取代了之前存在的各种分期系统，后于2004年由美国、澳大利亚、欧洲及日本等倡导成立的国际NB危险度协作组（INRG），其目的是建立国际上大家可以认可的分期系统和危险度分级，便于比较各国的治疗效果。2009年该组织发表了基于影像学定义的危险因子（image-defined risk factors，IDRFs）和以此为依据的INRG分期系统，INRG分期系统为术前分期，排除了外科医师水平及手术范围等对疾病评估的影响。其领导了一个大型国际联盟来汇集数据，从而形成了一个具有8800例NB患者的队列，这些人都参与了1990到2002年间开展的调查研究，包括北美和澳大利亚的COG、欧洲的国际儿童肿瘤学NB研究网络组（SIOPEN-R-NET）、德国的GPOH和在日本的日本前沿NB研究组（JANB）、日本婴儿NB合作研究组（JINCS）。

这一独特数据群的分析促进了新肿瘤分期系统的发展，该分期系统根据术前B超、CT和（或）MRI、^{123}I MIBG；^{99m}Tc MDP骨扫描等影像学手段，得到影像定义风险因素（image-defined risk factors，IDRF），并根据年龄、疾病影像学累及范围及IDRF等将患儿分别纳入L1、L2、M、MS四个分期中。同时，基于13种潜在预后因素的评估，新INRG分类系统共具16种统计学上不同的风险群。根据诊断时的年龄、INRG肿瘤分期、组织学分类、肿瘤的分化程度、DNA倍性，以及MYCN致癌基因位点和染色体11q处的拷贝数目的分析，以及5年无事件生存率为>85%，大于75且≤85%，≥50且≤75%，以及<50%而提出了四大类——极低危、低危、中危和高危。通过基于风险因素的治疗分组，能将每个NB患儿准确地归入应当的治疗组，达到一种个体化治疗状态，避免出现不足治疗及过度治疗。

1 基于影像学定义的危险因子（IDRFs）

（1）单侧病变，延伸到两个间室：颈部-胸腔；胸腔-腹腔；腹腔-盆腔。

（2）颈部：肿瘤包绕颈动脉，和/或椎动脉，和/或颈内静脉；肿瘤延伸到颅底；肿瘤压迫气管。

（3）颈胸连接处：肿瘤包绕臂丛神经根；肿瘤包绕锁骨下血管，和/或椎动脉，和/或颈动脉；肿瘤压迫气管。

（4）胸部：肿瘤包绕胸主动脉和/或主要分支；肿瘤压迫气管和/或主支气管；低位后纵隔肿瘤，侵犯到T9和T12之间肋椎连接处（因为此处易损伤Adamkiewicz动脉）。

（5）胸腹连接处：肿瘤包绕主动脉和/或腔静脉。

（6）腹部和盆腔：肿瘤侵犯肝门和/或肝十二指肠韧带；肿瘤在肠系膜根部包绕肠系膜上动脉分支；肿瘤包绕腹腔干和/或肠系膜上动脉的起始部；肿瘤侵犯一侧或双侧肾蒂；肿瘤包绕腹主动脉和/或下腔静脉；肿瘤包绕髂血管；盆腔肿瘤越过坐骨切迹。

（7）椎管内延伸：轴向平面超过1/3的椎管被肿瘤侵入，和/或环脊髓软脑膜间隙消失，和/或脊髓信号异常。

（8）邻近器官/组织受累：心包、横膈、肾脏、肝脏、胰-十二指肠和肠系膜受累。

注：

下列情况应当记录，但不作为IDRFs：多发原发灶；胸水，伴有/无恶性细胞；

腹水，伴有/无恶性细胞。需要的影像学技术包含：CT 和/或 MRI；^{123}I-MIBG；PET-CT。

2　INRG 分期

表 51-3-2　INRG 分期

分期	定义
L1	局限性肿瘤，限于一个间室内，不具有影像学定义的危险因子（IDRFs）
L2	局限区域性病变，具有一项或多项影像学定义的危险因子
M	任何原发肿瘤伴有远处淋巴结、骨髓、肝、皮肤和（或）其他器官播散（除 MS 期）
Ms	转移仅限于皮肤、肝和（或）骨髓转移（限于年龄小于 18 个月的婴儿），原发肿瘤可以是 1 期、2 期或 3 期

3　危险度分组

表 51-3-3　危险度分组

INRG 分期	诊断年龄（月）	组织学类型	分化程度	MYCN	11q 变异	倍性	危险度分组
L1/L2		节细胞神经瘤-成熟中型；节细胞 NB-混合型					极低危
L1		除节细胞神经瘤-成熟中型和节细胞 NB-混合型以外		不扩增			极低危
				扩增			中危
L2	<18	除节细胞神经瘤-成熟中型和节细胞 NB-混合型以外		不扩增	无		低危
					有		中危
	≥18	节细胞 NB-结节型；NB	分化型	不扩增	无		低危
					有		中危
			分化差和未分化型	不扩增			中危
				扩增			高危
M	<18			不扩增		超二倍体	低危
	<12			不扩增		二倍体	中危
	≥12 且<18			不扩增		二倍体	中危
	<18			扩增			高危
	≥18						高危
MS	<18			不扩增	无		极低危
					有		高危
				扩增			高危

第四章

神经母细胞瘤的治疗

第一节　神经母细胞瘤多中心、多学科整合诊疗原则

NB虽然是儿童的第三大恶性肿瘤，其发病率却很低，对统计数据和开展临床试验，单一机构具有的病例远远不够，成立多中心协作组可解决这一问题，目前世界上存在的协作组主要有：欧洲NB研究组（ENSG）、国际儿童肿瘤协会-欧洲NB小组（SIOPEN）、北美及澳大利亚儿童肿瘤协作组（COG）、德国儿童血液病学及肿瘤协作组（GPOH）、日本儿童肿瘤协会NB分会（JNBSG），及在2004年成立的国际儿童风险评估协作组（INRG）（包含了来自美国、澳大利亚、欧洲和日本等地区的医疗机构），以及国内的中国抗癌协会小儿肿瘤专业委员会（CCCG）NB协作组。这些多中心协作组为大样本基础研究、临床经验的积累、临床试验的进行和临床数据的统计分析等提供了很好的平台。

另外，NB是儿童肿瘤中典型的需要多学科整合诊治（Multi-disciplinary Team/Treatment to Holistic Integrative Medicine，MDT to HIM）的疾病。其中全身化疗、手术治疗是核心治疗手段，而放疗、干细胞移植治疗及免疫靶向药物治疗等在疾病不同阶段也发挥重要作用。NB的发生部位也多样，更需要各亚专业治疗专家（如腹外科、胸科、盆腔肿瘤科、血管外科、超声科、影像科、病理科等和其他相关的医学专业人员）共同协作诊治。

第二节　神经母细胞瘤规范诊疗原则

在人类实体肿瘤中，NB是独特的，其显著的异质性，决定更应规范诊疗。局限性病灶的患儿大部分可被手术治愈，而大于1岁的晚期患儿尽管接受了高强度、多方法（强诱导、手术、放疗、术后清髓化疗+干细胞移植、视黄酸诱导分化和免疫抗体治疗等）治疗，生存率仍较低，因此准确的分期能够指导治疗强度的选择，从而避

免治疗过程中的不足治疗或过度。目前认为生物学特性是决定NB与治疗的关键因素：对有着良好生物学特性的NB患者，其治疗强度已有很明显的降低趋势；与之相比，对于具有不良预后特征的NB，其治疗方法已转为强化放化疗。

低中危组患儿的治疗，已取得了较为稳定满意的疗效，当前的主要任务是在分期原则及风险评估时引入更能指导预后的因素，细化组内分组，如INRG对2660例1、2期NB患儿进行回顾性研究发现：低分期，伴有N-MYC基因扩增的患儿之间预后差异也很大，如果细胞倍数表现为二倍体的患儿群体愈合明显的要比多倍体的差。因此根据准确治疗分组决定治疗强度是将来中低危组患儿治疗的方向。对于高危组患儿，治疗包括三个阶段，即诱导期（化疗和手术）、巩固期（序贯移植及针对原发肿瘤以及残余转移部位的放疗）和巩固期后（免疫治疗和异维甲酸）。治疗强度非常大，这也就要求对病人治疗前的危险度分组更要精确，避免过渡治疗以及治疗不足。

第三节 低危组治疗计划

1 手术+观察

2 化疗联合或不联合手术

化疗适应证：存在脊髓压迫致神经功能障碍、呼吸困难伴或不伴肝肿大、下腔静脉压迫致肾缺血、泌尿和消化道梗阻、严重凝血异常症状；手术未能完全切除且存在肿瘤进展。

化疗方案：术前或术后2~4个疗程化疗，化疗间隔21天。

表51-4-1 低危组化疗方案

疗程	方案
1	CBP+VP-16
2	CBP+CTX+ADR
3	VP-16+CTX
4	CBP+VP-16+ADR

注：
CBP：560mg/m^2（小于1岁或体重小于12kg按18mg/kg计算）d1；
VP-16：120mg/m^2（4mg/kg）d1-3；
CTX：1000mg/m^2（33mg/kg）d1；
ADR：30mg/m^2（1mg/kg）d1。

3 观察（不活检）

对于围产期发现的小的肾上腺 NB 可观察（小于 3.1cm 实性肿块或者小于 5cm 囊性肿块），如过程中疾病进展，则采用干预措施。

4 紧急情况下可给予放疗

对化疗反应不够迅速的症状严重危及生命可给予放疗治疗减轻症状。

第四节 中危组治疗计划

1 化疗前或化疗中（约 4 疗程）择期手术

术后化疗至 PR 后 4 个疗程，总疗程不超过 8 个疗程，必要时行二次手术。维持治疗：13-cis-RA 160mg/m², 14天/月，共 6月。

2 具体化疗方案（化疗至 PR 后 4 个疗程）

表 51-4-2 中危组化疗方案

疗程	方案名
1	VCR+CDDP+ADR+CTX
2	VCR+CDDP+VP16+CTX
评估（包括 BM）	
3	VCR+CDDP+ADR+CTX
4	VCR+CDDP+VP16+CTX
全面评估*	
手术及术后评估	
5	VCR+CDDP+ADR+CTX
6	VCR+CDDP+VP16+CTX
评估	
7	VCR+CDDP+ADR+CTX
8	VCR+CDDP+VP16+CTX
终点评估*	
维持治疗：13-cis-RA 160mg/m², 14天/月，共 6月	
随访：Q2M 随访	

注：
VCR：1.5mg/m². d1（<12kg：0.05mg/kg）；
CTX：1.2g/m². d1（<12kg：40mg/kg）；
Mesna：240 mg/m². d1 q4h×3；
CDDP：90mg/m². d2（<12kg：3mg/kg）；
VP16：160mg/m². d4（<12kg：5.3mg/kg）；

ADR：30mg/m². d4（<12kg：1mg/kg）。
每21天1疗程，下一疗程开始前 ANC>1×10⁹/L，Plt>70×10⁹/L。
*全面评估：包括原发灶和转移灶，听力评估。有骨髓浸润每2疗程行骨髓涂片及MRD检测直至转阴。
*终点评估：主要治疗结束后的全面评估。

第五节 高危组治疗计划

1 治疗计划

治疗计划包括三个阶段，即诱导期（化疗和手术）、巩固期（序贯移植及针对原发肿瘤以及残余转移部位的放疗）和巩固期后维持治疗（免疫治疗和13-cis-RA）。先化疗2周期后，进行自体外周血干细胞采集，后继续化疗2周期后择期手术。术后化疗2个疗程，总疗程不超过6个疗程。常规化疗结束后自体干细胞移植和放疗剂量为21.6Gy的瘤床放疗（推荐行序贯自体干细胞移植，瘤床放疗在两次自体干细胞移植之间进行）。后进行GD2单抗免疫治疗联合GM-CSF和13-cis-RA治疗。

2 具体化疗方案

表51-4-3 高危组化疗方案

疗程	方案名
1	CTX*+TOPO
2	CTX*+TOPO
评估（包括BM）干细胞采集	
3	CDDP+VP-16
4	CTX+DOXO+VCR+MESNA
全面评估*	
手术及术后评估	
5	CDDP+VP-16
6	CTX+DOXO+VCR+MESNA
全面评估*	
ABMT1	
放疗	
ABMT2	
全面评估*	
维持治疗：GD2单抗+GM-CSF 13-cis-RA160mg/m²，14天/月，共6月	
随访：Q2M 随访	

注：
CTX*：400mg/m². d1-d5（<12kg：13.3mg/kg）；
Topotecan：1.2mg/m². d1-5. 可用Irinotecan代替，120mg/m². d1-3；
CDDP：50mg/m². d1-4（<12kg：1.66mg/kg）；

VP16：200mg/m². d1-3（<12kg：6.67mg/kg）；
CTX：2100mg/m².d1-2（<12kg：70mg/kg）；
Mesna：420mg/m². d1-2 q4h×3；
DOXO：25mg/m². d1-3（<12kg：0.83mg/kg）；
VCR：<12mon：0.017mg/kg d1-3；
>12 mon且>12kg：0.67mg/m² d1-3；
>12 mon且<12kg：0.022mg/kg d1-3；
总剂量不超过2mg/72h or 0.67 mg/day。
每21天1疗程，下一疗程开始前 ANC>1×10⁹/L，Plt>70×10⁹/L。

3 干细胞移植

3.1 单次移植（马利兰+马法兰）

表51-4-4 干细胞单次移植

日期	药物	药物
-8天	马利兰	
-7天	马利兰	
-6天	马利兰	
-5天	马利兰	
-4天	休息	
-3天		马法兰
-1and-2天	休息	
0天	自身造血干细胞输注	

注：
马利兰：1mg/kg/dose q6h d-8，-7，-6，-5；
马法兰：140mg/m² d-3；
自体干细胞回输：d0。

3.2 序贯移植

（1）第一次预处理方案（塞替哌/环磷酰胺）

表51-4-5 塞替哌/环磷酰胺

日期	药物	药物
-7天	塞替哌	
-6天	塞替哌	
-5天	塞替哌	环磷酰胺
-4天		环磷酰胺
-3天		环磷酰胺
-2天		环磷酰胺
-1天	休息	
0天	自身造血干细胞输注	

药物	途径	剂量	天
塞替哌（TEPA）	Ⅳ over 2 hours	300 mg/m²/dose（or if < 12 kg, 10 mg/kg/dose）once daily×3 doses	Days −7, −6 and −5
环磷酰胺（CPM）	Ⅳ over 1 hour	1500 mg/m²/dose（or if < 12 kg, 50 mg/kg/dose）once daily×4 doses	Days −5, −4, −3, and −2
美斯那	Ⅳ over 15 minutes	300 mg/m²/dose（or if < 12 kg, 10 mg/kg/dose）环磷酰胺前、环磷酰胺后4小时、环磷酰胺后8小时	Days −5, −4, −3, and −2

（2）第二次预处理方案-CEM

表51-4-6[1]　CEM

日期	药物	药物	药物
−7天	马法兰	依托泊苷&	卡铂&
−6天	马法兰	依托泊苷&	卡铂&
−5天	马法兰	依托泊苷&	卡铂&
−4天		依托泊苷&	卡铂&
−3天	休息		
−2天	休息		
−1天	休息		
0天	自身造血干细胞输注		

注：1."&"根据GFR调整，患者肾小球滤过率（GFR）>100mL/min/1.73m²。

药物	途径	剂量	时间
马法兰（MEL）	Ⅳ 30 minutes	60mg/m²/dose（or if < 12 kg, 2mg/kg/dose）daily×3 doses	Days −7, −6 and −5
依托泊苷（ETOP）	Ⅳ 24 hours	300 mg/m²/dose（or if < 12 kg, 10mg/kg/dose）daily×4 doses	Days −7, −6, −5 and −4
卡铂（CARB）	Ⅳ 24 hours	375 mg/m²/dose（or if < 12 kg, 12.5 mg/kg/dose）once daily×4 doses	Days −7, −6, −5 and −4

第六节　手术治疗

根据影像学危险因子和NB的危险度分组选择合适的手术时机和术式，对中低危组，手术是主要的疗法，对高危组，包括手术在内的整合治疗更重要。

1　手术时机的选择

无影像学危险因子的病例（L1期和部分M期）可在诊断时行原发灶切除活检，在完全切除原发肿瘤同时获得足够组织进行病理和分子诊断，按照相应的危险度进行治疗。

偶然发现6个月以下婴儿的小肾上腺肿块（实性肿瘤小于3.1cm或囊性肿瘤小于5cm）无须手术干预，进行观察即可获得极好的的EFS和OS，但须密切观察患者是否有肿瘤进展或扩散，来决定是否需要干预。

含影像学危险因子的病例（L2 和部分 M 期）先行肿瘤或骨髓穿刺活检或手术切检，获得明确组织学类型、MYCN 基因有无扩增及 11q 有无变异等确定危险度，并根据危险度采取相应治疗。

（1）低危组 L2 期直接手术。

（2）中危组 L2 期/M 期不宜手术切除，按中危组方案行新辅助化疗，每两周期进行评估，肿瘤缩小的患儿，建议术前化疗不超过 4 周期。

（3）高危组 L2/M 期病例存在远处转移，按高危组诱导化疗方案行新辅助化疗，每两周期进行评估，疾病得到有效控制的患儿，建议 4 周期化疗后手术。

MS 期目前无标准治疗，建议对无症状、MYCN 不扩增和 11q 无变异的极低危组患者行支持治疗下的观察；针对有症状的、非常小的婴儿，MYCN 扩增及 11q 变异的高危组患者按高危组治疗。

2　手术范围

初诊患者无法确诊、不适宜穿刺或穿刺组织少无法行组织学及分子诊断的，可考虑原发灶或转移灶手术切开活检，获得足够的肿瘤组织。

低中危组在保证安全的前提下应尽量完整切除病灶。低危组中，无症状和生物学行为良好的患儿即使术后有残留，也可获得极佳生存率，因此应尽量避免手术中过度追求完整切除而致术中、术后严重并发症发生。

高危组化疗有效后（通常 4 周期）尝试尽可能切除原发肿瘤及相连的淋巴结，高危组肿瘤完全切除和近乎全切（90% 以上）相比未达到 90% 以上切除的病例并没有显示出更好的 OS，但可以明显减少局部复发。

对于转移灶，如果经过诱导治疗后局限，且原发灶控制良好，可以考虑手术切除孤立转移灶。

第七节　放疗

1　适应证

（1）低危组：仅有极少数病例，当病变复发且无法手术和化疗时，或肝脾肿大抑制呼吸或脊髓压迫等急诊情况下可考虑放疗。

（2）中危组：放疗仅限于手术或化疗后疾病进展或化疗后肿瘤持续残留患者。

（3）高危组：原发灶瘤床和化疗后持续性转移灶应采用放疗提高局部控制率。

2 放疗靶区

2.1 术区放疗

术后放疗靶区由术前影像学表现和手术医师术中描述共同决定。针对影像学或手术病理证实的淋巴结转移，照射野不仅包括原发病灶部分，还要包括引流的淋巴结区域，如照射野必须包括一部分椎体，则应将整个椎体包括在照射野内，以减少脊柱侧弯的可能。

2.2 转移灶放疗

超过50%新诊断NB患者已发生，并可发生急症状况，眼眶转移造成视力受损、硬膜外转移引起的脊髓压迫，或骨转移造成严重疼痛。放疗可有效缓解骨和软组织转移引起的症状。

（1）放疗剂量

目前大多数研究机构认可21.6Gy/14f BID或21.6Gy/12f QD的剂量分割模式，大体残留肿瘤局部可推量到30~36Gy。

（2）放疗技术

早期研究结果都基于二维放疗技术，目前适形调强放疗（IMRT）已经成为放疗的主流，很多研究IMRT、Proton等放疗技术与二维技术比较，可提供更好的靶区适形度，同时显著减低包括肾脏在内的危及器官受量。

（3）放疗副反应

急性反应包括胃肠道系统、神经系统、泌尿系统和骨髓抑制等。远期毒性主要为对骨骼肌肉系统的生长抑制和第二肿瘤。

第八节 免疫治疗

GD2（双唾液酸神经节苷脂）是一种在所有NB的细胞外膜中大量存在的表面抗原。GD2也在黑色素瘤、骨肉瘤、软组织肉瘤和小细胞肺癌等多种肿瘤细胞外膜都有不同程度的表达，而正常组织几乎不表达。目前公认GD2是NB治疗的理想靶点。GD2单抗与其结合后，主要通过激活抗体依赖性细胞介导的细胞毒性（ADCC）和补体介导的细胞毒性（CDC），使肿瘤细胞裂解和死亡。

GD2抗体是针对高危NB的免疫靶向药物，是近十年来高危NB治疗的重要进展。根据SIOPEN HR-NBL1临床试验结果显示，在高危NB患者维持治疗阶段，使用GD2联合13-cis-RA与仅使用13-cis-RA相比，患者5年EFS升高15%，5年OS升高14%。

GD2抗体已经在美国和欧盟等国家获批上市，成为高危NB多模式治疗中不可或缺的一部分。目前，国际已有三款获得FDA批准的GD2抗体，分别是Unituxin（dinutuximab)、Qarziba (dinutuximab beta)，以及 Danyelza (naxitamab)。其中，Qarziba (dinutuximab beta) 在国内已获批上市，其适应证为：①治疗≥12月龄的高危NB患者，这些患者既往接受过诱导化疗且至少获得部分缓解，随后进行过清髓性治疗和干细胞移植治疗；②治疗伴或不伴有残留病灶的复发性或难治性NB。在治疗复发性NB之前，应采取适当措施使活动性进展性疾病保持稳定。

表51-4-7 hu3F8和ch14.18的作用机制及药代动力学比较

药物	作用机制				亲和力	药代动力学	
	ADCC	ADCP	CMC	CDCC		峰浓度	半衰期
hu3F8 (naxitamab)	++	++	++	++	10×	高	中等
ch14.18 (dinutuximab)	++	++	+	+	1×	低	长

注：
ADCC：抗体依赖性细胞介导的细胞毒性；
ADCP：抗体依赖性细胞介导的吞噬作用；
CMC：补体介导的细胞毒性；
CDCC：补体依赖性细胞介导的细胞毒性。

粒-巨噬细胞集落刺激因子（GM-CSF）从造血干细胞源头促进粒-单核、巨核细胞等各系细胞生成，作用位点高且广。GM-CSF能促进树突状细胞分化增殖，增强抗原提呈作用，放大机体免疫效应。同时单核细胞在GM-CSF作用下分化为M1型巨噬细胞，从而抑制肿瘤，抵抗感染。因此GM-CSF作为免疫促进剂，可以提升患者体内的免疫细胞数量，增强其活性，进而发挥更强的攻击靶细胞作用。大量文献报道已经表明，对于高危NB患者（无论是完全缓解后维持治疗，还是复发难治），GD2单抗整合GM-CSF应用均能为其生存带来获益。

另外，目前国际研究表明高危NB患者自体干细胞移植后维持治疗阶段，联合应用IL-2并未改善疗效，且增加了毒副作用，所以本指南不推荐联合使用IL-2。

因此推荐对于高危NB维持治疗阶段GD2抗体使用方法一般为每35天一疗程，计划应用5疗程，并联合GM-CSF及视黄酸。

第五章

神经母细胞瘤的康复与随访

第一节 疗效评估标准

1 国际NB疗效评估标准

NB的临床治疗反应评估包括原发灶、软组织和骨转移灶、骨髓转移灶和全身治疗反应的评估，其中方法包括组织细胞学检查（病灶活检、骨髓穿刺和活检）和功能成像技术（^{123}I-MIBG扫描或^{18}FDG-PETCT）。实体瘤临床疗效评价指南（RECIST1.1）相关概念包括以下几个。

（1）靶病灶

靶病灶是指基线评估时所有可测量的病灶，评估需记录每个病灶的最长径（病理淋巴结则记录其短轴径）。基线评估时所有靶病灶直径的总和是进行治疗反应评价的基础。NB靶病灶包括：伴有^{123}I-MIBG或^{18}FDG摄取和/或经活检病理证实为NB或GNB，长径≥10mm的NB软组织病灶和短轴径≥15 mm的淋巴结（CT层厚≤5 mm）。若两个病灶融合，应测量融合肿块的最长径；若靶病灶独立离散，则记录各病灶长径的总和（病理淋巴结记录短轴径的总和）。

（2）非靶病灶

所有不可测量的病灶均为非靶病灶，如软脑膜病灶，脑脊液、胸腹水和骨髓中浸润的肿瘤等。其他未达到NB靶病灶标准的可测量病灶也应纳入非靶病灶。

1.1 原发灶治疗反应评估（不用于评估转移病灶）

表51-5-1[1] 原发灶治疗反应评估

疗效评估	解剖+功能成像
CR	原发灶残留<10mm且原发灶不摄取^{123}I-MIBG或^{18}FDG

续表

疗效评估	解剖+功能成像
PR	原发灶最长径（总和）减少≥30%，原发灶摄取 ^{123}I-MIBG 或 ^{18}FDG 可稳定、增强或减弱
PD	原发灶最长径（总和）增加>20%且绝对值增加≥5 mm [与治疗过程中最小的长径（总和）比较，如基线评估时为最小，则以基线评估长径（总和）为参考]
SD	原发灶缩小不能达到PR标准，增大亦不能达到PD标准的情况

注：
缩写：CR，完全反应；PR，部分反应；PD，疾病进展；SD，疾病稳定。
备注[1]：双肾上腺NB，以双侧病灶最长径之和记录，除非一侧病灶活检病理证实为GN；多灶性非肾上腺NB，定义最大者为原发灶，其余为转移灶，除非活检病理证实该病灶为GN；不符合PD测量标准，但 ^{123}I-MIBG 或 ^{18}FDG 摄取增加的病灶不被视为PD。

1.2 软组织和骨转移灶治疗反应评估

表51-5-2[1]　软组织和骨转移灶治疗反应评估

疗效评估	解剖+功能成像
CR	所有转移灶消失，定义为：非原发的转移性靶病灶或非靶病灶最长径均<10mm且靶病灶淋巴结短轴径<10mm且 ^{123}I-MIBG 或 ^{18}FDG 摄取消失
PR	非原发靶病灶的长径总和较基线减少≥30%且符合如下所有： 1.非靶病灶维持稳定或减小状态 2.无新发转移灶 3.骨摄取 ^{123}I-MIBG 绝对评分数值下降≥50%（骨相对 ^{123}I-MIBG 评分介于 0.1~0.5）或 ^{18}FDG 骨摄取病灶数目减少≥50%
PD	出现以下情况之一： 1.CT/MRI提示的新发软组织病灶且 ^{123}I-MIBG 或 ^{18}FDG 摄取 2.解剖影像提示的新发软组织病灶且活检病理提示NB或GNB 3.新发 ^{123}I-MIBG 摄取的骨病灶 4.新发 ^{18}FDG 摄取的骨病灶，且CT/MRI提示为肿瘤转移灶或活检病理为NB或GNB 5.非原发软组织靶病灶长径总和增加>20%且长径总和绝对值增加≥5mm （与治疗过程中最小的长径总和比较，如基线评估时为最小，则以基线评估长径总和为参考） 6.相对 ^{123}I-MIBG 评分>1.2
SD	原发灶缩小不能达到PR标准，增大亦不能达到PD标准的情况

注：
缩写：CR，完全反应；PR，部分反应；PD，疾病进展；SD，疾病稳定。
备注[1]：长径总和定义为离散淋巴结的短轴径与非淋巴结软组织转移灶的最长径之和。融合状非离散淋巴结的肿块使用最长径进行测量；评估为PR的软组织转移性病灶，软组织部位的 ^{123}I-MIBG 和/或 ^{18}FDG 摄取减少不是必需的，但需满足所有的体积缩小标准；相对 ^{123}I-MIBG 分数是指再次评估的病灶绝对分数与基线评估时的骨病灶绝对分数的比值；在所有评估时间点必须使用相同的评分方法，同一患儿评估时也应使用相同的成像手段。

1.3 骨髓转移灶治疗反应评估

表51-5-3[1]　骨髓转移灶治疗反应评估

疗效评估	细胞学/组织学
CR	无论基线评估时骨髓的浸润情况，再次评估骨髓时均未见骨髓浸润

续表

疗效评估	细胞学/组织学
PD	出现以下情况之一： 1. 骨髓评估无浸润，再次评估时出现骨髓浸润>5% 2. 骨髓存在浸润，再次评估时出现骨髓浸润程度>2倍且>20%
MD	出现以下情况之一： 1. 骨髓浸润<5%，再次评估时骨髓浸润，但在0~5%之间 2. 骨髓评估无浸润，再次评估时骨髓出现浸润，但在0~5%之间 3. 骨髓浸润>20%，再次评估时骨髓浸润，但在0~5%之间
SD	骨髓浸润，再次评估时骨髓浸润>5%，但没有达到CR、MD和PD的标准

注：
缩写[1]：CR，完全反应；PD，疾病进展；MD，轻微变化；SD，疾病稳定。

1.4 全身治疗反应评估

表51-5-4[1]　全身治疗反应评估

疗效评估	定义标准
CR	所有部分疗效评估均达CR
PR	至少有一部分疗效评估为PR，其他部分为CR、MD（骨髓）、PR（软组织或骨）或NI，且无PD
MR	至少有一部分疗效评估为CR或PR，但至少有另一部分评估为SD，且无PD
SD	至少有一部分疗效评估为SD，但其他部分评估均不优于SD或者其他部分为NI，且无PD
PD	任何部分达到PD的标准

注：
缩写[1]：CR，完全反应；PR，部分反应；MR，轻微反应；SD，疾病稳定；PD，疾病进展；NI，评估未受累（基线评估时未受累且再次评估时仍未受累）。

第二节　治疗并发症

恶性肿瘤患儿在接受相关治疗后，至少有70%在治疗过程中和治疗后长期生存过程中有远期效应，其中25%有严重或威胁生命的远期效应，主要包括第二原发肿瘤（SPT）发生、对生长发育影响、对认知、心理、心血管、内分泌和免疫系统的损害等方面。这些远期效应影响患儿的生命质量和寿命。

其中第二原发肿瘤的发生，主要原因有两类：一是与治疗相关的因素，包括防治治疗、某些特殊化疗药物如烷化剂等；二是儿童肿瘤患者某些特殊的基因综合征，包括NB、Li-Fraumeni综合征、家族性肠息肉病和遗传性视网膜母细胞瘤。骨肉瘤和白血病是最常见的第二原发肿瘤。约7%的视网膜母细胞瘤存活患儿和0.5%其他儿童肿瘤患儿在诊断后20年内发生原发骨肿瘤，与Rb基因和放疗中骨暴露和烷化剂有关。

要求长期跟踪肿瘤患儿，以及改变过度治疗方式，真正实现成功治疗肿瘤的同时，最大限度地提高生存质量及延长寿命。

第三节 随访策略

1 治疗中肿瘤病灶的检测和评估

（1）每2疗程复查受累部位的增强CT或MRI。

（2）有骨髓侵犯者，每2疗程复查骨髓。

（3）每疗程复查尿VMA，血NSE和血清铁蛋白。

（4）诊断时和停化疗前PET-CT。

2 停治疗的评估和随访

（1）体格检查和血清的肿瘤标记物检查

第1年间隔3月，第2年4月，第3-4年6月一次。停治疗前骨髓细胞学检查。

（2）原发部位的影像学检查

第1年间隔3月，第2年4月，第3-4年6月一次。

（3）脏器功能/远期毒性

GFR评估到停药2年和5年除外肾损害；应用铂类者进行听力检查到停药2年、5年和10年；心电图检查和心脏超声检查：停药后2年、5年和10年。

参考文献

[1] BéNARD J, RAGUéNEZ G, KAUFFMANN A, et al. MYCN-non-amplified metastatic neuroblastoma with good prognosis and spontaneous regression: a molecular portrait of stage 4S [J]. Molecular oncology, 2008, 2 (3): 261-71.

[2] SALIM A, MULLASSERY D, PIZER B, et al. Neuroblastoma: a 20-year experience in a UK regional centre [J]. Pediatric blood & cancer, 2011, 57 (7): 1254-60.

[3] BERTHOLD F, HERO B, KREMENS B, et al. Long-term results and risk profiles of patients in five consecutive trials (1979-1997) with stage 4 neuroblastoma over 1 year of age [J]. Cancer letters, 2003, 197 (1-2): 11-7.

[4] 儿童神经母细胞瘤诊疗专家共识[J]. 中华小儿外科杂志, 2015, 36 (01): 3-7.

[5] 樊代明, 整合肿瘤学 临床卷[M]. 北京: 科学出版社, 2021.06.

[6] CARLSEN N L. Epidemiological investigations on neuroblastomas in Denmark 1943-1980 [J]. British journal of cancer, 1986, 54 (6): 977-88.

[7] WILSON L M, DRAPER G J. Neuroblastoma, its natural history and prognosis: a study of 487 cases [J]. British medical journal, 1974, 3 (5926): 301-7.

[8] SPIX C, PASTORE G, SANKILA R, et al. Neuroblastoma incidence and survival in European children (1978-1997): report from the Automated Childhood Cancer Information System project [J]. European journal of cancer (Oxford, England: 1990), 2006, 42 (13): 2081-91.

[9] COHN S L, PEARSON A D, LONDON W B, et al. The International Neuroblastoma Risk Group (INRG) classification system: an INRG Task Force report [J]. Journal of clinical oncology: official journal of the American Society of Clinical Oncology, 2009, 27 (2): 289-97.

[10] SMITH M A, SEIBEL N L, ALTEKRUSE S F, et al. Outcomes for children and adolescents with cancer: challenges for the twenty-first century [J]. Journal of clinical oncology: official journal of the American Society of Clinical Oncology, 2010, 28 (15): 2625-34.

[11] EVANS A E, D'ANGIO G J, RANDOLPH J. A proposed staging for children with neuroblastoma. Children's cancer study group A [J]. Cancer, 1971, 27 (2): 374-8.

[12] BRODEUR G M, PRITCHARD J, BERTHOLD F, et al. Revisions of the international criteria for neuroblastoma diagnosis, staging, and response to treatment [J]. Journal of clinical oncology: official journal of the American Society of Clinical Oncology, 1993, 11 (8): 1466-77.

[13] MONCLAIR T, BRODEUR G M, AMBROS P F, et al. The International Neuroblastoma Risk Group (INRG) staging system: an INRG Task Force report [J]. Journal of clinical oncology: official journal of the American Society of Clinical Oncology, 2009, 27 (2): 298-303.

[14] COHN S L, PEARSON A D, LONDON W B, et al. The International Neuroblastoma Risk Group (INRG) classification system: an INRG Task Force report [J]. Journal of clinical oncology: official journal of the American Society of Clinical Oncology, 2009, 27 (2): 289-97.

[15] PRIEBE C J, JR., CLATWORTHY H W, JR. Neuroblastoma. Evaluation of the treatment of 90 children [J]. Archives of surgery (Chicago, Ill: 1960), 1967, 95 (4): 538-45.

[16] BERNARD J L, PHILIP T, ZUCKER J M, et al. Sequential cisplatin/VM-26 and vincristine/cyclophosphamide/doxorubicin in metastatic neuroblastoma: an effective alternating non-cross-resistant regimen? [J]. Journal of clinical oncology: official journal of the American Society of Clinical Oncology, 1987, 5 (12): 1952-9.

[17] BAGATELL R, BECK-POPOVIC M, LONDON W B, et al. Significance of MYCN amplification in international neuroblastoma staging system stage 1 and 2 neuroblastoma: a report from the International Neuroblastoma Risk Group database [J]. Journal of clinical oncology: official journal of the American

Society of Clinical Oncology, 2009, 27 (3): 365-70.

[18] STROTHER D R, LONDON W B, SCHMIDT M L, et al. Outcome after surgery alone or with restricted use of chemotherapy for patients with low-risk neuroblastoma: results of Children's Oncology Group study P9641 [J]. Journal of clinical oncology: official journal of the American Society of Clinical Oncology, 2012, 30 (15): 1842-8.

[19] KUSHNER B H, LAQUAGLIA M P, BONILLA M A, et al. Highly effective induction therapy for stage 4 neuroblastoma in children over 1 year of age [J]. Journal of clinical oncology: official journal of the American Society of Clinical Oncology, 1994, 12 (12): 2607-13.

[20] GAINS J, MANDEVILLE H, CORK N, et al. Ten challenges in the management of neuroblastoma [J]. Future oncology (London, England), 2012, 8 (7): 839-58.

[21] PEARSON A D, PINKERTON C R, LEWIS I J, et al. High-dose rapid and standard induction chemotherapy for patients aged over 1 year with stage 4 neuroblastoma: a randomised trial [J]. The Lancet Oncology, 2008, 9 (3): 247-56.

[22] ASHRAF K, SHAIKH F, GIBSON P, et al. Treatment with topotecan plus cyclophosphamide in children with first relapse of neuroblastoma [J]. Pediatric blood & cancer, 2013, 60 (10): 1636-41.

[23] NITSCHKE R, PARKHURST J, SULLIVAN J, et al. Topotecan in pediatric patients with recurrent and progressive solid tumors: a Pediatric Oncology Group phase II study [J]. Journal of pediatric hematology/oncology, 1998, 20 (4): 315-8.

[24] SAYLORS R L, 3RD, STINE K C, SULLIVAN J, et al. Cyclophosphamide plus topotecan in children with recurrent or refractory solid tumors: a Pediatric Oncology Group phase II study [J]. Journal of clinical oncology: official journal of the American Society of Clinical Oncology, 2001, 19 (15): 3463-9.

[25] ATHALE U H, STEWART C, KUTTESCH J F, et al. Phase I study of combination topotecan and carboplatin in pediatric solid tumors [J]. Journal of clinical oncology: official journal of the American Society of Clinical Oncology, 2002, 20 (1): 88-95.

[26] BERLANGA P, CAñETE A, CASTEL V. Advances in emerging drugs for the treatment of neuroblastoma [J]. Expert opinion on emerging drugs, 2017, 22 (1): 63-75.

[27] MATTHAY K K, VILLABLANCA J G, SEEGER R C, et al. Treatment of high-risk neuroblastoma with intensive chemotherapy, radiotherapy, autologous bone marrow transplantation, and 13-cis-retinoic acid. Children's Cancer Group [J]. The New England journal of medicine, 1999, 341 (16): 1165-73.

[28] MA D E I, CONTOLI B, JENKNER A, et al. Comparison of two different conditioning regimens before autologous transplantation for children with high-risk neuroblastoma [J]. Anticancer research, 2012, 32 (12): 5527-33.

[29] VOGELZANG N J, BENOWITZ S I, ADAMS S, et al. Clinical cancer advances 2011: Annual Report on Progress Against Cancer from the American Society of Clinical Oncology [J]. Journal of clinical oncology: official journal of the American Society of Clinical Oncology, 2012, 30 (1): 88-109.

[30] ENDO M, TANOSAKI R. [Myeloablative chemotherapy with autologous bone marrow and/or peripheral blood stem cell transplantation in children with high-risk solid tumor] [J]. Gan to kagaku ryoho Cancer & chemotherapy, 1995, 22 (12): 1762-70.

[31] KREISSMAN S G, SEEGER R C, MATTHAY K K, et al. Purged versus non-purged peripheral blood stem-cell transplantation for high-risk neuroblastoma (COG A3973): a randomised phase 3 trial [J]. The Lancet Oncology, 2013, 14 (10): 999-1008.

[32] FINKLESTEIN J Z, KRAILO M D, LENARSKY C, et al. 13-cis-retinoic acid (NSC 122758) in the treatment of children with metastatic neuroblastoma unresponsive to conventional chemotherapy: report from the Childrens Cancer Study Group [J]. Medical and pediatric oncology, 1992, 20 (4):

307-11.

[33] NAVID F, SONDEL P M, BARFIELD R, et al. Phase I trial of a novel anti-GD2 monoclonal antibody, Hu14.18K322A, designed to decrease toxicity in children with refractory or recurrent neuroblastoma [J]. Journal of clinical oncology: official journal of the American Society of Clinical Oncology, 2014, 32 (14): 1445-52.

[34] CHEUNG N K, CHEUNG I Y, KRAMER K, et al. Key role for myeloid cells: phase II results of anti-G (D2) antibody 3F8 plus granulocyte-macrophage colony-stimulating factor for chemoresistant osteomedullary neuroblastoma [J]. International journal of cancer, 2014, 135 (9): 2199-205.

[35] PARSONS K, BERNHARDT B, STRICKLAND B. Targeted immunotherapy for high-risk neuroblastoma--the role of monoclonal antibodies [J]. The Annals of pharmacotherapy, 2013, 47 (2): 210-8.

[36] HAMIDIEH A A, BEIKI D, PARAGOMI P, et al. The potential role of pretransplant MIBG diagnostic scintigraphy in targeted administration of 131I-MIBG accompanied by ASCT for high-risk and relapsed neuroblastoma: a pilot study [J]. Pediatric transplantation, 2014, 18 (5): 510-7.

[37] BLEEKER G, SCHOOT R A, CARON H N, et al. Toxicity of upfront ^{131}I-metaiodobenzylguanidine (^{131}I-MIBG) therapy in newly diagnosed neuroblastoma patients: a retrospective analysis [J]. European journal of nuclear medicine and molecular imaging, 2013, 40 (11): 1711-7.

[38] SCHOOT R A, BLEEKER G, CARON H N, et al. The role of 131I-metaiodobenzylguanidine (MIBG) therapy in unresectable and compromising localised neuroblastoma [J]. European journal of nuclear medicine and molecular imaging, 2013, 40 (10): 1516-22.

[39] GARAVENTA A, PARODI S, DE BERNARDI B, et al. Outcome of children with neuroblastoma after progression or relapse. A retrospective study of the Italian neuroblastoma registry [J]. European journal of cancer (Oxford, England: 1990), 2009, 45 (16): 2835-42.

[40] WAGNER L M, DANKS M K. New therapeutic targets for the treatment of high-risk neuroblastoma [J]. Journal of cellular biochemistry, 2009, 107 (1): 46-57.

[41] KRAMER K, KUSHNER B, HELLER G, et al. Neuroblastoma metastatic to the central nervous system. The Memorial Sloan-kettering Cancer Center Experience and A Literature Review [J]. Cancer, 2001, 91 (8): 1510-9.

[42] KUSHNER B H, KRAMER K, MODAK S, et al. Topotecan, thiotepa, and carboplatin for neuroblastoma: failure to prevent relapse in the central nervous system [J]. Bone marrow transplantation, 2006, 37 (3): 271-6.

[43] KRAMER K, KUSHNER B H, MODAK S, et al. Compartmental intrathecal radioimmunotherapy: results for treatment for metastatic CNS neuroblastoma [J]. Journal of neuro-oncology, 2010, 97 (3): 409-18.

[44] PERWEIN T, LACKNER H, SOVINZ P, et al. Survival and late effects in children with stage 4 neuroblastoma [J]. Pediatric blood & cancer, 2011, 57 (4): 629-35.

[45] PINTO N R, APPLEBAUM M A, VOLCHENBOUM S L, et al. Advances in Risk Classification and Treatment Strategies for Neuroblastoma [J]. Journal of clinical oncology: official journal of the American Society of Clinical Oncology, 2015, 33 (27): 3008-17.

[46] MARIS J M. Recent advances in neuroblastoma [J]. The New England journal of medicine, 2010, 362 (23): 2202-11.

[47] PINTO N, NARANJO A, HIBBITTS E, et al. Predictors of differential response to induction therapy in high-risk neuroblastoma: A report from the Children's Oncology Group (COG) [J]. European journal of cancer (Oxford, England: 1990), 2019, 112: 66-79.

[48] BERTHOLD F, FALDUM A, ERNST A, et al. Extended induction chemotherapy does not improve the outcome for high-risk neuroblastoma patients: results of the randomized open-label GPOH trial NB2004-HR [J]. Annals of oncology: official journal of the European Society for Medical Oncology,

2020, 31（3）: 422-9.

[49] VON ALLMEN D, DAVIDOFF A M, LONDON W B, et al. Impact of Extent of Resection on Local Control and Survival in Patients From the COG A3973 Study With High-Risk Neuroblastoma [J]. Journal of clinical oncology: official journal of the American Society of Clinical Oncology, 2017, 35（2）: 208-16.

[50] ENGLUM B R, RIALON K L, SPEICHER P J, et al. Value of surgical resection in children with high-risk neuroblastoma [J]. Pediatric blood & cancer, 2015, 62（9）: 1529-35.

[51] CASTEL V, TOVAR J A, COSTA E, et al. The role of surgery in stage IV neuroblastoma [J]. Journal of pediatric surgery, 2002, 37（11）: 1574-8.

[52] ADKINS E S, SAWIN R, GERBING R B, et al. Efficacy of complete resection for high-risk neuroblastoma: a Children's Cancer Group study [J]. Journal of pediatric surgery, 2004, 39（6）: 931-6.

[53] HOLMES K, PöTSCHGER U, PEARSON A D J, et al. Influence of Surgical Excision on the Survival of Patients With Stage 4 High-Risk Neuroblastoma: A Report From the HR-NBL1/SIOPEN Study [J]. Journal of clinical oncology: official journal of the American Society of Clinical Oncology, 2020, 38（25）: 2902-15.

[54] BERTHOLD F, BOOS J, BURDACH S, et al. Myeloablative megatherapy with autologous stem-cell rescue versus oral maintenance chemotherapy as consolidation treatment in patients with high-risk neuroblastoma: a randomised controlled trial [J]. The Lancet Oncology, 2005, 6（9）: 649-58.

[55] PRITCHARD J, COTTERILL S J, GERMOND S M, et al. High dose melphalan in the treatment of advanced neuroblastoma: results of a randomised trial （ENSG-1） by the European Neuroblastoma Study Group [J]. Pediatric blood & cancer, 2005, 44（4）: 348-57.

[56] ELBORAI Y, HAFEZ H, MOUSSA E A, et al. Comparison of toxicity following different conditioning regimens （busulfan/melphalan and carboplatin/etoposide/melphalan） for advanced stage neuroblastoma: Experience of two transplant centers [J]. Pediatric transplantation, 2016, 20（2）: 284-9.

[57] LADENSTEIN R, PöTSCHGER U, PEARSON A D J, et al. Busulfan and melphalan versus carboplatin, etoposide, and melphalan as high-dose chemotherapy for high-risk neuroblastoma （HR-NBL1/SIOPEN）: an international, randomised, multi-arm, open-label, phase 3 trial [J]. The Lancet Oncology, 2017, 18（4）: 500-14.

[58] SEIF A E, NARANJO A, BAKER D L, et al. A pilot study of tandem high-dose chemotherapy with stem cell rescue as consolidation for high-risk neuroblastoma: Children's Oncology Group study ANBL00P1 [J]. Bone marrow transplantation, 2013, 48（7）: 947-52.

[59] PARK J R, KREISSMAN S G, LONDON W B, et al. Effect of Tandem Autologous Stem Cell Transplant vs Single Transplant on Event-Free Survival in Patients With High-Risk Neuroblastoma: A Randomized Clinical Trial [J]. Jama, 2019, 322（8）: 746-55.

[60] LIU K X, NARANJO A, ZHANG F F, et al. Prospective Evaluation of Radiation Dose Escalation in Patients With High-Risk Neuroblastoma and Gross Residual Disease After Surgery: A Report From the Children's Oncology Group ANBL0532 Study [J]. Journal of clinical oncology: official journal of the American Society of Clinical Oncology, 2020, 38（24）: 2741-52.

[61] CASEY D L, KUSHNER B H, CHEUNG N V, et al. Dose-escalation is needed for gross disease in high-risk neuroblastoma [J]. Pediatric blood & cancer, 2018, 65（7）: e27009.

[62] CASEY D L, PITTER K L, KUSHNER B H, et al. Radiation Therapy to Sites of Metastatic Disease as Part of Consolidation in High-Risk Neuroblastoma: Can Long-term Control Be Achieved? [J]. International journal of radiation oncology, biology, physics, 2018, 100（5）: 1204-9.

[63] YU A L, GILMAN A L, OZKAYNAK M F, et al. Anti-GD2 antibody with GM-CSF, interleukin-2, and isotretinoin for neuroblastoma [J]. The New England journal of medicine, 2010, 363（14）: 1324-34.

[64] LADENSTEIN R, PöTSCHGER U, VALTEAU-COUANET D, et al. Investigation of the Role of Dinutuximab Beta-Based Immunotherapy in the SIOPEN High-Risk Neuroblastoma 1 Trial (HR-NBL1) [J]. Cancers, 2020, 12 (2).

[65] CHEUNG N K, CHEUNG I Y, KUSHNER B H, et al. Murine anti-GD2 monoclonal antibody 3F8 combined with granulocyte-macrophage colony-stimulating factor and 13-cis-retinoic acid in high-risk patients with stage 4 neuroblastoma in first remission [J]. Journal of clinical oncology: official journal of the American Society of Clinical Oncology, 2012, 30 (26): 3264-70.

[66] YALçIN B, KREMER L C, CARON H N, et al. High-dose chemotherapy and autologous haematopoietic stem cell rescue for children with high-risk neuroblastoma [J]. Cochrane Database of Systematic Reviews, 2013, 8 (5): CD006301.

[67] KUSHNER B H, OSTROVNAYA I, CHEUNG I Y, et al. Lack of survival advantage with autologous stem-cell transplantation in high-risk neuroblastoma consolidated by anti-GD2 immunotherapy and isotretinoin [J]. Oncotarget, 2016, 7 (4): 4155-66.

[68] LADENSTEIN R, PöTSCHGER U, VALTEAU-COUANET D, et al. Interleukin 2 with anti-GD2 antibody ch14.18/CHO (dinutuximab beta) in patients with high-risk neuroblastoma (HR-NBL1/SIOPEN): a multicentre, randomised, phase 3 trial [J]. The Lancet Oncology, 2018, 19 (12): 1617-29.

[69] HAAS-KOGAN D A, SWIFT P S, SELCH M, et al. Impact of radiotherapy for high-risk neuroblastoma: a Children's Cancer Group study [J]. International journal of radiation oncology, biology, physics, 2003, 56 (1): 28-39.

[70] 樊代明. 整合肿瘤学·基础卷[M]. 西安: 世界图书出版西安有限公司, 2021.

多原发和不明原发肿瘤

名誉主编

樊代明

主　编

胡夕春

副主编

巴　一　潘宏铭　陆建伟　马　飞　史艳侠

张红梅　罗志国

编　委（姓氏笔画排序）

方美玉　王奇峰　王晓红　王理伟　卢彦达

刘　欣　刘　波　刘继彦　刘新兰　华　东

孙　哲　孙　涛　祁玉娟　邬　麟　张晓伟

邹青峰　陈小兵　陈　静　陈　曦　周良平

罗治彬　郑　莹　姚俊涛　姜　达　姜时雨

柳　江　胡四龙　赵　达　顾康生　崔久嵬

常红霞　曹孟儒　谢伟敏　熊建萍　蔡　莉

第一章

原发灶不明肿瘤

第一节 原发灶不明肿瘤诊疗总则

1 原发灶不明肿瘤诊疗总则

原发灶不明肿瘤（Cancer of unknown primary，CUP），也称原发不明肿瘤、不明原发肿瘤、隐匿性××癌。CUP的诊疗存在巨大挑战，因为任何可能提示原发灶的蛛丝马迹都不能遗漏。需要详细询问病史、仔细体格检查，尽可能发现诊断线索。影像学检查包括超声、X线、CT、MRI、ECT、PET/CT等，根据疑似原发部位，选择相应的检查手段，或直接PET/CT。CUP诊疗过程中内镜检查的选择强调临床导向的内镜检查，而不是盲目地全部检查。其他有助于发现原发灶的方法：前哨淋巴结理论、通过椎前静脉丛播散的孤立性或局限性骨转移、^{18}F-FES PET/CT（雌激素受体靶向分子影像）、神经内分泌显像等肿瘤特异性分子标志PET/CT显像。肿瘤标志物，特别是肿瘤标志物谱有助于提示原发肿瘤的部位或系统。组织病理学诊断是CUP诊断的金标准，若无法取得组织标本，细胞团块加免疫组化可作为诊断依据。CUP临床诊断有2个基本原则：首先考虑我国常见恶性肿瘤是原发癌的可能性；不要误诊或漏诊预后好或可治愈的肿瘤。为制定个体化的精准药物治疗方案，建议行二代测序（NGS）检测、肿瘤组织起源基因检测；推荐参加多学科整合诊治讨论（MDT to HIM）；积极推荐参加临床试验治疗，或参照NGS及肿瘤组织起源检测结果给予特异性治疗，或给予经验性治疗。需要强调的是，寻找原发灶是一个长期过程，有些原发灶可在数月甚至数年后才出现，一旦出现新发病灶疑似为原发病灶时，需再次活检证实。CUP诊疗过程中，应定期随访复诊。

2 流行病学

CUP占所有癌症新发病例的2%~10%。欧美多个国家登记处数据显示，欧洲CUP

的发病率在1990年或2000年之前一直呈上升趋势，然后开始下降。美国的发病高峰在1980年左右，在后来几十年中以每年3.6%的速度下降。澳大利亚的发病趋势与欧洲国家类似。目前欧洲的发病率为5.8~8例/10万人。美国为4.1例/10万人。中国的数据尚未有过报道。CUP的发病率随年龄增长显著增加，40岁以下不常见，80岁左右达最高峰。男性CUP发病率在一些国家略高于女性。研究报道呼吸和消化器官的CUP占比最高，最常记录的单个转移部位是肝脏，仍有很大一部分病例在癌症登记数据中没有未知原发灶特定部位的记录。CUP最多的组织学亚型是腺癌，占42%~50%，其次是低分化癌和鳞癌。

3 原发灶不明肿瘤诊断的书写建议

3.1 规范输入CUP的疾病代码

3.2 CUP诊断书写

原发灶不明肿瘤，肿瘤累及部位，可能的原发部位。例：原发灶不明腺癌，骨、后腹膜淋巴结转移，卵巢原发？

（1）如卵巢有病灶，不明确是否为原发，写卵巢原发可能。

（2）如卵巢未看到病灶，临床或病理怀疑卵巢来源，写卵巢来源可能。

3.3 转移灶书写顺序

转移灶按严重程度依次书写，依次为脑、肝、肺、骨、淋巴结。如：原发灶不明鳞（腺、神经内分泌等）癌，脑、肝、肺、骨、淋巴结转移。

3.4 诊断书写的其他内容

（1）伴随疾病且目前正在接受治疗。

（2）严重疾病，虽然已经恢复但可能影响药物治疗的选择，如心肌梗死、脑卒中等。

（3）严重症状和实验室检查需要处理的，如心包积液、病理性骨折、Ⅳ度血小板减少等。

4 原发灶不明肿瘤的 MDT to HIM 诊疗模式

4.1 MDT to HIM学科构成

肿瘤内科、外科、放射治疗科、诊断科室（病理科、影像科、超声科、核医学科等）、介入科、内镜科、护理部、心理学专家、营养支持及社会工作者等。

4.2 MDT to HIM成员要求

至少应包括：肿瘤内科、外科、放射诊断、核医学、组织病理学、细胞病理学的医师各1名，其他专业医师若干名，所有参与MDT to HIM讨论的医师应具有副高级以上职称，有独立诊断和治疗能力。

4.3 MDT to HIM 讨论内容

患者可能的原发病灶，需要进一步的检查和处理等。

4.4 MDT to HIM 日常活动

固定专家，固定时间，固定场所，每周一次，提前把病史及影像学资料等交由相关专家。

4 原发灶不明肿瘤的 MDT to HIM 讨论结果模版

多学科专家讨论后认为：根据患者病史、症状、体检、影像学、内镜检查、病理检查等，诊断为……若专家讨论结果明确肿瘤来源，参照目前指南推荐治疗方案；若专家讨论结果初步怀疑肿瘤来源，病理科补充相应瘤种的免疫组化检测，并可推荐肿瘤组织起源基因检测。

建议 ctDNA 或组织 NGS 检测，寻找可能的治疗药物。

制定全程和全方位治疗策略：评估近期发生重大不良事件的可能性。如：病理性骨折、脊髓压迫和心包填塞等，给予预防和治疗措施；若患者存在其他基础疾病，建议专科就诊（如慢性乙型肝炎、结核、高血压、糖尿病等）；原发灶不明肿瘤专病门诊或肿瘤科门诊随诊。

第二节 原发灶不明肿瘤的诊断原则

1 疑似原发灶不明肿瘤

表 52-1-1 疑似原发灶不明肿瘤的诊断

	常规项目	特殊项目
初始评估	完整的病史和体检：包括乳腺、泌尿生殖道、盆腔、肛检，特别关注：过去活检史或恶性肿瘤史、曾切除的病变（必要时再次免疫组化检测）、自发退缩的病变、已有的影像学检查、肿瘤家族史 血常规、肝肾功能、电解质；尿常规、粪常规+隐血；肿瘤标志物检测 胸腹盆腔增强 CT，颈部增强 CT 或 MRI；或 PET/CT	临床导向的内镜检查，乳腺钼靶/MRI 检查
常规和分子病理诊断检查	活检：粗针活检（首选）或细针穿刺细胞团块或胸腹水细胞团块；与病理专家沟通标本是否符合要求和用于免疫组化的抗体选择等	TMB NTRK MSI/MMR 检测 可推荐肿瘤组织起源基因检测
病理诊断结果	上皮源性，非特定部位→按 CUP 处理 非上皮源性，如淋巴瘤、黑色素瘤、肉瘤、生殖细胞肿瘤等→按相应指南处理 非恶性→进一步评估和合适随访	

2 上皮源性肿瘤、非特定部位

若病理诊断为腺癌或非特异性癌，肿瘤部位局限情况下可按部位分为：颈部、锁骨上淋巴结、腋下淋巴结、纵隔、胸部、肝脏、腹膜后、腹膜、腹股沟、骨、脑；肿瘤部位广泛的情况下可定为多发肿瘤，包括皮肤。

若病理诊断为鳞癌，肿瘤部位局限情况下可按部位分为：头颈部、锁骨上、腋下、腹股沟、骨；肿瘤部位广泛情况下可定为多发肿瘤。

若病理诊断为神经内分泌瘤，参阅神经内分泌瘤相应诊疗指南。

3 局限性腺癌或非特异性癌

原发灶不明的转移性腺癌，应根据肿瘤出现的部位进行相应检查评估。

对头颈部，应行颈部 CT 或 MRI、胸部 CT、条件允许可行 PET/CT 检查。活检免疫组化；肿瘤标志物检测；结合临床导向必要时行鼻咽镜、喉镜检查。

对锁骨上，应行胸、腹部、盆腔 CT；条件允许可行 PET/CT 检查。活检免疫组化；肿瘤标志物检测如 CA125 等，结合临床指征必要时组织妇科肿瘤专家会诊；结合临床导向必要时行内镜检查；女性应行乳腺超声，必要时行乳腺钼靶和乳腺 MRI；40 岁以上男性应行 PSA 检测。

对腋下，应行颈、胸、腹部 CT；条件允许可行 PET/CT；活检免疫组化；肿瘤标志物检测；女性应行超声、必要时行乳腺钼靶和乳腺 MRI；40 岁以上男性应行 PSA 检测。

对于纵隔，应行胸、腹部、盆腔 CT；条件允许可行 PET/CT；活检免疫组化；女性应行乳腺超声，必要时行乳腺钼靶和乳腺 MRI；40 岁以上男性应行 PSA 检测；肿瘤标志物检测如甲胎蛋白、β-hCG 等，必要时行睾丸超声检查；结合临床导向必要时行内镜检查。

对胸部，应行胸、腹部、盆腔 CT；条件允许可行 PET/CT；活检免疫组化；肿瘤标志物检测如 CA125 等，结合临床指征必要时组织妇科肿瘤专家会诊；女性应行乳腺超声，必要时行乳腺钼靶和乳腺 MRI；40 岁以上男性应行 PSA 检测。

对胸腹水，应行胸、腹部、盆腔 CT；条件允许可行 PET/CT；胸腹水肿瘤标志物、脱落细胞、沉渣包埋、免疫组化；尿细胞学检查，结合临床导向必要时行膀胱镜检查；肿瘤标志物检测如 CA125 等，结合临床指征必要时组织妇科肿瘤专家会诊；女性应行乳腺超声，必要时行乳腺钼靶和乳腺 MRI；40 岁以上男性应行 PSA 检测。

对腹膜后，应行胸、腹、盆 CT，条件允许可行 PET/CT；免疫组化指标包括胃肠道、生殖系统来源或参照临床提示选做；尿细胞学检查，如怀疑考虑膀胱镜检；女性应行 CA125 检测，必要时妇瘤专科会诊；女性应行乳腺超声，如有临床征象指向或免疫组化证据支持乳腺癌，做乳腺钼靶和/或乳腺MRI；大于40岁男性应行PSA检测，小于65岁应行β-HCG、AFP及睾丸超声检查。

对腹股沟，应行胸、腹、盆CT，条件允许可行PET/CT；如有临床征象提示，应行直肠镜检查；女性应行CA125检测，妇瘤专科会诊，必要时行妇科查体及阴道镜检查；大于40岁男性应行PSA检测；会阴部皮肤检查以确认是否Paget's病。

对肝脏，应行胸、腹、盆CT，条件允许可行PET/CT；内镜检查；肿瘤标志物（包括AFP、CEA、CA19-9、CA125，男性PSA等）；适当的免疫组化检测；女性应行乳腺超声检查；如有临床征象指向或免疫组化证据支持乳腺癌，做乳腺钼靶和/或乳腺MRI。

对骨，应行胸、腹、盆CT和骨扫描或者PET/CT；免疫组化检查；女性应行乳腺超声检查；如果有临床征象指向或免疫组化的证据支持乳腺癌，做乳腺MRI和/或乳腺钼靶；男性应行PSA检测；分化差的癌，建议蛋白电泳，本周氏蛋白检查。

对脑，应行脑增强MRI，胸、腹、盆CT，条件允许可行PET/CT；免疫组化检查；女性应行乳腺超声检查；如果有临床征象指向或免疫组化的证据支持乳腺癌，做乳腺MRI和/或乳腺钼靶。

对多部位情况，应行胸、腹、盆CT，条件允许可行PET/CT；免疫组化检查；女性应行乳腺超声检查；如果有临床征象指向或免疫组化的证据支持乳腺癌，做乳腺MRI和/或乳腺钼靶；男性应行PSA检测。

4　鳞癌

原发灶不明的转移性鳞癌，应根据肿瘤出现的部位进行相应检查评估。

对头颈部，应行头颈部等相应检查，参阅头颈部肿瘤相应指南。

对锁骨上，应行头颈部、胸部、食管等部位检查，参阅相应部位指南。

对腋窝，应行胸部、食管或头颈部检查，参阅相应部位指南。

对腹股沟，应行会阴及下肢区域体检，包括：男性：阴茎、阴囊等部位体检；女性：外阴、宫颈等妇科检查；肛指检查，必要时肛镜/直肠镜；臀部、下肢及足部皮肤检查；如有泌尿系相关症状，膀胱镜检查；腹部/盆腔CT。

对骨，应行骨扫描（如以前仅做过胸部/腹部/盆腔CT）；对骨扫描阳性部位进行影像学诊断、鉴别诊断及风险评估（如骨折、脊髓压迫等）；如无法实施骨扫描，须对疼痛部位进行影像学检查。

5　肿瘤标志物谱

肿瘤标志物在1978年就被发现了，指在血液、体液及组织中可检测到的与肿瘤相关的物质，达到一定水平时，可反映某些肿瘤的存在。肿瘤患者经手术、化疗或放疗后，特定的肿瘤标志物含量升降与疗效有良好的相关性，通过这些肿瘤标志物还能分析病情、监测疗效及复发转移、判断预后，以进一步完善临床诊疗。对其分类多从生化性质及组织来源进行，尚没有统一、全面的标准。对原发灶不明肿瘤，为进一步明确肿瘤定性和定位诊断，相关进展介绍如下：

5.1 根据肿瘤标志物的高度特异性，建议常规检查如下肿瘤标志物

（1）AFP：甲胎蛋白（AFP）是目前唯一推荐在临床常规使用、最灵敏、最特异的肝细胞癌标志物。AFP是一种糖蛋白，连续多次检测AFP对肝细胞癌的诊断、疗效观察和预后判断都非常重要。有时提倡采用两种不同的显像方式进行检查（如彩超、CT和/或MRI），结合活检才可确诊。

（2）PSA：前列腺癌是男性最常见的肿瘤。前列腺特异抗原（PSA）是目前前列腺癌最理想的血清肿瘤标志物，常用于前列腺癌筛查、分期及预后评估、疗效判断、复发监测；尤其老年男性应常规检查PSA。

（3）HCG：HCG（人绒毛膜促性腺激素）是由胎盘合体滋养层细胞分泌的一种糖蛋白激素，Free-β-HCG是生殖细胞肿瘤特异性指标物，与肿瘤恶化程度密切相关，年龄≤40岁、怀疑生殖细胞肿瘤时必查。

（4）CA125：癌抗原125（CA125）是上皮性卵巢癌和子宫内膜癌的标志物，是目前卵巢癌预测和疗效监测应用最广泛的肿瘤标志物，浓度升高程度与肿瘤负荷和分期相关。浆液性子宫内膜癌、透明细胞癌、输卵管癌及未分化卵巢癌的CA125含量可明显升高。对具有卵巢癌家族史的妇女应用CA125联合盆腔检查和经阴道超声检查可使这些妇女受益于早期干预。

5.2 怀疑如下肿瘤时，需要做如下肿瘤标志物检查

（1）疑似垂体瘤：HGH、ACTH、催乳素

（2）疑似鼻咽肿瘤：EBV

（3）疑似甲状腺癌：TG、降钙素

（4）疑似肺肿瘤：CYFRA21-1、SCC、CEA、CA15-3、TPA

（5）怀疑SCLC：NSE、ProGRP

（6）疑似乳腺肿瘤：CA15-3、CEA、HER-2/neu（血清）、CA125

（7）疑似胃肠癌：CEA、CA72-4、CA19-9、CA242、CA50、EGFR

（8）疑似结直肠肿瘤：CEA、Ras（粪）、MSI（粪）

（9）疑似胆胰肿瘤：CA19-9、CEA

（10）疑似肾上腺肿瘤：ACTH、DHEA-S、皮质醇、醛固酮

（11）疑似膀胱肿瘤：CYFRA21-1、TPA、NMP22（尿）

（12）疑似宫颈癌：HPV、SCC、CEA

（13）疑似卵巢肿瘤：CA125、HE4、CEA、HER-2/neu（血清）、TPA

（14）疑似睾丸肿瘤：AFP、HCG
（15）疑似类癌：5-羟色胺、5-羟吲哚乙酸（尿）
（16）疑似神经内分泌瘤：NSE、PROGRP

6　放射诊断

原发灶不明肿瘤放射影像诊断以CT为主，建议增强扫描，包括颈、胸、腹、盆部。近年来多参数MRI（mpMRI）检查：包括常规平扫图像、弥散加权图像（diffusion weighted imaging，DWI）和动态增强MRI（dynamic contrast-enhanced MRI，DCE-MRI）在肿瘤诊断、鉴别和疗效评估中的应用越来越广泛，特别是对一些组织器官肿瘤的检出和鉴别有更大优势，例如：颈部淋巴结转移性鳞癌，建议行鼻咽、口咽、喉（咽）部和口腔等部分mp-MRI；腹膜后淋巴结转移癌，CTU对泌尿系统微小病灶的检出有重要价值，对肾脏占位病变的检出和鉴别建议mp-MRI；mp-MRI对前列腺病变的鉴别诊断和前列腺临床显著癌的检出、子宫病变的鉴别和临床分期有重要价值；mp-MRI对乳腺病变的诊断和鉴别优于乳腺X线摄片和超声检查；mp-MRI对中枢神经系统和软组织肿瘤的诊断和鉴别优于CT；mp-MRI对骨转移瘤的诊断总体优于CT，但对肋骨转移仍以薄层CT骨窗为佳。

7　PET/CT

^{18}F-FDG PET/CT全身显像同时获取病变糖代谢信息和解剖学信息，对原发灶不明转移瘤患者原发灶的检出较常规影像检查具有更好的诊断价值，有条件者推荐尽早进行^{18}F-FDG PET/CT检查，具体作用体现在以下几方面：

（1）寻找原发灶：小样本的临床研究显示，PET/CT对原发性肿瘤检出的敏感性和准确性明显高于CT和MRI，但需大规模随机研究确定PET/CT在CUP常规筛查中的临床应用价值。目前PET/CT在头颈部原发灶不明鳞癌中作用确切。

（2）分期：PET/CT提高CUP分期准确性，提供治疗方案决策依据。

（3）治疗决策：在某些情况下，CUP进行PET/CT是必须的。如CUP拟行局部根治性治疗时，PET/CT检查是必要的。

（4）预后：PET/CT全身检查有助于CUP预后评估，局限性或寡转移CUP生存预后明显好于多区域或多脏器转移CUP。

8　病理诊断

病理诊断是CUP诊断的金标准。病理诊断需要足够的肿瘤组织，最佳获取方式为组织切除/切取活检或空芯针穿刺活检（CNB）。条件受限时，也可选择可制备细胞块的细针抽吸活检（FNA），或胸腹水细胞团块。

CUP在常规光学显微镜评估后一般可分为5种主要亚型，包括：高或中分化腺癌（60%）、低分化腺癌（25%）、鳞癌（5%）、未分化癌（5%）、神经内分泌瘤（5%）。

推荐采用免疫组化和肿瘤组织起源基因检测对活检组织进行分析从而确定肿瘤组织起源。

8.1 免疫组化

（1）免疫组化在CUP诊断中的应用基于原发肿瘤与转移肿瘤间存在免疫组化标志物的一致性，可为CUP提供肿瘤谱系、细胞类型和病理学诊断等信息。肿瘤特异性标志物及其染色模式见表52-1-2。

表52-1-2 肿瘤特异性标志物及其染色模式

标志物	肿瘤类型	染色模式
Arginase-1	肝细胞癌	细胞核
Calretinin	间皮瘤，性索间质肿瘤，肾上腺皮质癌	细胞质
CDX2	结直肠癌，胃癌，胰胆管癌	细胞核
D2-40	间皮瘤	细胞膜
EBV	鼻咽癌	细胞核
ER/PR	乳腺癌，卵巢癌，子宫内膜癌	细胞核
GATA3	乳腺癌，膀胱癌，唾液腺癌	细胞核
GCDFP-15	乳腺癌，汗腺癌，唾液腺癌	细胞质
Glypican-3	肝细胞癌，生殖细胞肿瘤	细胞质
HepPar-1	肝细胞癌	细胞质
HPV	宫颈癌，外阴癌，阴道癌，阴茎癌，肛管癌，口咽癌	细胞核（DNA ISH）；细胞核/细胞质（RNA ISH）
Inhibin	性索间质肿瘤，肾上腺皮质癌	细胞质
Mammaglobin	乳腺癌，唾液腺癌	细胞质
Melan-A	肾上腺皮质癌，黑色素瘤	细胞核
Napsin A	肺腺癌	细胞质
NKX3.1	前列腺癌	细胞核
P16	宫颈癌，外阴癌，阴道癌，阴茎癌，肛管癌，口咽癌	细胞核/细胞质（如果阳性，行HPV ISH）
PSAP	前列腺癌	细胞膜
PAX8	甲状腺癌，肾癌，卵巢癌，子宫内膜癌，宫颈癌，胸腺癌	细胞核
PSA	前列腺癌	细胞质
SF-1	肾上腺皮质癌，性索间质肿瘤	细胞核
SATB2	结直肠癌	细胞核
Thyroglobulin	甲状腺癌（乳头/滤泡）	细胞质
TTF1	肺腺癌，甲状腺癌	细胞核
Uroplakin III	尿路上皮癌	细胞膜
Villin	胃癌，结直肠癌	细胞质
WT1	卵巢癌，间皮瘤，Wilms瘤	细胞核
HER-2	乳腺癌	细胞膜
MITF	黑色素瘤	细胞核

续表

标志物	肿瘤类型	染色模式
PNL2	黑色素瘤	细胞质/细胞膜
SOX10	黑色素瘤	细胞核
DOG1	胃肠道间质瘤	细胞质/细胞膜
Syn	神经内分泌肿瘤	细胞质
CgA	神经内分泌肿瘤	细胞质
CD56	神经内分泌肿瘤	细胞膜
INSM1	神经内分泌肿瘤	细胞核
SMAD4（表达缺失）	胰胆管癌	细胞质
ERG	前列腺癌，血管肿瘤	细胞核
Fli1	血管肿瘤	细胞核
CD34	血管肿瘤，胃肠道间质瘤	细胞质
PSMA	前列腺癌	细胞质/细胞膜
SALL4	生殖细胞肿瘤	细胞核
HMB45	黑色素瘤	细胞质
OCT3/4	生殖细胞肿瘤	细胞核
CD138	浆细胞瘤	细胞质
Calcitonin	甲状腺髓样癌	细胞质
S100	黑色素瘤，脂肪肿瘤	细胞核
CD117	胃肠道间质瘤	细胞质
CD30	生殖细胞肿瘤	细胞质/细胞膜

（2）多种因素会造成免疫组化结果的偏倚，包括活检取材不充分、组织异质性、影响组织抗原性的因素及观察者对结果解读差异等因素。

（3）推荐多轮免疫组化检测确定肿瘤组织起源：

第一轮用谱系特异性标志物确定肿瘤谱系（如：癌、肉瘤、淋巴瘤、黑色素瘤等）（表52-1-3）。

第二轮用器官特异性标志物提示推测的原发部位（表52-1-4）。

表52-1-3　未分化肿瘤的标志物组合

标志物	最有可能的细胞谱系
Pan-keratin（AE1/AE3 & CAM5.2）	癌
CK7，CK19，CK20	腺癌
CK5/6，p63，p40	鳞状细胞癌
HMB45，SOX10	黑色素瘤
LCA，CD20，CD3	淋巴瘤
SALL4，OCT3/4	生殖细胞肿瘤
Calretinin，WT1，D2-40	间皮瘤
Vimentin	肉瘤

表 52-1-4　肿瘤特异性免疫组化标志物组合

CK7和CK20	肿瘤部位或类型	肿瘤特异性指标
CK7+；CK20-	乳腺癌	ER+/PR+，GATA3+，GCDFP15+，Mammagloblin+
	卵巢浆液性癌	PAX8+，ER+，WT1+
	卵巢透明细胞癌	PAX8+，HNF-1β+，Napsin A+
	子宫内膜癌	ER+，PAX8+，Vimentin+
	宫颈腺癌	p16+，HPV+，CEA+
	肺腺癌	TTF1+，Napsin A+
	甲状腺癌（滤泡性癌或乳头状癌）	TTF1+，Thyroglobulin+，PAX8+
	甲状腺癌（髓样癌）	TTF1+，Calcitonin+，CEA+，Syn+，CgA+
	胃癌	CEA+，CDX2+，CK19+
	胰胆管癌（胰腺癌，胆管癌及胆囊癌）	CK19+，SMAD4-
	胸腺癌	CD5+，p63+，PAX8+，CD117+
	唾液腺癌	GATA3+，AR+，GCDFP-15+
	肾癌（嫌色细胞肾癌或部分乳头状肾癌）	PAX8+，Vimentin+，CA9+
	膀胱癌	GATA3+，p63+，CK5/6+，p40+，Uroplakin III+
	间皮瘤	Calretinin+，WT1+，CK5/6+，MOC31-
CK7+；CK20+	胰胆管癌（胰腺癌，胆管癌及胆囊癌）	CK19+，SMAD4-
	胃癌	CEA+，CDX2+，CK19+
	膀胱癌	GATA3+，p63+，CK5/6+，p40+，Uroplakin III+
	结直肠癌	CDX2+，Villin+，SATB2+
	小肠癌	CDX2+，Villin+
	阑尾腺癌	CDX2+，Villin+，SATB2+
CK7-；CK20+	结直肠癌	CDX2+，Villin+，SATB2+
	阑尾腺癌	CDX2+，Villin+，SATB2+
	小肠癌	CDX2+，Villin+
	皮肤Merkel细胞癌	CgA+，Syn+，CD5/6+，INSM1+
CK7-；CK20-	鳞状细胞癌	CK5/6+，p63+，p40+，P16+
	前列腺癌	PSA+，NKX3.1+，PSAP+，PSMA+，P504S+，ERG+，AR+
	肾癌（透明细胞肾癌或部分乳头状肾癌）	PAX8+，Vimentin+，CA9+
	肝癌	HepPar1+，AFP+，Glypican-3+，Arginase-1+
	肾上腺皮质癌	Melan A+，Inhibin+，Synaptophysin+，SF1+
	生殖细胞肿瘤	SALL4+，OCT3/4+，CD30+，Glypican-3+，PLAP+
	黑色素瘤	MITF+，PNL2+，SOX10+，HMB45+，S100+，Melan A+

（4）上皮标记Cytokeratin和间叶标记Vimentin共表达的肿瘤类型

Cytokeratin和Vimentin经常共表达的癌：子宫内膜癌、间皮瘤、肌上皮癌、肾细胞癌、肉瘤样癌和甲状腺癌。

Cytokeratin和Vimentin罕见共表达的癌：乳腺癌、胃肠道癌、非小细胞肺癌、卵巢癌、前列腺癌和小细胞癌。

Cytokeratin和Vimentin经常共表达的间质肿瘤：脊索瘤、促结缔组织增生性小圆形细胞瘤、上皮样血管肉瘤/内皮瘤、上皮样肉瘤、平滑肌肉瘤、恶性横纹肌瘤和滑膜肉瘤。

9 肿瘤组织起源基因检测

9.1 肿瘤组织起源基因检测的基础

（1）不同组织起源的肿瘤具有特异性的与起源组织相似的基因表达谱，通过分析肿瘤组织的基因表达谱可以鉴别其肿瘤类型。

（2）肿瘤组织起源基因检测方法主要通过实时荧光定量PCR或基因微阵列技术，通过分析福尔马林石蜡包埋组织样本的基因表达谱并与数据库中不同肿瘤类型的基因表达谱进行比较，计算检测样本与不同肿瘤类型的相似性并基于相似性评分给出肿瘤组织起源。

（3）国内开发了基于90基因表达水平的肿瘤组织起源基因检测方法。

在609例已知肿瘤类型的样本验证中的总体准确率为90%，并能有效鉴别低分化/未分化、鳞状细胞癌及罕见肿瘤类型。

在多中心CUP的临床验证中，结果为82%的CUP患者提供了针对性治疗支持。

9.2 肿瘤组织起源基因检测

（1）肿瘤组织起源基因检测包括肿瘤组织起源基因检测试剂盒和肿瘤组织起源基因分析软件。

（2）临床用途：肿瘤组织起源基因检测试剂盒用于肿瘤组织样本中90个组织特异基因的表达模式，并与肿瘤组织起源基因分析软件中的参考数据库进行比对，定性判别肿瘤样本类型和组织起源。

肿瘤组织起源基因分析软件数据库涵盖21种肿瘤类型，具体包括：肾上腺肿瘤、脑肿瘤、乳腺癌、宫颈癌、结直肠癌、子宫内膜癌、胃及食管癌、头颈部鳞癌、肾癌、肝胆肿瘤、肺癌、黑色素瘤、间皮瘤、神经内分泌肿瘤、卵巢癌、胰腺癌、前列腺癌、肉瘤、生殖细胞肿瘤、甲状腺癌和尿路上皮癌。

第三节 原发灶不明肿瘤的治疗原则

1 局限性腺癌或非特异性癌

原发灶不明的局限性癌或非特异性癌，应根据是否明确原发灶而行相应治疗。若发现了原发灶，参阅特定疾病指南进行治疗；若未发现原发灶且肿瘤仅限于局部，如：头颈部、锁骨上、腋窝、纵隔、多发肺结节、胸腹腔积液、腹部、后腹膜、腹股沟、骨、脑和肝，参阅特定部位肿瘤的治疗策略：

（1）对头颈部，可参阅头颈部肿瘤指南治疗。

（2）对锁骨上，可参阅头颈部肿瘤/肺癌/腹部肿瘤等指南治疗。

（3）对腋窝，女性可参阅乳腺癌指南治疗；男性可行腋窝淋巴结清扫，如有临床指征，考虑放疗或化疗。

（4）对纵隔，可专门与病理科医生讨论，可帮助下一步治疗；小于40岁：参照预后差的生殖细胞肿瘤指南治疗；40-50岁之间：参照预后差的生殖细胞肿瘤或者非小细胞肺癌指南治疗；50岁及以上：参照非小细胞肺癌指南治疗。

（5）对肺结节，可手术患者考虑手术切除病灶；不可手术患者考虑化疗，立体定向放疗（Stereotactic Body Radiation Therapy，SBRT），症状控制、支持治疗或参加临床试验。

（6）对胸腔积液，需参考肿瘤标志物，若乳腺标志物阳性参照乳腺癌治疗原则；若乳腺标志物阴性，考虑化疗，症状控制、支持治疗或参加临床试验。

（7）对腹膜/腹水，需参考病理组织学形态，若组织学形态符合卵巢来源参照卵巢癌治疗原则；若组织学形态不符合卵巢来源，考虑化疗，症状控制、支持治疗或参加临床试验。

（8）对腹膜后肿瘤，若组织学形态符合生殖细胞肿瘤参照生殖细胞肿瘤治疗原则；若不符合生殖细胞肿瘤，考虑化疗，手术治疗或放疗，症状控制、支持治疗或参加临床试验。

（9）对腹股沟淋巴结，单侧病变建议淋巴结切除，若有临床指征考虑放疗±化疗；双侧病变建议双侧淋巴结切除，若有临床指征考虑放疗±化疗。

（10）对肝脏病变，若可切除建议手术切除，术后考虑化疗；若不可切除，可考虑全身治疗方案及局部介入治疗。

（11）对骨病变，如为孤立病灶、伴疼痛、有骨折风险，考虑放疗、骨水泥、双磷酸盐或地舒单抗治疗，对PS评分好者，考虑手术治疗。其他情况的骨病灶，考虑全身治疗方案。

（12）对脑病灶，按脑转移处理。

若未发现原发灶且肿瘤多发转移，则行症状控制，首选临床试验，考虑经验性化疗和特异性治疗。

2 鳞癌

原发灶不明的鳞癌，应根据是否明确原发灶而行相应治疗。若发现了原发灶，参阅特定疾病指南进行治疗；若未发现原发灶且肿瘤仅限于局部，如：头颈部、锁骨上、腋窝、纵隔、多发肺结节、胸腔积液、腹股沟、骨和脑，参阅特定部位肿瘤的治疗策略：

（1）对头颈部，可参照头颈部癌指南治疗。

（2）对锁骨上，可参照头颈部癌/非小细胞肺鳞癌/食管癌等指南治疗。

（3）对腋窝，可行腋窝淋巴结切除，若有临床指征则考虑放疗±化疗。

（4）对纵隔，可参照非小细胞肺鳞癌/食管鳞癌指南治疗。

（5）对肺多发结节，推荐参加临床试验；化疗；对症治疗。

（6）对胸水，推荐参加临床试验；化疗；对症治疗。

（7）对腹股沟（单侧），可行淋巴结切除，若有临床指征则考虑放疗±化疗。

（8）对腹股沟（双侧），可行双侧淋巴结切除，若有临床指征则考虑放疗±化疗。

（9）对骨（孤立转移灶；疼痛转移灶；骨扫描阳性且为承重部位有骨折风险），可对可能骨折部位的手术（一般情况好的患者）和/或放疗。

（10）对骨（多发转移），可控制症状；推荐参加临床试验；个体化化疗。

（11）对脑，可参照中枢神经系统肿瘤指南治疗。

若未发现原发灶且肿瘤多发转移，则行症状控制，首选临床试验，考虑经验性化疗。

3 原发灶不明肿瘤的化疗原则

3.1 CUP的化疗原则

（1）有侵袭性病灶且有症状者（PS 1-2）和无症状者（PS 0）均可考虑化疗。

（2）参照不同的组织类型，选择不同的化疗方案。

（3）对神经内分泌瘤，如为低分化（高级别或简变性）或小细胞亚型，参照小细胞肺癌指南治疗。对高分化的神经内分泌瘤，参照神经内分泌瘤和肾上腺肿瘤指南治疗。

3.2 美国ECOG体力状态评分

0 活动能力完全正常，与起病前无任何差异。

1 限制性体力活动。能自由走动及从事轻体力活动，包括一般家务或办公室工作，但不能从事较重体力活动。

2 能自由走动及生活自理,但已丧失工作能力,不少于一半时间可起床活动。

3 生活仅能部分自理,日间一半以上时间卧床或坐轮椅。

4 卧床不起,生活完全不能自理。

4 原发灶不明腺癌的化疗

常用化疗方案:紫杉醇/白蛋白紫杉醇和卡铂/顺铂;吉西他滨和顺铂;奥沙利铂和卡培他滨;mFOLFOX6,FOLFIRI。

可选用方案:多西他赛和卡铂;吉西他滨和多西他赛;多西他赛和顺铂;伊立替康和卡铂;卡培他滨;氟尿嘧啶。

特殊情况下选用方案:紫杉醇、卡铂和依托泊苷;伊立替康和吉西他滨;FOLFIRINOX。

4.1 常用方案

(1)紫杉醇/白蛋白紫杉醇和卡铂/顺铂

紫杉醇175~200mg/m^{2}静滴D1 或白蛋白紫杉醇125mg/m^2 D1,8

卡铂AUC 5-6静滴D1 或顺铂75mg/m^{2}静滴D1

每3周重复

(2)吉西他滨和顺铂

顺铂75mg/m^{2}静滴D1

吉西他滨1000~1250mg/m^{2}静滴D1,8

每3周重复

(3)奥沙利铂和卡培他滨

奥沙利铂130mg/m^{2}静滴D1

卡培他滨850~1000mg/m^{2}口服,每日2次,D1-14

每3周重复

(4)mFOLFOX6

奥沙利铂85mg/m^{2}静滴D1

甲酰四氢叶酸400mg/m^{2}静滴D1

氟尿嘧啶400mg/m^{2}静推D1,然后氟尿嘧啶1200mg/m^2/天静脉持续滴注×2天(总量2400mg/m^{2}46~48小时维持)

每2周重复一次

(5)mFOLFOX6加放疗

奥沙利铂85mg/m^{2}静滴D1

甲酰四氢叶酸400mg/m^{2}静滴D1

氟尿嘧啶400mg/m^{2}静推D1

氟尿嘧啶 800mg/m² 静脉持续滴注 24 小时 D1-2

每 2 周 1 次，3 周期后联合放疗

（6）FOLFIRI

伊立替康 180mg/m² 静滴，D1

甲酰四氢叶酸 400mg/m² 静滴 D1

氟尿嘧啶 400mg/m² 静推 D1，然后氟尿嘧啶 1200mg/m²/天静脉持续滴注×2 天（总量 2400mg/m² 46~48 小时维持）

每 2 周重复

4.2　可选用方案

（1）多西他赛和卡铂

多西他赛 65mg/m² 静滴 D1

卡铂 AUC 5-6 静滴 D1

每 3 周重复

（2）吉西他滨和多西他赛

吉西他滨 1000~1250mg/m² 静滴 D1，8

多西他赛 75mg/m² 静滴 D8

每 3 周重复

（3）多西他赛和顺铂

多西他赛 60~75mg/m² 静滴 D1

顺铂 75mg/m² 静滴 D1

每 3 周重复

（4）伊立替康和卡铂

伊立替康 60mg/m² 静滴 D1，8，15

卡铂 AUC 5-6 静滴 D1

每 4 周重复

（5）卡培他滨

卡培他滨 850~1250mg/m² 口服，每日 2 次，D1-14

每 3 周重复

（6）卡培他滨加放疗

卡培他滨 625~825mg/m² 口服，每日 2 次，D1-5 或 D1-7

每周 1 次共 5 周，联合放疗

（7）氟尿嘧啶加放疗

氟尿嘧啶 200~250mg/m² 静滴 24 小时持续滴注，每日 1 次，D1-5 或 D1-7

每周 1 次共 5 周，联合放疗

（8）罗斯威尔帕克方案：静推或静滴氟尿嘧啶/甲酰四氢叶酸

甲酰四氢叶酸500mg/m²静滴超过2小时，D1，8，15，22，29，36

氟尿嘧啶500mg/m²静滴/静推（甲酰四氢叶酸1小时后开始），D1，8，15，22，29，36

每8周重复

（9）罗斯威尔帕克方案（每周方案）

甲酰四氢叶酸20mg/m²静滴超过2小时，D1；氟尿嘧啶500mg/m²（甲酰四氢叶酸1小时后静推），每周1次

氟尿嘧啶2600mg/m² 24小时持续滴注；甲酰四氢叶酸500mg/m²，每周1次

（10）罗斯威尔帕克方案（2周简化方案）

氟尿嘧啶/甲酰四氢叶酸（sLV5FU2）：

甲酰四氢叶酸400mg/m²静滴超过2小时D1，然后氟尿嘧啶400mg/m²静推，随后氟尿嘧啶1200mg/m²/D×2D（总量2400mg/m²滴注46-48小时）持续滴注

每2周重复

4.3 特殊情况下选用方案

（1）紫杉醇、卡铂和依托泊苷

紫杉醇175~200mg/m²，静滴D1

卡铂AUC 5-6，静滴D1

依托泊苷50mg/d口服与100mg/d口服交替，D1-10

每3周重复

（2）伊立替康和吉西他滨

伊立替康100mg/m²，静滴D1，8

吉西他滨1000mg/m²，静滴D1，8

每3周重复

（3）FOLFIRINOX

奥沙利铂85mg/m²，静滴D1

伊立替康180mg/m²，静滴D1

亚叶酸钙400mg/m²，静滴D1

氟尿嘧啶400mg/m²，静滴D1

氟尿嘧啶1200mg/m²，持续静脉输24小时×2d（从D1开始，总量2400mg/m²，输注46~48小时）

每2周重复

5 原发灶不明鳞癌的化疗

常用化疗方案：紫杉醇/白蛋白紫杉醇和卡铂/顺铂；吉西他滨和顺铂。

可选用方案：mFOLFOX6；卡培他滨；氟尿嘧啶；紫杉醇和顺铂；多西他赛和卡铂；多西他赛和顺铂；顺铂和氟尿嘧啶。

特殊情况下选用方案：多西他赛、顺铂和氟尿嘧啶。

5.1 常用方案

（1）紫杉醇/白蛋白紫杉醇和卡铂/顺铂

紫杉醇 175~200mg/m² 静滴 D1 或者白蛋白紫杉醇 125mg/m² D1，8

卡铂 AUC 5-6 静滴 D1 或者顺铂 75mg/m² 静滴 D1

每 3 周重复

（2）吉西他滨和顺铂

顺铂 75 mg/m² 静滴 D1

吉西他滨 1000~1250 mg/m² 静滴，D1 和 D8；

每 3 周重复

5.2 可选用方案

（1）mFOLFOX6

奥沙利铂 85 mg/m² 静滴 D1

甲酰四氢叶酸 400 mg/m² 静滴 D1

氟尿嘧啶 400 mg/m² 静推 D1，然后

氟尿嘧啶 1200 mg/m²/天静脉持续滴注×2 天（总量 2400 mg/m² 46~48 小时维持）

每 2 周重复 1 次

（2）mFOLFOX6+放疗

奥沙利铂 85 mg/m² 静滴 D1

甲酰四氢叶酸 400 mg/m² 静滴 D1

氟尿嘧啶 400 mg/m² 静推 D1

氟尿嘧啶 800 mg/m² 静脉持续滴注 24 小时 D1-2

每 2 周 1 次，3 周期后联合放疗

（3）卡培他滨

卡培他滨 850~1250 mg/m² 口服 每日 2 次，D1-14

每 3 周重复

（4）卡培他滨+放疗

卡培他滨 625~825 mg/m² 口服每日 2 次 D1－5 或 D1－7

每周 1 次，共 5 周

（5）罗斯威尔帕克方案：静推或静滴氟尿嘧啶/甲酰四氢叶酸

甲酰四氢叶酸 500 mg/m² 静滴超过 2 小时，D1，8，15，22，29 和 D36

氟尿嘧啶 500 mg/m² 静滴/静推，甲酰四氢叶酸 1 小时后开始；D1，8，15，22，29 和 D36

（6）罗斯威尔帕克方案（2周简化方案）氟尿嘧啶/甲酰四氢叶酸（sLV 5FU2）

甲酰四氢叶酸 400 mg/m² 静滴超过 2 小时 D1；

然后氟尿嘧啶 400mg/m² 静推，

随后氟尿嘧啶 1200 mg/m²/D×2D（总量 2400 mg/m² 滴注 46~48 小时）持续滴注；

每 2 周重复

（7）罗斯威尔帕克方案（每周方案）

甲酰四氢叶酸 20 mg/m² 静滴超过 2 小时，D1；

氟尿嘧啶 500 mg/m² 甲酰四氢叶酸 1 小时后静推；

每周 1 次

氟尿嘧啶 2600 mg/m² 24 小时持续滴注；+甲酰四氢叶酸 500mg/m²

每周 1 次

（8）氟尿嘧啶+放疗

氟尿嘧啶 200~250 mg/m 静滴

24 小时持续滴注每日 1 次 D1－5 或 D1－7

每周 1 次共 5 周，联合同步放疗

（9）紫杉醇和顺铂

紫杉醇 175 mg/m² 静滴 D1

顺铂 60 mg/m² 静滴 D1

每 3 周重复

（10）多西他赛和卡铂

多西他赛 75 mg/m² 静滴 D1

卡铂 AUC 5~6 静滴 D1

每 3 周重复

（11）多西他赛和顺铂

多西他赛 60~75 mg/m² 静滴 D1

顺铂 75 mg/m² 静滴 D1

每 3 周重复

（12）顺铂和氟尿嘧啶

顺铂 20mg/m² 静滴 D1-5

氟尿嘧啶 700mg/m²/d 静滴 持续注射 D1-5

每四周重复

（13）氟尿嘧啶和顺铂+放疗

顺铂 75~100 mg/m² 静滴 D1 D29

氟尿嘧啶 750~1000 mg/m² 静滴；每日持续 24 小时注射 D1-4；D29-32

联合 35 天放疗

顺铂 15 mg/m² 静滴 D1-5

氟尿嘧啶 800 mg/m² 静滴 每日持续 24 小时注射，D1-5；每 21 天重复；

共 2 周期化疗联合放疗

5.3 特殊情况下选用的方案

（1）多西他赛、顺铂和氟尿嘧啶

多西他赛 75mg/m² 静滴 D1

顺铂 75 mg/m² 静滴 D1

氟尿嘧啶 750 mg/m²/d 持续静滴 D1-5

每 3 周重复

6 原发灶不明肿瘤的特异性治疗

相对于传统化疗的非特异性，CUP 的特异性治疗可分为器官特异性治疗、靶点特异性治疗和两者结合的特异性治疗。参照肿瘤组织起源基因检测的器官特异性治疗和参照 NGS 检测结果的特异性治疗目前正在研究中，尚无前瞻性随机对照临床研究显示其较经验性化疗可以提高疗效，故不是临床常规推荐。

6.1 器官特异性治疗

（1）检测手段：肿瘤组织起源基因检测。

（2）目前证据：① 前瞻性单臂 Ⅱ 期临床研究结果显示，参照肿瘤组织起源基因检测的器官特异性治疗与历史对照相比，可以延长生存；② 前瞻性 Ⅱ 期随机对照临床研究结果显示，参照肿瘤组织起源基因检测的器官特异性治疗与经验性化疗相比，未能延长生存，但该研究存在诸多偏移因素。

（3）进行中的研究：Ⅲ 期试验正在进行中。

6.2 靶点特异性治疗

（1）检测手段：NGS 检测。

（2）目前证据：① PD1 单抗帕博利珠单抗用于确定 MSI-H、dMMR 的不可切除或转移性实体肿瘤，tTMB-H（组织 TMB≥10 个突变/Mb）既往治疗后疾病进展且没有令人满意替代治疗方案的不可手术或转移性的成人和儿童实体瘤；② 拉罗替尼用于治疗携带 NTRK 基因融合的局部晚期或转移性实体肿瘤。

（3）进行中的研究：CUPISCO：对比基于 CUP 分子分型结果的精准治疗与经验

化疗的治疗。

6.3 两者结合的特异性治疗

（1）检测手段：肿瘤组织起源基因检测+NGS检测。

（2）目前证据：① 前瞻性单臂Ⅱ期研究结果，参照部位起源和NGS指导下的CUP治疗，一年生存率达到53%，中位OS13.7个月，中位PFS5.2个月，ORR为39%。联合可以提高OncoKB评分，7.1%（7/98）达到可推荐靶向药物的一级改变。

（3）进行中的研究：不是临床常规推荐，仍需前瞻性随机对照临床研究。

7 原发灶不明肿瘤的分子靶向和免疫治疗

（1）帕博利珠单抗（dMMR/MSI-H的肿瘤或TMB-H [≥10 mut/Mb] 的肿瘤）

200 mg，静滴，D1，每3周为一个周期 或

400 mg，静滴，D1，每6周为一个周期

（2）拉罗替尼（NTRK基因融合阳性）

100mg 每日2次 口服

（3）恩曲替尼（NTRK基因融合阳性）

600mg 每日1次 口服

（4）克唑替尼（ALK基因融合阳性）

250mg 每日2次 口服

8 原发灶不明肿瘤的放疗原则

8.1 局限性病灶

对局限性病灶或寡转移病灶（1~3个）可考虑根治性放疗，包括立体定向放射外科（stereotactic radiosurgery，SRS）或SBRT。

根据寡转移灶部位不同酌情选择不同剂量分割方式，如肺部寡转移灶可考虑48~60Gy/4~5F，脑寡转移灶可考虑16~24Gy/1F或30~36Gy/3F，骨寡转移灶可考虑16~18Gy/1F、30Gy/3F、35~40Gy/5F等。

8.2 辅助治疗

局限性病灶伴单个淋巴结包膜外侵犯行淋巴结清扫术后，或多个淋巴结转移但清扫不充分，术后可考虑辅助放疗。

对局限性锁骨上、腋窝或腹股沟淋巴结转移，推荐对淋巴结引流区予45~50.4Gy/1.8~2Gy，淋巴结转移瘤床可不加量或加量至54~60Gy，有证据表明转移淋巴结残留者建议酌情加量。

8.3 姑息治疗

对有症状的患者可考虑姑息放疗。

对不可控制的疼痛、即将发生病理性骨折或脊髓压迫，可考虑使用大分割放疗。多种大分割放疗方式可考虑，最常用的是 8Gy/1F，20Gy/4~5F 或 30Gy/10F。

第四节　原发灶不明肿瘤的随访原则

1　原发灶不明肿瘤的预后

80% 的患者预后不良，mOS 为 8~12 个月，少数可达 12~36 个月。

1.1　预后不良的因素

男性、≥65 岁、PS 评分高、并发症多、多器官转移（肝、肺、骨）、非乳头状腺癌引起的恶性腹腔积液、腹膜转移、多发性脑转移、多发性肺/胸膜腺癌、多发性骨转移腺癌。

1.2　预后良好的因素

单发病灶、小病灶、潜在可切除病灶、中线结节状分布的低分化癌、鳞状细胞癌累及颈部淋巴结、孤立性腹股沟淋巴结肿大、低分化神经内分泌癌、女性腹腔乳头状腺癌、女性单纯腋窝淋巴结转移性腺癌、男性成骨性骨转移伴 PSA 升高。

2　原发灶不明肿瘤的随访

对无活动性病变或局部病变缓解者，应参照临床需要决定随访频率。随访内容包括：病史、体检（H&P）及基于症状进行诊断性检查；

对有活动性病变且无法治愈者，应酌情考虑和适当应用社会心理支持、对症处理、临终讨论、姑息护理干预和临终关怀；

少数 CUP 在随访过程中潜在的原发病灶显现，需及时检查以发现原发病灶，并进行针对性治疗。

第二章

多原发肿瘤

第一节 多原发肿瘤的诊疗总则

1 多原发肿瘤的诊疗总则

本指南定义的多原发肿瘤（Cancer of multiple primaries，CMP）仅包含恶性浸润性肿瘤，分为同时性和异时性。病理诊断是确诊CMP的唯一金标准，但是临床资料，如症状、体征、实验室检查和辅助检查等的异常，可有助于针对性取材进而作出正确病理诊断。CMP的诊断书写按发病时间顺序，最近诊断的写在前面。CMP的分期，应尽量按照每一原发肿瘤进行TNM分期。同时性/异时性CMP的治疗要首先考虑危及生命程度高的原发肿瘤来制定治疗方案，但也要兼顾多个原发肿瘤的治疗。CMP的预后，一般比疾病复发转移的预后好，但也与肿瘤本身的生物学行为有关。

2 多原发肿瘤流行病学

随总体癌症发病率的逐渐上升，以及因早筛和治疗进步带来癌症幸存者数量增加，CMP的发生已愈发普遍。

2.1 发生率

目前文献报道CMP的发生率差异较大，国外在1%~17%，主要原因是CMP的定义、随访时间长短和数据获取方法不同导致统计方法不统一。目前使用两个最常见的定义是由美国监测、流行病学和结果数据库（SEER）项目以及国际癌症登记协会和国际癌症研究机构（IACR/IARC）提供的。两者在部位分类和异时性多原发时间间隔的定义上存在差异。一项基于SEER的癌症队列报道约8.1%发生了第二CMP。基于尸检的回顾性研究报道患有CMP占所有尸检的0.8%~1.1%，占所有癌症尸检的3.6%~5.0%。根据IACR标准，一项欧洲22个国家约300万癌症患者研究约6.3%发现CMP。意大利癌症登记处对160余万癌症患者中位随访14年，观察到5.2%发生CMP。

中国目前仅有多项以医院为基础的单中心数据，总体发生率在0.4%~2.0%，低于国外报道。CMP病例以双原发为主，约占90%，三原发、四原发、五原发及以上各占5%，3%和1%左右。随时间推移，CMP发生有逐渐增多趋势。

2.2 发病年龄与间隔时间

CMP的发病年龄报道不一，初始癌症发病平均一般为50~60岁。不同报道的第一原发与第二原发癌症之间的平均间隔时间从1~7年不等。间隔时间越短、预后越差。第一原发肿瘤诊断时年龄越小者患CMP相对风险越大。0~17岁首次诊断出癌症者相对风险是70岁以上首次诊断出癌症者的6倍。

2.3 性别比

CMP发生总体上男女差异不大，在2.34∶1到1∶1.3之间。性别比在不同年龄段、癌种或人种中有差异。

2.4 好发部位

CMP的好发部位为同一器官、成对器官和同一系统的器官。发生CMP的风险在不同癌症部位有所不同，不同国家和地区的癌瘤谱也有很大差异。头颈部、乳腺、泌尿系统和消化系统是文献报道中国CMP的好发部位。美国发生第二CMP风险最高的第一原发肿瘤是原发性膀胱恶性肿瘤，最低的是原发性肝恶性肿瘤。乳腺、结直肠癌和前列腺不仅是第一原发恶性肿瘤数量最多的部位，也是CMP数量最多的部位之一。

3 多原发肿瘤诊断的书写建议

3.1 规范输入CMP的疾病代码

3.2 CMP诊断书写

多原发癌，累及部位，按时间顺序写原发部位，最近的写在最前面，加术后/放疗后提示原发灶已经治疗过。

（1）如转移不知来源，可以写：多原发癌，腹膜后淋巴结和盆腔转移，卵巢癌术后，肺鳞癌术后。

（2）如转移来源诊断明确，可分别写：多原发癌，右肺腺癌肝、骨转移，左乳腺癌术后。

（3）如其中一种肿瘤明确，另外的转移病灶不明确原发灶，可以写：多原发癌，右锁骨上淋巴结转移性鳞癌，左乳腺癌术后。

3.3 转移病灶书写顺序

转移病灶按严重程度依次书写，依次为脑、肝、肺、骨、淋巴结。

3.4 诊断书写的其他内容

（1）伴随疾病且目前正在接受治疗。

（2）严重疾病，虽已恢复但可能影响药物治疗选择，如心肌梗死、脑卒中等。

（3）严重症状和实验室检查需要处理的，如心包积液、病理性骨折、Ⅳ度血小板减少等。

第二节 多原发肿瘤的诊断原则

1 体检、化验、分子检测

1.1 初始评价

仔细询问既往肿瘤病史（包括基因检测结果）、相应治疗史、家族史、感染史（HBV、HPV、EBV）、其他个人史（吸烟等）。对以下特点者，需怀疑为独立CMP：原发肿瘤治疗后≥5年，影像学提示新发恶性病变；新发恶性病变非原发肿瘤淋巴或血行转移常见部位；无法用已患肿瘤解释肿瘤标志物异常升高；具有遗传性肿瘤家族史。

1.2 体格检查

完整体格检查：重点包括浅表淋巴结、既往肿瘤受累部位、既往放疗野内及新发怀疑第二肿瘤部位的针对性查体。

1.3 实验室检查

结合病史完善常规检查：血常规、尿常规、粪常规+隐血、肝肾功能、电解质；若患者既往使用过心脏毒性细胞毒药物（多柔比星、表柔比星、吡柔比星、脂质体多柔比星等），需完善心脏超声、心电图。完善肿瘤标志物检测，同时参考既往肿瘤标志物结果。根据临床导向完善其他检查，例如内镜检查、超声等，对既往曾接受联合化疗者出现新发血常规明显异常，可完善骨髓穿刺排除第二原发血液系统疾患可能。

有条件行二代测序（NGS）：对有明确家族史者，推荐行临床导向的胚系基因检测，如怀疑Lynch综合征需完善微卫星不稳定（MSI）检测、对有乳腺癌/卵巢癌家族史者完善BRCA1/2基因突变检测、对怀疑家族性结肠腺瘤样息肉病者完善APC基因突变检测、对怀疑Li-Fraumeni家族性癌综合征者完善TP53基因突变检测等。此外，若新发部位的活检组织学与既往肿瘤相同，但临床高度怀疑第二原发肿瘤，建议分别进行NGS，以为诊疗提供依据。必要时可在NGS结果基础上行ctDNA检测，为CMP治疗优先级提供参考。

2 病理检查

2.1 细胞病理学检查

2.1.1 细针抽吸活检

（1）细针抽吸活检（FNA）用于CMP初始定性诊断或无法行组织病理学检查时。

（2）细针抽吸活检制备的细胞块标本可试行免疫组化检测，但通常无法保证足够标本进行组织学病理检查。

2.1.2 脱落细胞检查

脱落细胞检查偶可用于发现第二原发病灶，如：①怀疑肺部肿瘤，可行痰脱落细胞检查。②怀疑食道肿瘤，可行食管脱落细胞检查。③怀疑泌尿系统来源，可行尿液脱落细胞检查。

2.2 组织病理学检查

（1）对肿瘤活检或手术标本行组织病理学诊断是CMP诊断的金标准。

（2）病理诊断需足够瘤组织，最佳获取方式为组织切除/切取活检或空芯针穿刺活检，条件受限也可选择可制备细胞块的细针抽吸活检或胸腹水细胞团块。

2.2.1 光镜下分类

CMP光镜下可表现为同样的或不同的组织学类型：①看到原位癌成分，支持CMP。②不同组织学类型，易区分为CMP，如癌和肉瘤，鳞癌和腺癌等。③相同组织学类型，难区分为CMP，需进一步行免疫组化或分子检测鉴别。

2.2.2 免疫组化检查

（1）免疫组化检查通常在福尔马林石蜡包埋组织样本中进行，对光镜下无法明确诊断的肿瘤均需进一步行免疫组化检查。

（2）免疫组化检查可确定组织来源（癌，肉瘤，淋巴瘤，恶性黑色素瘤等）；在相同组织学类型的肿瘤中可能有助于鉴别组织来源。

2.2.3 肿瘤特异性免疫组化标志物

表52-2-1 肿瘤特异性免疫组化标志物

免疫组化结果	肿瘤类型
GCDFPl5、Mammaglobin	乳腺癌
TTF1（CK7+、CK20-情况下）	肺癌
HepPar1	肝癌
RCC	肾癌
Thyrobululin（TG）、TTF1	甲状腺肿瘤
PLAP/OCT4	生殖细胞肿瘤
CDX2（CK7-、CK20+情况下）	结直肠癌
WT1、PAX8	卵巢癌
Chromogranin A（CgA）、Synaptophysin（syn）	神经内分泌肿瘤

免疫组化结果	肿瘤类型
Leukocyte common antigen（LCA）	淋巴瘤或白血病
p53、p16、p27和HER-2在肺癌病灶的差异表达	鉴别CMP与肺内转移
EBER	鼻咽癌或EB病毒相关淋巴瘤
P16	口咽部肿瘤或宫颈癌

3 分子检测

3.1 分子检测原理

（1）转移和复发性肿瘤与原发肿瘤的遗传学特征相似。

（2）第二原发肿瘤与第一原发肿瘤的遗传学特征可能不同。

3.2 临床证据

（1）肿瘤组织起源基因检测基于实时荧光定量PCR方法，通过分析基因的表达水平可用于鉴别CMP的组织起源，在CMP中与病理诊断一致性为93.2%。

（2）检测EGFR基因突变及ALK基因重排可用于鉴别多原发肺癌和肺内转移癌。

（3）多态性微卫星标记分析在多原发肺癌中表现不一致趋势，而在转移肿瘤和原发肿瘤之间表现出一致的趋势。

（4）微阵列比较基因组杂交通过分析基因拷贝数变化，发现转移癌和CMP的一致率具有差异，分别为55.5%和19.6%，且与病理诊断一致为83%。

4 放射诊断

CMP放射影像诊断以CT检查为主，建议增强扫描。近年来多参数磁共振成像（mp-MRI）检查：包括常规平扫图像、弥散加权成像（diffusion weighted imaging, DWI）和动态增强MRI（dynamic contrast-enhanced MRI, DCE-MRI）在肿瘤的诊断、鉴别和疗效评估的应用越来越广泛，特别对一些组织器官肿瘤的检出和鉴别有更大优势，例如：mp-MRI对中枢神经系统、头颈部肿瘤和软组织肿瘤的诊断和鉴别、对子宫和前列腺病变的检出、鉴别和临床分期优于CT；mp-MRI对乳腺病变的诊断和鉴别优于乳腺X线摄片和超声检查；mp-MRI对肝脏、肾上腺肿瘤的诊断和鉴别有补充诊断价值；mp-MRI对骨转移瘤的诊断总体优于CT，但对肋骨转移仍以薄层CT骨窗为佳。肺部转移瘤和第二原发肿瘤的检出和鉴别以CT扫描为佳。CT尿路造影（CTU）对尿路系统微小病灶的检出有重要价值，对肾脏占位病变的检出和鉴别建议mp-MRI。

5 核医学

5.1 CMP诊断
PET/CT探测全身瘤灶较敏感，有助CMP诊断或指导活检部位。

5.2 肿瘤负荷和分期
PET/CT行全身肿瘤负荷评估和各肿瘤分别分期，提供肿瘤治疗决策信息。

5.3 根治性治疗决策
某些情况下，CMP进行局部根治性治疗时，治疗前 ^{18}F-FDG PET/CT检查或特异性肿瘤PET/CT是必须的。

5.4 特异性肿瘤PET/CT检查
参照病理免疫组化指标，有条件单位可行相关肿瘤特异性PET/CT分子影像，以帮助鉴别转移瘤来源，如：合并雌激素受体阳性的乳腺癌，可行 ^{18}F-FES PET/CT（雌激素受体显像）；合并神经内分泌肿瘤（NET），可考虑 ^{68}Ga-TATE PET/CT（生长抑素受体显像）；合并前列腺癌，可行 ^{18}F/^{68}Ga-PSMA PET/CT（前列腺特异性膜抗原显像）；合并HER-2阳性乳腺癌或胃癌，可行 ^{68}Ga-HER-2 PET/CT（HER-2受体显像）。

第三节 多原发肿瘤的治疗原则

1 多原发肿瘤的治疗原则

CMP的疗效常好于复发、转移癌。关键在临床医师对CMP的认识和警惕。治疗上按每一个原发肿瘤治疗原则处理：①按每个原发肿瘤的生物学行为和分期，决定治疗的先后顺序；②首先处理恶性程度高和分期较晚的肿瘤；③CMP应尽量明确每一个转移灶的原发病灶。此外，对于CMP的治疗需充分评估年龄及器官功能耐受性后进行。

2 多原发肿瘤的外科治疗

对同时性CMP，应首先评估两种或两种以上原发肿瘤的分期，若均为早期，且无手术禁忌证，可评估是否可耐受同期或分期手术；如评估两种或两种以上原发肿瘤无法手术切除，应在尽可能兼顾两者同时以恶性程度较高者为主。相同的，若评估有手术禁忌证或不可耐受手术，亦应在制定治疗方案时以恶性程度较高者为主。

对异时性CMP，应首先充分评估原发肿瘤的分期。若第二原发肿瘤为早期，第一原发肿瘤无复发转移，无手术禁忌证，应在可耐受情况下首先行手术治疗。若第二原发肿瘤不可切除，或第一原发肿瘤同时有复发转移，或有手术禁忌证，应兼顾两者并以恶性程度较高者为主。

3 多原发肿瘤的内科治疗

对同时性CMP，若两种或两种以上原发肿瘤均为早期，均手术切除，推荐按各原发肿瘤的辅助治疗原则行内科治疗；若两种或两种以上原发肿瘤无法切除；或有手术禁忌证，推荐兼顾两者并以恶性程度较高者为主，选择内科治疗方案尽量兼顾多个原发肿瘤，且药物之间至少有证据提示无拮抗作用。治疗方案须考虑既往放化疗的毒副反应。如鼻咽癌治疗后局部的第二原发肿瘤，恶性程度高，须考虑出血、脑脊液外漏等可能性。不同原发肿瘤的疗效评价要分开描述，如肺癌和乳腺癌双原发者，需分别进行肺癌和乳腺癌的疗效评价。如临床上遇到不同部位的肿瘤退缩明显不一致，需要重新做活检，明确病变性质和起源。

对异时性CMP，若第二原发肿瘤为早期，手术切除；第一原发肿瘤无复发转移，推荐按第二原发肿瘤的辅助治疗原则行内科治疗；若第二原发肿瘤不可切除，或第一原发肿瘤同时有复发转移，或有手术禁忌证，推荐兼顾两者并以恶性程度较高者为主，选择内科治疗方案。

4 多原发肿瘤的放射治疗

对同时性CMP，若其中存在放疗可治愈的肿瘤，则行放疗，同时对另一原发肿瘤进行评估：若为早期则手术切除；若虽为局限期，但无法切除，或有手术禁忌证，则行内科治疗。若两种或两种以上原发瘤均为早期，均手术切除，推荐按各原发瘤的辅助放疗原则行放疗。若两种或两种以上原发肿瘤虽为局限期无法切除；或有手术禁忌，则兼顾两者并以恶性程度较高者为主，选择放疗。

对于异时性CMP，若第二原发肿瘤为早期，已手术根治，第一原发肿瘤无复发转移，则按第二原发肿瘤的辅助放疗原则行放疗。若第二原发肿瘤不可手术切除的局部晚期，或第一原发肿瘤同时有复发转移，或有手术禁忌证，则推荐兼顾两者并以恶性程度较高者为主，可据肿瘤病理类型考虑选择放疗方案。

第四节 多原发肿瘤的随访原则

CMP如能早期发现及准确诊断，预后明显优于单原发恶性肿瘤的复发或转移，文献报道CMP10年生存率为69%。同时性和异时性CMP的生存期存在显著差异。Ikeda等报道同时性CMP组10年生存率为40%，异时性CMP组为75%，异时性CMP组中两种肿瘤发生的时间间隔越长，预后越好。CMP的疗效好于复发、转移性肿瘤。但CMP普遍比单发恶性肿瘤预后差，故对CMP推荐行全面、动态、康复随访。

对接受根治性或系统性抗瘤治疗者，随访目标为：①已患肿瘤是否进展及复发或新的原发肿瘤；②监测远期并发症；③健康生活宣教。随访频率推荐参考特定部位肿瘤的管理，可考虑 2 年内一般每 3 个月随访 1 次。对接受根治性术后患者，治疗结束 2 年后可半年随访 1 次。随访内容包括：严格体格检查；肿瘤类型导向的影像学检查（B 超、CT 及 MRI，或 PET/CT、PET/MRI）及腔镜检查；血液学肿瘤相关标记物检测；心理状态、社会适应能力、生活方式随访等。对未接受根治性或系统性抗瘤治疗者，酌情考虑和适当采用社会心理支持、对症处理、临终讨论、姑息护理干预和临终关怀。

参考文献

[1] ZHU M, LIU X, QU Y, et al. Bone metastasis pattern of cancer patients with bone metastasis but no visceral metastasis [J]. Journal of bone oncology, 2019, 15: 100219.

[2] SHAO Y, LIU X, HU S, et al. Sentinel node theory helps tracking of primary lesions of cancers of unknown primary [J]. BMC cancer, 2020, 20 (1): 1-8.

[3] RASSY E, PAVLIDIS N. The currently declining incidence of cancer of unknown primary [J]. Cancer Epidemiol, 2019, 61: 139-41.

[4] BINDER C, MATTHES K L, KOROL D, et al. Cancer of unknown primary-Epidemiological trends and relevance of comprehensive genomic profiling [J]. Cancer medicine, 2018, 7 (9): 4814-24.

[5] BREWSTER D H, LANG J, BHATTI L A, et al. Descriptive epidemiology of cancer of unknown primary site in Scotland, 1961-2010 [J]. Cancer Epidemiol, 2014, 38 (3): 227-34.

[6] MNATSAKANYAN E, TUNG W C, CAINE B, et al. Cancer of unknown primary: time trends in incidence, United States [J]. Cancer causes & control: CCC, 2014, 25 (6): 747-57.

[7] LEVI F, TE V C, ERLER G, et al. Epidemiology of unknown primary tumours [J]. Eur J Cancer, 2002, 38 (13): 1810-2.

[8] VAN DE WOUW A J, JANSSEN-HEIJNEN M L, COEBERGH J W, et al. Epidemiology of unknown primary tumours; incidence and population-based survival of 1285 patients in Southeast Netherlands, 1984-1992 [J]. Eur J Cancer, 2002, 38 (3): 409-13.

[9] FIZAZI K, GRECO F A, PAVLIDIS N, et al. Cancers of unknown primary site: ESMO Clinical Practice Guidelines for diagnosis, treatment and follow-up [J]. Ann Oncol, 2015, 26: v133-8.

[10] Krämer A, Löffler H. Cancer of Unknown Primary. 2015.

[11] KWEE T C, KWEE R M. Combined FDG-PET/CT for the detection of unknown primary tumors: systematic review and meta-analysis [J]. European radiology, 2009, 19 (3): 731-44.

[12] Lee JR, Kim JS, Roh J-L, et al. Detection of Occult Primary Tumors in Patients with Cervical Metastases of Unknown Primary Tumors: Comparison of 18F FDG PET/CT with Contrast-enhanced CT or CT/MR Imaging—Prospective Study. Radiology. November 2014.

[13] SELVES J, LONG-MIRA E, MATHIEU M C, et al. Immunohistochemistry for Diagnosis of Metastatic Carcinomas of Unknown Primary Site [J]. Cancers (Basel), 2018, 10 (4): 108.

[14] YE Q, WANG Q, QI P, et al. Development and Clinical Validation of a 90-Gene Expression Assay for Identifying Tumor Tissue Origin [J]. The Journal of molecular diagnostics: JMD, 2020, 22 (9): 1139-50.

[15] ZHENG Y, DING Y, WANG Q, et al. 90-gene signature assay for tissue origin diagnosis of brain metastases [J]. Journal of translational medicine, 2019, 17 (1): 1-9.

[16] WANG Q, XU M, SUN Y, et al. Gene Expression Profiling for Diagnosis of Triple-Negative Breast Cancer: A Multicenter, Retrospective Cohort Study [J]. Frontiers in oncology, 2019, 9: 115.

[17] ZHENG Y, SUN Y, KUAI Y, et al. Gene expression profiling for the diagnosis of multiple primary malignant tumors [J]. Cancer cell international, 2021, 21 (1): 1-9.

[18] WANG Q, LI F, JIANG Q, et al. Gene Expression Profiling for Differential Diagnosis of Liver Metastases: A Multicenter, Retrospective Cohort Study [J]. Frontiers in oncology, 2021, 11: 3510.

[19] ZHANG Y, XIA L, MA D, et al. 90-Gene Expression Profiling for Tissue Origin Diagnosis of Cancer of Unknown Primary [J]. Frontiers in oncology, 2021, 11: 4127.

[20] LEE M S, SANOFF H K. Cancer of unknown primary [J]. BMJ, 2020, 371: m4050.

[21] LAPROVITERA N, RIEFOLO M, AMBROSINI E, et al. Cancer of Unknown Primary: Challenges and Progress in Clinical Management [J]. Cancers 2018, Vol 10, Page 108. 2021; 13 (3): 451.

[22] PINKIEWICZ M, DOROBISZ K, ZATOŃSKI T. A Systematic Review of Cancer of Unknown Primary in the Head and Neck Region [J]. Cancer management and research, 2021, 13: 7235-41.

[23] MAGHAMI E, ISMAILA N, ALVAREZ A, et al. Diagnosis and Management of Squamous Cell Carcinoma of Unknown Primary in the Head and Neck: ASCO Guideline [J]. Journal of clinical oncology: official journal of the American Society of Clinical Oncology, 2020, 38 (22): 2570-96.

[24] HUEY R W, SMAGLO B G, ESTRELLA J S, et al. Cancer of Unknown Primary Presenting as Bone-Predominant or Lymph Node-Only Disease: A Clinicopathologic Portrait [J]. Oncologist, 2021, 26 (4): e650-e7.

[25] RASSY E, ZANATY M, AZOURY F, et al. Advances in the management of brain metastases from cancer of unknown primary [J]. Future Oncol, 2019, 15 (23): 2759-68.

[26] RASSY E, PAVLIDIS N. Progress in refining the clinical management of cancer of unknown primary in the molecular era [J]. Nat Rev Clin Oncol, 2020, 17 (9): 541-54.

[27] OLIVIER T, FERNANDEZ E, LABIDI-GALY I, et al. Redefining cancer of unknown primary: Is precision medicine really shifting the paradigm? [J]. Cancer treatment reviews, 2021, 97: 102204.

[28] BAKOW B R, ELCO C P, LEGOLVAN M, et al. Molecular Profiles of Brain and Pulmonary Metastatic Disease in Cancer of Unknown Primary [J]. Oncologist, 2020, 25 (7): 555-9.

[29] BRIASOULIS E, KALOFONOS H, BAFALOUKOS D, et al. Carboplatin plus paclitaxel in unknown primary carcinoma: a phase II Hellenic Cooperative Oncology Group Study [J]. Journal of clinical oncology: official journal of the American Society of Clinical Oncology, 2000, 18 (17): 3101-7.

[30] GROSS-GOUPIL M, FOURCADE A, BLOT E, et al. Cisplatin alone or combined with gemcitabine in carcinomas of unknown primary: results of the randomised GEFCAPI 02 trial [J]. Eur J Cancer, 2012, 48 (5): 721-7.

[31] GRÖSCHEL S, BOMMER M, HUTTER B, et al. Integration of genomics and histology revises diagnosis and enables effective therapy of refractory cancer of unknown primary with PDL1 amplification [J]. Cold Spring Harbor molecular case studies, 2016, 2 (6): a001180.

[32] VARGHESE A M, ARORA A, CAPANU M, et al. Clinical and molecular characterization of patients with cancer of unknown primary in the modern era [J]. Ann Oncol, 2017, 28 (12): 3015-21.

[33] HAINSWORTH J D, RUBIN M S, SPIGEL D R, et al. Molecular gene expression profiling to predict the tissue of origin and direct site-specific therapy in patients with carcinoma of unknown primary site: a prospective trial of the Sarah Cannon research institute [J]. Journal of clinical oncology: official journal of the American Society of Clinical Oncology, 2013, 31 (2): 217-23.

[34] HAYASHI H, KURATA T, TAKIGUCHI Y, et al. Randomized Phase II Trial Comparing Site-Specific Treatment Based on Gene Expression Profiling With Carboplatin and Paclitaxel for Patients With Cancer of Unknown Primary Site [J]. Journal of clinical oncology: official journal of the American Society of Clinical Oncology, 2019, 37 (7): 570-9.

[35] ROSS J S, SOKOL E S, MOCH H, et al. Comprehensive Genomic Profiling of Carcinoma of Unknown Primary Origin: Retrospective Molecular Classification Considering the CUPISCO Study Design [J]. Oncologist, 2021, 26 (3): e394-e402.

[36] PAULI C, BOCHTLER T, MILESHKIN L, et al. A Challenging Task: Identifying Patients with Cancer of Unknown Primary (CUP) According to ESMO Guidelines: The CUPISCO Trial Experience [J]. Oncologist, 2021, 26 (5): e769-e79.

[37] HAYASHI H, TAKIGUCHI Y, MINAMI H, et al. Site-Specific and Targeted Therapy Based on Molecular Profiling by Next-Generation Sequencing for Cancer of Unknown Primary Site: A Nonrandomized Phase 2 Clinical Trial [J]. JAMA Oncol, 2020, 6 (12): 1931-8.

[38] VOGT A, SCHMID S, HEINIMANN K, et al. Multiple primary tumours: challenges and approaches, a review [J]. ESMO Open, 2017, 2 (2): e000172.

[39] DONIN N, FILSON C, DRAKAKI A, et al. Risk of second primary malignancies among cancer survivors in the United States, 1992 through 2008 [J]. Cancer, 2016, 122 (19): 3075-86.

[40] COYTE A, MORRISON D S, MCLOONE P. Second primary cancer risk - the impact of applying different definitions of multiple primaries: results from a retrospective population-based cancer registry study [J]. BMC cancer, 2014, 14: 272.

[41] AMER M H. Multiple neoplasms, single primaries, and patient survival [J]. Cancer management and research, 2014, 6: 119-34.

[42] WEIR H K, JOHNSON C J, THOMPSON T D. The effect of multiple primary rules on population-based cancer survival [J]. Cancer causes & control: CCC, 2013, 24 (6): 1231-42.

[43] GROUP A W. Italian cancer figures, report 2013: Multiple tumours [J]. Epidemiol Prev, 2013, 37 (4-5 Suppl 1): 1-152.

[44] ROSSO S, DE ANGELIS R, CICCOLALLO L, et al. Multiple tumours in survival estimates [J]. Eur J Cancer, 2009, 45 (6): 1080-94.

[45] MARIOTTO A B, ROWLAND J H, RIES L A, et al. Multiple cancer prevalence: a growing challenge in long-term survivorship [J]. Cancer Epidemiol Biomarkers Prev, 2007, 16 (3): 566-71.

[46] LEE T K, MYERS R T, SCHARYJ M, et al. Multiple primary malignant tumors (MPMT): study of 68 autopsy cases (1963-1980) [J]. J Am Geriatr Soc, 1982, 30 (12): 744-53.

[47] HAJDU S I, HAJDU E O. Multiple primary malignant tumors [J]. J Am Geriatr Soc, 1968, 16 (1): 16-26.

[48] ZHAI C, CAI Y, LOU F, ET AL. Multiple Primary Malignant Tumors - A Clinical Analysis of 15, 321 Patients with Malignancies at a Single Center in China [J]. Journal of Cancer, 2018, 9 (16): 2795-801.

[49] LIU Z, LIU C, GUO W, ET AL. Clinical analysis of 152 cases of multiple primary malignant tumors in 15, 398 patients with malignant tumors [J]. PLoS One, 2015, 10 (5): e0125754.

[50] 王成峰, 邵永孚, 张海增, 等. 多原发恶性肿瘤 [J]. 中国肿瘤临床, 2000, 06: 35-8.

[51] SOERJOMATARAM I, COEBERGH J W. Epidemiology of multiple primary cancers [J]. Methods Mol Biol, 2009, 471: 85-105.

[52] BABACAN N A, AKSOY S, CETIN B, et al. Multiple primary malignant neoplasms: multi-center results from Turkey [J]. J BUON, 2012, 17 (4): 770-5.

[53] WORKING GROUP R. International rules for multiple primary cancers (ICD-0 third edition) [J]. Eur J Cancer Prev, 2005, 14 (4): 307-8.

[54] WEINBERG B A, GOWEN K, LEE T K, et al. Comprehensive Genomic Profiling Aids in Distinguishing Metastatic Recurrence from Second Primary Cancers [J]. Oncologist, 2017, 22 (2): 152-7.

[55] GOTO T, HIROTSU Y, MOCHIZUKI H, et al. Mutational analysis of multiple lung cancers: Discrimination between primary and metastatic lung cancers by genomic profile [J]. Oncotarget, 2017, 8 (19): 31133-43.

[56] ARAI J, TSUCHIYA T, OIKAWA M, et al. Clinical and molecular analysis of synchronous double lung cancers [J]. Lung Cancer, 2012, 77 (2): 281-7.

[57] YANG Z, XIE Y, LIU C, et al. The clinical value of (18) F-fluoroestradiol in assisting individualized treatment decision in dual primary malignancies [J]. Quant Imaging Med Surg, 2021, 11 (9): 3956-65.

[58] 樊代明. 整合肿瘤学·临床卷[M]. 北京: 科学出版社, 2021.

[59] 樊代明. 整合肿瘤学·基础卷[M]. 西安: 世界图书出版西安有限公司, 2021.